中医妇科临床妙法绝招解析

主编　匡继林　肖国士

湖南科学技术出版社

《中医妇科临床妙法绝招解析》编委会名单

主　编　匡继林　肖国士

副主编　高积慧　马本玲　谭枚秀　刘万里

编　委　贺　冰　张晓红　张　翼　梁莹莹　厉旭立　吴利龙　肖　坚　肖屏风　米　兰　肖国武　汤　贞　李　岚　覃　娟　胡华玲　胡桂花　杨　洋　杨　阳　罗建国　黄建良　蒋　晖　苏艳华　周美娇　陶　艳　张志慧

全体参编人员名单

马本玲　王　军　文　志　尹健华　冯茉莉　冯佩诗　申岳祈　龙虎跃　龙黎明　龙　辉　厉旭立　刘万里　刘洪军　刘文雄　刘　琼　许崇斯　伍　梅　匡继林　肖国士　肖　坚　肖屏风　肖国武　肖　晔　肖　俏　肖　媛　肖林艳　肖琳艺　肖淑娥　肖珂丽　肖耀华　吴志清　吴利龙　吴小乐　吴朝晖　吴伟志　汤　贞　苏艳华　李彦明　李　赛　李　辉　李　岚　李智辉　李日群　李晶瑛　佘平平　邱小英　邱思清　张晓红　张　翼　张　宠　张　宏　张瑞莲　张蓉蓉　张志慧　张　娟　张　佳　张伶俐　罗建国　贺　冰　杨　洋　杨　阳　周美娇　周映旗　胡华玲　胡桂花　胡　剑　聂元辉　陶　艳　姚丽亚　梁莹莹　梁永红　梁　伟　梁　苏　梁岳云　唐玖鸿　高积慧　黄建良　黄六桃　黄　剑　覃　娟　龚泽兰　康晓媛　曾海平　曾玉梅　曾彩平　彭剑波　谭枚秀　谭　健　谭志辉　廖　华　廖春益　廖冠雄　廖月莲　廖　琳　廖　英　廖　霞　廖彩霞　潘开明　潘海涛　颜学丽　谭枚秀

总　序

现代中医临床是一个以中医基础理论为指导，巧用四诊与现代精密仪器检查，以辨证与辨病相结合的循证医学模式，熟记活用中医理、法、方、药，知常、达变、求本的辨证逻辑思维，以提高临床疗效为目标的能动过程。中医验案是中医医案的主体，因为医案是中医诊疗过程的备忘录，是经过升华的书面语言。凡临床所遇，不论成功与失败，或先失败后成功，或先成功后失败，均可立案。而验案却是中医治病成功的典型范例，中医临证技巧的科学结晶。国学大师章太炎先生说得好："中医之成绩，医案最著，欲求前人之经验心得，医案最有线索可寻，循此钻研，事半功倍。"为拓宽知常、达变、求本的临证思路，不仅要勤于临床，精思明辨，而且还要善于学习，博学多思。而学习研究中医医案，尤其是著名老中医的验案，对启迪、拓宽、知常、达变、求本的临证思路有着特殊的意义和作用。有鉴于此，我们邀请和组织湖南省中医院和湖南中医药大学的临床专家编写了这套《中医临床妙法绝招解析丛书》。

本丛书计有《中医内科临床妙法绝招解析》《中医耳鼻咽喉科临床妙法绝招解析》《中医皮肤科临床妙法绝招解析》《中医妇科临床妙法绝招解析》《中医骨伤科临床妙法绝招解析》《中医儿科临床妙法绝招解析》《中医眼科临床妙法绝招解析》《中医外科临床妙法绝招解析》8个分册。每个分册按系统分为若干章，每章选疑难病症4～6种，每个病种为一节，选验案5～20个。本丛书以中医临床为核心，以精选验案为基础，以解析妙法为特色，集名医经验，析疑难病案，精心编排，浓缩成书，力争编成指导临床、饮誉医坛的精品。

本丛书收集、整理、精选、解析的验案，大多数是现代著名老中医的临床验案，也有杏林新秀的心得，主要选自近200种医案医话、经验选编等专著，以及20世纪80～90年代的国内近100种中医药学术期刊。

这些验案，蕴含着从四诊到辨证病因病机的分析，到施治治则治法的选择，到选方择药的巧思，具有极丰富的理论渊源和宝贵的经验心得。这些验案，有的是常见病、多发病，但按常见证型常法治疗罔效，而经善悟明辨，达变求本，才柳暗花明而病证痊愈；有的是少见病、疑难病，因不善于辨识而迷惑，经精思巧辨，探得病本，又绝处逢生。这些验案，有的解惑释疑，使人茅塞顿开；有的指明方向，使人速离迷津；有的画龙点睛，使人回味无穷；有的探幽索隐，使人终身受用；有的巧思妙变，使人信服叫绝；有的立意创新，大可借鉴旁通。因此，本丛书所遴选验案很值得学习和研究。

需要说明的是，本丛书所选验案，基本上保持原案原貌，在保持原案内涵不变的基础上，对诸如时间、某些修饰语及某些字、词作了删节或改动，对所涉医学名词术语、计量单位作了规范和统一。有的则是重点选录了部分内容，为节省篇幅，不再分段。验案的末尾均以括弧标明出处，在此对所选验案的原作者表示真挚的谢意。

本丛书内容丰富，切合临床，指导实践，启迪思维，借鉴经验，可成为临床各科医生的良师益友，更可供高等中医院校临床教学和临床实习参考之用，还可作为图书馆及家庭藏书以备参阅。最后，对大力支持本丛书顺利出版的各级领导，对积极参与本丛书编写、编审、编印、校对而付出辛勤劳动的有功人员，表示衷心的感谢，并致虔诚的敬礼！

湖南省中医院
高积慧　肖国士

前　言

妇科在临床科室中占有很重要的地位。俗话说：妇女半边天。女性占总人口半数以上，由于月经、孕产等生理因素，其发病的范围和种类势必超过男性，其对防治疾病的要求越来越高，对美容保健、却病益寿的愿望也会越来越迫切。有鉴于此，特组编本书，献给从事妇科专业的广大医护人员，献给女性和关心女性健康的广大读者。

中医生命在于临床，临床疗效在于心悟，心悟思路藏于医案。因此，学习他人疗效肯定的医案，特别是学习名医医案，是中医临床医生增长辨证论治才干的重要途径与学习方法。本着这一认识，我们搜集整理了近几十年以来中医妇科临床医案精华及少量古代医案，特别是注意搜集新中国成立以来知名中医专家，尤其是中医妇科知名专家的医案，如郑长松、李祥云、韩冰、哈荔田、班秀文、夏桂成、朱小南、刘奉五、钱伯煊、王渭川、卓雨农、祝谌予、翁充辉、刘云鹏、吴思平、毛美蓉、叶熙春、冉雪峰、李秀霞、杨家林、何任、姚寓晨、顾晓兰、杨专保、任惠梅、沈建侯、何子淮、蒲辅周、陈邦康、孙浩铭、施今墨、张良英、郑兰芬、彭奕、郑有柏、李育福、唐吉父、宋卓敏、王月玲、陈林兴、李艳君、王芳、孙朗川、郑纯运、黄世芬、徐蓉、朱惠云、王雨蕊、王锁杏、杨安凤、李广文、徐荣斋、哈孝贤、姚克敏、匡继林、张庆、宋鸿雁、潘意坚、刘丹、王淑琴、魏长春、金谷城、罗宝琴、卢亦彬、徐志华、董建华、苏少云、沈新华、沈仲理、顾妙珍、兰家长、张友陇、张秀艳、唐青之、李秀华、于水永、张敬珍、黄绳武、姜桃花、单健民、韩忠林、唐永忠、王绍生、蔡桂芬、张敏、江伟华、李竹兰、阎洪琪、李孔定、李华、韩忠林、余国俊、刘时尹、张泽生、张济、崔斌、王学勤、路则显、翁工清、王彬、李春华、韩百灵、叶明、周先利、谢裕东、刘长天、王纪民、陈中华、中德超、王仕鑫、乐秀珍、黄河伟、罗元恺、李玉有、黎志远、刘桂莲、陶佩君、周征、高丽萍、刘国平、田中蜂、李保民、龚士澄、张经生、张宏俊、陈晓平、刘茜、程泾、陈鼎汉、彭尚默、李爱华、欧祷永、李柏、陈大年、王法昌、王承训、谷书云、毕华、吴树有、从庆武、孙凌志、肖森茂、蔡小荪、孙午铨、裘笑梅、何少山、赵玉梅、夏日勋、梅九如、苏学贤、李文伟、张仲海、刘孟安、陶敬铭、杨昔年、张宽智、程开良、尹国友、周黎民、徐文明、曾真、刘晓东、武志宏、冯宗文、吴盛荣、杨承先、高捷、吴国林、谢春光、郑殿义、韦勇、蒋爱宝、马登旭、赵永祥、李翠芳、洪玉辉、冯世华等200多位专家的医案医论精华。其中郑长松、李祥云、韩冰、哈荔田、班秀文、朱小南、刘奉五、姚寓晨、孙浩铭、钱伯煊、裘笑梅11位名医的医案医论选录最多，都具有资料齐全、内容翔实的显著特点。这些验案堪称典范，大可效法。有鉴如此，特集思广益，优中选优，释疑解惑，画龙点睛，故名《中医妇科临床妙法绝招解析》。

本书以常见病为主，以具有中医疗效优势病种为主，共搜集医案600余个，涉及证候约280种，涉及病种约60个。按照丛书的编写要求，在验案的精选、妙法绝招的解析上狠下工夫，力争在选录临床经验上丰富多彩，在学术理论上百花齐放，使读者扩大视野，开阔思路，汲取经验，提高疗效，以满足临床实践发展的需要，满足广大病友防病治病的需要。本书按病性结合病位分为月经病变、带下疾病、妊娠疾病、产时与产后疾病、乳腺疾病、性功能障碍、女性生殖系统肿瘤、外阴疾病与阴道疾病、子宫疾病、盆腔与输卵管疾病、妇科常见杂症、女性不孕系列病变、妇科综合征、女性性传播疾病、附录。其中每一章为某一类妇科病，每一节为一个病，每一个病一般按病证概述、妙法绝招解析、文献选录3项进行编排。其中“病证概述”主要是简介每一种妇科病的基本概念和临床特点，为临床应用提供诊疗方向和理法依据；“妙法绝招解析”主要是对每一个医案的辨证思维、组方技巧、用药经验、获效原理做相应分析，供读者参考，力争解到妙处，析到难处；“文献选录”内容相当广泛，包括古代文献和现代文献，以所论病证为中心，纵横联系，如名医论述选录、辨治论治选录、临床报道选录、经验良方选录等，为临床提供更多更好的治疗手段和治法。附录分列优生优育与咨询、女性保健须知、妊娠期女性保健、产妇的特殊保健、中年妇女保健、围绝经期保健、老年女性保健、女性病的特殊病机、妇科临证歌诀选读、妇科常用中成药简介、妇科常用方剂索引。女性除月经、孕产等特殊生理病理外，各个年龄段的保健都有差别。要想孕育出健康后代，遗传咨询也特别重要。故上述内容作了重点论述。

本书内容丰富，切合临床，指导实践，启迪思维，借鉴经验，有利

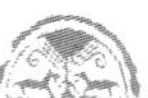

于提高临床疗效，可成为各级各地妇科临床医生的良师益友，还可作为图书馆及家庭藏书以备参阅。若购而藏之，学而用之，细而思之，明而辨之，则可终身受益。本书在编撰过程中参考了100多种医书和期刊，在此向这些文献单位及原作者表示衷心的感谢！对大力支持本书出版的各级领导，对积极参与本书编写、编审、编印、校对而付出辛勤劳动的有功人员表示衷心的感谢！曾子说得好："以文会友，以友辅仁"，"医为仁术"，更应如此。来自全国各地的朋友，能在书中交流学术经验，岂不多多益善！善哉！

湖南省中医院
匡继林　肖国士

目　录

第一章　月经病变

月经病变是指月经周期、量、色、质发生异常以及伴随月经失调出现的全身性病变，是女性中的一种多发病。其发病原因，是机体正气不足，抗病能力低下，肾气亏损，六淫侵袭；七情太过，饮食不节，营养不良，房劳多产，太胖太瘦，跌仆损伤，机械刺激及全身性疾病等诸多因素，使卵巢、体内激素调节功能紊乱，导致冲任空虚，血海不能按期满溢，行经规律失常而成病。其临床表现有月经先期、后期，经量过多、过少，崩漏，闭经，痛经，经前期综合征，经行吐衄，经行泄泻，经行发热，经前乳胀，经前头痛，经前便血，经行浮肿，经前皮疹，经期间期出血，经期精神失常，经行腹痛等多种类型，症状各异，比较复杂，广义上统称月经病变。

第一节　月经先期

一、病证概述

月经先期又称月经频发，是指月经周期短于21日。月经频发与卵泡期过短，卵泡发育迅速而致排卵提前有关，黄体功能不全及黄体过早萎缩亦可导致。本病多见于生育期的妇女。中医学认为，本病多因先天禀赋不足，或早婚早育，或房劳多产，或饮食不节、思虑过度而致脾气亏损，或恣食辛辣温燥之品，或肝郁化火，或大病久病失养，或手术损伤而致冲任虚损，经血失于固摄。临床证候常见肾虚不固证、脾虚证、血热证、血瘀证等。

二、妙法绝招解析

（一）阴虚火旺，气难摄血（朱小南医案）

1. 病历摘要：秦某，39岁，已婚。近1年来经行超早、量多色淡。胸闷心悸，腰酸肢楚，精神疲乏。诊查时，望其面色，萎黄无华。颧部稍有淡红，眼睛无神，据述经水超早，一般早3～10日，量颇多，每逢经期，精神疲乏，心烦不安，心悸失眠。按脉虚细而数。观察其舌，质红苔微黄，舌尖有细微碎痕。诊断为经水先期。

证属阴虚火旺，气难摄血。治宜滋阴降火，清热理气。方选两地汤加减。药用黄芪、生地黄、熟地黄、丹参各12 g，枸杞子、白芍、阿胶、玄参、女贞子、地骨皮、杜仲各9 g，白术、青蒿各6 g。每日1剂，水煎服。连服半月，月经及时间渐趋正常，2年后复诊时述病情基本稳定。（《朱小南妇科经验选》，人民卫生出版社，1981）

2. 妙法绝招解析：经水超早，古人每归之于热，因为血热则迫血妄行。本案属于阴虚火旺型经水先期，脉象、舌苔、内热等情况，都符合此诊断。月经量多，是因其久病后，血虚而气亦亏，气不摄血，致经量多而颜色不红。所以处方在养阴清热中加入黄芪、白术，意在于补其气而增强摄血功能，气行而血自行。以傅青主之两地汤加减，原方用来治疗月经先期，量少属火热而水不足者，全方重在滋阴壮水，而本案患者经量多而色淡，阿胶亦可制止经量。纵观全方，配伍合理，运用恰当，故调治半月得以痊愈。

（二）阴虚血热，冲任不固（刘奉五医案）

1. 病历摘要：卜某，女，14 岁。12 岁月经初潮，开始周期不准，半年后月经先期而至，每次提前 10 多日，量多色红，有少量血块。曾经多次治疗未愈。诊查时见脉弦滑，舌尖红。诊断为月经先期。

证属阴虚血热，冲任不固。治宜养阴清热，固摄冲任。药用生牡蛎 24 g，生山药 15 g，墨旱莲、生地黄、熟地黄、海螵蛸各 12 g，地骨皮、生白芍、黄芩、椿皮、续断各 9 g。每日 1 剂，水煎服。连服 7 剂后，月经周期正常，经量仍多，第 1 日下腹胀痛，痛时头晕，恶心，舌质淡，脉弦滑。因兼见气滞血瘀，拟以疏肝理气为治。药用白芍 12 g，五灵脂、当归、香附、延胡索、藿香各 9 g，陈皮、没药、柴胡各 6 g，木香 5 g。每日 1 剂，水煎服。连服 3 剂后，月经基本正常，上述症状消失。经随访，月经周期一直正常，行经 6～8 日，量略多，经期偶有头晕，经来小腹微痛，其他情况良好。(《刘奉五妇科经验》，人民卫生出版社，1994)

2. 妙法绝招解析：本案属于阴虚血热，冲任不固之症。故治疗以养阴清热、固摄冲任为主，方中黄芩、地骨皮、生地黄清热，白芍养血以柔肝；山药健脾益气，续断、墨旱莲、熟地黄用以补肾；加以椿皮、牡蛎、海螵蛸收敛止血。从而使月经周期趋于正常。后又出现肝胃不和等症，故治疗改为疏肝理气之法。用柴胡疏肝，藿香、陈皮和胃，当归、白芍养血柔肝，木香、香附、延胡索、五灵脂、没药理气活血以调理善后。

（三）肝郁化热，迫血妄行（哈荔田医案）

1. 病历摘要：韦某，31 岁，已婚。婚后 3 年，迄未孕育，常以嗣续为念，1 年来，月经提前，一月来 2～3 次，颜色紫红，时夹血块，量一般，素多白带，间或色黄。就诊时正值经期，腰酸背楚，小腹胀坠，头晕、心烦，口干不欲饮，舌红少津，脉弦细数。诊断为月经先期。

证属肝郁化热，热迫血行。治宜清热凉血，兼益肝肾。药用生地黄、白薇各 15 g，当归、牡丹皮、海螵蛸、炒杜仲、刘寄奴各 12 g，黄芩炭、茜草、香附各 9 g，台乌、凌霄花各 6 g。每日 1 剂，水煎服。嘱经期过后，即服加味逍遥丸、六味地黄丸，每日上、下午分服。白带多则以蛇床子 9 g，黄柏 6 g，吴茱萸 3 g，布包，泡水坐浴熏洗，每日 2 次。连服 3 剂后，诸症均感减轻。月经来潮（距上次月经约为 20 日），血块较既往减少，小腹胀亦较前减轻，白带已少，心烦、头晕悉减，惟血量仍多，膝微酸软，舌红少苔，脉弦细。继守原意，并加重补益肝肾之品。药用当归、杜仲、桑寄生各 12 g，续断、牡丹皮、乌梅炭、僵蚕、香附、赤芍、北刘寄奴、川楝子各 9 g，延胡索、黄柏各 6 g。再服 4 剂，月汛再潮，此次为 28 日，月经周期已趋正常，无须再服汤剂，所谓“衰其大半而止”。嘱服丸剂 1 个月以善后。1 年后，其母以高血压病来诊，谈及其女，喜形于色，谓自服药后月经一直正常。(《哈荔田妇科医案医话选》，天津科学技术出版社，1982)

2. 妙法绝招解析：本案月经先期，色紫夹块，小腹胀坠，头晕心烦，舌红少津，显为肝郁化热、迫血妄行之症。腰酸背楚是因月经频至，不能归精于肾，肾精不充所致。带脉失约，故带下量多，方用凌霄花、黄芩炭、生地黄、白薇、牡丹皮等药清热凉血，正本清源，北刘寄奴、茜草、香附等理气化瘀用以调经，当归、杜仲养血补肾，兼顾其虚；海螵蛸固涩止血，并以塞流。纵观全方凉血不凝，止而不涩，兼顾养血调经。复诊重在补益肝肾，以敛肝之乌梅炭，散肝之僵蚕，一敛一散，俾致和平，治疗过程中，或攻或调，或清或补，法随证变，疗效显著。

（四）气血不足，冲任失调（钱伯煊医案）

1. 病历摘要：余某，22 岁，未婚。月经先期约 20 日一次，已有 3 个月，末次月经来潮，头晕纳呆，舌苔薄黄，根垢边刺，脉象细弦。诊断为月经先期。

证属气血不足，冲任失调。治宜补气养血，兼调冲任。药用党参、白术、山药、白扁豆、炒谷芽各12 g，白芍、枸杞子、当归各9 g，炙甘草、陈皮、木香各3 g，大枣3枚。每日1剂，水煎服。服5剂后，行经4日，月经已净，惟感头晕，午后头痛，胃纳仍呆，二便如常，舌苔淡黄腻，脉左沉细，右细弦。治以益气以健脾胃，养阴以制亢阳。药用生龙骨、磁石各15 g，炒谷芽12 g，党参、白术、白扁豆、枸杞子、金樱子、白芍各9 g，清半夏、菊花、陈皮各6 g。服5剂后，少腹胀坠，午后行热，微觉畏寒，遍体酸痛，口干，胃纳渐增，舌苔根黄腻，质微红，脉象浮细，近感风邪，营卫不和，宜先去风邪，和营卫，佐以理气调经。药用桑枝15 g，车前子（包）12 g，紫苏梗、荆芥、白蒺藜、赤芍、制香附、川楝子、青皮、泽兰各9 g，生姜6 g，大枣3枚。服3剂后，风邪已解，月经来时，量一般、色红有小血块，腹部胀坠，口干喜饮，头晕少寐，舌苔根黄垢，脉象细弦，治改育阴潜阳以善后。药用磁石15 g，干地黄、川石斛、炒谷芽各12 g，白芍、玉竹、枸杞子、菊花、白术各9 g，陈皮6 g。服5剂。另用杞菊地黄丸30丸，早晚各服1丸。（《钱伯煊妇科医案》，人民卫生出版社，2006）

2. 妙法绝招解析：本案由于气血两虚，气虚不能摄血，阴虚则冲任不固，故月经先期，应以补气以健脾胃，养阴以滋肝肾、使气阴渐复，冲任得固，月经得以正常。方中党参、白术、山药、炙甘草健脾益气，白芍、枸杞子滋补肝肾，复诊以健脾胃，养阴制阳为治疗大法，在上方基础上酌加龙骨、磁石之重镇之品，以防阳亢于上，三诊时又感风邪，故酌加紫苏梗、荆芥等发散表邪之品。四诊时据其脉象，治以育阴潜阳。

（五）肝经郁热，迫血妄行（李祥云医案）

1. 病历摘要：魏某，女，27岁。1年来月经每次提前，量少，3日净。夙食辛辣，神疲乏力，面部痤疮频发，心烦口干。苔薄黄脉细数。平素月经量中色偏黯，无血块，无痛经。诊断为月经先期。

证属肝经郁热，迫血妄行。治宜清热泻火，疏肝调经。药用生地黄、熟地黄、地骨皮、鳖甲、车前子（包煎）、天花粉各12 g，栀子、柴胡、青蒿、金银花、黄芩、黄柏、知母各9 g，龙胆5 g，黄连3 g。每日1剂，水煎服。服7剂后，经行，量少色红，无血块，神疲乏力。苔薄，脉细。治宜益气理气，活血调冲。药用益母草30 g，党参、黄芪、川牛膝、薏苡仁各15 g，预知子、苏罗子、麦冬、川楝子各12 g，桃仁、红花、泽兰、泽泻、当归各9 g，川芎5 g。再服7剂。上法出入调理3个月，月经已正常，每月周期28～32日。（《李祥云治疗妇科病精华》，中国中医药出版社，2007）

2. 妙法绝招解析：患者夙食辛辣，心烦口干，痤疮频发，经水量少色黯，苔薄黄，脉细数，阳盛实热之体。《傅青主女科》云“先期者火气之冲，多寡者水气之验，故先期而来多者，火热而水有余也；先期而来少者，火热而水不足也。”故本案以知母、黄柏、黄芩、黄连、金银花、龙胆、车前子泻火凉血；更以地黄、青蒿、鳖甲、地骨皮、天花粉等养阴滋肾，再以柴胡、栀子清肝解郁。待经水周期正常后，再以党参、黄芪、当归、川芎、麦冬、预知子等益气养阴，理气活血，调理冲任以善后。

（六）肝经郁热，血热妄行（李祥云医案）

1. 病历摘要：邢某，女，16岁。自初潮起，月经即提前而行，甚至一月来2次，经量多，色紫红，有血块，自觉内热，五心烦热，口渴喜食冷饮，且喜冲冷水浴，经前鼻衄，口干咽燥，大便干结，基础体温单相。舌尖红，脉细数。平素月经经量多，色紫红，夹血块，无痛经。诊断为月经先期。

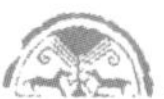

证属肝经郁热，血热妄行。治宜疏肝解郁，清热凉血。药用：生地黄 30 g，续断、侧柏叶各 15 g，白芍 12 g，牡丹皮、栀子、黄芩、炒荆芥各 9 g，川芎 6 g，艾叶炭 3 g。每日 1 剂，水煎服。并服固经丸，每日 2 次，每次 9 g。服 7 剂后，月经来潮，量较前减少，全身觉热，大便干结，口渴，基础体温单相。舌淡红，脉细。治宜凉血去瘀止血。药用生地榆、海螵蛸、鸡冠花、生地黄各 15 g，牡丹皮、栀子、大黄、生蒲黄（包煎）各 9 g。上方出入，共调理 4 个月，基础体温转为双相，鼻衄止，月经周期正常，经量中等，病愈。(《李祥云治疗妇科病精华》，中国中医药出版社，2007)

2. 妙法绝招解析：清·陈修园在《女科要旨》云："不调中，有趋前者，有退后者；趋前为热，退后为虚"。又引许叔微云"若阳气胜阴，则血气散溢，经所谓夏暑地热，经水沸腾，故令乍多。"本案月经先期量多，色鲜红，质稠，伴有鼻衄，形热，口渴喜冷饮，便结，咽燥，喜冷水冲浴等血热之象，故给予生地黄、牡丹皮、栀子、黄芩清肝泄热凉血；侧柏叶、生蒲黄、地榆凉血止血；再加海螵蛸、鸡冠花固涩冲任，平时服固经丸、党参片。经 4 个周期的治疗，月经周期得以调整，经量减少，病遂告愈。

（七）脾虚气弱，血失统摄（李祥云医案）

1. 病历摘要：季某，女，28 岁。月经每月先期而行，历时 6 年。经量多，色淡红，质薄，面浮萎黄，唇色少华，大便欠畅，舌质淡胖。舌尖稍红，脉濡细。平素月经量多，色淡红，无痛经。诊断为月经先期。

证属脾虚气弱，血失统摄。治宜健脾益气，凉血固经。药用白术 15 g，党参、黄芪、仙鹤草、棕榈炭各 12 g，大蓟、小蓟各 10 g，阿胶（烊化）、升麻、生蒲黄（包）、熟大黄炭各 9 g。每日 1 剂，水煎服。并服固经丸、黄芪片。服 7 剂后，月经先期 4 日而行，量仍较多，色淡或红，腹部坠胀感，卧则减轻，面浮少华，唇干燥。舌淡，脉濡细。呈气虚血热之象。治宜益气清热。药用生地黄 30 g，党参、黄芪、白术各 15 g，白芍 12 g，海螵蛸 10 g，牡丹皮、黄芩、升麻、阿胶各 9 g，生茜草 6 g。每日 1 剂，水煎服。再服 7 剂，月经来潮，周期得准，惟经量仍较多，大便得行，眼睑浮肿。治宜健脾益气，清利湿热。药用生地黄 30 g，党参、黄芪各 15 g，茯苓、泽泻、生蒲黄（包）各 12 g，牡丹皮、黄芩、阿胶（烊化）各 9 g，艾叶 5 g。连服 15 剂，半年后随访，月经周期已准，经量亦已减少。(《李祥云治疗妇科病精华》，中国中医药出版社，2007)

2. 妙法绝招解析：《妇科玉尺》云"月事以时下，此常识也，故曰：经贵乎如期，若来时或前或后，或多或少，或月二三至，或数月一至，皆为不调"。又引刘完素云"月水不调，则风热伤于经血，故血在内不通；或内受邪热，睐脾胃虚损，不能饮食，荣卫凝涩，或大肠虚，变为下利，流入关元，致绝子嗣。"患者月经先期已 6 年，经量多，色淡红，面浮萎黄，唇色少华，舌淡胖，属脾气虚，因其大便欠畅，舌尖稍红，内受邪热，故给予补气清热之剂，以党参、黄芪、白术、升麻补气升提，牡丹皮、熟大黄炭、生地黄、大蓟、小蓟清热凉血，生蒲黄、阿胶止血；平时服黄芪片、固经丸。经 3 个周期治疗，周期渐准，但经量仍较多，进一步辨证，患者面部浮肿、萎黄，少腹坠胀等，气虚较明显，故加强补益健脾之剂，用胶艾四物汤加党参、黄芪补气，用龙骨、牡蛎、棕榈炭固涩止血，平时服用黄芪片、归脾丸，经量渐减少而告愈。

（八）肾阴亏损，邪热内伏（李祥云医案）

1. 病历摘要：祁某，女，36 岁。1 年前做人工流产后，月经提前 7～10 日，经前有点滴状出血，色深红，质稠，7 日后转量多，色鲜红，夹血块，3～5 日净。平时腰酸神疲，四肢怕冷，口干，大便干结，3 日 1 次。舌质红，边紫黯，苔薄黄，少津，脉细数。诊断为月经先期。

证属肾阴亏损，邪热内伏。治宜养阴清热，调理冲任。药用龟甲（先煎）18 g，生地黄、鸡血藤各 15 g，地骨皮、麦冬、白芍、茯苓、山茱萸各 12 g，黄芩、黄柏、知母、青蒿各 9 g，生大黄（后入）6 g，黄连 3 g。每日 1 剂，水煎服。服 7 剂后，腰酸肢冷好转，神疲减轻，口干已少，大便通畅。舌偏黯红，苔薄白，脉细。治宜养阴清热，活血调经。药用生地黄 15 g，鸡血藤、赤芍、白芍、麦冬、茯苓各 12 g，知母、黄柏、当归、桃仁、红花各 9 g，生大黄（后入）6 g，川芎 4.5 g。再服 7 剂后，经血量中等，7 日净。以后继续按月经周期调理善后，再治疗 3 个月经周期正常后才停药。（《李祥云治疗妇科病精华》，中国中医药出版社，2007）

2. 妙法绝招解析：本例患者表现月经过频，经前有点滴状出血，测血孕激素分泌不足，为黄体功能不全所致。中医学认为，肾亏使冲任失调而致本病，治疗一般应温肾扶脾或补肾解郁。本例腰酸肢冷为假寒之象，因久病失血以致伤阴，肾阴亏损，阴不敛阳，故出现腰酸肢冷。阴血亏耗，水不足以行舟，津液不能上承，致口干，便结。阴虚则内热生，热伏冲任，迫血妄行，故月经超前量多，热灼阴津，血瘀被灼，则经色深红，质稠夹有血块。故治疗首先通其腑气，泻其邪火，兼增液行舟。同时予以滋阴，因壮水之主，以制阳光，肾阴得充而阳气潜藏，腰酸肢冷的表象就会消除。邪热清泄，阳气外达，肢体也可温暖如常。方中龟甲、知母、麦冬、生地黄等滋阴增液；三黄苦寒直折里热。诸药合用，阴液得充，腑气得通，郁热得泄，冲任调畅。待到经前 3 日在养阴清热方中加入桃红四物汤调经活血，经期改用凉血止血，不致经量过多。如此调整后，经期、经量如常。

（九）劳累伤气，血失统摄（李祥云医案）

1. 病历摘要：曹某，女，21 岁。月经先期，一月数行，量多，经期长。伴头晕乏力，口渴喜冷饮，大便干结，舌质红，苔薄黄，脉细数。平素月经经量中，色红，无痛经。诊断为月经先期。

证属劳累伤气，血失统摄。治宜益气凉血，养血调经。药用黄芪、生地黄、熟地黄、椿皮各 15 g，龟甲（先煎）、赤石脂各 12 g，牡丹皮、黄柏、枸杞子各 9 g。每日 1 剂，水煎服。服 7 剂后，纳谷转佳，惟见乏力，大便欠畅。舌红，苔薄黄，脉细数。治宜益气养阴清热。药用墨旱莲 30 g，生地黄、熟地黄各 15 g，龟甲（先煎）、党参、黄芪各 12 g，牡丹皮、枸杞子、黄柏各 9 g。上法出入继续调理 2 个周期，月经对期，经量中等，基础体温转为双相。（《李祥云治疗妇科病精华》，中国中医药出版社，2007）

2. 妙法绝招解析：《妇科经纶》引赵养葵云“经水如不及期而来者，有火也，宜以六味丸滋水，则火自平也……如半月或十日而来，且绵延不止，此属气虚，用补中益气汤”。本例月经先期量多，伴有口渴喜冷饮、舌红、苔薄黄、大便欠畅，属阴虚有热，但同时伴有头晕乏力、劳累后血下等气虚症状，证属气阴两虚，故经行时用益气养阴清热之剂。用生地黄、熟地黄、龟甲、牡丹皮、枸杞子、墨旱莲等滋阴清热；黄芪、党参以补气，平时服固经丸、补中益气丸。服用 2 个周期后，月经周期转准，经量减少一半，第 2 周期在经后，用滋肾益阴剂，基础体温呈双相反应。

（十）脾胃虚弱，化源不足（韩冰医案）

1. 病历摘要：程某，女，40 岁。近两年来月经周期缩短，经量增多，经血色暗淡，质稀，神疲乏力，头晕气短，腰膝酸软，小腹空坠，纳少便溏，夜尿频多，舌暗淡，苔薄白，脉沉细。平素月经量多，色暗，质稀。妇科检查已婚经产型外阴，阴道畅，子宫颈中度糜烂，子宫后位，正常大小，质中等，无压痛，双附件未见异常。BBT 呈双相，但黄体期体温少于 12 日。B 超检查子宫及双侧附件未见异常。诊断性刮宫病理示子宫内膜呈分泌不足反应。诊断为月经先期。

证属脾胃虚弱，化源不足。治宜健脾补肾，调摄冲任。药用黄芪、菟丝子、桑寄生各 30 g，

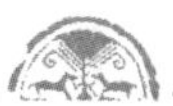

川续断、鹿角霜各 15 g，茯苓、补骨脂、白芍、白术、山药、杜仲各 10 g，甘草 6 g。每日 1 剂，水煎服。服 7 剂后，月经来潮，经血量多，色暗淡，质稀，乏力气短，腹坠腰酸，纳少便溏，舌暗淡，苔薄白，脉沉。治宜健脾补肾，固冲止血。药用菟丝子、黄芪、桑寄生、麦芽炭各 30 g，党参、炒白术、鹿角霜、川续断各 15 g，补骨脂、海螵蛸各 10 g，炮姜炭 9 g，艾叶炭、炙甘草各 6 g。服 5 剂后，经量较以往略减少。此后每次经前 1 周依上法治疗，经间期予补肾调冲颗粒调服，治疗 4 个月经周期而愈。(《中国现代百名中医临床家丛书·韩冰》，中国中医药出版社，2007)

2. 妙法绝招解析：患者平素脾胃虚弱，生化之源不足，多次流产及生产，损伤肾气，冲任亏虚。《证治准绳》云："冲任虚衰，气不能固也。"脾失统摄，肾失封藏，冲任不固，月经先期。治疗在出血期宜固冲止血，减少出血量。服药应在经行前 1 周。经间期宜健脾补肾，培补冲任。方中黄芪、党参益气为君；甘草、白术、茯苓补中健脾；菟丝子、补骨脂、山药、杜仲、川续断、桑寄生温肾阳，益肾阴；鹿角霜益肾助阳暖宫，收敛止血；海螵蛸、炮姜炭、艾叶炭、麦芽炭固摄止血。全方共达健脾补肾，益气摄血调经之效。

(十一) 肝郁血热，迫血妄行（韩冰医案）

1. 病历摘要：赵某，女，18 岁。半年前因经期恼怒，致月经周期提前十余日，月经量不多，色鲜红，经行小腹胀痛，乳房胀痛，心烦易怒，口苦咽干，舌质红，苔薄黄，脉弦数。平素月经量中等，色红，痛经。诊断为月经先期。

证属肝郁血热，迫血妄行。治宜疏肝解郁，清热调经。药用柴胡、青皮、牡丹皮、炒栀子、当归、茯苓、橘核、川楝子各 10 g，炙甘草 6 g。每日 1 剂，水煎服。服 7 剂后，月经尚未来潮，乳房胀痛，烦躁易怒，口干，舌红，苔薄，脉弦数。继续以上方加白芍 15 g，川芎 10 g。服 4 剂后，月经来潮，量可，色红，小腹胀痛，心烦抑郁，乳房胀痛，口干口苦，舌红，苔薄，脉弦数。仍以原方加白芍 30 g，路路通、郁金各 10 g。服 5 剂，经净后予补肾调冲颗粒剂口服，至经前 1 周仍以上法治疗，治疗 3 个月经周期而愈。(《中国现代百名中医临床家丛书·韩冰》，中国中医药出版社，2007)

2. 妙法绝招解析：患者适逢经期，郁怒伤肝，木火下行，热扰血海，迫血妄行，致月经先期；肝经气滞，见乳房胀痛，小腹胀痛，精神抑郁；热扰心神则烦躁，热灼津液则口干。治宜疏肝气，清肝火，调月经为要。平素注意精神调摄，预防再次发病。方中柴胡、青皮、牡丹皮、炒栀子解郁清热；当归、白芍养血柔肝；茯苓培脾土；橘核、川楝子、路路通、郁金、疏肝理气止痛。全方疏肝郁，清肝热，理冲任，则经水自调。

(十二) 热邪内壅，迫血妄行（郑长松医案）

1. 病历摘要：孙某，女，23 岁。3 年来经行先期，周期 16～25 日，经期 8～11 日，血色深红，量多质稠，经前面热潮红，素日掌心发热。15 岁月事初至，周期 30 日左右，经期 5～6 日，血量偏多。面色潮红，口唇干燥，舌质色赤，苔薄微黄，脉滑稍数，尺肤略热。诊断为经行先期。

证属热邪内壅，迫血妄行。治宜清热泻火，凉血固经。药用生牡蛎（捣）、生地黄各 30 g，墨旱莲、藕节（切）各 24 g，地骨皮、黄芩、白芍、青蒿各 15 g，牡丹皮 12 g，栀子 9 g，生知母、黄柏、胡黄连各 6 g。每日 1 剂，每剂两煎，共取 500 mL，早、晚温服。嘱经前服。共服 5 剂，即月经正常，诸症消失。(《郑长松妇科》，中国中医药出版社，2007)

2. 妙法绝招解析：本例禀赋素盛，气实血热，热则血溢不守，故月经量多，先期而下，经期延长；血为热灼，则质稠深红；热邪上扰，则面热潮红，舌赤苔黄；热久伤阴，则掌心发热，口唇焦燥，脉滑而数，尺肤微热。方中青蒿、牡丹皮、栀子、黄芩、黄柏、藕节清热泻火，凉血止血；生地黄、墨旱莲、地骨皮、知母、胡黄连清血中之郁热，滋阴津之不足，使火泻而阴不伤；牡蛎潜阳；白芍敛阴。

（十三）气滞血瘀，虚热内扰（郑长松医案）

1. 病历摘要：朱某，女，26 岁。月经先期，历时年余，周期 20 日左右，经期 5～6 日。自入夏以来，经事一月两至，血量较多，黑紫有块，经前身热颧红，小腹作胀且痛，经至痛增胀减，身热渐退。刻下经事将至，今日又感身热。平时神疲乏力，口渴少饮。唇干舌赤，苔白乏津，脉细滑数。诊断为经行先期。

证属气滞血瘀，虚热内扰。治宜行气化瘀，滋阴清热。药用生地黄 30 g，青蒿、地骨皮、白薇、牡丹皮各 15 g，黄芩、生香附（捣）各 12 g，当归、生栀子、乌药各 9 g，黄连、黄柏、柴胡、白芷（后下）各 6 g，川芎 3 g。每日 1 剂，水煎 2 次，共取 500 mL，早、晚温服。服药两剂，身热即退，4 剂后月经来潮，血量稍减，腹胀解除，其痛依然如故。药既合病，宗前方去地骨皮、青蒿、白芷，加白芍 15 g，延胡索（捣）9 g。继服 2 剂，经前身热未起，周期恢复为 26 日，痛经大减。痛经尽止，余热尽肃，按二诊方加川楝子（捣）9 g。嘱经前服。共服 10 剂，诸症悉除。（《郑长松妇科》，中国中医药出版社，2007）

2. 妙法绝招解析：本例初由热邪内扰，迫血妄行，致经行先期；热灼阴伤，阴不营内则阳气浮越，故继之经前身热，颧红；血为热灼则瘀结不畅，血瘀则气机运行有碍，故经前小腹胀痛，经至其痛又倍。方中四物汤养血调经，治理营血之虚滞；黄连解毒汤折火之本，清除血中之热扰；地骨皮、青蒿、白薇、牡丹皮清热退蒸，滋阴凉血；香附、乌药、柴胡、延胡索理气止痛；佐芳香利窍之白芷，疏畅气血，宣通中外。

（十四）肝郁化火，血热妄行（郑长松医案）

1. 病历摘要：王某，女，22 岁。因经期伤怒，致月经周期不准，逐月提前，经期渐次延长，上次经去未及十日，今又复潮，血量较多，色呈深红。14 岁月经初潮，病前经候如期。唇舌色赤，苔白乏津，脉大稍数。诊断为经行先期。

证属肝郁化火，血热妄行。治宜解郁清热，凉血固经。药用生龙骨、生牡蛎（捣）、白茅根、仙鹤草、藕节（切）、生地黄各 30 g，白芍、墨旱莲、牡丹皮各 15 g，茜草 12 g，柴胡、生栀子各 9 g。每日 1 剂，水煎 2 次，共取 500 mL，早、晚温服。连进 6 剂而愈。（《郑长松妇科》，中国中医药出版社，2007）

2. 妙法绝招解析：本例由性情素暴，复于经期动怒，致肝郁化火，迫血妄行，故月经周期逐月提前，经期递次延长，血量增多；热灼阴津则唇舌色赤，苔白乏津，脉大稍数。如薛己云："因肝经有火，血得热而妄行。"方中仙鹤草、白茅根、藕节、墨旱莲、茜草、生地黄、栀子清热益阴，凉血止血；柴胡、牡丹皮疏肝调气，凉血行瘀；白芍柔肝敛阴；龙骨、牡蛎收敛固经。全方使血清气和，则经候自调。

（十五）肾阴不足，热邪内扰（郑长松医案）

1. 病历摘要：成某，女，17 岁。14 岁月经初至后，经期规律，准时来潮。近 3 个月因经期过度劳累，月经周期 18～20 日，经期 7～9 日，血量多，色红紫。伴头晕，乏力，掌心发热，腰骶酸楚不适。口唇焦燥，舌尖鲜红，苔薄乏津，脉细数。诊断为经行先期。

证属肾阴不足，热邪内扰。治宜滋补肾阴，清热凉血。药用白茅根 60 g，藕节（切）、生龙骨、生牡蛎（捣）、生地黄各 30 g，墨旱莲、槐花、何首乌、小蓟各 24 g，女贞子、玄参各 15 g，北刘寄奴、茜草各 9 g，五味子（捣）6 g。每日 1 剂，水煎 2 次，共取 500 mL，早、晚温服。连进 6 剂而愈。（《郑长松妇科》，中国中医药出版社，2007）

2. 妙法绝招解析：本例由过度劳累，伤及肾阴，肾阴不足则虚火内动，故经来提前，经期延长，血量多而红紫；虚火内扰，则掌心发热，口唇焦燥，舌尖鲜红，苔薄乏津；髓由肾生，肾阴不足则髓海不充，故伴头晕、乏力、腰骶酸楚。方中生地黄、玄参、墨旱莲、女贞子、何首乌滋肾阴，清虚热，凉血益精；白茅根、藕节、槐花、小蓟、北刘寄奴、茜草凉血止血，清除营分之热邪；龙骨、牡蛎收敛固下；加五味子取其收敛与滋补之长。

（十六）肝郁气滞，藏血失司（郑长松医案）

1. 病历摘要：李某，女，27 岁。月经逐月提前，血量渐再增多，周期 15～23 日，经期 5～7 日，经前旬日即感胸闷脘痞，乳房及小腹胀痛。平时纳呆食少，神疲乏力，心烦易怒。舌尖鲜红，苔薄微黄，脉弦稍数。诊断为经行先期。

证属肝郁气滞，藏血失司。治宜疏肝理气，凉血固经。药用仙鹤草、白茅根各 30 g，白芍 15 g，茜草、橘叶各 12 g，茯苓、炒白术、牡丹皮、生栀子各 9 g，柴胡、青皮、陈皮各 6 g。每日 1 剂，水煎 2 次，共取 500 mL，早、晚温服。服 5 剂后，经前乳房及小腹胀痛减轻，胸闷已舒，月经周期 21 日，血量略减。虽见起色，但效果不甚理想，宗前方加收涩固下之品，以观进退。前方加煅牡蛎（捣）30 g、乌梅 18 g，服法改为每晚服 1 次，2 日 1 剂，经前服。服药 5 剂，经前诸症消失，月经周期恢复为 27 日，经行 7 日，血量如常。按二诊方继服，以冀巩固。共服药 20 剂，食欲增进，体力渐复，月经正常，并于同年 12 月怀孕。（《郑长松妇科》，中国中医药出版社，2007）

2. 妙法绝招解析：本案症见平时心烦易怒，经前胸闷脘痞，乳房及小腹胀痛，显系肝郁气滞之候；肝藏血而司血海，肝郁气滞，藏血失司，则月经量多，先期而下；肝气犯脾，则纳呆食少，神疲乏力；肝郁化热，则舌赤苔黄，脉弦稍数。方中橘叶、青皮、柴胡疏肝解郁，理气行滞；仙鹤草、白茅根、茜草、牡丹皮、栀子滋阴清热，凉血固经；白芍养血敛阴；白术、茯苓和中健胃；生牡蛎、乌梅益阴潜阳，收敛固下。

（十七）脾肾俱虚，气血不足（郑长松医案）

1. 病历摘要：周某，女，28 岁。结婚后，月经逐渐先期而至，周期 20～27 日，经期 1～3 日，血少质稀，色淡而凉，经期小腹寒冷，隐隐作痛。半年来，月经周期 20 日左右，血量极少，末次月经周期 18 日，血来点滴，一日即净。平时纳呆食少，常感腰痛腿酸。14 岁月事初至，婚前月经正常，婚后未孕。精神倦怠，面色苍白，舌淡苔少，脉沉细弱，尺肤寒冷。诊断为经行先期。

证属脾肾俱虚，气血不足。治宜健脾益肾，补气养血。药用生黄芪 30 g，熟地黄 24 g，菟丝子 24 g，当归、白芍、党参、炒白术各 15 g，茯苓、川续断各 12 g，川芎、杜仲各 9 g，陈皮 6 g。每日 1 剂，水煎 2 次，共取 500 mL，早、晚温服。嘱经期停服。服 12 剂后，腹痛减轻，月经周期 23 日，经期 2 日，血量增多，经期小腹仍感冷痛。酌增助火消阴之品以逐寒邪。按前方加小茴香（后下）9 g，肉桂（后下）3 g。改为每晚服 1 次。再服 12 剂，月经周期 27 日，血量又增，诸症均显著好转。既得效果，仍从二诊原方继进。共服药 40 剂，经候如常，相继怀孕。（《郑长松妇科》，中国中医药出版社，2007）

2. 妙法绝招解析：本例为脾肾俱虚，气血不足。脾司健运，化生气血，脾虚则纳呆食少，生化之源不足则气血亏虚，气虚不摄，则月经逐月超前；血少则冲任失养，血海亏虚，故月经逐渐减少；气血俱虚则精神不振，面色苍白，舌淡苔少，脉沉细弱；肾阳不足，失于温煦则小腹冷痛，腰痛腿酸，尺肤寒凉。方中八珍汤、黄芪健脾益气，充营养血；菟丝子、杜仲、川续断、小茴香、肉桂补肾虚，固精气，益阴助阳；佐陈皮以醒脾开胃，使之补而不滞。

（十八）阴虚血热，迫血妄行（班秀文医案）

1. 病历摘要：龙某，19岁，未婚。14岁初潮则经行欠规则，近半年来出现经量增多、经行超前半月以上，曾用西药卵巢素片及黄体酮治疗无效。末次月经未及半月经水又行，迄今仍淋漓未净，心烦难眠，大便干结，舌淡红，苔薄黄，脉细数。

证属肝肾不足，阴虚血热，迫血妄行。治拟凉血清热，固冲调经。药用生地黄、丹参各15 g，当归、白芍、牡丹皮、地骨皮、益母草、荷叶各10 g，甘草5 g。每日1剂，水煎服。药进3剂后血止，大便软，守方与归芍地黄汤、二至丸交替服用。共服药10余剂后经水如期，诸症消失，随访1年，疗效巩固。（《陕西中医》，1993，6）

2. 妙法绝招解析：月经先期，有诸多原因，临证以热扰血海，冲任失固多见。月经者血也，女子一生以血为用，血常不足，气常有余，“气有余，便是火”。素体阳盛者，若过食温燥；或五志过极，肝郁化火；或房室过度、产乳过众致肝肾阴虚，相火偏旺，均可致火热内炽，血海失于宁谧。由于热盛可伤阴血，阴虚又可致血热，故治之要根据阴津亏损和血热之孰轻孰重，或以滋养为主，或以泄火为先，滋中寓清，泄中有养，务使阴平阳秘，血海宁谧，月事循常。证为血热偏盛者，常选用牡丹皮、丹参、栀子、荷叶、白茅根、侧柏叶等清热凉血泻火，佐以麦冬、生地黄、北沙参等甘润生津，以水济火，遏其燎原之势；证属肝肾亏损，相火偏旺者，则用玄参、生地黄、麦冬、白芍、女贞子、墨旱莲、山茱萸等滋阴壮水，佐以地骨皮、知母、黄柏、凌霄花等凉血泄热，使真水充而虚火熄。根据病情之缓急，或以丹栀四物、地骨皮饮清火为先，继用归芍地黄、二至、增液汤滋水善后；或用左归、二地汤滋肾固冲，佐以异功散、四物汤益气养血，摄血归经。遣方用药力倡甘润为主，清滋相兼，既可达滋水抑火之功，又无伤血损阴之弊。

（十九）阴虚内热，经血失调（匡继林医案）

1. 病历摘要：董某，女，30岁。月经错乱，净后10日又潮，持续淋沥未净，腰酸腹胀，更衣难下。诊查时见情绪烦躁，脉象弦细，舌质偏绛艳红。诊断为月经先期。

证属阴虚内热，经血失调。治宜滋阴清热，活血调经。方选三黄忍冬藤汤化裁。药用忍冬藤炭12 g，制大黄炭、生地榆、炒绵马贯众、马齿苋各10 g，牡丹皮、木贼、茜草各9 g，黄芩炭、栀子炭、当归炭各6 g。每日1剂，水煎服。连服10剂，经量反增多，色转鲜红，腰酸腹胀有改善，脉细缓，舌质偏绛，改用生地龙牡汤。药用煅牡蛎30 g，炒生地黄、煅龙骨各15 g，墨旱莲、川续断炭、狗脊炭各10 g，黄芩炭、荆芥各6 g。连服5剂，经血已净，仅感口干咽燥，腰脊酸楚，夜寐不酣，肢软头晕，舌质偏绛干燥，脉细，改用养阴生津补肾调冲之法。药用制玉竹、制首乌、制黄精、山药、蒺藜各12 g，桑寄生、炒杜仲、川石斛各10 g，炒知母9 g。服5剂后，诸恙大有好转，食欲正常，夜寐已安，口干咽燥已除，脉细，舌质润。前方药继服，以防复发。（本书主编，待刊）

2. 妙法绝招解析：本例为素体阴亏，津液不敷，久伤肝肾，不能摄纳冲任，致经血数月难尽。初诊投三黄忍冬藤汤加味，旨在养阴固涩补肾，清血海之热，故经淋两月得净。三诊投以养阴生津补肾之品，使肝肾得养，冲任得调，效如桴鼓。

三、文献选录

月经周期提前1周以上，甚则一月两至者，为“经行先期”。亦称“经候先期”“经期超前”“经行趋前”或“经早”等。如周期仅提前三至五天，且无任何不适，或偶然提前一次者，应属常候，无须调治。此证病因多端，如《薛氏医案》中云：“先期而至，有因脾经血燥者；有因肝经怒火者；有因血分有热者；有因劳役火动者。”总之，多由热扰或气虚所致。热扰则迫血妄行，

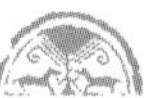

气虚则血失统摄，致冲任不固，经水先期而至。法当以清热、益气、摄固冲任为主，酌为施治，资其冲任康复得固，臻于经水及期而行。

（一）名医论述选录

1. 夏桂成论述：月经先期的主要原因是血热，但血热仅是标证，是在肾阴虚的前提下导致的。《傅青主女科》在分析月经先期量多时云“肾中之水火俱旺乎”；分析月经先期量少时云“肾中之水亏火旺乎”。“经水出诸肾”，肾水亏损程度决定了经水之多寡。月经先期乃火旺所致，实热、虚热（包括郁热）之所以致月经先期根本还在于肾水（阴精）之不足。阴精亏损程度较轻，火旺在外界因素如天暑地热、嗜食辛辣、素体阳盛等影响下，火旺偏甚者谓之实热；阴虚程度较重，肾水亏乏，血海不充，虽有火旺，亦属虚热；肾阴不足，不能涵养心肝，情绪不畅，烦躁忿怒所致郁热者，与虚热、实热亦有所不同。此外，月经先期尚有气虚、血瘀所致者。而且，在血热的病变过程中由于出血时久，及治疗的欠当，反过来将影响肾或脾胃的进一步失调，形成错杂的病变。应在中西医结合的模式下，观察月经周期中阴阳消长转化及其有规律的更替。经后卵泡期，至经间排卵期，属于阴半月，即阴长至重、重阴必阳的两个阶段。排卵后，阳开始长，阳长至重，属于经前黄体期，重阳必阴，第 2 次转化开始，月经来潮，属于阳半月。月经之所以先期，主要是阳半月不足，西医认为系由黄体功能不健全所致。阳长不及，何以反谓阴虚血热？此乃阴阳互根的关系所致。阴是月经周期演化的物质基础，阳之不足，正是阴精不足所致。阴虚则火旺，火旺非正常之阳，不仅不能维持正常的阳长规律，相反迫血妄行而致月经先期。

在辨证方面，先从期、量、色、质四个方面进行分析。测量 BBT（基础体温），做妇科检查及 B 超检查，同时检验雌、孕、催乳素等激素的水平，可有助于辨证分析。如先期、量多、色鲜红、质黏稠者，血热偏于实证；先期量多色鲜红质稀者，血热偏于虚证，称之为虚热证。结合 BBT 低、高温相均偏高者，进一步证明为血热证，检验雌激素水平低下者，证实肾虚的本质。先期量多，色淡红质清稀，可以归纳为气血虚证；先期量多，色紫红有大血块者，可以归纳为血瘀证。对病情错杂、兼夹证型较多者，在经前经期时，可本着“急则治标”的原则进行处理。如郁热证与血瘀证相兼者，两者在控制出血方面，要求不同。瘀者要通宜温，热者要清宜固。因清与温、固与通有冲突，拟方时应尽可能避免矛盾，选择冲突较小的方药。如加味失笑散与丹栀逍遥散合用，一般冲突较小，对瘀热性出血疗效较好。又如血热与气虚（脾弱）证有时也会相兼，多见于更年期妇女，临床上所出现的肝热脾虚者，亦即此类证型相兼也。治疗清热尽可能不影响脾胃运化，补气的甘温剂不能扰动肝火，常用丹栀逍遥散合补气固经丸治之。前方清肝凉血，大便溏泄者可去山栀子，加入钩藤、黄芩等，合入党参、砂仁、白术为主的补气固经之品，互不影响，各尽其用，效果较好。在巩固疗效方面，凡属血热类型者，经后期可服乌鸡白凤丸合六味地黄丸，以巩固之。脾肾偏虚者，可服乌鸡白凤丸合参茸丸以巩固之。（《中医临床妇科学》，人民卫生出版社，1994）

2. 郑长松论述：明辨证之所属，依证立法：月经先期的病因大致可分为血热、气虚、肝郁、血瘀等几种证型。各证型病机不同，治法亦异。治疗首先需明辨证所属，这是诊治过程中最关键的一个问题。每一证型除去共有的月经先期而外，各自并有所特有的一系列临床表现。如血分实热者，量多色深，舌红；虚热者，量少色鲜颧赤；气滞者，胸腹胁肋胀痛；气虚者，经淡神倦乏力；血瘀者，腹痛色黯有块等。临床上单一病机出现者较少，往往是同一患者有两种，或几种病机同时存在。如气滞血瘀并存，气虚夹有热邪等均属常见。临床只要分清主次、轻重，明确证之所属，依证而选择治法。权衡病势缓急，治疗分主次：月经先期病势较急，经量过多之先期患者，同治疗崩证一样，应采用止血塞流之法护阴为先急。此类情况，治疗既以求本“澄源”为主导，又寓“塞流”于澄源之中，这样不仅可以速遏其流，并且能澄清源本。

欲求远期功效，三法熔一炉。治疗不能只顾近期收效，而不求其远功。必须要从肝、脾、肾入手，祛病必先顺气，养血须健脾胃，调经要益肾。将顺气、健脾、益肾三法熔于一炉，使气得顺则肝之疏泄有序，脾胃健则气血生化有源，肾气盛则经血按时蓄溢。如此治疗不仅近期收效较快，远期功效亦佳，特别是一些病情迤逦，久治不愈者，收效更是满意。区分不同证型，择时而用药：月经先期患者多数有比较明显的时间规律，对于不同证型的患者，择时进行治疗能增强疗效。一般情况下，凡属实属热者，多于月经来潮前服药。因经前肾阳渐旺，阳长阴消，冲气较盛，此时用寒凉或攻下药物可免致危害冲任二脉。凡属虚属寒者，尽量经期用药。因经行之际，胞宫泄而不藏，重阳渐次转阴，此时酌用温补之剂势所必须，并可立刻见效。若病久体虚，迤逦不愈者，则根据患者的具体情况，而确定治疗用药的时间。(《辽宁中医杂志》，1991，2)

3. 王渭川论述：前人论述先期行经，多属血热阳盛，火伏冲任，固属事实。但因人体禀赋不同，受病各异，是亦不可尽泥。如先期出血量过多者，其因素当责之冲任紊乱，或有心脾肾病变，或肿瘤等疾出现时，亦有先期多量症状。甚至有先后无定期者，属肝经积郁。自不可强以期前为阳、期后为寒，应依据证情的转变，从而辨证论治庶不致误。

月经先期量多者，为水火俱旺；先期量少者，为火旺而阴水枯竭。其后期量少者，固属血寒不足；后期量多者，同属血寒有余。因此，月经先期后期，在症状和治疗上，自有所不同，而病因和症状相似，尤当详为辨别。月经先期，临床辨证，有阴虚火旺者，有因血热者，有因血燥者，有因气郁者，有因气虚者种种证型。①阴虚火旺型治则：滋阴降火调经。方剂：六味地黄汤(《钱氏小儿药证直诀》)。②血热型治则：清热凉血调经。方剂：先期汤(《证治准绳》)。③血燥型治则：疏肝解郁，养血润燥。方剂：丹栀逍遥散(《证治准绳》)。④气郁型治则：疏肝解郁。方剂：越鞠丸(《丹溪心法》)。⑤气虚型治则：补气调血。方剂：补中益气汤(《脾胃论》)。(《王渭川妇科治疗经验》，四川人民出版社，1981)

4. 刘奉五论述：月经先期发生，主要由于平素嗜食辛辣油煎食物，或郁怒伤肝引动肝火，以致血分蕴热。因为冲为血海，任主胞胎，冲任二脉与月经密切相关，热伤冲任，则血热妄行，月经先期而至。脾虚不能摄血，冲任不固，月经也可先期而至。血热所引起的月经先期又分实热与虚热两种情况，经量多为实热，量少为虚热。如《傅青主女科》云“先期而来多者，火热而水有余也；先期而来少者，火热而水不足也。”脾虚者又多兼肾虚，肾虚闭藏失职，开而不闭，也能引起月经先期而至。在治疗上多以清经化热或健脾补肾、固涩冲任为大法。从临床实际情况来看，血热型者较为多见。对于实热者治以清热凉血，多用清经汤加生牡蛎、墨旱莲；虚热者，滋阴清热，多用二地汤加墨旱莲、黄芩、椿皮。对于脾虚者，多用归脾汤加川续断、熟地黄，或经验方安冲调经汤加减治疗。(《刘奉五妇科经验》，人民卫生出版社，1994)

5. 朱小南论述：经水越早，古人每归之于热，如朱丹溪云“经水不及期而来者血热也”。因为血热则迫血妄行，经水也就越早而来。妇女生热病，身热持续不解，经水也会超早3～4日而来，在临床上颇多见，说明热能动血而催经水早期。辨别经水早期实热、虚热：突然超前而经水有浓厚秽臭气味，并伴有带下者，多属前者；经常超前而经水色淡，无秽臭气味，体虚而有内热，多属后者。再同其他兼证、脉象、舌苔参照诊断。治疗的原则，虚热者重在虚，归、地、芍、玄参等在常用之例，此外可再加地骨皮、青蒿、白薇等清虚热药。如量多者则补气药参、芪亦宜酌量加入，阿胶、地榆、赤石脂能制止经量，临经时亦可加1～2味。实热者，宜于生地、白芍、牡丹皮、丹参等药中，加入川黄柏、黄连安心清热即可。如兼有带下的，经净后必须继续治带，往往带下痊愈，经水情况无须服药也能恢复正常。(《朱小南妇科经验》，人民卫生出

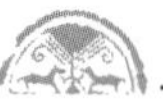

版社，1981）

6. 哈荔田论述：月经先期以血热者为多，但热邪鸱张，势必耗血灼阴，况兼汛水频下，淋漓不已，虽云实热，当也有阴血不足之虞。肝热久郁致血燥阴虚者，在清热凉血中兼予养血补肾。但在经行期间，应用清热凉血药物，虑有冰伏致瘀之弊，又加理气活血之品，以为未雨绸缪之计。因肝肾亏损，虚火妄动所致者，治则重在补虚。如张景岳云："先期而至，虽曰有火，若虚而夹火则所重在虚，当以养营安血为主。"因实致虚，虚中兼实，治疗重点则须因症而异。（《哈荔田妇科医案医话选》，天津科学技术出版社，1982）

7. 卓雨农论述：月经先期只要有虚象存在，无论有热无热，均不宜过用寒凉药物，这是治疗月经先期的重要法则。临证时应结合患者的全身症状，找出致病的根本原因，然后立法遣方。属于血热的，宜清热凉血，拟用自制加减清经汤主之。若经量过多色紫者，宜清热止血，自制清热固经汤主之。两方之别在于后者在养阴清热凉血的同时，加重化瘀止血之品。而属于气虚者，宜补气健脾，养血调经，自制加味四君子汤主之。而气虚偏热者，宜扶气清热，自制养阴益气汤主之。属气滞者，宜理气和血，自制加减乌药汤主之。而且卓氏还指出气滞有以下两种情况，若肝郁脾虚者，则经行量多色红，治宜平肝补脾，行气舒郁，选自制加减逍遥散主之。若肝郁血热者，则经行量少色红，治疗宜平肝解郁，佐以清热，选《医醇滕义》中的清肝达郁汤主之。而对于血瘀夹热者，宜行血逐瘀，佐以清热，方选桃红四物汤主之。对于血瘀偏寒者，治宜温经导滞，自制加味牛膝逐瘀散主之。（《现代二十五位中医名家妇科经验》，中国中医药出版社，1998）

8. 匡继林论述：治疗月经先期血热证，多以丹栀逍遥散为主方，合以临证加减。此方由丹栀逍遥散去栀子，加黄芩衍变而来，是匡氏临床经验方之一。栀子、黄芩同有清热之功，黄芩除烦清热药力适中，效好价廉，而且药源充足，便于广泛应用。兼见实热证候者，重用白芍，加黄连、槐花、大蓟、小蓟、生蒲黄等清热凉血、滋阴除燥的药物。匡氏指出，大黄、栀子、龙胆等苦寒清热之品，不宜重用久用，以免寒凝血室，加重经血失调。兼见虚热证候者，加白茅根、白薇、生地黄等养阴清虚热的药物。兼见肝郁证候者，加香附、川楝子、乌药等理气解郁的药物。（本书主编，待刊）

（二）辨证论治选录

1. 翁充辉治疗月经先期分3型辨治：

（1）血热型：①实热证。血得热则妄行，故经水先期来潮而量多。血受热灼，煎熬成瘀，故经水质浓黏稠，色紫或成瘀块。冲任受热，影响心经，故心烦，舌质红，脉滑数等。治则：清热凉血，活血固经。处方清经散、先期饮、芩连四物汤。②虚热证。真水不足，阴虚火旺而迫血妄行，故经水先期来潮；火热灼津，阴液亏损，故量少，血色紫红，心烦，舌绛红，脉细数等均为血虚内热之象。治则：滋阴清热，凉血调经。处方两地汤、地骨皮饮。以上两方，均系月经先期来潮量少之阴虚内热的主方。其作用是补其不足之阴，泻其有余之火。可选择化裁使用。

（2）气虚型：脾主中气而统血，脾气虚则统摄无权，冲任不调，则先期来潮量多，或过期不止而色淡质稀；气虚下陷，故短气懒言，小腹重坠，心悸乏力，面色㿠白，舌质淡，边有齿印，脉虚弱无力，均为气虚之证。治则：益气补脾，固摄冲任。处方补中益气汤加海螵蛸、牡蛎、茜草收敛固涩，化瘀止血。如兼心血不足，则心脾两虚，生血不足，统血无力，以致冲任气虚不能固摄，可加归脾丸补气摄血，固守冲任。

（3）肝郁型：忧思忿怒伤肝，以致肝郁化热，影响冲任，冲任受热则血热妄行，故经水先期来潮而量多，血热气滞则量少；气滞血瘀，故经水色紫而成块；肝脉络于阴器，上行分布于胸胁，肝郁络脉阻滞不能，故乳房、胸胁、小腹皆感胀痛；舌质红、苔薄白、脉弦数，均为肝郁化

热之证。治则：疏肝理气，活血化瘀，解郁清经。处方：血府逐瘀汤。（《中医妇科临证备要》，福建科学技术出版社，1986）

2. 刘云鹏治疗月经先期分 2 型辨治：

（1）实证：常因冲任血热，或肝郁化火所致，以中青年患者居多。因为妇女此时“肾气平均”，身体壮盛，病多属热、属实。因冲任血热迫血妄行。血热者宜清热凉血，方用清经汤加减；肝郁化火者，则常于疏肝解郁药中佐以清热凉血之品，方用丹栀逍遥散加减。冲任血热者泻火需兼养阴；肝郁化火者，则需疏肝泻火；肝胃不和，则加平肝和胃之药；热邪伤及气阴，则加益气养阴之品。

（2）虚证：多属脾虚不能统血，冲任失固。治疗法则为健脾益气，固涩冲任。年过四十，天癸将竭，脏腑功能渐衰，脾虚失其统摄血液的作用，而导致月经先期，病属虚证，故始终以补虚扶正、固涩止血为宗旨。对于月经先期患者，既需分清虚实，在经期及时治疗，还必须注重非经期的调理。或养先天之肾，或补后天之脾，或清血分之热，或散肝经之郁。总之，补其不足，泻其有余，以期建立正常的月经周期。（《妇科治验》，湖北人民出版社，1982）

（三）临床报道选录

1. 吴思平运用艾灸与电针治疗月经不调 180 例：艾灸组疗效明显优于电针组，艾灸组与电针组选穴相同，均为关元、气海、肾俞、足三里。操作方法：电针组选用 32 号 1 寸半不锈钢毫针，手法得气后用 G6805 电针机分别接关元与气海、肾俞与肾俞、足三里与足三里，连续通电 20 分钟，每 2 日 1 次，6 次为 1 个疗程；艾灸组用艾绒做成如花生米大小的艾炷，点燃施灸，每穴 6 壮，隔 3 日 1 次，7 次为 1 个疗程。结果：艾灸组 98 例中，痊愈 43 例，显效 30 例，好转 16 例，无效 9 例；电针组 82 例中，痊愈 23 例，显效 22 例，好转 11 例，无效 26 例。（《中国针灸》，1992，1）

2. 毛美蓉应用养阴调经汤治疗月经病阴虚证 142 例：并对该患者血液黏稠度、血清微量元素 Zn、Cu 值进行了测定。养阴调经汤由生地黄、熟地黄、枸杞子、白芍、玄参、丹参等组成。内热甚者加地骨皮、知母；阳亢者加钩藤、生石决明；郁热重者加川楝子、玫瑰花；月经多者加女贞子、墨旱莲。治疗结果：痊愈率为 54.9%，总有效率为 92.2%。其中以阴虚内热型及阴虚郁热型效果最好。又以经前期紧张征及更年期综合征的疗效为佳。阴虚型患者的全血黏度、还原黏度、血沉方程常数，均较正常人高；血清 Zn 含量及血清 Zn/Cu 比值，均较正常人明显下降，经养阴调经汤治疗前者的常数均明显下降；后者的含量及比值均有提高。（《湖北中医杂志》，1990，3）

（四）经验良方选录

1. 内服方：

（1）太子参、山药、海螵蛸、黄芪各 15 g，枸杞子 12 g，川续断、莲子各 10 g，白术 9 g。将药物用适量冷水浸泡，待浸透后煎煮，始煎温度应高，煎至沫少用慢火煎半小时左右，以此法将两次所煎之药液混匀，量以 1 茶杯（250 g）为宜。每日服 1 剂，每剂分 2 次服用，早餐前及晚餐后 1 小时各温服 1 次。主治月经先期等。

（2）生地黄 30 g，墨旱莲、茺蔚子、当归各 15 g，地骨皮、大蓟、小蓟、炒荆芥各 10 g。以上 8 味药，每日 1 剂，每剂加水煎 3 次，餐前温服。从月经来潮第 15 日服起，或月经来潮前 3 日服起，连服 7 剂。下月照服，共服 21 剂。主治月经先期。

（3）桃仁、熟地黄各 20 g，白芍、红花、蒲黄、当归各 15 g，川芎 5 g。上述药物加 500 g 水，大火煎沸后用小火煎 30 分钟，取 100 g 汁，为头煎，二煎加 400 g 水，煎后取 100 g 汁。两煎混合，早、晚分服。主治瘀血停滞所致的月经先期。

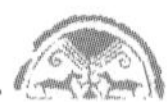

(4) 生地黄25 g，地骨皮、玄参、白芍、麦冬、阿胶（烊化）各15 g。每日1剂，水煎，2次分服。主治阴虚血热所致的月经先期，症见月经先期量少，色红或紫，质稠，心烦口干，双颧潮红，五心烦热，舌红，苔薄黄，脉细滑或细数。

(5) 炙黄芪、重楼各30 g，生地黄、太子参、绵马贯众炭、海螵蛸各15 g，黄芩12 g。将药物用水浸泡1小时，浸透后煎煮，煮沸后小火煎30分钟，二煎沸后小火煎30分钟，两次药液合并，早、晚空腹温服，每日1剂。主治月经先期等。

(6) 红糖50 g，山楂9 g，青皮6 g。每日1剂，水煎服。于月经来潮前，连服3～5剂。主治肝郁化热所致月经先期，症见血色红或紫，血量或多或少，夹有小块，乳房、胸胁、小腹胀痛，烦躁易怒，舌红苔黄。

(7) 蜂蜜40 g，阿胶、生地黄、地骨皮各30 g，玄参、麦冬、白芍各15 g。以上前5味加水煎取300 g浓汁，阿胶加60 g水烊化，与药汁混匀后加入蜂蜜，调匀收膏，凉后装瓶即成。每日3次，每次20 g。主治月经先期等。

(8) 藕节30 g，生牡蛎24 g，石决明、赤小豆各18 g，滑石、萆薢各12 g，血余炭、知母、生侧柏叶、黄柏、延胡索、橘核各9 g，莲子心6 g，炒牡丹皮、旋覆花、生赭石各4.5 g。每日1剂，水煎服。主治月经先期。

(9) 冰糖10 g，青蒿、牡丹皮各6 g，茶叶3 g。将青蒿、牡丹皮用冷开水冲洗干净，晾干、切碎。以上药物和茶叶、冰糖一同置茶杯中，沸水冲入，加盖泡10分钟即成。代茶频饮，每日1～2次。主治月经先期。

(10) 冰糖15 g，牡丹皮、青蒿各9 g，绿茶3 g。将牡丹皮、青蒿洗净，同绿茶同置杯中，用鲜开水浸泡15～20分钟，再加冰糖溶化，不拘时代茶频饮，连服7日。月经过多、阴虚多汗者不宜服用。主治月经先期。

(11) 茜草炭、海螵蛸、炙黄芪各24 g，党参15 g，白术、柴胡、当归、陈皮各10 g，升麻、砂仁各6 g。隔日1剂，水煎，分2次服。月经正常，症状消失，继服补中益气丸、七制香附丸1个月，以巩固疗效。主治月经先期。

(12) 白芍、白茅根、女贞子各12 g，墨旱莲、麦冬、地骨皮、香附、地榆各10 g，柴胡6 g。每日1剂，水煎，分2次服，早餐前及晚饭后1小时各温服1次。主治月经先期，经血多或非时出血（少量）。

(13) 鲜藕100 g，鲜牡丹皮15 g。将牡丹皮洗净，加适量水煎汁；鲜藕洗净切碎绞汁，与牡丹皮汁相合，加入适量白糖，煨煮成羹。每日1剂，顿服，连服3～5日。主治血热所致的月经先期。

(14) 丹参20 g，当归、党参、玫瑰花、女贞子、益母草、木香各15 g，赤芍、墨旱莲、延胡索、香附各10 g，红花、核桃仁（捣碎）各9 g。经前5日，每日1剂，水煎，分2次服。主治月经先期。

(15) 麦冬（去心）、吴茱萸、当归各9 g，芍药、川芎、人参、桂枝、牡丹皮（去心）、生姜、甘草、半夏各6 g。以水1000 mL，煮取300 mL，去渣，分2次温服。主治月经先期。

(16) 党参、黄芪、海螵蛸各30 g，茯苓15 g，当归、白术、阿胶各12 g，甘草10 g。每日1剂，水煎分2次服。平时少食生冷硬物，经期忌食酸辣。主治气虚失统所致的月经先期。

(17) 鹿衔草30 g，墨旱莲15 g，生地黄、玄参、赤芍、失笑散（包煎）各12 g，牡丹皮9 g，甘草6 g。经前7日始，每日1剂，水煎，分2次服，连服7剂为1个疗程。主治月经先期。

(18) 熟地黄、生地黄、白芍、女贞子、墨旱莲、菟丝子、枸杞子、柏子仁、山药、桑寄生、何首乌、肉苁蓉各 10 g。每日 1 剂，水煎，分 2 次服，1 个月为 1 个疗程。主治月经先期。

(19) 茯苓 15 g，麦冬、白芍各 12 g，黄芩、栀子各 10 g，泽泻 9 g，酒大黄、升麻各 6 g。经净后 5 日起，每日 1 剂，水煎，分 2 次服，10 日为 1 个疗程。主治月经先期。

(20) 当归、川芎、艾叶、阿胶、黄柏、知母、白芍、姜汁炒黄连、生地黄、黄芩、香附各 12 g，甘草 6 g。每日 1 剂，水煎，分 2 次服。主治月经先期。

2. 外治方：生地黄、地骨皮各 12 g，牡丹皮、黄柏、青蒿各 10 g。共研细末，醋调敷于脐中，外用胶布固定。每日换药 1 次。主治血热妄行所致的月经先期。

3. 食疗方：

(1) 粳米 50 g，鲜生地黄汁、鲜藕汁各 40 g，蜂蜜 20 g，鲜益母草汁 10 g，生姜汁 5 g。取 50 g 鲜益母草，200 g 鲜生地黄，200 g 鲜藕，10 g 鲜生姜，分别洗净捣烂，榨取汁液；粳米拣去杂质，用水淘洗干净，放入沙锅内，加 600 g 水。先置于大火上煮沸，然后改小火熬煮，待米煮化时加入上述药汁煮至汤稠，再加入蜂蜜稍煮即可。每日 1 剂，分顿温热服用。气虚便稀者不宜服用。主治月经先期。

(2) 粳米 60 g，青蒿、白芍各 20 g，牡丹皮 15 g。每日 1 剂，先将后 3 味水煎取汁，备用；粳米淘洗干净，加水煮粥，熟后调入药汁，再稍煮即成；2 次分服。主治血热妄行所致月经先期，症见月经先期量多，或过期不止，色深红或紫红，质黏稠，心胸烦闷，面红口干，大便秘结，尿黄，苔薄黄，脉滑有力或滑数。

(3) 粳米 60 g，生地黄、制黄精各 30 g。先将生地黄、黄精水煎去渣，再入洗净的粳米煮粥服食；每日 1 剂，早、晚分服。主治气虚所致月经先期，症见月经先期量多，或过期不止，色淡而清稀如水，面色白，乏力，心跳气短，小腹空坠，舌淡，边有齿痕，苔薄白而润，脉虚弱。

(4) 墨旱莲 30 g，鸡蛋 2 个。经期内将药与蛋同煮，蛋熟后去壳再煎 20 分钟，食蛋饮汤。每日 1 剂，分 2 次服，连服 3 日。经后继服八珍益母丸，每日 2 次，每次 1 丸，连服 20 日。主治月经先期量多。

(5) 芹菜、芥菜各 90 g。将芹菜、芥菜拣洗干净，切成条状，水下锅烧开后，倒入芹菜、芥菜，煮沸后捞起加适量猪油、精盐、味精即可服食。一般服 7～10 剂有效。主治血热型月经先期。

(6) 粳米 60 g，生地黄 30 g。先将生地黄水煎 2 次，取汁混匀，备用；粳米洗净煮粥，熟后调入药汁，再稍煮即成。每日 1 剂，连服 5～7 日。主治阴虚血热所致的月经先期。

(7) 黑豆、红糖各 30 g，党参 9 g。将黑豆、党参一同放入锅中，加适量水，炖至黑豆熟透，加入红糖溶化即成。吃豆饮汤，每日 1 剂，连服 6～7 日。主治气虚型月经先期。

(8) 连根芹菜（洗净切碎）120 g，粳米 100 g，熟牛肉末 10 g。将前 2 味煮粥，待熟时加入牛肉末，稍煮即成。月经前，早、晚温服。主治血热型月经先期。

(9) 羊肝 200 g，韭菜 150 g。将韭菜洗净、切断，羊肝切片，放铁锅内急火炒熟后，佐餐食。每日 1 剂，月经前可连服 5～6 剂。主治肝肾不足型月经先期。

(10) 红糖 20 g，绿茶 10 g。沸水泡取 1 杯浓茶汁，调红糖服饮，每日 2 次，连服数日，每日 1 剂。也可煎服。主治血热，冲任不固所致的月经先期。

(11) 益母草 60 g，鸡蛋 2 个。加水同煮至鸡蛋熟后剥壳，将蛋再煮片刻，去药渣，吃蛋喝汤。于经前每日 1 次，连服数日。主治月经先期。

(12) 鲜藕、白糖各适量。将鲜藕洗净、去皮，切碎、捣烂，取汁 60～100 mL，加入白糖服。每日 2 次。主治血热妄行所致的月经先期。

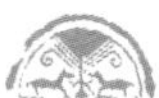

(13) 白茅根 10 g，茶叶、红糖各适量。先煮取 1 碗白茅根、茶叶浓汁，去渣，放红糖溶化后服饮。每日分 2 次服用。主治月经先期。

(14) 陈仓米、生萝卜各 50 g，山楂 10 g。经前 3 日，将米与药煮成稀粥，每日 2 剂，连服 3 日。主治血热型月经先期。

第二节　月经后期

一、病证概述

月经后期又称月经稀发，是指月经周期超过 40 日的不规则子宫出血。本病既可发生在有排卵性月经周期中，也可发生在无排卵性月经周期中。发于前者，多是因为卵泡发育成熟时间延长，这与甲状腺功能不足，新陈代谢过低，使得卵巢不能按时排卵有关；发于后者，则是由于下丘脑-垂体-卵巢轴的功能失调，排卵功能受到抑制，卵泡发育不良而致月经周期延长。其病因多由素体虚弱，或思虑劳倦过度，或先天禀赋不足，或久病伤肾等，而致阴血亏虚，血海不能按时满盈；或因经期、产后感受寒邪，或情志不畅，或素体肥胖，或恣食肥甘厚味，而致瘀血、痰湿阻滞血海，经血不得畅行。临床证候常见气血虚弱证、肝肾不足证、寒凝血滞证、气滞血瘀证、痰湿互结证等。

二、妙法绝招解析

（一）肾虚血亏，寒伤冲任（刘奉五医案）

1. 病历摘要：于某，24 岁，未婚。3 年前，时值经期因受寒凉以后，月经周期后错，一般 3 个月至 1 年能来潮 1 次，量少，色黑，行经 1～2 日，经期腰腹隐痛，平素疲乏无力，腰酸。诊查时见，脉细缓，舌质淡。诊断为月经后期。

证属肾虚血亏，寒伤冲任。治宜益肾养血，温经散寒。药用当归、淫羊藿各 15 g，吴茱萸、红花各 9 g，桃仁、川芎、半夏各 6 g，肉桂、木香、炮姜各 4.5 g。每日 1 剂，水煎服。服 5 剂后，月经来潮，量较前稍增多，继服上方，隔日 1 剂，连服 2 个月，随访观察，月经均能按期来潮，其他诸症亦减轻。(《刘奉五妇科经验》）人民卫生出版社，1994)

2. 妙法绝招解析：月经后期亦称月经稀发，与闭经的病因相同，轻者月经后错，重者月经稀发，再重者即闭经。多由气血运行不通，冲任受阻所引起。或因经期过食生冷，或冒雨涉水感受寒凉，寒邪乘虚侵入冲任，血为寒凝，经脉不通所致。本案之月经后期，证属肾虚血亏，寒伤冲任。患者以往月经正常，但素体阳虚，气血不足，因受寒凉，内外寒相结合，客于冲任，血为寒凝，经脉不通，故见月经后期，量少色黑，腰腹隐痛，腰为肾之府，故肾阳虚可见腰酸乏力，以益肾养血、温经散寒为治疗大法。方中当归、川芎、红花、桃仁养血活血，吴茱萸、肉桂、炮姜温经散寒，淫羊藿温肾散寒，半夏、木香降胃气；胃气降，则冲任之逆气也随之下降，逆气降，则血脉通，而经水自下。

（二）气血不足，冲任两虚（班秀文医案）

1. 病历摘要：黄某，28 岁，已婚。12 岁时月经初潮，一向错后 10～20 日，量一般，色泽尚好。1 年前结婚，婚后双方共同生活，经行仍错后，色暗淡，但经中无所苦，现经行刚净 2 日，脉沉细弱，苔薄白，舌质淡。诊断为月经后期。

证属气血不足，冲任两虚。治宜补益气血，温养冲任。方选圣愈汤，药用制何首乌、菟丝子、肉苁蓉、淫羊藿各15 g，枸杞子、炙黄芪、党参各12 g，当归、川芎、白芍各9 g，柴胡、炙甘草各6 g。每日1剂，水煎服。连服3剂，已无不适，但大便较软。去肉苁蓉，加益母草12 g，再服3剂，阴道见红一滴，脉细，苔薄白，舌质淡，此为经行之兆，仍守上方出入。药用北黄芪、制何首乌、菟丝子、淫羊藿各15 g，党参12 g，当归、白芍、益母草各9 g，川芎6 g。连服3剂后。正式经行，量比上月多，色泽较好，脉细，舌苔正常，拟双补气血为治，药用炙黄芪、淫羊藿各15 g，党参12 g，当归、川芎、白芍、熟地黄、云茯苓、白术各9 g，炙甘草5 g，肉桂粉（后下）2 g。连服5剂后，经行调和，色量均佳，4个月后受孕，胃脘时感胀痛，步行较快时小腹有拘急之感，脉细滑，苔薄白，舌质正常，此为胎动不安之兆，拟用壮腰健脾、顺气安胎之法。药用党参、云茯苓、桑寄生各15 g，川续断12 g，白术9 g，砂仁、紫苏叶、陈皮、炙甘草各5 g。连服3剂善后。（《妇科奇难病论治》，广西科技出版社，1989）

2. 妙法绝招解析：有关月经周期延后的记载，最早见于汉代《金匮要略·妇人杂病脉证并治》。张仲景称本病为“至期不来”，采用温经汤治疗。本案患者长期经行错后，量少，色暗，应为气血不足、冲任两虚所致，故以圣愈汤补益气血为主。方中菟丝子、枸杞子、肉苁蓉、淫羊藿温肾暖肝，炙甘草入脾而调和诸药，用少量柴胡意在于舒肝解郁，在补养之中有升发之功，五诊时为胎动不安之征兆，应重在安胎，脾肾双补，佐以顺气，意在加强主蛰固藏之功效。

（三）气滞血瘀，营阴亏损（哈荔田医案）

1. 病历摘要：王某，24岁。夙性内向，寡于言笑，常有胁腹窜疼之候。一年来经事不调，或五旬一至，或间月一行，量少有块，颜色深紫，少腹胀痛，不喜按揉。平日白带量多，质稠气秽，近两个月来，每感日晡形凛，面热心烦，喜握凉物，体倦神疲，自试体温，腋下37.6 ℃～38 ℃，西医予以“低热待查”对症疗法，迄无显著效果。诊查时观其面色晦滞，舌质暗红少苔，按其脉细弦略数，诊断为月经后期。

证属气滞血瘀，营阴亏损。治宜养血调经，兼退蒸热。药用醋鳖甲18 g，当归、丹参、赤芍、北刘寄奴、青蒿各12 g，香附、苏木、牛膝、云茯苓各9 g，紫苏梗、银柴胡各6 g。间日1剂，水煎服。又予成药七制香附丸、加味逍遥丸，每日2次，每次9 g。丸剂与汤剂交替服用。另以蛇床子9 g，黄柏6 g，吴茱萸3 g，布包，泡水，坐浴，每日2次。服药8日，月汛来潮，此次距上次月经为32日，量仍少，所下多块。胁肋窜痛，腹痛胀感，带下已少而未净，热势虽降而未清，体温，腋下37.4 ℃，再依前意，原方出入予服。药用牛膝、北刘寄奴、地骨皮、当归各12 g，赤芍、茜草、泽兰叶、川芎、淡青蒿、牡丹皮各9 g，胡黄连6 g，炒青皮4.5 g。连服6剂，外用药、丸剂同上，至月经来停药。服5剂后，体温即已复常，一直稳定在36.8 ℃而未反复，自感精神体力有加，月事届期来潮，色、量俱较前为好，略有小块。按脉弦细，舌质淡红。再服逍遥丸20日以资调理。（《哈荔田妇科医论医案选》，天津科学技术出版社，1982）

2. 妙法绝招解析：历代医家对本病的认识，常以属虚和属实概之。属虚者，阴精亏虚，血虚不足，阳虚生内寒，寒从中生；阴火内灼，水亏血少燥涩而然。属实者，可为阴寒由外而入，阴气乘阳，胞寒气冷，血不运行；或气滞痰阻而致血滞等。治法当根据虚实寒热属性而分别予以温补、清补，行气导痰，活血行滞。本案患者素禀沉郁，肝木难以条达，故可见胁腹窜痛，气滞不能造血，经脉滞涩，久必成瘀，逐渐经行后期血下多块，腹痛拒按。瘀血内阻，迁延不去，耗伤阴液，虚热内炽，低热缠绵不已。故治以化瘀通经为主。方中当归养血和血；香附、苏木理气、行血止痛；北刘寄奴、丹参、赤芍、茜草、牛膝活血化瘀以通经；又以青蒿、鳖甲、柴胡滋阴清热消蒸。少量紫苏梗可理脾胃之滞，启运中焦。初诊获效后，因瘀血仍未尽除，故月事虽下而低热不清。再诊则汤丸并投，缓急相济而病得愈。

（四）肝肾阳虚，寒瘀凝滞（钱柏煊医案）

1. 病历摘要：姚某，35岁，已婚。月经周期40～50日，常3日即净，量少色黑，经期少腹寒痛，腰部作痛。现症见头晕、耳鸣、少寐，脉沉细。舌苔薄白，边有齿痕。诊断为月经后期。

证属肝肾不足，气血瘀滞。治宜滋补肝肾，理气化瘀。药用熟地黄、当归、鸡血藤、丹参各12 g，白芍、川芎、牡丹皮、桃仁、制香附、牛膝各9 g。每日1剂，水煎服。连服9剂后月经来潮，1日净，量少色正，下腹痛轻，平时带多，头晕目花，神疲乏力，食纳较差，脉细软，舌苔淡黄腻，尖刺边有齿痕。治以养血疏肝为主，佐以和胃止带。药用牡蛎15 g，熟地黄、丹参、当归、鸡血藤各12 g，白芍、牛膝各9 g，川芎、陈皮、制香附各6 g。连服9剂而后月经正常。（《钱柏煊妇科医案》，人民卫生出版社，2006）

2. 妙法绝招解析：本案月经后期，兼有痛经，其主要原因在于肝逆肾虚，气血凝滞，故以疏肝益肾、温经化瘀为治。服药后，寒凝瘀滞得化，故月经能按期而至，腹痛也可缓和，但经量仍少，平时白带较多，是因肝脏血虚，冲任失养，故又养肝血，调冲任。

（五）心肾亏虚，血海空乏（李祥云医案）

1. 病历摘要：费某，女，23岁。月经每月均推后，伴头晕耳鸣，大便干结，眼圈发黑，曾在外院用中药调理，效果不显，基础体温均呈单相型，曾在外院验血，包括甲状腺等指标均正常。苔薄，脉细小弦。平素月经经量少，色红，无痛经。诊断为月经后期。

证属心肾亏虚，血海空乏。治宜养血益肾，活血通经。药用益母草30 g，川牛膝、熟地黄、女贞子、枸杞子各12 g，当归、红花、桃仁、赤芍、川楝子、泽兰、泽泻、蚕沙（包煎）、三棱各10 g，生大黄（后下）、川芎、月季花各6 g。每日1剂，水煎服。服7剂后，月经来潮，量少，色黑，7日净，刻下头昏，夜寐欠佳，口舌糜烂。苔薄黄，脉细小弦。治宜清热泻火，养血调冲。药用蒲公英30 g，黄芪、山药各15 g，生地黄、熟地黄、香附、淫羊藿、鸡血藤、麦冬12 g、川楝子、金银花、野菊花、野蔷薇、当归各10 g，川芎、生甘草各6 g。服14剂后基础体温上升2日，前几天有乳胀感，余无不舒。苔薄，脉细。治宜益肾调冲。药用淫羊藿30 g，鸡血藤、枸杞子、菟丝子、当归各15 g，肉苁蓉、生地黄、熟地黄、女贞子、墨旱莲、胡芦巴、茯苓各12 g，红花10 g。继续调理3个周期，基础体温已转双相，月经准时，色量正常。（《李祥云治疗妇科病精华》，中国中医药出版社，2007）

2. 妙法绝招解析：经云“月事不来者，胞脉闭也，胞脉者，属心而络于胞中，今气上迫肺，心气不得下通，故月事不来也”。《女科经纶》引虞天民云“妇人百病皆自心生，如五志之火一起，则心火亦从而燔灼，经闭不通之症，先因心事不足，心血亏耗，故乏血以归肝，而出纳之用已竭。”患者睡眠不佳，大便干结，头晕耳鸣，眼圈发黑，心肾阴亏在先，虽以活血通经剂而转轻，但经量少、经色黑、口舌糜烂、苔黄、脉细弦，心火燔灼，心血亏耗，肝肾虚损，故用金银花、野菊花、野蔷薇、蒲公英、黄芩、生甘草清心火；生地黄、熟地黄、麦冬滋阴养血。当归、川芎、鸡血藤、山药、淫羊藿、香附、川楝子等养血调经；再以二至丸、菟丝子、枸杞子、肉苁蓉、胡芦巴等益肾调冲，经过3个周期的调理而愈。

（六）痰热蕴结，胞脉阻滞（李祥云医案）

1. 病历摘要：徐某，女，22岁。未婚。以往月经正常，近3年来，月经后延，2个月左右方行经一次。大便干结，纳少，面部痤疮，带多色白，体重已增5 kg，苔薄，脉细数。平素月经经量少，无痛经。诊断为月经后期。

证属痰热蕴结，胞脉阻滞。治宜凉血活血，涤痰通经。药用淫羊藿、山药各15 g，生地黄、熟地黄、香附、鸡血藤、菟丝子、天南星、青礞石、海螵蛸各12 g，栀子、黄芩、石菖蒲、当归

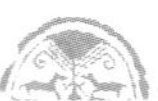

各10 g，川芎、生茜草、生大黄（后下）各6 g。每日1剂，水煎服。服7剂后，大便已正常，面部痤疮减少，苔薄，脉细。治宜化痰除湿，活血调经。药用益母草15 g，香附、石菖蒲、青礞石、生地黄、熟地黄各12 g，当归、川芎、赤芍、白术、桃仁、红花、川牛膝、泽兰、泽泻各9 g。再服7剂，病情好转。后随证加减；调理2月余，月经每月一行，基础体温转为双相，体重不再增加，痤疮消失。(《李祥云治疗妇科病精华》，中国中医药出版社，2007)

2. 妙法绝招解析：《妇科玉尺》云“肥硕之人，膏脂充满，元室之户不开，或痰涎壅滞，血海之波不流，故有过期而经始行，或数月而经一行”。患者月经后延，症见大便干结，痤疮频发，阴虚内热，形体增胖，痰气蕴盛，膏脂闭遏经脉，气血运行不畅，致经血延期而下。故方用礞石滚痰丸中之青礞石、大黄、黄芩合山栀、南星逐痰散结、降火通经；山药、海螵蛸、生茜草、生地黄健脾，养血调经；当归、川芎、鸡血藤、香附养血活血、理气调经；菟丝子、淫羊藿益肾调冲。全方涤痰降火，养血活血，益肾调冲。待经前期改用桃红四物汤加健脾化痰湿之剂，渐使血室冲盈，胞脉经络通行，冲任调畅而经水正常。

（七）冲任受损，血海亏虚（李祥云医案）

1. 病历摘要：仇某，女，24岁。做人流术后，月经每每后延，且后延日期逐渐延长，本月月经已50日未行，现腰酸乏力，纳呆便溏，带下清稀。苔薄，脉细。平素月经经量中或少，色红，无痛经史。诊断为月经后期。

证属冲任受损，血海亏虚。治宜调补冲任，温阳通经。药用益母草30 g，凌霄花、川楝子、牛膝、鬼箭羽各12 g，附子、桃仁、红花、当归、泽兰、泽泻、莪术各10 g，川芎、桂枝各6 g。每日1剂，水煎服。服14剂后，月经来潮，量中，色红，腰酸已止，精神较前好转。苔薄，脉濡。仍宗前法加减，药用淫羊藿30 g，党参、黄芪各15 g，当归、鸡血藤、菟丝子、生地黄、熟地黄、何首乌、锁阳、黄精、石菖蒲各12 g，法半夏10 g，柴胡、川芎各6 g。服14剂后，基础体温上升2日，两乳作胀，腰酸带下少，苔薄，脉细数。治宜健脾养血，温肾调冲。药用淫羊藿30 g，鸡血藤、枸杞子、紫石英、当归、菟丝子各15 g，肉苁蓉、熟地黄、胡芦巴、茯苓各12 g，红花、锁阳各10 g，肉桂（后下）3 g。后以上法加减出入，调理3个月，月经基本正常，30～32日一行。(《李祥云治疗妇科病精华》，中国中医药出版社，2007)

2. 妙法绝招解析：《女科切要》云“脾胃不和，饮食减少，而不能生血”。患者纳呆便溏，素禀脾虚之体，又逢人流致冲任损伤，《金匮要略》云“妇人之病，因虚、积冷、结气，为诸经水断绝。”脾肾阳虚，血海亏虚，因虚不能化生精血；脾肾阳虚，缺乏温煦而积冷；流产致胞脉损伤，必有瘀血阻滞而结气。故本案以桃红四物汤加附子、肉桂及众多活血药，温阳通经在先，使瘀血得温而行；再以党参、黄芪、薏苡仁、茯苓、淫羊藿等药益气健脾；当归、川芎、鸡血藤、熟地黄、何首乌等药养血调经；肉桂、肉苁蓉、胡芦巴、菟丝子、锁阳等药益肾调冲；兼以柴胡、半夏、石菖蒲开郁、开窍；终使脾虚得健，肾气得固，冲任得调，而月事以时下。

（八）肾阳不足，冲任不调（李祥云医案）

1. 病历摘要：蔡某，女，29岁。月经每月延后，40日左右来潮，近来更甚，伴月经量多如冲，夹血块，形寒肢冷，腹痛腰酸，结婚半年未孕。血常规检查正常，基础体温双相，但黄体不佳。舌淡，脉细。妇科检查外阴已婚式；宫颈中糜；宫体中位；正常大小；附件（－）。平素月经量多，色红，夹血块，有痛经史。诊断为月经后期。

证属肾阳不足，冲任不调。治宜温补肾阳，调养冲任。药用紫石英、柏子仁、淫羊藿各12 g，菟丝子、覆盆子、当归、枸杞子各9 g。每日1剂，水煎服。并服艾附暖宫丸。服14剂后，月经经量减少，但经期仍延后。治宜益气养血，温肾暖宫。药用黄芪15 g，淫羊藿12 g，熟

附片、补骨脂、菟丝子、覆盆子、当归各 9 g，肉桂（后下）3 g。再服 7 剂。经 3 个周期治疗，经量中等。停药观察，每次月经周期 28～34 日，持续 5～6 日，经量一般，月经基本恢复正常。随访半年，月经仍在正常范围。(《李祥云治疗妇科病精华》，中国中医药出版社，2007)

2. 妙法绝招解析：《妇科经纶》引王子亨云“经者常候也，谓候其一身之阴阳，知其安危，故每月一至，太过不及皆为不调，阳太过则先期而至，阴不及则后时而来；其有乍多乍少，断绝不行，崩漏不止，皆由阴阳盛衰所致”。该患者为肾阳不足之月经失调，后期而行，用熟附片、肉桂、补骨脂、紫石英、淫羊藿等药温补肾阳；当归、黄芪、覆盆子、枸杞子、柏子仁等补益肝肾，调养冲任；加服艾附暖宫丸，温阳暖宫，终使月经周期得以调整。

（九）心肾阴虚，冲任血热（李祥云医案）

1. 病历摘要：费某，女，23 岁。月经每月均延后，伴睡眠不佳，头晕耳鸣，大便干结，眼圈发黑。半年前在外院用中药调理，效果不显。基础体温均呈单相型，曾在外院验血，包括甲状腺等均正常。苔薄，脉细小弦。平素月经量中，色红，无痛经。诊断为月经后期。

证属心肾亏虚，冲任血热。治宜养血益肾，活血通经。药用益母草、泽兰各 30 g，川牛膝、女贞子各 12 g，当归、红花、桃仁、川芎、赤芍、川楝子、泽泻、蚕沙（包煎）、麦冬各 10 g，淡竹叶 9 g，生大黄、月季花各 6 g。每日 1 剂，水煎服。服 7 剂后，月经来潮，量少，色黑，7 日净，刻下头昏，夜寐欠佳。苔薄黄，脉细小弦。宜清热泻火，养血调冲。药用野蔷薇、蒲公英各 30 g，生地黄、熟地黄、香附、淫羊藿、山药、川楝子、鸡血藤各 12 g，金银花、黄芩、野菊花、麦冬、当归各 10 g，川芎、生甘草各 6 g。再服 7 剂后，基础体温上升 2 日，前几日有乳胀感，余无不舒。苔薄，脉细。治宜益肾调冲。药用枸杞子、淫羊藿各 30 g，当归、菟丝子、鸡血藤各 15 g，肉苁蓉、红花、生地黄、熟地黄、女贞子、墨旱莲、胡芦巴、茯苓各 12 g。再服 7 剂。继续调理 3 个周期，基础体温已转为双相，月经期 5～7 日，月经周期 30～32 日。(《李祥云治疗妇科病精华》，中国中医药出版社，2007)

2. 妙法绝招解析：经云“月事不来者，胞脉闭也，胞脉者，属心而络于胞中，今气上迫肺，心气不得下通，故月事不来也”。《女科经纶》引虞天民云“妇人百病皆自心生，如五志之火一起，则心火亦从而燔灼。经闭不通之症，先因心事不足，心血亏耗，故乏血以归肝，而出纳之用已竭。”患者睡眠不佳，大便干结，头晕耳鸣，眼圈发黑，心肾阴亏在先，虽以活血通经剂而转轻，但经量少，经色黑，口舌糜烂，苔黄，脉细弦，心火燔灼，心血亏耗，肝肾虚损，故用金银花、野菊花、野蔷薇、蒲公英、黄芩、生甘草清火宁心；麦冬、淡竹叶养阴清心火；当归、川芎、生地黄、熟地黄、鸡血藤、山药、淫羊藿、香附、川楝子等养血调气；再以二至丸、菟丝子、枸杞子、肉苁蓉、胡芦巴等益肾调冲，经过 3 个周期的调理而愈。

（十）气滞血瘀，任脉为病（叶熙春医案）

1. 病历摘要：冯某，女，43 岁。月经数月一行，量少色紫，年余于兹。自觉少腹有块，不时攻痛，面色暗滞，肌肤甲错，舌紫，脉象弦滑。诊断为经行后期。

证属气滞血瘀，冲任失调。治拟舒肝理气，活血行瘀。药用丹参、生薏苡仁、泽泻各 15 g，云茯苓 12 g，当归、桑螵蛸、海螵蛸各 9 g，青皮、木香、白芍、制香附、小茴、郁金、白术、抵当丸（分 2 次吞服）各 6 g。每日 1 剂，水煎服。服 5 剂后，少腹攻痛不若前甚，而月经仍然未行，脉弦滑，舌紫，仍守原方出入。药用丹参 15 g，川楝子、桑螵蛸、海螵蛸各 9 g，抵当丸（分 2 次吞服）、木香 2.4 g（拌炒），白芍、炒川芎各 4.5 g，郁金、小茴、制香附各 6 g。服 5 剂后，月经来潮，量多色紫，挟有血块，少腹之痛已除，肌肤甲错如前，再拟养血调经。药用炒丹参 15 g，云茯苓 12 g，当归、炒白芍、益母草，郁金、炒川楝子各 9 g，青皮、制香附各 6 g，藏

红花、炙川芎各 3 g。服 5 剂善后。(《叶熙春医案》，人民卫生出版社，1965)

2. 妙法绝招解析：本案为月经后期，肝气郁滞，久则血行不畅，气血瘀结少腹，故少腹有块，不时攻痛。瘀血阻络，新血不生，故肌肤甲错。宜活血化瘀舒肝理气。方用逍遥散加减调经，抵当丸攻逐瘀血，丹参、白芍、当归活血敛阴，木香、青皮、郁金、香附、小茴香行气舒肝。《本经》说，桑螵蛸可治疝瘕、女子血闭腰痛，故用以帮助攻逐瘀血。二诊后瘀血得下，月经来潮。此由瘀血阻滞，月经不调，癥瘕去则月经自调。大毒治病，十去其六，后以养血调经药善后。

(十一) 血热壅滞，经脉不利（冉雪峰医案）

1. 病历摘要：某医院内科主任，体颇丰健。自近年患经事愆期以来，常 3 个月来经一次，头脑晕闷，心膈微痛感，上下肢时或麻痹，不安寐，自为治疗，一切状况均好，惟经事仍不准期。遂来中医研究院门诊部诊查。诊断为经行后期。

证属血热壅滞，经脉不利。治宜养血宁心，通络导滞。药用全当归、白芍各 15 g，茯神 12 g，酸枣仁、威灵仙、延胡索、刺蒺藜、泽兰叶、青木香各 9 g，甘草 3 g。每日 1 剂，水煎服。服 5 剂后，月经量多，潮期比较正常，头晕、胸痹、腹疼胀、不安寐减轻，但仍存在。药用全当归、白芍、茯神各 12 g，川芎、泽兰叶、生蒲黄、延胡索、川楝子各 9 g，甘草 3 g。再服 5 剂后，经事按月一至，头晕、胸痹、腹胀、不安寐等现象逐渐向愈，药用全当归 12 g，杭白芍 12 g，川芎 9 g，茯神 12 g，酸枣仁 12 g，延胡索 9 g，金铃子 9 g，泽兰叶 9 g，桑寄生 9 g，甘草 3 g，继服 5 剂，诸症减轻。治疗共历 3 个月，第 2 个月即效著，第 3 个月向愈，颇顺利速效。(《冉雪峰医案》，人民卫生出版社，2006)

2. 妙法绝招解析：诊得脉动数中带有涩象，动则阴伤，数则为热（前此经色过赤。即是血热象)，滞涩为热壅气滞，经隧痹阻（此即血分有热，经事不提前而反躐后的原因)。惟其血热，所以有肢节麻痹，颜面烘热等现象。本例较为特殊，一般月经后期多寒，而此案则为血热，一般多为虚证，而此则为实证。故治疗亦不循常法，治宜通络导滞，兼调兼疏。半调半疏，亦清亦和。以延胡索、刺蒺藜、泽兰叶活血调血，威灵仙理气通络，枣仁、茯神、白芍、当归养血安神，药虽平常，然运用得当，3 个月即告愈。

(十二) 肝郁脾虚，血亏血热（郑长松医案）

1. 病历摘要：赵某，女，28 岁。3 年来经行后期，35～50 日一行，经期 7～10 日，量多色黑，夹少量血块，经至当日腰及小腹俱痛，经前烦躁易怒，白带量多。3 个月前经妇科检查，除子宫稍小外，别无异常发现。15 岁月经初至时 1～3 个月一行，经期 4～6 日，量少色淡。结婚 4 年未孕。常有腹胀满闷，大便干稀不等。形体羸瘦，面色皖白，舌质常色，苔白乏津，脉沉细弱。诊断为经行后期。

证属肝郁脾虚，血亏血热。治宜疏肝健脾，养血清热。药用生牡蛎（捣）30 g，生地黄 18 g，白芍、丹参、炒山药各 15 g，茯苓、苍术、白术、黄芩、醋香附（捣)、牡丹皮各 9 g，青皮、陈皮、黄柏、白芷（后下)、柴胡各 6 g。每日 1 剂，水煎 2 次，共取 500 mL，早、晚温服。经期停服。服 8 剂后，月经周期 38 日，经期 9 日，血量稍多，经前白带少量，经期腰痛减轻，腹胀满闷悉平，大便渐趋正常。按前方去黄柏，加熟地黄 18 g，当归、菟丝子各 9 g，肉桂（后下）3 g。继服 5 剂，月经周期 31 日，经期 7 日，血量中等，颜色正常，经前白带微量，经期略有腹痛。既经候如期，再更方求嗣。药用菟丝子、熟地黄各 12 g，制香附（捣）9 g，当归、白芍、川芎、吴茱萸、茯苓、牡丹皮、陈皮、酒延胡索（捣）各 6 g，肉桂（后下）1 g。嘱于行经之日起，每日 1 剂，共服药 33 剂，即诸症痊愈，并摄精受孕。(《郑长松妇科》，中国中医药出版社，

2007）

2. 妙法绝招解析：肝司血海而主疏泄，肝郁则疏泄不利，故经事后期，经前烦躁易怒；肝气横逆，木克土虚，运化失常，则腹胀满闷，大便干稀不等；脾虚则血亏，故形体羸瘦，面色㿠白，脉沉细弱；肝郁则化火，气滞则血瘀，故血多成块，经期延长，而伴腰腹俱痛。药用香附、柴胡、青皮、陈皮疏肝、解郁；山药、白术、苍术、白芷健脾和中，除湿止带；生地黄、白芍、牡丹皮、黄芩、黄柏养血凉血，清热利湿；牡蛎收敛固下；熟地黄虽养血益阴功捷，但性偏湿腻，投之过早，有碍利湿，故于诸症消减，健运复常后，与菟丝子、当归、肉桂并用，以养血益精，补阴助阳。病瘥继投调气养血，温经益肾之剂，俾得气血调和，冲任相资，故自能有子。

（十三）肾阳不足，气血亏虚（郑长松医案）

1. 病历摘要：李某，女，32 岁。因难产失血过多，半年体虚未复，肢体倦怠，常自汗出，月事迟至而少，经后小腹隐痛，平时常感小腹寒凉，夜卧与经期加重，腰骶酸痛而冷，两腿沉困无力。面色苍白，舌质淡红，苔薄白润，脉沉细无力。诊断为经行后期。

证属肾阳不足，气血亏虚。治宜温肾益气，养血调经。药用生黄芪 30 g，党参、菟丝子、熟地黄各 15 g，白芍 12 g，当归、制香附（捣）、杜仲、川续断各 12 g，官桂、补骨脂、川芎各 9 g，吴茱萸 6 g，甘草 3 g。每日 1 剂，水煎 2 次，共取 500 mL，早、晚温服。服 8 剂后，出汗渐止，腰痛减轻，小腹寒凉依故，月经周期 38 日，经后 3 日内，小腹微有痛感。再守原意加回阳温经之品。按前方加炒艾叶 9 g，炮姜 6 g。服药 15 剂，体力渐复，月经周期 32 日，血量有增，腰痛腿酸显著减轻，腰及小腹寒凉已消失。共服药 30 剂，诸恙悉平，渐趋康复。（《郑长松妇科》，中国中医药出版社，2007）

2. 妙法绝招解析：本例由难产失血过多，气随血耗，损伤肾气，肾阳不足，不能温煦下焦，则腰腹寒凉，经后小腹隐痛；肾为至阴之脏，入夜阴盛，故夜卧加重。阳虚则寒，寒则脏腑气化不行，致血脉空虚，血海不足，故经事后期而少；气虚则肢体倦怠，易于汗出；气血不足则面苍白，舌淡红，苔薄白润，脉沉细无力。方中四物汤、黄芪、党参、甘草益气固表，养血调经；菟丝子、杜仲、川续断、补骨脂补肾助阳；吴茱萸、官桂、炮姜、艾叶温经通脉；香附理血中之气，俾气顺则血亦随之和畅。

（十四）肾阳不足，血脉虚寒（郑长松医案）

1. 病历摘要：任某，女，37 岁。流产死胎后，经来推后而少，周期 40～50 日，经期 1～3 日，血黑紫，有块，经期及经后腰与小腹俱痛，且感小腹寒凉，神疲体倦，脘痞纳呆，腰酸乏力，不耐寒凉，天气稍冷即近衣喜暖，手足不温。精神欠佳，面色㿠白，舌质淡红，苔薄白润，脉沉细弱，尺肤微凉。诊断为经行后期。

证属肾阳不足，血脉虚寒。治宜补肾回阳，温经养血。药用益母草 30 g，当归、菟丝子、熟地黄各 18 g，制香附（捣）、党参各 15 g，炒桃仁（捣）12 g，桂枝、补骨脂各 9 g，川芎、小茴香（后下）各 6 g，葱白（连须）1 个。每日 1 剂，水煎 2 次，共取 500 mL，早、晚温服。服 4 剂后，月经周期 38 日，经期 3 日，血量有增，小腹及腰痛大减，惟小腹寒凉如故。再加大热温经之品，以温散下焦之冷滞，按前方加吴茱萸、炮姜各 9 g。改为每晚服 1 次，2 日 1 剂。服 10 剂后，月经周期 31 日，经期 4 日，血量又增，小腹及腰部微有痛感，诸症均减轻。续服前方善后。共服药 20 剂，即月经正常，诸症消失。（《郑长松妇科》，中国中医药出版社，2007）

2. 妙法绝招解析：本例肾阳素虚，阳气不得宣达，又于冬季流产复犯寒凉，则阳益虚，寒益甚，有碍化气以生血、行血，故月经后期，经期缩短，血量少而黑紫有块；胞宫失于温煦，则经期及经后小腹冷痛；腰为肾之府，肾阳不足则腰酸腰痛；阳气虚衰，如釜底无火，不能熏蒸脾胃，故脘痞纳呆，神疲体倦；阳虚则寒，寒则气血运行不畅，故面色晄白，舌淡苔白，脉沉细弱，尺肤微凉等候相继出现。方中吴茱萸、桂枝、小茴香、炮姜、葱白温经通阳，行气散寒；益母草、当归、熟地黄、川芎、桃仁养血活血，化瘀调经；菟丝子、补骨脂补肾虚，固精气，壮火益土，使脾藉母气资生，而熟腐水谷，化生精微；党参益气补脾，香附理气调经。

（十五）血为寒凝，经行不畅（郑长松医案）

1. 病历摘要：郑某，女，21 岁。16 岁月经初潮，周期规律，色量正常。近 1 年半来，因经期受凉，致月事迟至，32～40 日一行，经期 4～5 日，血量偏少，颜色先深后淡，经至当天小腹剧痛如绞，喜暖欲按。舌淡红，苔薄白，脉沉细涩，尺肤寒凉。诊断为经行后期。

证属血为寒凝，经行不畅。治宜温经散寒，活血化瘀。药用生香附（捣）、丹参、白芍、当归各 30 g，炒桃仁（捣）、红花、五灵脂（包）、蒲黄（包）、川楝子（捣）、川芎、小茴香、炮姜各 9 g。每日 1 剂，水煎 2 次，共取 500 mL，早、晚温服。服 4 剂后，即经痛消失，月事期准。（《郑长松妇科》，中国中医药出版社，2007）

2. 妙法绝招解析：本例由经期受凉，血为寒凝，故月经后期，血量减少，经期小腹剧痛如绞。寒为阴邪，寒凝则气不宣达，血运不畅，故舌淡红，苔薄白，脉沉细涩，尺肤寒凉。方中当归、丹参、白芍、川芎、桃仁、红花、蒲黄、五灵脂养血活血，化瘀止痛；小茴香、炮姜温经散寒；香附、川楝子调理气机。

（十六）阴阳俱虚，血海失养（郑长松医案）

1. 病历摘要：齐某，女，19 岁。17 岁月经初潮，一直经事延期，5～6 个月一行，来后即淋漓不止，此次已持续 2 个月，仍时有时无，绵绵不已。并伴神疲乏力，食纳欠佳，腰骶酸楚，肢凉怕冷。面色苍白，舌胀淡红，苔薄白润，脉沉细数，尺肤肉削而凉。诊断为经行后期。

证属阴阳俱虚，血海失养。治宜养精扶阳，调理冲任。药用仙鹤草、藕节（切）各 30 g，女贞子、川续断、桑寄生各 15 g，乌梅、菟丝子、棕榈炭各 12 g，补骨脂 9 g。每日 1 剂，水煎 2 次，共取 500 mL，早、晚温服。服 4 剂后，食纳转佳，血量有增无减，其余诸症如故。肾阴肾阳俱虚之失血，非涩剂所能及，再守原意，重加益阴扶阳之品。按前方去棕榈炭、乌梅，加生地黄、茜草各 30 g，墨旱莲 15 g，阿胶（烊化）、巴戟天各 9 g。又进 8 剂，血止 2 日，神疲乏力，腰骶酸楚俱减，余无进退。视其病久难复，当以缓图。按一诊方去藕节，加何首乌 15 g，鹿角胶 9 g。取药 3 剂，共为细末，炼蜜为丸，每丸 9 g，早、午、晚各服 1 丸。嘱逢经期停药，经罢继服。经净后，隔 38 日月经来潮，血量不多，9 日自止。共服煎剂 12 帖，配丸药 2 料，药后月经基本正常，身体渐趋康复。（《郑长松妇科》，中国中医药出版社，2007）

2. 妙法绝招解析：肾为水火之脏，其病多虚。本例由肾虚精亏，致天癸来迟，经事后期；肾虚则腰骶酸楚。肾阳虚衰，内不能温煦胞宫，则胞宫蓄溢失常，故经来淋漓不止；外不得温养肢体，则肢凉怕冷，尺肤寒凉。肾阳不足，脾失温养，则运化无权，故食纳欠佳。饮食乃气血生化之源，食纳不佳则气血亏虚，故神疲乏力，面色苍白，脉沉细弱，尺肤肉削。药用墨旱莲、女贞子、生地黄、何首乌、桑寄生滋阴补肾，敛营固冲；补骨脂、巴戟天、川续断、菟丝子填精髓，益肝脾，补肾中元阳之气；阿胶、鹿角胶益精血，补虚羸，培助下元；仙鹤草、藕节、茜草、乌梅、棕榈炭收敛止血，去瘀生新。诸药协合，俾肾阴滋长，元阳得助，血海蓄溢有常，阴阳相互为宅，则月事自调，诸恙悉平。

（十七）血虚血瘀，气机不利（郑长松医案）

1. 病历摘要：高某，女，33 岁。人工流产后，月经延期而少，带经日许，有时半日即净，血色黑紫有块，经前 3 日即小腹胀痛，白带淋漓，经至则疼痛加重，小腹滞硬拒按，下血块后痛

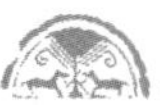

减，兼有腰痛。14 岁月经初潮，周期 30 日左右，经期 2～3 日，血量偏少。舌质黯淡，苔白薄润，脉象沉涩。诊断为经行后期。

证属血虚血瘀，气机不利。治宜养血化瘀，理气行滞。药用益母草、丹参、赤芍、当归、生香附（捣）各 30 g，川牛膝、炒桃仁（捣）各 12 g，红花、五灵脂（包）、川芎、补骨脂、没药、川楝子（捣）、延胡索（捣）、木香、青皮各 9 g。每日 1 剂，水煎 2 次，共取 500 mL，早、晚温服。服 5 剂后，嘱经前服。月经周期 30 日，经期 3 日，血量增多，色正常，未再腹痛。既已得效，继服前方善后。共服 10 剂即愈。（《郑长松妇科》，中国中医药出版社，2007）

2. 妙法绝招解析：本例素体虚弱，阴血不足，故病前虽月事按期，但血量一直偏少；人工流产后，胞宫有损，营血益虚，瘀血内滞，阻碍经血下行，故月事延期，血量更少；气血互赖，气滞则血运不畅，血瘀则气机不利，气滞血瘀，则经前小腹胀痛，经至腹痛加重，血块下后痛减；肾气不足，则经前腰痛，白带淋漓。方中益母草、丹参、当归、赤芍、川芎、桃仁、红花、牛膝、五灵脂、延胡索、没药养血通经，祛瘀止痛；香附、木香、青皮、川楝子理气行滞，调经止痛；补骨脂补肾止带。

（十八）痰瘀交阻，络脉不畅（朱小南医案）

1. 病历摘要：梁某，女，16 岁。每次月经逾期 10～30 日不等，经来量少色暗，已有年余，且临经前腹痛，瘀块下则舒。身躯肥胖。近来体重增加 15 kg。纳旺嗜睡，喉间多痰。舌淡体胖，边有齿印。脉细滑。诊断为月经后期。

证属痰瘀交阻，络脉不畅。治宜化痰消瘀，通络调气。药用生山楂 15 g，海藻、云茯苓各 12 g，炒当归、丝瓜络、路路通、制香附各 9 g，桂枝、丁香、焦枳壳、川芎各 6 g，白芥子 3 g。每日 1 剂，水煎服。上方守法递进并随症损益，2 个月后经来渐渐准期。昨经行，量尚不多，色暗有块，痛减，喉间有痰，体重已减少 3.5 kg。舌淡苔薄，脉细。药用生蒲黄、牛膝各 12 g，当归、焦六神曲（包）、赤芍、丹参各 9 g，焦枳壳、制胆南星、川芎各 6 g。服 5 剂善后。（《朱小南妇科经验选》，人民卫生出版社，1981）

2. 妙法绝招解析：《丹溪心法》云“妇人经水过期，血少也，四物加参术。带痰加南星、半夏、陈皮之类”。本案治疗要点有二：其一，此类疾病呈久缠之势，围攻非易，欲速则不达。因痰与瘀都是气、血、津、液四者生化运行失常的病理产物，其成非一朝一夕，其去更如抽丝，要医患双方确立信心，三月半载坚持到底，方有成效；其二，处方中痰瘀两者在月经不同时期比重与用药各有所侧重，经行时活血化瘀稍重，方中有丹参、川芎、赤芍、蒲黄；经净时，以化痰通络为主，有云茯苓、桂枝、白芥子、生山楂、丝瓜络、海藻等。

（十九）寒客胞宫，血凝失化（匡继林医案）

1. 病历摘要：俞某，28 岁。月经每次推后七日许，已历四月，曾因于外出旅游受寒。今适经行，量少色黯，临经前及行经时小腹冷痛喜按。舌淡苔薄，脉细涩。诊断为月经后期。

证属寒客胞宫，血凝失化。当先温经活血。药用丹参、延胡索、生蒲黄（包）各 12 g，炒当归、泽兰叶、牛膝、制香附各 9 g，川芎 6 g，桂枝、吴茱萸、艾叶各 3 g。每日 1 剂，水煎服。服 5 剂后，月经来潮，小腹冷痛大减，经量稍增。舌淡苔薄，脉细涩。拟温肾调经。药用云茯苓、牛膝、淫羊藿各 12 g，仙茅、炒当归、制香附各 9 g，桂枝、川芎各 6 g，丁香、小茴香各 3 g。再服 7 剂，经行准期，量中等而腹痛已除。（本书主编，待刊）

2. 妙法绝招解析：《景岳全书》云“凡血寒者，经延后期而至。然血何以寒？亦惟阳气不足，则寒从中生，而生化失期，是即所谓寒也”。此言内寒而致经期延后，然临床常见不少妇女或因经期受外寒而致，或因经期嗜食生冷而致。不论内寒外寒，均可使寒搏于血，血为寒凝，运行不畅，血海不能按时满溢，以致每经行后期。治疗之中，在非行经期以育肾温通为主，而在行经期间，以疏经活血为主，以使经下较畅。又因血得寒则凝，凝久而瘀，故而方中常加理气化瘀之品如香附、牛膝、生蒲黄之类。

三、文献选录

月经周期延后八九天，甚至二至三月一行者，为“经行后期”。亦称“经期退后”或“经迟”等。如周期延后在七天内，并无任何不适，或偶然一次延期较长者，应属常候。此证病因较为复杂，如《妇人秘科》云：“后期经行……素无疾者，责其气虚血少也……；如性急躁，多怒多妒者，责其气逆血少也；……如形瘦素无他疾者，责其气血俱不足也……；如形瘦食少者，责其脾胃虚弱，气血衰少也……；如肥人及饮食过多之人，责其湿痰壅滞，躯肢迫寒也……；如素多痰者，责其脾胃虚损，气血失养也……”可见本证有虚有实，虚则气血不足，冲任失养，血海不能按期充盈，故经来日迟；实则气血运行不利，冲任受阻，故经行不畅，延期而至。分别对脾胃虚弱者，予以健脾养胃；肝郁气滞者，予以疏肝理气；肾阳不足者，予以温肾助阳；痰湿壅滞者，予以祛痰利湿；寒凝血滞者，予以温经活血；热灼伤阴者，予以养阴清热。俾得邪去正复，经候如期。

（一）名医论述选录

1. 郑长松论述：妇女月经后期，诚多虚证、寒证，但从临床实际来看，实证与热证也洵非少见，特别是阴虚有热者尤多。盖妇女素体阴亏，又每易情志过极，暗耗阴津；或因久病，或由房劳，均使阴液不足，阴虚不能制阳，阳亢火动，津伤血虚，冲任不充，故而月经后期。阴虚有热之月经后期，每占就诊患者的十之三四，大不可以经迟无热论之。临证务须详细询问病史，认真审察病机，再参合舌脉及兼证，作出正确的病情分析，为立法遣药提供可靠依据。治疗不忘脾肾：凡属月经后期者，无论有无肾虚或脾虚见症，一般多在本方中参入或多或少的健脾补肾药，特别是益肾药物更为必用。认为阴血下行，必赖肾之阳气鼓动，在方中加入补益肾气之品，俾气之阳盛以动血，每可明显提高疗效。常选健脾药物有四君、山药、陈皮等；常用益肾药物有菟丝子、巴戟天、炒杜仲、川续断、肉桂等，随其病机与兼证而变化出入。温补贯穿始终：无论何种证型的月经后期，郑氏除重视健脾益肾的治法外，还每善使用通补兼施的治疗方法，并贯穿于治疗过程之始终。认为月经后期虽有血虚、阳虚、阴虚、寒凝、气滞、痰阻等证型的不同，但均以经行错后为症结。欲使月经按期而下，配以补血之剂以充经脉，伍入活血之品以通脉隧，可以缩短疗程，提高疗效。分别对虚者以补为主，佐以通脉；滞者以通为主，辅以养血。通剂多选益母草、桃仁、红花、四物、牛膝等；补药常用当归、白芍、何首乌、熟地黄等。用药贵在择时：正常情况下，月经潮汛有时，一个月经周期中有经后、真机、经前、行经四个时期，这是一个阴阳消长转化的过程。经后期阳消阴长，为周期的演变奠定物质基础，凡以阴血不足为主要矛盾者，此时可参考服用滋阴养血之剂。真机期重阴转阳，每可见有氤氲之候，但亦有不少患者表现不甚明显，此时无须用药。经前期阴消阳长，月经后期患者以阳长不及者最为多见，此期正是用药的最好时机。行经期重阳转阴，是本次月经周期的结束，下月新的周期开始。郑氏认为，调治月经后期，在经前期（即行经后之第 20 日）开始用药最好。此刻运用鼓动月经来潮的药物，既顺应了人体阴阳消长转化的规律，又促进了月经周期的正常演变。但在临床上还是要根据具体病情，灵活掌握。（《山西中医》，1991，3）

2. 夏桂成论述：月经后期主要原因在于阴精不充，不能及时地行其滋长，经间期达不到重阴的水平，必将大大延长经后期。但阴长赖于阳，无阳则阴无以长，阴长水平越高，必然耗阳更多。因此，高水平的阴，就必须有充盛的阳，这就是阴阳互根的结果。是以阳素虚者，则阴长不及，同样也使经后期延长。在阴长过程中，痰湿肝郁，程度不同地干扰阻碍着阴长阳消的生理演变，同样会影响阴长至重，亦可致经后期延长，但这是造成月经后期的次要因素。在经行后期的辨证方面，对期、量、色、质的辨别，颇为重要。如月经后期量少，色淡红，质稀，属阴血虚，或偏阳虚；后期量少，色黯，质稀黏不一，属血寒；后期量少，色紫黑，有血块，属瘀滞；后期量少，色淡红，质黏腻，属痰湿。此外，更为重要的是分析经后期的带下变化。经后期带下甚少或全无者，有条件的地方要检验雌激素水平，雌激素水平低下，与经后期的阴长要求不符者，则属阴精不足。如果有白带，到经间期，带下增多，呈黏稠状，但体温不得上升者，与肝郁、痰湿等因素的干扰有关。如带下色黄质黏稠，或如脓样者，均非正常白带，一般表示有湿热、痰浊等为患。在治疗方面，认为“调经必须调周”，调周才能恢复和建立正常的月经周期，是治本的方法。因此，对上述的阴血虚、血寒、瘀滞、痰湿等证，分别运用补阴养血、温阳祛寒、理气化瘀、燥湿化痰等治法，在经前期和经期是适合的。但本病治疗重点在于经后期补充阴阳消长转化的物质基础，即以补阴养血为主，佐以补阳，夹寒的佐祛寒，气郁的佐理气，痰湿的佐化痰，把辨病的特殊性和辨证的普遍性结合起来，才能获得较好疗效。毕竟月经后期偏向于寒，故在补阴药中避免过用降火寒凉之品，着重补阴，或加龟甲、鳖甲、紫河车等血肉有情之品，更有利于阴血的不断增多，达到较快治愈的目的。如仅是肝郁、痰湿、血瘀干扰所致者，则仅须针对其因施治，不必调周。（《中医临床妇科学》，人民卫生出版社，1994）

3. 哈荔田论述：月经后期多主虚证、寒证，此言其常。证诸临床，则实证、热证也非少见，故张景岳云“后期而至者，本属血虚，然亦有血热而燥瘀者，不得不为清补；有血逆而留滞者，不得不为疏利。总之，调经之法，但欲得其和平，在详察其脉证耳。”肝气久郁，血阻经脉，渐至月经后期量少，日夕潮热，劳瘵之象已露端倪，属于“大实有羸状”之类。辨证重点在腹痛拒按，血色深紫有块，治则化瘀通经为主，《素问·阴阳应象大论》所云“血实者宜决之”就是这个道理。倘误为阴虚作热，一味滋补，第恐祸不旋踵。如产后又复劳伤，月经递少，延期不至，渐有血枯经闭之虞。但有血块多、腹痛等症，属于虚中夹实之证，虑及瘀血不去则新血不生，治则标而本之，寓通于补，后期始着力顾本。其间，先后缓急安能不讲，攻补轻重奚可不究。（《哈荔田妇科医案医话选》，天津科学技术出版社，1982）

4. 刘奉五论述：月经后错是由气血运行不畅，冲任受阻所引起的。多因经期过食生冷，或冒雨涉水感受寒凉，寒邪乘虚侵入冲任，血为寒凝，经脉不通。或因素体阳虚寒盛，影响肝脾肾等脏腑的功能；或因长期大量失血；或为重病、久病伤血耗阴，以致冲任血虚，血海不能按时满盈；或因肝郁血滞，脾失健运，痰湿内生，阻滞冲任脉络，均可以引起月经后错或稀发。

5. 时逸人论述：月经后期：月经错后三五日，或七八日，甚至时间更长者，皆属落后。一般有虚有实，虚者为气血不足，冲任失养，不能按期而至，古人多以人参养营汤为治；甚者血室虚寒，经色淡而量少，可用加减温经汤治之；亦有因脾虚而痰浊阻滞所致者，宜加减香砂二陈汤治之。实证见于气郁为多，情志抑郁，气不条达，气滞而血滞，以致月经后期，治以逍遥散加减，甚则可用活血化瘀之血府逐瘀汤；亦有因血热内炽，津液干枯，络血燥结，发为经行后期者，其特点为经色紫黑，其味腥秽，治以清热活血汤。（《辽宁中医杂志》，1982，9）

（二）辨证论治选录

1. 刘云鹏经验：月经后期常见的有肝郁脾虚、血寒、血虚以及气血两虚四种类型。前两类为虚中夹实之证，后两类则纯为虚象。临床以前两类较为多见。所谓虚中夹实证，是正气不足兼夹邪实，或虚而有滞，或虚中兼寒。虚则补其不足，兼寒者佐以散寒，兼瘀者辅以消瘀。治法以补为主，佐以祛邪。证属肝郁脾虚，补其脾气之虚，疏其肝气之郁。为寒凝血虚血瘀，治宜温经散寒活血养血；为寒凝血虚，治以温阳补虚为主。至于虚证，其病理机制终属血虚，血虚则血海不足，不能按时满溢，故月经后期而量少，治以益母胜金丹养血调经。但临床所见不只是血虚，亦有气血俱虚者，气虚则血无以生，血虚则血海不充，此类患者可因气虚血少而现经量少，也可因气虚不能摄血经量反多者。所以在治疗上应气血双补，使阳生阴长，气血旺盛，则月经按时来潮。以上所见是其常，然有其常，必有其变。临床除常见以上各型外，如痰湿内阻、气滞血瘀、肾气不足等证也间或可见。因此在治疗上必须因人而异，因证而辨，才能收到较好的效果。至于兼杂其他症状或素有旧病又新感外邪，则应分清标本缓急为治。在治疗月经后期的过程中，应注意排除妊娠可能，因为临床上有些月经后期患者，妊娠以后仍然存在一些经前症状，若不认真分析，就容易误诊。曾遇一已婚患者，诉平素月经总推后一二十天而至，经量少，就诊时感乳胀，胸脘胀，恶心畏寒，月经已一月未至。因月经素来后期，又有胸乳胀疼之经前症状，乃以肝郁气滞，胃气不和论治，即予疏肝和胃，理气调经之剂。复诊又守方数剂，上述症状减轻，但月经仍未来潮，10 个月后随访，已喜举一婴。(《妇科治验》，湖北人民出版社，1982)

2. 朱小南经验：经水后期一般都归之于血虚、血寒。血虚则血海不充，经水亦随之迟延；血寒则气血阻滞，经水也随之落后，每多因肾气虚弱而引起。《素问·上古天真论》云“女子二七而天癸至，任脉通，太冲脉盛，月事以时下”。说明经水本于肾，肾气盛，冲任流通，经水方能按时而来。肾气虚弱，癸水不足，冲任失养，便难于按期催动月汛，每兼有腰酸膝软症状。治经水后期，不论血虚或血寒，凡有肾亏情况者，补肾药在必用之例。临床多用巴戟天、狗脊、杜仲、川续断、肉苁蓉等药，其数量占处方中首位；其次方是调经养血，归、地、芍等居次位。脾胃为气血之源，荣溉脏腑。术、陈、苓非仅用于前，而且用以善其后。气滞则加香附、枳壳；带脉不固则加海螵蛸以涩敛固托。经常延后属于瘀者，临证间不多见，倘若一见经期延后，便仗攻瘀药以催经，如用桃仁、红花、三棱、莪术等品，往往无效，反会引起胸闷纳呆，头眩不舒等反应，即使能催来一次，过后又复延期，反而对病者健康有碍。除非有瘀结确证者，活血祛瘀药并不常用，而以补肾气及健脾益血以充经水来源为主。有气滞者，酌加 1～2 味行气药；小腹虚寒者，再加陈艾、肉桂温宫，奏效反速，而且效力巩固无流弊。(《朱小南妇科经验选》，人民卫生出版社，1981)

（三）临床报道选录

1. 李秀霞根据子宫内膜的厚度辨证分组治疗月经后期 94 例：子宫内膜厚度＜0.5cm 用生黄芪、炒党参、阿胶（烊化）、紫河车、川续断各 15 g，鹿角霜、生地黄、熟地黄各 10 g，茯苓 9 g，枸杞子 12 g，佛手、生甘草各 6 g。0.5～0.7cm 用当归、白芍、熟地黄、生地黄、茯苓、阿胶（烊化）、肉苁蓉、巴戟天、枸杞子、泽兰各 10 g，山药 12 g，牡丹皮 9 g。0.8～1.1cm 用炙鳖甲、女贞子、山药、川续断、益母草各 15 g，牡丹皮、丹参各 9 g，枸杞子 12 g，菟丝子、肉苁蓉、淫羊藿各 10 g，红花 3 g，佛手 6 g。＞1.1cm 用当归、牛膝、路路通、莪术、制香附各 10 g，桃仁、赤芍、川芎各 9 g，红花、醋柴胡各 6 g，川续断、焦山楂、炒枳壳各 15 g，益母草 30 g。随症加减，每日 1 剂，水煎服。对照组 92 例，气血亏虚型用大补元煎（或归脾丸）加减；痰湿阻滞型用苍附导痰汤（或桂枝茯苓丸）加减；肝气郁滞型用逍遥丸加减；肝肾亏虚型用六味地黄丸加减；寒凝血瘀型用温经汤加减。结果：两组分别治愈 52、41 例，好转 31、32 例，未愈 11、19 例，总有效率 88.3%、79.3%。(《北京中医》，2005，3)

2. 杨家林用补经合剂治疗月经后期、量少 103 例：38 例用本品（含枸杞子、菟丝子、覆盆子、党参、黄芪、当归、熟地黄、白芍、川芎、紫河车等。成都中医药大学附院研制）15 mL，每日3次口服。65例用上方，2日1剂，水煎，分3次服，间隔1日；每月用8～10日。停用他药。用2个月，结果：痊愈34例，显效41例，有效21例，无效7例，总有效率93.21%。月经周期、月经量、BBT低温相及高温相、宫颈黏液评分值、子宫内膜厚度及主卵泡直径治疗前后比较差异均有统计学意义（$P<0.001\sim0.05$）。(《辽宁中医杂志》，2009，5)

（四）经验良方选录

1. 内服方：

(1) 党参、麦冬、当归各15 g，牡丹皮、姜半夏、川芎、白芍、阿胶各12 g，桂枝、吴茱萸各10 g，炙甘草6 g，生姜3片，红糖50 g。随症加减：经行腹痛加苏木、没药、益母草。经行腹胀、乳房胀痛加青皮、橘叶、瓜蒌。腰痛加杜仲、川续断。白带多加白扁豆、车前子、龙骨、牡蛎。每日1剂，水煎，分2次服。每月经净后连服4剂为1周期。主治月经后期。

(2) 益母草、大枣、红糖各20 g。益母草、大枣加水650 mL，浸泡30分钟。用大火煮沸，再换小火煎30分钟，然后用双层纱布滤过，约得200 g药液，为头煎。药渣加500 g水，煎法同前，得200 g药液，为2煎。合并2次药液，加入红糖溶化。早、晚温热饮服，每次约200 g，每日1剂。主治血虚寒凝所致的月经后期。

(3) 熟地黄20 g，当归、枸杞子、杜仲、牛膝各15 g，炙甘草5 g，肉桂粉（冲服）3 g。将前6味水煎取汁，兑入肉桂粉饮服。每日1剂，分2次服。主治虚寒所致的月经后期，症见月经后期，色淡量少，小腹绵绵作痛，喜按喜暖，头晕气短，面色㿠白，腰酸乏力，舌淡苔薄白，脉沉迟无力。

(4) 制何首乌、鸡血藤、桑寄生、太子参各30 g，益母草20 g，牛膝、川续断各18 g，龟甲、枸杞子、郁金、丹参、麦冬各15 g。加1个生鸡蛋与药水同煎，鸡蛋熟后去壳再入药，3碗水煎至大半碗，入适量红糖，空腹热服。主治阴血亏虚之月经后期。

(5) 红糖60 g（分2次兑服），当归30 g，生艾叶、煨老生姜各15 g。每日1剂，水煎，分2次服。临服前加红糖30 g，搅拌后趁热饮服，一般于行经第1日开始服药，连服4日。连服数月，有望痊愈。主治气滞血瘀、寒湿凝滞所致月经后期等。

(6) 牛膝15 g，巴戟天、制附片、乌药、川芎、当归尾、苏木各10 g，肉桂、吴茱萸、干姜各5 g。每日1剂，水煎3次，饭前温服。从月经来潮第22日服起，连服5剂，下月照服，共服15剂。主治血寒凝阻型月经后期。

(7) 生黄芪60 g，党参30 g，益母草、覆盆子各24 g，鸡血藤18 g，桑寄生、菟丝子、阿胶、鹿角胶各15 g，炒北五味子12 g，槟榔10 g，紫河车粉（早、晚冲服）、砂仁各6 g。每日1剂，水煎，分2次服。主治月经后期气血两虚者。

(8) 鲜藕30 g，石决明24 g，桑寄生18 g，萆薢、滑石各12 g，旋覆花、乌药、赭石、知母、黄柏、延胡索、制香附、杜仲炭各9 g，莲子心、牛膝各6 g，鲜荷叶1张，每日1剂，水煎，分2次服。主治月经后期。

(9) 黄芪、蜂蜜各100 g，当归20 g。黄芪、当归洗净入锅，加500 g水浓煎取汁300 g，去渣后加入蜂蜜收膏，装瓶收贮即成。每日3次，每次20 g，开水送下。主治月经后期。

(10) 红糖50 g，益母草40 g，熟地黄24 g，香附、桃仁各20 g，川芎15 g，赤芍、当归、三棱、牛膝各9 g，红花6 g。每日1剂，水煎，取液加糖分2次服。主治月经后期。

(11) 当归600 g，血余炭400 g，肉桂20 g。共研细末，炼蜜为丸（每丸10 g）。每日早、晚各服1丸，服药期间忌食辛辣之品。主治血虚阴亏所致月经后期。

(12) 当归9 g，川芎、乌药、吴茱萸、延胡索各6 g，党参、香附、桑寄生各12 g。每日1

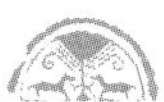

剂，水煎，分 2 次服。主治气郁偏寒型月经后期。

（13）熟地黄、川芎、白芍、当归、半夏各 6 g，人参 4.5 g，白术 9 g，陈皮 3 g。每日 1 剂，水煎，分 2 次服。主治血虚不足型月经后期。

（14）香附 250 g，艾叶 125 g，醋适量。将香附和艾叶洗净，用醋炒至醋尽发黄，研为细末。每取 9 g 药末，以醋冲服，每日服 3 次。主治气郁血滞型月经后期。

（15）淫羊藿、仙茅、紫河车、山茱萸、当归、白芍、香附各 10 g，女贞子 20 g。每日 1 剂，取水煎，分 2 次服。主治肝肾亏虚所致月经后期。

（16）半夏、橘红、茯苓、乌梅、川芎、当归、炙甘草各 15 g。每日 1 剂，水煎，分 2 次服。主治痰湿壅滞所致月经后期。

（17）牡丹皮、丹参、桂枝、茯苓、干姜、何首乌、阿胶各 9 g，甘草 6 g。每日 1 剂，水煎，分 2 次服。主治寒凝血脉型月经后期。

（18）当归 30 g，肉桂 6 g，甜酒 500 g。用甜酒浸泡前 2 味药 1 周以上，方可服用；每日 1～2 次，每次 30～60 g。主治血虚、血寒型月经后期。

（19）当归、白芍各 12 g，人参、茯苓、白术各 10 g，陈皮、半夏各 6 g，炙甘草 5 g。每日 1 剂，水煎，分 2 次服。主治脾胃不足型月经后期。

（20）肉桂 6 g，山楂 10 g，红糖 30 g。加水煎 15 分钟，取汁于经前 5 日服用；每日 1 剂，连服 5～10 日。主治实寒型月经后期。

2. 外治方：

（1）当归 30 g，川芎 15 g，白芍、五灵脂、延胡索、肉苁蓉、苍术、白术、乌药、小茴香、陈皮、半夏、白芷各 9 g，柴胡 6 g，黄连、吴茱萸各 3 g。月经先期，加黄芩、丹参、地骨皮各 6 g；月经后期加肉桂、干姜、艾叶各 6 g；干血痨者，加桃仁、红花、大黄、生姜、大枣各 6 g。共研细末，过筛，装瓶备用。每取适量，用醋或酒调成膏，纱布包裹，敷于神阙、丹田穴，再加热熨；每次 30 分钟，每日 2～3 次。主治月经后期。

（2）大青盐、五灵脂、香附各 18 g，乳香、没药、血竭、沉香、丁香各 15 g，麝香 1 g。除麝香外，各药研为细末和匀备用。先取 0.2 g 麝香，放入脐眼，再取 15 g 药末，放于麝香上，盖以预先穿有一小孔的槐皮，穴位周围再以适量面粉围住，艾绒捏成艾炷，放于槐皮小孔上，点燃灸之；每日 1 次，月经前可连用 4～5 次，直至月经来潮。主治血瘀型月经后期。

3. 食疗方：

（1）粳米 60 g，桂心 15 g，人参 6 g。将人参、桂心水煎取汁，备用。粳米洗净，加水煮粥，熟后兑入药汁，再稍煮即成。每日 1 剂，连服 7 剂。主治实寒所致月经后期，症见小腹冷痛，得热则减，畏寒肢冷，面色苍白等。

（2）粳米 100 g，黄芪 20 g，当归 10 g，大枣 5 枚。将黄芪、当归水煎取汁，备用。大枣、粳米洗净，加水煮粥，熟后调入药汁，稍煮即成。每日 1 剂，经前 10 日开始服用。主治血虚所致月经后期，症见头晕眼花，心悸少寐，面色萎黄等。

（3）羊肉、粳米各 100 g，淡豆豉 50 g，生姜 15 g，食盐少许。将羊肉切成小块，生姜洗净切片，与淡豆豉、粳米同煮为粥，加精盐调味即可服食。每日 1 剂，于月经来潮前 7 日开始服用。主治虚寒所致月经后期。

（4）牛肉 100 g，米酒 20 g，阿胶 15 g，生姜 10 g。将牛肉去筋切片，与生姜、米酒一起放入沙锅，加适量水，用小火煮 30 分钟，加入阿胶及调料，溶解即可。每日 1 剂，吃肉喝汤。主治月经后期。

(5) 香附10 g，川芎5 g，粳米100 g，红糖20 g。将香附、川芎水煎去渣，再入粳米煮为稀粥，加入红糖服食。每日1剂，于月经前7日开始服用，连服7～10日。主治气滞所致月经后期。

(6) 粳米100 g，益母草15 g，陈皮10 g。将后2味水煎去渣，再入粳米煮粥食用。每日1剂，于月经前7日开始服用。主治气滞所致月经后期，症见小腹胀甚而痛，胸胁、乳房胀痛。

(7) 当归15 g，红糖20 g，粳米60 g。将当归水煎去渣，再入粳米煮粥，熟后调入红糖即成。每日1剂，连服10剂，于经前10日开始服用。主治血虚所致月经后期。

(8) 黑豆100 g，苏木10 g，红糖适量。将黑豆、苏木一同放入锅中，加适量水，炖汤至黑豆熟透，加入红糖溶化即成。吃豆饮汤，每日1剂，分2次服。主治月经后期经血量少。

(9) 益母草50～100 g，陈皮9 g，鸡蛋2个。同煮至蛋熟时去壳再煮片刻即成，去渣，吃蛋喝汤。每日1剂，连服5～6日，于月经开始服用。主治气滞血瘀型月经后期。

(10) 羊肉150 g，当归、生地黄各20 g。将羊肉切成块，与当归、生地黄同放入锅内加适量水，煮汤，精盐调味，饮汤食羊肉。每日1剂，连服3～5日。主治月经后期。

(11) 羊肉100 g，淡豆豉50 g，生姜15 g，食盐适量。将前3味加水煮至烂熟，加精盐调味服用。于月经前10日开服，每日1剂，连用3～5剂。主治血寒型月经后期。

(12) 黑鱼头1个，黄酒适量。将黑鱼头晒干后煅灰，黄酒送服，每日2次，每次5～10 g。于月经前开始服用，连用3～5日。主治血虚型月经后期。

(13) 黄酒10 g，月季花3～5朵，冰糖适量。将月季花加150 g水，慢火煎至100 g，去渣，加黄酒、冰糖即可。每日1剂，连服数日。主治气滞血瘀型月经后期。

(14) 羊肉250 g，当归30 g，生姜15 g。加少许水，隔水蒸烂，加少量黄酒去膻气，加调料，佐餐食，每日1剂。主治虚寒型月经后期。

第三节　月经先后无定期

一、病证概述

月经先后不定期是指月经周期不规则，时而提前时而错后达7日以上，并连续发生3个周期以上者。此与下丘脑-垂体-卵巢轴的功能失调直接有关。当体内促卵泡生成激素（FSH）与促黄体生成激素（LH）的比例失调，或下丘脑分泌的黄体生成激素释放激素受到抑制，月经中期的黄体生成激素高峰消失，则卵巢分泌量逐渐增多，促使子宫内膜不断生长，此时临床上则表现为月经后期。若卵泡发育不良，雌激素分泌不足，不足以支持子宫内膜而剥脱出血，则表现为月经提前。或虽有排卵，但因促卵泡生长激素不足，卵泡生长发育延迟，卵泡期延长也可表现为月经后期。若因黄体生成激素不足，黄体发育过早萎缩，则表现为月经提前。

中医学认为，本病是由于先天禀赋不足，或早婚多育，房事不节，或肝气郁滞，致冲任失调，血海蓄溢失常所致。临床证候常见肾虚证和肝郁证等。

二、妙法绝招解析

(一) 肝郁脾虚，气血不调（朱小南医案）

1. 病历摘要：刘某，女，34岁。多产体虚，已做输卵管结扎术，经期先后无定，本次迟10日而行，行则量少即止，隔10日又复行。胸闷腹胀，纳谷不香，周身骨节酸楚，按脉虚细而弦，舌苔薄白。诊断为月经先后无定期。

证属肝郁脾虚，气血不调。治宜理气解郁，扶土益血。药用当归、秦艽、合欢皮、丹参、巴戟天、白芍、制香附各9 g，郁金、川芎、枳壳、焦白术、汉防己各6 g。每日1剂，水煎服。连服9剂后，脉细虚而数，舌质绛而苔薄黄。此为多产伤肾，肾水不足以涵木，肝郁化火，阴虚内热，乃采用固肾疏肝，养血清热。药用当归、白芍、山茱萸、女贞子、玄参、合欢皮、制香附各9 g，白术、陈皮、柴胡、青蒿各6 g。服7剂后，阴虚火旺之症状日减，而经水已调。(《朱小南妇科经验选》，人民卫生出版社，1981)

2. 妙法绝招解析：月经周期时提前延后7日以上，连续3个周期以上者称“月经先后无定期”。其病因不一，但以肝郁占多数。本案为肝郁所致。经行忽早忽迟，皆因肝郁可影响气血，气为血之帅，气行则血行，气郁则血滞，故方中以香附、郁金、合欢皮疏肝理气；当归、丹参、白芍调经养血，舒畅经水，消除因量少而致的腹痛；白术健脾；防己、秦艽疏通经络，活血止痛，解除骨节酸痛之象。服药后经水稍调，骨节疼痛已好，但阴虚火旺之象仍显者皆因肝血虚亏，肾水不足，不能涵木，肝郁而偏亢，故应以当归调经养血；山茱萸、白芍、女贞子补肾阴；香附、合欢皮理气解郁；白术、陈皮健胃以充气血之源，合玄参养阴以清热，柴胡疏肝解郁清热，青蒿清肝经郁热，标本兼治而获愈。

（二）脾肾两虚，经血失养（何任医案）

1. 病历摘要：叶某，女，43岁。月经先后无定期，每月两行或每行缠延至2周以上，足肿，时有带下。诊断为月经先后无定期。

证属脾肾两虚，经血失养。治宜培补脾肾，养血止血。紫石英、生地黄、十灰丸（包煎）、补骨脂、枸杞子各12 g，淡苁蓉、炒当归、炒白芍、藕节、山茱萸、侧柏叶、沙苑蒺藜各9 g。每日1剂，水煎服。连服5剂后，足肿、带下好转，再以原旨为进。药用山药30 g，白术15 g，枸杞子、龟甲胶、小茴香、炒当归、淡苁蓉、补骨脂、杜仲、紫石英、党参各12 g，沙苑蒺藜9 g。服10剂后，经行对月，五日而净，带下亦少见，再以原法巩固治之。药用二至丸（包煎）15 g，炒枸杞子、补骨脂、紫石英各12 g，当归、沙苑蒺藜、山茱萸、淡苁蓉、党参各9 g。再服10剂而诸症消失。(《何任医案选》，浙江科学技术出版社，1981)

2. 妙法绝招解析：肾藏精，为先天之本，肾阳能振发脾阳，而脾又将水谷精微之气源源不断地补充于肾，脾肾功能正常，则气血相互化生；血海充盈则月事能应期而至。若脾肾两虚，则失其固摄之功，则月事紊乱，水湿不得转输则见带下，足肿；故治疗应以益肾健脾为主。初诊恰逢经期，应在补肾同时佐以养血止血之品（藕节、侧柏叶）兼顾标本，后即以培补脾肾固本为治疗大法，末以调补脾肾以巩固疗效，纵观全方，温养中兼以滋清，使清阳互济，病得以瘥。

（三）脾肾阳虚，肝气逆郁（钱伯煊医案）

1. 病历摘要：廖某，38岁，已婚。月经先后无定期，周期23～27日，12日始净，量多，色黑红夹有白带，且有血块，经期少腹胀痛，腰痛，末次月经来潮，12日净，平时胸背作痛，少腹左侧胀痛，带多，色黄气秽，大便干结。脉细软，舌苔薄黄腻。诊断为月经先后无定期。

证属脾肾阳虚，肝气逆郁。治宜健脾疏肝，化瘀止血。药用生牡蛎30 g，生地黄、绵马贯众各15 g，党参、茯苓、山药、生白芍、昆布各12 g，旋覆花（包）、佛手各6 g。每日1剂，水煎服。另用三七末18 g，如经行量多，早晚各加服1.5 g，开水送下。连服6剂后，月经来潮，经量明显减少，少腹及腰部隐痛，平时带下仍多，色黄气秽，面浮目肿，气短胸痛，足跟胀痛，大便偏干，2～3日1次，脉细软，舌苔淡黄中剥。仍从前法，兼清下焦湿热。药用党参、茯苓、山药、昆布、海藻、川续断、绵马贯众各12 g，知母9 g，黄柏、旋覆花（包）各6 g。服6剂

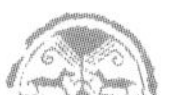

后，诸恙均见减轻，现在经前，神疲乏力，舌苔黄中剥，脉细软，治以补气养阴，兼顾冲任。药用生牡蛎 30 g，生地黄、桑寄生、绵马贯众各 15 g，椿皮、阿胶、川续断、党参各 12 g，麦冬、白芍各 9 g。服 9 剂后，月经来潮，量中等，色转正常，下腹痛减。此次经期感冒，头痛、胸背隐痛，食后腹胀，晨起下腹作胀，舌质绛、中微剥、边尖刺，脉左细右软，目前感冒未净，治先祛风清热，兼调肝脾。药用茯苓 12 g，白扁豆、桑叶各 9 g，薄荷、枳壳、桔梗、生甘草、陈皮、木香、旋覆花（包）各 6 g。再服 3 剂病愈。（《钱伯煊妇科医案》，人民卫生出版社，2006）

2. 妙法绝招解析：本病的主要病理机制是经血蓄泄失常，多因气血失调，与肝、肾、脾三脏功能失调密切相关。肝、肾、脾三脏皆关乎气血的运行、冲任的协调而影响经血的蓄泄，如脾虚不能统血则月经先期；肝虚则血无以下注于冲脉，故月经后期，治疗应以补肝脾、调冲任为大法。冲任得调，月事自能正常。本案月经先后无定期，量多，兼有痛经，主要责之于脾气虚弱，肝气上逆，肾阴亏虚所致，故拟以健脾疏肝益肾之法。因月经量多，故经前再加三七末，以化瘀止血，经量则明显减少，复诊时见带下色黄气秽，则从前法中解除下焦湿热，最后月经渐调，血量亦减少，但又有新病而至，故以祛风清热为先，兼调肝脾为辅。

（四）肾虚肝郁，冲任失调（姚寓晨医案）

1. 病历摘要：高某，29 岁。月经先后无定期近 1 年。前年冬产一男婴。产后乳汁不行，用人工哺养。现神疲，头晕失寐，经前心情抑郁，胸膺板滞，乳房结块，咽阻痰黏，大便时或秘结，口微渴，末次月经 3 日净。脉弦细带数。舌质淡，边有齿痕，苔薄。诊断为月经先后无定期。

证属肾虚肝郁，冲任失调。治宜补肾疏肝，调理冲任。经前药用王不留行、熟地黄各 15 g，娑罗子、紫丹参、路路通、菟丝子、全当归各 12 g，桔梗、预知子、制香附各 10 g。经后药用熟地黄 15 g，菟丝子、淫羊藿、山茱萸、肉苁蓉各 12 g，炒白芍、全当归各 10 g，陈皮、柴胡各 6 g。均每日 1 剂，水煎服。经用上法调治 2 个月，经汛已准，嘱常服八珍丸、逍遥丸以巩固疗效。（《姚寓晨妇科证治选粹》，人民军医出版社，2014）

2. 妙法绝招解析：本案之月经先后不定期，证属肾虚肝郁，经前冲任气血壅盛，应以疏肝通络为主，并酌加益肾之品以增强疏肝之力，经后阴血流失，当以养肾益精为治疗大法，酌加调肝之品，以助肾精化气。经前宜理气而不躁，经后用药宜温润而不热，按照“经前疏，经后补”的原则，交迭用药，调整经期。经前方中娑罗子、预知子、路路通、香附等疏肝理气，调经止痛；熟地黄、菟丝子滋阴补肾；当归活血调经。经后方中熟地黄、菟丝子、山茱萸等均为补益肝肾之品，陈皮理气，使诸药补而不滞，两方配伍合理，先疏后补，收获良好。

（五）肝肾不足，冲任失调（李祥云医案）

1. 病历摘要：刘某（瑞士），女，32 岁。结婚 3 年，婚后不久即怀孕，因欲去国外留学而行人工流产术，术后 1 年内避孕。但人工流产后月经即不调，先后不定期，短者半月，长者 3 个月。因在国外未吃任何药，自人工流产后至今 2 年余未孕。现回国任职 4 个月，要进行调理治疗，准备怀孕。测基础体温有时单相，有时双相，但黄体期高温相不佳。平时腰酸，神疲乏力，头昏，胃纳正常，二便尚调，有时带多。苔薄，脉细。测血生殖内分泌，周期第 7 日结果基本正常。妇科检查：外阴已婚式；阴道无异常；宫颈轻糜；宫体前位，正常大小；附件（—）。诊断为月经先后无定期。

证属肝肾不足，冲任失调。治宜滋养肝肾，调理冲任。药用山药 15 g，生地黄、熟地黄、菟丝子、肉苁蓉、茯苓、鸡血藤、淫羊藿各 12 g，香附 10 g，当归、川芎、山茱萸、白术、白芍各 9 g。每日 1 剂，水煎服。服 7 剂后，头昏腰酸减轻，基础体温已升 4 日，经前乳微胀，刻下无

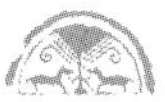

其他特殊不适。苔薄，脉细。治宜理气疏肝，活血调经。药用鸡血藤、益母草各 15 g，香附、川楝子、延胡索、牡丹皮、丹参、生地黄、熟地黄各 12 g，当归、川芎、赤芍、白芍、桃仁、红花各 9 g。再服 7 剂，月经来潮，5 日净，经量中，无特殊不适。经上述调理后月经已 2 个月正常，精神转佳，现准备返回瑞士，要求带药出国。拟制滋补肝肾，养阴生精，活血调经的丸药以善后。药用山药、淫羊藿各 15 g，香附、鸡血藤、白术、白芍、生地黄、熟地黄、牡丹皮、丹参、山茱萸、何首乌、菟丝子、肉苁蓉、茯苓、补骨脂、黄精、党参、黄芪、枸杞子、巴戟天、川楝子、苏罗子、预知子各 12 g，当归 9 g，川芎、陈皮各 6 g。上药加工研粉，以蜜泛丸如梧桐子大，每次 9 g，每日 2 次。患者回瑞士后，月经基本正常，返瑞士后 2 个月即妊娠，以后随访，生一男孩，母子健康。(《李祥云治疗妇科病精华》，中国中医药出版社，2007)

2. 妙法绝招解析：患者人工流产后冲任脉损伤，冲任失调而致月经不调。初始用滋补肝肾，调理冲任而病情好转，经行时用疏肝活血调经之法。如此调理之后，月经基本正常。因瑞士无中药，故带中药丸回去长期调理。所带去之中药，方用归肾丸、调肝汤、左归饮、当归芍药散、八珍汤、调经汤、助黄汤等方加减组合方，共奏补肝肾、养精血、调冲任之功，故月经得以调理，期准，能很快得以妊娠。

(六) 气机逆乱，血行乖戾 (郑长松医案)

1. 病历摘要：林某，女，37 岁。因遭遇不遂，情志郁抑，致月经周期不准；长则 2～3 个月，短则 20 余日，经量偏多，色黯黑紫，经期 5～7 日。并伴胸闷不舒，小腹胀痛，平时较轻，经前加重。14 岁月经初至，周期正常，24 岁结婚，生育 3 次，用避孕环 4 年。面色黑褐，形体瘦弱，舌尖鲜红，苔黄乏津，脉弦略数。诊断为经行先后无定期。

证属气机逆乱，血行乖戾。治宜疏肝解郁，凉血调经。药用白芍、茯苓、炒白术、香附(捣) 各 20 g，合欢皮 15 g，橘核 (捣) 12 g，青皮、陈皮、柴胡、牡丹皮各 9 g，薄荷 3 g。每日 1 剂，水煎 2 次，共取 500 mL，分早晚两次温服。服 5 剂后，月经周期 38 日，经期 6 日，血色黑紫，质稠量多，胸闷及小腹胀满明显减轻。气机渐舒，仍有热扰，守原意，增清热凉血之品，按前方加黄芩 12 g，生栀子 9 g。嘱自胸闷腹胀之日起，服至经行停药。经前服 6 剂后，月经周期 28 日，经期 6 日，血量稍多，胸闷与小腹胀满基本解除。守二诊方继进，以冀巩固。共服药 18 剂，胸闷腹胀消失，月经基本正常。(《郑长松妇科》，中国中医药出版社，2007)

2. 妙法绝招解析：本案症见胸闷不舒，小腹胀满，系由肝郁气滞所致。肝司血海而主疏泄，肝失调达则气机逆乱，疏泄失常，故血海蓄溢无序，经候先后不准。肝郁化热，则月经量多，色黯黑紫，舌尖鲜红，苔黄乏津，脉见弦数。方中香附、青皮、橘核、薄荷疏肝理气，悦志解郁；白术、茯苓、陈皮健脾理气；黄芩、栀子、牡丹皮、白芍清热凉血，平肝敛营。俾郁解气行，热清血和而获效。

(七) 肝郁克脾，疏统失司 (郑长松医案)

1. 病历摘要：齐某，女，41 岁。月经周期先后不准 2 年，始多超前，后多延期，今春一月二至，连续 2 个月，今又逾期旬日未至。带经 3 日左右，血色淡红，经量递减。平时纳呆食少，胸闷脘痞，饭后与下午腹胀，嗳气则胀闷渐舒。肝炎史 6 年，近两年肝功正常。面容憔悴，形体虚羸，舌胀，苔白微腻，脉沉细弦，尺肤粗糙。诊断为经行先后无定期。

证属肝郁克脾，疏统失司。治宜舒肝健脾，养血调经。药用益母草 30 g，丹参、合欢皮、香附 (捣) 各 15 g，炒神曲、槟榔、牡丹皮各 12 g，柴胡、青皮、陈皮、川厚朴、广木香、枳壳各 6 g。每日 1 剂，水煎 2 次，共取 500 mL，分早晚两次温服。服 3 剂后，月经来潮，持续 3 日，血量稍增，余无进退。守前方继进，改为每晚服药 1 次，2 日 1 剂。又进 5 剂，胸闷腹胀俱减，

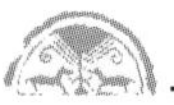

脘痞纳少依故。见气机渐畅，恐燥散太过，有碍脾虚血少之复，斟酌损益，宗原方出入。去槟榔、川厚朴、广木香、枳壳；加山药 20 g，白芍、当归各 15 g，炒白术、茯苓各 12 g。服 5 剂后，脘痞减轻，食纳转佳，胸闷腹胀解除。此次月经周期 32 日，行经 3 日，血量又增。既经行复常，但经乱积年，恐再犯，照三诊方减柴胡，增党参 15 g。取药 7 剂，共为细末，炼蜜为丸，每丸 9 g，早晚各服 1 丸。共服煎剂 18 剂，药丸 2 料，经候如期，余症平稳，渐趋康复。(《郑长松妇科》，中国中医药出版社，2007)

2. 妙法绝招解析：患者旧有肝郁之宿疾，肝郁则气机不利，故胸闷腹胀，得嗳则胀闷减轻；肝气郁结，横逆犯脾，脾虚则运化失常，故脘痞纳呆；血赖脾化，脾虚则血少，故面容憔悴，形体虚羸，尺肤粗糙，经血色淡而递次减少；肝郁克脾，疏统失司，故经候周期不准。方中合欢皮、香附、槟榔、柴胡、青皮、陈皮、川厚朴舒肝理气，散逆和中；益母草、丹参、当归、白芍、牡丹皮养血调经；山药、党参、白术、神曲补中健脾，俾统血有权，生血有源。

(八) 肝肾阴虚，气滞血亏 (郑长松医案)

1. 病历摘要：程某，女，21 岁。15 岁月经初潮后，周期 20～70 日不准，经期 1～9 日，血少色淡，经前小腹胀痛。并伴头晕目眩，神疲体倦，口干咽燥，掌心发热，腰酸腿软。体瘦颧赤，舌淡苔少，脉沉细弱。诊断为经行先后无定期。

证属肝肾阴虚，气滞血亏。治宜滋补肝肾，理气养血。药用何首乌、山药、熟地黄、香附(捣)、女贞子各 15 g，橘核 (捣)、菟丝子各 12 g，牡丹皮、白芍各 9 g，青皮、陈皮、柴胡各 6 g。每日 1 剂，水煎 2 次，共取 500 mL，早晚温服。服 10 剂后，头晕大减，腰酸已瘥，经前小腹胀痛轻微，血量仍少。视其病情，增养血活血之品。守前方加鸡血藤、当归各 15 g。改为每晚服药 1 次，2 日 1 剂。共服药 20 剂，经候如期，渐趋康复。(《郑长松妇科》，中国中医药出版社，2007)

2. 妙法绝招解析：本案症见头晕目眩，口干咽燥，颧红掌热，腰酸腿软，皆肝肾阴虚之候；其神疲体倦，月经量少色淡，舌淡苔少，脉沉细弱，皆血虚之象；其经前小腹胀痛，属于气滞；肝肾阴虚，气血失调则冲任功能紊乱，经候先后不准。方中鸡血藤、当归、何首乌、熟地黄、菟丝子、山药、女贞子、牡丹皮、白芍滋补肝肾，养血调经；香附、橘核、青皮、陈皮、柴胡理气行滞。

(九) 阴气乘阳，气血失调 (郑长松医案)

1. 病历摘要：周某，女，19 岁。16 岁月经初潮，经事尚准。因经期涉水，闭经 3 个月，又一月两行，连续 2 个月，继之经期逆乱，已历 3 年。伴腰痛带下，经前加重，逾期 2 周月经未至。面色苍白，舌质淡红，苔薄白，脉沉缓。诊断为经行先后无定期。

证属阴气乘阳，气血失调。治宜助阳化瘀，调气和血。药用益母草、丹参、赤芍、当归、熟地黄各 30 g，香附 (捣) 20 g，川续断 15 g，杜仲 12 g，艾叶、炒白术、陈皮各 10 g，广木香 6 g，肉桂 3 g。每日 1 剂，水煎 2 次，共取 500 mL，分早晚温服。服 3 剂后，月经来潮，半个月后又进 3 剂，经候如期来潮，诸恙随获痊愈。(《郑长松妇科》，中国中医药出版社，2007)

2. 妙法绝招解析：此案由经期涉水，寒邪乘虚搏于冲任，致冲任不和，气血失调，故月经周期不准；阴气乘阳，入扰带脉，带失约束之权，故腰痛带下，经前加重；其面苍白，舌淡红、苔薄白，脉沉缓，皆血虚形衰之象。方中益母草、丹参、熟地黄、当归、赤芍养血活血，化瘀调经；杜仲、川续断补肾虚，束带脉；艾叶、肉桂助阳消阴，以冀阴平阳秘，冲任通泰；香附理气行滞，俾其气顺血和，经候如期而至；因血虚形衰，兼以扶土，故佐白术、陈皮。

（十）肝肾阴虚，迫血妄行（匡继林医案）

1. 病历摘要：冯某，女，21岁。脉两关沉细而数，肝阴、脾阴均有湿热蒸炽，故血虚而燥，经来或前或后，带下极多，面黄唇燥，若不急为调治，恐成骨蒸重证。诊断为月经先后不定期。

证属肝肾阴虚，迫血妄行。治宜疏肝养血，滋阴清热。方选加味逍遥散。药用生地黄、当归、白芍、黑栀子、炒牡丹皮、生牡蛎、白术、炙甘草、银柴胡、鲜石斛各10 g。每日1剂，水煎服。服5剂后，月经超前而至，不能畅行，脉见两关虚滑，总由肝脾两亏之故。趁此少用调经之法，俾气疏血和，最为合宜。药用当归、白芍、川芎、泽兰叶、延胡索、山楂肉炭、炒栀子、炒牡丹皮、通草、川郁金、艾叶各10 g。再服5剂，脉见两关细数，经行不畅，唇干皮茧，营分不充，脾有虚热，再用养营清脾之法。药用炒丹参、全当归、泽兰叶、川石斛、茯苓、炒山药、通草、柏子仁、炙甘草、合欢皮各10 g。服5剂后脉象渐有流利之势，经行颇早，唇色也渐润，再用养营滋阴之法。药用酒炒生地黄、当归、炒白芍、山药、茯苓、石斛、柏子仁、炙甘草、合欢皮各10 g。服5剂后脉气渐和，带亦渐少，面色唇色润泽，再照前方加玉竹、白薇、萆薢善后。（本书主编，待刊）

2. 妙法绝招解析：本案为经期紊乱，肝血不足，阴虚发热，阴血不足则月经后期，而虚热迫血妄行又月经先期，故使经期紊乱，治用加味逍遥散养血疏肝。加生地黄养阴血，换柴胡为银柴胡清虚热；加石斛以助清热，牡蛎一味，《名医别录》云：能治虚热来去不定，故用以助清热养阴。一诊以清热为主，二诊、三诊重在活血养血，四诊、五诊活血与滋阴参半，六诊以后专事滋补。前后七诊，有方善守，其中加减变化，可以基本说明治妇女月事不调的初、中、末三法。

三、文献选录

月经不按周期来潮，或逾月不行，或一月再至，迟早互见者，为“经行先后无定期”。亦称“经行或前或后”“经候愆期”“经乱”等。此证主要由于阴阳失和，气血失调所致。如《丹溪心法》云“经水或前或后，或多或少，或逾月一至，或一月再至，皆不调之故。”气血不调的原因，与肝、脾、肾三脏的变化有密切关系。因肝司血海而主疏泄；脾主统血，血赖脾化；肾主藏精，为封藏之本，三者之太过或不及，均可使冲任功能紊乱，血海蓄溢失常，故月经周期不准。分别对肝郁气滞者，予以疏肝理气；脾虚血少者，予以健脾养血；肝肾阴虚者，予以滋补肝肾；肾虚精亏者，予以益肾填精；阴盛阳衰者，予以助阳消阴，使之阴平阳秘，气顺血和，藏统康复，蓄溢有序，经候自能如期来潮。

（一）名医论述选录

郑长松论述：月经先后无定期是由于脏腑功能失调而形成的血海蓄溢失常。在治疗上，月经初潮与临近绝经期要着重益肾，青、中年壮盛期主要是调理肝脾。本病的转归具有典型的两极性，有的可演变成崩漏，有的则转化为经闭。临证必仔细斟酌因机，把握住疾病的实质，巧妙确立治疗方法，只要能够综合权衡，就可做到万无一失。

在不同的年龄阶段，其气血盛衰、脏腑功能、精神心理均有所不同，所以在临床上务必需要考虑到这些方面的因素。

初潮期与绝经前期：女子二七之后，任脉通，太冲脉盛，月经开始来潮，此时天癸刚至，肾气未充，其经病的主要矛盾一般是肾气不足。女子六七、七七，三阳脉衰，天癸将竭，冲任虚衰，血海盈满失期，故而月经或先或后，此时病变的主要矛盾也多为肾气亏虚。在初潮期与断经前期所出现的月经或先或后的主要病机是肾气的相对不足，所以在治疗上就要以益肾调经为主，俾不足者得充，亏虚者得补，月经自可转乱为常。郑氏常选六味地黄丸、金匮肾气丸、左归饮、右归饮等方随证投用，惯用菟丝子、熟地黄、何首乌、女贞子、巴戟天、川续断等药灵活出入。壮盛期：容易以情志因素为病之肇端，多见肝气郁结、肝脾不调疾患。所以在治疗上应以疏肝健脾为主，俾得气机调畅，气顺自能血和，月经遂亦复常。郑氏常选逍遥散、定经汤等方，习用合欢皮、橘核、香附、槟榔、青皮、陈皮等药。

对于月经先后无定期的转归问题，应该有足够的重视。一般情况下，只要经过及时正确的调理，均可使月经恢复正常，倘若延误了治疗，就很容易使病情向两极转化，或发展成为经闭，或转变成为崩漏。其病变的形成与转归主要与肝、脾、肾三脏有关。肾气亏虚，藏泻失司，应藏不藏则出现先期或崩漏，当泻不泻则形成后期或经闭；肝郁疏泄失常，气机紊乱，子病及母，可导致肝肾同病，月经不调；肝病及脾，或脾气素虚，有碍脾之生血、统血功能，血虚则经脉不充而致后期或经闭；脾虚统血无权可见先期或崩漏。肝、脾、肾三脏之间相互影响，施治必须综合权衡，全面考虑。郑氏主张对于月经愆期的治疗要把握住一个“早”字，以阻止病情向深重发展，此亦即“治未病”之意。特别是肝、脾、肾三脏同时受累者，更要尽早治疗，只有这样庶可避免闭经与崩漏之变。

对于变证的处理：由月经先后无定期演变而成的疾病在治疗上除按常法之外，还每一见证各有惯用的药物。对于演变成经闭者，针对病机，属肾气亏虚者补而通之，肝气郁结者疏而达之，脾气虚弱者益而充之等。郑氏对于这种情况，善在求本方中伍入温肾助阳药物，特别是肉桂一味，更为必用。认为阴血下行，必赖阳气鼓动，方中参入肉桂，俾气之阳盛以动血，每可收事半功倍之效。对于由月经先后无定期演变而成的崩漏，在辨证论治的前提下，每寓“塞流”于“澄源”之中。认为崩漏下血，非澄源则流不能塞，源本既得澄清，其流自能遏止。源本澄清，下血得止以后，虽病似趋向痊愈，但有形血去，营阴亏虚，倘若不予“复旧”，恐有祸不旋踵之虞，所以郑氏特别注重复旧的调治。多在求本方中加入重剂潜阳固阴之龙骨、牡蛎。龙骨、牡蛎，同归肝肾，俱主收敛，收浮越之气，敛耗散之阴，俾阴既益则阳遂和，阳既潜则阴自固，堪谓调治崩中漏下的“看家之药”。(《辽宁中医杂志》，1991，12)

（二）临床报道选录

1. 杨专保用调经汤治疗月经先后无定期 36 例：柴胡、合欢皮各 12 g，杭白芍、白花丹各 20 g，当归、白术、丹参、牛膝各 15 g，川芎、香附、郁金各 9 g，生甘草 6 g。肾虚去白花丹、丹参、川芎，加熟地黄、淮山药、菟丝子。每日 1 剂，水煎分 4 次服；用至月经来潮；第 2、3 个月从月经前 7 日用至月经来潮。经期停用。禁酸冷、辛辣之品。用 3 个月，结果：痊愈 32 例，好转 4 例。(《中国民族民间医药杂志》，2005，3)

2. 任惠梅用加味调气汤治疗月经先后不定期 57 例：薤白、桔梗、杏仁、枳壳、柴胡、当归、白芍各 10 g，薄荷 3～4 g。胸胁胀闷去枳壳，加枳实、郁金、合欢花、青皮；经行乳胀加瓜蒌、香附；经行小腹胀痛酌加醋香附、益母草、延胡索、蒲黄；气郁化火加黄芩、栀子、龙胆；头晕目眩、舌红口干加生龙骨、生牡蛎、白蒺藜。月经前 3 日开始，每日 1 剂，水煎服，用 4 日；3～4 个月经周期为 1 疗程。用 1 个疗程，结果：治愈 39 例，显效 10 例，好转、无效各 4 例，总有效率 94%。(《陕西中医》，2003，5)

（三）经验良方选录

1. 内服方：

（1）熟地黄 20 g，当归、枸杞子、杜仲、牛膝各 15 g，炙甘草 5 g，肉桂粉（冲服）3 g。将前 6 味水煎取汁，兑入肉桂粉饮服。每日 1 剂，2 次分服。补血温经。主治虚寒所致的月经先后无定期，症见月经后期，色淡量少，小腹绵绵作痛，喜按喜暖，头晕气短，面色皖白，腰酸乏力，舌淡苔薄白，脉沉迟无力。

（2）鲜藕750 g，炒防风、荆芥炭、白芷、藁本、炒白芍、炒当归、白术、茯苓各10 g，炙甘草、柴胡、木香各5 g。每日1剂，先泡后煎，每剂煎2次，再将2次药液混合备用。分2次温服，一般5剂见效，最多10剂，下次经潮5日后，再服5～10剂，以巩固疗效。主治月经先后无定期。

（3）当归、白芍、香附、枳壳、云茯苓、郁金、川楝子、延胡索、牡丹皮各10 g，柴胡8 g，白术、川芎各6 g，甘草3 g。每日1剂，将上药用凉水浸泡30分钟，先煎煮30分钟，将药液倒出，添水再煎20分钟，将2次煎出药液混合。分2次温服，早晚各服1次。主治月经先后无定期。

（4）全当归20 g，沙参、石斛、合欢花、乌药、佩兰叶、制香附、巴戟天各10 g，五味子5 g。以上9味药，每日1剂，每剂加水煎3次，饭前温服，从月经来潮第15日起，连服7剂，下月照服，连服3个7剂。主治月经先后无定期。

（5）生麦芽30 g，熟地黄15 g，菟丝子、淫羊藿、山茱萸各12 g，炒白芍、全当归各10 g，炒柴胡6 g。每日1剂，分别用水浸泡30分钟，再煎煮30分钟，每剂煎2次。停经后服，早晚各服1次。主治月经先后无定期。

（6）白术、茯苓、当归、香附、白芍各15 g，柴胡、甘草、薄荷（后下）各5 g，干姜3 g。每日1剂，水煎服。于月经前可连服数剂。主治肝郁脾虚型月经先后无定期。

（7）娑罗子、路路通、王不留行、紫丹参、地龙、菟丝子各12 g，制香附、预知子各10 g。每日1剂，早晚各服1次。月经来潮前1周开始服。主治月经先后无定期。

（8）杭白芍、熟地黄、山药各15 g，菟丝子、当归、茯苓各10 g，荆芥穗6 g，柴胡3 g。每日1剂，水煎服。主治肾虚或肝郁型月经先后无定期。

（9）血竭、红花、苏木、寒水石、甘草各15 g。将上药炮制成细面，以酒温热冲服，微汗即止。服药后避风1日。主治瘀血内阻型月经先后无定期。

（10）党参、香附、桑寄生各12 g，当归9 g，川芎、台乌药、吴茱萸、延胡索各6 g。水煎服，每日1剂，每日服2次。主治月经先后无定期。

（11）熟地黄25 g，山药20 g，枸杞子、白芍、当归各15 g，炙甘草5 g。水煎服。每日1剂，2次分服。主治月经先后无定期。

（12）熟地黄、白术各9 g，川芎、白芍、当归、人参、陈皮、半夏各6 g。水煎服，每日1剂，日服2次。主治月经先后无定期。

（13）当归、白芍、人参、茯苓、白术、陈皮、半夏、炙甘草各6 g。水煎服，每日1剂，日服2次。主治月经先后无定期。

（14）香附250 g，醋适量。将香附研为细末，用醋调成丸，每日空腹服用9 g，烧酒送下。主治月经先后无定期。

（15）丹参30 g，制香附15 g。共研为细末，每服6 g，临睡前温开水送下，每日1～2次。主治月经先后无定期。

（16）生山楂肉50 g，红糖40 g。将山楂水煎取汁，冲入红糖饮服。每日1剂，连服3～5剂。主治月经先后无定期。

（17）醋香附15 g，艾叶9 g，淡干姜6 g。水煎服。每日1剂，2次分服。主治虚寒所致的月经先后无定期。

（18）益母草15 g，当归9 g。每日1剂，水酒各半煎服，每日早、晚各1次。主治月经先后不定期。

(19) 益母草、丹参各 15 g。每日 1 剂，水煎服。红糖为引。主治月经先后无定期。

(20) 丹参 15 g，红茜草 6 g。每日 1 剂，水煎服。主治月经先后无定期（经乱）。

2. 外治方：

(1) 艾叶 50 g，益智仁、沙苑子各 30 g。艾叶切碎置沙锅内，加水 500 mL，先用大火煮沸，再换小火煎 30 分钟，用纱布滤取药液。药渣加水 400 mL，煮法同前。合并 2 次药液，置于沙锅内，用大火煎，浓缩至 50 g。益智仁、沙苑子烘干研成细末，用艾叶汁调成泥状。用酒精棉球将脐部擦干净，将药泥敷贴于脐中，外用纱布覆盖，胶布固定。每 6 小时换药 1 次，连用 5 日为 1 疗程。主治肝肾不足所致的月经先后无定期。

(2) 桃仁、蒲黄、五灵脂、两头尖各 18 g，乳香、没药、血竭、丁香、沉香各 15 g，麝香 1 g。麝香另研，其余药物混匀研碎成末备用。先取 0.2 g 麝香，纳入脐孔中央，再取 15 g 药末，撒布于脐孔麝香上面，盖以带小孔的槐皮，脐周再用面粉圈住，把艾绒炷放在槐皮上点燃至尽。每日 1 次，贴敷至月经准期为止。主治血瘀型月经先后无定期。

(3) 当归、熟附片、小茴香、良姜、肉桂、川芎各 30 g，青毛鹿茸、沉香各 25 g。以上前 6 味，用麻油 750 g，炸枯去渣，熬至滴水成珠，加入 310 g 黄丹，搅匀，收膏；余药混合研细末。每 50 g 膏药兑入 1 g 药末，搅匀，摊贴。大张药重 21 g，小张药重 14 g，将膏药用微火化开，贴敷于脐部。主治月经先后无定期。

(4) 当归 30 g，川芎 15 g，白芍、肉苁蓉、炒五灵脂、炒延胡索、白芷、苍术、白术、乌药、茴香、陈皮、半夏各 9 g，柴胡 6 g，片姜黄、吴茱萸各 3 g，食醋适量。以上前 16 味各为粗末，用醋炒热，入布袋，趁热熨脐部，每日用之，以愈为度。主治月经先后无定期。

(5) 当归、川芎、白芍、红花、香附、杜仲、细辛各 20 g，蜂蜜适量。以上前 7 味烘干，研为细末，过筛备用。用时取适量药末，用蜂蜜调制成药饼。将药饼分别贴于气海穴、关元穴，然后用消毒纱布覆盖，再用胶布固定，每 1～2 日换药 1 次。主治月经先后无定期。

(6) 冰片 18 g，乳香、没药、白芍、川牛膝、丹参、山楂、木香、红花各 15 g，生姜汁适量。以上前 9 味共研细末，用适量生姜汁调成糊状，敷于神阙穴和子宫穴，然后用消毒纱布覆盖，再用胶布固定，2 日换药 1 次。主治月经先后无定期。

(7) 香附、鸡血藤各 20 g，白芍、木通、牛膝各 12 g，三棱、牡蛎各 10 g，凡士林适量。以上前 7 味共研细末，用凡士林调成膏状，敷于关元穴，然后用消毒纱布覆盖，再用胶布固定，2 日换药 1 次。活血化瘀，调经止痛。主治月经先后无定期。

(8) 大蒜适量。将大蒜捣泥贴敷涌泉穴。贴 3 小时后自觉灼痛取下，局部出小疱后出血量即减少，发疱 1 周后自愈。滋肾清肝，止血调经。主治月经先后无定期。

3. 食疗方：

(1) 粳米 50 g，红糖 20 g，当归、益母草各 15 g，大枣 10 枚。当归、益母草除去杂质，洗净放入沙锅或不锈钢锅内，加水 600 mL，浸泡 1 小时。用大火煮沸后改用小火煎 30 分钟，用双层纱布过滤，约得 200 mL 药液，为头煎。药渣加水 500 mL，煮法同前，得 200 mL 药液，为 2 煎。大枣、粳米拣去杂质，淘洗干净，放入锅内，注入头煎、2 煎药液及水共 500 mL。将锅置大火上煮沸，再换小火熬至米化汤稠的粥，加红糖，稍煮即成。每日 2 剂，分早晚热服，10 日为 1 疗程，可连服 2～3 个疗程。因血热阴虚、湿热蕴结所致月经不调者不宜服用。补血调血，活血止痛。主治气血亏损所致的月经先后无定期。

(2) 羊肉 500 g，当归、生地黄各 15 g，干姜、人参各 10 g，黄酒、精盐、白糖、味精各适量。以上4味药洗净、凉干、切碎，置于沙锅内，加水850 mL，浸泡1小时。然后放大火上煮沸，再换小火煮30分钟，用双层纱布滤过，约得药液400 mL，为头煎。药渣加水700 mL，煮法同前，约得药液400 mL为2煎。羊肉洗净，切成3 cm大小肉块，置沙锅内，倾入头、2煎药液和适量水，加入葱段两根。先用大火煮沸，撇去浮沫，加入黄酒、精盐、白糖、味精，换小火炖至羊肉烂熟。每日2次，每2～3日1剂，饮汤食肉。补益中气，温暖下焦。主治月经先后无定期。

(3) 黄芪50 g，乌骨鸡1只（重约1000 g）。将乌骨鸡宰杀，出尽血，用90 ℃水烫后，煺毛开膛，除去内脏，斩去鸡爪，清洗干净。黄芪拣去杂质，洗净、凉干、切碎，纳入鸡肚内，用线扎好，放在大碗内。碗中加适量清汤，酌加味精、食盐、黄酒、生姜片、葱段等调味品，置于笼内蒸1～2小时，以鸡肉熟烂为度。出笼，拣去葱段、生姜片即成。食肉喝汤，当菜佐餐或单独食用。健脾益气，补血调经。主治气虚血亏所致的月经先后无定期。

(4) 鲜藕汁100 g，三七粉5 g，鸡蛋1只，植物油、精盐、味精各适量。将鸡蛋打入碗内，加三七粉，用筷子搅打至匀。将藕汁倒入锅内，加200 mL开水，煮沸再倒入鸡蛋，酌加植物油、精盐、味精，煮至鸡蛋熟即可。食蛋饮汤，每日1剂，月经前2日开始服用，每月服5～7剂，可连服3～5个周期。凉血止血，活血化瘀。主治月经先后无定期。

(5) 月季花、茶叶各6 g，川芎3 g。每日1剂，川芎用冷开水洗净凉干切碎，月季花用冷开水洗净凉干，与茶叶一同放入茶杯内，冲入沸水，加盖闷泡10分钟。代茶频频饮服，月经前5日开始服用，每月服7剂，连服4个月为1个疗程。主治气滞血瘀型月经先后无定期。

(6) 黄芪20 g，当归10 g，大枣5枚，粳米100 g。先将黄芪、当归水煎取汁，备用。大枣、粳米洗净，加水煮粥，熟后调入药汁，稍煮即成。每日1剂，经前10日开始服用。主治血虚所致的月经先后无定期。症见头晕眼花，心悸少寐，面色萎黄等。

(7) 韭菜1000 g，羊肝150 g，葱、生姜、精盐各适量。韭菜洗净切成段，羊肝切片，加葱、生姜、精盐，共放铁锅内用明火炒熟。每日1次，佐餐食用，月经前连服5～7日。补肝肾，调经血。主治月经先后无定期。

(8) 粳米60 g，黄芪30 g，莲子15 g，人参6 g，大枣15枚。每日1剂，将人参、黄芪加适量水煎汁，再与大枣（去核）、莲子（去莲心）、粳米同煮粥，温热服用。连服3～5日。主治月经先后无定期。

(9) 猪瘦肉50～100 g，益母草15 g。益母草洗净，猪瘦肉切片，加适量水，同煮。吃肉喝汤。于月经前3日，每日1剂，连服3～5日。补中益气，活血化瘀，调经养血。主治月经先后无定期。

(10) 泽兰叶干品10 g，绿茶3 g。每日1剂，以上2味共入杯中用沸水冲泡，盖浸5分钟代茶服饮。可经常饮用。若用磁化杯冲泡，盖浸30分钟再饮，则更佳。主治肝郁型月经先后无定期。

(11) 枸杞子、杜仲各60 g，白酒500 mL。以上前2味置容器中，加入白酒，密封，浸泡5日即成。日服2次，每服15～30 mL。补肾。主治月经先后无定期。

(12) 红糖、甜酒各60 g，核桃仁30 g，月季花9 g。红糖、核桃仁、月季花加适量水煎汤，冲甜酒服用。经前每日1次，连服5～7日。主治肾虚型月经先后无定期。

(13) 生艾叶、食醋各15 g，鸡蛋黄2个。将艾叶用醋炒，再加水煎汤，饭前冲鸡蛋黄服用。日服2次。主治虚寒型月经先后无定期。

(14) 生山楂肉50 g，红糖40 g。将山楂水煎取汁，冲入红糖饮服。每日1剂，连服3～5

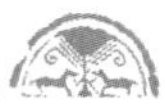

剂。主治月经先后无定期。

第四节　经期延长（黄体萎缩不全）

一、病证概述

黄体萎缩不全，是指黄体发育良好而萎缩过程缓慢，时间延长，由其分泌的雌、孕激素不能如期撤退，受其影响子宫内膜不能如期完全脱落，使月经期出血时间延长，超过 7 日者。本病多继发于流产或足月分娩后。中医称本病为“经期延长”。多因素体阳盛；或过食辛热之品；或七情过极，五志化火；或久病伤阴，阴虚生内热，热扰血海；或经期、产后感受寒邪，或人流手术损伤，致血瘀内停，血不归经等所致。临床证候常见血热证和血瘀证。

子宫内膜修复延长表现为经期延长，月经淋漓 7 日以上，甚至 10 余日方净，月经周期基本正常。其病因主要是月经来潮后下一周期的卵泡发育延迟或欠佳，雌激素分泌不足，不能使子宫内膜再生修复已剥脱的创面而止血，以致经期延长。本病亦属于中医学“经期延长”的范畴。多因素体虚弱；或久病失调；或房事不节，产乳过多；或经期、产后失于调养，损伤肾气；或摄生不慎，感受湿热邪气等，以致冲任损伤，不能制约经血而令经期延长。临床证候常见气虚证、肾虚证、阴虚血热证、湿热蕴结证和血瘀证等。

二、妙法绝招解析

（一）冲任有热，气不摄血（沈建侯医案）

1. 病历摘要：孙某，31 岁，已婚。1 年前行宫外孕术后，经来已两月依然淋漓未净，曾刮宫也未见效，左少腹隐痛，腰脊酸楚，苔薄黄，脉细数。诊断为经期延长。

证属冲任有热，气不摄血。治宜益气养血，清热固经。药用炒当归、白芍、青蒿、金樱子、熟大黄炭、黄芪、山药、女贞子各 9 g，银柴胡 6 g。每日 1 剂，水煎服。服 5 剂后经量即减少，曾经检查诊断为子宫内膜炎。予上方加生地黄 12 g，黄连 6 g。继服 4 剂后，经量已少，未净，咳呛频作，痰黏喉痒，苔薄，脉细数。治宜养血清热，宣肺豁痰。药用生地黄、熟地黄、地骨皮、苦杏仁各 12 g，青蒿、白芍、熟大黄炭、炒川黄柏、知母各 9 g，银柴胡、桔梗、炙麻黄各 6 g。服 5 剂后，经水已净。(《上海老中医经验选编》，上海科学技术出版社，1980)

2. 妙法绝招解析：本案经水淋漓不净，绵延 1 个月之久，后虽刮宫，未见效，因其病情缠绵，应属虚证，其苔薄黄，脉细数，少腹隐痛，为虚中有热之象，妇科检查为子宫内膜炎，应用清热澄源之法治之。方中多用轻清之品如青蒿、银柴胡等，苦寒清热，又用甘寒养阴之品如女贞子，佐以白芍、当归等养血健脾之品，药性平和，效果良好。

（二）瘀热下滞，胞络瘀阻（何子淮医案）

1. 病历摘要：姚某，37 岁。生育第二胎，又行人工流产术两次，以后渐见经来量多，夹块，作痛。曾用中西医药治疗，可取一时效果，停药后仍复原样，行经拖延 10 余日以上，有时净后带来夹红。妇科检查：诊断为子宫内膜增生症（不规则成熟）。本次经行第 2 日，量多，小腹按之痛，血块大，色紫褐，舌边紫黯，脉来弦涩。诊断为经期延长。

证属瘀热下滞，胞络瘀阻。治宜活血化瘀，荡涤胞络。方选祛瘀生新汤。药用藕节 30 g，当归炭 24 g，丹参 15 g，大黄炭、延胡索、血余炭、赤芍、白芍、失笑散各 9 g，血竭 6 g。每日 1 剂，水煎服。服 5 剂后，块下更多，腹痛时或减缓，仍以祛瘀生新渐进。药用仙鹤草、藕节各

30 g，当归炭、炒白芍各 15 g，血竭、大黄炭、小蓟、地榆各 9 g，炙甘草 6 g。服 5 剂后块下仍多，血量减少似有净状，按之腹不痛，精神也转佳，块下痛除，瘀阻已去，继以养血调冲为主。药用山药、川续断各 24 g，炒当归、焦白术、补骨脂各 15 g，炒白芍、狗脊、党参各 12 g，炙黄芪 9 g，炙甘草 6 g。服 5 剂后，月经有来潮之感，慎防量多崩下，再以养血调冲观察。上方去党参、黄芪、白术、山药、补骨脂，加丹参、仙鹤草各 15 g，艾叶炭 9 g。服 2 剂后，经来量不甚多，未见块下，色鲜红，无腹痛，仍以益气养血调经巩固。药用炒白芍、侧柏叶各 24 g，党参、炙黄芪、焦白术、墨旱莲各 15 g，炒牡丹皮 9 g，炙甘草 6 g。服 5 剂而愈。(《何子淮女科经验集》，浙江科学技术出版社，1982)

2. 妙法绝招解析：本案经水量多夹块，少腹作痛，舌紫脉弦，故辨证为瘀热下滞，胞络瘀阻，拟活血化瘀之法。方中血竭伍大黄，直捣病所，为众药之主帅。大黄炭用，取其逐瘀下血，而攻中有守，不致一泻千里，不堪收拾。初诊后块下而痛未止，则因瘀行尚未尽，复诊依法继续，待瘀去痛减。再拟养血调冲之法，及时扶正。后均为巩固性治疗，谋求长远疗效。

（三）气血不调，兼有瘀结（蒲辅周医案）

1. 病历摘要：徐某，39 岁。每次月经错后，经期长，量多，小腹冷痛，有黑色血块。脉迟滑，舌苔薄白。诊断为经期延长。

证属气血不调，兼有瘀结。治宜调和气血，活血消瘀。药用吴茱萸 9 g，川芎、当归、官桂、三棱、莪术、制香附、川楝子（炒黑）各 6 g，大茴香、延胡索各 3 g，葱白（后下）3 根。每日 1 剂，水煎服。另用香附丸 180 g，每晚服 6 g，白开水送下。服 5 剂后，经行，仍有黑色血块，月经周期已准，脉缓和，舌无苔。药用定坤丹 180 g，每晚服 9 g，白开水送下，首次方每月经期均照服 5 剂。几个月来血块逐渐减少，量已不多，末次月经来潮，5 日干净，小腹部略有微痛，余无其他不适感，因气血已调，瘀结已去，继服前方，以资巩固。(《蒲辅周医案》，人民卫生出版社，2005)

2. 妙法绝招解析：经期延长，《诸病源候论》认为其发病机理为“劳作经脉，冲任之气虚损，故不能制其经血”。外感内伤引起脏腑经脉气血功能失常，阳气不充，冲任不能制约经血；或热邪内扰，血海不宁；或瘀血阻滞胞宫胞络，瘀血不去，新血难安；皆可导致经期延长，本案为血寒气滞所致，故可见小腹凉痛，有黑色血块，本病之本在冲任，病位在胞宫，病机为血寒气滞导致冲任失调，经血失制。根据寒者温之、热者清之、虚者补之、瘀者消之的妇科病治疗原则，应予温经活血、理气消瘀之法。当归、川芎活血行气调经，吴茱萸散寒止痛，三棱、莪术破血祛瘀行气，香附、大茴香重在行气，川楝子、延胡索兼可止痛。纵观全方，行气活血与止痛兼顾，药证相符，故获良获。

（四）脾虚气弱，失于统摄（李祥云医案）

1. 病历摘要：赵某，女，38 岁。近 3 个月来工作疲劳，每次经期延长，约半个月方净。末次量多 5 日，色红，以后经量减少，至今未净。并见神疲乏力，无腹痛。有长期服用避孕药史。苔薄，脉细。平素月经量中，色红，无痛经。诊断为经期延长。

证属脾虚气弱，失于统摄。治宜益气健脾，固摄冲任。药用煅龙骨、煅牡蛎（均先煎）各 30 g，党参、黄芪、仙鹤草、大蓟、小蓟、炒地榆、山药各 15 g，生地黄、熟地黄、香附、鸡血藤各 12 g，当归 9 g，川芎 6 g。每日 1 剂，水煎服。服 5 剂后，量少似赤带，小便热赤，小腹隐痛。苔薄腻，脉细。治宜健脾利湿，固摄止血。药用煅龙骨（先煎）、煅牡蛎（先煎）30 g，党参、黄芪、仙鹤草、大蓟、小蓟、炒地榆各 15 g，瞿麦、萹蓄、海螵蛸、土大黄各 12 g，生茜草、炒荆芥、炒槐花各 9 g。再服 7 剂。基础体温已上升 4 日，右下腹作痛。苔薄，脉细。治宜益气健脾，清利湿热。药用山药、生地黄、熟地黄、香附、鸡血藤、延胡索、猪苓、茯苓、党参、黄芪各 12 g，知母、黄芩、黄柏、当归各 9 g，川芎 5 g。服 7 剂善后。(《李祥云治疗妇科病精华》，中国中医药出版社，2007)

2. 妙法绝招解析：《诸病源候论·月水不断候》云“劳伤经脉，冲任之气虚损，故不能制其经血”。年届中年，素禀气虚，又逢劳累，脾虚气弱，冲任不能固摄，而致月水不断，亦称经期延长或经漏；方用四物汤加党参、黄芪、鸡血藤，益气养血调经；山药健脾益肾；大蓟、小蓟、仙鹤草、地榆、煅龙骨、煅牡蛎固涩止血；海螵蛸为《内经》古方，活血止血，固涩下焦，止血不留瘀。二诊赤带、溲赤，伴小腹隐痛，湿热乘虚侵入胞脉，故再以知母、黄芩、黄柏、土大黄清热解毒、凉血止血；瞿麦、萹蓄清利湿热，俾湿热得清，脾气得健，冲任得固而病愈。

（五）肝经郁热，脾肾两虚（李祥云医案）

1. 病历摘要：周某，女，22 岁。经期延长 6 年。自 16 岁初潮起，月经即淋漓不易止，周期尚准，曾经西药人工周期治疗，药停依然淋漓不净。刻下神疲乏力，面色萎黄，纳呆，腰酸。苔薄腻，脉细小弦。平素月经量多，无痛经。诊断为经期延长。

证属肝经郁热，脾肾两虚。治宜补气益肾，清热固经。药用煅龙骨、煅牡蛎各 30 g，党参、黄芪、山药、大蓟、小蓟、炒地榆各 15 g，海螵蛸、鹿衔草各 12 g，升麻、黄芩、黄柏、制大黄、炒槐花各 9 g，生茜草、五味子、五倍子各 6 g。每日 1 剂，水煎服。服 7 剂后，经净 2 日，纳便正常。苔薄，脉细小弦。治宜健脾养血，清热固经。药用党参、黄芪各 30 g，当归、杜仲、山药、枸杞子、淫羊藿各 15 g，生地黄、熟地黄、香附、鸡血藤各 12 g，鸡内金、黄芩、黄柏、知母、川楝子各 9 g，川芎 6 g。上方调理 4 个月，经期已减为 7 日，周期 28～30 日，经量中等，以后更以归脾丸、固经丸之类成方巩固。(《李祥云治疗妇科病精华》，中国中医药出版社，2007)

2. 妙法绝招解析：《妇科经纶》云“如半月或 10 日而来，且绵延不止，此属气虚，用补中益气汤。患者纳谷不馨、神疲乏力、面色萎黄，脾胃禀赋素弱，天癸既至，血失统摄，日久累及肝肾，肝经郁热，遂致妄行不止。方用补中益气汤之党参、黄芪、升麻健脾益气摄血；黄芩、黄柏、制大黄、地榆、槐花、大蓟、小蓟泄肝热，凉血止血；五味子、五倍子、鹿衔草、龙骨、牡蛎补肾止血；海螵蛸、生茜草养血活血，祛瘀止血；续以健脾益肾，清热固经调摄，经水遂渐正常。

（六）气郁血滞，冲任受损（韩冰医案）

1. 病历摘要：史某，女，39 岁。患者月经周期正常，行经期 8～10 日，月经量少，色暗淡有块，经行腹痛拒按；神疲乏力，心悸失眠，纳少便溏；舌暗淡，有瘀点，苔薄润，脉细涩。辅助检查：基础体温呈双相，但下降缓慢。月经期第 5 日行诊断性刮宫，可见分泌期子宫内膜及增生期内膜。诊断为经期延长。

证属气郁血滞，冲任受损。治宜活血化瘀，调经止血。药用黄芪、酸枣仁各 30 g，熟地黄 20 g，益母草、党参、白术各 15 g，茯神、当归、蒲黄炭、茜草各 10 g，炙甘草 6 g。每日 1 剂，水煎服。服 7 剂后，阴道流血即止，现神疲乏力，眠差，纳少便溏，舌暗淡，有瘀点，苔薄润，脉细涩。治宜健脾益气，活血调经。药用黄芪、紫石英、太子参各 30 g，白术、茯苓、鹿角霜各 15 g，当归、柴胡、木香、牛膝各 10 g，炙甘草 6 g。服 14 剂，前症悉数缓解。后于经前继投前方，共治疗 3 个月而愈。(《中国现代百名中医临床家丛书·韩冰》，中国中医药出版社，2007)

2. 妙法绝招解析：患者性格内向，精神忧郁，气郁血滞，瘀血阻滞冲任，血不归经；肝气郁结，克伐脾土，脾气不足，推动无力，血滞冲任，新血不得归经。临证治疗重在止血，缩短经期。但本例病机为瘀血内阻，故临证“以通为止”，活血化瘀为核心法则，兼以健脾益气，疏肝理气，不可用收涩止血之品。方中黄芪、太子参、白术、茯苓、甘草健脾益气；益母草、当归、牛膝补血活血化瘀；柴胡、木香疏肝理气；蒲黄炭、茜草止血调经。全方攻补结合，益气不忘理气，活血兼顾补血，使气充血调，经期自可如常。

（七）虚火内扰，冲任失固（叶熙春医案）

1. 病历摘要：王某，女，38 岁。经行半月未止，量多色红，午后潮热，掌心灼热，心悸头晕，夜寐不安，口干心烦，足跟隐痛，脉来虚数，舌红中有裂纹。诊断为经期延长。

证属虚火内扰，冲任失固。治宜滋阴降火，调理冲任。方选固经汤化裁。药用仙鹤草 30 g，生地黄炭、地骨皮、炙龟甲各 15 g，炒黄芩、侧柏炭、地榆炭、炙樗皮各 9 g，白芍、黄柏炭、醋炙香附各 6 g。每日 1 剂，水煎服。服 5 剂后，月经已止，心悸头晕减轻，夜寐较安。治以前方去侧柏炭、地榆炭、仙鹤草，加墨旱莲、女贞子，继服 6 剂善后。(《叶熙春医案》，人民卫生出版社，1965)

2. 妙法绝招解析：本例为阴虚火旺，行经延长。肝肾阴亏，虚火内扰，冲任不固，故经漏不止，方用固经汤，其中白芍、生地黄滋阴养血；龟甲坚阴；樗根皮、地骨皮、黄柏清相火；再加侧柏炭、仙鹤草、地榆炭止血；龟甲一味，叶天士善于用来滋养任脉，治妇科诸疾，任脉位于一身之阴，龟甲至阴之物，最能坚阴润燥，清热去火。樗根皮善燥下焦湿热，专治妇人崩经带下，故《妇人大全良方》固经汤首选用之。凡属肝肾阴虚，下焦相火，迫血妄行的经量过多及行经期延长，固经汤皆为首选之方。

（八）阴虚血热，迫血妄行（汪石山医案）

1. 病历摘要：汪石山治一妇，产后经行不止，或红或白或淡，病逾八月，面色黄白，性躁，头眩脚软，医用参芪补药，病益加，用止涩药不效。汪诊之，右脉濡弱无力，左脉略洪而快。诊断为经期延长。

证属阴虚血热，迫血妄行。治宜滋阴清热，凉血止血。药用生地黄 15 g，白芍、白术、黄芩、阿胶、当归各 10 g，陈皮、香附、川芎、椿皮、茯苓各 9 g，柴胡、甘草各 6 g。每日 1 剂，水煎服。服 20 剂而愈。(《古今医案按》，中医古籍出版社，1999)

2. 妙法绝招解析：本例为行经期延长。性情急躁，头眩，左脉洪而数，是有热无疑；而血色淡，面色黄白，右脉软弱，却是阴血不足，因以养血、凉血、上血药为主方，加香附、柴胡、陈皮疏理气机，勿使凉血凝滞。

三、文献选录

经期延长，中医病名。是指月经周期基本正常，行经时间超过 7 日以上，甚或淋漓半月方净者，称为月经延长。本病相当于西医学排卵型功能失调性子宫出血病的黄体萎缩不全、盆腔炎症、子宫内膜炎等引起的经期延长。宫内节育器和输卵管结扎后引起的经期延长也按本病治疗。本病一般预后良好。①血液病如血小板减少性紫癜、再生障碍性贫血等，常伴月经来潮，若出现严重子宫出血，经期延长。其他如慢性贫血、慢性肝炎、肝硬化、肾炎等，可使血管壁脆弱，通透性增加造成出血。②排卵性子宫出血病的黄体萎缩不全、盆腔炎、子宫内膜息肉、子宫内膜炎均可引起经期延长，一般伴有经量增多，下腹痛，腰骶坠痛或白带增多或赤带、黄带等症。③慢性子宫肥大症（子宫肌炎）因盆腔淤血，卵巢雌激素持续增高，使子宫肌层肥厚，引起月经过多和经期过长。④宫内节育器放置不当或时间过长也有可能引起月经延长。

（一）历代文献选录

1.《诸病源候论》：“妇人月水不断者，由损伤经血，冲脉任脉虚损故也，冲任之脉，为经脉

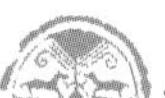

之海，手太阳小肠之经也，手少阴心之经也，此二经为表里，主下为月水，劳伤经脉，冲任之气虚损，故不能制其经血，故令月水不断也。凡月水不止，而合阴阳，冷气上入藏，令人身体面目萎黄，亦令绝子不产也。”

2.《校注妇人良方》：“妇人月水不断，淋漓腹痛，或因劳损气血而伤冲任，或因经行而合阴阳，以致外邪客于胞内，滞于血海故也。但调养元气，而病邪自愈。若攻其邪则元气反伤矣。”

3.《沈氏女科辑要笺正》：“经事延长，淋漓不断，下元无固摄之权，虚象显然。”

（二）辨证论治选录

本病证临床常见的有气虚、血热、血瘀3个证型：

1. 气虚证：主要证候：经行时间延长，量多，经色淡红，质稀，肢倦神疲，气短懒言，面色㿠白，舌淡，苔薄，脉缓弱。证候分析：气虚冲任不固，经血失于制约，故经行时间延长，量多；气虚火衰不能化血为赤，故经色淡而质稀；中气不足，故肢倦神疲，气短懒言；气虚阳气不布，故面色㿠白。舌淡，苔薄，脉缓弱，也为气虚之征。治疗法则：补气升提，固冲调经。代表方：举元煎（《景岳全书》）加阿胶、艾叶、海螵蛸。方药：人参、黄芪、白术、炙甘草、升麻。方中人参、白术、黄芪、炙甘草补气健脾摄血；升麻升举中气；阿胶养血止血；艾叶暖宫止血；海螵蛸固冲止血。全方共奏补气升提，固冲止血之效。若经量多者，酌加生牡蛎、五味子、棕榈炭；伴有经行腹痛，经血有块者，酌加三七、茜草根、血余炭；兼血虚者，症见头晕心悸，失眠多梦，酌加制何首乌、龙眼肉、熟地黄。

2. 血热证：

（1）虚热证：主要证候为经行时间延长，量少，经色鲜红，质稠，咽干口燥，潮热颧红，手足心热，大便燥结，舌红，苔少，脉细数。证候分析：阴虚内热，热扰冲任，冲任不固，经血失约，故经行时间延长；阴虚血亏故量少，质稀，无血块，火旺故经色鲜红；虚火灼经，经液不能上承则咽干口燥；潮热颧红，手足心热，舌红少苔，脉细数均为阴虚内热之象。治疗法则：养阴清热止血。代表方：两地汤（《傅青主女科》）合二至丸（《医方集解》）。生地黄、地骨皮、麦冬、白芍、玄参、女贞子、墨旱莲。方中两地汤滋阴壮水以平抑虚火，女贞子、墨旱莲滋养肝肾而止血。全方共奏滋阴清热，止血调经之效，且滋阴不滞血，止血不留瘀。

（2）湿热证：主要证候为经行时间延长，量不多，或色黯如败酱，质黏腻，或带下量多，色赤白或黄，或下腹热痛，舌红苔黄腻，脉濡数。证候分析：湿热之邪蕴结冲任，扰动血海，血海不宁，故经行延长；带下量多，下腹痛，舌苔黄腻，脉濡数，均为湿热蕴结冲任之征。治法：清热祛湿，化瘀止血。代表方：固经丸（《医学入门》）加败酱草、鱼腥草。方药：龟甲、白芍、黄芩、椿皮、黄柏、香附。方中黄芩、黄柏、椿皮清热泻火，加败酱草、鱼腥草加强清热祛湿之功；龟甲滋阴清热化瘀，以防苦寒伤阴化燥；白芍养阴止血；香附行气和血化瘀。诸药共奏清热祛湿，化瘀止血之效。

3. 血瘀证：主要证候为经行时间延长，量或多或少，经色紫黯，有块；经行小腹疼痛，拒按；舌质紫黯或有瘀点，脉弦涩。证候分析：瘀血阻于冲任，新血难安，故经行时间延长，量或多或少；瘀阻冲任，气血运行不畅，“不通则痛”，故经行小腹疼痛，经色黯淡，有血块；色黯或者有瘀点，脉涩亦为血瘀之征。治法：活血化瘀止血。代表方：桃红四物汤合失笑散。方中桃红四物汤养血活血祛瘀，失笑散祛瘀止痛止血。全方共奏活血化瘀止血之功。

（三）临床报道选录

陈邦康用益气化瘀法治疗经期延长48例：认为气虚则血涩，血瘀不去则新血难生，不循经则月事延期不止。处方：党参、黄芪、墨旱莲各15 g，益母草12 g，炒白术、当归、炒蒲黄、五灵脂、茜草各 10 g，海螵蛸 8 g，炙甘草 5 g。兼见带多色黄挟湿热者，加败酱草 15 g，炒黄柏 10 g。治疗结果：治愈 46 例，无效 2 例。(《上海中医药杂志》，1996，1)

（四）经验良方选录

1. 内服方：

（1）丹参、延胡索各 30 g，牛膝、红花、郁金各 15 g，白酒 250 mL。以上前 5 味加工使碎，置容器中，加入白酒，密封，浸泡 15 日即成。于行经前 2 日即开始饮服，每日服 3 次，每服 15 g，至月经干净时停饮。连用 4 个月为 1 疗程。主治经期延长。

（2）生地黄、白芍、女贞子、海螵蛸各 20 g，地骨皮、玄参、麦冬、墨旱莲、茜草、益母草各 15 g。每日 1 剂，水煎两次，早晚分服。滋阴清热止血。主治阴虚血热性经期延长。

（3）黄芪 30 g，酸枣仁 20 g，白术、茯苓、龙眼肉各 15 g，木香、人参、炙甘草各 10 g，生姜 5 g。每日 1 剂，水煎两次，早晚分服。健脾益气，温经止血。主治经期延长。

（4）黄芪 50 g，升麻、白术、炒艾叶、茜草、海螵蛸各 15 g，人参 10 g，炮姜炭、益母草各 5 g。每日 1 剂，水煎两次，早晚分服。健脾益气、温经止血。主治经期延长。

（5）蒲黄 30 g，白芍 20 g，当归、熟地黄、川芎、桃仁、五灵脂、益母草、茜草各 15 g。每日 1 剂，水煎两次，早晚分服。活血化瘀。主治血瘀性经期延长。

（6）大蓟、小蓟各 15 g，生地黄、白芍、女贞子、墨旱莲各 12 g，炒槐花、茜草各 9 g，炒蒲黄 6 g。水煎服，每日 1 剂，日服 2 次。主治经期延长。

（7）黄芪、熟地黄各 15 g，白术、苍术、当归、白芍、陈皮、生地黄、炙甘草各 9 g，柴胡 6 g。水煎服，每日 1 剂，日服 2 次。主治经期延长。

（8）绵马贯众（烧存性）、石菖蒲各适量。将绵马贯众研为细末，每服 6～9 g，用石菖蒲 3 g 煎汤送服。每日 2 次。凉血止血。主治经期延长。

（9）桃仁、生地黄、人参、甘草、当归、川芎、赤芍、牛膝、牡丹皮各 6 g，生姜 3 片，水煎服，每日 1 剂，日服 2 次。主治经期延长。

（10）熟地黄 15 g，当归、川芎、白芍、黄芩、知母（酒炒）、酒炒黄柏各 6 g，甘草 3 g。水煎服，生姜为引。主治经期延长。

（11）牡丹皮、丹参、桂枝、茯苓、干姜、何首乌、阿胶各 9 g，甘草 6 g。水煎服，每日 1 剂，日服 2 次。主治经期延长。

（12）大黄 60 g，白酒适量。大黄研为细末，每日 1～2 次，每次 3 g 药末，用白酒调服。活血散瘀。主治经期延长。

（13）熟地黄 20 g，川续断、当归、白芍各 15 g，川芎 10 g。水煎服。每日 1 剂，2 次分服。主治经期延长。

（14）墨旱莲 15 g，白糖适量。将墨旱莲水煎取汁，加入白糖饮服。每日 1～2 剂。凉血止血。主治经期延长。

（15）焦白术、当归、生地黄各 30 g，川芎 15 g，升麻 3 g。水煎服，每日 1 剂，日服 2 次。主治经期延长。

（16）仙鹤草 60 g，荠菜 50 g。水煎服。每日 1 剂，2 次分服。清热，止血。主治经期延长。

（17）仙鹤草 20 g，益母草、香附各 9 g。水煎服。每日 1 剂。调经止血。主治经期延长。

（18）当归 9 g，延胡索 6 g，生姜 2 片。水煎服。每日 1 剂，连服 3 剂。主治经期延长。

（19）益母草 30 g，白术、白芍各 12 g。水煎服。每日 1 剂，2 次分服。主治经期延长。

（20）月季花 15 g，生姜 3 片。水煎服。每日 1 剂，2 次分服。主治经期延长。

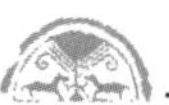

2. 食疗方：

(1) 砂仁、大佛手、大山楂各 30 g，黄酒 500 mL。以上前 3 味洗净，置容器中，加入黄酒，浸泡 7 日即成。每日服 2 次，每次 15～30 mL。主治经期延长。

(2) 小茴香、青皮各 15 g，黄酒 250 mL。以上前 2 味洗净，置容器中，加入黄酒，密封，浸泡 3 日即成。每日 2 次，每次 15～30 mL。主治经期延长。

(3) 白糖 25 g，干鸡冠花 5～10 g，绿茶 1～1.5 g。将鸡冠花加 400 g 水煎沸，趁沸加入绿茶、白糖，分 3 次服饮。每日 1 剂。主治经期延长。

(4) 豆浆 500 g，韭菜 250 g。韭菜洗净，捣烂取汁，与豆浆混合即可。空腹时 1 次服下。于来月经前 5 日起服，每日 1 剂。主治经期延长。

(5) 三七粉 6 g，猪骨 250 g。猪骨加水炖汤，每取三七粉 3 g，用猪骨汤送服，每日两次，5 剂为 1 疗程，血止则停药。主治经期延长。

(6) 马齿苋 60 g，鸡蛋 3 个。将马齿苋洗净，捣烂取汁；再将鸡蛋去壳，加适量水，煮熟，兑入马齿苋汁即成。每日 1 剂。主治经期延长。

(7) 黑木耳 30 g，莲子 20 g，大枣 10 枚。黑木耳、莲子和大枣洗净，加适量水，煎汤。每日 1 次，连用 1 周。主治经期延长。

(8) 豆腐 250 g，陈醋 150 g。用陈醋煮豆腐，小火煮约半小时即成。每日 2 次饭前服用。忌辛辣刺激性食物。主治经期延长。

(9) 黑木耳、赤石脂各 30 g。黑木耳炒黄，与赤石脂共研细末，每餐前服 10 g，黄酒送下。每日两次。主治经期延长。

(10) 生牡蛎 250 g，鸡汤 500 mL。药与鸡汤共煮，加适量佐料，每日 1 剂，服两次。5 剂为 1 疗程。主治经期延长。

(11) 猪腰骨 250 g，生黄芪、党参各 30 g。药与猪骨共煮，去渣饮汤，每日 1 剂，服两次。主治经期延长。

(12) 莲花（阴干）6 g，绿茶 3 g。共为粗末。以沸水冲泡 5 分钟，代茶频饮。每日 1 剂。主治经期延长。

(13) 鲜地骨皮 120 g（纱布包，干的用 30 g），猪瘦肉 120 g。慢火炖，少加精盐，喝汤吃肉。主治经期延长。

(14) 银耳 30 g，大枣 10 枚。银耳和大枣洗净，加适量水，煎汤。每日 1 次，连用 1 周。主治经期延长。

(15) 燕麦 50 g，鸡鲜血、黄酒各适量。炖服。月经期间每日 1 剂。主治经期延长。

(16) 猪瘦肉 50 g，益母草 10 g。水煎煲汤。每日饮 2 次。主治经期延长。

(17) 粳米 50 g，女贞子 25 g。以上 2 味煮粥食用。主治经期延长。

第五节　月经过多

一、病证概述

月经过多是指月经周期正常或基本正常而经量明显增多者。本病与内分泌失调所致性激素过度分泌，子宫内膜反应性增生过厚；或子宫内膜中螺旋小动脉收缩功能不佳等有关。子宫的器质性病变，如子宫肌瘤（特别是黏膜下肌瘤）、子宫肌腺症、子宫内膜炎、子宫内膜结核（因增生过度或溃疡存在）等，以及全身性疾病，如白血病、再生障碍性贫血、肝脏疾病等，亦可引起月经量的增多。本条主要讨论前者，后者可参见各有关章节。中医认为本病多由素体虚弱，或饮食劳倦损伤中气，或过食辛辣温燥之品，或外感热邪，或五志化火，或手术损伤等，而致冲任不固，经血妄行。临床证候常见气虚证、血热证和血瘀证等。

二、妙法绝招解析

（一）肝郁化火，迫血妄行（孙浩铭医案）

1. 病历摘要：胡某，23 岁。每次经前性情急躁，两乳胀痛，经行则消失。此次月经提前 10 多日来潮，色黑，于行经第一、第二日血量甚多，已旬日未止，胃纳如常，脉弦滑，舌苔薄黄。诊断为月经过多。

证属肝郁化火，迫血妄行。治宜疏肝解郁，凉血止血。药用侧柏叶、白花蛇舌草、干藕片各 30 g，黑地榆 15 g，生地黄 12 g，杭白芍、枯黄芩、黑栀子、地骨皮各 9 g，制香附、软柴胡各 6 g。每日 1 剂，水煎服。服 2 剂后，经血已止，自感胸闷，脉弦，苔薄黄。继以疏肝理气泄热，予以丹栀逍遥丸，每日服 2 次，每次 9 g。至第二次行经，诸症悉平，经量亦正常。(《孙浩铭妇科临床经验》，福建人民出版社，1978)

2. 妙法绝招解析：本案月经过多，系肝气郁结而化火，迫血妄行所致。肝气不舒，藏血无权，每致月经过多。应以清肝泄热、凉血止血为治疗大法。因出血持续多日，故以凉血止血为主，继以疏肝泄热为辅。若于经前则当以疏肝理气为主。

（二）肝阳偏亢，冲任伏热（朱小南医案）

1. 病历摘要：范某，11 岁，患者发育甚早，9 岁时乳部已发育，现 11 岁零 6 个月，在 2 个月前经水初转，量颇多，5 日净。此次经来，不仅月经过多，而且口鼻出血。诊时由其母陪来，患者年少害羞，其母代为陈述：为小学五年级学生，身材高长，为班中最高者，现已发育。初潮后每次经来太多，此次更为增加，口鼻也流出鲜血，内热心烦，脾气急躁，按脉来滑数，舌苔薄黄。诊断为月经过多。

证属肝阳偏亢，冲任伏热。治宜平肝潜阳，调经清热。药用生地黄、地骨皮、墨旱莲各 12 g，蒲黄、炒阿胶、仙鹤草、荆芥炭、盐水炒黄柏、青蒿各 9 g，赤芍、牡丹皮、白术、茯苓各 6 g。每日 1 剂，水煎服。服 3 剂后，口鼻出血首先停止，经量亦渐减少，于第五日经净。由于经水太多，故经停后感觉头晕目眩，腰酸，肢软，神疲乏力。脉细软，舌苔薄。治宜补肝肾、益气血。药用黄芪 15 g，白芍、炒阿胶、茯苓、杜仲、川续断、女贞子、金樱子、制黄精各 9 g，白术、陈皮、五味子各 6 g。服 6 剂善后。(《朱小南妇科经验选》，人民卫生出版社，1981)

2. 妙法绝招解析：经水量多，若为初起或偶然发生，总以血热为主因。本案发育较早，肝阳偏亢，而冲任属于阳明，故冲任有热，经来量多，且口鼻亦同时出血，治以清热为主，辅以摄血，故用墨旱莲清上焦之热，黄柏清冲任伏热，青蒿、地骨皮清血热，赤芍、生地黄、牡丹皮能制过亢之肝阳，散血中积热，仙鹤草、阿胶等增加摄血之力，服后热清止血，经水恢复正常。经净热退后，出现头晕目眩、腰酸肢楚等症状，由虚所致，故采用补养之法，益气养血，调补肝肾，以恢复体健。

（三）气不摄血，冲任失固（施今墨医案）

1. 病历摘要：武某，20 岁。16 岁初潮，经期尚准，半年以来，经行虽按期，但时间逐渐延长，每来一周多始完，最近两个月竟淋漓不止，头晕目眩，心悸气短，胸闷胀，食不香，腰酸神疲，睡眠欠佳，脉沉细有力，舌苔薄白。诊断为月经过多。

证属气不摄血，冲任失固。治宜助气摄血、扶脾健中。药用生牡蛎、生龙齿（同打同布包）、山茱萸炭、白茅根炭各 15 g，白蒺藜、沙蒺藜、柏叶炭、莲房炭、炒建曲、阿胶、生地黄、熟地黄（砂仁 3 g 同捣）、杭白芍（柴胡 5 g 同炒）各 10 g，黑荆芥穗、鹿角胶（另溶兑服）、党参、厚朴花、玫瑰花各 6 g，五倍子、五味子（同捣）、黑升麻各 3 g。每日 1 剂，水煎服。服 3 剂后，月经显著减少，心悸气短，头晕依旧，食不香，胸胀闷，脉舌如前，仍按上方加减。药用山茱萸炭、白茅根炭各 15 g，仙鹤草（炒）12 g，川杜仲炭、川续断、生牡蛎、生龙齿（同打布包）、阿胶、生地黄、熟地黄（砂仁 6 g 同捣）、杭白芍（醋柴胡 12 g 同炒）、谷芽、麦芽、沙蒺藜、白蒺藜各 10 g，玫瑰花、莱菔子（炒）、荆芥穗、炒远志、酒黄芩、厚朴花各 6 g，酒黄连、升麻各 3 g。服 3 剂后月经已止，食欲转佳，胸腹闷胀已愈，惟仍头晕目眩，心悸气短，下午感觉烦热，脉不似以前之沉细。气血已亏，来复需时，改服丸剂。每日早上、中午各服人参归脾丸 1 丸，夜晚服玉液金丹 1 丸，共服 30 日以善后。（《施今墨临床经验集》，人民卫生出版社，2006）

2. 妙法绝招解析：经期延长，淋漓不断属虚，多以补气健脾，益肾固摄冲任为法。本案经期延长，除益气健脾固冲任之外，因其有肝血不足，引起肝气郁结之头晕目眩、胸闷胀、脉沉细有力等象，故用柴胡、厚朴花、玫瑰花、莱菔子等疏肝解郁之品，使全方固中有散，静中有动，补而不滞。素日体弱，又复早婚，气血未充，是以经行时间延长，脾胃不健，食欲减退，后天补给不足，肝气郁结，头晕目眩，胸闷胀满，气不摄血，冲任失固，渐趋淋漓，需疏肝解郁。复诊方中加入黄连、黄芩防其肝郁化火，转为肝热型月经不调。黄芩、黄连用酒炒，意在于使其苦寒之性不至过亢，柴胡既可疏肝，又有升举之功。下者上升之，荆芥穗、升麻更可增强止血之功。

（四）脾肾两虚，带脉失约（哈荔田医案）

1. 病历摘要：周某，28 岁，已婚。婚后两年，迄未孕育。询知经期尚准，惟汛至量多，淋漓不已。兼多白带，纳少神疲，夜寐欠佳。就诊时正在经期，已行 4 日，经量仍多，色淡红无块，伴气短心悸，倦软无力，腰背酸楚，脉弦缓，舌淡红。诊断为月经过多。

证属脾肾两虚，带脉失约。治宜健脾益肾、固脉调经。药用党参、炙黄芪、桑寄生、川续断、炒杜仲各 12 g，海螵蛸、生侧柏叶、北刘寄奴、紫丹参、炒白术各 9 g，陈皮、五味子、五倍子各 6 g。每日 1 剂，水煎服。嘱经净后外用蛇床子 9 g，黄柏 6 g，吴茱萸 3 g，布包，泡水，坐浴。上药服 1 剂，经量顿减，再剂经止。带下已少，仍感气短乏力，寐差纳呆，脉沉弱，舌淡。再拟健脾益肾，养心安神。药用炙黄芪、何首乌藤各 15 g，炒神曲、党参各 12 g，炒白术、云茯苓、川续断、炒杜仲、龙眼、桑寄生、远志、炒枣仁各 9 g，五味子、炙甘草各 6 g。服 5 剂后，诸症悉减，食眠均佳，舌脉亦和，予丸剂缓调。嘱每日上午服妇科金丹每次 6 g，下午服人参归脾丸，每次 6 g，连服 10 日善后。（《哈荔田妇科医案医话选》，天津科学技术出版社，1982）

2. 妙法绝招解析：本病的治疗，重在止血固经，本案之月经过多，为脾肾两虚之证，既失调摄，又乏化源，因此经来绵绵不止，色淡红，纳呆神疲，腰背酸楚，白带量多，方中用党参、白术、黄芪、陈皮等健脾益气，以资气血之化源。川续断、桑寄生、五味子等补肝肾而固摄冲任；海螵蛸、侧柏叶、五倍子等止血；北刘寄奴、丹参等化瘀；纵观全方，补中有利，行中有止，相辅相成，各得其宜，血足则经顺，不塞而止。俟后，经期服汤剂，以养血调经、疏肝理气，平时以丸剂缓调图本。

（五）肾阴不足，热扰血海（刘奉五医案）

1. 病历摘要：梁某，女，22 岁。每经行过多，色红，口干欲饮，时有面赤升火，用止血针方止。适值经行，量多如注。舌偏红苔薄，脉细数。诊断为月经过多。

证属肾阴不足，热扰血海。治当滋补肾阴，凉血清热。药用墨旱莲 30 g，茜草 15 g，麦冬、侧柏叶、熟女贞子各 12 g、生地黄炭、牡丹皮、生蒲黄（包）、炒当归、杭白芍各 9 g，黄芩 6 g。每日 1 剂，水煎服。服 5 剂后，经行量多显减，4 日净，口干面赤升火之症未除。舌红苔薄，脉细略数。证属肾阴不足，冲任失调。仍当养阴补肾，调理冲任。墨旱莲 20 g，麦冬、枸杞子各 12 g，炒当归、生地黄、熟地黄、熟女贞子、炙龟甲、知母、制香附、杭白芍、泽泻各 9 g，川黄柏 6 g。服 7 剂后，余症显减，守法 2 个月痊愈。（《刘奉五妇科经验》，人民卫生出版社，1994）

2. 妙法绝招解析：吴昆《医方考》云“经来过多不止，是阴血不足以镇守胞络之火，故血走失而越常度也。黄柏、黄芩、芍药、龟板皆滋阴制火之品，所谓壮水之主以制阳光也。”本案遣方用药应是符合这一论点。经来之时，用清热止血如生地黄炭、黄芩、生蒲黄、茜草等；经净之时以补肾养阴为主，用当归、生地黄、熟地黄、女贞子、墨旱莲、龟甲等。目的在于针对病因，调整阴阳，达到水火相济，最终“当和其阴阳，调其血气，使不相乖，心平为福”。

（六）气虚血亏，气不摄血（李祥云医案）

1. 病历摘要：杨某，女，43 岁。月经不调 1 年余，每次经行淋漓不净。曾去某医院服宫泰冲剂治疗无效，以后又服激素，仍无效而停药。伴头昏神疲，筋骨酸痛，腰腿酸软，夜寐欠眠等症，身上常有紫斑。苔薄，脉细。平素月经经量中，色黯红，无痛经。诊断为月经过多。

证属气虚血亏，气不摄血。治宜益气补血，清热止血。药用党参、黄芪、仙鹤草、煅龙骨、煅牡蛎各 30 g，大蓟、小蓟、花蕊石各 15 g，鹿衔草 12 g，莲房炭、阿胶（烊冲）、牛角鳃各 9 g，炒荆芥 6 g，坎炁 1 条。每日 1 剂，水煎服。并用三七片，每次 5 片，每日 2 次。服 4 剂后即血止。现头昏神疲乏力，腰膝酸软，夜寐欠眠，食欲尚可。舌苔薄，脉细。治宜益气补血，补肾调经。药用党参、首乌藤、黄芪各 30 g，生地黄、熟地黄、山药、杜仲、狗脊各 15 g，香附、鸡血藤、菟丝子、何首乌各 12 g，当归、白术、白芍各 9 g，川芎、陈皮各 6 g。经行时基本是采用益气补血清热止血之法。平时健脾补肾，益气调冲任。如此治疗 2 个月，患者月经正常，经行 5～7 日净。随访 3 个月均正常。（《李祥云治疗妇科病精华》，中国中医药出版社，2007）

2. 妙法绝招解析：患者月经不调 1 年余，每次经行量多且淋漓不净，由于长期出血则血去阴伤，阴亏则血分蕴热。《内经・阴阳应象大论》云“年四十而阴气自半也，起居衰也。”故而更易阴亏，阴亏内热，热伤冲任，冲任失调则致月经不调，又因经常出血，气血损伤。气血互为依存，血少则气虚，气虚则不能摄血，所以经行淋漓不净。故而治疗采用益气补血，清热止血之法。方中党参、黄芪益气补血；阿胶、坎炁为血肉有情之品，补血养血止血；大蓟、小蓟、鹿衔草、莲房炭、牛角鳃、花蕊石清热止血；仙鹤草益气止血；煅龙骨、煅牡蛎固涩止血。因经行 20 余日未净故用大量止血之剂，以图迅速止血。荆芥炒后既可止血又为引经之药。全方配伍，桴鼓相应而速效。经血止后，出现气血虚弱之症，故用八珍汤去茯苓、甘草以补血益气生血；加山药健脾益气；陈皮理气，防八珍汤过于滋补而碍胃；鸡血藤活血补血；杜仲、菟丝子、狗脊补肾固腰，兼调冲任；何首乌补肾滋阴治头昏；首乌藤安神治失眠；香附理气调冲任，治月经病之良药。全方共奏益气养血补肾调经之功，由于用药合理，则疗效巩固，病愈。

（七）脾气虚弱，肾阴不足（李祥云医案）

1. 病历摘要：张某，女，49岁。近2年余，每次月经量多如冲，且持续10余日方净，曾经诊刮。病理报告：子宫内膜有排卵反应，黄体功能良好。以往曾用归脾汤、补中益气汤等中药治疗，效果不显。末次月经来潮，量多如冲，色鲜，有血块，历10日净。就诊时头晕目眩，面浮肢肿，神疲乏力，纳差便溏，烘热汗出。舌淡，苔薄腻，脉细。妇科检查：宫颈光；宫体前位，正常大小，活动，附件（一）。诊断为月经过多。

证属脾气虚弱，肾阴不足。治宜滋肾健脾，调理冲任。药用黄芪、淫羊藿、枸杞子、菟丝子各15 g，生地黄、熟地黄、山药、女贞子、墨旱莲、党参各12 g，山茱萸、白术、茯苓、当归、知母、黄柏各9 g。每日1剂，水煎服。服7剂后，经行，经量较前减少，经色黯红，质稠，头晕耳鸣，腰膝酸软，五心烦热。苔薄，质淡红，脉细。治宜清热凉血，滋阴固经。药用煅龙骨、煅牡蛎各30 g，紫花地丁、仙鹤草各15 g，生地黄、熟地黄、墨旱莲、生蒲黄、海螵蛸、枸杞子各12 g，黄芩9 g，生茜草、炮姜各6 g。再服7剂。上方出入调理4个月后，月经量转为正常，经行6日净，精神转振，面色转润，纳谷正常，继续加减服用以资巩固，1年后随访，未见复发。（《李祥云治疗妇科病精华》，中国中医药出版社，2007）

2. 妙法绝招解析：陈修园在《女科要旨》中云“冲、任、督三脉俱为血海，为月信之原，而其统主则惟脾胃，脾胃和则血自主。”患者经行量多，面浮肢肿，神疲纳差便溏，一派脾气虚弱之象，但以往曾用归脾汤、补中益气汤不效。《景岳全书·妇人规》指出：本病病因病机“先损脾胃，次及冲任”。李东垣在《兰室秘藏》论崩主脾肾之虚，又认为“肾水阴虚，不能镇守胞络相火，故血虚而崩也”。患者年过七七，天癸将绝，头晕目眩，烘热汗出，乃肾阴不足之象，故一诊以健脾益肾的归脾汤和六味地黄丸加减，加上淫羊藿、菟丝子补阳益阴；枸杞子、二至丸滋补肝肾；知母、黄柏滋肾坚阴，使肾气充盛，封藏密固。二诊正值经行，急则治标，在滋补肾阴的基础上，重在清热凉血固经，用黄芩、煅龙骨、煅牡蛎、生蒲黄等。以上述方药加减调理后，使脾肾双补，方得病愈。

（八）脾肾双亏，冲任不固（韩冰医案）

1. 病历摘要：牛某，女，46岁。近10年来月经量多，每次用卫生巾25～30张，经色暗淡，质稀。神疲乏力，心悸气短，腰膝冷痛，夜尿频，舌淡，边有齿痕，苔薄白，脉沉。平素月经量多，色暗淡，无痛经。妇科检查：已婚经产型外阴，阴道畅，宫颈轻度糜烂，子宫前位，正常大小，质中等，无压痛，双附件未见异常。血红蛋白90 g/L。B超：子宫及双附件未见异常。基础体温双相。诊断为月经过多。

证属脾肾双亏，冲任不固。治宜补益脾肾，固摄冲任。药用桑寄生30 g，黄芪、党参、蒲黄炭、鹿角胶（烊化）各15 g，茯苓、炒白术、补骨脂各10 g，艾叶炭、炙甘草各6 g。每日1剂，水煎服。服5剂后，经量略有减少，月经已净，自觉乏力，心悸气短，腰膝冷痛，夜尿频，舌淡，边有齿痕，苔薄，脉沉弱。治宜健脾补肾，益气养血。药用菟丝子30 g，黄芪15 g，茯苓、白术、当归、补骨脂、杜仲、山药、阿胶（烊化）、鹿角胶（烊化）、陈皮各10 g，炙甘草6 g。服14剂后，全身乏力、气短明显减轻，现又值经期将至，患者自觉心悸，腰酸，小腹空坠，二便正常，舌淡胖，苔薄，脉沉。治宜健脾补肾，固摄冲任。药用菟丝子、桑寄生各30 g，黄芪、茯苓、白术、山药、补骨脂、花蕊石各15 g，茜草10 g，艾叶炭、炙甘草各6 g。服10剂后，月经来潮，经量较以往明显减少，经色暗红，质中等，无血块，心悸乏力、腰酸亦好转。继续予健脾补肾，益气养血之方调治而愈。（《中国现代百名中医临床家丛书·韩冰》，中国中医药出版社，2007）

2. 妙法绝招解析：患者病程较长，脾肾俱虚，脾虚统摄失职，肾虚封藏失司，则冲任不固，经血失于制约，故月经量多；脾虚化源不足，以致经色暗淡，质稀；病程日久，失血颇多，兼之气血生化不足，故血虚心悸；气虚中阳不振，见神疲乏力，气短；肾气虚，失于温煦，则腰膝冷痛；气化不利，见夜尿频。舌脉均为脾肾两虚之征。本例患者罹病日久，失血较多，气随血泄，气血两虚，累及脾肾，形成恶性循环。一方面，肾失封藏，脾失统摄，致冲任不固，见月经过多；另一方面，肾失温煦，致冲任亏虚，脾胃化源不足，且数伤于血，使冲任气血亏虚。《证治准绳》云"冲任虚衰，气不能固也"，使经血更失约束。在治疗上当紧紧把握冲任失调的原因，健脾补肾，补益气血，以治本为要。经期辅以止血活血之品，兼治其标，且防止留瘀之弊。经间期于补益之中酌加理气之品，使补而不腻，气血充足，脉络宣通，冲任满盈而调节如常。方中黄芪、党参、茯苓、白术、炙甘草健脾益气；杜仲、补骨脂、菟丝子、山药、桑寄生、鹿角胶补肾益督；鹿角胶兼可养血止血；蒲黄炭、花蕊石、茜草、艾叶炭止血兼化瘀；当归、阿胶补血；陈皮理气。全方补而不滞，活血而不留瘀。临床如见月经过多加煅龙骨、煅牡蛎固冲止血，或加炮姜炭、海螵蛸、艾叶炭温经固冲止血。如月经延长，或漏下不止者，加鹿胶、阿胶、川续断、枸杞子、杜仲补脾肾，固冲任。如兼肝郁，脘闷腹胀者，加柴胡、枳壳。

（九）阴虚内热，灼伤冲任（韩冰医案）

1. 病历摘要：孟某，女，39 岁。半年前曾行人工流产术，术后曾发热数日，阴道出血淋沥半月余方止。其后月经量明显增多，色鲜红，质稠，伴口渴，咽干，心烦，小便黄，大便干，舌红少苔，脉细数。平素月经量多，色鲜红，无痛经。妇科检查：已婚经产型外阴，阴道畅，宫颈光滑，子宫水平位，正常大小，质中等，无压痛，双附件未见异常。B超检查子宫及双附件未见异常。基础体温双相。诊断为月经过多。

证属阴虚内热，灼伤冲任。治宜滋阴清热，安冲止血。药用玄参 30 g，生地黄、小蓟各 20 g，地骨皮、女贞子、墨旱莲、白芍各 15 g，阿胶（烊化）、黄连、大黄炭、茜草各 10 g。每日 1 剂，水煎服。服 7 剂后，月经来潮，经量较前次略减，现经血色红，质稠，小腹隐痛，心烦易怒，口干，乳胀，舌红少苔，脉弦细数。于原方中加入龟甲 15 g，三七（冲服）3 g。服 4 剂后，月经已净，头晕，口干，腰酸，舌红苔少，脉细。治宜滋阴清热，益肾固冲。药用菟丝子、桑寄生各 30 g，生地黄 20 g，女贞子、墨旱莲、地骨皮、川续断、黄芪各 15 g，当归、白芍、黄芩炭、黄连、阿胶（烊化）各 10 g。于经前依前方治疗 3 个月经周期而愈，随访 1 年未复发。（《中国现代百名中医临床家丛书・韩冰》，中国中医药出版社，2007）

2. 妙法绝招解析：患者行流产术后，失于调摄，外感热邪，余热未尽，热扰冲任，则月经量多；血为热灼，则色红而质稠；热扰心神，见心烦；伤津耗液，见口渴咽干，尿黄便干；舌红少苔，脉细数，是阴亏内热之象。《证治准绳・女科》云"经水过多，为虚热，为气虚不能摄血。"故临床月经过多者多见虚热而少实热。治疗在出血期以滋阴清热，固冲止血为法；患者出血日久，耗伤气血、阴精，故经间期以滋肾固冲治本。方中用生地黄、地骨皮、黄连清血热，滋肾水；玄参滋阴壮水以制虚火；女贞子、墨旱莲滋养肝肾而止血；阿胶、白芍益血敛阴；茜草、大黄炭、小蓟凉血止血；龟甲育阴潜阳以固冲。全方补而不滞，止血而无留瘀之弊。若潮热甚者，加沙参、青蒿；气虚乏力者加太子参、生山药；若外感热邪化火，经量多，色暗红，臭秽，少腹疼痛拒按，宜清热解毒，活血止血，以解毒四物汤加红藤、败酱草、牡丹皮、赤芍等。经间期以菟丝子、川续断、桑寄生、阿胶等补肾填精养血，黄芪、当归益气养血以治本。

（十）瘀血内阻，损伤冲任（韩冰医案）

1. 病历摘要：付某，女，32 岁。近 1 年半月经量较以往明显增多，每于站立或蹲起时骤然下血，量多，夹血块，经血色紫暗，小腹疼痛拒按，舌质暗，有瘀斑，苔薄白，脉沉涩。平素月经量多，色紫暗，夹血块，经行腹痛。妇科检查：已婚未产型外阴，阴道畅，宫颈光滑，子宫后位，正常大小，质中等，无压痛，双附件未见异常。诊断为月经过多。

证属瘀血内阻，损伤冲任。治宜活血止血，调理冲任。药用白芍 30 g，熟地黄、炒蒲黄、益母草各 15 g，茜草、当归、柴胡、枳壳各 10 g，甘草 6 g。每日 1 剂，水煎服。服 7 剂后，月经来潮，现腹痛减轻，经行不畅，时有骤然下血，色暗夹血块，大便干，舌质暗，有瘀斑，苔薄白，脉沉涩。治宜活血化瘀止血。上方加大黄炭 6 g，三七（冲服）3 g。服 3 剂后，月经已净，患者情绪不佳，烦躁，小腹作胀，便干，舌暗，脉涩。治宜疏肝理气，活血调经。药用鸡血藤 30 g，茺蔚子、白芍各 15 g，柴胡、枳壳、木瓜、乌梅、乌药、牛膝各 10 g，大黄、甘草各 6 g。服 14 剂后，症状明显减轻，又以原方服 7 剂而止。月经来潮，经量减少，色红，夹少量血块，无痛经。舌质暗，有瘀点，苔薄白，脉弦。继续依前法治疗 2 个月经周期而愈。(《中国现代百名中医临床家丛书·韩冰》，中国中医药出版社，2007)

2. 妙法绝招解析：患者平素精神抑郁，气机不舒而致血瘀。瘀血内阻，损伤冲任、胞络，血不归经，故经量增多；瘀血凝结则经色紫暗，夹血块；瘀阻胞脉，不通则痛，故经行小腹疼痛拒按；舌脉均为瘀血内阻之象。临证治疗宜谨守病机，以活血化瘀为治疗基本大法，经期兼调理冲任、止血调经，经间期兼疏肝理气，养血调经。方中当归养血活血行气；熟地黄、白芍滋阴养血；炒蒲黄活血散瘀，止血止痛；益母草、茜草、三七活血祛瘀止血；鸡血藤、牛膝活血化瘀；柴胡、枳壳、乌药疏肝解郁，调理气机；白芍、甘草养血柔肝，缓急止痛。全方活血化瘀，理气行滞，使气血调畅，冲任功能正常，则月经调达。

（十一）气血亏虚，冲任不固（何任医案）

1. 病历摘要：朱某，女，17 岁。经行如崩，拖延数日，面色惨白，苔光脉软。诊断为经期过多。

证属气血亏虚，冲任不固。治宜补益气血，调冲固经。药用炒阿胶、棕榈炭、太子参、海螵蛸、紫石英、茯神各 12 g，小茴香、炒当归、枸杞子、血余炭、山茱萸各 9 g。每日 1 剂，水煎服。连服 10 剂后，经行如崩已瘥，惟行期尚长，7～8 日，色鲜，经后带下仍多，下肢酸楚，以益肾固摄为治。药用太子参、白芍各 30 g，棕榈炭、莲房炭、紫石英、补骨脂、炒阿胶各 12 g，肉苁蓉、枸杞子、侧柏叶、山茱萸、炒当归、赤石脂各 9 g。连服 7 剂，月经即净。药用山药 30 g，党参、炙甘草、柴胡、炒白术、车前子各 9 g，苍术、陈皮、炒荆芥各 6 g。连服 6 剂善后。(《何任医案》，浙江科学技术出版社，1981)

2. 妙法绝招解析：为经量过多，血行如崩，以致苔光脉软，有将脱之势，宜急则治标，先益气养血止血，紫石英一味为叶天士用来调补冲脉，镇冲降逆，滋阴敛阳之要药，功擅走下焦，入肝肾，调冲脉，入血分，冲为血海，脾主统摄，治疗重点在此二经。二诊又见脾虚湿重，带下较多，复以傅青主完带汤加减，经带皆愈。

（十二）脾气虚弱，冲任不固（冉雪峰医案）

1. 病历摘要：蔡某，女，25 岁。月经过多约 1 年，经某医院用黄体酮等治疗无效，最近经期尚准，惟经量逐渐增多，每次行经 7～8 日，夹有血块，经期有腰疼及腹痛。旧有胃病未愈，平时食纳欠佳，睡眠不好，梦多，大便时干时溏，小便黄热。并有头晕，面不华，久站或头向下过久，则有恶心或呕吐现象，右下腹部有压痛，妇科内诊：外阴正常，子宫体后倾，质软圆滑，能动，约有小广柑大小，无压痛，穹隆阴性，宫颈下唇有少许糜烂。脉象弱软，舌淡无苔。诊断为经期过多。

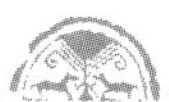

证属脾气虚弱，冲任不固。治宜补脾益气，固冲调任。药用龟甲 60 g，鹿角霜、绵黄芪各 30 g，巴戟天、杜仲、龙眼、炒枣仁各 15 g，茯神、白术、补骨脂各 9 g，炙甘草、炒远志、红参、牛膝各 6 g。每日 1 剂，水煎服。连服 5 剂后，月经来潮，与上次无异，量多，色紫，有血块，并夹白色黏膜样物，精神欠佳，身疲无力，脉数虚，仍宜原方加减。药用黄芪 30 g，生杜仲、龙眼各 15 g，生地黄、白芍、党参、阿胶（烊化）各 9 g，川续断、侧柏炭、蒲黄炭、炮姜炭、地榆炭、艾叶炭、当归、川芎各 6 g。服 3 剂后，血量减少，内夹黏膜及血块均消失，睡眠转佳，惟腿软无力，经期 6 日即净，脉弦虚，宜气血两补。药用十全大补丸 240 g，每日早晚各服 9 g，并以龙眼 240 g，每日用 15 g 煎汤送丸药。经过 4 个月的治疗，经量及血块逐渐减少，而至恢复正常，后即怀孕，足月顺产。(《冉雪峰医案》，人民卫生出版社，2006)

2. 妙法绝招解析：本例为脾气虚弱，冲任不固，月经量多，用归脾汤加壮腰健肾之品而治之，鹿角霜一味，功擅补督脉，壮元阳，生精髓，强筋骨。故妇人崩漏半产，流血过多，宜以此味壮阳生精，止血固崩。原方加减进退，经四个月而痊愈。现在临床经西医诊断为子宫功能出血的病例，往往用中医辨证施治而获良效。

（十三）脾失统摄，气血亏虚（郑长松医案）

1. 病历摘要：徐某，女，42 岁。月经量多，经期延长年余。近 3 个月来，头晕自汗，神疲体倦，寐少梦多，纳呆食减，形体逐日消瘦。有时鼻窍出血，近发现两腿紫斑散发。病前月经周期 28 日左右，经期 5 日。现周期如常，经期 7～10 日。曾因妊娠反应恶闻食气，恣食瓜果，损伤脾胃，泄泻月余，至今仍于吃瓜果及冷食后，食已即泻。神倦体瘦，面色苍白，舌质淡红，舌尖及右畔各有紫斑，苔薄白润，两腿紫斑散发，黄紫相间，压按斑色不退，脉沉细弱，尺肤肉削。诊断为月经过多。

证属脾失统摄，气血亏虚。治宜健脾益气，充营养血。药用生黄芪、熟地黄、仙鹤草各 30 g，党参、白芍各 15 g，阿胶（烊化）、炒白术、茯苓各 12 g，艾叶炭、茜草各 9 g。每日 1 剂，水煎 2 次，共取 500 mL，分早晚温服。嘱经期停药。经前服 6 剂后，经期 8 日，血量减少，鼻衄未发，经期及经后仍头晕、体倦，睡眠不宁。按前方加酸枣仁 18 g，龙眼 15 g，远志 9 g。服法改为每晚服药 1 次，2 日 1 剂。服 12 剂后，经期 6 日，血量又减（仍较正常稍多），鼻衄止后未发，紫斑亦无新发，诸症均好转。按二诊方去艾叶炭、茜草，加当归 9 g。共服药 23 剂，除劳后头晕、体倦外，其他诸症消失。(《郑长松妇科》，中国中医药出版社，2007)

2. 妙法绝招解析：本例由恣食生冷，损伤脾胃，致进冷食后，食已即泻；脾虚则气不摄血，血不内守。血下行即月经过多、逾期不止；血上溢即鼻窍出血；血溢流于肌肤之间，即紫斑散发。脾失健运，则纳呆食少；生化之源不足与失血并见，即气血益虚，故神疲体倦，头晕自汗，面色苍白，寐少梦多，形体瘦弱，尺肤肉削，诸症相继发生。方中黄芪、党参、白术、茯苓健脾益气，以资生化之源，助长统摄之力；熟地黄、阿胶、白芍养血充营，使阴血内守；酸枣仁、龙眼、远志养心安神；仙鹤草、艾叶、茜草止血消瘀。

（十四）血虚兼热，气不摄血（郑长松医案）

1. 病历摘要：王某，女，32 岁。经来量多，每经前 2 日即觉全身不适，寒热交作，但体温正常，经前 1 日小腹坠痛。周期 27 日左右，经期 7～9 日，血量较病前倍增，血色黑紫，末次已行经 10 日，仍时多时少，绵延不止。并伴神疲体倦，头晕目眩，夜寐梦多，偶有心悸，腰腿酸痛。面白少华，舌淡苔白，脉沉细数。诊断为月经过多。

证属血虚兼热，气不摄血。治宜滋阴清热，益气摄血。药用生牡蛎（捣）、白茅根、墨旱莲、藕节（切）、生地黄各 30 g，阿胶（烊化）、五灵脂（包）、蒲黄（包）各 10 g，荆芥穗炭、艾叶炭各 6 g。每日 1 剂，水煎 2 次，共取 500 mL，分早晚温服。嘱经期停药。服 3 剂后，月经已净，小腹痛止，其余诸症减轻。热邪得清，出血已止，加补中益气之品，以冀邪去正复。按前方去白茅根、五灵脂，加黄芪 30 g，炒白术 15 g，党参 12 g。连服 9 剂，遂愈。(《郑长松妇科》，中国中医药出版社，2007)

2. 妙法绝招解析：本案以气血不足为主，兼热扰及血滞之象，故脉沉细数，经前寒热交作，而体温不高，经来量多，黑紫兼有小腹坠痛；其月经过多，逾期不止为气虚不摄之征；其神疲体倦，头晕目眩，梦多心悸，面色苍白少华，舌质淡，苔薄白，腰腿酸痛皆气血不足之象。方中白茅根、生地黄、藕节、墨旱莲、阿胶滋阴清热，凉血止血；蒲黄、五灵脂、艾叶炭、荆芥穗炭化瘀镇痛，温经止血；黄芪、党参、白术补中益气；牡蛎固涩精气。先进凉血消瘀之剂，热除则出血自止，瘀去则新血自生；后加参、芪等益气之品，气复则月事自调。

（十五）阳盛搏阴，血热妄行（郑长松医案）

1. 病历摘要：黄某，女，36 岁。半年来，每经至 1～2 日内血量甚多，色深质稠。周期 28 日左右，经期 5～7 日，经前感上身发热，经后则头晕体倦，夜寐不宁，形体瘦弱，面赤唇焦，舌胀色红，苔黄乏津，脉沉滑数，尺肤枯燥。诊断为月经过多。

证属阳盛搏阴，血热妄行。治宜益阴制阳，凉血固下。药用生龙骨、生牡蛎（捣）、生地黄、墨旱莲、白茅根各 30 g，白芍 15 g，黄芩 12 g，知母、黄柏各 9 g。每日 1 剂，水煎 2 次，共取 500 mL，分早晚温服。嘱经期停药。连服 3 剂，此次经期血量显著减少，经前未觉身热，经后仍头晕体倦，夜寐不宁。热邪渐去，增补肾虚，固冲任，养血敛阴之品，以冀邪去正复。前方加熟地黄 15 g，山药 12 g，菟丝子、枸杞子各 9 g，白芍改为 24 g。每经前服药 3 剂，连服 3 个月即愈。(《郑长松妇科》，中国中医药出版社，2007)

2. 妙法绝招解析：本例由阳盛搏阴，血热妄行致经行量多，色深黏稠。如林珮琴在《类证治裁》中云“非阳盛搏阴，致损内络，则不至横决而下。”热灼阴津则面赤唇焦；热邪内炽则舌胀色赤，苔黄乏津，脉象滑数，尺肤枯燥。法宜益阴制阳，药以墨旱莲、白茅根、生地黄、白芍、知母、黄柏、黄芩滋阴清热，凉血止血；龙骨、牡蛎益阴潜阳，敛涩固经。病势稍减后加菟丝子、枸杞子、山药补肾虚，固冲任；加熟地黄、白芍养血敛阴。

（十六）气血俱虚，冲任不固（郑长松医案）

1. 病历摘要：贾某，女，43 岁。经候尚准，血量递增已逾 2 年，近 3 个月来，经至当日，经血阵阵暴下，相继时有时无，周期 30 日左右，经期 4～5 日，经罢小腹空虚坠痛 1～2 日。平时神疲乏力，夜寐易惊，纳呆食少，腰酸腿软。2 年前连续自然流产 4 次。10 年前曾患崩漏症，反复发作，延经 2 年。精神欠佳，面色苍白，脸及下肢轻度浮肿，唇舌淡红，苔白薄润，脉沉细数。诊断为月经过多。

证属气血俱虚，冲任不固。治宜补气养血，摄固冲任。药用煅龙骨、煅牡蛎（捣）、黄芪、菟丝子、党参各 30 g，生地黄、熟地黄各 21 g，白芍、炒白术各 15 g，山药、何首乌各 12 g，艾叶炭、阿胶（烊化）各 9 g，升麻、荆芥穗炭各 6 g。每日 1 剂，水煎 2 次，共取 500 mL，分早晚温服。嘱经期停药。连服 5 剂，月经来潮，血量略减，别无变化。前方去生地黄，加覆盆子 9 g。改为每晚服药 1 次，2 日 1 剂。服药 12 剂，睡眠转佳，食纳日增，血量又有减少，经后小腹已舒。按二诊方加海螵蛸 18 g。共服药 32 剂，诸恙悉平，体虚渐复。(《郑长松妇科》，中国中医药出版社，2007)

2. 妙法绝招解析：气与血一阳一阴，互相化生，崩漏久羁，数脱于血，故血虚则气少；气虚血亏则冲任不固，故连续流产，经来暴下；气虚不能化血为赤则血淡；“肾受五脏六腑之精而藏之”，气血俱虚，精从何来？故腰酸腿软，面及下肢微肿；其神疲乏力，夜寐易惊，面色苍白，舌淡苔薄，脉沉细数等，皆气血不足之象。药以黄芪、党参、白术、山药益气摄血，健脾扶正；熟地黄、生地黄、白芍、何首乌养血充营；菟丝子、覆盆子益肾涩精，固摄冲任；阿胶、艾叶补血暖宫；龙骨、牡蛎、海螵蛸收敛固经；升麻、荆芥穗升举阳气。方中生地黄虽居滋阴、益肾、养血之功，但性凉属阴，恐防于食纳，有碍气复，故二诊处方未再复用。

（十七）脾肾亏虚，冲任不固（郑长松医案）

1. 病历摘要：邢某，女，38岁。月事愆期，经期延长，历时2年。近半年来经量逐渐增多，经前及经期腰痛如折，月经周期28～36日，经期7～9日。素日神疲体倦，头晕目眩，睡眠欠佳，腰痛腿酸。病前月经准时来潮，经期5日。3年前患过无黄疸型传染性肝炎，迄今仍腹胀纳少，多次检查肝功正常。精神不振，形体虚胖，面黄少华，舌淡无苔，脉沉虚弱，尺肤肉松，血压90/60 mmHg。诊断为月经过多。

证属脾肾亏虚，冲任不固。治宜健脾益肾，摄固冲任。药用生黄芪45 g，生地黄、生龙骨、生牡蛎（捣）各30 g，党参、炒白术、杜仲、川续断、龙眼、白芍各15 g，阿胶（烊化）、地榆炭各12 g，艾叶炭6 g。每日1剂，水煎2次，共取500 mL，分早晚温服。嘱经期停药。连服5剂，月经周期30日，经期8日，血量稍减，腰痛渐舒。守原意，增固冲止血之品。按前方加墨旱莲30 g，棕榈炭15 g。又服6剂，食欲增进，体力渐复，此次月经周期30日，经期5日，血量正常。前方获效，再侧重健脾益肾，以图巩固。按二诊方去棕榈炭、地榆炭、艾叶炭。加何首乌、山药各18 g，菟丝子15 g，枸杞子9 g。服法改为每晚1次，2日1剂。每经前服药4～6剂，连服4个月，共进21剂，除偶有头晕、腰痛外，诸症消失。（《郑长松妇科》，中国中医药出版社，2007）

2. 妙法绝招解析：本例由肝病久羁，累及脾肾。脾虚不能统血，则经期延长，月经量多；脾运不健则纳少腹胀；纳少则营养失源，故神疲体倦，脉沉虚弱，尺肤肉松；失血日久，血少不能上荣，故头晕目眩，面黄少华，舌淡无苔；血虚则神志不充，故精神不振，睡眠欠佳；肾虚则腰痛腿酸。方中重用黄芪补气，有阳生阴长之理，滋生化源之功；党参、白术、山药益气健脾；生地黄、白芍、龙眼、阿胶养血固血，滋阴充营；菟丝子、枸杞子、何首乌、杜仲、川续断、墨旱莲补肾虚、固冲任；龙骨、牡蛎、棕榈炭、地榆炭、艾叶炭固涩精气，收敛止血。

（十八）心脾两虚，血为寒凝（郑长松医案）

1. 病历摘要：马某，女，31岁。自流产后，每经来当天血量过多，3日后渐转正常。月经周期28日左右，经期5～7日。纳呆食减，常年便稀。近半年来神疲乏力，心悸多梦。上午经至后，因怕失血，故意吃冰糕3支，血量果然减少，霎时小腹阵痛，一日数发，腹痛持续，阵阵加重，月经似有似无。面色萎黄，形体虚胖，舌胀淡红，苔白微剥，脉弦细数。诊断为月经过多。

证属心脾两虚，血为寒凝。治宜养心益脾，温经化瘀。药用熟地黄、当归、赤芍、白芍各15 g，牡丹皮、炒桃仁（捣）各12 g，川芎、五灵脂（包）、蒲黄（包）各9 g，大黄炭、炮姜、艾叶、桂枝各6 g。每日1剂，水煎两次，共煎500 mL，分两次温服。服2剂后，腹痛渐松，睡前再服后，腹痛又减，未及半夜痛醒，且有泛恶，下血块后痛止，继则经来量多，神疲心悸，时寐时醒。再益脾养心，补血固经。药用生龙骨、生牡蛎（捣）、酸枣仁、生地黄炭、山药、生黄芪各30 g，当归、白芍、川续断、地榆炭、棕榈炭各15 g，杜仲炭、阿胶（烊化）、炒白术各12 g。服5剂后，带经9日，昨天已净，血量有增无减，小腹未再疼痛，余无进退。再守原方出入，徐图复元。按二诊方去生地黄炭，加熟地黄30 g，龙眼12 g。服法改为每晚1次，2日1剂，共服24剂，诸症平稳。（《郑长松妇科》，中国中医药出版社，2007）

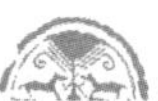

2. 妙法绝招解析：本案之纳呆食减，常年便稀，系由脾虚而来；脾虚则统摄无权，血海不固，故继流产之后经来量多；失血日久则心失所养，神无所主，故心悸、多梦。经行之际，妄进寒凉，寒邪骤侵，与血相搏，瘀结停滞，故经行不畅，小腹阵痛。循先后缓急之序，先活血化瘀（桃红四物汤、牡丹皮、蒲黄、五灵脂、川大黄炭），温经散寒（炮姜、艾叶、桂枝），以解其腹痛之苦。再更方治本，以黄芪、山药、白术补脾益气，资其健运复常，阴血能统；熟地黄、当归、白芍、酸枣仁、龙眼、阿胶养血充营，补心安神；龙骨、牡蛎、生地黄炭、棕榈炭、地榆炭、杜仲炭、川续断益肾涩精，摄固冲任。

（十九）气虚血瘀，冲任不固（匡继林医案）

1. 病历摘要：彭某，女，20岁。素来经多如注，有块且大。持续近2周。今来势尚猛，伴小腹疼痛，面色少华，头晕目眩。舌淡体胖边有齿印、瘀点，脉细涩。诊断为月经过多。

证属气虚血瘀，冲任不固。治当益气化瘀，调摄冲任。药用生蒲黄（包）30 g，花蕊石、炒党参各15 g，白芍、醋炒延胡索各12 g，炒白术、炒当归、熟大黄炭、香附炭、五灵脂各9 g，血竭3 g。每日1剂，水煎服。服7剂后，经量显减，5日净。时逾中期，头晕目眩，面色少华，腰部酸软，舌淡苔薄，舌体胖边有紫点，脉细涩。气虚有瘀，冲任失司。仍当益气补肾，调理冲任。药用炒党参、生黄芪各15 g，炒杜仲、制黄精、川续断、狗脊各12 g，杭白芍、巴戟天、熟地黄、炒当归、制香附各9 g，川芎6 g。服7剂后，经行，色鲜红无块，量适中，4日已净，历次经去头晕目眩欲仆之症已除，面色渐华。舌淡苔薄，脉细。证情同上，原法再进善后。（本书主编，待刊）

2. 妙法绝招解析：气虚之经多，临床较为常见，而气虚血瘀夹实者也不少。以病机言，气虚则无力推动血脉正常运行，久则必生瘀；以症状言，妇人经多者之中兼见血块阵阵而下者十之七八。因此，以治疗用药言，当在补气之中不忘化瘀，配以生蒲黄、花蕊石、血竭、五灵脂等，收到“止血而不留瘀”的效果，每试多验。方中又以党参、黄芪、巴戟天补经脉之气；以当归、熟地黄等养冲任之血。阴血如水之行地，阳气若风之旋天，风行则水动，气畅则血调。

三、文献选录

经候如期而血来过多者，称为“月经过多”。亦称“月水过多”“经水过多”等。此证多由气虚或血热所致。正常的女性月经血量为30～50 mL，少于20 mL为月经过少，多于80 mL为月经过多。女子月经量的多少因人而异。一般每日换3～5次卫生巾或纸，就算是正常。如果经血量过多，换一次卫生巾或纸很快就又湿透，甚至经血顺腿往下淌，这就不正常了。经血过多，可能是精神过度紧张、环境改变、营养不良以及代谢紊乱等因素引起的功能性子宫出血。经血长期过多会引起贫血，应查明原因，进行治疗。青春期的少女以月经量过多较为常见。其主要原因是在青春发育期，卵巢功能尚未完全成熟，这时候的月经一部分属于无排卵性的。没有排卵就没有黄体，没有黄体就缺少孕酮。因此，子宫内膜只能处于增殖期而不能达到完善的分泌期，以致子宫内膜脱落不完全而影响子宫的收缩，造成经血过多。此种情况如不引起注意，久而久之，可出现面色苍白、乏力、头晕等贫血症状，应就医治疗。

（一）古代文献选录

《医宗金鉴·妇科心法要诀》云“经水过多，清稀淡红，乃气虚不能摄血也；若稠黏深红，则为热盛有余。”分别对气虚者予以益气摄血，血热者予以凉血清热，如气虚血热并见者，予以益气摄血，滋阴清热。俾气旺则血自摄，热去则血自安。若素禀脾虚，阴血不足者，宜补脾益气，资其健运复常则阴血得充，统血有权；若失血日久，心失所养者，辅以养心安神；肾阳不足，胞宫失于温煦，而致阴血不固者，宜补肾虚，固冲任。施治尚须伍以固涩精气，收敛止血之品。据临证所得，龙骨、牡蛎性平无毒，效果稳妥，为治月经过多、崩漏、带下之良药。取敛阴潜阳之长，按阴为阳守，阳为阴固之理，随证配伍，常获捷效。

（二）名医论述选录

1. 夏桂成论述：月经过多，以血瘀证多见，且绝大部分血瘀与肾虚有关。其次是血热，与肾阴虚有关，即阴虚血热。最后是气虚，气虚子宫无力固藏，有泻无藏，故出血过多。临床上本症气虚常常为出血导致的结果，倒果为因，只能作为一种兼因。在辨证方面，除着重对月经的期、量、色、质的分析外，对出血的时间，亦应关注。一般行经第 1 日量就很多者，首先考虑血热，其次考虑气虚。行经第 2～3 日，或者第 4～5 日，量始多者，应考虑血瘀。但必须通过测量 BBT，排除经前期出血，同时结合腹痛、阵发性出血、色紫黑有较大血块等，基本上可以判定血瘀证型。有条件的地方，可以通过诊断性刮宫，进行子宫内膜病检，以明确血瘀的性质、程度、范围等，为制订深化治疗计划提供参考。在治疗上，首先应本着急则治标的原则，予以止血，可以采取多种止血方法和药物。必要时，包括西医药治疗，但亦要贯穿初步的辨证原则。如偏于血瘀性出血的，即服三七粉、云南白药、震灵丹等；偏于血热性出血的，即服血安、固经丸、十灰丸等。临床上，除了血瘀的选用加味失笑散、血热的选用固经丸、气虚的选用归脾汤外，均需根据出血情况加入相适应的止血药物。如血瘀的可加大蓟、小蓟、飞廉、血竭、花蕊石、红景天、三七、虎杖、琥珀等 1～3 味，血热的可加入地榆、槐花、紫珠草、仙鹤草、绵马贯众炭、莲房炭等 1～3 味，气虚的可加入阿胶、艾叶、赤石脂、炮黑姜、煅龙骨、煅牡蛎等 1～3 味。其次，要结合补肾治疗，血瘀的，可加入川续断、杜仲、鹿角片等；血热的可加入女贞子、墨旱莲、熟地黄等；气虚的可加入红参、补骨脂、鹿角胶等。血止后，转入补肾调周，按四期论治，以巩固疗效。（《中医临床妇科学》，人民卫生出版社，1994）

2. 张良英论述：月经是有规律的、周期性的子宫出血现象，因此治疗月经过多，应充分考虑其周期性特点。

经期以补气摄血为主：患者由于短时间内大量失血，若不及时止血，则可导致阴血暴亡，气随血脱等急重征象，因此“留得一分血，便是留得一分气”，“存得一分血，便保得一分命”。通过长期临床实践，总结出土崩汤具有较好的补气摄血作用。经后以补气养血为主：患者由于经期出血量多，气随血泄，因此常处于气血亏虚的状态。治疗以补气养血为主，促使其气血恢复，选用八珍汤，加炙黄芪 30 g，川续断 15 g，山药 15 g，黄精 15 g，砂仁 10 g。平时以审因治本为主：根据病因的不同，分别采用不同的治疗方法。由于中医“月经过多”之病，其病因病机包括了虚、热、瘀三个方面，而从现代医学的角度来讲，又可出现在多种疾病当中。因此平时调理采用辨病与辨证相结合的方法，以审因治本为主。如月经过多，伴子宫肌瘤，此时治疗以行气活血化瘀，软坚散结消癥为主，采用消瘤方，促使子宫肌瘤逐渐缩小以至消失，经量逐渐恢复正常。从疗效结果来看：单纯月经过多，或月经过多伴生殖系统炎症者，效果最好，有效率达 100%；而月经过多伴子宫肌瘤、子宫内膜异位症者次之，有效率为 95.97%，但治疗周期相对又较长，需服药 3～6 个月方能见效；月经过多伴曾有崩漏病史者，效果相对较差，有效率为 83.33%，且临床上很容易反复；月经过多有放置宫内节育环史者，效果最差，有效率仅为 58.73%。（云南中医药杂志，1999，5）

3. 时逸人论述：月经量过多，一般见于血热妄行及气血虚弱。前者多因饮食之辛热，忿怒之刺激，相火之妄动，劳力之过度等引起，热迫血行，因而月经量多；后者多因体质素弱，或久病伤脾，化源不及，或劳伤心脾等引起，气虚不能摄血，冲任不固，以致出血过多。血热者量多色红，质稠有块；气血虚弱者量多色淡，质清稀薄。血热者用新订凉血固经汤；气血虚弱者则用加减归脾汤。（辽宁中医杂志，1982，9）

（三）辨证论治选录

郑兰芬经验：月经过多分为血热、肝热、脾虚三型辨治。①血热型：经潮量多，色鲜红，口干舌赤，掌心热，烦躁不安，脉数为其证候。治以四生丸，加仙鹤草、绿萼梅、生龙骨。如热中夹虚，用归脾汤加白芍；热盛用清经汤，或先期汤。②肝热型：见身热，口苦口渴，胸胁痛，心烦喜呕，不欲饮食，脉弦数，此肝郁已化热上扰。常用丹栀逍遥散，疏肝解郁，调和脾胃，清除肝火。肝郁未化火者，只取逍遥散；如肝火夹湿邪，症见口苦而渴，舌苔腻，身热心烦，头重痛，胁痛，脉弦急，主以龙胆泻肝汤；若兼脾胃湿热内蕴，出现胸脘连胁痞闷，则用芩芍温胆汤。③脾虚型：见头晕肢倦，面色萎黄，心悸，不嗜饮食，胃脘胀闷，大便溏薄，舌淡，脉虚，治以八珍汤或四君子汤，加杜仲、川续断等；若脾虚日久，营养缺乏，应用黑归脾汤；阴血亏损兼见虚火内燔，经量多者，用玉女煎加减；若并见肝气郁逆，胸胁痛楚，常用一贯煎。（福建中医药，1992，3）

（四）临床报道选录

1. 彭奕等运用自拟海藻汤从瘀论治月经过多 56 例：药用海藻、夏枯草、当归、川芎、赤芍、香附、王不留行、三棱、莪术、穿山甲等，其用量在 10～20 g，海藻、夏枯草可用至 40 g。每于月经干净后 1～2 日开始服用，每日 1 剂，一般 15 日为 1 个疗程。结果：15 例服用 2 个疗程后月经量基本恢复正常，35 例服用 3 个疗程后月经量明显减少，其他症状缓解，6 例因各种原因未能坚持治疗。（天津中医学院学报，1995，4）

2. 郑有柏运用举元煎合二至丸加味治疗月经过多 100 例：举元煎出自《景岳全书》，具有补气摄血固冲之功效，主治气虚摄纳无权，冲任不固所致之证。二至丸出自《医方集解》，具有补益肝肾之功效，主治肝肾不足而致之证。结果：治愈 65 例，显效（阴道流血减少 1/2 以上者）2 例，有效（阴道流血减少 1/3 以上者）3 例，无效 2 例。所治病例按中医辨证属气阴两虚型。用二至丸和举元煎加味煎汤，将红参、三七、鹿茸研细末用上方汤药送服。用举元煎补气，二至丸养阴，三七活血止血，红参加强补气，鹿茸温肾补阳。尤其对气虚血瘀，兼有下腹疼痛者用药后显效快。两方合用具有养阴补气散瘀止血之功效。（贵阳中医学院学报，1995，4）

3. 李育福用复方宫血安冲剂治疗月经过多 43 例：药用西党参、川续断各 15 g，炙黄芪 12 g，白芍、女贞子各 10 g，山楂、乌梅、墨旱莲各 8 g，甘草 5 g。制成冲剂 120 g 为 1 包；1 次 1 包，每日 3 次，经前 5 日开始服药，每月经周期服药 5 日为 1 疗程。同时，停用其他中西药物。以西党参、炙黄芪益气摄血固其本；山楂、乌梅健运脾胃，固摄收涩；二至丸滋阴清热，凉血止血；甘草补中益气而调和诸药。全方能大补气阴以固其本，迅速止血以治其标。对气阴两虚型月经过多，疗效较佳。结果临床治愈 24 例，有效（经量比治疗前减少 1/3 或少于 100 mL，经期延长天数较治疗前减少 7 日以内，其他症状消失或减轻者）17 例，无效 2 例。（湖南中医学院学报，1991，2）

4. 唐吉父用宫泰冲剂治疗月经过多 236 例：本品由党参、茜草等 13 味中药组成，制成每包 12 g，于经前 7～10 日开始服药，每日 2 次，每次 1 包，开水冲服，服至经净，3 个周期为 1 个疗程。结果痊愈（经量恢复到原来正常时月经量者）53 例，显效（经量减少 1/3 者）9 例，有效（经量减少 1/4 者）62 例，无效 30 例。宫泰冲剂对气虚血瘀型、阴虚血瘀型、气阴两虚血瘀型三种辨证类型均可获得显著疗效，证型之间无差异。（中成药，1995，4）

5. 郝先萍用血宁糖浆治疗月经过多 118 例：药由生地黄、牡丹皮、仙鹤草、墨旱莲、绵马贯众炭、蒲黄炭组成，经煎煮、过滤、浓缩制成糖浆剂，每次 25 mL，每日 3 次。结果：显效（2～4 日血止者）63 例，有效（5～6 日血止者）44 例，无效 11 例。（湖北中医杂志，1993，6）

6. 宋卓敏用加减四物汤治疗血虚型月经过多 32 例：熟地黄 30 g，白芍、炒白术、山茱萸各 15 g，当归 10 g，川芎、甘草各 6 g，荆芥穗 3 g，川续断 12 g。血瘀加炒蒲黄、五灵脂；气虚加党参、炙黄芪；血热加生地黄、牡丹皮。每日 1 剂，水煎服；于月经第 7～10 日开始，用至经净。结果：痊愈 20 例，显效 8 例，有效 3 例，无效 1 例，总有效率 96.88%。（天津中医药，2005，2）

7. 王月玲用祛瘀活血调经汤治疗宫内节育器致月经过多 56 例：当归、丹参、赤芍、茜草、益母草、地榆各 10 g，红花、生蒲黄、炒蒲黄各 6 g。随症加减，每日 1 剂，水煎服；用 5 日。非经期，阴虚用知柏地黄丸；阳虚用金匮肾气丸；气虚用归脾丸；口服。对照组 50 例，月经期用吲哚美辛 25 mg/日，每日 3 次，用 3 日；抗生素，用 3～5 日；口服。均 3 个月经周期为 1 疗程。用 1 个疗程，结果：两组分别治愈 30、15 例，有效 21、18 例，无效 5、17 例，总有效率 91%、66%。（现代中西医结合杂志，2005，6）

8. 陈林兴用补气摄血法治疗月经过多 82 例：炙黄芪 30 g，党参、白芍、海螵蛸各 15 g，白米、炒茜草各 10 g，炙升麻 8 g，阿胶 20 g，益母草 12 g，甘草 5 g。血热加大蓟、小蓟、炒槐花；瘀血甚去海螵蛸，加炒蒲黄、生三七粉。每日 1 剂，水煎，分 3 次服，于月经增多的第 2 日开始，用至经净。结果：治愈 41 例，好转 29 例，未愈 12 例。（云南中医学院学报，2005，2）

9. 李艳君用圣愈汤加味治疗月经过多 170 例：党参、黄芪、白芍、生地黄、益母草、川续断各 15 g，香附、牡丹皮、杜仲、当归各 10 g，川芎 6 g。月经来潮第 2 日开始，每日 1 剂，水煎服；3 日为 1 疗程。用≤2 个疗程，结果：痊愈 124 例，好转 46 例。（陕西中医，2002，5）

10. 王芳用独一味胶囊治疗月经过多 70 例：每粒 0.3 g。（甘肃独一味生物制药股份有限公司提供）3 粒，每日 3 次口服。对照组 35 例，用云南白药胶囊（每粒 0.25 g）2 粒，每日 4 次，口服。用 7 日，结果：两组分别痊愈 13、6 例，显效 20、11 例，有效 23、12 例，无效 14、6 例，总有效率 80.00%、82.86%。（中国中医药信息杂志，2008，1）

（五）经验良方选录

1. 内服方：

（1）乌梅 500 g，蜂蜜适量。将乌梅洗净，用水泡后剔去核。取锅上火，加入水、乌梅，用大火煮沸后改用小火煮约 30 分钟，滤取汁液。锅内加水再煎 30 分钟，再次滤取汁液，合并 2 次乌梅汁，放入锅中，用小火煎浓，加入等体积的蜂蜜，略煮后离火，待冷装瓶即成。日服 2 次，每服 20 g，开水送服。主治月经过多。

（2）干姜炭 750 g，乌梅炭、棕榈炭、地榆炭各 500 g。以上共研粗末，过 60 目筛；再将干姜炭水煎 30 分钟，滤汁；再加水煎沸 20 分钟，过滤，并将药渣压榨取汁，与 2 次滤液合并，浓缩成 1∶1 姜汁，加适量黏合剂，拌上过滤粉，压制成块状，晒干或烘干备用。每块重 9 g。代茶饮，每日 1 块。主治月经过多。

（3）蜂蜜 700 g，党参、黄芪、龙眼各 100 g，当归 50 g，大枣 40 g，甘草 30 g。以上后 6 味洗净，放入沙锅中，加 1000 g 水，煎取 700 g 药汁，药渣加 500 g 水再煎至 300 g，合并 2 次药液，加热浓缩至 800 g，加入蜂蜜，收膏。日服 3 次，每服 20 g，开水送下。凡有外感实热者不宜服用。主治月经过多。

（4）茅根炭、山茱萸炭各 15 g，仙鹤草 12 g，川杜仲、川续断、生牡蛎、阿胶、杭白芍、谷芽、麦芽、沙苑子、白蒺藜各 10 g，玫瑰花、厚朴花、生地黄、熟地黄、莱菔子、荆芥穗、党参、炒远志、酒黄芩各 6 g，升麻、酒黄连各 3 g。每日 1 剂，水煎服。主治月经过多。

（5）黄芪、熟地黄各 30 g，党参、山茱萸、当归各 15 g，茺蔚子、麦冬、阿胶各 10 g，蒲黄 5 g。以上 9 味药，每日 1 剂，每剂加水煎 3 次，每次加入含 3 g 阿胶的炖化液，饭前温服。从月经来潮时开始服用，连服 5 剂，下月照服，共服 3 个 5 剂。主治月经过多。

（6）党参 20 g，白术、阿胶、墨旱莲、血余炭、陈棕榈炭、益母草、绵马贯众炭各 10 g，甘草 6 g。随症加减：挟瘀加蒲黄炭，重用益母草。量多无块加海螵蛸、煅牡蛎。气虚下陷重用党参，加黄芪、升麻。血热加生地黄、地榆、炒黄芩。水煎，每日 1 剂，服两次。主治血热型月经过多。

（7）桑寄生、珍珠母各 30 g，生牡蛎 24 g，赤小豆 18 g，盐橘核、地骨皮、生川萆薢各 12 g，龙齿、血余炭、生鳖甲、盐知母、盐黄柏、杜仲炭、芡实、乌药各 9 g，炒牡丹皮 4.5 g，干藕节 7 枚。每日 1 剂，水煎服。主治月经过多。

（8）益母草、血见愁各 400 g，当归 300 g，生蒲黄、黑蒲黄各 100 g，红糖 200 g。前 3 味药加水 3000 mL 浸泡两小时后用文火煎至 800 mL，去渣滤液，加入后 2 味药与红糖，微煎拌匀成膏，每服 25 g，每日 3 次。主治月经过多。

（9）绵马贯众炭 30 g，当归、麦冬、桂枝各 15 g，白芍、吴茱萸、半夏、川芎、牡丹皮、淫羊藿、艾叶、生姜各 10 g，甘草 6 g，三七粉（吞服）5 g。经前 1 周起，每日 1 剂，水煎，服两次。主治血寒夹瘀型月经过多。

（10）鲜绵马贯众 150 g，米醋适量。将绵马贯众去毛、根须，水洗净，再用适量的米醋浸 12 小时，至米醋吸透为度，阴干，焙焦研末。每次服用 6 g 药末，早晚各 1 次，空腹用米汤送服。主治血热型月经过多。

（11）水牛角（水浸、先煎）30～45 g，生地黄（切碎黄酒浸）、生白芍各 15～45 g，仙鹤草、桑叶各 30 g，牡丹皮炭 9 g，阿胶（烊冲）、荆芥炭各 10 g，每日 1 剂，水煎 2 次分服。主治月经过多。

（12）鸡血藤、益母草、白茅根各 30 g，炒山栀仁 15 g，川楝子、生甘草各 12 g，鹿角霜 10 g，红花 9 g。经前 1 周起，每日 1 剂，服两次，7 剂为 1 疗程。主治血瘀型月经过多。

（13）制何首乌 30 g，熟地黄、菟丝子、党参、桑寄生、黄精各 25 g，金樱子 20 g，川续断、白术、枸杞子、鹿角霜各 15 g，炙甘草、益智仁各 10 g。每日 1 剂，水煎服。主治月经过多。

（14）生黄芪 16 g，生地黄（酒炒）12 g，杭白芍（醋炒）、当归、龙眼、酸枣仁、山茱萸、阿胶各 10 g，蒲黄炭 7 g，炙甘草 3 g。每日 1 剂，水煎服。主治月经过多。

（15）党参、黄芪各 25 g，白术 12 g，升麻、枳壳、补骨脂、鹿胶、（烊），绵马贯众各 10 g，艾叶 6 g。每日 1 剂，水煎服。出血期应连用 4～5 剂。冲任血热者禁用。主治月经过多。

（16）生地黄、黄芩各 500 g，蜂蜜 500 g。上述 2 药加水浸泡半小时后用小火煎煮 20 分钟，去渣滤汁，加蜂蜜收膏。每日 2 次，每次服 15～20 g。主治血热妄行型月经过多。

（17）青蒿、牡丹皮各 6 g，茶叶 3 g，冰糖 15 g。将前 2 味洗净，加茶叶，置茶杯中，用鲜开水浸泡 15～20 分钟，加入冰糖令溶即得。不拘量，代茶饮用。主治月经过多。

（18）醋炒白芍、土炒白术、酒洗当归各 30 g，牡丹皮、三七根末、酒炒生地黄各 9 g，甘草、荆芥穗各 6 g，柴胡 3 g。每日 1 剂，水煎服，日服 2 次。主治月经过多。

（19）党参 25 g，地榆炭、生地黄各 20 g，茜草炭、蒲黄炭、槐花炭、绵马贯众炭、血余炭、白术、益母草各 15 g。每日 1 剂，水煎服。主治月经过多。

（20）生牡蛎 30 g，山药 15 g，熟地黄、海螵蛸各 12 g，白术、石莲子、川续断、椿皮各

9 g，炙甘草 6 g。每日 1 剂，水煎服。主治月经过多。

2. 外治方：

(1) 硫黄 25 g，党参 10 g，白术 7 g，干姜 5 g，炙甘草 3 g。以上 5 味共研细末，于月经前 3～5 日将脐部消毒干净，取 0.2 g 药末，敷于脐内，然后用软纸片覆盖，再加棉花，外用胶布固定。每日换药 1 次，至经停时停用，俟下月行经前 3～5 日继用，连用 3～5 次为 1 疗程。主治脾肾阳虚所致的月经过多。

(2) 当归 20 g，五味子 12 g，樟脑 3 g，凡士林适量。将以上前 2 味混合研粗末，再加樟脑共研细末，取适量凡士林烊化拌药末成膏状，分数份分别敷贴于足底涌泉穴、脐下 3 寸关元穴、腰眼穴处，纱布覆盖、胶布固定，每日 1 次。也可用艾条在靠近敷药穴位处熏灸，以提高疗效。主治月经过多。

(3) 当归 9 g，白芍、红花、干姜、肉桂、川芎各 6 g，鹿茸 3 g。将上药共研细末，装瓶密封，备用。使用时取 3～5 g 药末，放入患者脐孔中，外贴镇江膏药，再以胶布固定，7 日换药 1 次，3 次为 1 疗程。主治月经过多。

(4) 焦艾叶 30 g，益智仁、沙苑子各 20 g。将前 2 味药烘干，共研细末，过筛，取适量药末，用艾叶煎汁调成糊状，敷于脐中，纱布覆盖，胶布固定，每 6 小时换药 1 次。主治月经过多。

(5) 红蓖麻子仁 15 g。将上药捣烂如泥，剪去患者头顶头发（直径 2～3 cm，或剃光），将药泥敷于百会处，纱布、胶布固定，每日 1 次，血止后洗去。主治月经过多。

3. 食疗方：

(1) 鲜牡蛎 250 g，猪瘦肉 100 g，淀粉、精盐各适量。将牡蛎洗净切成片，猪瘦肉洗净切成薄片，然后将牡蛎片和猪瘦肉片拌上淀粉，放入开水锅中煮沸，再改用小火慢炖，至肉熟烂时加精盐调味即成。佐餐食用，饮汤吃肉。滋阴健脾，益气补血。主治阴虚内热所致的月经过多。

(2) 白鸡冠花 20 g，鸡蛋 2 个，精盐少许。将鸡冠花、鸡蛋洗净，加水同炖，蛋熟后去壳再煮 20 分钟，加精盐调味，吃蛋喝汤。每日 1 剂，连服 5～7 剂。主治血热型月经过多，症见月经量多，色深红或紫红，质稠有小血块，尿黄便秘等。

(3) 鲜芹菜、鲜卷柏各 30 g，鸡蛋 2 只，精盐少许。将芹菜、卷柏、鸡蛋洗净，加水同炖，蛋熟后去壳再入锅煮 20 分钟，拣出芹菜、卷柏，加入精盐，吃蛋饮汤。每日 1 剂，连服 2～3 剂。主治月经过多，功能性子宫出血等。

(4) 芹菜、藕各 150 g，植物油 25 g。芹菜洗净切段，藕洗净切片，油入锅烧熟，加入芹菜、藕片煸炒，加入精盐后再加 500 g 水，煮熟食用。月经期间每日 1 剂，分 2～3 次服用。可连服 5～7 剂。主治血热型月经过多。

(5) 猪皮 1000 g，红糖 250 g，黄酒 250 mL。将猪皮去毛，洗净，切成小块，加水炖至肉皮烂透，待汤汁稠黏时，注入黄酒、红糖，调匀即可离火，倒入盆中，候凉，冷藏备用。随意食用。主治血热型月经过多。

(6) 艾叶 25 g，老母鸡 1 只，白酒 125 mL。先将鸡开膛去肠及杂物，切块，锅内加水 1 大碗，鸡、艾叶和酒共炖，烧开后改用文火煨熟。食肉饮汤，每日用 2 次。主治月经来时点滴不断，日久身体虚弱。

(7) 黑木耳 30 g，大枣 20 枚，粳米 100 g，红糖 20 g。将黑木耳泡发，去杂洗净，撕成小片，与洗净的大枣、粳米一同加水煮粥，熟后调入红糖即成。每日 1 剂。主治气虚所致的月经过多。

(8) 大米 100 g，黄芪、炮姜炭各 15 g，人参 6 g。将黄芪、人参水煎取汁，炮姜炭研末，备用。大米淘洗干净，加水煮为稀粥，兑入上 3 味，调匀即成。每日 1 剂。主治气虚型月经过多。

(9) 大枣、白扁豆各适量。以上 2 味洗净，一同放入沙锅，加适量水，先用大火烧沸，再用小火炖煮至豆烂枣熟，可加糖调味即成。月经期日服 1 剂，连服 5～10 日。主治脾虚型月经过多。

(10) 莲子 30 g，冰糖 20 g，茶叶 5 g。先将茶叶用开水冲泡后取汁备用。莲子用温水浸软，与冰糖共捣烂，倒入茶汁调匀，即可食用。每日 1 剂。主治月经过多、崩漏不止、带下等。

(11) 阿胶 30 g，黑糯米 100 g。将黑糯米加适量水煮粥，待粥熟时再加入阿胶，待其溶化后，调味，服食。每日 1 剂，连服 5 日。有脾胃虚弱、瘀血和表证者忌用阿胶。主治月经过多。

(12) 鲜蚌肉 150 g，米酒 2 匙，姜汁 1 匙。将蚌肉洗净，待植物油烧红时稍炒，加入米酒、姜汁和适量水同煮。熟后加精盐调味，饮汤食肉。每日 1 剂，连服 5 日。主治月经过多。

(13) 鲤鱼 500 g，黄酒 250 g。将鲤鱼开膛去杂物，洗净，用刀将鱼肉切片，放入锅内，倒入黄酒煮。鱼骨焙干研成细末，早晨用黄酒冲服。主治经血过多且 10 日以上不净。

(14) 老藕 250 g，猪瘦肉 200 g。老藕洗净切片，与猪肉混合，加入 100 g 水，共煮熟。吃藕及猪肉、喝汤。每日 1 剂，月经期间，连服 3～5 剂。主治血热型月经过多。

(15) 路路通 20 g，橘核 10 g，鸡蛋 2 个。药加水煎，去渣取液，加入鸡蛋再煮沸，加冰糖少许调匀，食蛋饮汤。每日 2 次。主治月经过多。孕妇、感冒期不宜服用。

(16) 艾叶 15 g，老母鸡 1 只。将老母鸡洗净，切块，同艾叶清蒸或煮汤。每日 1 剂，分 2～3 次食用，于月经期间连服 2～3 剂。益气养阴。主治气虚型月经过多。

(17) 鲜马齿苋 250 g，鸡蛋 2 只，精盐、味精、香油各适量。将马齿苋洗净，水煎去渣，打入鸡蛋搅匀，稍煮片刻，调味食用。每日 1 剂。主治血热型月经过多。

(18) 党参 30 g，乌骨鸡 1 只。将乌骨鸡去毛和内脏，切块，加适量水，与党参一同放入盅内，隔水炖熟，调味食肉饮汤。每日 1 剂，连服 5 日。主治月经过多。

(19) 生牡蛎 250 g，鸡汤 500 mL。药与鸡汤共煮，加适量佐料，每日 1 剂，服 2 次。5 剂为 1 疗程。主治阴虚型月经过多。

第六节　月经过少

一、病证概述

月经过少是指月经量明显减少，或带经期缩短不足 3 日，甚至点滴即净，而月经周期正常或基本正常。可以由幼稚子宫、子宫发育不良、垂体-卵巢功能低下、雌激素分泌不足、子宫内膜增殖不充分、内膜过薄等所致。结核性子宫内膜炎，由于结核感染破坏了子宫内膜的基底层，亦可导致月经过少。宫腔手术时对子宫内膜搔刮过度，致内膜损伤，或宫腔部分粘连等，均可导致月经过少。本病多由先天禀赋不足；或屡孕屡堕；或房劳损伤；或大病久病；或慢性失血损伤阴血；或脾胃虚弱，化源不足；或过食生冷，久居寒湿之地，血为寒凝；或忧思恚怒；或素体肥胖，痰湿壅滞等而致。临床分虚实两大类，虚者为营阴亏虚，冲任不足，血下甚少；实者为内有瘀血、痰湿阻滞冲任，经行不畅。临床证候常见肾虚证、血虚证、阴虚血燥证、血寒证、血瘀证和痰湿证等。

二、妙法绝招解析

（一）肝肾不足，冲任失调（哈荔田医案）

1. 病历摘要：刘某，26 岁，未婚。月经失调已年余，经期错后，色淡量少，间有紫色小块，每次来经仅 2 日，用纸不过半包，经前乳房作胀，小腹坠痛，腰膝酸软，头晕眼花，心悸少寐，纳谷不香，面色苍暗，形瘦神疲，脉沉细略弦，舌质淡红，舌苔薄黄。诊断为月经过少。

证属肝肾不足，冲任失调。治宜补益肝肾，疏郁通滞。药用当归、川续断、紫丹参、北刘寄奴各 12 g，桑寄生、女贞子、杭白芍、茜草、炒枣仁、远志、首乌藤、香附各 9 g，川芎片 6 g，每日 1 剂，水煎服。服 4 剂后，月经即止。此次经量增多，色亦转红，用纸一包余，乳胀痛均减，惟仍感腰膝酸软，脘痞不舒，纳少寐差，舌苔薄腻，脉沉细而滑。虽已获效，仍当益肝肾以固其本，调脾胃增食欲，以助化源。药用川续断、当归、首乌藤各 12 g，女贞子、墨旱莲、炒白术、香佩兰、云茯苓、紫厚朴、炒神曲、炒枣仁各 9 g，广陈皮、合欢皮、远志各 6 g。嘱服 6 剂后，改服丸剂，每日上午服八宝丹 6 g，下午服二至丸 20 粒，连服 10 日。药后经汛再潮，周期已获准时，色量均可，乳胀腹痛幸免未作，尚觉腰酸，不耐劳力，食眠欠佳。予人参归脾丸每日 2 次，每次服 6 g，白开水送下，以善其后。（《哈荔田妇科医案医话选》，天津科学技术出版社，1982）

2. 妙法绝招解析：月经周期基本正常，经量明显减少，甚或点滴即净，或经期不足 2 日，经量少于正常，连续出现 2 个周期以上者，称月经过少。《叶天士女科》云："形瘦经少，此气血弱也。"本案患者形体消瘦，腰膝酸软，头晕眼花，心悸少寐，纳谷不香，面色苍暗，经量少而色淡，脉细略弦，是因肝肾亏虚，冲任血少，不能下达胞宫所致，经期，间有小块，经前乳胀，则因血虚兼瘀，气滞不疏所致，证属虚中夹实，治宜通补兼施。方中当归、白芍养血柔肝，川续断、女贞子、桑寄生滋肾阴，脾肝肾得补，则血海自充；以香附、川芎、丹参、北刘寄奴、茜草等理气活血，酸枣仁、远志、首乌藤等养心安神。复诊以白术、茯苓、佩兰等健脾化湿；厚朴、神曲、陈皮调胃增食。胃纳佳则气血化生有源，血气充旺则月经自调。

（二）寒阻胞宫，气血凝滞（孙朗川医案）

1. 病历摘要：李某，37 岁。5 个月前顺产一男婴，因体质虚弱未哺乳。2 日前月经来潮，因不慎下水操作，旋即经量涩少，色紫暗，伴小腹拘急疼痛，欲潮不潮，腰骶酸胀，脉沉紧，舌质紫黯，苔白滑。诊断为月经过少。

证属寒阻胞宫、气血凝滞。治宜温经散寒，活血调经。药用失笑散（布包）12 g，香附、丹参、炒白芍各 9 g，桂枝、当归各 6 g，吴茱萸、生姜各 3 g。每日 1 剂，水煎服。服 2 剂后经量增多，经色转红，腹痛得止，脉转沉缓，舌质略紫，苔薄白。改调和气血，佐以温通善后。药用党参 15 g，白术、炒白芍各 9 g，桂枝（后入）、当归各 6 g，吴茱萸、生姜、砂仁（后入）各 3 g。服 2 剂后，诸症悉除。（《孙朗川妇科经验》，福建科学技术出版社，1988）

2. 妙法绝招解析：本案之月经过少，气血素虚，经期又不慎冷水操作，使寒邪乘虚而入，客于胞宫，血为寒凝，故见经血涩少。治拟金匮温经汤合失笑散，温经散寒，活血调经。服药两剂后，经量增多，腹痛亦止。后去失笑散等活血祛瘀行气之药，加党参、白术扶正，意在调和气血，温经散寒，纵观全方，扶正与祛邪兼顾，扶正不碍邪，祛邪又不伤正，组方中肯，法对病机，故药到病除。

（三）气血不足，瘀滞难行（何任医案）

1. 病历摘要：冯某，27 岁。经行点滴，迁延时日，3 年至今。8 年前做过子宫浆膜瘤切除术。诊断为月经过少。

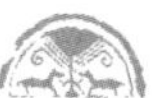

证属气血不足，瘀滞难行。治宜益气补血，祛瘀导滞。药用白芍、小茴香各 1.2 g，当归 9 g，五灵脂、女贞子、炒蒲黄各 6 g，肉桂（冲服）3 g。每日 1 剂，水煎服。服 5 剂后，经量较剂前增多，色泽略转正，续以祛瘀为治。药用白芍、小茴香各 1.2 g，墨旱莲、当归、女贞子各 9 g，延胡索、川芎、炒蒲黄、五灵脂各 6 g，炮姜、肉桂、没药各 3 g。服 5 剂后，经量增多，腹痛尚存。改通补奇经之法。药用补骨脂 15 g，小茴香、党参、紫石英、枸杞子、炒阿胶各 12 g，炒当归、山茱萸、沙苑蒺藜各 9 g，鹿角霜、淡苁蓉、川续断各 6 g。服 5 剂后，本月经行量仍少，已净，初行有腹痛。药用山药 15 g，党参 12 g，菟丝子、白芍、鸡血藤、茯苓、白术、制香附各 9 g，炒荆芥、生甘草各 6 g。服 5 剂后病愈。（《何任医案选》，浙江科学技术出版社，1981）

2. 妙法绝招解析：月经量少，淋漓难净，主要原因有二：一是气血不足，二是气滞血瘀。本案病机则为气滞血瘀，前两方以少腹逐瘀汤为主，二至丸为补，刚柔相济，温清协调。三诊时由于前方获效，但因其病程较长，必累及奇经，虚中有实，实中夹虚，病机错综复杂，故转用通补奇经之法，四诊以定经益血为主。此为巩固疗效之调理法。凡气血郁滞之月经失调或淋漓难净，用祛瘀法治疗时，应不离《内经》“通因通用”的治疗原则。

（四）化源不足，血海匮乏（李祥云医案）

1. 病历摘要：钱某，女，21 岁。近 3 年多来，经量减少，且每后延；大便干结，夜寐易醒，畏寒纳差，神疲乏力，末次月经量极少，曾经中西药治疗，包括周期治疗均无显著效果。平素月经经量中，色红，无痛经。诊断为月经过少。

证属化源不足，血海匮乏。治宜健脾益肾，调理冲任。药用首乌藤、党参、淫羊藿各 30 g，黄芪 15 g，白术、白芍、生地黄、熟地黄、山茱萸、何首乌、天花粉、瓜蒌（切）、肉苁蓉各 12 g，附子、桂枝、红花各 9 g，桔梗 5 g。每日 1 剂，水煎服。服 7 剂后，经量较前增多，无痛经，无腰酸，食纳、大便已转正常。苔薄，脉细弦。治宜健脾疏肝。药用鸡血藤、仙鹤草各 15 g，海螵蛸、党参、黄芪、香附、郁金、生地黄、熟地黄各 12 g，木香、陈皮、大腹皮、当归各 9 g，川芎、生茜草各 6 g。上法出入调理 2 个月，月经周期正常，经量中等，偶有血块，食纳、大便如常。（《李祥云治疗妇科病精华》，中国中医药出版社，2007）

2. 妙法绝招解析：患者系某重点大学学子，事业争先，学习辛苦，思虑伤脾，累及肝肾；脾失健运，生化不足，肝气抑郁，气机不利，久病及肾，冲任亏虚。《女科经纶》引薛立斋云“血者水谷之精气也，和调五脏，洒陈六腑，在男子则化为精，在妇人则上为乳汁，下为月水，故虽心主血，肝藏血，皆统摄于脾，补脾和胃，血自生矣。”本方用党参、黄芪、白术、白芍健脾补血；香附、郁金、木香、陈皮、桔梗、大腹皮疏利气机；当归、生地黄、熟地黄、山茱萸、何首乌、鸡血藤、海螵蛸、生茜草等养血生血，增加化源；附子、桂枝、肉苁蓉益肾调冲，使生化有源，肝气得利，脾肾得充，则经水转为正常。

（五）气血亏虚，胞脉失荣（郑长松医案）

1. 病历摘要：李某，女，16 岁。13 岁月事初潮，经来推迟，血量偏少。去冬以来，血量更少而色淡，周期尚准，经来当日小腹隐痛，带经 3～5 日。平时头晕目眩，神疲体倦，食纳欠佳。面白少华，形体瘦弱，声音低微，舌质淡红，苔白薄润，脉沉细弱。诊断为月经过少。

证属气血亏虚，胞脉失荣。治宜益气健脾，养血调经。药用熟地黄、当归、白芍各 30 g，党参、生黄芪、丹参、山药各 20 g，菟丝子 15 g，白茯苓 12 g，川芎 9 g，肉桂（后下）3 g。每日 1 剂，水煎 2 次，共煎 500 mL，分 2 次温服。每经期服药 3 剂，连服 2 个月经周期，血量递次增多，经期腹痛解除。（《郑长松妇科》，中国中医药出版社，2007）

2. 妙法绝招解析：本案月经过少，由气血不足而来。阴血不足则血海空虚，胞脉失养，故血淡量少，经期小腹隐痛；气虚则阳气不能展布，故神疲体倦，语声低微；脾气虚则食纳欠佳；血虚不足以奉养全身，则形体瘦弱，头晕目眩，面白少华，舌质淡红，苔白薄润，脉沉细弱。方中黄芪、党参、山药、茯苓益气健脾；当归、熟地黄、丹参、白芍、川芎养血；菟丝子益肾；肉桂温经。

（六）肝郁血亏，肾气不足（郑长松医案）

1. 病历摘要：徐某，女，20 岁。去春以来，月经逐月减少而色淡，经前胸闷乳胀，小腹胀痛，经至腹痛加重。月经周期 30 日左右，经期 2～3 日。并伴头晕，多梦，夜寐难眠，健忘脱发，不断腰痛，带下清稀。舌淡红胖嫩，苔薄白乏津，脉沉细弱。诊断为月经过少。

证属肝郁血亏，肾气不足。治宜理气解郁，补肾养血。药用益母草、当归、菟丝子、丹参、何首乌各 30 g，熟地黄、桑寄生、香附（捣）各 20 g，合欢皮 15 g，川续断、橘核、橘叶、枸杞子各 12 g，青皮、陈皮、川芎、炒桃仁（捣）各 9 g，肉桂（后下）3 g。每日 1 剂，水煎 2 次，共煎 500 mL，分 2 次温服。每经期服药 3 剂，共服 10 剂，血量增多，诸恙悉平。（《郑长松妇科》，中国中医药出版社，2007）

2. 妙法绝招解析：此案证候错综，虚实并见。其经前胸闷乳胀，小腹胀痛，经至腹痛加重而血少色淡，显系气机郁滞兼阴血亏虚之证；气滞则兼见心烦易怒；血虚则并有头晕多梦，夜寐难眠，健忘脱发，舌淡胖嫩，苔白乏津，脉沉细弱。其腰痛绵绵，带下清稀为肾气不足，闭藏失职所致。方中益母草、丹参、当归、熟地黄、川芎养血活血；香附、合欢皮、橘核、橘叶、青皮、陈皮理气解郁；菟丝子、川续断、桑寄生、何首乌、枸杞子、肉桂益阴扶阳，培助下元。

（七）寒凝血瘀，经行不畅（郑长松医案）

1. 病历摘要：孟某，女，32 岁。经来量少，周期尚准，带经 5 日，血色黑紫，小腹常感寒凉，经期益甚。近半年来，诸症有增无减，经期小腹隐痛。末次经来点滴，须臾即去，已净 3 日，仍小腹寒凉，隐痛未止。舌质淡红，苔薄白微垢，脉沉细涩。诊断为月经过少。

证属寒凝血瘀，经行不畅。治宜温经散寒，活血化瘀。药用熟地黄、当归、白芍、香附（捣）各 15 g，炒桃仁（捣）12 g，川芎、吴茱萸、官桂（后下）各 9 g，炮附子、炮姜各 6 g，大葱白（连须）1 个。每日 1 剂，水煎 2 次，共煎 500 mL，分 2 次温服。服 3 剂后，腹痛解除，寒凉减轻，故宗原法加减。药用熟地黄 30 g，当归、赤芍、白芍、香附（捣）各 15 g，吴茱萸、小茴香（后下）、红花各 9 g，青皮、陈皮、炮附子、炮姜各 6 g，大葱白（连须）1 个。服 5 剂后，行经 1 日，血量稍增，小腹未觉寒凉，疼痛更甚于前。寒邪虽有减退，血行仍不畅通，宗原法，增活血化瘀之品，以冀血活则痛止，瘀去则新生。按二诊方去小茴香、炮姜、炮附子，倍当归，加炒桃仁（捣）12 g，牛膝 9 g，莪术 6 g，官桂（后下）3 g。服 3 剂后，行经 3 日，血量显著增多，经来当天小腹坠痛，下血块后渐松，入夜腹痛尽止。再守原方经前继服，改为每晚 1 次，2 日 1 剂。共服 23 剂，诸恙悉安。（《郑长松妇科》，中国中医药出版社，2007）

2. 妙法绝招解析：此案症见小腹寒凉，经前益甚，经量减少而色黑紫，带经日期缩短，经期小腹隐痛，经尽不止，显系血为寒凝，经行不畅之候。方中四物汤、桃仁、红花、牛膝、莪术养血活血，化瘀通经；吴茱萸、小茴香、炮姜、桂、附、葱白通阳散寒，温煦胞宫；香附、青皮、陈皮理气，从而收气行血顺之效。

（八）血为寒凝，气机不利（郑长松医案）

1. 病历摘要：李某，女，22 岁。于上次经来当日下水劳动，致顷刻经去，小腹阵痛，经治疗腹痛尽止。3 日来两乳持续作胀，小腹阵阵作痛，昨天经来黑紫，点滴即止，刻下脐旁满硬，小腹冷痛。素无宿疾，经事尚准。痛苦表情，形体较瘦，舌红，苔薄白，脉象沉紧。诊断为月经

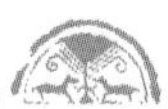

过少。

证属血为寒凝，气机不利。治宜温经散寒，行气活血。药用熟地黄 30 g，香附（捣）18 g，炒白术、当归、小茴香（后下）、泽兰各 15 g，五灵脂（包）、延胡索（捣）、炒桃仁（捣）、红花各 12 g，青皮、陈皮、白芷（后下）各 9 g，广木香、官桂（后下）各 6 g。每日 1 剂，水煎 2 次，共煎 500 mL，分 2 次温服。服 1 剂后，小腹剧痛，宛如刀割，下血块后痛减，连进 3 剂，诸苦若失，翌月经候如常。(《郑长松妇科》，中国中医药出版社，2007)

2. 妙法绝招解析：本案由带经下水，血为寒凝，致顷刻经去，小腹阵痛。经治疗后，虽腹痛暂止，但寒邪未除，瘀血未解。寒凝血滞则气机不利，故经行之前两乳持续作胀，小腹阵阵坠痛；寒凝血瘀，经行不畅，故及期而脐旁满硬，小腹冷痛，经来黑紫，点滴即止。方中小茴香、白芷、官桂温经散寒；泽兰、桃仁、红花活血化瘀；香附、青皮、陈皮理气行滞；五灵脂、延胡索散瘀止痛；加熟地黄、当归、白术养血调经，健脾和中，从而邪去正复。

（九）肝肾不足，冲任欠盈（匡继林医案）

1. 病历摘要：蒋某，22 岁。16 岁经水初潮，近半年来每经行期准，量少，两日即净。患者身长体瘦，腰酸多梦，纳谷不馨，二便尚调。舌淡苔薄，脉沉细。

证属肝肾不足，冲任欠盈。治宜养肝益肾，调补冲任。药用炒当归、生地黄、熟地黄、制何首乌、白芍、熟女贞子、巴戟天、炒牛膝各 9 g、川芎、陈皮、河车大造丸（吞服）各 6 g。每日 1 剂，水煎服。服 10 剂后，经行，量少色暗，略有腰酸腹胀。舌淡苔薄，脉细。证属营血不足，冲任失调。再拟调补冲任。药用炒杜仲、川续断各 12 g，炒当归、生地黄、熟地黄、白芍、牛膝、丹参、制香附、乌药各 9 g，川芎、青皮、陈皮各 6 g。服 7 剂，经期将届，时有腰酸，余无所苦。舌淡苔薄，脉细。基础体温双相不典型。肾气尚嫌不足，冲任仍欠充盈。再当温肾调经。紫石英、炒杜仲、川续断各 12 g，炒当归、生地黄、熟地黄、川芎各 6 g、白芍、牛膝、熟女贞子、制香附、丹参、巴戟天各 9 g。服 7 剂后，经行约 4 日净，量已接近正常。(本书主编，待刊)

2. 妙法绝招解析：月经过少，以虚证为多，王肯堂云“经水涩少，为虚为涩，虚则补之，涩则濡之。”若不论虚实，但见经少便妄下攻破，则犯虚虚实实之大戒。本案诊治过程中按月经期不同阶段（经期—经净—经前）分别采用疏通—平补—温补方药施治。在经期适当用川芎、丹参、牛膝、香附养血通调；在经净后以四物加何首乌、女贞子等平补肝肾；在经前期，稍加紫石英、巴戟天等温补之品，才能适应月经周期的正常生理消长过程。所用调经方法是禀承传统方药，博采众长而加化裁。在调经之法中根据周期变化，运用经前温补，使阴血满盈；经期疏通，经后平补，使阴血渐充而使经水流畅，从而经行正常如初。

三、文献选录

月经量少又称月经过少和经水涩少。一般认为经量少于 30 mL。其病因有虚实之分，虚者多因素体虚弱，大病、久病、失血或饮食劳倦伤脾，或房劳伤肾，而使血海亏虚，经量减少；实者多由瘀血内停，或痰湿壅滞，经脉阻滞，血行不畅，经血减少。大家都知道女子以血为用，正常规律的月经反映了女子正常的生殖生理功能。如果月经量少，或月经质量不好，受孕后就没有足够的经血和高质量的营养物质供胎儿正常的生长发育，就很容易出现中途流产，或胎死腹中等现象。

（一）月经量少的危害和并发症

1. 可引起色斑、暗疮，影响美容：这些色斑、暗疮，不是化妆品能解决的，因其是机体病变的反映，尤其是月经量少颜色黑及一些癌症、肝硬化等病症的外在表现。如果不及早诊治，不但影响美容，而且还会影响身体健康。

2. 月经量少有可能会导致不孕不育：月经量少的人体质一般都不太好，有可能会导致怀不了孩子。

3. 月经量少是妇科炎症的危机：月经量少颜色黑给女性的身体健康带来了严重的危害。如月经性关节炎，月经性牙痛，月经性哮喘，子宫内膜异位，宫颈炎等。

4. 月经量少可引发头痛：头痛是一种较常见的疾病，就其发病的概率来说，女性要大于男性，这与女性独有的生理特点有关，流行病学调查结果表明，与月经有关的头痛，约占女性头痛的20%。

（二）名医论述选录

1. 夏桂成论述：月经过少，常与月经后期伴见，有可能发展为闭经。本病证的主要证型是阴血不足，血海空虚；其次是气滞血瘀证型。血寒证型，比较少见；痰湿证近年来常有所见，可能与生活条件好转，多食膏粱厚味有关。但单纯的痰湿证型也是少见，大多数与肾虚有关，痰湿仅是标证。由于月经量少的范围较广，包括的疾病亦很多，因此，必须排除器质性疾病，如宫颈宫腔粘连、多囊卵巢综合征、子宫内膜结核、服用避孕药及其他激素引起的月经过少等。在对本病辨证时，量、色、质的辨证意义不大，因而详询病史，以及搜集各种检查所得的资料，极为重要。如检查提示雌激素水平低落或者与周期演变不相符合，BBT曲线图像所示低温相偏高，带下分泌液少者，乃阴血不足，血海空虚的有力依据。如雌激素水平正常，BBT曲线图像所示双相正常者，此与子宫的通泄不利有关，内有气滞血瘀，或者宫腔宫颈粘连所致。BBT高温相偏低或欠稳定，形体肥胖，乃痰湿蕴阻的特征，或者血寒内阻的现象，但还是与肾阳虚有关。因此，在辨证时，务必通过西医学的各种检查，特别对激素水平的测试来分析肾阴阳虚的情况，为调治根本提供依据。在治疗方面，不仅要注意选择方药，而且还要注意服药的时间。阴血不足者，虽以小营煎加减施治，但重点于经净后即服用。随着经后期的移动，逐渐加入川续断、菟丝子、肉苁蓉、巴戟天等1～2味补阳药，更有利于阴血的恢复。气滞者，虽以七制香附丸施治，但必须在经前3～5日开始服，同时要加入桃仁、红花、丹参、泽兰等活血化瘀调经的药物。血寒者，虽以温经汤施治，但必须在经前3～5日服药，同时要加入川续断、肉桂、淫羊藿等补肾助阳的药，才能达到祛除血寒的目的。痰湿者，虽以芎归二陈汤施治，但亦必须在经前3～5日服用，同时亦要加入川续断、鹿角片、淫羊藿、丹参、泽兰叶等补阳调经之品，才有可能促使月经增多。然而，经前经期安定心神，稳定情绪，舒畅气机，避免寒凉，按摩小腹部等配合治疗，亦是不可忽视的。(《中医临床妇科学》，人民卫生出版社，1994)

2. 翁充辉论述：①血虚型。冲为血海，任主胞宫，冲任经脉功能失调则血海不充，故月经量少，经色淡红；血海不充则气血虚弱，血虚不能畅行经络脏腑，气血不易上承，故面呈㿠白，头眩心悸。舌质淡，苔薄白，脉细弱均为血虚之象。治以补气养血，方药八珍汤。经色清淡，脉迟者可加肉桂、附子以振元阳，调气血。血虚血瘀，可加益母草祛瘀生新。肾虚型：多见于生育期妇女，因生育或其他慢性病，肾阳虚弱，冲任虚寒，肾中精血不足，故月经量少，或点滴即止，经色淡红而质清。"肾者作强之官，技巧出焉"，由于肾气精髓血液不足，影响作强能力，使灵巧敏捷功能衰弱，故见腰膝酸痛，头眩耳鸣，下肢不温等症。舌质淡红，脉沉细为肾气虚弱之象。治以补肾气，填精髓，滋阴养血，行血调经。方用大营煎。②血瘀型。由于气滞血瘀，冲任脉络受阻，血行不畅，故经水量少而成块，小腹胀痛拒按。舌质黯紫，舌边瘀点，脉沉涩。治则化瘀活血，和血调经。方用膈下逐瘀汤。(《中医妇科临证备要》，福建科学技术出版社，1986)

3. 班秀文论述：月经量少，须温肾健脾。经血之源，"生化于脾，总统于心，藏受于肝，宣

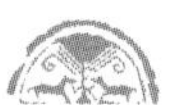

布于肺，施泄于肾”（《妇人规》）。五脏中，班氏尤重视脾肾在经血生化中的作用，益肾藏精而系胞，内寓元阴元阳，为血气之始，冲任所隶。肾气盛，天癸至，任通冲盛，胞宫施泄，经水能行，反之则量少、稀发以至闭绝。脾主运化而统摄血液，脾胃为仓廪之本，气血之源，冲为血海，丽于阳明。若脾胃虚损，失于健运，则气血来源匮乏，血海枯竭，可致月经量少，或闭止不行。脾肾又有先后天关系，肾精充养，赖乎脾之健运，而脾阳运化，不离肾阳温煦，故肾在其中又占主导地位。只有脾肾功能正常，才能使经源充盛，月事循常。故临证治疗月经量少、稀发者，或滋肾兼运脾，或益脾兼滋肾，或疏肝助脾，或养肝滋肾，旨在使肾精充，脾血盛，月经复常。如证为月经量少，色淡，久婚不孕，腰痛便溏者，常用异功散加归芍，健脾和胃，益气生血，佐以仙茅、淫羊藿、菟丝子温肾养精。证为子宫发育不良，或人流、胎堕后经量少，月经后期者，常用六味地黄汤、五子衍宗丸合四物汤，益精生血，少佐砂仁、陈皮、木香运脾行气，选方用药注重甘平或甘温。盖甘能生血养营，温则生发通行，使阳生阴长，经血盈泻。如治钟某，25岁，已婚。1985年因人工流产术后出现月经周期10～30日不等，经量渐少，色淡质稀，夫妻同居，迄今未再孕。刻诊为经净1周，自觉神疲乏力，肩背疼痛，纳少形疲，便溏，舌淡红，苔薄白，脉沉细，证属脾虚失运，肝肾亏损，经源匮乏，难以摄精成孕。治拟健脾益气，温肾养肝，以充血源。药用异功散，加鸡血藤、菟丝子各20 g，淫羊藿15 g，枸杞子、茺蔚子各10 g，水煎服。服药7剂后精神振作，纳增，守方加减调理半年，月经周期正常，经量增多，摄精成孕。（陕西中医，1993，6）

4. 时逸人论述：月经量过少，一般有虚有实。虚证多为阴虚、血虚或血室虚寒。阴虚、血虚，则月经量少色淡，或点滴即净。由于营阴不足，冲任失调，以致经血量少。如果阴虚或血虚生热，还可同时并见月经超前；如果阴虚血枯，还可进一步造成闭经。血室虚寒者，因寒主凝泣，阳气不足，以致经来色淡而量渐减，亦可合并月经滞后，甚则发生闭经。实证则为气滞血瘀，冲任受阻，以致血行不畅，经来量少有块，亦可同时并见痛经，甚则发生闭经。一般阴虚血虚者，可用两地汤加减；兼有气虚，可用归脾汤加减；血室虚寒者，可用温经汤加减，或乌药散加减；气滞血瘀者，可用加味桃红四物汤，甚则可用新订通经汤；如因血热内炽，阴虚血枯而致量少者，也可用清热活血汤。（辽宁中医杂志，1982，9）

（三）辨证论治选录

1. 郑兰芬治疗月经过少：分4型辨治。

（1）血虚型：当益气补血为主。因“气为血之帅”，欲得血生，当先益气，气足则血生。所以在辨治血虚经量少的疾病，经常应用八珍汤、四物加黄芪汤；如少腹胀痛配服丹参饮；若是闺女经量少，而无严重腹胀痛者，常用柏子仁丸。

（2）肝郁型：以历代妇科学的辨治而观，大致以肝郁与经血病有密切的关系，特别是中年妇女为最多见。所以郑氏提出，此病以头晕，胸胁苦闷，少腹胀痛，口干不嗜食，肩胛痛酸，时有寒热往来为主症，病因是情志不遂，郁怒伤肝，故治取逍遥散为主；若由怒气化火伤肝，以致血亏目暗，加牡丹皮、栀子，取牡丹皮泻血中伏火，栀子泻三焦和肝脏郁火，俾肝气条达，郁火疏泄，经血自调。

（3）湿阻型：常用越鞠丸，以治六郁相关，互相克制而获效；若湿郁久不解，以致经血过少，出现周身关节酸痛，胸脘痞闷，应用越鞠丸时，必须佐以茯苓，使湿渗而郁解。妇女七情抑郁太过，最易引起气滞痰湿内聚，以致经血少，咽喉阻梗，胸闷气急，常用七气汤，使气行郁解，经血可以调和，咽喉阻梗亦相应而解除。至于湿阻气滞，日久不解，以致气血互相瘀结，出现心胸部闷塞，甚则绞痛，或胃脘疼痛，此病若只用理气化湿疗法，必难取效。临床经验，配用丹参饮理气化湿，活血祛瘀，效果至为显著。湿阻不但会引起经血过少，而且郁久化热，酿成湿热交蒸，最易流注下焦，出现前后阴湿疮。临床运用二妙散为主，其效亦著。

（4）虚寒型：由于血虚寒而瘀结，或因半产瘀血不去，都会出现少腹急痛，经血量少，久则反见掌心热灼。临床经验，以温经汤加减为主治，屡获奇效。如肝脾皆出现虚寒，头痛吐涎沫，下利腹胀痛，经量少，用吴茱萸汤加减为主，取其温经散寒，安中化痰浊。若因子宫虚寒，经量少，夹杂血块，少腹冷痛，胸膈胀闷，腰酸带下，久不怀孕，常治以艾附暖宫丸。（福建中医药，1992，3）

2. 月经量少的症状主要表现有女性月经周期、经期基本正常，但月经量明显减少，每次月经量不足 20 mL，甚至少如点滴。月经来潮时间不足 2 日也是月经量少的表现，严重者会发展成为闭经。在中医上，根据月经颜色、质量、有无腹痛及伴随症状，将月经量少分为血虚型、肾虚型、血瘀型和痰湿型 4 个分型。

（1）血虚型：经血颜色较淡，无血块，月经来潮时女性伴有头晕眼花、心悸无力、面色发黄、下腹出现空坠感等症状，舌质的颜色比正常人浅淡，脉象细小。

（2）肾虚型：经血颜色淡红，甚至黯红，质稀，月经来潮时伴有腰酸膝软、足跟痛、头晕耳鸣、夜尿频多等症状，舌质的颜色比正常人黯淡，脉象沉弱或沉迟。

（3）血瘀型：经血颜色紫黑，有血块，常伴有小腹胀痛，当血块排出后腹痛症状会缓解。舌质的颜色发紫偏暗，或有小瘀点，脉象细涩或弦涩。

（4）痰湿型：经血颜色淡红、质黏稠如痰，多发于体形肥胖的女性，常伴有胸闷、恶心欲吐的症状，舌质淡红，舌体边缘见齿痕，舌苔白腻，脉象滑。（肖国士摘录）

（四）临床报道选录

1. 郑纯运用驴胶补血冲剂治疗月经过少 19 例：该药由驴胶、黄芪、党参、当归、白术、熟地黄等组成，具有滋阴补血、健脾益气、调经活血的功能，主治久病体虚，血亏气虚所致月经过少。结果：治愈 3 例，显效（经量比治疗前增加 1/3 或增加到 65 mL，其他症状消失，但停药 3 个月经周期又复发者）7 例，有效（经量比治疗前稍有增多，或增加到 55 mL，其他症状减轻，但停药 2 个周期又复发者）7 例，无效 2 例。（湖南中医杂志，1997，2）

2. 黄世芬用益肾调经汤治疗月经过少 31 例：本组病例属肾虚型，因精气不足，冲任失养，无精化血，月经源流匮乏，血海不盈或满溢不多，以致经量渐少；治以补肾填精而益冲任，使阳旺阴充，气调血畅，冲任通盛则月经正常。药用菟丝子 20 g，熟地黄、枸杞子、山药、肉苁蓉、丹参、川牛膝、鸡血藤各 15 g，山茱萸 10 g；若有气虚者加黄芪 12 g；若下腹胀痛者加延胡索 10 g。每日 1 剂，水煎分早晚分服，30 剂为 1 个疗程。结果：服药 1 个疗程后，显效 14 例，有效（月经量增加 1/3～1/2 者）16 例，无效 1 例。（广西中医药，1994，5）

3. 徐蓉用柏子仁丸加减治疗月经过少 64 例：柏子仁、泽兰、白芍、生地黄各 20 g，当归、牛膝、川续断、黄柏各 15 g，甘草 10 g。随症加减，每日 1 剂，水煎服，于月经周期第 2 日开始，用至月经前 1 日，27 日为 1 疗程。用 3 个疗程，结果：痊愈 52 例，有效 10 例，无效 2 例，总有效率 97%。（长春中医药大学学报，2006，3）

4. 朱惠云用补肾益气方治疗月经过少 240 例：月经间期用黄芪 30 g，菟丝子 20 g，覆盆子、枸杞子、川续断、杜仲、熟地黄、巴戟天、党参各 15 g，茯苓、白术、白芍各 12 g，当归、枳壳各 10 g。月经期用桃红四物汤加减：鸡血藤 30 g，熟地黄、赤芍、益母草、山楂各 15 g，桃仁、当归、川芎各 12 g，红花、牡丹皮、枳壳各 10 g。每日 1 剂，水煎服。用 3 个月经周期，结果：痊愈 72 例，显效 94 例，有效 55 例，无效 19 例，总有效率 92.08%。（广西中医药，2008，2）

5. 王雨蕊加减滋水清肝饮治疗人工流产术后月经过少40例：山药、益母草各30 g，牡丹皮12 g，柴胡、白芍、茯苓、鸡血藤各15 g，当归、熟地黄、山茱萸、泽泻各10 g。随症加减，每日1剂，水煎服，每个月经周期用20日；3个月经周期为1疗程。结果：治愈26例，有效11例，无效3例。（现代中西医结合杂志，2008，7）

6. 马爱香用熟地黄泽兰汤治疗月经过少198例：熟地黄、益母草各20 g，菟丝子、枸杞子各15 g，泽兰、当归、香附各10 g，牛膝6 g。肾阴虚加杜仲、山茱萸；肾阳虚加淫羊藿、巴戟天；血瘀甚加丹参、北刘寄奴；痰湿加半夏、茯苓、陈皮；血虚甚加黄芪、白芍。月经来潮前1周开始，每日1剂，水煎服。经期停用。用3个月经周期，结果：痊愈138例，好转55例，无效5例，总有效率97.5%。（甘肃中医，2004，11）

7. 王锁杏用归肾逍遥通经汤加减治疗月经过少108例：熟地黄25 g，白术15 g，山药、山茱萸、茯苓、菟丝子、枸杞子、杜仲、白芍各12 g，当归10 g，柴胡8 g，炙甘草6 g。随症加减，每日1剂，水煎服；于月经前10日开始，10日为1疗程。用3个疗程，结果：治愈10例，显效38例，有效51例，无效9例，总有效率90.82%。（现代中医，2006，3）

8. 杨安凤中药分期治疗人工流产术后肾虚型月经过少两组各30例：本组于月经前3日开始，用活血调经汤：益母草15 g，川牛膝12 g，桃仁、红花、当归尾、赤芍、王不留行、制香附、延胡索、莪术各10 g，川芎8 g。每日1剂，水煎服；用7日。与对照组30例于月经干净后3日开始，用补肾调经汤：丹参20 g，菟丝子、枸杞子各15 g，山药、沙苑子、熟地黄、白芍、党参各12 g，当归、白术各10 g。每日1剂，水煎服；用14日。均1个月经周期为1疗程。禁用其他相关药。用3个疗程，结果：两组分别痊愈15、6例，显效9、7例，有效5、8例，无效1、9例，总有效率96.7%、70.0%（$P<0.05$）。子宫内膜厚度、行经时间两组治疗前后自身及治疗后组间比较差异均有统计学意义（$P<0.01$或$P<0.05$）。（安徽中医学院学报，2009，1）

（五）经验良方选录

1. 内服方：

（1）党参、当归各20 g，酸枣仁、楮实、鹿角霜、巴戟天、川芎各10 g。每日1剂，加水煎3次，餐前服用。从月经来潮开始服用，连服5剂，下月照服，共服3个5剂。主治月经过少。

（2）当归、红糖各15 g，米酒10 g。水煎当归约半小时剩200 g药液，加入红糖、酒。行经期每日服1剂，分2次服用，持续2～5个月。服药期间忌服生冷之品。主治月经过少。

（3）阿胶10 g，蛤蚧6 g。炒研细末，用温开水送服。每日2剂。养血滋肾壮阳。主治血虚所致的月经过少，症见月经量少色淡，或点滴即净，小腹空痛，头晕眼花，心悸等。

（4）黑豆100 g，苏木10 g，红糖适量。每日1剂，将黑豆、苏木洗净，加水炖至熟透，去苏木，加入红糖即成。2次分服。补肾活血。主治肾虚所致的月经后期，经血量少。

（5）红糖、甜酒各60 g，核桃仁30 g，月季花9 g。将月季花、核桃仁、红糖共加适量水煮汤。取汤对甜酒饮之，每日1剂，于月经前连服3～5日。主治肾虚型月经过少。

（6）当归、赤芍、山药、枸杞子、炙甘草、牡丹皮、生地黄、知母、麦冬各6 g，西洋参、五味子各3 g。每日1剂，水煎服，每日服2次。主治阴虚火旺之月经过少。

（7）熟地黄、黄芪各30 g，干山药、淫羊藿各15 g，山茱萸、牡丹皮、茯苓、仙茅、泽泻各9 g，炮附子、肉桂、当归各6 g。经后每日1剂，水煎服。主治月经过少。

（8）阿胶10 g，蛤蚧6 g。炒研细末，用温开水送服。每日1剂。主治血虚所致的月经过少，症见月经量少色淡，或点滴即净，小腹空痛，头晕眼花，心悸等。

（9）陈皮、白茯苓、当归、川芎、枳实、童便炒香附各10 g，半夏6 g，甘草、滑石各3 g。

每日 1 剂，水煎服，加生姜为引。主治痰湿壅滞之月经过少。

(10) 益母草 60 g，红糖 50 g。每日 1 剂，先将益母草水煎取汁，加入红糖令溶，1 次服下。服后用热水袋暖腹。活血调经。主治血瘀所致的月经过少。

(11) 人参、川芎、白芍、当归、生地黄、炙甘草、童便炒香附各 6 g。水煎服，生姜、大枣为引。每日 1 剂。补气补血。主治营血亏虚之月经过少。

(12) 熟地黄、黄芪各 30 g，干山药、菟丝子各 15 g，山茱萸、牡丹皮、茯苓、泽泻、蛇床子、五味子各 9 g。经后水煎服，每日 1 剂。主治月经过少。

(13) 生鳖甲 30 g，山药、白扁豆各 12 g，地骨皮、玉竹、知母、石斛、麦冬、北沙参各 9 g，甘草 3 g。每日 1 剂，水煎，服 2 次。主治月经过少。

(14) 白茯苓 15 g，陈皮、当归、川芎、枳壳、童便炒香附、半夏各 10 g，甘草、滑石各 6 g。每日 1 剂，水煎服，加生姜为引。主治月经过少。

(15) 益母草 30 g，柴胡、白芍、茯苓、荷叶、乌梅、泽泻、香附、当归、牛膝各 10 g。每日 1 剂，水煎温服。忌食辛辣之物。主治月经过少。

(16) 淮山药 20 g，当归、山茱萸、杜仲、牛膝各 15 g，熟地黄、甘草各 10 g。水煎服，每日 1 剂。主治肾虚型月经过少。

(17) 当归 60 g，益母草 45 g，川芎 10 g。每日 1 剂，水煎，2 次分服。主治血瘀所致的月经过少。

(18) 月季花 30 g，当归、红花各 9 g。每日 1 剂，水煎，2 次分服。主治血瘀所致的月经过少。

2. 外治方：

(1) 当归 100 g，川芎 50 g，白芍、益母草、红花、柴胡、茯神、川续断、牛膝、杜仲各 25 g，香附、陈皮、牡丹皮、白术各 20 g，熟地黄、甘草、蕲艾、泽兰各 12.5 g。上述各味用香油炸枯去渣，加 600 g 黄丹，收膏，再掺入人参末和沉香末各 25 g，鹿茸末 20 g、肉桂末 15 g，搅匀，做成每贴 25 g 重的膏药，备用。月经前将膏药贴脐或腰部，每日换贴 1 次。主治月经过少。

(2) 乳香 15 g，肉桂、细辛、延胡索、吴茱萸各 10 g。将以上药物烘干，分别研成细末。然后和匀、过筛，装瓶密封备用。取 6 g 药末，加少许黄酒，调匀，制成一圆钱硬币大的药饼，敷贴于脐，外盖纱布，胶布固定。于经前 2 日开始敷药，至症状缓解，可连续敷药 2～3 个月经周期。主治月经过少。

(3) 黄芪、菟丝子各 40 g，丹参、熟地黄各 30 g，人参、麦冬、五味子、当归、香附各 20 g，鹿茸 15 g。共研细末，瓶装密封备用。临用时取药末各 10 g，加适量水调和成团，涂于神阙穴，纱布覆盖，胶布固定，3 日换药 1 次，10 次为 1 疗程。主治月经过少。

(4) 桃仁、红花、当归、香附、肉桂、白芍、吴茱萸、小茴香、郁金、枳壳、乌药、五灵脂、蚕沙、蒲黄、熟地黄各等量。以上 15 味共研细末，用酒调成膏状，敷于脐部，然后用消毒纱布覆盖，再用胶布固定，每 2 日换药 1 次。主治月经过少。

(5) 威灵仙 40 g，蜣螂 4 只。以上药物烘干，研成细末。和匀，过筛，装瓶备用。用酒精棉球将脐部擦洗干净，将药末填满脐中，外盖纱布，用胶布固定，约 1 小时后去药，每日 1～2 次，连用至月经来潮。主治月经过少。

3. 食疗方：

(1) 粳米 100 g，杜仲、山药、熟地黄各 15 g。每日 1 剂，先将后 3 味水煎取汁，备用。粳米淘洗干净，加水煮粥，熟后调入药汁即成。2次分服。主治肾虚所致的月经过少，症见经色鲜红或淡红，腰膝酸软，足跟痛等。

（2）羊肉250 g，大米120 g，当归30 g，生姜5片，桂皮各少许。将羊肉洗净切块，大米淘洗干净，备用。将当归、生姜、桂皮水煎去渣，再入羊肉块、大米煮粥食用。每日1剂，2次分服。主治血虚所致的月经过少。

（3）大米60 g，红糖20 g，丝瓜子9 g。每日1剂，将丝瓜子焙干，水煎取汁；大米洗净煮粥，熟后加入药汁及红糖即成。主治血瘀所致的月经过少，症见经色紫黑有块，小腹胀痛拒按，血块排出后痛减等。

（4）瘦羊肉250 g，当归30 g，生姜15 g，调料、桂皮各少许。将羊肉洗净切块，加调料、桂皮、当归、生姜，用慢火炖煮至烂熟，去药渣，吃肉喝汤。于月经前3～5日始，每日服1剂。主治血虚型月经过少。

（5）猪瘦肉（切小块）200 g，鸡血藤（干品）9～15 g，大枣10枚。猪瘦肉洗净切小块，与鸡血藤、大枣一起放入沙锅内炖熟。吃肉喝汤。月经前，每日1剂，连用5日。主治气血虚型月经过少。

（6）大米120 g，熟地黄20 g，桃仁、白芍各15 g。每日1剂，将后3味水煎取汁，备用。大米淘洗干净，加水煮粥，熟后调入药汁即成。经期连服3剂。主治血瘀所致的月经过少。

（7）大米100 g，熟地黄、枸杞子各20 g，人参6 g。每日1剂，先将后3味水煎取汁备用。大米洗净，加水煮粥，熟后调入药汁，再煮1～2沸即可食用。主治血虚所致的月经过少。

（8）乌鸡肉250 g，黄芪30 g，当归15 g。将当归、黄芪加水煎出药味，后下鸡肉煮熟，加少许精盐调味，吃肉喝汤。胃肠湿热者忌服。补气血，固冲任，调经血。主治月经过少。

（9）人参6 g，熟地黄、枸杞子各20 g，大米100 g。先将前3味水煎取汁备用。大米洗净，加水煮粥，熟后调入药汁，再煮沸即成。每日1剂。主治血虚所致的月经过少。

（10）黄酒50 g，生姜15 g，未孵出的带毛鸡蛋4只（去毛及内杂）。将上述食品加水煮熟，调味服用。月经前，每日1剂，连用数剂。活血化瘀，行气调经。主治血瘀型月经过少。

（11）米酒20～50 g，牛膝20 g，猪蹄2个。后2味洗净放沙锅内同炖至猪蹄烂熟，趁热加入米酒。吃肉喝汤，顿服，每日1剂，连服5～6日。活血养血。主治血瘀型月经过少。

（12）黑豆100 g，苏木10 g，红糖适量。将黑豆、苏木洗净，加水炖至熟透，去苏木，加入红糖即成。每日1剂，2次分服。主治肾虚所致的月经后期，经血量少。

（13）乌鸡肉150 g，丝瓜100 g，鸡内金15 g。乌鸡肉切块，与其余2味共煎汤服用。月经前每日1剂，可连用数剂。补气养血，健脾调经。主治气血虚型月经过少。

（14）粳米50～100 g，桃仁10～15 g。将桃仁捣烂如泥，加水研汁去渣，汁与粳米共煮粥食用。月经前，每日1剂，连用数剂。活血化瘀。主治血瘀型月经过少。

（15）生艾叶、食醋各15 g，鸡蛋黄2个。将艾叶用醋炒，再加水煎汤，饭前冲鸡蛋黄服用。日服2次。温宫散寒，活血行瘀。主治虚寒型月经过少。

（16）丝瓜子9 g，红糖适量，黄酒少许。丝瓜子焙干、水煎，加红糖，用黄酒冲服。每日1剂，月经前可连服3～5日。主治气滞血瘀型月经过少。

（17）白酒250 g，山楂30 g，红花15 g。将上药入酒中浸泡1周。每次饮15～30 g，每日2次，视酒量大小，不醉为度。主治月经过少。

（18）益母草60 g，红糖50 g。将益母草加水煎汤取200 g，再加入红糖令溶。顿服，服后以热水袋暖腹。活血调经。主治月经过少。

（19）鲜橘叶 20 g，红糖 15 g，紫苏梗 10 g。将上 3 味放入保温杯中，加盖，开水泡 15 分钟。不拘时，代茶饮用。主治月经过少。

（20）当归 60 g，益母草 45 g，川芎 10 g。以上 3 味加水煎汤，去渣取汁。代茶频饮，每日 1 剂。主治月经过少。

第七节　经间期出血

一、病证概述

经间期出血，又称排卵期出血。由于经间期是子宫由虚至盛、由阴向阳转化的特殊时期，若禀赋不足，或房劳损伤，或脾胃虚弱，或情志所伤，均可引动阳气，损伤血络，迫血妄行而致出血。临床证候常见肾阴虚证、湿热内蕴证和肝郁化火证等。由于阴精的不足，难以达到充盛，氤氲之时，重阴转阳，转化不顺利，影响子宫、冲任固藏，故出现经间期出血，阳气不能恢复则出血可延续到经前期；反复出血，病情缠绵者，治疗不及时可引起月经周期紊乱，月经淋漓不尽，甚或崩漏、不孕症等。

二、妙法绝招解析

（一）阴虚火旺，冲任不调（哈荔田医案）

1. 病历摘要：张某，25 岁，未婚。半年来月经过多，每次行经 7 日，月经周期尚准，惟 2 次月经中期，阴道有少量出血，色红，每持续 5～6 日始净。就诊时正值月经中期，阴道出血已 2 日，并见腰酸乏力，烦热口干，小腹略觉坠胀。舌边尖红，苔薄白，脉沉细数。

证属阴虚火旺，冲任不调。治宜滋阴泻火、凉血固冲。药用细生地黄、炒地榆各 15 g，怀山药 12 g，牡丹皮、女贞子、墨旱莲、云茯苓、知母、山茱萸、棕榈炭各 9 g，川黄柏 6 g。每日 1 剂，水煎服。服 3 剂后，阴道出血已止，烦热亦除，月经届期来潮，量多如涌，经色殷红，烦躁少寐，头晕耳鸣，腰部酸胀，脉弦细数，舌红，苔薄黄。此热迫血行，冲任气盛，治宜清热固经，凉血止血。药用生地黄、制龟甲、炒地榆各 15 g，海螵蛸 12 g，茜草、陈阿胶（烊化冲）、地骨皮、女贞子、牡丹皮各 9 g，条黄芩、焦山栀、制香附、粉甘草各 6 g。服 3 剂后，经量渐次减少，现尚未净，脉细略数，拟养血固经，以善其后。药用秦当归、生地黄、棕榈炭各 12 g，杭白芍、川芎、陈阿胶（烊化冲）、女贞子、墨旱莲、桑寄生、川续断各 9 g，条黄芩 6 g，粉甘草 3 g。服 3 剂以资巩固。并嘱月经过后 10 日，仍服一诊方 5 剂，下次经期服二诊方 3～5 剂，经后仍服三诊方。如此调治 3 个月，经量正常，经间出血现象再未反复。（《哈荔田妇科医案医话选》，天津科学技术出版社，1982）

2. 妙法绝招解析：经间期出血，多见于经后 10～16 日之间，阴道有少量出血或伴见轻微腹痛，常持续数日。本病多以血海不宁、冲任气盛为关键。发病具体原因，或因肝经郁热，或因阴虚火伏，或因湿热蕴积、困扰血海，而月经中期冲任二脉之气渐旺，激动脉络以致血出。本案之经间期出血，经量过多，腰酸乏力，烦热口干，乃因肝肾亏虚，相火妄动，冲任不能固摄所致。初诊治宜滋阴泻火，稍佐固涩。后宜养血固经，以善其后。

（二）湿热下注，热伤血络（刘奉五医案）

1. 病历摘要：李某，24 岁。近 3 日来，时值月经中期，阴道有少量出血。经某医院诊断为排卵期出血。经前期半个月即感外阴明显瘙痒，口干渴，月经周期先后不定，经前腹痛，行经第

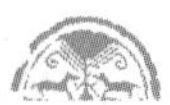

1日腹痛较为剧烈，会阴部发胀。脉弦滑。舌尖红，苔薄黄。诊断为经间期出血。

证属湿热下注，热伤血络。治宜清热利湿，行气活血。药用瞿麦、萆薢各12 g，萹蓄、车前子（包）、川楝子各9 g，赤芍、白芍、延胡索、黄芩、荆芥穗各6 g，木通、柴胡各3 g。每日1剂，水煎服。服4剂后，阴道出血已止。以后随访观察，再未发现月经中期出血现象。（《刘奉五妇科经验》，人民卫生出版社，1994）

2. 妙法绝招解析：本病的治疗，应以调理冲任，摄血止血为主，亦可分期论治。本病出血的原因，盖因平时湿热内伏冲任，月经中期以后，冲任脉道逐渐充盈，功能也逐渐旺盛。功能为阳，阳盛则热，引动内伏之热，湿热下注，则见白带量多，湿热入于血络，则伤血动血，妄溢于冲任脉道之外，故见阴道出血。故治宜清热利湿，行气活血，用刘老喜用的清肝利湿汤加减，符合通因通用的法则，使湿热得清，气血得通，血脉疏达，冲任调和，则血止病除。

（三）肝肾阴虚，冲任不固（班秀文医案）

1. 病历摘要：杨某，23岁，未婚。经间期出血3个月，月经尚规则，经量中等，色鲜红，有血块，伴少腹、小腹疼痛，行经期为5日。近3个月以来，每于月经干净8～9日后又出现阴道流血，血量少于正常月经量，色暗红，持续5日左右。末次月经5日后，阴道有咖啡色分泌物，量不多，迄今仍淋漓不净，伴头晕，心烦，心悸，腰胀，纳寐可，二便正常。诊查时见形体消瘦，脉虚细略数，舌淡红，苔薄白。诊断为经间期出血。

证属肝肾阴虚，冲任不固。治宜滋补肝肾，固涩止血。药用煅牡蛎30 g，墨旱莲20 g，熟地黄、山药各15 g，陈皮、当归、白芍、女贞子各10 g，山茱萸、茯苓、泽泻各6 g。每日1剂，水煎服，连服3剂后，阴道出血停止，月经按期来潮，经间期已无出血，末次月经来时，经行腹痛减轻。刻诊头晕，腰胀痛，脚软，疲乏无力，带下量多暗红，舌尖红，苔薄白脉细。予疏肝养肝、健脾活血以调经。药用鸡血藤20 g，黄精15 g，柴胡、当归、茯苓、白术、茺蔚子、仙鹤草各10 g，薄荷（后下）、炙甘草各6 g。连服4剂而愈。（《妇科奇难病论治》，广西科学技术出版社，1989）

2. 妙法绝招解析：本案为肝肾不足，相火易动，阴虚不能制阳，阳气内动，扰动阴络，冲任不固，则阴道出血。阴虚血少，冲任不调，胞脉失养，故致经间期出血。初诊拟滋补肝肾、固涩止血为治，方中熟地黄、山药、山茱萸等滋补肝肾；当归、白芍养血柔肝；墨旱莲、牡蛎收敛止血。药后阴液渐复，虚火渐清，冲任得固，经间期已无出血之象。二诊时仍有经行腹痛，考虑为肝阴不足，疏泻失司，气机郁滞而致，故以疏肝养肝，健脾活血法以调治善后。

（四）肾阴不足，冲任不固（班秀文医案）

1. 病历摘要：韦某，女，33岁。1年来经行周期正常，量多，色红，持续1周左右干净。每于经净之后10～15日，阴道即有少量出血，色红，持续3～4日自止。现值经后12日，心烦易躁，夜寐欠佳，腰膝酸软，今早阴道少量出血，色红，无血块，无腹痛，舌苔薄白，舌质边尖红，脉象细数。诊断为经间出血。

证属肾阴不足，冲任不固。治宜滋阴补肾，壮水制火。药用藕节20 g，生地黄18 g，何首乌、山药、玄参各15 g，墨旱莲、麦冬各12 g，女贞子、山茱萸、苎麻根各10 g，地骨皮9 g，生甘草5 g。每日1剂，水煎服。连服3剂后，阴道出血即止。仍以滋养肾阴之法，以善其后。药用熟地黄、生地黄、玄参、北沙参、怀山药各15 g，杭白芍、山茱萸、麦冬、女贞子各9 g。经净之后10日，连服本方3～6剂而愈。随访半年，已无经间期出血（《妇科奇难病论治》，广西科学技术出版社，1989）

2. 妙法绝招解析：经间期出血一般有阴虚火旺、瘀滞胞脉、湿热下注等的不同。临床所见，

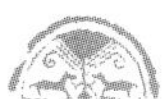

以阴虚阳亢，虚火内动为多。盖排卵时期，肾气恢复充足，促进生殖功能的“天癸”再次成熟，冲脉、任脉的阴血充盈，相火内动，肾阳的开泄旺盛。如阴精的濡养相对不足，阴不能制阳，则阴虚而阳盛，阳盛则虚火内煽，扰灼冲脉和任脉，伤损及胞宫孙络之脉，故阴道少量出血。待排卵期过后，相火潜藏，肾的阴阳才能复趋于平衡，气血调和，阴精固藏，则出血自止。本病与月经不调、月经过少、赤带等有类似之处，临床时必须加以辨别。本病的发作，是以周期性的经间期出血为依据；月经不调的出血，则是在月经周期的提前或错后；月经过少则是月经周期正常而出血减少；赤带则无周期性，而且多是赤白相兼，其质稠黏。当然，经间期的出血，偶然也有白带夹血丝者。本病既以阴虚阳亢为多见，治疗总原则当以滋养肝肾之阴为主。但在具体选方用药之时，有出血时的治疗和平时调养的不同。排卵期出血期间，在滋阴制阳的基础上，佐以止血之品。属平素阴虚，肾阳偏盛之变，治宜滋阴壮水以制火之法，可用两地汤加墨旱莲、藕节、首乌藤、益母草治之；如平时调养者，则宜用《景岳全书》之加减一阴煎去知母，加女贞子、山药、玄参、枸杞子治之，使阴阳协调，气血平和，以期达到从根论治，防止再次出血的目的。由于本病多见于阴虚阳亢之体，因而在治疗期间，凡是辛热香燥动阳助火之品，一律禁忌。如果是已婚妇女，则应禁止房事。

（五）肝肾阴虚，引发经漏（朱小南医案）

1. 病历摘要：黄某，女，30 岁。近 4 个月来每于经净后 1 周左右有少量阴道流血，持续 3 日干净，现出血刚净。12 岁月经初潮，周期基本正常，26～29 日一行，量中，色鲜红，无血块及痛经。时有头晕耳鸣腰酸，睡眠欠佳，多梦，口干，时有低热，胃纳一般，大便正常。诊查：形体较消瘦，眼眶黯黑，舌色淡尖稍红，脉细略弦。

证属肝肾阴虚，引发经漏。治宜滋养肝肾，佐以调经。方选六味地黄汤合二至丸加减化裁。药用何首乌 30 g，桑寄生 25 g，山药 20 g，熟地黄、山茱萸、白茯苓、女贞子、墨旱莲、菟丝子各 15 g。每日 1 剂，水煎服。服 7 剂后，自觉耳鸣腰酸等症减轻，因考虑其月经将来潮，为使其畅利，故予上方去何首乌，加地骨皮 15 g，当归 10 g。再服 7 剂后，月经来潮，量中，色鲜红，持续 5 日净。经前后无腰酸及低热，睡眠亦比前好。舌色红润，脉细滑。因虑其经净后 1 周左右便会出血，故于第一方中加入鹿角霜、海螵蛸、白芍以和阴止血。服 8 剂后，经期出血时间缩短，量亦比前少，精神好，其余证候均减轻。眼眶黯黑有明显改善。舌红润，脉细滑。仍守前法，于第一方加重菟丝子用量至 20 g。治疗 3 个周期后，经漏证已痊愈，其他证候也消失。（《朱小南妇科经验选》，人民卫生出版社，1981）

2. 妙法绝招解析：西医已明确是排卵期出血。排卵乏时，阳气增进，机体由阴转阳，故阴气不足之体则阴不维阳，故易致出血。本例由于肝肾阴不足所致，故经过滋养肝肾之治疗，出血便渐减痊愈。

（六）肝肾阴亏，湿热蕴结（李广文医案）

1. 病历摘要：张某，女，30 岁。月经量中，色红，经期腰痛。近半年月经中间期出现少量阴道流血，色红，持续 3～4 日，伴小腹隐痛。舌质红，少苔，脉沉细。诊断为经间期出血。

证属肝肾阴亏，湿热蕴结。治宜补肾养阴，清热止血。药用熟地黄、生地黄、女贞子、枸杞子、墨旱莲、白芍、仙鹤草各 15 g，玄参、小蓟、生蒲黄（包）各 9 g，荆芥穗炭 6 g。每日 1 剂，水煎服。于月经周期第 7 日开始服药，连服 10 日。服药 2 个月经周期，经间期出血明显减少，1～2 日即止。第 3 个月经周期服药后，未再出现阴道流血及腹痛。经随访不再复发。（四川中医，1999，1）

2. 妙法绝招解析：经间期出血，是妇科常见病之一。古代医籍中未有专论，散见于月经先期、经漏、赤带等病中。发病原因，认为有肝肾阴亏，湿热蕴结，瘀血阻络等多种。氤氲之时，是女子阴阳转化时期，本病发生的根本原因是肾阴亏虚。因月经中间期氤氲之时，正是阳生阴长，阳气发动之时，若肾阴不足，阴不制阳，阳气内动，虚火损伤冲任，则出现经间期出血。故肾阴不足，水亏火旺，损伤冲任，是本病的主要发病机制。治疗应以补肾养阴为主，佐以凉血之品，以防虚火扰动血室。本病的治疗，还应掌握有效的用药时间。根据本病的特点及发病原因，一般在月经周期的第 7 日开始服药较合适，每月连服 7～10 日。因月经期后，阴血较亏，根据月经周期的阴阳消长规律，正是“阴长”时期，此时给予补肾养阴之品，使肾阴充盛。至排卵期阳气内动之时，则能保持阴阳平衡，达到治疗的目的。

（七）脾虚气弱，血失统摄（李祥云医案）

1. 病历摘要：李某，女，45 岁。2 年前，行宫颈电灼术后，阴道出血，每月 2 次，时多时少，色黯红。服药后无效。现神疲乏力，腰酸膝软，无腹痛。苔薄舌体胖，脉濡细。平素月经量中，色黯红。诊断为经间期出血。

证属脾虚气弱，血失统摄。治宜健脾益气，固冲摄血。药用煅龙骨、煅牡蛎、仙鹤草各 30 g，党参、黄芪、何首乌各 15 g，山茱萸、陈棕榈炭、海螵蛸各 12 g，茜草、五倍子各 5 g。每日 1 剂，水煎服。服 7 剂后，无阴道出血，亦无其他不适。苔薄，脉细。治宜健脾益肾，调理冲任。药用党参、黄芪、山药、枸杞子、生地黄、熟地黄、香附、鸡血藤、淫羊藿、黄精、山茱萸各 12 g，当归、川楝子各 9 g，川芎 6 g。服上方调理 2 个月经周期，月经每月 1 行，再无经间期出血。（《李祥云治疗妇科病精华》，中国中医药出版社，2007）

2. 妙法绝招解析：患者阴道出血，每月 2 次，已 2 年，出血量少者为经间期出血（排卵期出血），症见神疲乏力、苔薄、脉细。脾气素虚，又逢宫颈电灼，冲任受损，而致经间期出血。《妇科经纶》云：“妇人经血不调，必审脾气化生之源，而健脾为调经之要也，须以补养脾胃为先，脾旺则能统血。”本案以党参、黄芪益气为先；煅龙骨、煅牡蛎、山茱萸、五倍子、何首乌益肾调冲；仙鹤草、陈棕榈炭、海螵蛸、茜草固涩止血。二诊续以健脾益气，固肾理冲药巩固调理，使 2 年痼疾迅速蠲除。

（八）阴虚血热，迫血妄行（韩冰医案）

1. 病历摘要：吴某，女，34 岁。近 8 个月经间期见阴道少量出血，色鲜红，质黏稠，2～3 日即净。现阴道少许出血，色暗红，腰骶酸楚，大便干结，舌质红，苔少，脉细数。平素月经量稍多，色红，无痛经。诊断为经间期出血。

证属阴虚血热，迫血妄行。治宜滋肾养阴，清热止血。药用黄芪、太子参、生地黄、墨旱莲、地榆炭各 30 g，小蓟 20 g，女贞子 15 g，补骨脂、黄芩炭、蒲黄炭、大黄炭各 10 g。每日 1 剂，水煎服。服 5 剂后，阴道流血即止。现白带量多，腰酸，舌质红，苔少，脉细数。治宜滋补肾阴。药用菟丝子、麦芽炭、桑寄生各 30 g，熟地黄 20 g，川续断、鹿角霜、紫石英各 15 g，当归、淫羊藿、覆盆子、山药各 10 g。服 14 剂后，月经来潮，量中等，色红，无痛经。经后予知柏地黄丸口服。排卵前继续以前法治疗，终至痊愈。（《中国现代百名中医临床家丛书・韩冰》，中国中医药出版社，2007）

2. 妙法绝招解析：患者素体瘦弱，肾阴不足，氤氲之候，阳气内动，损伤阴络，冲任不固见出血。肾阴亏虚，腰骶酸楚，大便干结。故治宜滋肾养阴，清热止血。平素滋补脾肾，养血固经。方中女贞子、墨旱莲、补骨脂、生地黄、川续断、桑寄生滋阴补肾；黄芩炭、地榆炭、蒲黄炭、小蓟、大黄炭凉血止血固经；鹿角霜、紫石英温肾暖宫。诸药配伍，使经血得充，出血自止。

（九）肝经郁热，干扰冲任（徐荣斋医案）

1. 病历摘要：姜某，女，24 岁。15 岁月事初潮，经期及血量尚正常，半年多来，每于经净后 13～14 日阴道有少量出血，色红，量不多，3 日能净。平时夜卧不宁，心情易烦，口燥咽干，腰酸，带下色如白涕。面色潮红，舌尖红，苔薄白，脉弦数。诊断为经间期出血。

证属肝经郁热，干扰冲任。治宜疏肝清热，凉血止血。方选丹栀逍遥散加减。药用首乌藤、忍冬藤各 15 g，海螵蛸 10 g，炒当归、制香附、黄芩、白芍各 9 g，炒牡丹皮、炒荆芥、青蒿梗、柴胡、茜草根各 6 g。每日 1 剂，水煎服。嘱经净后开始服。服 5 剂，夜卧已安，带下减少，少腹隐痛已瘥，面色仍潮红，上方去忍冬藤、首乌藤，加川楝子、地骨皮各 9 g，再服 5 剂，月经中期出血，心烦渐瘥，少腹偶有酸痛，入夜尚觉咽喉干燥，宗前法加滋养肝肾之品。药用细生地黄 15 g，海螵蛸、川楝子、地骨皮、山茱萸各 9 g，青蒿梗、牡丹皮、茜草根、柴胡、全当归、杭白芍、香附各 6 g。服 5 剂后，月经中期无出血，带下已除，续服逍遥丸、杞菊地黄丸以资巩固。(《徐荣斋医案》，人民卫生出版社，1985)

2. 妙法绝招解析：本例为肝经郁热，扰乱血室致崩漏，用丹栀逍遥散加减而获效。肝经郁热所致者，理应清肝疏肝。故以黄芩、青蒿梗、炒荆芥疏肝清虚热；以首乌藤、忍冬藤养心安神而收效。

（十）气阴两虚，营热伤冲（姚寓晨医案）

1. 病历摘要：谢某，女 35 岁。病起 5 个月，每于经净后近周阴道流血，色红量少，有时与白带混杂而下，5～6 日净。头昏目眩，气短心烦，腰脊酸楚，左少腹胀痛隐隐，舌红苔薄少，脉细弦数。诊断为经间期出血。

证属气阴两虚，营热伤冲。治宜补益气阴，清营宁冲。药用墨旱莲 30 g，太子参 24 g，地骨皮、炒川续断、椿皮各 15 g，川楝子、女贞子、生地黄、熟地黄各 12 g，白芍、炒黄柏、炒黄芩、大黄炭各 10 g。服上方 2 剂，下血即止。迭进 14 剂，经水复潮，头昏腰楚诸症轻减。嘱经净后继续治疗，宗法守方，共调理 3 个月，经间期出血未再现。(广西中医药，1990，6)

2. 妙法绝招解析：经间期出血，为临床常见月经病之一，前医甚少论述。袁了凡所云：“天地生物，必有氤氲之时，万物化生，必有乐育之时……以氤氲乐育之气触之而不能自止耳。此天然之节候，于一时辰间，气蒸而热……此其候也。”即指经间这一短暂的时期。姚氏总结多年临床经验指出，妇女经间期由于阴阳转化，血气活动尤著。若少阴真水不足，火热内焚，氤氲乐育之气又触之，势必伤损冲任而致出血。治应养阴清营，拟养阴清营宁冲汤加减。

三、文献选录

经间期出血，中医病名。是指以氤氲期（即排卵期）周期性出现子宫少量出血为主要表现的疾病。若出血期长，血量增多，不及时治疗，进一步发展可致崩漏。多发于育龄妇女。尤多见于产后或流产后。本病相当于西医学“排卵期出血”。古代医籍中对本病无专篇记载，明代王肯堂在《证治准绳·女科·胎前门》引袁了凡云“天地生物，必有氤氲之时……”可见古人在明代之前就已经认识到月经周期中有一日是受孕“之时”，即现今所称之“排卵期”。关于此期出血，古人虽无专论，但可参考月经先期、经漏、赤白带下等有关文献。

（一）古代文献选录

《傅青主女科·带下》：“妇人有带下而色红，似血非血，淋沥不断，所谓赤带也。夫赤带亦湿病，湿是土之气，宜见黄白之色，今不见黄白而见赤者，火热故也。……妇人忧思伤脾，又加郁怒伤肝，于是肝经之郁火内炽，下克脾土，脾土不能运化，致湿热之气蕴于带脉之间；而肝不藏血，亦渗于带脉之内，皆由脾气受伤，运化无力，湿热之气，随气下陷，同血俱下，所以似血非血之形象现于其色也。其实血与湿不能两分，世人以赤带属之心火误矣。治法须清肝火而扶脾气，则庶几可愈。”方用清肝止淋汤。临床病机分析：本病的病机常见的有以下3种：①肾阴虚为禀赋不足，天癸未充，或房劳多产伤肾，或思虑过度，欲火偏旺，以致肾阴偏虚，虚火耗阴，精亏血损，于氤氲之时，阳气内动，虚火与阳气相搏，损伤阴络，冲任不固，因而阴道出血。若阴虚日久损耗阳气，阳气不足，统摄无权，血海不固，以致出血反复发作。②湿热常因情怀不畅，肝气郁结，克伐脾胃，不能化水谷之精微以生精血，反聚而生湿，下趋任带二脉，蕴而生热。复加经间阳气内动，引动内蕴之湿热，热扰冲任子宫，以致出血。③血瘀多为体质素弱，复因经产留瘀，瘀阻胞络，或因七情内伤，气滞冲任，久而成瘀，值氤氲之时，阳气内动，血瘀与之相搏，瘀伤血络，血不循经，以致出血。本病多见于育龄妇女。尤多见于产后或流产后。周期性经间期出血，血量甚少，或表现为白带挟血，伴轻微腰腹痛。月经周期正常，妇科检查无特殊异常。基础体温测定显示，低高温相交替时出现少量阴道出血。(肖国士摘录)

（二）临床注意事项

1. 排卵期保持精神愉快，避免精神刺激和情绪波动，个别在月经期有下腹发胀、腰酸、乳房胀痛、轻度腹泻、容易疲倦、嗜睡、情绪不稳定、易怒或易忧郁等现象，均属正常，不必过分紧张。

2. 排卵期注意卫生，预防感染。注意外生殖器的卫生清洁。月经期绝对不能性交。注意保暖，避免寒冷刺激。避免过劳。经血量多者忌食红糖。

3. 排卵期内裤穿棉的好。排卵期内裤要柔软、棉质，通风透气性能良好，要勤洗勤换，换洗的内裤要放在阳光下晒干。

4. 排卵期不宜吃生冷、酸辣等刺激性食物。多饮开水，保持大便通畅。血热者经期前宜多食新鲜水果和蔬菜，忌食葱蒜韭姜等刺激动火之物。

（三）名医论述选录

1. 夏桂成论述：经间期出血的病理。①阴虚：月经周期中的变化是一个阴阳转化的过程，经后期以阴长为主，为氤氲期到来奠定转化基础。经间期由于阴分增长到一定的程度而致重阴必阳，开始出现第一次转化。月经前期以阳分增长为主，为孕育或排泄月经做第二次转化准备。由此推断月经后期至经间期是一个以阴分增长为主的过程，经间期出血症的阴虚是主要的，而且也占较多的比例。这种阴虚只是阴分不足，不能达到重阴的程度，与一般临床的阴虚有所不同。由于经间期气血活动显著加强而出现排卵，但排卵后阴分不足，不能重阴转阳，使血海失宁导致出血。②阳虚：当排卵后体内重阴转阳，为阳气生长的时候，由于阳气亏虚，阳虚则摄血无力，导致经间期出血。③湿热：经间期出血属于湿热致病的原因，往往是由于内湿偏重引起。在经后期到经间期这一重阴必阳的转化过程中，阴分不能达到一定的程度而转化为阳，以致体内阴津停留，产生湿浊停滞。湿浊停留于体内可产生两种病理变化：一为影响气血活动，二为蕴而化热，两者均可损伤血海脉络而导致出血。④血瘀：经间期出血辨证为瘀血型的患者，一般多见于原有慢性盆腔炎、附件炎者，体内原有瘀血的存在。经间期由于血气活动的加强，瘀血与气血相搏结，影响气血活动，导致血络受损而致出血。(陕西中医，1990，4)

2. 班秀文论述：经间期出血一般有阴虚火旺、瘀滞胞脉、湿热下注等的不同。临床所见，以阴虚阳亢，虚火内动为多。盖排卵时期，肾气恢复充足，促进生殖功能的“天癸”再次成熟，冲脉、任脉的阴血充盈，相火内动，肾阳的开泄旺盛。如阴精的濡养相对不足，阴不能制阳，则阴虚而阳盛，阳盛则虚火内煽，扰灼冲脉和任脉，伤损及胞宫孙络之脉，故阴道少量出血。待排卵期过后，相火潜藏，肾的阴阳才能复趋于平衡，气血调和，阴精固藏，则出血自止。本病与月经不调、月经过少、赤带等有类似之处，临床时必须加以辨别。本病的发作，是以周期性的经间期出血为依据；月经不调的出血，则是在月经周期的提前或错后；月经过少则是月经周期正常而出血较少；赤带则无周期性，而且多是赤白相兼，其质稠黏。当然，经间期的出血，偶然也有白带夹血丝的，但是有周期性的出血。本病既以阴虚阳亢为多见，治疗总原则当以滋养肝肾之阴为主。但在具体选方用药之时，有出血时的治疗和平时调养的不同。排卵期出血期间，在滋阴制阳的基础上，佐以止血之品。属平素阴虚，肾阳偏盛之变，治宜滋阴壮水以制火之法，可用两地汤加墨旱莲、藕节、首乌藤、益母草治之；如平时调养者，则宜用《景岳全书》之加减一阴煎去知母，加女贞子、淮山、玄参、枸杞子治之，使阴阳协调，气血平和，以期达到从根论治，防止再次出血的目的。由于本病多见于阴虚阳亢之体，因而在治疗期间，凡是辛热香燥动阳助火之品，一律禁忌。如果是已婚妇女，则应禁止房事。(《妇科奇难病论治》，广西科学技术出版社，1989)

3. 哈孝贤论述：经间期出血有生理因素，亦有病理因素，前者为本，后者为标。就其生理因素而言，由于经间期正值经血初亏之后，阴不恋阳，冲任气盛，致使肾之阴阳暂失平衡，难趋稳定。倘具有素体阴虚火伏，或肝经郁热，或湿热内蕴等病理因素者，一属此际，易致两阳相合，迫扰血海，激动脉络，而使血液外溢、非时而下。排卵期过后，肾之阴阳渐归平衡，血亦自止。要言之，经间期出血的发病关键，在于血海不宁，冲任气盛，而阴虚、肝热、湿热、血瘀等，皆为诱发因素。验之临床，则以阴虚火旺者似较多见。经间期出血的治疗，当视出血情况及其他兼症而立法遣方。一般以出血较多，烦热口干，腰酸膝软，头晕耳鸣者，属阴虚火旺证，当先止血，宜滋肾凉营，固冲止血剂，选清经散合两地汤化裁，并少佐泽兰、茜草、郁金等流通之品，以免滞涩留瘀。于下次经净后，再以两地汤合二至丸加减，先于经间期投服，以为未雨绸缪之计。倘见血少色黯，乳胀及小腹胀痛，心烦易怒，口苦便干者，则为肝经郁热，胞脉血瘀。其治不在止涩而在宣通，可选宣郁通经汤，或加味逍遥散化裁，并酌加蒲黄炭、山楂炭等，俾行中有止，无太过不及。下次经间期前，再予服加味逍遥散合二至丸，以“迎而夺之”；若血量或多或少，稠浊黏秽，或带中夹血，肢体困重，舌红有腻者，则为湿热蕴下，阻于冲任，又宜清利湿热为主，稍兼行气活血之品，方选清肝止淋汤加减，凡车前草、瞿麦、萹蓄、败酱草等必用，俾湿热清利，血脉通达，自无出血之虞。(天津中医，1991，4)

4. 姚克敏论述：固摄调冲法。固摄的含义为固守封藏，调引控制。即具体运用益气健脾，和肝，调冲等法互参，以使机体阴阳平谧，气旺血顺，冲任藏泄有序，而达到止血的目的。经间期出血虽非时之血，终为离经之血，不可强行止塞，致生瘀滞隐患。①益气：通过益气统摄，治气以治血。以本病而言，“益气”是固摄的主要方法，气为血帅，旺则能统。常用黄芪一味，以其补气而益血。气虚无热滞者，加用党参，但多用太子参，其补调而不浮躁，少用补气而辛温之药。五脏之气，相互补益，补脾可加强气的升举，补肝可加强气的调顺，补肾可加强气的收摄，补肺、补心可加强气的动力。本病与肝、脾、肾关联，所以益气还应从三方面考虑，发挥脏腑间的协同作用。②健脾：“治血必治脾”，本病治疗中常兼顾脾胃。脾既为气血生化之源，而又具统摄气血之功。脾气健旺，中气上举，则经血不致妄行。常用术苓，以配参芪；用山药、芡实、莲米等健脾肾而兼固藏；或直用六君汤、补中汤之类。个别重症患者，未加重固涩药，而重用炙升麻等升举药物，起到良好效果。③和肝：肝为藏血之脏，主全身气机和血量的出入调节。本病要以和肝为治，和是调和濡润滋养之意。肝和则气顺，使经汛行止有序，藏泄有时。故“逍遥散”是治疗本病的主方之一，临床运用灵活，常有显效。④调冲：治妇科诸病，极重冲任，或为主或为辅，治皆不遗。氤氲之期，冲任得气血天癸之充而复盛，血海胞宫应为满而不盈之态。违此者经血不藏，外泄为患。用药多加桑寄生、川续断、杜仲、补骨脂、菟丝子、鹿角霜。本病重视服药时间：月经净后防患于未然，采取复旧和固摄，防止出血；出血期，固摄调冲为主，审因治疗兼症为辅；行经前期，养血调冲，引导正常经汛如常而行。（云南中医杂志，1993，3）

5. 刘奉五论述：排卵期出血，多以月经中期阴道出血，少腹冷痛，白带量多为主症。虽然见有少腹冷痛的症状，但是应当明确地辨识其寒热属性与真假，不能一见此症就辨为寒证。其所以自感少腹冷痛，主要是因为湿热阻滞经络，冲任二脉气血不通所致。每遇月经中期（即排卵期），即阴道出血，是因为平时湿热内伏冲任。月经中期以后，冲任脉道逐渐充盈，功能也逐渐旺盛。功能为阳，阳盛则热，引动内伏之湿热，湿热下注，则见白带量多；湿热入于血络，则伤血动血，妄溢于冲任脉道之外，故见阴道出血。月经中期出血实属湿热下注，热伤血络而致，故用清热利湿，行气活血的法则进行治疗。用经验方清肝利湿汤加减治疗，取得了一定的疗效。从总的来讲是符合通因通用的法则，使之湿热得清，气血得通，血脉疏达，冲任调和，则血止病除。如治排卵期出血伴盆腔炎、不孕症案，用清肝利湿汤加减，不但治愈了排卵期出血，且已孕育分娩。虽然见有出血并未使用止血药，而用活血药如牛膝、益母草、赤芍、五灵脂等活血疏通，祛瘀化滞，即所谓“见血不可止血”之意，使之内伏的湿热于疏通之中得以祛除。但是用量不宜过大，以防湿热蔓延或出血过多。临床治疗多用荆芥穗，因为荆芥穗具有清血中伏热的功能。（《刘奉五妇科经验》，人民卫生出版社，1994）

6. 哈荔田论述：经间出血，多以血海不宁，冲任气盛为主要关键。具体病因，则或因阴虚火伏，或因肝经郁热，或因湿热蕴积，困扰血海，加以月经中期时冲任二脉之气逐渐旺盛，激动脉络，以致血不循经而出，即所谓“阴络伤血内溢”。治疗大法：阴虚火伏者，以养阴清热为主，如知柏地黄丸之类；肝经郁热者，以清热凉血为主，如丹栀逍遥散化裁；湿热内蕴者，以清肝利湿为主，如八正散化裁；或者依据证情之兼夹，合数法于一辙，临床有一定效果。如阴虚火伏，冲任不固，治疗则经间予滋阴泄热，凉血固经而治标；经期则清热固经，滋阴平肝而治本，遂使血止病除；肝热血虚，湿热内蕴，治用养血平肝，清热利湿，标本兼顾之法，病遂得愈。（《哈荔田妇科医案医话选》，天津科学技术出版社，1982）

（四）辨证论治选录

1. 夏桂成经验：经间期出血症的诊治一般根据临床症状，见多次反复的经间期阴道点滴出血，无宫颈糜烂、息肉及上环等原因。根据临床辨证治疗，同时若条件许可，可结合西医学阴道脱落细胞涂片、宫颈黏液结晶检查，最简单的也需根据基础体温的测定，来观察体内的激素水平，以作出正确的诊断。①阴虚：治则：滋阴益肾。如有火旺可用滋阴清热法，方选六味地黄丸合二至丸，或选用乌鸡白凤丸。加减：如阴虚夹有湿浊者，要加用利湿药，加薏苡仁、萆薢等。出血时间较长者，要考虑到有阳气不足的情况，在补阴的同时要加补阳之药，以促使体内阴阳转化。如结合基础体温测定发现体温不上升而迟迟不排卵，且有点滴阴道出血，要在滋阴的同时加用活血化瘀药，如复方当归注射液（当归、川芎、红花），以促使体内气血活动加强而致排卵。②阳虚：以补阳为主，同时加补阴之药。治则：益肾温阳为主，稍加滋阴活血之品，选方用健固汤加鹿角霜等。加减：基础体温测定，发现排卵后基础体温上升较慢，呈阶梯样上升，西医学认为是黄体功能不足，辨证为阳虚，在补阳的基础上稍加调气活血药，以利气血活动加强，促进基础体温升高。③湿热：治则：清利湿热为主，湿热去，血就会自止。方选清肝止淋汤。加减：湿热偏重者，应加一些清利药物，如瞿麦、木通、猪苓等，或加入一些大小蓟等，既有清利，又有止血双重作用。④血瘀：表现为经间期出血，同时伴有经间期腹痛，大多见于慢性盆腔炎、阴道炎患者，方选逐瘀止血汤。用药为当归、赤芍、红藤、败酱草、穿山甲、生薏苡仁、生山楂、延

胡索、海藻、茯苓、牛膝。(《中医临床妇科学》，人民卫生出版社，1996)

2. 匡继林经验：临床常见的有阴虚、脾虚、湿热、血瘀四大证型。①阴虚型：主要证候为两次月经中间，阴道少量出血或稍多，色鲜红，质稍稠，头晕腰酸，夜寐不宁，五心烦热，小便困难，尿色黄，舌体偏小质红，脉细数。治宜滋肾养阴，固冲止血。方选两地汤合二至丸。常用的药物有生地黄、地骨皮、玄参、麦冬、阿胶、白芍、女贞子、墨旱莲等。②脾虚型：忧思劳倦，或饮食不节，损伤脾气，脾气虚弱，冲任不固，于氤氲之时，阳气内动，但阳气不足，血失统摄，故而出血；阴随血泄，阴阳又趋平衡，故出血停止，下次周期又再复发。主要证候：经间期出血，量少，色拥，质稀，神疲体倦，气短懒言，食少腹胀，舌淡，苔薄，脉缓弱。治宜健脾益气，固冲摄血。方选归脾汤加减。③湿热型：主要证候为两次月经中间，阴道出血量稍多，色深红，质黏腻，无血块，平时带下量多色黄，小腹时痛，神疲乏力，骨节酸楚，胸闷烦躁，口苦咽干，纳呆腹胀，小便短赤，舌质红，苔黄腻，脉细弦或滑数。治宜清热利湿，固冲止血。方选清肝止淋汤《傅青主女科》加减。药用当归、白芍、生地黄、牡丹皮、黄柏、牛膝、制香附、黑豆、阿胶、大枣等。④血瘀型：主要证候为经间期出血量少或多少不一，色紫黑或有血块，少腹两侧或一侧胀痛或刺痛，情志抑郁，胸闷烦躁，舌质紫或有紫斑，脉细弦。治宜化瘀止血。方选逐瘀止血汤(《傅青主女科》)。药用生地黄、大黄、赤芍、牡丹皮、归尾、枳壳、桃仁、龟甲等。由于阴精的不足，难以达到充盛，氤氲之时，重阴转阳，转化不顺利，影响子宫、冲任固藏，故出现经间期出血，阳气不能恢复则出血可延续到经前期；反复出血，病情缠绵者，治疗不及时可引起月经周期紊乱，月经淋漓不尽，甚或崩漏、不孕症等。(本书主编，待刊)

(五) 临床报道选录

1. 张庆用养阴清热止血法治疗经间期出血 36 例：生牡蛎（先煎）30 g，生地黄 20 g，生白芍、仙鹤草各 15 g，黄芩、荷叶、墨旱莲、女贞子各 10 g，牡丹皮、香附各 9 g。出血多加白茅根、覆盆子；腰酸痛加川续断；小腹痛加延胡索。对照组 26 例，用知柏地黄汤：熟地黄 12 g，山茱萸、牡丹皮、茯苓、知母、黄柏各 9 g，山药 15 g，泽泻 6 g。均从月经干净后开始，每日 1 剂，水煎服；用 12～14 日（或血止）为 1 疗程。用 3 个疗程，结果：两组分别治愈 20、6 例，好转 12、11 例，无效 4、9 例。疗效本组优于对照组（$P<0.05$）。(中华中医药杂志，2005，4)

2. 陈林兴用六味地黄汤合二至丸治疗经间期出血 121 例：熟地黄 20 g，山药、枸杞子、菟丝子各 15 g，女贞子、墨旱莲各 12 g，山茱萸、牡丹皮、茯苓各 10 g。出血量少加海螵蛸、芡实；量多加阿胶；腰酸痛甚加川续断；小腹疼痛加延胡索，下坠感加炙黄芪、炙升麻。月经净后 5～7 日，每日 1 剂，水煎服，用 4 日；血止后停药。本组 177 例，结果：治愈 106 例，好转 52 例，未愈 19 例，总有效率 89.26%。(云南中医学院学报，2000，3)

3. 宋鸿雁中西医结合治疗经间期出血 33 例：熟地黄 30 g，生地黄、墨旱莲各 20 g，枸杞子、女贞子、玄参、山茱萸各 15 g，大蓟 10 g，阿胶（烊化）、炙甘草各 6 g。随症加减，每日 1 剂，水煎服；10 日为 1 疗程。与对照组 33 例，均于月经干净后第 5 日，安宫黄体酮片 4～6 mg，每日 2 次口服；用 18 日。用 3 个疗程，结果：两组分别治愈 26、18 例（$P<0.05$），有效 5、10 例，无效 2、5 例，总有效率 93.9%、84.8%。随访 3 个月，分别复发 0、4 例。(现代中医药，2008，1)

4. 潘意坚用滋肾固冲汤治疗排卵期出血 72 例：海螵蛸 20 g，熟地黄 15 g，女贞子、枸杞子、菟丝子、川续断、覆盆子、墨旱莲、地榆、阿胶各 10 g，甘草 3 g。肝郁化火型减海螵蛸、菟丝子，加薏苡仁 15 g，牡丹皮、柴胡各 10 g；湿热内蕴型减熟地黄、阿胶，加黄柏 10 g；血瘀型减熟地黄、阿胶、地榆，加红花、丹参各 10 g，茜草 12 g，每日 1 剂，水煎服。对照组 65 例，用六味地黄丸，每日 2 次，每次 10 g；安络血 10 mg，维生素 C 100 mg，每日 3 次；口服。均于月经第 10 日开始，用 5 日；3 个月经周期为 1 疗程。结果：两组分别治愈 58、28 例，显效 7、15 例，有效 2、8 例，无效 5、14 例，总有效率 93%、78%（$P<0.05$）。（福建中医学院学报，2003，4）

5. 刘丹用加味易黄汤治疗排卵期出血 30 例：金樱子 15～20 g，山药 15 g，黄柏、芡实、车前子各 10 g，白果 9 g，随症加减，每日 1 剂，水煎分 3 次服；用 1 周。次月于月经干净后开始，用至排卵期后。对照组 30 例，用裸花紫珠片 2 片，每日 3 次口服，用 7 日。连续用 3 个月，结果：两组分别痊愈 12、5 例，有效各 16 例，无效 2、9 例，总有效率 93.3%、70%（$P<0.05$）。（时珍国医国药 2006，8）

6. 王淑琴用加味两地汤合二至丸治疗经间期出血 68 例：药用生地黄、炙龟甲各 20 g，地骨皮、玄参、女贞子、墨旱莲各 15 g，白芍、阿胶各 10 g，麦冬 9 g。出血量少加海螵蛸、芡实；量多加地榆；腰酸痛加菟丝子、川续断；小腹痛加延胡索；有下坠感加炙黄芪、升麻。每日 1 剂，水煎服，于月经干净第 5 日开始，至基础体温上升 3 日停用，用 7～10 日。对照组 60 例，用己烯雌酚 0.25 mg，每日顿服，于排卵前 3 日开始，用 7 日。结果：两组分别治愈 59、41 例，有效 7、11 例，无效 2、8 例，总有效率 97.06%、86.67%（$P<0.05$）。（中国实用乡村医生杂志，2009，4）

（六）经验良方选录

1. 内服方：

（1）槐花炭、墨旱莲各 15 g，桑叶、菟丝子、柴胡、川芎、生地黄、白芍各 10 g，焦栀子、茜草、枸杞子各 9 g。每日 1 剂，水煎服。于月经第 5 日开始服药，连服 15 剂，黄体期及月经期停药，治疗 3 个月经周期为 1 个疗程。主治排卵期出血。

（2）菟丝子、山茱萸、益母草各 15 g，仙茅、淫羊藿、巴戟天、紫石英、熟地黄、山药、当归、红花、泽兰各 10 g。每日 1 剂，水煎服。从月经周期第 9 日开始服用，连服 8 日，连续 3 个周期为 1 个疗程。主治排卵期出血。

（3）生地黄 30 g，地骨皮、玄参、女贞子、墨旱莲、菟丝子、制黄精、槐花各 15 g。麦冬、白芍、山茱萸各 9 g。每日 1 剂，水煎服。于月经第 5 日开始服药，连服 15 剂，治疗 3 个月经周期为 1 个疗程。主治排卵期出血。

（4）墨旱莲、槐花各 15 g，生地黄、白芍各 12 g，桑叶、菟丝子各 10 g，枸杞子、焦山栀仁、茜草各 9 g，柴胡、牡丹皮各 6 g。每日 1 剂，水煎，服 2 次，经前 10 日起，连服 15 剂为 1 疗程。主治肝郁化热型经间出血。

（5）地榆炭、侧柏叶、椿皮各 15 g，生地黄、菟丝子各 12 g，川续断、大黄炭、车前子、黄芩、焦山栀仁各 9 g，柴胡 6 g。经前 10 日起，每日 1 剂，水煎，服 2 次。15 剂为 1 疗程。主治湿热下注型经间出血。

（6）墨旱莲 30 g，党参、白术、地榆炭、侧柏炭、女贞子各 15 g，炒槐花 12 g，十灰丸 10 g（包煎），茜草炭 9 g，炒升麻 6 g。每日 1 剂，水煎服，日服 2 次，每月经前连服 5 剂为 1 疗程。主治气阴两虚型经间出血。

（7）墨旱莲、槐花炭各 15 g，生地黄、白芍各 12 g，桑叶、菟丝子各 10 g，枸杞子、焦山栀、茜草各 9 g，柴胡、牡丹皮各 6 g。每日 1 剂，水煎，服 2 次，经前 10 日起连服 15 剂为 1 疗程。主治肝郁化热型经间出血。

(8) 熟地黄、党参、山药、杜仲、淫羊藿、炙龟甲、赤石脂、煅海螵蛸各 15 g，补骨脂、枸杞子各 10 g，山茱萸 9 g，鹿角霜 6 g。经前 5 日始，每日 1 剂，水煎，服 2 次，15 剂为 1 疗程。主治下焦虚寒型经间出血。

(9) 地榆炭、侧柏叶、椿皮各 15 g，生地黄、菟丝子各 12 g，川续断、大黄炭、车前子、黄芩、焦山栀各 9 g，柴胡 6 g。经前 10 日起，每日 1 剂，水煎，服 2 次。15 剂为 1 疗程。主治湿热下注型经间出血。

(10) 熟地黄、党参、山药、杜仲、淫羊藿、炙龟甲、赤石脂、煅海螵蛸各 15 g，补骨脂、枸杞子各 10 g，山茱萸 9 g，鹿角霜 6 g。经前 5 日始，每日 1 剂，水煎，服 2 次，15 剂为 1 疗程。主治下焦虚寒型经间出血。

(11) 墨旱莲 30 g，党参、白术、地榆炭、侧柏叶炭、女贞子各 15 g，炒槐花 12 g，十灰丸 15 g（包煎），茜草炭 9 g，炒升麻 6 g。水煎，每日 1 剂。服 2 次，每月经前连服 3 剂为 1 疗程。主治气阴两虚型经间出血。

(12) 白茅根 30 g，地骨皮、地榆炭各 15 g，生地黄、熟地黄各 12 g，赤芍、白芍、川芎、红花、桃仁各 10 g，黄芩 6 g，生甘草 3 g。每日 1 剂，水煎服，日服 2 次。5 剂为 1 疗程。主治经期中间出血。

(13) 生地黄 30 g，玄参、女贞子、墨旱莲、黄精、菟丝子、槐花各 15 g，白芍、麦冬、牡丹皮、山茱萸各 9 g。经前 5 日起，每日 1 剂，水煎服，日服 2 次。5 剂为 1 疗程。主治阴虚血热型经间出血。

(14) 冬桑叶、槐花炭各 15 g，白芍、生地黄各 12 g，山栀仁、茜草、大黄炭、侧柏叶各 9 g，柴胡、牡丹皮各 6 g。每日 1 剂，水煎，服 2 次。经前 5 日起，连服 5 剂。主治肝郁化热型经间出血。

(15) 生地黄 30 g，玄参、女贞子、墨旱莲、黄精、菟丝子、槐花各 15 g，白芍、麦冬、牡丹皮、山茱萸各 9 g。每日 1 剂，水煎服 2 次，经前 5 日起为 1 疗程。主治阴虚血热型经间出血。

(16) 冬桑叶、槐花各 15 g，白芍、生地黄各 12 g，栀子、茜草、大黄炭、侧柏叶各 9 g，柴胡、牡丹皮各 6 g。每日 1 剂，水煎，服 2 次。经前 5 日连服 5 剂。主治肝郁化热型经间出血。

(17) 藕节 20 g，生地黄 18 g，何首乌、山药、玄参各 15 g，麦冬 12 g，墨旱莲、女贞子、苎麻根各 10 g，地骨皮、山茱萸各 9 g。每日 1 剂，水煎，服 2 次。主治肾阴不足型经间出血。

(18) 海螵蛸 20 g，茯苓 15 g，白芍、白术、附子各 10 g，生姜 6 g，炒茜草 5 g。每日 1 剂，水煎服，日服 2 次。1 个月经周期，服 10 剂为 1 疗程。主治经期中间出血。

(19) 黄芪 18 g，熟地黄 15 g，生地黄炭、川续断、淫羊藿、菟丝子、山茱萸、山药各 12 g。每日 1 剂，水煎服，日服 2 次。15 剂为 1 疗程。主治肾虚型经间出血。

(20) 山茱萸 18 g，益母草、仙茅、淫羊藿、菟丝子各 15 g，巴戟天、紫石英、熟地黄、山药、当归、红花、泽兰各 10 g。每日 1 剂，分 2 次口服。主治排卵期出血。

2. 耳针方：取子宫、盆腔、屏间、肝、脾、肾、附件、脑，2～3 穴/次。主治经期中间出血。

3. 食疗方：

(1) 鲜芹菜、鲜藕各 120 g，植物油 15 g，精盐、味精各适量。将芹菜、藕洗净，芹菜切成丝，藕切片。炒锅上火，放油烧热，放入芹菜、藕片，调入精盐炒 5 分钟，加适量水煮熟，下味精后食用。主治排卵期出血。

(2) 生地黄 30 g，粳米 60 g。生地黄洗净切片，用水煎煮 2 次，共取 100 g 汁，将米洗净加适量水煮粥，倒入药汁再煮 10 分钟后服用。主治排卵期出血。

(3) 粳米 60 g，芡实 30 g。共洗净，加水煮粥食用。每日 1 剂，2 次分服。主治肝肾阴虚型经间出血。

(4) 山药、枸杞子各 20 g，粳米 60 g。山药、枸杞子洗净，与粳米熬粥食用。主治排卵期出血。

(5) 干芹菜 30 g，黄花菜 15 g。芹菜、黄花菜加适量水，煎汤服用。主治排卵期出血。

(6) 糯米锅巴 50 g，小蓟炭 30 g。水煎服。每日 1 剂。主治肝郁血热型经间出血。

(7) 大枣 30 g，黑木耳 20 g。按常法煮汤服食。每日 1 剂。主治经间出血。

第八节　经行发热

一、病证概述

经行发热是指女性每到月经期，或者经行前、后，即出现以发热为主的症状，也称“经来发热”。少数患者则于经间期（排卵期）发热。发热时，一般体温多不太高，约在 38 ℃左右。特点是，伴随月经周期每月均有发作，经前或经期发热者，经净后其热自退；经后或经间期发热者，3 日左右其热也多能自退。若偶有一次经期发热，或经期外感发热者，均不作本病论。经后或月经期间，热势不高同时伴见月经量多、经色淡红而稀，头晕气短、四肢乏力、懒于言动、面目虚浮，舌质淡红，苔白薄润，脉来沉细等症状。由于这类发热的主要病机在气虚清阳不能上升，故治疗以补气升阳、甘温除热之法，可选用补中益气汤加减（黄芪、党参、白术、炙甘草、柴胡、升麻、当归）。若形寒肢冷、身出虚汗，或月经量多者，可加鹿角胶、阿胶以益精止血；若大便溏泻者，去当归，加入炮姜、益智仁。从西医学角度而言，某些患有盆腔炎症或子宫内膜异位症的妇女，也常有经期发热的表现，但不以发热为主症，临床应通过有关检查予以排除。

二、妙法绝招解析

（一）肝郁气滞，阴虚内热（朱小南医案）

1. 病历摘要：于某，21 岁，未婚。平素娴静寡言，月经向来超早，拖延日期颇长。经行时兼发高热，并有胸满胁胀甚至呕吐，历经 10 日，经净后发热亦退，每月如此，成为规律。发热渐次加重，曾测得体温高至 40 ℃，心烦头眩，面红目赤，甚则昏厥，隔时方醒。精神颇受威胁。初诊时已届临经前期，症见精神不舒，胸闷胁胀，口鼻干燥，脉弦数。诊断为经行发热。

证属肝郁气滞，阴虚内热。治宜疏肝解郁，养阴清热。药用制香附、白术、青蒿、黄芩各 9 g，柴胡、青皮、陈皮、当归、赤芍、枳壳各 6 g，炙甘草、川厚朴各 3 g。每日 1 剂，水煎服。连服 3 剂而热退。后于前方加白术、青皮、厚朴、青蒿、黄芩清理善后。（《朱小南妇科经验选》，人民卫生出版社，1981）

2. 妙法绝招解析：本案之经行发热，证属肝郁气滞，阴虚内热。故投以疏肝清热之法。方以柴胡疏肝散加减，原主药物为柴胡、陈皮、川芎、枳实、香附、炙甘草。因患者即将来潮，为免动血，故将川芎改为当归，其胸闷不舒、苔腻为湿热阻于内之象，故加白术、青皮、厚朴，又因热象渐露，故加青蒿、黄芩，即可清肝热，疏气郁，又可宽胸和胃，防止呕吐。患者素性沉静，有事易抑郁于怀，肝郁则气滞，在经期中这种现象更为显著，肝脉络于胆，散布于胁间，所以常见胁胀，木郁则横逆，逆则克土，因此兼见胸闷呕吐，相火附于肝木，木郁日久易于化火，引起高热，火性上炎，故头目眩晕，甚则昏厥。故治以疏肝清热而愈。

（二）肝肾阴虚，相火内动（班秀文医案）

1. 病历摘要：梁某，20 岁，未婚。16 岁月经初潮，经行前后不定，量多，色暗红。现经中第 2 日，发热（37.6 ℃～38 ℃），右少腹胀疼，头晕而痛，咽喉疼痛，平时带下量多，色白或黄，无特殊气味，胃纳一般，大便难解，小便淡黄。脉细数，苔薄白，舌尖红。诊断为经行发热。

证属肝肾阴虚，相火内动。治宜滋养肝肾，甘润清热。药用太子参 20 g，玄参、生地黄、山药各 15 g，地骨皮、白芍、麦冬、茺蔚子各 9 g，白薇、牡丹皮、甘草各 6 g。每日 1 剂，水煎服。连服 3 剂后，发热已退，头晕痛、咽痛消失，经行停止。精神好，但月经又来，量少，色暗红，脉虚细，苔薄白，舌尖红。仍守上方出入，药用鸡血藤、生地黄、墨旱莲各 15 g，地骨皮、牡丹皮、丹参、白芍、女贞子、益母草各 9 g，白薇 6 g，甘草 5 g。连服 3 剂后，经行 6 日才干净，全过程无发热，精神好。脉沉细，苔薄白，舌质淡。拟温养善后，药用菟丝子、淫羊藿、怀山药、莲子各 15 g，党参 12 g，白术、当归、白芍、覆盆子、茺蔚子、大枣各 9 g。连服 3 剂后，经行量少，色暗红，淋漓不尽，伴头晕、低热（38.3 ℃），阴道胀疼。脉细数（96 次/分钟），苔少，舌质淡红。证转阴亏火动，治宜养阴清热，药用墨旱莲 20 g，生地黄、鸡血藤各 15 g，地骨皮、丹参、牡丹皮、白芍、女贞子、益母草各 9 g。连服 3 剂后，发热消退，阴道出血停止，食纳亦可，大便干结，脉虚细，苔薄白，舌质淡红，仍以养阴为主，药用墨旱莲、女贞子、玄参、生地黄各 15 g，麦冬 12 g，益母草 9 g，甘草 5 g。连服 6 剂以善后。以后观察半年，病不再发，经行正常。（《班秀文妇科奇难病论治》，广西科学技术出版社，1989）

2. 妙法绝招解析：本案之病因病机，主要责之于气血营卫失调。因妇人以血为本，月经乃血所化，值经行或行经前后，阴血下注于冲任，易使机体阴阳失衡，若素体气血阴阳不足，或经期稍有感触，即诱发本病。发热一般有外感内伤之分，而本病属于内伤发热范畴。本案属肝肾阴虚型经行发热。肝肾同源，内寄相火，肝肾阴虚，水亏不济火，相火偏亢，故经行前后不定，火冲于上，则咽痛、头晕痛，大便难解，小便淡黄，均为阴虚内热之状。故以滋养肝肾，甘润清热之法治之，方中太子参、麦冬、生地黄、玄参、白芍、甘草滋养肝肾之阴以治本。地骨皮、牡丹皮、白薇甘苦微寒，凉血而清虚热，佐以辛甘微温之茺蔚子益精活血，行中有补，以为调经之用，故药能中病。后又根据病情的不同变化，在用药上虽有变化，但始终坚持以养肝肾之阴为主，故疗效卓著。

（三）气郁血热，瘀留胞宫（魏长春医案）

1. 病历摘要：冯某，女，16 岁。时发潮热，值经来时更盛，腹痛，便闭，夜梦不宁，脉弦，舌红。诊断为经行发热。证属气郁血热，瘀留胞宫。治宜解郁清热，通滞破瘀。药用焦山栀仁、赤芍、玄明粉、制大黄、白薇、桃仁、红花、竹茹各 9 g，柴胡、牡丹皮各 6 g，薄荷 3 g。每日 1 剂，水煎服。连服 3 剂后，经行，痛止，热退，病愈。（《魏长春临床经验集》，浙江科学技术出版社，1984）

2. 妙法绝招解析：正值经行或经行前后，出现以发热为主，且伴随月经周期反复发作者，称“经行发热”。清代《医宗金鉴・妇科心法要诀》根据发热的时间不同而辨虚实，提出经前发热为血热，经后发热为血虚，发热无时多是外感，午后潮热多属里热，分列不同方药予以治疗。本病病机，主要责之于气血营卫失调，因妇人以血为本，月经乃血所化，值经行或行经前后，阴血下注于冲任，易使机体失衡，因素体气血阴阳不足，或经期稍有感触，即诱发本病。本案属内伤发热范畴。所谓内伤，多为脏腑、气血功能失常所致，临床常见有肝郁、阴虚、血瘀、气虚等

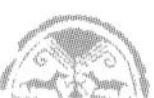

发热。而本案属于气郁血热瘀滞，拟治以清热滞破瘀血为主。方中桃仁、红花活血祛瘀，加牡丹皮凉血清热，下攻瘀积，清热泻火，又可活血祛瘀。此证若体强者，用此方则效果更佳；若体弱者，易用丹栀逍遥散效果更佳。

（四）肝胆实火上逆（哈荔田医案）

1. 病历摘要：胡某，女，35 岁。1 年前正值经期，因家庭不和大怒，当即感觉一股热气扑面，致此次月经量多，色鲜红并伴发热，尔后每次经行均为高热，曾用丹栀逍遥散数剂，效果不显。经行已 1 日，量多色红，发热（体温 39.2 ℃），干渴喜饮，面红目赤，心烦易怒，胸脘及两胁下胀痛，舌质红，舌苔黄，脉弦数。诊断为经行发热。

证属肝胆实火上逆。治宜清肝泻火。方选龙胆泻肝汤加减。药用生地黄 18 g，炒栀子、牡丹皮各 15 g，龙胆、车前子各 12 g，泽泻、全当归、黄芩、黄柏各 10 g，柴胡 6 g，生甘草 3 g。每日 1 剂，水煎服。服 1 剂热势渐减，3 剂后诸症减轻，发热未作，后以丹栀逍遥散 10 余剂调治，至第 2 次经期，经色、经量皆正常，发热，诸症未作。随访至今未复发。（《哈荔田妇科医案医话选》，天津科学技术出版社，1982）

2. 妙法绝招解析：经前高热，临床少见。此案乃因经期大怒伤肝，肝失条达，郁而化火而致经期高热。始以丹栀逍遥散其效不显，乃因实火过盛，而药效不及。故以龙胆泻肝汤泻肝经实火，去木通，配牡丹皮、黄柏旨在凉血清热，使血不妄行。药证合拍，使肝火泻而诸症除，后以丹栀逍遥散既可免前方苦寒太过而伤脾胃，又可疏肝解郁，清热调经以资巩固。

（五）阴虚内热，心肝火炽（唐吉父医案）

1. 病历摘要：马某，女，17 岁。月经 15 岁初潮，经期尚准。近数月来，每于经前 1 周，先有头晕头痛，同时伴有咽喉红肿疼痛，继而体温逐渐升高到 39 ℃左右，精神极度烦躁不安，甚至神志昏迷，语无伦次，大便闭结不通，少腹拘急而痛，持续 3～4 日，至经净后精神症状才逐渐消失。如此者反复发作已数月。脉细弦而数，舌苔少，舌尖红刺。诊断为经行发热。

证属阴虚内热，心肝火炽。治宜清上导下，釜底抽薪。药用生地黄 24 g，玄参、淡竹叶、生大黄各 9 g，龙胆、黑栀子、木通、麦冬、地骨皮、黄芩各 6 g。每日 1 剂，水煎服。服 7 剂后，大便得以通畅，心肝之火由下而夺，精神上自觉轻松愉快，当此经汛将行之前，急宜预防为主，仍宗原意，佐以清肝宣窍，上下分消。药用生地黄 15 g，礞石滚痰丸（包煎）12 g，玄参、生大黄、黄芩、菖蒲、制南星、地骨皮各 9 g，麦冬、姜半夏、郁金、木通各 6 g。服 14 剂后，经汛延后 7 日而至，色淡而不清，但在经行之前，神情尚且稳定，经行期间，发热未作，神志清晰，一如常人，心肝之火已平，然腹部略有胀痛，脉仍细数，舌苔薄，质红，余热未清，当乘胜追击。药用生地黄、磁石（先煎）、礞石各 18 g，地骨皮、麦冬、玄参、制南星、郁金（先煎）、菖蒲各 9 g，制大黄、黄芩、木通各 6 g。服 7 剂善后。（《唐吉父医案》，上海市中医文献馆，1997）

2. 妙法绝招解析：本例为经前期发热。患者素体阴虚火旺，内热由生。经行前冲任为动，气血不常，则肝肾阴虚之势加重，肝经相火亦随之而盛，故现咽喉红肿、发热、烦躁；热灼神明，为谵语神昏，虚不能润，则大便秘结，小腹拘急疼痛。待经行后，气血渐渐恢复常态，则诸症渐平。治疗宜滋阴清热，利下清上，方用龙胆泻肝汤加减。生地黄、玄参、麦冬滋阴养血；龙胆、山栀清肝经相火；黄芩、地骨皮清上热；淡竹叶、木通、生大黄导热下行。药属苦寒，又连服 7 剂，心肝之火一举而平，仍宗原意，加化痰热、滋阴降火、分利上下之品以预防再发高热。此治可谓：胆大心细四诊详，单方重剂起沉疴。

（六）下焦血瘀，热从内生（金谷城医案）

1. 病历摘要：曹某，女，42 岁。月经周期正常，1 年多来月经前后周期性发热，每次持续

13 日，体温波动在 38 ℃～39 ℃，同时伴明显乏力，下肢酸软。平时尚有小腹胀痛，右下腹压痛，舌淡胖有齿印，苔薄白，脉细濡。

证属下焦血瘀，热从内生。治宜甘温除热，佐以活血。药用麦冬 20 g，黄芪、党参各 12 g，当归、白术、陈皮、地骨皮、牡丹皮、桃仁、地鳖虫各 10 g，升麻、柴胡各 6 g，炙甘草 3 g。每日 1 剂，水煎服。用上方加减连续治疗 3 个月经周期，第 1 个月经期发热只 37.7 ℃，第 2 个月经期未发热，但尚出现前述症状体征，第 3 个月经周期，未发热，症状体征均消失。半年后随访，未再发热。（中医杂志，1980，11）

2. 妙法绝招解析：月经前后周期性发热为经行发热。临床根据发热的时间、性质以辨虚实。大抵血热者身热心烦，阴虚者多潮热咽干，瘀热者多乍寒乍热。本案发热而伴乏力，舌淡胖，故属气虚发热，所以用甘温除热的补中益气汤为主；又因其右下腹压痛兼有血瘀，故又加桃仁、牡丹皮、地鳖虫等活血化瘀。

（七）气滞血瘀，遏阻营卫（郑长松医案）

1. 病历摘要：张某，女，23 岁。于行经 3 日之际，因与同学吵架，月经停行，此后经期小腹胀痛，经量递次减少，经前 3～7 日身有热感，发热时体温在 36.8 ℃～37.3 ℃之间，并伴身体逐日消瘦，夜卧梦寐纷纭。近 2 个月来，经前 10 日即身热不适，心悸而烦，乳房胀痛。月经周期 30 日左右，经期 5 日，血量极少。刻下经事欲动，身热复起。形体瘦弱，面色晦滞，舌常色，苔薄白，两小腿皮肤粗糙，脉象沉涩，尺肤不荣而微热，体温 37 ℃。诊断为经行发热。

证属气滞血瘀，遏阻营卫。治宜行气祛瘀，调和营卫。药用生地黄 30 g，当归、赤芍、白芍各 15 g，泽兰、牡丹皮、牛膝、炒桃仁（捣）各 12 g，柴胡、红花、川芎、炒枳壳各 9 g，桔梗、生甘草各 6 g。每日 1 剂，水煎 2 次，共煎 500 mL，分 2 次温服。每经前服药 5 剂，连续 2 个月，遂瘥。（《郑长松妇科》，中国中医药出版社，2007）

2. 妙法绝招解析：本例证由经期动怒，气滞血瘀所致，肝郁气滞则精神烦躁，两乳胀痛；气机不利则血行不畅，故经来涩少，小腹胀痛；瘀血阻滞则营卫不得调达，故经前发热；瘀血停滞阻碍生新，则皮肤粗糙，尺肤不荣；瘀血不行，干扰心神，则心悸而烦，梦寐纷纭；经前发热，梦寐纷纭则阴血暗耗，故身体逐渐消瘦。瘀血去则新血生，营卫和则身热止。故于方中以桃仁、红花、赤芍、牡丹皮、泽兰、川芎活血行血，祛瘀生新；柴胡、枳壳、桔梗、甘草疏肝理气，调和营卫；生地黄、当归、白芍养血调肝；牛膝引经下行。全方理气而无伤阴之弊，祛瘀而无耗血之虞，使气血和、营卫调则诸症消失。

（八）阴虚内热，气滞血瘀（郑长松医案）

1. 病历摘要：万某，女，37 岁。每于经前 10 日左右开始身热，体温在 38 ℃之间，历时年余。从去年 10 月又每于经前烦躁易怒，胸闷乳胀，经来后诸症消失。月经周期 30 日左右，经期 3～4 日，量少不爽，黑紫有块。并伴口干咽燥，不欲进食。并见经前乳胀，持续年余。唇干舌赤，苔薄微黄，脉濡稍数。诊断为经行发热。

证属阴虚内热，气滞血瘀。治宜滋阴清热，行气化瘀。药用生地黄、丹参各 30 g，赤芍、白芍、青蒿、合欢皮、牡丹皮、地骨皮各 15 g，黄芩、橘核、橘叶、当归、路路通各 12 g，青皮、胡黄连各 10 g，柴胡 6 g。每日 1 剂，水煎 2 次，共煎取 500 mL，分 2 次温服。服药 3 剂，诸症消失。（《郑长松妇科》，中国中医药出版社，2007）

2. 妙法绝招解析：本例由阴虚气滞致病。阴液不足则口干咽燥，舌赤苔黄；气滞不宣则烦躁易怒，胸闷乳胀，不欲进食；气滞则血瘀，故血少不爽，紫黑有块；阴虚则热，热复伤阴，阴伤则血滞益甚，故经前身热。方中生地黄、牡丹皮、地骨皮、青蒿、黄芩、胡黄连滋阴凉血，清

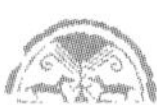

热除烦；橘核、橘叶、合欢皮、青皮、柴胡疏肝、解郁、行气；当归、白芍、赤芍、丹参、路路通养血活血，化瘀通络。诸药协和，滋阴清热，行气化瘀，使气血运行无碍，内外阴阳和调，故积年沉疴，计日获愈。

（九）寒郁化火，营卫失调（郑长松医案）

1. 病历摘要：张某，女，36 岁。2 个月前适值经期，骤受寒凉，致发热 3 日，继则日晡及前半夜发热，体温 37 ℃～37.5 ℃，每经前面颊潮红，精神烦躁，体温升到 38 ℃左右。经来腹痛腰酸，血量较前减少而黑紫有块。面颊潮红，两目色青，舌瘦常色，苔白乏津，脉弦细数，尺肤发热。诊断为经行发热。

证属寒郁化火，营卫失调。治宜祛瘀清热，调和营卫。药用生地黄 30 g，青蒿、牡丹皮、赤芍、生香附（捣）、泽兰、炒桃仁（捣）各 12 g，红花、川牛膝、柴胡各 9 g，炒枳壳、桔梗各 6 g。每日 1 剂，水煎 2 次，共煎取 500 mL，分 2 次温服。服 3 剂后，身热退净，经期腹痛腰酸俱减。后因受凉，低热复起，热势依故，再守原方继进 3 剂。身热尽退，未再复起，经来腹痛轻微，宗前方增损。按原方去青蒿、生香附、泽兰；加当归 15 g，川芎 9 g，改为 2 日 1 剂，每晚服 1 次，共服 9 剂，诸症悉除。(《郑长松妇科》，中国中医药出版社，2007)

2. 妙法绝招解析：本例由经期起居不慎，骤受寒凉，寒邪乘虚入侵，致内则血因寒凝而滞，外则卫表调节失司，故日晡潮热，经前益甚，血少黑紫，经来腹痛；壅滞生热，耗散阴津，故经前精神烦躁，面颊潮红，舌瘦乏津，脉弦细数，尺肤发热。方中生地黄、青蒿、牡丹皮、泽兰凉血滋阴，清营分之郁热；赤芍、桃仁、红花、川牛膝活血祛瘀，治血中之凝滞；按气顺血和之理，佐香附、枳壳、桔梗疏肝理气；当归、川芎养血活血，庶瘀去而无耗血之虑；佐柴胡疏表和里，以冀营卫调和而热邪解除。

（十）阴虚热扰，瘀血阻滞（郑长松医案）

1. 病历摘要：赵某，女，26 岁。结婚后，连续感冒，低热起伏，晨起身净如常，午后体温递升，经前热势更高，身热时体温多在 37.5 ℃左右。月经 30～40 日一行，经期 3 日，血量偏少，小腹经常胀痛，月经临行之际，左下腹坠痛，平日带下淋漓，浊如米泔。面白颧红，形体瘦弱，舌赤少苔，脉象细数。诊断为经行发热。

证属阴虚热扰，瘀血阻滞。治宜清热养阴，活血化瘀。药用败酱草、玄参、益母草、丹参、金银花各 30 g，连翘、牡丹皮、茯苓、制香附（捣）各 15 g，桂枝、炒桃仁（捣）各 12 g，莪术、荆三棱各 6 g。每日 1 剂，水煎 2 次，共煎取 500 mL，分 2 次温服。嘱经期停药。经前服药 9 剂，身热已退，小腹胀痛有增无减。因重用清热滋阴之品，有碍活血化瘀，故热退之后重在理气活血。按前方去败酱草、玄参、金银花、连翘；加赤芍、白芍、当归各 15 g，橘核、橘叶各 12 g。改为 2 日 1 剂，每晚服药 1 次。服 3 剂后，体虚稍复，白带渐止，小腹胀痛大减，低热未再复起。按二诊方去三棱、莪术，加川楝子（捣）9 g。共服药 35 剂，病去无遗。(《郑长松妇科》，中国中医药出版社，2007)

2. 妙法绝招解析：本例屡犯感冒，热灼阴伤，阴不内营，阳气浮越，故低热起伏，面白颧红，舌赤少苔，脉象细数；热扰于内则脏腑气机不畅，因“气为血帅，血随气行”，气机不畅，阻碍经血下行，故经来量少，周期不准，小腹常感胀痛，经前身热加重；热邪内扰，带脉失约，则带下淋漓，浊如米泔。药以桂枝茯苓丸、益母草、丹参、当归、三棱、莪术养血活血，祛瘀生新；玄参、金银花、败酱草、连翘养阴清热；香附、橘核、橘叶、川楝子理气止痛。

（十一）阴邪遏卫，湿热蕴结（郑长松医案）

1. 病历摘要：李某，女，23 岁。10 日前经期以冷水洗衣，引起发热，体温达 39.2 ℃。治疗后仍日晡潮热，潮热时体温在37.2 ℃～37.6 ℃。并伴头重如蒙，肢体困倦，脘痞纳呆，咳嗽有痰。素日头重且胀，夜寐梦多，常有纳呆。形体瘦弱，舌赤胀大，苔腻微黄，脉濡稍数，尺肤微热。诊断为经行发热。

证属阴邪遏卫，湿热蕴结。治宜清热化湿，调和营卫。药用金银花30 g，连翘、白芍各20 g，知母15 g，桃仁、杏仁（捣）各12 g，桂枝、佩兰、藿香、胡黄连、槟榔、豆蔻各10 g，桔梗6 g。每日1剂，水煎2次，共煎取500 mL，分2次温服。连进3剂，热退咳止，脘舒纳增，余症俱减。（《郑长松妇科》，中国中医药出版社，2007）

2. 妙法绝招解析：患者病前常感头重且胀，夜寐梦多，时有纳呆，知其素有湿浊内蕴；复于经期体弱之际，以冷水洗涤，触犯寒湿，致卫外阳气为阴邪所遏，故病初发热较重；治后虽身热渐解，但正虚邪恋，湿热蕴结，故日晡潮热，头重如蒙，肢体困倦，脘闷纳呆，咳嗽有痰；其舌赤胀大，苔腻微黄，脉象濡数，尺肤微热，皆湿聚热蒸之象。方中金银花、连翘、胡黄连、知母清热除湿，解散卫分之潮热；藿香、佩兰、豆蔻，取其芳香宣散之功，内化湿浊，外解肌热；白芍、桂枝一收一散，调和营卫；槟榔消食宽中；桃仁去瘀生新，以防经血瘀结不行；苦杏仁、桔梗润肺降气，气降则咳止痰消。

（十二）肝脾不和，气血失调（郑长松医案）

1. 病历摘要：张某，女，35岁。每日午后1～10点准时潮热，延经半年，潮热时体温在36.8 ℃～37.9 ℃，有时经休息则热退身净，遇劳累又低热复起，经前3～5日，常热达38 ℃以上。并伴头晕寐少，精神烦躁，胁痛腹胀，纳呆食少。月事按期，经前带下量多，胸乳及小腹胀痛。曾患过无黄疸型肝炎，治疗3个月痊愈，数次复查均肝功能正常。形体瘦弱，舌尖赤，苔薄白，脉滑稍数，尺肤发热，妇科检查无异常发现。诊断为经行发热。

证属肝脾不和，气血失调。治宜疏肝和脾，调气养血。药用生牡蛎（捣）30 g，枣仁20 g，白芍、香附（捣）各15 g，橘核、橘叶各12 g，郁金、青皮、陈皮、茯苓、川楝子（捣）、当归、炒白术各9 g，柴胡、广木香各6 g，砂仁3 g。每日1剂，水煎2次，共煎取500 mL，分2次温服。连进6剂后，睡眠好转，食欲增进，胁痛腹胀著减。嘱经前按前方再进3剂，以求尽善。共服9剂，低热与经前诸苦消失，其他分两次诸症亦显著好转。（《郑长松妇科》，中国中医药出版社，2007）

2. 妙法绝招解析：该证亦可称为潮热，如龚信云“潮热者，有时而热，不失其时。”本例因原有肝病，肝气郁结，气机不利故胁痛腹胀；肝郁化热，留积不去则低热缠绵，脉滑稍数；肝郁气滞，血运不畅则经前胸乳及小腹胀痛，经期发热加重；肝火上扰则头晕寐少，精神烦躁；肝气郁结，横逆犯脾，则运化失职，故纳呆食少；生化之源不足，则精神不振，形体瘦弱，逸则热退，劳即复起。方中香附、橘核、橘叶、郁金疏肝解郁，调理气机；白术、茯苓、木香、砂仁、青皮、陈皮健脾开胃，行气调中；枣仁、当归、川楝子养血安神，柔肝泻火；牡蛎潜阳、固下；引柴胡以疏表和里，宣通中外，意在使气调血顺，肝脾得和，故身热解除后，诸症相继减轻。

（十三）肝胆郁热，下注冲任（韩冰医案）

1. 病历摘要：刘某，女，28岁。患者近1年经前出现发热，体温38 ℃～39 ℃，经行后则体温恢复正常，近2个月加重，经输液治疗减轻，今日体温高达39 ℃，伴咽痛，胸闷胁胀，口苦，胃脘不适，舌质红，苔黄，脉弦数。月经14岁初潮，色正量中，无血块，痛经（一）。末次月经净，色红量中。妇科检查及盆腔超声未见明显异常。血常规提示：白细胞轻度增高。诊断为经行发热。

证属肝胆郁热，下注冲任。治宜疏泄肝胆，解郁利咽。药用青蒿、生地黄、玄参各20 g，桔梗、板蓝根、浙贝母、牡丹皮、牛蒡子、柴胡、半夏、黄芩各10 g，甘草6 g。每日1剂，分早、晚温服。服2剂后，体温降低，咽痛减，纳呆，神疲乏力，治宜解热健脾。药用山楂、玄参各30 g，党参15 g，柴胡、半夏、黄芩、当归、川芎、山药、白术各10 g，甘草6 g，生姜3片，大枣3枚。服2剂后月经来潮，色红，量少，腹痛，治以活血通经。药用鸡血藤、益母草各30 g，橘核、熟地黄各20 g，柴胡、枳壳、当归、川芎、白芍、牛膝各10 g，甘草6 g。服7剂。近日头晕，恶心欲吐，夜寐欠安，治以和解降逆。药用生赭石20 g，木瓜、党参各15 g，柴胡、半夏、黄芩、吴茱萸、紫苏叶、五味子各10 g，黄连、甘草各6 g，生姜3片。服7剂后，恶心欲吐消失，睡眠好转。未见发热，守上法调治月余，以巩固疗效，未见复发。(《中国现代百名中医临床家丛书·韩冰》，中国中医药出版社，2007)

2. 妙法绝招解析：本例为热入血室所致。血室为女子胞宫之所在，隶属于肝。肝气郁滞，郁热内伏，经行之前气血下注冲任胞宫，热郁愈盛，故而发热；肝经布胁肋，肝失条达则胸闷胁胀；肝热传胆，胆气循经上逆，则口苦；木郁克脾土，见胃脘不适；热邪熏蒸清道则咽痛；舌质红，苔黄，脉弦数，均是肝胆郁热之征。故治宜疏泄肝胆，解郁利咽之法。方中柴胡疏邪透表解郁，黄芩清泄少阳；党参、山药、白术、生姜、大枣益气生津，扶正以祛邪，并防邪深入；半夏和胃降逆，散结消痞；患者经前热势较高，故加用青蒿、牡丹皮、生地黄、玄参增强清热凉血之力；桔梗、板蓝根、浙贝母、牛蒡子利咽散结。全方疏利肝胆，和解少阳，使枢机得利，则郁热自除。郁热易与血结，阻滞冲任，故经期要考虑行血，选用鸡血藤、益母草、橘核、牛膝等活血通经之品，经后兼顾养血。

(十四) 邪入血室，郁结化火(匡继林医案)

1. 病历摘要：郭某，女，33岁。每遇行经则伴高热(39 ℃左右)，经量多色暗挟血块，伴有少腹疼痛，面浮肢肿，情烦意怒，乳胀腰酸。曾在3年前产时子痫，亦有高热，病延半年。前医曾投秦艽鳖甲汤，经行高热未退，改用清热凉血之品亦未见效。诊查时见其舌质偏艳红，苔薄腻，按其脉象弦细。诊断为经行发热。

证属邪入血室，郁结化火。治宜清解少阳，凉血散热。方选小柴胡汤加味。药用软柴胡15 g，大枣12 g，炒扁豆10 g，仙半夏、淡黄芩、牡丹皮、党参、藿香、佩兰各9 g，生甘草3 g，生姜3片。每日1剂，水煎服。服7剂后，高热与浮肿渐退，经行通畅，心烦减轻。本方已获效，嘱其经前7日继服5剂，嗣后随访。上方连服3个月，经行未呈高热，经汛按期。(本书主编，待刊)

2. 妙法绝招解析：行经前后或经期周期性出现以发热为主的病症，多因房劳多产，素体阴血不足，致肝肾阴亏；或因劳倦思虑过度伤脾，致气血不足，阴阳失调；或因阳盛之体，热伏冲任，而致血热内盛；或因瘀血滞于胞宫，气血运行不畅，营卫失调，均可致经行发热。本例值经汛来潮，血海空虚，热邪乘虚而入，与经血相搏，正邪相争，血结胞宫。仿仲景法，用小柴胡汤和解清热，药证相符，收效甚速。

三、文献选录

经期或经行前后发热，或平时发热缠绵，经期加重者，均为“经行发热”，亦称“经病发热”。若发热与经候无关，或经行之际自觉身热而体温正常者，不作“经行发热”论。此证有内伤、外感之分。如《医学入门·经水不调》云：“潮热有时为内伤，为虚；无时为外感，为实。”即由内外两因使气血运行有碍，内外阴阳失调致病。平时发热，经期加重者，多为瘀血停滞或湿热蕴结，或外邪犯表，或肝脾不和；经前或经期发热者多由气滞血瘀或血虚有热；经后发热者，多为阴血不足。如《丹溪心法·经水证治》云："发热之中，有常时发热者，有经行发热者，则常时为血虚有积，经行为血虚有热也。"又如《女科经纶》云："经后发热则血脉空虚，阴血不足。"分别对气滞者予以理气行滞；血瘀者予以活血化瘀；阴血不足者予以养血充营；阴虚热扰者予以养阴清热；肝脾不和者予以疏肝和脾；湿热蕴结者予以清热化湿；外邪犯表者予以解表和里。俾气血运行无碍，内外阴阳和调，则身热自除，诸恙悉安。

（一）临床报道选录

1. 罗宝琴治疗经前发热 36 例：本组患者中因经期或经前生气、抑郁等精神刺激 30 例，因饮冷、涉水、冒寒 4 例，原因不明 2 例。体温 39.1 ℃～40 ℃ 6 例，38.1 ℃～39 ℃ 18 例，37.5 ℃～38 ℃ 12 例；稽留热 2 例，弛张热 4 例，经前周期性发热 18 例，持续低热 12 例。热程 1 周至 4 个月。月经错前 16 例，愆后 12 例，闭经 8 例。药用牛膝 15～30 g，酒白芍 12 g，柴胡、枳壳、醋青皮、醋香附、桃仁、红花、归尾、川芎、五灵脂、生蒲黄、酒黄芩、青蒿、甘草各 10 g。每日 1 剂，水煎服。高热持续不退加金银花 20 g；月经来潮后仍发热、经色暗、量少、有块者，继用原方；经色鲜、量多、无块者去桃仁、红花、五灵脂、蒲黄、牛膝，易归尾为归身，加金银花20 g；食欲不振，腹胀加山楂、麦芽各 30 g；大便干加酒大黄 10 g；气滞重加木香、郁金各10 g；因寒者加干姜 10 g，肉桂 3 g。治疗 2～8 日。结果：全部治愈（体温正常，随访>6 个月未复发）。（山西中医，1989，1）

2. 卢亦彬用血府逐瘀汤加减治疗经行发热 43 例：药用桃仁 12 g，生地黄、枳壳、赤芍各 10 g，黄芩、川芎、当归、牛膝各 9 g，柴胡、红花、桔梗、甘草各 6 g。气血亏虚加黄芪、白术、白芍；血热加地骨皮、黄柏、牡丹皮、玄参、栀子；肝肾阴虚去红花，加熟地黄、山茱萸、杜仲、牡丹皮、玄参；伴经行皮疹加蝉蜕、荆芥、防风；伴经行淋巴结肿大加浙贝母、皂角刺、山慈姑。每日 1 剂，水煎服，于月经前 5 日开始，用 7 日，2 个月经周期为 1 疗程。随访 3 个月，结果：治愈 34 例，好转 6 例，无效 3 例，总有效率 93%。（浙江中医杂志，2009，6）

（二）经验良方选录

1. 内服方：

（1）太子参、黄芪各 15 g，生地黄、熟地黄、北沙参各 12 g，麦冬、玄参、地骨皮、黄芩、黄柏、牡丹皮、当归、泽泻、炒荆芥各 9 g，桔梗 6 g。水煎服，每日 1 剂。服 2 剂后热退，嘱下次月经前 1 周服药。主治经行发热。

（2）牛膝 15 g，白芍 12 g，柴胡、枳壳、醋青皮、醋香附、桃仁、红花、归尾、川芎、五灵脂、生蒲黄、酒黄芩、青蒿、甘草各 10 g。每日 1 剂，水煎服。主治经行发热。

（3）茯苓、丹参各 12 g，延胡索、半夏各 9 g，柴胡、桂枝（后下）、黄芩、吴茱萸、干姜、藁本、当归（后入）、川芎各 6 g。水煎服，每日 1 剂。主治经行发热。

（4）郁金 12 g，柴胡、半夏、当归、黄芩、赤芍、牡丹皮、竹茹、青蒿各 10 g，陈皮、甘草各 6 g，大枣 5 枚，生姜 3 片。每日 1 剂，水煎服。主治经行发热。

（5）炒栀子、牡丹皮、白芍、白术、茯苓、青蒿各 10 g，当归、薄荷、生甘草各 5 g，钩藤（后入）20 g。水煎服，每日 1 剂。疏肝清热调经。主治经行发热。

（6）炙鳖甲（先煎）、生地黄、地骨皮、穞豆衣各 12 g，青蒿、知母、牡丹皮、白芍、白薇各 9 g，银柴胡 6 g。每日 1 剂，水煎服。主治经行发热。

（7）荆芥 30 g，柴胡、黄芪各 15 g，防风、薄荷、当归、白芍、陈皮各 10 g，党参 12 g。每日 1 剂，水煎，服 2 次。主治经行发热。

（8）当归、白芍、香附、麦冬、白术、丹参、地骨皮、生地黄各 12 g，川芎、五味子、炒甘草各 6 g。每日 1 剂，水煎服。主治经行发热。

（9）生地黄、黄芪各 30 g，枸杞子 12 g，沙参、麦冬各 10 g，当归 6 g，川楝子 5 g。每日 1 剂，水煎，服 2 次。主治经行发热。

（10）生地黄、炙鳖甲（先入）、青蒿各 12 g，白芍、桃仁、丹参各 10 g，当归 5 g，川芎 4 g。水煎服，每日 1 剂。主治经行发热。

（11）当归、白芍、川芎、茯苓各 9 g，人参、黄连、木香、豆蔻各 6 g。每日 1 剂，水煎服，日服 2 次。主治经行发热。

（12）川芎、当归、白芍、香附（童便浸）、麦冬、白术、牡丹皮、地骨皮、生地黄、五味子各 9 g，炒甘草 6 g。每日 1 剂，水煎服。主治经行发热。

（13）仙鹤草 30 g，黄芪、党参各 15 g，当归、白芍、白术各 9 g，升麻、柴胡各 6 g。水煎服，每日 1 剂。主治经行发热。

（14）白芍 15 g，当归、柴胡、白术、茯苓、牡丹皮、栀子各 10 g，薄荷、甘草各 6 g。每日 1 剂，水煎服。主治经行发热。

（15）苍术、大青叶各 30 g，黄柏 10 g。加水煎，去渣，分 2 次内服；再煎 1 剂，熏洗患处，每日 2～3 次。主治经行发热。

（16）人参 4.5 g，天花粉 6 g，黄芩、柴胡、甘草各 3 g，生姜 3 片。每日 1 剂，水煎服，日服 2 次。主治经行发热。

（17）紫花地丁、蒲公英、败酱草各 30 g。加水 500 mL，煎取 400 mL，加红糖适量调匀，分 2 次服。主治经行发热。

（18）白术、半夏、黄芩、柴胡、白芍、桂枝各 9 g，甘草 3 g，生姜 2 片。每日 1 剂，水煎，服 2 次。主治经行发热。

2. 外治方：

（1）生石膏 500 g，牡丹皮 400 g，生地黄 300 g，赤芍、知母各 200 g，水牛角 50 g，冰片 10 g。将石膏打碎，水牛角锉成粗末，牡丹皮、赤芍、知母、生地黄共烘干，研成粗末。诸药混匀，兑入冰片，装入枕头。主治血热内盛型经行发热。

（2）生姜 30 g，血余炭 3 g，白胡椒、生桃仁各 7 粒，连须葱 3 根。共捣烂分作 3 份，两侧腋下各挟 1 份，胶布固定。另 1 份用纱布包，放鼻孔前，汗出后去药。主治经行发热。

（3）桑椹、黑豆各 1000 g，干地黄、巴戟天各 500 g，牡丹皮 200 g，藿香 100 g。将上药分别烘干，研成粗末，混匀，装入枕头。主治阴虚型经行发热。

（4）葛根 1000 g，人参叶、黄精、生白术各 500 g，巴戟天 200 g，升麻 100 g。将上药分别烘干，研成粗末，混匀，装入枕头。主治气虚型经行发热。

3. 食疗方：

（1）白藕 250 g，红糖 50 g，桃仁（去皮尖捣碎）10 g。将藕洗净切片，加水 500 mL，与桃仁共煎，加红糖，精盐少许，食藕饮汤，每日 1 剂，1 次服完。主治经行发热。

（2）羊肉 500 g，黄芪 30 g，人参、当归各 10 g。先将羊肉加水煮汤，每取白浓汤汁 200 mL 煎药，文火煎 1 小时后，食参饮汤，每日 2 次。主治经行发热。

第九节　经行感冒

一、病证概述

每值经行前后或正值经期，出现感冒症状，经后逐渐缓解者，称“经行感冒”，又称“触经感冒”。多由风寒素体虚弱，卫阳不足，经行气血益虚，卫气不固，风寒之邪乘虚侵袭肌表腠理，不得宣散，皮毛闭塞，风寒束表而出现一系列风寒表证。如内有风热，又素体不健，或阳盛之体，或内有伏热或痰热，经行血下，腠理疏而不密，风热外袭，或风邪与内热相结，郁于肌表，发为风热感冒之证。若邪入少阳，素体虚弱，经行之后，抗病能力更加降低，外邪犯表后很快内犯少阳，出现寒热往来之少阳证。

二、妙法绝招解析

（一）肝气抑郁，感受外邪（班秀文验案）

1. 病历摘要：雷某，23 岁。经行前后不定，量多，色红夹小黑块，持续 1 周左右干净，经将行头痛，鼻塞、流涕，全身肢节酸疼，尤以胸胁、乳房、少腹胀为剧，经行则减，经中心烦易躁，每次均影响工作和学习，其余尚无特殊。脉细涩，薄白，舌质淡嫩，现经中第 2 日。诊断为经行感冒。

证属肝气抑郁，感受外邪。本着“急则治其标，缓则治其本”之旨，先以养血疏解之法，治其新感之邪。药用北黄芪 15 g，熟地黄 12 g，当归 9 g，白芍 6 g，川芎、柴胡、紫苏叶（后下）、薄荷（后下）、甘草各 5 g。每日 1 剂，水煎服。连服 3 剂后，2 个月来经行无感冒，现头晕，嗜睡，精神不振，脉虚细，苔薄白，舌质淡，此为气血两虚，拟双补气血治之。炙黄芪、党参各 15 g，当归、大枣各 9 g，白芷 6 g，川芎、菖蒲、远志、炙甘草各 5 g。每日 1 剂，水煎服。连服 3 剂善后。（《斑秀文妇科奇难病论治》，广西科学技术出版社，1989）

2. 妙法绝招解析：本病之病因病机，在于素体气虚，卫阳不固，经行腠理疏松，外邪乘虚侵入；或素有伏邪，随月经周期反复乘虚而入。风为六淫之首，本病以风邪为主，夹寒则为风寒，夹热则为风热，经净后气血渐复，则邪去表解而愈。本例患者经将行胸胁、乳房、腰脊胀痛，为肝气抑郁，经欲行而不畅之征。郁久化火，故经行前后不定，量多，色红夹紫块，心烦。经来营血偏于下，卫气虚于外，外邪得虚而入，故头痛、鼻塞、流涕。证属肝气郁滞，外感表邪。治以四物汤（当归、川芎、白芍、熟地黄）加益气疏解之品，既养血益气以固本，又通过柴胡、紫苏叶、薄荷的疏解之功以祛新邪。标本兼顾，病得以愈。二诊时以气血双补为主，黄芪、党参、大枣、当归、川芎补血，佐以菖蒲芳香通窍，使补血而滞血，以善其后。

（二）肺气不宣，营卫不和（徐志华验案）

1. 病历摘要：肖某，女，30 岁。患者每逢行经，即发热恶寒咳嗽，全身肢节酸痛，月经已潮 3 日，量多，色紫红有块，小腹酸痛，口干思饮，心烦胸闷，神疲厌食。舌质暗红，舌苔薄黄而腻，脉弦细。诊断为经行感冒。

证属肺气不宣，营卫不和。方选固表和营汤加减。药用柴胡、法半夏、黄芩、桃仁、当归、牡丹皮、山栀子、益母草各 10 g，甘草 5 g，姜、枣为引。每日 1 剂，水煎服。服 3 剂后，月经畅行，寒热逐减，胃气渐和，精神转佳。前方去桃仁、益母草，加太子参、神曲各 10 g。固益卫气，健胃消食，邪去经通，热随血去而愈。治疗后，随访半年，经期感冒诸症未再发作。（《中国

百年百名中医临床家丛书·徐志华》，中国中医药出版社，2007）

2. 妙法绝招解析：经行之时，营血趋于下，卫气虚于外，抗病之力不足，邪气乘虚而入，故出现外感症状，而感冒在经期发作，又可影响月经，使经期或先或后，经量减少，临症治疗时不可忽视月经之变化，治疗感冒时勿忘调经，用药方面宜温不宜燥，补而不滞，凉血不苦，行而不破，扶正与祛邪兼顾。本例患者证属肺气不宣，营卫不和，治宜扶正固表、调和营卫。方用固表和营汤加减，方中柴胡解表退热，法半夏和胃，黄芩清热燥湿，桃仁、当归养血活血，甘草宣肺理气，化痰止咳，又调和诸药。

（三）经行感邪，外郁肺卫（董建华医案）

1. 病历摘要：赵某，22岁。素患痛经，三周一行，经行6日，内有血块，色黯，白带甚多，正值行经骤然发热，咳嗽，嗓子疼，吐泻频作，腹痛难忍，纳食甚多，惟月经仍行。舌尖红，苔薄黄，脉象弦细。诊断为经行感冒。

证属经行感邪，外郁肺卫，内犯中州。所幸尚无热入血室之征。治宜和中解郁，预防热入血室。药用香附、清半夏各10 g，焦神曲9 g，苦杏仁、紫苏梗、陈皮各6 g，佛手、马尾连各5 g，蔻仁、吴茱萸、炮姜各3 g。每日1剂，水煎服。服3剂后，发热已退，吐泻皆止，嗓子不疼，咳嗽见好，腹痛减轻，可进食，惟仍恶心欲呕，经期虽过而白带仍多，苔薄，脉细弦，再以和胃理气降逆。药用茯苓15 g，香橼皮、清半夏、焦三仙、枳壳各10 g，陈皮6 g，通草、佛手各5 g，吴茱萸、黄连、蔻仁各3 g。服6剂后，呕恶均愈，大便调和，纳食渐香，惟腰酸疼，腹部不舒而仍有白带，舌红苔少，脉细弦。时邪已去，肝气不舒，冲任不和，当以疏理肝气，调和冲任。药用桑寄生、川续断、香附、川楝子、白芍、广郁金、香橼皮各10 g，当归、茺蔚子、绿萼梅各6 g，延胡索5 g。服6剂善后。(《古今名医妇科医案欣赏》，人民军医出版社，2006，10)

2. 妙法绝招解析：经行感冒，最易热入血室，本案患者虽发热腹痛而经水仍行，但无往来寒热及入暮谵语等热入血室之征。但对素有痛经的患者来说，热入血室的可能是存在的，故需速解其邪，因此，应首先和中解表，方用加味香苏饮。香附理气止痛，紫苏梗疏散表邪，温中行气；半夏燥湿化痰，降逆止呕；陈皮理气畅中；杏仁止咳化痰，宣肺平喘；蔻仁芳香化湿，行气止痛；佛手既能行气止痛，又可宽胸祛痰。诸药相伍，既可外解表邪又避免了热入血室的发生。

三、文献选录

经行感冒，中医病名。是指每值经行前后或正值经期，出现感冒症状，经后逐渐缓解者，称之经行感冒。近年有关经行感冒的报道散见于国内一些期刊，认为该病缘于平素气血虚弱，表气不固，临经血去，体虚益甚，易感外邪。本病及时治疗，一般预后良好。

（一）古代文献选录

经行感冒之名，见于明·岳甫嘉的《妙一斋医学正印种子编·女科》“妇人遇经行时，身骨疼痛，手足麻痹，或生寒热，头疼目眩，此乃触经感冒”，并提出用加减五积散治疗。本病以感受风邪为主，夹寒则为风寒，夹热则为风热。多由素体气虚，卫阳不密，经行阴血下注于胞宫，体虚甚益，此时血室正开，卫气不固，风邪乘虚侵袭，或素有伏邪，随月经周期反复乘虚而发。经后因气血渐复，则邪去表解而缓解。

（二）临床病机分析

1. 风寒：素体虚弱，卫阳不固，经行气血益虚，风寒之邪乘虚侵袭肌表腠理，不得宣散，皮毛闭塞，风寒束表，而出现一系列风寒表证。

2. 风热：素体不健，或阳盛之体，或内有伏热或痰热，经行血下，腠理疏而不密，风热外

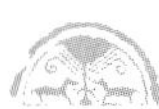

袭，或风邪与内热相结，郁于肌表，发为风热感冒之证。

3. 邪入少阳：素体虚弱，经行之后抵抗力更加降低，外邪犯表后很快内犯少阳，出现寒热往来之少阳证。本病病本为虚，经行发病有风寒与风热之别。风寒证以恶寒、微热、无汗、头痛身痛、舌淡红苔薄白、脉浮紧为主；风热证则以发热、微恶风、口渴欲饮、舌红、苔薄黄脉浮数为主。可据其风寒、风热不同，施以辛温、辛凉解表之剂，但必须注意经期的生理特点和不同内科感冒的特点选方用药。

（三）辨证论治选录

本病常见的有风寒、风热、邪入少阳三证。其中风寒证主要证候为每至经行期间，发热，恶寒，无汗，鼻塞流涕，咽喉痒痛，咳嗽痰稀，头痛身痛；舌淡红，苔薄白，脉浮紧。经血净后，诸证渐愈。治宜解表散寒，和血调经。方选荆穗四物汤加减。风热证主要证候为，每于经行期间，发热身痛，微恶风，头痛汗出，鼻塞咳嗽，痰稠，口渴欲饮；舌红，苔黄，脉浮数。治宜疏风清热，和血调经。方选桑菊饮加减。邪入少阳证的主要证候为每于经期即出现寒热往来，胸胁苦满，口苦咽干，心烦欲呕，头晕目眩，默默不欲饮食；舌红，苔薄白或薄黄，脉弦或弦数。治宜和解表里。方选小柴胡汤加减。（肖国士摘录）

（四）临床报道选录

1. 苏少云自拟“经期感冒方”治疗经行感冒 45 例：此方是在民间常用的“痧麻夹经方”的基础上，根据临床经验加减化裁而来。具有滋阴益肾，清虚热解表邪之功。治经期感冒属虚热型，药用狗脊 12 g，银柴胡、当归、何首乌、菟丝子、鳖甲、女贞子、川续断各 10 g，荆芥、青皮、甘草各 5 g，砂仁 3 g。肺气不利。咳甚加桔梗 10 g；血热甚、月经提前而量多加墨旱莲 15 g，牡丹皮 10 g。治疗结果：痊愈 45 例。（广西中医药，1992，5）

2. 沈新华用四物汤加味治疗经期感冒 74 例：以四物汤为基础方。风寒感冒者加荆芥、防风、紫苏叶，兼咳嗽者再加苦杏仁、桔梗；风热感冒者熟地黄易生地黄，加牛蒡子、薄荷、蝉蜕；兼有咳嗽者再加川贝母、瓜蒌、前胡。上两型兼气虚明显者可加适量党参、黄芪；兼见食滞者加神曲；月经色暗质稠或有瘀块者白芍易赤芍，加山楂。治疗结果：74 例均告痊愈。（上海中医药杂志，1989，11）

（五）经验良方选录

1. 内服方：

（1）生石膏 30 g，板蓝根、葛根、鱼腥草各 15 g，桔梗、连翘、知母、金银花、大青叶、柴胡、羌活、黄芩各 10 g，甘草 3 g。每日 1 剂，水煎服。恶寒重加防风 10 g；头痛甚加白芷 10 g；鼻塞流泪打喷嚏加薄荷、苍耳子各 10 g；咽痛加玄参、山豆根各 10 g；声音嘶哑加射干、天花粉各 10 g；痰多胸闷加瓜蒌、葶苈子各 10 g；气喘加麻黄 5 g，苦杏仁 10 g；咳嗽加浙贝母、半夏各 10 g；口渴加芦根 10 g；便秘加大黄 5 g。主治经行感冒，发热。

（2）板蓝根 30 g，葛根、白芷、连翘各 15 g，辛夷、浙贝母各 10 g。加水煎沸 15 分钟，滤出药液，再加水煎 20 分钟，去渣，两煎所得药液兑匀。分 2 次服。服后取微汗。每日 1～2 剂。无汗加荆芥穗 15 g；体弱阴虚加沙参 25 g；咳嗽加苦杏仁 15 g；胸闷纳呆，口腻加白蔻仁 10 g。主治经行感冒头痛，发热，恶寒，乏力。

（3）大青叶 30 g，白僵蚕、荆芥各 10 g，薄荷、蝉蜕、甘草各 5 g。每日 1 剂，水煎服。咽喉红，疼痛加山豆根、牛蒡子、玄参各 10 g；咳甚加浙贝母、陈皮、艾叶各 10 g；大便干燥加大黄 3 g。主治经行感冒，头痛，发热恶寒，鼻塞流涕，咳嗽。

（4）芦根 18 g，淡竹叶 15 g，金银花、连翘各 12 g、牛蒡子、桔梗各 10 g，淡豆豉 9 g，荆

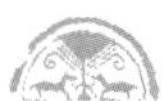

芥 6 g，甘草、薄荷各 3 g。每日 1 剂，水煎服。主治感受风寒湿热、温疫、冬温等邪气所引起的感冒病。将上药混合磨成粗末，每服 18 g，清水送服。

(5) 柴胡 10 g，防风、白芍各 6 g，陈皮 5 g，甘草 3 g，生姜 3 片。将上药水煎 2 次，取汁混匀，趁热饮服。每日 1 剂，水煎，早晚分服。温中解表，理气止痛，散寒祛痰。主治经行风寒感冒之头痛、咳嗽痰多。

(6) 板蓝根 30 g，羌活 10 g。将上 2 味水煎 2 次，取汁混匀，早晚分服。每日 1 剂。辛凉解表，宣肺清热。主治经行风热感冒，症见发热重，恶寒轻，咽红肿痛，咳嗽痰黄，口干欲饮，身楚有汗等。

(7) 淡豆豉 12 g，荆芥、防风、苦杏仁、羌活、独活各 10 g，紫苏叶、桑叶各 9 g，焦枳壳、前胡、薄荷（后下）、陈皮各 6 g，鲜姜 2 片。每日 1 剂，水煎服。日服 2 次。辛温解表。主治经行外感风寒。

(8) 薏苡仁 12 g，茯苓 9 g，藿香 8 g，厚朴、法半夏、杏仁各 6 g，白蔻仁 3 g。每日 1 剂，水煎，2 次分服。湿邪犯表，内阻脾胃。芳香化湿，发汗解表，理气健脾，调整胃肠。主治经行伤暑感冒。

(9) 首乌藤 40 g，沙参、麦冬、枇杷叶各 30 g，伸筋草、防风各 15 g，桔梗、甘草、苍耳子、红花各 10 g。每日 1 剂，水煎服。主治经行感冒，喷嚏不止，全身乏力，食少，夜寐不宁。

(10) 霜桑叶、薄荷、淡豆豉、野菊花各 15 g，甘草 10 g。加水煎 10 分钟，去渣，顿服。每日 1～2 剂。主治经行感冒，发热，舌红，咽痛。

(11) 柴胡 15 g，葛根、紫苏叶、苍术各 10 g，绵马贯众、薄荷各 5 g。每日 1 剂，水煎服。主治经行感冒，头痛，恶寒，发热，流清涕，乏力。

(12) 银柴胡、桔梗、黄芩、连翘、金银花、板蓝根各 12 g，青蒿（后下）6 g。每日 1 剂，水煎服。发汗解表，清热解毒。主治经行风热感冒。

(13) 荆芥 15 g，金银花、防风、柴胡各 10 g。将上药水煎 2 次，取汁混匀，早晚分服。每日 1 剂。清热解毒。主治经行风热感冒。

(14) 鸭跖草 30 g，连翘 15 g，金银花、板蓝根、桔梗、甘草各 10 g。每日 1 剂，水煎服。主治经行感冒，头痛，发热，咽痛。

(15) 苍耳子、辛夷、薄荷、白芷各 10 g，葱白 1 根。加水煎 20 分钟，去渣。顿服。每日 1～2 剂。主治经行感冒。

(16) 葱白 500 g，大蒜 250 g。将葱白洗净切碎，大蒜去皮切片。每日 1 剂，水煎服。主治经行感冒。

(17) 淡竹叶 12 g，苦杏仁、连翘各 10 g，薄荷 3 g（后下）。每日 1 剂，水煎服。主治经行风热感冒。

(18) 金银花 15 g，藿香、白扁豆花各 10 g，厚朴 6 g。每日 1 剂，水煎服。主治经行暑湿感冒。

(19) 荆芥 12 g，防风 10 g，甘草 6 g，生姜 3 片。每日 1 剂，水煎服。主治经行风寒感冒。

2. 针灸方：

(1) 体针：取穴：风池、风门、上星、尺泽、外关。随证配穴：①头痛：太阳点刺出血，攒竹。②鼻塞流涕：迎香、上星。③咽痛：鱼际泻法或少商点刺出血。④咳嗽：天突、列缺，痰多加丰隆。⑤肢楚：曲池、委中。每次选择 4～5 个穴，随证配穴，针刺泻法。风门可拔罐，风热者可点刺出血，风寒者酌情应用灸法。主治经行感冒。

（2）耳针：取穴：肺、内鼻、下屏尖、额、屏间。主治经行感冒。

（3）灸法：风寒者可在上述穴位中选择2～4个穴间接灸治。或隔以姜片或药饼或艾炷，待稍有灼热感时即移去，如此反复5～7壮。针刺中、强刺激，留针20分钟。咽喉肿痛者，取下屏尖点刺出血。主治经行感冒。

（4）拔罐法：大椎、身柱、大杼、风门、肺俞等穴拔罐，每日1～2次。主治经行感冒。

（5）按摩法：经前1周起，每日清晨用冷水洗脸后按摩迎香穴，主治经行感冒。

3. 食疗方：

（1）紫苏叶15 g，生姜5片，红糖20 g。将紫苏叶、生姜片放入锅内，水煎10～15分钟，去渣取汁，调入红糖，趁热饮服。每日1～2剂。主治经行风寒感冒，症见头痛无汗，鼻流清涕，恶寒重，发热轻，喉痒咳嗽，痰稀，四肢酸痛等。

（2）糯米50 g，葱白7根，生姜6 g。先将葱白、生姜洗净切碎，备用。锅内加水适量，放入洗净的糯米煮粥，将熟时投入葱姜末，再煮沸即成。每日1剂。服后应盖被静卧，避免当风，以出微汗为度。主治经行风寒感冒。

（3）藿香30 g。将藿香制为粗末，放入茶杯中，冲入沸水，加盖焖15～20分钟，代茶饮用。每日1剂。主治经行暑湿感冒，症见发热较高，头晕且胀，心中烦热，身倦无汗，口渴喜饮，时有呕恶，小便短黄等。

（4）萝卜、甘蔗各500 g，金银花10 g，淡竹叶5 g，白糖50 g。将萝卜、甘蔗洗净切块，与金银花、淡竹叶一同入锅，水煎取汁，加入白糖，代茶饮用。每日1剂。主治经行风热感冒之发热、咽喉肿痛者。

（5）厚朴、白扁豆各15 g，香薷10 g。将厚朴、香薷共制粗末，白扁豆用文火炒熟，捣碎研末。将上3味一同放入保温杯中，冲入沸水，加盖焖30分钟，代茶饮用。每日1～2剂。主治经行暑湿感冒。

（6）金银花30 g，山楂10 g，蜂蜜250 g。将金银花、山楂水煎2次，每次3～5分钟，将2次药汁合并混匀，调入蜂蜜，代茶饮用。每日1剂。主治经行风热感冒之发热头痛，口渴，咽喉肿痛等。

（7）菊花30 g，金银花20 g，桑叶15 g。将上3味混匀，分成4～6份，每次取1份，放入茶杯中，冲入沸水，加盖焖15～20分钟，代茶饮用。每日2～3次。主治经行风热感冒。

（8）菊花、牛蒡子各10 g，苦杏仁6 g，白糖20 g。将苦杏仁去皮、尖，与菊花、牛蒡子一同入锅，水煎2次，取汁混匀，加入白糖，代茶饮用。每日1剂。主治经行风热感冒。

（9）干白菜根1个，生姜6 g，红糖30 g。将菜根、生姜洗净切片，水煎2次，取汁混匀，加入红糖，趁热饮服。每日1剂，早晚分服。主治经行风寒感冒。

（10）生姜30 g，青大蒜头20 g，红糖50 g。将生姜、大蒜洗净切片，水煎30分钟，加入红糖，睡前1次服下。连服3～6剂。主治经行风寒感冒。

（11）桑叶、野菊花、枇杷叶各10 g。将上3味共制粗末，放入保温杯中，冲入沸水，加盖焖30分钟，代茶饮用。每日1剂。主治经行流行性感冒。

（12）迎春花15 g。将迎春花放入茶杯中，冲入沸水，加盖焖15～20分钟，代茶饮用。每日1剂。发汗，利尿。主治经行风热感冒。

（13）生姜（切片）、葱白各15 g，茶叶9 g，红糖20 g。共煎10分钟，去渣。顿服。每日1剂。主治经行感冒，头痛，鼻塞。

（14）大蒜3头，葱白10根。加水煎10分钟，去渣，兑入粥中。一次顿服。取微汗。每日1

剂。主治经行感冒头痛。

(15) 紫苏叶、羌活、茶叶各 9 g。将上 3 味水煎 5 分钟，取汁，趁热饮服。每日 1 剂。主治经行风寒感冒。

(16) 白菜疙瘩 1 个，金针菜 5 g，绿豆 15 g，红糖 20 g。共煎 20 分钟，去渣顿服。主治经行风热感冒。

(17) 野菊花 10～15 g。将野菊花放入杯中，用沸水冲泡，代茶饮用。每日 2 剂。主治经行感冒。

(18) 大蒜 1 头。捣烂，加醋适量。倾入半碗面条中服食。主治经行感冒，头痛，无汗。

第十节　经行头痛

一、病证概述

某些妇女，每到月经期或经行前后，即出现以头痛为主的症状，称之为“经行头痛”，在西医则属于经前期紧张症的范畴。经行头痛的特点是，有明显的周期性，经后则能自行缓解。其发病的主要机制，为气血不足，或精血亏损，值经行期间，由于经血下行，精血愈亏，脑髓失于滋养而发为头痛；或因情志过极，气滞血瘀，脉络不通，经期由于血注冲任，不能上奉养脑而致头痛；或因肝肾阴虚，肝火上冲，经期阴血愈亏，清空不利而头痛。常伴有头晕眼花，心悸气短，神疲乏力，夜卧失眠，面色萎黄，月经量多、血色淡红，舌质偏淡，舌苔薄白，脉来沉细等症状。治疗宜用补气生血，养脑止痛法。可选用“养血胜风汤”加减（黄芪、党参、当归、生地黄、白芍、枸杞子、黑芝麻、五味子、柏子仁、酸枣仁、菊花、桑叶、川芎）。若头痛较重者，可加白芷、蔓荆子等散风止痛之药。此外，也有因素常脾虚，聚湿化痰，经行时痰湿上扰，清窍不利而致头痛者，总之，不外虚、火、瘀、痰而已。

二、妙法绝招解析

（一）肝肾阴虚，水不涵木（哈荔田医案）

1. 病历摘要：李某，女，28 岁。婚后 3 年迄未孕育，近 2 年来，每于经前数日开始头疼，逐日加重，至经潮第 1 日往往痛如劈裂，苦不可耐，常须注射止痛剂，并口服镇痛、镇静药，以求缓解痛苦，经行第 2 日后辄痛热递减，经净渐止。发作时伴头晕失眠，泛恶不食，烦躁易怒，目不欲睁，经量中等，口干咽燥，乳房作胀。平素月经周期或提前或错后，经量中等，色红夹块。就诊时经期将届，正值头痛发作，舌边尖红，苔薄黄少津，脉细弦而数。诊断为经行头痛。

证属肝肾阴虚，肝阳上亢。治宜滋水涵木、疏风定痛。药用生石决明 24 g，杭白芍、玄参、细生地黄各 15 g，钩藤、菊花（后下）、白蒺藜、女贞子各 9 g，香白芷、生蔓荆子、香附、紫苏梗、藁本、川芎各 6 g，北细辛 3 g。每日 1 剂，水煎服。服 3 剂后，头痛，头晕均减，烦躁渐安，大便通畅，惟仍乳胀腰酸，小腹坠感。脉弦略数，苔现薄润，此经汛来潮之候。拟予平肝潜阳，佐以养血通经之法。药用生石决明 24 g，紫丹参、杭白芍各 15 g，全当归 12 g，女贞子、鸡血藤、白蒺藜、菊花、怀牛膝、香附、醋柴胡各 9 g，川芎、藁本、川萆茇各 6 g。每日 1 剂，水煎服。服 3 剂后，月经来潮，量较既往为多，带经 6 日而止，经潮第 1 日仅有轻微头痛。现腰酸乏力，睡眠不实，食纳欠佳，舌苔薄白，脉象细弦，治拟滋肾平肝，调理脾胃。药用桑寄生、川续断、当归各 12 g，钩藤、蒺藜子、女贞子、山茱萸、杭白芍、炒白术、云茯苓、佛手、焦三仙

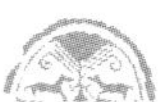

各 9 g，香白芷 6 g。每日 1 剂，水煎服。服 5 剂。嘱下次经前 10 日服二诊方，每日 1 剂，至经潮后停服，经后再服三诊方 6～10 剂。如此调理 2 个周期，头痛未发作，月经恢复正常，停药后观察半年，亦无反复。(《哈荔田妇科医案医话选》，天津科学技术出版社，1982)

2. 妙法绝招解析：经前头痛，临床较为常见，发病多与肝气郁滞、肝火上炎、肝阳上亢等因素有关。本案患者经前头痛、头晕、烦躁少寐，腰酸肢楚，口干咽燥，目不欲睁，皆由于肝肾阴亏、水不涵木、气逆上冲、挟肝阳上扰清窍所致。肝为刚脏，故用钩藤、石决明、菊花等平肝潜阳；用白芍、玄参、生地黄、女贞子等滋肾柔肝，使亢阳得潜，则冲逆可降。两乳作胀，泛恶不食，则因肝脉“挟胃”“布两胁”，肝木失养，易至肝气郁结所致。故用蒺藜、香附等药疏肝解郁，和胃宽中。方中用少量白芷、细辛、荜茇等药辛散止痛，以治其标，并与大量滋阴潜阳药相伍，既可制其躁烈之性，又可起止痛之效。二诊经血欲止，肝风渐息，遂佐以养血通经之当归、丹参等药，使经来畅通，则冲气不复上逆。三诊治拟滋肾平肝、调理脾胃之法，使精充血足，肝阳得潜，无复发之可能。本案方随证变，用药精当，疗效显著。

（二）任亏督损，髓海空虚（姚寓晨验案）

1. 病历摘要：任某，38 岁。经行头痛已 2 年，量多，色淡红，末次月经，7 日净。生育 1 胎，流产 2 次。患者人流后，经后辄发后脑空痛。牵及颈痛，诸药不止，为期 5～7 日，不能上班，惟赖床笫，面色无华，隐有浅青，目眶淡黯，神疲头晕，心悸怔忡，腰酸脊楚，小便清长。舌淡红衬紫，边有齿痕，根剥，苔薄白。脉沉细无力。诊断为经行头痛。

证属任亏督损，髓海空虚。治宜滋任煦督，填髓充脑。药用炙龟甲 30 g，山药 24 g，熟地黄 18 g，山茱萸、鹿角片各 15 g，紫河车（分吞）12 g，粉葛根、川芎、晚蚕沙、潼蒺藜、白蒺藜各 10 g。每日 1 剂，水煎服。服上药增损达 30 剂，证情递减而痊，形神亦康，脑痛迄未复发。(《姚寓晨证治选粹》，人民军医出版社，2014)

2. 妙法绝招解析：头为诸阳之会，六脏清阳之气，五脏精华之血，皆上注于头，凡内伤或外感均能导致头痛。脑为髓海，肾主藏精，生髓通于脑，本案患者因月经过后，胞宫受损，精血两亏，精髓不能上达于元神之府，故每值经后，后脑空痛，治以龟鹿二仙合六味地黄丸加减，滋任煦督，填髓充脑。补肾益髓，充养奇经，佐以川芎、葛根、蚕沙等清发之品，以升精达脑，髓海足则痛自止，肾元育则诸症均除。

（三）营阴不足，虚阳上扰（朱小南医案）

1. 病历摘要：俞某，女，35 岁。每经前 1 周头痛，逐日加重，痛甚如裂，待经净渐止。常用西药止痛，稍得片刻缓解，为时 2 年许。西医各种检查均未见异常。又将届经期，头痛偏于两侧，眩晕少寐，烦躁易怒，口干且苦，纳少脘闷，大便间日一行，乳房作胀。苔薄舌边尖殷红，脉细略弦。诊断为经行头痛。

证属营阴不足，虚阳上扰。治宜滋水涵木，平肝潜阳。药用淮小麦、生石决明（先煎）各 30 g，云茯苓、生地黄、丹参各 15 g，怀牛膝、炒当归、白芍、白蒺藜各 9 g，柴胡 5 g，生甘草 3 g。每日 1 剂，水煎服。服 5 剂后，头痛略减，未服西药止痛片，烦躁、口苦、失眠亦见好转。经行准期，量畅色暗红，小腹微胀，腰脊酸楚，便艰纳差。脉弦略数，苔薄微黄质红。再宗前法，柔肝平木，养血调经。药用生石决明（先煎）30 g，瓜蒌 12 g，炒当归、白芍、怀牛膝、白蒺藜、女贞子、枸杞子、双钩藤（后下）、杜仲、狗脊各 9 g。又服 5 剂。此次经前头痛轻微，乳胀烦躁亦减，苔薄质红。再拟育肾平肝，和调气血。药用生石决明（先煎）、淮小麦各 30 g，生地黄、当归、白芍、白蒺藜、怀牛膝、广郁金、黄芩、泽泻各 9 g，菊花 6 g、生甘草 3 g。服 7 剂药后头痛、乳胀、烦躁等症轻微发作，经行即瘥，后改服杞菊地黄丸滋水涵木治本。再次经

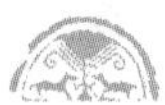

行，头痛等症已基本消除。。（《朱小南妇科经验选》，人民卫生出版社，1981）

2. 妙法绝招解析：《内经》云“头痛巅极，下虚上实”。清代吴云峰云“肝阴久耗，内风日旋，厥阳无一息之宁也。”方用生地黄、女贞子滋水育阴，养血息风，所谓“痛久则为头风”，“治风必先养血”；菊花秋生，得金水之精，能制火而平木；石决明平肝清热，镇摄浮越之阳；白蒺藜疏泄肝郁，以祛风泾火郁；牛膝补肾固下，活血祛风，所谓“上实者下折之”，“治风必先活血，活血即能散风”。全方滋水而利水，养血而活血，清上而镇下，祛风以泄热。

（四）气滞血瘀，冲气上逆（韩冰医案）

1. 病历摘要：孙某，女，21岁。近6个月经前头目胀痛，经行消失，月经后延，且经行不畅，量少，色暗，现头目胀痛7日，月经40余日未潮，胸闷，乳房胀痛，时叹息，舌质暗，苔白，脉弦涩。月经12岁初潮，色正量中，有血块，时发痛经。诊断为经行头痛。

证属气滞血瘀，冲气上逆。治宜活血通络，行气止痛。药用白蒺藜20 g，赤芍15 g，生地黄、木瓜各15 g，牛膝、柴胡、枳壳、桔梗、当归、川芎、桃仁、红花、蔓荆子各10 g，甘草6 g。每日1剂，水煎，分早、晚温服。服7剂后，头痛减轻，月经来潮，量少，色暗，少腹隐痛，治宜活血通经。药用益母草30 g，熟地黄、王不留行各20 g，当归、川芎、赤芍、桃仁、红花、路路通、泽兰、川楝子、延胡索、桂枝各10 g，干姜6 g。服5剂后，经量增多，色转红，5日净，因来诊时晕车致使头痛眩晕，恶心呕吐，治宜降逆止呕，益气养血。药用生赭石、白蒺藜各20 g，党参、白芍各15 g，半夏、当归、川芎、茯苓各10 g，吴茱萸、甘草各6 g，生姜3片，大枣3枚。服7剂后，头痛眩晕、恶心、呕吐消失，继以活血养血，行气通络。药用生地黄、白蒺藜各20 g，木瓜、白芍各15 g，柴胡、枳壳、桔梗、当归、川芎、桃仁、红花、乌梅、牛膝各10 g，甘草6 g。服7剂后，经前头痛消失，巩固治疗1个月，诸症悉除，未见复发。（《中国现代百名中医临床家丛书·韩冰》，中国中医药出版社，2007）

2. 妙法绝招解析：肝为刚脏，将军之官，性喜条达，最易动荡，所欲不遂则抑郁不乐。本案患者素情志抑郁，肝气郁结，气滞血瘀，瘀血内留，经前冲气夹瘀血横而上逆，脑脉络壅滞不通则痛，故见经前头痛；冲任气血瘀滞，经血不得下行，则月经后期，量少，色暗，腹痛；肝经络不畅则胸闷，乳房胀痛；时叹息，舌质暗，苔白，脉弦涩，均是气滞血瘀之征。治宜活血通络，行气止痛，但需根据月经周期采取相应治疗方法。经前发作期，药物选用当归、川芎、赤芍、生地黄、桃仁、红花活血祛瘀；柴胡、枳壳疏肝理气；牛膝活血化瘀，引血下行以治其逆；白蒺藜、蔓荆子、木瓜加强通络止痛之力；白蒺藜、木瓜兼有柔肝作用；桔梗载药上行。诸药合用，共奏活血化瘀、通络止痛之功。经行则治以活血通经之法，以桃红四物汤加益母草、泽兰、路路通等药物。经后治以活血养血，行气通络法。标本兼治，则瘀血得去，脉络通畅，诸症消除。

（五）气郁肝热，瘀血阻滞（郑长松医案）

1. 病历摘要：谭某，女，44岁。经行头痛年余，以经前及经至当日为甚，严重时剧痛难忍，呕恶频作。月经周期30日左右，经期5日，经至3日内小腹阵痛，血量偏少，深红有块。自幼寡言，好生闷气，24岁生第一胎后即常感头痛，发作时血压偏高，梦寐纷纭。形体羸瘦，面色黑褐，唇舌暗红，苔白乏津，下肢肌肤甲错，脉弦稍数，血压135/90 mmHg。诊断为经行头痛。

证属气郁肝热，瘀血阻滞。治宜育阴清肝，行气化瘀。药用夏枯草、生地黄、白芍、丹参各30 g，白菊花、香附（捣）各15 g，炒桃仁（捣）、柴胡、牛膝各12 g，僵蚕、红花、桔梗、炒枳壳、延胡索（捣）、生栀子、川芎各9 g。每日1剂，水煎2次，共煎取500 mL，分2次温服。连进6剂，经期头痛减轻，腹痛解除，经血量稍有增多，惟药后胃脘痞闷，纳呆食减。酌增助脾化食，行滞化瘀之品，以观进退。按前方去夏枯草、延胡索、僵蚕。加山楂片 12 g，郁金 9 g，陈皮 6 g。经前又进 6 剂，经行头痛已瘥，腹痛未再发作，经候如期，血量正常。既药证合拍，再守方继进，以资巩固。每经前服药 6 剂，连续 3 个月，诸苦若失。(《郑长松妇科》，中国中医药出版社，2007)

2. 妙法绝招解析：本案之头痛，由情志郁勃，气滞肝热所致。肝热久羁，则耗血伤阴，气不运血，则经脉瘀滞，故经来之前头痛辄发，经行之际腹痛阵作；其面色黑褐，唇舌暗红，经量偏少，深红有块，肌肤甲错，脉象弦数，皆瘀血阻滞之征。方中香附、郁金、枳壳、柴胡行气解郁；生地黄、白芍、丹参、川芎、山楂、桃仁、红花、延胡索育阴养血，化瘀止痛；夏枯草、栀子、菊花清肝泻火；僵蚕、桔梗、陈皮散结行络，疏理滞气；牛膝引药下行而获效。

(六) 肝失疏泄，气滞血瘀（郑长松医案）

1. 病历摘要：张某，女，43 岁。去春因遇事悲怒，适值经期，5 日左右头痛，胸闷乳胀，小腹胀痛，减轻，现头痛依然，有时呕恶，行经两日后头痛渐减。月经周期 32～45 日，经期 5 日，血量偏少，暗红有块。形体瘦弱，舌常色，苔薄白，脉弦细。诊断为经行头痛。

证属肝失疏泄，气滞血瘀。治宜疏肝理气，活血化瘀。药用制香附（捣）、丹参、橘核、橘叶、白芍各 15 g，川楝子（捣）12 g，紫苏梗、青皮、陈皮、乌药、怀牛膝各 9 g，柴胡、炒枳壳各 6 g。每日 1 剂，水煎 2 次，共煎取 500 mL，分 2 次温服。连进 5 剂后，经前胸闷乳胀，小腹胀痛轻微，头痛略减。按前方去橘核、橘叶、紫苏梗、川楝子、枳壳，加白蒺藜、菊花各 15 g，川芎 9 g，香白芷（后下）6 g。每经前头痛症状出现时开始服药，连进 5 剂，坚持 3 个月，诸症消失。(《郑长松妇科》，中国中医药出版社，2007)

2. 妙法绝招解析：本例由经期悲怒，肝失条达，致气机不利，不得运血以畅行，故经前胸闷乳胀，小腹胀痛；肝郁气逆，血随气上，则经前头痛，月事后期；气滞则血凝，故月经偏少，暗红有块。方中香附、橘核、橘叶、青皮、陈皮、川楝子、紫苏梗、乌药、枳壳、柴胡疏肝理气，开郁散结；丹参、白芍、川芎活血养血，和肝化瘀；白蒺藜、菊花、白芷可清可疏，专制风木；牛膝下血降气，如徐灵胎说："牛膝……下血降气，为诸下达药之先导也"。

(七) 肝郁气滞，心血不足（郑长松医案）

1. 病历摘要：侯某，女，40 岁。去春遇事易怒，每经前 10 日左右头痛而眩，逐日递增。头痛时伴多梦易醒，胸闷乳胀，自寻烦恼，经至后诸症渐解，近 2 个月因头痛加重，纳少泛恶。刻下头痛大发，呕恶频繁。经候如期，血量偏少。舌质偏淡，苔白乏津，脉弦稍数。诊断为经行头痛。

证属肝郁气滞，心血不足。治宜疏肝行气，养心安神。药用生龙骨、生牡蛎（捣）各 30 g，磁石（先煎）30 g，合欢皮、菊花、白芍、香附（捣）各 15 g，刺蒺藜 12 g，紫苏梗、姜半夏、陈皮、川楝子（捣）、川芎、蔓荆子、柴胡、生大黄（后下）、白芷（后下）各 9 g。每日 1 剂，水煎 2 次，共煎取 500 mL，分 2 次温服。连进 3 剂后，头痛减去大半，泛恶已止，胸闷乳胀渐舒，多梦易醒依故。虽见小效，尚不足恃，仍主原法出入。按前方去大黄，加酸枣仁 30 g。嘱经期停药。又服 3 剂，诸症解除，月事应期而至，血量仍少。近日来又头痛心烦，胸闷乳胀，但症势大减。药用生龙骨、生牡蛎（捣）各 30 g，香附（捣）、生地黄、熟地黄、当归、白芍、菊花、合欢皮、茯苓、刺蒺藜各 15 g，陈皮、姜半夏、川芎、川牛膝各 9 g，柴胡、香白芷（后下）各 6 g。共服药 12 剂，诸症消失。(《郑长松妇科》，中国中医药出版社，2007)

2. 妙法绝招解析：本案平时遇事易怒，经前自寻烦恼，头痛而眩，胸闷乳胀，可知其为肝郁气滞；肝郁化热，营阴暗耗，则心无以荫，故多梦易醒；肝逆犯胃，则纳少泛恶，甚则呕恶频繁；其舌质偏淡，苔薄乏津，脉弦稍数，均肝郁气滞，心血不足之象。方中香附、合欢皮、柴胡、紫苏梗、川楝子宣气疏肝，解郁止痛；四物汤、龙骨、牡蛎补血调经，养心安神；因正值头痛大发，呕恶频作，故加菊花、刺蒺藜、蔓荆子、白芷专制风木，先冀头痛得止；加磁石、川牛膝、生大黄取其沉降下行之力，意在釜底抽薪，上病下取。

（八）气阴两虚，清阳不升（匡继林医案）

1. 病历摘要：冉某，女，43岁。经前及经期头痛，烦躁，口渴引饮2年。平素有月经过多史，经期及周期正常。于2年前出现经前及经期头痛，以巅顶为甚，同时烦躁易怒。经用止痛、镇静、安眠等药物治疗，头痛不减。同时伴口渴引饮，经期间尤甚，一夜饮水可达7 kg之多。感手足心热，舌正常，脉平。诊断为经行头痛。

证属气阴两虚，清阳不升。治宜益气养血，滋阴生津。药用党参、黄芪各15 g，当归、天花粉、白芍、乌梅、石斛各10 g，甘草6 g。每日1剂，水煎服。服4剂后，诸症顿减，以后连续3个月经周期，于经前2～3日，或有经潮先兆时服本方4剂，随访半年情况良好，半年后有复发现象，再以原方继服而愈。（本书主编，待刊）

2. 妙法绝招解析：本例为经行头痛，因平素月经过多，耗伤气阴，阴虚即口渴引饮，手足心热，巅顶者，人身诸阳之会，阳气不足，不能上行百会，故头痛以巅顶为甚。显然气阴两虚，治宜气阴两补，兼清虚热，生津止渴。方取张锡纯治消渴方意，用党参、黄芪、当归、天花粉、白芍、乌梅益气养血，酸甘化阴，稍用石斛、甘草清热。以治消渴方法兼治经前头痛，又属法中之法。

三、文献选录

每于经期或经行前后3～5日，头痛剧烈，或胀痛或掣痛，痛处可局限于头部一处，甚至疼痛难忍，伴恶心、呕吐，连续2个月经周期以上者，称为经行头痛。头为诸阳之会，五脏六腑之气血皆上荣于脑，足厥阴肝经上巅络脑。若素体虚弱，肝血不足，脑失所养，或肝阴不足，肝阳上亢，或经期遇寒饮冷，跌仆外伤，瘀血内阻，皆会引致经行头痛。临床常见证候有血虚证、肝阳上亢证、瘀血内阻证。

（一）名医论述选录

1. 沈仲理论述：经行头痛，实证多属肝阳偏亢，化风上扰巅顶所致。《难经·四十七难》云“人头者，诸阳之会也。”惟风可到，必其肝阳气盛，则头脑为之疼痛。肝为藏血之脏，肝体阴而用阳。由于肝血以供养经血，若肝阴见衰，则肝用（阳）必有所偏盛，于是化为风阳而上升，而致经行头痛。虚证多属阴阳两虚，水不涵木所致。其痛在脑后，脑后为督脉所过，证属肝肾两亏，督脉经虚。督脉属肾，肾生髓，上行入脑，正如《素问·骨空论》云“督脉者，起于少腹……上额交巅，上入络脑，还出别下项。”又《素问·奇病论》云“髓者以脑为主，脑逆故令头痛。”故经行头痛。经前头痛者，多属肝经风阳上亢；经后痛者，多属肝肾虚损，水不涵木。治疗方法，经行头痛属肝阳上亢，伴血压偏高者，舌质红，苔薄黄，脉弦紧。应治以平肝潜阳，或清泻肝火法。采用天麻钩藤饮。药用天麻、钩藤、石决明、牛膝、桑寄生、杜仲、山栀、黄芩、益母草、茯神、首乌藤。肝火偏亢者，采用龙胆泻肝汤加苦丁茶，甚则加羚羊角粉，或重用水牛角，山羊角亦佳。如属肝肾两亏，头痛连及脑后者，治以滋肾柔肝，息风止痛。方用杞菊地黄丸（改用汤剂）合石楠、白芷、苦丁茶汤。有于经前或经来时头痛者，病因为瘀血内阻，引起冲任二脉失调，血流不畅，经络变滞，上至清窍不清。多见偏头痛，痛如锥刺，经畅行则头痛减轻以致消失，舌边瘀斑，脉弦紧。治以活血化瘀，疏肝止痛。方用桃红四物汤加生白芷、蔓荆

子。(《近现代二十五位中医名家妇科经验》，中国中医药出版社，1998)

2. 朱小南论述：肝为将军之官，其滋生于水，疏养于土，阴常不足，阳常有余，平日赖肾水以滋养，柔其刚悍之性。如证属肾阴亏损，血衰水亏，经来量少，色亦浅淡；肝木乏水濡养，肝阳遂致偏亢，沿经络直上巅顶，每次临经头痛剧烈，患者痛苦异常，几不能忍。急则治标，第一阶段，以平肝潜阳为主，抑制其上扰之势，以缓解头痛。处方用天麻钩藤饮加减，使偏亢的肝阳，得以下降。第二阶段，肝阳头痛如减，但肝郁不舒，乳胀的症状显著，所以采用疏肝化郁法，酌加平肝潜阳为辅，用合欢皮以入厥阴，香附、郁金、橘叶、橘核等疏通经络气滞，使胸胁部肝经的气血得以恢复正常运行，以解除胸胁闷胀及乳部作胀的症状，再用钩藤、石决明、青蒿、夏枯草等平肝潜阳，免其复燃。第三阶段，调治后肝部症状好转，肾水亏损情况存在，治以滋水养血，治其根本，用治子益其母的方法，采用调补肝肾为主，用山茱萸、女贞子、熟地黄等滋补肾阴，当归、川芎、芍药等调经养血，钩藤等潜阳平肝，白术、茯苓健脾胃，益中宫。(《朱小南妇科经验选》，人民卫生出版社，1981)

3. 夏桂成论述：经行头痛证虽有肝火、血瘀、血虚三者，但临床最常见的是肝火证型，常伴有血瘀、痰湿，而根本上又与阴血不足分不开。在辨证上，首先要辨别头痛的部位。两侧头痛，大多是肝经郁火；前额疼痛，属于气火风阳夹痰者多，亦有属于血瘀者；后脑痛，风湿多见，常或与肾虚血瘀有关；巅顶作痛，风火证、血瘀证居多。也有少数头痛属于阳虚血寒者。其次疼痛的性质，也是辨证的重要内容。跳痛、胀痛、刺痛，一般均属风火证，也有属于血瘀证者；收缩性疼痛剧烈，属于血瘀、血寒者多；绵绵隐痛、晕痛，归属于虚证。如能结合辨病，如脑部血管神经痛者，肝经郁火风阳偏多；血管水肿者，证夹痰湿；血压高者，乃属肝阳上亢等。(《中医临床妇科学》，人民卫生出版社，1996)

4. 王子瑜论述：经期头痛的发生与月经关系极为密切，疼痛发作的时间或在经前，或在经后。王氏从长期临床实践中归纳总结为血瘀阻络、肾亏肝旺、阴血亏虚3种证型，由此而确立了不同的治则和相应的方药。①血瘀阻络证：其症状特点是，疼痛发作于经前，经行不爽则头痛加剧，经行通畅则头痛减轻。治疗重在祛瘀通络，选用桃仁、红花、赤芍、川芎、丹参等活血祛瘀之品。②肾亏肝旺证：疼痛发作于经前，但喜欢用头巾紧束额部方觉舒适，同时伴有腰骶酸痛，心情烦躁，两胁胀痛等症。治疗重在滋肾平肝潜阳，选用生地黄、枸杞子滋肾，地龙凉血通络，白芍、菊花、钩藤、珍珠母、羚羊粉平肝潜阳。③阴血亏虚证：疼痛发作在经后，为空痛，经行量多经后疼痛加剧，治疗重在养血滋阴柔肝，选用当归、枸杞子、桑椹、生地黄等药物。(《近现代二十五位中医名家妇科经验》，中国中医药出版社，1998)

（二）辨证论治选录

1. 班秀文经验：经行头痛，应分辨病因外感、内伤。属外感实寒之证者，当用辛温疏解之法，以荆防败毒散加当归、白芍、川芎、白芷治之；属外感热邪而经行头痛，以银翘败毒散（即人参败毒散去人参加金银花、连翘）加当归、白芍治之。头痛由内伤而起，应分清其气血阴阳虚损的轻重，如经中头痛绵绵，属肝肾阴虚，则以杞菊地黄丸加白蒺藜、当归、杭白芍治之；如经行错后，量少色淡，属肝血不足而经行头痛，当用养血疏解之法，常用四物汤加白蒺藜、桑叶、山茱萸、女贞子治之；经行前后不定，量少色淡，属脾气虚弱，气血来源不足而经行头痛，以补中益气汤加龙眼、钩藤、藁本治之；经行头痛绵绵、身麻，属肾阳虚衰，清阳不升，脑海空虚之头痛，宜用《金匮要略》肾气丸加鹿角霜、天麻治之。在治疗的全过程，不论实证或虚证，均用当归、白芍、川芎之类理血药，由于经行头痛与月经周期有关，治经不离血故耳。白蒺藜是苦辛平之品，既能平肝潜阳，又能疏肝解郁，与滋阴药同用，则能柔肝；与解郁之药同用，则疏解之力加强。凡是气郁化火，肝阳上亢而头痛者，用之甚宜。桑叶甘寒微苦，是疏风解热，清肝明目之品，《傅青主女科·年老血崩》中推崇桑叶“所以滋肾之阴，又有收敛之妙”。凡是阴虚阳亢而导致头晕头痛，目眩耳鸣者，在滋阴药中用之，其效更加显著。在药物治疗的同时，根据经络脏腑与头目的联属关系，如晕痛剧烈难忍者，可配合针灸治疗，如针刺足少阳胆经之风池穴，并温和艾灸百会穴，则其疗效益彰。(《妇科奇难病论治》，广西科学技术出版社，1989)

2. 夏桂成经验：肝火头痛应清肝泻火，龙胆、夏枯草、钩藤、羚羊角为必用之品；对血压偏高，肝阳上亢者，尤当结合平肝潜阳，如珍珠母、牡蛎、石决明、罗布麻、白蒺藜等在所必用。但不能忽略调经，对月经量偏少者，需用泽兰、丹参、茺蔚子、月季花、川牛膝等调经之品；月经量多者，需用炙龟甲、女贞子、墨旱莲、大蓟、小蓟、茜草炭等固经摄血之品。经净之后，头痛缓解，亦当从滋水涵木论治，宜常服杞菊地黄丸（汤）。脾胃薄弱，应兼顾脾胃。如属血瘀性头痛者，常与经行不畅，或经行量少有关，除经期活血化瘀，缓解疼痛外，主要还在于调经下行，结合运用菟怀汤、泽兰叶汤一类方药，以促经行通畅。有时尚须加入肉桂、艾叶之类温运之，务使月经排泄顺利，才能缓解头痛。此外，尚须注意兼夹痰湿者，即经期脑血管水肿，头部胀痛剧烈，面浮尿少者，当在清火、化瘀的前提下，加入一定量的利尿药，如车前子、泽泻、瞿麦等，才能达到有效控制疼痛的目的。(《中医临床妇科学》，人民卫生出版社，1996)

（三）临床报道选录

1. 顾妙珍用针刺治疗经行头痛 41 例：基本穴位为头维、百会、风池配太阳。以合谷疏风通络治其标，配足三里、三阴交调和气血以治本。再随辨证加用相应穴位，如肝肾两亏加肾俞、太溪、太冲、通天以调补肝肾；气血两虚加关元、气海、脾俞、肝俞以补益气血；气滞血瘀加血海、膈俞、太冲以行气活血。手法采用提插捻转、补泻结合，留针 20 分钟，每周 2 次。治疗结果：痊愈 14 例，好转 21 例，无效 6 例，总有效率 85.3%。(上海针灸杂志，1990，2)

2. 兰家长等运用推拿治疗经行头痛 48 例：其治疗方法：运太阳；干洗头；三指推拿；点按百会、睛明、风池、太阳等穴。治疗结果：痊愈 32 例，显效 12 例，无效 4 例，总有效率 91.7%。(按摩与导引，1992，5)

3. 张友陇等采用耳穴电冲击治疗经行头痛 56 例：取耳穴：肝、胆、额、交感、内分泌、皮质下。用 JJ201 型中国经络诊疗器的探头在患者耳穴上探测准变阻点后，依次进行电冲击，用疏密波，输出强度以患者最大耐受量为宜，每次取穴 3～4 个，每穴 10 分钟，每穴不连续使用，可交替进行。治疗结果：痊愈 36 例，显效 13 例，有效 5 例，无效 2 例，总有效率为 96.4%。(陕西中医，1992，12)

4. 张秀艳用克痛汤治疗月经性头痛 60 例：钩藤（后下）20 g，蔓荆子、当归、菊花、白芍、川芎、蝉蜕各 15 g，炙天麻（先煎）、僵蚕、黄芪各 10 g，甘草 6 g。每日 1 剂，水煎服。于月经前 1 周开始，用至月经第 1 日；2～3 个月为 1 疗程。对照组 40 例，用萘普生 200 mg，每日 2 次口服；于月经前 3 日开始，用至月经第 1 日；3 个月为 1 疗程。结果：两组分别显效（症状消失。＜4 个月，无复发）22、6 例，好转 36、22 例，无效 2、12 例，总有效率 96.7%、70%。(中国中医药信息杂志，2006，9)

5. 唐青之用滋肾清肝汤治疗经行头痛 32 例：钩藤 18 g，生地黄 15 g，沙苑、蒺藜、白蒺藜、枸杞子、黑豆衣、当归、白芍、延胡索、广郁金、蔓荆子各 12 g，炒黄芩 9 g，川芎 6 g，白菊花、甘草各 5 g。便秘加决明子；失眠加首乌藤；焦虑加淮小麦；乳胀加炒柴胡。每日 1 剂，水煎服。对照组 20 例，用逍遥丸 8 粒，每日 3 次口服。均 1 个月经周期为 1 疗程。用 3 个疗程，结果：两组分别治愈 19、5 例，好转 12、9 例，无效 1、6 例。(四川中医，2008，4)

6. 李秀华用四物柴僵汤治疗经行头痛 40 例：石决明（先煎）30 g，白芍、熟地黄、僵蚕、蔓荆子、钩藤各 15 g，当归、川芎、柴胡、香附、桑叶、菊花、白芷各 10 g。肝血不足加枸杞子、何首乌；肝阳上亢石决明增量，加女贞子；气血虚加党参、白术、升麻；气滞血瘀加牛膝、地龙、郁金；痰湿阻滞加半夏、薏苡仁、泽泻。头痛在月经前、经期、经后分别于经前 1 周、经前 3 日、经期第 2 日，每日 1 剂，水煎服，用 5 日；2 个月经周期为 1 疗程。月经期限摄盐。用 2 个疗程，结果：治愈 28 例，好转 11 例，未愈 1 例，总有效率 97.5%。（福建中医药，2002，1）

7. 于水永用中药治疗经行头痛 60 例：气血瘀滞用当归、川芎、生地黄、丹参各 15 g，桃仁 12 g，红花、赤芍各 10 g，香附 9 g，全蝎 6 g。肝血亏虚用熟地黄、党参各 15 g，山药、金樱子、当归各 12 g，山茱萸、枸杞子、杜仲、黄精各 10 g，菊花 6 g，甘草 5 g。肝火旺盛用生石决明 20 g，牛膝、益母草、首乌藤各 15 g，杜仲、桑寄生各 12 g，天麻、钩藤、生地黄、栀子、黄芩、柴胡各 10 g。每日 1 剂，水煎服。用 10～15 日，结果：治愈 41 例，好转 14 例，未愈 5 例，总有效率 91.6%。（光明中医，2005，6）

8. 苏巧珍用当归四逆汤治疗月经性偏头痛 39 例：本方含当归、白芍、大枣、炙甘草各 15 g，桂枝、生姜各 10 g，细辛 6 g，通草 5 g。每日 1 剂，水煎服。于月经来潮前 2 日开始，用 1 周。用 1～5 个月经周期，随访 1 年，结果：基本恢复 24 例，显效 13 例，见副反应 2 例。（山西中医，2008，12）

9. 张敬珍治愈经前头痛 1 例：女，30 岁。经前头痛已 3 年。每于经前 3～7 日起发头痛，伴肢冷，经多色淡，停经后 3～4 日头痛自行缓解。神经系统，脑血流图及脑电图检查均无异常，服止痛药无效。患者有多年慢性腹泻史。体质虚弱，精神欠佳，食欲不振。查体见面色不华，倦怠乏力，口唇淡红，舌质略淡，苔白腻，脉沉细。患者久泻不愈而损伤脾胃，脾胃虚弱则气血生化不足，阴阳失调。经前阴血下蓄于血海，血虚不能上荣于清窍而头痛，胞脉壅盛而经多；血亏于内，气不化血则经色淡；气血两虚阳气不达于四末则肢冷。治以补气养血，健脾和胃，予归脾汤 3 剂，服后效果不显而来复诊。进一步分析患者久病伤阴，肝失濡养，肝气郁滞，气机不畅而阴阳失和，再以归脾汤加香附、白芍、蒺藜、柴胡疏肝理气。服 3 剂后头痛消失。继服数剂，巩固疗效，使脾健胃和，气机调畅，阴阳平衡而愈。随访 1 年未复发。（辽宁中医杂志，1987，6）

（四）经验良方选录

1. 内服方：

（1）枸杞子 30 g，新鲜芹菜（包括根、茎、叶）250 g。将枸杞子拣杂，洗净，放入沸水中烫泡 3 分钟，连同烫泡液一起备用，将芹菜择洗干净，晾干，放入沸水中烫泡 3 分钟，取出后，切细，与枸杞子及其烫泡液汁同放入家用捣搅机中，快速搅打成浆汁，用洁净纱布过滤，取汁即成。早晚分服。主治阴虚阳亢引起的经行头痛。

（2）枸杞子 10 g，甘菊花、干柿叶各 6 g（鲜柿叶 12 g）。每年 7～9 月收集柿叶，洗净，晒干，研成粗末备用。将枸杞子、甘菊花拣杂，与柿叶粗末同放入有盖杯中，用沸水冲泡，加盖闷 15 分钟即成。代茶饮用，每日冲泡 1 剂，每剂冲泡 5 次左右。主治阴虚阳亢引起的经行头痛。

（3）菊花脑 250 g，虾米 15 g。菊花脑摘其嫩头，洗净备用。虾米用冷水浸泡后洗净，投入沙锅，加适量水，大火煮沸 10 分钟，投入菊花脑，再煮至沸，加入精盐、味精，拌和均匀，淋入麻油即成。佐餐当汤，随意服食，饮汤汁，嚼食虾米、菊花脑。主治阴虚阳亢引起的经行头痛。

（4）牛膝、生石膏各 30 g，白芍、白蒺藜各 25 g，甘草、茯苓各 15 g，白术、柴胡、薄荷、当归、菊花、蔓荆子各 10 g。每日 1 剂，水煎服。月经前 1 日开始服之，连服 4 剂可愈。主治肝郁气滞引起的经行头痛。

(5) 茯苓、竹茹、钩藤、草决明、白蒺藜各 15 g，党参 10 g，柴胡、陈皮、黄芩、半夏各 9 g，甘草、枳壳各 6 g。每日 1 剂，水煎服。每月行经前服 7 日，连服至经期，则头痛消失。主治肝郁脾湿引起的经前头痛。

(6) 白茅根 30 g，生地黄 20 g，墨旱莲、女贞子、菊花各 15 g，桃仁、赤芍各 12 g，白芷、白蒺藜、桂枝、茯苓各 10 g，牡丹皮、龙胆各 6 g。水煎，每日 1 剂，服 2 次。每月经前连服 6 剂为 1 疗程。主治经前头痛。

(7) 熟地黄 30 g，钩藤、当归、菊花各 20 g，炙黄芪、白芍、牡丹皮各 15 g，茯苓、炒枣仁、蔓荆子各 12 g，川芎、山茱萸各 9 g。每日 1 剂，水煎服，日服 2 次。经前 7 日连服 7 剂为 1 疗程。主治血虚型经行头痛。

(8) 夏枯草 15 g，白芍 12 g，牡丹皮、刺蒺藜、山栀子、瓜蒌皮各 10 g，当归 9 g，茯苓、白术、柴胡各 6 g，甘草、薄荷（后下）各 3 g。每日 1 剂，水煎服，日服 2 次。经前连服 3 日。主治肝郁化火型经行头痛。

(9) 芦根 20 g，菊花、玄参各 15 g，党参 12 g，白芷 10 g，藿香、清半夏、荆芥炭、防风、薄荷、桑叶各 9 g，吴茱萸 6 g。每日 1 剂，水煎服，日服 2 次。经前 3 日起，连服 5 剂为 1 疗程。主治经前经期头痛。

(10) 炙黄芪 18 g，太子参、蔓荆子各 15 g，川芎 12 g，白蒺藜 10 g，白术、当归、枸杞子、陈皮、牛膝、菊花各 9 g，甘草 6 g。经前 6 日起，每日 1 剂，水煎，服 2 次。主治脾虚气弱型经行头痛。

(11) 菊花、熟地黄各 30 g，钩藤 25 g，当归 20 g，沙参、枸杞子、麦冬、川楝子、藁本、竹茹各 15 g。每日 1 剂，水煎服，日服 2 次。经前 7 日，连服 7 剂，1 个经期为 1 疗程。主治经行头痛。

(12) 牡丹皮、白芍、当归、煨牡蛎各 15 g，生地黄、白蒺藜各 12 g，山栀子、枸杞子各 10 g，柴胡、香附、郁金、黄芩、生甘草各 6 g。每日 1 剂，水煎服，日服 2 次。主治血瘀型经行头痛。

(13) 生黄芪 20 g，当归、党参、香附各 15 g，炒白芍、紫苏梗、艾叶各 10 g，生姜 6 g，吴茱萸 4 g，大枣 5 枚。经前 10 日起，每日 1 剂，水煎，服 2 次。主治寒气上逆型经行头痛。

(14) 菊花 35 g，熟地黄 30 g，钩藤 25 g，当归 20 g，沙参、枸杞子、麦冬、川楝子、藁本、竹茹各 15 g。水煎，每日 1 剂，服 2 次。经前 7 日连服 7 剂，主治脾气虚弱型经行头痛。

(15) 党参、茯苓、白术各 15 g，清半夏、胆南星、陈皮各 12 g，天麻、薏苡仁、泽泻、泽兰各 9 g。每日 1 剂，水煎服，日服 2 次。经前连服 5 剂为 1 疗程。主治痰湿型经行头痛。

(16) 黄芪 20 g，当归、熟地黄、鲜葱白各 12 g，紫苏叶（后下）9 g，川芎、白芍、柴胡、生姜、炙甘草各 6 g。经前 3 日，每日 1 剂，水煎，服 2 次。主治脾气虚弱型经行头痛。

(17) 当归、白芍、牡蛎、牡丹皮、生地黄、白蒺藜各 12 g，山栀子、枸杞子各 10 g，柴胡、香附、郁金、黄芩、生甘草各 3 g。每日 1 剂，水煎服。主治经行头痛。

(18) 黄精、生龙骨各 30 g，山药 25 g，生地黄、熟地黄、钩藤、桑椹、女贞子、党参、太子参各 15 g，杭菊 10 g，甘草 6 g。每日 1 剂，水煎服。主治经前头痛。

(19) 当归 25 g，川芎、白芍、熟地黄、党参、黄芪各 15 g，枸杞子、何首乌各 9 g。每日 1 剂，水煎服。经期服 5 剂，连续 3 个周期。主治肝火型经行头痛。

(20) 石决明 30 g，白芍 15 g，当归、川芎、乌药、香附、钩藤、天麻、白芷、丹参、红花、

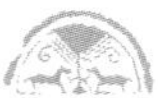

牛膝各 10 g，甘草 6 g。水煎服，每日 1 剂。主治经行头痛。

2. 外治方：

(1) 白芷 10 g，川芎、羌活各 5 g，冰片 0.5 g。上药共研极细末，贮瓶备用。每取少许药末放于一小块绸布上，包好塞入鼻内，右侧头痛、塞左鼻，左侧头痛、塞右鼻，全头痛、两鼻孔交替塞之，每日 1 次。祛风、通窍、止痛。主治经行头痛。

(2) 细辛、瓜蒂、丁香、糯米、冰片各等份。先将前 4 味共研细末，再将冰片置乳钵内研令极细，然后入前 4 味药末同研和匀，贮瓶备用。勿泄气。每用少许，随患者左右鼻搐之，良久出冷涎即安。芳香通窍止痛。主治经行头痛。

(3) 石膏、青黛各 9 g，薄荷叶、蔓荆子、川芎、郁金、芒硝、细辛根各 6 g。上药共研极细末，贮瓶备用。每用少许，随鼻左右交替搐之。祛风泄热、通窍止痛。主治经行头痛。

(4) 取生盐 250 g，放入铁锅内炒爆后，再用陈醋约半小碗洒入盐内，边洒边搅，醋洒完后，再略炒一下，布包趁热熨痛处。主治经行头痛。

(5) 白附子、川芎各 6 g，研为细末，和大葱共捣为泥，敷两侧太阳穴，每日 1 次。主治经行头痛。

3. 针灸方：

(1) 迎香、外关、曲池、太阳穴。用平补平泻法，各穴每日针 1 次，太阳穴放血 3～5 滴。主治脾气虚弱型经行头痛。

(2) 太阳、印堂、列缺穴（双侧）。用强刺激手法，每日针 1 次，太阳穴放血 3～5 滴。主治肝郁化火型经行头痛。

4. 食疗方：

(1) 天麻 6 g，龙眼 10 g，阿胶 9 g，猪瘦肉适量。天麻、龙眼、猪瘦肉加水放炖盅内隔水炖熟，放入阿胶融化后服用。主治气虚型经行头痛。

(2) 绿豆 90 g，当归 18 g，川芎 9 g，细辛 3 g。加水共煮至豆烂熟时，吃豆喝汤。主治经行头痛。

(3) 绿豆适量。加水煮熟，糖调味服食，每日 1 剂。清热消火。主治肝火型经行头痛。

(4) 黄精 30 g，绿豆 120 g。每日 1 剂，水煎服。主治阴虚型经行头痛。

第十一节　经行身痛

一、病证概述

行经前后或经期，出现身体疼痛者，称“经行身痛”。若素体血虚，或久病大病失血未复，经行阴血下注，血更不足，筋脉失养而致身痛；若素有寒湿，留滞不去，经行之际，乘虚而发，致经脉气血运行不畅。临床常见证型为血虚证、寒凝血瘀证。

二、妙法绝招解析

（一）气滞血瘀，经脉不利（孙浩铭医案）

1. 病历摘要：柯某，21 岁，未婚。病历半年，每于行经 2～3 小时后，两腿骨中酸痛甚剧，不喜按揉，活动不便，经量很少，下而不爽。今值行经第 3 日，两腿酸痛较日前减轻，经行不畅。查无外伤史，察其舌苔薄白，质紫暗切其脉细而涩。

证属气滞血瘀，经脉不利。治宜行气活血，化瘀止痛。方选血府逐瘀汤加味。药用川牛膝、失笑散（布包）各 15 g，熟地黄 12 g，当归尾（后入）、赤芍各 9 g，桃仁、红花、制没药、盐枳壳、川芎、白桔梗各 6 g，柴胡、甘草节各 3 g。服 3 剂后，近 2 个月行经腿痛稍瘥。此次月经退后仍两腿痛甚剧，经量少，兼见恶心畏寒，照上药再服，效不显。现值行经第 2 日，经量涩少，小腹冷痛，脉象弦涩，舌苔薄白。属寒凝气滞。治宜温经散寒、化瘀止痛。取少腹逐瘀汤加减。川牛膝 15 g，失笑散（布包）12 g，制香附、当归尾（后入）、延胡索各 9 g，川芎、红花、赤芍、小茴香（后下）、桂枝（后入）各 6 g，制乳香 3 g。上药服 3 剂后，两腿痛消失，小腹冷痛亦瘥。越 2 个月病者前来，诉近 2 个月于经前均服上药 3 剂，现行经时腿痛已无发作。（《孙浩铭妇科临床经验》，福建人民出版社，1978）

2. 妙法绝招解析：本案属周期性时钟样的行经两腿痛，朱丹溪云“经水者，阴血也。……将行而痛者，血实也，临行作痛者乃是郁滞有瘀血。”本例患者，痛于经行时，参合脉症，为寒凝气滞、气血瘀阻之证，故先用血府逐瘀汤加味，行气活血，化瘀止痛。合失笑散活血祛瘀，散结止痛。方中当归、川芎、赤芍、桃仁、红花活血化瘀，牛膝祛瘀血、红花通血脉，引瘀血下行。柴胡疏肝解郁，升达清阳，桔梗开宣肺气，载药上行，又可合枳壳一升一降，开胸行气，使气行则血行。次诊时观其脉象，证属寒凝气滞，故治以温经散寒、化瘀止痛，以少腹逐瘀汤加减。纵观全方，活血而不耗血，祛瘀又能生新，使瘀去气行，诸症可愈。

（二）寒瘀留经，气血失调（姚寓晨验案）

1. 病历摘要：许某，32 岁。经来周身疼痛。量中等，色紫黯，有瘀块。育 1 胎，流产 1 次，末次月经 5 日净。患者于去年盛夏，月汛方临，饮冷过多，遂腹痛经歇，经及时诊治获解。后每经行，辄身痛如杖击，且形寒思困。面色隐有浅青，纳便尚调。舌黯红衬紫，苔薄，脉沉细带涩。

证属寒瘀留经，气血失调。治宜疏理气血，通经调冲。鸡血藤 30 g，川芎、淫羊藿、片姜黄各 15 g，生香附 12 g，当归、赤芍、白芍、桂枝各 10 g，吴茱萸 6 g，细辛 3 g。服上方 7 剂，月经来时，肢节略有楚胀，下瘀块颇多，形寒渐消，精神亦振。下次月经前，继服 5 剂，诸恙消失。（《姚寓晨证治选粹》，人民军医出版社，2014）

2. 妙法绝招解析：《内经》云“所谓痹痛者，各以春时，重感于风寒湿三气也”。本案患者起自经行饮冷，气血被遏，寒凝留经，不通则痛，着而成痹，故致每值经来，则气血欲行而不能，反复发作。治病求本，治以疏理气血、温经调冲为法，方用仲景温经汤化裁。方中重用川芎、姜黄、香附、鸡血藤等血中气药以疏瘀通脉，而蠲其痹。桂枝通行血脉，药后冲脉畅通，寒瘀消，恙情消失。

（三）精血不充，气血不和（黄绳武医案）

1. 病历摘要：聂某，23 岁。素双下肢疼痛，经期尤甚，痛甚不能起床活动，以双膝为重，月经量多时疼痛稍有减轻，经量少时痛加剧。平素月经量少，色黯红，曾在宜昌服中药数 10 剂，自述服热药后，手足心发热、身发燥，服凉药则双膝疼痛更甚。每到夏天仍要穿秋裤保暖。每经前 3～4 日腹部作胀，末次月经来时，大便稍干，小便可，饮食一般，舌质淡，苔薄，脉细。

证属精血不充，气血不和。治宜养血活血，柔筋止痛。熟地黄 20 g，当归、白芍、鸡血藤、丹参各 15 g，川续断、木瓜各 12 g，川芎 9 g。服上方 30 剂后，下肢及双膝疼痛明显好转，经期第 1 日下肢稍感不适，但已能下床活动，嘱其继服上方以巩固疗效。（《黄绳武妇科经验集》，人民卫生出版社，2004）

2. 妙法绝招解析：本例患者下肢双膝疼痛，以经期尤甚，且伴月经量少，色黯，一为精血不足，一为气血不和，双膝部位肌薄而骨节粗隆，为肾之气属，每经行之时，阴血下注，本精血不足又外泄骤虚，复遭外邪侵袭，留滞经络，故经前疼痛加剧，此证为精血不足，气血不和，故治拟养血活血、柔筋止痛之法。方用四物汤加味，方中川芎辛窜，既善行血又善调气，行血中之气；鸡血藤行血而能补血，而行血之力较强，且又可舒筋活络；丹参养血活血，白芍养肝血，与专走下焦之木瓜相伍，使柔筋止痛之功更强；川续断养肝肾，续筋骨，又可疏通血脉。全方以养血资源为主，养血之中寓活血导滞之义，待血足经通则疼痛自止。

（四）气滞血瘀，瘀阻经脉（从春雨医案）

1. 病历摘要：孙某，女，28岁，已婚。月经来潮时肌肉关节疼痛半年余。现病史：婚后生一男孩，2年前曾做过人工流产。半年多来月经量少，经色紫黯有小血块，经期2日，近2个月经期不足1日，有时点滴而至。月经期全身刺痛、憋胀难忍，心烦焦躁，手足心热，口干喜冷饮，小便淡黄，大便干结，而经后诸症渐平。查其舌象，舌质黯，舌边有瘀斑，苔薄，脉弦细数，左关弦数有力。

证属气滞血瘀，瘀阻经脉。治宜行气化瘀，通经止痛。方选凉血通经止痛汤。药用丹参30 g，生地黄、牡丹皮各15 g，桃仁、红花、醋香附、柴胡、牛膝各10 g，赤芍、泽兰、羌活、秦艽各9 g。并令患者每日以天冬30 g煎汤代茶，频频服之。正逢月经前1周用此汤药6剂后，月经来潮，经量较前明显增多，有小血块，全身肌肉疼痛减轻，但关节仍然疼痛，而手足热轻、口干减，二便渐趋正常。查舌象同前，脉见缓，左关见弦细。脉症相参，说明厥阴气滞。血分瘀热之象大减，但病情仍未控制，须坚持治疗。嘱月经后暂不服用汤药，用生山楂、天冬各90 g，共研细粉，每次6 g白水冲服，每日3次；于月经前1周开始服用凉血通经止痛汤，直至月经干净为止。约10剂汤药，连续治疗3个月，随访其人，月经量增多，经期3日，未见全身肌肉关节疼痛。（《现代二十五位中医名家妇科经验》，中国中医药出版社，1998）

2. 妙法绝招解析：经行血瘀身痛证多属寒湿之邪，然本案却在人工流产后，气滞血瘀，瘀久化热，热滞血瘀而发病，并伴口干喜冷饮、溲黄便赤之症，故拟凉血通经止痛汤以其凉血化瘀，通经行滞，收到调经止痛之效果。然临床用药又先使用天冬一味煎汤代茶，频服，后用生山楂、天冬粉剂冲服。遵原方治疗3个月经周期而病愈。为何喜用天冬治疗本病？因天冬味甘微辛性凉，津液浓厚滑润，其色黄兼白，入肺以润燥热，入胃以清实热，故有生津止渴之效，而其津液浓滑之性，又可通利二便，流通血脉，畅达经络。张锡纯最为推崇天冬，他咀服天冬品尝，口得人参气味，其气夹其浓滑之津液以流行于周身，而痹之偏于半身者可除，周身之骨得深养而骨髓可健。张氏独有体会，尝曰：“天冬之物原外刚内柔也。而以之作药则为柔中含刚，是以痹遇其柔中之刚，则不期开而自开，骨得其柔中之刚，不惟健骨且能健髓也。”故治疗经行热瘀身痛一证反复喜用天冬之道理尽在其中。

（五）气滞血瘀，寒湿伤肾（朱小南医案）

1. 病历摘要：王某，女，15岁。14岁月经初潮，即感经来腹痛，疼痛部位是绕腰一周，似有绳子紧束，而且痛的时间很长，从临经直到经净。临经期内，面色㿠白，食欲不振。月经一般超早，量亦较多，现已将临经期，预感胸闷腰酸，小腹坠胀，绕腰一周紧痛感，舌苔薄白，脉象细弦。依照疼痛的部位，诊断为经来带脉疼痛。

证属气滞血瘀，寒湿伤肾。治宜理气活血，固肾止痛。药用当归、白芍、巴戟天、制香附、郁金、焦白术、延胡索、台乌药各9 g，枳壳、紫苏梗各6 g，炙甘草3 g。每日1剂，水煎服。服2剂后，经水来潮，因量较多，复用上方加仙鹤草12 g，陈阿胶9 g。并嘱其下次临经时再来

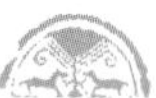

诊治，先后共调理3个月，经来准期，量亦恢复正常，腰痛缓解，基本上已告痊愈。(《朱小南妇科经验选》，人民卫生出版社，1981)

2. 妙法绝招解析：带脉行于季胁，绕身一周，如束带焉，总束诸脉。患者腰痛如带紧束，故诊断为带脉病。乃因肝气郁滞，带脉拘急使然，治以疏肝理气，甘缓带脉法，方药虽平淡，但辨证立法颇具慧眼。

三、文献选录

经行身痛，中医病名。是指妇女每逢经前、经期或经后，出现以身体疼痛为主症者，称为“经行身痛”，其特点是身痛每随月经周期而发，经净后逐渐减轻，严重者则经净数日仍身痛不止。多发于行经期妇女。相当于西医学的经前期水钠潴留。本病预后一般良好。西医学认为，某些患者经前期孕激素分泌不足，或雌激素水平增高，或雌激素与孕激素比值异常造成经前期水钠潴留，引起骨骼肌及关节周围组织充血水肿，从而出现全身关节疼痛。多由于气血亏虚，筋脉失养；或素体虚弱，经期卫外不固，风寒之邪乘虚侵袭；或气滞血瘀，经络痹阻，均可导致本病的发生。

（一）历代文献选录

早在《女科百问》即有“经水欲行，先身体疼痛”的记载，主要责之于阴阳气血之盛衰，云：“外亏卫气之充养，内乏荣血之灌溉，血气不足，经候欲行，身体先痛也。”并以“趁痛饮子”治疗。《陈素庵妇科补解》云“此由外邪乘虚而入，或寒邪，或风冷，内伤冲任，外伤皮毛，以致周身疼痛。”龚信在《古今医鉴》认为本病因“劳力太过”或“情志所伤”。《医宗金鉴・妇科心法要诀》根据身痛在经后，经前辨虚实，指出：“经来时身体痛疼，若有表证者，酌用麻黄四物、桂枝四物等汤发之；若无表证者，乃血脉壅阻也……若经行后或血去过多者，乃血虚不荣也。”在临床具有指导意义。

（二）辨证论治选录

本病多从气血虚实来辨证。气血两虚证为经期或行经前后肢体疼痛酸楚，或麻木不适，神疲乏力，面色萎黄，经行量少色淡，舌质淡，苔薄，脉弱；寒湿凝滞证为经期或经行前后关节疼痛，酸楚重着，腰膝尤甚，得热则舒，月经后期，量少不畅，色紫有块，舌苔白腻，脉沉紧。临床可分为血虚、血瘀两个证型，其中血虚证主要证候：经行遍身酸痛麻木，肢软乏力，月经量少，色淡质稀，伴有面色苍白或萎黄，头晕眼花，神疲乏力，气短懒言，心悸失眠，舌淡苔白，脉细弱无力。治法：养血益气，舒筋止痛。代表方：当归补血汤加白芍、鸡血藤、丹参、玉竹。方药：黄芪、当归、白芍、鸡血藤、丹参、玉竹。血瘀证主要证候：经行时腰膝、肢体、关节疼痛，得热痛减，遇寒疼甚，月经推迟，经量少，色黯，或有血块，舌紫黯，或有瘀斑，苔薄白，脉沉紧。治法：活血通络，益气散寒止痛。代表方：趁痛散《经效产宝・续编》。方药：当归、黄芪、白术、炙甘草、桂心、独活、牛膝、生姜、薤白。

（三）临床报道选录

姜桃花用趁痛散加减治疗经行身痛66例。药用黄芪、白术、牛膝、桑寄生、鸡血藤各30 g，独活15 g，薤白12 g，当归、炙甘草、桂心、生姜各9 g。每日1剂，水煎餐前服，于月经来潮前1周开始，用至月经来潮止。对照组33例，用布洛芬胶囊300 mg，每日2次餐后服。用3个月经周期，随访3个月经周期，结果：两组分别治愈45、9例，好转19、14例，无效2、10例，总有效率96.97%、69.7%（$P<0.01$）。(山西中医，2009，2)

（四）经验良方选录

1. 内服方：

（1）益母草 15 g，制香附、槟榔各 12 g，乌药、广木香（另包）、酒当归、川芎、牛膝各 9 g，甘草 3 g。每日 1 剂，广木香用开水泡出汁。诸药煎取 250 g，再加水煎取 200 g，将 2 次煎出的药液和木香汁混合。分 2 次温服。主治经行身痛。

（2）黄芪 15 g，当归 12 g，桂枝 9 g，附子、川芎各 6 g。每日 1 剂，水煎服，日服 2 次。主治经行身痛。经血色淡、量少加肉桂、黄酒各 9 g，吴茱萸 6 g；体虚气短，加党参、白术各 6 g。

（3）枸杞子、覆盆子、鹿角霜、当归、川芎、制香附、杜仲、菟丝子、巴戟天各 10 g。以上 9 味药，每日 1 剂，每剂加水煎 3 次，饭前温服。连服 2 剂或服至痛止停药。主治经行身痛。

（4）生黄芪 20 g，当归、党参、香附各 15 g，炒白芍、紫苏梗、艾叶各 10 g，生姜 6 g，吴茱萸 4 g，大枣 5 枚。经前 10 日起每日 1 剂，水煎，服 2 次。主治寒气上逆型经行身痛。

（5）山楂 30 g，当归 20 g，合欢花、乌药、赤芍、川芎、制香附各 10 g。以上 7 味药，每日 1 剂，每剂加水煎 3 次，饭前温服。连服 2 剂或服至痛止停药。主治经行身痛。

（6）桑枝 30 g，羌活、独活、海风藤各 12 g，桂枝、秦艽、当归各 9 g，川芎、炙甘草、乳香、木香各 6 g，细辛 4 g。每日 1 剂，水煎服。主治经行身痛。

（7）补骨脂、胡芦巴、杜仲、核桃肉、桑寄生、白芍各 12 g，九香虫、川续断各 10 g，小茴香、炙甘草各 6 g。每日 1 剂，水煎服。主治经行身痛。

（8）丹参、当归各 15 g，香附 10 g，乌药、枳壳、郁金、赤芍、川芎、红花、牛膝各 9 g。水煎服，每日 1 剂。主治经行身痛。

（9）当归、白术、牛膝、独活、桂枝各 9 g，薤白、甘草各 6 g，生姜 3 片。每日 1 剂，水煎服，日服 2 次。主治经行身痛。

（10）黄芪 30 g，白芍 20 g，桂枝 15 g，甘草、生姜各 10 g，大枣 6 g，饴糖 4 g。每日 1 剂，水煎服。主治经行身痛。

（11）当归、白术、牛膝、独活各 9 g，甘草 6 g，肉桂 3 g，韭白 8 根，生姜 3 片。水煎服，每日 1 剂，主治经行身痛。

（12）炙黄芪、鸡血藤、首乌藤各 20 g，炒白芍、枸杞子各 12 g，当归 10 g。每日 1 剂，水煎服。主治经行身痛。

（13）当归、酒白芍、熟地黄、羌活各 15 g，川芎、桂枝各 10 g。水煎服，每日 1 剂。主治经行身痛。

（14）牛筋、鸡血藤各 50 g，川续断、杜仲各 15 g。每日 1 剂，水煎服。主治带脉虚弱型经行身痛。

（15）白芷 12 g，当归 10 g，羌活、川芎各 6 g。每日 1 剂，水煎服，日服 2 次。主治经行身痛。

（16）山药、鸡血藤各 30 g，五味子 3 g。水煎服，每日 1 剂。主治气血虚弱型经行身痛。

（17）独活、防风、桂枝各 9 g，制川乌 6 g。每日 1 剂，水煎服。主治寒湿型经行身痛。

（18）黄芪 60 g，当归 15 g，桂枝 10 g，羌活 6 g。每日 1 剂，水煎服。主治经行身痛。

2. 外治方：

（1）肉桂、干姜各 120 g，白胡椒、细辛各 60 g，公丁香、生川乌、生草乌、甘松各 30 g，蜂蜜 500 g。上药共为细末，蜂蜜炼成膏，将药末纳入蜜内拌匀，将药摊在白布上，贴痛处。祛寒燥湿，活血止痛。主治寒湿型经行身痛。

(2) 鲜红辣椒 50 g，75%酒精 250 g。将鲜红辣椒浸于 75%酒精中，2 周后即可用此酒涂擦患处，每日 3～5 次，涂擦时局部应有发热感。主治寒湿型经行身痛。

(3) 吴茱萸 300 g，白酒适量。吴茱萸粉碎为末，过筛，加酒拌匀放锅内炒热，搅成糊状，敷于痛处，冷后即换。主治经行身痛。

(4) 干萝卜叶子 100 g。洗净尘土，放在澡盆里，用温开水泡开，加热水洗澡。主治经行身痛。

3. 针灸方：

(1) 毫针：取穴：肾俞、大肠俞、白环俞、太溪、委中、昆仑、阿是穴。手法：平补平泻。得气后可加温针、电针。

(2) 耳针：取穴：腰骶椎区、神门、肾、皮质下。操作：毫针中强刺激。隔日 1 次。10～15 次为 1 疗程。

(3) 艾灸：取穴：肾俞、委中、阿是穴。手法：艾条温灸 10～15 分钟，或用隔姜灸 1～3 壮。每日 1 次。

(4) 刺络拔罐：取穴：阿是穴。手法：局部压痛点用皮肤针叩刺出血，加拔火罐。主治经行身痛。

4. 食疗方：

(1) 薏苡仁 50 g，干姜 9 g，白糖 50 g。将薏苡仁、干姜加适量水煮烂成粥，再调入白糖服食，每日 1 次，连服 1 个月。祛寒燥湿。主治寒湿型经行身痛。

(2) 威灵仙 6 g，猪腰子 1 枚。威灵仙研细末，猪腰子剖开，掺药在内，纸包煨熟，五更时细嚼，热酒送下。和血通络。主治带脉虚弱型经行身痛。

(3) 鲜橘叶 20 g，红糖 15 g，紫苏梗 10 g。以上 3 味，沸水冲泡 15 分钟。代茶频饮，不拘时。主治经行身痛。

第十二节　经行腰痛

一、病证概述

经期或行经前后，腰痛较重，或腰痛与月经不调有关者，均为“经行腰痛”。因“腰为冲任督带之要会”，故妇科病中，腰痛最为常见。此证以前列入“经行腹痛”。据临床观察，不少月经病患者，行经之际，以腰痛为主，毫无腹痛之苦。倘辨证中患处不明，则治疗时效果茫然，故另列一证。“腰者肾之府”，故“经行腰痛”尤以肾病者居多。如肾阴不足则虚热内生，故多伴经行先期，月水过多，或崩漏等；如肾阳不足则气化不行，故多伴经行后期，经行涩少或带下绵绵等。应分别对肾阴不足者，壮水之源，以制阳光；对肾阳不足者，益火之本，以消阴翳。尚须察其经候，症脉相参，酌为施治，以冀肾阴滋长，元阳得助，阴阳互宅，气血不争，则腰痛得止，经候自调。

二、妙法绝招解析

(一) 肝肾阴虚，损及冲任（郑长松医案）

1. 病历摘要：程某，女，40 岁。腰骶疼痛已逾 2 年，近 1 年来痛甚如折，辗转不利，每届经期，痛势加剧，月经迟早互见，经期长短不一，血量偏多，带下淋漓。常感小腹部隐隐作痛，并伴头晕眼花，梦多健忘，烦躁多怒，头发易于脱落。自述由经期生气致病。形体瘦弱，面容憔悴，腰部弯曲，步履摇晃，舌赤苔少，脉象弦细。诊断为经行腰痛。

证属肝肾阴虚，损及冲任。治宜滋补肝肾，调理冲任。药用生龙骨、生牡蛎（捣）、川续断、仙鹤草、生地黄、墨旱莲各 30 g，山药、何首乌、玉竹、女贞子、白芍、菟丝子各 15 g，枸杞子、沙苑子各 12 g，泽泻 9 g。每日 1 剂，水煎 2 次，共煎取 500 mL，分 2 次温服。服 10 剂后，白带渐止，腹痛已瘥，腰痛渐趋好转，夜寐仍然梦多，末次经期仍诸症较往日为重，血量少于以往。既见效机，宗原法酌为加减。按前方去仙鹤草、生地黄、墨旱莲、玉竹。加熟地黄 30 g，桑寄生、茯苓、合欢皮各 15 g，远志 9 g，五味子 6 g。改为每晚服药 1 次，2 日 1 剂。又进 12 剂，病势已去大半，腰痛显著好转，步履姿态正常，余症日有减轻。药既合病，守方不更，按二诊原方继进。共服药 36 剂，腰痛解除，经候按期，其余诸症平稳。（《郑长松妇科》，中国中医药出版社，2007）

2. 妙法绝招解析：本案由经期动怒，肝气郁结，致烦躁易怒；肝郁则疏泄失常，故月事迟早互见，经期长短不一；肝郁化火则经血量多；经多则肾脏之阴内夺，故头发易于脱落，腰骶疼痛不堪；肝肾阴虚，累及奇经，则带脉不司束固，任脉不司担承，故常感小腹隐痛，带下淋漓不断；肝肾阴虚则阳亢为害，故头晕眼花，面容憔悴，舌赤苔少，脉象弦细等候相继出现。方中生地黄、熟地黄、川续断、墨旱莲、何首乌、玉竹、女贞子、白芍、枸杞子滋补肝肾，益精养血；龙骨、牡蛎、仙鹤草、菟丝子、山药、沙苑子、五味子补髓生精，益肾固下，使任带二脉皆受其荫；合欢皮、远志安神益智；加茯苓、泽泻通调水道，以防久服濡润养阴之品，致成阴气偏胜或湿邪壅滞之害。如《本草纲目》中云："六味地黄丸，用茯苓、泽泻者，乃取其泻膀胱之邪气，非引接也。"古人用补药必兼泻邪，邪去则补药得力。

（二）阴阳俱虚，湿热蕴结（郑长松医案）

1. 病历摘要：刘某，女，28 岁。突然腰痛如折，小腹重坠，大便溏泻，尿痛频数，艰涩如淋，溺少混浊，且有沉淀，小便检验：蛋白（+），白细胞（++），脓细胞（++），红细胞少许，诊断为"泌尿系感染"。经治后尿痛解除，仍尿频反复发作，腰痛迄今未止，并于劳累后及行经前加剧。刻下适值经前，腰痛较重，且有尿频不爽。结婚已 9 个月，婚后时有低热、头晕、体倦、多梦自汗，渴不欲饮，纳呆食少，掌心发热。面白虚浮，唇干舌赤，苔薄黄腻，脉象细数，下肢微肿。尿检：蛋白（+），白细胞（+），脓细胞少许。诊断为经行腰痛。

证属阴阳俱虚，湿热蕴结。治宜益阴助阳，清热利湿。药用忍冬藤、白茅根各 60 g，生地黄 30 g，连翘、车前子（包）、茯苓、生龙骨、生牡蛎（捣）、白芍各 15 g，牡丹皮、黄芩各 12 g，生知母、生黄柏、泽泻、补骨脂各 10 g。每日 1 剂，水煎 2 次，共煎取 500 mL，分 2 次温服。服 9 剂后，腰痛减轻，排尿如常，余无进退。宗原法酌为增损。按前方去忍冬藤、白茅根、连翘、生知母、生黄柏。倍生龙骨、生牡蛎，加菟丝子、枸杞子、何首乌各 15 g。改为每晚服药 1 次，2 日 1 剂。又进 12 剂，自汗已止，夜寐颇安，饮食日增，腰痛大减，经期未再加重，小便检查正常。宗原意出入，按二诊方去车前子、黄芩。加桑寄生、山药各 15 g。共服药 33 剂，诸病若失。（《郑长松妇科》，中国中医药出版社，2007）

2. 妙法绝招解析：本案虽病程较短，但虚实错杂，病因多端。其婚后低热起伏，及头晕多梦，掌心发热，唇干舌赤，脉象细数，显系肾阴不足，阴虚热扰之候；其渴不欲饮，纳呆食少，大便溏泻，为肾阳虚衰，脾失温煦之见证，阳虚不能卫外而为固，则常自汗出；肾阴肾阳俱虚，则腰痛如折，不耐劳累，肾阴虚则虚热内生，肾阳虚则气化不行，故湿热内蕴，尿痛频数，艰涩如淋，溺少混浊，且有沉淀；腰为冲任督带之要会，故经前及经期腰痛加重。方中忍冬藤、白茅

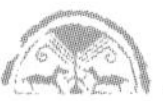

根、连翘、车前子、黄芩、知母、黄柏、泽泻清热利湿，去脬中留垢；生地黄、何首乌、桑寄生、枸杞子滋补肾阴，菟丝子、补骨脂补助元阳；茯苓、山药健脾利湿；牡丹皮、白芍凉血和血；龙骨、牡蛎有敛其耗散之功。

（三）肾阳不振，寒邪阻滞（郑长松医案）

1. 病历摘要：黄某，女，32岁。2年前夏季，产后未满2个月时被雨浸淋，致腰痛旧恙辄发，艰于起坐，不堪步履，经治减轻，遇冷则腰髀寒凉，如坐水中。去冬以来，经期腰痛加重，小腹冰凉，经罢腰痛益甚，小腹坠痛，并伴畏寒肢冷，带下清稀。月经周期35～50日，经期3日，血量极少。10年前，因经期下水，腰痛年余，经闭8个多月。体丰松软，面白虚浮，舌淡苔少，脉沉细弱。诊断为经行腰痛。

证属肾阳不振，寒邪阻滞。治宜温肾助阳，益火消阴。药用菟丝子、熟地黄各30 g，桑寄生、山药各20 g，沙苑子、川续断各15 g，补骨脂、杜仲各12 g，萆薢、狗脊、炮附子各9 g，陈皮6 g。每日1剂，水煎2次，共煎取500 mL，分2次温服。服5剂后，腰痛不减，临晚似剧，刻下适值经期，仅感小腹不适，未觉显著寒凉。肾阳渐有内振之机，仿《内经》“去疾务尽”之意，再增补助元阳之品，加速蠲除阴邪之力。按前方加巴戟天12 g，官桂（后下）9 g。服5剂后，2次月经周期均32日，经期3日，血量递次增多，腰腹寒凉消失，腰痛大减，尚未根除。宗原意加补气养血之品，以扶其正。按二诊方炮附子减至6 g，去萆薢，加生黄芪24 g，当归12 g。共服药30剂，诸症消失。(《郑长松妇科》，中国中医药出版社，2007)

2. 妙法绝招解析：本案旧有腰痛宿疾，复遭雨淋辄发，知其因为寒湿侵淫，其病主肾阳不振。症见腰痛绵绵，遇冷加重，经期小腹冰凉，经罢腰痛益甚，皆寒淫腰腹，肾阳不振之象；肾阳不振，胞宫失于温煦，则月事迟至而少，经后小腹坠痛，寒淫腰腹，带脉失约，则湿浊不化，带下清稀；肾阳不振，则阳气不得宣达，故面白虚浮，畏寒肢冷，舌淡苔少，脉沉细弱。方中巴戟天、补骨脂、狗脊、附子、官桂温肾助阳，益火消阴；菟丝子、熟地黄、桑寄生、山药、沙苑子、川续断、杜仲补肾健骨，益精添髓；黄芪、当归补气养血，陈皮理气和中；萆薢利湿祛浊，使肾无湿浊之扰，得以复常。

（四）脾肾阳虚，气血不足（郑长松医案）

1. 病历摘要：周某，女，32岁。神疲乏力，脘痞纳呆，腰痛腿酸年余。入冬以来畏寒肢冷，腰痛加重，每月经后期与劳累时，腰脊痛楚不堪，两腿酸倦不适。月经周期22～28日，经期5～7日，血淡红，量偏多。带下色白，淋漓不断。面色苍白，舌质淡红，苔薄白润，脉沉细弱。诊断为经行腰痛。

证属脾肾阳虚，气血不足。治宜温肾健脾，补气养血。药用胡桃仁60 g，黄芪、仙鹤草各30 g，熟地黄、淫羊藿各20 g，白芍15 g，炒白术、党参各12 g，巴戟天、川芎、补骨脂各9 g，大枣5枚。每日1剂，水煎2次，共煎取500 mL，分2次温服。服10剂后，已见起色，腰痛腿酸减轻，畏寒肢冷渐解。药既合病，守方再进。又进10剂，诸症已减轻过半，经来血量减少，带经4日。继守原意，从前方增损。前方去仙鹤草、川芎，加菟丝子、当归、川续断各15 g。改为每晚服药1次，2日1剂。又进15剂，虽春节停药10日，但诸恙均减，渐次康复。守方继进，以冀巩固。(《郑长松妇科》，中国中医药出版社，2007)

2. 妙法绝招解析：本案症见腰痛腿酸，冬季加重，经末及劳累时腰脊痛楚不堪，并伴畏寒肢冷，显系肾阳不足，精亏血少之候。肾阳虚衰如釜底无火，不能熏蒸脾胃，故脘痞纳呆；肾阳不足则带脉失约，故带下色白，淋漓不断；脾虚不摄则冲任不固，故经候先期，量多色淡；脾胃运纳之阳衰惫，则生化之源不足，而血亏气少，故神疲乏力，经血色淡，面色苍白，舌质淡红，苔薄白润，脉沉细弱。方中胡桃仁、淫羊藿、巴戟天、菟丝子、川续断、补骨脂温阳补肾，益精固下；黄芪、党参、白术、熟地黄、当归、白芍、川芎、大枣益气健脾，养血充营；仙鹤草收敛固血。

（五）肾阳式微，脾运不健（郑长松医案）

1. 病历摘要：牛某，女，37岁。近3年来，每于行经之际，腰骶冷痛，两腿酸楚，初卧更重，频欲转侧，经净3～5日尽止，劳累后亦感腰痛。入冬后并伴纳减懒动，畏寒肢冷，两腿沉着，膝下浮肿，经期诸症加重。经候尚准，血淡量少。面色㿠白，舌质偏淡，苔薄微腻，脉沉细弱，手足寒凉。诊断为经行腰痛。

证属肾阳式微，脾运不健。治宜温肾填精，健脾运湿。药用桑寄生24 g，茯苓18 g，菟丝子、狗脊、川续断各15 g，杜仲、车前子（包）、防己各12 g，补骨脂、独活各9 g，炮附子6 g，肉桂（后下）3 g。每日1剂，水煎2次，共煎取500 mL，分2次温服。服3剂后，畏寒渐减，腿肿见消，余无进退。仍主原法出入。按前方去炮附子、肉桂、防己，加巴戟天、干姜、川牛膝各9 g。嘱经期停药。又进3剂，即月经来潮，腰痛大减。仍纳呆食少，血量不增，两腿消肿缓慢。视其肾阳渐复，脾运未健。药用桑寄生18 g，茯苓、炒白术、党参、车前子（包）、狗脊、菟丝子各15 g，杜仲、川续断各12 g，干姜、补骨脂、陈皮、川牛膝各9 g。服10剂后，病势递减，渐趋康复，2次行经均症状轻微。按三诊原方于经前继进3剂，以杜复发。共服药19剂，诸恙悉平。（《郑长松妇科》，中国中医药出版社，2007）

2. 妙法绝招解析：本案每届经期腰骶疼痛，两腿酸楚，初卧更重，频欲转侧，入冬后病势加重，并伴腿肿，显系肾阳式微，不能行气化水，及精髓不充之候；肾阳式微，火不生土，则脾运不健，故纳呆懒动，经淡量少；脾为后天之本，脾虚则阴血不能华色，阳气不能卫外，故形寒肢冷，面色㿠白，舌质偏淡，苔薄微腻，脉沉细弱，手足寒凉。方中桑寄生、菟丝子、狗脊、川续断、杜仲、巴戟天、补骨脂、川牛膝、炮附子、肉桂温肾添精，壮火益土；党参、白术、茯苓、干姜、陈皮健脾运湿，温振中阳；车前子、防己、泽泻利水消肿。

三、文献选录

经行腰痛是指经期腰部作痛，经后疼痛消失。建议看中医，可以彻底治愈，治愈后只要注意经期卫生和饮食即可不会再复发或再产生其他的月经不调的证候。常见证候为经行时腰部作痛，少腹发胀，经量不多，行之不畅，苔薄腻，脉弦细。多由血虚气滞，筋脉拘急而引起。治宜养血调气，佐以补肾，方用宽带汤去麦冬、莲子、肉苁蓉，加延胡索、香附、甘草。血虚气滞经行腰痛，常见经行时腰部作痛，少腹发胀，经量不多，行之不畅，苔薄腻，脉弦细。肝肾亏损经行腰痛：常见经行时腰痛如折，卧床休息后能逐渐减轻，经期后错，量少色淡，舌淡苔薄白，脉沉细尺弱。多由素体肝肾不足，或经行量多，致精血亏虚引起。治宜补益肝肾，方用加味青娥丸。

（一）辨证论治选录

经行腰痛多与肾脏有关。肾阴不足，肾精亏虚、肾阳虚衰均可引起经行腰痛，另外气血不足、瘀血阻滞、寒湿凝滞等亦可引起经行腰痛。其中①气血不足：平素血虚，或久病大病耗伤气血，经行阴血下注，气随血泄，气血更感不足，以致筋失所养，筋脉拘急，或气虚运血无力，经脉失于通畅，发为经行腰痛。②肾阴亏损：素体肝肾不足，或久病多产，精血亏损，经行阴血下注胞宫，阴精亏虚益甚，腰为肾之外府，肾精亏虚则其府失充而作痛。③肾阳虚衰：素体阳虚，或房劳伤肾，损竭其精，耗散肾气。经血下注，气随血泄，命门火衰，阴寒内盛，凝滞经络，形成本病。④寒湿凝滞：寒湿之邪客居腰部，或经行淋雨涉水，长久坐卧湿地，寒湿伤于下焦，经脉气血凝滞不能。经行时经气受损，运行无力，以致不通则痛。⑤气滞血瘀：素有血瘀阻滞经络，经行时气血旺盛，经气壅滞而不通畅，以致出现腰骶疼痛。

（二）经验良方选录

1. 桑寄生 20 g，川续断、丹参各 15 g，党参 12 g，川芎、白芷各 10 g，荆芥炭、防风、薄荷、桑叶各 9 g，吴茱萸 6 g。每日 1 剂，水煎服 2 次。经前 3 日起连服 5 剂为 1 疗程。主治经行腰痛。

2. 杜仲 15 g，白芍 12 g，牡丹皮、刺蒺藜、秦艽各 10 g，当归 9 g，茯苓、白术、柴胡各 6 g，甘草、薄荷（后下）各 3 g。水煎，每日 1 剂，服 2 次，经前连服 3 日。主治肝郁化火型经行腰痛。

3. 熟地黄 30 g，杜仲、当归各 20 g，炙黄芪、白芍、牡丹皮各 15 g，茯苓、防风、蔓荆子各 12 g，川芎 9 g。每日 1 剂，水煎，服 2 次，经前 7 日连服 7 剂为 1 疗程。主治血虚型经行腰痛。

4. 杜仲、生地黄、墨旱莲、女贞子、菊花各 15 g，牡丹皮、桃仁、赤芍各 12 g，白芷、白蒺藜、桂枝、茯苓各 10 g。每日 1 剂，水煎，服 2 次。每月经前连服 6 剂为 1 疗程。主治经行腰痛。

5. 炙黄芪 18 g，杜仲、蔓荆子各 15 g，川芎 12 g，白蒺藜 10 g，白术、当归、枸杞子、陈皮、牛膝各 9 g，甘草 6 g。经前 6 日起，每日 1 剂，水煎，服 2 次。主治经行腰痛。

6. 牡丹皮、白芍、当归、川续断各 15 g，生地黄、白蒺藜各 12 g，秦艽 10 g，柴胡、香附、郁金、黄芩、生甘草各 6 g。每日 1 剂，水煎，服 2 次。主治经行腰痛。

7. 党参、茯苓、白术各 15 g，黄芪、川续断、狗脊各 12 g，天麻、薏苡仁、泽兰各 9 g。每日 1 剂，水煎，服 2 次，经前连服 5 剂为 1 疗程。主治经行腰痛。

8，白蒺藜 20 g，川牛膝 15 g，川芎 10 g，全蝎 6 g。每日 1 剂，水煎服。经前服 3 剂为妥，经后巩固服药 10～15 日。主治肝郁气滞引起的经行腰痛。

9. 熟地黄 30 g，钩藤 25 g，当归 20 g，枸杞子、狗脊、川续断各 15 g。每日 1 剂，水煎服。经前 7 日连服 7 剂，1 个经期为 1 疗程。主治经行腰痛。

10. 黄芪 20 g，当归、杜仲、川续断各 12 g，川芎、白芍、柴胡、生姜、炙甘草各 6 g。经前 3 日，每日 1 剂，水煎，服 2 次。主治经行腰痛。

11. 党参、熟地黄、桑椹各 12 g，白术、茯苓、白芍、蔓荆子各 10 g，当归、炙甘草各 6 g，川芎 4 g。每日 1 剂，水煎服。主治经行腰痛。

12. 生地黄、白芍、川续断、杜仲、黄芪、独活、桑寄生各 10 g，甘草 3 g。每日 1 剂，水煎，服 2 次，3 剂为 1 疗程。主治经行腰痛。

13. 柴胡、香附、杜仲、桑寄生、白芍、白蒺藜、蔓荆子各 10 g，枳壳、川芎、炙甘草各 6 g。每日 1 剂，水煎服。主治经行腰痛。

14. 天麻、白术、茯苓、白芍、黄芪各 15 g，桂枝、甘草各 6 g，生姜 3 片，大枣 5 枚。每日 1 剂，水煎服。主治经行腰痛。

15. 鸡血藤、川续断各 15 g，白芍 12 g，柴胡、白芷、川芎、当归各 10 g。每日 1 剂，水煎服。主治经行腰痛。

16. 墨旱莲、女贞子各 12 g，天麻、白芷各 9 g，川芎 6 g。水煎服，每日 1 剂。主治经行腰痛。

17. 白芍 15 g，桂枝 6 g，甘草、细辛各 3 g。每日 1 剂，水煎服。主治经行腰痛。

第十三节　经行吐衄

一、病证概述

每逢经行前后，或正值经潮时，出现有规律的鼻衄或吐血，称为“经行吐衄”，亦称“倒经”或“逆经”。明代李时珍《本草纲目》云：“有经期吐血、衄血或眼耳出血者，是谓逆行。”本病常因吐衄之后，月经随之减少，甚或渐至不潮。其发病主要机制多为血热而冲气上逆，迫血妄行所致。如因平素性躁多火，肝经郁热，经期冲脉气盛，气火上逆，载血上行，火伤阳络；或因素体阴虚，虚热灼伤肺络，血热气逆，血随气行，发为经行吐衄。可发生于鼻、胃、肠、肺、膀胱、视网膜等处，其中以鼻黏膜出血多见。由于鼻黏膜等上述器官对卵巢分泌的雌激素较为敏感，雌激素可使其毛细血管扩张、脆性增加，因而易破裂出血。有人认为鼻黏膜与女性生殖器官之间有生理上的联系，故倒经多为鼻黏膜出血。

二、妙法绝招解析

（一）肝火上逆，血热妄行（钱伯煊验案）

1. 病历摘要：马某，16 岁。初潮 15 岁，周期尚准，行经 11 日始净，血量多，色正常，经期腹痛，并常有鼻衄，衄血多时经血即减少，曾闭经 6 个月，但每月衄血甚多，末次月经来潮，量少，仅 2 日，经后时感头痛，全身疲软，心中烦热，少腹胀滞，腰痛，纳食尚可，二便正常。舌苔薄白，脉左细弦、右细弦数。

证属肝火上逆，血热妄行。治宜平肝凉血，引血归经。益母草 12 g，生地黄、白芍、泽兰、制香附、当归、川楝子各 9 g，黑山栀、菊花、牡丹皮、生牛膝各 6 g，荆芥炭 4.5 g。服 3 剂后，头痛及腹胀渐减，但仍觉全身酸楚，疲惫无力，腰痛，食后腹胀，嗳气时作，大便溏薄，每日 4～5 次。舌光，脉细弦数。治以疏肝益肾，健脾运中。制香附 15 g，益母草 12 g，党参、白术、干地黄、白芍各 9 g，泽兰、牡丹皮、枳壳各 6 g，荆芥炭 4.5 g。服 4 剂。近 2 个月来，月经未至，曾经鼻衄 2～3 次，胃脘尚舒，二便正常，舌苔薄白，脉象沉弦。治以养血清热。干地黄、益母草、藕节各 12 g，当归、白芍、泽兰、牡丹皮、女贞子、生牛膝、地骨皮各 9 g。服 6 剂后，月经来潮，量不多，色黑无血块，持续 3 日净，腹部微痛，未有鼻血，遍体酸痛，舌苔薄白，脉象细数。治以养血清营，导热下行。白茅根 15 g，藕节、生地黄各 12 g，当归、白芍、丹参、地骨皮各 9 g，生牛膝 6 g。服 4 剂后诸症均减，鼻衄未作，舌尖有刺，脉弦细数，治以养阴清热。知柏地黄丸 120 g，每晚服 6 g。(《钱伯煊妇科医案》，人民卫生出版社，2006)

2. 妙法绝招解析：经行吐衄是指月经期前 1～2 日或月经期出现的衄血、吐血等症状，又称“逆经”。本病多系肝经郁热，迫血妄行，或燥伤肺络，血溢离经；或阴虚血热，伤及血络，以致血热气逆，血随气行，气逆则血逆上溢，月经来潮或经行之前，可因冲气较盛，血海充盈，血为热迫，随冲气上逆而逆行经。本例患者因肝火上逆，血热上冲，而致本病。治疗应先平肝凉血，导热下行，后再以疏肝益肾、健脾宽中之法。三诊时因月经不至，又见鼻衄，故再以前法兼调冲任，四诊时鼻衄未作，改用养阴清热之法，巩固其效。

（二）阴血不足，虚火上炎（班秀文医案）

1. 病历摘要：孙某，17 岁。13 岁月经初潮，一向错后，3～6 个月一行，但每月均有周期性鼻衄，量少，色红，持续 3～6 日自止。现鼻衄第 2 日，每日 3～5 次，色红，量少，每次 1～2

滴，头晕，腰酸，夜难入寐。如经行于下，则鼻衄即止。脉弦细，苔薄白，舌尖红。

证属阴血不足，虚火上炎。治宜滋养肝肾之阴，佐以凉血止血。山药、生地黄、墨旱莲各15 g，云茯苓12 g，泽泻、牡丹皮、荷叶、白芍各9 g，五味子5 g，甘草3 g。每日1剂，水煎服。连续服3剂后，衄血停止，阴道即出血，量少，色红。脉舌如上，仍然以调养肝肾为治。北沙参、熟地黄、墨旱莲、山药各15 g，茺蔚子、麦冬各10 g，女贞子、山茱萸、当归、白芍、枸杞子、大枣各9 g。水煎服，每日1剂。连续服上方6剂后，2个月来无鼻衄，但经行错后1周左右，量少，色红，余无不适。嘱暂勿服药，以观疗效。(《班秀文妇科奇难病论治》，广西科学技术出版社，1989)

2. 妙法绝招解析：本例患者为真阴亏损，阴血不足，故经行错后，阴虚则不能济火涵阳，虚火上炎，直冲肺窍，火逆于上，故发生鼻衄，证属阴液精血不足，致虚火上炎，故方用生地黄汤加减，以滋养肝肾之阴。佐以凉血止血。方中墨旱莲、荷叶滋阴清热，凉血止血；白芍、甘草酸甘化阴以柔肝。肝肾阴足，则相火潜藏，故衄血于上而经行于下，阴难成而易亏，故二诊时仍用甘润之品（山茱萸、熟地黄等）以调养肝肾，意在固本以善后。

（三）肝旺血热，逆经倒行（刘奉五验案）

1. 病历摘要：钟某，女，20岁。行经期间鼻衄已6年。12岁月经初潮。周期提前10日，量少，色黑，行经2日，经期鼻衄，每遇情志影响则衄血量较多，有血块，经前烦躁易怒，头晕，平素白带量多，腰痛，腹痛，末次月经行经1日。舌淡舌边红，脉弦滑。

证属肝旺血热，逆经倒行。治宜平肝清经。白茅根、藕节各30 g，生地黄15 g，牛膝12 g，龙胆、黄芩、栀子、麦冬各9 g，牡丹皮、枳壳各6 g。服上方7剂后，月经来潮，未见倒经，月经正常，未见腹痛，随访半年余未再发生倒经现象。(《刘奉五妇科经验》，人民卫生出版社，1981)

2. 妙法绝招解析：本例患者为肝旺血热，逆经倒行，故月经前期10日，阴血被煎熬故见经血量少、色黑、行经日短、经前头晕、烦躁易怒皆为肝经郁火升腾所致。每因气郁时则倒经加重，盖因怒则气冲上逆所致。刘老用经验方凉血止衄汤加减治疗，平肝清经。本案患者因其热象不甚，病程又较长，又兼见白带、腰痛等虚象，故在凉血止衄汤基础上去大黄，加麦冬以养阴，加枳壳以行气开郁，不但倒经治愈，月经周期也恢复正常。

（四）肝气不舒，气滞血瘀（哈荔田医案）

1. 病历摘要：刘某，女，18岁。患者3年前月经初潮时，经量点滴，色紫黯，伴鼻衄，3日后月经止，鼻衄亦止，嗣后27日，月经、鼻衄同时又显，但量少而鼻衄量多，乃月经止鼻衄亦止。从此每月周期性鼻衄1次而无月经，多方求医无效。刻诊：情志不舒，时有两胁及少腹胀痛，而每以周期来临时加剧，头昏，失眠，舌质微红，舌边有针刺样瘀点，苔薄白，脉涩而沉。

证属肝气不舒，气滞血瘀。治宜疏肝理气，活血化瘀。方选血府逐瘀汤加减。药用柴胡、枳壳、牛膝、延胡索各12 g，桃仁、红花、当归、川芎各9 g，生地黄、赤芍各6 g，甘草3 g。每日1剂，水煎服。服2剂后月经按时而下，经量虽少，但已未见鼻衄，两胁及少腹胀痛消失。因属久病，效不更方，再进4剂。药尽后，月经转为正常，经期未再有鼻衄。随访7年无复发。(《哈荔田医案医话选》，天津科学技术出版社，1982)

2. 妙法绝招解析：中医学认为，倒经是与月经有关的吐血或衄血病证。发病多与肝经或肺经有关。本案病因病机为平素多郁，肝气郁结，气滞血瘀，经化为血，上出鼻窍，酿成本病。故此柴胡、枳壳、甘草疏肝理气；牛膝、桃仁、红花、当归、川芎、生地黄、赤芍活血化瘀，引血下行；延胡索止痛。共奏疏肝理气，活血化瘀之功。经前或经期，经水逆行，从口鼻而出，称“经行吐衄”。其辨治，历代多尊崇经旨“诸逆冲上，皆属于火”，而从气火立论。姚氏倡导朱丹溪“阴不足，阳有余”之说，主张从本着手，滋水泻火，养阴清营，用养阴清营顺冲汤，用血气火并治的方法奏功。

（五）水亏火旺，血热气逆（哈荔田医案）

1. 病历摘要：许某，31岁。经行鼻衄半年余。以往月经正常，近半年经事先期而至，周期20日左右，经前1周即见鼻衄，色红量中，经行后稍减，经净时鼻血方休，经血逐渐减少。末次月经用纸仅半包。此次月经周期第19日，鼻血复作2日，头目胀痛，性情急躁，腰楚肢乏，口干苦味，舌红苔薄黄，脉细弦数。

证属水亏火旺，血热气逆。治宜养阴清营，平逆镇冲。药用赭石（先煎）、生地黄各30 g，丹参15 g，白芍、枸杞子、菊花、黄芩、牡丹皮、夏枯草、茺蔚子、牛膝各12 g。每日1剂，水煎服。药进2剂，鼻血即止，当月经水应期而潮，量亦正常。翌月经前10日仍服上方5剂，鼻衄未再作。（《哈荔田医案医话选》，天津科学技术出版社，1982）

2. 妙法绝招解析：经行吐衄一症，以未婚女青年为多见。发病多由血热气逆，经血不从冲脉下行反而上溢所致。《叶天士女科》云“经不往下行，而从口鼻出，名曰逆经。”因经行之前，相火内炽，导致血热而吐衄。故其治疗总不离“热者清之，逆者平之”的原则，大法宜清热凉血，引血下行。但在临床上由于发病原因不同，治疗方法也应因之而异。如因肝郁化热，迫血妄行所致者，治当疏肝解郁，清热凉血为主。因气有余便是火，解郁自能降火，火降则血自止，用丹栀逍遥散加味；若因喜食辛辣，或过用温补，以致热郁肺胃，血络损伤所致者，则宜清降肺胃，凉血止血为主，用黄芩、竹茹、仙鹤草、白茅根、荷叶炭、凌霄花、白薇等；因真阴亏损，相火内炽、血不循经，上冲肺胃所致者，又宜滋阴降火，清热凉血为主，用二至丸合地骨皮饮化裁。此外，经行吐衄总与热迫血溢，上冲肺胃有关。如鼻衄关乎肺，当参用清肺润肺之品，如黄芩、桑皮、麦冬、沙参、茅根等；吐血齿衄关乎胃，当酌加清胃和降之品，如赭石、竹茹、知母等。且经行吐衄究属月经异常之病，非比杂病之血证，临床虽多为热证，但在经期总以虚热较多，若苦寒攻下之品，非确有实证者宜慎投，以免重伤气血。若虚中夹实应以养阴清热为主，稍佐苦寒。吐衄止后，即应转予和肝、理脾、益肾，以调冲任，恢复气血，使月经得循常道，方能防止复发。

（六）冲气上逆，迫血妄行（哈荔田医案）

1. 病历摘要：杨某，女，21岁。平素喜食辛辣，近半年来，月事超前，量少色深，行经日少，常1～2日即止。经前鼻衄，量多色红。常伴胸闷腹胀，神烦寐少。此次经期将届，鼻衄已有三日，量时多时少，服药打针均未得止，且心烦易怒，小腹微胀。体困面白，小溲不爽。脉弦数，舌红，苔薄腻而黄。诊断为经行鼻衄。

证属冲气上逆，迫血妄行。治宜清热凉血，平冲降逆。药用白茅根30 g，仙鹤草24 g，白薇、花蕊石各15 g，荷叶炭、牛膝各12 g，当归、赤芍、牡丹皮、黄芩各9 g，淡竹茹、广木香、凌霄花各6 g。每日1剂，水煎服。服3剂后，鼻衄即止，烦闷已平，寐亦略安。现月水临潮，惟量少腹胀。脉弦略数，舌渐润，苔薄腻。经血已然下达，治当因势利导，前法继进。药用白茅根30 g，当归、牛膝各12 g，赤芍、白芍、紫丹参、广木香、香附子、黄芩、麦冬各9 g，竹茹6 g。服3剂后，月经已净。脉弦数之象已平，舌润，苔薄白。此次行经四日，量较前多，曾下少量血块，现觉腰酸神疲。治宜养血和肝，调理脾胃。药用当归12 g，女贞子、白芍、干生地黄、北刘寄奴、云茯苓、炒白术各9 g，川芎、香附、竹茹、广陈皮各6 g，炙甘草3 g。服3剂后，诸症悉除。嘱下次经前五日服3～5剂以善后。（《哈荔田医案医话选》，天津科学技术出版社，1982）

2. 妙法绝招解析：本例素喜辛辣，肺胃蕴热，加之经前冲脉气盛，血海盈满，血为热迫，经血走而不守，随气而行，直犯上窍，故血出于鼻。方用牡丹皮、白茅根、凌霄花、白薇等凉血止血，引血归经。用白茅根不独取其清热凉血，且能与黄芩、竹茹、白薇清泻肺胃，使肺胃之气得降，水道通调，热从小溲排出；再以花蕊石、赤芍、牛膝等行血止血，以免凉血致瘀。二诊以丹参易牡丹皮，并去收涩之品，意在活血调经，因势利导，使月经通畅。三诊理脾胃以滋化源，和肝血以调冲任。前后治法随经期的不同阶段各有侧重，因而获效。

（七）火灼经脉，冲任损伤（单健民医案）

1. 病历摘要：唐某，20 岁。15 岁时出现第二性征，常有周期性鼻出血，月经开始后，鼻出血即停止。17 岁时月经趋于正常。数月前旧病又发，每月于经前 2～3 日发生鼻出血，失血量 200～400 mL，共发生 6 次，虽经治疗而无效。查见患者面白无华，精神萎顿。脉细弱。诊断为代偿性月经。

证属火灼经脉，冲任损伤。治宜益阴泻火，养血止血。方选加味益气倒经汤。药用炒荆芥炭、当归、炒黄芩、党参、石膏各 10 g，紫丹参、橘络、牛膝、牡丹皮、白芍、山栀仁、白茅根花各 6 g。每日 1 剂，水煎服。服 3 剂后血止。嘱以后每于月经前服药 3 剂，直到病除。3 个月后病告痊愈。（《单健民医案》，江苏科学技术出版社，1979）

2. 妙法绝招解析：经期衄血，中医谓之“倒经”“逆经”。叶天士云“经不往下行而从鼻口出者，名曰逆经。”此为代偿性月经，为经前或经期发生周期性的鼻出血，或胃肠道、视网膜等出血。关于此病发生机制，多由月经前期血中求偶素增高，刺激鼻黏膜，或为黏膜组织对高浓度求偶素有特殊的敏感性，在月经前期发生充血、肿胀，再加之局部受以轻度损伤，即发生鼻出血等现象。本例为阴虚有火，动冲任阴分之血，冲任受损之故。在治法上当以滋阴抑阳，或凉血清血以引血下行。临证时见阴虚者当以补阴为主；有热者兼而清之；热甚者凉血行血。此例患者乃因出血过多，阴血耗损过重，致面色苍白。追溯其源，乃由真阴亏损，火灼经脉，冲任损伤，血随火腾，上逆而致。当以益阴泻火以治其本，养血益气止血以治其标。标本同治，药中病机，故而能收捷效，且得巩固。

（八）水亏火旺，血热气逆（姚寓晨医案）

1. 病历摘要：许某，女，31 岁，经行鼻衄半年余。以往月经正常，近半年经事先期而至，周期 20 日左右，经前 1 周即见鼻衄，色红量中，经行后稍减，经净时鼻血方休，经血逐渐减少。头目胀痛，性情急躁，腰楚肢乏，口干苦味，舌红苔薄黄，脉细弦数。诊断为倒经。

证属水亏火旺，血热气逆。治宜养阴清营，平逆镇冲。药用赭石（先煎）、生地黄各 30 g，丹参 15 g，夏枯草、茺蔚子、牛膝、白芍、枸杞子、菊花、黄芩各 12 g，牡丹皮 10 g，每日 1 剂，水煎服。服 2 剂后，鼻血即止，当月经水应期而潮，量亦正常。嘱每次月经前 10 日仍服上方 5 剂，鼻衄未再作。（广西中医药，1990，6）

2. 妙法绝招解析：经前或经期，经水逆行，从口鼻而出，称“经行吐衄”。其辨治，历代多尊崇经旨“诸逆冲上，皆属于火”，而从气火立论。姚氏倡导丹溪“阴不足，阳有余”之说，主张从本着手，滋水泻火，养阴清营，用养阴清营顺冲汤，用血气火并治的方法奏功。

（九）冲脉气盛，火逆于上（韩冰医案）

1. 病历摘要：潘某，女，19 岁。因学习紧张，经常熬夜，近两个月月经来潮前 2～3 日鼻衄，量多，经行之后，则鼻衄自止，伴月经量少，心烦失眠，咽干，腰酸痛，舌质暗红，苔薄，脉弦细。月经 11 岁初潮，色常，量中，有少许血块，妇科盆腔超声未见明显异常。诊断为经行吐衄。

证属冲脉气盛，火逆于上。治宜养阴清热，顺经降逆。药用沙参、白茅根、益母草各 30 g，麦冬、白芍、侧柏叶各 15 g，五味子、女贞子、知母、黄柏、栀子、当归、牛膝各 10 g。每日 1 剂，水煎、早晚 2 次温服。服 7 剂后，鼻衄减少，月经来潮，量少，色暗红，少腹隐痛。治宜滋阴通经。药用沙参、鸡血藤、益母草各 30 g，橘核 20 g，麦冬、赤芍各 15 g，牛膝、当归、桃仁、红花、延胡索各 10 g，甘草 6 g。服 5 剂后，月经量多于前次，5 日净，腰酸痛。药用沙参、菟丝子、何首乌、桑寄生各 30 g，麦冬、白芍各 15 g，五味子、枸杞子、当归、女贞子、牛膝、杜仲各 10 g。服 7 剂后，腰酸痛消失，继服两周，月经来潮，量可，守前法调治 1 个月，未复发。(《中国现代百名中医临床家丛书·韩冰》，中国中医药出版社，2007)

2. 妙法绝招解析："诸逆冲上，皆属于火。"患者素体虚弱，加之思虑过度，暗耗阴血，精血益亏，阴虚阳亢，水不制火，虚火内动，当月经欲行之际，冲脉气盛，血随火逆于上，故鼻衄；腰酸痛，心烦失眠，咽干，舌质暗红，苔薄，脉弦细，为冲任虚损，肝肾阴虚，虚火上炎之象。治疗遵循"虚者补之""热者清之""逆者平之"原则，治宜滋阴清热，顺经降逆之法。方中沙参、麦冬、五味子、女贞子、枸杞子、菟丝子、何首乌滋养冲任，使肝肾阴血充盛；当归、白芍养血调经，兼可柔肝；黄柏、知母、栀子苦寒以清热坚阴；且黄柏能清肾中之火，解任脉之热；侧柏叶、白茅根凉血止血。治疗以滋养冲任肝肾阴血为主，佐以清热凉血止血之法。经行可酌情选用益母草、牛膝、赤芍、鸡血藤、桃仁、红花等活血通经药物通调冲任，牛膝可引虚火下行。肝肾阴血充足，火热得清，则衄血自止。

（十）肝旺血热，气升血升（刘奉五医案）

1. 病历摘要：钟某，女，20 岁。经期鼻衄已 6 年，于 12 岁月经初潮，周期提前 10 日，量少色黑，行经 2 日，经期鼻衄，每遇情志影响则衄血量多，有血块，经期烦躁易怒，头晕，平素白带量多，舌尖边红，脉弦滑。诊断为倒经。

证属肝旺血热，气升血升。治宜平肝清热，引血归经。药用白茅根、藕节、生地黄各 30 g，牛膝 12 g，牡丹皮、龙胆、黄芩、枳壳、麦冬、栀子各 9 g。每日 1 剂，水煎服。服 5 剂后，月经来潮，未见倒经，以后月经正常，未见腹疼，随访半年余，未再发生倒经现象。(《刘奉五妇科经验》，人民卫生出版社，1994)

2. 妙法绝招解析：本例为经期鼻衄，冲脉隶属肝胃，肝藏血而司血海，经行之时，肝气上逆，由挟冲脉上行，气升血升，便发为衄血，遇情志不舒衄血量增多，经期烦躁易怒，舌尖边红，脉弦滑为肝热血逆无疑。故宜平肝清热，引血归经，方用龙胆泻肝汤加减。因无湿热，去车前子、泽泻等利湿之品；加白茅根、藕节凉血止血；生地黄、牡丹皮凉血散血；牛膝一味引血归经，一诊肝火得清，而倒逆即顺。

（十一）肝火上逆，血热妄行（钱伯煊医案）

1. 病历摘要：马某，女，16 岁。初潮 15 岁，周期尚准，行经 11 日始净，血量多，色正常，经期腹疼，并常有鼻衄，衄血多时，经血即减少。曾闭经 6 个月，但每月衄血甚多。经后时感头痛，全身酸软，心中烦热，少腹胀滞，食纳尚可，二便正常，舌苔薄白，脉左弦细，右细数。诊断为倒经。

证属肝火上逆，血热妄行。治宜平肝凉血，引血归经。药用生地黄、益母草各 12 g，当归、川楝子、牡丹皮、白芍各 9 g，泽兰、黑山栀、菊花、制香附、荆芥炭、土牛膝各 6 g。每日 1 剂，水煎服。服 5 剂后，头疼及腹胀渐减，但仍觉全身酸楚，疲惫无力，腰疼，食后脘胀，嗳气时作，大便溏薄，每日 4～5 次，舌光无苔，脉细弦数，治宜疏肝益肾，健脾运中。药用益母草 12 g，干地黄、牡丹皮、白芍、泽兰、制香附、党参、白术、茯苓各 9 g，荆芥炭、枳壳各 6 g，

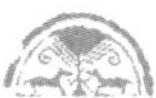

服 6 剂后，月经来潮，量不多，色黑无块，持续 3 日净，腹部微痛，未有鼻衄，遍体酸痛，舌苔薄白，脉象细数，治以养血清营，导热下行。药用白茅根 15 g，藕节、生地黄各 12 g，当归、白芍、丹参、地骨皮、土牛膝各 9 g，又服 4 剂，诸症均减，鼻衄未作，舌洁有刺，脉细弦数，治以养阴清热。药用知柏地黄丸 120 g，每晚服 6 g 善后。(《钱伯煊妇科医案》，人民卫生出版社，2006)

2. 妙法绝招解析：本例为肝火上逆，血热妄行而倒经，但其证以经后少腹胀滞，腰疼为重，故加理气之香附、川楝子；又有经后全身酸软，故用当归、白芍养血敛肝；经后头痛，为肝经火热所致，用菊花清肝明目。两方相比，前案火重，药亦重，此案火轻，药亦减轻，可参考学习。

（十二）木火刑金，热迫血逆（郑长松医案）

1. 病历摘要：唐某，女，20 岁。4 个月来，经行先期，血色黑紫，血量逐月减少，经前一周面部发热，鼻腔出血，烦躁易怒，头晕且胀，经罢则诸症自除。鼻腔内干燥瘙痒，生赤色丘疹，结黄色厚痂逾半载，加重 4 个多月。面赤如醉，鼻翼肿硬，舌胀色赤，苔薄黄燥，脉象弦劲。诊断为经行吐衄。

证属木火刑金，热迫血逆。治宜泻肝清肺，降火益阴。药用蒲公英、藕节（切）、白茅根各 60 g，生地黄、生牡蛎（捣）各 30 g，连翘、白芍、黄芩、川牛膝、牡丹皮各 15 g，龙胆、栀子各 12 g，生大黄（后下）9 g。每日 1 剂，水煎两次，共煎 500 mL，分两次温服。嘱经前服。服 6 剂后，大便稍稀，每日 1 次，行经之前鼻衄 1 次，出血微量，鼻腔内赤疹消退，瘙痒减轻，其余诸症较前亦轻。虽显见效机，但热未尽除，按前方生大黄改为 3 g，去蒲公英、连翘。改为每晚 1 次，2 日 1 剂。每经前服药 6 剂，连服 3 个月遂愈。(《郑长松妇科》，中国中医药出版社，2007)

2. 妙法绝招解析：此案始见鼻内生赤色丘疹，结黄色厚痂，干燥瘙痒，鼻翼肿硬乃热邪内盛，木火刑金所致。热邪内盛，迫血妄行，故上则鼻窍出血，下则经来提前；经前头晕，烦躁易怒，脉象弦劲均为血燥肝急之象；其面赤如醉，舌胀色赤，苔薄黄燥为热灼阴亏之明征；"亢则害，承乃制"，热甚者必兼水化，故经水减少，其色黑紫。方中蒲公英、连翘清热解毒；龙胆清肝泻火；白茅根、藕节、生地黄、牡蛎、白芍、牡丹皮清热益阴，凉血止血；栀子、黄芩泻火清金，解散蕴结于上焦之郁热；牛膝为诸药下达之先导；大黄可驱蓄热以下行。

（十三）阴虚肺热，冲气上逆（郑长松医案）

1. 病历摘要：徐某，女，44 岁。患感冒后反复咳嗽，吐痰黄稠，每行经之前痰内带血。末次经前，咳嗽更剧并鼻衄 3 次，伴口渴欲饮，鼻燥咽干，纳呆便秘。月汛尚准，血量逐月减少而质稠深红。舌胀大而色赤，苔稍黄而乏津，脉大略数。诊断为经行吐衄。

证属阴虚肺热，冲气上逆。治宜育阴润肺，凉血降逆。药用白茅根 90 g，藕节（切）60 g，生地黄 30 g，麦冬 15 g，枇杷叶、黄芩各 12 g，苦杏仁（捣）、竹茹、苦桔梗各 9 g，川黄连、生大黄（后下）各 6 g。每日 1 剂，水煎两次，共煎 500 mL，分两次温服。嘱经期停服。连进 10 剂，咳嗽渐止，口渴解除，经前未发吐衄，经来仍血量不多，纳呆依故。按前方白茅根、藕节均减至 30 g，去川黄连、生大黄。加当归、白芍各 15 g，陈皮 6 g。改为 2 日 1 剂，每晚服 1 次。服药 15 剂，诸恙皆平。(《郑长松妇科》，中国中医药出版社，2007)

2. 妙法绝招解析：本案由感冒失治，热灼肺津致病。热灼肺津，清肃失司，则反复咳嗽，痰稠微黄；阳络损伤则痰中带血；热邪久羁，阴津被烁，则口渴欲饮，鼻燥咽干，舌胀色赤，苔黄乏津，脉大而数；经行之前，冲气较盛，载血上行，故吐衄发于经前。方中白茅根、藕节、生地黄益阴清热，凉血止衄；枇杷叶、麦冬、苦杏仁、桔梗润肺止咳，肃降肺气；黄芩、黄连、大黄以寒胜热，折火之本；竹茹降肺金之气逆，开胃土之郁蒸；有祛瘀生新之力；病邪减缓后，加当归、白芍养血活血；加陈皮理气和中。

（十四）阴虚内热，阳越血逆（郑长松医案）

1. 病历摘要：赵某，女，30 岁。每行经之前 3 日开始见鼻衄，一日数发，汛前 1 日更频，经至则鼻衄渐止，延经 7 个月。近 3 个月来于经前身有热感（试表时体温正常），并伴头晕目眩，肢体倦怠，夜寐多梦，掌心发热。经候如期，血少深红。面色黑褐，舌胀色赤，苔白乏津，脉沉细数。诊断为经行吐衄。

证属阴虚内热，阳越血逆。治宜养阴清热，凉血降逆。药用生地黄、藕节（切）、生牡蛎（捣）、白茅根各 30 g，天花粉 15 g，茜草、墨旱莲、白芍各 15 g，地骨皮、牡丹皮各 12 g，天冬、麦冬、黄芩各 9 g，生大黄（后下）6 g。每日 1 剂，水煎两次，共煎 500 mL，分两次温服。嘱经期停服。服 5 剂后，经前鼻衄未发，身热感明显减轻，余无进退。前方既效，守方不更，共服 8 剂即愈。（《郑长松妇科》，中国中医药出版社，2007）

2. 妙法绝招解析：近代医家张山雷云“倒经乃有升无降，倒行逆施，多由肾虚于下，阳反上越。”此说与本案大体相符。其头晕目眩，舌胀色赤，苔白乏津，肢体倦怠，夜寐多梦，掌心发热，经量少而血色深红，脉沉细数，皆热邪内扰，阴血不足之候；经行之际，热随血动，冲激妄行，故鼻窍出血，身有热感。方中生地黄、藕节、白茅根、茜草、天花粉养阴清热，凉血止衄；地骨皮、牡丹皮退伏热以除蒸；二冬、墨旱莲滋肾壮水；白芍、黄芩平肝清肺；牡蛎敛阴潜阳；大黄导热下行。

（十五）阳明热盛，血不内守（郑长松医案）

1. 病历摘要：张某，女，17 岁。自幼鼻衄，时作时休，春季常一日数发，10 岁后自愈。14 岁月经初潮时，鼻衄复发，继之于经前或经期易于鼻衄。现经前 3 日，鼻衄 2 次，午后突然腹痛，动辄恶心呕吐，腿痛难以伸屈，住院后发现身有紫斑，经血检诊断为“过敏性紫癜”。月经周期 30 日左右，经期 7～9 日，血量偏少。因劳累其病复发，腹痛阵作，呕恶脘痞，大便黑褐，每日 4～6 次，昨晚吐血 1 次。神倦体瘦，痛苦表情，语声低微，两腿有对称性新发紫斑，舌质常色，苔腻微黄，脉象洪数。诊断为经行吐衄。

证属阳明热盛，血不内守。治宜清腑热，养阴津，凉血宁血。药用白茅根 60 g，槐花、白头翁、金银花、白芍、生地黄、仙鹤草各 30 g，乌梅、地榆炭各 15 g，黄芩、牡丹皮各 12 g，川黄连、生大黄（后下）各 6 g。每日 1 剂，水煎两次，共煎 500 mL，分两次温服。嘱经期停服。服 5 剂后，鼻衄未发，呕恶腹痛渐止，月事及期而至，血量更少，脘痞依故，不思纳食，大便日 2 次，色转黄。按前方白茅根、槐花减半，去白头翁、生地黄、地榆炭、生大黄。加茜草 12 g，藿香、佩兰各 9 g。又服药 8 剂，除紫斑未退外，诸苦若失，更方清除余邪，扶养正气。药用生地黄、白茅根各 30 g，益母草、黄芪各 20 g，何首乌、山药、白芍、乌梅各 15 g，牡丹皮 12 g，黄芩 9 g，五味子、陈皮各 6 g。再服 5 剂善后，共服药 16 剂，诸恙悉平。（《郑长松妇科》，中国中医药出版社，2007）

2. 妙法绝招解析：《类证治裁》云“血从清道出于鼻为衄，证多火迫血逆。”本例旧有鼻衄之宿疾，知为内热久蕴，鼻衄止后，热未尽去，故于天癸至，任脉通，冲脉动之际，鼻衄复发；热邪久羁，淫于胃肠，阻滞腑气，灼伤血络，则呕恶吐血，脘痞纳呆，腹痛急剧，大便黑褐；脘腹正中隶属冲任，腑气阻滞则有碍经事，故衄血屡发于经前或适值经期；气和则血循经，气逆则血越络，故病突发于劳累气逆之后，兼见肌衄。阳明燥土，得阴则安，故方中重用白茅根、金银花、生地黄以养阴清热；白头翁、槐花、黄连、黄芩、大黄清泄胃与大肠及中下焦血分之蕴热；白芍、益母草、牡丹皮、茜草凉血敛阴，祛瘀生新；仙鹤草、地榆炭、乌梅固涩上逆下脱之亡血；藿香、佩兰、陈皮宽中快气，宣通胃肠之热邪郁结；腑热得平，阴血得宁后，加黄芪、山

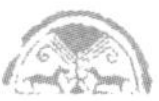

药、何首乌、五味子益气养阴，俾邪去正复，以杜内火复燃。

（十六）肝火上逆、血海不宁（韩忠林医案）

1. 病历摘要：王某，女，17岁。月经来潮2年，每于经期开始即出现鼻腔出血，多次检查均未查出出血原因。观其面色潮红，舌红，苔厚腻，脉弦数。

证属肝火上逆，血海不宁。治宜滋阴降火，凉血止血。方选龙胆泻肝汤加减。药用龙骨、牡蛎各20 g，仙鹤草、黄芩、龙胆、牛膝、山栀子、牡丹皮各15 g，柴胡、黄柏各10 g、每日1剂，水煎服。服4剂后，鼻衄止，后以逍遥丸平肝调经，调治旬余，下次月经来潮未见鼻衄。随访2年未复发。（吉林中医药，1991，1）

2. 妙法绝招解析：本例每于经期出现鼻衄，亦为逆经，多因肝火上逆、血海不宁，导致鼻衄，治以龙胆泻肝汤加龙骨、牡蛎，清敛相火，潜伏肝阳而获效。

（十七）阴血亏耗，虚火上扰（唐永忠医案）

1. 病历摘要：王某，女，35岁。近4个月来每次月经将尽时即发生鼻衄，每日1～2次不等，持续2～3日自止。今诊时停经2日，鼻出血3次，约50 mL，质稀，色淡红，伴心烦，鼻咽干燥，经期经量均无异常，舌边尖略红，脉虚数。

证属阴血亏耗，虚火上扰。治宜滋阴降火，凉血止血。方选仲景猪肤汤。药用猪肤（取新鲜猪皮去毛净脂）250 g，加水约3000 mL，文火炖取1000 mL，去渣，加糯米粉30 g，蜂蜜60 g，稍熬至糊状。每于经前一周早晚空腹温开水送服3匙，忌辛辣刺激之品。上药连进2个月经周期而病获痊愈。后嘱其续服2剂，以巩固疗效，随访半年，未见复发。（浙江中医，1989，11）

2. 妙法绝招解析：本例为经行鼻衄，临床并不少见。但治法用药却有奇妙之处，不用顺经汤、两地汤之属，而用猪肤汤取效，猪肤汤见《伤寒论》少阴篇，原为治少阴热化下利，咽痛而设。方中猪肤味甘性微寒，善滋肺肾之阴而清浮游之火。宜于阴虚火炎，而热不甚者。本案证属阴血亏虚，虚火上扰，与猪肤汤证有异，但病机则一，故投之辄应。

（十八）肝气不舒，气滞血瘀（王绍生医案）

1. 病历摘要：刘某，女，18岁。3年前月经初潮时，经量点滴，色紫黯，伴鼻衄，3日后月经止，鼻衄亦止，嗣后27日，月经、鼻衄同时又显，但量少而鼻衄量多，乃月经止鼻衄亦止。从此每月周期性鼻衄一次而无月经，多方求医无效。刻诊：情志不舒，时有两胁及少腹胀痛，而每以周期来临时加剧，头昏，失眠，舌质微红，舌边有针刺样瘀点，苔薄白，脉涩而沉。诊断为倒经。

证属肝气不舒，气滞血瘀。治宜疏肝理气，活血化瘀。方选血府逐瘀汤加减。药用柴胡、枳壳、牛膝、延胡索各12 g，桃仁、红花、当归、川芎各9 g，生地黄、赤芍各6 g，甘草3 g。每日1剂，水煎服。服2剂后月经按时而下，经量虽少，但已未见鼻衄，两胁及少腹胀痛消失。因属久病，效不更方，再进4剂。药尽后，月经转为正常，经期未再有鼻衄。随访7年无复发。（四川中医，1989，1）

2. 妙法绝招解析：倒经是与月经有关的吐血或衄血病证。发病多与肝经或肺经有关。本案病因病机为平素多郁，肝气郁结，气滞血瘀，经化为血，上出鼻窍，酿成本病。故以柴胡、枳壳、甘草疏肝理气；牛膝、桃仁、红花、当归、川芎、生地黄、赤芍活血化瘀，引血下行；延胡索止痛。共奏疏肝理气，活血化瘀之功。

（十九）肝火上逆，脾虚湿郁（匡继林医案）

1. 病历摘要：蔡某，女，25岁，未婚。13岁月经初潮后，周期基本正常，但有痛经史。自23岁始，偶有几次经前鼻衄，流数滴而止，经服中药而愈。近日下夜班午睡后，突然大量鼻衄，从口鼻涌出，色鲜红夹有血块，即到广州某医院急诊。一昼夜中经注射药物和填塞鼻腔处理未能止血。检查所见："鼻中隔左侧前下方有糜烂面，有多量血液涌出。"内科会诊认为鼻出血与内科关系不大。入院后 6 日，共鼻衄约 2000 mL，输血 600 mL。住院 18 日鼻衄暂止而出院，出院后鼻衄至今未愈，月经周期不定，经量减少，经色深红。诊查：昨日下午少量鼻衄，月经现未净，量不多。睡眠欠佳，纳差，疲倦，面色晦黄，唇黯，舌黯尖红，边有瘀斑，苔白微黄厚腻，脉弦滑。诊断为倒经。

证属火气上逆，脾虚湿郁。治宜解郁清热，引血下行。药用茵陈、丹参、生地黄、山楂各 15 g，佛手 12 g，牛膝、牡丹皮、赤芍、黑栀子各 9 g，藿香 6 g。每日 1 剂，水煎服。服 5 剂后，胃纳转佳，睡眠好，头晕。月经来潮，暗红色，量与前次相等。舌黯红稍淡，苔薄白，唇黯，脉滑略弦。脾湿稍化，除继续引血下行外，并兼养血和肝。药用干地黄 25 g，云茯苓、桑寄生 20 g，白芍、山楂、丹参、怀牛膝各 15 g，黑栀子 12 g，赤芍、香附各 9 g。服 7 剂后月经来潮，现未净，衄血 20 mL 左右。面色仍稍晦黄，唇黯红，舌有瘀斑，苔白微黄腻，脉弦滑。仍守前法，并增加疏肝之品。药用云茯苓 25 g，桑寄生 15 g，白芍、白术、丹参、怀牛膝各 12 g，栀子、牡丹皮、黑栀子、牡丹皮各 9 g，柴胡 6 g。服 7 剂后，月经量较前几次稍多，色暗红，有血块。经期中仅有少许血丝从鼻孔流出，心烦不安，胃纳欠佳，舌尖红，边有瘀点，苔白略厚，脉弦滑。治则基本如前。药用云茯苓、山药、干地黄各 20 g，怀牛膝、丹参、桑寄生各 15 g，白术、白芍、佛手各 12 g，黑栀子 9 g。继服 7 剂后，月经将潮，近日来自觉喉中有血腥味，但未见鼻衄，自觉胸胁和小腹胀痛，夜寐不宁，小便短赤。舌淡黯，边有瘀点，苔白略腻，脉弦滑。肝气尚郁，兼有瘀滞，治法除继续引血下行外，加强解郁行气化瘀之品，以巩固疗效。药用云茯苓 20 g，丹参、山楂、川牛膝、白芍各 15 g，黑栀仁、郁金、桃仁、牡丹皮各 12 g，青皮 9 g。服 5 剂后，末次月经 5 日后干净，量中等，色深红，痛经减轻，无鼻衄，仅于经后自觉喉中有血腥味。舌尖红，质淡黯，苔白，脉细弦略滑数。守前法加减为治。药用云茯苓 25 g，白芍、生地黄各 20 g，丹参、牛膝、山药、车前子各 15 g，香附、黑栀子各 9 g。服 5 剂后，几个月来已无鼻衄，亦无自觉喉中血腥味。痛经减，已无腰痛。精神好，胃纳可，月经正常。末次月经量中等。面色已较红润，舌质淡黯尖稍红，苔白略腻，脉弦滑。继服 10 剂善后。（本书主编，待刊）

2. 妙法绝招解析：本例经期鼻衄量曾达 2000 mL，持续 6 日，出血量之多，持续时间之长，是较为罕见的。经五官科和内科会诊，已排除该科病变，均认为是妇科"倒经"证，诊断比较明确。后经中药治疗，收到较满意的效果，且经观察 1 年，已无复发，月经正常，疗效比较巩固。

三、文献选录

月经来潮前 1～2 日，或正值行经时，出现有规律的吐血或衄血，每伴随月经周期发作，常可导致月经减少或不行，似倒行逆上，称为"经行吐衄"，亦称"倒经"或"逆经"。经行吐衄的发病机制，主要是血热气逆。导致血热妄行的原因，多是肝经郁火与肺肾阴虚两种。因肝经郁火者，经前或经期，吐、衄血量多色红，伴有胁胀心烦等肝火症状，宜龙胆泻肝汤加减。疏肝清热，引血归经；因肺肾阴虚者，经期与经后吐衄，血量少，色暗红，兼见头晕耳鸣、潮热盗汗等阴虚内热症状，当用《傅青主女科》顺经汤滋阴润肺，清热凉血。本"热者清之""逆者平之"的原则，以清热降逆，引血归经为主，切不可用苦寒，以免重伤其阴血。

（一）历代文献选录

本病多因肝郁化热，气逆上冲，不能下注冲任所致。如《女科证治准绳》云"妇人鼻衄者，由伤动血气所致也。凡血气调和则循环表里经络，涩而不散。若劳伤损动而生热，气逆流溢入于

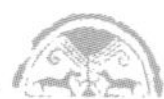

鼻者，则成鼻衄也……凡鼻衄虽多因热而得此疾，亦有因怒气而得之者。”《医宗金鉴·女科心法要诀》云“皆因热盛也……伤阳络则上行为吐衄。”一般主张用犀角地黄汤加减化裁。如鼻衄多而经量少，舌黯尖红，烦躁不安，脉弦滑，此为气郁化热之证，治法必须以养阴清热、引血下行为主，故处方始终以丹参、牛膝、黑栀子、干地黄、牡丹皮等味为主药，以达到养阴清热和引血下行之目的，佐以疏肝行气解郁，适当选用柴胡、郁金、青皮、佛手、白芍之品，同时因其出血过多，故间用桑寄生以养血和肝。又因患者面色黄晦，胃纳欠佳，肢体疲倦，舌苔厚腻，故亦佐以茯苓、山药、茵陈、藿香等以健脾化湿，使脾胃调顺，月经通畅，而逆经之患可除。

（二）名医论述选录

1. 刘云鹏论述：经行前后或适值行经，伴随月经周期按时吐血或鼻衄者，为“经行吐衄”。患者常伴经量减少或经闭不行，似经水倒行逆施，故又称“倒经”或“逆经”。此证多由肝经郁火，阴虚肺燥，或热蒸于胃，而致阳盛阴虚，有升无降，故经行之际，火随血动，冲激妄行，灼伤阳络，血溢于口鼻而为吐衄。血脉上逆，不得顺注冲任，故经血量减，甚则经闭。分别对肝热者予以清肝降逆；肺燥者予以润肺清降；胃热者予以清胃泄热；若失血日久阴血亏虚者，则应养血清营，敛阴降逆。据临床所得，以下行药为使，取效颇捷，故常以牛膝为伍，取其行瘀下行之功，为引诸药下达之先导，或加少量大黄，取其除热沉降之力，以荡稽留上焦之热邪；热邪得降则吐衄自止，转逆为顺则无经少与经闭之虞。临床常见的大致有三种类型，即肝火型，湿热型，脾虚型。肝火型是因为肝气不舒，气机不利，气郁日久化火，肝火灼伤肺胃之络，火性炎上，导致下行之经血反而随火气上逆发为吐血；湿热型是因水湿停于体内，蕴结日久化热，湿热相搏，化火上行，肺胃络脉受伤，经血随火上行而致病；脾虚型则是由于脾脏统血的功能失职，血溢脉外发生的鼻衄症。治疗经行吐衄，固宜止血，但必须审证求因，随因论治，加入血分药味，或用止血养阴药，以求药性能直达血分，起到止血的作用。临床观察，经行吐衄发病多见于青年妇女，病多属实属热，故治疗上多投以苦寒泻火药味。但实热之邪往往易于伤阴，因此清热之中要顾及阴液，防其阴伤而加甘润生津之品。对于少数脾虚气弱的患者，除甘温益气之外，还需要佐以养血，使气血调和，则经行吐血不再复发。(《妇科治验》，湖北人民出版社，1984)

2. 翁充辉论述：经血随气而行，下行为顺，上行为逆，经血不下行反上逆，主要是肝经实火，瘀阻脉络，导致冲任络脉受阻，伤及上部血络，因而吐血、衄血。①肝经实火：平素性情急躁易怒，怒气伤肝，郁结化火，火热上冲而出现吐衄，经期量少，或经行不畅，或闭经等。②瘀阻脉络：由于经前腹痛或闭经，血海、胞宫受伤，致络脉不能随气下行而上逆，出现吐衄。年壮妇女经前、经期或闭经，吐血、衄血往往有之，不可作为内伤虚证治疗。若作内伤论治，则犯“实实之祸”，使病症缠绵难愈。正如傅青主所云：“各经之吐血，由内伤而成。经逆而吐血，乃内溢而激之使然也，其证有绝异而其气逆则一也。”大抵经行吐衄一证，因热而气逆者多，故必须平肝泻火，顺气降逆，活血化瘀，理气降逆。(《中医妇科临证备要》，福建科学技术出版社，1986)

3. 夏桂成论述：经行吐衄之发，主要由于子宫冲任之气上逆，动乎心肝气火，犯乎口鼻之窍所致。所谓倒经者，即指此经血逆行之象。因而治法重在通达月经，清降气火，稍加轻清止血。夏氏临床以自拟倒经汤治之，收效较佳。药用丹参、牛膝、泽兰、茺蔚子、炒牡丹皮、归尾、制香附、茅针花、荆芥炭、炒山栀、竹茹等。本方从《丁甘仁医案》中治疗经行吐衄的验方化裁而来。如伴有胸闷气短者，可加醋炒柴胡；大便秘结者，加大黄；小腹冷痛，经量甚少或不行者，加肉桂。服药时间以经前期为宜，经行 3 日后停服。除少数体质虚弱，脾肺不足者忌用外，一般倒经均可应用。补肾降逆：经行吐衄，亦有因肾虚火逆而致者，如《傅青主女科》云

“妇人有经未行之前一二日，忽然腹痛而吐血，人以为火热之极也，谁知是肝气之逆乎！……经逆在肾不在肝，何以随血妄行……殊不知少阴之火急如奔马，得肝火直冲而上，其势最捷，反经为血，亦至便也。”明确指出本病的根源在于肾阴不足而火气上逆。《傅青主女科》在顺经汤中重用当归、白芍、熟地黄调治此证，乃是图本之举。夏氏根据傅氏方意，自拟补肾降逆汤，标本合治，对反复发作者，有较好疗效。药用当归、白芍、熟地黄、山药、女贞子、牡丹皮、茯苓、紫河车、牛膝、茜草、牡蛎，据证情可酌加川续断、菟丝子、坎炁等。子宫内膜异位于鼻腔的证治：对严重经行吐衄，每需做鼻腔黏膜组织检验，若属子宫内膜异位症，则必须首先消除子宫内膜异位病灶。对本病的经前经期治疗，不宜单纯应用清降止血之法，可用倒经汤加入五灵脂、茜草、血竭、蒲黄、乳香、没药等味，以增强活血化瘀之功；或用滋肾降逆汤加入血竭、茜草、鳖甲、地鳖虫等味，以活血化瘀。前者清肝降逆化瘀并用，以治标为主；后者滋肾降逆伍以化瘀，以治本为要。两者相辅相成，因证施用。且必须认识到，本症疗程较长，难以速愈。此外，考虑到鼻腔部子宫内膜异位症，常受雌性激素周期性的影响，而出现倒经，此种变化相似于阳阴消长，阴长则出现血瘀之象，阳旺则子宫内膜异位性瘀血正受到抑制。因此，似乎维持经间期的阳长及其旺盛的时间，将是一个重要措施。个人体会，景岳毓麟珠（人参、炒白术、茯苓、炒芍药、炒杜仲、鹿角霜、川椒、川芎、炙甘草、当归、熟地黄、菟丝子）加入血竭、三七等，在经间期服用，较为适宜。但是经期后至行经期，由于阳长常常激动肝经之火，出现气火偏旺的证候，又必须加入钩藤、山栀、炒牡丹皮、白蒺藜等清肝降逆之品，才能保证阳长的同时，清泻肝经之气火。这一辨治思路，是辨病与辨证相结合的产物，有待深入探索。（《中医辨治经验集萃——当代太湖地区医林聚英》，人民卫生出版社，1996）

4. 哈荔田论述：经行吐衄一症，以未婚女青年为多见。发病多由血热气逆，经血不从冲脉下行反而上溢所致。《叶天士女科》云“经不往下行，而从口鼻出，名曰逆经。”因经行之前，相火内炽，导致血热而吐衄。故其治疗总不离“热者清之，逆者平之”的原则，大法宜清热凉血，引血下行。但在临床上由于发病原因不同，治疗方法也应因之而异。如因肝郁化热，迫血妄行所致者，治当疏肝解郁，清热凉血为主。因气有余便是火，解郁自能降火，火降则血自止，用丹栀逍遥散加味；若因喜食辛辣，或过用温补，以致热郁肺胃，血络损伤所致者，则宜清降肺胃，凉血止血为主，用黄芩、竹茹、仙鹤草、白茅根、荷叶炭、凌霄花、白薇等；因真阴亏损，相火内炽、血不循经，上冲肺胃所致者，又宜滋阴降火，清热凉血为主，用二至丸合地骨皮饮化裁。此外，经行吐衄总与热迫血溢，上冲肺胃有关。如鼻衄关乎肺，当参用清肺润肺之品，如黄芩、桑皮、麦冬、沙参、白茅根等；吐血齿衄关乎胃，当酌加清胃和降之品，如赭石、竹茹、知母等。且经行吐衄究属月经异常之病，非比杂病之血证，临床虽多为热证，但在经期总以虚热较多，若苦寒攻下之品，非确有实证者宜慎投，以免重伤气血。若虚中夹实应以养阴清热为主，稍佐苦寒。吐衄止后，即应转予和肝、理脾、益肾，以调冲任，恢复气血，使月经得循常道，方能防止复发。（《哈荔田医案医话选》，天津科学技术出版社，1982）

5. 班秀文论述：经行吐衄治疗要分清实火、虚火或气虚而采取不同的方法。如肝郁化火，经行超前，量多而吐衄，治之当以清肝泻火为宜，可用丹栀逍遥散加夏枯草、鲜荷叶、牛膝、生地黄治之。肝肾阴虚，经行错后，量少而色淡；如阴虚生内热，经行超前，量少而色红。前者治之当以滋养肝肾之阴为主，可用两地汤配二至丸，加龟甲、山茱萸、茺蔚子治之；如已化热生火，则在滋阴的基础上，加黄柏、知母之苦寒以清热坚阴，牛膝之酸苦以引血下行。胃火炽盛，而经行吐衄者，宜用清热泻火之法，以泻心汤加牛膝、生地黄、鲜白茅根治之；脾肺气虚不能统摄血液，经行口鼻出血者，当用益气摄血之法，可用归脾汤加减治之。经行吐衄，也有寒热虚实之分，寒则宜温养，热当清降，虚则宜甘温或甘平，实则清热泻火，药宜对症。本病的表现是血逆行于上焦口鼻，故在治本的基础上，多加用引降之品，以速其疗效。除了以上辨证论治选方用药之外，还可用便方：①肝肾阴虚：黑豆 60 g，鲜莲藕带节 120 g，鲜墨旱莲 150 g。先用清水 600 mL 煮鲜墨旱莲，煮成 500 mL，去渣取药水，然后放入黑豆、莲藕同煮成 200 mL，酌加油、盐，既当药用，又当菜吃。②胃热炽盛：鲜白茅根、鲜荷叶各取 60 g，加清水 500 mL，煮成 400 mL，当茶频饮。③脾肺气虚：1）土党参 30 g，怀山药、薏苡仁各 60 g，加清水 400 mL，煮熟加适量红糖吃。2）温和灸，关元、足三里、三阴交，每日 1 次，6 次为 1 疗程，有强壮扶正之功。（《奇难病论治》，广西科学技术出版社，1989）

（三）辨证论治选录

蔡桂芬对倒经分为 3 期论治：①经前期（月经前 3～5 日），治宜引经降逆，引血下行。选方麦门冬汤加减：山药、龙骨、牡蛎各 30 g，党参、赤芍、丹参、大枣、熟地黄、牛膝各 15 g，麦冬、天冬、红花、法半夏各 10 g，桃仁 9 g。②经中期（行经期），治宜加强引经，酌加凉血止血。选方茜草根散加减：藕节、侧柏叶、党参、牛膝各 15 g，茜草、黄芩、生地黄、麦冬各 10 g。③经后期（月经干净 3～5 日），治宜大补气血，固肾养阴。选方八珍汤加减：党参、茯苓、黄芪、玉竹、桑椹、熟地黄、何首乌、女贞子各 15 g，白术 12 g，麦冬 10 g。（新中医，1985，2）

（四）临床报道选录

1. 张敏用顺气汤加味治疗倒经 28 例：本方含当归、熟地黄、沙参、白芍、黑芥穗、茯苓、牡丹皮、牛膝各 10 g。肝经郁火加栀子、黄芩；阴虚加麦冬、天冬；腰痛加川续断、杜仲；咳嗽加贝母、苦杏仁。每日 1 剂，水煎服。服药 6～24 剂。结果：痊愈 24 例，复发 4 例。（辽宁中医杂志，1994，7）

2. 李志谦用茅根二草汤治疗经行鼻衄 68 例：药用白茅根 40 g，茜草、益母草各 15 g，香附、牛膝各 12 g，辛夷 10 g。痛经、舌红有瘀点、苔黄、脉弦滑紧，加延胡索、桃仁、红花；舌淡，苔薄白，脉细弱迟，加人参、黄芪、当归；乳房胀痛加川楝子、赤芍、柴胡；心慌气短失眠加远志、茯苓、酸枣仁；便干或便秘加大黄。每日 1 剂，水煎。分 3 次服。6 剂为 1 疗程。在停经后第 22 日或经前 6 日服。结果：治愈（经期无鼻衄，月经正常，2 年无复发）66 例，显效 2 例（经加大药量和服药次数，3 个疗程后痊愈）。（中国乡村医生，1994，6）

3. 江伟华采用活血化瘀法治疗经行吐衄 32 例：药用桃仁、红花、生地黄、当归、赤芍、川芎、生大黄、益母草、牛膝各 10 g，甘草 6 g。小腹刺痛，固定不移加三棱、莪术；胸胁刺痛加柴胡、郁金；少寐多梦加丹参、琥珀；咽干口渴加北沙参、天花粉；肢体发麻或疼痛加乳香、没药、鸡血藤。于行经前 1 周开始，每日 1 剂，水煎服。连服 15 日。再用当归丸或桂枝茯苓丸。结果：痊愈 14 例，显效 9 例，有效 5 例，无效 4 例。（上海中医药杂志，1992，5）

4. 李竹兰用茅根益母草汤，治疗经行吐衄 20 例：其中鼻衄 11 例，齿衄 5 例，肌衄 1 例，目衄 1 例，吐血 1 例，咳血 1 例。药用白茅根、益母草各 30 g，牛膝、紫草、生地黄、沙参各 15 g，桔梗、桃仁、白薇、牡丹皮各 12 g，茜草、黄芩、川芎各 9 g。水煎服。出血时每日 1 剂，连服 3～6 剂；血止后 2 日 1 剂；经前 7～10 日，每日 1 剂。连服 3 个月。结果：治愈（服药 1～6 剂后血止，痛经治愈，月经周期和经量正常，随访 0.5～2 年未复发）15 例，显效（服药 1～6 剂后血止，痛经治愈，月经周期经量正常。0.5～2 年随访曾有月经周期失常，服药后正常）3 例，有效（服药 6～12 剂血止，月经情况同显效）2 例。（甘肃中医学院学报，1991，2）

（五）经验良方选录

1. 内服方：

(1) 珍珠壳（打、先煎）、桑寄生、制何首乌、益母草各 30 g，牛膝 18 g，泽兰、乌豆衣、干地黄各 15 g，牡丹皮 12 g，知母 6 g，甘草 3 g。加 3 碗水，煎至 1 碗，加 1 个鸡蛋、少量红糖，空腹顿服。主治阴虚血热，虚火上炎之经行吐衄。

(2) 鲜茅根、藕节各 30 g，鸡血藤、赤小豆各 15 g，滑石 12 g，血余炭、川牛膝、旋覆花、赭石、炒牡丹皮、知母、橘核各 9 g，桃仁、苦杏仁、苏子各 6 g，通草 3 g。每日 1 剂，水煎服。主治经行吐衄。

(3) 生地黄 30 g，赤芍、牛膝、大黄各 15 g，黄芩、栀子、牡丹皮、丹参、三七（冲服）各 10 g，竹茹、荆芥穗、当归、甘草各 6 g。随症加减：肝肾阴虚加枸杞子、女贞子。肝郁加金铃子。经前 6 日起，每日 1 剂，服两次，经来时停服。主治倒经。

(4) 鲜生地黄、珍珠母（先煎）各 30 g，牛膝炭 15 g，牡丹皮炭 12 g，焦山栀、荆芥炭、黄芩各 6 g，生甘草 3 g。每日 1 剂，将上药水煎，早、晚各服 1 次。于周期性吐衄前服完 5 剂。如无效果，可于下个月周期性吐衄前服 5 剂。主治倒经。

(5) 生地黄 30 g，赤芍、牛膝、大黄各 15 g，黄芩、栀子、牡丹皮、丹参、三七（冲服）各 10 g，竹茹、荆芥穗、当归、甘草各 6 g。经前 6 日起，每日 1 剂，水煎，服 2 次，经来时停服。主治逆经。肝肾阴虚加枸杞子、女贞子；肝郁加川楝子。

(6) 鸡血藤、白芍各 30 g，茯苓 15 g，益母草、香附、当归、菟丝子各 12 g，桃仁、红花、泽兰、牛膝、甘草各 10 g，柴胡、川楝子各 9 g，血竭（冲服）5 g。经前 10 日，每日 1 剂，水煎，服 2 次。连服 10 剂为 1 疗程。主治倒经。

(7) 生地黄、墨旱莲、鲜荷叶各 15 g，白茯苓 12 g，牡丹皮、杭白芍、泽泻各 9 g，牛膝 6 g，甘草 3 g。每日 1 剂，将上药用适量水浸泡 30 分钟，再放火上煮 30 分钟，每剂煎 2 次，分 2 次温服。主治经行吐衄。

(8) 鸡血藤、白芍各 30 g，茯苓 16 g，益母草、香附、当归、菟丝子各 12 g，桃仁、红花、泽兰、牛膝、甘草各 10 g，柴胡、川楝子各 9 g，血竭（冲服）3 g。经前 10 日，每日 1 剂，水煎，服 2 次。连服 10 剂为 1 疗程。主治倒经。

(9) 赭石、珍珠母各 20 g，玄参、生地黄各 15 g，牛膝、益母草、香附、赤芍、白茅根各 12 g，当归、黄芩各 10 g，红花 6 g。经前 7 日起，每日 1 剂，水煎，服 2 次，经净时停药。主治代偿性月经。

(10) 白茅根 30 g，生地黄、牛膝各 15 g，黄芩、山栀各 10 g，当归、白芍各 9 g。每日 1 剂，水煎服。每次衄血前 3～5 日，连服 3～5 剂。到月经来潮止。一般需要用 2～3 个月为 1 疗程。主治经行吐衄。

(11) 熟地黄、当归、丹参、茺蔚子各 15 g，生乳香、生没药各 9 g，红花 6 g，肉桂 3 g。每日 1 剂，水煎服，日服 2 次。每月月经来潮前 5 日开始服药，7 日为 1 疗程，每月服 1 个疗程。主治经行吐衄。

(12) 白茅根 30 g，石决明 25 g，龙胆、黄芩、栀子、生地黄、牡丹皮、牛膝各 10 g，枳壳 6 g。水煎，每日 1 剂，服两次。继服杞菊地黄丸，每日 2 次，每服 9 g，连服 3 个月。血止而愈。主治倒经。

(13) 白茅根 30 g，生地黄、牛膝各 15 g，牡丹皮、栀子、茯苓、白芍、柴胡、茜草、川楝子各 9 g，当归、黄柏、白术各 6 g，甘草 3 g。每日 1 剂，水煎服。连服 6 剂。主治经行吐衄。

(14) 牛膝、生地黄、山楂、桑寄生、茵陈各 15 g，丹参、佛手各 12 g，郁金、茯苓、山药、牡丹皮、芍药、黑栀子各 9 g，茴香、柴胡各 6 g。每日 1 剂，水煎服。主治经行吐衄。

(15) 藕节、白茅根各 30 g，生地黄、墨旱莲各 15 g，牡丹皮、赤芍各 12 g，龙胆、黄芩、山栀子、青蒿、牛膝、生大黄（后下）各 9 g。每日 1 剂，水煎服。主治经行吐衄。

(16) 鲜生地黄 24 g，白茅根 15 g，墨旱莲 12 g，牛膝、焦栀子、焦楂炭、丹参各 9 g，柴胡、炒当归、炒赤芍各 6 g。每日 1 剂，水煎服。分 2 次服。主治经行吐衄。

(17) 黄芪 30 g，白术、茯神、枣仁、枸杞子各 10 g，当归、生姜各 9 g，远志、红参、炮姜、炙甘草各 6 g，大枣 4 枚。每日 1 剂，水煎服。连服 5 剂。主治经行吐衄。

(18) 柴胡、枳壳、牛膝、延胡索各 12 g，桃仁、红花、当归、川芎各 9 g，生地黄、赤芍各 6 g，甘草 3 g。每日 1 剂，水煎，分 2 次服用。主治经行吐衄。

2. 外治方：

(1) 赤石脂、煅龙骨各 15 g，黄柏、枯矾各 10 g，炙鸡内金、蚕茧衣各 6 g。上药共研极细末，先用冷开水将脐部洗净擦干，再将适量药末掺入脐内，并用消毒纱布包扎。每日早晚各 1 次，直到痊愈。主治经行吐衄。

(2) 黄柏、牡丹皮、山栀子、郁金各 15 g，大蒜适量。共捣烂作饼状，敷贴在患者的双脚涌泉穴及神阙穴。主治经行吐衄。

(3) 刺猬皮灰适量。烧刺猬皮灰细研，如大豆大小，绵裹纳鼻中塞之。主治经行吐衄。

(4) 石膏、牡蛎各等份。上药捣罗为末，细研，水调稀，滴入鼻中。主治经行吐衄。

(5) 大蒜 30 g。大蒜捣烂如泥，包两脚心，鼻有蒜气即效。主治经行吐衄。

(6) 鲜青葙草适量。青葙草洗净，取汁，灌入鼻中。主治经行吐衄。

(7) 莲子心末、小蓟汁各适量。研匀，滴鼻中。主治经行吐衄。

(8) 郁金 30 g。煎汤抹胸口。主治热结血闭所致经行吐衄。

(9) 人中白适量。细研，吹鼻中。主治经行吐衄。

(10) 釜底墨适量。细研，吹鼻中。主治经行吐衄。

(11) 乱发适量。细研，吹鼻中。主治经行吐衄。

第十四节　经行少见异位出血

一、病证概述

经行少见异位出血，除最常见经行鼻衄外，尚有经行吐血、经行耳孔流血、经行牙龈出血、经行咳血、经行乳衄、经行皮下出血、经行脐中渗血、经行足底渗血、经行甲缝渗血等多种，都属经行异位出血范围。其发病机制或由于情志不遂，或由于素体阴虚，经行之际冲气旺盛，上述因素造成或虚或实的血中伏热，随冲气上逆，灼伤血络，血随气升，故而异位出血。临床常见证候有肝经郁热证、胃火炽盛证、肺肾阴虚证等。治疗应以“热者清之”“逆者平之”为原则，以清热降逆、引血下行，或凉血止血，引血归经为主。本病多见于青春期女性。在中医古籍中，本病名称较多，如“倒经”“逆经”“经行吐衄”“经逆”“错经”等。

二、妙法绝招解析

（一）肺阴不足、肝郁化火（刘奉五医案）

1. 病历摘要：林某，女，24岁。经行吐血，经净方止，量多色鲜，来势较猛。平时经量减少，色淡。诊查时见腹胀痛，情志忧郁，大便干燥，口干鼻燥，手足灼热，食欲不振，病已年余。经汛将届，苔薄，质艳红隐紫，脉细弦。诊断为经行吐血。

证属肺阴不足，肝郁化火。治宜滋阴益肺，清肝解郁。自拟归经汤加味。药用煅瓦楞子30 g，川牛膝15 g，炙卷柏、琼玉膏（冲入）各10 g，益母草、当归、牡丹皮、软柴胡、炙白薇、天冬、麦冬各9 g，薄荷4 g。每日1剂，水煎服。服7剂后，患者由外地而来，自云每遇经前自服上方药7帖，至今已五个月，未再吐血，仅感口干咽燥，易于感邪，拟生脉饮合玉屏风散，以养阴清肺，连服数月，以资巩固。（《刘奉五妇科经验》，人民卫生出版社，1994）

2. 妙法绝招解析：《内经》云“诸逆冲上，皆属于火。”倒经之由，多因肝经郁热，久而化火，伤及他经，气火上炎，血随火升，为其病因之一。方用瓦楞子，味咸质重，有平肝降逆之功，配牛膝引血下行；合益母草祛瘀行经；加卷柏清热凉血，旨在热者清之、逆者降之，经归常道而无逆行之患。

（二）热蕴脾胃，肺火上逆（朱小南医案）

1. 病历摘要：李某，女，32岁。平素嗜辛辣厚味及杯中物，自以为能活血舒筋，不期年来经虽尚准，但量少色紫，而多吐衄。频服止血通经药，收效不显，又值经期，苔薄黄腻边尖偏红，脉弦微数。

证属热蕴脾胃，肺火上逆。治宜清热降火，顺经下引。药用白茅根30 g，茜草根12 g，炒当归、生地黄、赤芍、牛膝、牡丹皮、南沙参、北沙参、黄芩、荆芥穗、山茶花各9 g。每日1剂，水煎服。服3剂后，月经来潮，经期尚准，量稍畅，吐衄均除。苔薄质偏红，脉微弦。症势显瘥，再拟调经泻火。药用炒茜草根12 g，当归、生地黄、赤芍、白芍、牛膝、牡丹皮、丹参、泽泻、泽兰叶各9 g。再服3剂而愈。（《朱小南妇科经验选》，人民卫生出版社，1981）

2. 妙法绝招解析：本例患者嗜辛辣厚味及酒，皆阳烈燥热之物，日久脾胃蕴热，肺火上逆，热伤阳络，血随气升，而致经行吐衄。逆行之血妄行，故经血量少而紫。虽频服止血通经药，效不显。方用傅青主顺经汤加减。生地黄、赤芍、牡丹皮、茜草根、茅根、荆芥穗凉血止血；当归养血和血，以调其经；南北沙参清肺热，补肺阴；山茶花清热止衄。四物汤去川芎，因川芎为血中之气药，香燥升散，共性走窜，凡经行吐衄及其他出血之症均忌川芎。主张用黄芩，如属肝火旺者用条芩，肺火旺者用枯芩，今因药房难求枯芩，故本案方中仍用条芩以降肺火，更加牛膝，苦泄下降，引血下行，以降上炎之火。服药翌日，经血下行，吐衄亦除，但舌质偏红。症势显瘥，再宗前法出入，再次行经，吐衄之症已愈。

（三）胃肾阴虚，冲气上逆（阎洪琪医案）

1. 病历摘要：周某，女，24岁。月经初潮15岁，周期准，近7个月来每于月经来潮，前一天开始口吐鲜血，1日发作23次，每次吐血20～50 mL，血色鲜红，次日月经来潮时吐血消失，经血量少，色深红，挟有少量血块，3日左右干净。行经时小腹隐痛不适，头晕，心烦，干呕、口咽干燥，纳谷不振，腰膝酸软，溲黄，便干。既往有肺结核病史，胸片检查正常。舌质红绛，苔薄黄乏津，脉弦数。

证属胃肾阴虚，冲气上逆。治宜养阴清热，降逆调经。方选张锡纯加味麦门冬汤加减。药用党参、山药、益母草各15 g，麦冬12 g，清半夏、生白芍、丹参、桃仁、川牛膝、茜草各10 g，甘草 5 g。每日 1 剂，水煎服。服 3 剂后月经来潮，经前吐血未作，口咽干燥好转。上述方药，嘱其下次月经来潮前 3 日，继进 3 剂。经治后诸恙皆释，妇检已怀孕。(河南中医，1990，2)

2. 妙法绝招解析：经前吐血，属倒经一类。本案因胃肾阴虚，气火上逆，冲脉之血随之逆上而出。于经前服养阴清热，降逆调经之剂，使气火降，冲血下行，吐血自止。

(四) 操劳伤络，伤及心肾 (李孔定医案)

1. 病历摘要：蒋某，女，29 岁。20 岁结婚，曾孕二胎，均足月顺产。后因行经之际，洗衣过劳，觉咽喉有物梗阻，心烦，旋吐鲜血约 20 mL。自此月经不潮，间 20 余日或 40 余日必吐血一次，每次 20～30 mL，不治自止，平时寐多噩梦，无故惊恐，食欲不振。服中药半年，月经复至，但诸症依然，且经前胸部剧痛。经多处医院治疗 3 年余，病不稍减。脉细数无力，尺部微弱，舌质红而略暗，苔薄少津。

证属操劳伤络，伤及心肾。治宜宁心滋肾，导热下行。药用生地黄、白芍各 60 g，龙骨、牡蛎、山楂、牛膝各 30 g，仙鹤草 20 g，枳实 15 g。每日 1 剂，水煎服。服 10 剂后，曾来月经 2 次，均未吐血，睡眠好转，但觉胃部痞满，纳差，腰酸痛，苔黄少津，舌质红而略紫，脉弦细数。观其舌脉，知阴虚瘀热诸因尚未根除，法当守方续进，惟今脾胃运化功能减弱，升清降浊之职能失常，故痞满而纳差。宗前方减阴柔固涩之药，加清热行气之味，意在补而不滞。药用生地黄、麦冬、白芍、桑寄生、牡蛎、牛膝各 30 g，黄芩 24 g，枳实 15 g，服 5 剂后，诸症消失。(《古今奇证妙治揭秘》，中国中医药出版社，1996)

2. 妙法绝招解析：本例病程长久，经多方凉血止血，滋阴清火，益气摄血之方不效，其原因用量小，力不集中，即“杯水难济车薪之火”之故。本方重用地芍，取其养阴以滋肾，使肾阴足则心宁，心宁则主血有权，冲任之血自能循道而出，不致上逆而吐，余症亦可因心肾之宁而消失。

(五) 经行耳衄：肾阴亏损，虚热上扰 (李华医案)

1. 病历摘要：初某，女，32 岁。近 2 年每于经行之际，两侧耳孔流血，屡治无效，此次月经来潮，即耳内流血，色鲜红血量逐渐增多，月经随即减少乃至停闭不行，已 3 日，耳内无痛感，听力正常。曾多次于五官科检查，耳内未见异常改变。既往无其他病史，惟常有腰酸体倦，头晕、低热咽干感。经期尚准，每月一行，量少色鲜红，无块、无腹痛感。查体：体质瘦弱，颧红唇干舌质略红、无苔，脉弦细数。血压 109/69 mmHg，血常规、血小板均正常范围，诊为逆经。

证属肾阴亏损，虚热上扰。治宜养阴清热，降逆止血。药用赭石、牛膝各 50 g，生地黄 30 g，地榆、白芍、墨旱莲各 25 g，女贞子、阿胶各 20 g，黄芩、牡丹皮、紫苏梗各 15 g。每日 1 剂，水煎服。服 3 剂后，经量增多，耳内流血停止。为巩固疗效，上方再进 3 剂。随访 1 年，月经正常，耳衄症未复发。(黑龙江中医，1989，4)

2. 妙法绝招解析：经行耳衄，实属少见。依据脉证，断为阴虚火浮，灼伤脉络，治拟养阴清热，降逆止血，药证相符故获效。耳为上窍，经行出血，亦为逆经范畴，故与常见之逆经鼻衄辨治相同。

(六) 经行齿衄：阴虚火旺，迫血妄行 (韩忠林医案)

1. 病历摘要：王某，女，20 岁。13 岁月经初潮，近 1 年经行时牙龈出血，每次持续 10 日左右，曾服止血药及维生素 C 等药效果不佳。就诊时月经已行 2 日，牙龈出血，伴手足心热、心烦、喜冷饮，面颊稍红，舌红苔腻，脉弦数。

证属阴虚火旺，迫血妄行。治宜滋阴补肾，降火止血。方选知柏地黄汤合清胃散加减。药用白芍、石膏、生地黄各 20 g，黄柏、知母、牡丹皮、茜草根、侧柏叶各 15 g，黄连、甘草各 9 g。每日 1 剂，水煎服。服 7 剂后，齿衄止。嘱平素忌食辛辣之品，下次经行前 1 周继用此方加减，经期齿衄减轻，又调治 1 个月经周期，诸证悉除而愈。（吉林中医药，1991，1）

2. 妙法绝招解析：本例为经行齿衄，多由阴虚火旺，迫血妄行所致；故以知柏地黄汤合清胃散加减，养阴清热，热清血止而获效。

（七）经行咳血：阴虚火旺，损伤肺络（韩忠林医案）

1. 病历摘要：裴某，女，26 岁。6 年前开始经常反复咳血，发作时喉痒、胸闷，并有发热感，多次按支气管扩张治疗，用青霉素及止血药罔效。后来发现每次咳血都在经期前一二日，月经过去咳血即止。邀余诊治，脉见沉弦数，舌质红，苔薄黄。诊断为经行咳血。

证属阴虚火旺，损伤肺络。治宜养血滋阴，清金润肺。方选四物汤合百合固金汤化裁。白茅根、白芍、生地黄、百合各 20 g，麦冬、桔梗、知母、当归、阿胶（烊化）各 15 g，三七粉（冲服）3 g。每日 1 剂，水煎服。服 10 剂。在经行前 10 日开始服药，至月经干净止为 1 个疗程。以原方加减共治疗 2 个疗程告愈。随访 2 年，未复发。（吉林中医药，1991，1）

2. 妙法绝招解析：经行期间有规律的咳血，亦应属逆经。但与鼻衄、吐血不同，咳血则病位在肺，其治除滋阴降火外，还需清金润肺，故本案临证变通，以四物合百合固金汤化裁。

（八）经行咳血：肝郁化火，木火刑金（余国俊医案）

1. 病历摘要：王某，女，20 岁。患浸润型肺结核已 5 年，病情时进时退。因久服抗痨药物，肝功能有损害，右胁下隐痛，咯痰常带鲜红血丝。其人性急善怒，每月必吐血 1 次，血色鲜红量甚多，经住医院抢救方能止血。就诊时正值血止出院，见其面色皖白，神疲气短，冷汗淋漓。舌苔干黄，脉弦数有力。

证属肝郁化火、木火刑金。治宜解郁降火，凉血上血。药用生山药 360 g，川贝母、藕节、白及、干荷叶各 60 g，轧细为末，每日 30 g，煮粥，调以白糖适量，顿服之，每日 3 次，连服 10 日，体渐康复。后因事怫逆，右胁下胀痛，自觉有气从少腹上冲胸膺，吐血数口。咳痰黄稠、痰中带血，心烦口渴。方选丹溪咯血方加减。药用蛤壳、天花粉、生赭石各 30 g，瓜蒌仁、藕节、白芍各 15 g，青黛（包）、炒山栀子、牡丹皮各 10 g。每日 1 剂，水煎服。连服 4 剂，吐血、咯血均止。以后每月吐血，均以上方化裁。虽有近期疗效，终未能断根。后又吐血，较历次为甚，经住院抢救脱险。细询病情，知此次吐血，正值经期，而月经竟点滴不至。又追询以往吐血，亦均在经期，惟经量甚少。方选傅青主所制顺经汤，专治倒经，傅氏极言其方之妙，而药味平淡，不知效否？乃处原方姑且一试。药用当归、熟地黄（酒妙）、牡丹皮各 15 g，白茯苓、沙参、黑荆芥各 10 g，白芍 6 g。服完 1 剂，吐血全止。又服 5 剂，自此之后，经期不再吐血，月经较前增多。迄今未见复发。（中医杂志，1980，11）

2. 妙法绝招解析：经期月经点滴不至或量少，而见吐血属倒经范畴。本案经用丹溪咯血方，虽见效但未收全功，终以傅青主顺经汤，药味平淡，而竟获痊愈。

（九）经行乳衄：肝气郁结，气逆血动（刘时尹医案）

1. 病历摘要：汤某，女，22 岁。遇事心烦半年余，精神时有抑郁不舒，口苦咽干，胁肋隐隐胀痛，时欲太息松快。经前一周乳房胀痛，有乳核 3～5 枚如金橘大小。经行逐渐减少，行经期第一至第二日，两乳头不时流出血性液体，情绪紧张，周期性发生已 3 个月，舌尖红、苔薄、脉弦细。

证属肝气郁结，气逆血动。治宜养血疏肝、调经降逆。方选疏经散加减。药用白芍、川牛膝、黄芩、生地黄各 10 g，佛手、香橼皮、木贼、木蝴蝶、绿萼梅、柴胡、白蒺藜、无花果、甘草各 6 g。每日 1 剂，水煎服。服 4 剂后，乳房胀痛消失，乳核缩小，本次行经乳头溢出血性液体明显减少。药已对症，经后服六味地黄丸益肾固本，于月经再期之前服上方 3 剂，治疗 3 个月经周期，病愈未发。(黑龙江中医，1985，1)

2. 妙法绝招解析：乳衄发于经行期间已 3 次，当属逆经。李时珍云“月经有行期只吐血、衄血或眼耳出血者，是谓逆行”。此案以养血疏肝，调经降逆为法，虽临证有所变通，但仍不出傅青主“平顺肝气”的范畴。

(十) 经行紫癜：血不循经，溢于肌肤（张泽生医案）

1. 病历摘要：李某，女，32 岁。近半年来，每于月经来潮的第 2 日，即出现双下肢紫斑多处，呈散在性，大小不一，触之有轻微压痛，月经过去四五日即自行消退，及下次来潮又发。经来量少，夹有血块，并伴有腹痛，乳胀等。查无过敏史，血小板亦正常，曾服当归片、维生素 C、维生素 K_3 等药无效。诊脉沉弦，舌暗苔白，舌边尖有瘀点。

证属血不循经，溢于肌肤。治宜理气活血，化瘀除斑，方选逍遥散合傅氏顺经汤加减。药用墨旱莲、白芍各 30 g，熟地黄、丹参、牛膝各 25 g，当归、沙参各 15 g，牡丹皮 12 g，黑荆芥穗、柴胡、茯苓、薄荷、甘草、红花、桃仁、紫草各 9 g，每日 1 剂，水煎服。嘱其于每次月经前 5 日服 5 剂。经上法调理 3 个月，病遂告愈。随访 2 年，疗效巩固。(《古今奇证妙治揭秘》，中国中医药出版社，1996)

2. 妙法绝招解析：紫癜发于经期，仍归属逆经证治。乃因肝气郁滞，血行不畅，血不循经使然。故用逍遥散疏肝理气，顺经汤养血柔肝，加丹参、桃仁等活血化瘀而愈。

(十一) 经行紫癜：血不循经，溢于肌肤（张济医案）

1. 病历摘要：例 1：刘某，女，27 岁。结婚 2 年未孕，婚后月经前后不定期，小腹冷痛，每值经前四肢及臀部皮肤见散在淡红色丘疹，遇寒加重，瘙痒胀痛。1 周前正值月经来潮，因负劳感寒，经量少而色黯，伴有血块，小腹冷痛坠胀，下肢皮肤呈密集片状瘀斑，关节肿痛。诊见患者神疲，面黄无泽，舌色青紫瘀点，脉沉弦，两下肢皮肤密布黯红色斑块，两膝、踝关节肿痛。血小板计数及出凝血时间均正常。

证属血不循经，溢于肌肤。治宜温经化瘀，引血归经。方选温经汤加减。药用当归、赤芍、党参各 20 g，川芎、桂枝、半夏、三七粉（分冲）、炙甘草各 15 g，吴茱萸 10 g，细辛 5 g。每日 1 剂，水煎服。服 4 剂后，症状明显减轻。原方加鸡血藤 20 g，牛膝 15 g，又进 3 剂，皮肤红斑消退，关节肿痛消失。守上方再服 4 剂，以固疗效。2 个月后追访，不但紫癜未见复发，月汛亦如期而至。

例 2，李某，女，20 岁。6 年前患感冒后，出现局部皮肤间歇性瘙痒。月经初潮。虽按月行经，但每值经期，全身皮肤起圆形黯红色丘疹，小如针头，大如黄豆，瘙痒难忍。月经量少而色黯，内夹血块，小腹冷痛拒按，四肢不温，得热稍减。因病情屡屡加重而延医求治。舌质紫黯布瘀斑，脉沉涩。皮肤丘疹多数融合成斑片状紫斑，深抓之处呈点状出血。

证属阳虚血瘀，寒客胞宫。治宜温阳散寒，活血祛风。方选当归四逆汤加味。药用当归、赤芍各 20 g，红花、蒲黄、五灵脂、延胡索、地龙、升麻各 15 g，桂枝、麻黄、生姜各 10 g，细辛 5 g，大枣 7 枚。每日 1 剂，水煎服。服 8 剂后，当月即愈。(河北中医，1991，12)

2. 妙法绝招解析：此两案经行肌衄与上案表现相似。但病机证治却大相径庭。经行肌衄临床大多认为热伤血络，血溢肌肤。本两例属阳虚寒凝，胞脉瘀阻，医者遵仲景之旨而灵活变通，温经散寒，活血化瘀，以使瘀消寒散，脉畅风消，肌衄自除。例 2 偏于血虚有寒，故遣方用药稍有偏重。

（十二）经行脐衄：肝郁化火，迫血妄行（崔斌医案）

1. 病历摘要：杨某，女，31岁。3个月来月经先期而至，每15～18日一行，行7～10日。经色红，量多，挟紫瘀块，经色红时脐中渗血，需在脐部垫一月经纸。就诊时适值经行第3日。患者自述本次月经量极少，而脐中渗血较前几次都多。同时伴有下腹胀痛，胸胁胀闷，善太息，口干口苦，心烦易怒，失眠多梦。望其脐部渗血隐隐，色红，无外伤痕。舌质红苔薄黄，诊其脉弦而数。询知其不善言谈，又为家事纷争，抑郁不遂而渐致月经先期。

证属肝郁化火、迫血妄行。治宜疏肝清热、降逆止血。方选用丹栀逍遥散加减。药用白茅根30 g，牛膝、生地黄各15 g，牡丹皮、栀子、当归、茯苓、白芍、柴胡、茜草、川楝子各9 g，黄柏、白术各6 g，甘草3 g。每日1剂，水煎，早晚分服。服6剂后，诸症消失。24日后月经来潮，脐中未见出血。随访两年，未见复发，月经周期正常。（山东中医杂志，1988，4）

2. 妙法绝招解析：经行脐中渗血确实罕见。主治者根据其周期性地发于经行之时，作逆经证治。并据临床见症胸闷，太息，心烦易怒，口苦，舌红等，断为肝郁化火，灼伤任脉阳络所致，因任脉起于胞中，入于脐内，故以疏肝清热，降逆止血收功。

（十三）经行足底渗血：冲任阻滞，血不循经（王学勤医案）

1. 病历摘要：李某，女，31岁。两年前因冒雨涉水感寒而致经水不调，月汛错后。每至行经足底渗血，腰酸腹痛。就诊时正值经行两日，足底酸胀，血污覆盖。患者从其鞋内取出白鞋垫可见鲜红的血迹。询之，经行滞涩量少，色紫暗有块，腰腹疼痛。平素腹冷带多而清稀，手足烧灼。舌有瘀斑，舌络青紫，脉象沉弦。

证属冲任阻滞，血不循经。治宜温经化瘀，引血归经。方选少腹逐瘀汤加减。药用当归20 g，川芎、小茴香、延胡索、牛膝各15 g，炮姜、赤芍、三棱、莪术、柴胡、甘草各10 g。每日1剂，水煎服。服5剂后，经量增多，腰腹疼痛转轻，足下渗血减少，但觉身虚乏力，脉来虚弱。虑为行血之品过多，去三棱、莪术，加党参20 g，补气调血，依前法再服。服5剂后血块减少，疼痛消失，足胀减轻，足血大减。又3日后，经走病停。虽证情转佳，因最后是经走病停，尚不能确定病愈。于是给患者按二诊之方带药5剂，再配少腹逐瘀丸，嘱其至下次经来再诊。以后行经足血消失，痛经之症也渐为痊愈。（内蒙古中医药，1986，2）

2. 妙法绝招解析：经行足底渗血，实属罕见。主治者认为与肌衄相类，并用少腹逐瘀汤活血化瘀，引血归经，颇有见地。

（十四）经行脐衄：瘀热互结，迫血上逆（路则显医案）

1. 病历摘要：王某，女，31岁。做人工流产术后，一直未来月事，但每月月初即感小腹重坠胀痛，约一周后症状自行消失。曾服生化汤、温经汤之类治疗，病情如故。现除感小腹胀痛外，伴脐部微痒，渗出淡黄色黏水，后转变成淡红色血性黏液，质稠味腥，浸湿内衣，性情郁闷不乐，每遇小事，则雷霆大发。用黄体酮治疗，罔效，来诊时见患者面带愁容，体质略胖，脐部凹陷，皮肤微红，内有淡红色血性物，腹软无包块，小腹按之痛甚，血常规无异常，舌质红，苔薄黄，脉滑略数。

证属瘀热互结，迫血上逆。治宜祛瘀通经，清热凉血。方选失笑散和芩连四物汤化裁。药用当归、白芍、生地黄、赭石各15 g，蒲黄、五灵脂、川芎、三棱、黄芩、川牛膝各10 g，莪术6 g，黄连3 g。每日1剂，水煎服。服3剂后，月事已行，量多色暗，有血块，小腹胀痛消失，脐部流血性物大减。效不更方，上方继用3剂，诸症消除，月事已净，1年后相遇，安然无恙。（四川中医，1989，9）

2. 妙法绝招解析：本案闭经发于人工流产术后，观其脉证非虚寒所为，而是术中损伤胞络，离经之血排出未尽，瘀滞胞宫，使胞脉不通，月事不行所引起。胞中瘀血日久化热，复用温热之品又助热势，瘀热交阻，使血不归经上行外溢，则见脐衄。治疗贵在祛瘀清降，以失笑散合芩连四物汤化裁，使瘀血得去，胞脉通畅，热清血安，血归其经，月事以时下，脐衄自愈。

（十五）经行甲缝渗血：冲任不调，血热溢络（翁工清医案）

1. 病历摘要：袁某，女，18 岁。16 岁月经初潮，每 20 日经潮 1 次，行经 5～7 日，量不多。每次月经来潮，手足指（趾）端即出现瘀紫，剧烈疼痛，有如针刺，难以忍耐，血从甲缝渗出，涔涔不止，寝食俱废，周身酸软无力，月经过后自然痊愈。近日经期临近，病将发作。心烦意乱，胸胁苦满，精神萎靡，默默懒言，面色暗红，舌尖红紫，脉弦略数。

证属冲任不调，血热溢络。治宜清热凉血，调经止血。药用金银花炭、生地黄炭各 30 g，赤芍 15 g，黑山栀、当归、阿胶、生艾叶、荆芥炭各 9 g，川黄连 6 g。每日 1 剂，水煎服。服 2 剂后，嘱下次经期前 1 周内，再进 2 剂。诸症未再发生。（中医杂志，1981，1）

2. 妙法绝招解析：本案为冲任不调，血热溢络。用胶艾四物汤化裁，清热凉血调经，正应病机，病虽离奇，疗效亦彰。

（十六）经前目衄：冲任失调，虚火上冲（王彬医案）

1. 病历摘要：王某，女，45 岁，患者 3 年来，每于经前三日左右出现双目衄血，经终则血自消失。屡服中西药疗效不显。

证属肝脾肾俱虚，冲任失调；其标为虚火上冲，经血妄行。治当益肝肾，补脾气，调冲任，潜虚火。方选顺经汤加减。药用生地黄、熟地黄各 30 g，仙鹤草 20 g，夏枯草、牛膝、墨旱莲、女贞子各 15 g，香附、白术、白芍、枸杞子、当归各 10 g，青皮、陈皮各 6 g，甘草 5 g。上方服 5 剂后，改服归脾丸，每次服 1 丸，每日 2 次。下次月经将至，双目衄血较前减轻，原方加黄芪 30 g，肉桂 3 g。续服 5 剂而愈。再次经来目衄未发，经期、经量均正常。继服 5 剂，以资巩固。（江苏中医杂志，1984，5）

2. 妙法绝招解析：此证多由肝经郁火，阴虚肺燥，或热蒸于胃，而致阳盛阴虚，有升无降，故经行之际，火随血动，冲激妄行，灼伤阳络，血溢于目而成。血脉上逆，不得顺注冲任，故经血量减，甚则经闭。分别对肝热者予以清肝降逆；肺燥者予以润肺清降；胃热者予以清胃泄热；若失血日久阴血亏虚者，则应养血清营，敛阴降逆。据临床所得，以下行药为使，取效颇捷，故常以牛膝为伍，取其行瘀下行之功，为引诸药下达之先导，或加少量大黄，取其除热沉降之力，以荡稽留上焦之热邪；热邪得降则吐衄自止，转逆为顺，则无经少与经闭之虞。

三、文献选录

（一）名医论述选录

1. 李春华论述：倒经巧用桑白皮。肺为娇脏，开窍于鼻，气机以宣降为顺。血热气逆上扰于肺，肺经郁热，灼伤肺络所致倒经，治疗以清热宣肺凉血为主，选用泻白散重用桑白皮治之。桑白皮功擅泻肺火，其性主降，肺气降则逆气亦平。桑白皮又可凉血止血，与滋肾清肝泻肺之地骨皮配用，使郁热得清，逆气得降，倒经自愈。此即《石室秘录》所云：“从肾经以润之，从肺经以清之，气即下行”之意。如治王某案：月经先期，伴见鼻衄，经量减少半年，近两个月经量点滴而下，鼻衄明显加重，血色紫红，头晕烦躁，口苦面赤。舌淡红，苔薄黄，脉细弦。证属肝郁火逆，肺经郁热，血络受损。投泻白散加味：桑白皮 30 g，地骨皮、牡丹皮、白芍、夏枯草、藕节各 15 g，柴胡 10 g。月经来前连服 3 剂。经调治 3 个月经周期而愈。随访 1 年未再复发。（云南中医杂志，1996，12）

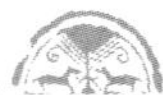

2. 韩百灵论述经期吐衄：妇女月经适来，或月经适断，发生吐血、衄血为经行吐衄，又称逆经。经行吐衄发病原因，有因乎平素性躁多火，体内蕴热，迫血妄行，经期气血充盛，血随气逆而致；有因素禀阴虚，久病耗阴损血，或贪房过度，阴精暗耗，或产多损伤阴血，虚热灼伤肺络所致。治则：经期吐衄多属实热，宜清热凉血降逆；经后吐衄多属虚热，宜养阴清热润肺止血。妇女经期与经后吐衄虽分虚实不同，但皆因火犯阳经和阴络之为病。属虚者用药宜养阴清热则血自安，但不宜过用滋腻以免留邪；属于实者，宜清热泻火，则血自止，但不宜过用苦寒损伤胃气。(《百灵女科》，黑龙江人民出版社，1980)

3. 韩百灵论述肝郁化热经期吐衄：症见经血适来发生吐血、衄血，色深红并量多，有血条血块，还有头眩、耳鸣和心烦易怒，胸胁胀满，呃逆及善太息，口苦咽干，苔黄燥，面红，脉弦数。治则：清热凉血降逆。基础方药：《古今医鉴》清经四物汤加减。临床运用：白芍、生地黄、黄芩、黄连、知母、阿胶、香附各 9 g；当归、黄柏、甘草各 6 g。若便秘者，加少量大黄以清热降逆止血。肺阴虚经后吐衄症：见经血适断，常有吐血、衄血，色鲜红，头眩，耳鸣，干咳，气短，潮热盗汗，手足心热，面红颧赤，舌干红无苔，脉细数。治则：养阴润肺止血。基础方药：《医方集解》百合固金汤。生地黄、熟地黄、玄参、贝母、桔梗、麦冬、白芍各 9 g，当归、甘草各 6 g。可加白茅根、水牛角各 30 g 以化瘀清热止血。(《百灵女科》，黑龙江人民出版社，1980)

4. 姚寓晨论述：经前或经期，经水逆行，从口鼻而出，称“经行吐衄”。其辨治，历代多尊崇经旨“诸逆冲上，皆属于火”，而从气火立论。姚氏倡导丹溪“阴不足，阳有余”之说，主张从本着手，滋水泻火，养阴清营，用养阴清营顺冲汤（方见方剂“经行吐衄”），用血气火并治的方法奏功。曾治许某，31 岁。经行鼻衄半年余。以往月经正常，近半年经事先期而至，周期 20 日左右，经前 1 周即见鼻衄，色红量中，经行后稍减，经净时鼻血方休，经血逐渐减少。末次月经，用纸仅半包。现为月经周期第 19 日，鼻血复作 2 日，头目胀痛，性情急躁，腰楚肢乏，口干苦味，舌红苔薄黄，脉细弦数。责之水亏火旺，血热气逆。拟予养阴清营，平逆镇冲。药用代赭石（先煎）、生地黄各 30 g，丹参 15 g，白芍、枸杞子、菊花、黄芩、夏枯草、茺蔚子、牛膝各 12 g，牡丹皮 10 g。药进 2 剂，鼻血即止，当月经水应期而潮，量亦正常。翌月经前 10 日仍服上方 5 剂，鼻衄未再作。(陕西中医药，1990，6)

5. 翁充辉论述：经血随气而行，下行为顺，上行为逆，经血不下行反上逆，主要是肝经实火，瘀阻脉络，导致冲任络脉受阻，伤及上部血络，因而吐血、衄血。①肝经实火：平素性情急躁易怒，怒气伤肝，郁结化火，火热上冲而出现吐衄，经期量少，或经行不畅，或闭经等。②瘀阻脉络：由于经前腹痛或闭经，血海、胞宫受伤，致络脉不能随气下行而上逆，出现吐衄。年壮妇女经前、经期或闭经，吐血、衄血往往有之，不可作为内伤虚证治疗。若作内伤论治，则犯“实实之祸”，使病症缠绵难愈。正如傅青主所云：“各经之吐血，由内伤而成。经逆而吐血，乃内溢而激之使然也，其证有绝异而其气逆则一也。”大抵经行吐衄一证，因热而气逆者多，故必须平肝泻火，顺气降逆，活血化瘀，理气降逆。(《中医妇科临证备要》，福建科学技术出版社，1986)

（二）临床报道选录

1. 叶明以通因通用治疗倒经 50 例：药用赭石、珍珠母各 20 g，玄参、生地黄各 15 g，白茅根、赤芍、香附、益母草、川牛膝各 12 g，当归、黄芩各 10 g，红花 3～6 g。经前 1 周开始服药，每日 1 剂。治疗两个疗程后，显效（鼻衄止，月经正常）45 例，有效（一段时间鼻衄止，时有复发）3 例，无效 2 例，总有效率 96%。(北京中医，1989，3)

2. 周先利用桃仁承气汤治疗倒经 13 例：药用牛膝 15 g，桃仁、当归、牡丹皮、赤芍各

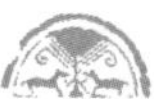

10 g，生大黄、红花各 6 g。初诊正值倒经者加白茅根 15 g。伴肝郁气滞或月经紊乱者，经后 1 周，给予逍遥散加减以疏肝解郁，调理月经。治疗结果 13 例痊愈。（湖南中医药导报，1996，5）

（三）经验良方选录

1. 内服方：

（1）鸡血藤 20 g，党参 15 g，归身、炒枣仁、茺蔚子、大枣各 10 g，炒白术 9 g，炙甘草 6 g，远志、广木香各 3 g。经前 5 日，每日 1 剂，水煎，服两次。主治经行异位出血。

（2）生地黄、茵陈、六一散各 15 g，黄芩、牛膝、藿香、菖蒲各 12 g，茜草、连翘、佩兰、木通、白豆蔻、薄荷各 10 g。经前 3 日，每日 1 剂，服两次。主治经行异位出血。

（3）赭石、珍珠母各 20 g，玄参、生地黄各 15 g，白茅根、赤芍、香附、益母草、川牛膝各 12 g，当归、黄芩各 10 g，红花 6 g。每日 1 剂，水煎服。主治经行异位出血。

（4）制香附、赤芍、牛膝各 12 g，赭石、牡丹皮、炒桃仁、红花各 9 g，木香、益母草各 6 g。每日 1 剂，水煎 2 次服。降气活血。主治经行异位出血。

（5）当归、丹参、熟地黄、茺蔚子各 15 g，生乳香、没药各 9 g，红花 6 g，肉桂 3 g。经前 5 日起，每日 1 剂，服两次，7 日为 1 疗程。主治经行异位出血。

（6）生地黄炭、玄参各 18 g，白茅根 15 g，牛膝、牡丹皮、龙胆、黄芩各 9 g，山栀子 6 g，甘草 3 g。每日 1 剂，水煎，分 2 次服。主治经行异位出血。

（7）生地黄 12 g，当归、白芍、泽泻、侧柏叶、炒栀子、白茅根各 9 g，香附、芦荟、阿胶各 6 g，甘草 3 g。每日 1 剂，水煎服。主治经行异位出血。

（8）麦冬 15 g，人参、生山药各 12 g，半夏、白芍、丹参各 9 g，甘草、桃仁各 6 g，大枣 3 枚。每日 1 剂，水煎服，日服 2 次。主治经行异位出血。

（9）当归（酒洗）、大熟地黄、牡丹皮各 15 g，白芍（酒炒）、白茯苓、沙参、荆芥穗各 9 g。每日 1 剂，水煎服，日服 2 次。主治经行异位出血。

（10）生地黄 30 g，白芍、白茅根、川牛膝各 12 g，当归、牡丹皮、沙参、茯苓、荆芥炭、藕节炭各 9 g。每日 1 剂，水煎服。主治经行异位出血。

（11）白茅根 30 g，石决明 25 g，龙胆、黄芩、栀子、生地黄、牡丹皮、牛膝各 10 g，枳壳 6 g。水煎，每日 1 剂，服两次。主治经行异位出血。

（12）当归、生地黄、牡丹皮各 15 g，酒白芍、茯苓、沙参、荆芥穗各 9 g，茜草、牛膝各 6 g。水煎服，每日 1 剂。主治经行异位出血。

（13）白茅根、藕节各 30 g，牛膝 12 g，牡丹皮、麦冬、萆薢、黄芩、栀子各 9 g，枳壳 6 g。水煎服，每日 1 剂。主治经行异位出血。

（14）红高粱花、红糖各适量。将红高粱花洗净，加水、加红糖煎煮 1 小时。每日饮汤 2 次。主治经行异位出血。

（15）白茅根 60 g，生地黄炭、生地榆、牡丹皮、牛膝各 10 g。水煎服。主治经行异位出血。

（16）生地黄、川牛膝、白茅根各 30 g。水煎去渣，加适量白糖，调匀服。主治经行异位出血。

（17）干藕节 30 g，桑叶、白茅根各 15 g。煎汤服。主治经行异位出血。

2. 食疗方：

（1）生地黄 50 g，粳米、冰糖各适量。生地黄水煎取药汁，粳米煮粥，粥成后加入药汁及冰糖，再煮片刻，即可服食。润肺益肾止血。主治经行异位出血。

（2）冬桑叶、苦丁茶各 15 g，冰糖适量。以上前 2 味加水煎汤，去渣取汁，加入冰糖。代茶饮。疏风清热，滋阴补肾。主治经行异位出血。

（3）鲜藕 500 g，白糖适量。捣碎取汁，加白糖调匀饮用。疏肝凉血止血。主治经行异位出血。

第十五节　经行便血

一、病证概述

每逢经前或经行大便下血，经量减少，称为“经行便血”。多见于有痔疮疾患的妇女，也可见于子宫内膜异位症伴直肠异位病灶的妇女。本病属中医的经行前后诸病。由于素体阳盛或有痔疾，又嗜食辛热，蕴热于下，经前盆腔充血而致。也可因脏腑素虚，不能摄血而致。也可因子宫内膜异位症伴直肠子宫内膜异位病灶，瘀滞肛肠而致。根据每逢经前或经行大便下血，经后便血自止。经前便血常伴发痔疮、子宫内膜异位症等，需做妇科检查、肛肠检查、B超检查，询问有否痛经史，有否烟、酒和嗜食辛热药食史等。但要与肠癌、肠息肉等鉴别，可做乙肠镜检查。脏热经前或经行大便下血，血色鲜红，口苦心烦，溲赤便秘，头昏脑涨，经量减少。苔黄或黄腻，舌红，脉滑数。脏虚经行或经后大便下血，色淡清稀，头晕目花，乏力倦怠，面色萎黄，经血色淡。苔薄，舌淡。脉细弱。

二、妙法绝招解析

（一）脾肾气虚，统摄无能（班秀文医案）

1. 病历摘要：黄某，38 岁，已婚。1 年来经行超前 1 周左右，量多，色淡质稀，持续 4～6 日干净，经前 3～4 日，便后出血 3～5 滴，无腹痛，经行之后，便血自止，平时带下量多，色白质稀，腰膝酸软，少气懒言，倦怠无力，纳食不香，脉象虚细，舌苔薄白，舌质淡嫩。

证属脾肾气虚，统摄无能。月经将行则气虚下陷愈甚，故便血。宜温补脾肾之气为主，佐以升提固涩之法。炙北芪 20 g，党参 15 g，炒白术 12 g，白芍、白茯苓、补骨脂、桑螵蛸各 10 g，生大黄炭、制附子（先煎）、炙甘草各 6 g，升麻 3 g。每日 1 剂，水煎服，连服 3 剂后，纳食好，精神好转，带下减少，脉舌如上。药既中肯，效不更方，仍守上方出入。鹿角霜、炙北芪各 20 g，党参 15 g，炒白术 12 g，杭白芍、白茯苓、补骨脂各 10 g，炙甘草 6 g。连服 6 剂后，月经来潮，色红，量中等。现除腰困之外，无不适，经前无便血，脉象细缓，苔薄白，舌质一般。以异功散（党参、云茯苓、白术、陈皮、炙甘草）加当归、白芍、坤草健脾养血以调经，从而收到巩固疗效之功。（《班秀文妇科奇难病论治》，广西科学技术出版社，1989）

2. 妙法绝招解析：妇女平日无便血，仅在月经将行之前数日，有周期性的大便下血，因与月经的周期有关，故称之为经前便血或经行便血。本症的发生，有虚实之分，实证多由平素阳盛血热，或过食辛燥之物，肠中伏火内炽，胞宫与大肠相邻而同居下焦，月经将行之时，相火内动，气血旺盛，相火与肠中郁热交炽，损伤肠络，故大便时血出。虚证多由于劳损内伤，劳加剧太过伤脾，肾虚固藏无能所致，本案患者属脾肾气虚型，本着“虚则补之，实则泻之”的原则，治拟补脾固肾，佐以升提固涩之法。

（二）心肾不交，血热妄行（谢裕东医案）

1. 病历摘要：杨某，19 岁。行经前 1 日，大便下血有 3 个月经周期，经量少，色紫，黏稠，口苦咽干，渴喜冷饮，面赤唇燥，经期过去便血自止。

证属心肾不交，血热妄行。治宜补心肾，调经清热。方选《傅青主女科》的顺经两安汤加味。药用麦冬、熟地黄、酒当归、酒炒白芍各 15 g，人参、栀子、赤芍各 9 g，蒸山茱萸、炒荆芥穗、黄芩、黄连各 6 g，盐水浸巴戟天、升麻各 3 g。水煎服。连服 5 剂而愈。(《豫东名医谢裕东医案选集》，河南医科大学出版社，2001)

2. 妙法绝招解析：经前便血为妇女的疾患，选方用药必须注意与月经的关系，既要调经，又要治疗便血，才能收到预期的效果。本案患者证属心肾不交，血热妄行，故治宜补心肾，调经血、清伏热，本方为大补心、肝、肾三经之药，心肾气交，则便血自止。方中荆芥穗止大肠妄行之血。心肾不交，是二脏之气不交，心肾虚则二气离，心肾足则二气合，二气相融，则可控行胞宫之气，而无血热妄行之症。山茱萸、巴戟天补肝之义，在于肝气介于心肾之间，肝气上引入于心，下入于肾，桥梁必须坚固，因患者热甚，故加入黄芩、黄连、栀子等清热药，使血不妄行。

(三) 肝肾不足，脾虚失统 (刘长天医案)

1. 病历摘要：何某，女，30 岁。每月行经前 23 日大便下血，血色鲜红量多。诊见：神疲肢软，心悸气短，腰酸耳鸣，舌淡，苔薄白，脉细弱。

证属肝肾不足，脾虚失统。治宜补肾益肝，健脾摄血。方选顺经两安汤。药用熟地黄、党参各 30 g，白术 15 g，当归、白芍、山茱萸、麦冬、巴戟天、荆芥各 10 g，升麻 4 g。每日 1 剂，水煎服。服 3 剂便血止，又连服 12 剂善后，随访 2 年，未再复发。(广西中医，1986，2)

2. 妙法绝招解析：每月行经之前，有周期性便血，称经前便血，又称错经。《傅青主女科》列有“经前便血”专篇。傅氏以为是“胞胎之系上通心而下通肾，心肾不交，则胞胎之血两无所归，而心肾二经之气不束照摄，听其自便，所以血不走大肠而走小肠”。治疗应补其心肾，以使心肾气交，经血自顺，制方顺经两安汤，本案即如是，只是当有神疲乏力、舌淡等脾虚不摄之候。原方已有参术，无须另增健脾之药。

(四) 心肾阴虚，血热妄行 (王纪民医案)

1. 病历摘要：王某，女，32 岁。大便后下血 5 年余，曾住院 5 次，服中西药无效。每次大便下血均在月经前，每年下血 3～4 次，每次均在 10 mL 左右，大出血时血量 500 mL 左右，月经从有便血时开始减少。望其面色苍白，精神疲惫，言语低微，动则汗出，心浮烦躁，腰痛欲折，舌淡红无苔，脉沉细，血色素 48 g/L，白细胞 3.3×10^{9}/L，血压 80/52 mmHg。

证属心肾阴虚，血热妄行。治宜补益心肾，兼以止血，方选傅青主的定经汤加减。药用熟地黄、当归、白芍各 15 g，山茱萸 12 g，巴戟天、枸杞子、高丽参、阿胶、麦冬各 10 g，血余炭 3 g。每日 1 剂，水煎服。服 5 剂后，便血止；继进 5 剂，腰痛、心悸均有减轻。仍按原方去血余炭、阿胶，高丽参改为红参 15 g，共服 25 剂，告愈。追访至今 10 余年再未复发。(四川中医，1986，11)

2. 妙法绝招解析：本案面白神疲，便血量多，腰痛脉沉，心肾之气衰较重，故用定经汤补益心肾之气，并加用了止血药物。

(五) 阴虚火炽，内扰冲任 (陈中华医案)

1. 病历摘要：夏某，女，18 岁。16 岁月经初潮，近 3 月来经量减少，经前一两日开始大便下血，色鲜红，经当地中西医治疗罔效。此次经期前一日大便下血，量较前多，色深红，经量极少。查：形体消瘦，面潮红，唇干，心烦口渴，大便秘，小便少，舌红无苔，脉细数。

证属阴虚火炽，内扰冲任。治宜滋阴清热，凉血止血。方选《傅青主女科》之顺经汤加减。药用当归 6 g，白芍 20 g，生地黄、北沙参、菟丝子、麦冬、地榆各 15 g，茯苓、荆芥炭、白术、黄芩各 12 g，牡丹皮 10 g。每日 1 剂，水煎服。服 5 剂后，嘱下次经前 7 日再服 3 剂，以后便血

停止，月经正常，随访半年未发。(四川中医，1986，11)

2. 妙法绝招解析：本案症见经色红而量少，经前便血鲜红，为阴虚火炽之证，故用顺经汤加减以滋阴清火，凉血止血，交通心肾，临证施治，稍有变通。

(六) 脾肾虚亏，血不循经（中德超医案）

1. 病历摘要：朱某，女，23岁。近3年来，每次月经前二日大便下血，后阴肿痛，经后便血、肿痛自消，但觉头昏目眩，腰膝酸软乏力，大便先干后溏。舌淡红，苔薄白，脉细软。

证属脾肾虚亏，血不循经。治宜补益脾肾，引血归经。药用生黄芪、熟黄芪各20 g，槐角、杜仲各15 g，当归、炒白芍、白术各12 g，荆芥炭、山茱萸、地榆炭各10 g，炮姜炭5 g。嘱经前一周开始服药，服5剂。经行便血已减，后阴肿痛亦瘥，其余诸症显见好转，嘱服原方5剂后，继以服归脾丸善后。2个月后诸症告愈，随访半年未再复发。(四川中医，1986，11)

2. 妙法绝招解析：本案经前（行）便血，未用傅山诸方，而以秦伯未补血汤加减，用方不同，但补益脾肾之经却一致，药证相宜，故收效颇佳。

(七) 气血亏虚，帅统无力（王仕鑫医案）

1. 病历摘要：赵某，女，26岁。1年半前，因自然流产后月经量渐少，嗣后每逢经期前23日，大便下血，血色淡红质稀，4日后自愈。现又值经前3日，月事未至而便血始。倦怠乏力，少气懒言，纳谷不香，四肢欠温，少腹发凉。舌略淡，苔薄白，脉细弱。

证属气血亏虚，帅统无力。治宜补益气血，养血止血。药用黄芪30 g，白术15 g，当归、龟甲胶（烊）、鹿角胶（烊）、黑姜炭各10 g，人参、荆芥穗炭各6 g。每日1剂，水煎服。服6剂后，诸证悉减，脉较前有力，效不更方，继服18剂。一切复常，后随访未复发。(《古今奇证妙治揭秘》，中国中医药出版社，1996)

2. 妙法绝招解析：此例为气虚不摄，故用人参、黄芪、白术等补气摄血而愈。虚者补之，即正治而获效之法也。

(八) 肝经郁热，损伤肠络（王仕鑫医案）

1. 病历摘要：王某，女，26岁。婚后3年未孕，曾多处求医未效。1年前月经量减少，每逢行经前2日大便下血，血色深红，3日后汛水甫至而便血自止。因疑痔疮服用槐角丸等药无效。症见口苦咽干，乳房胀痛，渴喜冷饮，头晕心烦，大便干结，溲短黄。面红唇干，舌红，苔薄黄，脉弦滑。经放射科钡剂灌肠检查，无异常发现。

证属肝经郁热，损伤肠络。治宜清热凉血，佐以止血。药用茵陈30 g，生地黄15 g，牡丹皮、黄芩、地榆炭各10 g，荆芥穗炭、黄柏各6 g。每日1剂，水煎服。嘱服5剂，如无不适，继服5剂。自觉头晕心烦，口苦咽干等症皆减轻。但仍有轻微胸闷不适，舌苔薄白，脉略弦。药用橘核、炒香附各15 g，山栀子、柴胡、茯苓、牡丹皮、赤芍、当归、白术、丝瓜络各10 g。服9剂后，月经来潮，经前便血已愈。(山东中医，1992，12)

2. 妙法绝招解析：本例为肝经郁热，血热络溢。经行之前，冲脉气盛，引动肠中伏热，二火交炽，迫血妄行，血从大便而出，胞中余血减少，月经量亦减少。故用生地黄、牡丹皮、地榆炭等清热凉血而愈。热者清之，乃辨证施治之常法也。

(九) 肝郁化火，犯及胃肠（阎洪琪医案）

1. 病历摘要：王某，女，20岁。13岁月经初潮，周期尚准。近两月每于月经来潮前2日大便下血，血色深红，并两乳、两胁及小腹胀痛，胸闷，善太息，口苦咽干，心烦易怒，恶心干呕，喜冷食。月经量少，5～6日干净，大便下血随之消失，溲黄赤。平素喜食辛辣食物。现月经将至，便血深红、量多。查大便隐血试验：(＋＋＋)。舌质红，苔薄黄，脉弦数。

证属肝郁化火，犯及胃肠。治宜疏肝清热，凉血止血。方选丹栀逍遥散加减。药用白茅根30 g，槐实、生地黄、茜草各12 g，柴胡、白芍、白术、茯苓、当归、牡丹皮、栀子各10 g，甘草5 g。每日1剂，水煎服。服3剂后便血消失，月经量比上月稍增多，口苦咽干好转。改服丹栀逍遥丸，每次10 g，每日3次，巩固疗效。并嘱下次月经来潮前5日服原方3剂。自此以后，月经来潮时诸证消失。查大便隐血试验阴性。随访至今，病无复发。(河南中医，1990，2)

2. 妙法绝招解析：经前便血，大多责之心肾气虚不摄，但不尽然。本案经前便血，则因肝气郁而化火，犯及肠胃，迫血妄行，治司其属，故用丹栀逍遥散以疏肝清热，凉血止血。药证合拍，故收效甚捷。

三、文献选录

经期便血是指每逢月经来潮前或值经期，有的女性就会出现有便血的症状，但是月经过后便血也逐渐停止，每月如此，反复发作，这种情况就称为经行便血，也称错经。这种症状可见于西医所说的子宫内膜异位症。如果素有痔疾或患有溃疡性结肠炎，经期也可能偶有便血情况，但非每月必见，不具有周期性，因而不属于经期便血的范畴。经期便血给女性带来不小的危害，妇女行月经时出现便血，应排除消化系统和肠道部位的肿瘤和炎症等疾病以外，还应考虑和妇科疾病有关。当子宫内膜离开子宫腔而迁移到身体的其他部位时可引起其他部位的出血。子宫内膜最喜欢在盆腔定居并侵犯周围脏器，若侵入到膀胱黏膜和直肠黏膜，来月经时异位的子宫内膜出血可引起小便血性和大便带血，严重时为血尿和便血。出现血尿和便血往往提示疾病较严重。

(一) 辨证论治选录：本病常见胃肠郁热、阴虚血热、脾失统摄三个证型

1. 胃肠郁热证：治宜清肠泄热、凉血止血，可选用槐花散加减。方中针对胃肠郁热的主因，以槐花为主药清热凉血，合黄连清胃肠之热，二药相伍共奏正本清源之功。再以牡丹皮、侧柏炭凉血止血，炒荆芥疏风清热，三药相合可加强止血之力。如果便血量多，咽干口渴者，再加白茅根，既能凉血止血，又能清热生津。

2. 阴虚血热证：治宜滋阴清热、凉血止血，可选用大补阴丸方加减。方中的生地黄、白芍、沙参滋阴益肾兼能柔肝；牡丹皮、知母、槐花、地榆清血中伏热并能止血；荆芥清热散肠风，乌梅敛阴生津液，二药炒炭后并可加强止血作用。

3. 脾失统摄证：治宜健脾益气、温阳止血，可选用黄土汤加减。方中的灶心土也叫伏龙肝，功能温阳健脾，配合黄芪、白术具有补中益气、增强脾胃功能的作用。脾胃强健，自能统摄血行。阿胶、地黄补血养血，并能止血，从而改善因失血而引起的血虚。同时佐用黄芩，以防止灶心土、黄芪的辛燥太过，损伤阴液。至于炙甘草，与白术、黄芪配合可健脾气，与阿胶、地黄相伍可补阴血。全方刚柔并济，配伍周到，是一剂治疗脾不统血而便血的专方。如果出血量多者，还可以加炒升麻以升举中气。在日常生活中应该养成良好的饮食习惯，少吃辛辣刺激食品，忌烟忌酒，同时避免过度疲劳和紧张。

(二) 经验良方选录

1. 内服方：

(1) 椿皮15 g，红花、当归、灯心草、淡竹叶、粉甘草各9 g，红糖120 g，黄酒250 g。用水一大碗同黄酒、红糖及各药共煎成一茶碗，每餐前后1小时温服，分早、午、晚服完。重症者可连服4剂，每日1剂。轻症者连服2剂，即可痊愈。服后无反应。主治经期便血。

(2) 大鸭梨2个(切碎拧汁)，红糖、椿皮、鲜姜汁各60 g。将椿皮用水二茶杯，煎取半杯，滤净去渣，合梨汁、红糖文火同熬，然后加入鲜姜汁，搅匀。每日早、午、晚餐前服两羹匙，随

后用餐即可。主治经期便血。

（3）炙黄芪 20 g，党参 15 g，炒白术 12 g，白芍、茯苓、补骨脂、桑螵蛸各 10 g，大黄炭、制附子（先煎）、炙甘草各 6 g，升麻 3 g。每日 1 剂，水煎，服两次，6 剂为 1 疗程。主治脾肾气虚型经前便血。

（4）白芍 20 g，生地黄、沙参、菟丝子、麦冬、地榆各 15 g，黄芩、白术、荆芥炭、茯苓各 12 g，牡丹皮 10 g，当归 6 g。每日 1 剂，水煎，服两次。主治阴虚火炽型经前便血。

（5）椿皮 60 g，当归、生香附、白芍各 15 g，陈皮、甘草各 9 g，米醋 250 g。将各药用醋泡半小时，再加适量的水，煎剩 1 大茶杯，分 2 次温服。主治经期便血。

（6）黄芪 40 g，杜仲、槐角各 15 g，当归、白芍、白术各 12 g，荆芥炭、地榆炭、山茱萸各 10 g。每日 1 剂，水煎，服两次。经前 7 日，连服 5 剂为 1 疗程。主治经前便血。

（7）生绿豆芽、生白萝卜、椿皮各 120 g。加水煎沸 15 分钟，滤出药液，再加水煎 20 分钟，去渣，两煎所得药液兑匀，每日 1～2 剂，分服。主治经前便血。

（8）当归、熟地黄、白芍各 15 g，山茱萸 12 g，高丽参、枸杞子、巴戟天、麦冬、阿胶各 10 g，血余炭 3 g。每日 1 剂，水煎，服两次。主治心肾两虚型经前便血。

（9）灶心土 60 g，甘草、生地黄、阿胶、黄芩、白术、熟附子各 9 g。先将灶心土泡水澄清，即用此水煎药，饭前空心服下，每日 1 剂。主治经期便血。

（10）炒海螵蛸 30 g，炒白芍、牡丹皮各 12 g，炒白术、生山栀子、当归、茯苓、荆芥炭各 10 g，柴胡 9 g，炙甘草 6 g。每日 1 剂，水煎，服两次。主治经前便血。

（11）木瓜（研）、蜂蜜各 6 g。上药为 1 次量。先用白开水将蜂蜜（亦可多用 6 g）溶解，再加入木瓜面，冲服。每日早晚各服 1 次，连续服用。主治经期便血。

（12）生地黄、白芍、川续断、地榆炭、槐花、黄芩各 10 g，荆芥炭、乌梅各 6 g，甘草 3 g。每日 1 剂，水煎，服 2 次，3 剂为 1 疗程。主治经前便血。

（13）椿皮 75 g（蜜炒），艾叶（炒）、黄芩各 6 g（炒）。共研细面。每次 9 g，黄酒送下，每日 1 次。无论证属虚实，均可奏效。主治经期便血。

（14）蜘蛛 7 个，鸡蛋 1 枚。将蜘蛛放鸡蛋内，外用泥封固，火煅成炭，存性，轧面，白水送服。主治经期便血。

（15）丝瓜蔓（煅成炭）适量。把炭研成细面，每服 2 g，热黄酒送下，每夜 1 次。主治经期便血。

（16）黄精 30 g，黄芪 20 g，人参、大黄各 10 g，甘草、大枣、生姜各 5 g。每日 1 剂，水煎服。主治经前便血。

（17）仙鹤草、槐花炭、地榆各 30 g、生蒲黄 15 g（包煎）。出血多时水煎，分 2 次服。主治经期便血。

（18）黄芪 60 g，大枣 30 g，党参 12 g。出血多，伴头晕目眩气虚者，水煎，分服。主治经期便血。

（19）白果 30 g，藕节 15 g。焙干研末，每日 1 剂，分两次饭前用温开水冲服。主治经前便血。

（20）生地榆 30 g，龙胆、川厚朴、枳实各 10 g。每日 1 剂，水煎服。主治经期便血。

2. 针灸方：

太阳、印堂、列缺穴（双侧）。用强刺激手法，每日针 1 次，太阳穴放血 3～5 滴。主治经前便血。

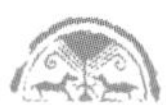

3. 食疗方：

(1) 荷梗、荷叶蒂各 30 g。加水煎沸 20 分钟，去渣，加饴糖适量。顿服，每日 1～2 剂。主治经期便血。

(2) 石榴皮 20 g。加水煎沸 20 分钟，去渣，加红糖适量。顿服，每日 1～2 次。主治经期便血。

(3) 金银花、菊花、茵陈、甘草各 20 g。共为细末。每次取 10 g，开水冲泡代茶饮。主治经期便血。

(4) 紫草 500 g，猪肉 50～100 g。药与肉共煮，每日 1 剂，分两次食肉饮汤。主治经前便血。

(5) 柿饼 200 g。焙干为末。加红糖适量冲服 20 g，每日 3 次。主治经期便血。

(6) 枸杞子 30 g。焙干为末。以黄酒冲服 10 g，每日 3 次。主治经期便血。

第十六节　经行音哑

一、病证概述

本病多因阴亏经血下泄，肝肺更失濡养所致。是以经行期声音嘶哑或失音，随经净复常为主要表现的月经类疾病。每逢经期则声音嘶哑，甚至失音，并见咽干口燥、虚烦不寐，或胸胁隐痛、烦躁易怒等经前或经期不咳嗽咽痛，但声音嘶哑，经净后复常。

二、妙法绝招解析

（一）气阴两伤，肝血失养（何子淮医案）

1. 病历摘要：邵某，36 岁，流产三次。近年又产一胎，劳累过甚，月经先后声音不畅，午后失音，伴有低热，精神倦纳减，咽喉无红肿异感，X 线胸透阴性，血沉正常范围，排除结核。多次流产，肾气奇虚，加以过于劳顿。

证属气阴两伤，肝血失养。治宜滋肾柔肝，益气润肺。药用炙黄芪 20 g，玉竹、补骨脂、菟丝子各 15 g，炒白芍、狗脊、川续断、枸杞子、熟地黄各 12 g，凤凰衣、生诃子各 9 g，炙甘草 5 g。每日 1 剂，水煎服。服 5 剂后，第 2 日起月经量减，声音渐出。经水已净，补肾填精再进。药用玉竹、黄精各 15 g，生地黄、熟地黄、川续断、枸杞子、桑椹、焦白术、狗脊各 12 g，山茱萸 6 g，炙甘草 5 g。续服 5 剂，末次月经来潮，音哑未现，诸症改善。再按原意续进，以资巩固。（《何子淮女科经验集》，浙江科学技术出版社，1982）

2. 妙法绝招解析：每次月经来潮而音哑，甚至失音，多为肝肾亏耗之证。本案患者因流产过多，每当经转之际，声音嘶哑，但咽喉无红肿异感，此因肾水无滋，肺阴不润，《内经》云“音出于肺，其根在肾。”故采用补肾养阴、滋润开音之法。以治本为主，使元体恢复，则音哑自愈。

（二）肾阴亏耗，声带失养（乐秀珍医案）

1. 病历摘要：陆某，42 岁。素体虚弱，一向月经量多。长期从事教育工作。三日前正值经行，坚持上课，入夜腰酸乏力，头晕耳鸣，夜寐欠安，次日晨起突然音哑不扬，无咽痛，但口干咽燥，有涸涩感。上次月经量多时也曾出现声音低沉嘶哑，但未失音，服利咽药亦无济于事，经后自行恢复。苔薄腻，质偏红，脉细带数。检查无异常。

证属肾阴亏耗，声带失养。治宜益气养阴、滋水开音。方选七味都气丸合增液汤加减。生黄芪、生地黄炭、地骨皮、玄参、女贞子、山楂炭、墨旱莲各 12 g，大枣 10 g，沙参、天冬、麦冬、五味子、山茱萸、凤凰衣各 9 g，生甘草、大黄炭各 6 g。每日 1 剂，水煎服。并嘱禁声 2 日。用药 2 剂后，经量见少，再服 3 剂去大黄炭、山楂炭，生地黄炭改生地黄。声音即恢复正常，嘱其平素用生地黄、太子参各 12 g，玄参、麦冬各 9 g，泡茶喝。经期讲话适当减少，连续 3 个月，随访未再复发。(《妇科名医证治精华》，上海中医药大学出版社，1995)

2. 妙法绝招解析：经行时音哑，是指平时声音正常而经行时突然出现声音嘶哑甚至失音。多属虚证。本病与肺、肝、肾关系密切。虽不多见，但可在演员、教师等经常从事语言交流的妇女中，月经量多时发生。本例因禀赋素弱，经行量多，阴血耗损更甚，肾水更共亏乏。肾系连舌本，音哑不扬。观其脉象、舌苔，证属肾阴亏耗型，拟益气养阴、滋水开音之法治之，方用七味都气丸合增液汤加减。二方为滋肾养阴、生津之品，玄参苦寒、养阴生津，麦冬甘润，增液润燥，墨旱莲益肾养阴又可止血，五味子、山茱萸等滋阴益肾。全方用药精当，疗效显著。

(三) 肝肾阴虚，精不上承 (沈尧封医案)

1. 病历摘要：某妇，体弱，每逢月经声哑。诊断为经行声哑。

证属肝肾阴虚，精不上承。治宜清肝滋肾，润肺爽喉。药用生地黄、天冬、肉苁蓉、当归等大补精血，病反甚。加细辛 1.5 g，通厥少之络，才入口，声即出，后用八味丸调经，经来不哑。(《古今医案按》，中医古籍出版社，1999)

2. 妙法绝招解析：本例为经行声哑。肝肾之脉，皆系舌本，肝肾阴虚，阴精不能上承，临逢月事之时，精血皆下注血海，故发声哑，即以滋补肝肾之药，大补精血。但柔药滋阴，性凉下行，初服之声哑反甚，继以细辛 1.5 g，辛散上行，反佐取之，引诸药上达咽喉，立效。可知引经报使与反佐之用法，有时是相当关键的。

(四) 肺肾阴虚，精气耗损 (黄河伟医案)

1. 病历摘要：李某，女，20 岁。3 年来，每次月经来潮之际，都出现声音嘶哑，直至完全不能出声，月经干净后即很快恢复常态。近一年来音哑逐渐加重，且较长时间不能缓解，屡用各种中西药物罔效，西医检查无任何器质性病变，家人以为“鬼”邪作祟，遂匆匆予之操办婚事以“冲邪”。但病情却越发加重。细观其症，除上述症状外，尚伴头目眩晕，面色萎黄，咽干耳鸣，精神困倦，食纳较差，且每次经来多色淡，舌淡苔中部剥脱，脉细弱略数。

证属肺肾阴虚，精气耗损。治宜滋补肺肾，清利咽喉。药用生地黄、熟地黄、生黄芪、山茱萸各 15 g，当归、百合、木蝴蝶各 12 g，五味子、麦冬、玄参、桔梗各 10 g。每日 1 剂，水煎服。每次月经来之前服 6 剂，连服 3 个月经周期后，诸症悉除，嘱服六味地黄丸、养血归脾丸以善后，随访 1 年无复发。(山西中医，1994，1)

2. 妙法绝招解析：《仁斋直指方》云“肺为声音之门，肾为声音之根。声由气而发，精化气，阴虚则无气。肺主气，肾藏精。”今患者素体肺肾阴虚，加之月经来潮之际，阴血益虚，精气耗损，咽喉声道失于滋润，而致失音。故用生地黄、麦冬、玄参、山茱萸、百合滋补肺肾之阴。加熟地黄、当归养血补血；黄芪、五味子补护肺气；木蝴蝶、百合以开利肺气，肺气开利则声音自复。

三、文献选录

妇女每逢经行之际，出现声音嘶哑，甚则失音，经净后渐渐恢复正常者，称为“经行音哑”。经行音哑主要责之于肺肾二脏，并且以阴虚为其主要病理机制。如素体肺阴不足，经行阴血下

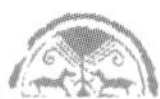

注，阴津不能上承，虚火上炎，肺燥津灼，肺金失于濡润而不鸣。素体肾阴不足，或早婚多孕，恣情纵欲，使阴精暗耗，经行阴血下注，精血愈亏，肾水不能上荣声门，故致经行音哑。肝郁不舒，日久化热，经期阴血下注，阴血耗损。肝阴不足，则肝火更旺。肝火上炎，灼伤肺金而致音哑。

（一）经验良方选录

1. 内服方：

（1）蝉蜕 12 g，玄参、麦冬、天冬、僵蚕、诃子、泽泻、枳壳各 10 g，橘核、橘络、地龙、贝母各 6 g，蜂乳（兑服）3～5 mL。每日 1 剂，加水煎沸 15 分钟，过滤取液，渣再加水煎 20 分钟，滤过去渣，两次滤液兑匀，分早晚服。主治经行音哑。

（2）生石膏 30 g，瓜蒌 20 g，黄芩、玄参、牛膝各 15 g，赤芍、山豆根各 12 g，射干、贝母各 10 g，薄荷、甘草各 6 g。咯痰黄稠量多，加服鲜竹沥 30 mL；每日 1 剂，先用清水浸泡半小时，煎煮 2 次，药液对匀，分 2 次服。主治经行音哑。

（3）桑叶、沙参、鲜梨皮各 15 g，苦杏仁、贝母、栀子皮、枇杷叶、紫菀、胖大海、蝉蜕、菊花各 12 g，甘草 6 g。喉干灼热，口干口渴加生石膏、麦冬、芦根各 15 g。每日 1 剂，水煎，分 3 次服。主治经行音哑。

（4）荆芥、防风、桔梗、僵蚕各 12 g，薄荷、紫苏叶各 10 g，甘草 6 g，麻黄 3 g。咳嗽甚加苦杏仁、白前、紫菀各 12 g。每日 1 剂，加水煎煮 2 次，药液混合，分 2 次服。主治经行音哑。

（5）菊花 15 g，桑叶、薄荷、连翘、桔梗、苦杏仁、蝉蜕、前胡、牛蒡子各 12 g，甘草 6 g。咳痰黄稠不爽加瓜蒌、海浮石各 15 g。每日 1 剂，水煎，分 2 次服。主治经行音哑。

（6）蜂蜜（分 2～3 次兑服）30 g，玄参 10～15 g，麦冬、天冬、赤芍、枳壳、僵蚕、诃子、地龙、泽泻各 10 g，橘核、橘络、陈皮各 6 g。每日 1 剂，水煎服。主治经行音哑。

（7）天名精、龙须草、龙葵、石龙芮、白英、枸杞子、生地黄、熟地黄、白芍、党参、炮附子、当归各 9 g，干姜、甘草、陈皮各 3 g。每日 1 剂，水煎服。主治经行音哑。

（8）鲜苍耳根茎 250 g，精盐适量。将上药洗净，加水 1000 mL，煎沸 20 分钟，加精盐调味，每日 1 剂，代茶频饮。主治经行音哑。

（9）冰糖 15 g，木蝴蝶、胖大海、甘草各 6 g，蝉蜕 3 g。每日 1 剂，水煎服。主治经行音哑。

（10）桔梗、甘草、木蝴蝶各 6 g。水煎服。或上方去木蝴蝶，加乌梅，水煎服。主治经行音哑。

（11）血余炭 3 g。将上药于每晨用开水或淡盐水冲服。7～10 日为 1 个疗程。主治经行音哑。

（12）新槐花子少许。放新瓦上，微火炒熟，嚼咽数粒，令喉中常有此味。主治经行音哑。

（13）枸杞子、沙参各 12 g，麦冬、生地黄、玄参、川楝子各 10 g。水煎服。主治经行音哑。

（14）马勃不限量。洗净去皮，捣烂取汁。饮用，饮量不限。清肺利咽。主治经行音哑。

（15）鲜生地黄 30 g，玉竹 12 g，贝母 10 g，薄荷 6 g。水煎服。主治经行音哑。

（16）生枇杷叶（去毛）15 g，丝瓜络 1 条，蝉蜕 14 个。水煎服。主治经行音哑。

（17）白萝卜 100 g，白僵蚕 10 g。每日 1 剂，水煎服。主治经行音哑。

（18）蝉蜕 3 g，胖大海 3 枚。每日 1 剂，水煎服。主治经行音哑。

（19）荆芥 12 g，黄芩 10 g。每日 1 剂，水煎服。主治经行音哑。

（20）郁金 9 g，菖蒲 6 g，蝉蜕 3 g。水煎服。主治经行音哑。

2. 食疗方：

(1) 腌雪里蕻（老腌菜最佳）茎 30 g。将菜洗净，切碎，用开水冲汤。待水温后含漱多次，余汤可内服。宣肺利咽。主治声音嘶哑及风寒痰盛咳嗽。

(2) 白糖 10 g。用水共煮。饮汤，日服 2 次，每次 1 杯。清咽润喉。主治久咳及劳累过度或烟酒过量所引起的经行音哑。

(3) 食醋 250 mL，鸡蛋 1 个。用搪瓷器皿盛食醋于炉火上，加入鸡蛋，煮 10～15 分钟（鸡蛋煮熟，如果醋已熬少可再加些，一直保持煮开翻滚状态），去蛋壳，再煮 10～15 分钟即成。用时，连同鸡蛋、食醋一起服下。主治经行音哑。

(4) 胖大海 5 枚，冰糖适量。胖大海洗净，同冰糖放入碗内，冲入开水，浸泡半小时。当茶饮用，隔半日再冲水泡 1 次，每日 2 次。2～3 日见效。清热、解毒、润肺。主治经行音哑。

(5) 蜂蜜 15 g，淡竹叶、绿茶各 5 g，咸橄榄 5 个，乌梅 2 个。煮熟，调入蜂蜜。含在口里浸漱咽喉片刻，然后徐徐咽下，每日分 3 次服。清积热，通经络。主治经行音哑。

(6) 桔梗、青果（捣碎）、胖大海各 15 g，蝉蜕、甘草各 9 g。将上药放入杯内，加冰糖适量，用沸水冲沏，代茶饮用。每日 1 剂。主治经行音哑。

(7) 冰糖 50 g，梨（鸭梨、秋梨或雪梨）2 个。将梨洗净切块，同冰糖共放入锅中加水煮烂。每日分 2 次服。清肺润喉，消痰降火。主治经行音哑。

(8) 诃子、玉竹、桔梗各 9 g、木蝴蝶 6 g。开水泡透，当茶频饮。亦可将玉竹改为甘草用。也有单用诃子、木蝴蝶加白糖泡饮。主治经行音哑。

(9) 麦冬 6 g，诃子 3 g，木蝴蝶 2 g，胖大海 2 枚。将上 4 味放入杯内，用沸水冲沏，代茶饮用。每日 1 剂。养阴清热润肺。主治经行音哑。

(10) 盐 6 g，茶叶、紫苏叶各 3 g。先用沙锅炒茶叶至焦，再将盐炒呈红色，同紫苏叶加水共煎汤。日服 2 次。清热，宣肺，利咽。主治经行音哑。

(11) 棉油 60 g，艾叶 7 片，鸡蛋 2 个。先将艾叶放入热棉油中炸至焦黄，捞出不用，再入打碎的鸡蛋煎熟食用。每日 1 剂。主治经行音哑。

(12) 蜂蜜 30 g，贝母末 3 g，雪梨 1 个。将雪梨洗净去核，纳入贝母末，加蜂蜜隔水蒸熟即成。每日 1 剂，2 次分服。主治经行音哑。

(13) 花生米（连内皮）60 g。用 1 碗水煮花生米，开锅后改用文火煨熟。可吃可饮，1 次用完，每日 1 次。润肺利咽。主治经行音哑。

(14) 蒲公英 15 g，薄荷 6 g。将上 2 味共制粗末，放入杯内，用沸水冲沏，代茶饮用。每日 1 剂。清咽泻火。主治经行音哑。

(15) 砂糖 10 g，生鸡蛋 1 个。将蛋打破置于碗中，放入砂糖，调匀，用少量开水冲沏，每晚睡前服。滋阴润燥。主治经行音哑。

(16) 蝉蜕、木蝴蝶各 20 g。将上 2 味放入杯内，用沸水冲沏，代茶饮用。每日 1 剂。发散风热，利咽润肺。主治经行音哑。

(17) 冰糖 30 g，胖大海、生地黄各 12 g。将上 3 味放入杯内，用沸水冲沏，代茶饮用。每日 1 剂。主治经行音哑。

(18) 凤凰衣 3 g。将上药放入杯内，用沸水冲沏，代茶饮用。每日 2 剂。养阴润肺开音。主治经行音哑。

(19) 蜂蜜 30 g，核桃肉 12 g，贝母、款冬花各 9 g。后 3 味炖汤，蜂蜜调服。主治经行音哑。

(20) 金针菜（即黄花菜）50 g，蜂蜜适量。将金针菜水煎取汁，蜂蜜调服。主治经行音哑。

(21) 白糖 15 g，胖大海 6 g，蝉蜕、木蝴蝶各 3 g。加水 1 碗煎服。主治经行音哑。

第十七节　经行口糜

一、病证概述

每值经前或经行之际，出现口舌糜烂，反复发作，经后逐渐消失者，称经行口糜。主要表现为口腔内唇、颊、舌、牙龈等部位的黏膜破溃糜烂。溃疡面或黄或白，周围黏膜呈鲜红色，也有的呈泡状糜烂，或一个或数个不等，自觉灼热疼痛，妨碍进食。上述症状如果出现在妇女月经来潮前或行经期间，经净后便逐渐消失，月月如此，反复发作。临床也有因维生素缺乏引起口腔溃疡的，虽然也是反复发作，但与月经周期无关，不属于本病。又有白塞病也出现口腔溃疡，但同时还伴有生殖器和眼病。本病与月经周期有密切关系，故其发病还与冲脉的作用有关，并且临床表现、治法方药等方面，也有其自身的特点。临床较为常见的有胃火炽盛证，根据经络学说，胃肠属于“阳明经”，而冲脉也隶属于阳明。病机十九条云：“诸痛痒疮，皆属于心。”本病主要为热邪熏蒸所致，多因素体阴虚，经行阴血愈虚，虚火上炎，灼伤口舌，而发口糜，或素嗜食辛辣、膏粱厚味，胃肠蕴热，经前冲脉盛实，冲气挟胃热上犯，以致口糜。临床常见的有虚火上炎、胃热熏蒸等证型。

二、妙法绝招解析

（一）肾水亏虚，心火偏亢（黄绳武验案）

1. 病历摘要：周某，29 岁。流产后，每逢经期即发口腔溃烂疼痛，平时每次操劳后易发，发作时常伴口渴、心烦、多梦，月经周期尚准，经量偏多，经色正常，经期腰痛明显，无腹痛。每次月经来潮后，口腔溃疡面慢慢开始愈合。末次月经于今日来潮，开始量少，观舌上有散在的大小不等的溃疡面，口腔充血，伴心烦、口渴、小便黄、咽红、喉痛，大便正常，舌红，苔薄，脉细稍数。曾多次就医，服中西药效果不显。

证属肾水亏虚，心火偏亢。治宜滋肾水，清心火。生地黄 20 g，丹参、桑椹、地龙、玄参、麦冬各15 g，白芍 12 g，甘草 4.5 g，青盐 1 g，乌梅 4 个。每日 1 剂，水煎服。服 5 剂后，口腔糜烂好转，以往经净后才慢慢恢复，这次月经来潮当天服药后，口腔疼痛明显好转，经行 4 日，口腔溃烂已基本愈合，月经量亦较前减少，舌红，苔薄，脉细。继服上方 5 剂。末次月经来潮，未发生口腔糜烂，但仍感心烦、口渴、咽痛，舌脉同前，嘱其服上方，以后随访几个月经周期，再未发生口糜，余症亦消失。(《黄绳武妇科经验集》，人民卫生出版社，2004)

2. 妙法绝招解析：本案患者之经行口糜，每逢经期或操劳后易发，舌为心之苗，经期阴血下注，肾水阴亏，不能上济于心，心火偏亢，遂发口糜。观其脉症可知，其口糜每耗血伤阴而发，虽为有火，乃虚火也。本在肾水大亏，标在心火过亢。故治拟滋肾水、清心火、引火下行之法。方中重用生地黄，伍玄参、桑椹滋肾壮水；白芍养血敛阴；麦冬养心阴；丹参活血，清血热，除烦，于大队养阴药中辅以丹参，使补中有行，而使行不伤正；青盐咸寒，助阴益精；乌梅酸温平涩，治虚火上炎，津液不足；甘草清热解毒，又可降火止痛；地龙咸寒无毒，对口糜兼咽红肿痛者效果奇佳。全方配伍精当，疗效明显。

（二）血虚肝旺，虚火上炎（罗元恺医案）

1. 病历摘要：杜某，39岁。患者曾足月顺产两胎。近年余月经前后头顶痛，口舌生疮。经后面目虚浮，胃纳差，平素血压偏低，曾患梅尼埃病。月经周期常提前4～5日，量中等。末次月经来潮适净，面色较黄，舌质淡红，苔薄白，脉细弱。诊断为经行头痛、口糜。

证属血虚肝旺，虚火上炎。治宜滋肾养肝，健脾益气。药用生龙骨30 g，山药25 g，熟地黄、生地黄、女贞子、党参、太子参各15 g，甘草6 g。每日1剂，水煎服。另用冰硼散1瓶，蜜调涂口舌溃烂处。服3剂后，口舌生疮较减轻，但头痛仍剧，舌心红，脉弦细。治宜滋肾益阳，佐以平肝潜阳。药用黄精30 g，熟地黄、生地黄、枸杞子、怀山药、钩藤各15 g，白芍12 g，杭菊花10 g。服4剂，月经将潮，烦躁，口微苦，唇舌中有一溃疡面，头顶痛稍减，舌苔微黄，脉弦细。治宜滋肾柔肝养血。药用黄精30 g，桑寄生、山药各20 g，制何首乌、桑椹、白芍各15 g，生地黄、郁金各12 g。近2个月来，经前以上方加减，连服5～6剂，经前后头顶痛显著减轻，口舌生疮已除，仍守前法。药用生龙骨、黄精各30 g，制何首乌25 g，熟地黄、怀山药各20 g，女贞子、白芍各15 g，天麻9 g，陈皮5 g。连服5剂善后，随访五年，未见复发。（《中国现代百名中医临床家丛书·罗元恺》，中国中医药出版社，2007）

2. 妙法绝招解析：本例患者之经行口糜，观其脉症，证属血虚肝旺，虚火上炎型。治拟滋肾养肝，佐以健脾益气之法。方中生地黄、熟地黄、黄精、桑椹、女贞子、白芍滋肾养血柔肝；龙骨、钩藤、菊花之类祛风而镇痛摄浮阳，滋水涵木，故头痛，口舌糜烂诸症悉除。

（三）心火上炎，热移小肠（李玉有医案）

1. 病历摘要：郑某，女，39岁。每值经潮前3～4日出现口舌溃烂，为时一年余，伴月经周期反复发生，经净渐愈。病时口燥咽干，灼热疼痛，心中烦热，失眠，不能进热食、硬食，仅能啜凉稀粥，影响言语，时常张口深吸凉气方得热痛则舒，不时流口水，并伴尿频、尿急、灼热涩痛，其痛苦不堪忍受。且月经周期超前，量多，色深红，质稠。查：口腔颊侧黏膜及舌部出现大小不等溃疡面，呈圆形或椭圆形，边缘整齐，四周红晕。舌鲜红、少苔，脉细数。

证属心火上炎，热移小肠。治宜清心泻火，方选黄连导赤散。药用生地黄30 g，淡竹叶、甘草梢各12 g，木通8 g，黄连6 g。每日1剂，水煎服，每日2次。外用珠黄散3瓶涂溃烂处。连服3剂，病情明显好转。以后每于经潮前5～6日服上方3剂，连服4个周期，病愈无复发。（新中医，1991，10）

2. 妙法绝招解析：心主舌，舌为心之窍。患者素体阴虚，心经有热经血来潮之时，阴血下注胞宫而阴愈虚，阴不制阳，虚火上炎，侵于口舌，发为口糜，心火移于小肠，故有尿急灼热、涩痛，用黄连导赤散切中病机。

（四）中气不足，阴火上炎（黎志远医案）

1. 病历摘要：吴某，女，34岁。月经来潮时，不慎着凉，始觉口腔内阵发瘙痒，未加介意。嗣后每逢经期即感口腔内瘙痒难忍，以上腭尤甚，并伴口干咽燥，渴而不欲冷饮，虚躁不安等。经期后，口腔瘙痒渐而缓解。几年来，经西药及中药清热泻火之剂调治，久治不愈。近3个月来，上症明显加剧。症见形瘦，面色无华，精神欠佳，口腔内未见溃疡面，腔内黏膜淡红，询其胃脘不适，少食腹胀，经期月经显多；色淡质薄，无块，后期清稀如水，肢软乏力，心悸，舌质淡，苔薄润，中心微黄，脉沉细小数，重按无力。

证属中气不足，阴火上炎。治宜补中益气，培土散风。方选补中益气汤加减。药用黄芪30 g，白术、海螵蛸各15 g，当归、熟地黄各12 g，党参、炙升麻、陈皮各10 g，柴胡、黄柏各9 g，蝉蜕6 g，肉桂5 g，荆芥3 g。每日1剂，水煎服。用药5剂，口腔内瘙痒明显减轻，经量减少，腹胀消失。守方继进5剂，口腔内瘙痒完全消失，余症悉除。改用补中益气丸、归脾丸交替服用月余，后随访半年，口腔内瘙痒未见复发，月经恢复正常。（湖南中医杂志，1990，5）

2. 妙法绝招解析：经期口腔瘙痒，罕见之。与上案口中糜烂不同，乃为脾虚中气不足，阴火上炎，故用补中益气法，用参、芪、术、升麻健脾益气升清；当归、熟地黄、海螵蛸填补阴血固冲任；伍蝉蜕、荆芥疏风散火；黄柏潜降阴火；肉桂引火归元，药证合拍，效果斐然。

三、文献选录

经行口糜，中医病名。是指每值临经或经行之际，出现口腔、舌黏膜溃破糜烂，月经净后自愈，月月反复，称“经行口糜”。好发于行经期妇女。一年四季均可发生。相当于西医学口腔溃疡。本病若及时治疗，一般预后良好。但也有部分患者治愈后容易反复发作。其病发于口舌，总因于热。有阴虚火旺，热乘于心者，有胃热熏蒸而致者，亦有阴虚火旺而致者。属胃热熏蒸者，多有口臭，舌苔黄腻，心火上炎者，伴有失眠多梦，心烦，尿黄；阴虚火旺者，五心烦热，口燥咽干。实火者，宜以苦寒直折亢盛之火；阴虚者，宜滋阴降火。本病应从脏腑、虚实热辨证。胃热证经行口舌糜烂，口臭，口干饮冷，尿黄便结，月经量多、色鲜红、舌红苔黄燥，脉滑数；心火为经行口舌糜烂，以舌尖部为甚，咽干口燥，心中烦热，夜寐不安，小便短黄，舌红苔黄，脉数；虚火为行经期间口舌糜烂，口燥咽干，五心烦热，形体消瘦，头晕腰酸，夜寐不安，尿少色黄，舌尖红苔薄黄，脉细数；湿热为经行口腔糜烂，或口舌生疮，腹胀纳呆，大便溏滞不爽，月经量多，经期延长，带下色黄，舌红苔黄腻，脉濡数或滑数。

（一）辨证论治选录

1. 本病常见的有阴虚火旺、胃热熏蒸两个证型。

（1）阴虚火旺型：症见经期口舌糜烂，口燥咽干，五心烦热，尿少色黄。舌红苔少，脉细数。证属阴虚火旺，火热乘心，则经期口舌糜烂。阴津不能上乘，则口燥咽干。阴虚不能敛阳，则五心烦热。内热灼津伤液，则尿少色黄。舌红苔少，脉细数，均为阴虚内热之征。治宜滋阴降火。方选知柏地黄汤。方中以熟地黄、山茱萸、山药补肝肾之阴，知母、黄柏、牡丹皮清肾中之伏火，佐茯苓、泽泻引热由小便下行。

（2）胃热熏蒸型：症见经行口舌生疮，口臭，口干喜饮，尿黄便结。舌苔黄厚，脉滑数。证属胃热炽盛，熏蒸于上，则口舌生疮，口臭口干。热盛灼伤津液，则尿黄便结。苔黄厚，脉滑数，均为胃热炽盛之象。治宜清热泻火，荡涤胃热。方选凉膈散加减。方中朴硝、大黄清热泻下，连翘、淡竹叶、栀子、黄芩清热解毒，甘草缓急和中，薄荷清凉。全方咸寒苦甘，清热泻下，则胃热自清，口糜自愈。

2. 针药治疗分3型辨治：

（1）脾胃炽热型：口臭疼痛，满口多处糜烂生疮，进食困难，舌边及舌尖红，舌苔微黄或腻，脉弦滑或数。治宜清脾胃热，引火下行，方用黄连解毒汤加减。消化不良加白术、枳壳；疼痛明显时加金银花；夹有湿时加薏苡仁，芡实。针刺取穴：足三里（双）、内庭（双）、合谷（双）。

（2）阴虚火旺型：口舌生疮，时愈时发，失眠多梦，五心烦热，疲倦无力或见午后潮热，舌苔薄白。治宜滋阴降火，引火归元，方用知柏地黄丸加减。有湿热时加茵陈、六一散；脾虚者加白术、陈皮。针刺治疗：肾俞、命门、三阴交、合谷。

（3）脾胃虚损型：满口生疮，不思饮食，食后作胀，倦怠无力或久泻致消瘦，舌质淡，舌体胖嫩，舌苔白，脉濡弱而细。治宜健脾益胃，消食化滞，方用参苓白术散加减。消化不良时加枳壳、神曲、炒谷芽；有热象口臭明显者加黄连；胃阴不足者加石斛。针刺治疗：三阴交（双）、阴陵泉、足三里（双）、合谷（双）。治疗结果：经针刺中药治疗50例均治愈，疗效为100%。（针灸学报，1991，2）

（四）临床报道选录

1. 刘桂莲等以丹栀逍遥散配合耳穴压豆治疗经期口腔溃疡16例：牡丹皮、栀子、柴胡、白术、茯苓各10 g，白芍、当归各15 g，甘草3 g。溃疡发于口唇颊部者加黄连、生石膏、连翘；发于舌体者加木通、生地黄、淡竹叶。耳部主穴为口、肝、内分泌、脾、心等。治疗结果：痊愈12例，显效1例，好转2例，无效1例。（浙江中医杂志，1997，1）

2. 陶佩君运用玉女煎加味治疗经期口糜38例：生石膏、熟地黄、白茅根各30 g，麦冬、山茱萸各10 g，知母、牛膝、熟大黄、生甘草各5 g，黄连3 g，秋石、青果各6 g。口干口渴、溲赤便秘，用生大黄，加蜂蜜少许；脘腹胀满、大便溏臭，用熟大黄，加木通、滑石、茵陈；心烦口苦、溲赤灼痛，加山栀子、淡竹叶。治疗结果：治愈24例，好转11例，无效3例。总有效率为92.2%。（上海中医药杂志，1996，12）

3. 于水永用中药治疗经行口糜42例：阴虚火旺型用知柏地黄丸加味。熟地黄24 g，山药、山茱萸各12 g，茯苓、泽泻、牡丹皮、知母、玄参各10 g，黄柏9 g。胃热炽盛型用玉女煎加味：生石膏30 g，熟地黄15 g，知母、牛膝、麦冬、栀子各10 g，大黄6 g。心火上炎型用导赤散加味：生地黄、木通各9 g，淡竹叶、黄连各6 g，甘草3 g。每日1剂，水煎服。排除狐惑病。用2周，结果：治愈27例，好转12例，未愈3例，总有效率92.7%。（光明中医，2006，3）

4. 周征辨证分型治疗经行口舌糜烂40例：阴虚火旺用知柏地黄汤：熟地黄、山药各20 g，朴硝、连翘、淡竹叶、茯苓各15 g，牡丹皮12 g，泽泻、知母、黄柏、山茱萸各10 g。胃热炽盛用凉膈散：黄芩12 g，大黄（后下）、栀子各10 g，甘草、薄荷（后下）各6 g。脾虚湿热用甘露消毒丹：滑石30 g，茵陈20 g，黄芩、菖蒲、连翘各12 g，川贝母、射干、白豆蔻各10 g，川木通、藿香各9 g，薄荷6 g。于月经干净后开始，2日1剂，水煎服；10剂为1疗程。用3个疗程，结果：治愈18例，好转17例，无效5例，总有效率87.5%。（中医药导报，2005，7）

5. 高丽萍用芩知饮治疗经行口糜42例：生地黄、石斛各15 g，黄芩、知母、淡竹叶各10 g，生甘草5 g，珍珠粉（分冲）、肉桂粉（分冲）各1 g。便秘去肉桂粉，加生大黄。月经前7日开始，每日1剂，水煎服。对照组40例，用华素片，1片/日，4次含服。禁辛辣刺激之品。用10日，结果：两组分别治愈22、7例，好转17、19例，无效3、14例。疗效本组优于对照组（$P<0.01$）。（福建中医药，2001，6）

（五）经验良方选录

1. 内服方：

（1）女贞子、墨旱莲、蜂蜜各50 g。将女贞子、墨旱莲分别拣杂，洗净，晾干或晒干，女贞子拍碎，墨旱莲切成碎小段，同放入沙锅，加水浸泡透，浓煎2次，每次40分钟，合并2次滤汁，放入容器，待其温热时，调入蜂蜜，拌匀即成。早晚分服。主治肝肾阴虚、虚火上炎引起的经行口糜。

（2）生石膏、熟地黄、白茅根各30 g，麦冬、山茱萸各10 g，知母、牛膝、熟大黄、黄连、秋石、青果各6 g，生甘草5 g。于经前1周开始服药，水煎服，每日1剂。每月连服9～12剂。经行口糜消失或减轻，仍需据上法服药3个月经周期，以巩固疗效。主治经行口糜。

（3）牡丹皮、白芍、生地黄、香附、麦冬各15 g，茯苓10～15 g，栀子、当归、白术、柴胡各10 g，甘草6 g。每日1剂，水煎服，日服2次。疏肝清热，佐以养阴。主治经行口糜。

(4) 熟地黄 30 g，生地黄、山药各 15 g，枸杞子、玄参各 12 g，牛膝、女贞子各 9 g，肉桂（研末冲服）3 g。每日 1 剂，水煎服。治疗期间停用其他中西药。主治经行口糜。

(5) 蒲公英 30 g，板蓝根 20 g，生地黄、麦冬、金银花、玄参各 15 g，白芍、薄荷、牡丹皮各 10 g，甘草、贝母各 5 g。每日 1 剂，水煎，3 次分服。主治经行口糜。

(6) 黄精、生龙骨各 30 g，制何首乌 25 g，熟地黄、山药各 20 g，女贞子 15 g，白芍 12 g，天麻、白芷各 9 g，陈皮 5 g。每日 1 剂，水煎服。连服 4 剂。主治经行口糜。

(7) 白芍、茯苓各 15 g，牡丹皮、山栀子、当归、柴胡、白术、沙参、生地黄、淡竹叶各 12 g，甘草、薄荷各 8 g。每日 1 剂，水煎服。主治经行口糜。

(8) 黄精 30 g，生地黄 25 g，山药、桑寄生各 20 g，白芍、桑椹、郁金、制何首乌各 15 g。每日 1 剂，水煎服。连服 4 剂。主治经行口糜。

(9) 枸杞子 18 g，生地黄、麦冬各 15 g，沙参、当归各 12 g，佛手、赤芍各 9 g。每日 1 剂，水煎服。每周服 5 剂。主治经行口糜。

(10) 生龙骨 30 g，山药 25 g，党参、太子参、熟地黄、生地黄、女贞子各 15 g，甘草 6 g。每日 1 剂，水煎服。连服 3 剂。主治经行口糜。

(11) 玄明粉（冲）、连翘、炒栀子、淡竹叶各 10 g，大黄（后入）、黄芩各 8 g，生甘草 6 g，薄荷（后入）5 g。每日 1 剂，水煎服。主治经行口糜。

(12) 太子参、地骨皮、车前子（包煎）各 12 g，黄芩、麦冬、黄芪、石莲、茯苓各 9 g，柴胡 6 g。每日 1 剂，水煎服，主治经前口糜。

(13) 黄精 30 g，熟地黄、生地黄、栀子、山药、钩藤各 15 g，白芍 12 g，杭菊花 10 g。每日 1 剂，水煎服。连服 3 剂。主治经行口糜。

(14) 白芍 12 g，生甘草、砂仁、焦黄柏、石斛、芦根各 10 g，琥珀粉（冲服）6 g。每日 1 剂，水煎服。主治经行口糜。

(15) 淡竹叶、生地黄各 12 g，天花粉、麦冬、炒栀子各 10 g，生甘草、木通各 6 g，川黄连 3 g。每日 1 剂，水煎服。主治经行口糜。

(16) 金银花、连翘、大黄各 12 g，玄明粉 10 g。水煎服。每日 1 剂，2 次分服。主治经行口糜。

(17) 板蓝根 50 g。每日 1 剂，水煎服，亦可用煎液分次含漱。主治经行口糜。

(18) 鱼腥草 60 g。每日 1 剂，水煎服。主治经行口糜。

(19) 决明子 9 g。每日 1 剂，水煎服。主治经行口糜。

2. 外治方：

(1) 大枣 10 枚，黄连、地榆各 9 g，青黛 8 g，五倍子 6 g，白矾 5 g，冰片 4 g，蜜蜡 3 g，蜘蛛 5 个。大枣去核，将蜘蛛、白矾纳入枣内，炭火烤至白矾成枯矾为度。五倍子炒黄，趁热加入蜜蜡使之溶化，再同炒，冷却。与青黛、黄连、地榆、冰片混合，研极细面装瓶备用。先用棉签蘸稀释石炭酸液烧灼口舌溃疡面，然后用盐水漱口，再将药粉撒布溃疡面上，每日 1～3 次。主治经行口糜。

(2) 五倍子 30 g，硼砂、青黛各 20 g，冰糖 10 g，胆矾、白矾、朱砂、樟脑各 5 g。将胆矾放入沙锅煅赤研细，朱砂用水飞法制成细粉，五倍子研细过 120 目筛，白矾、硼砂、冰糖分别研细，樟脑加清水数滴研磨，以上诸药混匀装瓶备用。每日 1 次，晚餐后将药粉涂于疮面上。涂后不宜立即饮水、进食。禁食辛辣和刺激性食物。主治经行口糜。

(3) 白矾 20 g，大枣、苦瓜叶、青黛各 10 g，冰片 3 g。将大枣去核，将白矾打碎放在大枣中，置勺内煅至白矾枯白、大枣焦黑为度。冷后再加苦瓜叶研末，然后加冰片，青黛再研至无声为度，贮瓶备用。用时先用冷盐水含漱后，取此药粉撒敷患处，每日 1～2 次。消炎、敛疮、止痛。主治经行口糜。

(4) 艾绒中加入其他药物（丁香、吴茱萸、附子、细辛各 5 g)，做成艾条。点燃后对准脐部悬灸，患者有温热舒适感时，将艾条保持在一定高度（一般在 2 cm 左右)，亦可用雀吸灸，连续灸烤 5～10 分钟至局部发红。每日 1 次，重者加灸 1 次，要防止烧伤皮肤，孕妇勿灸。主治经行口糜。

(5) 石膏 250 g，硼砂、青果核、炉甘石、人中白各 100 g，西瓜霜 50 g，黄连 18 g，青黛 15 g，冰片 9 g。共研细末，过 100 目筛装净瓶，每瓶 4 g，密封高压消毒备用。将药末吹撒或涂敷患处，一般每日 4～5 次（上午 2 次，下午 2 次，睡前 1 次)。主治经行口糜。

(6) 净吴茱萸 24 g。将上药分作两份，一份生，一份炒，共为细末。用好醋熬滚，与药末和匀，做成两个饼，贴患者涌泉穴。贴后用油纸盖缝药饼，再用布条缠裹，以免移动，贴一昼夜即可，如仍未愈时，可再做药饼贴 1 次。主治经行口糜。

(7) 人参、雄黄各 9 g，硼砂、朱砂各 3 g，冰片、贝母各 1.5 g，粉甘草 0.3 g。将硼砂、朱砂、冰片、雄黄研细，再把人参、甘草、贝母同研细，共合一处，研极细粉末装瓶备用。每日涂 3 次药。主治经行口糜。

(8) 白矾 100 g，活蜘蛛（大的）4 个，冰片少许。先在铁瓢内将白矾用文火溶成液状，然后将活蜘蛛放在液体的上面，烫死至干，待液体凝结成固体状，用镊子把蜘蛛夹出，放凉加冰片，研细粉，撒于溃疡面上少许，每日 1～2 次。主治经行口糜。

(9) 川黄连 30 g，地榆 24 g，五倍子、青黛、冰片各 15 g，枯矾 10 g。将前 3 味药焙干研细末，过筛后加入青黛、冰片、枯矾捣匀，装瓶密封备用。用时先以盐水棉球将溃疡面擦净，后将少许药粉涂布于患处，每日 3～4 次。主治经行口糜。

(10) 青黛、硼砂、人中白、儿茶各 30 g，薄荷、玄明粉、马勃各 15 g，冰片 6 g。上药共研细末，过细筛装瓶密封备用，使用时先以冷盐水含漱，然后将药粉撒布患处；不易撒布之患处，可用芦管吹布，每日用药 3 次。主治经行口糜。

(11) 白矾 6 g，白糖 4 g。将上述两味，放入瓷器皿内，置文火上加热，待其溶化成膏后稍冷即可使用。若遇凝固时可再加温溶化使用。用时以棉球蘸白矾膏涂于溃疡面上，每日 1～2 次。主治经行口糜。

(12) 青黛 6 g，硼砂、玄明粉、煅人中白、煅炉甘石、煅石膏各 3 g，雄黄、冰片各 1 g。上药共研极细末，贮瓶备用。先用茶水漱口，取药粉撒敷患处疮面，每日 1～2 次。主治经行口糜。

(13) 冰片、黄柏、硼砂、蒲黄、朱砂、牛黄、儿茶、黄连各等份。共为细末。每日两次吹敷患处，吹敷后使患者低头流出涎水。主治经行口糜。

(14) 黄柏、乌梅各 10 g，黄连、玄明粉各 5 g。以上前 3 味水煎 2 次，去渣，兑入玄明粉，溶化后，频频含漱，每日 10 余次。主治经行口糜。

(15) 细辛适量。细辛研成细末，每次取适量药末，用茶水调成糊状，敷于脐部，每日 1 换。主治经行口糜。

(16) 柿霜 6 g，薄荷 3 g，冰片 1 g。共研极细末，涂患处，每日 2 次。主治经行口糜。

(17) 野蔷薇花 30 g。煎汤漱口。清热解毒。主治经行口糜。

3. 针灸方：

(1) 体穴：太冲、公孙、内庭、内关、人迎。手法：泻法，强刺激。或用三棱针刺各穴，出血 1～2 滴。

(2) 耳穴：口、肾、脾、胃、心、三焦、内分泌。每次取 2～3 穴针刺，或用王不留行籽贴压。

4. 食疗方：

(1) 枸杞子、菊花脑、豌豆苗各 30 g，天冬、水发黑木耳、水发笋片各 20 g，猪里脊肉 250 g，鸡蛋 1 个。将猪里脊肉切成厚片、洗净，用鸡蛋清、湿淀粉、精盐抓匀浆好，备用。将枸杞子、天冬分别拣杂，洗净，枸杞子放入碗中，用温开水浸泡；天冬切成片，入锅，加水浓煎 2 次，每次 30 分钟，合并 2 次滤汁，浓缩至 20 mL。备用。将菊花脑、豌豆苗分别择洗干净；水发木耳、笋片洗净后切成片或撕开，待用。炒锅上火，放油烧至七成热，加葱花、生姜末，急火煸炒炝锅，出香后即投入浆好的里脊片，用炒勺滑开、炒透，倒入漏勺控油；再将炒锅放火上，放油烧热，将木耳、笋片煸炒片刻，加入调料、清汤、天冬浓缩汁及枸杞子，再放入里脊片，用炒勺搅匀，视需要加适量鲜汤，加入菊花脑、豌豆苗，再煮至沸，加精盐、味精，用湿淀粉勾芡，淋入香油即成。佐餐当菜，随意服食，吃里脊肉，饮汤汁，嚼食菊花脑、豌豆苗、枸杞子、黑木耳、笋片。主治虚火上炎引起的经行口糜。

(2) 黑大豆 50 g，精盐 2 g。将黑大豆拣杂，洗净，用冷开水浸泡 12 小时，放入家用压榨粉碎机中榨汁，收集汁液入锅煮沸，加精盐，调拌均匀即成。当饮料服用，或分数次饮服，当日饮完。滋阴降火。主治肝肾阴虚、虚火上炎引起的经行口糜。

第十八节　经行口腔其他疾病

一、病证概述

经行口腔其他疾病，包括经行牙龈肿痛、经行口唇青紫肿痛、经行咽异感症、经行口流涎症。

二、妙法绝招解析

(一) 气滞肝脉，血瘀冲任（刘国平医案）

1. 病历摘要：贾某，女，30 岁。形体瘦弱，面容憔悴，满口牙痛剧烈，难忍唏嘘以手托腮，坐立不安。情绪激动时疼痛加重，安静时稍减，痛难入眠。伴心烦，多汗，潮热，偏头痛，舌质瘦薄而淡紫苔薄白，脉弦细。患者平素急躁，爱发脾气，月经已 40 余日未来。检查：无龋齿，牙龈无红肿压痛。一年多来，月经一直退后而行。若经候当来而不至，则牙痛大作，伴随症状亦同时出现，经血来临，牙痛和伴随症状很快停止。经血紫黯，挟有血块。

证属气滞肝脉，血瘀冲任。治宜行气活血，化瘀通经。方选桃红四物汤加味。药用红花 8 g，酒当归 15 g，生地黄 12 g，三棱、莪术、川芎、赤芍、香附、桃仁各 10 g。每日 1 剂，水煎服。服 2 剂后，经血见下，血色紫黯，血块较多，小腹疼痛。血块去后则腹感舒适，牙痛遂止，头痛、潮热等亦消失。又饮 5 剂以善其后。药用熟地黄、炒白芍、酒当归各 15 g，香附、川芎、红花、桃仁各 10 g，莪术、木通、甘草、肉桂各 6 g。随访 2 年，月经按时而下，血色转红，血块消失，牙痛等症状未再出现。(山西中医，1985，4)

2. 妙法绝招解析：本案从行气活血入手获效。有规律的经前牙痛，应以调经为主，月经调，牙痛可止。患者经行愆期，色黯有块，牙痛经行则减，并有脉弦、易怒等，故断为气滞肝脉，血瘀冲任，拟方桃红四物汤加三棱、莪术行气化瘀，瘀祛经调而病愈。

（二）冲任寒凝，瘀血内阻（田中蜂医案）

1. 病历摘要：李某，女，26 岁。1 年来，每月经来潮，口唇青紫肿胀痒痛，甚者起疱，说话及吃饭不便。延续 2 周后渐消退，下次经期又复发。近两个月上症加重前来求治，月经期正常，经血色紫黑或褐色，量少有块，少腹冷坠绞痛难忍。面色紫黯，齿龈紫黑，舌紫黯，边有瘀斑、苔薄白，脉沉细而涩。

证属冲任寒凝，瘀血内阻。治宜温经活血、逐瘀止痛。方选少腹逐瘀汤加减。药用干姜、没药、川芎、当归、蒲黄、五灵脂各 15 g，小茴香、赤芍、桃仁、肉桂、红花各 12 g，延胡索 10 g。每日 1 剂，水煎服。服 3 剂后，嘴唇肿胀痒痛消失。面唇部分紫色已转红润。效不更方，续进前药 9 剂，经期来潮，经血色变红，量增多，血块减少，少腹冷坠绞痛及环唇肿胀痒痛消失。口唇齿龈及面部颜色已红润，经血调畅，追访 2 年诸症均未复发。(《古今奇证妙治揭秘》，中国中医药出版社，1996)

2. 妙法绝招解析：冲任之脉上达咽喉，环绕口唇，经期冲脉气盛，肝逆之气挟冲气上攻，故见面唇诸症。面紫唇紫而肿，舌紫黯，脉沉细而涩，病机当属寒凝气滞血瘀，方以肉桂、干姜、小茴香温经散寒通调冲任，桃红四物合失笑散活血祛瘀除旧布新，延胡索、没药行气以助活血，如此寒散瘀消，经脉流通气血调达，水津四布口唇，故病自愈耳。

（三）肝郁化火，冲气上逆（李保民医案）

1. 病历摘要：尹某，女，40 岁。3 年来每逢经期辄感口唇青紫，麻木灼痛，口舌生疮，心烦易怒，两乳胀痛，经后诸症自行消失。近 1 年来病情加重，虽经行过后其唇青如故。经某医院诊为“固定性口唇青紫症”，曾用强的松、复方睾丸酮及中药治疗效果不显而来诊。诊见形体壮实，神情焦虑，面色红褐略显晦滞，两唇色青而深紫，肿胀疼痛，开合困难。伴胸闷嗳气，心烦易怒，双乳及脘腹胀痛，经汛适至，后期量少，色暗质稠，夹有瘀块。舌边尖红赤，舌面及口角黏膜可见红色粟粒样口疮，苔微黄乏津，脉弦数有力。

证属肝郁化火，冲气上逆。治宜清肝解郁，化瘀通络。药用生地黄 20 g，赤芍、牛膝、丹参各 15 g，炒枳实、牡丹皮、当归、炮山甲各 12 g，川芎、醋柴胡、桃仁、黄柏各 10 g。每日 1 剂，水煎服。服 10 剂后，口唇青紫肿痛大减，遂改用平时服知柏地黄丸，经期服上方汤剂。经治 3 个月，诸症消失，唇色正常而愈。(吉林中医，1990，5)

2. 妙法绝招解析：本案经行口唇青紫，乃为肝郁之火挟冲气上逆所致，热瘀胞宫，故用清肝热、疏郁滞、化瘀血之法，与上案相比，瘀滞相同，寒温则异也。

（四）气结痰凝，冲任失养（龚士澄医案）

1. 病历摘要：袁某，女，24 岁。4 年前于经前七日开始咽感异常，有如骨鲠之状，窒塞难受，吞咽食物，终觉障碍，必待经血一潮，自然消失。近 2 年经前期咽间窒塞增剧。食管钡餐透视无异常发现。但自述咽窒有碍呼吸，被盖头覆颈时尤为难受，烦躁，诊脉微弦，察舌无异象。曾按梅核气医治无效。

证属气结痰凝，冲任失养。治宜理气消痰，散结养脏。方选甘麦大枣汤加味。药用陈小麦 30 g，生甘草、黑大枣、绿萼梅、合欢皮各 9 g。每日 1 剂，水煎服。随意饮汤食枣。服完 25 剂，月经来潮，无咽窒感。再接服 15 剂，一如常人。(中医杂志，1991，12)

2. 妙法绝招解析：《金匮要略》有“妇人咽中如有炙脔”的梅核气证和“喜悲伤欲哭，象如神灵所作”的脏躁证，乃因气结痰凝，脏阴失养所致，本例有梅核气之状，有脏躁之因，因用甘麦大枣汤以润其脏躁为主，而未用四七汤之属，颇有见地。

（五）肝气郁结，聚湿成涎（张经生医案）

1. 病历摘要：唐某，女，42 岁。每次经期流水样口涎，稍有泡沫，量多，经净自止，已历 10 年。伴有乳房作胀，时喜叹气，纳少，恶心，形体消瘦，面色不华，急躁易怒，口干不欲饮，脉细弦，舌淡红，苔少。

证属肝气郁结，聚湿成涎。治宜疏肝解郁，健脾化湿。方选逍遥散加减。药用茯苓 15 g，益智仁 12 g，当归、炒白芍、柴胡、焦白术、郁金各 10 g，煨姜、薄荷、炙甘草各 6 g。每日 1 剂，水煎服。服 5 剂后，口流涎消失，他症均见好转。嘱其下次经前 3 日，再服原方至月经干净停止，随访 1 年半未见复发。（江西中医药，1981，1）

2. 妙法绝招解析：本例为脾气虚，不能行津输液；肝气滞，乳房胀，善太息，脾虚肝郁，脾湿停聚中焦而成涎唾。以逍遥散调肝理脾，行气化湿，更加益智仁摄敛涎唾，故能取效。

（六）劳倦伤脾，不能摄涎（张宏俊医案）

1. 病历摘要：张某，女，24 岁。3 个月前正值经期负重远行，以致经水淋漓不尽，因羞于治疗，一直未瘥。半个月前，觉口中渗水，初始未介意，近几日来，口中渗水增多，甚则顺嘴下滴，以致无法进食，用西药阿托品后好转，但口干难忍。症见面色无华，伴神疲乏力气短，经水淋漓，色淡无块，口中渗水多，不敢张嘴，舌淡体胖，伸则水滴，脉细弱。

证属劳倦伤脾，不能摄涎。治宜补益脾土，化湿摄涎。方选健固汤加减。药用党参 20 g，白术 15 g，薏苡仁、茯苓、益智仁、黄芪各 10 g，炙甘草 5 g。每日 1 剂，水煎服。服 3 剂药后，经水已尽，口中渗水亦止，惟动则气短乏力。方已奏效，续服 12 剂后，病愈。为巩固疗效用补中益气丸 1 月余。随访 2 年余，病未复发。（辽宁中医杂志，1989，9）

2. 妙法绝招解析：此案缘于脾气亏虚，上不能摄涎，下不能统血所致，所谓“脾为涎”“脾统血”也。傅山建固汤本为经前泄水而设，此用治口中渗水，机制都在补益脾土，使脾气旺盛，自能运化其湿。原方用巴戟天而不用益智仁，此用益智仁，妙在益智仁功擅温脾摄涎。另加黄芪、甘草，以加强补脾。

（七）肝郁脾虚，饮邪中阻（张宏俊医案）

1. 病历摘要：林某，女，48 岁。1 年来，月经周期紊乱，情绪反常，动辄发怒，经行前 2～3 日始呕吐清水，初量不多，逐渐增多，经净 2 日后即止，曾经某院胃肠钡透视检查未见异常，并用中药小半夏汤、旋覆代赭汤无效。现月经将届，呕吐清水量多，以致无法进食，胸膺作胀，心悸头眩，背部恶风如掌大，大便溏，舌淡体胖，伸则水滴，脉细滑。

证属肝郁脾虚，饮邪中阻。治宜疏肝健脾，温中摄涎。方选逍遥散合苓桂术甘汤加减。药用柴胡、当归、白芍、茯苓、白术各 10 g，桂枝、半夏、炙甘草各 6 g。每日 1 剂，水煎服。服 3 剂后，月经已潮，呕吐清水显著减少，少腹疼痛较前减轻。改用四物汤加减，并嘱其待下次经前 1 周开始服药。1 个月后复诊，服药 5 剂后，月经将行，未见呕吐清水，方已奏效，原方继进 3 剂，诸疾未作。嘱其经净 10 日后用逍遥丸 10 g，每日 2 次，巩固疗效。随访 2 年余，病未复发。（辽宁中医杂志，1989，9）

2. 妙法绝招解析：脾胃亏虚，水饮停滞于中，泛于上则呕。故以香砂养胃治之。脾胃之虚，源于肝失条达，克伐脾土，故以逍遥散疏肝健脾治其本，因呕吐清水过多，心悸背冷等饮邪偏盛而合苓桂术甘汤温阳化饮治其标，遵古达变，深得旨趣。

三、文献选录

（一）经验良方选录

1. 内服方：

（1）太子参、生地黄、赤芍各 30 g，生黄芪、金银花、连翘、甘草各 15 g，凤尾草、肉苁蓉、当归、麦冬各 10 g，生蒲黄（布包）、升麻、柴胡、薄荷各 6 g，肉桂（研末分 3 次冲服）、木通、细辛各 3 g。另肉苁蓉 9 g（研末），五倍子 10 g（沸水泡）。每日 1 剂，水煎 3 次，分 3 次服。30 剂为 1 个疗程。疗程结束后，服肉苁蓉末，每次 3 g，每日 3 次，五倍子水漱口，每日 3～5 次，连用 1 个月。主治经行口腔病。

（2）金银花、连翘各 20 g，生地黄、射干各 15 g，牡丹皮 10 g，黄连（杵碎）、升麻、当归各 6 g。每日 1 剂，水煎服。服药前先用少量药汁漱口，漱时要将药汁含口中片刻，待口腔溃烂处疼痛减轻后吐出含漱过的药液，这样连续含漱 3～5 遍后，服下余液，早晚各服 1 次，每日 1 剂。主治经行口腔病。

（3）石膏、生地黄、芦根、天花粉各 30 g，石斛、连翘各 15 g，知母、玄参、麦冬各 9 g，生甘草 6 g。每日 1 剂，水煎服。主治经行口腔病。

（4）生地黄 30 g，女贞子、墨旱莲、生谷芽、熟谷芽各 15 g，知母、黄柏、龟甲各 9 g，生甘草 6 g，木通、川黄连各 3 g。每日 1 剂，加水煎沸 15 分钟，过滤取液，渣再加水煎 20 分钟，滤过去渣，两次滤液兑匀，分早晚服。主治经行口腔病。

（5）玄参 30 g，麦冬、生地黄各 24 g，天花粉 9 g，淡竹叶、木通各 6 g，黄连 3 g。每日 1 剂，水煎服。另取消毒干棉签擦去溃疡分泌物，然后涂上 1%碘酒即可，不必脱碘。每日涂 2～3 次，一般 2～3 日即可痊愈。主治经行口腔病。

（6）生地黄、熟地黄各 15 g，白芍、黄芩、牡丹皮、玄参、桔梗、山药、地骨皮、女贞子各 12 g，天冬、麦冬、栀子、生甘草各 10 g。每日 1 剂，水煎服，日服 2 次。主治经行口腔病。

（7）黄芪、土茯苓各 30 g，制附片（先煎 30 分钟）、白术、薏苡仁、甘草各 10 g。每日 1 剂，水煎服，日服 2～4 次。益气健脾，温中散寒，解毒祛湿。主治经行口腔病。

（8）黑芝麻 15～30 g，玄参、麦冬、生地黄各 15 g，白芍 10～15 g，厚朴、杏仁、枳实各 10 g，大黄 6～10 g，每日 1 剂，水煎服，日服 2 次。主治经行口腔病。

（9）黄精 30 g，生地黄 25 g，山药、桑寄生各 20 g，制何首乌、桑椹、白芍各 15 g，郁金 12 g。水煎服，每日 1 剂，连服 4 剂。滋肾柔肝养血。主治经行口腔病。

（10）白芍、茯苓各 15 g，牡丹皮、山栀子、当归、柴胡、白术、沙参、生地黄、淡竹叶各 12 g，甘草、薄荷各 6 g。每日 1 剂，水煎服。主治经行口腔病。

（11）大黄（后入）、黄芩各 8 g，玄明粉（冲）、连翘、炒栀子、淡竹叶各 10 g，生甘草 6 g，薄荷（后入）5 g。每日 1 剂，水煎服。主治经行口腔病。

（12）太子参、地骨皮、车前子（包煎）各 12 g，黄芩、麦冬、黄芪、石莲、茯苓各 9 g，柴胡 6 g。每日 1 剂，水煎服。主治经行口腔病。

（13）淡竹叶、生地黄各 12 g，天花粉、麦冬、炒栀子各 10 g，生甘草、木通各 6 g，川黄连 3 g。每日 1 剂，水煎服。主治经行口腔病。

（14）生地黄 30 g，淡竹叶、甘草梢各 12 g，木通 8 g，黄连 6 g。每日 1 剂，水煎服。连服 3 剂。主治经行口腔病。

2. 外治方：

(1) 大枣 10 枚，黄连、地榆各 9 g，青黛 8 g，五倍子 6 g，白矾 5 g，冰片 4 g，蜜蜡 3 g，蜘蛛 5 个。大枣去核，将蜘蛛、白矾纳入枣内，炭火烤至白矾成枯矾为度。五倍子炒黄，趁热加入蜜蜡使之溶化，再同炒，冷却。与青黛、黄连、地榆、冰片混合，研极细面装瓶备用。先用棉签蘸稀释石炭酸液烧灼口舌溃疡面，然后用盐水漱口，再将药粉撒布溃疡面上，每日 1～3 次。主治经行口腔病。

(2) 五倍子 30 g，硼砂、青黛各 20 g，冰糖 10 g，胆矾、白矾、朱砂、樟脑各 5 g。将胆矾放入沙锅煅赤研细，朱砂用水飞法制成细粉，五倍子研细过 120 目筛，白矾、硼砂、冰糖分别研细，樟脑加清水数滴研磨，以上诸药混匀装瓶备用。每日 1 次，晚饭后将药粉涂于疮面上。涂后不宜立即饮水、进食。禁食辛辣和刺激性食物。主治经行口腔病。

(3) 白矾 20 g，大枣 10 g，苦瓜叶、青黛各 10 g，冰片 3 g。将大枣去核，将白矾打碎放在大枣中，置勺内煅至白矾枯白、大枣焦黑为度。冷后再加苦瓜叶研末，然后加冰片、青黛再研至无声为度，贮瓶备用。用时先用冷盐水含漱后，取此药粉撒敷患处，每日 1～2 次。主治经行口腔病。

(4) 艾绒中加入其他药物（丁香、吴茱萸、附子、细辛各 5 g），做成艾条。点燃后对准脐部悬灸，患者有温热舒适感时，将艾条保持在一事实上高度（一般在 2 cm 左右），亦可用雀吸灸，连续灸烤 5～10 分钟至局部发红。每日 1 次，重者加灸 1 次，要防止烧伤皮肤。主治经行口腔病。

(5) 石膏 250 g，硼砂、青果核、炉甘石、人中白各 100 g，西瓜霜 50 g，黄连 18 g，青黛 15 g，冰片 9 g。共研细末，过 100 目筛装净瓶，每瓶 4 g，密封高压消毒备用。将药末吹撒或涂敷患处，一般每日 4～5 次（上午 2 次，下午 2 次，睡前 1 次）。主治经行口腔病。

(6) 净吴茱萸 24 g。将上药分作两份，一份生，一份炒，共为细末。用好醋熬滚，与药末和匀，做成两个饼，贴患者涌泉穴。贴后用油纸盖缝药饼，再用布条缠裹，以免移动，贴一昼夜即可，如仍未愈时，可再做药饼贴 1 次。主治经行口腔病。

(7) 川黄连 30 g，地榆 24 g，五倍子、青黛、冰片各 15 g，枯矾 10 g。将前 3 味药焙干研细末，过筛后加入青黛、冰片、枯矾捣匀，装瓶密封备用。用时先以盐水棉球将溃疡面擦净，后将少许药粉涂布于患处，每日 3～4 次。主治经行口腔病。

(8) 白矾 100 g，活蜘蛛（大的）4 个，冰片少许。先在铁瓢内将白矾用文火溶成液状，然后将活蜘蛛放在液体的上面，烫死至干，待液体凝结成固体状，用镊子把蜘蛛夹出，放凉加冰片，研细粉，撒于溃疡面上少许，每日 1～2 次。主治经行口腔病。

(9) 青黛、硼砂、人中白、儿茶各 30 g，薄荷、玄明粉、马勃各 15 g，冰片 6 g。上药共研细末，过细筛装瓶密封备用，使用时先以冷盐水含漱，然后将药粉撒布患处；不易撒布之患处，可用芦管吹布，每日用药 3 次。主治经行口腔病。

(10) 人参、雄黄各 9 g，硼砂、朱砂各 3 g，冰片、贝母各 1.5 g，粉甘草 0.3 g。将硼砂、朱砂、冰片、雄黄研细，再把人参、甘草、贝母同研细，共合一处，研极细粉末装瓶备用。每日涂 3 次药。主治经行口腔病。

(11) 五倍子 9 g，川黄连 3 g。上药共研细末，过细筛贮瓶备用。用时取药末适量放杯中，以清水浸过药面并加白酒 1～2 滴，隔水炖 10～15 分钟，用消毒棉签蘸药水涂患处，次数不拘，以愈为度。主治经行口腔病。

(12) 鸡蛋（煮熟）3 个。取蛋黄放铁勺内用文、武火熬至去油。去渣取油，装瓶中备用。

局部用 1∶5000 高锰酸钾液洗净溃疡面，再用淡盐水冲洗干净，然后将蛋黄油涂搽患处，每日 1～2 次。主治经行口腔病。

（13）白矾 6 g，白糖 4 g。将上述两味放入瓷器皿内，置文火上加热，待其溶化成膏后稍冷即可使用。若遇凝固时可再加温溶化使用。用时以棉球蘸白矾膏涂于溃疡面上，每日 1～2 次。主治经行口腔病。

（14）青黛 6 g，硼砂、玄明粉、煅人中白、煅炉甘石、煅石膏各 3 g，雄黄、冰片各 1 g。上药共研极细末，贮瓶备用。先用茶水漱口，取药粉撒敷患处疮面，每日 1～2 次。主治经行口腔病。

（15）新鲜车前草 50 g，生石膏、灶心土各 30 g。先将后 2 味药捣烂，用淘米水浸泡，过滤去渣，再将车前草洗净、绞汁与淘米水混合洗口。主治经行口腔病。

第十九节　经行目暗

一、病证概述

每于经行前后或经期，两目昏暗，视物不清，称“经行目暗”。《陈素庵妇科补解·经行头重目暗方论》云“足太阴脾生血，统血，脾虚则脏腑皆失所养，头为诸阳之会，阳气下陷而不升故头重，五脏之精华皆位于目，白属肺，黑属肝，眼胞属脾，神水属肾，锐眦属心。脾虚则水多不能运化，诸经无以秉藉，是以目暗无光也。”《女科撮要》云“经后目暗，属血虚。”张山雷笺正：此是肝肾阴虚，不能上荣于目。目为肝之窍，经、孕、产、乳数伤于血，肾精肝血不足，不能上荣于目；或肾水不足，肝失涵养，肝经疏泄无权，肝郁化火，冲气上逆，故视物不清。

二、妙法绝招解析

（一）失血过多，肝阴虚损（谢裕东医案）

1. 病历摘要：徐某，女，40 岁。行经量大，失血过多，肝阴虚损，目涩而痛，视物昏暗，头痛眩晕，黑睛生翳，形如粟粒，口苦舌红，脉弦细。

证属失血过多，肝阴虚损。治宜滋阴补血，养肝明目。方选《医宗金鉴》的当归补血汤。生地黄 12 g，当归 9 g，川芎、白芍、茺蔚子、蒺藜、菊花、防风、柴胡各 5 g，羌活、薄荷、甘草各 3 g。水煎服。连服 15 剂而愈。（《豫东名医谢裕东医案选集》，河南医科大学出版社，2001）

2. 妙法绝招解析：本案患者之经行目暗，因其行经量多，失血过多，肝阴虚损，阴不潜阳，而致肝阳上亢，故治拟滋阴补血之法。方用四物汤（当归、生地黄、川芎、白芍）加味，方中以四物汤补肝之血，滋阴潜阳；茺蔚子、蒺藜清肝疏肝，祛风明目，又止头晕；菊花平肝疏风明目治疗头晕目赤；薄荷入肝经疏风解毒，治疗目赤头痛，柴胡、防风疏肝解热；羌活亦为治头痛之良药。全方用药精准，使肝经血足，则阴阳平秘，诸症自除。

（二）冲任失调，肝窍受损（陈晓平医案）

1. 病历摘要：刘某，女，37 岁。15 岁月经初潮，25 岁结婚生 1 男 1 女。去年因连续人流 2 次后经行紊乱，经色淡红。每逢经期两目昏暗，经后目暗逐渐消失，近来病情加剧。经行少腹胀痛，量多色淡，腰脊酸楚，心悸怔忡，两目昏暗干涩，眼眶四周隐痛，纳差口淡，舌质薄白，脉细软。

证属冲任失调，肝窍受损。治宜补益肝肾，调经明目。药用仙鹤草 15 g，山药 12 g，当归、

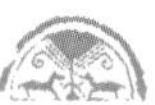

生白芍、生黄芪、炙甘草、阿胶、制香附各 9 g，山茱萸、艾叶各 6 g。每日 1 剂，水煎服。服 4 剂后，经行 3 日，量已减少，少腹胀痛消失，惟两目昏暗仍在；两侧眼眶边缘鱼尾至太阳穴处隐隐作痛不止，心悸怔忡，纳差，舌质淡白，脉细软。再予温养肝肾、健脾养血为主。药用炙黄芪 24 g，枸杞子 15 g，山药、熟地黄各 12 g，炙甘草、巴戟天、当归、生白芍、太子参、紫河车粉（分吞）各 9 g。连服 15 剂而愈，1 年来经行正常，目暗等症消失。（新中医，1983，3）

2. 妙法绝招解析：本案因人流后致气血大损，引起脾虚统摄无权，冲任不固，日久不愈肝肾受损，故每逢经期则目暗，治先以调肝汤加仙鹤草、艾叶、黄芪等补益肝肾，调经止血后，原方又加重黄芪、太子参、熟地黄、紫河车大补肝肾，益脾养血而愈。

（三）肝郁肾亏，精血涸耗（刘茜医案）

1. 病历摘要：王某，女，22 岁。经来双目干涩疼痛，视物疲劳一年余。其间屡服西药及中成药未瘥，近期逐次加重，经前十日即觉双目干涩，视物疲劳，继之疼痛不适，嗣后有内缩感，胸闷太息，每遇怒则剧，咽干耳鸣，腰膝酸软，经量少，多者一日亦净，色黯红。经期目痛甚，经后略缓。舌红苔少，脉弦细。

证属肝郁肾亏，精血涸耗。治宜疏肝解郁，补肾益精。药用枸杞子、女贞子、山药各 15 g，生地黄、熟地黄、柴胡、白芍各 12 g，当归 10 g，川楝子、沙参、麦冬、山茱萸、甘菊花各 9 g。每日 1 剂，水煎服。服 6 剂后，诸症减轻，双目较前舒适，经量增多，延续近 3 日。复投 3 剂，目仍略觉干涩，虑初中病机，爰宗上方之意增损。隔日 1 服，再进 9 剂，病情逐日向愈，经来量色基本复常，目痛视物疲劳等症未见复发。（广西中医药，1987，3）

2. 妙法绝招解析：《陈素庵妇科补解》云“精血少，故目暗也”，肝藏血，肝气通于目，精血充则目能辨五色，今经来双目干涩疼痛，视物疲劳，乃知肝血不足，不能上滋于目也。故治当育肝之阴血。然乙癸同源，肾藏真阴助肝血，故填精补肾与育肝疏肝调经并施，是以奏效。

三、文献选录

（一）辨证论治选录

目受五脏六腑之精气而能视，凡能影响精气上升于目的因素均可引起此证。辨证主要根据症状与舌脉，一般经前或经期突发视力下降，目赤口苦者属实，多为肝火上炎；视力逐渐下降，两目干涩者属虚，多为肝肾阴虚。虚则补肝明目，实则泻肝清目。临床常见的有肝血亏虚、肝郁火旺二证；①肝血亏虚证：病因病机为素体阴血不足，经孕产众伤阴血，经行血下，肝血愈亏，不能上荣于目，肝目失养，则视物不清。主要证候：经期或经后则视物不清，双目昏花，面色苍白，筋脉不利，肌肤麻木，感觉迟钝，经血量少，舌淡，苔白，脉弦细。辨证依据：素体阴血不足或房劳多产、失血史；经期或经后双目昏花，视物不清；经血量少，色淡；筋脉不利，肌肤麻木，感觉迟钝；舌淡，苔白，脉弦细。治宜养肝明目。方药选补肝汤（《医宗金鉴》：当归、川芎、白芍、熟地黄、酸枣仁、炙甘草、木瓜）加女贞子、枸杞子；②肝郁火旺证：病因病机为情志所伤，肝郁化火，经前冲任脉盛，冲气上逆；肝火随冲气上逆，又注于目，则视物不清，两目干涩红赤。主要证候：每于经前双目昏花，干涩红赤，视物不清。经色紫红或挟有血块，胸胁满闷，口苦咽干，心烦不宁，小便黄，大便燥结。舌红，苔黄，脉弦数。辨证依据：平素情志不舒，或有情志创伤史；经前或经期视物不清，双目干涩红赤；胸胁苦满，口苦咽干，便结尿黄；舌红，苔黄，脉弦数。治宜清肝明目。化肝煎（《景岳全书》：青皮、陈皮、芍药、牡丹皮、栀子、泽泻、贝母）加柴胡、夏枯草、草决明。

（二）经验良方选录

1. 内服方：

（1）白羯羊肝 1 具（竹刀切薄片，新瓦焙干），熟地黄 90 g，菟丝子、车前子、麦冬（去心）、白茯苓、五味子、枸杞子、茺蔚子、葶苈子、蕤仁（去壳）、地肤子（去壳）、建泽泻、北防风、枯黄芩、苦杏仁（去皮尖炒）、辽细辛、肉桂心、青葙子各 60 g。共研细面，炼蜜为丸。每丸重 9 g，每服 1 丸，早晚各服 1 次，温开水送下。主治经行目暗。

（2）熟地黄 15 g，当归、白芍、白芷各 10 g，羌活、防风各 7 g，川芎 6 g。有热象者熟地黄改为生地黄，白芍改赤芍，或加黄芩、黄连；眼干较著者，加天花粉、知母、玄参；气虚者加党参、黄芪；肝肾两虚加枸杞子、女贞子；肝郁气滞加香附。每日 1 剂，水煎，分 2 次服用。主治经行目暗。

（3）当归 15 g，茯苓、丹参、郁金各 12 g，柴胡、赤芍、白术、炒栀子各 10 g，薄荷、橘络各 6 g，甘草 3 g。每日 1 剂，水煎，分 2 次服。主治经行目暗。

（4）蒲公英 30 g，金银花 20 g，生地黄 15 g，白芍、牡丹皮、栀子、黄芩、龙胆、桑白皮、茺蔚子、蔓荆子各 10 g，甘草 5 g，羚羊角 3～5 g（先煎 30 分钟）。每日 1 剂，水煎，分 2 次服。主治经行目暗。

（5）菟丝子（酒煮）250 g，熟地黄、当归各 160 g，枸杞子、车前子（炒）、五味子各 60 g，楮实子、川椒（炒）各 30 g。上为末炼蜜丸如梧桐子大，每服 6～9 g，食前温酒下。主治经行目暗。

（6）菊花 24 g，酒黄芩 12 g，酒生地黄、赤芍、知母、决明子、玄参各 9 g，牡丹皮 6 g，川芎 3 g，犀角粉（冲服）0.6 g。每日 1 剂，水煎，分 2 次服。主治经行目暗。

（7）丹参 15 g，党参、决明子、牡丹皮、密蒙花各 12 g，当归、赤芍、茯苓、黄芪各 9 g，川芎、柴胡各 6 g，升麻 3 g。每日 1 剂，水煎，分 2 次服用。主治经行目暗。

（8）黄芪、枸杞子、白芍各 15 g，当归（酒洗）12 g，柴胡、白术、茯苓、蔓荆子、香附、夏枯草各 10 g，甘草 3 g。每日 1 剂，水煎，分 2 次服用。主治经行目暗。

（9）党参、白术、当归、茯苓、陈皮、柴胡、槟榔、枳壳、升麻、丹参、赤芍、麦冬、枸杞子各 10 g。每日 1 剂，水煎服。主治经行目暗。

（10）熟地黄 60 g，黄连 30 g，白羊肝 1 具。焙干研末，精制为丸，如梧桐子大，食远茶水送服 6 g，每日 3 次，久服自明。主治经行目暗。

（11）青葙子、夏枯草各 12 g，山栀子 10 g，火麻仁 6 g。每日 1 剂，水煎服。主治经行目暗。

（12）生地黄 18 g，菊花、草决明各 15 g。每日 1 剂，水煎，分 2 次服。主治经行目暗。

（13）枸杞子、桑椹、山茱萸、生地黄各 15 g。每日 1 剂，水煎服。主治经行目暗。

2. 食疗方：

（1）水发海参 100 g，水发香菇、火腿各 40 g，鲜汤 250 mL，鸽蛋 12 只，酱油、白糖、黄酒、味精、葱油、葱、生姜、湿淀粉、精制油各适量。将鸽蛋煮熟，剥去蛋壳，放入热油锅中，炸一下。海参切片放入沸水锅中焯一下，捞出，控干水分。香菇去蒂，切成两半。火腿切片。葱和生姜洗净，用刀拍松。炒锅上火，放油烧热，下葱、生姜炝锅，加鲜汤、鸽蛋、海参、香菇、火腿、酱油、白糖、黄酒，烧沸后，撇去浮沫，加入味精，用湿淀粉勾芡，淋上葱油即可食用。主治经行目暗。

（2）银耳、香菜各 20 g，火腿 15 g，鸽蛋 10 只，鸡汤 1500 mL，料酒、精盐、味精、胡椒粉各适量。银耳用温水浸泡，去根蒂，洗净，用沸水氽一下，再用清水泡后蒸熟。香菜洗净。鸽蛋煮熟。火腿切成粗片蒸熟。将鸡汤烧沸，下料酒、精盐、胡椒粉，放入蒸熟的银耳、煮熟的去壳鸽蛋及熟火腿片，煮沸，放适量味精，即可装盘食用。主治经行目暗。

（3）蚌肉 100 g，鲜嫩枸杞叶 40 g，鸡蛋 2 只，生姜 2 片，精盐、香油各适量。枸杞叶洗净。蚌肉洗净，切成块。鸡蛋打入碗中搅匀成蛋浆。瓦煲内加适量清水，放入蚌肉和生姜片，用大火煲至水沸，改用中火继续煲 60 分钟左右，然后放入枸杞叶；再用小火煲 30 分钟左右，放入鸡蛋浆和精盐，淋上香油即可食用。主治经行目暗。

（4）黑桑椹、黑芝麻、海参各 100 g，熟地黄、何首乌、白芍各 50 g，蜂蜜 200 g。先将海参发好，洗净泥沙，与上料同入锅中，加清水适量，文火煎煮。每 40 分钟提取煎液 1 次，共取 3 次。将 3 次煎液合并继续煎熬至稠浓时，加入蜂蜜，稍煮沸即停，凉后装瓶。每次 2 汤匙，加水冲服。主治经行目暗。

（5）猪肝 100 g，枸杞子 50 g，黄酒、精盐、葱段、生姜片、胡椒粉、精制油各适量。枸杞子洗净。猪肝洗净后切成片。锅烧热，放精制油，煸炒猪肝片，加入黄酒、葱、生姜、精盐，继续煸炒，加入适量清水，放入枸杞子共煮，煮至猪肝熟透，再加胡椒粉调味即可食用。主治经行目暗。

（6）生地黄 25 g，石斛 20 g，甲鱼（重约 500 g）1 只，精盐适量。将甲鱼放入沸水锅中烫死，剁去头、爪，揭去硬壳，掏出内脏后洗净，切成 1 cm 见方的块，与石斛、生地黄一同放入沙锅内，加适量水，用大火煮沸，转用小火炖 2 小时，加精盐调味即可食用。主治经行目暗。

（7）干品蚌肉 60 g，沙苑子、核桃仁各 30 g，生姜 2 片，精盐适量。将沙苑子和核桃仁洗净。蚌肉用清水浸透发开，洗净切片。瓦煲内加适量清水，用大火煲至水沸后放入沙苑子、核桃仁、蚌肉、生姜，改用中火继续煲 2 小时左右，再加入精盐调味即可食用。主治经行目暗。

（8）牛肝 100 g，枸杞子 15 g，精盐、香油各适量。将牛肝洗净，切成片，用沸水焯一下。枸杞子洗净，放入沙锅内，加适量清水，用大火煮沸后，转用小火煮熬 30 分钟，捞出枸杞子，放入牛肝片，继续煮至牛肝片熟，加入精盐调味，淋上香油即可食用。主治经行目暗。

（9）枸杞子 30 g，女贞子 15 g，甲鱼（重约 500 g）1 只，精盐适量。将甲鱼宰杀后去内脏，洗净，入锅，加适量水，煮沸 5 分钟后，剥去外壳，与洗净的枸杞子、女贞子一同入锅，用小火炖至甲鱼肉烂后，加少许精盐即可食用。主治经行目暗。

（10）山药夜明粥：将夜明砂 10 g，山药 30 g，菟丝子 10 g，用布包好，加水 5 碗煎成 3 碗，去渣后加入粳米 60 g，红糖适量煮成粥食。每日 1 剂，连服 15～20 剂。主治经行目暗。

（11）黑豆 50 g，枸杞子 30 g，制何首乌 10 g。将枸杞子、制何首乌、黑豆洗净后同入锅中，加适量水，煮至黑豆熟烂即可食用。主治经行目暗。

（12）决明子适量。将决明子洗净，除去杂质，晒干后微火炒至黄色。夏季时可用决明子 30 g煮成浓茶饮用。主治经行目暗。

（13）枸杞子、山茱萸各 15 g，糯米 100 g，白糖适量。将枸杞子、山茱萸、糯米、白糖同煮成稀粥食用。主治经行目暗。

（14）白木耳、赤小豆、冰糖各 30 g，清茶 6 g。共入锅内，加水煮汤，吃木耳喝汤，每日 1 次。主治经行目暗。

（15）鲜向日葵花 60 g，加水炖鸡肉服；或用其叶及牛膝各 50 g，每日 1 剂，水煎服。主治经行目暗。

（16）熟地黄、枸杞子、山茱萸各 30 g，黄酒 1000 mL，同煮数沸后去渣，每服 30 mL。主治经行目暗。

(17) 川芎、绿茶各 6 g。水煎，加入红糖适量，当茶饮，连饮半个月。主治经行目暗。

第二十节　经行眩晕

一、病证概述

经行眩晕是指每值经期或经行前后，出现头晕目眩、视物昏花为主的病证，轻者瞬间即止，重者须闭目自持，甚或不能站立，月经过后眩晕停止，下次经期再次发作。如因睡眠不足，劳倦烦恼，而致经期轻度眩晕，又无其他症状，偶然发作一次不作病论。

二、妙法绝招解析

(一) 肝郁化火，阴虚阳亢 (刘奉五医案)

1. 病历摘要：杜某，30 岁。近半年来，每遇经前期即感头晕头痛，心慌气短，恶心，胸闷而痛，口干喜冷饮，烦躁易怒，四肢倦怠无力，血压忽高忽低。因血压过高，曾昏倒过两次。经行过后，症状随之减轻，月经周期提前 3～7 日，色黑红，量中等，经期有时腰酸痛，经前期不能坚持工作。检查：一般情况尚好，尿查磷苯二酚胺 4.5 mg，基础代谢增加 10%，心电图正常，窦性心动过速。肝功能正常，眼底正常，腹部 X 线片正常。舌尖红，苔黄腻，脉弦滑。诊断为经行眩晕。

证属肝郁化火，阴虚阳亢。治宜养阴清热，凉血平肝。瓜蒌 15 g，生地黄 12 g，桑叶、菊花、黄芩、马尾连、白芍、牡丹皮、栀子、牛膝、女贞子、墨旱莲各 9 g。上方服 3 剂后，头晕头痛、心慌烦躁、失眠、胸闷均减轻。上方去瓜蒌，加阿胶 15 g。复诊时嘱，每遇月经前几日，即开始服上方 3～6 剂。头晕头痛、心慌、气短等症状均减轻，胸痛也减轻，血压维持在 (110～130)/(70～90)mmHg 之间，精神转佳，能上全日班，月经周期正常。(《刘奉五妇科经验》，人民卫生出版社，1994)

2. 妙法绝招解析：每逢经期或经行前后出现头晕目眩，如坐舟车，甚或伴有恶心呕吐等症，此即经行眩晕。本例之眩晕，属于肝郁化火，肝阳上亢。肝为刚脏，有赖阴之滋养，肾阴不足，精不化血，血不养肝，则肝阴不足。肝阳上亢，上扰清窍，故见头晕、头痛。肝火升腾则见烦躁易怒，口渴喜冷饮。肝热引动血热，则见月经周期提前，肝阴不足，肾阴亏虚，不能上注于心，心肾不交，故见心慌，气短，失眠，治以养阴清热，凉血平肝。方中桑叶、菊花、马尾连、牡丹皮、栀子清热凉血平肝，白芍、生地黄、女贞子、墨旱莲滋阴养血，牛膝滋补肝肾，引热下行，阿胶养血安神；瓜蒌理气宽中、清热。纵观全方，用药精当，不但症状改善，血压也趋于平稳。

(二) 肝郁脾虚，痰湿扰头 (徐志华医案)

1. 病历摘要：李某，女，35 岁。经前头晕 3 年，患者于 3 年前因行经期与他人发生口角，后每月经前头晕、胸闷胀满，本次适值经前，头晕，胸胁胀，脘腹胀满，纳呆呕恶，舌淡，苔薄白，脉细弦。

证属肝郁脾虚，痰湿扰头，方选半夏白术天麻汤。天麻、姜半夏、白术、神曲、麦芽、泽泻、党参、茯苓、黄柏、陈皮、干姜各 10 g，生姜 3 片。水煎服，每日 1 剂。服 5 剂，月经来潮，头晕减轻，仍觉脘腹胀满，纳呆呕恶，舌淡红，苔薄白，脉细滑微弦。继守原方再进 7 剂。以后每临经前，守原方服 7 剂，共调治 3 个月，随访 2 年未复发。(《中国现代百名中医临床家丛书·

徐志华》，中国中医药出版社，2007）

2. 妙法绝招解析：经行眩晕为妇科临床常见证候之一。轻者闭目即止，重者如坐舟车，旋转不定。经行之时，营血趋于下，髓海空虚，肝阳上亢，则头目为之眩晕。朱丹溪认为“无痰不作眩”。张景岳认为“无虚不作眩”。而眩晕之由，不外风、火、痰、虚。以风阳上扰及气血虚者最为多见。本案患者脾虚水湿失运，聚湿成痰，经行痰浊上扰，蒙闭清窍，清阳被遏，故可见经行眩晕，治拟健脾燥湿、祛痰降浊之法。方用半夏白术天麻汤加减，方中姜半夏燥湿痰，降逆止呕；天麻平肝息风，而止头眩。白术健脾燥湿，与半夏、天麻相伍，祛湿化痰、止眩之功益佳；茯苓健脾渗湿；神曲、麦芽消食和胃。全方用药精当，疗效显著。

（三）血虚肝郁，阳气亢逆（钱伯煊医案）

1. 病历摘要：韩某，女，21 岁。13 岁月经初潮，月经量不多，色淡，行经期间，少腹作痛，突然昏倒，冷汗淋漓，自觉全身有下沉感。大小便欲解不得，最近 3 次昏倒，每发于经前，发作后即来潮，经期情绪不宁，急躁欲哭，纳差少寐，大便干结，2～3 日解 1 次，舌苔淡黄腻质红，脉象沉迟。

证属血虚肝郁，阳气亢逆。治宜养血平肝，调气解郁。药用生地黄、合欢皮、鸡血藤、白芍、白薇、牡丹皮各 9 g，郁金、制香附、川芎、远志各 6 g。每日 1 剂，水煎服。服 6 剂后，情绪较宁，纳食增加，舌苔淡黄，质红尖刺，脉细，经期将临，治宜养血调气。药用生地黄 15 g，泽兰、鸡血藤各 12 g，牡丹皮、当归、牛膝、白芍各 9 g，川芎、制香附、甘草、远志各 6 g。服 6 剂后，月经来潮，5 日净，血量较前增多，全身自觉下沉无力，较前减轻，时间亦缩短，大便得畅，神疲乏力，浮肿依然，四肢发冷，胃纳仍差，舌苔薄黄腻，边尖略红，脉左沉弦，右细弦，治以健脾和胃为主、兼益肝肾，药用生谷芽 15 g，党参、山药、熟地黄各 12 g，白术、白芍、白扁豆各 9 g，甘草、陈皮各 6 g。又服 6 剂，月经来潮，3 日净，量较前多，色红，少腹稍痛，昏厥未作，浮肿减轻，舌苔薄黄腻，脉细，仍从前法加减，药用瓜蒌、生龙骨各 15 g，生地黄、鸡血藤、茯苓各 12 g，白芍、牡丹皮、制香附、川楝子、知母各 9 g。服 6 剂善后。（《钱伯煊妇科医案》，人民卫生出版社，2006）

2. 妙法绝招解析：本例为经行昏厥证。月经周期延长，月经量少色淡，属血虚无疑。经期情绪急躁，少寐欲哭，大便干结，舌红苔淡黄腻，系肝郁气滞，气血运行不利，郁而生热。故于行经时血海虚，肝血为动，阴不敛阳，肝气上逆而突然昏厥。待经净人体恢复正常，肝气渐平，则神志渐清。故治宜养血平肝，理气开郁。方以地黄、白芍、川芎、牡丹皮、鸡血藤养血活血，凉血，滋阴敛阳；香附、郁金理肝气；白薇清肝经郁热；合欢皮、远志养心安神。接着依次用疏肝和胃、补益肝肾、益气养阴、平肝消热等法调和气血，补益肝肾而痊愈。

三、文献选录

经行眩晕是指以经期、经行前后，周期性出现头晕目眩，视物昏花为主要表现的月经病。多因血虚，肝肾阴虚，痰湿所致。

（一）辨证论治选录

本病临床常见的有气血两虚、阴虚阳亢、痰浊上扰 3 个证型：

1. 气血两虚证：是指素体虚弱，气血不足，经血泄后，气血更虚，脑髓失于充养，以经期或经后，头晕目眩，少腹绵绵作痛，神疲肢倦，怔忡心悸，月经量少，色淡质稀，舌淡，苔薄，脉细弱为常见症的经行眩晕证候。治宜益气养血安神，方用归脾汤加枸杞子、制何首乌。

2. 阴虚阳亢：是指素体肝肾阴虚，阴不制阳，经行气血下注，冲气挟风阳上逆，干扰清窍，以经前或经期，头晕目眩，心烦易怒，腰酸腿软，口燥咽干，颧红唇赤，经量少，色鲜红，大便干结，舌红，苔少，脉弦细数为常见症的经行眩晕证候。治宜滋阴潜阳，方用天麻钩藤饮（《杂病证治新义》，四川人民出版社，1958）

3. 痰浊上扰证：是指素体痰浊内蕴，阻碍气机，经前冲气偏旺，冲气挟痰浊上逆，蒙蔽清窍，以经前或经期，头重眩晕，胸闷泛恶，纳呆腹胀，大便不爽，平日带下量少，色白质黏，月经量少色淡，舌淡白，苔黄腻，脉濡滑为常见症的经行眩晕证候。治宜化痰降浊，方选半夏白术天麻汤加减。

（二）经验良方选录

1. 内服方：

（1）女贞子、桑椹各 60 g，墨旱莲 50 g，枸杞子 30 g，蜂蜜适量。将前 4 味共研细末，过筛，炼蜜为丸，如梧桐子大，每服 10 丸，每日 2 次，淡盐水送下。主治肝肾阴虚所致的经行眩晕，症见眩晕耳鸣，缠绵日久，烦躁失眠，腰酸腿软，四肢麻木，舌质暗红，脉象弦细。

（2）生石决明（先煎）40 g，钩藤 20 g，生地黄、陈皮、石斛、茯苓、蔓荆子各 15 g，决明子、谷精草、半夏、菊花、白蒺藜、地骨皮、夜明砂各 10 g，甘草 5 g。每日 1 剂，水煎服。主治经行眩晕，耳鸣，眼花，耳聋，视物不清，如在雾中。

（3）川芎、仙鹤草、金银花、连翘、泽泻、车前子各 30 g，柴胡、半夏、黄芩各 15 g，甘草 10 g。加水煎沸 15 分钟，滤出药液，再加水煎 20 分钟，去渣，两煎药液兑匀，分服，每日 1 剂。主治经行眩晕。

（4）柴胡、香附各 30 g，川芎 15 g。加水煎沸 15 分钟，滤出药液，再加水煎 20 分钟，去渣，两煎药液兑匀，分服，每日 1 剂。也可制成散剂装入胶囊，每次服 3 g，每日 3 次。主治经行眩晕。

（5）泽泻、生牡蛎、猪苓、茯苓、熟地黄、钩藤、生白术、党参、牛膝、天麻、丹参、枸杞子、桑椹、菟丝子、法半夏、甘草各适量。每日 1 剂，水煎后分 4 次服。主治经行眩晕。

（6）石决明 30 g，夏枯草、竹茹各 15 g，瓜蒌皮、瓜蒌仁、白蒺藜、钩藤各 10 g，天麻（研末，冲服）、左金丸（冲服）各 3 g。每日 1 剂，水煎服。主治经行眩晕。

（7）橘皮、白术各 15 g，茯苓、赭石各 12 g，桂枝、桃仁、牡丹皮、白芍、半夏各 9 g。每日 1 剂，水煎服。连服 3～4 剂，可用 3 个月经周期。主治经行眩晕。

（8）磁石、珍珠母、石决明、寒水石各 30 g，朱茯苓 20 g，半夏、天竺黄、石菖蒲、远志、栀子、黄连、淡竹叶各 10 g。每日 1 剂，水煎服。主治经行眩晕。

（9）黄芪、党参各 20 g，当归、白术、陈皮、麦冬各 15 g，升麻、柴胡、五味子、荆芥穗各 10 g，甘草、薄荷、菊花各 6 g。每日 1 剂，水煎服。主治经行眩晕。

（10）钩藤、菊花、泽泻、黄芩、桑寄生、石决明、当归、白芍、牛膝、益母草、丹参各 20 g，天麻、杜仲各 10 g。每日 1 剂，水煎服。主治经行眩晕。

（11）钩藤 30 g，赭石 20 g，旋覆花、党参、川楝子、川芎、半夏、天南星、葛根、白芍各 15 g，生姜 10 g。每日 1 剂，水煎服。主治经行眩晕。

（12）陈皮、半夏、茯苓、香附各 15 g，当归、川芎、天麻、白芍、紫苏梗各 10 g，甘草 3 g。共为细末，为丸，每次服 9 g。日 3 次。主治经行眩晕。

（13）茯苓 24 g，党参、麦芽各 15 g，白术 10 g，甘草、半夏、陈皮各 6 g，大枣 5 枚，生姜 3 片。每日 1 剂，水煎服。主治经行眩晕。

（14）吴茱萸、党参、生姜、半夏、天麻、白术、茯苓、陈皮、钩藤各 15 g，干姜 10 g，大

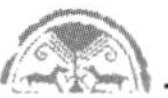

枣 5 枚。每日 1 剂，水煎服。主治经行眩晕。

（15）黄芪、茯苓、泽泻、神曲各 15 g，天麻、半夏、苍术、白术、党参、麦芽、陈皮、黄柏各 10 g。每日 1 剂，水煎服。主治经行眩晕。

（16）熟地黄、肉苁蓉、枸杞子、茯苓、川芎各 10 g，大枣、山药、细辛、酸枣仁、远志、甘草各 5 g。每日 1 剂，水煎服。主治经行眩晕。

（17）熟地黄 20 g，白芍、黄芪、白术、桑椹子各 15 g，当归、党参、云茯苓各 10 g，炙甘草 3 g。水煎服，每日 1 剂。滋阴潜阳。主治经行眩晕。

（18）桑叶、菊花、枸杞子各 10 g，草决明 6 g。水煎服。每日 1 剂，2 次分服。清热散风，平肝定眩。主治肝阳上亢所致的经行眩晕。

（19）熟地黄、磁石各 20 g，山茱萸、山药各 15 g，茯苓、泽泻、牡丹皮、五味子各 10 g。每日 1 剂，水煎服。主治经行眩晕

（20）黄芪 100 g，党参、白术各 20 g，陈皮、半夏、当归、升麻、桔梗各 10 g，甘草 5 g。每日 1 剂，水煎服。主治经行眩晕。

2. 食疗方：

（1）鲜猪肝 250 g，制何首乌 20 g，水发木耳 50 g，净青菜 50 g。将制何首乌拣杂，洗净，晾干后切成片，放入沙锅，加适量水，浓煎，提取 120 g 浓缩液，备用。将猪肝洗净，切成薄片，待用。将青菜洗净，并用沸水焯一下，连同洗净的木耳，以及葱花、生姜末、黄酒、酱油、精盐、醋、味精、湿淀粉、制何首乌提取液及少量鲜汤一起兑成芡汁，待用。炒锅置火上，加植物油烧至七成热，将猪肝投入油锅，滑散，炒透后倒入漏勺。锅留底油，用大火烧煮，将猪肝倒回炒锅，随即将芡汁兑入，搅拌均匀，呈芡羹时，淋入少许香油即成。佐餐当菜，随意服食，吃猪肝，嚼食黑木耳，饮汤汁，当日吃完。主治血虚引起的经行眩晕。

（2）黄豆 40 g，黑芝麻、红糖各 30 g。将黑芝麻拣杂，淘洗干净，晾干或晒干，用微火炒熟，趁热研成细末，备用。将黄豆淘洗干净，用水浸泡 8 小时，用家用粉碎机研磨成浆，用洁净纱布过滤，将所取浆汁放入沙锅，大火煮沸后，改用小火煮 15 分钟（以勿溢出为度），加红糖，并调入黑芝麻细末，拌和均匀，即成。当饮料，随意食用，当日饮完。主治血虚引起的经行眩晕。

（3）当归、白芍、枸杞子各 20 g，粳米 100 g，冰糖 30 g。将当归、白芍、枸杞子分别拣杂，洗净，晾干或晒干，当归、白芍切成片或切碎，同放入沙锅，加适量水，煎取浓汁，备用。将枸杞子与淘净的粳米一起放入沙锅，加水煮成稠粥，粥将成时，兑入当归、白芍浓煎汁，并加入冰糖末，拌和均匀，再煮至沸，即成。早晚分服。主治血虚引起的经行眩晕。

（4）粳米 100 g，石决明 25 g，白菊花 15 g，草决明 10 g，冰糖适量。先将石决明入锅炒至有香味时起锅，与草决明、白菊花一同水煎去渣，再入洗净的粳米煮粥，加入冰糖即成。每日 1 剂，2 次分服。主治肝阳上亢所致的经行眩晕。

（5）粳米 100 g，干姜、制附子各 3 g，葱白 2 根，红糖适量。先将干姜、附子研为细末，与洗净切碎的葱白一同放入粳米粥内，稍煮一二沸，加入红糖即成。每日 1 剂，2 次分服，3～5 剂为 1 个疗程。主治脾肾阳虚所致的经行眩晕。

（6）甲鱼 1 只（600 g），枸杞子、山药各 50 g，女贞子、熟地黄各 25 g。将甲鱼宰杀，去内脏，洗净斩块，与另 4 味一同放入沙锅内，加水炖 2 小时，调味，吃肉喝汤。每 2～3 日 1 剂。主治肝肾阴虚所致的经行眩晕。

（7）小麦 30 g，猪脑 1 个，大枣 9 枚，白糖适量。将大枣洗净，小麦洗净捣碎，猪脑剔去筋

膜，洗净。一同放入沙锅内，加水炖1小时，加入白糖即成。每日1剂，2次分食。主治心血不足所致的经行晕眩。

（8）天麻10 g，猪脑1个，生姜2片，食盐少许。将猪脑剔去筋络，与天麻、姜片一同放入沙锅内，加水炖1小时，用盐调味，吃肉喝汤。每日1剂，2～3次分服。主治脾肾阳虚所致的经行眩晕。

（9）粳米100 g，薏苡仁30 g，苦杏仁15 g，陈皮10 g，白糖适量。将苦杏仁去皮、尖，与陈皮一同水煎去渣，再入薏苡仁、粳米煮粥，加入白糖即成。每日1剂。主治痰湿中阻所致的经行眩晕。

（10）粳米100 g，枸杞子、甘菊花各20 g，生地黄10 g，当归5 g。先将后4味水煎取汁备用。粳米粥煮至五成熟时兑入药汁，再煮至粥熟即成。每日1剂。主治肝肾阴虚所致的经行眩晕。

（11）鲜紫河车半只，猪瘦肉250 g，生姜25 g，调料适量。将紫河车、猪肉洗净切块。生姜切片，一同入锅，加水炖汤，调味食用。隔日或3日1剂。主治脾肾阳虚所致的经行眩晕。

（12）生山楂片、草决明各15 g，菊花3 g。将上3味放入保温杯内，冲入沸水，加盖闷30分钟，代茶饮用。每日2剂。主治肝阳上亢所致的经行眩晕。

（13）天麻5 g，绿茶1 g。将天麻制为粗末，与茶叶一同放入杯内，用沸水冲沏，代茶饮用。每日2剂。主治肝阳上亢所致的经行眩晕。

（14）糯米60 g，阿胶15 g。将阿胶烊化，加入煮熟的糯米粥内调匀即成。每日1剂。主治气血亏虚所致的经行眩晕。

第二十一节　经行皮肤病

一、病证概述

经行皮肤病包括经行双下肢麻木、肤色发青，经行手背起疱、瘙痒难忍，经行全身发风疹块，经行全身瘙痒，经行皮肤红斑等多种。多与血虚生风或血热动风有关，临床多用养血消风，清热祛风，调经之剂治之，常可收到满意的疗效。

二、妙法绝招解析

（一）寒侵经脉，气血阻滞（刘茜医案）

1. 病历摘要：李某，女，20岁。经来少腹及下肢冷痛半年。去年深秋经来次日，夜涉冷水于戌亥之时，翌日即觉腰腹疼痛，双下肢麻木不适，肤色发青，经水骤断，下次月经愆期40余日，经前少腹胀坠，下肢痛重，经量少，色紫黯有块。此后经来肢痛必作，服西药未见好转。症见少腹及下肢刺痛，得温则缓，遇寒则剧，重时肢凉若冰。舌质淡，苔白，脉沉紧。

证属寒侵经脉，气血阻滞。治宜温经散寒，化瘀通络。药用桂枝、丹参各20 g，当归15 g，白芍、延胡索、红花各12 g，川芎、炮姜各10 g，细辛、牛膝、益母草、甘草各6 g。每日1剂，水煎服。服3剂后，经水下，少腹及下肢疼痛等减轻。此乃邪去正复之佳象。原方再进3剂。经期4日，量增块减，色转红，下肢变温，且有蚁行感。顽疾缓图，宗前方调整，隔日1剂，再投14剂，经水复潮，色、量基本正常，下肢痛、麻、凉等证悉除。（广西中医药，1981，3）

2. 妙法绝招解析：月经适来或经尽之时，正气虚弱不耐贼风湿冷。涉水冒寒，寒邪袭入经

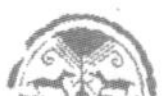

隧，故见肢冷麻木，少腹冷痛诸症。寒凝须温通，故用温经散寒，化瘀通络为法。

（二）肝木郁结，湿热内蕴（朱小南医案）

1. 病历摘要：樊某，女，38 岁。1 年前爱人逝世，心中抑郁，近 10 个月来，经行除腹痛外，出现手背起疱，瘙痒难忍。经净后即止，每月如此，几成规律。察其体格，颇为结实。又将届临经期，已有预兆，感觉胸闷腰酸、纳呆不馨，按腹略胀，脉弦，舌苔薄黄。

证属肝木郁结，湿热内蕴。治宜疏肝解郁，清利湿热。方选逍遥散加桂枝、钩藤为主。药用当归、柴胡、白术、白芍、茯苓、甘草、桂枝、钩藤、香附、郁金、紫苏梗、乌药各 10 g。每日 1 剂，水煎服。服 3 剂后，胸闷较宽，腰酸腰痛亦减，惟食欲仍差，小腹坠胀，乃以上方去甘草，加鸡内金，服 7 剂后，经水即来，腹痛缓和，掌背亦未起疱发痒，复用上方改鸡内金为合欢皮，再服 2 剂，经 3 个月的观察未再复发。（中医杂志，1964，5）

2. 妙法绝招解析：《医碥》载“手热赤痒，掌皮厚裂，脾热肝风也。加味逍遥散加钩藤、熟地黄”。本案因情志所伤，肝郁生热，脾虚湿滞，与《医碥》记叙相比，表现略异，病机则一，故用逍遥散化裁亦效。

（三）血分有热，蕴阻肌肤（程泾医案）

1. 病历摘要：陈某，女，21 岁。近 3 个月来每值经行次日即全身发风疹块，下肢为甚，色红，奇痒，时隐时现，经净后即消。月经常迟行，经期多延长，量中等，色鲜红。腰酸耳鸣，溲黄。脉弦细，舌红，尖有瘀斑。

证属血分有热，蕴阻肌肤。治宜滋阴凉血，调经疏风。药用生地黄、冬桑叶各 15 g，地骨皮 12 g，炒牡丹皮、赤芍、白芍、黑山栀、荆芥、防风、浮萍、牛膝各 9 g，炒黄芩 6 g。每日 1 剂，水煎服。服 4 剂后，风疹块消退，经期由 7～15 日缩短为 3 日，头目昏晕，耳鸣，下肢酸楚。舌红、苔薄。拟予滋肾养阴、平肝调冲。药用生地黄、熟地黄、枸杞子、制何首乌、炙鳖甲各 15 g，山茱萸、制女贞子、菟丝子、山药、川续断、丹参各 12 g，杭白芍 9 g，炙五味子 6 g。服 15 剂后经量中等，经色正红，风疹块未再发出，续予滋肾益阴、养肝调冲之法，从本调治，以巩固疗效。（浙江中医，1986，2）

2. 妙法绝招解析：本案为阴虚肝旺，血热而风邪痹阻肌肤，经行阴血益虚，血热益炽，风邪乘虚而发。发作时用滋阴凉血治其本，疏风清热治其标，以两地汤及消风散加减；平时则用左归饮合二至丸出入，滋肾平肝调冲，以调整脏腑阴阳，阴充肝平，热清风散，则风疹块自不再发。

（四）肝气郁结，化热生疹（陈鼎汉医案）

1. 病历摘要：周某，女，21 岁。15 岁月经初潮，每于月经来前 1 周左右，全身瘙痒，搔抓后起红斑，呈风团样皮损，同时伴腹胁疼痛，月经量少且不定期。入院检查，发育正常，营养良好，心、肺、肝、脾及肾脏未发现器质性病变。皮肤科检查，口唇、口腔、大阴唇黏膜可见红斑及水疱吸收后之脱屑。手、足背，指、趾背及侧缘可见 5 分硬币大小红斑，色暗红，呈环形或椭圆形，边缘整齐，境界清楚，压之褪色，并有数十个散在的 12.5 cm 大小之厚壁大疱，疱液清亮，部分破溃显露出鲜红潮湿肉芽面，右足中趾与第四趾间有浸溃、糜烂损害。皮肤划痕试验（＋）。口苦，舌深红、边有瘀点，苔白，脉弦数。诊断为大疱型月经疹。

证属肝气郁结，化热生疹。治宜疏肝理气，清热解毒。方选丹栀逍遥散化裁。药用益母草 30 g，当归、赤芍、白芍、牡丹皮、栀子、红花、桃仁、香附各 10 g，甘草、柴胡、青皮各 6 g。每日 1 剂，水煎服。服 5 剂后，腹痛明显减轻，服完第 2 剂后，腹、胁肋疼痛消失未见新起皮疹，痒感减轻，继服上方。月经来潮，行经四日干净，一般情况均好，仅每于下午、晚上自觉烦热，原皮疹处微痒，舌红苔白，脉细数。继守上方去桃仁、红花、青皮，加生地黄、丹参各15 g，白蒺藜 12 g，紫草 10 g，另选用阿胶养血精口服，后诸症悉平，红斑消退。继续观察 2 个月经周期，未再起红斑、大疱。（中医杂志，1983，6）

2. 妙法绝招解析：本例为经行红斑，《陈素庵妇科补解》认为“经行则血虚，血虚则生内热，加之风邪客热乘虚而人，聚于阳明”所致，治应疏风、清热、凉血。本案大疱形红斑与之相类，主治者辨证施治，从郁热血瘀论治，颇有见地。

三、文献选录

据有关临床资料报道，在月经来潮前，有 70%的年轻妇女面部常出现痤疮，30%有头皮多油，半数有头皮干燥不适。还有的在月经前数日眼眶部出现短暂的皮肤色素沉着。这种与月经同行的、反复发生的皮肤病，令不少年轻妇女感到困惑和烦恼。与行经相关的还有月经疹，即在月经来潮前 1～3 日发生皮疹，常随月经结束而消退或减轻，皮疹可有水疱、红斑、湿疹及荨麻疹等。研究表明，妇女皮肤病周期性发生或加重与经前黄体酮波动有关，目前多称为“自身免疫性黄体酮皮炎”，可在行经后消失或减轻。治疗本病的有效药物为皮质类固醇，能减轻症状及控制皮炎复发，但必须在医生指导下进行。中医辨证施治，活血调经，常能奏效。有相当一部分患者经期后痤疮仍不减轻或有新疹增生，对此类患者必须同时进行综合治疗，否则痤疮是难以彻底治愈的。为预防或减少经前皮肤病的发生，妇女要保持良好的情绪，平时生活有规律，睡眠充足，调理好饮食，少食辛辣刺激性过重的食品，戒除烟酒。

（一）临床报道选录

1. 彭尚默用逍遥散加减治疗经前皮疹 10 例：本方含白芍、柴胡、黄芩、苍术、牡丹皮、栀子、赤芍、地龙、地肤子、紫草各 10 g，归尾、厚朴、蛇床子、防风各 12 g，丹参 15 g。每日 1 剂，水煎服。每次月经前 3 日服药。经治 10 例，效果尚佳。（云南中医杂志，1989，6）

2. 李爱华用当归饮子加味治疗经前瘙痒症 17 例：药用黄芪 15 g，当归、白芍、生地黄、防风、牛蒡子各 12 g，川芎、白蒺藜、荆芥、何首乌、薄荷、蝉蜕各 9 g。于经前 5～8 日，每日 1 剂，水煎服。连服 10 剂，下次月经来潮前 5～8 日，再服 10 剂。连服 3 个月为 1 疗程。结果：痊愈 14 例，好转 3 例，总有效率 100%。（河北中医，1990，1）

（二）经验良方选录

1. 内服方：

（1）当归 15 g，白芍 12 g，黄芪、党参、熟地黄、白术、茯苓、远志、五味子、荆芥、陈皮、桂心、紫苏叶各 10 g，蝉蜕、蛇蜕各 6 g。每日 1 剂，水煎，服两次，经期 3 日至行经期，连服 6 剂为 1 疗程。主治血虚型经前痒疹。

（2）生地黄、当归、白芍各 12 g，防风、白蒺藜、苦杏仁、茯苓、焦山栀子、牡丹皮各 10 g，柴胡、蝉蜕、蛇蜕、生甘草各 6 g。每日 1 剂，水煎，服两次，经前 7 日，连服 6 剂为 1 疗程。主治肝郁化火型经期痒疹。

（3）忍冬藤、生地黄各 20 g，蒲公英 15 g，野菊花 12 g，赤芍、牡丹皮、紫草、防风、连翘、凌霄花、白鲜皮各 10 g，生甘草 6 g。每日 1 剂，水煎，服 2 次，经前连服 5 剂为 1 疗程。主治热毒型经行痒疹。

（4）丹参 20 g，芦根、赤芍各 18 g，生地黄、茯苓各 15 g，蝉蜕 12 g，荆芥、生甘草各 10 g，地肤子、白鲜皮各 9 g，生大黄 5 g。经前 5 日起，每日 1 剂，水煎，服两次。主治血虚型经前痒疹。

(5) 当归、何首乌各 15 g，生地黄、赤芍、白芍各 12 g，柴胡、杜仲、防风、黄芩、荆芥穗、甘草、地龙、蒺藜各 9 g。水煎服，每日 1 剂，连服 5 剂。以后每月经前服 5 剂，连服 3 个月。主治经行风疹。

(6) 仙茅、淫羊藿、女贞子各 12 g，当归、知母、巴戟天各 10 g，黄柏、蛇蜕、蝉蜕各 6 g，炙甘草 3 g。每日 1 剂，水煎服。于经期 5 日始服药，每日 1 剂，连服 6 剂。主治经行风疹。

(7) 生地黄 15 g，车前子（包煎）12 g，生山栀子、牡丹皮、荆芥穗、防风、知母各 9 g，赤芍、龙胆、生甘草各 6 g。每日 1 剂，水煎服，主治肝旺血热型经前瘾疹。

(8) 水牛角（先煎）15 g，生地黄 12 g，黄芩、防风、玄参、秦艽、牛蒡子、牡丹皮各 10 g，麻黄、升麻、生甘草各 6 g。每日 1 剂，水煎服。主治经行风疹。

(9) 紫草 20 g，生地黄、豨莶草各 15 g，当归、凌霄花、荆芥、川芎、赤芍、牡丹皮、桃仁各 10 g，红花 5 g。每日 1 剂，水煎服。主治经行风疹。

(10) 生地黄、白芍、党参、黄芪各 24 g，白鲜皮 20 g，何首乌 15 g，地肤子 12 g，当归、荆芥各 9 g，川芎 6 g。每日 1 剂，水煎服。主治经行风疹。

(11) 马齿苋、白茅根各 30 g，鳖甲、赤芍各 12 g，牡丹皮、地肤子、生甘草各 10 g。每日 1 剂，水煎服。忌食辛辣刺激性食物。主治经行风疹。

(12) 生地黄、白蒺藜、何首乌各 12 g，当归、白芍、黄芪、防风、荆芥各 9 g，川芎、生甘草各 6 g。每日 1 剂，水煎服。主治经行风疹。

(13) 紫草根 30 g，白鲜皮 12 g，黄芩、防风各 9 g。经前 3 日起，每日 1 剂，水煎，服 2 次。连服 5 剂。主治经前痒疹。

(14) 蝉蜕 120～150 g。洗净风干，炒焦为末，炼蜜为丸，每粒 9 g，每日早晚各服 1 丸。主治经行风疹。

(15) 槐花 15 g，丹参、地肤子各 18 g。每日 1 剂，水煎服。主治经行风疹。

(16) 苍耳子 15 g，椿树叶 10 g。每日 1 剂，水煎服。主治经行风疹。

2. 外治方：

(1) 首乌藤 200 g，苍耳子、白蒺藜各 100 g，白鲜皮、蛇床子各 50 g，蝉蜕 20 g。上药加 5000 g 水，煎煮 20 分钟后，趁热先熏患处，待药液温后，用毛巾外洗患处，每剂可洗 3～5 次，一般熏洗 2 小时后全身风团消退。主治经行风疹。

(2) 苦参 30 g，防风 15 g。将上药各自单独研为细末，临用时各取 10 g 混合均匀，填入脐窝，以纱布覆盖，胶布固定。每日 1 次，10 日为 1 疗程。清热除湿，抗过敏。主治经行风疹。

(3) 蛇床子、百部各 25 g，50%酒精 100 g。诸药浸泡 24 小时，过滤后每日涂抹患处 3～5 次。止痒除湿。主治经行风疹。

(4) 麦麸 250 g，醋 500 g。将上药拌匀，入铁锅内炒热，装入布袋，擦患处。止痒除湿。主治经行风疹。

3. 食疗方：

(1) 猪胰子 1 个，精盐、大枣、冰糖各适量。猪胰子切成小块，炒熟，加精盐与大枣炖冰糖，分 2 次服完，连服 10～15 剂。主治经行风疹。

(2) 荔枝干 9 个，红糖 30 g。荔枝干煮 1 碗汤，加红糖冲服，连服 3～4 次。主治经行风疹。

第二十二节　经行情志异常

一、病证概述

本病多因肝郁不疏，心失其养所致。是以经前烦躁、悲伤郁闷、失眠，经后消失为主要表现的月经类疾病。经前3～7日情绪易激动，心烦易怒或狂躁不安，或悲伤欲哭、精神恍惚、忧虑、抑郁不欢，失眠，伴有食欲不振、倦怠等经前情绪异常，经后自动消失。多见于青春期。经断前后诸症，亦见情绪异常，但只在经断前后出现。

二、妙法绝招解析

（一）肝木郁结，阴虚火动（朱小南验案）

1. 病历摘要：周某，33岁，已婚，工人。患者经期尚准，惟临经时头晕，食欲不振，常易心烦，记忆力较差，经净后常有白带。据述经来时胸襟不宽，夜寐不安，情绪容易激动，易多思虑，又感头眩，切脉细数，舌质红，苔薄黄。

证属肝木郁结，阴虚火动。治宜养血兼清内热。生地黄、石斛、制何首乌、制香附、炒枣仁、合欢皮、枸杞子、穞豆衣、青蒿各9 g，白芍6 g，甘松香3 g。每日1剂，水煎服。先后治疗4次，恶心时去何首乌加姜半夏，有带时加樗白皮、海螵蛸，历时2月余，经行心烦始告痊愈。(《朱小南妇科经验选》，人民卫生出版社，1981)

2. 妙法绝招解析：古人认为烦者是胸中热而不安，多属阳，而本例患者即属于经行心烦，其病机为肝木郁结，情绪不佳，常因一言一语，引起激动不安，木郁则易化火，阴虚火动，头晕失眠，日久则克脾土，因此出现食欲不振之象。治疗以心肝条达，健脾和胃为主，因此首选松香为主药，松香为开郁的妙药，其味芳香醒脾悦胃；以生地黄、石斛、白芍养阴，香附疏肝滋肾助气，青蒿可清退虚热。穞豆衣性甘平，可养阴血，清肝风，又能清虚热解烦，对阴虚火动之征象，颇为适宜。本案用药精细，配伍恰当，故疗效甚佳。

（二）痰气互结，蒙蔽心窍（哈荔田验案）

1. 病历摘要：韩某，女，23岁。素性抑郁寡欢，每因小事而执拗不解，于2年前逐渐发现神情呆滞，语多怪诞，或怒目瞪视，或自怒自责，或多言兴奋，或向隅独泣，诸般表现多在经前数日开始发作，经后始渐趋平静，一如常时，曾在某医院住院治疗，诊为周期性精神病，经用中西药物治疗，效果不彰而自行出院，询之素日抑郁寡欢，痰多口黏，不食不寐，惕然易惊，胸闷呕恶。月经周期尚准，经量或多或少，色鲜无块，每次带经4～5日，舌苔白腻，舌边尖红，切脉沉弦略滑。

证属痰气互结，蒙蔽心窍。治宜导痰开窍，养心安神。药用浮小麦30 g，生龙骨、生牡蛎、首乌藤各15 g，清半夏、云茯苓、炒枳壳、节菖蒲、广郁金、炙甘草、龙眼各9 g，淡竹茹、广陈皮各6 g，琥珀粉1.5 g。每日1剂，水煎服。服3～6剂。服药期间已停用镇静药，夜寐可行3～4小时，泛恶口黏有减，惊悸渐平，纳食呆少，大便不畅。上方减龙眼、生龙骨、生牡蛎，加焦三仙各9 g，酒川大黄（后下）6 g，大枣5枚，以健脾和胃，再服3～6剂，食欲有加。近因经期将届，小腹胀坠，夜寐多梦，多言兴奋，其他精神异常现象未再发作。拟导痰安神兼以调经为治。首乌藤30 g，合欢花、生龙齿（打）、丹参各15 g，桃仁、清半夏、茯神、枳壳、郁金、香附各9 g，竹茹、菖蒲、橘红各6 g。服6剂。服药期间，经事来潮，第1日血少，小腹略感胀疼，2～3 日后经量增多，色红，下血块少许，腹痛已止，带经 5 日而净，再予养心安神、导痰和胃之剂。浮小麦 30 g，首乌藤 24 g，菖蒲、郁金、生龙骨、生牡蛎各 15 g，麦冬 12 g，清半夏、茯苓、陈皮、枳壳、竹茹、焦三仙、炒枣仁各 9 g，炙甘草 6 g，琥珀粉 1.5 g。服 4 剂，近日纳馨寐和，精神亦佳，偶有泛恶脘痞，舌苔薄黄略腻，此痰浊未净，惟恐隐患不除，症状再起，继用原方加香附米 6 g，予 4 剂，隔日 1 剂，并加服白金丸 1 剂，以荡涤余邪，嘱下月经潮一周前仍服第 1 方 5 剂，每日服 1 剂。经净后再服第 2 方 5～10 剂，恪守上法调治两个月后，月事正常，症无反复，遂停观察。(《哈荔田妇科医案医话选》，天津科学技术出版社，1982)

2. 妙法绝招解析：本案患者经前如癫似狂，多在经前发作，经后则渐如常人，是症乃由郁怒不解，心营暗损，郁久生热，痰涎壅心所致。因经前冲任脉盛，气充而流急，易导致冲气上逆，激动痰浊，蒙蔽心窍，故诸症多在经前诱发，治拟导痰开窍、养心安神之法。方用导痰汤合甘麦大枣汤加减。因“痰为有形之火”，祛痰即为泻火，火降则肝能遂条达之性；心为肝之子，养心好所以柔肝，肝柔则冲气不复上逆为患，始终守定此法遂得以痊愈。

（三）肝木郁结，阴虚火动（哈荔田医案）

1. 病历摘要：周某，女，33 岁。经期尚准，惟临经时头晕胸闷，食欲不振，常易心烦，记忆力较差，经净后常有白带。据述经来时胸襟不宽，夜寐不安，情绪容易激动，易多思虑，又感头眩，脉细数，舌质绛，苔薄黄。

证属肝木郁结，阴虚火动。治宜养血解郁，滋阴清热。药用生地黄、石斛、制何首乌、白芍、制香附、炒枣仁、合欢皮、枸杞子、穞豆衣、青蒿各 9 g。每日 1 剂，水煎服。先后治疗 4 次，恶心时，去何首乌，加姜半夏；有带时，加樗白皮、海螵蛸。历时 2 月余，经行心烦始告痊愈。(《哈荔田妇科医案医话选》，天津科学技术出版社，1982)

2. 妙法绝招解析：古人认为烦与躁，实有分别。烦者是胸中热而不安，多属阳；躁者是手足动而不宁，多属阴。本例患者，烦多于躁，经来时加剧，所以名经行心烦。其病机为肝木郁结，情绪不佳，常因一言一语，引起激动不安。木郁则易化火，阴虚则火动，头晕失眠，日久则克脾土，因此胃呆恶心等征象蜂起。治疗以疏肝条达，健脾和胃为主，兼有上述功效者首推甘松香，因此作为主药。《本草纲目》属芳草类，王好古谓能：“理元气去郁”，为开郁的妙药；其味芳香，又能醒脾悦胃。近人以甘松香配陈皮，医治妇人脏躁，亦颇见效。复以生地黄、石斛、白芍养阴，香附疏肝理气；合欢皮蠲忿息怒，益神增智；枣仁养心益肝，安神滋养；枸杞子养肝益精，滋肾助气；青蒿以退虚热；而穞豆衣亦为本症的要药，本品为黑料豆之衣，性甘平，能养阴血以清肝风，又能清虚热以解烦，所以对阴虚火动的征象，颇为适应。

（四）痰气郁滞，火热内扰（韩冰医案）

1. 病历摘要：刘某，女，22 岁。经前情绪抑郁，时太息，胸闷憋气，胁肋胀痛，腹胀，烦躁多梦，舌质红，苔腻，脉沉细。月经 12 岁初潮，色正常，量中等，痛经。妇科盆腔超声未见明显异常。心电图、肝功能正常。诊断为经行情志异常。

证属痰气郁滞，火热内扰。治宜理气豁痰，宁心安神。药用生龙骨、生牡蛎各 30 g，百合 20 g，茯苓 15 g，柴胡、郁金、石菖蒲、半夏、竹茹、胆南星、陈皮、五味子、枳壳、炒莱菔子各 10 g，甘草 6 g。每日 1 剂，水煎，分早、晚温服。服 7 剂后，情绪好转，胸闷憋气，腹胀减轻，月经来潮，经量转少，腰骶坠痛，夜寐欠安，不欲食，治宜理气化痰，养血安神。药用桑寄生、生龙骨、生牡蛎各 30 g，柴胡、郁金、石菖蒲、远志、半夏、竹茹、当归、白芍、五味子、杜仲、木香、砂仁各 10 g，甘草 6 g。服 7 剂后，食欲增加，心悸烦躁，乏力，治宜理气化痰，清心安神。药用生龙骨、生牡蛎、丹参各 30 g，百合 20 g，柴胡、郁金、石菖蒲、当归、白芍、黄连、五味子、神曲各 10 g，莲子心、甘草各 6 g。服 14 剂后，心情烦躁消失。嘱其调畅情志。再以前法调治月余，未再发病。（《中国现代百名中医临床家丛书·韩冰》，中国中医药出版社，2007）

2. 妙法绝招解析：肝为冲任气血之枢纽，“血气冲和，万病不生，一有怫郁，诸病生焉”。女子阴类，阴性凝结，易于怫郁，而诸郁不离肝，故女子多肝郁之证。肝气郁结，气郁化火生痰，痰火壅滞，经气不利，则胸闷憋气，腹胀，胁肋胀痛；气机郁结，失其柔顺舒畅之性，则情绪抑郁，时太息，烦躁；扰动神魂，则失眠多梦。治当理气豁痰，宁心安神之法。选用温胆汤合柴胡加龙骨牡蛎汤化裁治疗。温胆汤理气化痰、清胆和胃；柴胡加龙骨牡蛎汤开郁泄热、镇静安神，能调节神经系统功能，善治神经精神疾病。方中胆南星、竹茹、石菖蒲、枳壳、炒莱菔子清热化痰，除烦宽胸利气；柴胡、郁金疏肝解郁；半夏、茯苓、陈皮理气健脾和胃；黄连、莲子心清心火；生龙骨、生牡蛎敛阴潜阳，重镇安神；远志、五味子、百合养心安神。诸药合用，共奏理气豁痰，宁心安神之功。经行辅助活血调经，经后兼顾养血。木郁易克脾土，故亦需时时顾护脾胃。全方谨守病机，故药到病除。

（五）营卫失和，血虚生风（蒲辅周医案）

1. 病历摘要：何某，女，21 岁，未婚。3 年前因寒夜起来大便，感受冷气昏倒，此后每次月经来潮时，即发生麻木抽搐，经后始平，腹疼量多有紫血块，曾经各医院治疗，二年来未见显效，诊其脉象弦虚，舌象正常。诊断为经行抽搐。

证属营卫失和，血虚生风。治宜调和营卫，祛风活络。药用桑寄生 12 g，神曲 10 g，黄芪、白芍各 9 g，当归、桂枝、吴茱萸、防风、川芎各 6 g，细辛 3 g，生姜 3 片，大枣 3 枚。每日 1 剂，水煎服。连服 7 剂。下月行经，即无抽搐，但感觉麻木未除，仍用前法，经净后，即停汤剂，早晚各服十全大补丸 6 g，数月后诸症平，经期亦恢复正常。（《蒲辅周医案》，人民卫生出版社，2005）

2. 妙法绝招解析：本例为经行抽搐。因血气虚弱，风邪入侵，始终未经发散，邪气与营血交结一处，深入经络，每逢经行，血下行于血海，则经脉气血空虚，邪因乘机而动，发为抽搐。故治疗仍宜散风活络，调和营卫气血；以桂枝汤调和营卫，以芪归两和气血。加桑寄生强壮筋骨；防风、川芎活络祛风；细辛、吴茱萸少量辛窜经脉，祛久寒通细络，舒通筋脉，此案止抽不取平肝熄风，而以桂枝汤加几味平淡之药而取效，蒲老确是辨证准确，用药灵活。

（六）心阴不足，虚阳上扰（徐志华验案）

1. 病历摘要：毕某，47 岁。每逢经期，夜后失眠多梦 2 年，月经昨日来潮，周期 25 日，量偏多，伴腰膝酸软，心烦易怒，头部烘热，口干欲饮，小便色黄，舌边尖红，少苔，脉沉细。

证属心阴不足，虚阳上扰。方选调经安眠汤。当归、赤芍、白芍、太子参、麦冬、紫贝齿、炒枣仁、首乌藤、生龙齿（先煎）、合欢皮、茯神、半夏各 10 g，远志 5 g，炙甘草 3 g。每日 1 剂，水煎服。服 7 剂后，经行 5 日净，已能入眠。因患者岁在更年期，天癸竭，肝肾衰，继服原方加百合，服 15 剂。后询诸症悉除，半年后绝经。（《中国百年百名临床家丛书·徐志华》，中国中医药出版社，2007）

2. 妙法绝招解析：失眠之症，临床虽多见，但每逢经期规律性出现，经后如常者却并不多见。其病机多为阴血亏耗，心失所养；或心脾两虚，阴虚阳亢，经行阴血下注，愈觉亏虚。阴虚生内热，虚火上扰心神，致经行难眠。治疗本病应先抓住心血亏虚，心神失养这一关键，调经与安神并用，涵肝木、潜浮阳，标本同治，治疗方药以养血调经为前提。本例患者证属心阴不足，虚阳上扰，故治拟调经养血，宁心安神之法。方用调经安眠汤，当归、赤芍、白芍活血养血调经；酸枣仁、远志、合欢皮、首乌藤补益心气，宁心安神；麦冬滋阴，紫贝齿、龙齿、茯神重镇

安神；太子参、半夏、炙甘草健脾，补生化之源，全方养血调经，宁心安神，效果显著。

（七）肝郁化火，引动内风（马天义医案）

1. 病历摘要：例1，王某，女，23岁。1年前经血来潮时，因遇人惊吓，经血旋即干净。余次月经来潮时，四肢抽搐，掣动不可自制，直至月经过后，上症方失。月经来潮时伴有两乳胀，胸胁满，心烦易怒，少腹坠胀痛，月经色暗，并有紫黑色血块，舌淡苔白，脉弦滑。诊断为经行抽搐。

证属肝郁化火，引动内风。治宜清肝开郁，镇静解痉。方选丹栀逍遥汤加味。药用钩藤50 g，五灵脂、地龙、珍珠母、山栀子、赤芍、延胡索各20 g，当归、牡丹皮、柴胡、蒲黄各15 g。每日1剂，水煎服。以上方加减，经治3个月经周期，抽搐即止。(《古今奇证妙治揭秘》，中国中医药出版社，1996)

例2，病历摘要：薄某，女，35岁。分娩后每次月经来潮时，手足拘急，抽搐，关节难以屈伸，口角发紧。平素四肢发凉纳少。脉弦紧，舌暗紫，面白唇淡，肌体羸瘦。诊断为经行抽搐。

证属血虚生风，经脉拘急。治宜养血熄风，缓急止痉。方选四物汤加味。药用钩藤、生龙骨、生牡蛎、白芍各50 g，熟地黄、当归、地龙各20 g，桂枝、木瓜、僵蚕各15 g，蜈蚣2条。每日1剂，水煎服。药进20剂病愈。(吉林中医药，1984，5)

2. 妙法绝招解析："诸风掉眩，皆属于肝。"肝主筋，肝藏血，为风木之藏，女子以血为用，经行血虚，易发抽搐，故宜从肝论治，例1肝郁化热，故用丹栀逍遥散为主，例2以血虚为主，故以四物汤为主，以清热，开郁，养血止痉。

（八）阴血不足，血虚风动（马天义医案）

1. 病历摘要：范某，女，35岁。15岁初潮，4年来每经至则腰酸，四肢麻木不仁，近3个月经量少、色淡，行经期间手足抽动不能自主，通宵达旦，生活不能自理，痛苦不堪。经停则抽动止而手足发麻。今又值行经，诸症复作。见其面色皖白无华，舌质淡而胖，脉沉而细。

证属阴血不足，血虚风动。治以养血祛风，镇痉止惊。药用灵磁石、全当归各20 g，大熟地黄、朱茯神、嫩钩藤、炙僵蚕各15 g，炙蜈蚣10 g，甘草3 g。每日1剂，水煎服。服5剂后经净，抽搐亦止，但手足发麻，以八珍汤调服10剂，病愈未再复发。(《古今奇证妙治揭秘》，中国中医药出版社，1996)

2. 妙法绝招解析：经行风动抽搐，亦有虚实之辨。患者身体虚弱，阴血不足，经行时血虚更甚，肝失所养，血虚生风，故手足抽动，即为血虚风动。故以养血、祛风、镇痉为法而愈。

（九）真元不足，血虚挟瘀（欧祷永医案）

1. 病历摘要：彭某，女，14岁。家族中无精神病史。13岁月经初潮，经期、色常，量中，时有血块。每次经期精神欠佳，表情淡漠。每于经前数日，精神疲倦，问而不答，出现幻觉，不思饮食，动作呆板。经停4日后可自行消失。就诊时，正适经期，精神萎靡，思睡，目光直视，惊恐而怕见外人，腰、腹疼痛，月经有血块，舌淡惟舌尖稍红，苔薄白，脉沉细弱，大便2日未解。诊断为经期癫痫（月经周期性精神病）。

证属真元不足，血虚挟瘀。治宜温补真元，养血通瘀。方用四逆汤合达营汤加减。药用附片、熟地黄、当归各15 g，淫羊藿、大黄、赤芍、莪术、三棱各10 g，川芎、干姜各6 g。每日1剂，水煎服。2个月后，月经正常，经期诸症消失，随访一年未发。(江西中医，1984，2)

2. 妙法绝招解析：经行癫痫，病属少见，治疗颇为棘手。主治者根据脉症，精神疲倦、恐惧为肾元不足，神气失充，血虚心神失养。故用温补真元，养血之法获愈，认证颇为准确。

（十）木郁不达，血气失和（刘茜医案）

1. 病历摘要：刘某，女，26 岁。半年前经行之时，为家事吵闹数日，遂见哭笑无常。前医用朱砂安神丸等药治之未愈。自此经期愆后，经量甚少，色黯，夹有血块，乳房胀痛，胸闷不舒，太息频作，精神抑郁，纳谷欠馨，四肢乏力，失眠多梦，甚则哭笑不得自控，时沉默痴呆，喃喃自语，舌边暗，苔白，脉弦细。

证属木郁不达，血气失和。治宜疏肝解郁，养心安神。药用丹参、酸枣仁、合欢花各 15 g，白芍、远志各 12 g，柴胡、枳实、郁金、炙甘草、菖蒲各 10 g，益母草 6 g，大枣 10 枚。每日 1 剂，水煎服。服 6 剂后，胸闷失眠等症减轻，经量增多，色由黯转红。惟稍觉精神紧张、恐惧。前方加减再进，隔日 1 剂。8 剂后经潮复至，诸症尽除。随访 1 年，月经基本正常，精神无恙。（广西中医药，1989，10）

2. 妙法绝招解析：肝主疏泄，心藏神。若情志抑郁恼怒，则首先影响肝与心的功能。女子以血为本，经行则心肝阴血暗耗，当此时悒郁忿恚，更易罹病。故疏肝养心同施，故收事半功倍之效。

（十一）肝郁不舒，气血逆乱（李柏医案）

1. 病历摘要：王某，女，13 岁半。平时身体健康，近半年来经常无故爱生气，性格也不如原来活泼，且无任何诱因，常突然晕倒在地，四肢抽搐，其母代述发作时神志有短暂的不清楚，大约 2 个月发作 1 次，有时半个月发 1 次，发作时无遗尿现象。发作前二三日失眠头晕，情绪易激动，两乳房发胀。曾做过 CT 扫描、腰椎穿刺、脑电图、脑血流图、头颅 X 线摄片等检查，均无阳性所见。外表体形较瘦，舌质偏红、苔薄白，脉细弦。自述昨天下午抽搐 1 次，现头晕，夜间睡眠不实而易惊，两乳房发胀，

证属肝郁不舒，气血逆乱。治宜疏肝解郁，理气活血。方选逍遥散加减。药用合欢皮 15 g，当归、茯苓、制香附各 12 g，白芍 10 g，柴胡、炒白术各 9 g，炙甘草 6 g，薄荷 5 g，生姜 3 g。每日 1 剂，水煎服。服 4 剂后，两乳发胀已消，睡眠好转，自述腰酸痛，小腹不适。治以疏肝理气，活血调经，方选逍遥散合桃红四物汤加减。药用制香附 15 g，当归、益母草、茯苓各 12 g，柴胡、炒白术、熟地黄、川芎、艾叶、红花、赤芍、桃仁各 10 g，生姜 3 g。服 3 剂后月经来潮，经色暗、量少、有血块，3 日干净，诸症消失。（新中医，1991，6）

2. 妙法绝招解析：经云“女子二七而天癸至，任脉通，太冲脉盛，月事以时下”。患者年近二七，其症状为月经来潮之先兆，诊脉又稍带滑象，因此考虑所有症状包括癫痫样发作，均为月经当至未至所致。月经当至未至，肝气郁结，瘀血停滞，血不调，气不顺，气血逆乱，发为癫痫。疏肝理气以治本，活血化瘀以调经，经行气顺血调，其证若失。

（十二）痰气郁滞，火热内扰（韩冰医案）

1. 病历摘要：王某，女，32 岁。经前情绪抑郁，时太息，胸闷憋气，胁肋胀痛，腹胀，烦躁多梦，舌质红，苔腻，脉沉细。月经 12 岁初潮，(5～6)/(24～26)日，色正常，量中等，痛经（＋）。末次月经量中，色红，痛经（＋）。肝胆、妇科盆腔超声未见明显异常。心电图、肝功能正常。诊断为经行情志异常。

证属痰气郁滞，火热内扰。治宜理气豁痰，宁心安神。药用生龙骨、生牡蛎各 30 g，百合 20 g，茯苓 15 g，柴胡、郁金、石菖蒲、半夏、竹茹、胆南星、陈皮、五味子、枳壳、炒莱菔子各 10 g，甘草 6 g。每日 1 剂，水煎，分早、晚温服。服 7 剂后，情绪好转，胸闷憋气，腹胀减轻，现已行经 5 日，中等，经量转少 2 日，腰骶坠痛，夜寐欠安，不欲食，治以理气化痰，养血安神。药用桑寄生 30 g，柴胡、郁金、石菖蒲、远志、半夏、竹茹、当归、白芍、五味子、杜

仲、生龙骨、生牡蛎、木香、砂仁各 10 g，甘草 6 g。服 7 剂后，心情烦躁消失，今日月经来潮量少。药用益母草、丹参各 30 g，熟地黄 20 g，赤芍 15 g，柴胡、枳壳、路路通、王不留行、当归、川芎、桃仁、红花、牛膝各 10 g。服 7 剂。未见不适，嘱其调畅情志。再以前法调治月余，未再发病。(《中国现代百名中医临床家丛书・韩冰》，中国中医药出版社，2007)

2. 妙法绝招解析：肝为冲任气血之枢纽，“血气冲和，万病不生，一有怫郁，诸病生焉”。女子阴类，阴性凝结，易于怫郁，而诸郁不离肝，故女子多肝郁之证。肝气郁结，气郁化火生痰，痰火壅滞，经气不利，则胸闷憋气，腹胀，胁肋胀痛；气机郁结，失其柔顺舒畅之性，则情绪抑郁，时太息，烦躁；扰动神魂，则失眠多梦。治当理气豁痰，宁心安神之法。本例选用温胆汤合柴胡加龙骨牡蛎汤化裁治疗。温胆汤理气化痰、清胆和胃；柴胡加龙骨牡蛎汤开郁泄热、镇静安神，能调节神经系统功能，善治神经精神疾病。方中胆南星、竹茹、石菖蒲、枳壳、炒莱菔子清热化痰，除烦宽胸利气；柴胡、郁金疏肝解郁；半夏、茯苓、陈皮理气健脾和胃；生龙骨、生牡蛎敛阴潜阳，重镇安神；远志、五味子、百合养心安神。诸药合用，共奏理气豁痰，宁心安神之功。经行辅助活血调经，经后兼顾养血。木郁易克脾土，故亦需时时顾互脾胃。全方谨守病机，故药到病除。

(十三) 枢机不利，气血失调 (匡继林医案)

1. 病历摘要：蔡某，女，42 岁。一年来每月经水来潮之前旬日就觉全身恶寒，行经一日前则现寒战，经水一至，寒意顿失。经行小腹胀痛，经水淋漓涩滞不爽，血红无块。舌苔薄白，舌质红，脉弦。

证属枢机不利，气血失调。治宜和调枢机，理气活血。方选小柴胡汤合桃仁四物汤。药用熟地黄、炒白芍、柴胡、淡黄芩、制半夏、台党参、桃仁、当归各 10 g，红花、炙甘草、川芎各 5 g，生姜 3 片，大枣 5 枚。每日 1 剂，水煎服。服 4 剂而愈。(本书主编，待刊)

2. 妙法绝招解析：本案夜半恶心，暮分胸闷，经前寒战，发作时用和调枢机之小柴胡汤，应手而效，给人启发不少。月经以血为本，肝藏血，女子以肝为先天：每于经前寒战，当知经前月水虽未来潮，但经水渐聚冲脉，预抵胞宫，待经气一推，经血则行。但少阳枢机不利，经气集而不足，必搜全身之气以助之，如是，肌表缺卫气之温煦，故而经前寒战，小柴胡汤虽非调经之方，但可和解枢机，俾经前气血畅达，则无需借卫表之阳以行经水。

三、文献选录

经行情志异常，中医病名。是指每值行经前后，或正值经期，出现烦躁易怒，悲伤啼哭，或情志抑郁，喃喃自语，彻夜不眠等证者，称为“经行情志异常”。亦有称为“周期性精神病”者。本病属西医学经前期紧张综合征范畴。本病一般预后良好，但易随月经反复发作。周期性精神病发病呈现有规律地发作和缓解，每次发作形式相似。临床表现以兴奋、易激惹、轻度意识障碍和行为紊乱居多，偶见呆滞、缄默，常伴有自主神经功能紊乱，如口渴、多饮、尿意频数、心率增快、呕吐和腹泻等，间歇期完全正常。一般与月经周期有关，每月发作 1 次，伴自主神经功能紊乱。

(一) 历代文献选录

1. 早在《陈素庵妇科补解》即有“经行发狂谵语方论”。对本病的临床表现、病因病机、证治方药均有论述，如云：“经正行发狂谵语，忽不知人，与产后发狂相似，缘此妇素系气血两虚，多怒而动肝火，今经行去血过多，风热乘之，客热与内火并而相搏，心神昏闷，是以登高而歌，去衣而走，妄言谵语，如见鬼神，治宜清心神，凉血清热为主，有痰，兼豁痰，有食，兼消食。

宜用金石清心饮。”

2. 而《妇科一百七症发明》则责之于心、肝二脏为患：“经来狂言如见鬼神，……肝必先郁而后怒……心必先热而后狂。”

（二）辨证论治选录

1. 肝气郁结证：症见经前抑郁不乐，情绪不宁，心烦易怒，胸闷胁胀，甚至怒而发狂，经后逐渐减轻或复如常人，月经量多，色红，经期提前，胸胁苦满，不思饮食，彻夜不眠，苔薄，脉弦。治宜疏肝解郁，养血调经。方选逍遥散加减。药用柴胡、白术、茯苓、当归、白芍、薄荷、煨姜、郁金、琥珀末等。

2. 痰火上扰证：症见经行狂躁不安，头痛失眠，平时带下量多，色黄质稠，面红目赤，心胸烦闷，舌红，苔黄厚或腻，脉弦滑而数。治法：清热化痰，宁心安神。方选生铁落饮加减。药用天冬、麦冬、贝母、胆南星、橘红、远志、连翘、茯苓、茯神、玄参、钩藤、丹参、石菖蒲、生铁落、郁金、川黄连等。

（三）经验良方选录

1. 内服方：

(1) 生龙骨、生牡蛎、浮小麦各 30 g，丹参、姜黄各 15 g，白芍、柴胡、当归、茯神、牡丹皮、菖蒲、郁金、桃仁、香附、路路通各 10 g，甘草 6 g。每日 1 剂，水煎服。连服 7 剂。月经前服药，连续 3 个周期。主治经行情志异常之癫症。

(2) 淮小麦 30 g，生龙骨、牡蛎各 20 g，生地黄、百合各 15 g，白芍、黄芩各 12 g，柴胡 8 g，大枣 7 枚，炙甘草 6 g。或减柴胡、黄芩，加香附 12 g，当归 10 g。每日 1 剂，水煎，服两次。3 剂为 1 疗程。治肝郁血亏型经前精神异常。

(3) 生山楂 100 g，丹参 30 g，桃仁、红花各 15 g，桂枝 12 g，益母草、木香、生甘草、芒硝、大黄各 10 g，细辛 3 g（每日递增 1 g，最高不得超过 6 g）。腹胀加乌药 15 g。经前 10 日起。每日 1 剂，服两次。主治经行情志异常。

(4) 煅牡蛎、磁石各 30 g，珍珠母、浮小麦、龙齿各 20 g，茯神 12 g，当归、柏子仁、炒枣仁各 10 g，赤芍、石菖蒲、甘草、柴胡各 6 g。每日 1 剂，水煎，服两次。主治经行情志异常。

(5) 生山楂 100 g，丹参 30 g，桃仁、红花各 15 g，桂枝 12 g，益母草、木香、生甘草各 10 g，芒硝、大黄各 6 g。经前 10 日起。每日 1 剂，水煎，服两次。主治经期精神异常。腹胀加乌药 15 g。

(6) 煅牡蛎、磁石各 30 g，珍珠母、龙齿各 20 g，茯神 12 g，当归、柏子仁、炒枣仁各 10 g，赤芍、柴胡、小麦各 5 g，石菖蒲、甘草各 3 g。每日 1 剂，水煎，服两次。主治经前情志异常。

(7) 竹茹 15 g，赤芍、鳖甲、白薇、益母草、桃仁、红花、枳壳、半夏、黄芩、青蒿、茯苓各 10 g，牡丹皮、青皮、陈皮各 6 g，甘草 3 g。每日 1 剂，水煎，服两次。主治经期发热，神志不清。

(8) 生龙骨、牡蛎、山栀子、党参、半夏、柴胡各 12 g，黄芩、玫瑰花、淡豆豉各 9 g，干姜 6 g，大枣 6 枚，炙甘草 3 g。每日 1 剂，水煎，服两次，5 日为 1 疗程。主治经行情志异常。

(9) 龙齿（先煎）、珍珠母（先煎）各 30 g，牡丹皮、山栀子、杭菊花、朱茯苓、竹茹、磁朱丸（包煎）各 9 g，远志 5 g，黄连 3 g。每日 1 剂，水煎服。主治肝郁火旺型经前精神异常。

(10) 珍珠母、龙齿各 30 g，牡丹皮、山栀子、菊花、茯神、竹茹各 9 g，远志 4.5 g，黄连 3 g。药研细末，炼蜜为丸，每服 6 g。每日 3 次，10 日为 1 疗程。主治经前、产后精神异常。

(11) 党参、丹参、龙骨、牡蛎（均先煎）、生地黄、茯神各 30 g，当归 15 g，桂枝、莲子、甘草各 10 g，远志 6 g，琥珀（冲）3 g。每日 1 剂，水煎服，主治经行情志异常。

(12) 首乌藤 15 g，生地黄 12 g，山栀子、牡丹皮、瓜蒌壳、夏枯草各 9 g，柴胡、当归尾、龙胆、合欢花各 6 g，甘草 5 g。每日 1 剂，水煎，服两次。主治肝郁化火型悲怒发狂。

(13) 牡丹皮 50 g，柴胡、黄芩、半夏、桂枝、茯苓、赤芍、牛膝、三棱、莪术、桃仁、红花各 10 g，陈皮 6 g，甘草 3 g。每日 1 剂，水煎，服两次。主治经行情志异常。

(14) 生牡蛎、龟甲、鳖甲各 30 g，钩藤 20 g，丹参、麦冬、山茱萸各 15 g，莪术、郁金、三棱各 12 g，石菖蒲 6 g。每日 1 剂，水煎服。主治经行情志异常之狂症。

(15) 茯苓、半夏、竹茹、郁金、礞石滚痰丸（吞）各 10 g，陈皮、远志、石菖蒲各 9 g，枳壳 6 g，炙甘草 5 g，川连 3 g。每日 1 剂，水煎服。主治经行情志异常。

(16) 珍珠母、龙齿（先煎）各 30 g，炒栀子、牡丹皮、茯神、甘松、郁金各 10 g，远志、柴胡各 9 g，黄连 3 g，灯心 3 扎。每日 1 剂，水煎服。主治经行情志异常。

(17) 香附、枳实、茯苓、胆南星、陈皮各 9 g，甘松、制半夏、木香、炙甘草各 6 g。经前 5 日起，每日 1 剂，水煎，服 2 次。主治肝气郁结型经前精神异常。

(18) 醋柴胡、白芍、明天麻、延胡索、川楝子、旋覆花（包）、香橼皮各 9 g，紫苏梗、制香附各 6 g，香甘松 3 g。每日 1 剂，水煎服。主治经行情志异常。

(19) 白芍、麦芽各 15 g，香附、乌药、柴胡、香橼皮各 12 g，青皮、合欢花、佛手各 10 g，炙甘草 6 g。每日 1 剂，水煎服。主治经行情志异常。

2. 外治方：

(1) 透骨草、礞石（先煎）各 20 g，石菖蒲、远志、郁金、胆南星、茯苓、法半夏各 10 g。上药煎好后去渣，将纱布浸泡于药汁中，使之湿透。取出，温度适中后敷于患者神阙、气海、关元穴处 15 分钟。然后用上法敷于心俞穴 15 分钟，每日 1 次。主治经行情志异常。

(2) 菊花、桑叶、野菊花、辛夷各 500 g，薄荷 200 g，红花 100 g，冰片 50 g。上药除冰片外，烘干，共研细末，兑入冰片和匀，纱布包裹，装入枕芯，制成药枕，临睡时枕于头下。主治心肝火旺型经行不寐。

(3) 猪牙皂、细辛、白芷、藜芦各 10 g。上药煎汁去渣，将小纱布条浸泡于药汁中，取出塞入一侧鼻腔中。若鼻腔中出现分泌物后要及时取出纱条，使之流出，然后重新塞入。主治经行情志异常。

(4) 当归 1200 g，甘松、白术、茯苓、熟地黄、仙鹤草各 500 g，黄芪 1000 g，葛根 100 g，大枣 200 g。上药分别烘干，研成粗末，混匀，装入枕头。使用 3 个月。主治心血不足型经行不寐。

(5) 刺五加、磁石（先煎 30 分钟）各 20 g，茯神 15 g，五味子 10 g。水煎去渣取汁，将纱布浸泡于药汁中，趁热敷于患者前额及太阳穴，每晚 1 次，每次 20 分钟。主治经行不寐。

(6) 甘遂、鹅不食草、白芷各 10 g，藜芦 6 g，冰片 5 g。以上前 4 味药加水煎至 50 g，溶入冰片，装入眼药水瓶中，点滴于鼻腔中 4～5 滴，每日 3 次。主治经行情志异常。

(7) 朴硝、明矾、磁石各 500 g，生大黄 300 g，厚朴、全瓜蒌、枳实各 200 g。上药磁石打碎，余药烘干，共研粗末，混匀，装入枕芯枕头。主治痰火上扰型经行情志异常。

(8) 甘遂、大戟、黄连、艾叶、石菖蒲各 10 g，白芥子 6 g。上药共研细末，取适量敷贴于神阙穴，盖以纱布，胶布固定。每日 1 次。主治经行情志异常出现癫狂症状者。

(9) 柴胡、乌药、合欢花、旋覆花各 500 g，香附、木香、当归、川芎、佩兰各 400 g。上药一起烘干，研成粗末，装入枕芯枕头。主治肝气郁结型经行情志异常。

(10) 猪牙皂、细辛各 6 g，樟脑 1.5 g。上药混合研成细末，每次 3 g，吹入两侧鼻孔，取嚏。吹鼻 15 分钟后开始呕吐痰涎。主治痰蒙心窍型经行情志异常。

(11) 磁石 50 g，酸枣仁、柏子仁、首乌藤各 30 g，当归 20 g，知母 10 g。每晚睡前煎汤熏洗双手，每次 30 分钟。清心安神。主治经行不寐。

(12) 珍珠粉、丹参粉、硫黄粉、冰片各等量。上药混匀，纳入脐窝平脐，胶布固定，5～7 日换敷 1 次。主治经行不寐。

(13) 吴茱萸 9 g，米醋适量。吴茱萸捣烂，加米醋调成糊状，敷贴于两侧涌泉穴，24 小时取下。主治经行不寐。

3. 针灸方：

神门、内关、支沟、足三里、三阴交、丰隆、阳陵泉。快速进针，每日针 1 次。主治肝郁化火型悲怒发狂。

4. 食疗方：

(1) 芡实 30 g，龙眼 25 g，莲子心 10 g，粳米 100 g，白糖 10 g。将芡实煮熟去壳，捣碎成细米糊状；粳米淘净，入锅加 1000 mL 水，再加龙眼、莲子、芡实，上火熬煮成粥，调入白糖溶化即可。主治心血不足之经行不寐。

(2) 梅花 5 g，粳米 100 g，白糖少许。粳米淘洗干净，加 800 mL 水，煮至米开汤未稠时，加入梅花，改小火稍煮片刻，视米花汤稠即可。每日早晚餐后服食。主治肝郁化火型经行情志异常。

(3) 鲜百合、生枣仁、熟枣仁各 15 g。鲜百合用水浸一昼夜。生枣仁、熟枣仁水煎去渣澄清，再下百合煮熟连汤食。主治心阴偏虚之经行不寐。

(4) 小麦 15 g，大枣 10 g，玉竹 9 g，粳米适量。共煮粥食，月经前连服 4～6 剂。主治心阴不足型经行情志异常。

(5) 桑椹 15 g。水煎常服。主治心血不足之经行不寐。

第二十三节　经行乳胀

一、病证概述

有些妇女，每逢月经来潮前二三天，甚或提前 1～2 周，便出现乳房胀硬疼痛，或乳头胀痒作痛的症状，严重时甚至乳房不能触碰衣服，但月经来潮后即很快减轻或消失。经前检查乳房时，除有触痛外，一般都没有肿块，少数患者即使有界限不甚清楚的结块，月经过后也会自行消失。这样的病症，中医便称之为“经行乳胀”或“经前乳胀”“经行乳房胀痛”等。经行乳胀属于西医“经前期紧张症”的范畴，发病的确切原因尚不完全清楚。一般认为，可能与经前期内分泌的变化，致使体内水分和钠盐的潴留较平时为多，从而引起乳房水肿有关，同时精神因素也是引起本病的重要原因。中医认为，乳房是足阳明胃经的循行之处，乳头则是足厥阴肝经的支络所属。因此，本病的发生与肝、脾（胃）、肾三脏的功能失调有关。具体的病因病机大致是肝气郁滞，大多由于平时情绪不稳定、急躁、忧郁，致使肝失疏泄，气机不畅，气滞于乳络，则乳房胀痛不适。经潮后，气随血行，故疼痛得以缓解。

二、妙法绝招解析

（一）肝郁气滞，郁久化热（孙朗川医案）

1. 病历摘要：周某，女，29岁。月经周期如恒。两年来经血量少色黯。经前一周自觉两乳胀痛，经后消失，乳房局部无结块。伴口苦心烦，两胁不舒，精神抑郁，二便不畅。现值经前，诸症又发，舌质红，苔薄黄，脉象弦滑。诊断为经行乳胀。

证属肝郁气滞，郁久化热。治宜疏肝泄热，活血通络。药用牡丹皮、黑栀子、黄芩、香附、川楝子、丹参、路路通各9 g，赤芍、白芍、郁金、柴胡、枳壳各6 g。每日1剂，水煎服。服3剂后，乳胀消失，口苦心烦等症亦减轻，月经已来潮，色紫红，量较多，继以上方续服2剂告愈，次月患者因恐宿恙复作，于经前来诊2次，每次服药2剂，乳胀消失。（《孙朗川妇科经验》，福建科学技术出版社，1988）

2. 妙法绝招解析：肝为刚脏，性喜条达，其脉布于两胁乳房，肝气怫郁，冲任通泻受阻，故经前两乳胀痛，胁部不舒，肝郁化火，郁热内蕴，致生心烦，口苦，二便不畅，舌红苔黄，脉弦滑等症。治疗以柴胡疏肝汤加减，疏肝泄热，理气解郁，活血通络，方中柴胡、白芍、牡丹皮、栀子、黄芩疏肝泄热；川楝子、枳壳、香附、丹参、郁金、赤芍、路路通理气解郁，活血通络。药中病机，效果显著。

（二）气血两虚，风邪久羁（刘奉五医案）

1. 病历摘要：苏某，女，25岁。经前乳房胀痛。经前头痛已4年之久，月经周期正常，量不多，色红，经前1日即开始乳房胀痛，头痛。追忆4年前因经前期受风后而诱发，经期伴有腰腹胀痛，曾经妇科检查无异常发现。舌苔薄白，脉沉弦缓。诊断为经行乳胀。

证属气血两虚，风邪久羁。治宜益气养血，散风通络。药用黄芪15 g，蔓荆子、白蒺藜各12 g，当归、木贼、藁本各9 g，白芷、川芎、防风各6 g。每日1剂，水煎服。服12剂后，来经1次，经前乳胀头痛等症未作。（《刘奉五妇科经验》，人民卫生出版社，1994）

2. 妙法绝招解析：本患者气血两虚，风邪久羁。经行乳胀表现为经前头痛为主。患者平素血虚，经血来潮之前已下行，头部血虚益甚，为发病之内因，又因四年前因经前期受风而诱发，风邪久羁不散，每逢经前而发病。经前乳胀，经血量少均为肝郁血虚之象，故在治疗上应扶正与祛邪兼施，益气养血，散风通络，方中当归、川芎、木贼、蒺藜养血活血祛风，黄芪补气，以气生血；藁本、白芷、防风、蔓荆子散风活络，兼顾标本。

（三）肝经火旺，冲任失和（陈大年医案）

1. 病历摘要：王某，已婚。每逢经前乳胀，用药转超前7日左右，现预感乳胀头痛，经期将近，苔薄腻，脉弦细带数。诊断为经行乳胀。

证属肝经火旺，冲任失和。治宜清肝泻火，调气和营。药用荔枝核、橘叶、橘核、秦艽、泽泻各12 g，制香附、丹参各9 g，炒牡丹皮、防风、炒赤芍、黄柏各6 g。每日1剂，水煎服。服5剂后，经期又近，预感乳头及腹部胀痛，且有腰酸。药用丹参、制香附、炒当归、茺蔚子各9 g，橘叶、炒赤芍、乌药各4.5 g，川芎、红花各3 g，月季花5朵。服4剂后，经来日期已准，经前乳胀亦减，腰酸头痛，再拟调和气血。制香附、茺蔚子、炒当归、炒续断各9 g，炒牡丹皮、炒赤芍、炒防风、紫苏梗各4.5 g，月季花5朵。服5剂后，经事已临，日期已准，乳胀全消，拟调养善后。（《上海老中医经验选编》，上海科学技术文献出版社，1990）

2. 妙法绝招解析：本例患者，经行乳房胀痛，经来则减，已有多年。因肝主血，主疏泄，肝失条达而血行亦不调畅，证属肝经火旺，冲络有热，气机不畅。气为血帅，故治疗当以调气为先，治拟调气和营而正月事。

（四）气滞血瘀，乳络不畅（韩冰医案）

1. 病历摘要：梁某，女，24岁。患者近4个月自经前10日开始乳房胀痛，触之有结块，经后得舒，伴月经后至，40余日一行，色暗，量少，夹少量血块，经行腹痛。现月经37日未潮，乳房胀痛，痛不可触，胸胁胀闷，易怒。舌质暗，舌苔薄白，脉弦细。月经13岁初潮，(5～6)/(27～30)日，色常量中，痛经（一）。末次月经，量少，色暗，有块，4日净，痛经（＋）。妇科检查未见明显异常。妇科盆腔、乳腺超声检查未见明显异常。诊断为经行乳房胀痛。

证属气滞血瘀，乳络不畅。治宜疏肝理气，活血化瘀。药用益母草30 g，橘核、王不留行各20 g，柴胡、枳壳、路路通、当归、川芎、赤芍、桃仁、红花、炮山甲、川楝子、延胡索、牛膝各10 g，甘草6 g。每日1剂，水煎，分早、晚温服。服7剂后，乳房胀痛、胸胁胀闷减轻，月经来潮，多于前次，色红，4日净，痛经（一），治宜理气养血，化瘀散结。药用蒲公英50 g，麦芽30 g，橘核20 g，鹿角霜15 g，炮山甲、鳖甲、柴胡、路路通、青皮、当归、白芍各10 g，甘草6 g。服7剂后，乳房胀痛消失，纳可，月经将潮，前方加益母草30 g，牛膝10 g，以活血通经。服7剂后，无乳房胀痛，月经来潮，量中，继服前方5剂，以善其后。(《中国现代百名中医临床家丛书·韩冰》，中国中医药出版社，2007)

2. 妙法绝招解析："胀由乎气。"肝藏血而喜条达，乳头属肝，乳房属胃，情志内伤，木郁不达，气滞血瘀，乳络不畅，不通则痛，可见乳房胀痛，触之有结块；气机不畅，经气不利，则胸胁胀闷，易怒；冲任阻滞，则月经后期，量少，色暗，有块，痛经；舌质暗，舌苔薄白，脉弦细，为气滞血瘀之征。治宜疏肝理气，活血化瘀散结。本例主要选用理气化瘀散结药物治疗，患者过期未潮，故先以血府逐瘀汤加减治疗，以理气化瘀，通经止痛。恐攻伐太过，且肝气有余，脾土易受损，经后加用养血健脾之品，以固其本，并用丸药善后以巩固疗效。方中柴胡、枳壳、青皮疏肝理气，使木郁得条达；当归、川芎、赤芍、益母草、桃仁、红花、牛膝活血调经；川楝子、延胡索理气活血止痛；炮山甲、王不留行、路路通功擅活血通络，炮山甲能通经络直达病所，配合鳖甲、橘核、蒲公英加强散结止痛之功；蒲公英临床可用到30～50 g；当归、白芍养血柔肝，润肝止痛，敛阴而收耗散之气；鹿角霜补肾填精以益冲任；麦芽健脾和胃，培土以抑肝木。辨证明确，施法得当，故效如桴鼓。

（五）营络瘀阻，郁久则痛（柳宝诒医案）

1. 病历摘要：一妇，两乳核痛，已属肝气不和之病；经前脘腹撑胀块痛，经行后少腹板滞，酸疼愈剧，诊断为经行乳房胀痛。

证属营络瘀阻，郁久则痛。治宜通络解郁，化瘀止痛。药用金铃子（小茴香煎汁，炒）、延胡索（醋炒）、当归尾、桃仁、牛膝（红花酒煎拌炒）、橘络、丝瓜络（乳香酒煎拌炒）、丹参、青广木香（桂枝煎汁拌炒）、益母草、香橼皮、白芍各10 g。每日1剂，水煎服。连服7剂而愈。(《柳宝诒医案》，中医古籍出版社，1999)

2. 妙法绝招解析：本例为经前乳房胀痛。两乳乃肝经所系，肝气郁滞，则经前乳核疼痛。肝郁既久，血行为之瘀阻，故少腹胀疼。经行后，血海空虚，而瘀血不去，少腹板滞，酸疼加剧，法宜疏肝理气，活血祛瘀，方用金铃子散加味，以当归尾、桃仁、丹参、益母草、白芍养血活血祛瘀；牛膝引药下行；香橼皮、木香配金铃子理气疏肝止疼，橘络、丝瓜络引药入络，取叶天士"新病在经，久病入络"之意。药的炮制法，都做了仔细推敲，如金铃子以小茴香煎，取其直入肝经，行气止痛；牛膝以红花酒煎拌炒，使其功善活血祛瘀直入下焦；丝瓜络用乳香酒煎拌炒，用其直祛细络之瘀，活血止痛；木香以桂枝煎汁拌炒，为取其温通经脉，易于行气疏肝，如此细腻处方，不是老手，难臻上境。

（六）气机壅滞，经行不畅（郑长松医案）

1. 病历摘要：王某，女，25岁。三年来，每经前7日左右始感两乳及胸膺胀痛，逐日递增，经至渐减。月经周期40～45日，经期2～3日，血少黑紫，淋漓不畅。平时烦躁易怒，经前与经期加重。舌质深红，苔白薄润，脉沉弦细。诊断为经行乳房胀痛。

证属气机壅滞，经行不畅。治宜理气行滞，祛瘀调经。药用益母草、当归各30 g，赤芍、白芍、丹参、王不留行各20 g，香附（捣）、路路通、山楂、橘核、橘叶各15 g，牛膝、荔枝核（捣）各12 g，紫苏梗、青皮、陈皮各9 g，柴胡6 g。每日1剂，水煎两次，共煎取500 mL，分两次温服。服5剂后，月经来潮，此次月经周期35日，经期3日，血量稍增，经前两乳及胸膺胀痛大减。宗原法出入，以观进退。按前方去王不留行、紫苏梗、荔枝核，加炒桃仁（捣）、郁金各12 g。煎法同前，改每晚服药1次，2日1剂。嘱于两乳及胸膺有胀痛感时，开始服药，服至经汛。又服5剂，经前胸乳胀痛甚微，月经周期32日，经期3日，血量又增。气机渐舒，再以祛瘀调血为主。药用益母草30 g，丹参、白芍、当归各20 g，橘核、橘叶、香附（捣）、炒桃仁（捣）、焦山楂、牡丹皮、川芎、川牛膝、郁金各9 g，青皮、陈皮、柴胡各6 g。水煎两次，共取500 mL，分两次温服，每晚1次。嘱经前服。共服药15剂，遂愈。（《郑长松妇科》，中国中医药出版社，2007）

2. 妙法绝招解析：本例以气机壅滞为主，故平时烦躁易怒，经前两乳及胸膺胀痛；气机不利，不能运血，则经行滞涩不畅，故月经量少，淋漓不畅，周期错后，经期缩短。方中橘核、橘叶、青皮、香附、荔枝核、紫苏梗、郁金、柴胡理气行滞，宽胸解郁；益母草、丹参、当归、赤芍、白芍、桃仁、山楂、牡丹皮、王不留行、路路通活血调经，化瘀通络；牛膝引经下行。全方功具理气行滞，兼以活血化瘀，使之气调则胸膺自快，郁散则胀痛解除。

（七）气滞血凝，脉络瘀阻（郑长松医案）

1. 病历摘要：张某，女，33岁。因胞妹病故，过分悲伤，致胸乳胀痛，时发时止，每逢经前加重，已10个月之久。近3个月来，经前胸痛频发，乳房胀甚，刻下经事欲动，适值发作。以往经事正常，病后延期而少。痛苦表情，目下青黑，舌常色，苔薄白，脉弦细有力。

证属气滞血凝，脉络瘀阻。治宜宽胸理气，化瘀通脉。药用益母草、丹参、白芍各30 g，薤白、瓜蒌皮各15 g，郁金、橘核、橘叶、枳壳、路路通各12 g，延胡索（捣）、川楝子（捣）、乌药、炒桃仁（捣）、红花、广木香各9 g，沉香3 g。每日1剂，水煎两次，共煎取500 mL，分两次温服。嘱勿追忆不幸往事，避免精神刺激。服5剂后，乳胀已止，胸痛减轻，带经3日，血量稍增。药既合病，继服前方，改为每晚服药1次，2日1剂。服5剂后，胸痛尽止，经前乳胀未发，惟月水尚少。守原意增损，按前方去路路通、延胡索、川楝子、沉香。加生香附（捣）30 g，当归15 g。共服药25剂，尽奏全功。（《郑长松妇科》，中国中医药出版社，2007）

2. 妙法绝招解析：本案由遭遇不幸，郁遏在怀，致肝失条达，气机不畅，故胸乳胀痛，时发时止；气滞则血瘀接踵，血瘀则气滞益甚，故经来日迟，血量减少，经前胸痛频发，乳胀益甚；经行虽无腰腹疼痛之苦，其目下青黑，脉象弦细皆瘀血之候。方中瓜蒌、薤白、枳壳、沉香宽胸理气；橘核、橘叶、郁金、木香、乌药理气解郁；益母草、丹参、白芍、桃仁、红花、路路通、延胡索、川楝子化瘀止痛，活血通经；病势有转机后，缩减通络止痛之品，加香附、当归理气调血，可望气机流畅则痹阻尽解，血脉通调而经候复常。

（八）外伤受损　气血瘀滞（郑长松医案）

1. 病历摘要：孔某，女，43岁。17年前，因行路不慎，被汽车暴力冲撞，随即昏迷不省，得救后，每经前 6～10 日胸胁满闷，乳房胀痛，心烦易怒。并伴月经超前，血量增多。形体胖，舌暗红，苔薄白，脉细弦。

证属外伤受损，气血瘀滞。治宜活血祛瘀，理气行滞。药用赤芍、白芍、丹参各 20 g，骨碎补、当归、路路通、香附（捣）、橘核、橘叶各 15 g，茜草、炒桃仁（捣）各 12 g，红花、川厚朴、乌药、青皮、陈皮各 9 g，柴胡、炒枳壳各 6 g。每日 1 剂，水煎两次，共煎取 500 mL，分两次温服。连进 6 剂，经前诸症消失，月经渐渐正常。(《郑长松妇科》，中国中医药出版社，2007)

2. 妙法绝招解析：《锦囊秘录》中云："凡跌仆损伤，蹂折挫闪，虽由外触，势必内伤气血凝滞。"本例即受汽车暴力冲撞，致肢体损伤于外，气血瘀滞于内。气滞于内，则经前胸胁胀满，乳房胀痛，心烦易怒；肝司血海而主疏泄，瘀血不去，则疏泄失常，故月经超前，血量增多。方中赤芍、白芍、丹参、当归、桃仁、红花、路路通活血通络，祛瘀生新；橘核、橘叶、青皮、陈皮、香附、乌药、川厚朴、柴胡、枳壳疏肝解郁，理气行滞；骨碎补行瘀血，理劳伤；茜草入心肝血分，行瘀又能止血，故佐以为引。

（九）营虚肝郁，气血失调（郑长松医案）

1. 病历摘要：高某，女，33 岁。每经前 4～7 日胸乳及小腹胀痛，经至后胀痛渐止，历时 14 年之久。月经周期 30～35 日，经期 5～7 日，血量少，色黑紫。16 岁月经初潮，3～6 个月一行，血量较少。结婚 10 年未孕，因婚后无子，家庭不和，致经常胸闷不舒，精神沉默，时欲叹息，胃纳不佳。精神郁闷，形体瘦弱，舌常色，苔薄白，脉沉弦细。

证属营虚肝郁，气血失调。治宜疏肝解郁，养血调经。药用益母草、当归、生香附（捣）各 30 g，茯苓、合欢皮各 15 g，郁金、路路通各 12 g，乌药、橘核、橘叶、枳壳、炒白术、柴胡各 9 g。每日 1 剂，水煎两次，共煎取 500 mL，分两次温服。嘱经前服药，并要避免触怒，自寻愉快。连进 9 剂，胸乳及小腹作胀减轻，仍经行腹痛，血黑紫而量少。守方增活血止痛之品。按前方加丹参 20 g，赤芍、白芍各 15 g，延胡索（捣）9 g。又服 6 剂，经候如期来潮，带经 6 日，血量大增，仅经至当日微感小腹胀痛。既气血渐调，增益阴固阳之品，以冀摄精成孕。按二诊方去枳壳、路路通、乌药，加菟丝子、熟地黄各 20 g，覆盆子 9 g。炼蜜为丸，每丸 9 g，日服 2 丸。共服煎剂 15 剂，丸剂 6 料，即诸症消失，受孕得子。(《郑长松妇科》，中国中医药出版社，2007)

2. 妙法绝招解析：本案素禀不足，营虚肝郁，故年逾二七月事初至，血量极少，数月一行；肝郁则气机不利，故继之胸乳及小腹胀痛；肝司血海而主疏泄，疏泄失常则脉道不利，冲任受阻，故婚久不孕；久不孕育，所愿不得则情郁，故精神沉默，胸闷不舒，时欲叹息，胃纳不佳，脉沉弦细。方中香附、枳壳、橘核、橘叶、合欢皮、郁金、乌药、柴胡、路路通疏肝解郁，行气通络；当归、益母草、丹参、赤芍、白芍、延胡索养血活血，行瘀调经；白术、茯苓健脾和中；诸恙俱减后加菟丝子、熟地黄、覆盆子育阴固阳，益肾助孕。

（十）肝郁肾虚，湿热熏蒸（郑长松医案）

1. 病历摘要：郝某，女，28 岁。经前胸闷乳胀，性情急躁 3 年。月经周期 26～36 日，经期 3 日，血少色淡。平时带下淋漓，腰酸乏力，结婚 2 年未孕。近来口腔糜烂，牙龈出血，唇下瘙痒，生赤色丘疹。唇下至颏，丘疹群集，舌质鲜红，舌体胖大，苔白厚腻，口腔糜烂，脉细稍数。妇科检查：宫体后位，发育不良。

证属肝郁肾虚，湿热熏蒸。治宜清热利湿，益肾理气。药用生地黄、丹参、地肤子、当归各 30 g，赤芍、白芍、苦参、何首乌各 15 g，泽泻 12 g，龙胆、黄芩、川厚朴、柴胡、炒枳壳各 10 g，陈皮、淡竹叶、木通各 6 g。每日 1 剂，水煎两次，共煎取 500 mL，分两次温服。嘱经期停服。服 8 剂后，唇下疹消，口糜平复，带下渐止，经前胸闷乳胀减轻。新邪尽去，更方调经。

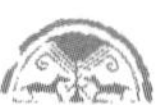

药用益母草 30 g，丹参、熟地黄、当归、白芍、香附（捣）、橘核、橘叶各 20 g，茯苓、炒白术各 12 g，柴胡、牡丹皮、乌药、青皮、陈皮各 10 g。又服 8 剂后，月汛按期，血量增多，经前胸闷乳胀轻微，惟腰酸乏力依故。按二诊方去柴胡、牡丹皮，加菟丝子、山药、桑寄生各 20 g，续断 15 g。共服药 30 剂，诸症消失，相继怀孕。(《郑长松妇科》，中国中医药出版社，2007)

2. 妙法绝招解析：本例旧有肝郁肾虚之宿疾，继发脾胃积热熏蒸于上之新患。肝郁气滞则经前胸闷乳胀，性情急躁；气为血之帅，气滞则血行不畅，冲任受阻，故月事不准，血少色淡；肾虚则精亏血少，故腰酸乏力，婚久不孕；肝气横逆，克脾犯胃，通降失司，则湿郁生热，湿热熏蒸于上，故唇下丘疹群集，口腔糜烂接踵而至。治疗始终以香附、丹参、当归、芍药、陈皮等药理气调血，初治配伍苦参、地肤子、龙胆、黄芩、泽泻、木通、淡竹叶等药以清热利湿，湿热得平，新邪尽去后，再佐益母草、菟丝子、熟地黄、山药、桑寄生、续断等药补肾益精，调补冲任，使肝气舒，肾气复，冲任调和，则经行乳胀悉除，并能受精成孕。

（十一）肝郁气滞，络脉受阻（匡继林医案）

1. 病历摘要：王某，女，34 岁。经期尚准，量中色鲜，每行前乳房胀痛，头痛且胀，小腹不适，烦躁易怒，口苦纳少，便艰，三日一解，婚 4 年未孕。妇检正常，基础体温双相不典型。子宫输卵管碘油造影示：右侧输卵管伞端粘连不通，左侧通而欠畅。脉弦少力，舌边尖红。诊断为经行乳胀。

证属肝郁气滞，络脉受阻。治宜养血理气，疏肝通络。药用全当归、白芍、制香附、广郁金、路路通、王不留行、白蒺藜、穿山甲、皂角刺各 9 g，青皮、陈皮、柴胡各 6 g。每日 1 剂，水煎服。服 5 剂后，经行准期，乳胀头痛均减，小腹酸胀。舌红少苔，脉略弦。再以养血柔肝，理气通络。药用全当归、白芍、制香附、广地龙、广郁金、路路通、王不留行、穿山甲各 9 g，青皮、陈皮、乌药各 6 g。服 5 剂后，月经量畅期准，乳胀、头痛、烦躁、腹疼等恙均除。随后基础体温持续上升 26 日未降，脉滑数，尿 HCG 阳性，诸疾告愈，身已怀孕。(本书主编，待刊)

2. 妙法绝招解析：古人谓“胀由乎气”，肝郁气滞，气血不畅，经脉壅滞，而见经前乳胀，胸闷胀痛；气郁化火，上攻头目，而见头痛眩晕，口苦烦躁。临床上常可选用逍遥散加味来治疗此症。方中当归、白芍养血柔肝，敛阴以平肝；柴胡、郁金疏肝散热，理气解郁，使木得条达；青皮、陈皮通经络瘀滞，消厥阴气结；路路通、广地龙活血通络，以消乳胀痛，调和气血。其方义理血搜络，散热解郁，疏肝和中，诸胀自消。

三、文献选录

经来之前或适值经期，乳房胀痛者为经行乳胀。肝脉布胸胁，肝经别支络乳头。若情志不畅，郁怒伤肝，肝气郁滞，经前冲脉充盛，两因相感，气滞乳络，故经前乳房胀痛；若素体阴虚，经行阴血益虚，乳络失于濡养，而致经行乳胀。因不少患者仅感两乳胀痛不舒，并无经行腹痛之苦，故“经行乳胀”亦应另列一证。此证多由气滞或血瘀所致。盖因气滞则血运不畅，血瘀则气机不利。分别对气滞为主者，予以理气解郁，佐以活血化瘀；血瘀为主者，予以活血化瘀，佐以行气解郁；若肝郁化火，营虚血热者，则辅以清热凉血，养阴滋肝；若寒凝血聚，气血瘀滞者，则予以温经活血，理气解郁，俾气顺血和，冲任通泰，则乳胀自止。若情志怫抑，郁怒不解者，非情舒怒解，多难取效，应劝告患者要情舒神快，以助药力。临床常见证型有肝郁气滞、肝肾阴虚等证型。

（一）辨证论治选录

王法昌等治疗经行乳胀分 5 型辨治：①肝郁兼湿热型，经前胸闷，心烦易怒，乳房胀痛，口干，胸脘烦热，小腹疼痛，或阴痒，白带多而色黄，脉弦数，舌红苔薄黄。治则疏肝解郁，清热利湿，方用丹栀逍遥散、易黄散、三妙散合方加香附。②肝郁兼血瘀型，经前心烦易怒，乳房胀痛，时有硬结，小腹胀痛拒按，或经量少，经行不畅，经色紫暗有块，脉弦滑，舌紫暗或有瘀斑，苔薄白。治则疏肝解郁，活血化瘀止痛，方用丹栀逍遥散合桃红四物汤加青皮、延胡索、郁金。③肝郁兼心脾两虚型，经前胸闷，心烦意乱，乳房软绵隐痛而有微胀感，伴心悸，头晕，失眠多梦，全身乏力，神疲，食欲不振，白带多质稀，脉弦细，舌淡而体大有齿印，苔薄白。治则疏肝解郁，健脾和胃，养心安神，方用丹参归脾汤加香附、郁金。④肝肾不足型，经前胸闷，心烦意乱，乳房绵软隐痛，微胀，伴头晕耳鸣，腰痛肢软乏力，脉沉弦，舌淡苔少。治则疏肝健脾，补益肝肾，方用丹栀逍遥散加杜仲、川续断、桑寄生、鹿角霜、山茱萸、菟丝子。⑤肝郁兼冲任虚寒型，经前心烦意乱，神疲，乳房胀痛，小腹隐痛而有凉感，脉细迟，舌淡，苔薄白。治则疏肝解郁，暖宫散寒，处方丹栀逍遥散加台乌、香附、炒小茴香、炒艾叶。结果：57 例痊愈，23 例显效，8 例好转，2 例无效，总有效率为 97.8%。（山东中医杂志，1993，5）

（二）临床报道选录

1. 王承训用四逆散加味治疗经前乳房胀痛 150 例：本方含橘叶、橘核各 15 g，柴胡、枳实、芍药各 10 g，甘草 9 g。水煎服，每日 1 剂。血虚重者加熟地黄 15～30 g，当归 10 g；气虚者加黄芪 30 g，党参 10～30 g；气滞重者，加青皮、香附各 10 g；胸胁痛者，加川楝子 10～30 g；血瘀重者，加桃仁、红花、三棱、莪术各 10 g；腹痛加五灵脂、延胡索各 10 g；小腹胀痛加乌药 10 g；痰凝乳房有块者，加海藻、昆布、贝母、皂角刺各 10～15 g。结果：150 例中肝郁血虚型 19 例；其中痊愈 16 例，好转 3 例；肝郁气滞型 69 例，其中痊愈 59 例，好转 7 例，无效 3 例；肝郁血瘀型 48 例，其中痊愈 38 例，好转 8 例，无效 2 例；肝郁痰凝型 14 例，其中痊愈 7 例，好转 4 例，无效 3 例。（山东中医杂志，1987，2）

2. 谷书云用解郁活血汤治疗经前乳房胀痛 50 例：谷氏本着降肝气、调冲任、行气活血通络的原则，用柴胡疏肝散合桃红四物汤加减化裁组成解郁活血汤，药用香附、瓜蒌、丹参各 15 g，柴胡、川芎、赤芍、郁金、山药各 12 g，桃仁、青皮各 10 g，枳壳、红花、橘叶各 9 g，甘草 6 g。脾虚者，加党参、黄芪、白术、苍术、砂仁；血虚者，加当归、熟地黄、白芍；肾阳虚者，加杜仲、菟丝子、川续断、淫羊藿；肾阴虚者，加知母、生地黄、山茱萸、墨旱莲；肝火犯胃者，加栀子、牡丹皮、陈皮；阴虚阳亢者，加牡蛎、阿胶、麦冬、生地黄；瘀血痰凝者，加当归、穿山甲、王不留行、三棱。治疗结果：治愈 44 例，好转 5 例，无效 1 例。总有效率为 98%。（山东中医杂志，1992，6）

3. 毕华用疏肝通络汤治疗经前乳痛症 50 例：药用青橘叶、青皮、瓜蒌皮、炒川楝子、制香附、炒当归、赤芍、丝瓜络各 10 g，炒柴胡、炒川芎各 5 g。胀痛加王不留行、路路通；乳房结块加夏枯草、橘络；胀甚伴月经后期量少加王不留行、益母草、地鳖虫；月经先期量多、舌红脉数去川芎、香附，加牡丹皮、黄芩、生甘草、薄荷；嗳气脘痞加佛手、香橼皮；便秘加生大黄、瓜蒌仁、枳实。于月经前见乳痛，每日 1 剂，水煎服，用至经行痛止；1 个月经周期为 1 疗程。结果：痊愈 40 例，好转 8 例，无效 2 例，总有效率 96%。（浙江中医杂志，2004，1）

（三）经验良方选录

1. 白芍、山楂、茯苓各 15 g，当归 12 g，栀子、郁金、王不留行、香附、牡丹皮、柴胡各 10 g，青皮、陈皮各 9 g，路路通 6 g，薄荷 3 g。随症加减，心烦口干加太子参 15 g，石斛、百合各 12 g。乳有肿块加败酱草 15 g，海藻、昆布、炮山甲各 10 g。浮肿、便溏加党参、白术、山药各 15 g。经前 10 日，每日 1 剂，水煎，服两次。经来停药，3 个周期为 1 疗程。主治经前

乳胀。

2. 山楂、郁金、白芍、枳壳各 12 g，路路通、橘叶、王不留行、栀子、香附、牛膝、牡丹皮、广木香、当归各 10 g，柴胡 8 g，薄荷 6 g。前 3 味药水煎取液，浓缩成 1∶20 的黏合剂，余药焙干研细末用黏合剂揉制成丸，经前 10 日起每服 6 g，每日 3 次。主治经前乳胀。

3. 香附、合欢皮、苏罗子、路路通各 9 g，炒枳壳、郁金、焦白术、炒乌药、陈皮各 6 g。乳房结块加王不留行、炮山甲各 6 g，研末吞服。小腹吊痛带多者加红藤、白头翁各 12 g。每日 1 剂，水煎，服两次。经前 3 日至经末后 2 日，连服 5 剂。主治肝气郁结型经行乳胀。

4. 延胡索、桔梗各 12 g，白芍、柴胡、合欢皮、月季花、香附各 10 g，茯苓、白术、路路通各 9 g，川楝子、红花、炙甘草各 6 g。每日 1 剂，水煎 3 次，取液混合，分两次服。主治经前乳胀。

5. 茯苓 18 g，白芍 15 g，炒当归、柴胡、白术各 12 g，炙甘草 9 g，煨姜 1 块，薄荷 3 g。每日 1 剂，水煎，服两次，经前 7 日至经净日，连服 10 剂为 1 疗程。主治肝郁气虚型经行乳胀。

6. 生瓜蒌、乌药、没药、当归、穿山甲、皂角刺、延胡索、香附、木香、郁金、甘草各适量。水煎，每日 1 剂，服两次，经前 7 日至经净日，连服 10 剂为 1 疗程。主治气滞血瘀型经行乳胀。

7. 炒白芍、茯苓各 15 g，白术 12 g，当归、梭罗子、橘叶、玫瑰花、制香附、柴胡各 10 g。水煎，每日 1 剂，服两次，每月经前连服 6 剂为 1 疗程。主治肝郁气滞型经行乳胀。

8. 生地黄、红藤、鸡苏散各 12 g，橘核、益母草、延胡索、预知子、川楝子、白芍、炒当归各 9 g，柴胡、郁金各 6 g。每日 1 剂，水煎，服两次。主治经前乳胀。

9. 熟地黄 12 g，当归、赤芍、益母草、香附各 9 g，川芎、桃仁、合欢花各 6 g，柴胡 5 g，红花 3 g。经前 3 日，每日 1 剂，水煎，服两次。主治肝气郁滞型经前乳胀。

10. 党参、炙黄芪各 12 g，柴胡、白芍、白术、茯神、益母草各 10 g，当归 6 g，木香、炙甘草各 5 g，生姜 3 片，大枣 6 枚。每日 1 剂，水煎服。主治经行乳胀。

11. 熟地黄 15 g，吴茱萸、当归各 9 g，桔梗、防风、细辛、炮姜、炙甘草各 6 g。每日 1 剂，水煎，服两次。经前连服 3 剂为 1 疗程。主治阴寒内盛型经行乳胀。

12. 当归 15 g，青皮 12 g，香附、白芍、炒麦芽各 10 g，郁金 6 g，柴胡、枳壳、川芎各 5 g。每日 1 剂，水煎，服两次，经期连服 5 剂为 1 疗程。主治经前乳胀。

13. 车前子（包煎）、钩藤（后下）各 12 g，龙胆、山栀子、生地黄、知母、黄柏、赤茯苓、酸枣仁各 9 g，苦参 6 g，生甘草 3 g。每日 1 剂，水煎服。主治经行乳胀。

14. 素馨花、白芍、茯神、北刘寄奴、郁金、淮山各 10 g，柴胡、枳壳、当归各 6 g。每日 1 剂，水煎，服两次，经前 5 日连服 5 剂为 1 疗程。主治经前乳胀。

15. 王不留行、青橘叶各 9 g，青皮、陈皮各 6 g。经前 5 日起，每日 1 剂，水煎，服两次，1 个月经周期为 1 疗程。主治经行乳房肿痛。

16. 橘核、橘叶各 15 g，枳实、芍药各 10 g，甘草 9 g。经前 5 日始，每日 1 剂，水煎，服两次。连服 5 日为 1 疗程。主治经前乳胀。

17. 王不留行、白芷、木通、穿山甲、小茴香各 6 g。药研细末，每服 10 g，每日 1 剂，服 3 次，温开水下。主治经前乳胀。

18. 生麦芽 12 g，苦杏仁、川贝母、鲜皂角根皮各 9 g。每日 1 剂，水煎服。主治经行乳房胀痛。

第二十四节　经行泄泻

一、病证概述

妇女每到月经来潮前，或行经期间，即现大便溏泄，甚至清稀如水，一日数次的症状，月经过后大便泄泻逐渐缓解，不治自愈。但在下次经潮时又复如是，呈周期性反复发作，此病症就称为“经行泄泻”。有的肠炎患者偶尔也可能在经期发生腹泻，但非每月必发，与月经周期无关，因而不属于本病。也有些慢性肠炎患者，平时就有腹泻，一到经期便加重，这种情况也不属于经行泄泻病。因此，妇女如果先天肾气不足，或因多产房劳损伤肾气，就会由于经期气血下血海，而使肾阳之气愈发不足，从而既影响脾的运化功能，又减弱了对大便排泄的控制能力，以致发生大便清稀如水的症状。本病的发生多与脾肾二脏关系密切。脾主运化，有赖肾之温煦，若脾气素弱或肾阳不足，行经之际气血汇聚血海，脾肾阳气更虚，脾之运化失职，肾之开阖不利，故而泄泻。临床常见证型为脾虚证、肾虚证。

二、妙法绝招解析

（一）肝强脾弱，木邪克土（孙朗川医案）

1. 病历摘要：程某，29 岁，已婚。年余来，每于经前大便泄泻，每日三四次，历时 2～3 日，伴两乳作胀，脘闷纳差，腹部疼痛，泻后痛减，月经周期正常，量偏少，色紫红，潮而不畅。现经期将至，泄泻又作。脉象弦缓，舌胖有齿印，苔微浊。

证属肝强脾弱，木邪克土，运经失职。治宜痛泻要方合平胃散加味。药用白芍、神曲各 9 g，苍术、白术、郁金、陈皮、防风、川厚朴、香附各 6 g，甘草 3 g。服 2 剂后，泄泻得止，月经已来潮，量不多，两乳微胀，腰部酸楚，脉弦缓无力，舌苔转净。予逍遥散加味继之。川续断 15 g，白术、茯苓各 9 g，柴胡、当归、赤芍、白芍、香附各 6 g，川芎、甘草各 3 g。服 3 剂后，月经适净，此次经量较多，乳胀见减，神倦肢怠，食后脘胀，脉微弦而缓，重按乏力，舌胖有齿印，苔薄白，此系脾虚，予参苓白术散主之。党参、山药各 12 g，莲子、茯苓、白术、白扁豆各 9 g，陈皮 6 g，砂仁（后入）、甘草各 3 g。服 3 剂善后。（《孙朗川妇科经验》，福建科学技术出版社，1988）

2. 妙法绝招解析：经行泄泻多由平素脾肾阳虚，又值经行，肝藏血少，于是肝失疏泄，脾失健运，遂致阳气不振发生泄泻。本案患者经前乳胀，经血量少色紫，潮而不畅，脉弦，为肝气郁滞，脘闷纳差，舌胖有齿印，乃脾气虚弱。肝为藏血之乡，经前血聚冲脉，肝气因之偏亢，更失条达之性，木邪犯土，肝脾不和，中运失职之征。初诊时以痛泻要方合平胃散加味，方取苍术、白术健脾燥湿，厚朴、神曲宽中健运，甘草调和诸药；共奏调和肝脾、调理胃肠之功。药后泄泻止，苔转净，月经来潮，经血净后，脾虚之象显露，故用参苓白术散补气健脾以收功。

（二）中气不足，肾虚脾弱（朱小南医案）

1. 病历摘要：斯某，29 岁。患者身体素弱，食欲不振，时常腰酸无力，头晕目眩，经行量少色淡，在行经期内，时有便意，日泻 2～3 次以上，经净后即恢复正常，持续数年，尚未根除。诊时观察患者，面色惨白，精神委顿，据述平时大便尚准，惟从行经开始，时有便意，常泄泻多次，时伴有较剧的腰酸症状，切脉沉细，舌质淡而少苔。

证属中气不足，肾虚脾弱。治宜补中益气，固肾健脾。潞党参、黄芪、制香附、茯苓、巴戟天、杜仲、川续断各 9 g，当归、焦白术、陈皮、煨木香、炙升麻各 6 g。上方服 4 剂后，大便次数减，且质亦稍干，嘱于平时睡眠常宜面床而卧（即背向上），饮食易消化而富有滋养的食品。次日经期又来，据述这次经行，大便已感正常，腰酸症状亦减轻，胃口亦开，惟夜寐多梦，心悸怔忡，按脉细软，此乃气血虚亏，血不养心。再予补养气血之剂。潞党参、茯苓、酸枣仁、当归、熟地黄（砂仁 2.4 g 拌）、柏子仁、狗脊、巴戟天、陈皮各 9 g，白术、白芍各 6 g。服 4 剂后，不仅夜寐安适，而且气色亦转佳。（《朱小南妇科经验选》，人民卫生出版社，1981）

2. 妙法绝招解析：本类患者颇多，一般为素禀虚弱，经来时大便次数多兼有腰酸，做妇科检查时，每发现子宫后位。盖胞络为肾所系又与冲任二脉有关，而带脉绕腰而束小腹诸经络，中气不足，带脉弛缓，肾气虚亏，胞宫便往后倾斜，其位置便靠近直肠，平时除常多腰酸外，对大便尚无影响，惟经水来临，血海充盈，胞宫体较膨胀，压迫直肠，所以腰酸加剧，兼时有便意，肠内粪便尚未干燥，由于直肠受迫，即行排出，因此大便次数增多，而成溏泄，经净后血海已被空，直肠不受压迫，大便遂恢复正常。治疗当以补中益气升提带脉为主，升麻为其中翘首，《本草纲目》谓其能治“久泄下痢，后重，遗浊，带下崩中”。《本草备要》谓其“治久泄脱肛”。无非取举陷升提之功，能补益肠胃，巩固带脉，所以为本证主药。参、术、苓、陈补脾胃，益中气，与升麻协同，药效更显著，当归调经补血，香附调经利气，木香健脾止泻，仲、断、巴戟天，以固肾气壮腰膝。此外，并助以理疗法，睡眠时面朝下，背向上使后倾之胞宫得以纠正其位置，事半功倍，相得益彰，增加疗效。

（三）脾肾阳虚，肝气横逆（钱伯煊医案）

1. 病历摘要：金某，女，33 岁。每值行经，大便泄泻，每日 4～5 次，腹部作胀，肠鸣，嗳气多。上次月经先期 10 日，量多有块。此次月经来潮，腹痛腰酸，舌苔薄白腻，根微赤，脉象沉细。

证属脾肾阳虚，肝气横逆。治宜温补脾肾，疏肝调气。药用党参 15 g，白术、茯苓、菟丝子、山药各 12 g，补骨脂 9 g，炙甘草、木香各 6 g，砂仁壳、艾叶各 3 g。服 6 剂后，腹胀减，嗳气多，大便仍稀，每日 1～2 次，舌苔薄白腻，脉象沉软。治宜温补脾肾，佐以疏肝。党参 15 g，白术、菟丝子、狗脊、陈皮、补骨脂、吴茱萸、白术、山药各 12 g，姜炭、炙甘草、木香各 6 g。服 6 剂后，此次月经先期 7 日，量较多，色黑，下腹仍痛，腰酸便泻，每日 2 次，肠鸣，舌苔中根光剥，边腻，脉沉细软。治以温补脾肾。党参、桑寄生各 15 g，山药、狗脊、菟丝子、白术各 12 g，炮姜、炙甘草、补骨脂、木香各 6 g。服 9 剂后，诸恙均见转机，此次月经来潮，五日净，量较前减少，色红，下腹疼痛亦减，大便次数明显减少，每日 1～2 次，但不成形，关节酸楚，舌苔中根光剥、边淡黄腻，脉沉细软，仍从前法。党参 15 g，黄芪、白术、菟丝子、川续断、山药各 12 g，白芍 9 g，桂枝、炙甘草、防风炭各 6 g，大枣 6 枚。服 9 剂善后。（《钱伯煊妇科医案》，人民卫生出版社，2006）

2. 妙法绝招解析：本例属于经行泄泻，主要病因由于命门火衰，未能蒸煦脾阳，脾弱不能统血，血虚肝失所养，失其疏泄之常，通过辨证，病在肝脾肾三经，主要在于脾肾，故治法以温补脾肾为主，疏肝调气为辅，病情始初不见效，后再采用补中益气、以升清阳、温补肾阳以壮命火立法，诸恙逐渐得以向愈。

（四）肝郁脾虚，湿聚生热（郑长松医案）

1. 病历摘要：刘某，女，46 岁。经前便稀不爽，小腹胀痛年余。素日胸胁痞闷，脘腹时胀，嗳气或矢气后舒适，带下黄绿，时多时少，诸症均于经前加重。经候尚准，量多色深。舌胀质红，苔腻微黄，脉象沉弦。诊断为经行腹泻。

证属肝郁脾虚，湿聚生热。治宜疏肝扶脾，除湿清热。药用生龙骨、生牡蛎（捣）、白芍、薏苡仁、茯苓各30 g，金银花炭20 g，黄芩、炒神曲各12 g，苍术、川黄连、枳壳、椿皮各9 g，陈皮6 g。每日1剂，水煎两次，共煎取500 mL，分两次温服。连进8剂后，经前排便正常，带下变白，小腹胀痛减轻，经量基本正常，有时仍感胸闷腹胀。此乃湿热渐解，气滞未畅之象，宗原法酌增疏肝理气之品。按前方去金银花炭、黄芩，加广木香、川厚朴各6 g。再进6剂后，除偶有脘痞腹胀外，余恙悉平，按二诊方继进，以杜复发。共服药21剂，诸苦若失。（《郑长松妇科》，中国中医药出版社，2007）

2. 妙法绝招解析：本案素有胸胁痞闷，脘腹时胀，嗳气或矢气后舒适，显系肝郁脾虚之候；肝郁则气机不利，脾虚则健运失常，故经行之前便稀不爽，小腹胀痛；脾运不健则湿聚生热，湿热流入带脉则带下黄绿；热陷内扰则经多色深；其舌胀质红，苔腻微黄，脉象沉弦，皆肝郁脾虚，湿聚生热之象。方中薏苡仁、茯苓、苍术、神曲、枳壳、川厚朴、陈皮、广木香疏肝扶脾；金银花炭、黄芩、川黄连除湿清热；龙骨、牡蛎、椿皮收涩固下；白芍平肝益脾。

（五）脾虚不运，中气下陷（郑长松医案）

1. 病历摘要：袁某，女，35岁。于去年麦收时，因饮食不洁致腹泻月余，相继每逢精神紧张及行经之际，泻下清稀，每日3～4次。并伴神疲乏力，头晕目眩，纳呆食少，食后腹胀，经来日迟，血淡量少。因形体日羸，于半年前经钡餐透视检查发现“胃下垂”。形瘦肌羸，面色苍白，舌淡苔少，脉沉濡弱，尺肤不温。诊断为经行腹泻。

证属脾虚不运，中气下陷。治宜健脾补中，益气升陷。药用生龙骨、生牡蛎（捣）、黄芪各30 g，炒白术、党参、赤石脂各15 g，当归12 g，炒枳壳、诃子各9 g，广木香、升麻各6 g。每日1剂，水煎两次，共煎取500 mL，分2次温服。服5剂后，大便成形，经至未再腹泻，惟食少腹胀更甚于前。知益气升收之剂，虽止泻颇捷，但有壅滞助满之弊，守原意增调脾和中，行滞消胀之品。按前方加大腹皮15 g，陈皮、生干姜、柴胡各6 g。再服5剂后，腹胀渐解，食纳倍增，经行未发腹泻，体力日有恢复。另拟下方施治善后。药用生龙骨、生牡蛎（捣）、黄芪各30 g，生山药、党参、炒白术、当归、大腹皮各15 g，升麻9 g，广木香、柴胡各6 g，干姜、陈皮各3 g。共服32剂，诸苦若失。（《郑长松妇科》，中国中医药出版社，2007）

2. 妙法绝招解析：本案先由饮食不洁损伤脾气，复因久泻不已中气下陷致病。脾虚则运化无权，故纳呆食少，食后腹胀，大便稀软；精神紧张与行经之际脾气益虚，故泻下清稀，一日数次；脾虚食少则气血化生之源匮乏，故神疲乏力，头晕目眩，经来日迟，血淡量少，舌淡苔少，脉沉濡弱，尺肤不温；其“胃下垂”为气虚下陷之候。方中黄芪、党参、白术、山药益气，健脾，补中；龙骨、牡蛎、赤石脂、诃子收涩固肠；大腹皮、枳壳、广木香、陈皮调脾和中，行气消胀；当归补血；柴胡、升麻升举清阳；干姜、生姜辛散行滞，健脾开胃。

（六）肝郁脾虚，浊邪阻滞（郑长松医案）

1. 病历摘要：游某，女，37岁。旧有胸脘痞闷，纳呆食少，白带淋漓不断，经前小腹痛胀之宿疾，又于去年初秋之际，贪凉饮食，腹泻月余，此后常因动怒及行经大便溏泻，每日2～4次，便前肠鸣腹痛，经5～7日自愈。刻下因饮食不慎，致上吐下泻，脘痞腹胀。形体虚羸，精神萎靡，苔白垢浊，脉濡稍数。诊断为经行腹泻。

证属肝郁脾虚，浊邪阻滞。治宜疏肝健脾，调胃和中。药用生香附（捣）、白芍、炒白术、茯苓各15 g，姜半夏、藿香、焦三仙、竹茹、白扁豆各12 g，陈皮、川厚朴各9 g，砂仁（后下）、生甘草、生姜（切）各6 g。每日1剂，水煎2次，共煎取500 mL，分两次温服。连服3剂，吐泻尽止，脘腹已舒。见新邪告愈，再更方治本，以疗宿疾。药用生龙骨、生牡蛎（捣）、

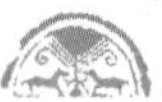

山药、薏苡仁各 30 g，白芍、橘核、橘叶、党参、莲子、白扁豆、炒白术各 15 g，香附（捣）、车前子（包）各 12 g，砂仁（后下）3 g。改为 2 日 1 剂，每晚服药 1 次。又进 5 剂，今次经期大便成形，小腹胀痛减轻，食纳增进，带下未减。视其病情，酌为增损。按二诊方去车前子、香附，加鱼腥草 30 g，茯苓 15 g。又服 5 剂，食纳日增，带下渐止，胸脘痞闷未发，经期大便如常，小腹胀痛轻微，体力日有恢复。守方不更，巩固疗效。共服药 18 剂，遂愈。（《郑长松妇科》，中国中医药出版社，2007）

2. 妙法绝招解析：本案旧有胸脘痞闷，纳呆食少，经前小腹胀痛，带下淋漓不断之宿疾，知其素日肝郁脾虚，脾气久虚，复贪凉饮食，损伤脾胃，致脾气益虚，肝木得以乘脾犯胃，脾胃受制，运化失常，故于动怒及行经大便溏泻，经久不愈。近又调摄失宜，饮食不慎，客邪阻遏中焦，气机升降失司，故上吐下泻，脘痞腹胀。按“急则治标”之则，先投藿香散与六和汤加减，以行气化浊，调理胃肠。吐泻得安，新邪平定后，再更方治本，以疗宿疾。方中山药、党参、白术、茯苓补益脾土，资其健运；薏苡仁、莲子、白扁豆、车前子补脾渗湿，固肠止带；香附、橘核、橘叶、砂仁疏理肝气，宽中除满；龙骨、牡蛎收涩固下；白芍抑肝缓中；鱼腥草虽非固涩之品，却兼有治泄泻、止带下之功效。

（七）肝失疏泄，脾虚湿阻（匡继林医案）

1. 病历摘要：顾某，女，37 岁。月经先期周许，量多色淡，质稀无块，行前大便溏泻如水，一日数次，临圊腹痛，泄后痛减，乳房胀痛，眩晕纳呆。苔薄腻，脉虚。

证属肝失疏泄，脾虚湿阻，肝脾失洽，冲任失司。拟疏肝健脾，化湿调经。药用党参、薏苡仁、云茯苓、焦楂炭各 12 g，炒当归、炒白芍、防风、焦白术各 9 g，煨木香、柴胡、青皮、陈皮各 6 g，淡吴茱萸 3 g。每日 1 剂，水煎服两次，服 5 剂。经行准期，量中色淡，大便溏泻显减，日二次，乳胀未作，苔薄，脉缓。再拟健脾和中，调理冲任。药用薏苡仁、云茯苓各 12 g，炒白术、白芍、炒当归、柴胡、防风、山药、白扁豆各 9 g，青皮、陈皮各 6 g。连服 5 剂。（本书主编，待刊）

2. 妙法绝招解析：药后大便已实，再次泄泻、乳胀均除，经量亦减，纳谷稍增。惟小腹隐痛，腰酸乏力，改用健脾丸。以后两次门诊随访，再未出现经前泄泻、乳胀、腹疼等现象，月经正常。《内经》云“湿盛则濡泄。”又云：“治湿不利小便，非其也。”泄因于湿，湿本脾虚，虚而不培，湿淫转甚。故常选用痛泻要方合参苓白术散加减化裁治疗此症，方中白术、山药、党参、云茯苓培补中州，益气扶土，健运而止泻；土虚则木贼乘之，白芍酸敛柔肝，缓急止痛；防风疏肝脾，祛风胜湿，为理脾引经要药；青皮、陈皮理气燥湿而醒脾；薏苡仁健脾化湿而降浊；积虚者必挟痰，脾虚者必补火，少火生气，火为土母，故加淡吴茱萸温脾散寒，敛肝固肾，使肝木条达，脾旺健运，泄泻自止。

三、文献选录

经行泄泻，中医病名。是指以经期或行经前后，周期性出现大便泄泻，日行数次为主要表现的月经期疾病，称为“经行泄泻”，亦称“经来泄泻”。多发于行经期妇女。主要发病机制是脾肾阳气不足，运化失司，值经期血气下注冲任，脾肾愈虚而发生泄泻。常见分型有脾气虚和肾阳虚。本病一般在月经来潮前 2～3 日即开始泄泻，至经净后，大便即恢复正常，也有至经净后数日方止。这种证候可持续数年，日久对身体健康有一定的影响。以育龄期妇女多见，属中医的经行前后诸证，相当于西医的经前期紧张综合征，中药治疗预后良好。

（一）历代文献选录

1. 最早见于《陈素庵妇科补解·调经门》，陈氏认为该病为脾虚所致，“经正行，病泄泻，乃脾虚”。

2. 清代《叶氏女科证治·调经门》认为月经来之时五更泄泻为肾虚。

3.《沈氏女科辑要笺正》引王梦英云：“亦有肝木侮土者”，均补充了先贤论述不足。

4.《钱伯煊妇科医案》：“经行泄泻，主要病因由于命门火衰，未能蒸发脾阳，脾弱不能统血，血虚肝失所养，失其疏泄之常。通过辨证，病在肝脾肾三经，主要在于脾肾，故治法以温补脾肾为主，疏肝调气为辅，病情始初并不见效，后再采用补中益气，以升清阳，温补肾阳，以壮命火立法，诸恙逐渐得以向愈。”

（二）辨证论治选录

临床常见的有脾气虚、肾阳虚两型：①脾气虚型主要证候。经前或经期大便泄泻，脘腹胀满，神疲肢倦，经行量多，色淡质稀，平时带下量多，色白质黏，无臭气，或面浮肢肿，舌淡胖，苔白腻，脉濡缓。证候分析：脾气本虚，经前或经期气血注于冲任，脾气更虚，运化失职，水湿下走大肠，故使泄泻，脘腹胀满；脾主四肢，脾气虚弱，故神疲肢倦；水湿泛溢肌肤，故面浮肢肿；脾气虚失于统摄，冲任不固，故经行量多，色淡质稀；脾虚生湿，湿注下焦，损伤带脉，带脉失约，故带下量多，色白质黏。舌淡胖，苔白腻，脉濡缓，也为脾气虚之征。治疗法则：补脾益气，除湿止泻。代表方：参苓白术散。方药：人参、白术、白扁豆、茯苓、甘草、山药、莲子、桔梗、薏苡仁、砂仁。若肝旺乘脾者，症见经行之际腹痛即泻，泻后痛止，或胸胁胀痛，烦躁易怒，治宜柔肝扶脾，理气止泻，方用痛泻要方（《丹溪心法》）。②肾阳虚型主要证候。经前或经期大便泄泻，晨起尤甚，五更泄泻，腰酸腿软，畏寒肢冷，头晕耳鸣，月经量少，色淡，平时带下量多，质稀，面色晦黯，舌淡，苔白滑，脉沉迟无力。证候分析：素体肾阳不足，经前、经时气血下注，肾阳益虚，命火不温脾土，运化失职，水湿并走大肠，故经行泄泻；肾阳虚不能温养外府，故腰膝酸软；肾阳虚阳气不布，故畏寒肢冷；髓海失养，故头晕耳鸣；肾阳虚，湿浊下注冲任，故带多质稀；肾虚冲任不足，血失温化，故月经量少，色淡，面色晦黯，舌淡，苔白薄，脉沉迟无力，也为肾阳虚衰之征。治疗法则：温阳补肾，健脾止泻。方药举例：健固汤（《傅青主女科》）合四神丸（《证治准绳》）。健固汤：人参、白术、茯苓、薏苡仁、巴戟天。四神丸：补骨脂、吴茱萸、肉豆蔻、五味子、生姜、大枣。方中巴戟天、补骨脂温肾助阳；吴茱萸温中和胃；人参、白术健脾益气止泻；茯苓、薏苡仁健脾渗湿；肉豆蔻、五味子固涩止泻。全方使肾气温固，脾气健运，湿浊乃化，泄泻遂止。

（三）经验良方选录

1. 内服方：

（1）乌梅 10 g，车前草 9 g，玫瑰花 2 g，蜂蜜 20 g。先将乌梅、车前草洗净，一同放入沙锅内，加水 700 mL 煎至 500 mL，再入玫瑰花，搅匀煮沸，调入蜂蜜即成。每日 1 剂。主治暑湿所致的经行泄泻。

（2）泽泻 64 g（炒炭存性），车前子 32 g（微炒），木瓜、黄连、焦白术、炒白扁豆、山药各 24 g，党参、木香、砂仁、葛根各 16 g，桔梗 9 g。共为末。每次冲服 10 g，每日 2～3 次。主治经行泄泻。

（3）马齿苋 30 g，黄芩 15 g，蒲公英 12 g，藿香 9 g，木香 6 g。加水煎沸 15 分钟，滤出药液，再加水煎 20 分钟，去渣，两煎所得药液兑匀，分服。每日 1～2 剂。主治经行泄泻。

（4）柴胡、法半夏各 15 g，白芍 20 g，枳实 10 g，甘草 6 g，陈皮 12 g，茯苓 30 g。水煎服。

每日 1 剂，2 次分服。主治肝脾不和所致的经行泄泻。

(5) 藿香、苍术、槟榔各 10 g，厚朴 6 g，黄连 3 g，木香 5 g，地锦草、铁苋菜各 30 g。每日 1 剂，水煎服。主治经行泄泻。

(6) 大枣 500 g（去核，烤干），山药 250 g，赤石脂 150 g，硫黄 20 g。共为细末。每日 3 次，每次 6 g。主治经行泄泻。

(7) 山楂片（炒）30 g，生姜 3 片，红糖 20 g。水煎服。每日 1 剂，2 次分服。主治经行伤食或过食生冷所致的泄泻。

(8) 熟地黄 30 g，白术、山药、白扁豆、炙甘草各 15 g，炮姜、吴茱萸各 3 g。每日 1 剂，水煎服。主治经行泄泻。

(9) 老柚壳 9 g，细茶叶 6 g，生姜 2 片。将前 2 味研为细末，用生姜煎汤送服。每日 1 剂。主治经行泄泻。

(10) 罂粟壳 10 g，乌梅、大枣各 7 枚。加水煎，去渣。顿服。每日 1～2 剂。主治经行泄泻。

(11) 五味子、车前子、莱菔子、吴茱萸、黄药子各 5 g。水煎服。每日 1 剂。主治经行泄泻。

(12) 鸡内金、枯矾各 50 g。共为细末。每次冲服 4 g，每日 2～3 次。主治经行泄泻。

(13) 荔枝果、大枣各 10 g。加水煎，去渣。顿服。每日 1～2 剂。主治经行泄泻。

(14) 龙眼 15～20 g，生姜 3～5 g。水煎服。每日 1 剂。主治经行脾虚泄泻。

(15) 枣树老皮适量。焙干，为末。每次冲服 5 g，每日 2～3 次。主治经行泄泻。

(16) 五倍子适量。为末，饭为丸。每次服 5 g，每日 2～3 次。主治经行泄泻。

(17) 毛白杨树花 30 g。加水煎，去渣。顿服。每日 2～3 剂。主治经行泄泻。

(18) 枯矾 30 g，诃子 20 g。为末。每次冲服 5 g，每日 3 次。主治经行泄泻。

(19) 山楂适量。焙干，研末。每次冲服 9 g，每日 3 次。主治经行泄泻。

(20) 白术、车前子、诃子各 15 g。水煎服。每日 1 剂。主治经行泄泻。

2. 外治方：

(1) 丁香、木香各 10 g，肉桂 6 g。为末，浸湿，装纱布袋内敷脐。每日 1 剂。主治经行泄泻。

(2) 麻黄、艾叶各 15 g。加水煎。药渣敷脐，汤液坐浴。每日 1 剂。主治经行泄泻。

(3) 白胡椒适量。为末，与米饭和饼。敷脐上。每日换 1 次。主治经行泄泻。

(4) 梧桐树叶 500 g。加水煎，洗脚。每日 1～2 次。主治经行泄泻。

(5) 鲜艾叶 500 g。加水煎，洗脚。每晚 1 次。主治经行泄泻。

3. 食疗方：

(1) 干莲子（去心）、糯米各 500 g，白糖 100 g。先将莲子煮至极烂，捣成泥状，然后与淘洗干净的糯米拌匀，置于盆中，加水适量，上笼蒸熟。候冷，以洁净纱布将其压平，切块，上面撒一层白糖即成。可作点心食用。主治经行泄泻。

(2) 防风 10 g，藿香 5 g，葱白 3 个，生姜 3 片，白豆蔻 3 g，粳米 100 g。先将前 5 味水煎取汁，备用。将粳米入锅，加水煮粥，熟后兑入药汁，再煮一二沸即成。趁热温服，服后以出微汗为度。每日 1 剂。主治经行泄泻。

(3) 羊肉 150 g，山药 250 g，粳米 100 g，精盐、生姜丝、味精各适量。将羊肉煮熟切末，山药去皮切碎，与粳米同入锅，加水煮粥，熟后加入调料即成。每日 1 剂，2～3 次分服。主治经行泄泻。

（4）鲜竹叶 40 g（干品 15 g），生石膏 50 g，白扁豆 15 g，荷蒂 1 个，粳米 100 g，白糖 15 g。先将前 4 味水煎去渣，再入粳米煮粥，熟后调入白糖即成。每日 1 剂。2 次分服。主治经行泄泻。

（5）山药 30 g，大枣 10 枚，干姜 3 片，糯米 30 g，薏苡仁 20 g，红糖 20 g。将前 5 味共入锅内，加水煮粥，熟后调入红糖服食。每日 1 剂，2 次分服，连服 15～20 剂。主治经行泄泻。

（6）猪肚 200 g，山药 50 g，粳米 100 g，调料适量。将猪肚洗净切片，山药洗净切块，与粳米一同入锅，加水煮粥，熟后加入调料即成。每日 1 剂，2～3 次分服。主治经行泄泻。

（7）白术 30 g，薏苡仁、大米各 50 g，白糖 20 g。将白术水煎去渣，再入薏苡仁、大米同煮为粥，熟后调入白糖即成。每日 1 剂，2 次分服。主治脾胃虚弱所致经行泄泻。

（8）山药、糯米各 100 g，胡椒粉 10 g，白糖适量。将山药、糯米炒熟研末，加入胡椒粉、白糖拌匀，每服 30 g，开水冲服，每日 2 次。主治脾胃虚寒所致的经行泄泻。

（9）土豆 100 g，生姜 10 g，橘子 1 个。将土豆、生姜洗净切碎，橘子去皮、核，共捣烂取汁混合，每次餐前饮 1～2 食匙，每日 2～3 次，连服 5～7 剂。主治经行泄泻。

（10）荔枝干、大枣各 10 枚，山药 20 g，莲子 6 枚，粳米 100 g。按常法煮粥食用。每日 1 剂，2 次分服。健脾益气，调中和胃。主治经行脾虚泄泻。

（11）炮姜 6 g，白术 15 g，花椒 3 g，糯米 60 g。将前 3 味水煎去渣，再入糯米煮粥食用。每日 1 剂，2 次分服。主治寒湿所致的经行泄泻。

（12）荔枝肉 50 g，大枣 10 枚，粳米 100 g。按常法煮粥食用。每日 1 剂，2 次分服。益气养血，健脾和中。主治脾胃虚寒所致的经行泄泻。

（13）芡实、百合各 50 g，大米 100 g。按常法煮粥食用。每日 1 剂，2 次分服。补脾益肾，和胃止泻。主治脾肾虚衰所致的经行泄泻。

（14）山楂 150 g，酸石榴皮 100 g，红糖适量。将前 2 味焙干研末，每服 6～9 g，每日 2 次，红糖水送服。主治经行脾虚泄泻。

（15）猪肾 1 个，骨碎补末 9 g。将猪肾切开，去筋膜，洗净，掺入骨碎补末，煨熟服下，立愈。主治肾虚经行泄泻。

（16）黑木耳 15 g，白糖 20 g。将黑木耳用清水浸泡一夜，加白糖煎汤饮服。每日 1 剂。主治经行泄泻。

（17）小米 60 g，山药 25 g，大枣 5 枚。按常法煮粥食用。每日 1 剂。主治脾胃虚弱所致的经行泄泻。

（18）红糖 15 g，黄酒 50 mL。共置锅内，煮沸，趁热顿服。每日 1～2 剂。主治受寒所致经行泄泻。

（19）胡椒 14 粒，生姜 6 g，淡豆豉 3 g。每日 1 剂，水煎，2 次分服。主治寒湿所致的经行泄泻。

（20）茶叶 60 g，干姜 30 g。共研细末，每服 3～5 g，每日 2～3 次，开水冲服。主治经行泄泻。

第二十五节　经行呕吐

一、病证概述

本病因脾虚肝旺、痰湿内停、浊气上犯、胃失和降所致。是以经行即恶心呕吐，经后自止为主要表现的月经类疾病。行经恶心呕吐，或进食即欲吐，或呕吐泛酸，伴口苦咽干等症。经净后则止。是指经行之前或行经之时发生呕吐，周期性出现的病证。

二、妙法绝招解析

（一）冲脉失调，胃气上逆（姚寓晨医案）

1. 病历摘要：盛某，21岁。月经量偏多，色鲜红，末次月经5日净，患者有痛经史，3年来就余诊治得瘥，迄未复发。经届受冷，形寒呕寒，经服药打针，感冒渐除，月汛亦行，自此以后，惟每值经期，挟块不畅，辄作呕吐，饮食不进，经净乃平，苦不堪言。刻诊患者体形健壮，面红，纳少，大便秘结，每日3～5次，余无所苦，间服香砂六君、旋覆花、赭石等方及西药未能见效。

证属冲脉失调，胃气上逆。治宜镇冲降逆，和胃泄热。药用赭石（先煎）30 g，紫丹参、茜草各15 g，旋覆花（包）、牛膝、姜半夏各12 g，生枳壳、莪术、白术各10 g，醋大黄6 g。患者服上药5剂，大便已正常，每日1次，月经来潮，呕吐未作，未反复。（《姚寓晨女科证冶选粹》，人民军医出版社，2014）

2. 妙法绝招解析：本例属冲脉失调，胃气上逆。起自经行感寒，冲脉寒凝，逆气里急，循经而上犯阳明，以冲脉隶属阳明也。前医以旋覆代赭汤等治之，不能取效，以仅能治胃而未能调冲故也。乃于经前，值太冲气盛，势将逆上，予旋覆代赭汤中，去甘腻之品，加枳壳、莪术以疏理阳明，丹参、茜草、醋大黄、牛膝以引冲下达，迎而夺之，治属因热利导，故能一击得中。

（二）湿热中阻，胃失和降（吴树有医案）

1. 病历摘要：张某，21岁。14岁月经来潮，量适中，3年前，每逢经期呕吐不止，水米不进。经多方医治无效。诊其症，面惨白，身困重，嗜睡，每次月经提前5～7日，舌胖大，苔微黄，脉滑数。

证属湿热中阻，胃失和降。治宜清热化湿，和胃降逆。陈皮25 g，白术20 g，半夏、前胡、竹茹、车前子、茯苓各15 g，厚朴、甘草各10 g。嘱待至行经前5日用前方5剂，水煎服。月经周期趋于正常，头身困重，呕吐减轻，于上方加生姜15 g，栀子10 g。遵上医嘱，服5剂后痊愈，随访未复发。（黑龙江中医药，2002，4）

2. 妙法绝招解析：经行呕吐是指妇女月经来潮前或值经期，出现呕吐，经后逐渐停止，随月经周期呈现周期性发作，本病主要病机是由胃失和降而上逆引起，此乃湿热中阻，正值行经前经气上逆，湿热上冲而致胃失和降，乃成呕吐。方中以清热化湿之前胡、车前子、栀子为主，辅以行气化痰之陈皮、半夏，取气能行水之意，佐以生姜、竹茹以平胃降逆，方奏奇效。

（三）肝郁气滞，肝胃不和（从庆武医案）

1. 病历摘要：张某，21岁，农民。1年前开始，月经28日一行，经前或经期频繁呕吐，嗳气泛酸，胸闷烦躁，口苦咽干，头晕耳鸣，尿黄，大便正常，舌红苔黄，脉弦数。出现食入即吐。

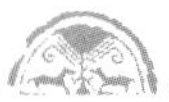

证属肝郁气滞，肝胃不和。治宜抑肝和胃，降逆止呕。方选加味温胆汤。药用鲜芦根 30 g，竹茹 15 g，陈皮、茯苓各 12 g，半夏、麦冬、枳实各 10 g，黄芩 8 g，炙甘草 6 g。每日 1 剂，饭前半小时服用。服完 3 剂后，临床症状明显改善，月经已来潮 1 日，但仍有心烦易怒，不时恶心，舌质稍红，苔薄黄，原方中加栀子 15 g，加强清泻肝火作用，吴茱萸 3 g，配黄连辛开苦降以平逆。服 3 剂后神清气爽，诸症皆消。末次月经来潮，历时 5 日干净，经行已无呕吐、心烦易怒、两胁肋酸痛、口苦咽干、闷闷不乐。只在行经第 1 日纳差，神疲懒言。观诊舌苔薄黄，脉微弦。证属肝郁气滞，治以疏肝理气解郁，用柴胡疏肝散加川楝子、焦三仙（焦山楂、炒麦芽、炒神曲）各 10 g。服 4 剂，效果甚佳，随访 5 个月经周期，患者不再有上述症状发生。（安徽中医临床杂志，1998，4）

2. 妙法绝招解析：本例属肝胃不和，治以抑肝和胃，采用加味温胆汤治疗。加味温胆汤原出《医宗金鉴》，方由制半夏、竹茹、陈皮、茯苓、甘草、枳实、黄芩、黄连、麦冬、芦根等 10 味组成。全方重在清肝、抑肝、止呕吐。方中以半夏为君，降逆和胃；以竹茹为臣，清热除烦止呕；枳实行气，陈皮、茯苓健脾理气，黄芩、黄连清泻肝火，麦冬、芦根养阴生津，以治肝火过旺所伤之津液。

（四）肝胃不和，痰湿内阻（王孟英医案）

1. 病历摘要：某女，每汛至则腹胀呕吐，腰脊酸痛，两腿肿痛，筋掣脘痛，甚至痉厥，多药不效。诊断为经行呕吐。

证属肝胃不和，痰湿内阻。治宜疏肝理气，清胃化痰。药用金铃子散合左金丸加二陈、竹茹、枳实、茯苓数剂而愈，用苁蓉、菟丝子、淫羊藿、杜仲、桑椹、木瓜、川续断、香附、白芍、当归、小茴香、川楝子各 10 g。每日 1 剂，水煎服。连服 1 周，汛至如期，诸症消失。（《王孟英医案》，中医古籍出版社，1999）

2. 妙法绝招解析：本例为经行呕吐，原属肝胃不和，肝气横逆，干犯胃腑，胃不降浊，痰湿内阻。痰浊少泛则呕；痰湿下注则腹胀腿肿；肝气挟痰，阻滞经络则痉厥。应疏肝理气，清胃化痰。方用金铃子散行散肝气；左金丸清肝和胃；二陈加竹茹、枳实，即温胆汤以化痰；加苓、桂以化水湿。继以平肝补肾，柔肝降逆而调之。

（五）元阳不足，阴寒内生（孙凌志医案）

1. 病历摘要：伊某，女，24 岁。每逢经期即呕吐不止，经止吐亦止，经多方治疗无效。现月经后期 10 余日，色暗黑夹有少量血块，经行期腰腹疼痛，脉沉弱。患者月经初潮较迟，脉沉弱乃肾阳不足，命门火弱；元气不足，鼓动无力致气血瘀滞而见经行后期，色暗有血块。

证属元阳不足，阴寒内生。治宜益肾扶阳，温经活血。方选真武汤合温经汤加减。药用黄芪 25 g，党参、熟地黄、巴戟天、茯苓各 15 g，小茴香、当归各 12 g，补骨脂、淫羊藿、桂枝、川芎、白芍各 10 g，吴茱萸、干姜、附子、甘草、半夏各 6 g。每日 1 剂，水煎服。服 5 剂后，月经已至，行经 2 日时有轻度呕吐，经停后，服本方 1 周，月经按期而至，未再呕吐，余症均减。后将本方去吴茱萸、半夏，隔日 1 剂，服 1 个月，呕止痛消病愈，随访至今未再发。（《古今奇证妙治揭秘》，中国中医药出版社，1996）

2. 妙法绝招解析：呕吐为胃气上逆之证，而胃气上逆之因颇多，医者以月经初潮迟，脉沉弱为辨证要点，判析患者乃因肾阳不足，阴寒之邪上冲，用温阳调经收效，颇得其要。经血下泻则冲任空虚，阴寒之邪乘机上逆而致呕吐。治当益肾扶阳以制阴翳，温经活血以通瘀滞，俾命火温煦，阴寒消散，经脉通利，气血调顺则呕吐自止。

（六）脾虚寒凝，痰瘀交阻（李祥云医案）

1. 病历摘要：盛某，女，20 岁。16 岁始发痛经，逐年加重，近年来伴发呕吐，每逢经水来

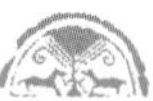

潮，呕恶痰涎胃液，连续剧吐 2～3 小时，方趋缓解，腹痛喜按喜暖，测血 CA125：89 U/ mL，EMAB（抗子宫内膜抗体）：阳性。肛检：宫体后位，有结节，触痛明显。舌苔薄腻，脉沉细。平素月经量中，色黯，痛经时发。诊断为痛经剧呕。

证属脾虚寒凝，痰瘀交阻。治宜健脾益气，温经化痰。药用党参 30 g，巴戟天、肉苁蓉、茯苓、皂角刺、夏枯草、白术、白芍各 12 g、当归、川芎、水蛭、苏木、三棱、莪术、姜半夏各 9 g。每日 1 剂，水煎服。服 10 剂后，经行腹痛减轻，呕吐已微，再以内异消成药常服。2 个月后，经期已无不适，腹痛呕吐均瘥。CA125 小于 37.2 U/mL，EMAB 转阴性。随访半年均为正常。(《李祥云治疗妇科病精华》，中国中医药出版社，2007)

2. 妙法绝招解析：《女科经纶》引叶以潜云："妇人经病内因忧思忿怒，郁结不行，外因饮冷形寒，恶露凝滞，不调、不通、作痛、发热所由。张从正云"经来腹痛，由风冷客于胞络冲任。"患者阳虚寒凝，瘀阻胞宫而经行腹痛，脾虚不运，痰浊停积，经行之时，冲气夹痰浊上逆而剧吐不已。用当归、川芎、三棱、莪术、苏木活血祛瘀；水蛭加强破血逐瘀之方；姜半夏、白术、白芍健脾和中，降逆止呕；皂角刺、夏枯草软坚散结；党参、巴戟天、肉苁蓉益气温肾助阳，推波助澜，以消阴霾。全方融寒凝，消痰瘀。加内异消缓服，数年痛苦，一朝得解。

三、文献选录

每值经期或月经前后恶心呕吐，甚至食入即吐，呕吐频频，经后则自然缓解，称"经行呕吐"。或称"经来呕吐""经来饮食后即吐"。饮食、情志所伤，肝气郁结，气行不畅；或脾胃虚弱，水谷不化，失于升降，浊气不降而上逆，胃中宿食、黏液随浊气上越，则呕吐不休。

（一）历代文献选录

1. 宋代陈素庵认为"妇人经正行，忽然呕吐，属胃虚"。病因有因客寒犯胃，或食后怒动肝气所致。治法重在温胃和中。

2.《竹林女科证治》认为经来饮食后即吐，乃因痰在胸膈，阻隔米谷，不能下胃所致。

（二）辨证论治选录

临床常见的有脾胃虚弱、肝胃不和、痰饮阻胃 3 个证型：

1. 脾胃虚弱证：多因饮食劳倦所伤，脾胃久虚不复，经行气随血下，中气益虚而失于健运，水谷停留不下，胃失和降而上逆，致成呕吐。症见经行则呕吐，呕吐饮食物或黏液，胃脘绵绵作痛，喜热恶寒，得热痛减，疲倦乏力，精神萎靡，气短倦卧，呕后脘腹平软，无压痛。舌淡红，苔薄，脉缓弱。治宜健脾和胃，调中止呕。方选理中丸（《伤寒论》人参、白术、干姜、炙甘草）加砂仁、清半夏或六君子汤（《校注妇人良方》人参、白术、茯苓、甘草、半夏、陈皮）。

2. 肝胃不和证：多因情志所伤，肝气郁结，经期气血下注胞宫，冲任气盛，气结不畅，冲气上逆，伴随肝气犯冲脾胃，则呕吐频频，呃呕连声。症见经行之前情志抑郁，烦躁焦虑不宁，头晕目眩，口苦咽干，呕呕呃逆，吐出胃内容物，频频发作，胸胁胃脘满闷胀痛。舌黯红，苔黄，脉沉弦。治宜疏肝理气，降逆止呕。方选四七汤（《和剂局方》半夏、厚朴、茯苓、紫苏、生姜、大枣）合左金丸（《丹溪心法》黄连、吴茱萸）。口苦咽干者，加栀子、牡丹皮。

3. 痰饮阻胃证：多因久病或劳倦所伤，脾失运化，水湿不行，痰饮内停中脘，经行血下，胃气不足，失于和降，则呕吐痰涎。症见素体肥胖，带下量多，经行恶心呕吐，吐出痰涎黏液，胸脘痞闷。舌苔白腻，脉弦滑。治宜和胃降逆，化痰止呕。方选二陈汤（《和剂局方》半夏、陈皮、茯苓、甘草）加白术、砂仁。有热者，加竹茹、黄芩、贝母；有寒者，加炮姜、丁香。

（三）临床报道选录

胡兆满用附子理中汤治愈经前呕吐 1 例。女，19 岁。患者体质丰肥，平素甚为恶寒，吐涎频作。近年来，每于月经来潮前 10 日左右，发生不明原因之呕吐。查其舌淡胖嫩，苔薄润，脉沉迟无力。此乃太阴虚寒，寒痰中阻，运化失司，加之经前冲任失和，气机升降失常，此证作矣。故投附子理中汤加味，以温中散寒，补益脾胃，降逆止呕。药用茯苓 20 g，党参 18 g，白术、生姜、半夏各 15 g，附片 10 g，干姜、炙甘草各 8 g。每日 1 剂，水煎，分 3 次温服。服 20 剂后，再未见此症复发。（四川中医，1989，5）

（四）经验良方选录

1. 内服方：

（1）赭石 18 g，生姜 10 g，三棱、川芎、地榆、当归、黄连、桂枝、肉豆蔻、厚朴、白术各 9 g，黄芩、桑白皮各 6 g。每日 1 剂，加水煮沸 15 分钟，过滤取液，渣再加水煎 20 分钟，滤过去渣，两次滤液兑匀，分早晚服。主治经行呕吐。

（2）大黄、芒硝、枳实、厚朴各 30 g。加水煎沸 15 分钟，滤出药液，再加水煎 20 分钟，去渣，两煎所得药液兑匀。频服，以吐止为期。或以药液灌肠，4 小时重复 1 次。主治经行呕吐。

（3）藿香 10 g，紫苏叶 10 g，黄连 3 g。将上 3 味共制粗末，放入杯中，用沸水冲泡，代茶饮用。每日 1 剂。清热祛暑，燥湿醒脾，止呕。主治经行呕吐。

（4）藿香、紫苏梗、生姜各 15 g。加水煎沸 15 分钟，滤出药液，再加水煎 20 分钟，去渣，两煎所得药液兑匀。分服。每日 1～2 剂。主治经行呕吐。

（5）山楂、枳壳（麸炒）、茯苓、姜制厚朴、苍术各 9 g，淡豆豉、木香、陈皮各 6 g，草果 1 个。上为末，姜汤调下 6 g，每日 2 次。主治经行呕吐。

（6）花椒 3～5 g，生姜 5 g，红糖 10 g。将前 2 味研为细末，与红糖一同放入碗内，以温开水冲服。每日 1～2 剂。主治经行呕吐。

（7）白芍 12 g，生地黄、当归、牛膝、泽兰、红花、天麻各 9 g，川芎、荆芥穗、甘草各 6 g。每日 1 剂，水煎服，主治经行呕吐。

（8）神曲、山楂各 100 g，土茯苓、陈皮、厚朴、隔山撬各 50 g。为末。每次冲服 10 g，每日 2～3 次。主治经行呕吐。

（9）甘草 60 g，生杭芍 30 g。将上 2 味研为细末，混匀，每取 10 g，以温开水冲服。每日 2 次。主治经行呕吐。

（10）连翘 15 g。将连翘捣碎，放入保温杯中，冲入沸水，加盖焖 30 分钟，代茶饮用。每日 1 剂。主治经行呕吐。

（11）竹茹、陈皮各 10 g，半夏 6 g，生姜 3 片。水煎服。每日 1 剂。清热化痰，和胃止呕，主治经行呕吐。

（12）白梅花 5 g，生姜汁 1 食匙。将上 2 味放入杯内，用沸水冲泡，代茶饮用。每日 1 剂。主治经行呕吐。

（13）鲜橘皮 30 g（干品 15 g）。将橘皮放入杯内，用沸水冲泡，代茶饮用。每日 1～2 剂。主治经行呕吐。

（14）何首乌、红花、桃仁、竹茹、橘红各 9 g，降香、炒紫苏子各 6 g。每日 1 剂，水煎服，主治经行呕吐。

（15）山栀子、木通、黄芩、白术各 10 g，陈皮、甘草各 6 g。每日 1 剂，水煎服，日服 2 次。主治经行呕吐。

（16）芭蕉花 60 g。将芭蕉花研为细末，每次取 6 g，以温开水冲服。每日 3 次。主治经行呕吐。

（17）生石膏 30 g，赭石 10 g。共研细末，水煎取汁，徐徐饮下。每日 1 剂。主治经行呕吐。

（18）白芍 12 g，赭石 18 g，半夏、龙胆各 9 g，党参、生姜各 6 g，吴茱萸 3 g。每日 1 剂，水煎服，主经行呕吐。

（19）茯苓 15 g，半夏、生姜各 10 g。每日 1 剂，水煎服。主治经行呕吐。

2. 食疗方：

（1）芦根、绿豆各 100 g，生姜 10 g，紫苏叶 15 g，白糖 30 g。先将芦根、生姜、紫苏叶水煎去渣，再入绿豆煮至烂熟，加入白糖即成。每日 1 剂，2 次分服。祛热解暑，和胃止呕。主治经行伤暑呕吐。

（2）半夏、吴茱萸、紫苏子各 5 g，生姜汁 1 食匙，红糖 15 g。将前 3 味共制粗末，与红糖、姜汁一同放入保温杯中，冲入沸水，加盖焖 30 分钟，代茶饮用。每日 1～2 剂。主治经行呕吐。

（3）生姜 60 g，醋、红糖各适量。将生姜洗净切片，用醋浸泡一昼夜，每取 3 片切细，加红糖 10 g 用开水冲泡，代茶饮用。每日 2～3 次。主治经行呕吐。

（4）薤白 10 g，陈皮 15 g，生姜 3 g。将上 3 味共制粗末，放入保温杯中，冲入沸水，加盖焖 30 分钟，代茶饮用。每日 1 剂。主治经行呕吐。

（5）党参 15 g，麦冬 10 g，白糖 15 g。将前 2 味制为粗末，与白糖一同放入杯中，用沸水冲泡，代茶饮用。每日 1 剂。主治经行呕吐。

（6）绿豆 30 g，伏龙肝 3 g。将上 2 味共研细末，放入碗中，投入冷开水，搅匀，待药末沉淀后澄清去渣，徐徐饮下。主治经行呕吐。

（7）炒麦芽、神曲各 10 g（布包），炒山楂片 5 g，红糖 15 g。将前 3 味水煎取汁，加入红糖饮用。每日 1 剂。主治经行呕吐。

（8）藿香 15 g。将藿香制为粗末，放入杯中，冲入沸水，加盖焖 15～20 分钟，代茶饮用。每日 1 剂。主治经行呕吐。

（9）旋覆花 10 g（布包），春砂花 5 g。将上 2 味放入杯中，用沸水冲泡，代茶饮用。每日 1 剂。主治经行呕吐。

（10）白萝卜 1 个，红糖 30 g。将萝卜洗净切碎，捣烂取汁，加入红糖，代茶频饮。每日 1 剂。主治经行呕吐。

（11）陈皮 3 g，大米 15 g，生姜汁 1 食匙。将前 2 味水煎取汁，加入姜汁调饮。每日 2～3 剂。主治经行呕吐。

（12）佛手花、春砂花各 4 g。将上 2 味放入杯中，用沸水冲泡，代茶饮用。每日 2 剂。主治经行呕吐。

（13）甘蔗汁半杯，生姜汁 1 食匙。将上 2 味混匀，徐徐饮下。每日 2～3 剂。主治经行呕吐。

（14）葛花 15 g。将葛花放入杯中，用沸水冲泡，代茶饮用。解酒醒脾。主治经行呕吐。

（15）生姜汁 1 食匙，蜂蜜 2 食匙。将上 2 味混匀，徐徐饮下。主治经行呕吐。

（16）竹茹 15 g，蜂蜜 30 g。将竹茹煎水取汁，兑入蜂蜜，服食。主治经行呕吐。

（17）丁香 12 g，生姜 10 g。水煎代茶饮。主治经行呕吐。

（18）柿蒂 6 枚，水煎代茶饮。主治经行呕吐。

第二十六节　经行浮肿

一、病证概述

经行前后或经期反复出现面目及四肢浮肿者，称为“经行浮肿”“经来遍身浮肿”“经来浮肿”。《素问·至真要大论》：“诸湿肿满，皆属于脾。”若饮食不节，劳倦过度，损伤脾阳，经行气血下注，脾气益虚，不能制水，水湿不运，泛溢肌肤，则面目浮肿；若先天不足，或房劳多产伤肾，经行精血下注胞宫，肾虚益重，不能化气行水，而致浮肿。七情郁结，肝失调达，致气机郁滞，气滞经行不畅，则滞而为肿。本病临床常见证型有脾虚证、肾虚证、气滞证。

二、妙法绝招解析

（一）脾气虚弱，运化失职（班秀文验案）

1. 病历摘要：宁某，20岁。月经周期基本正常，色量一般，但经将行头晕目眩，经行之时面目浮肿，平时带下量多，色白质稀，阴痒，夜寐不稳，能寐而易醒，口淡，吐涎沫，大便不和，时结时溏，小便时多时少。脉虚弦，苔薄白，舌质淡，舌边有齿痕，现经行第二日，眼面浮肿。

证属脾气虚弱，运化失职。治宜健脾益气，化湿消肿。炒山药、炒薏苡仁各15 g，党参、云茯苓、莲子各12 g，白术、当归、白芍各9 g，川芎6 g，陈皮、炙甘草各5 g。每日1剂，水煎服。连服3剂。面目浮肿消退，精神好，但仍阴痒，带下未减，脉细，舌苔如上。仍本上方去云茯苓、薏苡仁，加土茯苓15 g，槟榔9 g。连服3剂后，阴不痒，带下正常，脉细缓，苔薄白，舌质淡，舌边有齿痕，仍守健脾法，党参15 g，云茯苓、白术各9 g，法半夏6 g，陈皮、炙甘草各5 g。水煎服，每日1剂。连服6剂，末次月经来潮，3日净，色量一般，经行前后面目不肿，但经中肢体乏力，腰膝酸软。脉虚细，苔薄白，舌质淡，拟益气养血治之，宗圣愈汤加味。熟地黄、党参、炙北芪、骨碎补各15 g，当归、狗脊各9 g，川芎、白芍、柴胡各5 g。连服3剂善后。（《班秀文妇科医论医案选》，人民卫生出版社，1987）

2. 妙法绝招解析：《内经》云“诸湿肿满，皆属于脾。”经前、经行时气下注于胞宫，若素体脾虚损，值经行则脾肾更虚，气化运行失司，水湿生焉，因而出现经行浮肿。此属脾气虚弱，运化失职。患者平时带下量多，色白质稀，口淡，时吐涎沫，大便不和，舌质淡，边有齿痕，此为脾气虚弱，运化升清失常之征；湿浊郁滞下焦，故不时阴痒；脾虚则气血生化之源不足，心神失养，故夜寐易醒，经行相火内煽，上冲精明苗窍，故头晕目眩，经行之时，气血偏注于胞宫，脾土已虚，同时又受相火内煽克乘，脾气更虚，水湿运化障碍愈甚，故经行之时眼面浮肿，故以健脾益气、化湿消肿活血，旨在防其“水与血俱结在血室”之患。药后虽见初效，面目水肿消退，但带下、阴痒未减，故加用燥湿祛秽、解毒杀虫之土茯苓、槟榔。后从根治着眼，一则专用健脾燥湿之法，一则肝脾肾并治，从而收到全功之效。

（二）脾肾两虚，运化失健（哈荔田医案）

1. 病历摘要：杨某，32岁。缘月事不调，期将年余，经期错后，经量过少，色红有块，带经日短，行经腹痛，腰胀无力，休闲神乏，肢面浮肿，手指木胀，难以握固，经后肿势始轻缓，大便不实，小溲短少，曾做尿常规及尿培养。均无异常发现。现值经期，舌质淡红，边有瘀紫，苔白而滑，脉继弦细。

证属脾肾两虚，运化失健。治宜养血调经，培土制水。药用云茯苓 15 g，冬瓜皮、秦当归、紫丹参各 12 g，北刘寄奴、牛膝、女贞子、福泽泻、冬葵子、炒白术各 9 g，广陈皮 6 g。每日 1 剂，水煎服。服 3 剂后经量增多，行经四日自止，腰酸腹痛已除，肿热渐消，惟小溲略短，舌瘀紫已不明显，脉弦略数，再步原法出入。鸡血藤、云茯苓各 15 g，福泽泻、炒白术、冬瓜皮、生黄芪各 12 g，秦当归、紫丹参、赤芍、宣木瓜、冬葵子、车前草、墨旱莲各 9 g。服 4 剂后，肿热已退，大便得实，小便畅利，纳谷亦增，舌淡，苔薄白，脉弦滑。嘱每日上午服参苓白术丸，下午服调经丸，连服 7 日，次月经潮，色量均可，浮肿未发。(《哈荔田妇科医案医话选》，天津科学技术出版社，1982)

2. 妙法绝招解析：水肿为病，有在血分、水分之别。如《仁斋直指方》云："皮间有红缕赤痕也，此血肿也。妇女经闭，败血停腐，尤多见之。"《济阴纲目》引《妇人良方大全》亦云："经水不通，而化为水，流走四肢，悉皆肿满，亦名血分，其证与水证相类，实非水也，用人参丸。"本例系脾阳不振，寒湿凝滞。经行期间，气血运行不畅，体液调节障碍，水湿泛滥肌肤所致。血滞经脉，气不行水，脾肾两虚，运化失健。病在血分，不可单作水治，拟以养血调经，崇土制水。本例经期错后，行经腹痛，量少有块，舌边瘀紫，乃瘀血阻滞，冲任不畅之故，虽尚未至不通，然亦不通之渐矣，故其肿，显系血瘀气滞，气不行水，流溢上肢所致。然由小便短少，大便不实，腰酸体困，舌苔白滑，又属脾肾两虚，运化失健之证，故其肿虽在血分，而又不尽在血分，乃血、水两兼，特以血分为重，治用当归、丹参、北刘寄奴、赤芍、牛膝等活血化瘀行水，黄芪、白术、茯苓、冬瓜皮、泽泻、冬葵子等健脾益气行水，再加女贞子、墨旱莲养血调经，陈皮理气开胃。全方以养血调经为主，崇土制水为辅，调经即所以行水，利水即所以调经，相辅相成，遂使肿消经顺。

(三) 脾阳不振，寒湿凝滞 (哈荔田医案)

1. 病历摘要：廖某，女，38 岁。经潮身肿，经后渐消，已有年余。月经先期量多，带经日长，色黯红无块，带多无臭，经前腰酸腹胀。刻诊已行经四日，肢面浮肿，下肢按之凹而不起，恶寒无汗，头疼身痛，食欲不振，溲勤稍黄。脉沉弱，右关略滑，舌淡少苔。

证属脾阳不振，寒湿凝滞，兼感风邪，拟予健脾燥湿，佐以辛散风邪之法。药用生黄芪、带皮茯苓各 15 g，野党参、白术各 12 g，紫苏、防风、川芎、汉防己、当归、川萆薢各 9 g，陈皮 6 g。每日 1 剂，水煎服。服 2 剂后，恶寒身痛已解。昨日虽月经已净，但肿不消，下肢沉重无力，白带量多，尿多便秘，脉沉弱，治宜温经散寒，健脾利湿。药用炒白术、带皮茯苓、山药各 18 g，生黄芪、汉防己各 12 g，广陈皮、桑白皮、冬葵子、车前子、制附子、肉苁蓉各 9 g。服 5 剂后肿消大半，仅两胫轻肿，气短，脉沉弱，舌心光剥，仍步前法，兼顾胃阴。药用炒白术、带皮茯苓、山药各 18 g，生黄芪、麦冬、石斛各 12 g，汉防己、广陈皮、车前子、冬葵子各 9 g，制附子、桑白皮各 6 g，甘草 3 g，服 3 剂后，浮肿尽退，气力食欲均有增加，惟感身楚不适，口干，脉沉，舌心光剥。前方减陈皮、桑白皮，加天花粉 9 g，玉竹 12 g，服 6 剂后，诸症若失。观察 8 个月，月经正常，肿无反复。(《哈荔田妇科医案医话选》，天津科学技术出版社，1982)

2. 妙法绝招解析：本例经行浮肿，系脾阳不振，寒湿凝滞。行经期间，气血运行不畅，体液调节障碍，水湿泛滥肌肤所致。月经先期量多，淋漓不断，乃脾不统血，冲任失固；经色黑红，白带量多，为寒湿相搏；恶寒无汗，头痛身楚，系外感风寒。初诊以紫苏、防风、川芎等辛散风邪，取"风能胜湿"之意；参、芪、术、苓、防己、萆薢等，健脾益气，渗湿利水，以复脾运。再加当归和血，陈皮理气。表证解除，即专力温阳，健脾，利湿，以治其本。方中白术伍附子，温脾肾之阳，用于腰膝酸痛，白带量多者，屡收良效。

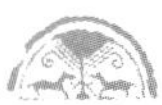

（四）脾肾阳虚，肝郁气滞（哈荔田医案）

1. 病历摘要：盛某，女，23 岁。患者月经偏后，经前有胸闷乳胀，食欲不振现象，并出现遍体浮肿，至经净后数日内，逐渐消退，如此发作已三年余。小便颇为混浊，尿常规仍属正常。经水将临之际，患者面目浮肿已颇显著，面色皖白，按其手指则冷而不温。脉沉弱而弦，舌苔薄白。平时怕冷，精神疲倦，现感乳胀腰酸，食欲不佳，经来时遍身浮肿，经色紫黑，量少不爽。

证属脾肾阳虚，肝郁气滞。治拟温肾健脾，疏肝渗湿。药用黄芪皮 12 g，当归、制香附、焦白术、茯苓皮、炒枳壳、路路通、合欢皮、山药各 9 g，淡附片、陈皮各 6 g。每日 1 剂，水煎服。服 3 剂，经水已来，虽尚略有浮肿，但比上次已改善，仍用上方加减，服药 4 剂，临经时已无浮肿现象。（《哈荔田妇科医案医话选》，天津科学技术出版社，1982）

2. 妙法绝招解析：因肾阳虚寒，制水无能，水泛甚而侮及脾土，引起肠胃不足，所以经来浮肿而经水量少，紫黑，湿阻而血滞，以小温经汤（《易简方》当归、附子）为主。处方乃以附子为君，壮命门之火以温运脾胃，相助三焦、膀胱之气化作用，排除水湿；配以当归调经活血，使滞留经水得以流通；用山药补脾胃，白术、茯苓皮、黄芪皮、陈皮等健脾利水，消退浮肿；复佐以香附调经开郁，路路通通经活络，枳壳理气宽中，以解除胸胁不宽，乳部作胀等气郁征象，乃属对症而治。

（五）肝郁气滞，横逆犯脾（刘奉五医案）

1. 病历摘要：吴某，女，20 岁。15 岁月经初期，月经先后一周不定。近年来每次经前及经期烦躁易怒，悲伤欲哭，性情孤僻，不能自制。伴心悸，失眠多梦，健忘，头项痛，面目及四肢轻度浮肿，纳欠佳，溺黄。舌淡红有瘀点，苔微黄，脉沉细。诊断为经行浮肿。

证属肝郁气滞，横逆犯脾。治宜疏肝解郁，佐以健脾。药用首乌藤 30 g，云茯苓 25 g，丹参、泽泻各 15 g，郁金、佛手、白蒺藜各 12 g。每日 1 剂，水煎服。服 7 剂后，前症稍减，但面目和四肢仍略浮肿，时有腹胀。舌淡红，尖有红点，苔薄白微黄，脉沉细。虽肝郁稍解，但脾伤未复，仍需疏肝健脾。改用桑寄生、首乌藤各 30 g，云茯苓 25 g，泽泻、郁金、丹参、白术各 12 g，青皮 6 g。连服 7 剂后，经前诸症显著减轻，但睡眠仍较差。舌淡红，苔白，脉弦稍滑。仍守前法，佐以宁神之品。药用首乌藤 30 g，百合、云茯苓各 25 g，白芍 15 g，郁金、丹参、白术各 12 g，香附子 10 g，甘草 6 g。继服 10 剂，月经应期来潮，前症悉除。自觉心情舒畅，眠纳均佳，仅有面目轻浮。舌、脉同前。守前法以善其后。随访二年余，疗效巩固。（《刘奉五妇科经验》，人民卫生出版社 1994）

2. 妙法绝招解析：本例病因尚未完全明确，认为与自主神经功能紊乱、性激素紊乱有关。中医古籍中则以各种兼症命名，如经期烦躁、经期头痛、经期浮肿、经前泄泻等。从临床症状来看，其发病机制大概有三种；一是肝郁气滞，平素肝郁恚怒，情志不舒，经期阴血下注血海，肝失血养而更郁，出现烦躁易怒，经前乳胀，甚或悲伤欲哭，失眠多梦等。二是脾虚或肝气横逆犯脾，可致经前浮肿、泄泻等。三是血虚肝旺，或因肝郁化火所致，或因肾虚血少不能涵养肝木致阴虚肝旺，出现头痛、口糜等。本例属肝郁脾虚，故以郁金、香附、白芍、佛手疏肝解郁，丹参、首乌藤养血宁心；云茯苓、白术健脾，使肝郁得解，脾土得健，心神得安，则经前烦躁失眠诸症得除。

（六）脾肾两虚，肺气壅滞（肖森茂医案）

1. 病历摘要：王某，女，29 岁。数月来，每逢经前眼睑浮肿沉重，至经行时则颜面浮肿，肢体胀满，体重增加，尿短少，同时伴有咳嗽胸闷，几乎每次经期都要感冒，经净后诸症慢慢消失。初怀疑为肾炎，经多次尿检未见异常，胸透亦正常。月经色淡多，经期 78 日，神疲乏力，腰痛，食差，仍伴有咳嗽，胸闷，恶风感冒样症状，脉细、舌淡，苔白腻。

证属脾肾两虚，肺气壅滞。治宜补脾肾，宣肺利水。药用茯苓皮、黄芪各 15 g，白术、泽泻、当归各 12 g，防己、川芎、仙茅、淫羊藿各 10 g，桔梗、白芍各 9 g，麻黄 5 g。每日 1 剂，水煎服。服 4 剂后，月经 5 日干净，经色转红，浮肿减轻，咳嗽、胸闷、恶风消失，汗出无明显变化。嘱下次经前再服原方 4 剂，但患者听信他医之语，谓经期不宜服宣散之品，竟自己去掉方中麻黄、桔梗进服。服后胸闷咳嗽等又起，经行浮肿如故。后再服一诊方并加香附 10 g，以疏肝行气利水，连服 1 个周期，浮肿、咳闷诸症消失，月经色、量均好转。（中医杂志，1982，6）

2. 妙法绝招解析：经行浮肿的治疗多从脾肾入手，而本案则重在宣肺。此因其人表卫素虚，经行之际，气血下趋，表卫更虚，易遭外邪入侵，故多经期易感，主治者在经期竟用麻黄、桔梗等宣散之品而取效，给人以很大启发。

（七）气血瘀阻，痰湿蕴聚（夏桂成医案）

1. 病历摘要：曾治一例经行浮肿患者。以往在内科诊治年余，始则从脾虚论治，健脾利水未效。继则从肾阳偏虚施治，进肾气丸、真武汤类方药，似乎有效，但很不理想。偶因感冒，浮肿明显，转入风水治，用宣肺发汗法，得小效，再治则乏效。细询病情，源于产后，平时虽有浮肿甚轻，每届经前经期浮肿明显加重，得经行始消退，但如经行不畅，经行量少时，浮肿消退不著。同时由于月经量逐渐减少，体形丰隆，肥胖与浮肿日见发展，脉细弦有不畅之感，舌质淡边有紫点。除浮肿外，经前尚有烦躁、乳胀等症。

证属气血瘀阻，痰湿蕴聚。治宜活血化瘀，调经利水。方选小调经散合泽兰叶汤。经后以补肾调肝论治，用补肾调周法。初诊时适值经前 2 日，故以活血化瘀，调经利水法，小调经散、泽兰叶汤，加入川牛膝、车前子，经行仍服原方。据述服药后尿量大增，经行方畅，浮肿消失，乃近年来未有之快适。经后补肾调周。调治半年，基本稳定。（《中医临床妇科学》，人民卫生出版社，1994）

2. 妙法绝招解析：历代文献将经行浮肿分为脾虚、肾虚、气滞三证。《校注妇人良方》又有气分、血分之异。本例病根在于肾。年届不惑，肝气不达，肾虚肝郁，经血瘀阻也。脾阳靠肾阳蒸腾，脾虚肾虚证可合二为一，故可将脾阳肾阳合并为脾肾阳虚。气滞虽与肝有关，但此处是从血分论治，故应与气滞血瘀合并，重点在血瘀。临床血分水肿，对经行浮肿病证来讲，更有其重要性。但血分浮肿的同时，不能排除脾肾阳虚的存在，故临证时当辨析之。

三、文献选录

经行浮肿，中医病名。是指以经期或行经前后，周期性出现面睑或手肘脚踝浮肿为主要表现的月经期疾病，称为“经行浮肿”，或称“经来遍身浮肿”。相当于经前期综合征。本病若及时治疗，一般预后良好。凡浮肿之症，莫不由脾肾两脏相干为病，脾虚则土不制水而反克，肾虚则水无所主而妄行，故经云，“肾为胃关，关门不利，故聚水而从其类也”。故经行浮肿之由，亦责之于脾肾两脏。况经本于肾，脾为气血生化之源。若素本脾虚或肾虚，值经期经血下注，脾肾益虚，水湿无以运化，泛溢为肿。亦有因气滞血瘀，气不行水而出现经行肿胀。

（一）古代文献选录

古代妇科专著有关血分肿满与水分肿满之论述。如《校注妇人良方·妇人血分水分肿满方论》云：“妇人经水不通，则化为血，血不通，则复化为水。故先因经水断绝，后至四肢浮肿，致小便不通，名曰血分。……若先因小便不通，后身面浮肿，致经水不通，名曰水分。……经脉不通而化为水，流走四肢，悉皆肿满，亦名血分。”但对伴随月经周期出现浮肿，经后逐渐消失者，古人论及较少。《叶氏女科证治》指出本病："经来遍身浮肿，此乃脾土不能化水，变为肿，宜服木香调胃汤。"《竹林女科》提出用木香调胃汤治疗。本病现代妇科专家哈荔田认为本病是"脾阳不振，寒湿凝滞"所致。（肖国士摘录）

（二）辨证论治选录

临床常见的有脾肾阳虚、气滞血瘀两大证型。

1. 脾肾阳虚：脾主运化，肾主温化，若湿邪困脾，劳倦伤脾，或先天不足，房劳、多产伤肾，致脾肾阳虚，脾虚不能制水，肾虚不能化气行水。水湿不运，经行血气下注，气随血下，脾肾之气益虚，阳气不运，气化不利，水湿停滞溢于肌肤为水肿。主要证候：经行面浮肢肿，晨起头面肿甚，腹胀纳减，腰膝酸软，大便溏薄，月经推迟，经行量多，色淡质薄。舌淡，苔白腻，脉沉缓，或濡细。证候分析：脾肾阳虚，水湿泛溢，则见四肢浮肿。脾虚失运，则纳减腹胀，大便稀溏。腰为肾府，肾虚则腰膝酸软。脾肾虚损，经血失固，则经行量多，色淡红质薄。舌淡苔白腻，脉沉缓或濡细，乃为阳虚不足之候。治法：温肾化气，健脾利水。代表方：肾气丸《金匮要略》合苓桂术甘汤。方药：桂枝、附子、熟地黄、山茱萸、山药、茯苓、牡丹皮、泽泻、甘草。

2. 气滞血瘀：情志内伤，肝失条达，疏泄无权，气滞血瘀，经前、经时冲任气血瘀滞，气滞血行不畅，气机升降失常，水湿运化不利，泛溢肌肤则滞而为肿。主要证候：经行肢体肿胀，按之随手而起，色黯有块，脘闷胁胀，善叹息，舌紫黯，苔薄白，脉弦细。证候分析：气滞血行不畅，则肢体肿胀；苔薄白，脉弦细，均为气滞血瘀之征。治法：理气行滞，养血调经。代表方：八物汤（《济阴纲目》加泽兰、茯苓皮。）方药：当归、川芎、芍药、熟地黄、延胡索、川楝子、炒木香、槟榔。

（三）名医论述选录

1. 夏桂成论述：历代文献将经行浮肿分为脾虚、肾虚、气滞三证。《校注妇人良方》又有气分、血分之异。夏氏认为脾阳靠肾阳蒸腾，脾虚肾虚证可合二为一，故可将脾阳肾阳合并为脾肾阳虚。气滞虽与肝有关，但此处是从血分论治，故应与气滞血瘀合并，重点在血瘀。临床血分水肿，对经行浮肿病证来讲，更有其重要性。但血分浮肿的同时，不能排除脾肾阳虚的存在，故临证时当辨析之。（《中医临床妇科学》，人民卫生出版社，1994）

2. 班秀文论述：经行浮肿，与血有关，其治疗既要治水，又要治血，才能达到治愈的目的。临床所见，经行浮肿，有虚实之分，但以虚证为主。如平时倦怠乏力，带下量多，色白质稀，经行前后不定，量多色淡，经将行目胞及下肢微肿，脉虚缓，常用当归芍药散，或五皮饮加当归、白芍治之。当归芍药散在《金匮要略》中是妊娠"腹中㽲痛"必用之方。方中重用白芍柔肝木而安脾土，当归、川芎调肝以养血，茯苓、白术、泽泻健脾利湿以消肿。综合其作用，有养血柔肝，健脾利湿之功，是治血治水的妙方。五皮饮是治疗皮水之通用方，有健脾调气，利湿消肿功效。由于经行浮肿与血有关，故加入当归、白芍以养血柔肝，水血并治，能收到预期的效果。根据病情有所加减，如面目浮肿显著者，宜加入紫苏叶、荆芥以疏解；下肢肿甚者，宜加川木瓜、赤小豆、炒薏苡仁之类；体弱气虚者，可加黄芪、白术以益气行水。方中大腹皮下气行水，桑白皮泻肺行水，凡是正气虚弱者，宜慎用或不用。总之，经期浮肿的治法，在选方用药上，要做到"补而不腻，利而不伐，温而不燥，凉而不苦"，才能达到水肿消退，经行正常的目的。胃为五脏六腑水谷之海，足三里穴为阳明胃经之所属，用针灸疗法补之，则能益气升清；泻之则能通阳降浊。经行水肿之善后调理，宜温和艾灸足三里，则其效巩固。（《妇科奇难病论治》，广西科学技术出版社，1989）

3. 哈荔田论述：经行浮肿，病因不同，症状各异，治法也断然有别。《女科经纶》云“妇人有先病而后致月经不调者，有因经不调而后生诸病者。如先因病而后经不调，当先治病，病去则经自调；若因经不调而后生病，当先调经，经调则病自除。”如因瘀血阻脉，冲任不畅，故见月经后期，量少有块，经期腹痛等症。前人谓“血为气母”，血病气也病，血瘀气也郁，气郁则水不行，水流四肢，泛溢肌肤，速发为经行浮肿之病。治则首重调经，使“经调则病自除”。如因脾阳不振，水湿不行，下注胞脉，泛溢肌肤。症见食欲不振，白带量多，经行浮肿。脾阳既虚，久必及肾而致脾肾阳虚，冲任不周，故见月经先期，治则温经散寒，健脾利湿，重在去病，使“病去则经自调”，从而体现出辨证论治的重要意义。（《哈荔田妇科医案医话选》，天津科学技术出版社，1982）

（四）经验良方选录

1. 内服方：

（1）黄芪、益母草各30 g，桑皮、陈皮、大腹皮、茯苓、姜皮各10 g，桂枝3 g。每日1剂，水煎服。呕吐加半夏10 g；大便溏加薏苡仁、白扁豆各12 g；胸脘闷胀加苍术、厚朴各10 g；咳嗽加五味子9 g，细辛3 g；腰胀冷痛加枸杞子、菟丝子各15 g。主治经行浮肿。

（2）当归20 g，白芍12 g，桂枝、木通各10 g，细辛5 g，甘草5 g。肿甚加黄芪30 g，泽兰12 g。寒甚加制川乌10 g。瘀血甚加穿山甲10 g。血虚加阿胶12 g。水煎，每日1剂，服两次，经前7日起连服7剂，经来停药，3个周期为1疗程。主治经行浮肿。

（3）黄芪、茯苓、茯苓皮各15 g，当归、泽泻、白术各12 g，防己、仙茅、淫羊藿各10 g，白芍、桔梗各9 g，川芎、麻黄各6 g。每日1剂，水煎，服两次。经前5日，连服5剂为1疗程。主治经行浮肿。

（4）薏苡仁30 g，茯苓皮20 g，白术18 g，白芍、泽泻各15 g，柴胡、枳壳、陈皮各12 g，桔梗10 g，香薷6 g，甘草5 g。经前5日起，每日1剂，水煎，服两次。主治肝气郁结型经行浮肿。

（5）党参、黄芪、茯苓各15 g，白芍12 g，当归10 g，炒白术9 g，制附子（先煎）、防风各6 g，炙甘草5 g。经前3日起，每日1剂，水煎，服两次。主治脾肾阳虚型经行浮肿。

（6）薏苡仁、滑石各20 g，黄柏、苍术、牛膝、知母、生地黄、泽兰各15 g，赤芍12 g，川芎、当归各10 g。每日1剂，水煎，服两次。3剂为1疗程。主治血瘀型经行浮肿。

（7）黄芪20 g，党参、杜仲各15 g，茯苓12 g，补骨脂10 g，炒白术、益智仁各9 g，巴戟天、炙甘草各6 g。经前1周起，每日1剂，水煎，服两次。主治经行浮肿。

（8）茯苓15 g，白芍12 g，当归10 g，白术、泽泻各9 g，川芎、附子（先煎）各6 g。经前3日起，每日1剂，水煎，服两次，经来停药。主治肝气郁结型经行浮肿。

（9）赤小豆30 g，木香、陈皮、甘草、车前子、大腹皮、山楂、萆薢、生姜皮各15 g，三棱、莪术、砂仁、苍术、木通各6 g。每日1剂，水煎服。主治经行浮肿。

（10）延胡索18 g，干姜、没药、川芎、当归、蒲黄、五灵脂各15 g，赤芍、桃仁、肉桂、红花、小茴香各12 g。每日1剂，水煎服。连服9剂。主治经行浮肿。

（11）泽泻、猪苓各12 g，白术、佩兰、麦冬、桑皮、阿胶、滑石各10 g，参须6 g。每日1剂，水煎，服两次。主治阴虚水泛型经行浮肿。

（12）大腹皮、桑白皮各12 g，白术、茯苓、当归、赤芍各9 g，木香、川芎、陈皮、槟榔各6 g。每日1剂，水煎服。主治经行浮肿。

（13）桑白皮、陈皮、大腹皮、茯苓、姜皮各10 g，桂枝3 g，益母草、黄芪各30 g。每日1

剂，水煎服。主治经行浮肿。

（14）白术、茯苓皮各 30 g，大腹皮、冬葵子各 12 g，当归 9 g，陈皮、生姜皮各 6 g。每日 1 剂，水煎服。主治经行浮肿。

（15）猪苓、泽泻各 12 g，滑石、桑皮、阿胶、麦冬、白术、佩兰各 10 g，参须 4 g。每日 1 剂，水煎服。主治经行浮肿。

（16）白术 30 g，茯苓 20 g，白芍 12 g，巴戟天 10 g，淡附片、生姜各 9 g。每日 1 剂，水煎服。主治经行浮肿。

（17）车前草、薏苡仁根各 30 g。每日 1 剂，水煎服。主治经行浮肿。

（18）玉米须、冬瓜皮各 30 g。每日 1 剂，水煎服。主治经行浮肿。

（19）冬瓜皮 60 g。每日 1 剂，水煎服。主治经行浮肿。

2. 外治方：

（1）党参、白术、干姜、炙甘草、硫黄、白矾各等份。烘干研为细末，过筛，取适量水调成膏，敷神阙穴，再覆盖塑料薄膜、纱布，胶布固定。主治脾肾阳虚型经行浮肿。

（2）足三里（双侧）。用艾条悬灸，每日 1 次。主治脾肾阳虚型经行浮肿。

（3）赤小豆 750 g。小火煎煮赤小豆，待赤小豆熟透后，取出药液，温度适中后浸泡足膝。健脾益肾消肿。主治脾肾阳虚型经行浮肿。

3. 食疗方：

（1）仙茅、淫羊藿各 20 g，狗肉 1000 g，葱段、生姜片、红辣椒、酱油、精盐、红糖、鲜汤、黄酒、味精、五香粉各适量。将仙茅、淫羊藿分别拣杂，洗净，晒干或烘干，切成片或切成碎小段，加水浓煎 2 次，每次 30 分钟，合并滤汁提取 60 g 浓缩液，备用。将狗肉洗净，放在水中浸泡 1 小时，入沸水锅中焯透，捞出，再入冷水中过凉，切成块状，再入油锅中炸至金黄色，捞出，待用。另取沙锅，将葱段、生姜片、红辣椒等调料垫在沙锅底部，放入狗肉块，加浓缩液和酱油、精盐、红糖、鲜汤，大火煮沸，烹入黄酒，改用小火炖至狗肉熟烂，加味精、五香粉，拌和均匀即成。佐餐当菜，随意服食。健脾补肾，利湿消肿。主治脾肾阳虚引起的经行浮肿。

（2）莲子 30 g，益智仁 20 g，粳米 100 g，白糖 20 g。将莲子拣杂，放入温水中浸泡 1 小时，备用；再将益智仁拣杂，洗净，放入沙锅，加水浓煎 2 次，每次 30 分钟，提取 60 g 浓缩液，备用。将粳米淘洗干净，与莲子同放入沙锅，加适量水，用小火煮 1 小时，待莲子酥烂、粥黏稠时，调入益智仁浓缩液及白糖，拌匀，再煮至沸即成。早晚分服。健脾补肾，利湿消肿。主治脾肾阳虚引起的经行浮肿。

（3）黄牛肉 250 g，生姜片 15 g，肉桂、小茴香各 2 g，胡椒粉 0.5 g，精盐、黄酒、胡椒粉、味精各适量。将黄牛肉洗净，切成薄片，与生姜片、肉桂、小茴香、精盐、黄酒同放入沙锅，加适量水，用大火煮沸后改用小火炖煮至牛肉熟烂如酥，趁热调入胡椒粉及味精，调拌均匀即成。佐餐当菜，随意服食。主治脾肾阳虚引起的经行浮肿。

（4）赤小豆 500 g，薏苡仁 250 g，活鲤鱼（约 300 g，去鳞杂）1 条。药与鱼共炖烂，分次服食，隔日 1 剂。主治经行浮肿。

（5）薏苡仁 100 g，大枣 20 枚。煮烂后服食。主治经行浮肿。

（6）赤小豆 100 g，大枣 20 枚。煮熟后服食。主治经行浮肿。

第二十七节　痛　经

一、病证概述

每逢行经期或行经前后出现下腹疼痛或腰部酸痛等不适，影响生活和工作者，称为痛经。分为原发、继发两类。原发性痛经多缘于功能性原因，无明显生殖器官病变。继发性痛经多系器质性病变所为，如子宫内膜异位症、盆腔炎、宫腔粘连、宫内异物等。本节只讨论原发性痛经，继发性痛经的治疗散见于各章节。原发性痛经病因尚不十分明确。有内分泌因素，即分泌期的子宫内膜合成和释放了较多的前列腺素，使其在月经血中含量增高，作用于子宫肌层，使之收缩甚至引起痉挛；有子宫因素，如子宫过度倾屈、子宫颈口或颈管狭窄、子宫畸形、宫腔粘连、膜样月经等，均使经血外流受阻，刺激子宫，使之收缩加强；有精神神经性因素，则因每个人的痛阈和耐受性不同，所以在神经过敏患者及对月经生理认识不足而产生恐惧心理者可发生。中医亦称本病为“痛经”。主要病机为“不通则痛”和“不荣则痛”虚实两类。不通者，或因肝郁气滞，血海气机不利，经血运行不畅；或因寒湿客于冲任、胞中，以致经血凝滞不畅；或因湿热稽留于冲任、胞中，与经血相搏结，经血流受阻而致不通则痛。不荣者，则因胞宫虚寒，胞脉失养；或气血虚弱、肝肾亏损，经行血海更虚，胞脉失于濡养而致不荣则痛。临床常见证候有气滞血瘀证、寒湿凝滞证、胞宫虚寒证、气血虚弱证、肝肾亏损证等。

二、妙法绝招解析

(一) 寒凝血瘀，湿热瘀阻（朱小南医案）

1. 病历摘要：武某，16 岁。13 周岁月经初潮，3 年只来 5 次，每次腹痛甚剧，量少色黑，别无他症。舌苔正常，脉象沉迟。诊断为痛经。

证属寒凝血瘀，湿热瘀阻。治宜调冲散寒，祛湿止痛。药用益母草 12 g，盐橘核、盐荔核、醋香附、杭白芍、酒当归、阿胶、酒延胡索各 10 g，艾叶、台乌药、川楝子、生地黄、熟地黄各 6 g，酒大黄、砂仁各 5 g，桂枝、炙甘草、柴胡各 3 g。每日 1 剂，水煎服。服 6 剂后，适届经期，竟然未痛，遂嘱每月于经前 1 周即服此方数剂善后。(《朱小南妇科经验选》，人民卫生出版社，1981)

2. 妙法绝招解析：《诸病源候论》云“妇人月水来腹疼痛者由劳伤血气，以致体虚，受风冷之气，客于胞络，损冲任之脉”。痛经病位在子宫、冲任，以“不通则通”或“不荣则痛”为主要病机。多因气滞血瘀，寒凝血瘀，湿热瘀阻，气血两虚，肾气亏损所致。痛经之为病，因寒者多，因热者少，辨证正确，治之匪难。本方系化裁艾附暖宫丸、胶艾四物汤、乌附汤诸方，用桂枝、柴胡，则有通调营卫之作用，其效更显。

(二) 气血两虚，冲任受损（钱伯煊医案）

1. 病历摘要：李某，40 岁，已婚。半年来经期腹痛，患者孕 5 产 4，自然流产 1 次，初潮后月经正常，经期无腹痛，自初产后经期腹痛，时重时轻。近半年来月经规律，五日净，血量多，色黑紫，有血块，经期小腹坠痛，头晕失眠，乳房胀痛，平时纳差，大便干，小溲黄，舌苔薄黄根腻，边有刺，脉沉细迟。诊断为痛经。

证属气血两虚，冲任受损。治宜补气健脾，养血平肝。方选八珍汤加味。药用熟地黄 12 g，白芍、党参、茯苓、当归、枣仁、枸杞子、旋覆花（包）、泽泻、天冬各 9 g，白术、远志各 6 g，炙甘草 3 g。每日 1 剂，水煎服。服 4 剂后，诸症如前，舌苔白腻根垢，脉细迟，治以益气养阴，平肝和胃。药用茯苓、熟地黄各 12 g，当归、白芍、党参、泽泻各 9 g，白术 6 g，炙甘草、川芎、陈皮各 3 g。服 6 剂后，月经逾期 4 日未至，食欲好，睡眠差，小便后小腹痛，大便干，舌苔中白，边有刺，脉象沉细，治以益气养血，佐以温经化瘀。药用生黄芪、熟地黄各 12 g，五灵脂、丹参、当归、白芍、党参各 9 g，蒲黄 6 g，川芎 4.5 g，肉桂、艾叶、沉香末（冲）各 3 g。服 6 剂后，月经来潮，持续 5 日，经期腹未坠痛，血块小且少，纳食好，睡眠差，大便干，舌苔中边有刺，口微干，脉沉细弱，治以补肝肾，益心脾。药用生龟甲 15 g，枣仁、熟地黄、柏子仁、川续断各 12 g，山茱萸、枸杞子、丹参、天冬各 9 g，远志、杭菊各 6 g。服 6 剂善后。(《钱伯煊妇科医案》，人民卫生出版社，2006)

2. 妙法绝招解析：本例系产后所得，主要病因为产后气血两虚，冲任受伤，故治法以补气血、强冲任，后因月经过多，再加以温经化瘀，最后改用补肝肾、益心脾为治，治疗月余，诸恙渐见好转，得以痊愈。

（三）脾肾两虚，中气不足（蔡小荪医案）

1. 病历摘要：虞某，26 岁，已婚。18 岁癸水初潮，第二次经转即每行腹痛，甚至昏厥，下瘀块后较舒，经前 2 日腰酸乏力，右侧卵巢囊肿扭转，曾施手术，自后右少腹时感吊痛，昨又值经期，量少不畅，近且外感寒热，急诊后方退；余邪未清，腹部剧痛，又致昏厥，纳呆泛恶，心悸便溏，脉细数苔薄白，舌质微红。诊断为痛经。

证属脾肾两虚，中气不足。治宜温补脾肾，活血止痛。药用当归（炒）、丹参、赤芍、香附、延胡索、五灵脂各 9 g，吴茱萸、木香、小茴香、制没药各 6 g，炮姜 3 g。每日 1 剂，水煎服。服 4 剂后，发热已退，经期将届，脉弦，苔薄白，预为温通。药用失笑散（包）12 g，当归（炒）、川芎、赤芍、香附、延胡索、川牛膝、牡丹皮各 9 g，红花、制没药各 6 g，吴茱萸 3 g。服 6 剂后，经痛见减，量中无块，又将届期，大便不畅，脉细，苔薄白舌红，边有齿印，再拟通调。药用失笑散（包）15 g，当归（炒）、川芎、赤芍、丹参、香附、延胡索、牛膝、红花、桃仁泥各 9 g。服 5 剂后，经水将临，略有腰酸；近感胃痛，大便色深，脉细，苔薄白，舌质红，仍宗前法出入，嘱验大便隐血，如阴性则即停药。药用川续断、失笑散（包）各 12 g，当归（炒）、川芎、赤芍、牛膝、香附、乌药、丹参、延胡索各 9 g，制没药 3 g。服 4 剂后，痛经日见好转，月经又临期，腹痛完全消失，纳食如常，便溏多次，临前腰酸乏力，右腹剧痛均除。上月量中较畅，下块色紫，今犹未下，略感腰痛，脉细弦，苔薄质红，方虽应手，未许根治，再从原意，以冀全效。药用川续断、狗脊、失笑散各 12 g，当归（炒）、川牛膝、赤芍、香附、延胡索各 9 g，木香 6 g，吴茱萸 3 g。服 3 剂，另八珍丸 90 g，分 10 日服善后。(《名医奇方妙术》，中国医药科技出版社，1993)

2. 妙法绝招解析：本例属本虚标实证。患者初潮较迟，又因手术切除右侧卵巢囊肿并发肠粘连等症，此为先天不足，后天损伤。由于脾肾两虚、中气不足故见平素大便易泻，经来则溏，纳呆泛恶，腰酸乏力，且每因痛经剧烈，体力难支而昏厥，经来瘀阻，排泄困难，剧痛每因瘀块下后而得缓解，显系因瘀所致。“不通则痛”，证属实中夹虚，以瘀滞经脉为主，兼脾肾阳虚。蔡氏急则治标，遂投温通经脉之剂，此时因所感外邪，余邪未尽，故于化瘀止痛、温中行气之中，避川芎而用丹参。缘恐川芎下行血海而引热入里，而丹参不但活血化瘀，通畅血脉，且能抑制多种细菌而有解热作用，一举两得。随病情好转，经期将至，仍以温通为主，拟四物去熟地黄加牛膝、红花下行通经，延胡索、没药及失笑散化瘀止痛；香附理气调经；吴茱萸温中止吐泻；牡丹皮助赤芍活血清热。今便溏减轻，故不用炮姜。药后疼痛见减，量中等，无血块。三诊又凭大便

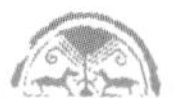

不通于前法中加桃仁，一则润肠通便，二则活血调经。再服药后痛经显著减轻，随后合前法调治3个月经周期，病情基本治愈，但体力尚未恢复，此邪去正虚之候，缓则治标，故以八珍丸补益气血，以善其后，防止病情复发。

（四）血遇寒凝，不通则痛（李祥云医案）

1. 病历摘要：槐某，女，21岁。自幼有痛经史，13岁初潮，月经周期尚准，5/30，量中，色黯红，夹有小血块，平时喜吃冷饮，经行亦不顾及仍吃冷饮，有时经行还去游泳，现痛经较往加剧，腹痛喜暖，有时乳胀。刻下经水将行，要求预先服药。苔薄，脉细。诊断为痛经。

证属血遇寒凝，不通则痛。治宜温经散寒，活血止痛。药用延胡索、川楝子、鸡血藤、香附、生地黄、熟地黄、牡丹皮、丹参各12 g、当归、附子（先煎）、赤芍、白芍、白芷各9 g，川芎、桂枝、小茴香各6 g。每日1剂，水煎服。嘱注意保暖，勿吃冷饮。服7剂后，月经来潮，现经水将净，无腹痛，经行亦顺，无明显血块，刻下较舒，无特殊，欲返回英国，要求带药。苔薄，脉细。治宜益气养血，温经散寒，活血调经。药用山药15 g，党参、黄芪、生地黄、熟地黄、香附、牡丹皮、丹参、川楝子、淫羊藿、鸡血藤、茯苓、紫石英、枸杞子、肉苁蓉各12 g，赤芍、白芍、当归、莪术各9 g，川芎、陈皮、艾叶、炙甘草、吴茱萸各6 g。上药加工研粉，以蜜泛丸如梧桐子大，每日2次，每次1匙口服。嘱经期注意保暖，勿吃冷饮。平时适当活动，锻炼身体。1年后返沪随访，服丸药后一直未再痛经，现月经正常。（《李祥云治疗妇科病精华》，中国中医药出版社，2007）

2. 妙法绝招解析：患者自幼痛经，平时生活失于调摄，喜吃冷饮；经期游泳，此内伤于寒，寒湿客于冲任、胞中，致经血凝滞不畅而痛经，故治疗应以温经散寒，活血止痛为主。方用经验方温经止痛方如减，由于以往未服中药，故收效极速。因欲返回英国，故改用中药丸剂，该方药是以温经汤、温经止痛方、艾附暖宫丸、姜附四物汤、八珍汤、当归芍药散等合方加减而成，共奏调养气血，以养冲任，温经散寒以止痛，活血调经月经顺，故病愈。

（五）寒湿之邪，客于冲任（韩冰医案）

1. 病历摘要：王某，女，24岁。5年前因经期贪食冷饮，致经期腹痛。近5年来每于经期下腹疼痛拒按，得温痛减，痛甚伴恶心，呕吐清水，月经后期，量少，色暗，夹有血块，平素畏寒肢冷，纳少便溏，舌暗淡，苔白腻，脉沉紧。12岁月经初潮，平素量少，色暗。诊断为痛经。

证属寒湿之邪，客于冲任。治宜温经散寒，活血止痛。药用益母草30 g，当归、白芍、生姜、川楝子、延胡索、柴胡、紫苏各10 g，沉香、吴茱萸、肉桂、甘草各6 g。每日1剂，水煎服。服7剂后，月经来潮，小腹冷痛，但程度较以往减轻，喜温，经量偏少，色暗，夹有血块，伴腰膝冷痛，纳少便溏，小便清长，舌暗苔白，脉沉。治宜温阳散寒，理气活血。药用杭白芍30 g，紫石英、鸡血藤各15 g，桂枝、当归、干姜、柴胡、茯苓、橘核各10 g，吴茱萸、沉香、甘草各6 g。服7剂后。畏寒肢冷，腰膝冷痛好转。现月经又将来潮，仍然纳差，便溏，舌暗淡，苔白，脉沉迟。治宜温阳散寒，理气活血止痛。于前方中加入益母草30 g，川楝子、延胡索、月季花各10 g。服7剂后，月经来潮，现下腹部轻度胀痛不适，无恶心呕吐，仍觉四肢不温，大便溏，舌暗苔白，脉沉。以后每于月经来潮前7日服上方7剂，连服两个月经周期后经期腹痛消失，随访半年未复发。《中国现代百名中医临床家丛书·韩冰》，中国中医药出版社，2007）

2. 妙法绝招解析：患者平素喜食生冷，经期亦进食冷饮，致寒湿之邪客于冲任、胞宫。《傅青主女科》云："寒湿搏结冲任则病痛经。"这是因为寒湿与经血搏结，经血运行不畅，故见经期小腹冷痛；冲脉之气夹肝气上逆犯胃，则伴恶心呕吐；血遇寒则凝，故经血色暗夹血块；冲任阻滞，则月经后期量少；寒遇热则化，凝滞稍减，故痛得热减；寒湿困脾，脾失健运，见纳少便溏；寒邪内盛，阻遏阳气，故畏寒肢冷；舌暗淡，苔白腻，脉沉紧，均为寒凝血瘀之征。本例是典型的寒邪直中胞络，冰伏冲任，血行受阻，而致痛经。故在治疗上谨守病机，以温阳散寒贯穿治疗的始终。寒湿凝滞冲任，气血瘀阻不通，故治以理气活血止痛。方中吴茱萸、肉桂温经散寒；当归、白芍养血活血调经；吴茱萸、生姜、柴胡、沉香、紫苏疏肝理冲，和胃止呕；川楝子、延胡索理气活血，调经止痛；鸡血藤、益母草、月季花活血祛瘀而调经；茯苓健脾燥湿化浊。诸药合用共达温经散寒，活血祛瘀之效，冲任、胞宫气血畅达，则疼痛自止。临证若见寒凝气闭，痛甚晕厥，四肢不温，冷汗淋漓者，可酌加附子、细辛、巴戟天温阳散寒。

（六）素体阳虚，虚寒内生（韩冰医案）

1. 病历摘要：李某，女，22 岁。自 13 岁月经初潮，每于经期小腹绵绵作痛，喜温喜按。患者来诊时正值经期，月经量少，色淡质稀，腰膝酸软，小便清长，舌淡苔白，脉沉细。平素月经(3～5)/(28～32)日，量少色淡。诊断为痛经。

证属素体阳虚，虚寒内生。治宜温肾暖宫，散寒止痛。药用白芍 30 g，鹿角霜 15 g，巴戟天、蛇床子、吴茱萸、桂枝、当归各 10 g，小茴香、甘草各 6 g，生姜 3 片。每日 1 剂，水煎服。服 4 剂后，腹痛稍缓，然月经量少质稀，四肢不温，小便清长，大便溏薄，腰膝酸软，舌淡，苔薄白，脉沉细。治宜温补脾肾，暖宫调经。药用菟丝子 30 g，紫石英、黄芪各 15 g，党参、茯苓、白术、桂枝、补骨脂各 10 g，甘草 6 g。服 7 剂后，月经即将来潮，四肢仍不温，小便清长，乏力腰软，舌淡苔白，脉沉细。治宜温肾暖宫，调经止痛。药用白芍 30 g，鹿角霜、益母草各 15 g，吴茱萸、桂枝、当归、党参、巴戟天各 10 g，甘草 6 g，生姜 3 片。服 7 剂后，月经来潮，腹痛基本缓解，仅腰腹酸楚，月经量较以往增多，色淡红，畏寒肢冷，舌淡苔白，脉沉。给予八珍丸服用，每日 2 次，每次 1 丸，以调补气血，温通血脉。治疗 3 个月经周期而愈。(《中国现代百名中医临床家丛书·韩冰》，中国中医药出版社，2007)

2. 妙法绝招解析：患者素体肾阳虚衰，阴寒内生，冲任、胞宫失于温煦，气血运行迟滞，故见小腹冷痛，月经量少；寒遇热则化，故得热痛减。肾阳不足，不能温煦全身，故见四肢不温，腰膝酸软，小便清长。舌脉均为虚寒之象。证属素体阳虚，虚寒内生，不能温煦冲任、胞宫，不荣则痛，故在治疗中以温经散寒为主，经期佐以暖宫止痛，非经期辅以温肾养血调经。方中吴茱萸、桂枝温经散寒兼通血脉以止痛；当归、白芍、益母草养血活血，化瘀调经；甘草、生姜和中；菟丝子、巴戟天、紫石英、鹿角霜、补骨脂、蛇床子增强温肾暖宫散寒之功。虚寒型痛经除经前及经期服药外，重在平时调治，非经期可常服八珍汤加黄芪、桂枝、生姜以补气血，和营卫，温通血脉。

（七）湿热蕴积，结于冲任（韩冰医案）

1. 病历摘要：韩某，女，33 岁。以往月经规律，8 个月前行人工流产术后出现月经前 1 日小腹胀痛拒按，有烧灼感，月经量多，色紫，质稠，经期伴乳房胀。平素少腹隐痛，带下量多黄稠，口干烦躁，小便黄赤。舌质红，苔黄，脉滑数。妇科检查：已婚经产型外阴，阴道畅，可见大量黄色分泌物，有异味，宫颈光滑，子宫前位，饱满，无压痛，双附件未及异常。B 超：子宫、附件未见明显异常，盆腔可见少量积液。诊断为痛经。

证属湿热蕴积，结于冲任。治宜清热化瘀，破积止痛。药用薏苡仁、蒲公英、白芍各 30 g，牡丹皮、生地黄各 15 g，川楝子、延胡索、莪术、当归各 10 g。每日 1 剂，水煎服。服 7 剂后，月经来潮，经前腹痛明显减轻，经量仍多，色红质稠。现经水将净，自觉口干心烦，小便黄赤，大便干，舌质红，苔黄，脉弦数。于上方中去川楝子、延胡索、莪术、白芍，加寒水石 15 g，半枝莲、郁金各 10 g，生大黄（后下）9 g。每日 1 剂，水煎服。服 5 剂后，心烦、便秘已愈，月经净后未发少腹隐痛，仍有带下量多色黄，舌质红，苔薄黄，脉弦。治宜清热利湿止带。药用土茯苓、薏苡仁各 30 g，黄芩、栀子、柴胡、茯苓、泽泻、黄柏、车前子（包煎）、牡丹皮、赤芍各 10 g，服 14 剂后，带下量减少，色白，二便正常，小腹隐痛已除。现经期将至，近日烦躁易怒，舌红，苔薄黄，脉滑。治宜清热调经，化瘀止痛。药用薏苡仁、白芍各 30 g，生地黄、益母草、丹参各 15 g，牡丹皮、香附、当归、寒水石、延胡索、莪术各 10 g。服 3 剂后，月经来潮，5 日经净，经前、经期未出现腹痛，经量亦趋于正常，色红，量中等；舌红苔薄白，脉弦。经后仍予前方调服。再经 2 个月经周期治疗而愈。（《中国现代百名中医临床家丛书・韩冰》，中国中医药出版社，2007）

2. 妙法绝招解析：本例证属湿热蕴结。患者流产术后，摄生失宜，湿热蕴于下焦，结于冲任、胞宫，致气血不畅，不通则痛，故见小腹热痛拒按；血海失宁，则见月经量多，色紫质稠；湿热蕴结于下，损伤任、带二脉，见带下量多色黄；湿热内盛，阻滞气机，则非经期小腹隐痛，口干心烦；小便黄赤，舌质红苔黄，脉滑数，均是湿热之候。治疗中时时不忘清热利湿，经期兼以化瘀止痛，经间期则调经止带。由于湿热郁结冲任，气血壅阻为病，故治疗中既要以清热除湿为本，又要顾及气血阻滞不通的病机变化。方中薏苡仁、蒲公英、半枝莲清热除湿；生地黄、白芍、牡丹皮清热凉血；当归、丹参活血化瘀；香附、郁金、川楝子、延胡索、莪术行气活血止痛；寒水石清热泻火，《本草纲目》记载其“禀积阴之气而成，其气大寒，其味辛咸，入肾走血”。诸药合用，共达清热利湿，行气化瘀止痛之功。

（八）气滞血瘀，伤及冲任（韩冰医案）

1. 病历摘要：阎某，女，39 岁。近 3 年来每于月经期小腹胀痛拒按，月经量少，经行不畅，色紫暗有血块，块下痛减，经前乳房作胀，舌质紫暗，有瘀斑，苔薄白，脉弦。平素月经量少，色紫暗有血块。诊断为痛经。

证属气滞血瘀，伤及冲任。治宜理气行滞，化瘀止痛。药用熟地黄 15 g，柴胡、枳壳、木香、香附、乌药、桃仁、红花、当归、川芎、赤芍、延胡索各 10 g，甘草 6 g。每日 1 剂，水煎服。服 5 剂后腹痛稍减。经血已净，舌质紫暗，有瘀斑，脉弦。继续以行气活血治疗。药用丹参、益母草各 30 g，鸡血藤、橘核各 15 g，柴胡、枳壳、路路通、香附、当归各 10 g，甘草 6 g。服 7 剂后，患者自觉无不适，舌暗红，脉弦。继续予前方加紫石英 15 g，牛膝 10 g。服 14 剂后，经期将至，现乳房微胀，胸闷不舒，舌暗，苔薄白，脉弦。继以理气行滞，化瘀止痛之法。药用白芍、益母草各 30 g，柴胡、枳壳、香附、乌药、桃仁、红花、当归、川楝子、延胡索各 10 g，甘草 6 g。服 7 剂后，痛经基本缓解，月经量、色、质均有明显好转。此后每于经前服此方 1 周，连续服用半年，痛经未再发作。随访 1 年未见复发。（《中国现代百名中医临床家丛书・韩冰》，中国中医药出版社，2007）

2. 妙法绝招解析：本例属气滞血瘀型痛经。肝主疏泄，又司血海，如情志不舒，肝失条达，则冲任气血瘀滞，不通则痛，见经期小腹胀痛拒按；气血瘀滞，经行不畅，故色紫暗，有血块，血块排出，瘀血暂去，气血暂通，故疼痛减轻；肝经阻滞，则乳房作胀；舌质紫暗，有瘀斑，脉弦，均为血瘀之征。气血关系密切，气为血之帅，血为气之母，气能生血、行血、摄血，故临床往往气血同病。在治疗中行气莫忘活血，化瘀勿忘理气。方中柴胡、枳壳、香附、乌药疏肝理气止痛；当归、白芍养血柔肝；桃仁、红花、益母草活血化瘀；金铃子散疏肝行气，活血止痛；甘草缓急，调和诸药。全方理气、活血并重，使气血畅行，冲任疏通，血海通调，疼痛自止。若属膜样痛经者，临证可加用莪术、血竭、山楂；若为肝郁日久化热，当佐以清泄肝热之品，如栀子、夏枯草等。

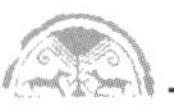

（九）气血亏虚，胞宫失养（韩冰医案）

1. 病历摘要：许某，女，44 岁。近 5 年来每于月经干净后 1 周内见小腹作痛，喜揉喜按，月经量多，色红，无血块。平素面色苍白，神疲乏力，纳少便溏，带下量多，质稀。舌淡，脉细无力。诊断为痛经。

证属气血亏虚，胞宫失养。治宜益气养血，调经止痛。药用黄芪、太子参、紫石英各 30 g，煅牡蛎、麦芽炭、熟地黄各 15 g，当归、白芍各 10 g，炮姜炭 6 g，每日 1 剂，水煎服。服 10 剂后，腹痛即止，月经血量亦有所减少。现仍感神疲乏力，腰酸坠痛，纳少便溏，带下量多，质稀，舌淡，脉细无力。治宜益气养血，健脾补肾。药用黄芪 30 g，党参、熟地黄、桑寄生各 15 g，当归、白芍、茯苓、苍术、补骨脂、杜仲各 10 g。服 14 剂后，乏力、腰酸、带下量多等症状明显好转。现经期将至，继以前方益气养血，调经止痛。药用炙黄芪、太子参、菟丝子各 30 g，熟地黄、麦芽炭、川续断、桑寄生各 15 g，当归、白芍各 10 g，炮姜 6 g。再服 14 剂后，月经量较以往明显减少，腹痛未作。舌淡红，脉仍细，但较前有力。血色素 110 g/L。嘱患者继续服八珍益母丸善后。（《中国现代百名中医临床家丛书·韩冰》，中国中医药出版社，2007）

2. 妙法绝招解析：本例患者身体羸弱，兼月经量多日久，气血亏虚，冲任亦虚，经行过后，血海更虚，冲任、胞宫失于濡养，故见经后小腹绵绵作痛，喜揉喜按。《格致余论》将其概括为“来后作痛者，气血俱虚也”。气虚失于固摄，故月经量多，带下量多，质稀；气血不足，不能上荣于面，则面色苍白；气血虚弱，脾阳不振，故神疲乏力，纳少便溏；舌淡，脉细无力，亦为气血两虚之象。临床治疗针对病机，宜益气养血，同时辅以健脾理气。脾胃为后天之本，气血生化之源，脾胃健运，则气血自旺，诸症自除。方中黄芪、太子参补脾益气；熟地黄、当归、白芍养血和血；黄芪与当归配伍取当归补血汤之意，用以补气生血；方中炮姜、麦芽炭调经止血；茯苓、苍术健脾理气，使全方补而不滞，气血畅达；川续断、桑寄生、菟丝子、补骨脂、紫石英补肾强腰。

（十）肝肾不足，胞脉失养（韩冰医案）

1. 病历摘要：郑某，女，45 岁。近 2 年来经期小腹绵绵作痛，月经量少，色暗，伴腰膝酸楚，头晕耳鸣，失眠健忘，舌质淡红，苔薄白，脉沉细。月经量少，色暗，无血块。诊断为痛经。

证属肝肾不足，胞脉失养。治宜益肾养肝，调经止痛。药用白芍 30 g，菟丝子、益母草各 15 g，杜仲、巴戟天、当归、山茱萸、鹿角胶（烊化）各 10 g，甘草 6 g。每日 1 剂，水煎服。服 2 剂后，月经如期而至，腹痛腰痛稍缓，余症如前。继续治以益肾养肝之法，于前方去杜仲、益母草，加制何首乌 15 g，枸杞子 10 g。服 14 剂后，腰膝酸楚、头晕耳鸣、失眠健忘均明显好转。此时又值经期将近，故投以补益肝肾，活血止痛之方。药用白芍 30 g，益母草、菟丝子、川续断、女贞子各 15 g，当归、山茱萸、狗脊、鹿角胶（烊化）各 10 g，甘草 6 g。服 10 剂后，经期未发腹痛，且经量增加，色稍暗，轻度腰酸，头昏，舌淡红，苔薄白，脉沉。依前法继续治疗 5 个月经周期而愈。（《中国现代百名中医临床家丛书·韩冰》，中国中医药出版社，2007）

2. 妙法绝招解析：本例多次行人工流产手术，使经血亏耗，肝肾不足，冲任俱虚，胞脉失于濡养，不荣则痛，故小腹绵绵作痛，月经量少，色暗；腰为肾之府，肾虚腰府失养，则腰膝酸楚；头晕耳鸣，失眠健忘，亦为肝肾阴虚之象。临证以女贞子、枸杞子、何首乌、山茱萸、当归益肾养血，滋水涵木；配伍菟丝子、川续断、杜仲、巴戟天温补肝肾，取其“善补阳者，必于阴中求阳，则阳得阴助而生化无穷；善补阴者，必于阳中求阴，则阴得阳升，而源泉不竭”之意；益母草活血调经，使补而不滞；鹿角胶补肝肾，益精血；白芍柔肝解郁；甘草缓急止痛。全方共

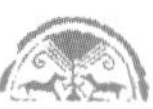

达滋补肝肾，调补冲任，活血养血，调经止痛的功效。

（十一）寒蕴胞宫，气滞血瘀（言庚孚医案）

1. 病历摘要：赵某，女，27岁。16岁月经初潮起，每次行经期间少腹呈持续性剧痛，直至瘀滞排出后疼痛缓解。血块放置水中浸泡后，呈灰白色膜样块状物，曾做病理检查，诊断为“大片蜕膜组织”。来院前曾给激素及其他治疗，无明显好转而来住院。症见经来腹部剧烈疼痛，痛时肢冷，汗出面色惨白，泛恶，欲吐，少腹腰背凉感，喜按，得暖则舒，经量多，色暗红或紫，有血块及肉片样物，疼痛时1～2日或2～3日，瘀块排出疼痛缓解，血量亦减少，舌质紫暗，边有瘀点，苔薄白，脉紧滑。诊断为痛经。

证属寒蕴胞宫，气滞血瘀。治宜温经通络，活血化瘀。方选温经汤加减。药用红花、丹参各12 g，赤芍、桂枝、香附、山楂各10 g，乌药、炮姜、吴茱萸、陈皮各6 g。每日1剂，水煎服。服7剂后，下次经潮，腹痛得缓，血块减少，于前法续服三个月经周期，疼痛消失，经期仅感少腹微胀，随访半年，未见复发。（《言庚孚医疗经验集》，湖南科学技术出版社，1980）

2. 妙法绝招解析：本例为寒凝血瘀，经脉不通致痛经。经行即腹疼剧烈，加喜暖喜按，少腹腰背发凉，为寒凝下焦无疑。又有红色暗红或紫，有瘀块，瘀块排出疼痛缓解，舌质紫暗有瘀点，显然为瘀血内阻，是因寒客胞宫，阻滞气血，不通则痛。故用温经通络、活血化瘀两法共施。以桂枝、香附、乌药、炮姜温暖胞宫，通经止痛。用红花、赤芍、丹参活血祛瘀。攻瘀血之药，难免寒凉，故汤药以温经为主。而送服之丸药，以峻攻瘀血为主，一汤一丸，并行不悖，共服3周，即将疼痛近于昏厥的病例彻底治愈。

（十二）寒凝气滞，阻碍气血（钱伯煊医案）

1. 病历摘要：杨某，26岁。痛经，量中等，色正常，有血块，经期少腹疼痛颇剧，腰疼。大便偏稀，每日1次，头晕，纳差。结婚半年，未怀孕，舌苔白腻中垢，脉象细弦。诊断为痛经。

证属寒凝气滞，阻碍气血。治宜温经调气，活血止痛。药用制香附、延胡索、当归各9 g，川芎、紫苏梗、乌药、小茴香、艾叶各6 g，细辛、吴茱萸、沉香各3 g。每日1剂，水煎服。服7剂后，月经来潮，量中等，色正常，腹痛稍减，舌苔中淡黄，边白腻，脉象沉细。治宜温经散寒，理气止痛。药用桂枝、赤芍、炙甘草、生姜、制香附、青皮、乌药各9 g，细辛、吴茱萸各3 g。服6剂后，月经来潮，未出现腹痛，惟腰腹不适，腿酸，纳差，舌苔淡黄腻微垢，脉象沉细，治以调气温经，和胃益肾。药用焦三仙18 g，狗脊12 g，牛膝、川楝子各9 g，柴胡、制香附、延胡索、青皮、陈皮各6 g，吴茱萸3 g。服6剂善后。（《钱伯煊妇科医案》，人民卫生出版社，2006）

2. 妙法绝招解析：为寒凝气滞以致痛经。寒客胞宫，阻碍气血，不通则作痛，便溏，苔白腻，寒湿内阻之象，故温经行气，方以温经汤加减，钱老经验，寒凝疼剧者，加吴茱萸汤温之。本方即以温经汤与吴茱萸汤合方用之。寒凝必阳气不能宣通，故二诊加重理气药物，终以温肾养血，理气止痛取效。全案先温阳，后理气，再补肾，有条不紊，另以肉桂末、琥珀末、沉香末三味调和，经行腹疼时冲服。

（十三）脾肾双虚，湿热蕴结（郑长松医案）

1. 病历摘要：宣某，女，27岁。因胎死腹中引产后，经事后期而少，经来腹坠腰痛，经罢小腹坠痛加剧，4～6日渐止。并伴神疲乏力，纳谷不香，带下如涕，淋漓不断（无臭气）。常有尿频不爽，小腹胀痛，多于劳累后发作，现又发作十余日。面色黯滞，形体虚羸，舌胖大淡红，苔白厚滑腻，脉细弱稍数。妇科检查：宫体后位略小，右侧附件条索状增粗，压痛（+）。诊断为痛经。

证属脾肾双虚，湿热蕴结。治宜补肾健脾，利湿清热。先治标，后治本，寒热并用。药用益母草 30 g，瞿麦、生龙骨、生牡蛎（捣）、白芍各 20 g，荔枝核（捣）、茯苓各 15 g，制香附（捣）、石韦各 12 g，酒黄芩、白蔹各 10 g，炮附子、官桂（后下）、甘草梢各 5 g。每日 1 剂，水煎两次，共煎取 500 mL，分两次温服。服 5 剂后，带下减少，小溲畅快，小腹胀痛消失。药用益母草 30 g，黄芪、熟地黄各 20 g，当归、白芍、党参各 15 g，小茴香（后下）、桂枝、川楝子（捣）、茯苓各 10 g，青皮、陈皮、川芎、生甘草、生姜（切）各 3 g。服 3 剂后，食纳日增，面色渐荣，此次月经周期较准，血量增多，腹坠若失，腰痛轻微。再守原意，增补肾温经之品。药用益母草 30 g，熟地黄、菟丝子、当归各 20 g，制香附（捣）、党参各 15 g，补骨脂、桂枝、炒桃仁（捣）各 12 g，炮姜、吴茱萸各 10 g，川芎、小茴香（后下）各 6 g，葱白（连须）1 个。共服药 25 剂，诸苦若失，相继怀孕。（《郑长松妇科》，中国中医药出版社，2007）

2. 妙法绝招解析：本例症见面色黯滞，形体虚羸，神疲乏力，纳谷不香，带下如涕无臭气，经事后期而量少，知其脾肾双虚，湿浊内蕴；又见尿频不爽，小腹胀痛，乃湿郁生热，蕴结膀胱，脬气不行所致；肾为先天藏精之本，脾司后天生化之源，脾肾双亏则正气虚衰，故尿频不爽，劳累后复发，腹坠腰疼，经罢反更剧；其舌胖大淡红，苔白厚滑腻，脉细弱稍数，均湿热蕴结，虚实并见之征。循先后缓急之序，先以益母草、瞿麦、石韦、白蔹、茯苓、黄芩、甘草梢清热利尿；荔枝核、香附、白芍理气止痛；龙骨、牡蛎收涩止带；与桂附同用，则寒热适均，以防偏弊之患。继投四物汤、益母草、桃仁养血活血；黄芪、党参、茯苓、甘草补气健脾；菟丝子、补骨脂、小茴香、桂枝、吴茱萸、姜、葱补肾温经；香附、青皮、陈皮、川楝子理气行滞；俾脾肾复常，气顺血和则诸恙悉平。

（十四）肝肾阴虚，气滞血瘀（郑长松医案）

1. 病历摘要：王某，女，26 岁。13 岁月事初至以来，每经前 5～7 日小腹作痛，经来当日其痛又加倍，并伴泛恶纳减，夜寐难成。近几次月经前头痛，痛经加重，呕恶频繁。月经周期 30～40 日，经期 5 日，经来量少，淋漓不畅。平时头晕眼干，心悸而烦，多梦易惊，胸胁胀满。检查：神倦，唇焦，舌赤苔少，脉沉细数。诊断为痛经。

证属肝肾阴虚，气滞血瘀。治宜滋补肝肾，理气活血。药用生地黄、熟地黄、丹参、墨旱莲各 20 g，白芍、合欢皮各 15 g，当归、何首乌、菊花、女贞子、牡丹皮、橘核、橘叶各 12 g，川牛膝、川楝子（捣）各 10 g。每日 1 剂，水煎两次，共煎取 500 mL，分两次温服。服 3 剂后，经期腹痛大减，胸胁胀满已舒，血量稍增，夜寐渐宁，经前头痛呕恶依故。按前方去合欢皮、川楝子。加珍珠母（先煎）30 g，霜桑叶 10 g，倍何首乌。共服 6 剂，诸苦若失，相继怀孕。（《郑长松妇科》，中国中医药出版社，2007）

2. 妙法绝招解析：本例以肝肾阴虚为主，兼有气滞血瘀。肾藏精，肝藏血，肝肾阴虚，则精血不足。阴虚不能上荣，则头晕、目干、唇焦、舌赤；阴虚不能奉养于心，复以阳邪扰动，则心悸而烦，梦多易惊；阴虚不足以泽灌冲任，则经来后期而少；肝失疏泄，气机不畅，则平时胸胁胀闷，经前头痛呕恶，月事行而不畅；气滞则血瘀，故经来小腹剧痛。欲潜其阳，必滋其阴，欲祛其瘀，必行其气。故药用生地黄、熟地黄、何首乌、女贞子、白芍、墨旱莲、川牛膝滋补肝肾；丹参、当归、牡丹皮、川楝子活血、化瘀、止痛；合欢皮、橘核、橘叶理气解郁；珍珠母、菊花、桑叶平肝潜阳。

（十五）脾肾阳衰，胞宫寒湿（郑长松医案）

1. 病历摘要：刘某，女，26 岁。适值经期，过受寒凉，致腰及小腹常感冷痛，经事半年未行，复潮后周期30日左右，经期5日，血量正常，色黑紫，质稀薄，经至后腰腹冷痛加重。平时神疲体倦，头晕健忘，咽干不喜汤饮，脘痞不思纳食，大便时泻时止，白带淋漓不断。精神不振，面色㿠白，舌质淡红，苔白滑腻，脉沉细弱。诊断为痛经。

证属脾肾阳衰，胞宫寒湿。治宜健脾补肾，温经化湿。煅龙骨、煅牡蛎（捣）、党参、炒山药、黄芪、桑螵蛸、茯苓各30 g，菟丝子20 g，莲须、炒白术、芡实各15 g，吴茱萸9 g，官桂（后下）6 g。每日1剂，水煎两次，共煎取500 mL，分两次温服。服10剂后，食欲增进，大便正常，小腹冷痛基本解除，白带显著减少，经期腰痛如故。脾阳渐振，肾虚未复，宗原意增益肾之品。前方加桑寄生、川续断各12 g，补骨脂、杜仲各9 g。共服21剂即愈。（《郑长松妇科》，中国中医药出版社，2007）

2. 妙法绝招解析：本例由经行之际寒冷过伤，寒胜热负，寒邪乘虚客于胞宫，伤及脾肾。脾阳虚衰，中阳不振则神疲体倦，头晕健忘，面色㿠白，脉沉细弱；转输失司，湿浊内停，则苔白滑腻，食少便稀；肾阳虚衰，带脉失约，则白带淋漓；肾阳不足，失于温煦则腰痛且冷；寒湿客于胞宫则小腹冷痛，经血黑紫质稀。理中以补则运，温下兼固则藏。方中用黄芪、党参、白术、山药、茯苓补中益气，健脾化湿；菟丝子、杜仲、补骨脂、川续断、桑寄生、官桂温肾助阳；龙骨、牡蛎、桑螵蛸、莲须、芡实收涩固下；吴茱萸温经散寒。

（十六）阳衰气滞，血为寒凝（郑长松医案）

1. 病历摘要：李某，女，25岁。于行经之际受凉后，每逢经期小腹疼痛，并渐次加重。月经周期29日左右，经期4日，血量偏少，黑紫不鲜，夹有血块，经来一二日内小腹坠痛，且有胀感，常因剧痛难忍坐卧不宁，严重时陡然昏厥，四肢厥冷，逾时而苏，醒后仍手足寒凉，经净即诸症若失。精神倦怠，面色黯淡少华，舌淡胖嫩，苔薄白润，脉沉细弱。诊断为痛经。

证属阳衰气滞，血为寒凝。治宜助阳温经，行气活血。药用制香附（捣）、丹参、熟地黄、当归、白芍各30 g，炮姜、鹿角霜各12 g，肉桂（后下）、吴茱萸、延胡索（捣）、白芥子、乌药各9 g，制乳香、制没药各6 g，葱白（连须）1个。每日1剂，水煎两次，共煎取500 mL，分两次温服。服4剂后，经行腹痛告愈。（《郑长松妇科》，中国中医药出版社，2007）

2. 妙法绝招解析：本例由经期不慎受凉，血为寒凝，故经期腹痛，渐次加重，血色黑紫不鲜并夹有血块；寒为阴邪，阴盛则阳气不得宣展，故痛甚则陡然昏厥，四肢寒凉。精神倦怠，面色黯淡，舌淡胖嫩，苔薄白润，脉沉细弱，为寒凝于里，气血瘀滞之象。方中吴茱萸、炮姜、白芥子、葱白温经通脉，散寒解凝；当归、丹参、熟地黄、白芍、制乳香、制没药活血化瘀；香附、乌药、延胡索理气止痛；鹿角霜入肾，补火助阳；肉桂入营，温通血脉。全方借芳香辛热之力，使寒凝得解，气血畅通，故积年沉疴，旦夕奏效。

（十七）肾阳式微，胞宫虚寒（郑长松医案）

1. 病历摘要：张某，女，28岁。小产近6个月的胎儿，出血较多，此后每逢经期小腹寒凉，绵绵作痛，腰骶部酸楚不适，以经至之日为甚，月经周期25日左右，经期4日，血少淡红。平时带下清稀，淋漓不断，怕冷肢凉，腰腿酸倦。舌淡红，苔薄白，脉细弱。诊断为痛经。

证属肾阳式微，胞宫虚寒。治宜补肾助阳，温通经脉。药用菟丝子、熟地黄各20 g，覆盆子、川续断、补骨脂、杜仲、制香附（捣）、当归、白芍各12 g，干姜10 g，广木香、肉桂（后下）、炮附子各6 g。每日1剂，水煎两次，共煎取500 mL，分两次温服。服6剂后，病瘥。（《郑长松妇科》，中国中医药出版社，2007）

2. 妙法绝招解析：本例由小产后阴血亏虚，气随血耗，肾阳不足致病。腰为肾府，督脉贯脊络肾而督诸阳，故肾阳不足，则腰骶部酸楚不适；肾阳式微不能温煦胞宫，气虚无力通行血脉，则月经色淡，经期小腹寒凉，绵绵作痛；阳虚内寒，带脉失约，则带下清稀，淋漓不断；舌淡红，苔薄白，脉细弱，亦属肾阳不足之征。方中菟丝子、覆盆子、补骨脂、杜仲、川续断补肾虚，固精气，扶羸壮体；当归、熟地黄补血养血；香附、木香理气调经；附子、肉桂、干姜补助肾阳，温煦胞宫；因桂、附、干姜气雄壮，性悍烈，寓白芍敛阴和阳，缓和其辛热之性，不致耗阴散气。

（十八）血热瘀结，经行不畅（郑长松医案）

1. 病历摘要：刘某，女，26 岁。经期腹痛二年。月经周期 25 日左右，经期 5～7 日，血色深红，质稠量多，夹有血块，经期小腹刺痛阵发，经来当日痛甚，痛甚时伴有恶心呕吐。16 岁月经初至时，周期 30 日，经期 6～7 日。舌质色赤胀大，苔薄微黄欠润，脉滑稍数。诊断为痛经。

证属血热瘀结，经行不畅。治宜清热养阴，凉血化瘀。药用忍冬藤、白茅根、生地黄各 30 g，白芍 15 g，地骨皮、黄芩、牡丹皮各 12 g，栀子、川楝子（捣）、延胡索（捣）、五灵脂（包）、蒲黄（包）各 9 g，生知母、生黄柏各 6 g。每日 1 剂，水煎两次，共煎取 500 mL，分两次温服。服 5 剂后，经期未犯腹痛，血块消失，血量稍减。既已得效，守方不更，按前方继服，服法改为 2 日 1 剂，每晚用药 1 次。共服 10 剂即愈。（《郑长松妇科》，中国中医药出版社，2007）

2. 妙法绝招解析：经云："亢则害，承乃制。"热甚者，必兼水化，故症见苔黄欠润，舌赤胀大，经血深红而质稠；阴耗则血滞，故经行小腹疼痛，血来红紫有块，热灼则血沸，故经血量多，脉象滑数。方中忍冬藤、栀子、黄芩、知母、黄柏养阴清热；白茅根、生地黄、白芍、牡丹皮、地骨皮凉血化瘀，清血中伏热；川楝子、延胡索、五灵脂、蒲黄活血化瘀，理气止痛。

（十九）气滞血瘀，胞络受阻（刘奉五医案）

1. 病历摘要：虞某，女，26 岁。18 岁月经初潮，每次行经即小腹疼痛，甚至昏厥，下块后即舒。曾因右侧卵巢囊肿扭转，施行手术。右少腹时感吊痛，昨又值经期，量少不畅，小腹剧痛又致昏仆，经前腰酸，脉弦细数，苔薄质红。诊断为痛经。

证属气滞血瘀，胞络受阻。治宜活血化瘀，养血通经。药用当归、川芎、赤芍、制香附、牛膝、延胡索（酒炒）、五灵脂、生蒲黄（包）各 9 g，制乳香、制没药各 6 g，桂心 3 g。每日 1 剂，水煎服。服 3 剂后，经痛显著减轻。仍宗原法续服。服 5 剂后，腹痛已缓解，腰酸、右少腹吊痛均除，效不更方，续服 3 剂以巩固疗效。平时以八珍丸调理，治疗数月，痛经告愈。（《刘奉五妇科经验》，人民卫生出版社，1994）

2. 妙法绝招解析：本方以王清任少腹逐瘀汤加减化裁。方中当归、川芎为阴中之阳药，养血活血调理冲脉，配赤芍、香附以活血行气，散滞调经；桂心、牛膝通达下焦，温经散寒，化瘀止痛；延胡索、乳香、没药利气化瘀，消肿定痛；蒲黄、五灵脂活血祛瘀散结止痛；其中蒲黄生用，重在祛瘀而化滞通络；灵脂炒用，重在止痛而不损胃气。全方专功化瘀定痛，诚显良效。

（二十）寒凝瘀滞，冲任受阻（匡继林医案）

1. 病历摘要：滕某，女，27 岁。经期尚准，每行腹冷剧痛，难以忍受，需用哌替啶等解痛。喜暖喜按，甚则呕吐便溏，待 2 日后下血块及膜后，疼痛较缓。脉细苔白。诊断为痛经。

证属寒凝瘀滞，冲任受阻。治宜温中解凝，活血通经。药用炒延胡索 12 g，炒白芍、制香附、淡附片、牛膝各 9 g，当归、川芎、紫苏梗各 6 g，煨木香、肉桂、淡干姜、淡吴茱萸各 3 g。每日 1 剂，水煎服。服 5 剂后，腹痛显著好转，经净后改服四物益母丸 1 周，再次来月经已停用哌替啶等西药，腹痛亦减轻，呕吐便溏亦瘥，续服原方。第 2 次来月经腹痛已基本缓解，妇科肛查子宫前屈，右侧宫旁颈体交界处触及如黄豆大结节，轻度压痛。再从原法去附片、肉桂，加桂

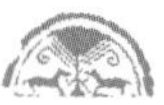

枝、血竭各 3 g 以温经通络，散瘀消结。半年后随访，痛经自药后已告愈。（本书主编，待刊）

2. 妙法绝招解析：《妇人良方》陈自明云“肾气全盛，冲脉流通。”若肾气虚衰，不能温煦冲任两脉，以致下焦胞宫虚寒，经脉不利，经血滞于胞中而作痛。方中以肉桂、干姜、附片壮肾暖宫、温煦冲任；配淡吴茱萸、牛膝温中散寒，引血下行，开郁化滞；“若欲通之，必先充之”。血盈脉自暖，故加当归、白芍养血调经；加香附、木香、紫苏梗、延胡索辛香温化、舒气散寒止痛；使之胞宫得温，冲任得通，寒凝渐化，疼痛自除。妇检有结节，似是内异症可能，因未做进一步检查，故尚未肯定。

三、文献选录

本病主要见症是经行小腹及腰部疼痛，伴随月经周期而发。一般经前及行经时腹疼多实证，经后痛者多虚证。实症原因有二：一因气滞血瘀，一因寒湿凝滞。气滞血瘀者疼痛伴有乳房胁胀痛，月经量少色暗有瘀块。胀重于疼为气滞，痛重于胀为血瘀，宜膈下逐瘀汤行气活血，祛瘀止痛；寒湿凝滞者，经前、经期少腹冷痛，月经量少，色暗如红豆汁，可用少腹逐瘀汤加苍术、茯苓温经祛湿，通络止痛。虚证多因气血虚弱或肝肾不足。气血虚弱者，经行或经后小腹绵绵作疼，经量少色淡，宜归参建中汤加减补养气血，健脾止疼；肝肾不足者，经后少腹疼痛，腰疼腿酸，头晕耳鸣，宜傅青主调肝汤调补肝肾。痛经是指每次行经期或行经前后，出现下腹疼痛或腰部酸痛者。分为原发、继发两类。原发性痛经多缘于功能性原因，无明显生殖器官病变。继发性痛经多系器质性病变所致，如子宫内膜异位症、盆腔炎、宫腔粘连、宫内异物等。本节只讨论原发性痛经，继发性痛经的治疗散见于各节。引起原发性痛经有多种因素，如分泌因素，即分泌期的子宫内膜合成和释放了较多的前列腺素，使其在月经血中含量增高，作用于子宫肌层，使之收缩甚至引起痉挛；有子宫因素，如子宫过度倾屈、子宫颈口或颈管狭窄、子宫畸形、宫腔粘连、膜样月经等，均使经血外流受阻，刺激子宫，使之收缩加强；有精神神经性因素，则因每个人的痛阈和耐受性不同，所以在神经过敏患者及对月经生理认识不足而产生恐惧心理者亦可发生。

（一）古代文献选录

1.《王孟英医案》里中张君雪沂之女，37 岁，于乙巳年患经行腹痛，医进胶艾汤多剂，痛乃日盛，而加以呕。迄今十载，诸药备尝，迩年经至益频，痛热益剧，满床乱滚，声彻比邻。脉弦滑而数。云：巅痛口渴乎？带多腰痛乎？汛色紫黑乎？病者惊以为神，惨容为之一展。余谓雪沂曰：此证不但温燥腻补不可用，即四物亦在禁例，宜乎遍访女科，而竟无一效也。与黄芩、黄连、栀子、龙胆、竹茹、黄柏、青蒿、白薇、海螵蛸、白茅根、藕为剂。服至下月行，即不吐，痛亦大减，此等药服逾半载，各恙悉蠲。（《王孟英医案》）

2. 经期或行经前后，小腹疼痛较重，或后引腰骶，上攻胸胁，严重时剧痛难忍，呕恶频作，或痛极昏厥，四肢逆冷者，均为“经行腹痛”之候，亦称“痛经”“经病腹痛”“经病疼痛”等。若仅感小腹部轻微胀痛或重坠不适者，应属常候。此证虽病因多端，错综复杂，但以气血凝滞，运行不畅为主。气血以运行不息为常，无论气虚、气滞、血虚、血瘀皆有碍于气血之正常运行而致经行腹痛。《医宗金鉴·经行腹痛》云“更当审其凝滞作胀痛之故，或因虚、因实、因寒、因热而分治之也。”即分别予以虚者补而通之，实者泻而通之，寒者温而通之，热者清而通之，不得因痛则凝滞不通，不辨实虚，任行克伐。经期投药，最宜当心，因经行之际，正气虚弱，过用苦寒则易凝聚血脉，克伐生气；过用辛热则易耗散其气，扰动其血；过用香燥辛窜则易损其气，燥其血；过用行气破滞则易耗其气，损其阳。如《妇人良方》云：“若遇经行，最宜谨慎，否则与产后证相类。”薛已在注中还说：“凡行经之际，禁用苦寒及辛散之药，饮食亦然。”说明经期

用药与饮食，均勿妄犯寒凉或辛窜燥热之品。按“气为血帅”之理，多与调气药相佐使，常获捷效。（肖国士摘录）

（二）辨证论治选录

1. 经期腹痛首辨病因：痛经的诊断主要是寻找疼痛的原因。首先详细询问病史，了解发病的年龄，痛经开始和持续的时间，疼痛的性质及程度，月经的期、量、色、质等情况。同时了解全身健康状况，并行妇科检查及辅助检查，排除器质性病变，如子宫内膜异位症、子宫肌瘤等，亦应排除盆腔及周围脏器原有病变，如盆腔炎、膀胱炎、结肠炎、慢性阑尾炎等，这些疾病常在经期加重，引起的疼痛易与痛经相混淆。

2. 疼痛性质要详辨：痛经的主要特征是伴随着月经而周期性发作的疼痛。因此，辨痛是临床辨证的一个重要环节。以疼痛发生的时间而言，痛在经前、经期多属实；痛在经后多属虚。以疼痛的性质和程度而言，疼痛剧烈，拒按，多属实；绵绵作痛，喜揉喜按，多属虚；绞痛、冷痛，喜温喜按，多属寒；灼痛恶热，多属热；痛甚于胀，血块排出则疼痛减轻，或刺痛者，多为血瘀；胀甚于痛者多为气滞；痛在少腹病多在肝，痛在腰骶病多在肾。临证结合月经情况和全身伴随症状，辨清痛经的寒、热、虚、实。

3. 标本缓急细权衡：引起痛经的原因虽多，但以气血阻滞，不通则痛为主。因此，在治疗上应着重于通，即通则不痛之意。根据病情，寒者温而通之，热者清而通之，实者行而通之，虚者补而通之。切忌不审虚实，一味攻伐，这样可引起不良后果。由于痛经的发生是伴随着月经周期而发作，在治疗时要注意服药的时间，若痛经在经前或经行时，应在月经将行时，疼痛未作，调血止痛以治标，平时应辨证求因以治本。

4. 选方用药重止痛：痛经治疗的首要目的是解除患者经期前后的腹痛症状。因此，在辨证论治的同时应选用相应的止痛药配伍，以增强止痛效果。如寒痛者，选加桂枝、肉桂、小茴香、干姜、吴茱萸、乌药等温经止痛药；热痛者，选加川楝子、牡丹皮、栀子等清热凉血止痛药；气滞作痛者选用香附、延胡索、沉香、木香等；因瘀而痛者，选加血竭、三棱、莪术等；湿热痛者，选用红藤、败酱草、金银花、蒲公英、薏苡仁、皂角刺等。

（三）名医论述选录

1. 刘奉五论述：痛经是一个症状，指妇女在行经前或经期下腹剧烈疼痛，不能忍受，而且影响正常生活与工作。西医临床分为原发性与继发性两种，原发性痛经多见于青年妇女，自初经起即有痛经；继发性痛经继发于生殖器官器质性病变，如盆腔炎症、子宫内膜异位症等。刘氏认为：引起痛经的因素比较复杂，而且相互交错或重复出现，归纳起来有以下几个方面：①肝郁气滞：由于忧思郁怒，气机不得宣畅，气滞则血瘀，滞于胞宫而作痛；②血瘀气阻：血不循经，阻滞于胞中形成瘀血，阻碍气机流畅；③寒湿凝滞：经期淋雨感寒，或过食生冷，寒湿客于胞中，凝聚而不行；④肝郁血热：肝郁日久化热，气血郁结，不能宣通，聚于胞中；⑤湿热下注：湿热搏结，阻碍气血不得通畅；⑥气血亏虚：胞脉空虚，运行不畅，经血瘀滞；⑦脾胃虚寒：气血生化之源不足，血脉虚寒，经来寒气客于脾胃。临床上均以经前及经期腹痛为主症，其病理实质为气滞血瘀，经脉不通，故应抓住这一主要矛盾，辨证求因以治其本。（《刘奉五妇科经验》，人民卫生出版社，1994）

2. 李广文论述：①原发痛经，温通散寒、化瘀止痛：该病虽有气滞血瘀、寒凝血瘀、肾气亏损、气血虚弱等证型（虚、实两大类），但后二种证型（虚证）较少见，且因疼痛较轻，就诊率较低，而气滞血瘀和寒凝血瘀（实证）临床最为常见。实证痛经的发病机制乃气血运行不畅，瘀阻经脉，“不通则痛”。现代医学近年根据细胞和分子水平调节肌肉收缩功能的研究成果，认识到原发性痛经的关键是子宫肌反应性过高，继发子宫肌层缺血缺氧而致疼痛。李氏根据本病的中、西医发病机制，指出治疗应以通调气血为主。通则不痛，只要解决了子宫的痉挛性收缩，缺血缺氧状态得到改善，疼痛即能缓解。针对临床发病率最高的寒凝血瘀证，拟方温经逐瘀汤，温通散寒、化瘀止痛。子宫内膜异位症及子宫肌腺病是继发性痛经的主要原因。由于经期异位内膜水肿、出血，刺激局部组织，或刺激子宫肌壁造成痉挛性收缩，以致疼痛。中医学认为本病辨证为血瘀证，异位内膜出血即所谓“离经之血”，“离经之血”积聚则成为瘀血，瘀血阻滞少腹、胞宫、胞脉，除导致经行腹痛外还有癥积包块、不孕等临床表现，在温经逐瘀汤基础上加用三棱、莪术以破血行气、攻坚消癥。本病症状明显，腹痛持续时间多较原发痛经长，故服药天数也要增加。慢性盆腔炎亦是继发性痛经的常见原因。由于盆腔内组织充血，盆腔器官有粘连，经期盆腔充血加重而发生痛经。此乃任脉瘀阻、气血不畅，治以活血理气，通络止痛，用通任种子汤（李氏经验方）加减：丹参、当归、川芎、赤芍、白芍、桃仁、红花、香附、连翘、小茴香、络石藤、炙甘草。方中丹参、桃仁、红花、赤芍活血祛瘀，消炎止痛；当归活血补血，川芎活血行气，香附理气止痛；白芍补血敛阴，缓急止痛；连翘清热解毒散结，促使炎症消除；小茴香入肝经，理气止痛；络石藤通络活血，消肿止痛；炙甘草既能缓急止痛，又可清热解毒。（吉林中医药，2000，3）

3. 裘笑梅论述：痛经主要机制为气血运行不畅所致。中医从整体观念出发，认为月经期间抵抗力减低，易受六淫侵袭和七情所伤。如寒邪客于冲任，与血相结而致经血凝滞；郁怒伤肝，致肝气郁滞，营血不畅；以及体质虚弱，气血不足，肝肾亏虚，胞脉失养，均可引起痛经。《景岳全书·妇人规》云“经行腹痛，证有虚实。实者，或因寒滞，或因血滞，或因气滞，或因热滞；虚者，有因血虚，有因气虚。”据此，临床当分虚、实两大类型进行辨证施治。实证：①气滞血瘀型：多因忧思郁怒，肝气不舒，气机不利，不能运血以畅行，以致血滞于胞脉而见痛经。治法：疏肝理气，活血祛瘀。主要方剂：柴胡疏肝散、少腹逐瘀汤之类。应用裘氏秘方调经定痛散，临床效果卓著。若配合针刺合谷、关元、三阴交，取效更快。②寒凝型：多因经期涉水淋雨，或饮食生冷，感受寒邪，滞于胞宫，血得寒则凝，致经血运行不畅而作痛。诚如张景岳所说：“经水临行，误食冷物，若寒滞于经，或外寒所逆，或素不慎寒凉，以致凝结不行，则留聚为痛。”治法：温经散寒。主要方剂：吴茱萸汤加减（吴茱萸、肉桂、防风、细辛、当归、艾叶、川芎、干姜）。虚证：①气虚血少型：因脾胃虚弱，化源不充，以致气血不足；或久病，多产，气血两亏，经行之后，血海益虚，胞脉失养而引起痛经。治法：补气养血。主要方剂：胶艾八珍汤、圣愈汤之类。治用胶艾八珍汤、圣愈汤合方，旨在气血两顾，血海盈满，冲任得于滋养，获效显然。②虚寒型：多因素体阳虚，胞宫虚寒，血失温运，经行不畅，不通则痛，而致痛经。治法：温经补虚。主要方剂：温经汤、当归建中汤之类。③肝肾阴亏型：多因禀赋怯弱，肝肾本虚或久病，多产，或房劳过度，以致精血亏损，冲任不足，胞脉失养，遂令经行作痛。主要方剂：调肝汤、一贯煎之类。临证体会：慢性肝炎等病引起痛经，或月经不调，中医辨证属肝肾阴亏兼肝气郁结者，以一贯煎为主方，随证加入疏肝解郁，调经止痛之品，每有良效。以上五种类型以气滞血瘀型最为多见，因为女子善怀多郁，常致肝气郁滞，而气与血，相互维系，气行则血行，气滞则血滞，故气病必累血分，形成气滞血瘀之证。当然，上述五种类型可以互相转化，又可相兼为患，其间不可截然分割。对于痛经的辨证，应掌握如下要点：即气滞为主者，胀甚于痛，常感时痛时止；血瘀为主者，痛甚于胀，多持续作痛。以虚、实而言，经前或经行作痛多为实证，经后作痛多属虚证；喜按为虚，拒按为实；绞痛为寒，刺痛为热；得热痛减为寒，得热痛重为热。本病的治疗原则，以通畅气血为主，所谓“通则不痛”，虚则补而通之，实则行而通之，寒则温而通之，热则清而通之。间有纯虚无滞者，宜补养气血，使气血充足，痛经自愈。此外，更须注意精神、起居、饮食等方面的调节，贯彻预防为主的方针。(《裘笑梅妇科临床经验选》，浙江科学技术出版社，1984)

4. 夏桂成论述：(1) 治本之道与阴阳消长转化论：痛经者，气血不畅也。气血不畅者，表面上看来，或因气机郁滞，或血瘀内阻，或因寒湿稽留等，总的“不通则痛”。但月经者，生殖之表象也，与肾有关，《傅青主女科》所谓“经水出诸肾”。肾者，阴阳也。阴阳消长转化的节律活动，推动月经周期规律性的来潮，故时间医学上称之为生物节律，或称生物钟。所以整个月经周期，是以阴阳消长转化的特点划分为四个时期。①行经期，重阳必阴，由阳转阴，称为转化期，气血活动，推动月经来潮。②经后期，阴长阳消，故称阴长期，为子宫血海奠定物质基础。③经间排卵期，重阴必阳，生阴转阳，称为转化期，气血活动，排出精卵。④经前期，阳长阴消，故称阳长期，测量基础体温呈高温相。四期前后相贯，特别两次转化期，尤其经间排卵期的转化与否，将直接有关行经期的转化是否顺利。月经的来潮，标示着本次月经的结束，新的周期的开始，除旧布新，子宫行泻的作用，排出应泄之经血，所谓子宫血海盈满则溢之理也。但血液又必赖气顺，气顺血泄，自无疼痛崩漏等疾。但如气不顺则血不畅，或则道深途远之瘀血内结，势必形成痛经。痛经发作于经期，亦或发作于经间期者，其根本原因，还在于经间期阴阳消长转化之不利，或者经前期阳长不及。阳者，其义有二，一则阳不足则不能达重阳，虽在形成的节律支配下，不得不转者，转化必然不利，经血不畅或不泄，亦必有胀痛之感；二则阳气者，除有统摄经血，引血归经有如帅的作用外，又有溶解瘀血，分化湿浊痰脂的作用，亦称之为气化作用。阳气不足，血瘀、湿浊、痰脂易于相互凝结，形成妇科血瘀特征。《景岳全书·命门余义》云“五脏之阳气，非此（指命门，肾阳）不能发。”子宫属于子脏，其藏泻作用，亦赖肾阳之支持。阳气不足，气化不利，瘀浊凝结子宫内，经行血泄不利，或损络致痛。(2) 治本之法与调周补肾阳：多年临床观察，痛经的治本方法，在于调周补肾阳，重点掌握月经周期后半期的调治，即经间排卵期，或经前黄体期的治疗，有着极为重要的临床意义。经间排卵期，是重阴必阳，阴转化为阳的重要时期，转化顺利，气血活动顺畅，排出卵子，阳气始旺，这是生殖节律的变化。治疗上当滋阴助阳，调气活血，促进排卵顺利，用补肾促排卵汤。如治赵某，女，27岁，患者系原发性痛经10余年，每届经行第1日，疼痛剧烈，甚则昏厥。经行不畅，血偏少，色紫黑，有血块，得经行量多后疼痛即缓解，结婚2年未孕。近1年来发现经期与经间排卵期交替发作疼痛，即行经期痛剧则排卵期痛缓，排卵期痛剧则行经期痛缓，经妇科检查，未见异常。服痛经汤虽获小效，但不能巩固效果，仍欠理想，求余诊治。两脉细弦，舌质淡红边紫。嘱其测量基础体温(BBT)，高温相偏短偏低。治标无益，当从本治，欲治其本，经间期是重点，故进补肾促排卵汤（方见方剂篇“痛经”）7剂，停药观察。如于经间期腹痛剧烈时，加入延胡索、乳香、没药等止痛性药物，连治3个月经周期，痛经大减，续服3个月的经间期方药，基础体温（BBT）高温相恢复正常，痛经及经间期腹痛基本痊愈。经前黄体期，是阳长至重的时期，所以维持阳气的旺盛，非常重要。治疗上当以养血补阳，稍佐疏肝理气之品，方用毓麟珠加减。药如当归、赤芍、白芍、山药、白术、茯苓、牡丹皮、川续断、菟丝子、紫河车、巴戟天、柴胡等品。(3) 治本之中的几个有关问题。①注意排除发育因素及器质性疾病：在治疗过程中，效果很不理想以及有效而不能巩固者，需要借助现代医学各种检查手段来排除生殖器官发育异常，如宫颈狭窄、子宫发育不良、子宫内膜异位症、宫颈管及子宫内膜有所粘连者，这类疾病常需通过反复检查始能发现，必须排除之。②不可忽视心理因素：致痛的机制，除瘀阻不通外，尚有与心脑的神明敏感有关。故凡紧张、焦虑、烦躁均足以使疼痛加剧，甚至形成在心脑之中的痛阈敏感点，轻微的痛经可致痛厥。所以进行心理疏导，转移痛阈点，有助于控制疼痛，如针灸疗法中的耳针、足踝针、音乐止痛法等。当然，针灸亦有着调节月经，疏通经络的作用。③观察前列腺素（PGF2a）的影响：研究证明，子宫内膜和血内前列腺素的增高，是造成痛经的一个决定性因素。痛经患者的经血中前列腺素 F2a（PGF2a）含量更高，这可引起子宫的强烈收缩，甚至痉挛性收缩，从而导致宫腔内压力增高。而子宫肌壁因缺血亦可产生剧烈的疼痛。因此在辨病辨证的指导下，调阴阳，和气血，控制子宫内膜和血中前列腺素的增高，有着极为重要的临床意义。（湖北中医杂志，1995，6）

5. 姚寓晨论述：（1）辨治推崇补肾固督务本："诸寒收引，皆属于肾"。一般寒性痛经，属实者，予辛热与甘温并用，常选用肉桂、吴茱萸、干姜、淫羊藿、仙茅等温经散寒，温肾补督；属虚者，则侧重于气药与阳药的配伍，选用大队甘温，血肉有情之品，药如炙黄芪、党参、紫河车、紫石英、鹿角片、当归等以"气中补阳"，温肾壮督。火性燔灼，易伤气津，对于热性痛经，又辨其属实、属虚以及湿热是否蕴阻。在运用泻火、柔养、清利法则的同时，不忘选加生地黄、女贞子、墨旱莲、菟丝子、肉苁蓉等甘润之味滋肾益督。肝肾乙癸同源，对一些肝气不足，疏泄无权的肝郁痛经，姚氏喜用温阳药，促进肝气条达。常选菟丝子、淫羊藿、巴戟天补肾固肾以养肝，于本中治标而获较好疗效。姚氏认为，补肾固督务本的法则运用，主要侧重于平时，在此基础上，结合个别患者不同体质，参以健脾、益心、养肝等味，则使功效倍增。（2）辨治侧重于调气和血治标：紧扣寒、热、虚、实四字，对于气寒血凝冷痛，治以温气散寒暖宫，方选《金匮》温经汤加减，药用肉桂、吴茱萸、干姜、香附、淫羊藿、紫石英、党参、当归、川芎等；气热血壅灼痛，以清气和络凉宫，方选芩连四物汤化裁，药用黄芩、马鞭草、赤芍、白芍、当归、川芎、牡丹皮、丹参、川楝子等；气滞血瘀胀痛，以行气活血畅宫，方选柴胡疏肝饮增减，药用柴胡、香附、路路通、赤芍、白芍、当归、川芎、莪术、失笑散等；气虚血亏隐痛，取补气生血养宫，方选圣愈汤出入，药用炙黄芪、党参、白芍、当归、川芎、补骨脂、菟丝子、香附、干姜等。患妇体质各异，疼痛性质不同，但病发治标调气和血方法则一。经前或经期，以行气活血为主，使冲任流通，通而不痛；经后胞脉空虚，则予益肾、心、肝、脾，补气生血为主，使冲任得荣，荣而不痛。（3）治痛方药宜温而不燥，宜和而不过极：治疗方药偏温，忌大苦大寒，顺应气血生理，可避免滞气凝血之弊；药性平和，配伍得当，补益勿过于滋腻，理气勿过于刚燥，活血勿过于克伐，则避免五味过极。补肾固督推崇景岳归脾丸增减，取其燮理阴阳，刚柔相济。适佐香附、红花等调气和血，使冲任畅达。（4）临床治疗痛经，重视生活情志的调摄：尤其是寒侵、肝郁所致的实证痛经，予祛寒温肾、补肾养肝、调气和血的同时，嘱患者适寒温、节饮食、怡悦情志、调畅心肝，加以心理疏导，以防生活情志致病。实践证明，慎调生活情志配合治疗，对痛经的预后有好处。（新中医，1991，4）

6. 何少山论述：阳明经与冲任在生理上密切联系，在病理上互相影响。如感寒饮冷，脾胃受损，阳气不振，"寒湿相搏击，冲任则病痛经"。在治疗时常从脾胃着手，注重阳明。临证用淡吴茱萸、乌拉草、干姜、高良姜温中散寒，以振脾胃之阳。面色萎黄加党参益气健脾，归身、白芍和营，以充生化之源；呕吐泄泻佐以砂仁化湿行气，温脾止泻。并用理气之品如乌药、制香附以解寒郁之滞。忌用苦寒、滋腻、酸浊之品，以免遏阻中阳，更伐阳明。痛经之病，临床上虽以实证多见，但纯实不多，虚寒型亦不鲜见。因妇女生理特点是气有余，血不足。若血海不盈，冲任失于濡养，常致"不荣而痛"。这类患者虽腹痛不剧，但持续时间长，经期、经后下腹绵绵作痛，其苦难言。根据妇女以血为本，以肝为先天，且肝为藏血之脏，欲以通之，不如充之的理论依据，对虚寒型痛经，以温通气血为法则，以圣愈汤为基本方。并结合形气禀质兼而辨之，随证加减。若气血调和，冲任通盛，则痛止病除。（河南中医，1996，2）

7. 蔡小荪论述：痛经之证，一般皆以止痛为主。蔡氏则不单止痛，强调辨证求因，主张“求因为主，止痛为辅”。认为痛经病大多系经血排出障碍，瘀滞不畅引发疼痛。究其因由，或经气受寒，寒凝气血，气血瘀滞不畅；或肝气郁结，气机不畅，冲任不利，经血不得畅行；或宿瘀内结，内膜异位，新血不能归经，瘀血不能排出；或脾气虚弱，血行迟滞，经血流通受碍。对此，蔡氏以《素问·调经论》“病在脉，调之血；病在血，调之络”为原则，治以“通法”为主，以当归、牛膝、香附、延胡索、丹参、白芍各 9 g，川芎、红花各 4.5 g 为基本方。以养血通络为大法，养血以四物汤温养，使血得温而行；通络以牛膝、香附、丹参、红花理气活血，使瘀血去而新血生。蔡氏指出：当归、川芎养血活血，可通血中之结；更喜加桂枝辛温通散以增药力。香附为气中血药，合延胡索为理气行血止痛之品，可通气分之郁，此乃借鉴古人“治血病必然理气”和“调经以理气为先”之说。对痛经而言，兼证众多。蔡氏根据临床兼证辨证加减：如寒凝瘀滞者，加温通之木香、小茴香、吴茱萸、肉桂、煨姜等；如肝郁气滞血瘀者，加行气活血之乳香、乌药、苏木、金铃子；如宿瘀内结之膜样痛经者，用川牛膝、土牛膝、没药、失笑散，另加花蕊石、桂心、桃仁。古谓花蕊石可下胞衣死胎。在此，蔡氏强调指出：痛经之证病虽在血分，但调血诸法，皆当以调气为先导、为枢纽。故对痛经之治，常用香附、乌药、延胡索、郁金、路路通、川楝子等以理气通达。(上海中医药杂志，1999，2)

（三）辨证论治选录

1. 赵玉梅治疗痛经病分 3 型辨治：①气郁血滞。以逍遥散加丹参为基础方，舌红苔黄脉数者加牡丹皮、山栀子、生地黄；若肝郁不解，横逆犯胃者，加香附、川楝子；泛吐苦酸者加海螵蛸；挟有湿浊者加藿香、佩兰、薏苡仁、炒白扁豆。②气滞血瘀。自拟逐瘀汤：当归、川芎、赤芍、延胡索、丹参、五灵脂、蒲黄、香附、枳壳。兼血虚者加熟地黄、阿胶；气虚者加黄芪；经寒宫冷选用肉桂、附子、艾叶；血虚伏热加牡丹皮、栀子。③气血两虚。气虚侧重者，当归补血汤加减：当归、黄芪、党参、川芎。若出血涓涓不止，痛则血出加丹参、炮姜、海螵蛸。血虚重伴有骨蒸、五心烦热者，养血除蒸汤：地骨皮、牡丹皮、银柴胡、秦艽、熟地黄、当归、川芎。若下血量多不止加生地黄、黄芪、党参；若刺痛不移，舌露瘀斑者加丹参、枳壳；若经血点滴量少者，加阿胶、黄芪，重用熟地黄、当归。结果：总有效率为 94.6%。(河北中医，1984，1)

2. 夏日勋治疗痛经分 4 型辨治：①气滞型。治宜疏肝解郁为主。方用逍遥散加减。②血瘀型。治宜活血化瘀为主。方用桃红四物汤或血府逐瘀汤加减。③寒湿凝滞型。治宜温经散寒、活血化瘀。方用少腹逐瘀汤加减。④冲任虚寒型。治宜温经散寒、补益气血、温补肝肾。方用大温经汤、八珍益母汤加减。治疗痛经 58 例，取得了满意的疗效。(河北中医，1985，4)

3. 梅九如治疗痛经分 8 法辨治：①行气活血化瘀法：七情内伤引起脏腑气血功能紊乱，导致气滞血瘀。治疗过程中配合理气药见效尤著，基本方中加乌药 9 g，炒柴胡 6 g，沉香 3 g；气郁痛甚者加黄郁金、蓬莪术各 10 g。②清热活血化瘀法。情志内伤，肝阳相火偏亢，而致脏腑阴阳气血失调，热入血分，可使冲任固摄失常，脉络扩张充血瘀滞，迫血妄行，使血溢于络外，而发生瘀血出血。治疗时应以清热凉血，活血化瘀，通消兼施，才能奏效。基本方中加醋炒大黄、牡丹皮、炒山栀子各 10 g；热甚者加黄芩、龙胆各 10 g。③温经活血化瘀法。血得寒而凝结，贪凉饮冷，坐卧湿地或涉水游泳，或房事后感受寒冷之气等，以致寒滞胞宫，凝结不行，则留聚为痛。治宜温经散寒，活血化瘀，使气血得温则行，寒凝气滞得温则自化，经水顺行，其痛乃止。治在基本方中加上官桂、吴茱萸、干姜、小茴香各 6 g。④止血活血化瘀法。冲任受损，气滞血凝胞宫，阴虚阳亢，血随气行，血不归经，妄行无度，制约无权，如崩中之症。此病多发生于中年妇女，或在更年期时，月经每超前 5～10 日，往往拖延 10 日左右才净。治疗上止血活血并用，

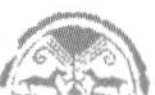

通守兼顾。初期以基本方配止血药；后期瘀血不清，宜多用活血药，少佐止血药。如热盛量多，加牛角鳃、大黄各 15 g，绵马贯众炭、侧柏炭各 10 g；如拖延时间长，经量不多，加墨旱莲 15 g，紫珠草、茜草炭、地榆炭各 10 g。⑤益气活血化瘀法：中气不足，统摄无权，循环失度，瘀血凝结胞中，气滞运行受阻，血行不畅，引起月经不调，经行淋漓不净，腹痛隐隐，痛时拒按，经色淡红夹有瘀块紫血丝，经量时多时少。治宜益气活血化瘀，使其中气足，既能运血以祛瘀止痛，又能统血以摄血归经。在基本方中加黄芪 30 g，熟地黄 15 g，党参、白术各 10 g，炙甘草 6 g。⑥养阴活血化瘀法：素体阴虚阳亢，血虚气滞，肝不藏血，脾不统血，血不循经，内阻胞宫，瘀邪交阻，胞络受内热熏灼，冲脉受损，任脉失和。法宜养阴凉血，理气化瘀。养阴增强柔肝摄血作用，理气改善血液循环。基本方中加煅龙骨、煅牡蛎各 30 g，阿胶、生地黄、墨旱莲各 15 g，女贞子 10 g。⑦祛风活血化瘀法：用于营卫不和，感受风寒；或肝风内动，风阳上扰证。兼有表证者，于基本方中加紫苏叶 10 g，荆芥 6 g，防风 5 g；肝阳上亢，风阳上扰，头眩痛发热者，则加珍珠母 30 g，夏枯草、白蒺藜、黄芩各 10 g，炒柴胡 6 g。⑧利水活血化瘀法：用于气滞血瘀而引起水液代谢功能失常。在治疗时既要活血化瘀以行其经，又要健脾淡渗利湿以消水肿。基本方中加黄芪 20 g，车前子、茯苓各 15 g，山药 12 g，白术、泽泻各 10 g。同时以益母草 100 g 先煎，代水煎药。益母草既能调经，大剂量又有利水之功，因量多故采用先煎代水煎药，确有疗效。(江苏中医，1999，1)

（四）临床报道选录

1. 内服药疗法：

(1) 苏学贤用四物三香汤治疗痛经 57 例：药用生地黄 15 g，白芍 12 g，当归、川芎、白芷、木香、制香附各 10 g。气滞血瘀型加益母草 30 g，桃仁、牛膝、五灵脂各 10 g，红花 6 g；寒湿凝滞型加生艾叶、吴茱萸、干姜、小茴香各 10 g，肉桂 3 g；气血虚弱型加黄芪、女贞子、山药各 30 g，党参 15 g，茯苓 10 g；肝郁气滞加柴胡、川楝子、延胡索、小茴香各 10 g，血竭 3 g；肾阳虚、子宫发育不良加巴戟天、肉苁蓉各 15 g，紫石英、淫羊藿各 10 g；膜样痛经加苏木、土鳖各 10 g；肝肾亏虚型加女贞子 30 g，山茱萸 15 g，枸杞子、山药各 10 g。在月经来潮前 3～4 日服药，每日 1 剂，经至即止。服药 2～3 周期后，显效、好转各 25 例，无效 7 例。(湖北中医杂志，1990，2)

(2) 李文伟用痛经散加减治疗痛经 104 例：药用丹参、白芍各 9～15 g，当归、香附各 9～12 g，五灵脂、蒲黄、桃仁、延胡索各 10 g，川芎、乌药、甘草各 6 g。湿热下注加黄柏、牡丹皮、薏苡仁；寒湿凝滞加桂枝、生姜、小茴香；气血虚弱去桃仁、香附，加人参、黄芪；肝肾亏损加山茱萸、川续断、杜仲。每日 1 剂，水煎。于经前 5 日服至经净停药。亦可作散剂服用，每次 10 g。结果：痊愈 85 例（占 81.7%），显效 7 例（占 6.7%），好转 3 例（占 2.9%），无效 9 例（占 8.7%），总有效率为 91.3%。(光明中医，1995，2)

(3) 张仲海等用妇乐饮治疗痛经 118 例：药用蒲黄、五灵脂、香附、当归、小茴香、肉桂各 10 g，牛膝 6 g。气滞型加台乌药、柴胡、青皮；血瘀型加桃仁、川芎、丹参、没药；有膜样物排出者再加三棱、莪术；寒凝型加吴茱萸、干姜、艾叶；寒凝气滞血瘀型加乌药、桃仁、干姜、益母草等。于经潮前 3～7 日或经期服药，每个月经周期服 3～7 剂，连服 3 个月经周期。结果：痊愈 93 例，显效 12 例，好转 12 例，无效 1 例，总有效率 99.2%。(陕西中医，1989，4)

(4) 刘孟安等用当归止痛汤治疗痛经 86 例：药用当归 30 g，延胡索、川芎、白芍各 20 g，甘草 9 g。气滞血瘀加香附、乌药、五灵脂、桃仁；寒凝血瘀加吴茱萸、桂枝、五灵脂；血热夹瘀加生地黄、牡丹皮；气血亏虚加黄芪、党参、生地黄、熟地黄；肾虚者加熟地黄、杜仲、肉苁蓉、巴戟天；头痛加白芷、全蝎；乳痛加王不留行、麦芽。水煎服，每日 1 剂。经前 5 日服至经净痛止。结果：痊愈 62 例，有效 18 例，无效 6 例。总有效率 93.2%。平均疗程 3～4 个月经周期。（北京中医，1988，5）

（5）陶敬铭等用止痛煎治疗痛经 56 例：药用黄芪 24 g，山药 18 g，白芍、茯苓、党参各 15 g，红花、泽兰各 12 g，当归、香附、台乌、川芎、白术各 9 g。气滞血瘀型，去茯苓、白术、党参、黄芪，加丹参、桃仁、延胡索。寒湿凝滞型，去党参、黄芪，加肉桂、补骨脂、艾叶；阴寒内盛者加附子、干姜。气血虚弱型，红花、泽兰减至 4～6 g，加枸杞子、桂枝。肝肾亏虚型，去红花、泽兰，加何首乌、杜仲、川续断。湿热下注型，去党参、黄芪，加车前子、泽泻、黄柏、薏苡仁。服药 5～20 剂后，临床治愈 35 例，好转 19 例，无效 2 例，总有效率为 97.4%。（贵阳中医学院学报，1989，4）

（6）杨昔年用玄灵汤加减治疗痛经 110 例：药用延胡索、醋炒五灵脂、白芍各 10～30 g，当归、川芎、甘草各 10～20 g。气滞血瘀型加柴胡、香附、桃仁；寒凝血瘀型加艾叶、吴茱萸；血热夹瘀型加牡丹皮、炒栀子、黄芩；气血虚夹瘀滞型加黄芪、党参、熟地黄。每日 1 剂，分 3～4 次服。于经前 3～5 日用药，直至经净痛止。服药 3～6 个月后，痊愈 84 例，显效 11 例，好转 6 例，无效 9 例，总有效率为 91.8%。（上海中医药杂志，1986，11）

（7）张宽智用折冲饮治疗痛经 76 例：药用芍药 12 g，牡丹皮、延胡索、川牛膝、桂枝、全当归各 9 g，桃仁、杜红花各 6 g。气滞血瘀者加醋香附 12 g，枳壳 9 g；气郁化热者加生地黄 15 g，焦山栀、黄芩各 9 g，去桂枝；寒湿凝滞者加薏苡仁 15 g，苍术 9 g，制附子 6 g；气血虚弱者加炙黄芪 30 g，党参、炒枣仁、阿胶、白术各 12 g；肝肾亏损者加枸杞子、益智仁、山茱萸各 12 g，阿胶 9 g。均在经前 2 日服 3 剂，经后再服 3 剂。经 2～4 个周期治疗，治愈 52 例，显效 11 例，无效 13 例。（浙江中医杂志，1987，11）

（8）程开良用桃红四物汤合失笑散治疗瘀滞性痛经 60 例：药用白芍 15 g，五灵脂、桃仁、蒲黄、红花、川芎、当归各 10 g。气滞加柴胡、香附、青皮；寒凝血滞加小茴香、肉桂、吴茱萸；痛剧加牛膝、延胡索。自月经第 5 日开始服 1 剂，连服 20 剂为 1 疗程。结果：治愈 28 例，好转 24 例，经治 1～2 疗程无效 8 例，近期有效率 86.7%。（江西中医药，1991，3）

（9）尹国友等以加味当归四逆汤治疗痛经 72 例：药用益母草 18 g，当归、熟地黄、川芎各 15 g，白芍、赤芍各 12 g，炒桂枝、木通、炙甘草各 9 g，细辛 5 g，大枣 4 枚，生姜 4 片，红糖 100 g。气血不足加党参、阿胶、山药；寒湿偏盛加小茴香、乌药；气血瘀阻加香附、红花；滞而兼热加牡丹皮、玄参等。经前 3～5 日开始服药，每日 1 剂，早晚温服，连服 3～5 剂。结果：治愈 54 例，好转 13 例，无效 2 例，另有 2 例坚持治疗，1 例受孕。（中医研究，1989，2）

（10）周黎民等以泽兰汤治疗痛经 120 例：药用泽兰、川续断各 15 g，制香附、赤芍、柏子仁各 12 g，当归、酒炒延胡索各 10 g，红花、牛膝各 6 g。水煎服，每日 1 剂。每次服后，饮少量米甜酒（醪糟）。正值经期者连服 3～5 剂。如血块较大，增当归、牛膝用量；月经量多加阿胶、荆芥炭；五心烦热或午后、夜间发热加牡丹皮、地骨皮；四肢或面部肿胀加茯苓；气虚加黄芪、焦白术；腰腿酸软困痛加寄生；月经先期加牡丹皮、栀子；后期加炒茴香、台乌药；不定期加柴胡、白芍。结果：治愈 104 例，好转 13 例，无效 3 例，总有效率 97.5%。服药最多 15 剂（3 个月经周期），最少 3 剂。（陕西中医，1988，12）

（11）徐文明以少腹逐瘀汤加味治疗实证痛经 40 例：药用川芎、五灵脂、炮姜、小茴香、蒲黄、官桂、没药各 10 g，延胡索、赤芍、当归各 15 g。偏气滞加柴胡、香附；偏寒凝加乌药、艾叶；经色黯紫、血块甚者加桃仁 20 g。每日 1 剂，水煎服。行经当日始服至月经终止。3 个月经

周期为 1 疗程。结果：痊愈 17 例，显效 12 例，有效 8 例，无效 3 例。(河北中医，1992，3)

(12) 曾真以妇宝胶囊治疗痛经 57 例：药用当归、川芎、桃仁、红花、艾叶、延胡索、山楂、益母草、生地黄、熟地黄、白芍、党参、丹参、香附、沉香、鸡血藤、茯苓、甘草各 15～30 g，制成胶囊。每日 3 次，每次 4～6 粒。月经欠畅加益母草膏；子宫发育欠佳或平素体虚加服乌鸡白凤丸；瘀血加丹参片。连服 3 个月经周期为 1 疗程。对照组 62 例，用四制香附丸。治疗 1～3 个疗程，两组分别痊愈 30、29 例，好转 24、21 例，无效 3、12 例，总有效率 94.7%、80.6%。两组疗效比较有显著性差异（$P<0.05$）。(中成药，1993，10)

(13) 刘晓东以温脐化湿汤治疗痛经 50 例：药用白术 30 g，巴戟天、莲子各 18 g，山药 15 g，白茯苓、白扁豆各 10 g，白果 6 g。经前小腹冷痛加桂枝、吴茱萸、乌药；小腹胀痛加香附、小茴香；腰痛甚加牛膝；经后腹痛加四物汤；舌质有瘀点加五灵脂、川芎。每日 1 剂，冷水浸泡后文火煎熬，温服。于经后第 10 日始连服 8 剂为 1 疗程，下次月经周期照此续服。经治 1～3 疗程后，痊愈 38 例，好转 8 例，无效 4 例，总有效率为 92%。(北京中医学院学报，1991，5)

(14) 武志宏以温肾活血汤治疗痛经 41 例：药用巴戟天、淫羊藿、川续断、菟丝子、熟地黄、当归、白芍各 15 g，山茱萸、枸杞子、川芎、香附、红花各 10 g，制乳香、甘草各 5 g。恶心呕吐加姜半夏、炒陈皮；气短乏力加党参；经行不畅有血块加牛膝、炒黄芪、蒲黄；小腹冷痛加吴茱萸、肉桂；经期便溏加炒白术、干姜。行经期每日 1 剂，水煎服。用 5～7 剂。经净后再用右归丸或金匮肾气丸，每日 2 次，每次 6～9 g，口服。结果：痊愈 19 例，好转 16 例，无效 6 例，总有效率 85.4%。(新中医，1995，6)

(15) 冯宗文以乌梅止痛汤治疗痛经 42 例：药用乌梅、白芍各 30 g，炙甘草 15 g，桂枝、附片、黄连、黄柏、当归、熟地黄、川芎各 9 g，姜炭、细辛各 6 g。寒象偏重加川花椒、艾叶各 9 g；热象明显加川楝子 12 g，减量或去桂枝、附片、细辛；倦怠、脉虚软加党参 15 g；经血成块、痛剧者加延胡索 12 g，蒲黄、五灵脂各 9 g，去熟地黄；经量少、色暗加桃仁、红花各 9 g，乌梅减至 15 g，去熟地黄；经量过多去桂枝、川芎；腹胀加香附 12 g，去熟地黄；腰胀痛加乌药 9 g；腰酸痛加川续断、巴戟天各 9 g。每日 1 剂。痛经时服，痛止停服。下次经期开始时，不论痛与不痛，再服 1～3 剂。结果：痊愈 24 例，显效 10 例，有效 5 例，无效 3 例，疗程均<3 个周期。(湖北中医杂志，1990，3)

(16) 吴盛荣等用通经汤治疗痛经 120 例：药用益母草 15 g，赤芍 12 g，柴胡、香附、郁金、当归、延胡索、丹参各 9 g，陈皮、小茴香、乌药、甘草各 6 g。小腹剧痛加五灵脂、蒲黄；小腹冷痛加附子、艾叶；经质黏稠加牡丹皮、黄芩、败酱草；经色紫暗有血块加三棱、牛膝；腰骶酸胀加菟丝子、川续断、杜仲；经前乳房胀痛加橘核、瓜蒌实；恶心呕吐加吴茱萸、生姜、半夏。经前 5 日开始，每日 1 剂，水煎服。6 剂为 1 疗程，治疗 3 个月经周期。结果：痊愈 65 例，好转 51 例，无效 4 例，总有效率 96.7%。(国医论坛，1995，1)

(17) 杨承先等以痛经饮治疗室女痛经 92 例：药用益母草、炒白芍各 30 g，当归、炒川楝子、醋延胡索、炒小茴香各 10 g，川芎、乌药、甘草各 6 g。经前痛者加青皮 6 g；经期痛者加炮姜 6 g；经后痛者加党参、熟地黄各 15 g。均于经前 3～5 日服药。服 1～3 个月经周期后，经行痛止者 76 例，经行痛减者 16 例。(安徽中医学院学报，1987，1)

(18) 高捷用青春舒汤治疗青春期痛经 350 例。药用紫石英 15～20 g，延胡索、川芎各 12～15 g，当归、桃仁、红花、丹参、香附、巴戟天各 10～12 g，乌药 8～10 g，甘草 3 g。小腹冷痛，得热则舒，加肉桂、干姜；偏气滞加柴胡、川楝子；有热象加牡丹皮、黄芩；痛及腰骶加川续断、杜仲；恶心、呕吐加姜半夏、竹茹。月经周期正常，经前 2～3 日开始服药，每周期 4

剂；周期不正常，经前有少腹下坠，腰酸楚时开始服药，至来潮第 2 日（服 4～5 剂）；经前无感觉从来潮第 1 日服药，连服 3 剂。治疗 3 个周期。结果：治愈 252 例（占 72%），显效 64 例（占 18.3%），有效 29 例（占 8.3%），无效 5 例（占 1.4%），总有效率为 98.6%。（中国医药学报，1995，1）

（19）吴国林用养血通经止痛散治疗痛经 128 例：药用白芍、吴茱萸各 12 g，当归、茯苓各 10 g，川芎、白术、附片、牡丹皮、泽泻各 9 g，甘草 6 g。共为细末。首月每日 2 次，每次 6 g，餐前 1 小时温开水送服。每周服 3～4 日，月经来潮时连服至经止。第 2 个月于经前 2～3 日服。3 个月为 1 疗程。结果：治愈 93 例，显效 19 例，进步 11 例，无效 5 例，总有效率为 96.09%。（湖北中医杂志，1995，3）

（20）孙宁铨等用痛经散治疗痛经 198 例：药用三棱、莪术、红花、当归、丹参、五灵脂、延胡索各 10 g，木香 6 g，肉桂 3 g。制成冲剂，每袋 10 g，每日 2 次，每次 1 袋。经前 2 日开始服至经来 3 日后停服。3 个月经周期为 1 疗程。结果：痊愈 103 例，好转 70 例，无效 25 例，有效率 87.37%。（中西医结合杂志，1986，2）

（21）谢春光等用当归芍药散治疗痛经 90 例：药用当归、芍药、川芎、茯苓、白术、泽泻的比例为 1∶5.6∶2.7∶1.3∶1.3∶2.7，共研细末，装入胶囊，每粒胶囊含药粉 0.4 g。每日 3 次，每次 6～8 粒。对照组 88 例服田七痛经胶囊每日 3 次，每次 4～5 粒。实证者于月经来潮前 2 日服药，虚证者于月经干净后第一日开始服药。均 7 日为 1 疗程，共服 3 个月经周期。结果：两组分别痊愈 48、31 例，显效 23、34 例，有效 12、7 例，无效 7、16 例，总有效率分别为 92.2%、81.8%。两组疗效比较，有显著性差异（$P<0.05$）。（中医杂志，1989，8）

2. 针灸疗法：

（1）郑殿义等以粗长针配温灸法治疗严重痛经症 400 例：主穴：关元、中极、归来、三阴交。配穴：中脘、足三里、阳陵泉。取直径 0.3～0.5 mm，长 2～4 寸粗长不锈钢针（或银针）刺关元和中极穴，两穴交替，隔日 1 次。余穴用常规毫针，留针 30 分钟，同时用艾条温灸小腹各穴，以穴周皮肤灼红为度。出针后拔火罐 15 分钟，用棉球擦干血迹。每日 1 次。经前 1 周或 10 日开始治疗，每周期为 1 疗程。结果：治愈 146 例，显效 204 例，有效 50 例。（针灸临床杂志，1995，5）

（2）韦勇等运用针灸治疗痛经 18 例：以取足太阴脾经及任脉穴位为主，针和灸配合使用。取穴：以三阴交、关元、气海为主穴。以足三里、阴陵泉、血海、肾俞、命门等为配穴。方法：用远近或前后配穴法，每次取 2～3 个穴位，用平补平泻手法。一般每日治疗 1 次，痛甚者 2 次，每次治疗 20～30 分钟。体质差者针后加灸足三里、命门等穴。除此之外，还要求患者连续治疗 5～7 日，做 2～3 个月的经期治疗。结果：痊愈 5 例，好转 7 例，无效 2 例，中断治疗 4 例。（广西中医药，1984，3）

（3）蒋爱宝用针灸治疗痛经 80 例：①取穴：十七椎，小腹部阿是穴。②操作：穴位皮肤常规消毒后，取 1.5～2 寸 28 号针，快速刺入皮下后，针尖方向对准第五腰椎（第十七椎）棘突下，向下斜刺捻转提插，以“得气”舒适为度。针感要求向下达小腹子宫，向会阴部方向放射。待剧痛缓解，可根据病证持续捻转提插，运针 5～10 分钟。小腹部阿是穴用艾条温和灸 15 分钟左右。本组患者均经一次治疗后疼痛解除。（浙江中医学院学报，1985，4）

（4）马登旭用针灸治疗痛经 61 例：先取承浆向下斜刺 5 分，待患者有针感后，快速提插捻转 30 秒，留针 30 分钟，每隔 10 分钟后行针一次。复取大椎将针刺入皮下后，向深部缓缓进针，使针感向背部下方传导。如属寒凝血瘀或虚证痛经，在针柄上套 1 寸长的艾条，点燃悬灸，每次

2壮。一般在经来前3日治疗，到月经停止为1疗程，每日1次，共3个疗程。总有效率为100%。(中医杂志，1988，8)

(5) 赵永祥用耳压治疗痛经35例：主穴选内生殖器、内分泌、肾。气滞血瘀配肝、脾、三焦、心、交感；寒邪凝滞配肝、腹、皮质下，加灸关元；气血虚弱伴有恶心、呕吐配脾、胃、腹；肝肾不足配肝、腹、脾。于敏感点贴压王不留行籽，每日自行按压3～5次，每周3次，两耳交替进行。贴压3次后，显效23例，有效10例，无效2例。(云南中医杂志，1992，1)

(6) 李翠芳用耳穴压珠法合并中药治疗痛经45例：耳穴取子宫、盆腔、肾、内分泌等。用磁珠（桂林市桂青电子医疗仪器厂提供）1粒，胶布贴压，每次按压2～5分钟，每日2次。于经前2～3日用，隔3日换1次，用7～10日，两耳同时或交替使用。痛发可随时按压。气滞血瘀型用逍遥散合少腹逐瘀汤加减；虚寒血瘀型用温经汤加减。每日1剂，水煎服。于经前1～2日连用3～6剂。治疗2～3个月经周期。结果：临床痊愈18例，好转21例，无效6例，总有效率为86.6%。(广西医学，1995，3)

(7) 洪玉辉等选用耳穴压迫法治疗痛经30例：取主穴：子宫、肝、胆、肾、腹、内分泌、肾上腺、降压沟及耳迷根。配穴：呕吐加胃穴；心烦不安加心、神门穴。用王不留行籽，以胶布固定于以上耳穴，每日不定时按压（10次以上）。3例因更年期综合征配服中药。结果：半天痛除者18例，1日痛除者7例，疼痛缓解者4例，无效1例。(湖北中医杂志，1986，6)

(8) 冯世华用耳穴贴压治疗痛经120例：取子宫、内分泌、交感、卵巢、皮质下、神门。气滞血瘀型加肝；寒湿凝滞型加脾；气血虚弱型加肾。耳穴常规消毒，以王不留行籽贴压，嘱患者每日自行按压4～6次，每次5～7分钟。2日后如法交替贴压对侧耳穴。1个月经周期为1疗程。结果：治愈44例，显效52例，好转19例，无效5例，总有效率96%。(上海针灸杂志，1993，3)

(9) 史晓林等采用单纯针刺三阴交穴治疗原发性痛经120例：用28号1.5寸毫针快速刺入皮下，进针深度为0.8～1寸，针尖略偏向心方向，快速提插捻转手法，使局部有麻胀感，行针2分钟后留针30分钟，留针期间每5分钟行针1次以加强针感。总有效率96.7%。(中国针灸，1994，5)

(10) 贾广田等用高温火针治疗痛经425例：取双侧太冲、足三里、三阴交、内关、肾俞、关元、命门。经前3日开始，每周1次，每次取两对穴，3次为1个疗程。用28号毫针刺入穴位得气后留针，然后选一对穴做火针穴，每穴用鲜生姜片中间穿孔套于针体贴放在皮肤上。点燃的艾绒也套在针体上，并用细铁丝固定。总有效率为96.71%。(中国针灸，1990，4)

(11) 刘世忠对痛经分型取穴进行耳穴贴压治疗1000例：寒湿凝滞型取子宫、屏间（内分泌）、脑点（皮质下）、卵巢，配下脚端（交感）、神门。气滞血瘀型取子宫、下脚端（交感）、脑点（皮质下）、卵巢，配脾、肝。气血两亏型取子宫、肾、肝、屏间（内分泌），配下脚端、神门。将王不留行籽1粒，置于0.5 cm×0.5 cm的胶布上贴压在所取穴位上。用拇指、示指对压耳穴，每次按压3～5分钟，每日4～5次按压。慢性者3日换1次，急性患者隔日换1次。总有效率99.6%。(中国针灸，1993，6)

(12) 林南山用耳穴压豆治疗痛经110例：取子宫、内分泌、交感、神门、枕、耳迷根为主穴，配穴三焦、皮质下、肝、肾、脾、肺、心。有效率87.3%。(北京中医学院学报，1992，1)

(13) 阮继源等用穴位贴敷治疗痛经118例：取关元穴，用痛经散（当归、川芎、干姜、五灵脂、延胡索、肉桂、冰片、蒲黄、樟脑、桂枝各等份，研细末，用凡士林适量调匀），贴敷，纱布固定。24小时换药1次，3日为1疗程。对照组65例，用氟灭酸200 mg/日3次口服，阿托品0.5 mg，必要时肌注。结果：两组分别临床治愈39、11例，显效42、16例，有效各20例，

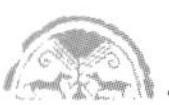

无效 17、18 例，总有效率 85.5%、72.3%。(浙江中医学院学报，1994，4)

(14) 瞿天慧用腰骶部推拿治疗痛经 31 例：患者俯卧，术者以冬青膏为递质，用大拇指指端点按肾俞、大肠俞、气海俞及压痛敏感点 10 分钟，掌根揉按腰部 15 分钟，最后腰骶部行擦法，以患者自觉腹部有透热感为佳。每日 1 次，自经前 7 日至经后 3 日停止。每次经期为 1 疗程。结果：治愈 24 例，好转 5 例，无效 2 例，总有效率为 93.5%。(按摩与导引，1994，2)

(15) 刘宗汉等用按摩治疗痛经 147 例：患者俯卧，术者立于一侧，以拇指按压腰骶椎两侧痛敏感点 5～7 分钟。患者改仰卧位，术者用掌根以关元穴为中心揉压小腹部 7～10 分钟，用双拇指分压双侧三阴交 3～5 分钟。实证，上述治疗顺序应逆经重术而泻之；气滞血瘀型，加点压肝俞、太冲、枕骨下缘，揉膻中，分推胸部，叩打八髎；寒湿凝滞型，加点压地机、丰隆，擦骶部。虚证，治疗顺序应顺经轻术而补之；气血虚弱型，加揉压脾俞、胃俞、中脘、足三里、公孙；肝肾亏损型，加揉压肾俞、肝俞、脾俞、血海、涌泉外过敏点。每日 1 次，10 次为 1 疗程。经期对症止痛，可选用部分穴位，但小腹不宜做手法，或仅用轻摩法。治疗 1～3 个疗程后，痊愈 121 例，显效 26 例。(山东中医杂志，1986，6)

(16) 丁德芳等用智能气功治疗痛经 35 例：在经行前感到腹部胀痛不适时行本功法治疗：对下腹部发气 1～3 分钟，意念混元气穿透病所，止痛、恢复正常。连续治疗 1～3 日。在治疗同时，也教患者加同样意念，效果更明显。结果：治愈 20 例，显效 10 例，有效 5 例。有效率 100%。(东方气功，1993，1)

3. 外治疗法：

(1) 孙坦村用痛经药物热敷袋治疗痛经 130 例：药用川乌、徐长卿、艾叶、威灵仙、红花、冰片各 5～10 g。将上药粉碎成细末，加入发热，混匀，适量装入无纺布复合袋，立即封口。再装入复合塑料袋内，封口即得。使用时将热敷袋固定于下腹部，3 个月为 1 个疗程。总有效率 96.2%。(福建中医药，1993，5)

(2) 徐汉敏等用热敷散外敷治疗痛经 100 例：药用益母草、丹参、桃仁、红花、牡丹皮、木通各 40 g，当归、川芎、木香、香附、茴香、蒲公英各 60 g。将上药研末，分为 3 份，加米醋拌匀后装入布袋内，将布袋蒸至透热后熨敷在少腹，并加盖暖水袋。每袋药用 2 日，每日 2 次，6 日为 1 个疗程，从行经前 1 日开始，经期不停药。总有效率 95%。(浙江中医杂志，1991，3)

(3) 施亚萍自制发泡膏治疗痛经 82 例：药用斑蝥、白芥子各 20 g，研极细末，以 50%二甲基亚砜调成软膏状。用时取麦粒大小一团，置于 2cm×2cm 的胶布中心，贴于中极或关元穴（两穴交替使用），每于经前 5 日贴第 1 次，月经始潮或始觉腹痛贴第 2 次，2 个月经周期为 1 个疗程。注意事项：一般贴 3 小时揭去药膏，出现的水泡尽量避免擦破，如果不慎擦破，用紫药水涂擦即可。有效率 90.25%。(北京中医，1990，5)

(4) 昌年发等用香笑散穴位贴敷治疗痛经 57 例：用酒精棉球擦净脐部，用本品（香附、失笑散、乌药、延胡索、细辛、桂枝、当归、丹参、赤芍、白芍、川芎、艾叶、黄柏、川续断各等份，研细末，加蜂蜜、2%月桂氮䓬酮，调成膏状），如蚕豆大，置于胶布上，贴敷神阙、关元穴。经前 6 日开始，3 日换 1 次，用 3 次。2 个月经周期为 1 疗程。结果：痊愈 28 例，有效 22 例，无效 7 例，总有效率 87%。(江苏中医，1995，6)

(五) 经验良方选录

1. 内服方：

(1) 紫石英（先煎）30 g，炒五灵脂、当归、延胡索各 12 g，川芎、生白术、胡芦巴、川楝子、制香附各 10 g，小茴香、艾叶各 6 g。将上药用水浸泡 30 分钟，再煎煮 30 分钟，每剂煎 2

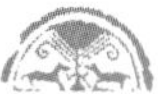

次。每日 1 剂，早晚各服 1 次。平日加服艾附暖宫丸或四制香附丸，每服 6 g，日服 2 次。主治痛经属寒性者。

(2) 当归 30 g，白芍、川芎、延胡索各 20 g，甘草 9 g。每日 1 剂，水煎，服 2 次，经前 5 日服至经净日。主治各型痛经。气滞血瘀加香附、乌药、桃仁、五灵脂各 10 g。血瘀夹热加生地黄、牡丹皮各 10 g。寒凝血瘀加吴茱萸、桂枝各 6 g。气血亏虚加黄芪、生地黄、熟地黄各 15 g。头痛加白芷、全蝎各 9 g。乳房痛加王不留行、麦芽各 10 g。

(3) 人参、白术、当归、茯苓、川芎、白芍、生地黄各 10 g，炙甘草、木香、青皮、醋炒香附各 6 g，生姜 3 片，大枣 3 枚。每日 1 剂，水煎，每日服 2 次。经前 5 日起连服 6 剂。1 个周期为 1 疗程。主治痛经。寒重加附子。腰痛加川续断、桑寄生。恶心呕吐加赭石、旋覆花。主治痛经。

(4) 生地黄 30 g，桃仁 20 g，桂心 10 g，生姜 2 g，黄酒 5 g，粳米 100 g。将桃仁去皮尖，桂心研成细末备用；再将生地黄、桃仁、生姜加黄酒绞取汁液；另将粳米淘洗干净，加水煮成粥，沸后下桃仁和药汁，再继续煮至粥稠，调入桂心末，搅匀即成。每日服 1 剂，分顿食用。主治痛经。

(5) 全当归、川续断、杜仲、泽兰各 15 g，酒炒延胡索、柏子仁、香附、赤芍各 12 g，红花、桃仁、牛膝各 6 g，生甘草 5 g。每日 1 剂，将上药水煎 3 次后，合并药液，分早、中、晚温服（黄酒少量为引）。正值月经期，连服 3～5 剂为 1 个疗程。主治痛经。

(6) 益母草、炒白芍各 30 g，当归、川楝子、醋延胡索、小茴香各 10 g，川芎、乌药、甘草各 6 g。随症加减：经前痛加青皮 6 g，经期痛加炮姜 6 g，经后痛加熟地黄、党参各 15 g。水煎，经前 5 日，每日服 1 剂，服两次。1 个月经周期为 1 疗程。主治室女痛经。

(7) 夏枯草、薏苡仁各 15 g，云茯苓、当归、白芍、延胡索、乌药、炙香附各 10 g，炙附子 5 g，甘草 3 g。将上药用凉水浸泡 30 分钟，再慢火煎煮 30 分钟，每剂煎 2 次，将 2 次煎出药液混合。每日 1 剂，早晚各 1 次。主治寒湿凝滞型痛经。

(8) 煅牡蛎 20 g，延胡索、炒良姜、炒小茴香各 10 g，炙甘草、炮姜各 6 g，三七粉（吞服）4 g。随症加减：痛剧加白芍 30 g，当归 20 g，川楝子 10 g。血瘀加土鳖 6 g。腹胀加砂仁 6 g。经前 3 日，每日 1 剂，服两次，连服 3 日，3 个周期为 1 疗程。主治痛经。

(9) 延胡索、醋炒白芍、五灵脂各 30 g，川芎、当归、甘草各 20 g。随症加减：气滞血瘀加柴胡、香附、桃仁各 10 g。寒凝血瘀加艾叶、吴茱萸各 15 g。气虚血瘀加黄芪、党参、熟地黄各 20 g。经前 3 日始，每日 1 剂，水煎，服两次。经净日止。主治原发性痛经。

(10) 当归 15 g，北沙参 12 g，醋延胡索、醋山楂、醋续断、苦参、牛膝、香附、益母草各 9 g，官桂、木香、肉豆蔻（赤石脂炒）、甘草各 6 g。共研细末，每取 20 g，布包放开水中浸泡 3 小时后饮服，每日两次。经前或经后服，6 日为 1 疗程。主治痛经。

(11) 党参、黄芪、熟地黄各 30 g，何首乌 15 g，当归、白芍各 12 g，茯苓、白术、延胡索、郁金各 10 g。每日 1 剂，水煎服，主治痛经。经期或行经后下腹隐隐作痛，缠绵不休，按压下腹则痛减。经色淡红，量少质稀，面色苍白或萎黄，舌淡脉细弱。

(12) 益母草、炒白芍各 30 g，当归、川楝子、醋延胡索、小茴香各 10 g，川芎、乌药、甘草各 6 g。经前 5 日，每日 1 剂，水煎，服两次。1 个月经周期为 1 疗程。主治室女痛经。经前痛加青皮 6 g；经期痛加炮姜 6 g；经后痛加熟地黄、党参各 15 g。

(13) 当归、赤芍各 12 g，延胡索、生蒲黄、五灵脂、川芎、干姜、小茴香各 10 g，肉桂、吴茱萸各 6 g。每日 1 剂，水煎服，日服 2 次。主治痛经。月经前或月经期中下腹冷痛，得热痛减，月经量少色淡或混有血块，面色青白，舌边紫黯，脉沉紧。

（14）延胡索、醋炒五灵脂、白芍各 10～30 g，当归、川芎、甘草、牡丹皮、炒栀子、黄芩各 10～20 g。水煎服，每日 1 剂，分 3～4 次服。每次月经前 3～5 日开始服用，至经净痛止。连服 3 个月经周期为一个疗程。主治血热挟瘀型痛经。

（15）川楝子、桃仁各 10 g，香附、小茴香、延胡索、五灵脂、蒲黄各 9 g，官桂 6～9 g，红花 6 g。将上药用水浸泡 30 分钟，再煎煮 30 分钟，每剂煎 2 次，将 2 次煎出药液混合，早晚各服 1 次。每日 1 剂。主治寒凝气滞型痛经。

2. 外治方：

（1）当归、吴茱萸、乳香、没药、肉桂、细辛各 50 g（研末），樟脑 3 g。先将当归、吴茱萸、肉桂、细辛水煎 2 次，煎液浓缩成糊状，混入溶于适量 95%乙醇的乳香、没药液，烘干后研细末加樟脑备用。经前 3 日取药粉 5 g（1 包），用黄酒数滴，拌成浆糊状，外敷脐中，用护伤膏固定，药干则调换 1 次，经行 3 日后取下，每月 1 次。主治痛经。

（2）益母草、茯苓各 9 g，桂枝、白术、当归、泽泻、香附、川芎、延胡索各 6 g，香油 150 g，黄丹 120 g。以上前 9 味用香油炸枯去渣，熬至滴水成珠，加入黄丹，搅匀，收膏；摊于牛皮纸上，每次膏药 1 帖贴敷于脐部或关元穴。主治经期腹痛、经后小腹隐痛、舌淡脉细之症。

（3）蒲黄、五灵脂、莪术、肉桂各 3 g，醋制延胡索 2 g。上药共研末和匀，用黄酒调成糊状，敷于脐中，外用胶布固定。月经前 3 日开始敷用，每 2 日敷 1 次，每次敷药后用热水袋热敷 20 分钟，使药力容易渗入皮肤发挥止痛作用。理气化瘀止痛。主治气滞血瘀性痛经。

（4）吴茱萸、肉桂、延胡索、穿山甲各 3 g，小茴香 2 g。各味共研末和匀，用醋调成糊状敷脐中，外用胶布固定。月经前 3 日开始贴敷，2～3 日换敷 1 次，每次贴敷以后，再用热水袋热敷 15～30 分钟，以助药物渗吸发挥作用。主治寒湿凝滞性痛经。

（5）蜣螂 1 条，威灵仙 9 g，白酒少许。以上前 2 味烘干，共研细末，加入白酒和匀，做成小药饼，每晚睡前将药饼敷于患者脐部，然后用消毒纱布覆盖，再用胶布固定，次日清晨除去，连用 5～7 日为 1 疗程。逐瘀通络止痛。主治瘀血内阻型痛经。

（6）石菖蒲、香白芷各 30 g，公丁香 9 g，精盐 500 g。以上前 3 味共研细末，精盐入锅炒至干燥，再将药末和入，拌炒片刻，装入厚毛巾袋中，趁热熨脐部及腹痛部，凉后再炒再熨，每次 20～30 分钟。温经散寒，通经止痛。主治经前腹痛。

（7）延胡索、肉桂各 12 g，当归、川芎、制香附、赤芍、桃仁、生蒲黄各 9 g，琥珀 1.5 g。药研细末，经前 2 日，每取 3 g，加白酒调和，涂敷脐部，胶布固定。每日换 1 次，连敷 3 日。主治痛经。

（8）乳香、没药各 15 g。将上药混合碾为碎末，备用。于月经前取 5 g 药末，调黄酒制成药饼，如 5 分硬币大小但稍厚，贴在患者脐孔上，外用胶布固定。每日敷药 1 次。主治血瘀性痛经。

（9）葱白、精盐各 250 g，生姜 125 g。以上 3 味共炒热，装入布袋中，趁热熨脐部及下腹部，凉后再炒再熨，每次 20～30 分钟，每日 1～2 次。主治寒凝痛经、喜温畏寒者。

（10）白芥子 15 g，面粉 150 g。白芥子为末，与面粉和匀，加沸水调和，做成饼状。痛经时趁热贴敷于脐上，3～4 小时可止痛，如无效，可再敷 1 剂。主治痰湿性痛经。

（11）木香、香附、乌药各 10 g，甘草、砂仁各 5 g。以上 5 味共研细末，用酒调成药糊，敷于脐部，然后用消毒纱布覆盖，再用胶布固定。主治寒性痛经。

（12）6 寸毫针数颗，消毒棉球。令患者俯卧，消毒局部皮肤，针刺双侧承山穴，徐徐捻转

进针，以有强烈针感为度，留针15～30分钟。主治痛经。

（13）川乌头、草乌头、香附各15 g。共为极细末，以小块纱布或药棉包好药末塞入患者两侧鼻腔10～20分钟，持续10分钟后取出。主治痛经。

（14）当归、红花、小茴香、艾叶各15 g，乌药12 g，延胡索（均用醋炒）9 g。药炒熟，用布包，热熨小腹部。每日3次。主治痛经。

（15）清凉油适量。痛经时用清凉油擦脐部，每日2～3次，痛止即停。主治气滞性痛经。

3. 食疗方：

（1）嫩鸭肉500 g，山楂10 g，金针菜9 g，郁金8 g，料酒、精盐、胡椒粉、味精各适量。将鸭肉洗净切块，用精盐、料酒、胡椒粉拌匀，腌渍2小时。郁金浸软洗净。将鸭肉、郁金、山楂、金针菜、精盐和水适量放入沙锅内，炖至鸭肉熟烂，加入味精，吃肉喝汤。每日1剂，2～3次分服。清热利湿，化瘀止痛。主治湿热下注型痛经，症见经前及经期小腹灼痛而胀，拒按，或伴腰骶部胀坠疼痛，或平素小腹胀痛，经来加剧，经色黯红，质稠有块，平时低热起伏，带下量多，黄稠，舌红、苔黄或黄腻，脉弦数或滑数。

（2）牛肉750 g，红花5 g，白萝卜150 g，胡萝卜150 g，黄酒10 g，胡椒0.5 g，味精1 g，陈皮5 g，葱5 g，生姜8 g，精盐5 g。将红花洗净，白萝卜、胡萝卜、牛肉洗净切块，姜、葱、陈皮洗净。净锅置大火上，加入水，下牛肉烧开，撇去浮沫，加入姜、葱、红花、陈皮，煮1小时后改小火，去葱、姜和陈皮，加入胡椒粉，炖至七成熟时下胡萝卜和白萝卜，再炖至熟烂，加精盐、味精调味即成。分5次食用，日服1次。孕妇及月经过多者不宜服用。主治痛经。

（3）蔷薇根50 g，七叶莲9 g，鸡蛋2个，米酒少许。先将蔷薇根、七叶莲洗净，放入锅内，加水600 mL，煎至300 mL，去渣，放入洗净的鸡蛋，煮至鸡蛋熟后去壳再入锅煮10分钟，加入米酒服食。每日1剂，连服3～5剂，行经前1日开始服用。行气活血止痛。主治气滞血瘀型痛经，症见经前或经期小腹胀痛，拒按，坐卧不宁，月经量少或经行不畅，经色紫黯，有血块，血块排出后痛减，平时烦躁易怒，胸胁乳房作胀，舌质紫黯或舌边有瘀斑瘀点，脉弦或弦涩。

（4）干山楂片200 g，60度白酒300 mL（或米酒500 mL）。干山楂片洗净，去核，放入白酒中，密封瓶口，每日摇动1次，1周后即可饮用（饮后可再加白酒浸泡）。每次服10～20 mL，每日2次。最后所剩山楂片可拌白糖食用。如果不能饮白酒可用米酒浸泡，做法相同。每次服20～30 mL，每日2～3次，连服数日。忌用冷水洗浴，忌食生冷瓜果，避免经期淋雨、涉水，保持衣着温暖，避免风寒及情绪紧张，保持精神愉快。主治痛经。

（5）乌贼鱼250 g，羊肉500 g，山药60 g，当归、生姜各30 g，大枣10 g，精盐适量。将乌贼鱼放盆中，倒入水适量，浸泡3～4小时，去乌贼鱼骨、内脏，洗净；羊肉洗净切成块，与乌贼鱼和洗净的当归、山药、大枣、生姜一同放入锅内，加适量水，用大火烧沸，再用小火熬至烂熟，加精盐调味即成。佐餐食用。凡阴虚火旺，湿热带下者不宜服用。主治血虚瘀滞所致的痛经。

（6）乌骨鸡250 g，北黄芪30 g，盐少许。将乌骨鸡洗净切块，放入大碗内，加入北黄芪及水适量，上笼蒸熟，去北黄芪，用精盐调味，吃肉喝汤。每日1剂，2次分服，于行经前4～5日开始服食，连服3～4剂。补脾益气，滋阴养血。主治气血虚弱型痛经，症见经期或经后，小腹隐痛，按之则减，面色苍白，语音低微，身倦乏力，心悸气短，食欲减退，月经量少，色淡质稀，舌淡，苔薄白，脉细弱。

（7）猪瘦肉、调经草各60 g，熟植物油10 g，葱、生姜、大茴香各5 g，清汤1000 g，黄酒、白糖、精盐各适量。将猪肉和调经草分别洗净，将猪肉切成2 cm的方块，并将调经草、大茴香装入布袋。炒锅上火，放油烧热，投入猪肉块，翻炒至水气散出时加清汤、精盐、白糖、黄酒和药袋，汤开后用小火再烧 90 分钟即成。佐餐食用。主治气滞血瘀型痛经。

(8) 黄芪 50 g，乌骨鸡 1 只（重约 1000 g），味精、精盐、黄酒、生姜片、葱段各适量。乌骨鸡去毛及肠杂，洗净斩去鸡爪；黄芪拣去杂质，洗净、凉干、切碎，纳入鸡腹内，用线扎好，放入大碗内；碗中加清汤适量，酌加味精、精盐、黄酒、生姜片、葱段等其他调味品，置于笼内蒸 1～2 小时，以鸡肉熟烂为度。也可放入瓦锅内隔水炖熟。吃肉喝汤，宜常吃。主治气血虚弱型痛经。

(9) 嫩鸭 1/2 只（约 500 g），郁金、山楂各 10 g，黄花菜 9 g，黄酒、精盐、胡椒粉、味精各适量。嫩鸭洗净后剁成块，用黄酒、精盐、胡椒粉拌匀，然后静置 2 小时。郁金浸软洗净。把腌浸的鸭块入锅，放入郁金、山楂、黄花菜、精盐和水少许，用旺火煮约 90 分钟。鸭熟时加味精调味。佐餐食用。主治湿热型痛经。

(10) 粳米 60 g，马齿苋 25 g，山楂片 15 g，银柴胡、赤芍、白糖各 10 g，延胡索 9 g，大枣 10 枚。银柴胡、马齿苋、赤芍、延胡索、山楂片加 1000 g 水，旺火烧开，小火煮 30 分钟，去渣留汁。以药汁煮洗净的粳米、大枣至粥熟，用白糖调匀。顿服。清热除湿，行气活血，化瘀止痛。主治湿热下注、阻滞气血的痛经。

(11) 吴茱萸 2 g，粳米 50 g，生姜 2 片，葱白 2 茎。将吴茱萸研为细末；另将淘洗干净的粳米入锅，加 500 g 水，用大火烧开，再转用小火熬煮至米熟，加入吴茱萸末及生姜、葱白，共煮成粥。日服 1 剂，3～5 日为 1 疗程。一切热证、实证或阴虚火旺者不宜服用。主治虚寒性痛经等症。

(12) 生姜 15 g，艾叶 10 g，鸡蛋 2 个。将上 3 味共洗净，加水同煮，鸡蛋熟后去壳再放入锅中煮 20 分钟，去艾叶、生姜。吃蛋饮汤。每日 1 剂。主治寒湿凝滞型痛经，症见经前或经行时少腹冷痛，按之痛重，得热痛减，经血量少、色淡、夹有血块，四肢发凉，便溏，舌边紫，苔白腻，脉沉紧。

(13) 新鲜韭菜 60 g，粳米 100 g，精盐适量。将韭菜洗净切末；另将淘洗干净的粳米入沙锅，加 1000 g 水，先用大火烧开后加入韭菜细末，再转用小火熬煮成稀粥。每日服 1 剂，宜现煮现食。凡阴虚内热，身有疮疡以及患有眼疾者不宜服用。主治痛经。

(14) 乌雄鸡 1 只，胡椒 6 g，陈皮、良姜各 3 g，草果 2 只，葱、淡豆豉、豆酱各适量。将陈皮、良姜、胡椒、草果洗净，入布袋；乌雄鸡去毛及内脏，洗净后切成小块，与药袋同放沙锅内炖熟，再加入葱、淡豆豉、豆酱，熬成汤即成。分数次食用。主治痛经。

(15) 牡丹皮 15 g，甲鱼 1 只（约 500 g）。用热水稍烫甲鱼促其排尿，去内脏切成块，再与牡丹皮同放入沙锅内，加适量水，炖烂熟后，调味即成。饮汤食肉。每日 1 剂，连服 5 日。月经过多者慎用牡丹皮；甲鱼乃滋腻之品，痰湿壅盛者慎食。主治痛经。

(16) 山楂 30 g，益母草、鸡血藤各 12 g，当归 9 g，川芎 5 g，粳米 100 g，红糖适量。将上药前 5 味入沙锅，加水煎浓汁，去渣取汁，加入洗净的粳米、红糖同煮为粥。经前 1 周开始服用，每日 2 次，温服，服至月经来潮。主治痛经。

(17) 肉桂 3 g，粳米 100 g，红糖适量。将肉桂加水煎取浓汁，备用；另将淘洗干净的粳米入锅，加 1000 g 水，用大火烧开，加入肉桂汁，再转用小火熬煮成稀粥，调入红糖，搅匀即成。日服 2 次，3～5 日为 1 疗程。主治虚寒性痛经。

(18) 山楂 30 g，向日葵籽 15 g，红糖 60 g。将山楂、向日葵籽烤焦后研末，加红糖冲服。每日早、晚各 1 次。于经前 1～2 日开始服或经来即服。每次月经周期限 2 剂，连用 1～2 个月。

主治气血虚弱型痛经。

第二十八节　膜性痛经

一、病证概述

膜性痛经多由于子宫内膜炎或黄体功能活跃而导致子宫内膜模型的形成，主要表现以痛经剧烈、经血中夹有膜片状瘀块为特征。原发性痛经的病因：见于内膜管型脱落（膜性痛经）子宫发育不全、子宫屈曲、颈管狭窄不良姿态及体质因素、变态反应状态及精神因素等。继发性痛经常见的原因：见于子宫内膜异位症、先天性子宫畸形、阴道横膈、盆腔炎症、子宫腺肌病、子宫肌瘤、盆腔静脉淤血综合征及宫内节育器等。详细询问月经史包括周期、经期、经量、有无组织物排出等。了解有无产生疼痛的诱因，如过度紧张焦虑、悲伤、过劳或受冷等以及疼痛的全过程，包括痛经发生的时间、性质、程度和有无渐进性加剧。注意全身健康情况、产经类型、发育和营养状态。妇科检查时注意子宫大小、位置质地和活动度、有无突起或结节感，子宫骶韧带及子宫两侧有无粘连增厚、结节或肿块、触痛等。多数患者通过病史及妇科检查即可作出诊断。

二、妙法绝招解析

（一）气血瘀滞，脉络受阻（裘笑梅医案）

1. 病历摘要：宋某，女，29 岁，已婚。患痛经 10 余年，近年逐年加重，痛势难忍，伴胸闷，烦躁易怒，畏寒呕吐，甚则自汗如珠，四肢厥冷，不省人事，半小时后方苏醒。每遇经痛，急诊治疗，虽用大量镇痛剂，病势不减。须卧床数日，至肉样组织排出，痛势始轻。周期正常，经色暗，经量少。诊查时见情志忧郁，脉沉涩，舌质绛紫。诊断为膜样痛经。

证属气血瘀滞，脉络受阻。治宜理气活血，化瘀止痛。方选祛瘀化癥汤加减。药用当归、赤芍、红花、花蕊石、延胡索、炒山楂、炙鳖甲、炒蒲黄、京三棱、苏木、王不留行各 9 g，木香、乌药、炒小茴香、五灵脂、川芎、乳香、没药各 6 g。每日 1 剂，水煎服。连服 5 剂后，经量较前增多，色转红，未见肉样组织排出，痛势大减。连服药数月，停经 50 余日，尿妊娠试验阳性。（《裘笑梅妇科临床经验选》，浙江科学技术出版社，1984）

2. 妙法绝招解析：前例系流产后体虚寒邪侵入胞宫，血因冷而滞行，致成癥积。方选桂枝加桂汤，旨在助阳逐寒、活血散瘀，此为寒者热之之法。后者为气血瘀滞，脉络受阻，方用祛瘀化癥汤，旨在行气活血祛瘀，为寒者通之之法。同为痛经，病同因异，治法迥别。

（二）脾气素虚，寒滞胞宫（李祥云医案）

1. 病历摘要：杨某，女，34 岁。经行剧烈腹痛 1 年余。每次经行少腹阵痛剧烈，恶心汗出，色鲜，量多如冲，有肉膜样组织整片落出，落出后腹痛消失，经量遂减，面浮肢肿，神疲乏力，头晕目花。平素月经量多，色鲜腹痛剧烈。诊断为膜样痛经。

证属脾气素虚，寒滞胞宫。治宜益气健脾，祛瘀止痛。经前服失笑散 15 g，参三七粉 6 g，肉桂粉 3 g；共调匀。经前 1 周，每日服 4.5 g，至经净。经净后服：车前草 30 g，党参、白术、茯苓、陈皮、附片、炙甘草各 9 g。每日 1 剂，水煎服。服 7 剂后，月经来潮，无腹痛，经量显著减少，亦无明显组织落出，惟感乏力，眼睑浮肿。舌淡少苔，脉弦细。治宜益气养血。药用党参、黄芪、当归、白芍、生地黄、熟地黄、川续断各 12 g，升麻、炙甘草各 9 g。服 7 剂善后。随访观察半年，痛经基本消失。《李祥云治疗妇科病精华》，中国中医药出版社，2007）

2. 妙法绝招解析：《妇科玉尺》引张从正云："经来腹痛，由风冷客于胞络冲任，或伤于手太阳少阴经。"膜样痛经是妇科痛经中比较少见的一种。临床以小腹剧痛、下血有块、内膜整片脱落排出，块下、膜排出、痛减为特征。寒凝血瘀为疾病的主要矛盾，用失笑散、参三七祛瘀止痛；肉桂温通，促其瘀去而痛止。但患者面浮肢肿、神疲乏力、头晕目花，脾气素虚，脾虚则运化无权，以致阴寒瘀血凝滞胞宫。故在月经前半期，用益气健脾药提高免疫力，使体质强壮；在经前期则用祛瘀温阳止痛药，使气血运行通畅，痛经亦随之减轻。

（三）肾阳不足，寒客冲任（王耀廷医案）

1. 病历摘要：张某，女，22岁。14岁月经初潮，即罹痛经，月经量多，色紫黑，质黏稠。每次行经均有上宽下窄、形状相似之膜样组织排出，此膜排出前腹剧痛，呈抽痛或绞痛。经血量多，挟有血块。膜下后，血少痛缓。月经来潮，腹痛畏寒，恶心欲呕，尚未排膜，血亦不甚多。诊见面色青白，舌淡隐青，苔白，脉沉弦而滑。肛诊：子宫前位，正常大，正常硬，可动，附件(—)。诊断为膜样痛经。

证属肾阳不足，寒客冲任。治宜温通化瘀，暖宫止痛。药用紫石英、鹿角霜各50 g，巴戟天25 g，延胡索20 g，小茴香、艾叶、胡芦巴、五灵脂、生蒲黄各15 g，肉桂10 g。每日1剂，水煎服。服8剂后，已无膜样物，腹亦不痛。（吉林中医药，1980，2）

2. 妙法绝招解析：本例月经夹有膜样组织，伴腹部绞痛，畏寒面青等，主治者据此诊为肾阳不足，寒客冲任，以温补肾阳，散寒化瘀收效，辨证论治的方法可供参考。

（四）气滞血凝，气机不利（单健民医案）

1. 病历摘要：刘某，女，26岁。17岁月经来潮，每次周期规则，经前无任何不适。20岁时患"伤寒"，月经适来，次月即感觉经期少腹疼痛，经量亦见减少，腰酸，寒热往来。又延数日，经期腹痛加剧，呈绞痛、坠痛，伴腰酸，乳房胀痛，经少色紫，且夹有白色薄膜之物。此后每腹痛一阵，则见流出白膜少许，至白膜流尽，疼痛方止。如此之苦，持续已六年，每届经期均疼痛欲绝，注射哌替啶亦不能控制。经医院检查后，诊断为膜性痛经，用雌性激素等药无效。今值经期即来而来求治。患者面色欠华，额汗涔涔，四肢不温。少腹拒按，脉弦细，舌质红，两边有散在紫斑，苔白中心微黄。

证属气滞血凝，气机不利。治宜活血化瘀，理气止痛。方选加味活血理气止痛饮。药用蜀羊泉、蒲公英、赤芍各15 g，丹参、红花、当归、延胡索、五灵脂、桂枝、皂角刺各10 g，水煎，经期来前，连进数剂，每日服1剂。服药3剂，经来量且多，排出白膜亦多，腹痛减轻。又进2剂，经净。嘱其下月经前再以此方加减用之，其方为：蜀羊泉、山楂、当归各12 g，皂角刺、红花、赤芍、桂枝、丹参、川楝子各10 g。服药5剂，经来潮；经量增多，疼痛明显减轻，白膜减少，腰酸、乳房胀痛等症亦见解。宗原意增损，以善其后。药用当归、益母草各12 g，丹参、赤芍、桂枝各10 g。嘱其于每次月经前一周开始服用，每日一剂，服至经尽为止。如此服药5个月经周期，其月经周期、量、色均已正常，月经已无白膜可见，经期亦未再有任何不适。（《千家妙方》，战士出版社，1982）

2. 妙法绝招解析：膜性痛经，其临床表现为经前、经期少腹坠痛，经量少，经色紫，夹有白色片状白膜。此多由内分泌失调，生殖器官异常所引起。观其症状，属于中医学气滞血瘀痛经范畴。气为血帅，气行则血行。气滞则血凝，气机不利，则少腹坠痛，乳房作胀；血瘀则经量少，白膜形成，经行不畅瘀又化热则经色紫。患者舌边有散在紫斑，少腹坠痛拒按，此乃气血运行不畅，胞脉瘀阻，不通则痛。当以活血化瘀，理气止痛为法。以五灵脂、丹参、红花活血化瘀，通行血液；赤芍、山楂、益母草、当归、延胡索、川楝子理气止痛，兼消瘀滞；桂枝温经通

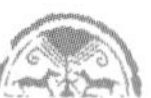

脉，使气血运行流畅；更得蒲公英、蜀羊泉、皂角刺清热解毒，消肿散结，以促其凝滞早溃，使经行得畅。诸药相加，共奏活血去瘀，消肿止痛之效，使气血凝滞之结得以消散而病获痊愈。

三、文献选录

膜性痛经多由于子宫内膜炎或黄体功能活跃而导致子宫内膜模型的形成，主要表现以痛经剧烈、经血中夹有膜片状瘀块为特征。也可用萘普生，在痛经开始服用500 mg，2 小时后再服 1 次加强，然后每 6 小时服药 1 次，至第 2 日止；亦可口服布洛芬，每次 0.2 g，每日 2 次，经前开始服用，持续至经期第 2 日止。随症加减，月经量过多者加三七末 6 g（分 2～3 次冲服），煅花蕊石 12 g（先煎）；乳胀者加橘叶 10 g，川郁金 9 g，柴胡 6 g；恶心呕吐者少佐吴茱萸 3 g，黄连 2 g，生姜 3 片；瘀久化热者加益母草 15 g，夏枯草 12 g，栀子 6 g；腰酸畏寒者加淫羊藿、菟丝子各 12 g，巴戟天 10 g；前后二阴坠胀者加炒川楝子 10 g，柴胡 9 g。

（一）名医论述选录

1. 王绵之论述：痛经最常见的原因为肝气不疏，故调经止痛，则首当疏肝。肝郁之病因可因情志不遂所致，亦可因脾虚生化无源而致血虚。脉血不足则失其条达之性，疏泄失常，而见肝气不疏之证。另外，肝郁又最易横逆乘脾，导致脾虚，气血化生之源不足，终至血虚。临床上肝郁血虚常同时出现，且肝脏体阴而用阳，故在治疗时多疏肝养血并用，常以逍遥散合四物汤加减治疗。具体用药亦独具特色，虽疏肝为主，但方中疏肝药仅用 1～2 味，且用量亦小，如柴胡仅用 3～5 g，而当归、白芍用量则较大，其意在顺肝体阴用阳之性，以大量养血之品养其体，少量疏肝脉之药以顺其性。则肝血充，肝气条达而月经调畅，痛自愈。曾治一例患者贺某，21 岁，患痛经数载。主诉经前 2 日即出现心烦易怒，胸胁胀满，乳房胀痛。月经来潮的第 1～2 日，经行不畅，腹痛难忍，经色黯红有块，痛剧则伴呕吐，腹泻并伴腰痛，每次均需服用止痛片方能略缓解。曾服中药汤剂治疗效不显。舌质淡红，苔薄白，脉细而弦。诊断为肝郁血虚性痛经，治拟养血疏肝，调经止痛。炒白芍、当归、桑寄生各 18 g，制香附、制半夏、茺蔚子各 12 g，牛膝 10 g，川楝子、川续断、杜仲各 9 g，柴胡 3 g，生姜 5 片。水煎服，每日 1 剂。于经前 5 日开始服用，并忌生冷、辛辣。患者服药第 6 日，月经来潮，经行通畅，未见腹痛。原方又服 5 剂，嘱患者服至月经结束。自此以后，痛经消失，随访至今未复发。（北京中医药大学学报，1994，5）

2. 孙文颖论述：欲去瘀滞之痛经，当在经行之际，使其气达血下为顺，不可顾虑其行经量多。若妄用滋阴养血或固涩止血之品，反碍其血行。孙氏认为："痛经之病，症见瘀滞血块多者，原因多属于气滞血瘀之病机，论其治法，当立足于行气活血破瘀之法。切不可虑其经量多而弃活血行瘀之药不用，反而妄投寒凉止血，酸敛收涩之品，若此则痛经不惟不瘥，反致经水淋漓不尽，后患无穷。临证时凡见腹胀满者气滞也，疼痛者血也。凡见血块者，治宜重用破血祛瘀峻品，如当归、桃仁、红花活血化瘀；五灵脂、生蒲黄逐瘀；柴胡、香附、青皮、延胡索解郁行血中之气；肉桂、延胡索祛瘀散寒而止痛；三棱、莪术或水蛭粉以加强活血化瘀之力。患者病程日久，胞宫凝血留滞一时难净，加牛膝引经血下行，以促进留滞瘀血排出。诸药合用达到痛除血畅病愈目的。孙氏治寒热痛经用和法，凡临证见寒热往来，心烦易躁，或胸胁苦满，皆可采用寒热并用之和法。寒瘀阻于下，热蕴于上之寒热痛经症，纯寒纯热之药，均非所宜，当立疏和之法合温经化瘀为治。（新中医，1993，6）

3. 高辉远论述：治疗痛经，①寒凝阻滞：经期冒雨受寒湿，或进食生冷，内伤脾胃，使寒湿互结，客于冲任胞中，经血不畅而见寒性痛经。症见经期或经前后期小腹冷痛，喜暖喜按，经量血少，色黯紫红，或腰腿酸软，呕吐清水，舌红苔薄，脉沉紧等。治疗予温中散寒，暖宫止痛法，使脾阳复振，寒湿得除，经血通畅，冲任自调。方选大温经汤（吴茱萸、人参、麦冬、半夏、阿胶、白芍、甘草）加减。寒凝冲任，小腹冷痛较甚，畏寒肢冷，可加乌药、附子、牡丹皮、五味子；若经血受寒，色黯黑，成块难排出，腹痛较甚者，可加五灵脂、蒲黄。②气血虚弱：多因脾胃素虚，化源不足或大病久病，气血俱虚，冲任不足，血海空虚，失于濡养而发病。症见经期或经后1～2日内，小腹隐隐作痛，或下腹空坠，喜揉喜按，月经量少，色淡质薄，或神疲乏力，气短懒言，唇甲淡白少色，舌质多淡，脉细弱无力。偏于气虚者，可用黄芪建中汤化裁；偏于血虚者可用当归建中汤或四物汤化裁。若气血双虚者，宜补气养血兼施，可选十全大补汤加减。气血虚弱引起的痛经，治疗宜健脾益中。只有脾健运，气血生化有源，冲任充盈，经血才会如期而至。临床用药宜缓缓调之，同时要注意补气而勿滞，补血而勿腻。具体而言，补气时宜少佐陈皮等理气之品；补血要少配红花、桃仁等活血药物。只有药物配伍合理，才能使人体阴平阳秘，气血调和，痛经自止。（中医杂志，1996，4）

（二）辨证论治选录

哈荔田治疗痛经用四通法辨治：痛经发病的主要机制不外乎冲任二脉气血运行不畅，经血滞于胞中所致。因此，在治疗上，依据“通则不痛，痛则不通”的理论，强调着眼于“不通”这一主要矛盾，并结合证候的虚实寒热，或温而通之，或清而通之，或行而通之，或补而通之。①温而通之。痛经之因于寒者，多由经期（或产后）误食生冷瓜果，或践冰涉水，或淋雨受寒，致使血因寒凝，不得畅行，瘀血阻于冲任，不通则痛。此种类型的痛经临床较为常见，并且疼痛一般也多较剧烈。寒性痛经也有因脾胃阳虚，寒从内生，以致经脉拘急，牵引小络，影响气血流通而形成者，疼痛特点为拘急挛缩，抽引作痛，喜温喜按，经量少，色淡。治疗大法，总以温通为原则。但前者属实，常用少腹逐瘀汤，或温经汤为主，温化瘀血；后者属虚，恒用理中汤、小温经汤为主，温阳通经。如寒湿搏于冲任，以致气血内阻者，以寒湿之邪为主，属于实证，用术、苓、泽、藿、炮姜等温化寒湿；次用桂枝、吴茱萸、三棱、莪术、北刘寄奴、丹参、牛膝等温通经脉。如脾胃虚寒，兼有血瘀，证属虚中夹实，治以术、苓、炮姜、附子、甘草等温中散寒，以“益火之源”；赤芍、五灵脂、北刘寄奴、苏木、吴茱萸、乌药等通脉化瘀以畅冲任。属寒凝血瘀，用吴茱萸、小茴香、乌药散寒理滞，三棱、牛膝、北刘寄奴等行气破血。②清而通之。痛经属于热型者，主要因肝气郁久化热，血热气实，脉络不通所致，腹痛一般都较剧烈。治以清热凉血通经为法，多用丹栀逍遥散，或陆九芝清热调经汤加减。兼夹湿热者，则伍用苦寒燥湿之品。临床尚有因湿热内阻，气血运行不畅而致痛经者，治疗则需以清热燥湿为主，配合滋阴凉血化瘀之味，多用龙胆泻肝汤，或八正散加减。热性痛经也有因肝肾阴虚，水不涵木，相火不藏，肝络不能条达而形成者。治疗原则虽然也以清通为法，但不用苦寒辛燥的药物，以免枯涸其阴，宜用滋阴涵阳，壮水制火，佐以活血通经之品，多用六味地黄丸，或麦味地黄丸类加减，药用女贞子、墨旱莲、川续断、桑寄生、杜仲等滋补肝肾，知母、生地黄、牡丹皮、地榆等清热凉血，参以丹参、北刘寄奴等化瘀通经。如由于素禀痰湿壅盛，痰热互结，下干冲任而致痛经，治疗多以温胆汤加川楝子、延胡索等品，一面清热涤痰以廓清致病之源，一面行气活血以通畅气血运行，当亦属于清通之范畴。③行而通之。痛经之因于气滞血瘀者，其证属实，治当行而通之。“行”包括行气导滞，活血消瘀两个方面。气与血如影随形，气滞血亦滞，血瘀气亦郁。气滞血瘀是痛经发生的主要机制。偏于气滞者宜调气定痛，多用柴胡疏肝散合金铃子散加减；偏于血滞者，需行瘀定痛，多用膈下逐瘀汤或琥珀散加减。若兼夹寒、热等因素，临床也需兼顾，如兼寒者加吴茱萸、小茴香、乌药等；夹热者加牡丹皮、生地黄、白芍等。④补而通之。痛经之因于虚者，多由禀赋素弱，肝肾亏损；或大病、久病之后气血不复；或因房事不节，产育过多等因素，导致气

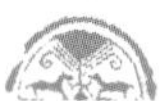

血亏虚，运行迟滞所引起。据临床体会，虚性痛经的发病机制，必因虚而夹滞，方能产生痛的症状。若单纯的气虚或血虚，一般不大表现为痛，而多表现以麻木不仁为主的症状。治疗原则宜补而通之，特别在经期往往还侧重于通。虚性痛经尚有气虚及血、血虚及气的不同情况，前者治从心脾，兼予行气化瘀，用归脾汤加川续断、桑寄生、杜仲等补气养血；北刘寄奴、延胡索、川楝子、乌药等行气活血。后者治从肝肾，兼予活血行滞，用当归、白芍、杜仲、女贞子、桑寄生、山茱萸等滋补肝肾，兼以北刘寄奴、五灵脂、赤芍、延胡索、香附等通瘀活血等。如虚滞之兼寒、夹热者，也当同时兼顾。以上针对虚实寒热的不同证候，虽然治法各异，但总不离乎“通”的原则，但使气血通调，自然能够达到经顺痛止的目的。此外，痛经症的服药方法，临床也宜讲究。一般经前或经期腹痛者，多在经前一周连续服药，以迎而夺之，见经后即停药；经后腹痛者，宜在见经第一日起服药，经尽停服，继予养血之方，连服三五剂，平日可予丸剂缓调以接续药力。如此连续治疗三个月经周期，庶能巩固疗效。(《哈荔田妇科医案医话选》，天津科学技术出版社，1982)

（三）临床报道选录

1. 陶颖用失笑散加味治疗膜样痛经36例：月经前期及月经期用延胡索12 g，五灵脂、炒蒲黄（包）、川楝子、白芷、制没药、乌药、香附、当归、白芍各10 g，木香、小茴香各6 g，细辛、吴茱萸各3 g。经净后至经前期加三棱、莪术；寒凝合温经汤加减：当归、白芍、牡丹皮、制半夏、三棱、莪术、川芎各10 g，肉桂、炮姜各6 g，吴茱萸3 g；血瘀合桂枝茯苓丸加减：丹参15 g，桂枝、茯苓、赤芍、白芍、牡丹皮、三棱、莪术、香附、郁金各10 g，吴茱萸3 g。每日1剂，水煎服。结果：痊愈6例，显效22例，有效7例，无效1例，总有效率97.3%。(山东中医杂志，2007，8)

2. 郑常军用当归芍药散配合灸法治疗膜样痛经45例：药用当归、赤芍、川芎、泽泻、白术、茯苓各10 g。每日1剂，水煎服。取穴：命门、肾俞穴（双）。用艾条温和灸，每穴10分钟，热度以皮肤潮红、患者能耐受为度，共30分钟；每日1次。均于月经来潮前7日开始，用至经至。用3个月经周期，随访半年，结果：痊愈21例，显效15例，好转6例，未愈3例，总有效率93.3%。(中国民族民间医药，2008，5)

3. 张庆用中医寒热辨证治疗膜样痛经43例：用延胡索、五灵脂（包）、当归、香附各10 g，川芎6 g，木香3 g，白芍15 g。随症加减，于月经前10日开始，每日1剂，水煎服；14日为1疗程。本组偏寒、偏热分别32、11例，用3个疗程，结果：分别治愈26、1例，好转6、4例，无效0、6例。(中华中医药杂志，2008，8)

4. 王广民用少腹逐瘀汤治疗膜性痛经30例：药用五灵脂、延胡索各15 g，炒小茴香、当归、赤芍、乌药、炮姜、川芎、制没药、蒲黄各12 g，肉桂6 g。随症加减，每日1剂，水煎服，于月经来潮前7日开始，用5日；3个月为1疗程。本组用3个疗程，结果：治愈21例，好转5例，无效4例。随访2年，复发3例。(中国实用乡村医生杂志，2007，5)

5. 苏进立等以通瘀化膜汤治疗膜性痛经74例：本方含当归、郁金各15 g，白芍、白芥子、贝母、柴胡各12 g，牡丹皮、黄芩、香附各10 g，三七、大黄、甘草各6 g。身倦乏力加党参；饮食无味加白术、焦三仙。经期前5日用药3剂，每日1剂，水煎服。连服6个经期。结果：痊愈64例，显效4例，有效2例，无效4例，总有效率96%。(河北中医，1994，2)

6. 丁秀贝以没竭失笑散治疗膜样痛经80例：本方含蒲黄30 g，五灵脂、白术、山楂各12 g，没药、川楝子各10 g，血竭、青皮各6 g。出血多蒲黄、山楂易炭剂；小腹痛甚加延胡索；肛门坠痛加熟大黄炭、牛角鳃；胁肋胀痛加柴胡；合并盆腔炎加北刘寄奴。每日1剂，水煎服。

于月经前第 3 日开始，至经行第 2 日停药。连服 3 个月经周期。结果：痊愈 65 例，好转 11 例，无效 4 例。(福建中医药，1993，6)

7. 陈爱莲采用益气化瘀法治疗膜性痛经 30 例：行经期药用党参 15 g，白术、茯苓、益母草各 12 g，炒蒲黄、白芍各 10 g，五灵脂、当归、制香附、川芎各 9 g，三七（冲服）5 g。下腹畏寒胀痛加肉桂；乳房胀痛加柴胡。经间期药用菟丝子、党参各 15 g，何首乌、白芍各 12 g，肉苁蓉、熟地黄、杜仲、桃仁各 10 g，当归、蒲黄各 9 g。于月经第 15 日开始服用，每日 1 剂，连服 1 周。结果：痊愈 18 例，好转 11 例，无效 1 例。(广西中医药，1993，1)

8. 李维华自拟化瘀消膜汤治疗膜样痛经 32 例：药用当归、山楂、党参各 15 g，三棱、莪术、炒五灵脂、炒蒲黄、穿山甲、王不留行、香附、菟丝子各 10 g。治疗 32 例，取得较满意疗效。(浙江中医杂志，1992，3)

（四）经验良方选录

1. 内服方：

（1）全当归、川续断、杜仲、泽兰各 15 g，酒炒延胡索、柏子仁、香附、赤芍各 12 g，红花、桃仁、牛膝各 6 g，生甘草 5 g。每日 1 剂，将上药水煎 3 次后，合并药液，分早、中、晚温服（黄酒少量为引）。正值月经期，连服 3～5 剂为 1 个疗程。主治膜样痛经。

（2）当归 15 g，北沙参 12 g，醋延胡索、醋山楂、醋川续断、苦参、牛膝、香附、益母草各 9 g，官桂、木香、肉豆蔻（赤石脂炒）、甘草各 6 g。共研细末，每取 20 g，布包放开水中浸泡 3 小时后饮服，每日 2 次。经前或经后服，6 日为 1 疗程。主治膜样痛经。

（3）紫石英 30 g，肉桂、生蒲黄、鸡血藤各 15 g，紫苏、陈皮、苍术、白术各 12 g，柴胡、制香附各 10 g。每日 1 剂，加水煎沸 15 分钟，过滤取液，渣再加水煎 20 分钟，滤过去渣，两次滤液兑匀，分早晚两次服。主治膜样痛经。

（4）丹参 15 g，赤石脂、失笑散（包煎）、乌药各 10 g，附片、川椒各 6 g，川乌、草乌（先煎）、制大黄、干姜、细辛、沉香（后下）各 3 g。经前 5 日，每日 1 剂，水煎服，日服 2 次。连服 6 剂。1 个周期为 1 疗程。主治膜样痛经。

（5）人参、白术、当归、茯苓、川芎、白芍、生地黄各 10 g，炙甘草、木香、青皮、醋炒香附各 6 g，生姜 3 片，大枣 3 枚。每日 1 剂，水煎服，日服 2 次。经前 5 日起连服 6 剂。1 个周期为 1 疗程。主治膜样痛经。

（6）九香虫、广木香、香附、白芷各 10 g。寒湿重加吴茱萸、紫石英、艾叶、肉桂。气滞加乌药、川芎、川楝子、延胡索、青皮。经前 3 日，每日 1 剂，水煎，服两次。连服 4 日为 1 疗程。主治膜样痛经。

（7）益母草、炒白芍各 30 g，当归、川楝子、醋延胡索、小茴香各 10 g，川芎、乌药、甘草各 6 g。经前 5 日，每日 1 剂，水煎，服两次。1 个月经周期为 1 疗程。主治膜样痛经。

（8）煅牡蛎 20 g，延胡索、炒良姜、炒小茴香各 10 g，炙甘草、炮姜各 6 g，三七粉 5 g（吞服）。经前 3 日，每日 1 剂，服两次，连服 3 日，3 个月经周期为 1 疗程。主治膜样痛经。

（9）丹参 30 g，益母草 20 g，生地黄 15 g，当归 12 g，五灵脂、延胡索、赤芍、生蒲黄各 10 g，香附 9 g，川芎 6 g。经前 5 日，每日 1 剂，服 2 次，连服 5 日。主治膜性痛经。

（10）香附 15 g，当归 12 g，川芎、赤芍、桃仁、红花、生蒲黄、五灵脂、枳壳、青皮、柴胡各 10 g。每日 1 剂，水煎服，日服 2 次。主治膜样痛经。

（11）当归、赤芍各 12 g，延胡索、生蒲黄、五灵脂、川芎、干姜、小茴香各 10 g，肉桂、吴茱萸各 6 g。每日 1 剂，水煎服，日服 2 次。主治膜样痛经。

（12）白芍 12 g，牡丹皮、延胡索、牛膝、桂枝、当归各 9 g，桃仁、红花各 6 g。每日 1 剂，水煎，服两次。经前 2 日、经后 3 日各服 3 剂。主治膜样痛经。

（13）党参、黄芪、熟地黄各 30 g，何首乌 15 g，当归、白芍各 12 g，茯苓、白术、延胡索、郁金各 10 g。每日 1 剂，水煎服。主治膜样痛经。

（14）黄精、制何首乌各 15 g，鸡血藤、枸杞子、制香附各 12 g，小茴香 6 g。每日 1 剂，水煎，2 次分服。补益肝肾，调经止痛。主治膜样痛经。

（15）当归 12 g，五灵脂、香附、延胡索、赤芍各 10 g，炒蒲黄、川芎、桃仁、红花各 6 g。经前 5 日，每日 1 剂，水煎，服 2 次。主治膜性痛经。

（16）延胡索、醋炒白芍、五灵脂各 30 g，川芎、当归、甘草各 20 g。经前 3 日开始，每日 1 剂，水煎，服 2 次。经净日止。主治膜样痛经。

（17）当归、熟地黄、白芍、紫石英、胡芦巴、川牛膝各 10 g，川芎、小茴香各 6 g。每日 1 剂，水煎服。主治膜样痛经。

（18）蒲黄 15 g，五灵脂、山楂各 12 g，青皮 6 g，血竭 3 g。每日 1 剂，水煎，服 2 次，1 个月经周期连服 5 剂。主治膜样痛经。

2. 外治方：

（1）当归、吴茱萸、乳香、没药、肉桂、细辛各 50 g（研末），樟脑 3 g。先将当归、吴茱萸、肉桂、细辛水煎 2 次，煎液浓缩成糊状，混入溶于适量 95%乙醇的乳香、没药液，烘干后研细末加樟脑备用。经前 3 日取药粉 5 g 1 包，用黄酒数滴，拌成浆糊状，外敷脐中，用护伤膏固定，药干则调换 1 次，经行 3 日后取下，每月 1 次。主治膜样痛经。

（2）川乌头、草乌头、香附各 15 g。共为极细末，以小块纱布或药棉包好药末塞入患者两侧鼻腔 10～20 分钟，持续 10 分钟后取出。主治膜样痛经。

（3）6 寸毫针数颗，消毒棉球。令患者俯卧，消毒局部皮肤，针刺双侧承山穴，徐徐捻转进针，以有强烈针感为度，留针 15～30 分钟。主治膜样痛经。

（4）清凉油 1 小盒。用清凉油搽神阙穴（肚脐）。主治膜样痛经。

3. 食疗方：

（1）嫩鸭肉 500 g，山楂 10 g，金针菜 9 g，郁金 8 g，料酒、精盐、胡椒粉、味精各适量。将鸭肉洗净切块，用精盐、料酒、胡椒粉拌匀，腌渍 2 小时。郁金浸软洗净。将鸭肉、郁金、山楂、金针菜、精盐和水适量放入沙锅内，炖至鸭肉熟烂，加入味精，吃肉喝汤。每日 1 剂，2～3 次分服。清热利湿，化瘀止痛。主治膜样痛经。

（2）蔷薇根 50 g，七叶莲 9 g，鸡蛋 2 个，米酒少许。先将蔷薇根、七叶莲洗净，放入锅内，加水 600 mL，煎至 300 mL，去渣，放入洗净的鸡蛋，煮至鸡蛋熟后去壳再入锅煮 10 分钟，加入米酒服食。每日 1 剂，连服 3～5 剂，行经前 1 日开始服用。行气活血止痛。主治膜样痛经。

（3）乌骨鸡 250 g，北黄芪 30 g，精盐少许。将乌骨鸡洗净切块，放入大碗内，加入北黄芪及水适量，上笼蒸熟，去北黄芪，用精盐调味，吃肉喝汤。每日 1 剂，2 次分服，于行经前 4～5 日开始服食，连服 3～4 剂。主治膜样痛经。

（4）干山楂片 200 g，米酒 500 mL。将山楂片洗净，去核，浸入米酒中，密闭瓶口，每日摇荡 1 次，1 周后即可饮服。每服 20～30 mL，每日 2～3 次，连服 3～5 日。最后所剩山楂片可拌白糖食用。主治膜样痛经。

（5）当归 150 g，北黄芪 100 g，乌骨鸡 1 只（1000 g）。将乌鸡宰杀，去毛及内脏，洗净；当归、北黄芪洗净，用纱布包好，纳入鸡腹中，加水炖 1 小时，吃鸡喝汤。隔日 1 剂。主治膜样痛经。

(6) 白糖 30 g，生姜 25 g，黄酒 250 mL，青皮鸭蛋 3 个。将生姜洗净切片，放入锅内，加黄酒煮沸，打入鸭蛋搅匀，再煮数沸，加入白糖即成。每日 1 剂，2 次分服。主治膜样痛经。

(7) 黑豆 60 g，米酒 120 mL，鸡蛋 2 只。先将黑豆用沸水浸软，鸡蛋洗净，一同入锅煎煮，鸡蛋熟后去壳再入锅煮 15 分钟，冲入米酒即成。每日 1 剂，2 次分服。主治膜样痛经。

(8) 益母草 30 g，延胡索 15 g，鸡蛋 2 只。将上 3 味共洗净，加水同煮，鸡蛋熟后去壳再煮 10 分钟，吃蛋喝汤。每日 1 剂，行经前 7 日开始服起，服至月经来潮。主治膜样痛经。

(9) 蛇莓 100 g，米酒 100 mL，鸡蛋 2 只。将鸡蛋、蛇莓洗净，加水同煮，鸡蛋熟后去壳再入锅煮 20 分钟，兑入米酒，吃蛋饮汤。每日 1 剂，2 次分服。主治膜样痛经。

(10) 生姜 15 g，艾叶 10 g，鸡蛋 2 个。将上 3 味共洗净，加水同煮，鸡蛋熟后去壳再放入锅中煮 20 分钟，去艾叶、生姜。吃蛋饮汤。每日 1 剂。主治膜样痛经。

(11) 粳米 60 g，冰糖 30 g，黑木耳、银耳各 10 g。将黑木耳、银耳用温水泡发，去杂洗净，与粳米同煮为粥，加入冰糖即成。每日 2 剂。主治膜样痛经。

(12) 粳米 50 g，桂心、茯苓各 12 g，桑白皮 9 g。将后 3 味水煎去渣，再入粳米煮粥食用。每日 1 剂，早晨温服。温经散寒，除湿止痛。主治膜样痛经。

(13) 粳米 60 g，佛手、紫苏梗各 15 g，白糖适量。先将佛手、紫苏梗水煎取汁，兑入粳米粥内，再煮 2～3 沸，加入白糖即成。每日 1 剂。主治膜样痛经。

(14) 益母草 30 g，鸡蛋 2 只。将益母草、鸡蛋洗净，加水同煮，鸡蛋熟后去壳再入锅煮 20 分钟，吃蛋饮汤。每日 1 剂。主治膜样痛经。

(15) 当归、红糖各 15 g，米酒 20 mL。先将当归水煎去渣，再入红糖、米酒稍煮 2～3 沸即成。每日 1 剂，2 次分服。主治膜样痛经。

(16) 粳米 60 g，金针菜 50 g，牡丹皮 15 g。先将金针菜、牡丹皮水煎去渣，再入粳米煮粥食用。每日 1 剂。主治膜样痛经。

(17) 大米 60 g，羊肉 50 g，生姜 20 g。煮粥服食。每日 1 剂。主治膜样痛经。

第二十九节　闭　经

一、病证概述

闭经是妇科疾病的常见症状，分为生理性闭经、病理性闭经。生理性闭经包括妊娠期、哺乳期及绝经后。病理性闭经是指年满 18 岁月经尚未来潮或月经已经来潮，而连续 6 个月月经不行者，前者又称原发性闭经，后者又称继发性闭经。正常月经周期的建立，依赖于下丘脑-垂体-卵巢轴功能完善以及子宫内膜对性激素的周期性反应，它们中的任何一个环节发生功能或器质性病变，均可引起闭经。引起闭经的病变部位，为子宫、卵巢、垂体和下丘脑。中医认为闭经的病因病机，不外虚实两端。虚者即冲任不足，血海空虚；实者则为冲任瘀阻，胞脉阻痹，经血不得下行。临床常见证候有肾气不足证、肝肾亏损证、阴虚血燥证、气血虚弱证、气滞血瘀证、痰湿阻滞证和津血枯涸证。

二、妙法绝招解析

（一）肾气不充，精血内亏（何子淮医案）

1. 病历摘要：金某，21 岁。患者先天不足，发育迟缓。17 岁月经初潮，每届愆期，甚至数月 1 次，量少色淡。经妇科检查，子宫幼小，女性第二性征发育欠佳，曾用西药做人工周期治疗数次，停药即闭，未能奏效。近 4 个月月经未潮，形体消瘦，腰酸带多，纳食不香，脉细软无力。诊断为闭经。

证属肾气不充，精血内亏。治宜补肾填精，补血通经。药用熟地黄炭、淫羊藿、菟丝子、丹参各 15 g，石楠叶、狗脊、白芍各 12 g，覆盆子、当归各 9 g，陈皮、炙甘草各 5 g。每日 1 剂，水煎服。连服半个月，精神稍振，腰酸减轻，胃纳转增。经水虽未来潮，但小腹时有胀感，此属意中佳兆，前方加理气活血之品，以敦促经行。菟丝子 30 g，熟地黄炭、淫羊藿、石楠叶、炒川续断、枸杞子、当归、丹参各 12 g，川芎、月季花、香附各 9 g，炙甘草 6 g。连服 15 剂，经水来潮，色紫，量一般，仍伴腹胀腰酸乏力，此下焦虚寒之象。再拟温肾调理。紫石英、熟地黄炭、石楠叶、淫羊藿、菟丝子、覆盆子各 15 g，狗脊、韭菜子、枸杞子各 12 g，麦冬 9 g，炙甘草 6 g。经调理 2 月余，经水准时而下，色、量均可，精神振作，妇科复查，子宫已趋正常大小，阴毛增多，乳房渐见发充，形体也见转丰，嘱其经前间断服药，可望巩固疗效。（《何子淮女科经验集》，浙江科学技术出版社，1982）

2. 妙法绝招解析：《景岳全书》谓“命门为精血之海”。《内经》云“女子二七天癸至，经脉通，太冲脉盛，月事能以时下。”《傅青主女科》提出“经本于肾”“经水出诸肾”的观点。今患者肾气不足，天癸难至，故地道也难通调。历来补肾益精最常用左、右归饮，笔者临床习用淫羊藿、仙茅、菟丝子之属，盖先天禀赋不足，肾气虚弱，与现代医学所谓的肾上腺皮质发育不良、功能不足有密切关系。据现代药理实验分析，上药有良好的促进肾上腺皮质功能的作用，临床体会其益肾填精之功效也较为理想。另如紫河车、巴戟天、巨胜等强壮命门、益精化血，配石楠叶、紫石英、小茴香温暖胞宫血海，祛下焦寒带，俾使肾气得充，命门火旺，精满血胜而月事能以时下，但在月事欲下未下之际，辅以理气活血之品，则能行气帅血，促使经血顺利而下。

（二）肝肾不足，阴虚经闭（刘奉五医案）

1. 病历摘要：刘某，21 岁。闭经 14 个月。患者 16 岁初潮后，仅行经 2 次，经西药人工周期而行经，心烦急躁，头晕，腹胀，酸痛。妇科检查：子宫略小，其他无异常。舌质红，脉弦滑。诊断为继发性经闭。

证属肝肾不足，阴虚经闭。治宜滋补肝肾，活血通经。生地黄、益母草各 15 g，白芍、牛膝各 12 g，玄参、麦冬、黄芩、马尾连、菟丝子、枸杞子、牡丹皮、覆盆子各 9 g。每日 1 剂，水煎服。服 7 剂后，仍感腰痛、腹胀。上方去玄参、麦冬、黄芩、马尾连，加覆盆子、川楝子各 9 g，当归 6 g。继服 7 剂后，腹胀，腰痛、心烦均减轻，上方加车前子 12 g。服上方 12 剂，月经来潮，量多，行经 7 日，其他症状消失，原方再服以巩固疗效。（《刘奉五妇科医案》，人民卫生出版社，1994）

2. 妙法绝招解析：本例属肝肾阴亏，阴虚肝旺而致闭经，治以滋补肝肾，活血通经，方证切合，从而效果显著。故以六味地黄丸、二至丸为主方，加用清热平肝的药物而收效。

（三）营血不足，血海空虚（钱伯煊医案）

1. 病历摘要：张某，23 岁。闭经半年，末次月经于去年 12 月份来潮，量少色褐，以前月经周期为 30～60 日，8 日净，量中等，有痛经，经前腰酸，曾服己烯雌粉、当归浸膏片、白凤丸、

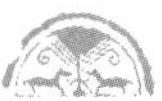

艾附暖宫丸等均无效，现感腰痛，少腹寒痛，白带量多气味腥，舌苔淡黄腻、中裂尖刺，脉细软尺弱。诊断为闭经。

证属营血不足，血海空虚。治宜补肝益肾，理气调经。药用茯苓、山药、当归、焦三仙、川续断、桑寄生各 12 g，赤芍、白芍、牛膝各 9 g，川芎、制香附各 6 g。每日 1 剂，水煎服。服 8 剂后，月经错后来潮，经期腹痛，二日净，色褐，腰酸，口渴思饮，舌苔黄腻、边尖红，脉象细软，自服补肝益肾、理气调经之剂，月经能自动来潮，但最近两次，经行先期，此乃病久阴虚血热，以致血热妄行，治以养阴清热。白茅根 30 g，生地黄 15 g，女贞子、墨旱莲、川续断、枸杞子、藕节各 12 g，白芍、牡丹皮、白薇各 9 g。服 6 剂后，月经周期已得正常，6 日净，量中色红，有小血块，下腹冷痛，有时腹胀，腰酸，大便晨稀，舌苔白腻微黄，中裂尖刺，脉左软、右细弦，病情虽有所好转，但脾肾两虚，下焦寒凝，治以健脾补肾，佐以温经。茯苓、制何首乌、川续断、山药、桑寄生各 12 g，白术、赤芍、白芍各 9 g，五味子、木香、艾叶各 6 g。服 8 剂。另用八珍益母丸 20 丸，每早服 1 丸，艾附暖宫丸 20 丸，每晚服 1 丸以善后。(《钱伯煊妇科医案》，人民卫生出版社，2006)

2. 妙法绝招解析：本例由于脾肾两虚，营血不足，冲任失养，血海空虚所致。故先用补肝益肾、理气调经之法，后因转为月经先期，故用养阴清热为治，最后月经渐复正常，便因便稀便痛，下腹寒痛，再用健脾补肾，佐以温经，治疗将及半年，得以痊愈。

(四) 阴虚阳亢，冲任失调（钱伯煊医案）

1. 病历摘要：蔡某，女，20 岁。闭经 5 月余，有时心烦，神疲纳差，舌苔薄黄，质红尖刺中裂，脉象细弦。诊断为闭经。

证属阴虚阳亢，冲任失调。治以养血宁心，活血调经。药用生地黄、鸡血藤各 15 g，当归、泽兰、茺蔚子、丹参各 12 g，桃仁、牡丹皮、生牛膝、赤芍各 9 g。每日 1 剂，水煎服。服 9 剂后，胃纳较前增多，心烦已除，月经尚未来潮，白带不多，舌苔中剥，边尖刺，脉左细右软，治宜补益气血，兼调冲任。药用鸡血藤 15 g，泽兰、党参、茯苓、生地黄、当归各 12 g，白术、白芍各 9 g，甘草 6 g，川芎 3 g。并用益母草膏 2 瓶，早晚各服一调羹，开水冲服。服 9 剂后，自觉全身发热，晨醒出汗，食纳又差，大便偏稀，舌苔中黄微剥边腻，脉象细濡，治以养阴清热，和中调经。药用牡蛎、茯苓、鸡血藤各 15 g，党参 12 g，牡丹皮、赤芍、白芍、黄芩各 9 g，陈皮、制香附、木香各 6 g。服 9 剂后，月经来潮，量较多，色鲜红有血块，6 日净，少腹作痛，腰疼，嗜睡泛恶，舌苔黄根垢，脉象细软，治以健脾和胃，疏肝清热。药用党参、女贞子、茯苓、山药各 12 g，竹茹、白扁豆各 9 g，陈皮、黄芩、木香、佛手各 6 g。服 9 剂后，头晕，纳差，自汗，舌苔黄中垢微剥，脉象细迟，现值经前，治以平肝和胃，理气调经。药用生牡蛎 15 g，鸡血藤、枸杞子各 12 g，白芍、川楝子、牛膝各 9 g，菊花、陈皮、制香附、乌药各 6 g。服 9 剂善后。(《钱伯煊妇科医案》，人民卫生出版社，2006)

2. 妙法绝招解析：本例脉细，神疲纳差，为气血虚弱无疑，阴虚生内热，即见舌红苔黄，心烦。闭经五个月，经道不通，则瘀内阻，因虚与血瘀互为因果，恶性循环。瘀血不去则新血不生，血虚内热又使瘀血内停。故治疗初诊即以血府逐瘀汤加减，标本兼顾。用生地黄、当归、茺蔚子、鸡血藤养血补血；牡丹皮、丹参、桃仁、泽兰、赤芍活血凉血祛瘀；牛膝引药入下焦血海。初诊药力集中，又连服 9 剂，血热稍减。二诊加补气养脾胃的四君子汤补益气血，兼活血通经，服药半个月，又见到阴虚发热诸症，一因二诊补脾太早，二因本身营卫失和，补阴碍阳，补气耗阴。故三诊仍加凉血、活血的丹参、牡丹皮、黄芩、赤芍等药，9 剂后月经来潮。后服补气方见自汗、头晕、舌黄、剥苔，可知胃阴之虚。此案治疗如始终以凉血活血、益胃养阴，略加益

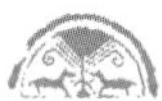

气之品当更好。

（五）肝肾阴虚，风热袭肺（钱伯煊医案）

1. 病历摘要：毕某，女，41岁。闭经20年，于20年前，足月分娩时，流血过多，后即闭经，行人工周期治疗，患糖尿病，高血压病，4年前发现垂体瘤，采用放射治疗1月余，同年停人工周期，月经不行。近感乳房胀痛，并有周期性乳头流血现象，约30日1次，每次持续7～8日，胁痛腹疼，咽干口苦口渴，潮热汗多，手足心觉热，头晕头痛，腰痛溲多，尿糖（＋＋＋）。今因外感，咳嗽痰多，咽干喉痛，舌苔薄白，质红，脉象细弦。诊断为继发性闭经。

证属肝肾阴虚，风热袭肺。治宜祛风宣肺，清热化痰。药用苦杏仁、土贝母各12 g，桑叶、竹茹、桔梗、旋覆花（包）各9 g，生甘草、陈皮、香橼皮、玄参各6 g。每日1剂，水煎服。服6剂后，外感已减，乳头出血未作，月经仍闭，舌苔薄白根腻，脉象小软微数，治宜养阴清热，理气调经。药用生牡蛎15 g，生地黄12 g，麦冬、牡丹皮、赤芍、白芍、桔梗、当归、旋覆花（包）各9 g，柴胡6 g。再服8剂，月经未至，乳房痛，口渴咽干，汗多，舌苔淡黄腻，根垢尖刺，脉细软微数，年久经闭，当重于治本，故以补肝肾，调冲任为主。药用生地黄、熟地黄各15 g，生龙骨、生牡蛎各15 g，白芍、当归、山药各12 g，五味子、牡丹皮、丹参、沙苑子、旋覆花（包）各9 g。服8剂之后，根据上方加减，连服24剂，月经来潮，量中，色红，经前乳房胀，乳头痛，少腹剧痛，舌苔黄腻，根垢，脉象沉细，再拟疏肝益肾为治善后。后去上海复查，垂体肿瘤未见增大，近几个月来，月经已能自然来潮。（《钱伯煊妇科医案》，人民卫生出版社，2006）

2. 妙法绝招解析：本例为继发性闭经，20年未通。前因出血，致肾阴伤，遂使闭经。经闭不通，使气机停滞，久则肝火上炎，故口干口苦，乳头流血，证虽奇，但机制一也。故仍宜疏肝清热，凉血通络。但以初诊又兼外感，故先治新病，以桑菊加味。二诊感冒已清，当滋阴清热，疏肝通经。方以生地黄、当归、白芍、麦冬滋阴养血；牡丹皮、赤芍活血；柴胡、旋覆花疏肝理气；牡蛎软坚破结，治乳房胀满，因经闭20年，肝肾阴枯，难以骤生，故初诊未见动静。次方乃加重滋养肝肾之阴，用生地黄、熟地黄、沙苑子养肾精；白芍、山药、五味子、牡丹皮、当归、丹参养肝血敛肝阴；生龙骨、生牡蛎软坚化结，仍用旋覆花降肝气，并引诸药入肝经。连服24剂，月经终于来潮。后坚持以疏肝益肾、补益气血、健脾和胃出入调理，月经即可自行。此案病证错综复杂，既有消渴，又曾患过肿瘤，肝气久郁化火，肝肾阴亏严重，故治疗始终注意降肝气，滋阴活血。但凉药久服又恐有败胃之举，后来处方注意平补肝肾，疏肝降气，照顾脾胃，终于使经闭得通。

（六）气虚血瘀，本虚标实（章次公医案）

1. 病历摘要：刘某，女，30岁。连续3次流产。此番经停四旬余，带下频，孕之与否，不能肯定，但头目晕眩，不能支持，四肢麻，胸窒闷不得息。诊断为闭经。

证属气虚血瘀，胎元不固。治宜活血调经，通补并进。药用牛膝12 g，当归、赤芍、白芍、川芎、制香附、紫丹参各9 g，红花、甘草、吴茱萸各6 g。每日1剂，水煎服。服5剂后，月经来潮，但头目为之眩晕，心脏病患者，最忌攻伐；不攻又难达通经之目的。牛膝、桃仁各15 g，何首乌（制）12 g，吴茱萸、杜仲、泽兰、当归、红花各9 g，甘草（炙）3 g，肉桂0.9 g。服5剂后，月经来潮，其色为桃红而质黏，但淋沥不得充分排泄，以其两脉之不鼓指，虽见腹胀，仍忌猛攻。当归、熟地黄各15 g，山茱萸、三棱、巴戟天、川芎各9 g，黑丑、炮附子各6 g，甘草（炙）、炮姜炭各4.5 g。服5剂善后。（《章次公医术经验集》，湖南科学技术出版社，2004）

2. 妙法绝招解析：本例为气虚血瘀、本虚标实证。患者本有心肾虚弱、胎元不固，已多次流产，损伤冲任导致肾虚益甚，血行无力而气血凝滞，经脉不畅而成闭经。其治疗较为棘手，不活血不能通经，而活血又有伤正之弊。章氏治分两步：首诊投理气活血通经轻剂，以养血调经，避免耗伤正气。药用当归、川芎、白芍、丹参、香附通行有抑制血小板聚集，抑制血小板血栓及纤维蛋白血栓形成的作用，可协助行气活血调经。二诊时经行，但不顺畅，此缘气虚无力行血逐瘀。再予益气养血、滋补肝脾药，当归、杜仲、吴茱萸、制何首乌中加桃仁、泽兰类以通瘀行经，扶正祛邪并举。药后经行淋沥不畅，仍瘀阻不通，故三诊，再于补益阴阳之品中加三棱、牵牛子、炮姜等逐瘀活血。章次公之治始终注意顾护根本，先以轻剂通经，再酌情通补并进，攻补兼施而取效。

（七）血虚营热，瘀阻不通（刘渡舟医案）

1. 病历摘要：郭某，女，20 岁，患者年满 20，天癸未行，人说“石女”，又说“干血痨”，长治罔效，苦闷非常，为此 2 次推延婚期，求笔者诊治。审其证，体格瘦小，面憔发焦，皮虚甲错，午后低热，舌有瘀斑，舌小苔少，脉沉细涩。诊断为闭经。

证属血虚营热，血为热结，瘀阻不通。先进大剂量四物汤，加牡丹皮、地骨皮、生三仙。20 余剂后，面现红润，精神好转，低热渐平，选王清任的通窍活血汤加减治之。即赤芍 15 g，泽兰、苏木各 12 g，川芎、桃仁、红花各 10 g，麝香（冲服）0.06 g，葱白 3 根，生姜 3 片，大枣 5 枚，水煎 2 次，温服，医嘱患者，每隔半个月服上方 3 剂，半年后，其父送来美酒，喜面告曰：服用上方 15 剂，月经来潮，但经前腹痛欲死，面清汗出，其父母惊恐万分，以为药故（因为托人买药，麝香 0.06 g 误买为 0.6 g，恨病服药，竟然尽之。药后因剧痛翻滚，下衣脱落，其母为其盖被，惊见床上有血迹。细查之，详实月经来潮，但经量甚少，夹有血丝，3 日即止）。我又遵循张洁古“养正积自消”的宗旨，继以四物汤加红花缓以图之，此后月经果然按月来潮，经量递增，除有少量血丝，经引小腹微痛外，余若常人。婚后 1 年，不但体重增加，身高竟长 11 cm，10 年随访，已生儿女各一。（《名医奇方妙术·第二集》，中国医药科技出版社，1993）

2. 妙法绝招解析：本例为荣血亏虚，血海不充，血运迟缓，血瘀冲任。又血虚生热，耗血结营，以致天癸不行。先以四物汤大补营血，佐牡丹皮、地骨皮以清血热，生三仙开胃进食，治其化源，继以通窍逐窍汤开窍络，使营血生，血海充，冲任赢，瘀血化，经脉通，天癸自然应月而行。

（八）肾阳不足，脾气虚弱（李祥云医案）

1. 病历摘要：瞿某，18 岁。患者因见同学减肥，盲目跟随导致精神性厌食，以后逐渐闭经已 2 年余，外院曾用补益活血逐瘀类方药，治疗 3 个月经水未至。做人工周期后经水方行，但经行不畅、色黯。就诊时诉小腹作胀如鼓，不思饮食，大便每日 2～3 次，面色无华，形体消瘦，四肢畏寒，腰酸神疲，白带量少质稠，小便频数，舌淡苔薄，脉象沉细。体重不足 33 kg，体检：双乳头小瘪，乳晕偏淡，乳房欠丰满。妇科检查：外阴部前庭潮红，阴唇菲薄。肛指检查宫体小，附件（—）。经 B 超证实：子宫发良不良，双卵巢偏小。测血内分泌：雌二醇（F2）32 pmol/L，卵泡刺激素（FSH）2.2U/L，黄体生成素（LH）2.9U/L。诊断为闭经。

证属肾阳不足，脾气虚弱。治宜补肾固精，醒脾和胃。药用党参、杜仲、山药各 15 g，益智仁、白扁豆、白术、茯苓、炒谷芽、麦芽各 12 g，乌药、鸡内金各 9 g，升麻、柴胡、木香各 6 g，砂仁（后入）3 g。服 7 剂后，腹胀大减，胃纳渐香，食欲增加，大便通畅，小便次数减少，改用温肾固摄、益气养血之剂。淫羊藿、党参、山药、黄芪各 30 g，蚕茧 15 g，肉苁蓉、巴戟天、紫石英、当归、生地黄、熟地黄、益智仁、白芍各 12 g，木香、桂枝各 6 g。服 28 剂后，月经来潮，经水量少色暗。以后继续服用中药，调理巩固。3 个月后月经周期及月经正常。（《中医杂志》，2002，1）

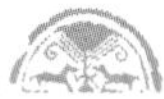

2. 妙法绝招解析：本例患者是因盲目减肥影响下丘脑功能，进而影响垂体、卵子的某个环节而引起的闭经，属功能障碍所致，中医治疗闭经不外虚、实两类。本案虽以小腹作胀、便秘为突出表现，看似实证，但用通利之法已3个月无效。不难看出本例患者先天不足，更因后天失于调养而使脾肾阳虚，是运化无力导致便秘。其实为假象。故选用补中益气汤“塞因塞用”，益气以通便，但此患者属精神性厌食，且体质羸弱，故不可峻行补益，恐“虚不受补”反致呆胃，故适当配伍理气消食药，能更有助于补益药物发挥其“以补开塞”的治疗效果。本例采用先行补肾固摄、补中益气开路，待脾醒胃和之后，即撤去理气消食之品，同时加大益气温肾、调补冲任的力度，并且继续固摄肾气，以激发脏腑功能，使之精气渐复，血化有源而逐渐康复。

（九）热结于内，伤及冲任（李祥云医案）

1. 病历摘要：文某，女，22岁。反复闭经5年。17岁初潮，初潮后就月经周期不准，经常是半年不行经，开始每用黄体酮后经水方行，以后用黄体酮亦不行经，经行两乳作胀，胸闷纳差，自感内热，大便秘结，3～4日一解。苔厚腻，微黄，脉弦数。曾在他院服用导痰汤等治疗无效，妇科检查（肛检）无异常发现。平素月经量中，色红有时夹块，并有痛经。诊断为闭经。

证属热结于内，伤及冲任。治宜清热泻火，活血通经。药用黄芪、益母草各15 g，薏苡仁、香附、川牛膝各12 g，当归、生大黄（后下）、玄明粉（冲服）、红花各9 g，枳实、川厚朴、川芎各6 g。每日1剂，水煎服。服10剂后，舌苔已化，大便每日1次，月经来潮，以后按时在经前1周即服上方，如此治疗3个周期，患者经水应期来潮，经行量中，舌苔转正常，测基础体温，每月呈双相线，目前随访半年，经水正常。（《李祥云治疗妇科病精华》，中国中医药出版社，2007）

2. 妙法绝招解析：患者大便秘结，苔黄厚腻，内热之象，热甚伤阴，阴伤损及冲任，冲为血海，任为一身阴脉之海，冲任受累则经永不行。《医学入门》云“血滞经闭宜破者，原因饮食热毒或暴怒凝瘀积痰，直须大黄、干漆之类。俾旧血消而新血生也。”今患者身体壮实，实热内结，非通不得泄热，故方用大承气汤加味，大黄、玄明粉急下存阴，釜底抽薪，热不盛，阴液自复；又用当归、川芎、红花、益母草、川牛膝、香附等理气活血通经；薏苡仁利湿；川厚朴、枳实理气燥湿。全方组合有清热通经之功，故而经水自行。

（十）痰热壅结，阻滞胞脉（李祥云医案）

1. 病历摘要：张某，女，30岁。因精神障碍，服用氯丙嗪1年半，半年后开始闭经，每用黄体酮后方行经，月经量多，色红，无血块，神疲乏力，大便干结，2～3日一行，自感内热口干，目前仍在服用镇静剂。苔黄腻，脉细。平素月经量多，色红，无痛经。诊断为闭经。

证属痰热壅结，阻滞胞脉。治宜豁痰醒脾，降火通经。药用山药45 g，鸡血藤15 g，香附、天南星、石菖蒲、牡丹皮、丹参、川楝子、茯苓、礞石、薏苡仁各12 g，苍术、白术各9 g，川厚朴、生大黄（后下）各6 g。每日1剂，水煎服。服14剂后，经水届期未行，精神渐振。苔薄，脉细。治宜活血通经。药用：益母草30 g，川牛膝、牡丹皮、丹参、赤芍、鬼箭羽、石菖蒲、香附各12 g，桃仁、红花、当归、三棱、莪术、葛花各9 g，生大黄（后下）、川芎各6 g。以上法调理4个月，10个月后随访，月经已转正常。（《李祥云治疗妇科病精华》，中国中医药出版社，2007）

2. 妙法绝招解析：《女科经纶·月经门》引朱丹溪云：“经不行者，非无血也，为血所碍而不行也，无脉者非血衰少两脉绝也，积痰生热结伏而脉不见尔……有积痰下流于胞门闭塞不行。”患者因服氯丙嗪而闭经，症见内热口干，苔黄腻，脉细，痰热壅阻经隧胞门，而经闭不行。本方以礞石滚痰丸合苍附导痰汤出入主治，苍附导痰汤专治妇女形体肥胖、倦怠、白带多等引起的经闭不孕等症；礞石滚痰丸下气坠痰，降火通便；合山药、薏苡仁、川厚朴燥湿健脾，行气降逆；石菖蒲化痰开窍，和中辟浊；牡丹皮、丹参、鸡血藤凉血和血，行血调经；川厚朴疏肝理气解郁。全方合力健脾除湿，化痰通经，使经隧痰瘀得蠲，冲任气滞得通，血海得以按时满溢，再以活血通经药催通，经水遂得如期而至。

（十一）肝肾阴虚，肺胃燥热（李祥云医案）

1. 病历摘要：黄某，女，19 岁。患者月经 14 岁初潮，以往月经尚正常，去年因闭经半年，至外院就诊，经用中西药物治疗，包括炔雌醇、氯米芬、黄体酮等药而行经。治疗期间，周期尚准。半年后停药，未几，复又闭经，刻下腰酸膝软，头痛乏力，口干心烦，有时胸中发热，形体渐胖，基础体温单相。苔薄，舌尖红，脉细弦。平素月经量中，色红，无痛经。诊断为闭经。

证属肝肾阴虚，肺胃燥热。治宜滋阴泻火，益肾调冲。药用山药、淫羊藿各 15 g，菟丝子、鸡血藤、全瓜蒌、石斛、天花粉、生地黄、熟地黄、香附各 12 g，黄芩、知母、麦冬、当归各 10 g，川芎 6 g。每日 1 剂，水煎服。服 14 剂后，经水未行，基础体温单相，两乳作胀，带下少。苔薄，舌尖红，脉细小弦。治宜益肾调冲，活血通经。药用益母草 30 g，赤芍、牡丹皮、丹参、鬼箭羽、天南星、牛膝各 12 g，附子、法半夏、桃仁、红花、川楝子、泽兰、泽泻、凌霄花各 10 g，桂枝 6 g。再服 7 剂，月经来潮，经量少，经色黯黑；无腹痛，腰酸乏力，口干心烦。苔薄，脉细。治宜滋阴益肾，化痰调冲。药用山药、淫羊藿各 15 g，生地黄、熟地黄、香附、菟丝子、鸡血藤、全瓜蒌、石斛、天花粉、石菖蒲、天南星、肉苁蓉各 12 g，当归 10 g，川芎 6 g。上法出入，继续调理数月，基础体温渐渐转为双相。1 年后随访，月经已转正常，经量中，经色红，无血块，无乳胀，无腰酸口干，一般情况好。（《李祥云治疗妇科病精华》，中国中医药出版社，2007）

2. 妙法绝招解析：室女闭经，口干心烦；头痛乏力，甚至胸中发热；肺胃燥热，肝肾阴虚，津液枯竭，胞宫不得充盈，发为闭经。《素问・评热病论》云“月事不来者，胞脉闭也。”李东垣认为：“胞脉者属于心而络于胞中，今气上迫肺，心气不得下通，故月事不来也。”张洁古也认为：“女子月事不来者，先泻心火。”本案先用知母、黄芩泻肺胃之火，使热去而津液得存，生地黄、熟地黄、石斛、麦冬、天花粉养阴增液，育肝肾之阴亏；全瓜蒌甘寒润燥、宽胸理气；当归、川芎、鸡血藤和血调经。全方使肺火得泻，肺气得降，阴液得存，冲任渐调。二诊时加用附子、桂枝借以鼓舞肾气，助活血化瘀之力，并再以活血调冲之剂，终使经水得通。然经水量少、色黑，腰酸口干，肝肾阴虚仍存，故再以滋阴益肾、化痰调冲药为善后之剂。

（十二）寒凝血结，胞脉阻滞（李祥云医案）

1. 病历摘要：牡某，女，20 岁。闭经一年。外出旅游，因天气炎热，口干舌燥，吃冷饮无度，时值经行，即觉经量明显减少，2 日即净；旅行归家后，一连 3 个月，未行经，曾至医院，肌注黄体酮而转经；以后又 3 个月肌注黄体酮后行经一次，现闭经半年，肌注黄体酮后仍不行经，常感腰酸纳呆，小腹畏冷，得热则舒。苔薄白，脉沉细。平素月经量中，色红，无痛经。诊断为闭经。

证属寒凝血结，胞脉阻滞。治宜温阳祛寒，活血通经。药用益母草 30 g，淫羊藿、紫石英、丹参、鸡血藤各 15 g，菟丝子、胡芦巴、香附、川牛膝、附子各 10 g，红花、桃仁各 9 g，小茴香、肉桂各 5 g。每日 1 剂，水煎服。服 7 剂后，腹冷若失，胃纳渐香，惟经仍未行。苔薄，脉细。治宜温阳活血，理气通经。上方去牛膝，加苏木 9 g。再服 7 剂，月经来潮，经量中，经色黯，尚未干净。以后经前再以附桂地黄丸、温经汤、艾附暖宫丸等方出入，调理两个月，半年后随访，月经每月如期来潮，病遂告愈。（《李祥云治疗妇科病精华》，中国中医药出版社，2007）

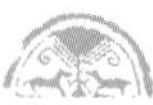

2. 妙法绝招解析：《金匮要略·妇人杂病脉证并治》云“妇人之病，血虚、积冷、结气，为诸经水断绝，至有历年，血寒积结，胞门寒伤，经络凝坚。”经行之时，血室正开，过食冷饮，内伤生冷，寒邪客于冲任，血为寒凝成瘀，致冲任阻滞，气血运行阻隔，胞脉不通，血海不得满盈，而致月经停闭。故以温经祛寒，活血通经法治之。方中附子、肉桂、胡芦巴温阳祛寒；紫石英温经暖宫；菟丝子、淫羊藿、香附、小茴香温中理气、行滞调经；桃仁、红花、益母草、苏木活血祛瘀、调经通经；丹参、鸡血藤养血补血、活血行血为佐，全方共奏温阳祛寒、理气调冲、活血通经之功。由于药证相合，故功效昭彰。

（十三）肝失条达，横逆犯冲（李祥云医案）

1. 病历摘要：董某，女，16岁。闭经6个月。乳胀胁痛，脾气急躁，腰酸带少，头晕耳鸣，心烦口干，形体丰满；外院B超，子宫与卵巢之比2∶1，曾用甲羟孕酮、氯烯滴丸、氯米芬等药，月经一度正常，但药停即又反复，形体更丰肥；刻下经水6个月未行。苔薄，舌尖红，脉弦。平素月经量中色红，无痛经。诊断为闭经。

证属肝失条达，横逆犯冲。治宜疏肝理气，解郁通经。药用淫羊藿30 g，鸡血藤15 g，菟丝子、肉苁蓉、天南星、川楝子、牡丹皮、夏枯草、赤芍、淡竹叶、香附各12 g，太子参、柴胡、郁金、当归各10 g，川芎、生大黄（后下）各6 g。每日1剂，水煎服。服14剂后，基础体温上升6日，头晕、胁痛等症渐瘥，偶有腰酸耳鸣。苔薄，脉细。治宜温经化痰，活血通经。药用益母草30 g，牛膝、赤芍、川楝子、石菖蒲各12 g，当归、附子、莪术、法半夏各10 g，川芎、桂枝、生大黄各6 g。服7剂后，月经量多，色红。再以上方加减出入调理3个月，随访半年，月经基本正常。(《李祥云治疗妇科病精华》，中国中医药出版社，2007)

2. 妙法绝招解析：经云“肝为将军之官”，肝体阴而用阳，性喜条达疏泄，一旦情志不遂，肝失疏泄，气郁结，致冲任不调；《女科经纶》云“人有隐曲，难以舒其衷，则气郁而不畅，不畅则心气不开，脾气不化，水谷日少；不能变化气血……血海无余，所以不月也。”患者因功课紧张，脾气急躁，忧思郁结，心气不开，脾气不化，肝气郁结，发为闭经。故以逍遥散合川楝子疏肝理气开郁；郁金、夏枯草、石菖蒲、天南星涤痰开窍；淡竹叶、生大黄清泻郁结之火；淫羊藿、菟丝子、肉苁蓉调益冲任，使肝郁得解，冲任得调。再以活血通经之剂，终使经水因循而下。

（十四）脾肾亏虚，冲任失调（韩冰医案）

1. 病历摘要：李某，女，30岁。既往月经正常，7个月前开始无明显诱因月经停闭，曾多次行妊娠试验及B超检查，未发现异常。停经期间，反复感小腹隐痛，腰酸痛，带下量少，阴道干涩，性欲减退，纳食减少，夜寐欠安，二便正常，面色晦暗，舌淡暗，苔白，脉沉细尺弱。15岁初潮，无痛经，7年前顺产一男，后行节育手术。诊断为闭经。

证属脾肾亏虚，冲任失调。治宜补肾调冲，理气养血。药用益母草、黄精各30 g，巴戟天、熟地黄各20 g，杜仲15 g，枳实、川牛膝、补骨脂、紫河车、当归、川芎各10 g。每日1剂，水煎服。服20剂后，月经来潮，经量如前，带下增多，阴道干涩及性欲减退消失，小腹隐痛及腰酸痛减轻，纳谷转佳，上方加紫石英30 g。继服30剂，小腹隐痛及腰酸痛消失，夜寐安，月经恢复正常而愈。(《中国现代百名中医临床家丛书·韩冰》，中国中医药出版社，2007)

2. 妙法绝招解析：闭经一病，在诊断上应首先排除妊娠，该患者为育龄期妇女，查尿HCG除外妊娠，其次还要注意是否为生殖器官器质性病变所造成的闭经，该患者妇检、B超无明显异常，因此属卵巢功能失调性闭经。根据证候表现，证属肾虚冲任失调。本例无明显诱因经行骤止，虽突然停闭以实者居多，渐至闭经以虚者居多，但综合脉证，该例属肾虚血枯之闭经。因肾气盛，天癸至，冲任通盛，方能月事以时下。肾精乃月经之主要化源，肾精虚冲任失调则血海空虚，无血可下而致月经停闭；肾主生殖，肾藏精，精化气，肾气寓肾阴肾阳，肾阴虚则带下量少，阴道干涩；肾阳虚则性欲减退，面色晦暗；肾虚冲任失调则小腹隐痛，腰酸痛。舌脉亦为肾虚之象。故治宜补肾调理冲任，理气养血。应补足血海，使之盈满则溢，而不应一见闭经就祛瘀泻实，犯虚虚之戒。方中以补骨脂、紫河车、黄精、杜仲、巴戟天、熟地黄补肾填精，精足则化血；以当归、川芎、熟地黄养血活血，调理冲任；川牛膝、益母草活血调经；加枳实利气行滞。肾精得填，精血得化，冲任得调，经血自然而下，此乃治本之法也。理血之药少于补肾调冲（治本）之药，虽未重点治血，但三诊而愈，可见用药之妙。另外，在大堆补肾调冲药中，加一味利气行滞之枳实，起补而通之的作用，实为点睛之笔。

（十五）肾气虚衰，冲任受损（韩冰医案）

1. 病历摘要：姚某，女，36 岁。患者既往月经正常，24 岁足月顺产一胎。3 年前因孕 3 月余而在当地县医院行钳刮术，术中出血较多，术后月经 3 个月未行，服用活血化瘀中药，经水方行。其后月经周期逐渐延长至 40～56 日，量少色暗淡，伴腰膝酸痛。现患者已 6 个月未行经，精神不振，腰痛明显，小腹绵绵而痛，喜揉按，手足冰凉，记忆力下降，白带量少，舌淡暗苔白，脉沉细弱。13 岁初潮，无痛经，白带正常。妇科检查：宫颈中度糜烂，子宫正常大小，双附件区未扪及异常。B 超：子宫前位，大小 5.4 cm×4.2 cm×3.0 cm，内膜厚 0.6 cm，双附件未探及。诊断为闭经。

证属肾气虚衰，冲任受损。治当调补冲任，益肾填精。药用黄精、鸡血藤、益母草、紫石英各 30 g，熟地黄 20 g，鹿角霜 15 g，山茱萸、巴戟天、肉苁蓉、当归、川芎、五味子、牛膝各 10 g，甘草 6 g。每日 1 剂，水煎服。服 2 周后，觉腰痛明显好转，白带量增多，月经仍未来潮，但觉乳房发胀，小腹坠胀而凉，于上方去黄精、五味子，加橘核 15 g，路路通、枳壳各 10 g。再服 4 剂，月经来潮，量可，色暗红，小腹及乳房症状消失，惟觉腰膝酸软，大便稀溏，乏力，舌淡红，脉沉细滑。上方去枳壳、牛膝，加茯苓 30 g，补骨脂 10 g，炮姜 6 g。再服 4 剂，腰痛症状好转。嘱其继续服药半年，随证加减，月经如期而至。（《中国现代百名中医临床家丛书·韩冰》，中国中医药出版社，2007）

2. 妙法绝招解析：本例为闭经冲任亏虚，肾气不足型的典型证候。其主症以腰痛为主，并伴小腹绵绵而痛，喜揉按，白带量少，知其闭经病本属虚，肾气虚而冲任亏虚，应与实证之肝郁、血瘀、痰湿详加辨别。次症之精神不振、手足冰凉等，说明在肾气虚的同时兼肾阳虚，舌淡暗，苔白，脉沉细弱为虚证之候。钳刮术中出血较多，元气大伤，应补气养血，少佐逐瘀生新。故本证病机为冲任亏虚，肾气不足。故以调补冲任，益肾填精为主线，辅以养血活血，补肾活血，益胞活血之治，使血海满盈，故能盈满则溢，经血得下。方中以熟地黄、山茱萸、巴戟天、黄精、肉苁蓉为主药，贯穿始终，突出调补冲任，益肾填精之治；并以当归、川芎、鸡血藤养血活血，牛膝补肾活血，益母草益胞活血，取经满得溢之效。二诊乳房发胀，加用橘核、路路通、枳壳疏肝解郁通络。整个治疗过程用药始终以补肾调冲为主，理血为辅，其疗效印证了“经本于肾”的理论。并嘱患者服药半年，说明闭经的难治性和持久性，在立法正确的前提下还要坚持服药，才能获效。

（十六）气血衰少，血海空虚（韩冰医案）

1. 病历摘要：刘某，女，23 岁。素体虚弱。13 岁月经初潮，量、色、质均正常。半年后因学习紧张，月经周期紊乱，经量多且淋沥不止，在西医院诊断为“功能失调性子宫出血”而用人工周期治疗，症状痊愈。但其后月经量较前明显减少。半年前，无明显原因月经突然停闭不来，

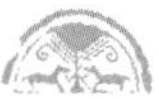

现患者神疲乏力，面色萎黄，时感头晕，活动后胸闷气短，注意力不集中，晚上怕冷，纳食尚可，舌淡，苔薄白，脉沉细。B超：子宫前位，大小6.5 cm×5.0 cm×3.8 cm，内膜厚0.6 cm，双附件未见异常。实验室检查：性激素六项在卵泡期水平范围。诊断为闭经。

证属气血衰少，血海空虚。治宜益气养血，调补冲任。药用鸡血藤、益母草、黄精各30 g，熟地黄、杭白芍各20 g，当归、川芎、紫河车、桂枝、牛膝各10 g。每日1剂，水煎服。服10剂后，月经来潮，量少色淡，于上方加桃仁、红花各10 g。再服4剂后，月经量增多，5日干净。将上方改为：黄精、黄芪、鸡血藤、益母草各30 g，熟地黄、杭白芍各20 g，当归、川芎、月季花、茯苓各10 g。继续服用3个月，月经均如期而至，且身体状况好转。停药半年后随访，月经正常。(《中国现代百名中医临床家丛书·韩冰》，中国中医药出版社，2007)

2. 妙法绝招解析：本例为闭经冲任衰少、气血不足型的典型证候。其症状以神疲乏力，面色萎黄，头晕为主，并伴活动后胸闷气短，注意力不集中。次症为晚上怕冷。因既往有月经量多史，大出血后必血海空虚，知其闭经病本属虚，气血虚而冲任亏虚，晚上怕冷说明气血两虚中兼有阳虚，舌淡苔薄白，脉沉细为虚证之候。该患者有功能失调性子宫出血史，血下必耗气，久之则气血两虚。气血两虚则冲任衰少，血海空虚，无血可下，遂致闭经。故本证病机为冲任衰少，气血不足，以气血两虚为主。故以调补冲任，益气养血为主线，辅以补肾填精，少佐温阳活血，使气血充足，血海满盈，故能盈满则溢，经血得下。方中以四物汤为主，佐以补肾填精，少加温阳活血之品。熟地黄、当归、川芎、杭白芍养血活血；黄精补肾填精，调补冲任；紫河车为血肉有情之品，温补肾阳以暖胞；桂枝温通奇经以通经；牛膝补肾活血；鸡血藤养血活血；益母草活血益胞。二诊月经来潮，但量少色淡，于上方加桃仁、红花以增强活血之力。三诊因月经量增多，以四物汤为主加味。整个治疗过程用药始终以四物汤为主，补肾为辅，其疗效印证了“气血为月经之源，虚证补而通之”的正确性。

（十七）宿热内蕴，血为寒凝（郑长松医案）

1. 病历摘要：郑某，女，18岁。经行3日之际下水捕捞，刻即经净，延今已逾2个月，经事未行。并伴头痛身热，心烦体倦，纳呆食减，腰腹俱痛。自16岁月经初潮以来，常感头痛，有时鼻衄，经候尚准，经期7日。舌胀色赤，苔白乏津，脉洪稍数。诊断为闭经。

证属宿热内蕴，血为寒凝。治宜清宿热，祛新寒，活血通经。药用益母草、丹参各30 g，赤芍、当归各20 g，牡丹皮、青蒿、炙鳖甲（捣）、白术各15 g，鸡内金、柴胡、生栀子、川芎各9 g，生甘草6 g。每日1剂，水煎两次，共煎取500 mL，分两次温服。嘱经期停服。服3剂后，身热尽退，头痛减轻，食欲增进，脉象转缓，惟腹痛依故，经尚未行。守原意增损，加化瘀通经之品。前方去青蒿、鳖甲。加川牛膝15 g，泽兰、炒桃仁（捣）各9 g，肉桂（后下）3 g。共服药6剂，月事得通，诸恙悉平。(《郑长松妇科》，中国中医药出版社，2007)

2. 妙法绝招解析：本案自月事初至即常感头痛，有时鼻衄，并见舌胀色赤，苔白乏津，脉象洪数，均宿热内蕴之象；复于寒冷天气带经下水，致血为寒凝，胞脉闭阻，故经闭不行，腰腹俱痛。旧有热邪内蕴，新为外寒所束，寒热交扰，营卫失调，则身热心烦，肢体倦怠；瘀阻气机，则腑气不畅，故脾失健运，纳呆食减。方中益母草、丹参、赤芍、当归、川芎养血活血；鳖甲、青蒿、柴胡和营退热，牡丹皮、栀子解热除烦，鸡内金、白术、甘草健脾和中；热邪得清后，加肉桂温通胞脉，助火消阴；加泽兰、桃仁、川牛膝以化瘀通经，引血下行。

（十八）气血双亏，脾肾阳虚（郑长松医案）

1. 病历摘要：李某，女，31岁。引产后，经闭未行，已20个月。常感头晕目眩，神疲体倦，腰酸腿软，食欲显著减退，形体逐日虚羸，入冬后形寒肢冷，手足异常寒凉。妇科检查“子宫萎缩”，有“肺结核”病史。形体羸瘦，舌质淡红，苔薄白润，脉沉细弱。诊断为闭经。

证属气血双亏，脾肾阳虚。治宜补气养血，壮火益土。药用菟丝子、莲子、淫羊藿、黄芪、肉苁蓉、党参、当归各 30 g，赤芍、白芍、香附（捣）、何首乌、川牛膝、炒白术、山药各 15 g，补骨脂 12 g，川芎、鸡内金、莪术各 9 g，广木香、官桂（后下）各 6 g。每日 1 剂，水煎两次，共煎取 500 mL，分两次温服。服 3 剂，月经来临，继之及期自下，惟血量偏少。（《郑长松妇科》，中国中医药出版社，2007）

2. 妙法绝招解析：本案旧有肺痨，气阴两伤，引产后气血益虚，故经闭不行，并伴头晕目眩，神疲乏力，舌淡苔薄，脉沉细弱；其腰酸腿软，形寒肢冷，入冬后手足异常寒凉，均肾阳不足，阳气不能宣达之象；肾阳亏虚，不能温煦脾胃，则脾胃运纳之阳衰惫，故食欲显著减退；纳减则化源不足，故形体逐日消羸，经水长期不行。方中黄芪、党参、白术、山药、鸡内金补气健脾，资脾气渐旺，以裕生化之源；当归、白芍、川芎、何首乌养血活血，益肾填精；淫羊藿、菟丝子、莲子、肉苁蓉、补骨脂、官桂、木香温补肾阳，壮火益土，使阳气壮则阴邪除；佐莪术、牛膝俾经脉流通，得以下行；加香附一味，有气顺血行之理。

（十九）痰湿蓄聚，胞脉闭阻（郑长松医案）

1. 病历摘要：杨某，女，39 岁。经闭半年，伴头重眩晕，神疲体倦，胸闷气短，纳呆食少，带下连绵。10 年前，于怀孕 7 个月时，因羊水过多，胎死腹中，引产后吃肉蛋类食物较多，此后体态日丰，经来后期而少，延今经闭不行。形体肥胖，面色㿠白，舌质淡红，苔薄白腻，脉沉细弱，膝下浮肿，足踝尤甚。妇科检查：阴道有多量泡沫状白带，宫颈轻糜，宫体后位，正常大小，两侧附件（一）。诊断为闭经。

证属痰湿蓄聚，胞脉闭阻。治宜醒脾利湿，化瘀散结。药用益母草、当归、生香附（捣）、丹参各 30 g，川牛膝、茯苓、姜半夏各 15 g，红花、炒桃仁（捣）、枳壳、胆南星、陈皮各 9 g。每日 1 剂，水煎两次，共煎取 500 mL，分两次温服。服 5 剂后，诸症未减，且感小腹阵痛，以水袋热敷，顷刻痛止。守原意增温经通脉，理气止痛之品，以冀获效。按前方加川厚朴 18 g，炮姜、吴茱萸各 9 g，肉桂（后下）3 g。又进 4 剂后，月经来潮，2 日即净，血色暗紫，量少有块，经来时腹痛腰酸。按二诊方香附、川厚朴减半，去胆南星，加延胡索（捣）9 g。半个月后继服，改为每晚服药 1 次，2 日 1 剂。嘱经期停药。共服药 15 剂，月事按期来潮。（《郑长松妇科》，中国中医药出版社，2007）

2. 妙法绝招解析：本案由引产后恣食厚味，体态日丰，痰湿内蕴致病。痰湿蓄聚则胞脉瘀阻，故经事由迟至量少，至不得下行；痰湿壅塞，气机被阻，则胸闷气短，纳呆食少；清阳被阻则头重眩晕。其神疲体倦，面色㿠白，舌淡苔腻，下肢浮肿，带下连绵，皆痰湿壅阻之象。方中半夏、茯苓、胆南星、陈皮健脾利湿，化痰散结；益母草、丹参、当归、桃仁、红花、延胡索养血活血，化瘀通经；吴茱萸、炮姜、肉桂温经通脉，补助阳气，使气之阳盛则血动；牛膝引血下行；香附、厚朴、枳壳理气醒脾，俾脾复健运之常，则痰湿自化。气机得以宣畅，则经血自调。如庞安常说：“善治痰者，不治痰而治气。气顺则一身之津液亦随之而顺矣。”

（二十）血虚气滞，血脉瘀滞（匡继林医案）

1. 病历摘要：彭某，32 岁。闭经 1 年余，因正值经期，出差在外，接家中电告小孩病重，旋即经水骤停，自此以后月经闭止，伴头昏心悸，彻夜不眠，胸闷多嗔，切脉细缓，舌黯淡，苔薄白。诊断为闭经。

证属血虚气滞，血脉瘀滞。治宜养血安神、行气理血。方选柏子仁丸加减。药用丹参、枸杞子各 15 g，川续断、白芍各 12 g，当归、柏子仁、香附、泽兰、炒酸枣仁各 10 g，川芎 9 g。每日 1 剂，水煎服。服药 5 剂，头昏、心悸、失眠明显好转，继用上方加减服 10 剂，诸症消失，经水来潮。(本书主编，待刊)

2. 妙法绝招解析：闭经在临床上往往虚实并见，治疗则宜攻补兼施。其用柏子仁丸《妇人良方》养血调经，并按不同见证加减施治，每获良效。此案患者素体心肝阴血不充，复因经期劳累，精神紧张导致血虚气滞、血脉瘀滞而病闭经，伴见头晕，心悸失眠，脉细缓。养血安神、行气理血以调经。其中当归、白芍、川芎养血和血；柏子仁、酸枣仁养心益肝，安神除烦；枸杞子、川续断补益精血；香附、泽兰、丹参行气活血。全方补中有行，补而不腻，共促气血的生化和运行。故 5 剂药后，气血渐复，血脉渐舒，症状明显好转，守方再服 10 余剂收功。

三、文献选录

女子在应有月经之年龄内而经脉不行，或经来复闭者，均为“闭经”。亦称“经脉不通”“月事不来”“经闭不行”等。若妊娠、哺乳，或不及二七，天癸未至，或年逾七七，天癸已竭者之经闭不行，应属常候。另有经候两月一至者称“并月”，三月一至者称“居经”，一年一至者称“避年”，又有终身无而能受孕者称“暗经”，均为变常。如《本草纲目·论月水》中云：“复有变常，……有三月一行者，有一生不行而受胎者，是谓暗经。”此证可分虚实两类。虚者多为脾虚、肾虚、血亏，因血赖脾化，脾虚则血少；肾为先天之本，主藏精气，肾虚则精亏；或失血之后及久病伤阴致血海空虚，无血可下。实者多为气滞、血瘀、寒凝、痰阻，因气滞则不能行血，血瘀则脉道闭阻，寒凝及痰阻则血滞不行。应分别对脾虚者予以补气健脾，以益生化之源；肾虚者予以补肾填精；血虚者予以养血充营；气滞血瘀者予以行滞化瘀；寒凝者予以温经通脉，痰阻者予以理气化痰。旨在虚衰者得补，阻滞者得行，使胞脉通调，则月事自下。配方中常伍以益母草、牡丹皮、川牛膝、桃仁、肉桂等药。盖因前四味皆活血通经之要药，祛瘀生新之良品。阴血下行必阳气鼓动，故借肉桂辛热补阳之力，使气之阳盛以动血，用之得宜，则效如桴鼓。

(一) 古代文献选录

1. 裴兆期治一妇，头眩耳鸣，肉瞤筋惕，恍惚不得寐，乍作乍止，已半载矣。后乃经闭 4 个月，小腹如怀孕状，医疑其妊而安之，忽一日下紫黑血少许。始知为经闭。改用通经药数剂，腹不减反增恶心呕哕，粥饮下咽，旋即哕出，咽喉焦痛，舌黑无津，医不知何故。裴氏诊之，六脉弦细而滑，两关尤甚。诊断为闭经。证属顽痰闭滞，血海壅瘀。治宜攻下痰热，活血化瘀。方选滚痰丸首服。药用滚痰丸 80 粒，不动。再投 70 粒，小腹微痛。次日又服如数，小便痛不可忍，将夜半，下如猪肝者数块，每块几盈尺，更下如破絮脂膜无数，又累累若石榴子，红白攒缀，连络而下着，不啻二三斗，小腹顿平，痛亦如失。最异者，吐痰碗许，俱如绿草汁色，口角流涎不断，如琴弦之坚。丹溪谓：“怪病是痰，十居八九。”良然，时胸未平，饮食少进，用橘红、茯苓各 5 g，枳实、黄连、半夏各 2.5 g，水煎入姜汁二匙，竹沥半酒杯。服二剂后，以六君子汤加减，更服加味润下丸，调理百余日而愈，逾年生一子。本例亦为痰热内盛，月经闭阻。但见症更奇，俗云“百病多由痰作祟”。痰热内结，血海瘀塞，故月经不通，先以礞石滚痰丸攻下痰热，竟下血块一尺长者四五块，又下如石榴子状、败絮脂膜状的瘀血块不止二三斗，小腹顿平，始知初小腹如怀孕状，乃瘀血内结，为癥瘕所致。今用攻下痰热方法，使气血通畅，癥瘕便不攻自破了。故云“有病而经不调者，当治其病，病去经自调”。后以小陷胸加味 2 剂，力求攻邪务尽，终以六君子调理脾胃而经调有子。

2. 朱丹溪治浦江洪宅一妇，病疟一日一发，食甚少，经不行已三个月。丹溪诊之，两手脉俱无，时当腊月，议作虚寒治。以四物加附子、吴茱萸、神曲为丸。心疑误，次日再诊，见其梳妆无异平时，言语行步，并无倦怠，知果误矣。诊断为闭经。证属痰热内阻，冲任受损。治宜化痰清热，调理冲任。方选三花神佑丸。旬日后，食稍进，脉渐出，但代而微弦，疟尚未愈，因谓胃气既全，春深经血自旺，便可痊愈，不必服药，教以淡味节饮食之法，半个月而疟愈，经亦行。本例为痰热内阻，冲任受损而致停经。此案诊断关键在于两手脉俱若无。两手脉无，必兼见气短自汗等一派虚弱之象。朱氏便由脉得到启发，按证候看，患疟疾停经三个月并无上述虚证，反复观察之后，方知脉无并非气血大虚，乃为病阻碍经络，气血涩滞不能流通所致，与伏脉、牢脉同样意义。闭经也并非气血不足，病邪阻络不得流通同样可以导致。再加患者有发疟一证，“无痰不成疟”，故推断为痰热内停，阻滞气机用刘完素《宣明论方》攻逐痰热的三花神佑丸，方由大戟、芫花、甘遂、大黄、轻粉、牵牛子为丸治愈，此案婉转深思，理法皆妙，周旋不离规矩，并道出误诊原由，颇值得玩味。(肖国士摘录)

（二）名医论述选录

1. 易修珍论述：闭经虽有虚实之分，但往往虚实夹杂多并存，并存中有所侧重，或虚多实少，或实多虚少，最终均易致瘀阻胞宫。治疗重视辨证与辨病，专方专药运用，结合病机所在，顺应月经周期及经前征兆。易氏治疗原发性闭经，主张借助现代医学检查手段，排除先天子宫阙如，并查清楚属子宫性、卵巢性，还是垂体性闭经。中医治疗强调滋补肝肾、健脾益气养血、调理肝脾冲任。但因本病临床表现多虚实夹杂，或兼有气滞血瘀，或肝经湿热，或脾胃不和等症状，主张灵活变通，不必拘泥一方一药，提倡治疗期间注意观察用药后经前征兆的出现，如带下量增多、乳房胀痛时，可通过B超动态地观察子宫内膜的变化，调整用药，每个主方中适当加入丹参、莪术、生三七粉、川牛膝1～2味，起到寓攻于补，祛瘀生新调经的作用。常配伍中药海马冲服，该药具有补肾壮阳，调气活血作用，在一派滋补阴血的药物中加入少量海马，阳中求阴，是易氏用药精华。对久治不愈的原发性闭经患者，短期采用西药人工周期治疗，激发、促进性腺轴（肾—任脉—冲脉—胞宫）逐渐恢复，同时中医辨证论治，效果也好。如病情有好转，一定继续巩固治疗3～6个月，促进痊愈。(云南中医药杂志，1998，1)

2. 翁充辉论述：闭经的原因有①肝肾不足：妇女行经全赖体内气血运行、正常，冲任二脉充盈流畅。由于冲任二脉隶属于肝肾，若先天肾气不足，年幼多病，加上早婚色欲过度，婚后产育过多，肝肾受损，精血不足等致血液亏虚而闭经。②脾胃虚弱：冲任二脉隶属于阳明（人体十二经脉之一，属胃络脾)，脾胃虚弱，多由于各种原因，如饮食失节，大量出血，或慢性消耗性疾病等，使机体处于长期严重的贫血状态。气血生化之源不足，以致血海空虚，而发生闭经；或因产后哺乳太多，甚至多次人工流产，子宫内膜被刮过甚，损及冲任络脉，影响脾胃，而致闭经。③气滞血瘀：精神上过度紧张和刺激，如过分惧怕，多怒忧郁，渴望妊娠；或生活环境突然改变，使肝气郁结，气机不利，血瘀不行；或经期冒雨涉水；或受冷水刺激；或感受风寒；或过食生冷及寒凉药物。血为寒凝，气机不畅，瘀阻冲任，遂致闭经。④痰湿内阻：肥胖之人，多痰多湿。脾阳被困，痰湿壅滞，络脉不通，而致闭经。一些内分泌障碍的疾患，如甲状腺、卵巢等功能障碍，可有痰湿内阻闭经的表现。⑤阴虚内热：消瘦之人，情欲过度，津液耗损，多阴虚内热，耗损阴血，不能充盈血海，血海枯竭，而致闭经。或急、慢性疾病致体内津液耗损，阴血来源枯竭，则可影响月经来潮，如结核病、伤寒、疟疾、贫血、营养不良等，均有阴虚内热之闭经表现。凡属原发性闭经，应结合妇科检查，排除是否属于子宫及卵巢发育异常（如无子宫、子宫发育极小及幼稚型等)。属继发性闭经，应与早孕鉴别。排除上述情况后，再按闭经的病因病机进行治疗。在治疗方面，首先应明辨虚实，虚证以补益气血为主，兼顾脾胃，有肝肾亏损症状的又当滋补肝肾；实证以活血通络为主，佐以理气。如有痰湿阻络，治以祛痰燥湿，疏通气血；若

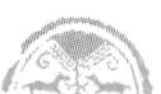

由气滞而血瘀，则当疏肝理气为主，佐以活血化瘀。但运用行气破血药后，又当着重补虚，使冲任气血功能旺盛，而逐渐恢复。闭经以虚证为多见，实证每多虚中夹实，单纯属于血瘀而致月经不行的则较为少见。故治疗闭经多数采用补益气血、滋补肝肾以培其本，佐以理气行血以促其通畅，而非单纯活血通络所能取效。经治疗获得一次行经后，必须继用药性相同的丸药治疗一段时间，以巩固疗效，逐渐建立起正常的月经周期。(《中医妇科临证备要》，福建科学技术出版社，1986)

3. 刘云鹏论述：闭经一症，有虚有实，虚者为肾亏血少，实者属气滞血瘀。病属实者，治宜祛邪为主，其中因气滞而致病者，应以行气开郁，活血调经为治，气行血活，则经行正常；若因瘀血致病，又应以活血化瘀通经为法，瘀血得活，胞脉通畅，月经自调；病属肾虚血少者，治当循序渐进，从缓图功，待肾精足，经水有源，月经自潮；先天之肾精不足，初潮后不久即经闭，用补肾养血调经法，四二五合方为代表方剂。肾虚血少而致经闭者，以青少年女子较为多见，此类患者或月经一直未行，或初潮后不久经量逐渐减少，以至经闭。临床常见头昏、腰痛等症，妇科检查多属子宫发育不良。因此，少女闭经，当从肾论治。气滞血瘀而致经闭者，则以中年居多，此类患者不论原发性或继发性闭经，临床必见胸乳胀痛，或小腹疼痛，故治中年闭经，常需调气活血，气顺血和，经通而诸症告愈。闭经一症，属实者易治，属虚者难医。(《妇科治验》，湖北人民出版社，1984)

4. 何子淮论述：导致经闭的机制总不外前人说的血枯、脂隔两种情况。脾胃虚弱，肝肾不足，血海枯竭，无以下行，属于经闭之虚证类型；寒湿凝滞，痰脂阻隔，胞脉不通，经水不下，多属于实证或虚中夹实的类型。临床按气血虚弱、肾气不充和痰脂阻络三型辨证论治，常能获得一定的疗效。①气血虚弱证：治则：补养心脾，促进生化。方药：济生归脾汤加当归、远志。②肾气不充证：治则：补肾填精，养血调冲。药用熟地黄、紫河车、石楠叶、淫羊藿、仙茅、菟丝子、巨胜子、巴戟天、天冬、枸杞子、小茴香等。若小腹作胀，似有潮意，改用养血温通法，前方配加当归、川芎、香附、泽兰等。先天禀赋不足，肾气虚弱，与现代医学所谓的肾上腺皮质发育不良、功能不足有密切关系。据现代药理实验分析，上药有良好的促进肾上腺皮质功能的作用，临床体会，其益肾填精之功效也较为理想。另如紫河车、巴戟天、巨胜子等强壮命门、益精化血；配石楠叶、紫石英、小茴香温暖胞宫血海，祛下焦寒滞，俾使肾气得充，命门火旺，精满血胜而月事能以时下。但在月事欲下未下之际，辅以理气活血之品，则能行气帅血，促使经血顺利而下。③痰脂阻隔证：治则：祛湿化痰，疏通经络。方药：二陈合五皮饮加减；次以扶持中土，培补化源之五味异功散加味，再以益肾温通，鼓舞经潮，药用当归、狗脊、白芍、川芎、川续断、泽兰、香附、月季花、丹参、花椒等。关于经闭的诊断，要注意询问患者的发育史和月经史，从中分辨生理性和病理性、原发性和继发性经闭的区别。病理性闭经中的原发性闭经，一般多为先天不足，肾气不充所致。另外尚需注意螺、纹、鼓、角、脉，中医所谓“五不女”的先天性缺陷。对经闭的辨证，抓住虚实两个类型，但以虚为主。痰脂阻隔者外形丰腴，湿滞痰阻，貌似实证，但本质还责之脾肾气化失司。故治疗注重从整体出发，一味采用活血通经不符合辨证论治的原则，是竭泽而渔的劣工做法。血枯经闭采用补脾益肾、养血调冲法，此所谓“欲以通之，必先充之也”。脂隔经闭先排除寒湿痰脂的阻隔，有痰必先化痰，疏通脉络，再以健脾养血，杜绝生痰之源，宜分期耐心调理，循序而进。求效急切，不从本治，欲速反不达，即使一时取效，也不巩固。另有人工流产后，特别是多次人工流产后虚体未复，月经长期不转而经闭，一般都因气血亏损未能复元，以致停经，可作肾虚胞脉受创论治。从辨证的角度，患者经闭数月，往往无腹胀腹痛，但有腰酸带多，形体羸瘦，精神疲惫，据此以补肾填养冲任法常能取得满意的效果。临床还有因大出血后引起的经闭，类似于席汉综合征者，治疗也应以温肾填精、调补冲任为原

则，但这类病例经历不多，尚需从临床实践与理论方面作进一步探索。(《何子淮女科经验集》，浙江科学技术出版社，1982)

5. 姚克敏论述：姚氏潜心研究闭经机制，特别对妇女的生活、工作、社会环境、生理病理特点的演变极为重视，认为月经、胎孕是妇女的两大生理特点，同时也是导致妇科诸病的主要因素。女子一生的重要时期即13～50岁。由于经、胎、产、哺乳等活动，极易造成损精、伤血、耗气的后果。即使在近年积极贯彻计划生育方针的前提下，多数妇女仍有多产之累（引产、流产等)。且因对经期、孕期、放环期的卫生保健不够重视也成为常见病因之一。此外，当代妇女有职业之负担，又有家庭之劳累，故精神情绪因素更不鲜见。尚有部分室女经闭者，无特殊病因，无明显证候，面华体健而经不行。故姚氏对闭经患者，必详审病史及其损伤之故，除重视脏腑证候表现外，又配合各种相关的西医方法检查、测定。在四诊中特别强调问诊及切诊。姚氏综合近年闭经患者的临床特点，提出闭经的群体表现是以虚为主，虚实相兼为其主要病机。临床以精、气、血虚为本，兼顾夹杂因素论治。并提出“补益”为主，“补充疏导”同用的治疗法则。精、气、血虚，有以精为主者，有以血为主者，有以气为主者。如精血两虚或气血两虚，兼夹他候则论治较难。更有精、气、血俱虚，互为因果，至脏腑俱累，化源无权；或正虚而寒湿瘀热为患，发为“风消”“息贲”“石瘕”“痨瘵”者，重症也。治当别论。闭经之兼夹因素多为气滞、瘀阻、郁热、寒湿等。诸兼夹因素又可互见，治疗视病情深浅轻重，分别运用理气行滞、活血化瘀、解郁清热、温经散寒，疏之导之，而忌用攻、破、清凉、温燥之重剂，以免伤及精、气、血之本源，是为舍本而治标也。新加五子汤为主方，女贞子、茺蔚子、菟丝子、覆盆子、车前子补益精血，滋养肝肾，但补而不腻。配合四物、逍遥养血柔肝，调和疏导。而不论补益或疏导，特别强调冲任二脉的调畅，故用药时桑寄生、川续断、杜仲、鹿角霜、牛膝等常灵活配用。精气重损者加二仙（仙茅根、淫羊藿)、肉苁蓉、巴戟天、党参、黄芪、枸杞子之属，而壮阳辛温之品未尝轻用。姚氏认为：“阳之为动，其本在精，若无精血之基础，妄助阳浮，则无异于无油剔灯，一闪而灭也。”如有兼症，随症加减。兼气滞者，加香附、乌药、砂仁、紫苏梗；兼瘀阻者，加益母草、丹参、牛膝等。对于桃、红、棱、莪之类姚氏很慎用。兼郁热者加黄芩、青蒿、牡丹皮等；夹寒湿者加艾叶、吴茱萸、官桂之品。总之，姚氏在指导临床时反复强调，闭经之症只可先培本源，再缓缓疏导之。为医者勿好奇、勿求速、勿偏执，则为得当。(云南中医药杂志，1993，1)

6. 裘笑梅论述：①温补肾阳，调养冲任。先天肾气不足，幼年多病，或房劳过度，多产伤肾，可致冲任两脉亏损，血海空虚，月事不以时下。西医学中的卵巢功能不全或早衰所致闭经多属此类范畴。症见闭经，面色苍白，形寒怯冷，腰脊酸楚，眩晕耳鸣，舌淡白，脉沉细或细弱。测基础体温单相，血检雌激素水平低下，B超提示子宫正常或略小。裘氏认为对于此类患者当以温补肾阳，调养冲任为总则，药用淫羊藿、仙茅、胡芦巴、肉苁蓉、巴戟天、肉桂末为基础，使少火生气，胞宫得暖。月经净后，阴血亏虚，肝肾不足，加用熟地黄、阿胶、鹿角片等血肉有情之品，入肝肾养血填精，以补充物质基础，使精血渐盈则经水自至；排卵前期加党参、黄芪、丹参益气养血，以助阴精转化促进排卵；排卵后则辅以艾叶、炮姜，加强温肾壮阳暖宫之力，促使基础体温上升并维持在一定水平；经行之前加养血活血之品如当归、川芎、泽兰、蒲黄，使冲任充盈通畅，月事按时来潮。如此进行周期治疗，获效颇佳。②疏肝解郁，理气调经。女子善怀多郁，情志不遂，思虑过度，致肝气郁结，气滞血瘀，脉道不通，经血不得下行而闭经。西医学中的情绪变化引起下丘脑—垂体—性腺轴改变所致闭经多属此类范畴。症见经水数月不行，情绪急躁，头晕头痛，胸胁胀满，口苦咽干，乳房作胀。苔薄黄，脉弦涩。测基础体温单相或双相。治拟疏肝理气，解郁通络，药用白蒺藜、预知子、小青皮、橘核、橘络疏肝理气散结；蒲公英、制

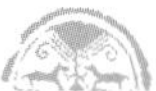

香附软坚消结；麦芽开胃健脾，且有疏肝理气之功；柴胡疏肝解郁，薄荷芳香开郁，能解气分之郁滞。诸药合用，使肝气通达，脉道通畅，则月事自行。郁久化热者加用半枝莲、忍冬藤、龙胆、山栀、泽泻等清泻肝胆实火，疏通经络而利胞脉；兼有血瘀者方中加入蒲黄、五灵脂、泽兰、苏木等活血行气之品，使瘀血得散，气机得舒，脉道通利。③温肾运脾，化痰祛湿。闭经多见于形体肥胖者，病机为脾肾阳虚，健运失司，聚湿生痰；或真阳不足，命门火衰，不能化气行水，寒湿凝滞，胞脉闭阻，经水不得下行。现代医学多囊卵巢性闭经多属此类范畴。症见月经停闭，形体肥胖，神疲困倦，白带增多，胸胁满闷，口腻痰多，头晕心悸。苔白腻，脉滑细。B超提示卵巢正常大小或增大，呈多囊性改变。治当运脾温肾，化痰祛湿，药用茯苓皮、大豆卷、生薏苡仁、车前草健脾助运，利水化湿；威灵仙、皂角刺祛湿通络，软坚散结；川续断、狗脊、紫石英、鹿角片温补肾阳，化气利水；香附、青皮、枳壳、藿香、乳香等行气活血调经。诸药合用，使痰湿得化，经络疏通，则血海得以充盈，而经水自下。（浙江中医杂志，1999，1）

7. 王白平论述：结核病、强烈的精神刺激、生活环境的改变，以及刮宫、引产、大出血、寄生虫病等，都可致继发性闭经。临床详辨虚实而论治。虚者多因肝肾不足，气血虚弱而无血可下；实者多由气滞血瘀，寒邪或痰湿阻滞所致。虚证以补益肝肾，健脾养血为主，并可根据病情适当伍入调气活血通经之品。实证，则应根据不同病因及证候，即寒、郁、痰、瘀之不同病机，分别以温经散寒、理气活血、祛痰除湿、活血调经法，使气血调畅，经复可望。无论虚实，切不可以通为快，滥用攻破通利，重伤气血；也不可过用滋腻养血，以免脾胃受伤，化源不足。总须在调理气血中寓以“通”法，顺势利导，催经下行。本病特点是月经无期可寻，基础体温测定多无规律可依，必须采用中药建立人工周期，人为确定初诊日期为第1阶段开始，定时而攻。具体方法：第1阶段用四物汤为基础方，若肝肾不足加鸡血藤、枸杞子、山茱萸、黄精；若气血双虚，合四君子汤加黄芪、何首乌、阿胶、鸡血藤；若寒凝，加桂枝、肉桂、吴茱萸、茴香；若痰湿明显，加橘红、半夏、茯苓、白芥子、三棱、莪术、郁金、香附；子宫发育不良，加紫河车粉、鹿角胶、茯苓、白术、山药等；人流术后闭经（宫腔粘连除外），加紫河车粉、山茱萸、枸杞子。上药每日1剂，连服10～12剂。第2阶段治疗：在第1阶段基础上，加入促调月经之品，如川牛膝、菟丝子、仙茅、淫羊藿、红花、赤芍。每日1剂，连服10日，此时已为月经来潮做好准备。第3阶段：用自拟通经汤，药用当归、枳壳各12 g，川牛膝、苏木、黄芪各20 g，赤芍、虻虫各10 g，桃仁9 g，川芎6 g，肉桂3 g。每日1剂，连服5剂，红糖水、黄酒为引子。注意调理情志，禁食生冷，禁受风寒。服完第1疗程，月经仍不来者，需停药3日，再从头服药。若在服药期间，月经来潮，应停药，早晚各饮1杯红糖水，服2日，等经净5日后，再从头服第2个疗程。对于痰湿阻络型，特别是月经后延，量少，渐至闭经，身体发胖者，利湿健脾同用，以标本兼治。同时，王氏常加活血利气之品，谓痰瘀生成，以津血为物质基础，以气滞为根本条件，两者同源互根，病机互关。要抓住痰瘀生成的关键，运行气机，才能恢复津血的正常生理功能，从而使痰瘀同消，避免痰瘀互长的恶性循环。对于子宫发育不良，月经后延，量少，渐至闭经的患者，除加用补肾之品外，还要注意“先天生后天，后天养先天”的辨证关系，酌加健脾养血之品，使精血化生有源。人流术后闭经（宫腔粘连除外），多属冲任胞宫损伤。冲任二脉均与肾间接相通，“冲任不能独行经”，因此，修复冲任胞宫的损伤，要通过补肾等脏腑才能得以实现。故对此种闭经，补肾是治疗大法之一，但一定要注意阴阳双补，“阴中求阳”“阳中求阴”，方能收到良效。（辽宁中医杂志，1997，9）

8. 宋光济论述：闭经，临床辨证常见气滞血瘀、气血虚弱、肝肾不足、痰湿阻滞4型。宋氏对本病的辨证，则重在辨血枯还是血瘀，在传统辨证分型的基础上，创立“胃火烁血型闭经”

观点，认为胃火炽盛，一则可以消烁津血，二则也可导致热灼血结而致闭经。因为“此证之初，非苦寒不足以清热，非甘寒不足以救阴，非活血不足以通经闭，方书多言温通，此方可谓凉通矣”。其治疗闭经，匠心独具。(浙江中医学院学报，1996，2)

9. 夏桂成论述：夏老认为闭经发病的根本原因在肾阴不足，强调肾水在月经中的重要性。肾阴不足则胞脉空虚，终成闭经之患。临床提出了益肾滋阴的治疗原则，以此为基础，提出心、脾（胃）、肝及痰、瘀在功能性闭经发病及治疗中的重要性。①结合宁心，静能生水。夏氏认为，心肾、胞宫间的关系是非常密切的。马元台曾云：“胞络下系于肾，上通于心。”正常情况下，心火下降于肾使肾水不寒，肾水上济于心使心火不亢，心肾相交，水火既济，而胞宫则是其交济的场所。心血、肾精由胞脉输注达于胞宫，经孕乃可正常。今肾阴不足，肾水不得上承于心，心失所养，心气不得下通，肾精不得输注，则月事不行。在治疗上必须心肾同治。常用资肾通经汤。脾胃虚弱，运化无力所致闭经，应以调理脾胃为当务之急。常用异功散、参苓白术散，候脾胃健运，运输有常，“水津四布，五经并行”，再入补肾通经之剂则焉有不效。从理论上讲，脾与胃是有区别的，一脏一腑，一阴一阳，一者喜燥恶湿，一者喜润恶燥，因此夏氏区别对待。胃虚气滞者宜选异功散，脾虚不运者用参苓白术散，胃阴不足者予沙参麦冬汤，脾阴不足者以黄精、玉竹、山药之属合参苓白术散。肾阴不足常导致肝阴不足，肝木失养，阳亢化火则阴血更伤。肾虚闭经，如兼烦躁郁怒，胸胁乳房胀痛，口苦咽干，头昏目眩等症，必须滋肾与清肝相结合，方选滋水生肝饮，肾肝两顾，滋水泻火，精血双补。临床用治溢乳性闭经效果更好，滋水生肝饮佐以牛膝、泽兰、茺蔚子、桃仁等下行化瘀之品，使血海充盈，气血流通，再无痛经之苦。肾阳亏虚，气化无权，痰湿内阻，闭塞胞宫，月事不行，属本虚标实之证。选用防风通圣散、大黄䗪虫丸常有意想不到的效果。以此二方加减，取其攻逐荡涤之性，用治肾虚（偏阳虚）痰湿闭经，常有奇效，此异病同治也。(南京中医药大学学报，1995，3)

10. 王辉萍论述：王辉萍认为闭经的成因与肾气、天癸、冲任的盛衰及胞宫的营养发育情况直接相关，并与脏腑功能的失调有密切联系，临床上多见肝肾不足，气血虚亏及气滞血瘀的类型。诊病首重辨证，注意问诊，注重气血同治，攻补兼施，阴阳并补的治则。求因重问诊，辨证分虚实：重视患者的先天情况，尤其是室女闭经，详细询问其母胎产孕育情况，了解有无先天不足，后天重病、大病的损伤，从而判断“天癸”的盈缺、肾气的虚实，掌握闭经的真正原因。闭经患者以青春期少女较多，尤其以高中阶段的学生为常见，除主诉闭经外，患者可感到胸闷、胁胀、多思忧愁、注意力不集中、寐少等症。在辨证上则以气滞肝郁为主，注意询问胎产带下情况，认为有助于了解患者肾气、胞宫、气血的虚实情况。经调气血，攻补贵时机：治疗闭经，调血必理气，气血同治。闭经可分为虚实二类，虚者，气血肝肾不足；实者，气滞血瘀与痰湿。但妇女以血为主，血盛则血海满溢，月经应时而下；血少则血海空虚，月经自当停止。临证组方配伍时，明确补泻对立统一，实者祛邪，攻中有守，维护正气，祛邪而不伤正；虚者扶正，补中有通，调畅气血，补而勿滞。实证为主的闭经，亦不纯用攻逐之法，养血不忘益气健脾，化瘀不忘行气疏肝。调治闭经，养血活血是主法，行气疏肝常左右行使，丹参、香附、桃红四物汤为主方，其变化在于虚者重以补，实者主以攻。理血之品有攻补之分，为治疗闭经的主要药物，其中有养血、活血、祛瘀、破癥之别。正确应用理血药物是最为关键的，常需根据患者的年龄、体质、气血盈亏情况，灵活应用。攻补之品，有时先补后攻，有时攻补兼施。(四川中医，1996，11)

11. 姚寓晨论述：①双补脾肾资养益。临床闭经成因以气血精液亏虚最为多见，治宜双补脾肾以资养益，使气旺精充血足，经有所化，依时而下。又因为脾虚肾亏，互为因果，治疗用药两者配合，比单纯的补脾、补肾更为有效。常选圣愈汤合归肾丸加减。女子经血宜行，“一毫不可

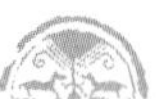

壅滞"，在脾肾同补之时，宜适当佐入行气活血之品，如炒柴胡、制香附、川芎等味，使冲任调畅，经得其行。②调养心肝悦情志。妇人禀多怫郁，每易影响心肝，耗损阴血，或致气滞血阻，胞络不和，发生闭经。辨治当分虚实，虚证属心肝阴血亏虚者，治当柔养，选生脉散、四物汤、柏子仁丸加减。兼夹心火，心烦不寐，口干且苦者，合黄连导赤散泻火清心；实证属气郁血滞痰扰者，治宜调畅心肝，行气活血化痰，仿逍遥散、黄连温胆汤出入。如虚实兼夹者，治当互参。情绪怫郁，或突然受强烈的精神刺激，最易扰乱心肝功能，是临床导致闭经的重要因素之一。故无论虚证实证，除治以调养心肝外，尚须多加疏导，嘱患者怡情悦性，配合治疗，效果益彰。③辨别枯闭治通补。闭经之疾，景岳指出有"枯""隔"之别，"阻隔者，因邪气之隔滞，血有所逆也；枯竭者，因冲任之亏败，源断其流也"。并确立了"补而通之"和"泻而通之"的治疗法则。姚氏推崇景岳之说，认为临床闭经多虚实夹杂之证，"泻而通之"法运用机会较少，因专事攻伐只能越伤气血，一味壅补又有滞碍气血之弊，惟以通补兼施，因势利导，才可水到渠成。临床喜用桃红四物汤佐入枸杞子、党参、淫羊藿、菟丝子、制香附、王不留行、川牛膝、泽兰等味，寓通于补，养血活血，使枯得养而闭能开。伴见脾胃虚弱，面黄食少者，加用炙黄芪、焦白术益气健脾，以助气血生化；兼肾虚精乏，耳鸣腰楚者，加用鹿角片、紫河车、猪脊髓等血肉有情之品以补肾填精；心肝阴血不足，头昏目花，失眠多梦，选酸枣仁、柏子仁、二至丸、阿胶等味以滋养；兼夹痰浊，形体肥丰者，则以苍附导痰汤合佛手散化裁。④病症结合中西医。西医学将闭经分为原发与继发两大类，其中原发性闭经，多为先天或器质性疾病所致，临床用中医药治疗奏效难捷。属继发性闭经的绝大部分用中医"辨证"与西医"辨病"相结合的方法治疗，常能取得良效。姚氏治闭经，强调以"辨证"为主，结合"辨病"，每以西医学的各项检查辅助诊断，提高中医辨证施治的疗效。例如希恩综合征与结核性子宫内膜炎二者临床表现都有经闭，常见头昏目眩，面色少华，腰膝酸楚等肝肾血亏之象，治疗均以补养肝肾阴血着手。然西医"辨病"认为，前者系产后大出血，导致垂体功能减退；后者属感染，系子宫内膜严重受损所致。若能"辨证"结合"辨病"，如在希恩综合征的方中加入肉桂、鹿角片、巴戟天、党参、紫河车等温阳填精；在结核性子宫内膜炎方中重用夏枯草、黄芩、百部等抗痨杀虫，就可显著提高疗效。（广西中医药，1990，1）

（三）辨证论治选录

1. 杨光进治疗闭经分 6 型辨治：①先天不足，肾虚闭经。治以温养先天，神肾固精。先予右归丸、二仙汤加减，继用八珍汤及温经汤等加减。②后天失养，化源不足，脾肾亏损。治以温补脾肾以滋化源。予附桂理中汤、人参养荣汤、六君子汤等加减。③阴血亏损，血海空虚。治以滋阴养血，荣养冲任。先予归脾汤加味，后用十全大补汤等加味。④情志不舒，肝郁血滞。治以疏肝解郁，理气行血。予逍遥散加味。⑤寒凝血瘀，水血互结。治以温化活血通经。予桂枝茯苓丸、桃仁承气汤合方加味。⑥脾肾虚弱，湿滞下焦。治以健脾补肾，除湿止带。先予完带汤加减，月经来潮后予附桂理中汤加味。（云南中医学院学报，1987，2）

2. 陆涛治疗闭经分 4 型辨治：①痰湿郁火型。用苍术、香附、牛膝、胆南星、枳实、半夏、茯苓、陈皮各 10 g，瓜蒌 30 g。②阴虚胃燥型。用瓜蒌 30 g，石斛、玄参、麦冬、生地黄各 15 g，益母草、当归龙荟丸（先煎）各 12 g，瞿麦 10 g。③脾虚血少型。用生山药、黄芪各30 g，生鸡内金、白术、当归各 10 g。④肾亏精少型。用熟地黄、紫石英各 15 g，菟丝子 12 g，枸杞子、覆盆子、车前子（包煎）、鹿角霜各 10 g。以上均随症加减。结果：痊愈 21 例，有效 22 例，无效 7 例，总有效率为 86%。（上海中医药杂志，1988，11）

3. 周小波等治疗闭经分 4 型辨治：①肝郁气滞型。治以疏肝解郁、活血通经。药用赤芍、白芍、丹参各 20 g，柴胡 15～20 g，黄芩、龙胆各 15 g，香附、郁金、当归各 10 g。②阴虚火旺型。治以滋阴清热、养血通经。药用生石膏 60～80 g，知母、生地黄、玄参、丹参各 20 g，枸杞子、益母草、黄芩各 15 g，酒大黄 6 g。③脾虚湿盛型。治以健脾祛湿、化痰通经。药用礞石 40～60 g，茯苓、山药各 20 g，竹茹 12 g，半夏、陈皮各 10 g，胆南星、砂仁各 6 g。④肝肾阴虚型。治以滋补肝肾、调理冲任。药用生地黄、熟地黄、山药、吴茱萸、菟丝子、当归各 20 g，杜仲、益母草、枸杞子、淫羊藿各 15 g，焦三仙各 10 g。本组 30 例为药物性闭经，在不停用抗精神病药物（氯丙嗪、氟奋乃静、氟癸酯等）的基础上，经上述治疗，痊愈 20 例，好转 7 例，无效 3 例。（北京中医，1987，2）

4. 王祖倩等治疗虚证闭经分 2 型辨治：①气血两虚组 35 例。用当归、菟丝子、炙黄芪各 30 g，生姜 3 片，大枣 10 枚。每日 1 剂。或将上药煎后制成糖浆 500 mL，35 mL 每日 2 次。3 个月为 1 疗程。②肾虚组 22 例。用黄芪 15 g，白术、熟附片、桂枝、枸杞子、女贞子、菟丝子、覆盆子、王不留行、茺蔚子各 9 g。每日 1 剂。连续用药 3 个月以上。结果：显效（治疗过程中月经来潮，基础体温双相，或阴道脱落细胞有周期性变化，或已妊娠）35 例，有效（有月经来潮，基础体温单相，或阴道脱落细胞仅有好转）17 例，无效 5 例。（上海中医药杂志，1986，5）

5. 傅友丰等治疗继发性闭经分 2 型辨治：①肾阴虚型。用生地黄、阿胶、龟甲、桑椹、枸杞子、当归、红花、丹参、桃仁、制香附、路路通、川牛膝、肉桂等。②肾阴阳俱虚型。用生地黄、阿胶、补骨脂、仙茅、淫羊藿、紫河车、当归、红花、丹参、制香附、川牛膝、路路通、桂枝、肉桂等。每周用 5 剂。结果：基础体温转为双相型 14 例，仍为单相型 6 例；闭经痊愈 14 例，出现周期性少量出血 4 例，无效 2 例；牙龈出血消失 14 例，好转 6 例；口腔血腥味消失 12 例；牙周袋消失 14 例；牙龈萎缩明显好转 10 例；20 例咀嚼功能均恢复正常。实验室检查结果表明：阴道和牙龈脱落细胞成熟度增加，血清雌二醇上升，龈沟球菌比例显著增加（$P<0.01$），能动杆菌的比例显著减少（$P<0.01$）。（南京中医学院学报，1993，3）

6. 夏桂成治疗闭经分 4 期辨治：①经后期。用当归、白芍、山药、熟地黄、山茱萸、牡丹皮、茯苓、川续断、菟丝子。服药 7～14 日。②经间排卵期。用当归、赤芍、白芍、山药、熟地黄、山茱萸、茯苓、川续断、鹿角片、川芎。服药 3～5 日。③经前期。用当归、白芍、山药、牡丹皮、茯苓、川续断、菟丝子、蛇床子、紫石英、柴胡。腹胀便溏加煨木香、炒白术、神曲、党参；心肝郁火偏旺，烦躁乳胀加钩藤、炒牡丹皮、绿萼梅、炒山栀子。服药 10～14 日。④行经期。用当归、赤芍、制香附、丹参、山楂、艾叶、益母草、川续断。大便溏者加炮姜、炒白术、神曲；腹痛下血块者加五灵脂、延胡索、石打穿。服药 3～5 日。按上述 4 期顺序服药，服用 3 个周期为 1 疗程。同时配合心理诱导法。结果：痊愈 11 例，好转 14 例，无效 5 例，总有效率 83.3%。（广西中医药，1992，6）

7. 卢丽英治疗闭经分 4 阶段辨治：第一阶段（7 日）治以滋补肝肾、养血调经。药用菟丝子、党参、枸杞子、黄精、山茱萸、桑寄生、当归、白芍、川芎等。第二阶段（7 日）于上方中加温补肾阳药。如淫羊藿、锁阳、巴戟天、阳起石、肉苁蓉等。第三阶段（7 日）在第二阶段用药基础上，加疏肝理气药。如柴胡、香附、郁金、佛手等。第四阶段（7 日）治以通经活血。药用当归、赤芍、川芎、丹参、鸡血藤、益母草、泽兰、牛膝等。结果：治愈 14 例，好转 3 例。（广西中医药，1984，1）

8. 哈荔田治疗闭经分虚实辨治：闭经的原因虽有多种，总之不外血滞、血枯两端，血滞属实，血枯属虚。实者多因风冷、气郁、血瘀、痰阻等实邪阻隔，脉道不通，经血不得下行所致；虚者多缘既往经带过多，房事不节，产育频繁，或大病、久病以后，致阴血不足或枯竭，血海空

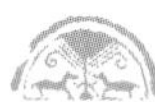

虚，无血可下。闭经的治疗，原则上是血滞宜通，血枯宜补。但虚中可以夹实，实中也可兼虚。临床对血滞、血枯，在治疗上都不宜峻补或强攻，必须细审病机，分清虚实之兼夹，寒热之错杂，于寒热温凉，补泄攻散诸法中，灵活掌握，调之使平，才会收到良好效果。

（1）实证：大法都以通为治。①血瘀气滞，病在血分：以三棱、莪术、桃仁、赤芍、川大黄、瓦楞子等破血化瘀为主，兼以香附、川芎、川厚朴等开隔化滞为辅；②寒客胞宫，寒凝血瘀：治以吴茱萸、良姜、肉桂等温通经脉：三棱、莪术、桃仁、红花、北刘寄奴、牛膝等流通瘀血；当归、赤芍、女贞子等养血和肝，以使去瘀而不伤阴血。③外邪失宣，入里化热，留连少阳，搏于血海而致血瘀阻脉：治疗以大柴胡汤加丹参、牛膝、桃仁、川楝子等，一面和里达外，解除热邪；一面活血化瘀，流通经脉。

（2）虚证：①阴血亏虚，又兼瘀血阻胞：治疗以补虚为主，药用当归、阿胶、党参、白术等补血益气；生地黄、玄参生津化血；佐以赤芍、山楂、鸡内金等活血化瘀，流通经脉；②脾虚痰阻，又兼气郁：先以二陈汤合四逆散燥湿祛痰、调畅气机。继之以当归、赤芍、丹参、牛膝、北刘寄奴等活血化瘀，而通其滞，治其标。后以归脾汤化裁，心脾两顾，治其本；③肝肾亏损，相火不藏：治以补虚为主，药用当归、芍药、女贞子、茱萸肉、生地黄、麦冬、牡丹皮、瓜蒌、石斛等养肝滋肾润肺，以戢相火。再兼椿皮、车前子、北刘寄奴、丹参、牛膝等清热利湿活血，以通经脉。闭经的治疗，不仅在于虚者不宜强补，实者不宜峻攻，而且在药物的运用上，攻实不过用苦寒辛燥之剂，以免败胃伤津；补虚不过用辛热滋腻之品，以免燥血滞隔。总以调和血气，使归平顺，以达到“气血冲和，万病不生”的目的。特别是治疗闭经不能以一通为满足，还必须注意巩固疗效。无论血滞血枯，在通下之后均应不同程度地予以滋阴养血生津之品，以取得远期疗效。（《哈荔田妇科医案医话选》，天津科学技术出版社，1982）

9. 朱南孙治疗闭经分虚、实、寒、热四大类八个证型进行辨治。

（1）虚证：①气血两虚型。患者多有出血史以及慢性消耗性疾患，心脾不足而致闭经。治以益气养血，调理冲任之剂。方用八珍汤、归脾丸、人参养荣汤加减。药用：西党参、炒白术、云茯苓、熟地黄、川芎、赤芍、白芍、黄芪、桂枝、当归、鸡血藤、炙甘草等。如兼见冲任虚寒者，可加鹿角片、淫羊藿、巴戟天、肉苁蓉等，以温养奇经。②肝肾不足型。患者多因先天不足，后天失养，以致月经初潮推迟，甚则造成原发性闭经；或婚后房劳耗损，肝肾亏虚，导致月事不行。此型妇检一般子宫略小或成幼稚子宫。朱氏治以补益肝肾，充养冲任之剂。偏于阴虚者，以左归丸为主加减；偏于阳虚者，以右归丸为主加减。药用当归、紫丹参、赤芍、白芍、熟地黄、山药、山茱萸、炙龟甲、巴戟天、鹿角片、川续断、川牛膝、菟丝子、枸杞子等。

（2）实证：①肝郁气滞型。患者多沉默寡言，月经由稀发、量少而渐致闭经。朱氏治以疏肝解郁，理气调经之剂。方用四物汤合逍遥散加减，瘀滞甚者用血府逐瘀汤加减。药用当归、赤芍、川芎、生地黄、青皮、柴胡、制香附、延胡索、桃仁、红花、三棱、莪术等。若临床症见以血瘀为主者，则宜《景岳全书》通瘀煎，或《妇科玉尺》泽兰汤加卷柏、马鞭草等。②痰湿阻络型。经量渐少以致闭经，形体丰腴，神倦嗜睡，纳呆痰多，带下频繁，脉濡缓，苔白且腻。朱氏治以燥湿化痰，理气调经之剂。方用苍术导痰汤加减。药用姜半夏、云茯苓、苍术、炒白术、制香附、陈胆南星、石菖蒲、广陈皮、炒枳壳、鬼箭羽、马鞭草等。

（3）寒证：①冲任虚寒型。多系青春期女子，患者经行后期，渐至闭经。朱氏治以温经暖宫，调理冲任之剂。方以艾附暖宫丸或十全大补汤加减。药用党参、白术、云茯苓、炙黄芪、肉桂、当归、赤芍、熟地黄、抚川芎、陈艾叶、制香附、紫石英、鹿角片、巴戟天、淫羊藿、肉苁蓉等。②冲任实寒型。血为寒凝，经闭不行。朱氏则以《妇人大全良方》温经汤加减。药用：当归、抚川芎、京赤芍、川桂枝、莪术、牡丹皮、西党参、川牛膝、泽兰、马鞭草、益母草、卷柏等。

（4）热证：①阴虚内热型。血受热灼致干涸而经闭。治以清热养阴，调理冲任之剂。方以一贯煎合四物汤加减。药用：紫丹参、当归、生地黄、赤芍、北沙参、大麦冬、枸杞子、川楝子、地骨皮等。②心肝火旺型。朱氏治以三黄合四物汤加减。药用生大黄、黄连、黄芩、当归、赤芍、生地黄、川牛膝、泽兰、益母草、石菖蒲等。（国医论坛，1992，1）

（四）临床报道选录

1. 印苏昆采用益气补肾活血法治疗流产后闭经33例：本组用党参、黄芪、当归、鹿角胶、淫羊藿、补骨脂、山药、鸡血藤、丹参、茺蔚子、香附各15 g。形寒肢冷加附片15 g；腰膝酸软加川续断、怀牛膝各15 g，杜仲10 g；脾虚纳差加白术、茯苓各15 g，砂仁10 g；烦躁易怒加柴胡、芍药各10 g。每日1剂，水煎服。自然流产者加紫河车粉，每日3 g，分3次服用，用药汤兑服。对照组10例用定坤丹，每日2次，每次1丸口服。均连续服药3个月。结果：两组分别痊愈24、2例，有效6、3例，无效3、5例，总有效率为90.91%、50%，两组疗效比较有显著性差异，$P<0.01$。（云南中医杂志，1993，6）

2. 姬云海用益肾化瘀汤治疗人工流产闭经30例：本方含淫羊藿20 g，杜仲、菟丝子、枸杞子、当归、牛膝、丹参各15 g，何首乌、桃仁各12 g，红花、酸枣仁、甘草各10 g。气虚血瘀加党参、黄芪；寒凝血瘀加肉桂、附子；气滞血瘀加乌药、香附。每日1剂，水煎分3次服。治疗30～60日。结果：治愈15例，好转12例，无效3例。（吉林中医药，1995，5）

3. 门玲用通经汤治疗继发性闭经52例：本方含当归15 g，益母草25 g，黄芪12 g，香附9 g。气血两虚加党参、阿胶；气滞血瘀加枳壳、川芎；寒湿凝滞加制附子、茯苓、白术。水煎，每日1剂。结果：月经来潮且行经正常者41例，月经来潮但行经不规则者8例，无效3例。（黑龙江中医药，1989，2）

4. 周利华等用左归饮加减治疗继发性闭经54例：肝肾不足型用熟地黄30 g，淮山、枸杞子各15 g，茯苓、枣皮各10 g，炙甘草6 g。气血虚弱型加党参30 g，当归15 g；气滞血瘀型加枳壳12 g，香附、泽兰、红花各10 g；寒湿凝滞型加桂枝8 g，干姜、香附、艾叶各10 g。每日1剂，水煎服。经治7～90日，均获愈。（江西中医药，1993，1）

5. 霍力华用消闭汤加减治疗抗精神病药物引起的闭经20例：本方含生石膏30～90 g，生地黄、石斛、麦冬、灵磁石各30 g，当归、桃仁、红花、牛膝各15 g，酒制大黄10 g。兴奋躁动、幻听、幻视去酒制大黄，加生龙骨、生牡蛎、珍珠母各30 g，菖蒲15 g，大黄10～15 g；失眠多梦加酸枣仁40～80 g，丹参20 g；胸胁胀满加郁金10～20 g；口苦加黄连10 g或龙胆9 g；兼迟发性运动障碍者加鸡血藤30～60 g，白芍20～40 g。结果：有效15例，无效5例。（中医杂志，1989，4）

6. 叶长青运用调理脾胃法治疗棉酚所致闭经74例：本组患者均有长期食用非精制棉籽油史，病程为3～36个月。治以健脾和胃、培补化源，佐以养血通经。基本方为鸡血藤30～60 g，党参12～15 g，白术、茯苓各12 g，陈皮、当归各10～12 g，川芎10 g，半夏、炙甘草各6 g。气虚加人参、黄芪、山药；血虚加熟地黄、阿胶、白芍；肝肾不足加牛膝、女贞子、川续断；夹瘀加红花、泽兰、北刘寄奴；气滞加柴胡、香附、青皮；有热加牡丹皮、栀子、黄芩；食少加山楂、鸡内金、炒麦芽。结果：46例治愈，13例显效，6例有效，9例无效。棉酚所致之经闭多与低钾血症并见，有的可出现血清钾离子浓度降低及心电图低血钾样改变，故治疗时可与补钾并进；若低血钾严重，当先治疗低血钾。（浙江中医杂志，1985，6）

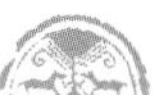

7. 高益民用瓜石汤治疗闭经 116 例：本组均属阴虚胃热兼血瘀之继发性闭经。本方含瓜蒌 15 g，生地黄、瞿麦、益母草、石斛、牛膝各 12 g，玄参、麦冬、车前子各 9 g，马尾连 6 g。胃热者加黄芩、枇杷叶、大黄、生石膏；肝热者加龙胆、栀子、竹茹或芦荟、木通、桑叶、菊花；血热者加墨旱莲、藕节、白茅根；气滞者加柴胡、川楝子、枳壳、木香；血瘀者加泽兰、红花、川芎、赤芍、桃仁；阴虚者加沙参、枸杞子、白芍。每日 1 剂，水煎服。结果：通经有效率为 67.3%。平均服药 12 剂（最少 2 剂，最多 30 剂），平均疗程为 58.6 日。（陕西中医，1982，4）

8. 侯锡五等用真武汤加味治疗肾阳虚闭经 60 例：本方含附子、肉苁蓉、茯苓、白术、桃仁、白芍各 15 g，干姜 10 g。每日 1 剂，水煎服。结果：治愈 54 例，有效 4 例，无效 2 例，总有效率 96.6%。服药最少者 6 剂，最多者 192 剂，一般多在 25～40 剂即愈。（辽宁中医杂志，1982，2）

9. 张红玉等用大黄治疗瘀阻型闭经 25 例：将生大黄 120 g 用白酒浸泡 1 夜，晒干后研为细末；用长流水、米醋各 250 mL 煮沸后加入大黄末，搅拌令稠起大泡，泡破冒青烟色如老酱油为佳，待凉后丸如蛋黄大，重 15 g。每日 1 丸，分 2～3 次服。结果：治疗 1～10 日均获愈。（实用中西医结合杂志，1991，4）

10. 郑丽华中西医结合治疗闭经 60 例：年龄 18～41 岁，病程 3 个月至 11 年。①血滞闭经 8 例，妇科检查均正常。属热证用血府逐瘀汤或逍遥散加味；属寒证用温经汤加减。服中药后仍未行经者加适量黄体酮。②血亏闭经 45 例，妇科检查生殖器发育欠佳，阴道细胞涂片示雌激素水平低落。先服补肾养肝汤：当归、熟地黄、淮山药、女贞子、淫羊藿、黄芪、菟丝子、肉苁蓉。1～2 日服 1 剂，连服 4～6 剂。继服理气活血汤：丹参、赤芍、桃仁、当归、菟丝子、牛膝、茺蔚子、泽兰。再服温经汤，服法均同上。月经未恢复，加用小量雌激素及甲状腺素。③血枯闭经 7 例，临床见第二性征及生殖器官萎缩，内分泌水平低下，可连续交替使用补肾养肝汤、人参养荣汤等方，并予小剂量雌激素及甲状腺素。结果：血滞闭经 8 例全部治愈；血亏闭经治愈 22 例，好转 20 例，无效 3 例；血枯闭经好转 3 例，无效 4 例。其中中西医结合治疗 54 例，痊愈 29 例，好转 20 例，无效 5 例；单用中药 6 例；痊愈、好转、无效各 2 例。（云南中医杂志，1986，5）

11. 张丽珠等中西医结合治疗继发性闭经和月经稀发 71 例：从月经周期第 5～8 日服枸橼酸氯米芬 50～105 mg，共用 5 日，或用黄体酮诱发月经来潮后使用中药。适当时选用促卵泡汤（熟地黄、白芍、女贞子、墨旱莲、菟丝子、何首乌等）、促排卵汤（当归、赤芍、丹参、泽兰、红花、茺蔚子、香附等）、促黄体汤（熟地黄、白芍、淫羊藿、附子、川续断、巴戟天等）。结果为Ⅰ级效果（疗效中或治后 1～3 个月内妊娠者）55 例，Ⅱ级效果（疗程中月经来潮或发生排卵性月经）5 例，无效 11 例。（中华妇产科杂志，1980，1）

12. 郑丽霞用补肾活血法治疗闭经 32 例：药用熟地黄、枸杞子、杜仲、桃仁、当归各 12 g，牛膝、川芎、木通、赤芍、白芍各 9 g，肉桂 6 g。随症加减：偏肾虚加川续断、淫羊藿各 30 g，菟丝子 12 g；偏血瘀加红花 9 g，鸡血藤 30 g；兼脾虚加党参、黄芪各 30 g。每月服 18 剂，每日 1 剂，经期不服药。如服药后行经，则经净后 6～20 日开始服药，服 12 剂，停药后 6 日不行经者继续服药，3 个月为 1 个疗程。治疗结果：治愈 23 例，好转 7 例，无效 2 例，总有效率 93.8%。郑氏指出闭经病因病机复杂，临床多见虚实夹杂之证，且以肾虚血瘀更为常见，以补肾活血为法治疗能取得较好疗效。主方中白芍滋肾养血调经；桃仁、川芎、赤芍活血祛瘀，通利血脉；木通在《大明本草》中记载治疗“女人血闭，月候不匀”，木通与川芎、当归相配伍，有较好的通经作用。（山东中医杂志，1995，10）

13. 高巧巧自拟闭经灵汤治疗闭经 56 例：属原发性闭经者 2 例，继发性闭经 54 例。药用菟丝子、枸杞子各 20 g，仙茅、淫羊藿、龟胶、鹿角胶、川续断、当归各 15 g，香附、巴戟天各 12 g，牛膝 6 g。每日 1 剂，煎 2 次，每次取药汁 200 mL。龟胶、鹿角胶烊化。忌生冷之品。25 日为 1 个疗程，停药 5 日，再进行第二疗程。加减法：伴有少腹及乳房胀痛者，酌加枳壳 15 g，橘核 10 g；小腹凉感及四肢不温、经色暗红者加小茴香、桂枝各 6 g；月经量偏少、经色淡红者加熟地黄 15 g，鸡血藤、太子参各 20 g；子宫发育不良及人流术后闭经者，加紫河车 15 g，或新鲜紫河车一具，小茴香 6 g；舌质有瘀点、瘀斑者，加泽兰 15 g，月季花、桃仁各 10 g；痛经者加蒲黄、五灵脂、白芷各 10 g；肥胖者加茯苓、白术各 15 g，法半夏 10 g；阴道有干燥感、性欲低下者，加肉苁蓉、熟地黄、制何首乌各 15 g。治疗结果：治愈 50 例，好转 4 例，无效 2 例，总有效率为 96.4%。（湖北中医杂志，1996，1）

14. 金季玲用调理月经周期法治疗闭经 47 例：本组患者均为停经连续 3 个月以上，基础体温单相者。治疗方法：①经后期以滋肾养血为治疗大法。肾阴虚者，滋肾养血为主，适当助阳，常用药物：当归、生地黄、熟地黄、白芍、制何首乌、制黄精、枸杞子、女贞子、楮实子、山药、麦冬；肾阳虚者，平补阴阳，常用药物：淫羊藿、仙茅、巴戟天、菟丝子、覆盆子、川续断、紫河车、补骨脂、鹿角霜（片）、肉苁蓉、肉桂。②排卵前及排卵期以补肾活血行气为主。在此期用滋肾活血行气加温肾助阳和温肾活血行气的方法。常用药物：丹参、泽兰、牛膝、茺蔚子、鸡血藤、桂枝、赤芍、红花、木香、香附。一般服药 5～10 剂，基础体温上升后停用。如基础体温不升，根据证情，重复该法，或转用经后期滋肾养血为主的治法。③经前期以温补肾阳为治疗大法。常用药物同经后期。④行经期以活血行气为治疗大法。选用药物见排卵前及排卵期。治疗结果：闭经 47 例，治愈 23 例，有效 7 例，好转 4 例，无效 13 例。（陕西中医，1990，4）

15. 刘秀红等自拟复宫通经汤治疗人工流产后闭经 24 例：药用当归、益母草各 20 g，熟地黄、菟丝子、白芍、枸杞子、泽兰、淫羊藿、牛膝各 15 g，川芎 12 g，艾叶、红花、仙茅各 10 g。每日 1 剂，早晚分服。服 20 日后，用桃红四物汤 5 剂，停 5 日后如未来经，继用上法作周期治疗。如腰膝酸软较甚，加巴戟天、炒杜仲；少腹胀痛下坠明显，加当归、川芎用量，白芍改为赤芍；心烦口干苦者，去艾叶、仙茅，加龙胆、栀子。治疗结果：服药 1 个周期获愈者 16 例，服药 2 个周期而愈者 6 例，无效者 2 例。刘秀红等认为，刮宫术后所引起的闭经，基本证型是肾虚血瘀。采用复宫通经汤治疗，即取其补肾填养冲任，活血疏通经络之功。标本同治，常能取得满意疗效。（浙江中医杂志，1992，2）

16. 于素萍用复宫灵Ⅰ号、Ⅱ号加减治疗人流后闭经 45 例：所有患者孕酮撤血试验阴性，部分病例曾应用雌、孕激素，活血化瘀药治疗无效。妇科检查：7 例并发附件炎，13 例并发宫颈炎，2 例子宫偏小，其余正常。复宫灵Ⅰ号：鹿角胶、紫石英、杜仲各 15 g，紫河车、淫羊藿、枸杞子、女贞子、何首乌各 10 g，香附 6 g。复宫灵Ⅱ号：益母草 30 g，牛膝 15 g，香附 12 g，茺蔚子、当归、丹参、路路通、淫羊藿、紫河车各 10 g，枳壳 9 g。随证加减：肾阴虚去紫石英，加墨旱莲、生地黄各 15 g，山茱萸 6 g；肾阳虚加仙茅、肉苁蓉各 10 g；气血两虚去紫石英，加黄芪、鸡血藤、谷芽、麦芽各 15 g；气滞血瘀加延胡索 10 g，玫瑰花、红花各 6 g，每日 1 剂，文火水煎分 2 次服。先服复宫灵Ⅰ号 18 剂，再服复宫灵Ⅱ号 5 剂，两方共服 23 剂为 1 个治疗周期。若月经来潮则于经期第 5 日继续下周期用药。直至月经正常 3 周期方可停药。若无月经，7 日后再进行下 1 个周期治疗，直至用药 3 个周期，仍无月经，为治疗失败。结果：45 例中治愈 43 例，显效、无效各 1 例。治愈率 95.5%，有效率 97.7%。其中治疗 1 个周期行经者 18 例，2 个周期行经者 21 例，3 个周期行经者 5 例。全部病例用药过程未发现不良反应。合并附件炎者均有不同程度的好转，但宫颈炎无变化。（中西医结合杂志，1991，8）

17. 徐细维等以当归补血汤为主治疗子宫发育不良性闭经 37 例：药用当归 30 g，黄芪 50 g，莪术、三棱、丹参、月季花各 15 g。加减：肝肾不足者加淫羊藿、菟丝子、鹿角片等滋补肝肾；肝气郁结者加白蒺藜、生麦芽等疏肝理气；挟杂湿热者加椿皮、蒲公英、凤尾草等清利湿热；挟杂痰湿者加制南星、法半夏、苍术等燥湿化痰。上方水煎服，每日 1 剂，1 日 2 次，连服 3 个月为 1 个疗程。2 个疗程后观察疗效。结果：显效 23 例，有效 11 例，无效 3 例，总有效率为 91.8%。(实用中西医结合杂志，1991，4)

18. 邓克用毓麟珠治疗继发性闭经 22 例：药用熟地黄、当归、白芍、川芎、党参、白术、茯苓、甘草、鹿角霜、菟丝子、杜仲、花椒。原方加北芪补气，配服紫河车片，一周服药 4 剂，至月经来潮，或连服 3～5 个月。治疗效果：本组病例全用毓麟珠汤及紫河车片内服，未用任何西药。服药 2～4 个月恢复正常月经 12 例；月经后期 35～57 日一行者 6 例。4 例经 5 个月服药，无月经复潮，无效。总有效率 81.8%。(吉林中医药，1994，6)

19. 孙云芳用补阳还五汤合苓桂术甘汤治疗闭经 34 例：其中原发性闭经 18 例，继发性闭经 16 例。多伴有少腹胀痛、烦躁易怒、白带量多等症状。药用黄芪 30 g，当归、茯苓、地龙、甘草各 12 g，川芎、红花、白术各 10 g，赤芍、桃仁、桂枝各 6 g。加减法：少腹胀痛者，加五灵脂 10 g，延胡索 12 g；烦躁易怒者，加生牡蛎 15 g，龙胆 12 g；带下量多者，加车前子 15 g，山药 12 g。疗效小结：采用基本方治疗 10～30 日后，结果 18 例痊愈，8 例好转，8 例无效。(浙江中医杂志，1994，7)

（五）经验良方选录

1. 内服方：

(1) 锦纹大黄 500 g，红花、当归各 120 g，精盐 6 g，童便、陈醋、白酒各 200 mL，巴豆 35 粒。将大黄分作 4 份，1 份用童便和精盐浸 1 日，切晒；1 份用白酒浸 1 日，切晒，再与巴豆仁同炒后煮，去巴豆不用；1 份与红花一同加水 200 mL 同浸 1 日，切晒；1 份与当归、陈醋同浸 1 日，去当归，切晒。上药共研为末。炼蜜丸如梧桐子大即成。每服 50 丸，空腹温酒送下。以下恶物为验，未下再服。主治闭经。

(2) 熟地黄 15 g，当归、白芍各 12 g，川芎 10 g。每日 1 剂，水煎服，日服 2 次。主治闭经，面色苍白，唇、指甲色淡，心悸，头晕眼花，体弱乏力，舌质淡，少苔，脉细弱。脾虚气弱（食少、疲倦、气短）加党参、黄芪各 30 g；肾气亏损（腰酸腿软）加枸杞子 18 g，牛膝 15 g，菟丝子 10 g。补到一定时期（相当于月经期后半期）可在方中加益母草 30 g，丹参 15 g，泽兰、红花、桃仁各 10 g。主治闭经。

(3) 益母草（酒洗）12 g，酒当归、佩兰叶、白蒺藜、沙苑子各 10 g，赤芍、白芍、生地黄、熟地黄、厚朴花、佛手花、炒牡丹皮、月季花、炒丹参各 6 g，柴胡、砂仁、酒川芎、玫瑰花各 5 g，炙甘草、桂枝各 3 g，细辛 1.5 g。每日 1 剂，水煎，分 2 次服。主治闭经。

(4) 当归、益母草各 15 g，泽兰、牛膝、白芍、赤芍、桃仁各 9 g，红花、川芎各 6 g，炙甘草 4 g。随症加减：气滞加香附 9 g，青皮 6 g。气虚加党参 15 g，炙黄芪 12 g。血虚加丹参、鸡血藤各 20 g。每日 1 剂，水煎，服 2 次，14 剂为 1 疗程。主治闭经。

(5) 菟丝子 30 g，女贞子 25 g，枸杞子、党参、当归各 20 g，淫羊藿、仙茅、紫河车、白芍、香附各 10 g。每日 1 剂，将上药用水浸泡 30 分钟，再煎煮 30 分钟，每剂煎 2 次，将 2 次煎出的药液混合，早晚各服 1 次，月经期停服。主治闭经属肝肾亏损者。

(6) 生黄芪 25 g，鹿角霜、白术、当归、枳壳各 20 g，昆布、益母草各 15 g，川芎、香附、半夏各 10 g。每日 1 剂，将上药用水浸泡 30 分钟，再煎煮 30 分钟，每剂煎 2 次，将 2 次煎出的药液混合，早晚各服 1 次，月经期停服。主治闭经属肾虚痰湿者。

(7) 滑石 30 g，山楂 20 g，生甘草、石斛各 15 g，生地黄、牛膝、当归各 12 g，柏子仁、香附、牡丹皮、白芍、赤芍各 10 g，泽兰叶 9 g，柴胡 5 g，黄连 6 g。两日 1 剂，水煎，头煎当日服，二煎次日服，24 日为 1 疗程。主治有机磷中毒所致闭经。

(8) 生山楂 30～45 g，全瓜蒌 15 g，北刘寄奴、石斛、生地黄、瞿麦、牛膝、益母草各 12 g，玄参、麦冬、车前子各 9 g，鸡内金、黄连各 6 g。每日 1 剂，水煎服。主治闭经，兼有口干舌燥，心烦急躁多梦，苔少质红，脉细数。

(9) 枸杞子 30 g，女贞子 24 g，红花 10 g。每日 1 剂，水煎服，日服 2 次。补肾养肝，养血调经。主治肝肾不足型闭经，症见头晕，双眼干涩，手足心热，四肢麻木，腰酸痛，腿酸软，夜寐梦多，阴道无分泌物，舌红少苔，脉细弦。

(10) 益母草 30 g，川芎 9 g，米醋适量。将以上前 2 味加水煎取汁液，加入 3～4 匙米醋，趁热空腹服用。服后 1 小时方可进食。停经 30～40 日，服 1 剂后觉少腹似有脉跳或轻微腹痛者为早孕。无感觉者为闭经，连服 3 剂，月经自然至。主治闭经。

(11) 淮小麦 30 g，紫石英 15 g，紫丹参、柏子仁、广郁金、生卷柏各 12 g，合欢花 10 g，琥珀末 5 g。每日 1 剂，先煎紫石英 30 分钟，再入其他药，每剂煎 2 次，将 2 次煎取的药汁混合，早晚各服 1 次，并同时吞服琥珀末。主治继发性闭经。

(12) 生山楂 30～45 g，紫石英 15 g，北刘寄奴 12 g，石楠叶 9～12 g，枸杞子、肉苁蓉、川续断、淫羊藿、巴戟天、菟丝子、黄芪各 9 g，鸡内金 6 g，肉桂 3 g。每日 1 剂，水煎服。主治闭经，兼有神疲乏力，腰酸，头晕耳鸣，脉沉。

(13) 百合、合欢皮各 15 g，生牡蛎（先煎）、茯苓皮、炒秫米各 12 g，盐水炒橘核、乌药、六曲、磁石各 9 g，旋覆花、茵陈、炒枳壳、川牛膝各 6 g，炒牡丹皮、赭石、生鳖甲（先煎）各 5 g。每日 1 剂，水煎服。主治闭经。

(14) 牛膝、党参各 60 g，当归、香附各 30 g，红花、肉桂各 18 g，白酒 1000 mL。以上前 6 味切碎，置容器中，加入白酒，密封，浸泡 7 日即成。日服 2 次，每服 10 mL。凡心脏病患者及带下过多者慎用。主治闭经。

(15) 党参、茯苓、制何首乌各 30 g，菟丝子 20 g，北黄芪、蕲艾各 15 g，白术 12 g，巴戟天、淫羊藿各 6 g，陈皮 5 g，大枣 6 枚。每日 1 剂，上药加水 3 碗，煎至大半碗，温服。主治原发性甲状腺功能低下所致闭经。

(16) 山楂、鳖甲各 30 g，穿山甲、合欢皮、乌药、归尾、苏木、冬葵子各 10 g，红花 5 g。每日 1 剂，水煎 3 次，餐前温服，连服 5 剂。20 日内如月经仍不来潮，再服 5 剂。共服 3 个 5 剂。得效即止。主治闭经。

2. 外治方：

(1) 威灵仙 10 g，蜣螂（焙干、微炒）1 条，白酒少许。以上前 2 味烘干，共研细末，加入白酒调和成药糊，将药糊敷于患者脐部，然后用消毒纱布覆盖，再用胶布固定，如果局部感觉灼热或有刺痛感时除去。逐瘀通络止痛。主治气血滞瘀型闭经，症见月经数月不行、精神抑郁、烦躁易怒、胸胁胀满、少腹胀痛或拒按刺痛、舌有瘀斑紫黯等。

(2) 益母草 30 g，丹参 25 g，当归 20 g，柴胡、川芎各 15 g，红花 10 g。除益母草外，上药研成粉末密封备用。益母草煎成浓汁备用，用时以 75%酒精常规消毒神阙穴（肚脐）。以益母草浓汁将药末调成糊状，取 5 g 药糊，置于神阙穴内，外敷胶布，防外溢，3 日换 1 次药。主治闭经。

(3) 蚕沙 30 g，麝香 0.5 g，黄酒适量。将麝香研末备用。再将蚕沙碾为细末，以适量黄酒调和成膏，将 0.25 g 麝香填入患者脐孔中，再将药膏敷于脐上，然后用消毒纱布覆盖，再用胶布固定，每 2 日换药 1 次，连续敷至病愈为止。主治闭经。

(4) 生地黄、当归、赤芍、桃仁、红花、五灵脂、大黄、牡丹皮、茜草各 15 g，木通 10 g。以上 10 味加水 1500 mL，煎煮 30 分钟，去渣，淋洗脐下，每日 1 次，每次 30 分钟，7 日为 1 疗程。主治肝气郁结、气机不利、血滞不行所引起的实证闭经。

(5) 益母草 120 g，月季花 60 g。以上 2 味共煎浓汁，再将 2 条厚棉巾浸于药汁内，取出拧干，趁热将毛巾覆盖于脐部，2 条毛巾交替使用，以用药巾后少腹部有温暖舒适感为佳，一般 4～6 小时后月经可通行。主治闭经。

(6) 益母草 500 g，黄酒适量。将益母草研末，再用黄酒调成糊状，将药糊敷于患者脐部，然后用消毒纱布覆盖，再用胶布固定，外加热敷，每次 30 分钟，每日 1～2 次。主治闭经。

(7) 生姜 15 g，赤芍 3 g，鲜山楂 10 枚。以上 3 味共捣成泥状，放在锅中炒热，将药糊趁热敷于患者脐部，每次 30 分钟，每日 1～2 次，连用 3～5 次。主治瘀血寒凝所致的闭经。

(8) 益母草、月季花各 20 g。共洗净捣烂，加热后敷于小腹部，外用纱布固定。每日 1 次。主治闭经。

3. 食疗方：

1) 嫩母鸡 1 只 (重约 2000 g)，啤酒 250 g，净油菜心 100 g，葱段、生姜各 10 g，精盐 4 g。将母鸡宰杀去毛去内脏，洗净血水，取下大腿备用。将鸡放入汤水中加 4000 g 水，加 5 g 葱段，5 g 生姜片，煮熟，加 2 g 精盐。待汤浓缩至约 1000 g 时滗出待用。将鸡腿肉去骨切成 4～5 cm 宽的肉块，用沸水焯透血水后放入汽锅内，加入鸡汤，5 g 葱段，5 g 生姜片，2 g 精盐，蒸熟。上桌前将油菜心下沸水锅中焯一下，放入汽锅内，再加 150 g 啤酒即成。主治闭经。

(2) 鸽肉 150 g，粳米 100 g，猪肉末 50 g，香油 15 g，葱、生姜各 10 g，精盐 7 g，味精 3 g，胡椒粉 2 g，黄酒 15 mL。将鸽子宰杀后去毛和内脏，洗净放入碗中，加进猪肉、葱、生姜、黄酒、精盐，上笼蒸至能拆骨为度，去骨后备用；另将粳米淘洗干净，下锅加水置火上烧开，加入鸽肉一同煮粥，粥成后调入香油、味精、胡椒粉即成。每日服 1 剂，分次食用。主治闭经。

(3) 猪瘦肉 150 g，甲鱼 1 只，调料适量。将甲鱼宰杀，去头，沥净血水，入沸水中烫 3 分钟后取出，用小刀刮去背部和裙边上的黑膜，剥去四脚上的白衣，剁去爪和尾，切开腹腔，去内脏洗净，与猪肉块一同入锅加水炖至熟烂，调味食用。滋阴养血，益气补虚，通经化滞。主治肝肾不足型闭经。

(4) 红米 500 g，白公鸡 1 只，大枣 7 枚。将公鸡毛拔掉，开一小口，取出内脏，洗净，将大枣、红米装在鸡肚内，取慢火煮 60 余滚。每日 2 次分服。再将鸡骨头、大枣核、妇女头发 1 撮、男女手足指甲适量、旧草帽一圈，都焙黄。研面用黄酒为引，白开水送下，分 3 日 6 次服完。主治闭经。

(5) 薏苡仁 50 g，红糖 20 g，山楂、炒白扁豆各 15 g。按常法煮粥食用。每日 1 剂，2 次分服，连服 7 日。燥湿化痰，活血通经。主治痰湿阻滞型闭经，症见经期延后，经量渐少而至停闭，神疲倦怠，形体渐胖，胸脘满闷，食少痰多，带下量多，色白质稠，舌质淡胖，苔白腻，脉滑。

(6) 乌贼鱼 300 g，桃仁 10 枚，香油、精盐各适量。将乌贼鱼放盆中，倒入适量水，浸泡 3～4 小时，去乌贼鱼骨、内脏，洗净，与洗净的桃仁一同放入锅内，加适量水，用大火烧沸，

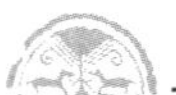

再改用小火熬至烂熟，加精盐和香油调味即成。佐餐食用。主治闭经。

（7）大枣 50 g，炙鳖甲、炙龟甲各 30 g，柏子仁 25 g，牛膝 20 g，白鸽 1 只。加水先煎鳖甲和龟甲，半小时后放入牛膝和柏子仁，共煎去药渣，取药汁放入收拾干净的白鸽、大枣共炖至熟。吃肉饮汤，每日 2 次。主治肝肾虚所致的闭经、月经量少。

（8）羊肉 250 g，黄芪、当归各 60 g，精盐适量。将羊肉洗净切块，黄芪、当归洗净，一同放入沙锅内，加水炖至羊肉熟烂，去黄芪、当归，用精盐调味，吃肉喝汤。每日 1 剂，2 次分食。主治气血不足型闭经，症见消瘦，食少乏力，心悸失眠等。

（9）粳米 50 g，桃仁 15 g，红糖适量。将桃仁去皮尖，用水研汁，再与淘洗干净的粳米及红糖一同入沙锅，加水煮成稀粥。每日 1 剂，5～7 日为 1 疗程。于月经前 5 日开始服用。平素大便稀薄者不宜服用。主治闭经。

（10）糯米 250 g，丹参 15 g，红花、当归各 10 g。先将后 3 味水煎去渣，再入糯米煮粥，空腹食用。每日 1 剂，2 次分食。主治气滞血瘀型闭经，症见烦躁易怒，胸胁胀满，少腹刺痛或胀痛，腹部拒按，舌质紫绛，苔白，脉沉涩或细弦。

（11）黄豆 100 g，青蛙 1 只，精盐、香油各适量。将青蛙去皮及内脏，洗净切块，与洗净的黄豆一同放入锅内，加适量水，炖至黄豆熟透，加入精盐，淋上香油调味即成。饮汤吃肉和黄豆，每日服 1 剂，连服数日。主治脾肾虚弱之闭经。

（12）猪胫骨 500 g，当归 15 g，植物油、葱花、生姜片、黄酒、精盐各适量。将猪胫骨洗净，与洗净的当归一同入锅，加适量水，用大火煮沸后转用小火煎煮 60 分钟，酌加植物油、精盐、黄酒、生姜片和葱花即成。温热食用。主治闭经。

（13）墨鱼 250 g，粳米 100 g，桂皮粉、黄酒、红糖、味精、酱油各适量。将墨鱼肉切成米粒状，加桂皮粉、黄酒、红糖、味精、酱油等下油锅炒；另将粳米煮成粥，再将墨鱼肉盖在米粥上即成。佐餐食用。主治闭经等症。

（14）粳米 100 g，山楂 50 g，红糖适量。山楂去核，切小丁，加红糖渍半小时。然后拌入洗净的粳米中一起熬成粥，食前调入红糖。每日 2 次，温服。促使子宫收缩，使宫腔血块排出。主治非贫血、气虚引起的闭经。

（15）团鱼（鳖）1 只，黄酒适量。将鲜活肥大的团鱼头砍下，取其血滴入碗内，兑入同等量的黄酒搅匀，再用同等量的开水冲服。滋阴养血。主治妇女干血痨。团鱼取血后，洗净同猪瘦肉炖食，连服数只亦有同等功效。

（16）鸡血藤 60 g，红糖 30 g，鸡蛋 2 只。将鸡血藤、鸡蛋洗净，加水同煮，鸡蛋熟后去壳再煮 15 分钟，去鸡血藤，加入红糖，吃蛋喝汤。每日 1 剂，2 次分服。主治气血不足型闭经。

（17）大枣、红糖各 100 g，生姜 25 g。每日 1 剂，水煎服。连续服用直至月经来潮为止。主治寒凝血瘀型闭经，症见少腹冷痛，胸闷恶心，四肢不温，面色青白，带下色白量多等。

（18）川芎 9 g，鸡蛋 2 个，黄酒适量。将川芎、鸡蛋、黄酒加 300 g 水同煮，等鸡蛋熟后去壳，再用小火煮 5 分钟，吃蛋饮汤，每日 1 次，于行经前 3 日服用，连用 5 日。主治闭经。

（19）墨鱼肉 200 g，桃仁 9 g，调料适量。将墨鱼肉洗净切块，备用。桃仁入锅，水煎去渣，再入墨鱼肉炖至烂熟，调味食用。每日 1 剂，2 次分服。主治肝肾不足型闭经。

（20）粳米 100 g，香附 3 g，鸡蛋 1 个。将香附与鸡蛋同煮至鸡蛋熟；另将粳米煮成粥，加入香附汁。加入适量红糖，鸡蛋去壳同食。日服 2 次，温热食用。主治闭经。

第三十节　崩　漏

一、病证概述

崩漏多由调节生殖的神经内分泌系统功能紊乱，造成不正常的子宫出血。当雌孕激素水平低下时，子宫内膜中的溶酶体膜的通透性增加，释放出水解酶，使内膜易于剥离脱落；而雌激素水平较高时，则子宫内膜不易脱落，以致出血时间长。缺乏孕激素的支持，子宫内膜中螺旋动脉发育不良，破裂后即不能很好地修复，可引起子宫出血量多，日久不止。常因先天禀赋不足，肾气育而未盛；或早婚多产频频小产；或房劳过度；或久病失调；或素体虚弱；或劳损过度；或过食辛温暖宫之品；或五志化火；或素体阴虚，或手术损伤等，致脏腑、气血功能失调，冲任不固，不能制约经血，经血妄行，或为崩中，或为漏下。崩漏，中医病名，又名崩中漏下。多因脏气血失调、冲任受损，不能制约经血所致。是以非行经期阴道大量出血或持续下血，淋漓不断为主要表现的月经类疾病。其临床症状，乃非行经期，阴道不规则出血，或来势急、出血量多者为崩；出血量少、淋漓不断者为漏。血崩日久，可转成漏；久漏不止，亦能成崩。一般无腹痛。暴崩出血过多，可出现面白肢冷，大汗淋漓，口鼻气冷，脉微欲绝等危候。

二、妙法绝招解析

（一）肝肾虚亏，固摄无权（朱小南医案）

1. 病历摘要：陆某，38 岁。患者 13 岁月经初潮，周期尚准，20 岁后有痛经，29 岁结婚后经水超前，后因操劳过度，经水淋漓不止，有时量多如冲，严重时卧床浸透棉垫，崩漏年余，初挟血块，色紫红，后渐淡，质稀薄如清水，头眩目花，嗜睡乏力，面目浮肿，有一个时期尚有潮热，曾在医院用激素治疗，仍然无效。就诊时患者面色萎黄，两目虚肿如卧蚕，唇色淡白，时常眼前发暗，头晕腰酸，精力不支，时崩时漏，一旦流血，已无关拦，脉细软，舌苔薄白。诊断为崩漏。

证属肝肾虚亏，固摄无权。治宜填补肝肾，塞流固本。药用党参、焦白术、熟地黄、茯苓、牛角鳃、杜仲、淡远志、阿胶、炒绵马贯众、海螵蛸各 9 g，五味子 6 g。每日 1 剂，水煎服。连服 5 剂后，崩漏渐停，甚至在 1 年间，经水已准期，量亦一般，3 日净，以后虽曾出现月经超前，量稍偏多，但未再发生血崩及淋沥日久的证候。(《朱小南妇科经验选》，人民卫生出版社，1981)

2. 妙法绝招解析：顽固性崩漏缠绵难愈，淋沥不止，往往拖延时间很久，甚至终年如此，无法分辨月经周期。本例崩漏延绵 2 年之久，流血无度，肝血虚亏，肾气不固，非峻补不能获效。治以傅青主固本汤（人参、白术、熟地黄、当归、茯苓、甘草、杜仲、山茱萸、远志、五味子）为主。选用参、术、苓、草以补气健脾，增加补血能力，以杜仲、山茱萸、五味子补肾固涩，堵塞其流；用当归、熟地黄以补血，用远志不仅可以安心宁神，还有止胞宫出血的功能。但单用固本汤治上症，力尚薄弱。因崩漏日久，肝肾均亏，八脉空虚，纯用草本、矿石药，效力缓慢，必须增入血肉有情、厚味之品，填补冲任，所以加牛角鳃、海螵蛸、阿胶等药。至于绵马贯众，对于胞宫出血亦有卓效，与远志同用，效验显著，当归易动血，因此不用。朱氏经验，逢此类久崩久漏者，每嘱其于隆冬封蛰之际，重用厚味胶质以峻补，如以阿胶、龟甲胶、黄明胶、牛角鳃等为主，加入补养止血，健脾和胃等品熬成膏滋药，每日进服，崩漏已止，可以巩固疗效，未止者可以截止，获效确实。尚须注意的，膏滋质地黏腻，久病者脾胃必虚，所以加入健脾和胃、帮助消化之品，可避免虚不受补的流弊。

（二）阴虚火旺，血热妄行（朱小南医案）

1. 病历摘要：胡某，女，34 岁。月经 17 岁初潮，即伴有痛经。婚后经期偏早，而延绵日久方停，逐渐形成崩漏而无净期，曾行刮宫术，术后量不见减。某医院建议子宫切除，本人不愿而来服中药。诊时，经淋漓已二十余日未停，头眩心烦，腰酸肢楚，内热口燥，望其面色，颧红目肿。切脉芤而带数，舌苔黄腻，平素畏寒，午后潮热，诊断为阴虚型崩漏。

证属阴虚火旺，血热妄行。治宜壮水制火，凉血止血。药用党参、当归、生地黄、白芍、山茱萸、女贞子、焦白术、青蒿、川黄柏（盐水炒）、蒲黄炭、熟大黄、陈皮各 10 g。每日 1 剂，水煎服。服 7 剂后，淋漓已停，而黄带绵绵，乃用健脾束带，带下亦减，先后调治 1 年，经水已趋正常。3 年后随访，未有崩漏现象。(《朱小南妇科经验选》，人民卫生出版社，1981)

2. 妙法绝招解析：本例为肾阴虚火旺而致崩漏，久漏伤血，致使肝肾精血受损，相火遂起，火热迫血妄行，经行淋漓而不能止。脉芤而数，午后潮热，全属阴虚火旺。故法用壮水之主，以制阳光。方用当归、生地黄、白芍、山茱萸、女贞子养阴补肾；党参、白术、陈皮益气以助生血，固气止崩；青蒿、川黄柏清下焦相火；蒲黄炭、熟大黄止血固崩。尤以大黄一味，为朱氏治崩之经验，他认为熟大黄用量以 3～4.5 g 有清热凉血，祛瘀导滞的功能，能推陈致新，引血归经，用于崩漏日久而体质虚弱者往往能应手而效。

（三）气血两亏，冲任受损（裘笑梅医案）

1. 病历摘要：韩某，17 岁。13 岁初潮，既往经量尚属正常，末次月经尚未净，由于跋涉劳累过度，经量暴崩不止。腹痛喜按，就诊时面色㿠白，眩晕心悸，似欲昏厥，检查血红蛋白仅 5 g，脉虚大带芤，舌质淡红，苔薄。诊断为崩漏。

证属气血两亏，冲任受损。方选参芪胶艾汤加减。炙黄芪、煅牡蛎、仙鹤草各 30 g，陈棕榈炭、地榆炭、党参各 15 g，阿胶、陈艾叶、煅龙骨各 12 g，参三七末（吞）3 g。每日 1 剂，水煎服。服 3 剂后，经量明显减少，腹痛已除，眩晕心悸尚存，脉缓、乏力。再从前方加入香附炭 6 g。服 5 剂后，月经已净，尚有淡黄色分泌物，心悸不寐，面色略转华泽。脉细濡，苔薄白，再从前方去陈棕榈炭、地榆炭，加入大枣 24 g，茯神 12 g，远志 6 g。服 10 剂后，月经已净，分泌物已清，夜寐亦安，纳食不香，脉细弱，苔薄白，复查血红蛋白已上升至 9 g，前方去阿胶、黄芪、艾叶，加入谷芽、白扁豆各 12 g。服 5 剂善后。(《裘笑梅妇科临床经验选》，浙江科学技术出版社，1984)

2. 妙法绝招解析：分析：患者系劳累过度，冲任受损，经来若崩，乃致气血俱伤，势将阴阳离决，几成虚厥，急投以参芪胶艾，倍用黄芪，旨在两调气血以防下陷，药后病情显著好转，继服原方增删，药到病除，效果显著。补气摄血，以防失血过多。气血涣散，病已入险，急则塞流。

（四）脾虚气弱，统摄无权（李祥云医案）

1. 病历摘要：于某，女，27 岁。月经紊乱已 8 年，近年加剧，时而闭经，3～5 个月一行，时而淋漓，甚至半个月不净，经量少，经色黯，无血块，腰酸畏寒，神疲乏力，手足心汗出，苔薄，脉濡细。平素月经量中，色黯，无痛经。诊断为崩漏。

证属脾虚气弱，统摄无权。治宜健脾益肾，温阳固冲。药用党参、黄芪、山药、淫羊藿、山茱萸各 15 g，生地黄、熟地黄、香附、菟丝子、鸡血藤、补骨脂、胡芦巴各 12 g，当归 9 g，川芎、陈皮各 6 g。每日 1 剂，水煎服。服 7 剂后，阴道出血已止，基础体温单相，腰酸。苔薄，脉细。治宜温肾调冲。药用杜仲、枸杞子、淫羊藿、党参、黄芪各 15 g，菟丝子、肉苁蓉、熟地

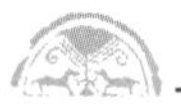

黄、鸡血藤、陈皮、牛膝、薏苡仁、大枣各 12 g，当归、红花、晚蚕沙各 9 g。以上法出入继续调理，2 个月后基础体温转为双相，但黄体功能较差。继续调理 2 个月，月经方转正常，月经周期 30～35 日，经期 5～7 日。（《李祥云治疗妇科病精华》，中国中医药出版社，2007）

2. 妙法绝招解析：《女科经纶》引王子亨云："经者常候也……太过不及皆为不调，……其有乍多乍少，断绝不行，崩漏不止，皆由阴阳盛衰所致。"脾肾不足，气阳陷下而冲任失固。故本案首方以党参、黄芪、山药、淫羊藿健脾益气；菟丝子、补骨脂、胡芦巴温肾调冲；再以当归、川芎、地黄、香附、鸡血藤养血活血，祛瘀调经。续以助黄汤之当归、肉苁蓉、红花、菟丝子、熟地黄、鸡血藤、淫羊藿、枸杞子、杜仲温肾养血调冲；加党参、黄芪、陈皮、薏苡仁、大枣健脾益气，缓缓图之。不用止血之味，只是固本求源。不仅使漏下止住，且月经亦基本正常。

（五）气血两虚，统摄无权（李祥云医案）

1. 病历摘要：茅某，女，15 岁，学生。经行 20 余日未净，量多如冲。初潮 13 岁，2 年来月经一直不准，无固定周期，但经行时间长，一般 10 余日方净，此次经行第 8 日，经量中，今天上体育课跑 800 m，自己不敢请假，照跑（以往亦曾经行时跑 500 m），跑完后即感全身酸软，一点力气也没有，之后月经量增多，本想第二日月经量会减少，谁知经量更多，顺腿而流，经色鲜红，即去医院就诊。因经量多给予静脉推注氨甲苯酸（PAMBA），并给予己烯雌酚治疗，3 日后出血量不减，头晕欲仆，然后收住院，血红蛋白 38 g/L，给予输血，雌激素加大用量，用乙炔雌二醇治疗，因月经量仍多，肝区隐痛，已出现肝损症状，医生建议她诊刮，家长拒绝，住院期未请假就来我处治疗。见面色萎黄，神疲乏力。舌质淡，苔薄，脉沉细。诊断为崩漏。

证属气血两虚，统摄无权。治宜大补气血，固冲止血。药用龟甲（先煎）18 g、党参、黄芪、熟地黄、煅龙骨、煅牡蛎各 30 g，炒地榆 15 g，大蓟、小蓟、陈棕榈炭、海螵蛸各 12 g，鹿角胶（烊冲）、阿胶（烊冲）、蒲黄炭各 9 g，生茜草 6 g，坎炁一条。每日 1 剂，水煎服。服第 3 剂药即经净，现头晕神疲，四肢乏力，心悸不安，胃纳正常。苔薄，质淡，脉细。治宜益气补血，调理冲任。药用党参、黄芪、淫羊藿各 15 g，何首乌、茯苓、生地黄、熟地黄、枸杞子、白术、白芍、黄精、鸡血藤、香附、墨旱莲各 12 g，当归 9 g，川芎、炙甘草各 6 g，大枣 3 枚，生姜 2 片。再服 7 剂，精神转佳，动则心悸，记忆力差，有时带多。苔薄，脉细。治宜健脾补肾，调经益中。药用党参、黄芪、山药、鸡血藤、淫羊藿、生地黄、熟地黄、枸杞子、肉苁蓉、菟丝子、何首乌、海螵蛸各 12 g，生茜草、川芎、远志、当归各 9 g，大枣 3 枚，生姜 2 片。连服 10 剂，月经基本正常，以后随访，月经一直正常。（《李祥云治疗妇科病精华》，中国中医药出版社，2007）

2. 妙法绝招解析：患者自初潮后即月经不调，冲任未充，复又经期跑 800 m，则损伤冲任，冲任不固则暴崩不止，故用经验方加味龟鹿方治之，固冲止血，所以能迅速取得疗效。但血止后由于气血大伤，故用八珍汤为基础方，并加用黄精、枸杞子、鸡血藤补血；淫羊藿、何首乌、墨旱莲补肾益冲任；香附为调经之圣药；大枣、生姜助脾和胃，调和诸药。三以经验方调经方、助黄汤加减治疗，方中党参、黄芪、怀山药、大枣健脾益气生血；淫羊藿、菟丝子、肉苁蓉、熟地黄、何首乌补肾益冲任；又常配枸杞子养肝肾，补精血；当归、川芎、鸡血藤补血活血调经；远志宁心安神，能补血并增强记忆力。如此反复用药，气血生，冲任调，故病愈未再复发。

（六）气虚血亏，冲任失固（李祥云医案）

1. 病历摘要：薛某，女，46 岁。月经来潮，经血量多如冲，伴头昏，面色苍白无华，手足不温，大便溏薄。舌淡胖，苔薄白，脉细。近半年来月经紊乱，量多，且经期延长，曾诊刮，病理报告：子宫内膜增生过度。平素月经量多如冲，或量少淋漓，色红，无痛经。诊断为崩漏。

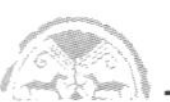

证属气虚血亏，冲任失固。治宜益气补血，调理任督。药用党参、黄芪、仙鹤草各 30 g，龟甲（先煎）18 g，鸡血藤、熟地黄各 15 g，枸杞子、香附炭、血见愁、牛角鳃各 12 g，阿胶（烊冲）、陈棕榈炭、泽兰、泽泻、炮姜炭、炒槐花各 9 g，艾叶、川芎各 6 g，坎炁 1 条。每日 1 剂，水煎服。并用妇康片，每次 4 片，每 6 小时 1 次口服，以后递减。服 3 剂后，阴道出血已止，现头晕耳鸣，神疲乏力，腹胀，纳少，便溏。舌淡，苔薄，脉沉细。治宜扶脾和胃，补肾调冲。药用党参、黄芪各 30 g，仙鹤草、白术、白芍、山药各 15 g，炒白扁豆、枸杞子、生地黄、熟地黄各 12 g，阿胶（烊）、陈皮、大腹皮各 9 g，砂仁（后下）3 g。服 1 周后，头晕神疲明显好转。血止后，妇康片逐渐减量，以后每日维持 2.5 mg，服满 24 日停药。以后未再服用妇康片。同时按中药人工周期补益脾肾调经 3 个月后，月经周期、经量均正常。（《李祥云治疗妇科病精华》，中国中医药出版社，2007）

2. 妙法绝招解析：患者年近天癸将竭之际，肾气渐衰，冲任不足，精亏血少，冲任不能制约精血而致经血非时而下，泄溢无度，气虚血脱。西医对暴崩者往往采用诊刮治疗，今患者 20 日前刚诊刮，病理报告为：子宫内膜增生过度。现又出血量多如冲，说明病情严重，宜中西药物合治，西药用妇康片，中药首先益气温肾固冲，以图迅速止血。方中党参、黄芪益气补血；阿胶、坎炁、龟甲为血肉有情之品，补血养血止血；艾叶、炮姜温阳止血；仙鹤草、陈棕榈炭、炒槐花、血见愁、牛角鳃等大量的止血药配合西药加强固冲之效；川芎、鸡血藤、香附、泽兰、泽泻养血活血，取血止不留瘀褒祛新血生之意。待到“塞流”之后，澄其病源，制定“复旧”之法。首先扶脾和胃，兼调冲任，方中党参、黄芪、阿胶益气补血；白术、白芍、白扁豆、山药、陈皮、大腹皮、砂仁补脾和胃理气；枸杞子、生地黄、熟地黄滋养肾阴；仙鹤草补血止血，以防出血倾向。待到脾土得以恢复，然后调整月经周期和月经量。本案月经之本在于脾肾亏损，故补益脾肾调理 3 个月，月经周期、经量得以恢复。

（七）气虚血亏，冲任失固（李祥云医案）

1. 病历摘要：律某，女，37 岁。人工流产后月经过多 1 年，每逢月经非时而下，量多如冲，夹血块，伴小腹拘急疼痛，3 日后经量渐少，10 余日方净。此次经水淋漓不净 26 日，量少色黯，经血黏稠，夹有血块，在外院曾多次用中、西止血药治疗经血仍然不止。患者因出血过多，时间迁延，伴面色无华，神疲乏力。舌质紫黯，苔薄白，脉沉细弦。诊断为崩漏。

证属气虚血亏，冲任失固。治宜活血化瘀，益气温肾。药用蒲公英、益母草各 30 g，党参、山药、黄芪各 15 g，胡芦巴、巴戟天、川楝子各 12 g，当归、桃仁、红花、三棱、莪术、泽兰、泽泻各 9 g，川芎 6 g。每日 1 剂，水煎服。服第 2 帖药后小腹抽痛，经血量转多，夹血块而下，3 日即净。舌淡，苔薄白，脉细小。治宜益气补血，滋肾调冲。药用何首乌 30 g，淫羊藿、党参、黄芪、石楠叶、蒲公英各 15 g，肉苁蓉、生地黄、熟地黄、覆盆子、山药、菟丝子、巴戟天各 12 g，当归、鸡血藤各 9 g，生甘草 3 g。以后用中药人工周期继续调理，连续 3 个月经周期，经期、经量正常才停药。（《李祥云治疗妇科病精华》，中国中医药出版社，2007）

2. 妙法绝招解析：本案是用通利的方法治疗崩漏，中医属于“通因通用”的反治法之一。《素问・至真要大论》云“逆者正治，从者反治。”又云：“微者逆之，甚者从之。”反治法多用于病机与证候不相一致，而且病情比较复杂的疾患。大凡治疗崩漏，尚需灵活掌握“塞流”“澄源”“复旧”三法。崩漏不止，首先考虑“塞流”，大多用益气止血或养阴止血法治疗。但本案反复用止血药 26 日还是无效，当详问病史，细审病证，经血黏稠，夹有血块，此为瘀象，当通因通用，用“澄源”之法以清除宫内瘀血，而不致闭门留寇。因瘀血不去则新血不能归经，子宫就不能尽快收缩及子宫内膜不能完全脱落。临床上“塞流需澄源”“澄源当固本”，三法不可截然分割才不

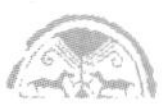

致有误。故方中以桃红四物辈为主养血活血逐瘀，温肾药以调冲任，益气药以固本复旧，清热解毒药以防久漏热毒内生。诸药合力，瘀祛血止，乃获良效。

（八）冲任不调，经血妄行（李祥云医案）

1. 病历摘要：吴某，女，22 岁。月经 2～3 个月一行，一旦经行则淋漓不净。曾服乌鸡丸不效，现月经量多，色红，夹血块，至令未止，伴小腹隐痛，大便干结，二日一解。苔薄，脉细弦。平素月经量多，色红，夹血块，经行小腹隐痛。诊断为崩漏。

证属冲任不调，经血妄行。治宜清热凉血，益肾调冲。药用煅龙骨、煅牡蛎各 30 g，龟甲（先煎）、大蓟、小蓟、炒地榆、岗稔根各 15 g，海螵蛸、香附炭各 12 g，鹿角片、当归、黄芪、黄柏、知母、生茜草、制大黄、槐花各 9 g，坎炁 1 条。每日 1 剂，水煎服。服 7 剂后，经净，少腹隐痛，无腰酸，无其他不适，苔薄，脉细。治宜健脾益肾，活血调冲。药用山药、淫羊藿、党参、黄芪、夏枯草各 15 g，延胡索、茯苓、薏苡仁、生地黄、熟地黄、香附、菟丝子、鸡血藤各 12 g，当归 9 g，川芎 6 g。服 7 剂善后。(《李祥云治疗妇科病精华》，中国中医药出版社，2007)

2. 妙法绝招解析：《医林绳墨》云“其天癸者，天一生水也，任脉通者，阳之通泰也，太冲脉盛者，气血之俱盛也。何为月信，月者罔也，信者实也，对月而来，应时乃合；常度参差，则曰不调；如调之后，则病不生。故经曰，血调气和，有子之象，否则逆之，诸病蜂起，势不可遏。”患者 14 岁初潮起即月经紊乱，或经闭 2～3 个月一行，或经行淋漓不净，肾气不充，冲任不调，故诸症蜂起。方用龟鹿二仙加坎炁、龙骨、牡蛎益肾调冲；大蓟、小蓟、地榆、槐花凉血止血，香附炭理气止血；岗稔根益气止血；海螵蛸、生茜草破瘀止血；知母、黄芪、黄柏、制大黄清热凉血；当归养血活血；漏崩得止后，再以益肾调冲之山药、菟丝子、淫羊藿；健脾化痰之党参、黄芪、茯苓，理气化痰之延胡索、香附、夏枯草、薏苡仁，养血调经之当归、川芎、地黄等药调理冲任，终使月经恢复正常。

（九）肾阴亏损，冲任失固（李祥云医案）

1. 病历摘要：罗某，女，43 岁。近 3 年月经量多如冲，色鲜红，无血块，曾在外院治疗，用中西药加激素均无效。刻下面色㿠白，头晕目花，神疲乏力，动则气急。苔薄质淡，脉细弱。平素月经量多，色红；无痛经。诊断为崩漏。

证属肾阴亏损，冲任失固。治宜益气摄血，阴阳双补。药用龟甲（先煎）、大蓟、小蓟、炒地榆各 15 g，党参 12 g，鹿角胶（烊冲）、枸杞子、阿胶（烊冲）、赤石脂、白石脂、百草霜各 9 g，坎炁 1 条。每日 1 剂，水煎服。服 7 剂后，阴道出血停止，精神渐振。(《李祥云治疗妇科病精华》，中国中医药出版社，2007)

2. 妙法绝招解析：《女科经纶》云“月水全赖肾水施化，肾水既乏则经水日以干涸，或先或后，淋漓无时。”患者几年来，月经过多，血去气伤，气血不足，久病伤肾，肾阴阳均亏损，故神疲乏力，动则气急，腰酸如折。方中采用龟鹿二仙膏为基础，以补肾壮阳，补益气血；又恐其力不足，再加入阿胶、坎炁血肉有情之品，配伍龟鹿，填精补髓，大补阴阳；另以大蓟、小蓟、炒地榆、百草霜等凉血止血；赤石脂、白石脂固涩止血；党参益气。诸药配伍适度，气血双补，气为血帅，气足血得固摄；补益之中有止血之剂，止血之中又有补气之品，标本兼顾，相得益彰，故效果颇佳。

（十）湿热互郁，热伤冲任（孙浩铭医案）

1. 病历摘要：林某，20 岁，未婚。月经从初潮以来，均先期而且量多，色红伴有血块，近数月来月经更是紊乱，1 个月 2 次，每次行经持续 1 周多或十多日才能干净。末次月经又见流血，迄今已 10 日未净，无腹痛。平时常感面浮肢楚，纳谷不香，睡眠欠佳，二便自调。脉滑微

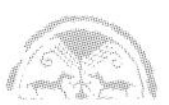

数，舌质淡红，苔黄滑。诊断为崩漏。

证属湿热互郁，热伤冲任。治宜凉血止血，和中化湿。方选四生丸加减。药用干藕节 30 g，生地黄 24 g，赤小豆 15 g，侧柏叶 12 g，生艾叶、黑地榆、十灰散（布包）、宣木瓜、漂白术、厚朴花各 9 g。每日 1 剂，水煎服。连服 5 剂后血止，面浮腰酸仍在，头晕欲呕，食欲不佳，白带多，舌苔微浊，此为热清而湿仍困，故血止而带现，湿属阴邪，法宜化湿理脾，以舒带脉，拟香砂六君丸善后。(《孙浩铭妇科临床经验》，福建人民出版社，1978)

2. 妙法绝招解析：经期紊乱，量多色红，且伴血块，多为血热。本例症见面浮肢楚，脉滑微数，舌质淡红，苔黄滑，显为湿热互郁、热伤冲任、迫血妄行所致。治以凉血止血，方选四生丸加减。取黑地榆、赤小豆凉血兼能去湿；木瓜、白术、厚朴花和胃化湿，服两剂后流血已止，初收凉血之效。而面浮腰酸眩晕泛恶，纳减带多仍在，这是由于清热活血之后，而湿尚存，致脾为湿困，带脉失约，故治拟脾化湿为主，以香砂六君丸续治。前后病机重点不同，治亦随之而异，但病源由于湿热不化而致崩漏，随后湿困脾阳症状显露，故继而理脾化湿为治。

（十一）血虚气弱，脾不统藏（刘济民医案）

1. 病历摘要：米某，女，54 岁。经断三载，近忽患崩症剧，并有血块，心悸，头晕，耳鸣，全身无力，食欲不振，脉虚，舌苔黄燥，颜面㿠白。诊断为血虚型崩漏。

证属血虚气弱，脾不统藏。治宜补益气血，健脾滋肾。药用熟地黄、当归、炒枣仁、党参、生黄芪、炒山药、鹿角霜、山茱萸、生姜炭、炒砂仁、升麻、柴胡、木香、莲子各 12 g。每日 1 剂，水煎服。服 3 剂后，崩漏白多红少，仍食欲不振，精神委顿，睡眠不佳，治以滋养心脾，温肾补阴，归脾汤加减，药用人参、炙黄芪、白术、当归、酒白芍、大熟地黄、朱茯神、炒远志、炒枣仁、柏子仁、阿胶、川续断、龙眼、炒山药各 10 g，炙甘草 6 g，煨生姜 3 片，大枣 3 枚。服 7 剂后，红白均止，精神转佳，食欲增。嘱早服补中益气汤，晚服归脾丸，以善其后。(《著名中医学家的学术经验·刘济民医案》，湖南科学技术出版社，1981)

2. 妙法绝招解析：为气血虚弱，冲任不固所致崩漏。用补脾益肾，益气养血而止崩，方选补中益气汤加减，加熟地黄、山茱萸、生姜炭、鹿角霜温补肾阳；莲子、木香两益心脾，继以归脾汤补中益气而取效。

（十二）阴虚血热，冲任不固（刘奉五医案）

1. 病历摘要：孙某，女，29 岁。近 10 年来月经行经日久，每次持续 15～20 日，周期也不规律，先后不定（间隔 20～70 日），末次月经量多，色红有血块，伴有头晕、多梦、烦急、胸闷、手足心热、口干。近五个月来曾测基础体温均为单相型，某医院确诊为功能性子宫出血，舌质暗，尖红，脉弦滑。

证属阴虚血热，冲任不固。治宜养阴清热，安冲调经。药用煅牡蛎 24 g，阿胶 15 g，青蒿、地骨皮、黄芩、牡丹皮、白芍、墨旱莲、椿根皮、侧柏炭各 9 g。每日 1 剂，水煎服。服 5 剂后，阴道出血已止，继服 3 剂，月经复来潮，行经 6 日，周期、血量恢复正常，测基础体温示双相型（提示已有排卵）。(《刘奉五妇科经验》，人民卫生出版社，1994)

2. 妙法绝招解析：本例为阴虚血热，迫血妄行而致崩，故以养阴清虚热为主要治则。牡丹皮、白芍、阿胶养阴凉血；黄芩、地骨皮、青蒿清虚热；煅牡蛎止血安神；墨旱莲、椿根皮（即樗根皮）、侧柏炭凉血止血。3 剂即血止，6 剂即显效。可见血崩不仅见虚补虚，通因通用亦是常用治法。

（十三）肝郁化火，血热妄行（郑长松医案）

1. 病历摘要：韩某，女，23 岁。15 岁月经初潮，即经来量多，先期而至。婚后半年来，血量更多，持续时间延长，前3日最多，常沿腿下流，继之淋漓不尽，净后隔10余日又来。经前头痛，鼻衄，胸乳胀痛。自幼易怒，性情急暴，常感面部及掌心发热。面颊色赤，口唇焦燥，舌质深红，苔黄中剥，脉弦细数。

证属肝郁化火，血热妄行。治宜平肝泻火，凉血止血。药用白茅根、藕节（切）各60 g，仙鹤草、生地黄、生龙骨、生牡蛎（捣）各30 g，槐花、墨旱莲各20 g，黄芩、赭石（先煎）、茜草、橘核、橘叶、白芍各15 g，生栀子、牡丹皮各12 g。每日1剂，水煎2次，共煎取500 mL，分2次温服。连进10剂，面及掌心发热已退，头痛鼻衄、胸乳胀痛未发，月经按期而至，带经7日即止，仍血量偏多。既已得效，守方继进。服药20剂即愈，并相继怀孕。（《郑长松妇科》，中国中医药出版社，2007）

2. 妙法绝招解析：本案自幼多怒，性情急暴，经前胸乳胀痛，皆肝气郁结之明征；肝郁化火，迫血妄行，则上为鼻衄，下为崩漏；热邪上扰，则头痛，面赤；热灼阴伤，则口唇焦燥，舌质深红，苔黄中剥，脉弦细数。方中白茅根、仙鹤草、生地黄、槐花、墨旱莲、黄芩、白芍、栀子清肝泻火，凉血止血；藕节、茜草、牡丹皮凉血止血，祛瘀生新；龙骨、牡蛎、赭石平肝潜阳，收敛止血；橘核、橘叶行气解郁。

（十四）心脾两虚，气血双亏（郑长松医案）

1. 病历摘要：郑某，女，23岁。过于劳累，致崩漏不止，延今三个月，血量时多时少，血色深浅不一，并伴头晕目眩，心悸多梦，神疲体倦，纳呆食少。自幼母病，心事繁冗，操劳过甚，素禀体虚。面色萎黄，形体瘦弱，舌淡苔少，脉沉细弱。

证属心脾两虚，气血双亏。治宜养心健脾，大补气血。生黄芪、酸枣仁、生龙骨、生牡蛎（捣）、山药、仙鹤草各30 g，熟地黄、海螵蛸各20 g，茯苓、炒白术、麦冬各15 g，川续断、党参各12 g，五味子、当归各10 g。每日1剂，水煎2次，共煎取500 mL，分2次温服。连进6剂，下血即止，此后经候如期，渐趋康复。（《郑长松妇科》，中国中医药出版社，2007）

2. 妙法绝招解析：本案由劳伤心脾，主宰统摄之权失司，致冲任不摄，崩漏不已。脾失健运，则纳呆食少，食少则化源不足，故血亏日甚；心失血养，则心神不宁，故心悸多梦；气血俱虚，则形体瘦弱，神疲体倦，面色萎黄，头晕目眩，舌淡苔少，脉沉细弱相继出现。方中黄芪、山药、党参、白术、茯苓补气健脾，气旺脾健则统血有权，生血有源；熟地黄、当归、酸枣仁、麦冬、五味子补血充营，养血安神；龙骨、牡蛎、仙鹤草、海螵蛸、川续断收敛止血，摄固冲任。

（十五）肝肾阴虚，冲任失摄（郑长松医案）

1. 病历摘要：高某，女，25岁。10年前经期游泳，因天冷水凉，致月经忽多忽少，连绵不断。自去春结婚后，病情加重，房事时出血甚多，妇科检查，诊为“功能性子宫出血”。刻下经血淋漓，月余不尽，并伴头晕眼花，梦多健忘，四肢酸倦，掌心发热，腰及小腹部经常隐隐作痛。去年11月底天然气中毒时，昏迷7日，住院1个多月，此后出血益甚。精神不振，面色少华，口唇干燥，舌赤苔少，脉沉弦细。妇科检查：子宫发育正常，前位，宫颈口松。

证属肝肾阴虚，冲任失摄。治宜滋补肝肾，调复冲任。药用墨旱莲、藕节（切）、仙鹤草、白茅根、生龙骨、生牡蛎（捣）、生地黄各30 g，女贞子、乌梅、白芍各18 g，茜草、牡丹皮、栀子、樗白皮、蒲黄（包）、五灵脂（包）各9 g。每日1剂，水煎2次，共煎取500 mL，分2次温服。嘱禁房事，防劳累，忌食辛辣。服5剂后，血止，腹痛消失，余无进退。宜先治标，后治本，标本兼顾，继进前方以澄其源，遏其流；另用补肾益精，固护冲任，配血肉有情之品，以

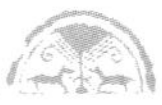

固其本，复其旧。前方去樗白皮、蒲黄、五灵脂。药用墨旱莲、莲子肉、煅龙骨、煅牡蛎（捣）、山药各 30 g，菟丝子、熟地黄各 18 g，何首乌 15 g，川续断、鹿角霜、枸杞子、覆盆子各 12 g，阿胶（烊化）9 g。两方交替服用。服 5 剂后，月经来潮，血量仍多，黑紫成块，其余诸症减轻。继服 5 剂，月经周期 29 日，经期 9 日，血量稍多，除夜寐梦多，偶有腰痛外，诸症已瘥。再拟丸剂常服，以资巩固。药用酸枣仁、熟地黄、煅龙骨、煅牡蛎（捣）、黄芪各 60 g，菟丝子、山药各 48 g，何首乌、党参、川续断、莲子肉各 42 g，山茱萸、龙眼肉、鹿角胶、阿胶各 30 g，三七 18 g。炼蜜为丸，每丸 9 g，早晚各服 1 丸。共服药 66 剂，丸剂 1 料，沉病告愈，并相继受孕。（《郑长松妇科》，中国中医药出版社，2007）

2. 妙法绝招解析：患者由于经期游泳，寒邪乘虚搏于冲任，冲任损伤，血失统摄，形成崩漏。崩漏日久，血液不足，则肝肾阴虚，肾阴虚则髓海不充，故头晕眼花，梦多健忘；肝阴不足，不能濡养筋脉，则四肢酸倦；肾虚失养则胞脉不荣，则腰及小腹部经常隐隐作痛；“阴虚者，阳必凑之”，故唇干舌赤，掌心发热，脉沉弦细。法宜先澄源为主，寓以塞流，再复旧为主，寓以固源。方中墨旱莲、女贞子、菟丝子、覆盆子、枸杞子、何首乌、山茱萸、白芍滋补肝肾，敛阴益精；仙鹤草、藕节、白茅根、生地黄养阴清热，凉血止血；龙骨、牡蛎、樗白皮、乌梅收敛止血，固涩精气以遏其流；鹿角胶、阿胶、熟地黄、川续断养血益肾，固护冲任以固其源；黄芪、党参、山药、莲子补中气，益脾肾；酸枣仁、龙眼肉养心安神；茜草、牡丹皮、栀子、五灵脂、蒲黄、三七清热凉血，活血行瘀。

（十六）肝肾阴虚，损及奇经（郑长松医案）

1. 病历摘要：韩某，女，23 岁。近 3 年来经期渐次延长，血量忽多忽少，有时持续 40 多日。经来第 1～2 日，小腹阵阵作痛，经去即带下绵绵。并伴神疲体倦，头晕健忘，两眼干涩，手足心热，腰酸腿软。14 岁月经初潮时，周期 1～8 个月，经期 5～6 日，两年后周期正常。精神不振，面容憔悴，舌尖鲜红，苔薄乏津，脉沉细弦。

证属肝肾阴虚，损及奇经。治宜滋补肝肾，调摄奇经。药用生龙骨、生牡蛎、藕节（切）、鸡冠花、生地黄各 30 g，墨旱莲 18 g，山药、海螵蛸、川续断、桑寄生各 15 g，蒲黄（包）、五灵脂（包）、白果各 9 g。每日 1 剂，水煎 2 次，共煎取 500 mL，分 2 次温服。服 15 剂后，白带尽止经期腹痛已瘥，今次月经周期 42 日，经期 9 日，仍血量稍多。前方去鸡冠花、藕节、海螵蛸、白果。加生黄芪 30 g，当归、杜仲炭、乌梅各 15 g。服 18 剂后，现月经周期 30 日左右，经期 5～6 日，血量接近正常，诸症均明显减轻。共服药 50 剂，诸症痊愈。（《郑长松妇科》，中国中医药出版社，2007）

2. 妙法绝招解析：本案症见头晕健忘，两眼干涩，腰酸腿软，手足心热，显系肝肾阴虚之候；“阴虚者，阳必凑之”，故经期延长，血量增多；阴耗则血滞，故经期小腹阵阵作痛；失血日久，损及奇经，则冲任不固，带脉失约，故崩漏久治不愈，经后带下绵绵。方中桑寄生、杜仲、川续断、墨旱莲、生地黄、藕节滋补肝肾，凉血固经；鸡冠花、龙骨、牡蛎、白果、乌梅摄护奇经，收涩固下；蒲黄、五灵脂散瘀止痛；山药健脾益肾；血量减少后，加黄芪、当归补气养血。

（十七）气血俱虚，肾阳不足（郑长松医案）

1. 病历摘要：阎某，女，37 岁。月汛失期，忽来忽缀，经来时淋漓不断，时而暴下，今次已延月余。并伴头晕目眩，神疲体倦，梦多健忘，心悸不宁，四肢酸麻，小腹寒凉重坠，腰脊酸楚不适。21 岁月经初潮，周期 30 日左右，经期 5 日。神疲不支，面色苍白，唇舌色淡，苔薄白润，六脉微细，尺肤寒凉。

证属气血俱虚，肾阳不足。治宜补气养血，温肾助阳。药用党参 60 g，生黄芪、当归、生龙骨、生牡蛎（捣）各 30 g，熟地黄、海螵蛸各 24 g，茯苓、白芍各 12 g，陈皮、炒白术各 9 g，肉桂（后下）、炮附子各 3 g。每日 1 剂，水煎 2 次，共煎取 500 mL，分 2 次温服。服 2 剂后，下血停止，又服 8 剂，小腹寒凉重坠，腰脊酸楚不适均明显减轻。药既合病，仿《内经》“去邪务尽”之意，原方增量，以养血助阳。按前方当归加至 42 g，炮附子加至 9 g。改为每晚服 1 次，2 日 1 剂。又进 10 剂，诸恙已十去七八，今次月经周期 29 日，经期 5 日。前方获效，守原意增损，改为丸剂，以冀巩固。按初诊原方去陈皮、炮附子、肉桂。加茜草根、阿胶、鹿角胶各 9 g，三七 6 g。取两剂，炼蜜为丸，每丸 9 g，日服 3 丸。共服煎药 20 剂，即月经正常，诸症减轻，更方后又服丸剂 1 料，诸症消失。（《郑长松妇科》，中国中医药出版社，2007）

2. 妙法绝招解析：本例由失血日久，气随血亡，血亏气弱则肾阳衰微。血亏不荣，则头晕目眩，面色苍白，唇舌色淡，六脉微细；心血不足，则梦多健忘，心悸不宁；气虚则神疲体倦，四肢酸麻；肾阳衰微，则腰脊酸楚，小腹寒凉，尺肤不温；肾虚失摄则冲任不固，故月经淋漓，时而暴下。方中当归、熟地黄、白芍充营养血；黄芪、党参、白术、茯苓、陈皮益气健脾，以助生化之源；炮附子、肉桂温助肾阳，以扶阳生阴；龙骨、牡蛎、海螵蛸固涩精气，收敛阴血。肾气渐复，冲任得固之后，加茜草、阿胶、鹿角胶、三七调养冲任，固护血海，以防复发。如《济生方》中云：“调养冲任，镇注血海，血海温和，归于有用，内养百脉，外为月事，自无崩中漏下之患矣。”

三、文献选录

妇女不在行经期间，阴道大量出血或持续下血，淋漓不断者称崩漏。一般以突然出血，来势急，血量多的叫崩；来热缓，血量少，淋漓不断的叫漏。在发病过程中，两者常互相转化。经崩不止，出血过多，气血大耗，可致漏经。而经漏不止，日久耗血，亦会成崩。两者有程度轻重不同，病因、病机常常是一致的，故一般崩漏通称。本病发病机制，虚证由于气血亏虚，肝肾不足，脾虚而致冲任不固；实证多由瘀血内阻，经血不循常道而溢出，或血热迫血妄行所致。治疗原则，应急则治其标，凡气随血脱，阴阳离绝的，应参附汤扶阳救逆；血崩不止，急宜止血敛气，以防暴脱。一般宜针对病机，不能只知固摄止血，反而养邪留患。虚证者，当补气摄血，其以肾虚为主者，当分阴阳，肾阴虚火旺而致崩漏的，当以左归丸去牛膝加女贞子、墨旱莲滋阴固肾止血；肾阳虚不能固摄者，当用右归丸方加减温阳止崩；脾虚为主者，应用《傅青主女科》固本止崩汤益气固本，养血止崩；气血虚弱者，当以八珍汤加减双补气血而治之。实证则以凉血祛瘀为治则。其瘀血内阻者，当以四物合失笑散加减活血行瘀；其血热妄行者，宜以《简明中医妇科学》清热固经汤，清热凉血，摄血固经。崩漏当以塞流（急则治标）、澄源（审主求因）、复旧（调整善后）为初、中、末三法，临证应灵活掌握应用。

（一）古代文献选录

经候如期，血来甚多者谓之“月经过多”，非时而下，淋漓不断者谓之“漏下”；骤下如倾，如山冢卒崩者谓之“崩中”。“崩漏”是“崩中”与“漏下”两证之并称，故又名“崩中漏下”。《临证指南医案》中云：“崩如山冢卒崩，言其血之横决莫制也；漏如漏卮难塞，言其血之漫无关防也。”“崩”与“漏”又可互相转化，如“崩中”病势日减，可转为“漏下”，“漏下”病势日进，亦可成为“崩中”。两者本为一证，仅是轻重缓急之别，如《济生方》中云：“崩漏之病，本乎一证，轻者谓之漏下，甚者谓之崩中。”本证多由气虚、血虚、阴虚、阳虚，或血瘀、血热、气郁等因，导致冲任二脉损伤，不任摄固为病。在脏与心、肝、脾、肾直接有关，因心主血，肝藏血，脾统血，肾藏精。据临床所见，常实中有虚，虚中挟实，应根据每一案例之错综证候，详别虚实，辨证论治。同时必须慎用辛燥药物，以防耗血伤阴，更当禁忌辛辣及酒类饮食。因辛辣之品，具行气散结，活血逐瘀之力，恐有推波助澜之弊。对卫生知识缺乏之患者，应直言相告，出血之际要严禁房事，注意休息。只凭依药物，不慎避忌者，常徒劳无功。（肖国士摘录）

（二）名医论述选录

1. 何子淮论述：崩漏的辨证，分为三型（血热沸溢、中虚堤决和胞络瘀滞），一般青春期崩漏，多属于虚证（中虚气陷或肾气不充）；壮年体实妇女崩漏，以瘀证、热证居多；更年期妇女虚、热兼之。这与刘河间《素问病机气宜保命集·妇人胎产论》中所云“妇人童幼，天癸未行之间，皆属少阴；天癸既行，皆从厥阴论之；天癸既绝，乃属太阴也”的辨证论治规律是基本一致的。三型论治的关键是清、补、散。具体治则，提出遏流、塞流和畅流。血热沸溢，其病因病机为血热妄行，如满壶之水，沸而流溢，救治之法是“热者清之”，抑其沸腾之势，遏止外溢之流；中虚堤决，其为气不摄血，血不循经，如破壶之水，随漏而下，“虚者补之”，填补漏洞才能塞下漏之流；胞络瘀阻，又因为瘀热阻滞，新血不守，故攻瘀畅流，通因通用，为治本之术，决不能因淋漏不止，而畏惧攻计，延误病机。遏流、塞流、畅流，各因其用，不可混为一谈。有的崩漏患者根本就难以明确什么时候是经前，什么时候属经后；又每一类型的不同病例体质、病情均不完全一致，强求千篇一律地采用三步法也不切实际。而对某些患者，经过治疗以后，病患类型起了本质的变化，论治更应紧紧跟上，如胞络瘀阻崩漏，经用荡涤畅流，瘀去正虚，崩漏势减而不净，更换摄血塞流之法就更是必要。对崩漏下血者，欲速止血是医者和患者的共同意愿，但应十分注意避免背离辨证施治的原则而盲目滥用止血药。血热沸溢，迫血妄行，以凉血止血法，抑沸遏流是根本，兼以止血药起辅助作用。中虚堤决，气不摄血，益气塞流是关键，在升阳益气的基础上，重用止血药是主要手段。而胞络瘀滞，新血不守，则又是以祛瘀畅流为急务，虽攻逐之后，血下一时更多、更急，但胞宫清净，则新血得守，这里，止血药只起一个监护作用。中医调经治血，中药惯以炒炭，炭药除减少本身的润滑之性外，大都加重固涩作用。实践体会，治血不可专用止血，专事固涩，尤其不能滥用炭类药物，以免离经之血不能畅下，瘀血不能尽去，反生贼害，有的甚至引起炎症性出血不止，或包块血肿形成，难以吸收。对血热型崩漏，当治用清源遏流，不盲目以炭类止血；对瘀阻型崩漏更是散瘀畅流，使宿瘀速去、尽去，绝少采用止血之药。仅对中虚型崩漏，在摄血塞流剂中，多用、重用炒炭止血药，以达到漏下之血速止的目的。（《何子淮妇科经验集》，浙江科学技术出版社，1982）

2. 哈荔田论述：对于崩漏的治疗，不宜拘泥于古人初、中、末步骤的划分，而要灵活地运用塞流、澄源、复旧的方法，或塞流与澄源同用，或澄源与复旧并举，或单用塞流，而后继之以澄源、复旧。塞流虽然是“急则治标”的措施，但它是治疗崩漏的第一关。特别是在大出血的情况下，如不迅速止血，就有发生虚脱，危及生命之虞，故叶天士云：“留得一分自家之血，即减少一分上升之火”。但止血并非一味固涩，必须根据证情的寒热虚实，或温而止之，或清而止之，或补而止之，或泻而止之，并宜注意虚实之兼夹，寒热之错杂，而权衡常变。①清而止之，用于崩漏的热证。崩漏的热证常与肝肾阴虚，相火亢盛，扰动血海有关。因此，治疗宜用清滋之品，如牡丹皮、生地黄、白薇、地榆、炒黄芩、白茅根之类。至于苦寒泻降之黄连、黄柏、栀子等，则宜慎用，以免苦寒伤阴之弊。并且在清热凉血的同时，往往还需参以滋水涵木法。②温而止之，用于崩漏属于虚寒者。用药不宜辛温燥热之品，如温阳不宜桂、附，养血不赖归、芎，而拟用鹿角胶、巴戟天、狗脊、菟丝，以及党参、黄芪等药温阳益气，水中补火为当。若内寒较甚者，也可酌加吴茱萸、炮姜之类温经止血；寒凝气滞者，则加小茴香、乌药、制香附等兼理滞气。③补而止之，用于崩漏属肝肾脾胃三阴三阳气血失调，功能衰弱，冲任亏损的证候。一般以肝肾两虚，或脾肾两虚为多见。肝肾两虚治以滋补肝肾，调和阴阳为主，药如女贞子、墨旱莲、川续断、桑寄生、杜仲、山茱萸等。若虚热明显者，则兼予清热凉血；兼夹瘀滞者，则佐以活血化瘀等。脾虚或心脾两虚为主，则以益气摄血、养血安神为主，兼予补肾；若以肾虚为主，宜温阳益气，养血固经为主。在脾肾两虚型中，非确有中气下陷、清阳不举的证候，一般不宜用升、柴之类，以免摇其根株，动其浮阳，以速其祸。④泻而止之，用于崩漏之因于气滞血瘀者。治宜活血化瘀，“通因通用”。常用药如北刘寄奴、赤芍、茜草、泽兰、益母草、延胡索、乳香、没药、三棱、莪术等。临床须依据致瘀的不同原因，从主症、兼症的不同关系，或以化瘀为主，或以为辅。哈氏体会，崩漏之属于气滞血瘀者，固宜活血化瘀为主。然在其他证型的出血阶段，适当参以活血化瘀之品，可起到化瘀生新的作用。否则，补不兼行则滞，涩不兼通则瘀，清不兼行则凝。但当出血得到控制后，即不宜继续使用活血化瘀药物，而需转予澄源复旧，调理肝肾脾胃。

止血塞流虽然是急则治标的方法，但因是针对出血原因止血，仍含有治病求本的意义，所以塞流与澄源是相辅相成进行的。而在出血基本得到控制以后，则依据发病时出血程度的不同，在辨证论治、澄本清源的同时，继续酌加胶类（阿胶、鹿角胶）、炭类（棕榈炭、侧柏炭、蕲艾炭等）、酸敛类（五味子、五倍子、山茱萸等）、介类（龙骨、牡蛎等）等止血药，以巩固疗效，防止反复。崩漏证的善后调理，应重视肝肾脾胃，特别是脾肾两脏的作用。因肾为先天，是气血化生之根本；脾为后天，是气血化生之源泉；肝主疏泄，为调解血流之动力，三脏功能调和，不仅气血充沛，且运行调畅。所以，临床根据具体情况，或脾肾并补，或肝肾两滋。（《哈荔田妇科医案医话选》，天津科学技术出版社，1982）

3. 裘笑梅论述：对于崩漏的辨证，要注意审其有无腹胀、腹痛以及胀、痛之性状，更须观察血色之深浅、血质之稠稀和有无夹块等，并参合脉舌和全身症状，以辨别寒热虚实。辨证分型，主要是为了便于治疗，但不能为类型所限。因为临床上有时很难截然分开，常兼而有之，交错出现，而且各型又可相互转化，所以切勿机械地看待分型。本病的治疗，总的来说，虚则补之，热则清之，郁则疏之，瘀则行之，不能见血止血，或拘于“血证宜凉”之说，一概投以清热凉血，收敛固涩之品。特别对瘀血内积的类型，应用止血药更须审慎，必须遵循“辨证求因，审因论治”的原则，掌握标本缓急，随机应变，因证制宜，不能执而不化。再则，本病的治疗，应重视调理脾肾，不仅脾虚、肾衰者采用此法，而且善后之治，亦多用之，以巩固疗效，防止复发。实践证明，调理脾肾确是治疗本病的有效方法，值得重视。诊断上，应该采取辨病与辨证相结合的方法。引起崩漏的原因比较复杂，很多疾病均可导致子宫出血，临床必须做必要的检查，以明确诊断，在此基础上，再进行辨证分型。这样，治疗的针对性比较强，疗效可以提高。例如，西医诊断为子宫肿瘤，而中医辨证属气血虚弱，治疗上除了补养气血以固本外，又当考虑肿瘤的特殊矛盾，采取相应的治疗措施。检查发现子宫肌瘤，中医在辨证的基础上，采用活血化瘀的方法以消癥积，从而使月经渐转正常。总之，中西医结合，取长补短，是提高疗效的重要途径。（《裘笑梅妇科临床经验选》，浙江科学技术出版社，1984）

4. 王渭川论述：益气补中法用于气血两虚证。药用潞党参、熟地黄、砂仁、鸡内金、天麻、黄芪、升麻、吴茱萸、鹿角胶、当归、广木香、龙眼肉、鹿茸。温肾通阳法：用于肾阳虚惫证。药用潞党参、肉桂、附片、枸杞子、枣皮、鹿胶、杭巴戟天、肉苁蓉、补骨脂、黄芪、阿胶、焦艾叶、紫河车、龟甲。滋肝补水法：用于水不涵木证。药用沙参、麦冬、天麻、枸杞子、川楝子、白及、鳖甲、枣皮、玉竹、地骨皮、淫羊藿、九香虫、潼蒺藜、女贞子、墨旱莲、菟丝子、桑寄生。调气疏肝安神法：用于肝郁气滞证，或肝经伏火证。药用生地黄、熟地黄、怀山药、茯苓、泽泻、当归、白芍、柴胡、山栀子、仙鹤草、白及、川楝子、天麻、蒺藜、茯苓、九香虫、玄参、黄连、香附、川贝母、沙参、炒枣仁、砂仁、黄柏、桑寄生、菟丝子、蒲黄炭、茜根炭、杜仲、女贞子、墨旱莲、旋覆花、鸡内金、川续断、薤白、橘核、龙胆、玳瑁、降香。逐瘀活血法：用于瘀血凝滞证。药用桃仁、红花、当归、生地黄、赤芍、䗪虫、血竭、丹参、牛膝、艾叶、三棱、莪术、蒲黄炭、三七、鸡冠花、菟丝子、侧柏叶炭、炒五灵脂。祛痰除湿法：用于湿痰积滞证。治湿痰以加减六君子汤为主，治痰热以六神汤为主。药用法半夏、莪术、怀山药、川贝母、薤白、厚朴、桔梗、砂仁、橘红、茯神、竹沥、仙鹤草、石菖蒲、法夏曲、制胆南星、桑寄生、海浮石、海螵蛸。湿热证，药用金银花、连翘、椿皮、红藤、蒲公英、白及、砂仁、生鳖甲、艾叶、大青叶、地榆、槐花、琥珀末、黄连、仙鹤草、黄柏。王氏治疗暴崩，以补气固脱为主，急用独参汤加童便急救，或重用党参、黄芪、仙鹤草、棕皮炭、绵马贯众炭等，以固气防脱，塞流应急。其根据年龄不同的患者及胎前、产后崩漏，总结出不同的治法，独具匠心。如治疗青年血崩，注重柔肝解郁，凉血安神。老年血崩多因肾气亏弱、冲任不固所致，其病机特点是冲气虚弱，脾失其统，肝失其藏。故治老年血崩力主滋肾为首，调气运脾为辅。胎前崩漏多因肝肾郁热，血热妄行所致。治疗首重澄源，澄源即是安胎，其次才是塞流止血。产后崩漏多因调养失宜或劳力太过，或房事不慎所致。急宜调气固脾，急塞其流，总以肝、脾、肾为主。（四川中医，1991，2）

5. 朱晓鸣论述：①清热凉血法适用于血热妄行之崩漏。常用药物如：生地黄、水牛角、牡丹皮、地榆炭、山栀、茜草、阿胶、三七粉、地骨皮等。肝火炽盛者，加柴胡、香附、芍药等清肝开郁。热灼血络，大量失血后，则阴血易亏，用生地黄、阿胶、地骨皮等养阴清热；以白芍、香附开郁调经，敛阴柔肝。上述药物大多性寒，易使气机凝滞，血行不畅。《素问·调经论》云："血气者，喜温而恶寒，寒则泣而不行……"故朱氏在用清热凉血法时，常配伍一些既能止血，又能散瘀的药物，如牡丹皮、茜草、三七等，以防愈后留瘀等隐患。②活血化瘀法适用于瘀血内阻，血不归经之崩漏。常用桃仁、红花、川芎、当归、赤芍、蒲黄、五灵脂、香附、三七粉、益母草等。形成瘀血崩漏的原因较多，朱氏注重审证求因，治病求本。如气滞血瘀者，加柴胡、青皮等调气开郁；气郁化热者，加牡丹皮、栀子等清泄郁热；寒凝血瘀者，加桂枝、艾叶、乌药等温通经脉。③补气摄血法适用于脾不统血所致崩漏。常用药物如：党参、白术、炙甘草、阿胶、三七粉、当归、炮姜、升麻、山药、黄芪等。崩漏属脾不统血，朱氏治以健脾益气为主，加强统摄之力，启动生化之源。本着治血治气原则，除用阿胶、三七、炮姜、棕榈炭止血外，再以黄芪、升麻等升举阳气，使下溢之血随阳气而上荣。④调补冲任法适用于肾阳不足，冲任不固所致崩漏。常用药物如：熟地黄、山药、山茱萸、枸杞子、杜仲、川续断、鹿角胶、菟丝子、人参、紫河车等。肾阳不足，封藏不固，阴阳不相维系，冲任不能制约经血，故崩漏不止。因此，处方用药必须以补肾阳、固冲任为主。方中鹿角胶、紫河车为血肉有情之品，补肾阳、固冲任疗效显著；补肾阳须用补气药，故朱氏常于方中加入菟丝子、人参等助阳益气，调补冲任，使阳气充固。冲任调和，再适当配伍理血药物治之，而下血自愈。（江苏中医，1997，2）

6. 宋光济论述：将崩漏分为热扰冲任、气虚不摄、冲任虚寒、气血瘀阻 4 型。在总结前人治疗的基础上结合自己的临证经验，分别自拟凉血固经汤（生地黄、麦冬、生甘草、炙龟甲、侧柏炭、莲房炭、牡丹皮炭、焦白芍、炒黄柏、炒黄芩）；益气止崩汤（炒党参、炒白术、炙黄芪、炒山药、生地黄炭、赤石脂、棕榈炭、侧柏炭、炙甘草）；调冲固经汤（熟地黄、炒山药、山茱萸、赤石脂、菟丝子、覆盆子、枸杞子、五味子、炒阿胶、艾叶）；化瘀止崩汤（炒当归、焦白芍、茜根炭、生五灵脂、熟五灵脂、炒阿胶、丹参炭、香附炭、三七）。宋氏认为，崩漏常常虚实夹杂，临床以虚证居多，虽有热亦以虚热多见，而虚尤以脾胃气虚为主。然瘀则每夹气滞、气虚或血虚，故其处方用药，常灵活变通兼而用之。虚热者常选用生地黄、麦冬、龟甲养阴清热，其中尤推崇龟甲一味，认为其可走任入奇，调补冲任；夹实热者，加用黄芩、黄柏；脾虚者，首选党参、黄芪、白术；偏肾虚者，常用熟地黄、山茱萸、山药、鹿角胶、菟丝子、覆盆子等；瘀血者，选用三七、五灵脂、震灵丹（包煎；夹气滞，则加用川楝子、香附炭；夹寒凝，则加用艾叶、炮姜炭；兼气血不足，加用当归、焦白芍、黄芪、党参等。常选用的炭类止血药有：侧柏炭、地榆炭、棕榈炭、茜草炭、血余炭、升麻炭、艾叶等。总之，对崩漏的治疗重视“澄源”“复旧”两大环节，强调出血期澄源止血，血止期重固本复旧。（浙江中医学院学报，1996，2）

7. 朱古亭论述：崩漏之病因多端，不能仅凭血量之多少、血色浓淡与血凝、血散为依据，必须结合四诊进行探索。治法当以养血止血为先。因出血过多，易致虚脱，故阿胶、当归、白芍及蒲黄、侧柏、陈棕榈炭等均为常用之品。而治疗时应注意于止涩之中寓以清凉，清凉之中寓破瘀解结。更须分辨年龄老少，重视脾胃强弱。大凡少年火炽血热，凉血止血，升气益营，可以获效；中年以上，气血俱虚，则多需大补。脾胃为后天之本，生血之源，脾胃健则药力运行无碍，体力恢复转速。故处方用药常佐健运脾胃之品。临证用药，大致分为以下几个方面：①阴阳两虚，将有脱绝之危者，急于养血止血中，加别直参、制附子、黄芪、茱萸肉、白术补虚救脱；另用铁器火中烧红放入醋中，使蒸气上熏患者口鼻，以促使患者苏醒。②血热者，宜加牡丹皮、山栀子、黄芩、白薇、绵马贯众（以上均炒）、生地黄等凉血止血。③虚寒者，宜加炮姜、艾绒、鹿角霜、吴茱萸等以温经止血。④劳伤气血，宜加人参、黄芪、白术、甘草、炒升麻、艾绒炭。⑤血瘀者，宜加益母草、丹参、延胡索、制大黄、参三七、震灵丹等以破瘀解结。⑥暴怒伤肝，肝不藏血者，宜加青皮、香附、佛手片、郁金、绿萼梅等调肝解郁之品。若怒甚气逆，发厥不语者，急以苏合香丸灌之，继以和肝养血止血之品。⑦肝肾两虚，八脉亏损者，宜加熟地黄、肉苁蓉、枸杞子、杜仲、紫石英，兼血肉有情之品如鹿角胶、龟甲、鳖甲、海螵蛸之类，滋补下焦，摄纳冲任。（《当代名医临证精华·崩漏专辑》，中医古籍出版社，1988）

8. 班秀文论述：老妇的崩漏，其原因也很复杂，但多由于肾气衰退，阴阳失调，封藏不固而形成的疾病。妇女到了更年期，肾的功能逐渐衰退，任脉、冲脉、天癸都开始亏虚，因而不是偏于阴虚，便是偏于阳虚，以致阴阳失调，气血不和。老妇的崩漏，是由于肾气的衰退，冲任二脉不固，精血真阴日亏，真阳的偏盛或偏衰而引起的病变，当本着“虚则补之”的原则，不是泻其有余，而是补其不足，通过协调阴阳的偏颇，才能达到治疗的目的。所以在治疗崩漏总的大法基础上，必须结合老妇崩漏的特点，首先要分清是肾阴虚或是肾阳虚。而且，由于肾是五脏之本，肾的病变，往往影响到其他脏腑，尤其是肝、脾二脏。盖肾精肝血，有乙癸同源的关系，肾阴虚必导致肝阴虚，肝阴虚则肝阳亢而虚火内动；肾为元阳之根，脾为中土而主健运，肾之于脾是先天与后天的密切关系，肾阳虚则命门火衰，不能温暖脾土，以致脾阳亦衰。因此，在治疗时，既要考虑肾脏本身阴阳亏损的程度，还要注意有关脏腑的相连及阴阳的互根等问题，做到补阳不忘阴，滋阴要配阳。如症见阴道出血量少，淋漓不断，色红，伴有头晕头痛，耳鸣目眩，夜难入寐，烦热盗汗，腰膝酸软，苔少或无苔，脉细数者，此属肝肾阴虚，虚火内动的漏下，宜用滋阴补肾，固摄止血之法，以左归丸（熟地黄、山茱萸、枸杞子、川牛膝、菟丝子、鹿角胶、龟胶、山药）加减治之。方中之龟胶、鹿角胶，恐其性黏腻，在阴道出血期间，防其留瘀之患，常常去而不用，改用墨旱莲、牡丹皮、生龟甲、仙鹤草，以加强其滋阴止血之功。症见出血量多，或淋漓不断，血色淡而质稀，伴见面色㿠白，形寒肢冷，腰脊胀疼，食少神衰，小便频数或不禁，大便溏薄，舌苔薄白，舌质淡嫩，脉细弱者，此属肾阳虚衰，固摄无能之变，宜用补肾扶

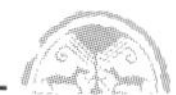

阳，温经止血之法，以右归丸（熟地黄、山茱萸、山药、菟丝子、枸杞子、鹿角胶、制附子、川杜仲、当归、肉桂）加减治之。方中之当归、肉桂、附子、鹿角胶虽能温养，但最易动火动血，在出血量多的情况下，常常减去而不用，改用鹿角霜、桑螵蛸、老姜炭之温涩，则较为平稳。左归丸、右归丸，是明代医家张景岳的代表名方。前者是为阴中配阳而设，后者则为阳中配阴之剂，是照顾到阴阳互根的密切关系，如应用得当，其效显著。除此之外，还有湿热下注、湿毒内蕴等不同的类型，其治疗的方法和选方用药，又当别论。(《妇科奇难病论治》，广西科学技术出版社，1989)

9. 朱小南论述：①绵马贯众、远志用于胞宫出血有卓效。②崩漏日久，补气摄血治疗无效者，当考虑是否有残瘀未清，须于补摄之中酌加清理瘀热之品，常用熟地黄炭、蒲黄炭、震灵丹、益母草、参三七等药，尤以熟大黄炭疗效最佳，用量 0.3～3 g。③在暴崩急救止血时用药，仙鹤草、仙桃草颇具功效，用量 12 g 为宜。关于久崩久漏的调理：每于隆冬封蛰之际，重用厚味胶质以峻补，药用阿胶、龟甲胶、黄明胶、牛角鳃等，加入补养止血、健脾和胃等品熬成滋补膏，每日进服，崩漏已止者，可巩固疗效，未止者可截止。但膏滋质地滋腻，久病脾胃必差，故加入健脾和胃帮助消化之品，可避免虚不受补之弊。(《朱小南妇科经验选》，人民卫生出版社，1981)

10. 李春华论述：人参与五灵脂：人参大补元气，固脱生津，安神。《本草正》云“人参气虚血虚俱能补，……，其味甘而纯正，所以能补血。”《济阴纲目》云“五灵脂散（五灵脂炒炭存性），治疗血崩不止，……其效如神，其救急之良方也。”《本草纲目》云五灵脂“恶人参，损人”。然李氏不拘于诸家本草“人参最怕五灵脂”之戒，临床遂将两药配伍，用于暴崩之症，且人参量大于五灵脂，扶正为主，祛邪为辅，五灵脂功擅止血，然涩中有化。两药相配，人参得五灵脂则补而不滞，益气摄血而无留瘀之弊；五灵脂得人参则扶正祛邪而无伤正之虞；两药合用，补气之中，行止血之法，其益气摄血止崩，效力更佳。(新中医，1999，11)

（三）辨证论治选录

1. 吴新华等治疗崩漏分 3 期辨治：①出血期用益气止血汤。党参、黄芪、马齿苋、益母草、生蒲黄、仙鹤草、地榆各 30 g，焦白术、茜草各 12 g，炙甘草 6 g。血量多党参易人参；小腹痛加三七粉。血止 3 日后，用归脾汤加味：党参 18 g，黄芪、炒酸枣仁各 30 g，当归、熟地黄、白芍、焦白术、茯苓各 12 g，木香 9 g，阿胶 11 g（烊化），炙甘草 6 g。贫血及全身症状改善后，用补肾调经法。②青春期及育龄期用石英毓麟汤加减。紫石英 30 g，淫羊藿、当归各 15 g，川续断、牛膝各 12 g，菟丝子、枸杞子、香附、桂心、牡丹皮各 9 g，川芎 6 g，川花椒 3 g。手足心热，口干，去川花椒、桂心，加墨旱莲、女贞子、山茱萸；胸胁胀满加柴胡、白芍。服药 6 剂后，宫颈黏液、羊齿状结晶出现强阳性时，加桃仁、赤芍、丹参。基础体温升高后停药，月经复潮后第 7 日开始用上方。③更年期在健脾基础上加用六味地黄汤。血红蛋白在 80 g/L 以下予以输血；服益气止血方 6～10 剂仍未止血，加用孕激素；中药促排卵困难，加用枸橼酸氯米芬。结果：治愈 71 例（占 47.3%），显效 53 例（占 35.3%），有效 24 例（占 16%），无效 2 例（占 1.3%），总有效率 98.7%。(山东中医学院学报，1994，6)

2. 李明道治疗崩漏分 3 型辨治：①脾不统血型 64 例，药用白头翁 45 g，黄芪、仙鹤草、地榆炭、煅牡蛎各 24 g，党参、云茯苓、酸枣仁各 15 g，白术、炒当归、白芍、远志各 10 g。每日 1 剂。②肝不藏血型 46 例，药用地榆炭 30 g，煅牡蛎 24 g，墨旱莲、女贞子各 15 g，牡丹皮、焦栀子、炒当归、生白芍、柴胡、白术、云茯苓、荆芥炭各 10 g。夹瘀血者选加三七粉、花蕊石、大黄炭、益母草。③肝肾阴亏型选加川续断、生地黄、龟甲、山茱萸；阳虚者加杜仲、鹿胶、补骨脂、炮姜；脱症者急煎独参汤，兼厥逆者，参附龙骨牡蛎汤兑童便频服或中西医结合救治。总

有效率为95.1%。(陕西中医，1991，12)

3. 周荣华治疗崩漏分6型辨治：其中气虚血瘀型11例，气滞血瘀型9例，血热血瘀型5例，肾虚血瘀型4例，寒凝血瘀型3例，湿热血瘀型3例。基本方药用白芍、益母草各15 g，当归、熟地黄各12 g，炒蒲黄、五灵脂、香附各10 g，川芎6 g，三七粉4 g。气滞血瘀型加郁金、川楝子、枳壳；血热血瘀型加牡丹皮、栀子、黄芩炭；气滞血瘀型加黄芪、党参、白术；寒凝血瘀型加小茴香、干姜、艾叶；湿热血瘀型加黄柏、薏苡仁、土茯苓、败酱草；肾虚血瘀型加杜仲炭、川续断、何首乌、阿胶。结果：痊愈12例，显效20例，有效3例，总有效率100%。(陕西中医，1990，10)

4. 邹琦运治疗崩漏分2阶段辨治：①第一阶段经间期，用益气养阴法：黄芪30 g，党参、白术、生地黄、白芍、女贞子、墨旱莲、知母各10 g，必要时加服乌鸡白凤丸。②第二阶段行经期，根据经量及行经期长短，在上方基础上加减，加用地榆炭30 g，生蒲黄10～20 g，椿根皮、海螵蛸、茜草各10～15 g，予以固经。服药3个月为1个疗程。治疗结果：124例中，痊愈84例，有效31例，无效9例。(上海中医药杂志，1993，6)

5. 戴慧芬治疗崩漏用九法辨治：①益气固脱法——独参汤：吉林红参30 g，浓煎服之。用于暴崩不止，大有元气将脱之势，遵“有形之血不能速生，无形之气所当急固”之旨，急投人参大补元气，气固则血不妄行。②扶阳固阴法——四逆汤干姜改炮姜：上症本应速投此方，但因附片有毒，煎煮费时，恐耽误而元气暴脱，故先予独参汤固脱，继用此方温扶元阳而固真阴，以复气血阴阳的平衡。服二付后，改用归芍理中汤（姜用炮姜）调理善后。③温中益气法——归芍理中汤加味：此方常用于脾胃虚寒或一般阳虚气陷所致崩漏。多见于崩漏日久，阴损及阳的患者，曾用凉血止血法无效，或反而加重者。④补养冲任法——《金匮》胶艾汤加减：此方是治疗崩漏的常用方，对妊娠下血，或产后恶露不绝，以及经期漏下，大便下血等用之得当，疗效俱佳。⑤温经化瘀法——《金匮》温经汤化裁：此方除治月经不调和宫冷不孕外，常用治崩漏，属冲任虚寒，阴血不足，兼夹瘀血内停。此方投之，最有效验。若下血多者，加艾叶，或加荆芥炭、烧乌梅。⑥活血化瘀法——戴氏化瘀止漏汤：本“崩立止血，漏宜祛瘀”和“通因通用”之旨而设。一般情况下，血崩与经漏可以同治。但对经漏，有时需要考虑瘀血问题。因瘀阻则冲任血脉凝滞，血不归经。⑦清经止血法——《妇人良方》固经丸加味：本方用于阴虚血热所致月经过多和崩漏，以血色深红，兼夹紫黑瘀块，心胸烦热、腹痛、尿赤、舌红脉数为辨证要点。血止后，继用四物汤加太子参、麦冬调理。⑧祛风止血法——戴氏加味愈风散：补血养肝，祛风止血。本方可随证加减。⑨滋阴潜阳法——简化育真汤：用于阴虚阳亢、阴血妄行所致之崩漏，亦可用于肝肾阴虚出现烘热、自汗者。是方有滋阴潜阳，柔肝益肾，固经止血，敛汗除烦，安神定志等功效。(中医教育，1993，2)

6. 何少山治疗崩漏用5摄法辨治：崩漏之作，因虚寒所致者，并非少数，用温经壮阳，固摄冲任以止崩漏疗效显著。温阳止崩，主要通过温肾壮阳，散寒祛瘀，增强天癸、肾气、冲任、胞宫的调解功能，使阳回气固，阴血不致奔脱，起到塞流止血的作用。①温中益气摄血：血脱益气，乃古人之法。《景岳全书》载：“血脱等症，必当用甘药先补脾胃，以益生发之气。盖甘能生血，甘能养营，使脾胃气强，则阳生阴长，而血自归经矣。”况且气有余便是火，气不足便是寒，补气有助阳之功效。常用高丽参、红参、党参、黄芪、白术、茯苓、山药、甘草、升麻、饴糖等，温中益气，补气摄血，振奋脾阳，生血补血。②温阳补火摄血：阳化气，阴成形。对于崩证阳气大虚，命门火衰者，当求其脏而培之固之，壮阳固气，摄纳阴血。对于阳气欲脱者，回阳救逆，引火归元。常用药有制附子、炮姜、肉桂、淡吴茱萸、高良姜、艾叶、鹿角胶、淫羊藿、巴戟天、补骨脂、肉苁蓉、菟丝子、覆盆子、仙茅等。③温和祛瘀摄血：崩中下血，必然“经脉中已动之血有不能复还故道者”，而瘀滞冲任。“凡有所瘀，莫不壅塞气道，阻滞气机”且“旧血不走，则新血断然不生。新血日生，瘀血无处可留”（《血证论》）。同时，血者喜温而恶寒，寒则涩而不流，温则消而去之，故选择温性活血，化瘀止血的药物是恰当的。常用有炒当归、泽兰、失笑散、血竭、焦山楂、莲房、参三七、云南白药、熟大黄炭等。④甘温救阴摄血：崩中失血既多，阴血无有不虚者。阴者阳之守，阴亏则阳无所附，阴精衰竭，阳随而亡。特别是对于阴阳两虚者，更应温煦冲阳，静摄任阴，滋阴不离益阳。常用甘温添精救阴药物，如熟地黄、制何首乌、阿胶、鹿角胶、龟甲、龙眼、枸杞子、山茱萸、大枣等，既滋阴养液，又不克伐阳气。⑤温敛固涩摄血：久崩滑脱之症，应佐以温敛之品，固涩血海。常用药有赤石脂、禹余粮、龙骨、牡蛎、海螵蛸、五味子、松花炭、肉果仁炭、石榴皮等，据情酌加使用。在组合方剂时，应以温中益气和补火壮阳为主。因为失血伤气，阳气虚衰，更使冲脉大开，摄纳无权，血崩不止，形成恶性循环。有形之血不能速生，无形之气所当急固，温阳化气则是截断恶性循环之关键。同时针对症情，筛选温通祛瘀，甘温救阴及温敛固涩之品，摄固力强，止崩效著。(《当代名医临证精华·崩漏专辑》，中医古籍出版社，1988)

（四）临床报道选录

1. 贺清义等用十八味归脾汤治疗崩漏100例：药用炙黄芪30 g，黑荆芥穗、焦大枣、酸枣仁各15 g，红参、焦术、茯苓、当归、白芍、黑地榆、赤石脂、杜仲炭、焦栀子、侧柏炭、乌梅、生地黄、禹余粮各10 g，远志6 g。每逢月经第3日开始服用，连服3～6剂，每剂煎2次合一起，分2次内服。结果：治愈59例，显效31例，好转5例，无效5例，总有效率为95%。本方所治100例崩漏中均具备不同程度的脾虚症状，因脾不统血可导致出血诸症。故张氏以十八味归脾汤为其主方益气健脾，养血安神。方中白芍养血敛阴；焦大枣、荆芥穗、侧柏炭、杜仲炭收敛止血；赤石脂、禹余粮固涩止血；栀子、生地黄以防大补剂助其热；乌梅酸收。全方配伍合拍，功效益彰，实乃验方。(陕西中医，1991，5)

2. 陈立富用圣愈汤加味治疗崩漏36例：药用黄芪30～50 g，党参20～30 g，熟地黄、仙鹤草、海螵蛸各15～30 g，阿胶（烊冲）15～20 g，白芍、茜草炭各15 g，炒当归6～10 g，川芎3～6 g，甘草6 g。水煎服，每日1剂。加减法：血热重者选加生地黄、黄芩、栀子；血瘀重者选加益母草、熟大黄等；腰痛重者加杜仲、川续断等；食欲不振者选加砂仁、陈皮、白豆蔻。共治36例，结果：治愈27例，好转7例，无效2例。陈氏认为，不论是漏下还是崩中，均可因失血过多而致气衰，气衰则不能摄血而使出血更重。圣愈汤（即四物汤加参、芪）气血双补，其中黄芪、党参用量宜大，重在益气举陷，恢复统摄之权；当归、川芎用量宜小，仅使血止而无留瘀之弊；阿胶补血止血。意在融塞流、澄源、复旧为一体。(浙江中医杂志，1993，7)

3. 钟秀美用芩术四物汤治疗血热崩漏55例：药用生地黄、生白芍各15 g，黄芩、白术、侧柏叶、地榆各10 g，川芎、当归各6 g。兼肾阴虚加墨旱莲20 g，女贞子15 g；兼瘀血加牡丹皮10 g。血止后，根据证情，选用补中益气汤或左归饮，以巩固疗效和调整月经周期，一般经后服5剂，连续治疗2～3个月经周期，然后停药观察。共治55例，结果：达到止血的有54例，另1例服药5剂出血量未减改用清经汤治疗而收功。(福建中医药，1993，2)

4. 刘润侠等用益气固肾汤加减辨证治疗崩漏214例：药用黄芪60 g，墨旱莲30 g，女贞子、生地黄、熟地黄、覆盆子、白芍各15 g，炒荆芥10 g，升麻6 g。腰痛者加川续断15 g；出血久者加海螵蛸30 g，五倍子15 g；血色污浊者加马齿苋30 g；瘀甚者加炒蒲黄10 g；出血量多者加炒绵马贯众30 g，三七粉（冲服）3 g；头晕心悸，失眠差者加何首乌15 g，合欢皮或酸枣仁

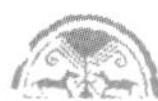

15 g。治疗结果：治愈 194 例（出血停止，月经周期正常，症状消失，半年未复发者），好转 20 例（出血停止，月经周期接近正常，症状明显减轻，无较大反复者），总有效率 100%。（陕西中医，1990，7）

5. 陈慧珍用固肾摄血汤治疗崩漏 93 例：药用菟丝子 20 g，海螵蛸 18 g，川续断、党参、黄芪各 15 g，熟地黄、山药、枸杞子各 12 g，山茱萸、蒲黄炭各 10 g。偏阴虚火旺者，去党参、黄芪、熟地黄，加太子参 18 g，生地黄 15 g。服 3～5 剂，多数患者阴道流血停止。血止者，去海螵蛸、蒲黄炭，加何首乌 15 g。月经周期接近正常后，行经第 1～4 日，上方去蒲黄炭、海螵蛸、黄芪，加益母草 15 g，桃仁 10 g，红花 5 g。结果：治愈 70 例，占 75.2%；显效 15 例，占 16.4%；有效 6 例，占 6.4%；无效 2 例，占 2.1%，总有效率 98%。（广西中医药，1989，3）

6. 刘家磊用归芎茜七汤治疗崩漏 989 例：药用黄芪、当归各 20 g，川芎、党参、阿胶、赤石脂、赤芍、茜草、牡丹皮各 10 g，三七（冲服）、炮姜各 4 g。阴虚者加生地黄、龟甲各 15 g；阳虚者加巴戟天、仙茅各 10 g；心血不足者加酸枣仁、首乌藤各 20 g；湿热者加黄柏、泽泻各 10 g。共治疗 989 例，结果：治愈 956 例，无效 33 例，治愈率为 96.7%。（陕西中医，1991，5）

7. 崔素英用生黄逐瘀汤治疗瘀血崩漏 68 例：药用当归、生地黄、北刘寄奴各 15 g，生大黄 9～15 g，黑香附、茜草、赤芍、枳壳各 12 g，生蒲黄 10 g，三七粉（冲服）3～6 g。气虚较重者加人参、升麻；有热者加牡丹皮、栀子；血虚者加阿胶、熟地黄；肾虚腰痛加杜仲、川续断；肝郁者加柴胡、郁金。另外，逐瘀药不宜久用，故使用本方一般 3～4 剂即可，不要过服。待瘀阻祛除后，可根据病情选用以下方药调治：①肝郁者，用丹栀逍遥散加减。②肾虚者，用六味地黄丸加减。③脾虚者，用人参健脾丸加减。④心脾两虚者，用归脾丸加减。治疗结果：痊愈 28 例，占 41.1%；显效 23 例，占 33.82%；有效 12 例，占 17.56%；无效 5 例，占 7.35%。总有效率 92.65%。（天津中医，1994，5）

8. 王复亨用乌七止崩散治疗崩漏 100 例：药用乌梅炭、地榆炭各 60 g，广三七、侧柏叶炭各 30 g。以上药物研成细末，每次白开水或汤药冲服 10～20 g，0.5～2 小时 1 次，连服数次，至出血大减为止。共治疗 100 例，结果：临床痊愈 52 例，显效 30 例，好转 17 例，无效 1 例，总有效率为 99%。凡妇女在非行经期所致的崩证，以来势急、出血量多，有阴竭阳脱之势者最宜。（陕西中医，1990，4）

9. 刘旦光等采用补肾中药治疗崩漏 43 例：肾阳虚用右归饮加减（附子、肉桂、熟地黄、山药、山茱萸、枸杞子、杜仲、菟丝子、茺蔚子、血余炭、炙甘草），肾阴虚用左归饮加减（熟地黄、山茱萸、枸杞子、山药、茯苓、龟甲、牡蛎、川续断、升麻、侧柏炭、炙甘草）。中药组上方每日 1 剂，连用 10 日，改服排卵汤（当归、熟地黄、川芎、白芍、桃仁、红花、肉桂等），每日 1 剂，3 日后仍改服补肾中药至月经来潮为 1 个疗程。共治疗 43 例，结果：显效 34 例，好转 9 例；随访 26 例，治愈 20 例（占 76.9%），好转 6 例（占 23.1%）。有 11 例观察基础体温变化，治疗前均为单相体温，治疗后有 10 例出现双相体温。7 例于月经第 21～23 日查孕酮，其中 6 例孕酮在 3 mg/mL 以上。（中西医结合杂志，1994，6）

10. 施明仙用补中益气汤加减治疗崩漏 100 例：药用潞党参、当归、黄芪各 30 g，川续断、制狗脊各 15 g，白术、白茯苓各 10 g，炙甘草、陈皮、柴胡、升麻各 5 g，生姜 2 片，大枣 7 枚。见瘀血斑块者，加三棱、莪术、失笑散各 10 g；出血偏多者，加血余炭、侧柏炭各 15 g；有湿热者，加蒲公英 30 g，红藤 15 g；睡眠不佳者，加首乌藤、酸枣仁各 10 g；肝郁气滞者，加白芍、广郁金各 10 g，苏薄荷（后下）5 g。共治疗 100 例。治疗 1～6 个月经周期后，结果：治愈 32 例，占 32%；显效 50 例，占 50%；有效 10 例，占 10%；无效 8 例，占 8%，总有效率达 92%。

(浙江中医杂志，1994，1)

11. 张和平单用川芎治疗崩漏 29 例：取川芎 24～28 g，加白酒 30 mL，水 250 mL，浸泡 1 小时后，加盖用文火炖煎，分 2 次服，不饮酒者，可单加水顿服。共治疗 29 例，除 4 例合并子宫内膜炎配合用抗生素外，其余均单用上法治愈。(陕西中医，1990，4)

12. 黄乐芬单用生地黄治疗崩漏 48 例：取生地黄 60 g，黄酒 500 mL，为 1 日剂量。将生地黄放入沙锅或铝锅中，先加黄酒 375 mL，再加冷水 125 mL，用文火煮开，水开后掀开锅盖任其挥发，煎至药液剩 100 mL 左右，倒在杯里，然后将剩下的 125 mL 黄酒加冷水 250 mL，倒入锅内，用上述同样方法，进行第二次煎煮，亦煎至药液剩 100 mL 左右，两次药液混合，放红糖少许调味，早晚口服。共治疗 48 例，结果：全部有效，用药时间最短 1 日，最长 3 日，平均 2 日，远期随访治愈 44 例，占 91.6%，显效 4 例，占 8.4%。(中西医结合杂志，1991，3)

13. 杨明亮等用新益气汤治疗崩漏 40 例：本方含红参 10 g（或党参 20～30 g)，黄芪、山药各 20 g，炒白术、熟地黄各 15 g，生白芍 12 g，黑姜 10 g，升麻 6 g，大枣 6 枚。结果：治愈 28 例，好转 10 例，无效 2 例，总有效率 95%。(江西中医药，1993，2)

14. 魏振装等用单味党参治疗崩漏 37 例：党参 30～60 g。水煎。早晚分服。于月经期或行经第 1 日开始连续服药 5 日。部分患者在血止后，根据辨证再用人参归脾丸、乌鸡白凤丸等巩固疗效。结果：痊愈 5 例，显效 14 例，有效 10 例，无效 8 例。(浙江中医杂志，1986，5)

15. 吴昌生用温经汤加减治疗崩漏 104 例：药用党参 15～30 g，麦冬 15 g，阿胶 12 g，炒白芍、牡丹皮各 10 g，制半夏、炮姜炭各 6～10 g，吴茱萸、当归、桂枝、炙甘草各 6 g，川芎 5～6 g。随证加减：苔白滑腻、舌淡或经血黯淡质稀者，去牡丹皮、麦冬，重用半夏、炮姜炭各 10 g，加艾叶 3～4 g；经血量多而无腹痛无血块者，川续断 15 g，若有血块伴腹痛者，另加生蒲黄、炒蒲黄各 10 g；经血淋漓不断者，去阿胶，加生蒲黄、制香附各 10 g。以上均为经前 3～5 日及经期方药，每日 1 剂，水煎 2 次分服。平时根据情况选用归芍六君子汤、八珍汤、归脾汤、小建中汤等。本组病例共 104 例，经 2～6 个月经周期的治疗，38 例治愈，占 36.5%；40 例显效，占 38.5%；22 例有效，占 21.2%；4 例无效，占 3.8%。总有效率 96.2%。(浙江中医杂志，1993，7)

16. 朱莲花用固本止崩汤治疗崩漏 29 例：药用人参、白术、黄芪、当归、黑姜、熟地黄炭、阿胶各 10 g～15 g。每日 1 剂，水煎服，5 剂为 1 个疗程。兼血瘀者加田三七、蒲黄，或云南白药；血热者加生地黄、牡丹皮、黄芩；五心烦热者加龟甲、鳖甲；阳虚者加鹿角霜；久漏不止者加赤石脂、煅龙骨、煅牡蛎；肝郁乳房胀痛者加香附、柴胡；腰痛者加杜仲、菟丝子；冲任不足者加紫石英。治疗效果：治愈 24 例，占 82.7%；好转 5 例，占 17.3%。朱氏以为本方具有益气固本，养血止血之功。方中参、芪、术益气固经摄血；熟地黄养血滋阴；黑姜温中止血；特别对脾不统血、冲任不固所致的崩漏效果显著。(湖南中医杂志，1990，4)

17. 杨文军等采用小柴胡汤加减治疗崩漏 32 例：所有病例均经病理诊断排除器质性病变。辨证分型：肝火旺盛 6 例，阴虚火旺型 4 例，心胆气虚型 2 例，肝郁脾虚型 16 例，气滞血瘀型 2 例，阳虚寒凝型 2 例。治疗方法：基础方，生龙骨、生牡蛎各 20 g，党参 15 g，柴胡、郁金、白芍、三七、茜草根、地榆炭各 12 g，半夏、生姜、黄芩、当归各 10 g，炙甘草 6 g，大枣 6 枚。随证加减：肝火旺盛型去生姜，加生地黄炭、牡丹皮、焦山栀；阴虚火旺型去生姜，加生地黄、地骨皮、肉苁蓉、黄柏；心胆气虚型加浮小麦、鸡子黄；肝郁脾虚型加白术、黄芪、茯苓；气滞血瘀型加桃仁、红花、生蒲黄；阳虚寒凝型加桂枝、制附子。7 日为 1 个疗程。结果经治 1～3 个疗程后，所有病例阴道流血均止，诸症状缓解或消失，19 例随访 3 年无复发，13 例 7 个月后

曾有复发。（中国中西医结合杂志，1993，8）

18. 汪明德用鹿衔草汤与乌鸡白凤丸序贯治疗崩漏100例：其具体方法是：①月经期治疗：于月经第1日起服鹿衔草汤塞流止血，至经净停服。药用鹿衔草60 g，党参、益母草、生地榆各30 g，炮附子10 g。煎药时加食醋50 g。如大出血已止，尚有少量漏下不净，可接服地锦草汤化瘀止漏。地锦草、益母草各30 g，失笑散（包煎）18 g，藕节炭、海螵蛸、党参、黄芪各15 g，莲房炭、熟大黄、茜根炭各10 g。血尚较多，加生地榆15 g；血少将尽，加石榴皮15 g，血余炭10 g；漏下日久，加川牛膝30 g，当归15 g。②经后治疗：血止后，接服乌鸡白凤丸，每日3次，每次1丸。至下次经期，再接服鹿衔草汤。治疗结果，月经量：治疗后经量恢复正常者80例，经量减少1/2者14例，经量减少1/3者6例。行经时间：经行时间小于7日97例，8～10日3例。月经周期治疗前无明显周期7例，治疗后恢复正常周期者2例；治疗前月经先期48例，服药后26例恢复正常周期；治疗前月经后期6例，周期正常的3例，服药后无明显变化。（上海中医药杂志，1993，6）

19. 宁竞英用中药治疗崩漏14例：14例患者均系无排卵型，均接受过西药的人工周期或其他西药治疗。具体方法：①止血塞流。基本方：仙鹤草50～70 g，海螵蛸、煅龙骨各30 g，川续断20～30 g，熟地黄20 g，茜草10 g，五倍子6 g，配合肌注珍珠母注射液，每次2 mL，每日2次。②补血澄源。基本方：黄芪20 g，党参、何首乌各15 g，白术12 g，白芍、熟地黄各10 g，当归6 g，炙甘草5 g。③调理天癸。促排卵方：菟丝子15 g，巴戟天、紫石英、枸杞子、山药各12 g，当归、熟地黄、益母草、墨旱莲、路路通各10 g。促黄体汤：山药、鹿衔草、墨旱莲各15 g，当归、赤芍、川续断、淫羊藿、肉苁蓉各10 g。治疗结果：本组14例，治愈11例，好转1例，无效2例，总有效率为85.7%。（湖南中医杂志，1993，4）

（五）经验良方选录

1. 内服方：

（1）仙鹤草、黄芪、太子参各30 g，生地黄、墨旱莲各20 g，白术、菟丝子各15 g，山茱萸、淫羊藿、仙茅各12 g。随症加减：阴虚加枸杞子、女贞子，减淫羊藿、仙茅。阳虚加沙苑子、益智仁，减生地黄、墨旱莲。血热加牡丹皮、小蓟，减仙茅、淫羊藿；虚寒加艾叶、阿胶，重用淫羊藿、仙茅。气滞血瘀加延胡索、蒲黄、三七粉（冲服）；减生地黄、墨旱莲。水煎，每日1剂，服2次。经前服两剂，经期服3剂为1疗程。主治崩漏。

（2）炙黄芪50 g，党参30 g，桑寄生24 g，泽泻、白芍各20 g，白术、巴戟天、淫羊藿、苦杏仁、茯苓、猪苓各15 g，车前子12 g。加水煎沸15分钟，过滤取液，渣再加水煎20分钟，滤过去渣，两次滤液兑匀，分早晚服，每日1剂。气虚甚加红参10 g（另煎冲服）；血崩如水决堤势不可遏加仙鹤草30 g，煅海螵蛸50 g；心悸不眠加酸枣仁30 g，当归8 g；瘀块多者加三七6 g（冲服）。主治崩漏。

（3）熟地黄20 g，红参18 g，重楼、阿胶（烊化）各15 g，海螵蛸、制香附、艾叶各10 g，炮姜炭6 g，参三七粉（冲服）3 g。随症加减：脾肾阳虚加淫羊藿12 g，吴茱萸5 g，肉桂3 g。肝肾阴虚型减炮姜、艾叶，加龟甲（先煎）30 g，生地黄、墨旱莲各15 g，茜草12 g。气虚夹瘀型加益母草20 g，焦山楂15 g，泽兰12 g。每日1剂，水煎，服两次，5剂为1疗程。主治各型崩漏。

（4）黄芪、炒白术、龙骨、牡蛎、生地黄各18 g，川续断、海螵蛸各12 g，白芍、茜草根各9 g。随症加减：气虚下陷加党参18 g，升麻6 g。肾阴不足减黄芪、白术，加阿胶9 g。肾阳虚减生地黄，加淫羊藿、仙茅、杜仲、熟地黄炭各9 g。血热减黄芪、白术，加黄柏、知母、地骨皮各 9 g。崩漏量多加仙鹤草 30 g，地榆炭、棕榈炭各 9 g。每日 1 剂，水煎，服 2 次。主治冲任不固所致崩漏。

（5）煅龙骨、牡蛎各 25 g，黄芪、川续断、生地黄、海螵蛸各 20 g，白术 15 g，茜草 10 g。随症加减：热甚加地榆炭、藕节各 20 g，地骨皮、沙参、炒栀子各 15 g。肝郁加柴胡、香附、白芍各 15 g，川楝子 10 g。气虚加人参、山药、艾叶、炙升麻。阴虚加女贞子、墨旱莲、山药。阳虚加附子、肉桂、枸杞子。水煎 3 次，取液混合，每服 150 mL。每日 1 剂。止血后 3 日停药。主治各型崩漏。

（6）女贞子 15 g。脾肾阳虚加淫羊藿 15 g，巴戟天 10 g，炮姜 6 g。腰痛加杜仲炭 15 g，炒川续断 12 g。腹痛加炒白芍 20 g。带下量多加芡实 20 g，党参 12 g。漏下血块加益母草 20 g，蒲黄炭 10 g，三七粉 3 g。每日 1 剂，水煎，服两次，7 剂为 1 疗程，每疗程隔 2 日。主治崩漏。

（7）柳树枝 50 g，益母草 40 g，白芍 30 g，当归 20 g，熟地黄 15 g。随症加减：肝郁气滞加柴胡、郁金、香附、枳壳、川楝子。气郁化火加牡丹皮、焦山栀、生地黄。脾虚不升加柴胡、升麻、党参、黄芪、白术、人参。肾虚失约加龟胶、川续断、山茱萸、鹿角胶、海螵蛸、龙骨、牡蛎、肉桂。瘀血阻络加丹参、茜草、桃仁、红花、三棱、莪术。每日 1 剂，水煎，服两次。主治崩漏。

（8）熟地黄、山药、菟丝子、海螵蛸各 15 g，鹿角胶 12 g，山茱萸 10 g。随症加减：肝肾阳虚加墨旱莲 30 g，女贞子 15 g。脾肾阳虚加淫羊藿 15 g，巴戟天 10 g，炮姜 6 g。腰痛加杜仲炭 15 g，炒川续断 12 g。腹痛加炒白芍 20 g。带下量多加芡实 20 g，党参 12 g。漏下血块加益母草 20 g，蒲黄炭 10 g，三七粉 3 g。每日 1 剂，水煎服。7 剂为 1 疗程，每疗程隔 2 日。主治崩漏。

（9）黄芪 20 g，肉苁蓉、菟丝子、熟地黄、山茱萸、党参、白芍各 15 g，当归、白术各 10 g，陈皮、炙甘草各 4 g。随症加减：血热加仙鹤草、焦山栀，减黄芪。血瘀加红花、血竭。脾虚加红参。气虚下陷加升麻、柴胡、荆芥。肾阴虚减白术、陈皮，加墨旱莲、生地黄。肾阳虚加附子、肉桂、枸杞子。水煎，重症日 2 剂，服 4 次；轻者每日 1 剂，服两次。主治崩漏。

（10）败酱草、黄芪、川续断各 30 g，党参 20 g，蒲公英、椿根皮、仙鹤草、绵马贯众炭、白芍各 15 g，地榆炭 12 g，益母草、柴胡各 10 g，羌活 3 g。随症加减：热盛加金银花、连翘、山栀子。湿盛加萆薢、茵陈、冬瓜子、薏苡仁。腰痛加乌梢蛇、蜈蚣。腹痛加延胡索、乌药、香附、炒蒲黄、五灵脂、艾叶。每日 1 剂，水煎，服两次。5 剂为 1 疗程。主治血热型崩漏。

（11）黄芪 30 g，党参 25 g，白术 15 g，当归、炒栀子各 12 g，白芍、干姜各 10 g，升麻、柴胡各 9 g，陈皮 8 g，炙甘草 6 g。随症加减：小腹痛加艾叶。血虚加熟地黄、何首乌。血瘀加桃仁、红花。气滞加香附。肾虚腰痛加桑寄生、菟丝子。出血多加地榆炭。每日 1 剂，水煎两次取液混合，上午、下午分服。7 剂为 1 疗程。主治崩漏。

（12）生地黄 30 g，墨旱莲、仙鹤草各 15 g，槐花、炒蒲黄（包煎）各 12 g，当归炭、生白芍、牡丹皮各 9 g，熟大黄炭 6 g。每日 1 剂，水煎服。主治崩漏，阴道骤然大量下血，或漏红日久，血色深红，或紫红，质稠浓，或夹有少量小血块。头痛。面赤，口干，溲赤、便秘，舌质红绛，苔黄或干燥，脉滑数或弦数。

（13）炒地榆 50 g，川续断、龟甲各 25 g，熟地黄、山茱萸、桑寄生、海螵蛸、牡蛎、杜仲炭各 20 g。山药、白芍、阿胶（烊化）各 15 g。每日 1 剂，水煎服。出血过多倍用炒地榆，加蒲黄 10 g；气虚加黄芪 15 g，升麻 6 g；腰痛夹有血块加川牛膝、茜草各 10 g；肾阴阳两虚加巴戟天、菟丝子各 15 g。主治崩漏。

（14）菟丝子 20 g，党参、黄芪、川续断各 15 g，海螵蛸、熟地黄，山药、枸杞子各 12 g，山茱萸、蒲黄炭各 10 g。随症加减：阴虚火旺减党参、黄芪、熟地黄，加太子参、生地黄。出血减海螵蛸、蒲黄炭，加何首乌。出血期每日 1 剂，水煎，服两次，经期服 4 剂，血止后每周服 5 剂。主治脾肾两虚型崩漏。

（15）仙鹤草、龙骨、牡蛎（醋煅）各 30 g，炙黄芪、土炒白术、生地黄、山茱萸、阿胶（蒲黄炒）各 15 g，海螵蛸 12 g，炒升麻炭 5 g。随症加减：气虚加人参。血热加白芍、黄芩。肝郁气滞加柴胡、青皮。瘀血内阻加桃仁、大黄炭。腰痛加川续断。心悸不眠加酸枣仁、茯神。每日 1 剂，水煎，服 2 次。主治崩漏。

（16）仙鹤草 18 g，巴戟天、茯神、蒲黄（炒）、阿胶、黄芪、当归、白术、生地黄、熟地黄、焦谷芽各 9 g，熟大黄炭 3 g，三七粉、藏红花末（煎汁进服）各 0.9 g。每日 1 剂，水煎服。主治崩漏，出血淋漓不断，或突然下血量多，夹有瘀块，少腹疼痛拒按，瘀决排出痛减，舌质黯红有瘀斑，脉沉涩。

（17）党参、黄芪各 60 g，益母草、炒升麻各 30 g，桔梗、血余炭各 10 g，柴胡 9 g，独活 6 g。随症加减：阳虚加肉桂、巴戟天、仙鹤草。阴虚加阿胶、玄参、龟甲。肝郁加夏枯草、香附、侧柏炭。腹痛加白头翁炭、当归。每日 1 剂，水煎，2 次分服。主治崩漏。

2. 外治方：

艾条 1 根。将艾条点燃后，放于隐白穴上方约 10 cm 处，熏灸 15～20 分钟，直至穴位周围皮色转红为度。每日 3～5 次。血崩止后继续熏灸 1～2 日，以资巩固。主治崩漏。

3. 食疗方：

（1）母鸡（去头爪）半只，艾叶、阿胶各 15 g。母鸡去内杂，洗净，加水煮熟。取鸡汤一碗另煎煮艾叶，5 分钟后下阿胶，待阿胶溶化后立即饮服，每日 1 次。主治月经淋漓不断，下腹痛，崩漏。凡呕逆、食欲不振、消化不良及腹泻者忌用。

（2）活鲫鱼 1 尾（约 200 g），当归 15 g，血竭、乳香各 5 g，黄酒适量。鲫鱼去肠留鳞，腹内纳入当归、血竭及乳香，泥封烧存性，研成细末。温黄酒送服，每服 5 g，每日 2 次。主治血崩。

（3）鲜蛎黄（牡蛎肉）250 g，鸡汤、猪瘦肉汤各适量，精盐、味精各少许。鲜蛎黄放入锅内，加鸡汤、肉汤适量，煮沸，调以精盐、味精即成。吃肉饮汤。主治经血过多、崩漏等。

（4）猪皮 100 g，黄酒、红糖各少许。将猪皮加水及少许黄酒，用文火煮至肉皮极烂。红糖调服，每日 1 次。主治失血性贫血、痔疮下血、崩漏，下血、便血。

（5）黑木耳 120 g，红糖 60 g。将木耳洗净，用水煮熟，加红糖拌食。一次吃完，血渐止，再以木耳、红糖各 60 g。拌食即愈。主治崩中漏下、血崩不止。

（6）淡菜 50～100 g，猪肉 150 g。共煮烂。于月经来潮前服食。主治崩漏，虚劳羸瘦、眩晕、腰痛、吐血、带下等。

第三十一节　功能失调性子宫出血

一、病证概述

无排卵性功能失调性子宫出血，多见于青春期和围绝经期。见于青春期者，是由于中枢成熟缺陷，下丘脑、垂体对雌激素的正负反馈机制尚未健全，不能释放足够的促黄体生成激素（LH），故卵巢中虽有卵泡生长发育，但不能出现排卵。见于围绝经期者，是由于卵巢自然衰老，卵泡缺乏，卵巢功能减退，对垂体促性腺激素敏感性降低，垂体促性腺激素分泌增多，促卵泡生成激素（FSH）多于促黄体生成激素（LH），后者在月经周期中期的高峰消失，以致无法排卵，导致孕激素的缺乏，子宫内膜受雌激素的单一影响，并随雌激素水平的波动而出现闭经或不规则出血。即当雌激素水平偏高时，子宫内膜呈增生状态，临床表现为闭经；当雌激素水平下降，不足以支持子宫内膜时，则子宫内膜发生脱落而阴道出血。由于缺乏孕激素的作用，不能抑制子宫内膜中酸性粘多糖的合成，酸性粘多糖持续存在或增加，使子宫内膜不易完全脱落，而不完整的剥脱，又阻碍了子宫内膜的迅速再生，故造成不规则出血，且持续时间长。

二、妙法绝招解析

（一）血热气虚，瘀阻胞宫（朱小南医案）

1. 病历摘要：张某，30岁。患者孀居2载，情怀悒郁，相继子殇，惨痛益极。渐至月经失调、痛经等不以为意。适经期超前，量多如注，势急似崩，经中西医共同抢救而脱险。但始终漏下，淋漓不尽。症见面色㿠白无华，精神萎靡，疲乏少气，口干欲饮，经色鲜红，杂有紫块，少腹时痛拒按。妇检见子宫颈轻度糜烂。脉弦细数，舌淡红，苔白薄。诊断为功能性子宫出血。

证属血热气虚，瘀阻胞宫。治宜凉血益气，活血化瘀。方选圣愈汤合失笑散加味。药用炙黄芪50 g，煅牡蛎（先煎）、生地黄、党参各30 g，阿胶（烊冲）、炒白术各15 g，当归、白芍各12 g，牡丹皮、生蒲黄（包）、炒五灵脂（包）各10 g。每日1剂，水煎服。服2剂后，下紫黑色血块碗许，腹痛即除，漏遂止。再投2剂，元气复，食欲增，神色转佳，脉和缓。后改用归脾丸、人参养荣丸以善后。（《朱小南妇科经验选》，人民卫生出版社，1981）

2. 妙法绝招解析：肝为刚脏，将军之官，主藏血，体阴用阳，司疏泄，性本条达。此例患者独守清闺，内伤七情，肝气郁结，气滞血阻，肝主冲任，影响月经而不调；肝气郁久化热，迫血妄行，势如潮涌；失血过多，血虚累及气虚，气虚主统无权，以致渗血更多。如此前因后果，造成恶性循环，所以出血不休，虚羸毕现。症见经血鲜红，夹有紫块，腹痛拒按，为瘀热在里，留滞血室；因血去过多，气阴受耗，故有面色㿠白无华，少气乏力，口干渴，脉细数等症象。药用生地黄、牡丹皮凉血清热；当归、白芍养血平肝；党参、黄芪、白术补脾益气；阿胶养阴止血；蒲黄、五灵脂活血祛瘀；煅牡蛎固涩止血。此方寓有塞流、澄源、端本三法。从而药后血热平则出血自止；瘀血消则新血自生；元气固则阴血自复。非但崩得止，月经亦趋正常，健康如昔。在临床上见血热气虚而致月经先期量多而逾期不止者，亦用此方化裁治疗，每收良效。

（二）冲任不固，气血亏虚（刘奉五医案）

1. 病历摘要：杜某，47岁。月经已来43日未净，量多，色红，夹有血块。且伴有轻度浮肿，大小便正常。曾有慢性肾炎史，亦有心血管疾病。检查已排除肿瘤。脉沉细涩无力，舌淡苔薄白腻。诊断为功能失调性子宫出血。

证属冲任不固，气血亏虚。治宜调和冲任，益气止血。方选复方十灰散加减。药用党参、熟地黄各30 g，鹿角霜20 g，大蓟、小蓟、荷叶、侧柏叶、白茅根、茜草根各15 g，大黄、山栀子、棕榈皮、牡丹皮各10 g，生杜仲、川续断各9 g，炮姜炭3 g。诸药皆炒炭存性用之。每日1剂，水煎服。连进3剂，出血基本得止。然睡眠欠佳，饮食较好。舌正苔微腻，脉沉缓。继予固冲任，原方去炮姜，又进3剂而收全功。（《刘奉五妇科经验》，人民卫生出版社，1994）

2. 妙法绝招解析：本例年已47岁，冲任已衰，体质虚弱，重用党参、熟地黄益气固肾；加杜仲等调补冲任；用十灰散、炮姜止血塞流，标本同治而收效卓著。

（三）脾气虚弱，统摄失用（哈荔田医案）

1. 病历摘要：刘某，16岁。因学习过于紧张，经来时流血过多，淋漓40余日不止，经住院后中西医结合治疗1个月，痊愈出院。出院后4日，无任何诱因，而又突然出现阴道流血不止，患者出血不停；时多时少，淋漓不断，色淡红，质清稀，伴头晕，心悸，气短，少寐，纳少，疲乏无力，腰酸困，自汗，少腹不痛。脉细弱，舌质淡红，苔薄白。诊断为功能失调性子宫出血。

证属脾气虚弱，统摄失用。治宜益气摄血，固涩止血。方选功血汤。药用生地黄20 g，白芍、女贞子、墨旱莲、炒槐花、焦地榆各15 g，大蓟炭、小蓟炭、茜草炭各9 g。每日1剂，水煎服。连服20剂，病获痊愈，随访数月，未见复发。（《哈荔田妇科医案医话选》，天津科学技术出版社，1982）

2. 妙法绝招解析：功血汤适用于血热、气虚、肾虚三型功能失调性子宫出血，无论少女、青年、中年、更年期妇女均可应用，若据具体病情再予加减化裁，灵活施治，其效果更为理想。

（四）阴虚血热，冲任失调（施先庚医案）

1. 病历摘要：李某，女，18岁。阴道流血不止达20余日，色红量多，面唇苍白，四肢无力，患者已三个月不能参加劳动。曾给予归脾汤、胶艾四物汤等50余剂，并用黄体酮及其他止血药等疗效不佳。诊断为青春期功能失调性子宫出血。

证属阴虚血热，冲任失调。治宜养阴清热，凉血止血。方选加味白地汤。药用白头翁90 g，地榆炭60 g，生地黄炭30 g，白糖66 g。前三味药熬成后加入白糖，于月经来潮的第一日开始服用，每日一剂，服1剂流血即见减少，服2剂血止，连服5剂而痊愈。后随访月经正常，身体健康。（《千家妙方》，战士出版社，1982）

2. 妙法绝招解析：应用加味白地汤进行加减，对一些更年期功能失调性子宫出血及其他原因引起的功能性子宫出血均有较好的疗效。方中白头翁味苦，性寒，逐瘀血，清热凉血，抗菌消炎；地榆炭味苦，性微寒，沉降入下焦，主用清热凉血，炒炭亦可收敛止血，为妇科崩漏要药；白糖味甘，性微温，有调和脾胃、行血化瘀作用；诸药协同，故收捷效。

（五）气虚不固，脾失统摄（裘笑梅医案）

1. 病历摘要：张某，女，46岁。已婚，干部。患月经过多已历三年，经医院妇科检查诊断为“功能失调性子宫出血。”每次月经用卫生纸5包，血色淡红，时多时少，经期8日，周期紊乱，有时提前，有时延后，平时倦怠无力，食少思睡，行经期中，尤为明显。舌质淡，脉细弱。

证属气虚不固，脾失统摄，治宜扶脾调肝，益气摄血。方选三黄益母汤。药用黄芪40 g，太子参、地榆、生地黄（包煎）、益母草各30 g，白芍20 g，白术、生地黄各15 g，甘草6 g。每日1剂，水煎服。月经期间服药，每日1剂，经净停药，改用归脾汤（去当归用丹参），连用2～4剂。患者依照上法，按月服药，连服半年，月经减少，每次只用3包左右，又连服半年后，月经明显减少，每次在3包以内，经期4日左右，周期28日，饮食增加，已无倦怠思睡之感。（《裘笑梅妇科临床经验选》，浙江科学技术出版社，1984）

2. 妙法绝招解析：中年妇女患月经过多，以脾虚气弱，或心脾不足者最为常见。中气不足，脾失统摄，是导致出血过多的主要病机。且长期经血量多，又可因气随血耗，冲任愈难固摄，因而交相因果，气虚之证明显。故于三黄益母汤中加重黄芪、太子参、地榆、蒲黄药量，以增强益气止血之力，且于经净后辅以归脾汤，以培补心脾，故收到益气摄血之良效。

（六）肾阴未固，阴虚内热（裘笑梅医案）

1. 病历摘要：易某，女，12岁。11岁初潮，周期紊乱，经量偏多。某医院诊为青春期功能失调性子宫出血。近三个月来月经过频过多，时间延长。甚至势如泉涌，曾服凉血止血中药后流血更多，不能坐立，经色鲜红夹有血块，腹微痛，汗多，疲乏，腰酸，自觉烦热，口干，小便微黄。面色苍白，精神不振。舌淡红略胖，舌尖稍红，苔薄白润，脉细滑略弦。

证属肾阴未固，阴虚内热。治宜滋养肝肾，固气摄血。药用岗稔根、地稔根、制何首乌各30 g，煅牡蛎24 g，干地黄、党参各18 g，白术、桑寄生、川续断各15 g，甘草、蒲黄炭各9 g。每日1剂，水煎服。并用艾卷悬灸隐白穴（双）及大敦穴（双），交替选用，每次15分钟，每日2次。服上药5剂后，经量已减少大半，精神明显好转，但仍有腹部隐痛，睡后多汗，口干。舌淡红，舌尖稍赤，苔薄白，脉细滑略数。仍遵前法，佐以祛瘀止血。药用岗稔根、地稔根、制何首乌各30 g，白术、党参18 g，桑寄生、黄芪、益母草各15 g，血余炭9 g。服5剂后，月经完全干净，以后用滋养肝肾兼以补气为主，月经期则仍加入岗稔根、地稔根，经量多时则加入蒲黄炭、血余炭、紫珠草等。经过3个月的调治，月经已恢复正常，观察1年，已无复发。(《裘笑梅妇科临床经验选》，浙江科学技术出版社，1984）

2. 妙法绝招解析：本例为初潮不久的少女，经色鲜红，并自觉有烦热感及口干，似有血热之象，但因大量出血，热随血泄，阴随血耗，故服凉血止血药而出血反多。仍当以补虚为主，但必须补而不燥，并以养阴止血。

（七）脾气虚弱，血失统摄（李祥云医案）

1. 病历摘要：丁某，女，23岁。有青春期功能失调性子宫出血史，月经量多且周期不准，曾经用人工周期治疗，有所好转，但未愈，时好时坏。现神疲乏力，头昏纳差，腰酸如折。苔薄，脉弱细。平素月经量多，色深红，无痛经。诊断为青春期功能失调性子宫出血，

证属脾气虚弱，血失统摄。治宜健脾益气，固涩摄血。药用煅龙骨、煅牡蛎各30 g，党参、黄芪、生地黄、熟地黄、海螵蛸、女贞子、墨旱莲、仙鹤草、炒地榆各12 g，阿胶（烊）、炒槐花各9 g，生茜草、五倍子各6 g。每日1剂，水煎服。服7剂后，经净，全身无特殊不适。治宜益气健脾，补肾调经。药用山药15 g，生地黄、熟地黄、香附、鸡血藤、淫羊藿、党参、黄芪、肉苁蓉、枸杞子各12 g，川楝子、当归各9 g，川芎6 g。以上方出入继续调理2个月，月经趋于正常，基础体温出现双相。(《李祥云治疗妇科病精华》，中国中医药出版社，2007）

2. 妙法绝招解析：《素问·上古天真论》云“女子七岁，肾气盛，齿更发长；二七而天癸至，任脉通，太冲脉盛，月事以时下，故有子。”素禀脾气虚弱，肾气未盛，天癸已至，脾气失统，难以驾驭，久崩失血失气，脾气更虚，故虽用雌孕激素，人工周期治疗，亦不能解决根本问题。本方用党参、黄芪、龙骨、牡蛎、五倍子、海螵蛸健脾益气，固涩摄血；二至丸、仙鹤草、阿胶、槐花、地榆养血止血；生茜草行瘀止血。续以健脾益肾药调理，终使告愈。

（八）瘀阻经脉，迫血妄行（李祥云医案）

1. 病历摘要：王某，女，13岁。月经初潮至今1年余，月经淋漓不净，量时多时少，多处求医诊治都无明显效果，故前来就诊。观其面色红润、口唇红；问其月经量时多时少，偶有腹痛，经色红无血块，心烦，口干，纳少，便秘，小便正常，观其舌苔黄，脉滑细数。查阅病史，其他医生前法治疗皆以补肾补血止血，或用人工周期。分析病史，患者应属青春期功能失调性子宫出血，诊断为崩漏。

证属瘀阻经脉，迫血妄行。治宜活血祛瘀，清热止血。药用炒地榆、薏苡仁、茯苓、车前子（包煎）、益母草、海螵蛸各12 g，牡丹皮、丹参、黄芩、黄柏、当归各9 g，川芎、茜草、炒荆芥各6 g。每日1剂，水煎服。服7剂后，经血已止2日，未诉不适。舌质淡，苔薄，根微腻，脉细数。治宜补肾养血，健脾调经。药用生地黄、熟地黄、川续断、杜仲、茯苓、赤芍各12 g，枸杞子、炒白术、炒当归、牛膝、泽泻各9 g。再服7剂。以后再宗上述益肾养血，健脾调冲任

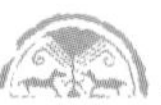

法，调理3个月，月经即恢复正常。(《李祥云治疗妇科病精华》，中国中医药出版社，2007)

2. 妙法绝招解析：患者13岁属青春期。先天肾气尚不足，即卵巢功能尚未成熟，性中枢成熟缺陷，性轴的正常调节功能尚未建立，所以容易出现经血不能按时满溢，即泄溢失常。临床观察青春期月经失调多以补肾为主，往往能取效，因为补肾药有调节性轴的功能。但本例患者为何前医皆以补肾固冲法未见效果，再观其面色红润，唇红，有腹痛、便秘史，舌苔黄根腻，应考虑是瘀阻经脉，血不循常道而外溢。瘀血内停，久则湿热内生，热迫血妄行而血外溢，从而导致经水淋漓不净，故改前医之法，采用活血化瘀，清热祛湿止血之药。当归、川芎、益母草、丹参等养血活血调经；牡丹皮、黄芩、黄柏、薏苡仁、茯苓、车前子等清热利湿，凉血祛瘀；再配海螵蛸、茜草、炒地榆收敛固涩止血；少佐炒荆芥引药入血分。诸药合用，共奏活血祛瘀，清热化湿止血之功，使血海蓄溢正常，起到治疗效果。这与青春期的生理特点有关，青春期少女往往不注意生活调理，性情不易稳定、多变，家长应多给予关心、指导，除注意一般的经期卫生外，亦不能挑食，否则营养不良也容易导致月经不调。

（九）气血虚损，冲任不固（李祥云医案）

1. 病历摘要：唐某，女，40岁。月经淋漓不净或量多如冲，反复发作4个月。有时经净后不几日又会出血，如此反复交作，病已4个月。诊刮病理报告：子宫内膜增生反应，局灶呈不规则增生和息肉样增生，并见小灶坏死。伴腰酸，神疲乏力。舌淡，苔薄白，脉细。平素月经量中，无痛经。诊断为功能失调性子宫出血。

证属气血虚损，冲任不固。治宜健脾益气，固涩止血。药用煅龙骨、煅牡蛎各30 g，党参、黄芪、山药、海螵蛸、椿皮、杜仲、炒槐花、陈棕榈炭、山茱萸、制大黄各9 g，五倍子、生茜草各6 g。每日1剂，水煎服。服7剂后，月经量增多，未净，色红，腰酸。舌淡，苔薄白，脉沉细。治宜补肾益脾，固冲止血。药用仙鹤草30 g，龟甲（先煎）、山药、党参、黄芪各15 g，枸杞子、生地黄、熟地黄、陈棕榈炭、鹿衔草、炒槐花各12 g，鹿角片（先煎）、阿胶（烊冲）、炒荆芥、制大黄各9 g，坎炁1条。再服7剂，经水已净，腰酸，乏力。苔薄白，脉细。治宜健脾补肾，益气补血，佐以止血。药用党参、黄芪、山药、仙鹤草、海螵蛸、炒地榆、淫羊藿、肉苁蓉、何首乌、山茱萸、黄精、陈棕榈炭各12 g，白术、白芍、生茜草、茯苓各9 g。再服7剂，诸恙均愈，以后用脾肾双补之法调理，下次月经未再出现淋漓，如期7日而经净。嗣后健脾补肾调理3个月病愈，随访3个月未见复发。(《李祥云治疗妇科病精华》，中国中医药出版社，2007)

2. 妙法绝招解析：本案患者年过40岁，肾气渐虚，冲任渐衰，又前月经量多如冲。近4个月，气血亏损。肾虚封藏失职，气虚失摄，冲任不固，故见月经淋漓不尽，神疲乏力，腰酸等。初诊时经量已见少，治以健脾益气、固涩止血为主，佐以补肾固冲。方用党参、黄芪、山药健脾益气摄血；山茱萸、杜仲补肾固冲；海螵蛸、生茜草、炒槐花凉血、活血、止血；椿皮、煅龙骨、煅牡蛎、五倍子收涩止血。服药后月经未净，量反增多，说明单纯健脾益气，不足以调补冲任。二诊予补肾为主，用龟鹿补冲汤化裁。方中用龟甲、鹿角片、坎炁等血肉有情之品调补肾阴肾阳；熟地黄、枸杞子补肾阴。全方补肾阴、肾阳、肾气，使冲任脉充；又健脾益气止血，标本同治而收效。三诊血已止，治疗仍予健脾补肾，益气补血止血，以后用脾肾双补之法以善后而收全功。

（十）气阴两虚，血热妄行（李祥云医案）

1. 病历摘要：潘某，女，49岁。月经量多2年，淋漓不净4月余。曾行右侧卵巢囊肿切除术，术后即出现月经量多，经期延长，外院诊断为子宫肌腺症，曾服用多种止血药，均不效。现神疲乏力，腰酸，面色少华。苔薄，质干，脉细。平素月经周期紊乱，量多，色红；伴血块，有痛经史。诊断为更年期功能失调性子宫出血。

证属气阴两虚，血热妄行。治宜益气养阴，固涩摄血。药用煅龙骨、煅牡蛎各 30 g，党参、黄芪、山药各 15 g，生地黄、熟地黄、海螵蛸、天花粉、麦冬、山茱萸、阿胶（烊冲）、炒槐花各 9 g，五倍子、生茜草各 6 g，坎炁 1 条。每日 1 剂，水煎服。服 7 剂后，经量减少，但未净，面色不华，神疲乏力，胃脘不适，无腹痛，无腰酸。苔薄，脉细。治宜益气育阴摄血。药用煅龙骨、煅牡蛎、煅瓦楞（先煎）各 30 g，龟甲（先煎）18 g，鹿衔草、生地黄、熟地黄、海螵蛸各 12 g，党参、黄芪、山药、山茱萸、阿胶（烊冲）、炒槐花各 9 g，生茜草、五倍子各 6 g，坎炁 1 条。再服 7 剂，经净 3 日，心悸梦扰，面色萎黄，神疲乏力。苔薄，舌质淡，脉细。治宜健脾益肾。药用煅瓦楞（先煎）30 g，谷芽、麦芽、党参、黄芪、山药各 15 g，生地黄、熟地黄、枸杞子各 12 g，桑椹、香附、白术、白芍、黄精、大枣各 12 g，陈皮 6 g。服 14 剂善后。（《李祥云治疗妇科病精华》，中国中医药出版社，2007）

2. 妙法绝招解析：《圣济总录》云“女人以冲任二经为经脉之海……若劳伤经脉，则冲任气虚，冲任既虚，则不能制其气血，故令月事来而不断也。”气虚血失统摄，阴虚血热妄行。患者月经量多，先崩后漏，且久漏不止，失血失气，气阴两亏，冲任更虚，不能制其气血，而漏下不止。本方以党参、黄芪、山药益气健脾；天花粉、麦冬、山茱萸、生地黄、熟地黄、阿胶、龟甲育阴凉血止血；五倍子、煅龙骨、煅牡蛎固涩止血；海螵蛸、生茜草固涩止血而不留瘀。全方共奏益气养阴，固涩止血之功，终使经血得止。再续以健脾益肾药善后，方使久漏之症得愈。

（十一）久崩失血，气虚失统（李祥云医案）

1. 病历摘要：付某，女，43 岁。月经过多 2 年，淋漓不净 50 余日。2 年来月经过多，诊刮病理报告：子宫内膜增生过度（囊型）。经治疗后出血停止。出院后经期仍紊乱，无一定周期。本次月经来潮，量多，色红，夹血块，面色皖白。苔薄，脉濡细。平素月经量多，色红，夹血块，无痛经。诊断为更年期功能失调性子宫出血。

证属久崩失血，气虚失统。治宜健脾益气，固涩止血。药用生地黄、煅龙骨、煅牡蛎、土大黄各 30 g，花蕊石、海螵蛸、百草霜、党参、黄芪各 15 g，失笑散（包煎）、阿胶（烊冲）、生茜草各 9 g，五倍子 5 g。每日 1 剂，水煎服。服 5 剂后，经水已止，腰酸，大便溏薄，基础体温呈单相。舌苔薄，脉细。治宜健脾温肾，调固冲任。上法出入继续调理巩固两个周期遂愈。（《李祥云治疗妇科病精华》，中国中医药出版社，2007）

2. 妙法绝招解析：《素问·上古天真论》云“五七，阳明脉衰，面始焦，发始堕；六七，三阳脉衰于上，面始焦，发始白；七七，任脉虚，太冲脉衰少，天癸竭，地道不通，故形坏而无子也。”张景岳云“女子为阴体，不足于阳，故其衰也，自阳明始。”更年之期，脾肾虚损，心火妄动，则月经不调矣。本方以党参、黄芪、龙骨、牡蛎健脾益气摄血；生地黄、阿胶凉血止血，养心生血；花蕊石、生茜草、失笑散祛瘀止血；五倍子、海螵蛸、煅龙骨、煅牡蛎收敛止血；海螵蛸，配生茜草为《黄帝内经》中“四乌鲗一芦茹丸”的主要成分，既可祛瘀，又可止血。待血止后，继以健脾益肾调冲法，调理巩固而愈。

（十二）脾肾阳虚，冲任失调（韩冰医案）

1. 病历摘要：丁某，女，16 岁。自 14 岁月经初潮，两年来月经无规律，2～3 个月一潮，经来则淋沥不止，短则十日，长可月余。此次月经淋沥至今已 20 日，色淡红，质稀，量不多。现面色无华，神疲乏力，心悸气短，畏寒肢冷，腰膝酸软，纳少便溏，小便清长，舌淡苔白，脉沉细无力。月经色暗淡，量中等。B 超示子宫体积偏小。血红蛋白 90 g/L。BBT 单相。诊断为功能失调性子宫出血。

证属脾肾阳虚，冲任失调。治宜温补脾肾，固冲止血。药用黄芪、麦芽炭、菟丝子、墨旱莲各30 g，鹿角胶（烊化）、党参、白术各15 g，杜仲、蒲黄炭各10 g，艾叶炭6 g，炮姜炭3 g。每日1剂，水煎服。服5剂后经血已止，纳少、乏力较前好转，仍腰膝酸软，畏寒，小便清长，舌淡苔白，脉沉细缓。治当健脾补肾，温阳养血。药用黄芪、菟丝子各30 g，党参、女贞子、鹿角霜、茯苓、白术各15 g，广木香、杜仲、阿胶（烊化）、狗脊各10 g。服4剂后，诸症好转，惟乏力心悸，畏寒，舌淡红，苔白，脉较前有力。前方加桑寄生15 g，山药、当归、川续断各10 g。连服10剂，月经来潮，现经血量稍多，色淡质稀，夹少量血块，小腹下坠，四末不温，舌暗淡，脉沉缓。药用黄芪、菟丝子各30 g，党参、白术、熟地黄、蒲黄炭、桑寄生各15 g，山茱萸、川续断、益母草各10 g，艾叶6 g，炮姜炭3 g。服7剂后血止，后予“补肾调冲颗粒”于经间期服用，以调整月经周期，促进排卵。月经渐趋规律，每次行经6～7日。（《中国现代百名中医临床家丛书·韩冰》，中国中医药出版社，2007）

2. 妙法绝招解析：患者年少，肾气未盛，天癸未充，冲任不固，加之平素喜食生冷，损伤脾阳，脾虚统摄无权，血不归经，则淋沥不绝；脾虚气血无以化生，则经色淡红，质稀，量不多；面色无华，神疲乏力，心悸气短，纳少便溏，均为脾虚之象；肾阳虚衰，则见畏寒肢冷，腰膝酸软，小便清长；舌淡苔白，脉沉细无力，均为脾肾阳虚之征。故辨证属脾肾阳虚，冲任不固。《景岳全书·妇人规》：“仓廪薄，则化源亏，而冲任穷也。”因此，补脾是培冲的重要方法，治疗益肾补脾并重，益肾以养先天，补脾以培后天，亦是血止后调理善后之法。方中以黄芪、党参、白术健脾益气；菟丝子、川续断、桑寄生、杜仲、狗脊、女贞子、墨旱莲等补肾固冲；鹿角胶、阿胶补益任督、固冲止血之力颇宏，临床多为常用；蒲黄炭、艾叶、炮姜炭温经固冲止血；使全方补而不滞。

（十三）肝肾阴虚，冲任失调（韩冰医案）

1. 病历摘要：董某，女，51岁。患者近1年来月经紊乱，2～4个月一行，此次月经于5月16日来潮，前6日量多，色暗红，质稠，淋沥至今未止。头晕耳鸣，时有烘热汗出，心烦少寐，腰膝酸软，大便干燥，舌质偏红，苔薄黄，脉弦细。平素月经量多，色暗红，质稠。妇科检查：已婚经产型外阴，阴道通畅，见少量暗紫色血液，宫颈光滑，子宫、附件未见异常。B超：子宫及双附件未见异常。血红蛋白115 g/L。诊断为功能失调性子宫出血。

证属肝肾阴虚，冲任失调。治宜滋肾养肝，固冲止血。药用墨旱莲、菟丝子各30 g，熟地黄20 g，白芍、龟甲、鹿角霜、女贞子、茯苓各15 g，山茱萸、山药、茜草、海螵蛸各10 g。每日1剂，水煎服。服7剂后，已无阴道出血，时有烘热汗出，头晕耳鸣，心烦口干，失眠多梦，腰膝酸软，舌红，苔薄黄，脉细数。治宜滋肾益阴，养肝清热。药用生地黄、浮小麦、墨旱莲各30 g，女贞子、黄精、龟甲、白芍各15 g，山茱萸、枸杞子、山药、牡丹皮、栀子、知母各10 g。服14剂后，诸症好转，仍有烘热汗出，头晕心烦，失眠，舌红，苔薄，脉弦细。治宜滋肾养肝，宁心安神。药用生地黄、墨旱莲、紫石英、浮小麦各30 g，女贞子、制何首乌各15 g，山茱萸、枸杞子、牡丹皮、白芍各10 g，五味子6 g。服14剂后，月经来潮，量不多，色鲜红，心烦眠差，舌红，苔薄，脉弦细。治宜滋肾养肝，止血调经。药用菟丝子30 g，熟地黄20 g，山药、枸杞子、鹿角霜、龟甲、首乌藤各15 g，山茱萸、阿胶（烊化）、茜草各10 g，五味子6 g。经后予知柏地黄丸善后。随访月经又来潮2次，均行7～8日即止，后绝经。（《中国现代百名中医临床家丛书·韩冰》，中国中医药出版社，2007）

2. 妙法绝招解析：患者年过五旬，肾气已亏，肾水不足，冲任气血亏虚，故冲任失守，经水妄行。补肾培冲任之法，在月经失调的治疗中是一个很重要的方法，不仅适用于肾气虚弱、肾精不足、冲任亏虚所引起的各种月经失调，也是调月经周期和经量的重要治法，往往贯穿于调经各法的始终。治疗肾精亏损所致崩漏，用滋肾益阴法，常用药物有生地黄、熟地黄、菟丝子、黄精、何首乌、女贞子、玄参、龟甲等。肝肾不足或肝肾亏虚所致的崩漏，用滋肾养肝法，常用药物有木瓜、白芍、山茱萸、何首乌、女贞子等。

（十四）热扰冲任，迫血妄行（韩冰医案）

1. 病历摘要：刘某，女，40岁。近2年来月经量多，经期延长，每淋沥半月余方净。心烦口苦，潮热失眠，少腹隐痛，便秘溲黄，舌红，苔少，脉细数。B超示子宫及双附件未见异常。血红蛋白：85 g/L。诊断为崩漏。

证属热扰冲任，迫血妄行。治宜滋阴清热，凉血安冲。药用生地黄、地骨皮、墨旱莲、牡蛎各30 g，龟甲、女贞子各15 g，茜草、海螵蛸、牡丹皮、白芍各10 g，大黄炭9 g，三七粉（冲）3 g。每日1剂，水煎服。服7剂后，血止，现口干口苦，午后潮热，心烦失眠，便秘溲黄，舌红，苔少，脉细数。治宜益气养阴，清热凉血。药用黄芪、生地黄、太子参、墨旱莲各30 g，川续断、龟甲、麦冬各15 g，赤芍、白芍、阿胶（烊化）、黄柏、牡丹皮各10 g，莲子心6 g。服9剂后，月经来潮，量不多，色鲜红，质稠，小腹隐痛，心烦口干，舌红，苔薄黄，脉细数。治宜凉血清热，固冲止血。药用生地黄、地骨皮、墨旱莲、玄参各30 g，小蓟20 g，女贞子、龟甲各15 g，茜草、黄芩炭、牡丹皮、白芍、阿胶各10 g，三七粉（冲）3 g。服7剂后，经量较以往明显减少，现阴道仍有少量出血，色暗，口咽干燥，心烦，便秘，舌质红，苔薄，脉细。继续以前方去三七，加大黄炭9 g，继服3剂后血止。依此法调理3个月经周期停药。（《中国现代百名中医临床家丛书·韩冰》，中国中医药出版社，2007）

2. 妙法绝招解析：本例患者阴虚血热，热扰冲任，迫血妄行，故经血量多，淋沥不止。月经量多，经期延长，则耗血伤精，使气血两虚，形成恶性循环。治疗时在出血期应以清热凉血止血为主，经间期宜益气养阴，凉血调经，同时健脾以滋气血化源。出血期需止血为先，本例治宜滋水泻火，用药要苦寒清热，但苦寒又有凝血、伤阴之弊，往往影响月经来潮，故调经中需时时注意，以免顾此失彼，故药物选择以泻火而不燥为原则。病势缓解后，根据辨证分别治以健脾益气、养阴清热、凉血调经之法。

（十五）冲任郁滞，瘀血内阻（韩冰医案）

1. 病历摘要：郝某，女，35岁。3年来月经紊乱，经色紫暗有块，痛经，块下痛减。曾服中西药物治疗未有明显好转。近半年来经期延长，有时淋沥月余方止。现患者出血已39日，血色暗，时有血块，经量时多时少，小腹疼痛，纳差乏力，气短心悸，舌暗，有瘀点，苔薄白，脉沉弦。平素月经色暗，量时多时少，痛经。B超示子宫及双附件未见异常。

证属冲任郁滞，瘀血内阻。治宜活血化瘀，益气固冲。药用黄芪、焦麦芽各30 g，熟地黄、小蓟各20 g，茯苓、炒白术、益母草、花蕊石、炒蒲黄各15 g，三七（冲）3 g。每日1剂，水煎服。服7剂后，血止，现纳少乏力，心悸气短，舌暗有瘀点，苔薄白，脉沉弦。治宜健脾益气，活血调经。药用黄芪、桑寄生、丹参、鸡血藤各30 g，党参、茯苓、白术、白芍、川续断、益母草各15 g，当归10 g。服14剂后，月经来潮，现经量稍多，色暗，夹少量血块，小腹胀痛，舌暗，苔白，脉弦。治宜活血化瘀，理气固冲。药用益母草30 g，熟地黄20 g，白芍15 g，柴胡、枳壳、当归、牛膝、蒲黄炭、茜草、月季花各10 g。经以上法调理3个月经周期而愈。（《中国现代百名中医临床家丛书·韩冰》，中国中医药出版社，2007）

2. 妙法绝招解析：患者平素工作紧张，冲任郁滞，瘀血内阻，新血不得归经，发为崩漏。出血日久，耗气伤血，虚中夹实。治宜通因通用，用药补而不滞，祛瘀而不伤正。瘀血内阻，血不归经引起崩漏者，治用化瘀止血法，瘀去出血减少或出血停止后，治疗应根据不同病因，或健脾益气养血，或补益肝肾，调理善后，以培补冲任，使月经周期和经量恢复常度。方中熟地黄、当归补血；黄芪、茯苓、炒白术健脾益气；花蕊石、炒蒲黄、小蓟、焦麦芽、三七止血而不留瘀；柴胡、枳壳疏肝理气，使补而不滞。活血化瘀药易动血，故应控制药量，适量为宜。

（十六）血热气虚，瘀阻胞官（刘云龙医案）

1. 病历摘要：张某，女，30 岁。患者孀居 2 载，情怀抱郁，相继子殇，惨痛益极。渐至月经失调、痛经等不以为意。适经期超前，量多如注，势急似崩，经中西医共同抢救而脱险。但始终漏下，淋沥不尽。症见面色皖白无华，精神萎靡，疲乏少气，口干欲饮，经色鲜红，杂有紫块，少腹时痛拒按，舌淡红，苔白薄，脉弦细数。妇科检查：宫颈轻糜，附件（一），诊断为功能失调性子宫出血。

证属血热气虚，瘀阻胞官。治宜凉血益气，活血化瘀。方选圣愈汤合失笑散加味。药用炙黄芪 50 g，生地黄、西党参、煅牡蛎（先煎）各 30 g，炒白术、阿胶（烊冲）各 15 g，当归、白芍各 12 g，牡丹皮、生蒲黄（包）、炒五灵脂（包）各 10 g。每日 1 剂，水煎服。纳滞者加陈皮 10 g，砂仁（冲）6 g。服药 2 剂，下紫黑色血块碗许，腹痛即除，漏遂止。再投 2 剂，元气复，食欲增，神色转佳，脉和缓。此改以归脾丸、人参养荣丸以善后。（《千家妙方》，战士出版社，1982）

2. 妙法绝招解析：肝为刚脏，将军之官，主藏血，体阴用阳，司疏泄，性本条达。此例患者孤守清闺，内伤七情，肝气郁结，气滞血阻，肝主冲任，影响月经而不调；肝气郁久化热，迫血妄行，势如潮涌；失血过多，血虚累及气虚，气虚主统无权，以致渗血更多。如此前因后果，造成恶性循环，所以出血不休，虚羸毕现。症见经血鲜红，夹有紫块，腹痛拒按，为瘀热在里，留滞血室；因血去过多，气阴受耗，故有面色皖白无华，少气乏力，口干渴，脉细数等症象。药用生地黄、牡丹皮凉血清热；当归、白芍养血平肝；党参、黄芪、白术补脾益气；阿胶养阴止血；蒲黄、五灵脂活血祛瘀；煅牡蛎固涩止血。此方寓有塞流、澄源、端本三法。因而，药后血热平则出血自止；瘀血消则新血自生；元气固则阴血自复。非但崩得止，月经亦趋正常，健康如昔。余在临床上见血热气虚而致月经先期量多而逾期不止者，亦用此方化裁治疗，每收良效也。

（十七）冲任不固，体质虚弱（蒲辅周医案）

1. 病历摘要：杜某，女，47 岁。月经来潮 43 日而未净，量多，色红，夹有血块。且伴有轻度浮肿，大小便正常。曾有慢性肾小球肾炎史，亦有心血管疾病。检查已排除肿瘤。其舌淡苔薄白腻，脉沉细涩无力。诊断为功能失调性子宫出血。

证属冲任不固，体质虚弱。治宜调和冲任，益气止血。方选复方十灰散。药用党参、熟地黄各 30 g，鹿角霜 20 g，生杜仲、川续断各 9 g，炮姜炭、十灰散（另入）各 3 g。每日 1 剂，浓煎 2 次，分 2 次服，每次入十灰散 1.5 g，再加食醋数滴同服。连进 3 剂，出血基本得止。然睡眠欠佳，饮食较好。舌正苔微腻，脉沉缓。继予固冲任，原方去炮姜用之，又进 3 剂而收全功。（《千家妙方》，战士出版社，1982）

2. 妙法绝招解析：本例年已 47 岁，冲任已衰，体质虚弱，重用党参、熟地黄益气固肾；加杜仲等调补冲任；用十灰散、炮姜止血塞流，标本同治而收效卓著。十灰散由大蓟、小蓟、荷叶、侧柏叶、白茅根、茜草根、大黄、山栀子、棕榈皮、牡丹皮组成。诸药皆为炭存性用之，有凉血止血之功效。

（十八）气虚血热，统摄失职（邵余三医案）

1. 病历摘要：王某，女，16 岁，学生。患者由于学习过于紧张而经潮，流血过多，淋漓 40

余日不止，经门诊而收住医院，住院后经中西医结合治疗，一个月而痊愈出院。出院后4日，无任何诱因，而又突然出现阴道流血不止，即再次来院治疗。患者出血不停；时多时少，淋漓不断，色淡红，质清稀，伴头晕，心悸，气短，少寐，纳少，疲乏无力，腰酸困，自汗，少腹不痛。脉细弱，舌质淡红，苔薄白。诊断为功能失调性子宫出血。

证属气虚而统摄失职，故流血不止。治宜益气摄血，固涩止血。方选功血汤。药用生地黄20 g，白芍、女贞子、墨旱莲、炒槐花、焦地榆各15 g，大蓟炭、小蓟炭、茜草炭各9 g。每日1剂，水煎服。连服20剂，病获痊愈，随访数月，未见复发。(《千家妙方》，战士出版社，1982)

2. 妙法绝招解析：功血汤适用于气虚，血热，肾虚三型功能性子宫出血，无论少女、青年、中年、更年期妇女均可应用，若据具体病情再予加减化裁，灵活施治，其效果更为理想。

(十九) 肾虚血瘀，冲任失调 (夏小秋医案)

1. 病历摘要：黄某，女，22岁。患者停经2个月余。近2年来，月经后期，末次月经经量过多，经色红，无血块，无痛经史，平素带下量少。面部痤疮瘢痕，体毛偏长，性格内向，纳食尚可，夜寐欠佳，二便尚调。舌质淡红，舌苔薄白，脉细弦。诊断为无排卵性月经不调。

证属肾虚血瘀，冲任失调。治宜补肾宁心，活血通经。方选益肾通经汤加减。药用柏子仁、熟地黄、当归、赤芍、白芍、川续断、川牛膝、泽兰、香附、生卷柏、炒苍术、炒白术各10 g，川芎、桂枝各6 g。每日1剂，水煎，分2次服。连服7剂后，嘱测基础体温。4剂后月经来潮，嘱其继续服完。再按调整周期法调整月经周期，但经间排卵期继以补肾宁心活血，促排卵为法，予益肾通经汤加减口服。按此法继续调治，月经基本正常。(河北中医，20006，1)

2. 妙法绝招解析：调经之本在于补肾。肾藏精，为生殖之本，对女子天癸的成熟和冲任二脉的通盛起着至关重要的作用。《傅青主女科》有“经水出诸肾”之说，受精卵的发育有赖于肾阴的滋养，《妇人规》中“经脉不调，病皆在肾经”，无排卵性月经失调病理主要为肾虚，故用熟地黄、川续断、川牛膝等大补肝肾之阴血。重阴转阳，《傅青主女科》中“胞脉者，上属于心，下通于肾”，心肾与子宫胞脉的活动密切相关。心-肾-子宫生殖轴与西医下丘脑-垂体-子宫生殖轴相一致。心肾相交，对调节阴阳转化运动起着重要作用，水火相济，推动阴阳的顺利转化，而卵子的排出必须在重阴转阳的基础上。心居上焦属火，肾居下焦属水，心火偏旺，相火从之，肾阴耗损，影响卵子的发育与排出。方中柏子仁有宁心安神之功效。氤氲状气血活动，经间期是阴阳转化时期，易受外界因素影响，如情志不畅，工作学习压力等，致肝气郁结，疏泄失常，气血活动相对不足，排卵欠利，重者致无排卵。少腹部属肝经所过部位，出现乳胀、少腹胀痛等常加入理气、活血调经之品，如炒柴胡、香附等。方中泽兰、当归、赤芍为活血调经之品，再加入川芎、桂枝增强理气活血之功。由此可见，只有肝肾阴血充足，氤氲乐育之气活动正常，才能促进重阴转阳，排出卵子，从而使月经正常来潮。

(二十) 肾阴亏损，冲任失固 (匡继林医案)

1. 病历摘要：汪某，女，32岁。月经先期，半个月一行已年余，量多如崩，色鲜红，挟有血块，伴腰酸、带多、头晕。脉弦细，舌质红绛。经子宫内膜诊刮诊断为功能失调性子宫出血。

证属肾阴亏损，冲任失固。治宜补肾固摄。药用煅牡蛎、炙龟甲各30 g，炒生地黄20 g，煅龙骨15 g，山茱萸、川续断炭、墨旱莲、制黄精各12 g，狗脊炭9 g。每日1剂，水煎服。服10剂后，经期推迟四日，血量减少，五日净。惟觉潮热、头晕、腰酸，舌脉如前，治宜秦艽鳖甲汤。药用地骨皮、茯神、大生地黄各12 g，炒知母、陈青蒿、柴胡、天花粉、川秦艽、当归各9 g。服5剂后经期已转正，潮热已退，脉细缓，舌质红，拟原方继进，善后之治。(本书主编，待刊)

2. 妙法绝招解析：本例素体阴亏，津液不敷，久而伤肝肾，不能摄纳冲任，致经淋数月难治。初诊投三黄忍冬藤加味，旨在养阴固涩补肾，清血海之热，故经淋两月得净。三诊投以养阴生津补肾，使肝肾得养，冲任得调，效如桴鼓。阴虚内热，冲任不固，其主要表现为月经先期，量多，色鲜红，潮热，舌质红。初诊以滋养肾阴为主，“壮水之主，以制阳光”。服药后阴液得养，虚阳渐敛，是以月经转调，惟潮热未退，继用秦艽鳖甲汤化裁取效。

三、文献选录

功能失调性子宫出血，是青春期由于肾精未充，更年期由于肾精衰退。肾精不足或肾精衰退则影响肾主收藏，不能固摄，于是崩漏不止。故治这种月经过多、出血不止，不用止血药，而是用补肾填精、调整阴阳，从而达到固摄止血。鹿角常用于肾阳不足，畏寒肢冷，阳痿，腰膝酸软等症。龟板常用于肾阴不足，骨蒸劳热，潮热盗汗，阴虚阳亢等症，两药均有补肾填精之功。根据辨证，肾阳虚者重用鹿角，佐以其他壮阳药；肾阴虚者重用龟板，佐以其他滋阴清热药。根据“善补阳者必以阴中求阳，善补阴者必以阳中求阴”之原则，无论肾阴虚或肾阳虚患者，龟鹿总是同用，惟剂量不同。

（一）名医论述选录

1. 张子义论述：强调脏腑，谨守病机：“功血”的形成主要是五脏功能失调所致，必须重调肝、脾、肾三脏。治疗要谨守病机，抓住实质，立法有序，“功血”不发生。然而妇女由于经、带、胎、产等因素，导致脏腑功能失调，伤及冲任。情绪激动，易怒，易忧虑，易恐，是经期妇女患“功血”的主要因素，表现各有特点。怒则伤肝，日久化火，火热扰血，迫血妄行，血室损伤，表现为经血色紫黯，质稠，量多少不一，常以口苦咽干，脉弦为特点。忧愁思虑伤脾，脾气受损，摄血无力，冲任失束，血不循经，则表现为经血先多后少，色淡质稀。伴有四肢倦怠，神疲，面色皖白，脉细为特征。惊恐或久病及肾，封藏失司，肾水不固，表现为经血量多，或淋漓不尽，色淡质清。常有腰痛，四肢不温，耳鸣，脉沉为特点。强调必须掌握特点，抓住病机，立法方能有序。临证在治疗“功血”中不可追求奇方怪药，要以调五脏为核心，五脏和顺则经调血安。塞流不过甚，病除不留瘀：止血（即塞流）是治疗“功血”的主要环节，也是防止经乱、血脱的有效方法，运用得当经调血安，治疗不当瘀血形成迁延难愈。尤其运用收涩药物，应根据患者的具体情况，及病情的发展，注意不可过剂，甚则留瘀。主张“止血防瘀，中病即止”。强调止血要佐少许行血之药，选用兼有祛瘀作用的止血药，要有引经血归经药，切勿“一味止血”，必须审因论治。临证用止血药的原则是肾虚功血取阿胶、蒲黄炭；脾虚功血用黑姜炭、血余炭；气血欲脱先重益气养血，常用五味子 30 g，人参 15 g，麦冬 10 g，小蓟 9 g 以止血；对阴道骤然大量下血，血色深红，烦躁不安，脉实，证属血热者，先清热为主，加参三七止血不留瘀。在运用止血剂中，张氏均不超过 6～9 g。认为“用量虽少，力拔千斤，塞流切莫过急，过甚”。复旧治缓，重在脾肾。张老认为，复旧是治功血的善后调理，巩固疗效的重要方法，并非全然补血。应当视其前因，重调脾肾。二脏的功能旺盛及失调是主宰冲任二脉畅通的关键。而功血一证多涉及五脏，五脏之伤穷必及肾。张氏临证每见“功血”止后，兼有腰膝酸软，脉沉者。他便强调：形不足，温药益，精不足，补之肾，养肾气，补肾阴，血室自安。在立法处方中均用壮水温阳法，取桂附地黄汤加狗脊、杜仲。他还认为：治疗“功血”强调善后要重视脾气的强弱。调治脾气，升举脾阳不可缺少。每治“功血”止后，症见气短神疲，面色皖白，纳呆者便云：“此属脾虚，治宜重在益气。”常以八珍汤重用人参增强补气之力；取升麻 30 g，升举阳气；白术一般最少用 30 g，意在健脾燥湿，生血。诸药共奏健脾补血调经之功，俾气盛血旺，血自顺经。清热注重养阴，化瘀重在调气：张氏认为，功血的治疗不可忽视寒凉之弊。火热可伤阴，而清热药，性为寒凉，二因合一，最易伤津耗液。故清热止血要与滋阴结合，才能达到热祛血止不伤血源。临证时对实热致功血者，用清热固经汤加沙参、麦冬、阿胶以补阴；治疗虚热证时，常用玄参 30 g以滋水消热，配沙参、天冬合用，使方滋而不腻，达到“资血之源，安血之室”的功效。血室凝滞，新血不安，离经之血时隐时显，是功血瘀阻的特点。治疗功血瘀阻者，一般细究其病因，对气郁血滞流血，常以香附、青皮、枳壳理气行郁止血；对寒凝气滞阴道流血者，以官桂、小茴香、炮姜等药温血行气止血；对气虚血瘀经血不归者，则重用党参、黄芪之辈，以益气活血而佐以止血。张氏认为，化瘀必须与扶正祛邪有机结合，而功血瘀阻则自然痊愈。（辽宁中医杂志，1993，4）

2. 班秀文论述：五子衍宗丸原用于治疗男子不育症，班秀文活用之以治少女功血屡获良效。少女功血的致病原因，是由于肾气未充，冲、任二脉发育未全，血海不固所致。因而在治疗上，应以补养肾气，调摄冲任为原则。五子衍宗丸由菟丝子、覆盆子、五味子、枸杞子、车前子所组成。方中菟丝子辛甘平，能固精主髓，补阳益阴，是温补之佳品；覆盆子甘酸微温，能补能敛，益肾固精，酸收止血；五味子五味俱备而偏于酸温，温则能升，酸则能敛，是滋肾涩精，升降咸备之品；枸杞子甘平，能补益肝肾，生精助阳；车前子甘寒，是渗利之品，与补肾药同用，能强阴益精。综合全方，能补益肝肾，治调阴阳，滋阴生精，固摄止漏，是平补阴阳之良剂。若阴道出血量多，则减去车前子之滑利，以金樱子或桑螵蛸之温涩代之；兼脾虚气弱者，加入健脾益气之黄芪、党参、山药之类；兼血虚者，加入当归、白芍；阴虚者加入女贞子、墨旱莲、北沙参、麦冬；血瘀则加入鸡血藤、丹参、泽兰、苏木、益母草以治之。总之，以五子衍宗丸调养冲任，燮理阴阳，使肾充本固，则崩漏可愈。（福建中医药，1994，2）

3. 蔡小荪论述：青春期功能失调性子宫出血，病因有肝肾阴虚，虚热内生，扰及冲任，血海不宁；脾肾阳虚，统摄无权，封藏失职；瘀血阻滞，血不归经三种。临床用饮食疗法：①参枣煎：大枣 250 g，红糖 125 g，人参 9 g，水煎服，每日 1 剂，连服数日。有补气养血、固涩冲任之功。适用于气虚血崩。②海螵蛸炖鸡：鸡肉 90 g，海螵蛸 12 g。鸡肉洗净切块，海螵蛸打碎，将鸡肉、海螵蛸装在瓷罐内加水 500 mL，精盐适量，上蒸笼蒸熟，吃时加味精。每日 2 次，服 3～5 日可见效。有益气补精、补虚温中、收涩止血之功。适用于脾虚崩漏。③玉米须炖猪肉：玉米须 30 g，猪瘦肉 120 g。将玉米须洗净，猪瘦肉切成薄片，一起放入陶罐内加水 500 mL，上蒸笼，加盖清蒸至瘦肉熟透，加精盐、味精即成。适用于血热崩漏。(《妇科名医临床诊治精华》，上海中医药大学出版社，1994)

4. 夏桂成论述：肾为先天之本，主生殖、发育。无排卵性子宫出血，主要是肾气不足，与肾阴偏虚，阴血不足有关，阴虚又必及阳，导致阳气不足。阳气主气化和推动作用，气化充盛，冲任瘀浊才能溶化。阳不足，气化无力，则冲任瘀浊占据血室而致血不归经导致出血。至于临床上所见的血热、气虚等，只是肾虚血瘀中的兼夹因素，血热兼证在临床上常见，气虚兼证或见于素体脾肾不足者，或为出血量多的结果，而偏阳虚性崩漏，临床较少见，常是崩漏的后期出现，所以本病常见肾阴虚夹瘀，或肾阴虚夹血热血瘀。辨证施治，止血为先：在辨证时，应注意本病的发病特点。本病血瘀证常无腹痛，而表现为阵发性出血，有较大血块。在治疗上活血化瘀与止血并重。子宫内膜增殖虽然符合瘀血占据血室的局部辨证，但是单用活血化瘀的方法难以奏效，临床应慎用当归、川芎、桃仁、红花等药，故夏氏治疗常用自制方、加味失笑散（当归、赤芍、白芍、五灵脂、蒲黄、茜草、大蓟、小蓟等）、固经丸（炙龟甲、椿根皮、炒黄柏、炒川续断等）。本病好发于青春期及更年期。青春期是肾气渐盛，肾精渐实，天癸至的发育阶段，因此补肾化瘀是主要治法。而反复出血，血去气伤，必然影响脾胃的运化功能，临床辨证时根据脾胃虚弱的具体情况，或辅以香砂六君子汤，或先暂时停用固经丸，给予健脾和胃，化瘀止血等治疗。更年期崩漏则较青春期崩漏更为复杂，不仅在病因病机上虚实寒热错杂，而且在治疗上当标本兼顾，温清并举。更年期崩漏的肾阴虚夹血瘀血热证，患者常有心肝郁火，治疗心肝郁火和瘀血是主要的，一般常采用丹栀逍遥散、加味失笑散。夏氏喜用四草汤（鹿衔草、马鞭草、茜草、益母草）合加味失笑散治疗。阳虚瘀浊证患者，常是素体脾肾不足，主张用补气固经丸、震灵丹等方剂。更年期崩漏患者反复发作常表现上为心肝郁火，下为脾肾虚寒的上热下寒证。治当清上温下，并加入化瘀止血之品，如淫羊藿、补骨脂、黄柏、钩藤、牡丹皮、五灵脂、茜草等，必要时当诊刮送病检，以排除恶性肿瘤。补肾调周，以复其旧：崩漏的发生主要在于冲任损伤，不能制约经血所致。而冲任受损，其本在肾，故崩漏血止之后当根据月经周期中的阴阳消长转化的四个时期，分别用药，重点是补肾，以促排卵。经后期以滋阴养血为主，常用归芍地黄汤加减，药用当归、白芍、山药、生地黄、牡丹皮、茯苓、泽泻等；排卵期当滋阴为主，佐以助阳，兼调气血，自拟补肾促排卵汤，药用当归、赤芍、白芍、山药、生地黄、牡丹皮、茯苓、川续断、菟丝子、红花等；经前期为阳长期，应养血补阳，用毓麟珠加减，药用当归、白芍、山药、牡丹皮、茯苓、川续断、肉苁蓉、菟丝子等；行经前以理气调经为主，以利经血排泄，方用四制香附丸加减，药用制香附、青陈皮、乌药、片姜黄、当归、赤芍、泽兰等。此外，还当结合患者具体情况，辨病与辨证相结合。（南京中医药大学学报，1996，6）

5. 于鹄忱论述：沿海地区之崩漏患者，热者多，寒者少。既是热，亦多属湿热为患。其他虽有因瘀、虚者，亦多夹湿热为病。绝大多数患者，崩漏未作前带下较多，初为白带时下，绵绵不断，体倦困重，纳差嗜卧，湿邪为患之象悉俱。继之则出现黄带下多，质多黏稠，气臭秽或腥秽，伴心烦而热，湿热为患已明。崩漏之证既作，经过正确之辨证论治，血止以后，热邪由甚转微，则黄带又现，继续应用清热除湿药，带下可由黄变白、由白变少而愈。此乃崩、漏经正确施治后的转归，即崩漏—黄带下—白带下—痊愈。验之临床，沿海地区崩漏病的发展及转归，十有八九如同上述。故认为湿热为导致崩漏的主要原因，特别是沿海地区。由于生活习惯，过食膏粱厚味、鱼虾等物以及生活习惯上的嗜咸，是造成沿海地区崩漏病多属湿热的主要原因。治疗方面，清热除湿药要贯穿整个崩漏证治疗之始终，特别是崩漏证血止以后，要以清热除湿为主，即使患者有瘀、虚之表现，清热除湿药亦应配伍于化瘀、补虚方药之中，湿热祛除，则气血运行有序，血不止而自止。对除湿药的选用，于氏首推白术，可用 15～30 g。该药药性平和，一药多功，既可益气摄血、健脾除湿，又能利腰脐之气，重用固带脉效最速捷，固而不滞，又无留邪之弊。对妇科病伴腰痛者，白术可重用 30～50 g，每收桴鼓之效。次选翻白草、地锦草、黑栀子、炒黄柏、车前子，以清热除湿止血。血热者可选用凉血止血药如石见穿、牡丹皮、赤芍、绵马贯众、地榆等。其中，石见穿性味微苦、辛，平，除清热解毒外，尚能活血镇痛，软坚散结，辛散而不窜，通而无滞，又不伤正气。冲任损伤者，选淫羊藿、川续断、桑寄生、墨旱莲、鹿角霜等。血瘀者，选用五灵脂、炒蒲黄、糯稻根等。气虚不能摄血，或气随血脱者，选人参、黄芪、山药等。固涩用炭类药，选五倍子、金樱子、龙骨、绵马贯众炭、乌梅炭等，余随症加减。应注意不同情况下，遣方用药的剂量。下血多、湿热重者，白术、翻白草、地锦草、石见穿等可用至数十克，使药效直达病所，求其速战速决而正不伤。而黑栀子、炒黄柏等苦寒之品，少时可用 2～5 g，使热清又无经血凝滞之弊。使方剂配伍动静相宜，以达清热而不凝、祛湿而不燥、止血而不留瘀。（山东中医杂志，1994，3）

6. 罗元恺论述：关于血分药物的使用，出血期间，一般不宜投走而不守之类药物，如当归、川芎，又免辛温动血，增加出血量。出血停止后，若月经届时或逾期不来者，可适当选用当归、川芎以助血行而促其来潮。月经来潮后，也以不用为佳。凉血止血药可选用牡丹皮、地榆、焦栀子、藕节之类；温经止血药可选用炮姜炭、艾叶、鹿角霜、补骨脂之类；养血止血药可选用岗稔藤、地稔根、阿胶之类；益阴止血药可选女贞子、龟甲胶、墨旱莲之类；祛瘀止血药可选用益母草、蒲黄、三七、大黄炭之类；固涩止血药可选用赤石脂、乌梅、五倍子之类。惟炭类止血药不宜过多过久用于崩漏，以免过于凝滞，反而留瘀为患。(新中医，1992，5)

（二）辨证论治选录

1. 唐风玲等治疗功能失调性子宫出血分为 4 型辨治：①阴虚血热型 123 例，用清热冲任汤加减：阿胶 20 g，女贞子、墨旱莲、生地黄、地骨皮各 15 g，黄芩、炒栀子各 12 g，牡丹皮、益母草各 10 g，甘草 5 g。②气虚下陷型 95 例，用归脾汤加减：党参、黄芪各 20 g，茯苓、白术、牡蛎各 15 g，升麻、柴胡、当归各 12 g，益母草、甘草各 5 g，大枣 5 枚。③脾肾阳虚型 69 例，用右归丸合固本止崩汤加减：熟地黄、山药、山茱萸各 18 g，女贞子、覆盆子、枸杞子、墨旱莲、淫羊藿各 12 g，肉桂、炙附片各 6 g。④脾虚肝旺型 33 例，用逍遥散加减：益母草、墨旱莲、女贞子、当归、白芍、白术各 15 g，柴胡、栀子各 10 g，牡丹皮 6 g，甘草 3 g。结果：痊愈（症状消失，月经恢复正常＞3 个月，基础体温双相）192 例，显效（症状基本消失，月经恢复正常 2～3 个月）48 例，好转（症状部分消失或好转，月经恢复正常＞1 个月）67 例，无效 13 例，总有效率为 95.93%。(湖南中医杂志，1990，6)

2. 赵翠英等治疗功能失调性子宫出血分 4 型辨治：①肝肾阴虚型：止血用苎麻根 20～30 g，女贞子、墨旱莲各 15 g，生地榆、制大黄炭各 10 g；调周用女贞子、墨旱莲、山药各 15 g，菟丝子、覆盆子、杜仲、肉苁蓉、炒白术各 10 g。②脾肾阳虚型：止血用仙鹤草 30 g，补骨脂、赤石脂、党参、炒白术各 15 g；调周期用补骨脂 20 g，菟丝子、川续断、黄芪、党参各 15 g，淫羊藿、炒白术、巴戟天、鹿角片各 10 g。③阴阳两虚型：止血用苎麻根 30 g，鹿角霜 20 g，补骨脂 15 g，龟甲、血余炭各 10 g；调周用淫羊藿、巴戟天、川续断、补骨脂、山药、菟丝子、枸杞子、女贞子各 15 g。血瘀加失笑散、丹参；淋漓不绝加茜草、海螵蛸、赤芍；热瘀加牡丹皮、黄芩；寒瘀加肉桂、煨姜；气虚、经血如冲者加黄芪补血汤、鹿角霜；气滞加制香附、白芍、柴胡、佛手。结果：止血显效 112 例，有效 32 例，无效 16 例，有效率为 90%。调周有效率达 44.7%。(江苏中医，1993，2)

3. 钟秀美治疗功能失调性子宫出血分 3 型辨治：①血热证用芩术四物汤加味：墨旱莲 20 g，生地黄、白芍各 15 g，黄芩、白术各 10 g，川芎、当归各 6 g。②气虚证用补中益气汤：生黄芪 20 g，白术、党参各 15 g，当归、升麻、柴胡、陈皮各 10 g，甘草 3 g。③血瘀证用桃红四物汤加味：生地黄、海螵蛸各 15 g，赤芍 12 g，桃仁、当归、茜草各 10 g，红花、川芎各 6 g。均随症加减。血止后，青春期选用左归饮、二至丸、二仙汤；育龄期用逍遥散；更年期用芩术四物汤、益阴煎。2 日 1 剂，连服 5 剂，观察 3 个月经周期。结果：本组均止血，平均服药 4.1 剂。痊愈 202 例，好转 17 例，无效 5 例。(福建中医药，1992，4)

4. 吴献群等治疗功能失调性子宫出血分 2 型辨治：①脾肾阴虚型：治以补肾健脾益气，温经固冲：用熟地黄炭 30 g，菟丝子、党参、阿胶（烊化）各 15 g，白术、白芍、赤石脂各 12 g，艾叶 6 g，海螵蛸、煅龙骨、煅牡蛎各 30 g，炙甘草 6 g。②肝肾阴虚型：治以养阴清热，固冲止血：用生地黄炭、墨旱莲各 30 g，太子参、阿胶（烊化）、山药各 15 g，炒山栀子、白芍、侧柏炭各 12 g。随证加减，止血后调经。结果：临床治愈 15 例，好转 12 例，无效 3 例。(湖北中医杂志，1994，4)

5. 盛文彦等治疗功能性失调子宫出血分2型3期辨治：1）肾阳虚98例。①出血期用白芍、仙鹤草各18 g，赤石脂、煅龙骨、煅牡蛎、党参、海螵蛸各15 g，阿胶、菟丝子各12 g，白术、补骨脂各10 g，炙甘草、艾叶各6 g。随症加减。②调周：卵泡期用白芍18 g，熟地黄、太子参、淫羊藿、黄芪、山药各15 g，龟甲胶、枸杞子、茯苓各12 g，当归10 g，炙甘草、香附各6 g。经间期（排卵期）：用当归、仙茅各12 g，丹参、党参、菟丝子、淫羊藿各15 g，香附、桂枝、茺蔚子各10 g，川芎、炙甘草各6 g。经前期（黄体期）：用当归、熟地黄、黄芪、党参、菟丝子、枸杞子、鹿角霜各15 g，茯苓12 g，巴戟天10 g，炙甘草6 g。③经未至用催经方（量多者禁用）：丹参、当归、川续断、益母草各15 g，川芎、香附、泽兰、桃仁各10 g。2）肾阴虚49例。①出血期用墨旱莲30 g，白芍20 g，生地黄炭、仙鹤草各18 g，阿胶、枸杞子、山药、太子参各15 g，侧柏炭10 g。随症加减。②调周：卵泡期用干地黄、白芍各20 g，女贞子、山药各15 g，阿胶、桑椹、枸杞子各12 g，当归、地骨皮各10 g，甘草6 g。经间期用丹参、菟丝子、党参、黄芪、淫羊藿各15 g，当归12 g，赤芍、巴戟天、香附各10 g，炙甘草6 g。经前期用干地黄、党参、枸杞子、山药、菟丝子各15 g，当归、茯苓、莲子肉各12 g，黄精10 g，炙甘草6 g。③催经方用当归、益母草、丹参、川续断各15 g，川芎、赤芍、香附、泽兰、牛膝、桃仁各10 g。结果：痊愈119例，进步20例，无效8例。（湖北中医杂志，1994，2）

（三）临床报道选录

1. 内服药疗法：

（1）牟重临用固本止崩汤治疗更年期功能失调性子宫出血52例：本组患者除3例伴有子宫肌瘤外均无器质性病变。均予黄芪20 g，党参、白芍、熟地黄、山茱萸、菟丝子、肉苁蓉各15 g，当归、白术各10 g，陈皮、炙甘草各6 g。每日1剂，病重者每日2剂。血热型去黄芪、陈皮，加仙鹤草、焦栀子；血瘀型加红花、血竭、失笑散；脾虚型气虚甚加红参；气虚下陷加柴胡、荆芥；伴脾阳虚加炮姜、附子；肾虚型偏肾阴虚去白术、陈皮，加墨旱莲、生地黄，偏肾阳虚去白术，加附子、肉桂、枸杞子。2例发热配合抗生素治疗；3例低血压配合输液及少量输血。结果：显效（经治3日内出血停止，追访半年未复发）31例，有效（经治6日内出血停止，半年内有复发）18例，无效3例，总有效率90.7%。（辽宁中医杂志，1988，11）

（2）陈晓霞用缩宫汤治疗功能失调性子宫出血138例：本组包括功能失调性子宫出血，人流及产后出血，月经过多，取环出血等，病程＜3个月者88例，3个月至1.5年者50例。本方含炒枳壳20～60 g，益母草15～30 g，重楼15～20 g，炒蒲黄、炒五灵脂各15 g，红花3 g。血瘀型选加三七、血余炭、花蕊石、丹参；血热型选加黑山栀子、牡丹皮炭、冬桑叶、马齿苋、鸡冠花；阴虚型去红花，加墨旱莲、女贞子、阿胶、生地黄炭、白芍；气虚型去红花，酌加焦白术、炒山药、鹿衔草、山茱萸、补骨脂、海螵蛸等。每日1剂，水煎服。忌酒辣生冷。卧床休息。结果：显效（5日内血止）101例，有效（5～10日血止或明显减少）25例，无效12例，总有效率91.31%。（浙江中医杂志，1991，4）

（3）傅友丰等用温肾健脾法治疗脾肾阳虚型功能失调性子宫出血53例：药用补骨脂、海螵蛸、肉桂、当归、制香附、党参、黄芪、生白术各10～15 g。每日1～2剂，水煎服。经期延长者于来潮第3日服药。对照组19例，用血安每日3次，每次4粒，口服。周期一般为4～7日，血止停药。均服用3个周期。结果：两组经量减少分别显效36、8例，有效15、7例，无效2、4例，总有效率96.2%、78.9%；经期缩短显效47、5例，有效4、2例，无效2、12例，总有效率96.2%、36.8%。本组疗效优于对照组（$P<0.05$和0.01），本组治疗后红细胞数、血红蛋白、血小板均有提高（$P<0.01$和$P<0.05$）。（江苏中医，1993，11）

(4) 唐占山自拟宫血宁治疗更年期功能失调性子宫出血 56 例：药用黄芪 15～30 g，熟地黄 10～20 g，阿胶 10～15 g，白芍、山药、川续断、桑寄生、菟丝子、地榆、仙鹤草各 15 g，山茱萸 10 g。气虚加党参、太子参、白术；阴虚热重加枸杞子、女贞子、知母、黄柏；阳虚寒重加附子、肉桂、艾叶炭；瘀血酌加当归、川芎、桃仁、红花、益母草；气滞加香附、乌药、枳壳；出血多且急者加三七粉、云南白药。每日 1 剂，水煎分 2 次服。出血多者每日 2 剂，4～6 小时服 1 次，趁热温服，6 日为 1 疗程。治疗 2 个疗程后，痊愈 38 例，有效 14 例，无效 4 例，总有效率为 92.85%。(云南中医杂志，1990，5)

(5) 吴玉茹等用止血调经汤治疗功能失调性子宫出血 132 例：药用党参、山药、煅牡蛎各 30 g，黄芪、炒川续断各 20 g，白芍、茜草、地榆、海螵蛸各 15 g，阿胶、血余炭、炒蒲黄各 10 g，三七 5 g。血虚欲脱党参易红参，加升麻；血热加干地黄、侧柏叶；肾阳虚加补骨脂、鹿角胶；肾阴虚加女贞子、墨旱莲；血瘀加桃仁、益母草；虚寒加艾叶、炮姜炭；血止后酌减地榆、三七、血余炭、炒蒲黄、煅牡蛎、海螵蛸，加菟丝子、巴戟天、山茱萸、熟地黄、当归、枸杞子。每日 1 剂，水煎服。结果：痊愈 124 例，好转 6 例，无效 2 例，总有效率为 98.5%。(时珍国药研究，1994，4)

(6) 郭海平等用宁宫汤治疗功能失调性子宫出血 129 例：药用黄芪 45 g，墨旱莲、仙鹤草各 30 g，焦白术 15 g，血余炭、当归各 12 g，阿胶（烊化）、三棱、莪术各 9 g，鲜胡萝卜缨 100 g（干品 30 g)。暴崩加人参、附子；热甚加黄芩炭、大黄炭、生地黄；血虚加熟地黄、龙眼；感染加土茯苓、蒲公英。每日 1 剂，水煎服。对照组 102 例，用安络血 10 mg，酚磺乙胺、云南白药各 0.5 g，均每日 3 次口服。7 日为 1 疗程。结果：两组分别治愈 87、23 例，有效 39、62 例，无效 3、17 例，总有效率 98.14%、83.33%。两组疗效比较有显著性差异（$P<0.05$)。(陕西中医，1994，5)

(7) 王吉恒等采用补中升陷法治疗功能失调性子宫出血 135 例：药用党参、黄芪、地榆炭、棕榈炭各 30 g，杜仲炭 15 g，炒白术 12 g，陈皮、当归、黄芩、甘草各 10 g，柴胡、升麻、炮姜各 6 g。偏于血热者加生地黄炭、牡丹皮炭，重用黄芩；偏于瘀者加生蒲黄、川大黄炭、三七粉、花蕊石；偏于气郁者加川楝子、香附、赤芍、白芍；偏于气血两虚者加人参、阿胶、山药、白芍；偏于肝肾虚损者加山茱萸、枸杞子、白芍、巴戟天、淫羊藿、女贞子、山药、鹿角霜。结果：痊愈 130 例，显效 3 例，有效 2 例。(天津中医，1993，3)

(8) 施先庚用白地汤治疗功能失调性子宫出血 106 例：本组年龄均为 40 岁以下。本方含白头翁 90 g，地榆炭、白糖各 60 g。每日 1 剂，水煎分 2 次服。出血过多加生天冬 120 g（干品 30 g)，棕榈炭 30 g，血余炭 10 g；气虚加棉花根 120 g（或黄芪 30 g)；月经先期加生地黄炭 30 g；月经后期加艾叶 30 g；月经不定期加柴胡 15 g；痛甚加延胡索 15 g；血色黑有块加炒五灵脂 12 g（或益母草 30 g)；体虚加蟋蟀草 30 g；出血反复发作者加生白芍 30 g。结果：痊愈 69 例，显效 17 例，有效 13 例，无效 7 例，总有效率 93.4%。(湖北中医杂志，1987，4)

(9) 徐秋云用山萸菟丝汤治疗功能失调性子宫出血 60 例：药用山茱萸 60 g，菟丝子 30 g，女贞子、墨旱莲、五味子各 15 g，益母草、茜草各 10 g。血热加黄芩、地榆；瘀血阻滞加蒲黄、五灵脂；气虚加黄芪、黄精；阴虚内热加生地黄，重用山茱萸、女贞子；胁痛乳胀加柴胡、佛手；湿热加车前草、红藤。每日 1 剂，水煎服。血止后改用归脾汤、六味地黄汤等加减。结果：显效（出血停止，经期、经量均正常，随访 3 个月未复发）47 例，好转 11 例，无效 2 例，总有效率为 96.6%。(中医杂志，1995，4)

(10) 赵索云等用补肾固经汤治疗青春期功能失调性子宫出血 60 例：药用菟丝子、女贞子各

12 g，墨旱莲、党参、黄芪、白芍、煅牡蛎、棕榈炭各 15 g，阿胶、绵马贯众炭各 10 g。经色鲜红或深红加黄芩、地榆炭；经色淡红或暗红加白术；血块多加红花；失眠加炒枣仁、首乌藤；头晕心悸加蔓荆子、柏子仁；食欲不振加焦三仙、砂仁；腰酸腿软加山茱萸、枸杞子。每日 1 剂，水煎服。7 日为 1 疗程。结果：均治愈。随访 1 年，复发 4 例，再用本方 2～3 剂治愈。（河北中医，1995，1）

（11）王宁用养阴益气化瘀法治疗功能失调性子宫出血 52 例。药用生地黄、黄芪各 15 g，墨旱莲、炒黄芩、茜草、益母草、制大黄炭各 10 g。阴虚火旺加女贞子、枸杞子、炒牡丹皮、炒山栀子；气阴两虚加太子参、南沙参、北沙参；气滞血瘀加醋柴胡、制香附、失笑散；阴阳两虚酌加山茱萸、沙苑子、菟丝子、肉苁蓉。每日 1～2 剂，水煎。分 2～4 次服。停服激素及止血西药。结果：治愈 31 例，显效 10 例，有效 6 例，无效 3 例，失访 2 例。总有效率 94.0%。（江苏中医，1994，6）

（12）瞿结宗等用益气固经汤治青春期功能失调性子宫出血 75 例：药用太子参、黄芪、山药各 30 g，当归炭、煅龙骨各 25 g，川续断、茜草根、蒲黄、五灵脂、阿胶（烊化）、云茯苓、炒白术各 15 g，三七粉（冲）10 g，甘草 6 g。经期每日 1 剂，水煎服。经净后用健肾地黄丸、健脾丸、乌鸡白凤丸每日 3 次，每次各 10 g，口服。2 个月为 1 疗程。结果：显效（1 个疗程后，月经周期、行经期及经量均正常，随访 3 个月无复发）54 例，有效 19 例，无效 2 例，总有效率 97%。（甘肃中医，1994，6）

（13）刘辉英用固冲汤加味治疗功能失调性子宫出血 100 例：药用黄芪 50 g，白术、煅龙骨、煅牡蛎、阿胶（烊化）各 30 g，熟地黄 15 g，五倍子、茜草根、黑荆芥各 10 g；脾肾阳虚型白术加至 50～60 g，加党参 50 g，或人参 10 g；阴虚血热型加墨旱莲 30 g，白及 10 g；血瘀型加益母草 30 g，蒲黄 10 g。每日 1 剂，水煎服。血止后用归脾丸，每日 2 次，每次 1 丸，口服，至下月经来再服本方，如此连治 3～5 个月。结果：服药 1～7 日后均止血。（新中医，1993，10）

（14）张几鲜等用桃红四物汤加减治疗功能失调性子宫出血 345 例：药用益母草 30 g，当归、生地黄（先下）各 20 g，川芎 15 g，桃仁、红花、白芍各 10 g。气血两亏加党参或红参、炙黄芪；肝肾阴虚加柴胡、郁金、五灵脂、牡丹皮、栀子；血热妄行加黄芩、黄连、阿胶、大黄（研末兑服）。月经期每日 1～2 剂，经停后 2 日 1 剂，水煎 2～3 次，分 2～4 次服。结果：临床治愈 186 例（占 54%），好转 128 例（占 37%），无效 31 例（占 9%），有效率 91%。（湖南中医杂志，1994，6）

（15）王风材等用复宫丸治疗功能失调性子宫出血 76 例：药用木贼、艾叶炭、柏叶炭、珍珠粉、莲蓬炭、血余炭各 100 g，当归 150 g，红参、干漆各 50 g。共研细末，过 100 目筛；取生小蓟 200 g，加水 1000 mL 煎汁，过滤后兑入阿胶加热烊化，合上药粉为丸，每丸重 3 g，每次 3 丸，每日 3 次口服。血止后，经期、周期不调加鹿茸粉 1 g/日，1 次口服；贫血加人参归脾丸 1 丸/日，3 次口服。结果：痊愈 36 例，有效 38 例，无效 2 例，总有效率 97%。（吉林中医药，1994，4）

（16）陈民勤用青功汤治疗青春期功能性子宫出血 60 例：出血期 60～120 日，病程 2～24 月。药用生地黄、沙参、女贞子各 20 g，山药 15 g，山茱萸、牡丹皮、麦冬、白芍各 10 g。气虚加党参、黄芪；血热加黄芩、山栀子；气虚夹瘀加丹参、赤芍；出血量多加地榆炭。每日 1 剂，水煎。于经前 1 周开始服，用 4～6 剂，治疗 3 个月经周期。结果：痊愈 44 例，好转 12 例，无效 4 例，总有效率为 93%。（湖北中医杂，1994，5）

（17）文湘银用崩漏胶囊治疗功能失调性子宫出血 83 例：药用当归、黄连、阿胶各 500 g，茜草根 250 g，陈棕榈炭、地榆炭、女贞子各 200 g，干姜炭 100 g，海螵蛸 50 g。共研细末，装入胶囊，每粒含药粉 0.5 g。每日 3 次，每次 4 g，口服。整个月经周期持续服用，1～2 个月为 1 疗程。1 个疗程无效者改用他药。结果：痊愈 25 例，基本治愈 17 例，显效 16 例，有效 18 例，无效 7 例，总有效率为 91.6%。(湖南中医杂志，1989，5)

(18) 何永田等用肉苁蓉丸加味治疗功能失调性子宫出血 58 例：药用肉苁蓉、菟丝子、熟地黄、女贞子、墨旱莲、补骨脂、黄精各 30 g，仙茅、淫羊藿各 20 g，五味子 15 g。血热加黄连、栀子；气血亏加党参、阿胶；肝郁气滞加柴胡、佛手；瘀血加红花、益母草。出血时每日 1 剂，血止后减量 1/3～1/2，水煎服。结果：显效 39 例，有效 16 例，无效 3 例，总有效率为 94.8%。(湖南中医杂志，1995，5)

(19) 李桂民等用妇科止血灵治疗功能失调性子宫出血 300 例：药用熟地黄、海螵蛸、杜仲炭、川续断、白芍、山药、煅牡蛎、五味子、炒地榆、蒲黄炭、桑寄生等药。水煎浓缩，制成糖衣片。每日 3 次，每次 5 片，口服，7 日为 1 疗程。结果：痊愈 140 例，显效 86 例，有效 53 例，无效 21 例，总有效率 93%。治疗后的血红蛋白、红细胞、血小板及凝血时间与治疗前比较均有显著性差异（$P<0.001\sim0.05$）。(吉林中医药，1986，3)

(20) 张丽蓉等用春血安治疗功能失调性子宫出血 335 例：药用生地黄、山药、附子、黄芩、茯苓、五味子、海螵蛸、牡丹皮、三七、肉桂各 10～15 g。研粉装胶囊。每日 3 次，每次 6 粒（出血量多者加倍）。1 个月为 1 疗程。结果：痊愈 34 例（占 10.1%），显效 149 例（占 44.5%），有效 137 例（占 41%），无效 15 例（占 4.4%）。本方对青春期功血疗效最好，占 98.2%；生育期者次之，占 96.7%；更年期疗效较差。(北京中医，1986，5)

2. 针灸疗法：

(1) 梁清湖运用针灸疗法治疗崩漏 142 例：主穴取中极、隐白、太冲，头针双侧生殖区。气虚者灸百会、关元、气海；漏证加针肾俞；崩证加脾俞和双大敦；赤白带下加白环俞，小肠俞；痛经加条口透承山。10 次为 1 个疗程，隔日 1 次。1 个疗程完后休息 1 周，再进行下一个疗程。共治疗 142 例，结果：痊愈 59 例，显效 54 例，有效 18 例，无效 11 例，总有效率 92.26%。(中医杂志，1993，1)

(2) 马玉泉采取电针治疗崩漏 205 例：主穴取头针双侧生殖区，配穴取双侧三阴交、血海、足三里。用 1 寸毫针沿头皮向后斜刺双侧生殖区。三阴交用 2 寸毫针，血海、足三里用 4 寸毫针。然后分别接 G6805 治疗仪输出导线，用连续波，每 3～5 分钟由慢到快，由快到慢旋转频率 1 次，电流强度以患者能耐受为宜。通电 20 分钟，每日治疗 1 次。共治疗 205 例，结果：全部治愈，其中 1 次治愈 38 例，2～3 次治愈 79 例，5～7 次治愈 88 例，痊愈率 100%。(中国针灸，1991，1)

(3) 于荣等采用耳穴贴压王不留行治疗崩漏 100 例：主穴为肾、子宫、附件、盆腔、内分泌、肾上腺、皮质下、卵巢，配穴为膈、肝、脾、腰痛点。每次选主穴 3 个，配穴 2 个，用探棒或针柄测得所选耳穴的敏感点，并稍加压，使之留下压痕，然后再贴上粘有一粒王不留行的胶布。轻轻按揉、固定，再加一定力度的按压，使之有胀、麻、酸、痛等感觉。嘱患者每日按压 3～5 次，每次 10～15 分钟，隔日换药 1 次，10 次为 1 个疗程。共治疗 100 例。结果：痊愈 81 例，好转 16 例，无效 3 例。(浙江中医杂志，1992，7)

(4) 张玉璞等用灯火灸大敦治疗崩漏 75 例：取足大趾端三毛中，即大敦穴。令患者正坐，两足放平。灯心草二三根合并一起，蘸豆油（或香油）燃着，对准穴点灸之。一次不破再点灸 1 次，以皮肤破为度。隔 7 日再行下次治疗。共治疗 75 例，结果：痊愈 70 例，并随访 2 个月未复发。其中 1 次治愈 29 例，占 38.67%；2 次治愈 41 例，占 54.66%。未愈者 5 例，占 6.67%。

（中国针灸，1993，5）

（5）李平以耳穴贴压法治疗功能失调性子宫出血30例：主穴：子宫、卵巢、内分泌、脾、膈和肾。肝郁型配肝、神门；心脾两虚型配心、胃、神门；脾虚型配疲劳穴、胃；肝肾阴虚配肝、神门、皮质下。将王不留行用胶布贴压于单侧耳穴，每日自行按压3～5次，每次3～5分钟，5～7日换另一侧，10～14日为1疗程。结果：痊愈18例，显效7例，有效3例，无效2例。（重庆医药，1992，2）

（四）经验良方选录

1. 内服方：

（1）黄芪、绵马贯众炭各30 g，熟地黄、益母草各15 g，当归、杭白芍、三七（另冲）各10 g。每日1剂，水煎服。每次月经来潮3日后开始连服3～6日。主治功能失调性子宫出血。量少色黯有块，小腹胀，腰酸畏寒，舌淡苔薄，脉沉迟加炮姜炭6 g，乌药、橘核、荔枝核各10 g，肉桂3 g；出血或多或少，色淡，气短，面色苍白，舌淡脉细弱加党参30 g；经来量少，色红，手脚灼热加地骨皮、牡丹皮、麦冬各10 g，黄柏6 g；量或多或少，色黑有块，小腹呈针刺痛，舌紫黯脉弦涩加桃仁20 g，三棱、莪术各10 g；经来淋漓不断，伴腰酸腿软，头昏耳鸣，舌淡脉沉弱加川续断15 g，巴戟天、枸杞子各10 g。

（2）藕节45 g，墨旱莲30 g，生山药、生麦芽各25 g，生地榆20 g，茯苓、炒白芍、黑栀子各12 g，墓头回、黄芩炭、炒枳壳、陈皮各10 g，生甘草6 g。每日1剂，加水煎沸15分钟，过滤取液，渣再加水煎20分钟，滤过去渣，两次滤液兑匀，分早晚服。主治功能失调性子宫出血。腰痛者加女贞子、桑寄生、菟丝子、川续断各10 g；心脾气虚者加党参、黄芪各15 g，升麻3 g；赤白带者加海螵蛸、茜草、土茯苓各12 g。月经来潮，原方去炒枳壳、墓头回、山药，加绵马贯众炭、茜草、柴胡各10 g。

（3）党参15 g，炙甘草、归身、白芍各9 g，炮姜6 g，大枣3枚，白头翁90 g，地榆炭、白糖各60 g。水煎，每日1剂，服3次。随症加减：出血过多加天冬、棕榈炭各30 g，血余炭10 g。气虚加黄芪30 g。月经先期加生地黄炭30 g；月经后期加艾叶30 g；月经不定期加柴胡15 g。月经痛甚加延胡索15 g。血黑有块加炒五灵脂12 g。出血反复发作加白芍30 g。体虚加牛筋草30 g。5剂为1疗程。主治功能失调性子宫出血。

（4）黄芪20 g，熟地黄、白芍、党参、山茱萸、菟丝子、肉苁蓉各15 g，白术、当归各10 g，陈皮、炙甘草各6 g。每日1剂，水煎，服两次。1个月经周期服7剂为1疗程。主治更年期功能失调性出血。血热加仙鹤草、焦山栀，减黄芪、陈皮，熟地黄易生地黄。血瘀加红花、血竭、失笑散，陈皮易香附。气虚下陷加升麻、柴胡、荆芥。脾阳虚加炮姜、附子。肾阴虚加墨旱莲、生地黄，减白术、陈皮。肾阳虚加附子、肉桂、枸杞子，减白术。

（5）煅龙骨、煅牡蛎各25 g，黄芪、川续断、生地黄、海螵蛸各20 g，白术15 g，茜草10 g。随症加减：热甚加地骨皮、沙参、炒栀子各15 g，地榆炭、藕节各12 g。肝郁加柴胡、香附、白芍各15 g，川楝子10 g。瘀甚加益母草30 g，红花、川芎、失笑散各10 g。肾阴虚加山药20 g，女贞子、墨旱莲各15 g。肾阳虚加附子、肉桂各10 g。出血期每日1剂，水煎，服两次，血止2日后停药。主治功能失调性子宫出血。

（6）黄芪30 g，益母草、生地榆各20 g，绵马贯众炭、枳壳、墨旱莲各15 g，党参、白术各12 g，升麻、荆芥炭各6 g，甘草、三七粉（冲服）各3 g。每日1剂，水煎服。主治青春期功能性子宫出血。暴崩如注，气虚明显者，重用黄芪。偏于血瘀而致出血不止者，服药两剂时出血量增多，排出大血块数枚，不必担心，血块排出后，出血自止。服3剂后出血尚未完全干净，上方加海螵蛸、芡实、煅龙骨、煅牡蛎各 12 g。

(7) 肉苁蓉、黄芪、熟地黄各 15 g，白术、当归各 10 g，陈皮、炙甘草各 4 g。随症加减：血热加仙鹤草、焦山栀，减黄芪、陈皮，生地黄易熟地黄。血瘀加红花、血竭、失笑散，陈皮易香附。气虚甚加红花。气虚下陷加升麻、柴胡、荆芥。脾阳虚加炮姜、附子。肾阴虚加墨旱莲、生地黄，减白术、陈皮。肾阴虚加附子、肉桂、枸杞子，减白术。每日 1 剂，水煎，服两次。1 个月经周期服 7 剂为 1 疗程。主治更年期功能失调性子宫出血。

(8) 黄芪、山药各 30 g，菟丝子 25 g，炒杜仲、生地黄、熟地黄、煅龙骨、牡蛎各 15 g，党参、白芍、海螵蛸各 12 g，炒白术、阿胶各 10 g，柴胡、陈皮各 6 g。每日 1 剂，水煎，服两次。6 剂为 1 疗程。主治脾虚型功能失调性子宫出血。阴虚有热加白茅根、墨旱莲、麦冬、炒黄芩各 15 g，减白术，党参易太子参；出血量多加赤石脂、棕榈炭各 15 g。血止后加枸杞子、山茱萸、川续断、淫羊藿各 10 g，减龙骨、牡蛎。

(9) 煅龙骨、煅牡蛎各 50 g，山茱萸、苎麻根（先煎代水）各 30 g，炒白芍 15 g，补骨脂、赤石脂、海螵蛸、阿胶、茜草根各 12 g，荆芥炭 5 g。随症加减：阳虚宫寒加地骨皮 12 g，女贞子 10 g，炒艾叶、炮姜各 5 g；瘀血内滞加酒制大黄 9 g，三七粉（吞服）3 g；热毒内侵加土茯苓 30 g，地榆 15 g。每日 1 剂，水煎，服两次，5 剂为 1 疗程。主治上环后子宫出血。

(10) 白头翁 90 g，地榆炭、白糖各 60 g。出血过多加天冬、棕榈炭各 30 g，血余炭 10 g。每日 1 剂，水煎服，日服 2 次。5 剂为 1 疗程。气虚加黄芪 30 g；月经先期加生地黄炭 30 g；月经后期加艾叶 30 g；月经不定期加柴胡 15 g；月经痛甚加延胡索 15 g；血黑有块加炒五灵脂 12 g；出血反复发作加白芍 30 g；体虚加牛筋草 30 g。主治功能失调性子宫出血。

(11) 龟甲、鹿角霜、山药各 15 g，枸杞子、石莲、菟丝子、覆盆子、山茱萸、熟地黄、川续断各 9 g。每日 1 剂，水煎服，日服 2 次。滋补肝肾，固护冲任。主治肝肾阴虚型功能失调性子宫出血，症见头晕，两眼干涩，视物不清，手足心热，腰膝酸痛，两腿乏力，记忆力减退，面色晦暗，尿频急，舌红或正常，脉弦细。

(12) 墨旱莲、阿胶各 20 g，仙鹤草、地榆、槐花各 15 g，蒲黄 10 g。出血期，每日 1 剂，水煎，服两次。主治功能失调性子宫出血、吐血、便血、尿血。热盛加生地黄、丹参、栀子、黄连各 12 g；阴虚火旺加白芍、枸杞子、龟甲、地骨皮各 12 g；气虚加白术、龙眼、党参、黄芪各 10 g；瘀血加川芎、桃仁、红花各 6 g。

(13) 熟地黄、龙骨各 24 g，白芍、北沙参各 15 g，阿胶、麦冬、山药、山茱萸、石斛、女贞子、墨旱莲各 12 g，牡丹皮、白术、桑叶各 9 g。每日 1 剂，水煎分服。服至 5～7 剂后，崩块之热得减者，去桑叶、牡丹皮，加龟甲、鳖甲、牡蛎。愈后每月经前服 4～5 剂，病根可除。主治功能失调性子宫出血。

(14) 炙黄芪 30 g，煅紫石英 20 g，党参、煅花蕊石各 15 g，失笑散（包煎）、丹参各 12 g，焦白术 10 g，参三七末 5 g。将煅花蕊石、煅紫石英先煎 30 分钟后，入其他药物，再煎煮 30 分钟，每剂煎 2 次，出血期每日 1 剂，早晚各服 1 次，并同时吞服三七末，连服 5 剂。主治功能失调性子宫出血。

(15) 山药 30 g，生地黄 20 g，女贞子、墨旱莲、白芍、地锦草各 15 g，山茱萸 12 g，茜草、牡丹皮、黄柏、知母各 10 g。将药加适量冷水浸泡 30 分钟后，煮沸 20 分钟，取汁约 200 g，按前法再煎两次，共取药汁约 600 g，分 3 次饭前服，每日 1 剂。主治功能失调性子宫出血。

2. 食疗方：

(1) 莲子肉 250 g，大枣 10 g，白糖 200 g，蜂蜜 100 g。将莲子肉用温水浸泡后洗净；大枣

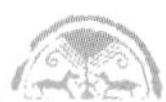

洗净，剔去枣核。将莲子、大枣放入大蒸碗内，加少许水，装入笼屉，蒸至酥烂后取出。将汤汁滗入锅内，莲子、大枣装入汤盘中。将装有原汤汁的锅上火，加入白糖，熬至溶化时再加入蜂蜜，收浓糖汁，浇在莲子、大枣上即成。当点心食用。主治功能失调性子宫出血。

（2）干莲子 200 g，樱桃、青豌豆各 25 g，淀粉 50 g，白糖 200 g。将莲子放入盆内，加 10 g 食碱及适量的开水，用硬刷子冲去莲子皮，多洗几次，放入大碗内再加入 150 g 温水，上屉蒸熟，取出去掉莲子心。锅内放入 500 g 水，加入冰糖熬化，再加青豆、莲子、樱桃，用水淀粉勾芡，熟后倒入碗内即成。当点心食用。主治功能失调性子宫出血。

（3）粳米 60 g，生地黄 25 g。每日 1 剂，先将生地黄水煎取汁，备用。粳米洗净，加水煮为稀粥，兑入药汁，再稍煮即成。主治肝郁血热型功能失调性子宫出血，症见经前胸胁胀痛，性情急躁，头晕头痛，口干喜饮，尿黄，便干，月经量多，色红或深红，黏稠有块，舌质红，苔薄白，脉弦滑稍数。

（4）金樱子根、苍耳根各 30 g，生白芍 15 g，公兔 1 只（饲 1 年以上）。将生白芍晒干，研为细末。再将公兔宰杀后去皮毛及内脏，洗净切块，与金樱子根、苍耳根，加油、精盐等调料，放锅同炒（以焦黑为度），加水 2 碗煎煮，取汤冲白芍末服。每日 1 剂。主治功能失调性子宫出血。

（5）粳米 100 g，黄芪 60 g。先将黄芪水煎去渣，再入粳米煮粥食用。每日 1 剂，2 次分服。补中益气。主治脾虚型功能失调性子宫出血，症见头晕，目眩，面色苍白，面目下肢浮肿，食欲减退，便溏，心悸，失眠，月经量多，色淡质稀，舌质淡，苔薄白，脉细缓。

（6）鲜猪皮 300 g，大枣 150 g，冰糖 30 g。先将猪皮去毛洗净，加水煮烂，汤成黏稠时，再将煮烂的大枣连汤（汤不宜多）同冰糖一起投入猪皮汤内，烧开煮透即成。每剂分 3 日食完，每日服 2 次。主治功能失调性子宫出血。

（7）黑芝麻、核桃仁各 50 g，粳米 100 g。将核桃仁捣碎，再与黑芝麻、粳米同煮粥，服食。每日 1 剂，连服 3～5 日。因核桃仁滑肠通便，故大便溏泻者少食。主治功能失调性子宫出血。

（8）豆腐 250 g，陈醋 120 g，红糖适量。红糖用陈醋溶化后煮豆腐（切碎），文火煮 30 分钟即成。每日 2 次餐前吃，忌辛辣刺激性食物。主治功能失调性子宫出血。

（9）粳米 100 g，冰糖 10 g，人参 3 g。将人参研为细末，与冰糖一同兑入粳米粥内，稍煮即成。每日 1 剂，早晚分食。主治脾虚型功能失调性子宫出血。

（10）麦麸 1000 g，百草霜 60 g，红糖 250 g。以上三味加开水和在一起，分做成 100 g 重的饼蒸熟。每日早晚空腹白水送服 1 个。主治功能失调性子宫出血。

（11）益母草 50 g，香附子 15 g，鸡蛋 2 个。加水同煮，待蛋熟后去壳再煮片刻，去渣，吃蛋喝汤。每日 1 次，连服 4～5 日。主治功能失调性子宫出血。

（12）粳米 60 g，白茅根 15 g，老丝瓜 9 g。将白茅根、老丝瓜水煎去渣，再入粳米煮粥食用。每日 1 剂。主治肝郁血热型功能失调性子宫出血。

（13）柿饼 60 g，黄酒适量。柿饼用沙锅焙干（不要焙焦），研末。黄酒为引冲服。清热止血。主治功能失调性子宫出血、血淋、痔疮出血。

（14）粳米 120 g，干山药片 60 g。按常法煮粥食用。每日 1 剂，2 次分食。补中益气，固摄冲任。主治脾虚型功能失调性子宫出血。

（15）豆浆 500 g，韭菜 250 g。将韭菜洗净，捣烂取汁，加入豆浆混匀即成。空腹饮服。补气温经。主治气虚型功能失调性子宫出血。

（16）葡萄干果 30 g，大枣 25 g，红茶 1～1.5 g。加 400 g 水煮沸 3 分钟，分 3 次服饮。每日

1 剂。主治功能失调性子宫出血。

（17）黄酒 250 g，地榆 90 g。先将地榆炒熟后，加黄酒煮沸即成。每日 1 次，每次 1 剂，内服。主治功能失调性子宫出血。

（18）川芎 24 g，白酒 30 mL。加水 250 mL，浸泡 1 小时，每日 1 剂，分两次服。主治功能失调性子宫出血。

（19）芭蕉根 250 g，瘦肉 200 g。水炖服食。主治功能失调性子宫出血。

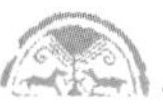

第二章　带下疾病

带下的量、色、质、味发生异常，或伴全身、局部症状者，称为“带下病”。本病可见于现代医学的阴道炎、子宫颈炎、盆腔炎、卵巢早衰、闭经、不孕、妇科肿瘤等疾病引起的带下增多或减少。“带下”之名，首见于《内经》，而“带下病”之名，首见于《诸病源候论》。带下有广义、狭义之分，广义带下泛指妇产科疾病而言，由于这些疾病都发生在带脉之下，故称为“带下”。如《金匮要略心典》云：“带下者，带脉之下，古人列经脉为病，凡三十六种，皆谓之带下病，非今人所谓赤白带下也。”狭义带下包括生理性带下和病理性带下。生理性带下是指正常女子自青春期开始，一种润泽于阴道内的无色透明、黏而不稠、无特殊气味的液体，该液体是在经期前后、月经中期及妊娠期量相对增多，这是机体肾气充盛，脾气健运，任脉通调，带脉健固的正常表现。由于多数女性的带下略呈白色，故俗称“白带”。如《沈氏女科辑要》引王孟英云：“带下，女子生而即有，津津常润，本非病也。”若带下的量、色、质、气味异常，即为病理性带下，简称为带下病。正如《女科证治》：“若外感六淫，内伤七情，酝酿成病，致带脉纵弛，不能约束诸脉经，于是阴中有物，淋漓下降，绵绵不断，即所谓带下也。”带下病的主要病因是湿邪，湿邪有内生与外感之别。外湿指外感之湿邪逢经期、产后乘虚内侵胞宫，以致任脉损伤，带脉失约，引起带下病。内湿的产生与脏腑气血功能失调有密切的关系，譬如脾虚运化失职，水湿内停，下注任带；肾阳不足，气化失常，水湿内停；素体阴虚，感受湿热之邪，伤及任带等。总之，《傅青主女科》“夫带下俱是湿症”，脾肾功能失常是发病的内在条件，任脉损伤、带脉失约是带下过多的基本病机。临床常见分型有脾虚湿困、肾阳虚、阴虚挟湿、湿热下注、湿毒蕴结五种。

第一节　病理性白带

一、病证概述

女子随着发育成熟，阴道内常有少量的白色透明无臭的分泌物，称白带。白带可分为生理性和病理性两种：生理性的白带：在月经干净后量少，色白，呈糊状；在月中期白带增多、透明、微黏似蛋清；排卵 2～3 日后白带混浊黏稠、量少；行经前后白带量多，上述白带无臭味，同时无任何不适症状。病理性白带，多由炎症、异物刺激、癌瘤、尿瘘、粪瘘所致，亦可由盆腔肿瘤、子宫后屈、慢性疾病，以及身体虚弱或精神因素引起。尤以子宫糜烂、阴道炎、盆腔炎、肿瘤以及生殖器官感染多见。颜色有的发黄或变粉红色，有的稀薄像水一样，有的很黏像脓一样，有的像豆腐渣似的，有的还有腥臭味，量多，甚至终日淋沥不断，阴道瘙痒不适，常伴有腰酸痛、腹坠胀疼痛等。

二、妙法绝招解析

（一）肝热素盛，带脉失司（朱小南医案）

1. 病历摘要：张某，女，51岁。正产2胎，人流1次，形体健硕，七七之年绝经，于停经前一度紊乱，曾因经淋不止诊刮、取环，术后休息1周。停经2年来，带下绵绵不绝，色白质稀如水，伴小腹作胀及酸楚，口干唇红，神疲乏力。舌质红，苔薄黄少津，脉沉细。诊断为病理性白带。

证属肝热素盛，带脉失司。治宜清肝益肾，约束带脉。药用玉竹20 g，生地黄、侧柏叶、地榆、椿皮、山药、白头翁、金樱子、钩藤（后入）、夏枯草各12 g，莲须9 g。每日1剂，水煎服。连服7剂后，带下遂止，大便干结，鼻中干燥，口苦且渴，舌质红，苔薄少津。前方加太子参15 g，杜仲、桑寄生各12 g。连服12剂后，带下之症已瘥，诸症亦平，仍以前法调治1周以资巩固。（《朱小南妇科经验选》，人民卫生出版社，1981）

2. 妙法绝招解析：《诸病源候论》云“带下之病，由任脉虚损，任脉为经络之海，产后血气劳损未平复，为风冷所乘，伤于任脉。”任脉损伤，带脉始病。本例证属肝热素盛，肾气虚弱，带脉失司。患者体质素健，七七之年，肾气渐衰出现经乱，漏下日久不止，经诊刮术后未得到适当休养，肝肾耗损，湿热之邪入侵，客于胞宫胞络，带脉不固，故带下绵绵不绝，伴小腹酸胀。口干唇红、舌质红、苔薄黄少津，为肝热偏盛。应清肝益肾、约束带脉，用生地黄、山药、地榆、侧柏叶、钩藤、夏枯草清肝热，滋肾水；椿皮、莲须、金樱子、白头翁固涩带脉。7剂症平，再12剂巩固，以滋养肝肾调治善后。

（二）脾肾两虚，带脉失约（宋光济医案）

1. 病历摘要：吴某，18岁。室女有月经不调，量少。近来头昏纳少，精神疲倦，白带多而稀，脉细，苔薄白。诊断为病理性白带。

证属脾肾两虚，带脉失约。治宜调补脾肾，化湿止带。药用首乌藤15 g，炒淮山、鸡冠花、芡实、煅海螵蛸各12 g，党参（米炒）、焦白术、焦谷芽、茯神、炒当归、焦白芍各9 g，川芎、柴胡各3 g。每日1剂，水煎服。连服5剂后白带减少，腰酸头晕，脉细苔薄。治宜健脾滋肾，养血调经。药用鸡血藤12 g，党参、炒白术、焦谷芽、当归、泽兰、丹参、淫羊藿各9 g，桃仁6 g，陈皮3 g。每日1剂，水煎服。服5剂后，带下已瘥，胃纳渐佳，脉细带弦，舌有点红，苔薄。治拟调气养血，佐以通经。药用丹参12 g，炒当归、赤芍、川楝子、桃仁、鸡血藤、泽兰、制香附、淫羊藿、肉苁蓉各9 g，炒白术、牡丹皮各6 g。服5剂后经水即转为正常。后因他疾来诊，询知月事保持正常。（《宋光济典型医案选》，浙江中医学院学报，1983）

2. 妙法绝招解析：思虑劳倦则伤脾，女子则不月。如脾虚带脉失约而见带下，则“治经先治带”。先予化湿止带，俟带止后，再予调经。本例曾用过活血调经之方，无效，此拟以调脾胃，从化湿止带着手，用党参、白术、茯神、山药、谷芽益气健脾；鸡冠花、海螵蛸、芡实、柴胡、白芍化湿清肝止带；当归、白芍养血调经。如此合理调治，自然带止纳振，气血渐充。后以鸡血藤、当归、赤芍、泽兰、香附、川楝子等活血调经，则经自通而白带自止。

（三）肾阳不振，蒸化失常（班秀文医案）

1. 病历摘要：谢某，50岁。停经二年，经常头晕，肢体倦怠，腰酸，少腹胀闷。食纳不振，带下量多，色白质稀如水，有腥臭气味，大小便正常，脉沉细，苔薄白，舌质淡，边有齿痕。诊断为病理性白带。

证属肾阳不振，蒸化失常。治宜温肾健脾，佐以固涩。药用党参、山药各15 g，云茯苓

12 g，熟附片（先煎）、白术、白芍、巴戟天、台乌药各 9 g，桑螵蛸、益智仁各 6 g。每日 1 剂，水煎服。连服 3 剂后，白带减少，精神好转，守上方去茯苓，加补骨脂 9 g，连服 6 剂，诸症消失，带下正常，脉细缓，舌苔如平。仍守上方加北黄芪 18 g，再服 6 剂，以善其后。（《斑秀文妇科奇难病论治》，广西科学技术出版社，1989）

2. 妙法绝招解析：患者年近 5 旬，肾阳不振，不能运经水湿，故带下量多，色白质稀如水，湿浊久停，故有腥臭气味，须防其恶化。至于头晕、肢体倦怠、腰酸、小腹闷胀，均是元阳虚弱，筋脉失养之候。故取附子汤加巴戟天以温肾健脾。带下本由阳虚而起，故在补养温化之中，加用缩泉丸温经固涩。治本不忘标，温补之中，有化有涩，促进下元恢复，从而达到治带的目的。

（四）肝经郁热，带脉受损（刘奉五医案）

1. 病历摘要：徐某，女，37 岁。带下量多，色黄白相兼，下体气秽如足臭。经前烦躁，乳胀及背，大便间 2～3 日。苔薄腻，质偏红，脉细。

证属肝经郁热，带脉受损。治拟疏肝解郁，清热泻火。全瓜蒌、云茯苓各 12 g，柴胡、赤芍、牡丹皮、生地黄、女贞子、川黄柏、泽泻、鱼腥草各 9 g，生甘草 3 g。每日 1 剂，水煎服。熏洗方：椿皮 15 g，野菊花、野蔷薇、荆芥穗、藿香叶、川黄柏各 12 g，细辛 3 g。服 7 剂后，带下明显减少，下体气秽基本消失，大便已爽。苔薄腻，脉细。方既应手，原法进退。生薏苡仁 20 g，云茯苓、全瓜蒌各 12 g，赤芍、牡丹皮、川黄柏、泽泻、鱼腥草、蛇床子各 9 g，柴胡 5 g，生甘草 3 g。服 7 剂。熏洗方同上，7 剂。（《刘奉五妇科经验》，人民卫生出版社，1994）

2. 妙法绝招解析；带下之病，因湿而起，病位在任带二脉及相关脏腑，主要与肝、脾、肾三脏关系密切。患者素有经前烦躁、乳房胀痛之证候，属肝气郁结之征象。肝郁化火，疏泄失常，下克脾土，脾失健运，故而湿热之气蕴积于下，任脉失司，带脉失约，见带色黄白，量多，其气秽臭。《傅青主女科》云“脾气之虚，肝气之郁，湿气之侵，热气之逼，安得不成带下之病哉!”本案所患，源于肝经郁热，治疗以疏理清解主之。柴胡既疏肝气，又散肝热；泽泻利水渗湿，清泄里热，以使郁火得解，湿热得消；肝郁犯脾，脾虚湿气下陷，故以云茯苓健脾渗湿，扶正祛邪；甘草补中益气，调和诸药。湿热蕴郁，日久不愈，可以成毒，致使下体秽臭难当，黄柏性走下焦，清热燥湿解毒，配合鱼腥草、赤芍、牡丹皮清热解毒，效果更佳，共图止带除臭之功；肝肾同司下焦，女贞子、地黄柔肝滋肾，以杜水不涵木之弊。对于此类带下病的治疗，可予内服药的同时辅以熏洗方同用。方中所用细辛，药性为温，似与清泄肝热有悖，然细辛具有外行孔窍、穿透肌肤之力，用之非但无碍疗效，反能引诸药行经，药效显著。内服外治，相得益彰，应效速捷。

（五）脾肾不足，藏统失司（裘笑梅医案）

1. 病历摘要：赵某，女，38 岁。经期尚准，偶尔愆后 3～5 日，量偏多，腰酸疲惫，头晕耳鸣，大便欠实，平素白带绵绵。苔薄，质略淡，脉濡。

证属脾肾不足，藏统失司。拟健脾肾，以资统摄。炒党参、薏苡仁、炒杜仲、川续断、云茯苓各 12 g，白芍、海螵蛸、菟丝子、山药、炒白术各 9 g，乌鸡白凤丸 2 粒。每日 1 剂，水煎服。服 5 剂后，带下显减，头晕腰酸亦瘥，精力稍振，大便成形。苔薄，脉略细。情况好转，再为巩固。炒党参、云茯苓、炒杜仲、川续断、薏苡仁各 12 g，山药、炒白扁豆、白芍、炒白术、海螵蛸各 9 g，乌鸡白凤丸 2 粒。服 5 剂而愈。（《裘笑梅妇科临床经验选》，浙江科学技术出版社，1984）

2. 妙法绝招解析：中医学将白带视为人体内的一种阴液，由脾运化，肾闭藏，任带二脉司约。正常情况下的白带无色、质黏、无异味，其量不多。王孟英谓：“带下女子生而即有，津津

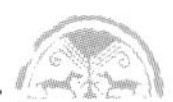

常润，本非病也。”当脾虚不运，肾虚不固，水湿之气浸淫下注，致成带下之患。本例经量素多，疲惫少力，大便欠实乃脾虚不足，统运失权。腰酸、头晕、耳鸣乃肾气亏乏，封藏失职，带脉因此而弛缓，约束无力，阴液滑脱而下，绵绵不断。对此脾肾两虚之带下，笔者每以扶正收涩为法而获效。方中党参、白术、茯苓、淮山药补助脾元，升化水湿；薏苡仁一味健脾而不滋腻，为清补利湿之剂，与茯苓、白术配伍功效尤佳；海螵蛸收敛固涩，止带力专；菟丝子补肾固泄，益脾止带，于脾肾不足带下常选用之；川续断、杜仲补肾强腰、统摄精窍而固托带脉。此外，在用汤剂的同时还配以乌鸡白凤丸补气养血，调经止带，增强疗效，使带下之患速瘳，余症亦均见瘥减。

（六）脾肾阳虚，带脉失约（何子淮医案）

1. 病历摘要：李某，女，45 岁。阴道频流白液，清稀如水，不腥不臭，周身困倦，头晕气短，食欲不振，腰膝酸软，大便稀溏，小溲清长，已历五载，加剧一年。脉象濡细，舌体胖嫩，舌质淡，苔白腻，面色无华，精神萎靡。

证属脾肾阳虚，带脉失约。治宜温补脾肾，摄精止带。药用生黄芪 25 g，西党参 12 g，胡芦巴、全当归各 10 g，正柴胡、炙甘草、广陈皮各 6 g，绿升麻、鹿角霜各 3 g。每日 1 剂，水煎服。服 5 剂后，精神稍振，纳谷转佳，头晕气短，渐已改善，大便正常，白带仍多，小腹清冷，腰膝酸软，脉舌如前，脾阳渐得温运，肾中命火仍衰，极须益火之源，于上方中增入温阳补肾之品。炙黄芪、胡芦巴、制何首乌、西党参、熟女贞子各 12 g，熟附片、云茯苓、炒白芍、炒白术、鹿角胶（另蒸兑服）、当归各 10 g。进服上方 12 剂，带下已净，诸证悉愈，诊视脉细，舌质淡红，苔薄白微腻，改投乌鸡白凤丸四盒调理，以冀巩固。再访，情况良好，带病未发。（《何子淮女科经验集》，浙江科学技术出版社，1982）

2. 妙法绝招解析：此例乃脾肾阳虚之证，一诊疏方脾肾双补，以脾为主，脾虚之证虽有好转，但带下仍多，二诊增温阳之品，益火之源，以消阴翳，补肾以助脾阳，肾气足，命火旺，带下愈。

（七）肝肾阴虚，水火不济（言庚孚医案）

1. 病历摘要：曾某，女，31 岁。婚后五年不孕，月事先期，带下甚多，黏滑如涕，腹隐痛，五心烦热，寐少梦多，口渴喜热饮，小溲黄少，大便干结。诊视脉象小弦而滑，舌质绛红，无苔，面目清俊，两颊色赤，颧红。

证属肝肾阴虚，水火不济。治宜滋补肝肾，养阴清热。方选知柏地黄汤加味。药用白鸡冠花 30 g，海螵蛸、生地黄、山药各 15 g，山茱萸、云茯苓各 12 g，泽泻、牡丹皮、肥知母、川黄柏各 10 g。每日 1 剂，水煎服。服 5 剂后，精神见振，带下大减，诸症好转，脉细数，舌质红，苔少，改拟滋阴凉血，主生四物汤加味。女贞子 30 g，海螵蛸、白鸡冠花、生地黄、生白芍各 15 g，全当归 10 g，川芎 6 g。连服上方 10 剂，带下止，经水调，诸证尽愈。（《言庚孚医疗经验集》，湖南科学技术出版社，1980）

2. 妙法绝招解析：本例系一派肝肾阴虚，水不济火之证，投以滋阴降火之法，使火归于下，以化胞宫之湿。佐以淡渗利湿之品，使湿去而不伤阴，水火济，带下止。

（八）木郁土湿，下注成带（言庚孚医案）

1. 病历摘要：周某，女，30 岁。第二胎产后，阴道内时常流出黏稠液体，黄白杂下，连绵不断，臭难闻，经期推后，胁下胀满，小腹胀痛，纳谷不馨，食后胀甚，头痛头晕，疲乏无力，口苦口干，二便如常。初诊脉象弦缓，舌苔黄白带腻，面色苍黄。

证属木郁土湿，下注成带。治宜疏肝健脾，渗湿止带。方选疏肝健脾止带汤。药用熟女贞子

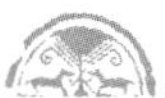

25 g，云茯苓、炒白术、海螵蛸各 12 g，柴胡、杭白芍、全当归、制香附、川芎、焦六曲各 10 g，炙甘草 5 g，小茴香 3 g。每日 1 剂，水煎服。服 8 剂后，精神已振，食欲转佳，胁腹胀痛已愈，带下明显减少，脉来细缓，舌质淡红，苔转薄黄，面仍苍黄，肝气条达，脾湿渐化，改拟补益养脏方，以善其后。女贞子 100 g，鸡蛋 2 个。两味共煎，待鸡蛋熟后，取出剥壳，去女贞子，再将蛋入稍煎，加入白糖调味，连汤服用，每日 1 次，连服 2～3 周。同年九月追访，诊后带下病尽愈，妇科检查未发现异常，7～8 年再访：情况良好，前症未复发。(《言庚孚医疗经验集》，湖南科学技术出版社，1980)

2. 妙法绝招解析：古称带下为脉病。其实心脾郁结，肝肾虚败，或为湿热，或属阴虚，秽浊黏稠，下注小肠。胞宫，血海之间，浸淫而下白滑如带之物，故以带字命名。带下乃妇科常见疾病，俗有“十女九带”之说，历代论叙甚多。综观来说，则知带下属于湿浊无疑。审为风、寒、湿、热及何脏腑之虚，更宜于脉象兼证中细心辨别之。本例谓肝郁伤脾，脾气下陷，脾精不能上输化生营血；遂下而成白滑之物，言老取疏肝脾止带汤，实由逍遥散化裁而成，肝脾调，带下止，后以补益养脏方调理，方中女贞子入肝肾补阴荣血，系胞固冲，配以鸡蛋，白糖养脏补中，乃为病后调养而设。

(九) 肝脾不和，带脉失约 (李祥云医案)

1. 病历摘要：张某，女，35 岁。半年来患者月经尚规则，经后即带下绵绵不断，色白如涕，无臭气，近 2 个月加剧，伴神疲倦怠，四肢欠温，面色㿠白，胃纳欠佳。多次在外院查白带常规均阴性。复查白带常规：白细胞 (十)，无滴虫、霉菌发现。苔白，质淡，脉细缓。平素月经经量中，色红，少块，无痛经。诊断为病理性白带。

证属肝脾不和，带脉失约。治宜补脾疏肝，化湿止带。药用煅龙骨、煅牡蛎、白术、山药各 30 g，白芍 15 g，椿皮、车前子 (包煎) 各 12 g，党参、苍术各 9 g，柴胡 6 g。每日 1 剂，水煎服。服 7 剂后，带下遂止，经净后见少量白带，诸症皆缓。苔薄白，质淡，脉细。治宜补脾疏肝，化湿止带。原方加黄芪、茯苓各 12 g，陈皮 6 g。1 月后复诊随访，上症已瘥。(《李祥云治疗妇科病精华》，中国中医药出版社，2007)

2. 妙法绝招解析：《傅青主女科》开篇之首即有“带下俱是湿症”之说，然湿有外湿、内湿之分。就带下病而言，以内湿为多，内湿之生，首当责脾，脾失健运，水谷精微不能上输以化血，反聚成湿，流注下焦，伤及任带，则为带下病。本案患者属脾虚湿聚，损伤任带二脉，约固无力，故带下绵绵不断、色白如涕、无臭气。脾虚中阳不振则神疲倦怠、四肢欠温、面色㿠白、胃纳欠佳、苔白、质淡、脉细缓。《傅青主女科》云“治法宜大补脾胃之气，稍佐以疏肝之品，使风木不闭塞于地中，则地气自升腾于天上，脾气健而湿气消，自无白带之患矣。”故治疗采用补脾疏肝，化湿止带之法。方用完带汤加减。方中党参、白术、山药皆健脾益气，并药量较重，加强补脾之功；配用柴胡、白芍可养血柔肝；苍术健脾燥湿；车前子利湿；煅龙骨、煅牡蛎、椿皮以固涩止带。二诊重在加强健脾开胃，升阳除湿作用。诸药配伍，寓补于散之中，寄消于升之内，则带下自止。

(十) 湿热蕴结，伤及任带 (韩冰医案)

1. 病历摘要：张某，女，35 岁。月经不调伴白带量多 2 年，外阴痒半年，近期偶有性交出血。平素体健，曾剖宫产一男婴，产后 3 个月月经来潮，其后月经周期前后不定，经量多少不一，暗红而夹有血块，行经之始，少腹胀痛剧烈，腰脊坠胀，经净之后，诸症相继缓解而消失，平时带下量多，白黄相兼，质稠腥秽，甚或如脓样，或夹血丝，月经前后外阴瘙痒，性交时常有胀痛之感，且伴有出血，胃纳不佳，大便溏薄，小便色黄，舌边尖有瘀点，脉象濡缓。月经 15

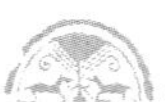

岁初潮，色常，量中等，有少许血块，痛经（±）。妇科检查：外阴已婚未产型，阴道通畅，阴道内分泌物较多，色黄，宫颈肥大，Ⅱ度糜烂，子宫前位，正常大小，宫体无压痛，双附件增厚，有压痛，未触及包块。实验室检查：白带常规：白细胞（+++），滴虫（—），真菌（—）。诊断为病理性白带。

证属湿热蕴结，伤及任带。治宜清热利湿，活血化瘀。药用土茯苓、丹参、薏苡仁各 30 g，重楼 20 g，苍术、黄柏、牡丹皮、白僵蚕、泽泻各 10 g，生甘草 6 g。每日 1 剂，水煎服。并用苦参 30 g，蛇床子、白鲜皮各 15 g，青黛、枯矾各 10 g。水煎，先熏洗后坐浴，每次 20～30 分钟，每日 1～2 次，经期禁用。服用 14 剂后，脓样带下减少，行经第 3 日，血块较前减少，经色较前鲜红，经行时少腹疼痛明显减轻，脉象虚弦，舌苔薄白，舌边尖有瘀点。治宜健脾化湿，养血化瘀。药用薏苡仁、鸡血藤、土茯苓、丹参各 30 g，柴胡、牡丹皮、黄柏、赤芍、苍术各 10 g，甘草 6 g。服 14 剂后，月经 6 日干净，带下量少，无脓样，无血丝，无性交出血，胀痛感明显减轻。继续服 14 剂后，无腹痛、腹坠，月经色鲜红，血块较前明显减少，脉弦，舌苔薄白，舌质暗，舌边尖瘀点较前减轻。月经干净后继依前法治疗 2 月余，临床症状消失而愈。（《中国现代百名中医临床家丛书·韩冰》，中国中医药出版社，2007）

2. 妙法绝招解析：本例为带下病的湿热型。其主症为带下量多，颜色白黄相兼，质稠腥秽，甚或如脓样，或夹血丝。患者连续两年人工流产，知其主因为产后胞脉空虚，加之摄生不慎，感染湿毒外邪，蕴而化热，伤及任带二脉而发病。湿热毒邪久居，蚀血败肉，而致宫颈糜烂，赤白带下相兼，浸及外阴而瘙痒。行经腹痛，经色暗红而夹有血块，月经干净后，腹痛、腰坠等症消失，其成因为湿热蕴结于下焦，以致气血凝滞，阻遏气机，不通则痛，日久而致气血与湿热邪毒凝结瘀滞而发病。故本病实为正气本虚，邪毒感染之本虚标实证。本例的治疗谨守病机，清热利湿，解毒化瘀贯穿始终。在此基础上，重视内服与外用联合应用。内服以清热利湿为主，用药略为变通，增强活血化瘀之功。在用药上，黄柏苦寒沉降，苦以燥湿，寒以清热，专治下焦湿热，苍术辛苦而温，芳香而燥，为燥湿健脾主药，二药配合以治湿之源，入下焦以祛湿热；薏苡仁淡渗利湿，助苍术、黄柏健脾除湿；丹参、重楼、牡丹皮凉血行血，以除瘀结；土茯苓、白僵蚕、泽泻增强利湿之效。诸药合用，共奏清热利湿、化瘀解毒之效。

（十一）肾阳不足，带脉失约（韩冰医案）

1. 病历摘要：韩某，女，37 岁。下腹痛，伴白带量多 1 年。平素体健，月经后错 7～10 日，量少，色暗，无痛经。近 1 年来，无诱因出现白带量增多，质清稀如水，淋沥不断，无色无味。曾口服妇科千金片，效果不佳。现小腹冷痛，腰酸楚不适，四肢冰冷，夜间小便次数多，一夜 3～4 次，精神疲倦，舌质淡暗，苔薄白，脉沉细。妇科检查：外阴已婚经产型，阴道通畅，分泌物量多，色白清稀，宫颈光滑，子宫前位，正常大小，无压痛，双附件区未触及异常。血常规未见异常。白带常规：滴虫（—），真菌（—），白细胞可见。诊断为病理性白带。

证属肾阳不足，带脉失约。治宜补肾强腰，收涩止带。药用黄芪 30 g，海螵蛸、益智仁、菟丝子各 15 g，枸杞子、桂枝、山药、茯苓、白术、补骨脂、泽泻、车前子（包煎）各 10 g，干姜 6 g。每日 1 剂，水煎服。服 14 剂后，白带量减少，腰酸、腹痛明显减轻，其他症状无变化，舌脉同前，守上方加党参 15 g。服 7 剂后，诸症皆明显好转。守方加减治疗 2 个月而愈。（《中国现代百名中医临床家丛书·韩冰》，中国中医药出版社，2007）

2. 妙法绝招解析：本例为慢性盆腔炎肾阳虚典型证候。主要因为肾阳不足，命门火衰，气化失常，寒湿内生，致带脉失约，任脉不固，故带下量多，色白清冷，稀薄如水，淋沥不绝；肾阳虚胞络失于温煦，故小腹冷痛，腰酸不适，四肢冰凉；膀胱失于肾阳温煦，气化失司，故小便

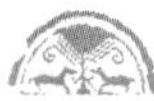

频数，夜间尤甚；精神疲倦，舌质淡暗，苔薄白，脉沉细，均为肾阳虚之象。故治宜补肾强腰，收涩止带。此例患者为肾阳虚带下，选用益气补肾之品，兼又健脾运湿，根据辨证加海螵蛸、益智仁收涩止带，防止阴精过于滑脱，病情难复。诸药合用，使脾健肾强，任带得固。

（十二）脾气虚弱，运化失司（韩冰医案）

1. 病历摘要：李某，女，36 岁。下腹隐痛，伴白带量多 5 个月。近 5 个月无诱因出现下腹隐痛，伴有带下量多，色白，有时色淡黄，无臭味，质黏稠。曾在外院口服消炎药治疗，腹痛及白带量多症状无明显缓解，现纳差，腹中疼痛，便溏，腰酸坠，面色萎黄，舌质淡，苔白稍腻，脉象沉缓无力。月经 14 岁初潮，量中等，轻度痛经。妇科检查：外阴已婚未产型，阴道通畅，分泌物量多，宫颈光滑，子宫前位，大小正常，子宫、双附件压痛不明显。B 超示：子宫直肠窝可见 4.7 cm×2.3 cm 的积液。血常规：白细胞 10.5×10^9 L，中性粒细胞 72.3%，余未见异常。白带常规检查：滴虫（—），真菌（—），白细胞满视野。诊断为病理性白带。

证属脾气虚弱，运化失司。治以健脾益气，升阳除湿。药用车前子（包煎）、党参各 15 g，白术、山药、茯苓、苍术、柴胡、陈皮、升麻各 10 g，甘草 6 g。每日 1 剂，水煎服。服 14 剂后，白带减少，腹胀减轻，但仍不思饮食，腰酸不减，舌脉同前。上方加焦三仙、鹿角霜各 15 g，桂枝 10 g。服 5 剂后月经来潮，经期停服 6 日，月经干净后又将剩余 2 剂服完，现白带较前减少，饮食增加，腹痛减，无其他不适，舌淡红，苔薄白，脉沉细。仍以前方为治。继服 14 剂善后。（《中国现代百名中医临床家丛书·韩冰》，中国中医药出版社，2007）

2. 妙法绝招解析：脾虚带下是本案的主要发病机制。脾气虚弱，运化失司，湿邪下注，损伤任带，使任脉不固，带脉失约而为带下过多；脾虚中阳不振，则面色萎黄；脾虚不能温养肾阳，故腰酸困，小腹痛；脾虚失运，则纳少，便溏；舌质淡，苔白稍腻，脉象沉缓无力，均为脾虚湿困之征。方中白术、山药、党参、甘草益气健脾，白术重在健脾阳，山药重在健脾阴；苍术、陈皮燥湿健脾，行气和胃；柴胡、升麻疏肝解郁，升阳除湿；车前子、茯苓利水渗湿止带。二诊时考虑到患者不思饮食，腰酸，故加用焦三仙、鹿角霜、桂枝以补脾益肾。

三、文献选录

白带是指女性阴道分泌的一种液体，在正常情况下起到润滑、保护阴道的作用，当白带的颜色、质量、数量出现异常时则是某种疾病的表现。中医称“带下”“赤白带”。正常白带是由子宫颈腺体、阴道、子宫腔腺体、阴道前庭大腺分泌出的乳白色或蛋清样，稍带腥酸味的液体。是女性青春期卵巢发育，分泌雌激素的正常生理现象。白带异常的病因及其表现是：①无色透明黏性白带：多因应用雌激素药物或体质虚弱所致。症状是外观正常，白带量多，伴腰酸乏力。②脓性白带：常由滴虫性阴道炎、慢性宫颈炎、老年性阴道炎、子宫内膜炎、宫腔积液、阴道异物等化脓性细菌感染所引起。表现为黄色或黄绿色，有腥臭味。③豆腐渣样白带：是真菌性阴道炎所致，呈豆腐渣样或凝乳状小碎块，伴外阴瘙痒。④血性白带：多由宫颈息肉、老年性阴道炎、重度慢性宫颈炎、宫颈癌、宫体癌或宫内节育器副反应等因素引起。特征是白带中混有多少不等的血液。

（一）名医论述选录

1. 韩百灵论述：带下之为病，主要是内因情志所动；或劳逸过度；或房事不节；或食生冷、外因淫邪伤及胞脉，损伤冲任督带，尤以冲任失固，带脉失约为主。病机核心是肝、脾、肾所伤。如命火不足，脾失温煦，水津不化，湿浊内蓄，损伤冲任，带脉失约；或性躁多怒，肝失条达，克制脾土，脾气不运，湿浊内聚，下注冲任，损伤带脉而导致带下病。韩氏认为带下病，有白带，黄带，赤带，青带，黑带五色之分，其中最为多见是白带、黄带。而白带系由脾肾阳虚所致，其主要脉证为：带下色白，如涕如唾，绵绵不断，或带下清稀，量多，气味腥臭，身体倦怠，四肢不温，饮食减少，面浮肢肿，头晕健忘，腰膝酸软，大便溏薄，小便清长，面色㿠白，或面如污垢，舌质淡润，脉沉缓，或沉迟无力。治疗拟温肾健脾，渗湿止带之法，自拟温肾健脾止带汤治之。药用菟丝子 20 g，茯苓、薏苡仁、芡实、龙骨、牡蛎各 20 g，山药、白术各 15 g，甘草 10 g。方中以菟丝子补肝肾，固任脉；山药、白术健脾束带；茯苓、薏苡仁利水渗湿，健脾止带；芡实健脾固肾，涩精止带。《本草纲目》记载："芡实治小便不禁，遗精白浊带下。"《本草求真》中云："功与山药相似，然山药之补，本有过于芡实；而芡实之涩，更有胜于山药。"二药一补一涩，共同发挥补脾肾，固涩止带之作用；龙骨、牡蛎收敛固涩止带；甘草健脾和中，调和诸药。全方配伍，共奏健脾益肾、渗湿止带之效。若肾阳虚偏重者，加鹿角胶 20 g，以温命门，补真火；尿频者，加桑螵蛸 20 g，以增加固涩之力。

黄带亦属临床多见，系为肝经湿热所致。主要脉证为带下色黄，绵绵不断，黏稠臭秽，或流黄水，或夹有少量血液，阴内灼热，或阴部痛痒，心烦不宁，口苦咽干，渴喜冷饮，小便短赤，大便干燥，面红唇赤而焦，舌红苔黄，脉弦滑而数。治则疏肝清热，利湿止带之法，拟龙胆泻肝汤治之。若带下兼有血液者，加椿皮、小蓟各 15 g；若便溏阴肿者，加茵陈 20 g，赤茯苓 15 g，以增加清热利湿，凉血止带之效。同时，分局部涂药和外用熏洗二法，适用于外阴或阴内溃疡病者，包括西医学的外阴炎、阴道炎、宫颈炎等疾病引起的病症。局部涂药法：龙骨 15 g，枯矾、儿茶、雄黄、黄柏各 10 g，冰片 5 g。共为细面。敷于患处，可起到杀菌止痒，祛腐生肌之效果。外用熏洗法：鹤虱、百部各 25 g，枯矾 15 g，雄黄 10 g。每日 1 剂，水煎 20 分钟后滤过，熏洗患处。(《近现代二十五位中医名家妇科经验》，中国中医药出版社，1998)

2. 陈尚志论述：(1) 健脾益气渗湿：芡实、莲须、党参、白术、茯苓、山药、薏苡仁、车前子、椿皮、白鸡冠花、白果。寒湿加炮姜、厚朴、苍术；湿热加黄柏、焦山栀、滑石、甘草、苍术、川萆薢；痰湿加制半夏、浙贝母、南星、陈皮。(2) 滋肾固任束带：熟地黄、山茱萸、山药、茯苓、金樱子、菟丝子、补骨脂、海螵蛸、煅龙骨、煅牡蛎、五味子、石莲肉。肾阳虚者，酌加巴戟天、熟附片、干姜、潼蒺藜、肉桂、鹿角、肉苁蓉；肾阴虚者，加知母、黄柏、生地黄、龟甲；五心烦热者，加白薇、青蒿梗、地骨皮；带稀滑脱者，加赤石脂、五倍子、禹余粮。(3) 清热凉血滋阴：生地黄、牡丹皮、地榆、侧柏叶、白茅根、炒荆芥、阿胶、茜根、墨旱莲、知母、炒川黄柏。可配合他法使用。(4) 疏肝泄热利湿：柴胡、黄芩、焦山栀、黄柏、川萆薢、甘草梢、苦参、滑石、椿皮、车前子、薏苡仁、泽泻。气滞加制香附、川郁金；脾虚加白术、茯苓、山药；火盛伤阴，舌现光红，加生地黄、白芍、麦冬。(5) 清热利湿解毒：龙胆、蒲公英、紫花地丁、败酱草、土茯苓、马齿苋、金银花、连翘、黄柏、焦山栀、墓头回、制大黄、甘草梢。外阴瘙痒者，用蛇床子、地肤子、苦参、金银花、野菊花、黄柏、明矾，煎洗局部。(浙江中医杂志，1981，11)

3. 郭硕安论述：带下多属虚证，然而有脾虚、肾虚之异，补益之中又有健脾、益肾之分。(1) 脾虚带下病的病因，以脾与湿为主。郭氏认为，脾气壮旺，则饮食精华，生气血而不生带；脾气虚弱，则五味实秀，生带而不生气血。脾虚气弱，则津液不能四布而下渗为带，治宜健脾益气为主，则运化自如，津不化湿，带焉能生矣。(2) 肾虚带下病的病因，以肾虚精亏，无以化血，故经血量少；肾气不足，闭藏失司，任脉失固，带脉失约，肾精滑脱而下，则带下连绵，清稀量多，腰膝酸软，头晕；肾阳虚衰，不能蒸化水湿，累及脾土，不能运化津液，则水湿停留。治法益肾固带。郭氏用药，多以制附子、肉桂、金樱子、鹿角霜、熟地黄、菟丝子、党参、龙骨等。偏于肾阳虚者，重用附片、肉桂、鹿角霜，或加巴戟天等，以温补肾阳；若偏于肾阴虚者，则去附片、肉桂，重用熟地黄，加枸杞子、何首乌、女贞子等，以滋补肾阴。(3) 脾虚之证，见有头晕目眩，脉弦细，经乱带多，似血非血，而为肝脾两虚，血失统藏之赤带者，上述健脾法中，可以薏苡仁、白扁豆、芡实、白芷健脾化湿；加山茱萸、枸杞子、白芍之养肝补肝；熟地黄、阿胶补血，合党参、白术、茯苓、山药健脾益气。(河南中医药学刊，1999，4)

4. 晋正文论述：五味异功散为临床治带所习用，其治脾虚不运，湿停化热带下，以健脾清化为主。药分三路，一以参术苓等味健脾，脾健气旺，则水湿除，治乏力头晕；一用黄柏等，苦以燥湿，寒以胜热，尤以盐炒入肾，燮理冲任。临床治带下症无不用盐炒黄柏，其量恒用 9 g，火退水进，水足癸旺。并佐用小茴香理气行滞，以治其少腹胀痛。恒用对药白花蛇舌草 30～60 g、土茯苓 15～30 g，治更年期带下属脾虚血瘀，瘀久化为湿毒，遂成赤带者，治以补脾化湿，清热活血。人入更年，肝肾已衰，久病更复及肾，致先后天俱虚，重用参术等味益脾以补后天；女贞子护养真阴；大剂之白花蛇舌草、土茯苓等品，苦寒坚阴，清热化浊。湿毒之邪除则正气充，人体正气充复能抗病邪。认为妇人 50 余岁已绝经数年，而夹下赤带者，多系败病，验之于临床病证确实。数十年来，凡诊为恶性肿瘤赤带者用之，屡见效验。(吉林中医药，1993，6)

（二）辨证论治选录

1. 姚寓晨经验：姚氏常用补涩升提法治疗白带：白带总属脾肾两虚，或先脾损而及肾，或先肾亏而及脾，终而聚湿生痰，影响任带功能。治宜分清主次，脾虚侧重补脾不忘益肾，升提兼予收敛，推崇傅氏完带汤加减；肾虚显著则补肾不忘健脾，固涩少佐举陷，常选五子衍宗丸、水陆二仙丹化裁；脾肾俱损，则补涩升提并重，意在顺应脾肾生理特性，恢复任带职能，不除湿而湿自去，不治痰而痰自消。若白带气秽，为兼夹湿热，可适当参入清热利湿之品。(南京中医学院学报，1996，1)

2. 丁光迪经验：(1) 白带是下渗之病，多属正虚。如白带绵下，无臭不黏，这是脾虚湿胜。治以升阳除湿方法，即能见效。病程虽经年余，仍然湿胜明显，并无滑脱之象，所以不需涩药固脱。升其阳，则脾气旺，脾能运则湿自化，这是常法。如果中虚明显，白带清稀，或者较黏，沾裤变硬，便溏溲少，口干欲饮，苔薄舌嫩，两脉缓弱。这是脾津下渗，胃液日损，病情已深一层，治宜益气补脾，参苓白术散是妙方。证虽属妇科，但此时不必多用养血药，防其滋腻阴柔，反碍益气助运，无益有碍。带下清稀如水，阵下如注，脐腹阴冷，甚至阴中亦冷，形寒神萎，头晕脚软，舌淡脉细。是为阳虚失守，关门不固。此时不能见带止带，应急温阳益气，使阳能摄阴，则其带亦愈。常用补骨脂丸、脾肾双补丸，用鹿角丸更佳。总之，白带为湿病，但一涉正虚，就应少用或不用分利渗湿药，亦少用养血阴柔药，以防增其下渗之势，并碍阳气的运行。应多用升阳药、益气药，甚至固摄药，有利于中焦的健运，阳气的上升，并可以固守下焦关门，有利于纠正下渗病变，使津液气血正常运行，从根本上治疗带下病变。(2) 病属邪气有余，每为湿热下注。带色黄稠，气臭且秽，兼见心烦意躁，口干苦燥或黏，阴痒或阴肿，尺脉数，舌红苔黄。这是湿热郁蒸，中下焦气机不化。治宜清利湿热，泄脾胃肝肾的邪热。方取龙胆泻肝汤合四妙散出入。如湿热较盛从而迫血的，可出现赤白带下，治须参用凉血和营药。但须指出，赤白带下有时每为妇科肿瘤的产物，如症状突然出现，赤带为鲜血，或者有异臭，年龄在四五十岁以上的，宜加重视，多方设法，不要认为一般带下而延误病机。如果白带稠而光亮，或如涕如痰，甚至成片成块外溢，或者兼见阴痒的，称为痰湿白带，或兼有虫。治以涤痰化湿。方如二术二陈汤加味，或兼用蛇床子散等，但有时见效较差。丁氏尝自制三子丸，可以内外任用。内服取白苦杏仁、蛇床子、白果肉，三味等分，打和为丸，每日 2 次，每服10 g，淡醋汤送下。外用则三味打

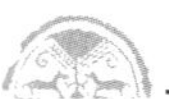

成稀泥，涂敷外阴；或做成挺子，作为坐药，纳入阴中，每晚换 1 次。总之，赤带为湿热邪气，应用清利药，甚至泄热通腑，使邪有出路，尽从下行。少用涩药，以防留邪；不能用固塞药，闭门留寇，能变生他病。亦不需多用补气补血，邪去则正自复。张子和所谓“下中自有补”，这是治疗实证的要领，不可不知。（中医药研究，1991，6）

3. 徐陈如经验：徐氏常于调经之中止带，滋阴之中祛湿。用药善变，且精而简，应用茶油饼、明矾等，别具一格。常用以下 6 法辨治。①健脾祛湿法：用于脾虚带下。脾失健运，混浊内停，流注下焦，伤及任带而为带下。治宜健脾益气，升阳祛湿法，使脾气健，湿浊消，则带自止。方选《傅青主女科》完带汤加减。②补肾祛湿法：适用于肾虚带下。肾主藏精气，司开阖。肾虚失固，不能藏精；或肾阳不足，命门火衰，脾失调煦，湿聚下注而为带下。治以补益肾阳，利湿止带。方选金匮肾气丸加减。③清热祛湿法：用于湿热带下。脾虚湿盛，湿浊蕴遏，郁久化热，湿热下注，带脉失约。治宜清热利湿，方选《傅青主女科》易黄汤加味。外阴痒甚者，可用蛇床子、明矾水煎，或用茶油饼打碎，水煎熏洗。若为子宫颈糜烂，盆腔炎所致的带下量多，可酌加地稔草、败酱草、蒲公英等。④疏肝祛湿法：用于肝郁脾虚带下。肝气郁结，日久化火，横逆侮脾，脾失健运，致肝热脾湿下注。治拟疏肝健脾止带。方选《太平惠民和剂局方》逍遥散加减。⑤滋阴祛湿法：多用于肾阴不足，带脉失约所致的带下病。其因多由房劳太过，肾精亏损，阴虚生热，迫液而下。治以滋阴止带，方用《医宗金鉴》知柏地黄丸加减。⑥调经祛湿法：多用于月经不调，痛经，伴有带下量多。治疗先以调经为主，调经以祛湿，调经以止带，常用《医学心悟》益母胜金丹加味治疗。

徐氏认为，带下病多属正虚而邪实，其病在脾。因为带由湿生，湿由脾运，故前贤有“带下俱是湿症”“脾主湿”之说。临床上治带之法甚多，但不外抓住脾虚湿盛这个病机关键，以健脾祛湿为本，同时根据脏腑之偏盛偏衰，而予补肾、疏肝、滋肾、清热等法配合治疗。方中多投莲子、白果、车前子，加重山药以加强健脾，配以固涩止带之鹿角霜、鸡冠花、海螵蛸、肉豆蔻等药物，随证选用，使脾健湿除，带下可愈。（福建中医药，1994，5）

（三）临床报道选录

1. 曾真等用妇宝止带胶囊治疗白带过多症 124 例：药用当归、川芎、熟地黄、白芍、芡实、金樱子、海螵蛸、茜草、香附等。研粉装胶囊。服法：每日 3 次，每次 4～6 粒。服用 1 个月为 1 个疗程。观察 2～3 个疗程。共观察 124 例患者，显效 42 例，好转 63 例，无效 19 例。临床总有效率 84.68%。其中，从病种分析：对老年性阴道炎疗效最好，有效率达 96%，其次为置节育环而致者，有效率达 90.91%。从临床症状分析：对神疲乏力、腰酸、乳房作胀以及外阴瘙痒疗效均超过 80%，尤其对神疲乏力者有效率达 92.8%。从白带颜色分析：对白带的治疗有效率达 90.74%，明显优于黄带、赤带（$P<0.05$）。从中医辨证分型分析：对脾肾气虚白带增多有效率达 94.23%，十分明显优于肝肾阴虚型和湿热下注型（$P<0.01$）。（中成药，1995，3）

2. 杨火辉针刺隐白穴治疗白带 75 例：患者坐位或仰卧位，取隐白穴。根据患者的证型，湿热证用刺血疗法，刺血前应揉按隐白穴 2 分钟，使穴位处充血，利于针刺时出血及减轻刺血时疼痛。每穴刺后应出黄豆大血珠 1 粒为宜。寒湿证则以艾绒搓成有尖艾炷 1 粒，用火点燃艾炷尖即在隐白穴行触肤灸 3 壮。3 日 1 次。治疗结果：75 例患者中，湿热型 46 例，痊愈 35 例（76%），显效 9 例（20%），无效 2 例（4%）；寒湿型 29 例，痊愈 21 例（71%），显效 7 例（24%），无效 1 例（4%），总有效率 96%。（上海针灸杂志，1997，4）

3. 刘浩江用完带汤加减治疗白带过多 47 例：药用茯苓、山药、大枣各 30 g，白术、苍术、党参、甘草、车前子各 10 g，柴胡、陈皮各 5 g。气虚加黄芪 30 g，黄精 10 g；血虚加熟地黄、

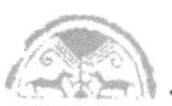

何首乌各 10 g；肾阴虚加桑寄生 30 g，女贞子 10 g；肾阳虚加熟附片 10 g，肉桂 5 g；夹湿热加茵陈 30 g，黄柏 10 g；夹湿毒加金银花 30 g，连翘 10 g。水煎服，每日 1 剂，病情好转后改为隔日 1 剂。服 15～46 剂。结果：痊愈 25 例，好转 18 例，无效 4 例。（江苏中医杂志，1987，4）

4. 吕以欣用完带汤治疗宫颈糜烂冷冻后水样白带 56 例：药用白术、山药各 15 g，潞党参、车前子、白芍各 9 g，苍术、陈皮、柴胡各 6 g，黑荆芥、甘草各 3 g。小腹胀痛加金铃子、延胡索；腰酸加川续断、桑寄生；预防感染加蒲公英、连翘；出血加仙鹤草、紫珠草。每日 1 剂，水煎服。服 5 剂。对照 56 例，只行冷冻手术。结果：两组分别痊愈 54、46 例，好转 2、10 例。（四川中医，1994，11）

5. 方针针刺环跳穴治疗白带 14 例：用 4 寸长 28 号毫针，直刺 3 寸左右，上下提插，大幅度捻转强刺激，至有触电感放射至足跟后，留针 30 分钟，每 5 分钟按上法行针 1 次。每日 1 次，7 次为 1 疗程。治疗 5～10 次。结果：痊愈 8 例，有效 5 例，无效 1 例。（针灸学报，1992，2）

6. 刘士铭用天台乌药散治疗虚寒型白带 30 例：药用台乌药、川楝子、高良姜各 9 g，木香、小茴香、青皮各 6 g。肾阳虚加附片、肉桂、干姜、鹿角霜、巴戟天等；脾虚加黄芪、党参、山药、茯苓、白术。结果：治愈 25 例，好转 4 例，无效 1 例。（四川中医，1986，11）

（四）经验良方选录

1. 内服方：

（1）煅牡蛎 30 g，海螵蛸 20 g，枸杞子 15 g，生地黄、菟丝子、黄柏、白扁豆、女贞子、山茱萸各 10 g。随症加减：湿热加白头翁、蒲公英、山栀炭、龙胆，减牡蛎、山茱萸。脾虚加人参、白术、黄芪、茯苓，减黄柏、女贞子、生地黄、海螵蛸、山茱萸。肝郁加柴胡、白芍、当归，减黄柏、女贞子。肾阳虚加肉桂、巴戟天、附片、仙茅、补骨脂，减黄柏、生地黄、女贞子。每日 1 剂，水煎，服两次。5 剂为 1 疗程。主治白带过多。

（2）何首乌、墨旱莲、女贞子各 30 g，枸杞子、巴戟天各 15 g，麦冬、山茱萸各 12 g，陈皮 3 g。随症加减：脾虚便溏加白术、砂仁，何首乌减半。阴虚内热加知母、黄柏。赤白带加山栀炭。水煎，每日 1 剂，服两次，6 日为 1 疗程。主治白带过多。

（3）生龙骨、牡蛎各 30 g，蒲公英、薏苡仁、土茯苓、椿皮各 15 g，黄柏、苍术各 10 g，柴胡 8 g。随症加减：湿热甚加龙胆、熟大黄。腹痛加延胡索、乌药。肾虚加菟丝子、川续断。每日 1 剂，水煎，服两次。主治白带过多。

（4）黄芪 15 g，地榆、海螵蛸、赤石脂、白芍、白术、鹿角霜各 10 g，当归 8 g，附子、车前子各 6 g，泽泻、红参（另炖）各 5 g，益智仁 3 g。每日 2 剂，水煎，服 4 次。主治白带过多。

（5）黑豆 60 g，车前子（包煎）30 g，山药、熟地黄、薏苡仁、焦白术各 15 g，大枣、白果（捣烂）、茯苓、牡丹皮各 10 g。前 3 味药先煎，去渣后加入余药再煎，每日 1 剂。服两次。主治白带过多。

（6）白术、山药各 30 g，龙骨、牡蛎各 25 g，党参、海螵蛸各 12 g，苍术、茜草、车前子、陈皮各 10 g，柴胡 6 g，甘草、荆芥穗各 3 g。每日 1 剂，水煎，服两次。主治白带过多。

（7）白芍 12 g，芡实、肉苁蓉、泡参、大枣各 10 g，炒白芷 8 g，桂枝 6 g，焦白术 5 g，红花、白矾、生姜、甘草各 3 g，饴糖（兑服）50 g。每日 1 剂，水煎，服 3 次。主治白带过多。

（8）败酱草、白花蛇舌草、当归、生地黄各 15 g，车前子、柴胡、木通、泽泻、栀子、酒炒黄芩、龙胆各 10 g，甘草 5 g。水煎，服 4 次，重症每日两剂，轻症每日 1 剂。主治白带过多。

（9）生薏苡仁 30 g，败酱草 20 g，红藤 15 g，熟地黄、当归各 10 g，炒白芍 6 g，川芎 3 g。水煎，每日 1 剂，服两次。症状缓解后改为隔日 1 剂。主治白带过多。

（10）山药、茯苓、大枣各 30 g，白术、苍术、党参、车前子、甘草各 10 g，柴胡、陈皮各 6 g。每日 1 剂，水煎，服两次，20 剂为 1 疗程。主治白带过多。

（11）山药 60 g，生龙骨、牡蛎各 30 g，桂枝、白芍、干姜各 10 g，生甘草 6 g，大枣 6 枚。每日 1 剂，水煎，服两次。两周为 1 疗程。主治脾肾虚型白带。

（12）向日葵茎芯 15 cm，红糖 20 g。药煎 30 分钟后，取汁 180 mL，加糖溶和，1 次顿服。经期第二日起服至月经来潮为 1 疗程。主治白带过多。

（13）蒲公英 30 g，薏苡仁 20 g，白芍、山药各 15 g，黄柏 12 g，苍术 10 g，白果 8 g，甘草 6 g。每日 1 剂，水煎，服两次。主治白带过多。

（14）炒山药 24 g，何首乌、芡实、龙骨、牡蛎、五味子各 18 g，远志、茯苓各 15 g，甘草 9 g。每日 1 剂，水煎，服两次。主治白带过多。

（15）紫花地丁、蒲公英、金鸡尾各 30 g，海螵蛸、白术、茯苓、薏苡仁各 15 g。每日 1 剂，水煎，服两次。7 剂为 1 疗程。主治白带过多。

（16）牛膝 20 g，芡实、白芍、海螵蛸、黄柏、苍术各 15 g，茜草炭 10 g。每日 1 剂，水煎，服两次，5 剂为 1 疗程。主治白带过多。

（17）白术、红鸡冠花各 30 g，茯苓，车前子各 20 g，绵马贯众（醋泡）5 g。每日 1 剂，水煎，服两次。5 剂为 1 疗程。主治白带过多。

（18）炒山药、芡实各 30 g，白果 10 g，黄柏（盐水炒）6 g，车前子 3 g。每日 1 剂，水煎，服两次，10 剂为 1 疗程。主治白带过多。

2. 外治方：

（1）金银花、连翘、蛇床子、苦参、黄连、炒蒲黄、五倍子、雄黄、枯矾、硼砂、冰片、血竭、乳香、没药、滑石各适量。药研细末，混匀，每取适量，涂敷宫颈处，每日 1 次。7 日为 1 疗程。主治白带过多。

（2）蛇床子、野菊花各 30 g，苦参 20 g，百部、百合各 15 g，枯矾末 12 g。药用布包，水煎 30 分钟后，取液熏洗阴部，每日洗 4 次。1 剂药用两日。主治白带过多。

（3）蜜炙椿皮 9 g，干姜、白芍、黄柏各 3 g。共研细末，过筛，蜜调为膏，贴敷气海穴，外用胶布固定。主治白带过多。

（4）虎杖 500 g。加水 1500 mL 浓煎，去渣取液 1000 mL，加防腐剂适量，用纱布条蘸药液洗净宫颈。主治白带过多。

（5）土槿皮 30 g，蛇床子 20 g，狼毒、雄黄各 10 g。水煎取液，洗浴患处，每日 1 次。主治白带过多。

（6）大蒜 2 头。将大蒜去皮捣烂，加水煎汤，每日浸洗阴部 2～3 次。主治白带过多。

3. 食疗方：

（1）白术、苍术各 15 g，人参 3 g，粳米 60 g。将前 3 味水煎取汁，兑入粳米粥内，再稍煮即成。每日 1 剂，2 次分服。益气健脾，燥湿化痰。主治白带过多，面色㿠白，神疲乏力，纳少，小腹坠胀，大便溏薄，下肢浮肿，舌质淡，苔薄腻，脉缓弱。

（2）韭菜 60 g，淡菜 35 g，黄酒、精盐各适量。将淡菜用温水泡发，洗净切碎，韭菜洗净切段，一同入锅加水煮汤，兑入黄酒、精盐即成。每日 1 剂，连服 7 剂为 1 个疗程。主治白带过多。

（3）莲子（去心）、芡实各 100 g，鲜荷叶 50 g，糯米 60 g。先将荷叶水煎去渣。再入洗净的莲子、芡实、糯米煮粥食用。每日 1 剂，2 次分服。主治白带过多，体质虚弱，腰酸乏力等。

（4）鲜车前草 60～90 g（干品 30 g），猪小肚 200 g，精盐适量。将猪小肚洗净切块，车前草洗净，加水煮沸半小时，去车前草，用精盐调味，吃肚喝汤。每日 1 剂，2 次分服。主治白带过多。

（5）乌骨鸡 1 只，黄芪 60 g，精盐适量。将乌骨鸡宰杀，去毛及内脏，洗净；将黄芪纳入鸡腹内，放入大碗中，加精盐及水适量，上笼蒸烂食用。每日 1 剂，连服 5 剂。主治白带过多。

（6）白果 15 g，鸡蛋 2 只，白糖适量。将白果去壳及芯，入锅加水煮 30 分钟，加入鸡蛋共煮，鸡蛋熟后去壳再入锅煮 10 分钟，加入白糖即成。每日 1 剂，2 次分服。主治白带过多。

（7）豆腐皮 50 g，白果 10 g，大米 100 g，精盐适量。将白果去壳及芯，用文火炒熟，与豆腐皮、大米同煮为粥，加精盐调食。每日 1 剂，2 次分服。主治白带过多。

（8）茯苓粉、车前子各 30 g，粳米 60 g，白糖适量。将车前子用纱布包好，水煎去渣，再入粳米、茯苓粉煮粥，熟后加入白糖即成。每日 1 剂，2 次分服。主治白带过多。

（9）山药 20 g，白扁豆 15 g，红糖 20 g。将白扁豆用淘米水浸泡去皮，然后与山药一同入锅煮汤，熟后加入红糖即成。每日 2 剂。主治白带过多。

（10）鸡冠花 35 g，猪肚 1 个，调料适量。将猪肚洗净切块，与鸡冠花一同入锅，加水炖熟，调味食用。每日 1 剂，连服 5 剂。主治白带过多。

（11）马鞭草 50 g，猪肝 100 g，精盐少许。先将马鞭草水煎去渣，再入猪肝片煎煮，熟后加入精盐即成。每日 1 剂，2 次分服。主治白带过多。

（12）何首乌 50 g，肉桂 30 g，菟丝子 15 g，大米 100 g。将前 3 味水煎取汁，兑入大米粥内即成。每日 1 剂，2 次分服。主治白带过多。

（13）鲜冬瓜 300 g，冰糖 30 g。将冬瓜洗净捣烂，取汁，加入冰糖，入锅煮沸，候温饮服。每日 1 剂。主治白带过多。

（14）薏苡仁、山药、芡实各 30 g，粳米 50 g。按常法煮粥食用。每日 1 剂，2 次分服，连服 7 剂。主治白带过多。

（15）向日葵梗心、荷叶各 12 g，红糖适量。将前 2 味水煎取汁，加入红糖饮服。每日 1 剂，2 次分服。主治白带过多。

（16）金樱子 15 g，糯米 100 g。先将金樱子水煎去渣，再入糯米煮粥食用。每日 1 剂，2 次分服。主治白带过多。

（17）杜仲 30 g，糯米 50 g。先将杜仲水煎去渣，再入粳米煮粥食用。每日 1 剂，连服 5 剂。主治白带过多。

（18）扁豆花 30 g，冰糖 50 g。先将扁豆花水煎去渣，加入冰糖令溶即成。每日 1 剂，连服 7 剂。主治白带过多。

（19）白扁豆、糯米酒各适量。将白扁豆炒熟，捣烂研末，每服 6 g，每日 2～3 次，糯米酒送服。主治白带过多。

（20）黄芪、小米各 50 g。先将黄芪水煎去渣，再入小米煮粥食用。每日 1 剂，3 次分服。主治白带过多。

第二节　黄　带

一、病证概述

黄带即脓性白带。指阴道内流出淡黄色、质稠黏的分泌物，甚则色深如茶汁，或有臭秽气味。常由滴虫性阴道炎、慢性宫颈炎、老年性阴道炎、子宫内膜炎、宫腔积液、阴道异物等化脓性细菌感染所引起。表现为黄色或黄绿色，有腥臭气。系湿热胶结于下，损伤任、带而致带下色黄，清热利湿是其大法。症见面色淡黄，口淡无味，纳食减少，脘腹胀痛，有时恶心呕吐，大便溏泻，小便不利；带下色黄，黏腻，有异味等。舌淡，苔白厚而腻，脉左沉缓，右濡细。本病因湿热下注，复加秽毒外侵所致。是以带下量多色黄似脓为主要表现的带下类疾病。《傅青主女科》有“黄带”证治。带下色黄质黏腻，似脓涕样，有秽气，伴胸闷纳少、口苦咽干、小便涩痛、阴痒等。多因脾虚湿盛，郁久化热，或恣食膏粱厚味酿生湿热；或情志不畅，肝郁化火，横克脾土而致肝热脾湿，均能导致湿热下注，损及任带二脉而带下色黄。治宜清热利湿解毒。或外感湿毒，平素不注意外阴、阴道卫生，湿毒之邪入侵，留注下焦而致。或肝经湿热素有脾虚湿盛，又遇肝郁化热，挟湿热下注而致带黄。

二、妙法绝招解析

（一）湿毒蕴热，注于下焦（哈荔田医案）

1. 病历摘要：鲁某，28 岁，已婚。去年曾患尿路感染，发作尿频、尿痛、尿浊，愈后每见带下时多，经后尤甚，色黄黏浊，臭秽难闻，恙延数月，治无著效。伴见日晡烦热，脘腹痞闷，食不知味，腰膂酸楚，少腹胀痛，口苦咽干，小溲赤热，尿道灼痛。妇科检查诊为宫颈糜烂、阴道炎。就诊时脉来滑数，舌苔黄腻，周边薄白，舌质暗红。诊断为黄带。

证属湿毒蕴热，注于下焦。治宜清化湿热，因势利导。药用虎杖、金银花、瞿麦穗、海金沙、车前子、滑石（三药同布包）各 12 g，白萹蓄、川石斛、冬葵子各 9 g，黄柏、粉甘草、白檀香、淮木通各 6 g。每日 1 剂，水煎服，服 3 剂。另用蒲公英 12 g，黄柏、蛇床子各 9 g，吴茱萸 3 g，盐少许，布包，泡水，坐浴熏洗，每日 3 次。前方服后，带下显减，潮热未作，腰酸脘痞，少腹掣痛诸症均不若前甚。经潮，量少，色殷红，经行 5 日即止，现带下尚多，色黄兼赤，少腹隐痛，小便短赤，尿道涩痛，此湿热蕴于血分，水储不畅，再依前法化裁。药用云茯苓、血余炭、车前子（同布包）、滑石块、金银花、败酱草各 12 g，瞿麦穗、白萹蓄各 9 g，荜澄茄、甘草梢各 6 g，淡竹叶、白檀香各 3 g。服 5 剂后，带下止，尿痛、尿赤诸症已除，腰酸、潮热迄未再发。嘱服二妙丸、龙胆泻肝丸各 6 g，每日 2 次，空腹时白水送下，连服 7 日善后。（《哈荔田妇科医案医话选》，天津科学技术出版社，1982）

2. 妙法绝招解析：本例素有湿热内蕴，郁滞下焦。故初病尿频、尿痛，继而带下黄赤，气秽难当。《女科证治约旨》：“因思虑伤脾，脾土不旺，湿热停蓄，郁而化黄，其气臭秽，致成黄带。”故湿热为不定期，咎在土虚郁滞，本例胸脘痞闷，纳谷不香，少腹胀痛。湿热内蕴，津液内伤，故又见口苦咽干、小便短赤、身疲乏力等症。治以清化湿热、因势利导，方中瞿麦、萹蓄、革薢、冬葵子、海金沙、滑石、车前子利水除湿，黄柏、败酱草、金银花、淡竹叶、木通等苦寒清热，凉血解毒，檀香入脾肺，理气止痛而和胸膈；荜澄茄入脾、肾、膀胱，止痛消食兼治淋疾；二药均属辛温，而一在上，一在下。佐用之意在散热开结，畅利气机，非徒止痛，亦助通调水道，每在苦寒药队中佐用，而获捷效。

（二）湿热蕴结，化火酿毒（姚寓晨医案）

1. 病历摘要：邹某，29 岁。带下黄浊，久流不愈。结婚五年，育 1 胎，流 2 次。第 2 次人流后，淋红月余方净，低热不解，腰酸、小腹胀楚，带下色黄而稠，秽浊热臭明显，有时杂有血丝。妇检：宫颈重糜，有血性分泌物渗出。白细胞 $19100/mm^3$，大便溏而不爽，小便黄赤而浊。脉沉滑而数。舌质偏红，苔黄根厚腻。

证属湿热蕴结，化火酿毒。治宜清理带脉，宣泄湿毒。药用败酱草、生薏苡仁、白花蛇舌草、土茯苓各 30 g，炒黄柏 12 g，牡丹皮、苦参片、炒苍术各 10 g，生大黄、熟大黄各 6 g。每日 1 剂，水煎服。服 5 剂后，白细胞 $7900/mm^3$，带下见稀，腹痛亦缓，再以原方去生大黄、苦参片，加萆薢、碧玉散，续进 10 剂。并以苦参、蛇床子、重楼各 30 g，枯矾 10 g，水煎熏洗，半个月后复诊，黄带已除，后以六君子丸合三妙丸巩固疗效，随访良好。（《姚寓晨妇科证治选粹》，人民军医出版社，2014）

2. 妙法绝招解析：傅青主云“夫黄带乃任脉之湿热也”。本例由人流后胞宫脾湿下注任带，有低热缠绵，黄带不绝，治以清理带脉、宣泄湿毒为主。方宗大黄牡丹皮汤合四妙丸化裁，清带脉而除湿毒，内外合治，乃收捷效。

（三）脾虚湿聚，流注下焦（李祥云医案）

1. 病历摘要：柴某，女，28 岁。一年来带下量多，色黄，曾被国际妇婴保健院诊断为“宫颈炎”。行激光治疗，术后阴道出血 2 次，量中。血常规化验：血小板 $7\times10^9/L$。末次月经来潮，量多 3 日，淋漓至今净。现神疲乏力，头昏，夜寐欠安，便秘。苔薄白，质微红，脉细。平素月经量多，色红，无血块。诊断为黄带。

证属脾虚湿聚，流注下焦。治宜健脾益气，清利湿热。药用红藤、蒲公英、煅龙骨、煅牡蛎、合欢皮、首乌藤各 30 g，党参、黄芪、大蓟、小蓟、仙鹤草各 15 g，海螵蛸、生茜草、白术、白芍、地骨皮各 12 g，炒槐花、红花、黄芩、黄柏、柏子仁、酸枣仁各 9 g，生大黄（后下）、五倍子各 6 g。每日 1 剂，水煎服。服 7 剂后，经水干净，黄带较多，伴腰酸，神疲乏力，夜寐欠安，大便秘结。苔薄，质微红，脉细。治宜养血补肾，活血清热。药用首乌藤、合欢皮、珍珠母、红藤、败酱草各 30 g，鸡血藤、山药、淫羊藿各 15 g，生地黄、熟地黄、赤芍、香附各 12 g，当归 9 g，生大黄（后下）、川芎各 6 g。服 7 剂后，诸症悉减，仍带下稍多，清稀，夜寐欠安，便秘。苔薄，脉细。治宜补肾活血，养血安神。药用首乌藤、合欢皮、仙鹤草、淫羊藿各 30 g，当归、枸杞子、菟丝子、熟地黄、鸡血藤各 15 g，肉苁蓉 12 g，红花、柏子仁、酸枣仁各 9 g，生大黄（后下）6 g，琥珀 3 g。服 7 剂后白带停止，月经规则，无阴道出血。（《李祥云治疗妇科病精华》，中国中医药出版社，2007）

2. 妙法绝招解析：《傅青主女科》开篇之首即有“带下俱是湿症”之说，而内湿之生，首当责脾。脾虚湿浊下注，久则化热，损伤任带而出现湿热带下。素体脾气虚弱，加之手术创伤，湿热蕴结，冲任不固，经血失于制约出现阴道出血、月经淋漓。故治疗上采用健脾益气，凉血摄血，清利湿热之法。方中党参、黄芪健脾益气；大蓟、小蓟、海螵蛸等凉血止血；红藤、蒲公英等清利湿热；煅龙骨、煅牡蛎、五倍子收敛止血止带；患者因血虚而心失所养，故加入首乌藤、合欢皮养心安神。二诊患者由于失血较多，加之脾气不足，生化乏源，日久及肾，肾虚则冲任不固；带脉失司，湿浊下注而成带下。肾虚则血失温运而迟滞成瘀，导致月经淋漓。方中四物汤加鸡血藤补血化瘀；山药、淫羊藿兼以补肾；红藤、败酱草清热解毒；香附行气调经；首乌藤、合欢皮、珍珠母安神；生大黄通腑泄热，又可解毒祛瘀。三诊中仍以温肾活血，养心安神之品调

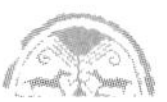

理，使患者湿清瘀化，冲任调和，肾气充足，脾气健旺，而达治带及经之目的。

（四）脾失健运，湿注下焦（李祥云医案）

1. 病历摘要：束某，女，22岁。带下量多一年半。色白黄相兼，时稀时稠，质厚，妇科检查发现宫颈重度糜烂，在某医院激光治疗，复查宫颈下唇中度糜烂。近来带下量多，乳白色，或兼有黄色，质稀，服乌鸡白凤丸后稍减少。平素神疲乏力，纳食较差，口苦咽干。苔薄白腻，质淡红，脉细。平素月经量中，色红，有血块，经行腹痛。诊断为黄白带下。

证属脾失健运，湿注下焦。治宜清热利湿，健脾止带。药用红藤、煅龙骨、煅牡蛎各30 g，党参15 g，椿皮、赤石脂、白石脂、墓头回、猪苓、茯苓、芡实、鸡冠花各12 g，莲须、乌药、黄芩、黄柏各9 g，五倍子6 g。每日1剂，水煎服。服7剂后，带下较前减少，月经量多，色红，夹血块，伴腰酸。苔薄，舌质淡红，脉细缓。治宜健脾补肾，固涩止带。药用红藤、煅龙骨、煅牡蛎各30 g，党参、黄芪、杜仲、狗脊、山药、鸡冠花、芡实、椿皮各15 g，乌药6 g。服7剂后，带下量少，诸症悉减。苔薄白，舌质淡红，脉细。上方加败酱草、紫花地丁各30 g，赤石脂、白石脂各12 g，天葵子、延胡索各9 g，五倍子6 g。按上述方药继续治疗1月余，嘱忌房事，以后妇科检查宫颈已光滑。（《李祥云治疗妇科病精华》，中国中医药出版社，2007）

2. 妙法绝招解析：慢性宫颈炎为临床顽疾，西医常采用激光疗法，但对阴道分泌物多者效果欠佳。中医认为本病乃湿热之邪入侵，损伤冲任，湿热郁腐所致，治疗采用清热利湿为主。此患者经激光治疗后，余邪尚未全清，又素体脾虚，脾失健运，湿邪下注，虚实夹杂，损伤任带。《女科经纶·带下门》引缪仲淳云："白带多是脾虚……脾伤则湿土之气下陷，是脾精不守，不能输为荣血而下白滑之物。"治疗用清热利湿，健脾止带。方中黄芩、黄柏清热燥湿；红藤清热解毒，以清余邪；党参健脾益气；椿皮、煅龙骨、煅牡蛎、赤石脂、白石脂、芡实、莲须、五倍子以固涩止带；鸡冠花利湿止带；猪苓、茯苓健脾利湿；墓头回清热解毒止带；乌药温肾固涩。二诊中出现腰酸，乃脾阳虚及肾阳，故治疗既注重健脾益气，又兼顾温补肾阳，治湿及肾，故又加入杜仲、狗脊、山药温补肾阳。三诊后巩固治疗，再加入清热解毒之品，配合外治，以根治宫颈炎。

（五）内外湿邪，流注下焦（韩冰医案）

1. 病历摘要：陈某，女，28岁。带下量多色黄2年，加重3个月。2年前因不全流产行清宫术，术后口服抗生素5日预防感染。其后出现带下量多色黄，曾间断口服抗生素并阴道上药，症状时轻时重，劳累后白带明显增多。近3个月来，带下量明显增多，色黄，呈脓性，伴面色萎黄，少气乏力，舌淡苔白，脉沉细弱。17岁初潮，色常，量中等，偶有血块，痛经（±）。妇科检查：外阴正常，阴道通畅，阴道内分泌物量多，色黄如脓，夹血丝，宫颈中度糜烂，子宫及双侧附件未触及异常。白带常规检查：白细胞（＋＋），滴虫（－），真菌（－）。诊断为黄带。

证属内外湿邪，流注下焦。治宜健脾益气，固摄止带。药用黄芪15 g，党参12 g，木香、柴胡、乌梅、当归、白术、茯苓各10 g，甘草6 g，生姜3片，大枣3枚。每日1剂，水煎服。并用苦参30 g，蛇床子、白鲜皮各15 g，青黛、枯矾各10 g。水煎，先熏洗后坐浴，每次20～30分钟，每日1～2次。经期禁用。服用14剂后，带下明显减少，但仍呈脓性，质黏稠，色黄，少气乏力症状明显好转，面色转红润，舌淡红，苔白，脉沉细。治宜健脾益气，清热利湿止带。药用黄芪15 g，芡实12 g，黄柏、白果、白术、当归、柴胡、乌梅各10 g，甘草6 g。外用药同上。服用7剂后带下基本消失，无自觉不适，舌淡红，苔白，脉平和。妇科检查：宫颈糜烂面基本痊愈。（《中国现代百名中医临床家丛书·韩冰》，中国中医药出版社，2007）

2. 妙法绝招解析：本例为带下病的脾虚生湿型。患者气虚脾失健运，津不化而成湿，再遇清宫术后，湿热之邪乘虚而入，内外湿邪流注下焦，伤及任带二脉致病。脾虚中阳不振，精血化生障碍，则面色萎黄，少气乏力；舌淡苔白，脉沉细弱，均为脾虚气弱之征。《女科经纶》引缪仲淳语："白带多是脾虚。肝气郁则脾受伤，脾伤则湿土之气下陷，是脾精不守，不能输为荣血，而下白滑之物，皆由肝木郁于地中使然，法当升提肝气，补助脾元。盖以白带多属气虚，故健脾补气要法也。"方中党参、黄芪、白术、甘草、生姜、大枣补脾益气；当归养肝生血；茯苓健脾渗湿；木香理气醒脾；乌梅固涩止带；柴胡疏肝解郁。诸药合用，切合病机，使脾健统摄有权，则带下不治自止。加之局部用药可增强宫颈吸收的效果，故可有效治疗宫颈糜烂。临床实践证明，本方可从根本上顾护正气，提高人体免疫力，增强抗病力，再配合中药外用以燥湿杀虫，祛腐生肌，如此内外治法结合，标本兼顾，则带下自可痊愈。

（六）湿热蕴结，阻遏气机（韩冰医案）

1. 病历摘要：曹某，女，34 岁。白带量多 3 年，下腹疼痛 1 个月。上宫内节育环以后，自感腰部不适，偶有小腹疼痛，白带量多色黄。曾间断口服中西药治疗，症状有所缓解，停药后易复发，每遇劳累后症状加重，迁延至今未愈。近 1 个月来，患者下腹痛明显，且伴有低热，胸闷，纳呆，小便黄，大便干，舌红，苔黄腻，脉弦数。妇科检查：外阴已婚经产型，阴道通畅，阴道内分泌物量多，色黄，质稠，宫颈轻糜，子宫后位，正常大小，压痛，双附件区压痛，未触及明显包块。白带常规：滴虫（—），真菌（—），白细胞（＋＋），大量上皮细胞。诊断为黄带。

证属湿热蕴结，阻遏气机。治宜清热解毒，利湿止带。药用水红花子、薏苡仁、红藤各 30 g，牡丹皮、秦皮、青蒿各 15 g，黄连、黄柏、大黄（后下）、柴胡各 10 g，生甘草 6 g。每日 1 剂，水煎服。服 14 剂后，腹痛减轻，黄带量明显减少，大便干燥和小便黄赤缓解，月经来潮，量少，色暗，舌根仍有黄腻苔，脉弦数。治宜行气活血，养血调经。药用丹参、红藤各 30 g，当归、赤芍、川芎、月季花、柴胡、枳壳各 10 g，甘草 6 g。服 5 剂后，月经色鲜红，无腹痛及其他自觉不适，舌根仍有黄腻苔，脉弦数。上方去大黄、黄连，加蒲公英、皂角刺各 15 g。服 7 剂后，黄带减少，无腹痛，无腰酸楚不适等症状。白带常规未见异常。随访 1 年，未见复发。（《中国现代百名中医临床家丛书·韩冰》，中国中医药出版社，2007）

2. 妙法绝招解析：本例行妇科手术后，出现带下量多色黄，腰部不适，小腹疼痛，诸症均系妇科手术损伤任带二脉，正气虚弱之时，湿热之邪乘虚而入所致。湿热蕴结下焦，可见小便黄，大便干；湿热蕴结，阻遏气机，则小腹作痛；湿热郁阻于内，则胸闷，纳呆；舌红，苔黄腻，脉数，均为湿热之象。方中以清热利湿为主，柴胡、青蒿入肝经，善清湿热；黄连、黄柏助其清热利湿解毒；秦皮苦寒清热解毒，又主妇人带下；红藤、牡丹皮、水红花子凉血化瘀；薏苡仁甘淡微寒，健脾利水渗湿，清热排脓；大黄苦寒泄热，使邪热从下而去；甘草清热解毒，调和诸药。复诊时患者湿证缓解，热象较重，故加蒲公英、皂角刺，以增强清热解毒效果。

（七）湿热内蕴，阴虚火旺（朱小南医案）

1. 病历摘要：胡某，女，38 岁。曾生三胎，小产两次，第二次小产后，发热四月余未退，经医院注射抗生素治疗无效，刻下胸闷潮热，腰酸肢楚，精力疲乏，带下似脓，有秽味，并时带红，经检查为盆腔炎。所述此次小产后即行避孕，月经三个月未来，小腹隐痛，阴道流出脓汁带有臭味，小便中亦混有血丝，口干潮热，脉细数，舌苔薄黄。诊断为黄带。

证属湿热内蕴，阴虚火旺。治宜养阴清热，利湿止带。药用鲜生地黄 30 g，红藤 15 g，椿皮 12 g，川黄柏、知母、山药、牡丹皮、茯苓、山茱萸各 9 g，甘草梢 6 g。每日 1 剂，水煎服。服半个月后，潮热消失，秽带减少，尿血亦止，腹部已感轻快。惟尚感精神疲惫，大便燥结不畅，治拟健脾固肾，兼清余邪。药用黄芪、生地黄各 15 g，白术、菟丝子饼、山茱萸、苁蓉、黄柏、

茯苓、白槿花各 9 g，陈皮、甘草梢各 6 g。服 7 剂善后。（《朱小南妇科经验选》，人民卫生出版社，1981）

2. 妙法绝招解析：本例为阴虚火旺，下焦湿热带下证，小产后气血亏虚，又发热四月未退，耗伤阴液，遂致阴血亏虚，内热炽盛，复因小产后，阴道感染不洁，湿毒内浸胞宫，相火与湿毒相合，相杂下注，而为带下秽臭带血，兼潮热口干，苔黄舌燥，脉细而数。宜滋阴养血，清热解毒法。方用知柏地黄丸方，去泽泻之渗利，加椿皮、红藤、甘草梢而成。红藤善能清热解毒，配樗根皮清热燥湿，治赤白带下，此二味与知柏相配，解毒清热效果增强，并专清下焦，故一诊见好，调理而安。

（八）胆经郁热，腑气郁闭（匡继林医案）

1. 病历摘要：杨某，女，18 岁。因经期洗澡，经后便行经腹疼，经期提前，量多，色紫夹块，经后带多，色黄味臭，阴中灼痛，瘙痒难忍，夜间较重，有时经前乳房发胀、刺痛，触扪时疼痛更甚。近半个月来口苦，咽干，胸腹胀满，大便三日不解，纳差，小溲短赤，口干饮冷，舌质红，苔黄腻而干，边尖色绛，脉左手沉弦而实，右手沉实而洪。诊断为黄带。

证属胆经郁热，腑气郁闭。治宜攻里和表，疏利肝胆。方选大柴胡汤加减，药用柴胡 15 g，炒枳实、生大黄、炒黄芩、法半夏、杭芍、炒龙胆各 10 g，大枣 3 枚，生姜 3 片。每日 1 剂，水煎服。外用蛇床子、金银花藤各 30 g，苍耳草、土茯苓、苦参、生黄柏各 20 g，水煎熏洗外阴。服大柴胡汤 1 剂后，曾腹泻三次，胀满减轻，阴痒已被控制，黄带减少，夜间可以入睡，舌苔黄腻已退，惟口苦干未除，胸胁仍有闷胀，脉弦已经缓和，少阳与阳明郁热已去大半，治宜以小柴胡汤配四逆散和龙胆主之，外洗法仍遵前方不变，药用柴胡 12 g，法半夏、炒黄芩、北沙参、生甘草、炒枳实、生白芍各 10 g，生姜 5 g，大枣 3 枚。服 5 剂后，诸症消失。一个月后行经正常，妇科白带检查未发现滴虫，其病全瘳。（本书主编，待刊）

2. 妙法绝招解析：本例为感染湿毒，阴痒带黄。因经期洗澡，使不洁之物由下感染，湿热毒邪蕴结胞中，遂使阴中灼热瘙痒，带下黄臭，湿热郁热，阻碍肝胆气机，致使实热结于少阳、阳明，便秘腹胀，舌苔黄腻，治疗宜疏利少阳，攻下实热，清洗热毒，法分内外，方用洗服。内服大柴胡汤攻下阳明，疏利肝胆；外用蛇床子、土茯苓、金银花藤等煎汤熏洗，清热解毒，杀虫止痒。一剂后里气得通，再内服小柴胡加四逆散疏通气机，加龙胆泻下湿热，外洗仍用原方，一个月得痊愈。

三、文献选录

有带下而色黄者，宛如黄茶浓汁，其气腥臭，所谓黄带也。此为任脉中湿热，任脉本不能容水湿，安得入而化为黄带者，则以带脉横生，通为任脉，水色本黑、火色本红，今湿为热合，欲化红而不能，欲返黑而不得煎成汁，变而为黄。此乃不从水火之化，而从湿化。所以有黄色也。凡阴道流出黄色或脓性分泌物，常伴阴痒者，称为“黄带”。相当于西医的阴道炎症。见《傅青主女科》卷上。亦名带下黄候。

（一）名医论述选录

1. 姚寓晨论述：黄带，清利益肝肾：姚氏倡导傅氏之说，黄带乃任脉之湿热，其证多实。然久病则阴液必耗，实中夹虚又为临床所常见。诊查时应明察带下多寡，色之浅深，质之稀稠。辨证注重以邪实为主，而不忘虚实夹杂。治法上主清利兼益肝肾。如伴阴痒加苦参片、地肤子清热燥湿，杀虫止痒。湿热黄带，又有伐肝、滞脾、涉肾、阻胞脉之别。伐肝者，当清泄肝胆，兼扶阴血，轻取丹栀逍遥，重推龙胆泻肝；滞脾者，予健脾助运，忌用苦燥，易黄汤出入；涉肾

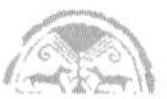

者，清利兼益肝肾；至于阻胞脉者，清利佐以化瘀，取红藤、败酱之类。（南京中医学院学报，1996，1）

2. 哈荔田论述：带下病发病机制与肝郁、脾虚、肾虚、湿热下注等有关。总以气郁或气虚为本，而以湿邪为标。郁则气机失调，水湿不运，虚则不能化气行水，均可导致湿邪下陷，任、带失约而致带下病。其治疗则须依据标本主次之不同，兼寒兼热之各异，分别采取治本为主。或治标为主，以及兼清兼温的不同方法。①气郁。肝气郁滞，横克脾土，以致湿邪不运，积久化热；或肝郁化热，湿热互蕴而下注。治从“木郁达之”“土郁夺之”立法。肝郁为主者，以疏肝健脾为主，逍遥散为常用方，并加青皮、香附、橘叶、川芎、玫瑰花等辛散之品；肝郁化热，湿热互结者，以清热利湿为主，加红藤、虎杖等清热解毒，并可酌选陈皮、蒺藜、木香、佩兰等品佐入；因肝经郁火内炽，不仅横克脾土，致湿热蕴于带脉，且肝血失藏，血随湿热俱陷于下，则为似血非血之赤带。治以凉血平肝为主，并可选加香附、白蒺藜、醋柴胡等，俾肝火平，肝气疏，脾不受克，热去湿除；②气虚。脾气虚损，运化失健，水谷精微不能上布以化荣血，反聚湿为带病。或外湿浸渍，内合于脾，致中州不适，湿聚于下，带脉失于约束，而为带下淋漓。若脾气久虚，中阳不振，或脾虚及肾，阳虚内寒，任脉失司，治以健脾渗湿为主。常用方如参苓白术散，并宜加柴胡、陈皮、木香、佛手等疏肝理气之品，寓补于散，寄消于升，俾补虚而不滞邪。若脾阳不振，寒湿内盛，治当温补散寒而止带。可予完带汤为主，并佐以香附、乌药、吴茱萸、延胡索等辛温疏散，以加强温运散寒，理气止痛之功。肝为风木之脏，“风能胜湿”，若风木不闭塞，则地气自升腾，使清阳上升，脾运得健，自然无常湿之患。若脾虚及肾，阳虚寒盛，治疗当在温补下元以固任、带的基础上，常伍小茴香、吴茱萸、香附、艾叶、白蒺藜之类，疏肝祛风，暖宫散寒。但用量宜轻，以免辛散耗气之弊。（《哈荔田妇科医案医话选》，天津科学技术出版社，1982）

（二）辨证论治选录

本病临床常见的有外感湿毒、肝经湿热两个证型：①外感湿毒。带多色黄或有秽臭，或泡沫状，阴痒，苔黄腻，脉滑或滑数。若由盆腔炎引起的，伴发热，下腹部痛，拒按。苔黄腻，脉滑数。治宜清热利湿止带。药用土茯苓 15 g，猪苓、车前子（包煎）、茵陈、薏苡仁、椿皮各 12 g，黄柏、知母、牡丹皮、苦参各 9 g，炙甘草 3 g。盆腔炎引起的黄带，参考盆腔炎的治疗；②肝经湿热。带多色黄，阴痒，纳少口苦，心烦易怒，或伴细菌性阴道炎。苔黄腻或薄黄腻，舌红，脉弦或弦滑。治宜疏肝清热利湿止带。药用车前子（包煎）12 g，生地黄、白术、茯苓、地肤子各 10 g，牡丹皮、山栀子、柴胡、黄柏、当归、薏苡仁各 9 g，生甘草、薄荷各 3 g。阴痒较剧者，加苦参、蛇床子各 9 g。

（三）临床报道选录

1. 苏玉梅等中药内外并治黄带 90 例：药用生山药、生薏苡仁、土茯苓、椿皮、蒲公英、芡实各 30 g，金银花、白花蛇舌草各 20 g，车前子（包煎）15 g，黄柏、白果、柴胡各 10 g。阴痒加白鲜皮 30 g，蛇床子 20 g；少腹疼痛加丹参 20 g，牡丹皮 15 g；带下挟血加仙鹤草 30 g，地榆炭 20 g；带下日久不止加煅牡蛎 30 g，海螵蛸 12 g；腰痛加桑寄生、炒杜仲各 15 g。水煎服，每日 1 剂。每次服 150 mL，每日 2 次，余药加水煎至 1000 mL 熏洗或坐浴，早晚各 1 次。月经期及感冒时暂停药。苏氏共治疗 90 例患者，痊愈 46 例，好转 37 例，无效 7 例，总有效率 92%。（陕西中医，1991）

2. 王志忠用萆薢渗湿汤加减治疗黄带症 113 例：药用土茯苓、薏苡仁、茵陈、败酱草、蒲公英各 20 g，萆薢、黄柏、泽泻、车前子各 15 g。热象偏重者加牡丹皮、黄芩各 10 g；湿热偏重者加苍术、白术各 12 g，通草 10 g；小便频急灼热者加瞿麦、萹蓄各 12 g；伴头晕乏力者加黄芪、党参、山药各 15 g。有阴痒除服上方外，同时药用蛇床子、苦参、艾叶、百部等量煎水外洗。结果：1 周治愈者 21 例，2～4 周治愈者 87 例，5 例患者因不能坚持服中药汤剂而中断治疗，效果不佳。(湖北中医杂志，1993，1)

3. 张腊利用易黄汤加减治疗黄带 15 例：山药、白术、薏苡仁各 30 g，土茯苓 20 g，苦参、车前子、生地黄、蒲公英、紫花地丁各 15 g，苍术、牡丹皮、柴胡、黄柏各 10 g。每日 1 剂，水煎服。用 10～30 日，结果：临床治愈 12 例，好转 3 例。(现代中医，2005，5)

(四) 经验良方选录

1. 内服方：

(1) 山药、芡实、白果各 30 g，土茯苓 20 g，地骨皮、车前子（包煎）各 12 g，黄柏 9 g。随症加减：低热加半枝莲 30 g。腹胀加香附 9 g。阴痒加苦参、蛇床子各 12 g。尿痛加木通、淡竹叶各 10 g。胸胁痛加川楝子、谷芽各 10 g。水煎，每日 1 剂，服两次。主治湿热下注型黄带。

(2) 蒲公英 15 g，益母草、紫花地丁、萆薢各 12 g，连翘、香附、牛膝、赤芍、牡丹皮、川楝子、黄柏、萹蓄各 10 g，延胡索、甘草各 6 g。药研细末，水泛为丸，每服 6 g，每日 3 次。2 剂为 1 疗程。主治湿热积滞型黄带。

(3) 煅牡蛎 50 g，生地黄 20 g，泽泻、山药、芡实、知母、黄柏、莲须各 15 g。水煎服。每日 1 剂，2 次分服。主治黄带。

(4) 白芷 15 g，夏枯草、龙胆、黄芩各 12 g，白果 10 g，黄柏 6 g。随症加减：腹胀加山药、白术、薏苡仁。腰痛加川续断、狗脊。阴部痛痒加萆薢、金银花、土茯苓。每日 1 剂，水煎，服两次。主治黄带。

(5) 石莲子 20 g，木槿花、茯苓、猪苓、泽泻、地骨皮、山栀子、牛膝各 15 g，柴胡、车前子（包煎）、炙甘草各 10 g，升麻 6 g。水煎，每日 1 剂，服两次，7 日为 1 疗程。主治黄带。

(6) 紫花地丁 30 g，金银花、红藤、蒲公英、生鳖甲各 24 g，连翘、升麻各 15 g，生蒲黄、椿皮、大青叶、琥珀末、桔梗、茵陈各 12 g。水煎服，每日 1 剂，日服 3 次。主治黄带。

(7) 白术、山药各 30 g，败酱草、虎杖、太子参、白芍各 15 g，苍术 10 g，陈皮、甘草各 6 g，柴胡、炒荆芥各 3 g。每日 1 剂，水煎，服两次。主治脾虚湿热型黄带。

(8) 薏苡仁 20 g，山药、芡实、黄柏、茯苓、茵陈、苦参、白术、车前子（包煎）各 10 g。每日 1 剂，水煎，服两次，10 日为 1 疗程。主治湿热型黄带。

(9) 茯苓 15 g，山药、泽泻、使君子各 12 g，黄柏、苍术、樗根皮各 10 g，乌梅、胡黄连、刺猬皮各 6 g，川花椒 5 g。每日 1 剂，水煎服。主治黄带。

(10) 车前子 20 g，猪苓、茯苓、泽泻、茵陈、赤芍、牡丹皮、黄柏、山栀子、牛膝各 15 g。每日 1 剂，水煎服。2 次分服。主治黄带。

(11) 炒山药、芡实各 30 g，白果 10 g，黄柏（盐水炒）6 g，车前子 3 g。每日 1 剂，水煎，服两次。主治黄带。

(12) 苍术、白术、茯苓、鸡冠花各 15 g，车前子 12 g，绵马贯众 5 g。水煎服。每日 1 剂，2 次分服。主治黄带。

(13) 车前子（包煎）、芡实各 20 g，山药、黄柏各 15 g，银杏 5 枚。每日 1 剂，水煎，2 次分服。主治黄带。

(14) 苍术、夏枯草各 12～15 g，白芷 8～10 g，黄柏 4～6 g。每日 1 剂，水煎，2 次分服。主治黄带。

(15) 樗白皮、白鸡冠花各 20 g，海螵蛸 15 g。每日 1 剂，水煎，服两次。主治黄带。

(16) 榆白皮、白鸡冠花、白梅豆花各 9 g。水煎服。每日 1 剂。主治黄带。

(17) 白茄花 30 g，土茯苓 50 g。每日 1 剂，水煎，2 次分服。主治黄带。

(18) 马兰根 20 g，大枣 5 枚。每日 1 剂，水煎服。主治黄带。

(19) 墓头回 60 g。每日 1 剂，水煎。2 次分服。主治黄带。

2. 外治方：

(1) 野菊花、蛇床子各 30 g，苦参 20 g，生百部 15 g，枯矾 12 g。药用布包，水煎 40 分钟，先熏后洗阴道，每次 10 分钟，日洗 4 次，1 剂药用两日。用药期忌鱼腥、油腻，节房事。主治湿毒型黄带。

(2) 花椒、苦参、明矾各 20 g。水煎取液，熏洗外阴，每日 1 剂，洗 3 次。主治黄带。

3. 食疗方：

(1) 红鸡冠花 3 朵，鲜藕汁半碗，红糖适量。将鸡冠花水煎去渣，加入藕汁、红糖，再煮 1 沸即成。每日 2 剂，连服 5 日。主治黄带，质黏稠，有臭味，胸闷口腻，纳差，或小腹作痛，阴痒，小便赤黄，舌苔黄腻或厚，脉濡数。

(2) 莲子、荞麦粉各 200 g，鸡蛋清 6 个。将莲子捣碎研末，加入荞麦粉、鸡蛋清，用水调匀，制成绿豆大的丸。每服 20 g，每日 2 次，餐前用温开水送服。主治黄带。

(3) 地骨皮 50 g，当归、党参、川续断各 15 g，猪瘦肉 100 g，红糖 50 g。每日 1 剂，水煎，服两次，6 日为 1 疗程。主治黄带。

(4) 火梅刺头 30 g，猪小肠 50 g。药洗净切片，与小肠共炖，食肉饮汤，每 3 日服 1 次。3 剂为 1 疗程。主治黄带。

(5) 白果（去皮心）4 粒，鸡蛋 1 个。将药塞入蛋内，纸糊洞口，煮熟顿服，每日 1 次。主治黄带。

(6) 莲子 35 g，大枣 20 g，糯米 100 g。按常法煮粥食用。每日 1 剂，连服 7 日。主治黄带。

(7) 赤小豆 50 g，粳米 100 g。按常法煮粥食用。每日 1 剂。主治黄带。

第三节　赤　带

一、病证概述

赤带即血性白带，多由宫颈息肉、老年性阴道炎、重度慢性宫颈炎、宫颈癌、宫体癌或宫内节育器副反应等因素引起。特征是白带中混有多少不等的血液。多因心肝二火灼炽而成。其辨治要点：赤带阴痒，反复发作与情绪有关，心烦尿黄，苔少舌红。治宜宗《内经》“热淫于内，治以咸寒，佐以甘苦”之意。由于心经热甚，故从心论治，清心泻火，凉血泄热，可获佳效。症见带下赤白相兼量多，外阴瘙痒，甚则溃破，心烦口苦，夜寐不宁，苔薄尖红，脉细数。本病因湿热、寒湿之邪随血下陷所致。是以非经期阴道流出赤色或赤白相杂的黏液为主要表现的带下类疾病。或经期阴道流出似血非血的赤色或赤白相杂的黏液，气味臭秽，绵绵不断，阴部瘙痒，伴有面色不泽、精神不振、胸脘满闷、脐腹冷等症。

二、妙法绝招解析

（一）脾虚湿盛，热蕴血分（刘奉五医案）

1. 病历摘要：李某，27 岁。数年来阴道经常有血性黏液，自认为是带经日久，月经周期提

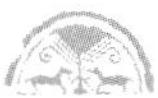

前，经后血量少，挟白带黏稠物，有时心慌气短，平时倦怠乏力，纳食不香，末次月经12月9日（提前10日），行经11日。曾经按湿热治疗未效。脉细缓，舌质淡红。诊断为赤带。

证属脾虚湿盛，热蕴血分。治宜健脾除湿，解热化带。药用山药15 g，焦白术、莲子肉、椿皮、川续断、海螵蛸各12 g，荆芥穗、藁本、牛膝各9 g，柴胡6 g。每日1剂，水煎服。服6剂后，赤带已除，再给原方7剂以巩固疗效。（《刘奉五妇科经验》，人民卫生出版社，1994）

2. 妙法绝招解析：本案患者开始曾按行经湿盛用清经汤清热凉血论治，结果不效。后经详细询问病情，确诊为月经先期，行经后仅有少量经血混杂多量的白带，实属赤带。脾失健运，故倦怠乏力，纳食不香，脾虚湿盛，湿蕴化热，热蕴血分，则为赤带；正气受损，脾虚湿盛，湿蕴化热，热蕴血分，则为赤带。病程已数年，正气受损，故见气短等症。方中荆芥穗、柴胡、藁本升阳除湿并能散发郁热，山药、焦白术、莲子补气健脾，椿皮、川续断、海螵蛸收敛止带固冲。本例虽有血分湿热，又不能过用苦寒，故用健脾升阳除湿、解热化带之法。佐以牛膝引热下行从血分而解，也是通因通用之法。升降收开，各适其从，则热邪得解、湿邪得除。

（二）心经热盛，灼伤带脉（姚寓晨医案）

1. 病历摘要：曹某，45岁。患者有慢性糖尿病史近五年，近一年半来带下明显增多，并伴有外阴痒，灼痛。甚至坐卧不安，痛苦异常。妇科检查，带频且呈豆渣样，混有多量血丝。悬滴法镜检：找到真菌芽孢和菌丝，反复多次检查均未发现肿瘤迹象。确诊为真菌性阴道炎，虽经中西药物控制糖尿病，但阴道炎症仍反复发作，制霉菌素治疗虽能使症状减轻，但始终未能根治。顷诊赤带绵注，阴蚀奇痒，尿黄面赤。舌象：质红苔少，脉象细数。诊断为赤带。

证属心经热盛，灼伤带脉。治宜清心凉血，泄热束带。药用生地黄15 g，牡丹皮12 g，人中白、淡竹叶、生山栀子、苦参片各10 g，生甘草、木通各6 g，细川连3 g，水灯心2 g。每日1剂，水煎服。服10剂后，心烦、赤带、阴痒明显减轻。为了继续治疗并防止复发，嘱将上述方剂以10倍量加天花粉、山药、麦冬、全当归、血竭和蜜为丸，连服二月余，赤带完全消失，血糖亦告正常。平时虽有少量白带，但多次涂片检查均未发现异常。（《姚寓晨妇科证治选粹》，人民军医出版社，2014）

2. 妙法绝招解析：本案赤带反复发作，瘙痒难忍，殊为痛苦。《素问·至真要大论》“诸痛痒疮，皆属于心”，故用黄连导赤散为主，少佐凉血散瘀之品，从心经论治，下病上取，乃获显效。临证如见赤带频作，治无效应，应嘱及早查治，以防恶变。

（三）肝经郁热，任带受损（朱小南医案）

1. 病历摘要：卜某，42岁。生育三胎，近一年来时有淡红色黏稠带下，并有头目眩晕，腰酸肢楚，胸胁闷胀，精神不舒。面色萎黄，眼泡稍有虚肿，纳谷不香，夜寐不安。带下色泽，略带淡红而未见脓液，虽稍有秽气，但并无腐败恶臭。切脉细弦，舌质淡而苔微黄。诊断为赤带。

证属肝经郁热，任带受损。治宜疏肝清热、养血束带。药用生地黄、地榆炭各12 g，香附炭、合欢皮、川黄柏、焦白术、土茯苓、侧柏叶炭、海螵蛸各9 g，陈皮、白芷炭各6 g。每日1剂，水煎服。服10剂后，带下已停，继用养血固肾药治疗，其头眩腰酸等症状亦随之消失。（《朱小南妇科经验选》，人民卫生出版社，1981）

2. 妙法绝招解析：赤带，《神农本草经》云：赤沃、赤白沃者，即是本症。《诸病源候论》中列有带下五色，赤带亦为其中之一，初起时，以郁热的因素占多数，《傅青主女科》云：“肝经之郁火内炽，下克脾土，脾土不能运化，致湿热之气蕴于带脉之间，而肝不藏血，亦渗于带脉之内，皆由脾气受伤，运化无力，湿热之气，随气下陷，同血俱下。”本症由肝郁而起，所下杂有赤色，赤色乃混有血液，血为人身的至宝，循环全身，荣溉脏腑，持续流出，对健康当有妨碍。

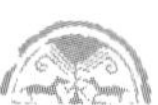

因此用香附炭作为君药，本品除疏肝开郁外，兼有止血之功，复用合欢皮开郁健脾，和营安神。川黄柏、土茯苓清热止痛，白术、陈皮健脾利湿，海螵蛸固带脉、止带下。复用白芷炭一味，更具深意。本例病属郁热，因其湿重而带秽味，用本品少量炒炭，加入清泄药中，不独可以燥湿止血，排除秽带，而且为治带的引经药。朱小南临证，逢有形体虚胖，湿重而兼阴部痛痒并有肿胀的，常用白芷炭、车前子二味，加入清热化湿药中，加强燥湿排脓之功，颇为有效。本例赤带连绵将近一年，屋檐滴水虽小，日久亦可穿石，所以用药治愈带下后，出现血虚肾亏征象，如头晕目花，腰酸肢软，又必须继续调养以复健康。

（四）气血虚损，任脉不充（施今墨医案）

1. 病历摘要：曲某，69 岁。天癸已断二十年，近岁带下日甚，时红时白，经年不绝，颇以为苦。腰酸楚，全身乏力，大便结，小便失禁，食少，睡不安。六脉濡弱，舌苔滑白。诊断为赤带。

证属气血虚损，任脉不充。治宜益气养血，补肾固带。药用山茱萸 12 g，川杜仲、阿胶、熟地黄、川续断、覆盆子、党参、桑螵蛸、生白果、炒远志各 10 g，鹿角胶、五倍子、益智仁、五味子各 6 g，砂仁 5 g，炙甘草 3 g。每日 1 剂，水煎服。服 10 剂后，带下大为减少，全身亦感有力，小便失禁好转，大便则尚干燥，年事已高，气血非一时可复，服药既效，可作常用方，并加服参茸卫生丸，每日 1 丸服之以善后。(《施今墨临床经验集》，人民卫生出版社，2006)

2. 妙法绝招解析：本例年将七旬，脉现濡弱，呈气血虚损之象。任脉主胞胎，其为病，带下瘕聚。更年期后患带下者，任脉不充之故耳。腰为肾府，肾司二便，肾气虚则腰酸楚而二便失常，拟补肾固气养血法为治。施今墨治此高年老妇，审脉察症是全属虚象，故从补肾固气养血着手，收效甚速。若属肿瘤引起带下者，则须另作考虑。

（五）湿热下迫，阴络受损（孙浩铭医案）

1. 病历摘要：姜某，32 岁。一年前因宫外孕手术后经常少腹部隐痛，月经期虽准，但经量减少，带下赤白色甚多，黏腻腥秽，偶有外阴湿痒，纳食稍少，小便短赤，脉弦数，舌质红，苔黄浊。诊断为赤带。

证属湿热下迫，阴络受损。治宜清热利湿，养阴止带。方选二妙散、封髓丹加味。药用金银花、土茯苓各 30 g，鸡冠花 15 g，生知母、生栀子、黑栀子各 9 g，川黄柏、苍术各 6 g，盐砂仁(后入)、甘草梢各 3 g。每日 1 剂，水煎服。服 3 剂后，赤白带下减少过半，惟少腹尚有隐痛，照前方加川楝子 12 g，连服 3 剂，带下即止，腹痛消失。(《孙浩铭妇科临床经验》，福建人民出版社，1978)

2. 妙法绝招解析：带脉者，通于脾，摄于肾；环束冲、任、督之脉。故带下为病，常与带脉失司有关。此例因于湿热下迫带脉、阴络受损，故见赤白带下，少腹作痛。治取清利湿热调理带脉为主。方中以黄柏苦寒燥湿；甘草泻下缓急；砂仁运中化湿；知母、栀子清热泻火止血；苍术、土茯苓利湿；鸡冠花皆属清热理带之品，加川楝子者善引肝气下达，以消腹痛。

三、文献选录

在非行经期，阴道内流出赤色或赤白相间的黏液，称为赤带或赤白带，以育龄期妇女多见，也可见于青春期妇女。如更年期妇女见此情况要警惕肿瘤引起的可能。赤带和赤白带可见于西医的排卵期出血、子宫颈出血、宫颈息肉出血、放环后出血、生殖道肿瘤出血等疾病中。多因抑郁多怒伤肝，肝郁化火，心肝之火下注任带二脉，带脉失约而致。或年老体衰，肾阴亏损，阴虚生内热，热注带脉，带脉失约而致。或肝郁化热，脾虚聚湿，湿热下注，损及冲任、带脉，以致白带夹胞络之血混杂而成赤白带下。治宜疏肝健脾，清热利湿（白芍、柴胡、茯苓、甘草、陈皮、茵陈、栀子）。中医认为多因肝郁化热，脾虚聚湿，湿热下注，损及冲任、带脉所致。治宜疏肝健脾，清热利湿。此证尚应注意癌变之可能，应早期诊治。根据阴道出血，量少色红，或赤白相间，发生在月经期以外的时间即可诊断，但须明确发生赤带的原因如炎症、异物、排卵出血、宫颈出血、放环后出血、生殖道肿瘤出血等。

（一）历代文献选录

1. 金子久治一妇，先白带，继而赤带，胜于经水淋漓，甚而色紫起块，少腹抽痛，牵及诸络，形寒头痛，脘泛食少，脉象弦芤，舌质腻白。诊断为赤白带下。证属寒湿阻遏，下注胞宫。治宜益气血之虚，参用通气血之滞。药用紫丹参，茺蔚子，栀子，萆薢，淮牛膝，法半夏，石英，牡丹皮，陈阿胶，新绛，白术，桑螵蛸。每日1剂，水煎服。连服1周而愈。本例为寒湿与瘀血交结，下注为赤带证，赤带淋漓，胜于经水，甚至带下夹有紫色血块，再加少腹掣痛，为瘀血阻络之象。又兼恶寒，泛恶，食少，舌白腻，脉弦芤，又是脾虚寒湿内停之症，故宜补血活血，兼燥湿健脾。方用半夏运中燥湿，茺蔚子、阿胶滋阴养血，丹参、牡丹皮凉血活血，淮牛膝一味经药下行，萆薢渗湿利下。紫石英乃叶天士妇科经验用药，凡属下元不足，崩漏带下，又兼上部头痛呕逆，气机不顺者，皆用紫石英治之。桑螵蛸亦善固涩止带，用药从不同角度围绕带下这一关键问题，配合紧凑，重点突出。（《中国医药汇海·医案部》）

2. 武之望之妻，年三十余，十八胎，九殇八夭，令先君难作，贱兄弟皆四奔，妻惊扰过甚，遂昏昏不醒人事，口唇皆疮，或至封喉，下部虚脱，白带如注，如此四十余日，或时少醒，至欲自缢，自悲不能堪，医或投凉剂解其上，则下部疾愈甚；或投热剂及以汤药熏洗其下，则热昏欲绝。四弟还，脉之，始知为亡阳证也。大哭曰：宗嗣未立，几语吾嫂，急以盐煮大附子九钱为君，制以薄荷防风，佐以姜桂芎归之属，水煎，入井水冷与之。未尽剂鼾鼾熟睡通宵，觉，即能识人，执友赵宪长惊曰：君何术也？弟曰：方书有之，假对假，真对真耳。上乃假热，故以假冷之药从之，下乃真冷，故以真热之药反之。斯下合而病解矣。继后，主以女金丹，继以二三方，不但去其疾，且调治元气，庚午生一子，壬申生一女。为真寒假热，阳脱带崩证。真阳衰惫，下元不固，故带下如注，昏不知人，而一丝虚阳浮越于上，虚火上灼，致口舌唇疱，咽喉不利。病发于生育十八胎，九殇八夭，气血大衰，悲伤太过，又加惊英尺之后。属下虚实，本上标实，下寒上热，倾刻有阴阳离决之势。仅清热则白带愈甚，仅温下则上热蒸腾，热昏欲绝，救治之法，只能温上治本，引火归元。方用四逆汤加大附子用量，配芎归等养阴血；加薄荷、防风清上部虚热，药煎成冰凉予服，反佐取之，以清散上部虚热。上部假热，用假凉之药，防药和格拒，发和呕吐寒战；下部真寒，用真热之品与之。上下相合，一剂而阳加病止。后以女金丹等调理妇科而得子。此等危证，临床非儿戏，当需慎重处理。（武之望《济阴纲目》）

（二）辨证论治选录

临床常见的有肝火、肾虚两型。①肝火型。带下色赤或赤白相间，或有腥臭气味，阴道灼热，瘙痒，心烦易怒，口苦干，尿赤便艰。苔薄黄，舌质红，脉弦数或弦。治宜清肝泻火止带。药用生地黄12 g，牡丹皮、黄柏、牛膝、白芍、当归、阿胶（烊冲）、川楝子、山栀子、车前草各9 g。②肾虚型。带下色红清稀，阴道热灼刺痛，口干咽燥，头晕耳鸣，腰酸膝软，潮热盗汗。舌红少津，脉细数。治宜滋阴降火止带。药用煅牡蛎（先煎）30 g，生地黄15 g，知母、墨旱莲各12 g，知母、山药、泽泻各10 g，芡实、黄柏、山茱萸各9 g。口干咽燥者，加麦冬10 g，沙参、五味子各9 g；腰酸膝软者，加菟丝子、女贞子各10 g，牛膝9 g；阴道灼热者，加牡丹皮、麦冬各10 g，赤芍9 g。

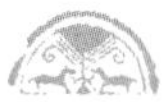

（三）名医论述选录

1. 王慎轩论述：带之为病，良由脾虚湿胜，或肝郁伐脾，土不胜湿，湿性下趋，循经流注带脉而成。健脾利湿，风药胜湿，苦温燥湿，甘淡渗湿治带之常法，湿去带自愈。临证治疗，一般分三类：①脾虚夹湿证。采用补脾利湿法，以泽泻汤为主。若兼血虚证者，兼补血，以当归芍药散为主；若兼寒而湿重者，兼散寒，加重利湿，以五苓散为主。②肝郁兼湿证。采用理气散寒利湿法，以香苏散加茯苓为主。若其湿已凝结为痰，而成肝郁兼痰湿证，以前法合渗湿化痰饮为主；若其郁已化热，宜兼清解郁热，以加味逍遥散为主。③风寒兼湿证。宜祛风散湿，予防风、白芷、紫苏等，表证解而带亦止。“风药能胜湿”，此之谓也。王氏在治带方中常用桔梗，此是以《金匮》排脓散之意活用，认为白带实为脓水之类，随证常投排脓散合薏苡仁同用颇有效。盖因桔梗、薏苡仁善于排脓故耳。(《近代江南四家医案医话选》，上海科学技术文献出版社，1998)

2. 周慕丹论述：湿热留恋是引起带下病最主要的病理因素。首先，为外邪直接侵入，多由经期、产后、胞宫空虚、洗涤用具不洁；或房事、产育不注意卫生；尤其是近年来诸如上环、结扎、人流、中引等手术使感染邪毒的概率增加。其次，湿热可由体内自生。带下病机错综复杂，常有其他病因与湿热夹杂而成为带下病理因素。治疗湿热，宜清宜化宜利。周氏治之分别轻重缓急，惯用萆薢、六一散、车前草、茯苓等利湿浊；蒲公英、紫花地丁、黄芩、地骨皮清邪热；或加入二陈汤健脾燥湿化痰。湿热盛者加白花蛇舌草、土茯苓；阴痒者加入银翘、黄柏，或用中药野菊花、苦参、黄柏、苍术、百部、蛇床子煎汤坐浴；湿热伤胞脉而致带下夹血，可加入青黛、地榆炭、侧柏炭；尿道开口于外阴部，湿热带下常伴尿急、尿频、尿痛，可加入车前子、黄柏、瞿麦。带下往往是整体疾病在局部的反映，应该充分注意到患者年龄、体质、情志等多方面的因素，病同人异，方药各有宜忌。如带下伴有脾运不健症状，加太子参、黄芪、茯苓、陈皮、炒神曲等；如肝火上炎，可加牡丹皮、川楝子、黄芩、夏枯草、橘叶之类；相火偏旺，加水灯心、炒枣仁；湿热留恋、气机不利，加青木香、白芍、忍冬藤；湿热伤阴，可加入玄参、天冬、全瓜蒌等养阴生津而不滋腻之品。临床每见带下患者，由于湿热蕴蒸，迫血妄行而致月经先期，量多或经期延长，可在清利湿热的同时，加一二味清热凉血之牡丹皮、侧柏皮等；如湿热内蕴，冲任受阻而出现月经后期，过少或闭经，则加入制香附、地榆、赤芍、白芍等理气活血之品。(中医函授通讯，1999，6)

3. 姚寓晨论述：赤白带，重在解毒凉络。赤白带下，究根本不外乎湿热火毒伤络。姚氏认为，火毒宜清泄，络损宜凉固，宜急投解毒凉络之品。至于阴中下液淡红黏稠，或色鲜，似血非血为赤带，治法略同。如老年妇人，经绝之后，出现赤白带下，恶臭难闻者，当及时妇检以排除女性生殖道恶性病变。(南京中医学院学报，1996，1)

（四）经验良方选录

1. 内服方：

(1) 山药、芡实、白果各 30 g，土茯苓 20 g，地骨皮、车前子（包煎）各 12 g，黄柏 9 g。随症加减：低热加半枝莲 30 g。腹胀加香附 9 g。阴痒加苦参、蛇床子各 12 g。尿痛加木通、淡竹叶各 10 g。胸胁痛加川楝子、谷芽各 10 g。水煎，每日 1 剂，服两次。主治湿热下注型赤带。

(2) 土茯苓 30 g，夏枯草 12 g，木馒头、生地黄、黄芩、知母、黄柏、当归、川续断、白及、白术各 9 g。每日 1 剂，水煎服。主治带下黄赤色，秽味异常。口苦且腻，溲赤，胸闷纳少，少腹胀痛。苔黄腻，脉弦滑。

(3) 白芷 15 g，夏枯草、龙胆、黄芩各 12 g，白果 10 g，黄柏 6 g。随症加减：腹胀加山药、白术、薏苡仁。腰痛加川续断、狗脊。阴部痛痒加萆薢、金银花、土茯苓。每日 1 剂，水煎服。

主治赤带。

（4）当归、生地黄、香附、地榆、茯苓、泽泻、牡丹皮各 9 g，黄连、山茱萸各 6 g，灯心 30 根。每日 1 剂，水煎服。清热利水，和营止带。主治阴虚内热型赤带。

（5）薏苡仁 20 g，山药、芡实、黄柏、茯苓、茵陈、苦参各 10 g，白术、车前子（包煎）各 10 g。每日 1 剂，水煎，服两次，10 日为 1 疗程。主治湿热型赤带。

（6）葵花子芯 50 g，白扁豆、山药、茯苓、黄柏、龙胆各 15 g，芡实、滑石各 20 g，白术 12 g，海螵蛸 9 g。每日 1 剂，水煎服。主治赤带。

（7）人参、白茯苓、白术、苍术、当归各 9 g，炙甘草、半夏、陈皮各 6 g，每日 1 剂，水煎服，日服 2 次。主治脾虚兼湿痰型赤带。

（8）猪苓、车前子（包煎）、泽泻、茵陈、赤芍、黄柏、山栀子、牡丹皮、薏苡仁各 9 g。每日 1 剂，水煎服。主治湿热较重型赤带。

（9）白鸡冠花、椿皮各 30 g。每日 1 剂，水煎服。或用单味白鸡冠花 60 g，水煎作 1 日量，分 2 次服。主治赤带。

（10）炒山药、芡实各 30 g，白果 10 g，黄柏（盐水炒）6 g，车前子 3 g。每日 1 剂，水煎服。主治赤带。

（11）冬瓜子 30 g，白果 10 个。加一杯半的水，一起入锅煮，煮好后即可食用。主治赤带。

（12）小茴香 60 g，干姜 15 g，红糖 30 g。每日 1 剂，水煎，分 3 次服。主治赤带或黄带。

（13）椿皮 15 g，大枣 5 枚。煎汤服用。或椿皮 30 g，水煎服。主治赤带或黄带。

（14）苎麻根 30～60 g。水煎去渣，分 2 次服。主治赤带或黄带。

（15）石见穿 60 g。水煎服。主治赤带或黄带。

2. 外用方：

（1）野菊花、蛇床子各 30 g，苦参 20 g，生百部 15 g，枯矾 12 g。药用布包，水煎 40 分钟，先熏后洗阴道，每次 10 分钟，每日洗 4 次，1 剂药用 2 日。用药期忌鱼腥、油腻，节房事。主治湿毒型赤带。

（2）金银花、蛇床子、地肤子各 30 g，黄柏 18 g，荆芥 15 g，防风 12 g，白矾 9 g（用药液溶化）。加水煎汤先熏后洗患处，每日两次。主治赤带。

3. 食疗方：

（1）鸡肉 200 g（切块），黄芪、党参、淮山各 30 g，茯苓 15 g，白果、白术各 10 g。煮汤，去药渣，饮汤食肉。每日 1 料。主治赤带或黄带。

（2）淮山药、白扁豆各 30 g，红糖适量。白扁豆用米泔水浸透去皮，同淮山药共煮至熟，加适量红糖，每日服 2 次。主治赤带或黄带。

（3）薏苡仁、冬瓜仁各 50 g，白果仁 10 个。水煎，取汤半碗，每日 1 料。主治赤带或黄带。

（4）鸡冠花 30 g，金樱子 15 g，白果 10 g，猪瘦肉适量。水煎服。主治湿热带下。

第四节　青　带

一、病证概述

青带多由肝经湿热所致。傅青主谓："青带乃肝经之湿热。"其症带下色青，黏稠腥秽，阴户肿痛，间或作痒，小溲短赤。临床多从湿热论治。本病多因肝胆湿热内郁，日久损伤肝肾，带脉失于制约所致。是以带下色青质黏为主要表现的带下类疾病。带下如绿豆汁，色青绿而黏稠，气味腥臭，并见头晕、目眩耳鸣、口苦咽干、心烦易怒、腰膝酸软等症。

二、妙法绝招解析

（一）湿热蕴郁，带脉失司（哈荔田医案）

1. 病历摘要：穆某，28岁。带下色青，黏稠腥秽，阴户肿痛，间或作痒，小溲短赤，足胫浮肿，口苦目眩。妇科检查：阴道壁充血，有脓性分泌物，宫颈轻糜充血，阴道穹隆左侧部有压痛。脉来沉弦，舌质红，苔黄腻。诊断为青带。

证属湿热蕴郁，带脉失司。治宜清化湿热，通利膀胱。药用紫荆皮12 g，冬葵子、车前子（布包）、冬瓜皮、川萆薢、茯苓各12 g，苍术、地肤子、炒荆芥穗各9 g，软柴胡、龙胆、盐黄柏各6 g。每日1剂，水煎服。连服3剂。另以蒲公英12 g，地肤子、蛇床子各9 g，黄柏6 g。布包、泡水、坐浴熏洗。每日2次。治疗3日后，阴部肿痛较前为轻，带下量减，色转黄白，腥秽亦不若前甚，浮肿渐消，头晕、口苦皆除。妇科检查：阴道壁仍充血，脓样分泌物减少，舌苔薄腻略黄，脉来弦滑兼数，再拟清利湿热，凉血解毒。药用生地黄15 g，云茯苓、淡猪苓、冬瓜皮、金银花、蒲公英各12 g，苍术、地肤子、紫草各9 g，黄柏、炒荆芥穗、粉甘草、青橘叶各6 g。前方服5剂后，青带下已止，阴痛亦除，足肿渐消，昨日经潮，量少色深，块多腹痛，不欲按捺，脉弦细。治以活血化瘀，调经止痛。药用当归、北刘寄奴各12 g，苏木、生蒲黄、五灵脂、牛膝、香附末、杭白芍、赤茯苓各9 g，延胡索、醋柴胡各6 g。服3剂后，经血畅下，腹痛顿除，带经6日而止，经后略有白带，妇科检查已属正常，改服加味逍遥散1周善后。（《哈荔田妇科医案医话选》，天津科学技术出版社，1982）

2. 妙法绝招解析：傅青主谓青带乃肝经之湿热。本例带下色青，气味腥臭，阴户肿痛，小溲赤热，乃由肝经湿热所致。因肝脉"绕阴器、抵少腹"，湿热郁滞肝经，故阴户肿痛，少腹压痛，湿热下注胞脉，蕴蓄下焦，故带下青黄、小溲短赤，治则泻肝木之火，利膀胱之水。方以龙胆、黄柏泄肝经湿热，冬葵子、车前子、萆薢、地肤子、冬瓜皮、茯苓等利水渗湿消肿；紫荆皮苦平以消阴部肿痛，炒荆芥穗辛温，能祛风胜湿，再以柴胡疏肝解郁，俾湿热难留。张石顽曰："赤白带下，积久不愈，必有瘀血留着于内。"本例以湿热久积，蕴于血分，以致血热血积，故复诊时转予清热解毒、凉血祛瘀，三诊更专事活血化瘀，疏肝理气，方虽针对痛症而设，但有间接治带之功，使瘀去而带亦蠲除。后用加味逍遥丸缓调以竟全功。

（二）肝经湿热，下注胞宫（《叶熙春医案》）

1. 病历摘要：王某，女，37岁。带下青色，腥臭稠黏，头胀目眩，苦胁痛，脉来弦数，舌质红，苔黄腻。诊断为青带。

证属肝经湿热，下注胞宫。治宜泻肝清热，利湿止带。药用绵茵陈15 g，炙白鸡冠花、茯苓各12 g，黑栀子、炒白术、川萆薢各9 g，龙胆、黄芩、青陈皮、柴胡、甘草各6 g。每日1剂，水煎服。服1周后，带感减少，胁痛间或有之，脉弦，苔薄黄，再拟疏肝和营，兼清余热。药用茯苓12 g，黑山栀、当归各9 g，炒柴胡、牡丹皮、制苍术、炒白芍、甘草、薄荷、紫苏梗、郁金各6 g。服5剂善后。（《叶熙春医案》，人民卫生出版社，1965）

2. 妙法绝招解析：本例为肝经湿热带下。因肝热脾湿，蕴成湿热，胶结不解，下注胞宫，发为带下证。宜分利湿热，清肝经相火，方用龙胆泻肝汤化裁。以白鸡冠花凉血清热，治赤白带下，《孙真人集效方》用白鸡冠花，晒干为末，空心酒服，治赤白带下，亦为叶氏治带的经验用药。

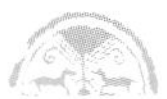

（三）肝气郁结，冲任受损（魏以伦医案）

1. 病历摘要：孙某，女，52 岁。常与其夫怄气，身体消瘦，常患目疾，47 岁断经，尔后常下青带如涕，腰酸腿软，头晕胸闷，善太息，苔薄，舌尖红，脉少弦。

证属肝气郁结，冲任受损。治宜疏肝解郁，兼补冲任。方选逍遥散加味。药用薏苡仁 25 g，椿皮 20 g，白芍、云茯苓、山药、菟丝子、桑寄生、白果、海螵蛸各 15 g，山栀子、当归、白术、柴胡各 10 g，甘草 6 g。每日 1 剂，水煎服。服 2 剂后，青带显减，胸闷稍舒，余症如前。治守原方加枸杞子 12 g，川续断 10 g。再服 2 剂后，青带极少，头晕、腰酸、腿软基本消失，胸中亦舒，惟感体虚乏力。原方减椿皮、海螵蛸，加黄芪 15 g，党参 12 g。服完 3 剂，青带已断，饮食增多，精神亦佳，余症基本消失。原方继服 2 剂，以巩固疗效。后经随访，未见复发。（江苏中医杂志，1983，1）

2. 妙法绝招解析：《傅青主女科》论青带“夫青带者乃肝经之湿热，肝属木，而木之色属青……”“解肝木之火，利膀胱之水，则青绿之带病皆去矣，方用加减逍遥散”。本案与傅青主所载相似，故依法加减，焉能不效。

三、文献选录

妇人有带下而色青者，甚则绿如绿豆汁，稠黏不断，其气腥臭，所谓青带也。夫青带乃肝经之湿热。肝属木，木色属青，带下流如绿豆汁，明明是肝木之病矣。但肝木最喜水润，湿亦水之积，似湿非肝木之所恶，何以竟成青带之症？不知水为肝木之所喜，而湿实肝木之所恶，以湿为土之气故也。以所恶者合之所喜必有违者矣。肝之性既违，则肝之气必逆。气欲上升，而湿下带青欲下降，两相牵掣，以停住于中焦之间，而走于带脉，遂从阴器而出。其色青绿者，正以其乘肝木之气化也。逆轻者，热必轻而色青；逆重者，热必重而色绿。似乎治青易而治绿难，然而均无所难也。解肝木之火，利膀胱之水，则青绿之带病均去矣。方用加减逍遥散。

（一）临床辨治规律

1. 何国立治疗带下分 3 型辨治：①脾虚湿盛。治宜健脾升清，佐以除湿，用益气祛带汤：黄芪、山药各 20 g，党参 15 g，茯苓、香白芷、川续断、炒苍术各 10 g，干姜、甘草各 5 g；②湿热下注。治宜清热利湿，疏肝化浊，用黄芩栀子汤：刺蒺藜，生地黄、飞滑石、牡丹皮各 15 g，黄芩、焦栀子、茯苓、牛膝、柴胡各 10 g；③湿毒内侵。治宜清热解毒，佐以止带，用苦参蒺藜汤：生牡蛎 30 g，生黄芪 20 g，刺蒺藜、薏苡仁各 15 g，苦参、金银花、荆芥、地丁草、防风各 10 g。（北京中医，1986，3）

2. 邢维萱等根据带下的色、量、气及兼证分为脾肾阳虚、肝胃不和、脾虚湿热、肝郁脾虚、血虚肝旺 5 型，分别选用完带汤、易黄汤、加减逍遥散、清肝止淋汤。凡用人参处均改党参，剂量加倍。治疗 170 例，结果：治愈 66 例（占 39%），好转 77 例（占 45%），无效 27 例（占 16%），总有效率为 84%。治带方中治愈率最高的是加减逍遥散方。（山西中医，1992，3）

（二）名医论述选录

朱良春论述：朱氏治疗妇人带下证首分湿、虚、瘀，其辨证分型注重带下的量、色、质、气味，并结合舌、脉、体型、体质、病程。量多色白，质清稀，多脾虚湿陷；质浊而黏稠有秽，多痰湿下注；质清稀如水，恶寒，多脾肾阳虚；寒湿内盛，量多色黄，质稠臭秽，多属湿热下注；色黄绿如脓，或浑浊如米泔，或脓血杂见，恶臭难闻，多为湿毒；量少色赤，或色红而鲜，质稠，多属阴虚内热；色黯红如败酱，混杂黏液，秽臭难闻，多属毒热伤络；淡红无臭秽，多属肾气不固。此外，带下色白，或透明反光如鸡蛋清或拉丝状，多属肾虚滑精。朱氏治带大法虽不外健脾、升阳、除湿、补虚、祛瘀等，但用药颇为轻灵新颖，每以轻药愈重症。分型用药经验和特色如下：①湿热久带。喜用椿皮柏叶汤合仲景当贝苦参丸加减，生柏叶 30 g，椿白皮、浙贝母各 12 g，泽泻、白芷、荜澄茄各 10 g，当归、苦参各 6 g。赤白带下加墨旱莲、小蓟滋阴凉血，且助柏叶以止赤带；少腹痛多肝经湿热，酌加淡吴茱萸 2 g，并加炒小茴香以奏泻肝、理气、行滞之功；腹痛加杭白芍、延胡索以活血镇痛；有寒热加柴胡、白薇；肝经湿热阴中奇痒选加白芷、防风、赤芍、白蒺藜；证属脾胃湿热，带下秽恶如脓加三妙丸：量多重用泽泻；带秽阴内灼热，选加马齿苋或白花蛇舌草各 30 g；新病带下去椿皮易三妙丸（《医学正传》方），乃因“椿皮专以固摄而用，故泻痢肠风，遗浊崩带者宜之”，然必病久而滑始为相宜，若新病投之，乃勉强固涩，必变生他症而成痼疾矣”（《本草通玄》）。朱氏临床还注重配合外治法治疗重症，颇能缩短疗程，提高疗效。如带下症夹外阴瘙痒甚者，拟备“萸芷枯矾粉”（吴茱萸 10 g，白芷、枯矾各 15 g，共研极细末），嘱患者每晚取 1 头约 8 瓣的大蒜，捣烂水煎熏洗内外阴后，用食用油或香油调涂阴部，数日即愈。本法对滴虫性阴道炎或真菌性阴道炎外阴奇痒者屡有著效。如属阴内奇痒者，则选六神丸 15 粒，药用纱布包扎留线头，塞入阴道内，每晚 1 次，颇有速效。基本方中，生柏叶岁寒后凋，其气刚劲，内含挥发油，其厥气沉郁，能降能宣，能通能涩，一味柏叶足以代表仲师《金匮》柏叶汤以通为止之意。配合“当贝苦参丸”，乃取仲景半清半调，开上窍通下窍，以补为通，以清为泄之意，盖湿热带下往往病之机窍不在下而在上，不在实而在虚，如一味清利，则有治实不虑虚之弊。当归行血补血，贝母清气中有益气之功，苦参大清湿热，更妙在三药配伍，能治疗痰热和瘀血互结胞宫之“炎症”，颇合带下误治日久，正虚邪恋，间有清不能清、下不能下、补不能补之症。苦参虽大苦，但据症微用或少用，以缓折之，既能清邪热解秽毒，又能培生气健脾胃。本方苦以折之，养血以濡之，清气以滋之，俾结散炎消，源清流畅，“炎症”霍然而愈。治久病带下必用泽泻，乃因泽泻不但使有形之水质湿浊下行，且能使无形之清气水气上滋，泽泻治带下功在泻中之升。但人多知其泻，而不知其泽，故对重用泽泻之妙殊少体会矣。白芷悦脾土、升胃阳、除湿浊，有发表散风，燥湿排脓，化瘀解毒，消肿止痛，辟秽“消炎”之功，故《本草纲目》谓其治漏下赤白，血闭阴肿等症。朱氏治带秽多喜用之。治带下用荜澄茄乃取其温暖脾肾，健胃祛湿，疗肾气膀胱冷有类川椒，治下焦气寒阴逆有类吴茱萸，以少量温药反佐苦寒，乃治带之妙法也。②阳虚水带温经汤——束带海马蜂鹿霜。朱氏治阳虚水带，暨脾肾阳虚白带如水者，选仲景“温经汤”加减为基本方，药用鹿角霜 15 g，杜仲、补骨脂、党参、炒苍术各 12 g，当归、白芍、姜半夏各 10 g，淡吴茱萸 2～9 g，干姜、炒小茴香各 6 g。带多清稀夹夜尿，加露蜂房 10 g，或海马 3～6 g；带稠量多无秽气乃属脾湿下注，加山药 30 g，海螵蛸、煅龙骨、牡蛎各 15 g；带下赤白无秽，加山茱萸、瞿麦各 15 g；虚寒较甚加附片、桂枝，倍干姜；水带如崩加棉花根 120 g，煎代水，并倍鹿角霜、党参各 30 g，或酌加黄芪 30～60 g 以上，乃上提下举，固涩并用之法，临床屡见殊功。加减温经汤中，吴茱萸气浮味降，散寒温中，逐冷降气，然就其辛苦之性，乃治肝胃以及中下寒湿滞浊，无不相宜耳。吴茱萸下气最速，极能宣散郁结，善治肝气郁滞，寒浊下踞，王好古谓其有润肝燥脾之功，朱师治虚寒水带喜用之。基本方中，参、术、姜理中温下；杜仲、补骨脂取《局方》青娥丸之意，填精固肾，秘摄真元，涩而兼润，补而能固，补骨脂得杜仲，则助其补固；伍归、芍则化其燥烈，其气香而腥，补命门，纳肾气，其性温能祛寒，味辛能散结，质润能起枯，味涩能固脱。《张氏医通》云“湿浊下渗，不时带下，故用半夏。”已故名医蒲辅周先生亦喜用温经汤，并谓此方乃温经和血，益气生津之法，重点在厥阴、阳明。朱氏治阳虚水带借此方加减，颇有巧思。朱师云：“带下清稀乃肾气不足，寒湿困脾，奇经受损，带脉失束，湿浊下注所致，利湿泄浊之品仅能治标，而温煦肝肾，升固奇经才是治本之图。”海马或露蜂房均温阳益肾，助补骨脂、杜仲以固本，且对全身功能有强壮调整作用，对兼夹肾虚遗尿屡有著效，配合鹿角霜、炒小茴香通补奇经，固摄肾督，治阳虚水带疗效相得益彰。因阳虚寒气内踞日久，以致脾不散精，湿浊聚而不运，下注胞宫，水带连绵，虚由寒致，亦借“温经汤”合桂枝汤加减为基本方，俾温经固摄，温寒补虚，温肝缓肾，温胃燥脾，以温为主，温中寓养，同收著效。（辽宁中医杂志，2001，5）

（三）临床报道选录

1. 何国兴用止带汤治疗上环后带下症50例：药用桑螵蛸、沙苑子、菟丝子、熟地黄、云茯苓、山药、炒白术各12 g，薏苡仁、莲须、泽泻、牡丹皮、白果各10 g。每日1剂，水煎分早晚服。加减：湿重者加龙胆15 g，车前子适量；热重者加黄柏、栀子各10 g；寒重者去牡丹皮，加吴茱萸、肉桂各6 g；瘀重者加桃仁、红花各6 g；阴部瘙痒者加苦参、白鲜皮、蛇床子各9 g。共治疗50例，结果：治愈30例，好转18例，无效2例，总有效率96%。（陕西中医，1992，6）

2. 毕明义用真武汤治疗带下病118例：药用白芍、茯苓、生姜（切片）各50 g，黑附子（先煎40分钟）15 g，白术10 g。水煎早晚分服，每日1剂。共治疗118例，结果：痊愈90例，占76%；好转18例，占15%；无效10例，占9%。总有效率91%。（山东中医杂志，1994，10）

3. 周应征用升阳益胃汤治疗带下73例：药用茯苓20 g，党参、黄芪各15 g，白术、黄连、半夏、陈皮、泽泻、防风、羌活、独活、柴胡、白芍各10 g，甘草3 g，姜枣为引。湿盛加薏苡仁20 g，苍术、车前子各10 g；少腹胀痛加川楝子15 g；汗多者加煅龙骨、煅牡蛎各20 g。每日1剂，水煎，分2次煎服，5日为1个疗程。共治疗患者73例，其中痊愈66例，占90.40%；好转4例，占5.5%；有效3例，占4.1%。总有效率100%。（陕西中医，1990，12）

4. 张艳等用乌梅丸化裁治疗寒热虚实夹杂型带下病60例：药用乌梅20 g，黄连、黄柏各18 g，桂枝15 g，干姜、当归、蜀椒、党参各12 g，附子10 g，细辛6 g。湿热重者选加败酱草、椿皮、苦参、赤茯苓、蒲公英、龙胆；少腹有包块且腹痛甚者合桂枝茯苓丸（桂枝、茯苓、牡丹皮、桃仁、赤芍）以活血化瘀，缓消癥块；腹痛甚者加香附、延胡索；胸闷纳差者选加厚朴、陈皮、神曲、山楂、砂仁、鸡内金；肾虚腰痛者选加川续断、桑寄生、狗脊、杜仲；寒湿重者加白芷、海螵蛸、巴戟天、赤石脂、白术、茯苓；带下量多，质清稀而不稠黏臭秽者，可选加芡实、莲须、金樱子、龙骨；赤多白少者加小蓟。每日1剂。水煎，早餐后温服。共治疗患者60例，基本痊愈42例，占70%；显效12例，占20%；有效4例，占6.7%；无效2例，占3.3%。总有效率97%。（河北中医，1994，3）

（四）经验良方选录

1. 内服方：

（1）山药30 g，熟地黄、白术各12 g，山茱萸、牡丹皮、知母、黄柏、茯神、远志、莲子心、石斛各9 g，泽泻、桔梗各6 g。每日1剂，水煎服。主治带下病。

（2）党参、生地黄炭、焦白术、酒炒白芍、当归、益母草、附子各9 g，肉桂、川芎、艾叶、泽泻各5 g，炮姜炭3 g。每日1剂，水煎，服两次。主治带下病。

（3）丹参30 g，郁金、三棱、莪术、大黄、肉苁蓉、巴戟天各10 g。每周服6剂，水煎服。一般服用1个月可见显效。主治带下病。

（4）菟丝子、白芍、当归各30 g，熟地黄、山药各15 g，白茯苓、柴胡各10 g，荆芥穗6 g。每日1剂，水煎，分2次服。主治带下病。

（5）制何首乌、桑寄生各20 g，决明子、酸枣仁各15 g。每日1剂，水煎，2次分服。主治带下病。

2. 食疗方：

(1) 粳米 60 g，冰糖 30 g，黑木耳、银耳各 10 g。将黑木耳、银耳用温水泡发，去杂洗净，与粳米同煮为粥，加入冰糖即成。每日 2 剂。主治带下病。

(2) 益母草 30 g，延胡索 15 g，鸡蛋 2 只。将上 3 味共洗净，加水同煮，鸡蛋熟后去壳再煮 10 分钟，吃蛋喝汤。每日 1 剂。主治带下病。

(3) 白糖 30 g，生姜 25 g，黄酒 250 mL，青皮鸭蛋 3 个。将黄酒倒入锅内，鸭蛋破壳打入酒内，下姜片共煮。以白糖调服，主治带下病。

青带 病证名。见《傅青主女科》卷上。指妇人带下色青，甚则绿如如豆汁，稠粘不断，气腥臭之证。亦名带下青候。多因经产之后胞脉空虚，秽浊之邪乘虚侵袭，或肝经湿热之邪下注，伤及任脉所致。症见阴道带下质粘腻、色青绿，气味腥臭，绵绵不断。治宜调肝清热利湿，方用加减逍遥散（茯苓、白芍、柴胡、甘草、茵陈、陈皮、焦栀子）。治可参肝经湿热带下，湿毒带下条。

第五节 黑 带

一、病证概述

黑带多由肾水虚乏，不能制火而成。以经净后一旬较多见，平时口燥内热，但不思饮水，腰酸心烦，精神不好。黑带连绵，腰酸肢软，面色不华，心烦失眠，脉象虚细而数，舌质淡少苔。《诸病源候论》云："肾脏之色黑，逞下黑者是肾脏虚损。"肾水虚乏，不能制火，虚火蒸熬，积血枯涸而成黑带。

本病因热盛煎熬、寒湿不化，带脉之血渐变为黑所致。是以带下色黑，淋漓不尽为主要表现的带下类疾病。《傅青主女科》云"妇人有带下而色黑者，甚则如黑豆汁，其气亦腥，所谓黑带也"。下色黑如黑豆汁，气味腥秽，伴有眩晕颧红、烦热口渴、神疲气短、腰酸腹胀等症。

二、妙法绝招解析

（一）肾水虚乏，不能制火（朱小南医案）

1. 病历摘要：利某，48 岁，已婚。经惯于超先，经量颇多，经停后带下连绵，黄白带下中夹有黑色，气味腥臭，身体虚弱，面黄唇白，根据黑带以经净后一旬较多见，平时口燥内热，但不思饮水，腰酸心烦，精神不好。诊断为黑带。

证属肾水虚乏，不能制火。治宜滋水清火，调经益血。药用生地黄、仙鹤草各 12 g，女贞子、白芍、黄芪、黄柏炭、肥知母、陈青蒿、地榆炭、牛角鳃、炒贯众各 9 g。每日 1 剂，水煎服。连服 3 剂后，黑带已止，惟素有月经过多的现象，平时腰酸头眩，精神不振，昨日经临，经量又复过多，脉细数，舌苔薄黄。药用当归、黄芪、生地黄、熟地黄各 9 g，山茱萸、牛角鳃（先煎）、炒阿胶、炒莲房、炒贯众、蒲黄炭、焦白术、青蒿、白薇各 6 g。连服 5 剂后，诸症均除。(《朱小南妇科经验选》，人民卫生出版社，1981)

2. 妙法绝招解析：本例黑带连绵，腰酸肢软，面色不华，心烦失眠，脉象虚细而数，舌质淡少苔。《诸病源候论》云"肾脏之色黑，逞下黑者是肾脏虚损。"肾水虚乏，不能制火，虚火蒸熬，积血枯涸而黑带。故治宜滋水清火，调经益血。黑带，古人归之于肾，与赤带属于心有所区别，其实无论黑色或是赤色，都是出血，新则色鲜而赤，滞留则蒸涸而变黑，堵塞其源，自然为主要治法。所谓急则治标，初诊用地榆、绵马贯众、牛角鳃、仙鹤草等止血药，亦即制止黑带，

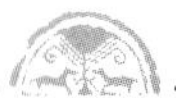

复用生地黄、女贞子、白芍滋肾水、补营血，配以知母、黄柏、青蒿以清热泻火，从而排除引起黑带之病因，服2剂后，黑带遂止。本例由于较长时间的月经偏早而量多，复有黑带，肾水不足，营阴虚亏，这是久病后必然现象。患者黑带暂时停止，如果不继续调治，内热复炽，经水过多后，黑带仍会复作。所以于经期间前复用养阴补血，清虚热并控制经水之方法治疗，并加入黄芪、白术以补脾胃，增加脾脏摄血、统血和生血的能力。控制经水后，恐有余血滞留，因此用当归为君，调经益血活血，使余血不再留滞，日久而化为黑带。本症病愈后，当培补气血，固肾健脾，以恢复其健康。

（二）阴精亏损，相火易旺（秦有学医案）

1. 病历摘要：秦某，46岁。半年来，带下黑如煮豌豆淡汁，略带臭味，淋沥不尽，经期前后更多。月经提前，色淡红无块。近三个月来，又头目眩晕，耳鸣咽干，手足心热，腰膝酸软乏力，大便干，小便色黄。前医皆以清肝泻火，健脾燥湿止带等法，治疗无效。就诊时，面容憔悴，形体消瘦，舌红少苔，脉细数。诊断为黑带。

证属阴精亏损，相火易旺。治宜滋肾养阴，降泻虚火。药用山药30 g，芡实、熟地黄各15 g，山茱萸、牡丹皮、泽泻、茯苓、白术（土炒）、金樱子各10 g，盐炒黄柏6 g。每日1剂，水煎2次，混合分3次服。忌食辛辣，服6剂后，黑带量减少，咽干，头目眩晕减轻，遵上方续服4剂，黑带量明显减少，余症消失。原方减黄柏，取5剂量，共研细末，炼蜜为丸，每丸重10 g，早晚2次，淡盐汤送服1丸，经调治月余而愈。随访7年未复发。（甘肃中医学院，1998，1）

2. 妙法绝招解析：黑带在《傅青主女科》中有记载，是属火热之候。临床中因肾虚而致的黑带，实属少见。《诸病源候论》带下条提出："肾脏之黑色，带下黑者，是肾虚损，故带下挟黑色也。"本例黑带淋沥，乃肾虚本色外露之象。久则伤精损肾，髓海不足则耳鸣眩晕，肾主骨，腰为外候，肾虚故腰膝酸软乏力，肾又为阴阳并居之脏，阴精亏损，相火易旺，咽干，手足心热。经期提前，舌红少苔，脉细数，皆阴虚火旺之症。故以六味地黄汤补肾之阴，"壮水为主，以制阳光"。盐炒黄柏入肾降相火，泻肾浊治其标，白术健后天脾胃气血生化之源，佐芡实、金樱子以固涩止带。

（三）肝肾阴虚，血热血燥（魏以伦医案）

1. 病历摘要：耿某，女，28岁。婚后5年不孕，体略胖，面赤，有髯口（口周有胡须似的茸毛），头发焦枯，松散无华；月经愆期，色黑有块，小腹痛，常下黑带，质黏，腰痛，心热，小便黄，脉沉数，舌质红。

证属肝肾阴虚，血热血燥。治宜滋养肝肾，凉血止带。方选归芍地黄汤加味。药用墨旱莲30 g，何首乌20 g，熟地黄、山药、女贞子、枸杞子、玄参各15 g，黄柏12 g，当归、白芍、山茱萸、泽泻、牡丹皮各10 g。每日1剂，水煎服。服8剂后，黑带未再出现，月经已基本准期，面赤、心热、腰痛消失，头发较前柔润。（江苏中医杂志，1983，1）

2. 妙法绝招解析：前人方书中曾将带下分为青、黄、赤、白、黑五种，谓之五色带下，其中白带居多，黑带则甚为少见。傅青主认为："黑带者，乃火热之极也。"验诸临床黑带病机，非止火热一端，亦有属寒属虚者，必须辨证论治，本案为肝肾阴虚，血热血燥，故方选归芍地黄汤取效。

（四）肾阳虚衰，带脉失约（王春生医案）

1. 病历摘要：翟某，女，21岁。平素白带连绵，近两个月带下色黑，清稀澄澈，微有腥气，量多。小腹冷痛拒按，腰脊酸痛沉重，会阴至小腹部似感寒风如扇。头昏眼花，神疲肢软，脘腹胀闷，时或呕恶，纳食减少。小溲频数，混浊如米泔，无刺痛。大便溏薄，便次不增。月经15

岁初潮以后，经常先后不定期，经量或多或少，色淡红。舌淡，苔白而厚腻，脉两尺沉迟微弱。

证属肾阳虚衰，带脉失约。治宜温肾暖宫，除湿止带。方选附子汤合丹溪萆薢分清饮加减。药用茯苓 15 g，炒白术 12 g，西党参、巴戟天、菟丝子、炒白芍、熟黑附片、萆薢、石菖蒲、台乌药、煨益智仁各 9 g。每日 1 剂，水煎服。服 5 剂后，带下转为灰黑色，量减少，腰仍痛。守原方加煅龙骨、煅牡蛎各 20 g，继服 5 剂，黑带全止，诸症相继消失，纳食渐增，精神振作。嘱服金匮肾气丸调理半个月，经汛如期。随访 1 年黑带未见，白带亦少，月经正常。（江西中医药，1988，5）

2. 妙法绝招解析：本案黑带清稀，小便频数混浊，腹部发寒，故证属肾阳虚衰，寒湿凝滞，带脉失约。故方用仲景附子汤、丹溪萆薢分清饮加巴戟天、菟丝子等以温肾利湿止带而愈。

（五）湿热蕴结，伤及冲任（孙秉华医案）

1. 病历摘要：张某，女，56 岁。带下量多色黑已有 30 载，质黏稠，常伴五心烦热，小腹隐痛，时有面赤口干，小便色黄。舌红苔薄黄，脉沉数。

证属湿热蕴结，伤及冲任。治宜清泄湿热，以调冲任。药用龙胆泻肝丸，每日 2 次，每次 6 g。服药 1 周，带下减少，共服药丸 500 g 而愈。随访 1 年未发。（辽宁中医杂志，1986，3）

2. 妙法绝招解析：本案黑带，五心烦热，溺赤口干竟达 30 载，热极似水而成，故用龙胆泻肝丸，以清利下焦湿热，药达病所，疗效甚好。

三、文献选录

妇女阴道流出一种状如黑豆汁的液体，称为黑带。《傅青主女科》云“妇人有带下而色黑者，甚则如黑豆汁，其气亦腥，所谓黑带也。”《女科易知录》云“带下色黑，有如黑豆汁，或浓粘（黏）臭秽，或清稀如水。”这就具体描述了黑带的症状。黑带产生的原因，多由于肾脏虚损。《诸病源候论》云：“带下黑者，是肾脏之虚损，故带下而夹黑也。”因黑色属肾，肾气虚损，阳气不运，所以带下色黑。临床上常有因脾阳下陷，寒湿不化而成，治疗黑带的方法，亦须审因论治。肾虚的，宜温肾扶阳为主，佐以固涩；如因脾虚寒湿不化，则须扶脾为主，均应佐以固涩。

（一）名医论述选录

班秀文论述：治带勿忘湿，治湿勿忘瘀：带下“病因虽多，以湿为主，湿的轻重多少，直接关系到病情深浅程度。湿重带多，湿轻带少”。主张治带以治湿为主，祛湿为先。还重视瘀血与带下的关系，妇人胎前产后，产孕人流，房事劳伤，无不伤损带脉，带脉失约而致带下。尤其是带下伴有下腹疼痛，或带下伴见面色黧黑之人，或是久病带下不愈之人，瘀血尤重。瘀血与湿相搏，阻滞经络，往往增加了病情的复杂性与治疗的困难性。推崇《血证论·瘀血》的观点，“凡血症，总以祛瘀为要”，主张“治湿之时，勿忘祛瘀”。要重视因湿致瘀与因瘀致湿这一矛盾的相互影响与转化。湿与瘀俱为阴邪，其性黏腻缠绵，同为有形之物，二者易于相合致病。因湿致瘀者，因为湿之存在，最为阻遏阳气，不仅使带脉失约，更能使得脏腑气机升降失常，气血不和，阻滞经络，使得胞脉的阻滞更伤损胞宫，导致瘀血。因瘀致湿者，多伤损或久病入络，胞宫胞脉局部的瘀血一旦形成，则恶血不去，新血不生，阴塞隧络，气机不畅，使水不化气而化湿。湿与瘀结合，更为胶浊滞腻。湿瘀有形之物盘根错节，不仅湿邪可以加重脉络原有的瘀阻，而且血瘀又可加重原有的湿滞。因湿致瘀，因瘀致湿，增加了愈后的复发率及治疗难度。带下病是全身性的疾病，带下日久不愈，当从整体观念出发，详细辨证。更应考虑湿与瘀的相关因素，重视久病入络，因湿致瘀，因瘀致湿的矛盾渗透与转化，作出积极合理的治疗。化瘀药的合理应用，是治疗带下病的一个重要问题。必须正确处理好正气与瘀血的关系，即根据正气的强弱，采取徐图缓攻之策，或攻补兼施，或先攻后补，或先补后攻。务必时时顾护正气，才能达到瘀去正复，巩固疗效的目的。一味猛破峻攻，妄图收效于一旦，则往往瘀未去而正已伤，使湿瘀胶着沉积如死水，加重病情。主张水蛭、虻虫、桃仁、牛膝、大黄等大破猛攻之药应少用或慎用，如果使用，也应凭脉辨证，适可而止。主张湿瘀同治的过程中，尽量选用一些药性平稳，具有养血通络之品。代表方如当归芍药散，常用益母草、茺蔚子、泽兰、苏木、丹参、当归、川芎、路路通、田七之类。至于瘀血尚轻之时，可适当加用一些养中有化的化瘀通络之品，如鸡血藤、丹参、益母草、泽兰等养血化瘀，通络利水之物，血水两治。(《班秀文妇科奇难病论治》，广西科学技术出版社，1989)

（二）辨证论治选录

班秀文经验：班氏善用花药治疗带下病。虽然以湿为主，且多夹瘀，用药多以化湿祛瘀药物为主，如茯苓、土茯苓、白术、苍术、泽泻、牡丹皮、丹参、泽兰、赤芍、鸡血藤、田七等，但一些气味芳香、质轻沁脾的花类药物也是班氏常用之品。素馨花又名玉芙蓉，悦肝醒脾之功显著，是班氏治疗肝郁带下最常用之药。其性味甘平，疏肝之时，又有滋润养阴之力，为治疗肝郁带下的良药。凌霄花，功能凉血祛瘀。班氏常用于治疗瘀热较重的带下病。认为该药属于药性平和的凉开散瘀之药，用之得当，能使肝郁得解，瘀血得行，郁去生机有望，瘀除脉络得行。长期使用，无峻猛伤身之虞。玫瑰花，性温和，味甘甜。既有温养血脉之力，又有舒发生机之功。药入五脏，血气兼治，温而不燥，疏不伤阴，扶正祛邪，是治疗体虚兼郁，带下日久不愈之疏肝运脾之良药。佛手花，又名佛柑花，最善理气化痰，醒悦肝脾之气。故善治妇人带下，痰湿较重兼有心腹疼痛之疾者。班氏根据多年的临床经验，认为佛手花清香淡雅，气味不浊，与理气止痛之佛手相比，疏肝醒脾之功强于佛手，化瘀止痛之力不及，治疗带下肝胃不和者，以佛手花为宜。合欢花，有解郁安神之功。班老认为，合欢花虽甘苦而微香，香能疏理肝气，故又有升发阳气之功，是治疗心、肝、脾病之带下淋漓的良好辅助药物。善用藤药，络通带除：以藤类药物治疗带下诸证，又是班氏 50 多年临证生涯中总结出来的一条有效经验。鸡血藤，班氏认为该药“补虚为主，善治虚证。但补中有行，巧治瘀血，且通养血脉，堪治顽疾”。治湿瘀带下，鸡血藤也是常用之药。忍冬藤，认为其质地重着，故治下部之湿瘀壅滞不通有良效。忍冬藤清中寓通，且能扶正，用之得当，最善消除盆腔湿瘀之包块，使络通瘀祛新生，而顽带得愈。首乌藤，班氏认为该药既首乌之藤，禀首乌补肝、益肾、养血、祛风之性，又有通络之功，故治疗带下兼有肝肾不足之头晕，腰膝软弱，筋骨酸痛等最为适用，属于以补为主，补中有通之药。(中医杂志，1996，5)

（三）临床报道选录

(1) 秦正光等用妇炎消糖浆治疗带下 200 例：药用党参、山药、覆盆子各 20 g，薏苡仁、白芍、黄柏、苍术、车前子各 15 g，柴胡、陈皮各 6 g，甘草 3 g。制成糖浆剂型，每瓶装量 500 mL（含 1 剂量生药），口服，每日 3 次，每次 50～100 mL，7 日为 1 个疗程。治疗结果：显效 130 例，占 65%；有效 66 例，占 33%；无效 4 例，占 2%。总有效率 98%。(陕西中医，1995，12)

(2) 陈如芳等用加味玉真散治疗带下病 36 例：药用焦白术、炒山药各 30 g，白附子、天麻各 15 g，天南星 10 g，羌活、白芷、防风各 6 g。头痛、眩晕者加桑寄生、泽泻各 30 g，钩藤 24 g；心悸不安者加龙骨、牡蛎各 30 g，菖蒲 10 g；带下红白相兼者加仙鹤草 30 g，三七参 3 g；腰痛如折加狗脊 30 g，川续断、杜仲炭各 10 g；腰重如带五千钱者加茯苓 30 g，干姜 10 g，炙甘草 5 g；双下肢麻木而痛者加延胡索 12 g，红花 10 g；月经欠规律伴见胁痛、撑胀者加柴胡、白芍、芥穗炭各 10 g；稀便、腹痛者加海螵蛸、炒车前子各 30 g，煨豆蔻 10 g；泛酸、胃脘痞胀者加煅瓦楞子 30 g，萸连片、牡蛎各 24 g。每日 1 剂，两煎取汁 500 mL，分 2 次温服，早晚各 1 次。9 剂为 1 个疗程，可连续观察 3 个疗程。服药期间，忌食生冷、腥辣、肥腻之品，并注意避免过劳或外感。共治疗 36 例，痊愈 32 例（88.9%），显效 3 例（8.7%），无效 1 例（2.8%）。（实用中医杂志，1994，3）

（3）陈桂湘用金锁固精丸治疗带下病 36 例：药用煅牡蛎 30 g，沙苑子、芡实、莲须、莲子肉、煅龙骨各 20 g，椿皮、海螵蛸、茯苓各 12 g。每日 1 剂，早晚各 1 次，水煎温服。5 日为 1 个疗程。结合临床分型辨证加减，属脾虚气弱者加党参、山药；脾肾虚亏者加杜仲、巴戟天；湿热下注加墓头回、黄柏。共治疗 36 例，其中治愈 29 例，显效 5 例，无效 2 例。（河南中医，1995，5）

（4）杨家林等银甲片治疗湿热带下 60 例：药用金银花、连翘、红藤、蒲公英、鳖甲、茵陈等制成片剂。每日 3 次，每次 5 片，口服。7～10 日为 1 个疗程。治疗中禁用药物外洗或局部上药。共治疗 60 例，治愈 28 例，占 47%；显效 14 例，占 23%；好转 9 例，占 15%；无效 9 例，占 15%。总有效率 85%。（四川中医，1992，3）

（四）经验良方选录

1. 内服方：

（1）肉苁蓉 20 g，菟丝子、潼蒺藜、黄芪、海螵蛸、白蒺藜、紫菀茸各 15 g，制附子 6 g，鹿茸（另兑）、肉桂各 4 g。每日 1 剂，水煎服。2 次分服。主治黑带，质稀薄，终日不断，小腹冷痛，腰膝如折，脉沉迟。

（2）杜仲、熟地黄、川续断、覆盆子各 15 g，山茱萸、远志、党参、桑螵蛸、阿胶各 10 g，砂仁、五味子、五倍子、益智仁各 5 g，白果 12 枚，炙甘草 3 g。主治黑带。

（3）黄芪 15 g，当归、柴胡、羌活、苍术、防风、升麻、独活、藁本各 9 g，甘草 3 g。每日 1 剂，水煎，2 次分服。主治黑带。

（4）岗稔根 30 g，菟丝子 25 g，何首乌 20 g，白术、海螵蛸各 15 g，炙甘草、白芍、白芷各 10 g。每日 1 剂，水煎，2 次分服。主治黑带。

（5）熟地黄 24 g，何首乌、枸杞子、菟丝子、桑螵蛸、赤石脂、狗脊、杜仲各 12 g，藿香 6 g，砂仁 6 g。每日 1 剂，水煎服。主治黑带。

（6）白芍（酒炒）60 g，干姜（炒黑）1.5 g。共研细末，每日 3 次，每次 3 g，空腹用米汤送服。主治黑带。

2. 针推方：

（1）针灸：取主穴三阴交、带脉穴。若火热所致之带下，泻行间，加太冲清热；若治肾阳不足，加灸关元，足三里温固下元。

（2）推拿：摩小腹 5 分钟，按带脉 3 分钟，按揉三阴交 2 分钟。火热者，按揉行间、水泉、太冲各 1 分钟，肾阳不足，按关元 2 分钟，揉肾俞 1 分钟，按揉足三里 2 分钟。

3. 食疗方：

胡椒 7 粒，鸡蛋 1 枚。先将胡椒炒焦，研成末。再将鸡蛋捅一小孔，把胡椒末填入蛋内，用厚纸将孔封固，置于火上煮熟，去壳吃，每日 2 次。

第六节　其他带下病

本节内容包括黄绿带下、锦丝带、绿带各 1 例，白崩 2 例。各自的临床特点从略。

（一）湿热下注，损伤任带（李祥云医案）

1. 病历摘要：朱某，女，33 岁。少腹胀痛，放射至大腿，影响行动，带多，色黄绿，酸臭味，质厚，无发热及腰酸，月经量少呈咖啡色。妇科检查：外阴经产式；阴道无异常；宫颈光；宫体前位，正常大小；左侧附件触及鸽蛋大小囊肿，右侧阴性。舌苔黄腻质偏红，脉细弦。查白带常规：白细胞（+），无滴虫、霉菌。平素月经量多，色红，夹血块，偶有痛经。诊断为黄绿带下。

证属湿热下注，损伤任带。治宜清热疏肝，利湿止带。药用煅龙骨、煅牡蛎、红藤、败酱草、紫花地丁各 30 g，鸡冠花 15 g，延胡索、夏枯草、金樱子各 12 g，赤芍、白芍、乌药、木香各 9 g，五倍子 4.5 g。每日 1 剂，水煎服。服 7 剂后，腹胀痛减，带下量少，已无黄绿色，臭味止。苔薄腻，质淡红，脉细。上方去延胡索、赤芍、白芍，加川楝子 12 g，龙胆 6 g。再服 7 剂后诸症消失，随访痊愈。（《李祥云治疗妇科病精华》，中国中医药出版社，2007）

2. 妙法绝招解析：患者少腹胀痛 7～8 年，乃情志不畅，肝气郁结所致，郁久化热，肝气犯脾，脾虚湿盛，湿热互结，下注冲任，又复感外邪，损伤任带，约固无力，导致带多、呈黄绿色、酸臭味。湿浊阻遏，气机不利，肝气不舒，经脉不畅，故少腹酸痛呈放射状，月经量少呈咖啡色是肝经郁热之故。《傅青主女科》云："妇人有带下而色黄者，宛如黄茶浓汁，其气腥秽，所谓黄带是也。夫黄带，乃任脉之湿热也。"又云："妇人有带下而色青者，甚则绿如绿豆汁，稠黏不断，其气腥臭，所谓青带也。夫青带，乃肝经之湿热。"故本案治疗采用清热疏肝，利湿止带。方中红藤、败酱草、紫花地丁、鸡冠花乃清热解毒，祛除湿邪；延胡索、乌药、木香疏肝理气止痛；赤芍、白芍凉血柔肝止痛；金樱子、煅龙骨、煅牡蛎、五倍子固涩止带；夏枯草清泻肝火。本方服后肝气得疏，肝郁得解，肝火得清，则腹痛缓解，带下得止。二诊去延胡索、赤芍、白芍，加川楝子、龙胆，加强前方清泻肝火的作用，全方切中病机，使少腹疼痛之顽疾治愈，收效甚捷。

（二）脾肾两虚，冲任不固（李祥云医案）

1. 病历摘要：陆某，女，27 岁。月经基本正常，两年来每于排卵期有透明呈鸡蛋清样带下，夹有血丝，状如锦丝，带下黏凝，拉较长，出血量少，淡红，二三日自净。伴有小腹隐冷作痛，大便溏薄，偶有腰酸。平素神疲易倦，喜暖多衣着，逢季节变化易感冒，尿清长，胃纳欠佳，食少腹胀，夜寐难眠。结婚 2 年未避孕而不孕，夫妻曾赴医院检查正常。舌淡，苔薄白，脉细。平素月经量中，色红，无血块，无痛经。妇科检查：外阴已婚式；阴道畅；宫颈轻糜；宫体中位，略小；附件（—）。诊断为锦丝带，经间期出血。

证属脾肾两虚，冲任不固。治宜脾肾双补，固冲止血。药用党参、炙黄芪、山药、紫石英各 15 g，白术、白芍、海螵蛸、熟地黄、芡实、金樱子各 12 g，鸡冠花、炙升麻、花椒目、制附子各 9 g，生茜草 6 g，肉桂 3 g。每日 1 剂，水煎服。服 7 剂后，此次经间期出血未作，惟余症虽缓未愈，即以原方于月经期中服之，2 个月后病愈。（《李祥云治疗妇科病精华》，中国中医药出版社，2007）

2. 妙法绝招解析：月经中期，氤氲之时，由经净后之血海空虚，冲任衰少而渐致经气蓄积，冲任阴精充实，阳气渐长之势。患者体弱之质，先天禀赋不足，时值氤氲肾精亏损，阳气内动，

而兼之脾气虚弱冲任不固，阳气动而不足，血失统摄，故于氤氲之期出血。往往阴随血泻，阴阳趋衡，出血自止，下一周期又复发，周而复始，见诸氤氲期之锦丝带下。方用党参、黄芪、白术、山药补中益气，健运脾胃；加以升麻以升举脾胃之清阳；芡实、金樱子相配有补肾涩精止带、以固下元之效，与党参、山药、白术共用，恰治脾肾两亏之体虚带下；附子、肉桂相配，温肾助阳、逐寒邪以温中健脾；川椒目更有温中散寒，温督脉以扶阳之功，取其“滋水更当养火”之意使肾中阴平阳秘，精血俱旺；熟地黄、白芍补肾益精、和血调经，白芍又兼缓急止痛之功；紫石英补血安神，专治女子血海虚寒不孕；鸡冠花凉血止血，《本草》云其专治妇女赤白带下；海螵蛸固精止带、收敛止血，生茜草凉血止血、活血祛瘀，两药合用止血无留瘀之弊。全方标本兼顾，阴阳同求，精气共益，其补脾胃在于资血之源，以健脾升阳为主，养肾气以安血之室，增补精血，佐以助阳之品，使阴平阳秘，其症自愈。方中又兼顾固涩止血之品，标本兼治。全方共奏脾肾双补，固冲止血之功，用药合理，则疗效固，久病愈。

（三）脾虚湿蕴，瘀血阻络（李祥云医案）

1. 病历摘要：薛某，女，35岁。近4个月以来无明显原因而出现经后阴道排液，量多，色淡黄，似小便状，伴经期延长，20多日方净，腰酸，神疲乏力。婚后8年未孕。舌质红，苔薄，脉细。B超：左侧输卵管积水，呈扭曲状。诊断为白崩（经净后阴道大量排水）。

证属脾虚湿蕴，瘀血阻络。治宜清热利湿，活血通络。药用红藤、败酱草、紫花地丁（各）30 g，牡丹皮、丹参、香附、赤芍、地鳖虫、三棱、莪术、皂角刺、葶苈子、薏苡仁、党参、黄芪各12 g，当归、路路通（各）9 g。每日1剂，水煎服。服7剂后，已无阴道排液，末次月经量少，淋漓不尽。舌质红，苔薄，脉细。药用红藤、败酱草、煅龙骨、煅牡蛎各30 g，黄芪、椿皮（各）15 g，党参、牡丹皮、丹参、地鳖虫、夏枯草（各）12 g，三棱、莪术（各）9 g，墓头回18 g。服上方7剂后，阴道排液明显减少，此后再按上法调治3个月经周期，经后阴道排液痊愈，半年后随访一直未复发。(《李祥云治疗妇科病精华》，中国中医药出版社，2007)

2. 妙法绝招解析：带下病有青、赤、黄、白、黑带之分，临床以白带、黄带、赤带为常见。若白带量多，色如米水，即谓之“白崩”。综观该患者病史，经后阴道排液，量多，色淡黄，似小便状，当属“白崩”范畴。带下病以湿邪为患，《傅青主女科》云：“夫带下俱是湿症。”本患者脾虚湿盛，郁久化热，湿热互结，流注下焦，损伤冲、任、带脉，约束无力，而见白崩；冲任不固，而见经期延长。对于该患者的治疗，初时以健脾益气、清热利湿为主，予以红藤、败酱草、紫花地丁、党参、黄芪等药，经期延长的症状得到改善，但阴道排液仍有反复，其后投收敛止带类药物，如煅龙骨、煅牡蛎、椿皮等，但效果仍不满意。最终在加入大剂量墓头回后获得显效。墓头回一药，性微寒，味苦、微酸、涩，归肝经，《本草纲目》谓之可疗“崩中赤白带下”。该药奇臭，但入煎剂后臭味自然消失。笔者每遇带下病缠绵不愈者以大剂量投之，疗效颇显。此外，因该例患者尚有不孕症、输卵管积水扭曲的病史，故而诊治时活血通络并重，给予地鳖虫、三棱、莪术、皂角刺等药。如此，诸药合用，共奏健脾清热，收敛止带活血通络之功。

（四）肝经湿热，冲任受损（刘时尹医案）

1. 病历摘要：毛某，女，35岁。既往患有阴道炎。近1年来，带多色绿，质黏稠，有秽气，时有阴痒（未查见滴虫），面色晦暗，胁肋胀满，胃脘隐痛，纳食欠佳，时有呕吐涎沫，口苦嗳气，溲黄短少，舌质红，苔黄腻，脉细数。诊断为绿带。

证属肝经湿热，冲任受损。治宜清利湿热，兼调冲任。方选龙胆泻肝汤加减。药用薏苡仁12 g，柴胡、栀子、生地黄、当归各10 g，龙胆、黄柏、茜草、甘草、牡丹皮、红花各6 g。每日1剂，水煎服。服6剂后，绿带明显减少，质稀，秽气除，守原方继服3剂。绿带已止，惟感体虚乏力，改用健脾益胃之剂。药用山楂、芡实各 15 g，山药、蒲公英各 12 g，党参、茯苓、生鸡内金各 10 g，陈皮、红花各 9 g，绿萼梅、甘草各 6 g。后以此方出入，共治月余，病告痊愈。（辽宁中医杂志，1983，12）

2. 妙法绝招解析：绿带较青带火热更重。肝胆火旺，脾虚生湿，湿热互结，缠绵难愈。首诊以龙胆泻肝汤泻肝胆之火，火热之势减，后专事健脾，湿邪祛，故病自愈。

（五）脾肾阳虚，冲任不固（于建中医案）

1. 病历摘要：李某，女，56 岁。平素畏冷喜暖，四肢欠温，近 20 日来白带量多，如崩如注，质稀如水，有腥味。并伴形寒肢冷，小腹冷痛，腰膝酸软，大便稀溏，舌质淡苔白，脉细弱。诊断为白崩。

证属脾肾阳虚，冲任不固。治宜温补脾肾，固涩止崩。药用煅龙骨、煅牡蛎各 24 g，桑螵蛸、川续断、狗脊各 20 g，鹿角霜、淫羊藿各 15 g，菟丝子、艾叶、山药各 12 g，仙茅、巴戟天、补骨脂、五味子、茯苓各 10 g。每日 1 剂，水煎服。服 4 剂后，白崩大减，药已中鹄，仍守前法加韭菜子 10 g，继服 5 剂，诸症悉除，白崩告愈。后改用肾气丸温养冲任，以冀巩固。（吉林中医，1980，2）

2. 妙法绝招解析：白崩，出自《诸病源候论》。其谓："白崩者，是劳伤胞络，而气极所为。肺主气，气极则肺虚冷也。肺脏之色白，虚冷劳极，其色与胞络之间移液相挟，崩而下，为白崩也。"阴道内流出大量白色液体，量多如崩，今人多纳入白带门中论治。《诸病源候论》主肺虚，实则多由忧思过度，劳伤心脾，或奇经极虚，带脉失约，任脉失固所致。大致治从脾肾，但亦有夹湿热而崩者。本案白崩如注，质稀如水，畏寒肢冷，为脾肾阳虚，冲任不固。故用温补脾肾，固涩止崩收效。

三、文献选录

评价白带是否正常，要从量、色、质地、气味几方面观察。正常的白带应该是乳白色或无色透明，略带腥味或无味；其分泌量、质地受体内雌、孕激素水平高低的影响，随月经周期而有量多量少、质稀质稠的周期性变化。一般月经期后白带量少；至排卵期前，由于体内雌激素水平升高，促使宫颈腺体的上皮细胞增生，宫颈黏液的分泌量增加，黏液中氯化钠含量增多，能吸收较多的水分，使排卵期时白带增多，质稀，色清，外观如鸡蛋清样，能拉长丝；排卵期后，雌激素水平渐低，孕激素水平升高，宫颈黏液的分泌受到抑制，黏液中氯化钠的含量也减少，使这时的白带质地稠厚，色乳白，延展性变差，拉丝易断。另外，也有些生理现象如妊娠、口服避孕药时，会出现白带增多，其原因也与体内雌、孕激素水平的变化有关。如果平时白带无原因地增多，或伴有颜色、质地、气味的改变，就应该提高警惕。

（一）病理性带下病因分析

常见的引起带下增多或减少的原因有：①增多。患真菌性阴道炎时，白带色黄或白，多数质地黏稠，有时也可质地稀薄，典型的白带呈豆腐渣样或乳凝块状。滴虫性阴道炎的白带为稀脓样，色黄，有泡沫，或如米泔水样，色灰白，白带味臭。宫颈糜烂时白带一般色黄，质黏如脓涕，多无味。淋病的白带则为黄脓样。患子宫内膜炎等盆腔炎时，白带也会增多，色黄，质稀，多伴有腹痛。患输卵管癌时，由于肿瘤刺激输卵管上皮渗液及病变组织坏死，会出现水样白带，绵绵不断。②减少。如果育龄期妇女白带减少到不能满足人们的生理需要，使患者经常感到外阴干涩不适，则为一种病态，常因卵巢功能减退，性激素分泌减少引起。绝经后妇女常感觉外阴干涩，阴道无分泌物，这是正常现象，是因为卵巢萎缩，性激素分泌明显减少所致。再者，白带的

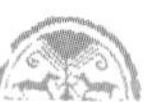

颜色改变也应引起注意。一般因炎症所引起者白带多色黄；赤带是指白带中夹有血丝或呈淡粉色，可能出现在宫颈炎、阴道炎、带环出血或宫颈癌等疾病中。

（二）名医论述选录

何子淮论述：带下病，大致有脾虚湿滞，肾气虚弱，余热下迫和湿毒内炽等几种证型，治疗可用健脾，固肾，清渗，涤荡四法。①健脾摄带。适用于面色萎黄，纳谷不香，大便溏烂，带下色黄、黏稠，舌淡质胖，苔薄腻，脉沉滑之脾虚湿滞证。药用苍术、白术、鸡内金、炒白扁豆花、薏苡仁、茯苓、芡实、莲须、砂仁、太子参、车前草、甘草等。②固肾束带。适用于素体羸瘦，面晄不华，腰酸如折，带下量多之肾气虚弱证。药用鹿角片、紫河车、熟地黄、黄芪、菟丝子、金樱子、覆盆子、杜仲、川续断、山茱萸、海螵蛸等。③清渗止带。适用于热病后，带下质稠如淋膏，或有泡沫状，腥臭灼热，尿频量少，或有涩痛，下阴潮湿伴有瘙痒，舌边尖红，苔黄腻而燥，脉来弦滑而数之余热下迫证。药用土茯苓、川黄柏、忍冬藤、白槿花、鸡冠花、臭椿皮、薏苡仁、车前草、黑山栀、石斛、芦根、六一散等。④涤荡袪带。适用于带浊浓稠，灼热臭秽为甚，下腹胀痛，时有带中夹红或为咖啡色。有时出现低热，口苦咽干，舌红苔黄，脉数之湿毒内炽证。药用：制大黄、川黄连、川黄柏、龙胆、臭椿皮、牡丹皮、墓头回、白槿花、重楼、红藤、紫花地丁、黄花地丁、黄芩、白英、甘草等。治带之剂，除固肾法外，其余诸法，用药切忌过早固涩，以免闭门留寇，火上添油。必待水源清，秽浊净后，方可酌情使用，否则遗留后患。（《何子淮女科经验集》，浙江科学技术出版社，1982）

（三）辨证论治选录

1. 孙坦村治疗带下分 2 型辨治：①虚寒型。治宜健脾固摄，用胭脂根 60 g，淫羊藿、金樱子各 30 g，煅龙骨、煅牡蛎各 15 g，漂白术、山药、山茱萸肉、菟丝子、莲须各 10 g。②湿热型。治宜利湿清热，用土茯苓 60 g，龙葵、柳树根各 30 g，白鸡冠花、樗白皮各 15 g，泔苍术、肥知母、川黄柏各 10 g，盐砂仁 3 g。每日 1 剂，水煎服。共治疗 122 例，结果：服药 9 日后，痊愈 80 例（占 65.57%），有效 38 例（占 31.15%），无效 4 例（占 3.28%）。（上海中医药杂志，1991，4）

2. 张国祥治疗带下分 2 型辨治：①脾肾阳虚型。用脾胃双补丸加减，药用党参、山药、莲子各 24 g，熟地黄、车前子各 15 g，炒菟丝子、鹿角霜、巴戟天、焦白术各 12 g，益智仁、五味子各 9 g。若面色萎黄加黄芪 24 g，当归 12 g；胸胁胀满加柴胡、青皮各 9 g；腰膝酸软加炒杜仲 12 g；畏寒甚者加桂枝 12 g。②湿热下注型。选用退黄汤加味：白果、芡实、薏苡仁、山药各 30 g，土茯苓 20 g，地骨皮、车前子各 12 g，黄柏 9 g；若低热加半枝莲 30 g；小腹胀痛加制香附 9 g；阴中痒痛加苦参、蛇床子各 12 g；大便干燥加生大黄 10 g，尿痛加木通、淡竹叶各 10 g；脘胁胀痛加炒谷芽 15 g，川楝子 10 g。结果：脾肾阳虚型 17 例，治后痊愈 14 例，显效 1 例，无效 2 例；湿热下注型 38 例，治后痊愈 35 例，显效 2 例，无效 1 例。所有病例服药 9～18 剂。（浙江中医杂志，1984，1）

3. 吴熙伯等治疗带下分 5 型辨治：①赤白带下清肝为宜，药用牡丹皮、栀子、柴胡、半枝莲、地榆、蛇床子、苦参、墓头回、白芍等；②黄白带下泻肝为要，方用龙胆泻肝汤；③清稀带下补肝为先，药用黄芪、党参、山药、白扁豆、芡实、海螵蛸、当归、白芍、莲须、白果等；④青白带下疏肝为主，用逍遥散加味；⑤黑带养肝为佳，药用当归、白芍、熟地黄、枸杞子、山药、海螵蛸、沙苑子、金樱子；火极者加栀子、石膏、半枝莲等。（广西中医药，1986，5）

（四）临床报道选录

1. 内服药疗法：

（1）朱守庆用十七味保元汤治疗带下病 76 例：本组包括阴道滴虫病 12 例，真菌性阴道炎 28 例，宫颈炎和宫颈糜烂 21 例，阴部湿疹 15 例。药用黄芪 25 g，山药、党参、茯苓各 12 g，绵马贯众、骨碎补、杜仲、盐水炒茴香、巴戟天、升麻、石斛、当归、莲须、黄柏各 10 g，独活、甘草各 6 g，龙眼 6 个。阴虚火旺，湿热下注者，去党参、黄芪，加柴胡 15 g；有阴道滴虫加龙胆 3 g；阴部湿疹加土茯苓 12 g；寒湿困脾去黄柏、独活，加龙骨、牡蛎、赤石脂各 20 g；阴部潮湿瘙痒加车前子 15 g，苍术 10 g。每日 1 剂，水煎服。结果：显效（服药 9 剂症状明显消失，随访 1 年未复发）36 例，有效（服药 15 剂症状明显减轻或消失，随访 1 年有复发）34 例，无效 6 例。（江苏中医，1991，11）

（2）陈如芳等用加味玉真散治疗带下病 36 例：药用焦白术、炒山药各 30 g，白附子、明天麻各 15 g，天南星 10 g，羌活、白芷、防风各 6 g。头痛眩晕加钩藤、桑寄生、泽泻；心悸加菖蒲、龙骨、牡蛎；带下红白相兼加仙鹤草、三七；腰痛加狗脊、川续断、杜仲炭；腰重加干姜、茯苓、炙甘草；下肢麻木而痛加红花、延胡索；月经欠规律，伴胁痛撑胀加柴胡、白芍、荆芥穗炭；稀便腹痛加煨豆蔻、海螵蛸、炒车前子；胃胀痞胀泛酸加萸连片、牡蛎、煅瓦楞子。每日 1 剂，水煎服。9 日为 1 疗程。忌食生冷、腥辣、肥腻之品。治疗 3 个疗程。结果：痊愈 32 例，显效 3 例，无效 1 例。（实用中医药杂志，1994，3）

（3）张艳等用乌梅丸化裁治疗寒热虚实夹杂型带下病 60 例：药用乌梅 20 g，黄连、黄柏各 18 g，桂枝 15 g，干姜、当归、花椒、党参各 12 g，附子 10 g，细辛 6 g。湿热重选加败酱草、椿皮、苦参、赤茯苓、蒲公英、龙胆；少腹有包块伴腹痛甚合桂枝茯苓丸；腹痛甚加香附、延胡索；胸闷纳差加厚朴、陈皮、神曲、山楂、砂仁、鸡内金；肾虚腰酸痛加川续断、桑寄生、狗脊、杜仲；寒湿重加白芷、海螵蛸、巴戟天、赤石脂、白术、茯苓；带下量多，质清稀，加芡实、莲须、金樱子、龙骨；赤多白少加小蓟。每日 1 剂，水煎服。结果：基本痊愈 42 例，显效 12 例，有效 4 例，无效 2 例，总有效率为 97％。（河北中医，1994，3）

（4）肖美珍用芩栀三草汤治疗湿热带下病 201 例：药用黄芩、栀子、甘草、白花蛇舌草、败酱草。腹痛甚者加香附、延胡索；兼见脾虚症状者加山药、薏苡仁。每日 1～2 剂，分 2～4 次服。用药 20～30 日后，治愈 150 例，好转 51 例。（湖南中医学院学报，1988，2）

（5）李友忠用加味薏苡附子败酱散治疗顽固性带下 54 例：药用薏苡仁、鹿角霜各 30 g，败酱草 20 g，制附子、海螵蛸、金樱子各 12 g。每日 1 剂，水煎服。腰痛甚者加杜仲、川续断各 12 g；小腹坠胀者加升麻 6 g；阴部瘙痒者加蛇床子 6 g。共治疗 54 例，结果：均获治愈。本方适应证：带下量多，清稀如水，时挟黄色，日久不愈，腰痛如折，畏寒肢冷，脉沉迟无力或沉弱无力者。（山东中医杂志，1984，4）

（6）杨昔年用柴蒲金鸡汤治疗带下病 98 例：药用紫花地丁、蒲公英、金鸡尾各 20～40 g，海螵蛸、白术、茯苓、薏苡仁各 10～20 g，每日 1 剂。湿热甚者加黄柏、苍术、苦参、蛇床子；偏气虚者加黄芪、党参；偏肾虚者加炒杜仲、芡实、鹿角霜；偏痰湿者加半夏、陈皮。共治疗 98 例，结果：痊愈 61 例，显效 29 例，好转 8 例，平均服药 6.6 例。（四川医学，1982，6）

（7）罗飞用易黄汤为主治疗带下病 110 例：本组包括阴道炎、滴虫性阴道炎、宫颈糜烂及慢性盆腔炎等病患者，病程 2 个月至 2 年。本方含炒山药、芡实各 30 g，白果 10 g，盐水炒黄柏 6 g，车前子 3 g。均以本方加减治疗。若伴阴痒，除服汤药外，以苦参、蛇床子各 30 g，花椒、枯矾（或明矾）各 10 g，水煎熏洗外阴。服药 2～12 剂后，痊愈（随访 2 年无复发）89 例，显效

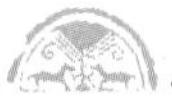

21 例。(浙江中医杂志，1987，8)

(8) 李南范等以补阴法治疗带下病 287 例：药用六味地黄汤加苦参 50 g，牛膝 30 g，菟丝子、车前子各 20 g。肾阳虚加蛇床子；脾肾俱虚加苍术 20 g，蛇床子 15 g；肾阴虚加黄柏、知母各 20 g；单脾虚者加党参 20 g；赤白带者加当归、枸杞子各 20 g；合并外阴瘙痒者，配用外洗药：苦参、艾叶各 50 g，白鲜皮 30 g，蛇床子、地肤子、苍耳子各 20 g。共治疗 287 例，结果：服药 8 剂痊愈 219 例，服药 12 剂痊愈 68 例。(中国乡村医生，1992，5)

(9) 金学仁用地锦海螵蛸饮治疗带症 60 例：药用白术 30 g，山药 25 g，地锦草、海螵蛸各 20 g，茯苓 15 g，黄柏 12 g，车前子、香附各 10 g。带下腥气，色白清稀，少腹冷痛，可加吴茱萸、良姜；带下热臭色黄者，可加蒲公英、黄连、龙胆；赤带者，可加赤小豆、炒地榆；少腹胀坠痛甚者，可加延胡索、川楝子、紫丹参；腰酸者，可加炒杜仲、川续断、金毛狗脊；头晕、心悸者，可加天麻、酸枣仁、首乌藤、琥珀；体虚者，可加熟地黄、山药、党参、黄芪；发热者，可加柴胡、黄芩、金银花、连翘；食欲不振者，可加鸡内金、炒六曲、谷芽、麦芽；阴痒者，可加苦参、蛇床子、生百部。每日 1 剂，水煎服。共治疗 60 例，经 5～30 剂治疗后，52 例痊愈，4 例显效，4 例无效。(浙江中医杂志，1995，7)

2. 外治疗法：

(1) 毕明义等用矾石丸治疗带下病 208 例：药用枯矾 12 g，生苦杏仁 6 g。将苦杏仁去皮，捣为极细末，然后与枯矾末混合均匀，再加适量蜂蜜调匀（以调和成中药丸的软硬为度），做成小丸如枣核大，外用一层绢布包裹，棉线束住，并保留一线头长约 12cm。每晚用 1 丸，放阴道内深 10～12cm，将线头留于外阴部，次晨取去。轻者连用 3 日，重者连用 7 日，休息 3 日再放，最多不超过 21 日。用药期间禁房事。若阴道分泌物很多者，可去掉绢布，直接将丸药放入阴道内。结果：痊愈 181 例，好转 15 例，无效 12 例，总有效率 94%。(山东中医杂志，1994，2)

(2) 丁爱平用带必康散外治带下病 488 例：先将冰片、雄黄、枯矾、硼砂研为细末，再将蛇床子、苦参、血竭、滑石、乳香、没药、黄连、金银花、连翘、炒蒲黄、五倍子等药粉碎，过 80～120 目筛，合同前药拌匀，瓶装密封备用。另取虎杖 500 g，加水 1500 mL 浓煎，取汁 1000 mL，加防腐剂瓶装备用。操作过程，①令患者仰卧，取膀胱截石位，医者用窥阴器扩开阴道，暴露宫颈。②用 1%新洁尔灭或 0.9%生理盐水棉球，将阴道、宫颈处的分泌物擦净，如有糜烂面者，用 2.5%碘酒及 75%酒精消毒，继用干棉球擦干。③用长镊取消毒干棉球一枚，先蘸虎杖液少许，再蘸带必康散 0.5 g 左右，将其贴于宫颈部位，上药完毕取出窥阴器。每日上药 1 次，7 次为 1 个疗程。治疗结果：治愈 440 例（90.2%），好转 48 例（9.8%），总有效率 100%。此外，丁氏认为，如带下日久，损及脏腑气血者，又当根据整体之病情需要，随症配以内服用药，其疗效更佳。(新中医，1990，3)

3. 卢文玉等用复方苦参液治疗带下病 200 例：取苦参 1000 g，用凉水反复漂洗后，两次水煎液，4 层纱布过滤，再浓缩至原液 1/3 量，95%酒精边加边搅拌，使含量达 70%左右，于室温静置 48 小时后用脱脂棉滤去脂类杂质，回收酒精后，加蒸馏水 2000 mL 稀释，用盐酸调 pH 值为 4.5，经药棉过滤后瓶装并高压灭菌。治疗前按每 100 mL 加浓滴鼻净 1 支（10 mL）摇匀，装入经消毒过的塑料奶瓶内。每晚将本品 20～30 mL 挤入阴道内并抬高臀部 40 分钟以上，或用药棉蘸药液置入阴道，药棉上系 1 条线留于阴道外，次日晨起将药棉拉出，1 周为 1 疗程。结果：痊愈 180 例（占 90%），显效 16 例（占 8%），好转 4 例（占 2%）。(中医药研究，1992，1)

(4) 刘耀驰采用熏洗法治带症 156 例：取霜后龙葵全秧洗净，切寸段，每次用 150～250 g。白带色黄者加国槐鲜枝叶 50～100 g，白带色见红夹出血者加凤眼草 50～100 g。上药放盆内加凉水 1500～3000 mL，煮沸 20 分钟，先熏后洗，每日 1 剂，熏洗 2 次。结果：治愈 133 例（用药 1～7 剂痊愈 122 例，用药 10 剂以上痊愈 11 例），好转 13 例，无效 10 例。（中草药，1990，2）

（5）刘茂林等用龙牙汤治疗带下病 54 例：将龙牙（蔷薇科植物龙牙草 *Agrimonia pilosa* Lab. 的带幼苗的根芽）洗净，晒干，剪碎，加水煎煮，浓缩为 1 g/mL 浓度，装入 500 mL 的高温瓶中消毒备用。本组 54 例，用消毒棉球将白带擦干净，再用龙牙汤浸泡过的带线消毒棉球塞入阴道。对照组 32 例，用洗必太栓，每次 1 枚，塞入阴道，均保留 2 小时，每日 1 次，均用药七日。结果：本组与对照组分别为临床治愈率 62.96%、9.36%（$P<0.01$），有效率 92.22%、65.62%。本品抗菌作用优于洗必泰栓（$P<0.01$）；杀灭滴虫作用亦优于洗必泰栓（$P<0.01$）。本组有滴虫 26 例，阴转率为 100%。对照组 12 例，阴转率 50%。（中国医药学报，1990，1）

3. 针灸疗法：

（1）王本元针刺治疗带下病 144 例：主穴取关元、气海、归来。肝郁带下加肝俞、血海；肾虚带下加肾俞、命门；脾虚带下加脾俞。快速进针，施补法，得气后不留针。每日 1 次，10 次为 1 疗程。治疗 1～2 疗程后，治愈 106 例，好转 32 例，无效 6 例。（中国针灸，1990，5）

（2）袁茂祥以腕踝针治疗虚证带下 22 例：凡辨证为脾虚或肾虚带下，都可选用腕踝针治疗。治疗方法：采用 30 号 1.5 寸毫针，患者取仰卧位。进针点：双下 2 点（在内踝最高点上 3 横指，靠胫骨后缘）。操作：选好进针点，常规消毒后，用拇、示、中三指持针柄，针体与皮肤表面成 30°角，用拇指端轻旋针柄，使针尖进入皮肤。过皮后即将针放平，贴近皮肤表面，顺直线沿皮下表浅进针。进针速度稍缓慢，如有阻力或出现酸、麻、胀、痛等感觉、则表示针刺太深而已入肌层，应将针退至皮下，重行刺入。刺进皮下的长度一般为 1.4 寸。留针 20～30 分钟。每日 1 次，7 次为 1 疗程。结果：经针刺 1 疗程治愈者 15 例，好转 6 例，无效 1 例。总有效率为 95.5%。（中医杂志，1982，2）

（五）经验良方选录

1. 内服方：

（1）芡实、滑石各 20 g，白扁豆、山药、茯苓各 15 g，白术 12 g，向日葵茎白瓤（一大握，约 10 g），白鸡冠花、白果各 10 g，海螵蛸 9 g。水煎 2 次分服。一般 4～6 剂见效。随证加减：属湿热者，可加黄柏、黄芩、龙胆；属寒湿者加白芷、肉桂、附子等。每日 1 剂，水煎服。主治带下病。

（2）白鸡冠花 15 g，海螵蛸（打碎）12 g，炒白术 9 g。带白腥冷加炒荆芥、干姜；带色黄绿腥臭加蒲公英、川黄柏、紫花地丁；带下清稀加金樱子、焦杜仲；带下夹赤、口苦者加山栀子、苦参、红鸡冠花。每日 1 剂，水煎服。主治带下病。

（3）柴胡、党参、半夏、白术、白芍、木香、枳壳、青皮各 10 g，黄芩 8 g，甘草 5 g。每日 1 剂，加水煎沸 15 分钟，过滤取液，渣再加水煎 20 分钟，滤过去渣，两次滤液兑匀，分早晚两次服。主治带下病。

（4）茯神 15 g，浮小麦 12 g，柴胡、郁金、白芍、当归、远志、柏子仁、熟地黄、炙甘草各 10 g，大枣 8 枚。每日 1 剂，水煎，2 次分服，1 个月为 1 疗程。主治脾肾气虚型带下病。

（5）枸杞子（洗净）10 g，苦丁茶、菊花（洗净）各 3 g，莲子心 1 g。共放入杯中，以沸水冲泡，盖浸 10 分钟后即成。代茶频频饮用，可复泡 3～5 次。滋阴降火。主治带下病。

（6）龟甲（先煎）、龙骨各 40 g，熟地黄 30 g，制何首乌、枸杞子、山茱萸、女贞子、麦冬、百合、刺蒺藜各 20 g。每日 1 剂，水煎分 2 次服，10 日为 1 疗程。主治带下病。

（7）小麦 30 g，大枣 30 枚，黄芪 15 g，党参、白芍、熟地黄、远志、酸枣仁各 12 g，白术、当归、茯苓、甘草各 10 g。每日 1 剂，水煎，服两次。主治气血双亏虚带下病。

(8) 熟地黄 18 g，淫羊藿、茯苓、白芍、菟丝子、巴戟天、当归、山药、牡丹皮、山茱萸、附子、党参、焦白术、益母草各 9 g。每日 1 剂，水煎，服两次。主治带下病。

(9) 酒炒菟丝子、酒炒白芍、酒洗当归各 30 g，熟地黄（九蒸）、山药各 15 g，柴胡、白茯苓各 9 g，荆芥穗（炒黑）6 g。每日 1 剂，水煎服，日服 2 次。主治带下病。

(10) 白芍 20 g，淫羊藿、菟丝子、覆盆子、女贞子、生地黄、紫草、桑寄生、钩藤、制香附、生麦芽各 15 g，全当归、甘草各 10 g。每日 1 剂，水煎服。主治带下病。

(11) 生地黄、生铁落各 15 g，白芍、百合、淫羊藿、娑罗子、川楝子、石菖蒲各 12 g，柴胡、当归、山栀子、知母各 9 g。每日 1 剂，水煎，2 次分服。主治带下病。

(12) 紫草 30 g，巴戟天、白芍各 18 g，淫羊藿、麦冬、五味子各 15 g，当归、知母、淡竹叶各 10 g。每日 1 剂，水煎服，日服 2 次。10 日为 1 疗程。主治带下病。

(13) 怀小麦、珍珠母各 30 g，大枣 15 g，枸杞子 12 g，石决明（先煎）、紫草、淫羊藿、当归各 10 g，甘草 6 g。每日 1 剂，水煎分 2 次服。主治带下病。

2. 食疗方：

(1) 肉苁蓉 30 g，鸡冠花 15 g，粳米 100 g，精盐、味精各适量。将肉苁蓉、淘洗干净的粳米一同放入沙锅，加 1000 g 水，用大火烧开后转用小火熬煮成粥，加精盐、味精调味即成。每日早晚温服。阴虚或实热便秘者不宜服用。主治带下病。

(2) 益母草、桑寄生各 30 g，冰糖适量，鸡蛋 4 个。将鸡蛋煮熟，去壳；与洗净的益母草、桑寄生、鸡冠花一同放锅内，用小火煮沸半小时，再放入冰糖煮至冰糖溶化，去益母草和桑寄生即成。日服 1 剂，吃蛋饮汤。主治带下病。

(3) 月季花 3～5 g，红茶 1～1.5 g，红糖 25 g。将红茶、月季花加 300 g 水，煎沸 5 分钟后加入红糖即成。分 3 次饭后服，每日 1 剂。可于每次月经前 5 日起服，至月经盛潮止，连服 3～4 个月。孕妇忌服。主治带下病。

(4) 黑芝麻、核桃肉各 250 g，红糖 500 g。将红糖加适量水煮至浓稠。将黑芝麻、核桃肉炒熟，倒入红糖内拌匀，再倒入涂有熟植物油的搪瓷盘内，稍冷，用刀切成块。每日 2 次，每次 50～100 g，常食。主治带下病。

(5) 干山楂片 200 g，米酒 500 mL。将山楂片洗净，去核，浸入米酒中，密闭瓶口，每日摇荡 1 次，1 周后即可饮服。每服 20～30 mL，每日 2～3 次，连服 3～5 日。最后所剩山楂片可拌白糖食用。主治带下病。

(6) 小茴香 10 g，猪腰 2 个。小茴香炒后研末待用；猪腰洗净切片（勿切断），掺入茴香，用线捆扎入锅，加适量水煮沸后，用小火将猪腰炖烂熟，调味服食。每日 1 剂，连服 3～5 日。主治带下病。

(7) 乌骨鸡 1 只，当归、熟地黄、白芍、知母、鸡冠花 15 g。将乌骨鸡去毛和肠脏，将上述诸药放入鸡腹中，缝合，加适量水，煮熟，去药，食肉饮汤。每日 1 剂，连服 3～5 日。主治带下病。

(8) 当归 150 g，北芪 100 g，乌骨鸡 1 只（1000 g）。将乌鸡宰杀，去毛及内脏，洗净；当归、北芪洗净，用纱布包好，纳入鸡腹中，加水炖 1 小时，吃鸡喝汤。隔日 1 剂。主治带下病。

(9) 白糖 30 g，生姜 25 g，黄酒 250 mL，青皮鸭蛋 3 个。将生姜洗净切片，放入锅内，加黄酒煮沸，打入鸭蛋搅匀，再煮数沸，加入白糖即成。每日 1 剂，2 次分服。主治带下病。

(10) 鸡冠花 30～60 g，鸡蛋 1 个，精盐适量。将鸡冠花洗净入锅，加 800 g 水，煎至 400 g，去渣，鸡蛋去壳后打散，加入汤中煮熟，加精盐调味即成。每日服1剂。主治带下病。

（11）当归9 g，鸡蛋2个，红糖100 g。鸡蛋洗净，与当归、红糖同煮，待蛋熟去壳再煮片刻，于月经清利后温热服用。每日1剂，连服5日。妇女月经过多者勿用。主治带下病。

（12）黑豆60 g，鸡蛋2只，米酒适量。先将黑豆用沸水浸软，鸡蛋洗净，一同入锅煎煮，鸡蛋熟后去壳再入锅煮15分钟，冲入米酒即成。每日1剂，2次分服。主治带下病。

（13）泽兰15 g，绿茶1 g。将绿茶与泽兰一同放入茶杯中（有磁化杯则更佳），用刚烧沸的开水冲泡，盖浸5分钟服饮。如用磁化杯泡沏，则于30分钟后服用。主治带下病。

（14）益母草30 g，鸡蛋2个，红糖适量。将益母草洗净切段，与鸡蛋一同加适量水煮熟，去壳后再煮片刻，可加适量红糖即成。月经前日服1次，饮汤吃蛋，连服数日。主治带下病。

（15）蛇莓100 g，米酒100 mL，鸡蛋2只。将鸡蛋、蛇莓洗净，加水同煮，鸡蛋熟后去壳再入锅煮20分钟，兑入米酒，吃蛋饮汤。每日1剂，2次分服。主治带下病。

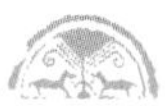

第三章 妊娠疾病

第一节 妊娠恶阻

一、病证概述

妊娠后出现厌食，恶心呕吐，甚则食入即吐，反复发作者，称为妊娠剧吐。本病的确切病因迄今未明，多数观点认为本病与激素作用机制和精神状态的平衡失调有关。研究发现妊娠呕吐严重时，血 HCG 明显增高，而发生妊娠剧吐可引起脱水、缺氧及电解质平衡失调，进而造成肝肾功能异常，及心脏搏动异常，甚至停搏。本病多发生于妊娠 6～12 周，妊娠 3 个月后症状逐渐好转、消失。妊娠剧吐发生后，经及时正确治疗，大多预后良好。中医将本病称为“妊娠恶阻”。其发病机制主要由于妊娠后，阴血聚下养胎，冲脉之气较盛，循经脉上逆犯胃，胃失和降所致。临床常见证候有脾胃虚弱证、肝胃不和证、痰湿阻滞证等。

二、妙法绝招解析

（一）肝火内炽，上冲犯胃（王渭川医案）

1. 病历摘要：谢某，30 岁。曾做人工流产两次，现怀孕两个月，吐酸水，甚苦，食入即吐，胸胁胀闷，精神疲乏，头眩晕，烦渴，大便燥结，脉弦数，舌红苔黄。诊断为妊娠恶阻。

证属肝火内炽，上冲犯胃。治宜清热调肝，和胃止呕。药用女贞子、墨旱莲、生牛蒡子各 24 g，枸杞子、竹茹各 12 g，沙参、生白芍、菊花、刺蒺藜、瓜蒌皮、制旋覆花、麦冬各 10 g，广藿香 6 g。每日 1 剂，水煎 2 次，混合分 3 次服。忌食辛辣，服 6 剂后，呕吐减轻。能吃藕粉、麦乳精，仍有呕意，大便已解，眩晕口渴显著减轻。脉弦缓，舌质淡红，苔黄渐退。药改用女贞子、墨旱莲各 24 g，枸杞子、竹茹各 12 g，沙参、生白芍、刺蒺藜、制旋覆花、麦冬各 10 g，广藿香、黄连各 6 g，吴茱萸 3 g。连服 1 周，病情悉解，能吃稀饭面食，不呕吐，小便清长，大便逐日能解。继用生麦芽 30 g，沙参、焦白术、茯苓、桑寄生、女贞子各 10 g，广藿香 6 g，砂仁、厚朴各 3 g。服 1 周善后。(《王渭川妇科治疗经验，四川人民出版社，1981)

2. 妙法绝招解析：孕后经血不泻，冲气偏盛，循经上逆犯胃，胃失和降，发为恶阻，冲脉隶于阳明而附于肝，孕后冲脉之气较盛，患者肝胆之火挟冲气上逆于胃，而见口苦、吐酸、胸胁胀闷等症，首诊药用沙参、蒺藜、麦冬柔肝养阴，平抑肝阳，枸杞子、女贞子、墨旱莲滋养肝肾，滋阴清热，竹茹清肝和胃止呕，旋覆花降逆止呕，配用牛蒡子、瓜蒌皮润肠通便而不用泻下之品，以防损伤胎元。其他如砂仁、藿香也是和胃止呕良方，遇此皆可随症选用，每获良效。二诊时能吃藕粉，但仍有呕意，大便已通，黄苔渐去，脉弦缓，证候未变，故而守法继以原方随症减牛蒡子、瓜蒌皮，合左金丸辛开苦降，清泻肝火，病情悉解，后以调理脾肾、甘淡益胃而收全功。妊娠恶阻严重者常食入即吐，或服汤药易吐，可采取少量频服法，每次服药量不宜太多，也可于服药前试嚼少许生姜片，使患者减轻闻到药味产生的恶心欲吐的症状。

（二）脾胃虚弱，冲气上逆（刘奉五医案）

1. 病历摘要：姜某，31 岁。患者停经 50 日，近日来恶心、呕吐、厌食，胸懑腹胀，妊娠试验阳性，血压 100/60mmH g，过去有血压偏低史，脉沉细弦，舌质尖红，周边有齿痕。诊断为妊娠恶阻。

证属脾胃虚弱，冲气上逆。治宜健脾调胃，降逆止呕。药用藿香、白术各 9 g，紫苏梗、陈皮、半夏各 6 g，砂仁 4.5 g，木香 3 g，生姜汁 20 滴。每日 1 剂，水煎服。连服 3 剂后，恶心呕吐已止，食纳增加而愈。(《刘奉五妇科经验》，人民卫生出版社，1994)

2. 妙法绝招解析：若妊娠期仅有恶心厌食，头晕，或晨起偶有呕吐者，为早孕反应，不属病态，一般 3 个月后逐渐消失，本例恶心、呕吐、胸闷、腹胀等症状，为大多数妊娠恶阻者所共有。惟其脉沉细，舌周边有齿痕乃脾虚生湿之象，故法取健脾和胃、降逆止呕，以香砂六君子汤化裁，方中白术健脾益气安胎；藿香、砂仁化湿止呕安胎；紫苏梗、陈皮、木香理气消胀安胎；姜汁配半夏降气止呕安胎。诸药配合，共奏健脾益气、降逆止呕、扶正安胎之功。需指出的是半夏为止呕要药，是治疗恶阻常用药物之一，其疗效肯定，但陈自明《妇人良方大全》中指出“半夏有动胎之性”。现代药理研究表明，一定剂量的制半夏对妊娠小白鼠有致畸作用，故半夏应慎用，用应“中病即止”，以免伤胎。

（三）气血内聚，冲任气盛（王凤仪医案）

1. 病历摘要：孙某，27 岁。妊娠 3 个月，从 20 日前即开始厌食、恶心、呕吐，逐渐加重，近日尤甚，不能进食，食入即吐，只靠输液维持体内营养，妇科建议终止妊娠，但本人不同意，故请针灸科会诊治疗。诊查时见体质消瘦，轻度脱水，舌无苔质红。肝脾未触及，脉滑。诊断为妊娠恶阻。

证属气血内聚，冲任气盛。治宜调气降逆，健脾和胃。乃取内关、公孙为调脾胃阳维冲脉之气，而降逆止呕，中脘、足三里用补法。脾俞、胃俞用补法为健脾胃而和中。经上法治疗 2 次，呕吐停止，又继续巩固治疗 3 次而愈。1 个月后随访未发。(《现代针灸医案选》，人民卫生出版社，2012)

2. 妙法绝招解析：恶阻及时治疗，大多可治愈。若体温升高达 38 ℃以上，心率每分钟超过 120 次，出现持续黄疸或持续蛋白尿，精神萎靡不振等，应及时考虑终止妊娠，同时应排除因葡萄胎引起剧吐的可能。本病常因气血内聚养胎，血海不泄，冲任脉气较盛。冲脉属于阳明，故其气上逆犯胃，胃失和降，则恶心呕吐。且兼素有肝郁气滞，痰湿内蕴，故呕恶尤甚。本例恶阻，多由胎气上逆，胃受其邪，造成胃气上逆所致，治以降气逆，健脾气以利胃之和降，则痰湿去恶阻可解。选用针灸治疗以降逆止呕，调气和中，实为良策。故取内关、公孙调脾胃，降气逆，取足三里、中脘意在健脾化湿以和胃，佐脾俞、胃俞使脾健胃和以化痰浊，诸穴相合，可以降气之逆，除痰之聚，从而达到止呕之目的。

（四）气血不调，阴阳失和（言庚孚医案）

1. 病历摘要：何某，女，31 岁。妊娠 3 个月，厌食，恶心，呕吐，日渐频繁，神疲肢乏，形体消瘦，口微欲饮，下腹坠胀，本市某医院曾投中西药（中药投以保产无忧方）治之未效，而来就诊。脉象细滑，舌质淡，苔薄白，面色无华，精神萎靡，嗜卧懒言，呕吐而渴，诊断为恶阻。

证属气血不调，阴阳失和。治宜调理气血，降逆止呕。仿仲景《金匮要略》：“妊娠呕吐不止，干姜人参半夏丸主之。”“受妊六十日，渴而不能食者，则用桂枝汤温之。”药用西党参、云茯苓、炒白芍各12 g，炒白术、淡黄芩、川桂枝、当归各10 g，法半夏、春砂仁各6 g，淡干姜5 g，粉甘草3 g，鲜生姜3片，大枣3枚。每日1剂，水煎取汁，少饮频服。投4剂后，呕吐即止，已能进食，精神稍振，下腹坠胀减轻，仍感疲乏、气短、口淡、脉来细滑，舌质淡，苔薄白，阴阳已和，中气不足，当健脾益气，改拟补中益气汤治之。药用炙黄芪12 g，西党参、炒白术、柴胡、当归、炒白芍、紫苏梗各10 g，广陈皮、升麻、砂仁各6 g，粉甘草3 g。经追访得悉：药后体健胎安，诸症尽愈，当年足月产一女婴。(《言庚孚医疗经验集》，湖南科学技术出版社，1980)

2. 妙法绝招解析：本例恶阻乃阴阳不和，气血失调，病延失治，脾胃受损，中州失健，循之常理。恶心呕吐，不欲饮食，为其主证。前医投以“保产无忧方”重在安胎、保产，治之无效，实为药未中病。言老据此证给桂枝汤合干姜人参半夏汤加味，使气血调，阴阳和，中州健，故呕吐止，胎得安，后以补中益气汤健脾气，以资气血生化之源，为善后之机要。

（五）肝胃不和，胃失和降（言庚孚医案）

1. 病历摘要：吴某，女，29岁。婚后三年，未能受孕，久思气结，性情郁闷。虽此受孕二个月，肝气久郁未疏，横逆犯胃，胃气不和，升降失司。心中不适，两胁胀痛，呕吐频作，体倦肢乏，纳谷不馨，喜食酸味，食则即吐，口苦，咽干，大便干结，小便黄少，舌质淡红，苔薄而黄，脉细弦滑。

证属肝胃不和，胃失和降。法宜抑肝和胃，降逆止呕。方选逍遥散加味。药用柴胡、杭白芍、当归、云茯苓、炒白术各10 g，川桂枝6 g，鲜生姜3片，大枣5枚。每日1剂，水煎，水煎取汁，少饮频服。服三剂后，呕吐已止，稍能进食稀粥，口苦，咽干亦减，大便通畅，小便仍黄，疲乏无力，苔转薄白，脉细弦滑，肝胃虽和，脾气尚虚，改以归芍异功散治之。西党参、云茯苓各12 g，当归、炒白芍、炒白术、紫苏梗各10 g，广陈皮、细砂仁各6 g，炙甘草3 g，鲜生姜3片，大枣5枚。服4剂后，纳食增进，精神转佳，未再呕吐，仍感口苦，咽干，舌苔薄白，脉来细滑，治之得法，继进上方加淡黄芩10 g，服4剂以巩固疗效。经上述治疗，诸症悉愈，并于当年足月平产一男婴，母子均健。(《言庚孚医疗经验集》，湖南科学技术出版社，1980)

2. 妙法绝招解析：前例恶阻，乃气血不调，阴阳失和所致，此例乃肝气郁结，横逆犯胃(肝胃不和)所致。胁为肝野、肝喜条达，今肝气郁结，气机不畅，是以两胁胀痛，脉弦为见证。肝气横逆犯胃，胃失和降，则心中不适，呕吐频作，脉滑为孕。肝郁脾虚，运化失司，纳呆、体倦、肢乏。宜先调气舒郁，抑肝和胃，降逆止呕，方中柴胡、白芍疏肝解郁；配茯苓、白术、大枣以健脾和胃，桂枝、生姜通阳止呕，当归、白芍养血安胎，治之甚验。后转健脾益气，以善其后。然患者口苦、咽干、尿黄，苔薄黄，乃久郁化火之症，于首方中不用牡丹皮、栀子、黄芩，清泻肝胆郁火，以安胎气，而用桂枝，何故？其理有三：一为苦寒之品伤胃，二为久郁之火、疏解后火自灭，三为此桂枝乃桂枝汤也，调气血，和阴阳，安胎气。

（六）肝气上逆，胃失和降（李祥云医案）

1. 病历摘要：费某，女，28岁，已婚。停经65日，恶心呕吐15日。自孕50日起即恶心呕吐，初始服维生素B_6缓解，以后渐渐加剧，甚则不能进食，呕吐黄水，伴胃脘疼痛，尿酮体阳性。患者拒绝住院，在观察室补液加支持治疗，维持电解质平衡，3日后呕吐减轻，精神萎靡。苔薄，舌红，脉细数。诊断为妊娠恶阻。

证属肝气上逆，胃失和降。治宜抑肝和胃，降逆止呕。药用伏龙肝（先、包煎）15 g，白术、白芍、麦冬各12 g，茯苓、党参、黄芪、紫苏叶、紫苏梗、姜半夏、姜竹茹各9 g，黄连、陈皮各6 g，砂仁（后下）3 g，生姜3片。每日1剂，水煎服。并嘱生姜汁滴于舌根。服3剂后呕吐明显好转，每餐能进食少许，精神渐佳。苔薄白，质红，脉细数。原方去砂仁，加沙参 12 g，石斛 9 g。服一周后呕吐基本消失，仅餐后略有泛恶，以后以原方服 5 剂调理而愈。(《李祥云治疗妇科病精华》，中国中医药出版社，2007)

2. 妙法绝招解析：素体肝旺，孕后肝失血养，肝体不足而益加偏亢，肝火上逆犯胃，胃失和降。方以橘皮竹茹汤、紫苏叶黄连汤、四君子汤、小半夏汤加茯苓汤加减而成。方中陈皮、竹茹理气和胃止呕，清热安中；党参补益中气；生姜和胃止呕；紫苏叶黄连汤和胃降逆、清肝胃之火；四君子汤健脾胃，和中气；小半夏加茯苓汤和胃降逆止呕；黄芪清热安胎；白芍敛阴柔肝，砂仁安胎止呕；伏龙肝降逆温中止呕；麦冬养阴生津。全方起到抑肝和胃，降逆止呕作用，使肝胃得和，肝热自除，则呕吐自平。二诊因呕吐久则伤阴，则加石斛、沙参养阴生津，以原方基本调理，使之渐安。

（七）脾胃虚弱，冲气上逆（韩冰医案）

1. 病历摘要：黄某，女，26 岁。妊娠 54 日，恶心呕吐十余日，加重 2 日。干呕或呕吐清水，神疲乏力，脘腹胀满，不思饮食，心烦，近两日来，食入即吐，大便 4 日未行。舌质淡红，舌体胖大，边有齿痕，苔白厚，脉缓。实验室检查：尿妊娠试验（+），尿酮体（++）。B 超示宫内早孕。诊断为妊娠恶阻。

证属脾胃虚弱，冲气上逆。治宜健运中焦，平冲降逆。药用麦冬 15 g，紫苏、陈皮、姜半夏各 10 g，藿香 9 g，吴茱萸、砂仁、竹茹各 6 g，生姜 3 片。每日 1 剂，水煎服。服 3 剂后，呕吐渐止，脘腹已舒，大便已解。惟觉乏力懒言，饮食稍进，口干不欲饮。舌苔薄白，脉细滑。治以健脾和胃，滋阴安胎。原方去竹茹，加芦根、桑寄生各 30 g，党参 15 g。服 4 剂后，上述诸症均明显好转，饮食如常。嘱其饮食勿过于油腻，戒房事。未再复发。(《中国现代百名中医临床家丛书·韩冰》，中国中医药出版社，2007)

2. 妙法绝招解析：本例恶阻患者证属脾胃虚弱型，病机乃脾胃素弱，孕后阴血下聚养胎，冲气上逆犯胃，故致呕吐清水，甚则食入即吐；神疲乏力，脘腹胀满，不思饮食，舌体胖大，边有齿痕，苔白厚，脉缓，均为脾胃虚弱，中阳不振之征。而心烦、大便不解并非热象，实因中焦停运，清阳不升，浊阴不降之故。呕吐日久，伤及阴液，故口干不欲饮。故投调气和中，平冲降逆之剂。方中党参、藿香、陈皮、砂仁理气健脾和胃；紫苏、竹茹、生姜和中止呕；吴茱萸平冲降逆；麦冬养阴益胃生津。诸药合用，共奏和中止呕之效。再诊时因吐甚伤阴，故酌加芦根以养阴生津，并用桑寄生、党参补肾健脾以安胎元。若脾胃虚寒，大便泄泻者，可加茯苓、肉豆蔻等。

（八）肝火犯胃，冲气上逆（韩冰医案）

1. 病历摘要：苏某，女，32 岁。妊娠 9 周余，半个月前开始恶心，呕吐食物及黄绿苦水，头晕，心烦易怒，近日晨起觉口淡，口流清涎，午后及夜间则觉口中泛酸，口苦，小便色黄，大便干。舌红，苔燥，脉弦细略数。实验室检查：妊娠试验（+），尿比重增加，尿酮体(+++)，肝功能转氨酶轻度增高。B 超示宫内妊娠。诊断为妊娠恶阻。

证属肝火犯胃，冲气上逆。治宜清肝和胃，降逆止呕。药用太子参 15 g，紫苏、白芍、陈皮、竹茹、姜半夏、枇杷叶各 10 g，黄连、吴茱萸各 6 g。每日 1 剂，水煎服。服 3 剂后，头晕渐平，呕吐稍减，晨起未再感口淡、口流清涎，仍觉心烦，口干，泛酸，大便 3 日未行。舌红，苔薄黄，脉弦细滑。药用芦根 30 g，紫苏、黄连、白芍、陈皮、竹茹、姜半夏、桑叶、枇杷叶各 10 g，生姜 3 片。服 3 剂后，呕吐未作，纳食尚可，自觉心情顺畅，大便已行，但感乏力，口干喜饮。舌略红，苔薄黄，脉细滑。治以调和肝胃，益气滋阴。方用陈皮竹茹汤合生脉散加减。药用芦根 30 g，陈皮、竹茹、白芍、姜半夏、党参、麦冬各 10 g，五味子 6 g，生姜 3 片。服 3 剂善后。(《中国现代百名中医临床家丛书·韩冰》，中国中医药出版社，2007)

2. 妙法绝招解析：本例恶阻乃属肝火犯胃之证，孕后阴血偏虚，肝阳偏亢，肝火上炎，夹冲气横逆于胃，故致呕吐，泛酸，口苦；胆火随肝火上逆犯胃，故吐黄绿苦水。肝火上扰清空，故头晕，心烦易怒；溲黄便干，舌红，苔黄腻，脉弦滑略数，均为肝火亢盛之象。然晨起口淡，口流清涎，则为虚寒之象，乃胃中寒热错杂，故用药需寒热并调。本方由戊己丸、苏叶黄连汤、橘皮竹茹汤加减而成。方中紫苏、黄连、桑叶清肝和胃而止呕；而黄连与吴茱萸、白芍相伍（即戊己丸），起疏肝和脾，寒热并调之功；陈皮、竹茹、枇杷叶、姜半夏、太子参、生姜合用，益气清热，降逆止呕。全方清肝火，补胃虚，降胃逆，清而不寒，补而不滞，寒热并调而奏效。再诊时逐现气阴两虚之象，故加生脉散、芦根等益气滋阴以善后。

（九）肝胆火盛，痰热扰胃（韩冰医案）

1. 病历摘要：陈某，女，24 岁。妊娠已近 3 个月。自述孕后因婆母前来照顾相处不佳而心情抑郁。孕 40 余日时开始出现恶心，呕吐酸苦水，渐至食入即吐，烦渴口苦，头晕头胀，胸胁胀闷，眠差多梦。于医院输液治疗，停药后症状即反复。舌红微绛，苔黄腻，脉弦滑数。实验室检查：尿酮体（＋＋），肝功能正常。诊断为妊娠恶阻。

证属肝胆火盛，痰热扰胃。治宜清肝和胃，降逆化痰。药用姜半夏、茯苓、陈皮、佛手片各 10 g，吴茱萸、黄连、枳壳各 6 g，砂仁 5 g，生姜 3 片。每日 1 剂，水煎服。服 4 剂后，呕吐渐减，食欲好转，烦渴、口苦、头晕、胸胁胀闷等症状较前明显减轻，仍觉口干，眠差多梦，大便干结。舌质红，苔薄黄，脉滑数。上方继服十余剂后，症状消失而愈。(《中国现代百名中医临床家丛书·韩冰》，中国中医药出版社，2007)

2. 妙法绝招解析：本例患者因心情抑郁，木郁不达，胃失和降，而化热生痰，肝火夹冲气横逆犯胃，痰热上扰，而致恶阻之病。故本病证属肝胆火盛，痰热扰胃。痰热上扰心神，故烦渴口苦，眠差多梦；上扰清窍，故头晕头胀；肝郁火盛，故胸胁胀闷，大便干结；舌红微绛，苔黄腻，脉弦滑数，均为肝胆火盛，痰热内扰之象。运用该方治疗本型恶阻，具有理气化痰、清胆和胃、止呕除烦之功效。全方清热养阴，降逆化痰，对证用药，故十余剂即愈。

（十）肝火内盛，胃失和降（韩冰医案）

1. 病历摘要：李某，女，29 岁。妊娠近 40 日时开始恶心、呕吐频作，呕吐物为黄绿苦水，间或夹有咖啡色液体，饮食不进，形体消瘦，气短懒言，自汗盗汗。西医诊断为妊娠剧吐，收住院输液治疗，呕吐未减。小便短赤，舌光红，脉细弦数。实验室检查：血 HCG 定量＞5000 U，尿酮体（＋＋＋），肝功能正常。诊断为妊娠恶阻。

证属肝火内盛，胃失和降。治宜清肝和胃，益气养阴。药用党参、麦冬各 15 g，石斛、黄连、陈皮、茯苓、黄芩、枇杷叶各 10 g，吴茱萸、五味子各 6 g，生姜 3 片。每日 1 剂。水煎服。服 3 剂后，呕吐次数即明显减少，进少量半流质饮食而未吐。自觉体力有所恢复，精神好转，继服 3 剂，呕吐基本消失，饮食如常，神清气爽，自汗盗汗等症状明显减轻，输液已停止 2 日，复查尿酮体（一）。(《中国现代百名中医临床家丛书·韩冰》，中国中医药出版社，2007)

2. 妙法绝招解析：本例患者肝火内盛，呕吐频作，而饮食不进，致气阴两虚，故出现形体消瘦，气短懒言，自汗盗汗等症状。虽经输液治疗，而呕吐不减，属恶阻重症。舌光红，脉细弦数等，均为气阴两伤之象。治疗应祛病安胎并举，故用清肝和胃以止呕，气阴并补以安胎元。方中党参、五味子、石斛益气补虚，养阴生津；黄连、黄芩清热泻火；吴茱萸、枇杷叶和胃降逆止呕。全方既清且补，寒温并用，共建祛病安胎之功。

（十一）升降失常，浊气上逆（耿韶昶医案）

1. 病历摘要：宋某，30岁。一年前曾因妊娠恶阻，致使3个月之胎流产。此次怀孕又已三个月，乃自一个月前开始呕逆，不思饮食，食后片刻即吐，渐至饮水亦吐。现已不能饮食，时常觉胃中泛恶吐涎，有时呕吐之涎水中带有血丝，阴部亦有少量出血。身体羸瘦，卧床不起。诊脉细滑，舌淡有齿痕，苔薄白滑。诊断为妊娠恶阻。

证属升降失常，浊气上逆。治宜辛香化浊，温中和胃。方选温中和胃饮。药用苍术9 g，砂仁、厚朴、藿香梗、桔梗、陈皮、木香、小茴香、益智仁、炙甘草各6 g，生姜3片。水煎取汁，少饮频服，以不吐为度。有热者加黄芩；寒盛者加吴茱萸；胎动不安者加苎麻根；子宫少量出血者可重加苎麻根炒炭用；腹痛者加酒炒杭芍。每日1剂，水煎两次，取汁一茶杯和匀，不拘次数，少量服饮，初服药入口即吐，随即再饮，强行忍耐，呕而不吐，片刻再少进，服完1剂，自觉呕恶减轻，服完2剂后，晨起可进少量豆浆。药已收效，再照方进2剂，呕吐乃止，阴道亦未再出血，能进少量食物，但食后尚有呕意，忍耐片刻自安。乃将原方去藕节、苎麻根炭继服。共服药10剂，饮食恢复，亦不呕逆，已起床活动，诊其脉缓滑，舌苔正常，诸症均除。（《千家妙方》，战士出版社，1982）

2. 妙法绝招解析：妊娠初期，肾精之阴济养胎元，肝失肾养，肝气恣横，胃气不降，故不食而吐。又肝脏之脉过阴器抵少腹，挟胃属肝络胆，上贯膈布胁肋，故恶阻之证，多兼有寒热，口苦，胸胁胀满，少腹痛等症状。“温中和胃饮”，用平胃散以和胃降逆，加桔梗、木香以升清降浊，益智、小茴香辛香化下焦之浊气，砂仁、藿香梗以健胃止呕，数药合用，能温化中焦，使清升浊降，中焦之气化健运，肝气自不上逆。且证有轻有重，轻者略觉不舒，且不治亦可自愈。重者不能饮食，呕吐频繁，阴部有血乃至流产。无论轻重，此温中和胃散均可应手取效。

（十二）肝胃气逆，痰浊不降（《钱伯煊医案》）

1. 病历摘要：郭某，女，30岁。停经30日即有泛恶呕吐，近4日加重，不能进饮食，呕吐黄水，头晕、大便干燥，舌苔薄腻，根微黄垢，脉滑微数。诊断为妊娠恶阻。

证属肝胃气逆，痰浊不降。治宜调肝和胃，化痰降浊。药用北秫米12 g，清半夏9 g。每日1剂，水煎服。服2剂后，仍吐，心中烦热，口干且苦，便喜热饮，胃脘作痛，小腹胀坠，舌苔淡黄腻，根微垢，现左脉弦数，右滑数，病因痰湿中阻，胃浊不克下降，治以益气温中，化痰降浊。药用党参、干姜、清半夏各3 g。3味研末，早晚各服1.5 g。服前再加生姜汁4滴，调和徐服，服药后，呕吐止，诸恙渐安，以后未再服药。（《钱伯煊妇科医案》，人民卫生出版社，2006）

2. 妙法绝招解析：本例为痰湿阻胃型恶阻，舌苔薄腻，呕吐黄水，脉滑微数，为痰浊内聚，阻于中焦，胎气夹浊气上逆而为呕。治疗以《内经》的半夏秫米汤，温胃化痰，降逆止呕，服后仍有呕吐，并兼见口干而苦，舌苔淡黄腻，看似有湿痰化热趋向。但渴喜热饮一症，乃本病关键处，足证其本质为脾虚寒，上方似显病重药轻。再用党参、干姜合小半夏汤，温中化痰，降胃止呕，诸恙悉平。

（十三）寒阻中焦，中阳被困（郑长松医案）

1. 病历摘要：商某，女，28岁。妊娠两个月，旬日来头晕神倦，纳谷即吐，靠吃水果充饥，从前天呕恶频繁，肠鸣腹泻，微感腰痛。形神不爽，苔白微腻，脉沉濡弱，尺肤清冷。诊断为妊娠恶阻。

证属寒阻中焦，中阳被困。治宜升清降浊，温振脾阳。药用炒山药、伏龙肝各60 g，党参15 g，苍术、白术、陈皮、姜半夏、藿香、旋覆花（包）各9 g，生姜（切）6 g。先取灶心土水煮，澄清后，代水煎群药两遍，共取300 mL，分早、午、晚3次温服。服3剂后，呕吐减轻，

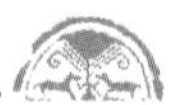

已思饮食，肠鸣腹泻尽止。脾阳渐振，胃气来复，守原意加益肾护胎之品。按原方加菟丝子、川续断、桑寄生各 15 g。连进 6 剂，吐泻尽止。(《郑长松妇科》，中国中医药出版社，2007)

2. 妙法绝招解析：本案由冲气上逆，纳谷即吐，恣意生冷，致寒阻中焦。中阳被困，则气机升降失常，故呕恶加剧，肠鸣腹泻；清阳不升，则头晕体倦，苔白微腻；阳气不达于四末，则脉沉濡弱，尺肤清冷。方中藿香、陈皮、半夏、旋覆花升清降浊，旋动阳气；党参、山药、苍术、白术培脾土，益胎元；灶心土、生姜温振脾阳；好转后加菟丝子、川续断、桑寄生补肾虚，固胎元。

(十四) 脾胃虚弱，冲气上逆 (郑长松医案)

1. 病历摘要：薛某，女，26 岁。妊娠两月余，近 20 日来脘腹胀满，呕恶厌食，今加重五日，呕恶频繁，食入随吐，头晕乏力，多卧少起。素日口干少饮，纳谷欠馨，大便干稀不等。孕前经肝功检查及胃肠钡餐透视均无异常发现。形神不爽，面容憔悴，舌色淡红，苔薄白润，脉沉细有力。诊断为妊娠恶阻。

证属脾胃虚弱，冲气上逆。治宜健脾养胃，降逆止呕。药用炒白术、竹茹各 15 g，白茯苓 12 g，党参、姜半夏、藿香、陈皮各 9 g，砂仁（后下）、生甘草、生姜（切）各 6 g。每日 1 剂，水煎两次，共煎取 500 mL，分两次温服。服 3 剂后，头晕减轻，已 3 日未吐，尚觉脘痞，进食颇少。守原意增行气散满之品。照原方加炒枳壳、川厚朴各 6 g。共服 6 剂，呕吐尽止，饮食渐增，旬日后又呕恶不纳，照初诊原方连进两剂遂愈。(《郑长松妇科》，中国中医药出版社，2007)

2. 妙法绝招解析：此案素日口干少饮，纳谷欠馨，大便干稀不等，知脾胃素弱，运纳失司，复由孕后血留气聚，冲脉之气上逆，故始则脘腹胀满，呕恶厌食，继之呕恶频繁，食入随吐；脾胃为资生之本，饮食乃气血之源，脾胃俱虚则气血不充，故头晕乏力，形神不爽，面容憔悴，舌淡苔润。方中四君子汤健脾益气，养胃和中；陈皮、藿香、川厚朴、砂仁、生姜行气开胃，宽中止呕；竹茹、半夏、枳壳调中散满，降逆止吐。惟半夏一味，古代医家列为妊娠忌服药，如《妇人良方》中云："半夏有动胎之性。盖胎初结，虑其易散，此不可不谨也。"但用之得当，效如翻掌，并未见有动胎之弊。尚须宗《素问·六元正纪大论》中"有故无殒，亦无殒也"之旨，中病即止，无过犯之。

(十五) 肝热气逆，木横犯土 (郑长松医案)

1. 病历摘要：刘某，女，41 岁。头晕心烦，晨起泛恶，口渴喜冷饮，纳呆不思食月余。半个月来恶心呕吐，渐次加重，吐物酸苦，嘈杂嗳气。往日经候准时，现闭经 75 日，素多愁闷，抑郁寡欢。情绪沉默，形体瘦弱，舌质常色，苔薄微黄，脉滑稍数。诊断为妊娠恶阻。

证属肝热气逆，木横犯土。治宜清肝降逆，和胃止呕。药用白芍、竹茹各 15 g，代赭石（先煎）12 g，黄芩、旋覆花（包）、藿香各 9 g，炒枳壳、陈皮各 6 g，川黄连、吴茱萸各 3 g。每日 1 剂，水煎两次，共煎取 500 mL，分两次温服。服 3 剂后，头晕心烦均减，口渴嘈杂已瘥，仍不思食，呕吐依然。宗原意增降逆止吐之品。按前方加姜半夏 12 g，生姜（切）3 g。再服 3 剂后，吐止，食纳日增，诸恙渐安。按二诊方去赭石、旋覆花、枳壳。继服 3 剂，巩固疗效。共服 9 剂，呕恶得止，诸恙悉安。(《郑长松妇科》，中国中医药出版社，2007)

2. 妙法绝招解析：本例由于久抱抑郁，气机不利，致素多愁闷，抑郁寡欢；肝木失疏，郁久化热，复孕后血聚养胎，则阴虚肝旺，横逆犯胃，故口渴喜冷饮，纳呆不思食，初则晨起泛恶，继之呕恶日甚；肝逆则胆火亦升，故头晕，嘈杂，吐物酸苦。肝为刚脏，济之以柔，宜和不宜伐，故重用白芍养阴柔肝；赭石平肝降逆；陈皮、旋覆花、藿香、枳壳行气开郁，降逆止呕；左金散、竹茹、半夏、生姜和中健胃，降逆止呕；伍黄芩以清热安胎。

（十六）脾虚胃寒，冲气上逆（郑长松医案）

1. 病历摘要：李某，女，32 岁。妊娠两个半月，自停经 40 日即神疲乏力，饮食少思，进食稍多则恶心呕吐，近 20 日来逐日加重，食入不久即阵阵呕吐，食出未化，吐尽方安。面色皖白，舌质淡红，苔薄白滑，脉沉细弱，手足不温。诊断为妊娠恶阻。

证属脾虚胃寒，冲气上逆。治宜健脾开胃，温中降逆。药用伏龙肝 60 g，藿香、姜半夏、生姜（切）各 9 g。先取伏龙肝水煮，待澄清后，代水煎药，两煎共取 300 mL，分早、午、晚，空腹温服。服药 1 剂，呕吐减轻，3 剂后呕吐得止，已思饮食。（《郑长松妇科》，中国中医药出版社，2007）

2. 妙法绝招解析：此案症见饮食少思，进食稍多则恶心呕吐食出未化，吐尽方安，显系脾胃虚寒，运纳之阳衰惫之候；阳虚不布则神疲乏力，面色皖白，舌质淡红，苔薄白滑，脉沉细弱，手足不温。药用伏龙肝、姜半夏温脾暖胃，降逆止呕；辛温芳香乃脾胃虚寒者之所喜，故以藿香、生姜醒脾开胃，温中止呕。

（十七）胃阴不足，冲气上逆（郑长松医案）

1. 病历摘要：崔某，女，29 岁。妊娠 60 日，泛恶呕吐半个月，近 5 日来呕恶严重时鼻窍出血，并伴鼻干作痒，口渴欲饮，不思纳谷，溺黄量少，大便坚涩。身高形瘦，面有褐斑，舌尖色赤，苔白乏津，脉滑稍数。诊断为妊娠恶阻。

证属胃阴不足，冲气上逆。治宜养阴润胃，凉血降逆。药用生地黄、藕节（切）、白茅根各 30 g，竹茹 15 g，火麻仁、沙参、麦冬、黄芩、生栀子各 12 g，陈皮 6 g。每日 1 剂，水煎两次，共煎取 500 mL，分两次温服。服 3 剂后，鼻衄未发，口渴减轻，二便渐通调，呕恶纳呆依故。胃阴渐复，气逆不降，宗原意增损。按前方去藕节、火麻仁。加姜半夏、生姜（切）各 6 g。再服 3 剂后，除纳食尚少，大便欠畅外，诸恙悉平。调方继进，助其恢复。按二诊方麦冬、沙参各加至 15 g 继服。共服 9 剂，诸苦若失。（《郑长松妇科》，中国中医药出版社，2007）

2. 妙法绝招解析：此案症见口渴欲饮，纳呆呕恶，溺黄量少，大便坚涩，舌赤乏津，显系胃阴不足，阳明热炽之候。阳明经上交鼻頞，故阳明热炽则鼻干作痒，呕恶严重时鼻窍出血。《临证指南医案》中云："阳明阳土，得阴自安，以……胃喜柔润也。"故遵叶氏养胃阴法，投以清润之品。方中生地黄、沙参、麦冬生津润燥，濡养胃阴；白茅根、藕节、栀子、黄芩凉血止血；竹茹、半夏、陈皮、生姜下气降逆，和胃止呕；火麻仁润下。

（十八）肺失清肃，胃热阴伤（郑长松医案）

1. 病历摘要：于某，女，36 岁。妊娠 75 日，头晕乏力，纳少泛恶月余。10 日前，因气候突变，身热咳嗽，现身热已退，咳嗽益甚，咳甚则倾吐。口渴喜凉饮，进食颇少，大便偏干。舌常色，苔薄黄，脉滑稍数。诊断为妊娠恶阻。

证属肺失清肃，胃热阴伤。治宜肃肺清热，润胃止呕。药用枇杷叶、麦冬、姜竹茹各 15 g，紫菀、款冬花、黄芩各 9 g，苦桔梗 6 g，生姜（切）3 g。每日 1 剂，水煎两次，共煎取 500 mL，分两次温服。服 3 剂后，咳减大半，未再倾吐，口渴渐止，仍纳少泛恶。按原方去款冬花、紫菀，加炒白术、姜半夏各 9 g。再服 3 剂，咳嗽轻微，渴止纳增，泛恶解除，大便两日一行不干。按二诊方去姜半夏，加生山药 15 g。共服 9 剂，诸恙悉平。（《郑长松妇科》，中国中医药出版社，2007）

2. 妙法绝招解析：此案于孕后头晕乏力，纳少泛恶，乃冲气上逆之恶阻证候。恶阻未已，复感外邪，故身热咳嗽；刻下表邪虽解，但邪郁化热，逗留肺胃，致肺失清肃，胃气不降，故热退后咳嗽反剧，咳甚则倾吐。其口渴喜冷饮，食少，便干，苔黄皆胃热阴伤之象。方中枇杷叶、

紫菀、款冬花、桔梗肃肺润胃，养阴止咳；半夏、生姜和中降逆，化痰止呕；虑剧咳倾吐有损胎元，故于咳吐减缓后加白术与黄芩为伍，清热安胎，以备不虞；后期加生山药健脾补肺，养阴益肾，以冀邪去正复。

三、文献选录

妊娠早期出现恶心呕吐，头晕厌食，甚或食入即吐，称为恶阻，亦称妊娠呕吐。为妊娠早期最常见的疾患，若仅有恶心异嗜，择食，或晨呕吐痰涎，则为早期妊娠常有的症状，不是病态。经过一段时间后，可以自行恢复。但妊娠恶阻呕吐严重，不仅对孕妇本身不利，并且会给胎儿发育带来不良影响，必须进行治疗。妊娠以后，一般因血聚养胎，多造成阴血偏虚，虚火上冲的状态，亦因孕妇平经禀赋不一可分为脾胃虚寒型、肝胃不和型和痰湿阻胃型。脾胃虚寒者，常恶心呕吐不食，或呕吐清涎，兼见倦怠、嗜睡、呕吐酸水或苦水，兼见胸胁胀满、头痛口苦等症，应用加味温胆汤抑肝和胃止呕；痰湿阻胃者，呕吐痰涎，口中黏腻，兼见脘痞、头晕等症，则以小半夏加茯苓汤祛痰和胃止呕，若呕吐至发热口渴，尿少唇干，眼眶下陷，双目无神，出现气阴两亏的严重证候，则应用生脉散、增液汤等合方急救。若出现体温升高，黄疸等症，则必须注意及时终止妊娠，保护孕妇生命安全。

（一）历代文献选录

妊娠早期出现脘腹胀闷，恶闻食气，呕恶不纳，食入则吐者，称为“妊娠恶阻”，亦称“恶阻”“阻病”“子病”等，是妊娠期最常见的疾患。多见于停经月余至三个月之间，严重者并见头晕乏力，多卧少起，迅速消瘦，或诱发其他疾病。如《妇人良方》中云：“妊娠恶阻病，《产宝》谓之子病，《巢氏病源》谓之恶阻……轻者不服药亦无妨，重者须以药疗之。”证由冲气上逆，胃气不降所致。因孕后胎赖血养，故月经停闭，血荫胎元，此时最易血虚气盛。因冲脉隶于阳明，故冲气上逆犯胃，即出现“妊娠恶阻”。治疗虽以降逆止呕为主，尤须辨证求因，以解错综之邪。如胃气素虚者，辅以益气养胃；胃阴不足者，辅以养阴润胃；脾胃虚寒者，辅以健脾温胃；肺胃阴虚者，辅以清润肺胃；痰饮停滞者，辅以祛痰行饮。肝为藏血之脏，孕后血聚养胎，则肝阴易虚，肝失血濡，阴虚火动，而横逆犯胃者，辅以养阴清肝，使木土不争，则诸恙悉平。

（二）名医论述选录

1. 翁充辉论述妊娠呕吐的病因病机有：①脾胃虚弱。冲脉隶属于阳明（胃），如果素体胃气薄弱，不能耐受冲脉之气上逆，就可能使胃失和降，而致呕吐；脾为统血之脏，怀孕后亦须赖脾血以资生，如果脾气不足，运化失司，影响胃气不安而致呕吐。②肝胃不和。妇女多怒，怒则伤肝，肝郁化热，横逆于胃，胃失和降；或平素肝火旺盛，肝阳偏亢，横逆于胃，肝胃不和而致呕吐。③胃热上冲。胃为阳土，土性本燥，惟赖水谷精微供养精血。怀孕后由于精血失其所养，则精血凝聚内闭，脉络不通，气血不能畅达，腑浊之气上冲于胃，胃气上逆，遂致呕吐。④气血不和。体内阳气不足，不能温养脏腑，脏腑功能活动减弱，代谢功能低下，则气血失调，气不能生血，血不能养气，使浊阴不降而上逆为呕为吐。⑤脾肾阳虚。因于寒饮内结，水液代谢平衡失调，以致脾阳虚弱，不能运化水湿，致水湿困脾；肾阳虚弱，命火衰微，火不生土，则水湿不能蒸化，水饮停积于胃，胃失和降，浊气上逆，故为呕吐。辨证施治：妊娠初期，食欲不振，有轻度恶心呕吐等症，不影响饮食和工作的，则属于正常生理反应，不需要药物治疗。只要饮食、休息、精神、生活方面注意调理，经过一段时间，其症状自然会逐渐消失。如果恶阻严重，则必须及时治疗，以免影响母体健康与胎儿发育。治疗方法：以调气和胃，降气止吐为主，忌用升散之品。临床必须结合病因辨证，分清虚实，兼以不同症状，给以随症施治。如因脾胃虚弱，治宜健脾和胃，温中散寒，补中降逆；如因肝胃不和，治宜清肝解郁，和胃健脾；如因胃热上冲，治宜轻清上焦实热；如因气血不和，治宜调和气血，以安冲脉；如因脾肾阳虚，治宜温补脾肾，护阳和阴。(《中医妇科备要》，福建科学技术出版社，1986)

2. 刘云鹏论述：妊娠恶阻，临床上以“胃气虚弱”“痰湿阻滞”和“湿热夹痰”为多见。其中胃虚者多夹痰湿、痰湿阻滞或湿热夹痰之证，又多兼有脾胃虚弱，虚实互见，只是一以虚证为主，一以实证侧重。属胃气虚弱者，妊娠以后，经停不行，血海不泻，冲气较盛，冲气上逆犯胃，胃虚失其和降之权，反随冲气上逆而致呕吐。香砂六君子汤为代表方剂，用以健脾和胃，降逆止呕。若兼热象，如口干，便结，舌质红，脉数等，则于主方中加连苏饮（黄连、紫苏叶），以清热宽中，开胸止呕，且能安胎。属痰湿阻滞者，多发生于喜食生冷滋腻之人，或平素身形肥胖者。若平素胸脘满闷，停痰积饮，郁久化热，孕后冲气上逆，痰饮随逆气上行，发为恶心呕吐。温胆汤是主要方剂。若肝胆热甚，呕吐频繁，可于主方中加吴茱萸、黄连苦辛化气，降逆止呕。若兼虚象，如脉较弱，或心慌等症者，可于方中佐党参、白术等味，是祛邪之中兼顾其虚。属湿热者，或因久居卑湿之地，感受湿热之邪，或平素湿热内蕴，孕后冲气上逆，湿热内阻，胃失和降，形成妊娠恶阻症。治以苦辛通降为法，加减泻心汤是代表方剂。湿热互结，往往伤津耗液，本当补阴之不足，但养阴之味又多滋腻，因而应选用补而不腻之品，如石斛、玉竹、芦根等。对于呕吐剧烈者，甚至呕出血丝血液，服中西药无效者，常用伏龙肝汤治疗，往往有效。伏龙肝（灶心土）在城市不易取得，刘氏常以红砖或瓦片代替。用时取手掌大小数块，置于炭火之中煅至通体炽红，另用冷开水一大碗（碗须洁净，无油渍），用铁钳夹取煅红的砖瓦，投淬水中，再烧再淬，反复数次，然后将水澄清，其清者即是伏龙肝汤。近年来，刘氏对妊娠恶阻患者先令其频服此汤，呕吐即能逐渐减轻。再根据临床症状，辨其寒热虚实用药，则疗效更好。有少数患者饮水即吐，进药即呕，此类病象，可用汤匙慢慢进药少许，频频饮服，随吐随饮，久之，总有少许药物吸收，待药物渐渐发挥作用后，再分数次饮药。也可先用生姜煎水少许，嘱患者按上法服用，候呕吐减轻后再进药。不仅妊娠恶阻患者如此，他种呕吐者亦可仿效。妊娠呕吐患者，除药物治疗外，还需选择适合患者口味，容易消化的食物作辅助治疗。此外，还应尽量避免患者烦闷忧恼，使其精神愉快。体弱者还应多卧床休息，调理得当，妊娠呕吐就会痊愈得更快。(《妇科治验》，湖北人民出版社，1982)

3. 刘奉五论述：妊娠恶阻的病理主要是胃气不降，冲气上逆所致，且以胃虚和肝热两种类型最为常见。若患者胃气素虚，受孕初期因经闭血海不泻，冲任之气较盛，因为冲脉隶属于阳明，其气上逆则可犯胃，胃气以和降为顺，胃气虚则不能下降，反随逆气上冲而为害。主要表现为孕后脘腹胀闷，呕恶不食，或食入即吐，全身无力，嗜睡，头晕，舌淡苔白，脉滑无力。治疗时以健脾和胃、降逆止呕为法，并用经验方安胃饮为主方加减。若患者平素肝阳偏亢，或郁怒伤肝，肝火夹冲气上逆而致呕吐，甚或食后即吐；肝火上升则头晕头胀，烦渴口苦；肝气横逆，则胸胁胀闷；肝病及胆，则呕吐酸水或苦水，且以剧吐、胁胀、烦渴口苦、精神忧郁，苔微黄、脉弦滑为主证。治疗时以清热调肝为主，选用加味温胆汤（黄芩、黄连、竹茹、茯苓、枳壳、陈皮、半夏、枇杷叶）为主方随症加减。妊娠恶阻病情虽然简单，但是兼症较多，特别是病程长的患者。因为长期不能进食，以及体质状况有异，所以，临床分型较为复杂。但是，刘氏根据其病理实质，紧紧抓住胃虚与肝热两个主要环节，分型与用药简单易行。对于轻证取效较快，对于合并酸中毒的重症，在中西医的配合下，也取得良好的效果。属于胃虚型，用安胃饮加减治疗。从其病情来看，症见呕吐酸苦黄水，身热口苦，喜冷饮，烦躁不安，溲赤便干，舌质红绛，苔薄黄，脉滑数等。属于肝热型，治以清热和胃为主，方中黄芩、黄连清肺胃之热；竹茹清热止呕；

半夏、枇杷叶、陈皮理气降逆止呕；生姜汁开胃，且为止呕之要药。因呕吐日久，胃阴已伤，故加天花粉、麦冬、石斛、知母以滋阴清热，降逆止呕。对于孕妇剧吐，若用大量汤剂顿服，势必饮入即吐，如先用生姜汁呷服，继之少量汤药频服，即能避免吐药的现象，这一点也是值得注意的。(《刘奉五妇科经验》，人民卫生出版社，1994)

4. 王渭川论述：妊娠恶阻，良由母气不充，水谷之气不能运化，蕴积而为痰涎，致呕逆困殆。调治之法，惟以健运豁痰为首务，用茯苓半夏汤治疗。方中人参鼓舞二陈之制，以运痰止呕；兼旋覆花以升散结气；芎、芍、地黄以保营血；用细辛者，协济芎地以开血分经脉窍隧之邪。世俗每谓半夏辛散，胎未成形时为之切禁。若妊娠肥盛多痰者，不去其痰，则胎不安。多火者，不去其火，则胎不稳。妊娠，凡呕吐多属肝气上逆，就是没有怒气激动，其病本于肝，故此方有效。《医学入门》云："恶阻是由于子宫经络络于胃口，故逢食气引动精气冲上，必自吐净后精气乃安。"此系根据经络学体会，提出恶阻的病因，与西医学所谓恶阻的表现，是因子宫特殊生理引起反射刺激，由延髓呕吐中枢传达于胃壁所致的理论相似。治法以调和脾胃为主。若胃气不足者，宜人参陈皮汤；若脾胃湿浊阻滞，呕吐不食者，立半夏茯苓汤；若中脘有痰者，宜二陈汤、六君子汤加枳壳；若因胃寒者，宜醒脾饮子；若因胃不和者，宜本人验方竹茹麦冬汤有效。(《王渭川妇科治疗经验》，四川人民出版社，1981)

5. 夏桂成论述：肝胃不和，是妊娠恶阻的主要证型。辨证的特点，是烦热剧吐，有明显的情绪变化。但又不可忽视兼证，如兼有脾胃不和，或素体脾胃虚弱者，由于早孕期冲肝之气太过，木不疏土，脾失健运，清气不升；或冲肝之气横逆犯胃，胃气失降，则脾胃不利的程度更加严重。另一方面，由于脾胃不和，升降失调，不能协助肝调畅气机，致冲肝之气上逆而无所制约，使肝胃不和之程度加重。脾胃虚弱的辨证特点，是纳呆神疲，呈轻度虚寒状，但一般无大便溏泻。痰湿由肝胃不和，脾胃不和，脾失健运，水湿停聚而产生；或素体痰湿内蕴，阻遏中焦，胃失和降，增剧呕吐，延迟恢复。其辨证特点是：呕吐痰浊，舌苔腻厚。呕吐时间较久，必继发气阴两虚，津液亏少。而且阴津越亏，肝火越旺，势将引起心肝危重病变，必须及时检测血液、心脏、肝脏等项目以防突变。

在治疗上，必须以抑肝和胃、降逆止呕为前提。抑肝和胃饮中，黄连是主药，亦为抑肝降逆、和胃止吐之要药，朱丹溪抑青丸，即是黄连单味，对较剧的呕吐，非用之不可，即使兼夹脾胃不和，痰湿内阻，或后期气阴两虚，仍应用之。确有虚寒病变者，可加重温调之品。如前人所制的连理汤，即属于恶阻病证的特殊性（主证）与普遍性（兼证）相结合的治法。在治疗此病的同时，要结合心理疏导，稳定情绪，消除紧张恐惧的心理状态。还要指导饮食调养，少吃多餐，以流质、半流质为主，尚可根据此类患者喜爱食品而"以其所思任意食之"。临床所见，早孕妇女多思生冷瓜果酸味之物，但不得过量，以防损伤脾胃。同时，本病患者均有大便秘结，因此，定时大便，保持大便通畅，亦有助于缓解病情。(《中医临床妇科学》，人民卫生出版社，1994)

6. 顾兆农论述：顾老认为妊娠恶阻，一般为胃气虚弱失于和降，肝气上逆为因，论其常法，当以和其胃腑，清其肝热为治，临床可服"安胃饮"降逆止呕。倘若延时不愈，则以中焦气虚者多见，而素体脾胃不健者尤然。届时治疗而应随证而变，以补益为主，当助脾健运，着眼中土。此外，顽固性妊娠恶阻除可见中焦气虚外，还可出现脾胃阴伤者。顾老常以生地黄、沙参、生山药各 15 g，麦冬、石斛、玉竹各 12 g，乌梅、炙枇杷叶、陈皮各 10 g，甘草 6 g，大枣 4 枚（去核）加减，煎液徐徐进用，以免顿服随呕之弊。本病善后用药，顾老亦颇多悉心研究，曾总结出"性当平，味应简，量宜轻"的施治原则。(《顾兆农医案选》，山西科学教育出版社，1988)

7. 哈荔田论述：恶阻是妊娠期间常见的疾患，严重的可使孕妇迅速消瘦，或诱发其他疾病。

“恶阻”之义，据《胎产心法》说：“即恶心而饮食阻隔之义也”。“病阻”“病食”“子病”等，都是恶阻的异名。其相当于西医学妊娠反应的一种表现。究其病因，历代医家从不同角度进行阐述，总括起来，不外痰、热、郁、虚四种。而哈老以张山雷“大率强壮之体，皆无此症，其恶食择食，呕吐泛恶者，皆柔脆者也”的观点最有见地。其认为妊娠恶阻的发生，总属胃气虚弱，不能和降，无论原因为何，都是上逆犯胃才能引起呕吐。如果胃气强盛，能控制上逆之气，即不会引起本病。所以在治疗中，除针对病因辨证施治外，特别要照顾胃气，才能收到良好效果。临床辨证属肝胃不和、脾肾两虚者，治以培补脾肾、养血固胎；若属胎热上干，痰浊逆胃，治当清热化痰、降逆止呕，方用济生陈皮竹茹汤、温胆汤加减。(《哈荔田妇科医案医话选》，天津科学技术出版社，1982)

8. 何子淮论述：妊娠恶阻的病因迄今未明，目前有以下几种解释：①胎盘内分泌因素。早孕反应发生的时间与紫河车分泌绒毛膜促性腺激素功能旺盛的时间相吻合。妊娠剧吐发生率也与分泌水平高低成正比。肾上腺皮质功能降低，也可能与妊娠剧吐有关。②精神神经因素。精神刺激常能加剧病情，镇静药物能有一定疗效。

中医认为本病的发生主要是冲脉之气上逆，胃失和降所致。常见有肝胃不和与脾胃虚弱两种。①肝胃不和。孕后阴血聚以养胎，阴血不足则肝气偏旺，肝之经脉夹胃，肝旺侮胃，胃失和降而呕恶。②脾胃虚弱。脾胃虚弱，冲气上逆犯胃，胃失和降而上逆作呕；或因脾虚不运，痰湿内生，冲气夹痰湿上逆而致呕吐。外治法：①穴位吸引法。先把易消化的食物准备好，然后用穴位吸引器，或中号火罐吸中脘穴，等局部有微痛感时，立即进食，后再等 20 分钟除去吸引器或火罐即可。②香开蒸气法。鲜芫荽（俗名香菜）一把，加紫苏叶、藿香各 3 g，陈皮、砂仁各 6 g，蒸沸后倾入大壶内，将壶口对准患者鼻孔，令吸其气。食疗法：①伏龙肝 60 g，煎取澄清液，放入童子鸡 1 只（雌雄均可）、生姜 60 g（切片），炖烂取汤徐徐服之。②白扁豆、大刀豆各 10～15 g，绿豆 10 g，煎汤加大青盐 1 粒、姜汁 2 滴，少量顿服。何氏认为，半夏有动胎之性，胎结虚者易散，不可不慎，但呕恶剧作时，在扶正药中酌加使用效果甚好。而对有堕胎史患者则绝对不用。茯苓性降，淡渗力强，亦不宜多用。肝胃不和，体质素虚，肝肾不足，孕妇阴血日耗，肝体受损，纳食少进，运化力弱，难以化血养肝，肝克脾胃，益致不和。症见胸脘胁痛而胀，恶心，呕吐苦水或酸水，畏寒，头胀目眩而烦躁。苔薄微黄，脉弦滑。(《何子淮女科经验集》，浙江科学技术出版社，1982)

9. 朱小南论述：妊娠恶阻之轻者，一般不需服药，若症重至剧烈呕吐，许久不思饮食，甚至呕逆昏厥者，则必须服药治疗。常用焦白术、姜半夏、姜竹茹、陈皮、砂仁（后下）、淡黄芩、乌梅、左金丸等加减。如胃寒，去芩加生姜、伏龙肝；胃热，酌加姜川连、活水芦根；兼有呕吐，加鲜生地黄、藕节炭以凉血止血，颇效。服用上方之前，可先饮生姜汁数滴，或先用生姜和薄粥汤煮滚饮用，再行服药；胃热可食少许冷饮，后与少量药汁缓缓试服，若能下咽不吐，再将药汁分数次服下，即能获效。此为服药之法，用之得当，必能增加疗效。此外尚有一类严重的恶阻患者，药入即吐，甚至见药闻味即吐，长期厌食，形体消瘦，面容憔悴，或卧床月余不起，每依注射维生素、葡萄糖度日。对于这类患者，朱南山曾传香菜蒸气一法。药用鲜芫荽（俗名香菜）一把，加紫苏叶、藿香、陈皮、砂仁（各）6 g，煮沸后倾入大壶内，对准患者鼻孔，令吸其气。此本芳香之气，得之能宽胸定逆，悦脾醒胃，病者顿觉舒适。其后即可试服少许易于消化的食物，往往便能纳受，不再呕恶。(《朱小南妇科经验选》，人民卫生出版社，1981)

10. 姚寓晨论述妊娠恶阻其病机有四：①孕后经血不泻，冲脉之气较盛，脾胃不耐冲气，升降失司；②肝失条达，气机郁结，久而化火，横逆犯胃，胃失和降；③脾胃素虚，运化失健，聚湿成痰，湿痰上逆，中州受扰；④久吐不止，阴液亏耗，精气耗散，胃络损伤。其病位主要在胃，亦涉及肝脾及冲任两脉。临床上肝胃不和，或夹痰上逆者，多出现于初期或中期，气阴俱虚者多出现于后期。治疗妊娠恶阻以和胃降逆、顺气安胎为其总则，并指出：①治疗用药时要注意掌握瘀与虚的关系。治痰，选用天浆壳、法半夏、广陈皮以化痰止呕；治热，选用左金丸、炒黄芩、炒竹茹以清热安胎；治郁，选用陈佛手、旋覆花、老紫苏梗以理气和胃；治虚，如阴亏者选北沙参、乌梅肉、川石斛以滋阴生津，气弱者选潞党参、焦白术、制黄精以补中益气；寒甚者，选伏龙肝（包煎）45 g，淡干姜、荜茇各 6 g 以温中散寒；热盛脉实者，选川黄连 4～6 g，并可用熟大黄 3 g 以导热下行。服药应以浓煎少量，多次分服为宜。若恶阻甚者亦可先针刺中脘、足三里（双），15 分钟以后再服中药。②注意掌握证候属性，根据辨证治则分别投以酸甘敛阴或甘温健脾的方药。苔腻脉滑者，甘温与敛阴均不适用。③在治疗过程中如见“痰气阻塞中脘，阴阳怫郁”者，治宜降逆化痰，以顺阴阳，可选旋覆代赭石汤合陈皮竹茹汤加减。代赭石可用至 30～45 g，以收平降逆气之功。④如呕吐日久，伤及气阴，尿酮体阳性者，除平时选用西洋参浓煎分服外，宜中西医结合治疗。(《近现代二十五位中医名家妇科经验》，中国中医药出版社，1998)

（三）辨证论治选录

1. 江希萍等治疗妊娠恶阻分 4 型辨治：①肝胃不和用苏连胡芩汤。黄芩、绿萼梅、陈皮、姜半夏各 9 g，紫苏叶、柴胡、竹茹各 6 g，黄连 3 g。②脾胃虚弱用陈皮竹茹汤加减：炒白术 12 g，陈皮、竹茹、太子参、半夏、云茯苓各 10 g，炙枇杷叶 9 g，生姜 3 片，大枣 5 枚。③痰湿内阻用藿朴二陈汤：白扁豆 30 g，云茯苓、炒白术各 12 g，藿香、陈皮、枳壳各 10 g，厚朴、半夏各 9 g，竹茹 6 g。④气阴两虚用益气养阴汤：生地黄 20 g，玄参、白芍各 15 g，麦冬、五味子、乌梅各 10 g，石斛、佛手、炙枇杷叶各 9 g，竹茹 6 g。均每日 1 剂，浓煎取汁 200 mL，少量多次服。饮入即吐者配合蒸汽雾化吸入法。严重水、电解质紊乱及肝肾功能损伤者对症治疗。治疗 2～3 周。结果：痊愈 78 例，显效 30 例，有效 7 例，总有效率为 100％。（中医杂志，1994，4）

2. 白仲英治疗妊娠恶阻分 3 法辨治：①芳香止呕。妊娠二个月左右，症见头晕体倦，择食厌食，恶闻油腥，喜嗜瓜果酸咸，食后作泛，甚则呕逆，口淡多涎，舌苔薄白，或腻，脉细滑，或濡数。此系胚胎乍结，冲任阻遏，痰湿积滞所致。治宜利湿化痰为主，佐以调和气血，可用芳香止呕法。方用白蔻仁（冲）、陈皮、茯苓、佩兰、白芍、法半夏、藿香、竹茹各 9 g，当归、石菖蒲各 3 g。畏风，加紫苏梗 3 g。②平肝和胃。妊娠呕吐剧烈，持续日久不止，呕出痰涎酸水或苦水，经常头痛目眩，心悸不寐，胸脘烦闷，嗳气频作，痰黏而稠，舌质红，舌边紫、起刺，苔黄腻，口苦，脉弦滑，或弦数，小便短少，色黄或赤，大便秘结。此证多由肝郁胃滞而起，以致肝火内亢，肝气横逆犯胃。治宜平肝降逆，调和胃气。方用石决明（或珍珠母）18 g，生牡蛎、旋覆花各 9 g，白芍、黄芩、紫苏叶、枳壳、吴茱萸、黄连各 6 g，乌梅 2 枚。如呕吐带血加藕节；便秘加火麻仁、瓜蒌仁；失水多加芦根、麦冬、沙参等。如肝火过盛，以致阴虚阳亢，引起肝阳化风，上冲脑海，出现痉厥，神志昏沉，或善哭妄言等严重症状者，加用当归龙荟丸、羚羊角。③温中健脾。平时脾胃衰弱，健运失司，以致食难消化，孕后始则作泛，继即剧吐痰水和白沫，舌质淡，苔白滑，脉沉细稍弱，肢体乏力。此乃脾胃虚寒，中气不足。治宜温中健脾，可用香砂六君汤加减。如中虚严重者，党参改用别直参，寒甚者加肉桂心。以上三类方药，是一般之治疗。临床表现不一定如此清楚，往往是交叉出现，错综复杂，其治法则随机应变，灵活运用。如湿郁化火者，于芳香止呕剂中佐以清热之药；火盛炼液成痰者，治宜清火涤痰；体虚病实者，当虚实兼顾，火盛者以清火为先，体虚者以培本为主。治疗恶阻固要注意护胎，但只要对症下

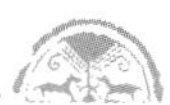

药，如法半夏、肉桂、赭石等药均非所忌，即使龙荟丸、润字丸之属亦可选用，去其病则胎自安。此即《内经》“有故无殒，亦无殒也”之说，但必须辨证明确、掌握分寸而用之。(《浙江中医临床经验选辑·妇科专辑》，浙江中医研究所铅印本，1976)

3. 高辉远治疗妊娠恶阻分3法辨治：①健脾和胃，降逆止呕。平素脾胃虚弱，妊娠后血又多盛于下以养胎元，由于经血蕴内，使冲脉气盛上逆犯胃，致胃失和降，脾失健运，二者升降失序，脾胃失和更甚而发本病。高氏主张健脾和胃，因为脾以运为要，胃以受纳为顺，脾得健运，胃纳如常，则升降有序，恶阻自除。方选香砂六君子汤化裁。若脾虚兼痰饮，胸脘痞重，呕吐频繁，苔白腻或厚腻者，可去太子参、甘草、白术之补品，与平胃散合裁；若脾胃虚弱兼寒湿，则改投干姜人参半夏丸加减，以温脾降逆，使中阳复振，寒湿得除，胃逆得降。高氏认为，脾胃虚弱引起的妊娠恶阻，最佳方药为香砂六君子汤。因该方药味平和，温而不燥，补而不腻，既能降逆止呕，又能增强脾胃运化功能。长期服用可使气血化源充足，孕妇及胎儿身体健壮而无弊端。在临床运用时，忌用赭石、龙牡类重镇之品，以防堕胎流产。②疏肝解郁，和胃止呕。平素脾胃虚弱，妊娠后因阴血多聚下养胎，使阴血不足，肝气偏旺；或郁怒伤肝，肝旺侮脾，胃失和降，使脾胃功能愈加虚弱而致恶阻。治疗时疏肝解郁与降逆和胃并举，使肝郁与胃逆两分消，恶阻自除。方选左金丸加紫苏、陈皮、香附、竹茹、乌梅等，诸药配伍，使肝郁得疏，脾胃调和。若呕吐甚伤津，舌红口干者，加沙参、石斛以养胃生津。③补益气血，调中止呕。妊娠恶阻日久，极易伤脾损胃，使脾胃俱虚，气血乏源，冲任二脉失养，方选顺肝汤化裁。药用太子参、当归、紫苏子、白术、茯苓、熟地黄、白芍、麦冬、陈皮、砂仁、神曲等。若见畏寒肢冷，面色皖白者，可减麦冬、熟地黄，加桂枝、干姜；呕吐较甚者，减麦冬、熟地黄，酌加半夏、竹茹。高氏认为，妊娠恶阻日久不愈，使脾胃虚弱，气血乏源。治疗时应以补土培中为其大法，从而使气足血旺，冲任得养，胞宫强壮。然遣方用药时，勿忘补气药中少佐理气之品，使之补而不滞；养血药中酌加活血之品，使补而不腻。高氏认为，妊娠恶阻的发病机制主要是脾胃失和。妇女妊娠后，由于血盛于下以养胎元，经血不泻，使冲脉之气上逆，复因平素脾胃虚弱，或肝胆气郁，或气血失和，使胃气失降，脾运失职而发本病。对其治疗，高氏根据病因病机不同，在辨证施治基础上，将健脾和胃法贯穿于整个治疗之中。(国医论坛，1996，1)

(四) 临床报道选录

1. 内服药疗法：

(1) 陈慧珍用小半夏加茯苓汤治疗妊娠剧吐66例：药用姜半夏、茯苓各20 g，生姜15 g。脾胃虚弱加党参20 g，白术15 g，甘草3 g；形体偏胖、呕吐痰涎加陈皮5 g；肝胃不和加黄连、竹茹各10 g，紫苏叶5 g；气阴两虚，于上方去茯苓，加人参10 g，麦冬15 g，乌梅6 g，每日1剂，水煎分2～4次服。结果：痊愈42例，显效12例，有效7例，无效5例，总有效率为92.4%。(广西中医药，1992，2)

(2) 徐小林用半夏泻心汤治疗妊娠恶阻25例：药用半夏12 g，干姜、黄芩、党参各10 g，黄连、甘草各6 g，大枣4枚。火盛者重用黄芩、黄连；痰涎多者重用干姜、法半夏；脾不虚者去党参；剧吐伤阴者，党参易沙参。结果：痊愈19例，有效6例。(河南中医，1988，3)

(3) 赵淑英等用赭半汤加减治疗妊娠恶阻64例：方用代赭石、半夏各30 g。煎300 mL，加蜂蜜100 g，煮沸。胃脘灼热，喜冷饮，口苦便干加生石膏30～50 g；呕吐清水，胸脘滞闷，舌淡苔白腻加茯苓10 g；头晕体倦，语声低怯加西洋参10 g；呕吐伴腰腹疼痛加白芍15 g，川续断10 g。每日1剂，频服代茶饮。结果：治愈59例，好转5例。(天津中医，1992，5)

(4) 李洪志用泰山磐石饮治疗妊娠恶阻88例：熟地黄20 g，黄芪15 g，党参、黄芩、白芍、当归、川续断、白术各 10 g，川芎、砂仁、粳米、炙甘草各 6 g。呕吐严重加竹茹、枇杷叶、半夏、生姜；吐黄绿苦水加黄连；津脱加玄参、麦冬；肝气上逆加紫苏梗；伴胎动不安加杜仲、阿胶；气虚明显，无热象重用党参、黄芪；血虚明显者重用当归、川芎；肾虚明显重用川续断；兼有外感呕吐加藿香。每日 1 剂，水煎服。结果：痊愈 85 例，有效 1 例，无效 2 例。（湖北中医杂志，1990，6）

（5）王贤春用桂枝汤治疗恶阻 64 例：一般用桂枝汤原方。呕吐较甚者重用生姜；痰湿较甚者酌加法半夏；虚寒较甚者加人参、干姜；水电解质和酸碱平衡失调者配合西药纠酸补液。结果全部治愈，其中用原方治疗者 54 例，加半夏治愈者 5 例，加半夏、人参治愈者 3 例，合干姜半夏人参丸治愈者 2 例。治愈时间 3～10 日。（湖南中医杂志，1988，3）

（6）罗善佑用人参陈皮竹茹汤加减治疗妊娠呕吐 51 例：药用姜制竹茹 15～20 g，茯苓 15 g，法半夏 12 g，人参、麦冬、枇杷叶、黄芩、白术各 10 g，陈皮、炙甘草、大枣各 6 g。每日 1 剂，水煎服。呕吐重者可适当补液。结果：痊愈 42 例，好转 6 例，无效 3 例，总有效率 94.1%。（广西中医药，1992，6）

（7）陈超用薯蓣半夏粥治疗重症妊娠恶阻 18 例：将半夏 30 g，用清水淘洗数遍至无味为度，置清洁无药味的沙锅内，文火煎煮 45 分钟，去渣取清汤约 100 mL，调入已研好的山药细末 30 g，煎 3～4 沸，成粥糊状，调入白砂糖适量，稍冷后频频食之。每次量由小渐增，每日 1 剂。烦躁、口干、舌红，以鲜芦根 60 g 加入半夏内共煎；呕吐清水，喜热饮，舌质淡，脾胃虚寒加砂仁 6 g，研末与山药共入汤煎煮。结果：全部治愈。（江苏中医杂，1987，3）

（8）王风山等以半夏组方治疗妊娠恶阻 30 例：半夏均配伍复方应用，与紫苏叶黄连汤配伍治疗 17 例，用香砂六君子汤加减治疗 4 例，用二陈汤加减治疗 9 例。不用生半夏，所用有姜半夏、法半夏、清半夏。采用煎剂，每日服用 6～10 g，累积用量最少 30 g，最多 480 g，平均 142 g；最短用 3 日，最长用 48 日，平均 17.6 日。结果：显效 15 例，好转 13 例，无效 2 例。（中医药信息，1986，6）

（9）赵文研等采用活血安神平冲法治疗妊娠剧吐 68 例：本组用黑枣仁、珍珠母各 30 g，丹参 12 g，半夏、白术、赤芍各 10 g，红花、降香各 6 g。水煎频服。对照组 80 例辨证用药。结果：两组分别显效 40、27 例，有效 23、34 例，无效 5、19 例，总有效率 97.6%、76.3%，两组比较有显著差异（$P<0.005$）。（浙江中医杂志，1992，7）

（10）陈慧依采用养阴增液法治疗恶阻重症 45 例：本组患者均住院治疗。静滴玄麦注射液 500～1000 mL，每日 1 次。本品含玄参、麦冬、生地黄和葡萄糖各等份并以酒精提取制成，每 500 mL 中含生药 500 g，如患者脱水较重，阴液亏耗症状明显，有电解质紊乱或二氧化碳结合力改变，先静滴 5%葡萄糖盐水，再予本品 1000～1500 mL。用药 1～2 日病情缓解后，口服中药调理。气阴两亏者予生脉散；脾胃虚弱者予六君子汤加石斛、麦冬；肝胃不和者予葫芦茶、白芍、紫苏叶、石斛。治疗 3～28 日后，痊愈 44 例，好转 1 例。（中医杂志，1986，12）

（11）刘瑞芬等用自拟增液定呕汤为主治疗妊娠剧烈呕吐 68 例：药用太子参 30 g，生地黄、麦冬、沙参各 15 g，芦根、竹茹、姜半夏各 12 g。呕吐带血样物加藕节、乌梅炭；腰酸、下腹痛加菟丝子、川续断；阴道少量流血加苎麻根。每日 1 剂，水煎取液 150 mL，缓缓频服。本组与对照组 48 例，均用 10%氯化钾 10～20 mL，维生素 B_6 200 mg，加葡萄糖液 1500～2500 mL，静滴，并酌情用碳酸氢钠溶液静滴。呕吐频繁用溴米那普鲁卡因 2 mL/日 2 次肌注。治疗 1～2 周，结果：两组均治愈。本组尿酮体转阴、呕吐消失，及血钾、钠、氯或二氧化碳结合力恢复正常时间均短于对照组（P 均<0.01）。（中国中西医结合杂志，1994，11）

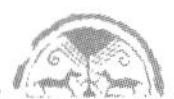

（12）南振军用平冲降逆汤治疗恶阻 53 例：药用代赭石（布包）、太子参各 15 g，陈皮、竹茹各 12 g，旋覆花、五味子各 9 g，黄连 3 g，鲜姜片 3 片。上药煎水剂，2 次共取汁 200 mL，少量频服。服后静卧 30 分钟，连服 7 日，同时自己按摩内关穴。若因呕吐致酸中毒、水电解质紊乱者可对症处理。饮食宜忌：宜清淡易消化，高营养富含维生素类，少量多次进食；忌腥辣等刺激性食物。本方在治疗中，中医分型、孕次、年龄间疗效未见明显差异。治疗结果：53 例中痊愈 32 例，占 60.4%，好转 20 例，占 37.7%，总有效率 98.1%。（陕西中医学院学报，1995，2）

（13）梁映寰用加味异功散治疗妊娠恶阻 22 例：药用藿香、紫苏梗、白芍、陈皮、党参、白术、茯苓、甘草各 10 g。若气虚中阳不振者加砂仁、木香、生姜、伏龙肝；呕吐痰涎、痰饮内聚、舌淡、苔白者去白芍，加半夏、生姜、旋覆花、草豆蔻；心烦口苦溲赤，热气上逆者去藿香、茯苓，加竹茹、黄芩、川黄连、姜半夏；胸脘满闷，嗳气叹息，脉弦滑，加枳壳、竹茹、乌梅、牡丹皮；呕甚津伤，舌红、口干者，加沙参、石斛、芦根、天花粉；气阴两亏者，加生脉散、增液汤。上方煎水剂，每日 1 剂，用伏龙肝取过滤澄清液同煎或先煎，藿香、紫苏梗、砂仁、木香后入，煎至 200 mL 左右，去渣取汁，每日 2 次分服。属脾阳不振，痰饮内生者宜温服；频繁呕吐，食入即呕者，先呷服生姜汁，后服少量汤药，分多次服用。梁氏随证化裁治疗妊娠恶阻，其中服药在 3 剂以内见效者占 54%，3 剂以上者占 46%。（新中医，1990，11）

（14）任清文用安冲降逆汤治疗恶阻重症 46 例：药用乌梅 20 g，炒苏子、枇杷叶、炒杜仲、川续断、半夏、砂仁各 10 g，生姜 3 片。每日 1 剂。腹痛加炒白芍 15 g，炒白术 12 g；脾胃气虚加党参 15 g，炒白术 10 g；血虚加熟地黄 24 g，炒白芍 15 g，当归 10 g，胃虚寒加炮姜 12 g，吴茱萸 10 g；胃热加黄连、紫苏梗各 10 g。首先要使患者树立坚持必有效的信心，千万不可产生畏惧心理，可先呷一口，若服后吐出，可稍息，待平静后再服一小口，如此随吐随服，坚持服用，待药物发生作用后，呕吐即全减轻。其中持续半个月以上呕吐者 34 例，1 个月以上者 8 例，2～3 个月以上者各 2 例，结果：46 例均痊愈，有效率达 100%。（四川中医，1989，12）

（15）高学功用恶阻停胶囊治疗妊娠恶阻 32 例：药用紫苏梗、姜竹茹各 20 g，砂仁、黄连各 12 g。共为细末，装空心胶囊。于三餐后及晚睡前，每次服药 3 g，每日 4 次，白开水送下，连服 7 日。32 例中，属脾胃虚弱 14 例，肝胃不和 18 例，均获痊愈。高氏认为本病乃因妇女孕后，冲脉之气失和，逆而上冲，胃失和降而发病；或因孕后气血聚养胎胞，以致阴血虚少，虚热内生，夹胎热上扰，肝胃失和，恶阻由生。治疗当以顺气安胎，平冲降逆之法。恶阻停胶囊以紫苏梗、砂仁行气宽中，顺气安胎，且能开胃消食；姜竹茹味甘性寒，清热除烦止呕；黄连苦寒，能泻心火，清心蕴之郁热，降胃之逆气。药仅四味，共奏顺气安胎，平冲降逆之功。用治妊娠呕吐，服药方便，无刺激性，胃内存留时间较长，止呕吐作用持久。（中医杂志，1992，8）

2. 针灸疗法：

（1）傅立田等用针灸按摩治疗妊娠恶阻 94 例。患者仰卧。取公孙、内关、足三里、三阴交（均双侧），针刺，用补法，针感以麻胀感为度；并取章门（双侧）、上脘、中脘、下脘，用艾条灸，以患者能耐受，皮肤潮红为度，留针加灸 30 分钟。患者坐位，取膈俞、肝俞、脾俞、胃俞（均双侧），用按、揉、搓法，自上而下沿膀胱经按揉，约 20 分钟。均日 1 次。治疗 3～8 次。结果：痊愈 80 例（85%），好转 14 例。（按摩与导引，1995，2）

（2）范永军等用艾灸治疗妊娠呕吐 151 例。本组主穴取三阴交、关元。脾胃虚弱加足三里（双侧）；肝胃不和加太冲（双侧）。艾条灸 5～10 分钟，皮肤红晕为度。对照组 151 例，脾胃虚弱型用党参 30 g，白术 20 g，茯苓、半夏各 15 g，陈皮、木香、砂仁、生姜各 12 g，甘草 9 g，大枣 8 枚。肝胃不和型用半夏 15 g，竹茹 12 g，紫苏叶、黄连、陈皮、乌梅各 10 g，呕甚伤津加沙参、石斛。均每日 1 剂，水煎服。结果：两组分别痊愈 146（96.7%）、89（58.9%）例，好转 5、62 例。（中国针灸，1995，1）

（3）孟昭奇穴位注射治疗妊娠剧吐 31 例。取穴：安眠（位于耳后乳突骨下，翳风与翳明穴中点）。用维生素 B_1 注射液 2 mL。5 号针头抽取药液，找准穴位，分别缓慢注入双侧穴内，每日或隔日 1 次。治疗结果：痊愈 29 例，有效 2 例，治疗次数最多不超过 5 次，大多 1～3 次即愈。（中国中医急症，1993，2）

（五）经验良方选录

1. 内服方：

（1）伏龙肝 30 g，茯苓 9 g，姜半夏、紫苏梗、藿梗、芦根各 6 g，陈皮、黄连、吴茱萸、杭白芍、厚朴、乌药各 4.5 g，生姜 1 片。将姜半夏用香油拌炒，再将吴茱萸用盐水炒后，继则把黄连与吴茱萸放在一起用水适量同炒，然后去吴茱萸留黄连，捣碎，与油炒半夏同入他药待煎，伏龙肝用大火煅烧，待发红时，迅速放于沸水中，取其澄清之水煎药。为防止和减轻呕吐，服药须少量多次，逐渐根据其病情增加每次服量。主治妊娠呕吐。

（2）党参、牡蛎各 30 g，茯苓、白术、清半夏、白芍各 15 g，香附、白蔻仁、大枣、柴胡各 12 g，黄芩 10 g，甘草、生姜、陈皮各 6 g。先用水将上药冲洗一遍，再加水浸泡约半小时，随后煎熬，开后小火煎半小时，每剂煎熬 2 次，将 2 次煎液混合待用；煎成液以 300 g 为宜，如液多可加温浓缩。每日 1 剂，分 3 次温服，早、午、晚各服 1 次。主治妊娠呕吐。

（3）代赭石 20 g，党参、半夏各 10 g，旋覆花、生甘草各 6 g，大枣 5 枚，生姜 3 片。每日 1 剂，水煎，两次分服。脾胃虚加焦白术、黄精、山药、砂仁、木香各 10 g；肝胃不和加川楝子、黄连、黄芩、竹茹各 9 g；痰湿阻滞加茯苓、焦白术各 10 g，砂仁、陈皮各 6 g；气阴两虚加西洋参、乌梅、五味子、玄参、麦冬各 9 g。主治妊娠呕吐。

（4）乌梅 20 g，砂仁、半夏、川续断、炒杜仲、枇杷叶、炒苏子各 10 g，生姜 3 片。随症加减：腹痛加炒白芍 15 g，炒白术 12 g。脾胃气虚加党参 15 g，炒白术 10 g。血虚加熟地黄 24 g，炒白术 15 g，当归 10 g。胃寒加炮姜 12 g，吴茱萸 10 g。胃热加黄连 10 g。每日 1 剂，水煎，服两次。主治妊娠呕吐。

（5）玄参 18 g，紫苏梗、麦冬各 10 g，川黄连、竹茹各 6 g，黄芩 5 g，乌梅 2 枚。将上药用水浸泡 30 分钟，再煎煮 30 分钟，每剂煎 2 次，上、下午各服 1 剂，为避免饮入即吐，把每剂分 5～6 次服。每次先喝盐开水一口，后喝一口药汁。不管有否吐出，稍待；仍用上法，直至服完。主治妊娠呕吐。

（6）太子参、生地黄、麦冬、白术、沙参、茯苓、芦根各 15 g，五味子、陈皮各 10 g，砂仁（后下）6 g，生姜 3 片。每日 1 剂，水煎，两次分服。主治气阴两虚型妊娠呕吐，症见孕后呕吐剧烈，神疲乏力，形体消瘦，目眶下陷，口干咽燥，尿少便干，舌质红、苔薄黄而干或花剥，脉细数无力。

（7）煅石决明 18 g，桑叶 12 g，当归、炒白芍、焦白术各 10 g，黄芩 6 g，绿萼梅、紫苏梗各 5 g，带壳砂仁 3 g。煅石决明先煎 20 分钟后投入他药，煎 30 分钟，每剂煎 2 次，共煎成 100 g，分多次频服，服前先以筷子蘸酱油数滴至舌上，可防吐。主治妊娠呕吐。

（8）醋白芍、半夏、焦山药各 12 g。每日 1 剂，水煎，两次分服。偏热加生地黄、竹茹、麦冬、紫苏叶各 10 g，黄连 6 g；肥胖痰湿者加陈皮、藿香、茯苓各 10 g；脾胃虚弱者加党参 12 g，麦冬、砂仁各 6 g；药引用生姜 3 片，大枣 4 枚或加白术 10 g。主治妊娠呕吐。

（9）焦白术、杜仲、川续断、桑寄生各 15 g，紫苏梗、云茯苓、黄芩各 12 g，竹茹、陈皮、

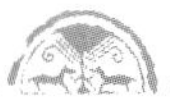

当归各 10 g，砂仁（后入）、川芎、甘草各 6 g。水煎沸 15 分钟，饮一半，3 个半小时再沸而饮之；加水再煎同上服。每日 1 剂。若剧吐，缓缓饮之。主治妊娠呕吐。

(10) 柴胡 12 g，黄芩、半夏、生姜各 9 g，人参 6 g，炙甘草 5 g，炙大枣 4 枚。每日 1 剂，水煎，两次分服。肝胃不和加吴茱萸、黄连、白蔻仁各 6 g；肝郁血虚加当归、白芍、白蔻仁各 9 g；肝热脾虚加茯苓、白术、砂仁各 9 g。主治妊娠呕吐。

(11) 白术、茯苓、薏苡仁、白扁豆各 15 g，陈皮、制半夏、藿香、佩兰各 10 g，炙甘草 6 g，生姜 3 片。每日 1 剂，水煎，两次分服。主治痰湿阻滞型妊娠呕吐，症见孕后恶心呕吐痰涎，不思饮食，口淡黏腻，腹胀便溏，舌质淡，苔白腻，脉濡滑。

(12) 藿香梗 9 g，陈皮、半夏、老紫苏梗各 6 g，砂仁（冲）3 g。将上药用水浸泡 30 分钟，再煎煮 30 分钟，每剂煎 2 次，将 2 次煎出的药液混合，每日服 1 剂，早晚各 1 次。呕吐甚者，可在服药后滴几滴生姜汁于舌上。主治妊娠呕吐。

(13) 茯苓、白芍各 30 g，姜半夏 15 g，橘皮、芦根、竹茹、黄芩、白术各 10 g，甘草 3 g。取姜半夏切片，干燥，用生姜汁浸没，候干，用时杵碎，与余 8 味同煎。加水 400 g 煎取 200 g，少量频频饮之。主治妊娠呕吐。

(14) 鲜藕 30 g，青竹茹 24 g，桑寄生 15 g，生牡蛎、云茯苓、知母、黄柏各 9 g，旋覆花、代赭石、大腹皮、清半夏、厚朴、炒枳壳、丝瓜络、莲子心各 6 g。每日 1 剂，水煎服。主治妊娠呕吐。

(15) 党参 12 g，炒白术、炒山药、炒白芍、龙眼肉、炒谷芽、炒麦芽、云茯苓各 9 g，法半夏 6 g，大枣（切开）5 枚，荷叶蒂 3 个，鲜生姜 2 片。每日 1 剂，水煎服。主治妊娠呕吐。

(16) 桑寄生 12 g，太子参、白术、鲜莲肉（去心）、川石斛、茯神、酸枣仁各 9 g，炙远志、制半夏、川黄连、炙乌梅、竹茹、川续断、陈皮、春砂仁壳 6 g。每日 1 剂，水煎服。主治妊娠呕吐。

(17) 焦内金、陈皮、紫苏梗、党参、茯苓、制香附各 9 g，黄连、春砂仁（后入）、姜半夏、生姜、焦白术各 6 g。每日 1 剂，将上药水煎顿服。主治妊娠呕吐。

2. 外治方：

(1) 生姜汁 30 g，半夏 15 g，砂仁、豆蔻各 3 g。以上后 3 味研为细末，过筛备用；再用生姜汁调药末为稠糊状。先用生姜片擦脐部发热，再将药糊涂敷于患者脐部，以消毒纱布覆盖，外用胶布固定，每日涂药 3～5 次。主治妊娠呕吐。

(2) 鲜生姜汁 30 g，半夏 20 g，丁香 15 g。以上后 2 味药物烘干，研为细末，过筛备用；再用鲜生姜汁调药末为膏。敷于患者脐部，以塑料布覆盖，外用胶布固定，每日换药 1 次。温中散寒，化饮止呕。主治脾胃虚寒之妊娠呕吐。

(3) 陈皮、砂仁各 6 g，紫苏叶、藿香各 3 g，鲜香菜 1 把。上药煮沸后倒在壶内，壶嘴对准患者的鼻孔，令其吸气。每次数分钟，一日熏数次。宽胸和胃，定逆顺气，悦醒脾胃。主治妊娠呕吐。

(4) 生姜 6 g。将生姜烘干，研为细末，过筛备用；再用水调为膏状。敷于患者内关穴、神阙穴，以消毒纱布覆盖，外用胶布固定。温中和胃，降逆止呕。主治妊娠呕吐。

3. 食疗方：

(1) 砂仁粉 3 g，鲜豆腐 250 g，毛虾、牛肉末各 100 g，葱花、生姜末各 6 g，酱油 3 g，味精 3 g，香油 5 g，淀粉 10 g，植物油适量。将毛虾用温水洗净，控干；豆腐切成 1 cm 见方的小方块，放八成热的油锅中炸一下，捞出；锅内留底油，下牛肉末、葱姜末、毛虾，翻炒至肉末断生，放入酱油、味精、豆腐丁、砂仁粉，开锅后用水淀粉勾芡，淋上香油，出锅即成。佐餐食用。主治妊娠呕吐。

(2) 粳米 100 g，茵陈 10 g，青蒿、陈皮各 5 g，大枣 10 枚，白糖适量。将中间 3 味水煎取汁，备用。大枣、粳米洗净，加水煮粥。快熟时加入药汁，再煮至粥熟，加糖调服。每日 1 剂，2 次分服，连服 3～5 剂。主治肝热气逆型妊娠呕吐，症见妊娠早期，呕吐苦水或酸水，胸胁胀满，精神抑郁，嗳气叹息，头晕头痛，舌边尖红，苔微黄，脉弦滑。

(3) 粳米 60 g，白术 10 g，鲫鱼 1 条 (200 g)，精盐少许。将白术水煎取汁，备用。鲫鱼去鳞，去内脏，洗净，与粳米同入锅煮粥，熟后兑入药汁，再煮 2～3 沸，加精盐调服。每日 1 剂，连服 3～5 剂。主治脾胃虚弱型妊娠呕吐，症见孕后恶心呕吐，或食入即吐，呕吐清液或食物，体倦乏力，神疲思睡，舌质淡、苔薄白，脉细滑无力。

(4) 生姜 (带皮切片)、伏龙肝 (煎取澄清液备用) 各 60 g，童鸡 (雌雄均可) 1 只。将童鸡杀死，去毛洗净，剖去内脏，纳生姜于腹中，置瓷钵内，然后加入伏龙肝澄清液适量，精盐少许，盖密炖烂，取汤徐徐饮之，鸡肉亦可食。每日或隔日服 1 剂。主治妊娠呕吐。

(5) 芦根 60 g，小米 100 g，生姜、蜂蜜各适量。将芦根洗净切段；小米淘洗干净；生姜洗净切丝。先将芦根水煎去渣，再入小米煮粥，临熟时加入姜丝，再煮至粥熟，食前调入蜂蜜。每日 1 剂。主治肝胃不和型妊娠呕吐。

(6) 猪瘦肉 100 g，鲜芦根、鲜芦笋各 50 g，黄芪 15 g，精盐适量。将芦根洗净切段，芦笋、黄芪洗净切片，猪肉切片，一同放入沙锅内，加水炖至烂熟，用精盐调味，吃肉喝汤。每日 1 剂。主治气阴两虚型妊娠呕吐。

(7) 白糖 50 g，生山药、清半夏各 30 g。先将半夏用清水淘洗数遍，放洁净沙锅内文火煎 45 分钟，去渣取液 100 mL，山药研为细末，放半夏液中煮成糊状，加白糖调匀，每日 1 剂，分两次服。脾胃虚寒者加砂仁 6 g。主治妊娠呕吐。

(8) 鲫鱼 1 条 (300 g)，砂仁 1.5 g，精盐、姜片各适量。将鲫鱼去鳞、鳃及内脏，洗净；砂仁研末，纳入鱼腹内，将鲫鱼放入碗内，加精盐、姜片及清水，上笼蒸熟食用。每日 1 剂。主治脾胃虚弱型妊娠呕吐。

(9) 粳米 100 g，白扁豆 50 g，白糖适量。按常法煮粥食用。每日 1 剂。主治肝胃不和型妊娠呕吐，症见孕后恶心呕吐剧烈，不能进食，呕吐酸水或苦水，心烦口干、口苦，胸胁胀痛，舌质红、苔薄黄，脉弦滑。

(10) 粳米 60 g，生姜 50 g，白糖适量。将生姜洗净切片，捣烂取汁，兑入粳米粥内，再煮 2～3 沸，加入白糖服食。每日 1 剂。主治脾胃虚弱型妊娠呕吐。

(11) 粳米 60 g，佛手、紫苏梗各 15 g，白糖适量。将佛手、紫苏梗水煎取汁，兑入粳米粥内，再稍煮，加入白糖即成。每日 1 剂。主治肝胃不和型妊娠呕吐。

(12) 粳米 100 g，鲜芦根 60 g，白糖适量。先将芦根洗净，水煎去渣，再入粳米煮粥，加入白糖即成。每日 1 剂。主治肝热气逆型妊娠呕吐。

(13) 粳米 15 g，淡竹叶 12 g，麦冬、石斛、代赭石各 10 g，西洋参 (另煎兑服) 4.5 g，炙甘草 3 g。每日 1 剂，水煎，服 3 次。主治气阴两虚型妊娠呕吐。

(14) 砂仁 3 g，鲫鱼 (250 g 左右) 1 条。鱼剖腹去脏，砂仁研成细末，入鱼腹中，面粉糊口，隔水蒸熟，日食 1 条。连服 5 日。主治妊娠呕吐。

(15) 冰糖 60 g，红糖 20 g，生姜 10 g。水烧开后加糖溶化，再加入切碎之生姜，煮沸 5 分钟，每日 1 剂，代茶频饮。主治妊娠呕吐。

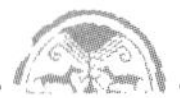

(16) 韭菜 200 g，鲜姜 200 g，白糖适量。将韭菜、生姜切碎，捣烂取汁，用白糖调匀，饮汁。主治怀孕后恶心呕吐、不思饮食。

(17) 陈皮、竹茹各 10 g，白糖 15 g。将上 3 味放入杯内，用沸水冲沏，代茶饮用。每日 1～2 剂。主治肝热气逆型妊娠呕吐。

(18) 甘蔗汁、生姜汁各 30 mL。将甘蔗汁、生姜汁混匀，炖热温饮。每日 1 剂。主治肝热气逆型妊娠呕吐。

(19) 鲜芹菜根 10 g，甘草 15 g，鸡蛋 1 个。菜根、甘草先煎汤，水沸后打入鸡蛋冲服。主治妊娠呕吐。

第二节 妊娠腹痛

一、病证概述

妊娠腹痛，又名胞阻。多因胞脉失养，阻滞不通所致。是以孕期小腹疼痛，反复发作为主要表现的妊娠类疾病。其临床症状，乃孕妇自觉小腹疼痛，冷痛或酸痛或绵绵隐痛，反复发作。伴有神疲乏力，头晕目眩，呕吐食少，胸胁胀满等症。

二、妙法绝招解析

(一) 肝阳上扰，犯胃冲逆（王慎轩医案）

1. 病历摘要：刘某，25 岁。妊娠 2 个月，少腹坠胀酸痛，腰背腿膝酸楚，四肢关节酸痛，头眩胀痛，恶寒时热，鼻塞流涕，自汗盗汗，掌心灼热，时有咳嗽，胸闷嗳恶，泛吐酸水，饮则胃痛；寐少梦多，惊悸健忘，腹痛便溏，溲行黄赤，带下黄白，舌苔黄白腻，脉象濡弦滑，左寸两关较盛，两尺较弱。诊断为妊娠腹痛。

证属肝阳上扰，犯胃冲逆。治宜疏肝理气，和胃畅中。药用紫苏、北柴胡、荆芥穗、陈皮各 6 g，左金丸 3 g。每日 1 剂，水煎服。连服 3 剂后，少腹坠痛已轻，咳嗽亦止，胃痛已瘥，带下亦少，余症如前，脉稍和，舌苔极薄，投剂合度，再守前方去紫苏、荆芥，加羌活、独活、威灵仙、桑寄生各 10 g。服 3 剂后，寒热已退，头痛亦轻，鼻塞流涕已瘥，自汗盗汗亦少，梦寐较安，泛恶亦平，闷痛已松，胃纳亦香。近因劳累，头痛腰酸，心悸掌灼，左臂酸痛，带下增多，舌苔白薄，脉象弦细而滑，两尺微弱，外感大减，肝胃较和，气血脾肾尚虚，妊娠 2 个月，胎元不固，治宜益气养血，补肾安胎为主，稍兼理气祛风。药用太子参、川芎、当归、桑寄生、生白术、补骨脂、陈皮各 10 g。服 3 剂表证已解，里证均轻，适当调理即愈。(《近代江南四家医案医话选》，上海科学技术文献出版社，1998)

2. 妙法绝招解析：妊娠小腹痛，其病位在胞脉、胞络，尚未损伤胎元。病情严重者，可影响胎儿，发展为胎漏，胎动不安。为先兆流产的症状之一。妊娠腹痛称胞阻，大抵由虚寒、气郁胞脉，气血运行失畅或血虚胞脉失养所致。前人曾有“胞血受寒少腹疼”之语。临床治疗张仲景用当归芍药散主之，《医宗金鉴》用胶艾四物汤、加味芎归丸主之。妊娠腹痛常伴腰酸、腰痛。因腹属脾，腰属肾，肾主系胎，脾主摄胎，若妊娠时脾肾俱虚，每易发生腹痛腰酸而致小产。故补益脾肾是治疗此证之主法。妊娠腰腹酸痛，乃是小产或堕胎之先兆，此和月经期腰酸腹痛不同，治疗迥异，前者以补脾肾为主，后者以活血止痛为主。本病治疗上可按内科类诊治，专治某病，惟不用妨胎之药，但当实邪俱见，妨胎药物不可不用时，应酌量加入，稍予药力即可，万不

能大剂投入。方中当归、川芎养血和血，太子参、白术、陈皮健脾益气，加桑寄生、补骨脂补肾安胎。全方以补益脾肾，养血安胎而止痛。

（二）中气不足，升降失常（施今墨医案）

1. 病历摘要：胡某，女，26 岁。经居五旬，腰腹沉痛，引及腰背，两腿酸胀，稍动辄作，久行尤甚，泛恶眩晕，口干纳少，舌红苔薄，脉虚略滑，妊尿阳性，妇检早孕。

证属中气不足，升降失常。治宜理气和中，补肾安胎。药用炒白术、炒黄芩、老紫苏梗、炒归身、炒白芍、炒杜仲、桑寄生、炒川续断各 9 g，广陈皮 6 g，广木香、砂仁、生甘草各 3 g。每日 1 剂，水煎服。连服 3 剂后，药后腹痛已除，偶尔胀满，泛恶呕吐频作，腰脊酸楚，形寒神疲，苔薄质红，脉滑少力。再拟补肾理气，和中止呕。药用云茯苓 12 g，炒杜仲、桑寄生、炒川续断、炙狗脊、炒白术、紫苏梗、白芍、炒黄芩各 9 g，姜半夏、姜竹茹、砂仁、陈皮各 6 g。连服 3 剂善后。（《施今墨临床经验集》，人民卫生出版社，2006）

2. 妙法绝招解析：本案素体脾肾之气不足，升降失常，故胞脉失所养，出现腹胀沉痛，引及腰背，胎气失和，故泛恶眩晕。法拟理气和中，补肾安胎。归身、白芍养血和血，缓急止痛；白术健脾以益生化之源；杜仲、川续断、寄生补肾安胎；黄芩泄胎热，并配伍宽中行气之药砂仁、木香、紫苏梗、陈皮，使气机调畅，脉络流通，痛止胎安。药后腹痛已除，再从前法调治而诸恙平息。

（三）寒凝气滞，胃失和降（何任医案）

1. 病历摘要：李某，女，26 岁。妊娠已 8 个月，自昨日起自觉胸部发闷，并有腹部胀疼，曾去妇产科急诊，因未至临产期，无出血，未予处理，今日痛甚，饮食不下，呕逆不吐腹痛下坠，欲便不通，疼痛难忍，坐卧不安，胸腹压痛拒按，舌苔薄白，脉象弦滑，此乃寒气客于肠胃，有失和降，寒气相搏，以致胸腹胀痛急剧，中焦运化失司，胃失和降，上逆则呕，中气不宣，欲下不通，故为急迫剧疼；舌苔白腻，脉象弦滑。

证属寒凝气滞，胃失和降。治宜理气调中消导。药用桑寄生 15 g，当归、紫苏梗、陈皮、云茯苓、焦神曲、菟丝子各 9 g，砂仁、藿香、炙香附各 6 g，炙甘草 3 g，生姜 3 片。每日 1 剂，水煎服。服前方后呕逆已止，大便已下，腹痛缓解，饮食能进，已能安睡，舌红苔薄，脉象沉滑，效不更方。服药后气顺寒消，胀痛消失，饮食恢复，二便正常，诸症痊愈。（《何任医案选》，浙江科学技术出版社，1981）

2. 妙法绝招解析：本例妊娠 8 个月，素体不虚，发病较急，脉象弦滑两尺有力，分析其气实证有三。肺气实而上逆则胸疼不能平卧；胃气实而中满则嘈杂；肠气实而下结则胀满、绕脐痛、大便不下。故与伤胎腹痛不同，治以疏气散寒宣导之法而获显获，不为“妊娠不用行气药”之所囿，乃宗《内经》“有故无殒，亦无殒也”之旨。本案以香苏散加减化裁得效，香苏散原方有香附、紫苏叶、陈皮、甘草，为疏风散寒理气和中之剂，本案病因来自风寒，但未有形寒身热表证，故以紫苏梗易紫苏叶，与陈皮、香附疏解肝胃之气滞，且有益于安胎；当归、寄生、菟丝子养血益肾；藿香、砂仁、神曲化滞消导；炙甘草、生姜调和诸药安胃和中。治从理气，助中焦宣导，“通则不痛”而获效。中医学之治疗大法是以八纲辨证为依据，一切从客观实际出发，综合分析，方能得到正确之诊断，乃是几千年来之唯物辩证观。

（四）脾虚肝郁，胎血瘀阻（李祥云医案）

1. 病历摘要：朱某，女，32 岁。怀孕 19 周，1 周前开始右下腹隐痛，近两日腹痛加重，次数加频，尿少浮肿，心中甚为焦急。即刻 B 超：单胎头位，胎心胎动好，子宫后壁见一肌瘤 55 mm×53 mm，前角突出 40 mm×38 mm，内见不规则低回声暗区。结论：子宫肌瘤合并妊娠。舌苔薄黄，脉细。平素月经量中，色黯，无痛经。诊断为妊娠腹痛（妊娠合并子宫肌瘤）。

证属脾虚肝郁，胎血瘀阻。治宜健脾疏肝，缓急止痛。药用白芍 20 g，白术、杜仲各 15 g，制香附 12 g，当归、黄芩、川芎、丹参、赤芍、泽泻各 9 g，延胡索、炙甘草各 6 g。每日 1 剂，水煎服。服 7 剂后，诸症消失，再服 7 剂以资巩固。(《李祥云治疗妇科病精华》，中国中医药出版社，2007)

2. 妙法绝招解析：《妇科玉尺》云“妇人积聚之病……皆血之为，盖妇人多郁怒，郁怒则肝伤，而肝藏血者也，妇人多忧思，忧思则心伤，心肝既伤，其血无所主则妄溢……离其部分，或遇六淫，或感七情，血遂瘀滞，而随其所留脏腑，所入经络，于是而百疾作。”患者素罹瘀阻癥积，妊后脾虚肝郁，木气横逆，以至腹中拘急，绵绵作痛。方中重用白芍泻肝木、安脾土、养血柔肝，和里缓急止痛；白术、泽泻健脾渗湿泄浊；当归、川芎、丹参、赤芍调肝养血，虽有行气活血、祛瘀动胎之虞，但也正因之而使拘急之胞脉得舒，胎儿的正常血供得畅。正应《内经》“有故无殒”之说。

（五）肝郁化热，横逆犯胃（郑长松医案）

1. 病历摘要：萧某，女，27 岁。妊娠 3 个月，旬日来脘腹胀满，嗳则少宽，从前天胃脘胀痛，痛连胁背，食纳顿减，大便干燥。钡餐透视诊断为“胃窦炎并胃黏膜脱垂”。舌胀色赤，苔薄微黄，脉象弦滑。诊断为妊娠腹痛。

证属肝郁化热，横逆犯胃。治宜疏肝和胃，清热止痛。药用白芍、栀子、川楝子（捣）、延胡索（捣）各 12 g，陈皮、干姜各 6 g。每日 1 剂，水煎两次，共煎取 500 mL，分两次温服。服 3 剂后，疼痛若失，两剂痊瘳，自昨天又复发如故。前方合病，守方不更。共服 6 剂，诸恙悉除。(《郑长松妇科》，中国中医药出版社，2007)

2. 妙法绝招解析：本案症见脘腹胀满，嗳则少宽，为肝郁气滞之候；肝郁失疏，横逆犯胃，则胃脘胀痛，纳食顿减；气病多善游走，胁为肝之分野，故痛连胁背；肝郁化热则大便干燥，舌胀色赤，苔薄微黄，脉象弦滑。方中白芍、栀子、川楝子、延胡索疏肝理气，清热止痛；陈皮、干姜理气解郁，和中健胃。

（六）湿热蕴积，传化失职（郑长松医案）

1. 病历摘要：徐某，女，34 岁。妊娠四个半月，右下腹痛 5 日，初起时剧痛难忍，恶心欲吐，按“阑尾炎”治疗，痛去大半，近 3 日来痛无增减，刻下仍右少腹疼痛不已，时轻时重，脘痞纳少，大便坚涩，3 日未行。舌胀色赤，苔腻微黄，脉滑稍数。诊断为妊娠腹痛。

证属湿热蕴积，传化失职。治宜清热利湿，理气宽中。药用蒲公英、金银花、冬瓜仁、白芍各 30 g，薏苡仁 15 g，延胡索（捣）、川楝子（捣）各 9 g，陈皮 6 g。每日 1 剂，水煎两次，共煎取 500 mL，分两次温服。服 3 剂后，腹痛大减，昨天大便 1 次，仍偏干欠爽，脘痞纳少。宗原意，酌增畅达理气之品，以助胃肠传化之能。按前方去薏苡仁；加紫苏梗、藿香、川厚朴、佩兰各 9 g。又进 3 剂，脘痞已减，食纳渐增，少腹痛止，仍大便欠畅。治宜标本兼顾。药用冬瓜仁、熟地黄、白芍各 15 g，当归 12 g，炒白术、黄芩、白茯苓、陈皮各 9 g。共服 9 剂，诸恙悉平。(《郑长松妇科》，中国中医药出版社，2007)

2. 妙法绝招解析：本案旧有“肠痈”宿疾，新由孕后冲脉之气上逆诱发。其右下腹作痛，并见舌胀色赤，苔腻微黄乃湿热蕴结，阻滞胃肠之象；胃肠阻滞则传化失职，故脘痞纳少，大便艰涩。方中蒲公英、金银花、黄芩解毒消痈，清化湿热；冬瓜仁、薏苡仁、藿香、佩兰、厚朴、陈皮悦脾化湿，宽中快气；白芍、延胡索、川楝子理气止痛；腹痛尽止后加白术、茯苓健脾益气；熟地黄、当归养血安胎。

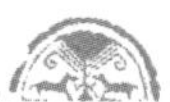

（七）气滞脾虚，宿食停聚（郑长松医案）

1. 病历摘要：高某，女，31岁。妊娠5个月，半个月前恶阻解除，7日来又纳少泛恶，噫气腐臭，脘痞胀痛，嗳气频繁，不得矢气，大便欠畅，二三日一行。自以为与恶阻解除后贪食有关。苔白垢腻，脉象弦滑，肝功检查正常。诊断为妊娠腹痛。

证属气滞脾虚，宿食停聚。治宜理气行滞，健脾化食。药用白芍30 g，茯苓15 g，鸡内金12 g，竹茹、焦三仙、陈皮、姜半夏各9 g，槟榔6 g，生大黄（后下）、砂仁（后下）各3 g。每日1剂，水煎两次，共煎取500 mL，分两次温服。服3剂后，腹泻1次，泻后自觉脘腹宽展，腹痛渐止，仍纳呆食少。守原意去其消导攻伐，增补益脾土之品。按前方去焦三仙、槟榔、生大黄，加生山药、党参各15 g，炒白术12 g。改为2日1剂，每晚服药1次。共服6剂，诸苦若失。（《郑长松妇科》，中国中医药出版社，2007）

2. 妙法绝招解析："饮食自倍，肠胃乃伤。"本案即恶阻解除后，贪食伤脾，致运化迟滞，宿食不化，故纳少泛恶，噫气腐臭，脘腹胀痛，大便欠畅；宿食停滞则气机不畅，故嗳气频繁，不得矢气；其舌苔垢浊，脉象弦滑均宿食停滞之征。方中六君子汤、砂仁健脾化食，和胃畅中；鸡内金、神曲、麦芽、山楂消磨水谷，启脾开胃；白芍、竹茹降逆止痛；与少量槟榔、大黄同用以行气消胀，缓下通肠。

（八）肝盛犯胃，气逆蛔扰（郑长松医案）

1. 病历摘要：赵某，女，30岁。妊娠3个月，恶心呕吐月余，10日前因右上腹阵痛，上攻肩背，痛甚则吐，诊断为"胆道蛔虫"，住院3日痛止，昨天疼痛辄发，病情依故。旧有头痛头晕，心烦易怒之宿疾，孕后因呕恶频繁而口苦咽干，溺少便秘。痛苦表情，坐立不宁，舌胀色赤，苔黄中剥，脉象弦滑。诊断为妊娠腹痛。

证属肝盛犯胃，气逆蛔扰。治宜平肝和胃，降逆安蛔。药用生栀子、白芍各15 g，川楝子（捣）、延胡索（捣）各12 g，姜半夏、陈皮各9 g，生姜、干姜各3 g。每日1剂，水煎两次，共煎取500 mL，分两次温服。服3剂后，胁痛若失，现呕吐尽止，纳食渐馨。中病即止，不宜过剂。停药观察。服两剂疼痛尽止，恶阻解除。愈后月余，疼痛复发，又进两剂遂愈，产前未再复发。（《郑长松妇科》，中国中医药出版社，2007）

2. 妙法绝招解析：本案旧有肝阳上亢之宿疾，故平时头痛头晕，心烦易怒；孕后血聚养胎则阴血益虚，肝阳愈盛；木横犯土则胃气不降，故恶心呕吐；吐久伤阴则口苦咽干，舌胀色赤，苔黄中剥，溺少便秘；呕恶纳少则虫失其养，故蛔动上扰，上腹攻痛。《类证治裁》中云："虫得苦则止，得酸则软，得辛则伏。"故方中首用苦寒性降之栀子清肝泻火，兼除心烦；用白芍取其味酸性寒以平肝镇痛，安土御木；伍辛味之陈皮、半夏、生姜、干姜以降逆止呕，和中开胃；金铃子散疏肝泄热，理气止痛。俾肝火得平，胃气得降，土木不争则虫安痛止，恶阻解除。

（九）寒热夹杂，蛔动上扰（郑长松医案）

1. 病历摘要：韩某，女，38岁。妊娠3个月，因脘闷呕恶，不思纳谷，恣食生冷，致右上腹阵痛六日。发作时剧痛如绞，呕恶频作，辗转不安，四肢厥冷，痛止时除脘闷不适外一切如常。舌常色，苔白厚，脉滑稍数。血检：白细胞 10.8×10^9/L，中性细胞80%，淋巴细胞18%，嗜酸性粒细胞2%。体温37.2 ℃。诊断为妊娠腹痛。

证属寒热夹杂，蛔动上扰。治宜寒热并进，安蛔止痛。药用乌梅18 g，白芍15 g，党参、当归各12 g，延胡索（捣）、川花椒各9 g，桂枝、吴茱萸、干姜、黄芩、黄连、黄柏各6 g，细辛3 g。每日1剂，水煎两次，共煎取500 mL，分两次温服。服首剂而告缓解，服3剂病去无遗。（《郑长松妇科》，中国中医药出版社，2007）

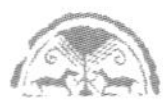

2. 妙法绝招解析：本例证为“妊娠蛔厥”。因受孕后血盛于下，冲脉之气上逆，阻碍胃气下降，致脘闷呕恶，不思纳谷；复由恣食生冷，寒伤脾胃，致寒热错杂，蛔动上扰而发病，给以寒热并用之乌梅丸方加减施治。因“虫得酸则软”，故以乌梅为君，取其蛔安则痛止之意；川椒、吴茱萸、桂枝、干姜、细辛温脏散寒，安蛔止痛；黄芩、黄连、黄柏清热安胎，平降上逆之冲气；白芍、延胡索和中止痛；“厥后气血不免扰乱，故加党参、当归奠安气血（引清·吕搽村语）”。

三、文献选录

妊娠期间无论上腹、中腹、下腹作痛，均称“妊娠腹痛”，又称“妊娠心腹痛”，因本病与胞脉阻滞有关，故又称胞阻。此证多由气郁、血虚、蛔扰、食滞、虚寒、湿热等因，使气血运行不畅而致。如《医宗金鉴·妇科心法要诀》中云：“孕妇腹痛，名为胞阻，须审其痛，或上在心腹之间者，多属食滞作痛；或下在腰腹之间者，多属胎气不安作痛；若在小腹之间者，则必因胞血受寒，或停水尿难作痛也。”治疗应分别对气郁者予以理气，血虚者予以养血，蛔扰者予以安蛔，食滞者予以和中消食，虚寒者予以补虚散寒，湿热者予以清热利湿，随证佐以安胎、止痛之品。不得因“痛则不通”，妄投香窜耗气，破血逐瘀，消积通便等通剂，以免损伤胎元。如非峻药不能祛其邪，非祛邪不能安其正者，通利药物亦非绝对禁忌。如清代周学霆云：“俗医以参芪苓术为安胎圣药，以大黄芒硝为犯胎禁药；而不知胎热水涸，参芪术又为犯胎之禁药，大黄芒硝又为安胎之圣药。”周氏论列，良有深意。

（一）经验良方选录

1. 内服方：

（1）钩藤（后下）12 g，生地黄、山茱萸、杜仲、川续断、女贞子、炒白术、茯苓、黄芩、苎麻根各 9 g，陈皮 6 g。水煎两次，取液混合，分两次服。

（2）当归、川芎、白芍、香附各 6 g，人参、紫苏、大腹皮、延胡索、陈皮、甘草、生姜各 3 g。每日 1 剂，水煎，服两次。主治妊娠腹痛。

（3）水牛角（先煎）、绿豆、黑芝麻各 30 g，茵陈、生薏苡仁各 15 g，鲜生地黄 12 g，牡丹皮、赤芍、鲜芦根、土茯苓、山栀子、车前草各 9 g，防风 3 g。每日 1 剂，水煎，服两次。主治实热型肝内胆汁瘀阻所致妊娠腹痛。

（4）当归、白芍、陈皮、茯苓、白术各 15 g，柴胡、薄荷（后下）、枳壳、川楝子、青皮、紫苏梗、甘草各 10 g。每日 1 剂，水煎，2 次分服。主治肝气郁结型妊娠腹痛，症见胸胁胀满，两胁尤甚，嗳气吐酸，烦躁易怒等。

（5）大枣 20 g，党参 12 g，白芍、姜半夏、当归、紫苏梗、茯苓、白术（土炒）各 10 g，砂仁壳 6 g，川芎、炙甘草各 3 g。每日 1 剂，水煎，服两次。主治脾虚型妊娠腹痛。

（6）青竹茹、生牡蛎各 12 g，茴香梗、乌药、知母、橘核（炒香）、谷芽各 9 g，旋覆花、代赭石、大腹皮、厚朴、炒枳壳各 6 g，荷叶梗尺许。每日 1 剂，水煎服。主治妊娠腹痛。

（7）当归、杜仲、熟地黄各 15 g，补骨脂、巴戟天、小茴香各 10 g。每日 1 剂，水煎，2 次分服。主治虚寒型妊娠腹痛，症见小腹冷痛，面色㿠白，形寒肢冷，纳少便溏等。

（8）白芍 30 g，当归、白术各 15 g，艾叶 10 g，炙甘草 6 g。每日 1 剂，水煎，2 次分服。主治血虚型妊娠腹痛，症见小腹疼痛，按之痛减，面色萎黄，头晕，心悸等。

（9）补骨脂、巴戟天、乌药、鹿角霜、当归、制香附各 10 g，砂仁 5 g。以上 7 味药，每日 1 剂，每剂加水煎 3 次，餐前温服。连服 2 剂或服至痛止停药。主治妊娠腹痛。

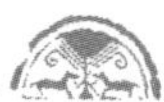

（10）白芍、白术、党参各12 g，丹参、当归、泽泻各10 g，香附、紫苏梗各9 g，川芎、炙甘草各6 g。每日1剂，水煎，分两次服。主治气滞血瘀型妊娠腹痛。

（11）党参12 g，白芍、姜半夏、当归、紫苏梗、茯苓、炒白术各10 g，砂壳6 g，川芎、炙甘草各3 g，大枣20 g。每日1剂，水煎，服两次。主治脾虚型妊娠腹痛。

（12）炒白术、当归、酒炒白芍、茯苓、酒炒香附、紫苏梗、酒炒川续断、酒炒杜仲各12 g，木香、炒砂仁各6 g。每日1剂，水煎服，日服2次。主治妊娠腹痛。

（13）钩藤（后下）12 g，生地黄、山茱萸、杜仲、川续断、女贞子、炒白术、茯苓、黄芩各9 g，陈皮6 g。每日1剂，水煎，2次分服。主治妊娠腹痛。

（14）熟地黄、党参、黄芪各12 g，炒白芍、白术、茯苓、阿胶（烊冲）各10 g，川芎、木香、当归、炙甘草各6 g。水煎服，每日1剂。主治妊娠腹痛。

（15）白芍30 g，炙甘草15 g。随症加减：小腹畏冷加艾叶6 g，小茴香3 g。腰痛加川续断15 g，杜仲12 g。每日1剂，水煎，服两次。主治妊娠腹痛。

（16）当归、川芎、白芍、香附各10 g，人参、紫苏、大腹皮、延胡索、陈皮、甘草各6 g，生姜3 g。每日1剂，水煎，2次分服。主治妊娠腹痛。

（17）生地黄、白芍、钩藤（后下）、杜仲、桑寄生、桑椹各12 g，黄芩、茯神、川续断各9 g，生甘草6 g。每日1剂，水煎服。主治妊娠腹痛。

（18）桑寄生15 g，川续断、杜仲、淫羊藿、巴戟天、莲蓬各10 g，菟丝子、仙鹤草、炒白芍各15 g。每日1剂，水煎服。主治妊娠腹痛。

（19）柴胡、白芍各10 g，茯苓、白术、紫苏梗各9 g，当归、甘草、薄荷（后下）、砂仁（杵冲）各6 g。每日1剂，水煎服。主治妊娠腹痛。

2. 外治方：

泽兰、精盐各15 g，葱白3根。上3味炒热，共捣烂，贴脐窝内，至小便利后取出。调中下气，行瘀定痛。主治妊娠腹痛、腹胀。

3. 食疗方：

（1）白面150 g，川花椒10 g，淡豆豉、精盐各适量。先将川花椒炒后研末；白面做成面条，放入开水锅中煮，加入淡豆豉、精盐，临熟时加入川花椒末，调匀即成。每日1剂。主治虚寒型妊娠腹痛，或因寒伤脾胃所致的心腹冷痛、呕吐、食不能下等症。

（2）粳米100 g，猪瘦肉50 g，陈皮15 g，木香5 g。将木香、陈皮水煎取汁，备用。猪肉洗净，切成小块，粳米洗净，一同入锅，加水煮为稀粥，兑入药汁。再稍煮即成。每日1剂，2次分食。主治肝气郁结型妊娠腹痛。

（3）鲤鱼500 g，苎麻根30 g，糯米100 g。将鲤鱼去内脏，洗净煮汤；苎麻根加水煎汁；取鱼汤和苎麻根汁与淘洗干净的糯米一同煮粥，加油、精盐调味即成。每日服1剂，分数次食用。主治妊娠腹痛。

（4）艾叶15 g，杜仲10 g，阿胶5 g，粳米100 g。将艾叶、杜仲水煎取汁，兑入粳米粥内，阿胶用热水烊化。食粥送服阿胶。每日1剂，连服7剂。主治虚寒型妊娠腹痛。

（5）苎麻根50 g，鸡蛋4个。将苎麻用凉水洗净，再用热水烫去其胶质，然后放入锅内加水煮，同时把鸡蛋打破，下入锅中，约半小时即成。饮汤吃蛋。主治妊娠腹痛。

（6）北黄芪30 g，粳米100 g。将北黄芪与淘洗干净的粳米一同入锅，加适量水，用大火烧开，再转用小火熬煮成稀粥。每日服1剂，分数次食用。主治妊娠腹痛。

（7）党参12 g，白芍、姜半夏、当归、紫苏梗、茯苓、炒白术各10 g，砂壳6 g，川芎、炙

甘草各 3 g，大枣 20 g。每日 1 剂，水煎，服两次。主治脾虚型妊娠腹痛。

（8）人参 3 g，粳米 100 g，冰糖适量。将人参研为细末，兑入粳米粥内，再煮数沸，加入冰糖令溶即成。每日 1 剂，早晚空腹服下。主治血虚型妊娠腹痛。

（9）羊肉、大米各 100 g，生姜 30 g。将生姜洗净切片，羊肉洗净切成小块，大米洗净，一同入锅，加水煮粥食用。每日 1 剂。主治虚寒型妊娠腹痛。

（10）粳米 60 g，佛手、紫苏梗各 15 g，白糖适量。将佛手、紫苏梗水煎取汁，兑入粳米粥内，加入白糖调服。每日 1 剂。主治肝气郁结型妊娠腹痛。

（11）绿萼梅、绿茶各 6 g。将上 2 味放入杯内，用沸水冲沏，代茶饮用。每日 1～2 剂。主治肝气郁结型妊娠腹痛。

（12）糯米粉 40 g，鸡蛋 2 个。将鸡蛋打碎，与糯米粉搅匀蒸熟。顿服，日服 1 次，可服数次。主治妊娠腹痛。

（13）粳米 100 g，枸杞子 30 g，大枣 10 枚。共洗净，煮粥食用。每日 1 剂，2 次分服。主治血虚型妊娠腹痛。

（14）荷叶蒂、南瓜蒂各 2 个，糯米 50 g。将荷叶蒂、南瓜蒂烧成灰，拌入糯米粥内，一次吃完。主治妊娠腹痛。

（15）白萝卜、白糖各适量。将白萝卜洗净切片，蘸白糖嚼食。主治肝气郁结型妊娠腹痛。

第三节　妊娠水肿

一、病证概述

妊娠水肿，又名胎肿、子肿。多因脾肾虚弱，或气机不畅，使水湿运化失常所致。是以妊娠期间肢体面目浮肿为主要表现的妊娠类疾病。《医宗金鉴》以妊娠“水气为病”，“名曰子肿”。其临床症状，乃妊娠数月，肢体面目浮肿，先足背，渐及下肢乃至全身。伴神疲乏力，气短纳呆，胸闷胁胀，腰膝酸软，小便不利等症。

二、妙法绝招解析

（一）肝气上逆，脾土失运（张聿青医案）

1. 病历摘要：某妇，素有痰饮，咳嗽痰多，习为常事。现已怀孕七个月，肺经养腑之际，咳嗽增盛，渐至遍体浮肿，气升不能着卧，转侧向左，气冲更甚，大便溏行，凛凛恶寒，头胀目昏，脉沉，舌苔白腻。诊断为妊娠肿胀。

证属肝气上逆，脾土失运。治宜宣肺化痰，利水消肿。药用蜜炙麻黄，制半夏，茯苓皮，煨石膏，橘红，炒苏子，大腹皮，老生姜各 6～10 g。每日 1 剂，水煎服。连服 3 剂后而愈。（《清代名医医案精华》，上海卫生出版社，1958）

2. 妙法绝招解析：越婢汤主治风水恶风，一身悉肿，此案患者素有痰饮及脾虚。复因烦恼，肝郁脾愈虚，水湿不化，泛溢于肌肤，用越婢汤加半夏、茯苓、橘红、紫苏子、大腹皮。发越脾土之湿邪，参以化痰降气，则病自愈。

（二）脾不化湿，胎水泛滥（徐灵胎医案）

1. 病历摘要：徐灵胎治一妇，妊娠三个月成胎之后，两足脚面浮肿，以及腿膝，渐至周身。喘急满闷，行步艰辛，脉虚弦滑。诊断为妊娠水肿。

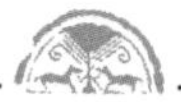

证属脾不化湿，胎水泛滥。治宜健脾化湿，消肿安胎。方选全生白术散。药用白术、茯苓皮、大腹皮、生姜皮、陈皮各 10 g。数服而肿退食进，继以千金鲤鱼汤、紫苏饮间服，一个月而胎孕全安。(《徐灵胎医书全集》)

2. 妙法绝招解析：本例为脾虚水肿，喘急满闷，脉弦滑，无肾虚之象，为脾不化湿，投以全生白术散（白术、茯苓皮、大腹皮、生姜皮、陈皮）温中健脾行水，而肿退食进，再以鲤鱼汤（鲤鱼汤煎服白术、生姜、白芍、当归、茯苓）补养气血；紫苏饮（《济生方》），大腹皮、川芎、白芍、陈皮、紫苏叶、当归、人参、甘草）和胃安胎，利水退肿。

（三）风热内壅，气机不利（叶天士医案）

1. 病历摘要：叶天士治某妇，气逆壅热于上，龈肿喉痹胸闷，腹肿。诊断为妊娠水肿。

证属风热内壅，气机不利。治宜祛风清热，理气消肿。药用川贝母、牛蒡子、连翘、紫苏梗、苦杏仁、天花粉、菊花、橘红各 10 g。每日 1 剂，水煎服。连服 6 剂而安。(《临证指南医案》，中医古籍出版社，1999)

2. 妙法绝招解析：为风热内壅，气机不利子肿，外感风热内侵，挟胎气上逆，而发为腹肿，喉哑，时值七月盛夏，暑湿之气困脾，加风热壅塞气机，故水湿不运而为腹肿。此热壅上焦为主，治疗宜清宣化湿，方用桑菊之意，辛凉解表，热从外去，气机宣通，腹肿自消，可谓不治之治。

（四）脾虚湿重，兼有内热（朱小南医案）

1. 病历摘要：钱某，38 岁。腹部膨大，面目浮肿，按脉浮紧，舌苔黄腻，业已怀孕九个月。最近 10 日来始浮肿，胸闷气急，饮食无味，内热心烦，小溲短少，大便溏薄，次数较多，乃按其臂上皮肤，按处成一凹陷，久而不起。诊断为妊娠肿胀。

证属脾虚湿重，兼有内热。治宜健脾利湿，安胎清热。药用黄芪 15 g，生地黄 12 g，焦山栀子、淡黄芩、汉防己、陈皮、茯苓皮、地骨皮各 9 g，苍术、白术、青蒿、炒枳壳各 6 g。每日 1 剂，水煎服。服 2 剂后，小便通畅，肿势顿减，因将临产期，旋即分娩而肿势全消。(《朱小南妇科经验选》，人民卫生出版社，1981)

2. 妙法绝招解析：妊娠水肿因肿胀的部位、性质和程度不同，又有子肿、子气等名称。本案肿因于脾虚，脾虚水湿停聚，浸渍四肢肌肉，故面目四肢浮肿；中焦运化失司，故口淡便溏；湿阻气机而致胸闷气急；湿聚化热，湿热内阻则见苔黄腻；内热心烦为虚热之征；治宜以健脾利湿为主，兼清热安胎。方中黄芪、白术、茯苓健脾益气行水；黄芩、栀子清热除湿；防己利水消肿；枳壳、陈皮行气导滞；青蒿、地骨皮清内热而除烦。从而湿去热除，气旺肿消而愈。

（五）脾虚湿重，胎水肿满（杨志一医案）

1. 病历摘要：刘某，女，30 岁。妊娠 6 个半月，脚肿已 1 个月，腹部胀满特甚，胀满至剑突部，气喘促，坐卧不宁。已在某医院住院 20 多日，诊为羊水过多，用救护车送来门诊。诊查：患者体格较肥胖，足部浮肿明显，腹部膨隆如妊娠 9 个月状，气喘多汗，尿少纳差，舌质淡胖，苔白，脉沉滑。诊断为妊娠水肿。

证属脾虚湿重，胎水肿满。治宜健脾燥湿，行气利水。方选全生白术散加减。药用白茯苓、茯苓皮各 30 g，白术、生牡蛎各 25 g，大腹皮、泽泻各 15 g，苦杏仁 12 g，姜皮 9 g，苍术、陈皮各 6 g。每日 1 剂，水煎服。服 5 剂后，腹胀明显减轻，水肿亦减退，尿量稍增，喘促已基本平复，坐卧无不适感。上述方药已取效，仍守方加减再进。药用白茯苓、茯苓皮、芡实各 30 g，白术 25 g，大腹皮、桑寄生各 15 g，紫苏叶 9 g，陈皮、姜皮各 6 g。服 7 剂后肿满已完全消除，照上方减量再服 7 剂以巩固疗效。后足月顺产一男婴。(江西医药，1963)

2. 妙法绝招解析：妊娠中后期水肿，包括西医诊断为羊水过多者，多属脾虚不运以至水湿内留，用全生白术散加减治疗，多能取效。但白术必须重用，茯苓应兼用茯苓皮。用量亦宜重，同时适当加入利尿之品。本例因有喘促，故加入苦杏仁以降肺气，肺气得降，水道亦得以通调；牡蛎用以镇摄，使上逆之气易趋平复。再诊时因肿满喘促已好转，故改用芡实以健脾固肾，桑寄生以养血益肾安胎。妊娠病一般要多从脾肾着眼，但辨证时应辨别以脾为主还是以肾为主，用药时应有所侧重，收效则捷。

（六）脾肾气虚，水湿停聚（李祥云医案）

1. 病历摘要：姚某，女，30岁。怀孕7个月，两下肢肿胀已2个月，小便量少，神疲乏力，胃纳一般，自觉有胎动，外院诊断：羊水过多。检查：血压正常，宫底脐上4指，LOA（左枕前位），胎心正常，尿常规阴性。苔薄，质淡，脉细。诊断为羊水过多。

证属脾肾气虚，水湿停聚。治宜健脾补肾，利水消肿。药用黄芪、山药各15 g，陈葫芦、车前子（包煎）、党参、谷芽各12 g，猪苓、茯苓、白术各9 g，柴胡、防己、附子各6 g，桂枝3 g。每日1剂，水煎服。服5剂后，两下肢水肿明显消退，尿量增多。苔薄，质淡，脉细。原方再进7剂而愈，多院传抄该方，每用皆效。（《李祥云治疗妇科病精华》，中国中医药出版社，2007）

2. 妙法绝招解析：《素问·水热穴论》曰："肾者，胃之关也，关门不利，故聚水而从其类也。"脾运化水湿，肾化气行水，任何一脏发生病变，均可致水液代谢障碍而发生肿胀，尤其与脾关系更为密切，故"诸湿肿满，皆属于脾"。若脏器本虚，胎碍脏腑，因孕重虚，因此脾肾阳虚，水湿不化为本病主要机制。治疗以健脾补肾，利水消肿为主；方中黄芪、党参补脾益气，附子温阳化气行水；桂枝通阳化气行水；猪苓、防己、陈葫芦、车前子利水消肿；茯苓、白术健脾利湿；山药健脾补肾；柴胡疏肝理气，因胎体渐长，有碍气机升降故用之；谷芽消食健胃。方能对症，肿去胎安。

（七）脾虚气弱，下元亏损（上海中医学院附属曙光医院医案）

1. 病历摘要：欧某，女，23岁。怀孕9个月，身浮肿，气短，腰酸，溲频，但欲眠，小腹坠滞，脉濡滑无力，苔白，质暗。诊断为妊娠水肿。

证属脾虚气弱，下元亏损。治宜健脾益肾，培土利湿。方选补中益气汤加减。服药4剂，效果不显。改从脾肾阳虚，湿滞不化论治，方选真武汤温阳益肾，健脾化湿。服2剂面浮肿退，便泄止，各症均见改善。（《古今名医医案选评》，中国中医药出版社，1997）

2. 妙法绝招解析：本例为脾肾阳虚子肿。初诊因其脉濡滑无力，气短，浮肿，诊为脾阳不足，用补中益气汤加味，效果不显。忽略了妊妇有但欲眠，乃"少阴之为病，但欲寐"之症，因阳气不振，清阳不升，而精神不足所致。兼腰酸、尿频等肾阳不足，不能蒸化之症。故而一诊失利，二诊改用真武，温肾为主，二剂而愈。温脾与温肾，虽失之毫厘，而效果就大谬不克，可知辨证必细，处方为慎。

（八）脾弱积湿，气失运行（《钱伯煊医案》）

1. 病历摘要：周某，女，33岁。现孕36周。在妊娠3个月时，即有下肢浮肿，休息后消失，妊娠28周下肢浮肿较甚，至妊娠36周时下肢浮肿更甚，最近两周内，体重增加4.4 kg，血压升至115/111 mmHg（基础血压101/81 mmHg）。腿足浮肿，神疲乏力，食后脘胀，二便正常，稍劳腰痛，睡眠一般，胸闷（左肺已除），舌苔薄白，中微淡黄，脉左沉弦微滑，右沉滑。诊断为妊娠肾病水肿。

证属脾弱积湿，气失运行。治宜益气健脾，化湿消肿。药用桑寄生、连皮茯苓各12 g，党参、白术各9 g，炙甘草、陈皮、木香、砂仁、黄芩炭、五加皮各6 g。每日1剂，水煎服。连服

7剂后，浮肿消退，胃纳较振，胸膈痞闷，夜寐不安，舌苔薄白，脉左细微弦，右弦滑，证属血虚肝旺，气失运行，治以养血平肝，理气安神，方用钩藤汤加减。药用川石斛、桑寄生各12 g，当归、白芍、钩藤、桔梗、茯神、白扁豆衣各9 g，黄芩炭6 g。服5剂善后。(《钱伯煊妇科医案》，人民卫生出版社，2006)

2. 妙法绝招解析：为脾虚子肿，故用香砂六君子汤去半夏加黄芩炭、五加皮、桑寄生。黄芩、白术乃安胎圣药。桑寄生兼补肝肾，益胎气。五加皮一味，功能祛风湿，壮筋骨，利水肿，又善疏肝柔肝。肝气得舒，脾自运化，故此一味一举二善。《瑞竹堂经验方》即用五加皮丸治脚气肿用。继以养血平肝，养心安神而取效。

（十）外感风寒，胃热上壅（杨志一医案）

1. 病历摘要：刘某，女，35岁。因妊娠6个月，全身浮肿，咳嗽气短，入院治疗已7日，曾服双氢克尿噻、利尿素，以及中药五皮饮加白术、当归、黄芪等剂，全身浮肿加剧，腹水增加，病情严重，正考虑引产未决之际，经该院相邀会诊。诊见颜面及全身浮肿，恶风鼻衄，咳喘不止，呃逆不能食，大便尚通，小便短赤，舌粗白尖红，脉浮数有力。诊断为妊娠肾病水肿。

证属外感风寒，胃热上壅。治宜祛风散寒，清热利湿。方选越婢加半夏汤。药用生石膏12 g，苦杏仁9 g，法半夏、生姜、净麻黄各6 g，生甘草3 g，大枣4枚。每日1剂，水煎服。连服6剂后，虽汗出不多，而尿量增加，输出量大于输入量，每日高达2900 mL，全身浮肿消失，腹水亦除，体重由61 kg减至46 kg，心肺正常，咳喘见平，饮食睡眠恢复正常。(《江西医药》，1963，9)

2. 妙法绝招解析：本例为风水子肿。适值妊娠，又逢外感，风寒遂夹胃热上壅，外发颜面肿胀，全身浮肿。上为咳喘呃逆（外发颜面肿胀），气上不下，治宜散外寒，清内热，和胃安胎，散湿去肿。故用越婢加半夏汤方，麻杏石甘去肺之壅热，宣散表寒而止喘咳；姜、枣、半夏和胃降逆，一诊而风寒外散，里热内清，因而上焦得通，小便自利，所谓疏上壅，开下流，提壶揭盖之法也。张志聪亦曾用紫苏叶、防风、苦杏仁治一顽固水肿证。

（十一）肝郁气滞，水湿不行（郑长松医案）

1. 病历摘要：刘某，女，26岁。怀孕近八个月，胸胁满闷，食少腹胀半年，近因腹大异常，腿脚浮肿，到本厂职工医院检查，诊断为“羊水过多”。并伴头晕烦躁，溺黄量少。素日有时胸胁胀满，孕后益甚。10年前患过“急性肾炎”，住院70日，治愈后未再复发。肥胖体型，气息短促，下肢浮肿，舌胀常色，苔白而腻，脉沉滑数，血压130/80 mmHg，几经肝功能及小便常规检验，均无异常发现。诊断为妊娠肿胀。

证属肝郁气滞，水湿不行。治宜疏肝理气，消胀利水。药用冬瓜皮、茯苓、大腹皮各30 g，猪苓、生香附（捣）、槟榔各12 g，桑白皮、泽泻、炒枳壳、姜皮各9 g，广木香、木瓜各6 g。每日1剂，水煎两次，共煎取500 mL，分两次温服。服3剂后，尿量显著增加，胸胁胀满已减大半，余症俱减。前方既效，水气渐消，宗原意出入，酌增健脾益肾之品，以资邪去正复。按原方去大腹皮、槟榔、桑白皮、枳壳，加桑寄生、山药各15 g，炒白术9 g，砂仁（后下）3 g。改为2日1剂，每晚服药1次。连进8剂，病势又减，仍宗前方增损，助其恢复。按二诊方去姜皮、木香。炒白术加至15 g，加紫苏梗9 g，陈皮6 g。共服药15剂，诸恙悉平。(《郑长松妇科》，中国中医药出版社，2007)

2. 妙法绝招解析：此案素日胸胁胀满，孕后食少腹胀，近又头晕烦躁，知由肝郁气滞为病；气滞则升降之道窒塞，水湿不行，故苔白而腻，溺黄量少，妊未八月，腹大异常。方中香附、枳壳、紫苏梗、陈皮、木香、砂仁皆行气解郁之品，旨在气机畅通，气行则水自行；大腹皮、冬瓜皮、桑白皮、槟榔、茯苓、猪苓、泽泻、姜皮、木瓜宽中消胀，理气行水；恐行滞散满有虚中气，损伤胎元，故于水气渐消后增白术、山药补虚健脾，辅桑寄生益肾安胎。

（十二）脾肾阳虚，气血双亏（郑长松医案）

1. 病历摘要：宣某，女，28 岁。妊娠 7 个月，旬日来，腹部胀满，膨大异常，胸闷不舒，动辄气促。并伴神疲乏力，纳谷不香，尿量日益减少。经妇产科门诊检查，诊断为“羊水过多”和“妊娠横位”。1 年半以前，怀孕 7 个半月时，因“羊水过多”胎死腹中，引产一无脑儿。引产后，经事后期而少，经至腹坠腰痛，经罢坠痛加剧，平时带下如涕，淋漓不断，治愈后怀孕。形体虚羸，气息短促，腹大异常，下肢明显浮肿，舌胀大淡红，苔白厚滑腻，脉滑稍数。诊断为妊娠肿胀。

证属脾肾阳虚，气血双亏。治宜温肾健脾，补气养血。药用茯苓皮 30 g，山药、桑寄生、白术、大腹皮各 20 g，川续断、菟丝子、杜仲、车前子（包）各 15 g，猪苓、桑白皮各 12 g，陈皮 10 g，广木香 4 g，肉桂（后下）1 g。每日 1 剂，水煎两次，共煎取 500 mL，分两次温服。服 5 剂后，胸腹已舒，纳谷渐馨，尿量增多，神疲乏力依故。此乃气血不足之象。宗原意增补气养血之品。前方中茯苓皮、大腹皮各减至 15 g。去桑白皮、木香。加生黄芪、熟地黄各 20 g，党参 12 g，当归 10 g。改为 2 日 1 剂，每晚服药 1 次。服 5 剂后，诸症平稳，体力渐复。妊娠已逾九个月，近日来又腹大异常，感觉与上次治前相似。前方尚觉合度，再宗原意，酌为增损。药用桑寄生、茯苓各 20 g，菟丝子、熟地黄、川续断、黄芪、炒白术、当归、大腹皮各 15 g，淡竹叶、车前子（包）、泽泻各 12 g，桑白皮 10 g，陈皮 5 g。患者两发胎水，共服药 15 剂，诸症渐解，后顺利分娩，母女安然。（《郑长松妇科》，中国中医药出版社，2007）

2. 妙法绝招解析：此案孕前经事后期而少，经来腹坠腰痛，经罢坠痛加剧，素日带下如涕，淋漓不断，刻下纳呆尿少，妊未七月而腹大异常，显系脾肾阳虚之候。盖因脾阳不足则输化无权，水湿停聚；肾阳不布则带脉失约，水道泛溢莫制。其神疲乏力，形体虚羸，舌胀淡红皆气血不足之象。方中茯苓皮、茯苓、大腹皮、车前子、猪苓、泽泻、桑白皮、淡竹叶、陈皮、木香运脾行水，理气宽中；桑寄生、川续断、菟丝子、杜仲益肾安胎；黄芪、山药、党参、白术益气健脾；熟地黄、当归补血养胎；肉桂温肾通阳。

（十三）脾虚不运，肺失宣降（郑长松医案）

1. 病历摘要：商某，女，28 岁。妊娠七个半月，腿脚浮肿月余。旬日来感冒咳嗽，胸闷气短，脘痞腹胀，夜卧不宁。面白虚浮，咳嗽气促，腹大异常，膝下尽肿，舌胀色淡，苔薄白润，脉象浮滑，体温 37 ℃。诊断为妊娠肿胀。

证属脾虚不运，肺失宣降。治宜健脾行水，宣肺利气。药用茯苓皮、茯苓各 30 g，大腹皮、泽泻、炒白术各 15 g，陈皮、炒杏仁（捣）各 12 g，桔梗、紫苏叶、紫苏梗、姜皮、桑白皮各 9 g，葱白（连须）1 个，冬瓜（带外皮）1500 g。先取冬瓜切碎，煮水去渣，代水煎药。每日 1 剂，水煎两次，共煎取 500 mL，分两次温服。服 5 剂后，咳嗽轻微，胸腹松缓，肿势大消，惟常自汗出，仍感气短。宗原意，酌为增减。按前方去炒杏仁、紫苏叶、姜皮、葱白。加桑寄生、山药、生牡蛎（捣）各 15 g。改为 2 日 1 剂，每晚服药 1 次。共服药 10 剂，除两腿微肿外，余恙悉平。停药月余，肿势又增，腹胀复起，宗原意出入，又进 5 剂，肿胀俱减。（《郑长松妇科》，中国中医药出版社，2007）

2. 妙法绝招解析：本案症见脘闷腹胀，腿脚浮肿皆脾虚不运之候；脾虚体衰则外邪易乘，风寒袭于肺卫，肺卫失宣则身热胸闷，咳嗽气促；肺气不能通调水道则肿胀加剧；其面白虚浮，舌胀色淡，苔薄白润皆脾土薄弱之象。方中茯苓皮、大腹皮、泽泻、姜皮、陈皮、冬瓜运脾行

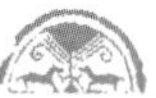

水；白术、山药、茯苓健脾利湿；炒杏仁、桔梗、桑白皮宣降肺气；紫苏叶、葱白外散风寒以解表，内通阳气以除湿；加牡蛎散中寓收，以止虚汗和敛上逆之气；佐桑寄生、紫苏梗益肾安胎，意在使水去而胎无伤。

（十四）肝郁气滞，脾虚湿聚（郑长松医案）

1. 病历摘要：王某，女，35 岁。受孕 7 个多月，孕后常纳少泛恶，食下腹胀，近 20 日来腹大异常，胁肋不适，尿少色黄，便行不畅，嗳气及矢气后脘腹稍舒。8 年前患过“黄疸型传染性肝炎”，治愈后体态日丰，偶有腹胀。体丰松软，面白虚浮，膝下浮肿，皮肤光亮，舌胀常色，苔白微腻，脉滑无力。诊断为妊娠肿胀。

证属肝郁气滞，脾虚湿聚。治宜疏肝理气，健脾利湿。药用冬瓜皮、茯苓、大腹皮各 18 g，石韦、车前子（包）各 12 g，陈皮、醋香附（捣）各 9 g，柴胡、汉防己、姜皮各 6 g，白蔻仁（捣）、砂仁（后下）各 3 g。每日 1 剂，水煎两次，共煎取 500 mL，分两次温服。服 5 剂后，尿量稍多，脘腹渐松，余无进退。脾土不复，则积水难下，守原意增培中健脾之品。按前方加炒白术、党参各 12 g。又进 5 剂，肿势大消，诸症减轻，近日来浮肿又甚，守二诊方继服。每浮肿加重时，按二诊方服 3～5 剂，及期顺产，母子平安。（《郑长松妇科》，中国中医药出版社，2007）

2. 妙法绝招解析：本案曾罹肝疾，孕后胁肋不适，便行不畅，嗳气及矢气后脘腹松快，其肝郁气滞可知；木克土虚，脾运不健则纳少泛恶，食下腹胀；气滞水聚则尿少色黄，腹大异常；水湿泛滥则面浮腿肿，小腿皮肤光亮；舌胀苔腻，脉滑无力，为脾虚中阳不振之候。方中香附、柴胡疏肝理气；冬瓜皮、大腹皮、车前子、石韦、防己、姜皮利水消肿，行气宽中；党参、白术、茯苓、陈皮、砂仁、紫蔻仁健脾运湿，调气和中。

三、文献选录

怀孕六个月以上发生肢体肿胀，轻度的只有足踝部浮肿，无其他不适，如果肿胀超过膝盖以上，以至大腿、外阴、腹部，或全身皆肿，伴有尿量减少、全身不适，称为妊娠水肿，亦称“子肿”。如有胎水过多，腹大异常，伴有全身浮肿，称为胎水肿满，即子满。此外亦有因胎气壅塞，气机固滞，水湿不化，也能造成肿胀。临床常见型分脾虚、肾虚、气滞三种。本病辨证关键应分清水肿与气肿，水肿大多皮色白而光亮，按之凹陷不起，因气滞而肿的，大多皮厚而色不变，随按随起。本病治疗，因其本虚标实，妊娠期不宜过用淡渗行气之品，必须标本兼顾，勿损胎气为宜。脾虚为主者，宜用健脾行水；肾虚为主者，宜用真武汤温胆利水；气滞而肿者，应用《妇人良方大全》天仙藤散合四苓利气行滞退肿。

（一）古代文献选录

1. 怀孕五六个月之后，胀满难堪，腹大异常，或下肢及面部浮肿者，均为“妊娠肿胀”。古代医家按其征象，又分别称为“子气”“子满”“子肿”“胎水”“皱脚”“胎水肿满”“妊娠有水气”等。妊娠肿胀对母体、胎儿皆有损害，应随时留意，尽快治疗。如妊娠晚期仅见足踝浮肿，别无不适者，无须调治，产后自消。如《广嗣纪要》中云：“妊娠七八月后，两脚肿者，未可医治，至产后其肿自消。”此证多由脾肾阳虚，肝郁气滞所致。盖因脾主运化，脾阳衰惫则运化无权，故内则胀满，外则浮肿；肾主藏液，肾阳虚衰则不能蒸动肾之关门，故溺少水聚；肝主疏泄，肝郁气滞则疏泄失常，故气阻水行。应分别对脾虚者予以健脾利湿，肾虚者予以温阳补肾，气滞者予以行气利水；若见水气凌肺，气息短促时，尚须加桑白皮或葶苈子等品泻肺气之有余，利凌肺之水湿。对行气、滑利之品，勿畏而不用，亦勿轻而误施，应药量合宜，中病即止。

2. 喻昌治某妊妇，每胎至五月，肢体倦怠，饮食无味，两足浮肿至遍身。诊断为妊娠肿胀。

证属脾肾阳虚，水湿内停。治宜补气升阳，健脾化湿。朝用补中益气汤倍茯苓，夕用六君子汤加紫苏梗而愈。凡治妊娠有此症者，俱以前药善。(《邯郸遗稿节本》）子肿的主要病机为脾肾阳虚、水湿不化或气滞湿停。本例妊娠五个月，脾肾阳虚，不能运化水湿，致子肿。故朝用补中益气汤补气升阳，益气健脾，倍茯苓利水；夕用六君子汤健脾助运化湿，加陈皮、木香行气利水，紫苏梗理气安胎。脾健、水湿化，则病愈，可为治子肿之常法。

（二）临床报道选录

1. 吴国春等用八正散治疗妊娠水肿 36 例：药用瞿麦、海金沙各 30 g，萹蓄、车前子（包煎）、栀子、桑白皮各 15 g，木通 12 g，甘草 10 g。恶心呕吐者加竹茹 15 g，伏龙肝 10 g；食欲不振、胃脘胀满加白术、佩兰、大腹皮各 15 g；身重无力者加黄芪 30 g，防己 10 g；舌质紫暗或有瘀斑者加王不留行 15 g。方中瞿麦为妊娠禁忌药，但清热利水作用较强，当肿胀消失大半即可减量；桑白皮代替大黄，以防坠胎；海金沙清热利水，代替滑石，可免沉重滑胎；佐生黄芪、白术健脾益气，固本安胎。结果：治愈 33 例，好转 3 例，全部有效；治疗时间最短 14 日，最长 50 日。(陕西中医，1991，5)

2. 霍彬用五皮饮加减治疗妊娠水肿 60 例：生姜皮、桑白皮、大腹皮、茯苓皮、炒白术、紫苏梗、木瓜各 10 g，陈皮、桂枝各 9 g。脾胃虚弱证加炒薏苡仁、山药各 30 g，砂仁 6 g；肺脾气虚证加生黄芪 30 g，防风 10 g；风水证加生石膏 30 g，连翘、浮萍、泽泻各 10 g。随症加减，每日 1 剂，水煎服。“衰其大半而止。”用 5～15 日，结果：治愈 42 例，好转 15 例，无效 3 例，总有效率 95%。(新疆中医药，2006，2)

3. 孙晋超用十皮饮治疗妊娠水肿 28 例：冬瓜皮 30 g，茯苓皮、大腹皮、生姜皮各 20 g，杜仲 15 g，厚朴、阿胶（烊化）各 12 g，陈皮、豆蔻壳、砂仁壳各 10 g。每日 1 剂，水煎服；10 日为 1 疗程。结果：痊愈 22 例，好转 4 例，无效 2 例。(上海中医药杂志，2002，4)

（三）经验良方选录

1. 内服方：

（1）大腹皮、茯苓皮各 15 g，白术 10 g，生姜片、陈皮、青皮各 5 g。随症加减：肿而不温加生黄芪 15 g，猪苓 9 g，桂枝 5 g。胃脘胀闷加木瓜 9 g，苍术、枳壳各 5 g。胸胁胀痛加枳壳、紫苏叶各 5 g，木香 3 g。每日 1 剂，水煎，服两次。主治妊娠水肿。

（2）党参、炒白术、炙黄芪各 15 g，冬瓜皮、泽泻、茯苓、防己各 12 g，制附片、桂枝各 10 g，大腹皮、白扁豆、升麻、当归、陈皮各 9 g。每日 1 剂，水煎，服两次。主治脾胃虚弱型妊娠水肿。

（3）白术 15 g，茯苓皮 12 g，香附、陈皮、大腹皮各 10 g，生姜皮 9 g，砂仁 6 g。或加丹参 15 g，王不留行、肉桂、当归各 10 g。每日 1 剂，水煎，服两次。主治脾虚型妊娠水肿。

（4）黄芪 30 g，茯苓、车前子各 15 g，党参、白扁豆、木瓜、乌药、泽泻、猪苓各 10 g。以上 9 味药加水煎 3 次，餐前温服，每日 1 剂，连服 3 剂或服至肿消停药。主治妊娠水肿。

（5）当归、川芎、炒白芍、熟地黄、土炒白术、茯苓、泽泻各 10 g，黄芩、栀子（酒炒）、炙甘草、厚朴、麦冬（去心）各 6 g。每日 1 剂，水煎服，日服 2 次。主治妊娠水肿。

（6）大腹皮、生姜皮、桑白皮、白茯苓皮、白术各 15 g，白芍、木香（冲服）各 6 g，大枣 5 枚。将除木香外的其余 7 味水煎取汁，冲入木香饮服。每日 1 剂，2 次分服。主治脾虚型妊娠水肿。

（7）桑寄生、泽泻、车前子（包煎）各 15 g，白芍、茯苓、陈皮各 12 g，当归、淫羊藿各 10 g，白术 9 g。每日 1 剂，水煎两次，取液混合，分两次服。主治血虚型妊娠水肿。

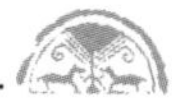

(8) 党参、黄芪、白术、云茯苓、当归、川续断各 10 g，大腹皮 9 g，陈皮、桑白皮（酒炒）、紫苏、木香、苦杏仁、厚朴各 6 g。每日 1 剂，水煎服。主治妊娠水肿。

(9) 白扁豆荚 30 g，西瓜皮 20 g。以上 2 味分别洗净，一同放入锅中，加适量水，先用大火煮沸，再用小火慢炖至熟即成。日服 2 次。主治妊娠水肿。

(10) 山药 20 g，党参、白术、茯苓、白扁豆各 15 g，泽泻、陈皮、大腹皮、紫苏梗、枳壳、当归各 10 g。每日 1 剂，水煎 2 次分服。主治妊娠水肿。

(11) 黄芪、山药各 30 g，白术、茯苓各 20 g，大腹皮、当归、党参、车前草各 15 g，泽泻 10 g。每日 1 剂，水煎，服两次。主治妊娠水肿。

(12) 大腹皮、茯苓皮、冬葵子各 9 g，人参、生白术、紫苏梗各 6 g，砂仁末（冲）3 g。每日 1 剂，水煎服，日服 2 次。主治妊娠水肿。

(13) 熟地黄、山药、茯苓、山茱萸各 15 g，泽泻、牡丹皮、附子各 10 g，肉桂 6 g。每日 1 剂，水煎，2 次分服。主治肾虚型妊娠水肿。

(14) 桑皮 15 g，茯苓皮、大腹皮、五加皮各 9 g，防己、茵陈、苍术、菖蒲各 6 g。每日 1 剂，水煎服，日服 2 次。主治妊娠水肿。

(15) 制香附、白术各 12 g，木瓜 10 g，陈皮、紫苏梗、乌药各 6 g。每日 1 剂，水煎，2 次分服。主治气滞型妊娠水肿。

(16) 蜂蜜 30 g，冬瓜仁 20 g，陈皮 6 g。每日 1 剂，将后 2 味水煎取汁，兑入蜂蜜饮服。每日 1 剂。主治妊娠水肿。

(17) 花生仁、饭豆各 150 g，陈皮 5 g，大枣 10 枚。每日 1 剂，水煎，2 次分服。主治气滞型妊娠水肿。

(18) 冬瓜皮 50 g，玉米须 30 g，灯心草 20 g。以上 3 味切碎，加水煎汤。每日 1 剂。主治妊娠水肿。

2. 外治方：

(1) 生白术、车前子、白茅根各 15 g，砂仁 3 g。将生白术、车前子、砂仁研为细末，以白茅根汤调制成糊，敷于脐部，外用纱布固定。每日 1 次。主治脾虚型妊娠水肿。

(2) 甘松 100～300 g。以上 1 味加适量水，煎煮至沸，再煮数分钟，去渣取汁，倒入盆中，待药温 40 ℃时温洗患处，每日洗 1～2 次，每剂可用 2～3 次。主治妊娠水肿。

(3) 桂枝、茯苓、苍术、白芍各 10 g，生姜适量。将前 4 味共研细末，以生姜汁调为糊状，敷于脐部，外用纱布固定。每日 1 次。主治肾虚型妊娠水肿。

3. 食疗方：

(1) 萝卜 150 g，鲤鱼（500 g）1 条，调料适量。将鲤鱼去鳞、鳃及内脏。洗净切块，萝卜洗净切块，共入锅内，加水炖汤，调味食用。每日 1 剂，连服 10～15 日。主治气滞型妊娠水肿，症见妊娠 3～4 个月后，先脚浮肿，渐至腿腹，昼轻夜重，皮色不变，行步艰难，甚至脚趾出黄水，精神抑郁，胸满胁胀，食少，苔厚腻，脉沉弦而滑。

(2) 杜仲、枸杞子各 30 g，干姜 10 g，鲤鱼（500 g）1 条。将前 3 味洗净，用纱布包好，鲤鱼宰杀，去鳞及内脏，洗净切块，一同放入沙锅内，加水炖至烂熟，去药袋，饭前吃鱼喝汤。每日 1 剂，2 次分服。主治肾虚型妊娠水肿，症见妊娠数月，面目浮肿，下肢肿胀怕冷，面色晦暗，心悸气短，腹满，腰腿酸软无力，舌淡，苔薄白而润，脉迟。

(3) 赤小豆 50 g，鲫鱼 1 条（重约 400 g），黄酒、葱结、生姜片各适量。将鲫鱼去鳞、鳃及内脏并洗净，用黄酒浸渍片刻；再将洗净的赤小豆放入沙锅内，加适量水，先用大火煮沸，再转

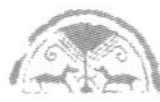

用小火煎煮至六成熟，下鲫鱼、葱结、生姜片，同煮成汤，不加盐即成。饮汤吃鱼肉，日服1剂。主治妊娠水肿。

（4）鲤鱼1000 g，葱、生姜、香菜、黄酒、荜茇、味精、醋各适量。将鲤鱼去鳃及内脏，洗净后切成3 cm见方的块；葱、姜洗净拍破；将鲤鱼、葱、姜、荜茇放入锅内，加适量水，用大火烧沸，再转用小火约40分钟，加香菜、黄酒、味精、醋即成。佐餐食用。主治妊娠水肿。

（5）苎麻根20～30 g，糯米50 g，活鲤鱼1条（重约500 g），调料适量。将鲤鱼去鳞及肠杂，洗净切片煎汤；再将苎麻根加水200 g，煎至100 g，去渣取汁，入鲤鱼汤中，加入淘洗干净的糯米，以及葱、生姜、油、精盐等调味品，熬煮成稀粥。每日早晚趁热食用，3～5日为1疗程。主治妊娠水肿。

（6）白术、茯苓各30 g，生姜、党参、白芍、当归各15 g，大腹皮10 g，鲤鱼1条（500 g），姜丝、蒜末各适量。将前7味用纱布包好，鲤鱼去鳞、内脏，洗净，一同放入沙锅内，加水炖至烂熟，去药袋，用姜、蒜调味食用。每日1剂，2次分服，连服3～5剂。主治妊娠水肿。

（7）黄芪、糯米各30 g，鲈鱼（500 g）1条，生姜6片，调料适量。先将鲈鱼去鳞，去内脏，洗净；黄芪、姜片洗净；糯米洗净，用清水浸软。再将糯米放入鲈鱼腹内，与黄芪、姜片一同放入碗内，加水适量，上笼蒸熟，调味，食鱼喝汤。每日1剂，2次分服。主治脾虚型妊娠水肿。

（8）白萝卜、嫩豆腐各250 g，麻油、味精、精盐、淀粉各适量。将嫩豆腐用沸水烫片刻，批成薄片备用；白萝卜洗净切成细丝，沾上淀粉后用温油煸炒，加水煮至酥烂，轻放入豆腐片，调味煮沸，勾薄芡，淋上麻油，可加少许青蒜末或蒜茸即成。佐餐食用。主治妊娠水肿。

（9）鲤鱼1条（重约250 g），黑豆100 g，生姜2 g。将鲤鱼去鳞、鳃及内脏，洗净，在鱼身两侧剞成1.5 cm宽的交叉花刀，放开水中烫片刻，捞出用水洗净，与洗净的黑豆、生姜一同入锅，加适量水，共煮至熟。食鱼喝汤，每日服1～2次。主治妊娠水肿。

（10）花生60 g，大蒜30 g，大枣10枚，食用油适量。将花生洗净去衣，大枣洗净去核，大蒜去皮洗净切片。油锅烧热，下蒜片略炒，投入花生、大枣，加水适量，炖至花生烂熟即成。每日1剂，2次分服，连服7～10剂。主治脾虚型妊娠水肿。

（11）蔓荆子15 g，高良姜、茴香子（炒）各10 g，鹿头肉150 g，粳米100 g，调料适量。以上前3味加工为末，每用10 g，鹿头肉煮汤，取汤与淘洗干净的粳米及药末一同煮粥，加少量调味品调味即成。每日服1剂，分3次食用。主治妊娠水肿。

（12）冬瓜500 g，黑豆50 g，黑鱼（500 g）1条，葱白、大蒜各适量。每日1剂，将黑豆用清水浸软，冬瓜洗净切块，黑鱼去内脏，洗净切块，一同放入沙锅内，加水炖熟，用葱白、大蒜调味，佐餐食用。主治肾虚型妊娠水肿。

（13）黄豆100 g，猪肝500 g，黄酒、酱油、味精、精盐各适量。猪肝洗净切片后用沸水冲淋一下，加入黄酒、精盐腌片刻：黄豆加水煮至八成熟，放猪肝片和调料，炖30分钟即成。连汤食用。主治妊娠水肿。

（14）黑豆100 g，大蒜30 g，红糖30 g。将大蒜洗净切片。锅中加1000 g水，煮沸后倒入洗净的黑豆、大蒜片和红糖，小火炖熬至黑豆烂熟即成。每日服2次，一般连服5～7次。主治脾肾俱虚型妊娠水肿。

（15）鲫鱼400 g，赤小豆200 g，陈皮10 g，大蒜1头。将鲫鱼剖杀，去鳞及内脏，洗净，大蒜去皮，洗净，赤小豆、陈皮洗净，一同入锅，加水炖至熟烂服食。每日1剂，2～3次分服。主治妊娠水肿。

(16) 面粉 300 g，茯苓（去皮）60 g，白糖 50 g，干姜、肉桂各 6 g。将干姜、肉桂、茯苓研为细末，与面粉、白糖混匀，加水调制成饼，入笼蒸熟，每次服 15～20 g，每日 2～3 次。主治肾虚型妊娠水肿。

(17) 青头鸭 1 只，草果 5 个，赤小豆 50 g，葱白、精盐各适量。将青头鸭去毛及肠杂，洗净后加赤小豆、草果放入鸭腹内缝合煮熟，再加葱白、精盐，稍煮即成。空腹饮汤吃鸭肉。主治妊娠水肿。

(18) 粳米 100 g，茯苓粉、山药粉各 25 g，大枣 10 枚。先将大枣、粳米洗净，加水煮粥，熟后兑入茯苓粉、山药粉，再煮数沸即成。每日 1 剂，2 次分服，连服 10 剂。主治脾虚型妊娠水肿。

(19) 赤小豆 60 g，冬瓜 500 g。将冬瓜去皮瓤，洗净，与淘洗干净的赤小豆一同入锅，加适量水，用大火烧开后转用小火熬煮成汤，可加少许精盐调味。佐餐食用。主治妊娠水肿。

(20) 粳米 50 g，薏苡仁 30 g，肉桂 3 g，大枣 15 枚。将肉桂研为细末，备用。薏苡仁、大枣、粳米洗净，加水煮粥，临熟时加入肉桂末，再煮至粥熟即成。隔日 1 剂。主治妊娠水肿。

第四节　妊娠心烦

一、病证概述

本病因孕后阴血亏虚，内热、痰火上扰所致。是以妊娠后心中烦闷不安为主要表现的妊娠类疾病。《诸病源候论》云“以其妊娠而烦，故谓之子烦也。”妊娠期间，孕妇常感心中烦闷，坐卧不安，郁郁不乐，烦躁易怒，甚或心惊胆怯。伴五心热，口咽干燥，头晕心悸，胸胁胀满等症。诊断要点为妊娠后孕妇常觉心中烦闷不安，或心惊胆怯。

二、妙法绝招解析

(一) 肝郁生热，痰湿内阻（王慎轩医案）

1. 病历摘要：王某，怀孕 6 个月，心烦难寐，满腹疼痛，已延月余，近更增剧，入晚更甚，彻夜不寐，烦杂不安，胸闷呕恶，头痛眩晕、日晡恶寒、鼻塞流涕、口苦咽痛、腑行不畅、胎动不安。脉弦滑数，舌苔薄白微黄腻。诊断为妊娠心烦。

证属肝郁生热，痰湿内阻。治宜理气疏邪，清热化痰。药用焦山栀子 9 g，姜竹茹、紫苏叶各 6 g，川黄连、吴茱萸、陈皮、炒枳壳各 3 g。嘱戒忧郁，避风寒，忌食甜腻油腥辣热物。每日 1 剂，水煎服。服 3 剂后，心烦顿解，胸闷头痛眩晕已减，满腹疼痛变轻，表证已解，胎动稍安，余症脉舌如前，投剂颇觉合度，仍守前法加减。前方去黄连、吴茱萸，加朱茯神 9 g，生黄芩 6 g。连服 3 剂而愈。(《近代江南四家医案医话选》，上海科学技术文献出版社，1998)

2. 妙法绝招解析：“子烦”又称“妊娠心烦”，所谓“无热不成烦”，邪热扰心，则神明不宁，但又有阴虚，痰火之不同。如《沈氏女科辑要笺正》云：“子烦病因，曰痰、曰火、曰阴亏。”子烦为病，多为肝经郁火挟痰所致。治宜清解郁火，清化痰热为主。以栀子竹茹汤为代表方，结合兼证轻重随机加减，如偏于肝热上逆，烦闷呕甚，则栀子竹茹汤合左金丸以清降肝热除烦；若偏于痰热者，则栀子竹茹汤合竹沥汤以清化痰热除烦；若见阴虚内热者，则栀子竹茹汤合知母散以清解虚热而除烦。如此种种治法，其要不外清解、清化而已。方中吴茱萸、黄连辛开苦降，以泻肝经之郁火；陈皮、枳壳行气宽中，焦栀子、竹茹清痰热以除烦，紫苏叶有发表散寒、

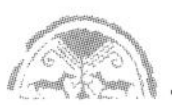

生气安胎之功。

（二）胎火痰热，上乘于心（孙浩铭医案）

1. 病历摘要：陈某，40岁。妊娠7个月，近2周来，心中烦闷，胸窒痰黄，夜寐不安，口干心悸，腰酸，下肢筋惕，小便短赤，胎动不安，观其面色赤唇红，舌苔薄黄，质红，切其脉来滑数。诊断为妊娠心烦。

证属胎火痰热，上乘于心。治宜清热化痰，安胎除烦。药用大乌豆24 g，新竹茹、忍冬藤各15 g，麦冬、赤小豆、苦参、金毛狗脊各9 g，白芍、黄芩各6 g。每日1剂，水煎服。服3剂后，心中烦闷大减，续服5剂，烦闷心悸均除。（《孙浩铭妇科临床经验》，福建人民出版社，1978）

2. 妙法绝招解析：子烦的主要特点是因孕而烦、胎热上乘所致，本案妊娠7个月，时时心中烦闷明显，伴有夜寐不安、心悸等症。故予清热化痰为主。方中以黄芩、白芍、乌豆、苦参清泄内热；麦冬去心中烦热；竹茹一味即《妇人良方》竹茹汤，解肝郁，清痰热、利胸膈，除心烦，从而心气清和，而心烦自退。

（三）肝郁化火，扰动心神（朱小南医案）

1. 病历摘要：叶某，27岁。素性易怒，现已妊娠6个月，出现心烦不宁，坐卧不安，胸胁胀满，气逆喘促，口舌咽干，面红唇焦，渴不多饮，且伴潮热盗汗，手足心热，溲赤便艰。脉象弦细而数，舌干红无苔。诊断为妊娠心烦。

证属肝郁化火，扰动心神。治宜育阴潜阳，以除烦闷。方选养阴除烦汤。药用生龙骨、生牡蛎各15 g，生地黄、女贞子各12 g，白芍、知母、麦冬、竹茹、黄芩各9 g。每日1剂，水煎服。服3剂后，烦闷大减，寐食尚可，守原方继服3剂，诸症悉平。（《朱小南妇科经验选》，人民卫生出版社，1981）

2. 妙法绝招解析：本案为阴虚之火，又与其素性易怒有关，郁怒伤肝，肝郁化火为诱发因素；孕后阴血聚养胎儿，阴血益感不足，心火偏亢，热扰心胸，而致心烦，坐卧不安，阴虚内热，故午后潮热，手足心灼热；火热内炽，耗损津液，不能润肺，故口舌咽干，唇焦，渴不多饮，小溲短黄，舌红，无苔，脉弦细数，皆为阴虚内热之候。治宜育阴潜阳，清热除烦，方中生地黄滋肾益阴以济心火：麦冬养心除烦，滋肺生津；知母泻肾火，使水火既济；黄芩、竹茹清热除烦；白芍养阴柔肝；女贞子滋肾阴；龙骨、牡蛎滋阴潜阳，共奏清热养阴，宁心安神之效。

三、文献选录

孕妇在妊娠期间出现烦闷不安，郁郁不乐，或烦躁易怒等现象，称为“妊娠心烦”。亦称“子烦”。《经效产宝》有“妊娠常苦烦闷，此是子烦”的记载。本病的发生，主要是火热乘心，所谓“无热不成烦”，热邪扰心，则神明不宁，但有阴虚、痰火之不同。如《沈氏女科辑要笺正》云：“子烦病因，曰痰、曰火、曰阴亏。”如素体阴虚，孕后血聚养胎，阴血益感不足，心火偏亢，热扰心胸，而致心烦。或素有痰饮积于胸中，孕后阳气偏盛，阳盛则热，痰热互结，上扰于心，遂致心烦。

（一）辨证论治选录

本病常见的有阴虚、痰火两个证型：①阴虚型。妊娠心中烦闷，坐卧不宁，或午后潮热，手足心烦热，口干咽燥，干咳无痰，渴不多饮，小便短黄。舌红，苔薄黄而干，脉细数而滑。由于心主神明，心火大盛，神明不安，故烦乱不宁。阴虚内热，故午后潮热，手足心灼热。火热内炽，耗损津液，不能润肺，故口干咽燥，干咳无痰。渴不多饮，小便短黄，舌红，苔薄黄而干或无苔，脉细数而滑，皆为阴虚内热之候。治宜清热养阴，安神除烦。方选人参麦冬散（《妇人秘科》）加莲子心。药用生地黄 15 g，人参、麦冬、知母、黄芩、竹茹各 10 g，莲子心、炙甘草各 6 g。每日 1 剂，水煎服。方中人参益气生津；生地黄滋肾益阴以济心火；麦冬养心除烦，润肺生津；知母泻肾火，使水火既济；黄芩、竹茹清热除烦；莲子心清心火；炙甘草和中。共奏清热养阴，宁心安神之效。②痰火型。妊娠心胸烦闷，头晕心悸，胸腔满闷，恶心呕吐。苔黄而腻，脉滑数。由于素有痰饮停滞胸中，积久化热，痰火上乘心肺，故心悸。痰火上扰清阳，故头晕。痰湿内蕴，脾胃升降失常，故胸腔满闷，恶心呕吐。苔黄腻，脉滑数，乃痰火内盛之候。治宜清热涤痰。方选竹沥汤（《千金要方》）去防风，加浙贝母。药用竹沥、浙贝母、茯苓、麦冬、黄芩各 10 g，竹沥 20 mL。水煎 2 次，竹沥分两次兑服。方中竹沥、浙贝母清热涤痰；麦冬养阴润肺，清热除烦；茯苓健脾宁心；黄芩泻火，使热去痰化，则烦自除。（肖国士摘录）

（二）经验良方选录

1. 内服方：

（1）紫苏梗、党参、茯苓、制香附各 10 g，春砂仁（后入）、焦内金、黄连、陈皮、姜半夏、生姜、焦白术各 6 g。每日 1 剂，将上药水煎顿服。可视具体情况，予以辅助治疗。主治妊娠心烦。

（2）紫苏梗 6 g，陈皮 3 g，红茶 1 g，生姜 2 片。共为粗末，以沸水冲泡，盖浸 10 分钟，或水煎 10 分钟亦可。代茶不拘时温服。每日 1 剂，可反复冲泡 2～3 次。主治妊娠心烦。

（3）白术、薏苡仁、山药各 15 g，柴胡、人参、紫苏子、茯苓、谷芽、巴戟天、菟丝子、白芍各 9 g，神曲、砂仁、甘草各 6 g。每日 1 剂，水煎服，日服 2 次。主治妊娠心烦。

（4）鲜山药 200 g，大枣肉 500 g。将山药去皮切成薄片，再将大枣肉切碎，共合匀后蒸糕，当早餐食用，每次食用 50～100 g。主治妊娠心烦。

（5）白芍 12 g，当归、紫苏各 10 g，茯神 9 g，厚朴、清半夏、黄芩、桑叶、砂仁、川芎、白术各 6 g，枳壳、黄连、木香各 3 g。每日 1 剂，水煎服。主治妊娠心烦。

（6）半夏 12 g，干姜、黄芩、党参各 10 g，黄连、甘草各 6 g。火盛重用黄芩、黄连。痰多重用干姜、半夏。每日 1 剂，水煎，服两次。主治妊娠心烦。

（7）紫苏子 15 g，当归、川续断各 12 g，半夏、陈皮、前胡、旋覆花（布包）、黄芪、砂仁、白术各 10 g，甘草 5 g，生姜 3 片。每日 1 剂，水煎服。主治妊娠心烦。

（8）伏龙肝 60 g，南沙参 15 g，炒白术、茯苓、陈皮各 12 g，法半夏、生姜各 10 g，干姜、黄芩各 6 g，黄连、甘草各 3 g。每日 1 剂，水煎服。主治妊娠心烦。

（9）桂枝、白芍、生姜各 9 g，炙甘草 6 g，大枣 3 枚。虚寒甚加人参、干姜。痰湿甚加法半夏。每日 1 剂，水煎，服两次，服后饮少量热开水。主治妊娠心烦。

（10）太子参、生地黄、麦冬、白术、沙参、茯苓、芦根各 15 g，五味子、陈皮各 10 g，砂仁（后下）6 g，生姜 3 片。每日 1 剂，水煎，2 次分服。主治妊娠心烦。

（11）当归、川芎、白芍、荆芥、黄芪、川贝母、艾叶、枳壳、厚朴、甘草、菟丝子各 10 g，大枣 5 枚，生姜 3 片。每日 1 剂，水煎，服两次。主治妊娠心烦。

（12）丹参 60 g，生地黄、茯苓、党参、赤芍各 30 g，川续断、菟丝子各 20 g，黄芪、藿香、黄芩、麦冬各 15 g。每日 1 剂，水煎，服 3 次。主治妊娠心烦。

（13）生黄芪、麦冬、酸枣仁、人参、柏子仁、茯神各 10 g，川芎、制远志、当归、五味子、炙甘草各 6 g，生姜 3 片。每日 1 剂，水煎服。主治妊娠心烦。

（14）桑寄生、党参各 30 g，栀子、枇杷叶各 15 g，生姜、蕲艾各 12 g，制半夏、竹茹、砂仁、白术各 10 g，每日 1 剂，水煎，分 2 次服。主治妊娠心烦。

(15) 白术、茯苓、薏苡仁、白扁豆各 15 g，陈皮、制半夏、藿香、佩兰各 10 g，炙甘草 6 g，生姜 3 片。水煎服。每日 1 剂，2 次分服。主治妊娠心烦。

(16) 煅石决明 30 g，党参 12 g，白术、淡竹茹、炙枇杷叶、茯苓各 9 g，砂仁、紫苏梗、陈皮各 3 g，法半夏 6 g。每日 1 剂，水煎服。主治妊娠心烦。

(17) 党参、白术、茯苓各 15 g，陈皮、紫苏梗各 10 g，砂仁（后下）、炙甘草各 6 g，生姜 3 片。每日 1 剂，水煎，2 次分服。主治妊娠心烦。

(18) 茯苓、炙枇杷叶各 15 g，半夏、橘红、南星、枳实、生姜、白术、竹茹各 9 g，甘草 3 g。每日 1 剂，水煎，2 次分服。主治妊娠心烦。

(19) 沙参、麦冬、太子参、石斛、玉竹各 20 g，白术、砂仁、甘草各 6 g，生姜适量（捣汁兑服）。每日 1 剂，水煎服。主治妊娠心烦。

(20) 白茯苓、麦冬（去心）、黄芩各 9 g，人参 6 g，淡竹叶 5 片，粳米 1 撮。水煎，空腹时热服，每日 1 剂，日服 2 次。主治妊娠心烦。

2. 食疗方：

(1) 茵陈 10 g，青蒿 5 g，陈皮 5 g，大枣 10 枚，粳米 100 g，白糖适量。将前 3 味水煎取汁，备用。大枣、粳米洗净，加水煮粥。快熟时加入药汁，再煮至粥熟，加糖调服。每日 1 剂，2 次分服，连服 3～5 剂。主治妊娠心烦。

(2) 芦根 60 g，小米 100 g，生姜、蜂蜜各适量。将芦根洗净切段；小米淘洗干净；生姜洗净切丝。先将芦根水煎去渣，再入小米煮粥，临熟时加入姜丝，再煮至粥熟，食前调入蜂蜜。每日 1 剂。主治妊娠心烦。

(3) 鲜芦根、鲜芦笋各 50 g，黄芪 15 g，猪瘦肉 100 g，精盐适量。将芦根洗净切段，芦笋、黄芪洗净切片，猪肉切片，一同放入沙锅内，加水炖至烂熟，用盐调味，吃肉喝汤。每日 1 剂。主治妊娠心烦。

(4) 鲫鱼 1 条（300 g），砂仁 1.5 g，精盐、姜片各适量。将鲫鱼去鳞、鳃及内脏，洗净；砂仁研末，纳入鱼腹内，将鲫鱼放入碗内，加精盐、姜片及清水，上笼蒸熟食用。每日 1 剂。主治妊娠心烦。

(5) 陈皮 10 g，竹茹 15 g，柿饼 1 个，生姜 3 g，白糖适量。将柿饼切碎，生姜切片，与陈皮、竹茹一同入锅，水煎 2 次，取汁混匀，加入白糖，代茶饮用。每日 1 剂。主治妊娠心烦。

(6) 生姜 50 g，粳米 60 g，白糖适量。将生姜洗净切片，捣烂取汁，兑入粳米粥内，再煮 2～3 沸，加入白糖服食。每日 1 剂。主治妊娠心烦。

(7) 佛手、紫苏梗各 15 g，粳米 60 g，白糖适量。将佛手、紫苏梗水煎取汁，兑入粳米粥内，再稍煮，加入白糖即成。每日 1 剂。主治妊娠心烦。

(8) 鲜芦根 60 g，粳米 100 g，白糖适量。先将芦根洗净，水煎去渣，再入粳米煮粥，加入白糖即成。每日 1 剂。主治妊娠心烦。

(9) 粳米 30 g，白茯苓、麦冬（去心）、黄芩、人参各 10 g，淡竹叶 5 片。每日 1 剂，水煎空腹时热服，日服 2 次。主治妊娠心烦。

(10) 沙参、玉竹、麦冬、生地黄各 15 g，冰糖 30 g。将前 4 味水煎取汁，加入冰糖令溶即成。每日 1 剂。主治妊娠心烦。

(11) 陈皮 5 g，竹茹 10 g，白糖 15 g。将上 3 味放入杯内，用沸水冲沏，代茶饮用。每日 1～2 剂。主治妊娠心烦。

(12) 鲜韭菜汁 10 g，生姜汁 5 g，白糖适量。将上 3 味混匀，饭前服下。每日 1 剂，3 次分服。主治妊娠心烦。

(13) 紫苏梗 5 g，生姜 6 g，大枣 10 枚，陈皮 5 g，红糖 15 g。加水煎汤，代茶饮用。每日 1 剂。主治妊娠心烦。

(14) 紫苏叶 4.5 g，生姜汁数滴。将上 2 味共入杯内，用沸水冲沏，代茶饮用。每日 1～2 剂。主治妊娠心烦。

(15) 丁香 15 个，大雪梨 1 个。将梨洗净挖 1 孔，塞入丁香后封口，加水蒸熟，每日食两个。主治妊娠心烦。

(16) 柿蒂 30 g，冰糖 60 g。将柿蒂水煎取汁，加入冰糖令溶，代茶饮用。每日 1 剂。主治妊娠心烦。

(17) 西洋参 3 g，西瓜汁 100 mL。将西洋参水煎取汁，兑入西瓜汁饮服。每日 1 剂。主治妊娠心烦。

(18) 黄连 1.5 g，紫苏叶 3 g。将上 2 味放入杯内，用沸水冲沏，代茶饮用。每日 1 剂。主治妊娠心烦。

(19) 甘蔗汁 1 杯，生姜汁 1 匙。将甘蔗汁、生姜汁混匀，炖热温饮。每日 1 剂。主治妊娠心烦。

(20) 柚子皮、白糖各 15 g。将柚子皮水煎取汁，加入白糖饮服。每日 2 剂。主治妊娠心烦。

第五节　假性妊娠

一、病证概述

假性妊娠，又称气胎。是指女性出现一些类似怀孕的症状，如月经停止、恶心、呕吐等，甚至还会有自觉胎动及腹部胀大的情况出现，但事实却不是真正的怀孕，且在 B 超下根本看不到任何子宫内或子宫外的妊娠。临床上发现，有些患者会在月经刚过没几天，就因为恶心、呕吐等现象前来门诊，这些患者已有好几次类似的就诊记录，而且并没有真正怀孕。此时，患者有可能是假性怀孕。假性怀孕的成因很多，大多和环境、压力有关，例如和先生感情不好，或是有无法治疗的不孕症等。这时候，恶心、呕吐都是心理造成的生理变化。多由心理因素所致。因为内心十分渴望能怀孕，所以身体就产生一些类似怀孕的症状，通常这类型的假性怀孕，体内的绒毛膜促性腺激素并不会上升。或由疾病所致，例如红斑狼疮的女性患者，就会导致绒毛膜促性腺激素在血液内的浓度上升，而出现类似怀孕的症状。所以，若由 B 超检查发现并没有妊娠迹象，但血中却出现绒毛膜促性腺激素，通常会建议转诊至内科进行详细检查。

二、妙法绝招解析

(一) 肝气郁结，损伤冲任（魏延成医案）

1. 病历摘要：苏某，女，24 岁。停经后 40 余日，出现食欲不振，恶心呕吐，疲乏无力，喜食酸性食物等症状，当地医以为胎，患者亦认为是怀孕，腹部日益增大，腹大如斗，状如怀子，自感腹胀下坠，但无胎动，经妇科检查：子宫正常大小，排除妊娠。诊断为假性妊娠。

证属肝气郁结，损伤冲任。治宜疏肝解郁，调理冲任。方选逍遥散合桃红四物汤化裁。药用当归 30 g，白芍 15 g，柴胡 12 g，茯苓、桃仁、红花、川芎、川牛膝、枳壳、厚朴、木香各 10 g，甘草 6 g，大黄（后入）3 g。每日 1 剂，水煎服。服 1 剂后，腹中肠鸣、矢气、腹胀大减，

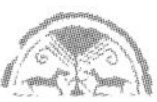

2 剂仍觉肠鸣，3 剂后腹胀消失，恢复如常人。(《古今奇证妙治揭秘》，中国中医药出版社，1996)

2. 妙法绝招解析：古有肠覃似孕，石瘕似孕，以及鬼胎之说，皆非真正受孕，此所以名气胎者，因气滞胞脉而如怀子之状也。《续名医类案》云“因当经气伤肝，久郁冲任血海，似怀胎而无形，此名气胎。气胎当治郁，治郁当治气，治气先疏肝”。故用逍遥散，并加桃红四物治其血凝，气消血活，所以腹胀得消。

（二）肝郁气滞，冲任受损（李洪志医案）

1. 病历摘要：贾某，女，44 岁。既往有咳嗽病史，经常服药。2 个月前腹部逐渐增长，状如怀子，且有妊娠症状，少腹膨起，两乳房胀大，有乳晕，周身乏力，食少纳呆，恶心呕吐，恶油腻，偏嗜酸物水果，兼见腰膝酸软，头昏气短，咳喘。舌苔白腻，脉弦滑。诊断为假性妊娠。

证属肝郁气滞，冲任受损。治宜疏肝解郁，化痰散结。药用礞石滚痰丸合逍遥丸口服。服药 5 日，其证豁然而愈。(河北中医，1991，1)

2. 妙法绝招解析：腹渐胀大如怀子，与前人所述鬼胎相类。《医宗金鉴》云“鬼胎者，因其人思想不遂，情志相感，自身气血凝集而成，其腹渐大如怀子之状。古云鬼神交接，其说似属无据。”病机除气郁血凝外，因有喘咳而脉弦滑，痰滞亦盛，故用逍遥散加礞石滚痰丸治之而愈。

（三）肝郁气滞，胞脉闭阻（项平医案）

1. 病历摘要：冒某，女，24 岁。结婚半年，经量渐减并停经，腹部逐渐增大，9～10 月间觉有“胎动感”。至次年 1 月，腹大如足月妊娠状，伴低热、头痛、食减、腹胀隐痛，仍误作妊娠而未就医。同年 5 月，因停经一年尚未生育，方至医院门诊，被排除妊娠。胸腹满闷，饮食少进，夜不成寐，腰腿酸软，大便干结，舌淡，苔薄白腻，脉沉细。诊断为假性妊娠。

证属肝郁气滞，胞脉闭阻。治宜益肾调冲，解郁通经。药用柴胡、当归、白芍、茯苓、鹿角胶、牛膝各 10 g，陈皮 5 g，薄荷 3 g，金匮肾气丸 15 g（分 2 次另吞）。每日 1 剂，水煎服。服 5 剂后，矢气较多，胀闷顿减，饮食渐增。效不更方，再以原方损益，先后共服 28 剂，诸症悉平，嘱继服逍遥丸、肾气丸调理。又停经 50 日来诊，脉细滑，尿妊娠试验阳性，次年 4 月足月顺产 1 女婴。(江苏中医，1982，4)

2. 妙法绝招解析：此案气胎，肝郁气滞，胞脉闭阻，故仍用逍遥散为主方。但患者身体虚弱，腰腿酸软，素体肾亏，冲任不足，故加用金匮肾气丸以补肾气，益冲任。

（四）肝郁气滞，侵犯冲任（李祥云医案）

1. 病历摘要：杜某，女，30 岁。婚后 5 年未孕，婚前月经尚属正常，婚后第一年曾有停经 45 日未行经，误以为妊娠，以后经水来胤，嗣后月经紊乱，前后不定期，今年起在外院中药调理，经治 3 个月后月经正常，在停经 40 日左右时，医生诊脉诊断怀孕，未做尿检及 B 超。今天清晨阴道出血，量少。刻下：阴道出血，色红，量少，少腹胀气明显。舌质淡，苔薄白，脉细弦。妇科检查：子宫未见明显增大。B 超示：子宫正常大小，未见胎体。诊断为假性妊娠。

证属肝郁气滞，侵犯冲任。治宜疏肝理气，调理冲任。药用白芍、香附、开心果、川牛膝各 12 g，茯苓、薄荷（后下）、陈皮、当归、大腹皮各 9 g，川芎、柴胡、木香、青皮、生大黄（后下）各 6 g。服 10 剂后，患者矢气较多，大便 1 日 2 次，量多。月经来潮，量中，5 日净，色红，血块少，少腹隐痛。现无腹胀腹痛，精神开朗，纳可，二便调，苔薄白，质淡红，脉细。治宜调理冲任，疏肝养血。药用山药、淫羊藿各 15 g，鸡血藤、菟丝子、生地黄、熟地黄、香附、紫石英、肉苁蓉各 12 g，柴胡、川楝子、当归、川芎各 9 g。服 7 剂善后。随访 3 个月少腹胀气未作，月经正常。(《李祥云治疗妇科病精华》，中国中医药出版社，2007)

2. 妙法绝招解析：此患者因久婚不孕，求子心切心情抑郁造成月经紊乱，误以为妊娠，造成假孕现象，中医称之为“气胎”，气胎形成多与精神因素有关。情志抑郁，可使肝的功能受阻。而肝主疏泄，若疏泄功能失调，则肝郁气滞，气机失调，乘犯胞宫冲任与气血相搏结，使胞脉阻闭而致气胎，因而治疗应以疏肝理气，解郁除烦，调理冲任为主，以逍遥散为主方加减。方中柴胡疏肝解郁；白芍养血柔阴，柔肝缓急；当归养血和血；茯苓健脾益气；薄荷少许疏散郁遏之气，透达肝经郁热；川芎、香附理气活血调经；开心果疏肝理气，解郁；陈皮、木香、青皮疏肝健脾理气；大腹皮行气导滞；生大黄泻下攻积；川牛膝活血通经，引血下行。全方用药合理，切中病机，奏效甚快。二诊患者诸症皆缓，因本病发生主要是精神压力过大，加之身体亏损，肾气不足，经水不调所致，故用补肾养血经为主调整月经周期。

三、文献选录

假性妊娠，顾名思义，就是并非真正的怀孕，而是女性身体上有出现类似怀孕的症状，例如停经、恶心呕吐、腹部隆起等，甚至还会感到有胎动，但实际上并非真正意义上的怀孕。如果女性进行B超检查，有假性怀孕的女性在超声波下看不到任何子宫内或子宫外的妊娠。

（一）假性妊娠病因分析

发生假性怀孕的原因包括心理因素和疾病因素。①心理因素导致的假性怀孕。心理压力是导致假性怀孕的主要原因。主要是因为部分女性内心对怀孕十分渴望却迟迟没有怀孕，这种心理使精神压力过大，从而促使自身会不自觉地产生一些类似怀孕的症状，这时候产生的恶心、呕吐等症状是属于心理原因引起的生理变化。通常情况下，假性怀孕的女性体内的绒毛膜性腺激素并不会上升。如果适当地进行注意力转移，放下思想包袱，假性怀孕症状就会消失。②疾病因素导致的假性怀孕。有些女性可能因为疾病导致发生假性怀孕。常见的疾病有红斑狼疮，患有这种疾病的女性会发生绒毛膜促性腺激素在血液内的浓度上升，从而出现恶心、呕吐等类似妊娠初期的症状。但是通过B超检查发现并没有妊娠迹象，但血中却出现绒毛膜促性腺激素。如果是红斑狼疮引起的假性怀孕，应协同相关科室会诊和治疗。

（二）经验良方选录

1. 内服方：

（1）醋白芍、半夏、焦山药各12 g。每日1剂，水煎，服两次。不可大量顿服，服后口嚼鲜姜末，以防恶心呕吐。偏热加生地黄、竹茹、麦冬、紫苏叶各10 g，黄连6 g；肥胖痰湿者加陈皮、藿香、茯苓各10 g；脾胃虚弱者加党参、生地黄各12 g，麦冬、玄参各9 g，砂仁6 g；药引用生姜3片，大枣4枚或加白术10 g，焦三仙30 g。主治假性妊娠。

（2）代赭石20 g，党参、半夏各10 g，旋覆花、生甘草各5 g，大枣5枚，生姜3片，姜汁为引。随症加减：脾胃虚加焦白术、黄精、山药、砂仁、木香。肝胃不和加川楝子、黄连、黄芩、竹茹。痰湿阻滞加茯苓、焦白术、砂仁、陈皮。气阴两虚加西洋参、乌梅、五味子、玄参、麦冬。每日1剂，水煎，服两次。主治假性妊娠。

（3）乌梅20 g，砂仁、半夏、川续断、炒杜仲、枇杷叶、炒苏子各10 g，生姜3片。随症加减：腹痛加炒白芍15 g，炒白术12 g。脾胃气虚加党参15 g，炒白术10 g。血虚加熟地黄24 g，炒白术15 g，当归10 g。胃寒加炮姜12 g，吴茱萸10 g。胃热加黄连、紫苏梗各10 g。每日1剂，水煎，服两次。主治假性妊娠。

（4）生山药、清半夏各30 g，白砂糖50 g。先将半夏用清水淘洗数遍，放洁净沙锅内文火煎45分钟，去渣取液100 mL，山药研为细末，放半夏液中煮成糊状，加白糖调匀，每日1剂，水煎，服两次。脾胃虚寒者加砂仁6 g。主治假性妊娠。

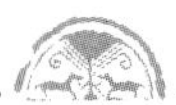

（5）柴胡 12 g，黄芩、半夏、生姜各 9 g，人参 6 g，炙甘草 5 g，炙大枣 4 枚。随症加减：肝胃不和加吴茱萸、黄连、红蔻仁。肝郁血虚加当归、白芍、白蔻仁。肝热脾虚加茯苓、白术、砂仁。每日 1 剂，水煎，服两次。主治假性妊娠。

（6）白术、代赭石各 15 g，沙参、杜仲各 12 g，黄芩、茯苓各 10 g，紫苏子、陈皮各 6 g，甘草 3 g。随症加减：脾虚加山药、党参。痰湿加半夏。肝热犯胃加紫苏叶、竹茹、黄连须。每日 1 剂，水煎，服两次。主治假性妊娠。

（7）泽泻 30 g，柴胡 24 g，白术、茯苓、黄芩、清半夏（洗）、生姜各 18 g，人参、猪苓、桂枝各 12 g，炙甘草 10 g，炙大枣 8 枚。药焙干研末，炼蜜为丸，每日餐前服 3 次，每次服 9 g。7 日为 1 疗程。主治假性妊娠。

（8）半夏 12 g，干姜、黄芩、党参各 10 g，黄连、甘草各 6 g。随症加减：火盛重用黄芩、黄连。痰多重用干姜、半夏。脾虚去党参。剧吐伤阴者党参改沙参。每日 1 剂，水煎，服两次。主治假性妊娠。

（9）黄芪、党参各 30 g，熟地黄、茯苓各 20 g，白芍 12 g，五味子、当归、白术各 10 g，川芎 9 g，砂仁 6 g，炙甘草 3 g。每日 1 剂，水煎、服 3 次，餐后服维生素 C、亚铁丸常规量。主治假性妊娠。

（10）珍珠母、石决明各 24 g，大腹皮 20 g，白术、泽泻、葶苈子、茯苓皮各 18 g，桑白皮 15 g，苦杏仁、紫苏子、钩藤各 12 g，陈皮 10 g。每日 1 剂，水煎两次，取液混合，分两次服。主治假性妊娠。

（11）黄芪 15 g，当归、川芎、白芍、荆芥、川贝母各 9 g，艾叶、枳壳、厚朴、甘草、菟丝子各 6 g，大枣 5 枚，生姜 1 片。每日 1 剂，水煎，服两次。主治假性妊娠。

（12）桂枝、白芍、生姜各 9 g，炙甘草 6 g，大枣 3 枚。呕吐甚重用生姜。虚寒甚加人参、干姜。痰湿甚加法半夏。每日 1 剂，水煎，服两次。服后饮少量热开水。主治假性妊娠。

（13）白术、薏苡仁、山药各 15 g，人参、紫苏子、茯苓、谷芽、巴戟天、菟丝子、白芍各 9 g，柴胡、神曲各 6 g，砂仁、甘草各 3 g。每日 1 剂，水煎服。主治假性妊娠。

（14）白芍 12 g，当归、紫苏各 10 g，茯神 9 g，厚朴、清半夏、黄芩、桑叶、砂仁、白术各 6 g，川芎、枳壳、黄连、木香各 3 g。每日 1 剂，水煎服。主治假性妊娠。

（15）姜半夏、紫苏梗、党参、茯苓、制香附各 9 g，生姜、焦白术各 6 g，春砂仁（后入）、焦鸡内金、黄连、陈皮各 3 g。每日 1 剂，水煎，服两次。主治假性妊娠。

（16）焦鸡内金、陈皮、紫苏梗、党参、茯苓、制香附各 9 g，黄连、春砂仁（后入）、姜半夏、生姜、焦白术各 6 g。每日 1 剂，将上药水煎顿服。主治假性妊娠。

（17）太子参、生地黄、麦冬、白术、沙参、茯苓、芦根各 15 g，五味子、陈皮各 10 g，砂仁（后下）6 g，生姜 3 片。每日 1 剂，水煎，2 次分服。主治假性妊娠。

（18）白术、茯苓、薏苡仁、白扁豆各 15 g，陈皮、制半夏、藿香、佩兰各 10 g，炙甘草 6 g，生姜 3 片。每日 1 剂，水煎，服两次。主治假性妊娠。

（19）柴胡、龙胆、当归、川芎、黄芩、白芍、知母、生地黄各 9 g，桔梗、甘草各 6 g，黄连（吴茱萸汁炒）3 g。每日 1 剂，水煎服。主治假性妊娠。

（20）党参、白术、茯苓各 15 g，陈皮、紫苏梗各 10 g，砂仁（后下）、炙甘草各 6 g，生姜 3 片。每日 1 剂，水煎，2 次分服。主治假性妊娠。

2. 食疗方：

（1）生姜（带皮切片）60 g，伏龙肝 60 g（煎取澄清液备用），童鸡（雌雄均可）1 只。将童鸡杀死，去毛洗净，剖去内脏，纳生姜于腹中，置瓷钵内，然后加入伏龙肝澄清液适量，精盐少许，盖密炖烂，取汤徐徐饮之，鸡肉亦可食。每日或隔日服1剂。主治假性妊娠。

(2) 茵陈10 g，青蒿5 g，陈皮5 g，大枣10枚，粳米100 g，白糖适量。将前3味水煎取汁，备用。大枣、粳米洗净，加水煮粥。快熟时加入药汁，再煮至粥熟，加糖调服。每日1剂，2次分服，连服3～5剂。主治假性妊娠。

(3) 芦根60 g，小米100 g，生姜、蜂蜜各适量。将芦根洗净切段；小米淘洗干净；生姜洗净切丝。先将芦根水煎去渣，再入小米煮粥，临熟时加入姜丝，再煮至粥熟，食前调入蜂蜜。每日1剂。主治假性妊娠。

(4) 鲜芦根、鲜芦笋各50 g，黄芪15 g，猪瘦肉100 g，精盐适量。将芦根洗净切段，芦笋、黄芪洗净切片，猪肉切片，一同放入沙锅内，加水炖至烂熟，用盐调味，吃肉喝汤。每日1剂。主治假性妊娠。

(5) 陈皮10 g，竹茹15 g，柿饼1个，生姜3 g，白糖适量。将柿饼切碎，生姜切片，与陈皮、竹茹一同入锅，水煎2次，取汁混匀，加入白糖，代茶饮用。主治假性妊娠。

(6) 鲫鱼（250 g左右）1条，砂仁3 g。鱼剖腹去脏，砂仁研成细末，放鱼腹中，面粉糊口，隔水蒸熟，日食1条。连服5日。主治假性妊娠。

(7) 生姜50 g，粳米60 g，白糖适量。将生姜洗净切片，捣烂取汁，兑入粳米粥内，再煮2～3沸，加入白糖服食。每日1剂。主治假性妊娠。

(8) 生姜10 g，红糖20 g，冰糖60 g。水烧开后加糖溶化，再加入切碎之生姜，煮沸5分钟，每日1剂，代茶频饮。主治假性妊娠。

(9) 鲜芦根60 g，粳米100 g，白糖适量。先将芦根洗净，水煎去渣，再入粳米煮粥，加入白糖即成。每日1剂。主治假性妊娠。

(10) 枸杞子、黄芩各50 g。药放带盖瓷缸中，用开水冲浸，待温时代茶频饮。1剂冲服两次。主治假性妊娠。

(11) 甘草15 g，鲜芹菜根10 g，鸡蛋1个。菜根、甘草先煎汤，水沸后打入鸡蛋冲服。主治假性妊娠。

(12) 柿蒂30 g，冰糖60 g。将柿蒂水煎取汁。加入冰糖令溶，代茶饮用。每日1剂。主治假性妊娠。

(13) 甘蔗汁1杯，生姜汁1匙。将甘蔗汁、生姜汁混匀，炖热温饮。每日1剂。主治假性妊娠。

第六节　妊娠咳嗽

一、病证概述

妊娠咳嗽比较常见。妊娠期间，咳嗽不已，称为妊娠咳嗽。中医称本病为“子嗽”，其病变在肺。多因孕妇素体阴虚，孕后阴血聚下以养胎，阴津益感不足，阴虚肺燥，失于濡润，或痰火犯肺，或脾虚痰饮内停，使肺气失宣，发为咳嗽。若久嗽不愈或咳嗽剧烈，可损伤胎气以致堕胎或小产。本病因阴血下聚养胎，肺失清肃而上逆所致。是以妊娠期间咳嗽不止为主要表现的妊娠类疾病。《医宗金鉴》云“妊娠咳嗽，谓之子嗽。”孕期咳嗽，日久不已，咳嗽痰多，或咳痰不爽，或干咳无痰，或痰中带血，甚至五心烦热、胎动不安，常伴咽喉痛、声嘶、便结等症。妊娠

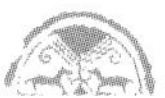

咳嗽，日久不已，可伴有胎动不安。

二、妙法绝招解析

（一）外邪侵袭，肺气上逆（周玲医案）

1. 病历摘要：赵某，27岁。第二胎孕8个月，反复感冒咳嗽近1个月。现头痛、恶风、汗出，咽痛，干渴，痰黄稠，咳时呕吐，时感腹坠痛、腰酸、心烦，食少眠差，尿黄，便秘，脉滑数，舌红苔薄黄。诊断为妊娠咳嗽。

证属外邪侵袭，肺气上逆。治宜疏风清热，宜肺止咳，兼止呕安胎。药用桑叶、桔梗、苦杏仁（捣烂）、黄芩、白术各15 g，菊花、连翘、芦根、竹茹各10 g，甘草3 g，生姜3片。每日1剂，水煎服。服1剂后咳嗽等症状明显减轻，再服2剂后诸症消失。（实用中医药杂志，2003，7）

2. 妙法绝招解析：肺为脏腑华盖，一旦遭受外邪侵袭，由肺主气的功能失常，肃降无权，肺气上逆而为咳嗽。方中桑菊甘凉轻清，疏散上焦风热，且桑叶善走肺络，又善清肺而止咳嗽；薄荷、苦杏仁、桔梗疏散风热，宣肺止咳；连翘清热透表；芦根清热生津而止渴；甘草调和诸药，配伍桔梗利咽喉；竹茹清热止呕除烦躁；生姜温胃止呕；黄芩、白术清热安胎。诸药配伍，可使上焦风热疏，肺气宣，表证解，咳嗽止。

（二）风寒外袭，痰湿内阻（王慎轩医案）

1. 病历摘要：刘某，妊娠2个月，咳嗽痰多，头目眩胀，腰酸乏力，胸闷泛恶，脘痛窒塞，口苦不思饮食，近又便秘。脉濡弦滑，舌苔薄白腻。诊断为妊娠咳嗽。

证属风寒外袭，痰湿内阻。肝气郁滞、宿食不化所致。治宜疏邪化痰，理气消滞。药用莱菔子15 g，广藿香、嫩紫苏梗、苦杏仁泥各9 g，陈皮、旋覆花、半夏、厚朴、炒枳壳各6 g。每日1剂，水煎服。服2剂后，咳嗽脘痛诸症均已渐愈，但尚胸脘闷塞，口苦不思饮食，恶闻食味，嗳气甚多，便秘，舌苔前半已化，脉弦较平。治宜前法加重开胃润肠之品。前方去紫苏梗，加全瓜蒌15 g，白蔻壳3 g。服3剂后，大便已通，诸恙均瘥。（《近代江南四家医案医话选》，上海科学技术文献出版社，1998）

2. 妙法绝招解析：妊娠咳嗽，易因咳动胎，应及早治疗。方中用杏仁止咳，莱菔子、陈皮、枳壳、旋覆花行气导滞以化痰湿；藿香、半夏、枳实、厚朴等降气止咳药，为妊娠所忌用，如无必要最好不用，以防耗伤胎气而致堕胎。在运用安胎法上更应谨慎，若早用安胎补药，恐反补邪气而增病热。如肾虚甚者，易出现胎漏危症。咳嗽较轻者，宜分清标本缓急分别并治，安胎为主要，治咳为次要，权宜之变，尤当把握。

（三）风寒袭肺，痰湿内蕴（朱小南医案）

1. 病历摘要：朱某，25岁。从怀孕三个月起，即感风寒，喉痒咳嗽。现已7个月，症尚未愈。小便频数并时有潮热恶寒现象，咳剧时甚至小便失禁，胎动不安。心窝苦闷，泛泛欲呕，脉滑数，舌苔薄白。诊断为妊娠咳嗽。

证属风寒袭肺，痰湿内蕴。治宣肺疏散，止咳化痰。药用竹茹、炙款冬花各9 g，紫苏叶、桔梗、前胡、藿香梗、陈皮、制半夏、桔梗、白术各6 g，炙甘草、浙贝母各3 g。每日1剂，水煎服。服3剂后，寒热已退，咳嗽已爽，食欲不振，略有腰酸，慎防久咳伤胎，治以化痰安胎，并祛余邪。药用山药、杜仲、川续断各9 g，白术、陈皮、桔梗、沙参、炙紫菀、炙款冬花、苦杏仁各6 g，炙甘草3 g。服3剂后，咳嗽已瘥，痰亦渐清，胃口稍开，腰酸仍然，腰为肾之府，不容忽视。治拟固肾养肺。药用菟丝子、覆盆子各9 g，炙款冬花、炙紫菀、肥麦冬、紫苏梗、白术、白芍各6 g，五味子、炙甘草各3 g。服3剂后，胸闷已宽，咳嗽已少，胎动不安，腰酸不舒，肺脏余邪已清。治以镇咳安胎。药用蒸百部、苎麻根、阿胶（蛤粉炒）、杜仲、川续断各9 g，枇杷叶、炙紫菀、炙款冬花各6 g，五味子3 g。服3剂后，咳嗽已停，诸恙次第就愈，稍有腰酸乏力，邪去扶正，以复康宁。治拟固肾安胎。药用杜仲、川续断、菟丝子、熟地黄、茯苓、苎麻根各9 g，太子参、白术、麦冬各6 g，五味子3 g，南瓜蒂2枚。连服3剂善后。（《朱小南妇科经验选》，人民卫生出版社，1981）

2. 妙法绝招解析：本案因感受风寒而起，风寒袭肺，肺所失宣，痰湿内蕴故咳嗽咳痰，治宜疏散风寒、宣肺止咳。方中用前胡、桔梗、款冬花宣肺止咳；半夏、陈皮、浙贝母、白术化痰除湿；紫苏叶、桔梗宣肺又安胎；藿香化浊醒脾开胃；竹茹清热化痰。服后邪去寒热退，为防咳久胎伤，加杜仲、川续断固肾安胎；沙参、山药益阴育胎；菟丝子、覆盆子、五味子益肾气、固胎元；麦冬、白芍润肺养阴；紫菀、款冬花宣肺止咳。本例在治疗过程始终固守标本兼顾的原则，既宣肺化痰，又养肺益气固肾，终使邪去咳止胎安。

（四）虚火上炎，肺失清肃（韩百灵医案）

1. 病历摘要：李某，30岁。已受孕5月余，经常咳嗽无痰，胸痛，气短，手足干烧，夜里加重，头部汗出。经服中药10余剂，病情不减，反而加剧，曾咳唾血痰。前医有诊为脾虚湿邪犯肺而咳嗽，投以健脾渗湿祛痰之方药者；有诊为外感风寒，肺失肃降而咳嗽，投以宣肺疏表之药者。望其面色两颧虚红，唇焦舌赤而无苔；听其语言无力，气短不得续息，干咳无痰，问其现症，胸闷气短，咳嗽不得卧，皮肤干涩不润，手足干烧，头部汗出，夜里尤甚，大便干，小便短赤，脉滑细而数。诊断为妊娠咳嗽。

证属虚火上炎，肺失清肃。治宜滋阴降火，生津润肺。药用沙参、生地黄、玄参各15 g，浙贝母、百合、知母、麦冬、地骨皮、山茱萸、白芍各9 g。每日1剂，水煎服。服4剂后，病情大见好转，日间咳嗽几声，夜得安卧，饮食增进，气力加强。诊其脉象见滑缓有力，知其体阴将复，虚阳已安其宅，又拟一滋补先天之药，药用熟地黄、龟甲、牡蛎各12 g，白芍、麦冬、杜仲、沙参各9 g，当归6 g。连服1周以善其后。服药后，诸症皆息，安然分娩一男婴。（《百灵女科》，黑龙江人民出版社，1980）

2. 妙法绝招解析：本例素体阴虚火旺，又值妊娠，血养胞胎，阴血骤虚，火旺更甚。肺为娇脏，最忌干燥，故干咳不已，灼破肺络，咯血胸痛。方选沙参麦冬饮、百合地黄汤加减，便取捷效，后又滋补肝肾之阴而愈，其治当属上乘之法。

（五）风寒犯肺，肺失肃降（李祥云医案）

1. 病历摘要：史某，女，27岁。妊娠5个月，一个半月前因感冒而致咳嗽，曾服过治感冒的西药无效，因恐药物对胎儿有影响，故而停服西药改服中药仍未愈，现咳嗽较甚，形寒身楚，喉痒不舒，咳嗽频频，痰少色白。因咳嗽日久，现胸痛连腹痛，胃纳不佳。苔薄白，舌质淡，脉细滑数。诊断为妊娠咳嗽。

证属风寒犯肺，肺失肃降。治宜疏表宣肺，化痰止咳。药用川续断、核桃肉各12 g，炒荆芥、炒防风、象贝母、姜半夏、炙紫菀、炙款冬、黄芩、桑白皮、菟丝子、杜仲各9 g，桔梗6 g，生姜3片。每日1剂，水煎服。服1剂咳嗽即止，共服3帖，咳嗽痊愈，以后至分娩一直未咳嗽。（《李祥云治疗妇科病精华》，中国中医药出版社，2007）

2. 妙法绝招解析：肺主气，为五脏六腑之华盖，外感风寒，肺失宣肃而咳嗽。肾主纳气为气之根，肺主呼吸为气之本，肾藏精，肾亏精气不能上升于肺，致肺阴不足，而咳嗽少痰，若肾脏亏损，气失摄纳上逆而咳喘。《医学三字经·咳嗽》云“肺只受得本然之正气，受不得脏腑之病气，病气干之亦呛而咳矣。”妊娠咳嗽应肺肾同治，冲为血海，任主胞胎，冲任隶属肝肾，妊娠咳嗽与冲任相关，故此患者疏风解表、宣肺止咳与补肾纳气法同用。疏风解表、宣肺止咳，以止嗽散为基本方加减；补肾纳气，以寿胎丸加减。方中炙紫菀、炙款冬、姜半夏温肺化痰止咳；咳嗽日久，寒邪化热，加象贝母、黄芩、桑白皮清热化痰止咳；桔梗开肺气止咳嗽；炒荆芥、炒防风疏风解表；菟丝子、杜仲、川续断补肾益胎元；核桃肉补肾纳气；生姜为引经之药。如此配伍既可宣肺止咳治其标，又可补肾纳气治其本。

（六）热邪内炽，肺失清肃（郑长松医案）

1. 病历摘要：李某，女，34 岁。妊娠四月余，咳嗽痰稠，口渴咽干，胸闷不畅，低热起伏 20 多日，发热时体温 37 ℃～37.5 ℃。于 1976 年秋曾掌心如灼，午后低热，延经半年。舌色鲜红，苔少乏津，脉滑稍数，尺肤微热。诊断为妊娠咳嗽。

证属热邪内炽，肺失清肃。治宜滋阴清热，肃肺止咳。药用生地黄 30 g，青蒿、地骨皮、知母、枇杷叶各 15 g，麦冬、桑白皮、白前各 12 g，川贝母、紫菀、炒杏仁（捣）各 10 g，桔梗 6 g。每日 1 剂，水煎两次，共煎取 500 mL，分两次温服。服 3 剂后，咳减大半，身热尽退，胸闷减解。仍主原法出入。按前方去青蒿、地骨皮、知母、桑白皮，加生百合、沙参各 15 g。共服 6 剂，诸症若失。（《郑长松妇科》，中国中医药出版社，2007）

2. 妙法绝招解析：本案旧有低热病史，知阴虚已久；孕后血聚养胎，则阴虚益甚，故口渴咽干，舌色鲜红，苔少乏津；肺失濡润则咳嗽痰稠；痰滞则肺失清肃，故胸闷不畅；阴虚火动则低热起伏，脉象滑数，尺肤微热。方中生地黄、沙参、百合、麦冬养阴生津，凉血清营；地骨皮、青蒿、知母益阴降火，清肃肺金；枇杷叶、桑白皮、白前、川贝母、紫菀、杏仁、桔梗肃降肺气，化痰止咳。

（七）痰热壅盛，肺失宣降（郑长松医案）

1. 病历摘要：刘某，女，37 岁。妊娠 5 个月，1 个月前汗后外出，感冒发热，经治后身热尽退，咳嗽迄今未愈，吐痰黏稠，咽痛口渴，咳甚则恶心欲吐。唇焦舌赤，苔薄黄燥，脉滑而大。诊断为妊娠咳嗽。

证属痰热壅盛，肺失宣降。治宜清热化痰，宣肺降气。药用枇杷叶、百部各 15 g，炒杏仁（捣）、白前、黄芩、姜半夏各 12 g，桔梗、款冬花、紫菀各 9 g，川贝母、陈皮各 6 g。每日 1 剂，水煎两次，共煎取 500 mL，分两次温服。服 3 剂后，口渴咽痛渐解，咳嗽减轻大半。药既合病，守方继进，连进 6 剂，诸恙悉平。（《郑长松妇科》，中国中医药出版社，2007）

2. 妙法绝招解析：本案病起汗后伤风，经治后，客表之邪，已从外达，犯肺之邪，留而化热；热邪灼津化痰，则肺失清肃，故久咳不已，吐痰黏稠；阴津被烁则咽痛口渴，唇焦舌赤，苔黄乏津，脉滑而大。方中枇杷叶、白前、黄芩、川贝母清热化痰；百部、炒杏仁、半夏、桔梗、款冬花、紫菀、陈皮宣肺降气。使之热去则阴津自复，气降则痰消咳止。

三、文献选录

妊娠期间咳嗽不止者，称为“妊娠咳嗽”，亦称“子嗽”。如久治不愈，可致“胎动不安”，亦可成为“痨嗽（抱儿痨）”，应及时治疗。此证因不慎风寒，肺卫受感，肺气不得宣畅者居多；有平素肺阴不足，孕后血聚养胎，血虚阴亏，肺失濡润者；亦有痰湿内停或肝火犯肺等因而致者。治疗应化痰止咳为主，随症制宜；若用滑利、降气之品，应药量适宜，中病即止，过剂恐有动胎之虞；素有滑胎者，咳甚即胎孕难保，误投滑利、降气之品，有坠落胎元之咎，切勿妄用，必要时，须兼以益肾固胎。

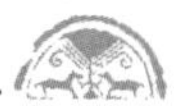

（一）临床报道选录

尚发全用妊娠止嗽汤治疗妊娠咳嗽 82 例。沙参、炙枇杷叶各 20 g，桑叶、玄参、款冬花、百合各 15 g，瓜蒌仁 12 g，陈皮、黄芩、白芍、紫苏叶、菊花、桔梗、前胡、苦杏仁各 10 g，甘草 4 g。阴虚肺燥去陈皮，加麦冬、玉竹；痰火犯肺去紫苏叶、白芍，加竹茹、茯苓。每日 1 剂，水煎分 3 次服。用汤剂 30 分钟后，用苏子贝母冰糖饮（含川贝母、紫苏子各 15 g。研细，加粳米汤、冰糖烊化）5 g，每日 2～3 次，口服。（甘肃中医，2007，12）

（二）经验良方选录

1. 内服方：

(1) 石决明、青竹茹、全瓜蒌各 18 g，桑寄生 15 g，盐知母、板蓝根、乌药、炒甜葶苈、苦杏仁、地榆炭、盐黄柏各 9 g，天竺黄、旋覆花、大腹皮、老紫苏梗、代赭石各 6 g，荷叶 1 张，每日 1 剂，水煎服。主治妊娠咳嗽。

(2) 鲜芦根 30 g，全瓜蒌、生石膏各 24 g，竹茹 15 g，金银花、桑皮、桑叶各 12 g，焦栀子、薄荷、地骨皮、菊花、知母各 9 g，龙胆、僵蚕、旋覆花、紫苏叶、代赭石各 6 g，鲜荷叶 1 张。每日 1 剂，水煎服。主治妊娠咳嗽。

(3) 黄芪、连翘各 15 g，白芍、知母、赤芍、桔梗、白术、人参、当归、滑石、地骨皮、山栀子、柴胡各 9 g，川芎、薄荷各 6 g。每日 1 剂，水煎服，日服 2 次。主治妊娠咳嗽。

(4) 川贝母、炒白术、木瓜、黄芩各 12 g，秦艽、玄参、枳壳、茯苓、麦冬各 9 g，知母、炒苏子各 6 g，灯心草 3 g。每日 1 剂，水煎，服两次。主治阴虚肺燥型妊娠咳嗽。

(5) 黄芪 15 g，白芍、当归各 9 g，知母、赤芍、桔梗、白术、人参、柴胡、川芎、连翘、薄荷、滑石、地骨皮、山栀子冬 6 g。每日 1 剂，水煎服，日服 2 次。主治妊娠咳嗽。

(6) 天冬、紫菀、竹茹、桑白皮各 9 g，桔梗、炙甘草、苦杏仁（研）各 6 g。每日 1 剂，加水 500 mL，煎成 200 mL，冲入蜜糖 50 g，分两次温服。主治子咳久治不愈。

(7) 麦冬、生石膏、炙枇杷叶各 10 g，参须、淡竹叶、黄芩、半夏各 6 g，乌梅肉、甘草各 3 g。每日 1 剂，水煎，加雪梨汁兑服两次。主治肺胃燥热型妊娠咳嗽。

(8) 制半夏 12 g，黄芩、款冬花、党参、茯苓、陈皮各 10 g，黄连、干姜各 6 g，大枣 7 枚。每日 1 剂，水煎，服两次。主治痰湿内停型妊娠咳嗽。

(9) 桑白皮、五味子、青皮、橘红、知母、天冬、地骨皮各 9 g，人参、甘草各 6 g，生姜 3 片。每日 1 剂，水煎服，日服 2 次。主治妊娠咳嗽。

(10) 沙参 15 g，川贝母、百合、炙甘草、枸杞子各 12 g，炙紫菀、苎麻根各 10 g，生梨皮 1 个。每日 1 剂，水煎，服两次。主治妊娠咳嗽。

(11) 川贝母适量。川贝母去心用面炒黄，研为细末，炼蜜或砂糖为丸，如芡实大。每次口中含化 1 丸，每日 3 次。主治肺燥型妊娠咳嗽。

(12) 生地黄、熟地黄各 12 g，麦冬、百合、白芍各 9 g，当归、川芎各 6 g，生甘草 4.5 g。水煎 2 次分服，每日 1 剂。主治妊娠咳嗽。

(13) 黄芩、苦杏仁、川贝母、前胡、瓜蒌仁、法半夏、桑叶各 9 g，陈皮、桔梗各 4.5 g。每日 1 剂。水煎 2 次分服。主治妊娠咳嗽。

(14) 沙参 15 g，川贝母、百合、枸杞子各 12 g，炙紫菀、苎麻根各 10 g，生梨皮 1 个。每日 1 剂，水煎，服两次。主治妊娠咳嗽。

(15) 党参、白术、茯苓、陈皮、半夏、紫菀、款冬花、百部各 10 g，炙甘草 5 g。每日 1 剂，水煎 2 次分服。主治妊娠咳嗽。

(16) 麦冬、炒杏仁各 9 g，知母、紫苏、橘红、桑白皮、竹沥、甘草各 6 g。水煎，每日 1 剂，服两次。主治妊娠咳嗽。

(17) 生姜（切片，焙）150 g，人参、陈皮（焙）、炙甘草各 90 g。上为末，每服 6 g，滚开水调下。主治妊娠咳嗽。

(18) 枇杷叶、桑白皮各 12 g，紫菀 9 g，桔梗、甘草各 6 g。每日 1 剂，水煎，服两次。主治妊娠咳嗽。

(19) 白蔻仁、砂仁、陈皮各等份。上药共为细末，每次 6 g，开水送服。主治痰湿型妊娠咳嗽。

2. 食疗方：

(1) 苎麻根 30 g，川贝末 12 g，柿饼 3 块。柿饼切开，夹进研细的川贝末，放在饭上蒸熟吃柿饼。苎麻根另煎喝汤。主治痰火型妊娠咳嗽。

(2) 豆腐皮、冰糖各适量。以上 2 味放入锅中，加适量水，大火煮沸，再用小火炖熟即成。随意食用。主治妊娠咳嗽。

(3) 川贝粉 3 g，冰糖 6 g，梨 1 个。以上 2 味置入去心梨中，小火炖服。主治妊娠咳嗽。

(4) 鲜羊肉、大枣各 125 g。以上 2 味加水炖服。主治妊娠咳嗽。

第七节　妊娠失音

一、病证概述

本病因孕后胎儿渐大，肾精虚不能上养咽喉所致。是以孕妇声音嘶哑，甚至不能出声为主要表现的妊娠类疾病。《女科证治约旨》云“妊娠音涩之候，名曰子喑。”妊娠后期声音嘶哑或不能出声，伴头晕耳鸣、咽干口燥，腰膝酸软等症。多发于妊娠八九个月间，孕妇渐而声音嘶哑，甚至不能出声。

二、妙法绝招解析

(一) 中气不足，血运不畅（孙浩铭医案）

1. 病历摘要：柯某，38 岁。妊娠 6 个月时耳聋耳鸣，语音细哑，低微不清，卧则消失。现妊娠 7 个月，上述症状更为明显，久坐久立愈甚，心烦少寐，气短，腰酸，大便不畅，脉细滑，舌淡，苔薄白。诊断为妊娠失音。

证属中气不足，血运不畅。治宜益气升提，佐以安胎。药用党参 15 g，阿胶（另炖冲）、生黄芪各 9 g，白术、秦当归（后入）、砂仁（后下）、陈皮、升麻、柴胡、旧艾叶、菖蒲（后入）、黄芩各 6 g。每日 1 剂，水煎服。服 4 剂后，耳聋耳鸣好转，语音稍亮，照前方续服 10 剂善后。(《孙浩铭妇科临床经验》，福建人民出版社，1978)

2. 妙法绝招解析：因妊娠而出现声音嘶哑，甚或不能发出声音，称为“子哑”，亦名“妊娠失音”。本案其兼症气短、腰酸，又久坐立愈甚，此为气虚表现，气虚运血无力，阴津无以上承润喉滋舌，导致音哑。气虚加之胎体渐大，压迫胞络，肾气不能上荣耳、舌，故耳聋耳鸣，音哑；久坐久立伤气故更甚。治当升提益气，治以补中益气汤加减，方中党参、白术、黄芪益气补中；升麻、柴胡升阳举陷；配黄芪共奏益气升提之功。砂仁安胎；黄芩清热养血安胎；当归、阿胶、陈皮养血行气，艾叶温暖胞宫，温通气血，共使气血上达喉，荣舌本，则声自出。

（二）气阴两虚，胞脉阻遏（班秀文医案）

1. 病历摘要：韦某，28 岁。受孕九个月，一周前开始声音嘶哑，逐渐加重，近 3 日来不能出声，但神志清楚，常以手势表示需要，平时头晕、耳鸣、心烦易躁，肢体倦怠，腰膝酸软。睡眠不深，易惊易醒，大便干结，小便淡黄，舌苔薄白，舌边尖红而中裂，脉细而略数。诊断为妊娠失音。

证属气阴两虚，胞脉阻遏。治宜滋阴补肾，益气生津。方选麦味地黄丸加减。药用生地黄、熟地黄、山药各 15 g，百合 12 g，山茱萸、麦冬各 9 g，白茯苓、牡丹皮、泽泻各 6 g，五味子 5 g。每日 1 剂，水煎服。连服 6 剂。并以西青果 12 g，胖大海 10 g，煎水当茶含漱。连服 6 剂后。声音好转，已能说话，但仍嘶哑。药用太子参、熟地黄、玄参、山药各 15 g，百合、麦冬、枸杞子各 10 g，五味子 5 g。每日 1 剂，水煎服。连服 6 剂，并以西青果，胖大海煎水当茶饮，以善其后。（《班秀文妇科奇难病论治》，广西科学技术出版社，1989）

2. 妙法绝招解析：妇女妊娠到了 7～8 个月，出现声音嘶哑，甚或不能出声音，称之妊娠失音。《内经》称为“子哑”，还有哑胎、不语等名称。妊娠到了后期，胎儿增大，子宫受到胎体的压迫，子宫的络脉受阻，肾脉不通，肾气不能上承，心肺失养，舌本不荣，故不能言。当然，其所以不能言，除了胎儿增大，胞络受到阻遏，肾气不能上承之外，还与肾气本虚有关，根据临床所见，大多是气阴两虚之体。盖肾本是藏真阴而寓元阳，是气血生发之始，如素体本虚，气血不足，妊娠到后期，胎儿长大，需要阴血的营养愈多，因而气阴愈亏，不能上济于心肺，舌本不荣，故不能言。如妊娠晚期，声音嘶哑，或不能言，腰腿酸软，便结尿黄，脉细数，苔少舌红者，治之当用滋阴补肾、益气生津之法，以麦味地黄丸加北沙参或党参治之。以六味滋阴补肾，北沙参、麦冬益气生津，五味子五味俱全，既能润肺敛肺，又能滋阴补肾，使气阴充足，肾脉得通，上养心肺而荣于舌本，则声音自复。如肺有痰火者，宜减去山茱萸、五味子、泽泻，加浙贝母、胖大海、前胡之类治之。

（三）阴血虚弱，兼感外邪（言庚孚医案）

1. 病历摘要：陈某，30 岁。妊娠 7 个月，自觉左足发热，热气上升到喉，即声闭音哑。当时勉强小声能言，过一小时后完全不能言语。诊其脉正常，惟舌苔欠润，问其病源，她欲言无音。诊断为妊娠失音。

证属阴血虚弱，兼感外邪。治宜养血利咽，兼祛外邪。方选四物汤加味。药用生地黄、当归、白芍、苦杏仁、冬桑叶各 9 g，川芎、桔梗、生甘草各 6 g。每日 1 剂，水煎服。服 1 剂，次日复诊，语言正常。（《言庚孚医疗经验集》，湖南科学技术出版社，1980）

2. 妙法绝招解析：《素问・奇病论》云“人有重身，九月而哑。”子哑为病，与肺、肾密切有关，因音出于喉，发于舌本，肾脉循喉咙，系舌本。喉者，肺之门户，肺主声，若素体阴虚，复因妊娠胎体渐长，阴血益虚，肾精不能上承，遂致声哑。本案其证为阴血虚弱，兼感外邪，治则重在养血，兼祛邪利咽。方中四物汤养血调血为本，苦杏仁、桑叶、桔梗、甘草润肺利咽，金水相生，阴津充足，虚火自平；津充液盛，上荣舌本，则声自出。故其效如桴鼓。

三、文献选录

妊娠失音，又名子喑。多因肺肾阴虚等所致。以妊娠晚期出现声音嘶哑，音浊不扬，甚至不能出声为主要表现的妊娠疾病。一部分患者因妊娠而出现声音嘶哑，多发生在妊娠中后期，一般无须治疗，待分娩后其喑自复。必要时排除耳鼻喉引起声音嘶哑的相关疾病。常见症状声音嘶哑，甚至不能出声，颧红，头晕耳鸣，手心灼热，心烦，或咽干，舌红苔少，脉细数等多因素体阴虚，孕期阴血下聚养胎，加重肺肾阴虚，津液不能上荣喉窍而致失音；或由于抑郁愤怒伤肝，肝气郁结，气机不畅，津液亦不能上荣喉窍所致。

（一）辨证论治选录

临床常见的有肺肾阴虚、气滞声带两型：①肺肾阴虚证。妊娠八九个月，声音嘶哑，甚至不能出声，颧红，头晕耳鸣，手心灼热，心烦，或咽干，舌红苔少，脉细数。治宜滋养肺肾。方选养阴清肺汤。②气滞声带证。声音重浊低沉，或不能出声，身体壮实，喉间有痰，咳咯不爽，胸闷不舒，大便不畅，舌苔薄腻，脉弦滑。治法理气开音。方用逍遥散加桔梗、麦冬、玉蝴蝶。

（二）经验良方选录

1. 内服方：

（1）金银花、连翘各 30 g，玄参、桔梗各 24 g，牛蒡子 18 g，板蓝根、粉甘草各 15 g，马勃 12 g，射干、薄荷各 9 g，共研粗末，鲜芦根汤轻煎 2～3 沸，去渣温服或凉服，轻者 4 小时 1 服，重者 2 小时 1 服，或频频含咽，亦可研极细末炼蜜为丸，白扁豆大，时时含化，或原方加减煎服。主治妊娠失音。

（2）当归、生地黄各 12 g，桃仁、赤芍、牡丹皮、乳香、没药、川芎、桔梗各 10 g，红花、柴胡各 6 g。每日 1 剂，加水煎沸 15 分钟，过滤取液，渣再加水煎 20 分钟，滤过去渣，两次药液兑匀，分早晚两次服。头晕失眠加石决明、珍珠母各 15 g；咽喉灼痛加玄参、金银花各 10 g，口渴少津加麦冬、五味子各 9 g；大便秘结加大黄 6 g；小便黄加木通、车前子各 10 g；肾阴亏损、虚火上炎可配知柏地黄汤。主治妊娠失音。

（3）石斛 35 g，玄参 30 g，青果 20 g，山豆根 16 g，黄芩、金银花、麦冬、菊花各 15 g，甘草 10 g。上药共为细末，按每份 6 g 分装成包。取上药一包，放保温杯中，加蜂蜜二汤匙，用沸水冲入、盖紧杯子，15 分钟后可饮用，先含后徐徐咽下，每包药兑水三杯，早、中、晚各冲一次。主治妊娠失音。

（4）生地黄 30 g，玄参 24 g，麦冬 18 g，牡丹皮、白芍（炒）、川贝母各 12 g，薄荷叶 7.5 g，甘草 6 g。每日 1～2 剂，水煎服。咽喉肿甚，加生石膏 12 g，大便燥结数日不通，加清宁丸、玄明粉各 6 g，面赤身热或舌苔黄色，加金银花 12 g，连翘 6 g。主治妊娠失音。

（5）金银花 18 g，连翘、玄参、生地黄、生白芍各 12 g，麦冬、大黄、灯笼草、粉葛各 9 g，桑叶、淡竹叶、甘草各 6 g，胖大海 5 个。每日 1 剂，水煎服。兼有感冒时，加菊花 9 g，芥穗 6 g，服后取微汗。主治妊娠失音。

（6）牛蒡子、金银花、连翘各 15 g，玄参、浙贝母各 12 g，荆芥、防风、桑白皮、赤芍、黄芩、天花粉、桔梗各 10 g，甘草 3 g。加水煎服，每日 1 剂。主治妊娠失音。

（7）茯苓 20 g，桔梗、羌活、柴胡、前胡、枳壳各 12 g，川芎 10 g，甘草 6 g。加水煎服，每日 1 剂。主治妊娠失音。

（8）荆芥穗、薄荷各 9 g，僵蚕（炒）、桔梗、甘草、防风各 6 g。上药共为粗末，水煎数滚，去渣，候温，缓缓咽下，倘病情紧急煎药不及，用开水冲泡即服。主治妊娠失音。

（9）一枝黄花、玄参各 15～30 g，麦冬 6～12 g，甘草 6～9 g。每日 1 剂，水煎服。涕多加牡蛎、泽泻、芡实、苍术各 9 g。主治妊娠失音。

（10）山豆根 12 g，桔梗、麦冬各 6 g。共碾为末，制成水丸（每丸合原药 0.5 g），每次 0.5～1 g，每日服 3 次。主治妊娠失音。

（11）赤芍、牡丹皮、泽泻、黄芩、玄参、白芍各 9 g，射干 3～6 g，桔梗 4.5 g。每日 1 剂，水煎服。主治妊娠失音。

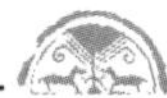

(12) 牛膝 20 g，甘草 10 g。加水 150 mL，煎至 60 mL，每 20～40 分钟含服 4～6 mL。主治妊娠失音。

(13) 金银花、杭菊花各 30 g，胖大海 1 枚，生甘草 1.5 g。每日 1 剂，水煎服。主治妊娠失音。

(14) 络石藤 30 g。加水煎汤一大碗，慢慢呷之，服尽，咽喉自通。主治妊娠失音。

(15) 白矾 5 g。研极细末，加香油少许，凉水调灌，痰即消。主治妊娠失音。

(16) 棕叶梢 6 g。用火烧成灰即成。每日 1 剂，水煎 2 次分服。主治妊娠失音。

(17) 大蒜适量。捣蒜为泥，和水为稀糊灌之，痰即吐出。主治妊娠失音。

(18) 麦冬、桔梗、山豆根各 9 g。每日 1 剂，水煎服。主治妊娠失音。

2. 外吹方：

(1) 冰片 18 片，西瓜霜 6 g，硼砂 2.4 g，牛黄、麝香、寒水石、朱砂各 1.5 g，大珍珠 0.9 g。先研硼砂、冰片，次入西瓜霜、寒水石，最后入牛黄、麝香、珍珠、朱砂，共同研细调匀。用吹管或苇茎吹药至患处，每日数次。主治妊娠失音。

(2) 黄连、白矾、猪牙皂各 3 g。猪牙皂去弦，新瓦上焙存性，三味共研极细面，吹患处，吹后垂头，流出痰涎，若声似拉锯，不好吹敷，可用温开水调药漱口，仰头呵气，使药水在嗓子打泡，连漱数口。主治妊娠失音。

(3) 五倍子 9 g，硼砂 3 g，僵蚕、冰片各 1.5 g，猪牙皂 0.9 g。以上药物各研为极细末，混合后加冰片再研，以瓷瓶贮藏密封备用，用时吹喉上。主治妊娠失音。

(4) 蜘蛛（焙干称足）0.3 g，人指甲（滑石炮）0.3 g，血余炭（烧存性）0.36 g，珍珠（煅）0.03 g，冰片 0.9 g，麝香 0.3 g。共研极细面，吹敷患处，两小时一次。主治妊娠失音。

(5) 硼砂、石膏各 6 g，人中白、冰片各 0.3 g。共为极细末，用笔管吹入咽喉内，每次 0.3 g，低头或趴下流涎。主治妊娠失音。

(6) 玄明粉 6 g，鸡内金 4.5 g，人指甲 1.5 g，冰片 0.3 g。研为细末，装入瓶内，吹入咽喉部。主治妊娠失音。

(7) 朱砂 1.8 g，冰片、玄明粉、硼砂各 1.5 g。共为细末，用少许吹患处，每日 5～6 次。主治妊娠失音。

(8) 芒硝、人指甲、鸡内金各等份。共研极细末，加冰片少许，吹入咽喉部。主治妊娠失音。

3. 外治方：

(1) 消炎止痛膏 1 张。将上药膏贴于廉泉穴（在喉结上方，甲状软骨上切迹与舌骨体下缘之间的凹陷处），24 小时换一贴。主治妊娠失音。

(2) 鲜白山药 60 g，巴豆 2 粒。捣为细泥状，敷于廉泉穴。主治妊娠失音。

4. 食疗方：

(1) 鸡蛋 2 个，白糖 1 匙，香油数滴。将上共搅匀，空腹服下。主治妊娠失音。

(2) 金灯笼 10 个。开水冲泡代茶频饮，每日 1 剂。主治妊娠失音。

(3) 玉蝴蝶、冰糖放入去核的梨中，蒸服。主治妊娠失音。

(4) 胖大海 1 枚，蜂蜜适量。热水泡饮。主治妊娠失音。

(5) 乌梅、沙参泡水代茶饮用。主治妊娠失音。

第八节　妊娠特发性黄疸

一、病证概述

妊娠特发性黄疸，大多在妊娠22周后出现，其临床表现为先出现全身瘙痒，继之出现尿黄、眼黄，肝脏可有轻度增大，肝区不适，一般无消化道症状，可能有轻度的肝功能异常，多由胆汁瘀积、胆盐刺激皮肤感觉神经末梢所致。其病机为妊娠期肝脾不足，气滞血瘀，非来源于外感，而是内伤所致，黄色晦暗故从阴黄论治：好发于36～40孕周，多见于初产妇，在36周后发病者占63.5%。起病急，80.0%骤发持续性恶心、呕吐，伴上腹部疼痛，厌油腻等消化道症状，吐出物初为食物，继而呕吐咖啡色样物，伴明显腹胀。继消化道症状后出现黄疸并迅速加深，表现巩膜、皮肤黄染，尿色深黄。出现全身出血倾向。由于肝功能严重受损，凝血因子Ⅱ、Ⅴ、Ⅶ、Ⅸ、Ⅹ等合成不足，尚可继发弥散性血管内凝血（DIC），均可引起凝血功能障碍，出现皮肤、黏膜等多部位出血，特别是产后大出血。严重者消化道大出血。常合并妊娠高血压疾病。重症患者发病前或发病过程中，可出现高血压、蛋白尿及水肿等妊高征表现，两者互相影响，使病情加重。常伴不同程度意识障碍。主要为急性肝衰竭的表现，继黄疸逐日加深之后，出现性格改变，如情绪激动、精神错乱、狂躁、嗜睡等，逐步进入昏迷。需警惕低血糖昏迷，肝肾综合征，肾衰竭。表现为少尿、无尿及急性氮质血症。易发生早产、死胎及死产。肝区有轻度叩击痛，腹水征阳性。

二、妙法绝招解析

（一）肝郁失宣，湿热内蕴（班秀文医案）

1. 病历摘要：朱某，女，27岁。妊娠5个月，胎动已显，口干溲少，更衣难下，左胁下胀满不适，腰背痛楚。第一胎由于患黄疸型肝炎而终止妊娠。第二、三胎足月分娩，婴儿因患溶血性黄疸而亡。现要求服中药保胎。经医院血型检查：女方血型为O型，男方血型为A型，胎儿HA阴性。孕妇免疫球蛋白、抗A抗体1∶512。诊查时见两脉弦涩，苔薄燥，质偏绛。

证属肝郁失宣，湿热内蕴。治宜清热利湿，疏肝理气。方选茵陈蒿汤化裁。药用绵茵陈30 g，焦山栀15 g，地骨皮12 g，炒川黄柏、制大黄、黄芩、炒枳壳、炒知母、大枣、茯苓、泽泻各9 g，生甘草3 g。每日1剂，水煎服。服3剂后，口干溲少好转，大便转润，胁下胀满减轻。复查免疫球蛋白、抗A抗体下降为1∶128。脉弦细，舌质绛。再宗前意。前方去枳壳、茯苓、地骨皮、炒知母、大枣，加黄毛茸草20 g，蒲公英15 g，葡伏瑾12 g，半枝莲9 g。嘱其连服两个月再来复查。其家属来诉，婴儿早产，体重4 kg多，虽发黄疸但3日后已退，产妇复检免疫球蛋白、抗A抗体1∶30，婴儿1∶2，均属正常，痊愈出院。（《班秀文妇科奇难病论治》，广西科学技术出版社，1989）

2. 妙法绝招解析：本例妊娠黄疸属肝经蕴热，仿用仲景茵陈蒿汤，以茵陈为君，泄太阴、阳明之湿热，为泻黄之主药，栀子为臣，大黄为佐，分泄湿热从大小便而出。复诊对，病情显著好转，故去养阴生津之药，加重泄湿热之品而取效。

（二）湿热熏蒸，胆汁外溢（李祥云医案）

1. 病历摘要：王某，女，31岁。停经43日，妊娠试验阳性，皮肤巩膜黄染1周，化验胆红素和结合胆红素升高。6年前曾发现胆囊炎，胆囊内多发性结石，肝内胆管多发结石（右），前因胎儿畸形而引产。苔薄黄腻，质红，脉细弦。肝功能报告：谷丙转氨酶 82 IU/L，碱性磷酸酶 241 IU/L，7-谷氨酰胺 182 IU/L，结合胆红素 9 μmol/L，总胆红素 15.9 μmol/L。诊断为妊娠胆汁淤积症。

证属湿热熏蒸，胆汁外溢。治宜清热利湿，疏肝利胆。药用太子参 30 g，茵陈蒿、垂盆草、板蓝根各 15 g，薏苡仁 12 g，黄芩、虎杖、山栀子、柴胡、茯苓、制大黄各 9 g，薄荷（后下）、生甘草、陈皮各 6 g。每日 1 剂，水煎服。服 14 剂后，皮肤巩膜黄色退去明显，肝功能化验黄疸指数下降。苔薄白，质红，脉细。上方去薄荷、茯苓、薏苡仁，加杜仲 15 g，菟丝子 12 g。服 7 剂后，黄疸皆退，肝功能化验正常，直至正常分娩。(《李祥云治疗妇科病精华》，中国中医药出版社，2007)

2. 妙法绝招解析：患者乃胆汁淤积性黄疸，常因砂石、虫体阻滞胆道而致。主要病因是湿热之邪为患，病变部位在肝胆脾胃。由于湿阻中焦，脾胃升降失常，影响肝胆疏泄，以致胆液不循常道，湿热蕴蒸，胆汁外溢肌肤而发黄，故前人有“脾胃不病而无湿，肝胆不病则不黄”之说。治疗上拟清热利湿，同时健脾疏肝，调畅气机。方中茵陈蒿、垂盆草、虎杖清热利湿，利胆退黄；黄芩、板蓝根、山栀子清热解毒利湿；黄芩又为安胎圣药；柴胡、薄荷、陈皮疏肝理气；太子参、茯苓、薏苡仁健脾利湿；制大黄泻下攻积，清热解毒；生甘草清热解毒，调和诸药。二诊黄疸消退明显，肝功能化验各项指标正常。患者正值妊娠之期，治疗同时勿忘安胎，故加入菟丝子、杜仲补肾安胎。此患者经积极治疗，黄退病愈，胎元得安。

三、文献选录

妊娠期黄疸是妊娠期较为常见的疾病。发病率国内报道为 0.066%，国外 1∶429，大多数为初产妇。其病因多为妊娠期合并症及与妊娠有关的疾病。其中妊娠合并病毒性肝炎占首位，妊娠期肝内胆汁淤积占第二位。其次，妊娠急性脂肪肝、妊娠高血压疾病引起的 HELLP 综合征、妊娠合并急性胆囊炎、急性胰腺炎等，均可直接引起不同程度的肝细胞损害，导致妊娠期黄疸，起病急，病程短。轻者可导致早产、胎儿窘迫、产后大出血，重者可导致肝肾衰竭、DIC、昏迷、死亡，严重危及母子安全。因此，有效地诊断和鉴别诊断妊娠期黄疸，及时治疗是十分重要的。妊娠期患病毒性肝炎较常见，对母婴危害极大，常导致流产、早产、死胎及孕产妇死亡。对此类患者必须尽快查明病毒类型，共分为甲、乙、丙、丁、戊型，其中甲、戊型是通过消化道传播，乙、丁型可通过血液、唾液、精液等生活密切接触的途径传播，丙型主要通过血液传播。有人报道，其中乙型肝炎发病率高，而戊型肝炎病死率高。妊娠晚期病死率最高。

（一）临床报道选录

1. 王庆霞中西医结合治疗妊娠期肝内胆汁淤积症 390 例：药用茵陈 20 g，夏枯草、川续断、益母草各 15 g，栀子、泽泻、青蒿、炒白芍、当归各 10 g，制大黄、郁金、蝉蜕各 6 g。每日 1 剂，水煎服。并用地塞米松 10 mg，加 10%葡萄糖液 100 mL，用 3 日；复方丹参注射液 4～8 mL，三磷酸腺苷 40 mg，辅酶 A 100 U，维生素 C 2 g，低分子右旋糖酐 500 mL；均静滴，每日 1 次。苯巴比妥钠每日 3 次，每次 30 mg，口服；7 日为 1 疗程，疗程间隔 7 日。吸氧。结果：生理产 221 例，剖腹产 169 例。其中早产 29 例，胎死 3 例。(江苏中医，2001，3)

2. 陈自愚加减保产无忧方合茵栀黄注射液治疗妊娠肝内胆汁淤积症 68 例：黄芪 25 g，丹参 15 g，当归、白芍、菟丝子、厚朴、枳壳、荆芥穗、苦参、郁金各 10 g，川芎、柴胡、炙甘草各 6 g。每日 1 剂，水煎分 3 次服。并用茵栀黄注射液 20 mL，加 10%葡萄糖液 500 mL，静滴，每日 1 次。对照组 50 例，用维生素 C 2 g，维生素 B_6 200 mg，三磷酸腺苷 40 mg，辅酶 A 100 U，

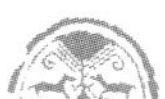

加 10%葡萄糖液 500 mL；低分子右旋糖酐 500 mL，复方丹参注射液 8 mL；静滴，每日 1 次。苯巴比妥，每日 3 次，每次 0.03 g，口服。均 14 日为 1 疗程。禁辛辣油腻之品。结果：新生儿早产、窒息、感染及围产儿死亡率本组均低于对照组（$P<0.05$）。产后 CG、ALT、AKP 及 TBIL 指标复常时间本组均短于对照组（$P<0.01$）。（新中医，2001，6）

3. 张文家用抗胆瘀汤治疗妊娠期肝内胆汁淤积症 195 例：药用茵陈 15 g，地肤子 9 g，柴胡、炒黄芩、制大黄各 6 g。用 30 剂，加水 11L，用煎药机，取药液 7.8L，分装。每袋 130 mL，含生药 22.5 g，每日 2 次，每次 1 袋，口服；1～2 周为 1 疗程。对照组 76 例，用苯巴比妥，每日 3 次，每次 0.03 g，口服。维生素 K 110 mg，维生素 C 2 g，静滴，每日 1 次；5～7 日为 1 疗程。分娩前并用地塞米松，每日 1 次，每次 10 mg，肌注，用 3 日。结果：两组分别痊愈 95、0 例，显效 32、0 例，有效 41、5 例，无效 27、71 例，总有效率 85.2%、6.58%（$P<0.01$）。两组剖腹产分别 73、45 例（$P<0.05$）。新生儿体重、血清总胆汁酸、血甘胆酸治疗后两组比较均有显著性差异（$P<0.01$ 或 $P<0.05$）。（安徽中医学院学报，2001，5）

4. 王慧艳中西医结合治疗妊娠期肝内胆汁淤积症 43 例：本组用复方茵陈糖浆（含茵陈、黄连、黄芩、黄柏、大黄、栀子、神曲、甘草、蔗糖），每日 3 次，每次 20 mL（含生药 40 g），口服。与对照组 52 例，均用舒喘灵，每日 4 次，每次 2.4 g，维生素 E，每日 1 次，每次 100 mg，维生素 C，每日 2 次，每次 1 g，鲁米那，每日 3 次，每次 30 mg，口服。三磷酸腺苷 40 mg，辅酶 A 100 U，加 10%葡萄糖液 500 mL，每日 1 次；静滴。均 7 日为 1 疗程。结果：两组分别痊愈 21、18 例，显效 16、12 例，有效 3、15 例，无效 3、7 例，总有效率 93.02%、86.54%（$P<0.01$）。血清甘胆酸、碱性磷酸酶及丙氨酸基转换酶本组治疗前后及治疗后组间比较均有显著性差异（$P<0.05$）。（南京中医药大学学报，2001，6）

5. 张群英中西医结合治疗妊娠期肝内胆汁淤积症 34 例：药用茵陈、茯苓、牡丹皮各 12 g，栀子、黄芩、柴胡、泽泻、白鲜皮、荆芥各 10 g。每日 1 剂，水煎服。与对照组 27 例，均用维生素 C 2 g，维生素 B_6 200 mg，三磷酸腺苷 40 mg，辅酶 A 100 U，加 10%葡萄糖液 500 mL，静滴，每日 1 次。鲁米那 0.03 g，口服；吸氧半小时；每日 3 次。均 7～10 日为 1 疗程。孕周≥35 周，用地塞米松 10 mg，维生素 K 120 mg，静滴，每日 1 次，用 3～5 日；≥36 周见异常，终止妊娠。结果：两组分别羊水污染Ⅲ度 1、8 例（$P<0.01$）；围产儿病 6、11 例（$P<0.05$）；死亡 0、1 例。总胆汁酸治疗后本组明显低于对照组（$P<0.05$）。（浙江中西医结合杂志，2001，11）

6. 张状金中西医结合治疗妊娠期肝内胆汁淤积症 115 例：药用茵栀黄注射液 50 mL；维生素 C 3 g，肌苷 0.4 g；均加 10%葡萄糖液 500 mL，静滴，每日 1 次。地塞米松 3 mg，3 日后渐减量；苯巴比妥 30 mg；均每日 3 次，口服。用 1 个疗程后，改用茵陈蒿汤加减：茵陈 15～30 g，金钱草 15 g，栀子、赤芍、茯苓、柴胡、郁金各 10 g，大黄 5～10 g。每日 1 剂，水煎服。7 日为 1 疗程。空白对照组 113 例。结果：围产儿死亡率、宫内窘迫、新生儿窒息、妊高征及产后出血本组均明显低于对照组（$P<0.01$ 或 $P<0.05$）。（实用中医药杂志，2004，12）

7. 兰宁中西医结合治疗妊娠肝内胆汁淤积症 46 例：药用茵陈、猪苓、泽泻、薏苡仁各 15 g，茯苓 12 g，白术、半夏各 10 g，紫苏叶 6 g，甘草 3 g。每日 1 剂，水煎服。对照组 40 例，瘙痒用扑尔敏（或地塞米松）。结果：两组分别显效（分娩前黄疸消退，痒止，消化道复常；实验室检查异常值下降＞1/2）15、8 例，有效 29、24 例，无效 2、8 例，总有效率 95.7%、80.0%（$P<0.05$）。（福建中医药，2004，6）

8. 李光荣用利湿活血中药治疗妊娠期肝内胆汁淤积症 84 例：药用茵陈蒿 18 g，金钱草、赤芍各 15 g，泽泻、茯苓各 12 g。每日 1 剂，水煎服；15 日为 1 疗程。结果：均症状、体征好转。

皮肤瘙痒消失 68/74 例，黄疸消退 54/67 例。TBIL、TBA、AKP、ALT 治疗后均明显下降（$P<0.01$ 或 $P<0.05$）。（中西医结合肝病杂志，2006，5）

9. 金敏霞用茵陈蒿汤加减治疗妊娠期肝内胆汁淤积症 100 例：药用茵陈蒿 30 g，黑栀子 15 g，黄芩、茯苓各 12 g，生甘草、当归、炒白术各 9 g，制大黄 6 g。每日 1 剂，水煎服；10 日为 1 疗程。与对照组 76 例，均用维生素 C 2 g，三磷酸腺苷 40 mg，辅酶 A 100 U，加 10%葡萄糖液 500 mL；维生素 K 120 mg；静滴，每日 1 次。用苯巴比妥钠 0.03 g；地塞米松 4 mg，用 7 日后，继用 3 日渐减量至停用；均每日 3 次口服。结果：两组分别痊愈 49、26 例，显效 37、17 例，有效 7、22 例，无效 7、11 例，总有效率 93%、85.53%。（浙江中西医结合杂志，2006，11）

10. 吴爱明用清热利湿止痒汤治疗妊娠期肝内胆汁淤积症 82 例：药用茵陈蒿、金钱草各 30 g，墨旱莲 20 g，白芍、土茯苓各 15 g，黄芩、栀子、白术、白蒺藜、防风、白鲜皮、车前草各 10 g，制大黄 5 g。每日 1 剂，水煎服；7 日为 1 疗程。监护胎动。结果：治愈 61 例，有效 17 例，无效 4 例，总有效率 95.12%。（黑龙江中医药，2007，2）

11，张蕾用养血退黄汤治疗妊娠肝内胆汁淤积症 56 例：药用茵陈蒿、丹参、生地黄、何首乌、黄芩、茯苓、生薏苡仁各 15 g，栀子 10 g。胎儿宫内发育迟缓加黄芪；皮肤瘙痒加白鲜皮、地肤子；黄疸加半枝莲、垂盆草；便溏加炒白扁豆、伏龙肝。每日 1 剂，水煎服。结果：有效（症状减轻；血清胆汁酸水平降低>1/3）52 例，无效 4 例。（中国民间疗法，2007，3）

12. 芦新荣用清热利湿法治疗妊娠期肝内胆汁淤积症 52 例：药用茵陈蒿、黄芩、金钱草、车前子、泽泻、茯苓各 15 g，栀子、蝉蜕各 10 g。随症加减，每日 1 剂，水煎服。对照组 30 例，用熊去氧胆酸片 5 mg/kg，早、晚进餐时服；用 L-腺苷蛋氨酸（思美泰）1 g，加 5%葡萄糖液 250 mL，静滴，每日 1 次。两组均用肌苷 0.4 g，三磷酸腺苷 40 mg，辅酶 A 100 U，维生素 C 2 g，加 5%葡萄糖液，静滴，每日 1 次。结果：两组分别治愈 21、9 例，显效 15、7 例，有效 7、8 例，无效 9、6 例，总有效率 82.69%、80%。（中西医结合肝病杂志，2007，4）

13. 傅巧琴中西医结合治疗妊娠期肝内胆汁淤积症 25 例：药用茵陈蒿 20 g，柴胡 12 g，栀子、丹参、郁金、佛手、五味子、金钱草各 10 g，砂仁 5 g。每日 1 剂，水煎服。与对照组 20 例，均用维生素 C 2 g，维生素 B_6 0.1 g，维生素 K 120 mg，加 10%葡萄糖液 500 mL，每日 1 次；能量合剂；静滴。均吸氧，每次半小时；每日 2 次。用 1 周，结果：两组分别显效（胆汁酸、ALT、AST 下降>50%）9、2 例，有效 14、7 例，无效 2、11 例。（实用中西医结合临床，2006，1）

14. 曹淑萍用清淤利胆汤治疗妊娠期内肝内胆汁淤积症 40 例：药用丹参、黄芪各 20 g，茯苓 12 g，茵陈蒿、栀子、黄芩、地肤子各 10 g。瘙痒甚加白鲜皮、泽泻、荆芥；黄疸甚加柴胡、牡丹皮。每日 1 剂，水煎服。与对照组 40 例，均用地塞米松 10 mg，维生素 C 2 g，加 10%葡萄糖液 500 mL，静滴，每日 1 次；鲁米那，每 30 mg 日 3 次口服。均 10 日为 1 疗程。异常且孕期>35 周，终止妊娠。结果：两组分别痊愈 23、12 例，显效 8、6 例，有效 5、9 例，无效 4、13 例，总有效率 90%、67.5%。（陕西中医学院学报，2006，2）

15. 王艳萍用清肝利胆汤治疗妊娠期肝内胆汁淤积症 36 例：药用车前草 24 g，茵陈蒿、金钱草各 20 g，茯苓、当归、丹参、赤芍、白芍各 15 g，栀子、郁金、牡丹皮各 10 g，熟大黄、蝉蜕各 6 g。与对照组 31 例，均用熊去氧胆酸，每日 3 次，每次 300 mg，口服。均 14 日为 1 疗程，疗程间隔 1 周。结果：瘙痒评分、生化指标（血清总胆汁酸、ALT、AST、TBIL、DBiL）治疗后两组比较均有显著性差异（$P<0.05$）。围产儿早产、胎儿宫内窘迫、羊水粪染、新生儿窒息两组分别 5、8 例，6、8 例，4、6 例，2、5 例。（中西医结合肝病杂志，2007，5）

16. 贾玉芳用清肝健脾方治疗妊娠期肝内胆汁淤积症 30 例：药用茵陈蒿、苦参各 30 g，黑栀子、黄芩、茯苓、党参各 12 g，当归、炒白术、炙升麻、生甘草各 9 g，炙大黄 6 g。每日 1 剂，水煎服。对照组 31 例，用地塞米松 10 mg，静推，用 3～5 日；门冬氨酸钾镁 30 mg，静滴，5～7 日为 1 疗程。结果：两组分别羊水质清 28、26 例，Ⅰ～Ⅲ度 2、5 例；瘙痒分别消失 3、2 例，改善各 23 例，不变 4、5 例，加重 0、1 例。肝功能及胆汁酸治疗后两组比较差异无统计学意义。(浙江中医药大学学报，2008，3)

(二) 经验良方选录

1. 内服方：

(1) 茵陈、金钱草各 30 g，生麦芽 20 g，黄芪 15 g，菟丝子、青蒿、栀子各 10 g，黄芩 6 g，大黄 3 g。每日 1 剂，加水煎沸 15 分钟，滤出药液，再加水煎 20 分钟，去渣，两煎药液兑匀，分服。主治妊娠合并黄疸型肝炎。热重于湿，重用黄芩、青蒿，加鱼腥草 15 g；湿重于热加猪苓、茯苓、薏苡仁各 10 g；胁痛加郁金、川楝子各 10 g；腹胀加木香、厚朴各 10 g；高热加金银花、连翘各 20 g，羚羊角（研，冲）3 g；气虚，重用黄芪，加党参 15 g；纳差加鸡内金、炒谷芽各 10 g；大便秘加重大黄用量。

(2) 水牛角粉（包煎）30 g，金钱草 20 g，茵陈 15 g，连翘 10 g，升麻、山栀子、大青叶、牡丹皮、郁金各 9 g，石菖蒲、黄连各 6 g，安宫牛黄丸（研服）1 粒。每日 1 剂，水煎服。主治妊娠合并肝炎。

(3) 茵陈 40 g，平地木、蒲公英各 30 g，竹茹 20 g，泽泻 15 g，炒白术、黄芩、生山栀子、藿香、紫苏梗各 12 g，大枣 7 枚。每日 1 剂，水煎服。主治妊娠期并发黄疸型病毒性肝炎。

(4) 茵陈、大青叶各 30 g，焦山栀子、黄柏、重楼、广郁金各 12 g，酒大黄、龙胆、石菖蒲、水牛角各 6 g。每日 1 剂，水煎服。主治妊娠合并肝炎。

(5) 茵陈、白茅根各 30 g，黄柏、鸭跖草、半枝莲各 15 g，焦白术、桑寄生各 12 g，黄芩 10 g。每日 1 剂，水煎服。主治妊娠合并肝炎。

(6) 茵陈、金钱草、薏苡仁、板蓝根、茯苓各 15 g，郁金、柴胡、萆薢、败酱草各 10 g。每日 1 剂，水煎服。主治妊娠合并肝炎。

(7) 鲜白茅根 60 g，茵陈 30 g。上药浓煎去渣，加冰糖少许，每日服 3～5 次。主治妊娠合并肝炎。

(8) 玉米须 100 g，茵陈 50 g，山栀子、广郁金各 25 g。每日 1 剂，水煎服。主治妊娠合并肝炎。

(9) 白背叶鲜根 30 g，地锦草、茵陈蒿各 18 g。每日 1 剂，水煎服。主治妊娠合并黄疸型肝炎。

(10) 鲜茵陈蒿 45 g，山栀子、白茅根各 15 g。每日 1 剂，水煎服。主治妊娠合并黄疸型肝炎。

(11) 鲜茵陈蒿 30 g，板蓝根、鸡骨草各 15 g。每日 1 剂，水煎服。主治妊娠合并黄疸型肝炎。

(12) 马蹄金 60 g，积雪草、白茅根各 30 g。每日 1 剂，水煎服。主治妊娠合并黄疸型肝炎。

(13) 鲜板蓝根、垂盆草、路边菊各 30 g。每日 1 剂，水煎服。主治妊娠合并急性病毒性肝炎。

(14) 火炭母、溪黄草各 30 g，绵茵陈 15 g。每日 1 剂，水煎服。主治妊娠合并黄疸型肝炎。

(15) 天胡荽、蒲公英各 30 g，羊蹄甲 15 g。每日 1 剂，水煎服。主治妊娠合并黄疸型肝炎。

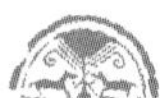

(16) 鲜板蓝根、白茅根、白英各30 g。每日1剂，水煎服。主治妊娠合并急性病毒性肝炎。

(17) 牛筋草、积雪草、溪黄草各30 g。每日1剂，水煎服。主治妊娠合并黄疸型肝炎。

(18) 凤尾草、地耳草、阴行草各30 g。每日1剂，水煎服。主治妊娠合并黄疸型肝炎。

(19) 灯心草、枸杞根、阴行草30 g。每日1剂，水煎服。主治妊娠合并黄疸型肝炎。

2. 外治方：

(1) 紫皮大蒜5枚。大蒜捣如泥，放玻璃皿内，倒扣于上臂三角肌上端皮肤上，再用绷带固定，24小时取下。皮肤上出现水疱，常规消毒后用注射器吸出，涂1%甲紫，加盖消毒纱布保护，胶布固定。一般3～5日愈合。每2～3周治疗1次。每3次为1疗程。左右臂交替敷贴，一般不超过2个疗程。每次应稍偏离上次原疤痕，一般应治疗3次。未满3次而肝功能恢复正常者，应停止治疗。清热解毒，凉血清心。主治妊娠合并肝炎。

(2) 甜瓜蒂、秦艽各100 g，青黛、紫草、黄芩、丹参各30 g，铜绿15 g，冰片6 g。上药除甜瓜蒂、冰片另研外，余药混合研粉，合并过60目筛，装入3 cm×5 cm大小的薄膜塑料袋，每袋约15 g，密封备用。取温开水将脐内污垢洗净拭干，倒入0.15 g药粉，用棱形胶布贴封，周围不可有空隙，每48小时换药1次。清热解毒，凉血清心。主治妊娠合并肝炎。

(3) 甜瓜萎适量。甜瓜萎烘干，研为细末，过筛，取1 g分为6包。先以2包深深吸入两鼻孔，隔40分钟，清洁鼻腔；再吸入2包，每隔40分钟，清洁鼻腔，又吸入2包，共分3次吸完。间隔7～10日，依上法，再吸0.5 g，以此类推，先后共吸4次，大约要间隔10日。清热解毒，凉血清心。主治妊娠合并肝炎。

(4) 砂仁30 g，白矾10 g，白糖50 g，青背鲫鱼1条。将砂仁研为细末，过筛；然后用白矾、白糖、青背鲫鱼（连肠杂用）共捣一起，纱布包好，贴神阙、至阳穴。盖以纱布，胶布固定。每日换1次。清热解毒，凉血清心。主治妊娠合并肝炎。

3. 食疗方：

(1) 鲜枇杷根150 g，猪瘦肉500 g。鲜枇杷根切碎，与猪瘦肉一起水煮浓缩成1小碗，空腹服下。主治妊娠合并肝炎。

(2) 大田螺10～20个。田螺漂洗干净，取螺肉加入黄酒拌和，再加水炖熟，喝其汤，每日1次。主治妊娠合并肝炎。

(3) 黄花菜30 g，泥鳅100 g。以上2味共煮汤，调味服食，每日1次，连服数日。主治妊娠合并肝炎。

(4) 叶下珠60 g，鸭肝1个。以上2味加水炖服。清热平肝，利水解毒。主治妊娠合并急性肝炎。

(5) 紫茄子1000 g，粳米150 g。将茄子洗净，切碎，同粳米共煮粥服。主治妊娠合并肝炎。

第九节　妊娠痫症

一、病证概述

本病多因妊娠后期肝失涵养，风火内动所致。是以突然晕厥、不省人事、强直抽搐、两眼上翻，甚至昏迷不醒为主要表现的妊娠类疾病。《胎产心法》云“妊娠子痫，乃为恶候”。妊娠后期或临产、产后，孕妇忽然眩晕昏仆，四肢抽搐，颈项强直，牙关紧闭，眼睛上视，须臾自醒，复如常人，甚者昏迷不醒。伴头痛头晕，面色潮红，胸闷呕吐，面目浮肿，心悸，气短乏力等症。

见于妊娠后期或临产前，有突然昏迷、强直抽搐，两眼上视，甚至昏迷不醒的典型表现。

二、妙法绝招解析

（一）肝火挟痰，蒙蔽清窍（陈筱宝医案）

1. 病历摘要：朱某，肝火挟火上逆，似有发厥之象，脉左弦右数，舌红。系子痫。诊断为妊娠痫症。

证属肝火挟痰，蒙蔽清窍。治宜和胃清肝，化痰顺气。药用生女贞子、川贝母、瓜蒌皮、生地黄、潼蒺藜各 9 g，羚羊角片（先下）、滁菊花、橘络、竹茹各 6 g，莲子心 3 g。每日 1 剂，水煎服。服 3 剂后病愈。（《近代中医流派经验选集》，上海科学技术出版社，2011）

2. 妙法绝招解析：妊娠痫证，又称子痫、子冒。根据发病时间不同，又有产前子痫和产后子痫之分，临床上常以产前子痫多见。诚如《医宗金鉴》云："子痫由肝心二经风热所致。"本案子痫乃肝火挟痰上逆所致，故以羚羊角（代）、菊花、蒺藜和肝熄风，川贝母、橘络、竹茹、瓜蒌皮顺气化痰，女贞子、生地黄滋水涵木，佐以莲子心泻心火而安神。

（二）肝阳灼液，亢逆化风（黄醴泉医案）

1. 病历摘要：钱某，怀孕 3 个月，肝肾阴虚，不涵木陷，气升痰壅，阻遏清灵，入夜昏瞀，欲言难出，必危坐达旦，始觉视志渐清，渴饮，脉弦，舌红绛。诊断为妊娠痫症。

证属肝阳灼液，亢逆化风。治宜镇潜肝阳、泄痰养液。药用石斛、天冬、川楝子、玄参、桑寄生各 9 g，旋覆花、鲜竹茹、橘络各 6 g，石菖蒲、紫苏子、枇杷叶（去毛，包）各 3 g。每日 1 剂，水煎服。服 3 剂后，病情略有好转。仍守前方去川楝子、天冬、苏子、枇杷叶，加生地黄、酸枣仁各 9 g，淡肉苁蓉 6 g。服 2 剂后，入夜渐安。再加生地黄、何首乌各 15 g，服 3 剂而安。（《古今医案评论》，天津科学技术出版社，2010）

2. 妙法绝招解析：本案孕至 3 个月，病发神志昏蒙，语言不清，甚则昏不识人，伴渴饮，脉弦，舌红。其为素体阴亏，复因孕期妊养胎儿，致肝肾不足，阴不敛阳，进而肝阳上亢，亢逆无制而化风；又肝火灼津为痰，风阳痰火清窍使然。故以镇潜肝阳、泄痰养液为法，以牡蛎、紫石英、海蛤壳等金石潜镇之品镇肝潜阳，配天冬、石斛、玄参、川楝子、桑寄生滋肾柔肝，旋覆花、竹茹、橘络、白苏子、枇杷叶、石菖蒲化痰降气开窍。虽药证相合，痰湿渐化，但由于风火相煽，病情未能控制，故于二诊减去祛痰药，再加生地黄、酸枣仁、何首乌、肉苁蓉等调理肝肾，滋阴安神，清心去火而抑肝阳，终使阴复阳潜、痰祛津润，心神无扰而子痫得愈。

（三）肝阳上亢，肝风内动（程杏轩医案）

1. 病历摘要：某妇，怀孕九个月，偶患头痛（按：此子痫先兆期）。医作外感治，其痛益甚，呕吐汗淋（子痫初期象征）。神迷肢掣，目吊口噤。乍作乍止。脉虚弦劲急。诊断为妊娠痫症。

证属肝阳上亢，肝风内动。治宜平肝潜阳，熄风止痉。方选羚羊角散加减。药用熟地黄、钩藤、桑寄生、薏苡仁各 15 g，当归、酸枣仁、茯神、沙参、麦冬、阿胶、麻仁各 10 g，甘草、羚羊角（久煎）各 3 g。每日 1 剂，水煎服。头煎服药后，搐搦渐平，嘱再予药 1 剂，仅今晚服尽，搐不再作，方许无虑。次日复诊。病搐俱止，神清脉静，纳食不呕，原方去钩藤、桑寄生，加白芍、玉竹、女贞子、石斛，服 3 剂而愈。1 周后分娩，母子俱无恙。（《程杏轩医案》，中国中医药出版社，2009）

2. 妙法绝招解析：妊娠痫症，为产科急危重症，多因肾之精血不足，肝阳上亢，肝风内动引起，治疗则当平肝潜阳，熄风止痉，使病情控制后，再滋养肝肾，育阴潜阳。以羚羊角散随症

化裁，方转危为安。

（四）阴虚风动，脾虚水泛（何子淮医案）

1. 病历摘要：例 1. 陶某，女，20 岁。身怀第一胎已 38 周，因头痛头晕甚剧来院急诊。诊查时见产前检查胎位胎心正常，血压 170/124 mmHg，浮肿（++），蛋白尿（++），收入病房，抽搐 1 次，脉弦而滑，舌质红绛。诊断为产前子痫。

证属阴虚风动，脾虚水泛。治宜滋阴熄风，扶脾制水。方选牡蛎龙齿汤加味。药用石决明、牡蛎、杜仲各 15～30 g，龙齿 12～18 g，桑寄生、女贞子、白芍、夏枯草、泽泻、茯苓各 9～15 g。水肿重者加车前草、赤小豆各 15 g；挟痰者，加竹沥、半夏、制胆南星、石菖蒲各 6～9 g。每日 1 剂，水煎服。服 6 剂后，浮肿消退，血压降至 130/90 mmHg，后顺利分娩。

例 2. 郑某，女，21 岁。第一胎，临产入院。产科检查：胎位胎心正常，血压 170/130 mmHg，两下肢轻度浮肿，蛋白尿（++）。于当天上午 12 点 20 分顺产分娩。顷刻，四肢痉挛抽搐，两目直视，唇紫，牙关紧闭，持续约 2 分钟，前后抽搐 4 次，曾用 25%硫酸镁、鲁米那、派替啶、针灸等治疗，效果不显，停药改服中药。诊查时见脉弦细、重按无力，舌质淡白。诊断为产后子痫。

证属产后血虚，内风挟痰。治宜滋阴养血，扶脾制水。方选牡蛎龙齿汤加味。药用石决明、牡蛎、杜仲各 15～30 g，紫丹参 20 g，龙齿 12～18 g，桑寄生、女贞子、白芍、夏枯草、泽泻、茯苓各 9～15 g，当归 10 g，钩藤、竹沥、半夏各 9 g，川芎、菖蒲各 6 g，琥珀末 1.5 g。每日 1 剂，水煎，徐徐灌服，5～6 小时后抽搐停止，次日血压降至 130/90 mmHg，病情逐日稳定，症状消失出院。（《何子淮女科经验集》，浙江科学技术出版社，1982）

2. 妙法绝招解析：牡蛎龙齿汤，以牡蛎、龙齿镇肝潜阳；杜仲、桑寄生补肾养肝，且能安胎，女贞子、白芍滋阴养血；夏枯草、石决明平肝熄风；配合泽泻、茯苓健脾和水。药证相符，其效立见。

（五）阴虚阳亢，肝风内动（黄绳武医案）

1. 病历摘要：帧某，女，30 岁。预产期已过，住院待产。于当日下午四时，突发抽搐，两目上翻，人事不知而厥。脉弦数而细，舌尖红绛。诊断为子痫。

证属阴虚阳亢，肝风内动。治宜育阴潜阳，镇肝熄风。先用铁秤锤烧红入醋，就鼻熏之，稍得安静，口不紧咬，再投下方煎服。自制方（王渭川验方）：羚羊角 2 g（研末吞服），生地黄 30 g，女贞子 20 g，生白芍 12 g，麦冬、牛膝、紫石英、沙参、川贝母、菊花、僵蚕、玉竹、乌梢蛇、槟榔各 10 g，蜈蚣 2 条。每日 1 剂，水煎，徐徐灌服，5～6 小时后，渐次停止搐搦，人事渐清醒。天明分娩，母子平安。（《黄绳武妇科经验集》，人民卫生出版社，2004）

2. 妙法绝招解析：从前人医案中所述妊娠昏厥之候，都属子痫。由于血虚生风，痰涎上涌，致卒倒无知，目吊口噤，角弓反张。此即多表现睛红发赤，阴虚阳越之象。醋炭能起镇痉作用，羚羊角散却是主方。但必除独活、防风等辛散之品，佐入竹沥、僵蚕、蜈蚣、蕲蛇、川贝母以养阴熄风，效果显著。也有因痰饮而起，必须辨证正确。妊娠期中，最不宜生气发怒，也有因风疾为怒所激动而成子痫的。由于妊娠至六七月气血壅滞，津液不能流通，避免聚而为痰涎，加之盛怒，使肝旺生火，火并痰壅聚于包络，为痰所扰，其心亦不能自主，成此痫证。惟用大泻心肝之火，火熄则痰平，痰平诸恙悉愈。

（六）肝阳上亢，风火相煽（李祥云医案）

1. 病历摘要：邱某，女，30 岁。第一胎孕 39 周，因高血压 180/110 mmH g，剧烈头痛，面目浮肿，诊断为先兆子痫而收住院。住院后即给予镇静药与降压药治疗，但收效不显。因情绪激动次日即发生子痫，全身抽搐，鼾声雷鸣，昏迷不醒，此时即注射硫酸镁，送入暗室内专人护理抢救，虽经药物治疗，但仍不能完全控制子痫的发作，此时又不能剖宫产，因而试用中药治疗。舌红，苔薄，脉弦细。诊断为子痫。

证属肝阳上亢，风火相煽。治宜平肝熄风，清热止搐。药用羚羊角粉，每次 0.6 g，每日 2 次，鼻饲。观察 6 小时，子痫未再发作。治宜平肝熄风，清热开窍。药用石决明（先煎）30 g，生地黄 15 g，钩藤、桑叶、石菖蒲、茯苓各 12 g，天麻 9 g，羚羊角粉（冲）0.6 g。鼻饲。服 2 剂后，子痫未再发作，子痫控制 24 小时后行剖宫产术。以后患者清醒又配合中药健脾平肝，清热化痰以善后。（《李祥云治疗妇科病精华》，中国中医药出版社，2007）

2. 妙法绝招解析：《女科要旨》云“子痫系肝风内动，火热趁风而迅发”。故治疗采用平肝熄风，清热止搐法，用羚羊角粉有神效。《本草纲目》：“肝主风，……妇人子痫，大人中风抽搐，乃筋脉挛急，历节掣痛，而羚羊角能舒之。”进一步了解病史，患者因妊高征、先兆子痫入院后；家属探望，言语不和，心情不畅，故而次日发生子痫。子痫的发作与阴虚阳亢，精神刺激，季节气候变化等因素有关。本案先用羚羊角粉试探之有效，继而用铃羊钩藤汤、天麻钩藤汤等方加减变化治之以平肝熄风，清热开窍。方中钩藤、天麻、石决明平肝熄风；桑叶清热平肝；生地黄养阴清热；石菖蒲开窍宁神，化湿和胃；茯苓健脾化湿。子痫发作因病急危重多用西药治疗，中药配合之，亦不失为很好的治疗方法。

（七）肝阳上亢，风火交炽（《钱伯煊医案》）

1. 病历摘要：王某，21 岁。初产妇，未做产前检查，在家分娩胎儿拔露时，发生抽搐，夜间 12 时牙关紧闭，又连续抽搐 5 次，分娩一活婴，紫河车娩出顺利，出血不多，但产后又抽搐 5 次，昏睡，即送医院。血压 173/142 mmHg，体温 38.4 ℃，尿蛋白（＋＋＋），神志不清，全身四肢浮肿，舌苔黄尖绛，口唇干燥，脉细弦滑数。诊断为产后子痫。

证属肝阳上亢，风火交炽。治宜镇肝熄风，清心泻火。方选钩藤汤及羚角琥珀散加味。药用茯神、桑寄生各 12 g，钩藤、当归、玄参、天竺黄各 9 g，桔梗、陈胆南星、远志、干菖蒲各 6 g。每日 1 剂，水煎服。并用羚角琥珀散 3 g，分 2 次用胃管送下。服 1 剂后，抽搐未作，神志渐清，已能回答简单语言，今始神志清楚，汗多口渴，恶露少，夜寐不安，舌苔燥黄中垢，脉左沉滑数，右细弦数，心肝之阳尚未平熄，治以平肝潜阳，清心豁痰，佐以化瘀。药用生龙齿、生牡蛎各 30 g，煅礞石、天竺黄、桑寄生、生灵脂各 12 g，当归、白芍、玄参、钩藤、生牛膝各 9 g，生蒲黄 6 g。服 2 剂后，神志清醒，自汗淋漓，恶露较多，有紫血块，嗜睡，舌苔黄腻，中根垢，脉细数而弱，左部尤甚，体温 38.4 ℃，血压 162/112 mmHg，治以补气养血以固本，平肝熄风以治本。药用生黄芪 15 g，桑寄生、浮小麦各 12 g，党参、白术、茯神、五味子、当归、白芍、钩藤各 9 g，大枣 4 枚。服 2 剂后，汗出渐少，口唇周围有疱疹，大便干结，体温 38 ℃，血压 161/112 mmHg，恶露未净，纳食一般，睡眠尚可，舌苔黄垢腻，脉象细数，治再补气血，清营热。药用全瓜蒌 15 g，生黄芪、生地黄、桑寄生各 12 g，当归、白芍、白薇、知母、钩藤各 9 g，牛膝 6 g。服 2 剂后，诸恙均减，体温正常，但小便不利，舌根黄腻，脉细弦微数，治以养血清热，通利膀胱善后。（《钱伯煊妇科医案》，人民卫生出版社，2006）

2. 妙法绝招解析：本例为产时子痫，已经神志昏迷，产时连续多次抽搐，再加口唇干燥，舌苔黄，舌尖绛，属肝阳化风，心火亢盛，风火相煽，蒙蔽心窍。急宜镇肝熄风，清心降火。方用钩藤汤及羚角琥珀散加味。胆南星、天竺黄、干菖蒲豁痰清心开窍；钩藤、玄参凉肝熄风；远志、茯神养心安神；桑寄生、当归滋阴柔肝，以助潜阳；桔梗苦凉，能清利头目，且桔梗上行，反佐用之，使众药不致寒凉沉降。一诊后，神志稍清，但口渴苔黄，夜寐不安，再加恶露去少，

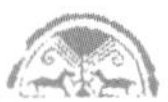

属瘀血内停，肝风未熄，宜加活血之品，以防瘀血与痰热交结为患，故在滋阴潜阳、养血熄风基础上加失笑散，见诸症显然好转，终以养气血，固根本而痊愈。琥珀末一味，功擅走血分，能活血祛瘀，又能镇惊安神，利水退肿，故此证用之，一举三善。羚角琥珀散为钱老自订方（羚羊角、琥珀、天竺黄、天麻、蝉蜕、地龙各等份。共研细末和匀，每服 1.5～3 g，每日 1～4 次），具有降压止痛作用，为临床已效之方。

（八）阴虚火炽，肝风内动（《杏轩医案》）

1. 病历摘要：管某，女，30 岁。孕已 10 个月，忽然足甲剧痛，同时两目流血，头痛。医以外感施治，头痛更甚，目血更多，呕吐大汗，目吊口噤，脉虚弦劲急，舌淡，苔薄。诊断为产前子痫。

证属阴虚火炽，肝风内动。治宜养阴濡液，平肝熄风。药用仙鹤草 60 g，水牛角、细生地黄、熟枣仁、墨旱莲、女贞子各 24 g，沙参 12 g，阿胶、钩藤、滁菊花、天冬各 9 g。每日 1 剂，水煎服。服 3 剂后，目血已止，神志渐清。仍感胃气上逆，咽干，头痛，失眠，系大病后亏损未复，余波未静，再予和胃、养阴、安神之剂。药用女贞子、墨旱莲各 24 g，沙参、茯神、玉竹、石斛、麦芽、生白芍各 9 g，白术、藿香各 6 g。连服 4 剂获愈，届期分娩，母子平安。（《新中医》，1977，2）

2. 妙法绝招解析：本例为产前子痫，已有头痛，两目流血，显然因妊娠肝肾阴虚，肝阳上亢所致。目乃肝之窍，故肝阳亢则目血。而医反以外感治法，用发散之药，重伤阴液，使肝阳上越，至子痫发作。治宜滋阴熄风，清心定惊。方用生地黄、阿胶、天冬等滋阴潜阳；仙鹤草凉血止血；滁菊花清利头目；另磨冲犀角尖急清心凉血为要，继以滋阴养血，安神取效。此方虽奇，然辨理清晰，故能临证不惑。

（九）胎火上亢，引动心火（匡继林医案）

1. 病历摘要：周某，女，26 岁。妊娠 8 个月，头晕头痛，下肢浮肿，血压偏高（143/102 mmHg）。曾服健脾平肝之剂，浮肿较退，但血压反升至 152/102 mmHg。口苦口渴，夜寐不安，脉弦滑数，苔薄黄，质红有刺。诊断为产前子痫。

证属胎火上亢，引动心火。治宜泻肝清火，方选用龙胆泻肝汤加平肝潜阳药。药用龙胆、牡丹皮、炒山栀子、当归、白芍、钩藤、白蒺藜、生石决明、生地黄、茯苓、白茅根各 10～15 g。每日 1 剂，水煎服。服 2 剂而头晕头痛减，服 4 剂而诸症消。（本书主编，待刊）

2. 妙法绝招解析：本例为先兆子痫证，身孕 8 个月，下肢浮肿，兼口干，脉滑数，苔黄，头痛，为肝阳上亢，先兆子痫无疑。服平肝健脾药后，浮肿稍退，说明治法对路，惟不精细，清火凉肝作用不够，故病未痊愈。尚留有肝经郁热未清，仍有发痫可能。此诊当凉肝熄风，滋阴潜阳。方用当归、白芍、生地黄养血滋阴；白茅根、牡丹皮凉血清热，钩藤、白蒺藜、生石决明平肝潜阳；龙胆、炒山栀子清肝之郁热，4 剂而得痊愈。

三、文献选录

妊娠后期，或值分娩时，或分娩后，忽然发作昏眩倒仆，四肢抽搐，牙关紧闭，两目直视，口吐白沫，少时苏醒，醒后复发，或昏迷不醒的证候，称为“妊娠痫证”，亦称“子痫”或“子冒”。子痫发作前，常出现头晕眼花，头胀头痛，上腹不舒，胸闷恶心，小便短少，水肿等先兆症状，称为先兆子痫。先兆子痫发病原因主要因血养胎儿，肝藏血少，肝阳偏亢，若阴虚肝旺，可应用全生白术散加钩藤、石决明等，健脾利湿，平肝潜阳；若肝阳化风，风火相煽，蒙蔽心窍，而发生子痫。孕妇抽搐昏迷，母子都有生命危险，则应立即镇肝熄风，清心降火，主剂除用

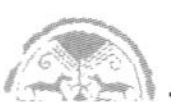

羚角钩藤汤加减外；昏迷甚者，加用至宝丹清心开窍，体质弱者，应用滋阴潜阳，熄风泻火，再加用羚羊角粉、安宫牛黄丸、至宝丹等。在此生命千钧一发之际，必须迅速无误地治疗，方可转危为安。妊娠后期必须定期进行产前检查，一旦发现先兆子痫症状，应积极治疗，这对于防止子痫发生有重要意义，如已经发作子痫，除予以治疗外，应严格避免声光刺激，以免诱发抽搐。若抽搐时间较长，发作频繁，可能导致孕妇及胎儿死亡，这是妊娠晚期严重的疾病，必须特别注意。

（一）古代文献选录

1. 吾郡别驾何公，宅中一仆妇，重身九月，偶患头晕，医作外感治，其病益甚，呕吐汗淋，至二鼓时，忽神迷肢掣，目吊口噤乍作乍止。何公少君六吉兄，当晚遣吏相招，晓造其宅，六吉兄告以病危之故，入视搐搦形状，诊脉虚弦劲急，云："此子痫证也"。势虽危险，幸在初起，当不殒命。六兄云："昨夕仓惶恐驾到迟，入近邀女科一看，亦曰证属子痫，然服药不效，奈何？"出方阅之，羚羊角散也。云："此乃古方，原属不谬不知立痫疾作之由，因子在母腹，阴虚火炽，经脉空疏，精不养神，柔不养筋，而如厥如痫，神魂失守，手足抽掣。其病初头疼者，即内风欲动之征也。医家误作外风，浪投疏散，致变如此。至羚羊角散，惟羚羊角入肝舒筋，当归、酸枣仁补肝益血，茯神安神，甘草缓急，与证相符，其余防风、独活、木香、苦杏仁，俱耗真气，苡仁下胎，多不合宜。岂可以古人成方，漫不加察耶？"于是乃以本方除防、独等味，参入生地黄、沙参、麦冬、阿胶、芝麻养阴濡液，少佐钩藤、桑寄生平肝熄风，头煎服后，其搐渐平，随服二剂，搐定，头痛亦减。六兄甚喜。予曰：病来势暴，今虽暂熄，犹恐复萌，嘱其市药一剂，令今晚服尽，搐不再作，方许无虞，次日复诊，痛搐俱止，神清脉静，纳食不呕，方去钩藤、寄生，加白芍、玉竹、女贞、石斛。逾月分娩，母子俱得无恙。本例为产前子痫，身孕九月，初起头痛，并无外感，本为内风欲动之象，然经误治，做外风投以疏散之剂，重伤阴液，以至子痫发作。二医以古方羚羊角散治之，方虽能镇肝熄风，但其中有疏风祛痰成分，难免又耗阴津，于此证难以尽合，两伤阴津之后，当以大量滋阴柔肝为主，加用羚角凉肝熄风，加钩藤、桑寄生平肝止搐，连服 2 剂，搐止惊定，再以滋阴清热，养血安胎予之，得平安分娩。

2. 唯亭乡蔡尧清之妇，已孕 6 月。先因夫妇反目，大动恚怒，遂至头疼心悸，寝不成寐。继因土匪抢劫，大受惊恐，以至谵语妄言，目不识人，忽变目瞪口噤，昏愦不语。咸谓其人已死，不可救了，乃备衣殓具，待其死绝而已。惟妇之父母，大为不然，坚欲请医调治，否则将涉讼矣。其夫不得已，来寓求余往诊，适作将赴上海李姓之邀诊，不能再赴该乡，乃细问病状，急拟一方，用生地黄、麦冬、玄参、石膏、知母、贝母、天竺黄、茯神、菖蒲、龙齿、石决明、钩藤等药，彼即取方而去，越四日，尧清携其妻来城就诊，笑容满面，感谢再三。云：服药之后，神识渐清，连服 3 剂，竟告痊矣，近惟夜卧未安，故特再来就诊，遂与生地黄、白芍、酸枣仁、茯神、龙骨、牡蛎、川贝母、秫米等药调治而安。门人问云：此为何病？云：此子痫证也。古方用羚羊角散，余以石决明、石膏代羚羊，用生地黄、玄参、钩藤、龙齿等滋阴而熄肝火，用知母、贝母、天竺黄、茯苓、菖蒲等化瘀热而安心神，盖仿古方之意而不拘泥古方者也。(《女科医学实验录》本例为子痫已发。病案详于余述过程，略于症状脉舌记录，但由证已可见子痫重证发作，而医者于写方前已"细问病状"，故 3 剂而痊愈。处方为羚羊角加减滋阴熄风，豁痰开窍，后以养血安神、柔肝潜阳而痊愈。此证于肝阳之中内夹痰热，发作症状颇似痰迷心窍，于临证又不得不辨。

3. 朱丹溪治一妇人，有孕六月，手足扬掷，面紫黑。合眼流涎昏愦，每苏，医予镇灵丹五十帖，时作时止，至产后方愈。脉举弦按涩，至骨则沉带数，朱意其痫必于五月复作，应似旧

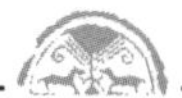

时，至则果作，乃制防风通圣散减甘草，加桃仁、红花，或服或吐，四五剂渐轻，发痉而愈。（《古今医案按》）为产后子痫。本于产前发作子痫，医用镇灵丹50帖，丹药重坠，寒凉太过，虽能定搐止惊，但却不利透肝经郁热，治标而未治本，故预言产后子痫必复发。后至5月天气大暖，郁火勃发，子痫发作。予桃红攻瘀散热，予防风通圣表里双解，既清内热，又能使郁热有外散之机，果邪由皮肤发疹而出。中医治病，由汗解，或由下出，其余涌吐、透疹、提毒、消散、利尿、通淋等，皆是使邪各有去处，临证不可忽略。（肖国士摘录）

（二）经验良方选录

1. 内服方：

（1）生石决明（先煎）、生龙齿（先煎）各30 g，黄芩、黄连、山栀子、石菖蒲、淡竹茹各9 g，全蝎粉（吞服）3 g，牛黄粉（吞服）、羚羊角粉（吞服）各0.3 g。每日1剂，水煎，分2次服。主治先兆性子痫。

（2）木瓜30 g，茯苓、桑寄生、大腹皮各15 g，白术12 g，猪苓、泽泻各9 g，桂枝、砂仁各6 g。每日1剂，水煎服。水肿消退，血压稳定后改为2～3日1剂，10剂为1疗程。主治先兆性子痫。

（3）生牡蛎（先煎）、生石决明（先煎）各15 g，生地黄、麦冬、炙龟甲（先煎）、炙鳖甲（先煎）、白蒺藜、钩藤（后下）、白芍、山栀子各9 g。每日1剂，水煎分2次服。主治先兆性子痫。

（4）鲜生地黄30 g，钩藤（后下）12 g，桑叶、川贝母、菊花、生白芍、淡竹茹、茯神各9 g，生甘草6 g，羚羊角粉（冲）3 g。每日1剂，水煎，分2次服。主治先兆性子痫。

（5）生石决明（先煎）30 g，钩藤（后下）、白蒺藜各12 g，白术、苍术各10 g，半夏、茯苓、天麻各9 g，陈皮6 g。每日1剂，水煎，分2次服。主治先兆性子痫。

（6）炒白芍20 g，柴胡、香附、佛手、半夏、钩藤、橘红、菖蒲、远志、陈皮、青皮、郁金、当归各10 g，甘草5 g。每日1剂，水煎服。连服8剂。主治子痫。

（7）生石决明（先煎）30 g，生地黄12 g，天麻、钩藤（后下）、黄芩、山栀子各9 g，川黄连3 g，羚羊角粉（吞服）0.3 g。每日1剂，水煎，分2次服。主治先兆性子痫。

2. 外治方：

（1）制马钱子、僵蚕、胆南星、明矾各等量。将制马钱子研为细末，与诸药共研为极细末，过筛，取适量鲜艾叶、生姜和上药末混合捣如融膏备用。取药膏如大枣2块，分别贴于患者神阙、会阴穴上，药上放预制的艾绒块，点燃灸之，按患者年龄，1岁灸1壮，每日1次。熄风止痉。主治子痫。

（2）芫花25 g（醋浸1日），胆南星5 g，明矾、白胡椒、明雄黄各3 g。共研细粉末，每次取15～30 g药末，加1小杯生姜汁调和如泥，捏成圆形药丸如龙眼大，将药丸纳脐孔中，以手按紧，纱布覆盖，胶布固定，每日换药1次，连用至控制痫症发作为止。主治子痫。

（3）白术、泽泻、生薏苡仁、车前子各500 g，茯神、钩藤、石决明各400 g，旋覆花300 g。上药分别烘干，共研粗末，和匀，装入枕芯枕头。主治脾虚肝旺型先兆子痫。

（4）枸杞子500 g，菊花、白术、钩藤、石决明各200 g，黄芩、生地黄、益母草各300 g。上药分别烘干，共研细末，和匀，装入枕芯枕头。主治阴虚肝旺型先兆子痫。

（5）丹参、硼砂各1 g，苯妥英钠0.25 g。共研成细末，每次取1/10填敷脐孔中，胶布固定，每日换药1次，连续用药至痫症控制发作。一般用药5次后便可见效。

（6）黄蜡、枯矾、麻黄各等份。枯矾、麻黄为末，蜡与二药和匀，用时此药涂搽牙关。主治子痫。

（7）半夏、牙皂、丁香各等份。共研细末，吹患者鼻中，令其作嚏。主治子痫。

（8）生半夏适量。生半夏研末，吹患者鼻中，令其作嚏。主治子痫。

3. 食疗方：

（1）鲤鱼 1 条（约 500 g），冬瓜 500 g。将鲤鱼去内脏留鳞，洗净。冬瓜洗净切块，同放煲内，加适量水煮熟，不入盐，食鱼喝汤，每日 1 次，连服 3 次。熄风止痉。主治先兆性子痫。

（2）荸荠 350 g，海蜇皮 120 g，黑木耳 10 g。海蜇皮漂洗净，荸荠洗净连皮用，黑木耳水浸泡 3 小时，加 750 g 水，煎至 250 g，空腹服，连服 7 日。熄风止痉。主治先兆性子痫。

（3）鲜芹菜 250 g。芹菜洗净，用沸水烫几分钟，切碎绞汁，每服 1 小杯，每日服 2 次。主治先兆性子痫。

（4）黄豆芽适量。黄豆芽水煎 4 小时。温服，连续数次。主治先兆性子痫。

（5）芹菜、向日葵叶各 50 g，夏枯草 15 g。煎水代茶。主治先兆性子痫。

第十节　妊娠身痒

一、病证概述

妊娠身痒，中医病名。妊娠身痒包括妊娠肝内胆汁淤积症引起的全身瘙痒，本病近年来发病有上升趋势，对围生儿预后有不良影响。引起妊娠瘙痒症状的疾病还有风疹、妊娠疱疹、疱疹样脓疱病等，均可导致宫内感染威胁胎儿生命，或严重致畸，应引起足够重视，发现宫内感染者，应终止妊娠。主要包括妊娠痒疹和妊娠肝内胆汁淤积症，前者以痒为主，伴局部红疹或隆起风团，皮肤干燥，急性者一周可停止发作，一般对胎儿及产妇都无影响，相当于西医所云“妊娠合并荨麻疹”。后者多发生在妊娠晚期，仅瘙痒而无皮肤病变，瘙痒以躯干、手脚掌、下肢为主，甚至全身，夜间尤甚，并随妊娠进程逐步加重，随后可出现黄疸伴无力、恶心、尿黄、纳差等，其症状、体征产后消失，下次妊娠复发，早产率增高。妊娠身痒有轻重之异，既要辨证求因，又要结合西医检查辨病，妥善处理，以免延误病情。妊娠身痒多因血虚、风热、营卫不调所致。皮肤干燥，脱屑作痒，疹色淡红者多为血虚，皮肤干燥，抓破血溢，发于腹部、大腿内侧者多为营卫不调，遍体作痒，皮肤隐疹色红灼热者多为风热。

二、妙法绝招解析

（一）湿热内蕴，熏蒸肝胆（言庚孚医案）

1. 病历摘要：曹某，27 岁。孕已 3 个月，皮肤瘙痒伴黄疸 8 日就诊，经内科排除病毒性肝炎，予以维生素 C、ATP、肌苷等静滴，症状缓解不明显。查体时见全身皮肤瘙痒，巩膜、皮肤黄染，纳呆，大便溏，夜寐不安，舌淡，苔黄腻，脉细数。ALT 798 U/L，血胆酸 8.20 μmol/L。诊断为妊娠身痒及黄疸。

证属湿热内蕴，熏蒸肝胆。治宜健脾利湿，止痒退黄。药用黄芪、茵陈、金钱草各 30 g，虎杖、当归各 15 g，郁金、黄芩、山栀子、茯苓各 10 g，陈皮、炙甘草各 6 g。每日 1 剂，水煎服。服 7 剂后黄疸退、身痒轻。继服 7 剂以巩固疗效，症状消失，各项化验正常，足月顺产一婴，母子均正常。（《言庚孚医疗经验集》，湖南科学技术出版社，1980）

2. 妙法绝招解析：皮肤瘙痒与黄疸是本病的两大主要症状。常因肌肤瘙痒、倦怠乏力等症缠绵数月不愈而影响母体健康及胎儿发育。本病由于素体脾胃虚弱，孕后阴血下聚养胎，气血更虚；随着胎儿增大，气机被遏，脾胃运化失职，水湿内停，湿阻中焦，水湿久郁化热，熏蒸肝胆，迫胆汁不循常道而外溢肌肤，故见面目肌肤发黄、皮肤瘙痒。其脾胃弱为本，湿热邪毒为标，治疗当标本兼顾，以健脾和胃，清热利湿为主。方中茵陈、黄芩、栀子、虎杖清热凉血，利湿退黄；郁金、金钱草理气活血祛湿；茯苓、陈皮健脾化湿和胃；黄芪配当归，取当归补血汤之配伍，重在益气补血，健脾以培其本。诸药配伍，具有清热凉血，利湿退黄，健脾和胃之功，药后则痒退黄消而病愈。

（二）湿热困脾，浸淫肌肤（刘奉五医案）

1. 病历摘要：陈某，26岁。妊娠已7个月，感胸腹部瘙痒，逐渐遍及全身，巩膜及周身皮肤随之发黄，经几家医院妇产科诊断为“妊娠特发性黄疸”，经服利胆醇、维生素类药1个月，病情无好转，遂转中医治疗。现巩膜及全身皮肤色暗不明，周身瘙痒，夜甚于昼，大便灰白不实，小便淡黄浑浊，舌质淡，苔薄白，脉沉细，肝区触痛不明显，查血清胆红素50 μmol/L，谷丙转氨酶135 U。B超提示胆囊及胆管无异常，肝脏轻度肿大。诊断为妊娠身痒及黄疸。

证属湿热困脾，浸淫肌肤。治宜健脾化湿，活血祛风。方选保产无忧散加减。药用茵陈15 g，当归、川芎、菟丝子、白芍、川贝母各12 g，荆芥穗、黄芩、黄芪、羌活、枳壳、厚朴各10 g，艾叶6 g，甘草5 g。每日1剂，水煎服。服6剂后，痒感减轻，目黄退半，大便转黄，小便转清，舌淡红少苔，脉沉细。继用前方加大枣15 g，再服6剂，诸症消除，复查胆红素、谷丙转氨酶等转正常，顺产一女婴，母女平安。(《刘奉五妇科经验》，人民卫生出版社，1994)

2. 妙法绝招解析：妊娠特发性黄疸，大多在妊娠22周后出现，其临床表现为先出现全身瘙痒，继之出现尿黄、眼黄，肝脏可有轻度增大，肝区不适，一般无消化道症状，可能有轻度的肝功能异常，多由胆汁瘀积、胆盐刺激皮肤感觉神经末梢所致。其病机为妊娠期肝脾不足，气滞血瘀，非来源于外感，而是内伤所致，黄色晦暗故从阴黄论治。本案方选的保产无忧散，是防治难产的传统方，一般在妊娠7个月后及临产期服用。方中川芎、当归、白芍养肝活血化瘀；枳壳、厚朴、羌活运脾行气通经；荆芥、艾叶温经行气血；黄芪、菟丝子益气护胎元；川贝母、黄芩散结利胆安胎；甘草和中缓急止痛，不用攻破通瘀之品，却具活血化瘀，行气益气，利胆护胆的综合功效，随症加减用于妊娠特发性黄疸，契合病机，可达到调理整体、转枢气机、退黄止痒、不伤胎元之目的。

（三）肝郁失宣，湿热内蕴（匡继林医案）

1. 病历摘要：朱某，女，27岁。妊娠5个月，胎动已显，口干溲少，更衣难下，左胁下胀满不适，腰背疼痛。第一胎由于患黄疸型肝炎而终止妊娠。第二、三胎足月分娩，婴儿因患溶血性黄疸而亡。现要求服中药保胎。经医院血型检查：女方血型为O型，男方血型为A型，胎儿HA阴性。孕妇免疫球蛋白、抗A抗体1∶512。两脉弦涩，苔薄燥，质偏绛。

证属肝郁失宣，湿热内蕴，久而不化。方选茵陈蒿汤化裁。药用绵茵陈30 g，焦山栀15 g，地骨皮、大枣各12 g，制大黄、炒川黄柏、黄芩、炒枳壳、炒知母、茯苓、泽泻各9 g，生甘草3 g。每日1剂，水煎服。服5剂后，口干溲少好转，大便转润，胁下胀满减轻。复查免疫球蛋白、抗A抗体下降为1∶128。脉弦细，舌质绛。再宗前意。前方去枳壳、茯苓、地骨皮、炒知母、大枣，加葡伏瑾12 g，半枝莲9 g，蒲公英15 g，黄毛茸草20 g，嘱其连服两个月，再来复查。其家属来诉，婴儿早产，体重4 kg多，虽发黄疸，但3日后已退，产妇复验免疫球蛋白、抗A抗体均属正常，痊愈出院。(本院主编，待刊)

2. 妙法绝招解析：本例妊娠黄疸属肝经蕴热，仿用仲景茵陈蒿汤，以茵陈为君，泄太阴、阳明之湿热，为泻黄之主药，栀子为臣，大黄为佐，分泄湿热从大小便而出。二诊时，病情显著好转，血常规下降，去养阴生津之药，加重泄湿热之品而取效。

三、文献选录

妊娠身痒有轻重之异，既要辨证求因，又要结合西医检查辨病，妥善处理，以免延误病情。妊娠身痒多因血虚、风热、营卫不调所致。皮肤干燥，脱屑作痒，疹色淡红者多为血虚，皮肤干燥，抓破血溢，发于腹部、大腿内侧者多为营卫不调，遍体作痒，皮肤隐疹色红灼热者多为风热血虚者，治以养血为主，佐以滋肾养阴；风热者，治以疏风清热，佐以养血安胎；营卫不调者，治宜调和营卫。

（一）辨证论治选录

妊娠身痒，临床常见的有脾虚、风热、营卫不调三个证型。其中脾虚证主要证候为妊娠期皮肤干燥瘙痒，无疹或有疹，疹色淡红，日轻夜甚或劳累加重，也有全身剧痒，坐卧不安，抓破流血；面色皖白，心悸怔忡，或烦躁失眠；舌淡，苔白，脉细滑弦。治宜养血祛风，滋养肝肾。方选当归地黄饮子合二至丸加减。药用当归、川芍、白芍、生地黄、防风、荆芥、黄芪、甘草、白蒺藜、何首乌。风热证主要证候为妊娠期全身皮肤瘙痒，出现大小不等的风团，上半身尤甚，疹块色红有灼热感，剧痒，遇热加剧，伴咽喉肿痛，头痛，舌红，苔黄，脉浮滑数。若因鱼腥虾蟹等过敏，可伴腹胀，纳呆，泄泻等。治宜疏风清热，养血安胎。方选消风散加减。药用荆芥、防风、蝉蜕、牛蒡子、苍术、苦参、知母、当归、生地黄、胡麻、生甘草、木通、滑石、桑叶、龙骨、牡蛎。营卫不调证主要证候为妊娠中晚期身痒以腹壁及大腿内侧瘙痒为甚，抓破后有血溢皮损。皮肤干燥；身痒夜间尤甚，腰酸，眼眶黑，舌淡，苔白，脉细滑尺弱。治宜补冲任，调营卫。方选四物汤合桂枝汤加减。药用当归、生地黄、川芎、桂枝、芍药、何首乌、桑寄生、地肤子、甘草、生姜、大枣。

（二）临床报道选录

金玲丽辨证治疗妊娠身痒 33 例。血虚型用薏苡仁 20 g，生地黄、熟地黄、制何首乌、地肤子、炒杜仲、丹参各 15 g，当归、白芍、荆芥各 12 g，防风、酸枣仁各 10 g，甘草、川芎各 5 g，砂仁粉（分冲）3 g。湿热型用丹参、白鲜皮、合欢皮、炒杜仲各 15 g，赤芍、黄芩、荆芥各 12 g，茵陈蒿、防风各 10 g，柴胡、生甘草、川芎、制大黄各 6 g。每日 1 剂，水煎服；7 日为 1 疗程。用 3 个疗程，结果：痊愈 14 例，显效 17 例，有效、无效各 1 例，总有效率 96.97%。（上海中医药杂志，2006，9）

（三）经验良方选录

1. 内服方：

（1）生石膏（先煎）15～30 g，炒知母 6 g，麦冬、玄参、赤芍、炒牡丹皮各 10 g，沙参 15 g，生地黄 12 g，防风、紫草各 6～10 g，荆芥、细辛、红花各 3～6 g，六一散 30～45 g（荷叶包煎）。每日 1 剂，水煎服。主治妊娠身痒。症见皮肤弥漫性红斑，针尖大小丘疹遍布全身，痒甚，严重时如芒刺扎，兼有烦热，口干，小便黄赤，脉洪大数，舌红苔黄等。

（2）党参、黄芪各 12 g，土炒白术、陈皮、防风各 10 g，茯苓皮 15 g，荆芥、砂仁（后下）、炒枳壳、玫瑰花、甘草各 6 g，黄连 1.5 g，广木香 6 g。每日 1 剂，水煎服。主治妊娠身痒。症见瘙痒时轻时重，遇风遇冷痒感明显加重，皮肤有线状抓痕或针头大小的血痂。兼见气短乏力，纳谷不香，倦息懒言，脉虚细弱等。

（3）生地黄、枸杞子、白芍、当归、茯苓、肉苁蓉、炒杜仲各 10 g，何首乌 15 g，山茱萸、

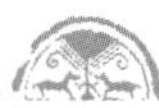

钩藤各 12 g，炒黄柏、炒知母各 6 g，山药 12 g。每日 1 剂，水煎服。主治妊娠身痒。症见皮肤干燥，有糠秕状鳞屑脱落，痒以夜间为甚，兼有腰酸膝软，头晕眼花，夜寐欠安，脉多沉细等。

（4）党参、茯苓、赤芍、黄芪、白芷各 20 g，薏苡仁 35 g，苦参 30 g，当归、防风、白术、陈皮各 15 g，川芎 5 g，甘草 10 g。加水煎沸 15 分钟，过滤，再加水煎 20 分钟，滤过，去渣，两次药液兑匀。每 4 小时服 1 次。主治妊娠身痒。

（5）当归、川芎、菟丝子、白芍、贝母各 12 g，荆芥穗、黄芪各 10 g，羌活、艾叶、枳壳、厚朴各 8 g，甘草 5 g。头煎取 300 g 汁，再煎取 200 g 汁，混合后分 3 次温服，每日 1 剂，20 日为 1 疗程。主治妊娠身痒。

（6）当归、芍药、玄参、党参、酸枣仁、牡丹皮、天冬、麦冬各 10 g，丹参 15 g，茯苓、柏子仁、远志各 9 g，生地黄 15～30 g，水牛角 30 g。每日 1 剂，水煎，早晚 2 次分服。主治妊娠身痒。

（7）生地黄 30 g，白鲜皮、玄参、苦参、金银花、连翘各 15 g，地肤子、牡丹皮、赤芍各 12 g，紫草、荆芥、防风各 10 g，升麻、薄荷、生甘草各 6 g，蝉蜕 3 g。每日 1 剂，水煎服。主治妊娠身痒。

（8）生地黄 25 g，白芍、制何首乌各 20 g，黄柏、牡丹皮各 18 g，当归、金银花、连翘、火麻仁各 15 g，地肤子 12 g，荆芥、蝉蜕各 10 g，砂仁、陈皮各 3 g。每日 1 剂，水煎服。主治妊娠身痒。

（9）水牛角（先煎）、绿豆、黑芝麻各 30 g，茵陈、生薏苡仁各 15 g，鲜生地黄 12 g，牡丹皮、赤芍、鲜芦根、土茯苓、山栀子、车前草各 9 g，防风 3 g。每日 1 剂，水煎服。主治妊娠身痒。

（10）桂枝、白芍、当归各 9 g，甘草 3 g，大枣 5 枚，生姜 3 片。每日 1 剂，水煎沸 15 分钟，滤出药液，再加水煎 20 分钟，去渣，两煎药液兑匀，分服。主治妊娠身痒。

（11）钩藤、绿豆衣各 15 g，白僵蚕、姜黄、牛蒡子、地肤子、龙骨、牡蛎各 10 g，蝉蜕、大黄各 6 g，威灵仙、苍耳子各 3 g。每日 1 剂，水煎服。主治妊娠身痒。

（12）生地黄 30 g，龙骨、牡蛎、丹参各 15 g，牡丹皮、赤芍、玄参、白鲜皮、甘草、白蒺藜、蝉蜕各 10 g。每日 1 剂，水煎服。主治妊娠身痒。

（13）生地黄、熟地黄各 20 g，天冬、麦冬、天花粉、白蒺藜、蝉蜕、桃仁各 10 g，何首乌、当归各 15 g。每日 1 剂，水煎服。主治妊娠身痒。

（14）当归、生地黄、荆芥、防风、白蒺藜各 9 g，川芎 4.5 g，白芍、熟地黄、何首乌各 12 g，黑芝麻 20 g。每日 1 剂，水煎服。主治妊娠身痒。

（15）全蝎、僵蚕、苦参各 6 g，薄荷、甘草各 3 g，生地黄 15 g，剂芥、防风、牛蒡子、蝉蜕各 5 g。每日 1 剂，水煎服。主治妊娠身痒。

（16）荆芥、防风、当归、知母、牛蒡子、石膏、火麻仁各 9 g，生地黄 12 g，牡丹皮 8 g，紫草 10 g。每日 1 剂，水煎服。主治妊娠身痒。

（17）茵陈、首乌藤、金钱草各 20 g，卷柏、栀子、制大黄、车前子、白鲜皮、泽泻各 10 g。每日 1 剂，水煎服。主治妊娠身痒。

（18）熟地黄 30 g，丹参 30 g，蝉蜕 45 g。上药共研细末。每次白开水冲服 3 g，每日 3 次，15 日为一疗程。主治妊娠身痒。

（19）白鲜皮 30 g，滑石 20 g。上药共研细末，每次 2 g，日服 2 次。主治妊娠身痒。

（20）地肤子 30 g。每日 1 剂，水煎服。主治妊娠身痒。

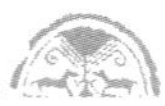

2. 外治方：

(1) 路路通、苍术各 60 g，百部、艾叶、枯矾各 15 g。皮损肥厚、苔藓化加威灵仙 15 g，阴痒加蛇床子 30 g。上药加水 1000～1500 mL，煮沸 20 分钟，滤汁，先熏后洗（水温 38 ℃～40 ℃）。每日 1 剂，每剂可熏洗 2～3 次，每次 30 分钟。忌食虾、蟹、海味、鸡及辛辣之品。主治妊娠身痒。

(2) 青蒿、萹蓄各 50 g，牡丹皮、防风、紫草各 20 g，地肤子、芒硝各 30 g。每日 1 剂，再将芒硝放入煎好的药液中，加适量热水，患者坐浴。每次 15～20 分钟，每日 1 次，7 日为 1 个疗程。主治妊娠身痒。

(3) 苦参 30 g，地肤子、蛇床子各 16 g，黄柏、蝉蜕各 10 g。水煎，先熏后洗，早晚各 1 次，每次 15～20 分钟。主治妊娠身痒。

(4) 薏苡仁、雄黄各 30 g，苦参、地肤子各 25 g，黄柏 15 g。每日 1 剂，水煎，熏洗患处，每日 1～2 次。主治妊娠身痒。

(5) 艾叶 100 g，防风、雄黄、花椒各 60 g。每日 1 剂，水煎，熏洗，每日 1～2 次，每日 1 剂。主治妊娠身痒。

第十一节　妊娠肠痈

一、病证概述

妊娠肠痈，多指妊娠急性阑尾炎，是妇女妊娠期较常见的一种外科合并症。妊娠期间盆腔充血，加之增大的子宫压迫，易诱发阑尾炎。妊娠中、晚期子宫增大，可使阑尾正常的解剖部位移动，从而使阑尾炎的症状和体征不典型，诊断较为困难。增大的子宫及大网膜移位或被推开，不利于炎症的局限化，易使炎症扩散，造成腹膜炎。妊娠期固醇类激素分泌增多，免疫抑制，也干扰了正常的炎症过程，炎症迅速扩展，容易引起穿孔、坏死，且病灶不易局限，故而预后不良。妊娠期患急性阑尾炎，炎症波及子宫，刺激子宫收缩，容易引起流产或早产。中医认为该病归属“孕痈”范畴。多因恣食膏粱厚味，湿热蕴于肠间，或因感受寒邪，郁而化热，或因劳倦过度，气机不畅，或因胎热内生，均可导致肠腑气血壅滞，运化失职，糟粕积滞，积热不去，酿成肠痈。临床常分为初发期（湿热瘀滞证）、酿脓期（湿热壅盛证）、化脓期（热毒壅盛证）3 个阶段。

二、妙法绝招解析

（一）湿热壅滞，肠管受伤（张志钧医案）

1. 病历摘要：万某，20 岁。妊娠 5 月余，诉 2 日前出现脐周疼痛，当时认为受凉所致，未予重视，仅自服生姜红糖汤一碗，但服后疼痛未止，且逐渐加剧，疼痛局限于右下腹，并出现轻度恶寒发热，口干，口中黏腻不爽，纳差乏味，大便 2 日未解，尿黄。检查：平右髂嵴处明显压痛及反跳痛，舌红苔黄腻，脉滑数。血常规：白细胞计数 $13.4\times10^9/L$，中性粒细胞 0.81。诊断为妊娠期急性阑尾炎。

证属湿热壅滞，肠管受伤。治宜通里攻下、行气活血。方选阑尾清解方加减。药用白花蛇舌草 30 g，金银花、蒲公英各 20 g，黄芩 15 g，生大黄、晚蚕沙、赤芍、白术、佩兰、白芷各 10 g。每日 2 剂，水煎服。服 5 剂后，发热已退，大便亦通，疼痛大减，腻苔渐化，惟饮食欠

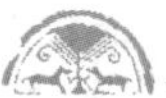

佳。药已见效，无须更张，原方加砂仁 6 g，服完 8 剂后，诸症消失，复查血常规正常，以加味香砂六君子汤调理善后。(《张志钧医案精选》，学苑出版社，2015)

2. 妙法绝招解析：急性阑尾炎属于中医“肠痈”的范畴。妊娠肠痈之所以形成，自然有饮食不洁，湿热内蕴，或饮食后急剧奔走、肠管受伤，或寒湿不适、情志不畅等诸多因素，然妊娠胞脉受阻，气血运行不畅，加之饮食不节，恣食膏粱厚味，湿热内蕴或积热瘀阻，终成妊娠肠痈，遵照“有故无殒，亦无殒也”之宗旨，在治疗上主张清下与保胎相结合，根据具体证情或佐以行气，或辅以利湿，或兼以活血。本型多见于蜂窝织炎型阑尾炎或阑尾周围脓肿早期。多由怀孕期间过分强调“先天怡养”，恣食肥甘厚味，饮食过量等所致，致使湿热内蕴或积热瘀阻，不通则痛，日久热灼血败、肉腐成痈。这种患者体质多壮实，主要表现为发热，右下腹或中腹部剧痛拒按，腹皮急，反跳痛明显，便秘，尿赤，口干，口腻或口苦，舌红苔黄腻，脉弦滑数。治以清热利湿，通理攻下法，辅以行气治血之品，方中蚕沙利湿和营，白芷燥淡消肿，排脓止痛，对阑尾炎有很好的疗效。

(二) 胎热内炽，瘀滞成痈 (沈经宇医案)

1. 病历摘要：王某，28 岁。妊娠 7 月余，半个月前脐部疼痛伴恶心，因痛势尚轻，未曾就诊。翌日脐腹痛移于右下腹，呈阵发性剧痛，赴医院急诊，诊断为妊娠合并阑尾炎，经外科保守疗法后好转。近 2 日来右下腹痛又加剧，腑通，体温正常。脉滑数，舌尖红，边青紫，苔薄腻。血常规分析：白细胞计数 12.8×10^9/L，中性粒细胞 0.8。诊断为妊娠期急性阑尾炎。

证属胎热内炽，瘀滞成痈。治宜清热败毒，和营散结。方选清肠饮加减。药用生地榆 30 g，金银花、连翘各 15 g，玄参、麦冬、当归、赤芍、白芍、紫苏梗、炒黄芩、浙贝母、炙僵蚕各 10 g，川楝子 6 g。生甘草 3 g。每日 1 剂，水煎服。服 3 剂后，右下腹痛减轻，诊脉滑数，舌边尖红，苔少。再宗原方去连翘、赤芍、川楝子，加生地黄 12 g，生槐花 10 g。续服 3 剂而愈。届月顺产一女，母女皆健。(上海中医药杂志，1995，5)

2. 妙法绝招解析：关于妊娠肠痈的治疗，遵照“有故无殒，亦无殒也”之宗旨，在治疗上主张治病与保相结合，本案引用《青囊秘诀》中清肠饮加减治疗。方中地榆其性下降，善理下焦之血，《本经》云“主除恶肉，疗金疮”，以其能和血也。当归、赤芍、白芍活血养阴；金银花、连翘、玄参、麦冬养阴以清肺热。浙贝母、僵蚕散结消痈，加川楝子、紫苏梗以泻肝理气，紫苏梗更有安胎之功。全方共奏养阴清热、和营散结之效。临床经验表明：在多例妊娠肠痈经西医外科保守治疗后，右下腹痛缓作而未消失，用清肠饮去薏苡仁，加川楝子、橘叶、橘核、炒白芍、紫苏梗、佛手等泻肝理气之品，皆能取效。

三、文献选录

孕痈，病名出《妇人大全良方》卷十五“龚颜德孕痈方第十”。指孕妇腹内生痈。多因邪热蕴结，气血壅滞所致。宜清热解毒，活血消肿，方用千金牡丹皮汤，或神效栝楼散。可参内痈治疗法，然须注意防止坠胎。孕痈（西医病名：妊娠合并急性阑尾炎）之病名见于《陈素庵妇科补解》，又称妊娠肠痈。孕痈多因热毒蕴结等所致，是以妊娠期间合并肠痈为主要表现的疾病。本病即西医学所说妊娠合并急性阑尾炎。常有慢性肠痈病史，有转移性右下腹疼痛及明显触痛，伴恶心、呕吐，发热。外周血白细胞总数增高，分类有核左移。成痈期孕痈初起，绕脐疼痛并向右下腹转移，拒按，痛引二阴，发热口渴，恶心呕吐，便秘，舌红苔黄腻，脉弦滑数。解毒安胎。成脓期表现为：腹痛剧烈，压痛反跳痛明显，腹肌紧张，高热，口渴欲饮，面赤唇红，尿黄便秘，舌红绛而干，苔黄厚或黄腻，脉弦洪数。治宜清热排脓。

（一）辨证论治选录

张梅林治疗妊娠阑尾炎表现为炎分三型辨治：①瘀滞型。主要表现为右下腹疼痛或转移性右下腹疼痛，伴有轻度发热，脘腹胀闷，嗳气，纳呆、恶心，舌质稍红、苔白，脉弦滑。治以行气活血为主，辅以清热解毒、泄热通腑。拟阑尾化瘀汤加减：金银花、蒲公英各 30 g，牡丹皮 15 g，炒川楝子、桃仁、木香、厚朴、延胡索、枳壳、大黄（后下）各 10 g。②蕴热型。主要症状有：右下腹痛甚，壮热不退，恶心呕吐，纳呆，便秘或腹泻，口干苦，小便黄，舌质红，苔黄或燥，脉洪数。治以清热解毒、泄热通腑为主。用红酱蛇草丹黄煎加味：红藤、败酱草、白花蛇舌草、蒲公英、金银花各 30 g，牡丹皮、延胡索各 15 g，厚朴、木香、大黄（后下）各 10 g。③毒热型。主要症状有右下腹胀痛拒按，可扪及软性包块，呕恶不食，发热口干，唇干舌燥，便秘、小便黄赤，舌红苔腻，脉滑数。治以清热解毒、通腑排脓，佐以养阴。方以阑尾清解汤加减：蒲公英、冬瓜仁、薏苡仁各 30 g，金银花、牡丹皮、玄参、天花粉各 20 g，大黄（后下）、木香、厚朴、炒川楝子、赤芍各 10 g，甘草 3 g。待热除痛止后，则用益气养阴、健脾养胃法善后调理。（四川中医，1994，3）

（二）临床报道选录

1. 官纯寿等中医药治疗妊娠期急性阑尾炎 17 例：药用蒲公英 90 g，厚朴、生大黄（后下）各 15 g。痛剧者加延胡索、川楝子、木香、赤芍各 10 g；热盛者加金银花 30 g，连翘 15 g；大便通畅，热象减轻后酌加活血化瘀药，如鸡血藤 30 g，皂角刺 15 g，牡丹皮 12 g，当归 10 g。患者入院后 24 小时内服上方 2 剂，以后每日 1 剂，直至症状及体征消失。共治疗 17 例，结果治愈 15 例，占 88.2%，其中单纯运用中医药者 13 例（瘀滞型 12 例，蕴热型 1 例），以中药为主加用抗生素者 2 例（蕴热型）；好转 1 例（毒热型），占 5.9%。另 1 例死亡（毒热型），占 5.9%。总有效率为 94.1%。（中医杂志，1984，7）

2. 曹天顺等中西医结合治疗妊娠合并阑尾炎 110 例：方药以自拟阑尾汤，红藤、白花蛇舌草各 60 g，紫花地丁、金银花、蒲公英、益母草、生薏苡仁各 30 g，生黄芪 20 g，川楝子、赤芍、莱菔子、黄芩各 15 g 等进行化裁。蕴热型可加芒硝；毒热型可酌加桃仁、皂角刺；湿热型可用龙胆泻肝汤加减。西医治疗根据病情适当补液，抗生素以青霉素为主，禁用四环素族，少用磺胺类药。治疗结果：痊愈 104 例，占 94.6%，手术 6 例，占 5.4%；疗程最长者 34 日，最短者 3 日，平均 9 日。（天津中医，1992，1）

3. 孙朗清等中西医结合治疗妊娠合并阑尾炎 67 例：方选阑尾化瘀汤加减。药用生大黄、川厚朴、枳壳、牡丹皮、黄芩、败酱草、鬼针草、川楝子、延胡索、金银花、紫苏梗。气滞重加青皮、台乌，血瘀重加当归尾、赤芍。湿热型治宜通里攻下，清热利湿。方用阑尾清化汤加减：生大黄、川厚朴、枳壳、牡丹皮、冬瓜仁、败酱草、白花蛇舌草、金银花、紫花地丁、赤芍、川楝子、连翘。热重于湿加黄连、黄芩，湿重于热加苍术、藿香。热毒型治宜清热解毒，通里攻下。方用黄连解毒汤加减：生大黄、川厚朴、枳壳、黄连、黄芩、黄柏、栀子、金银花、连翘、紫花地丁、败酱草、鬼针草。胎动不安，阴道出血加益母草、阿胶、生地黄。阳明气热，不恶寒反恶热，大汗，渴欲饮水，脉洪大有力，合白虎汤。邪热入营合清营汤。高热不退，神昏加安宫牛黄丸、紫雪丹。中药每日 1 剂。伴严重感染，加用抗生素。治疗结果：治愈 63 例，好转 4 例。瘀滞型 19 例均治愈；湿热型 37 例中治愈 36 例，好转 1 例；热毒型 11 例中，治愈 8 例，好转 3 例。67 例中流产 4 例，其中湿热型 1 例，热毒型 3 例。一般患者疗程 5～8 日，最长者 20 日，平均 7 日。（福建中医药，1995，2）

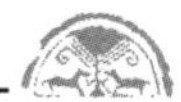

（三）经验良方选录

1. 内服方：

（1）金银花、蒲公英、冬瓜子各 60 g，红藤 30 g，生大黄、广木香各 15 g。每日 1 剂，水煎，2 次分服。热盛便秘加芒硝 10 g；气滞加川楝子、枳壳各 10 g；湿盛舌苔腻加薏苡仁、白花蛇舌草各 20 g；合并脓肿加败酱草、桔梗；病情重者，每日 2 剂。主治妊娠肠痈。

（2）金银花 30 g，连翘、紫花地丁各 15 g，当归 12 g，生地黄、牡丹皮、乳香、蒲公英、川贝母各 9 g，黄芪、没药、皂角刺、大黄各 6 g。每日 1 剂，水煎，2 次分服。主治妊娠肠痈。

（3）冬瓜子 30 g，大黄 15 g，党参、白术、延胡索、川楝子、荔枝核、龟甲、菊花、牡丹皮各 10 g，姜黄、乳香、没药各 6 g，甘草 3 g。每日 1 剂，水煎，2 次分服。主治妊娠肠痈。

（4）蒲公英 100 g，金银花、紫花地丁各 50 g，柴胡 20 g，牡丹皮、白芍、生地黄、玄参、当归尾、连翘各 15 g，青皮、甘草各 10 g。每日 1 剂，水煎，2 次分服。主治妊娠肠痈。

（5）金银花、蒲公英各 25 g，牡丹皮、川楝子、大黄各 12 g。每日 1 剂，水煎沸 15 分钟，滤出药液，再加水煎 20 分钟，去渣，两煎所得药液兑匀。分服。主治妊娠肠痈。

（6）金银花 30～60 g，大活血 15～30 g，木香 6～10 g，生大黄 10～20 g（后下）。水煎服，每日 1 剂，日服 2 次。病重者每日 2 剂，日服 4 次。主治妊娠肠痈。

（7）川楝子、甘草各 20 g，金银花、蒲公英各 15 g，乳香 12 g，陈皮、青皮、炒枳壳、连翘各 10 g。每日 1 剂，水煎，2 次分服。主治妊娠肠痈。

（8）败酱草、冬瓜仁、薏苡仁各 24 g，大黄、牡丹皮、白芍、青皮、陈皮、木香各 10 g，乳香、甘草各 5 g。每日 1 剂，水煎，2 次分服。主治妊娠肠痈。

（9）败酱草、冬瓜仁、金银花、紫花地丁各 30 g，大黄、枳实、川楝子、黄芩、牡丹皮、甘草各 10 g。每日 1 剂，水煎，2 次分服。主治妊娠肠痈。

（10）香附 15 g，栀子、枳实、麦芽、山楂、木香、鸡内金各 10 g，远志、神曲、枳壳、甘草各 5 g。每日 1 剂，水煎，2 次分服。主治妊娠肠痈。

（11）薏苡仁、蒲公英、白花蛇舌草各 30 g，冬瓜仁、金银花、败酱草各 20 g，生甘草 5 g。每日 1 剂，水煎，2 次分服。主治妊娠肠痈。

（12）生石膏、薏苡仁、蒲公英、金银花各 25 g，大黄、败酱草、延胡索、川楝子各 12 g。每日 1 剂，水煎，2 次分服。主治妊娠肠痈。

（13）薏苡仁 30 g，茯苓 20 g，桃仁、赤芍、牡丹皮、桂枝、生姜各 10 g，甘草 5 g。每日 1 剂，水煎，2 次分服。主治妊娠肠痈。

（14）白花蛇舌草 120 g，冬瓜仁、败酱草各 30 g，牡丹皮 15 g，大黄、桃仁各 10 g。每日 1 剂，水煎，2 次分服。主治妊娠肠痈。

（15）白芍 120 g，茯苓、泽泻各 30 g，香附 18 g，当归、川芎、白术各 12 g。每日 1 剂，水煎，2 次分服。主治妊娠肠痈。

（16）败酱草 30 g，泽泻 25 g，白术、茯苓各 12 g，当归、川芎各 10 g。每日 1 剂，水煎，2 次分服。主治妊娠肠痈。

（17）炒白芍 12 g，炒枳壳 9 g，软柴胡 9 g，红藤 9 g，生甘草 3 g。每日 1 剂，水煎，2 次分服。主治妊娠肠痈。

（18）金银花、蒲公英各 60 g，生地榆、生甘草各 30 g。每日 1 剂，水煎，2 次分服。主治妊娠肠痈。

（19）白花蛇舌草 100 g，蒲公英、生甘草各 30 g，红藤 10 g。每日 1 剂，水煎，2 次分服。

主治妊娠肠痈。

(20) 蒲公英、金银花、败酱草各 50 g，紫花地丁 30 g。每日 1 剂，水煎，2 次分服。主治妊娠肠痈。

2. 外治方：

(1) 生大黄、生薏苡仁、败酱草、蒲公英各 30 g，紫花地丁、桃仁各 24 g，延胡索、牡丹皮、冬瓜仁各 18 g，乳香、没药各 10 g，附子 3 g。上药共入一纱布袋内，封袋口，置锅内加 4 碗水，小火煎 30 分钟，入 25 g 白酒，离火，乘温取出，略挤去水。敷于痛处，每日数次，病愈止。主治妊娠肠痈。

(2) 大青叶 90 g，芙蓉叶、生大黄、黄柏、黄连、五倍子、白矾、胆矾、铜绿、广丹、乳香、没药各 30 g。上药研末。以 500 g 麻油加热，入少许花椒，煎焦去渣，加黄蜡（冬季 100 g，夏季 150 g），稍冷却加入 300 g 药粉，制成软膏。贴敷患处，每日换 1 次。主治妊娠肠痈。

(3) 浙贝母 125 g，白芷、生大黄各 75 g，樟脑、冰片各 25 g，木香、薄荷冰各 12 g，白凡士林适量。浙贝母、白芷、生大黄、木香研末后加入樟脑、冰片、薄荷冰，每 27 g 药粉加入 90 g白凡士林制成软膏。敷于患处，每日换 1 次。主治妊娠肠痈。

(4) 煅石膏 30 g，虎杖 25 g，冰片 1.5 g。虎杖烘干研细末，与煅石膏粉、冰片调匀，再研一遍，用醋或水调成糊膏，垫一层纱布，敷于下腹部。每日至少敷 8 小时以上。药膏干后，再洒些醋或水，保持药膏的湿润。主治妊娠肠痈。

(5) 紫皮大蒜 180 g，芒硝 30 g。将大蒜去皮，与芒硝共捣成泥状。患处先用凡士林涂擦，再将药糊均匀敷上，外用纱布包好、胶布固定，每日 1 次。若白细胞数增高，可适当加用青霉素等抗生素。主治妊娠肠痈。

(6) 芒硝 500 g。上药研为细末，装入纱布袋内，压成饼状，敷右下腹。药袋不时洒些温开水，使之经常保持湿润。连续敷 8 小时。每日 2 次。连敷数日。主治妊娠肠痈。

(7) 芋头、生姜各 50 g，面粉 30 g。将芋头、生姜去皮洗净，捣烂如泥，加入面粉调匀，外敷患处。每次 3 小时，每日 1 次。主治妊娠肠痈。

(8) 大田螺适量。大田螺去壳，将其肉捣成烂泥，用荞麦面拌成糊，再捣和，摊于纱布上，贴在阑尾部，每日更换 2 次。主治妊娠肠痈。

(9) 侧柏叶、大黄各 6 g，黄柏、薄荷、泽泻各 3 g。上药共为细末，用蜜糖适量调成糊状。敷于患部，药干即换。主治妊娠肠痈。

(10) 两面针根皮 50 g，天南星、了哥王叶、一点红、黄葵根皮各 40 g。加食醋适量，共捣如泥。外敷患处。主治妊娠肠痈。

(11) 桃仁、红花、紫荆皮、当归、赤芍、乳香、没药、白芷、石菖蒲各 10 g。为末，醋调敷。主治妊娠肠痈。

(12) 土大黄叶或全草（鲜品）适量。上药切碎，捣烂成糊状，纱布包裹，敷于右上腹。主治妊娠肠痈。

(13) 大蒜 100 g，大黄、芒硝各 50 g，共捣如泥。外敷患处。主治妊娠肠痈。

3. 食疗方：

(1) 金银花、蒲公英各 30 g，赤小豆 100 g，白糖适量。先将金银花、蒲公英水煎去渣，再入赤小豆煮至熟烂，加入白糖服食。每日 1 剂，3 次分服。主治妊娠肠痈。症见腹部痛渐及右下腹痛，局部压痛或轻度反跳痛，伴有恶心、呕吐、发热等。

(2) 牡丹皮 90 g，桃仁 10 g，冬瓜仁 15 g，粳米 150 g，薏苡仁 50 g，白糖适量。先将牡丹

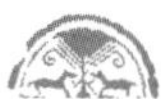

皮、桃仁水煎去渣，再入粳米、薏苡仁、冬瓜仁煮为稀粥，加入白糖服食。每日 1 剂，3 次分服。主治妊娠肠痈。

(3) 金银花 30 g，绿豆 60 g，粳米 100 g，白糖适量。先将金银花水煎去渣，再入绿豆、粳米煮为稀粥，加入白糖服食。每日 1 剂，2 次分服。主治妊娠肠痈。

第十二节　妊娠小便淋痛

一、病证概述

妊娠期间，出现尿频、尿急、淋沥涩痛等症状者，称“妊娠小便淋痛”，古称“子淋”，又称“妊娠小便难。”

本病发生，由于膀胱气化不利，水行不通，使小便淋沥而下。导致气化不利的原因多为湿热下注，或阴虚火旺，移热于膀胱。湿热下注，多属实证，尿色深黄，小便艰涩热痛，兼面赤心烦，口舌生疮等，宜以导赤散加味泻火通淋；阴虚火旺者属虚证，有小便频数淋沥，量少，色茶黄，小便刺痛，兼潮热颧红，五心烦热等，应以知柏地黄丸加味滋阴凉润通淋。治疗原则，虽属有热，总宜清润为主，不宜过用苦寒通利渗泄，以免损伤胎气，而致小产坠胎。

二、妙法绝招解析

(一) 肺热灼津，水道不利（姚寓晨医案）

1. 病历摘要：高某，26 岁。妊娠 5 个月，始则咳嗽胸闷，气机阻滞，继而小便频数，涩痛不利，且咳嗽较甚，小溲涩痛，胸闷胀满不舒，心烦口干咽燥，尔后烘热阵作，甚则自觉胎动不安，小便常规，白细胞（＋＋），红细胞（＋＋），小便细菌培养无异常。脉滑数，舌苔薄黄，舌偏红。诊断为妊娠小便淋痛。

证属肺热灼津，水道不利。治宜润肺生津，泄热安胎。药用苎麻根 20 g，碧玉散（包）、十大功劳叶各 15 g，车前子、云茯苓各 12 g，桑白皮、炒黄芩、焦山栀子、麦冬、紫苏梗各 10 g。每日 1 剂，水煎服。服 5 剂后，咳嗽、尿痛均减，小便化验正常，惟仍感心烦口干，入暮烘热。再予原方加北沙参、肥玉竹、嫩白薇、柏子仁各 12 g。连服 4 剂，诸症大减，再服 4 剂，终获痊愈。(《姚寓晨妇科证治选粹》，人民军医出版社，2014)

2. 妙法绝招解析：《沈氏女科辑要笺正》云“小溲淋闭而心烦闷乱，是热盛于上，水源枯涸，非仅胞中之病。”肺失宣通，或肺热灼津，水道不利而见小溲淋痛者，当分虚实论治，虚者重在润肺生津，滋其化源，实者重在清肃肺金，顺理气机。本病病因总因于热，热灼膀胱，气化失司，水道不利。患者始有心烦咳嗽，继则尿淋便痛，病由上及下，乃肺气壅闭，热盛于上使然。故方选《证治汇补》清肺饮加减，用黄芩、栀子清肺以泄热；麦冬、黄芩润肺以利水；紫苏梗、苎麻根理气止血以安胎；桑白皮、车前子宣通下焦。共奏清肺通淋安胎之功。

(二) 胎火亢盛，传入膀胱（孙朗川医案）

1. 病历摘要：赵某，25 岁。妊娠 7 个月，一周来小溲频量少，淋急涩痛，伴口苦而干，腰部酸楚，胎动不安，观其形体壮硕，面色微赤，脉滑有力，舌质红，苔黄。半个月前经产前检查未见异常。诊断为妊娠小便淋痛。

证属胎火亢盛，传入膀胱。治宜清火通淋，佐以安胎。药用生地黄、玄参、苎麻根、川续断各 15 g，淡竹叶、生栀子、麦冬、白芍、黄芩、车前子（布包）各 9 g，木通 6 g。每日 1 剂，水煎服。服 2 剂后，小便较清，涩痛锐减，腰酸亦瘥，舌质偏红，苔黄，脉滑。药既中鹄，继从上方续服 2 剂告愈。(《孙朗川妇科经验》，福建科学技术出版社，1988)

2. 妙法绝招解析：妇女妊娠期间，小便频数，淋急涩痛为子淋。伴见血尿，应排除合并胎漏。前者血源于尿道，后者血出自阴门，且多伴有腰酸腹痛，胎动不安等症。鉴于妊娠血聚养胎，阴血不足，阳气偏旺，热蕴于内，引动心火，心火移热于小肠，传入膀胱，热灼津液，故小便淋沥涩痛。本病与内科淋证病机有所不同。本案为心火偏亢。治疗应以清润为主，忌过分滑利通淋，方用导赤散加减。诸如瞿麦、木通、滑石、大黄等药均应慎用，若必须用者，其用量不宜大。本例患者体壮面赤，口苦而干，舌红苔黄，脉来有力。缘于胎火亢盛，热传膀胱，气化不行，水道不利。火旺迫胎，故并见腰部酸楚，胎动不安。方以栀子、淡竹叶、木通、车前子清火通淋；玄参、麦冬、生地黄壮水制水；黄芩、白芍、苎麻根清热安胎；川续断益肾安胎保孕。共奏清火通淋安胎之功。

三、文献选录

妊娠小便淋痛，中医病名。是指妊娠期间出现尿频、尿急，淋沥涩痛等症，称“妊娠小便淋痛”，或“妊娠小便难”，俗称“子淋”。本病相当于西医学的妊娠合并尿道炎、膀胱炎、肾盂肾炎等泌尿系统感染的疾病。妊娠小便淋痛是临床常见的妊娠合并症。本病一般预后良好，但部分患者可发展成慢性肾盂肾炎。

（一）古代文献选录

1.《产科心法》：肾开窍于二阴，与膀胱为表里，热则小便淋沥，甚者心烦闷乱，用子淋散主之。

2.《妇人大全良方》：夫淋者由肾虚膀胱热也，肾虚不能制水，则小便数也。膀胱热，则小便行涩而数不宣。妊娠之人胞系于肾，肾间虚热而成淋，疾甚者心烦闷乱，故谓之子淋也。

3.《沈氏女科辑要笺正》云：“阴虚热炽，津液耗伤者为多。不比寻常淋沥皆由膀胱湿热郁结也。非一味苦寒胜湿淡渗利水可治”，进一步完善了本病的病因病机及治疗。

（二）辨证论治选录

本病常见的有阴虚津亏、心火偏亢、湿热下注 3 型：①阴虚津亏证。妊娠期间，小便频数，淋沥涩痛，阴虚内热，津液亏耗，膀胱气化不利，大便干结，颧赤唇红，舌红少苔，脉细滑数。治宜滋阴清热，润燥通淋。方选知柏地黄丸加味。药用知母、熟地黄、黄柏、芍药、泽泻、茯苓、牡丹皮、山茱萸、麦冬、五味子、车前子。②心火偏亢证。妊娠期间，小便频数，尿短赤，艰涩刺痛，面赤心烦，渴喜冷饮，甚至口舌生疮，舌红欠润，少苔或无苔，脉细数。治宜清心泻火，润燥通淋。方选导赤散（《小儿药证直诀》）加味。药用甘草梢、生地黄、木通、淡竹叶、玄参、麦冬。③湿热下注证。妊娠期间，突感尿频尿急尿痛，尿意不尽，欲解不能，小便短赤，小腹坠胀，胸闷纳少，带下黄稠量多，舌红苔黄腻，脉弦滑数。治宜清热利湿，润燥通淋。方选加味五苓散（《医宗金鉴》）。药用黑栀子、赤茯苓、当归、黄芩、白芍、甘草梢、生地黄、泽泻、车前子、木通、滑石。

（三）经验良方选录

1. 内服方：

(1) 羌活、茵陈、黄芩、甘草、防风、猪苓、泽泻、知母、当归、升麻、葛根、苦参、苍术、白术、蒲公英各 10 g。加水煎沸 15 分钟，滤出药液，再加水煎 20 分钟，去渣，两煎药液兑匀。分服。每日 1～2 剂。主治妊娠小便淋痛。

(2) 东北人参 10 g（另煎，兑入），伏龙肝、茯苓、熟地黄各 30 g，党参、附子、白术各 15 g，山茱萸、牡丹皮、泽泻、淫羊藿、芡实、金樱子各 10 g，肉桂、仙茅各 5 g。每日 1 剂，水煎服。主治妊娠小便淋痛。

(3) 炒黄柏、炒知母、蒲公英、忍冬藤、白花蛇舌草各 30 g，淡竹叶 10 g，肉桂 5 g。每日 1 剂，水煎服。病程 10 日左右，妊娠 1～9 个月不等。服药 1～10 剂。主治妊娠小便淋痛。

(4) 鲜凤尾草 60 g，第 2 次淘米水 3 碗，精盐少许。将凤尾草洗净，与米泔水入锅煎至 1 碗，去渣，加入精盐饮服。每日 1 剂。主治妊娠小便淋痛。

(5) 生地黄、牛膝各 20 g，滑石、生蒲黄、栀子、郁金、龙胆、柏子仁各 15 g，石莲子 25 g（打碎），大黄 10 g，白茅根 100 g，小蓟 50 g。每日 1 剂，水煎服。主治妊娠小便淋痛。

(6) 墨旱莲、仙鹤草、阿胶（烊化）、党参、黄芪各 15 g，熟地黄 20 g，当归、地榆各 10 g，白术、升麻、甘草各 6 g。每日 1 剂，水煎服。主治妊娠小便淋痛。

(7) 何首乌、生地黄、白茅根、地榆、小蓟各 15 g，栀子、女贞子、墨旱莲、黄柏、泽泻、牡丹皮、车前子各 12 g，知母 10 g。每日 1 剂，水煎服。主治妊娠小便淋痛。

(8) 蒲公英 30 g，金银花、生地黄各 20 g，山药、泽泻、茯苓各 15g，知母、黄柏、枣皮、牡丹皮、牛膝各 10 g。每日 1 剂，煎服 2～3 次。主治妊娠小便淋痛。

(9) 大蓟、小蓟、紫花地丁各 30 g，牡丹皮、赤芍、皂角刺、地榆、土茯苓、墨旱莲各 20 g，木香、淡竹叶、生地黄、玄参各 10 g。每日 1 剂，水煎服。主治妊娠小便淋痛。

(10) 葶苈子、冬瓜子、冬瓜皮、杜仲各 10 g，猪苓、枸杞子、蒲黄、黄柏、陈皮、阿胶（烊化）各 5 g，济生肾气丸 1 粒（吞服）。每日 1 剂，水煎服。主治妊娠小便淋痛。

(11) 白茅根 60 g，黄芪、党参、白术各 20 g，升麻、当归、地榆、白及、仙鹤草、蒲公英各 10 g，三七 3 g（研细）。每日 1 剂，水煎服。主治妊娠小便淋痛。

(12) 车前子 40 g，菟丝子、生地黄炭各 30 g，赤茯苓、郁金、当归、芥穗炭、牡丹皮、苏木各 10 g，灯心 3 g。每日 1 剂，水煎服。主治妊娠小便淋痛。

(13) 萱草根 30 g，莲子须、白芍、熟地黄、人参、蚕绢灰、冬葵子各 9 g，人参 6 g，血余炭 3 g。每日 1 剂，水煎服。忌辣物。主治妊娠小便淋痛。

(14) 金银花 12 g，山栀子、黄芩、赤茯苓、甘草梢、木通、车前子（包煎）、泽泻、萹蓄、卷柏各 9 g。每日 1 剂，水煎服。主治妊娠小便淋痛。

(15) 生地黄、土茯苓各 12 g，知母、黄柏、牡丹皮、茯苓、泽泻、麦冬、车前子（包煎）、白薇各 9 g。每日 1 剂，水煎服。主治妊娠小便淋痛。

(16) 灯心草 6 g，柿饼 2 个，白糖 15 g。先将灯心草水煎去渣，再入切碎的柿饼煮汤，加入白糖即成。每日 2 剂。主治妊娠小便淋痛。

(17) 瞿麦、小蓟、牡丹皮各 10 g，白头翁、木香、秦皮、知母、黄柏各 5 g，黄连 3 g。每日 1 剂，水煎服。主治妊娠小便淋痛。

(18) 乌梅 15 g，车前草 10 g，白糖 20 g。先将乌梅、车前草水煎取汁，加入白糖即成。每日 1 剂。主治妊娠小便淋痛。

(19) 白茅根 150 g，葡萄汁 50 mL。先将白茅根水煎去渣，再入葡萄汁煮沸即成。每日 1 剂。主治妊娠小便淋痛。

2. 外治方：

(1) 生蒲黄 50 g，鲜葱 200 g，冰片 3 g，雄黄末 10 g。将葱洗净，入沸水中焯 2 分钟，取出后与蒲黄共捣烂如泥，入冰片、雄黄末拌匀，趁热敷于关元穴（脐下 3 寸处），约半小时即可见

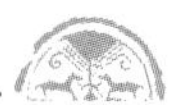

效。主治妊娠小便淋痛。

(2) 大葱 250 g，精盐 500 g。将大葱洗净切碎，和盐入锅炒热，用纱布包裹，待温度适宜时，热熨脐周围及小腹，冷则换药。一般需热熨数次，持续 2～4 小时。如无效，可连用 2～3 日。主治妊娠小便淋痛。

(3) 鲜生地黄、鲜麦冬、玄参各 15 g，栀子 10 g，大蒜、精盐各适量。上药捣烂如膏状，用时取适量药膏，贴脐，外用纱布覆盖，胶布固定。每日换药 2 次，贴至病愈为止。主治妊娠小便淋痛。

(4) 精盐 250 g，大蒜 120 g。将上药放铁锅内炒热，装入布袋，敷膀胱区中极、关元等穴。1 次热敷 30 分钟。若过热可垫毛巾，以防烫伤皮肤。主治妊娠小便淋痛。

(5) 白菜根块 8 个，蒜瓣子 3 个，大葱根 8 个，花椒 30 g，胡椒 15 g，用盆加水煎煮。熏洗二阴。每日 2～3 次。主治妊娠小便淋痛。

(6) 四季葱 500 g。四季葱（大葱连须）洗净，切断后炒热，每次用 250 g，用纱布包裹，自脐部顺次向耻骨部熨敷，每次约 30 分钟。主治妊娠小便淋痛。

(7) 滑石末 12 g，活田螺（连壳）2 个。将上二药共捣至融烂，加温开水适量调成糊状敷于脐孔中，干后再换，每日涂药 3～4 次。主治妊娠小便淋痛。

(8) 大蒜 1 头，栀子 7 枚，精盐少许。将大蒜、栀子捣烂如泥，加入精盐拌匀，敷于肚脐上，外用胶布固定。每日 1 剂。主治妊娠小便淋痛。

(9) 生四季葱白 12 根，精盐 12 g。将葱白和精盐共捣至膏状，取药膏摊在胶布中间，贴敷于脐眼上，每日换药 1 次。主治妊娠小便淋痛。

(10) 葱白 1 根，白胡椒 7 粒。将上 2 味共捣烂如泥，敷于脐中。外用胶布固定。一般敷药后 4～5 小时即可见效。主治妊娠小便淋痛。

(11) 车前子、连须大葱各 60 g。将上 2 味共捣烂，敷于脐部，外用胶布固定，再用热水袋热熨。每日 1 剂。主治妊娠小便淋痛。

(12) 滑石 120 g。滑石研细末，水调为糊状，敷脐及关元穴，纱布覆盖，胶布固定，干后换药。主治妊娠小便淋痛。

(13) 大蒜、蝼蛄各等份。将上 2 味捣烂如泥，敷于脐中，外用胶布固定，2～4 小时除掉。主治妊娠小便淋痛。

(14) 葱白 30 g，田螺肉 7～8 个。共捣烂如泥，敷于脐部，分数次敷，冷则更换。主治妊娠小便淋痛。

(15) 大葱 3 根，车前草 3 棵。共捣烂，敷于脐上，外用脐布固定。主治妊娠小便淋痛。

(16) 蚯蚓 5 条。将蚯蚓洗净捣烂，敷于小腹处，外用胶布固定。主治妊娠小便淋痛。

(17) 大葱 1 把。加水煎，捞出。敷会阴处。每日 2～3 次。主治妊娠小便淋痛。

(18) 大田螺、大蒜瓣各 20 g。共捣如泥。敷少腹部。主治妊娠小便淋痛。

3. 食疗方：

鲤鱼 1 条（重约 500 g），葵菜 500 g，葱白 125 g。鲤鱼去鳞及肠杂，加 3300 g 水，与葵菜、葱白煮熟，加少许精盐，吃鱼喝汤。清热解毒。主治妊娠小便淋痛。

第十三节　妊娠小便不通

一、病证概述

妊娠小便不通，中医病名。别名转胞、转脬。本病因气虚气滞复又胎体渐大水道受阻所致。是以妊娠期间小便不通，小腹胀急为主要表现的妊娠类疾病。多见妊娠七、八月，小便不利或尿频不畅；继则闭而不通。多伴有神疲倦怠、心悸气短、坐卧不安、腰酸肢软等症。

二、妙法绝招解析

(一) 胎气下坠，压迫膀胱 (裘笑梅医案)

1. 病历摘要：金某，26 岁。患者系第一胎，妊娠八个月，突然小便不通，少腹胀痛，烦不得卧，饮食如常。脉来沉细，苔薄质润。诊断为妊娠小便不通。

证属胎气下坠，压迫膀胱。治宜宽中理气，疏理水道。方仿《妇人良方》分气饮。药用茯苓、炒白芍各 10 g，炒枳壳、大腹皮、焦栀子各 9 g，紫苏梗、桔梗、陈皮、柴胡各 6 g。每日 1 剂，水煎服。服 3 剂后，小便较畅，少腹胀痛已不若前甚，能得安卧。前方除去大腹皮，嘱继服 5 剂，诸症得解，胎亦自安。(《裘笑梅妇科临床经验选》，浙江科学技术出版社，1984)

2. 妙法绝招解析：妊娠七八个月，饮食如常，小便涩滞难解或不解，心烦不得卧，少腹胀急疼痛，古称转胞。《丹溪心法》云"转胞证，心强忍小便，或尿急疾走，或饮食忌尿……气迫于胞，故屈戾不和舒张也。"本病之主要原因为胎气下坠，压迫膀胱，致膀胱不利，水道不通，尿不得出，属本虚标实。转胞属于偶然性，与子淋有相似之处，必须注意鉴别。本案为气滞郁蕴，不能通于胞脉，仿分气饮旨在疏理。

(二) 气虚下陷，胎元不举 (广州中医学院医案)

1. 病历摘要：惠某，女 30 岁。怀孕 7 个月，胎动正常，但突然小便不利，日趋点滴不通，腹部胀大，胀满不舒，抬送县医院，施行导尿，导毕腹胀大减。回家后，仍时欲小便，点滴不通，越二日，胀满更剧，急诊就医。观其腹大如鼓，舌苔正常，脉沉滑。诊断为妊娠小便不通。

证属气虚下陷，胎元不举。治宜益气健脾，升举胎元，方用补中益气汤加减。药用炙黄芪 24 g，党参 15 g，当归、白术、冬葵子、车前草各 9 g，升麻、陈皮、柴胡、炙甘草、生姜各 6 g。每日 1 剂，水煎服。服 1 剂后，即能自行小便，2 剂服完，一夜小便二三次，腹已不胀。原方服 2 剂，观察 3 日，胎动存在，小便如常，嘱回家休息。(《老中医医话医话》选编)

2. 妙法绝招解析：本例为气虚下陷小便不通，脉沉而滑，少腹胀满，未有其他肾虚内热之象，故判断其必因脾阳不足，脾气升举，有固定内脏位置的作用，故脾阳虚则中气下陷，致胎元不举，子宫下坠，压迫膀胱而为转胞，小便不得出。治以补中益气汤加味。冬葵子必平滑泄，善治妊娠小便不利。《千金要方》即以冬葵煎汤治子淋。《金匮要略》亦有葵子茯苓丸，重用冬葵治妊娠有水气，身重，小便不利。

(三) 气虚不举，脬为胎压 (郑长松医案)

1. 病历摘要：张某，女，38 岁。妊娠已逾 7 个月，因伤食腹泻致小便不通 3 日，在当地医院服中药两剂，现仍拔尿管后小便不能自解。伴有头晕目眩，神疲乏力，脘痞纳呆。舌淡红，苔薄白，脉滑稍数。诊断为妊娠小便不通。

证属气虚不举，脬为胎压。治宜补气升陷，托举胎元。药用生黄芪 30 g，党参 20 g，炒白术

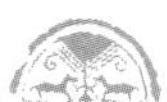

15 g，当归、桑寄生各 12 g，茯苓、车前子（包）、苦桔梗各 9 g，柴胡、枳壳、陈皮各 6 g，葱白（连须）1 个。每日 1 剂，水煎两次，共煎取 500 mL，分两次温服。并用大葱白（连须）500 g，生姜 50 g。共捣如泥，放锅内炒热，用布包成碗口大圆饼，放脐上热敷。服药 1 剂，热敷 1 次后，拔去尿管即能排尿，两剂药后小便畅快。（《郑长松妇科》，中国中医药出版社，2007）

2. 妙法绝招解析：本案旧有阴挺宿疾，知其素日气虚；复因伤食腹泻中气骤虚，致胎失其载，故脬为胎压，溺不得出；气虚下陷，清阳不升则头晕乏力；中阳不运则脘痞纳呆；化源不足则精神疲倦，舌淡红，苔薄白。方中黄芪、党参、白术补中益气、乘载胎元；桑寄生、茯苓、车前子益肾行水，通利小便；枳壳、柴胡升提阳气，托举胎元；桔梗、葱白开提脬气；当归补血养胎；佐陈皮则补而不滞。外用温通宣窍之葱白、生姜热敷以宣行宿溺。

三、文献选录

妊娠小便不利，甚至小腹胀急疼痛，心烦不寐，称为“妊娠小便不通”，古称“转胞”。发病因孕胞宫下坠，压迫膀胱所致。多因气虚气滞，复又胎体渐大，水液受阻所致。是以妊娠期间小便不通、小腹胀急为主要表现的妊娠类疾病。妊娠七八个月，小便不利，或尿频不畅，继则闭而不通，小腹胀急疼痛。伴有倦怠，心悸气短，坐卧不宁，腰酸肢软等症。见于妊娠中后期，小便不通，或频数不畅，无灼热涩痛之苦。

（一）古代文献选录

1.《柳宝诒医案》：考古人子淋治法，本不忌伤胎之品，诚以病不能与胎兼顾，正合《内经》“有故无殒”之义。此证气机陷坠，颇如气淋见象；常溺白屑，又与砂淋相似。重身三月，相火养胎，仿古人成法而变通之，兼参气淋治法，望其两不相碍，乃为得手。北沙参、黄芪、升麻、柴胡、甘草梢、赤苓、车前子、黑山栀、枳壳、春砂仁、海金沙（包）、淡竹叶、琥珀屑。本例为子淋。素体气虚，又因妊娠患淋，必兼中脘不舒，气虚下陷，小便滞涩不通，小腹胀满，故曰症状颇似气淋。又因妊娠血养胎儿，阴血偏虚，相火偏亢，移热于膀胱，故曰“相火养胎”。膀胱气化不利，小便淋沥，尿出细白碎屑，又颇似石淋状。治疗一宜补气升阳，一宜清热通淋，标本兼顾，补泻并施。方用升、柴、黄芪补中益气，用导赤散加味通淋利尿，再加用枳壳、砂仁宣通中气，琥珀善通诸淋，本案略于症状，详于治则，又为古人医案中独树一帜者。

2.《万密斋医案》：治一娠妇，小便淋沥不通，医做转胞治不愈。乃用槟榔、赤芍二味研末，顺取长流水煎汤调服，效。此方治男妇一切血淋及淋涩水道疼痛，用之无不神效。（《续名医类案》）本例为气血阻滞子淋，槟榔一味，可杀虫解毒，消积利气，行水通淋，赤芍凉血活血。妊娠患淋，亦有由于下部感染不洁之物，致热毒壅结膀胱，气血不利，小便不通者，应以清热解毒行气利水治之。此方缓通气血，利气行水，并不伤正，可谓简便易行。

3.《续名医类案》：①沈氏姜妊娠八月下利二十余日，利后患小便淋闭。渴而引饮，饮毕方去滴许，涩痛异常，已三昼夜。诊得肺脉独大，余脉虚涩。曰：下利经久，脾阴必耗，燥火自强，今见肺脉独大，是火处金位，金被火制，气化不及州都，便溺何由自出？经曰：病在下者治上，令上窍越则下窍自行矣。且妊妇之体，脉见虚涩，气血不能养胎可知，若再行趋下，不惟病不除，且有胎动之患。因予紫菀 15 g，专理顺气，下及膀胱；干葛 3 g，升发胃气，敷布津液；火郁则气燥，以杏仁、苏子润之；燥胜则风生，以薄荷清之；加枳壳、桔梗升提三焦之气，一剂小便如泉，再剂利下亦止。本例为肺胃阴伤，上焦气化不利，水道不行而致子淋，故以宣上行下之法。方用紫菀、杏仁、苏子、桔梗、薄荷凉润肺阴，辛开肺气，降肺利水；以葛根润胃阴，升发胃气；枳壳利气行水，一剂则上焦通，三焦通利，水便即行。②赵氏，怀孕六个月，小便涩少，心烦闷乱，按脉大而数，乃膀胱小肠虚热，虚则不能制水，热则不能通利，致成子淋。当用安荣散，其淋沥烦闷自痊。麦冬、党参、当归、滑石、通草、细辛、甘草，加灯心，水煎服。本例为气阴两虚，热郁膀胱而患子淋。以党参补气，麦冬、当归滋养阴血；滑石、通草、灯心清热利尿通淋，亦攻补兼施之法。

4.《徐灵胎医案》：①一妇妊娠六七个月，溺出涩痛，淋沥不止，脉带沉数，此湿热积于膀胱，气不施化，而溺窍不利也。先投五苓散服三剂而涩痛稍减，又以导赤散加麦冬、山栀子、黄芩、知母，调理一月，而精神倍加。本例为湿热积于膀胱而淋。孕后血养胎元，阴不上承，心火偏亢，移热小肠，传入膀胱，热伤津液，故小便涩痛。气不施化，排尿不利，先以五苓散促进膀胱气化，继以导赤散加山栀子、知母等清热通淋，终以逍遥散加麦冬调理一月，滋阴养血，柔肝理气，使气机通畅，气化得行；②一孕妇患淋，血赤涩痛，脉数沉涩，此热结水府，伤血室而阻塞溺窍也。先投加味木通汤，利其溺窍而涩痛减。又以知柏地黄汤去牡丹皮，加山栀子、麦冬，数服而血自止，后以八珍汤加麦冬、知、柏，调理一月而安全。本例为阴虚火旺型子淋。素体阴亏，肾水不足、孕后肾精养胎，阴精愈亏，虚火灼伤膀胱，津液不化，故小便淋涩。先以木通汤治标，通利小便，继以知柏地黄汤加减滋阴降火，终以八珍汤调理气血而愈；③儒者王文远室重身，患小便不通，小腹肿胀，喘急不能安卧者已三日，几至于危，六脉细数，重按无神。用八味丸一服，小便滴沥。再以前丸加车前子一剂，即利，肚腹顿宽，而产顺于安矣。为肾虚小便不通，六脉细数，重按无神，知其元气大虚，不能温化，水积膀胱，故小腹肿胀。先以八味丸补肾固本，继加一味车前子通利小便，标本同治而获效。

5.《朱丹溪医案》：医治一妇，年四旬，孕九月，转胞，小便闭三日矣。脚肿形悴，左脉稍和，此必饱食气伤，胎系弱，不能自举而下坠，压膀胱，偏一边，所以水窍不能出也。当补血养气，血气一正，胎系自举。以参、术、归尾、芍药、带白陈皮、炙甘草、半夏、生姜浓煎四帖，任其叫号，次早以四帖渣作一煎服，顿饮探吐之，大便大通，青黑水。后随就此方加大腹皮、炒枳壳、青葱叶、砂仁，作二十帖予之，以防产前后之虚，果得平安，产后亦健。气血虚弱，胎气不举，下坠压迫膀胱而转胞。先用八珍汤加减补养气血，继而待正气稍旺，再以探吐方法，使其上焦通利，终加利尿气药服 20 剂，气血得充，平安生产。

6.《贺岳医案》：贺岳曾治一孕妇将坐草，患小便不通，百药不效，愈饮愈闭。贺君诊之曰：此乃脾气虚弱，不能举胞，故胞下压塞膀胱，以至水道不通。大健其脾则胞举而小便自通。以白术 60 g（土炒），加炒砂仁 9 g，别加一二辅佐之药，服一剂小便立通。此为脾虚下陷，小便不通。惟方仅以白术、砂仁两味，白术补脾，砂仁醒脾利气，一补一行，亦获良效。（肖国士摘录）

（二）辨证论治选录

本病临床常见的有气虚、肾虚、血瘀 3 型：①气虚型。妊娠小便不通，小腹胀急疼痛，或小便清白，点滴而下，倦怠乏力，少气懒言，语音低微，面色少华，舌质淡，苔薄白，脉缓弱。治宜补气升清，化气行水。方选补中益气汤加味。药用人参、黄芪、甘草、当归、陈皮、升麻、柴胡、白术、桔梗、茯苓、通草等。②肾虚型。妊娠小便不通，小腹胀急疼痛，或小便色白而清，点滴而下，面色晦暗，腰膝酸软，舌质淡，苔白，脉沉细无力。治宜温补肾阳，化气行水。方选济生肾气丸。药用熟地黄、山药、山茱萸、牡丹皮、茯苓、桂枝、泽泻、附子、牛膝、车前子等。③血瘀型。产程不顺，产时损伤膀胱，妊娠小便不通或点滴而下，尿色略混浊带血丝，小腹胀急疼痛，舌正常或暗，脉涩。治宜活血化瘀，行气利水。方选加味四物汤。药用熟地黄、川芎、白芍、当归、蒲黄、瞿麦、桃仁、牛膝、滑石、甘草梢、木香、木通等。

（三）经验良方选录

1. 内服方：

(1) 泽泻 40 g，猪苓、茯苓各 20 g，党参、白术、桂枝、附子、乌药、木香、五味子、麦冬、淡竹叶各 10 g。加水煎沸 15 分钟，滤液，再加水煎 20 分钟，去渣，两煎药液兑匀。分服。每日 1～2 剂。主治妊娠小便不利。

(2) 茯苓、党参各 15 g，乌药 12 g，桂枝、白术、泽泻、猪苓、附子、木香各 10 g。每日 1 剂，水煎服，每日服 2 次。肾阳虚，膀胱气化失常。主治妊娠小便不利。

(3) 知母、黄柏、肉桂、熟附片、枳壳各 10 g，升麻 45 g。每日 1 剂，水煎服，日服 2 次。邪热客于下焦，肾关开合无能，膀胱气化无力。主治妊娠小便不利。

(4) 黄芪 60 g，党参、冬葵子各 20 g，茯苓 12 g，白术、知母、石韦各 10 g，柴胡、升麻、肉桂各 6 g，通草、甘草各 3 g。每日 1 剂，水煎服。主治妊娠小便不利。

(5) 生地黄 20 g，木香、甘草、阿胶（烊化）各 10 g。加水煎沸 15 分钟，滤液，再加水煎 20 分钟，去渣，两煎药液兑匀。分服。每日 1 剂。主治妊娠小便不利。

(6) 黄芪 50 g，熟地黄、泽泻、萹蓄、玄参、瞿麦各 20 g，王不留行、升麻、冬葵子、穿山甲珠、石韦各 10 g。每日 1 剂，水煎服。主治妊娠小便不利。

(7) 莲子、芡实各 15 g，沙苑子、益智仁各 9 g，生龙骨、煅牡蛎各 18 g（先煎）。水煎服。每日 1 剂，2 次分服。主治妊娠小便不利。

(8) 黄芪 50 g，党参、白术各 30 g，车前子 20 g，附子、桂枝、茯苓、泽泻、知母、黄柏各 10 g。每日 1 剂，水煎服。主治妊娠小便不利。

(9) 鲜旋覆花 30 g。将旋覆花洗净，置于杯中，捣烂如泥，加冷开水调匀，用纱布绞取其汁，分 2 次服，温开水冲服。主治妊娠小便不利。

(10) 泽泻 12 g，熟地黄、山药、茯苓、乌药各 9 g，牡丹皮、通草各 6 g，肉桂（后下）、制附子各 3 g。每日 1 剂，水煎服。主治妊娠小便不利。

(11) 枳实、厚朴、大腹皮各 9 g，大黄、乌药、木香、白芍各 6 g，柴胡、甘草、石菖蒲各 3 g。每日 1 剂，水煎服。主治妊娠小便不利。

(12) 茯苓、赤芍、瞿麦、车前子、生地黄、萹蓄各 9 g，淡竹叶 6 g，木香 4.5 g，灯心草 3 g。每日 1 剂，水煎服。主治妊娠小便不利。

(13) 党参、白术、白扁豆、茯苓、黄芪、乌药各 9 g，桂枝、升麻、桔梗、通草各 6 g。每日 1 剂，水煎服。主治妊娠小便不利。

(14) 灯心草 60 g，六一散 30 g，黄柏 15 g，木香、苍术、苦杏仁各 6 g。每日 1 剂，水煎服。主治妊娠小便不利。

(15) 玉簪花、蛇蜕各 6 g，丁香 3 g。共研细末，以米酒、水各半送服，每日 2～3 次。主治妊娠小便不利。

(16) 核桃仁 30 g，益智仁 15 g，山药 12 g。将上 3 味共捣烂，水煎饮服。每日 1 剂。主治妊娠小便不利。

(17) 栀子、茵陈、猪苓、茯苓、泽泻各 10 g，木通 4 g，枳壳 6 g。每日 1 剂，水煎服。主治妊娠小便不利。

(18) 肉桂、知母、黄柏、生地黄、淡竹叶各 10 g。每日 1 剂，水煎服。主治妊娠小便不利。

(19) 郁李仁、薏苡仁各 30 g。加水煎，去渣。顿服。每日 1～2 剂。主治妊娠小便不利。

(20) 玉米衣（即紧贴米粒之嫩皮）25 g。加水一碗，煮成半碗。饮用。主治妊娠小便不利。

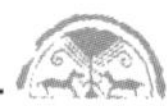

2. 外治方：

(1) 四季葱白 60 g，精盐 12 g。精盐入锅内炒极热，次入切碎的四季葱白同拌炒，待嗅及葱香时，旋即取出，装入白布袋中敷于脐下小腹上。孕妇取仰卧位，并抬高一只脚，左右不拘，最好以布带吊起。待小便解下后，去掉药袋。主治妊娠小便不利。

(2) 艾绒适量，精盐 30 g。将精盐研成细末，再将艾绒制成黄豆大小的艾炷，取适量精盐，敷于脐孔之上，上置艾炷灸之，每日连灸 21 壮，如不通者，可连续灸之，以小便通利为度。主治妊娠小便不利。

(3) 甘遂 15 g，甘草 10 g。将甘遂研成细末，用水调成膏，另将甘草煎汤备用。将甘遂糊敷于脐上，外用消毒纱布覆盖，再用胶布固定。另将甘草汤口服。主治妊娠小便不利。

(4) 冬葵子、滑石、栀子各等份。上药共研细末，取适量药末与葱汁调成膏状，贴脐中穴；纱布覆盖固定。每日换药 2 次，小便立通。主治湿热型妊娠小便不利。

(5) 升麻 20 g，党参、白术各 15 g。上药共研细末，和适量葱白共捣为膏状，敷贴于脐孔上，纱布覆盖固定，12 小时换药 1 次。主治气虚型妊娠小便不利。

(6) 车前草 30 g。以上 1 味洗净捣烂如泥，用湿毛巾将肚脐擦净，然后将药糊敷上。用绷带包扎固定，每日换药 2 次，连用 2～3 日。主治妊娠小便不利。

(7) 冬葵子、滑石、栀子、田螺 9 g。以上前 3 味共研细末，和田螺肉一同捣烂，将药糊敷于脐孔中，外用胶布固定。主治妊娠小便不利。

(8) 鲜葱白 15 根（连须），精盐 15 g，田螺 5 个（去壳）。一同捣烂，敷贴于脐孔上，外以纱布覆盖固定。隔 12 小时换药 1 次。主治妊娠小便不利。

(9) 葱白 250 g。以上 1 味洗净，切碎捣烂，放入锅中炒热，用布或毛巾包裹，热熨下腹部，冷则换之，每日 1 次。主治妊娠小便不利。

(10) 皂角、细辛各适量。上药共研细末，每次取 0.3～0.6 g，吹鼻取嚏。主治妊娠小便不利。

(11) 田螺肉 15 g，麝香 0.3 g。将田螺肉洗净捣烂，加入麝香拌匀，敷于石门穴（脐下 2 寸处）。每日 1 剂。主治妊娠小便不利。

3. 食疗方：

(1) 党参 20 g，泽泻 9 g，猪膀胱 1 只，精盐适量。将猪膀胱洗净切条，与党参、泽泻一同入锅，加水煮汤，用精盐调味，食肉饮汤。每日 1 剂，2 次分服。主治妊娠小便不利。

(2) 白茅根 50 g（鲜品 200 g），赤小豆 200 g，粳米 120 g。先将白茅根水煎去渣，再入赤小豆、粳米煮粥食用。每日 1 剂，2 次分服。主治妊娠小便不利。

(3) 山药、茯苓各 30 g，白糖 20 g。将山药、茯苓共制细末，加水煮至糊状，用白糖调服。每日 1 剂。补中益气，利尿。主治妊娠小便不利。

(4) 芡实 15 g，茯苓 10 g，粳米 100 g。将芡实、茯苓捣碎，与粳米一同入锅，加水煮粥食用。每日 1 剂，连服 1 个月。主治妊娠小便不利。

(5) 黑豆 50 g，狗肉 300 g，调料适量。将狗肉切块，与黑豆一同入锅。加水煮至烂熟，调味食用。每日 1 剂，2 次分服。主治妊娠小便不利。

(6) 生姜 15～20 g。将生姜洗净，咀嚼后用温开水送下。一般可在用药后 5 分钟内缓解症状，半小时后可再服 1 剂。主治妊娠小便不利。

(7) 羊肾 1 只，大米 120 g，精盐少许。将羊肾洗净，去脂膜，切片，与大米一同煮粥，加入精盐食用。每日 1 剂。主治妊娠小便不利。

（8）麻雀3只，葱花30 g，调料适量。将麻雀宰杀，去毛及内脏，按常法煮汤，加入葱花、调料食用。每日1剂。主治妊娠小便不利。

（9）玉簪花5 g，白茅花15 g。将上2味混匀，分3次放入杯中，用沸水冲沏，代茶饮用。每日1剂。主治妊娠小便不利。

（10）马蔺花、茴香、葶苈子各等份，黄酒适量。将前3味共研细末，每服5 g，每日3次，黄酒送服。主治妊娠小便不利。

（11）狗肉300 g，调料适量。将狗肉切片，加水煮汤，调味食用。每日1剂。主治妊娠小便不利。

（12）羊肉120 g，水发海参60 g，调料适量。按常法煮汤食用。每日1剂。主治妊娠小便不利。

第十四节　妊娠感冒

一、病证概述

妊娠感冒是常见病、多发病，由于抗病能力下降，故易患感冒。而患了感冒的孕妇害怕用药治疗会对胎儿产生不良影响，而且又不知道在感冒早期应怎样进行调护，最终使感冒发展严重而致发热。在孕早期，高热影响胚胎细胞发育，对神经系统危害尤其严重；高热还可使死胎率增加，引起流产。因此，孕妇如果患了感冒，应该在医生的指导下合理用药。一般来说孕期头3个月慎用一切药物，因为头3个月正是胚胎形成的关键时期，如果是轻度感冒，症状不严重，可以采取非药物疗法，如推拿、穴位按摩、理疗、气功调理等。多饮开水，或洗热水澡，都有助于身体康复，也比较安全。

二、妙法绝招解析

（一）卫阳不足，邪乘虚入（班秀文医案）

1. 病历摘要：黄某，35岁。受孕2月余，现恶寒，头晕痛，肢酸困软，四肢乏力，咳嗽有痰。色白质稀，心烦欲吐，肾纳不振，大、小便基本正常。脉浮滑数，苔薄白，舌质淡嫩。诊断为妊娠感冒。

证属卫阳不足，邪乘虚入。治宜补气安胎，顺气疏解。药用党参15 g，川续断、防风、葱白、大枣、生姜各9 g，砂仁、紫苏叶（后下）、枳壳各6 g。每日1剂，水煎服。连服3剂后，诸症大减，但尚有咳嗽，咽喉稍有痒感。脉不浮而尚微数，舌质如平。仍守益气疏解法。药用北黄芪15 g，党参12 g，苦杏仁、前胡、葱白各9 g，薄荷、桔梗各6 g。每日1剂，水煎服，连服3剂后，咽喉已不干，咳嗽消失，脉略数，舌质如平，拟培土生金，以图根治，药用党参15 g，云茯苓、白术、杏仁、紫菀各9 g，陈皮、炙甘草各5 g。连服3剂善后。（《班秀文妇科医论医案选》，人民卫生出版社，1987）

2. 妙法绝招解析：《难经·三十二难》云“心者血，肺者气，血为营，气为卫，相随上下，谓之营卫。”受孕之后，气血汇聚胞官，以养胎元，卫外之阳气相对不足，外邪乘虚从皮毛而入，故恶寒、头痛、咳嗽有痰。以益气安胎为主，兼以疏解之法治之，既能扶正保胎，又能疏解祛邪，诚为标本并治平稳之良法。药用党参、黄芪益气解表，白术安胎养血，诚为用药之高手！

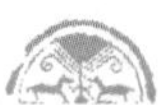

（二）气机不宜，湿热中阻（孙朗川医案）

1. 病历摘要：林某，27 岁，已婚。妊娠 7 个月，恶寒发热已 3 日，体温 38.3 ℃，咳嗽痰稠，口干不欲多饮，脘痞胸闷，食欲不振，小腹微痛，腰部酸楚，下肢微肿，二便不畅。脉滑数，舌苔微黄根浊。诊断为妊娠感冒。

证属气机不宜，湿热中阻。治宜芳香透邪，上宣下泄。药用黄芩、连翘各 9 g，紫苏梗、藿香、川厚朴花、白蔻花（后入）、苦杏仁、橘红、通草各 6 g。每日 1 剂，水煎服。连服 2 剂后，寒热已退，体温 36.8 ℃，咳嗽胸闷锐减，无腹痛腰酸。舌质偏红，苔根微浊，脉滑。外邪已解，继以苦辛寒合清热化湿以竟全功。药用赤小豆 18 g，佩兰、茵陈、连翘、黄芩各 9 g，苦杏仁、郁金、川厚朴、橘红、通草各 6 g。连服 2 剂告愈。(《孙朗川妇科经验》，福建科学技术出版社，1988)

2. 妙法绝招解析：妊娠血聚养胎，卫外不固，易招外感。且因胎体日渐增大，影响气机升降，而致气滞湿阻者亦属常见。本例妊娠 7 个月，新感外邪犯肺，三焦升降失职，气机不宣，湿热中阻，表现为寒热咳嗽，脘痞纳呆，二便不畅，舌苔根浊等症。经用芳香透邪，上宣下泄之药，外邪得以宣透，三焦湿热亦得通解，邪去正安。胎元自固，腰酸腹痛消失，自无早产之虞。

（三）外感风邪，兼挟湿浊（孙浩铭医案）

1. 病历摘要：刘某，40 岁。妊娠足月，寒热流连已九日，头痛身疼，精疲力乏，口渴食少，气短心悸，小便量少灼热，胎有重坠感。舌苔浊厚，脉弦大，胎心音低，下肢浮肿按之凹陷。诊断为妊娠感冒。

证属外感风邪，兼挟湿浊。治宜速解风邪祛湿，佐以安胎。药用赤小豆、白苎麻根、新竹茹、绵茵陈各 15 g，粉葛花、香连翘、淡豆豉（后入）、黑栀子各 9 g，枯黄芩、绿升麻、香白芷（后入）、紫苏梗各 6 g。每日 1 剂，水煎服。连服 1 剂后，寒热已罢，尚有心悸气短，头晕目眩，汗出颇多。傍晚少腹胀痛，大便不畅。脉来弦劲，舌苔薄黄。际此产期迫届，当以清火利胎为要。药用滑石（布包）、乌豆各 15 g，桑白皮 12 g，李根皮、枯黄芩、丹参各 9 g，紫苏梗、川芎、秦当归（后入）、盐枳壳、大腹皮各 6 g。连服 2 剂，数日后顺利分娩。(《孙浩铭妇科临床经验选》，福建人民出版社，1978)

2. 妙法绝招解析：本例迫届产期，风邪外袭，若不速散外邪，产后更难调治，故先投时方葛花连翘散与栀子等速解风邪，佐以苎麻根、竹茹、黄芩清火安胎，继进淡渗、滑利引下之品，如大腹皮、枳壳、滑石等，使风邪解后生产顺利。

（四）风热犯表，肺气不宣（李祥云医案）

1. 病历摘要：谷某，女，28 岁。孕 34 周，伴发热 4 日。体温 39 ℃左右，咳嗽，痰黄，咽痛，头痛且头昏，因怀孕不敢用西药，一直未治。苔薄腻，脉细数。诊断为妊娠感冒发热。

证属风热犯表，肺气不宣。治宜疏风解表，清热安胎。药用蒲公英、板蓝根各 30 g，牛蒡子、桑白皮各 12 g，黄芩、荆芥、防风、柴胡、炒山栀子、炙紫菀、炙款冬花、生甘草、白芷各 9 g。每日 1 剂，水煎服。服 5 剂后，高热已退，咳嗽仍作，痰量减少。苔薄腻，质淡红、脉细。再服 3 剂后，热未发，咳嗽止，咽痛除，妊娠安。(《李祥云治疗妇科病精华》，中国中医药出版社，2007)

2. 妙法绝招解析：患者孕后精血聚以养胎，以致体内阴虚阳亢，加之腠理疏松，风热外袭，外邪与内热相结，郁于肌表，而致风热感冒。治疗以疏风解表，清热安胎为原则。方中黄芩清热安胎；蒲公英、板蓝根、山栀子清热解毒利咽；荆芥、防风祛风解表；柴胡疏散退热；紫菀、款冬花、桑白皮润肺化痰止咳；牛蒡子清热利咽；白芷疏风解表止头痛；甘草清热解毒，祛痰止咳，调和诸药。

三、文献选录

（一）妊娠感冒服药的注意事项

1. 一般的感冒，症状较轻，如流清涕，打喷嚏等，对胎儿影响不大，也不必服药，休息几天就会好。但妊娠早期（5～14 周）是胎儿胚胎发育器官形成的时期，若患流行性感冒，且症状较重，则对胎儿影响较大，此间服药对胎儿也有较大风险。

2. 已知与人类有关的流感病毒有 300 多种，目前已知其中有 13 种病毒在感染母体后可影响到胎儿的生长发育，出现低能、智力受损及各种畸形。

3. 妊娠后，孕妇体内的酶有一定的改变，对某些药物的代谢过程有一定的影响。药物不易解毒和排泄，可有蓄积性中毒，在孕早期胎儿器官形成时，药物对胎儿有一定的影响，故感冒最好不吃药。但一些疾病本身对胎儿、母亲的影响远远超过药物的影响，这时，就应权衡利弊，在医生指导下合理用药。

4. 抗感冒药大多是复合制剂，含有多种成分，常见的有速效伤风胶囊、感冒通、康泰克、白加黑、康必得、克感康、快克等，这些药大都含组胺药，孕期不宜服用，特别是孕 4 周前。感冒药主要是对症药物，治标不治本，且对孕妇来说不是安全药品，所以专家建议孕妇最好不用抗感冒药。

5. 抗病毒药均对胎儿有不良影响，孕妇不宜使用，若必须使用，则应有医生指导。感冒伴有高热，多预示病情较重，应及时看医生。吲哚美辛是孕妇禁忌退热药，阿司匹林在孕 32 周后也不宜使用。孕妇感冒如无明确的细菌感染证据，如扁桃体炎、血压高、咳黄痰、流浓涕等，可不用抗生素。因为抗生素可通过胎盘作用于胎儿体内，有 20％～40％的可能性对胎儿构成危害，要在医生指导下，选择安全的抗生素。

（二）经验良方选录

1. 内服方：

（1）生石膏 30 g，板蓝根、葛根、鱼腥草各 15 g，桔梗、连翘、知母、金银花、大青叶、柴胡、羌活、黄芩各 10 g，甘草 3 g。每日 1 剂，水煎服。恶寒重加防风 10 g；头痛甚加白芷 10 g；鼻塞流泪打喷嚏加薄荷、苍耳子各 10 g；咽痛加玄参、山豆根各 10 g；声音嘶哑加射干、天花粉各 10 g；痰多胸闷加瓜蒌、葶苈子各 10 g；气喘加麻黄 5 g，苦杏仁 10 g；咳嗽加浙贝母、半夏各 10 g；口渴加芦根 10 g；便秘加大黄 5 g。主治妊娠感冒。

（2）板蓝根 30 g，葛根、白芷、连翘各 15 g，辛夷、浙贝母各 10 g。加水煎沸 15 分钟，滤出药液，再加水煎 20 分钟，去渣，两煎所得药液兑匀。分 2 次服。服后取微汗。每日 1～2 剂。无汗加荆芥穗 15 g；体弱阴虚加沙参 25 g；咳嗽加苦杏仁 15 g；胸闷纳呆，苔腻加白蔻仁 10 g。主治妊娠感冒。

（3）大青叶 30 g，白僵蚕、荆芥各 10 g，薄荷、蝉蜕、甘草各 5 g。每日 1 剂，水煎服。咽喉红，疼痛加山豆根、牛蒡子、玄参各 10 g；咳甚加浙贝母、陈皮、艾叶各 10 g；大便干燥加大黄 3 g。主治妊娠感冒。

（4）淡豆豉 12 g，荆芥、防风、苦杏仁、羌活、独活各 10 g，紫苏叶、桑叶各 9 g，焦枳壳、前胡、薄荷（后下）、陈皮各 6 g，鲜姜 2 片。每日 1 剂，水煎服。日服 2 次。主治妊娠风寒感冒。

（5）柴胡 10 g，防风、白芍各 6 g，陈皮 5 g，甘草 3 g，生姜 3 片。将上药水煎 2 次，取汁混匀，趁热饮服。每日 1 剂，水煎，早晚分服。主治妊娠风寒感冒。

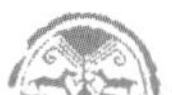

(6) 芦根 18 g，淡竹叶 15 g，金银花、连翘各 12 g，牛蒡子、桔梗各 10 g，淡豆豉 9 g，荆芥 6 g，甘草、薄荷各 3 g。每日 1 剂，水煎服。主治妊娠感冒。

(7) 金银花、淡豆豉各 10 g，桑叶 5 g，芦根、白糖各 15 g。将前 4 味水煎 2 次，取汁混匀，加入白糖，早晚分服。每日 1 剂。主治妊娠风热感冒。

(8) 首乌藤 40 g，沙参、麦冬、枇杷叶各 30 g，伸筋草、防风各 15 g，桔梗、甘草、苍耳子、红花各 10 g。每日 1 剂，水煎服。主治妊娠感冒。

(9) 金银花、连翘各 12 g，栀子、牛蒡子各 10 g，薄荷、桔梗、甘草各 6 g。每日 1 剂，水煎服，日服 2 次。主治妊娠风热感冒。

(10) 薏苡仁 12 g，茯苓 9 g，藿香 8 g，厚朴、法半夏、苦杏仁各 6 g，白蔻仁 3 g。每日 1 剂，水煎，2 次分服。主治妊娠伤暑感冒。

(11) 生石膏 50 g，柴胡、葛根各 30 g，土大黄 20 g。将上 4 味水煎 2 次，取汁混匀，早晚分服。每日 1 剂。主治妊娠风热感冒。

(12) 野菊花、金银花、蒲公英各 30 g，甘草 10 g。将上 4 味水煎 2 次，取汁混匀，早晚分服。每日 1 剂。主治妊娠风热感冒。

(13) 防风 10～15 g，葱白 2 根。将葱白切碎，与防风一同入锅，水煎 5 分钟，取汁，趁热饮服。每日 1 剂。主治妊娠风寒感冒。

(14) 淡豆豉 10 g，荆芥 5～10 g，薄荷 5 g。将上 3 味入锅，水煎 5 分钟，取汁，趁热饮服。每日 1 剂。主治妊娠风寒感冒。

(15) 嫩桑枝、白茅根各 30 g，霜桑叶、净连翘、苦桔梗、生甘草各 9 g。每日 1 剂，水煎服，日服 2 次。主治妊娠风热感冒。

(16) 板蓝根 30 g，葛根 15 g，鲜芦根 30 g。将上 3 味水煎 2 次，取汁混匀，早晚分服。每日 1 剂。主治妊娠风热感冒。

(17) 生姜 6～7 片，淡豆豉 20 g。将上 2 味水煎取汁，趁热饮服，饮后覆被小睡。每日 1 剂。主治妊娠风寒感冒。

(18) 板蓝根 30 g，羌活 10 g。将上 2 味水煎 2 次，取汁混匀，早晚分服。每日 1 剂。主治妊娠风热感冒。

(19) 葱白、生姜各 25 g。将葱白、生姜洗净切碎，每日 1 剂，水煎服。连服 2～3 剂。主治妊娠风寒感冒。

2. 食疗方：

(1) 糯米 50 g，葱白 7 根，生姜 6 g。先将葱白、生姜洗净切碎，备用。锅内加水适量，放入洗净的糯米煮粥，将熟时投入葱姜末，再煮沸即成。每日 1 剂。服后应盖被静卧，避免当风，以出微汗为度。主治妊娠风寒感冒。

(2) 厚朴、白扁豆各 15 g，香薷 10 g。将厚朴、香薷共制粗末，白扁豆用文火炒熟，捣碎研末。将上 3 味一同放入保温杯中，冲入沸水，加盖焖 30 分钟，代茶饮用。每日 1～2 剂。主治妊娠暑湿感冒。

(3) 萝卜、甘蔗各 500 g，金银花 10 g，淡竹叶 5 g，白糖 50 g。将萝卜、甘蔗洗净切块，与金银花、淡竹叶一同入锅，水煎取汁，加入白糖，代茶饮用。每日 1 剂。主治妊娠风热感冒。

(4) 菊花 30 g，金银花 20 g，桑叶 15 g。将上 3 味混匀，分成 4～6 份，每次取 1 份，放入茶杯中，冲入沸水，加盖焖 15～20 分钟，代茶饮用。每日 2～3 次。主治妊娠风热感冒。

(5) 菊花、牛蒡子各 10 g，苦杏仁 6 g，白糖 20 g。将苦杏仁去皮、尖，与菊花、牛蒡子一同入锅，水煎 2 次，取汁混匀，加入白糖，代茶饮用。每日 1 剂。主治妊娠风热感冒。

（6）金银花 30 g，山楂 10 g，蜂蜜 30 g。将金银花、山楂水煎 2 次，每次 3～5 分钟，将 2 次药汁合并混匀，调入蜂蜜，代茶饮用。每日 1 剂。主治妊娠风热感冒。

（7）紫苏叶 15 g，生姜 5 片，红糖 20 g。将紫苏叶、生姜片放入锅内，水煎 10～15 分钟，去渣取汁，调入红糖，趁热饮服。每日 1～2 剂。主治妊娠风寒感冒。

（8）干白菜根 1 个，生姜 6 g，红糖 30 g。将菜根、生姜洗净切片，水煎 2 次，取汁混匀，加入红糖，趁热饮服。每日 1 剂，早晚分服。主治妊娠风寒感冒。

（9）生姜 30 g，青大蒜头 20 g，红糖 50 g。将生姜、大蒜洗净切片，水煎 30 分钟，加入红糖，睡前 1 次服下。连服 3～6 剂。主治妊娠风寒感冒。

（10）桑叶、野菊花、枇杷叶各 10 g。将上 3 味共制粗末，放入保温杯中，冲入沸水，加盖焖 30 分钟，代茶饮用。每日 1 剂。主治妊娠流行性感冒。

（11）迎春花 15 g。将迎春花放入茶杯中，冲入沸水，加盖焖 15～20 分钟，代茶饮用。每日 1 剂。发汗，利尿。主治妊娠风热感冒。

（12）藿香 30 g。将藿香制为粗末，放入茶杯中，冲入沸水，加盖焖 15～20 分钟，代茶饮用。每日 1 剂。主治妊娠暑湿感冒。

（13）野菊花 10～15 g。将野菊花放入杯中，用沸水冲泡，代茶饮用。每日 2 剂。疏风清热，消肿解毒。用于预防感冒。

（14）生姜（切片）、葱白各 15 g，茶叶 9 g，红糖 20 g。共煎 10 分钟，去渣。顿服。每日 1 剂。主治妊娠感冒。

（15）大蒜 3 头，葱白 10 根。加水煎 10 分钟，去渣，兑入粥中。一次顿服。取微汗。每日 1 剂。主治妊娠感冒。

（16）紫苏叶、羌活、茶叶各 9 g。将上 3 味水煎 5 分钟，取汁，趁热饮服。每日 1 剂。主治妊娠风寒感冒。

（17）白菜疙瘩 1 个，金针菜 5 g，绿豆 15 g，红糖 20 g。共煎 20 分钟，去渣顿服。主治妊娠风热感冒。

（18）大蒜 1 头。捣烂，加醋适量。倾入半豌面条中服食。主治妊娠感冒。

第十五节　妊娠下痢

一、病证概述

妊娠下痢，病证名。多因孕后摄生不慎，或外受暑湿热毒之邪，以致传导失职，出现里急后重、腹痛、下痢赤白，甚至日夜无度等症。若因饮食所伤，宜清热化滞，方用香连化滞丸；若受暑湿热邪者，宜当归芍药汤加黄芩、黄连等为治。如下痢无度，须防阳气下陷而胎堕。

二、妙法绝招解析

（一）湿热挟积，蕴郁肠间（孙朗川医案）

1. 病历摘要：王某，40 岁。妊娠 8 个月，一周来腹痛下痢，日 4～5 次，便带黏液，里急后重，肛门灼热，伴口苦，食欲不振，中脘痞闷，下肢微浮，小便短赤。未及时治疗，现见腰部酸楚，胎动不安，舌苔黄浊尖赤，脉滑有力。诊断为妊娠下痢。

证属湿热挟积，蕴郁肠间。治宜清热化湿，行气导滞。药用川续断、苎麻根各 15 g，秦皮 12 g，黄芩、白芍、槟榔各 9 g，木香、黄连、枳壳、法半夏各 6 g。每日 1 剂，水煎服。连服 2 剂后，腹痛下痢锐减，里急后重消除，胎动腰酸亦瘥，苔浊稍退，脉息如旧。仍以上方去槟榔、枳壳，加神曲 15 g。继服 2 剂，下利得止，诸症悉除。(《孙朗川妇科经验》，福建科学技术出版社，1988)

2. 妙法绝招解析：本例系妊娠晚期，又患下痢，热邪有迫胎之势，方选芍药汤加减，药用黄芩、黄连、秦皮燥湿清热，木香、白芍理气和营止痛；槟榔、枳壳破气导滞，半夏化湿，苎麻根、川续断配黄芩、白芍清热安胎。二诊时腹痛下痢锐减，里急后重已除，故去破气碍胎之槟榔、枳壳，加神曲健运整肠以收功。

（二）积滞内蕴，传化失职（姚寓晨医案）

1. 病历摘要：戚某，28 岁。妊娠 5 个月，发热腹痛下痢呕恶 3 日。患者身体素健，时值初秋，气温燥热，晨昏感受风寒，更兼误食不洁，以致发热头痛，胸痞呕恶，脐腹绞痛拒按，下痢后重，赤白脓垢，恶臭热秽，肛门灼热，日 10 余次，而小腹时有牵痛，胎动频频，腰酸时作，口渴不欲饮，脉洪数滑，舌质深红，苔薄厚腻。

证属积滞内蕴，传化失职。治宜清利湿热，疏表导滞，祛邪安正，以护胎元。药用焦山楂、六神曲、川续断、桑寄生各 15 g，鸡苏散（包）、粉葛根、炒黄芩、嫩青蒿各 12 g，炒枳实 10 g，煨木香、姜川连各 6 g。每日 1 剂，水煎服。服 1 剂后，头痛发热减少，而腹痛吐痢未退，诊得脘腹拒按，口气秽热，考虑积邪鸱张，扬汤止沸，莫若釜底抽薪，“有故无殒，亦无殒也”，乃于上方去青蒿、鸡苏散，加玄明粉（分冲）10 g，生大黄（后下）6 g。再服 1 剂后，得下畅便 3 次，脘腹顿形松软，疼痛即止，痢吐亦安，遂撤硝、黄，恙情告瘥，乃授七味白术散加桑寄生、莲子肉等味，清补中州，兼顾胎元，以善其后。(《姚寓晨女科证治选粹》，人民军医出版社，2014)

2. 妙法绝招解析：本例系外触时气，内伤饮食，清浊相干，乱于肠胃，发为孕痢，当务之急为疏卫表之邪，导肠腑之滞，以免邪陷正损，伤动胎元。初诊以葛根芩连汤与枳实导滞丸合方图治，药后虽热透，惟痢下积滞难化，乃宗前法，急加硝、黄以通腑气，“有故无殒，故无殒，亦无殒也”。腑通而痢止，痢止而胎安。孙思邈云：“胆欲大而心欲细，智欲圆而行欲方”，旨哉斯言！

（三）湿热蕴结，气血阻滞（郑长松医案）

1. 病历摘要：孙某，女，34 岁。妊娠 6 个月，3 日来腹痛下痢，脓血相杂，里急后重，每日夜 10 余次。伴有口干不欲饮，纳呆不思食。苔黏腻中微黄，脉滑稍数。诊断为妊娠痢疾。

证属湿热蕴结，气血阻滞。治宜清热利湿，理气和血。药用白头翁、白芍各 30 g，薏苡仁、秦皮各 15 g，黄连、黄柏、藿香、全当归、苍术各 9 g，广木香、陈皮各 6 g。每日 1 剂，水煎两次，共煎取 500 mL，分两次温服。连进两剂即愈。(《郑长松妇科》，中国中医药出版社，2007)

2. 妙法绝招解析：本案口干不欲饮，纳呆不思食，苔黏腻而中微黄，均湿热蕴结，熏蒸阳明之候；湿热蕴结于肠则传导失职，气血被阻，故症见腹痛，里急后重；湿热熏灼，损伤气血，则下痢赤白相杂。如《妇人良方》云：“妊娠饮食生冷，脾胃不能克化，致令心腹疼痛，若血分病则色赤，气分病则色白，血气俱病则赤白相杂。”方中白头翁、薏苡仁、秦皮、苍术、黄连、黄柏清热利湿；当归、白芍、藿香、广木香、陈皮和血理气。

（四）脾肾两虚，胎气下陷（郑长松医案）

1. 病历摘要：田某，女，28 岁。妊娠五个月，1 个月前下痢半个月，治愈后不饥不食 3 日，相继小腹重坠，时轻时重，迄今不愈。并伴全身乏力，腰痛腿酸。舌色偏淡，苔薄白润，脉滑稍数，尺肤不温。诊断为胎气下陷。

证属脾肾两虚，胎气下陷。治宜健脾益肾，补气托胎。药用生黄芪、山药各30 g，苎麻根、熟地黄、菟丝子、党参各20 g，炒白术15 g，白芍、覆盆子各12 g，升麻、炒枳壳、甘草各6 g。每日1剂，水煎两次，共煎取500 mL，分两次温服。连进3剂，小腹重坠，腰痛腿酸均减轻，体力日有恢复。既得效机，再从原方出入。前方去枳壳，加金樱子12 g，当归9 g。共服10剂，小腹重坠消失，余症减轻。(《郑长松妇科》，中国中医药出版社，2007)

2. 妙法绝招解析：本案由染痢后失于调摄，致脾肾两虚。脾虚中气不足则生化之源不足，故全身乏力，尺肤不温；脾虚中气不足则胎气下陷，小腹重坠肾虚则胎无所系并见腰痛腿酸。方中黄芪、党参、山药、白术、甘草益气健脾，使中气得固；菟丝子、覆盆子、金樱子、苎麻根补肾虚，固冲任，使胎有所系；当归、熟地黄、白芍养血充营，使胎有所资；佐升麻、枳壳取其升提之性，使胎元得举。

三、文献选录

妊娠下痢，病证名。多因孕后摄生不慎，或外受暑湿热毒之邪，以致传导失职，出现里急后重、腹痛、下痢赤白，甚至日夜无度等症。若因饮食所伤，宜清热化滞，方用香连化滞丸；若受暑湿热邪者，宜当归芍药汤加黄芩、黄连等为治。如下痢无度，须防阳气下陷而胎堕。

(一) 临床报道选录

高胜利用止痢安胎汤治疗妊娠早期急性细菌性痢疾34例。药用黄芩、杜仲各12 g，当归、阿胶各10 g，白头翁、黄柏、党参、白芍各9 g，秦皮、艾叶、甘草各6 g。每日1剂，水煎分3次服。对照组34例，先兆流产用维生素E 0.1 g/d，2次口服；黄体酮20 mg/d，1次肌注，用至血止后渐减量。两组均用蒙脱石散3 g/d，3次口服，5日为1疗程；支持疗法及对症处理。结果：两组分别治愈34、13例($P<0.01$)，好转0、5例，无效0、16例。

(二) 经验良方选录

1. 内服方：

(1) 马齿苋18 g，秦皮、炒谷芽各12 g，白头翁、党参、炒白术、茯苓、山药、半夏各9 g，黄柏6 g，生川大黄、陈皮各4.5 g，生甘草3 g，大枣5枚。日1剂，水煎两次，分3次服。发热加葛根、黄芩各9 g。腹痛加木香、白芍各9 g。大便赤多白少加当归、赤芍各9 g。四肢不温加附子9 g，桂枝4.5 g。休克者先服人参(先煎)5～9 g，甘草6 g，干姜3～6 g。主治妊娠下痢。

(2) 党参12 g，乌梅、当归各6～9 g，黄柏3～6 g，细辛、椒目(炒出汗)各2～3 g，附子、干姜各1.5～3 g，桂枝或肉桂1.5 g，黄连1～2 g。随症加减：腹痛重加白芍。大便滑利加赤石脂、禹余粮。胃脘不舒加木香、砂仁、陈皮。每日1剂，水煎两次，取液混合，分3次服。主治妊娠下痢。

(3) 生白芍15 g，当归、生地榆各12 g，黄芩9 g，槟榔、黄连各6 g，广木香4.5 g。将上药加水1500 mL，煎至300 mL，过滤；再加水1000 mL于残渣内，煎至300 mL，过滤，合并2次滤液即得。用时，每次口服200 mL，每日3次。主治妊娠下痢。

(4) 枳实25 g，厚朴、山楂、金银花、白头翁各20 g，槟榔、大黄、甘草各15 g，滑石10 g。将上药第1煎加水1000 mL，武火急煎，留取药汁200 mL；第2煎加水500 mL，留取药汁量同第1煎。两次煎药汁混合后频服，于24小时内服完。主治妊娠下痢。

(5) 青梅1500～2500 g。将青梅洗干净，去核，捣烂，用布过滤，放入陶瓷盆内，在日光下

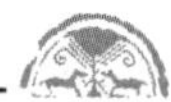

晒干，至凝固如胶，瓶中储存，放5～10年不坏。可随时取酸梅膏溶于水中饮服，成人每次9 g，每日3次，餐前服。健脾涩肠，止痢。主治妊娠下痢、肠炎及月经过多症。

(6) 石榴果皮1000 g。将上药用清水洗净，加水5000 mL，放水缸中大火煮沸半小时后，用纱布过滤，然后另加温水照上法重煎1次。将两次滤液混合浓缩至2000 mL，相当于50%石榴果皮煎剂。每6小时服药1次，每次20 mL。主治妊娠下痢。

(7) 白头翁、秦皮、黄芩、黄连、金银花、连翘、黄柏各12 g，车前子、槟榔各9 g，枳壳、熟大黄各6 g，甘草3 g。每日1剂，水煎，2次分服。体温不超过39 ℃，黄连可减为6 g或9 g，熟大黄减半。忌油腻及生冷食物。主治妊娠下痢。

(8) 山楂、红糖各60 g，白酒30 mL。将山楂于文火上炒至略焦时，离火加酒搅拌，再至火上炒至酒干，加水1碗（约200 mL），煎15分钟，去渣，加入红糖煎沸。煎好后加入红糖，趁热温服。主治妊娠下痢。

(9) 鲜马齿苋（干品9～18 g）25～50 g，白头翁、蒲公英、防风、白芍各18 g，神曲12 g，秦皮、白术各9～12 g，黄连、黄柏、陈皮、木香各6～9 g。每日1剂，水煎，2次分服。主治妊娠下痢。

(10) 黄连、黄柏、白头翁、秦皮各9 g，白芍、木香各6 g，肉桂、熟附子、干姜、甘草各3 g。每日1剂，加水煎沸15分钟，滤出药液，再加水煎20分钟，去渣，两煎药液兑匀，分服，主治妊娠下痢。

(11) 椿皮20 g，当归、生白芍、槟榔各12 g，厚朴、茯苓、黄芩各9 g，炙大黄、泽泻各6 g，广木香、云黄连、红花各3 g，姜炭、淡竹叶各1.5 g。每日1剂，水煎，2次分服。主治妊娠下痢。

(12) 生山楂30 g，金银花20 g，赤芍、白芍各10 g，生甘草6 g。随症加减：发热加葛根、柴胡。痢赤加白糖，痢白加红糖。每日1剂，水煎两次，取液混合，分3次服。主治妊娠下痢。

(13) 人参、麦冬、天冬、石膏、生地黄、白芍、当归、苦杏仁、天花粉各9 g，黄连、黄芩、黄柏、射干各6 g，栀子、槟榔、枳壳各3 g。每日1剂，水煎，2次分服。主治妊娠下痢。

(14) 酸石榴皮15～30 g。将石榴皮洗净切成细末，放入沙锅用水煎。制成50%～60%的煎剂。每日3～4次，每次10～20 mL。连服10日为1个疗程。主治妊娠下痢。

(15) 白头翁、马齿苋各30 g，青皮10 g，甘草5 g。每日1剂，加水煎沸15分钟，滤出药液，再加水煎20分钟，去渣，两煎所得药液兑匀，分服。主治妊娠下痢。

(16) 金银花、菊花、白芍、苦杏仁（去皮尖）、桔梗各9 g，连翘6 g，山栀子、木香、甘草各4.5 g，牛蒡子3 g。每日1剂，水煎，2次分服。主治妊娠下痢。

(17) 白芍、黄芩、槟榔、木香各10 g，大黄（后下）、黄连、当归各6 g，肉桂3 g。每日1剂，水煎，分3次服，3剂为1疗程。主治妊娠下痢。

(18) 白芍15 g，茯苓12 g，黄连、黄芩、阿胶（另包烊化）、半夏各10 g。每日1剂，水煎，2次分服。主治妊娠下痢。

(19) 地榆、金银花各30 g，黄连6 g。每日1剂，水煎服，2次分服。主治妊娠下痢。

2. 食疗方：

(1) 生山楂、焦山楂、炒小麦面各500 g。药研末混匀，加红糖适量，温开水或茶水调成糊状，分6次服。主治妊娠下痢。

(2) 陈冬米（炒）、豆腐锅巴各60 g。把陈冬米洗净炒干碾成粉末，将豆腐锅巴亦碾成粉末。6～10 g/次，温开水调匀，空腹服用，食后宜饿半日不进食。主治妊娠下痢。

(3) 石榴皮、焦楂炭各15 g，红糖10 g。将上料放入沙锅内，加水适量煎煮半小时，去渣即可。分 3 次服用，1 日内饮完。主治妊娠下痢。

第十六节　妊娠泄泻

一、病证概述

妊娠泄泻，病证名。出自《妇人大全良方》卷十五。多因孕妇脾肾素虚，或外感风寒暑湿之邪，内伤饮食生冷；或肾阳不足，不能温脾土，脾失健运；或木横侮土，肝气乘脾而致腹痛泄泻。伤于风寒者，泄泻如水样，兼肠鸣腹痛，治宜散寒化浊，方用藿香正气散；伤暑湿者，腹痛泻下黏滞不爽，烦渴不喜饮，小便赤涩，治宜清热利湿，方用葛根芩连汤；停食不化者，泻下秽臭，腹痛肠鸣，吞酸胀饱，治宜消食导滞，佐以健脾助运，方用保和丸；脾肾阳虚者，饮食少思，五更作泻，畏寒肢凉，治宜温补脾肾之阳，方用四神丸；肝气乘脾者，胸胁痞闷，纳谷不馨，治宜抑肝扶脾，方用痛泻要方。

二、妙法绝招解析

外感湿邪，困阻脾阳（匡继林医案）

1. 病历摘要：某女，23 岁。第 1 胎妊娠 6 个月，胀痛泄泻 2 日，日泻 4 次，呈黄褐色，水样便，胃纳呆滞，体倦乏力，口干喜饮。脉滑数，舌偏红，苔黄腻。诊断为妊娠泄泻。

证属外感湿邪，困阻脾阳。治宜清热燥湿，固肾安胎。药用葛根、黄芩、菟丝子、桑寄生各 10 g，黄连 6 g，艾叶、木香各 5 g，甘草 3 g。每日 1 剂，水煎服。服 2 剂后，胀痛泄泻消失，大便成形，每日 1 次。(本书主编，待刊)

2. 妙法绝招解析：妊娠泄泻为夏秋常见病。妊娠后，阴血聚以养胎，脏腑功能不同程度受到影响，脾胃较弱，外感湿邪易困阻脾阳，导致脾失健运，水湿浊液相杂而下，从而发生泄泻。古人云："无湿不成泄。"因子宫与大肠相邻，泄泻易伤胎元，治泻应与保胎并举。妊娠泄泻的治疗，医者大多较为谨慎，常以补脾安胎为主。妊娠泄泻以外感湿邪为多。取葛根解肌清热，升清止泻；黄芩、黄连清热燥湿以止泻；木香理气止痛；桑寄生、菟丝子、艾叶入肝肾，固肾安胎。从而使邪去病除而胎自安。

三、文献选录

经验良方选录

1. 内服方：

(1) 乌梅 10 g，车前草 9 g，玫瑰花 2 g，蜂蜜 20 g。先将乌梅、车前草洗净，一同放入沙锅内，加水 700 mL 煎至 500 mL，再入玫瑰花，搅匀煮沸，调入蜂蜜即成。每日 1 剂。主治妊娠暑湿泄泻。

(2) 泽泻 64 g（炒炭存性），车前子 32 g（微炒），木瓜、黄连、焦白术、炒白扁豆、山药各 24 g，党参、木香、砂仁、葛根各 16 g，桔梗 9 g。共为末。每次冲服 10 g，每日 2～3 次。主治妊娠泄泻。

(3) 马齿苋 30 g，黄芩 15 g，蒲公英 12 g，藿香 9 g，木香 6 g。加水煎沸 15 分钟，滤出药液，再加水煎 20 分钟，去渣，两煎所得药液兑匀，分服。每日 1～2 剂。主治妊娠急性泄泻。

(4) 山楂 50 g，白萝卜 150 g，白糖 30 g。将山楂洗净去核，白萝卜洗净切块，共入锅内加

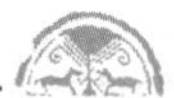

水煎汤，加入白糖调服。每日1～2剂。消食化滞，行气止泻。主治妊娠伤食泄泻。

(5) 金樱子、山药各15 g，芡实50 g，粳米60 g。先将金樱子水煎去渣，再入山药、芡实、粳米煮粥食用。每日1剂。2次分服。主治妊娠脾肾虚衰泄泻。

(6) 柴胡、法半夏各15 g，白芍20 g，枳实10 g，甘草6 g，陈皮12 g，茯苓30 g。水煎服。每日1剂，2次分服。主治妊娠肝脾不和泄泻。

(7) 干荔枝肉30 g，炒白扁豆20 g。将上2味洗净，一同入锅。加水煮至烂熟即成。每日1剂，2次分服。健脾益气，和胃止泻。主治妊娠脾虚泄泻。

(8) 藿香、苍术、槟榔各10 g，厚朴6 g，黄连3 g，木香5 g，地锦草、铁苋菜各30 g。每日1剂，水煎服。主治妊娠泄泻。

(9) 人参、炒白术、炒干姜、肉桂、制附子各9 g，炙甘草6 g。上为散，每次服10 g，水煎，去滓，温服。主治妊娠泄泻。

(10) 熟地黄30 g，白术、山药、白扁豆、炙甘草各15 g，炮姜、吴茱萸各3 g。每日1剂，水煎服。主治妊娠泄泻。

(11) 榛子仁150 g，大枣适量。将榛子仁炒黄研末，每服6 g，每日2次，餐前以大枣汤送服。主治妊娠脾虚泄泻。

(12) 龙眼15～20 g，生姜3～5 g。水煎服。每日1剂。主治妊娠脾虚泄泻。

2. 食疗方：

(1) 芡实50 g，金樱子15 g，山药15 g，粳米60 g。先将金樱子水煎去渣，再入山药、芡实、粳米煮粥食用。每日1剂。2次分服。主治妊娠脾肾虚衰泄泻。

(2) 山楂50 g，白萝卜150 g，白糖30 g。将山楂洗净去核。白萝卜洗净切块，共入锅内加水煎汤，加入白糖调服。每日1～2剂。主治伤食妊娠泄泻。

(3) 豆腐300 g，米醋150 mL，红糖30 g。将豆腐切块，与米醋共煮沸15分钟，加入红糖，再煮数沸即成。每日1剂，2次分服。主治妊娠脾虚泄泻。

(4) 莲子肉、薏苡仁各30 g，粳米50 g。将莲子肉水浸去皮，然后与另2味一同入锅，加水煮粥食用。每日1剂，2次分服。主治妊娠脾虚泄泻。

(5) 乌梅、山楂片各10 g，红糖适量。将上3味放入保温杯内，冲入沸水，加盖焖30分钟，代茶饮用。每日1～2剂。主治妊娠脾胃虚弱泄泻。

(6) 炒山楂100 g，锅巴120 g，白糖适量。将锅巴炒焦，与山楂共研细末，每服6～9 g，空腹白糖水送服，每日2～3次。主治妊娠伤食泄泻。

(7) 山楂150 g，酸石榴皮100 g，红糖适量。将前2味焙干研末，每服6～9 g，每日2次，红糖水送服。主治妊娠脾虚泄泻。

(8) 山楂片（炒）30 g，生姜3片，红糖20 g。水煎服。每日1剂，2次分服。主治妊娠伤食或过食生冷所致的泄泻。

(9) 车前子（炒）9 g，红茶3 g。将上2味放入杯中，用沸水冲沏，代茶饮用。每日2剂。主治妊娠暑湿泄泻。

(10) 老柚壳9 g，细茶叶6 g，生姜2片。将前2味研为细末，用生姜煎汤送服。每日1剂。主治妊娠泄泻。

(11) 石榴皮1个，红糖25 g。将石榴皮水煎取汁，调入红糖饮服。每日1剂，2次分服。主治妊娠泄泻。

(12) 黄建兰花10 g。将上药放入杯内，用沸水冲沏，代茶饮用。每日1剂。理气宽中。主治妊娠泄泻。

（13）党参 20 g，炒大米 30 g。水煎，代茶饮用。隔日 1 剂。主治妊娠泄泻。

第十七节　胎萎不长

一、病证概述

胎儿宫内发育迟缓，是指胎儿体重低于其孕龄平均体重第 10 百分位数或低于其平均体重的两个标准差。也称胎儿宫内发育不良。此病的发生，在母体方面与遗传因素、孕妇营养因素、慢性血管性疾病、妊娠并发症及烟、酒和某些药物的影响有关；在胎儿方面的因素可包括胎儿发育缺陷、胎儿宫内感染、营养不良、放射线照射等。另外，胎盘绒毛广泛性损伤，胎盘血管异常，或子宫及胎盘血流量减少，脐带附着部位异常或脐带过长、过细、扭转等，均可导致。根据发生时期，胎儿体型，并结合发病原因，把胎儿宫内发育不良分为 3 型，即内因性匀称型、外因性不匀称型和外因性匀称型。胎儿宫内发育迟缓的产儿，死亡率高于正常胎儿的 4～6 倍。本病中医称为胎萎不长，多因夫妇双方禀赋不足，胞脏虚损，或孕后调养失宜，以致气血不足，或心情抑郁，气机不畅，或素体阴虚内热，虚火熏灼胎元而致。临床常见证候有脾肾不足证、气血虚弱证、气滞血瘀证、阴虚内热证等。

二、妙法绝招解析

（一）气血虚弱，胎失滋养（周丽娥医案）

1. 病历摘要：陈某，36 岁。停经 5 个月，停经 2 个月时，阴道小量流血 3 日，未经治疗而自止。现无自觉胎动，纳可。腰酸乏力，大便时稀，小便调，舌质淡红，苔薄白、脉滑。妇查：宫底耻上 3 指，胎心胎位不清，似 3 个月妊娠大。B 超报告：胎儿宫内发育迟缓。患者一年前，曾足月分娩一不足 2000 g 婴儿，已死亡。诊断为胎萎不长。

证属气血虚弱，胎失滋养。治宜益气养血，补肾养胎。方选保产无忧散加减。药用当归、川芎、炙黄芪、菟丝子、人参、白芍、阿胶各 10 g，炒艾叶、厚朴、枳壳、甘草各 6 g。每日 1 剂，水煎服。服 2 周后，胎儿增长明显，后以上方加减，每周服 2 剂以巩固疗效。治疗一个月后停药观察，后足月分娩一男婴，体重 3000 g，母子健康。（河北医学，1997，3）

2. 妙法绝招解析：胎萎不长，其病机多为气血虚弱，胎失滋养。《景岳全书·妇人规》云“胎不长者，亦唯气血不足耳，故于受胎之后漏血不止者有之，血不归胎；妇人中年气血衰败者有之，泉源日涸也。”说明胎儿的生长发育，全赖气血滋养及肾气固摄。方中当归、人参、阿胶、黄芪、白芍益气养血敛阴；菟丝子、炒艾叶补肾暖宫；厚朴、枳壳、川芎理气行血使胞脉通畅，胎儿充分吸收母体营养以利发育。临床观察表明，益气补肾活血药物有效地改善胎儿宫内发育迟缓。这与改善胎盘功能、防止母血浓缩、改善妊娠期母体血循环有关，故能收到预期效果。

（二）气血不足，胎失所养（卢艳医案）

1. 病历摘要：某女，38 岁。孕 28 周，1 个月来疲乏无力，腰膝酸软，胎动少，体重不增。查宫高 18 cm，B 超示胎儿双顶径为 65 mm，舌淡苔白，脉沉弱。诊断为胎萎不长。

证属气血不足，胎失所养。治宜益气健脾，养血滋阴。方选养胎汤加减。药用枸杞子、阿胶（烊化）各 20 g，熟地黄、山药各 15 g，党参、杜仲、黄芪、白术、当归、益智仁、炙甘草、山茱萸各 10 g。每日 1 剂，水煎服。服 7 剂后自觉精神好，腰酸减轻。仍守前方继续调养，共服 28

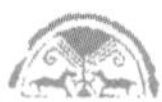

剂，孕 32 周时查宫高 29 cm，B 超示胎儿双顶径 83 mm，后剖宫娩出一女婴，体重 3200 g，身长 51 cm，评分 10 分。(广西中医药，1999，1)

2. 妙法绝招解析：胎萎不长属于西医的胎儿宫内发育迟缓，多因夫妇双方禀赋不足，胞脏虚损，或因孕后调养失宜，以致脏腑气血不足，胎失所养。如《校注妇人良方》云："夫妊娠不长者，因有宿疾，或因失调，以致脏腑衰损，气血虚弱，而胎不长也。"据发病机制，拟益气健脾、补肾益精、养血滋阴、和胃养胎并施。方中以党参、黄芪、炙甘草益气健脾；杜仲、山茱萸、益智仁补肾益精；枸杞子、当归、阿胶养血滋阴；白术、山药和胃安胎，从而促进胎儿在母体的生长发育。

（三）气血受损，胎气亦伤（朱小南医案）

1. 病历摘要：徐某，27 岁。怀孕三个月时突然患急性阑尾炎。进医院施行手术，切除阑尾后，胎儿发育不良、胎位不见长大；近至怀孕五个月间而不感胎动，腹部亦不见膨大。曾在他处诊断胎儿可能已死，惟久未见胎下。近日胸闷纳呆，精神不振，腹痛阵作，秽带连绵，是否胎儿已坏？脉象虚弱而稍带滑，舌质淡、苔薄腻而未见青色，消化虽不良、吐气未有秽味，小腹阵痛而未有坠胀感。诊断为胎萎不长。

证属气血受损，胎气亦伤。治宜峻补气血，滋养胎儿。药用桑寄生 15 g，党参、丹参、白术、杜仲、菟丝子、狗脊各 9 g，陈皮、紫苏梗、木香、川芎各 6 g。每日 1 剂，水煎服。服 2 剂后，腹痛已停，秽带亦少，自觉腹部较前稍大，切脉细滑，舌苔微白，胎儿转机有望，不过胎儿虽活而已受损，尚需继续调治，否则易生变端。药用熟地黄 12 g，谷芽、麦芽、党参、丹参、茯苓、川续断、狗脊各 9 g，鸡内金 6 g，砂仁（后下）3 g。服 8 剂后，胎儿渐见增长。已感胎动。今晨下部漏红，量尚少，腰酸兼有腹胀感，小便频数，脉滑数，舌苔薄黄，告以回家必须卧床休息，服药后如能血止，当可拘回，否则有早产可能。因脉仍带滑，及时安胎。药用生地黄 18 g，苎麻根、阿胶、炒藕节、桑寄生各 12 g，杜仲、菟丝子、玄参各 9 g，白芍、淡黄芩各 6 g。服 2 剂后，流红已停，惟尚时有腰酸腹痛，仍以上方加减调治，服 10 剂后，妊娠虽将至 8 个月，按腹胎儿如 6 个月大小，仍有胎动，因暑天饮食不慎，突然腹痛泄泻，旋即流红，乃又赶来医治。诊时，患者心绪焦急，腰痛、泄泻、见红、腰酸，恐要早产，但按脉为滑数，舌苔薄腻，宜安静平卧，休息调治。药用桑寄生 12 g，杜仲、藕节炭、苎麻根各 9 g，党参、白术、陈皮、紫苏梗、淡黄芩、炮姜炭、香连丸（入煎）各 6 g。服 4 剂后，流血停，腹泻止，但时感腰酸，尿频，腹部下垂，胎动不甚。乃用调补之剂。药用桑寄生 12 g，党参、黄芪、杜仲、川续断、白术、菟丝子、金樱子、覆盆子、苎麻根各 9 g，白芍 6 g。先后服 15 剂，过预产期数日而生，母子平安。隔数年后随访，孩子发育良好，身体健康。(《朱小南妇科经验选》，人民卫生出版社，1981)

2. 妙法绝招解析：胎萎不长又名胎弱症，宋·陈自明《妇人良方》云"夫妊娠不长者，固有宿疾，或因失调，以致脏腑衰损，气血虚弱而胎不长也。"临证间，均因妊娠禀赋虚衰，难以养胎，或怀孕后跌仆受伤，或房事不节，以致漏胎下血。后流血虽停，但气血已虚，母腹不再膨长，胎亦不动，拖延日久，每易形成胎死腹中，而久不排出，又能造成过期流产。本例胎萎不长，乃怀孕四个月时，因切除阑尾手术，气血受损，胎气亦伤，所以胎儿不长。当时情况，确有胎死腹中之可能，促按生机，宜大力救治。服药后症象好转，腹渐增大，惟胎儿究因受伤，更加身体孱弱，变端时生。6 个月发生流红，调治后流血止。过 1 个月，又因饮食不慎，腹痛泄泻，胎儿受震，旋即流血，有发生早产之虞，经调治后，又能转危为安，顺利生产。治疗本症，宜健脾胃，以充生化之源；峻补气血，滋养胎儿；予固肾安胎，防其重坠而小产。用上方后常能使胎萎不长而得以继续生长，因此，在此紧急时期，绝不可放松抢救机会。本病经治愈，大多能足月

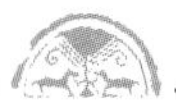

生产，亦有少数超过预产期，甚至可延长数月而分娩。

（四）脾肾阳虚，胎失所养（姚寓晨医案）

1. 病历摘要：络某，31岁。妊娠五月余，经常泄泻漏红，尚无胎动。患者原有慢性肠炎，每至五更肠鸣作泻，经服附子理中合四神丸加减，恙情瘥半，且已获孕。5个月来，曾先后漏红2次，每次达3～5日，量少，色淡，经服温肾安胎之剂获止，但胎儿发育不良，胎位不见长大，胎动不明显，腹部不膨大，心音甚弱，而腹泻之恙则又萌发，纳少神疲，腰酸畏寒，而面色淡黄无华。脉沉细小滑，关尺较弱。舌质淡红，边有齿痕，苔薄白滑。诊断为胎萎不长。

证属脾肾阳虚，胎失所养。治宜温脾益肾，固养胎元。药用党参18 g，焦白术、白芍、云茯苓、淫羊藿、鹿角胶（烊冲）、补骨脂各12 g，山茱萸、陈艾炭各10 g，炮姜炭、升麻炭各6 g。每日1剂，水煎服。上方加减，迭进50剂，泻止纳旺，漏红未作，神气日旺，胎儿发育渐臻增长，已感明显胎动，腹渐膨隆，过预产期数日而产，母子俱健。（《姚寓晨女科证治选粹》，人民军医出版社，2014）

2. 妙法绝招解析：《妇人良方》云“夫妊娠不长者，因有宿疾，或因脏腑失调以致衰损，气血虚弱而胎不长也。”本例患者，久罹五更飧泄，脾肾阳气素馁，既妊以后，胎元失养，肾阳蒸化无力，脾气转输乏能，先后天虚惫，命火无以暖土，既不足以煦养，又无力于系固，则胎漏、胎萎，相并举发，乃师理中合右归意施治，温脾益肾，以消阴霾，固任壮督，而煦胎元，守方长服，竟获佳效。治疗以当求因治本，去其所病，重在补脾气、养气血，使其精充血足，则胎有所养。

三、文献选录

胎萎不长，中医病名。妊娠四五个月后，其腹形与宫体增大明显小于正常妊娠月份，胎儿存活而生长迟缓者，称“胎萎不长”，亦称“妊娠胎萎燥”“妊娠胎不长”等。相当于西医胎儿生长受限。胎萎不长，经过精心调治，可继续顺利正常发育、生长，足月分娩。但也有少数患者胎死腹中。本病的主要发病机制是母体先天禀赋虚弱，脏腑血气亏损，或孕后气血不足以荣养其胎，遂致胎萎，也有因父气孱弱，男精不壮，胎气不实而致者。在治疗过程中，动态观察胎儿长养的情况，若发现死胎、畸胎，则应从速下胎益母，以防生他病。经过精心调治，可继续顺利正常发育、生长，足月分娩。若未及早诊治或调治不当，则会影响胎儿生长发育，可导致过期不产，甚则胎死腹中。本病直接影响新生儿质量，故须及早诊断和治疗。否则先天不足，影响后天的体能与智力。

（一）历代文献选录

1. 本病早在《诸病源候论·胎萎燥候》中云：“胎之在胞，血气资养，若血气虚损，胞脏冷者，胎则翳燥萎伏不长。其儿在胎内都不转动，日月虽满，亦不能生，是其候也。而胎在内萎燥，其胎多死。”指出本病的病理、证候及转归。

2. 宋朝陈自明在《妇人良方大全》中对导致血气虚损的原因，有了进一步的认识，云：“夫妊娠不长者，因有宿疾，或因失调，以致脏腑衰损，气血虚弱而胎不长也”，并提出了“当治其疾，益其气血，则胎自长矣”的治疗原则。

3.《陈素庵妇科补解》认为本病与情志因素有关。书中云：“如娠忧郁不解，以及阴血衰耗，胎燥而萎。”

4. 张景岳认为病因不同，治疗上应随机应之，提出了“宜补、宜固、宜清”等不同治法。

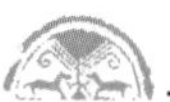

（二）名医论述选录

1.《女科百问·七十二问》云“胎之在胞，以气血滋养……若冷热失宜，气血损弱，则胎萎燥而不育，或过年久而不产。”

2.《景岳全书·妇人规》云“妊娠胎气本乎血气，胎不长者，亦惟血气之不足耳。故于受胎之后而漏血不止者有之，血不归胎也；妇人中年血气衰败者有之，泉源日涸也；妇人多脾胃，病者有之，仓廪薄则化源亏而冲任穷也；妇人多郁怒者有之，肝气逆则血有不调，而胎失所养也。或以血气寒而不长者，阳气衰则生气少也；或以血热而不长者，火邪盛则真阴损也。”

3.《张氏医通》云“胎不长者，此必父气之孱弱”，说明胎萎不长不仅与母体因素有关，且与男子禀赋不足亦有关系。此说弥补了对本病病因的认识，为后世临床医家所推崇。

4.《陈素庵妇科补解·胎瘦不长》云“何至瘦而不长……盖胎瘦由于母血不足也。母血之不充由于脾胃之衰弱耳。”

（三）辨证论治选录

本病常见的有气血虚弱、脾肾不足、血寒宫冷证 3 个证型：①气血虚弱证。妊娠四五个月后，腹形与宫体增大明显小于妊娠月份，胎儿存活，身体羸弱，面色萎黄或㿠白，头昏心悸，气短，少言，舌淡嫩，脉细弱无力。治宜补血益气养胎。方选胎元饮。药用人参、白术、炙甘草、当归、白芍、熟地黄、杜仲、陈皮等。②脾肾不足证。腹形与宫体增大明显小于妊娠月份，胎儿存活，腰膝酸软，纳少便溏，或形寒畏冷，手足不温，舌质淡，苔白，脉沉迟。治宜补益脾肾，养胎长胎。方选寿胎丸合四君子汤。药用菟丝子、桑寄生、阿胶、川续断、党参、白术等。③血寒宫冷证。腹形与宫体增大明显小于妊娠月份，胎儿存活，形寒怕冷，四肢不温，舌淡苔白，脉沉迟滑。治宜温肾补阳，养血育胎。方选长胎白术散加味。药用炙白术、川芎、黄芪、川椒、干地黄、炒阿胶、当归、牡蛎、茯苓、巴戟天、艾叶等。（肖国士摘录）

（四）经验良方选录

1. 内服方：

（1）当归、熟地黄、炒杜仲、炙黄芪各 15 g，狗脊、川续断、党参各 12 g，炒白芍、菟丝子各 10 g，陈皮、石斛、土炒白术各 9 g，炙甘草 6 g。上药水浸泡 30 分钟，再煎煮 30 分钟，每日 1 剂，煎 2 次，将 2 次药液混合，早晚各温服 1 次。主治胎儿宫内发育迟缓。

（2）白术、当归各 9 g，川芎、乌药、淡黄芩各 6 g。每日 1 剂，水煎，两次分服。腰腿酸软加桑寄生、川续断各 15 g。食欲不振加党参、黄芪各 12 g。贫血重用当归、白术各至 12 g。阴虚火旺加生地黄、地骨皮各 15 g。阳虚加肉桂 6 g。主治胎儿宫内发育迟缓。

（3）熟地黄、白术、白芍、党参、黄芪、菟丝子、枸杞子、川续断、桑寄生、山药、黄芩、墨旱莲、茯苓、炙甘草各 10～15 g。共研细末，炼蜜为丸，妊娠后 90～150 日期间，每服 6 g，温开水下，每日服 3 次，1 个月为 1 疗程。主治胎儿宫内发育迟缓。

（4）熟地黄 15 g，山药 12 g，当归、黄芪、白术各 10 g，白芍、茯苓各 9 g，人参、川芎、杜仲、炙甘草、大枣各 6 g。每日 1 剂，水煎，服 3 次，10 剂为 1 疗程。主治血虚型胎儿宫内发育迟缓。

（5）熟地黄 12 g，党参、黄芪、丹参、茯苓、川续断、狗脊、谷芽、麦芽各 9 g，白术、鸡内金各 6 g，砂仁（后下）3 g。每日 1 剂，水煎，服两次，10 剂为 1 疗程。主治胎儿宫内发育迟缓。

（6）炙党参、炙黄芪、桑寄生各 15 g，炒白术、当归、川续断各 9 g，熟地黄、菟丝子、阿胶（烊化）各 6 g，砂仁（后下）3 g。每日 1 剂，水煎，两次分服。主治胎儿宫内发育迟缓。

(7) 熟地黄 100 g，白术 75 g，牡蛎、川芎、阿胶、当归各 50 g，川花椒（去汗）25 g。共研细末，炼蜜为丸，每日 3 次，每次服 6 g，10 剂为 1 疗程。主治胎儿宫内发育迟缓。

(8) 党参、焦白术、炒黄芩、当归、炙黄芪、云茯苓、桑寄生、川续断、熟地黄、山药各 9 g，杭白芍 6 g，春砂仁壳 3 g。水煎服，每日 1 剂。主治胎儿宫内发育迟缓。

(9) 党参、黄芪、白术、茯苓、当归、白芍各 10 g，熟地黄、桑椹、川芎、炙甘草各 6 g，陈皮 5 g，大枣 6 枚。每日 1 剂，水煎服。主治胎儿宫内发育迟缓。

(10) 炒柴胡、当归、白芍、川芎、茯苓、大腹皮、鹿角胶（烊冲）、牛膝各 10 g，陈皮 5 g，薄荷 3 g。每日 1 剂，水煎，分 2 次服。主治胎儿宫内发育迟缓。

(11) 白芍 15 g，川芎、泽泻各 10 g，白术、茯苓各 9 g，当归、香附子各 6 g。每日 1 剂，水煎，服两次，10 剂为 1 疗程。主治血瘀型胎儿宫内生长迟缓。

(12) 生地黄 15 g，地骨皮、麦冬、玄参各 12 g，白芍、黄芩各 9 g，太子参 6 g。每日 1 剂，水煎，服两次，10 剂为 1 疗程。主治血热型胎儿宫内发育迟缓。

(13) 桑寄生、川续断、菟丝子、杜仲各 12 g，白术、牡蛎各 10 g，川芎 5 g，川花椒 3 g。每日 1 剂，水煎服。主治胎儿宫内发育迟缓。

2. 外治方：

(1) 党参、白术、当归、枸杞子、白芍、黄芪各 30 g，甘草 10 g。上药共研细末，水调敷于脐上，每日 1 换，直至病愈。主治胎儿宫内发育迟缓。

(2) 补骨脂、杜仲各 30 g，枸杞子 20 g，菟丝子 15 g。上药共研细末，水调涂敷于脐上，每日 1 换，直至病愈。主治肾虚型胎儿宫内发育迟缓。

3. 食疗方：

(1) 鲤鱼 1 条（500 g 左右），大枣 10 枚。鱼去鳞除脏，加大枣，精盐适量，加水蒸熟，每日 1 剂，饭前分两次服汤，每 10 日服 1 剂。主治胎儿宫内发育迟缓。

(2) 大枣 10 枚，糯米 50 g。大枣与糯米共煮成粥，分两次服完。主治宫内胎儿发育迟缓。

第十八节　胎死不下

一、病证概述

本病因孕后久病，胎失所养或劳力跌仆，损伤胎元，使胎死腹中所致。是以胎动停止、阵痛中断、久产胎不下、阴道下血为主要表现的妊娠类疾病。妊娠期间，胎动停止，腹部不再增大或反有缩小，阴道大量下血，口唇紫暗。临产时，突然胎动停止，阵痛中断而久产不下，伴有面色苍白或紫黯，头晕神疲、气短心悸等症。孕后数月，胎动停止，腹部不再增大，临产时突然阵痛中断，久产不下。腹部听诊无胎心音，超声波无胎动、胎心波。

二、妙法绝招解析

(一) 气血虚衰，漏红损胎（朱小南医案）

1. 病历摘要：范某，37 岁。妊娠五个半月时腹部被损伤，曾经两度见红，胎动消失。经医院检查，检验小便妊娠试验阴性，认为胎儿已死腹中，久而不下，建议手术取胎，患者不愿。近日胸闷纳呆，撞伤至今已有月余，腹部不感胎动，按腹虽妊娠六个半月，而胎位反见萎缩，如四个月形状，切脉弦涩。诊断为胎死不下。

证属气血虚衰，漏红损胎。治宜温中活血，祛瘀下胎。药用当归尾、桃仁、牛膝、杜红花、京三棱、蓬莪术各 9 g。每日 1 剂，煎汤送服大黄䗪虫丸（《金匮要略》方：大黄、黄芩、甘草、桃仁、杏仁、地黄、干漆、䗪虫、水蛭、蛴螬）12 g。服 3 剂后，小腹隐痛，阴道业已流血，惟胎儿尚未落下，刻感精神疲乏，头晕肢软，按脉虚弦，舌苔薄白，乃用黑神散加减。药用熟地黄、黑豆各 12 g，当归、赤芍、京三棱、蓬莪术各 9 g，肉桂、生甘草各 3 g。服 3 剂后，死胎连紫河车全下，落下时胎儿已经腐烂，除腹部略有胀痛外，流血不多，经过良好。（《朱小南妇科经验选》，人民卫生出版社，1981）

2. 妙法绝招解析：引起本病之原因，有因妊娠期间房事不节，有因跌仆举重，跌打损伤，也有因孕妇禀赋怯弱，气血虚衰，漏红损胎，因此胎儿受伤、夭折腹中，而又滞迟未能排出。验胎儿之死生，医籍中均以舌诊为主，认为“舌赤胎生，舌青胎死”。可是《傅青主女科·子死腹中难产六十一》眉批云：“曾有产妇面黑舌青，用补气养血活血之药而子母复得皆全者，亦万中之一幸也。”说明单凭舌诊便遽下判断，也不是一定可靠。临证间有死胎不下，舌质不一定出现青色。也有妊娠期间患肝脏病，肝经郁血而现舌青者。所以诊治死胎不下，必须诊断明确，如无确证，宜观察一个星期，不能妄施攻法。如相隔一个时期，腹部不膨大而反萎缩，不见胎动，再结合四诊，如有舌青，腹中阴冷，小腹有重坠感，腹胀胃呆，口吐秽气，脉弦涩等，而脉症因俱全者，再做几次小便妊娠试验，都是阴性反应时方可确认为死胎不下而施以攻下之法。胎儿既然已死腹中，并无生机，久不落下，对母体有害，所以可作为“宿瘀”看待。治疗方法，如患者身体尚健，可用红花、桃仁等活血祛瘀之品，煎送大黄䗪虫丸。红花本为下胎药，熊氏《补遗》中载简易方：“热病胎死，红花酒煮汁饮二三盏”。但此等活血药宜与大黄䗪虫丸配合，方效显著。大黄䗪虫丸必须吞服，入煎则效逊。本品确有活血祛瘀，排出死胎之功效。若是患者身体虚弱，无力排出死胎，可用黑神散（熟地黄、当归尾、赤芍、蒲黄、肉桂、干姜、甘草、黑豆）。方中用当归尾、赤芍、蒲黄活血；熟地黄可养阴补血，阴血充则死胎得以滋润而便于滑出；肉桂、干姜辛温壮阳，和活血祛瘀药配合，有增强排出死胎能力的功效；黑豆既可活血，与甘草配合，又能缓解孕妇死胎腐败而引起的中毒情况，如头晕、心烦、泛恶、吐秽气等现象。

（二）屡孕屡坠，损伤冲任（张雪茹医案）

1. 病历摘要：赵某，30 岁。晚期妊娠，要求引产为主诉入院。入院后各项辅助检查均正常，遂行常规利凡诺引产。术前 3 日，口服己烯雌酚 15 mg，每日 1 次。羊膜腔穿刺，穿出清亮羊水，注射利凡诺 100 mg，72 小时后无宫缩。B 超报告：死胎。米索、剥膜等补救措施用后均无效。产科检查：宫高脐上二横指，胎方位：左枕前；胎先露头，胎心、胎动无。患者面色晦暗，头晕眼花，腰膝酸软，小腹有冷感，舌体胖、色紫暗、苔滑，脉涩，小便清长，大便溏。诊断为胎死不下。

证属屡孕屡坠，损伤冲任。治则温补肾阳，祛胎坠下。方用金匮肾气汤合脱花煎变化加减。药用熟地黄、天花粉、杜仲各 15 g，淡豆豉、牛膝、厚朴各 10 g，肉桂 6 g。每日 1 剂，水煎服。连用 2 日。同时配合针灸，每日 1 次。用药 48 小时后出现腹胀，继用上方，倍加肉桂，70 小时后出现阵发性腹痛，继之头位产一脐绕颈死婴。（《陕西中医》，2005，5）

2. 妙法绝招解析：胎死不下患者，多因引产前，屡孕屡刮，屡孕屡坠，损伤气血，损及冲任，伤及脏腑，诸脏本虚，遇上引产，虚极使然。胎死不下为冲任损伤、脏腑功能失调所致。其病因病机除气虚、肾阳虚外，血瘀亦为病因之一。其病位在冲任、胞宫，变化在脏腑、气血。凡以上方面造成“胎死不下”，临床表现各异，中医药辨证分型，审因论治，可免除手术之痛苦，拓宽中医药在产科的应用范围。通过中医药治疗的临床实践证明：依沙吖啶引产，“胎死不下”

皆以虚为本，因而分别大补气血、大补肾阳以壮其母，大补诸虚以救其本，救本之所以催生！治疗立法，以补开塞。因而在治疗过程中，补法运用于始终。如气虚型：黄芪、党参补气以生血，当归补血以生水，气旺而血旺，则上能升而下能降，气能推而血能造为君药；用牛膝、天花粉、肉桂、枳实引胎下行为臣药，淡豆豉动胎避秽为佐药，使以甘草调和诸药。加之针刺合谷、三阴交通经络，动胎气而调宫缩，补法刺足三里、太冲而壮母体。诸药诸法共奏引胎下行之功。

（三）人流未成，胎留宫中（班秀文医案）

1. 病历摘要：黄某，29 岁。人流 2 个月后，阴道流血 10 日。妇检宫本脐下 2 指，超声波检查有羊水液平及胎儿肢体，拟诊为“晚期先兆流产”。即行雷佛奴尔羊膜腔注射引产，6 日后胎儿死亡（B 超未探查到胎动及胎心反射），18 日后仍无产兆，行第二次雷佛奴尔羊膜腔注射引产，因穿刺未成功，故考虑小型剖腹产，但患者及家属不愿做手术，因改用中药下死胎，同时静脉滴注催产素。诊断为胎死不下。

证属人流未成，胎留宫中。治宜理气活血，引下死胎。药用芒硝、焦山楂、当归各 12 g，益母草 10 g，苍术、厚朴、川芎、陈皮各 6 g。每日 1 剂，水煎服。仅服 1 剂，于当天下午 3 时 30 分娩出死胎（男婴），胎盘已部分机化变形，避孕环亦随之排出，产后恶露不多，腹不痛。治愈出院。（《班秀文妇科奇难病论治》，广西科学技术出版社，1989）

2. 妙法绝招解析：平胃散加芒硝治疗胎死腹中，早已见于《医学入门》及《济阴纲目》中。但临床上平胃散一般多用来治疗胃肠疾病，其下死胎的作用尚未引起人们的注意。本例单纯用西医方法处理未能及时获效，而是采用平胃散加减起效的。虽然本例并用西药，但至少也能说明本方有协助促进死胎提早排出的作用。

（四）脾肾阳虚，气血双亏（郑长松医案）

1. 病历摘要：崔某，女，43 岁。20 岁结婚，40 岁初孕时，足月产 1 死胎，42 岁又足月产 1 死胎，两次均于 7 个月左右开始浮肿，肿势日增，产后自消。平时神疲乏力，心悸易汗，纳呆食少，腰痛腿酸，带下淋漓，入冬后畏寒肢冷，历时已久。18 岁月经初潮，一向 1～4 个月一行，带经 3～5 日，色淡量少。现怀孕近半年，要求服药以防胎死腹中。面色萎黄，唇舌色淡，苔薄白润，脉滑无力。

证属脾肾阳虚，气血双亏。治宜健脾温肾，补气养血。药用生黄芪、山药、熟地黄、茯苓、菟丝子、党参各 15 g，何首乌 12 g，当归、白芍、阿胶（烊化）、白术各 9 g。每日 1 剂，水煎两次，共煎取 500 mL，分两次温服。服 3 剂后，食纳渐增，带下减少，惟腰痛依故，按前方加补骨脂、川续断各 9 g。共进 9 剂，孕期浮肿轻微，后产 1 女婴，母女平安。（《郑长松妇科》，中国中医药出版社，2007）

2. 妙法绝招解析：本案久苦神疲体倦，心悸易汗，纳呆食少，腰痛腿酸，带下淋漓，入冬后畏寒肢冷，知其旧有气血双亏，脾肾阳虚之宿疾；孕后胎赖血养，脾虚则血少，故胎失血养而死；脾肾阳虚则不能行气化水，故胎愈大而肿愈甚，皆旧有宿疾孕后益虚所致；其面色萎黄，唇舌色淡，脉滑无力，皆气血不足之象。方中黄芪、山药、党参、茯苓、白术补气健脾；熟地黄、当归、白芍、阿胶滋补阴血；菟丝子、补骨脂、何首乌、川续断壮火益土，强阴固阳。以冀脾肾阳复，气血渐旺则胎殒得免。

（五）气血双亏，肾虚失摄（郑长松医案）

1. 病历摘要：刘某，女，30 岁。去年 3 月底自然流产 3 个多月的死胎，今年 2 月初又流产 5 个多月的死胎，死胎如四个月胎儿大。流产后相继怀孕，已逾两个月，要求吃中药保胎。平时神疲乏力，嗜睡懒动，带下淋漓，腰脊酸痛；近 1 年来，形体日羸，头发零星脱落。面容黑褐憔悴，头发稀疏无泽，舌淡苔少，脉沉细弱。

证属气血双亏，肾虚失摄。治宜补虚养胎，预培其损。药用菟丝子、熟地黄、桑寄生、山药、何首乌、黄芪各 18 g，川续断、杜仲、炒白术、党参、白芍各 12 g。每日 1 剂，水煎两次，共煎取 500 mL，分两次温服。服 6 剂后，体力渐增，腰痛稍减。近 2 日来自觉小腹寒凉，微有坠感。因妊娠 3 个月，又届坠期，酌加温固下元，升举安胎之品。按前方加补骨脂、阿胶（烊化）各 9 g，艾叶、升麻、荆芥穗、枳壳各 5 g。又进 14 剂，小腹寒凉解除，未再重坠。共服药 30 剂，及期分娩，母子无恙。（《郑长松妇科》，中国中医药出版社，2007）

2. 妙法绝招解析：此案症见面容黑褐憔悴，头发稀疏无泽，舌淡苔少，脉沉细弱显系气血双亏之候；气血双亏，无以滋养则胎元失荫自殒；其腰脊酸痛，带下淋漓，知为肾虚失摄，带脉不约所致；肾虚不摄，胎失所系则屡孕屡坠。方中黄芪、山药、党参、白术、熟地黄、白芍补气养血；菟丝子、桑寄生、何首乌、杜仲、川续断补肾填精；小腹初感重坠，微觉寒凉即加补纳有权，摄虚可赖之补骨脂以补肾虚，固精气；加阿胶补养安胎；艾叶温暖下元；升麻、枳壳、荆芥穗取其性浮升举之力，使之胎元不坠。

三、文献选录

死胎不下，一般指稽留流产，又称为过期流产。胚胎死亡而仍稽留于宫腔内者，且孕产物一般多在症状产生后 1～2 个月内排出。因此，皆规定胚胎停止发育后 2 个月尚未自然排出者，称为稽留流产。母体因素：母体身体本身有疾病，如：生殖器官异常和子宫肿瘤，单纯疱疹病毒，巨细胞病毒感染等；内分泌异常：如严重糖尿病未能控制，黄体功能不足，甲状腺功能减退症等；免疫功能异常：妊娠类似同种异体移植，胚胎与母体间存在复杂而特殊的免疫学关系，使胚胎不被排斥，若母儿双方免疫不适应，则可引起母体对胚胎排斥而致流产。

（一）稽留流产后注意事项

1. 稽留流产后的护理和调养，对减少一些伤害是很有必要的。稽留流产结束后应观察 2 小时，注意阴道流血和腹痛情况，假如没有什么反应就可以回家。稽留流产后当天可能有轻微下腹不适、疼痛或少量阴道流血，如果腹痛严重或阴道流血量多或长时间出血不止，应及时就诊。

2. 稽留流产后要适当增加营养，因为手术会引起少量出血，使身体受到一定的损伤，所以，应及时补充一些富含蛋白质、维生素的食品，如瘦肉、鲜鱼、蛋类、奶或豆制品等。多吃一些高蛋白、高维生素类的食物，以补养身体，同时多吃些蔬菜和水果，不要忌口或偏食。

3. 稽留流产后要注意适当休息，头 3 日最好卧床休息。一般术后应卧床休息 3～5 日，若体温正常，阴道流出的血性分泌物少，无腹痛等不适，可以起床活动活动，并适当做些轻微的家务劳动。因为稽留流产后，子宫内膜留下了创面，如过早活动则可延长阴道出血时间，一般半个月内应避免参加体力劳动和体育锻炼。

4. 稽留流产导致机体抵抗力下降，更应注意个人卫生。保持外阴清洁，术后两周内不宜盆浴，最好洗淋浴。由于子宫内膜留下创面，阴道分泌物增多，使之成为细菌感染、繁殖的温床。因此，要特别注意外阴部的清洁卫生，及时清洗外阴部，卫生纸要进行消毒并时常更换；半个月内避免盆浴，勤换洗内裤；一个月内要绝对禁止同房，以防止细菌感染。此外，要进一步加强避孕。

（二）稽留流产症状

1. 停经及早孕反应：前段时间可曾有先兆流产的症状，以后子宫却不再增大或反而缩小。如已至妊娠中期，孕妇未感腹部增大，无胎动，妇科检查子宫颈口闭，子宫较妊娠月份小 2 个月以上，质地不软。未闻及胎心。

2. 腹痛：早期流产开始流血后宫腔内存有血液特别是血块刺激子宫收缩呈持续性下腹疼痛，晚期流产则先有阵发性子宫收缩，然后胎盘剥离，故阴道流血前即有腹痛。

3. 流出血液的颜色：流产开始时为鲜红色，时间长方变为暗红色或褐色，异位妊娠常为少量淡红色或褐色；葡萄胎则常为暗红色。

4. 阴道流血：在妊娠3个月内流产者，开始时绒毛和蜕膜分离血窦开放，即开始出血，当胚胎全部剥离排出子宫强力收缩，血窦关闭出血停止。

（三）稽留流产的西医治疗

1. 黄体功能不全者，可予黄体酮补充。若有受孕可能，自基础体温升高的第3～4日起，予以黄体酮10～20 mg/d，在确诊已妊娠后，持续治疗至妊娠第9～10周。

2. 属染色体异常者，如再次妊娠，必须进行产前检查，通过羊水细胞染色体核型分析，了解胎儿是否先天畸形，一旦发现异常，应及时终止妊娠。

3. 女方阴道与宫颈排出物、男方精液细菌培养阳性者，根据药敏试验予以相应治疗，直至痊愈。治疗期间采用阴茎套避孕。

4. 子宫肌瘤较小者，可服用药物治疗；如果肌瘤较大又是单发，可采取手术剜除法治疗。

5. 对子宫颈口松弛者，可根据以往流产发生的时间，在孕12～20周期间行宫颈口缝扎术，术前如有阴道炎症须治愈后再行手术，术后用黄体酮、中药和镇静剂安胎，定期随访。如有流产或早产征兆，及时拆线，以免造成宫颈严重损伤。若保胎成功，需在预产期前2～3周入院待产。待出现临产征兆或剖宫产时再拆除缝线即可。

（四）稽留流产预防

1. 关于女性自然流产后多久再怀孕较合适的最新观点是：自然流产后的妇女如果希望迅速怀孕，不需要等待，随时妊娠并不会增加流产的概率。同时，自然流产后迅速妊娠对妇女的心理健康有益，可增强怀孕的信心，缩短自然流产带来的伤痛，减少抑郁症的发生。

2. 针对黄体功能不全治疗的药物使用时间，要超过上次流产的妊娠期限（如上次是在孕3个月流产，则治疗时间不能短于妊娠3个月）。

3. 有甲状腺功能低下者，要保持甲状腺功能正常后再怀孕，孕期也要服用抗甲状腺功能减低的药物。

4. 要做遗传学检查，夫妇双方同时接受染色体的检查。

5. 有子宫内口松弛的可做内口缝扎术。

6. 做血型鉴定包括Rh血型系统。

（五）经验良方选录

1. 内服方：

（1）王不留行、茺蔚子、酢浆草各等份。上药共研末，每次取10 g药末，布包水煎，温服。主治死胎不下。

（2）蛇王藤30 g，朴硝10 g。每日1剂，水煎取汁，朴硝冲服。主治死胎不下。

（3）益母草30 g，急性子10 g。每日1剂，水煎服。主治死胎不下。

（4）蛇王藤30 g，苏木15 g。每日1剂，水煎服。主治死胎不下。

（5）冬葵子、牛膝各15 g。每日1剂，水煎服。主治死胎不下。

（6）鲜益母草适量。捣烂取汁，每次服1盏。主治死胎不下。

2. 外治方：

（1）益母草 30 g，朴硝 10 g。益母草水煎取汁，冲朴硝服。捣烂敷脐。主治死胎不下。

（2）麝香 0.3 g，蓖麻子 3 粒，巴豆 4 个。共研细末，敷脐中。主治死胎不下。

（3）蓖麻子 60 g。捣烂，用白酒调敷双侧涌泉穴。主治死胎不下。

（4）鲜蓖麻叶 60 g。捣烂敷脐。主治死胎不下。

3. 食疗方：

（1）猪瘦肉 150 g，当归 15 g，黄花菜根 15 g，植物油、味精、精盐各适量。将猪肉洗净切丝，黄花菜根洗净，当归洗净入布袋，一同入锅，加适量水，先用大火煮沸，再转用小火炖煮 30 分钟左右，酌加植物油、精盐，待肉熟烂后停火，去药袋，加入味精即成。饮汤吃肉。益气补血，和血通脉。主治死胎不下。

（2）黑豆或赤小豆 300 g，醋适量。用醋煮豆，取浓汁即成。顿服。催产。主治死胎不下。

第十九节　过期妊娠

一、病证概述

妊娠达到或超过 42 周，称为过期妊娠。其发生率占妊娠总数的 5%～12%。过期妊娠的胎儿围产病率和死亡率增高，并随妊娠延长而加剧，妊娠 43 周时围产儿死亡率高于正常 3 倍。44 周时高于正常 5 倍。初产妇过期妊娠胎儿较经产妇者危险性增加。对胎儿和母亲的危害为胎儿窘迫、羊水量减少、分娩困难及损伤。发生过期妊娠的原因还不明确。因为引发分娩的可能因素很多，包括黄体酮阻断、催产素刺激及胎儿肾上腺皮质激素分泌等，任何因素引起这些激素失调均可导致过期妊娠。所以过期妊娠可能与以下因素有关，雌、孕激素比例失调；胎儿畸形，如无脑儿，与胎儿肾上腺皮质激素分泌不足有关；遗传因素等。过期妊娠时，对母儿影响较大。由于紫河车的病理改变致使胎儿窘迫或胎儿巨大造成难产，二者均使围生儿死亡率及新生儿窒息发生率增高。对母体又因胎儿窘迫、头盆不称、产程延长，使手术产率明显增加。因缺氧胎儿排出胎粪染及羊水、胎儿皮肤、羊膜和脐带，出生时评分低，死亡率高。

二、妙法绝招解析

气血两虚，欲产无力（裘笑梅医案）

1. 病历摘要：谢某，24 岁。系第一胎，因过期妊娠入院。于第二天用奎宁引产，2 日后仍未见明显产兆，乃给加服中药催生。脉细而濡滑，指脉搏动无力，不能上越指尖，舌质淡红。诊断为过期妊娠。

证属气血两虚，欲产无力。治宜补益气血，增强产力。方选神妙佛手散加味。药用当归、川芎各 15 g，黄芪 12 g，白人参 10 g，益母草 9 g。每日 1 剂，水煎服。服 1 剂后，当晚宫缩开始，产程经过顺利，自然分娩，婴儿重 3500 g。（《裘笑梅妇科临床经验选》，浙江科学技术出版社，1984）

2. 妙法绝招解析：神妙佛手散又名芎归汤（川芎、当归）。当归、川芎均为血分之主药。当归甘补辛散，苦泄温通，既能补血，又能活血，川芎辛温香窜，走而不守，为血中之气药，有活血行气之功，补中有通，开中有阖，对催生来讲是“最稳当，又捷效”。再加黄芪、人参、益母草助子宫收缩，益其母而安其子。

三、文献选录

过期妊娠时，对母儿影响较大。由于胎盘的病理改变致使胎儿窘迫或胎儿巨大造成难产，二者均使围生儿死亡率及新生儿窒息发生率增高。对母体又因胎儿窘迫、头盆不称、产程延长，使手术产率明显增加。因缺氧胎儿排出胎粪染及羊水、胎儿皮肤、羊膜和脐带，出生时评分低，死亡率高。常见症状有：怀孕期≥42 周，胎动较前减少，宫底高度、腹围较大或小于孕周，超声波提示羊水减少，胎心电子监护仪 NST 试验出现异常，尿雌三醇/24 小时值偏低。

（一）临床报道选录

1. 内服方：

（1）柯新桥用保产无忧散治疗过期妊娠 21 例：药用枳壳 20～30 g，川芎、当归各 12～15 g，白芍 15～18 g，菟丝子 9～12 g，荆芥穗、生黄芪、川贝母各 6～9 g，厚朴、羌活、甘草、蕲艾各 6 g，生姜 3 片。方中枳壳具有兴奋子宫平滑肌的作用及兴奋胃肠作用，增加胃肠蠕动，从而作用于子宫（此与西药刺激灌肠引产机制相同），加速第一、第二产程，故枳壳重用。治疗效果：有效 5 例，良效 16 例，总有效率 100％。（《新编妇科秘方大全》，北京医科大学、中国协和医科大学联合出版社，1992）

（2）李来祥用黄芪催生汤治疗过期妊娠 23 例：药用黄芪 30 g，党参、白术、当归、川芎、生地黄各 10 g，枳壳 9 g，牛膝、木通、甘草梢各 6 g。每日 1 剂，水煎服。方中党参、黄芪、白术益气强力；当归、川芎、生地黄养血调血；枳壳行气消滞；牛膝、木通、甘草梢通利气机，导气血下行。诸药合用，有益气催生，活血调妊之功。结果：23 例过期妊娠，服本方均顺利分娩，服药最少者 1 剂，最多 4 剂。（《新编妇科秘方大全》，北京医科大学、中国协和医科大学联合出版社，1992）

（3）刘爱玲等用冬葵黄芪汤治疗过期妊娠 23 例：均为单胎、头位、初产。其中妊娠≥42 周者 20 例，妊娠 16～20 周者 3 例。药用冬葵子 30 g，黄芪 20 g，龟甲（先下）18 g，当归、枳壳、川芎各 15 g，生地黄、熟地黄、生蒲黄各 12 g，红花、川牛膝、生大黄（后下）各 9 g，甘草 6 g。每日 1 剂，水煎服。共治疗 23 例，结果：服药后宫颈评分均＞8 分，服 1 剂分娩者 3 例，服 2 剂分娩者 5 例，服药后有规律或无规则宫缩，静滴催产素在 6～10 小时分娩者 9 例。方中当归、川芎、红花、川牛膝、生蒲黄均有收缩子宫的作用。（中西医结合杂志，1993，1）

（4）李爱林等用归益催生汤治疗过期妊娠 119 例：药用当归（另包先煎）、益母草各 40 g，川芎、川牛膝、川红花各 15 g。每日 1 剂，水煎服。雌激素组用苯甲酸雌二醇 8 mg 双侧三阴交穴位注射。上述两种方法处理后，宫颈评分≥6 分者，用 0.5％布比卡因 5 mL 加东莨菪碱 0.3 mg宫旁阻滞麻醉，人工破膜、扩宫，静脉滴注催产素。结果：中药组显效 107 例，有效 6 例，总有效率 95％；雌激素组显效 63 例，有效 7 例，总有效率 92.1％。宫颈管长度＜2cm 者有效率 100％；≥2cm 者有效率 91.2％，两者比较有差异。用药 1～3 日，提高宫颈评分，中药组（4.10±1.71）分，雌激素组（4.43±1.82）分，两组无明显差异。（中西医结合杂志，1994，10）

（5）周玉梅用芪膝催生汤治疗过期妊娠 47 例：其中过期 4 周者 29 例，过期 3 周者 11 例，过期 2 周者 7 例；气滞型 7 例，血虚型 24 例，气滞血瘀型 16 例。药用黄芪、牛膝、当归、白芍、熟地黄、潞党参、赭石、香附、红花、紫苏、枳壳、益母草、甘草各 10～15 g。每日 1 剂，水煎服。体型肥胖，偏气虚者重用黄芪、潞党参；体型瘦者偏血虚重用当归、白芍、熟地黄；合并子痫、血压偏高，抽搐症状明显者加钩藤、石决明各 30 g，牡蛎 20 g，僵蚕 10 g；下肢水肿明显者加茯苓皮 30 g，大腹皮、附片各 10 g；合并妊娠咳嗽者加炙紫菀 15 g，地龙 10 g。结果：12

小时内服药 1 剂分娩 29 例，24 小时服药 2 剂分娩 14 例，36 小时服药 3 剂分娩 3 例，其中配合静滴催产素 4 例。（河南中医，1991，3）

（6）张惠玉等用太子参助产汤治疗过期妊娠 126 例：药用太子参 30 g，炙甘草、熟地黄、菟丝子、川牛膝各 15 g，当归、川芎、红花、白术、枸杞子、枳壳、车前子（布包煎）各 10 g。每日 1 剂，水煎服。畏寒肢凉尿清者加肉桂、吴茱萸；情志抑郁，胸闷不舒者加制香附、郁金；心烦易怒，面赤畏热者加栀子、白芍；形体肥胖，痰湿壅盛，舌质淡，苔白腻者加茯苓、广陈皮，制半夏。方中太子参、炙甘草、白术、当归、川芎、川牛膝、红花能诱发和增强子宫收缩力，用于难产，可起催生下胎之效。结果：全部病例服完助产汤 3 剂后，1～3 日内全部正常分娩。对其中 72 例随访幼儿智力均正常，体型瘦小的有 51 例。（陕西中医，1991，12）

2. 针灸方：

（1）陆柏云电针治疗过期妊娠 42 例：其中过期 7～10 日 12 例，10～20 日 21 例，20 日以上 9 例。取穴：合谷（双），三阴交（双）。采用常规取穴法。合谷、三阴交针刺得气后，用电机接合谷与合谷、三阴交与三阴交，先选疏密波 20 分钟，再改用连续波 10 分钟。合谷是手阳明经原穴，属气，能振奋周身之阳气；三阴交为足三阴经交会穴，属血，有调理阴血之功。两穴相配，有补气调血下胎之良效。加之电针增强刺激，促使宫体收缩，引胎下行。结果：针 1 次分娩 11 例，针 2 次分娩 24 例，针 3 次分娩 4 例。有效率 92.9%。（中国针灸，1993，6）

（2）胡青萍合谷穴注射治疗第二产程宫缩乏力 200 例：采用具有针刺、穴封、药物三重作用的穴位注射法治疗第二产程宫缩乏力，要求定穴准确，宜选疼痛、麻木最强点。用蓝芯注射器吸催产素 1 mL（10 U），按针刺手法刺入合谷穴（单侧）找到疼痛、麻木最强点注入催产素 0.2～0.4 mL（2～4 U）。结果：产程明显缩短，胎盘娩出时间也短，产后出血明显减少。（中国针灸，1991，4）

（二）经验良方选录

1. 益母草、鸡血藤、乌药各 18 g，当归、川芎、红花、枳壳、车前子、冬葵子各 15 g，生芝麻、瓜蒌仁各 10 g，大黄（后下）4 g。每日 1 剂，水煎 2 次，分早晚温服。主治过期妊娠。

2. 生黄芪、川牛膝、桑寄生各 15 g，党参、川续断各 12 g，炒白术、制香附、当归、川芎、丹参各 10 g，桃仁、红花各 6 g。水煎服，每日 1 剂。主治过期妊娠。

3. 炙龟甲 40～60 g，黄芪 30～50 g，党参、当归、牛膝、血余炭各 20～30 g，川芎、王不留行各 15～20 g。每日 1 剂，每次煎汁 250 g，分 2 次服。主治过期妊娠。

4. 火麻仁 18 g，菟丝子 15 g，冬葵子、当归各 12 g，香附、紫河车、炒桃仁各 10 g，炒枳壳、炙甘草、赤芍、白芍（打碎）各 6 g。水煎服。主治过期妊娠。

第二十节 胎动不安

一、病证概述

胎动不安，多因气血亏虚，或阴虚生热，或跌扑损伤，使冲任不固，胎元失养所致。是以腰腹酸痛、胎动欲坠为主要表现的妊娠类疾病。《医学入门》云“妊妇心腹痛而下血者为胎动”。其临床症状，乃妊娠后突然阴道少量流血，继而腰酸腹痛，胎动欲坠，或有气短乏力、头晕目眩、口干等症。

二、妙法绝招解析

（一）肝阳上亢，下扰血海（何子淮医案）

1. 病历摘要：刘某，女，27 岁。结婚两年，月经素来规则，停经 27 日，晨尿妊娠试验阳性，一周前呕泛口苦，便秘而腹底下坠，就诊前夜腹部阵痛，阴道少量漏红。呕恶心泛，口苦便秘，腹痛漏红。脉滑数，苔微黄。诊断为胎动不安。

证属肝阳上亢，下扰血海。治宜凉血清肝，益气安胎。药用仙鹤草 30 g，生地黄炭 15 g，苎麻根、桑寄生、炙黄芪、党参各 12 g，黄芩炭、阿胶珠、炒白芍各 9 g，炙甘草、紫苏梗各 6 g。每日 1 剂，水煎服。服 2 剂后漏血已停止，腹痛缓解，呕恶亦平，续服原方 3 剂后，肝阳平熄，诸症见好，当补脾胃，上方去黄芩、生地黄、阿胶，加淮山药、大枣、龙眼肉。连服 10 剂，诸症痊愈，精神振作而停药。（《何子淮女科经验集》，浙江科学技术出版社，1982）

2. 妙法绝招解析：本案阳盛，血热下扰血海，迫血下行，导致漏红。方用黄芩、生地黄为主清热凉血；阿胶配甘草善于止血：桑寄生补肾稳固胎元，佐黄芩、党参补中益气以系胎元；白芍和里缓急止痛；紫苏梗宽中和胃、不妨正气；仙鹤草补益止血。后加山药、大枣、龙眼肉调补心脾，标本兼顾，以求血气充沛，胎元稳固，不致“枝枯果落，藤萎花堕”。对于体质虚弱的孕妇，治疗中更须顾及脾肾。《景岳全书》云“妇人肾以系胎，而腹为肾之府，故胎孕之妇，最虑腰痛，痛甚则堕，不可不防。”对气血衰弱、脾胃不健、饮食不香或孕后数堕者，中药调治疗效较满意，但对不同的病例又要细审体质的实或虚、病机的寒与热，药物配伍用量的多少等都应注意。朱丹溪认为，白术、黄芩是安胎要药。黄芩配白术能安胎止血，适用于偏热证型。白术虽为健脾胃安胎要药，而性燥气闭，对肝郁气滞及胎热过盛、津液不足亦有不足之处，配黄芩能相辅相成，故偏热者黄芩胜于白术，偏寒者白术胜于黄芩、祛湿热不使中焦受阻。泰山磐石饮为安胎名剂，配方较为全面，但方中当归、川芎为血中阳药，漏胎或有滑胎史者更须慎用，川芎宜避用，当归用当归炭，茯苓性渗亦要慎用。如习惯性流产在使用大剂滋补药物时，若中气不调，食少无味者须注意先理脾胃。又民间有用“独参汤”拯危救急，补元固胎亦有一定效果。

（二）冲任虚损，胎元失养（姚寓晨医案）

1. 病历摘要：赵某，女，27 岁。妊娠五个月，腰酸，胎动不安。患者面色清瘦，眼眶青黯，神色委顿，由爱人扶携来。自述半个月以来，胎动不安，时或阴道出血，腰酸特甚，小腹下坠。两腿软弱，头眩耳鸣，小便频数，舌质淡苔薄，脉虚大乏神。诊断为胎动不安。

证属冲任虚损，胎元失养。治宜滋补肝肾，以固冲任。药用苎麻根 30 g。炒杜仲、炒川续断、生黄芪各 15 g，生地黄、熟地黄、山茱萸、枸杞子、陈阿胶（烊冲）各 12 g，陈艾炭、炒归身各 10 g。每日 1 剂，水煎服。服 2 剂后，诸症减轻，继以上方加減，连服 20 剂，并遵嘱慎养，后足月顺产一男婴。（《姚寓晨女科证治选粹》，人民军医出版社，2014）

2. 妙法绝招解析：胎元赖冲任以养，肝肾乃冲任之本，房劳最易伤肝肾。损冲任，动胎气。临证施治，除对证的方药以外，说理规导，以慎房帷，乃女科保胎要务。否则，纵有灵丹，亦属徒然，故景岳叹曰：“药力不能与情窦争胜也。”因此，保胎养胎，医病配合有当，始可功奏十全。而节欲养胎，更属必要，切望慎守。患者唯唯领教，越一周，复诊时神色频见好转，告知近况良好。

（三）脾气虚弱，肾气不固（宋力伟医案）

1. 病历摘要：罗某，女，26 岁。停经 60 日，时有阴道出血，量多而自然流产（曾经 B 超检查证实）。本次停经 55 日，阴道出血 1 日，量少，色鲜红，腰酸，小腹坠胀，肢倦乏力，食欲不振。脉象细滑，舌质淡红，苔薄白腻，查尿妊娠试验阳性。诊断为胎动不安。

证属脾气虚弱，肾气不固。治宜益气健脾，补肾固胎。药用杜仲、菟丝子、续断、桑寄生各15 g，炒谷芽12 g，党参、黄芪、白术、黄芩炭、山茱萸各10 g，陈皮、砂仁、升麻各5 g。每日1剂，水煎服。服3剂后，阴道出血止，腰酸减轻，食欲增进，惟小腹隐痛，苔薄白，脉滑，原方加白芍10 g，续进2剂，诸症消失。半个月后B超检查示“宫内可见胎体回声，胎心搏动良好”。7个多月后顺产一男婴。(《湖南中医药导报》，2000，8)

2. 妙法绝招解析：胎漏、胎动不安，多因禀赋素虚，或房劳伤肾，或多次人流，损伤冲任，肾气不足，胞脉失于维系，胎元不固所致。故治以益气健脾，补肾固胎。方用党参、黄芪、白术益气健脾安胎，以资气血生化之源；杜仲、菟丝子、续断、桑寄生补肾壮腰、固本安胎；黄芩炭清热安胎止血；陈皮、砂仁健脾理气安胎。现代药理研究表明，菟丝子能促进卵巢黄体的形成；续断含有维生素E，能促进子宫和胚胎发育；杜仲能抑制子宫收缩，并有镇静作用；陈皮有抑制子宫收缩作用。全方重在补肾益气，固摄冲任，故胎自安。

（四）冲任不固，胎失所养（李瑾医案）

1. 病历摘要：张某，女，28岁。停经46日，阴道少量出血2日，色暗红，质稀，小腹隐痛，腰骶酸楚，纳谷欠佳，大便偏溏。脉沉滑无力，舌质淡红，苔薄白。妇科检查见阴道内少量黯红色血，宫颈着色，宫体饱满质软，尿妊娠试验为阳性。诊断为胎动不安，

证属冲任不固，胎失所养。治宜补肾安胎、益气养血。方选益肾安胎汤加味。药用桑寄生、菟丝子各30 g，川续断20 g，阿胶（烊化）、白术、党参各15 g，焦艾叶、炙甘草各6 g，紫苏梗5 g，煨木香3 g。每日1剂，水煎服。服3剂后，阴道流血于昨日止，大便调，再予上方去紫苏梗、煨木香，继进7剂而愈。3个月后随访，患者在外院做B超检查，提示胎儿发育正常。(《实用中医药杂志》，2002，3)

2. 妙法绝招解析：先天禀赋不足，素体肾虚，或早婚，多产房劳，孕后房事不节，耗伤肾气，肾虚则冲任不固，胎失所养，故发生本病。因此补养肾气是固摄胎元的主要方法，又女子以血为主，补肾必当养血，血聚以养胎。因此，补肾养血的目的，不仅在于固摄胎元，而且还在于养胎以助发育。故用阿胶补血养胎，用党参、白术使肾气充盈以载胎。对本病的治疗，既要掌握好保胎的时机，又要重视优生优育的基本观点。即在保胎治疗期间，凡阴道流血不止时间已达2周以上，且量多，腰酸小腹坠痛较剧，宫口已开，则不能做保胎治疗。经治疗症状未见改善，应及时进行检查，明确诊断胎儿发育及母体之因素，以便取得保胎的积极效果。同时还应嘱患者注意饮食起居、按时服药，房事情志的调节和预防外邪的侵袭。

（五）肾气虚怯，冲任不固（班秀文医案）

1. 病历摘要：刘某，38岁。受孕二个月余，现小腹时胀痛，腰胀坠，倦怠乏力，胃纳一般，大便溏薄，小便正常。脉细缓，苔薄白，舌质淡。诊断为胎动不安。

证属肾气虚怯，冲任不固。治宜调养冲任，补气安胎。药用菟丝子20 g，太子参、桑寄生各15 g，川杜仲、川续断、当归身、白芍各9 g，砂仁、艾叶、炙甘草各5 g，每日1剂，水煎服。连服3剂后，诸疾消失，嘱再服3剂，以巩固疗效。(《班秀文妇科医论医案》，人民卫生出版社，1987)

2. 妙法绝招解析：胞宫系于肾，冲任二脉起于胞中，肾气虚怯，则冲任失养，故小腹时痛，腰脊胀坠。以辛甘温润之品补肾壮腰，佐以调气之砂仁，则气顺而胎安。

（六）肾阴不足，肝经虚热（罗元恺医案）

1. 病历摘要：黄某，女，32岁。停经二个月余，阴道少量流血5日，色鲜红，腹隐痛下坠，

腰微酸。月经过期二十余日时，妊娠试验阳性。一年前曾自然流产两次，均发生于早孕2个多月时，未生育。患者形体稍瘦，常有头晕腰酸，本次孕后有轻度妊娠反应，且感疲倦，近日没有注意休息，几日前见阴道流血。舌色稍淡，但尖边较红，脉细滑略弦。诊断为胎动不安。

证属肾阴不足，肝经虚热。治宜滋肾健脾，益气安胎。药用菟丝子25 g，川续断、桑寄生、墨旱莲、女贞子各15 g，阿胶（烊化）12 g，白芍10 g，生甘草、荆芥炭各6 g。每日1剂，水煎服。服4剂后，阴道流血和腹痛已逐渐停止，但仍有腰酸和大便干结。上方去荆芥炭、白芍，改用桑椹、肉苁蓉各15 g。再服4剂后诸症已基本消失，舌脉亦正常。乃按二诊方去墨旱莲，加淮山药15 g，续服6剂。嗣后每周服药三剂，以兹巩固，至妊娠5个月后停药，后足月顺产一男婴。(《中国现代百名中医临床家丛书·罗元恺》，中国中医药出版社，2007)

2. 妙法绝招解析：胎动不安原因很多，但与肾、脾、气血、任脉关系较为密切。妊子的主要脏器为子宫，胞脉系于肾，肾气盛，阴阳和，才能有子。五脏之中，肾与妊娠的关系最为密切。妊娠以后，胎儿能否不断发育成长，亦与肾气有极重要的关系。肾主闭藏，肾以载胎，故肾气不固者，孕后亦会坠胎。经脉之中，以任脉与胎孕最为关系密切。“任者妊也”“冲任之本在肾”，肾气不足，则会导致任脉不固，而致胎动不安。此外，妊娠以后，还赖气以系胎，血以养胎，气血不充或不调，则胎失所系养，亦足以导致胎动不安。故胎动不安，必须着重调补肾脾，以达到调理气血冲任之目的。对于这类病证，要辨证明确始可用寿胎丸为主，随证适当加味。若非确有实热，不可妄用芩、术，以致误治也。

（七）元气太虚，孕胎不固（孙东宿医案）

1. 病历摘要：一妇，妊已七个月。梦见亡故祖母，挥拳打痛一下，惊醒，即觉胎动不安，血已下。大小便皆急，腰与小腹胀疼者五日，此亦事之奇也。诊其脉，两寸俱短弱。诊断为胎动不安。

证属元气太虚，孕胎不固。治宜大补元气，养血安胎。药用葱白18 g，苎麻根嫩皮、人参、黄芪、白术、阿胶各10 g，当归、白芍、黄芩、杜仲各6 g，砂仁、香附各3 g。每日1剂，水煎服。服1剂而血止，两剂诸症悉除，四剂后，减去苎麻根、葱白，调理旬日，足月而产一女。(《古今医案按》，中医古籍出版社，1999)

2. 妙法绝招解析：本例为胎动不安，有睡眠噩梦，两寸脉短弱，属脾气虚，心神不宁，故云“上焦元气大虚”。又有妊娠7个月，下血，腹腰胀疼，显是中气不固，胎动不安。治疗以补中益气为主，方用香、砂、参、芪、术等味补益中宫，益气安胎，加当归、白芍、阿胶养血益胎；加黄芩清上焦之虚热，苎麻根止漏安胎；葱白宣通阳气，血随气行，气虚则血下，气固则血止胎安。

（八）脾肾不足，冲任失调（张锡纯医案）

1. 病历摘要：一少妇，其初次有妊，五六月而坠，后又有妊，六七月间，忽胎动下血。诊断为先兆流产。

证属脾肾不足，冲任失调。治宜补脾益肾，养血安胎。药用白术、山茱萸（去净核）、龙骨（煅捣）、牡蛎（煅捣）各30 g，生黄芪、生地黄各15 g。煎汤一大碗，顿服之，胎气遂安，将药减半，又服一剂，后举一男，强壮无恙。(《张锡纯医话医案精选》，辽宁科学技术出版社，2012)

2. 妙法绝招解析：本例为滑胎，由于脾肾不足，习惯流产。血已下，急以大量生黄芪、生地黄、白术、山茱萸益脾养肾；煅龙骨、煅牡蛎固涩下元，止漏安胎。用药量大力专，一服即血止，后药量减半，再服而安。

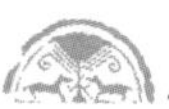

（九）脾胃虚弱，肝肾亏损（蒲辅周医案）

1. 病历摘要：姚某，女，35 岁。婚后 12 年，先后流产或早产 5 次，其中一次是妊娠 4 个月时流产，余均为 5 个月或 6 个月，每于妊娠 1 个月后必漏血 40 余日，并同时出现血压降低，引起头晕，至 3～4 个月，左腿及左腰疼痛，虽屡次积极采取保胎措施，仍不能避免妊娠之中断。在第四次妊娠时，曾服胎产金丹，亦未获效。现已怀孕 2 个多月，近 20 日内恶心呐吐，择食，大便稍干，小便正常，精神较差，睡眠尚可，诊其脉左关弦短，右沉滑，舌正无苔。诊断为习惯性流产。

证属脾胃虚弱，肝肾亏损。治宜先调脾胃，次固肝肾。治宜补肝肾以固胎本，健中气以养胎元。药用茯苓、山药、党参、白术各 10 g，炙甘草、广陈皮、砂仁、藿香各 6 g，生姜 3 片，大枣 3 枚。每日 1 剂，水煎服。服 3 剂后，恶阻停止。继服泰山磐石散与安胎银苎酒加减。药用熟地黄 12 g，白术、杜仲、当归、桑寄生、巴戟天、肉苁蓉、川续断、苎麻根各 9 g，制黑川附子、别直参各 6 g。此方每剂煎两次，每次煎 1 小时，共取 400 mL，分两次温服，1 周服 1 剂，并绝对控制性生活，以免扰动胎元。按法服之，直至足月顺利分娩。（《蒲辅周医案》，人民卫生出版社，2005）

2. 妙法绝招解析：本例为滑胎。屡经半产、小产，损伤气血，肝肾不足，胎元不固。此次又妊娠 2 个月，虽未漏血，但应早予治疗，以防再循前辙。舌光无苔，是胃气不足，又有恶心呕吐等胃气上逆之证。宜先调脾胃，再补肝肾。初诊用香砂六君子汤加减，加藿香、生姜，辛香开胃，加山药健脾兼顾补下，继用泰山磐石散以保无虞。以上可见，用中医辨证施治保胎疗法具有安全有效、无副作用等优点，在目前尚无新的有效可靠的保胎方法问世之前，可以说是一种较好的保胎办法。喜怒，两眼干涩，腰痛腿酸，均肝肾阴虚之候；孕期血聚养胎，则肝肾之阴益虚；阴不制阳则虚阳上扰，故眩晕，耳鸣，面颊潮红；阴虚阳亢，潜敛失司，则从寐少梦多至彻夜不眠；阴虚阳亢，逼津外泄，则睡中盗汗；其掌心灼热，舌赤苔少，脉象弦滑，皆肝肾阴虚之象。方中生地黄、熟地黄、玉竹、元参、桑寄生、何首乌、女贞子、杜仲、川续断、阿胶滋补肝肾；龙骨、牡蛎、珍珠母、磁石、琥珀敛阴潜阳，重镇安神；首乌藤、枣仁、合欢皮、白芍养心安神，平肝解郁。

（十）虚中挟热，冲气上逆（匡继林医案）

1. 病历摘要：丛某，女，25 岁。患者自早孕 40 日开始阴道出血，量少，褐色，持续至今淋漓未止；腰酸、腹胀，有下坠感，小便频数，大便秘结，饮食尚能进，但厌食油腻之物，舌红苔薄黄，脉象沉滑尺弱。经西医妇产科检查诊断为“先兆流产”。末次经期 8 月 2 日。辨证分析：患者早期妊娠出血，淋漓持续已 35 日不止，现仍出血褐色，腰酸，腹胀下坠，小便频，大便秘，脉象沉滑尺弱，胞脉系于肾，尺弱肾虚则冲任不固，胎失所养，故腰酸，下坠，阴道出血，舌苔薄黄，便秘为热之象，热邪内伏迫血下行，胎动不安。

证属虚中挟热，冲气上逆。治宜清热养血，益肾安胎，药用苎麻根、肉苁蓉各 30 g，太子参、桑寄生各 20 g，白术、阿胶珠、川续断、黄芩、荆芥炭、紫苏梗、陈皮各 10 g，甘草 3 g。每日 1 剂，水煎服。服 4 剂后出血已净，仍有腰酸下坠感，饮食尚能进，大便略干燥，舌红苔薄白腻，脉象沉滑。经医院 B 超检查结果：早孕、有胎心胎动。太子参、桑寄生各 20 g，黄芪 15 g，阿胶珠、菟丝子、紫苏梗、肉苁蓉、白芍各 10 g，甘草 3 g。服 4 剂后，腰酸下坠诸症消失，仍有厌食油腻，食后恶心，大便日一次不干燥，舌红苔薄，脉象沉滑。上方去黄芪，加竹茹、当归各 10 g、砂仁 6 g。连服 4 剂后，经本院多普勒超声波检查：胎心正常，诸症消失痊愈。（本书主编，待刊）

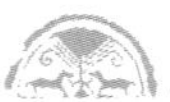

2. 妙法绝招解析：《中医妇科学·胎漏、胎动不安》云“怀孕以后，阴道不时少量出血，或时下时止淋漓不断，但无腰酸腹痛，小腹胀坠等现象者称为胎漏，也称胞漏、漏胎；如先感胎动下坠，继而有轻微腰酸腹胀，或阴道少量出血者，称为胎动不安。”在现代医学中统称先兆流产。附合本案之诊断，本例妊娠 75 日，淋漓出血已 35 日。方中以太子参益气，荆芥炭、阿胶珠养血止血，桑寄生、川续断、肉苁蓉养血益肾，紫苏梗、陈皮健胃安胎，黄芩、白术为安胎圣药，苎麻根性味甘寒，有清热凉血止血之功。二诊出血已止，仍有腰酸下坠，用参芪以益气安胎，诸症消失以后，尚留厌食作呕，乃证之好转，冲气已胜，故能上逆作呕。在临床实践中体会到冲气上逆，食后呕吐者，而无流产之虞矣。

三、文献选录

妊娠后，阴道不时流血，一般无明显的腰酸腹痛，小腹坠胀等症状，称为胎漏。若有明显的腰酸腹胀，小腹坠痛，并伴有阴道流血，是胎动不安，亦称先兆流产。严重者会发生流产。如妊娠三个月以内流产的称为胎坠。三个月以上流产者称为小产或半产。连续发生两三次以上妊娠如期而胎坠者，称为滑胎（习惯性流产）。胎漏诸症多因妇女气血虚弱，脾不统血，肾气亏虚，固胎无力；或血热妄行，外伤跌仆所引起，临床气血虚弱型，常补气养血安胎，以泰山磐石散加减为主方；肾虚者，常补肾健脾，以《医学衷中参西录》的寿胎丸加减为主方；血分有热，常宜凉血养血，以《景岳全书》保阴煎加减为主方；如跌仆损伤，腹疼下血，则宜补气养血，少佐活血之药，用李东垣圣愈汤加减治疗。本病则以安胎为主，根据具体情况，用补气、固肾、养血、清热等法，如阴道出血过多，小腹坠胀加剧，甚或胎儿已死在腹中，不宜安胎者，就及时采取措施，促其平安坠胎，若胎已坠，则应按产后处理。

（一）临床报道选录

1. 杨鉴冰等用化瘀安胎汤治疗血瘀型胎动不安 68 例：药用菟丝子 20 g，丹参、桑寄生、川续断各 12 g，炒蒲黄、炒五灵脂、白芍、黄芩、白术各 10 g，炙甘草 6 g。气虚加党参、生黄芪；阴虚有热加生地黄、阿胶；胃胀呕恶加陈皮、半夏；血块多加益母草炭、三七粉（冲）。结果：痊愈 54 例，好转 12 例，无效 2 例，痊愈率 79%，有效病例平均用药 3.5 剂。（陕西中医，1994，12）

2. 陈敏治疗胎动不安 178 例：药用菟丝子 20 g，桑寄生、续断各 15 g，阿胶（烊化冲） 10 g，砂仁 6 g。阴道出血加生地黄、苎麻根、墨旱莲、生地榆；腹痛甚加当归、川芎、生白芍；腰酸明显加杜仲；出血日久，致气血两虚加党参、黄芪、白术、熟地黄。黄体功能不健用黄体酮每日 1 次，每次 20 mg。结果：有效 161 例，无效 17 例，有效率 90.4%。（河北中医，1995，2）

3. 孙艾英用干苎麻根片治疗胎动不安 60 例：药用干苎麻根片、大枣各 50 g，龙眼肉 15 g。用清水浸泡 10 分钟后煎汤，汤成后加糯米 50～100 g，隔水蒸成药粥，1 日内分 1～2 次服，服至症状及体征消失后 1 周。同时用黄体酮 10～20 mg/(d·次)，肌注，维生素 E 20 mg/d，3 次口服，连服 3～5 日，并卧床休息，精神治疗，对症处理。结果：痊愈 54 例，无效 6 例，治愈率为 90%。（四川中医，1993，10）

4. 袁惠霞等用补肾活血安胎法治疗胎动不安 63 例：药用桑寄生、杜仲、川续断、阿胶、生地黄、丹参、炒蒲黄、五灵脂各 10～15 g。出血色暗有块加三七粉、红花；出血色红加苎麻根；小腹胀痛加紫苏梗、砂仁；小腹坠痛加黄芪、升麻；血多色淡倍用阿胶，加艾叶炭；气虚加党参、白术；便溏纳差加砂仁、扁豆、茯苓；血虚便结加生首乌、胖大海；咽干便秘加黄芩、黄柏。每日 1 剂，水煎服。结果：痊愈 60 例，无效 3 例，总有效率 95%。（陕西中医学院学报，1993，3）

5. 高晓俐以寿胎丸合举元煎治疗胎动不安 40 例：药用菟丝子 24 g，黄芪、党参、桑寄生、川续断各15 g，白术、阿胶各10 g，升麻、炙甘草各6 g。阴虚内热者加白芍12 g，黄芩10 g；恶心呕吐者加紫苏叶10 g，砂仁6 g；阴道出血多者加棕榈炭、地榆炭、艾叶炭各15 g。方中用寿胎丸补肾，固胎之本；取举元煎健脾、益血之源；本固血充则胎可安，连服5剂而愈。(陕西中医，1993，12)

（二）经验良方选录

1. 内服方：

(1) 当归、生地黄、阿胶各30 g，艾叶、川芎、芍药、甘草各20 g，黄酒 250 g。当归、生地黄、艾叶、川芎、芍药、甘草切碎，放入沙锅，加入水和黄酒各 250 g，煮取 250 g酒汁，去渣，加入捣烂的阿胶略煮片刻，待阿胶烊化即成。1剂分早、中、晚分服。主治胎动不安。

(2) 黄芪15 g，当归、川贝母、艾叶炭、菟丝子（盐水炙）、羌活、甘草、枳壳（炒）、川芎各9 g，生姜3片，蜂蜜 40 g。以上前10味蒸透，干燥后研为粉末，混匀，炼蜜 120 ℃为丸，丸重10 g即成。早晚各服1丸，温开水送服。主治胎动不安。

(3) 山药、冰糖各 50 g，白人参10 g，莲子（去心）10 枚。将人参、莲子、山药共洗净，加水浓煎，调入冰糖令溶即成。每日1剂，2次分服，连服 5～7 剂。主治气虚型胎动不安，症见阴道下血，腰酸腹胀，面色㿠白，精神萎靡，言语无力，口淡，不思饮食等。

(4) 茜草炭30 g，当归、人参、白术、赤芍、红花、牛膝各15 g，升麻、甘草各6 g。水煎，每日1剂，服两次。主治气滞血瘀型胎动不安。血止痛除，继服固肾安胎方药，巩固疗效。

(5) 阿胶12 g，红糖30 g，鸡蛋2枚。先将阿胶加水 200 mL 煎沸，溶化后打入鸡蛋，蛋熟后加红糖，每日1剂，分3次服。连服3日。习惯性流产者可连服 20 日。

(6) 天冬（连皮）50 g，红糖15 g。将天冬洗净，水煎取汁，加入红糖即成。每日1剂，连服 3～5 剂。主治血热型胎动不安。

(7) 白鸡冠花30 g，龙眼肉10个。鸡冠花烧灰存性，加水、酒各半，与龙眼肉共煎，每日1剂，分两次服。主治胎动不安。

(8) 生地黄30 g。水煎服。每日1剂，连服 5～7 剂。主治血热型胎动不安。

(9) 荷蒂7枚，南瓜蒂2枚。水煎服。每日 1～2 剂。主治血热型胎动不安。

2. 外治疗法：

吴茱萸6 g。药研细末，加水调和，贴敷双足心，加盖塑料纸，胶布固定，胎安去药。主治胎动不安。

3. 食疗方：

(1) 猪肘子 500 g，葱、姜、精盐、花椒、砂仁、料酒、香油各适量。将肘子刮洗干净，沥干，葱切段，姜切片，砂仁研成细粉。花椒、精盐炒至微黄色，在肘上揉搓，放在瓷盆内腌 12 小时，翻过来再腌 12 小时。再把腌好的肘子再刮洗一次，沥干水分，在肘子上涂抹砂仁粉，用净布包好卷成筒形，再用绳勒紧，盛入瓷盆内，撒放葱、姜、料酒，置旺火上蒸半小时。取出稍晾凉，解去绳布，再重新卷紧捆好，上笼屉蒸1小时。取出晾凉，解去绳布，抹上香油以防干燥。食用时切片，色红味美。主治胎动不安。亦适宜脾虚胃弱、食欲不振、病后体虚者食用。

(2) 砂仁粉3 g，鲜豆腐 250 g，毛虾10 g，牛肉末10 g，葱花3 g，生姜末 2 g，酱油3 g，味精3 g，麻油5 g，淀粉10 g，植物油适量。将毛虾用温水洗净，控干；豆腐切成 1 cm 见方的小方块，放八成热的油锅中炸一下，捞出；锅内留底油，下牛肉末、葱姜末、毛虾，翻炒至肉末断生，放入酱油、味精、豆腐丁、砂仁粉，开锅后用水淀粉勾芡，淋上麻油，出锅即成。佐餐食用。主治胎动不安。

(3) 鸡肉 250 g，鹿胶 15 g，高丽参 8 g，调料适量。将鸡肉切块，鹿胶打碎，高丽参切片，一同放入碗内，加水适量，加盖，上笼用文火蒸 3～4 小时，调味，吃肉喝汤。每日 1 剂，2 次分服。主治气虚肾亏所致的胎动、胎漏、胎萎不长，症见形体消瘦，神疲乏力，气短懒言，腰酸脚软，孕后胎动，下阴少量出血，腹痛下坠等。

(4) 羊肾 500 g，杜仲 15 g，五味子 6 g，淀粉、酱油、黄酒、葱、姜、植物油各适量。先将杜仲、五味子煎取浓汁，备用。再将羊肾洗净，剖开，去筋膜臊腺，切成小块腰花，放入碗内。加入药汁、淀粉拌匀，备用。再起油锅，下腰花爆炒至嫩熟，烹入酱油、黄酒，投入葱、姜，炒片刻即成。主治肾虚型胎动不安。

(5) 莲子肉 30 g，莲须 12 g，百合 30 g，大枣 4 枚，鸡蛋 2 个。以上前 4 味洗净，大枣去核，莲子去心，入锅，加适量水，大火煮沸后改用小火煮约 1 小时，然后把鸡蛋打破，取蛋黄放入汤中，蛋黄刚熟即成。吃蛋喝汤，可加少量糖调服。凡脾胃虚寒者不宜服用。主治胎动不安。

(6) 猪瘦肉 250 g，苎麻根、党参各 30 g，调料适量。将猪肉洗净切块，苎麻根、党参洗净，一同放入锅内，加水炖 1 小时，调味，吃肉喝汤。每日 1 剂，2 次分服。主治妊娠早期，脾虚有热之胎动，症见胎动不安，或胎漏下血，腰腹坠胀作痛，心烦不安，饮食减少等。

(7) 紫苏梗 9 g，砂仁 5 g，莲子 60 g。将莲子去皮、心，放在陶瓷罐中，加 500 g 水，用小火隔水烧至九成熟后倒在沙锅里，加入紫苏梗、砂仁，再加 250 g 水，用小火煮沸至莲子熟透即成。吃莲子饮汤，日服 1～2 次。凡阴虚有热者不宜服用。主治胎动不安等。

(8) 鲜柠檬 1000 g，白糖粉 200 g。将柠檬切碎，以洁净纱布绞取其汁，放入沙锅中以大火烧沸，改用小火熬制成膏状，离火，待冷后，加入白糖粉，使吸去膏汁中的水分，混匀，晒干，装瓶备用。每取 10 g，用开水冲服，每日 2 次。主治血热型胎动不安。

(9) 鹿肉 250 g，桑寄生、杜仲各 30 g，大枣 4 枚，调料适量。将鹿肉去油脂，洗净切块，桑寄生、杜仲、大枣洗净，一同放入沙锅内，加水适量，大火烧沸后，改用文火炖 2 小时，调味，吃肉喝汤。每日 1 剂，2 次分服。主治肾虚型胎动不安。

(10) 阿胶 30 g，红糖 15 g，糯米 100 g。将淘洗干净的糯米入锅，加 1000 g 水，用大火烧开，再转用小火熬煮成稀粥，再加入捣碎的阿胶粒，边煮边搅匀，调入红糖即成。每日服 1 剂，3～4 日为 1 疗程。凡脾胃虚弱者不宜食用。主治胎动不安。

(11) 黑豆 100 g，猪肾 1 个，木贼 10 g，紫苏叶 10 g。将黑豆浸洗干净；猪肾洗净剖开去筋膜，切片；再将黑豆、猪肾、木贼、紫苏叶一同放入锅中，加 2000 g 水，煎汤即成。日服 1 剂，一般 2 次见效。主治胎动不安。

(12) 大米 100 g，核桃、栗子各 50 g。将核桃去皮捣碎，栗子去皮切碎，与大米一同煮粥食用。每日 1 剂。主治肾虚型胎动不安，症见阴道下血，头晕耳鸣，腰痛，腿酸软，小便频数清长，舌淡，脉弱。

(13) 黄芪、枸杞子各 30 g，芡实 10 g，乳鸽 1 只。将乳鸽浸入水中淹死，去毛及内脏，洗净，放入碗内，加入黄芪、枸杞子、芡实，加水适量，上笼蒸熟食用。每 2～3 日 1 剂。主治气虚型胎动不安。

(14) 粳米 100 g，母鸡（1500～2000 g）1 只，精盐、姜片各适量。将母鸡宰杀，去毛及内脏，洗净切块，与精盐、姜片一同煮熟取汤，每取鸡汤适量加粳米煮粥，早晚分食。主治肾虚型胎动不安。

(15) 桑寄生 60 g，大枣 10 g，鸡蛋 4 个。将大枣去核，3 味分别洗净，一同放入锅内，加适量水，小火煮约 1 小时，去蛋壳即成。吃蛋喝汤。但每次不宜服用过多，以免滞中。主治胎动不安等。

(16) 党参30 g，莲须12 g，鸡蛋2个，调料适量。将党参、莲须、鸡蛋洗净，一同放入锅内，加水炖煮，鸡蛋熟后去壳再入锅煮1小时，调味，吃蛋喝汤。每日1剂。主治气虚型胎动不安。

(17) 鸡蛋黄4个，阿胶20 g，米酒500 g，精盐适量。将米酒煮沸，加入阿胶，待化后再加入鸡蛋黄和少许精盐，拌匀。再煮数沸后离火，待冷后置容器中即得。温服，日服2次。主治胎动不安。

(18) 猪肝60 g，当归10 g，枸杞子5 g，调料适量。将猪肝洗净切片，与当归、枸杞子共入沙锅内，加水炖1小时，调味，吃肝喝汤。每日1～2剂，连服15日。主治血虚型胎动不安。

(19) 苎麻根50 g，鸡蛋4个，精盐少许。将苎麻根洗净，用热水烫去胶质，水煎去渣，打入鸡蛋搅匀，再煮3～5沸，加精盐调味即成。每日1剂，2次分食。主治血热型胎动不安。

第二十一节 胎 漏

一、病证概述

本病因血瘀、血热及气血亏虚不能养胎所致。是以孕后阴道不时少量流血，时下时止，或淋漓不断为主要表现的妊娠类疾病。妊娠期间，骤见阴道不时下血，量少或点滴不止，色淡红或黯红，无腹痛。常伴神疲乏力，心悸气短，头晕耳鸣，口干咽燥，手足心热，或形寒怯冷，腰膝酸软等症。孕期阴道少量流血，淋漓不断或时下时止，无腹痛、小腹胀坠等症。先兆流产，因肾虚系胎无力者。症见妊娠早期，腿酸软，小腹疼痛有下坠感。曾有流产史，或阴道下血量少甚则小便频数，或失禁，尺脉沉滑，苔薄，舌淡。先兆流产的病因病机主要为脾虚肾亏，冲任虚弱而致胎动不安。故治疗应补气养血，固肾安胎。补气补血则营养充足，促使胚胎正常发育，补肾能固冲任而胎有所养、气血充盈、肾气旺盛，冲任得固，可免堕胎之虞。

二、妙法绝招解析

(一) 素体虚弱，冲任不固（朱小南医案）

1. 病历摘要：王某某，20岁。2个月前曾小产，出血甚多。身体尚未复原，最近怀孕又见红3次。近日流红，色鲜红，量不多。头眩心烦，内热口干，胸闷不舒，腰酸，并有畏寒身热之象，按其脉为细滑，舌质绛而苔薄黄。

证属素体虚弱，冲任不固。治宜健脾养血、清热安胎。药用焦栀子、炒阿胶、藕节炭、陈皮、当归身、生地黄、白芍各9 g，白术、紫苏梗、淡黄芩、香附炭各6 g。每日1剂，水煎服。连服4剂后，漏红已停，寒热已退，饮食亦逐渐恢复正常。乃按其腹，摸得胎儿如4个月大，尚觉胎能动。脉滑而无力，舌苔薄白。昨晚曾同房，今晨又红，血量尚少。病因与上次不同，盖由房帏不慎，复受寒冷，冲任受损，引起胎元不固。改用温中健脾，固肾安胎法。药用仙鹤草、熟地黄、苎麻根、炒阿胶、黄芪、杜仲各9 g，陈艾炭、焦白术、炮姜炭、白芍、炙甘草各6 g。服2剂后，腹部不再隐痛，漏红亦止，经调理后，诸症就愈。(《朱小南妇科经验选》，人民卫生出版社，1981)

2. 妙法绝招解析：胎漏症，古人很重视，因为有关母胎健康。《妇人大全良方》云“妊娠经水时下，此由冲任气虚，不能约制……名曰胞漏，血尽则毙矣。”又云：“妊娠下血，因冷热不调，七情失宜，气血不和所致。若伤于胎，则痛而下血，甚则胎坠矣。”本例冲任受损后尚未复原，一个月余又告怀孕，结胎不实，血虚内热，近1个月而流红3次，乃处方以阿胶汤（《医宗金鉴·妇科心法》方：当归、川芎、白术、熟地黄、阿胶、杜仲）加减，因略有寒热加紫苏梗，胸闷气郁加香附炭，服4剂而见效。隔二个月余，复由房帷不慎，损伤胎气，因而见红，乃用胶艾汤（《金匮要略》方：熟地黄、川芎、阿胶、甘草、艾叶、当归、芍药）加减，因受寒气，加炮姜炭，复用杜仲、苎麻根以助系胞之力。至于当归、川芎为血中阳药，能动血，所以减去未用。怀孕后而有小产史者，以暂时禁欲最为上乘，张景岳云“凡受胎之后，极宜节欲，以防泛溢，而少年纵情，罔知忌惮……必由纵欲不节，致伤母气而坠者尤多也。”

（二）气虚阴亏，封藏不固（班秀文医案）

1. 病历摘要：沈某，29岁。停经3个月，尿妊试验阳性。近日阴道开始出血，量少，色红，腰胀疼，经用壮腰补肾、益气安胎之剂，效果不满意。现阴道仍流出少量粉红色分泌物，腰及少、小腹胀坠。能寐而多梦，精神不振，胃纳欠佳，大便干结。脉细数，舌薄白，舌尖红。诊断为胎漏。

证属气虚阴亏，封藏不固。治宜补肾养阴，益气固摄。药用桑寄生、何首乌各18 g，党参、北黄芪、阿胶珠（烊化）各12 g，熟地黄、当归身、白术、白芍、川续断各9 g，黄芩、砂仁、甘草各6 g。每日1剂，水煎服。连服3剂后，阴道流血未止，量少，色红，脉细数，苔薄白，舌尖红。转用养阴摄血法。药用墨旱莲18 g，淮山药、桑寄生各12 g，制首乌10 g，女贞子、地骨皮、枸杞子各9 g，五味子、甘草、荆芥炭（冲服）各5 g。连服6剂后，阴道出血已止3日，但腰仍微胀，寐纳欠佳，大小便正常。脉细滑，苔薄白，舌尖红。拟用补肾扶脾之法。药用淮山药30 g，莲子肉、川续断、菟丝子、桑寄生各12 g，陈皮、炙甘草各6 g。连服6剂以善其后。（《班秀文妇科医论医案》，人民卫生出版社，1987）

2. 妙法绝招解析：本例属气阴两虚，阴虚则阳亢，气虚则不摄血，故脉细数而漏红。初诊时虽滋阴益气并用，但方中有辛温动火动血之当归，故药已症情徘徊，复诊之后，专用养阴清热，收敛止痛之法，故疗效满意。

（三）肝火内炽，热扰冲任（孙浩铭医案）

1. 病历摘要：林某，女，20岁。妊娠已五个月，近二个月来阴道又流血。色红质稠，心烦齿衄，口干腥臭，尿少而黄。舌质红、舌苔薄黄，脉弦滑数。曾在某医院服西药，血仍未已，而来门诊。诊断为胎漏。

证属肝火内炽，热扰冲任。治宜清肝泻火，佐以安胎。药用大乌豆24 g，白苎麻根、车前子、干地榆、生地黄各15 g，龙胆、杭白芍、枯黄芩各9 g，生栀子、软柴胡各6 g。每日1剂，水煎服。连服2剂后，阴中流血已止，口干齿衄亦愈，继以清余热凉血安胎之剂续进。以资巩固。药用大乌豆30 g，生地黄、白苎麻根各15 g，续断、枯黄芩各9 g，杭白芍6 g，生甘草3 g。连服3剂而愈。（《孙浩铭妇科临床经验选》，福建人民出版社，1978）

2. 妙法绝招解析：胎漏辨证，应分虚实调治。此例属于肝旺血热，胎火炽盛，迫血妄行，以致上下溢血症状出现。治取清肝泻火凉血，佐以安胎，获效颇显。方中以龙胆、黄芩、栀子泻肝火、清内热；车前子协助清利；用柴胡疏肝之气以顺条达；以生地黄、乌豆、白芍、地榆凉血柔肝；甘草和诸药调中气；佐以苎麻根、续断安胎。

（四）冲任脉虚，阴不内守（哈荔田医案）

1. 病历摘要：尹某，女，29岁。妊娠三个月，突感下腹胀疼痛，阴道不时流血，首见色鲜红有块，后逐为深褐色血。半天后上症更益加剧，并有气短，周身无力，急送某医院治疗，诊断

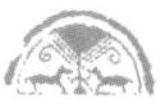

为“先兆流产”，视其流血较多，恐为胎儿难保，建议行人工流产，因其婚后数年，难得受孕，患者拒绝，特来我院求医保胎。诊视脉来虚弱无力，舌质淡、苔薄白，面苍白无华，

证属冲任脉虚，阴不内守。治宜当以调其冲任，止血保胎。方选胶艾汤加味。药用大熟地黄25 g，炒白芍15 g，当归身、血驴胶（烊化兑服）各12 g，艾叶炭、黄芩炭各10 g，大川芎3 g。每日1剂，水煎服。连服2剂后，阴道下血已止，下腹坠胀疼痛渐瘥，惟仍神疲乏力，心悸气短，少寐多梦，脉象转细，舌质淡，苔薄白，漏下虽止，心脾犹虚，气血不足，改拟归脾汤以善其后。西党参、炙黄芪、云茯苓、当归身各12 g，炒白术、酸枣仁、龙眼肉各10 g，炙远志、广木香、炙甘草各6 g，大枣5枚，鲜生姜3片。连服归脾汤10剂，诸症悉愈，嘱其停药，以观后效。追访：诉服上方药后，前症未见复发，嗣后，足月平产一女，母女均平。（《哈荔田妇科医案医话选》，天津科学技术出版社，1982）

2. 妙法绝招解析：本例验案，西医诊断为先兆流产，中医称为胎漏。《金匮》又称“漏下”“胞阻”，临床处理，调其冲任，固经补血，止血保胎，哈老投用胶艾叶加减，使病化险为夷，实乃深得仲师之旨意。《金匮要略·妇人妊娠病脉证并治第二十》云“妇人有漏下者，有半一因续下血，都不绝者。有妊娠下血者，假令妊娠腹中痛为胞阻，胶艾汤主之。”方中地、芍、归、芎和血养血；阿胶养阴止血，艾叶温经暖胸，取炭以止血；黄芩炭以止血安胎，合而用之，可以和血止血安胎，可谓妇科之要方。

（五）肾虚血瘀，冲任失调（李祥云医案）

1. 病历摘要：郭某，女，27岁。2年来经期延长，量中，色红，经行3日后即量少淋漓10余日方净，周期尚准。经净后腰膝酸软，嗜睡。现两年未避孕亦未妊娠。苔薄，脉细。平素月经量中，色红，无痛经。诊断为激经。

证属肾虚血瘀，冲任失调。治宜补肾活血，调理冲任。药用淫羊藿30 g，熟地黄、鸡血藤、当归、紫石英、肉苁蓉、菟丝子各15 g，胡芦巴、皂角刺、枸杞子各12 g，红花、香附各9 g，肉桂（后下）3 g。每日1剂，水煎服。服10剂后，月经来潮，6日净，量中，色红，少血块，无腹痛。自觉神疲乏力，腰酸。苔薄白，脉细。治宜补肾活血，益气养血。药用鸡血藤、怀山药、熟地黄、淫羊藿、党参、黄芪各15 g，香附、白芍、生地黄各12 g，当归9 g，川芎6 g。服7剂后，月经过期半个月，泛恶，时有腰酸，尿妊娠试验阳性。诊断为早孕。治宜养血补肾，和胃安胎。药用党参、黄芪、菟丝子、杜仲各12 g，白术、白芍、黄芩、藿香、佩兰、姜竹茹、阿胶（烊冲）各9 g，陈皮6 g，生姜3片。服7剂后，妊娠已4个月余，已无泛恶，无腹痛，无腰酸，但自妊娠至今，每月20日左右，即有少量淡红色血自阴道流出，2～3日净。苔薄，脉细滑。检查：宫底脐耻之间，符合停经月份。今日B超：胎儿正常。随访：服药后一直无阴道出血，妊娠期正常，顺产分娩，胎儿娩出时评10分。（《李祥云治疗妇科病精华》，中国中医药出版社，2007）

2. 妙法绝招解析：激经是妊娠后仍按月有少量阴道出血，似月经但无损于胎儿，中医称为“垢胎”“盛胎”。这种出血一般不超过5个月，其出血原因推测与太冲脉旺盛有关。多数妇女妊娠后，经血不泻，聚血养胎，而少数孕妇冲脉旺盛，气血失和，肾气不固，故按月有少量阴道出血。西医认为是激素水平不协调所致。此患者初诊时月经失调淋漓不净，乃肾虚血瘀，冲任不调所致。肾虚则封藏失司，冲任不固，不能制约经血，振阻冲任、子宫，则经血妄行，故用温肾益精，活血调冲，促使血海充盈，冲任脉盛，月经正常而妊娠。方中用肉桂、肉苁蓉、菟丝子、淫羊藿、紫石英、胡芦巴温补肾气；枸杞子、熟地黄滋补肝肾；红花、当归、鸡血藤养血活血；香附、皂角刺理气通络。二诊经水刚净，除补肾活血，再加用党参、黄芪、四物汤益气养血，使冲

任血海充盈。三诊患者已妊娠，有早孕反应，故采用养血补肾，和胃安胎。方中党参、黄芪、白术益气健脾以助生化之源；白芍、阿胶养血安胎；菟丝子、杜仲补肾安胎；黄芩清热安胎；藿香、佩兰、姜竹茹、生姜、陈皮和胃止呕。四诊因妊娠后每月出现激经现象，故用八珍汤、寿胎丸加减，使肾气固，气血旺盛，冲任调和，胎元稳固。

（六）肾虚脾弱，胎元不固（韩冰医案）

1. 病历摘要：张某，女，22 岁。停经 50 余日，阴道流血近 20 日。16 岁初潮，既往月经一月一行，但量少，呈深咖啡色，有时伴腰酸下坠感，无明显腹痛，恶心纳差，乏力，大便干。舌质淡暗，苔薄黄，脉沉细。尿妊娠试验阳性，血 HCG 近 1500 U。B 超：宫内见孕囊，有心管搏动。诊断为胎漏。

证属肾虚脾弱，胎元不固。治宜补肾健脾，止血安胎。药用菟丝子、黄芪、苎麻根各 30 g，续断、桑寄生各 15 g，阿胶（烊化）、党参、白术、黄芩炭、棕榈炭各 10 g，艾叶炭、砂仁各 6 g。每日 1 剂，水煎服。服 5 剂后，阴道流血渐止，偶于大便用力时阴道有极少量淡红色分泌物。无腹痛下坠感，惟觉夜间平卧时腰酸，恶心，纳可，大便两日一解，稍干。苔薄黄，脉沉细滑。仍宗前法，上方去艾叶炭，加陈皮、生地黄炭各 10 g。服 7 剂后，1 周无阴道流血，未感其他明显不适。嘱其注意休息及饮食调养，戒房事。（《中国现代百名中医临床家丛书・韩冰》，中国中医药出版社，2007）

2. 妙法绝招解析：此案患者素体肾虚脾弱，表现为体质瘦弱，初潮年龄迟后，月经量少，舌质淡暗，脉沉细等；肾虚则冲任虚衰，无以固胎，脾虚则气血生化乏源，无以养胎，故孕后出现阴道点滴流血，色暗，腰酸下坠，纳差乏力、大便干、舌苔薄黄等症状，乃因孕后阴血偏虚，阳气化热之象。根据其孕周推算，血 HCG 值尚不到 1500 U，实乃偏低，此皆因肾虚黄体功能低下所致。方中菟丝子、续断补肾益气固胎；桑寄生、阿胶补益肝肾，养血安胎，此即寿胎丸之原方应用；党参、黄芪、白术健脾益气，使气血生化有源，气充则摄胎有力，血盛则胎有所养，故健脾至为重要。本病之主症表现为阴道流血，故方中加苎麻根、艾叶炭、棕榈炭等止血药物以对症治疗，其中苎麻根清热止血安胎，艾叶炭归肝、脾、肾经，具有温经止血之效，与阿胶相伍，补益冲任，止血安胎。另外，本方中尚佐以黄芩炭、砂仁，前者清热止血安胎，且可防诸补益药物温热动血，后者理气醒脾，防诸药滋腻碍胃。全方谨守病机，有补有行，寒热适宜，故有显效。

（七）热伏冲任，迫血妄行（韩冰医案）

1. 病历摘要：刘某，女，33 岁。因停经 40 多日时发现“左侧输卵管妊娠”，而行左侧输卵管切除术。其后未避孕，未再有孕。于去年 10 月开始在我院用补肾调冲之中药治疗不孕。1 周前因过食辛辣之物，于第二日晨发现阴道有少量血性分泌物，其后渐成流血之势，量少，色鲜红，小腹隐痛，无下坠感，伴腰酸胀，咽干，心烦，失眠，大便 3 日未解。舌尖红，苔黄燥，脉沉弦略数。实验室检查：尿 HCG 阳性，血 HCG 低于 200U。B 超示：宫内见胎芽，尚未见胎心搏动。

证属热伏冲任，迫血妄行。治宜补肾养血，清热安胎。药用菟丝子、墨旱莲、苎麻根各 30 g，白芍、桑寄生各 15 g，续断、阿胶（烊化）、生地黄炭、黄连、黄芩炭各 10 g，生甘草 6 g。每日 1 剂，水煎服。服 7 剂后阴道流血即止，现腹痛、咽干、心烦、失眠等症状已不明显，但活动后仍觉腰部酸胀，二便调。舌淡苔白，脉细滑。上方加西洋参 10 g。再服 7 剂，复查血 HCG 值，已升至 5000 U，B 超示胚胎发育良好，见胎心搏动。嘱其禁食辛辣、刺激性食物，禁房事。后顺产一男婴。（《中国现代百名中医临床家丛书・韩冰》，中国中医药出版社，2007）

2. 妙法绝招解析：此案患者素有肾虚血瘀之质，更因异位妊娠后手术切除输卵管，而重伤元气，致冲任虚衰，久不受孕。虽经补肾调冲之中药治疗半载而再次受孕，但体质终不若常人之健固，稍有触动，即有伤胎之虞。而患者孕后饮食不当，过食辛辣，致热伏冲任，迫血妄行，以致血海不固，故阴道下血色鲜红；加之肾气虚弱，无力系胎，故腹痛、腰酸胀；热伤津液，阴血不足，故咽干、心烦、失眠、便干；舌、脉均为肾虚血热之象。本方中补肾与清热并举，其中寿胎丸补肾养血安胎；生地黄炭、墨旱莲、黄芩炭、黄连、苎麻根清热凉血止血，滋阴养血安胎；白芍益血敛阴，合生甘草缓急止痛。诸药配伍，使肾固热清，冲任调和，胎元坚固。

（八）气血虚弱，冲任不固（韩冰医案）

1. 病历摘要：苏某，女，29 岁。停经 7 周，腰酸腹坠痛 2 日。既往月经错后，40 余日一行，量少色淡暗。2 日前因持重而觉腰部酸软，小腹隐痛下坠，无阴道流血，神疲乏力，头晕，纳少。舌淡苔白，脉缓滑无力。实验室检查：尿 HCG 阳性。B 超示：宫内妊娠，尚未见胎心搏动。诊断为先兆流产。

证属气血虚弱，冲任不固。治宜益气养血，固肾安胎。药用黄芪、黄精、菟丝子、麦芽炭各 30 g，党参、桑寄生、熟地黄、白芍各 15 g，白术、鹿角胶（烊化）、巴戟天、当归、续断各 10 g。每日 1 剂，水煎服。服 5 剂，腰酸、腹坠痛等症状基本消失，偶觉头晕，恶心，纳可，脉细滑。原方继服 7 剂，再诊时未再述不适。后随访知自然分娩。（《中国现代百名中医临床家丛书·韩冰》，中国中医药出版社，2007）

2. 妙法绝招解析：患者平素气血虚弱，冲任虚衰，故月经后期，量少色暗；孕后复因持重，而重伤冲任、气血，影响胞宫、胞脉、胞络，而致胎动不安；胎系于肾，腰为肾之府，故腰酸，腹坠痛；脾虚气弱，故神疲乏力，纳少；血虚失养，故头晕；舌、脉亦皆为气血亏乏之征。本例处方为八珍汤合寿胎丸加减。方中党参、黄芪、白术健脾益气，化生气血；黄精归脾、肺、肾，既可补脾益气，又可滋阴润肺；四物养血和血，去川芎乃防其动血；鹿角胶、巴戟天、菟丝子、续断、桑寄生补肾固胎；麦芽炭归脾、胃、肝经，既可健脾消食以助运化，又可疏肝解郁，以防肝郁乘脾，且有预防出血之效，一药多用，为佐助之品。

（九）肾虚脾弱，肝郁气滞（韩冰医案）

1. 病历摘要：王某，女，30 岁。怀孕近 2 个月，1 周前无明显原因出现阴道点滴流血，遂肌注 HCG 5000 U，共 3 次，阴道流血止。昨日阴道又有少量出血，色暗红，伴小腹胀痛，带下绵绵，胸闷不舒，恶心干呕，大便偏稀。舌淡苔白，脉沉细，左关弦。诊断为先兆流产。

证属肾虚脾弱，肝郁气滞。当宜补肾固冲，疏肝扶脾。药用菟丝子、苎麻根、麦芽炭各 30 g，续断、桑寄生、紫苏梗、白芍、茯苓各 15 g，阿胶（烊化）、鹿角胶（烊化）、白术、黑芥穗、棕榈炭、当归、陈皮各 10 g。每日 1 剂，水煎服。服 5 剂后，阴道流血渐少，如厕时偶有点滴流血，色淡红。小腹痛、胸闷不舒等消失，有时觉腰酸，恶心，大便调，脉沉滑。上方去茯苓。再服 5 剂，阴道流血已止 3 日，无腰酸。现觉口干，晨起口苦，大便稍干，舌苔薄黄。药用菟丝子、苎麻根、墨旱莲各 30 g，续断、桑寄生、女贞子、生地黄、白芍各 15 g，黄芩炭、当归、白术、陈皮各 10 g。再服 5 剂，未感明显不适，B 超示胚胎发育良好。后随访知自然分娩。（《中国现代百名中医临床家丛书·韩冰》，中国中医药出版社，2007）

2. 妙法绝招解析：患者素体肾虚脾弱，冲任不固，故连续两次发生堕胎。且历经两次宫内手术史，使冲任、胞宫益虚，因此，此次妊娠再次出现胎动不安之象；又兼肝郁脾虚，故有胸闷不舒，恶心干呕，大便偏稀等症状；而带下绵绵，舌淡苔白，脉沉细，左关弦等，皆为肾虚脾弱，肝郁气滞之征。方中以寿胎丸补肾固冲任，配伍黑芥穗、棕榈炭、麦芽炭、苎麻根止血安胎；鹿角胶兼养血止血；当归、白芍养血柔肝，缓急止痛；白术、茯苓益气健脾；紫苏梗、陈皮宽胸理气。诸药配伍，可补肾健脾，疏肝养血，安胎。而再诊时，因肝经有热而出现口干、口苦、便干等症，故用补养肝肾，清热滋阴之剂。

（十）肝肾阴虚，肠胃蕴热（钱伯煊医案）

1. 病历摘要：龚某，28岁。习惯性流产3次，现又妊娠6个月，近2个月来，阴道有不规则陈旧性出血，色紫暗，量中等，腰酸，腹疼下坠。纳食、睡眠、二便均正常，舌淡苔黄腻，脉左细软微滑，右弦滑数。诊断为习惯性流产。

证属肝肾阴虚，肠胃蕴热。治宜养阴清热，方选胶艾四物汤加味。药用干地黄、生阿胶、藕节各12 g，当归、白芍、知母各9 g，川芎、艾叶、生甘草、黄芩各6 g。每日1剂，水煎服。服4剂后，阴道出血已止，腰酸，舌苔薄黄，尖微红，脉细滑数，尺弱，拟再养肝补肾，以固胎元。药用生龟甲15 g，干地黄、生阿胶、川续断、杜仲、桑寄生各12 g，山药、当归、白芍各9 g，橘皮3 g。服3剂后，近日来未见出血，腰酸亦减，夜来少寐，舌苔薄白，脉弦滑，左尺弱，治以补益肝肾，以固胎元。药用生龟甲、川续断各15 g，干地黄、阿胶珠、桑寄生、杜仲、山药各12 g，当归、白芍各9 g，远志6 g。服4剂善后。（《钱伯煊妇科医案》，人民卫生出版社，2006）

2. 妙法绝招解析：本例为滑胎，已经流产3次，属肝肾不足，胎元不固无疑。第四次妊娠又见出血，血色暗淡，脉象右弦滑数，舌苔淡黄腻，是有虚热内蕴之象，故宜滋阴清热，补肾安胎，方用胶艾汤养血安胎止漏，加黄芩清胃热，加知母清下焦相火，藕节凉血止血，4剂血止，再以寿胎丸、胶艾汤合方补养肝肾，养血安胎，遂能使足月顺产。

（十一）肾亏气虚，胎元不固（郑长松医案）

1. 病历摘要：李某，女，28岁。怀孕半年，孕后带下淋漓，肢体倦怠，旬日来，又感腰痛，近5日腰痛加重，小腹坠痛，安卧则减，活动加重。去年8月小产7个月的死胎，小产前腰痛月余。形神不爽，面色㿠白，舌淡苔少，脉滑稍数。

证属肾亏气虚，胎元不固。治宜补肾益气，摄固胎元。药用桑寄生、熟地黄、菟丝子、山药、生黄芪各18 g，杜仲、川续断各12 g，白术、补骨脂各9 g。每日1剂，水煎两次，共煎取500 mL，分两次温服。服药6剂，腰痛大减，腹痛已瘥，带下渐少，惟小腹仍有坠感。既得效机，毋庸更张，改为2日1剂，每晚服药1次，2日1剂。共服16剂，诸苦若失，及期顺产。（《郑长松妇科》，中国中医药出版社，2007）

2. 妙法绝招解析：腰为肾之府，肾虚则腰痛；肾气虚衰，带脉失约，则带下淋漓；“儿居母腹气以载之”，肾为气之根，肾亏则气虚不载，故小腹坠痛，活动加重；其面色㿠白，肢体倦怠，舌淡苔少，皆气虚血亏之象。方中桑寄生、熟地黄、菟丝子、川续断、杜仲、补骨脂补肾益精，肾复则腰痛得止，带脉自约；黄芪、山药、白术补中益气，气盛自无陷下之忧。

（十二）肝火内盛，血热妄行（郑长松医案）

1. 病历摘要：徐某，女，31岁。妊娠四个月余，半个月前阴道下血1次，量少深红，1日即净，今晨大便时又阴道下血，血量不多，腰腹无痛。平时性急易怒，近来有时头晕。面红目赤，舌色鲜红，苔薄微黄，脉象弦滑。

证属肝火内盛，血热妄行。治宜清肝泻火，凉血安胎。药用生地黄、藕节（切）、生龙骨、牡蛎（捣）各30 g，黄芩、侧柏叶、阿胶（烊化）、桑寄生、续断各15 g，白芍、白术、椿皮各12 g。每日1剂，水煎两次，共煎取500 mL，分两次温服。服3剂后血止，未再复发。（《郑长松妇科》，中国中医药出版社，2007）

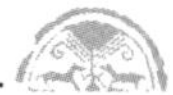

2. 妙法绝招解析：本案症见面红目赤，有时头晕，显系肝火上炎之候；其性急易怒，下血深红，舌赤苔黄，脉象弦滑，均肝火内盛，血热妄行之象。方中藕节、生地黄、黄芩、侧柏叶、白芍清肝泻火，凉血止血；龙骨、牡蛎、椿皮固涩止血；桑寄生、续断、阿胶、白术补肾脾，固胎元。

（十三）跌撞外伤，胎动欲坠（郑长松医案）

1. 病历摘要：李某，女，35 岁。怀孕 3 个月余，10 日前因失脚倾仆，跌撞头部，继之小腹坠痛，时发时止，阴道下血两次。近 3 日腰骶酸楚，腹痛频发。舌淡苔少，脉滑有力。

证属跌撞外伤，胎动欲坠。治宜补气健脾，固肾安胎。药用桑寄生、山药各 30 g，熟地黄、黄芪、苎麻根各 20 g，阿胶（烊化）、杜仲炭各 15 g，黄芩、炒白术、党参、白芍、棕榈炭各 12 g。每日 1 剂，水煎两次，共煎取 500 mL，分两次温服。服 3 剂后，腹痛尽止，未再出血，因仍感腰痛，守前方加菟丝子、续断各 15 g，以固肾安胎。服药 12 剂，诸苦若失。（《郑长松妇科》，中国中医药出版社，2007）

2. 妙法绝招解析：本案由跌仆伤血，闪挫伤气，致气血俱伤，不足以荫胎载胎，故小腹坠痛，腰骶酸楚，阴道下血；其舌淡苔少，脉滑有力为虚中兼热之象。方中黄芪、山药、党参、白术补气健脾；桑寄生、续断、杜仲、菟丝子固肾安胎；熟地黄、白芍、阿胶、苎麻根、黄芩、棕榈炭养血益阴，凉血安胎。

（十四）肾虚不固，屡孕屡坠（郑长松医案）

1. 病历摘要：王某，女，28 岁。怀孕 4 次，前 3 次均于 3～4 个月之间自动流产，今又停经 75 日，要求吃中药保胎。一向经事尚准，素日带下量多，不断腰痛，动劳益甚，每届孕期，常有尿频，刻下白带淋漓。舌淡红，苔薄白，脉象虚弱，两尺脉按之欲绝。

证属肾虚不固，屡孕屡坠。治宜摄固肾气，预培其损。药用生龙骨、生牡蛎（捣）、山药、菟丝子、续断、熟地黄、杜仲、桑寄生各 15 g，阿胶（烊化）、炒白术各 9 g。每日 1 剂，水煎两次，共煎取 500 mL，分两次温服。服 5 剂后，最近几天又感尿频，带下依故。宗原意加补气固肾之品。按前方加桑螵蛸、黄芪各 15 g。又进 12 剂，尿频解除，带下减少。既得效机，守方继进。又进 10 剂，坠胎日期已过。因舌苔偏干，脉转滑象。药用桑寄生、山药、生地黄、熟地黄、杜仲、菟丝子、续断各 15 g，炒白术、黄芩各 12 g。共服药 30 剂，及期正常分娩，母子平安。（《郑长松妇科》，中国中医药出版社，2007）

2. 妙法绝招解析：本案证为“滑胎”。其平素带下量多，常感腰痛，孕期尿频，由肾气虚衰，封藏不固所致；“胞系于肾”，肾气虚衰则固摄无力，故屡孕屡坠；其舌淡红，苔薄白，脉象虚弱，皆肾气虚衰之候。宗“防患于未然”之旨，预培其损，防如期复坠之患。方中桑螵蛸、菟丝子、龙骨、牡蛎固肾安胎；生地黄、熟地黄、山药、阿胶、桑寄生、杜仲、续断益肾添精，俾肾得所养则胎元自固；黄芪、白术益气载胎；佐黄芩可防久用补剂助火之虑。

（十五）脾肾俱虚，气血不足（郑长松医案）

1. 病历摘要：齐某，女，29 岁。婚后 5 年，流产四次，均流产于 3～5 个月之间，今怀孕 3 个月，从昨天每大小便时阴道下血。平时头晕心悸，嗜卧懒动，纳呆食少，腰脊酸痛，带下淋漓。形神不爽，面色萎黄，舌胀淡红，苔薄白润，脉滑稍数，两尺俱弱。

证属脾肾俱虚，气血不足。治宜健脾益肾，补气养血。药用生龙骨、生牡蛎（捣）各 30 g，熟地黄、菟丝子、黄芪、桑寄生、山药各 20 g，炒杜仲、川续断、海螵蛸各 15 g，棕榈炭 12 g，椿皮、黄芩、鹿角胶（烊化）、阿胶（烊化）各 10 g。每日 1 剂，水煎两次，共煎取 500 mL，分两次温服。服 5 剂后，血止，余恙如前。出血虽止，脾肾未复，宗原法出入。按前方去海螵蛸、

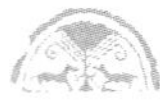

棕榈炭、椿皮、鹿角胶，加何首乌15 g，党参、炒白术、白芍各12 g。改为2日1剂，每晚服药1次。共服药33剂，及期生一男婴，母子平安。(《郑长松妇科》，中国中医药出版社，2007)

2. 妙法绝招解析：本案症见形神不爽，面色萎黄，头晕心悸，嗜卧懒动，皆气血不足之候，原因在于脾虚不运，纳呆食少；腰为肾之府，肾虚则腰脊酸痛；肾气虚弱则冲任不固，故屡孕屡坠；其舌胀淡红，苔薄白润，两尺脉弱亦皆气血不足之象。方中黄芪、党参、白术、山药益气健脾；熟地黄、白芍、何首乌、阿胶养血充营；桑寄生、菟丝子、鹿角胶、杜仲、川续断补肾固胎；龙骨、牡蛎、海螵蛸、棕榈炭、椿皮收涩止血；黄芩与白术同用有安胎之功。

(十六) 跌仆暴损，动血伤胎（郑长松医案）

1. 病历摘要：朱某，女，31岁。怀孕三个月，前天劳动时失脚跌倒，当时仅感腰部酸楚不适，夜间即小腹部阵阵坠痛，昨天下午阴道有少量出血。痛苦表情，舌尖色赤，苔薄白润，脉象滑数。诊断为先兆流产。

证属跌仆暴损，动血伤胎。治宜补气养血，益肾安胎。药用生地黄30 g，山药、桑寄生、党参各21 g，墨旱莲、川续断、炒白术、棕榈炭各15 g，白芍、阿胶（烊化）各12 g，地榆炭、黄芩各9 g，艾叶炭6 g。每日1剂，水煎两次，共煎取500 mL，分两次温服。服3剂后，出血停止，腹痛尽除，腰酸大减。既得效机，宗原意出入。按前方去墨旱莲、棕榈炭、地榆炭、艾叶炭。加菟丝子15 g，当归9 g。改为2日1剂，每晚睡前服1次，以巩固疗效。共服6剂即愈。(《郑长松妇科》，中国中医药出版社，2007)

2. 妙法绝招解析：本例因不慎跌仆，暴损冲任，伤动胎元，故腰部酸楚，小腹坠痛，阴道出血相继出现。《景岳全书》云“妊娠胎气伤动者，轻则转动不安，或微见血，察其不甚，速宜安之。”方中桑寄生、川续断、菟丝子、山药补肾气，固冲任，使肾气复则胎有所系，冲任固则胎孕自安；墨旱莲、黄芩、地榆炭、棕榈炭凉血止血，血宁则胎自安；生地黄、当归、白芍、阿胶、艾叶养血安胎；党参、白术益气培中，俾血足以荫胎，气充以固摄，冀其保母子平安。

(十七) 脾气亏虚，肾阴不足（匡继林医案）

1. 病历摘要：山某，女，26岁。首次妊娠80余日，阴道少量出血10日，曾用黄体酮等药保胎无效。晚起出血量增多，色红夹小血块，伴小腹胀痛，腰酸纳少，口淡择食，头晕耳鸣，妇检：阴道有少量血液，宫闭，子宫前位，宫体如孕2个月子宫，双附件（一），脉细滑无力，舌偏红。诊断为先兆流产。

证属脾气亏虚，肾阴不足。治宜健脾益气，滋肾固胎。药用生地黄、墨旱莲各30 g，苎麻根20 g，炒党参、炒山药、炒白术、制女贞子各15 g，阿胶珠、海螵蛸各12 g，炒白芍9 g，艾叶炭6 g。每日1剂，水煎服。服5剂后，阴道出血渐减少，腹痛缓解，惟腰仍酸楚，时有泛恶，口干欲饮。拟资补脾肾以助胎元。药用生地黄、淮山药、菟丝子、川续断、桑寄生各15 g，阿胶珠12 g，白术、茯苓、山茱萸各9 g。再服5剂。B型超声波检查胎心正常。可见胎动。(本书主编，待刊)

2. 妙法绝招解析：本例为胎动不安。已有多量阴道出血，伴有腰酸腹胀，头晕耳鸣，显然是肝肾不足，又见脉细滑无力，口淡，是为脾气亦不足。故宜益肝肾之阴，补脾胃之气。方用寿胎丸加甘温益气之品。药用党参、山药、白术，皆经炒用，除去燥性，益气温中；墨旱莲、女贞子、生地黄滋阴养血，凉血止血；阿胶养血安胎。《梅师集验方》只用此一味，煎汤治漏胎，胎动不安。《本草述》云“安胎止漏血尤效。”与众药配合，一诊即漏血止，继以寿胎丸调补而安。

三、文献选录

妊娠期间下血，或腰酸腰痛，小腹坠胀作痛者，均为“坠胎”或“小产”之先兆。其中下血而无腹痛者，为“胎漏”；腹痛而无下血者，为“胎动腹痛”；腹痛而下血者，为“胎动不安”；下血量多，腰腹痛重者，为“胎动欲坠”；按孕期远近，受孕在三个月以内，尚未成形，胎动而下者，为“坠胎”；三个月以上，已成形而坠下者，为“小产”；继坠胎或小产之后，再孕时，至期必坠，胎滑难保者，为“滑胎”。此证多由肾虚、脾虚、气虚、血虚、血热、外伤等因致冲任不固，胎气不安。治疗应以肾脾为主。因任主胞胎，胞系于肾，肾虚则冲任不固；养胎者血，护胎者气，脾为生化之源，气血之本，脾虚则气血不足，胎失养护。故于治疗中，应以补肾健脾为主，随证佐以益气、养血、止血、镇痛、清热、固胎等品。尚须增加营养，忌食辛辣，严戒房事，安卧休息。凭依药物，不慎避忌者，常徒劳无功。

（一）名医论述选录

1. 翁充辉论述：胎动不安，主要在于冲任不固，不能摄血养胎。影响冲任不固的主要原因有气虚、血虚、肾虚、血热、外伤等因素，有胎同房，或房劳纵欲过度，损伤肾气，冲任不固，也常是导致胎动不安的原因。腰酸、腰痛常常是胎动不安的临床最早表现。①冲任损伤，胎动不安：冲为血海，任主胞胎，冲任二脉功能正常，气血通畅，胎儿可以发育生长。若冲任损伤，则胎元受累。妊娠期间若因劳动过度，跌仆、撞伤、药石毒物，以及热病灼热伤胎；或在怀孕之前，有子宫损伤病史等因素，都可导致冲任损伤，引起阴道出血，胎动不安。②气血两虚，胎动不安：脾有统摄血液之功，因脾能益气，脾气足则能输送精微以养胎元，脾气虚弱，就失去摄血之权以致胞络空虚，引起小腹重坠，胎动不安。气与血是相依相附的，气为血帅，血为气母，气虚会影响血虚，血虚亦可影响气虚。气血两虚，则摄血无权，灌溉不周，致阴道下血，小腹坠痛，胎动不安。③肾虚，胎动不安：平素体质虚弱，先天不足，肾气虚怯，命火衰微，无以生养胎元；或因房劳过度，劳极伤肾，肾水亏耗；或怀孕之后过于辛苦，以致肾阴耗伤，阴亏内热，胎元失养，精血不藏，则胎动而下血，兼见腰酸腰痛。④肝经郁热，胎动不安：妇女怀孕之后，多因精神抑郁不舒，或怒气伤肝，肝气横逆，损伤胎气。（《中医妇科临床备要》，福建科学技术出版社，1986）

2. 哈荔田论述：导致胎漏、胎动及滑胎的原因不外乎脾肾虚损，气血不足，冲任失固等几个方面。其中尤以肾不载胎，脾失摄养为发病关键。因为肾主闭藏，而系胎元，肾旺自能妊胎也。肾与冲任二脉关系极为密切，冲为血海，任主胞胎，若肾虚则冲任失固，不能维系胎元，可导致“胎不成实”，甚至“屡孕屡堕”。而脾主统血，又为气血化生之源，脾虚则气血化源不足，气不摄血，血失养胎，而致胎漏、胎动或滑胎。故安胎当以补脾肾，益气血，固冲任为要，尤须重视固肾。但在运用时，又当参照患者体质的寒热不同，兼夹因素而进行药物的加减，灵活变通。另外母体有病则应以去病为主，滋脾肾为辅，病去则胎孕可安；若因胎气不固，影响母体致病者，则着重补脾肾以安胎，胎安则母病亦愈。如治胎漏下血，胎元不固，缘自房事不节，损伤肾气，以补肾安胎为主，辅以健脾益气，养血止血之品，使肾气充足，冲任旺盛，则胎可安，血可止。如血热胎漏，因血下量多，胎失所养，而致胎动不安，予凉血止血以安胎，滋肾固冲以止血，去病安胎并举。如滑胎因气虚不固所致，考虑肾为气之根，脾为气之源，肺为气之主，故治以补脾肺，益肾气为主；气虚则血弱，佐以养血填精，使气充血旺，则胎得摄养。如肝肾不足，气血虚弱，冲任不固而致滑胎，治以补肝肾，益气血，固冲任。后期仍以健脾胃，固肾气为主，稍佐调畅气机之品，从而达到保胎目的。临床体会：补肾安胎，选用菟丝子、炒杜仲、川续断、桑寄生等药为主，阴中求阳，水中补火，守而能走，效果较好。补气健脾，则选用党参、黄芪、山药、云茯苓、白术之类，温而不燥，补而不滞。养血安胎，则选用山茱萸、枸杞子、熟地黄、阿胶之类，滋肝补血，益肾填精，且有安胎止血作用。又常以阿胶、鹿角胶同用，而达到“阳生

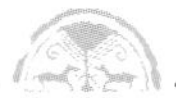

阴长”之功。无论胎漏、滑胎，在临床治疗中，必须时时注意保护胃气，使饮食增进，以后天滋先天，以保证分娩时的精气充沛，安产无忧。(《哈荔田妇科医案医话选》，天津科学技术出版社，1982)

3. 刘云鹏论述：先兆流产一证，临床所见以虚证为多，全实者较少。虚者，多因血虚冲任不固，胎失所养；或脾虚气陷，胎失所载而致。实者，多由跌仆闪挫所引起。治疗原则：虚者补之。根据不同主症，或补其血，或益其气，气血渐旺，冲任得固，其胎自安。①属血虚冲任不固者，临床以小腹痛，阴道下血为主症，治法当养血固冲任以安胎，用胶艾汤为主方补之固之。根据不同情况随症加减：如下血，小腹隐痛，又见腰痛，恶心，则于主方之中加入续断以补肾安胎，竹茹以降逆止呕；伴腰腹下坠，为血虚又兼气陷之症，于原方中加升、柴升举下陷之阳以载胎。②属气虚下陷者，临床以腰腹坠痛为主症，治宜健脾益气，升阳载胎，用补中益气汤补之举之。若脾胃失和，则又当健脾和胃。脾气升，胃气降，其胎自安。③实者，泄其有余，临床见症以跌仆闪挫为主。外伤所致的胎动不安，必见瘀血阻滞脉络，治宜调和气血，使气行血和，胎自安宁。(《妇科治验》，湖北人民出版社，1982)

4. 高辉远论述胎漏下血治疗：①健脾养血，保胎摄血。孕妇平素脾胃虚弱，健运失职，气血乏源，脾虚血少，养胎无力而发胎漏下血。症见妊娠数月，阴道少量流血，色红，或腹腰下坠，气短懒言，失眠健忘，面色不华，舌淡苔白，脉虚无力。治宜健脾养血，保胎摄血，方选当归散（当归、黄芩、川芎、白术）与安胎散（白术、当归、甘草）化裁。②补脾益肾，固胎止血。对孕妇禀赋不足，或脾肾不足，使荫胎养胎无权，冲任失养而致胎漏者，症见妊娠后腰膝酸软，小腹坠胀，或阴道流血，头晕耳鸣，小便频数，舌质淡嫩，脉沉弱等，治予补脾益肾，固胎止血，方选所以载方（白术、人参、桑寄生、茯苓、杜仲）。(中医杂志，1996，4)

5. 梁剑波论述：本病总以安胎为主，扶正补肾为治疗本证的主要原则。《景岳全书》云：“妇人肾以系胞，而腰为肾之府，故胎孕之妇最虞腰痛，痛甚则坠，不可不防。”所以临床常以腰酸腰痛为其先兆。同时，腰痛、腹痛和漏红三个症状的轻重程度与本病的预后直接有关。凡腰痛甚，腹痛甚且坠胀者，或流血量多而持续不断者，其胎难以保全。如发现胎死腹中，必须立即进行引产术。反之，则安胎较易。强调漏红为先兆流产四大主症之首要症状，对患者情绪和病情预后影响甚大，所以治疗首要在于止血。但止血之道，不能一味固涩，而必须针对病因进行治本澄源。尤其是佐用炭类等止血药时，宜细分精选，则效果更佳，而又能避免留瘀之患。如气虚血亏，可选用血余炭、棕榈炭；阴虚用海螵蛸、藕节炭；阳虚，用鹿角霜、灶心黄土；脾虚，用阿胶、艾叶炭；实热，用蒲黄炭、侧柏叶炭；若血瘀，则用花蕊石、三七粉等。总之，宜辨证用药，做到血止则已。本病证诸临床，大都先由母体内脏疾病而影响至胎气，尤以肝、脾、肾三经关系最大。因肝、脾、肾三经与冲任二脉之联系最为密切，而胎儿之滋养，全赖冲、任二脉之气。所以，治疗上因母病而胎动者，但治母病，其胎自安；有因胎之不固，累及母病者，则安其胎即愈母病，此为安胎两大法门。又此病当以预防为先，尤其是有滑胎病史者，其下元本虚，须及早进行预防，除注意孕期卫生外，可常服扶元补肾之品，让其顺利度过病期。(浙江中医杂志，1994，5)

6. 胥受天论述：在先兆流产的病理过程中，虚实相杂，互相为用。虚者有肾虚、气虚和血虚；实者血热等。但不论何因造成的流产，其病机在于冲任不固，胎元失养。在先兆流产的辨证中，腹痛的性质和时间的久暂，漏下见红出血量多少，均作为诊断依据，它与安胎能否奏效关系甚大。胥氏在临诊中，除阴道流血和腹痛外，特别注重腰痛情况。因腰为肾之府，妊娠妇人最忌腰痛，腰痛则是流产之先兆。凡见腰痛连骶骨，兼有下血腹痛者，往往成为难免流产，纵用安胎亦属徒劳。在治疗先兆流产中，当以固冲安胎为施治原则，以达到防止堕胎之目的。用药宜补肾

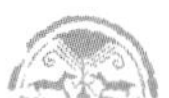

益气，养血清热。切忌用性猛、峻下、辛燥之品，以免耗阴动火，损伤胎元。自拟固冲安胎汤，为治疗先兆流产的基本方。在具体运用时，参照临床不同证候加减用药，才能奏效。本证的预防，当养生寡欲于未病之先，妊娠期间，孕妇需注意调理心神，慎避风寒，节制饮食，审慎药治，节情寡欲。（辽宁中医杂志，1982，9）

7. 罗元恺论述：先兆流产，中医十分重视腰痛的情况。因肾以系胞，而腰为肾之外府，肾脊为督脉之所在，故妊娠妇女最忌腰痛。尤其是腰脊部痛连骶骨而兼有下血、腹痛之证候者，胎多难安。小腹下坠感是一种气虚的表现，气以摄胎，如脾肾之气不足，不能载摄胎元，则小腹常有下坠感。流产的防治，应以辨病与辨证相结合。如母体因其他疾病，有引起流产之可能者，则应治母体疾病，病愈则胎可安之；如果只是因为胎气不固，使母体受到影响者，则应着重安胎，胎安则母病亦愈。对于先兆流产的治疗还必须辅以健脾而调理气血，使肾与脾，先天与后天，相互支持，相互促进，以巩固胎元。并适当辨别孕妇身体之寒、热、虚、实，参照用药，效果才能显著。罗氏积几十年中医妇产科临床经验，治疗先兆流产，立法以补肾健脾固气为主，其基本方为寿胎丸合四君子汤加减。（《近现代二十五位中医名家妇科经验》，中国中医药出版社，1998）

8. 骆安邦论述：治疗先兆流产，认为此病多因脾肾两虚，肝肾亏损，气血不足者居多。其治疗之法当以补肾健脾，益气养血，滋肾柔肝，固摄冲任为主，常遣当归芍药散为基础方，随证加减衍化。如常用杜仲、桑寄生、菟丝子、续断壮腰肾，补气血以系胎；辅以阿胶养血止血；配黄芪、党参以益其气，盖气以载胎，血以养胎，气血充足，冲任荣和，则胎得其所，居而安固。常嘱患者于受孕后即常服之，防患于未然，每能起到事半功倍之效。骆氏认为，妇人孕后常服此方，既可固守胎元，荣和冲任，养血养胎，又可防其滑胎、漏胎及胎动不安，实有保健、防病、治病之益。曾治患者庄某某，女，28岁。自结婚3年以来，曾先后流产4次，每次均因劳累或跌闪而诱发。诊时已停经40日，出现恶心呕吐、食减等症，尿乳胶试验阳性。1周前因骑车劳累后出现阴道少量出血，伴下腹部下坠感，腰脊酸痛，头晕眼花，舌淡苔薄白，脉细略数。黄芪30 g，党参、桑寄生、杜仲、阿胶、白芍各15 g，白术、茯苓各10 g，当归、泽泻各9 g，炙甘草6 g治之。药进5剂后，腰酸痛、少腹下坠感减轻，阴道下血甚微。药已中鹄，效不更方，嘱连续服用。共服药15剂，诸恙俱除。后经随访，该妇自然分娩一健康男婴。（福建中医，1994，4）

（二）辨证论治选录

1. 田茂云等治疗先兆流产分3型辨治：①肾虚型。用菟丝子、桑寄生、续断、阿胶、党参、白术。阴道下血多加墨旱莲、艾叶；腰痛甚加杜仲。②气血虚弱型。用党参、杜仲、白芍、熟地黄、白术、陈皮、炙甘草、阿胶、黄芪。血虚加枸杞子；阴道流血多加仙鹤草、苎麻根；腹痛加白芍、艾叶、香附。③血热型。用生地黄、熟地黄、黄芩、黄柏、白芍、续断、山药、甘草、苎麻根。流血多加阿胶、艾叶、墨旱莲；胎动甚加菟丝子、桑寄生。④外伤型。用党参、黄芪、当归、熟地黄、白芍、川芎、菟丝子、桑寄生、续断。下血多去当归、川芎，加艾叶炭、阿胶等。每日1剂，水煎服。结果：痊愈62例，好转6例，失败5例，总有效率为93.15%。63例下血者止血时间为5.09日。（贵阳中医学院学报，1987，3）

2. 张相知治疗先兆流产分4型辨治：①肾虚型12例，用寿胎丸加减。偏阳虚加杜仲、补骨脂；偏阴虚加墨旱莲、女贞子；气虚加白术、党参。②气血虚型8例，用泰山磐石散加减。腰痛甚加菟丝子、杜仲；阴道出血加阿胶、艾叶炭。③血虚型15例，用胶艾四物汤加减。兼热加黄芩、生地黄；腰痛甚加川续断、桑寄生。④阴虚血热型5例，用保阴煎加减。阴道出血加阿胶、墨旱莲；腰痛甚加桑寄生；腹痛甚加白芍。各型如兼恶阻选加半夏、陈皮、砂仁、麦冬、竹茹、黄连、紫苏叶等。每日1剂，水煎服。结果：治愈34例，好转6例。（内蒙古中医药，1990，1）

3. 戴德英等治疗先兆流产分3型辨治：①肾气虚弱型治以益气固肾安胎。药用仙鹤草30 g，苎麻根15 g，菟丝子、桑寄生、续断、熟地黄各12 g，阿胶（烊冲）、淮山药、黄芪、白芍、白术各9 g，荷蒂6只。②肾虚血热型治以滋肾养血、清热安胎。药用淮山药、菟丝子、墨旱莲各12 g，生地黄15 g，牡丹皮、黄芩、白芍、白术、麦冬、续断、黄芪、阿胶（烊冲）、瓜蒌仁（打）各9 g。③气血两虚型，用益气养血，补肾安胎法。药用仙鹤草30 g，熟地黄15 g，党参、黄芪、杜仲各12 g，白芍、白术、阿胶（烊冲）各9 g，升麻、陈皮各6 g，炙甘草3 g。3型均随症加减。每日1剂，水煎服。结果：3型治愈者分别为106例、21例和27例，失败者17例、3例和6例，治愈率分别为86.2%、87.5%和81.8%。疗程3～7日，平均16.7日。(上海中医药杂志，1986，9)

4. 陈剑声治疗先兆流产分3型辨治：①脾肾亏虚型。用党参、炙黄芪、山药、白术、杜仲、桑寄生、鹿角胶、阿胶、熟地黄、当归、白芍、大枣各10～15 g。兼脾湿气滞加砂仁、麦芽、半夏、枳壳。②肝肾两亏型。用生地黄、熟地黄、当归、白芍、枸杞子、鸡血藤、杜仲、川续断、阿胶、女贞子、山茱萸、淮山、苎麻根、大枣各10～15 g。兼肝气不舒加香附、柴胡；兼血热加黄芩炭、黄柏。③冲任损伤型。用熟地黄、当归炭、白芍、杜仲、川续断、桑寄生、三七、苎麻根、阿胶珠、狗脊、五灵脂各10～15 g。每日1剂，水煎服。结果：痊愈27例，显效5例，无效3例。(湖南中医学院学报，1987，1)

5. 冯敬华治疗先兆流产分2型辨治：①脾肾气虚型用党参、白术、白芍、当归（后下）、续断、桑寄生各15 g，山药、熟地黄各25 g，黄芩5 g，菟丝子20 g，阿胶（烊化）、艾叶炭、甘草各10 g。②阴虚血热型用生地黄、熟地黄、山药各25 g，菟丝子20 g，黄芩、黄柏、白术、白芍、当归（后下）、续断、桑寄生各15 g，阿胶（烊化）、甘草各10 g，艾叶炭5 g。腰痛甚加杜仲；小便频数加覆盆子、益智仁；便秘加肉苁蓉；纳谷不香加砂仁。每日1剂，水煎服。用2周，结果：治愈39例，好转8例，无效11例，总有效率81%。(广西中医药，2005，4)

6. 吴萍治疗早期先兆流产分5型辨治：①肾虚宫寒型用续断、党参、补骨脂、益智仁、阿胶、桑寄生各15 g，杜仲、菟丝子各20 g，艾叶、小茴香、白术各10 g。②脾肾气虚型用黄芪、何首乌、菟丝子各20 g，熟地黄、白芍、党参、阿胶、桑寄生、续断、枸杞子、砂仁各15 g，当归、白术、升麻各10 g。③肾阴亏虚型用续断、生地黄各20 g，桑寄生、阿胶、熟地黄、菟丝子、黄芩、黄柏、知母、白芍各15 g。④肾虚气滞型用续断25 g，菟丝子、桑寄生各20 g，阿胶、陈皮、紫苏梗、砂仁、白芍、竹茹各10 g。⑤肾虚肝郁、脾失健运型用桑寄生、菟丝子各20 g，续断、阿胶、白芍、白术各15 g，柴胡、甘草各10 g。每日1剂，水煎服；15日为1疗程。用1～4个疗程，结果：治愈58例，好转5例，未愈3例，总有效率95.5%。(江苏中医药，2007，1)

7. 梁剑波治疗先兆流产用4法辨治：①清热益阴安胎法。方由生地黄、白芍、茜根、苎麻根、大蓟、小蓟、女贞子、墨旱莲各10～15 g。适用于热扰冲任而血妄行者。病因多为素体阳盛，过嗜辛辣热物；或误服大热过补药物，热蕴于内；或怀孕后精神抑郁，怒气伤肝，肝郁化热，所谓“五志之动，皆化为火”，复加孕后血聚养胎，阴虚阳旺，以致血热下扰冲任二脉，迫血妄行，损伤胎元，引起胎动不安，胎漏下血。这类原因引起的胎动不安多为实证，辨证较易。本法以生地黄、白芍凉血平肝养阴；茜根、苎麻根、大蓟、小蓟凉血止血；女贞子、墨旱莲滋肾养肝。若热甚，加焦山栀子、炒黄芩；下血量多，加地榆炭、阿胶；阴虚甚，加龟甲、牡蛎。②举元固摄安胎法。方由黄芪、升麻、党参、白术、熟地黄、桑寄生、蕲艾、怀山药各10～15 g。适用于气虚血亏损胎元者。梁氏认为，胎动不安有因虚而致者，临床最为多见。其中有因先天禀赋不足，或因后天不注意生活起居，过度疲劳。妊娠以后，因需血以养胎，气以护胎，气血虚弱则不能荫养及固载胎元，以致胎动不安，或堕胎、小产。这类原因的胎动不安，常以虚证表现为突出，可予举元固摄安胎法治之。本法以黄芪、白术、党参、怀山药补气健脾；升麻升陷载胎；熟地黄、桑寄生益肝补血；蕲艾温里固胎。若血下过多，可加龙骨、牡蛎；腹痛腰酸，加白芍、川续断；心悸失眠，加熟枣仁、五味子。③固肾益精安胎法。方由菟丝子、桑寄生、杜仲、山茱萸、川续断、阿胶、鹿角霜、怀山药、血余炭组成。适用于肾元大亏难系胎者。冲任二脉，隶于肝肾，而胎系于肾，肾元壮则固而自安。若素体肾虚，或房劳伤肾，肾阴耗伤，冲任失养；或肾阳亏弱，无以生养胎气，冲任不固，胎失所系，而引起胎动不安、滑胎、小产。治疗以补肾安胎为大法，再细辨其属阴属阳，兼损何脏病，与固肾益精安胎法加减治之。本法以菟丝子、山茱萸补肾益精；桑寄生、杜仲、川续断固肾壮腰以系胎；怀山药益脾；鹿角霜温肾固阳；阿胶、血余炭以养血止血。属肝肾阴虚者，加女贞子、墨旱莲；偏于阳虚者，加巴戟天、覆盆子；气虚者，加黄芪、白术。④补气和血安胎法：方由黄芪、白术、人参、阿胶、艾叶炭、白芍、桑寄生、菟丝子、三七各6～15 g。适用于闪挫跌仆伤胞胎者。孕期不慎，跌仆闪挫，直伤冲任胞胎，或因劳力过度，间接使胎元受损，均能发为胎动不安，引起胎漏出血，甚则小产。临床上可与补气和血安胎法加减治之。本法用黄芪、人参、白术以益气；阿胶、艾叶炭以和血止血；白芍缓急敛阴；桑寄生、菟丝子固肾安胎；因其外伤受损，故不可忘化瘀行滞，伍以参三七，即取其去瘀止血镇痛之功效。腰痛甚，可加川续断、杜仲；瘀血量多，加蒲黄炭、棕榈炭。(浙江中医杂志，1994，5)

（三）临床报道选录

1. 许润三用寿胎丸加味治疗先兆流产160例：药用菟丝子、山药各30 g，桑寄生20 g，党参、生白芍各15 g，川续断、阿胶（溶化后兑入）、甘草各10 g。每日1剂，水煎服。腰酸明显桑寄生量加至30 g；腹痛较频者白芍加至30 g；小腹坠胀或血虚党参加至30 g；出血日久加桑叶20 g；小腹冷者加炒艾叶5 g；大便难者加肉苁蓉10 g；习惯性流产者加莲子肉、苎麻根各10 g。服药7～45剂。结果：有效127例，无效33例。(中级医刊，1990，2)

2. 冯秀贞等用胶艾汤加减治疗先兆流产42例：药用川芎、阿胶、甘草、艾叶、当归、芍药、干地黄各6～15 g。肾虚型予本方去川芎，加桑寄生、续断、菟丝子、杜仲；小便频数者加益智仁、海螵蛸。气血虚型予本方加黄芪、党参、白术；大便稀者加山药、茯苓、薏苡仁。血热型予阿胶、生地黄、熟地黄、白芍、制首乌、黄芩、黄柏、苎麻根、甘草；心神不安者加珍珠母、煅龙骨。外伤型予阿胶珠、艾叶炭、白芍、生地黄、党参、黄芪、白术、续断、地榆炭、甘草。结果：足月分娩者36例，中断者3例，早孕保胎成功又早产者3例。(河北中医，1987，6)

3. 杨美春用寿胎丸合芍药甘草汤加味治疗先兆流产72例：药用菟丝子、白芍各15～30 g，桑寄生、川续断、党参各15～25 g，阿胶（烊化）、白术各10 g，甘草3～6 g。气血虚加黄芪、何首乌；血热合二至丸，或加黄芩；早孕反应重加竹茹、砂仁、姜半夏、枇杷叶；便溏加淮山药。每日1剂，水煎服。有流产史者，服至超过原流产孕月。结果：痊愈65例，无效7例。(中医函授通讯，1994，4)

4. 刘进书等用九味安胎饮治疗先兆流产101例：药用党参、炒白术、白芍、熟地黄、阿胶、山茱萸、续断、杜仲、砂仁各6～15 g。气虚加黄芪；血热熟地黄改生地黄，加黄芩、墨旱莲；肾亏腰酸加菟丝子、桑寄生；小腹痛甚重用白芍、砂仁；呕恶加紫苏梗、竹茹；阴道出血不止加艾叶炭、棕榈炭。每日1剂，水煎服。一般服4～6剂。有流产史者，诸症状消失后，2～3日1剂，服1个月。结果：痊愈（足月分娩）97例，无效4例，总有效率96%(四川中医，1992，3)

5. 张筱萍用补肾安胎汤加减治疗先兆流产 73 例：药用仙鹤草 30 g，菟丝子 20 g、桑寄生、续断、杜仲各 15 g，阿胶、山茱萸各 10 g。气虚加党参、黄芪、白术；阳虚去阿胶，加鹿角胶、艾叶；阴虚加石斛；血虚加白芍；血热加生地黄、墨旱莲、苎麻根；跌仆损伤所致加青木香、川楝子、莲房；受惊恐或出血后有恐惧心理加生牡蛎。每日 1 剂，水煎服。出血止后继服 1～2 个月。结果：有效 69 例（占 94.5%），无效 4 例（占 5.5%）。随访正常分娩 64 例，尚未分娩 5 例。（中医杂志，1995，8）

6. 李慧民等自拟固肾保胎汤治疗先兆流产 32 例：药用菟丝子、生龙骨、生牡蛎各 30 g，桑寄生、川续断、芍药各 15 g，阿胶（烊化）、甘草各 10 g。气虚型加党参、黄芪、白术；肾虚型加杜仲、枸杞子；阴虚型加沙参、女贞子、墨旱莲；出血量多加苎麻根、地榆炭；腹痛甚倍芍药；有热加黄芩；恶心加竹茹、砂仁。每日 1 剂，水煎服。7 日为 1 疗程。治疗 1～2 疗程。结果：有效 27 例，无效 5 例。（中医研究，1994，2）

7. 辜宝祥用益肾固胎汤治疗先兆流产 30 例：药用菟丝子、杜仲、续断、桑寄生、党参、白术、黄芩、阿胶、何首乌、陈皮各 10～15 g。下血色鲜红加墨旱莲、生地黄炭；色黑有块加炒荆芥、艾叶炭；血量较大或反复下血加红参；腹痛明显加白芍；腰痛甚者用杜仲、续断；肾精过度亏虚，腰酸肢软，下血淋漓不断加鹿胶、龟胶；气虚、腰腹下坠加黄芪；肾阳不足加补骨脂；血虚加熟地黄、枸杞子、桑椹；阴虚胎热，口干，便秘，舌红，加女贞子、墨旱莲、生地黄；纳呆，恶心呕吐，脘腹胀满加砂仁。每日 1 剂，水煎服。结果：痊愈 27 例，好转 2 例，无效 1 例。（江西中医药，1990，5）

8. 贺若芳自拟益肾安胎饮治疗先兆流产 97 例：药用菟丝子 20 g，川续断、党参、山药、女贞子各 15 g，白芍 12 g，白术、阿胶（烊化）各 10 g，甘草 6 g。出血量多加墨旱莲；腹痛甚白芍加量；腹痛有下坠感加黄芪。每日 1 剂，水煎服。7 剂为 1 疗程。症状消失后继续服 1～3 疗程。结果：有效 90 例，无效 7 例，有效率为 92.8%。平均止血时间为 4 日。（广西中医药，1993，6）

9. 李虹用安胎止血汤治疗先兆流产 50 例：药用墨旱莲、苎麻根各 30 g，熟地黄、白芍、党参、淮山药、菟丝子、桑寄生、杜仲各 15 g，当归身、山茱萸、阿胶（烊冲）各 10 g，生甘草 6 g。出血量多、鲜红有热者加黄芩炭 10 g，贯众炭 12 g，莲房炭 6 g；恶心呕吐加紫苏梗 10 g，砂仁 3 g，陈皮 6 g；神疲气少，小腹下坠者加黄芪 15 g，炒白术 10 g，升麻 6 g；心悸眠差者加酸枣仁、合欢皮各 10 g，青龙齿 15 g；便干者加淡苁蓉、杏仁泥、桑麻丸各 10 g。每日 1 剂，水煎服。结果：痊愈 32 例，好转 16 例，无效 2 例。（云南中医杂志，1993，1）

10. 朱水香等用安胎合剂治疗先兆流产 100 例：药用党参、淮山各 15 g，熟地黄（或制首乌）、菟丝子各 12 g，白术、续断、桑寄生各 10 g，甘草 6 g。每日 1 剂，水煎分两次服。腰酸痛甚者，加杜仲、枸杞子；腹胀痛甚者，加炒白芍、陈皮；阴道下血者，加阿胶、仙鹤草、地榆炭；恶心呕吐者，加竹茹、陈皮或黄连、紫苏叶、砂仁等；偏阴虚胎热者，加生地黄、麦冬、黄芩；偏气虚胎寒者，加黄芪、艾叶炭等。结果：痊愈 98 例，无效 2 例。绝大多数服药 5～15 剂。（江西中医药，1987，2）

11. 高萍用固胎饮治疗先兆流产 52 例：药用苎麻根 30 g，菟丝子、党参各 15 g，桑寄生、杜仲各 12 g，熟地黄、山茱萸各 10 g，阿胶（烊化冲服） 9 g。阴道出血量多、色鲜红、心烦口渴者加墨旱莲 18 g，黄芩 9 g；腹痛较频者加白芍 15 g；腰酸明显桑寄生用 20 g；恶心呕吐加紫苏梗 10 g；小腹冷加艾叶炭 5 g；大便干结加淡苁蓉 10 g。每日 1 剂，水煎服。治疗 5 日后，痊愈 36 例，好转 13 例，无效 3 例。（上海中医药杂志，1991，6）

12. 张歌平等用固胎煎治疗先兆流产 32 例：药用白芍 30 g，菟丝子、川续断、党参、茯苓各20 g，白术15 g，阿胶12 g（烊化），甘草6 g。阴道出血加仙鹤草、棕榈炭、藕节；恶心呕吐加竹茹、砂仁；心烦少寐加生地黄、黄芩、淡竹叶；头晕，小腹下坠加黄芪、升麻；腰酸加杜仲、桑寄生。每日1剂，水煎服。结果：有效27例，无效5例。（中医研究，1995，4）

13. 冯春芳用保胎汤治疗先兆流产30例：药用仙鹤草15～30 g，白芍15 g，菟丝子、川续断各12 g，紫苏梗、淡黄芩各9 g，当归6 g，西砂仁（后下）3 g。气虚加党参或黄芪；血虚加阿胶；血热加牡丹皮或生地黄；阴虚加墨旱莲或女贞子；腹坠加升麻或柴胡；外伤所致加三七。每日1剂，水煎服。结果：显效20例，有效7例，好转2例，无效1例。（江西中医药，1994，1）

14. 唐宝如等用保胎方治疗先兆流产48例：药用苎麻根30 g，山药20 g，菟丝子、桑寄生、太子参、炒杜仲各15 g，炒川续断、阿胶各12 g，炙甘草、炒白术、炒黄芩各10 g。肾气亏较甚者，加鹿角胶；气虚明显加黄芪，太子参易党参；脾虚明显重用山药、白术；气陷加升麻；气滞加紫苏梗、砂仁；漏红不止加墨旱莲、地榆炭。每日1剂，水煎服。待症状消失后，还宜间歇服上方1～2个月，每月10剂。结果：保胎成功39例，失败9例。（安徽中医学院学报，1988，1）

15. 叶宝贵等自拟保胎汤治疗先兆流产60例：药用黄芪、党参（或太子参）、白术、白芍、山药、生地黄、炒杜仲、桑寄生、砂仁、大枣各6～15 g。气血虚弱者方中改用熟地黄、炒白芍、焦白术并加阿胶、黄精；阴虚内热者重用太子参（西洋参更佳），并加黄芩、牡丹皮、二至丸；脾肾亏损加菟丝子、覆盆子、肉豆蔻、益智仁；胞宫虚寒加淫羊藿、补骨脂、肉桂；气滞加白蔻仁、陈皮，或加佛手、预知子；纳呆加炒山楂、炒鸡内金、炒扁豆；出血较多加地榆炭、黄芩炭、苎麻根，或加仙鹤草、艾叶炭；外伤所致者酌用当归、赤芍、三七粉。结果：50例有效，10例无效。一般服药5～10剂。对有效病例而曾有流产史者，每10日间断服当归、白芍、白术、生地黄、杜仲、川续断、桑寄生、菟丝子、砂仁或紫苏梗等2～3剂，至妊娠满4个月酌情停药。（浙江中医杂志，1986，2）

16. 南振军用安胎方治疗先兆流产64例：药用菟丝子、炙黄芪各30 g，桑寄生、阿胶（烊化）、党参各15 g，川续断、白术、黄芩各9 g。血色鲜红，舌质红用生黄芪，加生地黄15 g，焦地榆18 g；血暗红，或有血块加仙鹤草、丹参各15 g；血淡红，小腹发凉去黄芩，加炮姜炭、艾叶炭各9 g；下坠甚黄芪用至45 g，加升麻9 g。每日1剂，水煎服。连服7日。结果：痊愈50例，好转9例，无效5例，总有效率为92.2%。（陕西中医学院学报，1993，1）

17. 王宝书等以补肾固胎法治疗先兆流产109例：药用炙黄芪15～30 g，桑寄生、川续断、潞党参各15 g，菟丝子、黄阿胶（烊化）、炒黄芩、炒白术、陈皮各10 g，炙甘草6 g。脾肾两虚型主方重用党参、黄芪，或用生晒参6～15 g，加炒杜仲、益智仁等。心肝阴虚型主方去菟丝子、炙黄芪、党参、炙甘草，加生地黄、女贞子、墨旱莲、麦冬、藕节等。外伤冲任型主方去菟丝子，加生牡蛎、桂枝、赤芍、制香附等。以上各型均随症加减。服药4～86剂后，痊愈101例（占92.66%），无效8例（占7.34%）。（天津中医，1991，1）

18. 高月平用补肾宁心法治疗先兆流产95例：药用阿胶（烊化）、熟地黄、白芍、合欢皮、百合、炒川续断、菟丝子、杜仲、炒山药、白术各10 g，黄芩6 g。阴道出血加苎麻根；腹痛加紫苏梗；性情急躁加钩藤；恶心呕吐加姜竹茹。每日1剂，水煎服。嘱患者卧床休息，禁止性生活。结果：有效68例，无效27例，总有效率为71.58%。（四川中医，1995，5）

19. 郭增元以补肾健脾安胎法治疗先兆流产24例：药用菟丝子，生龙骨、生牡蛎各30 g，山药20 g，桑寄生、生白芍、党参、炒川续断各15 g，白术12 g，阿胶（烊化后兑入）10 g，炙甘草6 g。每日1剂，水煎服。结果：痊愈20例，无效4例。（内蒙古中医药，1993，1）

20. 陈少军用止血安胎汤治疗先兆流产18例：药用生地黄、蒲黄、炒阿胶、桑寄生各15 g，党参、矮地茶各12 g，炒栀子、黄芩炭、焦白术、川杜仲、川续断各9 g，赤芍、牡丹皮各6 g。每日1剂，水煎服。共治18例，结果：痊愈17例，无效1例。(湖北中医杂志，1988，6)

（四）经验良方选录

1. 内服方：

(1) 党参、干地黄、枸杞子、当归各75 g，紫河车（新鲜胎盘）1具，炼蜜1000 g。以上前1味洗净，漂至水清为度，切碎，加水煮烂；党参、干地黄、枸杞子、当归分别用水洗净，一并加水浸泡，煎煮3次，分次滤出药汁，合并滤液，与煮烂的紫河车一同用小火煎熬浓缩，加入炼蜜收膏即成。每日早晨服用30 g，用黄酒冲服。主治先兆流产。

(2) 当归、川贝母、黄芪、艾叶炭、菟丝子（盐水炙）、羌活、甘草、枳壳（炒）、川芎各9 g，生姜3片，蜂蜜40 g。以上前10味蒸透，干燥后研为粉末，混匀，炼蜜120 ℃为丸，丸重10 g即成。早晚各服1丸，温开水送服。主治先兆流产。

(3) 莲子60 g，紫苏梗9 g，砂仁5 g。将莲子去皮、心，放在陶瓷罐中，加500 g水，用小火隔水烧至九成熟后倒在沙锅里，加入紫苏梗、砂仁，再加250 g水，用小火煮沸至莲子熟透即成。吃莲子饮汤，每日服1～2次。凡阴虚有热者不宜服用。主治先兆流产。

(4) 阿胶、黄芪各30 g，生地黄20 g，人参15 g，蜂蜜100 g。以上中间3味加500 g水，共煎2次，去渣取汁过滤，合并滤液，浓缩至300 g，阿胶加100 g水隔水蒸化，加入药汁中，再加蜂蜜收膏即成。日服3次，每服20 g。主治先兆流产。

(5) 莲子60 g，紫苏梗10 g，陈皮6 g。莲子去皮、心，放在陶瓷罐中，加500 g水，用小火隔水烧至九成熟后倒在沙锅里，加入紫苏梗、陈皮，再加250 g水，用小火煮沸至莲子熟透即成。吃莲子饮汤，每日服1～2次。主治先兆流产。

(6) 生黄芪60 g，党参30 g，炒升麻20 g，茯神12 g，白术、菟丝子、阿胶、半夏、仙鹤草、制香附、杜仲、焦艾叶各10 g，广藿香、厚朴各6 g。每日1剂，水煎服。连服1周。益气化瘀，止血安胎。主治先兆流产。

(7) 黄芪、桑寄生、墨旱莲、茜草、艾叶炭各30 g，党参、白术、续断、杜仲、熟地黄、阿胶（烊化）各10 g，升麻6 g，砂仁、山茱萸各5 g。每日1剂，水浸泡30分钟，小火煮3次，混合3次分服。主治先兆流产。

(8) 生地黄、炒杜仲各12 g，炒川续断、桑寄生、炒白术各9 g，炒黄芩、麦冬、老紫苏梗各6 g，生甘草3 g。每日1剂，将上药用水浸泡30分钟，再放火上煎煮30分钟，每剂煎2次，早晚各服1次。主治先兆流产。

(9) 白芍、当归、熟地黄、阿胶各9 g，艾叶（炒）、川芎、甘草各6 g，黄酒30 g。白芍、当归、熟地黄、艾叶、川芎、甘草用60 g水、30 g黄酒，一同煎至30 g，去渣，入阿胶慢火再煎，令阿胶烊化即成。候温顿服之。主治先兆流产。

(10) 生黄芪24 g，党参15 g，川续断、干地黄各12 g，炒当归、炒川芎、白芍、阿胶珠、焦艾叶、炒白术、云茯苓各9 g，炙甘草3 g。每日1剂，水煎，分2次服。主治先兆流产。

(11) 补骨脂（炒香）60 g，核桃仁（去油）5个，黄酒50 g。以上前2味共研为细末备用。每日服2次，每服取6 g药末，加入50 g黄酒，煎煮1分钟后候温，空心服之。主治先兆流产。

(12) 川续断、白术、桑寄生（盐水炒）150 g，当归、炒黄芩各100 g。研细末，水泛为丸，如黄豆大，每服6～10 g，每日2～3次，可连服1～3个月。主治先兆流产。

(13) 熟地黄60 g，龙眼肉、鹿角胶各30 g，黄芪18 g，当归、伏龙肝各12 g，阿胶10 g，白术、附子、甘草、黄芩各9 g。每日1剂，水煎服。主治先兆流产。

(14) 白芍、桑寄生各12 g，川续断、党参、防风、枳壳、当归、白术、荷叶蒂各9 g，干姜、甘草各3 g，黑枣（切开）5枚。每日1剂，水煎服。主治先兆流产。

(15) 熟地黄25 g，阿胶、杜仲各15 g，白芍、白术各12 g，黄芩、红参各10 g，艾叶炭、川芎各5 g。每日1剂，煎2次，早晚分次温服。主治先兆流产。

(16) 阿胶20 g，青竹茹6 g，黄酒400 g。以上3味共煮数十沸，待阿胶烊化，去渣即成。1剂分3次服，早、中、晚各服1次，服完1剂即安。主治先兆流产。

(17) 翻白草根15～30 g，白酒500 g。以上前1味洗净切碎，置容器中，加入白酒，密封，浸泡10日即成。每日服2次，每服10 g。主治先兆流产。

(18) 莲子90 g，葡萄干30 g。将莲子去皮和心，洗净，与葡萄干一同加水700～800 g，用大火隔水炖至莲子熟透即可。每日1剂。主治先兆流产。

(19) 山药、阿胶（烊化）各15 g，石莲子、黄芩、椿皮、侧柏炭各9 g。每日1剂，水煎，分2次服。主治先兆流产。

(20) 党参、白术、山药、制首乌、桑寄生各15 g，炒杜仲、菟丝子、续断各10 g。每日1剂，水煎服。主治先兆流产。

2. 外治方：

(1) 熟地黄96 g，党参、酒当归各64 g，酒黄芩、怀山药、白术各48 g，酒川芎、酒白芍、陈皮、紫苏梗、香附、杜仲、续断、浙贝母各15 g。以上14味共研为细末，放入适量香油熬，再加入黄丹收膏，敷于患者肾俞穴。主治先兆流产。

(2) 生地黄250 g，煅龙骨、当归、黄芩、益母草各32 g，白术、续断各18 g，酒白芍、黄芪各15 g，甘草10 g，香油1000 g，白蜡32 g，黄丹448 g。以上前10味研细末，放入香油熬，再加入白蜡、黄丹收膏，敷于患者脐部。主治先兆流产。

(3) 阿胶、艾叶各10 g。将阿胶烊化，再将艾叶焙干研为细末，与阿胶液调和均匀，制成药糊，将药糊敷于患者脐部，外用消毒纱布覆盖，再用胶布固定，并用热水袋置脐部的药物上面熨之，每日熨1～2次，每日换药1次。主治先兆流产。

(4) 伏龙肝50 g，麝香1 g，蓖麻子36粒。上药共研细末，食醋适量调成糊状；另取甘草15 g，煎汤备用。将药糊分4份，分别外敷神阙、关元和双侧涌泉穴上，纱布覆盖，胶布固定。主治先兆流产。

(5) 艾绒、精盐各适量。将艾绒制成枣核火小的艾炷，取适量精盐，填满脐孔，上置艾炷灸之，每次5～20壮，隔日灸1次，10次为1疗程。温经益肾，止血固胎。主治先兆流产。

(6) 炒杜仲、炒补骨脂各等量。以上2味共研细末，过筛，取药末用水调成膏状，消毒纱布包裹，敷于患者脐部，再用胶布固定，每日换药1次，10日为1疗程。主治先兆流产。

(7) 白苎麻根内皮120 g。以上1味捣烂，敷于患者脐部，再用胶布固定。主治先兆流产。

3. 食疗方：

(1) 鲜豆腐250 g，毛虾、淀粉、牛肉末各10 g，砂仁粉、葱花、姜末、酱油、味精、香油各6 g，植物油适量。将毛虾用温水洗净，控干；豆腐切成1 cm见方的小方块，放八成热的油锅中炸一下，捞出；锅内留底油，下牛肉末、葱姜末、毛虾，翻炒至肉末断生，放入酱油、味精、豆腐丁、砂仁粉，开锅后用水淀粉勾芡，淋上香油，出锅即成。佐餐食用。主治先兆流产。

(2) 莲子肉、百合各30 g，莲须12 g，大枣4枚，鸡蛋2个。以上前4味洗净，大枣去核，莲子去心入锅，加适量水，大火煮沸后改用小火煮约1小时，然后把鸡蛋打破，取蛋黄放入汤中，蛋黄刚熟即成。吃蛋喝汤，可加少量糖调服。凡脾胃虚寒者不宜服用。主治先兆流产。

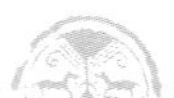

(3) 苎麻根 20～30 g，活鲤鱼 1 条（重约 500 g），糯米 50 g，葱、生姜、油、精盐各适量。将鲤鱼去鳞及肠杂，洗净切片煎汤；再将苎麻根加 200 g 水，煎至 100 g，去渣取汁，入鲤鱼汤中，加入淘洗干净的糯米，以及葱、生姜、油、精盐等，熬煮成稀粥。每日早晚趁热食用，3～5 日为 1 疗程。主治先兆流产。

(4) 羊肾 1 副，杜仲 15 g，五味子 6 g，精盐、葱各适量。将羊肾洗净去臊腺脂膜，切碎放入沙锅内，杜仲、五味子用纱布包好，一同入锅，加适量水，用大火烧沸后转用小火炖至羊肾熟透，加入精盐、葱，煮熟即成。空腹食用。主治先兆流产。

(5) 老母鸡 1 只，红壳小黄米适量。将老母鸡宰杀去毛及内脏，洗净，切成小块，入锅加水炖煮，先用大火煮沸除去汤面浮物，再用小火慢炖至鸡软，将淘洗干净的小黄米入鸡汤煮粥，煮至鸡烂粥稠即成。经常食用。主治先兆流产。

(6) 生苎麻根 30 g，陈皮 10 g，大麦、粳米各 50 g，精盐少许。将苎麻根、陈皮加水煎汤，去渣取汁与淘洗干净的粳米、大麦一同煮粥，临熟时加少许精盐调味即成。每日服 1 剂，分 2 次温热空腹食用。主治先兆流产。

(7) 雄鸡肝 2 具，菟丝子 15 g。将鸡肝洗净，每具切成 4 块；菟丝子洗净入布袋，与鸡肝一同入沙锅，加适量水，先用大火煮沸，再转用小火煮熬 30～40 分钟，去药袋即成。每日服 1 剂。主治先兆流产。

(8) 生山药 50 g，川续断、杜仲、苎麻根各 25 g，糯米 100 g。将川续断、杜仲、苎麻根加水煎汁，去渣后与淘洗干净的糯米和捣碎的山药一同煮粥。每日服 1 剂，空腹食用。主治先兆流产。

(9) 阿胶 20 g，鸡蛋黄 4 个，米酒 500 g，精盐适量。将米酒煮沸，加入阿胶，待化后再加入鸡蛋黄和少许精盐，拌匀，再煮数沸后离火，待冷后置容器中，即得。温服，每日服 2 次。主治先兆流产。

(10) 桑寄生 60 g，大枣 10 g，鸡蛋 4 个。将大枣去核，3 味分别洗净，一同放入锅内，加适量水，小火煮约 1 小时，去蛋壳即成。吃蛋喝汤。但 1 次不宜服用过多，以免滞中。主治先兆流产。

(11) 黑豆、续断各 30 g，糯米 60 g。以上 3 味洗净，续断用纱布包，一同放入沙锅，加 700 g水，用大火烧开，再转用小火熬煮成稀粥。每日服 1 剂，连服 5～7 日。主治先兆流产。

(12) 阿胶 10 g，精盐适量，鸡蛋 1 个。阿胶用 200 g 水，烊化，再将鸡蛋调匀后加入阿胶水中煮成蛋花，加入少许精盐调味即成。饭前空腹食用，每日服 1～2 次。主治先兆流产。

(13) 黄芪、川芎各 50 g，粳米 100 g。将黄芪、川芎与淘洗干净的粳米一同入锅，加 1000 g 水，用大火烧开，再转用小火熬煮成稀粥。每日服 1 剂，分 3 次食用。主治先兆流产。

(14) 黑豆 50 g，菟丝子 30 g，糯米 100 g。将菟丝子用纱布包好，与淘洗干净的粳米、黑豆一同入锅，加 1000 g 水，用大火烧开后转用小火熬煮成稀粥。顿服。主治先兆流产。

(15) 党参、杜仲各 30 g，糯米 100 g。将前 2 味用纱布包好，与淘洗干净的糯米一同入锅，加 1000 g 水，用大火烧开后转用小火熬煮成稀粥。顿服。主治先兆流产。

(16) 鲜苎麻根、粳米各 100 g，大枣 10 g。将苎麻根加 1000 g 水煎至 500 g，去渣取汁与淘洗干净的粳米、大枣一同煮粥。日服 2 次，随意食用。主治先兆流产。

(17) 葡萄干 30 g，大枣 25 g，红茶 1.5 g。红茶、葡萄干、大枣加 400 g 水，煮沸 3 分钟后即成。分 3 次服饮，每日 1 剂。主治先兆流产。

(18) 大枣 10 枚，鸡蛋 1 个。将大枣洗净，放入水中煮至将熟时，再将鸡蛋打入汤内，煮至蛋熟即成。饮汤吃蛋，日服1次。主治先兆流产。

(19) 川杜仲、续断各10～12 g，鸡蛋2个。以上3味加水同煮至蛋熟，去蛋壳后再煮片刻。吃蛋喝汤。主治先兆流产。

第二十二节　流　产

一、病证概述

流产是指妊娠在第20周以前、胎儿体重不足500 g而终止者。其中第12周以前发生者称为早期流产，第12～20周终止者称为晚期流产。导致流产的主要原因有胚胎染色体异常，父方精液含有细菌，或母体内分泌功能失调，如黄体功能不足、高催乳素血症、雄激素过高、糖尿病等。其次，子宫畸形、子宫发育不良、子宫位置极度后屈等，亦可造成流产。另外，母体营养不良或患严重疾病，以及某些物理、化学物质影响也能造成流产。孕妇年龄越大，流产率越高。妊娠第16周以前的流产，多因遗传基因异常所致，属自然淘汰；第17周以后的流产，胎儿大多正常，给予母体及时正确的治疗，可继续妊娠至足月分娩。

二、妙法绝招解析

(一) 血热伤胎，迫血妄行（刘奉五医案）

1. 病历摘要：马某，30岁。妊娠70日，7日前开始小腹痛，腰酸，阴道流血，色鲜红，喜冷饮，小便黄，大便干。曾复查妊娠试验阳性。脉沉滑无力，舌质偏红，苔少。诊断为先兆流产。

证属血热伤胎，迫血妄行。治宜健脾清热，凉血安胎。药用山药、黄芩、侧柏炭、椿皮、阿胶块（烊化）各15 g，白芍12 g，莲子肉、黄连各9 g。每日1剂，水煎服。连服3剂后，腰腹痛减，阴道出血减少。继服3剂后，阴道出血已止。(《刘奉五妇科经验》，人民卫生出版社，1994)

2. 妙法绝招解析：先兆流产，中医称为“胎漏”。多因肾气不足或脾自虚弱，以致胎元不固或素体阳盛、热迫血行所致。脾气虚弱，血热伤胎者，多见身热，喜冷饮，食少，尿黄便干，少腹坠胀痛，腰酸痛，阴道出血色鲜红，舌质红，脉弦滑稍数。治以健脾清热，凉血安胎，常用清热安胎饮进行治疗。出血量多者，加贯众炭、棕榈炭、生地黄、墨旱莲；脾肾两虚，胎系不固者，则见食纳少腰酸痛，小腹坠胀，阴道断续出血，色淡红，舌质淡，苔白，脉滑无力或沉弱。治以健脾益肾，养血安胎，方用寿胎丸（菟丝子、川续断、桑寄生、阿胶），加山药、莲肉。出血量多时加椿皮、棕榈炭，气虚明显者加党参、黄芪。少腹下坠者加升麻炭；阴虚血热者，多见胎动不安或有小腹疼痛，有时头晕，舌质偏红，脉细滑，治以养阴柔肝，清热安胎，方用芩连芍药甘草汤加减。

(二) 脾肾不固，胎失所养（王渭川医案）

1. 病历摘要：吴某，女，23岁。近一周阴道出血少许，色暗，小腹不适，下坠感，腰脊酸楚，背冷形寒，小便频数，纳少微恶。曾流产两次，均在孕二个月左右，末次流产清宫迄今一年。孕前测基础体温呈双相不典型；染色体检查双方正常；尿HCG＞5000 U；B超示宫内有孕囊，偶见心管搏动。舌苔薄白，脉形细滑。

证属脾肾不固，胎失所养。治宜健脾益气，补肾安胎。生地黄炭、炒杜仲各12 g，炒白术、桑寄生、炒川续断、炙狗脊、菟丝子、黄芩炭、党参、大白芍、陈阿胶各9 g，艾叶炭5 g。每日

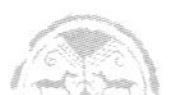

1 剂，水煎服。服 5 剂后，出血减少，仅在晨起便后略有淡红色血点，腰酸亦减，宗原法出入。炒杜仲、桑寄生、川续断、地榆炭、云茯苓各 12 g，生地黄炭、炒白术、黄芩炭、菟丝子、陈阿胶各 9 g，砂仁 3 g，南瓜蒂 3 只。服 5 剂后，漏红已止 5 日，腹坠腰酸等恙显著好转，惟泛恶呕吐清涎，头晕纳少，舌苔淡薄，脉滑少力。再拟补肾健脾，和胃止呕。炒杜仲、炒川续断、桑寄生、苎麻根、云茯苓各 12 g，炒白术、炒黄芩各 9 g，姜竹茹、陈皮、姜半夏各 6 g，砂仁 3 g。服 5 剂善后。(《王渭川妇科治疗经验》，四川人民出版社，1981)

2. 妙法绝招解析：本例素体脾肾不足，以致卵巢黄体功能不健，孕后易堕。患者曾流产两次，此次漏红一周，腹坠、腰酸，B 超见胎心搏动微弱。患者精神紧张，当日出血甚多。此为素体肾气不固，胎失所系。《景岳全书》云“妇人肾以系胎，而腰为肾之府，故胎孕之妇最虑腰痛，痛甚则堕，不可不防。”治以补肾安胎，方中杜仲、桑寄生、川续断、狗脊、菟丝子补肾壮腰以系胎；生地黄炭、陈阿胶、白芍滋水益精，养血止漏；党参、白术健脾益气安胎；黄芩炭、艾叶炭止血安胎，平调寒热。服中药头剂后，翌日出血即显著减之。二诊后出血基本已除，腹坠、腰楚、溲勤、形寒等症均好转。一周后泛恶呕吐明显，表明肾气已固，胎气已盛，改以健脾补肾，理气安胎，药后即好转停药。孕五个月后，送院产科预检，示胎儿发育正常。

(三) 气血两亏，胎元失养 (朱小南医案)

1. 病历摘要：曹某，34 岁。经停二个半月，妊尿试验阳性。二周来断续下血，色黯，量不多。腰脊酸楚，站立则腹部下坠感。微恶心，头晕，夜不安寐。已用西药“绒促”及“黄体酮”等治疗一旬，未见效。患者有血小板减少、贫血、甲型病毒性肝炎史，曾于 1990 年 6 月流产一次。苔薄质红，脉象细数。嘱验血常规、血小板、出凝血时间和肝功能。

证属气血两亏，胎元失养。治宜补益气血，调养安胎。药用墨旱莲 15 g，炒杜仲、炒川续断、苎麻根各 12 g，党参、炒白术、黄芩炭、炒当归身、大白芍、生地黄炭、陈阿胶各 9 g，陈皮 6 g。每日 1 剂，水煎服。服 5 剂后，出血已少，每晨起仍下血点滴，腰酸、腹坠等均见减轻。化验检查血色素、红细胞、血小板均偏低；出、凝血时间和肝功能正常。舌苔薄边尖红，脉细略滑。再拟前法出入。墨旱莲 15 g，地榆炭、生地黄炭、炒杜仲、炒川续断、桑寄生、苎麻根各 12 g，黄芩炭、炒白术、白芍、菟丝子各 9 g。服 7 剂善后。(《朱小南妇科经验选》，人民卫生出版社，1981)

2. 妙法绝招解析：患者素体气血虚弱，胎气不足，曾流产一次。今孕后又下红，腰脊酸楚，头晕，夜不安寐，一派气血不足之象。气以摄胎，血以养胎，气血虚弱，濡养不足，胎元不固，故胎动不安。叶天士云：“气虚则提摄不固，血虚则灌溉不固，是以胎堕，故善保胎者，必当专补气血。”方中白术、党参补中益气，摄血固胎；当归身、白芍、生地黄炭、墨旱莲养血止血安胎，使气血俱旺，胎有所养；阿胶、川续断、杜仲补益肝肾，养血止血；陈皮、苎麻根顺气清热安胎。投剂后出血逐渐减少，至完全停止，腹坠已瘥，腰酸头晕等症亦见好转。B 超示宫内胎儿存活。胎儿发育与胎龄相符。胎漏告愈。

(四) 肝肾不足，胞脉失养 (班秀文医案)

1. 病历摘要：郭某，女，26 岁。曾因长途旅行，纳食不慎致腹泻呕吐，腹痛，发热，服药后热退痛除，呕恶已减。近因劳累又致腹泻，腰酸似折，今晨阴道下红少量，色黯、小腹不适，畏寒喜暖，嗜卧懒言，头晕神疲，苔薄脉濡，妊尿试验阳性。

证属肝肾不足，胞脉失养。治宜健脾补肾，温中安胎。药用仙鹤草 15 g，炒党参、云茯苓、炒杜仲、炒川续断各 12 g，炒白术、淮山药、炒白芍、菟丝子、淡黄芩炭各 9 g，煨木香 3 g。每日 1 剂，水煎服。服 3 剂后，漏红已少，未止，腰酸腹坠，大便欠实，再宗原法出入。炒党参、

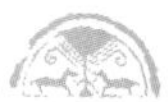

炒杜仲、川续断、桑寄生各12 g，炒白术、淮山药、升麻炭、炒白芍、菟丝子、云茯苓各9 g，艾叶炭3 g，南瓜蒂3只。服3剂善后。(《班秀文妇科奇难病论治》，广西科学技术出版社，1989)

2. 妙法绝招解析：患者早孕期间长途旅行，劳累过度，加之纳食不慎而致腹泻，腰酸似折，下红。此乃脾肾不足，胞脉失养。拟健脾补肾，温中安胎。方中党参、白术、淮山药、云茯苓健脾益气固胎；白芍养血柔肝；菟丝子、杜仲、川续断补肾壮腰固摄；仙鹤草止血；温中止呕，安胎。药后漏红已止，腹疼下坠感及腰酸腹泻等恙均见好转，惟不思饮食，泛恶频作。三诊改服香砂六君加杜仲、桑寄生、川续断、姜半夏、姜竹茹，5剂后泛恶亦减，纳食已增。孕三个月后B超示宫内胎儿发育符合孕月，胎心胎动正常。

（五）气郁血盛，胞脉受损（何子淮医案）

1. 病历摘要：刘某，女29岁。孕将二个月，阴道出血三日，缘周前母病告危，心急烦恼所致。用西药止血保胎，出血今反有增，小腹隐痛，纳少作恶。曾于去冬流产一次。苔薄质红，脉弦滑。

证属气郁血盛，胞脉受损。治宜清热止血，理气安胎。药用墨旱莲、苎麻根各15 g，生地黄炭、炒杜仲、川续断各12 g，炒黄芩、侧柏叶各10 g，紫苏梗、陈皮、白芍、阿胶各9 g，广木香3 g。每日1剂，水煎服。服5剂后，阴道漏红减少，腹痛已除，惟带多黄白间赤，腰酸泛恶，舌脉同前。宗原法进退。生地黄炭、地榆炭、苎麻根、炒杜仲、桑寄生、椿皮各12 g，炒白术、炒黄芩、云茯苓各10 g，紫苏梗9 g、黄柏炭、姜竹茹各6 g。服5剂善后。(《何子淮女科经验集》，浙江科学技术出版社，1982)

2. 妙法绝招解析：本案病出有因，因母病告急，心急烦乱以致肝郁化火，邪热动胎。叶天士云“气调则胎安，气逆则胎病。”治当清热止血，理气安胎。生地黄炭、黄芩、侧柏叶、墨旱莲清热止血；紫苏梗、陈皮、木香解郁，顺气安胎；白术、阿胶滋养阴血，血气调和而胎气平安。药后漏红止，腹痛除，腰酸瘥，带已少。B超示宫内胎儿胎心搏动良好。停药后再未出血。1992年2月因低置胎盘行剖宫产，生一健康女婴。

（六）肾虚肝郁，胎元不固（裘笑梅医案）

1. 病历摘要：姚某，女，32岁。结婚三年，去秋孕二个月许因自然流产刮宫。末次月经2月16日，尿HCG阳性，兹孕六周许。周前下红少许，色如咖啡，旋净。昨又见少量阴道出血，色如咖啡，时有时无，至今未止。伴下腹轻度坠胀疼痛，微恶，腰酸楚，未作诊治。刻下下腹隐痛且胀，腰酸楚，内裤见少量咖啡色血。精神欠振，面色无华，情绪欠舒。苔薄中根微腻，舌质微红，脉弦略滑。

证属肾虚肝郁，胎元不固。治宜补肾疏肝，安胎止漏。药用炒党参、桑寄生、炒杜仲、川续断、地榆炭、生地黄炭、苎麻根各12 g，炒白术、淡黄芩、白芍、紫苏梗各9 g，木香3 g。每日1剂，水煎服。服7剂，嘱绝对卧床休息，注意起居、饮食调养，暂禁性生活。若腹痛剧烈或阴道出血量多即赴医院急诊。间日下红极少，色如咖啡，腹痛见减，脘胀嗳气，苔薄白，质微红，脉弦滑。方既应手，守法再进。嘱B超检查。炒党参、生地黄炭、桑寄生、炒杜仲、川续断、白芍、苎麻根各12 g，炒白术、淡黄芩炭、紫苏梗各9 g，木香、砂仁（后）各3 g。服7剂。阴道出血一周已止。腹痛腰酸均除。日前B超检查示子宫增大，宫内见孕囊36 mm×21 mm，内见胚胎及原始搏动；孕囊右前方见16 mm×11 mm似孕囊样回声，未见明显胚芽。提示双胎妊娠，一胎孕8周$^{+}$，一胎已停止发育。刻下稍见黄带，纳差，要求转方。再守前意。炒党参、白芍、生地黄炭、桑寄生、炒杜仲、川续断各12 g，炒白术、姜竹茹、紫苏梗、苎麻根各9 g，陈皮6 g，砂仁（后）3 g。7剂善后。(《裘笑梅妇科临床经验选》，浙江科学技术出版社，1984)

2. 妙法绝招解析：固胎系胞，主在脾肾两脏。脾为后天之本，气血生化之源；肾为先天之根，生殖生长之根本。古人曾喻胎孕如“寄生之托于苞桑，茑与女萝之旋于松柏”。若脾肾虚弱则犹寄生、松柏之不固。而胎无所附，漏坠难免。故胎漏及胎动不安之治，当重于补脾益肾，肾固脾健自无漏动之虞。临证常以党参、炒白术、淡黄芩、桑寄生、炒杜仲、川续断、苎麻根为基础方，根据患者具体症情，再佐择清热、化湿、解郁、疏理、温养、滋润、止血诸法，每得良效。益中气系胎元以党参、炒白术为最佳；补肾气固冲任以桑寄生、杜仲、川续断为首选；黄芩苦寒清热，止血安胎；苎麻根加强系固之力。众药相辅，具有较好的安胎作用。本案前次妊娠时不慎因外伤导致胎堕，行清宫术，致肾气受损，复加调养失当再伤脾胃。间隔5个月许又孕，肾气未盛，脾气未复，脾肾失系乃成胎漏之证。恐于再度殒堕，心情忧郁，又致木失条达之性。谨守病机，笔者在安胎基础方中，佐白芍养血柔肝，和里缓急；木香、紫苏梗疏调气机；生地黄炭、地榆凉血止血。二诊漏下极少，然其色仍如咖啡，嘱服药同时行B超检查。胎漏者漏下淡红或鲜红者，多属现代医学“先兆流产”之列，中药安胎往往能获良效；凡下色如咖啡，甚则酱色者，必当B超检查，排除“过期流产”。若已胎死腹中，已非药力所能挽，应及时清宫，防止暴崩休克，造成亡血脱气危证。本案经B超检查，果一胎已殒，系双胎妊娠，另一胎发育正常。继以安胎法治疗将月，经观察症情稳定，翌年剖宫产一女婴，母女皆安。

（七）脾肾虚衰，冲任不固（李祥云医案）

1. 病历摘要：沈某，女，27岁。怀孕4个月，阴道少量出血1日。现阴道少量出血，腹痛，胸闷泛恶，神疲嗜睡。苔薄腻，微黄，脉细。平素月经延后，50日一至，量多痛经，经前乳房胀痛。诊断为先兆流产。

证属脾肾虚衰，冲任不固。治宜健脾固肾，止血安胎。药用杜仲、菟丝子、桑寄生、仙鹤草各12 g，党参、黄芪、藿香、佩兰、紫苏叶、紫苏梗、陈皮、白术、白芍、阿胶（烊冲）各9 g，砂仁（后下）3 g。每日1剂，水煎服。服7剂后，腰酸泛恶，出血已止。苔剥，脉细。上方去陈皮、砂仁、仙鹤草、阿胶，加麦冬、姜竹茹各9 g。再服7剂，仍少腹隐痛，泛恶。苔薄，脉细。上方去桑寄生，加炙甘草6 g。再服7剂，B超示单胎，胎心良好。目前已无恶心呕吐。苔薄微腻，脉细滑数。药用杜仲、菟丝子各12 g，党参、黄芪、白术、白芍、川续断、黄芩、茯苓各9 g。服7剂善后。(《李祥云治疗妇科病精华》，中国中医药出版社，2007)

2. 妙法绝招解析：患者禀赋不足，曾有二次流产史，肾气虚弱，冲任不固，胎失所养，以致漏动不安。《胎产心法》云“三月以前，宜养脾胃。四月以后，宜壮腰肾补血气，佐以清热。”本病治法以安胎为主，用寿胎丸及香砂六君子汤加减，其中党参、黄芪补中益气，健脾和胃；藿香、佩兰芳香和胃化湿；砂仁、陈皮、半夏温胃降逆止呕；黄芩清热止呕；杜仲、桑寄生、菟丝子补肾益气，固任保胎；仙鹤草、阿胶益气补血止血。二诊因腰酸，苔剥，乃热伏冲任之象，去陈皮、砂仁香燥之药；又因血已止，故去仙鹤草、阿胶；加麦冬、姜竹茹滋阴清热。继后少腹隐痛、下肢酸软，呕吐仍频，以紫苏叶、紫苏梗、陈皮和胃理气；桑椹、枸杞子、川续断、菟丝子补肾健腰，养血养胎。治疗间虽出现感冒一次，终因用药及时合理，使诸症渐愈，安然无恙。以后随访，胎动、胎心等一切正常。

三、文献选录

根据流产的经过、特点及其转归，分为先兆流产、难免流产、不全流产、完全流产、习惯性流产、稽留流产等。本病的病因包括胎元和母体两方面因素：胎元方面多因夫妇精气不足，两精虽能结合，但胎元不固；或胎元有缺陷，不能成实而殒堕。母体方面失天不足，肾气虚弱，或孕

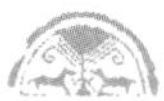

后房事不慎，损伤肾气；或脾胃虚弱，化源不足；或七情郁结；或感受外邪；导致冲任气血不调，胎气不固，胎元失养。或由于跌仆外伤及接触毒物，直接损及胎元，引发本病。胎漏，中医学病名，亦称“胞漏”“漏胎”。指怀孕后，阴道常有少量血液漏下，淋漓不断或时下时止的病证。多由肝肾不足或外伤扑击，使冲任经脉损伤，不能摄血所致。治宜补益肝肾、固摄冲任、养血安胎等法。

（一）名医论述选录

1. 李丽芳论述：药物流产属于“堕胎”范畴。冲任之本在肾，胞络系于肾，药物流产使胎儿殒堕则必然损伤肾气。气虚弱则不能固摄冲任，堕胎后阴道流血不止，本病属虚；然堕胎后，胞脉空虚，血室正开，外邪亦乘虚而入与余血相搏结而为病；或堕胎后瘀血留滞胞宫，瘀血不去，新血不得归经而为病，此两者皆属实证。临床上常虚实夹杂并见，须辨其虚实以治之，免犯虚虚实实之戒。临床上详细观察阴道流血及少腹痛的性质以辨虚实寒热。阴道流血量多，色淡红，质稀，无臭味属虚证；阴道流血量少，色黯有块者，属实证；阴道流血量多，色深红质稠黏气臭者属热证；少腹空坠，绵绵作痛者，属虚证；少腹疼痛拒按者，属实证；少腹胀痛，痛甚于胀，块下痛减者，属血瘀；胀甚于痛者，属气滞。（福建中医药，1999，5）

2. 郑绍先论述：泻肝泄热，清宁冲任：人流置环后不规则出血，主要机制是冲任受损。但由于患者体质差异和术者的水平关系，导致冲任损伤的原因诸多。患者素质虚火内燔，湿热炽盛，人流手术，又势必牵及肝经，扰动经气，而环置宫中，宫颈扩张，胞络受损，又多刺激，易使湿毒外邪乘机而入，侵犯其经，致使肝经气火、湿毒合而为患，伤及冲任。郑氏善用泻肝经之火而清肝经湿热，配以三黑：地榆（炒黑）、黄芩（炒黑）、蒲黄（炒黑），俾气畅火宁，湿热俱去，则冲任自安。益气化瘀，摄纳冲任：人流置环不规则出血，初时由于阴血骤虚，气不摄血，导致外邪有机可乘，与瘀热互结，病延日久。每虚实夹杂，本虚标实，非大补脾胃以培其本则病难愈。即所谓“调冲任首重脾胃”。但因该病乃金刃所伤，必有余血留滞，在大补药中加一二味行滞药，方无后患。若专事用固涩、凉血之药，以求速效，贻害不浅。滋肝益肾，调整冲任：放环妇女大多已历经、孕、产、乳等几个阶段，人流多产，冲任伤残，置环出血，阴液大亏，房事不节，致使相火妄动，损耗真阴，肝失血养，冲任失守，不能统制经血。郑氏认为人流置环，初期血络受损，胞脉不利，血不归经，出血既久，必然累及冲任乃至肝肾。故每在滋补肝肾中加一二味化瘀不伤正、止血不留瘀之品，动静结合，从而起到增强冲任胞宫的调节和固摄功能，巩固疗效的目的。益气补肾，固摄冲任：前人云“小产不可轻视，将养十倍于正气”。人流置环，是外因强力直接伤害胞宫脉络，不仅冲任两脉受损，而且造成脏腑经络功能紊乱。冲脉隶属阳明，脾病统血失职，任脉隶属少阴，肾病冲任衰弱，冲任气虚，阴损及阳，不能摄血归源。郑氏善在大补血气药中加一二味涩药止之，再用一二味辛温之药以散内寒，则补者自补，行者自行，虽体质太弱之人，不至危殆。（中医文献杂志，1995，2）

3. 刘奉五论述：西医认为，流产时绒毛膜分离，血窦开放而出血。当胚胎全部剥离排出，子宫充分收缩时，出血即能停止。刮宫后由于残留胎膜或感染，均可引起阴道出血不止。刘氏认为，流产后或流产后再行刮宫，或人工流产后，阴道流血不止的原因大致有以下两种：①瘀血内停，新血不守。瘀血残留使经络血脉不和，因而新血不守，正如前人所说“恶血不尽则好血难安，相并而下，日久不止”。一般表现为血色较鲜红，或有紫血块，多伴有腹痛，而且痛有定处，或有大血块排出。②寒客胞宫，血行受阻。如《诸病源候论》中云：“新产而取风凉，皆令风冷搏于血，致使血不宣消，蓄积在内，则有时恶露淋沥下不尽。”在刮宫手术过程中感受寒凉，以致风冷客于胞宫，损伤冲任之脉，血行不畅，瘀血蓄积，新血不能循经，故血流不止。以上两种

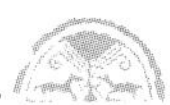

类型，虽然病因不同，终因瘀血而致出血不止。故治疗上均以活血化瘀为主。若寒邪郁久化热，寒又能生湿，湿热相搏，可以出现烦热或发热；热伤血络，流血不止，其色黯而不鲜，伴有腹痛，舌黯红，脉弦滑兼数。治疗时应以清热利湿为主。属于寒客胞宫，血行受阻，症见阴道出血量多，色淡有块，兼见营卫失和之象者，在活血化瘀药中加用荆芥穗、柴胡调和疏解，方中虽无温药，但是通过调和营卫而寒邪疏解。如临床除阴道流血不止外，伴有小腹痛，低热，心中烦急，小便黄，苔黄腻等湿热蕴结之证，乃湿热相搏，热伤血络，迫血妄行所致。治疗以清利湿热为主，佐以活血。方中瞿麦、萹蓄、车前子、滑石清利下焦湿热；黄芩、金银花、败酱草清热解毒；蒲黄炭活血止血。清解与活血并用。虽未用大量止血药，湿热得清则出血也能止。(《刘奉五妇科经验》，人民卫生出版社，1994)

（二）辨证论治选录

1. 宋英芬治疗流产分 3 型辨治：①气血虚弱型。用泰山磐石饮（党参、黄芪、白术、当归身、熟地黄、白芍、黄芩、川续断、砂仁、糯米）或用养元保胎汤（党参、黄芪、黄芩、白术、杜仲、川续断、菟丝子、桑螵蛸、陈苎麻根、南瓜蒂）加减。如妊娠晚期小腹坠胀明显用补中益气汤加减。②肝肾亏损型。用千金保孕方合安胎饮加减（杜仲、川续断、山药、当归身、黄芩、白术、菟丝子、桑寄生、桑螵蛸、金毛狗脊、南瓜蒂）。③冲任脉虚型：用胶艾四物汤去川芎合千金保孕方加减（阿胶、艾叶、熟地黄、当归身、白芍、杜仲、川续断、山药、糯米）。血多色红熟地黄改生地黄，加黄芩、地榆、陈苎麻根。结果：保胎成功 37 例，失败 2 例，成功率为 94.9%。(上海中医药杂志，1987，3)

2. 王心好治疗流产分 4 型辨治：①中气亏虚型。药用土炒白术、桑寄生各 15 g，党参 12 g，砂仁 10 g。②血虚失养型。药用龙眼肉 30 g，熟地黄 15 g，当归、炒白术各 12 g。③肾气不足型。药用熟地黄、枸杞子、菟丝子、炒杜仲各 15 g。④阴虚内热型。药用北沙参 15 g，竹茹、生地黄各 12 g，黄芩 10 g。均水煎取液，加阿胶 12 g，烊化，打入鸡蛋 2 枚，蛋熟后加红糖 30 g。温服。1～2 日 1 剂。结果：临床治愈 41 例，无效 5 例，总有效率为 89.1%。(实用中西医结合杂志，1994，2)

3. 倪鸿珠治疗流产分 4 型辨治：①肾虚型。用寿胎丸加味：生地黄、熟地黄、茯苓各 12 g，陈阿胶（烊冲）、菟丝子、炒杜仲、桑寄生、炒续断各 9 g。②肝肾不足型。用寿胎丸合左归饮加减：生地黄、熟地黄、白茯苓各 12 g，炒白芍、女贞子、麦冬、制首乌、墨旱莲各 9 g，焦白术、炒黄芩各 6 g。③脾肾两亏型。用举元煎合四神丸加减：白茯苓、地榆炭、炙海螵蛸各 12 g，党参、炙黄芪、炒白芍、淮山药各 9 g，炙升麻、焦白术、煨肉蔻、煨诃子各 6 g，炙甘草 3 g。④气滞不宣型。用紫苏饮加减：藕节炭 12 g，当归身、大腹皮、醋炒香附炭、地榆炭各 9 g，炒白芍、紫苏梗、广陈皮各 6 g。均随证加减，每日 1 剂，水煎服。结果：有效 89 例，无效 4 例，有效率 95.7%。(辽宁中医杂志，1993，9)

4. 洪文旭治疗流产分 4 型辨治：①气血两虚，用黄芪八珍汤化裁。生黄芪 20 g，党参 15 g，白术、当归各 12 g，云茯苓、芍药、熟地黄各 10 g，川芎、炙甘草各 6 g。②肾气不足，用寿胎丸化裁。菟丝子、桑寄生各 15 g，川续断、阿胶（烊化）、杜仲、焦艾叶各 10 g。③阴虚血热，用保阴煎化裁。生地黄、熟地黄各 15 g，山药、川续断各 12 g，芍药、黄芩各 10 g，黄柏、甘草各 6 g，三七粉（冲）3 g。④跌仆损伤，用所以载丸化裁。黄芪 20 g，白术 15 g，党参 12 g，云茯苓、杜仲、桑寄生、当归身各 10 g。(新疆中医药，1988，2)

5. 李丽芳治疗药物流产分 3 型辨治：①脾肾气虚型。药物流产后持续阴道流血不止，量多色淡红，质稀，无臭，精神疲乏，腰酸膝软，少腹空坠，舌淡苔薄白，脉细弱。治以健脾固肾摄血。药用党参、北黄芪各20 g，白术、川续断、益母草各15 g，蕲艾、阿胶（烊）各12 g，枳壳10 g，炙甘草、陈皮各6 g。若阴道流血过多者，可加海螵蛸、金樱子以收涩止血。②血瘀型。药物流产后持续阴道流血不止，淋漓量少，或量多，色黯有块，少腹疼痛，块下痛减，或B超提示宫内组织物残留，舌紫黯或有瘀点，脉弦涩。此型相当于西医学的不全流产。治法以活血祛瘀，理血归经。药用益母草30 g，枳壳15 g，当归、桃仁各10 g，川芎、炮姜、炒蒲黄、甘草各6 g。若伴少腹空坠，属气虚血瘀者，加黄芪、党参各20 g，以益气扶正；若阴道流血气臭为瘀久化热者，加蒲公英、白花蛇舌草各25 g，牡丹皮15 g，以清热解毒凉血。③血热型。药物流产后，持续阴道流血不止，量较多，色深红，质稠黏，有臭气，或伴少腹疼痛拒按，面色潮红，口燥咽干，舌质红，脉虚细而数。治法以清热解毒，凉血止血。药用蒲公英、益母草各20 g，天花粉、穿心莲各15 g，金银花、紫花地丁、牡丹皮、墨旱莲、地榆、茜根各12 g，生甘草6 g。（福建中医药，1999，5）

（三）临床报导选录

1. 王金花用固肾安胎方治疗流产60例：药用生龙骨、生牡蛎各30 g，桑寄生、白芍各15 g，续断12 g，甘草6 g。出血加苎麻根15～30 g，仙鹤草、麦冬、女贞子、墨旱莲各15 g，阿胶12 g；腰痛加菟丝子15 g，枸杞子12 g，杜仲10 g；腹痛加重白芍至30 g；气虚加黄芪15 g，党参、山药各12 g；呕恶加竹茹、紫苏梗各10 g。对出血者宜标本兼治，在补肾同时配以止血药。方法是根据出血量多少，或以苎麻根与仙鹤草、阿胶同用或按方选1～2味，苎麻根尤宜首选，且需重用至15～20 g。芍药甘草汤对腹痛者确有良效，白芍最多可用至45 g，不但效果满意，且无毒副作用。共治疗60例，结果：痊愈54例，占90%，追踪调查46例已平安自然分娩。（成都中医药大学学报，1996，2）

2. 邢玉霞用固肾安胎法治疗流产100例：药用苎麻根30 g，党参15 g，杜仲、川续断、桑寄生各12 g，白术、阿胶、白芍、菟丝子各10 g，砂仁3 g。气虚腹坠加黄芪20 g，太子参、淮山药各15 g，茯苓10 g；肾虚夹热加生地黄12 g，黄芪、麦冬各10 g；呕吐加紫苏梗、竹茹各10 g，陈皮5 g；出血多加墨旱莲15 g，血余炭12 g，藕节炭10 g。每日1剂，用药1～3个月。方中杜仲、川续断、桑寄生固肾安胎，党参、白术、山药、茯苓、阿胶健脾益气养血。胎前属热，孕妇养胎，阳常有余，阴常不足，故加黄芩、白芍清热养血安胎。共治疗100例，结果：治愈93例，其中脾肾两虚型55例，肾虚夹热型28例，气血虚弱型10例，治愈率达93%。（吉林中医药，1994，6）

3. 赖真用补益脾肾法治疗流产28例：药用黄芪、菟丝子、墨旱莲、桑寄生各15 g，续断炭、杜仲、阿胶各10 g，白术9 g。阴虚血热者去黄芪，加生地黄、白芍、黄芩；血淡红，少腹冷者加艾叶炭、小茴香；少腹坠甚者重用黄芪至30 g，加升麻；恶心呕吐者加紫苏梗、砂仁。上药每日1剂，水煎分2次口服。7日为1个疗程，一般用1～2个疗程，血止后继用5剂。对照组：肌注黄体酮10～20 mg，3日1次，血止5日后停用；口服维生素E 10 mg，每日3次。结果：中药组28例，治愈14例，有效10例，无效4例，总有效率85.7%。西药对照组17例，治愈8例，有效4例，无效5例，总有效率70.6%。两组疗效经统计学处理有明显差异。（河南中医，1994，3）

4. 高月平用补肾宁心法治疗流产95例：药用阿胶、熟地黄、白芍、合欢皮、百合、炒川续断、菟丝子、杜仲、炒山药、白术各10 g，黄芩6 g。出血加苎麻根30 g；腹痛加紫苏梗10 g；烦躁加钩藤15 g；呕吐加姜竹茹10 g。方中用阿胶、熟地黄、白芍填精养血，扶阴上承；炒川续断、杜仲、菟丝子补肾安胎；黄芩清君相之火，降火下行；百合、合欢皮养血安神；另加白术、

山药益气健脾安胎。共治疗95例，结果：有效68例，无效27例，有效率71.58%。（四川中医，1995，5）

5. 李显国治疗流产300例：药用菟丝子20 g，桑寄生、川续断、白芍、生地黄、黄芩、白术各15 g，甘草10 g。气虚加党参15 g，黄芪10 g；血虚加熟地黄、阿胶各15 g；阴虚加麦冬、地骨皮各15 g；阳虚减黄芩、生地黄，加炮姜、艾叶各10 g；腰痛重用杜仲10 g；小腹胀痛加紫苏梗10 g，木香6 g；流血多加墨旱莲、侧柏叶炭各15 g。结果：共有300例，还差13例，治愈率92.68%。（吉林中医药，1995，5）

6. 归绥琪等补肾益气清热法治疗流产85例：药用炒黄芩15 g，党参、菟丝子、炒白芍、杜仲、枳壳各12 g，炒白术、紫苏梗各9 g。每日1剂。中西药组在上方同时加黄体酮20 mg，肌内注射，每日1次。少数腹痛明显者加沙丁胺醇0.24 mg，每日3次。结果：两组比较保胎成功率分别为90.5%和90.74%，两组比较无显著差异。（上海中医药杂志，1995，3）

7. 杨鉴冰等用化瘀安胎汤治疗流产68例：药用菟丝子20 g，炒蒲黄、炒五灵脂、白芍、黄芩、白术、丹参、桑寄生、川续断各10 g，炙甘草6 g。气虚加生黄芪15 g，党参12 g；阴虚有热加生地黄12 g，阿胶10 g；胃胀呕恶加半夏10 g，陈皮9 g；下血块多加益母草炭12 g，三七粉（冲）3 g。结果：68例中，痊愈54例，好转12例，无效2例，有效率97%。有效的66例平均服药3.5剂。（陕西中医，1994，12）

8. 许晋芳用加味当归芍药散治疗流产32例：药用茯苓15 g，白芍12 g，当归、白术、泽泻、黄芩各10 g，川芎、紫苏各6 g。出血多者加阿胶、苎麻根各15 g，杜仲10 g；腰痛加桑寄生、菟丝子、续断各15 g；乏力加党参、黄芪各15 g。结果：显效21例，有效8例，无效3例，总有效率90.62%。（福建中医药，1995，5）

9. 应颖用寿胎丸加减治疗流产51例：药用炒杜仲15 g，阿胶珠12 g，菟丝子、川续断、桑寄生、党参、白术各10 g，预知子8 g，炙甘草3 g，荷叶1张。气虚者加黄芪15 g，升麻3 g；血热者加苎麻根30 g，黄芩炭6 g。方中菟丝子、川续断、桑寄生、杜仲补肾壮腰以固冲任；阿胶珠、党参、白术、炙甘草益气养血安胎；预知子、荷叶理气和胃。结果：治愈50例，其中40例服2剂漏止，10例服5剂漏止，均得以自然分娩；无效1例。（浙江中医杂志，1994，6）

10. 戚广崇用寿胎丸合胎元饮治疗流产64例：药用熟地黄15 g，菟丝子、桑寄生、续断、阿胶、党参、白术、当归、白芍、杜仲各10 g，艾叶5 g。阴虚者加沙参、玄参各20 g；阳虚加淫羊藿、肉苁蓉各10 g；偏热者加决明子15 g，黄芩10 g；恶阻加姜半夏10 g，砂仁3 g。方中用寿胎丸固胎，胎元饮益气养血，滋补肝肾。结果：有效（出血停止，腹痛消失，继续妊娠）54例，无效10例，有效率84.37%。（辽宁中医杂志，1996，5）

11. 何瑞华用泰山磐石散加减治疗流产36例：药用炙黄芪、党参、炒阿胶各15 g，炒熟地黄、炒白芍、炒当归各10 g，陈皮6 g，砂仁、炙甘草各5 g，糯米1撮。无腹痛者去白芍；气虚明显者黄芪、党参增至30 g；腰酸加杜仲12 g；血热者加苎麻根30 g；虚寒者加艾叶炭10 g；恶心呕吐加紫苏梗、姜竹茹各10 g。上、下午各服1次，每日1剂。结果：治愈35例，其中20例服5剂漏止，15例服10剂漏止，均自然分娩；1例无效。（浙江中医学院学报，1996，1）

12. 张和用所以载丸治疗流产40例：药用桑寄生30 g，党参20 g，白术、杜仲各15 g，茯苓、大枣各10 g。气虚者加黄芪30 g；血虚者加阿胶12 g；血热者加生地黄15 g，黄芩9 g；腹痛加白芍12 g；阴道出血加苎麻根、仙鹤草各12 g；腰痛加菟丝子30 g，熟地黄20 g，川续断15 g；呕恶加竹茹9 g，砂仁3 g。结果：有效39例，无效1例。（四川中医，1996，4）

13. 李万涛等用芩术六合汤治疗流产149例：药用熟地黄、白芍、白术、黄芩各10 g，川芎、当归各5 g，以水煎服。胎漏、胎动不安可加桑寄生、菟丝子、鸡冠花。结果：有效138例，其中服药6～12剂愈者58例，服13～24剂愈者33例，服25～50剂愈者36例，50剂以上愈者11例；无效11例，其中ABO血型不合者2例，男子精子畸形者6例，配偶染色体异常者3例。总有效率92.6%。（陕西中医，1990，6）

14. 何国兴等用保胎饮治疗流产46例：药用黄芪、桑寄生、党参、熟地黄、续断、莲房炭、仙鹤草各15 g，白芍、阿胶各12 g，菟丝子、苎麻根各10 g，当归身、黑升麻、黑杜仲各9 g。每日1剂，水煎分2次温服。肾亏者加鹿角胶10 g；跌仆外伤者加砂仁5 g；腹痛明显者白芍用至30 g。症状消失后宜间歇续服本方1～2个月。每月10剂。结果：有效43例，其中首次妊娠者6例，流产1次者10例，流产2次者19例，流产3次者5例，流产4次者3例；无效3例。（陕西中医，1990，4）

15. 陈业强以异功散加味治疗流产40例：药用党参、白术、山药、黄芪、砂仁、陈皮、白芍、阿胶、炙甘草各10～15 g。肾虚者加保胎丸，血热者加黄芩、生地黄。结果：40例均有效，平均止血天数5日，症状消失10日。随访5例均足月分娩。（广西中医药，1993，2）

16. 王莉娜用自拟固胎煎治疗流产98例：药用太子参、桑寄生各15 g，苎麻根、熟地黄各12 g，白术、黄芪、黄芩、当归、杜仲、菟丝子、阿胶珠各10 g，麦冬6 g。出血量多加仙鹤草30 g，侧柏炭10 g；呕吐加姜竹茹10 g，砂仁3 g；腰酸加川续断10 g，菟丝子加至30 g；胎盘位低加重黄芪量，升麻9 g，太子参改党参；内热明显熟地黄改生地黄炭12 g，去黄芪加女贞子、墨旱莲各9 g；瘀血明显加益母草、丹参各9 g。结果：治愈89例，无效9例，有效率为90%。（上海中医药杂志，1995，8）

17. 吴冰玲用补肾安胎汤治疗流产71例：药用鲜苎麻根50 g，桑寄生、炒川续断、党参、白术、地榆炭各15 g，山茱萸、菟丝子各10 g，砂仁5 g。气虚重用炙黄芪；阳虚加补骨脂、艾叶；血虚加阿胶、熟地黄；阴虚血热加炒黄芩、生地黄、藕节炭；跌仆损伤加三七粉。结果：有效65例，占91.5%，无效6例，占8.5%。服药最少者15剂，最多者43剂。（浙江中医学院学报，1996，2）

18. 叶天真用参芍续子汤治疗流产34例：药用菟丝子、山药各15 g，续断12 g，阿胶珠、桑寄生、炒白芍、白术、党参、茯苓各10 g，紫苏梗6 g，莲房1枚。多次流产者重用菟丝子至20 g，并加杜仲、巴戟天各10 g；腹痛明显白芍用至30 g，并加当归、川芎各6 g；损伤型先用人参止血，再用上方调治；热象突出党参改太子参，炒白芍改生白芍，并酌加野苎麻根、墨旱莲、生地榆、仙鹤草、黄芩。结果：痊愈24例，有效7例，无效3例。（浙江中医杂志，1996，6）

19. 周英惠中西结合治疗流产65例：西医治疗以黄体酮20 mg肌注，每日1次或隔日1次，至阴道出血停止；也可用绒毛膜促性腺素1000 U肌注，2～3日肌注1次，共1～2次。中医治疗：肾虚型用寿胎丸加味：桑寄生、续断、阿胶、菟丝子、杜仲、党参、白术、香附、艾叶炭各10～15 g。气血虚型用泰山磐石散加减：党参、黄芪、续断、熟地黄、白术、白芍、黄芩、砂仁、甘草各10～15 g。血热型用保阴煎化裁：生地黄、黄芩、黄柏、白芍、川续断、菟丝子、苎麻根各10～15 g。外伤用圣愈汤加减：党参、黄芪、白术、桑寄生、川续断、香附、陈皮、紫苏梗各10～15 g。结果：65例患者，治愈59例，阴道流血大多在1～2日停止，均在本院分娩正常婴儿；无效6例；治愈率达90.8%。（广西中医药，1995，1）

20. 田裕红用中药配合针灸治疗流产19例：药用炙黄芪30 g，菟丝子20 g，桔梗、柴胡、杜仲、阿胶、人参、黑艾、白术、黑芥穗各10 g，川续断6 g，升麻3 g。肾虚加补骨脂，肝郁加生地黄，脾虚加山药，血瘀加三七。同时凡第一胎者配合针灸百会穴。结果：痊愈11例，显效

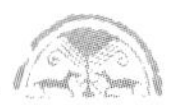

6例，无效2例，有效率89.47%。(陕西中医，1993，6)

（四）经验良方选录

1. 内服方：

（1）生龙骨、生牡蛎各30 g，白芍、桑寄生各15 g，川续断12 g，甘草6 g。随症加减：阴道出血加苎麻根20 g，阿胶12 g，仙鹤草15 g。阴虚加沙参15 g，麦冬、女贞子、墨旱莲各12 g。气虚加黄芪15 g，党参、山药各12 g。腰痛加菟丝子、枸杞子各12 g，杜仲10 g。腹痛加白芍9 g。恶心呕吐加紫苏梗10 g，竹茹6 g。每日1剂，水煎两次，早晚分服。主治流产。

（2）苎麻根50 g，菟丝子、桑寄生各30 g，女贞子、墨旱莲各15 g，杜仲、川续断、白术、黄芩各10 g。随症加减：气虚加党参、黄芪各15 g。血虚加制首乌、阿胶各15 g。阴道出血加仙鹤草15 g，荆芥炭、血余炭各10 g。呕吐剧烈加姜竹茹、姜半夏各10 g。腹痛加紫苏梗、炒白芍各10 g，炙甘草5 g。便秘加火麻仁15～30 g。每日1剂，水煎，服两次。主治流产。

（3）桑寄生30 g，菟丝子、棕榈炭各15 g，山药12 g，川续断、阿胶珠、白术、炒白芍各10 g，艾叶炭9 g，炙甘草3 g。气血虚弱加太子参、黄芪、升麻炭、何首乌、熟地黄。肾虚去棕榈炭、艾叶炭，加巴戟天、杜仲、砂仁、鹿角胶。血热加生地黄、苎麻根、黄芩、麦冬。外伤加党参、黄芪、仙鹤草、海螵蛸。每日1剂，水煎，服两次。主治流产。

（4）桑寄生、杜仲各24 g，白术、阿胶（烊化冲服）各15 g，黄芩、紫苏梗各12 g，艾叶炭、砂仁（后）各6 g。气血虚弱加黄芪、熟地黄。跌仆闪挫加人参、大黄。胎火重加生地黄炭，重用黄芩，加苎麻根，去艾叶炭。每日1剂，水煎，分两次服。主治流产。

（5）苎麻根30 g，山药20 g，太子参、桑寄生、杜仲、菟丝子各15 g，川续断、阿胶各12 g，炒白术、炒黄芩、炙甘草各10 g。肾虚加鹿角胶。气虚加黄芪。血流不止加墨旱莲、地榆炭。每日1剂，水煎，服两次，每月服10剂。主治流产。

（6）菟丝子240 g，熟地黄150 g，党参、阿胶（烊化）各120 g，川续断、鹿角霜、巴戟天、杜仲、枸杞子、白术各90 g，当归60 g，砂仁15 g，大枣（去核）50枚。药研细末炼蜜为丸，每日3次，每次服6 g，2个月为1疗程。主治流产。

（7）党参、淮山各15 g，制首乌、菟丝子各12 g，白术、川续断、桑寄生各10 g。腰酸痛加杜仲、枸杞子。腹胀痛加炒白芍、陈皮。阴道下血加仙鹤草、地榆炭。恶心呕吐加竹茹、紫苏叶、砂仁。每日1剂，水煎，服两次。主治流产。

（8）黄芪、桑寄生各20 g，苎麻根、菟丝子、仙鹤草、莲房炭、川续断、熟地黄、党参各15 g，白芍、阿胶各12 g，升麻、杜仲各9 g。每日1剂，水煎，服两次，1个月服10剂。主治流产。

（9）生地黄、桑寄生、蒲黄、炒阿胶各15 g，矮地茶12 g，川续断、杜仲、焦白术、黄芩炭、炒栀子各9 g，赤芍、牡丹皮各6 g。呕吐加姜竹茹12 g。每日1剂，水煎，服两次。主治流产。

（10）续断、桑寄生、菟丝子、苎麻根各30 g，白术、茯苓各15 g，当归、泽泻、川芎各10 g。每日1剂，水煎两次，取液400 mL。分两次温服。1个月为1疗程。主治流产。

（11）山药15 g，芡实、桑寄生、菟丝子各12 g，川续断、炒杜仲、太子参、山茱萸、石莲肉、熟地黄、苎麻根、椿皮各10 g，升麻6 g。每日1剂，水煎，服两次。主治流产。

（12）党参、炒菟丝子各15 g，炙黄芪、茯苓、炙升麻、焦白术、山药、炒白芍各10 g，煨诃子、陈皮各6 g，炙甘草3 g。每日1剂，水煎，服3次，5日为1疗程。主治流产。

（13）党参、黄芪、当归、熟地黄、桑寄生、菟丝子、煅龙骨、煅牡蛎各15 g，陈皮10 g，

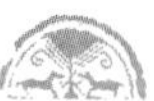

炙甘草3 g。孕后月初起，每日1剂，水煎服两次，连服7日为1疗程。主治流产。

(14) 党参、黄芪各15 g，白术、菟丝子、桑寄生、川续断、陈皮各10 g，升麻、甘草各6 g。阴道流血较多者加仙鹤草、侧柏叶。每日1剂，水煎，服两次。主治流产。

(15) 生黄芪24 g，党参15 g，干地黄、续断各12 g，炒当归、白芍、阿胶、焦艾叶、炒白术、茯苓各9 g，炒川芎6 g，炙甘草3 g。每日1剂，水煎服，日服2次。主治流产。

(16) 当归身、熟地黄各9～15 g，白芍（酒炒）、炙甘草、白术、阿胶（蛤粉炒）、杜仲（盐水炒）、枸杞子、炒山药各6 g，大枣为引。每日1剂，水煎服。主治流产。

(17) 熟地黄60 g，龙眼肉、鹿角胶各30 g，黄芪18 g，当归、伏龙肝各12 g，阿胶10 g，白术、附子、甘草、黄芩各9 g。每日1剂，水煎服，日服3次。主治流产。

(18) 党参、阿胶各20 g，桑寄生、菟丝子、川续断、白术、黄芩、杜仲、黄芪、熟地黄、枸杞子各15 g。每日1剂，水煎2次，取液混合，分两次服。主治流产。

(19) 党参、熟地黄各15 g，淫羊藿、川续断各12 g，当归、白术、白芍、黄芩、牡丹皮各10 g，甘草6 g。每日1剂，水煎，服两次，5剂为1疗程。主治流产。

(20) 太子参、黄芪、当归、白术、生地黄、白芍、川续断、杜仲、桑寄生、菟丝子、苎麻根、墨旱莲、地榆各10 g。每日1剂，水煎，服两次。主治流产。

2. 外治方：

(1) 吴茱萸6 g。药研细末，加水调和，贴敷双足心，加盖塑料纸，胶布固定，胎安去药。主治流产。

(2) 蓖麻子14粒。捣烂，分别敷神阙、双侧涌泉穴，纱布覆盖，胶布固定。主治流产。

(3) 红蓖麻叶90 g。捣烂酒炒封脐，药冷后再换1次。主治流产。

3. 食疗方：

(1) 赤小豆、黄酒各适量。取赤小豆以湿地种之，令生芽，采芽洗净，晒干，捣为散末；每取1 g，放茶杯中，同将50～100 g黄酒煎沸，冲入茶杯，调匀即成。每日服3次，见效即停。主治流产。

(2) 糯米500 g，阿胶（炒）50 g，鲤鱼（约500 g）1尾，水1000 mL，葱、姜、陈皮、盐各适量。将鲤鱼去鳞及内脏，洗净，加入糯米、阿胶，按常法共煮为粥。每日早晚服食。主治流产。

(3) 南瓜30 g，麦芽糖20 g，粳米50 g。将南瓜洗净切丁，与淘洗干净的粳米和麦芽糖一同入锅，加500 g水，用大火烧开，再转用小火熬煮成稀粥。每日服1剂，温热食用。主治流产。

(4) 泽兰10 g，绿茶1 g，大枣10 g。将泽兰、大枣洗净，与绿茶同放入茶杯中（有磁化杯更好），以沸开的滚水冲泡，盖浸30分钟即可服用。饮茶汤，最后将大枣吃完。每日数次。主治流产。

(5) 苜蓿子3 g，鸡蛋2个，精盐、味精各少许。将苜蓿子捣烂加水煮20分钟，留1碗汁，倒入打散的鸡蛋，加入味精和精盐，隔水蒸熟。顿服，每日1次，连服5日。主治流产。

(6) 苎麻根30 g，莲子（去心）15 g，糯米30 g。苎麻根、莲子与糯米一同洗净，放入锅中，加水小火久煎，熟后去苎麻根，每日服1剂。主治流产。

(7) 生黄芪90 g，母鸡（未产卵者）1只。将鸡宰杀去肠杂，净重500 g，加生黄芪文火煮极烂，先饮汤，鸡肉可加调料任意食用。主治流产。

(8) 苎麻叶100 g，鸡蛋3个，精盐少许。将苎麻叶加适量水煎汁，加入鸡蛋和食盐，煮熟。吃蛋喝汤，每日1剂，连服7日。主治流产。

(9) 黑豆30 g，糯米100 g。将淘洗干净的粳米、黑豆一同入锅，加1000 g水，用大火烧开后转用小火熬煮成稀粥。顿服。主治流产。

(10) 糯米80 g，苎麻根15 g，杜仲（或续断）6 g。杜仲和苎麻根用纱布包好，糯米洗净，共煮成粥服用。主治流产。

(11) 香油100 g，蜂蜜200 g。分别将上述2味用小火煎煮至沸，晾温，混合调匀。每次饮50 mL，每日2次。主治流产。

(12) 龟肉90 g，党参、杜仲各30 g。龟肉洗净切块，同两味中药加水共煮熟。每日1剂，分早晚2次服用。主治流产。

(13) 生艾叶15 g，鸡蛋1个。将艾叶浓煎取汁，打入鸡蛋煮汤。空腹食用，每日服1次，连服1个月。主治流产。

(14) 葡萄干30 g，大枣25 g，红茶1 g。以上3味加400 g水煎煮3分钟。代茶饮，每日1剂。主治流产。

(15) 蚕豆衣、白糖各适量。将蚕豆衣炒熟，研细，每服取20 g，加入适量白糖即成。佐餐食用。主治流产。

(16) 核桃10只。将核桃打破，连壳加适量水煎汤，去渣及壳，每日1～2剂，不拘时代茶饮用。主治流产。

(17) 黄酒50 g，鸡蛋5个。以上2味调匀，酌加精盐少许，以小火炖熟，至稠黏时即成。顿服。主治流产。

(18) 糯米粉40 g，鸡蛋2个。将鸡蛋打碎，与糯米粉搅匀蒸熟。顿服，每日服1次，可服数次。主治流产。

(19) 荷叶15 g，白矾3 g，鸡蛋3个。取白矾与荷叶浓煎取汁，乘沸冲入鸡蛋，顿服。主治流产。

(20) 萱草根30 g。水煎取汁，加2个鸡蛋煮服。主治流产。

第二十三节 滑 胎

一、病证概述

女子妊娠28周以前，胎儿体重不足1000 g而终止者，称流产。根据时间，12周以前称早期流产，12周以后称晚期流产。从流产的症状看，则有先兆流产、难免流产、不全流产、完全流产、稽留流产之分（人流不在本章节讨论）。妇女怀孕而堕胎（即完全性流产），连续发生3次及3次以上者，即为习惯性流产，又称滑胎，西医认为，先天性子宫或子宫颈发育常供血不足或宫内环境不良；染色体畸形变，常见有非整倍体和染色体不平衡易位倒置；免疫因素，如母体、父体的组织抗原、血型抗原致敏，母-胎间免疫不适应，引起母体对胎儿的排斥均可导致屡孕屡堕。黄体功能不全，甲状腺功能低下，也是流产的重要原因之一。此外，宫腔炎症导致粘连，或因感染导致孕卵不着床，或子宫肌瘤亦可致流产发生。除妇科疾病外，母体缺乏锌、锰等微量元素也可导致流产。此外父体的某疾病如菌精症、精子基因突变也是早期流产的重要原因。其他如环境污染、药物反应、不良生活习惯等也是导致流产的原因。

二、妙法绝招解析

（一）冲任不固，摄血失职（哈荔田医案）

1. 病历摘要：陈某，女，25岁。妊娠二个月余，漏红三日，自服保胎丸数剂血不止。又加小腹隐痛，腰背酸楚，两腿无力，小便短赤，间或自遗，头晕面白，四末不温，脉细弦，苔薄白。诊断为滑胎。

证属冲任不固，摄血失职。治宜温肾固胎，兼予止血。药用金毛狗脊（去毛）15 g，桑寄生、贡阿胶（烊化冲服）、炒杜仲各12 g，川续断、菟丝子、山茱萸、炒白术、云茯苓、棕榈炭、海螵蛸、鹿角胶（烊化冲服）各9 g，三七粉（分二次冲服）5 g。每日1剂，水煎服。连服3剂后，胎漏减少，血色转淡，四末渐温，腹痛已止。惟仍腰酸无力，气短溲频，脉来弦细。胎气虽得暂安，肾气尚未得复，再步原法，务慎劳乏。药用炙黄芪、金毛狗脊（去毛）各15 g，炒杜仲、桑寄生、川续断、菟丝子、山茱萸肉、益智仁、炒白术、云茯苓各12 g，海螵蛸、枸杞子、女贞子各9 g。服5剂后，胎漏已止，小溲如常，面色转润，略感腰酸，脉呈滑缓，上方出入再予3剂善后。（《哈荔田妇科医案医话选》，天津科学技术出版社，1982）

2. 妙法绝招解析：滑胎病因，常见有肾虚、气血两虚和血瘀。本例因肾气大伤，冲任失固，致漏红腹痛，腰酸腿软，肾虚髓弱，精不化气，故头晕面白，四末不温。膀胱失约，则尿频不禁。治用狗脊、菟丝子、杜仲、川续断、桑寄生、山茱萸等固肾安胎，填精养血；阿胶、棕榈炭养血止血；鹿角胶、海螵蛸温肾涩精，止血缩泉，少用三七粉止血行血，使无留瘀之弊。全方重在补肾，俾肾气足，冲任固，则胎自安，血自止。复诊加重白术、云茯苓、益智仁之量，并配以炙黄芪两顾脾肾，摄血保胎，以求巩固。

（二）肝肾阴亏，脾气虚弱（孙朗川医案）

1. 病历摘要：刘某，女，28岁。结婚3载，堕胎4次，孕程均不过3个月。现妊娠2个月。既往月经多先期5～7日，量多色红，无痛经。带下色白，伴有血液，常感头晕咽干，手足心热，神倦肢怠，食后脘胀，腰部酸楚，脉细滑无力，舌质偏红，苔薄。

证属肝肾阴亏，脾气虚弱。治宜滋肾补脾，理带安胎。药用生地黄、熟地黄、鸡冠花、川续断、女贞子各15 g，黄芩、白芍、菟丝子、白术、苎麻根、白果各9 g。每日1剂，水煎服。连服5剂后，诸症锐减。继服15剂收功。后经随访，妊娠足月顺产一男婴。（《孙朗川妇科经验》，福建科学技术出版社，1988）

2. 妙法绝招解析：滑胎一症，多系肝脾不足，脾虚则升举无权，冲任不守。肝肾虚则下元无力，冲任不固，不胜载胎。故预防之法，多从补益肝脾肾着手。本例3年之中，堕胎4次，其月经先期，量多色红，赤白带，拟属肝肾阴亏，脾气虚弱，血分有热，任事不固。方以生地黄、熟地黄、女贞子滋养肝肾，菟丝子、续断固肾壮腰，白术健脾，黄芩、白芍、苎麻根清热安胎，白果、鸡冠花固任止带。上药切合病情，反复服用，共奏安胎保孕之功。

（三）脾肾气弱，冲任不固（孙浩铭医案）

1. 病历摘要：赵某，34岁。婚后已流产5次，每次流产均在受孕后1～2个月，月经多提前数天，量多色红，偶伴血块，经期腹痛，平素白带多。现经水已停，惟腰酸，白带特多，无秽臭。舌淡，苔薄白，脉细软。诊断为妊娠胎漏。

证属脾肾气弱，冲任不固。治宜健脾补肾，益气固摄。药用潞党参、金樱子各30 g，生地黄、熟地黄各24 g，白芡实18 g，川续断、女贞子、墨旱莲各15 g，苍术、白术各12 g，枸杞子9 g，五味子6 g。每日1剂，水煎服。连服3剂后，白带大有减少，腰酸如折，神疲肢楚，舌淡，苔薄白，脉细软。继予培补脾肾。药用潞党参 24 g，淮山药、川续断各 18 g，女贞子、菟丝子、生地黄、熟地黄、墨旱莲各15 g，枸杞子、漂白术各9 g，五味子6 g。服 3 剂后，月经已逾期 2 个月，泛呕纳呆，眩晕腰酸，神疲体倦，心悸少寐，时而漏红。舌苔薄黄，脉象细滑。拟健脾补肾、安胎止漏。用补肾安胎饮加减。药用淮山药 24 g，川续断、潞党参、墨旱莲各 18 g，菟丝子15 g，补骨脂、漂白术、贡阿胶（另炖冲）、黑地榆各 9 g，半夏、枯黄芩、酸枣仁各 6 g，艾叶、盐砂仁（后下）各 3 g。此方加减前后计服 15 剂。后其家属代诉孕已 5 个月，胎漏已止。近常腰酸肢楚，大便干结，乃拟下方嘱服 3 剂。药用白苎麻根 24 g，火麻仁、冬瓜仁各 18 g，川续断、桑寄生各 15 g，黑杜仲、杭白芍、枯黄芩各 9 g。后经随访，已顺产一婴。（《孙浩铭妇科临床经验选》，福建人民出版社，1978）

2. 妙法绝招解析：《诸病源候论·妇人妊娠病诸候》："若血气虚损者，子脏为风冷所居，则气血不足，故不能养胎，所以致胎数堕。"多次滑胎，总因脾肾气虚，冲任不调，胎失所系，治须健脾补肾，益气固摄，使肾气健旺，血海充盈则胎有所载，自无堕胎之患。

（四）肝肾亏损，气血两虚（班秀文医案）

1. 病历摘要：杨某，37 岁。平素月经错后，时间较短（10～30 日），色量一般，经将行，乳房胀，腰胀膝软，平时心烦易躁，大便溏薄。第一胎人工流产，先后两次流产。现孕已三个月。脉弦细，苔薄白带黄，舌质一般。诊断为滑胎。

证属肝肾亏损，气血两虚。治宜滋养肝肾，补益气血。药用淮山药25 g，太子参、炙北黄芪、鸡血藤、菟丝子各15 g，枸杞子、覆盆子、茺蔚子、地骨皮各9 g，甘松5 g。每日 1 剂，水煎服。连服 6 剂后，心情舒畅，但夜间肢麻。脉沉细，苔薄白，舌质如平。仍遵上法出入。药用鸡血藤、菟丝子、党参、淫羊藿各15 g，当归身10 g，白芍、枸杞子、白术、覆盆子、茺蔚子各 9 g，柴胡3 g。服 3 剂后，月经周期基本正常，色量均佳，但腰腿酸软。脉虚细，苔薄白，舌质正常。药已对症，仍守上方，再服 6 剂。经期已逾 10 多日，尚未来潮，恶心欲吐，乳胀腹痛，下肢轻度浮肿。纳差便溏。脉细滑，苔薄白，舌质淡嫩，诊断为早孕。药用党参、炙北黄芪各 20 g，川杜仲15 g，云茯苓、白术各 10 g，川续断、桑寄生各 9 g，砂仁、陈皮、炙甘草各 5 g。连服 6 剂后，精神良好，纳寐俱佳，故停药。后足月顺产一女孩，体重 3.5 kg，发育良好。（《班秀文妇科医案医话选》，人民卫生出版社，1987）

2. 妙法绝招解析：孕后胎元不牢，其因虽多，但多属肝肾亏损，开合失常所致。本例曾先后三次流产，显系肝肾亏损，冲任气虚，以致封藏不固而滑下。故以滋养肝肾，补益气血之法以治本，待血充气旺，冲任通盛，则孕后胎元得养，自能足月顺产。

（五）脾虚气陷，胎元失养（姚寓晨医案）

1. 病历摘要：关某，29 岁。怀孕 3 个月起腹胀便泄，逐渐形神不支，至五月胎元殒流。刻又重身 3 个月，前象复萌，神疲，纳少，腹胀而坠，微有腰酸，大便溏稀，每日 3～4 次，多为食谷不化。脉细软乏力。舌质淡红，苔薄白滑。诊断为滑胎。

证属脾虚气陷，胎元失养。治宜健脾益气，补阳护胎。药用炙黄芪 24 g，党参 15 g，云茯苓、炒淮山药、覆盆子、桑寄生、补骨脂各12 g，炒白术10 g，炙升麻、柴胡各 6 g。每日 1 剂，水煎服。连服 6 剂后，纳谷渐旺，神气渐增，而泄泻逐步减少，前后以本方出入共服 30 剂，脾旺气沛，中流有砥，体健恙平，过预产期 1 周而产 1 女婴，母女均健。（《姚寓晨女科证治选粹》，人民军医出版社，2014）

2. 妙法绝招解析：本例脾气素馁，及妊以后，精气涵养胎元，必藉脾肾以资奉养，则脾虚益甚，且肾气亦亏，先后二日俱惫，系胎之权无力，此固前番五月胎殒之由，亦为刻下山雨欲来

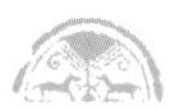

之兆，曲突徙薪，未雨绸缪，乃亟以补脾升阳为事，佐以益肾，增强蒸煦之力，使火土合德，脾运更健，药后泄止胀消，恙平胎安，前人逐月养胎，原不拘于补肾一法。本例乃脾虚滑胎之属，根据案情，养肺、宁心、调肝，对症而施，均可收保胎之效。

（六）脾肾虚损，无力载胎（朱小南医案）

1. 病历摘要：徐某，女，30 岁。结婚五年，自然流产 4 次，均为早孕两个多月便自然流产。月经基本正常，23～30 日 1 个周期，持续 3～4 日，经期有中度腰腹痛。诊查时见舌黯红，脉细弱。诊断为习惯性流产。

证属脾肾虚损，无力载胎。治宜补肾健脾，佐以养血。药用菟丝子 30 g，熟地黄、党参各 25 g，枸杞子、白术各 15 g，当归 12 g。每日 1 剂，水煎服。服 10 剂后，月经来潮，经行时仍有重度腰酸腹痛，但较前轻快。舌质稍红，少苔，脉弦细滑。经净以后，血受耗损，便有肝肾阴不足之象。治宜滋养肝肾，佐以养血疏肝。药用女贞子、制首乌、桑寄生各 20 g，枸杞子、黄精、桑椹子、墨旱莲各 15 g，白芍 12 g，青皮 6 g。连服 5 剂。上次月经来潮后，现逾期 18 日未潮，自觉恶心呕吐，腰酸腹胀，并有轻微下坠感。小便早妊试验阳性。此为早期妊娠反应。舌瘦薄淡黯，脉弦细略滑。考虑其曾滑胎 4 次，目前虽无先兆流产征象，但为预防计，治宜补肾健脾，益气安胎。药用党参、制首乌各 30 g，茯苓、菟丝子各 25 g，白术、川续断各 15 g，陈皮 6 g。服 7 剂后症状如前，已孕 80 余日。胃纳尚可，二便正常。仍照上方去茯苓，加桑寄生 20 g，白芍 12 g。妊娠已 4 个多月，除有腰酸痛外，无其他不适。舌较前红润，脉滑略细。以往四次滑胎，均在妊娠两个月左右，现已四个多月，未见阴道流血。胃纳、精神均好，说明胎孕已基本巩固，但仍应固肾健脾，使先后天充足，以保胎元。药用制首乌 30 g，菟丝子 25 g，川续断、桑寄生、金毛狗脊、党参、白术各 15 g，白芍 10 g。嘱其每周服 2～3 剂，服至 6 个月后正常产下 1 男婴，母子健康。(《朱小南妇科经验选》，人民卫生出版社，1981)

2. 妙法绝招解析：习惯性流产，中医称滑胎，又称屡孕屡堕。原因有胎元禀赋薄弱，如某些遗传性疾患或父方精子不健；亦有因母体肾气不固，无以载胎，而致滑坠者。对于后者，应以补肾固气为主，佐以养血。可用寿胎丸加党参、黄芪、白术、甘草为主，适当佐以熟地黄、黄精、制首乌以滋肾养血，务求肾脾兼顾，气血双补，阴阳调治，才能取得预期的效果。若无阴道流血而见恶心呕吐等早孕反应者，可去阿胶，以免腻滞。此外，凡有早期流产史者，应于下次妊娠前加以调理，妊娠以后必须禁绝房事，以免耗损肾气，扰动冲任；此点极为重要，否则专恃药物，恐难获效。

（七）肾气不足，胎失安固（裘笑梅医案）

1. 病历摘要：王某，女，33 岁。婚七年流产四胎（均在 50～60 日，末次流产 1990 年 1 月），兹经停四旬（末次月经 2 月 22 日）。微恶厌食，腰脊酸楚，小腹不适，平卧较安，稍行走登梯则有腰酸坠感，并且带多，苔薄脉细，尿 HCG 阳性，染色体正常，IgM 偏高，基础体温呈梯形上升。

证属肾气不足，胎失安固。治宜补肾安胎。药用炒杜仲、炒川续断、桑寄生、炙狗脊、云茯苓、制黄精各 12 g，炒白术、菟丝子、生地黄（砂仁末 3 g拌炒）、紫苏梗、山茱萸各 9 g。每日 1 剂，水煎服。服 5 剂后，腰酸显减，带多清稀，晨起呕恶，苔薄腻，脉微滑。再以原法出入。云茯苓、炒杜仲、炒川续断、桑寄生各 12 g，菟丝子、紫苏梗、姜竹茹、生地黄、炒白术、炒黄芩各 9 g。服 5 剂而愈。(《裘笑梅妇科临床经验选》，浙江科学技术出版社，1984)

2. 妙法绝招解析：患者屡孕屡堕。今经停四旬，腰脊酸楚，小腹不适，基础体温呈梯形上升，此乃肾气不足，胎元受损之象。胞系于肾，胎成于精，精由血化，禀承元气，保精始能保

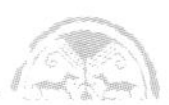

胎，精亏难以妊育。滑胎之因或为先天不足，受损于肾气，以致不能荫胎系胞；或脾虚中气亏损，化源匮乏，以致不能摄养胎元。治疗方面宗傅山“安胎重脾肾，补其气不足，泻其火有余”授以补肾安胎之剂。杜仲、川续断、桑寄生、狗脊、菟丝子、山茱萸大队补肾之药以强肾健腰，涩精培元；人参、白术、云茯苓健脾益气，生精化血；生地黄、黄精滋阴养血，清泻胎火；砂仁、紫苏梗顺气和中安胎。患者用补肾健腰、益精固胎法参理气化湿、和中清热法治疗二个月后，腰痛、尿多、带下、便艰等恙均减，IgM降至正常，B超示宫内胎儿胎心胎动好。当年11月中旬剖宫产得一健康女婴。

（八）血虚肾亏，宫寒不孕（钱伯煊医案）

1. 病历摘要：马某，女，30岁。因婚后5年，妊娠3次均滑胎，月经不调2年就诊。患者于1985年元旦结婚，妊娠3次均因不明原因阴道出血而滑胎，经服中药与乙酰酚、甲状腺素、维生素E等保胎措施仍未效。诊见头晕目眩，耳鸣心悸，腰酸肢楚，稍劳则神疲乏力，关节疼痛，面目虚浮不华，纳少，时有脘胀，口干不欲饮，嗜坐卧，便溏，月经不调，多延期10日以上，带少。脉沉细无力，左脉小弦，舌质淡红边略黯，苔薄白。

证属血虚肾亏，宫寒不孕，久病肝气郁滞。治以养血补肾，温暖胞宫，疏理肝气。针灸取穴：关元、中极、子宫、三阴交。针刺手法：三阴交用平补平泻，其余各穴用补法，得气后留针30分钟，每日针1次。并服中药，药用菟丝子18 g，生地黄、熟地黄、覆盆子各15 g，白芍12 g，合欢皮10 g，当归、香附、玫瑰花各9 g，川芎、柴胡各6 g，甘草3 g。服3剂后，症状随着改善，前方熟地黄改为20 g，加杜仲、桑寄生、山药各15 g，巴戟天、麦冬各12 g，川芎6 g。经7次诊治，诸症明显改善，月经正常，后怀孕，足月顺产1男婴。（《钱伯煊妇科医案》，人民卫生出版社，2006）

2. 妙法绝招解析：本例系滑胎后血虚肾亏，宫寒不孕，久病气滞所致月经不调而不孕（无排卵性月经）。第3次堕胎后，症见一派脾肾两虚表现，前医病案见治皆从调补脾肾论治，几近2年周折仍为不孕。钱老诊时见证，肯定前论证，但他从无证处提出，欲补脾胃益气血，必先疏肝气，解郁结。因人而异，抓住病久必郁的仅有舌边黯，左脉小弦矛盾特征。配合针灸3次则枢机转动，胃口大开，面目肢体浮肿见消，药中肯綮，效如桴鼓。脾胃气机得振，化生气血源源不断，为后之补肝肾、调冲任奠定了基础。三诊气血渐充，头晕目眩心悸既除，水液运化，浮肿见消，胃纳量增，气血生生有源。第二步论治重点补肝肾，调冲任，经过2个周期调治，血海充盛，月经定期而至，基础体温双相，则摄精成孕。然3次滑胎，辰刻得孕，应补脾肾，固胎元之法，选景岳之泰山磐石散去黄芩、川芎，加自家秘方艾叶煮鸡蛋方而精心调治，终于大功告成，母婴顺安。

（九）血虚有热，不能养胎（王足明医案）

1. 病历摘要：黄某，女，27岁。妊娠6个月余，出现腰酸腹隐痛2个月，但因工作繁忙，家务又多，劳役过度，未能休息。妊娠4个月时，始感胎儿在腹内躁动不安，常因此不能寐，或夜半惊醒，伴盗汗、心烦易急、胃中嘈杂、纳差、口黏无味、头晕乏力等症。妊娠5个月时，始有不规则宫缩，每次约持续10秒，间隔十几分钟至数小时不等。给予鲁米那、沙丁胺醇治疗后，症状缓解，但停药后复发。现除有上述症状外，面色浮红，舌质淡红，苔腻，脉滑数。

证属血虚有热，不能养胎。治宜清心除烦，养血安胎。药用白芍15 g，竹茹、丹参、炒枳壳各12 g，紫苏梗（后下）、黄芩、炒白术、炒枣仁、茵陈各10 g，玉蝴蝶6 g，黄连、砂仁（后下）、甘草各3 g。水煎服。药后心烦得解，夜眠改善，宫缩次数减少，面色浮红见退，舌质淡红，苔腻，脉仍滑数。见小效，宗前法增损续进。竹茹、佛手、炒白术、山药、丹参、白芍各

15 g，炒枳壳、炒枣仁各10 g，黄芩9 g，砂仁（后下）、紫苏叶（后下）、黄连、甘草各3 g。6剂，水煎服。后足月产一男婴，母子平安。婴儿出生体重3 kg，啼声洪亮，食欲旺盛，满月时体重4.2 kg，半岁时达9.5 kg，反应灵敏，体格健壮。（《疑难病证中医治验》，湖南科学技术出版社，1983）

2. 妙法绝招解析：患者年近“四七”，肾气盛而怀子。孕后工作繁忙，劳役过度导致气血失调，气壅血热，阳气搏之，血热妄行，胎漏下血；阳气内盛，肝郁化火，热扰心神则心烦，夜不能寐，夜半惊醒；阴液被灼，虚热内生则虚烦盗汗；气壅血热，经脉不利，水津不行，聚热生痰，升降失司，故纳差、胃中嘈杂、口黏无味、头晕乏力；苔腻、脉滑数为中焦气壅痰热之征。遂立清热化痰，养血安胎法调治之。以枳壳汤、竹茹温胆汤、芩术汤化裁。方中竹茹、茵陈、黄连、黄芩清热化痰，温胆宁心为主；白术、砂仁健脾和胃；枳壳行气通滞；玉蝴蝶疏肝解郁为臣；丹参、白芍、枣仁养血和营，安神除烦为佐；甘草调和诸药为使。本方遵河间、丹溪产前宜清热之训而立，但不拘芩、术之属，而以化痰清热为主，调气养血为辅，收调气不伤阴，滋养不壅之效。又妙用砂仁少量，辛温为反佐，以行气醒脾而除壅，安胎止痛。丹溪云：“人之怀孕，如钟悬在梁，梁软则钟堕。”用白术以培万物之母，黄芩固中气以泻火，滋子户之阴，以制相火，予其利而除其害，其胎自安。

（十）脾肾两亏，冲任不固（李祥云医案）

1. 病历摘要：姜某，女，32岁。结婚6年，流产5次。均妊娠2个月而自然流产，每次流产均因大量出血而行清宫术。由于清宫次数多，经常头昏目花，神疲乏力，腰膝酸软，大便溏薄。基础体温测量多为双相，但黄体上升不良，黄体期维持时间3～9日。患者由于反复流产而去医院进行检查，诊断为染色体异常（XX13～14移位）。患者面色萎黄，目眶发黑，苔薄，脉细。妇科检查：外阴已婚式；阴道壁无异常；宫颈轻糜；宫体前位，略小活动；附件两侧均有轻度压痛。平素月经量多如冲，色黯红，无血块。平时乳胀，经行加剧。经行及经后腹痛。诊断为习惯性流产（染色体异常，XX13～14移位）。

证属脾肾两亏，冲任不固。治宜健脾补肾，调理冲任。药用党参、黄芪、怀山药各15 g，菟丝子、川续断、生地黄、熟地黄、黄精、茯苓各12 g，锁阳、山茱萸、肉苁蓉、何首乌、白术、白芍各9 g。每日1剂，水煎服。服7剂后，经行量多，夹小血块，服药后腰酸已减轻，但仍感神疲乏力，嗜睡。刻下期中，基础体温尚未升，目前已感乳胀，乳胀往往要维持到经行。苔薄，脉细。治宜补肾健脾，活血调经。药用丹参、山药、橘叶、橘核各15 g，生地黄、熟地黄、怀牛膝、炒扁豆、香附各12 g，当归、山茱萸、黄精、巴戟天、泽兰、泽泻各9 g，附子（先煎）6 g。经行量多如冲，色红，少腹胀痛，神疲乏力，纳差，目眶发黑。苔薄白，脉细。治宜健脾补肾止血。仙鹤草15 g，谷芽、麦芽、党参、黄芪、菟丝子、川续断、桑寄生各12 g，补骨脂、泽兰、泽泻、茯苓、白术、白芍、香附各9 g。服7剂善后。以后按上法随证加减，少腹隐痛加，泛恶加姜半夏，保胎至110日。B超检查：宫腔明显增大，宫内可见胎盘胎体，羊水正常，妊娠正常，胎儿双顶径30 mm，胎心胎动良好。随访生一女孩。（《李祥云治疗妇科病精华》，中国中医药出版社，2007）

2. 妙法绝招解析：患者根据上述以补肾健脾为大法，并根据月经周期来用药，即经净后以脾肾双补调理冲任为根本；月经中间的排卵期，在脾肾双补的基础上，又加用疏肝活血以期促排卵，并使黄体上升良好；在月经经行之时，因患者月经过多，故加用活血止血药。患者因染色体异常致反复流产，前后流产5次，已成为习惯性流产，患者害怕怀孕几乎达到谈虎色变的程度。既未避孕，亦未怀孕，但性生活次数已减少，患者经常腰酸，头晕，经行量多，目眶发黑，此均

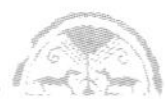

为肾亏之征，头昏目花，神疲乏力，大便溏薄，此乃脾虚运化失常，脾虚气血不足则面色萎黄，血虚不养肝木，则乳房胀痛，胎脉系于肾，肾亏胎元不固，脾虚血海不足，不能濡养胎元而致流产，今健脾补肾治疗一年余，自治疗后始终未出现腰酸，即使经行时也不腰酸，故治法正确，使脾盛血足养胎；肾旺系胎固胎，今次孕后，即预防在先，除补肾健脾固胎元之外，又加用止血之剂，因而使胎元得固，疾病治愈。

（十一）脾肾两亏，气血不足（李祥云医案）

1. 病历摘要：张某，女，34岁。结婚4年，3年中先后流产4次。每次妊娠均在50日左右即流产，曾在美国进行了一系列检查，血生殖内分泌、染色体、B超、男方精液分析等均未见异常，医生怀疑她黄体不足，卵泡发育不良所致。第四次怀孕，则诊断出早孕即见出血而流产，至今已1年，测基础体温虽双相，但黄体期基础体温上升迟缓。平时腰酸，由于工作忙易感疲劳。月经尚属正常，带下较多，色白质稀，经行时畏寒。苔薄，脉细。患者欲回美国，故制成丸药带回去，长期服用。诊断为习惯性流产。

证属脾肾两亏，气血不足。治宜脾肾双补，养精固摄。药用龟甲（先煎）18 g，党参、黄芪、鸡血藤、紫石英、怀山药各15 g，白术、白芍、黄精、菟丝子、川续断、桑寄生、杜仲、生地黄、熟地黄、何首乌、山茱萸、枸杞子、桑椹子、当归、茯苓、谷芽、麦芽、牡丹皮、丹参、金樱子、芡实、海螵蛸、覆盆子各12 g，附子（先煎）、鹿角片各9 g，肉桂（后下）、生茜草、川芎、香附、陈皮各6 g。配14剂加工研粉，以蜜泛丸制成梧桐子大，每日2次，每次9 g。并嘱如已怀孕即服以下药。治宜益气补血，固肾安胎。药用党参、黄芪、白术、白芍、菟丝子、川续断、桑寄生、仙鹤草、煅龙骨、煅牡蛎、熟地黄、杜仲各12 g，阿胶（烊冲）、黄芩各9 g。连服半个月予以保胎，后顺产一子，母子健康。（《李祥云治疗妇科病精华》，中国中医药出版社，2007）

2. 妙法绝招解析：本案先后流产4次，气血虚损，任脉不固，脾为生血之脏；肾藏精固摄，故拟大补脾肾气血，养精固摄。选方用药较多，主要方剂有附桂八味丸、右归丸、十补丸、五子衍宗丸、菟丝子丸、内补丸、龟鹿二仙胶、水陆二仙丹、固真丸、巩堤丸、十全大补丸、八珍汤、当归补血汤、大补元煎等方加减所组方，制成丸药，以期缓补。同时解决在美国看中医难之苦。为防再次流产，孕后即服寿胎丸、安胎和气饮、胎元饮等方加减，以益气养血，固肾安胎。黄芩、白术二药，金元四太家之一的朱丹溪云："产前安胎，黄芩、白术为妙药也。"仙鹤草、煅龙骨、煅牡蛎为防出血而设。经上药保胎，终获成功。

（十二）冲任虚衰，系胎无力（李祥云医案）

1. 病历摘要：黄某，女，43岁。结婚4年，反复自然流产过8次。前两次怀孕均于孕后50日完全流产，未清宫；后6次均因不全流产行清宫术。曾用黄体酮及中药安胎均无效。夫妻之间血型及免疫抗体、染色体检查均正常，基础体温显示高相，但上升迟缓。经常神疲乏力，头昏目花，恶心纳差，心悸怔忡，常做噩梦。苔薄白，质淡红，脉细。妇科检查正常。平素月经量中，色红，无痛经。诊断为习惯性流产。

证属冲任虚衰，系胎无力。治宜益气养血，补肾调经。药用党参、黄芪、白术、白芍各15 g，熟地黄、枸杞子、淫羊藿、鸡血藤、香附各12 g，山茱萸肉、当归各9 g，大枣5枚。每日1剂，水煎服。服7剂后，自觉神疲乏力，头昏目花，纳差，夜寐欠安，但较前好转。苔薄，脉细。治宜益气养血，补肾调经。药用党参、黄芪、白术、怀山药各15 g，茯苓、白芍、熟地黄、桑椹子、菟丝子、当归各12 g，陈皮6 g，柴胡4.5 g。上述中药；随证加减，连服半年，患者体力已复，精神好转，无头晕恶心，饮食二便正常，睡眠亦正常。足月后顺利产下一个健康婴儿。（《李祥云治疗妇科病精华》，中国中医药出版社，2007）

2. 妙法绝招解析：流产连续发生 3 次以上者称为习惯性流产，中医称为“滑胎”。多因母体先天不足，肾气虚弱，冲任劳损，胎元不固或平素脾胃虚弱，气血不足，不能摄养胎元而致滑胎。《女科经纶》云“女之肾脉系于胎，是母之真气，系之所赖也，若肾元亏损，便不能摄胎元。”《格致余论·胎自堕论》：“血气虚损，不足荣养，其胎自堕。”治疗上重点强调“预培其损”的原则，且《明医杂著·妇人本事》云：“其有连堕数次，胎元损甚者，服药须多；久则可以留”。故一诊、二诊用十全大补丸、六味地黄丸加减，配合桑椹子、枸杞子等滋补肝肾，柴胡、陈皮、香附等疏肝理气，连续长期服用，以达到后天补先天的目的，使肾气旺盛，气血充盈，冲任自调。三诊以补肾调冲任，促排卵健黄体为主，用菟丝子、锁阳、淫羊藿等温补肾阳；配以当归、白芍、川芎疏肝养血；海螵蛸、生茜草乃《素问·腹中论》中“四乌贼骨一芦茹丸”，为补肾活血之祖。四诊患者月经已过期，作保胎治疗，方用泰山磐石饮加寿胎丸加减。整个治疗过程中强调反复堕胎，严重损伤胎元者，注意孕前之调养，防重于治，并贵在坚持治疗，以调冲任，培补其源，方可保证胎元健固，孕产正常。

（十三）脾肾亏虚，胎气上逆（单健民医案）

1. 病历摘要：陈某，女，28 岁。患者 21 岁结婚，后怀孕，六个月时因负重而流产，以后连续三次，均在怀孕五个月时流产。现怀孕已 4 个月，因此来就诊：诊时已有流产之征，其腰痛，少腹胀痛坠感，伴胸闷不舒，厌食，恶心。诊其脉浮滑，舌质淡，苔白微腻。诊断为习惯性流产。

证属脾肾亏虚，胎气上逆。治当固肾安胎，佐以和胃。方选加味固肾安胎汤。药用当归、黄芩、白术各 10 g，甘草、杜仲、菟丝子各 6 g，黄芪、续断、砂仁各 3 g。每日 1 剂，水煎服。服药 5 剂后，孕情转佳，诸症悉除。又嘱其自后每月用上方 2 剂，连用 4 个月。适时足月顺产。其后又孕产一胎，均安然无恙。(《千家妙方》，战士出版社，1982)

2. 妙法绝招解析：习惯性流产，《巢氏病源》称之为“数坠胎”，《医宗金鉴》称之为“滑胎”。发生原因多为气血虚弱，肾气不足，以致胎儿缺乏营养，或因房事过度，情绪改变，跌仆损伤，以及急性传染病或慢性消耗性疾病所引起。其治疗主要着眼于益脾肾而安胎。如《产宝百问》云“胎动腹痛，急服益气安胎药”。《女科经纶》也云：“胎前用药，多以补脾为要，此产后元气之本也。”然而，临证时应随证化裁，如见出血则需统血、止血等灵活运用。此例患者，余以固肾安胎，佐以和胃为治，用药 5 剂，其胎得以保，又以间断用药，其胎得以安。故能得以顺产，且再孕而不滑。

（十四）肾虚肝郁，瘀热互结（匡继林医案）

1. 病历摘要：陈某，女，38 岁。结婚 10 年，先后自然流产 6 次，每孕均于二月许胎死腹中，继行清宫术。屡经中西医治疗，均未成功。双方染色体检查无阳性发现。三个月前带下渐多，色黄秽臭，时伴小腹坠胀不舒，经期尚准。经行量少，色黯，两日即净。兹带多阵下，色黄或白，清稀，有秽臭味。西医妇检未发现明显异常。大便间日，成形偏干。半年来无任何避孕措施。欲孕又恐于流产，情绪抑郁焦虑。面色皖白，精神欠佳。苔薄白，质偏红，脉细软。

证属肾虚肝郁，瘀热互结。治宜益气扶正，清热化瘀。药用生黄芪、云茯苓、椿皮、鸡冠花、全瓜蒌（打）各 12 g，党参、炒白术、泽泻、白芍、黑山栀、车前子（包）各 9 g，红藤 30 g，7 剂。药后带下显减，秽味已除，少腹两侧坠胀感亦消失，精神略振，经期将届，基温单相。苔薄白，质偏红，边有齿印，脉细软。再为兼顾。炒当归、大生地黄、白芍、制香附、乌药、泽泻、炒怀牛膝各 9 g、川芎 4.5 g，云茯苓 12 g，败酱草 20 g，7 剂。经来尚畅，量稍增，色红，五日净。兹略有带下，色淡黄，秽味不著，余无所苦。苔薄白，质红，脉细。再拟育肾。

云茯苓、川黄柏、椿皮、麦冬各12 g，大生地黄、石楠叶、路路通、泽泻、牡丹皮各9 g，公丁香2.5 g、川桂枝3 g，7剂。时届中期，基础体温已升，带下已除，兹无所苦。苔薄白，质淡红，脉细。瘀热渐消，故以育肾培元为主。云茯苓、淫羊藿、制黄精各12 g，生地黄、熟地黄、石楠叶、巴戟肉、鹿角霜、熟女贞、怀牛膝、淮山药各9 g，8剂。另河车大造丸6 g一次，每日二次，温开水吞服。基温双相较佳，上升14日未降。将届经期，乳胀明显。苔薄白，质淡红，脉略滑。拟调冲任，经来时服。四制香附丸6 g一次，每日二次。目前观察。基础体温上升21日未降，尿HCG阳性，神疲乏力，腰微酸，恐于胎殒，情绪紧张。苔薄白，质微红，脉细滑数。精卵相搏，合而成形。刻下症脉均佳，未见明显不足之象，然有六次坠胎史，当慎防之。拟予安固，防患未然。炒党参、黄芪、川续断、狗脊、炒杜仲、桑寄生、苎麻根各12 g，炒白术、淡黄芩、紫苏梗各9 g，砂仁（后）3 g，7剂。嘱绝对卧床休息，注意饮食调养，调畅情志，三个月内禁止性生活。据云目前情况良好，无明显不适，稍有泛恶，胃纳欠馨。再从原法出入。炒党参、生黄芪、川续断、狗脊、炒杜仲、桑寄生、苎麻根各12 g，炒白术、淡黄芩、紫苏梗各9 g，陈皮4.5 g、姜半夏5 g，7剂。遵此法调治至孕四月许，产前检查及B超均提示胎儿发育正常，遂停药观察，未见异常情况。剖腹产一女婴，重3400 g，Apgar评分为10分。（本书主编，待刊）

2. 妙法绝招解析：《妇婴至宝》云“凡妊娠之数见堕胎者……或禀质素弱或年力就衰，或暴怒劳苦而暗损精气，或色欲太过而盗泄胎元……胎以堕焉。”滑胎者，始于胎漏、堕胎或人工流产之后，由于调养不及、再次妊娠过密或孕期调护失当，遂成再堕、数堕之证。其病因虽然同于胎漏，亦因脾肾气血不足使然，但因屡孕屡堕，脏腑气血也屡伤屡损，故其正气虚损程度远远过于胎漏、堕胎，部分患者滑胎之后常可并发继发不孕，乃肾气大衰故也。所以治疗上重视“预培其源”，即在再次妊娠之前，预先培补脾肾气血以充其源，渐臻脾健肾裕气旺血充，则孕后系固充养有权，而滑胎可治。

三、文献选录

本病因脾肾气血阴液亏虚，使胎元失系、失载、失养所致。是以堕胎或小产连续发生三次及三次以上为主要表现的妊娠类疾病。妊娠28周以内自然堕胎或小产连续发生三次及三次以上，且多发生于妊娠相同月份。每次均先有阴道少量流血，伴腰腹胀痛，继而阴道流血增多，腰腹坠痛加剧，待胎体完全排出后阴道流血减少至停止，腹痛消失。

（一）名医论述选录

1. 罗元恺论述：习惯性流产与肾气不固有关，肾失闭藏，以致屡孕屡堕。这是罗氏在长期临床实践中总结出的第一临床要义。气血损伤，不能滋养胎元，以致胚胎不能正常的发育，往往也是导致流产的原因之一。气血赖脾胃以生化和运行，若脾气虚弱，或肝气上逆而犯胃，以致呕恶不食，水谷之精微不足，母体虚衰，亦可间接影响胎孕之长养。故脾虚可致气血不足，气虚不能巩固胎元，血虚失于营养胎儿，这是罗氏第二点临床体会。此外，亦可由于母体素虚，妊娠以后，劳力过度，或跌仆闪挫，损伤冲任，以致冲任二脉不能维系胎元，因而造成胎漏或小产。总之，习惯性流产的病机，关键在于肾脾、气血、冲任二脉之耗损，其中以肾气亏损为主要原因。特别指出，补肾安胎的药物以菟丝子为首选，应作为主药而加以重用。《本草正义》云“菟丝子多脂微辛，阴中有阳，守而能走，与其他滋阴诸药之偏于腻者绝异”。而在补气健脾药中，党参是首选之品。《本草正义》又云：“党参健脾而不燥，养血而不滋腻，能鼓舞清阳，振动中气而无刚燥之弊。”故菟丝子、党参二味应列为首选药物加以重用，必要时可适当加用吉林红参。在补血药物中以熟地黄、阿胶、何首乌、桑寄生、枸杞子为佳，且有滋肾安胎之效。而不宜用当归、川芎等辛温“走而不守”之品，特别是在有阴道流血期间，更应禁用，用之往往增加出血量。在止血药中以荆芥炭或棕榈炭为好。(《现代二十五位中医名家妇科经验》，中国中医药出版社，1998)

2. 刘云鹏论述：冲为血海，任主胞胎。冲任之气固则能养胎载胎；冲任脉虚，无力载胎，常导致堕胎小产。冲任二脉的盛衰，关键在于脾肾功能的强弱。胎元受系于脾肾，若脾肾功能失常，则有堕胎小（早）产之虞。临床所见的习惯性流产（早产），均由脾肾双亏所致，治当脾肾双补。取“安奠二天汤”为主方，以人参、白术、扁豆、山药、炙甘草补脾，熟地黄、山茱萸、杜仲、枸杞子补肾，重用人参、白术、熟地黄，意在大补气血。使脾气旺，肾精足，则胎元自固。由于脾肾双亏是导致习惯性流产的主要病因，所以临床上常表现为少腹坠胀，小腹隐痛，或腰痛等症状。因此，常于主方之中随症加味。若小腹隐痛，加白芍 24～30 g以养血和营止痛；若小腹胀痛，加枳实、白芍以调气活血止痛；若小腹坠，加升麻、柴胡以升阳举陷；少腹坠甚，可投补中益气汤以升举下陷之阳，益气安胎；若腹痛阴道下血者，先服胶艾汤以养血止血，固冲安胎；若阴道下血，腹不痛者，则于主方中加阿胶、地黄炭即可；若口干舌红，脉数，属脾虚阴伤者，用加减黄土汤补脾坚阴，涩血固冲；若腰痛者，可选加续断、桑寄生、补骨脂、菟丝子以补肾治腰痛；若口干便结脉数属热者，加黄芩以清热安胎；若形寒肢冷属寒者，加肉桂、附片、艾叶、姜炭之属以温胞散寒。脾肾真阳不足，无火温煦胞宫之虚寒证，治法先宜着重温阳，先服温胞饮，使阳气复后，再服“安奠二天汤”。但变方之后仍注意加入肉桂、附片等温阳药味，使阳生阴长，而收全功。(《妇科治验》，湖北人民出版社，1982)

3. 王渭川论述：动胎流产，主要原因有母体与胎元的关系，有冲任虚损和肝气郁火之说，而以寒热虚实为安胎方法的纲要。《丹溪心法》有内火之说，《潜斋医学丛书》认为由于血虚而生，以竹茹、桑叶、丝瓜络，轻灵有效。胎动不安的原因多种，有因母病而胎动者，但治母病，其胎自安。假如孕妇患温热病，因高热稽留，致影响胎儿，而胎动不安者，此时不能单纯用安胎药，但当专治温热病，使热退体和而胎自安。有因气血不足者，致胎动不安或滑胎者，宜泰山磐石散；有因气血不调者，宜当归散、保产无忧散；有因胎动腹痛未下血而虚烦者，可用圣愈汤。腹痛下血者，可用枳壳汤；如因跌仆损伤，胎动欲堕者，宜八珍益母丸。至于患者滑胎、堕胎或小产后下血不止，如因胎盘残留的关系，应施手术，可予牡丹丸；如因气虚血脱者，宜独参汤；如因恶血瘀滞不行，腹胁胀痛者，可予回生丹。(《王渭川妇科治疗经验》，四川人民出版社，1981)

4. 班秀文论述：习惯性流产的病因，虽有脾肾气虚、血热动火、跌仆伤损等不同，但临床上总以脾肾气虚者最为多见。对于防治，指出除辨证论治以外，还需分两个步骤进行：①在未受孕之前，重视肾气的调养，即所谓未孕先治，固肾为本。滑胎发生的机制，班氏认为不外乎冲任不固，肾失封藏，故在未孕之前，即应注意调理气血，温养冲任，以肾为本，固其根蒂。班氏习惯用人参养荣汤加菟丝子、鹿角霜、覆盆子和五子衍宗丸，去车前子，加川续断、杜仲、桑寄生之类，轮流使用，调养半年至一年，然后再摄精受孕，则效果较佳。②既孕之后，应根据孕妇体质之强弱，禀赋之厚薄，配合适当的药物治疗，做到未病先防。习惯使用调肝汤加菟丝子、覆盆子、桑寄生、杜仲、川续断之类以补肾养肝；泰山磐石散加减以调理气血。如此先后天并治，则气血调和，胎元得养。若患者已出现胎动不安、胎漏之症，则应及时采取标本并治之法，做到既顺气安胎，又补肾止血。治疗习用两地汤滋阴清热以治其本，又加用荷叶蒂、苎麻根、墨旱莲之类以治其标，则阴足热退，胎元得安。对负重跌仆损伤所致的胎动不安，因其既有胞脉的损伤，又有瘀血为患，故在选方用药之时，既应注意补养气血，又要化瘀而不伤胎，常以当归补血汤加味治之，以奏补气生血、行气活血之功。再加桑寄生、菟丝子、川续断、杜仲、骨碎补舒筋壮腰补肾之品，则瘀去而胎固。本病患者除用药治疗以外，还应注意劳逸结合，精神舒畅，节制或禁止房事，防止冲任受损，动火犯胎。并调摄饮食，既清淡营养，又防止肥厚滋腻，尤其是偏燥偏温之体，更应特别注意饮食的调摄。(《近现代二十五位中医名家妇科经验》，中国中医药出版社，1998)

5. 哈荔田论述：哈氏治疗习惯性流产，主张未孕期调补肝肾，妊娠期补肾健脾，固气养血。冲为血海，任主胞胎，冲任脉盛，则胎元稳固。若肾不足，或孕后不节房事，或堕胎小产数伤肾气，以致肾虚冲任不固，胎失所养，因而导致流产，甚至屡孕屡堕。若脾肾虚弱，气血化源不足，气不摄血，胎失所养，亦可导致流产。正如《医宗金鉴》云："气血充实胎自安，冲任虚弱损胎元。"《女科经纶》又云："女子肾脏系于胎，是母之真气，子所赖也。"哈氏治疗流产，在补肾安胎药中，多选用菟丝子、炒杜仲、川续断、桑寄生等，于阴中求阳，水中补火，守而能走，效果满意。在补气健脾药中，多选用党参、黄芪、山药、云茯苓、白术之类，其温而不燥，补而不滞。在养血安胎药中，多选用山茱萸肉、枸杞子、熟地黄、阿胶之类，以滋肝补血，益肾填精，也常与阿胶、鹿角胶同用，而达到"阳生阴长"，安胎固胎之功。哈氏还着重指出，如曾有滑胎病史者，在孕后每3～5日可服泰山磐石散1剂，直服至超过滑胎日期1～2周。(《近现代二十五位中医名家妇科经验》，中国中医药出版社，1998)

6. 祝谌予论述：祝氏认为习惯性流产，应从非妊娠期即开始调治，为再次妊娠时防止流产做准备。常用益气健脾，补肾养血法进行治疗。选用补肾八子汤加调气养血药，如木香、益母草、川芎、生黄芪、当归、赤芍、白芍、茯苓等为主方，再合以随证加减，配制成丸药，嘱患者长期服用，作为孕前准备。妊娠后即改用补益气血，固肾安胎法，合以随证加减的方法组方论治。如用保胎八味方，酌情选加党参、生黄芪、陈皮、半夏、枸杞子等药物。或用补肾养血，益气安胎的药物，配制成丸药长期服用。(《近现代二十五位中医名家妇科经验》，中国中医药出版社，1998)

7. 李广文论述：①辨病求因肾虚为本。李氏指出，肾虚是本病的根本原因。因肾主胞胎，胞络者系于肾。肾虚则胎失所系，而致胎漏、胎动不安，甚则堕胎、小产，多次流产，更易损伤肾气，加重肾虚，以致屡孕屡堕。习惯性流产患者孕前可有月经不调史，孕后多有腰酸、腹坠、阴道流血等症状。中医学中肾的功能包含了现代医学的生殖、内分泌、免疫、神经等多系统的功能活动，肾虚可致多系统功能失常，引起习惯性流产的发生。②审因论治补肾为主。因肾虚是本，治疗应孕前补肾调经，孕后补肾安胎，其中补肾安胎是关键。李氏常选寿胎丸加减，常用药物：川续断、菟丝子、桑寄生、阿胶、炒杜仲、生黄芩、炒白术、香附、陈皮、紫苏梗、砂仁等。重用川续断30 g，补肾安胎。现代药理研究表明，川续断含丰富的维生素E。具有健全卵巢黄体，促进子宫及胚胎发育的功能。杜仲合川续断，《千金方》名保孕丸，《证治准绳·女科》名杜仲丸，乃历代保胎常用方。黄芩、白术，朱丹溪谓"二药乃安胎妙药"，对于肾虚伴见热象者尤适。香附、陈皮、紫苏梗、砂仁皆可理气安胎。药理研究证实，香附、陈皮均可抑制子宫平滑肌收缩，预防流产发生。呕恶甚者，去阿胶，加清竹茹，合紫苏梗、砂仁共奏止呕、安胎之效。伴腹坠、乏力之虚象者，可加党参、白术以益气安胎。对于伴阴道少量流血者，李氏常用生地黄炭、莲房炭二味，一寒一温，相辅相成，共奏止血安胎之效，且生地黄可润肠通便，预防因大便干入厕努责，腹压增大，刺激宫缩而致流产。伴失眠者，李氏喜加煅龙骨、牡蛎、珍珠母等，安神定志，不用酸枣仁、合欢花、远志之类，因后者可兴奋子宫，有伤胎之虞。总之，安胎以补肾为主，佐以清热、理气。药理研究表明，补肾药可健全妊娠黄体，补肾药及清热药又可调整机体免疫功能，这是本方治疗习惯性流产的药理学依据。③重视孕前调治孕后及早保胎。对于习惯性流产，李氏注重孕前进行全面检查，以寻找流产原因。黄体功能不全者，补肾调经，方选石英毓麟汤加减；因免疫因素导致者，如抗精子抗体阳性者，予种子转阴丹口服，并避孕套避孕。计划妊娠后，李老嘱其测 BBT，BBT 上升 16 日未下降，即口服寿胎丸加味以补肾安胎。至妊娠 3 个半月左右停药。及早保胎，也是治疗成功的关键。（山东中医药杂志，2003，1）

8. 裘笑梅论述：①对先兆流产和习惯性流产的治法，当以去病为主。去其病，亦即固其本。《内经》云“治病必求其本”，即属斯意。盖胎气不安，其因不一，有属虚、属实，或寒、或热之异。因此临床应遵循“辨证求因，审因论治”的原则，针对不同病因，采取相应的治疗方法。如尚未引起堕胎者，力求保胎；若胎已死腹中，又应促其从速流产，免致意外；如已堕胎者，则按产后处理。②先兆流产和习惯性流产原因较多，临床以气虚、肾亏为最常见。盖妇女以血为本，而气为血帅，血随气行，气旺则血足，气和则血调。又肾藏精，主髓，血为精髓所化，所以肾精充盈，则营血旺盛，月经、胎孕即可正常。另一方面，胞宫与肾关系极为密切。《素问·奇病论》云“胞络者系于肾”，尤其是妇女受孕之后，胎儿的发育成长，必须依靠肾精的充养，而胞胎亦有赖于肾气的固摄。若肾精亏虚，胎失所养或肾气不足，无力系胎，就会引起胎漏下血，胎动不安，甚则堕胎等病。因此，补肾益气固胎是治疗先兆流产和习惯性流产的重要方法。参芪胶艾汤加味是裘氏治疗气虚肾亏型的经验方，临床屡获卓效。方中黄芪倍量于党参，大补元气；阿胶、芍药养血滋阴；加少量艾叶炭，以助阳止血，固摄胎元；桑寄生、山药、菟丝子等，旨在固肾安胎。③续断是治疗妊娠胎漏的常用药物之一，虽有补肝肾、强筋骨的作用，更有活血祛瘀之效。因此，作者认为妊娠三个月以内者，当勿用或慎用。④对阴虚内热型的治疗，宜效法傅青主“清海丸”，于滋阴清热药中，重用冬桑叶剂量，效果显著。加味三青饮，即循此法而制订。⑤孕妇若舌现红绛（排除染苔），多为阴虚内热之象，易胎漏下血，甚则流产。这是因为火盛内扰，冲任不固，乃使胎动不安。如出现腹痛，阴道出血等先兆流产的症状时，虽投养阴凉血清热之剂，亦常难免流产。（《裘笑梅妇科临床经验选》，浙江科学技术出版社，1984）

9. 言庚孚论述：胎虽有气血两虚，不能荫胎，肝气过盛，引动相火，或其他疾病等多种因素，但房劳伤肾，冲任不固是其主要原因，故《医宗金鉴·妇科心法》云：“无故至期数小产，须慎胎为欲火煎”。人的生长发育和生殖功能，均与肾气的盛衰有关，同时冲为血海，任主胞胎，二脉皆起胞中，有维护胞宫的正常生理活动和妊养胚胎的功能。房事不节，不仅耗伤肾精，触动相火，又可损伤冲任，使胎气不固，所以流产前，除少腹坠痛，阴道出血外，还有腰膝酸坠，小便频数等肾虚的表现，故补肾气，益冲任，是治疗滑胎的基本法则。此外保胎不能单从母体着眼，更须注重胎元本身的发育情况，如《医学衷中参西录》论妇人流产云：“流产为妇人恒有之病，而方中所载保胎之药，未有用之必效者，诚以保胎所用之药，当注重于胎，以变化胎之性情气质，使之善吸其母之气化以自养，自无流产之虞；但补助妊妇，使其气血壮旺固摄，以为母强自能荫子，此又非熟筹完全也。”虽然张锡纯没有认识到胎盘绒毛发育异常，妨碍胚胎的营养供给，或卵巢功能不足，孕酮分泌过少，影响孕卵的发育问题，但他的这一论点，在当时还是比较先进的。参照《医学衷中参西录》寿胎丸组方，选用桑寄生、川续断、菟丝子、白芍、杜仲炭为基础方，根据症状的不同进行加减，经过长期的临床观察，体会到桑寄生、菟丝子确有改善胚胎生长发育的作用，并收到满意的效果。基础方：桑寄生、菟丝子各 15～20 g，川续断、白芍各 12 g，杜仲炭 10 g。方以桑寄生、川续断、菟丝子、杜仲炭补肾安胎，特别是桑寄生、菟丝子固肾安胎，白芍敛阴养血，配川续断和血脉止腹痛。如腰脊酸痛，小便频数，是肾虚不固，加巴戟天 12 g，桑螵蛸 10 g；口渴心烦躁热者，是肾阴虚，加生地黄 15 g，麦冬 12 g；倦怠乏力，肢体易冷，心悸气短者，是气虚，加党参 12 g，茯苓 15 g；胎漏下血者，加阿胶 10 g，芥穗炭 6 g；头晕头痛，烦躁易怒，是肝郁，加香附 10 g疏肝，加桑叶 10 g同白芍平肝；便秘者，加枳壳 10 g；便溏者，加白术 10 g；胃脘满闷，恶心，不欲饮食者，加陈皮、竹茹、紫苏梗各 10 g，砂

仁6 g。(《言庚孚医疗经验集》，湖南科学技术出版社，1980)

（二）辨证论治选录

张兆智对习惯性流产祛瘀生新、固摄冲任、辅佐食疗三法辨治：①祛瘀生新法。张氏则认为，求子之法，莫先调经，欲治滑胎，始于未孕。滑胎之因，气虚、肾亏虽属多见，但屡孕屡堕，易致瘀留胞宫，而瘀血不去，妨碍新孕，胎元难以巩固。故临证治疗，独辟蹊径，提出滑胎患者在怀孕之前，须先治疗数月，投以祛瘀生新之法。药用当归、川芎、桃仁、红花、益母草、牡丹皮等活血调经，以祛宫内陈旧之留瘀；菟丝子、熟地黄、续断等养血补肾，以资冲任而生新。如是，创造良好育孕环境，使其易孕，且不致胎动易滑。②固摄冲任法。滑胎病症，多因素体亏虚，加之屡堕之后，冲任受损，瘀留胞中，时隔不久，又怀胎孕，稍有闪失，则如期而堕。诚如《景岳全书·妇人规》所云："且胎怀十月，经养各有所主，所以屡见小产堕胎者，多在三个月及五月、七月之间，而下次之堕必如期复然，正以先次伤此一经而再值此经，则通关不能过矣。"冲为血海，任主胞胎，冲任既伤，则固摄无力，胎成亦不巩固，而一至先前堕期，最易滑动。主张患者一旦有孕，分房静养，勿扰胎元，乃为首务。至于药治，急以益气升提，强精护胎之药而固冲任。用自拟之"所以载法"，药选党参、黄芪、怀山药、杜仲、续断、菟丝子、桑寄生、升麻等，每日或隔日1剂，连续服药，以逾滑胎期限为期。③辅佐食疗法。《医学衷中参西录》云"胎在母腹，若果善吸其母之气化，自无下堕之虞。且男女生育，皆赖肾脏作强。"凡妊娠之数见堕胎者，必以肝肾亏损然。而亏损之由，有先天禀质之素弱，或年力之衰残者；有后天忧怒劳苦而困其精力，或色欲不慎而盗损其生气者。主张滑胎期限一逾，便当填补肝血肾精以缓图其本，血旺精充则自能荫胎。而药补不如食补。临证积累一"寿胎经验方"，选用芝麻，每月500 g，洗净蒸熟晒干，每日早晨空腹时咀食一匙，服至足月分娩。对于芝麻之药用，《本经》云"主伤中虚羸，补五内，益气力，长肌肉，填髓脑。"实乃补益肝肾之滋养强壮品。服食芝麻，对母子均有益处。(新中医，1991，8)

（三）临床报道选录

1. 朱桃顺用苎麻汤治疗滑胎105例：药用苎麻根60～100 g，绞股蓝60 g，紫苏梗、阿胶珠各10～20 g，桑寄生、生地黄、熟地黄各15 g，人参5～10 g，黄芩、白术、川续断各10 g，甘草6 g，大枣5～10枚。肾虚甚者重用苎麻根100 g，桑寄生30 g；中气虚，小腹下坠明显者加升麻10 g，南瓜蒂4～6个；血热甚者去熟地黄、紫苏梗、白术、黄芩，加黄柏6 g；胞络创伤者加三七5 g；偏阴虚火旺者加麦冬、知母各10 g；偏脾肾阳虚者加肉桂粉5 g；恶心、纳差者重用紫苏梗20 g，加莲肉、糯米各100 g，砂仁5 g煮粥服；肥胖多痰者加生山楂30 g，浮海石15 g，南星10 g；阴道出血多者加艾叶20 g；大便干者加黄精、黑芝麻各10 g。共治疗115例，结果：痊愈94例，好转10例，无效11例。(湖南中医杂志，1994，4)

2. 姚群元用固肾安胎饮治疗滑胎40例：药用菟丝子、女贞子、党参各30 g，阿胶20 g，桑寄生15 g，杜仲10 g，升麻、陈皮各6 g。受孕后，每月5剂，先每日1剂，连服3剂，然后再隔日1剂，连服2剂，服至孕7个月停。临证加减：血热加生地黄15 g，牡丹皮10 g；气虚少腹坠痛加黄芪、白芍各30 g，白术15 g；血虚加当归10 g；肾阳虚腰冷痛加淫羊藿15 g，鹿角胶20 g；肾阴虚腰酸痛加枸杞子、熟地黄各15 g；白带多加芡实30 g；恶阻加竹茹15 g，紫苏梗、半夏各10 g。共治疗40例。结果：痊愈36例，无效4例。(湖北中医杂志，1992，5)

3. 刘艳巧用固肾益气汤治疗滑胎48例：药用黄芪30 g，山药20 g，川续断、桑寄生、菟丝子、白芍、生地黄、熟地黄各15 g，黄芩10 g。血虚加何首乌20 g；脾虚加茯苓12 g，砂仁6 g；腹痛重用白芍，配甘草10 g；阴道出血加阿胶10 g。共治疗48例，结果：治愈46例，无效2

例。治疗本病应抓住病因病机之关键，以补肾益气，固摄冲任为主法。尤其是染色体异常、血型不合、子宫发育不良所致滑胎，均取得良好的效果。（陕西中医，1992，5）

4. 朱桂兰用安胎饮治疗滑胎 100 例：知母、制首乌、莲须各 30 g，茯苓、紫苏梗各 20 g，炒白芍 15 g，黄芩、砂仁各 10 g，荷叶蒂 7 个。水煎每日 1 剂，分 2 次服，1 个月为 1 个疗程，连服 3～5 个月，直至 7 个月，前 3 个月每日 1 剂，后改 3 日 1 剂。临证加减：肾虚加黑杜仲、桑寄生、山茱萸各 30 g，川续断 20 g；阴虚血热加枸杞子、黄精各 30 g，黑芝麻 20 g，石斛、生地黄各 15 g，百合、炒栀子各 12 g，阿胶 10 g；脾虚气血不足加炙黄芪、山药各 30 g，炒白术 12 g，人参 10 g，紫河车 6 g；恶心呕吐加竹茹 30 g，枇杷叶 10 g；心烦不眠加酸枣仁 30 g，五味子 15 g；小腹下坠加升麻、柴胡各 10 g；尿频加山药 30 g，覆盆子 20 g，益智仁 10 g；阴道出血多加炒黄芩、炒白芍、金银花炭、生地黄炭、阿胶珠各 12 g；便秘加草决明 30 g，郁李仁 15 g。共治疗 100 例，结果：痊愈 97 例，无效 3 例，有效率 97%。（河南中医杂志，1994，5）

5. 余正中用六味地黄汤治疗滑胎 55 例：药用熟地黄、山药各 15 g，牡丹皮、山茱萸、泽泻、云茯苓各 10 g。阴中下血加焦艾叶 30 g，仙鹤草 15 g，阿胶 10 g；腰痛甚加川续断 15 g，杜仲、桑寄生各 10 g。每日 1 剂，7 日为 1 疗程。共治疗 55 例，结果：有效 53 例，2 例无效，有效率 96.4%。（陕西中医，1995，12）

6. 石中盛用保产无忧散治愈滑胎 30 例：药用黄芪、菟丝子各 15 g，当归、白芍、川芎、枳壳、厚朴、生姜各 6 g，艾叶、贝母、羌活、荆芥、炙甘草各 3 g。每日 1 剂，服 2 次，服至前次滑胎之月份为全疗程。共治疗 30 例，结果：全部治愈。（内蒙古中医药，1995，4）

7. 刘家磊应用羊肾固胎饮治疗滑胎 181 例：药用山羊肾 1 具，紫河车粉 20 g（冲服），生龙骨、生牡蛎、菟丝子、白术、炙黄芪、桑寄生各 30 g，补骨脂、熟地黄、白芍、炒杜仲各 15 g。加减：血热加黄芩 15 g，熟地黄改生地黄 12 g；腰痛加川续断 12 g；阴道出血加焦艾叶 10 g；纳呆腹胀加砂仁 10 g，陈皮 6 g；恶心呕吐加竹茹、藿香各 10 g。每日 1 剂，煎 400～500 mL，分 2 次服，服至症状消失。治愈 179 例，无效 2 例，治愈率 98.89%。（浙江中医杂志，1991，12）

9. 吕荣华补肾固胎饮治疗滑胎 32 例：药用苎麻根 30 g，白术、白芍、菟丝子各 15 g，黄精、生地黄、熟地黄、川续断、杜仲、桑寄生各 10 g。肾虚型重用菟丝子、杜仲，加补骨脂、巴戟天；肝肾虚型去白术，加黄芩、女贞子、墨旱莲；气血虚型加黄芪、党参；伴腹胀加紫苏梗、砂仁、陈皮；呕吐加竹茹、姜半夏；苔腻加藿香、佩兰、六神曲；口干加沙参、麦冬、玄参。服药血止后，每月服药 3～5 剂，至妊娠 6 个月为止。结果：保胎成功 29 例，流产 3 例，总有效率 90.8%。随访婴儿均健康。（新疆中医药，1993，1）

10. 井永强等用补肾固胎汤治疗滑胎 55 例：药用菟丝子、覆盆子、杜仲、川续断、桑寄生、熟地黄、白芍、党参各 15 g，阿胶（烊化）、陈皮各 12 g，甘草 6 g。偏阳虚者加鹿角霜 20 g，艾叶 12 g；偏阴虚者加黄芩 10～12 g，麦冬 15 g；大便干者加制首乌 15 g，肉苁蓉 12 g；腹痛或小腹下坠，阴道出血者加陈棕榈炭 15 g，升麻炭 6 g；呕吐较重者加竹茹 15 g，半夏 10 g；纳差加砂仁（后下）6 g；心烦急躁，眠差梦多加龙骨 25 g，炒枣仁 15 g。结果：治愈 50 例，有效 3 例，无效 2 例，总有效率为 96.36%。（中国医药学报，1989，4）

11. 任保成用补肾安胎汤治疗滑胎 30 例：药用续断、狗脊各 20 g，炙黄芪、益智仁各 15 g，炒杜仲、补骨脂、菟丝子各 12 g，阿胶 10 g，黑艾叶 9 g。出血多加地榆炭 10 g；腰疼加桑寄生 15 g；少腹下坠加党参 12 g；纳呆恶心加砂仁 6 g。每日 1 剂，水煎服，服 7～10 剂后自觉症状改善，改为每周服药 2 剂，至妊娠 6 个月后停药。结果：均足月顺产。（实用中西医结合杂志，1991，1）

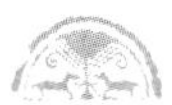

12. 姚群元用自拟固肾安胎饮治疗滑胎 40 例：药用菟丝子、女贞子、党参各 30 g，阿胶（烊化）20 g，桑寄生 15 g，炒杜仲 10 g，升麻、陈皮各 6 g。血热者加生地黄 15 g，牡丹皮 10 g；气虚少腹坠胀者加黄芪 30 g，白术 15 g；血虚腹痛者加白芍 30 g，当归 10 g；肾阳虚腰冷痛者加淫羊藿 15 g，鹿角胶 20 g；肾阴虚腰膝酸痛者加枸杞子、熟地黄各 15 g；白带多者加芡实、海螵蛸各 30 g；恶阻者加竹茹、紫苏梗各 15 g，半夏 10 g。于怀孕之月份起，每月 5 剂，先 1 日 1 剂，连服 3 剂，然后再隔日 1 剂，连服 2 剂，连续服至妊娠 7 个月为止，效果显著。（湖北中医杂志，1992，5）

13. 刘玉海等用附子汤加减治疗滑胎 53 例：药用台党参、黄芪、煅龙骨、煅牡蛎各 30 g，菟丝子、白术各 15 g，川续断 12 g，制附子、当归、炙甘草各 10 g。随症加减。水煎服。每 3～5 日 1 剂。自妊娠 1 个月开始，服至流产月份度过后停药。结果：有效 52 例，无效 1 例，有效率为 98.1％。（四川中医，1993，12）

14. 汪一平用黄芪寿胎丸治疗滑胎 30 例：药用黄芪 30 g，桑寄生 20 g，菟丝子、川续断各 12 g，阿胶（烊化）10 g。每日 1 剂，水煎服。随症酌以增减。每 10 剂为 1 个疗程。阴道出血停止后可再服 1 个疗程以巩固疗效。结果：26 例产下健康婴儿。孕妇阴道出血停止时间最短者 4 日，最长者 15 日，平均 8 日。另 4 例服上方 10 余剂，阴道出血突然增多，血色鲜红，B 超提示胚胎死亡。（湖北中医杂志，1992，5）

15. 张宽智用安奠二天汤加味治疗滑胎 37 例：药用党参、熟地黄各 15～20 g，白术 10～20 g，山药、枸杞子各 10～20 g，炒杜仲 10～15 g，扁豆、阿胶各 15 g，山茱萸 10 g，炙甘草 6 g。气血两虚加当归、桑椹、砂仁；脾肾亏损加川续断、巴戟天、陈皮；血热伤胎去党参、白术，加白茅根、紫草、马尾连；跌打伤胎而出血者加侧柏叶炭、椿皮；腹痛甚者加益母草；腰痛甚者加菟丝子、肉苁蓉。结果：有效 34 例，无效 3 例。疗程平均为 29.5 日。（浙江中医杂志，1986，2）

16. 刘茂林用保胎饮治疗滑胎 148 例：药用黄芪 15 g，白术、菟丝子、熟地黄、酒白芍各 12 g，阿胶、煨杜仲、补骨脂各 10 g，当归 6 g，川芎 5 g，驴外肾（冲）3 g。血热加黄芩，熟地黄改生地黄；腰困痛加续断；出血加焦艾叶、苎麻根；纳呆腹胀加陈皮、砂仁；恶心呕吐加竹茹。每日 1 剂，水煎服。连续服药至症状消失。停药观察 10～15 日，仍无症状者不再服药。结果：治愈（足月生产）147 例，无效 1 例，总有效率 99.32％。服药 18～93 剂（平均 31.2 剂）。驴外肾的炮制：取公驴外生殖器洗净，水煎片刻，切片，涂搽黄油炙至黄脆，碾细备用。（陕西中医，1991，5）

17. 周明霞用益气载胎方治疗滑胎 30 例：药用黄芪、太子参各 30 g，炒白术 15 g，炒黄芩、陈皮、藿香、紫苏梗、茯苓各 10 g，炒枳壳、砂仁（后下）、炙甘草各 5 g。阴道流血多加苎麻根；腰痛甚加桑寄生、杜仲；恶心呕吐加姜半夏、姜竹茹；浮肿加大腹皮、生姜皮。每日 1 剂，病情稳定后隔日 1 剂，水煎服至超过既往流产的最长孕期 1 个月。结果：足月分娩 28 例，无效 2 例。（安徽中医学院学报，1993，2）

18. 孙延昭用温阳祛寒温经除湿法治疗滑胎 22 例：药用白术 30 g，小茴香 18 g，当归、苍术各 15 g，淮山药、酒炒白芍、吴茱萸各 12 g，陈皮、肉桂（后下）各 6 g，砂仁（后下）4.5 g，炙甘草、炮姜、生姜各 3 g，大枣 3 枚。肾虚甚加菟丝子 30 g；阳虚寒甚肉桂加至 9 g。水煎。分 3 次空腹温服。妊娠 2～3 个月后服 5～6 剂，症状改善后停服；滑胎前 1～2 个月前再服6～7 剂。结果：全部治愈，均足月生产。服药最多 14 剂，最少 10 剂，平均 12 剂。（新中医，1985，12）

19. 赵廷楼用少腹逐瘀汤加减治疗滑胎212例：药用当归25 g，延胡索、赤芍各15 g，小茴香、川芎、官桂、蒲黄、灵脂各10 g，炮姜、没药各7.5 g。经血紫黑有块加川楝子、茜草炭、香附、艾叶等；经血暗红无块加艾叶、蒲黄炭；若寒湿胜酌加苍术、黄芩等。结果：足月分娩178例，无效22例。（辽宁中医杂，1986，9）

20. 张相泽用补肾调冲法治疗滑胎103例：药用党参、枸杞子各15 g，熟地黄、鹿角霜、菟丝子、巴戟天各20 g，续断、杜仲各10 g。兼脾气虚弱者加升麻、柴胡、黄芪、砂仁、紫苏梗、陈皮；兼胃阴不足者加生地黄、石斛、黄芩、乌梅、竹茹、沙参、黄连、半夏；兼胞脉受损阴道流血者加阿胶、血余炭、棕榈炭、陈艾叶炭。水煎服。结果：足月分娩102例（占99.03%），妊娠4个月自然流产1例（占0.97%）。（四川中医，1986，3）

针灸疗法

于荣应用温针治疗滑胎41例：取穴百会、足三里、外关、行间、三阴交、血海、关元。用2号针向前横刺百会穴，施捻转手法，得气后留针。在针尾装艾卷点燃加温，取3寸针直刺外关、足三里穴，施提插手法，行间穴向上斜刺，得气后加温，每日1次，每次必针百会，其他交替使用，10次为1个疗程。共治疗41例。结果：治愈31例，无效10例。（陕西中医，1993，6）

（四）经验良方选录

1. 内服方：

（1）菟丝子、覆盆子、杜仲、川续断、桑寄生、熟地黄、白芍、党参各15 g，阿胶12 g（烊化），甘草6 g。每日1剂，加水煎沸15分钟，过滤取液，渣再加水煎20分钟，滤过去渣，两次滤液兑匀，分早晚两次服。主治习惯性流产。偏于阳虚，小腹发凉者加鹿角霜20 g，艾叶12 g；偏于阴虚、五心烦热、尿黄者加麦冬15 g，黄芩10～12 g；大便干加制何首乌15 g，肉苁蓉12 g；腹痛或小腹下坠，阴道出血加陈棕榈炭15 g，升麻炭6 g；呕吐较重加半夏、竹茹各10 g；纳差加砂仁（后下）6 g；心烦急躁，眠差梦多者加龙骨25 g，炒枣仁15 g。

（2）巴戟天、菟丝子、鹿角霜、熟地黄各20 g，川续断、杜仲各10 g，党参、枸杞子各5 g。随症加减：脾虚加黄芪15 g，柴胡、升麻各12 g，砂仁、紫苏梗、陈皮各9 g。胃阴不足加生地黄20 g，石斛15 g，黄芩、竹茹、乌梅、沙参各12 g，黄连、半夏各9 g。阴道流血加血余炭15 g，阿胶12 g，棕榈炭、艾叶炭各10 g。水煎，每日1剂，服两次，每月服5剂。主治习惯性流产

（3）巴戟天、菟丝子、鹿角霜、熟地黄各20 g，党参、枸杞子各15 g，川续断、杜仲各10 g。每日1剂，水煎，服两次，每月服5剂。主治习惯性流产。脾虚加黄芪15 g，柴胡、升麻各12 g，砂仁、紫苏梗、陈皮各9 g；胃阴不足加生地黄20 g，石斛15 g，黄芩、竹茹、乌梅、沙参各12 g，黄连、半夏各9 g；阴道流血加血余炭15 g，阿胶12 g，棕榈炭、艾叶炭各10 g。

（4）菟丝子、白术各15 g，桑寄生、杜仲各10 g，砂仁、炙甘草各6 g。怀孕月起，每日1剂，水煎，服两次，连服5剂。主治习惯性流产。腹痛甚加白芍15 g，甘草6 g；小腹下坠加党参、升麻各12 g；出血加苎麻根、阿胶、焦艾叶各12 g；血热加黄芩、生地黄、地榆炭各10 g。

（5）炙黄芪、怀山药各15 g，党参、熟地黄各12 g，鹿角片、巴戟天、淫羊藿、山茱萸、杜仲各10 g。每日1剂，水煎服。主治习惯性流产。流产后未见成孕和孕后未见阴道出血者，均每月服5剂，服至前几次流产的月份后递减；如已见阴道出血，则佐入止血药。

（6）党参、炙黄芪、炒白术各15 g，当归身、白芍、菟丝子各10 g，川贝母、炙甘草各6 g，川芎4.5 g，干姜、羌活、荆芥、枳壳、厚朴、炒艾叶各3 g。怀孕月起，隔日1剂，水煎，服两次，每月服5剂，服药期忌房事，忌食生冷刺激物。主治习惯性流产。

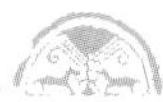

(7) 白术30 g，小茴香18 g，当归、苍术各15 g，山药、吴茱萸、酒炒白芍各12 g，陈皮、肉桂（后下）各6 g，砂仁4.5 g，炙甘草、炮姜、生姜各3 g，大枣3枚。水煎，日1剂，餐前服3次，孕后两个月，既已滑胎前1个月各服6剂。主治习惯性流产。

(8) 黄芪30 g，阿胶（烊化）20 g，党参、焦白术、当归身、苎麻根各15 g，续断、桑寄生各12 g，炒白芍、艾叶各10 g，炙甘草、砂仁（后下）各6 g。每日1剂，水煎服。腰酸，少腹胀去苎麻根、艾叶，加玉米衣8片。主治习惯性流产。

(9) 党参30 g，续断20 g，黄芪15 g，白术、白芍、黄芩、陈皮、当归、熟地黄各10 g，砂仁6 g。每日1剂，水煎服。从习惯性流产月份前两周开始服用，隔日1剂，连服至超过习惯性流产月份。主治气血不足型习惯性流产。

(10) 熟地黄、太子参各30 g，黄芪24 g，阿胶（烊化）、菟丝子各18 g，当归、川续断、杜仲、白术、桑寄生各15 g，炙甘草9 g，陈皮、陈艾各6 g。每日1剂，水煎两次，取液混合，分3次服，每月服3剂。主治习惯性流产。

(11) 党参、炒白术、熟地黄各30 g，扁豆、山药、山茱萸、白芍、桑寄生各15 g，杜仲、枸杞子、川续断各9 g，炙甘草3 g。每日1剂，先用清水浸泡30分钟，再煎30分钟，煎服2次。主治脾肾两虚型习惯性流产。

(12) 菟丝子、覆盆子、杜仲、川续断、桑寄生、熟地黄、白芍各15 g，阿胶（烊化）、党参、陈皮各12 g，甘草6 g。每日1剂，水煎服。于流产危险期开始服，直到度过危险期。主治习惯性流产。

(13) 黄芪30 g，熟附片（先煎半小时）、熟地黄、阿胶（烊化兑服）各15 g，白术、当归、山茱萸、菟丝子、杜仲、艾叶各12 g，肉桂（研极细末冲服）6 g。每日1剂，水煎服。主治习惯性流产。

(14) 党参、黄芪、白术、当归、熟地黄、桑寄生、菟丝子、煅龙骨、煅牡蛎各15 g，陈皮10 g，炙甘草3 g。水煎服。自受孕后，每月月初，每日1剂，2次分服，连服3剂。主治习惯性流产。

(15) 杜仲（糯米煎汤浸透，炒去丝）240 g，山药180 g，续断60 g。杜仲、续断研成细末，山药加水煎成糊状，调和成丸，每饭前服6 g，米汤下，每日2次。主治肾气不足型习惯性流产。

2. 食疗方：

(1) 糯米150 g，母鸡1只，墨鱼1大条，调料适量。将母鸡宰杀，去毛及内脏，洗净斩块；墨鱼洗净切块，备用。沙锅内加水适量，放入鸡块、鱼块共炖，取浓汤，加入洗净的糯米煮为稀粥，调味食用。鸡块、鱼块佐粥食用。习惯性流产者提前2～3个月食用，或自受孕后，每月服1～2剂，可连续服用。主治习惯性流产。

(2) 鲜艾叶100 g，鸡蛋1个。将艾叶、鸡蛋共洗净，放入沙锅内，加水炖煮，鸡蛋熟后，去壳再入锅煮20分钟，吃蛋，不饮汤。自受孕后每日1剂，连服10剂。以后每月定期服1剂，每次改食2个鸡蛋，至妊娠足月为止。理气止血安胎。主治习惯性流产。

(3) 白术、党参、黄芪、熟地黄、当归、酒炒白芍、阿胶、肉桂各15 g，巴戟天10 g，黄芩、川芎、木香各6 g，老母鸡1只，糯米200 g。先将鸡去毛除脏，装入糯米、用线缝合，加水与药共煮，鸡熟后食肉饮汤，1剂分两日服，每月3剂。主治习惯性流产。

(4) 莲子60 g，紫苏梗10 g，陈皮6 g。将莲子去皮、心，放入陶罐内，加水500 mL，用文火隔水炖至九成熟后，倒在沙锅内，加入紫苏梗、陈皮，再加水250 mL，用文火炖至莲子熟透即成。吃莲子喝汤，每日1剂。益气固中。主治习惯性流产。

(5) 老母鸡 (4 年以上) 1 只，红壳小黄米 250 g，调料适量。将母鸡宰杀，去毛及内脏，洗净斩块，加水炖熟，取汤加淘洗干净的小黄米煮粥食用。每日 1 剂，连服 20～30 日。主治习惯性流产。

(6) 玉米嫩衣（即紧贴米粒之嫩皮）1 只。将玉米嫩衣切碎，煎水代茶频饮。从孕后开始饮用，至将流产月份（上次流产时期），将用量加倍，一直饮用至足月为止。主治习惯性流产。

(7) 红糖 30 g，阿胶 12 g，鸡蛋 2 枚。先将阿胶加水 200 mL 煎沸，溶化后打入鸡蛋，蛋熟后加红糖，每日 1 剂，分 3 次服。连服 3 日。主治习惯性流产。

(8) 老母鸡 1 只，紫苏根 1 株，精盐、酱油各适量。妊娠 2 个月后，将老母鸡杀死去毛及内脏，纳入紫苏根文火煮烂，加入精盐、酱油，佐餐食用，每日服 1～2 次。主治习惯性流产。

(9) 鲜山药 90 g，糯米 80 g，苎麻根 15 g，杜仲 6 g。先将杜仲、苎麻根水煎去渣，再入山药、糯米煮粥服食。每日 1 剂。主治习惯性流产。

(10) 茶叶树根、艾叶各 20 g，鸡蛋 2 枚。加水共煮。每日 2 次，每次吃 1 个鸡蛋，连服 3～5 剂。主治习惯性流产。

第二十四节　异位妊娠

一、病证概述

孕卵在子宫腔外着床发育，称为异位妊娠。其中绝大部分着床于子宫外，所以俗称子宫外孕。但也有少部分病例着床在子宫颈、子宫角或子宫残角。异位妊娠之中，输卵管妊娠占 95%，其中以壶腹部最多见，其次是峡部及伞部，间质部较少见。本条以输卵管妊娠为主进行叙述。本病的原因很多，主要为输卵管炎，此外，输卵管发育异常、输卵管子宫内膜异位症、输卵管结扎后再通等，亦可引起异位妊娠。输卵管妊娠时，由于管腔狭窄、管壁薄，又缺乏完整的蜕膜，故而限制了孕卵的继续发育，妊娠到一定阶段，便发生输卵管妊娠破裂或流产，可造成腹腔内出血，甚至危及生命。本病多为宿有少腹瘀滞，冲任不畅，使孕卵运行受阻；或先天肾气不足，运送孕卵乏力、迟缓，而使孕卵滞留子宫腔外，阻于胞脉，气机阻滞，致气血运行不畅，或脉络受损，血溢于外，血不循经而成瘀，蓄于少腹，渐成包块。可出现气血暴脱、阴阳离决而危及生命。

二、妙法绝招解析

(一) 气滞血瘀，湿热下注（裘笑梅医案）

1. 病历摘要：例 1。姚某，44 岁。突然腹痛剧烈，下坠感，伴有便意，但无恶心、呕吐、头晕眼花、出汗等症状，遂来内科急诊，经内科对症治疗后未见好转，转来妇科会诊。追问病史，已绝育 8 年，检查：急性病容，痛苦貌，血压 140/80 mmHg；下腹平坦，稍有腹肌紧张，压痛阳性，反跳痛阳性，移动性浊音可疑。妇科检查：宫颈举痛阳性，子宫轮廓不清，穹隆饱满，左侧附件可触及 3 cm×2 cm 大小包块，触痛明显，右侧附件压痛，后穹隆穿刺“阳性”。腹胀痛拒按，伴有里急后重，腰酸坠，胸闷。脉弦滑，舌苔薄，根腻微黄，舌尖红绛。诊断为异位妊娠。

证属气滞血瘀，湿热下注。治宜活血祛瘀，清热利湿。药用紫丹参 20 g，红藤、忍冬藤各 12 g，当归、赤芍、桃仁、川楝子各 10 g，生大黄、枳壳、蒲黄、延胡索各 9 g，乳香、没药、五灵脂各6 g。每日1剂，水煎服。连服3剂后，脉转弦细，苔薄，舌质泛紫，大便通畅，小便清利，腹胀痛不若前甚，腰酸楚尚存。前方去大黄，加天花粉20 g。服5剂后，阴道出血量增多，色黯，腹痛胀渐减，惟腰酸未除，胃口不馨。脉细缓，苔薄质偏淡红，前方去五灵脂、赤芍、桃仁、乳香、没药，加续断、狗脊、山楂、神曲各10 g。服5剂后，阴道出血增多。妇科检查：外阴正常，宫颈轻度炎症，子宫后倾，子宫正常大小、活动欠佳，左侧附件增厚，无压痛。脉细缓，舌质润。再行健脾清热化湿。药用红藤、忍冬藤各12 g，续断、狗脊、山楂、神曲、天花粉、土茯苓、淮山药各10 g，青皮、陈皮各6 g。嘱服7剂，以善其后。(《裘笑梅妇科临床经验选》，浙江科学技术出版社，1984)

例2。汪某，35岁。因下腹部剧痛难忍，经某医院检查，确诊为“子宫外孕”。曾用西药治疗，仍有腹部隐痛及阴道不规则出血，色黯红。妇科检查：子宫前倾，大小正常，右侧可触及6 cm×4 cm大小包块，压痛阴性。血常规检查，白细胞6500/mm^3，血红蛋白10 g。尿妊娠试验阴性。脉弦滑，苔黄腻，舌质淡紫。头晕，溲赤，便干纳减。诊断为陈旧性异位妊娠。

证属气血破滞，湿热蕴郁。治宜行气活血，祛瘀清热。药用川楝子、红藤、忍冬藤、枳壳各10 g，当归、赤芍、延胡索各9 g，乳香、没药各6 g，小茴香3 g。每日1剂，水煎服。连服3剂后，左下腹疼痛减轻，阴道仍有黯色或咖啡色少量出血，前方去川楝子，加黄芩9 g。服7剂后，妇科检查见右侧包块较前缩小，但阴道仍有少量出血，色如前，少腹隐痛。改用震灵丹加味。药用紫石英、白花蛇舌草各15 g，败酱草、蒲黄炭、红藤各12 g，绵马贯众炭、禹余粮、赤石脂、代赭石各10 g，五灵脂、制乳香、制没药各6 g。服3剂后，月经已转好（25～29日），经量中等，夹有血块，色黯红，腹部感舒适。再做妇科检查：宫颈轻度糜烂，子宫前位，正常大小，右侧附件稍增厚，未触及明显肿块。治用红酱饮以凉血清热解毒，旨清余邪，以善其后。(《裘笑梅妇科临床经验选》，浙江科学技术出版社，1984)

例3。谢某，29岁。月经过期12日，腹痛7～8日，阴道不规则淋漓流血，色黯红，有便意感，近两日来腹痛加剧，曾昏厥两次。入院后检查血压100/55 mmHg，下腹部有压痛和反跳痛，移动性浊音阳性。妇科检查：宫颈举痛阳性，子宫右倾，正常大小，后穹隆丰满，两侧附件触诊不满意，做后穹隆穿刺阳性。尿妊娠试验阳性，脉弦细，苔薄白，舌质微黯。诊断为异位妊娠、继发贫血。

证属气血瘀滞。治宜行气活血化瘀。方仿少腹逐瘀汤。药用天花粉15 g，当归10 g，蒲黄、赤芍、延胡索各9 g，五灵脂、乳香、没药、炒小茴香、川芎各6 g。每日1剂，水煎服。连服4剂后，少腹疼痛明显减轻，移动性浊音消失，前方去蒲黄、五灵脂，加入白毛藤20 g，蒲公英15 g，山楂12 g。服7剂后，尿妊娠试验阴性，阴道出血已除。改服八珍汤，带药出院。时过4个月，妇科检查已属正常，月经如期，已恢复工作。(《裘笑梅妇科临床经验选》，浙江科学技术出版社，1984)

2. 妙法绝招解析：宫外孕又称异位妊娠，是妇产科常见急腹症之一，以下腹剧痛伴有便意，阴道出血为其主要症状，在中医学文献中并无此病名记载，根据其临床表现似乎与历代妇科医书中所记载的“癥瘕”“血瘀”相类似。其病机是瘀积作痛。初由气滞而导致血瘀，再由血瘀而使气机更加阻滞，互相转化而成，从而出现坠、胀、痛及臌胀等。对于本病的治疗，通过十多年临床实践，开展了中西医结合非手术方法，改变了过去认为宫外孕必须手术治疗的看法。但是，这并不可以完全取代手术。手术与非手术，各有所长，也各有不足之处，应当根据患者具体病情，灵活选用。例1系亚急性型异位妊娠，兼有他症，大便不通，腹胀，方中急用大黄、枳壳、桃仁疏通肠胃，排除腑实，同时又挟湿热下注，故除仿用异位妊娠方（丹参、赤芍、乳香、没药、桃仁）外，佐以清热利湿之药，以收全功。例 2 为慢性型异位妊娠，首方行气活血而祛瘀之力不足，改用震灵丹，加强活血化瘀止痛，使瘀血去新血生，月经转为正常，腹部感舒适，包块消失，其后改用红酱饮善后。例 3 属急性型异位妊娠，中西医结合治疗，初用少腹逐瘀汤，待病情稳定，改用八珍汤，扶正祛邪，以资巩固。本病应及早诊治，治疗越早，效果越好。见效后还必须坚持服药，直至痊愈。以往，国内外治疗异位妊娠均采用手术疗法，现在用中药内服为主的中西医结合疗法，可使有些患者免除手术而治愈，今后应进一步推广应用，深入探讨其作用原理，不断提高疗效。

（二）瘀血阻滞，血不循经（罗远萍医案）

1. 病历摘要：蒋某，女，27 岁。停经 50 余日，近来自感左下腹隐痛，阴道渗血，血量不多，血色暗，神疲乏力，左下腹压痛及反跳痛明显，尿妊娠免疫试验（+）。B 超示子宫形态正常，宫内未见明显孕卵，左侧附件可见 41 mm×27 mm 大小不规则低回声团。诊断为异位妊娠，收住妇产科。患者拒绝手术，要求保守治疗。口服米非司酮片，终止妊娠。遂邀中医诊治。察其面色萎黄，舌浅淡稍暗，舌苔色白偏厚，脉弦细数。

证属瘀血阻滞，血不循经。治以益气活血，化瘀止血。方选补阳还五汤加味。药用黄芪 30 g，川牛膝、棕榈炭、阿胶（烊化）各 15 g，赤芍 20 g、当归尾、桃仁、地龙各 10 g，红花 6 g。每日 1 剂，水煎，分 2 次服。服 5 剂后，阴道渗血止，腹痛减轻，精神好转。守上方去棕榈炭，加莪术 10 g，水蛭 6 g。继服 7 剂，诸症消失，复查 B 超：一般情况好。上方加益母草 20 g，以巩固治疗。半个月后复查 B 超：包块消失。（陕西中医，2006，6）

2. 妙法绝招解析：本例患者，先后 2 次人工流产，导致气虚血瘀。本次受孕之前，未进行适当体质调理，继而发生异位妊娠。用西药终止妊娠，请求中医治疗，早期益气活血，化瘀止血为主，继之益气活血，辅以软坚散结，使之包块消失而治愈。

三、文献选录

异位妊娠的主症为少腹血瘀而成癥积，其治疗原则是活血化瘀消癥，并可以始终用于整个治疗过程中。大致不用炭类止血药，病者如有腑实兼证，排便困难，应及时用攻下、滋润之药疏通胃肠，减轻腹痛，避免因疼痛引起血肿破裂，再次发生内出血。

（一）辨证论治选录

1. 匡继林分期治疗异位妊娠常见 3 个证型：①急性型。下腹剧痛，面色苍白，头晕恶泛，全身出汗，四肢厥冷，伴有严重休克现象。脉象沉细，舌质淡红，舌苔薄白。妇科检查：宫颈举痛阳性，后穹隆饱满，下腹部压痛明显伴有反跳痛，腹肌紧张，可有移动性浊音，血压下降不稳定，后穹隆穿刺可得不凝固之血液。②亚急性型。有阵发性腹痛或持续性隐痛，阴道常有不规则出血，头晕目眩，血压正常，无休克现象。脉象弦数，舌质黯红。妇科检查：宫颈有举痛，盆腔常常可以摸到包块，腹部压痛，反跳痛不甚明显，无移动性浊音，尿妊娠试验阳性。③慢性型。阴道不规则出血持续不清，虽时多时少，下腹疼痛，腰酸头晕。脉象弦滑，舌质黯。妇科检查：盆腔内可触及包块，可有压痛，尿妊娠试验阴性。（本书主编，待刊）

2. 祁芝云等治疗异位妊娠分 3 型辨治：①未破损型。用当归、泽兰、枳壳、五灵脂各 9 g，赤芍、天花粉各 12 g，丹参 15 g，桃仁 10 g，三棱、莪术各 6 g，蜈蚣 1 条。②陈旧性色块型。用上方去天花粉、蜈蚣，加红花 3 g，牡蛎 20 g，炮穿山甲 15 g，姜黄 7 g。均每日 1 剂，水煎服。③已破损型。用晒参 10 g，附子 5 g。水煎顿服；并予炙黄芪 50 g，人参、白术、麦冬、五味子各 10 g，熟地黄炭、阿珠各 20 g，升麻 7 g，仙鹤草 15 g，云南白药适量。水煎频服；必要时

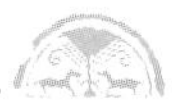

手术。各型均辅助用乳香、没药各 50 g，血竭、艾碱各 30 g，益母草 100 g，白芷 60 g。沸水浸泡 10 分钟，布包趁热外敷患处。结果：治愈 10 例，有效 5 例，无效 7 例。（湖南中医杂志，1995，3）

3. 潘岭等治疗异位妊娠分 3 型辨治：①休克型。红参 30 g，炮附子 9 g，干姜、炙甘草各 5 g；休克纠正后改服异位妊娠汤Ⅰ号，予丹参、赤芍各 15 g，制乳香、制没药、炒蒲黄、川楝子、桃仁各 9 g，五灵脂 6 g。②不稳定型。异位妊娠破裂出血不多、时间不长或休克好转者，患者腹痛拒按，腹胀欲便而不畅，阴道流血时多时少，予Ⅰ号方。③包块型。异位妊娠破裂，病程>1 个月，病情稳定，盆腔内有明显的血肿包块，予Ⅱ号方，用丹参、赤芍、益母草、败酱草各 15 g，桃仁、红花各 12 g，三棱、莪术各 9 g；或用桂枝、茯苓、牡丹皮、赤芍、桃仁各 9 g，三棱、莪术、木香、制乳香、制没药各 6 g。以上均随证加减，每日 1～2 剂，直至症状体征消失。伴血压下降，予输血或输液；不稳定型反复出血、妊娠试验阳性，用氨甲蝶呤 20 mg 加入 5%葡萄糖盐水 500 mL 中静滴，1 次/d，连用 3～5 次。结果：痊愈 82 例，无效改手术治疗 15 例。治疗时间 9～90 日，平均 25 日。（山东中医杂志，1990，4）

4. 牟科媛治疗异位妊娠分 3 期辨治：①早期用天花粉 50～65 g，制穿山甲、地龙、蒲公英各 12 g，五灵脂炭、山楂炭各 10～15 g，蜈蚣 3 条，金银花 15 g，地鳖虫 15～18 g，紫草 10～12 g，生地黄 8 g。并用米非司酮 100 mg/d，用 2 日。②中期用天花粉 40 g，制穿山甲、五灵脂炭、紫草、牡丹皮各 12 g，山楂炭、王不留行籽各 10 g，蒲公英 15 g，蜈蚣 3 条，甘草 6 g。③晚期用王不留行籽、路路通、郁金、巴戟天、紫草各 12 g，丹参、党参各 15 g，制鸡内金、地鳖虫各 18 g，蜈蚣 3 条，甘草 6 g等。随症加减，每日 1 剂，水煎服；三期分别用 15～20 日。结果：治愈 28 例，有效 3 例，无效 1 例，总有效率 96.9%。（江苏中医药，2002，12）

5. 刘秀峰治疗异位妊娠分 2 型辨治：①湿热兼瘀型用瞿麦、萹蓄各 12 g，车前子、桃仁、延胡索、川楝子各 9 g，三棱、莪术、赤芍各 6 g，连翘、蒲公英、丹参各 10 g。②血瘀气滞型用丹参、桃仁各 10 g，赤芍 12 g，三棱、莪术、延胡索、蒲黄、五灵脂各 9 g，乳香、没药各 3 g。每日 1 剂，水煎服。对照组 57 例，用米非司酮 100 mg/12 h，1 次口服，总量 600 mg；3 日为 1 疗程。结果：两组分别治愈 48、47 例，未愈各 10 例。（辽宁中医杂志，2004，10）

（二）临床报道选录

1. 中医药疗法：

（1）贾英用活络效灵丹加味治疗陈旧性异位妊娠 21 例：药用赤芍、桃仁、乳香、没药、三棱、莪术。热证加金银花、连翘、蒲公英、红藤；寒证加吴茱萸、桂枝；腑实者加大黄、芒硝；腹痛加蒲黄、五灵脂、延胡索；出血多加茜草炭、血余炭、山楂炭；气虚加黄芪、党参；胚胎未死加天花粉或蜈蚣；血肿吸收缓慢加红花、穿山甲、王不留行；恶心呕吐加陈皮、半夏；纳差加神曲、鸡内金。结果：全部治愈。（江苏中医，1993，9）

（2）林淑琴等用乳没汤治疗异位妊娠 30 例：药用乳香、没药、桃仁、赤芍、三棱、莪术、川芎各 10 g，红花 5 g，丹参、当归、山楂各 15 g。腹痛加白芍；气虚多汗加党参、黄芪。每日 1 剂，水煎服。结果：治愈 26 例，有效 4 例。（吉林中医药，1991，4）

（3）朱永昌用补阳还五汤加味治疗陈旧性异位妊娠 40 例：药用炙黄芪、赤芍、地龙各 12 g，当归、红花、桃仁、水蛭各 9 g，川芎 6 g。腰酸加杜仲 9 g，川续断 15 g；气滞加川楝子、延胡索各 12 g；月经多加震灵丹 12 g；月经淋沥加蒲黄炭 15 g，花蕊石 30 g。每日 1 剂，水煎服。治疗 6 个月后，结果：治愈 38 例，有效 2 例。（上海中医药杂志，1991，6）

（4）冯雪莹等用归芍棱莪汤治疗异位妊娠 30 例：药用丹参、牛膝、僵蚕、土鳖虫。胚胎成活加蜈蚣；腹胀拒按加香附、乳香、没药。结果：痊愈 23 例，好转 5 例，无效 2 例。（辽宁中医

杂志，1993，5）

（5）王彩霞用异位妊娠汤治疗异位妊娠42例：药用三棱、莪术各8 g，连翘、绵马贯众炭、延胡索各10 g，红藤、天花粉各15 g，苏木、金银花各12 g，血余炭6 g，仙鹤草25 g，三七粉5 g，蜈蚣3条。出血多加侧柏炭、陈棕榈炭；腹痛剧加蒲黄炭、五灵脂或制乳香、制没药；发热加炒栀子、炒黄芩；腹胀肠鸣或大便不畅加炒枳壳、炒莱菔子、瓜蒌仁或生大黄；体虚酌加益气养血药。每日1剂，水煎服。外用蜈蚣3条研末，用酒调成糊状，敷脐周，外贴活血止痛膏，24小时换药1次。常规用广谱抗生素7～14日。休克者予抗休克治疗。结果：治愈38例，显效4例。（安徽中医学院学报，1995，4）

（6）梅丹红用中药综合疗法治疗异位妊娠25例：药用桃仁12 g，红花、当归、大黄各10 g，川芎、血竭、三棱、莪术、蜈蚣各9 g，丹参20 g，穿心莲、枳实、川厚朴、天花粉各15 g，每日1剂，水煎服。并用丹参注射液4mL/d，2次肌注；通瘀Ⅰ号（含三棱、莪术各15 g）6 g，每日3次口服；双柏散（含侧柏叶、大黄各60 g，黄柏、薄荷、泽兰各30 g），麝香为药芯，患侧腹部外敷，4小时换1次；Ⅱ号灌肠液（含丹参、毛冬青各50 g）100 mL，保留灌肠30分钟，每日1次。治疗15～64日。结果：治愈24例，中转手术1例。（中医杂志，1994，3）

（7）邹淑凤等用蒲灵丹参汤治疗异位妊娠97例：急性和亚急性出血：用炒蒲黄、五灵脂、白及、蜈蚣、槐花、丹参、红藤、焦三仙。每日1剂，水煎服。治疗5～7日后，改用炒蒲黄、五灵脂、丹参、红花、桃仁、柴胡、焦三仙、归尾。陈旧性异位妊娠加三棱、莪术。血压下降或休克者，配合输液抗炎或输血。临床治愈后改用调经种子法，药用巴戟天、女贞子、淫羊藿、墨旱莲、核桃肉、荔枝核、泽兰、丹参、柴胡、香附。结果：痊愈67例（占69.07%），失败30例（占30.93%）。随访67例，生育功能恢复率为38.18%。（天津中医，1991，2）

（8）骆建新用活络效灵丹加减治疗异位妊娠53例：药用丹参15 g，赤芍12 g，乳香、没药各6 g，桃仁9 g。腹痛加延胡索；盆腔包块加三棱、莪术；加蜈蚣1条。每日1剂，服1～2周。尿（+）或血HCG。G>73.1n g/L，用氨甲蝶呤20 mg，肌注，每日1次，用5日，间隔1周再用本品。同时输液、输血。腹痛减轻、盆腔包块尚存，可继服本方，或用红藤汤（红藤、败酱草、鸭跖草、紫花地丁各25 g，三棱、莪术、桃仁各9 g）浓煎100 mL，保留灌肠。每日1次，用7日。治疗10～53日，结果：临床治愈45例，失败8例。（江苏中医，1995，3）

（9）曹智君用丹赤归枳汤治疗异位妊娠37例：药用丹参30 g，赤芍20 g，归尾、枳实炭各15 g，五灵脂12 g，桃仁、艾叶炭、延胡索、生蒲黄各10 g，甘草3 g。休克加附子、红参、五味子；包块形成加三棱、莪术；腹胀、便秘、肠鸣减少加大黄、芒硝；尿妊娠试验阳性加川牛膝、天花粉、蜈蚣。每日1剂，水煎服。西医对症治疗。结果：治愈24例，临床治愈10例，无效3例。（湖南中医杂志，1995，5）

（10）吴育宁等用活络效灵丹加减治疗异位妊娠44例：药用丹参15 g，赤芍、桃仁各10 g，乳香、没药各6 g。包块型加三棱、莪术、连翘、夏枯草；血绒毛膜促性腺激素HCG高加紫草、天花粉、蜈蚣；不稳定型加三七粉。每日1剂，水煎服。必要时日服4次。急性期后，用定痛膏（含土鳖虫、全当归、川大黄、软紫草、炙乳香、炙没药、炙白芷、透骨草、红花）敷于腹痛处，每日1次，至腹痛消失。包块深者用子宫丸（含白矾、章丹、钟乳石、雄黄、儿茶、乳香、没药、血竭、硇砂、麝香、冰片）置于阴道侧穹隆，每周2次，至包块消失。阴道出血者禁用。对照组23例，除不用腹腔镜外，其他均同本组。结果：本组全部成功；对照组成功18例（78.26%），转手术治疗5例。两组血HCG平均每日下降值213.04±154.78、62.39±97.36 mIU/ mL（$P<0.005$）（中国中西医结合杂志，1994，10）

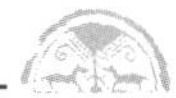

（11）吴连珍用活血化瘀汤治疗未破裂型输卵管妊娠40例：药用丹参、赤芍、三棱、莪术各15 g，桃仁、乳香、没药各10 g。舌淡苔白，脉沉迟者，加肉桂5 g，熟附片10 g；舌红苔黄，脉弦数者，加金银花、连翘各15 g；腹胀加枳壳、厚朴各10 g；大便秘结加生大黄10 g。吴连珍据此法治疗未破裂型输卵管妊娠40例，36例痊愈，4例无效转手术治疗。（浙江中医杂志，1993，7）

（12）哈孝廉等用益气活血汤治疗异位妊娠15例：药用当归、赤芍、生蒲黄、乌药、三棱、莪术各9 g，乳香、没药各6 g，香附10 g，党参、丹参各15 g，天花粉12 g。日煎1剂。根据患者病情征象的不同而随症加减：腹痛甚剧加五灵脂10 g，乌药增至15 g；出血多去三棱、莪术，加益母草15 g；胃纳不馨加炒谷芽10 g，鸡内金6 g；便秘加番泻叶3 g(后下)。共治疗输卵管妊娠15例，其中未破裂型4例，破裂型11例，结果14例痊愈，仅1例转手术治疗。（天津中医，1993，3）

（13）唐玉埏等用异位妊娠汤治疗异位妊娠34例：药用桃仁9～15 g，丹参、赤芍、川楝子各12 g，大黄9～15 g，穿山甲9～12 g，丹参15～30 g。水煎，每日1剂，早晚分服。根据病情加减：伴休克者加人参9～30 g，黄芪30 g，或附子9～12 g；病情稳定，囊肿或血肿吸收慢者加三棱、莪术、土鳖虫、鳖甲各9～12 g；合并妇科炎症或血肿感染者加金银花、蒲公英各30 g，连翘15 g；阴道持续出血者加益母草30 g。（山东中医杂志，1992，2）

（14）王莉莉用丹赤棱莪汤治疗异位妊娠53例：药用丹参、赤芍、三棱、莪术、桃仁、皂刺角、夏枯草。兼脾虚加党参、黄芪；兼阳明腑实、大便燥结加大黄、瓜蒌；兼下焦湿热加瞿麦、萹蓄、柴胡、黄芩；兼腹痛、腹胀加生蒲黄、川楝子、厚朴。共治疗输卵管妊娠53例，其中包括包块型33例，陈旧性16例，流产型3例，破裂型1例。均服用上述活血化瘀方，每日1剂，早晚分服，均获痊愈。治疗期间对患者血HCG的观察发现，用药后4周血HCG恢复正常达68.76%，6周全部恢复正常。（中医杂志，1994，6）

（15）付丽丽用通经杀胚汤治疗异位妊娠42例：丹参、黄酒（为引）各30 g，桃仁、红花、当归、川芎、三棱、莪术、枳壳、天花粉、鬼箭羽、炒蒲黄各15 g，炮穿山甲10 g，益母草45 g，血竭粉3 g（分冲）。气虚甚加黄芪、太子参；腹痛甚加延胡索、炒五灵脂；便秘加大黄、川牛膝；腰痛甚加贯众炭、川续断、桑寄生；肿块甚加鳖甲、皂角刺；出血多加白及、仙鹤草；恶心、呕吐加陈皮、半夏；发热加柴胡、金银花、连翘。每日1剂，水煎服；用10日。结果：临床治愈32例，有效6例，无效4例，总有效率90.48%。（辽宁中医杂志，2002，9）

（16）李青用山甲汤治疗输卵管妊娠26例：穿山甲、䗪虫、水蛭、三七粉、阿胶、乳香、没药各10 g，蜈蚣2条，穿心莲50 g，天花粉15 g。每日1剂，水煎分3次服；用12日。对照组9例，用甲氨蝶呤（MTX）50 mg，隔日1次肌注；用3次。结果：两组分别HCG转阴23、8例；肿块缩小19、3例；血止痛消22、4例。（时珍国医国药，2005，12）

（17）杨家麟等用郁结消散饮加味治疗异位妊娠8例：药用丹参20 g，红花、赤芍、木香、川芎、桃仁、延胡索、五灵脂、蒲黄各10 g，桂枝5 g。大便秘结加大黄、肉苁蓉；腰痛加枸杞子、杜仲；腹痛甚加乌药、沉香；气虚甚加生黄芪、党参；汗多脉沉伏者加红参、山茱萸肉、龙骨、牡蛎。每日1剂，水煎早晚餐前分服。结果：显效（症状消失、体征大部分消失，B超检查包块消失）6例，好转（症状及体征大部分减轻，B超查包块明显缩小，腹部时有隐痛）2例。（辽宁中医杂志，1991）

（18）方欣荣用杀胚消癥汤治疗输卵管妊娠21例：当归尾、三棱、莪术各10 g，丹参、赤芍各15 g，桃仁泥12 g，天花粉20 g，红花、甘草各6 g。小腹胀痛、附件炎症甚加赤沙藤、蒲公英；便秘加大黄；腹胀、恶心加枳壳、佛手；消化不良、纳差加山楂、神曲。每日1剂，水煎服。输卵管妊娠破裂即行手术。结果：痊愈19例，手术2例。（江苏中医药，2002，11）

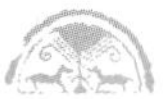

(19) 胡云用活血杀胚汤治疗异位妊娠 126 例：红藤、败酱草、蒲公英、山楂各 20 g，当归、川芎、莪术、三棱、川牛膝、延胡索、桃仁各 10 g，香附 5 g。随症加减，每日 1 剂，水煎服，10 日为 1 疗程。血 β-HCG 复常（或接近正常）、包块未消改用红藤灌肠汤：红藤、地丁、败酱草、蒲公英、土茯苓各 30 g，枳实、三棱、莪术、地鳖虫各 15 g。每日 1 剂，水煎，取液 200 mL，每日分 2 次灌肠，深度约 15 cm，保留>4 小时。并用米非司酮片 100 mg，每日 2 次口服；甲氨蝶呤 0.4 mg/kg，加生理盐水 30 mL，每日 1 次静注；用 3 日。常规用抗生素及止血药。用 10～33 日，结果：成功 108 例，中转手术 18 例。见副反应 57 例。（山东中医药大学学报，2007，1）

(20) 谢明峰用活血化瘀汤治疗异位妊娠 93 例：当归尾、延胡索、丹参各 15 g，三棱、莪术、桃仁、红花、香附各 12 g，炮甲珠、生大黄各 10 g，蜈蚣 2 条。血虚气脱加西洋参（或红参）、附片。每日 1 剂，水煎分 3 次服。本组 93 例，结果：症状及体征消失、HCG 复常 91 例，手术 2 例。随访 28 例，1～3 个月后月经复常，妊娠顺产 12 例。（江西中医药，2005，4）

2. 中西医结合疗法

(1) 黎培毅等中西医结合治疗异位妊娠 164 例：急性出血型 22 例，亚急性出血型 134 例，陈旧性异位妊娠 8 例。急性和亚急性出血型首先采用止血化瘀清热杀胚。方用炒蒲黄、五灵脂、槐花、白及、蜈蚣、罂粟壳、红藤。治 5～7 日病情平稳后，改活血化瘀，佐以消瘤。陈旧性异位妊娠则直接用此法，方用炒蒲黄、五灵脂、赤芍、归尾、红藤、桃仁。血肿大者加三棱、莪术；伴血压下降或休克者，辅以输液或输血。好转后转门诊继续治疗。随访至症状消失，盆检正常，方停止治疗，定为痊愈。服药 3 日病情无好转者则为失败。结果：痊愈 131 例，失败 33 例（含 11 例在好转中要绝育而改手术）。住院时间 2～58 日，一般 2～4 周。需保持生育功能者，临床治愈后改为调经种子，方用巴戟天、淫羊藿、女贞子、墨旱莲、核桃肉、香附、荔枝核、泽兰。随访 78 例，除 7 例采用避孕或绝育外，71 例中 31 例恢复了生育功能，功能恢复率 43.66%。（实用妇产科杂志，1987，2）

(2) 汪玲用加味桂枝茯苓汤配合氨甲蝶呤治疗输卵管妊娠 32 例：桂枝、牡丹皮、甘草各 9 g，茯苓 30 g，赤芍、桃仁、乳香、没药各 15g，红花、鳖甲各 10g。气血虚加当归、白芍、丹参；阳明腑实加大黄、厚朴、芒硝。每日 1 剂，水煎服；7 日为 1 疗程。与对照组 20 例，均用氨甲蝶呤 50mg，静滴，用 3 日；血 β 绒毛膜促性腺激素（β-HCG）未降，间隔 6 日，再用。结果：两组分别治愈 31、16 例，无效 1、4 例。疗效及 β-HCG 复常时间本组均优于对照组（$P<0.01$、$P<0.05$）。（湖北中医杂志 2000，9）

(3) 苏莹用米非司酮与氨甲蝶呤配合中药治疗异位妊娠 56 例：用丹参 9～15 g，赤芍、桃仁各 6～9 g，乳香、没药各 3～6 g。病情稳定加三棱、莪术、炙甘草；不稳定加牛膝、天花粉、当归。每日 1 剂，水煎分 3 次服；用 1～2 周。本组并用米非司酮 300、150、150 mg，分别第 1、2、3 日口服；服药前后禁食 2 小时。对照组并用氨甲蝶呤 50 mg；5～7 日后，血 β-HCG 上升（或下降<20%）、包块未增大，再用 50 mg；肌注；总量 120～130 mg。结果：两组分别成功（腹痛止，阴道出血止或明显减少；B超示包块缩小或未增大）46、41 例。随访半年，包块消失分别 24/32、27/38 例。（中国中西医结合杂志，2002，6）

(4) 翟凤霞中西医结合治疗异位妊娠 46 例：用三棱、莪术各 25 g，桃仁、蒲黄各 15 g，天花粉、紫草各 30 g，全蝎、地鳖虫各 10 g，蜈蚣 2 条。气虚加黄芪、党参；内出血多加茜草炭、三七粉；脾胃虚弱加砂仁、山药、白术；腹痛加延胡索、香附；血 β-HCG 明显下降酌加丹参、赤芍、夏枯草。每日 1 剂，水煎服。并用米非司酮 25 mg，每日 2 次空腹服，服后 2 小时禁食；

用3日。并用抗炎止血剂静滴，用5～7日。酌情手术。结果：治愈15例，有效28例，无效3例，总有效率91.7%。（中国中医基础医学杂志，2002，8）

（5）蒋从玉中西医结合治疗异位妊娠30例：用当归、血竭、丹参、赤芍、天花粉、三棱、莪术、枳壳、艾叶各10 g，甘草3 g，蜈蚣3条（研末，吞）。用7～10日。10日后，用红藤、金银花、赤芍、益母草各12 g，当归、香附、枳壳、艾叶各10 g，败酱草15 g，甘草3 g。用10日。均每日1剂，水煎分3次服。常规用抗生素，用10日；5-氟尿嘧啶0.5 g，加生理盐水500 mL，静滴，用5日；用米非司酮1片，用3日；第4日用米索前列醇0.6 mg；均每日2次口服。能生育者用妇炎散外敷，清热解毒药灌肠；用3～5日。结果：治愈28例，手术2例。（贵阳中医学院学报，2001，4）

（6）谢任钢中西医结合治疗异位妊娠34例：本组未破损期用异位妊娠2号方加减：牛膝30 g，天花粉20 g，赤芍、丹参、桃仁、三棱、莪术各6 g，蜈蚣2条；破损期去三棱、莪术，天花粉减半。每日1剂，水煎服；用7～14日。血肿包块并用消癥散加减：千年健15 g，透骨草25 g，赤芍、当归尾各12 g，三棱、莪术各7 g，艾叶、续断、大黄各10 g。水煎取液，保留灌肠，每日1～2次；10日为1疗程。与对照组28例，均用氨甲蝶呤20 mg/d，1次肌注，用5日；对照组血绒毛膜促性腺激素（HCG）未下降，间隔5日，再用5日。结果：两组分别治愈33、24例，失败1、4例。血HCG复常、盆腔积血及包块完全吸收时间两组比较均有显著性差异（$P<0.05$）。（中国中医药信息杂志，2002，2）

（7）王美玲中西医结合治疗输卵管妊娠25例：B超监测下，用甲氨蝶呤30 mg，加灭菌注射用水2 mL，缓慢注入妊娠侧输卵管。继用消癥止妊汤：丹参、黄芪各15 g，赤芍12 g，桃仁、玄参、川芎各10 g，每日1剂，水煎服；用10日。流产成功且内出血止用本方加三棱、莪术各6 g。用3～7日。结果：成功20例，无效（转手术）5例。（中国中西医结合杂志，2002，2）

（8）刘小虹中西医结合保守治疗异位妊娠18例：用穿破石、天花粉、白花蛇舌草各30 g，赤芍、丹参、牛膝各15 g，桃仁10 g，乳香、没药、三棱、莪术各8 g。气虚加党参、黄芪；出血多加茜草、三七粉；发热、腹痛加金银花、红藤；便秘加大黄、芒硝。每日1剂，水煎分2～3次服。病情稳定后，用毛冬青、败酱草各30 g，桃仁、赤芍、丹参各20 g，乳香、没药各15 g。水煎取液100 mL，保留灌肠，每日1次；月经期停用。并用米非司酮25 mg/d，2次空腹服，用3日。结果：显效（症状消失；血β-HCG转阴，B超示附件包块消失）13例，有效3例，无效2例。（辽宁中医杂志，2002，3）

（9）项军玉中西医结合治疗输卵管妊娠24例：用丹参9～15 g，赤芍、桃仁各6～9 g，乳香、没药各3～6 g，当归12 g。随症加减，每日1剂，水煎服。并用氨甲蝶呤50 mg，肌注；6日后，血清β-HCG下降不明显，重复1次。6日为1疗程。结果：治愈20例，中转手术4例。（中医药信息，2003，2）

（10）田冬梅中西医结合治疗异位妊娠96例：用丹参、赤芍、桃仁、天花粉、蒲公英各15 g，蒲黄炭、地榆炭各12 g，延胡索、茜草各10 g。水煎服。血绒毛膜促性腺激素<500 mIU/mL，并用氨甲蝶呤20 mg/d，用5日；≥500 mIU/mL，第1、4日用50 mg；均肌注，1周为1疗程。用抗生素，盆腔积液用止血药，用5～7日。结果：治愈82例，有效3例，失败11例。（天津中医药，2003，2）

（11）洪莉中西医结合治疗未破裂异位妊娠94例：与对照组77例，均用氨甲蝶呤0.4 mg/kg，每日1次肌注，用5日。本组并用米非司酮25 mg，每日2次，口服，用3日。第6日开始，本组用三棱、莪术、甘草、香附、延胡索、茯苓、柴胡、牡丹皮、川楝子、青皮各12 g，赤芍

15 g，生黄芪30 g，天花粉20 g。每日1剂，水煎服。用15日。结果：两组分别治愈74、30例，有效16、25例，无效4、22例。（浙江中医学院学报，2003，2）

（12）陈华中西医结合治疗异位妊娠33例：与对照1组22例，均用宫外孕方加味：丹参9～12 g，赤芍、莪术、桃仁、三棱各6～9 g，天花粉20～30 g，蜈蚣2条（去头足）。下腹痛加延胡索；出血时间长加紫草、仙鹤草。每日1剂，水煎服。用7日。本组并与对照2组20例，均用米非司酮，分别50 mg/d、100 mg/d，口服；用5～7日。结果：三组分别治愈30、13、10例。（实用中医药杂志，2004，10）

（13）何丽平中西医结合治疗异位妊娠32例：用天花粉25 g，丹参、赤芍、三棱、莪术各12 g，蜈蚣10 g，桃仁、乳香、没药各9 g。胎死、包块未消去天花粉、蜈蚣，加水蛭；气虚加黄芪、党参。每日1剂，水煎分3次餐前服。与对照组30例，均用氨甲蝶呤25 mg，加5%葡萄糖液500 mL，静滴；四氢叶酸钙5 mg，隔日1次肌注；各用3～5日，两药交替使用。均抗感染，止血等。结果：两组分别治愈29、20例，无效4、10例。（江西中医药，2005，3）

（14）王秀桂中西医结合治疗稳定型输卵管妊娠36例：丹参15 g（酒炒），赤芍12 g，桃仁9 g，郁金、茯苓、党参各8 g，生姜3片。每日1剂，水煎分3～4次服；用5日。用中药（含川花椒、益母草、血竭、侧柏叶、大黄各60 g，艾叶50 g，黄柏、泽兰、薄荷各30 g。研末）250 g，纱布包，蒸10～15分钟，热敷包块，每日1～2次；10日为1疗程。与对照组33例，均用甲氨蝶呤75 mg，静推。结果：两组分别治愈34、25例（$P<0.05$），失败2、8例。见副反应分别19、47例。（甘肃中医学院学报，2005，3）

（15）李改平中西医结合治疗非破裂型输卵管妊娠28例：丹参、赤芍各15 g，桃仁9 g，三棱、莪术各6 g。每日1剂，水煎服。并用米非司酮25 mg/12 h，1次空腹（或餐后2小时）服，用6日。严密观察血压、脉搏、腹痛及阴道出血等。结果：治愈24例，中转手术4例。（中国中医急症，2004，12）

（16）谢敏中西医结合治疗异位妊娠65例：用赤芍、丹参各15 g，三棱、莪术各9 g，蜈蚣2条。每日1剂，水煎服；7～10日为1疗程。并用甲氨蝶呤25 mg，隔2日1次肌注；3～4次为1疗程；总剂量50～150 mg。包块缩小缓慢用软坚膏（含大风子、木鳖子、铜绿各25 g，去核大枣10个。研末），纱布包，置于下腹，外加热敷。结果：治愈57例，失败8例。（中国民间疗法，2005，10）

（17）雷少霞中西医结合治疗异位妊娠34例：本组用米非司酮50 mg/d，2次口服；用3日。次日用败酱草、天花粉各20 g，丹参、赤芍各15 g，蒲黄、五灵脂各10 g，桃仁、三棱、莪术各9 g，蜈蚣2条（去头足）。出血久伴低热加金银花、连翘、仙鹤草。每日1剂，水煎服；用7～10日。对照组30例，用甲氨蝶呤50 mg，肌注；β-HCG水平在治疗后第7日>第4日，重复1次。结果：血β-HCG两组治疗前后自身比较均有显著性差异（$P<0.05$）。随访半年，分别妊娠10/20、7/16例。见副反应（胃肠反应、口腔溃疡、白细胞总数下降、转氨酶升高）分别0、10例。（中国中西医结合杂志，2005，12）

（18）赵瑰丽中西医结合治疗异位妊娠34例：与对照组20例，均用宫外孕Ⅱ号方：丹参、赤芍、枳壳各15 g，桃仁12 g。随症加减，每日1剂，水煎服。用蜈蚣粉5 g/d，冲服。用至血β-HCG复常。本组并用米非司酮片150 mg/d，顿服；服药前、后2小时禁食。1周后，血β-HCG未下降重复1次。结果：两组分别治愈30、11例，无效4、9例。疗效本组优于对照组($P<0.05$)。肿块消失及血β-HCG复常时间本组均短于对照组（$P<0.05$）。（陕西中医学院学报，2005，6）

（三）经验良方选录

1. 内服方：

（1）丹参、焦山楂各30 g，三棱、莪术、赤芍各15 g，桃仁12 g，川楝子10 g。每日1剂，水煎，服两次，10剂为1疗程。气血两虚加黄芪30 g，党参20 g，当归15 g。阴虚发热加龟甲、牡蛎各15 g，鳖甲12 g。腹痛剧烈加延胡索、乳香、没药各9 g。便秘加大黄、厚朴各9 g。发热加金银花、败酱草各10 g。孕卵存活加牛膝、三棱、龟甲各15 g，蜈蚣5条。主治异位妊娠。

（2）三棱、莪术各8 g，连翘、绵马贯众炭、延胡索各10 g，红花5 g，瓜蒌15 g，苏木、金银花各12 g，血余炭6 g，仙鹤草25 g，三七粉5 g，蜈蚣3条。水煎早晚分服，每日1剂。其中三七粉、蜈蚣研粉吞服。另以3条蜈蚣研末以酒调成糊状，敷脐周围，外贴活血止痛膏覆盖，24小时更换1次。主治异位妊娠。

（3）丹参15 g，赤芍、桃仁各10 g，乳香、没药各6 g。随症加减：有包块加三棱、莪术。腹胀便秘加枳壳、生大黄。如合并感染加金银花、黄芪、蒲公英。胚胎存活加天花粉注射液。休克加参附汤，配合输液、输血、给氧。水煎，每日1剂。服两次，5剂为1疗程。主治异位妊娠。

（4）三棱、莪术、穿山甲、桃仁、石见穿、赤芍、枳实、川芎各15 g，红花、当归各12 g，牛膝、丹参、半枝莲、败酱草各30 g。水煎2次，取汁600 g，分2次口服，每2周为1疗程。丸剂是将上药低温烤干，研成细末，加醋调糊做丸，每次服9 g，每日3次。主治异位妊娠。

（5）赤芍15 g，当归12 g，桃仁、牡丹皮、红花、牛膝、延胡索各9 g，乌药6 g，乳香、甘草各5 g。随症加减：瘀结型加三棱、莪术、槟榔各9 g。内崩型加三棱、莪术各9 g。每日1剂，水煎，服两次，7剂为1疗程。主治异位妊娠。

（6）党参60 g，熟地黄30 g，阿胶20 g，山茱萸15 g，仙鹤草、白芍、当归各12 g，三七粉（分次冲服）10 g，川芎、艾叶各3 g。每日1剂，加水浓煎，取液80 mL，1次顿服，3小时后服第2剂。主治异位妊娠急性破裂出血。

（7）生地黄、白芍、当归、阿胶各12 g，绵马贯众炭、延胡索、炒艾叶、制附片（先煎）各9 g，荆芥炭、乳香、没药各8 g，炙甘草、三七粉（冲服）各6 g，川芎3 g。每日1剂，水煎，服两次，配合输血、输液。主治异位妊娠。

（8）五灵脂（炒）、当归、川芎、桃仁（研泥）、牡丹皮、赤芍、乌药、延胡索各10 g，甘草、香附、红花、枳壳各6 g。每日1剂，水煎，服两次，病轻者少服，病重者多服，病去药止。主治异位妊娠。

（9）瓜蒌、丹参、牡丹皮、赤芍、桃仁、五灵脂、三棱、莪术、紫草各15 g，败酱草20 g，三七末6 g（冲服）。上药加水煎取300 g药汁，分2次服，每日1剂。1个月为1疗程。主治异位妊娠。

（10）丹参、川续断各15 g，益母草15～20 g，赤芍12 g，三棱、莪术各6～10 g，桃仁、川芎、丝瓜络、牛膝各10 g。上药煎取400 g汁，分2次服。主治异位妊娠。

（11）党参30 g，阿胶15 g，当归、生地黄、桃仁、红花各12 g，三七粉10 g（分次冲服），枳壳6 g，川芎3 g。每日1剂，水煎两次，取液200 mL，分两次服。主治异位妊娠急性出血。

（12）当归、丹参各15 g，赤芍、泽兰、桃仁、红花、阿胶各10 g，三七粉（冲服）5 g。每日1剂，加水500 mL，煎取200 mL，分两次服，10剂为1疗程。主治异位妊娠。

（13）丹参15 g，茯苓、薏苡仁各12 g，桂枝、乌药、牡丹皮、赤芍、桃仁各10 g，三棱、莪术、乳香、没药各6 g，甘草3 g。每日1剂，水煎，服两次。主治包块型异位妊娠。

(14) 丹参、花蕊石各15 g，槐花10 g，赤芍、桃仁各9 g，乳香、没药各6 g。每日1剂，水煎两次，取液混合，早晚分服。主治异位妊娠。

(15) 金银花、蒲公英、丹参、没药各15 g，赤芍、桃仁各12 g，乳香10 g。每日1剂，水煎，服两次，20剂为1疗程。主治包块型异位妊娠。

(16) 三棱、莪术、牛膝、川芎、当归各15 g，没药10 g，砂仁5 g。每日1剂，水煎，服两次，20日为1疗程。主治包块型异位妊娠。

(17) 当归、丹参各15 g，山栀子、红花、地榆炭、延胡索各12 g，甘草3 g。每日1剂，水煎，服两次，20剂为1疗程。主治异位妊娠。

(18) 丹参、赤芍各15 g，桃仁、三棱各9 g，莪术6 g。每日1剂，水煎两次，早晚分服，15日为1疗程。主治包块型异位妊娠。

(19) 蜈蚣1 g，水蛭2 g，土鳖3 g。药研细末，混匀后每服0.2 g，每日3次。主治异位妊娠。

2. 外治方：

(1) 大风子15 g，木鳖子15 g，铜绿15 g，大枣10个（去核）。共研末，纱布包裹，置于下腹部，外加热敷。活血通络。主治异位妊娠破损期。

(2) 虎杖、熟石膏、冰片各适量。药研末和匀，加水适量，制成饼状，贴敷患侧下肢，每日换1次。主治异位妊娠。

(3) 足三里、三阴交穴。用脉冲电流，频率120～160次/min。主治异位妊娠。

(4) 天花粉注射液5～10 mL。皮试后肌注，每日1次。主治异位妊娠。

第二十五节　胎位不正

一、病证概述

正常胎位为枕前位，其余的胎位均为异常胎位。胎位异常是造成难产的主要原因之一。可分为胎头位异常和胎先露异常两大类。胎头位异常包括持续性枕后（横）位、颜面位、高直位（正顶位）；胎先露异常又分为臀先露（臀位）、肩先露（横位）及复合先露等。胎头位置异常可能与骨盆形态异常、骨盆狭窄、头盆不称、胎头俯屈不良等有关；胎先露异常可能与孕妇腹壁过松、羊水过多或过少、胎儿活动度过大、双胎或多胎、子宫畸形等因素有关。中医古籍中对胎位异常很早即有认识，亦为历代医家所重视。多因素体虚弱，或孕后过度安逸，气虚无力转正胎位；或胎体长大，气机升降不利；或肾虚阴亏，胎元失于和顺。临床常见证候有气血虚弱证、气机郁滞证、肾阴亏虚证等。

二、妙法绝招解析

(一) 气血不调，胎位倾斜（孙浩铭医案）

1. 病历摘要：王某，28岁。妊娠将届8个月，经常少腹微痛，腰酸，头晕，肢体笨重。目前经保健院检查，宫底在脐与剑突之间，右肩前横位。脉沉细而滑，舌根苔腻。诊断为胎位不正。

证属气血不调，胎位倾斜。治宜流畅气机，转正胎位。方选宫中十二味方。药用川芎、秦当归（后入）、菟丝子、酒白芍、川贝母、荆芥穗、生黄芪、旧艾叶、川厚朴、盐枳壳、羌活、生甘草各6 g。每日1剂，水煎服。连服2剂后，未见异常感觉，头晕，身重稍减。脉来细滑，腻苔稍退。仍继前方续服5剂。孕妇经保健院检查，左枕前头位。本日来诊因上腹不适，呕吐酸水食少，头晕，少腹痛腰酸。脉细，舌苔薄浊。拟疏肝和胃、理气安胎。药用川续断24 g，苍术、白术、双钩藤、川楝子、台乌药各9 g，杭白芍、枯黄芩、厚朴花各6 g。服3剂而安。(《孙浩铭妇科临床经验》，福建人民出版社，1978)

2. 妙法绝招解析：此方民间流传颇广，疗效亦佳。方中诸药，疏而不散，化而不伤，补而不滞，行而不窜，深得“调气”法之要领，气调则血顺，故用之可得流畅气机，转正胎位，剂量轻灵，配伍得法，临床应用确有效果。复诊见肝郁气滞，故改用疏肝理气，清热安胎之品。

（二）气血不调，无力转位（吕春荣医案）

1. 病历摘要：某患者，26岁。妊娠34周，胎位不正（臀位），自28周起采用胸膝位法持续6周无效。B超示胎儿发育及羊水均正常。诊时诉疲乏无力、纳食不佳、心悸气短，大便偏溏，脉细滑、舌质淡胖、苔薄白。诊断为胎位不正。

证属气血不调，无力转位。治宜益气健脾，养血转胎。药用炙黄芪30 g，党参20 g，白扁豆、淮山药、丹参、炒谷芽、炒麦芽各15 g，白术、茯苓、当归身、炒枣仁、鸡内金各10 g，煨木香、甘草各6 g。每日1剂，水煎服。服3剂后复查胎儿已转位，后足月顺产一女婴。(《中华实用中西药杂志》，2004，5)

2. 妙法绝招解析：本案多因素体气血不足，或脾胃虚弱，孕后又患他病，损伤正气，或严重恶阻，脾胃更虚，化源不足，遂致气血亏虚，无力转位而成胎位不正。症见小腹胀、有下坠感，神疲肢倦，面色萎黄，心悸气短，舌质淡，苔薄白，脉细少力。治拟益气健脾，养血转胎，竟获速效。

三、文献选录

胎位不正一般指胎位异常。胎儿在子宫内的位置叫胎位。正常的胎位应为胎体纵轴与母体纵轴平行，胎头在骨盆入口处，并俯屈，颏部贴近胸壁，脊柱略前弯，四肢屈曲交叉于胸腹前，整个胎体呈椭圆形，称为枕前位。除此外，其余的胎位均为异常胎位。在妊娠中期，胎位可异常，以后多会自动转为枕前位。如在妊娠后期，仍为异常胎位，则称为胎位异常，亦叫“胎位不正”。常见的胎位不正有胎儿臀部在骨盆入口处的臀位，胎体纵轴与母体纵轴垂直的横位，或斜位等。引起胎位不正的原因有子宫发育不良、子宫畸形、骨盆狭小、盆腔肿瘤、胎儿畸形、羊水过多等因素。异常胎位在分娩时可引起难产，多需手术助产。如处理不当，甚至会危及母亲及胎儿生命。

（一）临床报道选录

1. 内服药疗法：

(1) 李庚辰等用顺产汤矫正胎位不正150例：治疗组药用大枣30 g，菟丝子20 g，黄芪、桑寄生各10 g，车前子12 g，制大黄8 g，当归、续断、白术、白芍、茯苓、川贝母各6 g。肾阴虚加阿胶、生地黄、黄芩；肾阳虚加艾叶、补骨脂；肝郁加砂仁、紫苏梗、香附。每日1剂，水煎2次，晨起1次服下。服药后胎背向上侧卧1小时，若横位则头在左向右侧卧，头在右向左侧卧。5剂为1疗程，疗程间隔2日。对照组以胸膝卧位法治疗，7日为1疗程。两组各150例，其中孕周33～37周者分别为71和80例。结果：无论疗程对比或孕周疗效对比，治疗组均优于对照组（$P<0.01$）；治疗组孕周＞37周者4例中，胎位获得矫正者3例；对照组16例，无1例成功。(河北中医，1991，3)

(2) 林莱花用当归芍药散加味矫正臀位胎儿 100 例：药用白芍、茯苓、泽泻、太子参各 15 g，当归、枳壳、川厚朴、白术各 10 g，川芎 8 g，砂仁（后下）5 g。气虚体弱加黄芪 15 g；口苦加黄芩 10 g；羊水过多加槟榔、大腹皮各 10 g；羊水过少加枸杞子 15 g。每日 1 剂，水煎 2 次温服，连服 4 剂，停药观察 3 日，为 1 个疗程。翌周复查，未矫正者续服第 2、3 疗程，3 个疗程未矫正者为无效，停此药。服本方后，多数孕妇均有胎动加频的感觉，未见任何不良反应。林氏治疗 100 例，矫正成功 90 例，失败 10 例，有效率达 90%。(福建中医药，1993，5)

(3) 张振榆等用保产无忧散治疗胎位异常 200 例：保产无忧汤出于《笔花医镜》，主治安胎、转胎。组成：当归、白芍、荆芥穗、黄芪、菟丝子各 10 g，川芎、羌活、厚朴、枳壳、川贝母、菟丝各 6 g，甘草 3 g。治疗胎位异常 200 例，随证加减：臀位加白术、黄芩各 8 g；横位加川续断、紫苏各 10 g。每日 1 剂，水煎服。结果：服药 3 剂痊愈者 185 例，6 剂痊愈者 11 例，无效 4 例。治愈率 98%。(陕西中医，1992，12)

(4) 陈瑞俊用自拟达生饮加减矫正胎位不正 56 例：其中第一胎 34 例，第二胎 22 例；臀位 18 例，横位 22 例，足位 16 例；妊娠 29～30 周 30 例，30 周以上者 26 例。药用黄芪 15 g，白术、熟地黄各 10 g，紫苏梗、人参、白芍、续断、杜仲、菟丝子各 9 g，炙甘草、川芎、陈皮各 6 g，青葱茎 5 根。每日 1 剂，水煎服，一般连服 4 剂为 1 个疗程。治疗结果：56 例中服药 1 个疗程得到矫正者 27 例，服药 2 个疗程配合艾条灸足趾至阴穴得到矫正者 28 例。再次反复胎位不正者经重复治疗 5 例，矫正失败者 1 例，成功率 98.5%。(福建中医药，1995，1)

(5) 陈秀琴用加减四物汤治疗胎位不正 80 例：药用白术、茯苓各 15 g，当归、白芍各 12 g，川芎 6 g。每晚服 1 剂。连服 3 剂为 1 疗程。服药 1 疗程后，每周复查 1 次，连查 2 周，转正后再服 1 疗程。全部病例均以进入预产期来本院复查胎位为准，并在本院分娩。结果：横位 8 例，斜位 2 例均转正，臀位 70 例转正 65 例。治愈率为 93.75%。(山东中医杂志，1988，1)

(6) 庞保珍等用转天汤矫正胎位 94 例：本组为妊娠 7 个月以上的胎位不正的患者，初产 61 例，经产 33 例；臀位 83 例，横位 11 例。药用当归 15～60 g，人参 3～30 g，川芎 15 g，升麻 1.2 g，牛膝 9 g，附子 3 g。每日 1 剂，水煎服。2 剂为 1 疗程。结果：成功 84 例，无效 10 例。(山东中医杂志，1987，5)

(7) 谢绚星等用转胎汤合胸膝卧法矫正胎位 66 例：药用黄芪 15 g，当归、川芎、紫苏叶、白芍各 12 g，枳壳 10 g：每日 1 剂，水煎。清晨顿服。同时每日早晚空腹时作胸膝卧位各 1 次，每次 10～15 分钟。6 日后复查，胎位转正者 65 例，成功率为 98%。本组成功率显著高于单纯服用本方及单纯作胸膝卧位对照组（各 66 例的成功率分别为 86% 和 81%）($P<0.01$)。(北京中医，1991，2)

(8) 李爱先用减味保产无忧散矫正胎位 58 例：本组孕妇为妊娠 6～9 个月的胎儿臀位者，已排除双胎、病理性骨盆狭窄、肿瘤、子宫及胎儿畸形、胎盘异常以及服药后不经复查者。药用生黄芪 15 g，荆芥、川贝母、当归、川芎、羌活、甘草各 6 g，生姜 3 片。妊娠 6～7 个月内服 1 剂，7～8 个月内服 2 剂，8～9 个月内服 3 剂。服药 10～15 日后复查胎位，如已转为正常胎位后又异常者，可按月份大小再予数剂。结果：51 例均于服药后 10～15 日转位成功，1 例虽多次反复但亦足月顺产，6 例失败。(浙江中医杂志，1986，2)

(9) 王爱珍用加味四物汤矫正单胎臀位 384 例：本组均为妊娠 30～40 周的单胎臀位。随机分为Ⅰ组 198 例，用加味四物汤：当归、熟地黄、白芍、白术、续断、党参、黄芪各 9 g，川芎、枳壳各 6 g。每日 1 剂，水煎服。连服 3 剂。Ⅱ组 186 例，每日早晚膝胸卧位，艾灸至阴穴（两侧交替）各 15 分钟。1 周后复查。结果：Ⅰ、Ⅱ组成功（转为头位）者分别为 155 例（占

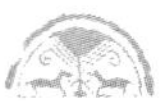

78.28%)、121例（占65.05%）。两组比较有显著差异（$P<0.01$）。（山西中医，1991，3）

（10）姚世平等用转胎饮治疗胎位异常50例：药用党参15 g，黄芪、熟地黄、川芎、川续断、白芍、当归、白术各10 g，炙甘草6 g。每日1剂，水煎服。3日为1疗程。治疗1～2个疗程。部分病例配合胸膝卧位或臀高位。结果：痊愈45例，无效5例。（广东医学，1994，2）

（11）彭芷美用圣愈汤加味治疗胎位不正96例：药用熟地黄、党参、黄芪、菟丝子各15 g，当归身、杭白芍、桑寄生各10 g，川芎、枳壳各6 g。每日1剂，水煎服。3日为1疗程。用药期间避免过劳，禁忌房事。结果：胎位矫正92例，无效4例。（国医论坛，1994，3）

（12）薛丽梅用八珍汤加减纠正臀位妊娠32例：药用党参、黄芪各10 g，白术、当归、熟地黄、白芍、续断各9 g，川芎、枳壳各8 g，甘草3 g。每日1剂，水煎。空腹服。3剂为1疗程，疗程间隔1日。结果：治愈29例，无效3例。（北京中医，1994，5）

（13）张正荣用归芎调气汤矫正胎儿臀位160例：本组选择对象孕34周以上的初、经产妇臀位者，除有明显禁忌证外均适应。药用当归、川芎、枳壳、陈皮、甘草各9 g。每日1剂，分早晚各服1次，连续3剂为1疗程。结果：有效143例（占89.4%），其中第1疗程有效134例（83.8%），第2疗程7例（4.4%），第3疗程2例；无效17例。（中西医结合杂志，1988，3）

（14）鲍维均用保产无忧方安胎转胎24例：药用生黄芪20 g，炒厚朴、生白芍、菟丝子、炒白术、当归、黄芩各15 g，艾叶炭、砂仁、枳壳、荆芥、川贝母、羌活各10 g。转胎10例，用炙黄芪20 g，当归、炒白芍、菟丝子、川芎、炒厚朴各15 g，枳壳、羌活、荆芥、艾叶、炙甘草、贝母、生姜各10 g。均每日1剂，水煎服。用3～9剂。结果：两组分别成功12、7例，失败2、3例。（云南中医杂志，1994，3）

（15）郭天玲等用当归芍药散矫正胎儿臀位77例：共观察119例，随机分为3组。两服药组均于26^{+}～36^{+}孕周开始服用当归芍药散（片），直至分娩。甲组每日2次，每次服5片，乙组每日3次，每次5片。对照组以常规胸膝卧位治疗。31孕周后复查。共治疗77例，结果：服药甲组45例，转头位者33例（73.3%）；服药乙组32例，转头位者29例（90.6%）。对照组42例，转头位者28例（66.7%）。甲组与对照组比较差异不显著；乙组与对照组比较有显著性差异（$P<0.05$）。即以每日服药4.5 g（5片/d·3次）的效果较好，最短服药1周、最长服药5周后转位；最迟转位为38孕周。（上海中医药杂志，1987，7）

（16）熊皎用参续养血理气汤矫正胎位不正86例：药用党参、续断各15 g，当归、川芎各10 g，枳壳、紫苏梗、甘草各5 g。每日1剂，水煎服。5剂为1疗程。对照组40例，胸膝卧位，每次10～15分钟，每日2次。1周为1疗程。结果：两组分别成功73例（84.9%）、12例（30.0%），失败13、28例。（云南中医中药杂志，1995，3）

（17）丁秀贝自拟转胎方治疗胎位不正50例：药用菟丝子20 g，桑寄生15 g，赤芍、川续断各12 g，当归、党参、白术、泽泻各10 g，川芎6 g。每日1剂，水煎2次，早晚分服，3剂为1个疗程。嘱患者服药后即平卧休息1小时。1周后复查，未矫正者再行第2疗程。共治疗1个疗程胎位转正者39例，2个疗程转正者3例，无效8例，有效率84%。（湖北中医杂志，1992，5）

（18）梅明友自拟加味补中益气汤合艾熏至阴穴治胎位不正70例：药用党参、黄芪、川续断、桑寄生各15 g，当归身、大腹皮、炒枳壳、炒白术各10 g，炙升麻、炙甘草、炙柴胡、陈皮各6 g。3剂，隔日1剂，2次煎服。与艾熏配合治疗的方法，艾熏用普通艾条熏双侧至阴穴，距离以热感能忍受为度，每日1次，每次15分钟，7日为1个疗程。复查后胎位已转正的停药，无效者再行第2疗程。梅氏体会：方用李东垣补中益气汤健脾补中，以起推动作用和激发其胎儿运动；配用枳壳、大腹皮行气宽中，使气机畅达，胎儿在母腹中有纠正体位活动余地；复以川续

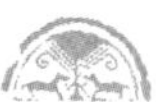

断、桑寄生补肾安胎，以固其本；同时配合艾熏，以助药力，故能速达纠正胎位，缩短疗程的目的。（新中医，1990，5）

（19）曹恒自拟倒顺汤治疗胎位不正 63 例：药用益母草、当归、党参、白术、熟地黄、黄芪、续断、杭芍各 10～15 g，枳壳、川芎、甘草各 5～10 g为基本方。气血不足，面色苍白少华者黄芪加至 30～40 g，加龙眼肉 10～15 g；腰膝酸软困痛者加焦杜仲、桑寄生、菟丝子各15～20 g；羊水过多者加大腹皮、猪苓、云茯苓各 10～15 g，或车前子 20～30 g；心悸怔忡者加生龙骨、生牡蛎、酸枣仁各 15～20 g；脾虚纳差者加砂仁、焦三仙各 5～10 g。上方 3～5 剂，水煎取汁 300～350 mL，每日 2 次分服。对妊娠 34～36 周者加用艾灸双侧至阴穴，每日 1～2 次，每次 20 分钟以上。曹氏以此方治疗 63 例，痊愈 61 例，无效 2 例，治愈率 96.18%。（陕西中医，1993，12）

2. 针灸疗法：

（1）秦广风等以耳压法矫正胎位不正 413 例：①耳压组，用火柴棒头或用针灸针的针尾在耳部子宫、交感、皮质下、肝、脾、肾、腹等相应穴位上找到敏感点，消毒后用王不留行籽及胶布贴压于敏感点上，依次每日 3 次揉压 5 分钟。4 日为 1 疗程，连用 1～4 疗程。②对照组，采用膝胸卧位法矫正胎位。早晚各 1 次，每次 15 分钟。1 周为 1 疗程，连治 1～2 疗程。结果：耳压组 413 例中，成功 344 例（占 83.3%）；其中 1987 年观察耳压组 110 例与对照组 40 例，分别成功 93 例（84.5%）和 27 例（67.5%），转位成功率以耳压组为高（$P<0.05$）。（中医杂志，1989，6）

（2）崔绍华等以耳穴贴压配合反屈姿势治疗胎位不正 124 例：耳穴取子宫、交感、皮质下、肝、脾、肾、腹。用王不留行籽贴压，两耳交替使用。孕妇排空小便，用反屈姿势体位 30 分钟，同时揉压耳穴，每次 15 分钟，每日 3 次，均于餐后 30 分钟矫治。3～4 日为 1 疗程。结果：成功 118 例，失败 6 例。（中国针灸，1993，6）

（3）马爱华用艾熏足疗法治疗胎位不正 512 例：患者取半仰卧位，一下肢屈膝自然下垂着地，膝部略低于髋关节；另一肢伸膝并低于髓关节 30°左右自然斜放，点燃艾条熏疗伸直膝之足的隐白、大敦、涌泉等穴 15～30 分钟，左右足调换。每日 1 次。治疗 1～7 次后，成功 510 例，占 99.6%，无效 2 例。（浙江中医学院学报，1985，2）

（4）汪杰用至阴穴温针法治疗胎位不正 82 例：其中妊娠 24 周以内者 50 例，妊娠 24 周以上者 32 例。取双侧至阴穴，患者放松腰带，取仰卧位，运用 32 号毫针刺入 2.5 mm，待有得气感后，用捻转法平补平泻 1～2 分钟，然后连续温针 3 壮。每日 1 次，5 次为 1 个疗程，一般连续治疗 1～2 个疗程。其结果为：治疗 1 个疗程者 58 例，有效 41 例，无效 17 例，转正率 71%；治疗 2 个疗程 24 例，有效 3 例，无效 21 例，转正率为 12%（$P<0.001$），有非常显著性差异。说明一般 1 个疗程以内多能矫正，超过 1 个疗程疗效不理想。（上海针灸杂志，1993，4）

（5）燕玉贞等采用艾灸穴位矫正胎位 22 例：孕周均在 28～37 周。B 超提示：横位 15 例，臀位 7 例。方法：孕妇取坐位或仰卧位，暴露双三阴交穴和双至阴穴，距离以不感灼痛为度，先灸三阴交，后灸至阴穴，每组艾灸时间 10 分钟，每日 1 次。治疗时嘱孕妇放松腰带及腹肌，7 日为 1 个疗程。结果：2 个疗程完成后总有效率 77%，无效占 23%。笔者认为：三阴交与至阴穴都具有疏通气血、调整阴阳之功，而膀胱之井穴至阴对矫正胎位有特殊的疗效。两穴合用既补正气又调胎位，并具有简便舒适、疗效迅速等优点。（中医外治杂志，1996，2）

（6）赵伯平用至阴穴贴压王不留行籽矫正胎位 150 例：孕妇坐在床上，双足置于床面，脱去鞋袜，屈膝一膝内侧，足外沿翘起，用酒精棉球擦净小趾，待干后用穴位探测仪探测至阴穴，将备好的王不留行籽胶布对准穴位贴牢，对侧以同样方法处理。嘱孕妇每日排空小便后，放松腹壁，按压所贴药粒，每次 2～3 分钟，每日 3 次以上，以腹部有胎动感最好。待 3～4 日后复查，

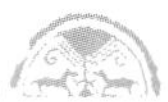

未转正者重复治疗。结果：150 例中转为头位者 132 人，有效率 88%。赵氏认为：贴压法主要是取其机械压迫作用，刺激子宫，促使胎儿活动增加，也能兴奋肾上腺皮质系统，诱发子宫收缩和增加胎动，达到转正胎位之功效。贴压穴位准确是成功的关键，故贴压时最好用探测仪探测穴位，找到后才能取得好的效果。（中国针灸，1994，5）

（二）经验良方选录

1. 内服方：

（1）当归（另包后入）15 g，桑寄生 12 g，川芎、紫苏梗各 10 g，炒枳壳 6 g，桔梗 3 g。上药用 600 mL 水浸泡 30 分钟，煎煮约 20 分钟（熬 15 分钟后投入当归），取 200 g 浓缩汁，药渣再加 400 g 水，煎取 200 g 浓缩汁。第 1 汁在早中餐之间服，第 2 汁在中晚餐之间服。每日 1 剂，连服 3 剂。主治胎位不正。

（2）党参、黄芪、川续断、桑寄生各 15 g，当归身、大腹皮、炒枳壳、炒白术各 10 g，炙升麻、炙甘草、炙柴胡、陈皮各 6 g。隔日 1 剂，2 次煎服，连服 3 剂。同时配合艾条熏双侧至阴穴，每日 1 次，每次 15 分钟。内外治法同施，7 日为 1 疗程。主治胎位不正。

（3）生黄芪、荆芥、川贝母各 9 g，当归、川芎各 6 g，羌活、甘草各 3 g，生姜 3 片。水煎早晚分服。妊娠 6～7 个月者服 1 剂，7～8 个月者服 2 剂，8～9 个月者服 3 剂。服药 10～15 日后复查胎位，若胎位转正后又异常者，可按月份再服。主治胎位不正。

（4）酒当归、焦白术、杭白芍、盐泽泻、酒续断、桑寄生、菟丝子、大腹皮各 9 g，酒川芎、紫苏叶、陈皮各 6 g。每日 1 剂，水煎早晚空腹分服，连续 3 日，停药 2 日后进行复查，若胎位尚未转正，继服 3 剂，服 9 剂后胎位仍未转正者为无效。滋补肾阴，养血正胎。主治胎位不正。

（5）当归 10 g，黄芪 8 g，川芎、荆芥穗各 6 g，白芍 5 g，艾叶 4.5 g，厚朴、羌活、枳壳、川贝母、甘草、生姜各 3 g。随症加减：气虚加党参。腰膝酸软加杜仲、桑寄生。胎热减生姜、艾叶，加金银花。每日 1 剂，水煎，服两次。主治胎位异常。

（6）炒北黄芪、炒当归头、酒炒菟丝子、大川芎各 12 g，酒炒白芍、炒荆芥、全紫苏、姜汁炒厚朴、醋炒艾叶、川贝母各 9 g，麸炒枳壳、川羌活、炙甘草各 6 g，体虚者加红参 6～10 g。共研细末，每次冲服 6 g，每日 1～2 次。主治胎位不正。

（7）生黄芪 15 g，当归、川芎、荆芥、川贝母各 9 g，羌活、甘草各 6 g，生姜 3 片。每日 1 剂，水煎，服两次，6～7 个月内者服 3 剂，7～8 个月者服 5 剂，8～9 个月者服 6 剂。服药 10 日后复查。若转正后又异常者可再服。主治胎位不正。

（8）当归 15 g，川芎 9 g，枳壳、紫苏梗各 6 g，砂仁 3 g。每日 1 剂，水煎两次，取液混合，分两次服。气虚加党参、黄芪、甘草各 10 g；肾虚加杜仲、川续断、桑寄生各 15 g；血热加炒黄芩 9 g；血寒加艾叶 12 g。主治胎位不正。

（9）黄芪 15 g，当归、白芍、菟丝子各 10 g，川贝母、荆芥穗、厚朴、艾叶、枳壳、羌活、甘草各 6 g。每日 1 剂，加水煎沸 15 分钟，过滤取液，渣再加水 20 分钟。滤过去渣，两次滤液兑匀，分早晚两次服。主治胎位不正。

（10）黄芪 15 g，当归 10 g，川芎、荆芥穗、艾叶、厚朴、羌活、枳壳、川贝母、甘草各 6 g，生姜 3 片。每日 1 剂，水煎，服两次。气虚加党参；腰膝酸软加杜仲、桑寄生；胎热减生姜、艾叶，加金银花。主治胎位异常。

（11）当归 12 g，川芎 9 g，升麻 5 g。每日 1 剂，水煎，服两次。连服 13 日后，进行胎位检查。如已转成横位时，加用怀牛膝 6～9 g。如已转成正位后，则用宽布条或长毛巾缠裹腹部使其稳定。主治胎位异常。

（12）当归身 20 g，川芎、醋香附、紫苏、炒枳壳、大腹皮各 9 g，生甘草 5 g，生姜 3 片。每日 1 剂，小火煎 25 分钟，早晚空腹服，服后将裤带放松，平卧 2 小时。养血调气，调整胎位。主治胎位不正。

（13）当归、川芎、生黄芪、荆芥、川贝母、羌活、甘草各 6 g，生姜 3 片。水煎，服两次，6～7 个月内者服 1 剂，7～8 个月者服 2 剂，8～9 个月者服 3 剂。服药 10 日后复查。若转正后又异常者可再服。

（14）生黄芪 15 g，酒洗当归、川芎、酒洗白芍、菟丝子、川贝母、醋炒艾叶、厚朴、荆芥穗、炒枳壳、羌活、甘草各 6 g，生姜 3 片。每日 1 剂，水煎，服两次，配合作膝胸卧位，每日两次。主治胎儿臂位。

（15）党参、当归、黄芪、白术、熟地黄、白芍、川续断各 9 g，川芎、枳壳、炙甘草各 6 g。每日 1 剂，水煎，早晚餐前各服 1 次，服后宽松腰带，房内散步，3 剂为 1 疗程。主治胎位不正（臀位、横位）。

（16）当归、白芍、熟地黄、党参、白术、黄芪各 10 g，川续断、炙甘草、川芎、枳壳各 6 g。每日 1 剂，水煎服，早晚各服 1 次，连服 3 日为 1 疗程。主治胎位不正。

（17）当归、川贝母、黄芪、白芍、菟丝子、厚朴、艾叶、荆芥穗、枳壳、川芎、羌活各 6 g，甘草 3 g。水煎分 2 次服，每日 1 剂。养血益气安胎。主治胎位不正。

2. 外治方：

（1）生姜适量。将生姜捣成泥状，分别贴敷双侧至阴穴，然后用塑料薄膜包好，使姜泥始终保持潮湿状态，如干燥可重新更换，直到胎位转正为止。主治胎位不正。

（2）大蒜适量。将大蒜捣烂成糊状，敷贴在命门、肾俞、三阴交、至阴穴，外用油纸盖好，胶布固定，于 2～3 日取下换敷，7 次为 1 疗程。转正胎位。主治胎位不正。

（3）蓖麻子 30 粒。药去壳捣烂，分别贴敷百会（剃去少许头发）及双侧涌泉穴，15～30 分钟去药。主治胎位不正。

3. 艾灸方：

取至阴穴。用艾灸在至阴穴上灸 15 分钟，隔日 1 次。主治胎位不正。

第二十六节　妊娠其他病症

一、病证概述

本节包括胎气上逆、妊娠不寐、妊娠子鸣、妊娠瘈症、妊娠子悬、妊娠甲衄五症。其中胎气上逆，是因妊娠将养失宜、气血乖违、胎气上逼所致。是以胸胁胀满喘急、烦躁不安为主要表现的妊娠类疾病。妊娠后，渐觉胸闷腹胀，痞塞不舒，呼吸不畅，食后更甚或呼吸迫促，烦躁不安，胸胁满痛，伴心烦易怒、口苦口干、嗳气纳呆等症。娠后胸胁胀满，喘急疼痛，产后即消失。其余病证临床特点从略。

二、妙法绝招解析

（一）胎气上逆：肝气郁闭，胎气上升（裘笑梅医案）

1. 病历摘要：邢某，39 岁。妊娠六个月，忧郁过度，致胎气不和，两胁闷而疼痛，如弓上弦。脉沉弦，苔薄白，质少津。诊断为胎气上逆。

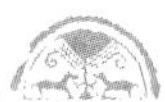

证属肝气郁闭，胎气上升。治宜疏肝解郁，养血安胎。方选傅青主解郁汤化裁。药用白术15 g，白茯苓、当归身、白芍、栀子各9 g，枳壳、砂仁（冲）、人参、薄荷各3 g。每日1剂，水煎服。服3剂后，闷痛除，子悬定，脉转缓滑，苔仍如前。上方去栀子，加川石斛9 g，继服5剂，病不复发。（《裘笑梅妇科临床经验选》，浙江科学技术出版社，1984）

2. 妙法绝招解析：妊娠中期，胸腹胀满，甚或喘息疼痛，烦躁不安，称“胎气上逆”，古名“子悬”。究其病因，多由脾胃虚弱，或肝郁犯脾，胎气壅塞，气机升降失调所致。本例患者忧郁过度，肝气郁结，况胎赖血养，营血不足，无以荫胎，子必上升。用傅氏解郁汤化裁，以人参、白术、茯苓、当归、白芍补气养血，配枳壳、砂仁、栀子、薄荷疏肝解郁，宽胸利膈，调其升降，则胎气自和。

（二）胎气上逆：肝气郁结，挟热上扰（朱小南医案）

1. 病历摘要：曹某，21岁。怀孕8个月，因气恼而气机上逆，胸胁间如有气闭壅塞，一度昏厥。今患者自揉胸部，据述前日气塞而昏厥，苏醒后，胸胁闷胀，恶心呕吐，现心烦口燥，腰背酸楚，不思饮食，似有异物阻塞，异常难受。脉滑数，舌苔黄腻。诊断为胎气上逆。

证属肝气郁结，挟热上扰。治宜清热解郁，疏肝降逆。药用钩藤12 g，合欢皮、淡黄芩、杜仲、续断、姜竹茹各9 g，紫苏梗、白术、陈皮、白芍各6 g，带壳砂仁（后下）3 g。每日1剂，水煎服。服2剂后，情绪较佳，面貌已无苦闷之象，服药颇见功效，呕逆已停，胸脘闷胀亦瘥，现胃口似稍开，略能饮食，稍感腰酸和胎动，其他无所苦。按脉亦不若上次之数，舌苔由黄腻而变为薄黄，症已大好。宗原意续予宽胸健脾、解郁安胎。药用钩藤12 g，菟丝子、覆盆子、茯苓、合欢皮、白芍各9 g，紫苏梗、带壳砂仁（后下）、白术、陈皮各6 g，玳玳花3 g。连服3剂以善其后。（《朱小南妇科经验选》，人民卫生出版社，1981）

2. 妙法绝招解析：妊娠后期，胎儿逐渐增长，腹部膨大，胸脘部分遭受影响，稍感胸闷胁胀，气急不舒，乃病程之常，不足为病。惟在此期内，遭受情志刺激，肝气挟热上逆，则胸胁闷胀现象变本加厉，渐趋严重，似有一团气块，涌塞于胸中，以致心闷、烦躁不安，甚至气逆而昏厥，神志模糊，不仅有碍健康，而且妨碍胎儿的安全，应急就诊，以防后患。本例因情志刺激，气郁而挟热上扰，引起气机窒塞，呕逆而烦躁，内热口燥，不思饮食，治疗当以清热解郁、疏肝降逆为主。本证古来多以紫苏梗为君药，盖既有理气宽中，又有止呕之功，复有安胎之效，对本症非常适合，白芍柔肝缓急，并能健脾止痛，亦为要药；合欢皮能化郁息怒，令人欢乐无忧，可使肝气条达；竹茹、砂仁健脾降逆；杜仲、续断为王肯堂杜仲丸主药，安胎壮腰膝，复用钩藤、黄芩以清肝经郁热，阻其上扰。服后见效颇速，呕逆胸闷等症次第减轻。惟经此症骚扰后，胎儿为之不安，所以有腰酸胎动之感，复诊遂以健脾安胎为主。以确保母体和胎儿健康。

（三）妊娠子鸣：儿啼腹中，临床罕见（李华医案）

1. 病历摘要：庞某，女，25岁。月经14岁初潮，色量正常，23岁结婚，妊娠30周，儿啼腹中。平素体健。配偶体健。忽觉腹中似有儿啼，其家人及邻里数人均从其左耳闻及较响亮的儿啼声，每次间隔时间为30分钟至2小时不等，哭声持续35分钟左右。且每于患者饥饿时儿啼加剧，得食啼减。产科对其做全面检查，未发现异常。做B超时儿啼次数增多（约70分钟儿啼4次），B超显示其腹内为一正常活男婴。经休息及输氧后儿啼次数明显减少，孕妇自述偶有口干，余无异常。孕妇在医院经胎吸助产娩一正常活男婴。产程中有胎儿宫内窘迫情况，羊水发绿，量少，新生儿呈窒息，Apgar评分：1分钟3分，3分钟7分，5分钟8分。体重3050 g，身长50 cm，头围33 cm，发育健全。给奶量每次约60 mL。产褥期产妇除多汗外，余皆正常。42日产后体检：婴儿重5200 g，各项指标正常，产妇亦无不适。（黑龙江中医，1985，2）

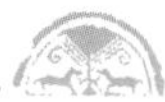

2. 妙法绝招解析：子鸣，指妊娠七八月时，腹中胎儿啼哭有声，虽然临床罕见，但确实存在。《傅青主女科》称为“妊娠子鸣”，《医宗金鉴·妇科心法》称为“妊娠子啼”。近年来国内亦偶有报道，认为子鸣与胎儿宫内窘迫征有关。按傅青主所云，病机为“气虚甚也”，胎在腹中，随母呼吸，及至七八月时，母气一虚，子失母气后突然发生呼吸急迫之感，即啼哭有声，傅氏自定扶气止啼汤（参、芪、当归、麦冬、橘红、甘草、天花粉），以人参、黄芪为君药，重在补益中气。使母气充实，子气得安，儿啼自停。另外，还有万密斋令孕妇跪地拾豆。叶天士令铜钱撒地，孕妇拾钱等治法，可供参考。

（四）妊娠痿症：脾肾双亏，冲任受损（张鹳一医案）

1. 病历摘要：郭某，女，30 岁。3 年前初次妊娠 2 个月时，即感周身疼痛，渐而两足痿细不能履步，分娩后症减，不数日乳汁大下后病又加重，辗转多处治疗始愈。分娩二胎后病又如前，症见两腿肌肉瘦削如枯柴，步履艰难，更兼形容憔悴，面白无华，诊其脉细弱不任重按，舌淡无苔。

证属脾肾双亏，冲任受损。治宜培补脾土，增强肾精。药用山药、熟地黄、枸杞子、黄芪、鸡血藤各 30 g，当归 20 g，威灵仙、杜仲、续断、白术、太子参、茯苓各 15 g，牛膝 12 g，木瓜、红花、川芎、鸡内金各 9 g。每日 1 剂，水煎服。服 5 剂后，腿已有力，能伸屈，精神亦转佳，唯饮食尚差。仍用上方并加入山楂、莱菔子、佛手，又进 7 剂而告愈。（河南中医，1981，4）

2. 妙法绝招解析：“治痿独取阳明。”《医碥》云“阳明为脏腑之海，主润宗筋，束骨而利机关与冲脉合于宗筋，属于带脉，阳明虚，则宗筋纵，带脉不收，故足痿而不用，所以治痿独取阳明。”本案乃由于先天禀赋不足，后天生化之源匮乏所致，故治疗上除用大量之山药、参、术、芪、苓、内金等大补脾胃，健运阳明外，又用熟地黄、当归、川芎、枸杞子、杜仲、续断以补肾并养精血，填冲任，并配以红花、威灵仙、木瓜、牛膝等以舒筋络，强筋骨，使阳明之气旺，肾气充而病愈。

（五）妊娠子悬：阳气衰微，胎失温养（王与贤医案）

1. 病历摘要：霍某，女，28 岁。妊娠 4 个月，胎动不安，曾服保产诸方不效，六脉沉紧，舌淡苔白，面色无华，腰酸腿困，四肢不温，胃纳甚差，每到午后饱满尤甚，虽午后少食或不食，亦感胀痛。

证属阳气衰微，胎失温养。治宜回阳救逆，温中安胎。方选附子理中汤加当归、川芎、白芍、茯苓各 10 g。每日 1 剂，水煎服。服 2 剂后，诸症减轻，胎亦稍安。阳衰未复，仍时有发作，遂再服 10 剂，元阳既振，满痛全消，胎气遂稳，至期安全而产。（浙江中医杂志，1980，4）

2. 妙法绝招解析：《医学心悟》云“胎气上逆，紧塞于胸坎之间，名曰子悬。”本案胎动不安，胸脘胀满，当为子悬。前人治子悬，多从疏肝扶脾，理气行滞着手，本案抓住午后更甚，舌淡而白，断为阳气衰微，以附子理中汤加味大温脾阳，使胎气安和而收效。

（六）妊娠甲衄：气虚血弱，寒郁营络（王治强医案）

1. 病历摘要：范某，女，25 岁。妊娠 4 个月余。因外感风寒头痛，恶寒发热，经医热退症减。翌日发现十指甲下遍布针尖大红紫相兼瘾疹，屡医罔效。据云脚趾甲下未见瘾疹。现症见头晕目眩，心悸气短，精神疲惫，面色萎黄，形寒肢冷，指端痛麻，口淡乏味，鼻鸣干呕，纳谷不馨，唇舌暗淡，苔白薄润，脉迟细滑。实验室检查：血红蛋白 9.3 g，红细胞 315 万，白细胞 5400，中性粒细胞 66%，血小板 14 万；血沉 14 mm。

证属气虚血弱，寒郁营络。治宜温经散寒，和营通络。药用酒白芍、鸡血藤、黄芪各 30 g，当归、太子参、丹参各 15 g，甘草梢、桂枝尖、大枣各 10 g，木通 9 g，细辛 3 g。每日 1 剂，水煎服。服 2 剂后，甲下瘾疹明显减少。药中病机，原方续服 2 剂，瘾疹消退，诸症霍然。嘱服归脾丸调养善后。足月分娩，母女无恙。(河南中医，1985，5)

2. 妙法绝招解析：妊娠甲下衄瘀，乃罕见之症。用养血通脉，温经散寒之当归四逆汤收功，乃因患者体弱感寒，寒客络脉，血不循经，溢于甲下络外之故。因识证准确，故收效迅速。

三、文献选录

（一）经验良方选录

1. 妊娠遗尿：①北五味子、大茴香、蕲艾、牡蛎各 10 g，川芎 6 g，生姜 3 片。每日 1 剂，水煎服。暖胞固涩。主治妊娠遗尿。②黄芪 10 g，党参、升麻、甘草各 5 g。每日 1 剂，水煎服。主治妊娠小便失禁。③白薇、白芍各 30 g。共为细末，蜜调服 6 g，每日 3 次。主治妊娠小便失禁。

2. 妊娠便秘：①生地黄 24 g，泽泻、茯苓各 9 g，淮山药、山茱萸、川黄柏、炒知母 6 g。水煎服，每日 1 剂，日服 2 次。②大黄、炒诃子各 90 g，赤茯苓 60 g，炒枳壳、大腹皮、槟榔各 45 g。上为散，每服 6～9 g，葱白汤煎，去滓温服。③当归、贝母、苦参各 60 g。上为细末，炼蜜为丸，如小豆大。每日 3 次，每服 3 丸，渐加至 10 丸。口服。

3. 妊娠水肿：①当归、川芎、炒白芍、熟地黄、土炒白术、茯苓、泽泻、黄芩、栀子（酒炒）、炙甘草、姜汁厚朴、麦冬（去心）各 6 g。每日 1 剂，水煎服，日服 2 次。②黄芪 15 g，大腹皮、茯苓皮、冬葵子各 9 g，人参、生白术、紫苏梗各 6 g，砂仁末（冲）3 g。水煎服，每日 1 剂，日服 2 次。③桑枝 15 g，茯苓皮 9 g，大腹皮、五加皮、防己、茵陈、苍术各 6 g，菖蒲 3 g。水煎服，每日 1 剂，日服 2 次。

4. 妊娠尿血：①豆瓣酱 300 g，下地黄粉 100 g。两味共调匀，存放 7 日发酵，再上笼蒸熟即成。可佐餐或调粥食用。滋阴，清热，凉血。主治妇女妊娠小便赤涩或尿血。②黍穰、黄酒各适量。将黍穰烧灰存性。每次用黄酒送服 3 g，每日 3 次。凉血止血。主治妇女怀孕后尿中带血。

5. 妊娠合并血小板减少性紫癜：①商陆、红糖各 30 g。各研细末，共拌匀，每次服 9 g，每日 3 次。紫癜消退后，改为每日服 2 次，每次服 6 g，服 1 周停药。主治妊娠合并血小板减少性紫癜。②阿胶（烊化服）10 g，大枣 30 枚。每日 1 剂，水煎服。主治妊娠合并血小板减少性紫癜。

6. 妊娠合并疟疾：①青蒿 30 g，常山、熟地黄各 15 g，当归、白芍、黄芩、白术各 12 g，柴胡、陈皮、川芎各 9 g，青果、甘草各 6 g。每日 1 剂，水煎服。截疟安胎。主治妊娠合并疟疾。②夜明砂 9 g。空心用茶和服，即愈。截疟安胎。主治妊娠合并疟疾。

7. 妊娠外感：藿香、香薷、白术、茯苓各 10 g，陈皮、厚朴、麦冬、人参、泽泻、甘草、草豆蔻、竹茹、砂仁各 6 g，生姜 3 片，乌梅 3 枚。每日 1 剂，水煎服。清暑益气，利湿安胎。主治妊娠外感。

8. 妊娠鼻出血：当归、人参、川芎、甘草、炒干姜、百草霜各 6 g。每日 1 剂，水煎温服。补血降火。主治妊娠鼻出血。

9. 妊娠眩晕：生地黄 12 g，钩藤 9 g，桑叶、牡丹皮、滁菊花、炒枸杞子、煨天麻、焦山栀各 6 g，橘红 3 g。水煎服，每日 1 剂，日服 2 次。主治妊娠眩晕。

10. 妊娠腹胀：陈皮 45 g，草豆蔻（去皮）、人参、柴胡、白术各 30 g，炙甘草 15 g。上为散，每服 12 g，加生姜 3 g，大枣 3 枚，水煎去滓温服。主治妊娠腹胀。

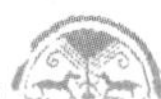

11. 妊娠胃痛：炒白芥子 60 g，茯苓 45 g，牵牛子、制半夏、木香、橘红各 30 g，甘草 15 g。上为散，每服 3～6 g，水煎，去滓温服。主治妊娠胃痛。

12. 妊娠腰痛：熟地黄 9～15 g，山药、茯苓、山茱萸、盐水炒杜仲、枸杞子各 9 g，五味子 6 g。上为末，炼蜜为丸，每服 6 g，空腹时淡盐汤送下。主治妊娠腰痛。

第四章　产时与产后疾病

第一节　胎盘滞留

一、病证概述

胎儿娩出后30分钟，胎盘尚未娩出者，称为胎盘滞留，是产后出血的一重要原因。但如胎盘全部未从子宫壁剥离，虽然胎盘滞留，在一段时间内可无出血。因此，正确处理胎盘滞留，对预防产后出血，降低产妇的死亡率有重要意义。

二、妙法绝招解析

（一）瘀血灌胞，上掩心肺（李用粹医案）

1. 病历摘要：董某，怀孕3个月，忽崩涌如泉，胎坠而胞息。胀闷昏沉，发热谵语，上视见鬼，面黑流涎已3日。诊断为胞衣不下。

证属瘀血灌胞，上掩心肺。治宜活血化瘀，益气传送。药用归尾、泽兰、香附、红花、牛膝、延胡索、失笑散（调服）各10 g，肉桂（冲服）3 g。每日1剂，水煎服。服3剂后去其胞中垢秽。继以党参、黄芪、川芎、当归各10 g，肉桂6 g。服3剂助其传送，神思稍清，觉阵痛连腰，恍恍如下坠，将鹅翎探入喉中，一呕而胞下，胀闷诸苦若失。（《秘本医学丛书(二)·旧德堂医案》，中医古籍出版社，1999）

2. 妙法绝招解析：孕三月，胎坠血崩如泉涌，阴血骤失于下，阳气浮越于上，症见昏沉而发热。胞衣不下，瘀血攻心，神志不明，症见谵语，上视见鬼。瘀阻气滞而津停，症见胀闷，面黑流涎。治用肉桂引火归元，归尾、泽兰、香附、红花、牛膝、延胡索及失笑散活血化瘀，行气止痛。继加参、芪益气助传送胞衣下行。后以鹅翎探喉，上宣而下降，或上窍开而下窍利，一呕胞下，瘀血尽去，神志清而血止，诸症皆平。

（二）气血耗损，胞停宫中（裘笑梅医案）

1. 病历摘要：郭某，25岁。早孕2个月而行人工流产术，术后第二日恶露逐增，至今未净，量或多或少，色鲜红，略有腹痛，腰酸。脉细缓，舌质润。诊断为胞衣不下。

证属气血耗损，胞停宫中。治宜补益气血，促其下坠。方选震灵丹化裁。药用紫石英20 g，代赭石15 g，忍冬藤、红藤各12 g，炒绵马贯众、赤石脂、马齿苋、狗脊炭、川续断炭各10 g，禹余粮、制大黄炭各9 g，制乳香6 g。每日1剂，水煎服。服3剂后，落下组织一块，恶露即净，无腰酸腹痛感，食欲尚可。脉细缓，舌质偏艳红。治用八珍汤加川续断、狗脊、杜仲善后。嗣后经汛按月而行。（《裘笑梅妇科临床经验选》，浙江科学技术出版社，1984）

2. 妙法绝招解析：人工流产术因吸刮不全可导致胎盘组织残留。患者人工流产术后少腹略痛，恶露不净，腰酸一个月余，用震灵丹活血祛瘀，药后瘀血祛，改用八珍汤加减，健脾调冲。

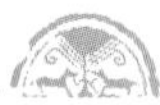

对症下药，药到病除。

（三）气血耗损，无力运胞（张达旭医案）

1. 病历摘要：陈某，25 岁。患者自述：胎儿娩出已半日，胎衣仍不下。少腹疼痛，头昏眼花，心悸气短。诊之舌质淡，少苔，脉虚细。诊断为胞衣不下。

证属气血耗损，无力运胞。治宜补益气血，促下胎衣。方选加味芎归汤加减。药用党参 20 g，益母草 15 g，当归身、牛膝各 10 g，川芎、炙甘草各 6 g。每日 1 剂，水煎服。服 3 剂后，恶露增多，腹痛减轻，继服 3 剂而胎衣自下。(《中医妇科临床经验选》，广西人民出版社，1982)

2. 妙法绝招解析：本案素体气血不足，产后用力过度，气血耗损，无力运胞外出，故产后胎衣不下。方中用川芎、当归补血，党参补气，促胎衣下行，益母草有收缩胞宫作用，促使胎衣外出。

三、文献选录

本病多因气虚寒凝或败血入胞所致。是以胎儿娩出后半小时胞衣仍不娩出为主要表现的产后类疾病。

（一）胎盘滞留的临床表现

1. 胎盘剥离不全：多见于子宫收缩乏力，或子宫收缩不协调，以致胎盘一部分与子宫蜕膜层分离，另一部分尚未剥离，影响子宫全面收缩，部分子宫松弛，胎盘剥离面血窦开放，阴道出血不止。

2. 胎盘剥离后滞留：胎盘已全部从子宫壁剥离，多因子宫收缩乏力，产妇体弱腹肌收缩不良或膀胱充盈，以致胎盘虽已全部从子宫壁剥离，但滞留于子宫腔内，进一步影响子宫收缩而出血。

3. 胎盘嵌顿：子宫收缩不协调，子宫内口附近呈痉挛性收缩，形成狭窄环，使已完全剥离的胎盘嵌顿于子宫腔内，妨碍子宫收缩而出血。如血块积聚于子宫腔内，则呈现隐性出血，但有时也可见大量外出血。

4. 胎盘粘连：胎盘全部或部分粘连于子宫壁上，不能自行剥离者，称为胎盘粘连。全部粘连者可无出血，部分粘连者，可引起大出血。多因子宫内膜炎，子宫内膜损伤等所致。

5. 胎盘植入：由于子宫蜕膜层发育不良或完全缺如，胎盘绒毛直接植入子宫肌层内，称为植入性胎盘。完全植入者不伴有出血，部分植入者可自剥离面发生出血。

6. 胎盘部分残留：部分胎盘小叶或副胎盘残留于宫腔，影响子宫收缩而出血。

（二）胎盘滞留治疗原则

1. 止血：若胎盘已从子宫壁剥离而未排出，膀胱过胀时应先导尿，排空膀胱，再用一手先按摩子宫使之收缩，并轻压子宫底，另一手轻轻牵拉脐带，协助胎盘排出。若胎盘有粘连或排出的胎盘有缺损，应做人工剥离胎盘术，取出胎盘或残留的胎盘组织，若取出残留的胎盘有困难，可用大号钝刮匙刮宫清除。若胎盘嵌顿在狭窄环以上，手取有困难时，可在全麻下，用手指扩张取出。若为植入性胎盘，行子宫切除是最安全的，切不可用手勉强剥离挖取，以免引起子宫穿孔及致命性出血。坚持保留生育功能者，可切除植入部分并修整宫壁或任胎盘滞留于宫腔内，待其逐渐溶解吸收或自然排出，但应严格控制感染。

2. 抗感染：胎盘滞留导致产后出血，加之宫腔内操作，易发生产褥期感染，故应据情况选用青霉素防感染，如感染可能性较大时，在应用青霉素的同时，加用丁胺卡那霉素，加强抗生素的抗菌效果。

3. 产后护理：产妇因失血过多，可使机体的抵抗力降低，而发生产褥感染，甚至败血症而危及生命。故在抢救过程中除应重视各项无菌操作外，产后应予大量抗生素，并积极纠正贫血，加强营养。

4. 补充血容量：急性出血者，应尽量给予全血以补充血容量，如补充全血暂时有困难时，可应用血浆代用品，如中分子右旋糖酐、白蛋白代用之。

5. 按病因进行有效止血措施的同时，必须积极进行休克的防治。

（三）临床报道选录

1. 潘义信用生化汤合黑神散预防中期引产后胎盘残留35例：药用益母草30 g，牛膝15 g，当归、生地黄、失笑散各12 g，川芎、桃仁、赤芍、白芍各9 g，炮姜、炙甘草各3 g。偏气虚，头晕心悸，神疲乏力，大便溏薄，舌淡胖，脉虚弱，加党参、黄芪各15 g；偏血瘀，过去经行不畅，经血紫暗，有痛经史，舌质暗或有瘀斑，脉沉弦加血竭3 g，没药12 g。结果：35例在胎儿娩出后均未行清宫术，1周后随访血β-HCG正常，B超未发现宫腔内有组织物残留。全部病例产后出血量均在100 mL以内。（北京中医，1995，4）

2. 赵开元用生化汤治疗产后胎盘、胎膜残留56例：药用益母草30 g，当归20 g，川芎、桃仁各10 g，炮姜6 g，炙甘草3 g。气血虚弱加黄芪、生地黄各20 g，党参、龟胶各15 g，白术10 g；腹痛甚加蒲黄、五灵脂、延胡索各10 g；血虚、下腹冷痛加附片4 g或肉桂8 g；血瘀发热、口干而苦减炮姜，加丹参15 g，生地黄、赤芍各10 g；属虚热者加青蒿或鳖甲各10 g。结果：有效51例，有效率91.1%。（中医杂志，1992，3）

（四）经验良方选录

1. 内服方：

（1）炒土鳖虫45 g，益母草30 g，炒白术、黄芪各20 g，党参、当归、炒杜仲各15 g，桃仁、红花、川芎、赤芍各12 g，炮姜10 g。每日1剂，水煎两次，煎液混合，早晚分服。主治胎盘滞留。

（2）全当归、益母草、苏木各10 g，蒲黄、五灵脂、牡丹皮、怀牛膝、川芎各6 g，桃仁、肉桂、炙甘草各3 g。每日1剂，水煎服。主治胎盘滞留。

（3）黄芩、栀子、板蓝根、赤芍、牡丹皮、皂角刺各10 g。每日1剂，水煎服。主治产后阴道血肿，胎盘滞留。

（4）鲜柞木根皮60 g。加水浓煎，取液300 mL，分两次服（间隔1小时）。主治胎盘滞留。

2. 外治方：

（1）黑豆、熟地黄、赤芍、当归、甘草、炮姜、肉桂、附子各30 g。以上8味加水煎煮，去渣，熏洗外阴。主治胎盘滞留。

（2）活鸡雏1只。将活鸡雏宰杀，去内脏，敷产妇脐上，固定；鸡毛熬水待温，令产妇坐上熏之。主治产后胎盘滞留。

（3）川芎60 g，当归50 g。以上2味加水煎煮，去渣，熏洗外阴。主治胎盘滞留。

（4）麦麸500 g。用武火炒热，装布袋中，热敷小腹部10分钟。主治胎盘滞留。

3. 食疗方：

（1）人参6 g，鹌鹑蛋2个，米醋100 g。将人参加水煎取药汁，然后将汤汁与醋一起煮沸，冲入打开搅匀的鹌鹑蛋中，使呈蛋花。顿服。主治胎盘滞留。

（2）干姜、艾叶各9 g，醋100 g，红糖适量。将干姜和艾叶加水煎汤去渣，加入醋、红糖，再煮片刻即成。温热顿服。主治胎盘滞留。

（3）蟹爪100 g，黄酒、米醋各适量。以上3味加适量水，一同煎煮，去渣取汁即成。顿服。主治胎盘滞留。

（4）燕麦全草90～120 g，甜醋100 g。将燕麦加水煎汤去渣，入醋再煎沸即成。温热顿服。主治胎盘滞留。

（5）黑豆200 g，米醋250 mL。豆炒香后加醋再煎，去豆取汁，每日1剂。分两次服下。主治胎盘滞留。

（6）蝉蜕20支，米酒30 mL。药加水150 mL，煎至50 mL，兑酒1次顿服。主治胎盘滞留。

（7）米醋10 g，鹌鹑蛋10个。先将蛋打破搅匀，米醋煮沸冲沏蛋花服下。主治胎盘滞留。

第二节　难　产

一、病证概述

本病多因气虚血滞，交骨不开；或胎位异常所致。是以妊娠足月临产而胎儿不能顺利娩出为主要表现的产时类疾病。孕妇足月临产，腰腹阵发疼痛超过一昼夜，或胎儿脐带先露、脱垂，或手只先露，孕妇出现喘急，汗出。孕妇足月临产，产程过长（超过一昼夜），胎儿不能顺利娩出；交骨不开（产道狭窄），手足先露，脐带脱垂（胎位不正）。青唇黑者，救治不当，可危及母体或/和婴儿生命。

二、妙法绝招解析

（一）气血亏损，传送乏力（王渭川医案）

1. 病历摘要：苏某之妻，产难，经七日，稳婆固已束手，举家惶急，莫知所措。复以家贫药贵拮据，遂请其邻商余往救。乃曰："生产，妇人常事，熟记瓜熟蒂落便了。此人必因用力太早所致。"切其脉，或大或小，查其神，面赤舌冷，舌下脉青，论胎已呈绝望之征，即产母亦处危境。诊断为难产。

证属气血亏损，传送乏力。治宜补气养血，润滑为旨。药用败龟甲、全当归各30 g，车前子、熟地黄、冬葵子各15 g，党参12 g，川芎、血余炭各6 g，煎汤一大罐，只吃头煎，徐徐饮之。不及一小时，死胎下而产母安。于此可知操司命之术者，于贫病主人不可不存怜惜也。（《王渭川妇科治疗经验，四川人民出版社，1981）

2. 妙法绝招解析：难产七日，众皆束手，王氏详察其人，"面赤舌冷，舌下脉青"，明确断为"胎已呈绝望之征，即产母亦处危境"，投以大剂攻补，方中党参补气，龟甲、熟地黄补血且能补益肝肾，当归、川芎养血活血祛瘀，佐以血余炭、车前子、冬葵子利导之品，以臻补气养血润滑之效。不及时，果死胎下而产母安。

（二）气滞血虚，无力促胎（郭时英医案）

1. 病历摘要：易某，40岁。腰腹阵阵酸痛已3小时，有难产史，第2次足月分娩。产科检查及处理：宫底脐上四横指，胎儿心率128次/min，宫口开全，入院前半小时破水，势欲临产无力，精神软弱，经注射缩宫素无效，宫缩进步缓慢，破水近已3小时，胎儿仍未娩出，接近窒息状态，而请中医针灸会诊。产妇面色苍白，下血量多面色淡，体弱神疲，心悸气短，腹部阵痛微弱，舌淡苔黄，脉虚大，左关尤弱。诊断为难产。

证属气滞血虚，无力促胎。治宜滋肝补血，针刺助产。治疗取合谷、太冲、至阴、三阴交4穴，均双侧针刺，平补平泻捻转进针，除至阴施加灸外，其余三穴均针刺，留针20分钟。出针约10分钟后，即分娩出一女孩，母女安全出院。(《现代针灸医案选》，人民卫生出版社，2012)

2. 妙法绝招解析：本例有难产史，耗散气血失血过多，气滞血虚无力促胎导致难产。取三阴交、太冲、合谷、至阴四穴具有滋肝益脾，养血补血之功，用平补平泻加温热灸等法，已调和血行，扶助正气，气复则阴阳协调，血行则胎自下。

三、文献选录

难产泛指在分娩过程中出现某些情况，如胎儿本身的问题，或母亲骨盆腔狭窄、子宫或阴道结构异常、子宫收缩无力或异常等，造成胎儿分娩困难，需要助产或剖宫产结束分娩的情况。临床上的表现是分娩过程缓慢，甚至停止。胎儿经阴道顺利分娩取决于产力、产道和胎儿三大因素。如果其中一个或一个以上的因素出现异常，即可导致难产。

（一）难产病因分析

1. 产力：将胎儿及其妊娠的附属物从子宫内逼出的力量称为产力，就是我们经常谈到的子宫收缩的力量（宫缩）。子宫口开全后腹壁肌及膈肌收缩力（腹压的力量）和肛提肌的收缩力这三种力量共同形成了产力，其中子宫收缩力是最重要的因素。若产力不足，可导致难产。

2. 产道：产道是胎儿娩出的通道，它分为骨产道和软产道。我们通常讲的"骨盆"就是指骨产道。骨盆的大小、形状与分娩关系密切。发生难产的主要因素是胎儿过大或是胎头的位置异常造成的骨盆与胎儿不相称，医学上简称为"头盆不称"，致使难产。

3. 胎儿：胎儿是决定能否难产的又一关键因素，这取决于胎儿大小、胎位及有无畸形。胎儿体重大于4000 g称为巨大儿。在分娩过程中，胎儿过大致胎头径线大时，尽管骨盆测量正常，也可因为胎头和骨盆不相称而导致骨盆相对性狭窄造成难产。有的胎儿体重并不是很大，但是胎头的位置异常同样可以导致难产。临床上经常可以见到这样的病例，临近预产期或临产后胎头仍然不能下降至骨盆内而是呈浮动胎头状态，这样的情况要警惕胎头和骨盆不相称而致分娩困难。

4. 心理：我们必须认识到，影响分娩的因素除了产力、产道、胎儿之外，还有准妈妈的精神心理因素。初次分娩绝大多数是一个漫长的阵痛的过程，剧烈的疼痛、待产室的陌生和孤独环境等都会增加准妈妈的恐惧和焦虑，使产程发生异常。

（二）临床报道选录

1. 白静贤用难产方治疗难产32例：药用菟丝子、当归各15 g，人参12 g，生地黄、川芎各10 g。2小时服1次，直至胎儿娩出，服药3剂宫缩无明显变化者停服。在用此方时，可刺激乳头、乳晕，以调节宫缩。气血虚弱型加黄芪15 g，炙甘草10 g，陈皮6 g；气滞血瘀型加丹参15 g，枳壳、香附、没药各10 g；气血虚弱兼血瘀型加黄芪、丹参各15 g，枳壳、赤芍各12 g。结果：有效26例，无效6例，有效率81%。有效者从服药至分娩最短1.5小时，最长10小时，产妇胎儿均正常。(陕西中医，1992，5)

2. 胡青萍用小剂量缩宫素注射合谷穴治疗难产400例：分为合谷注射组及三角肌注射组，各200例，分别于右侧合谷穴、右臂三角肌处用针刺手法刺入，找到麻木酸胀最强点注药0.2 mL（2 U）。结果：合谷组显效率为64.0%，三角肌组为16.0%；总有效率：合谷组为96.0%，三角肌组为51.5%。说明合谷组疗效明显高于三角肌组。针刺合谷穴后宫缩反应迅速增强，有明显神经反射特征，促进宫缩持续正规，可能通过垂体后叶作用分泌缩宫素所致。穴位注射可持续针刺作用。药物本身也促进宫缩。(中国针灸，1992，4)

3. 张洪书用合谷穴注射缩宫素治疗难产 20 例：宫口开全，胎头已达盆底（压迫直肠有便意感），或胎头已拨露，无骨盆狭窄存在，主要是由于宫缩不好，胎儿不能娩出者。穴位注射时第二产程不能超过 1 小时 30 分钟。取缩宫素 0.2 mL（2 U）一侧合谷穴位注射。观察 5 分钟宫缩仍未明显改善，同侧或对侧重复注射一次，观察并与另 20 例用药组对照：舌下点滴缩宫素。结果：治疗组第二产程 1 小时 16 分钟，对照组 1 小时 40 分钟；治疗组有效率 80%，对照组有效率 50%。枕前位 9 例全部有效，枕横位 7 例 6 例有效，枕后位 3 例全部无效。（中国针灸，1990，1）

4. 王海波用小剂量地西泮穴位注射治疗难产 30 例：穴注组自宫口开大 3 cm 于宫缩间歇时，用 7 号针刺入双侧合谷穴，分别注射地西泮 1.5 mg；肌注组自宫口开大 3 cm 时，肌内注射地西泮3 mg；对照组不作任何处理。结果：穴注组比肌注组、对照组宫口 3 cm 至开全这段时间明显缩短，三组产妇产后出血量无明显差异，三组新生儿 Apgar 评分比较无显著差异。治疗中应注意：①选穴准确。②药物注射应在宫缩间歇进行。③注射完药后留针至下次宫缩开始时起针。（中国中西医结合杂志，1996，3）

5. 林静等用十全催生汤治疗宫缩乏力性难产 63 例：所选病例宫颈评分均在 7 分以上无产兆者，其中计划分娩者 46 例，药用当归、川芎、党参、黄芪、冬葵子、牛膝、滑石、益母草各 10～15 g，水煎取汁，频频口服。具体治疗如下：计划分娩者早晨 6 点服中药，8 点行人工剥膜术，10～12 点宫口开大 4 cm 以上，静注地西泮 10 mg，必要时下午 2～4 点再服第 2 剂中药；或晚 8 点口服第 1 剂中药，10 点行人工剥膜术，12 点静脉滴注地西泮，必要时次晨 6 时服第 2 剂中药。宫缩乏力性难产 15 点服中药，静脉推注地西泮。对宫缩乏力性难产上述治疗可挽救血虚、阴亏之势；对计划分娩者，共同引动宫缩，使气血充足，瘀滞畅行。气足则胎转自顺，血足则胎滑易产，中西医结合既达到催生分娩的目的，又补血养血，扶助正气。结果：计划分娩者 46 例，成功 33 例，显效 11 例，总有效率 95.6%；宫缩乏力性难产者 17 例，成功 13 例，显效 3 例，总有效率 94.1%。（河北中医，1992，2）

6. 马文珠等针刺不同的穴位治疗难产 101 例：其中头位者 83 例，臀位者 3 例。将其分为四组：耳穴神门组 31 例，三阴交穴组 29 例，阳陵泉穴组 15 例，空白对照组 26 例。取穴：每侧共选两个穴位。主穴：耳神门穴组，一侧耳神门；三阴交穴组，一侧三阴交；阳陵泉穴组，一侧阳陵泉；空白对照组，不针刺。配穴，除穴的对照组外，各组均选主穴对侧的合谷穴。针刺方法：耳神门穴，直刺；三阴交穴，斜刺，并行提插捻转法；阳陵泉穴，直刺，提插转法；合谷穴，直刺，提插补法。各穴均在针刺产生酸、麻、胀等感觉后，接用电针治疗留针 30 分钟。耳神门是临床常用耳穴之一，用于催产、引产不仅可以缩短产程，减轻产妇因宫缩引起的疼痛，而且部分患者能在针刺后安静入睡，但宫缩不减弱。合谷、三阴交是用于催产的要穴，观察发现针刺二穴可缩短产程，推想针刺合谷、三阴交的催产作用可能是通过垂体后叶素分泌增加的结果。疗效：耳神门组较空白对照组总产程缩短 5.73 小时，较阳陵泉组缩短 5.32 小时，较三阴交组缩短 2.33 小时；三阴交组较空白对照组缩短 3.4 小时，较阳陵泉组缩短 2.99 小时；阳陵泉组与空白对照组比较提前 0.41 小时。耳神门组的作用最强，镇痛作用也较好。阳陵泉穴即使配合各穴，对产程也没有影响。（中国针灸，1995，3）

7. 芦冬梅针刺与静滴缩宫素治疗产妇继发性宫缩乏力 220 例：均为足月初产、头位、无头盆异常，第二产程继发性宫缩乏力，其中针刺组 124 例，对照组应用催产组 96 例。针刺组：主穴：合谷、足三里，针直刺双侧合谷。配穴：三阴交，强刺激。每次宫缩间歇时捻针。缩宫素组：缩宫素 0.25 mL 加入 10%葡萄糖 500 mL 中静脉滴注，逐渐增加滴数至出现有效宫缩时为止。结果：针刺组，显效 62 例，有效 36 例，有效率 79.03%；缩宫素组，显效 44 例，有效 32

例，有效率79.17%。(针灸临床杂志，1993，4)

8. 张蕴馥针刺无痛分娩300例：其中针刺组150例，对照组150例。针刺组选穴（均为双侧）：主穴：交感、子宫穴（耳穴）、内关、三阴交（体针）。配穴：滞产加合谷，腰腹胀疼甚加足三里。操作步骤：快速进针，行捻、转、提、插手法，操作1～2分钟后留针20分钟，视宫口情况重复行针，至宫口开全起针。其中取耳穴用于分娩止痛；刺子宫穴和三阴交穴具有调整子宫收缩与宫颈扩张的功能；刺足三里和内关具有神经调节，镇静止痛的功能，刺合谷则可加速产程进展。结果：针刺组优等率66%，宫口进展每小时4.12 cm，活跃期宫口开全平均1小时30分钟。对照组优等率18%，宫口进展2.84 cm，活跃期宫口开全平均用2小时14分钟。两组相比，针刺组较对照组提前44分钟宫口开全，宫口进展快，每小时1.2 cm。对产妇和胎儿的呼吸、循环均无抑制作用。产后出血无差异。(中国针灸，1995，4)

9. 王华菊耳穴与体穴配合催产50例：取主穴：子宫穴。配穴：合谷、三阴交、至阴。一般取双侧穴，根据产妇情况再加减取穴。方法：施捻转泻法，快速刺入，捻转2～3次，不留针。结果：针刺1次顺利分娩者25例，针刺2～5次分娩者4例。总有效率98%。(江西中医药，1994，5)

10. 胡青萍用耳穴贴压法治疗难产259例：用耳部穴位贴压法加速产程进展、减少产妇疼痛及产后并发症的发生，并与另500例未作任何处理者对照，所有妊娠均为头位。方法：耳压组用探针探子宫、内分泌、脑点三区，探出最敏感点。在0.75 cm^2 麝香虎骨膏上放一粒生王不留行籽，对准探及敏感点贴压。每10～20分钟按压1～2分钟。其中麝香虎骨膏有催产下胎之功；王不留行活血通经，增加子宫敏感性，催乳下奶。耳为十二经所聚，有止痛催产的功效。"脑点"调节自主神经，兴奋大脑皮质，调节"内分泌"，增加子宫应激性，促进收缩。"子宫"其神经反射特点为当受到刺激时发生反射性收缩。结果：耳压组与对照组比较，耳压组可抑制宫缩痛，促进宫缩强度，宫缩间歇时间缩短，产程缩短，产后出血少，膀胱受压时间短，产后排尿自如，血性恶露持续时间短，泌乳快，量也多。(中西医结合杂志，1992，6)

11. 朱丽清等针刺乳中穴治疗难产51例：其中原发宫缩乏力11例，继发宫缩乏力40例，刺激前宫口开大<3 cm者16例，≥3 cm者35例。并与40例宫缩乏力未用此法治疗者对照，其中原发宫缩乏力13例，继发宫缩乏力27例。两组共91例，其中气血虚弱者68例，气滞血瘀者23例。治疗方法：用示指和拇指牵拉并左右旋转刺激双侧乳中穴，每分钟刺激80～100次，宫缩间歇期刺激，直到达有效宫缩。刺激乳中穴能调理阳明经之气血，使气血旺盛，宫缩有力。刺激乳头皮部可鼓起正气，通达经络，兴奋子宫，加强宫缩。有报道通过外界机械刺激乳头及乳晕的感觉神经后，脊髓神经传至视上核及室旁核，使垂体后叶释放内源性缩宫素，作用于靶器官，引起子宫收缩。故认为进入产程的产妇，除疤痕子宫及明显头盆不对称外，均可用此法加速产程，减少宫缩乏力及滞产。结果：开始刺激至宫缩加强时间，<10分钟者13例，10～15分钟者21例，>15分钟者13例，有效率90.4%。(福建中医药，1993，5)

（三）经验良方选录

1. 内服方：

(1) 生黄芪、菟丝子各15 g，川贝母、川芎、白芍各9 g，荆芥、甘草、川厚朴、枳壳、羌活、大腹皮、艾叶各6 g，生姜3片。每日1剂，水煎，妊娠期服用。主治难产，孕期检查发现胎位异常。

(2) 炙龟甲40～60 g，生黄芪30～50 g，党参、全当归、怀牛膝、血余炭各20～30 g，川芎15～25 g，王不留行15～20 g。每日1剂，水煎服。主治难产。

(3) 全当归30 g，大川芎20 g，醋炙龟甲12 g，桃仁泥、益母草各9 g，醋煅三棱、醋炙莪

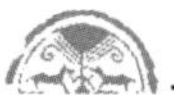

术各6 g，杜红花、焙血余炭、王不留行各5 g。每日1剂，水煎，分早晚服用。主治难产。

(4) 全当归（酒炒）、生黄芪各15 g，菟丝子（瓶酒泡）10 g，川贝母（去心）、白芍、天冬、荆芥穗、厚朴、艾叶（醋炒）、羌活、枳壳各6 g。每日1剂，加水煎服。主治难产。

(5) 黄芪、全当归、红花各12 g，川芎、川贝母、厚朴、甘草、荆芥穗、菟丝子、枳壳、羌活各6 g。每日1剂，水煎服。主治子宫收缩无力所致之难产，本方有催生作用。

(6) 红花、菟丝子各9 g，川芎、川贝母、白芍各6 g，全当归、荆芥穗、川厚朴、甘草各3 g。每日1剂，水煎服。主治难产和子宫收缩无力所致的滞产。

(7) 当归30 g，川芎24 g，龟甲18 g，赤芍12 g，川牛膝、桑寄生、红花、桃仁各9 g，香附、甘草各6 g。每日1剂，水煎服。主治难产。

(8) 当归、柞木枝各30 g，人参、川芎各15 g，川牛膝10 g，红花6 g。加水煎，滤汁，顿服。须在宫口开全时方可服用。主治难产。

(9) 当归30 g，川芎、益母草各20 g，枳壳12 g，白芍10 g，大腹皮15 g。水煎服，每日1剂。理气活血。主治难产。

(10) 生赭石（轧细末）60 g，野党参、当归各30 g。加水煎，顿服，在胞衣破后服，不可早服，以免无效。主治难产。

(11) 向日葵花盘（烧灰）3 g。开水吞服。主治宫缩乏力难产。

(12) 卷柏 15～30 g。水煎服，主治宫缩乏力难产。

(13) 麝香0. 5 g。水研服。主治难产。

2. 外治方：

(1) 四季葱 90 g，老生姜片 60 g，川花椒、吴茱萸、紫苏叶各30 g。以上5味装入布袋，放入锅中，加水两大脸盆，煮沸后倒入圆形大木盆内，盆中放小木凳，让产妇脱去外裤，坐于木凳上，腰间用被单围绕，使药水蒸气熏下腹部约30分钟。此方应在医生指导下使用。主治难产。

(2) 龟甲30 g，川芎、当归各15 g。上药共研为细末，加入适量香油煎熬数滚，加入10 g头发灰、7个蝉蜕灰、1条蛇蜕灰、15 g车前子末，同煎熬15～20分钟，取出冷却，最后加入适量葱汁，拌匀收膏即成，取30 g摊于纱布中央，敷贴于脐孔上，固定。主治难产。

(3) 葱汁20 g，当归15 g，车前子、冬葵子各12 g，半夏6 g，枳壳、白芷、白蔹各5 g，香油适量。将车前子、冬葵子、当归、半夏、枳壳、白芷、白蔹研末过筛，加入葱汁、香油调如糊状，再将该药糊涂于已涂好膏药的脐上。主治难产。

(4) 朱砂、雄黄各7.5 g，蓖麻子14粒，蛇蜕适量。蓖麻子去壳，朱砂、雄黄研细面，蛇蜕烧存性，共捣匀，以浆水饭和丸如弹子大。放1丸于脐中，用蜡纸数重覆上，阔帛束之。待头生下去药。主治难产。

(5) 生龟甲 240 g，炒黄丹、铅粉各 50 g，麻油 500 g。生龟甲加入麻油中加热，炸至焦枯，过滤去渣，再将油熬至滴水成珠，徐徐加入炒黄丹、铅粉，搅拌收膏。将该膏药贴于脐中穴。主治难产。

(6) 醋炙龟甲、火麻仁各3 g，麝香0.3 g。共研细末，麻油调成糊状，敷肚脐及丹田，覆盖固定。主治难产。

(7) 麝香0.3 g。将麝香研细放入脐中，外用膏药贴封，隔日换1次。主治难产。

(8) 巴豆3枚，蓖麻子7枚。各去壳，研入麝香少许，捏作饼子贴脐。主治难产。

(9) 皂荚末适量。取少许皂荚末，吹鼻中，令嚏，其子便下。主治难产。

(10) 蛇蜕适量。以上1味加热水浸泡，洗浴产门。主治难产。

3. 食疗方：

（1）燕麦全草 90 g，小米 50 g，红糖适量。将燕麦全草加水煎汁，去渣后与淘洗干净的小米一同煮粥，加红糖食用。主治难产。

（2）海马粉 3 g，小米 50 g，红糖适量。将淘洗干净的小米入锅加水煮粥，加适量红糖，用小米粥将海马粉送下。炖服，温热食用。主治难产。

（3）甘草、蒲黄、肉桂、香豉各 10 g，鸡蛋 1 个。将蒲黄用布包好，前 4 味加水浓煎药汁，打入鸡蛋煮熟，顿服。主治难产。

（4）灯心草 30 g，新鲜粽叶 3 张，鸡蛋 2 个。以上前 2 味浓煎取汁，打入鸡蛋煮熟即成。顿服，连汤服用。主治难产。

（5）蟹爪 100 g，黄酒、米醋各适量。以上 3 味加适量水，一同煎煮，去渣取汁，顿服。主治难产。

（6）米醋 50 g，生鸡蛋黄 3 个。将鸡蛋黄投于醋中，调匀，顿服。主治难产。

（7）大黑豆 2000 g。用醋煮浓汁，顿服。主治难产。

（8）鸡蛋 3 枚。入醋搅服。主治难产。

第三节　产后血晕

一、病证概述

产后血晕主要是指产妇分娩后失血过多，或感染中毒而引起产妇突然头昏目眩，坐立不能，目闭不开，或心胸满闷不舒，恶心呕吐，痰涌气急，甚则出现突然昏仆倒地，不省人事，牙关紧闭，四肢挛缩等危象。血晕是产后急重病，与西医的产科休克相似。如不及时抢救常可危及产妇的生命。产后血晕的发生多因产妇气血虚弱，加之产后失血过多而致气随血脱；或因产时感受寒邪，恶露因寒而凝滞，随逆气上攻，迫乱心神而致。素体虚弱及贫血患者，孕期应注意补充营养；双胎妊娠，羊水过多者，分娩时应严密观察，细心护理；产科手术应动作轻巧、敏捷，注意清洁，防止感染；产后如发现有出血倾向者即应积极处理。救治不及时，可危及产妇生命。

二、妙法绝招解析

（一）气血暴虚，精神外越（郭时英医案）

1. 病历摘要：邓某，女，25 岁。妊娠期未经产检，并有出血史。本产为第四胎。产科检查及处理：宫底脐上四指，第一头位，胎心正常。足月顺产娩出一女婴。而女婴娩出后胎盘尚未剥离，阴道大量出血，经注射“垂体后叶素”、麦角新碱等收缩剂仍出血不止（出血量达1800 mL左右），血压降至 90/60 mmHg，产妇陷于休克状态，即请针灸科会诊。体查时见产妇面色㿠白无华，口噤，晕厥，四肢清冷，自汗如珠，呼吸短促，腹部喜按，得温则舒，肤色干枯欠荣，舌淡无苔，脉虚细略促，阴道大量出血不止。诊断为产后血晕。

证属气血暴虚，精神外越。治宜补脾益气，安神回阳。治以针刺血海，捻转徐徐进针，留针 15 分钟，达到补脾作用：以 1 寸圆利针刺行间，不留针，达到泻肝作用。针刺 5 分钟后，宫缩显著加强，阴道出血量逐渐减少而止，面色转红，肢微温，休克现象改善，产妇由危转安。（《现代针灸医案选》，人民卫生出版社，2012）

2. 妙法绝招解析：本例由于产后气血暴虚，精神外越，心无所养，血不归经，气虚欲脱而不摄血，遂成产后出血不止合并晕厥. 为气血俱虚，肝脾失调之候。取足太阴经血海及足厥阴之行间二穴之所以获卓效，乃依“肝藏血”“脾统血”之理，同时施以补泻刺激，有助于肝脾协调，阴阳平衡，从而收到临床效果。

（二）阴血暴亡，心神失养（裘笑梅医案）

1. 病历摘要：梁某，25 岁。患者足月第二胎，顺利分娩，分娩后 2 小时阴道出血量多，突然胸闷泛恶，头晕目眩，四肢厥冷，渐则自汗淋漓，不省人事，面色苍白，眼闭口开。脉沉，舌质淡红无苔。诊断为产后血晕。

证属阴血暴亡，心神失养。方选参附汤加味。药用麦冬、当归各 10 g，人参（另煎）、五味子各 9 g，附子 6 g，炮姜 3 g，大枣 12 枚。每日 1 剂，水煎服。服 1 剂后，汗收，四肢渐温，眼睁，胸闷瘥，神志清，脉转细数。（《裘笑梅妇科临床经验选》，浙江科学技术出版社，1984）

2. 妙法绝招解析：本病为产后急症。由于产后出血过多，阴血暴亡，致心神无所养，突然血晕为虚脱之症，方用补气益血养心。

（三）血虚气脱，心神失养（朱震亨医案）

1. 病历摘要：丹溪治一妇，面白，形长，心郁，半夜生产，次晨晕厥。急灸气海十五壮而苏，后以参、术等药，服两个月而安。此阳虚也。（《名医类案》，中医古籍出版社，1999）

2. 妙法绝招解析：产妇分娩后，突然头晕眼花，不能坐起或心胸满闷、恶心呕吐，痰涌气急，心烦不安，甚则口噤神昏，不省人事，称为产后血晕，本病多由大出血引起。该案患者素体气血亏虚，加之产时失血，血虚不能上荣于面，故面色皖白；夜半分娩耗气伤阳较甚，导致阳气脱失，血虚气脱，心神脑窍失养，故发生晕厥。急艾灸气海穴以行阳醒窍促其苏醒，再加服人参、白术等补气养血之药，以培元固本，病情渐获痊愈。此乃元代名医朱丹溪辨证施治之妙法，也是传统中医针药合用治疗妇产科危急重症的典型案例。

（四）气血不足，心神失养（张达旭医案）

1. 病历摘要：朱某，25 岁。平素气血不足，加上临产用力过度，产后精力疲乏，头眩目花，昏迷不知人事。患者面色皖白，呼吸短促，手足清冷。脉虚细无根。舌淡少苔。诊断为产后血晕。

证属气血不足，心神失养。治宜补气养血，醒脑安神。方选清魂散加味。药用党参 20 g，当归 10 g，川芎、荆芥穗、炙甘草、泽兰各 6 g，入童便少许。水煎内服，服 1 剂，产妇即清醒。（《中医妇科临床经验选》，广西人民出版社，1982）

2. 妙法绝招解析：产后失血过多，气血不足，心肝脾俱虚，心神失养，神不守舍，故头晕。肝血不能上营于目，故眼花。脾虚衰弱，故手足清冷，面色皖白，呼吸短促。脉虚细无根，均是气血不足之征象。方中用党参补气，当归补血，川芎、泽兰祛瘀生新，荆芥穗祛头风、止头晕，童便清魂醒脑，补肾养阴血。

三、文献选录

产后血晕，中医病名。是指产妇分娩后突然头昏眼花，不能起坐，或心胸满闷，恶心呕吐，痰涌气急，心烦不安，甚则神昏口噤，不省人事，称为“产后血晕”。西医中没与之相对应的病名，但临床中因产后出血引起的虚脱、休克或羊水栓塞等病，可与本病互参。是产后危急重症之一，若救治不及时，往往危及产妇生命，或因气血虚衰而变生他疾。

（一）历代文献选录

1.《金匮要略今释・妇人产后病证脉治》引丹波氏云：产后血晕，自有两端。其去血过多者，属气脱，其证眼闭口开，手撒肢冷，六脉细微或浮是也。下血极少而晕着，属血逆，其证胸腹胀痛，气粗，两手握拳，牙关闭是也。

2.《景岳全书·妇人规》：血晕之证本由气虚，所以一时昏厥，然血壅痰盛者，亦或有之。如果形气脉气俱有余，胸腹胀痛上冲，此血逆证也，宜失笑散；若痰盛气粗，宜二陈汤；如无胀痛、气粗之类，悉属气虚，宜大剂芎归汤、八珍汤之类主之。

3. 隋代《诸病源候论》对产后血晕已有一定的认识，列有“产后血运闷候”，指出：“运闷之状，心烦气欲绝是也。“同时指出：“亦有去血过多，亦有下血极少，皆令运。若产去血过多，血虚气极，如此而运闷者，但烦闷而已；若下血过少，而气逆者，则血随气上，掩于心，亦令运闷，则烦闷而心满急。二者为异。亦当候其产妇血下多少，则知其产后应运与不运也。然烦闷不止，则死人。”

4. 唐代《经效产宝·产后血晕闷绝方论》从病机证治方面进行论述：“产后血晕者，其状心烦，气欲绝是也。……若下血多晕者，但烦而已。下血少而气逆者，则血随气上捺，心下满急……若不急疗，即危其命也。”首次提出以烧秤锤令赤，淬醋熏气促其苏醒的外治法，并提出多条急救方。

5. 宋代《妇人大全良方》对该病的症状描述“眼见黑花，头目旋晕，不能起坐，甚致昏闷不省人事”，与今人认识基本相同，主张“下血多而晕者……补血清心药治之，下血少而晕者……破血行血药治之”。

6. 明代《景岳全书·妇人规》从辨证施治的角度进行阐述，指出本病有虚、实两端：“但察其面白、眼闭、口开、手冷、六脉细微之甚，是即气脱证也”；“如果形气脉气俱有余。胸腹胀痛上冲，此血逆证也”。主张虚者以人参急煎浓汤；实者宜失笑散治之。对猝时昏晕、药不及者，速以醋涂口鼻，或用破旧漆器，或用干漆，烧烟熏之急治。

7. 清代《傅青主女科·产后血晕不语》于治法中增加“急用银针刺其眉心，得血出则语矣，然后以人参一两煎汤灌之，无不生者”的急救方法，充分体现了中医学“急则治其标，缓则治其本”的治疗原则。

8. 历代医家对产后血晕的认识，给今人奠定了良好的基础，某些中医急救措施，影响甚远，沿用至今，对指导临床具有一定的意义。（肖国士摘录）

（二）辨证论治选录

1. 血虚气脱证：产时或产后失血过多，突然晕眩，面色苍白，心悸烦闷，甚则昏不知人，眼闭口开，手脚冷，冷汗淋漓。舌淡无苔，脉微欲绝或浮大而虚。治宜益气固脱。方选参附汤。药用人参、附子。

2. 瘀阻气闭证：产后恶露不下或量少，少腹阵痛拒按，突然头晕眼花，不能起坐，甚则心下急满，气粗喘促，神昏口噤，不省人事，两手握拳，牙关紧闭，面色青紫，唇舌紫黯，脉涩。治宜行血逐瘀。方选夺命散（《妇人大全良方》药用没药、血竭、当归、川芎等。）

（三）经验良方选录

1. 内服方：

（1）龙眼肉20 g，制首乌、大枣各15 g，当归6 g，冰糖 50 g。将制首乌、当归去净灰渣，烘干研成粉末，大枣去核切成细粒，龙眼肉剁细。净锅置中火上，加 700 g 水、制首乌、当归末，煎煮至开，再加入龙眼肉、大枣、冰糖，熬煮至 300 g 即成。日服 1 剂，可坚持长期服用，服用一段时间后需暂停几日，再继续服用。主治产后血晕。

（2）人参 60 g，黄芪、丹参、煅龙骨各30 g，当归15 g，荆芥炭10 g，川芎6 g。每日 1 剂，水煎两次，取液混合，早晚分服。小腹胀痛加红花、赤芍、桃仁。血热妄行加蒲黄炭。症重者配合针灸百会、关元穴。主治产后血晕。

（3）丹参 24 g，桃仁、红花、川芎、泽兰、荆芥、人参各 9 g。随症加减：出血加三七、阿胶。痒疹加地肤子、蝉蜕。咳喘加葶苈子。每日 1 剂，水煎服。主治产后血晕。有增加血液循环，促进汗液分泌，化瘀固脱之良效。

（4）熟地黄、酸枣仁各 15 g，当归、龙眼肉各 12 g，人参、黄芪、白术、阿胶（烊化）各 9 g，广木香、炙甘草各 6 g，远志 3 g。每日 1 剂，水煎两次，取液混合，早晚分服。主治创伤性产后血晕。

（5）当归 9 g，天麻、木香、赤芍、荆芥、红花、熟地黄各 6 g。每日 1 剂，加水煎沸 15 分钟，滤出药液，再加水煎 20 分钟，去渣，两煎药液兑匀，分服。主治产后血晕。

（6）茶末 6 g，菊花、当归（酒洗）、旋覆花（去梗叶）、荆芥穗各 3 g，葱白 10 cm。水煎服。服后良久，去枕仰卧少时。疏风解表，消痰降逆，养血止晕。主治产后血晕。

（7）茯苓、茯神、菊花各 12 g，天麻、白术各 10 g，黄芩、枳壳、竹沥、半夏、竹茹、陈皮各 9 g，甘草 6 g。水煎，每日 1 剂，服两次。主治痰湿内阻型产后眩晕。

（8）益母草 60 g，粳米 50 g。益母草加水 300 mL，浓煎取液 200 mL，加粳米和红糖适量，再加水 350 mL，煮成稀粥，每日 1 剂，分两次服。主治产后血晕。

（9）黄精、甘草各 30 g，人参、白术、当归、黄芪、升麻各 9 g，柴胡、附子各 6 g。每日 1 剂，水煎，服两次。主治气虚阳脱型产后血晕。

（10）当归 12 g，川芎 6 g，人参、荆芥各 3 g，生姜炭 1.2 g，肉桂 1 g，桃仁 10 粒。每日 1 剂，水煎，服两次。主治产后血晕。

（11）细茶 1 g，荆芥穗（研末）10 g，红糖 25 g，精盐少许。以开水冲泡，温服。每日 1 剂。疏风热，止血晕。主治产后血晕。

（12）当归 30 g，天麻、墨旱莲各 9 g，木香 3 g。共为细末，面糊为丸，每次服 9 g，每日 3 次。主治产后血晕。

（13）炒荆芥穗、泽兰叶各 6 g。药研细末，用健康童便 50 mL，1 次冲服。主治产后流血过多所致血晕。

2. 外治方：

（1）韭菜 100 g，醋适量。将韭菜洗净切碎，放入壶中，再将醋加热后倒入壶中，盖严壶口，将壶嘴对产妇鼻孔熏之。温中行气，散血解毒。主治产后血晕。

（2）净白石 1 块，醋 90 g。先用醋盛碗内，再将净白石烧红后投入碗内即成。以所淬之热气熏产妇鼻孔 2 分钟。散血解毒。主治产后血晕。

（3）醋适量。将醋煮沸，倒入茶缸内即成。外用，将茶缸置产妇鼻下，令其吸醋气，苏醒后应急用药物止血。散血解毒。主治产后血晕。

针刺：取人中、涌泉、眉心、十宣穴，放血；虚证艾灸百会。

3. 食疗方：

（1）章鱼 60 g，番木瓜 500 g，（重约 750 g）连尾骨的猪尾 1 条，花生仁 100 g，大枣 10 g，精盐适量。将猪尾刮去毛，割去肥肉，洗净，斩碎；取半生半熟的番木瓜刨去皮，去掉内核，切厚片；章鱼浸发，撕开；大枣去核，花生仁洗净，与猪尾、番木瓜、章鱼一同放入沙锅内，加适量水，先用大火煮沸，再转用小火炖 3 小时，加精盐调味即成。佐餐食用。主治产后血晕。

（2）羊肉 500 g，当归、黄芪、党参、生姜片各 25 g，葱、精盐、黄酒、胡椒粉、味精各适量。将羊肉洗净切成小块；黄芪、党参、当归入布袋，用线扎好，与羊肉一同入锅，加入黄酒、生姜、葱、精盐和适量水，先用大火煮沸，再转用小火煨炖2小时左右，至羊肉烂熟，去药袋，加入味精、胡椒粉即成。吃肉饮汤，分顿随量食用。主治产后血晕。

(3) 胡椒6 g，陈皮、良姜各3 g，雄乌鸡1只，草果2只，葱、豆鼓、豆酱各适量。将陈皮、良姜、胡椒、草果洗净，入布袋；雄乌鸡去毛及内脏，洗净后切成小块，与药袋同放沙锅内炖熟，再加入葱、豆豉、豆酱，熬成汤即成。分数次食用。主治产后血晕。

(4) 黄芪30 g，当归6 g，大枣12个，鸡蛋4个。将鸡蛋煮熟，去壳；当归、黄芪、大枣（去核）洗净。全部用料放入锅中，加适量水，大火煮沸后改用小火煮约30分钟，调味即成。日服1剂。凡感冒发热、肠胃积滞者不宜服用。主治产后血晕。

(5) 白草莓1000 g，冰糖或白糖1000 g，食醋900 g。将白草莓洗净沥干，除去蒂及破损果粒，放入大口瓶中，加入醋和白糖或冰糖，淹渍，每日搅拌1次，6日后即可饮用，再经6日可去草莓渣。经常饮用，代茶饮。主治产后血晕。

(6) 鲨鱼肉1000 g，当归50 g，黄芪25 g，精盐适量。将鲨鱼肉洗净切块，与洗净的当归、黄芪一同放入沙锅内，加适量水，先用大火煮沸，再转用小火炖烂，去药渣，加精盐调味即成。佐餐食用。主治产后血晕。

(7) 猪蹄2只，当归30 g，精盐适量。将猪蹄刮毛洗净，当归装入纱布袋中，一同入锅，加适量的水，小火清炖至肉烂，加精盐调味即成。吃肉喝汤。主治产后血晕。

(8) 益母草60 g，粳米50 g。益母草加水300 mL，浓煎取液200 mL，加粳米和红糖适量，再加水350 mL，煮成稀粥，每日1剂，分两次服。主治产后血晕。

(9) 芡实60 g，花生30 g，大枣10枚。将以上3味洗净入锅，加适量水，用大火烧开，再转用小火熬煮成稀粥。经常食用。主治产后血晕。

(10) 芹菜100 g，鸡蛋2个。将芹菜洗净，再与鸡蛋一同煮熟即成。每日服1剂，连服5日为1疗程。散瘀破结，消肿解毒，益气养血。主治产后血晕。

(11) 良姜15 g，米醋150 g，鸡蛋2个。将良姜研粉，鸡蛋打入调匀，炒之将熟时用米醋炙之即成。顿服。主治产后血晕。

(四) 产后血晕预防调护

本病多由产后大出血发展而来，因此防治产后大出血是预防产后血晕的主要措施。

1. 注意做好孕期保健。对双胎、多胎、羊水过多、妊娠高血压综合征等有可能发生产后出血的孕妇，或有产后出血史、剖宫产史者，应严格把好产前检查关，择期住院待产；对胎盘早剥者，应及早处理，避免发生凝血功能障碍。

2. 在产妇分娩过程中，应注意保暖，避免风寒，注意外阴部清洁卫生，避免产妇情绪激动，并应注意产后饮食调摄，清除其他导致产后血晕的因素，确保产妇生命安全。

3. 提高助产技术，正确处理分娩三个产程。认真检查胎盘、胎膜是否完整，有无残留，如发现软产道损伤等体征，应及时处理。

4. 一旦发生产后出血量多，须迅速查明引起出血的原因，及时纠正失血引起的低血容量，进行针对性治疗。

5. 注意子宫收缩及阴道出血情况，同时观察血压、脉搏及全身情况。

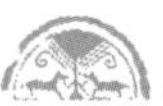

第四节　产后痉症

一、病证概述

产后痉症又名产后发痉、产后惊风、产后破伤风。本病因产后外感风毒、血虚风引所致。是以手足抽搐、项背强直、口噤，甚至角弓反张为主要表现的产后类疾病。新产后，产妇手足拘挛抽搐、项背强直，甚至神昏口噤、角弓反张，伴有寒热等症。产后产妇颈项强直，甚至神昏口噤、抽搐反张。

二、妙法绝招解析

（一）筋脉失养，肝风内动（张达旭医案）

1. 病历摘要：朱某，26 岁。产后 7 日，突然颈项强直，角弓反张，牙关紧闭。患者口眼抽动，四肢抽搐，两手紧握，皮肤干燥。脉弦细而紧，舌淡苔白。诊断为产后痉症。

证属筋脉失养，肝风内动。治宜补益气血，祛风镇痉。方选滋荣活络汤加减。药用当归、熟地黄、党参、黄芪、茯神、天麻、防风各10 g，川芎、炙甘草、陈皮、荆芥、羌活各6 g。每日 1 剂，水煎服。服 3 剂后，颈项强直、角弓反张、牙关紧闭、口眼抽动、四肢抽搐紧握的症状已停止。再服 3 剂而愈。(《中医妇科临床经验选》，广西人民出版社，1982)

2. 妙法绝招解析：本案由于失血过多，筋脉失养，肝风内动，而出现四肢抽搐、头项强直、角弓反张、牙关紧闭等一派血不荣筋之征象。故方中以补血为主，佐以补气祛风，合之达到血旺风灭之功。

（二）产后血虚，内风挟痰（匡继林医案）

1. 病历摘要：郑某，女，21 岁。第一胎，临产入院。产科检查：胎位胎心正常，血压 170/130 mmHg，两下肢轻度浮肿，蛋白尿痕迹。顺产。顷刻，四肢痉挛抽搐，两目直视，唇紫，牙关紧闭，持续约 2 分钟，前后抽搐四次，曾用 25%硫酸镁、鲁米那、哌替啶、针灸等治疗，效果不显，停药改服中药。脉弦细、重按无力，舌质淡白。

证属产后血虚，内风挟痰。治宜补肾养肝，镇肝潜阳。方选牡蛎龙齿汤加味。药用牡蛎、杜仲、石决明各 15～30 g，紫丹参20 g，龙齿 12～18 g，夏枯草、桑寄生各 9～15 g，女贞子、白芍各 9～12 g，当归10 g，钩藤、竹沥、半夏各9 g，川芎、菖蒲各6 g，琥珀末（吞服）1.5 g。每日 1 剂，水煎、徐徐灌服，5～6 小时，抽搐停止，次日血压降至 130/90 mmHg，病情逐日稳定。住院 8 日出院。(本书主编，待刊)

2. 妙法绝招解析：主方牡蛎龙齿汤，以牡蛎、龙齿镇肝潜阳；杜仲、桑寄生补肾养肝，且能安胎；女贞子、白芍滋阴养血；夏枯草、石决明平肝熄风；配合健脾利水。若有水肿者，加车前草、赤小豆，挟痰者，加竹沥、半夏、制胆南星、石菖蒲。

三、文献选录

产褥期内，产妇突然项背强直，四肢抽搐，甚则口噤不开，角弓反张者，称为“产后痉症”，又称“产后发痉”“产后痉风”。突然口角搐动，四肢抽搐，项背强直，牙关紧闭，角弓反张，面色苍白；或呈苦笑面容，发热恶寒。

产后痉症的发生是因产后失血伤津，营阴耗损，阴血亏虚，不能濡润筋脉，接生不慎，伤口

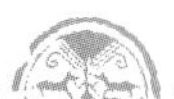

不洁，局部创伤，使邪毒乘虚而入，伤动血脉，直窜筋络，故成痉症。症见头昏眼花：头脑昏晕，眼睛发花。蹲着起身或者躺着一站起来，头昏，眼前一片发黑，站不稳等现象。

（一）经验良方选录

1. 内服方：

（1）黄芪、川花白芷、白术、牛膝、葛根、防风、炙甘草各60 g，山茱萸、秦艽、生地黄、当归、制乌头、人参、制附子各30 g，独活10 g，肉桂3 g，白酒1500 g。以上前16味共为粗末，入布袋，置容器中，加入白酒，密封，浸泡5日后去渣即成。温服，不拘时，每服10 g。除风止痛，活血通经。主治产后痉症。

（2）生地黄、白附子各20 g，当归15 g，白芍、川芎、防风、僵蚕、天麻、天南星各10 g，全蝎5 g，蜈蚣3条。每日1剂，加水煎沸15分钟，滤出药液，再加水煎20分钟，去渣，两煎药液兑匀，分服。主治产后抽搐。

（3）当归45 g，川芎24 g，益母草、天麻、茯神各15 g，牛膝、葛根、木瓜各12 g，五灵脂、牡丹皮、肉苁蓉、荆芥各9 g，甘草3 g。每日1剂，水煎两次，取液混合，早晚分服。主治产后风。

（4）当归、荆芥各12 g，防风、柴胡、秦艽各9 g，川芎6 g，红花、桂枝、羌活各4.5 g，薄荷、甘草各3 g，生姜3片，荔枝核2个。每日1剂，水煎，服两次，服药后盖被发汗。主治产后痉症。

（5）生黄芪1 6 g，全当归、大叶钩藤、杭白芍、秦艽、白蒺藜、怀牛膝、麦冬、鲜竹茹各10 g，百合13 g，嫩桑枝13 g，木瓜7 g。水煎服，每日1剂。益气养血，活络舒筋。主治产后痉症。

（6）鸡血藤、何首乌各24 g，黄芪15 g，白芍、木瓜、当归、桂枝各10 g，木通、炙甘草各6 g，细辛5 g，生姜3片，大枣3枚。每日1剂，水煎，服两次。主治产后痉症。

（7）煅海螺6 g，当归30 g，黄酒适量，鸡蛋壳6 g。煅海螺、当归、鸡蛋壳共研细末，每服10 g药末，用20 g黄酒调匀，白开水冲服，每日服2次。养血，润燥，止痉。主治产后痉症。

（8）淡竹叶15 g，葛根12 g，防风、桂枝、桔梗各9 g，人参、甘草各6 g，附子3 g，生姜3片，大枣3枚。每日1剂，水煎，每两小时灌服或鼻饲1次。主治产后拘挛。

（9）鸡蛋1个，黄酒适量。将鸡蛋用湿纸包裹煨成干黄去纸，将壳与蛋研为细末。顿服，日服1剂，空腹用黄酒送下，以愈为度。补益气血，止痉。主治产后痉症。

（10）鸡蛋1个，全蝎1只。鸡蛋开一小孔，把整只蝎子塞入，挂房檐下经过夏天，焙熟后研成粉服用。每次1个，连服数个。补气养血、散风镇痉。主治产后痉症。

（11）红蓝花30 g，黄酒120 g。红蓝花与黄酒同入沙锅，用小火煮至减半，去渣，候温即成。日服2次，每服30 g。行血，润燥，消肿，止痛。主治产后痉症。

（12）炙黄芪、茯苓、山药、远志各30 g，人参、炙甘草、桔梗各15 g，当归、熟地黄各9 g，木香6 g。每日1剂，水煎，服两次。主治失血过多所致产后痉症。

（13）当归30 g，桃仁12 g，川芎、天麻、白芍、阿胶、荆芥穗（童便拌炒）各10 g，炙甘草6 g，菖蒲5 g，炮姜4 g。每日1剂，水煎，服两次。主治产后拘挛。

（14）蝉蜕20 g，蜈蚣、全蝎、僵蚕各12 g，胆南星、天竺黄各6 g。共为细末，每次服6 g，每日3次。主治产后感染，邪毒盛，发痉。

（15）血竭、没药各6 g。药研末混匀，每取5 g，加童便、黄酒各半，煎沸冲服，4小时服1次，每日1剂。主治恶血攻心所致产后拘挛。

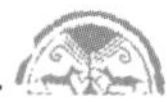

(16) 当归、川芎、天麻、钩藤、白僵蚕、蝉蜕各10 g，白芷、全蝎各5 g，蜈蚣1条（研，冲服）。每日1剂，水煎服。主治产后抽搐。

(17) 棉子120 g，黑豆60 g，槐子（炒）15 g。每日1剂，水煎，顿服。主治产后发痉。症见角弓反张、牙关紧闭、手足抽搐等。

(18) 黑豆250 g，童便、黄酒各200 g。共煮沸，去豆，分服，每日1剂。主治产后抽搐，手足麻木，口眼㖞斜，筋急强直。

(19) 白芷、半夏、天南星、白附子、全蝎各10 g，甘草5 g。共为极细末，每次服3 g。每日2～3次。主治产后抽搐。

2. 外治方：

(1) 老生姜1500 g，大枣250 g，韭菜根适量。共炒至起青烟为度，再入烧酒500 mL，加盖片刻取起，以去火气，睡时敷患处，一夜除去，连续敷2～3次。主治产后风，手足拘挛不能动。

(2) 白胡椒、生桃仁各7粒，连须大葱3根，生姜30 g，血余炭3 g。上药共研为细末和匀，分作3份布包。左右腋窝各夹1包，双手捧一包并解开布包，用鼻嗅药，待微汗出即可去药。

(3) 白矾、黄丹各50 g，胡椒15 g。药研细末，加醋揉成2丸，置患者右手握1丸，脐孔放1丸，盖被发汗。主治产后痉症。

(4) 花椒500 g，醋500 g。上2味同炒热装袋内。坐臀下熨之出汗。主治产妇高热，因受风无汗之产后痉症。

3. 食疗方：

(1) 生地黄汁、清酒各1000 mL，生姜汁100 mL。煮生地黄汁四五沸，入姜、酒，更煎三沸，随意细细饮。冷多加桂末7.5 g，热多加生藕汁500 mL。先服一般豆淋酒，待经几日后，再服此地黄生姜酒，温饮，不拘时。主治产后中风，腰背反折，筋急口噤。

(2) 白酒500 g，黑木耳250 g，核桃仁10枚，大枣10个，蜂蜜适量。先将大枣（去核）、核桃仁捣如泥，与木耳末、酒、蜂蜜拌和一起，存半日许，酒渗完后，入盘用笼蒸1小时即成。每次吃15 g，每日3～4次。主治产后痉症。

(3) 黄酒200 g，活鲫鱼（以250 g者为佳）1条。将鱼切成6 cm见方之块，不去鳞、肠，不用盐，用香油炸焦。将炸鱼干吃后，再喝热黄酒，取微汗。调胃下气。主治产后痉症。

(4) 黑木耳30 g，红糖15 g。黑木耳先泡后洗干净，加红糖蒸。多吃数日，不限量。黑木耳为滋养强壮品；红糖具有驱风散寒，舒筋活血之功效。两味合用，主治产后痉症。

(5) 艾叶（干品）100 g，海鳗头2个。洗净后加水共煎煮。食肉饮汤。每剂分早晚服用，连用3日。理气、散寒、祛风。主治产后痉症。

(6) 黑豆50 g，连根葱6根，黄酒适量。先将黑豆焙至有烟时，再入葱和黄酒1盅，水一碗半，共煎成1小杯内服。主治产后痉症。

(7) 连根大葱2500 g。用锅煮一滚压出水，将葱用布包，乘热（不能大热）放在患者臀部或大腿上，盖被取汗。主治产后痉症。

(8) 羌活（去芦头锉）18 g，白酒适量。羌活以醇酒1杯煎，候浓温服，顿服之，未愈再作，温服。主治产后中风腹痛。

(9) 伏龙肝45 g，干姜30 g。共研为细末，每服6 g，温酒送服，每日2次。主治口噤不语，腰背疼痛者。

(10) 当归62 g，红花31 g，蔷薇花13 g，陈酒500 mL。陈酒浸药3日，温服。主治产后风，瘫痪，麻木。

(11) 黑芥穗15 g，羌活6 g，干姜（煨）3 g。水煎服。主治产后痉症牙关紧闭，两目流泪，胡言乱语。

(12) 伏龙肝、炮干姜各等份。上二药均细研筛过，每以温酒 1 杯调服 2 g 许。主治产后痉症。

(13) 苍耳草心、生姜各适量。苍耳草心阴干研为细末，每次 3 g，姜汤送服。主治产后痉症。

(14) 白术 40 g，酒适量。将白术研末，每取 4 g，温酒 1 杯调服。主治产后痉症。

(15) 阴干黄瓜花10 g。沸水冲泡。代茶频饮。主治产后痉症。

(16) 大蒜 90 g。水煎去渣。灌服。主治产后风，瘫痪，麻木。

第五节　产后血崩

一、病证概述

产后血崩是指分娩 24 小时后至产后 6 周内发生的子宫大量出血。其原因主要为胎盘、胎膜残留；或胎盘附着部因感染而复旧不全；或剖宫产术后，子宫壁切口感染、坏死，伤口愈合不良，或肠线溶解，血管重新开放。此外，产妇患有子宫黏膜下肌瘤、子宫内膜炎、子宫滋养细胞肿瘤等，也可引起晚期产后出血。本病多发生在产后 1～2 周，也有产后 6 周发病者。产后贫血是指产后血红蛋白浓度低于 100.0 g/L（10.0 g/dl）时，即可诊断。临床以缺铁性贫血多见，合并巨幼红细胞性贫血次之，合并其他类型之贫血者少见。多由产后失血过多或脾胃虚弱、营养吸收不良所致。

二、妙法绝招解析

(一) 半产血崩，气血俱脱（李用粹医案）

1. 病历摘要：李元吉妻半产后血崩如注，头昏眼暗，饮食少进，面色青黄，六脉虚大无力，甚至昏厥不醒，一日数次。延予治之。予曰：血脱益气，阳生阴长，《灵枢》之旨也。况阳为阴之使，阴为阳之守。今久患崩中，奚能固其内守之阴，所以经流不竭，皆阳气不能卫外故也。若徒事养阴止涩，是人已人井，而又投之以石耳。诊断为产后血崩。

证属半产血崩，气血俱脱。治宜补益中气，升阳举陷。方选补中益气汤加五味子、艾叶，服之势不稍衰。予思古语云：大虚必挟寒。再以人参 30 g，熟附片 3 g，水煎呷下乃熟睡。片时醒来，晕减神清。后以养荣汤去肉桂，加附子，调理而安（《秘本医学丛书（二）旧德堂医案》，中医古籍出版社，1999）

2. 妙法绝招解析：气为血帅，血为气母。半产血崩，气血俱脱，气虚则饮食少进，六脉虚大无力。血虚则头昏眼暗，面色青黄，甚者血不养神而昏厥不醒。补中益气汤（《脾胃论》人参、黄芪、白术、陈皮、柴胡、升麻、甘草、当归）补益中气，升阳举陷，加五味子酸敛收摄，艾叶温经止血。因一日数次昏厥，有血脱气脱甚至亡阳之虑而仅收微效，后以人参、熟附片大补元气，回阳救逆而晕减神清。正所谓“有形之血不可速生，无形之气速当急固”。实乃血崩气脱急救之法。后以养荣汤（即《太平惠民和剂局方》之人参养荣汤：黄芪、肉桂、人参、白术、炙甘草、熟地黄、五味子、茯苓、生姜、大枣）去肉桂，加附子，生血养血，阴阳平衡而获安。

（二）气虚血亏，冲任不固（郑长松医案）

1. 病历摘要：卢某，女，34岁。产后76日，仍恶露淋漓不止，血淡质稀，时少时多，并见神疲乏力，形寒畏冷。分娩时出血量多，旧有月经过多之宿疾。神有倦意，面色皖白，唇舌淡红，苔白薄润，脉象沉细无力。诊断为产后血崩。

证属气虚血亏，冲任不固。治宜补气养血，摄固冲任。药用生黄芪30 g，熟地黄20 g，炒山药、党参各15 g，炒白术、茯苓、川续断、当归各12 g，艾叶炭9 g，炮姜6 g，荆芥穗炭、陈皮各3 g。每日1剂，水煎2次，共取500 mL，分早晚温服。服3剂后，恶露渐止，日来复行如故。恐久损难复，加血肉有情之品为之填补。按原方加阿胶（烊化）15 g，升麻炭3 g。嘱减少体力劳动，注意饮食调养。再服3剂，恶露尽止，体虚渐复。按初诊方去艾叶炭、炮姜、芥穗炭，加阿胶（烊化）9 g。共服6剂，恶露尽止，又进3剂，渐趋康复。（《郑长松妇科》，中国中医药出版社，2007）

2. 妙法绝招解析：本案新疾旧患互为因果。因旧有失血宿疾，复于产时失血，气随血耗，气虚则冲任不固，故恶露延久不尽；血亏则百脉空虚，故面色皖白，唇舌淡红，血淡质稀，脉细无力；气血俱虚，则神疲乏力，形寒畏冷。方中黄芪、党参、白术、茯苓、山药益气健脾，以裕生血之源；熟地黄、当归、阿胶、川续断补肾养血，且复冲任摄固之能；艾叶炭、炮姜、芥穗炭、升麻炭温煦胞宫，升兴清阳；陈皮和中醒脾。

（三）脾肾不足，冲任不固（朱小南医案）

1. 病历摘要：张某，女，24岁，产后阴道出血不止3个月。血量中等，色紫偶有血块，头晕，倦怠，腰痛腿酸。舌红，质胖大，有齿痕。脉弦缓。诊断为产后子宫复旧不全。

证属脾肾不足，冲任不固。治宜健脾补肾，固摄冲任。药用生山药18 g，党参、焦白术、莲子肉、熟地黄、川续断各12 g，侧柏炭、炙甘草、棕榈炭、炒白芍各9 g。每日1剂，水煎服。服3剂后，阴道出血已止，症状大减，仍有时头痛，脉缓。予当归、麦冬、白芍、生地黄、川芎、桑叶、菊花各9 g。服5剂以巩固疗效。（《朱小南妇科经验选》，人民卫生出版社，1981）

2. 妙法绝招解析：为过期妊娠足月产后，阴道出血已持续3个月。血量时多时少，色红或黑红，夹有黄带，伴有腹痛和大血块，血块流出后腹痛稍缓解。此例虽为产后气血大伤，出血时间又长，但舌质黯淡，脉弦滑，为虚中夹实，内有瘀血之证。治宜补虚养血为主，还是活血化瘀为主就要根据临床经验加以判断。查其食纳尚可，二便自调，乃脾胃尚固。又见脉实，大血块流出后，腹痛缓解。所以，在此虚实兼见之际，毅然以活血化瘀通经为主，方用少腹逐瘀汤去赤芍、官桂，以防活血太过。3剂药后，瘀去新生，阴道出血已止。进而以健脾益气，升阳除湿而收功。

（四）肝郁化热，气滞血瘀（韩冰医案）

1. 病历摘要：鲍某，女，29岁。产后阴道流血40余日。因家庭不睦而心情抑郁烦闷，恶露淋沥40余日未止，量时多时少，色暗红，夹少许血块，乳房微胀，乳汁量少，小腹胀痛，舌质红，苔薄黄，脉弦细略数。B超：未见明显异常。诊断为产后恶露未尽。

证属肝郁化热，气滞血瘀。治宜疏肝清热，活血化瘀。药用益母草、墨旱莲各30 g，生地黄20 g，桔梗、蒲黄炭、重楼、白芍、黄芩炭、女贞子各15 g，柴胡、路路通、枳壳、当归各10 g。每日1剂，水煎服。服5剂后，阴道流血量少，色转淡，腹痛消失，但觉乳房仍胀，舌质稍红，苔薄白，脉弦细。原方去重楼，加青皮10 g。继服5剂而愈。（《中国现代百名中医临床家丛书・韩冰》，中国中医药出版社，2007）

2. 妙法绝招解析：产后百节空虚，抵抗力减弱，稍有触动，即可发病。而本例患者因情志抑郁，不得开解，以致肝气郁滞，郁而化热，加之产后冲任虚损，则热易伤冲任，此其病机之一。另外，气滞则血瘀，瘀阻冲任，血不归经，而致恶露淋沥不绝，时多时少，色暗夹血块，此其病机之二。故本证应属热、瘀并见，合而为患。肝气不舒，气机壅滞，影响乳汁运行，故乳房胀而乳汁量少。舌红苔黄，脉弦细略数，乃为肝郁化热，阴血不足之象。方中柴胡疏肝解郁；当归、白芍养血柔肝；生地黄、女贞子、墨旱莲、黄芩炭清热养阴，凉血止血；路路通、枳壳、桔梗理气宣络；益母草祛瘀生新；蒲黄炭活血化瘀止血；重楼既可清肝热，又可防止流血日久，感染邪毒，且本品还兼能化瘀止血，可谓一药多用。如此配伍，则气得以舒，热得以清，血得以行，露得以止。标本兼顾，热瘀并治，故药到病除。

三、文献选录

本病多因产后冲任受损、血瘀气耗，或血热未尽所致。是以产后血下暴迫，量多鲜红或暗红有块为主要表现的产后类疾病。产后半个月或二十日，突然阴道下血如崩，势如泉涌，伴头晕心悸、口苦心烦、面白神疲等症。若出血过多，可致气血暴脱。晚期产后出血是指分娩 24 小时后至产后 6 周内发生的子宫大量出血。其原因主要为胎盘、胎膜残留；或感染而复旧不全；或剖宫产术后，子宫壁切口感染、坏死，伤口愈合不良，或肠线溶解，血管重新开放。此外，产妇患有子宫黏膜下肌瘤、子宫内膜炎、子宫滋养细胞肿瘤等，也可引起晚期产后出血。本病多发生在产后 1～2 周，也有产后 6 周发病者，失血过多者可导致严重的贫血或休克。

（一）临床报道选录

杨建华用缩宫汤治疗产后子宫复旧不良 43 例：药用黄芪、益母草各 30 g，当归、枳壳各 10 g，丹参 15 g，甘草 5 g。加减：恶露不尽者加炮姜炭 10 g，炒蒲黄 6 g；下腹胀痛加延胡索 10 g，乌药 6 g；恶露量多加马齿苋 30 g。结果：43 例中，痊愈 28 例，有效 14 例。（湖北中医杂志，1994，2）

（二）经验良方选录

1. 内服方：

（1）炒当归、党参各 20 g，炒白芍、炒枳壳各 15 g，炒五灵脂、炒蒲黄、益母草炭、小蓟炭、艾叶炭、血余炭、川芎炭各 12 g，炙甘草 10 g。每日 1 剂，水煎服。5 剂为 1 个疗程。主治产后出血。

（2）益母草、五灵脂、蒲黄各 12 g，当归、桃仁、丹参、牡丹皮、血余炭各 10 g，川芎 6 g，炮姜 5 g，炙甘草 3 g。每日 1 剂，水煎，服两次。主治产后血崩。

（3）白芍、白术、墨旱莲、女贞子、生地黄炭各 20 g，牡丹皮、栀子、菊花、白蒺藜各 15 g，柴胡 6 g。每日 1 剂，水煎服。主治产后血崩。

（4）黄芪、党参各 30 g，白术、熟地黄、麦冬各 20 g，当归、川芎、升麻、白芷、荆芥、陈皮各 10 g，炙甘草 10 g。每日 1 剂，水煎服。主治产后血崩。

（5）绿茶 2 g，益母草 200 g（鲜品 400 g），红糖 25 g，甘草 3 g。加 600 g 水，煎沸 5 分钟，分 3 次温饮之。每日 1 剂。主治产后血崩。

（6）当归 15 g，桃仁、炮姜、川芎各 9 g，五灵脂、炒蒲黄、紫丹参各 15 g。每日 1 剂，水煎服。主治产后血崩。

（7）炮姜 9 g，陈墨 1 块，红糖少许。墨放炭火上烧红后，再放醋中淬，加开水研匀，炮姜另煎取液，与墨水混合，加糖灌服。主治产后血崩。

（8）益母草 10 g，生地黄 6 g，黄酒 200 mL。碗盛药与酒，放锅中隔水蒸 20 分钟，每服

50 mL，每日两次。主治产后血崩。

(9) 健康童便1茶杯。产后1～3日，每服1杯，日服两次，宜临用时接取为佳。主治产后血崩。

(10) 绵马贯众20 g。药放醋中浸泡4小时后，烘干研末，每服10 g，每日两次。主治产后血崩。

(11) 鸡冠花30 g，茜草、墨旱莲各15 g。每日1剂，水煎，服两次。主治产后血崩。

(12) 薯莨、红鸡冠花各10 g，百草霜3 g。共研末，米酒煎服。主治产后血崩。

(13) 鲜马齿苋60 g，毛叶紫金牛30 g。每日1剂，水煎服。主治产后血崩。

(14) 益母草30 g，绵马贯众炭15 g。每日1剂，水煎服。主治产后血崩。

(15) 墨旱莲30 g，侧柏炭10 g。每日1剂，水煎服。主治产后血崩。

(16) 马鞭草30 g，重楼20 g。每日1剂，水煎服。主治产后血崩。

(17) 益母草60 g，大枣30 g。每日1剂，水煎服。主治产后血崩。

(18) 马鞭草、仙鹤草各30 g。每日1剂，水煎服。主治产后血崩。

(19) 马鞭草、马齿苋各30 g。每日1剂，水煎服。主治产后血崩。

(20) 鲜芥菜、鲜蛇莓各30 g。每日1剂，水煎服。主治产后血崩。

2. 食疗方：

(1) 当归12 g，川芎6 g，毛鸡蛋（即孵化未出的，已长毛的鸡胚胎）3个，精盐、味精各适量。将毛鸡蛋洗净，放入锅内加清水1碗，下当归、川芎，先用中火烧开，改用文火煨炖，1小时后加精盐及味精。食蛋饮汤。主治产妇出血过多、头晕，眼花或病后体虚。

(2) 黄酒50 g，米醋50 g，鸡蛋3个。将鸡蛋去壳放入碗内，加入黄酒和米醋，搅匀，煮开即成。日服1剂，分2次服用，连服5日为1疗程。主治产后血崩。

(3) 熟地黄50 g，当归尾50 g，黄酒500 g。以上前2味捣碎细，置容器中，加入黄酒，煎煮数百沸，去渣即成。温服，日服3次，每服20 g。主治产后血崩。

(4) 枫香寄生30～60 g，白酒500 g。以上前1味切碎，入布袋，置容器中，加入白酒，密封，浸泡7日即成。日服2次，每服10 g。主治产后血崩。

(5) 菖蒲45 g，黄酒120 g。以上前1味研为细末，置容器中，加入黄酒，煮成60 g，去渣即成。空腹温服，每日1剂，分3次服完。主治产后血崩。

(6) 地榆50 g，当归40 g，菖蒲20 g，黄酒500 g。以上前3味捣为细末，置容器中，加入黄酒同煮，去渣即成。食前分3次温服。主治产后血崩。

(7) 益母草10 g，生地黄6 g，黄酒200 mL。碗盛药与酒，放锅中隔水蒸20分钟，每服50 mL，每日两次。主治产后血崩。

(8) 满山红（杜鹃）30 g，墨鱼1个。水炖服，每日1剂。凉血止血。主治产后血崩。

第六节 产后恶露不净

一、病证概述

本病多因产后气虚不摄、血瘀胞络、火热下迫，或冲任受损所致。是以产后恶露持续二十日以上仍不断为主要表现的产后类疾病。产后恶露过期不止，量多色淡，或淋漓不断，伴面色苍白、咽干口燥，五心热、小腹痛等症，恶露持续二十日以上仍淋漓不断。

二、妙法绝招解析

（一）宿瘀未去，脾虚失运（丁甘仁医案）

1. 病历摘要：刘某，女，30岁。小产后恶露淋漓不止，腹胀纳谷减少。宿瘀未去，新血不得归经。宜加参生化汤加减。朱茯神、炒谷芽、麦芽各9 g，紫丹参、全当归、佩兰梗、藕节炭各6 g，吉林参须、炒荆芥、广橘皮、川芎（炒）、炮姜炭、春砂仁（后下）各3 g。每日1剂，水煎服。服3剂后，产后恶露淋漓仍不止，纳少形寒，脉虚弦。投剂合度，宜加参生化汤合胶姜汤出入。前方去佩兰、春砂壳、全当归，加杜仲、青龙齿各9 g，阿胶珠6 g。服3剂而愈。（《丁甘仁临证医集》，湖南科学技术出版社，2000）

2. 妙法绝招解析：产后恶露持续3周以上，仍淋漓不断者称为恶露不净。其发病机制主要为冲任不固、气血运行失常所致。其发病原因有气虚者、有血热者、有血瘀者。本案患者小产后恶露不断，伴见腹胀纳呆，此属宿瘀未去，新血不得归经兼有脾虚失运所致。故首诊拟加参生化汤以益气养血、温经活血化瘀，以期气血充沛，经血归经，恶露得止。加丹参、荆芥、藕节炭调血止血，以助生化之力；加茯苓、佩兰、砂仁、谷芽、麦芽、青皮健脾消食，理气化湿。复诊见脉虚弦，此肝肾精血不足，肝阳偏旺之象，上方投剂基本合度。继以前方合胶姜汤加阿胶、杜仲、龙骨等以加强补肾养血、平肝潜阳之功，去佩兰、砂仁、当归防其温燥伤阴。全方补益气血；调摄冲任，终收不止恶露而恶露自止之效。此治病求本之法也。

（二）营卫不和，气血瘀滞（孟澍江医案）

1. 病历摘要：杨某，28岁。产后5日恶露不尽，腹中少有阵痛，伴有形寒恶风，项背强几几。诊断为产后恶露不净。

证属营卫不和，气血瘀滞。治宜调和营卫，行气和血。方选葛根汤合生化汤化裁。药用葛根、益母草各15 g、防风、桔梗、赤芍、白芍、甘草、桃仁、当归各10 g，麻黄、川芎、炮姜炭、红花各6 g，生姜3片，大枣3枚。每日1剂，水煎服。服3剂后，寒热恶风之象渐退，不时汗出，恶露渐行，有块，色不鲜，量亦不多，显然营卫尚未和谐，瘀血未尽，于前方再加生黄芪、焦山楂，加强调和营卫、行气活血之力，再服7剂后，寒热退，恶寒渐止而愈。（《孟澍江中医学术集萃》，北京科学技术出版社，2000）

2. 妙法绝招解析：本案产后恶露不行，腹中阵痛，此气血亏虚、血行不畅之故；形寒恶风，项背强几几为体虚之人感受风寒、营卫失和之象。此属营卫不和、气血瘀滞之证，为表里同病，治当表里双解。拟调和营卫、行气和血之法治之。方以葛根汤疏风解肌、调和营卫以解表，合生化汤养血活血、行瘀止痛以和里。服药后表邪渐解，寒热渐退，瘀血渐行，病情减轻。但正气不足，祛邪无力，故加黄芪、焦山楂加强调和营卫，行气活血之力。再服7剂而收功。

（三）产伤经血，不能收摄（刘奉五医案）

1. 病历摘要：金某，女，29岁。产后迄将三个月，断乳月许，恶露持续未净，色鲜红，疲惫少力，B超示无异常。苔薄微腻，边尖偏红，脉细。

证属产伤经血，不能收摄。拟扶正调摄。仙鹤草、败酱草各20 g，制黄精、炒党参各12 g，生黄芪、炒当归、生地黄、赤芍、白芍、生蒲黄（包）、益母草、怀牛膝炭各9 g。服7剂药后恶露即止，精力亦振，大便欠实，苔薄腻，质偏红，脉细。拟和中调理。焦薏苡仁、椿皮、云茯苓各12 g，炒淮山药、川续断、狗脊、赤芍、白芍、焦六曲、炒党参、炒白术各9 g。服5剂善后。（《刘奉五妇科经验》，人民卫生出版社，1994）

2. 妙法绝招解析：妇女产后恶露不绝，病因病机在《胎产心法》中有较全面论述：“产时伤其经血，虚损不足，不能收摄，或恶血不去，则好血难安，相并而下，日久不止。”妇女新产之后，体力亏耗，百脉空虚，元气耗损，更由于恶露淋漓，久则气血愈虚，收摄无权，冲任失固，血难以止，交互影响，形成不尽之势。本例恶露持续三个月未净，气血两者俱虚，治以止血为主，补益为先。予党参、黄芪、黄精益气固摄，健复体质；当归、白芍、生地黄、仙鹤草养血止血，增加补摄之力；再寓化瘀之蒲黄、赤芍、益母草、牛膝祛瘀生新，加速胞宫复原，使疗效更著。恶露淋漓数月，恐有邪热内蕴之虞，加用败酱草一味，清热解毒，意于防治热毒滞留所致恶露不止。《本草从新》有败酱草“解毒……疗产后诸病”之说。全方扶正调摄，佐化瘀清解，仅以一诊而药到病除，恶露即净。二诊时去除活血、止血药，重投补养，以固其效。

（四）气血亏损，冲任不固（哈荔田医案）

1. 病历摘要：弘某，24 岁，已婚。产后二个月余，腰酸肢软，恶露淋漓不断，头目昏花，乳水不足。面色萎黄，产后恶露未断已 60 余日，腰酸肢软，精力倦怠。曾用药奏效不显，观前用药，多为补涩之品。恶露颜色仍红，脉细软稍带弦涩，惟小腿间略有坠胀而无痛感。

证属气血亏损，冲任不固而尚有残瘀滞留。治以固肾养血为主，稍加祛瘀之品。药用地榆炭 12 g，五灵脂（包）、茯苓、黄芪、熟地黄、赤芍、杜仲、续断、白术各 9 g，陈皮、潞党参各 6 g。每日 1 剂，水煎服。服 3 剂后，据称服药后恶露渐少，时下时停，腰部仍感酸楚，小腹下坠感则已消失。按脉细迟，已无弦象。治拟固奇经补气血法。黄芪、黑地榆、熟地黄、淫羊藿各 12 g，当归、巴戟天、狗脊、炒阿胶各 9 g，赤芍、白术各 6 g，炮姜炭 3 g。再服 3 剂后，喜称恶露于前日起停止，观 2 日来未见红，仅略感腰酸，尚有带下。治用固肾健脾，养血束带法。椿皮、地榆炭各 12 g，怀山药、焦白术、陈皮、杜仲、狗脊、五味子、金樱子、熟地黄、制首乌各 9 g。服 3 剂善后。（《哈荔田妇科医案医话选》，天津科学技术出版社，1982）

2. 妙法绝招解析：妇人分娩后，常有恶露，正常约一个月内停止，如逾一个月以上，仍是淋漓不绝，乃属病态。《妇人大全良方》云“产后恶露不绝者，盖因伤经血，或内有冷气，而脏腑不调故也。”这是指虚证而言，气血虚弱，冲任不固，子宫收缩乏力，复旧不全，以致淋漓不断，影响健康。本例为恶露二个月未停，有腰酸头眩等诸般虚象，前医用补涩而未效。乃详察其征象，脉虽细软但稍带弦，小腹略有坠胀，说明仍有少些瘀血滞留，瘀血不去，新血不能归经。所以在补虚药中，酌加五灵脂、赤芍等 1～2 味行血祛瘀药，一方面排出瘀块，另一方面补气固肾以帮助胞宫恢复原状，增强固摄能力，服后恶露大减。二诊乃以补气血、益肝肾为主，而行血之品，仅加赤芍一味而已。至于增炮姜炭，以其温经止血，帮助固摄经血，针对脉象细迟而设。三诊时恶露已停，略有带下，乃用补脾益血，恢复其健康。

（五）血热气滞，冲任亏损（朱小南医案）

1. 病历摘要：袁某，女，27 岁。产后 20 多日，腰酸痛，小腹胀，恶露淋漓不止，自汗出，胃口不开，纳食少，睡眠差，梦多，小便色黄，口干，喜饮水。脉弦数，舌质红，无苔。诊断为产后恶露不绝。

证属血热气滞，冲任亏损。治宜养阴清热，理气调冲止血。药用墨旱莲 24 g，山药、冬瓜子、女贞子各 20 g，海螵蛸、麦冬各 15 g，茜草根、生地黄、熟地黄、白芍、连翘各 12 g，制香附、台乌药各 10 g，木香 6 g，砂仁 3 g。每日 1 剂，水煎服。服 3 剂后，产妇就觉舒服。连服 6 剂，诸症均解。（《朱小南妇科经验选》，人民卫生出版社，1981）

2. 妙法绝招解析：此患者因产时婴儿死亡，气郁在心，郁久化火，灼伤津液。又产时出血，伤阴耗液，故出现口干，尿黄，缺乏津液，舌红，无苔的症状。由于血不养心，则眠差，梦多；冲任亏损而出现腰酸痛；加之血热，故恶露不绝。治以养阴清热，理气调冲上血。生地黄、熟地

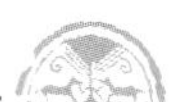

黄、白芍、麦冬、山药养阴生血；制香附、台乌药、木香调畅气机；女贞子、墨旱莲滋养肝肾，以调冲任；海螵蛸、茜草根清热散结，收摄止血；以连翘清心火，解血热；冬瓜子利小便，使热随小便而去；砂仁养胃。由于辨证清楚，用药恰当，故服药数剂，疗效显著。血虚兼有瘀血阻滞胞宫之证，临床喜选用生蒲黄与阿胶珠配伍，蒲黄用量一般在15～20 g，阿胶10 g（烊冲）。如临床常见产后恶露不绝一证，产后恶露排出较畅，一般2～3周即可净止，如排出过多，或逾期不止，色淡红，质稀夹有小血块，为子宫复旧不全。生蒲黄除能缩宫止血，祛瘀生新，促使瘀血排出外，亦能止血定痛，对宫缩不良，腹痛阵阵的瘀血性恶露不绝等，有良好治疗作用。阿胶，甘平，入肺、肝、肾三经，具有补血止血之功效，对一切失血之症均可奏效。据西医药理学分析，阿胶有加速血中红细胞及血红蛋白生长的作用。阿胶与生蒲黄相配，止血而不留瘀，补血而不滋腻，寓涩于养，动静结合，配伍巧妙，瘀去宫宁，血自归经，临床运用每能应手取效。如治一位新产妇，1993年8月15日初诊：自诉产后35日恶露未净，目前出现血量增多，色淡红有小血块，小腹阵痛，头晕乏力，腰背酸楚，面色少华，血红蛋白7 g，脉细，苔薄腻，质淡边有齿印。证属气血两亏，瘀阻胞宫。拟补血止血，祛瘀生新。方拟：生蒲黄20 g，炒潞党参、益母草、桑寄生各12 g，阿胶珠（烊冲）、炒当归、仙鹤草、川续断各10 g。2剂后腹痛消失，下块较多，恶露显减未止，续服2剂净止。

（六）脾肾气虚，冲任不固（韩冰医案）

1. 病历摘要：欧阳某，女，35岁。产后恶露淋沥2个月余未止。开始量多，现量减少，色淡红，无臭气，无血块。腰酸腿软，神疲乏力，乳汁量少质稀，舌淡暗，边有齿痕，苔薄白，脉细无力。妇科检查：子宫稍大，质软，无压痛，双侧附件未及明显异常。B超：未见明显异常。诊断为产后恶露未尽。

证属脾肾气虚，冲任不固。治宜健脾补肾，固冲止血。药用黄芪、太子参、菟丝子、益母草各30 g，蒲黄炭15 g，淮山药、续断、黄芩炭各10 g，艾叶炭6 g。每日1剂，水煎服。服4剂后，阴道流血即止，乳汁量明显增加，惟有时觉头晕，乏力，脉细。药用黄芪、太子参、桑寄生各30 g，杭白芍、熟地黄各20 g，蒲黄炭15 g，白术、当归、续断、陈皮、黄芩炭各10 g，甘草6 g。服5剂善后。（《中国现代百名中医临床家丛书·韩冰》，中国中医药出版社，2007）

2. 妙法绝招解析：本案患者素体脾肾不足，复因产时耗气伤津，正气愈虚，以致冲任不固，摄血无权，故产后恶露淋沥不止，色淡；腰为肾之府，肾虚则腰酸腿软。产后有“三审”，其中之“一审”即为审乳汁的行与不行及饮食多少，以查胃气强弱。因为乳汁为血所化，脾胃虚弱，运化无力，则气血生化乏源，本例患者乳汁量少质稀，表明其脾胃气虚不健；舌淡暗，边有齿痕，脉细无力，均为脾肾气虚之征。方中黄芪、太子参、淮山药补气健脾；菟丝子、续断补益肾气，脾肾双补，则本固气充，统摄有力；另用益母草祛瘀生新，促进子宫收缩；蒲黄炭、艾叶炭活血止血；黄芩炭清热凉血止血，防补药过于温热，有反佐之功。药用4剂，恶露即止，实因辨证用药适宜所致。血止后，考虑其血虚日久，易化热生瘀，故在健脾补肾基础上，加当归、杭白芍、熟地黄等养阴血，清虚热，祛瘀血，以防日后变生它病，有扶正固本，未病先防之意。

（七）气虚血瘀，冲任不固（韩冰医案）

1. 病历摘要：于某，女，31岁。产后阴道流血近3个月未止，现量少，色略暗，伴腰酸腿软，眼眶暗黑，小腹坠胀，畏寒。曾在别处用中药治疗（具体药物不详），效果不显。舌淡暗，苔薄白，脉细弦涩，右尺略沉。妇科检查：子宫前位，如孕近50日大小，质稍软，轻压痛，双附件未及明显异常。B超：子宫稍大，子宫内膜厚。诊断为产后恶露未净。

证属气虚血瘀，冲任不固。治宜补肾固冲，祛瘀生新。药用黄芪、太子参各30 g，桑寄生、蒲黄炭各15 g，补骨脂、续断、当归、艾叶炭各10 g，炮姜6 g，三七（冲服）3 g。每日 1 剂，水煎服。服 5 剂后阴道流血渐少，时有时无，色淡红，腹部坠胀消失，仍觉腰酸，脉细缓，右尺略沉。原方继服 5 剂后，阴道流血已 3 日未见，略感腰酸，手足不温。治以补肾益气养血。药用桑寄生、黄芪、太子参各30 g，熟地黄20 g，鹿角霜15 g，补骨脂、续断、当归、陈皮、艾叶炭各10 g，炮姜6 g。服 5 剂善后。（《中国现代百名中医临床家丛书·韩冰》，中国中医药出版社，2007）

2. 妙法绝招解析：本案实属虚实夹杂之证。患者素体肾虚气弱，因产重虚，故致冲任不固，下血不止；阳气不足，运血无力，冲任中尚有瘀血阻滞，其症状表现为恶露色暗，小腹坠胀，脉见弦涩。《医宗金鉴·女科心法要诀》云“产后恶露……日久不断，时时淋沥者，或因冲任虚损，血不收敛，或因瘀行不尽，停留腹内。”患者虽有腰酸腿软，眼眶暗黑，畏寒等一派肾气不足、冲任虚寒之象，但细察之，却又虚中有瘀，虚实夹杂，故治疗时切不可“概行大补，以致助邪”。方中补骨脂温补脾肾；桑寄生、续断补益肝肾，补而不滞，且可止血；黄芪、太子参健脾益气；当归养血活血，祛瘀生新；炮姜引血分药入气分而生血，并能温肾暖下元；艾叶炭、蒲黄炭、三七祛瘀止血。诸药配伍，温补脾肾，祛瘀止血，标本兼治，而见著效。待血止后，用补肾益气养血之法，以固本培元，恢复身体。

（八）气血亏虚，冲任不固（李祥云医案）

1. 病历摘要：杜某，女，28 岁。药流后恶露不绝近 1 个月。又因流产不全而再行清宫术，术后阴道出血已近 1 个月至今仍淋漓不止，色黯红，伴腰酸肢软，神疲乏力，头晕目眩。苔薄黄，舌红，脉细数。诊断为药流后恶露不绝。

证属气血亏虚，冲任不固。治宜补益气血，益肾固冲。药用黄芪、红藤、蒲公英、煅龙骨、煅牡蛎各30 g，党参、杜仲、怀山药、仙鹤草、鹿衔草各15 g，炒地榆、陈棕榈炭各12 g，生茜草、五倍子各6 g。每日 1 剂，水煎服。服 5 剂后，阴道出血即止，余症好转。苔薄黄，脉细数。治宜益气补血，补肾。药用淫羊藿、煅龙骨、煅牡蛎、红藤、蒲公英、紫花地丁各30 g，菟丝子、杜仲、党参、黄芪、怀山药、仙鹤草、鸡血藤各15 g，白术、白芍、海螵蛸各12 g，生茜草9 g。服 5 剂后，月经量少，无腹痛，无腰酸。苔腻，脉细。治宜温肾活血，调理冲任。药用淫羊藿30 g，熟地黄、当归、枸杞子、菟丝子、紫石英各15 g，鸡血藤、肉苁蓉、胡芦巴、何首乌各12 g，山栀子、金银花、红花、锁阳各9 g，桔梗6 g，生甘草5 g。服 5 剂善后。（《李祥云治疗妇科病精华》，中国中医药出版社，2007）

2. 妙法绝招解析：产后阴道出血如顺产或剖宫产应在20日内干净，如人流后应在7～10 日内干净，若不干净称“恶露不绝”。《医学心悟·恶露不绝》云“产后恶露不绝大抵因产时劳伤经脉所致也。其症若肝气不和，不能藏血者，宜用逍遥散，若脾气虚弱，不能统血者，宜用归脾汤；若气血两虚，经络亏损者，宜用八珍汤；若瘀血停积，阻碍新血不得归经者，其症腹痛拒按，宜用归芎汤送下失笑丸；先去其瘀，而后补其新，则血归经矣。”又小产不同于大产也，今患者产后已近 1 个月，阴道出血仍不止，皆因药流不全又做清宫术，使冲任、气血、肾气受损更甚，因气血亏虚，肾气不足，冲任不固，统摄无权，则恶露不止，并见腰酸膝软、神疲乏力、头晕、面色无华；气血本亏，脾胃也虚弱，故治拟益气补肾健脾为主。用党参、黄芪大补气血；怀山药、白术、白芍健脾生血；鸡血藤养血活血，可防瘀血内阻；杜仲温补肾气；鹿衔草既能止血还能益肾；恶露日久留瘀化热，故用红藤、蒲公英、地丁清解除热。重用止血药，以图迅速止血，速战速决，方中煅龙骨、煅牡蛎、陈棕榈炭、仙鹤草、五倍子收敛止血、炒地榆凉血止血；而海螵蛸配生茜草为四乌鲗骨一藘茹丸的主要组成，既能益肾填精，又可通瘀止血，一箭双雕，故止血迅速。二诊即述阴道出血已止，为巩固疗效治疗以补气血健脾补肾为主，因留瘀日久化热，故佐以清热解毒之红藤、蒲公英、紫花地丁。三诊因经水已转，则以调经治疗为主，又因经行量少，故用温肾阳活血法治之。经治疗后，患者月经恢复至人工流产前状况。

（九）气虚血亏，冲任不固（李祥云医案）

1. 病历摘要：张某，女，29岁。行药物流产术后，阴道出血已半个月余。仍淋漓未净，量不多，有黏液，色淡红、伴神疲乏力，少腹冷痛，下坠感，头晕，面色不华。舌淡，苔薄，脉细。B超检查提示：宫颈处液性暗区，双侧附件未见异常。诊断为药流后恶露不绝。

证属气虚血亏，冲任不固。治宜益气补血，药用红藤、煅龙骨、煅牡蛎各30 g，当归、党参、黄芪、生地黄、熟地黄各12 g，海螵蛸、泽泻、泽兰、川芎、生茜草、阿胶（烊冲）各9 g，五倍子、艾叶各6 g。每日1剂，水煎服。服5剂后，阴道出血明显减少，苔薄腻，脉细。上方去泽兰、泽泻，加蒲公英、败酱草各30 g，五味子6 g。再服5剂而愈。(《李祥云治疗妇科病精华》，中国中医药出版社，2007)

2. 妙法绝招解析：药物流产后，阴道出血不止，皆因虚、瘀、热引起，冲任受损，虚损收摄无力，或恶血不尽，新血不能归经，或血热妄行，迫血外流；本案患者药物流产时气血流失较多，气虚血亏，冲任不固，收摄无权，B超检查提示宫颈积液，瘀血之症已存，以致阴道出血淋漓不止，所谓瘀血不去，血不归经，气血两虚，失于濡养则神疲乏力、头晕、面色不华、舌淡、脉细。治疗产后恶露不绝，《妇人大全良方》《竹林女科》常以牡蛎、龙骨、党参、当归、川芎、川续断、艾叶、五味子、地榆、熟地黄、茯苓、甘草治之。本案则以牡蛎散化裁施之，而恶露日久，瘀阻于内，唯恐化热，故方中增加清热解毒之品。其中党参、黄芪、熟地黄、阿胶补气养血滋阴；当归、川芎、泽兰、泽泻活血祛瘀，使新血归经；煅龙骨、煅牡蛎、五倍子收敛止血；海螵蛸配生茜草既益肾填精，又可通瘀止血，一箭双雕。加用败酱草、蒲公英清热解毒，寄补于清之中，寓清于止之内。全方补益、清解、化瘀、结合为用，用药全面合理，何愁不收效乎？

（十）冲任损伤，气虚血滞（刘尚保医案）

1. 病历摘要：黄某，女，36岁。产后月余恶露不净，量时多时少，色淡红，有时带小血块，少腹微痛，头晕心悸，面色淡白，舌质淡红，苔薄白，脉细涩。诊断为产后恶露不净。

证属冲任损伤，气虚血滞。治宜益气行瘀，调和冲任。方选加味生化汤。药用党参12 g，当归9 g，川芎、桃仁、干姜炭、黑荆芥各6 g，炙甘草3 g。每日1剂，水煎服。服3剂后，恶露已止，腹已不痛，但感头晕心悸，舌淡红而净，脉虚细，此流血日久，冲任损伤，气血虚弱，宜峻补气血，调理冲任。拟补血汤加减。方用党参24 g，炙黄芪15 g，当归9 g。上方连服5剂，诸症悉减，随访1年，月经正常。(《古今名医医案选评》，中国中医药出版社，1997)

2. 妙法绝招解析：本例为瘀血内阻恶露不净，但又有阴虚火旺，上灼肝经之标症，治疗又在活血祛瘀基础上加以权变，用桃红四物汤加金银花、连翘、桑叶、菊花兼治眼疾。

（十一）肾亏气虚，冲任不固（郑长松医案）

1. 病历摘要：袁某，女，32岁。产后73日，仍恶露不断，血量时多时少，常于劳累后增多。自妊娠五月即腰痛腿酸，小便频数，刻下尿频已瘥，腰痛腿酸益甚，并伴神疲体倦。面色㿠白，舌淡苔少，脉沉细弱，尺肤不温。诊断为恶露不绝。

证属肾亏气虚，冲任不固。治宜益肾补气，摄固冲任。药用生龙骨、生牡蛎（捣）、黄芪、桑寄生、党参、何首乌各30 g，阿胶（烊化）、川续断、白术各15 g，血余炭9 g，炮姜、艾叶炭各6 g。每日1剂，水煎2次，共取500 mL，分早、晚温服。服5剂后，血止两日，余恙依故。恶露虽止，但肾虚未复，守原意出入，增补肾虚、强腰膝之品。前方阿胶减至9 g，去血余炭、艾叶炭、炮姜，加菟丝子15 g，狗脊12 g。共服药11剂，恶露尽止，余恙消失。(《郑长松妇科》，

中国中医药出版社，2007）

2. 妙法绝招解析：本案孕期腰痛腿酸，小便频数，产后腰痛腿酸益甚，是为肾虚；肾为气之根，肾虚则正气不足，加产时失血耗气，则正气益虚，故神疲体倦，不耐劳累；气虚不摄，则冲任不固，故恶露不绝，经久不愈；气虚则阳气不得展布，故面色㿠白，舌淡苔少，脉沉细弱，尺肤不温。方中桑寄生、何首乌、龙骨、牡蛎、菟丝子、川续断、狗脊、阿胶补肾虚，固冲任；黄芪、党参、白术补中益气；血余炭、炮姜、艾叶炭温经止血。

（十二）恶露蓄留，肾虚精亏（郑长松医案）

1. 病历摘要：朱某，女，35 岁。产后两个月，恶露未绝，血少黑紫，小腹阵痛，痛缓则胀，常感两腿无力，劳累后腰骶酸痛。形体羸瘦，眶下有黧褐斑，舌赤略黯，苔白中剥，脉弦稍数。诊断为恶露不绝。

证属恶露蓄留，肾虚精亏。治宜活血化瘀，补肾益精。药用益母草 30 g，当归、熟地黄、川芎各 20 g，炒桃仁（捣）各 15 g，延胡索（捣）、五灵脂（包）、蒲黄（包）各 10 g，广木香、炮姜各 5 g。每日 1 剂，水煎 2 次，共取 500 mL，分早、晚 2 次温服。服 3 剂后，腹痛消失，恶露尽止，药已见效，再补肾为主图根治。药用桑寄生 30 g，熟地黄、益母草各 20 g，当归、菟丝子、川续断、女贞子各 15 g，狗脊、枸杞子各 12 g，川芎 10 g。服 3 剂后，恶露尽止；又进 6 剂，腰腿渐舒。（《郑长松妇科》，中国中医药出版社，2007）

2. 妙法绝招解析：本案常感两腿无力，劳累后腰骶酸痛，形体羸瘦，苔白中剥，显系肾阴不足，精伤髓亏之候；其恶露黑紫而少，小腹阵痛且胀，眼眶下有黧褐斑，舌赤略黯，脉来弦数，为恶露宿留，不得畅行之明征。《济生方》中云："产后下血……若小腹胀满，此为内有瘀血，则未可止之，止之非特淋漓不止，小腹转加胀满。"仿此意，先以益母草、当归、川芎、桃仁、延胡索、五灵脂、蒲黄、广木香为主，活血化瘀，理气止痛；恶露尽止后再重用桑寄生、川续断、菟丝子、狗脊、熟地黄、枸杞子补肾滋阴，益精填髓；佐炮姜取其温守之力。

（十三）阴虚热扰，恶露不止（郑长松医案）

1. 病历摘要：邱某，女，34 岁。产后 56 日，恶露未绝，点滴而下。旬日来，血量时多时少，量多时如经血来潮，血色深红，无腹痛之苦。自认为与难产失血有关。面颊潮红，唇干舌赤，苔薄白中微黄，脉稍数而有力。诊断为恶露不绝。

证属阴虚热扰，恶露不止。治宜清热凉血，养阴固下。药用生龙骨、生牡蛎（捣）、生地黄、仙鹤草各 30 g，白芍 18 g，海螵蛸 15 g，阿胶（烊化）、茜草根各 12 g，泽兰 9 g，黄芩、黄柏各 6 g。每日 1 剂，水煎 2 次，共取 500 mL，分早晚两次温服。嘱禁房事，防劳累，忌食辛辣。连进 5 剂，恶露尽止，脉趋缓和。按原方出入，以杜复发。前方去仙鹤草、生地黄、茜草根、泽兰、黄芩、黄柏；加何首乌、熟地黄、墨旱莲各 15 g。共服 8 剂痊愈（《郑长松妇科》，中国中医药出版社，2007）

2. 妙法绝招解析：本案由难产失血，阴血亏虚致病。"阴虚则内热"，热邪上扰则面颊潮红，唇干舌赤；热扰冲任则恶露由点滴而下至时多时少；其苔薄白中微黄，脉稍数而有力均为阴虚热扰之候。方中熟地黄、白芍、何首乌、阿胶滋阴养血，补固冲任；仙鹤草、生地黄、墨旱莲、黄芩、黄柏凉血、止血、清热；龙骨、牡蛎、海螵蛸收敛止血；佐茜草根、泽兰取其活血消瘀之功，以防寒凉与敛涩药物有滞血之弊。

（十四）寒邪凝滞，瘀血内阻（郑长松医案）

1. 病历摘要：张某，女，30 岁。产后两个月，恶露未绝，量少黑紫，夹有少量血块，小腹阵阵作痛。于产后半个月时，因用凉水洗尿布，又两手关节酸痛，不利屈伸，遇凉痛增。两手不红不肿，触之稍凉，舌常色，苔薄白，脉象沉涩。诊断为恶露不绝。

证属寒邪凝滞，瘀血内阻。治宜温经散寒，活血逐瘀。药用益母草30 g，川芎24 g，赤芍、白芍、当归、海风藤各15 g，桂枝、炒桃仁（捣）、泽兰、五灵脂（包）各12 g，炮姜9 g，广木香6 g。每日1剂，水煎2次，共取500 mL，分早晚温服。并用透骨草、艾叶、伸筋草各30 g，钻地风、威灵仙、千年健各15 g。每剂加水1000 mL，煎开后待温度能耐受时，烫洗两手半小时，每晚1次，再洗时加温，每剂洗用3次。共服药3剂，洗两剂，除右手关节稍感酸痛外，余恙悉平。(《郑长松妇科》，中国中医药出版社，2007)

2. 妙法绝招解析：本例由新产之后，卫外阳气不固，营内阴血亏虚，不慎调摄，触犯寒凉致病。寒邪痹阻脉络，则两手关节酸痛，不利屈伸，遇寒痛增；寒阻胞脉，则浊血瘀结，行泄不畅，故恶露黑紫，挟有血块，小腹阵阵作痛。内服药中以益母草、赤芍、桃仁、泽兰、五灵脂活血逐瘀；当归、川芎、白芍养血活血；海风藤、桂枝温经活络；炮姜温经止血；木香理气行滞。外用温通散寒、舒筋活血之剂烫洗。两方并用，俾辛窜散寒且无耗气伤阴之弊，祛瘀生新而有营血受荫之功。

（十五）虚中挟瘀，冲任未复（匡继林医案）

1. 病历摘要：高某，女，32岁。患者产后54日，子宫出血持续未止，时有腹痛腰痛，乳汁不充，近日出血量多色红、紫、黑，下肢浮肿，大便溏泻日2～3次，舌质暗淡苔薄，脉象细涩；产前有高血压、乳肿史。辨证分析：产后54日冲任未复，恶露淋漓持续未尽，乳汁上行不充，则下行为血水，故近日血量增多，血色黯红，伴有腹痛腰痛；脾肾两虚，故下肢浮肿，便溏，舌暗淡，脉象细涩。

证属虚中挟瘀之恶露不绝。治宜健脾益肾，生新化瘀。药用益母草、云茯苓各20 g，桑寄生、杜仲各15 g，焦山楂、红藤、白术、当归、川芎、泽兰各10 g，炙甘草3 g，大枣5枚。每日1剂，水煎服。服3剂后效果明显，出血渐止，尚有极少量粉色黄色分泌物，腰腹疼痛消失，大便日1次，浮肿渐消。仍按原方继服3剂，患者恶露尽止，诸症完全消失。(本书主编，待刊)

2. 妙法绝招解析：本例产后54日恶露不尽，冲任未复，乳汁上行不充，而下行为血水，故近日出血增多，血多黯紫，乃瘀滞而腹痛，正如《胎心法》中云："恶露不尽则好血难安，相关而下，日久不止"。虚中挟瘀是此证的辨证要点。在治疗上注意产后多虚多瘀的特点，以健脾益肾化瘀生新为法，用云茯苓、白术、甘草、大枣健脾；桑寄生、杜仲益肾；配当归、川芎、泽兰、益母草调补冲任，以滋生化；宗古人"瘀血不去，新血不能归经"之说，方中红藤、山楂炭辅助活血化瘀。药后瘀血消，腹痛止，新血已归经，恶露尽止，冲任已复。方在临床实践中认识到：产后出血之多少，与乳汁分泌有密切关系，此妇女生理特点，自然之理也。本案例产后乳少，恶露淋漓不尽已54日，出血量增多，乃下行为血水，亦自然之理也。掌握产后问诊之四要：一要问产后腹部之痛与不痛；二要问产后恶露之尽与不尽；三要问产后乳汁之充与不充；四要问产后大便之通与不通。而后脉症结合，具体分析，对临床辨证具有重要指导意义。

（十六）冲任受损，固摄失司（匡继林医案）

1. 病历摘要：赵某，女，34岁。阴道出血持续或间歇至今已4个月，因早孕2个月人工流产引起，平时腰酸腹胀重，下肢疲软，食欲不振，西医妇科嘱再次刮诊，病者不愿，要求服中药。诊查时见脉细涩，舌质淡红呈紫。诊断为产后恶露不下。

证属冲任受损，固摄失司。治宜调理冲任，增进固摄。方选震灵丹化裁。药用紫石英30 g，代赭石15 g，川续断炭、狗脊炭、炒绵马贯众各10 g，蒲黄炭、禹余粮、赤石脂、补骨脂、炙樗皮、荆芥炭各9 g，乳香6 g。每日1剂，水煎服。服5剂后血止，后用归脾汤随证加减以资巩

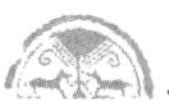

固。（本书主编，待刊）

2. 妙法绝招解析：患者人工流产术后，冲任两脉受损，督脉失司，不能固摄。先用震灵丹祛瘀生新，继用归脾汤气血两顾，气壮则能摄血，血和自能归经，服后经汛按期，色量正常，获效显然。

三、文献选录

生产后，胞宫内遗留的余血，叫"恶露"，正常应三周左右干净，三周以上，仍然淋漓不断者，称"恶露不净"，亦称"恶露不绝"，或"恶露不止"。如迁延下去，常使气血亏损，影响产妇健康而诱发他病。本病发病机制，主要是脏腑受病，冲任不固。气血运行失常。发病原因有气虚不固，阴虚血热，瘀血内阻等。因气虚不固者，恶露过期淋沥不断，量多，色淡，质稀薄，无臭味。宜以补中益气汤加鹿角胶、艾叶炭等补气摄血；因阴虚血热者，恶露过期不止，量多，色紫红，质黏稠，有臭味，应用保阴煎养阴清热、凉血止血；因瘀血内阻者，恶露过期，淋沥不爽，量少，色紫暗有瘀块，小腹疼痛拒按，又宜生化汤活血祛瘀。"恶露"又叫"恶血"，是胎儿娩出后，胞宫内遗留的余血浊液。正常恶露，于产后 3 日内量稍多，色黑紫，继之渐次退色减量，于产后 20 日内淋漓排尽，迁延日久者为"恶露不绝"，亦称"恶露不净"，或称"恶血不止"。此证不仅耗损营阴，严重地影响产妇健康，并易发生其他疾病，应及时治疗。本病发生，以气血运行失常为主，如气虚不摄，则冲任不固；余血浊液瘀结，则恶露下而不畅；血热则沸，自可妄行。治疗应以调理冲任为主，分别对气虚者予以补气摄血；恶血蓄留者予以活血化瘀；血热者予以清热凉血。尚须根据每一案例之错综病情，随证制宜。

（一）古代文献选录

1. 高鼓峰治一妇人，产后恶露不净，至六七日鲜血奔注，发热口渴，胁痛狂叫，饮食不进。或用四物汤调理，或用山楂、青皮、延胡索、黄芩等药率无一效。脉洪大而数。诊断为产后恶露不净。证属瘀血内阻，滞留胞宫。治宜活血化瘀，滋阴凉血。药用醋制大黄、生地黄各 30 g，桃仁泥 15 g，干漆 9 g。每日 1 剂，水煎急饮之。或曰：产后大虚，药勿过峻否？曰：生者自去，去者自去，何虚之有？第急饮之，果熟寐半夜，次早下黑血块数升，诸症如失矣，复用补中益气而安。（《续名医类案》）本例为瘀血内阻，恶露不净，瘀血留阻胞宫，新血不能按正常血脉运行，故六七日新血恢复之际，忽鲜血大出，阴血伤则口大渴。失血多肝失所养，故胁痛甚。急应去瘀血，使新血恢复正常。用生地黄滋阴凉血；桃仁、大黄攻下瘀血；干漆苦温，性能祛瘀破癥通经。张元素云："削年深坚结之结滞，破日久凝结之瘀血。四味大量急煎服。熟睡后下黑血块数升而愈。"

2. 徐灵胎治一妇产后月余，恶露不绝，面黄食少，体倦神疲，徐诊之，脉大而涩。曰：此因劳得之，脾气太虚，不能摄血归经也。遂以补中益气、归脾二汤俱加白芍、炮姜，数剂而血止，再加地黄，服一月而诸症安矣。（《徐灵胎医书全集》）为脾气虚弱恶露不绝。气虚则不能固摄，兼有面黄食少，体倦神疲，脉大而涩，大为虚大无力，涩为气不推动，血流不畅所致，非瘀血独有之脉。以补中益气汤、归脾汤合方加白芍养血，加炮姜温化，血止而安，继服地黄汤滋养阴血而痊。

3. 叶天士治一妇，小产后，恶露淋沥，营血内亏，厥阳由是鼓动，头胀耳鸣，心中洞然，病在下焦矣。枸杞子、穞豆皮、茯神各 9 g，全当归、白芍各 4.5 g，柏子仁 3 g。（《临证指南医案》）此为肝肾阴亏，恶露不净。产后，损伤肝肾，阴血内亏，虚火上越，故下见恶露淋沥，上见头胀耳鸣，心空不安，宜滋肝肾之阴，养血安神，方用枸杞子、当归、白芍滋阴养血；柏子仁、茯神养血安神；穞豆皮即黑大豆皮，功能滋阴清热，治眩晕盗汗，用以标本同治，可见恶露不净属阴虚火旺，火灼胞络者不少，保阴煎乃正治之法。叶天士此案，又是随证权变者。

（二）名医论述选录

1. 哈荔田论述：产后恶露不绝，中医学称为“恶露不绝”或“恶露不止”，其与西医之子宫复旧不良，产后感染，胎盘残留而形成恶露不绝的症状相似。产后恶露不止，迁延日久，常可导致大下暴脱的危险证候，故当务之急是固经止血。但因其发病具体原因不同，证候表现各异，临床须详为分辨。有关本病的发病因素，以张景岳论述最为全面，如《景岳全书·妇人规》云：产后恶露不止，有因血热者；有伤冲任之络而不止者；肝脾气虚，不能收摄而血不止者；有气血俱虚而淡血津津不已者；有怒火伤肝而血不藏者；有风热在肝而血下泄者。概而言之，则有气虚、血瘀、血热三个方面。恶露不止的主要发病机制，总因肝肾虚衰，冲任失约，气血运行失常所致。如《女科辑要笺正》云：“新产恶露过多，是肝之疏泄无度，肾之闭藏无权，冲任不能约束，关闸尽废。”所以对于本病的治疗，多据“虚则补之”“留者攻之”“热者清之”的原则分别采用补益肝肾，固冲养血；清热养阴，凉血止血；活血化瘀，行血止血等具体治法，以调理冲任，固经止血。但因临床常有虚实夹杂，寒热互见的错杂情况出现，因此上述治法也要灵活运用，互相配合，始能达到提高疗效的目的。如治产后恶露案三例，恶露收涩过早，瘀血留内，继又淋漓日久，属肝肾两虚，属于虚中夹实的证候，故治以益肝肾，调脾胃为主，兼予活血化瘀，继用丸剂大补气血善后。寒客胞中与血相搏，致瘀血阻脉，血不归经，病机较为单纯，治则径用温经活血，行血止血之法，后用丸剂补肝肾，益气血，兼予化瘀而收功。血热阴虚，冲任不固，证属虚多实少，故治以养阴清热，凉血止血，稍参疏肝，终以补益肝肾，和营凉血，巩固疗效。（《哈荔田妇科医案医话选》，天津科学技术出版社，1982）

2. 刘云鹏论述：产后恶露不净，前人多从气血虚弱论治。临床所见乃以瘀血为患者居多，虚损不足者较少，即是虚证，亦往往兼夹瘀血，为虚中夹实之证。证属实者，以活血祛瘀为治，生化汤是代表方剂。本方行血补血，化瘀生新，融二法为一体，既合产后多瘀的病情，又照顾产后失血的体质。常于原方中加益母草，以增强活血祛瘀之力。临床可随症加减，灵活机变。如瘀血之中又兼气郁，症见恶露不净，小腹胀痛，治以祛瘀为主，佐以调气，瘀血既去，气顺血和，恶露遂止。如血瘀胞脉又有肾虚之象，恶露不净是主症，治以活血兼补肾为法。再如瘀血与脾虚并见，先于活血药中兼入健脾益气之品，后即径用补法，少佐活血药味。产后血虚血瘀，复感受风寒之邪，而致营卫不和，治疗以活血祛瘀，养血和营为法。瘀血证兼气滞湿阻，理气消肿，活血祛邪是其大法。恶露日久不止，总是瘀血为患，治法首先应考虑活血化瘀，然后治其兼夹症。证属虚中夹实者，治宜扶正为主，辅以祛邪。正气足，瘀血去，则恶露自净。如证属气血亏虚，当以健脾益气摄血为法；如恶露色黯，属瘀血尚未散尽者，当于大队益气养血药中佐以牛膝、益母草，配合当归以活血祛瘀，寓祛邪于扶正之中。产后失血，肝肾受损致恶露者，治宜滋阴养血法，佐以祛瘀，乃补虚不忘祛瘀。临床所见产后恶露不净，十有九瘀，其治当以祛瘀为主。至于虚中夹实，或实中有虚，当根据临床症状，或以扶正祛邪为治，或以祛邪扶正为法。（《妇科治验》，湖北人民出版社，1982）

3. 夏桂成论述：恶露是分娩后所应排出的一种有害物质。西医认为，恶露是产褥期胎盘附着部位出血，混合子宫腔清除过程的产物，从阴道排出的称谓。其中含血液，坏死的蜕膜组织，黏液等。可分为血性恶露、浆性恶露、白恶露。正常的恶露有血腥味，但不臭。一般血性恶露持续3～7日，以后逐渐变成浆性恶露，产后2周左右变为白色或淡黄色，产后3周左右干净。人工流产或半产者，一般恶露1周左右净。子宫复旧不良，或宫腔有残留胎盘、胎膜，或感染时，恶露量可增多，持续时间可延长，并混有臭味。若子宫收缩不佳，恶露会增多，色红，且持续时间延长，可用子宫收缩剂，如缩宫素、麦角制剂、益母草流浸膏、生化汤、加减生化汤等。现代实验研究发现："马齿苋的提取液对豚鼠、大鼠及家兔的离体子宫，家兔及犬的在位子宫，都有明显的兴奋作用。产妇口服鲜马齿苋汁 6～8 mL，可见子宫收缩增多，强度增加。"马齿苋注射液可代替麦角新碱，使子宫平滑肌收缩，其作用甚至较麦角新碱为强。而且马齿苋对各型痢疾杆菌、伤寒杆菌、金黄色葡萄球菌均有抑制作用，所以兼有清热利湿之能，对子宫收缩不佳，且有湿热感染者，选此尤佳。本病虽然有气虚，阴虚血热之虚证类型，因虚中兼实，均有程度不同的瘀浊内阻，因此要加入山楂10 g，益母草15 g，马齿苋10 g。对血瘀等实证类型，一面服用活血化瘀的生化汤，一面应进一步检查，如确系胎盘、胎膜残留者，要行清宫术。特别是行人工流产或半产、引产者，更应考虑手术清宫，不得徒持药饵。凡恶露经久不绝者，必须注意两种情况：一是继发的湿热感染。凡气虚、阴虚血热、血瘀，特别是后两者，极易引起湿热的继发因素，因此清利、清化在所必用，不可拘泥于"产后宜温宜补"之陋习。夏老常遵用"红藤败酱苡仁散"以控制湿热因素的猖獗。二是恶性化，久漏不已，尚需做进一步检查，如尿、血的 HCG 测定和诊刮病检，警惕绒毛膜上皮癌存在的可能，以便较早发现，较早防治。此外，调情志，慎饮食，慎起居，多休息等调护，也是十分重要的，均有助于早日康复。(《中医临床妇科学》，人民卫生出版社，1994)

4. 何子淮论述：产后首重恶露。恶露为离经败血，于机体有百害而无一利，故恶露宜畅不宜滞，宜去不宜留。历代医家对恶露均有论述，认为"三日之间，只宜高枕，不得平卧，使瘀血下行，不致生疾"，指出产后宜采取适当的卧位，以便于恶露畅行；"妇人产毕，饮热童便一盏，闭目少坐，上床倚高，立膝仰卧"，"使恶露不滞"。这些都是前人留下的产后护理经验之谈，值得重视。如产后 20 余日，恶露淋漓不断，时多时少，时停时见，称恶露不绝。《胎产心法》云"产后恶露不止，非如崩漏暴下之多也，由于产后伤其经血，虚损不足，不能收摄，或恶血不尽，则好血难安，相并而下，日久不止。"张景岳说："产后恶露不止有因血热。"综合各家学说，结合临床体会，该症可分气虚、血瘀、血热三型。虚者补气摄血，瘀者活血化瘀，热者凉血止血。但气虚为常，血瘀则次，血热较少。还有各型错综交叉者，又宜随证治之。恶露不绝，须及时治疗，否则易导致血崩。化瘀疗法的选用需要谨慎，不可偏重破散，免正气损伤。对血热型更要注意选药，不可过于寒凉，否则苦寒败胃，可导致乳汁减少等证出现。治产后病，除重视护理外，治法本宗丹溪。朱丹溪云产后"当大补气血为主，虽有杂证，以末治之"。但对"大补气血"，是以调和气血为主。方从傅青主"产后篇"化裁，前阶段重在祛瘀生新，选方首推生化汤。补血而择辛滑者用之，则恶露无停滞之弊，所以生化汤中必重用补而不滞的当归、川芎以温养气血，一般可投15 g。傅氏有用当归达30 g以上的，使新生充养，瘀血自去，犹如河中水满，渚秽自易排泄；更有桃仁滑利通瘀，黑姜引血归经，炙甘草协和诸药，相济并行，药简效速。对平素虚乏妇人，产后气虚明显，生化汤中酌加参、术，而归、芎未尚少离。(《何子淮女科经验集》，浙江科学技术出版社，1982)

5. 裘笑梅论述：有关恶露不绝的病因病机，《医宗金鉴》云"产后恶露乃裹儿污血，产时当随胎而下，若日久不断，时时淋漓者，或冲任虚损，血不收摄，或瘀行不尽，停留腹内，随化随行。"《胎产心法》云"产后恶露不止，外如崩漏暴下之多也。由于产时伤其经血，虚损不足，不能收摄，或恶露不尽，则好血难安，相并而下，日久不止。"张景岳云"产后恶露不止，有因血热所致。"由是观之，本病多因产后冲任受损，气血运行失其常度所致。据临床所见，一般可分气虚不摄、瘀血内阻、血热蕴郁三种类型，三者往往相兼为患。对于本病的辨证，临床体会要特别注意恶露的色、质、量和气味等，再参合其他临床症状，以辨别寒热虚实，作为分型的依据。《医宗金鉴》云“当观其血之色，或污浊不明，或浅淡不鲜，或臭，或腥，或秽。”这些都是辨证的着眼点，必须分辨清楚。鉴于产后（或人工流产后）多虚多瘀的病理特点，所以本病的治疗，应着重补虚和祛瘀。补虚以益气固肾为主，因产后营血虚耗，元气大伤，气虚则摄血无力，导致恶露淋漓不止，补气可以摄血，且气能化血，此“阳生阴长”之义也；又冲任隶属于肝肾，产后冲任受损，肾气难免虚耗，肾虚不固，是以恶露久延，补肾可以调养冲任，冲任得固，则恶露自止。临床经验，补气常用党参、黄芪之类，若气虚下陷者，可佐升麻。补肾多用狗脊、续断、桑寄生、菟丝子、补骨脂、杜仲、怀山药之类。祛瘀当视瘀积之轻重，选用益母草、当归、川芎、赤芍、牡丹皮、山楂、失笑散、大黄、桃仁，并适当配合制香附、广木香等气分药，取气行则血行之意。特别对胎盘残留者，活血祛瘀尤为急务。再则，根据中医辨证与西医辨病相结合，产后抵抗力低下，容易继发感染，形成子宫内膜炎，而致恶露持续不止，所以应用清热解毒药物，亦很必要，不可拘泥于“产后宜温”之说，而不敢用寒凉之品。裘氏常用半枝莲、忍冬藤、红藤、黄芩、败酱草、白花蛇舌草之类和红酱饮，有较好疗效。其次，收敛止血亦不可忽视，多与活血化瘀法配合应用，通中有守，相辅相成。常用止血药有绵马贯众炭、地榆炭、荆芥炭、苎麻根炭、白及末、参三七之类。收敛止血常取炙椿皮、石榴皮（便秘者慎用）或入龙、牡、赤石脂以固涩（乳汁少者牡蛎亦慎用）。至于本病的恢复期，常用生地龙牡汤，随证加减以善后收功。值得指出的是，分娩或人工流产后阴道出血量较多，或淋漓不止，应考虑到胎盘、胎膜残留或子宫内膜炎所致，必要时进行诊断性刮宫，实行中西医结合治疗。特别对个别患者恶露淋漓不断，日久不愈，要警惕绒毛膜上皮癌的发生，须做进一步检查。（《裘笑梅妇科临床经验选》，浙江科学技术出版社，1984）

6. 蔡小荪论述：血虚兼有瘀血阻滞胞宫之证，临床喜选用生蒲黄与阿胶珠配伍，蒲黄用量一般在 15～20 g，阿胶 10 g（烊冲）。如临床常见产后恶露不绝一证，产后恶露排出较畅，一般 2～3 周即可净止，如排出过多，或逾期不止，色淡红，质稀夹有小血块，为子宫复旧不全。生蒲黄除能缩宫止血，祛瘀生新，促使瘀血排出外，亦能止血定痛，对宫缩不良，腹痛阵阵的瘀血性恶露不绝等，有良好治疗作用。阿胶，甘平，入肺、肝、肾三经，具有补血止血之功效，对一切失血之症均可奏效。据西医药理学分析，阿胶有加速血中红细胞及血红蛋白生长的作用。阿胶与生蒲黄相配，止血而不留瘀，补血而不滋腻，寓涩于养，动静结合，配伍巧妙，瘀去宫宁，血自归经，临床运用每能应手取效。如治一位新产妇女，自诉产后 35 日恶露未净，目前出现血量增多，色淡红有小血块，小腹阵痛，头晕乏力，腰背酸楚，面色少华，血红蛋白 7 g，脉细，苔薄腻，质淡边有齿印。证属气血两亏，瘀阻胞宫。拟补血止血，祛瘀生新。方拟生蒲黄 20 g，阿胶珠（烊冲）、炒潞党参、益母草、桑寄生各 12 g，炒当归、仙鹤草、川续断各 10 g。服 2 剂后，腹痛消失，下块较多，恶露显减未止，续服 2 剂净止。（上海中医药杂志，1996，5）

7. 刘奉五论述：正常分娩后胞宫内遗留的败血和秽液混浊物均称为恶露，一般于半个月内即可排净。如果淋漓不断，持续日久即称为恶露不绝或恶露不止。发病的原因主要是瘀血内停，气不摄血，或阴虚血热。产后胞脉空虚，寒邪乘虚而入与败血瘀结，停于胞宫，瘀血不去，新血不宁；气虚不能摄血，劳倦伤脾，中气下陷，冲任不固；阴虚血热内生，迫血妄行均可以引起恶露不绝。临床多以瘀血内停为主，且能相互兼见，或夹杂为患。所以，治疗时重点在于活血化瘀，并根据病情兼用益气养血或养阴凉血等法。临床体会，病程较短者易治，若持续时间较久，证型交错，辨证用药也比较困难。对于瘀血内停者，多用产后生化汤或少腹逐瘀汤；气虚不能摄血者，多采用补中益气汤去炙甘草、柴胡，加川续断、熟地黄、陈皮、茯苓等；阴虚血热，冲任不固者，多用清经汤去牡丹皮、茯苓、青蒿，黄柏易黄芩，加墨旱莲、生牡蛎、仙鹤草、绵马贯众炭、玄参进行治疗。更重要的，是在上述基础上辨证施治。（《刘奉五妇科经验》，人民卫生出版社，1994）

8. 王渭川论述：恶露不绝颇近似于单纯性产后子宫复旧不全。分娩后，子宫应恢复至未孕前的状态。如产褥中子宫未恢复至原来生理状态者，即为产后复旧不全。原因是产褥中不摄生，或因便秘积滞，肠压亢进，而子宫静脉血液循环障碍时，发生子宫实质炎、子宫内膜炎。因此，引起子宫腔与子宫壁较正常为大。通常，产后子宫正规收缩，应降入小骨盆内。复旧不全者，有时产后五六日，子宫仍在脐上部。其特征为出血和黏液。子宫因不收缩之故，按触并不肿硬。在产后四日以上，恶露尚为血性。如最初一二日后恶露已为白色，忽又变成血性。这样的分泌物不断流出，形成恶露不绝。在临床上很少有发热的征象，而显有气分虚弱，形寒衰惫的征象。新产后恶露不行，有因气滞血凝，属于实者，宜花蕊石散、失笑散、加减生化汤以活血行瘀论治；有因气血两虚者，宜圣愈汤；有气血并虚者，宜补中益气汤、十全大补汤；有气血并虚兼瘀者，宜归芎汤；有肝虚血热者，宜严鸿志的加味四物汤，张景岳的消化饮等主之。（《王渭川妇科治疗经验》，四川人民出版社，1981）

（三）辨证论治选录

1. 羊菊芬治疗恶露不绝分3型辨治：①气虚型用黄芪、党参、白芍、白术、阿胶珠各10 g，升麻、艾叶炭、陈皮各6 g；②血瘀型用益母草15 g，当归、赤芍、桃仁、丹参、山楂、泽兰各10 g，川芎、炮姜、陈皮各6 g；③湿热夹瘀型用忍冬藤、败酱草各30 g，益母草15 g，山药、黄芩、薏苡仁、山楂、当归、川楝子、生地黄各10 g，黄柏6 g。结果：服药1～5剂痊愈者19例，6～10剂痊愈者8例，11～15剂痊愈者5例，15剂以上效果不显或无效者4例，总有效率为88.88%。（江苏中医，1988，8）

2. 吴昌生治疗恶露不绝分2型辨治：①气虚夹瘀型用党参30 g，益母草10～15 g，当归、制香附各10 g，桃仁6～10 g，炮姜炭、炙甘草各6 g，川芎5 g。舌尖红、苔黄者加蒲公英15～30 g，金银花、连翘各12 g，赤芍10 g，黄芩、重楼各6～10 g；恶露有块或腹痛明显者，酌加焦山楂15 g，生蒲黄10 g，红花6 g；②瘀热内阻型用生地黄、焦山楂各15 g，益母草10～15 g，牡丹皮、紫丹参、当归尾、赤芍、黄芩各10 g，桃仁、红花、重楼、生蒲黄、炒蒲黄各6～10 g，川芎5 g。便秘者加大黄炭6～10 g；发热加蒲公英、白花蛇舌草各30 g。均每日1剂，水煎温服。经服药1～25剂后，全部血止。（安徽中医学院学报，1991，2）

3. 罗元恺治疗恶露不绝分3型辨治：恶露不绝有虚有实。虚者以气虚为主，由于产时耗气伤血，宫缩乏力，气不摄血，故绵绵不绝；实者以血瘀为要，或兼感邪热，瘀血不去，新血不得归经。则血流不止；若感染邪热，营血受扰，邪热与血相搏，血脉不宁，热迫血妄行，故连绵而下，且会有臭秽气。产后多虚多瘀，在恶露不绝的情况，亦可反映这一病机。①气虚证。产后体力衰弱，气分虚惫，宫缩乏力，收摄无权，恶露超过3周不止，量多色淡，质清稀，小腹重坠，面色白，神疲倦怠，短气懒言。舌淡、苔白，脉沉细缓弱，治宜补气以摄血，可选用举元煎（《景岳全书》）加益母草、艾叶、姜炭、何首乌。方中以举元煎补气升提以摄血，益母草促进子宫收缩，艾叶、姜炭温宫止血，何首乌补益养血，兼有收涩之功；②血瘀证。产后瘀血未净，或有胎盘残留，瘀血不去，新血难安，因而恶露淋沥不断，时多时少，夹有或大或小之血块。色黯紫，小腹疼痛，甚或连及胸胁亦胀痛不舒，大便秘结。舌色黯滞、尖边有瘀斑点，脉沉弦。治宜活血化瘀，以促进瘀血或残留胎盘的排出，瘀去则血止。可选用生化汤（《傅青主女科》），加益母草、田三七。生化汤既能生又能化，对产后血瘀之症有良效。不仅民间常用已久，且为科研所证实。益母草祛瘀止血，能使子宫缩复，以促进瘀血或残留胎盘排出；三七末活血祛瘀，止血止痛。全方共奏活血益血，祛瘀止血之效；③感染邪热证。产后血室正开，容易为外邪所侵，邪热入侵子宫，与血相结，热伤血络，则血不断外溢，故恶露日久不止，量较多，色鲜红或深红，质黏稠，或有臭秽气。面色潮红，或有低热，烦躁，口燥咽干。舌红，苔黄，脉数。治宜凉血清热止血，可选用约营煎（《景岳全书》），加益母草、茜根。约营煎能清血分邪热，兼有收涩止血作用；益母草祛瘀止血；茜草根凉血止血，全方共奏清热凉血止血之功。本病有轻有重，轻者预后良好，但亦要及时处理，若治不及时，迁延日久，可因失血过多而伤及阴分，以致血虚阴竭。倘再感染时邪，足以变生他证，应加注意。若来势凶猛，暴下如崩者，则属产后血崩之类，足以危及生命，应及时抢救。对于淋漓不断，久治不愈者，在排除其他因素后，宜警惕绒毛膜上皮癌的病变，必须做进一步的检查，如 HCG 的测定，诊断性刮宫病理检查等，以明确诊断，制定出相应的治疗方案。（新中医，1992，12）

（四）临床报道选录

1. 马桂文等用缩宫逐瘀汤治疗恶露不绝 50 例：药用当归、川芎、桃仁、炮姜、益母草、枳壳、北刘寄奴、焦山楂、重楼、甘草各 10～15 g。气虚加黄芪；脾虚加党参、白术；热甚去炮姜、川芎；腰痛加焦杜仲、川续断；恶露混杂黄水，气味腥臭加黄柏、鱼腥草。每日 1 剂，水煎服。结果：治愈 48 例，有效、无效各 1 例。服药最少者 2 剂，最多 6 剂。平均 3～4 剂。（陕西中医学院学报，1987，2）

2. 刘瑞芬等用宫复汤治疗早期流产后恶露不绝 58 例：药用益母草、马齿苋、绵马贯众炭、地榆、海螵蛸各 30 g，党参、金银花各 18 g，茜草炭 15 g，黄芩炭、炒蒲黄各 9 g，芥穗炭 6 g。随症加减，每日 1 剂，水煎服。5 日为 1 疗程。最多用 2 疗程。对照组 26 例，用土霉素每日 4 次，每次 0.5 g，或螺旋霉素，每日 3 次，每次 0.3 g，均口服。疗程 7 日。并用益母草膏，每日 3 次，每次 15 mL，口服。疗程 10 日。结果：两组分别痊愈 49、15 例，好转 6、1 例，无效 3、10 例，总有效率为 95%、62%。（中国中西医结合杂志，1994，4）

3. 李鲁炎用复宫汤治疗人工流产术后恶露不净 94 例：药用炒地榆、潞党参各 15 g，炒当归、炒白术、桃仁、炒山楂、益母草、牡丹皮、鹿衔草各 10 g，炮姜炭、炒柴胡、生甘草各 5 g。血瘀甚加泽兰，增大益母草用量；气虚明显加炙黄芪 15 g；血热明显加红藤 15 g。每日 1 剂，水煎服。对照组 56 例，益母草膏，每日 3 次，每次 15 mL，口服。两组均以 3 日为 1 疗程。结果：治疗组与对照组分别显效 42、18 例，有效 41、22 例，无效 11、16 例，总有效率为 88%、72%。（陕西中医，1993，12）

4. 戚华自拟“恶露净”治疗恶露不绝 35 例：药用黄芪、海螵蛸、益母草、桑寄生各 30 g，党参、当归、茜草炭、侧柏炭、血余炭、炒蒲黄各 15 g，枳壳 10 g，甘草 6 g，三七粉（吞服）3 g。气虚型重用黄芪 50 g，党参 30 g；血瘀型重用三七粉（吞服）6 g，加桃仁、红花各 10 g；血热型轻用黄芪、党参各 10 g，加牡丹皮、栀子各 30 g，生地黄 20 g。结果：治愈 34 例，无效 1 例，治愈率为 97%。（四川中医，1992，8）

5. 刘新生用缩宫逐瘀汤治疗血瘀型恶露不绝 68 例：药用焦山楂 30 g，重楼、枳壳各 20 g，川芎、北刘寄奴、桃仁各 12 g，益母草、炮姜各 6 g，甘草 3 g，每日 1 剂，水煎服。连服 10 剂。结果：痊愈 63 例，好转 3 例，无效 2 例。（中医杂志，1990，11）

6. 田中立等用银黄汤治疗恶露不绝 62 例：药用贯众炭 30 g，金银花炭、益母草各 15 g，党参 12 g，炒黄芩、炒牡丹皮、炒蒲黄、茜草、焦楂曲各 10 g，大黄炭 6 g。每日 1 剂，水煎服。5 剂为 1 疗程，最多服 2 个疗程。结果：气虚型 10 例，治愈 9 例，无效 1 例；气虚夹瘀型 2 例，均治愈；血热型 30 例，痊愈 27 例，好转 2 例，无效 1 例；血热夹瘀型 20 例，痊愈 18 例，好转、无效各 1 例。56 例痊愈者，服药 2～10 剂。（浙江中医杂志，1985，11）

7. 周景花用加味生化汤治疗流产及产后恶露不绝 30 例：药用益母草 20～30 g，黑山楂、丹参各 15～20 g，当归 12～15 g，川芎 9～12 g，桃仁 9 g，炮姜 6～9 g，甘草 4～6 g。每日 1 剂，水煎服。血常规检查白细胞增高，中性细胞偏高，提示有感染存在者加用庆大霉素 8 万 U，每日 2 次，肌注连用 3 日。出血较多者加用维生素 K。口服。30 例均未行刮宫术。结果：痊愈（经治 3 日，恶露干净，兼症亦消失）15 例，显效（经治 6 日，恶露干净，兼症基本缓解）12 例，好转（经治 9 日，恶露干净，兼症有所缓解）3 例。（福建中医药，1992，6）

8. 张红玉等用单味蒲黄治恶露不绝 46 例：先将醋适量倒入锅内煮沸，再放入蒲黄 60 g 拌成稠糊状，待凉后团如弹子大（约重 9 g），早晚各 1 次，每次 1 丸，用醋化开后服用。结果：痊愈 44 例，有效、无效各 1 例。（新中医，1991，9）

9. 肖桐用活血化瘀汤治疗产后恶露不净 55 例：药用丹参 18 g，当归、川芎、桃仁、红花、益母草、鸡血藤各 15 g，赤芍、炙香附各 12 g，牛膝 6 g。随症加减，每日 1 剂，水煎服；6 日为 1 疗程。结果：治愈 31 例，显效 18 例，无效 6 例，总有效率 89.09%。（天津中医学院学报，2005，1）

10. 赖玉华用缩宫截血方治疗流产术后恶露不净 46 例：药用黄芪 20 g，益母草、白花蛇舌草各 15 g，绵马贯众、炒蒲黄各 10 g，五味子 5 g。每日 1 剂，水煎服；用 3～5 日。对照组 31 例，用益母草浸膏、氟哌酸、安络血、维生素 K 等，口服。结果：显效（用<3 日，血止）30、8 例，有效 13、14 例，无效 3、9 例，总有效率 93.48%、70.97%（$P<0.05$）。（国医论坛，2005，2）

11. 马卫东用生化汤加味治疗产后恶露不绝 42 例：药用川牛膝 20 g，当归、桃仁、川芎各 15 g，炮姜、炒蒲黄、血竭各 12 g，炙甘草 6 g。口渴、便秘、尿黄加麦冬、生地黄、墨旱莲、海螵蛸；腹痛、恶露臭秽、紫黯有块加生绵马贯众、马齿苋、败酱草、红藤。每日 1 剂，水煎餐后服。用 10 日，结果：治愈 31 例，好转 8 例，未愈 3 例，总有效率 93%。（现代中西医结合杂志，2007，18）

12. 渠力平用奇效四物汤治疗产后恶露不净 86 例：黄芪、熟地黄、炒白芍、仙鹤草各 30 g，炒黄芩 15 g，当归、阿胶、炒艾叶各 12 g，川芎、炮姜、炙甘草各 10 g。腹痛甚加炒蒲黄、炒五灵脂；出血量多加三七粉。每日 1 剂，水煎服。结果：痊愈 51 例，好转 32 例，无效 3 例，总有效率 96.51%。（山东中医杂志，2006，7）

13. 宫伟星用安冲汤治疗恶露不绝 34 例：药用白术、黄芪、龙骨、牡蛎各 20 g，生地黄 15 g，海螵蛸、川续断各 12 g，白芍、茜草、阿胶（烊化）各 10 g。血热加白头翁 12 g；腰痛加焦杜仲 10 g；纳呆加焦三仙各 12 g；恶心加姜半夏 10 g；心悸加炒枣仁 15 g。结果：24 例服 3 剂血止，10 例服 6～9 剂血止。（四川中医，1990，3）

14. 王新发用清宫汤治疗恶露不绝（产后子宫复旧不良）160 例：药用川牛膝、牡丹皮、艾叶、川芎、当归、生蒲黄、蒲公英、炒杜仲、桃仁、益母草各 10～15 g。制成口服液。每毫升含生药 1.4 g。每日 3 次，每次 40 mL，口服。用 10 日；对照组 115 例，用益母草膏每日 3 次，每次 20 g，口服。用 5 日；均于产后 2 小时开始服用。结果：两组分别痊愈 141、82 例，有效率 96.25%、77.39%（$P<0.05$）。动物实验结果表明，本品可明显提高子宫平滑肌的收缩频率，并有抗炎作用。（河南中医学院学报，2005，1）

15. 施丽洁用缩宫汤治疗恶露不绝（产后子宫复旧不良）167 例：药用益母草、太子参各 30 g，赤芍、白芍、败酱草各 15 g，当归、桃仁各 12 g，红藤 9 g，川芎、川牛膝各 6 g，炮姜 3 g。每日 1 剂，水煎服。对照组 167 例，用益母草冲剂 1 包，每日 3 次口服。均术后次日开始，用6日。两组均用缩宫素20 U，静滴，用2日。抗感染。结果：术后7日及14日宫高、血性及浆性恶露持续时间两组比较均有显著性差异（$P<0.05$）。（光明中医，2003，3）

16. 李清义等治愈恶露不绝1例：女，21岁。产后40日，仍恶露不止。辨证为气血两虚、冲任受损、荣阴失守、血不归经。拟用傅氏升举大补汤加味：黄芪30 g，地榆炭20 g，熟地黄、阿胶（烊化）各12 g，当归、麦冬各10 g，炒白术、人参各9 g，白芷、升麻、荆芥穗炭、川芎、炙甘草、黄连各6 g，大枣5枚。每日1剂，水煎服。服药6剂，恶露已成少量黄水样物。原方去地榆炭，又服9剂痊愈。（河北中医，1990，2）

（五）经验良方选录

1. 内服方：

（1）当归15 g，益母草12 g，川芎、炮姜、桃仁、牡丹皮、丹参、血余炭、生蒲黄、熟蒲黄各10 g，炙甘草6 g。加水煎沸15分钟，滤出药液，再加水煎20分钟，去渣，两煎药液兑匀，分服，每日1剂。主治产后恶露不绝。

（2）煅牡蛎、墨旱莲各30 g，龙骨15 g，川续断、山药、炙黄芪、党参、炒白芍、生地黄各12 g，炒黄芩、炒黄柏各10 g，炙甘草6 g。每日1剂，水煎两次，取液混合，分两次服。主治气阴两虚型恶露不净。

（3）生山楂18 g，桑寄生、党参、茵陈、生地黄炭、女贞子、墨旱莲、远志、阿胶珠各15 g，白芍12 g，胡黄连6 g。每日1剂，水煎两次，取液混合，加童便30 mL，早晚分服。主治血虚型恶露不绝。

（4）鲜芦根30 g，桑寄生18 g，白蒺藜12 g，穿山甲、旋覆花、王不留行、鸡血藤、菊花、知母、代赭石各9 g，当归、焦栀子各6 g，薄荷、川芎、白芷各3 g。每日1剂，水煎服。主治产后恶露不净。

（5）黄芩、沙参各20 g，黄柏15 g，佩兰、茯苓、升麻、车前子（包煎）、陈皮各10 g，藿香、厚朴、苍术、法半夏各6 g，甘草3 g。每日1剂，水煎两次，早晚分服。主治湿热型恶露不绝。

（6）山楂炭、夏枯草、香附炭各12 g，黄芩、郁金、白芍、菊花各9 g，大腹皮、槟榔各6 g，黄连3 g。每日1剂，水煎两次，取液混合，早晚分服。主治肝郁型恶露不绝。

（7）绵马贯众炭30 g，金银花炭、益母草各15 g，党参12 g，炒蒲黄、炒牡丹皮、炒黄芩、焦山楂各10 g，甘草、大黄炭各6 g。每日1剂，水煎，服两次。主治产后恶露不绝。

（8）生地黄15 g，山药、墨旱莲、海螵蛸、女贞子各12 g，白芍、续断、黄芩、黄柏、阿胶、牡丹皮各9 g，甘草3 g。每日1剂，水煎服，主治阴虚型产后恶露不绝。

（9）益母草20 g，黄芪、当归各15 g，川芎、桃仁、炒蒲黄、丹参、阿胶各12 g，太子参10 g。每日1剂，水煎两次，取液混合，早晚分服。主治产后恶露不绝。

（10）枳实18 g，红藤、桃仁、大黄（后下）各12 g，桂枝6 g，芒硝（冲服）5 g，甘草3 g。每日1剂，水煎两次，取液混合，早晚分服。主治血瘀型恶露不净。

（11）女贞子、墨旱莲、海螵蛸各30 g，生地黄、地榆、鸡冠花、墓头回各15 g，黄芩10 g。每日1剂，水煎，2次分服。清热凉血。主治血热型产后恶露不绝。

（12）薏苡仁20 g，当归、茯苓、黄芪各15 g，苍术、黄柏、泽泻各10 g，川芎6 g。每日1剂，水煎两次，取液混合，早晚分服。主治湿热瘀阻型恶露不绝。

（13）益母草、当归各15 g，桃仁、牡丹皮、丹参、血余炭、蒲黄各10 g，川芎、炮姜、炙甘草各6 g。每日1剂，水煎，服两次。主治产后恶露不净。

(14) 当归、益母草各15 g，川芎、桃仁、枳壳、北刘寄奴、炮姜、焦山楂各10 g，重楼6 g，甘草3 g。每日1剂，水煎，服两次。主治产后恶露不净。

(15) 益母草、枳壳、焦山楂各30 g，当归、川芎、桃仁、北刘寄奴、重楼各9 g，炮姜、甘草各6 g。每日1剂，水煎，服两次。主治产后恶露不净。

(16) 生地黄、赤芍、川芎、归尾、桃仁各9 g，红花、水蛭各6 g。每日1剂，前6味药水煎两次，水蛭研细末，用药液冲服。主治血瘀型恶露不绝。

(17) 白芍、当归各12 g，川芎、泽兰、丹参各10 g，荆芥、益母草各9 g，陈醋20 mL。每日1剂，水煎，服两次。主治产后恶露不绝。

(18) 丹参60 g，茺蔚子15 g，制乳香、没药各9 g，红花、桃仁各3 g。每日1剂，水煎，服两次。主治血瘀型产后恶露不净。

(19) 益母草60 g，党参15 g，红糖适量。每日1剂，水煎服。2次分服。主治气虚血瘀型产后恶露不绝。

2. 外治方：

精盐10 g。研末，填脐中，以艾条灸之。主治产后恶露不绝。

3. 食疗方：

(1) 炙黄芪15 g，升麻10 g，大枣15枚，母鸡1只，黄酒、葱花、生姜末、精盐、味精、香油各适量。将炙黄芪、升麻拣杂，洗净，切片后放入纱布袋中，扎紧袋口，备用。将大枣拣洗干净，放入温水中浸泡片刻，去核，待用。母鸡宰杀后去毛及内脏，洗净，入沸水锅焯烫3分钟，捞出，冲洗净，将黄芪、升麻药袋及大枣塞进鸡腹，放入沙锅，加足量水，大火煮沸，烹入黄酒，改用小火煨煮40分钟，取出药袋，滤尽药汁，加葱花、生姜末，继续用小火煨炖至鸡肉酥烂，加精盐、味精，拌和均匀，淋入香油即成。佐餐当菜，随意服食，食鸡肉，饮汤汁。主治产后恶露不绝。

(2) 白参3 g，乌骨鸡1只，水发香菇20 g，水发玉兰片15 g，葱花、生姜片、精盐、味精各适量。将白参拣杂，洗净，晒干或烘干，切成饮片或研成细末，备用。将水发香菇、水发玉兰片分别拣洗干净，切成香菇丝、玉兰薄片，待用。将乌骨鸡宰杀，去毛、头骨及内脏，入沸水锅焯透，用凉水冲洗后，放入盘碗内，将香菇丝、玉兰薄片匀放在鸡身周边，加白参饮片或白参细末，浇入鸡汤，加葱花、生姜末、精盐、味精，将盘碗放入笼屉，上笼，大火蒸至鸡肉熟烂即成。佐餐为菜，吃鸡肉，饮汤汁，嚼食人参饮片、玉兰薄片、香菇丝。主治产后恶露不绝。

(3) 鲜马兰头500 g，卤制香干3块，精盐、味精、酱油、红糖、香油各适量。将卤制香干用沸水冲洗一下，剖片后再纵切一刀，横切成细丝，备用。将新鲜马兰头拣杂，洗干净，入沸水锅焯烫至刚泛翠绿断生，迅速捞出，放入凉开水中过凉，控水后码放入盘碗中，匀铺卤制香干细丝，加精盐、味精、酱油、红糖、香油等调料，拌和均匀即成。佐餐当菜，随意服食，吃马兰头，嚼食香干。主治产后恶露不绝。

(4) 莲子50 g，白参3 g，大枣10枚，糯米50 g。将人参拣杂，洗净，晒干或烘干，研成极细末，备用。将莲子、大枣分别拣杂，洗净后放入沙锅，加适量水，中火煮至莲肉酥烂，放入淘洗干净的糯米，煮沸，改用小火煮至粥黏稠，粥将成时调入人参细末，拌和均匀，即成。早晚分服，食糯米粥，嚼食莲子、大枣。主治产后恶露不绝。

(5) 当归、黄芪各15 g，红糖30 g，鸡蛋2枚。将当归、黄芪分别拣杂洗干净，晒干或烘干，切片，放入纱布袋，扎紧袋口，放入沙锅，加1000 g水，煎煮40分钟，取出药袋，滤尽药汁，用小火煎熬至500 g时，打入鸡蛋，并加红糖，继续煮至蛋熟即成。每日早餐时食用，食蛋饮汤。主治产后恶露不绝。

（6）赤小豆 50 g，鲜荸荠100 g，白糖20 g。将鲜荸荠拣杂，放入水中浸泡片刻，削去荸荠外皮及荠眼，洗净，剖开，切成小丁，备用。将赤小豆淘洗干净，放入沙锅，加水浸泡片刻，大火煮沸后，改用小火煮至赤小豆酥烂、汤汁稠浓时，加入荸荠丁及白糖拌匀，煮成羹。早晚分服。主治产后恶露不绝。

（7）益母草30 g，粳米100 g，红糖20 g。将益母草拣杂，切成碎小段，放入沙锅，加水浓煎 2 次，每次 30 分钟，合并 2 次滤汁，再浓缩至 100 mL，备用。将粳米淘洗干净，放入沙锅，加水煮成稠粥，粥将成时，兑入益母草浓缩汁，加红糖拌匀，再煮至沸，即成。早晚分服。主治产后恶露不绝。

（8）鸡冠花（鲜品）30 g，鲜藕100 g，红糖20 g，湿淀粉适量。将鲜藕洗干净，切碎，放入果汁机中绞压取汁，过滤，备用。将鸡冠花择洗干净，切碎，放入沙锅，加水煎煮 2 次，每次 30 分钟，合并 2 次滤汁，与鲜藕汁混合均匀，入锅，加红糖，微火煮沸，用湿淀粉勾兑成羹。早晚分服。主治产后恶露不绝。

（9）赤小豆 50 g，糯米甜酒酿 250 g，红糖适量，鸡蛋 4 个。将赤小豆洗净，放入锅中，加适量水，煮烂，加酒酿煮沸，再将鸡蛋打入，待蛋凝后起锅，吃前加入红糖调匀即成。当点心食用。主治产后恶露不绝。

（10）山楂、益母草各 50 g，红糖100 g。将山楂洗净，去核切片，与益母草一同水煎 40 分钟，去渣，再用文火熬至汤汁浓稠，加入红糖收膏即成。每服20 g，每日 2 次，开水冲服。主治产后恶露不绝。

（11）鳖肉120 g，胎盘 1 具，食用油、精盐各适量。将鳖肉、胎盘洗净切块，入热油锅中煸炒片刻，盛入钵内，加水适量，上笼用旺火蒸 30 分钟，加精盐调味食用。每 2～3 日 1 剂。主治产后恶露不绝。

（12）黄酒30 g，大枣20 g，米醋30 g，乌鸡蛋 3 个。将鸡蛋煮熟去壳，加入黄酒、大枣、米醋和适量水，再煮 20 分钟即成。日服 1 剂，分 2 次服用，连服 5 日为 1 疗程。主治产后恶露不绝。

（13）大枣20 g，酒 100 g，乌鸡蛋 3 个，醋 100 g。将乌鸡蛋打破去壳，加入醋、酒调匀，再加入大枣共煎成100 g即成。日服 1 剂，分 2 次服完，连服 5～7 日为 1 疗程。主治产后恶露不绝。

（14）益母草30 g，鸡蛋 2 个，红糖适量。将益母草洗净切段，与鸡蛋一同加适量水煮熟，去壳后再煮片刻，可加适量红糖即成。日服 1 次，饮汤吃蛋，连服数日。主治产后恶露不绝。

（15）薏苡仁30 g，山楂15 g，车前草9 g，红糖适量。先将山楂、车前草水煎去渣，再入薏苡仁煮为稀粥，加入红糖服食。每日 1 剂，连服 4～5 日。主治血热型产后恶露不绝。

（16）山楂30 g，粳米 60 g。将山楂洗净去核切片，备用。粳米洗净，加水煮粥，八成熟时加入山楂片，再煮至粥熟即成。每日 1 剂。主治血瘀型产后恶露不绝。

（17）山楂、红糖各 50 g，茶叶5 g。将山楂洗净，去核切片，水煎 15 分钟，加入红糖、茶叶，再稍煮即成。每日 1 剂，2 次分服。主治血瘀型产后恶露不绝。

（18）莲藕 250 g，桃仁10 g，精盐少许。将莲藕洗净切片，与桃仁共入锅内，加水煎煮，用盐调味，吃藕喝汤。每日 1 剂。主治产后恶露不绝。

（19）益母草 50 g，黑木耳10 g，白糖 50 g。每日 1 剂，水煎服，2 次分服，连服 3～5 日。主治产后恶露不净。

第七节 产后恶露不下

一、病证概述

以胎盘娩出后，胞宫内的余血浊液留滞不下或下亦甚少，并伴见小腹疼痛为主要表现的产科病证。治疗以活血化瘀为主。恶露不下多由产时或产后情志不畅，肝气郁结，气机不利，血不得畅行而瘀；或临产受寒，或素体阳虚，伤于风冷，血为寒凝等引起恶露不下。常见证型有：①气滞血瘀型恶露不下。症见恶露不下，或下之甚少，或时下时止，色暗红，或挟有血块，小腹胀痛，胸胁胀满，精神抑郁，舌质正常，脉弦。治宜理气解郁，活血化瘀，方用香艾芎归饮等。②寒凝血瘀型恶露不下。症见恶露甚少或不下，色紫暗，有瘀块，小腹疼痛拒按，按之痛甚，得热稍减，肢冷畏寒，舌质紫暗，脉沉紧。治宜温经散寒，活血化瘀，方用温经汤等。

二、妙法绝招解析

（一）冲任不和，浊瘀上逆（余翰石医案）

1. 病历摘要：严某，26岁。头晕旋转，腹中时痛，恶露不下。产后5日，恶露不下，少腹疼痛，胸闷气逆，头晕失眠，身微热。脉细。诊断为产后恶露不下。

证属冲任不和，浊瘀上逆。治宜养血通滞，攻补并施。药用紫丹参、山楂炭各12 g，生蒲黄10 g，五灵脂、泽兰叶、桃仁、茺蔚子各9 g，荆芥、川芎各6 g，琥珀末（吞）2 g。每日1剂，水煎服。服3剂后，恶露隐隐自下，头昏大瘥，身热亦退、腹痛顿失，面色泛黄，虚证乃见。脉细涩，苔薄腻。药用全当归、丹参、花蕊石、五灵脂各12 g，延胡索、制香附、川楝子、茺蔚子、生蒲黄各9 g，川芎6 g，琥珀（吞）2 g。连服5剂而愈。（《中国现代名中医医案精华》第1集，北京出版社，2002）

2. 妙法绝招解析：恶露不下，腹痛头晕，貌似凶恶，但分娩之初，脏腑之气逆而散。胞宫之体虚而滞。恶露当下不下，似属可攻，但毕竟虚产之体，不宜损耗过度，前后两方药性味轻淡而养血通滞并施，使母体不峻补而气自复，不猛攻而血自复，匠心独具。

（二）气机不畅，血行受阻（张达旭医案）

1. 病历摘要：卢某，25岁。产后7日，恶露不下。少腹胀痛，胸胁胀满。诊之脉弦，舌黯红，苔薄白。诊断为产后恶露不下。

证属气机不畅，血行受阻。治宜理气解郁，活血行滞。方选香艾芎归饮加味。药用延胡索、当归、郁金各10 g，香附、艾叶、川芎、青皮、木香（后下）各6 g。每日1剂，水煎服。服1剂后，下恶露甚多，少腹痛减，再继服4剂而愈。（《中医妇科临床经验选》，广西人民出版社，1982）

2. 妙法绝招解析：气为血之帅，气滞则血行受阻，故恶露不下。气机不畅，郁而不宣，血为气滞，故少腹胀痛，胸胁胀满。舌黯红，苔薄白，脉弦，为气滞肝郁之征象。方中用木香、青皮、香附、郁金理气解郁而行滞，当归、川芎活血行滞，艾叶、延胡索理血中之气和止痛。上药合用，具有理气、活血、行滞的作用。

三、文献选录

恶露不下多由产时或产后情志不畅，肝气郁结，气机不利，血不得畅行而瘀；或临产受寒，或素体阳虚，伤于风冷，血为寒凝等引起恶露不下。常见证型有：①气滞血瘀型恶露不下。症见恶露不下，或下之甚少，或时下时止，色暗红，或挟有血块，小腹胀痛，胸胁胀满，精神抑郁，舌质正常，脉弦。治宜理气解郁，活血化瘀，方用香艾芎归饮等。②寒凝血瘀型恶露不下。症见恶露甚少或不下，色紫暗，有瘀块，小腹疼痛拒按，按之痛甚，得热稍减，肢冷畏寒，舌质紫暗，脉沉紧。治宜温经散寒，活血化瘀，方选温经汤等。

（一）经验良方选录

1. 内服方：

（1）煅牡蛎、墨旱莲各30 g，龙骨15 g，川续断、山药、炙黄芪、党参、炒白芍、生地黄各12 g，炒黄芩、炒黄柏各10 g，炙甘草6 g。每日1剂，水煎两次，取液混合，分两次服。主治气阴两虚型恶露不下。

（2）生山楂18 g，桑寄生、党参、茵陈、生地黄炭、女贞子、墨旱莲、远志、阿胶珠各15 g，白芍12 g，胡黄连6 g。每日1剂，水煎两次，取液混合，加童便30 mL，早晚分服。主治血虚型恶露不下。

（3）益母草30 g，川芎、蒲黄各15 g，香附、当归、柴胡、路路通、郁金、小茴香、枳壳各10 g，炙甘草5 g，艾叶3 g。水煎服，每日1剂。主治产后恶露不下。

（4）黄芩、沙参各20 g，黄柏15 g，佩兰、茯苓、升麻、车前子（包煎）、陈皮各10 g，藿香、厚朴、苍术、法半夏各6 g，甘草3 g。每日1剂，水煎两次，早晚分服。主治湿热型恶露不下。

（5）山楂炭12 g，夏枯草、香附炭各9 g，黄芩、郁金、白芍、大腹皮、槟榔各6 g，黄连3 g。每日1剂，水煎两次，取液混合，早晚分服。主治肝郁型恶露不下。

（6）绵马贯众炭30 g，金银花炭、益母草各15 g，党参12 g，甘草、炒蒲黄、炒牡丹皮、炒黄芩、焦楂曲各10 g，大黄炭6 g。水煎，每日1剂，服两次。主治产后恶露不下。

（7）山楂30 g，黄芪20 g，党参、川牛膝、苏木各10 g，三七、红花各5 g，琥珀粉2 g。每日1剂，煎3次，热药汤冲入琥珀粉，餐前温服。主治产后恶露不下。

（8）鲜藿香6 g，香薷4.5 g，苦杏仁6 g，扁豆花、滑石（包）、金银花、茜草各9 g，生甘草3 g，鲜荷叶1/2张，藕节30 g。水煎，代茶饮。主治产后恶露不下。

（9）益母草20 g，黄芪、当归各15 g，川芎、桃仁、炒蒲黄、丹参、阿胶各12 g，太子参10 g。每日1剂，水煎两次，取液混合，早晚分服。主治产后恶露不下。

（10）当归15 g，益母草12 g，川芎、桃仁、牡丹皮、丹参、血余炭、生蒲黄、熟蒲黄各10 g，炮姜、炙甘草各6 g。每日1剂，水煎，服两次。主治产后恶露不下。

（11）薏苡仁20 g，当归、茯苓、黄芪各15 g，苍术、黄柏、泽泻各10 g，川芎6 g。每日1剂，水煎两次，取液混合，早晚分服。主治湿热瘀阻型恶露不下。

（12）枳实18 g，红藤、桃仁、大黄（后下）各12 g，桂枝6 g，芒硝（冲服）5 g，甘草3 g。每日1剂，水煎两次，取液混合，早晚分服。主治血瘀型恶露不下。

（13）当归、益母草各20 g，川芎、香附各10 g，桃仁、甘草各5 g，炮姜3 g，焦艾叶15 g，三七粉（冲服）6 g。每日1剂，水煎空腹服。主治产后恶露不下。

（14）当归、益母草各15 g，川芎、桃仁、枳壳、北刘寄奴、炮姜、焦山楂各10 g，重楼6 g，甘草3 g。每日1剂，水煎，服两次。主治产后恶露不下。

（15）益母草、枳壳、焦山楂各30 g，当归、川芎、桃仁、北刘寄奴、重楼各9 g，炮姜、甘草各4.5 g。每日1剂，水煎，服两次。主治产后恶露不下。

（16）生地黄、赤芍、川芎、归尾、桃仁各9 g，红花、水蛭各3 g。每日1剂，前6味药水

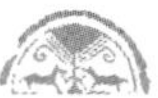

煎两次，水蛭研细末，用药液冲服。主治血瘀型恶露不下。

（17）白芍、当归各15 g，川芎、泽兰、丹参各10 g，荆芥、益母草各9 g，陈醋20 mL。每日1剂，水煎，服两次。主治产后恶露不下。

（18）益母草、炒白术、党参各30 g，生黄芪15 g，桃仁、白及、茯苓各12 g。每日1剂，水煎，服两次。主治血瘀型恶露不下。

（19）丹参60 g，茺蔚子15 g，制乳香、没药各9 g，红花、桃仁各3 g。每日1剂，水煎，服两次。主治血瘀型恶露不下。

2. 食疗方：

（1）赤小豆50 g，糯米甜酒酿250 g，鸡蛋4个，红糖适量。赤小豆淘净，加水煮烂，入甜酒酿，烧沸，打入鸡蛋，待蛋凝熟透加红糖。每日1剂，煎3次，餐前温服。养血散瘀，利水通乳。主治产后恶露不下。

（2）益母草、红糖、生姜各适量。煎服，有一定疗效，或产后即服生化汤，每日1剂，连服3～7日。主治产后恶露不下。

（3）益母草15 g，当归6 g，花茶3 g。用前2味药煎煮300 g药液，泡花茶饮用，冲饮至味淡。主治产后恶露不下。

（4）三七5 g，花茶3 g。用三七的煎煮250 g药液，泡花茶饮用，冲饮至味淡。主治产后恶露不下。

（5）蒲黄10 g。将上药用水煎。代茶饮用。主治产后恶露不下。

第八节　产后发热

一、病证概述

本病因产后外感邪毒、血虚血瘀，或伤食壅乳所致。是以产后持续发热不退或突然高热为主要表现的产后类疾病。分娩后小满月或大满月内产妇持续发热不退，或突然高热，伴见心烦口渴、咳嗽呕吐、小腹痛、恶露不净等症。

二、妙法绝招解析

（一）湿热相搏，郁遏不化（钱伯煊医案）

1. 病历摘要：汤某，产后10日，恶露不绝，来骤多，腹痛拒按，身热咽痛。汗出不解，脘闷泛恶。脉弦沉数，苔黄舌红。时值盛暑，湿热当令。诊断为产后发热。

证属湿热相搏，郁遏不化。治宜清瘀解暑，宣肺泄热。药用鲜荷叶梗15 g，炒当归、赤芍、粉牡丹皮、焦怀牛膝、桔梗、荆芥穗、广郁金、益母草、鲜藿香梗各9 g，葱白3个。每日1剂，水煎服。服2剂后热清体安，即去荆芥、葱白，续服2剂而愈。（《钱伯煊妇科医案》，人民卫生出版社，2006）

2. 妙法绝招解析：本例产后恶露不净，腹痛拒按，身热汗出不解，乃为产后瘀滞，复感暑湿。暑乃无形之气，湿系重浊之邪，相搏化热，互扰气营，热瘀相结，化火动血，故恶露骤多，腹痛拒按，脉弦沉数，舌红苔黄，证以邪实为主，虽为产后体虚，治本的同时亦当据“急则治标”的原则，加入祛邪治标的应急之药，强调“邪去则正安”的观点。组方除用当归、赤芍、牡丹皮、益母草、牛膝炭以祛瘀生新，搜剔瘀血外，还投入葱白通阳解肌，透表达邪，藿香梗、荷叶梗芳香化湿，解暑清热；桔梗、郁金宣肺透气，宽胸利咽；妙用荆芥一味解表散邪，引血归经，宁络止血。服药2剂而热清体安，足见辨证之精细，用药之得当。

（二）产后气虚，外邪入侵（邓启源医案）

1. 病历摘要：梁某，29岁。平素体弱，本次足月顺产一女婴，分娩3日突然怕冷，继之发热，胸闷心烦，周身酸痛，有汗出而热不解，纳少，口苦，大便3～4日未下。白细胞2.6×10^9/L，红细胞3.2×10^9/L。血培养显示为金黄色葡萄球菌感染。经服药打针，每日下午体温仍在39.5℃以上。诊查时见神清，厚被蒙盖，怕冷蜷卧，周身汗出，汗气秽臭，脉来弦数，舌质淡红，苔白而薄。诊断为产后发热。

证属产后气虚，外邪入侵。治当和解少阳，调和营卫。方选柴胡加龙骨牡蛎汤。药用太子参、牡蛎、龙骨各30 g，黄芩、柴胡（炒）各15 g，制半夏、桂枝尖、白芍（炒）、生大黄各10 g。每日1剂，水煎服。服2剂后，高热渐降，体温在37.5℃～38℃，汗出已止，精神稍振，身痛已减，胸前不闷，饮食略增，大便畅下3次，脉数，舌质红，舌苔黄薄。药已对证，连服9剂，症状次第消失，终以八珍汤调理收功。（江苏中医，1997，9）

2. 妙法绝招解析：本案发热汗出不解，且胸胁苦满、纳呆、口苦、心烦、脉弦数。说明邪入少阳，枢机不利；其又有日晡潮热，大便数日不解，说明邪已入阳明之里，郁热与燥矢内结；舌苔薄白而不黄燥，是为邪热伤津，但不甚严重。“有一分薄白苔就有一分表证”，此又为表邪未尽之证；其舌质淡，为产后气血耗伤所致。可见其证以少阳邪热为主，表邪未尽又波及阳明而略有气血不足。治当和解少阳、调和营卫，方用柴胡加龙骨牡蛎汤主之，以柴胡、黄芩、半夏和解少阳，桂枝、白芍调和营卫解肌，大黄通腑以泄热，龙骨、牡蛎平肝潜阳，加太子参益气养阴扶正。诸药合用，使邪出热解，营卫调和，诸症向愈。

（三）产后感邪，郁而为热（程文囿医案）

1. 病历摘要：王某，女，35岁。产后12日，初起洒淅寒热，医投温散不解，即进温补，病渐加重，发热不退，口渴心烦，胸闷便秘。时值酷暑，患者楼居，闭户塞牖。诊脉弦数，视舌苔黄。诊断为产后发热。

证属产后感邪，郁而为热。治宜重剂清解，直清里热。方选柴胡饮试之。但病重药轻，不能见效，并令移榻下楼，免暑气蒸逼。次朝视之，脉症如故，舌胎转黑。阴阳二证，舌胎皆黑。阴证舌黑，黑而润滑，病初即见，肾水凌心也。阳证舌黑，黑而焦干，热久才见，薪化炭也。前方力薄，不能胜任，继用白虎汤加芩、连。饮药周时，热退手足微冷。少顷，又周身冷甚。令取井水一碗与饮，甚快。“扬汤止沸，不若釜底抽薪。”竟予玉烛散下之。初服不动，再剂便解黑矢五六枚，热势稍轻，改用玉女煎数剂，诸候悉平，调养经月而愈。（《杏轩医案并按》，刊于1829）

2. 妙法绝招解析：产后发热有外感内伤之分。本例初起恶寒发热，为外感表邪所致，但医者泥于丹溪“产后补气为主”，不辨寒热，先以温散后进温补致邪热入里，出现发热便秘、口渴心烦、舌苔黄、脉弦数等实热内闭之象。根据其病史、主症及舌、脉，先以柴胡饮清其外热内火小试，继用白虎汤加芩连大寒之剂直清里热。尤其当投药后热象暂退，出现手足微冷，此为假寒真热，属热深厥亦深之证。果断地再以玉烛散清热攻下，药后果然便通热解。继用玉女煎清热养阴以善其后，病终告愈。综观本案，由于辨证精细，用药果敢确切，故收如此良效。

（四）卫气失固，外邪易袭（姚寓晨医案）

1. 病历摘要：马某，女，34岁。剖宫产十日，发热未退，日来渐增，恶露不多，口淡无味，乳汁稀少，余均如常。苔白满腻，边有齿印，脉略弦数。诊断为产后发热。

证属卫气失固，外邪易袭。治宜先行治表，后再固本。药用败酱草15 g，焦薏苡仁、云茯苓各12 g，炒当归、赤芍、益母草、牡丹皮各9 g，炒荆芥、姜半夏、陈皮各6 g，葱白3个。每日1剂，水煎服。服2剂后发热已退，精神亦佳。(《姚寓晨妇科证治选粹》，人民军医出版社，2014)

2. 妙法绝招解析：本例患者因产后感受风寒之邪致病。由于产后气血俱虚，腠理不密，风邪乘虚而入，正邪相争，而致发热。时值初夏5月，湿邪入侵，加之产后脾虚失运，湿邪中阻，故见苔白满腻，发热缠绵多日。患者气血不足，故乳汁稀少。证属邪盛正虚，故以当归、芍药养血和营；加炒荆芥、葱白，取葱白通阳发汗，辛温而不燥热，炒荆芥祛风解表，使热退而不伤正；另加云茯苓、姜半夏、薏苡仁、陈皮健脾助运，化湿和中；益母草、败酱草活血行瘀；赤芍、牡丹皮清热散瘀。本方养血解表，2剂即热退身安。

(五) 暑湿内滞，热蕴不化（刘奉五医案）

1. 病历摘要：程某，女，30岁。剖宫产二周，恶露已净，自乳不多，突发高热，迄今未退，头胀少汗，苔白腻尖边红，脉软略数。诊断为产后发热。

证属暑湿内滞，热蕴不化。治宜清宣肺胃，解暑化湿。药用焦薏苡仁、鲜荷叶、鲜荷叶梗各30 g，云茯苓12 g，淡豆豉、黑山栀、青蒿、赤芍、鲜藿香、鲜佩兰、连翘各9 g，香薷、制川厚朴各6 g，川黄连3 g。每日1剂，水煎服。服2剂热退身安。(《刘奉五妇科经验》，人民卫生出版社，1994)

2. 妙法绝招解析：产后感受时邪，高热持续不退，屡用抗生素等未效。兹值盛暑，气阴不足，又经剖宫产术，气血骤伤，最易感邪。患者高热头胀无汗，脉软略数，苔白腻，尖边红，可见暑湿留恋，未能通达。历代妇科医家对产后发热曾谆谆告诫“多属虚寒”“一切病多是血虚，皆不可发表”。然暑热鸱张，湿郁肺胃，若大补气必恋邪助火，若大剂清热亦难免湿遏热伏，贻误病机，治当清宣肺胃，解暑化湿，畅达气分，迫邪外解。可见先哲之言也不可偏信，是当“随证随人，辨其虚实以常法治疗”。方用栀豉汤清气透卫；合黄连香薷散加青蒿、藿香、佩兰、荷叶梗清热解暑和中；薏苡仁、云茯苓健脾化湿，所谓“湿去则热无以依”；加赤芍、连翘以清泄里热，亦防产后伏热挟瘀之变。药后热退病愈。

(六) 产后湿阻，瘀热内蕴（班秀文医案）

1. 病历摘要：肖某，女，27岁。剖宫产10日，恶露未净，日来较多，身热渐高，咽痛泛恶，腹疼拒按，苔厚腻，边尖暗红，脉略数。诊断为产后发热。

证属产后湿阻，瘀热内蕴。治宜清热化湿，凉血解暑。药用鲜荷叶、鲜荷叶梗各30 g，败酱草20 g，炒当归、赤芍、牡丹皮、益母草、焦山楂肉、鲜藿香、鲜佩兰、广郁金、川牛膝各9 g，荆芥穗、桔梗各6 g。每日1剂，水煎服。服2剂后热退身安。(《班秀文妇科医案医话选》，人民卫生出版社，1987)

2. 妙法绝招解析：患者产后瘀滞湿阻，复感时邪暑热与瘀热相搏则化火动血，证属邪实。产后虽然体虚，亦当祛邪治标为应急之法，所谓邪去则正安。方用当归、赤芍、益母草、败酱草、川牛膝祛瘀生新，搜剔瘀热；加荆芥、山楂肉散邪健运；配藿香、佩兰、荷叶梗芳香化湿，解暑清热；桔梗、郁金宣通肺气，宽胸利咽，使气机畅通，血循如常，上焦宣开，中焦健运，湿浊能休，瘀热能清，发热即退。

(七) 气血不足，湿邪互阻（言庚孚医案）

1. 病历摘要：贾某，女，32岁。剖宫产后8日，恶露未净，白带较多，无肿块，二便如常，高热四日，面色苍黄，汗多恶风。苔满白厚腻，脉细略数。诊断为产后发热。

证属气血不足，湿邪互阻。治宜解肌发表，养血祛风。药用薏苡仁15 g，云茯苓12 g，当归、益母草、赤芍各9 g，姜半夏、炒荆芥、桔梗、陈皮各6 g，葱白3个。每日1剂，水煎服。

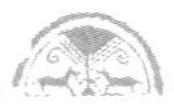

服3剂后热退身安。(《言庚孚医疗经验集》，湖南科学技术出版社，1980)

2. 妙法绝招解析：暑乃无形之气，湿系重浊之邪，相搏化热，互扰气营，是以高热，虽汗不解，暑热无以清泄，则血不得宁静，故当祛邪为先。前人有“温病忌汗，又喜汗解”之说，本例以葱白通阳解肌，透表达邪；配桔梗、荆芥以增强疏散宣透之力；加薏苡仁以和中化湿；当归、益母草以祛瘀生新；赤芍清泄瘀热。一剂而热降。2剂后热清体安，即去葱白、荆芥再二服而痊愈。产后发热，为妇女产后多发病。其病因病机乃因产后元气亏虚，卫阳不固，六淫之邪乘虚而入，使营卫不和；或阴血骤虚，阳无所附，浮越于外；或恶露不下，瘀血停滞，阻碍气机；或过食温补之品，或误用温热之药；或素禀阳盛而又过度操劳。凡此均可致产后发热，形成或虚或实，或虚实夹杂之证。外感发热者，宜解肌发表，养血祛风；火郁发热者，宜清热泻火解毒，凉血化瘀；瘀者发热者，宜活血化瘀，清热解毒；血虚发热者，宜养血益阴，清解虚热。临证以八仙汤为基础方，加减使用。

(八) 气血两虚，卫阳不固 (孙浩铭医案)

1. 病历摘要：郑某，女，24岁。产后3日，全身发热疼痛，恶寒鼻塞，手足心热，烦躁不安，无汗出。曾用抗生素、激素类药物治疗（具体不详），后又以物理降温，病情仍不见好转，且热势愈高，测体温40℃，即邀孙氏会诊。刻诊：察患者肌肤灼热，神志恍惚，肢体强硬，腹胀气促，面色潮红，舌质红而干，苔黄，脉浮弦数。诊断为产后发热。

证属气血两虚，卫阳不固。治宜养血祛风，育阴清热。药用酒白芍20g，当归、香附、钩藤、酒黄芩各15g，黄柏、川芎、麦冬、知母各12g，羌活、独活、玄参、桂枝、全蝎各10g，红花6g，黄酒为引。每日1剂，水煎顿服。下午2时服药，药后头身微汗出，体温开始下降。至晚9时再服1剂，药后患者排大便1次，量多，神志渐清，余症减轻。次日守方再服，早晚分服。药后体温正常，肢体不强，病告痊愈，嘱以膳食养之。(《孙浩铭妇科临床经验》，福建人民出版社，1978)

2. 妙法绝招解析：产后发热，为妇女产后多发病。其病因病机乃因产后元气亏虚，卫阳不固，六淫之邪乘虚而入，使营卫不和；或阴血骤虚，阳无所附，浮越于外；或恶露不下，瘀血停滞，阻碍气机；或过食温补之品，或误用温热之药；或素禀阳盛而又过度操劳。凡此均可致产后发热，形成或虚或实，或虚实夹杂之证。外感发热者，宜解肌发表，养血祛风；火郁发热者，宜清热泻火解毒，凉血化瘀；瘀血发热者，宜活血化瘀，清热解毒；血虚发热者，宜养血益阴，清解虚热。临证以八仙汤为基础方，加减使用。

(九) 气血大虚，内外合邪 (孙浩铭医案)

1. 病历摘要：孙某，女，35岁。因妊娠9个月，发热，头晕，肝区痛，大便呈陶土色，巩膜，皮肤黄染，引产一死胎，产后黄疸加重，四肢躯干发现少数出血点，曾疑为“亚急性肝坏死”，经中西医药抢救，病情危重，并出现狂闹哭笑等精神症状。体温在38℃～39℃之间，心率120次/min。呈半昏迷状，口噤抽搐，两目上吊，大小便失禁，面目发黄，腹部膨起，胸、腹、颈满布白痦，舌苔白嫩如腐，不见舌质，齿燥，脉左细数，右弦数无力。诊断为产后发热。

证属气血大虚，内外合邪。治宜辛凉清热，淡渗利湿。方选薏苡竹叶散（汤）加味。药用合欢皮、首乌藤各30g，薏苡仁24g，金银花、净连翘、茯苓各15g，白蔻仁、淡竹叶、陈皮、石菖蒲、双钩藤各9g，甘草3g。每日1剂，水煎服。服6剂后，神志较前清楚，但仍有神昏谵语，体温37℃～38℃之间。产后阴亏，湿热伤阴，而致水不涵木，故呈肝风内动之象。药用沙参、薏苡仁各20g，龟甲、鳖甲、生牡蛎（打碎）各12g，白芍、真阿胶、麦冬、竹茹各9g，五味子、西洋参（别煎）、炙甘草各4.5g。服3剂后意识渐渐清楚，黄疸减轻，痦疹减少，体温

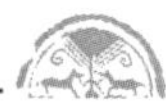

38 ℃左右，皮肤灼热，上方去西洋参，加金银花、连翘、茯苓。以后曾加减使用过健脾的山药、莲子以及养阴清热药何首乌、地骨皮。体温已恢复正常，食欲、二便恢复正常，整个治疗期间采取中西医结合，二个月后痊愈出院。(《孙浩铭妇科临床经验》，福建人民出版社，1978)

2. 妙法绝招解析：本例为临产感受湿温，产后湿温邪气交结体内，温燥伤阴，以至湿热蒙蔽心包，高热神昏，痉厥。面目发黄，为湿热郁蒸，外发皮膜；胸腹满布白痦，皆湿热熏蒸之象，治疗宜清热利湿，宣通气机。故温病治则，以薏苡竹叶散化裁。薏苡仁、白蔻仁、茯苓运中利湿；金银花、连翘清热解毒；淡竹叶渗湿，钩藤止痉；菖蒲辟秽清心；合欢皮安神定惊；陈皮宣气；首乌藤能清热解毒，兼益肝肾。6 剂后见轻，但湿热交结，其性黏滞，不能 1 剂即愈，故守方加减，或配滋阴熄风，或配清热解毒，或补脾建中，调理两个月而愈。产后又患温病，确属危重，但治疗得法，亦以一轻清淡渗之品，薏苡竹叶逆流挽舟。产后易患外感，且病证情况繁杂，并非一荆防四物汤所能包揽，还需临证细察。

（十）产后血虚，外感风寒（朱小南医案）

1. 病历摘要：韩某，女，28 岁。产后第 29 日，突然高热已 2 日。患者第 2 胎足月顺产，产后一般情况良好，恶露未净，量少。前日突然发高热（体温 38.9 ℃），伴有恶寒，头痛头晕，流清涕，全身酸痛，不能入睡，心慌气短，纳差，口干渴，有汗，尿黄，大便自调。舌象：舌质淡，舌苔薄黄。脉象：沉滑数。诊断为产后发热。

证属产后血虚，外感风寒。治宜解表散寒，养血清热。药用荆芥穗、防风、当归、益母草、黄芩各 9 g，川芎、羌活、甘草、桔梗、苦杏仁、薄荷（后下）各 6 g，生姜 3 片。每日 1 剂，水煎服。服 1 剂后，寒热未解，体温 39 ℃，头痛流涕已减，微咳，已见出汗，口干渴，大便 2 日未解。改用清气退热，凉血调中为法。药用生石膏 45 g，连翘、金银花各 30 g，石斛 12 g，知母、黄芩、炒莱菔子、炒枳壳、鸡内金、焦神曲、牡丹皮、地骨皮各 9 g，赤芍 6 g，甘草 3 g。服 1 剂后，热退，头疼，流涕已减轻，大便已解，微有咳嗽，纳食不香，汗出，舌质黯红，苔白黄，脉沉细数。继服上方 1 剂，仍有头痛，头晕，心悸，失眠，胆怯，口干思饮，动则汗出，恶露未净。舌红，少津，脉沉细无力。辨为热后伤阴，改用滋阴清热，佐以安神为法。药用首乌藤 30 g，阿胶、沙参各 15 g，石斛、生地黄各 12 g，炒枣仁、炒白芍、麦冬、五味子各 9 g，甘草 6 g，黄连 3 g。服上方 3 剂后，症状已除，临床痊愈。(《朱小南妇科经验选》，人民卫生出版社，1981)

2. 妙法绝招解析：本案系产后 29 日，恶露未净。两日来，以突然高热、恶寒、头痛、流清涕、全身酸痛为主症，辨为风寒束表。但是又有口干渴、有汗、纳差、尿黄、舌苔薄黄，说明有里热。风寒外感一般应当无汗，而脉浮紧。但是，患者产后血虚卫表不密，故汗自出。汗出而热不解，是因为正虚而里热盛之故。血虚兼见内热，故见脉沉滑而数。实属表里同病，理当表里双解。可是朱氏体会，内有热而外感风热，或风寒已化热，见有表里俱热证时，才能用表里双清解法。而本例内有热，外感风寒，应当先用辛温解表，待表邪疏解之后，再清其里。因为，伤寒表未解时，若误下必成结胸；若误用苦寒，则肌表闭塞，表邪更难宣解。所以，一见感冒发热，不辨原因，就用辛凉解表是不够全面的。目前，患者为产后血虚，外感风寒，病程仅有两日，虽有里热，但是表寒未解，故用荆防败毒散为主方，以荆芥穗、防风解表散寒；川芎、羌活、生姜散风祛湿，重点解其表寒；配合当归、益母草、川芎养血活血以扶正；佐以苦杏仁、桔梗、薄荷、黄芩宣肺清热。1 剂药后，头痛、流涕已减，说明表邪已疏解。但是发热未退，口干渴，大便 2 日未解，说明里热仍盛，进而改用清气解热，凉血调中之方。以白虎汤为主方，加金银花、连翘、黄芩清热解毒；赤芍、麦冬、牡丹皮、地骨皮凉血活血，生津益阴；炒枳壳、炒莱菔子、鸡

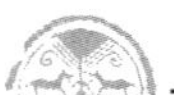

内金、焦神曲宽中下气，和胃调中。以清热为主，行气导热为辅。药后发热退，大便通。患者原为产后血虚之体，蕴热感寒。经治后，虽然热已近除，但是产后阴血虚亏之体，加之热后灼耗，余热未净，阴血虚亏之象显现，故见心悸、失眠、胆怯、头痛、头晕、口干思饮、动则汗出、舌红少津、脉见沉细无力。遂以滋阴清热，佐以安神为法，用增液汤、黄连阿胶汤合方加减，调理善后。

（十一）寒温失宜，外感风寒（韩百灵医案）

1. 病历摘要：李某，30 岁。产后恶露涩少，五六日内点滴难下，小腹硬痛，按之有鸡卵大包块，高热达 40 ℃以上。曾注射各种抗生素和内服消炎化瘀药，但体温不降，小腹硬痛加剧，手不可近，包块逐渐增大，又服活血行瘀中药数剂，亦无效果，故转院来此就医。望其面色深红、唇舌紫黯，舌苔黄燥；听其言语有力，呼吸促迫；问其现症，心神不宁，口苦饮冷，食入即吐，大便不通，小便如茶，身有寒热，阴道不断流出污浊败血，恶臭难闻；按其腹部硬痛有块如儿头大，发热依然 40 ℃左右；诊其脉象弦滑而数。患者分娩正值炎热季节，产后寒温失宜，外感风寒，或因产时忽视卫生，感染邪毒而致恶血当下不下，日久形成胞内痈肿，疼痛如刺，昼轻夜重。诊断为产后发热。

证属寒温失宜，外感风寒。治宜清热解毒，活血化瘀，药用金银花、连翘、蒲公英、紫花地丁、生石膏各 15 g、大黄、牡丹皮、桃仁、三棱、莪术、穿山甲珠、黄柏、乳香、没药各 10 g。每日 1 剂，水煎服。服两剂后，腰痛加剧，阴道流出大量脓血，臭秽难闻，大便泻下燥粪数枚，尿色混赤，体温降至 37 ℃以下，腹内包块已减大半，小腹柔软手可近之。口干不甚渴，饮食稍进，诊其脉象滑数无力。知其病势减轻，胞内余脓败血未尽。仍以前方，减生石膏，加姜黄以行恶血，又服两剂。药后又下黑紫血块，小腹亦无胀无痛，二便已通，饮食增进，精神如常，喜多眠而感疲倦，六脉弦细而缓，此乃热毒耗损阴血之证。又拟以补血益气之方药，当归、生地黄、白芍、人参、牛膝、麦冬、龟甲、山茱萸各 10 g。又继服 4 剂，调治 1 周出院。（《百灵女科》，黑龙江人民出版社，1980）

2. 妙法绝招解析：分娩正值炎热盛夏，寒温失宜，外感风寒，加之护理不慎，感染邪毒，乘虚侵入胞中，蔓延全身，正邪交争，故病情急重，高热不退。邪毒入胞，与瘀血相结，小腹疼痛拒按，腹部硬块如儿头大。韩氏胆识超人，辨认细微，选方用药精当，拟清热解毒，活血化瘀之法。仅三诊沉疴得医，效如桴鼓。

（十二）气血两虚，外邪易侵（裘笑梅医案）

1. 病历摘要：例 1，李某，女 26 岁。患者因滞产，用产钳助产，产后 3 日开始发热，体温 40 ℃。干热无汗，口渴欲饮，神清，恶露少，色秽浊，少腹压痛，大便燥结，舌质淡，舌苔少，脉细沉有力。曾两次会诊。第一次用金银花、连翘、蒲公英、紫花地丁、重楼等清热解毒之品，企图控制感染，高热仍持续不退。诊断为产后发热。

证属气血两虚，外邪易侵。治宜生化汤加减。药用忍冬藤 30 g，天花粉 24 g，当归、益母草、赤芍、柴胡、黄芪、竹茹各 12 g，桃仁、红花各 9 g。每日 1 剂，水煎服。连服两日。头有微汗，恶露少，仍腹痛，大便干。前方加白薇 12 g，生蒲黄、生五灵脂各 9 g，每日 1 剂，连服 3 日。体温 37.3 ℃，汗渐多，恶露虽少，腹痛大减，舌苔薄白，夜间五心烦热，上方白薇改牡丹皮 9 g，以清阴分伏热，连服 3 日而愈。

例 2，郝某，女，28 岁。患者因胎儿横位，行内倒转术，产后第 2 日开始发热，体温 40.7 ℃，高热无汗，烦渴欲饮，腹痛拒按，恶露很少，舌红苔黄，脉滑数。

证属败血瘀滞，宜活血化瘀为主，亦用生化汤加减。药用当归、益母草、连翘各 12 g，桃仁、红花、柴胡、黄芩、竹茹、生蒲黄、生五灵脂各9 g，川芎6 g。每日1剂，水煎服。连服两日。高热不退，症状未减，分析原因有三。其一，病程短，给药轻。其二，遵守古方，误用川芎之辛温。其三，忽视高热伤津，未用天花粉清热生津之品。忍冬藤30 g，天花粉24 g，竹茹15 g，当归、益母草、柴胡、黄芩各12 g，桃仁、红花、生蒲黄、生灵脂各9 g。每日2次，每次1剂，连服两日。恶寒仍少，腹痛消失，口渴大减，舌红少苔，脉弦细数。上方加牛膝9 g，取其活血祛瘀之中滋补肝肾，每日1剂，连服3剂，痊愈。

例3，谢某，女，31岁。患者因胎儿宫内窒息，行剖宫产，术后两日开始发热，体温40 ℃发热恶寒口渴不欲饮，恶露少，腹痛，有微汗，舌苔黄腻，脉弦细。

证属肝血瘀滞，发热恶寒是败血伤及荣卫所致，方以生化汤加减。天花粉15 g，当归、益母草、柴胡、黄芩、连翘、竹茹各12 g，赤芍、桃仁、红花各9 g。第1日服药两剂，第二、第三两日，每日1剂，水煎服。恶露增多，腹痛消失，舌苔薄黄，脉弦缓，合并咳嗽，伤口痛，大便秘结。上方赤芍改白芍，加川贝母、枳壳各9 g。连服两日，痊愈。（《裘笑梅妇科临床经验选》，浙江科学技术出版社，1984）

2. 妙法绝招解析：在产褥期许多原因不明的发热，现代医学认为可能是由产褥感染所致。因临产过度疲劳，或失血过多，气血两虚，为细菌感染创造了有利条件。因正虚外邪易侵，这是必然的，但外邪侵入人体以后酿成高热者，其病机则不一定是虚证，而往往是邪气内郁，荣卫运行不畅，外邪与败血相搏的实热，且不可认为产后气血两虚，拘泥滋补，贻误后世。恶露很少，血色秽浊，少腹压痛，或疼痛拒按，都是败血瘀滞，结为蕴热之候。高热烦渴，是瘀血内阻，气机不畅，水津不升所致，如《血证论》云："瘀血腠里则荣卫不和，发热恶寒。腠理在半表半里之间，为气血往来之路，瘀血在此，伤荣气则恶寒，伤卫气发热，是以寒热如疟之状。"但这不同于外感少阳证，切勿照搬小柴胡汤。产后发热的主要病机是邪热壅滞，瘀血不行，故当活血祛瘀为主，宣泄里热为辅。活血祛瘀用生化汤、失笑散化裁，宣泄里热以柴胡、黄芩为主。药物选择：生化汤仅选活血祛瘀之品，其病机是邪热壅盛，不是"阴血暴伤，阳无所附"，故不用炮姜之苦温，"从阴引阳"，并删去川芎之辛温，以防资助火势；删去炙甘草之甘缓，以防留邪。失笑散、山楂活血祛瘀以止腹痛。根据黄芩配柴胡（《本草经》）的论点，以柴胡开气分之结，配黄芩清气分之热，为清热必选之品。竹茹清热除烦，天花粉清热生津，亦可"通月水"。结合现代医学的观点，选用忍冬藤或连翘清热解毒，连翘又有"清心经客热，破血结"的作用，均为清热必选之品。

（十三）产后体虚，太少合病（冉雪峰医案）

1. 病历摘要：贺某，女，30岁。于旧法接生后，阴道时有少量流血，小腹隐痛，四肢虚浮，昨起发热，恶寒怕风，微微汗出，或见往来寒热，口苦咽干，头目昏眩，厌食欲吐，神疲嗜卧，自服姜汤，诸症未解，今晨壮热神昏，四肢阵阵拘急搐搦，不咳、不呕，某医院给肌注高复方氨基比林后，急转我院。诊视面色无华，神色昏糊，气急鼻扇，四肢拘急搐搦，体温39 ℃，脉象细数，舌质淡，苔薄白微黄。诊断为产后发热。

证属产后体虚，太少合病。治宜益气养血，调和营卫。方选当归补血汤合桂枝汤，小柴胡汤。药用生黄芪15 g，杭白芍12 g，当归身、西党参、法半夏、正柴胡、淡黄芩、川桂枝各10 g，炙甘草5 g，大枣5枚，鲜生姜3片。每日1剂，水煎服。连投3剂，寒热解，自汗止，搐搦息，纳谷增，呕恶平，惟精神尚差，气短乏力，下腹隐痛，阴道少许流血，脉虚细无力，舌质淡，苔薄白，病虽化险为夷，中气不足犹著，转拟补中益气汤加味。生黄芪15 g，血驴胶12 g，西党参、炒白术各10 g，绿升麻、正柴胡、紫苏叶各6 g，炙甘草5 g。连进4剂，精神振，食欲佳，腹痛止，下血尽，诸症减，脉细弱，舌质淡，苔薄白，产后体虚未复，理宜补气养血，以善其后，八珍汤加味之。党参、血驴胶（烊化兑）、黄芪、熟地黄各12 g，当归身、杭白芍、炒白术、云茯苓各10 g，大川芎、炙甘草各6 g。连进4剂病愈，母子均健。（《冉雪峰医案》，人民卫生出版社，2006）

2. 妙法绝招解析：本例病起，产后气血耗损，外邪乘虚而入，太阳、少阳两经合病，定名“产后发热”。此例所见发痉，热极生风故也。为产后发热之兼有症，故不能作为产后发痉论治，证属虚体招邪。产后气血大亏为其根本，经云“正气存内，邪不可干”。“邪之所凑，其气必虚”是也。治以扶正祛邪为主，继调补气血，以善其后。

（十四）产道受损，邪热外袭（李祥云医案）

1. 病历摘要：陆某，女，31岁。产后发热20日。分娩时，作会阴切开，产后第一日起即发高热，体温达38 ℃～39 ℃，曾用抗生素后仍未能降，至正常，现38 ℃，神疲乏力，口干不喜饮，纳呆，腹胀，腹泻每日4次，恶露仍未绝，量较少，色黯红。苔薄黄腻，脉细数。诊断为产后发热。

证属产道受损，邪热外袭。治宜疏风清热，利湿解毒。药用红藤、败酱草、紫花地丁、板蓝根、蒲公英各30 g，薏苡仁、猪苓、茯苓各15 g，荆芥、防风、川厚朴、藿香、佩兰、金银花各9 g，生甘草6 g。每日1剂，水煎服。服5剂后，高热即退。但感神疲乏力，腹胀，腹泻、纳呆。苔薄腻，脉细。治宜健脾化湿。药用怀山药、白术、炒扁豆、白芍、板蓝根各30 g，茯苓、谷芽、猪苓各15 g，薏苡仁12 g，炙甘草、藿香、佩兰、补骨脂、陈皮、大腹皮各9 g，川厚朴6 g，砂仁（后下）4.5 g，大枣5枚。服14帖后，大便次数转为正常。发热之症自热退后一直未作。（《李祥云治疗妇科病精华》，中国中医药出版社，2007）

2. 妙法绝招解析：产后一二日可有轻微发热，一般不超过38 ℃，并不伴随其他症状，故不作病论，可不予治疗。如果持续发热不减，或突然高热伴有其他症状者称“产后发热”。本病发生机制主要是产后阴血骤虚，阳易浮散，腠理不实，营卫不固，易感外邪而致发热。《医宗金鉴》云“产后发热之故非止一端，感受风寒则为外感发热，若恶露不去，瘀血停留，则为瘀血发热，若去血过多，阴血不足，则为血虚发热，临床一般以感染邪毒最重。”《景岳全书》云“产后有外感发热者，盖临盆之际多有露体用力，无暇他顾，此时或遇寒邪则乘虚而入，感之最易，若见头疼身热憎寒发热，或腰背拘急，脉见紧数即产后外感证也。”治疗产后外感，宜按照产后体质，补其虚弱稍加解散即可自愈。卫虚感受风邪而自汗不止，古有玉屏风散之设，乃固卫疏风，攻补兼施。本例患者发热已20日，且体温高达39 ℃，此非正常，因为本案患者由于产时损伤了产道，且产后气血两亏，邪热外毒乘虚而入，以致高热不退，虽用抗生素但收效欠佳，此因热毒甚，正不能胜邪也。今用中药治疗方中红藤、败酱草、蒲公英、紫花地丁、板蓝根清热解毒；金银花、荆芥、防风疏风解毒；薏苡仁、猪苓、茯苓、藿香、佩兰、川厚朴健脾祛湿，共奏疏风清解利湿解毒之功，故药后热度即退，以后未再张扬。二诊时虽热已退，但因热甚而脾伤，故泄泻不止。治疗以健脾化湿为主，更弦改方，用怀山药、白术、炒扁豆健脾扶正；藿香、佩兰、川厚朴燥湿和中、脾伤脾阳不振，药用温中止泻；而补骨脂则温肾阳助脾阳止泻；用陈皮、大腹皮理气健脾，故腹泻也缓解；由于脾健湿化运化正常，故腹泻止。

（十五）食滞于内，郁而发热（李祥云医案）

1. 病历摘要：钟某，女，24岁。足月平产第一胎，产后3日，过食肥甘厚味，当日下午又洗头洗澡。次日，意识昏沉，高热谵语，体温41.7 ℃，持续不降。就诊时体温41.8 ℃，脉搏140次/min，呼吸40次/min，血压99/70 mmHg，神志昏沉，呈急性重病容。内科、妇产检查

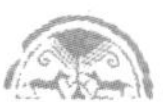

无阳性发现，恶露致病菌血培养（—），血白细胞 18500/mm³。诊断为发热待查。从 7 月 5 日至 7 月 23 日采用多种抗生素、糖皮质激素、物理降温措施，以及中药麻杏石甘、白虎、犀角、鳖甲、青蒿之类，体温始终持续在 40 ℃～41 ℃之间。会诊时症见发热口渴，脘腹胀痛，呕吐厌食，嗳腐吞酸，不能安卧，触其脘腹疼痛拒按，观其舌，质红舌黄，脉弦滑有力。诊断为产后发热。

证属食滞于内，郁而发热。治宜消食导滞，解郁散热。方选越鞠丸合枳实芍药散。药用香附、苍术、栀子、六神曲、川芎、枳实、白芍各10 g，陈皮5 g，生姜 3 片。每日 1 剂，水煎服。服 3 剂后，体温降至 38 ℃，脘腹胀疼大减，能进少量食物，但脘腹仍拒按，口渴未已，舌质淡红，脉弦有力。故于前方去苍术、栀子、加党参12 g，白术、山楂各10 g，大黄6 g，厚朴3 g。服 3 剂后，体温降至 37 ℃，上述症状消失，食欲增进，二便如常。（《李祥云治疗妇科病精华》，中国中医药出版社，2007）

2. 妙法绝招解析：本例为产后感冒夹食而发热，产后 3 日，气血尚虚，过食肥甘，食滞中脘，又加洗沐着凉，外寒入内，与积食相合而发热。食滞于内里气不通，内热熏蒸，故高热神昏。因诊时表寒已去，治疗应侧重在清里热方面。内非腑实，不可泻下，又非热毒，不当苦寒，方中能从“火郁则发之”之义，以丹溪越鞠丸开发诸郁。重用六神曲，意在消食郁，合枳实散消食行气，柔肝止腹疼，高热 41 ℃，诸法难解，意以越鞠丸消食而热退身安。可见丹溪云：“越鞠总开气、血、痰、火、湿、食诸郁”，确有道理存焉。

（十六）热入血室，瘀血阻滞（李筱圃医案）

1. 病历摘要：李某，女，24 岁。分娩后两日，偶感风寒，发热昏迷，病后两日邀诊，症见高热汗出，神昏谵语，有时昏沉时睡，有时循衣摸物，令其静卧，恶热掀被，烦渴饮冷，恶露量少而带黑块，脉搏浮洪有力，舌尖红燥，舌白少津，目呆声洪，腹部热甚，少腹疼而拒按，食物不进，间发呕逆。诊断为产后发热。

证属热入血室，瘀血阻滞。治宜和解表里，畅通气机。方选小柴胡汤、桃仁承气汤合方加减。药用炒大黄15 g，炒柴胡、炒黄芩、大枣、桃仁、法半夏、延胡索各9 g，红花、甘草各6 g，生姜3 g。每日 1 剂，水煎服。服 3 剂后下黑血数次，大便褐色，当晚神志渐清，腹痛若失，发热减轻，饮食稍进，已能安眠三四小时，脉见数，兼芤象，尚有微热微汗，恶露未净，以小柴胡加减。药用黄芪、黄芩各15 g，炒柴胡、香附、丹参、当归、防风、黑姜各9 g，白芍、荆芥穗、甘草各6 g。服 3 剂后，自觉安适，睡眠饮食转好，脉缓身凉，恶露已净，稍有淡红液汁流出，虚汗亦止，惟精神尚差，投以益气养血方，数剂痊愈。（《古今名医医案选评》，中国中医药出版社，1999）

2. 妙法绝招解析：本例为热入血室发热，产后气血大虚，感受风暴，化热入里，与瘀血结于胞宫，血热内郁，上扰心神，故症见高热汗出，神昏谵语，血蓄胞中，小腹疼痛拒按。故治疗仿《伤寒论》热入血室治法。用小柴胡、桃仁承气汤合方加减。小柴胡和解表里，畅通气机，桃仁承气清热攻下，活血祛瘀。服药后血热瘀结从大便而去，继以小柴胡调理而安。

（十七）风寒化热，内传气分（何子淮医案）

1. 病历摘要：张某，女，26 岁，教员。时值季秋，于产后第四日，因不慎寒暖，将息失宜，初觉形寒不适，体温不高，翌日即恶寒高热，无汗身楚，恶露减少，小腹切痛。自服姜糖水一大碗，并西药解热镇痛片，汗出热不解，晚间体温达 40.6 ℃（腋下），家属急邀往视，情词恳切。诊其体肤炕燔蒸热，而不恶寒，颜面潮红，身半以上汗出如洗，口干频饮，便秘溲黄。舌质红，苔干黄，脉浮数有力。诊断为产后发热。

证属风寒化热，内传气分。治宜辛凉泄热，沃焚救涸。药用生石膏（先煎）30 g，金银花

20 g，天花粉15 g，白薇、鲜石斛各12 g，当归、党参各9 g，淡竹叶、荆芥穗、南红花、粉甘草各6 g，粳米一撮。煎汤代水。每日1剂，水煎服。服1剂后，遍体透汗，形困神疲，沉沉入睡。次晨体温降至38.2 ℃，又1剂，则腑行两次，恶露增多，体温续降，大渴已减，腹痛顿除。惟头晕神疲，纳少口干，自汗低热，脉见细数。此余热不解，阴液为伤，再进清热滋阴，养血益胃。金银花、太子参、生牡蛎（先煎）各15 g。菊花（后下）、白薇、沙参、麦冬、玉竹、当归各9 g，淡竹叶、红花、炒神曲、佛手片各6 g，予服2剂而愈。（《何子淮女科经验集》，浙江科学技术出版社，1982）

2. 妙法绝招解析：此例产后感寒，服姜糖水及西药解热镇痛，汗出伤津，邪反入里化热，转致高热不恶寒，大汗、大渴，脉浮数有力等症。《伤寒论》云“服桂枝汤大汗出后，大烦渴不解，脉洪大者，白虎加人参汤主之。”与本病甚为合拍，方用金银花、生石膏、白薇等清泄其热，天花粉、石斛、党参等益气生津，甘草、粳米顾护胃气，少用荆芥穗疏其邪，再加当归、红花和血通瘀，所谓“瘀露未尽，稍参宣通亦即泻降之意”。服药2剂，热退脉缓，病去大半。若拘执产后宜温宜补之说，复投辛热温补之剂，不啻以火济火，而犯实实之戒也。

（十八）阳气虚弱，不能卫外（薛伯寿医案）

1. 病历摘要：李某，女，30岁。素体虚弱，畏寒肢冷。后因胎儿死于腹中而引产，畏寒肢冷加重，自汗多，低热不退，体温37.4 ℃左右，已40余日，全身无力，语言低微，大便不成形，舌质淡，脉沉弱。诊断为产后发热。

证属阳气虚弱，不能卫外。治宜温阳益气、调和营卫。方选桂枝汤加附子、党参治之，病渐好转。服10剂体温降至37.1 ℃左右，饮食增加，精神较振，而患者治病心切，自服民间治产后病发汗药，以至大汗不止，畏寒肢冷更甚，体温升高至37.8 ℃左右，心悸、目眩，难以起来转侧，手颤身瞤动，气短懒言，面䀮白，口不渴，心电图示窦性心动过速。白细胞8200/mm^3，脉沉弱而数，舌质淡，产后体虚，误汗亡阳，出现阳虚标热之证，拟真武汤加附子汤加味。药用龙骨、牡蛎各18 g，黄芪12 g，白芍、茯苓各9 g，制附子、白术、生晒参（打）各6 g，生姜3片。每日1剂，水煎服。服2剂后，汗出渐止，服5剂而能起床，手颤身瞤动消失，体温亦渐降至正常，纳食增加，精神日振，守方加减治疗半个月而愈。（《医话医论荟要》，人民卫生出版社，1982）

2. 妙法绝招解析：本例为气虚发热，素体阳虚，又因死胎引产，正气受损，阳虚更甚，以至气虚发热，月余不退，先用温阳益气、调和营卫的桂枝加附子当归汤予之，疾病已有转机，继续治疗便可痊愈。无奈中途过服发汗药，以至汗伤津液，气随汗泄，使阳虚更甚，以至头眩，难以起床。汗乃心之液，过汗心阴大伤，心神无守，故心动过速，心悸心慌。惟舌淡，口不渴，脉沉弱，气短懒言，仍是一派阳虚之象。治不易辙，仍应峻补阳气，用真武合附子汤加黄芪敛汗固表，加龙骨、牡蛎收敛止汗，镇惊安神。药后汗止，调理而愈。此证气津俱伤，阴阳皆损，但有形之阴津不可骤生；无形之阳气，所当急固。阳回则生，阳亡则死。不宜见发热便用苦寒清热，应体会甘温可除大热之深意。

（十九）阴血不足，内热随发（匡继林医案）

1. 病历摘要：梁某，女，22岁。产后见低热不退，未曾介意，10日左右突然体温升高，头疼不适，经当地医院治疗后症状减轻，但仍低热不退。后又误为产后血虚，服大剂人参、北黄芪、当归、生姜之类补阳药物，热不但不减，反而口渴不止，烦躁不安，精神萎靡，面色苍白，每日饮水2～4.5 kg，勉强进食稀粥，延续2个月余。初诊体温37.5 ℃，头疼不适，喉中有痰，脘闷不舒，口渴引饮，饮不止渴，大便干结，舌黄腻，脉细数无力。诊断为产后发热。

证属阴血不足，内热随发。治宜滋阴清热，养血活血。方选生地黄、熟地黄合甘露饮加减。药用熟地黄30 g，生地黄、玄参、茵陈各15 g，知母、黄芩、牡丹皮、法半夏各9 g。每日 1 剂，水煎服。服 2 剂后，自觉症状减轻，再服两剂，低热退清，口不渴，能进少量软饭，诸症大减，连续服药 10 剂左右，上述症状基本消失，能下地活动，后再以养阴补气法调养两个月余，已能参加生产劳动。(本书主编，待刊)

2. 妙法绝招解析：本例为产后阴虚发热。先因产后阴血不足，略有低热，如能及时滋阴养血，本不致误，10 日低热，不予治疗，贻误病机，以致高热。又误服温药，重耗阴精，致低热不退，便干舌红、苔黄、脉数火热征象，惟脉细无力为阴虚确症。故以生地黄、熟地黄、玄参滋阴清热，牡丹皮凉血活血，知母、黄芩、茵陈清热渗利，法半夏运化气机，为治产后发热的法中之法。

三、文献选录

产后持续发热不减，或突然高热，并伴有其他全身症状者，称为“产后发热”。一般产后几日内，因气血骤虚，带有微热多汗，不属病态。本病发生，多由产生瘀血阻滞，气血大虚，外感风寒，产褥感染毒邪而生。由瘀血阻滞者，属虚中夹实。因产后恶露不下，瘀血内阻，营卫不调，寒热时作，当用生化汤加味调和气血，化瘀清热，由气血大虚者，则因产时失血太多，阴虚阳无所附，浮越于外，有微热自汗、头晕心悸等症，应以八珍汤补气益血。因感受风寒者，产后百脉空虚，腠理稀疏，寒邪易入，表闭而发热，当用四物汤与辛温解表或辛凉解表剂配合使用，扶正解表，因产时下部不洁，感受毒邪，乘机侵入胞中，邪正交争而发热，见发热恶寒较甚，恶露量少色紫黑如败酱，甚则高热斑疹，神昏谵语，则应以五味消毒饮与失笑散合方加减，清热解毒，养血活血。本病治则，应注意产妇气血骤虚的体质，使用标本兼顾为宜。古用“产前忌滑利，产后避寒凉”之说，亦可临证参考。

（一）历代文献选录

魏玉璜治杨氏妇，新产发热，头晕不能起坐，坐则欲仆。恶露红白，两乳臃肿，子户旁肿如鸡卵，痛甚，势将成痈，专科与炮姜、白术、荆芥、桂枝等，更呕恶不寐。脉弦数，六至有余。诊断为产后发热证。属新产外感，邪毒内蕴。治宜滋阴清热、凉血解毒。药用生地黄、枸杞子、紫花地丁、麦冬、当归、金银花、甘草、黄连、瓜蒌仁。每日 1 剂，水煎服。服 6 剂后，病愈。(《续名医类案》) 本例为产时感受外邪，邪毒内蕴而致发热，产后外阴有如鸡蛋大肿物，疼痛肿胀，并有全身发热，可知产时由外感染所致，热毒窜肝经，故两乳肿蕴。恶露红白，红则热甚，白则为脓，亦毒邪内入胞宫之象。参以脉弦数疾，已服辛温表散药呕恶更甚，阴液重伤，治疗即不宜再用温补，应以滋阴清热、凉血解毒方法先治毒邪，再养正气。方用五味消毒与滋阴配伍。以生地黄、枸杞子、麦冬、当归滋阴清热；紫花地丁、金银花、黄连、甘草清热解毒；瓜蒌仁软坚破结排脓，6 剂而肿毒清，热退身安。(肖国士摘录)

（二）名医论述选录

1. 翁充辉论述：①产后外感发热：产后腠理不密，卫外阳气不固，以致外邪乘虚而入；或产前产后不注意卫生，邪毒乘分娩后从生殖道创伤处入侵，如链球菌、大肠埃希菌、葡萄球菌等，引起感染发热。其轻者如感受风邪，为“感冒发热”；其重者为“产后病温”“产后热入血室”，甚而邪入营血，成为“败血为病”，即今所称之“产褥热”，最为严重。②产后血瘀发热：产后恶露不畅，或瘀血停滞，阻碍气机。由于血主营，气主卫，胞宫气滞血瘀，致全身营卫失于宣通而发热。或“败血为病乃生寒热”，或寒热时作。③血虚发热：素体阴亏血少，或产后失血过多，阴血虚弱，阳无所附，以致阳浮于外而发热。④产后伤食发热：产后脾胃虚弱，饮食过度，积滞于中，郁而发热。(《翁充辉中医妇科临床备要》，福建科学技术出版社，1986)

2. 郭炎林论述：产后发热，为妇女产后多发病。其病因病机乃因产后元气亏虚，卫阳不固，六淫之邪乘虚而入，使营卫不和；或阴血骤虚，阳无所附，浮越于外；或恶露不下，瘀血停滞，阻碍气机；或过食温补之品，或误用温热之药；或素禀阳盛而又过度操劳。凡此均可致产后发热，形成或虚或实，或虚实夹杂之证。治法：外感发热者，宜解肌发表，养血祛风；火郁发热者，宜清热泻火解毒，凉血化瘀；瘀血发热者，宜活血化瘀，清热解毒；血虚发热者，宜养血益阴，清解虚热。临证以八仙汤为基础方，加减使用。(新中医，1991，4)

3. 刘云鹏论述：产后发热一症，临诊常见有湿热蕴结和邪入少阳两类。属湿热者，其治宜清热利湿，用苦辛淡法，始终以清利为主，切忌辛温发表，助长湿热为患。若有兼夹症状，则于清热利湿药中兼治之。如湿热并重，治以清热利湿并举；湿热之中兼夹瘀血，则以清热利湿为主，佐以活血化瘀。病属少阳者，症见表里不和，药宜解表和里，用苦辛甘温服法。若兼有瘀血者，于主方中加入蒲黄炭、山楂炭等以活血祛瘀。产后发热，不论病属湿热蕴结，或邪入少阳，大多兼有瘀血。所以，清热利湿或解表和里之中，每加活血祛瘀药味。偏血虚者，常加当归、白芍之类；偏血瘀者，则佐桃仁、红花、五灵脂、益母草之属。瘀血得活，其发热亦可减轻。(《妇科治验》，湖北人民出版社，1982)

4. 哈荔田论述：产后多虚固是，但卫外之阳不固，最易感邪内传，由虚转实。若专持产后概属诸虚不足，而不分寒热皆投温补滋腻之剂，则无异于闭门留寇，使邪无出路，以致变生他证。程钟龄云："凡产后用药，不宜轻投凉剂，又不宜过用辛热。产后气血空虚，用凉剂恐生脏寒，然桂、附、干姜气味辛热，若脏腑无寒，何处消受？理用和平调治，方为合法。若或偏寒偏热之证，又须活方治之，不可谬执也。"(《哈荔田医案医话选》，天津科学技术出版社，1982)

5. 夏桂成论述：按产后发热的性质和原因可分为产褥感染、产后血虚发热两种。产褥感染在辨证中应注意以下三点：①凡年龄在30岁以下，生育仅一二胎者，往往气血盛，体质强，其感染尚轻，治疗效速。若年逾40岁以上，生育多胎者，往往气血衰，体质弱，其感染常重，治疗效缓。②凡恶露多而少腹作痛，或按之有块者，多为瘀血，治宜化瘀为主；凡恶露多而腹不痛者，为虚多瘀少，治宜益气养血为先。③多寒少热或不热者，多为阳虚；但热不寒，或少寒多热，多为阴虚；发热无汗，腹胀闷或痛，胃纳少思，恶露不下，二便欠通者，为表里俱实；发热，自汗，盗汗，知饥能纳，二便自利或频数，恶露顺下或过多而色淡者，亦为内外俱虚之证。治疗产褥感染用药时，勿拘泥于"产后宜温不宜凉"的陈规。产后感染发热，特别是热毒型者，常由溶血性链球菌、葡萄球菌、肺炎链球菌、大肠埃希菌感染所致，应用清热解毒、抗菌消炎的药物。对于脓毒血症、菌血症以及重症产褥感染患者，高热时可物理降温、输液；对有中毒症状者，给予激素或加输血；血压低不易测出者，予以升压药，并选用抗生素。病情重笃者，可选用两种抗生素，一直用到体温正常，一般情况好转，白细胞正常后，再酌情改小剂量。输液、输血是扶正的疗法之一，是扶正祛邪的措施。产后发热，病因常属六淫中的"火毒"为患，极易伤阴，因此，一般的支持疗法实为必要。在具体的证治中，还要注意对热毒型所引起的有关病证的辨治。如热毒所引致的络脉病变，即下肢血栓性静脉炎，治当活血化瘀，清热解毒，桂枝茯苓丸加入金银花、蒲公英、当归、水蛭等药。盆腔血栓性静脉炎，热毒与瘀血互结，在产后1～2周，治当清热解毒，活血化瘀。加味四妙勇安汤主治，以玄参、当归、金银花、赤芍、甘草、桃仁、牡丹皮、川芎、红花、紫花地丁等治之有效。若产褥感染引致腹膜炎，属于热毒犯肺证型，多见于产后3～4日，治当清热解毒，化瘀通腑。药用金银花、连翘、生地黄、蒲公英、知母、紫花地丁、牡丹皮、赤芍、大黄等。腹胀者，加广木香、枳壳、川厚朴；气虚，加人参；阳虚，加附子、肉桂。腹膜炎是产褥感染中严重的并发症，死亡率约占产褥感染死亡的1/3，诊断虽无困难，但以往治疗效果难以令人满意。因此应兼取中西医疗法，适当时候切开引流，外敷、保留灌肠等措施有一定效果。产后血虚发热，有两种不同的病机和证治。其一是营血骤然大耗，气失所附，气血分离，阳气浮散于外，从而出现发热。治疗中前人盛赞炮黑姜之用，认为炮姜入血收敛浮阳，无论是用八珍汤、十全大补汤、当归补血汤等方，总应加入炮姜为当。夹有瘀露者，参入山楂、益母草；兼感冒者，亦只能参入荆芥、桑叶、金银花、连翘等轻清疏解之品调治之。其二是阴血虚，气旺化火，谓之血虚火旺，大多与肝肾不足有关，或素体肝肾阴亏，产时出血颇多，产后相火偏旺，低热淹缠，午后为著。治疗上，前人曾以地骨皮饮治之，即四物汤加入地骨皮、炒牡丹皮，必要时还应加入炒黄柏、鳖血拌青蒿，不必顾虑产后宜温之说。(《中医临床妇科学》，人民卫生出版社，1994)

6. 郑长松论述：孕妇新产之后，气血骤虚，卫外之阳不固，最易感受外邪，所以在产后发热之中以外感而致者为多。但亦有合并其他原因者，如伤食发热，血虚发热，血瘀发热等。当今，妇女产后休息充分，营养良好，以致肥甘厚味壅滞，容易形成蓄热内生，外感与内热互结。这是近年来产后发热的一大特点，属偏远落后地区表现尤为突出，临证尤需注意。在治疗上，勿拘于产后，亦勿忘于产后，应在不伤气血的前提下辨证论治。若拘于产后，概以诸虚不足论之，投滋养温补之剂，则邪闭于内，无从外出，必将变证百出。因此，临证要审其证，求其因，以辨证为立法遣药之先导，有是证则用是药。生石膏一药，为寒凉之剂，《纲目》谓之“其性大寒如水”，似属产后禁用。产后的确是有体温不耐寒凉的一面，但主要的还是随着致病因素和本人禀赋的不同而变化的。只要药证相符，石膏绝非禁用。正如徐灵胎所云：“产后血脱，孤阳独旺，虽犀角、石膏，对症也不禁用”。近代医家张锡纯亦云：“要知产后无外感之热，石膏原不可用，若确有外感实热，它凉药或在所忌，而独不忌石膏”。“石膏清热之力虽大，而发表之力稍轻”(张锡纯《医学衷中参西录》)。由于产后禁汗，是药退热又不发汗伤津，颇为适宜产后用之。郑氏认为，用生石膏治疗产后外感发热，非仅收效迅速，且不碍于正复，“有病则病挡之，不必视产后用凉药为畏途。”并尝借魏之琇之“近时专家庸手，遇产后，一以燥热温补为事，杀人如麻”语句为之驳斥产后忌用石膏的说理佐证。(辽宁中医杂志，1989，3)

7. 刘奉五论述：产后发热，西医多指产褥热，系因产后感染所引起的发热。根据中医的观点，产后发热的原因很多，可以分为外感、血瘀、食滞和气虚、血虚、阴虚等。单纯血瘀或里虚证，多为低热；而外感及食滞发热则可有高热，其中尤以外感证多见。一般产后多虚，喜汗出，正如《金匮要略》中云：“所以产妇喜汗出者，亡阴血虚，阳气独盛，故当汗出，阴阳乃复”。产后出汗多，是正常的生理现象。但是，由于血虚和汗出腠理不闭，外邪极易入侵而引起外感病症。另外，产后体虚习惯于“食补”者居多，因而恣食肥甘，或操劳倦怠，脾运失健，胃肠易于蓄热。所以，产后外感发热，多见表里同病，这些都可以说是产后发热的特点。对于产后外感的辨证应当注意风寒、风热的鉴别，不能一见发热就用辛凉解表或苦寒清热。应当根据其外邪深浅的病位相应处理。若属风寒束表，宜辛温解表；若属风热束表，宜辛凉解表；若属风寒束表，而里有夹热者，宜先解其表，后清其里。若属表里俱热，则表里双解；若属外有表寒，而内夹食滞者，则表里双解，内外兼治。在邪实的情况下，不要顾虑体虚而忽略了祛邪的重要性。因为，邪去才能正安，或于祛邪之后再扶正。总之，应当寒热分清，表里详辨。(《刘奉五妇科经验》，人民卫生出版社，1994)

（三）辨证论治选录

1. 李虹等治疗产后发热分6型辨治：①营卫不和型（13例），治宜调和营卫，祛风化瘀。予桂枝合四物汤加减：桂枝、荆芥、防风、桔梗、归尾、白术、白芍、川芎、益母草、生姜、大枣等。②湿浊蕴阻型（8例），治宜芳香化浊，清利湿热。予三仁汤合平胃散加减：苍术、白术、川厚朴、苦杏仁、薏苡仁、砂仁、蔻仁、陈皮、姜半夏、炒枳壳、泽泻、通草、碧玉散、益母草等。③气阴两虚型（6例），治宜益气养阴，清营退热。予生脉饮合当归六黄汤加减：太子参、五味子、麦冬、生地黄、熟地黄、黄连、生白术、黄芪、酸枣仁、淮小麦、益母草等。④蒸乳郁热型（15例），治宜疏肝通络，清热解毒。予柴胡疏肝散合瓜蒌牛蒡汤加减：全瓜蒌、炒牛蒡子、金银花、连翘、皂角刺、蒲公英、青皮、陈皮、柴胡、黄芩、赤芍、炒枳壳、香附、熟大黄、生麦芽、生甘草。⑤邪毒郁结型（6例），治宜清热解毒、活血化瘀。予生化汤合大黄牡丹皮汤加减：当归尾、川芎、桃仁、红花、生大黄、牡丹皮、蒲公英、老红藤、败酱草、赤芍、金银花、生地榆、生山楂、生甘草等。⑥暑热夹湿型（7例），治宜清暑化湿，益气养阴：白虎加人参汤合十味香薷饮加减：苍术、白术、生石膏、肥知母、香薷、炒扁豆、制川厚朴、新会皮、碧玉散、西瓜翠衣、香青蒿、鲜荷叶等。结果：全部治愈，疗程最长7日，最短1日；前后1日内热清者10例，3日内热清者31例，7日内热清者14例。白细胞总数明显下降，恢复至正常范围，自觉症状亦减轻或消失。（江苏中医，1990，11）

2. 赵国栋等治疗产后发热分5型辨治：本组患者均为用抗生素疗效不显者，体温37.6℃～40℃，发热2～14日。①感染发热型34例，予当归养血汤合五味消毒饮加减；②阴虚发热型2例，予当归补血汤合一阴煎；③血瘀发热型17例，予当归活血汤合生化汤加减；④营卫不和型25例，予人参败毒饮合生化汤加减；⑤蒸乳发热型11例，予当归补血汤合瓜蒌牛蒡汤加减；气血亏损甚者加八珍汤。经治1～8日均获愈。（上海中医药杂志，1988，5）

3. 钟礼美治疗剖宫产后发热分4型辨治：①实热证14例，五味消毒饮合桃红四物汤加减：紫花地丁、蒲公英各15 g，益母草12 g，金银花、连翘、当归各10 g，黄柏6 g。②湿热证5例，龙胆泻肝汤合四物汤加减：当归、阿胶、生地黄、丹参、益母草各12 g，山栀子、鱼腥草、柴胡各10 g，龙胆6 g。③瘀热证6例，血府逐瘀汤合增液汤加减。当归、赤芍、益母草各12 g，麦冬、玄参、柴胡各10 g，桃仁、红花、川芎各6 g。④虚热证3例，举元煎合四物汤加减。太子参、茯苓、当归、黄芪、阿胶各12 g，白术、熟地黄各10 g，川芎、升麻各6 g。疗效统计：退热最快2日，最慢6日；症状消失最快5日，最慢8日；白细胞、中性粒细胞、淋巴细胞值在5～7日内恢复正常。（上海中医药杂志，1987，3）

4. 宋鸿元治疗产后发热分4型辨治：①外感发热，辛凉疏解。如感受风热者，仿银翘散合小柴胡汤加减；若感受风寒者，仿荆防败毒散加减，或桂枝汤加味；若是夏令暑湿侵入，仿藿香正气散或香薷饮投治。若是中暑，应及时住院治疗。②血虚发热，补血和解。多由产后失血而发热，治当益气养血，和解表里。八珍汤合小柴胡汤加减。③血瘀发热，活血调营。多因恶露不畅而发热，仿生化汤加味治之。④营卫不和，燮理阴阳。产后体虚发热，身有微汗，恶寒发热，或乍寒乍热，伴有骨节酸痛，头痛目眩，口干不欲饮，乃血虚邪恋，仿桂枝汤合小柴胡汤加减。产后发热是虚证，不宜发散，只能在扶正固本的基础上去除病邪。宋氏认为干姜经炮制成炭（名炮姜炭），性味苦温，善入血分，清血分之虚热，诚为产后虚证所宜。总之，“产后用药宜暖不宜凉，宜补不宜攻”。妇女以血为本，以气为用，故治疗中应注重调整气血阴阳的平衡。宋氏常在基本方中加入龙骨、牡蛎等品，潜阳以和阴；并用白薇之甘凉，清除浮热，收其虚汗，达到阴阳平衡的目的。（河南中医，1997，3）

5. 裘笑梅治疗产后发热分5型辨治：①血虚发热。治法补气益血，方药当归补血汤。血属阴，气属阳，阴阳相互维系。产后去血过多，阴不恋阳，虚阳浮越而致发热。所以“血虚”是本，“发热”是标，与感邪发热不同。故切勿误认为“外感发热”而投发散之剂，亡血误汗，祸不旋踵。②感邪发热。治法扶正祛邪，方药以四物汤为基本方。临床有邪毒侵犯胞宫，血热互结，症见突发高热，或寒战高热等症，治宜清热解毒为主，佐以凉血散瘀。方用五味消毒饮加牡丹皮、赤芍、益母草、红藤、败酱草、大黄之类。③瘀血发热。治法活血散瘀，少佐清热解毒。方药生化汤去炮姜，加山楂、金银花、红藤、连翘、牡丹皮、蒲公英之类。④伤食发热。治法健脾和胃，消食导滞。方药香砂枳术丸为主。若积食重者，加鸡内金、神曲、山楂之类。⑤蒸乳发热。治法一般只需活血通乳，乳汁通，营卫和而热自退。方药瓜蒌散（瓜蒌、甘草、酒、生姜），加穿山甲、王不留行、通草之类；或用通乳散。以上5种类型，临床往往相互转化，或相兼出现，如血虚兼外感，外感夹食滞，血瘀合感染等，所以不能截然分割，临证当仔细辨证，分清矛盾的主次，得出相应的治疗方法。治疗产后发热，须掌握以下几个关键问题。其一，是应抓住产后“多虚多瘀”的特点。无论哪一型的“产后发热”，必须要注意照顾和扶持正气，清热勿过于寒凉，化瘀勿过于攻逐，解毒勿过于发散，消导必兼扶脾……总之，祛邪务使不伤正气。特别当邪退后，要继以养血益气，尤宜注重调补脾胃，以资气血生化之源。同时又要重视行血消瘀，当其恶露未净时，要兼顾之，不可一味壅补，致恶血留内，变生他证，注意“补虚不致滞瘀”。其二，是应本着“勿拘于产后，勿忘于产后”的原则，有病当治其病，病去则正易复。所以见病情需要用寒凉、攻下的，当大胆用之，不可姑息犹豫，贻误病机。但又要考虑产后的生理特点，注意“中病即止”，以免克伐正气。其三，是古人由于历史条件的限制，对“产后发热”病因病理的认识有一定的局限性，因此在治疗上有时针对性不够强，药力也不够大，从而影响疗效。今日我们必须坚持中西医结合的方针，运用中西医两套方法，力求辨证与辨病有机地结合，探求病源，明确诊断，采取更合适、更有力的治疗措施，这对提高疗效有着重大意义。（《裘笑梅妇科临床经验选》，浙江科学技术出版社，1984）

（四）临床报道选录

1. 弭阳用人参当归汤治疗产后发热93例：药用粳米30 g，麦冬12 g，白芍10 g，当归、生地黄各9 g，人参、桂心各6 g，淡竹叶3 g，大枣3枚。每日1剂，水煎，2次分服。外感发热者加防风、荆芥、紫苏叶各10 g；气阴两虚者加沙参、玄参各15 g，女贞子12 g；高热持续，恶露黏稠臭秽等加金银花、连翘、败酱草各30 g；下腹疼痛拒按者加牡丹皮15 g，炮姜炭、炒桃仁各10 g。6～15日为1疗程。结果：痊愈60例，好转28例，无效5例，总有效率94.5%。（陕西中医，1991，5）

2. 肖佩群用五味消毒饮合四物汤治疗产后感染性发热17例：药用金银花、野菊花、蒲公英、紫花地丁各30 g，紫背天葵15 g，熟地黄、当归、白芍各10 g，川芎6 g。气虚加黄芪、党参；热甚加黄芩、黄连、黄柏；血瘀加赤芍、桃仁、红花、丹参；阴虚加生地黄、麦冬。结果：显效（2日内体温降至正常，症状消失）13例，有效（3日内退热，症状消失或减轻）3例，无效1例。（四川中医，1988，10）

3. 王淑波用荆防败毒散加减治疗产后高热10例：均曾经西医综合治疗无效，病程4～45日，体温38.5 ℃～41 ℃。药用荆芥30 g，柴胡、黄芪各15 g，党参12 g，防风、薄荷、当归、白芍、陈皮各10 g。瘀血发热加益母草15 g，桃仁、红花、丹参各10 g；暑湿加生石膏30 g，知母12 g，厚朴、半夏、黄芩各10 g；热甚持续不退加黄芩10 g。根据病情除补液外，停用抗生素。结果：产褥热8例均痊愈，败血症2例中痊愈及死亡各1例。（中医杂志，1986，6）

4. 曾文长用柴胡四物汤加减治疗产后发热153例：药用生黄芪15～30 g，柴胡15～24 g，黄芩、白芍各9～15 g，太子参、半夏、当归、川芎各6～12 g，甘草3～6 g，生姜2～4片，大枣3～5枚。实热去当归、川芎、白芍，加金银花、连翘、蒲公英、黄柏、赤芍；湿热去当归、川芎、白芍，加龙胆、白花蛇舌草、滑石、薏苡仁、赤芍；瘀热去白芍，加赤芍、丹参、桃仁、红花、牛膝；虚热加青蒿、鳖甲、秦艽、地骨皮；食滞加神曲、山楂、莱菔子；高热烦渴加石膏、知母；乳汁不通，乳房肿胀焮红加金银花、蒲公英、牛蒡子、全瓜蒌、皂角刺、王不留行、路路通、漏芦。结果：痊愈（服药3剂，体温复常、诸症消失）107例（占69.93%），有效（服药4～6剂，体温复常，症状好转）41例（占26.8%），无效5例（占3.27%），总有效率为96.73%。（江苏中医，1990，6）

5. 孙元乐用五物汤加味治疗产后发热186例：药用党参、当归、川芎、白芍、炙甘草各15 g。风邪袭表者，有汗加桂枝，无汗加麻黄；往来寒热加柴胡；头痛加藁本；口渴加天花粉、淡竹叶；气血虚加黄芪、地骨皮、鳖甲；邪毒侵入加金银花、鱼腥草、土茯苓；伤食加焦山楂、建神曲；血瘀加丹参、益母草、红花；恶露少而腹痛加牡丹皮、桃仁。每日1剂，水煎服。服药2～7剂，全部获愈。（湖北中医杂志，1993，4）

6. 吕朝重等用柴胡三仁汤治疗剖宫产术后高热23例：药用柴胡、黄芩、法半夏、厚朴、苦杏仁、黄连各9 g，滑石、生薏苡仁、金银花、蒲公英各30 g，西洋参、白蔻仁各6 g。下腹部疼痛加丹参；抽搐加钩藤、地龙；便秘加大黄。水煎，6小时1次温服。结果：服药4～12剂体温均恢复正常。（中医研究，1992，3）

7. 桂学明用小柴胡汤治疗产后发热86例：恶露未净，腹痛拒按加桃仁、益母草、川芎各10 g；大便秘结加酒制大黄10 g。每日1剂，水煎服。结果：显效54例，有效28例，无效4例，服药平均3～4剂。（湖北中医杂志，1992，3）

8. 张道云等自拟产后退热Ⅰ号治疗产后发热36例：药用蒲公英20 g，败酱草、生石膏各30 g，枳实、桃仁、赤芍各10 g，金银花、连翘、益母草各15 g。每日1剂，水煎服。恶寒无汗者加羌活、荆芥各10 g；腹胀便秘者加厚朴10 g，大黄5 g；口干舌红加玄参、生地黄、麦冬各10 g；体温39.1 ℃以上者生石膏可加至60～90 g。结果：3日以内体温恢复正常者29例，4～5日体温恢复正常者7例。（河北中医，1992，4）

9. 罗维娇治疗产后高热115例：凡证属感染邪毒，邪毒入袭胞中；或瘀热互结，正邪交争，营卫失调；或感受风寒之邪，误治失治，致邪化热入里；或夏月感受暑热之邪所见高热均为本组治疗范围。药用生石膏（打碎先煎）30～60 g，知母15 g，连翘、赤芍各12 g，淡竹叶10 g，黑栀子、牡丹皮各9 g，甘草3 g。临床加减：热甚加黄芩；挟湿者加藿香、苍术；咳嗽胸闷加郁金、苦杏仁；食滞加焦山楂、枳壳；大便干结加大黄；舌红少苔加玄参、麦冬；白细胞计数高加蒲公英、金银花；乳房红肿痛加夏枯草、浙贝母、穿山甲，并局部外敷芙蓉叶（捣烂调蜜外敷）；少腹痛、恶露秽臭加紫花地丁、败酱草、桃仁；神志不清，谵语或嗜睡，加郁金、菖蒲，并送服紫雪丹。每日1剂，水煎服。病重者日服2剂。若高热汗多，食少者，可适当补液辅助治疗，但不加抗生素、激素及退热药。结果：显效（2日内体温正常）77例，有效（2日后热度逐渐下至正常）33例，无效5例。总有效率95.65%。（福建中医药，1992，4）

10. 田慧用当归补血汤加味治疗产后非感染性发热50例：药用黄芪50 g，当归10 g。若瘀血内停，恶露不下，少腹疼痛加红花、丹参、益母草；肝气郁结，乳胀不通加柴胡、郁金；阴虚内热加鳖甲、制首乌；气血亏虚加党参、龙眼肉。方中重用黄芪大补脾肺之气，用当归养血和营。结果：50例均治愈。（湖北中医杂志，1993，2）

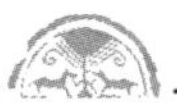

11. 傅强用甘温除大热原则治愈妇产科术后高热38例：中气下陷型用补中益气汤加减：黄芪、金银花各15 g，党参、炒白术、连翘各12 g，柴胡、当归各10 g，陈皮、升麻、炙甘草各6 g，生姜3片，大枣3枚。脾气亏虚型用香砂六君子汤加减：金银花30 g，党参、炒白术、茯苓、连翘各12 g，陈皮、法半夏、广木香、砂仁、川厚朴、炒延胡索各10 g，炙甘草6 g，生姜5片。心脾两虚型用归脾汤加减：黄芪20 g，龙眼肉、金银花各15 g，党参、炒白术、炙远志、生龙骨、生牡蛎、连翘各12 g，当归、炙甘草各10 g，酸枣仁、广木香各6 g，生姜3片，大枣4枚。随症加减，水煎服。结果：均治愈。（黑龙江中医药，2005，4）

12. 刘庆芬用补中益气汤合当归补血汤加减治疗产后发热56例：党参、北黄芪各30 g，当归、白芍、白术各10 g，柴胡、炙甘草各6 g。元气虚甚党参易红参；自汗多黄芪增量；纳呆、便溏加淮山药、芡实、炒扁豆；恶露淋漓、无腹痛加益母草、海螵蛸，腹痛加蒲黄、五灵脂。每日1剂，水煎服。结果：痊愈32例，有效22例，无效2例，总有效率96.43%。（江西中医药，2001，1）

13. 李明州用三仁汤加减治疗湿阻型产后发热76例：薏苡仁30 g，苦杏仁15 g，滑石、淡竹叶各12 g，白蔻仁、厚朴、通草各10 g，半夏9 g。痰多加胆南星；胸闷加瓜蒌；恶寒、脉浮加香薷；苔白腻、脉迟加藿香；汗出、面红目赤、脉洪加石膏；神昏、发斑、脉数、舌绛加西黄丸；痢下赤白、里急后重加白头翁、秦皮、黄连、黄柏。每日1剂，水煎分3次服。对照组72例，用氨基比林4 mL，每日2次肌注；阿司匹林0. 6 g，每日3次口服。均用3日。随访11日，结果：两组分别痊愈64、10例，好转8、24例，无效4、38例，总有效率94.74%、47.22%（$P<0.01$）。（中国民间疗法，2007，9）

（五）经验良方选录

1. 内服方：

（1）金银花、连翘各20 g，黄柏、丹参、当归、白芍各10 g。气虚加黄芪15 g，党参10 g。壮热加生石膏30 g。气滞加柴胡、香附各10 g。血瘀加赤芍、桃仁、红花各10 g。腰痛加桑寄生、川续断各10 g。阴道出血加三七粉3 g（冲服）。每日1剂，水煎，服两次。主治产后高热。

（2）白芍、金银花、党参各20 g，柴胡、半夏、黄芩、当归、生地黄、没药、桂枝、木瓜、钩藤各15 g，川芎、甘草各10 g，琥珀粉（冲服）5 g。药加水500 mL，先浸泡30分钟后，再煎30分钟，取液200 mL，反复煎两次，两次药液混合，分3次温服。主治产后高热不退。

（3）金银花、野菊花、蒲公英、紫花地丁各30 g，紫背天葵15 g，当归、熟地黄、白芍各10 g，川芎6 g。每日1剂，水煎，服两次。热甚加黄芩、黄柏、黄连各9 g。血瘀加赤芍、桃仁、红花、丹参各9 g。气虚加黄芪、党参各12 g。阴虚加生地黄、麦冬各10 g。主治产后发热。

（4）党参、白芍、金银花各20 g，柴胡、法半夏、当归、黄芩、生地黄、没药、木瓜、钩藤各15 g，甘草、川芎各10 g，琥珀粉（另包冲服）5 g。上药加水泡30分钟后，煎2次，温服，每日1剂。主治产后发热。

（5）龙眼肉24 g，生地黄18 g，生牡蛎、生龙骨、柏子仁、酸枣仁各15 g，合欢花、天冬各12 g，生麦芽、银柴胡、郁金各9 g，炙远志、甘松、菖蒲各6 g，甘草4.5 g。每日1剂，水煎两次，取液混合，早晚分服。主治肝郁阴虚型产后发热。

（6）当归、益母草各30 g，川芎、桃仁、甘草、牡丹皮各10 g，炮姜5 g，炼蜜50 g。以上前7味洗净放入沙锅中，加500 g水，煎熬至300 g，去渣取汁过滤，浓缩，加入炼蜜收膏即成。每日服3次，每服30 g。主治产后发热。

（7）熟地黄12 g，山药、肉苁蓉、当归身、山茱萸、云茯苓、杭白芍各9 g，牡丹皮、麦冬、川贝母、炙紫菀、炙甘草各6 g，五味子3 g。水煎服，每日1剂。滋阴养血，止咳润肠。主治产后发热。

(8) 生黄芪、金银花各30 g，当归、赤芍、天花粉、浙贝母各10 g，炮穿山甲、皂角刺、乳香、没药、牡丹皮、防风、桃仁各6 g，生甘草3 g。每日1剂，水煎，分服两次。主治气血两虚型产后发热。

(9) 石膏30 g，薏苡仁20 g，苍术、桃仁、山楂各15 g，当归12 g，知母、淡竹叶、连翘、川芎各10 g，甘草5 g。每日1剂，水煎，分3次服，服药期间停用抗生素。主治湿热瘀血所致产后高热。

(10) 水牛角（刨片）30 g，益母草、泽兰、炒延胡索、桃仁霜、焦山楂、蜜炙枳壳各20 g，牡丹皮、金银花各12 g，制大黄9 g，炒赤芍6 g。每日1剂，水煎，服两次。主治血瘀型产后发热。

(11) 益母草12 g，黄芩、桃仁、茯苓、当归各10 g，牛膝、神曲、牡丹皮、五灵脂、陈皮各6 g，炙甘草、桂枝各3 g，炮姜炭2 g。每日1剂，煎两次，早晚分服。主治血瘀型产后发热。

(12) 蒲公英30 g，鸭跖草、鹿茸草各15 g，茺蔚子、连翘各12 g，当归、赤芍、白芍各9 g，川芎、生甘草各6 g。浓煎至100 g，加防腐剂备用，每日服2次，每次50 g。主治产后发热。

(13) 茯苓、茯神各12 g，牡丹皮、炒山楂、当归、白芍各9 g，柴胡、黄芩、绿萼梅、甘草各6 g。每日1剂，水煎两次，早晚分服。主治肝郁型产后发热。

(14) 黄芪18 g，党参12 g，白术、当归各10 g，陈皮6 g，柴胡、升麻、甘草各6 g，大枣3枚。每日1剂，水煎，服两次。主治气血两虚型产后发热。

(15) 当归24 g，红花18 g（醋烧开后加药用文火煎透），桃仁、炙甘草各6 g，炮姜3 g。每日1剂，水煎，早晚餐前分服。主治产后高热。

(16) 党参、柴胡、黄芩、半夏、大枣各12 g，白芍、桂枝、生姜各10 g，甘草8 g。每日1剂，水煎两次，早晚分服。主治产后外感风寒发热。

(17) 荆芥30 g，黄芪、柴胡各15 g，党参12 g，防风、薄荷、当归、白芍、陈皮各10 g。每日1剂，水煎分2次服。主治产后发热。

(18) 太子参、黄芪、炒白芍各15 g，麦冬、五味子、甘草各10 g，肉桂2 g。每日1剂，水煎服，7日为1疗程。主治产后发热。

2. 食疗方：

(1) 绿茶、荆芥、紫苏叶各6 g，生姜2 g（洗净切片），冰糖25 g。将绿茶、荆芥、紫苏叶、生姜同放入锅中，加水约500 g，小火煮沸约5分钟，取汁，其渣再加水复煎，两次共取药汤约500 g，用双层纱布过滤，装入碗内；然后将冰糖加50 g水煮沸溶化后兑入药液内，趁热半小时1次，分2次服完。主治产后发热。

(2) 益母草60 g，茶叶5 g，鸡蛋10枚，精盐、黄酒各适量。将鸡蛋洗净后与茶叶、益母草、精盐、黄酒一起同置锅中煎煮；待鸡蛋刚熟时，用勺子将蛋壳轻轻敲破，然后再小火慢煮2小时，以使汁液入味。吃蛋，每日2～3个。益气补血，滋阴利肾，活血化瘀。主治产后发热。

(3) 泽泻、泽兰各12 g，绿茶1 g，大枣7枚。同放入茶杯中，以刚烧沸的开水泡沏，盖浸10分钟后服饮。早、中、晚餐后随意喝，不宜空腹服用此茶。泄热利水，活血散瘀。主治产后发热。

(4) 白藕250 g，红糖50 g，桃仁（去皮尖捣碎）10 g，红糖、精盐各少许。藕洗净切片，

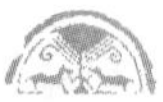

加水 500 mL，与药共煎，加红糖、精盐，食藕饮汤，每日 1 剂，1 次服完。主治产后血瘀发热。

（5）羊肉 500 g，黄芪 30 g，人参、当归各 10 g。先将羊肉加水煮汤，每取白浓汤汁 200 mL 煎药，文火煎 1 小时后，食参饮汤，每日两次。主治产后血虚发热。

第九节　产后腹痛

一、病证概述

产妇分娩以后，发生以小腹疼痛为主证的病证称为“产后腹痛”，亦名“儿枕痛”。发病原因主要是气血运行不畅，迟滞而痛。血运不畅则多因气血虚弱，血瘀与寒凝胞中。因气血虚弱者，产后小腹隐隐作痛，柔软喜按，恶露量少色淡，可用《傅青主女科》肠宁汤补血益气，温经止痛。因血瘀者，小腹疼痛拒按，恶露量少，色暗有块，宜用生化汤活血祛瘀，散寒止痛，因寒凝胞中者，小腹冷疼，疼痛剧烈，喜温喜按，兼四肢冷而不能温，阳虚自汗等症。应用《医略六书》香桂丸散寒止痛。本病多因产后血虚、寒凝、血瘀，使气血运行不畅所致。是以小腹疼痛为主要表现的产后类疾病。产后三四日内产妇小腹疼痛阵作，有冷痛、隐痛、胀痛，剧痛等不同，多兼恶露量少或不畅而色黑。

二、妙法绝招解析

（一）血去过多，络失所养（刘奉五医案）

1. 病历摘要：陈某，产后少腹痛剧，延医诊之；谓瘀滞气凝，非经刀圭不可。此乃生死攸关，未敢轻易举行。就诊时呻吟之声达于户外，热度亦高，口舌淡腻，时寒时热，询其瘀露，谓初时甚多；问其溲便，通降如常；言其痛处，上下无定，或左或右。诊断为产后腹痛。

证属血去过多，络失所养。治宜养血为主，佐以和气。药用当归身、白芍、杜仲、川续断各 12 g，乌药、香附、青皮、佛手、穞豆衣、首乌藤各 10 g。每日 1 剂，水煎服。再以醋炒香附、木香等炒热焐腹甚效。连服 3 剂，即得安和。此审慎之功也。（《刘奉五妇科经验》，人民卫生出版社，1994）

2. 妙法绝招解析：产后少腹痛剧，虽热高，时寒时热，但恶露渐少，两便如常，痛无定处，可见乃产后血虚所致，非瘀热阻滞而为，治疗当以养血理气为宜。妙在更以醋炒香附、木香等炒热焐腹，因痛属虚者，得热则舒，醋性酸，理气药借其缓急止痛。

（二）血瘀气滞，恶露瘀积（张达旭医案）

1. 病历摘要：劳某，32 岁。产后 7 日，恶露较少，少腹作痛，有坚硬块，按之痛增。诊之面色紫黯，脉沉紧，舌质略紫。诊断为产后腹痛。

证属血瘀气滞，恶露瘀积。治宜祛瘀消积，活血止痛。方选加味生化汤。药用当归、山楂、益母草各 10 g，炒蒲黄、五灵脂、桃仁各 9 g，红花、炮姜、炙甘草、川芎各 6 g。每日 1 剂，水煎服。服 3 剂后，恶露增多，腹痛减轻，再服 3 剂而愈。（《中医妇科临床经验选》，广西人民出版社，1982）

2. 妙法绝招解析：恶露瘀积于内，故少腹痛拒按，有坚硬块，按之痛增。面色紫黯，脉沉紧，均是血瘀之征象。方中用川芎、当归调血；红花、桃仁、蒲黄、五灵脂祛瘀；山楂破血积；益母草直入胞宫，祛积血；配合五灵脂，收止痛之功。

（三）阴血亏损，热由内生（郭迁杰医案）

1. 病历摘要：王某，女，26岁，因产时出血较少，产后第三日少腹疼，扪之有块，拒按，伴自汗、心烦、口渴、唇焦、咽燥、大便秘结，曾服生化汤合失笑散。药后瘀血未下，块痛攻冲，心烦益，口干渴。以鹿衔草汤代茶饮之不能止。诊断为产后腹痛。

证属阴血亏损，热由内生。因产后汗多伤津，复投辛温，益伤其阴，然阴虽伤而瘀仍，故致证情加重。治宜救液为主，祛瘀为辅。药用鲜石斛、鲜藕节、天花粉、生地黄、牡丹皮、益母草、茜草、瓜蒌仁各10～15 g。每日1剂，水煎服。服一剂而烦渴瘥，痛减，服2剂瘀行病愈。（《中医杂志》，1985，4）

2. 妙法绝招解析：本例为阴虚血瘀而腹疼。素体阴亏，产后损伤阴血，内热由生，见口渴咽干，便秘等症。兼恶露去少，有瘀血内停，少腹疼痛，有块拒按。又曾误服生化汤及鹿衔草，辛温更耗阴津，故治以育阴为主，兼以祛瘀。以生地黄、天花粉、益母草滋阴养血，茜草、牡丹皮、藕节凉血祛瘀，石斛清热，瓜蒌仁润燥，方虽简而组合严密，故2剂症愈。

（四）气滞血瘀，肝胃不和（郑长松医案）

1. 病历摘要：邱某，女，38岁。生产已32日，因所愿未遂，抑郁悲泣，致脘腹胀闷，嗳气纳少，小腹阵痛，痛处有块，恶露甚少，迄今未净。舌黯苔少，脉象弦涩。诊断为产后腹痛。

证属气滞血瘀，肝胃不和。治宜行气化瘀，疏肝和胃。药用益母草30 g，槟榔、酒香附（捣）各15 g，延胡索（捣）、炒桃仁（捣）各12 g，川芎、五灵脂（包）、乌药、川牛膝各9 g，炮姜、炒枳实、肉桂（后下）各6 g，广木香3 g。每日1剂，水煎2次，共取600 mL，分早、晚温服。连服5剂，诸症俱减，食纳渐增，恶露前日已净。调方继进，助其恢复。前方去槟榔、枳实、川牛膝、广木香，加炒白术、当归各15 g。投服10剂，病告痊愈。（《郑长松妇科》，中国中医药出版社，2007）

2. 妙法绝招解析：本案盼儿心切，所愿未遂，情怀失畅，致气机不利；气机不利则恶血不得畅行，故恶露甚少，小腹阵痛，痛处有块；肝气不得宣达则胃失和降，故脘腹胀闷，嗳气纳少；其舌黯苔少，脉象弦涩为气滞血瘀之象。方中益母草、川芎、桃仁、牛膝、延胡索、五灵脂养血活血，化瘀止痛；香附、槟榔、木香、枳实、乌药疏肝和胃，行气消胀；辅以炮姜、肉桂使阳行瘀化，其痛自止；病减后加当归、白术健脾养血，俾得邪去正复。

（五）气血亏虚，冲任失养（郑长松医案）

1. 病历摘要：赵某，女，40岁。产后43日，仍小腹隐痛，绵绵不愈，朝轻暮重，得按则舒。因难产失血，仍感头晕，夜寐梦扰，神疲乏力。面色苍白，舌淡苔少，脉沉虚弱。诊断为产后腹痛。

证属气血亏虚，冲任失养。治宜益气养血，调补冲任。药用生黄芪30 g，当归、炒白术各15 g，阿胶（烊化）、川续断各12 g，延胡索（捣）、白芍、川芎各9 g，蕲艾叶、肉桂（后下）、炮姜炭各3 g。每日1剂，水煎2次，共取500 mL，分早、晚温服。服5剂后，腹痛尽止，夜寐颇安，余无进退。药既合病，宗原意出入。前方去白芍、蕲艾叶；加熟地黄、党参各15 g。共进10剂，诸苦若失，渐次康复。（《郑长松妇科》，中国中医药出版社，2007）

2. 妙法绝招解析：本案因难产失血，气随血耗，致气血亏虚。气血亏虚则血流不畅，冲任失养，故小腹隐痛，朝轻暮重，得按则舒；血虚上不能荣巅则头晕，外不能充表则面色苍白；其神疲乏力，夜寐梦扰，舌淡苔少，脉沉虚弱皆气血亏虚之象。方中四物汤、川续断、阿胶养血充营，调补冲任；黄芪、党参、白术益气培中；艾叶、肉桂、炮姜炭、延胡索温经止痛。

（六）寒客冲任，阴血不足（郑长松医案）

1. 病历摘要：刘某，女，30岁。因分娩时室温偏低，产后常觉小腹冷痛，得热则舒，时轻时重，月余不愈。近日来食纳无味，畏寒肢冷。舌质淡，苔薄白，脉沉无力，尺肤不温。诊断为产后腹痛。

证属寒客冲任，阴血不足。治宜温经散寒，养血和血。药用山羊肉150 g，生姜（切）30 g，熟地黄、当归、赤芍、川芎各15 g，大葱白（连须）2根。上药合1处，加水煮沸（至肉烂为度）取液800 mL，分早、午、晚温服。连进3剂，小腹转温，疼痛尽止。嘱仍守原方继进2剂，以期巩固。共服5剂遂瘥。（《郑长松妇科》，中国中医药出版社，2007）

2. 妙法绝招解析：本案由分娩之际，血室正开，天冷屋凉，寒气乘虚客于冲任，故产后小腹冷痛，得热则舒；寒邪阻滞，阳气不得宣达，则畏寒肢冷，尺肤不温；其舌质淡，苔薄白，脉沉无力皆阴血不足之候。因患者以寒为主，兼有血虚。仿仲景"当归生姜羊肉汤"方加减施治。方中重用羊肉补虚暖下；加大葱白、生姜温通散寒；以四物汤治营血虚滞。

三、文献选录

产后发生以腹痛为主的证候，称"产后腹痛"。有的认为"产后腹痛"即"儿枕痛"，欠妥。因"儿枕痛"是指由胞内宿血遗留而致腹痛者，仅是"产后腹痛"的类型之一。如《证治准绳·儿枕与腹痛不同》中云："母胎中宿有血块，产后不与儿俱下，而仍在腹作痛，谓之儿枕。其恶露下不快而作痛者，胎中原无积聚，不为儿枕也。"《医宗金鉴·妇科心法要诀》中云："产后少腹痛，其痛苦微，乃产时血块未净，名儿枕。痛若少腹坚硬，小便利者，为瘀血痛；少腹硬而小便不利，淋漓胀痛者，乃蓄水作痛……"可见"儿枕痛"仅是"产后腹痛"的类别之一。此证多由血虚、血瘀、气虚、气滞或寒凝等因所致。因血虚则胞脉失养，血瘀则瘀血停留，气虚则血行无力，气滞则血行不畅，寒凝则血脉凝涩。治疗应以养血为主，分别佐以益气、行滞、化瘀、温下等品，以冀病去则痛止，血充则正复。

（一）古代文献选录

1. 妇产后腹中疼痛，痛引少腹，兼寒热不止，脉虚涩弦浮，此恶露已净，冲任受寒而营卫不调也，投当归建中汤四剂，而寒热减，腹痛退，小腹和，又以八珍汤加姜枣，调治半个月而霍然。（《医略六书》）

2.《衍义》（即《本草衍义》）治一妇人，产当寒月脐腹胀满，痛不可扫，百治不效。或作瘀血，将用抵当汤。云：非其治也。此脾虚寒，邪客于子门也。以羊肉150 g，生姜30 g，当归、川芎、陈皮各15 g，煎服2～3次而安。（《续名医类案》）

3. 冲任伤，督带损，皆由产时劳怖，理难复元。固摄元真，兼理奇脉，治非背谬。但腹满膨苦，若徒固补，不用通调，恐恣胀肿，大意阳宜通，阴宜固，包举形骸，和养脉络，乃正方法。病样多端，纷纭缕治，难以立方矣。人参、鲜河车胶、淡苁蓉、砂仁、制熟地黄、鹿角霜、当归身、茯苓、紫石英、小茴香、羊腰子（《临证指南医案》）。此为产后肾虚，奇经损伤而腹疼。腹胀满疼痛由产时损伤冲任，冲任隶属肝肾，以致肾气不足，不能温化，故小腹胀满而疼，叶天士治妇科疾患善用调理奇经八脉方法。大抵以紫石英镇冲脉之下竭上逆；鹿茸温督脉之阳虚；龟甲固摄会脉之阴，当归宣补带脉之损。而且善用血肉有情之品治疗产后及各种虚损所致的精血之损。而且善用平性药物补三阴之不足，云：平补三阴法。此案便是三法兼施，一以人参、苁蓉、砂仁、制熟地黄、当归身、茯苓不偏寒温之品平补三阴经之虚损，用羊腰子、鲜紫河车血肉有情之品补精血之不足；鹿角霜温督脉；紫石英调冲脉，故云此案"病样多端，纷纭缕治，难以立方”。不愧为善治虚损之高手。

4. 薛立斋治一妇，产后小腹作痛有块，脉芤而涩，以四物加延胡索、红花、桃仁、牛膝、木香治之而愈。(《续名医类案》)。此为瘀血阻滞胞宫而腹疼。产后小腹有块而痛，脉芤而涩。芤者血暴虚，涩者血瘀不行。以四物汤补养阴血，以延胡索、桃仁、牛膝活血祛瘀；木香行气止痛。理法方药，俱合规矩，故一治即愈。(肖国士摘录)

(二) 临床报道选录

徐广益用生化汤治疗产后腹痛 96 例：药用当归、川芎、桃仁、炮姜、炙甘草。血虚加人参(或党参)、熟地黄、川续断；血瘀加失笑散、益母草；寒凝减川芎，加艾叶、红糖、益母草。每日 1 剂，水煎服。用 2～6 日，结果：痊愈 93 例，复发 3 例（改他法治疗)。(四川中医，2007，7)

(三) 经验良方选录

1. 内服方：

(1) 吴茱萸、干地黄各100 g，芍药 50 g，当归、续断、肉桂、川芎、干姜、麦冬、黄芪各 40 g，甘草、白芷各30 g，大枣20 g，白酒2000 g。以上前 13 味共研细，入布袋，置容器中，加入白酒，密封，浸泡 24 小时后加 1000 g 水，煮取 1500 g 即成。温服，日服 3 次，每服20 g。主治产后腹痛。

(2) 柴胡12 g，当归、黄芩、半夏、炮姜、甘草各10 g，党参、川芎、桃仁、赤芍各6 g，大枣 5 枚。每日 1 剂，水煎，服两次。腹痛剧烈加延胡索、香附子各10 g；恶露不净加黄芪 15 g，杜仲、川续断各10 g。主治人工流产后腹痛。

(3) 白芍120 g，当归 90 g，川芎、炙甘草各 60 g，白茯苓、泽泻各 30 g，白酒 1000 g。以上前 6 味共为粗末，入布袋，置容器中，加入白酒，隔水煮 45 分钟，去渣即成。空腹温服，日服 2 次，每服30 g。主治产后腹痛。

(4) 党参、黄芪各25 g，生地黄、当归、赤芍各15 g，川芎、延胡索、炒蒲黄、阿胶、艾叶各10 g。发热者加金银花30 g，蒲公英20 g，虎杖 15 g。每日 1 剂，水煎两次，取液混合，分 2 次服。主治产后宫缩痛。

(5) 当归 40 g，鬼箭羽30 g，白酒 600 g。以上前 2 味捣碎，入布袋，置容器中，加入白酒，小火煮数百沸，取下待冷，密封，放阴凉处浸泡 3 日，去药袋即成。温服，每日服 2 次，每服 20 g。主治产后腹痛。

(6) 当归、川芎、生地黄、枳壳、牛膝、炒蒲黄（包煎)、白芍、五灵脂各12 g，陈皮、青皮各10 g，桃仁 8 g，柴胡、延胡索、红花、甘草各6 g。每日 1 剂，水煎，服两次。主治血瘀型产后腹痛。

(7) 益母草 50 g，生姜30 g，大枣20 g，红糖15 g。每日 1 剂，水煎，2 次分服，连服 3～5 剂。主治气血不足型产后腹痛，症见腹痛喜按，恶露量少色淡，头晕耳鸣，面色无华，腰部坠胀。

(8) 党参、云母石各 15 g，当归、茯苓、蚕沙、益母草各 12 g，防风、萆薢、木瓜、薏苡仁、炒川楝子各10 g，海桐皮、附片（先煎）各 9 g，川芎 6 g。每日 1 剂，水煎服。主治产后腹痛。

(9) 鸡血藤15 g，乌药、川楝子、全当归、延胡索、川牛膝各 9 g，旋覆花、大腹皮各 6 g，川芎、桃仁各3 g，橘核 12 g，黄酒 1 杯。每日 1 剂，水煎服。主治产后腹痛。

(10) 蒲黄（炒香)、五灵脂（酒炒，淘去砂土）各等份，醋适量。将以上前 2 味研为末，先用醋调6 g，熬成膏，加 200 g 水，煎 7 分钟即成。食前热服。主治产后腹痛。

（11）白芍、赤芍、桃仁、川芎、当归尾各10 g，枳实、红花、木香各6 g，炮姜5 g，小茴香、肉桂各3 g。每日1剂，水煎，服两次。主治产后因寒腹痛。

（12）全当归10 g，川芎、山楂炭各3 g，五灵脂、延胡索、生蒲黄、牡丹皮、桃仁、制香附各5 g，童便（冲）1杯。每日1剂，水煎服。主治产后腹痛。

（13）当归、延胡索、乳香、没药各9 g。每日1剂，加水煎沸15分钟，滤出药液，再加水煎20分钟，去渣，两煎药液兑匀，分服。主治产后腹痛。

（14）当归、熟地黄各15 g，白芍（酒炒）、川芎各10 g，干姜（炒透）、炙甘草、荆芥穗各6 g。每日1剂，水煎服，日服2次。主治产后腹痛。

（15）山楂30 g，川牛膝、茺蔚子、乌药、荔枝核、当归、苏木、川芎各10 g，红花5 g。每日1剂，水煎3次，餐前温服。主治产后腹痛。

（16）延胡索、黄酒各适量。以上前1味捣碎，研末备用。日服2次，每次随量取黄酒若干烫热，然后用热酒冲服5 g药末。主治产后腹痛。

（17）生蟹壳数十枚，白酒适量。将蟹壳烧存性，研末备用。日服2次，每服取6 g药末，加30 g白酒，微煎候温服用。主治产后腹痛。

（18）五灵脂20 g。放锅内炒热，边炒边加米醋拌匀，有药腥味时取出研成细末，每服6 g，每日3次，黄酒下。主治产后腹痛。

（19）人参、茯苓、芍药、川芎、当归、枳壳、桔梗各9 g，甘草6 g。每日1剂，水煎服，日服2次。主治产后腹痛。

（20）桃仁、全当归各9 g，川芎、炮姜各3 g。每日1剂，水煎，2次分服。主治产后腹痛。

2. 外治方：

吴茱萸12 g，栀子10 g，桃仁、沉香各3 g，醋适量。将以上前4味共研为细末，加醋调匀，敷于患处，令产妇静卧，不宜过多按揉。主治产后腹痛。

3. 食疗方：

（1）羊肉250 g，胡萝卜1个，高良姜、草果、荜茇、陈皮、胡椒各5 g，葱白3根，生姜少许，精盐、味精各适量。先将羊肉去筋膜，洗净，沸水氽去血水，捞出后用凉水洗净，切成小丁；胡萝卜洗净切成片后与高良姜、草果、荜茇、陈皮一同用纱布包好，胡椒、生姜拍碎，葱白切段。将全部用料一同放入沙锅内，加水适量，大火烧沸后撇去浮沫，改用文火炖至熟烂，拣出布袋和葱姜，调味食用。每日1剂。补肾健脾。主治肾阳虚所致的产后腹痛，症见畏寒发冷，感寒即加重，甚或泄泻等。

（2）羊肉500 g，白萝卜100 g，葱花5 g，姜末5 g，黄酒10 g，五香粉10 g，精盐10 g，香油25 g，陈皮5 g，羊肉汤1500 g，高粱米150 g，橘皮末适量。陈皮洗净切成末；羊肉洗净切成薄片，放入锅中，加羊肉汤、黄酒、五香粉、橘皮末，煮至羊肉碎烂，再加入淘洗干净的高粱米和切成细丁的白萝卜，一同煮成稀粥，加入精盐、葱姜末、香油调味即成。日服1剂，分次食用。凡有痰火，湿热，实邪，热病的人均不宜服用。补中益气，安心止惊，开胃消谷。主治产后腹痛。

（3）鲜生姜500 g，黄酒250 mL，红糖20 g。将生姜洗净切片，放入锅内，加入黄酒，熬至1/3时去姜片再熬至浓稠，放入红糖，熬炼成膏。病重者分2次服，轻者酌量服用，开水冲服。温散寒邪。主治寒凝血瘀型产后腹痛，症见拒按，得热痛减，四肢不温，痛甚呕吐，恶露不下或量少，色紫黯黏稠等。

（4）益母草10 g，生地黄6 g，黄酒250 mL。将酒放在瓷杯中，加生地黄、益母草，把瓷杯放在有水的蒸锅中，加热炖蒸半小时。产后每日饮 2 次，每次温饮 20～50 mL。清热，凉血，化瘀，止痛。主治产后腹痛，恶露不净、血色紫暗有块等瘀血症状。

（5）桃仁 15 g，粳米 50 g，红糖适量。将桃仁去皮尖，用水研汁，再与淘洗干净的粳米及红糖一同入沙锅，加水煮成稀粥。日服 1 剂，5～7 日为 1 疗程。平素大便稀薄者不宜服用。主治产后腹痛。

（6）当归、生姜各 75 g，大茴香、桂皮各适量，精盐少许，精羊肉 500 g。将羊肉洗净切块；当归、生姜洗净切片，装入布袋中。将全部用料放入沙锅内，加水炖 1 小时，去药袋、大茴香、桂皮，调味即成。隔日 1 剂。主治产后血虚腹痛。

（7）茶叶 3 g，红糖 100 g，黄酒适量。将茶叶碾成细粉，然后与红糖同放入碗中，再将烧热的黄酒倒在红糖茶粉内即可。也可将红糖、茶粉、黄酒同放碗内，隔水蒸或炖沸即成。服饮之，每次 15～20 g。主治产后腹痛。

（8）鲤鱼鳞 200 g，黄酒适量。将鲤鱼鳞洗净，放入沙锅内，加水适量，大火烧沸，改用文火熬成胶冻状。每服 6 g，热黄酒冲服，每日 2 次。主治产后血瘀腹痛。

（9）白术 120 g，生姜 36 g，当归 30 g，半夏、陈皮各 9 g，人参 6 g，羊肉 250 g。羊肉切丝，加水煮烂，去肉用汤，加药再煎，分 3 次服。主治产后宫缩痛。

（10）卫矛 15～30 g，白酒 500 g。以上前 1 味切碎，置容器中，加入白酒，密封，浸泡 7 日后去渣即成。日服 2 次，每服 10 g。主治产后腹痛。

（11）当归 250 g，白酒 1000 g。以上前 1 味切成薄片，置容器中，加入白酒，密封，浸泡 15 日即成。日服 3 次，每服 10 g。主治产后腹痛。

（12）益母草、山楂各 30 g，粳米 50 g。用 500 g 水煮益母草、山楂，去渣取汁，再加入洗净的粳米煮成粥。每日服 3 次。主治产后腹痛。

（13）山楂 15 g，粳米 60 g，红糖 10 g。将山楂加水煎取浓汁，去渣留汁，加入洗净的粳米、红糖煮成粥，1 次食用。主治产后腹痛。

（14）益母草 30 g，苏木 9 g，鸭蛋 2 个。以上 3 味分别洗净，加适量水同煮，待鸭蛋煮后去壳再煮 2～3 分钟。吃蛋喝汤。主治产后腹痛。

（15）红鸡冠花 3 g，鸡蛋 2 个。将红鸡冠花浓煎取汁，冲生鸡蛋，置火上微沸，待温即成。顿服。主治产后腹痛。

（16）山楂片 25 g，绿茶 2 g。将山楂片水煎 5 分钟，冲沏绿茶，代茶饮用。每日 1 剂。主治产后腹痛。

（17）泽兰 30 g，粳米 60 g。先将泽兰水煎去渣，再入粳米煮粥食用。每日 1 剂。主治产后腹痛。

第十节　产后身痛

一、病证概述

产后身痛，多因产后血虚络阻、风寒乘虚入侵经脉所致。是以肢体、骨节、肌肉疼痛、重着、麻木，甚至活动受限为主要表现的产后类疾病。遍身疼痛，或腰背四肢酸痛，筋脉拘挛，骨节不利，肿胀、腰背不能转侧、手足不能屈伸。产后遍身或局部关节、肌肉疼痛、重着、麻木，与气候变化无关。

二、妙法绝招解析

（一）督脉受损，脉络失养（朱小南医案）

1. 病历摘要：于某，27 岁。头胎足月顺产，产时出血不多，产后恶露 30 日干净，满月即由丹东坐火车（2 日 2 夜）回到上海，遂感周身疼痛。腰背冷痛尤甚，肩、腿时有抽筋。卧床 1 个月未见好转。就诊时周身酸痛，转侧不利，腰背冷痛，自感冷风翕翕，甚则肩腿抽筋，精神疲惫，肢软无力，食纳尚可，二便通畅。满月，经汛未转。脉沉细，舌淡红，苔薄。诊断为产后身痛。

证属督脉受损，脉络失养。治宜益气养血，补肾强脊。药用党参 15 g，炙黄芪、茯苓、当归、丹参、熟地黄、川续断、桑枝、桑寄生、杜仲、制狗脊各 12 g，白术、白芍各 9 g，炙甘草 6 g。每日 1 剂，水煎服。服 7 剂后，周身酸痛明显好转，肩腿抽筋未作，精力渐充，仍感腰背冷痛，治宗前法，益气养血，补肾通络。药用鸡血藤 30 g，党参、炙黄芪、当归、丹参各 15 g，茯苓、熟地黄、桑枝、桑寄生、杜仲、狗脊各 12 g，白术、白芍各 9 g，川芎 6 g。每日 1 剂，水煎服。服 12 剂后，经水量中经行畅，腰背冷痛亦瘥，惟感夜寐欠安，脉细，舌质偏红，苔薄腻。气血渐复。仍宜补肾强脊，养血安神。药用怀小麦 30 g，党参 15 g，炙甘草、桑螵蛸、当归、熟地黄、续断、桑枝、桑寄生、狗脊各 12 g，白术（后下）9 g，炙甘草、茯苓各 6 g，砂仁 3 g。连服 7 剂而愈。（《朱小南妇科经验选》，人民卫生出版社，1981）

2. 妙法绝招解析：产后身痛多缘产后血虚，筋脉失养，或外邪乘袭，痹阻脉络所致。王化贞《产鉴》云“产妇四肢挛急者，因脏腑俱虚，月内未满，超早劳役，伤及脏腑。虚损未复，为风所乘……筋脉挟寒则挛急也。”隋·巢元方《诸病源候论·腰背病诸候》云：“肾主腰脚，肾经虚损，风冷乘之，故腰痛也。”本案产后虽已满月，但气血尚未恢复，加之旅途劳顿，肾气受损。肾乃督脉之本，督脉“统诸阳行背，为阳脉之都纲”，督脉失煦，“脊强而厥”，发为本病。本病多夹风寒湿三气之痹，治疗以养血为主，不可峻投风药。故以八珍加减补益气血，加续断、桑寄生、杜仲、狗脊补肾强脊，桑枝通络，丹参养血和血，出入 1 个月，身痛减轻，经水复转，夜寐难安，酌加小麦、炙甘草养心安神。防经水量多延期不止，加桑螵蛸益肾涩冲。

（二）瘀血内停，痹阻脉络（哈荔田医案）

1. 病历摘要：路某，28 岁。产后逾月，肢体窜痛，按抚不减，转侧不利，自感骨节间冷风翕翕，无汗恶风，大便秘结，纳谷呆滞，脉细弦，舌淡苔薄。诊断为产后身痛。

证属瘀血内停，痹阻脉络。治宜蠲除风湿、行气活血。药用海桐皮、寻骨风、汉防己、威灵仙、络石藤、片姜黄、怀牛膝、桑寄生、香附各 9 g，番泻叶（另包后下）、羌活各 6 g，北细辛 3 g。每日 1 剂，水煎服。服 3 剂后，得微汗，身痛见轻，腑行较畅，纳谷有增，惟觉胸胁闷滞，口干欲饮，乳水不畅。再步前法出入。药用鸡血藤、桑寄生、炒神曲、王不留行各 12 g，海桐皮、威灵仙、汉防己、天花粉、络石藤各 9 g，香佩兰、干佛手、香附各 6 g。连服 8 剂，身痛已止，胸胁得宽；食便均可，乳汁增多。惟感倦怠乏力，夜寐不实，舌淡苔白，脉沉细弱。此邪去正虚，宜补气养血，兼顾心脾。药用野党参 15 g，炒神曲 12 g，炒白术、云茯苓、秦当归、鸡血藤、川续断、炙黄芪、远志肉、炒枣仁、络石藤各 9 g，广木香 6 g。连服 5 剂而愈。（《哈荔田妇科医案医话选》，天津科学技术出版社，1982）

2. 妙法绝招解析：产后肢体疼痛临床多见，其发病机制，多因产后血虚，筋脉失养，或络脉空虚，外邪乘袭所致。若因失血过多，肝肾亏损，督脉虚弱，也常兼见肩胛、腰背酸痛，或膝软踵痛，履地尤甚等症。《医学心悟》云：“产后遍身疼痛，良由生产时百脉开张，血脉空虚不能营养，或败血乘虚而注入经络，皆令作痛。”本例肢体窜痛，按抚不减，转侧仍难，无汗恶风，乃因风寒湿邪和瘀血、痹阻脉络，不通则痛，其与身痛绵绵、抚之可减、正虚邪微者迥然不同。此邪气方张之时，骤予滋补，必致闭门留寇，缠绵不解，故以海桐皮、寻骨风、威灵仙、防己、细辛等疏风胜湿，散寒止痛；络石藤、姜黄、牛膝、香附等舒筋通络，行气活血。后又加桑寄生滋补肝肾，濡养筋脉。使邪气得去，疼痛渐止，再予归脾汤加续断等双补气血，调养筋骨，滑利关节而愈。

（三）产后体虚，风邪袭络（钱伯煊医案）

1. 病历摘要：杨某，27岁。产后2个月，曾于产后9日，汗出当风之后，恶寒身热，头部胀痛，遍体疼痛，手不灵活，足跟及足心均痛，腰痛，两腿屈伸不利，出汗，失眠，脉沉细数，舌苔薄白。诊断为产后身痛。

证属产后体虚，风邪袭络。治宜补气养血，祛风和络。方选玉屏风散合桂枝汤加味。药用生黄芪、桑枝各15 g，川续断、熟地黄各12 g，防风、白术、赤芍、当归、木瓜各9 g，生姜、桂枝、威灵仙、乳香各6 g，炙甘草3 g，大枣4枚。每日1剂，水煎服。服4剂后，寒热已解，自汗未止，遍体关节仍觉酸痛，夜难安眠，舌苔薄白根腻，脉象弦数。由于气虚则腠理不密，血虚则经脉失养。治再补气固卫，养血和络。药用淮小麦、生黄芪各15 g，党参12 g，白术、茯神、麦冬、当归、白芍各9 g，桂枝6 g，五味子、炙甘草各3 g，大枣4枚。服6剂后，关节疼痛已减，汗出时肩关节疼痛，舌苔薄白，脉左沉弦、右沉细，仍从原法。药用生黄芪、桑枝各15 g，党参、白术、茯苓、当归、白芍、威灵仙、乳香、木瓜各9 g，桂枝6 g，炙甘草3 g。连服6剂而愈。（《钱伯煊妇科医案》，人民卫生出版社，2006）

2. 妙法绝招解析：产后气血两虚，经脉失养，风邪乘虚袭络，以致遍体筋骨酸痛。治法以补气血，祛风邪，调营卫。因症兼汗多畏风，方用玉屏风散为主，以固卫而祛风；如症兼寒热交作，方用桂枝汤为主，以祛风邪而调营卫，如体质较弱，偏于气虚。再加四君子汤以补气；偏于血虚，再加四物汤以补血；如气血并虚，再加八珍汤以补益气血，使气血渐复，风邪渐散，营卫得谐，而病自愈。此例由于产后感受风邪，以致寒热交作，全身疼痛。因产后气血两虚，故治法以补气血、祛风邪、和营卫，方用玉屏风散合桂枝汤加味，使风邪由表而达，正气不伤。

（四）产后虚衰，寒湿入络（班秀文医案）

1. 病历摘要：姜某，女，48岁。20余年前，患者在乡下生产，产后未满月，自在河边洗涤，不慎跌入水中，寒湿入络，先有寒热如疟，后转骨节疼痛，腰背关节疼痛难忍，不得转侧，不能久立，行走困难，经治疗病势稍减。近年来诸证又作，伴月经失调，经来量少腹痛。

证属产后虚衰，寒湿入络。治宜益肾活络。药用熟地黄炭、炒党参、炙黄芪各15 g，骨碎补30 g，鬼箭羽、钻地风、寻骨风、千年健、怀牛膝、鹿角片各9 g，桂枝6 g，炙甘草3 g。每日1剂，水煎服。服3剂后，骨节腰膝疼痛明显好转，经前腹痛也缓。继续上方，酌加桑寄生、狗脊、川续断、枸杞子等，经前用桂枝，经后易肉桂，调治两个月，骨节疼痛缓解，数年沉痼如失。（《班秀文妇科医案医话选》，人民卫生出版社，1987）

2. 妙法绝招解析：遍身骨节疼痛，属痹证范畴，虽由风寒袭之，总是肝肾不足之病，且产后不同平日，产后致虚，一味祛风通络，不仅痛不易去，而且可因风药多燥，越治阴血越少，病反加剧。班氏主张对产后阴血本亏之骨节疼痛，从肝肾两方面入手，兼祛风通络。病起不久，治肝为主，肝血能濡养筋络，则血行风自灭；病延时久，久病及肾，治肾为本，滋水涵木，筋骨得养，则骨节疼痛自止。对祛风通络药物的选用，也应有所区别，暂病之初，常用的祛风通络药如络石藤、伸筋草、羌活、独活、秦艽等足可胜任；久病之际，轻药不足为功，需能走筋入骨、搜风驱寒之药，如寻骨风、钻地风、鬼箭羽、千年健等方能见效。

（五）产后血虚，筋脉失养（魏长春医案）

1. 病历摘要：李某某，女，30 岁。产后二个月余，周身关节疼痛酸楚，下肢尤甚，遇冷加重，按摩则舒，四末凉麻，腰背酸软，头晕无力，心悸眠差，面色少华，舌淡苔白，脉象沉细。

证属产后血虚，筋脉失养，肝肾不足，复感外邪所致。治宜益气养血，温经散寒。药用绵黄芪15 g，秦当归、炒白芍、金狗脊（去毛）、炒杜仲、桑寄生各12 g，鸡血藤、川独活、怀牛膝各10 g，威灵仙9 g，川桂枝、北防风、炙甘草各6 g。每日 1 剂，水煎服。服 3 剂后，关节痛减，头晕肢麻亦轻，舌淡苔薄白，脉来沉细，前法已获效机，仍守原方出入。上方去防风、桂枝，加党参15 g，鹿角片9 g。服 7 剂后，身痛肢麻已止。感体倦乏力，心悸寐差，乳汁不多，舌脉如前。此邪去正虚，拟仍前法，兼予安神通乳之味。药用绵黄芪15 g，野党参、鸡血藤、炒杜仲、桑寄生、杭白芍各12 g，秦当归、云茯苓、炒白术、川续断、鹿角片、路路通各9 g，炙甘草6 g。服 5 剂后诸症均安，乳汁增多，嘱服丸剂以资巩固。每日上午用八珍益母丸9 g，临睡前服人参归脾丸9 g，连服 10 日而愈。（《魏长春临床经验集》，浙江科学技术出版社，1984）

2. 妙法绝招解析：本例肢体酸痛，手足凉麻，恶冷喜暖，按摩觉舒，诸因产后血虚，风寒乘袭所致；腰背酸软，下肢痛甚，则系肝肾不足，督脉虚弱之故；血不上荣则头晕面萎，心失奉养，故心悸寐差。气能生血，血虚须益气，故治用参、芪、归、芍、鸡血藤等益气养血，以舒筋脉；杜仲、狗脊、桑寄生、牛膝、鹿角等补肝益肾，温养督脉，以壮腰膝；再加桂枝、防风、独活、威灵仙等温通经脉，逐散风寒，共奏益气血，补肝肾，温通经络，蠲痹止痛之效。末诊则专事补虚扶正，并用丸药调经，冀其康复。

（六）暑湿当令，湿热内蕴（言庚孚医案）

1. 病历摘要：傅某，女，29 岁。患者产后已 4 个月，自产后两个月始，高热身痛，又一周以后转为低热身痛，腰膝四肢痛，头疼头晕，饮食不下，大便秘结，体温 37.8 ℃，舌红苔薄，脉象细数。

证属暑湿当令，湿热内蕴。治宜扶正祛邪，养血通络。药用桑寄生、金银花藤各20 g，桑枝、青蒿、菊花各15 g，当归、川芎、秦艽、荆芥、独活、地骨皮各10 g，甘草3 g。每日 1 剂，水煎服。服 6 剂后，身热已退，仍有头疼身痛，下肢酸疼，大便正常，体温 36.5 ℃，舌红苔薄，脉象较缓。以前方加减：鸡血藤30 g，桑寄生、当归、秦艽、豨莶草各10 g，川芎、荆芥、独活各6 g。水煎服。上方又服 6 剂，自觉时时有微汗，汗后身爽。现在身痛日渐减轻，仍有时下肢酸倦，舌苔薄，脉来和缓，以前方去秦艽，加牛膝15 g，首乌藤10 g。连服 4 剂，诸症完全消失。（《言庚孚医疗经验集》，湖南科学技术出版社，1980）

2. 妙法绝招解析：本案例自产后两个月，高热身痛，日久未愈。审病求因，考虑妊娠期间正是夏季，暑湿当令，湿热蕴于内，复因产后风邪乘虚而袭，气血经络受湿邪阻滞，故遍身关节疼痛重着；而湿从热化，由高热转为低热身痛不已。产前湿热之隐患，产后风邪之客入，是明确诊断之关键。脉症合参，证属风湿热型之产后身痛。治疗以扶正祛邪为法，慎用风药，以防过汗伤阴，而用养血活血舒筋活络；用独活、荆芥、菊花祛风；金银花藤、豨莶草能清经络中风湿热邪而止痛；秦艽、青蒿、地骨皮退虚热，祛风湿，舒经络；低热退后加首乌藤，辅助通络祛风以治肢体酸痛；牛膝能补肝肾、强筋骨、通血脉、利关节，而下行治腰膝为其专长；诸药配合，效果满意。

（七）气血亏损，寒湿侵袭（孙浩铭医案）

1. 病历摘要：王某，女，33 岁。分娩后自觉右腰、髋、膝关节冷痛，未加介意。近二十日来，病情加重，关节剧痛不堪，伸屈困难，整日卧床。患肢恶寒、触之厥冷，头痛无汗，腹胀纳差，渴喜热饮，舌质淡，舌苔白，脉沉细弱，入院后认为血瘀寒凝，方用桃红四物汤加细辛，不应；乃邀诊。产后症见关节冷痛恶寒，舌淡苔白，脉沉细弱。

证属气血虚损，寒湿侵袭。治宜温化寒湿，活血通痹。方选乌头汤加减。药用黄芪15 g，白芍12 g，麻黄、大乌头、炙甘草各10 g，白蜜25 g（兑服）。每日1剂，水煎服。服6剂后，微汗出，腰已不痛，髋、膝关节疼痛亦明显减轻，伸屈自如，并能下地活动，药中病机，原方续服9剂。髋、膝关节痛减，患者稍有恶寒，续见肩关节麻木疼痛，便结溲黄，改投养血、疏风、通络。生地黄、桑枝各15 g，牛膝12 g，当归、赤芍、川芎、防风、桂枝、秦艽、桃仁、枳实各10 g，细辛3 g。服4剂后，诸痛消失，大便通畅，惟觉胸脘畏冷，喜得温暖，腹胀肠鸣，渴喜热饮，纳食欠佳，舌、脉同前，拟调和营卫，温中祛寒，桂枝附子汤加减收功。薏苡仁25 g，白芍、牛膝、乌药、木瓜各12 g，桂枝、附片各10 g，吴茱萸、陈皮、炙甘草各6 g，细辛3 g。连服12剂，痊愈出院。（《孙浩铭妇科临床经验》，福建人民出版社，1978）

2. 妙法绝招解析：产后多虚，气血亏损，寒湿侵袭，凝滞筋脉，发为冷痛恶寒，头痛无汗，渴喜热饮等，经谓“痛痹”是也。以乌头之大辛大热，温散筋骨之寒湿，用麻黄温散陈寒，助乌头驱逐寒湿从肌表而出；以甘草、白芍甘缓酸敛，和血开痹；佐以白蜜之甘缓和解；黄芪固卫，以防麻黄发散太过。寒湿之邪随汗而解，俟其病衰在半，则以养血、疏风、通络之剂收功。

（八）血虚气弱，风邪侵袭（韩冰医案）

1. 病历摘要：徐某，女，33岁。产后79日，全身关节酸痛渐进性加重50日。患者于5月5日足月剖宫产一男婴，术中出血不多。恶露时暗时鲜，淋沥50日净。产后汗多，动则尤甚，未予治疗。产后半个月内先后患腹泻、咳嗽，体力渐至不济。至产后20日左右自感全身酸痛，疲乏无力，自汗不止。予解热镇痛药治疗1周，疼痛略有减轻，但停药后诸症同前。间断服黄芪炖鸡，自汗略减。就诊时见全身酸痛，肩背尤甚，汗出不止，动则尤甚，气短不足以息，伴食欲不振，大便溏薄。目前尚在哺乳，但乳汁不足，婴儿大便色绿质稀，一日4～5次。查全身关节无红肿、压痛，屈伸自如。舌淡嫩，苔薄白，右脉细弱，左脉虚弦略数。月经14岁初潮，色常，量中，有少许血块。产后迄未行经。实验室检查血沉、抗链“O”、类风湿因子、血钙及X线摄片检查均无异常发现。

证属血虚气弱，风邪侵袭。治宜益气固表，疏风通络。药用黄芪、鸡血藤、浮小麦各30 g，太子参20 g，路路通、白术、防风、姜黄、当归、川芎、秦艽各10 g。每日1剂，水煎服。服4剂后，气短、汗出显减，身痛减轻，惟肩背劳则酸痛，疲乏无力，食欲不振。舌边尖红，苔薄白，左脉虚弦，右脉细软。治宜益气养血，疏风通络，兼以固表。药用黄芪、党参各30 g，当归25 g，熟地黄20 g，白术、川芎、桂枝、白芍、防风、秦艽各10 g，黄连、砂仁各6 g。服7剂后，肢体酸痛消失，已无疲乏、倦怠之感，精神转佳，体力大增，纳谷甚香，乳汁增加。惟自汗略有回头，即以上方加麻黄根10 g，继服5剂而愈。（《中国现代百名中医临床家丛书·韩冰》，中国中医药出版社，2007）

2. 妙法绝招解析：本例为产后身痛血虚气弱的典型证候。其疼痛以酸痛为主，无明显冷感及麻木、重着、拘挛等表现，知其疼痛病本在虚，或与风邪侵袭有关，而与寒、湿之邪及瘀血关系不大。疲乏无力，自汗不止，动则尤甚，气短不足以息等，一方面说明本证之虚以气虚为主，同时也间接说明风邪袭扰缘于自汗不止，卫表不固。舌淡嫩，脉细弱虚弦，也为虚证表现。产后原本多虚，患者又经剖宫产，虽然出血不多，但元气之伤必重于顺产。加之产后调理不当，先后患腹泻、咳嗽等病，致使重伤元气及津液。尤其腹泻一证，因其损伤津液，是为产褥期之大忌，

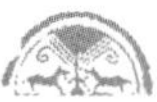

正所谓“产后诸病，惟呕吐、盗汗、泄泻为急也”。是故本证病机为气血不足，以气虚为主，兼有卫表不固，风邪外袭。故治宜谨守病机，将益气养血、疏风通络贯穿始终。在此基础上，初诊侧重止汗固表，以去除风邪外袭之因。待表固汗减之时，再行大剂补益，增强疏风通络，温经止痛之力，十余剂药即获痊愈。本例用药以玉屏风散补气固表为主，用量略为变通，增强补气固表之力，兼具疏风之功。在用药上，黄芪、白术、当归、川芎、防风、秦艽贯穿始终，突出益气养血、疏风通络、固表止汗之主治。二诊太子参改用党参，用量加至30 g，当归加至25 g，又加桂枝、白芍调和营卫，且具温经通络之功。患者舌尖略红，大剂补气疏风恐生燥热，故用黄连之苦寒泄热以为反佐。整个治疗过程主次明确，环环相扣，治病思路严谨，选药精当，可见一斑。

（九）气血虚弱，外感风寒（韩冰医案）

1. 病历摘要：刘某，女，30岁，已婚，产后7个月，全身关节冷痛6个半月。足月剖宫产一男婴，术中出血较多。产后7日在病房楼道散步时意外受寒，夜半睡眠中又不慎将双足悬空于床外数小时，遂于产后10日左右身体疼痛。初为足踝冷痛、麻木、酸楚，渐至双膝及腰背、上肢，畏寒喜暖，时欲近衣被，遇寒及劳累时加重。间断服中药汤剂治疗，症状偶有减轻，但呈时轻时重之势。就诊时见全身关节冷痛、麻木、酸楚，尤以双膝至足为重。足底疼痛呈针刺状，行走时疼痛加重。伴疲乏无力，颜面及双足微肿。时值春夏之间，患者头戴线帽，足蹬毛袜，着棉衣，裹护膝，俨然与季节格格不入。自述每夜必穿毛袜，否则足寒难以入睡。舌质暗，苔薄白，脉沉细略弦。月经13岁初潮，色常量中，无血块。

证属气血虚弱，外感风寒。治宜益气养血，祛风散寒，疏经通络。药用黄芪、白术、鸡血藤各30 g，当归、桑寄生各20 g，川牛膝、透骨草、茯苓、独活、威灵仙各15 g，秦艽、川芎、淫羊藿各10 g，肉桂5 g。每日1剂，水煎服。服7剂后，身痛、畏寒显减，足底针刺痛消失，体力有加，疲乏不再。现劳则身痛，以双膝为重，伴腰腿酸困。舌淡苔薄白，脉沉细弱。上方加续断30 g，继服7剂后，身痛基本消失，惟阴天下雨时身体不适，久行、久站时足跟痛，时有自汗，微恶风寒。舌淡，苔薄白，脉沉细弱。即以上方出入，去肉桂，白术减量，继服7剂以为巩固。1年后患者带同事就诊，谓此后身痛未作，惟气候变化时足腕略有不适，可自行缓解。（《中国现代百名中医临床家丛书·韩冰》，中国中医药出版社，2007）

2. 妙法绝招解析：本例为产后身痛气血虚弱、外感风寒的典型证候。患者周身关节冷痛，足底刺痛，并伴有麻木、酸楚之感，重度畏寒，知其疼痛必与风寒侵袭有关。病在产后，伴疲乏无力，劳则尤甚等症，知其疼痛必有气血虚弱之内因。患者剖宫产时出血较多，损伤气血是为必然。加之摄生不慎，意外受寒，致使风寒之邪乘虚而入，留滞筋脉关节，阻碍气血运行，故而肢体疼痛。正是萧慎斋所谓“去血过多，虚而风寒袭之”之典型证候。由于本例气血不足，风寒外袭，虚实夹杂，难分伯仲。若用药以祛风散寒为主，极易重伤气血，正气更难鼓邪外出；若治疗侧重补益，又难免闭门留寇，使邪气缠绵难解。故立扶正祛邪之法，以趁痛散之养血祛风、散寒除痛为主，又分别加秦艽、独活增祛风散寒、通络止痛之力，用重剂四物汤加鸡血藤以加强养血之功。其中秦艽为风药中之润剂，祛风散寒而无燥伤气血之弊；因疼痛以下肢、足底为重，故用独活祛风散寒；重用当归、鸡血藤、熟地黄、川芎等药，养血而兼有行血之功，既遵“治风先治血，血行风自灭”之意，又无闭门留寇之虞。临床所见，产后身痛若治疗不当，常常缠绵难愈，苦不堪言。因此辨病情虚实、轻重、缓急及疼痛程度、性质，权衡攻补之力度，使药证相当，才能举手而轻取之。

（十）气血虚弱，寒湿留滞（韩冰医案）

1. 病历摘要：杨某，女，26岁。流产术后1个月，周身关节冷痛麻木20余日。人工流产术

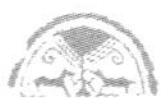

后适逢搬迁新居，新房尚未供暖，阴冷潮湿，又稍事家务，遂于产后7日左右渐感双足麻木，全身冷痛，下肢尤甚，日渐加重。就诊当地医院，以“风湿痛”收住院，治疗1周，疼痛稍缓，但停药后诸症同前。刻诊：周身冷痛，四肢关节重着，腰骶困重，转侧不利，双足麻木、拘挛，稍事站立即觉周身酸楚乏力。大便溏薄，日行3～4次，精神不振，纳谷不香。舌淡，苔薄白略腻，脉沉细弱。月经13岁初潮，色常，量中，无血块。实验室检查：血沉、抗链“O”、类风湿因子检查均无阳性发现。

证属气血虚弱，寒湿留滞。治宜益气养血，散寒除湿，通络止痛。药用薏苡仁、鸡血藤、黄芪各30 g，桑寄生、牛膝、杜仲各15 g，制附子12 g，桂枝、秦艽、防风、当归、川芎、白芍、木瓜、独活各10 g，细辛5 g。每日1剂。水煎服。嘱经净3日后始服。服上方后周身冷痛明显减轻，双足麻木拘挛消失，大便成形，每日1～2次。仍畏寒恶风，劳则上肢冷痛不适，遂于上方去附子、木瓜，加桑枝30 g。服7剂后，疼痛消失，略感乏力，不耐劳作，且天气变化时肢体不适。上方去细辛、独活、桑枝等温经散寒通络之品，加益气养血之品，佐以疏风通络善其后。(《中国现代百名中医临床家丛书・韩冰》，中国中医药出版社，2007)

2. 妙法绝招解析：本例为产后身痛气血虚弱、肝肾不足、寒湿留滞之典型证候。本例病于人流术后，也属产后病范畴。如今各种手段之流产、引产颇多，由此引发的疾病已成为产后病的重要组成部分。流产、引产均属人为终止妊娠，各种损伤远较自然分娩为重，正如古人所谓“小产重于大产”。患者流产后有早劳、过劳史，时值初冬，又逢新居之阴冷潮湿，内伤气血、外感寒湿之病机甚为明了。表现关节冷痛、拘挛、重着、麻木，周身酸楚乏力，大便溏薄，舌苔白腻。腰骶困重，下肢尤甚，不耐久站，为肝肾不足之征。其余之精神不振、纳谷不香等症，均为气血不足之明证。本例所用方剂是独活桑寄生汤加减。独活桑寄生汤功能散寒除湿，通络止痛，调补肝肾，益气养血，与本证病机丝丝入扣。另加附子以增强温阳散寒之功；重剂鸡血藤养血活血，舒筋活络；薏苡仁、木瓜除湿通络，缓筋脉之急；党参易为黄芪，与当归相伍仿当归补血汤意，益气生血。二诊寒象已减，下肢及足部拘挛基本消失，疼痛以上肢为重，故去附子之辛热，以桑枝易木瓜而通上肢经络。三诊疼痛基本消失，惟肢体乏力，不耐劳作，是邪气已去，正气尚未完全恢复之象，故用大剂益气养血之品，佐以疏风通络善后。治疗本病既要紧紧抓住核心病理过程，又要突出解决每一阶段的主要矛盾，环环相扣，层次分明。

（十一）气血虚弱，风湿入络（李祥云医案）

1. 病历摘要：黄某，女，35岁。人流后全身疼痛9日。术后未能休息即上班劳作，出现周身关节酸痛，伴腰酸疼痛，手足麻木无力，行走不便，畏寒怕冷，刻下恶露已净。苔薄白，脉弦。平素月经量中，色红，夹血块。诊断为人流后身痛。

证属气血虚弱，风湿入络。治宜祛风散寒，温经通络。药用络石藤、海风藤各30 g，黄芪、党参、杜仲、狗脊、鸡血藤各15 g，地龙、白芍、桑寄生各12 g，羌活、当归、独活各9 g，桂枝6 g。每日1剂，水煎服。服7剂后，腰酸，膝关节酸痛仍作，自觉口臭。苔薄微黄，脉细。上方去桂枝，加生石膏（先煎）12 g，肥知母、黄芩、黄柏各9 g。服7剂后，腰酸痛，关节酸痛明显减轻，手足麻木也消，目前嗜睡。苔薄黄，脉细。药用海风藤、络石藤、怀小麦各30 g，千年健、杜仲、狗脊各15 g，党参、黄芪、知母、生石膏（先煎）、延胡索、赤芍各12 g，地龙、羌活、独活、葛花各9 g，桂枝3 g。服7剂善后。(《李祥云治疗妇科病精华》，中国中医药出版社，2007)

2. 妙法绝招解析：患者人流后，气血亏虚，气血未复，即工作疲劳，使气血更伤，以致全身筋骨、关节、经络失于濡养，而遍身酸痛、手足麻木、行走不便。又为小产后，所谓“小产重

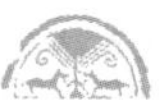

于大产也”。且时值3月初，天气寒凉，易致风寒外邪入侵，则畏寒怕冷，用《金匮要略》黄芪桂枝五物汤，养血益气，温经通络，加祛风散寒通络止痛之品，予以治疗。方中黄芪、党参补益气血；当归、白芍、鸡血藤活血养血祛瘀；桂枝温经散寒；海风藤、络石藤、地龙祛风通络；羌活、独活止痛；狗脊、杜仲、桑寄生补肾固腰以止痛。二诊时因服温热补益之品故里热内生，治疗时加生石膏、知母、黄芩、黄柏等以清里热。三诊时寒温并用，唯恐寒凉不利于温经通络，始终以黄芪桂枝五物汤加减变化应用，经脉得以濡养。故服药后病愈。

三、文献选录

产后身痛属于中医痹证范围。多因产后气血两虚，荣卫失和，腠理不固，感受风寒湿邪而致。也有因为素体阳气偏盛，感受风寒化热为害，而出现一系列湿热证候。因此，也分为寒痹和热痹两大类。因为“风为百病之长”，遇寒合为风寒，遇热合为风热，遇湿合为风湿。风寒湿邪痹阻关节、经络，气血不能畅达，则肢体、关节疼痛，酸楚，重着或麻木。本病因发于产后，而产后气血虚是其内因特点，亦即正虚而邪实。若于产后感受风寒，遇寒身痛加重，或周身关节疼痛，游走不定，或疼痛较重，或肢体麻木，活动不便，舌淡，苔薄白，脉细缓。

（一）名医论述选录

1. 班秀文论述：产后关节痛以虚为主，虚实夹杂为特点。其治疗之法，总宜扶正养血，活络止痛为着眼。然后分清其偏虚、偏瘀，或感受外邪而采取不同的方法。属产时失血过多，营血不足，诸节空虚，筋脉失养的病变，治宜养血益气，佐以温通止痛之法，以《金匮要略》黄芪桂枝五物汤加制附子、当归、川芎、秦艽治之。属败血不净，瘀血内阻，经脉通行不畅之变，治宜养血化瘀，疏通经络之法，以《医林改错》身痛逐瘀汤加鸡血藤、桑寄生、威灵仙治之。属产后气血亏损，百脉空虚，风寒湿之邪乘虚侵袭，留滞筋脉关节之变，治宜温经散寒，养血通络之法，以《伤寒论》当归四逆汤加黄芪、防风、威灵仙治之。症有所偏，当有加减。如偏于湿，则麻木重着加重，可加苍术、炒薏苡仁；偏于寒，则肢节疼痛剧烈，可加用巴戟天、制附子；偏于风，则疼痛游走不定，可加秦艽、防风、羌活之类。

除了药物治疗之外，适当配合针灸疗法，能疏通经络，宣导气血，对疼痛的消除，可收到较好的效果。常用的穴位是天应、阳陵泉、鹤顶、曲池、外关、命门、肾俞、八髎等。先针后灸，或单灸不针，或单针不灸，以及手法的强弱补泻，当随患者的体质情况而定。一般来说，凡是虚证，多采用单灸不针，或针上加灸之法；实证则多采用单针不灸，手法则以泻法为主；对于虚实夹杂之症，则针灸并用，补泻兼施。（《妇科奇难病论治》，广西科学技术出版社，1989）

2. 祝谌予论述治疗产后身痛三法：产后身痛是妇科常见病证，其疼痛可累及全身多个关节，常在经期或疲劳之后加重，多难以奏效。祝氏在长期诊疗中，积累了丰富的经验，并指出产后身痛多为肝肾亏损，气血两虚，营卫失调所造成，为病之本，而风邪外侵则为病之标。临床分为三个证型，治疗当以补为主，随证施治，收到明显的治疗效果。①气血两虚，风寒入络证。此型临床较为多见，其症见全身多个关节疼痛，遇风寒加重，乏力，自汗时头晕，大便干，眠差，舌质淡，脉沉细等，治以补气血，健脾胃，和营卫及散风活络为法。药选归芪建中汤合四藤一仙汤（钩藤、海风藤、络石藤、鸡血藤、威灵仙）加减治疗。②肝肾亏损，气血两虚证。症见腰酸及四肢关节疼痛，腰脊乏力，足跟疼，头目昏花，面色苍白，舌质淡，脉弱等，治以益肝肾，补气血，祛风湿，除痹痛为法，用独活寄生汤加减治疗。③肾虚证。此证多病程缠绵，以腰痛、乏力为主，兼见怕冷，眠差，记忆力减退，四肢关节疼痛，治以滋补肾阴为法，用六味地黄丸（或金匮肾气丸），配合祛风湿药加减治疗。祝氏强调在用药调治的同时，还必须注意自身保养，如产后避免过早过重劳动，以免劳伤筋骨；产后切忌过早同房，以免重伤肾气；产后要注意避孕，以免身痛未愈再做人流，加重病情等。（《近现代二十五位中医名家妇科经验》，中国中医药出版社，1998）

（二）辨证论治选录

刘奉五治疗产后身痛分4型辨治：①虚寒型。治以养血活血、疏散风寒为主。刘氏惯用独活寄生汤加减。②湿热型。则一般多因素体阳盛，内有蕴热，感受风寒湿邪之后，寒湿化热，表现为关节红、肿、热、痛，或窜痛，或伴有发热，恶风，口干渴。心胸烦闷，舌苔黄，脉滑数等。用经验方清热除痹汤进行治疗。③虚寒型。偏于气血两亏，肾气不足者。肾虚不能系胎则流产胎漏，且见腰背痛，气血不能上注则头发木，阳气不能达于四末则手脚发凉。治以益气养血、补肾扶正为主。方中四物汤养血活血；生黄芪合当归补气血；桑寄生、川续断、菟丝子、狗脊补肾气而强腰脊。待药后症状好转，在补气血的基础上加用肾着汤（苓、术、姜、草）以健脾祛腰背部之寒湿而收功。在疗程上，先补气血，后祛寒湿，先扶正而后祛邪。如见产后身痛，关节痛，局部不红不肿，遇凉加重。兼见心慌气短，畏风怕冷，系因产后血虚受寒属于寒痹范围。寒湿之邪较重者，治以养血散寒，扶正与祛邪兼施，重点在于扶正。用当归、白芍养血，参、芪补气，羌活、独活祛风湿散寒，秦艽、防风为风药之润剂，能祛一身之风，鸡血藤养血活血而通络，桃仁、红花少用则养血活血。治疗遵循“治风先治血，血行风自灭”的常规。④寒湿化热型。湿热阻络则四肢关节胀痛，局部发热，热灼伤津则口渴，烦闷，便干，尿黄。左半身麻木无力，左偏头痛，头晕，气短，均为血虚受风之征。治疗上应当充分抓住热痹的特点，治以养血宣痹，清热通络。四物汤养血活血补其虚；桑叶、菊花清热疏风；金银花藤清热解毒，疏通经络；清风藤、海风藤、络石藤祛湿通络；生石膏、知母清热解肌。总之，对于产后关节痛，首先应当重视产后气血两虚的体质情况，采取相应的措施，或以扶正为主，或扶正祛邪兼施，同时要认真辨识寒湿与湿热痹阻经络的不同特点，而不能一味地使用温热祛寒胜湿之剂。（《刘奉五妇科经验》，人民卫生出版社，1994）

（三）临床报道选录

1. 薛坚用中药熏蒸结合穴位按摩治疗产后关节痛30例：平卧位，用捏、揉（或搓）法，从上至下分别按摩手臂、小腿内外侧；按压曲池、内关、外关、合谷、血海、足三里、三阴交、昆仑，以有酸、麻、胀、痛得气感为度；被动活动5分钟，行踝关节屈伸及内外翻活动6～8分钟。继用当归、防风、羌活各15 g，宽筋藤50 g。制成粉剂，加水，药温50 ℃～55 ℃，浸泡双下肢10～15分钟；用毛巾蘸药液，热敷患处；3～5分钟更换1次。对照1、2组分别用上述按摩、熏蒸法。均于产后第2日开始，7日为1疗程。结果：三组分别治愈23、17、18例，显效4、4、5例，有效2、3、2例，无效1、6、5例，总有效率96.67％、80％、83.33％。随访42日，分别痛甚0、4、3例。（广州中医药大学学报，2006，5）

2. 佘芳用黄芪桂枝五物汤加味治疗产后身痛36例：黄芪、白芍、鸡血藤各30 g，桂枝9 g，独活、当归各15 g，生姜6 g，大枣5枚。气血虚加白术、熟地黄；肾虚加杜仲、续断、牛膝、桑寄生；寒湿甚加制川乌、淫羊藿；风寒甚加防风、秦艽；瘀血甚加桃仁、红花；湿胜加苍术、防己；上肢甚加羌活、葛根；下肢甚加五加皮、木瓜。每日1剂，水煎分3次服；5日为1疗程。结果：治愈28例，显效4例，有效、无效各2例，总有效率94.4％。（中医药信息，2004，6）

3. 刘珍华用黄芪桂枝五物汤加味治疗产后身痛30例：黄芪30～45 g，桂枝9～15 g，赤芍12～15 g，生姜9～12 g，大枣、鸡血藤、秦艽、独活、桑寄生、川续断各12～15 g，桑枝15～18 g，甘草6～9 g。恶露已净加红花、丝瓜络；痛在肩背及上肢加羌活、防风，在腰部加杜仲，在下肢加牛膝、防己。每日 1 剂，水煎服；6 日为 1 疗程，疗程间隔 1～2 日。用 1～3 个疗程，结果均治愈。（中国实用乡村医生杂志，2006，1）

4. 冯变景用独活桑寄生汤治疗产后和流产后身痛 156 例：药用独活、秦艽各 12 g，当归、白芍、党参、茯苓、怀牛膝、杜仲各 15 g，熟地黄、川芎、桑寄生、防风各 10 g，肉桂、炙甘草各 6 g，细辛 5 g。风盛加羌活；寒盛加川乌；湿盛加生薏苡仁、苍术、木瓜；上肢痛甚加桑枝；下肢痛甚怀牛膝增量；肩背痛甚加姜黄；肿痛甚加木防己；抽筋痛甚白芍增量。每日 1 剂，水煎服。20 日为 1 疗程。用 1 个疗程，结果治愈 123 例，有效 26 例，无效 7 例。（中国民间疗法，2006，10）

5. 马海庆用养血通络汤治疗产后身痛 112 例：黄芪 30 g，熟地黄 20 g，党参 15 g，当归 12 g，桂枝、杜仲、牛膝各 10 g。每日 1 剂，水煎服，令微汗出。用老母鸡 1 只，加生姜，炖汤，服 3 日。6 日为 1 疗程。用 1～2 个疗程，结果痊愈 82 例，好转 19 例，无效 11 例，总有效率 90.2%。（中国民间疗法，2006，6）

（四）经验良方选录

1. 内服方：

（1）白芍（酒炒）、生姜各 20 g，党参、桂枝各 15 g，甘草 10 g，大枣 5 枚。随症加减：肢体肿胀，疼痛剧烈加牛膝、杜仲各 10 g，细辛 3 g。腰膝酸痛加木瓜、牛膝各 15 g。手足拘挛加当归、钩藤、牛膝各 10 g。肢体麻木加黄芪 25 g，地龙 6 g。水煎，每日 1 剂，服两次。主治产后身痛。

（2）薏苡仁 30 g，党参、炙黄芪、当归、白芍、葛根各 20 g，鸡血藤 15 g，威灵仙、桂枝、防风、炙甘草各 10 g，大枣 5 枚。每日 1 剂，水煎。分 3 次服。5 剂为 1 疗程，服药期注意保暖。主治气血瘀阻型产后身痛。

（3）鸡血藤 30 g，木瓜、石斛、地龙各 15 g，茯苓 12 g，黄连、竹茹、当归、枳实、制半夏各 10 g，陈皮 6 g，大黄 5 g，甘草 3 g。每日 1 剂，水煎两次，取液混合，早晚分服。主治产后身痛。

（4）黄芪 15 g，乌头、麻黄、白术、炙甘草各 10 g，白芍、川芎、当归、茯苓各 12 g，白蜜 25 g（兑服）。水煎，每日 1 剂，服两次。主治产后身痛。

（5）焦山楂、益母草各 30 g，桃仁、红花各 5 g，大黄、当归、姜炭各 10 g，甘草 6 g，红糖适量。上药水煎，加红糖调服。每日 1 剂，分 2 次服。主治产后身痛。

（6）熟地黄、黄芪、羌活各 15 g，当归、炒白芍各 13 g，桂枝 8 g，川芎 6 g，蜈蚣 1 条。每日 1 剂，水煎两次，取液混合，早晚分服。主治产后全身痛。

（7）穿山龙 30 g，鸡血藤、海风藤各 15 g，威灵仙、防己、地龙、当归各 12 g，五灵脂、防风各 9 g。每日 1 剂，水煎服。畏风寒者加麻黄。主治产后身痛。

（8）黄芪 15 g，白芍、川芎、当归、茯苓各 12 g，乌头、麻黄、白术、炙甘草各 10 g，白蜜（兑服）25 g。每日 1 剂，水煎，服两次。主治产后身痛。

（9）生牡蛎 30 g，桑寄生 20 g，当归 13 g，秦艽 10 g，独活、桂枝各 6 g。水煎，每日 1 剂，服两次。主治产后关节疼痛。

（10）地黄蜂（即仙鹤草根茎）100 g，大枣 7 枚。药与枣同煎，每日 1 剂，服 3 次，10 剂为 1 疗程。主治产后风湿性关节炎。

（11）鸡血藤 30 g，刺人参 9 g。上药加酒水各半，煎服。主治产后身痛。

（12）山楂 30 g，香附 15 g。上药加水浓煎取汁。顿服。主治产后身痛。

（13）豨莶草30 g，胡颓子根15 g。酒水各半煎服。主治产后身痛。

（14）山鸡椒根60 g。上药加红酒炖服。主治产后身痛。

（15）薜荔根茎60 g。上药加水煎服。主治产后身痛。

2. 食疗方：

（1）猪油、豆豉、荜茇、胡椒各30 g，葱10 g，良姜6 g，羊肾1具，羊肺1具，羊肚1具，羊肝1具，草果2个，精盐、味精、黄酒各适量。将羊杂洗净沥水，切成2 cm厚的小块，豆豉、胡椒、草果、陈皮、良姜、荜茇等装入布袋，再一同装入羊肚内，用线缝合，放入锅中加适量水和猪油、葱、精盐，先用大火烧沸，再转用小火炖熬至羊肚熟透，捞出，去线和布袋，将羊肚切成块，再将羊肚等放入汤中烧沸，加黄酒和味精调味即成。佐餐食用。凡湿热内蕴之痿证不宜服用。主治产后身痛。

（2）羊肉（先煎取汤）250 g，白芍、当归、鸡血藤各30 g，黄芪、桂枝、生姜、炙甘草各15 g，大枣15枚。每日1剂，水煎服。主治产后身痛。

（3）黑豆125 g，黄酒1000 g。将黑豆用小火炒半至焦，装入容器中，倒入黄酒浸泡7日后去豆渣即成。日服3次，每服30 g。主治产后腰身痛。

（4）山楂、粳米各50 g，冰糖适量。山楂切片，去核，与洗净的粳米一起入锅煮粥，粥成后加入冰糖调匀。早餐和晚餐食用。主治产后身痛。

（5）活鲫鱼2条（250 g以上），黄酒200 g，香油适量。鱼去脏，切成块用香油炸焦，食鱼后饮酒，盖被发汗，每日1剂。主治产后身痛。

（6）山楂30 g，红糖15 g。山楂水煎，调入红糖。空腹饮用。轻者1剂，重者2～3剂。主治产后身痛。

（7）徐长卿根30 g，猪瘦肉60 g，老酒60 g。上药加水炖食。主治产后身痛。

（8）威灵仙30 g，猪尾1条。上药加酒水各半炖服。主治产后身痛。

（9）鹿衔草60 g，猪蹄1只。上药加酒水各半炖服。主治产后身痛。

（10）六棱菊60 g，红糖适量。上药加酒水各半煎服。主治产后身痛。

（11）琴叶榕60 g，猪尾1条。上药加酒水各半煎服。主治产后身痛。

第十一节　产后腰痛

一、病证概述

产后腰痛，与产后子宫收缩复旧引起的反射痛有关。产后腰痛，是已生育女性中比较普遍的现象。妇女在怀孕后期和分娩时，人体的内分泌系统会发生一定程度的改变，使连接骨盆的韧带松弛，这是便于分娩的一种自然作用。在产后，由于这种内分泌的改变尚未得到调整，骨盆还处于松弛状态，而且分娩后的腹部肌肉也变得较为松弛，因而加重腰椎的负担，成为产妇容易产生腰痛的重要原因。生理性缺钙、劳累过度、姿势不当，产后受凉、起居不慎、闪挫腰肾以及腰骶部先天性疾病，或者受凉都可能引发产后腰痛。加上产后照料婴儿要经常弯腰，或遇恶露排出不畅引起血淤盆腔。产后腰痛患者不适宜穿带跟的鞋，有条件的可以选择负跟鞋矫正姿势，康复锻炼；平时要注意保持正确的站立、坐卧的姿势。

二、妙法绝招解析

（一）寒客少阴，营运失常（哈荔田医案）

1. 病历摘要：张某，25岁。两年前分娩时，因产程过长，感受寒冷，产后即腰背膝疼，逐日加重，迭经治疗，效果不彰，曾经多家医院检查，原因未明。刻诊腰背抽痛，抚之加剧，动转维艰，行则偻俯，须人扶持。伴四肢厥冷，面白神疲，时或自汗畏风，脉来沉细无力，舌质淡，苔白而滑。诊断为产后腰痛。

证属寒客少阴，营运失常。治宜温经散寒，蠲痹通络。药用伸筋草、川续断、潞党参各15 g，鸡血藤、老鹳草各12 g，生制附片、川桂枝、赤芍、川独活各9 g，防风、麻黄各6 g，北细辛4.5 g。每日1剂，水煎服。服6剂后，腰髋汗出，疼痛显减，行路已不需扶持，肢冷恶风亦渐轻，脉仍沉细，舌质淡红，苔薄白。投药中的，仍步原法，上方加汉防己、海桐皮各9 g，再进3剂后，腰痛偶作，转侧近如正常，四末略温，畏风自汗已解，脉沉缓，舌淡红，苔薄白。予独活寄生汤化裁，嘱服20剂而愈。(《哈荔田妇科医案医话选》，天津科学技术出版社，1982)）

2. 妙法绝招解析："腰为肾之府。"本例产时劳伤肾气，风冷乘袭，郁滞经络，失于宣散，复由肾阳虚惫，无力托邪外达，而致积久难伸，络中瘀滞，故腰痛剧烈，抚之更剧，经久不解。阳虚不能温煦肢体，卫护肌表，故四肢厥冷，畏风自汗，面白神疲。治用麻黄附子细辛汤加味，扶阳达邪，温经通络，方拟附子、党参扶阳益气，使阳气得振，乃能托邪达表；细辛人肾，剔透伏邪，加麻黄、防风、独活、伸筋草等逐风散寒，祛湿通络，使邪从汗解，疼痛可止。桂枝伍赤芍则温经活血；"通则不痛"，桂枝配附子则温阳逐寒，可助卫固表；桂枝助麻黄则发汗解表，能逐邪于外；再用续断、鸡血藤补肾养血．以顾其虚。全方温经散寒，补散兼施。发微汗，无损气血，不拘泥于"产后多虚""阳虚忌汗"之训，当机立断，遂使积年痼疾，数日而愈。

（二）耗损气血，奇经受伤（裘笑梅医案）

1. 病历摘要：王某，30岁。3年前流产后，因不慎房事，致肾气耗损，督脉受伤。长期以来，腰骶酸痛下坠，俯仰不利，伴畏寒，下肢乏力。经量逐渐减少，色黯，三日即净。尺脉沉细，舌质尚润。诊断为产后腰痛。

证属耗损气血，奇经受伤。治宜温补督脉，通络止痛。药用菟丝子、淮山药各15 g，巴戟天、补骨脂、煨狗脊、甜苁蓉、车前草、土鳖虫、宣木瓜、鸡血藤各9 g，肉桂末（吞）3 g。每日1剂，水煎服。服6剂后，腰痛大减，原方续服5剂，病情显著好转。两脉细缓，舌质尚润。治从原意出入。药用制续断30 g，煨狗脊、鹿衔草各15 g，补骨脂、甜苁蓉、桑寄生、车前子、地鳖虫各9 g，肉桂末（吞）3 g。连服7剂后，腰骶酸痛基本消失。拟原方加减再进，以防复发。药用制续断30 g，鹿衔草、鸡血藤各15 g，补骨脂、桑寄生各12 g，宣木瓜、制延胡索、甜苁蓉、车前子各9 g，肉桂末（吞）3 g。服7剂善后。(《裘笑梅妇科临床经验选》，浙江科学技术出版社，1984)

2. 妙法绝招解析：流产耗损气血，奇经受伤，更加房事不慎，致肾精益耗，督脉空虚，遂令腰骶酸痛，久延难愈。迭经填精益肾，温养奇经，收到显著疗效。本案于温养中，佐以鳖虫、鸡血藤、延胡索之活血通络，肉桂之温通阳气，使全方补而不滞，滋而不腻，乃"通补"而非"守补"也。叶天士云："通补为宜"，"守补则谬"。

（三）气血瘀滞，筋脉痹阻（何子淮医案）

1. 病历摘要：刘某，女，31岁。产后受凉，发为腰痛，四肢关节流胀，麻木，酸痛，治后缓解，尔后每因受凉或经期则反复发作，病情日渐加重，本月十日复感外邪发病，尤以大腿外侧痛甚，固定不移，屈伸不利，服药治疗无效，而用中药治疗。诊脉弦细数，舌质红，苔薄白。

证属气血瘀滞，筋脉痹阻。治宜养血祛风，活血祛瘀。方选桃红四物汤加味。药用杭白芍、鲜生地黄、伸筋草各15 g，当归身、桃仁、宣木瓜、汉防己、北防风、香白芷、制乳香、制没药各10 g，川芎、羌活、独活各6 g，杜红花3 g。每日 1 剂，水煎服。服 22 剂后，臂部及大腿外侧疼痛基本消失，两膝关节以下仍有流胀痛，脚重懒行，湿重也，改用祛风利湿为主。生黄芪15 g，汉防己、云茯苓各12 g，川独活、全当归、秦艽、宣木瓜、晚蚕沙、怀牛膝、杭白芍各10 g，甘草3 g。服 21 剂后，病情明显缓解，除下肢流胀外，余已正常，病愈出院。(《何子淮女科经验集》，浙江科学技术出版社，1982)

2. 妙法绝招解析：血瘀痹证，临床并不少见。《类证治裁》云“诸痹……良由营卫先虚，腠理不密，风寒湿乘虚内袭，正气为邪所阻，不能宣行，因而留滞，久而成痹。”本例气血瘀阻，由寒湿稽留经络，寒主收引，致使气滞而血凝，湿性缠绵，致使日久不愈。治法先养血祛瘀，祛瘀而不伤营血，气血流畅，寒湿无稽留之地，寒易去而湿难愈，专以祛风化湿之品治之，效果明显，病有因果，治有阶段，不可不研。

(四) 筋脉失养，寒凝经络（李祥云医案）

1. 病历摘要：王某，女，23 岁。产后恶露 1 个月方净，3 个月后，自觉腰骶部疼痛，除腰痛更为明显外，髓关节也疼痛，活动不利，得温则痛减，行走时加重，神疲乏力，面色不华，大便干结，头痛。苔薄，脉细弦。诊断为产后腰骶痛。

证属筋脉失养，寒凝经络。治宜温经散寒，通络止痛。药用党参、黄芪、桑枝各30 g，制川乌、地龙、赤芍、白芍、鸡血藤各12 g，西河柳、羌活、独活、秦艽、当归各9 g，桂枝、白芷各6 g，细辛3 g。每日 1 剂，水煎服。服 7 剂后，酸痛减轻，但不能久立及远行。苔薄黄，脉细弦。上方去制川乌，加海风藤30 g，麦冬12 g。再服 7 剂后，关节酸痛已减，末次月经量多，少腹疼痛，大便干结。苔薄，脉细。治宜补益气血，活血通络。药用党参、黄芪、海风藤、络石藤、红藤各30 g，怀山药、淫羊藿各15 g，鸡血藤、生地黄、熟地黄、香附、菟丝子各12 g，当归、川芎、羌活、独活各9 g，白芷、生大黄（后下）各6 g。如此治疗 1 个多月后，腰酸痛、髋关节酸痛都已基本消失，二便如常，经行腹痛消失。(《李祥云治疗妇科病精华》，中国中医药出版社，2007)

2. 妙法绝招解析：患者在一年不到的时间里一次正产，一次小产，致使气血流失较为严重，气虚脏腑功能失调，血虚则经脉失养，多产更劳伤肾气，体虚未复又为风寒外邪所客，故腰痛。《妇人良方》云“肾主腰部，产后腰痛者，为妇女肾位系于胞，产则劳伤肾气，损动胞络，虚未平复，而风冷客之，冷气乘腰，故腰痛也。”髋关节痹痛，转则不利，血虚肾亏，寒凝经络。故治疗以补益气血，温经散寒，通络止痛为要。方中党参、黄芪、当归、赤芍补益气血；当归、鸡血藤活血通络；川乌、细辛、地龙温经散寒通络；络石藤、海风藤祛风湿通络；桑枝祛风通利关节；西河柳近年来常配伍羌活、独活、秦艽应用于风湿痹痛。三诊时患者经行腹痛、大便干结，治疗以活血、补肾、调经为主，佐以补益气血、祛风通络。以当归、川芎、鸡血藤活血通经；香附理气止痛；菟丝子、淫羊藿温肾助阳；生地黄、熟地黄滋补阴血，滋阴温阳使阴阳得以平衡；党参、黄芪补益气血；络石藤、海风藤、红藤通络，祛风湿；羌活、独活祛风止痛。全方使用合理，配伍得当，患者药后而愈。

(五) 产后肾虚，瘀阻作痛（李祥云医案）

1. 病历摘要：关某，女，28 岁。产后腰酸如折 4 年。正常生育后不久，腰酸转侧不利，以后逐渐加重，腰酸如折，不能久立，不能走远路，神疲乏力，肢软，面色不华，带下较多，色黄。苔薄，舌有瘀斑，脉细弦。平素月经量多，色黯，夹血块，有时腹痛。诊断为产后腰痛。

证属产后肾虚，瘀阻作痛。治宜补肾祛瘀，活血调经。药用益母草、淫羊藿、肉苁蓉各15 g，黄芪、鸡血藤、香附、川续断、桑寄生、延胡索、地龙、泽兰、凌霄花、杜仲、狗脊、当归、山茱萸各9 g，川芎6 g。每日1剂，水煎服。服7剂后，腰酸明显减轻，上方去凌霄花、益母草，加苍术、白术、仙鹤草各12 g，藿香、佩兰各9 g。以后按上述变化随证加减，治疗2个月病愈。(《李祥云治疗妇科病精华》，中国中医药出版社，2007)

2. 妙法绝招解析：患者产后肾气受损，《妇人大全良方》云“产则劳伤肾气。”又因未能及时调养更致肾亏，古人有“肾位系于腰”之说，肾亏则腰酸腰痛，气血不足则神疲乏力，面色不华，因肾亏、气血不足则血流缓慢，以致瘀血阻滞，瘀阻胞脉，故经行腹痛、经色黯红、舌有瘀斑，此均为瘀阻之症，所以治疗针对肾亏瘀阻，气血不足之特征辨证用药。方中黄芪、当归补气养血；淫羊藿、肉苁蓉、狗脊、杜仲、川续断、桑寄生补肾壮阳益精；山茱萸滋养肾阴；泽兰、鸡血藤、川芎、凌霄花、益母草活血祛瘀；香附、延胡索、地龙理气活血，通络止痛。全方配伍合理，用药正确，因而起效。二诊时诸症即减轻，因脾虚生湿，故胃脘胀满、苔腻，加用苍术、白术、藿香、佩兰燥湿健脾；仙鹤草养血补血止血，病愈。

（六）气血不足，肾亏阳虚（李祥云医案）

1. 病历摘要：管某，女，34岁。药流后腰酸痛近1年，加重3个月。行药物流产，恶露日久不止，流产后未能调养将息即劳作，因此腰酸痛，近3个月明显加重，尤其夜间更甚，畏寒怕冷，头痛，头晕，耳鸣，多梦，乏力。苔薄，舌淡，脉细弦。平素月经量中，色红，无血块。诊断为药流后腰酸痛。

证属气血不足，肾亏阳虚。治宜补益气血，温阳补肾。药用党参、黄芪、菟丝子、杜仲、狗脊、川续断、桑寄生各15 g，桑椹子、延胡索、地龙各12 g，羌活、独活各9 g，白芷6 g，大枣12枚。每日1剂，水煎服。服7剂后，腰酸痛已止，按上法调养3个月，诸症消失。(《李祥云治疗妇科病精华》，中国中医药出版社，2007)

2. 妙法绝招解析：患者因药物流产，恶露日久，气血损伤，故流产后血虚气亏，脏腑受累，因精血同源，气血即以亏损，则肾精亦致亏损。又小产不同于大产，气血损伤更剧，正如《女科经纶》云：“小产重于大产，大产如栗熟自脱，小产加生采，破其皮谷，断其根蒂也。”《证治准绳》也云：“……小产不可轻论，将养十倍于正产。”今患者产后未能好好休息就过早劳役，更伤肾气，因腰为肾之府，故腰酸痛，头晕耳鸣，乏力多梦；肾精气不足则肾阳亦虚，故患者畏寒怕冷，而夜间阴气上升，阳气更虚，则症状更为明显。用党参、黄芪、大枣调补气血，扶正；菟丝子、杜仲、狗脊、川续断补肾助阳，温煦全身；桑寄生、桑椹子滋养肾阴，以平衡阴阳；延胡索、羌活、独活、地龙通络止痛。全方配伍则补气血助肾阳，通脉络，用药合理。故药后腰酸痛即止，症状减轻，服药3个月，诸症消失。

（七）百脉空虚，筋脉失养（李祥云医案）

1. 病历摘要：闫某，女，30岁。流产后关节酸痛3年。曾做药流术，术后不久即外感风寒，出现畏寒、四肢不温、周身关节、腰骶部冷痛、小腹冷痛、腰酸等症，经行量中，色淡夹血块，二乳胀。苔薄，脉细。诊断为流产后关节酸痛。

证属百脉空虚，筋脉失养。治宜补益气血，温通经络。药用紫石英、怀山药、桑枝、千年健、桑寄生各15 g，党参、黄芪、片姜黄、熟地黄各12 g，附子（先煎）、荆芥、防风、羌活、当归各9 g，川芎、桂枝、小茴香各6 g。每日1剂，水煎服。服7剂后，畏寒感已减轻，腰骶酸胀，似有气血走窜，肛门坠胀感。苔薄，脉细。药用千年健、党参、黄芪各30 g，桑寄生、桑枝、地龙各12 g，川乌、草乌、附子（先煎）、陈皮、大腹皮、桂枝、防风、荆芥、柳枝、当归各9 g，细辛、小茴香、白芷、川芎各6 g。以后按上述变化随证加减服药，诸症基本消失。停服药后3个月，症情复发，又再继续服上药而愈。（《李祥云治疗妇科病精华》，中国中医药出版社，2007）

2. 妙法绝招解析：本案是流产后出现肢体关节疼痛麻木重着之病。其发病机制主要是产后血虚，经脉失养；或产后卫阳不固，外邪乘虚袭于经络而致。《叶天士女科》云“产后遍身疼痛，因气血走动，升降失常留滞于肢节间，筋脉引急，或手拘挛不能回伸，故遍身肢节走痛，宜趁痛散，若瘀血不尽，流于遍身，则肢节疼痛。”患者药物流产后，气血不足，百脉空虚，筋脉失养，又外感风寒，外邪乘虚入络，客于经脉，以致周身关节酸胀、疼痛、四肢不温、腰骶酸胀、攻撑走窜、肛门坠胀。所以正虚邪实是致病特点。所谓“正气存内，邪不可干，邪之所凑，其气必虚”，气血亏虚，血流缓慢，瘀血阻滞，故治疗当应标本兼顾。以党参、黄芪补益气血，扶助正气；当归养血活血；川芎活血化瘀，推动血流运行全身；川乌、附子、桂枝温通经脉；羌活通络止痛；桑寄生温补肾阳；千年健、桑枝祛风湿通络；荆芥、防风散寒。治疗后取得暂时疗效，以后未能巩固治疗，停药后痼疾复发，而经巩固治疗后，才彻底愈疾。

三、文献选录

（一）产后腰痛病理病因分析

1. 怀孕使内分泌系统发生很大变化，为了分娩时能使胎儿顺利娩出，连接骨盆的韧带也变得松弛。加之一天天增大的子宫使孕妇的腰部支撑力逐渐增加，导致骶棘韧带松弛，压迫盆腔神经、血管而引起腰痛。

2. 生理性缺钙。怀孕以后，孕妇由于受孕期体内激素的影响，身体各个系统都会发生一定的改变，钙参与骨的代谢，孕妇常规的饮食已经不能满足母亲和婴儿两者的钙需要量，因此孕妇需要补钙。

3. 分娩后内分泌系统发生变化不会很快恢复到孕前状态，骨盆韧带在一段时间内尚还处于松弛状态中，腹部肌肉也变得较软弱无力，子宫未能很快完全复位，引起腰痛。

4. 产后母亲要经常弯腰照料婴儿，如洗澡、穿衣服、换尿布、经常从摇篮里抱起婴儿等，或恶露排出不畅引起盆腔血液淤积，都易诱发腰部疼痛。

5. 很多母亲产后较少活动，总是躺或坐在床上休养；加之体重增加，腹部赘肉增多，增大了腰部肌肉的负荷，造成腰肌劳损而发生腰痛。

6. 产后过早穿高跟鞋，使身体重心前移，除了引起足部疼痛等不适外，也可通过反射涉及腰部，使腰部产生酸痛感。

7. 妇科疾病。如果上面的情况还无法涵盖腰痛的情况，那就要考虑感染妇科疾病的可能。应该及时到医院检查、治疗。

8. 产后不注意休息使身体过疲，或经常久站、久蹲、久坐或束腰过紧等，都可导致腰肌劳损，诱发腰痛。

9. 经常采取不当或不放松的姿势给婴儿喂奶，使腰部肌肉总处于紧张的状态中，腰部肌肉受到损伤。

10. 产后避孕方法不恰当，导致人工流产次数多，或房事不节，招致肾气损伤而引起腰痛。

12. 子宫的正常位置是前倾、前屈，如果发生子宫脱垂，就会沿阴道向下移位，引起腰痛。

13. 产后不慎受湿寒侵袭，致使经络不通而导致血脉运行不畅，引发腰痛。

（二）产后腰痛防治概要

1. 产后避免常弯腰或久站久蹲，准备一个专给孩子换尿布或洗身体的台子。经常使用的尿布、纸尿裤、爽身粉、护臀油及其他常用物品，都要使母亲不用弯腰即可伸手拿到。如果台子能与婴儿床或摇篮相连，旁边放上一把与之匹配的椅子就最好不过了。

2. 清理房间地板时选用长柄工具，并且每次清理时间不要过长，尤其是产后3个月内。喂母乳时采取正确姿势，以坐在低凳上为好，如果坐的位置较高，可把一只脚放在一个脚踏上，或身体靠在椅子上。最好在膝上放一个枕头抬高婴儿，这样还可承受重量。

3. 生活中注意防护腰部，产后保持充分睡眠，经常更换卧床姿势，避免提过重或举过高的物体，不要过早跑步、走远路；经常活动腰部，使腰肌得以舒展。除了这些生活中要注意的，对于已经发生产后腰痛的或者出现腰痛症状的，也要采取相应的治疗措施。

4. 可以使用一些有治疗作用的医疗器械，因其有通络活血、消炎镇痛的作用。另外对腰部有个很好的保护和支撑作用，如果感到腰部不适，也可按摩、热敷疼痛处或洗热水澡，促进血液循环，改善腰部不适感；平时注意腰部保暖。

5. 大真皮带体内层附加有支撑曲度钢片，强调了牵引和固定治疗的优点，可有效支撑脊柱和腰椎，增强腰肌收缩力，更好地治疗腰椎间盘突出症、强直性脊柱炎、腰椎骨质增生、腰椎肥大、椎管狭窄等病症导致的腰痛。

6. 对于因腰部炎症、腰椎退行性改变引起的腰痛，可以提高致痛物质水解酶的活性，使缓激肽、组胺、5-羟色胺等致痛物质水解或转化，达到止痛的作用。

7. 对于因扭伤、久坐、寒冷等原因导致血液循环不畅、瘀血、水肿等引起的腰痛，可进行按摩，以改善微循环和组织代谢，促进血脉通畅从而达到止痛。

8. 对于肾虚腰痛、牵扯性腰痛等，腰痛治疗带作用于人体，通过经络穴位增强生物电磁能，可推动经气的运行，疏通经络，达到通经止痛的效果。

9. 不断完善真皮加厚不透气带体设计，确保所覆盖的患部保持较高的皮肤温度和潮湿度，产生自身热蒸理疗效果，有利于增加局部血液循环。

10. 可以根据自己的体型或舒适程度调整系带，不论是行走锻炼或伏案工作或卧床休息均不影响治疗。

（三）名医论述选录

哈荔田论述：产后肢体疼痛临床较常见，其发病机制，多因产后血虚，筋脉失养，或络脉空虚，外邪乘袭所致。倘因失血过多，肝肾亏损，督脉虚弱，则也往往兼见腰背、肩胛酸痛，或膝软踵疼，履地尤甚等症。本病虽属痹证范围，但发病特点，总以虚证为多，治疗应以内伤为主，采用补益气血，滋养肝肾的方法，以治其本。若兼夹外邪，则宜扶正祛邪，适当配伍祛风散寒，化湿通络之品，不可重伤其气血。故何松庵云："产后先以大补气血为主，虽有他症，以末治之，不宜专用峻剂再损血气。"但病有常变，法无拘常，若确属邪气炽张时，早投滋补反能滞邪。临床治以祛邪为主，扶正为辅，待邪气渐衰时，始予补益气血，扶助正气，此即《内经》"标而本之"的原则。(《哈荔田妇科医案医话选》，天津科学技术出版社，1982)

（四）临床报道选录

1. 董熔用黄芪桂枝五物汤加减治疗产后风湿腰痛70例：药用黄芪30 g，白芍15 g，桂枝12 g，生姜、防风、独活各9 g，大枣5枚。脾胃虚弱用四君子汤加减：黄芪30 g，云茯苓、附子、威灵仙、木香各15 g，党参12 g，桂枝、当归、独活各10 g，炙甘草6 g，细辛5 g。肝肾亏损用独活寄生汤加减：独活、熟地黄、伸筋草各15 g，桑寄生、秦艽、杜仲、牛膝各12 g，防

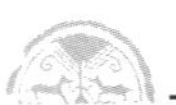

风、川芎、当归各10 g，细辛5 g。随症加减，每日1剂，水煎服。结果：治愈12例，显效35例，好转22例，无效1例，总有效率98.5%。（陕西中医，2001，3）

2. 吴俊荣用八珍汤加减治疗产后腰痛47例：黄芪30 g，鸡血藤、秦艽各15 g，白术、茯苓、当归、白芍、熟地黄各12 g，人参（先煎）、川芎、羌活、独活、杜仲、陈皮、阿胶（烊化）各10 g，桂枝、甘草各6 g。随症加减，每日1剂，水煎服。病程<1个月、1～3个月、>6个月分别3、5、10剂为1疗程。结果：临床治愈18例，显效16例，有效10例，无效3例，总有效率93.8%。（山东中医杂志，2003，1）

3. 李帆冰用正清风痛宁配合功能锻炼治疗产后腰痛45例：正清风痛宁（含清风藤提取物，主要成分为盐酸青藤碱）1 mL，取下腰部压痛点1～2处，局部注射，1～2日1次。患者仰卧位屈膝，双臂抱至前胸，以肩背部及双足为支撑点，臀部抬离床面5 cm，做挺腹、髋部左右摇摆动作各10～20次，每日3次。随访5～12个月，结果优33例，良12例。（云南中医学院学报，2006，3）

（五）经验良方选录

1. 内服方：

（1）麻黄30 g，桂枝、牛膝、淫羊藿各24 g，木瓜、当归、没药、千年健、钻地风、杜仲、地龙、菟丝子、甘草各18 g，附子、肉桂各12 g，制马钱子6 g。共为粗末，加白酒2000 mL，浸3日，去渣，每次服5 mL，每日3次。主治产后腰腿痛。

（2）补骨脂（炒）、杜仲（炒断丝）、核桃仁各240 g，山药适量。将山药洗净蒸熟。补骨脂、杜仲共研细末，核桃仁捣烂，共和匀，用山药糊和制为丸，如桐子大。每服70～80丸，每日1～2次，淡盐水送下。补肾壮腰。主治产后腰腿痛。

（3）落得打、黄芪、算盘子各15 g，当归、川续断各12 g，怀牛膝、木瓜、秦艽、独活、丝瓜络各10 g，炙甘草6 g。慢性期守上方加附子、桂枝各6 g。将上药水煎，分早、晚口服，每日1剂，连服3～5剂为1个疗程。主治产后腰腿痛。

（4）制马钱子、麻黄各60 g，全蝎、白僵蚕、苍术各30 g，自然铜、桂枝、牛膝、羌活、防风、杜仲、千年健、钻地风、乳香、没药、白花蛇、甘草各5 g。共为细末，炼蜜为丸，每次服3 g，每日2～3次。主治产后腰腿痛。

（5）黄柏、苍术、牛膝、独活各15 g，干姜、麻黄各5 g。加水煎沸15分钟，滤出药液，再加水煎20分钟，去渣，两煎药液兑匀，分服，每日1剂。主治产后腰腿痛。

（6）黄精、生地黄、墨旱莲、牛膝各20 g，生何首乌15 g，山茱萸、女贞子、枳壳、枳实、黄连各10 g。主治产后腰腿痛。

（7）大血藤、狗脊、骨碎补各30 g，八角莲、地苦胆各15 g。共为粗末，白酒500 mL，浸泡3日，去渣，每次服15 mL，每日3次。主治产后腰腿痛。

（8）木瓜60 g，秦艽15 g，五加皮30 g，黄酒30 mL。将前3味水煎取汁，兑入黄酒即成。每日1剂，2～3次分服。主治产后腰腿痛。

（9）川牛膝、威灵仙各等份，蜂蜜适量。将川牛膝、威灵仙研为细末，炼蜜为丸，每服9 g，每日2次，温开水送下。主治产后腰腿痛。

（10）牛膝15 g，白术、苍术各12 g，黄酒适量。将牛膝、白术、苍术共制细末，分2～3次，以黄酒调服。主治产后腰腿痛。

（11）黑豆、核桃仁各60 g，杜仲9 g。水煎服。食核桃、黑豆，喝汤。每日1剂。温肾壮阳。主治产后腰腿痛。

（12）生薏苡仁30 g，制附片6 g，川木瓜、川牛膝各9 g。每日1剂，水煎，2次分服。主治产后腰腿痛。

（13）白龙须90 g。为粗末，加白酒300 mL，浸泡3日，去渣，每次服10 mL，每日3次。主治产后腰腿痛。

（14）嫩桑枝、生山药各30 g，淡干姜9 g。每日1剂，水煎. 2次分服。主治产后腰腿痛。

（15）苍术、五灵脂、川乌头各50 g。为末，每次服3 g，每日3次。主治产后腰腿痛。

（16）秦艽、防风、党参各20 g，红花10 g。每日1剂，水煎服。主治产后腰腿痛。

（17）牛膝12 g，续断9 g。每日1剂，水煎服。连服3～5剂。主治产后腰腿痛。

（18）伸筋草20 g，鸡血藤15 g。每日1剂，水煎服。主治产后腰腿痛。

（19）狗脊、杜仲各9 g。每日1剂，水煎服。主治产后腰腿痛。

（20）牛膝、木瓜各9 g。每日1剂，水煎服。主治产后腰腿痛。

2. 外治方：

（1）黑老虎、大罗伞、小罗伞、大血藤、钩藤、七叶蕊藤、铜罗伞各45 g，细辛30 g。以茶油600 g，将上药炸枯，去渣，加入乳香末、没药末、铅丹粉各150 g，搅成膏，摊布上，敷患处，1周换1次。主治产后腰腿痛。

（2）豨莶草90 g。加水煎汤，熏洗患处。每日1次。主治产后腰腿痛。

3. 食疗方：

（1）生山楂30 g，当归20 g，桃仁15 g，川芎10 g，红花、干姜各6 g，粳米100 g，大枣4枚及红糖适量。先将生山楂、当归、川芎、红花、干姜放入沙锅，加适量水，浓煎40分钟，去渣取汁，化入红糖适量备用。再将粳米、大枣、桃仁一起放入沙锅，加水用小火煨煮成稠粥；然后兑进前面的浓煎药汁，拌匀，继续煮到开锅即成。每日分早晚服用。主治产后腰腿痛。

（2）去壳栗子、糯米各50 g，山药30 g，白术20 g，茯苓15 g，肉桂、干姜各10 g，甘草6 g。先将白术、肉桂、干姜、甘草放入沙锅加水泡透，先煎30分钟倒出药汁，加水再煎20分钟后将药汁倒出；两次药汁合在一起放在沙锅内，再放入山药、茯苓、去壳栗子、糯米，用文火炖烂成粥。不拘时喝，晚上睡觉前趁热服一碗效果更好。主治产后腰腿痛。

（3）枸杞叶250 g，羊肾1对，羊肉60 g，糯米150 g，葱白5个。将枸杞叶洗净；羊肾洗净剖开，剔去臊腺脂膜，切块；羊肉切块；粳米淘洗干净；葱白洗净切碎，备用。沙锅内加水适量，先煎枸杞叶，去渣，再入羊肾、羊肉、粳米煮粥，熟后加入葱白末，再稍煮即成。每日1剂，2次分服。主治产后腰腿痛。

（4）肉苁蓉30 g，党参、当归各20 g，枸杞子、杜仲、生姜各15 g，羊肉250 g。先将生姜切片，羊肉切成小块，和5味中药一起放入沙锅，加水炖至羊肉熟透后即成。喝汤食羊肉，早晚空腹服用。主治产后腰腿痛。

（5）干姜5 g，茯苓15 g，大枣5枚，粳米100 g，红糖适量。先将干姜、茯苓、大枣水煎去渣，再入粳米煮粥，加入红糖食用。每日1剂，2次分服。主治产后腰腿痛。

（6）制附子5 g，苍术10 g，粳米100 g，葱白少许。将附子、苍术研为细末，与粳米一同入锅煮粥，熟后加入葱白末即成。每日1剂，2次分服。主治产后腰腿痛。

（7）猪肾1对，白胡椒14粒，白酒适量。将猪肾洗净剖开，剔去筋膜，装入白胡椒合住，焙干，研为细末。每次服9 g，每日早晚各1次，白酒送下。主治产后腰腿痛。

（8）猪肾1对，炒杜仲15 g，精盐适量。将猪肾洗净剖开，剔去筋膜，切块，与杜仲一同入锅，加水炖熟，用精盐调味，食肉喝汤。每日1剂，2次分服。主治产后腰腿痛。

（9）炒黑大豆 500 g，炒小茴香 9 g，白酒适量。将前 2 味共研细末，每次服 9 g，白酒冲服。每日 2 次。主治产后腰腿痛。

（10）茜草 120 g，白酒 500 mL。将茜草浸入白酒中，密闭 7 日即成。每次服 10 mL，每日 2 次。主治产后腰腿痛。

（11）山药 60 g，枸杞子 30 g，粳米 100 g。共洗净，加水煮粥。每日 1 剂。主治产后腰腿痛。

第十二节　产后小便不通

一、病证概述

产后小便不通多由产后肺脾气虚或阳虚气滞，通调失职所致。是以产后排尿困难、小腹痛，甚或小便点滴不出为主要表现的产后类疾病。产妇小便不利，排出困难，甚至点滴不出，小腹胀满疼痛，烦闷不安，或坐卧不宁，伴见腰部酸胀、两胁胀痛等症。

二、妙法绝招解析

（一）气血亏虚，不能升降（周瑞芝医案）

1. 病历摘要：徐某，女，24 岁。第一胎足月分娩后 19 日，小便不能自解，由医院用中西药物治疗，均无效，采取导尿管维持。追询病史，得知第二产程过长，达 10 多个小时，且产时出现子痫，抽搐 1 次，经抢救后，会阴切开胎吸助娩，出血量较多。产前排尿困难，小便不能自解，小腹膨起，触之胀痛，考虑娩出胎儿时，产道受压，以致膀胱内压过高，影响膀胱功能。西医诊断为产后尿潴留，贫血，泌尿系统感染。建议继续保留导尿，持续开放，加用加兰他敏肌注，使平滑肌收缩以利排尿，同时加用庆大霉素预防感染及其他对症处理。就诊时患者小便不能自解已 21 日，靠保留导尿，痛苦不堪，少腹坠胀，尿道有灼热感，面色㿠白，气短神疲，语声低微，眩晕自汗，食欲不振，大便 4 日未解，小便经导尿，每日约 1500 mL。脉细弱，舌质淡，苔薄白。尿常规检查色淡黄，透明度混浊，蛋白微量，白细胞（＋＋）。诊断为产后小便不通。

证属气血亏虚，不能升降。治宜补中益气，养血利水。方选升麻黄芪汤加味。药用黄芪 20 g，党参、炒白芍、萹蓄、蒲公英各 15 g，当归、焦白术、炙升麻、柴胡各 10 g，肉桂（研末另冲）3 g。每日 1 剂，水煎服。嘱拔除导尿管。服药 1 煎，小便即能自解，但不畅，自觉腹部缓和，大便亦通。连服 2 剂，小便渐趋正常，惟腹部仍有坠胀感，尿道有灼热感，眩晕气短，原方去肉桂，炒白芍易生白芍，黄芪增至 30 g，加六一散 20 g，续服 2 剂，痊愈出院。（山东中医杂志，1983，4）

2. 妙法绝招解析：本病属癃闭范畴，主要是膀胱气化失职所致。《素问・宣明五气篇》云“膀胱不利为癃，不约为遗溺。”导致膀胱气化失职的原因与肺、脾、肾三脏密切相关。因肺主一身之气，通调水道，下达膀胱，肾司二便，与膀胱相表里，而脾主中州，是为气化升降之枢纽，故《内经》云：“中气不足，溲为之变。”张锡纯云：“三焦之气化不升则不降。小便不利者，往往因气化下陷，郁于下焦，滞其升降流行之机也。故用一切利小便之药不效，而投以升提之药恒多奇效。”产后癃闭多因素体虚弱，产时努力太过，复伤气血所致，升麻黄芪汤切合病机，屡用屡效。升麻黄芪汤出于《医学衷中参西录》，由黄芪、当归、升麻、柴胡四味药组成，治疗产后尿潴留有较好的效果。少腹坠胀，加党参或红参；尿道有灼热感，加六一散、萹蓄、瞿麦；脘部

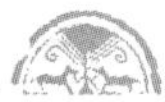

不适，加陈皮、炒枳壳；大便秘结，加肉苁蓉、何首乌；有明显热象，去当归，加知母、黄柏、蒲公英等。

（二）命门火衰，传送失职（张琦明医案）

1. 病历摘要：刘某，28岁。产后尿闭7日，经用新针、缩宫素、新斯的明等治疗无效。膀胱底高达脐上一横指。症见腹坠胀溺痛，口渴喜饮，咳绿痰；膝以下冷，足心凉，得热则缓；脉滑，两寸弱；舌淡苔白。诊断为产后小便不通。

证属命门火衰，传送失职。治宜温肾通窍，通调水道。方选济生肾气丸加减。药用黄芪30 g，党参15 g，茯苓皮、熟地黄各12 g，牡丹皮、泽泻、山茱萸、牛膝、车前子、甘草各9 g，附片5 g。每日1剂，水煎服。并用栀子9 g，蒜1只，研末加盐少许敷于脐部。服3剂后，小便通，下肢及足转温。观察两日痊愈出院。（上海中医药杂志，1984，4）

2. 妙法绝招解析：癃闭一证，病在膀胱，除因结石、肿瘤等使尿路阻塞外，均与三焦之气化不利密切相关。为助三焦之气化，多用清肺热，利水道，补脾肾，助气化或散瘀结等法，使小便畅通。然妇人产后癃闭，虽属同类病证，但其生理与病理的特殊性不可执一而论。妇人产后癃闭大多由正气虚损，导致三焦气化不利所致，故治疗应以补气扶正为主，“气行则水行”。故以黄芪、党参、麦冬（麦冬润肺，而肺主气，故可间接补气也）为君，兼以他法。“六腑以通为用”，故以车前子、泽泻为臣，以利疏通水道。只补气而不通利水道，气则无所用焉；只通利水道而不补气，则无力使通。口渴喜饮且咳绿痰；脾虚不能升提运化，故坠胀身倦；命门火衰，真阳不足，传送失职，故膝以下冷，足心发凉。今肺、脾、肾三脏俱病，导致三焦气化失常，乃至尿闭。只有清肺热、益气化才能收效。

（三）中气下陷，膀胱失职（陆芝高医案）

1. 病历摘要：谭某，25岁。6日前产一男孩，因产程较长，产后小便癃闭，非用导尿管尿不能出。就诊时见患者面色不华，身无寒热，胃纳不佳，脉细，舌苔微白。诊断为产后小便不通。

证属中气下陷，膀胱失职。治宜补中益气，通调水道。方选补中益气汤加味。药用黄芪20 g，冬葵子15 g，党参、炒白芍、当归、焦白术、炙升麻、柴胡各10 g。每日1剂，水煎服。服1剂6小时后，已能自排小便约100 mL，再服1剂，小便畅通。（上海中医药杂志，1984，4）

2. 妙法绝招解析：产后癃闭（尿潴留），《女科辑要》认为是“气虚不能升举”，由难产而致癃闭者，更为中气虚弱，州都气化无权，故主张用黄芪补气、麦冬清上、通草达下，采用李东垣补中益气汤，益气扶元，帮助膀胱恢复气化之职；加茯苓、车前子（或冬葵子）利水滑窍，一升一利，一补一泄，岂小便有不利者乎！

（四）中气虚弱，膀胱失职（孙浩铭医案）

1. 病历摘要：例1，汪某，女，35岁。产后尿潴25日，系二胎二产，足月分娩，婴儿已亡。分娩后即有尿闭，曾在医院行普鲁卡因封闭、针灸及服中药均告无效。后再次封闭、电疗、留置导尿管，但拔管后仍不能自行排尿，故转中医院门诊治疗。诊查时见少腹拘急胀痛，小便混浊，点滴难出，畏寒，面色㿠白无神，恶露尚未净，脉濡细无力，苔薄白，质淡紫。诊断为产后癃闭。

证属中气虚弱，膀胱失职。治宜补中益气，通调水道。自拟桂车汤化裁。药用生黄芪、忍冬藤各15 g，车前子、冬葵子各10 g，淡竹叶、木通各5 g，肉桂末（冲服）1.5 g。每日1剂，水煎服。服1剂后，小便即能自排畅行，少腹作胀已除，食欲亦振。

例2，李某，女，25岁。患者系第一胎第一产，分娩后尿闭不能自排已20余日；腹胀胸闷，乳汁不多，动则自汗；脉细苔薄，舌质红。曾院内注射氨甲酰胆素，耻骨封闭，留置导尿管等均不能获效，即采用中药治疗。诊断为产后癃闭。

证属中气虚弱，膀胱失职。治宜补中益气，通调水道。自拟桂车汤化裁。药用生黄芪、车前子、冬葵子各15 g，淡竹叶、木通各6 g，肉桂末（冲服）3 g。每日1剂，水煎服。服2剂后，即感小便通畅，能自排尿，继服药3剂而痊愈。(《孙浩铭妇科临床经验》，福建人民出版社，1978)

2. 妙法绝招解析：加味桂车汤，乃是循理究源所制订之经验方。方中肉桂味厚性升，为阳中之阳药，通百脉而入下焦肝肾之经，补命门之火而引火归元。车前子味甘性降，为阴中之阴药，入肝经、小肠经，为行水泄浊之品，利小便而不泄气。二药合用，一温一寒，一升一降，相互促进，温阳利水，则州都气化得行，小便自通。加黄芪、冬葵子，取其补益肺气而利水。

（五）气虚不足，气化不利（匡继林医案）

1. 病历摘要：胥某，女，33岁。患者因妊娠高血压综合征于孕35周入院治疗。3月19日预产期到，施行缩宫素引产，徒手剥膜，婴儿评分良好。产后血压平稳，伤口愈合亦佳。兹已五日，恶露不多，惟小便癃闭不通，已导尿五日，大便不畅，素有便秘。苔白胖略有齿印，脉数。

证属气虚不足，气化不利。拟益气养血佐通利。药用云茯苓、车前子（包）各12 g，炒当归、猪苓、益母草、生黄芪、炒白术、泽泻各9 g，杭川芎6 g，桂枝、通草各3 g。每日1剂，水煎服。服2剂后，小便已通，精神见振，情绪亦爽，大便较软，昨起两次。惟纳呆、盗汗、乳胀。苔厚腻，脉细软略弦数。症势好转，原法进退。益母草、生黄芪、云茯苓、薏苡仁各12 g，泽泻、炒当归、桔梗、炒怀牛膝、柏子仁丸（包）各9 g，川芎6 g，玫瑰花3 g。服3剂后，病愈出院。(本书主编，待刊)

2. 妙法绝招解析：经云“阴虚则小便难。”患者产前头痛眩晕，血压偏高，已是水不涵木，肝阳亢盛，临盆滞产，而行徒手剥膜，更伤及气阴。叶天士云“阴虚者阳必凑之，盖因膀胱受热，故小便涩而不能流利。”朱丹溪云“热则不通，冷则不禁”亦是此理。患者消瘦，脉细，素有习惯性便秘，系属秉赋阴虚，下焦有热。总因产时骤伤气血，营血尤亏，阴虚及阳，气亦随脱，而现舌苔白胖，边有齿印，呈气虚之象。症见癃闭，病势紧急。小便不通，其病变虽在膀胱，但小便出于气化，决渎由于三焦。根据“腑以通为补”原则，癃闭治疗着重在利，拟用五苓散方通阳利水，运旋脾土；加通草、车前子通利水道；黄芪、当归补气益血，滋其化源。有谓“中气不足，二便为之变”，故中气充实则二便亦通。产后五日，尚有瘀滞，加川芎、益母草祛瘀生新，血行通畅，使“血行水亦行”（血证论），方义既有分利，又有补中；既祛瘀滞，又滋化源，使清浊分而升降宜，中气足而二便利。服药2剂，小便自通，症势大减。复诊再宗原意，取佛手散方加黄芪、益母草、怀牛膝养血化瘀生新；云茯苓、泽泻、米仁健脾利水，分清化浊；佐玫瑰花以芳香醒胃，理气开郁；柏子仁丸滋阴滑肠，润通下焦；桔梗开塞上焦，譬取“提壶揭盖”之意，所谓“上窍闭，下窍亦塞”，宜通肺气，则二便自利。本例病案属实中夹虚，虚为本，实为标。急则治标，故用通泄法，佐以补气益血，寓补于攻。方切病体，乃显大效。

三、文献选录

产后小便不通，中医病名。是指新产后产妇发生排尿困难，小便点滴而下，甚则闭塞不通，小腹胀急疼痛者，称“产后小便不通”，又称“产后癃闭”。多发生于产后3日内，亦可发生在产褥期中，以初产妇、滞产及手术产后多见，为产后常见病。本病相当于西医学产后尿潴留。若产妇经调摄6～8小时后仍未排尿，应尽早用中医中药治疗。

（一）古代文献选录

1. 产后小便不通，始见于隋代《诸病源候论·产后小便不通候》，指出小便不通是由因产动气，胞转及津液竭燥，胞内热结所致，且两者有小腹胀急或不甚胀急之别。

2. 宋代《妇人大全良方》用木通散治产后小便不通。

3. 明代薛己在校注《妇人大全良方》录载通气散以治之。

4.《万氏女科》云“又有恶露不来，败血停滞，闭塞水渎，小便不通……加味五苓散主之。”

5. 清代《医宗金鉴》认为产后热邪夹瘀血流渗胞中，多令小便淋闭，宜四物汤加蒲黄、瞿麦、桃仁、牛膝、滑石、甘草梢、木通、木香治之。

6. 清代《妇科玉尺·产后》宗前人之说“小便闭而淋沥，小腹膨胀，宜祐元汤”。

7.《沈氏女科辑要》则强调本病“必是气虚不能升举”。张山雷在《沈氏女科辑要笺正》中进而解释为“中州清阳之气下陷，反致膀胱窒塞不通，即所谓州都之气化不行者”。（肖国士摘录）

（二）名医论述选录

1. 何子淮论述：产后癃闭，又称产后小便不通，是指生产后排尿困难，且小腹胀痛，甚至小便点滴不通的病证。导致本症的病因，有虚实的不同。如《诸病源候论》云：“因产动气，气冲于胞，胞转，不得小便故也。亦有小肠本夹于热，因产血水俱下，津液竭燥，胞内热结，则小便不通也。”《诸病源候论·产后小便难候》云“产则津液空竭，血气皆虚，有热客于胞者，热停积，故小便涩而难出。”陈士铎《石室秘录》云“产妇气血大虚，则肾气亦虚，肾气虚则膀胱之气亦虚，膀胱气虚，故不化水而水乃入于胞胎而不散，故初急而后肿，肿极而水点滴不出也。”古人指出动气夹热，气血两虚，或肾虚，皆能引起产后小便不通。故陈士铎治疗产后小便不通，主张不独治膀胱而先治肾，肾气足而膀胱之气血行，水道自顺也。治则扶正益气，温肾通利。笔者对产后小便不通之证，也多以气虚下陷、肾不化水论治，若兼下焦瘀滞者，少佐散瘀之品，常取得良好效果。方药党参、黄芪、当归、生甘草、肉桂、泽泻、通草，若恶露不畅者，可加川芎、益母草、王不留行等。如患者产前即多禀质虚弱，经产伤气，脾肾更乏，下元火衰，中气下陷，膀胱气化失司，溺不得出。这与西医认为分娩时产程过长，儿头在母腹中压迫膀胱，致使膀胱括约肌麻痹，失其张力；或有因会阴破裂，使膀胱括约肌引起反射性痉挛，膀胱收缩无力所致是一致的。但古代医家也有反对用刚燥之品，谓其化燥伤阴，而使金燥不能生水，无阴而阳无以化。临床体会，产后癃闭症，临床多以肾虚气陷，膀胱气化无权，而使水溺留滞膀胱，不能排出，故临床以排尿困难而兼少腹胀满为主症。而阴虚津乏，产后长期无尿的情况实属少见。（《何子淮女科经验集》，浙江科学技术出版社，1982）

2. 夏桂成论述：产后小便不通的治疗，应在辨证论治的前提下，常用泽泻、车前子、猪苓、茯苓、木通等通利之品。又因现代药理研究证实了当归、川芎、牛膝、红花、五味子等有收缩平滑肌作用，亦可择其一二加入辨证方中。对癃闭者，应导尿以缓急；对膀胱破损甚者，当手术修补。对产后癃闭因于湿热感染者，应及时治疗，以防延误。尚须注意蓄血膀胱，影响气化，导致或加深癃闭，这在临证中亦有所见，治用桃仁承气汤加味。曾治一尿闭患者，肾虚之体，感染湿热，先予温通后施清利，均未效。仔细论察，乃瘀血内阻，投桃仁承气合滋肾丸。药用桂枝、桃仁、红花、当归、泽兰、大黄、川续断、桔梗、黄柏、知母、肉桂、车前子、川牛膝而获痊愈。尚有开提肺气一法，向被喻为“提壶揭盖”，是以荆芥、桔梗、苦杏仁、紫菀、葶苈子为主药。通大便以利小便时，大黄为必用之品。名方“倒换散”，即大黄、荆芥二味治癃闭，证治得当，亦获佳效。（《中医临床妇科学》，人民卫生出版社，1994）

3. 班秀文论述：产后尿闭的治疗，要根据虚实不同而辨证论治。但由于本病的虚实均有

“小便不通”的主症，都与膀胱的气化有关，所以其治疗总以“通利小便”为原则。然后辨清其虚实的轻重，标本的缓急，本着“虚则补之，实则泻之”的要求，根据产后虚实的特点，虚者当用温阳补气，鼓动膀胱气化作用，从而达到化气行水的目的；实者在扶正的基础上，采取或清润，或疏利之法，使小便通畅，以达到利尿而不伤正气的要求。产后小便不通，属脾肺气虚，不能通调水道，膀胱气化失司之病变，宜用补气行水之法，以补气通脬饮（黄芪、麦冬、通草），加茯苓皮、广陈皮、肉桂治之。补气通脬饮虽然有补气润肺通行之力，但行气渗利之力不足，故加用茯苓皮、陈皮二味，以醒脾行气，少佐肉桂以温化，则渗利通尿之力加强。产后小便不通，属肾阳虚弱，不能鼓动膀胱气化的病变，宜温阳补气，行水通利之法，以附子汤治之。产后小便不通属七情过极，肝气郁结，疏泄失常的病变，宜用疏肝通利之法，以柴胡疏肝散加当归身、茯苓皮、通草、素馨花、益母草治之。除了药物内服治疗之外，适当配合针灸治疗，其效果更加显著。常用的有三阴交、关元、归来、中极、水道等穴位。七情过极，肝郁气滞而引起的小便不通，只针而不灸，并加针曲池、外关，以加强其宣通之力；虚证引起的小便不通，除针刺之外，每穴都加用温和灸；脾肺气虚的加用肺俞、脾俞、足三里，又针又灸；肾阳虚弱的，宜加用肾俞、命门两穴，先针后灸，或针上加灸，旨在鼓动阳气的蒸化作用。（《妇科奇难病论治》，广西科学技术出版社，1989）

（三）辨证论治选录

1. 李祥云治疗产后小便不通分 6 型辨治：①气虚型。用补中益气汤加减：黄芪、党参、白术、陈皮、升麻、柴胡等。或加六一散、车前子、菖蒲、淡竹叶。②肾虚型。用金匮肾气丸加减，附片、肉桂、淮山药、山茱萸、泽泻、牡丹皮、潼蒺藜、茯苓、生姜皮等。③气滞型。用逍遥散加减：柴胡、枳壳、青皮、香附、槟榔、沉香、桔梗、白术、木通、滑石、冬葵子等。④湿热型。用八正散加减：萹蓄、瞿麦、木通、车前子、滑石、山栀子、甘草梢、黄柏等。⑤寒凝型。用桔梗汤合五苓散加减：桔梗、甘草、麻黄、白术、泽泻、桂枝、茯苓、猪苓等。⑥血瘀型。用桂枝茯苓丸合五苓散加减：桂枝、茯苓、牡丹皮、赤芍、益母草、香附、桃仁、白术、泽泻、大黄、牛膝等。（辽宁中医杂志，1986，10）

2. 张蕴馥治疗产后小便不通分 3 型辨治：①虚证型。以气虚或肾虚为主，拟补气益肾佐以利水。药用生黄芪、五味子、党参、当归、赤芍、泽泻、柴胡、香附、肉桂、车前子等。②实证型。以肝郁气滞为主。拟疏肝理气为要。药用枳壳、槟榔、木通、滑石、冬葵子、甘草等。③虚实夹杂型。补气益肾，疏肝理气利水。药用木通、冬葵子、云茯苓、泽泻、香附、枳壳、槟榔、炙甘草、麦冬、党参、五味子、当归等。（河南中医，1986，5）

3. 朱明烈治疗产后小便不通分 4 型辨治：①产后气虚、气化无力。药用升麻、柴胡、党参、当归、苦杏仁、白术、黄芪、陈皮、炙甘草、白蔻仁、葱白、生姜、大枣等；②温热伤津、化源不足。药用生地黄、麦冬、玄参、石斛、阿胶、鲜白茅根、连翘心、莲子心、泽泻、牡丹皮、淡竹叶、木通；③脾失健运、肾阳不足。药用肉桂、生姜、党参、白术、黄芪、淫羊藿、炮穿山甲、桔梗、白蔻仁、茯苓、甘草、车前子、附片、大枣；④湿热下注、热阻膀胱。药用萆薢、薏苡仁、连翘、金银花、黄柏、赤芍、莲子心、蒲公英、山栀子、甘草、淡竹叶等。（湖北中医杂志，1984，4）

4. 姜玉玫治疗顽固性产后尿潴留分 2 型辨治：①肾虚型治以肾气汤。干地黄、淮山药、山茱萸、泽泻、牡丹皮、茯苓、肉桂、制附片、甘草加减；②气虚下陷型以益气导溺汤。党参、白术、扁豆、茯苓、桂枝、炙升麻、甜桔梗、通草、乌药加减。（山东中医杂志，1985，4）

5. 向元璋治疗顽固性产后尿潴留分 3 型辨治：①气虚型。症见产后小便不能排，面色少华，腰膝酸冷，神疲乏力，舌质淡，苔少，脉缓而弱；②实热型。症见产后小便不通，少腹胀满而痛，或小便频数，量少色赤，大便干结，脉数，苔黄腻。应用中药利尿汤益气导溺配以穴位外灸治疗产后尿潴留 40 例，总产程 10～22 小时。并与 30 例对照，总产程 9～19 小时。治疗分三组。中药组，方剂以黄芪、茯苓、车前草各 15 g，甘草梢、木通各 6 g。气虚者加党参 15 g；实热型者加白茅根 15 g。③艾灸法：艾灸气海、膀胱、关元穴。对照组用导尿管行导尿术。结果中医组有效 39 例，总有效率 97.5%；对照组有效 26 例，总有效率 86.7%。对照组有 3 例并发泌尿系感染。（湖北中医杂志，1993，6）

（四）临床报道选录

1. 内服药疗法：

（1）卓宏英用利尿通窍汤治疗产后尿潴留 45 例：药用当归、黄芪、茯苓、泽泻、白术、桂枝、猪苓、苦杏仁、木通、皂角刺、甘草各 10～15 g。湿热盛加苍术、薏苡仁、藿香、滑石、黄连；肺热壅盛加桑白皮、黄芩、柴胡、薄荷、瓜蒌壳；气血不足倍用黄芪，加党参或太子参、黄精；阴虚加生地黄、女贞子、墨旱莲、枸杞子、地骨皮：会阴侧切，伤口肿痛，加金银花、蒲公英、红藤、败酱草各 10～15 g。每日 1 剂，水煎服。结果显效（药后 8 小时内自行排尿，畅通，服药 1～2 剂者）42 例，有效（服药 12 小时内自行排尿，服药剂数超过 1 剂，次数在 3～4 次者）2 例，好转（药后 24 小时内排尿，但不通畅，有尿路感染症状，需继续服药者）1 例。（新中医，1987，6）

（2）贾英采用益气利水法治疗产后尿潴留 50 例：药用黄芪、潞党参、炒白术、泽泻各 15 g，车前子、冬葵子各 12 g，当归、茯苓各 10 g，桔梗、川桂枝各 6 g。湿热甚加石韦、金钱草各 12 g；瘀血加益母草 15 g；脾虚纳呆加生谷芽、焦谷芽各 15 g；便秘加火麻仁 10 g。结果显效 32 例，良效 10 例，有效 6 例，无效 2 例，总有效率 95.6%。（江苏中医，1993，10）

（3）沈关桢采用益气利水法治疗产后尿潴留 52 例：药用生谷芽、焦谷芽各 15 g，黄芪 10～15 g，党参、车前草、益母草、当归各 12 g，乌药、泽泻、白术各 10 g，升麻、通草、桂枝各 5 g。产后多瘀，可加鼠妇虫；消化不良加鸡内金；大便燥结加火麻仁；有热加白茅根；加强利尿可加瞿麦、冬葵子。结果显效（服药 1 剂，小便恢复通畅，小腹胀满等症状消失）32 例，良效（服药 2 剂，小便通畅，症状消失）10 例，有效（服药 3 剂，小便通畅，诸症消失）7 例，无效 3 例。（浙江中医杂志，1988，12）

（4）杨鲁一用三末饮治疗产后尿潴留 30 例：药用琥珀 1.5～4 g，肉桂、沉香各 1～2 g。共研细末调服。有热象者酌减肉桂，另用车前子 20 g，泽泻 15 g煎汤，冲服琥珀、沉香末。结果显效（服药 1～2 剂后小便通畅、症状消失）26 例，良效（服药 3～4 剂后小便通畅，症状消失）3 例，无效 1 例。（黑龙江中医药，1989，4）

（5）余水鑫用益气化瘀汤治疗产后尿潴留 31 例：药用党参、黄芪、白术、猪苓各 15 g，王不留行、车前子（包煎）、当归各 12 g，升麻、川芎、炮姜、桃仁泥各 10 g，炙甘草 6 g。汗多加浮小麦、大枣；便秘加肉苁蓉、火麻仁；脘胀加陈皮、枳壳；尿道灼热或热象明显去炮姜、当归，加知母、黄柏等。每日 1 剂，水煎服。服药 3～7 剂。结果均治愈。（北京中医，1994，3）

（6）金真用通利州都汤治疗产后尿潴留 25 例：药用石韦、益母草、黄芪各 15 g，通草、茯苓、泽泻、车前子（包煎）、麦冬、桔梗各 10 g，桂枝 6 g。气虚加重黄芪用量，加党参；便秘加大黄；肝郁加柴胡、香附、郁金；血瘀加桃仁、生蒲黄；发热加蒲公英、黄柏；肾亏加桑寄生、杜仲；纳呆加谷芽、生山楂。每日 1 剂，水煎服。结果均治愈；其中服 1 剂治愈 8 例，2 剂 5 例，3 剂 9 例，4 剂 3 例。（浙江中医学院学报，1994，1）

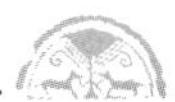

(7) 蒋荣耀用自拟黄芪通草汤治疗产后尿潴留 15 例：药用黄芪20 g，通草、当归、车前子、茯苓、王不留行各12 g，细木通、炮穿山甲、生甘草各10 g。气虚加党参、白术；食欲不振加焦山楂、建神曲。每日 1 剂，水煎服。结果治愈 13 例，显效、无效各 1 例。(上海中医药杂志，1995，4)

(8) 陈慧等用益气活血通利汤治疗产后尿潴留 56 例：药用黄芪30 g，丹参20 g，当归尾、益母草各15 g，川芎、川牛膝各10 g，桔梗9 g，通草6 g。每日 1 剂，水煎服。偏气虚加太子参；偏寒滞加台乌、肉桂、炮姜；湿热者加焦苍术、黄柏、金银花；气滞者加枳壳、槟榔。结果服 1～3 剂均获愈。服 1 剂自行排尿 29 例，服 2 剂自行排尿 25 例，服 3 剂自行排尿 2 例。(江西中医药，1991，5)

(9) 陈颖异用通脬汤治疗产后尿潴留 100 例：药用黄芪30 g，泽泻、益母草各15 g，桂枝、乌药、车前子、通草、王不留行籽、白术各12 g，桔梗6 g，沉香、琥珀（吞服）各3 g。发热加柴胡、黄芩；阴道或尿路感染加野菊花、连翘；乳汁不足加瓜蒌壳、穿山甲；大便秘坚加生白术、木香、火麻仁；腹痛恶露少加生蒲黄、制香附；口渴加六一散；出血量多去王不留行。每日 1 剂，水煎服。结果：治愈 97 例，无效 3 例，治愈率 97%。(成都中医学院学报，1992，2)

(10) 应志华用加味生化汤治疗产后尿潴留 30 例：药用当归、桑白皮各 10～15 g，桃仁、紫菀各 10～12 g，川芎、炮姜各 6～10 g，炙甘草 4～6 g，白通草 3～5 g。气虚者加党参、黄芪；阳虚者加桂枝；口渴者加麦冬；发热者加金银花。结果：全部治愈。其中服药 2 日者 11 例，服药 3～5 日者 16 例，服药 7 日者 3 例。(浙江中医杂志，1988，3)

(11) 曹庆棠用益气排尿汤治疗产后尿潴留 123 例：本组患者均为产后 8 小时下腹部胀满不能排尿，或拔除导尿管后 4 小时仍不能排尿者。药用黄芪、党参、桂枝、白术、茯苓、甘草、桔梗、蟋蟀、泽泻、车前子。阳气虚衰重用黄芪、党参；中气下陷加炙升麻、柴胡；血虚亏乏加当归、熟地黄；气化不利重用桂枝；伴会阴炎症加鸭跖草、金银花。每日 1 剂，煎 2 次（每次取汁 400 mL），分 2 次服。服药期间忌食萝卜。若已留置导尿管者，须于拔管 4 小时后再服药。结果全部治愈。服药 1 剂畅解小便者 98 例（占 80%）；服 2～3 剂者 25 例。(江苏中医杂志，1987，7)

(12) 邱桂琴等用导赤散加味治疗产后尿潴留 115 例：药用生地黄25 g，茯苓、车前草、淡竹叶、木通、陈皮、黄芪各15 g，山药、甘草梢各10 g。加温水煎约 1 小时，得药汁约 100 mL，顿服。6～8 小时未排尿者再服 1 剂。结果服药后 1 小时内排尿者 80 例，药后 2 小时内排尿者 35 例。(黑龙江中医药，1989，6)

(13) 杨关通等用益气通尿汤治疗产后尿潴留 40 例：药用炙黄芪12 g，肉桂 2 g（后下），炙升麻、荆芥穗各9 g，琥珀末（冲）、甘草梢各3 g。结果服药 30～90 分钟后自解小便者 34 例，服药 1 剂无效或小便淋漓不畅，加服 1 剂后解小便者 4 例，无效 2 例。(上海中医药杂志，1987，11)

(14) 袁巍中医治疗产后癃闭 30 例：其中产程长者 13 例，侧切伤口 20 例，Ⅰ度、Ⅱ度会阴裂伤 16 例，Ⅲ度裂伤 6 例，剖宫产 8 例。药用赤小豆、猪茯苓各30 g，生黄芪、炙黄芪各20 g，当归、怀牛膝、车前草、枳壳各15 g，连翘、泽泻各12 g。方中枳壳有兴奋膀胱平滑肌促其蠕动的功效。结果本组 30 例药后均能自行排尿，最快 1 剂小便排出，最慢 3 剂显效。(中医杂志，1994，8)

(15) 李虹用益气活血通癃汤治疗产后尿潴留 56 例：其中产程延长 3 例，胎头吸引助产 11 例，产钳助产 4 例，剖宫产 1 例。小便不利时间最长 10 日，最短 2 日。药用黄芪、党参各30 g，枳壳15 g，路路通12 g，当归、赤芍、白芍、桔梗、台乌药、桃仁、牛膝、车前子各10 g，川芎6 g，肉桂 2 g。阴虚者加生地黄、玄参各10 g；脾气虚弱者加白术、茯苓各10 g；腹胀甚者加香附、延胡索各10 g；湿热重者加泽泻12 g，通草6 g；大便秘结者加熟大黄、火麻仁各10 g；恶露不下者加益母草30 g，生山楂10 g；下焦虚热者加知母、黄柏各10 g。方中重用参芪配以当归大补气血；川芎与赤芍、白芍配伍，寓祛瘀于养血活血之中；枳壳配乌药，理气消胀之力益显，配以桔梗，启上达下，且枳壳下入膀胱促进括约肌收缩。结果 56 例全部治愈。最多服药 2～4 剂排尿恢复正常。(陕西中医，1992，12)

(16) 任玉兰用通脬汤治疗产后尿潴留 48 例：其中病程最长 11 日，最短 1 日；剖宫产 6 例，会阴破裂或侧切 18 例，使用产钳助产 5 例。药用益母草20 g，生黄芪15 g，茯苓、车前子（包煎）各12 g，制香附、全当归、路路通、泽泻各10 g，川桂枝、甘草各6 g。偏气虚症见面浮，气短，自汗用炙黄芪20 g；肾虚症见头晕，耳鸣，腰酸，加山药30 g；气滞症见胸闷，嗳气，少腹胀满加台乌药6 g；若虚症夹湿，症见头晕面浮，四肢困重，舌苔白腻加生薏苡仁15 g。方中生黄芪、制香附促膀胱气化；方中数味活血药，均为平淡之品，产后服用，非但无耗血动血之弊，反能运行气血，通利小便，促使恶露早净。结果本组 48 例，痊愈 46 例，显效 1 例，无效 1 例。总有效率 97.9%。服药最多 6 剂，最少 2 剂。(广西中医药，1995，6)

(17) 陈慧用益气活血通利汤治疗产后尿潴留 56 例：其中病程最长 152 小时，最短 12 小时，难产（除剖宫产）22 例。药用黄芪30 g，丹参20 g，当归尾、益母草各15 g，川芎、川牛膝各10 g，桔梗9 g，通草6 g。偏气虚者，加太子参；寒凝者，加台乌药、肉桂、炮姜；湿热者，加焦苍术、炒黄柏、金银花；气滞者，加枳壳、槟榔。方中重用黄芪益气利尿行水，金银花消炎利尿。结果 56 例中，服药 1 剂自行排尿者 29 例（其中 5～12 小时排尿 26 例，15～23 小时排尿 3 例)，服 2 剂药排尿 25 例，服 3 剂药自行排尿 2 例，总有效率 100%。(江西中医药，1991，5)

(18) 曹顺明用降气活血法治疗产后尿潴留 33 例：其中吸引器助产 14 例，产钳助产 13 例；尿潴留 24 小时以上者 9 例，48 小时以上者 12 例，72 小时以上者 8 例，96 小时以上者 4 例，最长者 7 日。药用旋覆梗、泽泻各15 g，赤芍12 g，川厚朴10 g，小青皮、当归、川芎、桃仁、红花各9 g，生大黄（后下）6 g。产程过长而气虚者加黄芪30 g，胸膈满闷气促者加桔梗6 g。结果 32 例均在 24 小时内治愈，其中 1 剂治愈者 30 例，占 90.9%。(上海中医药杂志，1988，12)

(19) 刘殿青用通潴汤治疗产后尿潴留 38 例：药用益母草15 g，知母、黄柏、茯苓、泽泻、车前子（包)、大腹皮、怀牛膝各10 g，肉桂5 g。口干发苦、舌红苔黄腻等湿热偏重者，适当减肉桂用量，加山栀子、冬葵子各10 g，六一散（包） 15 g；便秘加瓜蒌仁、炒枳实各10 g；精神过度紧张加柴胡、青皮各6 g；气虚较重者加黄芪15 g；腹痛、恶露不净加泽兰15 g，红花6 g。结果 38 例全部治愈。其中服完第 1 剂小便自解 22 例，服完第 2 剂小便自解 3 例，服完第 3 剂小便自解 13 例。(陕西中医，1991，12)

2. 针灸疗法：

(1) 王玉玲用点刺放血治疗产后尿潴留 25 例：取双侧少泽、少冲、至阴穴，用三棱针迅速点刺，然后挤压出血即可。为巩固疗效，再取中极、足三里、三阴交毫针刺，留针 30 分钟，每 10 分针提插捻转 1 次。针后 6 小时不能排尿者，可 1 日针 2 次。本组针 1 次在 1～4 小时内排尿者 10 例，针 2 次排尿者 8 例，针 3～5 次排尿者 7 例。(山西中医，1987，4)

(2) 赵凤琴等针刺尿通穴治疗产后尿潴留 40 例：本组患者病程 1～6 日。取双侧尿通穴（箕门穴上 1 寸许压痛明显处)，配中极、关元。患者仰卧，用毫针行补法，进针深 1.5～2 寸，针感向外生殖器放射为宜。留针 40 分钟，每 10 分钟捻针一次，起针后热敷腹部。结果：全部有效，其中针 1 次治愈 25 例，2 次 12 例，3～5 次 3 例。(河北中医，1989，1)

(3) 侯晓军针刺治疗产后尿潴留 30 例：本组患者均为初产后小便完全不通者。针关元、中极配三阴交（双侧），留针 40 分钟。关元、中极直刺，体胖者进针 2 寸，体瘦者 1.5 寸。每 10 分钟行补法捻针 1 次，起针后坐热水盆引尿。结果针 1 次治愈者 24 例，针 2 次治愈者 4 例，针 3 次治愈者 2 例。（中医杂志，1988，1）

（4）董朝平针刺治疗产后尿潴留 170 例：主穴气海可沿皮向下平刺透关元穴，或在关元穴进针沿皮向下平刺透中极，得气后留针用泻法；肾俞直刺 0.3 或 0.5 寸或用补法。配穴双水道斜内进针刺达膀胱壁；三阴交平刺透太溪或直刺 1.0～1.5 寸，一般中等刺激。结果优（0.5 小时内自动排尿）86 例，良（0.5～2 小时自动排尿）75 例，无效（2 小时以上未能自动排尿）9 例。（河北中医，1986，1）

（5）傅越等以艾条温和灸治疗产后尿潴留 40 例：取关元、中极、三阴交（双），施灸艾条距施灸穴位 3～5 cm，每穴每次灸治 5～7 分钟，使局部皮肤红润并有灼热感，以不烫伤皮肤为原则。以上穴位轮流灸治，直至自行排尿为止，少者用 1 支艾条，多者用 2 支艾条。结果灸完艾条 1 支自行排尿的有 27 例，灸完艾条 2 支自行排尿 13 例。治愈率 100%。（中医药信息，1992，3）

（6）王松秋等腹部按摩加热敷治疗产后尿潴留 296 例：针刺足三里、三阴交穴，肌注新斯的明 0.5 mg；仍未排尿者，用生地黄、木通、淡竹叶及甘草梢各 10 g。水煎服。未愈者于第 2 日加酚苄明（苯苄胺）10 mg，日 2 次；12～24 小时仍不愈者，放置保留导尿管，续服中药 3 日。结果均于 1 小时至 3 日内顺利排尿。（天津中医，1992，6）

（7）存秀花等采用耳穴注射治疗产后尿潴留 46 例：取膀胱、内生殖器、尿道、三焦。配穴。实证配下腹、外生殖器、肝；虚证配肾、脾、肺。于相应耳穴区寻找阳性反应物或敏感点，以 4 号皮试针头皮下注入注射用水 0.1 mL，每次选主、配穴 4～6 个，每日 1 次，两耳交替使用。结果均痊愈。（云南中医中药杂志，1995，3）

（8）常固良运用气功治疗产后尿潴留 42 例：本组患者病程 7 小时至 3 日。患者仰卧，取关元穴，用剑指发功点按 2～5 分钟后，即令患者坐起小便。结果即刻小便 30 例，1 小时后小便 4 例，4 小时后再次治疗后小便者 8 例。（气功，1992，2）

（9）马小允用穴位注射新斯的明治疗产后癃闭 50 例：用注射器抽取新斯的明注射液 0.5 mg，于两侧三阴交穴快速进针，得气后，将药液缓缓注入穴内，每侧 0.25 mg，一般需治疗 1～3 日。结果：均治疗 1～2 次后自行排尿，1 次治疗 20 分钟后能自行排尿者 45 例，余 5 例在第 2 日治疗后主动排尿。（中西医结合杂志，1993，6）

（10）张立峰等用酚妥拉明神门穴封闭治疗产后尿潴留 27 例：用注射器抽取酚妥拉明 5 mg，分别注射于双侧神门穴，注射后 15 分钟开始下床排尿。结果 15～25 分钟排尿者 8 例，26～35 分钟排尿者 19 例；排尿量 500～1700 mL。有效率 100%。（中医外治杂志，1996，1）

（11）刘华等采用子午捣臼法针刺治疗产后尿潴留 103 例：其中 1～4 日无尿者 83 例，5 日以上无尿者 20 例；11 例于产前就有小便不通的症状。并与导尿组 40 例对照，其中产后 1～4 日无尿者 33 例，5 日以上无尿者 7 例。用 32 号 2 寸毫针在会阳穴按子午捣臼法施术，在下针得气后，将针上下提插，三进二退，如此三度。在进针时分三部，每部施紧按慢提补法；退针时二部，每部施紧提慢按泻法。同时在紧按慢提时结合左转针，在紧提慢按时结合右转针。如此频繁地提插和捻转，使针感传至会阴部。针刺深度一般为 0.8～1.5 寸。多数患者在 30 分钟内出现尿意，留针 30 分钟仍无尿意者，可再行手法一次。结果治疗组 103 例，痊愈 85 例，显效 14 例，好转 3 例，总有效率 99.0%。病程在 4 日以内者有效率 100%，病程在 5 日以上者有效率 80%；对照组 40 例，痊愈 22 例，显效 10 例，好转 5 例，总有效率 92.5%。（中国针灸，1994，5）

（12）汤健等针刺产后及术后尿潴留 30 例：取三阴交、中极、气海、关元、足三里，用多捻转少提插的泻法。中极、关元、气海穴针感传至会阴部，三阴交针感传至大腿内侧甚至少腹会阴侧。尿时无力或无尿意者加胃俞。结果痊愈 29 例。（针灸学报，1992，2）

（13）刘世英应用针灸治疗产后尿潴留 61 例：取由印堂到鼻尖的长度，按此长度作一取穴标尺。然后将此标尺的一端放于脐中，标尺沿小腹正中线垂直向下，标尺的另一端处是穴。选五寸毫针，点刺透皮下，徐徐捻压直入深达膀胱内。急提慢插，弹动振颤，上下诱导，左右旋转，催促小腹缩堕感为度。后把针体提升 3/4，改换进针角度为 45°。再向下方深处徐徐刺入提升的 3/4 针体仍然施上方。取脐下 3 寸，旁开 3 寸，选四寸钢针徐徐直入，针尖稍偏内侧，深度 3 寸，候缩堕感为度。取足内踝下缘前后凹陷处，每侧两穴，左右计四穴，选寸半毫针直刺凹陷深层，进针 8 分，候气至局部发胀热为度。结果针灸 1 次排尿 50 例，2 次 9 例，3 次 1 例。（针灸学报，1990，2）

（14）王海静用耳压加电针治疗产后尿潴留 53 例：耳压法取肾、膀胱、输尿管、三焦。用王不留行按压上述穴位上。电针取足三里、三阴交、阴陵泉，接电针仪。其中针刺三阴交可使膀胱容量缩小，顺应性降低，有利于缓解排尿困难。共治疗 53 例，每日 1 次。结果治疗 1 次自解小便者 44 例，治疗 2 次自解小便者 8 例，治疗 3 次自解小便者 1 例。（中国针灸，1992，3）

（15）胡久恒穴位指压配合针灸治疗产后尿潴留 40 例：以右手中指点压关元穴，以中指为重心，示指与无名指相辅，先轻后重，一旦排尿则紧压不松，待尿排完后停压。尚不能排尿，再针刺关元、水道、足三里、三阴交，针足三里、三阴交行平补平泻法，同时艾条悬灸关元和水道穴。结果：本组 40 例，治疗 1 次排尿者 25 例，2 次排尿者 10 例，3 次排尿者 5 例，全部治愈。（中国针灸，1992，7）

（16）陈新淦用推拿治疗产后尿潴留 5 例：产妇俯卧位用一指禅推八髎、肾俞；滚腰骶部双侧两条太阳膀胱经；仰卧位，产妇闭目养神，一指禅推双侧三阴交、足三里、气海、关元、中极。结果 15～20 分钟排尿 2 例，20～30 分钟排尿 3 例，一次排尿通畅后，均未再次潴留。（按摩与导引，1994，2）

（17）向中吉用猪苓瞿麦汤配合电推拿治疗产后尿潴留 42 例：药用黄芪 30 g，茯苓、滑石（包）各 25 g，猪苓、瞿麦、木通、泽泻、桔梗、益母草各 15 g，车前子（包）、甘草各 10 g。每日 1 剂，水煎服。患者取膀胱截石位，用 LY－1A 型晶体管电推拿机（福建省霞浦电子仪器厂生产），波形用推拉挡，频率约 10 次/s，用胶布将电极片固定于神阙穴，用电推拿棒在小腹膀胱区来回滚动，边滚动边开电流开关，以患者觉小腹膀胱区有麻木收缩感且能耐受为度。每次 20 分钟，每日 2 次。本组 42 例，用 1～3 日，结果：均痊愈。（中国民族民间医药，2007，6）

（五）经验良方选录

1. 内服方：

（1）益母草 30 g，泽泻、旋覆花各 15 g，赤芍 12 g，厚朴 10 g，当归、川芎、桃仁、红花、青皮各 9 g，生大黄 6 g。每日 1 剂，水煎两次，取液混合，早晚分服。便秘日久加麦芽 25 g，肉苁蓉 10 g。便后肛痛加地榆 10 g，防风 7.5 g。腹痛胸痞加木香 5 g，炮姜 2.5 g。大便带血加炒槐花、阿胶（烊化）各 10 g。主治产后小便不通。

（2）黄芪、茯苓各 20 g，白术、泽泻、猪苓各 15 g，当归、苦杏仁、桂枝、木通各 10 g，甘草 3 g。每日 1 剂，水煎，服两次。主治产后小便不通。湿热盛加苍术、薏苡仁、黄连。肺热盛加桑白皮、柴胡、黄芩。阴虚加生地黄、女贞子、地骨皮。会阴伤口疼痛加金银花、红藤、蒲公英、败酱草。主治产后小便不通。

（3）生谷芽、焦谷芽、黄芪各 15 g，党参、车前草、益母草、当归各 12 g，白术、泽泻、乌药各10 g，升麻、通草、桂枝各5 g。每日1剂，水煎两次，取液混合，早晚分服。血瘀加鼠妇虫。消化不良加鸡内金。便结加火麻仁。尿闭重加瞿麦、冬葵子。发热加白茅根。主治产后小便不通。

(4) 炙黄芪30 g，党参（或太子参）15 g，麦冬、车前子、冬葵子、茯苓各12 g，泽泻、王不留行、炙升麻、炒枳壳各10 g，通草5 g。每日1剂，水煎2次分早晚服或加金银花15 g（后下）；流血阻滞胞宫者加琥珀3～5 g（冲服）。主治产后小便不通。

(5) 茯苓15～30 g，黄芪20 g，白术15 g，当归10～15 g，高丽参（另炖冲服）、车前子（或冬葵子）各10 g，炙甘草、陈皮、升麻、柴胡各6 g。高丽参隔水炖2小时，其余几味煎汤，冲入高丽参，1次服600 g。主治产后小便不通。

(6) 黄芪、茯苓各30 g，白术、当归各15 g，红参、冬葵子各10 g，炙甘草、陈皮各5 g，柴胡、升麻各3 g。9味药（除红参外）加水600 mL，煎取400 mL，红参加水半碗，隔水炖2小时，两液混合，1次顿服。主治产后小便不通。

(7) 白及、牡丹皮根各20 g，黄丝绢12 g。前2味药研成细末，丝绢放稻草灰水内煮沸20分钟，放清水内浸漂。20分钟后取出，加清水3000 mL，文火久煎，浓缩至250 mL，每晚睡前冲服药末。主治产后小便不通。

(8) 当归24 g，川芎15 g，升麻、柴胡各10 g，黄酒60 g。以上前4味用40 g水浸泡20分钟，小火煎后滤过，再加300 g水煎，二煎合一约300 g，分2次空腹服，每次兑入30 g黄酒。主治产后小便不通。

(9) 黄芪、党参各20～30 g，赤芍、白芍各18 g，车前草、茯苓各15 g，当归、川芎、白术、升麻、甘草梢、泽泻、猪苓各9 g，桂枝6 g。水煎取300 g汁，每日1剂，分2次服。主治产后小便不通。

(10) 赤小豆、猪苓各30 g，黄芪20 g，当归、怀牛膝、车前子、车前草、枳壳各15 g，连翘、泽泻各12 g，白术、桂枝各10 g。每日1剂，水煎2次，分早晚服。主治产后小便不通。

(11) 知母、滑石、酒洗黄柏各30 g，茯苓20 g，猪苓、车前子各15 g，桔梗、木通各12 g，肉桂1.5 g。每日1剂，水煎两次，取液混合，分两次服。主治湿热型产后小便不通。

(12) 黄芪、党参各30 g，赤芍、车前子、泽泻、猪苓各15 g，柴胡、枳壳各12 g，当归、川芎、桃仁、红花、牛膝各10 g。每日1剂，晚上1次水煎服。主治产后小便不通。

(13) 黄芪20 g，熟地黄、枸杞子各15 g，当归12 g，白术、陈皮、升麻、桔梗各10 g，通草6 g。每日1剂，水煎2次，早晚温服。主治产后小便不通。

(14) 蝉蜕30 g，生黄芪、益母草各15 g，车前子12 g，麦冬、王不留行各10 g，肉桂5 g。每日1剂，水煎2次分服，一般服用2～3剂。主治产后小便不通。

(15) 茯苓12 g，白术、车前子各10 g，柴胡、白芍各9 g，当归、香附、枳壳各6 g，薄荷、生甘草各5 g。每日1剂，水煎服。主治产后小便不通。

(16) 小蓟、滑石各15 g，炒栀子、生地黄各12 g，藕节、淡竹叶、蒲黄各10 g，木通、当归、甘草各5 g。每日1剂，水煎服。主治产后小便不通。

(17) 熟地黄、淮山药各12 g，山茱萸、茯苓、泽泻、牛膝、车前子各10 g，牡丹皮9 g，肉桂、附片各5 g。每日1剂，水煎服。主治产后小便不通。

(18) 炙黄芪12 g，炙升麻、荆芥穗各9 g，厚肉桂（后下）、琥珀末（冲服）、甘草梢各3 g。每日1剂，水煎服，日服2次。主治产后小便不通。

(19) 滑石、炒栀子各12 g，瞿麦、车前子、萹蓄、大黄各10 g，木通6 g，甘草5 g。每日1

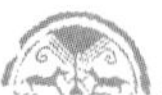

剂，水煎服。主治产后小便不通。

2. 外治方：

(1) 白芥子5 g。将白芥子泡于30 ℃的温水中，搅捣成泥状，将药泥涂在一块20 cm^2 正方形的布上，贴在小腹膀胱胀满部位上，盖一条毛巾，再加上装有热水的热水袋，贴敷时间10～15分钟。因芥子泥对皮肤刺激性强，敷贴时间不宜过长。主治产后小便不通。

(2) 黄芪、茯苓各15 g，车前子12 g，白术、黄柏、知母、泽泻、荆芥、木香各10 g，生大黄5 g，沉香、肉桂各3 g，水煎分2次服，每日1剂。第二煎后的药渣加适量的生姜、葱、醋，放入锅中炒热，布包外熨小腹，每日1～2次。主治产后小便不通。

(3) 党参30 g，当归15 g，川芎、柴胡、升麻各10 g。将上药加水煎熬，去渣浓缩成稠厚药膏，取药膏适量摊于蜡纸或纱布中间，贴在脐孔及气海穴上，胶布固定，2日换药1次。主治产后小便不通。

(4) 大葱、芒硝、白矾、精盐、皂角、小茴香、车前子、麝香、田螺肉、冰片、淡豆豉、花椒、生姜、葱白各适量。上药选加一二味，捣烂敷脐，外用胶布固定。主治产后小便不通。

(5) 生姜皮15 g，大蒜2瓣，葱白10根，精盐适量。上药加少许水，共捣成糊状，敷脐上，用塑料纸敷盖，胶布固定，热水袋外敷，温度以患者能耐受为度。主治产后小便不通。

(6) 大蒜2枚，蝼蛄2个。捣烂，油纱布包裹压成饼贴脐，外用胶布固定。活血化瘀。主治产后小便不通。

(7) 田螺10个，麝香0.1 g。上药捣烂敷脐，纱布覆盖固定，放上热水袋热敷。主治产后小便不通。

(8) 麝香0.15 g，皂角3 g，大葱适量。上药捣烂，炒热熨脐。主治产后小便不通。

(9) 荆芥、紫苏、艾叶各15 g，香葱5根。煎汤熏洗。主治产后小便不通。

(10) 陈瓜蒌60 g。煎汤坐浴20分钟。主治产后小便不通。

3. 食疗方：

(1) 羊肉500 g，羊肚1具，羊肺1具，葵菜500 g，草果5个，良姜6 g，蘑菇250 g，胡椒15 g，白面500 g，葱、精盐、醋各适量。将羊肉洗净，与草果、良姜一同熬成汤，再将另炖熟的羊肚、羊肺、蘑菇切细放入汤中，再加胡椒粉及葵菜、葱、精盐、醋。另将白面做成面条煮熟，蘸此羹食用。主治产后小便不通。

(2) 蝉蜕（去头足）9 g。水煎15分钟，取汁400 g，加适量红糖，1次服完。主治产后小便不通。

(3) 红茶叶6 g，蚕豆干（连壳）50 g。加适量水略煮，代茶服饮。主治产后小便不通。

(4) 滑石15 g，瞿麦穗10 g，粳米适量。前2味煎汤去渣，加粳米煮粥服食。主治产后小便不通。

(5) 生黄芪120 g，甘草梢24 g。水煎代茶饮。主治产后小便不通。

第十三节　产后大便难

一、病证概述

本病多因产后阴血亏虚，肠道失润，或气虚推动无力所致。是以产后大便艰涩，数日不解，或便燥疼痛，难于排出为主要表现的产后类疾病。产后大便数日一行，便时干燥疼痛，难于排出；或大便不甚干燥而排出不畅。伴脘腹胀满，汗出短气，口渴尿黄等症。

二、妙法绝招解析

（一）产后津伤，肠道滞涩（哈荔田医案）

1. 病历摘要：廖某，24 岁，已婚。产后旬余，恶露未净，大便秘结，7 日未行，胸腹胀满，纳少泛恶，口干欲饮，脉细数，舌边尖红，苔略黄，极腻。诊断为产后大便难。

证属产后津伤，肠道滞涩。治宜滋阴生津、泄热通腑。药用黑芝麻、黑桑椹、火麻仁各 15 g，肉苁蓉、野党参各 12 g，当归、天冬、香佩兰、炒枳壳、炒神曲、鸡内金各 9 g，紫厚朴、番泻叶（包后下，便泻后去此味）各 6 g。每日 1 剂，水煎服。服 4 剂后，肠道得润，大便自通，惟仍脘闷腹胀，泛恶纳呆，身倦无力。舌淡红，苔薄黄，苔腻已退，脉细。此气血未复，运化迟滞，改拟健脾胃，运中州，滋阴液，以复其损。药用野党参、黑芝麻各 12 g，天冬、云茯苓各 9 g，香佩兰、炒枳壳、紫厚朴、砂仁、干佛手、焦三仙各 6 g。续服 6 剂，头晕乏力已除，恶露已净，大便间日 1 次，初硬后溏，胸腹略宽，纳谷亦增，时或泛恶腹胀，小溲不利。此脾胃升降不利，湿气难免壅滞，转予调理脾胃，兼以快脾利湿。药用车前子、冬葵子（同布包）各 12 g，清半夏、淡竹茹、云茯苓、香佩兰、杭白芍、香谷芽、泽泻、远志各 9 g，紫厚朴、广陈皮各 6 g。服 3 剂后，改服丸剂，上午服麻仁滋脾丸 9 g，晚服归脾丸 9 g，连服 10 日，以资巩固。（《哈荔田妇科医案医话选》，天津科学技术出版社，1982）

2. 妙法绝招解析：产后便秘，饮食如常，腹无胀痛，多系血去过多，津液亏耗，肠道失润所致，故《金匮要略》云："亡津液，胃中燥，故令大便难"，治疗应以养血增液，润燥滑肠为主，倘因阴虚火燥，煎熬津液所致者，也可佐以泄热通便之品。苦寒峻下最忌妄投，以防滑泄之变。本例大便秘结，胸腹胀满。泛恶纳少，不独液亏肠燥。且气机不畅，饮食停滞，胃失和降，传导受阻。故治以滋阴润燥，泄热通便兼予理气散结之法。方中黑芝麻、桑椹、肉苁蓉、天冬、火麻仁等滋阴养血、润肠通便；厚朴、枳壳、佩兰、鸡内金、焦麦芽、焦神曲、焦山楂等理气宽中，开胃醒脾，兼消食积顾正气。复诊后大便自通，即转予调理脾胃，增进饮食，以滋化源，恢复气血。方中番泻叶，甘苦气寒，入大肠经，功能泄热通滞，本品泻下作用虽较强猛，但少有缓下作用，且可用为苦味健胃药，能促进消化，非大走而不守，苦寒败胃者可比。

（二）血枯肠燥，传送乏力（朱小南医案）

1. 病历摘要：于某，25 岁。近生第一胎，流血较多，头眩目花，面色萎黄，分娩后数日间，饮食如常而大便不爽，排出困难，最近 3 日未解大便，恶露不多，色较淡，腹部并无膨胀感。脉细涩，舌质淡而有薄苔。诊断为产后大便难。

证属血枯肠燥，传送乏力。治宜养血润肠，顺气导滞。药用炒黑芝麻 12 g，油当归、柏子仁、肉苁蓉、瓜蒌、云茯苓各 9 g，陈皮、制香附、炒枳壳、焦白术各 6 g。每日 1 剂，水煎服。服 1 剂后，大便得以润下。（《朱小南妇科经验选》，人民卫生出版社，1981）

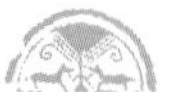

2. 妙法绝招解析：产后大便难，《金匮要略》云“新产妇有三病，一者病痉，二者病郁冒，三者大便难。”盖分娩后气血暴虚，津液不足，肠间干燥，传送乏力，故而大便艰难。轻者可用食治法。一为多食菠菜，菠菜能补血润肠，使大便容易排出。另一为清晨空腹时服蜂蜜一大匙，然后再饮温开水一大杯，往往能够达到润肠通便之目的。药治以当归为主，因其既能补血又能润肠，此外黑芝麻、肉苁蓉能润肠而不伤正，数日未曾大便，可加瓜蒌润大肠、导积滞；另佐以芳香顺气、健脾悦胃之品，如香附、枳壳、白术、陈皮等，健脾气助运化，帮助大肠传送之力。

（三）气血亏损，肠道失润（门成福医案）

1. 病历摘要：吴某，24 岁。产后 1 周，大便干结难解，强努解出如算盘子大粪块，肛门撕裂、疼痛、出血，此后 3 日 1 次大便，肛门疼痛。服三黄片腹痛不止。本证属产后大便难证，乃产后失血伤气，肠道失去润津，故大便干结难行，强努则见肛裂。诊断为产后大便难。

证属气血亏损，肠道失润。治宜养血润燥，行气通便。方选麻仁丸加减。药用何首乌、全瓜蒌各25 g，火麻仁（捣碎）、生桃仁（捣碎）、当归、川芎、炒白芍各15 g，枳实12 g，甘草6 g。每日 1 剂，水煎服。服 3 剂后，大便解出较前顺畅，惟肛门疼痛、带血，上方加熟地黄、炒槐花各15 g。服 3 剂后，便畅，无出血，改服槐角丸每次 1 丸，每日 2 次，以促肛裂愈合。（《门成福妇科经验精选》，军事医学科学出版社，2005）

2. 妙法绝招解析：产后大便难，多因产时气血损伤，血不润肠道而致，治疗当以养血润肠为本，佐以润肠缓泻药物如何首乌、火麻仁、枳实等。疗效显著，瓜蒌润肠通便，用之事半功倍。

（四）营虚津亏，肠道失荣（丛春雨医案）

1. 病历摘要：范某，28 岁。患者顺产 1 男孩，产后大便干燥，轻则 2～3 日，重则 4～5 日大便 1 次，手足心热、口干喜饮，纳谷不香，脉沉细数，舌质红，少苔。

证属营虚津亏，肠道失荣。治宜养血润燥，养阴清热。药用芦根30 g，生何首乌、生山楂、生地黄各15 g，当归、赤芍、柏子仁、火麻仁、粉牡丹皮、玄参各10 g，川芎6 g。每日 1 剂，水煎服。服 6 剂后，大便改为每日 1 次，仍便结，手足心热减，但时有气短汗出，查其寸口脉缓，知有气虚之象，在原方基础上加生黄芪15 g，天花粉9 g。再服 6 剂，大便得通，恢复常态。（《丛春雨中医妇科经验精选》，中国中医药出版社，1994）

2. 妙法绝招解析：《产育宝庆集》云“产后大便秘涩者何？”答曰：“产妇水血俱下，肠胃虚竭，津液虚竭，津液不足，是以大便秘涩不通也。”产后大便艰涩，或数日不解，或排便时干燥疼痛，难以解出者，称为产后大便难。属新产三病之一。早在《金匮要略·妇人产后病脉证并治》已有记载。由于分娩失血，营血骤虚，津液亏耗，不能濡润肠道，以致肠燥便难。或阴虚火盛，内灼津液，津少液亏，肠道失于滋润，传导不利，则大便燥结。治疗本病应针对产后体虚津亏的特点，以养血润肠为主，不宜妄行苦寒通下，徒伤中气。同时按证之属阴虚兼内热或兼气虚，分别佐以泻火或补气之品。本案在于营亏津少，肠道失荣，无水行舟，故拟四物加养阴润燥之品，先用增水行舟，后用益气行舟，借以达到增强推动之力。方中四物汤养血润燥，加肉苁蓉、柏子仁、火麻仁、何首乌以滋补阴精，润肠通便。全方为养血润燥通便之剂。若兼有内热者，则见口干，胸满腹胀，舌质红，苔薄黄，脉细数，宜养血润燥，佐以泄热。方用麻仁丸（《证治准绳》）加麦冬、玄参、生地黄，共为末，炼蜜丸如梧桐子大，空心温酒下 20 丸，未通渐加丸数，不可太过。本方以火麻仁、麦冬、玄参、生地黄养阴润燥；枳壳、大黄泄热通便；益气扶正。若兼气虚者，则见气喘自汗，头晕目眩，精神疲倦，脉大而虚，宜补气养血，佐以润肠，方选圣愈汤加减。

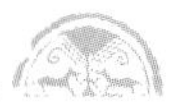

（五）气血亏损，气滞便结（匡继林医案）

1. 病历摘要：周某，女，42岁。患者婚后20年未育，治疗后得孕，平安产子。究以产程过长，出血较多，平时人体羸瘦，产后十日子宫复旧不全，一度垂脱，大便困难。医用润汤通下剂无效，每日非灌肠则不能排便，产妇苦之，旋急促邀诊。审其证，面色苍白，头昏心悸，腹部胀痛，但恶露已净，脉沉涩，苔薄白。诊断为产后大便难。

证属气血亏损，气滞便结。治宜补养气血，佐以理气通结。药用潞党参、生黄芪各60 g，益母草、鹿角胶、鱼鳔胶、炒升麻各24 g，鸡血藤18 g，当归身、制香附、广木香、槟榔、九香虫各10 g，地鳖虫各9 g。每日1剂，水煎服。服6剂后，大便能自解。复请产科检查，垂脱宫体已上缩，但产妇仍感少腹隐痛，不胀，黄带较多。党参、生黄芪各60 g，炒升麻、益母草、鹿角胶、鱼鳔胶各24 g，鸡血藤18 g，当归身、蒲黄炭、制香附、广木香、槟榔、九香虫、地鳖虫各10 g，琥珀末6 g。服6剂后，诸症悉解，惟乳汁不足。党参30 g，益母草、王不留行各24 g，茯苓12 g，白术、炙甘草各10 g。两个月后，产妇已照常工作。（本书主编，待刊）

2. 妙法绝招解析：本症即《金匮要略》所论产后三大病的大便难之一种。一般认为是产后肠间津液缺少所致，实际上是胎儿庞大，胎前既影响膀胱及使直肠受迫，产后子宫复旧不全，影响腑气虚滞，功能不畅，导致大便困难。方用大剂益气之品和宣滞活络的虫类药，使其生面别开，治疗产后大便难有卓效。

三、文献选录

产后大便难，为产后“三病”之一，是一种常见产后病。只要辨证准确，用药得当，养血润肠，或补气行滞，或开提肺气，或荡涤肠腑，心情舒畅，适当锻炼，饮食合理，预后良好。病情顽固者，灌肠通腑，以缓其苦。本病虽轻，宜及时积极治疗，以防因努挣导致阴挺等疾病。

（一）名医论述选录

1. 夏桂成论述：产后大便难，不仅是大便干结难解，尚包括大便质地正常，因产伤气，无力推送，解之不畅。因产失血，阴血亏虚是本病的主要病因。阴亏血少，肠道失濡，河中无水舟不行，大便干燥，排之困难，临厕努责，大汗淋漓，肛裂疼痛，以致不愿大便，致使糟粕停滞肠腑，大肠重吸收其津液，便结成栗，恶性循环。因解之不畅，患者痛苦、害怕、担忧、急躁，气机郁结，糟粕更加难行。因此，要解除其思想顾虑及害怕急躁的心情，须养成每日定时大便的习惯，没有便意，亦须如厕，从思想上产生便意感，减少糟粕在大肠中停留的时间，减轻秘结的程度，以利排出。有人因便秘难行，害怕排便而节制饮食，饮食少则糟粕少，在大肠停留的时间相应延长，故控制饮食无济于事。饮食失节，过食辛热炙煿之品，以致便秘者，要改变饮食习惯，多进粗纤维，滋润养阴之品，如芹菜、韭菜、菠菜、香蕉、苹果、标准面粉、大麦粉、植物油等。辛热之品应禁忌之。本病的药物治疗，主要是滋阴养血，润肠通便，但要顾护后天之本，防止泥膈碍脾，硝黄等攻涤之品不可轻投。若饮食积滞，蓄积酿热；或邪陷阳明，与糟粕搏结，腑气壅滞，大便便结难下，硝黄虽峻但不可迟疑，釜底抽薪，急下存阴，但中病即止，以防耗气伤阴。对因产伤气，传送无力，临厕无力努挣，挣则汗出短气者，当以参、芪、术补其正气。拼力努挣，便下量少溏薄，乃产后腹壁、盆底肌肉松弛，肠黏膜应激性降低，或神经功能失调所致，补气行滞，加强锻炼为治之良法。产后不可卧床过久，产后二日即可下床活动，做提肛肌运动，促使肠蠕动，促进排便，促进子宫复旧。（《中医临床妇科学》，人民卫生出版社，1994）

2. 哈荔田论述：产后便难主要因伤血亡津，肠道失润所致。即所谓“亡津液胃燥”故也。其症状特点为，大便数日不解，或艰涩难下，而饮食如故，腹无胀痛之苦。治疗常法为养血生津，增水行舟。故张山雷云："新产津液必伤，便燥是其常态，宜养液为先。"一般选用四物汤加肉苁蓉、火麻仁、郁李仁之类。如果兼见神疲乏力，气短自汗，头晕目眩等气虚症状，又宜补气养血，佐以利气通幽之法，如八珍汤酌加苦杏仁、佩兰、黑芝麻、郁李仁之类。也有血虚火燥，兼见腹胀、口干，小便黄赤的，则宜养血生津，佐以泄热，方如麻仁丸，或量其虚实，参用各种外导法，慎不可轻用苦寒泻下，以免重伤津液，戕伐胃气。故薛立斋云："产后大便不通，因去血过多，大肠干涸，或血虚火燥，不可计日期，饮食数多，用药通润之，必待胀满，觉胀自欲。不能去，乃结在直肠，宜胆导之。若服苦寒药通之，反伤中焦元气，或逾难通，或通而泻不止，必成败证。"对此等证候，常以养血生津药中配用番泻叶3 g，泡水，空腹另服而得效。番泻叶虽属苦寒，少用则健胃缓下，不似川大黄之走而不守，有伤胃气。此为治疗产后便秘之常法。临床如燥热结滞肠道，而便结难下，其证属实者，也不可拘泥于产后多虚而畏用攻下，致令燥结不去，阴津愈耗。仲景治产后胃实大便难，也用大承气汤而毫不手软。哈氏曾治一患者，产后旬余，夹有外感，先有形寒，继而壮热，午后尤甚，烦躁不安，头晕口苦，且喜渴饮，胸闷腹胀，泛漾欲吐，恶露减少，色呈紫黑，大便七日未下，小便短赤，舌苔黄厚，脉数实。辨证为寒邪化热，内结胃腑。又因少阳枢机不利，津液不能载血下行，故恶露减少，胸闷腹胀。虽在新产之后，但标病势急，邪留不去，第恐津液枯涸，变证蜂起。遂书方白芍、火麻仁、郁李仁、连翘、麦冬、丹参各9 g，柴胡、枳壳、竹茹、川大黄（后下）、玄明粉（冲）、桃仁泥各6 g。服药1剂，下燥屎数枚，热退二三；再剂则热退神静，腑气畅行，恶露增多，腹痛亦减。惟少寐神疲，多汗，因予滋阴养血，益气生津之剂善后。药用太子参12 g，麦冬、玉竹、石斛、当归、柏子仁、酸枣仁、远志肉、首乌藤各9 g，南红花、炙甘草各6 g，五味子3 g。两剂而安。从此例体会，产后病证虽有伤血亡津的特点，治不可猛攻峻逐，但病势急迫，岂能畏缩手脚，倘因循逡巡，反误病机。惟产后攻邪应中病即止，且邪去即转予扶正，所谓"勿泥于产后，勿忘于产后"也。（《哈荔田妇科医案医话选》，天津科学技术出版社，1982）

3. 朱小南论述：分娩后气血暴虚，津液不足，肠间干燥，传送乏力，故而大便艰难。本症轻者可用食治法。简易而妥善之法有二。一为多食菠菜，菠菜能补血润肠，使大便容易排出；另一为清晨空腹时服蜂蜜一大匙，然后再饮温开水一大杯，往往能够达到润肠通便之目的。药治以油当归为主，因其既能补血又能润肠。此外，黑芝麻、肉苁蓉均可引用，能润肠而不伤正；数日未曾大便，可加全瓜蒌润大肠导积滞；另佐以芳香顺气，健脾悦胃之品，如香附、枳壳、白术、陈皮等，健脾气助运化，帮助大肠传送之力。若产后大便难而有口干心烦者，则可用二地（生地黄、熟地黄）、二冬（天冬、麦冬）清虚热，润肠燥颇效。有以五仁丸（《世医得效方》，桃仁、苦杏仁、柏子仁、郁李仁、松子仁、陈皮）改作汤剂服用。临床经验，不若用油当归、肉苁蓉之类较妥，一则产后便秘以虚者为多，上药能补肝肾而兼润肠；二则五仁丸中有郁李仁，服后有致腹痛的副作用。故选用润肠药时，不常用郁李仁，欲用，其量也不超过3 g。（《朱小南妇科经验选》，人民卫生出版社，1981）

（三）辨证论治选录

本病临床常见的有气虚、肾虚、血瘀三个证型：①气虚证。产后小便不通，小腹胀急疼痛，或小便清白，点滴而下，倦怠乏力，少气懒言，语音低微，面色少华，舌质淡，苔薄白，脉缓弱。治宜补气升清，化气行水。方选补中益气汤加味。药用人参、黄芪、甘草、当归、陈皮、升麻、柴胡、白术、桔梗、茯苓、通草等；②肾虚证。产后小便不通，小腹胀急疼痛，或小便色白而清，点滴而下，面色晦暗，腰膝酸软，舌质淡，苔白，脉沉细无力。治宜温补肾阳，化气行水。方选济生肾气丸加减。药用熟地黄、山药、山茱萸、牡丹皮、茯苓、桂枝、泽泻、附子、牛膝、车前子等；③血瘀证。产程不顺，产时损伤膀胱，产后小便不通或点滴而下，尿色略混浊带血丝，小腹胀急疼痛，舌正常或暗，脉涩。治宜活血化瘀，行气利水。方选加味四物汤。药用熟地黄、川芎、白芍、当归、蒲黄、瞿麦、桃仁、牛膝、滑石、甘草梢、木香、木通等。

（四）临床报道选录

郭建芳用加味生化四物汤治疗血虚型产后大便难 30 例：生地黄、熟地黄各 20 g，当归、白芍、益母草、肉苁蓉、生何首乌各 15 g，桃仁、苦杏仁各 10 g，川芎 9 g，炮姜 6 g。每日 1 剂，水煎服；5 日为 1 疗程。初次大便坚硬用开塞露 1 支。对照组 30 例，不用药；进食高维生素高纤维素食品。结果：两组分别有效 21、8 例，无效 9、22 例。

（五）经验良方选录

1. 内服方：

（1）生地黄、当归、党参、火麻仁各 15 g，枳壳、桃仁各 10 g，川芎、柏子仁各 8 g，甘草、槟榔各 5 g。加水煎沸 15 分钟，滤出药液。再加水煎 20 分钟，去渣，两煎药液兑匀，分服，每日 1 剂。便后肛门疼痛加生地黄、防风各 10 g；数日不大便加生麦芽 15 g，肉苁蓉 10 g；腹痛胸痞加木香 5 g，炮姜 3 g；食后呃逆加陈皮、砂仁各 10 g；大便带血加槐花、阿胶各 10 g；阴虚血热加地骨皮 10 g，重用生地黄。主治产后大便难。

（2）肉苁蓉 30 g，当归、熟地黄各 20 g，玄参、麦冬各 15 g，郁李仁、火麻仁各 10 g。药加水 1000 mL，浸泡 1 小时，文火煎至 500 mL，去渣滤液，加蜂蜜适量，分两次服。主治产后大便难。

（3）当归身、肉苁蓉、火麻仁、地骨皮各 10 g，川芎、玄参、炙甘草、云茯苓、麦冬各 6 g，桃仁（碎）、陈皮各 5 g，北五味子 3 g，白蜜糖（分冲）30 g。每日 1 剂，水煎服。主治产后大便难。

（4）生地黄 10 g，麦冬、知母、炙当归身、天冬各 9 g，白芍、天花粉各 6 g，五味子、大黄各 3 g。每日 1 剂，水煎两次，早晚餐前服。主治产后大便难。

（5）桃仁、火麻仁各 30 g，当归、泽泻、生大黄各 3 g，肉苁蓉 15 g。药研细末炼蜜为丸，每服 9 g，每日两次，1 剂为 1 疗程。主治产后大便难。

（6）黄芪、生地黄、当归、麦冬各 50 g，茯苓 30 g，沙参、五味子、枸杞子、火麻仁、郁李仁各 25 g。每日 1 剂，水煎分 2 次服。主治产后大便难。

（7）生白术 30 g，党参 15 g，熟地黄、白芍、苦杏仁各 12 g，茯苓 10 g，炙甘草、当归、川芎、郁李仁各 6 g。每日 1 剂，水服。主治产后大便难。

（8）当归、熟地黄、白芍、玄参、麦冬、火麻仁、生首乌各 12 g，川芎、制大黄、枳实各 9 g，厚朴 6 g。每日 1 剂，水煎服。主治产后大便难。

（9）当归、党参、生地黄、火麻仁各 15 g，枳壳、桃仁各 10 g，川芎、柏子仁各 6 g，槟榔 3 g。每日 1 剂，水煎，服两次。主治产后便秘。

（10）生地黄 15 g，玄参、白芍、麦冬各 12 g，地骨皮、阿胶各 10 g，麻仁丸（吞）10 g。每日 1 剂，水煎服。主治产后大便难。

（11）生地黄、熟地黄各 20 g，天冬、麦冬各 15 g。每日 1 剂，水煎两次，取液混合，早晚分服。主治阴虚型产后便秘。

（12）葱、茶叶末各适量。将葱捣后取汁涎，调茶末。忌服大黄。主治产后大便难。

（13）肉苁蓉、蜂蜜（冲）各 30 g，当归 20 g，火麻仁、郁李仁各 15 g。水煎服。主治产后大便难。

(14) 大麦芽 50 g。炒黄研成细末。每服 9 g，每日 1 次，温开水或稀粥送服。主治产后大便难。

(15) 冬葵子适量。研末，猪脂调制为丸如梧桐子大，每服 50 丸。主治产后大便难。

(16) 白芍 30 g，何首乌 20 g，甘草 10 g。每日 1 剂，水煎服。主治产后大便难。

(17) 生地黄 60 g，白术 30 g，升麻 9 g。每日 1 剂，煎服。主治产后大便难。

2. 外治方：

(1) 黄芪、党参各 15 g，升麻 9 g。共研为末，取 10 g 药末，和 5 根葱白、1 小杯生姜汁、15 粒淡豆豉共捣成膏泥状，捏成药饼，蒸热，敷贴于脐孔上，覆盖固定，每日换药 1～2 次。益气通便。主治产后大便难。

(2) 活田螺 5～7 个，鲜生地黄 30 g，鲜麦冬 15 g。活田螺去壳取肉，加鲜生地黄、鲜麦冬，共捣成膏状，贴敷脐孔，覆盖固定，每日换药 1 次，连贴 3～4 日为 1 疗程。生津补血，润肠通便。主治产后大便难。

(3) 葱白 5 根，生姜 1 片，淡豆豉 21 粒，精盐少量。混合捣烂如厚泥状，软硬适中，捏成 1 个圆形小饼，烘热敷贴于脐孔上，覆盖固定，每日换药 1～2 次。主治产后大便难。

(4) 蜂蜜 60 g。蜂蜜用微火缓煎，时时搅动，熬如胶状，稍冷后，捻如锭状，勿使冷透，趁温热时，纳入肛门内。主治产后大便难。

(5) 醋 30～60 g，猪胆 1 枚。猪胆倾汁入碗内，加醋搅匀，灌入肛门内。主治产后大便难。

(6) 肥皂适量。肥皂加 300～500 g 水，溶化后用此灌肠。主治产后大便难。

(7) 老成萝卜条。如手指粗细，纳入肛门。主治产后大便难。

(8) 大黄、芒硝、枳实各 9 g。煎汤灌肠。主治产后大便难。

3. 食疗方：

(1) 甜杏仁 100 g，粳米 50 g，白糖 150 g，蜂蜜少许。将甜杏仁用温水浸泡，剥去外皮，切碎待用；粳米淘洗干净，与杏仁用小磨磨成细浆，再用纱布过滤取汁；放入碗中，加 100 g 水，上笼蒸约 20 分钟，用纱布过滤除去杂质。取锅上火，杏仁浆煮沸，起锅分别倒入几只小碗中，晾凉或放冰箱中冷冻，即成杏仁豆腐。然后用小刀切成小块。取炒锅上火，加入适量水、白糖、蜂蜜，烧沸后起锅，晾凉后浇在杏仁豆腐上即成。佐餐食用。润肺止咳，润肠通便，生津止渴。主治产后大便难。

(2) 松子仁 30 g，糯米 50 g，蜂蜜适量。将松子仁捣成泥状，与淘洗干净的糯米一同入锅，加 400 g 水，用大火烧开后转用小火熬煮成粥，调入蜂蜜即成。日服 1 剂，分 2 次温服。脾胃虚弱者以及痰多胸满，胃脘胀满，呕吐，食欲不振的痰湿素盛者均不宜服用。滋阴润肺，润肠通便。主治产后大便难。

(3) 紫苏子、火麻仁各 50 g，粳米 250 g。将紫苏子和火麻仁反复淘洗，除去泥沙，再烘干水气，打成极细末，倒入 200 g 温水，用力搅拌均匀，然后静置待粗粒下沉时，取出上层药汁待用。将粳米淘洗净后与上药汁煮成粥，分 2 次服食。润肠通便。主治产后大便难。

(4) 火麻仁 10 g，粳米 50 g。将火麻仁捣烂水研，滤汁，与淘洗干净的粳米一同入锅，加水用大火烧开，再转用小火熬煮成稀粥。日服 1 剂，分数次食用。火麻仁服用过多会中毒，忌多服。润燥，滑肠。主治产后大便难。

(5) 芋头 250 g，粳米 50 g。将芋头去皮洗净切块，与淘洗干净的粳米一同入锅，加 500 g 水，用大火烧开，再转用小火熬煮至粥成，加油盐调味食用。随意食用。散结，宽肠，下气。主治产后大便难。

(6) 柏子仁12 g，猪心1个。将猪心洗净开一个口，将柏子仁放入猪心内，隔水用大火炖熟服食。每日1剂，一般2～3次显效。润肠通便。主治产后大便难。

(7) 鲜生地黄汁100 g，鲜萝卜汁100 g，冰糖适量。以上前2味混匀，入冰糖令溶，代茶饮。生津润燥，清热凉血，宽中下气。主治产后大便难。

(8) 茶叶3 g，蜂蜜10 g。以上2味，放入茶杯中，加入沸水冲泡，加盖焖5分钟即成。代茶温饮，每日1～2剂。主治产后大便难。

(9) 黑芝麻25 g，蜂蜜、牛奶各50 g。黑芝麻捣烂，同蜂蜜、牛奶调和，每日早晨空腹时冲服。主治产后大便难。

(10) 火麻仁500 g，米酒1000 g。将火麻仁研末，用米酒浸泡7日即成。日服2次，每服30 g。主治产后大便难。

(11) 桃仁60 g，米酒100 g。将桃仁捣烂，再用米酒浸泡10日即成。日服2次，每日服30 g。主治产后大便难。

(12) 松萝茶9 g，白糖30 g。以上前1味用沸水750 g，煎成500 g，调入白糖。代茶饮。主治产后大便难。

(13) 牛奶250 g，蜂蜜30 g。将牛奶煮沸，再调入蜂蜜即成。日服1～2次，温热饮用。主治产后大便难。

(14) 茶末3 g，葱白5 g。以上2味，沸水冲泡。代茶温饮，每日1～2剂。治产后大便难。

(15) 核桃肉适量。核桃肉捣碎冲豆浆服食。主治产后大便难。

第十四节　产后乳汁不下

一、病证概述

本病因产后血虚而化源不足，或气机阻滞所致。是以乳汁甚少或无乳为主要表现的产后类疾病。产后无乳或量少质清稀，乳房柔软无胀痛，或偶有轻微胀满，伴神疲气短，脘闷不舒等多见于分娩失血过多及产后情志抑郁者多乳汁甚少或无乳。

二、妙法绝招解析

(一) 肺气郁闭，宣降失司（奚正隆医案）

1. 病历摘要：赵某，27岁。产后半个月，乳汁不行，仅靠糖水及牛奶喂养婴儿，曾经治疗，服中药3剂不效。自觉乳房胀痛、胸闷，大便时硬，食纳尚佳，精神亦可。诊断为产后乳汁不下。

证属肺气郁闭，宣降失司。治宜宣肺疏肝，通经下乳。方选清太医院下乳涌泉散。药用王不留行12 g，穿山甲珠、白芍、桔梗、通草、漏芦、柴胡、天花粉、白芷、生地黄各10 g，青皮、甘草各6 g。每日1剂，水煎服。服6剂后，乳汁仍点滴未下。详问方知患者产前曾患外感，缠绵月余，至今仍觉鼻窍不利，时闭时通，间有咳嗽，视其体质较强，面色微赤，声高息粗，诊脉两寸沉而有力。因思此为外感后期，肺气壅遏，宣降失司，经脉气血失于宣畅，而致乳汁不行。虽历代医家均未述及于此，然有是证，即用是药，治以宣肺理气之法。方选苏子降气汤加减。药用当归12 g，紫苏子、橘络各6 g，紫苏梗、陈皮、苦杏仁、桔梗、前胡、枳壳、天花粉各10 g，甘草3 g。服3剂，即觉胸闷减轻，鼻窍通畅，大便正常，乳汁已下，但量少仍不够喂养。故于

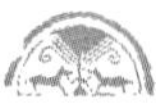

上方加入通草、白芷各10 g，继服3剂后，乳汁量多而稠，已完全替下牛奶，至此方收全功。（新中医，1984，10）

2. 妙法绝招解析：缺乳一证，医家多持气血虚弱和肝郁气滞两端。如《傅青主女科》云："妇人产后绝无点滴之乳，人以为乳管之闭也。谁知气与血之两涸乎?"《医宗金鉴》云"产后缺乳，因瘀血停留、气脉壅滞者，其乳必胀痛。"而本例患者体质较壮实，乳房胀痛，全无虚象，用疏肝通乳之剂又不效，遂另辟一径，用宣肺理气法取效。盖乳汁为血所化，赖气以行，肺主一身之气，朝会百脉，宣布气血于周身，与乳汁的化生通行有密切关系。若因肺气郁闭，宣降失司，气血壅遏，便导致乳汁不行。

（二）内亡津液，乳络不通（魏炼波医案）

1. 病历摘要：付某，27岁。产后100日，乳汁涩少，几乎靠牛奶喂养，伴两侧乳房胀硬疼痛，左侧乳房扪之核桃大之包块，挤或热敷则胀痛减轻，每日挤乳约300 mL，大便干结。脉弦，舌质暗红，苔薄。

证属内亡津液，乳络不通。治宜疏肝通络，散结活血。药用连翘、橘核各12 g，柴胡10 g，大黄6 g。每日1剂，水煎服。服3剂后，乳汁增加，乳房胀痛明显减轻，包块见小，大便通畅，继上方减大黄，加桔梗10 g，续服3剂，乳房胀痛消失，乳汁够喂养婴儿。（湖北中医杂志，1985，5）

2. 妙法绝招解析：陈自明云"初产乳房焮胀，此乳未通……若累产无乳，此内亡津液。"明确指出初产妇缺乳为乳络不通，经产妇缺乳，此内亡津液。傅青主云："少壮之妇，于生产之后，或闻嫌谇，遂致两乳胀满疼痛，乳汁不通，人以为是阳明火热也，谁知是肝气之郁结乎!"综上初产妇缺乳是由肝气郁结，乳络不通。方选疏肝通乳汤，用柴胡、川芎疏肝理气；王不留行、木通、通草、穿山甲、棉花籽、路路通、漏芦通乳络，伍当归资血补虚，佐桔梗载乳上行。

（三）血脉壅滞，乳管不畅（朱小南医案）

1. 病历摘要：刘某，女，31岁，已婚。二胎足月生产，因产程过长，感受风寒，翌日即发寒热身痛，经治得痊，而乳汁不行。循俗日服鱼汤及羊肉汤之类，迄将匝月，下亦不多。自感两乳胀痛，关节酸楚，腰痛腹胀，二便不畅，舌色淡略胖，苔白略腻，脉沉细涩软。

证属血脉壅滞，乳管不畅。治宜疏风养血，活络化瘀。药用海桐皮、北刘寄奴、王不留行、净漏芦、川续断、秦当归各12 g，杭白芍、香白薇、豨莶草、威灵仙各9 g，穿山甲、炒青皮、防风各6 g，北细辛3 g。服3剂后乳汁增多，乳痛亦减，胃醒纳馨，惟腰痛体困，关节酸楚，脉沉细，苔薄白，再拟养血通络，兼除湿。药用炙黄芪、鸡血藤各15 g，秦当归、桑寄生、王不留行、海桐皮各12 g，丝瓜络、怀牛膝、汉防己、威灵仙各9 g，路路通、川桂枝、川独活各6 g，细辛3 g。每日1剂，水煎服。服3剂后，乳水畅下，质尚稀薄，关节痛减，腰骶酸楚。此邪去正虚，拟健脾益肾，养血通痹。药用野党参、炙黄芪各15 g，炒杜仲、桑寄生、秦当归、鸡血藤、金狗脊（去毛）、炒白术、怀山药各12 g，怀牛膝、络石藤、汉防己各9 g，广陈皮6 g。再服3剂，嘱服药后三小时左右以湿热毛巾热敷两乳，并轻轻按揉，以助乳腺通畅。上方服讫，乳多质稠，腰酸肢痛亦解，嘱勿服药。（《朱小南妇科经验选》，人民卫生出版社，1981）

2. 妙法绝招解析：《医宗金鉴》云"产后乳汁不行，因瘀血停留，气脉壅滞者，其乳必胀。"本例乳房胀痛，乳汁不下，乃因产时感寒，致使气涩不行，血脉瘀滞引起；关节酸楚，疼痛走窜，则系风湿瘀血稽留脉络，不通则痛。方中北刘寄奴、青皮、王不留行、穿山甲、净漏芦等行气活血，通络下乳；川续断、当归、杭白芍、白薇等补肾养血，滋液通乳；防风、海桐皮、威灵仙、豨莶草、细辛等疏风胜湿，宣痹通络。此虽非下乳之品，但能针对病因，祛邪通络，俾血脉宣畅，乳水自行。末诊健脾益肾，兼祛风湿，非只蠲痹镇痛，也能滋助乳水化源，补泻兼施，故

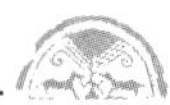

两症皆痊。

（四）气血亏虚，乳汁不足（郑长松医案）

1. 病历摘要：宣某，女，24岁。剖宫产后6日，乳汁甚少，从昨日夜间滴乳不下。伴有乏力自汗，小便频数。舌淡苔少，脉象濡弱。诊断为乳汁不行。

证属气血亏虚，乳汁不足。治宜补气养血，通络行乳。药用生黄芪、党参、熟地黄、当归各30 g，王不留行、漏芦、路路通各15 g，皂角刺、天花粉、通草各12 g，香白芷（后下）、桔梗各6 g。每日1剂，水煎两次，共取600 mL，分早、午、晚温服。连进3剂，行乳正常，诸恙悉除。（《郑长松妇科》，中国中医药出版社，2007）

2. 妙法绝招解析：本案由剖宫产失血过多，气随血耗，致气血亏虚；气虚则乏力自汗，小便频数；血虚则舌淡苔少，脉象濡弱。“乳汁乃气血所化”，气血俱虚，乳无化源，故从乳汁甚少至滴乳不下。方中黄芪、党参、熟地黄、当归补气养血，化生乳汁；王不留行、漏芦、路路通、皂角刺、通草通络行乳；天花粉增液行乳；白芷、桔梗理气、宣络、行乳。

（五）伤食耗气，脾虚缺乳（郑长松医案）

1. 病历摘要：李某，女，27岁。产后11日，从前天中午吃小茴香水饺后，突然乳汁减少，逐渐无乳，脘腹微感不适。舌常色，苔薄白，乳房松软，脉象沉缓。诊断为乳汁不行。

证属伤食耗气，脾虚缺乳。治宜益气醒脾，通络行乳。药用生黄芪、党参、生麦芽、当归各30 g，王不留行20 g，漏芦、路路通、滑石（包）、皂角刺各15 g，通草、生白术各12 g，桔梗、香白芷（后下）各6 g。每日1剂，水煎2次，共取500 mL，分早晚温服。服4剂后，即行乳正常。（《郑长松妇科》，中国中医药出版社，2007）

2. 妙法绝招解析：本案由产后体虚未复，饱食辛香耗气、质坚难化之小茴香，致耗气伤脾；脾虚则运化失司，故胃脘不适；气虚则不能化血为乳，故乳汁不生。方中黄芪、党参、白术益气健脾，以冀资生有权，乳汁自生；生麦芽醒脾化食则资生有源；当归、王不留行、漏芦、路路通、皂角刺、通草养血活血，通络行乳；白芷、桔梗宣络行乳；加滑石资其利窍通乳。

（六）乳络闭阻，蓄乳留聚（郑长松医案）

1. 病历摘要：刘某，女，28岁。产后6日，乳房胀满，乳行艰涩3日，滴乳不下，乳满硬痛1日。两乳坚硬拒按，热而不红，舌常色，苔薄白，脉洪稍数。诊断为乳汁不行。

证属乳络闭阻，蓄乳留聚。治宜消瘀散结，通闭行乳。药用蒲公英90 g，皂角刺60 g，王不留行、瓜蒌、路路通、陈皮各30 g，丝瓜络、穿山甲珠各15 g。每日1剂，水煎2次，共取600 mL，分早、午、晚温服。服1剂后乳房胀痛俱减，乳汁通，但欠畅，3剂后乳行正常，乳房亦舒。（《郑长松妇科》，中国中医药出版社，2007）

2. 妙法绝招解析：本案由乳房胀满，乳行艰涩，至乳硬胀痛，滴乳不下，显系乳络由涩至闭，蓄乳留滞不行之候；蓄乳化热则乳房发热，脉洪稍数。治疗以通为主，可望通则诸恙蠲除。方中重用蒲公英以清热散结，消瘀通乳；皂角刺、穿山甲珠均借其锋锐之力，直达病所以通闭；瓜蒌取其性滑润降之功，以利窍下乳；王不留行、路路通、丝瓜络通络行乳；陈皮行滞散结，消而不伐。

（七）宿食伤脾，乳失化源（郑长松医案）

1. 病历摘要：牛某，女，29岁。产后25日，乳汁不足7日。7日前，贪食过饱，霎时入睡，醒后脘闷不舒，肠鸣腹泻，并有食纳顿减，乳汁逐日减少。刻下乳汁甚少，仍不思纳，泻下稀薄，每日2～4次。舌淡红，苔薄白，脉沉细无力。诊断为乳汁不行。

证属宿食伤脾，乳失化源。治宜补气健脾，资生化源。药用生山药、茯苓、生黄芪各30 g，党参、王不留行、莲子肉、白扁豆、通草、生白术各15 g，陈皮、穿山甲各9 g，桔梗6 g，生甘草3 g。每日 1 剂，水煎 2 次，共取 600 mL，分早、晚温服。服 2 剂后，纳谷渐馨，乳汁增多，大便每日 2 次，略偏稀。药既合病，守方继进。共服 5 剂，乳行如常，余恙悉平。(《郑长松妇科》，中国中医药出版社，2007)

2. 妙法绝招解析：本案由宿食伤脾，运化失职，致脘闷不舒，食纳顿减，肠鸣腹泻；纳少腹泻则乳失化源，故无乳可下；其舌淡红，苔薄白，脉沉细无力，皆脾虚失养之候。方中四君子汤、黄芪、山药、白扁豆、莲子肉着重补气健脾，以裕乳汁生化之源；王不留行、穿山甲、通草通络行乳；陈皮、桔梗理气行乳。

(八) 肝郁气滞，乳络阻涩 (郑长松医案)

1. 病历摘要：王某，女，25 岁。产后 1 个月，乳汁时多时少，行而不畅，乳多时两乳房上部满硬胀痛，3 日前遇事不遂，啼哭后乳汁不行。自 22 岁结婚后，每经前两乳胀痛。舌常色，苔薄白，乳房松软，脉象稍弦。诊断为乳汁不下。

证属肝郁气滞，乳络阻涩。治宜疏肝理气，通络利窍。药用熟地黄、当归、王不留行、皂角刺各30 g，路路通、通草、穿山甲、瞿麦、天花粉各15 g，佛手、丝瓜络各9 g，桔梗、青皮、陈皮、柴胡各6 g。每日 1 剂，水煎 2 次，共 500 mL，分早、晚温服。连进 3 剂后，乳房胀满而痛，乳汁行而不畅，两乳房上部有条索状硬块。此乳络滞涩之象，守原意增损。前方皂角刺加至60 g，去天花粉、穿山甲、佛手，加瓜蒌 90 g，猪蹄甲 15 g，白芷（后下）6 g。并用三棱、莪术、川芎各30 g。每剂加水 1000 mL，煎开后烫洗两乳，每日 2 次。每剂药可洗 2 次。又进 3 剂，乳房胀痛俱减，条索状硬块渐软，乳汁亦见畅通。滞气有流行之机，乳络有畅通之渐。守方不更，以观进退。共服药 15 剂，洗药 6 剂，诸恙告愈。(《郑长松妇科》，中国中医药出版社，2007)

2. 妙法绝招解析：本案旧有经前乳胀之宿疾，产后乳行艰涩，哭泣后乳闭不行，皆肝郁气滞之象；气机阻滞则乳络壅涩，阻碍乳汁之化生与运行，故乳房满硬胀痛，乳汁时多时少，不得畅行。方中王不留行、皂角刺、路路通、通草、丝瓜络、瞿麦、穿山甲、猪蹄甲破坚散结，通络行乳；佛手、青皮、陈皮、柴胡、桔梗疏肝理气；熟地黄、当归、天花粉养血活血，增液行乳；瓜蒌滑润利窍；白芷宣窍行乳。外用行气散结之品烫洗，对促进乳汁运行，颇有效验。

三、文献选录

产后乳汁甚少或完全无乳，均称乳汁不下。有属气血虚弱者，乳房无胀痛感，面色萎黄；有属肝气郁结者，乳房胀满而痛，甚或发热，精神郁闷。在治疗上，虚者以补为主，肝气郁结者，以疏肝理气为主。由于乳汁过少或无乳的最明显表现为新生儿生长停滞及体重减轻。因此，不仅给婴儿的生长、发育造成影响，而且也会给家庭带来各种困难和麻烦。多见于气血亏虚的产妇，表现为新产之后乳汁甚少或全无，乳汁清稀，乳房柔软无胀感，面色无华，头晕目眩，心悸怔忡，神疲食少，舌淡、少苔，脉细弱。可用鲫鱼汤、猪蹄汤等，有补血生精、生乳通络功能；肝郁气滞的产妇表现为产后乳少而浓稠或乳汁不通，乳房胀满而痛，舌苔薄黄，脉弦细。可伴有微热、胸胁胀痛、胃脘胀闷、食欲不振。可食鸡粥、山药羹，大枣糯米粥、芝麻糊等，有健脾开胃、补血生乳作用。

(一) 名医论述选录

1. 何子淮论述：产后乳汁稀少或不行，临床以气虚血少者多见。气血虚而乳汁稀少者，症见乳汁量少，或不行，无乳胀感，以手揉之濡软，挤之仍无乳汁泌出，或仅见点滴，质多清稀而淡。面皖白无华，精神疲倦，头目眩晕，或耳鸣，心悸，或盗汗，食欲不振。脉虚细，或细数。

治则当壮脾胃，以资化源，补益气血，佐以通乳。方用自拟益源涌泉饮。此外民间单方取猪蹄（前爪）、通草、路路通，混合煎汁服，效也佳。《本草便读》谓猪蹄入胃经。《随息居饮食谱》记载，猪蹄能助血脉，能充乳汁。此方宜在食欲正常时服。如纳谷不香，则使脾胃湿热壅滞，更难生化。《备急千金要方》有鲫鱼汤下乳的记录，《医林纂要》谓其补脾而不濡。鲫鱼加水清炖，肉汁热服，有醒脾胃、生津液的作用，从而以添乳汁之来源。这些单方，亦可参考。尚有肝郁而乳汁不行者，症见乳胀有硬块作痛（有时也不作痛），挤之不出，两胁肋胀痛，胸闷嗳气，饮食少思，脉弦。何氏常仿《傅青主女科》“大舒其肝木之气，而阳明之气血通而乳亦通”的理论，治宜疏肝通乳。药用青皮、橘叶、橘络、通草、柴胡、炒白芍、郁金、预知子、漏芦、路路通等。此类乳汁不行者，易郁而化热成痈，故对乳房有块，伴发热者，应早期作乳腺炎预防处理。蒋某，26岁，职员。初产后20日，乳汁不行，挤而仅见数滴。恶露10日全净，面色憔悴，眼花目眩。脉虚细。治宜补气血，充乳源。处方：党参、炙黄芪、当归、羊乳各30 g，熟地黄、黄精各15 g，焦白术12 g，天花粉、王不留行各9 g，通草5 g。服5剂后，乳房作胀，乳汁能下少许。但腰酸脚软。原方佐补肾填充之品。党参、炙黄芪、当归、玉竹、羊乳各30 g，狗脊24 g，熟地黄15 g，肉苁蓉、枸杞子、川续断各12 g，炙甘草5 g。再服5剂后，腰酸减轻，乳汁增多，原法调理。（《何子淮女科经验集》，浙江科学技术出版社，1982）

2. 朱小南论述：《妇人大全良方》云“妇人乳汁不行，皆由气血虚弱，经络不调所致。”乳汁为血生化，产后气血虚亏者，则乳源不充，乳汁不多。此时若单用行乳药疏通，无济于事，必须在调养气血中，稍佐一二味行血通乳即效。根据黄芪八物汤（《医略六书》方）化裁，用当归、白芍、川芎补血养血活血，黄芪补气，白术、陈皮、茯苓健脾胃以充气血之源，郁金宽中解闷，枳壳行气除胀，路路通、通草乃性质缓和的通乳药，服药后效颇显著。虚证乳汁不足，一般为身体虚弱，乳汁少而乳房不胀。除服药外尚可配合食疗作为辅助，如用猪蹄煎汤或多饮赤豆汤均可。此外，尚有一简便有效的方法，即为多饮米汤。凡煮饭或烧粥时，煮沸后上层滚浮稠浓成泡沫形状的浓汁即是，将该汁盛起后，温饮代茶，有和胃生津，充养乳汁之功，此法惠而不贵，值得推广。尚有一种实证乳汁少，乃是身体壮实，由于受郁滞结，乳汁流出突少而乳房胀痛者，治宜理气通乳，可用涌泉散（《医宗金鉴·妇科心法要诀》方：王不留行、白丁香、漏芦、天花粉、僵蚕），加香附、砂仁、枳壳、合欢皮等即可。（《朱小南妇科经验选》，人民卫生出版社，1981）

（二）辨证论治选录

本病临床常见的有气虚血少、血虚气滞两型：①气虚血少型。产妇平素体弱，产后气血更虚，以致血无以生而为乳汁。乳汁稀少，面色萎白，头晕目眩，心慌气短，畏寒肢肿，舌质淡白，脉象细软。治宜补气养血通乳。方选黄芪四物汤加味。药用赤小豆15 g，黄芪、熟地黄、茯苓各12 g，当归、白芍、川芎、白术各9 g，甘草6 g。黄芪补气，四物（地、芍、归、芎）养血，白术、茯苓健脾，甘草和中，赤小豆通乳。此症由于产后气血两虚，不能生化乳汁，故以补气养血为主，使气血充足，盖气旺而能生血，血充而能化乳；②血虚气滞型。乳少难下，面色苍黄，头晕目涩，心悸少寐胸胁作胀，舌苔薄白，脉象软涩。由于产后肝血不足，肝气有余，遂致血虚气滞，未能生化乳汁。治宜养血调气通乳。方选通乳四物汤加减。药用熟地黄12 g，当归9 g，川芎、木通、王不留行、制香附、陈皮各6 g。熟地黄补血，当归养血和血，川芎补血行气，木通利水通乳，王不留行行血下乳，制香附疏肝调气，陈皮理气和胃。此症由于血虚气滞，故用养血调气为治，使血能自生，气能无滞，则血随气行，自能取汁，变化而为乳汁。（肖国士摘录）

（三）经验良方选录

1. 内服方：

（1）当归15 g，王不留行、漏芦各12 g，川芎、天花粉、陈皮、瓜蒌仁、炮穿山甲、党参、柴胡、黄芪、鹿角霜各9 g，通草、白芷、浙贝母、甘草各6 g。每日1剂，水煎两次，早晚餐后服。主治气血两虚型产后乳汁不下。

（2）当归、黄芪、王不留行、通草各6 g，瞿麦、穿山甲各4.5 g，甘草1.5 g，猪蹄1只。药与猪蹄共煮，每日1剂，食肉饮汤，分两次服，黄酒适量引。主治产后乳汁不下。

（3）王不留行12 g，当归、川芎、黄芪、丹参、穿山甲、鹿角霜各6 g，白芷、甘草各3 g，生虾（捣烂冲服）8个。每日1剂，水煎，服两次。主治气滞型产后乳汁不下。

（4）鲜灰黑蚯蚓40条。切断洗净，置沙锅中加清水1000 mL，放火上煨至汤成乳白色，加调味品少许，每日1剂。分两次服完。主治产后乳汁不下。

（5）炮穿山甲2 g。药研细末，每服1 g，黄酒下，服后用木梳梳乳房数十下，每日两次。主治产后乳汁不通。

2. 食疗方：

（1）猪蹄筋350 g，鸡脯肉50 g，鸡蛋清3只，料酒、精盐、葱末、生粉、清油、葱油各适量。将猪蹄筋切成段，加水烧开片刻后，捞起备用，鸡脯肉去筋放在肉皮上，敲成细茸，放入碗中用水化开，加料酒、精盐、生粉和蛋清等调成薄浆。锅内调入清油，烧热后放入猪蹄筋和调味品，待入味后，将鸡茸浆徐徐倒入，浇上葱油。主治产后乳汁不下。

（2）土瓜根、通草、漏芦各100 g，粳米（或糯米）500 g，猪蹄4只。猪蹄洗净，每只切两半入锅内，加水3000 mL，旺火煮至1500 mL，取去猪蹄，放入土瓜根、通草、漏芦再煮，取汁900 mL，然后去滓，将米入汁内煮粥。乘热喝汁，以饱为度，若身热微汗出者佳，不见效再服。主治产后乳汁不下。

（3）炙黄芪50 g，通草10 g，母鸡1只，精盐、黄酒各适量。前2味洗净，鸡宰杀后去皮，剖腹，洗净，滤干，切大块，放入瓷盘内，加入上药，撒上精盐1匙（宜淡不宜咸），淋上黄酒3匙，不加盖，用旺火隔水蒸3～4小时，空腹食或佐餐食。1日分2～3次吃完。主治产后乳汁不下。

（4）羊肉250 g，猪蹄1只（约500 g），酒、酱油、葱、姜、桂皮等各适量。将猪蹄刮洗净，加酒、酱油浸1小时，羊肉切成方块，用少许油爆香蒜茸，投入羊肉翻炒至干，烹上米醋，再炒焙干，以去尽膻味，然后投入葱、姜、桂皮及调料，改用文火焖熟，拆去骨，收干卤汁即可服。主治产后乳汁不下。

（5）猪瘦肉200 g，紫河车100 g，葱白3茎，黄酒50 mL，精盐少许。将紫河车洗净，切长3 cm，宽1 cm长条，猪瘦肉切成长3 cm，宽2 cm的薄片。然后将上五味一同入锅中，加水800 mL，用旺火炖至肉熟，食紫河车、猪瘦肉，喝汤，一般3～5次见效。主治产后乳汁不下。

（6）鲇鱼1条（重300～400 g），鸡蛋4个。将鲇鱼去内脏洗净，置锅内，加水700～800 mL，用旺火煮沸后，改用文火，将鸡蛋打入鱼汤中，稍候片刻，继续用旺火煮至鲇鱼熟透，吃鲇鱼、鸡蛋，喝汤，日服2次，一般3～4日即效。主治产后乳汁不下。

（7）花生米500 g，鲜石斛50 g，精盐3 g，大茴香、山楂各3 g。将石斛切成1 cm长的节，锅内加清水，并入精盐、大茴香、山楂、石斛，待盐溶后，倒入花生米，烧沸后文火煮约1.5小时，至花生米入口成粉质，佐餐用。主治产后乳汁不下。

（8）芝麻酱100 g，鸡蛋4个，小海米、葱丝、味精各适量，精盐少许。先用水将芝麻酱调成稀糊状，然后打入鸡蛋，加适量水搅匀，再加入调料，置锅内蒸熟即可。将蒸熟之羹 1 次食用。每日 2 次，一般 3 日见效。主治产后乳汁不下。

(9) 穿山甲珠 30 g，丝瓜络 15 g，佛手 10 g，猪蹄筋 200 g，精盐、姜汁各适量。将 3 药装纱布袋内，扎口，与猪蹄筋同置沙锅或高压锅内炖至熟，弃药袋，调入适量盐、姜汁。饮汤食肉，每日数次，连用至乳多为止。主治产后乳汁不下。

(10) 母鸡 1 只（约 1500 g），猪排骨 2 块，调料适量。将母鸡宰杀后，去毛、内脏、洗净，与猪排骨同入沸水锅内，加葱姜、料酒、精盐，用文火焖约 3 小时，至鸡肉脱骨入味精，佐餐，每日数次。主治产后乳汁不下。

(11) 红薯叶 250 g，猪五花肉 200 g，调料适量。洗净红薯叶，切碎，猪肉洗净，切成 2 cm 长，1 cm 宽的块，将 2 味放锅内，加葱、姜、精盐、味精等，武火烧沸后，转用文火炖至肉烂，食肉饮汤。主治产后乳汁不下。

(12) 粳米 100 g，陈皮 15 g，薤白、枳壳各 10 g，豆豉 10 g，大枣 8 枚，生姜汁适量。先将薤白、枳壳、陈皮煎汤取汁，去渣，再加入粳米、大枣、豆豉煮粥，待粥熟调入生姜汁，空腹温服。主治产后乳汁不下。

(13) 花生米 50 g，鸡爪 10 只，调料适量。将鸡爪剪去爪尖，洗净，下锅，加水、黄酒、姜片煮半小时后，再入花生米、精盐、味精，用文火焖煮 1.5～2 小时，撒上葱花，淋入鸡油。主治产后乳汁不下。

(14) 赤小豆 50 g，糯米甜酒酿 250 g，鸡蛋 4 个，红糖适量。赤小豆洗净，加水煮烂，入甜酒酿，烧沸，打入鸡蛋，待蛋凝熟透加红糖。吃蛋喝汤。主治产后乳汁不下。适用于血虚所致的乳汁不下。

(15) 丝瓜 250 g，香菇 25 g，豆腐 5 块，猪前蹄 1 只，精盐、姜各适量。先煮猪蹄、香菇，加精盐、姜调味，待肉熟后，放入丝瓜、豆腐同煮食用。1 日内分次吃完。主治产后乳汁不下。

(16) 莴苣子 100 g，糯米、粳米各 50 g，甘草 25 g。将 4 味加水 1200 mL（3 大碗），煎汁取 700 mL。去渣分 3 次温服，1～2 剂即可见效。主治产后乳汁不下。

(17) 赤小豆 50 g，陈皮、苹果各 6 g，大鲤鱼 1 条，调料适量。将鱼去鳞、鳃及内脏，洗净，切段，与诸药加水同煮约 40 分钟，调味，空腹温服。主治产后乳汁不下。

(18) 大枣 20 g，党参、覆盆子各 9 g，粳米 60 g。将前 3 味用纱包袋包好，加水煎汤去渣后入粳米煮作粥。每日 1 剂，连续服食 4～5 剂。主治产后乳汁不下。

(19) 金针菜 30 g，猪瘦肉 60 g，调料少许。将金针菜洗净，猪肉切成片，同放陶瓷锅内，用旺火隔水炖熟，加入调料，吃肉、菜，喝汤。主治产后乳汁不下。

(20) 红衣花生、玉米、大米各 100 g。将玉米、花生加水煮至五成熟，入大米，再加适量水，以小火熬成原粥，随口味加糖服。主治产后乳汁不下。

第十五节　产后乳汁缺乏

一、病证概述

产后乳汁甚少或全无称为“产后缺乳”。多发生在产后 2 日至半个月内。乳汁的分泌除与乳腺发育密切相关外，在很大程度上依赖于哺乳时的吸吮刺激。此外，与产妇的营养、睡眠、健康状态以及情绪密切相关。对产后乳汁缺乏中医学称“乳汁不行、乳汁不足。”根据研究显示对于婴儿来说，母乳是最好的食物，母乳的营养最全面而丰富。可以完全提供头六个月婴儿所需营养，母乳成分会随宝宝周数及喂食时间改变，母乳乳清蛋白可避免婴儿胃肠过敏，母乳富含DHA及AA，对脑部发育十分重要。含有的铁、钙较易被婴儿吸收。检查乳房及乳汁性状，可协助诊断。临床上须与乳头凹陷和乳头皲裂造成的乳汁壅积不通，哺乳困难相鉴别。产妇哺乳时乳汁缺乏或全无，不足甚或不能喂养婴儿，为主要诊断依据。

二、妙法绝招解析

（一）气血虚亏，乳源不足（朱小南医案）

1. 病历摘要：王某，27岁。生第三胎，产后45日，头眩腰酸，胸闷腹胀，乳汁缺乏，以致婴儿闹饥，时常啼哭，使产妇烦闷不堪。就诊时见面色萎黄，头晕目眩，精神疲乏，脉细软，舌质淡、苔薄白。

证属气血虚亏，乳源不足。治宜健脾益血，充养乳汁。药用当归、黄芪、茯苓各9 g，川芎、焦白术、白芍、陈皮、郁金、路路通、炒枳壳各6 g。每日1剂，水煎服。服3剂后，乳汁渐增，头眩胸闷等症亦次第好转，刻下尚有腰酸肢软，大便不爽。此乃肝肾虚亏、血少肠燥。药用当归、黄精、丝瓜络、黄芪、淮山药、肉苁蓉、黑芝麻、杜仲、狗脊各9 g，川芎、白术各6 g。连服3剂而愈。(《朱小南妇科经验选》，人民卫生出版社，1981)

2. 妙法绝招解析：产后气血虚亏者乳汁常感不足，《妇人大全良方》云“妇人乳汁不行，皆由气血虚弱、经络不调所致。”乳汁为血生化，血虚则乳源不充，乳汁不多，必须在调养气血中，稍佐一二味行血通乳即效。本例处方，乃根据黄芪八物汤（《医略六书》方：熟地黄、黄芪、白术、茯苓、当归、川芎、白芍、炙甘草）化裁。用当归、白芍、川芎补血养血活血；黄芪补气；白术、陈皮、茯苓健脾胃以充气血之源；郁金宽中解郁；枳壳行气除胀；路路通乃性质缓和的通乳药，服药后效颇显著。复诊乃以调补培本，仅加丝瓜络一味行乳，盖气血足，化源生，而乳汁自增。

（二）肝郁气滞，乳络不通（门成福医案）

1. 病历摘要：姚某，24岁。产后10日，初期奶量充足，后因情志波动，乳房胀痛，不可触及，乳汁随之减少，检查局部无红肿热之象，整个乳房发硬，青筋暴露。脉弦，舌质暗，边尖红，苔薄白。诊断为产后乳汁缺乏。

证属肝郁气滞，乳络不通。治宜疏肝解郁，通络下乳。方选下乳涌泉散加味。药用蒲公英、天花粉各25 g，王不留行、当归、柴胡、青皮、路路通、白芷各15 g，穿山甲10 g，细辛3 g。每日1剂，水煎服。服3剂后，乳汁量增，乳房肿痛见消，继服3剂，以求全效。(《门成福妇科经验精选》，军事医学科学出版社，2005)

2. 妙法绝招解析：乳汁来自气血，为水谷精微所化生，赖气以运行和控制。乳头、乳房分别络属足厥阴肝经、足阳明胃经，故生乳、排乳功能与肝胃之经气密切相关。肝郁气滞之缺乳症，多为初期奶量充足，而后突然量小，伴有肿硬胀痛之特征。治此，下乳涌泉散合拍，疏肝解郁，通络下乳。穿山甲、王不留行通行十二经，无处不到，蒲公英助其软坚活络以下乳，郁解络通，乳汁自畅。

（三）脾胃气虚，乳汁不行（黄绳武医案）

1. 病历摘要：汤某，24岁。1个月前顺产一女婴，一直乳汁甚少，乳房不胀，但触及即漏乳，乳汁清稀；产后出血不多，但恶露至今已月余未净，量少，色淡红；口干，时感头昏，纳可，二便尚可。脉细，舌淡，苔薄白。诊断为产后乳汁缺乏。

证属脾胃气虚，乳汁不行。治宜健脾益气，通经下乳。药用党参、黄芪、白术各15 g，当归12 g，木馒头、炮穿山甲珠各10 g，炙甘草、通草、白芷、陈皮、川芎各6 g，大枣3枚。每日1剂，水煎服。服6剂后，恶露已净，乳汁增多，乳房已有胀感，但仍时有漏乳，口干，舌淡，苔薄，脉细。继服10剂，乳汁增多。(《黄绳武临床经验集》，人民卫生出版社，2004)

2. 妙法绝招解析：产后乳汁甚少或全无，称为“产后乳汁不行”，亦称“缺乳”或“无乳”。乳汁不行证有虚实之别，实者气滞乳壅、闭而不行，症见乳胀乳痛；虚者气血虚弱，生化不足，无乳可下，症见乳房不胀，乳汁清稀。此患者产后月余，恶露淋漓不尽、量少色淡，乳汁少、质清稀、乳房不胀、时而漏乳，乃一派气血不足之象。新产之妇，气血暴虚，妇人以血用事，上为乳汁，下为月水，血虚则乳汁无以化，故乳少而质甚稀；气虚则固摄无权，上则漏乳，下则恶露点滴难尽。然气血所化本于脾胃之健运。《女科经纶》云“产后脾胃之气旺，则血旺而乳多。脾胃之气衰，则血减而乳少。此立斋治乳汁以壮脾胃、滋化源为要也。若不顾脾胃以补气血，徒从事于通乳之剂，是犹求千金于乞丐而不可得矣。”既是脾胃气虚所致，治宜健脾为主，然毕竟乳汁不行，故佐以通经下乳。方中党参、黄芪、白术、炙甘草、陈皮健脾益气；当归、川芎温和流动之品，活血益血，治恶露；白芷活利血脉，引诸药入多气多血之阳明经；通草性味淡甘平，功能利水道催生下乳，张山雷谓其“以淡用事，故能通利经络，其性又不似木通之猛，虽能通利又不甚伤阴”；穿山甲味咸性微寒，《本草纲目》谓其“通经脉、下乳汁，此物穴山而居，寓水而食，出阴入阳能窜经络达于病所”，通经下乳作用极强；木馒头，性味甘平，《中国药物大辞典》谓其能“通乳，活血，消肿，治乳汁不下”。全方重在健脾资其化源，佐以通经下乳之药。寓行于养之中，养在其首，通在其中，养不滋腻，通不破散，正合“药有个性之特长，方有合群之妙用”。

(四) 气血虚弱，乳络不通（韩冰医案）

1. 病历摘要：李某，女，31岁。产后缺乳11日。产后乳汁分泌不足，不能满足婴儿的需要。曾服用西药及偏方治疗，疗效均不明显。诊见乳房柔软，无胀感，触之无包块，乳汁量少，质清稀，神疲乏力，面色少华，倦怠嗜卧，夜寐欠安，纳呆，胃脘胀满，舌质淡，苔薄，脉细。月经13岁初潮，月经期3～4日，月经周期25～26日，色常，量中，无血块，痛经。诊断为产后缺乳。

证属气血虚弱，乳络不通。治宜补气养血，通络下乳。药用黄芪30 g，白芍、党参、王不留行、鹿角霜各15 g，炮穿山甲、路路通、当归、桔梗、佛手片各10 g，砂仁6 g。先将鲫鱼熬汤，以鲫鱼汤煎上药，每日1剂，分早、晚温服或频服。嘱频啜汤水，按摩乳房及局部热敷，以疏通乳络。服7剂后，乳房有胀满感，乳汁分泌渐觉增多，质稠厚，胃脘胀除，胃纳增，惟觉睡眠欠佳，前方减去佛手片，加茯神、首乌藤各30 g。服7剂后，乳汁充足，精神旺盛，诸症悉除，嘱守方再服7剂，以巩固疗效。(《中国现代百名中医临床家丛书·韩冰》，中国中医药出版社，2007)

2. 妙法绝招解析：本案患者冲任气血渐衰，乳汁乃冲任气血所化生，气血亏虚，兼之脾胃虚弱，乳汁化源不足，则乳汁少，质清稀；乳汁不足，乳脉不充，则乳房柔软，无胀感；气虚血少，不能上荣于外，则面色少华；中气不足，脾阳不振，则神疲乏力，倦怠嗜卧，纳呆，胃脘胀满；舌质淡，苔薄，脉细，均是气血不足之征。治宜补气养血，通络下乳。方中党参、黄芪、当归、白芍益气养血，使气血旺而乳化充足；砂仁、佛手片有理气和胃之功，使气血补而不滞；穿山甲、王不留行、路路通具有通经络、下乳汁的作用；鲫鱼、鹿角霜为血肉有情之品，鹿角霜入足少阴经血分，补阴中之阳，能温补督脉，强精益血，鲫鱼滋补精血，通行乳脉；桔梗为舟楫之药，载诸药入胸乳。全方补泻兼施，共奏益气养血、理气和胃、通络下乳之功。安神亦可通乳，

故二诊加用茯神、首乌藤以安神定志。

（五）气阴两虚，乳络不通（韩冰医案）

1. 病历摘要：陈某，女，35 岁。剖宫产后 41 日，缺乳 8 日。10 日前因感冒诱发急性肺炎，经治疗好转，然乳汁分泌渐减，伴汗出增多，遂来诊治。诊见双侧乳房柔软，无胀感，乳汁量少，质清稀，动则汗出，入夜尤甚，神疲乏力，心烦，心悸不宁，夜寐多梦，饮食减少，口干，舌质红，苔少，脉细弱。月经 14 岁初潮，色常量中，无血块，无痛经。诊断为产后缺乳。

证属气阴两虚，乳络不通。治宜补气养血，通络下乳。药用黄芪、丹参各30 g，橘核20 g，白芍、麦冬各15 g，白术、防风、当归、五味子、炮穿山甲各10 g，黄连6 g。每日 1 剂，水煎服。服 7 剂后，乳房有胀感，乳汁分泌稍增，仍不够喂养婴儿，饮食增加，睡眠、心悸、乏力好转，汗出减少，前方减丹参、五味子、黄连，加地骨皮 30 g，鳖甲 15 g，以育阴潜阳。服 7 剂后，汗出止，加王不留行15 g，路路通、漏芦各10 g，增强通络下乳之力。再服 7 剂后，乳汁充足，诸症悉除。再服 7 剂，以固疗效。（《中国现代百名中医临床家丛书·韩冰》，中国中医药出版社，2007）

2. 妙法绝招解析：本案患者系高龄产妇，气血渐衰，剖宫产耗伤冲任气血，复因外感气血津液益虚弱，气虚则卫阳不固，阴血虚不能敛阳，阳气外浮，津液随之而泄，以致多汗；汗为心之液，由精气所化，不可过泄，若汗出过多，耗气亡血伤津，生乳乏源，则乳汁少；阴血亏虚，神失所养，则心烦，心悸不宁，夜寐多梦；神疲乏力，口干，舌质红，苔少，脉细弱，均是气阴不足之征。治宜补气养血，滋阴清热，通络下乳。方中黄芪、白术、防风益气升阳实卫，固表止汗；当归、白芍、五味子、地骨皮、鳖甲育阴潜阳敛汗；丹参、五味子、麦冬、黄连滋阴养血，清心安神定志；路路通、橘核、炮穿山甲、王不留行、漏芦通络下乳。诸药合用则气复津生，故乳汁畅流。

（六）气滞瘀血，乳络不通（韩冰医案）

1. 病历摘要：赵某，女，24 岁。产后乳少 13 日。半个月前足月顺产一女婴，产后 2 日乳汁下，量尚可，后因夫妻关系不睦，乳汁渐减至无，乳房胀硬而痛，活动时疼痛加重，遂来就诊。诊见患者双侧乳房胀痛，硬而有结块，大小不等，拒按，肤色正常，挤之乳汁不出，胸胁胀满疼痛，精神抑郁，喜太息，食少，恶露量少，色暗，舌质暗，苔薄，脉弦。月经 13 岁初潮，色常，量中，有少许血块。诊断为产后缺乳。

证属气滞瘀血，乳络不通。治宜疏肝理气，通络下乳。药用全瓜蒌、蒲公英、益母草各30 g，王不留行15 g，柴胡、青皮、炮穿山甲、路路通、当归、鸡内金各10 g，通草6 g。每日 1 剂，水煎服。嘱调畅情志。服 3 剂后，乳房胀痛大减，服 7 剂后，乳管通，乳汁复涌。再投 5 剂，乳汁充足而愈。（《中国现代百名中医临床家丛书·韩冰》，中国中医药出版社，2007）

2. 妙法绝招解析：肝藏血，主疏泄，乳头属厥阴，《女科经纶》引朱丹溪言“妇人不知调养，忿怒所逆，郁闷所遏，厚味所酿，以致厥阴之气不行，故窍不得通而汁不出”，“产后缺乳因瘀血停留，气脉壅滞，其乳必胀”（《医宗金鉴·妇科心法要诀》）。患者系产后情志不畅，肝气郁结，气滞血瘀，冲任瘀阻，乳络不通所致，故可见乳房胀硬而痛，胸胁胀满疼痛，精神抑郁，太息；木郁克土，肝气犯脾胃，阳气不振，脾失健运，故食少；瘀血阻滞冲任，故可见恶露量少，色暗；舌质暗，苔薄，脉弦，均为气滞血瘀之象。木郁则达之，治宜疏肝理气，活血通络下乳。方中柴胡、青皮理气疏肝通络；炮穿山甲、王不留行、路路通、通草、益母草、鸡内金通络下乳，祛瘀散结；鸡内金兼消积导滞；当归养血活血；全瓜蒌、蒲公英宽胸利气，清热散结，兼预防乳痈形成。药证相合，故可药至病除。

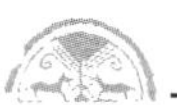

（七）痰湿阻络，乳络不畅（韩冰医案）

1. 病历摘要：王某，女，27岁。5日前足月顺产一男婴，产后乳汁分泌少，遂来就诊。诊见双侧乳房肥大丰满，柔软，无胀痛感，挤之可见少量乳汁，体胖，身体困重，食少，大便溏薄，舌质淡胖，苔白腻，脉沉细。月经15岁初潮，色淡，质黏，量中，痛经（一）。诊断为产后缺乳。

证属痰湿阻络，乳络不畅。治宜健脾燥湿，通络下乳。药用鹿角霜、王不留行、茯苓各15 g，胆南星、青皮、半夏、炮穿山甲、路路通、漏芦、佛手片各10 g，砂仁6 g。每日1剂，水煎服。并嘱勿过食油腻之品。服7剂后，乳管通，乳汁复。遂再投7剂，乳汁通畅而愈。（《中国现代百名中医临床家丛书·韩冰》，中国中医药出版社，2007）

2. 妙法绝招解析：患者为痰湿肥胖之体，素体脾虚，复因产后嗜食肥甘，脾胃益虚，运化失职，水湿不化，聚湿成痰，痰脂互结，阻碍乳络致乳汁不行，故可见乳汁少，乳房丰满，柔软，无胀感；身体困重，食少，大便溏薄，舌质淡胖，苔白腻，脉沉细，为中阳不振，脾虚湿盛之征。治宜健脾燥湿化痰，通络下乳。方中胆南星、青皮、半夏、茯苓、砂仁、佛手片健脾燥湿，行气化痰而开乳窍；炮穿山甲、王不留行、路路通、漏芦通络下乳；肾为冲任之根，肾阳为诸阳之本，《素问·逆调论》云"肾者水脏，主津液"，水液又是构成乳汁的主要成分，因此乳汁的生成与分泌有赖于肾气的充盛，故加用鹿角霜通督脉之气，温补肾阳，温煦脾阳。脾胃健运，痰湿得消，则乳络自通。

三、文献选录

产后缺乳颇为常见。除了乳房乳头的发育不良及异常者外，一般应分虚实论治。明清之前，主要着眼于气血肝胃，以气血不足、肝郁气滞而分型辨证。金元时期，朱丹溪提出膏粱厚味，痰湿蕴阻等，增有痰气蕴阻证治。明清以后，已经注意到本病与肝肾的内在联系，提出了阴虚、阳虚的证治，不能不说是一大进步。因为气血不调，可反映为乳汁的变化，本质上与阴阳消长转化的女性生殖的某一环节失常有关。血虚必然涉及阴精（津液）不足，气虚亦必与元阳不充有关。因血主要来源于精，气虽主宰于肺，培育于脾，但其根本确在于肾。肾阳虚，阴气盛无以化乳，所以缺乳的本质还在于阴阳的不足。实证主要在于肝郁，但亦有痰气蕴阻，乳汁蓄积者。乳汁蓄积尚未成炎症者属此，发为乳腺炎而化脓者不属本病。

（一）产后缺乳的预防调摄

1. 母婴同室，及早开乳：一般认为，早期母乳有无及泌乳量多少，在很大程度上与哺乳开始的时间及泌乳反射建立的迟早有关。有人通过比较，发现产后1小时内即予哺乳，产妇的泌乳量较多，哺乳期也较长。

2. 营养和休息：要保证产妇充分的睡眠和足够的营养，但不要滋腻太过。应鼓励产妇少食多餐，多食新鲜蔬菜、水果，多饮汤水，多食催乳食品，如花生米、黄花菜、木耳、香菇等。

3. 及早治疗：发现乳汁较少，要及早治疗，一般在产后15日内治疗效果较好。时间过长，乳腺腺上皮细胞萎缩，此时用药往往疗效不佳。

4. 养成良好的哺乳习惯：按需哺乳，勤哺乳，一侧乳房吸空后再吸另一侧。若乳儿未吸空，应将多余乳汁挤出。

5. 调情志：产妇宜保持乐观、舒畅的心情，避免过度的精神刺激，以致乳汁泌泄发生异常。

（二）产后缺乳注意事项

1. 母乳喂养需要得到家庭尤其是丈夫的支持，帮助母亲树立母乳喂养成功的信心和母乳喂

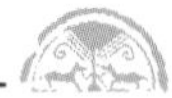

养的热情，使母亲感到能用自己的乳汁喂养孩子是最伟大的工作，应感到自豪和快乐。少数母亲感到喂奶太麻烦，太累，心里不情愿则乳汁会减少。同时要消除母亲焦虑的情绪，多休息，生活有规律，保持愉快心情。

2. 增加哺乳次数，这是增加乳量的最重要措施。尤其在婴儿 4 个月以前每日可哺乳 10～12 次，并适当延长每侧乳房的吸吮时间，如能保证晚间喂哺则更理想。因为婴儿对乳头的吸吮可通过神经反射刺激垂体分泌大量的催乳素，使乳汁分泌增加。

3. 补充水分，哺乳妈妈常会在喂奶时感到口渴，这是正常的现象。妈妈在喂奶时要注意补充水分，或是多饮浆、杏仁粉茶（此方为国际母乳会推荐）、果汁、原味蔬菜汤等。水分补充适度即可，这样乳汁的供给才会既充足又富含营养。

4. 充分休息，夜里因为要起身喂奶好几次，晚上睡不好觉。睡眠不足当然奶水会少，哺乳妈妈要注意抓紧时间休息，白天可以让他人照看一下婴儿，自己抓紧时间睡个午觉，还要学会如何在晚间喂奶的同时不影响自己睡眠。

5. 增加妈妈的营养，这对营养不良的母亲来说是最重要的物质基础。应多吃富含蛋白质、碳水化合物、维生素和矿物质的食物，如牛奶、鸡蛋、鱼肉、蔬菜、水果，多喝汤水如酒酿蛋、火腿鲫鱼汤、黄豆猪蹄汤等。

6. 按摩刺激，这需要专业按摩师的专业手法进行操作。其实每位产后妈妈都应该做几次乳腺的按摩疏通，这样不仅奶量充足，而且会避免哺乳期产生一系列的乳房问题。

7. 如确实母乳量少，可用些中药催奶，如王不留行、通草、川芎、当归、黄芪等。

（三）名医论述选录

1. 夏桂成论述产后缺乳在治疗时务必注意下面几点：①营养和休息的重要性。凡属虚证或虚实夹杂者，营养极端重要，含有治本之意。如猪蹄、鲫鱼、糯米、赤小豆、酒酿等食品是主要的食疗品，同时注意食物宜淡不宜咸，因咸能耗血，并要忌辛辣之品。争取多休息，应有足够的睡眠。②早期哺乳，早期治疗。一般在产后第 2 日即可开始哺乳，1 周内可知乳汁是否充足。但有些产妇因为早期乳房不胀而自行中断，或减少哺乳次数更造成缺乳。也有难产妇往往因过迟开始哺乳而影响乳汁的生成。如在早期哺乳就发现缺乳，应及时治疗。一般来说。在产后半个月内治疗效果较好，若在产后一两个月后才来治疗，往往效果不佳。③注意恶露情况。如恶露过多或不止，则必耗血，影响乳汁化生，亦需同时治疗。④注意乳房乳腺发育。乳房乳腺发育差者，正如古人所云，虽经治疗，亦无益也。如有乳头凹陷或乳头皲裂，授乳困难，可用乳罩帮助之。⑤注意精神情志的变化。若产后情志不畅，忧郁，恐惧，紧张，必然影响乳汁分泌。需要对这种患者进行心理疏导，非单纯的逍遥散，或下乳涌泉散所能治愈。处方用药时，根据夏氏经验，在治疗实证时，亦要考虑虚证，可在疏通方中加入少量补血药；在补养方剂中，加入少量通乳药；在补血方剂中要加滋阴药；在补气方剂中要加补阳药，同时配合饮食营养，注意休息，调情绪，才能获取较佳效果。（《中医临床妇科学》，人民卫生出版社，1994）

2. 班秀文论述：气血盈亏固然是乳汁生化的物质基础，但肝对乳汁的生化作用，尤为重要。肝体阴而用阳，是罢极之本，能化生气血。如七情过极，尤其是恼怒之事，火动于中，更容易损伤肝阴，导致肝阳上亢，形成气血逆乱，则肝的生发疏泄失常，引起乳汁不行。产后缺乳的治疗，当本着虚则补，实则泻的原则。①属气血不足，乳汁生化无源之患者，宜用双补气血，佐以通乳之法。以通乳丹（人参、黄芪、当归、麦冬、桔梗、通草、猪蹄）治之。通乳丹是《傅青主女科》通乳之良方，以补为主，兼以通行，如确属气血不足引起的缺乳，用之甚效。但由于原方中之“七孔猪蹄”注有“去爪壳”三字，用者往往侧重于补而忽略于通，常常去蹄而只用猪脚，殊有未宜。盖肉补养而蹄爪通行也。②产后乳汁量少，或全无乳汁，乳房胀满疼痛，或在哺乳期中，因事不遂恼怒而乳断不行，精神抑郁，胸胁苦满，纳食不香，舌苔正常，或舌边有黯点，脉弦细者，属情志郁结，肝失条达之变。当用疏肝郁，通络行乳之法，以逍遥散（柴胡，当归，白芍，茯苓，白术，薄荷，炙甘草）加穿山甲、路路通、合欢花、通草治之。③肥胖痰湿之体，因痰湿壅滞经脉，以致乳络受阻而乳汁不行者，当用化痰祛湿，活络通乳之法，如苍附导痰丸（苍术、香附、半夏、橘红、白茯苓、炙甘草）加通草、皂角刺、浙贝母、王不留行之类。（《妇科奇难病论治》，广西科学技术出版社，1989）

3. 罗元恺论述：产妇的乳汁是否充足，与脾胃气血是否健旺有密切关系。除注意饮食营养，生活情绪外，治法当以补气血，健脾胃为主，佐以通乳之品，使来源充足，乳汁流畅。缺乳的原因有如下几种：①先天体质生理关系；②血气虚弱；③七情过度；④初产乳脉未通；⑤产乳过多，耗损津血。但临床上看，以气血虚弱和肝郁气滞者，一虚一实为多。

（1）气血虚弱证：因乳房发育不良，或乳头凹陷，乳房柔软无胀满感，乳汁甚少或全无，或量少而清稀，体质虚弱，面色无华，头晕目眩，短气，心悸怔忡，倦怠无力，饮食量少，大便溏薄或不畅。舌淡红、少苔或薄白苔，脉细弱。治以益气补血，佐以通乳。方用自拟通乳丹。

（2）肝郁气滞证：因产后或在哺乳期间，情志抑郁，或愤怒伤肝，以致肝失条达，疏泄不利，乳脉受阻，乳汁壅滞，因而乳汁涩少，甚或不行而全无。临床上可见乳房胀痛，乳汁黄稠稀少，精神忧郁，胸胁胀满，饮食减少，睡眠欠佳，或多梦，或有微热，烦躁不宁。舌黯红，或尖边红赤，苔薄黄，脉弦数。治宜疏肝解郁，通络下乳，可用通肝生乳汤加减。此外，本病还可用药膳调理方法。①猪蹄海参羹（经验方）。黄芪30 g，海参（泡浸几日，去清灰色，切碎）15 g，当归12 g，猪蹄 1 只。以清水 2500 mL，慢火煎至 600 mL，早晚作羹佐膳，连服数日。适用于血气虚弱，营养不良之缺乳。②下乳餐（经验方）。火麻仁（磨碎）120 g，猪瘦肉 250 g，黑米醋 500 mL，生姜20 g。共煮成汤服用。适用于乳汁不通者。（新中医，1993，8）

4. 哈荔田论述：产后乳汁不足在临床有虚实之分。虚者，多为气血虚弱，乳汁化源不足所致；实者，则因肝气郁结，或气滞血凝，乳汁不行所致。在辨证方面，一般以乳房柔软而无胀痛者为虚；乳房胀硬而痛或伴身热者为实。但如虚中夹实者，也可有乳胁胀痛；实中夹虚者，也可不见乳房胀痛。因此，临床尚须结合全身症状，全面观察，以辨虚实，不可单以乳房有无胀痛一症而印定眼目，胶柱鼓瑟，致犯虚虚实实之戒。缺乳的治疗大法，虚者宜补而行之，实者宣疏而通之。哈氏体会，乳汁资于血而化于气，其源在脾，其根在肾，其行在肝，故对本病的治疗，多从脾、胃、肾、肝四脏入手，并依据证之虚实及因素的兼夹分别论治。如虚证以补脾肾，益气血为主，参以理气通络之品；实证则予理气行瘀，通络下乳，继补脾肾。其间，夹寒者温之，兼热者清之，兼风湿者疏散之，以达到补中有疏，行中有补，祛邪不伤正，扶正不碍邪的作用，因而多能取得较好疗效。虚证，以通乳丹补血益气，加钟乳石、女贞子滋肾壮元阳，生麦芽调肝利气机；实证，以北刘寄奴、穿山甲、王不留行等化瘀通络，青皮疏肝理气，防风、淫羊藿、豨莶草、细辛等蠲除风湿，继用健脾益肾，和胃通络之剂善后。（《哈荔田妇科医案医话选》，天津科学技术出版社，1982）

5. 仝宗景论述对猪蹄与酒的通乳功效的评价：对猪蹄的通乳功效的评价。在古今众多通乳方剂中，猪蹄是最为常用的食物之一，尤其对虚证缺乳，可以说是必不可少之品。现代医学研究认为，猪蹄富含大分子胶原蛋白，还含有肌红蛋白、胱氨酸等物质，它们是补充、合成蛋白质的好材料，且易于消化吸收。大分子胶原蛋白的分子结构上有较大的空隙，蕴含对维持生命有重要作用的结合水，使大分子结构得以稳定。猪蹄下奶，也正在于大分子胶原蛋白以水溶液的结合形

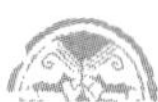

式贮存于人体组织细胞中，改善了细胞营养和新陈代谢的缘故。综上所述，猪蹄富含营养，实为滋补生乳之佳品，最宜于精血、津液亏虚的乳汁不足。不过，肥腻之品，对因痰湿、食滞、瘀血、热毒等所致缺乳者，则非所宜。脾虚运化迟钝者，亦须与健脾助运药同用。对酒乃通乳之要药的评价。酒在通乳方中的运用最早可追溯到晋代葛洪的《肘后方》，酒在古代通乳方药中的应用最多。其作用机制，大致有如下几个方面。①活血通脉。《本草求真》称酒“通经活脉”，《汤液本草》称“酒能行诸经不止”。服酒后可使心跳及血液的运行明显加快，故有很强的活血通脉功效。血液为乳汁的物质基础，乳汁的生成，需要大量的血液供应，故血液的通畅运行对乳汁的生成有极大影响。在通乳方中加酒，可使血液循环旺盛，增强血液对乳房的供给，这对乳汁的分泌无疑具有十分重要的意义。②上升宣发：《类证治裁》云“乳汁为气血所化，而源出于胃，实水谷精华也，惟冲脉隶于胃，故升而为乳，降而为经。”可见乳汁乃冲任气血上升而成，是以通乳方药最喜升提而尤忌下降，此乃因势利导之法也。《医学启源》云“酒力上升”，明代陈嘉谟云：“酒制升提”。《本草经疏》称酒“走散皮肤，开发宣通”。酒的上述升提宣发之性，正与泌乳生理相合，故可引药直达乳房而增强泌乳之效果。③通行三焦。《医林纂要》云“酒可发汗”，《汤液本草》谓酒“利小便”。《本草纲目》谓酒“通畅水道”，《本草经解》谓酒“入手少阳相火三焦经”，有的医家将酒的激发相火功效喻为“与附子同功”。而三焦为命门相火与水液的通道，乳汁的分泌既离不开水道的通调，更离不开相火的激发，这与酒通行三焦的功效是十分吻合的。④助“湿”引气。湿既指病因与病理产物，又指水谷精微物质。《本草求真》云“酒性种类甚多，然总由水谷之精、熟谷之液酝酿而成”，故很多方书都称酒为“湿物”。《本草衍义补遗》认为“酒性善升，气必随之”，这里的“气”当指“湿气”（精微物质）而言。脾为湿土之脏，胃为水谷之海，酒可增助脾胃“湿气”而作为泌乳的能量供给，这对临床具有重要意义。⑤速行药势。乳汁乃婴儿赖以生长发育的珍宝，产后缺乳，婴哭母愁，不可谓不急也。如何使乳汁充沛，则是产后的当务之急，而通乳方药的“速效”问题便成为一个焦点。《本草求真》称酒“若引经用为向导，则其势最速”，古今医家都认识到酒“行药势”的作用。在通乳方药中加酒为引，可增强通乳效果，加速通乳功效。此外，酒还可使一些难溶于水的药物成分加强溶解，从而提高疗效。⑥安神怡志。乳汁的分泌与情志有密切的关系。而酒有明显的安神怡志功效，如《本草经疏》云：“酒能合欢解忧”。在通乳方中加入适量的酒，确可使产妇精神畅快乃至神志安定，随着精神转佳，乳汁的分泌亦见增多。《妇人良方》下乳方：“大麻仁一合，生虾三枚，同研烂去渣，用酒水各一盏，食后临卧温服，仍用被覆睡，乳即通流。”此谓用酒方安神通乳。总之，适量的酒对通乳确有很好疗效，酒是治疗缺乳的一味要药。(《全宗景通乳十二法》，人民卫生出版社，1995)

（四）辨证论治选录

1. 张宽智治疗产后缺乳分 3 型辨治：①气血两虚型。治疗宜补血益气，健脾通乳。方用八珍汤加减：熟地黄、白芍各15 g，党参、黄芪各12 g，当归、茯苓、白术、穿山甲、王不留行各9 g，猪蹄 2 只。先将猪蹄煮熟，去蹄及油，取汤煎药，分 2 次温服。②肝郁气滞型。治宜疏肝理脾，通络下乳。方用四逆散加味：瓜蒌、莱菔子各15 g，穿山甲、王不留行、柴胡各12 g，白芍、漏芦各10 g，枳实、炙甘草、白术各6 g。③肝肾虚损型。治宜滋阴养肝、益肾通乳。方用养肝益肾汤加减：生地黄 15 g，枸杞子、桑椹、麦芽各 12 g，金樱子、穿山甲、王不留行各10 g，山茱萸、当归、丹参、山药、益智仁各9 g。结果：治愈 86 例，显效 14 例，有效 12 例，无效 7 例。有效病例疗程为 3～15 日，平均 7.5 日。(天津中医，1987，1)

2. 张士珍治疗产后缺乳分 3 法辨治：①补血益气通乳法。方用通乳丹加减：生黄芪 30 g，党参20 g，全当归15 g，麦冬10 g，桔梗、木通各9 g，猪蹄 2 个。②疏肝解郁通乳法。方用逍遥散加减：蒲公英20 g，王不留行15 g，黄芩12 g，醋柴胡、全当归、丝瓜络、漏芦、制香附、瓜蒌根、青皮各10 g。③清热解毒通乳法。方用五味消毒饮加减：金银花30 g，瓜蒌实24 g，白茅根、蒲公英各20 g，连翘15 g，重楼12 g，紫背天葵、赤芍、野菊花、浙贝母、青皮各10 g。（河北中医，1986，1）

3. 程远文介绍乳汁不行治痰4法：①燥湿化痰法。用平胃导痰汤（《症因脉治》）加通草、柴胡、白芷、白术等。②温寒化痰法。用理中汤合二陈汤加白芥子、桂枝、川贝母。③清化热痰法。用芩连温胆汤加漏芦、浙贝母、全瓜蒌、蒲公英、木贼等。④化痰逐瘀法。用二陈汤合下乳涌泉散加减。（新中医，1989，10）

（五）临床报道选录

1. 内服药疗法：

（1）贾冠杰用花粉穿山甲汤治疗产后缺乳57例：其中气血不足者36例，气血郁滞者21例。基础方：天花粉15 g，穿山甲、莴苣子、漏芦片、王不留行各12 g，路路通、丝瓜络各10 g。Ⅰ号方：主生乳，适宜气血不足型，以基础方加台党参30 g，熟地黄15 g，生白术12 g，当归身10 g，并以生猪蹄2只洗净水煮1小时，去蹄取汤煎药。Ⅱ号方：主通乳，适宜气血郁滞型，以基础方加小青皮12 g，当归尾、柴胡、炒炽壳、广郁金各10 g。凡此嘱服药逾1小时，以双手自行旋转按摩乳房，以助气血流畅，乳房通达。结果显效42例，有效11例，无效4例。（新中医，1997，5）

（2）蔡小元等用通乳散治疗产后缺乳250例：药用鹿角霜、漏芦、王不留行各30 g，黄芪、山楂、天花粉各25 g，太子参、通草、皂角刺各15 g，穿山甲12 g，枸杞子10 g，茯苓、当归各9 g，川芎、红花、桃仁、赤芍各6 g，生姜3片，大枣5枚。每日1剂，水煎。早晚温服。兼有汗多、乏力者，黄芪用量加倍；因情志所伤加柴胡6 g；乳房红肿有硬块者加陈皮30 g。另施局部热敷。结果满意（服药2剂，2～5日乳汁充足者）238例，有效（服药5剂乳汁增加者）10例，无效2例。（湖北中医杂志，1992，2）

（3）周可贵用增乳汤治疗产后缺乳120例：药用丝瓜络15 g，王不留行、炮穿山甲各12 g，路路通、漏芦、川芎、天花粉、麦冬各9 g。气血亏虚型去炮穿山甲，加党参、黄芪、当归、白术、神曲、通草；肝气郁滞型加柴胡、桔梗、通草、青皮。将诸药用纱布包好放入去内脏的公鸡腹内，温水泡半小时，以慢火煎，待鸡脱骨后即随意喝汤吃肉。结果显效（服药后3～5日泌乳量正常）106例，有效（服药后乳汁明显增多，基本满足婴儿需要）12例，无效2例，总有效率为98.3%。（黑龙江中医药，1991，4）

（4）罗心田用加味四物汤治疗产后缺乳107例：药用熟地黄、王不留行、无花果各20 g，当归、白芍、黄芪、党参各15 g，川木通、天花粉、炮穿山甲各10 g，猪蹄壳7个。每日1剂，水煎，早晚温服。随证加减：乳房柔软无胀满者重用黄芪、党参；乳房胀甚者加香附、路路通；饮食量少，大便溏泻者加鸡内金、山药；胸胁胀满，嗳气不舒者加佛手、柴胡、青皮。结果只用2剂，2～5日乳汁充足者91例，用药5剂，乳汁有所增多者14例，无效者2例。（湖北中医杂志，1996，3）

（5）王乃汉用冬葵滋乳汤治疗产后缺乳100例：药用炒冬葵子（研碎）、生黄芪各30 g，当归15 g，知母、玄参、炒王不留行各12 g，炒穿山甲（捣碎）6 g，路路通（捣碎）3枚，丝瓜络1枚作引。面色无华，神疲纳少，气血两虚者，去知母、玄参，加党参30 g，陈皮10 g；寡欢多虑，两乳胀满作痛，肝气郁结者，加柴胡、青皮各6 g，桔梗3 g。用上方治疗100例，服3剂见效者46例，服6剂见效者32例，服9剂见效者14例，无效者8例。（浙江中医杂志，1996，1）

(6) 徐经印自拟归芪通乳汤治疗产后缺乳50例：药用黄芪40 g，当归20 g，王不留行、白芍各15 g，炙穿山甲、川芎、桃仁、炮姜、焦枳实各10 g，桔梗、甘草各6 g。每日1剂，水煎3次，分早、中、晚服，3日为1个疗程。气滞血瘀重者加柴胡、路路通；阴虚明显加麦冬、炙鳖甲；身热甚者去炮姜，加黄芩；湿盛加苍术、藿香；肾虚加女贞子、钟乳石。结果痊愈43例，显效4例，有效1例，无效2例，总有效率96%。(陕西中医，1991，12)

(7) 单耀辉等用芪芦丝瓜络汤治疗产后缺乳63例：药用黄芪、漏芦、丝瓜络、王不留行各25 g，丹参15 g，穿山甲、人参各10 g，通草、川芎、柴胡、青皮、桃仁、白芷各5 g，红花3 g。气血虚弱者人参、黄芪加量；肝郁气滞者柴胡、青皮加量；血脉壅滞者穿山甲、桃仁、丹参加量；乳房块痛丝瓜络加量；有热加黄芩。每日1剂，水煎服。结果：痊愈47例，显效8例，有效6例，无效2例，总有效率98.6%。(中国乡村医生，1994，12)

(8) 张莉用通乳丹加减治疗产后缺乳46例：药用当归、炙黄芪、漏芦、王不留行、炙穿山甲片（先煎）、炒白术、怀山药、青皮、陈皮各10 g，麦冬、桔梗、木通各6 g，生甘草3 g。血虚明显者，加白芍、生地黄、熟地黄；肝气郁结者，基本方加柴胡、川芎。每日1剂，水煎服，5日为1个疗程。在服上方的同时，以粳米煮赤小豆汤频服。结果：显效34例，有效10例，无效2例，总有效率达95.7%。(山西中医，1996，3)

(9) 黄伏顺用通肝生乳汤加味治疗产后缺乳61例：药用白芍（醋炒）、当归（酒洗）、白术（土炒）、麦冬（麦炒）各15 g，炮穿山甲、熟地黄各10 g，炙甘草、通草、柴胡、远志、桔梗、白芷各6 g。若辨证属气血不足者去远志，加猪蹄1只，每日1剂，水煎服。上方治疗产后缺乳61例，经服3～5剂，显效者38例，有效者18例，总有效率为91.9%，无效者5例，占8.2%。(陕西中医，1993，6)

(10) 宁永兰用逍遥散为主治疗产后缺乳30例：药用当归、白芍各15 g，天花粉、丝瓜络、漏芦、柴胡、茯苓、白术各10 g，甘草5 g，薄荷3 g，生姜3片。每日1剂，每剂均需2次煎熬，共浓缩约300 mL，分2次内服，7日为1个疗程。不配用其他药物，坚持让婴儿吸吮乳头。结果治愈21例，好转7例，无效2例，总有效率93.3%。(安徽中医临床杂志，1995，4)

(11) 常济公用通肝生乳汤加减治疗产后缺乳70例：药用王不留行15 g，炒白芍12 g，当归、川芎、桔梗、路路通各10 g，白术9 g，炮穿山甲珠、通草、柴胡各6 g，甘草3 g。气血虚弱者加党参；肝郁气滞甚加青皮；有热加蒲公英、天花粉；食欲不振加神曲。结果：服药4～8剂后，显效55例，有效12例，无效3例，总有效率为95.7%。(山西中医，1993，2)

(12) 孟庆珠用三通汤治疗产后缺乳485例：药用王不留行25 g，漏芦20 g，穿山甲、通草、路路通各15 g，麦冬、木通各10 g。气血虚弱者加党参20 g，当归15 g；肝郁气滞者加丹参15 g，香附10 g。每日1剂，水煎服。结果：痊愈436例，显效45例，中断治疗4例，总有效率为99.17%。服药最少2剂，最多6剂。(黑龙江中医，1987，4)

(13) 张润民用血府逐瘀汤治疗产后缺乳60例：药用红花、当归、生地黄、牛膝各9 g，桃仁、川芎、赤芍、桔梗、柴胡、枳壳、甘草各6 g。每日1剂，水煎分早、中、晚服。服3剂后，原方加黄芪20 g，王不留行15 g。结果：痊愈59例，无效1例，总有效率98.3%。(陕西中医，1990，7)

(14) 何秀贞等用复方催乳饮治疗产后缺乳76例：药用生黄芪、当归各20 g，穿山甲、川芎、王不留行、漏芦、路路通各10 g，柴胡、通草各6 g。每日1剂，水煎服。膳食对照组76例。结果：本组与对照组分别显效45、10例，有效24、10例，无效7、56例。(北京中医，1989，5)

(15) 李又刚用催乳方治疗产后缺乳100例：药用维生素E 100 mg，土鳖虫3 g，研末，用啤酒 100 mL 送服。每日 3 次。治疗 7 日后，痊愈（乳汁增多，能充分满足需求）80 例，有效（乳汁增多，但不能充分满足需求）15 例，无效 5 例。（实用中西医结合杂志，1990，6）

（16）杨剑萍用化痰通乳汤治疗产后缺乳 50 例：药用瓜蒌 30 g，茯苓 15 g，漏芦、半夏、当归、陈皮、王不留行籽各 12 g，穿山甲 10 g，制天南星 9 g。乳胀身倦、恶露色淡质稀淋漓不净去瓜蒌，加黄芪、白术；乳房胀硬有块、恶露量少色黯质稠加柴胡、青皮、皂角刺；乳房胀而泛痛、恶露清稀量多去瓜蒌，加熟附子、桂枝、干姜；乳房胀痛有热感、恶露黏稠加黄芩、浙贝母、蒲公英；乳房刺痛、恶露夹血块加桃仁、红花、川芎；用药后轻度腹泻漏芦减量（或加砂仁、干姜）。每日 1 剂，水煎分 3 次服；7 日为 1 疗程。结果：显效（用 1 个疗程后，乳汁分泌充足，兼症消失）20 例，有效 26 例，无效 4 例，总有效率 92%。（广西中医药，2000，6）

（17）阎平用黄芪催乳饮治疗产后缺乳 58 例：药用生黄芪、益母草各 30 g，天花粉、麦冬、穿山甲各 15 g，王不留行籽、当归、川芎、鹿角霜各 10 g，漏芦 9 g，桔梗、通草、甘草各 6 g。纳呆、便溏加茯苓、山药、扁豆；胸胁胀满、情志抑郁加青皮、柴胡。每日 1 剂，水煎服；4～7 日为 1 疗程。结果：治愈 42 例，有效 14 例，无效 2 例，总有效率 96.6%。（天津中医，2001，3）

（18）杨芳娥用党参催乳饮治疗缺乳 58 例：药用党参 20 g，当归 9 g，木通、漏芦、王不留行籽、甘草、天花粉各 6 g。气血虚甚加黄芪、桔梗；肝郁气滞加白芍、川芎、青皮、柴胡、通草，有热加黄芩、金银花（或连翘）；食欲不振加神曲、麦芽。每日 1 剂，水煎服；10 日为 1 疗程。结果显效 30 例，有效 26 例，无效 2 例，总有效率 96.6%。（四川中医，2001，12）

（19）李晓燕辨证分型治疗产后缺乳 38 例：气血亏虚型用太子参、黄芪各 15 g，茯苓、白术、当归、川芎、天花粉、桔梗各 12 g，王不留行籽、炒穿山甲各 9 g，杭白芍、路路通、通草、陈皮各 6 g。痰浊壅盛型用半夏、王不留行籽、炒穿山甲各 9 g，陈皮、漏芦、牡蛎、路路通各 15 g，茯苓、郁金各 12 g，生姜、甘草、苦杏仁各 6 g。均恶露未净加益母草。每日 1 剂，水煎服；两型分别 5、3 日为 1 疗程。本组 38 例，结果：治愈 18 例，好转 16 例，未愈 4 例，总有效率 89%。（云南中医中药杂志，2002，2）

（20）赖艳青用催乳汤治疗产后缺乳 30 例：药用北黄芪、当归、党参各 15 g，王不留行籽 10 g，通草 3 g，穿山甲 5 片，排骨 100 g，章鱼 50 g。文火煲 2 小时，调味；每日 1 次，餐前服；3 日为 1 疗程。本组 30 例，结果：乳量充足 25 例，增加 5 例。（实用医学杂志，2002，9）

（21）李素花用通乳汤治疗产后缺乳 668 例：药用王不留行籽、穿山甲各 30 g，党参、白芍、黄芪各 20 g，当归、川芎、生地黄、桔梗、青皮、柴胡各 5 g。每日 1 剂，水煎服。结果有效（能全母乳喂养 4～6 个月）641 例，无效 27 例。（中医药研究，2003，6）

（22）李国珍用下乳汤治疗产后气虚血弱型缺乳 80 例：产后次日开始药用黄芪、天花粉各 20 g，党参、白僵蚕、熟地黄各 15 g，当归、白芍、路路通各 12 g，穿山甲 10 g，川芎 9 g。纳少便溏、舌淡苔白腻酌加炒白术、茯苓、山药；口燥咽干、苔少酌加麦冬、玄参；便秘酌加桃仁、火麻仁。每日 1 剂，水煎服；7 日为 1 疗程。用 1～2 个疗程，结果：痊愈 49 例，有效 26 例，无效 5 例，总有效率 93.75%。（新疆中医药，2005，4）

（23）陈芳用真武汤加减治疗产后缺乳 5 例：药用黄芪、党参各 30 g，用明附片（先煎半小时）、茯苓、白芍各 20 g，桂枝 12 g，白术 10 g，麻黄 3 g。每日 1 剂，连服 1 周。结果：全部治愈。（四川中医，1988，3）

2. 针灸疗法：

（1）刘志谦采用乳三针治疗缺乳 69 例：患者屈肘微握拳，拳与肩平，手心向前，以大陵穴至少海穴旁开 2 分之长度为标定线。①乳源。以标定线长度从膻中穴起平行至该线之尽头为穴。

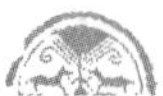

②乳海。从乳头垂直向下至长度为标定线之 1/2 处为穴。③乳泉。从乳源穴平行向背后延至长度为标定线之 1/2 处为穴。逐一针该 3 穴，向乳中心方向刺入 1～1.5 寸并小幅度捻转，以乳房内有胀感为得气；针膻中穴，向下平刺 1.5 寸，得气后均留针 5 分钟；艾灸乳三针 5 分钟，情郁气滞者加太冲或少泽；气血亏虚加足三里；伴头痛失眠加风池。结果痊愈 49 例，好转 15 例，无效 5 例。（辽宁中医杂志，1987，3）

（2）龚炎用针刺涌泉穴通乳 64 例：治疗方法。取卧位，针双侧涌泉穴，进针要迅速，得气后强刺激（鸡啄法）3 分钟，留针 10 分钟。乳汁不通者，针刺后立即用双手挤乳，乳汁即可涌出，并让婴儿吸吮。乳房红肿硬结可明显消退，一般于 2 日内恢复正常。伴发热者可给予中药配合治疗。泌乳不足者，绝大部分在针刺得气后有针感由股内侧直至胞宫，同时有子宫收缩感，半小时后乳房发胀，乳汁滴出。一般针 1～3 次显效。（中医杂志，1987，2）

（3）佟书贤用针刺治疗缺乳症 414 例：取乳根、膻中、少泽、足三里。配穴太冲、乳泉穴（在极泉穴前 5 分处）、通乳穴 1、2、3（以乳头为中点，上下外各 3 寸处）。患者取卧位，全身放松，针刺时用轻刺手法，以患者感到乳房部位有麻木胀痛时为止。先取足三里（双），中等刺激，再取乳根穴（双），沿皮下向乳房方向进针 1 寸，使针感向四外扩散，再取膻中穴，沿皮下向胀房方向横进针 1～1.5 寸。少泽穴点刺见血，太冲穴点刺，轻刺乳泉穴，通乳三穴针向乳头斜刺 5 分，不留针。食欲不振加中脘。肝气郁滞型治疗次数最少 1 次，最多 3 次而愈。气血虚弱型治疗次数最少 2 次，最多 7 次而愈。（中国针灸，1988，4）

（4）果乃华以针药结合治疗缺乳 52 例：①针刺。主穴取膻中、膺窗、乳根、合谷。肝郁气滞型配太冲、少泽；气血虚弱型配中脘、足三里。肝郁气滞型用泻法，气血虚弱型用补法，虚实证不明者用平补平泻法。每日 1 次，10 次为 1 疗程。②中药。白芷、穿山甲、漏芦、木通、红花、王不留行、川贝母各 15 g，地龙 20 g。气血虚弱型加生黄芪、党参、当归各 15 g，外加猪蹄两只清炖；肝郁气滞型加柴胡、香附、川芎、陈皮各 15 g。③针药结合。三型均各取每一组穴位及中药处方，或先针后药，或先药后针，或针药同时并用。结果单用针刺治疗 23 例，单用中药治疗 17 例，针药合用 12 例，分别痊愈 18 例（78.26%）、13 例（76.47%）、5 例（41.67%），好转 4 例（17.39%）、3 例（17.65%）、6 例（50.00%），无效 1 例（4.35%）、1 例（5.88%）、1 例（8.33%）。（中国针灸，1988，6）

（5）黄永泉等采用针刺加拔火罐治疗缺乳 1643 例：取膻中，直刺 0.5 寸，以局部有沉胀感并向四周扩散为度；再取双乳根穴，沿皮下向乳房方向进针 1 寸，使针感达到整个乳房；再取双肩贞穴，中等刺激，使针感向胸前放散。均留针 30 分钟，每隔 5 分钟行针 1 次。最后用圆利针直刺双天宗穴，得气后出针，使针孔有少量渗血，加拔火罐 20 分钟。每周 1 次，3 次为 1 疗程。治疗 1 疗程，结果痊愈 1361 例（82.8%），好转 256 例，无效 26 例，总有效率 98.4%。（针灸临床杂志，1994，4）

（6）魏秀奇采用针刺加穴位按摩治疗缺乳 34 例：①针刺法。取膻中、乳根、液门透中渚、通里。配三阴交、足三里、公孙、列缺、后溪。用 28 号毫针，快速进针透过皮肤，胸乳部穴向乳头横刺 1～1.5 寸，得气后留针 20 分钟。肝郁气滞型用泻法，气血双亏型用补法，每日 1 次，7 次为 1 疗程。②按摩法。气血双亏型取膻中、玉堂、步廊、膺窗、天池、神藏、天溪等穴及乳房，用拇指及四指按揉，双手拇指轻轻推摩等手法，顺经络方向施行；肝郁气滞型取膻中、乳根、乳中、食窦、灵墟、库房、极泉、胸乡等穴及乳房，用拇指稍用力推、按压，双手四指按揉，中示指按摩，中指点压，双手掌并用渐渐向前推压等手法，逆经络方向施行。每日 1 次，每次 15 分钟。结果肝郁气滞型 25 例，痊愈 24 例，显效 1 例；气血双亏型 9 例，痊愈 7 例，显效 2

例。(《中级医刊》，1988，1)

(7) 辛伯臣用手法按摩穴位治疗缺乳100例：虚型取膻中、玉堂、步廊、乳中、膺窗、神藏、胸乡等穴及乳房。用拇指揉，四指揉，双手扭揉，拇指推摩等手法，顺着经络方向轻缓施行之。实型取食窦、膻中、灵墟、库房、屋翳、乳中、乳根、中府、天池、周荣、胸乡、渊液、极泉等穴及乳房。用拇指推、按压，四指揉压，双手扭揉，四指推揉，中示指揉摩，中指点压，双拇指推压等手法，逆着经络方向均匀、深透而稍用力施行之。每日1次，每次10分钟。结果痊愈96例，显效4例，总有效率100%。(中医杂志，1982，8)

(8) 单宗景用穴位注射治疗缺乳90例：①实证缺乳。缺乳兼见胸胁胀闷，乳房肿胀而痛者。取膻中、乳根（双）、液门（双）、肝俞（双）。用当归注射液4 mL，复方丹参注射液4 mL，两药混匀。常规消毒，刺入穴内得气后，按一般速度或稍快速度注入药液。膻中穴分别向两侧乳房横刺25～40 mm，各注入药液1 mL。乳根穴向上横刺13～25 mm，液门、肝俞均直刺，每穴注入药液1 mL。每日1次，3次为1个疗程。②虚证缺乳。缺乳兼见乳房柔软，无胀感，或乳汁清稀者。取膻中、乳根（双）、脾俞（双）、足三里（双）。用药：当归注射液4 mL，人胎盘注射液4 mL，两药混匀。与上述实证者相同，推药用慢速度，每日1次，5次为1个疗程。治疗结果痊愈71例，占79%，有效15例，占17%，无效4例，占4%，总有效率96%。(上海针灸杂志，1993，3)

(9) 解广智用耳针治疗缺乳265例：耳穴取内分泌、胸、乳、胃、肝、神门、皮质下脑点，用26～28号毫针捻转快进针得气后即行补泻手法，双耳同时进行，留针20～30分钟。每次辨证选用上述穴位3～4个，每日行针1次。结果痊愈226例，好转23例，无效6例，总有效率98%。(吉林中医药，1989，3)

（六）经验良方选录

1. 内服方：

(1) 王不留行、通草各15 g，当归、柴胡、棉子各12 g，路路通、桔梗、穿山甲、漏芦、木通各10 g，川芎6 g。随症加减：乳房不胀加党参、黄芪、熟地黄，去柴胡、川芎、漏芦。乳房肿硬加皂角刺、青皮。乳胀发热加蒲公英、连翘、重楼。每日1剂，水煎两次，取液混合，早晚分服。主治产后缺乳。

(2) 黄芪、无花果各30 g，当归15 g，王不留行、赤芍各10 g，炮穿山甲、桃仁、通草各6 g，猪蹄子1对。体虚者加党参12 g；腰痛者加续断10 g；小腹痛加山楂炭15 g。先将洗净的猪蹄子煮熟，取汤煎上药，煎2次。每日服2次。一般2～3剂乳汁即下。猪蹄子另外加调料食用。主治产后缺乳。

(3) 生黄芪18 g，全当归、制香附、佛手片、王不留行各15 g，通草10 g。气虚甚者加潞党参、小红参；肝气郁结较甚加柴胡、广郁金、青皮；肝郁火旺者加牡丹皮、焦山栀；乳房焮热者加蒲公英、瓜蒌仁、夏枯草、赤芍；血虚甚者加熟地黄、杭白芍。主治产后缺乳。

(4) 全瓜蒌30 g，王不留行籽、黄芪各15 g，当归、穿山甲、漏芦、茜草根各10 g，通草、白芷各6 g，葱白3寸。身体虚弱、气虚者加党参、茯苓、熟地黄；自汗出、表虚者倍用黄芪，加地骨皮；肝郁偏重者加青皮、柴胡；大便秘结者加火麻仁。主治产后缺乳。

(5) 黄芪40 g，党参30 g，生地黄、当归、麦冬各15 g，炒王不留行、桔梗、木通各10 g，炮穿山甲、通草、皂角刺、漏芦、天花粉各6 g。药研细末，每用30 g，猪蹄汤送服，酌加红糖少许，每日两次。主治产后缺乳。

(6) 王不留行25 g，漏芦20 g，穿山甲、路路通、通草各15 g，麦冬、木通各10 g。随症加减：气虚加党参、当归各15 g。肝郁气滞加丹参15 g，香附10 g。每日 1 剂，水煎，服两次。主治产后缺乳。

(7) 熟地黄、生黄芪各15 g，王不留行、当归各9 g，路路通、漏芦、炮穿山甲、通草各6 g。每日 1 剂，加水 1500 mL，浓煎至 200 mL，反复煎 3 次，取液 600 mL，每日服 3 次。主治产后缺乳。

(8) 白术、茯苓、枳壳、川楝子、山楂各30 g，王不留行25 g，蒲公英、路路通各20 g，柴胡15 g。每日 1 剂，水煎，服两次。5 剂为 1 疗程。主治湿盛气郁型肥胖体质者缺乳。

(9) 党参、黄芪各30 g，生地黄15 g，炮穿山甲、皂角刺、漏芦、当归、麦冬、白术、王不留行各10 g，天花粉6 g，桔梗、木通各3 g。每日 1 剂，水煎，服两次。主治产后缺乳。

(10) 黄芪、黑芝麻各30 g，王不留行20 g，当归、党参各15 g，炮穿山甲、路路通、通草各10 g，甘草6 g。每日 1 剂，水煎两次，取液混合，早晚分服。主治产后缺乳。

(11) 黄芪、黑木耳、王不留行（包煎）各20 g，当归15 g，大枣 15 枚，猪蹄 500 g。药与猪蹄共煮，加适量佐料，分两次食肉、枣、木耳，饮汤，3 日 1 剂。主治产后缺乳。

(12) 瓜蒌、炒萬巨子各25 g，黄芪 20 g，当归15 g，炮穿山甲、王不留行各12 g，路路通10 g。药用猪蹄汤（鸡汤、鲫鱼汤亦可）煎，每日 1 剂，服两次。主治产后缺乳。

(13) 山楂、茯苓各30 g，王不留行、神曲、路路通各20 g，漏芦15 g，莱菔子、白术、鸡内金各10 g。每日 1 剂，水煎，服两次。主治湿盛食滞型肥胖体质者缺乳。

(14) 蒲公英20 g，王不留行15 g，黄芩12 g，柴胡、当归、丝瓜络、漏芦、香附、瓜蒌根、青皮各10 g。每日 1 剂，水煎，服两次。主治肝郁气滞型产后缺乳。

(15) 生黄芪、当归各20 g，川芎、漏芦、穿山甲、王不留行各10 g，柴胡、通草各6 g。每日 1 剂，水煎两次，取液混合，早晚分服。主治产后缺乳。

(16) 党参、黄芪各20 g，当归、白术、麦芽、王不留行各10 g，桔梗、木通各3 g。药与猪蹄同煎，食肉饮汤，每日 1 剂，分两次服。主治产后缺乳。

(17) 熟地黄、杜仲、女贞子、黄芪、山药、漏芦各15 g，当归、菟丝子各10 g。每日 1 剂，水煎，服两次。主治肝肾阴虚型产后缺乳。

(18) 木瓜、鸡血藤、当归各15 g，黄芪、王不留行各10 g。每日 1 剂，水煎，温服。主治产后缺乳。

(19) 刺猬皮6 g。将刺猬皮焙干，研为细末。用黄酒冲服取汗。每日 2 次。主治产后缺乳。

2. 食疗方：

(1) 猪蹄 250 g，茭白（切片）100 g，生姜 2 片，料酒、大葱、精盐各适量。猪蹄于沸水烫后刮去浮皮，拔去毛，洗净，放净锅内，加清水、料酒、生姜片及大葱，旺火煮沸，撇去浮沫，改用小火炖至猪蹄酥烂，最后投入茭白片，再煮 5 分钟，加入精盐即可。主治产后缺乳。可有效地增强乳汁的分泌，促进乳房发育。

(2) 取小河中螃蟹120 g左右，置铁锅内慢火炒至黄焦，捣碎冲沸水 500 g，搅拌后去渣，加红糖 50 g，乘热服下。服后立即俯卧床上盖被发汗（注意不能压迫乳房，忌俯卧或侧卧）。每日 1 剂，连服 3 日。一般服后数小时乳汁开始增多。若服 1 剂效果不显时，次日再服 1 剂，最多服 3 剂。主治产后缺乳。

(3) 猪瘦肉 250 g，金针花30 g，豆腐 100～120 g，调料适量。将金针花用清水泡软，洗净；豆腐切块；猪肉洗净切块。将上 3 味共入沙锅内，加水炖 1 小时，调味，食豆腐、肉块，喝汤。每日 1 剂，2 次分服。主治产后缺乳。症见口渴咽干，心烦胸闷，夜寐不宁，乳汁减少，大便干结等。

(4) 猪瘦肉 250 g，黄芪 30 g，王不留行 12 g，调料适量。将猪肉洗净切块，王不留行、黄芪洗净，共入沙锅内，加水炖 1 小时，调味，吃肉喝汤。每日 1 剂，2 次分服。益气健脾通乳。主治产后缺乳。症见体倦乏力，面色萎黄，食欲不振，乳汁稀少或不通，乳房胀痛有痞块等。

(5) 猪瘦肉 250 g，鲜虾仁 120 g，黄芪 30 g，大枣 4 枚，调料适量。将猪肉洗净切块，虾仁、黄芪、大枣洗净，共入沙锅内，加水炖 2 小时。去黄芪，调味食用。每日 1 剂，2 次分服。补气通乳。主治产后缺乳。症见产后羸瘦，面色苍白，饮食减少，乳汁过少或不通等。

(6) 乌鸡 500 g，白凤尾菇 50 g，料酒、大葱、精盐、生姜片各适量。乌鸡宰杀后，去毛，去内脏及爪，洗净。沙锅添入清水，加生姜片煮沸，放入已剔好的乌鸡，加料酒、大葱，用文火炖煮至酥，放入白凤尾菇，加精盐调味后煮沸 3 分钟即可起锅。主治产后缺乳。

(7) 猪瘦肉 250 g，莲藕 500 g，赤小豆 30 g，调料适量。用猪肉洗净切块，莲藕去节、皮，洗净切块，赤小豆洗净，共入锅内，加水炖烂，调味食用。每日 1 剂。补血催乳。主治产后缺乳。症见产后失血过多，面色苍白，眩晕心悸，肢体麻木，乳汁不足等。

(8) 豆腐、虾肉、鸡蛋、精盐、糖、生粉、葱姜等调味料。先将豆腐切 1～2 cm 厚的片，炸熟后剖开一侧，挖出少许瓤，做成酿豆腐；虾肉切碎，用蛋清、生粉、精盐、糖等调制后塞入豆腐中；将酿豆腐蒸 10 分钟，而后勾芡汁淋在上面即可。主治产后缺乳。

(9) 食用陈醋 100 mL，大葱、食用油各适量。将油烧热后，炝葱于醋中，每日用餐时作调味品，每次 2 汤匙，或据个人口味可多调服，在喝开水时加一些大葱炝醋也可，连服 2～3 日就可使乳汁增多。主治产后缺乳。

(10) 黄芪、花生各 30 g，猪蹄 1 只，蜜枣 4 枚，调料适量。将猪蹄去毛，洗净斩块，黄芪、花生各洗净，与蜜枣共入锅内，加水炖至猪蹄烂熟，去黄芪，调味食用。每日 1 剂。补气健脾，通乳。主治产后缺乳。

(11) 花生、黄豆各 60 g，猪蹄 2 只，调料适量。先将猪蹄洗净，加水煮半小时。撇去污沫，再入洗净的花生米、黄豆，用文火炖至熟烂，调味食用。每日 1 剂。补脾养血，通脉增乳。主治产后缺乳。

(12) 莲藕 250 g，花生 100 g，大枣 10 g，调料适量。莲藕洗净切成小块，花生大枣去壳洗净。把全部用料全部放入沙锅内，加清水适量，武火煮沸后，文火煮 3 小时。加入适量调料即可。主治产后缺乳。

(13) 老母鸡 1 只、穿山甲（炮制）60 g，葱、姜、蒜、五香粉、精盐等适量。母鸡去毛及内脏，穿山甲砸成小块，填入鸡腹内。入锅，加水及调味料，炖至肉烂脱骨即可食用。主治产后缺乳。

(14) 猪蹄 1 只，黄豆 60 g，黄花菜 30 g，调料适量。猪蹄洗净剁成碎块，与黄豆、黄花菜共煮烂，入油、精盐等调味，分数次吃完。2～3 日 1 剂，连服 3 剂。主治产后缺乳。

(15) 猪蹄 1 只，茭白 50 g，通草 15 g，调料适量。将猪蹄洗净，加水煮至八成熟，再入洗净的茭白、通草，直至熟烂，调味，吃肉喝汤。每日 1 剂。通络增乳。主治产后缺乳。

(16) 猪蹄 2 个，穿山甲 15 g，王不留行 15 g。将上 3 味洗净，放入沙锅内，加水炖 1 小时，不放精盐，睡前 1 次服下。益气化郁通乳。主治产后缺乳。

(17) 花生 60 g，红糖 30 g，黄酒 30 mL。先将花生洗净，入锅煮至水色发白，再入黄酒、红糖稍煮即成。每日 1 剂。益气通乳。主治产后缺乳。

(18) 黄芪 15 g，当归 10 g，鲫鱼 1 尾（250 g）。将鲫鱼洗净，去鱼鳞和内脏，与当归、黄芪同煮至熟即可。饮汤食鱼，每日服1剂。主治产后缺乳。

（19）西红柿3个（重约300 g）或山楂50 g，猪骨头500 g，粳米200 g，精盐适量。将猪骨头砸碎，用开水焯一下。煮成粥即可食用，每日1剂。主治产后缺乳。

（20）猪前蹄1只，黑芝麻25 g。将黑芝麻炒焦，研为细末，用猪蹄汤送服。每日2剂。养血增乳。主治产后缺乳。

第十六节　产后乳汁自出

一、病证概述

本病因气虚肝热，乳汁失控所致。是以产妇乳汁不经吮吸而自行流出为主要表现的产后类疾病。产妇乳汁不经吮吸或挤揉而自行流出，量多或少，或稀或稠，以至产妇内衣常湿，乳房胀满微痛或柔软而无胀满之感，常伴心烦易怒、神疲心悸等症。

二、妙法绝招解析

（一）气血两虚，中气不足（薛岫卿医案）

1. 病历摘要：胡某，27岁。产后3个月，生产时流血较多，自感头晕，心慌，神疲乏力，面色苍白，食纳差，乳汁分泌尚旺盛，但在婴儿不吮乳的情况下，乳汁不能存留，不断从两乳房溢出，乳汁稀薄，婴儿多靠奶粉喂养，舌质淡，苔薄白，脉沉细无力。诊断为产后乳汁自出。

证属气血两虚，中气不足。治宜补中益气，养血摄乳。方选补中益气汤加减。药用炙黄芪30 g，党参15 g，白术、陈皮、升麻、当归、杭白芍、柴胡各10 g，炙甘草6 g。每日1剂，水煎服。服3剂后，乳汁自溢好转，原方又继服3剂后，乳汁自溢明显好转，小儿不需另加辅助品喂养，又进3剂后乳汁充足，自溢完全停止而愈。（山东中医杂志，1984，4）

2. 妙法绝招解析：脾胃为后天之本，气血生化之源，经、孕、产、乳均以血为本又以血为用，然血赖气生又赖气行，所以气血是经、孕、产、乳的物质基础，而气血的滋生责之脾胃，乳房属足阳明胃经，患者产时流血较多，致气血两虚，气虚不摄，固摄失权，开合失司，而乳汁常自溢出。故以参、芪为主补中益气，以资气血生化之源，甘草、白术健脾补中，升麻、柴胡升举阳气，当归、白芍养血活血敛肝。诸药协合，共奏补中益气、升阳摄乳之效，使脾胃健而气血旺，阳气密而阴精守。

（二）气血两虚，风伤经络（钱伯煊医案）

1. 病历摘要：戴某，29岁。产后2年余，时流乳汁，久治不愈，四肢关节疼痛、麻木、畏风。本次月经量较多，色始红后褐。脉细软。舌苔黄垢，边尖刺。诊断为产后乳汁自出。

证属气血两虚，风伤经络。治宜补气养血，兼清湿热。药用桑枝30 g，党参、茯苓各12 g，白芍、秦艽、木瓜各9 g，桂枝、生甘草、陈皮、旋覆花（包）、柴胡、升麻各6 g。每日1剂，水煎服。服12剂后，溢乳减轻，四肢麻木疼痛亦减，白带较多，左侧下腹隐痛，寐差有梦，头晕麻木，渴不思饮，舌苔黄腻边剥，脉细软。治改调肝健脾，兼清下焦湿热。药用党参、绵马贯众、茯苓、薏苡仁、萆薢、女贞子各12 g，木瓜、川楝子、白术、生白芍各9 g，柴胡、黄芩、生甘草各6 g。服12剂后，乳汁已无溢出，四肢麻痛基本消失，月经色量正常，白带仍多，下腹隐痛，腰痛，舌苔黄腻，脉细软。仍宗前法，药用党参、山药、茯苓、萆薢、川楝子、绵马贯众各12 g，白芍、知母、牛膝各9 g，柴胡、黄芩、生甘草6 g。连服12剂而愈。（《钱伯煊妇科医

案》，人民卫生出版社，2006）

2. 妙法绝招解析：患者产后乳汁自出，迁延两年不愈，系气血两伤之候，治当补气养血，惟四肢关节疼痛、麻木畏风，为产时不慎，风冷袭入经络引起，治疗亦当兼施祛风通络之品。依据症状、参以舌脉，以调补肝脾为治，酌加祛风之品，药证契合，故服药 12 剂，便应手取效。复诊乳汁已不溢出，四肢麻痛消失，病已告愈，但白带尚多，下腹隐痛症状未除，乃湿热未得全清，故仍宗原法以善后。

（三）气血虚弱，制约乏权（孙朗川医案）

1. 病历摘要：林某，21 岁。素有痔疾，经常出血。本月中旬分娩，现值产后第 8 日。近见乳汁自行外溢，徐徐而出，质清稀，伴疲乏，纳食尚可，恶露量多。面欠华色，口唇淡红，两乳按之柔软。脉濡弦，舌质淡，苔微黄。诊断为产后乳汁自出。

证属气血虚弱，制约乏权。治予补气益血，佐以固摄。药用芡实 24 g，何首乌、生地黄、熟地黄、金樱子、党参各 15 g，白术、黄芪、白芍各 9 g，炙甘草 3 g。每日 1 剂，水煎服。服 3 剂后，溢乳见减，精神较佳。续服 3 剂而愈。（《孙朗川妇科经验》，福建科学技术出版社，1988）

2. 妙法绝招解析：《校注妇人良方》云“产后乳汁自出，乃胃气虚，宜服补药止之。”本例素有痔疮出血，又经分娩，气血益形虚弱，阳明胃气不固，制约乏权，故见乳部柔软，自溢。舌淡，脉濡弦，面欠华，口唇淡，系气血两虚所致。故以参、术、芪、首乌、二地、甘草补养气血，以资化源；金樱子、芡实固摄敛乳；白芍酸甘敛阴。因有痔疮，方药宜取平和，过于偏温可致宿恙复萌，用之得不偿失。应注意乳泣与乳汁自出鉴别。“乳泣”是指妇女在妊娠期间乳汁自行溢出，犹如泣泪一般。“乳汁自出”是指产后不因婴儿吸吮而乳汁自溢者。一为胎前，一是产后。其治法也不相同，治疗乳泣勿忘安胎，治疗乳汁自出则应兼以通乳。两者不可不辨也。

三、文献选录

产后乳汁自出，中医病名。是指产妇在哺乳期中，乳汁不经婴儿吸吮而自然溢出者，称“乳汁自出”，亦称“漏乳”。若乳母身体健壮，气血旺盛，乳汁充沛，乳房饱满，由满而溢，或断乳之时乳汁难断而自出者，不属病态。本病一般预后良好，但乳头溢液较复杂。若溢出乳汁为血性液，乳房有块者，应警惕乳癌。

（一）历代文献选录

1. 本病始见于隋代《诸病源候论》，书中列有“产后乳汁溢候”，但所言为，“经血盛者，则津液有余”的生理性乳汁自溢。

2. 唐代《经效产宝》始论述了其病因为“身虚所致，宜服补药以止之”。

3. 宋代《妇人大全良方》进而指出“胃气虚”是身虚之由。

4. 明代《校注妇人良方》则提出“气血俱虚”病因说，并补充了“肝经血热”“肝经怒火”可引起乳汁自出。（肖国士摘录）

（二）名医论述选录

1.《景岳全书·妇人规》：产后乳自出，乃阳明胃气之不固，当分有火无火而治之。无火而泻不止，由气虚也，宜八珍汤、十全大补汤；若阳明血热而溢者，宜加减一阴煎。

2.《医宗金鉴·妇科心法要诀》：产后乳汁暴涌不止者，乃气血大虚，宜十全大补汤，倍用人参、黄芪。若食少乳多，欲回其乳者，宜免怀散，即红花、归尾、赤芍、牛膝也。若无儿食乳，欲断乳者，用麦芽炒熟，熬汤做茶饮之。

（三）辨证论治选录

本病临床常见的有气虚失摄、肝经郁热两型。①气虚失摄型：产后乳汁自出，量少质清稀，乳房柔软无胀感，面色无华，神疲乏力；舌质淡，苔薄白、脉细弱。治宜补气益血，佐以固摄。方选补中益气汤加味。药用人参、黄芪、白术、当归、陈皮、甘草、柴胡、升麻、芡实、五味子等。②肝经郁热证：产后乳汁自出，量多质稠，乳房胀痛，情志抑郁或烦躁易怒，口苦咽干，大便秘结，小便黄赤。舌质红，苔薄黄，脉弦数。治宜疏肝解郁，清热敛乳。方选丹栀逍遥散加减。药用牡丹皮、栀子、当归、白芍、柴胡、白术、茯苓、薄荷、生地黄、夏枯草、生牡蛎、炙甘草等。

（四）经验良方选录

1. 内服方：

(1) 焦麦芽30 g，牛膝9 g，红花、桃仁、泽兰、当归、赤芍各6 g，川芎3 g。每日1剂，水煎，服两次。疗效：服药2剂获效。主治产后乳汁自出。

(2) 棕树鞘片纤维状棕毛30 g。每日1剂，加温开水200 mL浸泡，再加入白酒5滴，沉淀15分钟后，取上部清液1次顿服。主治产后乳汁自出。

(3) 牛膝、茯苓各30 g，苍术、白术、滑石各20 g，泽泻、萹蓄、车前子（包煎）、瞿麦各15 g。每日1剂，水煎，服两次。主治产后乳汁自出。

(4) 番泻叶4 g。加开水200 mL，浸泡10分钟后，分3次服下。用药期有轻度腹痛，便溏反应，停药后消失。主治产后乳汁自出。

(5) 炒麦芽60 g，牛膝15 g，生大黄、炙甘草各6 g。每日1剂，水煎取液300 mL，分两次服。主治产后乳汁自出。

(6) 炒麦芽100 g，苦地丁20 g，淡豆豉、神曲各15 g，蝉蜕10 g。每日1剂，水煎，服两次。主治产后乳汁自出。

(7) 蒲公英、神曲各100 g。每日1剂，头、两煎取汁内服，趁热用纱布包药渣，热熨双侧乳房。主治产后乳汁自出。

(8) 三七粉24 g，米醋180 mL。药、醋分作3份，用醋冲服药末，每日1剂，服3次。主治产后乳汁自出。

(9) 花椒15 g，红糖30 g。每日1剂，加水500 mL，煎成250 mL，趁热1次顿服。主治产后乳汁自出。

(10) 麦麸60 g，红糖30 g。麦麸炒黄后，加糖溶化拌匀，两日内分4次服完。主治产后乳汁自出。

(11) 淡豆豉100 g，麦芽50 g。水煎两次，取液混合，每日1剂，分3次服。主治产后乳汁自出。

(12) 陈皮30 g，柴胡10 g。每日1剂。水煎两次，早晚分服。主治产后乳汁自出。

(13) 枇杷叶60 g。加水700 mL，煎至400 mL，分两次服。主治产后乳汁自出。

(14) 豆浆1碗，砂糖10 g。豆浆加热，与糖拌匀，1次顿服。主治产后乳汁自出。

(15) 莱菔子30 g。打碎，加水煎两次，早晚分服。主治产后乳汁自出。

(16) 椿树花60 g。每日1剂，水煎。分两次服。主治产后乳汁自出。

2. 外治方：

芒硝200～300 g。药用冷水湿润后。均匀涂敷双侧乳房，药厚0.25 cm，白布包扎干后喷水，保持1小时，每日换两次。主治产后乳汁自出。

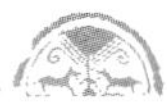

3. 食疗方：

(1) 老母鸡1只，炒穿山甲6 g，川贝母、菊花各9 g，糯米一撮，酱油适量。用布将药包好，老母鸡去肠肚，将药入鸡腹内，炖汤服，并食其肉，汤中可少加酱油，不可过咸。主治产后乳汁自出。

(2) 猪蹄2个，当归60 g，党参、黄芪各30 g，麦冬18 g，漏芦9 g，桔梗、甘草各3 g。先用猪蹄煎汤，再用汤煎药，一般2～3剂即可。主治产后乳汁自出。

(3) 生黄芪30 g，当归、白芷各15 g，猪蹄一对。猪蹄煮汤，吹去浮油，煎药一大碗，服后睡眠。主治产后乳汁自出。

(4) 黄芪30 g，丝瓜络12 g，猪蹄一对。先炖猪蹄，吹去浮油，用汤煎药去渣，早晚分服。主治产后乳汁自出。

(5) 熟地黄15 g，当归、肉苁蓉、漏芦各9 g。水煎，每日1剂，最好同服猪蹄汤肉或鲫鱼汤肉。主治产后乳汁自出。

(6) 穿山甲珠、生鹿角霜、菟丝子各等份。共研细末，每服6 g。每日3服，用猪蹄煮汤冲服。主治产后乳汁自出。

(7) 山茱萸30 g，新鲜猪蹄2个。同煮熟，连肉带汤，一日内分3～5次服完。主治产后乳汁自出。

第十七节　产后自汗、盗汗

一、病证概述

本病多因产后阴血亏虚，或阳浮失敛所致。是以产后汗出过多，不能自止为主要表现的产后类疾病。产后汗出过多，不能自止，或寐中汗出、醒来即止。伴短气懒言、疲乏无力等症。产妇汗出过多或寐中汗出，日久不能自愈。

二、妙法绝招解析

(一) 新产伤血，阴血阳越（朱小南医案）

1. 病历摘要：陆某，24岁。第一胎产后，流血过多，体虚自汗，胸闷头眩，肢节酸楚，夜寐不安，乳水缺少，头眩神疲。脉虚细，舌质绛，苔薄。诊断为产后自汗、盗汗。

证属新产伤血，阴血阳越。治宜养血固表，调理阴阳。药用糯稻根12 g，炒当归身、黄芪、枸杞子、浮小麦、阿胶（烊化）各9 g，白术、白芍、陈皮、五味子、通草各6 g。每日1剂，水煎服。服3剂后，自汗减轻，恶露亦止，夜寐尚安，仍有胸脘不宽，腿膝酸软。治宜补气益血，调和阴阳。药用党参、黄芪、远志、熟地黄、嫩桑枝、木瓜各9 g，白芍、麦冬、炒当归身、通草各6 g，砂仁（拌）、炙甘草各3 g。服3剂后自汗已止。(《朱小南妇科经验选》，人民卫生出版社，1981)

2. 妙法绝招解析：产后自汗，《妇人良方》列为一症，名为虚汗不止。“虚汗不止者，由阴气虚而阳气加之，里虚表实，阳气独发于外，故汗出也。盖人身之气血，相互依存，密切相关。”本例为产后伤血，血虚则无所依归，阴亏则阳越于外，引起自汗、盗汗。《济阴纲目》有黄芪汤（黄芪、白术、防风、熟地黄、牡蛎、茯苓、麦冬、炙甘草）之设，本例以当归、熟地黄、阿胶等养阴补血；黄芪、白术等补气固表；复以五味子益肾温敛；白芍敛阴止汗。补养中寓以酸敛，

增强制止虚汗之力。小麦与糯稻根皆为敛汗专药。民间有用上两药加大枣汤以治自汗者，惟治疗宜求本，单从止汗着眼，服药后暂时停止，身体依然虚弱，日后仍会复发，无济于事。故必须培本，于补气血药中酌加一二味敛汗药，使身体早日恢复，效可巩固。

（二）卫外不固，阴液外泄（何任医案）

1. 病历摘要：周某，32岁。产后近半旬，恶露不净，略有腹痛，先为便干，今大便溏。惟至今自汗淋漓未已，纳滞乏力。诊断为产后自汗、盗汗。

证属卫外不固，阴液外泄。治宜敛阴潜阳，收敛止汗。药用浮小麦、糯稻根各30 g，煅龙骨、煅牡蛎、黄芪、炒白芍各12 g，当归9 g，炙甘草、瘪桃干各6 g。每日1剂，水煎服。服3剂后，自汗较前为少，食纳一般，大便较坚。效不更方。原方加生地黄、熟地黄各12 g。服7剂后，自汗基本缓解，口苦，纳差，感疲乏，续原意再进，药用大枣、浮小麦各30 g，黑豆衣、黄芪、炒谷芽各15 g，太子参、糯稻根、煅牡蛎、平地木各12 g，当归、瘪桃干各9 g，黄芩、五味子各6 g。服7剂后，自汗痊愈，尚有疲乏感。以补益气血、调理肝脾为治。药用黑豆衣30 g，浮小麦20 g，糯稻根、平地木各15 g，山药、炙龟甲各12 g，党参、神曲、当归各9 g，炮姜3 g。连服7剂而愈。（《何任医案选》，浙江科学技术出版社，1981）

2. 妙法绝招解析：产后自汗，是体虚卫外不固，阴液外泄所致。汗为心之液，出血过多，既耗伤津液，也耗伤心气。方中以炙甘草、浮小麦、大枣养心气；龙骨、牡蛎敛阴潜阳，收敛止汗；黄芪益气固表；糯稻根、黑豆衣、瘪桃干均为加强敛汗而设。津血同源，汗去津亏，津亏血亦虚，加入当归、白芍补养阴血，合而用之。有益气、固表、和营敛汗的作用。最后以补益气血。调养心脾为善后调理。

（三）失血耗气，阴阳失调（门成福医案）

1. 病历摘要：李某，27岁。产后45日，恶露已净，经常汗出，动则甚，夜间全身阵发性发热，热则汗出，胃纳欠佳，夜寐不安，疲倦乏力，气短，大便干，面色无华，脉细弱。舌体瘦小，苔薄白，诊断为产后自汗。

证属失血耗气，阴阳失调。治宜益气养血，固表止汗。方选八珍汤加减。药用制首乌30 g，酸枣仁、黄芪、熟地黄、麦冬、沙参各24 g，当归、川芎、白芍、白术、陈皮、栀子各15 g，阿胶（烊化）、茯苓各12 g。每日1剂，水煎服。服3剂后，则汗出止，饮食睡眠均转佳，旧病刚去，又增新疾，后遇天气变化，全身关节疼痛。药用黄芪30 g，熟地黄、党参、酸枣仁各24 g，当归、白芍、川芎各15 g，茯苓、白术、陈皮、怀牛膝、木瓜各12 g，桂枝6 g。服3剂而愈。（《门成福妇科经验精选》，军事医学科学出版社，2005）

2. 妙法绝招解析：本例素体较弱，产后又失血耗气，阴阳失调，营卫不和，腠理开阖不利而引起自汗不止，动则耗气，故动则汗出甚。《内经》云“阳气者，精则养神”，阳气虚，神失所养，故神疲乏力；中气虚则短气，胃纳欠佳；血属阴，血虚则生内热，热迫津外泄故汗出；血虚心失所养，神无所主，故夜寐欠佳；“血主濡之”，血虚肠道失润则便干；脉细弱，舌瘦小，均为气血两虚之征。故用八珍汤气血双补，黄芪益气固表；桂枝、白芍调和营卫；何首乌、阿胶养血润肠；酸枣仁、麦冬宁心安神；陈皮理气和胃。本方照顾到产后多虚的特点，辨证准确，见效迅速，药到病除。

（四）气血两虚，表卫不固（李祥云医案）

1. 病历摘要：杜某，女，30岁。产后2个月，恶露已于1个月前净。近2周头面汗滴如雨，涔涔而下，胸背依然，神疲乏力，四肢疼痛。苔薄，脉细。诊断为产后多汗。

证属气血两虚，表卫不固。治宜补益气血，固表敛汗。药用杜仲、狗脊各15 g，党参、黄芪

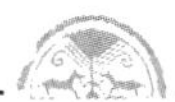

各12 g，白术、白芍、姜黄、羌活、独活各9 g，桂枝、炙甘草、五倍子各5 g。自放入大枣3枚，生姜3片。每日1剂，水煎服。服7剂后，汗出大减，四肢疼痛，明显好转，再进4剂而愈。(《李祥云治疗妇科病精华》，中国中医药出版社，2007)

2. 妙法绝招解析：产后可有适量汗出，能将孕期中的废弃物通过汗液排出，此为正常生理现象，但产后2个月仍如此之大汗出，实非正常。因患者产后气血亏阴阳俱亏，营卫失和，卫外不固，腠理不实，则汗出不止；气血亏虚，经脉失养，四肢疼痛，肾气不足，则腰酸神疲乏力。方中用桂枝汤调和营卫，燮理阴阳；党参、黄芪、白术、白芍、大枣大补气血，卫阳固表；杜仲、狗脊补肾益精助阳；羌活、姜黄止痛祛风通络；五倍子敛汗。故药后阴阳调和，卫外已固，精充血足，筋脉得养，汗止，肢痛减。

(五) 气阴两虚，表虚不固（李祥云医案）

1. 病历摘要：胡某，女，29岁。产后多汗3个月。足月顺产一胎，产后不久自汗、盗汗、周身汗出，动则尤甚，衣服常湿透，一日数次换衣，畏风怕冷，神疲乏力，纳差，夜寐失安，二便如常，带多色白。苔薄，质红，脉细数。平素月经量中色红，夹小血块，无腹痛。诊断为产后多汗。

证属气阴两虚，表虚不固。治宜补益气血，养阴敛汗。药用太子参、煅龙骨、煅牡蛎、黄芪、浮小麦各30 g，龟甲（先煎）18 g，鸡血藤、白术、白芍各15 g，碧桃干12 g，升麻、鹿角片、知母各9 g，桂枝、五味子各6 g，大枣5枚。每日1剂，水煎服。服5剂后，汗出即减。上方加海螵蛸12 g，麻黄根9 g，五倍子、生茜草各6 g。服5剂后，汗出已止，畏寒仍存。上方加党参、糯稻根各30 g，附子（先煎）、麻黄根各9 g。药后汗出未作、畏寒消失。(《李祥云治疗妇科病精华》，中国中医药出版社，2007)

2. 妙法绝招解析：本案主要是产后气随血流，阴阳两亏所致。气血亏虚，气属阳，血属阴，气虚卫阳不固，腠理不实，则畏风怕冷，自汗出，阴血虚，阴虚内热迫汗外出，则盗汗；气血两亏失于濡养，则神疲乏力、失眠、纳呆。方中龟甲滋阴走任脉，鹿角温阳走督脉，一阴一阳，相互为用，调补阴阳；黄芪、太子参补气养血；知母清内热；桂枝发散风寒，温通经脉；配白芍、大枣为桂枝汤之组成，调和营卫、碧桃干、浮小麦、五倍子、五味子能收敛止汗。全方主要应用龟鹿二仙汤，补益气血，调整阴阳，温经散寒敛汗，诸症药后即止，疗效明显。

(六) 气阴两亏，表虚不固（李祥云医案）

1. 病历摘要：潘某，女，38岁。子宫内膜异位症史10多年，经期中常出血，月经量明显增多，至外院就诊，给予PAMBA（抗血纤溶芳酸）、缩宫素等后阴道出血止。根据医生建议其诊刮以了解子宫内膜情况，月经来潮前行宫腔镜检查并诊刮，病理示分泌期子宫内膜。自诊刮后即出现盗汗，汗出较多，湿透衣被，面色不华，口干。舌质淡，苔薄腻，脉细。诊断为诊刮后盗汗。

证属气阴两亏，气虚不固。治宜益气摄血，养阴敛汗。药用煅龙骨、煅牡蛎、浮小麦（各）30 g，仙鹤草、碧桃干各15 g，党参、黄芪、白术、白芍、麦冬、茯苓、海螵蛸、麻黄根、大枣各12 g，藿香、佩兰、陈皮、大腹皮各9 g，川厚朴、五倍子、生茜草各6 g。每日1剂，水煎服。服14剂后，盗汗明显减少，面色转华，口干已瘥。以后又以原方出入，盗汗止。随访半年后无盗汗，经量亦正常。(《李祥云治疗妇科病精华》，中国中医药出版社，2007)

2. 妙法绝招解析：患者有长期经间期出血史，耗气伤阴，气虚固摄失职，阴虚迫血妄行，故出现月经量增多。行宫腔镜检查并诊刮后，损伤冲任，气阴更伤，气虚则表卫不固，阴虚则虚火内生、热逼津液外泄，故见盗汗。阴血亏虚，不能上荣于面，故面色不华。脾气不足，中焦运

化失司，助湿生热，故见口干。治疗时以党参、黄芪、白术、白芍、麦冬、茯苓益气养阴生血。藿香、佩兰、陈皮、大腹皮、川厚朴清热化湿，理气和中。海螵蛸、麻黄根、碧桃干、煅龙骨、煅牡蛎、浮小麦、五倍子收敛止汗。海螵蛸、生茜草、仙鹤草理血止血，大枣除补血以外，尚可调和诸药。诸药同用，共奏益气摄血，养阴敛汗而收全功。

（七）营卫失调，湿热下注（李祥云医案）

1. 病历摘要：谢某，女，34 岁。经后左半身发热汗出 2 周。平时左下腹痛，行走后加剧，夜尿频繁，每晚小便 7～8 次，每次量少。舌尖红，苔黄腻，脉细。诊断为经后左半身发热汗出。

证属营卫失调，湿热下注。治宜调和营卫气血，清热化湿。药用红藤、败酱草、首乌藤各 30 g，党参、黄芪、芡实、金樱子、延胡索、皂角刺、白术、白芍各 12 g，桂枝、制乳香、制没药各 6 g。每日 1 剂，水煎服。服 14 剂后，左半身发热汗出消失，昨日经行，经量少，平时无腹痛，仅排卵期腹痛，夜尿次数减少，每晚 3 次。苔薄，舌尖红，脉细。治宜调和营卫，清热理气，活血通经。药用红藤、败酱草、益母草、首乌藤各 30 g，党参、黄芪、延胡索、皂角刺、白术、白芍、鸡血藤各 12 g，泽兰、泽泻各 9 g，桂枝、制乳香、制没药各 6 g。再服 14 剂后，左半身发热汗出未作，无左下腹痛。治宗原法，续治两个月，以后随访病愈。（《李祥云治疗妇科病精华》，中国中医药出版社，2007）

2. 妙法绝招解析：营卫者，人体之阴阳也，宜相将而不宜相离也。营卫调和，则阴阳协调，卫为之固，营为之守。若营阴济于卫阳，热则不发；卫阳外护营阴，则汗不出。今患者月经来潮后，胞脉空虚，阴血不足，营卫失调，两相悖离，故出现半身发热汗出。《伤寒论》第 54 条云："病人脏无它病，时发热自汗出而不愈者，此卫气不和也。先其时发汗则愈，宜桂枝汤。"治疗时以桂枝汤为主药，桂枝和白芍调和营卫。此外，患者脾肾不足，脾虚生化乏源，肾虚失其固摄，故见经行量少、夜尿频数，故方中以党参、黄芪、白术、白芍益气养血，芡实、金樱子益肾缩尿。脾虚中焦气化不利，助湿生热，湿热下注，经络气机不畅，气滞血瘀，不通则痛，故见腹痛。所以方中投入红藤、败酱草、制乳香、制没药、皂角刺等清热理气、活血化瘀之品。

三、文献选录

产后汗症之病名见《金匮要略·产后病脉证并治》："产后喜汗出者，亡阴血虚，阳气独盛，故当汗出。"产后自汗之名见于《诸病源候论》。产后盗汗之名见于《傅青主女科》。本病包括产后自汗、产后盗汗。产后气虚腠理不密，出现汗出不止，动则益甚者，为产后自汗。阴虚内热，出现睡时汗出，醒后即止者，为产后盗汗。产后自汗表现为静止汗出不止，动则愈甚，或但头汗出，甚或面如水洗，或汗出虽然不多，但持续多日不止。产后盗汗表现为产后睡则周身汗出，甚则通身如浴，醒后自止。检查多无明显阳性体征。

（一）临床报道选录

1. 李凤梅用黄芪汤加味治疗产后多汗症 58 例：黄芪 24 g，煅牡蛎 20 g，白术、防风、熟地黄、白茯苓、麦冬、五味子各 15 g，山茱萸 10 g，炙甘草 6 g，大枣 3 枚。血虚甚加当归身、阿胶；大便难加肉苁蓉；心悸、失眠加远志、煅龙骨。每日 1 剂，水煎服；3 日为 1 疗程。用 1～2 个疗程，结果治愈 35 例，显效 14 例，有效 6 例，无效 3 例，总有效率 95%。（中医研究，2008，5）

2. 付静用加味养荣汤合龙骨散敷脐治疗产后汗症 76 例：黄芪 30 g，熟地黄、五味子、煅牡蛎各 15 g，当归、白术、白芍、远志各 12 g，茯苓、人参、防风、麦冬各 10 g，桂枝、炙甘草各 6 g。每日 1 剂，水煎服。用龙骨散（含五倍子 15 g，龙骨 9 g。研细末），醋调，敷脐。每日换药 1 次。对照组 28 例，用谷维素、维生素 B_1 各 20 mg，每日 3 次口服。均 7 日为 1 疗程。用 2

个疗程，结果：两组分别痊愈53、9例，好转20、11例，无效3、8例。（中医外治杂志，2008，4）

3. 苏惠萍用当归六黄汤治疗产后盗汗症62例：牡蛎、龟甲（均先煎）、黄芪、浮小麦各30 g，生地黄、熟地黄各15 g，当归12 g，黄芩、黄柏各10 g，黄连5 g。每日1剂，水煎分3次服。湿热清、虚火平后，用补中益气汤合知柏地黄汤口服。7日为1疗程。用2个疗程，结果：治愈45例，有效14例，无效3例，总有效率95.2%。（福建中医药，2002，2）

（二）经验良方选录

1. 内服方：

（1）浮小麦30 g，当归、人参各12 g，炙黄芪、炒白术、牡蛎、麻黄根各9 g，桂枝、甘草各6 g。每日1剂，水煎两次，取液混合，早晚分服，10日为1疗程。虚脱汗多加炮姜、熟附子各6 g。口渴欲饮加麦冬、五味子各10 g。肥胖多汗加竹沥10 mL，姜汁5 mL。主治产后多汗。

（2）煅牡蛎、浮小麦各30 g，生黄芪20 g，炒白芍15 g，全当归、煅龙骨、云茯苓各10 g，炒防风6 g，炙桂枝、麻黄根、生甘草各3 g，大枣10枚。每日1剂，水煎服，一般1～2剂汗减其半，3～4剂汗基本止。益气养血，固表止汗。主治产后多汗。

（3）煅牡蛎30 g，沙参20 g，炙黄芪18 g，煅龙骨、生地黄、熟地黄各15 g，炒白术、炒白芍、党参、酸枣仁、枸杞子、麦冬各12 g，炒防风、炙甘草各6 g，大枣6枚，生姜3片。每日1剂，水煎，服两次。主治产后阴虚自汗。

（4）浮小麦20 g，太子参、生地黄、熟地黄、玄参各15 g，百合12 g，麦冬10 g，地骨皮、白芍、当归身各9 g，甘草6 g，五味子5 g。每日1剂，水煎，服两次。主治阴虚内热型产后盗汗。

（5）煅牡蛎20 g，党参、生地黄各15 g，沙参、麦冬各12 g，五味子、白芍、浮小麦、麻黄根各10 g。每日1剂，水煎两次，取液450 mL，分3次服。主治阴虚内热型产后盗汗。

（6）黄芪30 g，当归、白芍、柴胡、郁金、桂枝、甘草各10 g，桃仁6 g，大枣4枚，生姜3片。每日1剂。水煎两次，取液混合，早晚分服。主治气血虚弱型自汗。

（7）生黄芪24 g，党参、牡蛎各15 g，白术、当归各12 g，柴胡8 g，防风、炙甘草、陈皮各6 g，升麻3 g。每日1剂，水煎，服两次。主治产后血虚所致自汗。

（8）炙黄芪30 g，龙骨、牡蛎、莲子肉、芡实、莲须、潼蒺藜各15 g，五味子10 g，炙甘草5 g。每日1剂，水煎，服两次。主治肺肾气虚型产后自汗。

（9）人参、当归身各9 g，炙黄芪6 g，麻黄根、甘草各3 g，大枣5枚。每日1剂，水煎，服两次。主治血虚型产后盗汗。

（10）黄芪30 g，白芍15 g，桂枝、炙甘草各9 g，大枣12枚。每日1剂，水煎，服两次，10剂为1疗程。主治产后自汗、多汗。

（11）浮小麦、黑豆各100 g，炙甘草15 g，桂枝10 g，大枣10枚。每日1剂，水煎3次，饭前分服。主治血虚型产后盗汗。

（12）煅龙骨、煅牡蛎各15 g，桂枝、炒白芍、炙甘草各6 g，生姜4片，大枣5枚。每日1剂，水煎服。主治产后汗出。

（13）人参、当归、生地黄各10 g，黄芩6 g。每日1剂，水煎两次，取液混合，早晚分服。主治产后诸虚所致盗汗。

（14）浮小麦50 g，黄芪、炙甘草各12 g，白术10 g，大枣10枚。每日1剂，水煎，服两次。主治产后盗汗。

（15）生地黄、熟地黄各15 g，当归、黄芪、黄芩、黄柏各9 g，黄连3 g。每日1剂，水煎服。主治产后汗出。

(16) 糯稻根、大枣各50 g。以上2味加水煎汤。代茶频饮，每日1剂，连服4～5日。主治产后汗出。

(17) 向日葵茎芯50～100 g。洗净切段，每日1剂，加水浓煎，服两次，5剂为1疗程。主治产后自汗。

(18) 黄芪、龙骨各15 g，防风、五味子、当归各9 g，白术6 g。每日1剂，水煎服。主治产后汗出。

(19) 煅牡蛎30 g，沙参20 g，炙黄芪18 g。每日1剂，水煎两次，早晚分服。主治产后自汗。

(20) 黄芪30 g，白术20 g，防风15 g。每日1剂，水煎，服两次。主治脾肺气虚型自汗。

(21) 牡蛎、小麦各等份。以上2味炒黄研粉，每次6 g，用肉汤调服。主治产后汗出。

2. 外治方：

(1) 生黄芪、生牡蛎、生地黄各30 g，知母、黄芩各10 g。上药加3000 g水，煎取药汁，趁热熏蒸涌泉、神阙。待药液温度适中后用纱布蘸药液洗肺俞、心俞及神阙穴，每次洗10分钟，每日1次。滋阴止汗。主治产后汗出。

(2) 桂枝1000 g，白芍500 g，大枣、甘草各200 g，雄黄、辛夷、藿香、佩兰各100 g，皂角20 g。上药分别烘干，共研细末，混匀，装入枕芯，制成药枕使用。止汗。主治产后汗出。

(3) 麦冬、艾叶各30 g，五味子50 g，黄柏40 g。上药加水煎煮1桶，沐浴全身或泡浴，3～4日1次。止汗。主治产后汗出。

(4) 牡蛎粉30 g，粳米粉150 g，附子50 g。以上3味研细，混匀，汗出外扑于身上。止汗。主治产后汗出。

(5) 郁金20 g。郁金研成细末，蜜调成糊，临睡前涂于乳头上，哺乳前洗净。止汗。主治产后汗出。

(6) 五倍子2 g。研末，醋调成糊，贴于脐部，每日1次，共敷3日。止汗。主治产后汗出。

(7) 黑豆、磁石各1000 g。以上2味打碎，装入枕芯，制成药枕使用。止汗。主治产后汗出。

(8) 牡蛎粉3份，麻黄根2份。上药共捣为散，扑于身上，汗即自止。止汗。主治产后汗出。

(9) 何首乌20 g。何首乌研末，水调成糊，贴于脐中。益气止汗。主治产后汗出。

3. 食疗方：

(1) 羊肉500 g，生山药100 g，生姜15 g，牛奶100 mL，精盐少许。将羊肉洗净，与生姜同放锅内，加水以文火清炖半日。取炖好的羊肉汤1碗，加去皮洗净的生山药片，放入锅内煮烂后，再加牛奶、精盐，待煮沸后即可食用。亦可将羊肉放入一起吃。主治产后肢凉、出冷汗等。

(2) 枸杞子30 g，乳鸽1只，精盐少许。将乳鸽去毛及肚内杂物，洗净，放入锅内加水与枸杞子共炖，熟时下精盐少许。吃肉饮汤，每日2次。主治产后体虚及病后气虚之体倦乏力、自汗。

(3) 猪油、鲜姜汁各100 g，黄酒50 mL。将上述三味共放入锅中煮沸，待冷，装入瓶内备用。日服2次，每次1汤匙，以沸水冲沏饮用。主治产后体虚、出虚汗、寒热往来。

(4) 小米50 g，淡豆豉10 g（捣碎），霜桑叶6 g。先用水煎后两药，1小时后去渣取液，加入小米，煮成稀粥，睡前温服，每日1次，10日为1疗程。主治产后自汗。

（5）枇杷叶、糯米各适量。糯米用清水浸泡 1 夜，新鲜枇杷叶去毛洗净，水浸软，以叶包糯米为粽，蒸熟。每日食 1 次，连食 3 日。主治产后气血双亏、多汗。

（6）玉米芯 30 g，红糖适量。玉米芯切碎，加水煎汤，去渣取汁，加入红糖。代茶频饮，每日 1～2 剂。健脾利湿。主治产后汗出。

（7）吴茱萸 100 g，米酒 700 mL。药放酒内浸泡 1 昼夜后，煎取 600 mL，去渣滤酒。每服 100 mL，隔日服 1 次。主治产后盗汗。

第十八节　产后浮肿

一、病证概述

产后浮肿，又称产后水肿。病证名。出自《绛血丹书》。多因产妇平素脾肾虚弱，产后脾肾之阳益虚，脾失健运，肾不制水，水湿不得敷布，溢于肌肤四肢而致水肿。症见手足浮肿，皮肤光亮色润。由于妇女生理上的特点，其病机和证治与内科杂病浮肿略有不同。气血两虚产后浮肿：多由产时失血过多，正气耗损所致。脾阳虚产后浮肿与肾阳虚产后浮肿：两者均为虚证。脾阳虚产后浮肿多由于脾气素虚，或过食生冷损伤脾阳，运化无权，水湿停聚，或妊娠水肿因循失治，水湿滞留。治宜大补气血为主，佐以利水。方用八珍汤加苍术、茯苓。若壅满加陈皮、半夏、香附；虚者倍用人参、木通；有热加黄芩、麦冬。

二、妙法绝招解析

（一）产后脾虚，水湿泛滥（朱小南医案）

1. 病历摘要：汪某，37 岁。新产后 35 日，食欲不振，面目浮肿，后渐全身虚肿，精神疲倦，面色㿠白，目窠虚浮如卧蚕状；精神倦息。尿常规正常。曾服过利水药，肿稍退，不数日又复虚浮，脉虚缓，舌质淡，苔腻。诊断为产后浮肿。

证属产后脾虚，水湿泛滥。治宜健脾补中，利湿消肿。药用棉花根 30 g，薏苡仁、赤小豆各 12 g，党参、黄芪、白术、黄精、茯苓各 9 g，陈皮、枳壳各 6 g，大枣 7 枚。每日 1 剂，水煎服。服 3 剂后，虚肿消失，精力亦充。（《李祥云治疗妇科病精华》，中国中医药出版社，2007）

2. 妙法绝招解析：本例乃产后身体虚弱，食欲不振，脾虚气滞，形成浮肿。脾主消化吸收，亦能制水，脾虚则土不制水，以致水湿泛滥，溢于肌肤。《素问・至真要大论》云“诸湿肿满，皆属于脾。”《脉要精微论》云“脾脉软而散、色不泽者，当病足肿胀，若水状也。”脾阳不足，全身疲惫无力，白天眼皮沉重，渴欲入睡，小便频数，有时且不能自禁。本例治疗，乃根据助气分水汤（《石室秘录》方：白术、人参、茯苓、薏苡仁、陈皮、莱菔子）化裁。用党参、黄芪、白术、黄精补脾益气，气充则能增强制水之力，脾健则运化正常，水分不致潴积，用茯苓、薏苡仁、赤小豆增进滋养，利湿消肿；枳壳、陈皮行气以消其胀，胀去而浮肿亦渐消。棉花根与大枣同用，乃采用民间验方。棉花根能补气健脾，复可利水退肿，配大枣以安中养脾气，具有强壮，消除虚浮之功能，但应于恶露已净后引用，否则能使恶露增多，盖棉花根兼有通经的功效。

（二）气化不行，水湿内停（孙浩铭医案）

1. 病历摘要：徐某，24 岁。分娩后一周，恶露未净，面目及四肢浮肿，按之凹陷，胸闷胁胀，身困体重，小便不利。脉濡，舌苔白滑。诊断为产后浮肿。

证属气化不行，水湿内停。治宜行气利湿，利水消肿。药用赤小豆 15 g，益母草、晚蚕沙

（布包）、海桐皮各9 g，荆芥炭、广陈皮、半夏各6 g。每日1剂，水煎服。服2剂后，浮肿渐消，下肢仅有微肿，身重胸闷亦轻，汗出。脉濡，舌苔白。是为蕴湿渐化，继前方加减。药用黄芪30 g，茯苓皮15 g，车前子12 g，海桐皮9 g，法半夏、广陈皮、苍术、荆芥炭各6 g。服2剂后，症状基本消失。（《孙浩铭医案》，福建人民出版社，1978）

2. 妙法绝招解析：素体湿盛，气机受阻，蕴而不化，水湿内停。又因产后多见气血两虚。故治先行气利湿消肿。药中陈皮、半夏、苍术行气化湿，海桐皮、茯苓皮、赤小豆、车前子、蚕沙、黄芪利水消肿。

（三）阳气耗损，运化失司（言庚孚医案）

1. 病历摘要：尤某，女，35岁。剖宫产一男婴，产后至今双下肢肿满且胀，按之凹陷，尿常规正常，食欲不振，疲惫少力，曾于外院服中药一个月未效。苔薄腻，脉细。

证属阳气耗损，运化失司。治宜健脾益气，行滞利水。药用茯苓皮、大腹皮、五加皮、怀牛膝、炒当归、炒白术、乌药各9 g，木瓜、青皮、陈皮各6 g，姜皮3 g。每日1剂，水煎服。服7剂后，肢肿显减，食纳增加，精力亦振，苔薄脉细。继以前法出入。生薏苡仁12 g，茯苓皮、五加皮、大腹皮、姜皮、乌药、炒白术、怀牛膝、木瓜各9 g，青皮、陈皮各6 g。服7剂善后。（《言庚孚医疗经验集》，湖南科学技术出版社，1980）

2. 妙法绝招解析：产后阳气耗损，脾阳不足则运化失司。土不制水，泛溢停聚于四肢，肌肤乃成水肿。《素问·至真要大论》云“诸湿肿满，皆属于脾。”本例产后周身疲惫无力，食欲不振，脾虚之征显然，阳气虚弱，温煦推动无力，以致气机升降失司，清阳不升，浊阴下滞，故腿足肿胀，按之凹陷。五皮散功在温中健脾，利湿消肿，脾运正常则积水尽退。患者产后肢肿越四个月不愈，外院服中药效不显，除脾虚湿阻外，气滞之象不应忽视。乌药、木瓜理气行滞，开郁除湿，与五皮散并举，共奏消肿之功，鲜有不治者。初诊服药7剂，病已十去八九，复诊在原方基础上稍事增易，以资巩固。

（四）脾肾两虚，水湿内停（李祥云医案）

1. 病历摘要：吴某，女，28岁。正常分娩，哺乳1个月后，两下肢肿胀麻木，行走不便，腰酸，神疲乏力，奶量少质稀，3日前停止哺乳。苔薄，脉细。诊断为产后水肿。

证属脾肾两虚，水湿内停。治宜补益气血，健脾利水。药用党参、黄芪、陈葫芦各30 g，鸡血藤、冬瓜皮、茯苓各15 g，泽泻、白术、白芍、生地黄、熟地黄、菟丝子、车前子（包煎）各12 g，当归9 g，川芎6 g。每日1剂，水煎服。服5剂后，下肢肿胀略有减轻。苔薄，脉细。治宜补气血，助脾运，利水湿。药用党参、黄芪、车前草、丝瓜络、怀山药各15 g，川楝子、何首乌、白术、白芍、茯苓、香附、猪苓各12 g，泽泻、大腹皮各9 g，桂枝3 g，生姜3片，大枣7枚。再服5剂，双下肢肿胀消退而愈。（《李祥云治疗妇科病精华》，中国中医药出版社，2007）

2. 妙法绝招解析：产后四肢浮肿，皆因产后气血亏虚，脏腑俱虚所致，尤与肝、脾、肾三脏有关。《素问·至真要大论》云“诸湿肿满皆属于脾。”《石室秘录》设方助金分水汤（人参、白术、茯苓、薏苡仁、陈皮、莱菔子）健脾益气，气充则能增强制水之功。产后气血大亏，血去阴伤，肾水不足，肾火偏旺，水不涵木，则木燥火发，子母两焚矣；肝火旺，则克脾土，土受木刑，力难克水，水湿内生，又脾主四肢，水湿渗于四肢。本案患者漏乳、神疲乏力、腰酸等症皆和气血亏虚有关。故治疗应大补气血，健脾渗湿，利水。一诊时以补益气血的八珍汤为主，大补气血，其中又含芎归散，活血行血；佐以鸡血藤增加补血活血之功，使血行则水行；白术增加化湿之力；菟丝子则补肝肾；陈葫芦、车前子、泽泻、冬瓜皮利水渗湿。二诊时水略有消退，治疗主要健脾化湿，用五苓散之猪苓、茯苓、泽泻、桂枝；五皮散利水湿，故三诊水肿已基本消退。

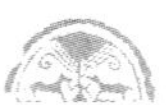

三、文献选录

产后浮肿，是指妇女产后面目或四肢水肿。一方面是由于子宫变大、影响血液循环而引起水肿，另外受到黄体酮的影响，身体代谢水分的状况变差，身体会出现水肿。中医理论则认为，产后水肿是因为某些脏腑的功能障碍造成的，一般会涉及肺、脾和肾三脏。孕妇多吃少动，脏腑功能本身就被抑制，加上分娩后气血的伤损，运化水分的功能进一步下降，女人生完孩子在产后往往会出现一些浮肿的现象，那么在月子期间进行饮食的调理可以很好地改善这样的症状，对健康也是有帮助的。在产后最初几日产妇常常会感到口渴，食欲不佳，这是因为产妇胃液中盐酸分泌减少、胃肠道的肌张力及蠕动能力减弱；皮肤排泄功能变得极为旺盛，特别爱出汗。因此在月子当中补充大量的水分显得尤为重要。补水不一定只喝白水，果汁、牛奶、汤等都是较好的选择。水分的补充还有助于缓解疲劳、排泄废物，使乳汁充足，好处多多。

（一）经验良方选录

1. 内服方：

（1）茯苓、芍药各15 g，党参、炮附子、白术各10 g，生姜3 g。水煎服。每日1剂，2次分服。主治产后浮肿。

（2）玉米须1000 g，白糖500 g。将玉米须洗净，水煎1小时后去渣，再用文火煎至浓稠时，离火冷却，加入白糖拌匀，晒干压碎备用。每服10 g，每日3次，开水冲服。利尿消肿。主治产后浮肿。

（3）防己、黄芪各60 g，猪苓、薏苡仁、车前草各30 g，附子、黄精各10 g。加水煎沸15分钟，滤出药液，再加水煎20分钟，去渣，两煎药液兑匀。分服。每日1剂。主治产后浮肿。

（4）发菜15 g，车前子（包煎）10 g，冰糖适量。将车前子、发菜共放锅内，水煎半小时，弃车前子，加入冰糖即成。每日1剂。主治产后浮肿。

（5）黄芪100 g，白术、桂枝、茯苓、泽泻各60 g，附子20 g（先煎30分钟），防己、商陆各10 g。每日1剂，水煎服。主治产后浮肿。

（6）西瓜翠衣50 g，党参25 g。每日1剂，水煎，2次分服。补中益气，清热利尿。主治产后浮肿。

（7）大腹皮、冬瓜皮、茯苓皮、生姜皮各60 g，陈皮、桑白皮、青皮、猪苓各20 g。每日1剂，水煎服。主治产后浮肿。

（8）蟾蜍1个，砂仁（研末）20 g。将蟾蜍剖去内脏，装入砂仁末，缝合，焙干，研末。每次以水冲服5 g，每日1～2次。主治产后浮肿。

（9）牵牛子、莱菔子、车前子、葶苈子各30 g，蜀椒目、紫苏子、白芥子各10 g。每日1剂，水煎服。主治产后浮肿。

（10）白茅根60 g，车前子40 g，淡竹叶20 g，木香、生姜各10 g。每日1剂，水煎服。主治产后浮肿。

（11）白茅根、大枣各30 g，木贼草6 g，生姜3片。每日1剂，水煎，2次分服。主治产后浮肿。

（12）大枣50 g，眉豆100 g，大蒜、茯苓各15 g。每日1剂，水煎，2次分服。主治产后浮肿。

（13）益母草30 g，茯苓皮、冬瓜皮、车前子、当归各15 g，每日1剂，水煎服。主治产后浮肿。

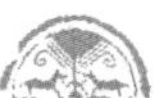

(14) 蝼蛄 3 个（焙干），附子 1.5 g，干姜 1 g。共为细末。冲服，每日 2 次。主治产后浮肿。

(15) 土茯苓 30 g，明矾 1.5 g。水煎服。每日 1 剂，2 次分服。主治产后浮肿。

(16) 白茅根 60 g，薏苡仁、赤小豆各 30 g。每日 1 剂，水煎服。主治产后浮肿。

(17) 海带、玉米须各 30 g。水煎服。每日 1 剂。主治产后浮肿。

2. 外治方：

(1) 甘遂末 10 g。填脐，令满，敷定。内服甘草汤。每日 1 剂。主治产后浮肿。

(2) 鲜浮萍 500 g。煎汤熏洗患处。主治产后浮肿。

3. 食疗方：

(1) 黄芪、薏苡仁、糯米各 30 g，赤小豆 15 g，鸡内金 10 g，金橘饼 2 枚。将黄芪、薏苡仁、糯米、赤小豆分别洗净，鸡内金、金橘饼切碎，备用。先将黄芪水煎去渣，再入薏苡仁、糯米、赤小豆煮粥，八成熟时加入鸡内金、金橘饼，再煮至粥熟即成。每日 1 剂，2 次分服。主治产后浮肿。

(2) 鳝鱼 500 g，红糖、食油、酱油、醋、湿淀粉各适量。将鳝鱼去头、尾，剔去骨头及内脏，洗净切丝。炒锅上火，加入食油烧热，投入鳝鱼丝翻炒，倒入酱油、红糖、醋炒匀。加水少许炖煮片刻，用湿淀粉勾芡，装盘即成。每日 1 剂，佐餐食用。主治产后浮肿。

(3) 黑鱼 1 条（350 g），冬瓜 350 g，葱白 7 根，大蒜 5 头，味精少许。将黑鱼剖杀，去内脏，留鳞；冬瓜洗净切块；葱白、大蒜洗净切碎。共入锅内，加水炖熟，用味精调味服食。每日 1 剂，连服 7 剂。主治产后浮肿。

(4) 茶叶 200 g，白茅根、冬瓜各 500 g，大枣 300 g，生姜 50 g（切片）。以水共煮 30 分钟，去渣。再入乌鱼 500 g（去内脏及头），冰糖 250 g，葱白 7 根，再煮至鱼熟。分数次食鱼，并饮其汤。主治产后浮肿。

(5) 大麻子 30～50 g，粳米 60～100 g，调料适量。先将大麻子捣烂取汁，与淘洗干净的粳米同煮为粥，调味食用。每日 1 剂，空腹温服。清热祛风，润燥散结。主治产后浮肿。

(6) 麻雀 2 只，白茅根 30 g。先将麻雀宰杀，去毛及内脏，洗净备用。白茅根洗净，水煎去渣，再入麻雀炖熟食用。每日 1 剂。温肾壮阳，利尿消肿。主治肾阳衰弱型产后浮肿。

(7) 墨鱼肉 50 g，冬瓜 250 g，粳米 100 g，葱末、姜丝各适量。将墨鱼肉、冬瓜洗净切块，与粳米一同煮粥，熟后加入葱姜即成。每日 1 剂，2 次分服。主治产后浮肿。

(8) 花生 60 g，鲫鱼 300 g，精盐、料酒各少许。将鲫鱼宰杀，去鳞、鳃、内脏，洗净后与花生一同入锅，加水煮熟，调入精盐、料酒即成。每日 1 剂。主治产后浮肿。

(9) 芡实 120 g，老鸭 1 只，精盐少许。将老鸭宰杀，去毛及内脏，洗净斩块，与芡实一同放入沙锅内，加水炖 2 小时，加精盐调味食用。每 2～3 日 1 剂。主治产后浮肿。

(10) 猪肾脏 1 个，蝼蛄 1 个，甘遂末 1 g。将猪肾剖开，去净筋膜，装入蝼蛄和甘遂末，缝合，煮熟食之，并饮其汤，每日 1 剂。主治产后浮肿。

(11) 干姜 5～10 g，茯苓 15 g，大枣 5 枚，粳米 100 g。先将干姜、茯苓水煎去渣，再入大枣、粳米煮粥食用。每日 1 剂。主治产后浮肿。

(12) 鲤鱼 1 条（500 g），赤小豆 120 g，陈皮 6 g，食用油、精盐各适量。按常法煮汤服食。每日 1 剂，2 次分服。主治产后浮肿。

(13) 鸭肉 100 g，糯米 120 g，淡豆豉 6 g，调料适量。按常法煮粥食用。每日 1 剂。益气补肾，利尿消肿。主治产后浮肿。

(14) 山药100 g，莲子 50 g，大枣 15 枚，糯米100 g，白糖适量。按常法煮粥食用。每日 1 剂，2 次分服。主治产后浮肿。

(15) 鲜茅根 60 g (干品30 g)，大米 150 g。先将茅根水煎去渣，再入大米煮粥食用。每日 1 剂。主治产后浮肿。

(16) 鲤鱼 1 条 (500 g)，冬瓜 300 g，葱白 10 根，调料适量。按常法煮汤食用。隔日 1 剂。主治产后浮肿。

(17) 蚕豆 250 g，猪瘦肉 100 g，精盐少许。按常法煮汤食用。每日 1 剂，2 次分服。主治产后浮肿。

(18) 鲜蚕豆 250 g，精牛肉 300 g，精盐少许。按常法煮汤服食。每日 1 剂，2 次分服。主治产后浮肿。

(19) 黄豆、花生米、大蒜各 150 g。按常法煮汤食用。每日 1 剂，2 次分服。主治产后浮肿。

(20) 猪肚 1 个，大蒜 50 g，调料适量。按常法煮汤食用。每日或隔日 1 剂。主治产后浮肿。

第十九节　产后失眠

一、病证概述

产后失眠是指产褥期间出现的夜间难以入睡或寐而易醒等症。若因产后失血过多、心失所养者，临证常见夜难入寐，或多梦易醒，心悸健忘，面色不华，倦怠乏力，食欲不振，或见恶露稀薄色淡，可用归脾汤加减以补气血。若因血虚及肾，肾阴不能上济心火以致心肾不交，心火独亢者，可见虚烦不眠或稍寐即醒，面赤心烦，五心烦热，腰膝酸软，或兼恶露量多色红，兼夹血块等症，可用天王补心丹合二至丸加减以滋肾养心。若脾胃虚弱，饮食失宜，宿食停滞者，有少食嗳腐，胸膈满闷不舒，便秘或腹泻等症，可用和胃消导法，选用保和丸，越鞠丸等随证加减。若因宿食化痰生热，痰热上扰心神，心胆俱怯，症见夜寐不实、胸膈痞闷、触事易惊、心烦懊恼、口苦恶心等，可用清热化痰、和胃安神法治疗，选温胆汤加减即可。

二、妙法绝招解析

(一) 精血两亏，心失所养 (安益民医案)

1. 病历摘要：武某，30 岁。第二胎顺产，产后 18 个昼夜不眠。产时出血量一般，恶露已净。产后即见昼夜不能入睡。时朦胧，对外界动静仍听得清楚。屡用氯丙嗪、哌替啶及中药未效。患者素体尚好，除产后失眠外，尚觉胸中烘热如火冲，烦躁不宁，头胸部汗出淋漓，口燥咽干，面色不华，时值夏季身着棉衣，四肢欠温，小便清长，夜尿多，大便常。舌红少津，脉细数。诊断为产后失眠。

证属精血两亏，心失所养。治宜养血安神，引火归元。方选交泰丸加味。药用当归、炒枣仁、莲子肉、远志各10 g，黄连9 g，肉桂3 g。每日 1 剂，水煎服。服 2 剂后，当晚即能入睡，自觉各症大减，再服 2 剂。随访诸症皆除。(新中医，1986，2)

2. 妙法绝招解析：心与肾在生理状况下，心火下温于肾，以资肾阳，使下元不寒；肾水必上济于心，以资心阳，使心阳不亢。心火与肾水升降协调，心肾相交。当水火相济受到影响，便会出现心肾不交之证。临床多以肾阴不足，心阳偏亢的“心肾不交”为常见。此案乃为产后气血不足，心火独亢，肾阳亏虚的“心肾不交”证，方用交泰丸加味。方中黄连苦寒，清泻亢盛之心火；肉桂辛甘大热，温补下元以扶不足之肾阳。心火不炽则心阳自能下温于肾，肾阳得助则肾水上承自有动力，更助心阳以制心火，水火相济，交泰之象遂成。正如《本草新篇》云：“黄连、肉桂寒热实相反，似乎不可并用，而实有并用收功者，盖黄连入心，肉桂入肾也……黄连与肉桂同用，则心肾交泰，又何梦之不安乎？”辅以莲子、当归、酸枣仁滋阴养血，宁心安神，远志交通心肾，使产后顽固失眠得以速愈。

（二）营血暴虚，心失所养（朱小南医案）

1. 病历摘要：周某，27 岁。产后第 3 日起，患顽固性失眠，辗转反侧，常彻夜不能入寐，心烦自汗，骨节酸楚，面色皖白，神志恍惚，语声低微，神形俱困。诊断为产后失眠。

证属营血暴虚，心失所养。治宜养心宁神，补血清热。药用朱茯神、生地黄、首乌藤各 12 g，柏子仁、炒枣仁、益智仁、制首乌、焦山栀各 9 g，白术、青蒿、远志各 6 g。每日 1 剂，水煎服。服 4 剂后，夜寐稍好，惟常易惊醒，心烦不安，神疲纳呆，营血不足，心神浮越。治当养血宁神。药用煅贝齿（先煎）18 g，朱茯神、合欢皮、首乌藤、柏子仁、炒枣仁各 9 g，远志、当归身、陈青蒿、白术、炙甘草各 6 g。服 3 剂后，每晚已能仅睡 2～3 小时，头晕，耳眩，腰酸肢楚，兼有带下，舌质绛，苔薄，脉象细软，证属心肾不交，水不济火，治宜滋补肾阴，潜制心火。药用生地黄 12 g，山茱萸、女贞子、杜仲、续断、茯神、柏子仁、远志、制黄精、茯神、炒枣仁各 9 g，白术、青蒿、白芍各 6 g，炙甘草 3 g。服 5 剂后，产后失眠症已愈，头目渐清，面色转润，精力亦充。（《朱小南妇科经验选》，人民卫生出版社，1981）

2. 妙法绝招解析：本例失眠颇为顽固，《灵枢·脉度篇》云“肾气通于耳，肾和耳则能闻五音矣。”腰为肾之腑，肾气不足，肾阴虚亏，失眠兼有耳鸣腰酸，当为心肾不交。朱丹溪在《格致余论》云：“人之有生，心为火，居下。水能升而火能降，一升一降，无有穷已，故生意存焉。”产后血虚而肾水亦亏，水不能上济，心火独亢而上炎，导致失眠。仲景有黄连阿胶汤（黄连、阿胶、黄芩、乌药、鸡子黄）之设，以滋水养心。于是自三诊起，以山茱萸、生地黄、女贞子补肾阴而安心神，青蒿清心火。配以健脾益血药为佐，使水能升，火能降，坎离相济，心肾交泰，则失眠症霍然而愈。五诊时症已痊愈，用药调补，以恢复其健康。

（三）产后失血，伤及心脾（匡继林医案）

1. 病历摘要：肖某，女，29 岁。从第二胎顺产后第一日开始，至今 2 个月余彻夜不寐，或经几夜失眠后稍能入睡，但寐而易醒，醒后又不能再入睡。伴头晕，腰痛，极度疲倦，纳呆，脱发，经治疗无效。因缺乳，婴孩已自然断乳后由家人行人工喂养。诊查时见患者面色青黄无华，舌淡黯，尖边有小瘀点，苔黄腻，脉沉细弱。诊断为产后不寐。

证属产后失血，伤及心脾，阴血内耗，神不守舍所致。治宜补益心脾，养血安神。药用磁石、桑寄生、首乌藤各 30 g，茯苓、干地黄各 25 g，北沙参、乌豆衣各 15 g，柏子仁、夜香牛各 12 g。每日 1 剂，水煎服。服 5 剂后，夜间稍能入睡，仍觉头晕腰痛，疲倦。舌苔微黄腻，脉弦细缓。仍守前法，加入制首乌、丹参以加强养血宁神之效。药用首乌藤、磁石各 30 g，制首乌 25 g，茯苓、丹参各 20 g，夜香牛、钩藤、桑寄生各 15 g，柏子仁 9 g。连服 4 剂，睡眠好转，但停药后仍失眠，脱发严重，头晕腰痛。舌尖红，质黯红，边有小瘀点，苔白，脉弦细缓。脱发严重乃血虚之证。拟在前法基础上重用制首乌、干地黄以补血。药用首乌藤、磁石、制首乌、鳖甲各 30 g，桑寄生 25 g，熟地黄 20 g，丹参、茯苓、夜香牛各 15 g，柏子仁 9 g。连服 4 剂后睡眠好转，能入睡，头晕疲倦稍减，仍脱发，头顶至枕部有麻木感，食纳欠佳。舌黯红胖，苔白，脉弦细缓。已能入睡，病有转机，仍守前方加减。药用桑寄生、鸡血藤、制首乌各 30 g，夜香牛

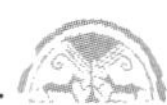

20 g，乌豆衣、丹参、党参各15 g，白术12 g，炙甘草6 g。服5剂后睡眠渐见好转，但纳差，口淡，腰痛。舌黯红胖，苔薄微黄，脉右弦细、左沉细弱。按纳差口淡舌胖为脾虚之象，在养血安神之中，佐以健脾开胃之法，俾气血生化之源健旺，则诸疾可除。药用制首乌、谷芽、首乌藤、桑寄生各30 g，夜香牛、云茯苓、淮山药各18 g，丹参15 g，紫苏叶9 g。服半个月后失眠已除，每夜可熟睡6个多小时，精神爽，胃纳进，但觉腰酸痛，矢气频。舌尖稍黯红，苔白，脉沉细弱。心脾功能已渐恢复。腰为肾之外府，腰酸痛，脉沉细为肾虚之象。拟补肾养血为主，佐以行气止痛以善后。药用首乌藤、桑寄生各30 g，茯苓、夜香牛各20 g，金毛狗脊、续断各15 g，乌药、佛手各12 g，柏子仁9 g。随访半年，疗效巩固。(本书主编，待刊)

2. 妙法绝招解析：不寐的病因颇为复杂，张景岳指出："寐本乎阴，神其主也。神安则寐，神不安则不寐；其所以不安者，一由邪气之扰，一由营气不足耳。有邪者多实，无邪者皆虚。"本例为产后阴血骤虚，不能上荣于心而成不寐，故治宜养血为主，而患者胃纳差，养血不宜滋腻碍脾。以制首乌、桑寄生、乌豆衣养血，取其养血而不腻；茯苓、淮山药、谷芽健脾开胃。再用柏子仁、首乌藤、磁石、丹参养心除烦，镇静宁神，标本兼顾，使阴血充足，心脾畅健，神志安宁，不寐之证因而得愈。

三、文献选录

产后失眠，原因颇为复杂，证有虚有实。产后失眠女性可能还会因为失眠诱发心理疾病，比较常见的心理疾病就是焦虑症和抑郁症，由于失眠会给女性带来很多烦恼，所以女性一旦患上失眠就应该积极接受治疗。

(一) 产后失眠的注意事项与饮食调理

1. 产后失眠的治疗千万不要依赖安眠药：服用安眠药一定要咨询医生，建议服用安眠药不要超过4周。失眠的时候不要给自己压力，有压力会更睡不着。养成一个良好的睡眠习惯是最好的。

2. 失眠与饮食调理：通过饮食可治疗失眠，既能达到治疗目的又无副作用。人的困倦程度与食物中色氨酸的含量有关。色氨酸能促使脑神经细胞分泌一种血清素——五羟色氨。这种物质是困倦冲动的传递介质，能使脑神经活动暂时受到抑制，从而产生困倦思睡的感觉，而且这种物质的分泌量越多，困倦感就越强，由此可见，食物对睡眠有一定影响。

3. 小米：色氨酸含量高的食物，具有催眠作用。在许多食物中，色氨酸含量高的应首推小米。每100 g小米色氨酸含量高达202 mg，而且小米蛋白质中不含抗血清素的酪蛋白。同时，小米富含淀粉，进食后能使人产生温饱感，可以促进胰岛素的分泌，从而增加进入脑内色氨酸的数量。我国古代医学认为，小米性微寒、味甘，有"健脾和胃、安眠"的作用。熬成稍稠的小米粥，睡前半小时适量进食，能使人迅速发困入睡。

4. 牛奶：牛奶含有色氨酸。色氨酸可使人产生困倦感，具有镇定作用。所以，牛奶有催眠作用。但牛奶中的色氨酸很难进入人的大脑，如果在牛奶中加些糖，其催眠效果就明显增加。因为糖可促进人体分泌胰岛素，色氨酸在胰岛素作用下，进入脑内，从而转变成易于催眠的血清素，使人很快入睡。

5. 莲子肉：味涩、性平，莲心味苦、性寒，均有养心安神之功效。《中药大辞典》称其可治"夜寐多梦"。研究表明，莲子含有芸香苷、莲心碱等成分，具有镇静作用。

6. 蜂蜜：具有补中益气、安五脏、和百药、解百毒之功效。每晚睡前取蜂蜜50 g，温开水冲服。

（二）经验良方选录

1. 内服方：

（1）珍珠母、首乌藤各30 g，白术、白芍、酸枣仁、当归、丹参、茯苓各20 g，三棱、莪术、柴胡、甘草各10 g。每日1剂，水煎服。烦躁，舌红舌苔黄加栀子、牡丹皮各10 g；口干咽燥加沙参、麦冬各10 g；心气心血不足加黄芪、龙眼肉各10 g。主治产后失眠。

（2）炒酸枣仁、磁石、龙骨、牡蛎各30 g，百合20 g，合欢皮、首乌藤、枸杞子各15 g，石斛、柏子仁、淫羊藿各12 g，淡豆豉、栀子、远志、陈皮、白术各10 g，天竺黄、知母、琥珀（研，冲）各6 g。每日1剂，水煎服。主治产后失眠。

（3）甘草、陈皮、青皮、香附、桃仁、赤芍、桑白皮各15 g，柴胡、木通、半夏、大腹皮、紫苏子各10 g。加水煎沸15分钟，滤出药液，再加水煎20分钟，去渣，两煎药液兑匀，分服，每日1剂。主治产后失眠。

（4）牡蛎30 g，熟地黄、枸杞子、酸枣仁、山药各15 g，山茱萸、熟附子、茯苓、知母各9 g，泽泻6 g，牡丹皮、肉桂各3 g。每日1剂，水煎服。主治产后失眠。

（5）山楂核30 g，大枣7枚，白糖10 g。将山楂核捣碎，大枣洗净去核，同入沙锅内，加水400 mL，煎沸20分钟，调入白糖即成。每晚睡前1剂。主治产后失眠。

（6）熟附子10 g，半夏、苍术各9 g，陈皮、升麻、肉桂各6 g，吴茱萸、甘草各5 g，熟地黄、枸杞子、肉苁蓉各15 g。每日1剂，水煎服。主治产后失眠。

（7）首乌藤、麦芽各50 g，百合40 g，白芍、莲子心、生地黄各20 g，郁金、香附、连翘、甘草各15 g，大枣8枚。每日1剂，水煎服。主治产后失眠。

（8）大枣500 g，阿胶150 g，冰糖100 g。将大枣洗净去核，加水煮烂，再入冰糖、阿胶（后放），文火煨制成膏。每日早晚各服1～2匙。主治产后失眠。

（9）赤小豆30 g，鲜花生叶15 g，蜂蜜2匙。先将花生叶水煎去渣，再入赤小豆煎汤，兑入蜂蜜即成。每晚睡前1剂。主治产后失眠。

（10）玫瑰花12 g，合欢花10 g。将上2味放入锅内，加水浸泡10分钟，再煮3～5沸，候温。晚餐前饮用。每日1剂。主治产后失眠。

（11）牡蛎、白芍、麦冬各12 g，半夏、茯苓、枳实、竹茹、石菖蒲各10 g，柴胡6 g。每日1剂，水煎服。主治产后失眠。

（12）龙骨、牡蛎各30 g，党参、炒酸枣仁各25 g，远志15 g，桂枝、甘草各10 g。每日1剂，水煎服。主治产后失眠。

（13）金针菜30 g，冰糖少许。将金针菜水煎30分钟，加入冰糖，再煮3～5沸即成。每晚睡前1剂。主治产后失眠。

（14）百合花20 g，黄酒50 mL。将上2味共置碗内，隔水炖沸，连药带酒于晚餐后1次服下。主治产后失眠。

（15）酸枣仁、紫丹参各等量。共焙干研末，每服6 g，下午、晚上各1次，温开水送下。主治产后失眠。

（16）龙齿10 g，石菖蒲3 g。水煎3次，取汁混匀，代茶饮用。每日1剂。主治产后失眠。

（17）黄精、玉竹各30 g，决明子9 g，川芎3 g。水煎服，每日1剂。主治产后失眠。

（18）龙眼肉、炒酸枣仁各10 g，芡实12 g。水煎服，每日1剂。主治产后失眠。

（19）麦冬20 g，莲子肉15 g，茯神10 g。水煎服。每日1剂。主治产后失眠。

（20）鲜淡竹叶60 g（干品30 g）。水煎服。每日1剂，2次分服。主治产后失眠。

2. 外治方：

(1) 磁石 50 g，菊花、黄芩各 10 g，首乌藤 30 g。加水煎汤，睡前趁热浸足 20 分钟。每晚 1 次。疏风清热，补肾养血，镇惊安神。主治产后失眠。

(2) 朱砂、磁石各 30 g，琥珀 3 g。共研细末，装入布袋内，睡前放在发帽内戴在头上。潜阳定惊，宁心安神。主治产后失眠。

(3) 杭菊花、灯心草各 250 g。将杭菊花、灯心草制作枕芯，每晚枕睡，常用有效。平肝清热，祛风利水。主治产后失眠。

(4) 葱白 150 g。将葱白洗净切碎，放在小盘内，睡前置于枕边，闻其气味，便可安然入睡。宁心安神。主治产后失眠。

(5) 朱砂 3 g。研，敷涌泉（双）穴，外以胶布固定。主治产后失眠。

(6) 针刺双侧耳尖放血，每晚 1 次。主治产后失眠。

3. 食疗方：

(1) 枸杞子 90 g，熟地黄 25 g，人参 5 g，冰糖 100 g，白酒 2500 mL。先将人参去芦头，蒸软，切片，与枸杞子、熟地黄同装入纱布袋内，浸入酒中密封，每日振摇 1 次，浸泡 15 日后，用纱布过滤，取药酒备用。再将冰糖放入锅中，加少量水加热溶化，煮至微黄时趁热过滤去渣，待凉后加入药酒中，搅匀，静置一段时间后，取上清酒液，即成。每服 25 mL，每日 2 次。主治产后失眠。

(2) 肉苁蓉 10～15 g，精羊肉 60 g，大米 100 g，生姜 3 片，葱白 2 根，精盐适量。将精羊肉洗净切片；大米淘洗干净；生姜、葱白洗净切碎，备用。沙锅内加水适量，先入肉苁蓉煎煮去渣，再入羊肉、大米煮粥，熟后加入姜、葱、盐，再稍煮即成。每日 1 剂。本粥适宜冬季食用。主治产后失眠。

(3) 灵芝 50 g，人参 20 g，冰糖 200 g，白酒 1500 mL。将人参洗净切片，灵芝洗净，一并晾干，装入洁净纱布袋，放入酒坛，加入白酒、冰糖，密封瓶口。半个月后取出药袋，搅匀，再静置 3 日，取上清液饮服。每服 25 mL，每日 2 次。主治产后失眠。

(4) 猪肝 250 g，党参、当归身各 15 g，酸枣仁 10 g，生姜、葱白、料酒、精盐、味精各适量。将酸枣仁打碎，连同党参、当归同置锅内，水煎去渣，再入猪肝片、料酒、精盐，煮至变色，入生姜、葱白、味精，再稍煮即成。每日 1 剂。主治产后失眠。

(5) 鲜玫瑰花 50 g（干品 15 g），羊心 500 g，精盐 50 g。将玫瑰花、精盐煎煮 10 分钟，候冷备用。羊心洗净，切成块状，串在竹签上，蘸玫瑰花盐水反复在炭火上炙烤，至嫩熟即可趁热分顿食用。每日或隔日 1 剂。主治产后失眠。

(6) 蛤蜊肉 50 g，百合 30 g，玉竹 20 g，精盐、味精各适量。将蛤蜊肉洗净切片，百合、玉竹洗净装入布袋，一同入锅，加水煮至熟烂，去药袋，加精盐，味精调味即成。每日 1 剂。滋阴清热，养心安神。主治产后失眠。

(7) 鲤鱼 500 g，当归、党参、熟地黄各 15 g，淮山药 30 g，精盐适量。先将当归、党参、熟地黄、淮山药水煎去渣，再入去杂洗净的鲤鱼，文火炖至熟烂，加精盐调味食用。每日 1 剂。主治产后失眠。

(8) 猪心 1 个，茯神、酸枣仁各 15 g，远志 6 g，精盐适量。将猪心剖开洗净，酸枣仁打碎，与茯神、远志一并放入沙锅内，加水炖至猪心熟透，用盐调味，吃肉喝汤。每日 1 剂。主治产后失眠。

(9) 银耳 25 g，百合、莲子（去心）、冰糖各 30 g。先将百合、莲子肉加水煮沸，再入泡发洗净的银耳，文火煨至汤汁稍黏，加入冰糖，冷后即可服食。每晚睡前 1 剂。主治产后失眠。

（10）粳米 100 g，柏子仁 15 g，蜂蜜适量。将柏子仁去皮捣烂，与粳米同煮粥，熟后兑入蜂蜜即成。每日 1～2 剂。连服 3 日为 1 个疗程。主治产后失眠。

（11）龟肉 250 g，百合 50 g，大枣 30 g，精盐适量。将龟肉切块，与百合、大枣一同放入沙锅内，加水炖熟，调味食用。每日 1 剂。主治产后失眠。

（12）炒枣仁 40 g，枸杞子 30 g，五味子 10 g。将上 3 味混匀，分成 5 份，每日取 1 份，置于茶杯中，用沸水冲沏，代茶饮用。主治产后失眠。

（13）茯神末 50 g，粳米 100 g，白糖适量。先将大米洗净入锅，加水煮粥，熟后加入茯神末、白糖，再稍煮即成。每日 1 剂。主治产后失眠。

（14）小麦（捣碎）、何首乌各 50 g，冰糖 15 g。先将何首乌水煎去渣，再入小麦煮粥，熟后加入冰糖即成。每晚 1 剂。主治产后失眠。

（15）莲子 30 g，百合 15 g，冰糖适量。将莲子、百合用清水泡发，洗净，入锅煎汤，加入冰糖调服。每晚睡前 1 剂。主治产后失眠。

（16）合欢花 15 g，百合 30 g，粳米 60 g。先将合欢花水煎去渣，再入洗净的百合、粳米煮粥食用。每晚 1 剂。主治产后失眠。

（17）猪心 1 个，芹菜 250 g，调料适量。将猪心洗净切块，芹菜洗净切碎，加水煮汤，调味食用。每日 1 剂。主治产后失眠。

（18）猪心 1 只，大枣 10 枚，调料适量。将猪心洗净切块，与大枣一同入锅煮汤，调味食用。每日 1 剂。主治产后失眠。

（19）鲜百合 50 g，蜂蜜 15 g。将百合去杂洗净，撕成小片，加蜂蜜拌匀，上笼蒸熟，睡前 1 次服下。主治产后失眠。

（20）酸枣仁 10 g，白糖 15 g。将酸枣仁炒黄研末，与白糖调匀，每晚睡前用温开水送服。主治产后失眠。

第二十节　产褥感染

一、病证概述

产褥感染是指产褥期生殖器官的炎症。感染源分为自身感染、外来感染。自身感染是由产妇体内原有的病原菌所引起。正常生育期妇女阴道、宫颈内有细菌寄生，在机体抵抗力低下时，病原菌可大量繁殖而致病；或身体其他部位的病原菌，经血液循环、淋巴系统或直接播散至生殖器官。外来感染则为外界的病原菌进入产道而致病。病原菌包括需氧菌和厌氧菌，其中β溶血性链球菌易引起炎症扩散，致严重败血症；大肠埃希菌易引起感染性休克；葡萄球菌易形成脓肿；厌氧类杆菌脓液有异常恶臭味；淋球菌常沿黏膜上行扩散至输卵管。炎症可局限于创伤部位，亦可通过淋巴系统、血液系统或直接蔓延扩散。在引起产妇死亡的原因中，产褥感染居第 3 位，其发病率为 1%～7.2%。目前由于抗生素的早期应用，严重的产褥感染已很少发生。本病属中医产后发热、产后恶露不绝范畴。多因助产用品消毒不严，或产褥用品不洁，感染邪毒，加之产伤和出血，正气受损，邪毒乘虚侵入胞中、胞脉所致。临床常见证候有热毒炽盛证、热盛津伤证、热入营血证、热陷心包证等。

二、妙法绝招解析

（一）营卫不固，瘀阻胞脉（姚寓晨医案）

1. 病历摘要：汪某，30岁。素体肺虚，每遇劳累或外感，辄易咳嗽发热，此次产后半个月余，因劳作过早，头昏胸闷，咳痰较频，汗出少气。恶风发热，上午为甚，肢节痹楚，纳少乏力，乳汁时时自溢，恶露夹块未净。脉细涩无力，舌苔薄，舌偏淡，边有齿印。诊断为产后蓐劳。

证属营卫不固，瘀阻胞脉。治宜调益营卫，化瘀生新。药用生黄芪20 g，钟乳石，白石英各15 g，防风、潞党参、熟地黄、桑白皮、炙紫菀各12 g，全当归、桃仁泥、焦白术各10 g。每日1剂，水煎服。连服5剂而愈。（《姚寓晨女科证治选粹》，人民军医出版社，2014）

2. 妙法绝招解析：产后蓐劳，中医病名。多由产褥感染所致。《妇人大全良方》云“产后蓐劳者，此由生育日浅，血气虚弱，饮食未平，不满百日，将养失所……风冷邪气感于肺，肺受微寒，故咳嗽口干，遂觉头昏，百节疼痛。”盖妇人产后气血亏虚，或因起居不慎，或因风邪外侵，或因七情忧思最易诱发。惟产后多虚多瘀，其治疗应“不拘于产后，亦不忘于产后”，或养益，或养益兼予化瘀。且病后必须调养平复，否则气血复伤则虚羸难愈。方中黄芪补益肺气，当归、桃仁养血活血，加熟地黄、桑白皮、紫菀共奏宣肺散瘀之效。

（二）心营失养，脾胃两伤（哈荔田医案）

1. 病历摘要：朱某，30岁。产后五旬，体虚不复，色皖不荣，夜至难寐，不能纳谷，呕吐，大便泄泻，虚汗自出，脉右濡软，左虚甚，苔白腻。诊断为产后蓐劳。

证属心营失养，脾胃两伤。治宜和胃降逆，运脾畅中。药用淮小麦、炒谷芽各12 g，焦白术、炒扁豆衣、云茯苓各9 g，炙远志、制半夏、姜川黄连、炮姜炭、广陈皮、春砂壳、佛手柑各5 g，白术适量。每日1剂，水煎服。服4剂后，出汗甚多，神疲肢倦，呕吐，便泻，寐不安，纳不香，苔腻，脉濡软，左虚弦。再以前方加减，药用淮小麦15 g，炒香谷芽、煅牡蛎（先煎）各12 g，茯神、煅龙齿（先煎）各9 g，橘红、炒白芍、炙远志、制半夏各6 g，川黄连、春砂壳、煨益智仁、炮姜炭、桂枝各3 g。连服5剂而愈。（《哈荔田妇科医案医话选》，天津科学技术出版社，1982）

2. 妙法绝招解析：陈自明云“产后气血虚弱，成为蓐劳，最难治疗。”本例产后已经五旬，体虚犹未恢复，即属此类。其见症，一是胃气不和，呕吐，呃逆，二是脾虚运化不健，大便泄泻；三是心气不足，心营衰少，内为心悸不安，夜不安寐，外则表虚自汗，心液不敛。《素问·阴阳别论》云“二阳之病发心脾。二阳者，胃与大肠也，病者由于胃不能纳，水谷生化之源缺乏，既不能游溢精气，上输于脾”而为气，又不能“浊气归心，淫精于脉”而为血，于是心脾两亏，气血交虚，这是此例产后不能恢复的主要原因，所以先止呕吐，继则和胃气，后则降呃逆，始终重视对胃的治疗，其次由于表卫失固，营卫不和，因之虚汗自出，“汗为心液”，汗多心更虚，泻多中气下陷，脾运更弱，故一面健脾止泻，助其运化，一面固卫和营，养心敛汗。总之，开胃止呕，是裕其生化之来源；敛汗，则杜其气液之消耗，开源塞流，因此逐步取得疗效。其制方的特点：首诊用参苓白术散、半夏泻心汤、异功散等时，不用人参（党参）、甘草，是防其壅中碍胃；半夏泻心不用黄芩，是不使苦寒增泻；半夏配炮姜苦辛合化而止呕，同时炮姜配合白术，又能温脾止泻。药证相符，故能取效。

三、文献选录

产褥感染是指分娩时及产褥期生殖道受病原体感染，引起局部和全身的炎性病变。发病率为

1%～7.2%，是产妇死亡的四大原因之一。产褥病率是指分娩24小时以后的10日内用口表每日测量4次，体温有2次达到或超过38℃。可见产褥感染与产褥病率的含义不同。虽造成产褥病率的原因以产褥感染为主，但也包括产后生殖道以外的其他感染与发热，如泌尿系感染、乳腺炎、上呼吸道感染等。常见病因感染，与分娩相关的诱因，产褥期不良处理常见症状发热、腹痛，异常恶露，产程中因为消毒不严或产后不讲卫生，可以发生产褥期的感染。

（一）感染病因分析

1. 自身感染：正常孕妇生殖道或其他部位寄生的病原体，当出现感染诱因时使机体抵抗力低下而致病。孕妇生殖道病原体不仅可以导致产褥感染，而且在孕期即可通过胎盘、胎膜、羊水间接感染胎儿，并导致流产、早产、死胎、子宫内生长迟缓、胎膜早破等。有些病原体造成的感染，在孕期只表现出阴道炎、宫颈等局部症状，常常不被患者所重视，而在产后机体抵抗力低下时发病。

2. 外来感染：由被污染的衣物、用具、各种手术器械、敷料等物品接触后引起感染。常常与无菌操作不严格有关。产后住院期间探视者、陪伴者的不洁护理和接触，是引起产褥感染的极其重要的来源，也是极容易疏忽的感染因素，应引起产科医生、医院管理者和大众百姓的高度重视。

3. 病原体感染：引起产褥感染的病原体种类较多，较常见者有链球菌、大肠埃希菌、厌氧菌等，其中内源性需氧菌和厌氧菌混合感染的发生有逐渐增高的趋势。①需氧性链球菌是外源性感染的主要致病菌，尤其B族β-溶血性链球菌（GBS）产生外毒素与溶组织酶，有极强的致病力、毒力和播散力，可致严重的产褥感染。其临床特点为发热早，体温多超过38℃，伴有寒战、心率加快、腹胀、纳差、恶心、子宫复旧不良，宫旁或附件区疼痛，发展快者易并发菌血症、败血症。②大肠埃希菌属，包括大肠埃希菌及其相关的革兰阴性杆菌、变形杆菌等，亦为外源性感染的主要致病菌之一，也是菌血症和感染性休克最常见的病原体。在阴道、尿道、会阴周围均有寄生，平常不致病，产褥期机体抵抗力低下时可迅速增殖而发病。③葡萄球菌属，主要为金黄色葡萄球菌和表皮葡萄球菌，金黄色葡萄球菌多为外源性感染，容易引起严重的伤口化脓性感染；表皮葡萄球菌存在于阴道菌丛内，所致的感染较轻。值得注意的是葡萄球菌可产生青霉素酶而对青霉素耐药。④厌氧性链球菌，存在于正常阴道中，当产道损伤、机体抵抗力下降，可迅速大量繁殖，并与大肠埃希菌混合感染，其分泌物异常恶臭。⑤厌氧类杆菌属，包括脆弱类杆菌、产色素类杆菌等，为绝对厌氧的革兰阴性杆菌。此类细菌可加快血液凝固，易导致血栓性静脉炎。⑥非结核性分枝杆菌，较为少见，但致病力极强、传染性强，可导致会阴切口、剖宫产术腹部切口长期不愈，并通过接触传染使新生儿感染。⑦性病感染：由于卖淫、嫖娼、吸毒等不良社会现象，使多种性传播疾病病原体如淋病奈瑟菌、支原体、衣原体等病原体引起的产褥感染有逐年上升的趋势。机体对入侵的病原体的反应，取决于病原体的种类、数量、毒力以及机体自身的免疫力。女性生殖器官具有一定的防御功能，任何削弱产妇生殖道和全身防御功能的因素均有利于病原体的入侵与繁殖，如贫血、营养不良，各种慢性疾病如肝功能不良、妊娠合并心脏病和糖尿病、临近预产期前性交、羊膜腔感染。

（二）临床表现

发热、腹痛和异常恶露是最主要的临床表现。由于机体抵抗力不同，炎症反应的程度、范围和部位各有不同。根据感染发生的部位将产褥感染分为以下几种类型：

1. 急性外阴、阴道、宫颈炎：由于分娩时会阴损伤或手术产、孕前有外阴阴道炎者而诱发，表现为局部灼热、坠痛、肿胀，炎性分泌物刺激尿道可出现尿痛、尿频、尿急。会阴切口或裂伤处缝线嵌入肿胀组织内，针孔流脓。阴道与宫颈感染者其黏膜充血水肿、溃疡、化脓，日久可致阴道粘连甚至闭锁。如阴道前壁黏膜受压严重过久伴有感染，可使组织大片坏死脱落，形成膀胱阴道瘘或尿道阴道瘘。病变局限者，一般体温不超过 38 ℃，病情发展可向上或宫旁组织，导致盆腔结缔组织炎。

2. 剖宫产腹部切口、子宫切口感染：剖宫产术后腹部切口的感染多发生于术后 3～5 日，局部红肿、触痛、组织侵入有明显硬结，并有浑浊液体渗出，伴有脂肪液化者其渗出液可呈黄色浮油状，严重患者组织坏死、切口部分或全层裂开，伴有体温明显升高，超过 38 ℃。

3. 急性子宫内膜炎、子宫肌炎：为产褥感染最常见的类型，由病原体经胎盘剥离面侵犯至蜕膜所致者为子宫内膜炎，侵及子宫肌层者为子宫肌炎，两者常互相伴随。临床表现为产后 3～4 日开始出现低热、下腹疼痛及压痛、恶露增多且有异味，如早期不能控制，病情加重出现寒战、高热、头痛、心率加快、白细胞及中性粒细胞增高，有时因下腹部压痛不明显及恶露不一定多而容易误诊。当炎症波及子宫肌壁时，恶露反而减少，异味亦明显减轻，容易误认为病情好转。感染逐渐发展可于肌壁间形成多发性小脓肿，B 超显示子宫增大复旧不良、肌层回声不均并可见小液性暗区，边界不清。如继续发展，可导致败血症甚至死亡。

4. 急性盆腔结缔组织炎、急性输卵管炎：多继发于子宫内膜炎或宫颈深度裂伤，病原体通过淋巴道或血行侵及宫旁组织，并延及输卵管及其系膜。临床表现主要为一侧或双侧下腹持续性剧痛，妇检或肛查可触及宫旁组织增厚或有边界不清的实质性包块，压痛明显，常常伴有寒战和高热。炎症可在子宫直肠窝积聚形成盆腔脓肿，如脓肿破溃则向上播散至腹腔。如侵及整个盆腔，使整个盆腔增厚呈巨大包块状，不能辨别其内各器官，整个盆腔似乎被冻结，称为“冰冻骨盆”。

5. 急性盆腔腹膜炎、弥漫性腹膜炎：炎症扩散至子宫浆膜层，形成盆腔腹膜炎，继续发展为弥漫性腹膜炎，出现全身中毒症状：高热、寒战、恶心、呕吐、腹胀、下腹剧痛，体检时下腹明显压痛、反跳痛。产妇因产后腹壁松弛，腹肌紧张多不明显。腹膜炎性渗出及纤维素沉积可引起肠粘连，常在直肠子宫陷凹形成局限性脓肿，刺激肠管和膀胱导致腹泻、里急后重及排尿异常。如病情不能彻底控制可发展为慢性盆腔炎。

6. 血栓性静脉炎：细菌分泌肝素酶分解肝素导致高凝状态，加之炎症造成的血流淤滞静脉壁损伤，尤其是厌氧菌和类杆菌造成的感染极易导致两类血栓性静脉炎。研究显示妊娠期抗凝蛋白缺陷与静脉血栓栓塞的形成密切相关，先天性抗凝蛋白如蛋白 C、蛋白 S、抗凝血酶Ⅲ的缺陷为其因素之一。常见的发生部位有盆腔、下肢和颅内等。

7. 脓毒血症及败血症：病情加剧细菌进入血液循环引起脓毒血症、败血症，尤其是当感染血栓脱落时可致肺、脑、肾脓肿或栓塞死亡。（肖国士摘录）

（三）临床报道选录

郑莹用小柴胡四物汤加减治疗产褥热 40 例：药用生地黄 10～30 g，党参 10～20 g，当归 12～15 g，黄芩 10～15 g，赤芍 12 g，柴胡、姜半夏各 6～10 g，川芎 5～10 g，生甘草 6 g，大枣 3 枚，生姜 3 片。热入血室加败酱草、紫花地丁、金银花；外感加荆芥、葛根、薄荷、淡豆豉；蒸乳发热加全瓜蒌、牛蒡子、蒲公英、王不留行；瘀血加益母草、鸡血藤、桃仁、红花；午后及夜间低热加黄芪、麦冬、五味子、青蒿；高热加石膏。每日 1 剂，水煎服，＜7 日无效停用。与对照组 30 例，均用青霉素、头孢类加氨基苷类（或喹诺酮类）抗生素；细菌培养后再调整。结果：两组分别显效（＜3 日体温复常，症状、体征消失）28、16 例，有效 12、9 例，无效 0、5 例，总有效率 100%、83.3%（$P<0.01$）。（浙江中西医结合杂志，2006，3）

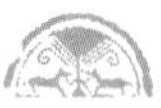

（四）经验良方选录

1. 金银花、菊花、蒲公英、紫花地丁各30 g，紫背浮萍15 g，熟地黄、当归、白芍各10 g，川芎6 g。每日1剂。加水煎沸15分钟，滤出药液，再加水煎20分钟，去渣，两煎药液兑匀，分服。发热，口渴，气虚加党参、黄芪各12 g；热甚加黄芩、黄连、黄柏各6 g；血瘀加赤芍、桃仁、红花、丹参各10 g；阴虚加生地黄、麦冬各10 g。主治产褥感染。

2. 当归30 g，黄芪、茯神各12 g，高丽参、炮穿山甲、菖蒲各9 g，姜炭、酸枣仁各7.5 g，甘草4.5 g，红花、血余炭各3 g，生姜30 g。白胡椒、生桃仁各7粒，连须葱3根。外敷药共捣烂分作3份，两侧腋下各挟1份，胶布固定。另1份用纱布包，放鼻孔前汗出后去药。内服药水煎取液，出汗后服，每日1剂，服两次。主治产褥感染。

3. 金银花、连翘各20 g，黄柏、丹参、当归、白芍各10 g。随症加减：气虚加黄芪15 g，党参10 g。壮热加生石膏30 g。气滞加柴胡、香附各10 g。血瘀加赤芍、桃仁、红花各10 g。腰痛加桑寄生、川续断各10 g。阴道出血加三七粉3 g（冲服）。每日1剂，水煎，服两次。主治产后高热。

4. 白芍、金银花、党参各20 g，柴胡、半夏、黄芩、当归、生地黄、没药、木瓜、钩藤各15 g，川芎、甘草各10 g，琥珀粉（冲服）、朱砂各5 g（冲服）。药加水500 mL，先浸泡30分钟后，再煎30分钟，取液200 mL，反复煎两次，两次药液混合，分3次温服。主治产后高热不退。

5. 薏苡仁30 g，海藻15 g，当归、丹参、炮穿山甲珠、连翘、橘核各12 g，金银花、延胡索各9 g，川芎、茯苓、青皮各6 g。每日1剂，水煎两次，取液混合，早晚分服。主治产后盆腔结缔组织炎。

6. 李树根皮100 g，生葛根50 g，制半夏、生姜各40 g，白芍、当归、川芎、黄芩、甘草各20 g。每日1剂，水煎，服3次。服药期间，忌食海藻、菘菜、羊肉汤。主治产褥感染。

7. 千里光30 g，牡丹皮18 g，当归、益母草、金银花、党参各15 g，桃仁、红花、绵马贯众、柴胡、升麻各9 g，川芎、炮姜各6 g。每日1剂，水煎，服两次。主治血瘀发热型产褥热。

8. 党参20 g，黄芪、黄芩、蒲公英、紫花地丁、连翘、桔梗、浙贝母、当归、茯苓、金银花、陈皮、青皮、柴胡各10 g，甘草5 g。每日1剂，水煎服，主治产褥感染。

9. 金银花、连翘、红藤、败酱草、益母草各20 g，栀子仁、薏苡仁各15 g，牡丹皮、川芎、当归各10 g，炮姜3 g。每日1剂，水煎取液，服两次。主治产褥感染。

10. 金银花、紫花地丁各30 g，蒲公英、连翘各24 g，生地黄15 g，麦冬、白芍、赤芍、牡丹皮各12 g，知母、甘草各9 g。每日1剂，水煎，服两次。主治产褥感染。

11. 当归30 g，黄芪、茯神各12 g，高丽参、炮穿山甲、菖蒲、酸枣仁各9 g，姜炭、甘草、红花各6 g，生姜3片。每日1剂，水煎取液，服两次。主治产褥感染。

12. 金银花、生地黄各30 g，益母草18 g，连翘、蒲公英、白薇各15 g，赤芍、地骨皮、牡丹皮各12 g。每日1剂，水煎，服两次。主治胞宫火毒型产褥感染。

13. 水牛角、鸭跖草、半枝莲、金银花、益母草、丹参各30 g，连翘、赤芍、牡丹皮各15 g，黄连10 g。每日1剂，水煎服。主治产褥感染，发热。

14. 金银花、野菊花、蒲公英、紫花地丁、紫背天葵各30 g。药用冷水浸泡30分钟后，武火煎30分钟，两次煎液混合，早晚分服。主治产褥感染。

15. 生石膏、淡竹叶各30 g，金银花20 g，山药18 g，连翘、桑叶各15 g，知母12 g，生甘草5 g。每日1剂，水煎，服两次。主治产褥感染发热。

16. 生地黄、黄芪各30 g，枸杞子12 g，沙参、麦冬各10 g，当归6 g，川楝子5 g。水煎，每日1剂，服两次。主治产褥感染发热。

17. 苍术、大青叶各30 g，黄柏10 g。加水煎，去渣，分2次内服；再煎1剂，熏洗患处，每日2～3次。主治产后会阴切口感染。

第二十一节　产后精神病

一、病证概述

产后精神病，是指产后6周内发生的，与产褥期有关的重度的精神和行为障碍，其临床特征为精神错乱、急性幻觉和妄想、抑郁或狂躁交叉的多形性病程及症状易变性。产后精神病以分娩后7日内发病者最多，主要好发于高年初产妇、多子女、低社会经济阶层妇女，这种情况大多是突然发病并且具有戏剧性的精神病症状。产褥期内分泌的不平衡和心理因素可能是诱发因素。一般起病较急骤，临床上主要分为精神分裂症、躁狂抑郁症和症状性精神病三类。产后精神分裂症症状波动易变，情感障碍突出。产后精神病的确切病因目前尚不清楚，众多研究认为其发病的相关因素与生理、心理、社会因素综合作用有关。

二、妙法绝招解析

（一）热入血室，瘀血相搏（顾介山医案）

1. 病历摘要：陈某，24岁。患者系初产妇，入院前4日，在某医院顺产一男婴，产程较长，产后一天出现寒战发热，恶露骤停，少腹膨胀，体温持续在39.5 ℃～40 ℃，神志时清时昧。经用多种抗生素效差。诊见高热烦躁，恶露不行，入夜神昏谵语，两手撮空，白天则神志清楚，少腹膨胀疼痛，口渴欲饮，脉细数，舌质红。诊断为热入血室。

证属热入血室，瘀血相搏。治宜散瘀清热，凉血解毒。方选桃仁承气合犀角地黄汤加减，药用细生地黄15 g，玄明粉、净连翘各12 g，制大黄、炒赤芍、红花、全当归、桃仁泥、牡丹皮各9 g，粉甘草、川桂枝、地鳖虫各6 g。每日1剂，水煎服。服4剂后，恶露复行，周身微汗，神志渐清，热势渐降，大便畅通数次，溏而不实，少腹尚有轻度压痛。瘀热未清，原方去玄明粉，又服2剂。药后神志清楚，恶露已净，少腹压痛亦除，惟胃纳不佳，腹部膨胀，脉缓舌净。病后脾虚气滞，以香砂六君子汤善后调理而愈。（新中医，1987，2）

2. 妙法绝招解析：热入血室，中医病名，多由产后体虚或感染所致。病发于产后，感受温邪，致恶露停止，温邪与恶露互结，而形成热入血室，瘀热内扰。用散瘀清热，凉血解毒剂后，恶露复行，瘀热得解. 热退神清而愈。

（二）热入血室，上扰神明（谢维周医案）

1. 病历摘要：陈某，22岁。产后3日，昼则神识清晰，惟头痛、头晕，寒热交作，微汗，心烦欲呕；入夜则渐见神志恍惚，妄言乱语，呼之不能清楚对答，晨旦则谵妄消失、神清又如常人。家人甚为恐惶，曾在某卫生所用西药镇静剂治疗无效，谵妄不能控制。就诊时症见面色淡白，精神疲惫，头痛而晕，往来寒热，体温37.8 ℃～38.5 ℃，心烦心慌，厌食欲吐，恶露尚有少量自下，二便通调。脉微浮，重按弦虚，稍有紧意，舌质淡，苔白、中心黄微腻。诊断为热入血室。

证属热入血室，上扰神明。治宜养血安神，收镇浮阳。药用龙齿、党参各12 g，当归、茯

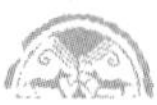

神、酸枣仁各9 g，荆芥穗、柴胡、法半夏、黄芩、焦山楂各6 g，五味子、炙甘草各3 g、大枣5枚。水煎，暂服1剂，昼服头煎，近夜服2煎。药后当夜安睡无烦，未见妄言惊乱之象。头痛、寒热均减，胃纳稍进，舌苔渐化，脉缓和无力。前方再进2剂，观察2夜，均能安静，诸症悉解。嘱其出院，以饮食调养之。(新中医，1981，8)

2. 妙法绝招解析：本例是产后气血大亏，血海空虚，心失所养，神浮不定，复外感风寒，风邪乘虚袭入血室，上扰神明，而无与血搏结之明显症状，患者少腹不胀痛，恶露依然有少量自下，且无胸胁满如结胸状之病可证，而血虚心神失养又显得较突出。治疗上，着重予以益气养血安神，令邪去而正复。方中柴胡、黄芩、法半夏和解少阳胆经之邪；荆芥开太阳之表，令少阳之邪复从表出；党参配当归益气养血；茯神协酸枣仁养心以安神，更以龙齿镇肝清心安神；五味子养心以敛浮越之神气；山楂活血化瘀积，以防留邪，甘草、大枣养心缓急。全方虚实兼顾，祛邪不伤正，扶正不滞邪，配合得宜，取效甚速。

（三）冲任受损，脏虚血亏（姚寓晨医案）

1. 病历摘要：苏某，35岁。患者足月顺产后1个月，因胎膜残留遂致突然晚期产后出血。在输液、输血抗感染后，急行刮宫术，术后子宫出血渐止，血压为110/60 mmHg。红细胞300万/mm^3，血红蛋白8.2 g。面色少荣，心悸胆怯，语言错乱。脉细弱而涩，舌质干淡紫。诊断为热入血室。

证属冲任受损，脏虚血亏。治宜补益气血，兼化瘀滞。药用太子参30 g，茯苓15 g，全当归、紫丹参、广郁金各12 g，紫石英10 g，川芎、桃仁泥各9 g，九节菖蒲5 g，西琥珀（分冲服）3 g。每日1剂，水煎服。服7剂后，心悸胆怯，神志恍惚已减，惟有时仍感语言不清，脉细弱，舌淡红有紫气，脉细弱。再予上方将琥珀、川芎、桃仁泥用量均减为3 g，加鸡血藤20 g，黄芪15 g，熟枣仁12 g，炙远志6 g。嘱间日服1剂，连服1个月后，面色较佳，神志、语言亦均为清，眠食皆可，复查时血压128/74 mmHg，血红蛋白10. 5 g。症状基本消除，平时嘱服补心丹、归脾丸交替缓调以巩固疗效。(《姚寓晨女科证治选粹》，人民军医出版社，2014)

2. 妙法绝招解析：本例因冲任损伤，气血俱虚，内夹瘀滞，神无依附，以致心神恍惚。盖产后瘀血不去，新血不生，故宜先祛瘀，后养血。盖产后瘀化而后言补，则补而不滞，心脉得以濡养。治拟通补兼施以宁心神。后以养益为主，化瘀为辅。故纵观病情，产后出血，心神失守，妄言见邪，宜服生化汤加远志，慎不可作痰火论治，使行中有补，能生能化，从而心宁神安以竟全功。

三、文献选录

产后精神病是与产褥期有关的重度的精神和行为障碍，其临床特征为精神错乱、急性幻觉和妄想、抑郁或狂躁交叉的多形性病程及症状易变性。以分娩后7日内发病者最多，主要好发于高年初产妇、多子女、低社会经济阶层妇女，这种情况大多是突然发病，并且具有戏剧性的精神病症状。早在19世纪末就发现精神病是产褥期的精神错乱情况，最近更受到广泛的关注。

（一）经验良方选录

1. 内服方：

(1) 淡豆豉、赤小豆各9 g，甜瓜蒂、党参芦头各6 g，急性子4 g，明矾3 g。水煎2次，早晨空腹服第1煎，得快吐，止后服；服药已过6小时仍不吐者，可服第2煎。如吐不止者可服葱汤（以大葱3～5根煎汤）解之。痰火迷心，涌吐痰涎，以通心窍。主治产后精神病。

(2) 龙齿60 g，熟地黄、小茴香、山茱萸、胆南星各10 g，熟附子、吴茱萸、陈皮、龙胆各5 g。加水煎沸15分钟，滤出药液，再加水煎20分钟，去渣，两煎药液兑匀，分服，每日1剂。

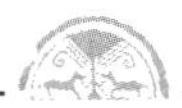

主治产后精神病。

(3) 龙齿、礞石、牡蛎、石决明、珍珠母各30 g，黄芩、龙胆、石菖蒲、郁金、旋覆花、代赭石各10 g，大黄6 g，沉香3 g。每日1剂，水煎服。同时冲服甘遂末、朱砂粉各1.5 g。主治产后精神病。

(4) 生地黄、桃仁各12 g，大黄10 g，当归、红花、赤芍、牛膝各9 g，柴胡、桔梗、川芎各6 g，甘草3 g。每日1剂，水煎服。大便已通，恶露复见去大黄，加党参，黄芪各10 g。主治产后精神病。

(5) 桃仁、红花、赤芍各12 g，紫苏子、桑白皮、大腹皮、青皮、石菖蒲、郁金、白芍、琥珀（冲）各9 g，麝香（冲）、牛黄（冲）各0.3 g，朱砂（冲）3 g。每日1剂，水煎服。主治产后精神病。

(6) 大黄30 g，代赭石、石菖蒲、生龙骨各15 g，桃仁、木香各12 g，郁金、半夏、甘草各9 g，硫酸镁6 g（冲服），朱砂1.5 g（研细，冲服）。每日1剂，水煎服。主治产后精神病。

(7) 磁石30 g，龙齿、牡蛎各15 g，远志、茯神、竹茹各12 g，半夏、枳实、石菖蒲、郁金、天竺黄、陈皮、胆南星各10 g，朱砂（冲）1.5 g。每日1剂，水煎服。主治产后精神病。

(8) 生地黄、代赭石各15 g，栀子、龙胆、玄参、知母、麦冬、菊花、柴胡、郁金、白芍、女贞子、地龙、牵牛子、大黄、芒硝各12 g。每日1剂，水煎服。主治产后精神病。

(9) 大黄15 g，珍珠母12 g，郁金、半夏、当归、白芍、川芎、桔梗、荆芥、防风、黄芩、白术、芒硝各9 g，桃仁、红花、黄连各6 g。每日1剂，水煎服。主治产后精神病。

(10) 钩藤30 g，甘草10 g，制川乌头、红花各5 g，洋金花1 g。加水煎沸15分钟，滤出药液，再加水煎20分钟，去渣，两煎药液兑匀，分服，每日1剂。主治产后精神病。

(11) 大黄、芒硝（冲）各15 g，礞石、海浮石、黄柏、黄芩、菊花、代赭石、牵牛子各12 g，栀子、知母、麦冬、天花粉、竹茹各9 g。每日1剂，水煎服。主治产后精神病。

(12) 石菖蒲、酸枣仁各12 g，远志、当归、川芎、赤芍、牛膝、桔梗、柴胡、大黄、白术各9 g，桃仁、红花、胆南星、甘草各6 g。每日1剂，水煎服。主治产后精神病。

(13) 大黄20 g，芒硝（冲）、郁金各15 g，桃仁、青皮各12 g，当归、香附、柴胡、桂枝、桑白皮、紫苏子、厚朴、大腹皮各9 g。每日1剂，水煎服。主治产后精神病。

(14) 天南星、半夏、石菖蒲、郁金、枳实、神曲、栀子、黄芩、大黄、川芎、川贝母、柴胡、茯苓、远志、麦冬各10 g。每日1剂，水煎服。主治产后精神病。

(15) 茯神、郁金、当归、生地黄、川芎、桃仁、红花、合欢皮、远志、柏子仁、女贞子各12 g，柴胡、木香、赤芍各9 g。每日1剂，水煎服。主治产后精神病。

(16) 朱砂、胆南星、酸枣仁、远志、茯神、柴胡各9 g，半夏、陈皮、广木香、砂仁各6 g。共为细末，蜜丸，每次10 g，每日3次。主治产后精神病。

(17) 首乌藤30 g，朱茯苓、枳实各20 g，半夏12 g，柴胡、石菖蒲、远志、香附各10 g，天南星、郁金各6 g。每日1剂，水煎服。主治产后精神病。

(18) 三棱、莪术、枳实、槟榔各10 g，乌药、青皮、陈皮、桔梗、藿香、肉桂、石斛、甘草、益智仁各6 g。每日1剂，水煎服。主治产后精神病。

(19) 龙骨30 g，生地黄、熟地黄、香附、赤芍、白芍各20 g，柴胡、当归、川芎、桃仁各10 g，甘草6 g。每日1剂，水煎服。主治产后精神病。

2. 食疗方：

(1) 鸡心脏1个（煮熟），朱砂1 g，白糖10 g。拌调，1次食下，每日2剂。主治产后精神病。

(2) 大枣20 g，茶叶5 g。每日1剂，水煎服。主治产后精神病。

第二十二节　产后暑热

一、病证概述

产后暑热，即产后暑热感冒，暑热之邪，侵袭肺卫，热蒸肌表，兼以耗伤津气，出现以发热、微恶风寒、汗出热不退、心烦、口渴为主症的证候。因本证发生于盛夏暑热季节，其证候属性为阳热，故名曰“暑热”。此类感冒，季节性强，热象突出，是四季感冒中症状较重的一种类型。在大部分情况下，许多患者感受暑热之邪，在发病之初即见一派里热症状，没有明显的肌表受邪征象，即温病学家所言“夏暑发自阳明”。

二、妙法绝招解析

(一) 气虚不固，阴不敛阳（孙漱石医案）

1. 病历摘要：姜某，25岁。产后已三个月，近几天出现气怯神疲，心悸善惊，汗多，汗出黏冷，恶风畏寒。时值炎暑酷热之令，常人避阴纳凉尚感闷热难解，她却欲晒太阳，常人乘凉至半夜尚不能上床安睡，她却天黑就要加衣被摸床而卧，同时脘腹胀闷，胃纳不思，心烦渴饮，小便热赤，舌质淡红，脉细弱。诊断为产后暑热。

证属气虚不固，阴不敛阳。治宜清暑益气，保肺生津。方选清暑益气汤合桂枝龙牡救逆汤。药用龙骨、牡蛎（先煎）各15 g，六一散（包煎）12 g，党参、白术、茯苓、当归、麦冬、泽泻、神曲各9 g，苍术、青皮、陈皮、五味子、桂枝、枸杞子各6 g，升麻、干姜各3 g。每日1剂，水煎服。服3剂后，诸症明显好转，思饮食，惟脘腹仍不舒，偶有隐痛，自觉口腻，脉濡细，舌质红，苔薄腻。药症相合，病有转机。药用黄芪15 g，六一散（包煎）12 g，党参、白术、麦冬、茯苓、香橼、佛手、生薏苡仁各9 g，青皮、陈皮、苍术各6 g，五味子、广木香、砂仁、蔻仁各3 g。服3剂后病除，再以调补气血之剂以善后。（新中医，1980，4）

2. 妙法绝招解析：本例产后气血亏虚，又被暑邪所伤，致使气阴大伤，虚者益虚，终至元气耗散，阴不敛阳，故酷热而不觉热，夜则畏寒而多加衣被。又暑多挟湿，湿为重浊阴邪，黏腻不易速解，脘腹痞闷陷痛，乃为湿困中焦、气机受阻之故。用清暑益气汤，以清暑益气，生津救逆，合桂枝、龙骨、牡蛎和营敛阴，经服药后，已思饮食，舌苔薄腻，说明湿邪已解，胃气来复，再以调补气血而愈。暑热之邪最易伤气，故发病初期便见太阳或阳明气分证候。舌诊和脉诊，在本病的诊断中占有重要地位，而尤以舌诊为主。由于产妇气血双虚，抗病能力低下，所以发病初期症状较重，而见阳明气分症状，暑邪的特点是挟湿、挟虚，故既不能用辛散以发表，又不能用苦寒以抑降。吴鞠通在《温病条辨》中云：“手太阴暑温，服香薷饮。”这就明确地指出了清热解暑、醒脾化湿是治疗的基本原则。祛暑合剂即根据这一原则，由新加香薷饮化裁而成。方中香薷辛温香透，祛暑化湿，厚朴、白扁豆、藿香、佩兰，和中化湿，理气醒脾；金银花、连翘清热解毒；石膏清热泻火，除烦止渴。若汗出不止，脉洪大而芤者，可予白虎加人参汤，汗多脉散大，喘咳欲脱者，可予生脉散；如热入营分，肝风内动，手足搐搦者，可予清营汤加羚羊角、钩藤、牡丹皮之类。总之，本病为本虚标实之证，根据急者治标，缓者治本的原则，治疗大法为初期宜投解暑化湿之剂，以治其标；中期气阴两伤，应加益气养阴之品，以标本兼顾；后期邪去

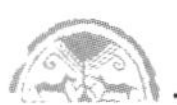

而正未复，则须用益气养血、和中理气之法，以培其本。

（二）瘀热交阻，营阴受戕（姚寓晨医案）

1. 病历摘要：邹某，31岁。产后4日，发热，恶露多，色紫黑有块，小腹阵阵作痛，大便4日未解，发热晨轻暮重，体温38.2℃～40.5℃，口渴，头微痛，汗多，神疲乏力，血常规：白细胞12000/mm^3，中性粒细胞0.78。脉洪数，重按无力，舌质紫绛，苔少中剥。诊断为产后暑热。

证属瘀热交阻，营阴受戕。治宜清热凉营，化瘀解毒。药用大青叶、败酱草各30 g，太子参20 g，紫丹参、鲜生地黄各15 g，水牛角（磨冲）、玄参、粉牡丹皮、失笑散（包煎）各12 g，制大黄、川黄连各6 g。每日1剂，水煎服。服2剂后，下瘀块甚多，恶露转少，腹痛亦舒，热势遂平，继以干地黄、麦冬、玄参、太子参、怀山药、浮小麦、白薇、茯苓各10 g。服3剂而自汗止，精神日臻康健。(《姚寓晨女科证治选粹》，人民军医出版社，2014)

2. 妙法绝招解析：本例产伤之后，正气虚损，其重心在于邪毒炽盛，蕴阻胞宫，故急则治标，仿犀角地黄之意迳清其热，少佐扶正，复诊热退营清，则以扶正为主，增液益气，切不可持“产后多虚”之说，补涩过早，而贻闭门留寇之误。

三、文献选录

夏月暑热既盛，而又雨湿偏多，所以暑热又多夹湿。中医根据暑夹湿的多少，将夏日感冒区分为暑热感冒和暑湿感冒。二者具体鉴别点，其一在于了解发病的气候条件，久旱酷热时多患暑热感冒；而雨湿偏盛者，又以感暑湿病邪为多见；其二察其症状，若口渴、心烦、汗多、身热等热象突出者为暑热感冒；头重身困、脘腹胀满、恶心、纳少、发热与怕冷并见者为暑湿感冒。暑热感冒见于夏季，但不能认为夏天的感冒都是暑热感冒。暑热、暑湿二者病情、症状有别，治疗也迥然不同。

（一）经验良方选录

1. 内服方：

(1) 生石膏60 g，知母15 g，山药、牛蒡子、金银花、连翘、甘草、党参各10 g，人参、麦冬各5 g。加水煎沸15分钟，滤出药液，再加水煎20分钟，去渣，两煎药液兑匀，分服，每日1～2剂。同时冲服安宫牛黄丸1粒。主治产后暑热。

(2) 乌梅15 g，石斛10 g（先煎），莲子心6 g，竹叶卷心30 g，西瓜皮30 g，冰糖适量。水煎去渣，加入冰糖令溶即成。每日1剂。主治产后暑热。

(3) 鸡内金、生山楂各10 g，生姜3 g。共入铁锅内，炒至焦黄，研末，每服5 g，每日3次，温开水送下。主治产后暑热。

(4) 生姜15 g，精盐5 g。将上2味入锅同炒，炒至盐变黄、姜微黑后，加水煎汤服用。每日1剂。主治产后暑热。

(5) 大蒜1头。将大蒜去皮洗净捣烂，加适量冷开水调匀服下。或取汁滴鼻。主治产后暑热神昏。

(6) 炒白扁豆40 g，藿香叶20 g。共为细末，每次服10 g，每日3次。主治产后暑热。

(7) 鲜枇杷叶（布包）、鲜淡竹叶、鲜芦根各30 g。每日1剂，水煎服。主治产后暑热。

(8) 青淡竹叶、鲜藿香叶各30 g，青蒿15 g。每日1剂，水煎取汁。主治产后暑热。

(9) 香薷、滑石各6 g。共入杯内，以开水冲沏，代茶饮用。用于预防中暑。

(10) 麦冬10 g。水煎取汁，加蜜20 g，调服，每日2次。主治产后暑热。

(11) 生姜、大蒜、韭菜各等量。共洗净捣烂，取汁灌服。主治产后暑热。

(12) 山楂 40 g，荷叶 12 g。水煎服。每日 1 剂。主治产后暑热。

2. 外治方：

(1) 干姜、附子各 30 g。共烘干，研为细末，过筛，用温热水调匀，敷于双足心涌泉穴，外用胶布固定。主治产后暑热。

(2) 皂荚、细辛各 10 g，雄黄 2 g，冰片 1 g，麝香 0.1 g。共为细末，口服 0.1 g，日 1～2 次，另用少许，吹鼻孔内。主治产后暑热。

(3) 桃树胶 10～30 g，精盐 5 g。共捣如泥，敷双足心。主治产后暑热。

3. 食疗方：

(1) 鲜杨梅 500 g，白糖 80 g。将杨梅洗净，与白糖共入罐内捣烂，加盖（稍留空隙），7～10 日后自然发酵成酒。取出，用纱布绞汁，即成约 12%的杨梅露酒，然后倒入锅内煮沸，候冷装瓶，密闭保存，时间愈久愈佳。夏季适量饮服。主治产后暑热。

(2) 西瓜 1 个，鸡肉、火腿、莲子、龙眼、核桃仁、松子、苦杏仁各适量。将西瓜上端开 1 小口，挖去瓜瓤，备用。将鸡肉、火腿切成丁，莲子、龙眼、核桃仁、松子、苦杏仁洗净，一同填入西瓜内，盖上盖，上笼蒸熟，随意食用。主治产后暑热。

(3) 冬瓜 500 g，薏苡仁 60 g，荷叶 15 g，粳米 100 g，精盐适量。将冬瓜洗净切块，粳米、薏苡仁、荷叶洗净。先煎荷叶，去渣，再入薏苡仁、粳米煮粥，八成熟时加入冬瓜块，再煮至粥熟，用盐调味食用。每日 1 剂。主治产后暑热。

(4) 苦瓜 1 个，绿茶适量。将苦瓜上端切开，挖去瓜瓤，填入绿茶，挂于通风处阴干，取下洗净，连同茶叶切碎研末，混匀，每取 10 g，放入杯内，以开水冲沏，代茶频饮。每日 2 次。主治产后暑热。

(5) 麦冬 30 g，淡竹叶 15 g，炙甘草 10 g，大枣 6 枚，粳米 100 g。先将麦冬、淡竹叶、炙甘草水煎去渣，再入大枣、粳米煮粥食用。每日 1 剂。主治产后暑热。

(6) 酸梅、绿豆各 100 g，山楂 30 g，白糖 100 g。将酸梅、绿豆、山楂一同放入沙锅内，加水煎汤，调入白糖即成。每日 1 剂，随意服用。主治产后暑热。

(7) 竹叶、生石膏各 30 g，粳米 100 g，砂糖适量。先将竹叶、生石膏水煎去渣，再入粳米煮粥，加入砂糖即成。每日 1 剂。主治产后暑热。

(8) 竹叶 15 g，栀子 10 g，粳米 100 g，大枣 10 枚。先将竹叶、栀子水煎去渣，再入粳米、大枣煮粥食用。每日 1 剂。主治产后暑热。

(9) 绿豆 60 g，丝瓜花 8 朵。先将绿豆煮至将熟，再入丝瓜花煮沸 3～5 分钟，拣出丝瓜花，吃豆饮汤。每日 1 剂。主治产后暑热。

(10) 白菊花、槐花、决明子各 9 g。将上 3 味放入保温杯中，冲入沸水，加盖焖 15～20 分钟，代茶饮用。每日 1 剂。主治产后暑热。

(11) 鲜荷叶 50 g，鲜淡竹叶 20 g，绿茶 3 g。将荷叶、淡竹叶洗净，水煎取汁，冲沏绿茶饮用。每日 1 剂。主治产后暑热。

(12) 山楂、麦冬各 20 g，白糖适量。将山楂、麦冬水煎取汁，加入白糖即成。每日 1 剂，2～3 次分服。主治产后暑热。

(13) 薄荷 20 g，大米 60 g，白糖适量。先将薄荷水煎去渣，再入大米煮粥，加入白糖即成。每日 1 剂。主治产后暑热。

(14) 荷叶 100 g，粳米 60 g，红糖适量。先将荷叶水煎去渣，再入粳米煮粥，加入红糖食用。每日 1 剂。主治产后暑热。

（15）冬瓜 1500 g，白糖适量。将冬瓜洗净，去皮、瓤，切碎捣烂，绞取其汁，加入白糖，随意饮用。主治产后暑热。

（16）百合、绿豆各 50 g，冰糖适量。将百合、绿豆洗净，入锅煎汤，加入冰糖即成。每日 1 剂。主治产后暑热。

（17）绿豆 100 g，酸梅 50 g，白糖适量。将绿豆、酸梅水煎取汁，加入白糖饮服。每日 1 剂。主治产后暑热。

（18）藿香、佩兰各 9 g，茶叶 6 g。用沸水冲沏，代茶饮用。每日 1～2 剂。主治产后暑热。

（19）白扁豆、薏苡仁各 60 g。共洗净，加水煮粥食用。每日 1 剂。主治产后暑热。

（20）西瓜、甘蔗各适量。共洗净去皮切碎，捣烂取汁，随意饮用。主治产后暑热。

第五章　乳腺疾病

第一节　急性乳腺炎

一、病证概述

急性乳腺炎是乳腺的急性化脓性感染，是乳腺管内和周围结缔组织炎症，多发生于产后哺乳期的妇女，尤其是初产妇更为多见。有文献报道急性乳腺炎初产妇患病占50%，初产妇与经产妇患病之比为2.4∶1。该病哺乳期的任何时间均可发生，但以产后3～4周最为常见，故又称产褥期乳腺炎。常见症状为乳房的红、肿、热、痛，局部肿块、脓肿形成，体温升高，白细胞计数增高。产褥期乳腺炎常发生于第一次分娩后，根据病变发展过程分以下两种类型：淤积性乳腺炎和化脓性乳腺炎。产褥期乳腺炎即急性乳腺炎时乳房的化脓性感染，几乎所有患者均为初产妇，发病多在产后3～4周，临床主要表现为乳房的红、肿、热、痛，局部肿块、脓肿形成，体温升高，白细胞计数增高。在脓肿形成前以抗感染促进乳汁排出为主，脓肿形成后以切开引流为主。预后较好。

二、妙法绝招解析

（一）外感火邪，损伤络脉（班秀文医案）

1. 病历摘要：丁某，25岁。足月顺产第一胎已25日，胃纳、睡眠良好，大小便正常。但两周之前，开始右乳房有痒热感，肤色发红，红肿疼痛，日渐加剧，自取灯心草蘸油点燃外烧患处3～5炷，红肿疼痛更剧，复自取缝衣针穿刺患处，以冀排出其秽浊之气。但针刺之后，不仅疼肿不减，反而患处热辣难忍，查见右乳红肿疼痛，触之更甚。有四处针口流出淡黄水。心烦易躁，夜难入寐，大便干结，小便黄色。脉弦数，苔薄黄干，舌边尖红。诊断为乳痈。

证属外感火邪，损伤络脉。治宜清热解毒，消滞化浊。药用蒲公英、紫花地丁、金银花、连翘、野菊花、山楂各15 g，桃仁、荆芥、甘草各6 g。每日1剂，水煎服，连服5剂。外用鲜水杨梅、鲜野菊花各适量，煎水熏洗患处，每日3次。服3剂及外洗之后，右乳红肿痛痒全消，二便正常，脉舌如平。嘱仍以外洗方再熏洗患处1周，以巩固疗效。(《班秀文妇科医论医案选》，人民卫生出版社，1987)

2. 妙法绝招解析：乳痈的发生. 不仅乳房局部灼热肿痛，而且有发热恶寒等全身症状。引起乳痈的原因，有肝郁化火、胃热壅滞、乳头损伤、感染邪毒，或产后正虚，感受外邪等。但总的来说，均属乳房阳热的病变，治之不离乎清热解毒、活血化瘀之法。本例既有食滞化热之变，又有外用灯心火灸之妄，内外之火交集，故不仅乳房肿痛，而且心烦易躁，夜难入寐，大便干结，小便色黄。证属一派阳热炽盛之候，故以蒲公英、紫花地丁、金银花、连翘、野菊花、荆芥、甘草清热解毒，疏通血脉；山楂、桃仁活血化瘀，导滞通络，并用水杨梅、野菊花趁热外

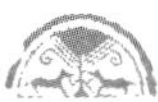

洗，加强清热解毒之功，故药已而能见效。对乳痈的治疗，既要从整体着眼，仔细辨证治疗，又要针对局部的具体情况，采取不同的外治之法，内外兼施，标本同治，则收效较捷。

（二）邪热外侵，气滞血瘀（王足明医案）

1. 病历摘要：纪某，27岁。产后1个月余，左乳肿痛伴有发热，去某医院诊治，经中西药及局部穿刺抽脓等治疗后，热退，红肿疼痛基本消失。3日后，左乳又肿痛。诊查时见左乳房肿痛，不发热，乳汁分泌正常。左乳外侧有5 cm×5 cm肿物，质较硬而无波动感，皮色暗红，轻度压痛。脉缓，舌苔薄黄。诊断为乳痈。

证属邪热外侵，气滞血瘀。治宜清热解毒，活血化瘀。药用焦山楂、焦麦芽各30 g，全瓜蒌20 g，鹿角霜、乳香、没药、当归、青皮、金银花各10 g，全蝎（研末分冲）3 g。每日1剂，水煎服。外贴阴证膏。连服5剂后，肿痛消其半，乳汁分泌减少。脉缓，舌苔薄白。效不更方，原方药继服7剂，外用药同上。服7剂后，肿痛消失，原方药又服3剂以巩固疗效。（《疑难病证中医治验》，湖南科学技术出版社，1983）

2. 妙法绝招解析：本例由于余毒未尽而导致复发。根据局部症状，肿硬不痛，皮色暗红，全身不发热等症状，属半阴半阳证，无波动为未化脓之象。药以青皮疏肝行气；乳香、没药、当归活血化瘀；鹿角霜助阳活血消肿；全蝎味辛平，入肝经，除祛风镇痛外，有解毒散瘀之功；金银花清热解毒；焦山楂、焦麦芽回乳；鹿角霜性温，金银花性寒，寒温并施，既无化热之弊，又无凉遏之害，对半阴半阳证用之颇为适合。阴证膏有温阳祛寒、活血化瘀、消肿止痛之功，用于阴证、半阴半阳之肿痛，其消散作用十分显著。本例若以阳证处理，必使病变迁延难愈。所以外科临床辨别阴阳十分重要。正如《疡医大全》中所云：“凡诊治痈疽，必须先审阴阳，乃医道之纲领，阴阳无谬，治焉有差!”

（三）风邪入络，乳络失宣（顾筱岩医案）

1. 病历摘要：李某，30岁。产后未满月，右乳房结块胀痛，恶寒，脉浮数，舌苔薄腻。诊断为乳痈。

证属风邪入络，乳络失宣。治宜疏散通络，以冀消退。药用全瓜蒌、蒲公英各12 g，紫苏梗、荆芥、防风、牛蒡子、鹿角霜、赤芍（炒）各9 g，橘叶、橘络、青皮、丝瓜络、路路通各6 g。每日1剂，水煎服。外用金黄膏掺红灵丹外敷。连服3剂而愈。（《近代中医流派经验选集》，上海科学技术出版社，2011）

2. 妙法绝招解析：乳痈是由热毒侵入乳房所引起的一种急性化脓性疾病。其特点是乳房局部结块、红肿热痛伴全身发热。相当于西医的急性乳腺炎。根据发病时期的不同，将在哺乳期发生的称外吹乳痈，在怀孕期发生的称内吹乳痈，其他时期发生的称不乳儿乳痈。本案即属外吹乳痈。由于患者产后乳头破损，吸吮不利致乳汁郁积；又风毒侵表、营卫失和，令表邪入里，内传肝胃，致使肝胃经络失宣、乳汁排出不畅而阻塞成块，故而出现乳房结块胀痛，伴见恶寒发热，脉浮数，苔薄腻。此时乳痈初起尚未成脓，治当以消导为主，宣散风热，疏肝清胃，通乳消肿法治之。方选瓜蒌牛蒡汤加减。以荆芥、牛蒡子、紫苏梗疏散风热，抗菌消炎；蒲公英、瓜蒌清肝胃，解热毒，散结消肿且有抗菌作用；橘叶、赤芍、青皮、丝瓜络与路路通合用，能破气行气，疏通乳络，消肿止痛。并配合金黄膏掺红灵丹外敷，促其消散热毒，散结消肿。此内外合治，措施得力，可使热清毒解，乳汁畅通，结块消除而痈肿得愈。

（四）热毒入侵，乳络阻塞（刘惠民医案）

1. 病历摘要：于某，32岁。产后半个月，右侧乳房红肿、疼痛两日，头晕，不欲活动，食欲不振，大便干。诊断为乳痈。

证属热毒入侵，乳络阻塞。治宜清热解毒，散结通乳。药用炒酸枣仁24 g，通草、天花粉各15 g，黄芪、金银花、肉苁蓉、橘红各12 g，乳香、穿山甲、王不留行（酒炒）、牛蒡子（炒）、漏芦、当归各9 g，甘草6 g。每日1剂，水煎服。外用硫酸镁局部湿热敷。服2剂后，乳房红肿较前消退，疼痛减轻，大便已通。舌质红、苔薄白，脉弦细。药用天花粉18 g，金银花15 g，黄芪、橘络各12 g，乳香、穿山甲、当归、皂角刺、王不留行（酒炒）、牛蒡子、蒲公英、连翘、通草、鹿角（捣）各9 g，生甘草6 g。又服2剂，乳房红肿明显消退，大便又干。舌质红、苔薄黄，脉弦细。嘱原方加肉苁蓉12 g，木香、柴胡各9 g，大黄6 g。连服4剂后，乳房红肿及疼痛全消，大便仍干。嘱原方加芦荟3 g，皂角刺加至12 g，再服3剂，以资巩固。（《刘惠民医案》，山东科学技术出版社，1978）

2. 妙法绝招解析：患者产后出现右乳红肿疼痛，伴头晕、纳呆、大便干等症，此为本虚标实之证。本为产后气血不足，气阴两虚；标为乳汁排泄受阻，湿热毒邪侵入乳络，气血壅滞。治宜标本兼顾，以清热解毒、散结通乳药物为主，佐以少量益气补血、养阴生津之品，扶正以祛邪。故以仙方活命饮为主化裁治疗。用金银花、蒲公英、甘草清热解毒；选穿山甲、王不留行、漏芦、通草通经下乳；择乳香、橘红行气活血，散瘀止痛；配当归、肉苁蓉润肠通便，引热下行，给邪出路；佐黄芪、当归、酸枣仁、天花粉补益气血，养阴生津，托毒外出。服2剂后红肿消退，疼痛减轻，大便已通，舌红，脉弦细。随症减漏芦、肉苁蓉，加蒲公英、连翘、皂角刺解毒消肿；加鹿角温助精血，助当归、黄芪托毒外出之力。服后乳房红肿明显消退，大便又干。仍守法治疗，随症加用行气通便之品以善后调理；整个治疗过程，以消散为主，兼以扶正托毒，终收乳痈全消之功。另外配合外治。硫酸镁味咸性寒，能清热消肿，软坚散结。在阳证疮疡脓肿的初期，以硫酸镁在患处湿热敷，简便易行，疗效肯定。

（五）肝火旺盛，肉腐成脓（贺季衡医案）

1. 病历摘要：刘某，24岁。左乳赤肿作痛，已将化脓，且根脚散漫，寒热迭作，脉沉数，舌红。诊断为乳痈。

证属肝火旺盛，肉腐成脓。治宜宣泄热毒、促脓外出。药用蒲公英、连翘各15 g，全瓜蒌、浙贝母各12 g，赤芍、粉牡丹皮、黑山栀、当归各6 g，柴胡、生甘草、细木通各5 g。每日1剂，水煎服。服2剂后，乳痈自溃，脓出颇多，疮口腐肉尚未排出，幸寒热已清。当再清肝化坚，以消余硬。药用蒲公英15 g，全瓜蒌、浙贝母、白蒺藜各12 g，穿山甲（炙）9 g，赤芍、粉牡丹皮、黑山栀、当归、甘草、香附各6 g，大枣3枚。服3剂后，乳痈已近收口，余硬也无多，腐肉亦将尽。脉细数，舌红。宗前方加减，药用蒲公英15 g，南沙参、茯神、瓜蒌、白蒺藜、浙贝母各12 g，麦冬、白芍、粉牡丹皮、香附、甘草（炙）各6 g，大枣3枚。连服3剂而愈。（《贺季衡医案》，中国中医药出版社，2012）

2. 妙法绝招解析：此案为乳痈溃脓期。肝主疏泄气机，两乳乃肝经所主。今肝火旺盛，乳痈必重，热盛肉腐成脓为其必然趋势，症见患者左乳赤肿作疼，已将化脓，伴寒热迭作，舌红，脉数。治疗应以宣泄热毒、促脓外出为主。初诊以柴胡、赤芍疏肝凉血；蒲公英、连翘、栀子清热解毒散结；木通清热利尿；同时重用浙贝母、瓜蒌软坚托毒，促其溃脓；佐以活血消肿。服2剂后，痈自溃，继以清热祛腐生新，兼益气血，托毒外出。加用穿山甲托毒排脓消肿；蒺藜、香附清肝收肝；当归、大枣补益气血，以助生肌敛疮。待疮痈收口时，再养血滋阴清热，以恢复正气，促其新生，使疮口早日愈合，药用南沙参、麦冬、白芍滋阴生津；以瓜蒌、蒲公英继清余邪，以防余灰复燃。综观其治疗过程，不难看出，灵活运用消、托、补三法治疗乳痈的娴熟技巧，本案理法方药联系紧密，辨证论治简洁清晰，足可效法。

（六）胃热壅滞，乳络闭阻（李祥云医案）

1. 病历摘要：许某，女，29 岁。产后乳房胀痛伴发热 3 日。伴恶寒发热，达 38.5 ℃，身痛，头痛，口干便结。产后因乳汁少，流出不畅，时常用手挤压乳房，使乳汁流出而溢乳。患者因对多种抗生素过敏，故要求中医治疗。苔薄黄，脉细数。检查：右乳房外上象限有直径约 4 cm大小红肿块物，触痛明显，但未见溃破。诊断为产后乳痈。

证属胃热壅滞，乳络闭阻。治宜清热泻火，消肿散结。药用蒲公英30 g，全瓜蒌（切）、石膏各12 g，山栀子、黄芩、柴胡、枳实、牛蒡子、王不留行、金银花、炒荆芥、炒防风、路路通各9 g。每日 1 剂，水煎服。并外敷如意金黄膏。嘱乳汁用吸奶器吸出。服 5 剂后，发热已退，红肿明显减轻，用手按压时仍感乳痛，口干。仍服上方去炒荆芥、炒防风、石膏，加天花粉12 g，赤芍9 g。再服 7 剂而愈。（《李祥云治疗妇科病精华》，中国中医药出版社，2007）

2. 妙法绝招解析：乳痈是由热毒侵入乳房所引起的一种急性化脓性疾病，西医称为急性乳腺炎。患者常去外科就诊，因产后不久，产妇来妇科就诊者并不少见。乳痈产生原因很多，可因乳汁多或乳汁流出不畅，乳汁壅积，亦可过食辛辣炙烤之物；也可因外伤挤压乳络损伤等。本患者即因挤压而感染。患者初因肝郁气滞，胃热壅滞，致乳络闭阻不畅；后又因气滞血瘀郁久化热酿脓而致乳痈。故治疗采用疏肝泻胃火，消肿散结之法。方用瓜蒌牛蒡汤，柴胡疏肝散等加减治疗。方中山栀子、黄芩、金银花、蒲公英清热解毒，消痈散结；柴胡疏肝退热；炒荆芥、炒防风发表散风止痛；牛蒡子疏散风热，解毒消肿；石膏清热泻胃火；王不留行、路路通有活血通络下乳之功；瓜蒌消痰散结，专治乳痈；枳实消积导滞。二诊因热邪已退，红肿减轻，去炒荆芥、炒防风、石膏；热病伤阴，加天花粉清热生津，解毒消痈；赤芍清热散瘀止痛。临床观察乳痈早期或未溃时用中药治疗，效果极佳。

（七）肝郁胃热，壅阻成痈（韩冰医案）

1. 病历摘要：杨某，女，25 岁。右乳头破损，红、肿、热、痛 3 日，伴有恶寒，发热 1 日。3 周前顺产一男婴。因乳头破损诱发急性乳腺炎。刻诊见右乳头破损糜烂，右乳房较胀，外上方扪及一约 8.0 cm×6.0 cm 硬块，边界欠清，触痛明显。表皮红、肿、热、痛，伴有恶寒发热（体温 38.5 ℃），头痛，口干苦，乳汁多而稠，排乳不畅，恶露已净。舌淡红，苔薄黄，脉弦数。血常规：白细胞 16.0×10^{9} L，中性粒细胞 0.82。诊断为急性乳腺炎。

证属肝郁胃热，壅阻成痈。治宜疏肝清胃透表，理气活血，通乳消肿。药用金银花、蒲公英各30 g，王不留行、黄芩、连翘、牛蒡子、柴胡各15 g，瓜蒌、路路通、赤芍、牡丹皮、青皮各10 g，通草6 g。每日 1 剂，水煎服。并嘱患者患侧乳房暂停喂奶，用温热药渣外敷患处 15 分钟，每日 2 次。然后在患侧乳房涂上花生油，用手轻挤压按摩乳房，使淤滞乳汁容易排出。破损乳头用0.1%碘伏清洗，每日 3～4 次。服 5 剂后，上述症状消失，乳头破损已愈，硬块缩小1/2。再按上方服 3 剂，右乳外上方硬块消散而愈。（《中国现代百名中医临床家丛书・韩冰》，中国中医药出版社，2007）

2. 妙法绝招解析：本病例发病急，乳房局部红肿热痛，恶寒身热，舌红苔黄，脉弦数，临床诊为肝经郁热，胃肠热盛型乳痈。女子乳房属胃，乳头属肝。本病多因情志影响，志怒忧郁，肝气不疏，气滞血瘀，冲任瘀阻，以致乳汁排泄不畅，壅聚肿块；或因产后饮食不节，过食腥荤厚味，胃肠热盛，复感毒热之邪，毒热壅阻而成痈。肝郁胃热是乳痈发生的内在根据。本患者肝郁胃热，而感受毒热外邪，毒热壅盛，闭阻乳络，毒、热、瘀互结而发为乳痈。早期治疗以疏肝清胃，理气活血，通乳消痈为法。方中金银花、连翘、蒲公英、牛蒡子清热解毒透表；柴胡、瓜蒌、路路通、青皮疏肝理气，以疏通乳络郁滞；牡丹皮、赤芍凉血活血，通瘀消肿；黄芩清胃和

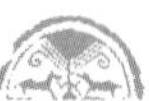

中；王不留行、通草通散走窜作用明显。全方合用以达到消散痈肿功效。

（八）胃热壅滞，蕴积成脓（韩冰医案）

1. 病历摘要：苏某，女，27岁。左乳红、肿、热、痛半个月。产后20日，左乳红肿明显，皮肤扪之皮温较高，乳头挤出脓性乳汁，乳晕下扪及约10.0 cm×8.0 cm肿块，质硬，边界不清，活动差，压痛明显。左腋下触及一约1.0 cm×1.2 cm肿大淋巴结，质硬，活动度好，有压痛，体温38.1 ℃，患者时觉身热，烦躁，口渴，舌红，苔黄略腻，脉弦数。B超检查左乳探及1.8 cm×1.4 cm液性暗区。血常规：白细胞10.3×10^9 L，中性粒细胞0.80。穿刺脓液细胞学检查：见有大量炎性细胞及泡沫细胞。诊断为化脓性乳腺炎。

证属胃热壅滞，蕴积成脓。治宜清热解毒，透脓消肿。药用红藤、天花粉、黄芪、皂角刺、金银花、蒲公英、紫花地丁各30 g，连翘15 g，牡丹皮、漏芦、栀子、柴胡、穿山甲、甘草各10 g。每日1剂，水煎服。并外用芒硝湿热敷。服用3剂病情明显好转，7日后肿块基本消失，红肿消退，血常规正常，乳汁正常。（《中国现代百名中医临床家丛书·韩冰》，中国中医药出版社，2007）

2. 妙法绝招解析：本病例辨为胃热壅滞型乳痈，以患者乳房结块，红热疼痛，按之跳痛，局部有波动感，身热，口渴，烦躁，舌红，苔黄厚，脉弦数为辨证要点。此证为肝胃失和，阳明积热，或风邪客热，蕴结肝胃之络，使胃火壅盛不化，导致冲任气血凝滞，邪正相争于乳络而酿热积脓。方中连翘、金银花、紫花地丁、牡丹皮、蒲公英清热凉血，解毒消肿；穿山甲、黄芪、皂角刺、漏芦、柴胡通络透脓散瘀；天花粉、栀子、红藤清胃泄热。全方共奏清热解毒、散结消肿之功。

（九）乳络蕴热，化腐成脓（韩冰医案）

1. 病历摘要：樊某，女，29岁。新产2个月，左乳房上方初起肿块，红肿热痛，伴发热，体温39 ℃，头痛肢楚，恶心纳差，便秘溲赤，乳头破损，乳汁排出困难。自服鹿角粉一日，量不详，以生大饼局敷，病情不减，即往就近医院诊治，诊断为哺乳期急性化脓性乳腺炎。给予青霉素80万U肌注，每日2次，安乃近注射液2 mL，肌注1次，病情有增无减，乳房肿块蔓延扩大至乳房上方及外上象限，疼痛加剧，体温在注射安乃近2小时后曾下降至37.5 ℃，旋即又上升至39.5 ℃，治疗2日无明显效果。又至某医院中医外科治疗，处以瓜蒌牛蒡汤加减内服，外敷如意金黄膏，前后诊治2次共服药4日，乳房肿块继续扩大至全乳房，伴憎寒壮热，体温上升至40 ℃，疼痛加剧，日夜不安，患者渐感不支，诊见全乳房膨胀光亮，皮肤红热，不可触摸，乳汁点滴不出，按之全乳房有应指感。血常规：白细胞22.5×10^9/L，中性粒细胞0.91。诊断为急性化脓性乳腺炎。

证属乳络蕴热，化腐成脓。治宜切开排脓，并服益气养阴，清热解毒之品。故先引流排脓，即在常规消毒后，于利多卡因局麻下，切开排脓，脓出如泉涌，约500 mL，夹带出败絮腐败组织，大小共5块，随即用碘仿纱条填塞引流。并投益气养阴扶正，清热解毒除邪之剂。药用生黄芪、太子参、蒲公英、天花粉各30 g，茯苓、焦白术、丹参、赤芍、川石斛各15 g，金银花、牡丹皮、生栀子各9 g。每日1剂，水煎服。第2日复诊体温降至37.5 ℃，见敷料和外衬毛巾全被脓液浸透，换药时随纱条继续排出黄稠脓液甚多，疼痛明显减轻，夜能安眠，精神也有好转。因考虑脓腔范围较大，故继续用碘仿纱条填塞引流。第3日复诊体温降至36.9 ℃，脓液溢出仍较多，全身症状进一步得到改善。复测血常规：白细胞6.7×10^9/L，中性粒细胞0.75。5日后病情日见改善，中药上方减栀子、天花粉，加生甘草10 g。再服5剂。配合局部换药及外敷，10日后，局部脓透已净，切口即敛，外用药物停止，口服中药改为鹿角霜、白术、皂角刺、鳖甲、

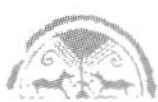

丝瓜络、连翘各15 g，白僵蚕、牡丹皮、当归、柴胡、生甘草各10 g。服5剂善后。(《中国现代百名中医临床家丛书·韩冰》，中国中医药出版社，2007)

2. 妙法绝招解析：本病例为产妇哺乳期乳房化脓性疾病之重症。《外科启玄》云“乳肿最大者曰乳发，次曰乳痈。”清代医家则有“湿火乳痈”之称。乳发与乳痈性质相似，但病情轻重有很大程度的不同，其发病机制由于产后百脉空虚，正气虚弱，湿热火毒乘袭，兼因哺乳不当，乳汁蓄积，乳络蕴阻，气血凝滞，肝胃不和，酿乳化腐成脓。湿邪瘀积，火毒炽盛，若不及时治疗，极易成燎原之势，蚀皮腐肉损络。本案例乃乳痈失治，化脓而未得及时排出脓毒，以致湿火相兼，故肿胀，腐烂严重而扩散，但由于疾病单纯，毒邪虽盛，病情严重，而正气未衰，故开刀后见浓汁黄稠而多。由于切排泄毒，内服益气养血、清热解毒之剂，仅数日热退，腐脱脓净，前后治疗仅2周而收功。本案在排脓后，处方以清火祛毒为主，但脓为气血所化，产后气血耗损，故于祛邪之中不忘加益气养血扶正之品，治以补气养血，祛腐生肌。

（十）肝胃实火，上蒸乳络（方秀兰医案）

1. 病历摘要：管某，女，22岁。3日前开始出现左乳肿块，迅速增大，局部红肿疼痛，稍感发热，伴口苦，口干引饮，大便干结。体格检查：T 38 ℃，左乳头凹陷，左乳外上象限可触及一约8 cm×5 cm类菱形肿块，质地中等，压痛，边界欠清，表面红肿，局部皮肤呈橘皮样改变，肿块与胸壁不粘连，左腋下可触及一约1.5 cm×1.0 cm淋巴结，质地中等，有压痛，活动可。舌边尖红，舌苔黄，脉弦滑。根据其病史短及症状体征特点，基本排除乳腺癌和急性感染性乳腺炎。考虑为因乳头凹陷，乳孔堵塞，管内分泌物外溢而致的浆细胞性乳腺炎。诊断为急性化脓性乳腺炎。

证属肝胃实火，上蒸乳络。治当泻肝清胃，通络散结。药用野菊花、蒲公英、白花蛇舌草、金银花各30 g，路路通、全瓜蒌各20 g，牡丹皮、柴胡、桃仁、穿山甲、王不留行、黄连、白芷、橘络各10 g，大枣7枚。每日1剂，水煎，分2次服。服3剂后，左乳肿块明显缩小，红肿疼痛已明显改善，患侧乳头有乳白色糊状物排出，说明乳络已通。上方去野菊花、白花蛇舌草，加夏枯草15 g，再进3剂后，局部红肿疼痛、肿块及腋下淋巴结基本消失，乳头无排泄物，舌苔转薄黄。乃以清胃散合丹栀逍遥散加减善后。另嘱平素注意调畅情志，忌辛辣刺激食品，经常擦洗凹陷乳头。随访1年无复发。(实用中医药杂志，2001，12)

2. 妙法绝招解析：浆细胞性乳腺炎是临床较少见的乳腺疾病。好发于中青年女性，以乳房肿块及局部轻中度的红、肿、热、痛为特点，或发热，或同侧腋窝淋巴结肿大，或有患侧乳头溢液，多有患侧乳头凹陷。临床应用抗生素治疗效果不明显，常遗留慢性肿块难以消除，或形成窦道常年不愈。本例患者纯以泻肝清胃之法治疗，取得满意疗效。

（十一）蓄乳壅聚，热毒炽盛（郑长松医案）

1. 病历摘要：吴某，女，31岁。产后两个月，左乳房上部肿硬胀痛32日，初起时伴有恶寒身热，体温高达40 ℃，在医院住院至今热未退尽，肿硬胀痛依故。恶露未绝，量少黑紫。舌胀色赤，苔厚微黄，脉象洪数。左乳外上象限有肿块约6 cm×3 cm，焮红坚硬，尚无明显波动。诊断为急性化脓性乳腺炎。

证属蓄乳壅聚，热毒炽盛。治宜通络散结，清热解毒。药用蒲公英100 g，瓜蒌、金银花各60 g，皂角刺、王不留行、赤芍、败酱草各30 g，橘核、穿山甲、当归各15 g，生大黄（后下）6 g。每日1剂，水煎2次，共取600 mL，分早、午、晚温服。服3剂后身热尽解，乳红消退，胀痛减轻，肿硬依故，大便泄泻，每日2～3次。此乃热毒渐解，乳络未通之象，守原意增通络散结之品。按前方去大黄；倍皂角刺，加炒桃仁（捣）12 g，桔梗6 g。服3剂后，患乳块消痛

止，仍恶露未绝。共服药 6 剂，乳痈消失，恶露亦止。(《郑长松妇科》，中国中医药出版社，2007)

2. 妙法绝招解析：本案症见乳上肿硬胀痛，日久不愈，显系乳络阻滞，蓄乳痈聚之候；蓄乳化热，热毒炽盛，则乳房焮红，身热不已，舌胀色赤，苔厚微黄，脉象洪数。方中蒲公英、金银花、败酱草清热解毒；皂角刺、王不留行、穿山甲通络软坚；瓜蒌、橘核、桔梗理气散结；赤芍、当归、桃仁活血化瘀；生大黄引热下行。乳痈痊瘳后，再投活血化瘀之剂，以疗恶露不绝。

(十二) 稠乳壅阻，结聚化热 (郑长松医案)

1. 病历摘要：董某，女，26 岁。产后两个半月，右乳房上部肿硬胀痛 5 日，初起伴有身热恶寒，经治后身热尽退，肿硬胀痛有增无减。自觉与产后食欲骤增，乳汁太稠有关。舌胀色赤，苔薄微黄，两乳胀满，乳汁稠厚，右乳上方大片肿硬且热，脉洪稍数。诊断为急性化脓性乳腺炎。

证属稠乳壅阻，结聚化热。治宜滑润利窍，清热散结。药用蒲公英120 g，金银花、皂角刺、瓜蒌各 60 g，天花粉、升麻各 30 g。每日 1 剂，水煎 2 次，共取 600 mL，分早、午、晚温服。并用朴硝100 g，升麻（剪碎）50 g。拌匀，共装纱布袋内，置患处，再以白酒浸湿药袋，随干随喷白酒，保持药袋湿润，每湿敷 1 次 60～90 分钟。两方各用 2 剂，病告痊愈。后又复发数次，均依方照用，取效颇捷。(《郑长松妇科》，中国中医药出版社，2007)

2. 妙法绝招解析：本案由产后食欲骤增，化源丰盛，致乳汁量多质稠，壅滞不畅；蓄乳壅滞则乳房肿硬，逐日增大；蓄乳化热则患乳发热胀痛，舌胀色赤，苔薄黄，脉洪数。方中蒲公英、金银花清热解毒；瓜蒌、天花粉滑润增液，利窍行乳；皂角刺通乳散结；升麻解热毒，疗痈肿。外用朴硝、升麻湿敷，有软坚散结之功。

(十三) 肺热气壅，乳络阻滞 (郑长松医案)

1. 病历摘要：刘某，女，27 岁。感冒后咳嗽已半个月，右乳外下方有条索状肿块，坚硬胀痛 4 日，有 5 个月的小孩吃奶。唇干舌赤，苔白乏津，右乳外下象限有 12 cm×3 cm 左右条索状肿块，坚硬触痛，脉洪稍数。诊断为急性化脓性乳腺炎。

证属肺热气壅，乳络阻滞。治宜养阴清肺，理气通乳。药用蒲公英 100 g，皂角刺、忍冬藤各 50 g，玄参、天花粉各 30 g，赤芍、王不留行各 20 g，黄芩、陈皮、橘叶各 12 g，当归尾、牛蒡子、桔梗、川贝母各 10 g，白芷（后下）、生大黄（后下）各 6 g。每日 1 剂，水煎 2 次，共取 600 mL，分早、午、晚温服。服 1 剂后，患乳肿块即消，又进 1 剂，咳嗽亦减。更方以清肃肺气，润肺止咳。药用炙枇杷叶 15 g，麦冬、百部各 12 g，炒杏仁（捣）、前胡、款冬花、紫菀各 10 g，桑白皮、桔梗各 6 g，生甘草 3 g。服药 2 剂，乳痈消失；更方后又进 2 剂，咳嗽尽止。又于感冒后乳痈复发，按初诊方出入，投药 2 剂遂愈。(《郑长松妇科》，中国中医药出版社，2007)

2. 妙法绝招解析：本案感冒后表邪虽解，热郁于肺，故肺失清肃而咳嗽不已；肺失清肃，气壅不散，则乳络阻滞，故乳房胀痛，伴有条索状硬块。《锦囊秘录》中云："风邪外客，则气壅不散，结聚乳间，或硬或肿，疼痛有核，……谓之乳痈。"其唇干舌赤，苔白乏津，脉洪稍数，皆热邪伤津之候。方中蒲公英、忍冬藤、玄参、天花粉、黄芩清热养阴，疏络通乳；桔梗、牛蒡子、川贝母、白芷利气通窍，宣肺止咳；皂角刺、王不留行通乳散结；陈皮、橘叶理气行滞；赤芍、当归尾活血化瘀；生大黄引热下行。

(十四) 肝郁克脾，血虚热壅 (郑长松医案)

1. 病历摘要：徐某，女，25 岁。妊娠 7 个半月，近 10 日来两乳胀痛，以胀为主，从前天胀痛加重，左乳肿硬，伴有口渴纳少，大便干燥。有经前乳房胀痛病史。面色皖白，舌质淡红，苔白乏津，左乳胀硬，脉滑稍数。诊断为急性化脓性乳腺炎。

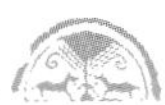

证属肝郁克脾，血虚热壅。治宜疏肝运脾，养血清热。药用蒲公英30 g，瓜蒌、天花粉、白芍、生地黄各15 g，当归、炒白术各12 g，黄芩、橘核、橘叶、紫苏梗各9 g，青皮、陈皮、柴胡各6 g。每日1剂，水煎2次，共取500 mL，分早、晚温服。共服药5剂，诸恙悉除。(《郑长松妇科》，中国中医药出版社，2007)

2. 妙法绝招解析：本案有经前乳房胀痛病史，复于孕期辄发，且有肿硬，显系肝郁气滞之候；木郁化火，气逆犯脾，则苔白乏津，口渴纳少，大便干燥；其面色皖白，舌质淡红，皆营血不足之象。方中瓜蒌、橘核、橘叶、青皮、陈皮、紫苏梗、柴胡疏肝理气，运脾润肠；当归、生地黄、白芍养血柔肝；蒲公英、天花粉清热消肿；白术、黄芩安养胎元。

（十五）热壅阴伤，乳络阻滞（郑长松医案）

1. 病历摘要：李某，女，31岁。产后63日，自产后3日发现两乳头皲裂，相继吹乳痈肿6次，开刀两次，左乳刀口处仍肿硬疼痛。从前天右乳房下部肿痛焮红，乳行不畅，并伴身热恶寒，口渴纳减，溲赤便秘。两乳头皲裂，右乳胀大，下部坚硬焮红，舌胀色赤，苔白乏津，脉象洪数，体温38.2 ℃。诊断为急性化脓性乳腺炎。

证属热壅阴伤，乳络阻滞。治宜清热养阴，化瘀通乳。药用蒲公英90 g，金银花60 g，天花粉、玄参、王不留行、皂角刺各30 g，赤芍、当归各15 g，青皮、陈皮、黄芩各12 g，浙贝母、柴胡、制乳香、制没药、白芷(后下)、生大黄(后下)各6 g。每日1剂，水煎2次，共取600 mL，分早、午、晚温服。并用如意散3 g。以香油调膏，每哺乳后抹乳头皲裂处一次，再哺乳时用温开水洗。服3剂后，身热已解，乳裂愈合，乳房肿硬渐消，二便通调。仍主原法出入，以祛余邪。共服汤药5剂，敷药3次，遂愈。(《郑长松妇科》，中国中医药出版社，2007)

2. 妙法绝招解析：本案由乳头皲裂，痈肿屡发，致积热内蕴；积热内蕴，日渐煎熬，则伤津耗乳，故乳络不畅，痈肿屡发；其身热恶寒，口渴纳减，尿赤便秘，舌胀色赤，苔白乏津，脉象洪数，均热蒸于里之象；刀口处肿硬作痛是为血瘀。方中蒲公英、金银花、天花粉、玄参、黄芩、浙贝母清热养阴，通乳散结；当归、赤芍、王不留行、皂角刺、乳香、没药活血化瘀，通乳止痛；青皮、陈皮、柴胡、白芷理气散结；生大黄通腑降热。“如意散”系自拟方，又名“母子如意散”。治乳头皲裂、乳头湿疹、婴儿湿疹、口疮等。配方比例为煅石膏6份，黄柏5份，滑石粉4份，枯矾3份，朱砂2份，冰片1份，共为细末，湿则干撒，干则香油调敷。

（十六）毒热壅盛，肉腐成脓（郑长松医案）

1. 病历摘要：侯某，女，26岁。产后56日，右乳房痈肿3次，手术两次，第2次手术已19日，刀口仍不断流脓，左乳房又肿硬10日，近5日来胀痛甚剧，身热恶寒，口渴喜饮。面容憔悴，呻吟不已，右乳房覆盖药布，左乳外下方肿硬焮红，拒按，唇焦舌赤，苔厚黄燥，脉象洪数，体温38.9 ℃。诊断为急性化脓性乳腺炎。

证属毒热壅盛，肉腐成脓。治宜清热解毒，消痈透脓。药用蒲公英90 g，皂角刺、忍冬藤各60 g，黄芪45 g，王不留行、瓜蒌、败酱草各30 g，穿山甲、川芎、当归尾各15 g，白芷（后下）12 g，青皮9 g，生大黄（后下）6 g。每日1剂，水煎2次，共取600 mL，分早、午、晚温服。服5剂后，乳房胀痛解除，肿硬缩减，刀口及自溃处尚未愈合。结合外科常规换药，共服16剂痊愈。(《郑长松妇科》，中国中医药出版社，2007)

2. 妙法绝招解析：本案症见口渴喜饮，唇焦舌赤，苔厚黄燥，皆阳明热盛之候；乳房隶属阳明，阳明热盛，腑气熏蒸，则乳络阻滞，乳败肉腐，故乳痈屡发；乳痈未溃前身热恶寒，脉象洪数，为热毒壅盛之象；乳痈溃后，嗜睡懒动，脉转细数，为气阴两伤之征。按“先治标，后治本”之则，以透脓散（黄芪、皂角刺、穿山甲、当归、川芎）、王不留行、瓜蒌、白芷、青皮通乳散结，溃坚透脓；蒲公英、忍冬藤、败酱草清热解毒；生大黄通腑泄热。乳痈溃后，再以十全大补汤加减，以益气养阴，清除余邪。

（十七）气虚乳陷，余毒不解（郑长松医案）

1. 病历摘要：吴某，女，27 岁。产后 55 日，因乳头内陷，妨碍授乳，于产后 5 日即蓄乳成痈，先后开刀三次，末次开刀已 32 日，刀口仍未愈合，刻下左乳又有肿块，因哺乳困难断奶，乳汁极少。形体瘦弱，面色苍白，两乳头内陷，左乳下方有杏大肿块，刀口仍未愈合。舌淡红，苔薄白，脉沉细数。诊断为急性化脓性乳腺炎。

证属气虚乳陷，余毒不解。治宜扶正解毒，升托举陷。药用蒲公英 60 g，黄芪 50 g，熟地黄、玄参、金银花各 30 g，当归、皂角刺各 20 g，升麻、天花粉各 15 g，柴胡、苦桔梗、知母各 10 g，青皮、陈皮、白芷（后下）各 6 g。每日 1 剂，水煎 2 次，每剂两煎，共取 500 mL，分早、晚温服。服 3 剂后，肿块消失，刀口愈合，右乳头部分露出。宗原意出入，加温脾通阳之品。按前方去蒲公英、金银花、玄参、天花粉、青皮，加炒白术 12 g，干姜 5 g，肉桂（后下）4 g，又服 4 剂，右乳头全部露出，左乳头部分露出，乳汁渐增。前方既效，守方不更，改为每晚服药 1 次，2 日 1 剂。共服药 10 剂，两乳头全部露出，乳汁显著增多，哺乳正常。（《郑长松妇科》，中国中医药出版社，2007）

2. 妙法绝招解析：本案由乳头内陷，妨碍授乳，致蓄乳成痈；术后因气血不足，正不胜邪，不得托毒外出，故乳内肿块不消，刀口久不愈合。方中黄芪、白术、当归、熟地黄补益气血，扶正托毒；蒲公英、金银花、玄参、天花粉、知母清余热，解毒邪；皂角刺、青皮、陈皮行气散结，化瘀通乳；升麻、柴胡、桔梗、白芷升托举陷；肿块消失，刀口愈合后加干姜、肉桂补气中之阳，气之阳盛则有助于扶正托举诸药之升力。

（十八）毒邪炽盛，正不胜邪（周忠介医案）

1. 病历摘要：肖某，27 岁。新产 2 旬，左乳房上方初起结块，红肿热痛，伴发热，体温 39 ℃，头痛肢楚，恶心纳差，便秘溲赤，乳头破损，乳汁溢出困难，自服鹿角粉（量不详）1 日，以生大饼局敷，病情不减，即往就近医院诊治。以瓜蒌牛蒡汤加减内服，外敷如意金黄膏，前后诊治 2 次，共服药 4 日，乳房肿块继续扩至全乳房，伴恶寒壮热，体温上升至 40.2 ℃，疼痛加剧，昼夜不安，患者渐感不支。就诊时见全乳房膨胀光亮，皮肤红热不可触摸，乳汁点滴不出，按之全乳房有应指感。诊断为急性化脓性乳腺炎。

证属毒邪炽盛，正不胜邪。治宜益气养阴，清热解毒。药用生黄芪、太子参、蒲公英、北沙参各 30 g，茯苓、焦白术、丹参、赤芍、金银花、川石斛各 15 g，天花粉 12 g，牡丹皮、生栀子各 9 g。每日 1 剂，水煎服。服 7 剂后，体温降至 37.5 ℃，敷料和外衬毛巾全被脓液浸透，换药时随纱条排出黄稠脓液甚多，疼痛明显减轻，夜能安眠，精神也有恢复。因考虑脓腔范围较大.故继续用碘仿纱条填塞引流。尔后病情日见改善，前后共调治 3 周而获痊愈。（河北中医，2002，8）

2. 妙法绝招解析："痈之大者名发"，故乳痈之甚者称为"乳发"。据临床观察分析，乳发之因，多由乳痈治疗失时或失当，以及患者产后体质虚弱，疏于调养，毒邪炽盛，正不胜邪，致使乳痈病灶范围迅速扩大，甚则延及整个乳房。本案乃乳痈失治，化脓未得及时排脓泄毒，以致湿火相兼，故肿胀、腐烂严重而扩散，但由于疾病单纯，毒邪虽盛，病情严重，然而正气未衰，故开刀后见脓汁黄稠而多，由于外切排毒：内服益气养血扶正、清热解毒祛邪之剂，仅数日热退腐脱脓净，仅二旬而收功。

三、文献选录

急性乳腺炎乃临床常见病之一，在其治疗过程中，应强调人体乃一整体，治病必求于本，治疗时应抓住胃、肝、肾三脏，不可单独以外疡视之，按经络循行之部位，乳头属足厥阴肝经，乳房属足阳明胃经，脾胃互为表里，为生化之源，乃后天之本；而肝肾同源，精血互生，乃先天之本，故治疗时在清热解毒，活血化瘀，提腐排脓的基础上，自始至终按其疾病发展的阶段，应配合疏肝和胃、健脾益肾之法，方能收到预期的效果。即病在乳房，根在脏腑之意也。另外治疗此病，应以干净卫生为本，所用敷料、器械应定期消毒，取西医手术、换药之优势，而配合中医药辨证施治内服、外敷之特长，以调整人体气、血、阴、阳，使其达到“阴平阳秘”之目的，气血平和，其病乃愈。

（一）古代文献选录

“吹乳痈肿”为“乳痈”证之一，又称“吹乳”。哺乳期发病者为“外吹”，妊娠期发病者为“内吹”，“内吹”又称“里吹奶”，“外吹”仅见乳房肿胀，乳汁不行者称“妒乳”。临床以“外吹”最为常见。“外吹”为单侧或双侧乳房肿硬、焮胀，乳汁排泌不畅，或伴身热恶寒，热盛则乳败肉腐而成痈。发病可分内外两因，内因多由肝气郁结，阳明热盛，或乳汁过多、过稠，乳络不畅所致；外因多由产后正气不足，腠理不密，风热、火毒之邪内侵，或压挤、碰撞、乳头皲裂、畸形等因亦可诱发。治疗应以通为主，如《锦囊秘录》中云：“速下乳汁，导其壅塞则病可愈，若不散则易成脓”。初期应分别予以理气行滞，活血散瘀，清热解毒，疏通乳络，以冀乳通结解，热毒消散；如热盛乳败，肉腐成脓者，宜清热解毒，消痈透脓，以防脓毒流窜和热毒内陷；溃后宜补气养血，扶正托毒，以促进愈合。“内吹”多因胎气旺盛，肝失疏泄，或邪热蕴蒸所致。治疗应疏肝理气，清热解毒，养血安胎，随其证而用之。（肖国士摘录）

（二）名医论述选录

1. 罗文杰论述：①初期证治。清热解毒，通络消结。急性乳腺炎为中医外科常见病和多发病之一。发于妊娠期的中医称“内吹乳痈”，发于哺乳期的称“外吹乳痈”，余者统称“乳痈”。多由于情志不舒，肝气郁结，气滞血瘀，胃热壅滞，导致乳汁郁滞不畅，而致乳房一侧，或双侧肿胀疼痛，继之形成肿块，局部皮肤发红，常伴有全身不适，恶寒，发热等症状。对于急性乳腺炎初期的治疗，常采用清热解毒，通络消结之法，内服以仙方活命饮化裁。乳房局部外敷解毒消肿膏，根据乳房肿胀的大小，选用合适的膏药，将其加热，待膏药溶化后，外敷于乳房局部，用胶布固定之。急性乳腺炎初期治疗用药，常加入通乳之品，如：通草、路路通、漏芦、王不留行之属。随着病情的发展，有化脓趋向者，则加入炒麦芽以回乳，但其用量要大，以达通乳与回乳药物并用，可起到乳通则痛消，乳回则痛减之功，二者相得益彰。罗氏认为，麦芽性甘，微温，入脾胃二经，有开胃消食，下气回乳之功效，关键用量有别，小则开胃消食，大则有回乳之功。按其习惯，北方善用生麦芽，南方多用炒麦芽；就其经验而言，以炒麦芽用之为妥。②中期证治。解毒化瘀，提腐排脓。急性乳腺炎发展中期即成脓期，以解毒化瘀，提腐排脓为法，乳房局部继续外敷解毒消肿膏，敷贴时将膏药的中间剪一个直径 2～3 cm 的洞，将乳房波动最明显的部位外露，以加速从此处破溃，缩短化脓时间。脓成后则切开排脓，用手术刀将乳房波动最明显的地方切一约 1 cm 大小的切口，待部分脓液排出后，将“旋药锭子”垂直插入其中，24 小时后，切口被腐蚀成 1～2 cm 大小的疮面，脓液大量排出，用黄连浸泡液反复冲洗脓腔，待脓液排净后，用纱条蘸少许白降丹送入疮底进行引流，每日换药 1～2 次，按脓液排出量的多少而定。③后期证治。气血双补，祛腐生肌。乳腺炎发展到后期，乳房肿胀已消退，脓液排出量减少，鲜红色的肉芽组织在逐渐生长（正常的肉芽色鲜红，用棉花擦之即有鲜红色血液渗出，如为腐肉则色黯红，用棉花擦之即有黯红色血液渗出），每日换药 1 次，或隔日 1 次。换药时用黄连浸泡液蘸湿棉球，将疮面的分泌物擦干净，在其上面放入少量红升丹，外敷纱布包扎。罗氏指出，乳腺炎收口期，一定在干净的疮面上压上黄连浸泡液纱条，包扎时需用点压力，待其疮面逐渐生长收口，以至痊愈，且不能操之过急。如不用压力，看起来疮面生长得很快，实际上均为胬肉，反而需2次腐蚀疮面，延误生长时机。内服药物以扶正固本为主，恢复机体的正气，助养新生肉芽生长，使疮面早日痊愈。(陕西中医，1990，12)

2. 夏桂成论述：乳汁蓄积和细菌感染，是产生乳痈的关键。而乳头皲裂，又常是造成乳汁郁积和细菌感染门户的原因之一，故防止乳头损伤和早期治疗乳汁蓄积。预防乳痈发生，应该做到：①自妊娠后期开始，经常用温水或肥皂清洗两侧乳头，并于产前经常用乙醇擦洗乳头乳晕，使局部皮肤变坚韧，不易损伤。②保持心情舒畅，避免精神紧张和忧郁。乳房乳头与肝胃两经有关，乳房部之脉络通畅，全赖肝胃气血协调。精神情绪的好坏，将直接影响肝胃。同时应有足够的休息和睡眠，使肝气调达，保持乳络畅通。③注意营养，少食甘肥。产后既要注意营养，又应避免过食肥甘。肥甘产生蕴热，可使胃热火盛，促成乳痈之变。④每次哺乳后，应将乳汁吸空，如有宿乳瘀积，可用热毛巾热敷后，用手挤出积乳，或用吸乳器吸空，或用按摩法。⑤断乳前应逐渐减少哺乳次数，不宜突然断乳，并宜加服麦芽、山楂、鸡内金等消导回乳之品。如发现乳房结块，宜用外敷法消散之，不宜挤乳。对于本病，早期发现，早期调治，极为重要。夏氏认为在此阶段回乳，非但影响乳儿给养，且更会加重乳汁郁积，不利于乳痈的消退吸收。临床只要乳汁色白无腥味，可以不必中断哺乳，不但不会影响婴儿健康，而且有助于乳络畅通，乳痈消退。夏氏推荐《许愿和外科医案医话集》中所载选用单方草药治疗早期急性乳腺炎的方法，疗效显著。方案一用鲜芫花根刮去黄皮，剪断打烂如泥，做成长圆形丸子，如枣核大，塞入鼻孔（双侧），30～60分钟，鼻孔内有热感，即行取出，每日1～2次；或用锡纸将上药包好，两头留孔，塞入鼻孔，60～90分钟，鼻孔内有热感时取出（总以鼻孔内有热感为度，这样可以防止鼻黏膜破碎），亦是每日1～2次。此法可以连用4～5日，一般2～3日就能消散肿块。对急性乳腺炎起病2～3日以内者，消散率达92%以上，但对乳头破碎者，疗效较差。方案二用公丁香研细末，包在干棉球内塞鼻（一侧或两侧均可），每日3次，每次6小时。此法对鼻黏膜刺激很小，治疗早期急性乳腺炎，与芫花根皮效果不相上下。用上述单方草药期间，不用任何内服及外敷药，只需局部做湿热敷，吸尽乳汁即可，堪称简便验廉，值得推广。(《中医临床妇科学》，人民卫生出版社，1994)

3. 顾伯华论述：在《急性乳腺炎证治》中指出“现今论治乳痈，多取古方瓜蒌牛蒡汤，临床应用此方，只宜领会其意，而不能够拘泥其方。此方清热寒冷有余，疏散通络不足。乳痈初起，若过用寒凉，多致气血凝滞，每有消而不消，成而不成，乳痈结块，经久不消，迁延日久。论治乳痈早期，当以疏散通乳为主，取用紫苏梗、柴胡疏散，丝瓜络、路路通、漏芦疏通乳络，鹿角霜温散行血消肿，皆寓意于通。通则热退肿消痛止，不通势必郁久化热酿脓”。

4. 何子淮论述乳腺炎有如下三方面的特征：①乳汁不通，乳房初起微胀，继则红肿焮痛；②初起有表证，发热、恶寒、恶心、呕吐、头晕身痛等；③脉多浮数或弦数。乳腺炎急性发作除内服药外，可用鲜蒲公英捣烂外敷，日换3次。但有化脓破溃者，切不可用。待热势除，乳汁下，恶露亦正常而下后，仍宜扶元养液，清扫余热，以防死灰复燃。处方以赤芍、瓜蒌皮、浙贝母各9 g，忍冬藤、当归、蒲公英各15 g，石斛、麦冬各12 g。乳腺炎也要注意饮食调理，切忌高脂肪食物，宜服清蔬汤类。乳房始有肿块发现，切不可按摩，冬季可外加热水袋热熨，促使其发散。民间单方用鹿角粉，热黄酒冲服，对初起者有一定效果。(《何子淮女科经验集》，浙江科学技术出版社，1982)

（三）辨证论治选录

韩恩俊等治疗急性乳腺炎分三型辨治：①气滞热壅型用消痈汤Ⅰ号。黄芪、瓜蒌、王不留行、当归、金银花各15 g，防风、白芷、陈皮、甘草、浙贝母、天花粉、乳香、没药、穿山甲、皂角刺、橘叶各10 g；②热毒酿脓型用消痈汤Ⅱ号。橘叶、柴胡、青皮、陈皮、焦栀子、川芎、黄芩、甘草、穿山甲各10 g，生石膏、连翘、王不留行各15 g；③正虚毒恋型用消痈汤Ⅲ号。党参、黄芪、生地黄、鹿角霜各15 g，桂枝、甘草、炮姜、白芥子、穿山甲、皂角刺各10 g，麻黄6 g。外敷消痈膏。服药 1～10 剂。共治疗 3000 例，结果痊愈 2870 例，好转 130 例。（新疆中医药，1993，3）

（四）临床报道选录

1. 内服药疗法：

（1）曾幼莲等中西医结合治疗急性乳腺炎 138 例：药用连翘20 g，桔梗、黄芩各15 g，川芎、白芍各10 g，柴胡6 g。发热及炎症明显加栀子、生石膏、金银花；便秘加大黄、芒硝；身体虚弱加茯苓、党参。每日 1 剂，水煎服。同时用红霉素 1～1.2 g，加 10%葡萄糖注射液 1000 mL 静滴，每日 1 次，一般用 3 日。服中药 4～6 剂。结果：共治疗 138 例，痊愈 132 例，有效、无效各 3 例。（河北中医，1993，4）

（2）王明义等用凤尾蛋治疗急性乳腺炎 113 例：药用鲜鸡蛋 2 个，先将鸡蛋一头打一孔，鲜凤尾草茎（约鸡蛋长度）14 根，每个蛋孔插入 7 根，用纸封口，然后用生大黄30 g加水煮熟后，去壳食蛋，每次 2 个，每日 2 次。高热甚加生石膏30 g，知母、葛根、天花粉各15 g；毒热壅盛加鱼腥草30 g，生地黄、紫花地丁、牡丹皮各15 g，与药蛋同煮。共治疗急性乳腺炎 113 例，结果在 6 日内均痊愈。（江苏中医，1993，1）

（3）刘亚欣等用归芍公英花汤治疗急性乳腺炎 56 例：药用蒲公英、重楼各 30，瓜蒌 20 g，当归、赤芍、龙葵、郁金各 15 g，皂角刺 10 g，穿山甲 6 g。每日 1 剂，水煎服。5 日为 1 个疗程。并设立对照组 43 例，专用西药阿莫西林，治疗本病 56 例，结果中药组治愈 47 例，好转 8 例，无效 1 例。对照组治愈 26 例，好转 13 例，无效 4 例。说明中药组疗效及乳痈消失平均时间均优于对照组（$P<0.05$）。（中西医结合实用临床急救，1997，8）

（4）焦栋山等用瓜蒌汤加味治疗急性乳腺炎 120 例：药用全瓜蒌、蒲公英各 30 g，金银花 20 g，当归10 g，乳香、没药、白芷、穿山甲、青皮、甘草各6 g。哺乳期乳汁壅滞加鹿角霜、漏芦、王不留行、木通、路路通；产妇不哺乳或断奶后乳汁壅胀加焦麦芽、焦山楂；气郁加柴胡、香附、川楝子；新产恶露未净加川芎、五灵脂、益母草；成脓期加透脓散，并切开排脓；硬结不散加夏枯草、消瘰丸或阳和汤。每日 1 剂，水煎服。结果全部治愈。（中国乡村医生，1997，6）

（5）张国元等用柴赤汤加减治疗急性乳腺炎 71 例：药用赤芍 60 g，蒲公英、陈皮、金银花各30 g，柴胡、当归、川芎各20 g，甘草 15 g，苦杏仁 10 g。乳汁不通加漏芦 10 g。每日 1 剂，水煎，早晚空腹服。共治疗 71 例，结果痊愈 52 例，显效 11 例，有效 3 例，无效 5 例。（河南中医，1991，6）

（6）张富山等用防风通圣散加减治疗急性乳腺炎 113 例：药用滑石、生石膏(先煎)各 60 g，金银花、蒲公英各30 g，连翘 15 g，黄芩 12 g，防风、荆芥、当归、白芍、赤芍、栀子各 10 g，大黄（后下）、芒硝（冲）、薄荷、川芎、白术、桔梗各 9 g，麻黄、甘草各 6 g。不恶寒发热者去麻黄；乳汁不畅加王不留行、漏芦、穿山甲、皂角刺；大便稀、体质弱者去大黄，芒硝量减半。每日 1 剂，水煎服。治疗本病 113 例，结果痊愈 97 例，显效 9 例，好转 3 例，无效 4 例。（中医研究，1992，2）

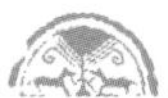

(7) 崔建中等用仙方活命饮加味治疗急性乳腺炎108例：药用金银花、贝母、醋柴胡各20 g，醋香附12 g，防风、白芷、天花粉、炒乳香、炒没药、黄芩、王不留行各10 g。发热恶寒，局部红肿加重楼、虎杖；肝郁气滞，疼痛严重加郁金、延胡索、川楝子；便秘加大黄；阴虚加女贞子、墨旱莲。每日1剂，水煎，分3次服。另煎后用纱布包药渣热敷患处，患乳用三角巾吊起。治疗本病108例，结果痊愈82例，好转15例，有效10例（配合青霉素静滴），无效1例（切开排脓）。（内蒙古中医药，1994，2）

(8) 庞保珍等自拟通腑康乳汤治疗急性乳腺炎61例：药用大黄10～25 g，蒲公英20 g，枳实、连翘、青皮、王不留行各10 g，牡丹皮、荆芥、芒硝各6 g。每日1剂，水煎服，治疗1～8日。治疗本病61例，结果痊愈42例，显效9例，有效6例，无效4例。（贵阳中医学院学报，1994，1）

(9) 迟郁文等自拟银青消痈汤治疗急性乳腺炎112例：药用金银花30 g，青皮、白芷、柴胡、天花粉、生地黄各12 g，浙贝母、当归、连翘、甘草各9 g。初起加防风9 g；溃破加生黄芪、党参各12 g；热毒甚加蒲公英30 g。每日1剂；水煎服。结果痊愈76例，显效21例，好转9例，无效6例。（中医函授通讯，1994. 2）

(10) 王国忠等用中药内外合治急性乳腺炎103例：药用全瓜蒌、蒲公英、王不留行、鹿角霜各15 g，柴胡、紫苏梗、荆芥、防风、牛蒡子、当归、炒赤芍、路路通各10 g，青皮、陈皮各5 g。每日1剂，水煎服。3剂为1个疗程。方中柴胡、紫苏梗、荆芥、防风、牛蒡子疏散表邪以通卫气；当归、赤芍和营血散瘀滞以通经络；青皮、陈皮、路路通行气滞宣乳络；鹿角霜、王不留行温散行血消肿；瓜蒌、蒲公英清热活血，清中有通。共治疗103例，结果痊愈92例，好转10例，无效1例。（浙江中医杂志，1994，4）

(11) 李智敏用仙方活命饮加味治疗急性乳腺炎56例：药用金银花30 g，炙穿山甲、炒皂角刺、当归尾、象贝母、天花粉、白芷、防风各10 g，乳香、没药、陈皮、生甘草各6 g。发热恶寒者加柴胡、郁金、香附、王不留行各10 g；恶心者减乳香、没药，加半夏、竹茹、生姜；气血两虚症状明显者加黄芪30～60 g。结果治愈51例，好转5例。（山东中医杂志，1993，5）

(12) 陈再兴自拟麻黄川芎甘草汤治疗急性乳腺炎26例：药用麻黄、川芎、甘草各10 g。每日1剂，水煎服。取麻黄宣通气血，配川芎活血祛瘀，合甘草泻火解毒。三药配伍，使营卫调和，毒邪消散，经络畅通，乳痈可愈。共治疗26例，服1剂痊愈者6例，2剂而愈者18例，3剂而愈者2例。（浙江中医杂志，1996，5）

(13) 杨际超等自拟蒲公英汤治疗急性乳腺炎60例：药用蒲公英50～60 g，王不留行15～20 g。每日1剂，高热者每日2剂。恶寒发热者加牛蒡子；气郁乳胀者加柴胡；高热者加石膏、知母；肿痛甚者加乳香、没药；产后恶露未净者加当归、益母草；乳汁不通加穿山甲。其治疗60例，痊愈56例，有效4例。（陕西中医，1990，4）

(14) 熊楠华等用蒲公英合剂治疗急性乳腺炎34例：药用蒲公英15 g，金银花、连翘、橘核、薏苡仁各12 g，丝瓜络、赤芍、全瓜蒌、当归各10 g，青皮8 g，乳香、生甘草各6 g。发热加黄芩；肿块明显加浙贝母、夏枯草；乳汁积块大者加陈皮；化脓加败酱草、冬瓜仁；恶露不净加益母草；痛甚加没药。每日1剂，水煎服。共治疗34例，结果治愈25例，显效8例，无效1例，总有效率97%。（江西中医药，1992，2）

(15) 曲文华等用清热化瘀法治疗急性乳腺炎23例：药用蒲公英、忍冬藤、全瓜蒌各30 g，赤芍15 g，路路通、青皮各12 g。每日1剂，早晚分服。同时用黄柏、制乳香、制没药各30 g，共研细末，米醋调糊外敷，每2小时更换1次。共治疗23例，治愈率90%。（天津中医学院学报，

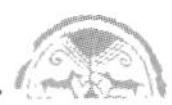

1995，2）

（16）陈英等用温通法治疗早期急性乳腺炎100例：药用炙皂角刺30 g，鹿角片18 g，路路通、王不留行、煅瓦楞子、炙穿山甲片各15 g，熟地黄、白芥子、昆布各12 g，姜半夏10 g，炙甘草、麻黄、炮姜各6 g。每日1剂，水煎服2次。共治疗100例，治愈80例，有效15例，无效5例。（浙江中医学院学报，1991，3）

（17）周玉朱用温通法治疗急性乳腺炎25例：药用冬葵子30 g，白芷、白芥子、威灵仙各20～30 g，牛蒡子、防风、穿山甲各10～20 g，路路通、全瓜蒌各15 g，皂角刺10 g，肉桂6～10 g。每日1剂，水煎2次服。共治疗25例，结果治愈22例，3例因中途脱药而化脓，经切开排脓后治愈。（安徽中医学院学报，1992，4）

（18）金峰亦用消乳痈汤治疗急性乳腺炎56例：药用红藤、赤芍各15 g，连翘12 g，牡丹皮、橘核、王不留行各9 g，龙胆6 g，生甘草3 g。每日1剂，水煎服。同时外敷仙人掌（去刺捣烂）。治疗56例，结果痊愈52例，好转4例。（新中医，1996，2）

2. 针灸方：

（1）程吉昌用针刺治疗急性乳腺炎197例：穴选足临泣、内关、足三里、膻中。常规消毒后，针刺入皮肤，得气后反复捻转提插3～5次，每日1次，每次10～15分钟。结果治愈190例，显效6例，无效1例。（针灸学报，1990，2）

（2）周龙友针刺治疗急性乳腺炎44例：①穴取双足三里，泻法。留针10～15分钟，行针2～3次。②患侧少泽穴三棱针点刺出血，循小指方向由上到下挤出血5～6滴。③起针后俯卧，用1～1.5寸针直刺膈俞穴，泻法，留针10～15分钟。针刺隔日1次。共治疗44例，除1例无效外余皆治愈。1次愈者26例，2次愈者12例，3次愈者5例。（针灸学报，1990，1）

（3）张秀荣用三棱针点刺治疗急性乳腺炎258例：患者取俯伏坐位，彻底暴露背部，利用自然光线，可在肩胛区找到数个或数十个浅红色反应点，如小米粒大小，略带光泽，一般不高出皮肤，无明显压痛，压之不退色。常规消毒后用三棱针点刺这些反应点，深1.5 mm，随即挤出少量血液。如有高热加刺大椎穴。共治疗258例，1次治愈者241例，2次治愈者11例，3次治愈者4例，2例症状减轻，治愈率为99%。（上海针灸杂志，1993，2）

（4）梁国玉用针刺后拔罐治疗急性乳腺炎35例：穴取背部第二侧线上，相当于足太阳膀胱经，以肩胛骨内侧上缘为一点，下缘为一点，此二点连线中点为穴。操作方法：患者正坐或俯卧，充分暴露背部，轻者取单侧即患乳对侧的背部，重者取双侧。选好穴位后，用拇指按压穴位，使其充血，常规消毒后，用26号2寸长毫针，令针尖与皮肤呈45°～75°刺入，先向脊柱方向斜刺1.5寸左右，得气后快速捻针30～40次退针，边退边摇大针孔，针尖退至皮下时，按下述方法针尖向上，向内下斜刺1.5寸左右，使产生针感即可出针。出针时，迅速将火罐扣上，5～7分钟起罐，针眼处拔出血数滴即可。每日1次，重者可每日2次。共治疗35例，结果治愈22例，显效12例，无效1例，总有效率97%。（中国针灸，1990，7）

（5）李建山用刺络拔罐法治疗急性乳腺炎26例：取大椎及患侧乳房痈肿部位相对应的背部（一般在膏肓周围），用三棱针呈梅花状点刺放血，然后用大号火罐投火法拔于点刺部位，拔出瘀血3～5 mL，一般留置10～15分钟。辨证配穴，胃热者加刺膺窗、下巨虚、丰隆、温溜；气郁者加刺期门、行间、内关、天池、肩井。每日1次，10次为1个疗程。共治疗26例，结果：痊愈19例，显效4例，好转2例，无效1例，总有效率96.2%。（针灸临床杂志，1993，4）

（6）李兴华用鱼腥草穴位注射治疗急性乳腺炎48例：取膻中、内关、曲池、大椎穴，常规消毒后，用6号针头吸取鱼腥草注射液2 mL，左手固定穴位，右手持针刺入穴位（膻中穴，应平刺，免伤内脏），产生针感后，回抽无血，即缓慢推药 0.5～1 mL，每日 1 次。共治疗 48 例，全部治愈，其中 2 次治愈者 39 例，3～5 次治愈者 9 例。（中国针灸，1991，4）

（7）王炳炎用丹参注射液郄上穴注射治疗急性乳腺炎 60 例：患者或坐或卧，伸肘仰掌，腕横纹与肘横纹连线中 1/3 处，两筋之间，按之有酸痛感即是郄上穴。左病取右，右病取左。常规消毒后，用 5 mL 注射器，6 号针头吸取丹参注射液 4 mL，垂直刺入，深 2 cm，强刺激，使针感上传至臂，快速推药，隔日 1 次。共治疗 60 例，结果无 1 例化脓。此法适用于未成脓者。（中西医结合杂志，1993，5）

（8）王淑珍等取内关、足三里穴位注射治疗急性乳腺炎 86 例：在乳腺炎患者患侧内关穴和足三里穴，注射丹参注射液各 2 mL。共治疗 86 例，结果痊愈 84 例；1～3 次愈者 73 例，4～6 次愈者 9 例，7～10 次愈者 2 例。（针灸临床杂志，1994，5）

（9）傅建设按摩肩井穴治疗急性乳腺炎 22 例：令患者端坐，两臂放松。医者先用拇指点按患侧肩井穴 5 分钟，以有酸胀感或虫蚁感为度，然后用揉法揉肩井 20 分钟，顺时针方向。肩井穴是足少阳、足阳明、阳维会穴，有疏通经络，理气行瘀，清热散结之功。共治疗 22 例，痊愈者 21 例。此法适用于急性未成脓者。（浙江中医杂志，1990，11）

3. 外敷方：

（1）王国忠等用青宝丹掺以平安散局部外敷治疗急性乳腺炎 103 例：青宝丹以黄柏、大黄、姜黄、白芷、白及、天花粉、陈皮、甘草、青黛组成，研成极细末。用时以冷水或丝瓜叶汁或大青叶汁将药末调成糊状，现调现用，并在青宝丹上掺以平安散（由朱砂、麝香、雄黄、冰片、月石、火硝、牛黄等组成）少许，外敷患处，每日 3 次。结果治愈 92 例，好转 10 例，无效 1 例。（浙江中医杂志，1994，4）

（2）周瑞求用复方蒲公英药膏外敷治疗急性乳腺炎 43 例：以蒲公英、岗梅根各 250 g，木芙蓉 150 g，大黄 200 g，陈皮 100 g，白芷 80 g，乳香、没药各 50 g，穿山甲 20 g。用香油 1000 mL 煎上药至焦黑后去渣，熬至滴水成珠入黄丹，制成膏。用时涂患处。共治疗 43 例，结果痊愈 25 例，有效 14 例，无效 4 例。（江西中医药，1994，3）

（3）朴元才用蒲仙矾合剂外敷治疗急性乳腺炎 38 例：以鲜蒲公英、鲜仙人掌（去刺）按 5∶2 配比，切碎捣烂成泥后，加少量明矾末。用时以蛋清调敷患处，每日 2～3 次。疼痛剧烈者加大黄、乳香粉。共治疗 38 例，结果治愈 31 例，好转 5 例，无效 2 例。（浙江中医杂志，1991，8）

（4）刘金荣用当归半夏乳没散外敷治疗急性乳腺炎 45 例：药用当归、半夏、乳香、没药各 25 g。共研细末，过 120 目筛，用温开水调成糊状，敷于患处。敷药干后，可换药或喷温开水。治疗 1～3 日，结果均痊愈。（内蒙古中医药，1994，4）

（五）经验良方选录

1. 内服方：

（1）全瓜蒌 30 g，当归、赤芍、茯苓、炮穿山甲、三棱、浙贝母、香附各 15 g，白术、红花、桃仁、青皮、陈皮各 12 g，柴胡 10 g，蜈蚣 2 条。每日 1 剂，加水煎沸 15 分钟，过滤取液，渣再加水煎 20 分钟，滤过去渣，两次滤液兑匀，分早、晚两次服。气虚加党参、黄芪各 15 g；疼痛加乳香、没药各 9 g；发热加金银花、白花蛇舌草各 12 g。主治乳腺炎。

（2）金银花、浙贝母各 12 g，紫花地丁、蒲公英各 10 g、连翘、天花粉、当归身、乳香（去油）各 9 g，香白芷、防风、皂角刺、穿山甲（炒珠）各 6 g，甘草 3 g。每日 1 剂，水煎服，左乳加柴胡 6 g；右乳加陈皮 6 g；乳水全无加鹿角霜、通草各 6 g；自汗加生黄芪 6 g；大便干加川大黄 9 g。乳痈溃后勿用，孕妇忌服。主治乳腺炎。

（3）生鹿角30 g，生黄芪20 g，夏枯草15 g，制乳香、没药各9 g。每日1剂，水煎，分服两次。热重加金银花、连翘各15 g，牡丹皮、黄芩各9 g；肿痛剧烈加野菊花、蒲公英各20 g，重楼9 g；乳腺有块加瓜蒌15 g，海藻、昆布、青皮各9 g；乳汁不通加丝瓜络、路路通各9 g，通草6 g。主治乳腺炎。

（4）牛臼齿、胡桃、全蝎各2个。将牛臼齿置火上焙成炭，用时取四分之一。胡桃用刀劈开加入全蝎，合好，外用纸包，再用泥糊住，置火上烧成炭。去净泥，与分开的牛臼共研细末即成。用黄酒120 g炖开，将药末送下，服药后约3小时，如感觉疲乏，须勉强支持或散步游走，切勿睡觉。主治乳腺炎。

（5）白花蛇舌草、虎杖、蒲公英、半枝莲各30 g，生山楂15 g，当归、丹参各12 g，柴胡、赤芍、青皮、金银花各9 g。每日1剂，水煎服，乳头溢液呈血性加茜草炭、生地黄、仙鹤草各10 g；呈水样加薏苡仁15 g，泽泻、茯苓各10 g；脓成未熟加皂角刺、穿山甲各12 g。主治急性化脓性乳腺炎。

（6）蒲公英30 g，漏芦、橘核各20 g，金银花、白芷、瓜蒌、连翘各15 g，柴胡、当归、青皮各12 g，甘草6 g。随症加减，浸润期蒲公英加倍，加生地黄、黄芩、牡丹皮各12 g。脓肿期加皂角刺、炮穿山甲各10 g。慢性期去清热凉血药，加荔枝核30 g。水煎，每日1剂，服两次。主治急性乳腺炎。

（7）柴胡、黄芩、蒲公英各20 g，赤芍、金银花、王不留行各15 g，皂角刺、青皮各10 g，生甘草6 g。随症加减，肿痛加穿山甲、丹参、当归、夏枯草。高热加石膏、知母、葛根、天花粉。热毒壅盛加生地黄、牡丹皮、鱼腥草、紫花地丁。每日1剂，水煎，服两次。主治急性乳腺炎。

（8）蒲公英50～60 g，赤芍20～30 g，王不留行15～20 g。每日1剂，水煎，分2次服。主治急性乳腺炎早期未化脓。表症重者加牛蒡子；气郁重者加柴胡；热重者加石膏、知母；血瘀者加乳香、没药；产后恶露不净者加当归、益母草；乳汁不通者加穿山甲。高热者每日2剂。

（9）全瓜蒌、金银花各30 g，蒲公英24 g，牛蒡子、天花粉、柴胡、黄芩、栀子、连翘、青皮、陈皮、皂角刺、赤芍各9 g，生甘草3 g。每日1剂，加水煎沸15分钟，滤过取液，渣再加水煎20分钟，滤过去渣，两次滤液兑匀，分早、晚两次服。主治急性化脓性乳腺炎。

（10）柴胡、陈皮、川芎、山栀子、青皮、石膏、黄芩、连翘各10 g，甘草6 g，橘叶20片。每日1剂，以水400 mL，煎至320 mL，空腹时服。主治内吹乳痈（妊娠期急性乳腺炎），乳房肿痛，寒热交作，甚者恶心呕吐。常加保胎之药，慎用活血化瘀之品。

（11）土鳖虫、鹿角胶各6 g，蛇蜕、蝉蜕、桦树皮各3 g，蜂蜜、香油各120 g，生核桃12个（去皮壳），蜈蚣6条。药研细末，用蜜、油调制成丸，分作两份，以黄酒100～200 mL送服，服后卧床休息。主治急、慢性乳腺炎。如有中毒反应，可服柳枝汤解。

（12）瓜蒌、金银花、野菊花、蒲公英、路路通各30 g，连翘15 g，柴胡、橘叶、紫花地丁、漏芦各10 g。若肝郁重者加赤芍15 g，牛蒡子10 g；胃热重者加生石膏30 g，板蓝根20 g。水煎服，每日1剂，服3次。重症1剂服2次，每日服3次。主治急性乳腺炎。

（13）蒲公英12 g，炒归尾、浙贝母、川楝子各9 g，炮穿山甲、炒延胡索、赤芍、炙乳香、炙没药、制香附、酒炒牛膝各6 g，陈皮4.5 g，广木香、橘络、柴胡各2 g。每日1剂，水煎，服两次。主治急性乳腺炎。

（14）蒲公英60 g，赤芍30 g，王不留行15 g。随症加减，发热恶寒加牛蒡子。乳房肿痛加柴胡。高热加石膏、知母。轻症每日1剂，水煎，服两次；重症每日服两剂。服药期用吸奶器抽吸奶汁 1～3 次。主治急性乳腺炎。

（15）蒲公英 60 g，金银花 30 g，瓜蒌壳 20 g，归尾 15 g，浙贝母（冲服）、乳香、没药各 10 g，青皮 9 g，生甘草 6 g，皂角刺 30 个。轻症每日 1 剂，水煎，服两次；重症每日服 2 剂。主治急性乳腺炎。

（16）煨鹿角 100 g，紫花地丁 20 g，金银花藤、连翘、当归、赤芍、山栀子、香附、漏芦、黄芩、郁金、王不留行、生甘草各 9 g，穿山甲 6 g。每日 1 剂，水煎，服两次。主治急性乳腺炎未溃期。

（17）芝麻（研末另包）30 g，浙贝母、通草、陈皮各 9 g，甘草 3 g。将后 4 味药加水浓煎，去渣取液 200 mL，加入芝麻粉及冰糖适量，调成糊状。每日 1 剂，1 次顿服。主治急性乳腺炎。

（18）蒲公英、橘核、当归、陈皮、野菊花各 30 g，柴胡 10 g，通草、甘草各 3 g。每日 1 剂，水煎服；高热肿甚时可每日 2 剂，分 4 次服。主治急性乳腺炎。

2. 外治方：

（1）天花粉 50 g，白芷、姜黄、黄柏、大黄各 25 g，天南星、苍术、厚朴、陈皮、甘草各 10 g。药研细末，加蜂蜜适量调成膏状，每取适量，涂敷肿块处，药厚 5 mm，纱布包扎。每日换 1 次。溃破者切开引流后，涂敷周围红肿浸润区。主治急性乳腺炎。

（2）山柰 3 6 g，大黄 20 g，桃仁 18 g，白芷、黄药子各 15 g，生川乌、草乌、当归、桂枝各 10 g，乳香、没药各 5 g，蜈蚣、全蝎各 4 g，冰片 2 g。按常规制成膏药，贴敷患处，每日换 1 次。主治急性乳腺炎。

（3）鲜肺筋草（又名蛆儿草）80 g，丝瓜络 60 g。内服外用各分一半，水煎 2 次。服时兑白酒 5 mL。后将丝瓜络烧灰存性，兑白醋适量，再同肺筋草捣烂成泥，敷患处。主治急性乳腺炎。

（4）郁金 9 g，冰片 3 g，大枣 3 枚。大枣用温水浸泡后去核，与前 2 味药共捣成泥状，每取 1/4 揉成丸，塞入健康乳房一侧鼻孔中。每日 1 次。主治急性乳腺炎。

（5）朴硝 100 g，鸡蛋清 6 个，调敷患处。另方：朴硝 100 g，鲜马齿苋 200 g。捣烂去渣，用马通汁调匀，涂纱布上，敷患处，每 4～6 小时换药 1 次。主治急性乳腺炎。

（6）硫酸镁 100 g，炮穿山甲 25 g，桃仁泥 20 g，薄荷油 3 g，凡士林 100 g。药研细末，调和成膏，分作两份，贴敷患处，每日换 1 次。主治急性乳腺炎。

（7）生大黄、芒硝各 30 g。药研细末，加凡士林调成膏状，摊在纱布上，贴敷患处，每日换 3 次。发热恶寒者配合内服五味消毒饮。主治急性乳腺炎。

（8）蜘蛛 1 只，大枣 1 枚。大枣去核，包住蜘蛛，瓦上焙干研成细末，加香油适量调和，涂敷患处，胶布固定，每日换药 1 次。主治急性乳腺炎。

3. 食疗方：

（1）豆腐 250 g，大飞扬草 15～30 g（鲜品 30～60 g），精盐适量。将大飞扬草洗净，豆腐切块，共入沙锅内，加水煮汤，去大飞扬草，加盐调味服食。每日 1 剂。清热解毒。主治急性化脓性乳腺炎早期。

（2）鸡蛋 2 个，槐花（最好是含苞待放的）6 g。将槐花放沙锅内，加 2 碗水煮沸，去花，再将鸡蛋打入锅内煮熟。鸡蛋连汤服下，服后盖被出汗。主治乳腺炎。

（3）蒲公英 60 g，鹿角霜 9 g，黄酒 15 mL。将前 2 味水煎 2 次，取汁混匀，兑入黄酒饮服。每日 1 剂，2 次分服。清热解毒。主治急性乳腺炎初期。

（4）金针菜 15 g，猪蹄 1 只，调料适量。按常法煮汤食用。每日 1 剂，连服 3～5 日。清热消肿，通经下乳。主治乳腺炎、乳汁不下。

（5）鲜牛蒡子叶 32 g。将牛蒡子叶洗净，水煎数沸，取汁代茶饮用。每日 1 剂。清热解毒，疏散风热。主治急性乳腺炎未化脓时。

（6）野菊花 15 g。将野菊花放入杯内，用沸水冲沏，代茶饮用。每日 1 剂。清热解毒，消肿。主治乳痈初起，红肿明显。

（7）黄花菜干品 50 g，炖猪瘦肉 250 g 食用，或用黄花菜鲜根 100 g与猪蹄 1 只煮食。主治乳腺炎乳汁不下者。

第二节　乳房肥大

一、病证概述

女性乳头大的原因有很多，一般有性爱中高潮乳房胀大，内分泌乳房胀大，或者是怀孕哺乳乳房胀大。好发于青春期前后及老年期，病理表现为腺管增生而无腺泡增生，一般可分为原发性和继发性两大类，原发性者通常以青春期男孩和老年男子为多，主要为内源性雌激素一过性升高或雄激素下降所致，常可自行消退。继发性者常见于肝脏疾病，睾丸疾病，肾上腺疾病，甲状腺疾病，糖尿病以及泌尿生殖系统或神经系统的肿瘤，前列腺疾病长期服用雌激素者，或其他疾病长期服用一些药物，比如利血平，异烟肼，洋地黄，氯丙嗪等也会引起乳房发育，一般停药后可消退。另外，两性畸形，先天性睾丸发育不良，也会导致乳房肥大。成人型女性乳房肥大症症状和体征：乳房巨大，肥大的乳腺多呈下垂状或葫芦瓢形，其乳头多有下垂和移位，巨乳每个可达 5000～6000 g 甚至数十千克可平脐达膝。

二、妙法绝招解析

（一）肝气郁结，阴阳失调（欧阳恒医案）

1. 病历摘要：孟某，28 岁。初产哺乳 1 年后，断乳已半年，近 2 个月来，双乳较哺乳期明显增大，无疼痛，饮食、二便正常，月经未见异常，伴有心烦，四肢困倦。诊查时见体形健壮，神情佳，双侧乳房增大到胸胁外，乳头已下垂至上腹中部，乳房丰满略软，触及双乳内有不规则硬结，无压痛，乳头、乳晕及乳房皮色无异常，腋下淋巴结未触及。脉弦缓。舌质淡红无苔。诊断为乳房肥大。

证属肝气郁结，阴阳失调。治宜疏肝理气，兼调冲任。选穴屋翳（双）、膻中、乳根（双）、外关（双）、三阴交（双）、合谷（双）；或取天宗（双）、肝俞（双）。有痰湿之证时：去合谷。加丰隆。刺法：上两组穴交替使用，每日 1 次，平补平泻，留针 30 分钟，连针 8 次，休息 4 日，继针下一疗程。用上法针治 5 次后，双乳垂胀感消失。针 8 次后，双乳已回缩，休息 4 日后继针。4 个疗程结束时，双乳已回缩至胸外缘以内，双乳头抬高至第 6～7 肋缘，触及双乳腺体柔软，乳房内不规则的硬结已消失，据患者自述乳房已恢复到哺乳时的大小。随访双乳房未再增大。（《欧阳恒临床经验集》，人民卫生出版社，2008）

2. 妙法绝招解析：乳房肥大症，一般在 2～3 个月内双乳迅速增大，无疼痛，仅有重垂感，外观双乳呈明显的对称性增大，根据体型多超出大乳的范畴，皮肤色泽、乳头、乳晕无异常，可触及肥大的乳房松软，有时还可触到条索状或结节状块，但无压痛，患者多有疑虑惊恐表情，别无不适。乳腺增生病也有单侧或双侧乳房略有增大，但多局限，一般不超过哺乳期乳房，常有乳房胀刺、抽样疼痛，严重时可向腋下、肩背放射痛，并在经前、生气、劳累后疼痛加重，肿块增

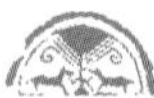

大，经后疼痛锐减，肿块缩小，伴有心烦易怒，胸胁不舒，舌质有紫点，脉弦，触及乳房有中等硬度包块，压痛明显。巨乳症乳房增长迅速，据一些学者介绍，在数月或1～2年内可达数千克。据一些资料介绍一位患者切除双乳足有8千克。通过针灸治疗乳房肥大症，不但使肥大乳房停止继续增大，而且较治疗前明显缩小，针灸治疗调整了内分泌，稳定了内环境，促使病情好转而获愈。

（二）痰湿内结，气滞血瘀（门成福医案）

1. 病历摘要：王某，女，19岁。16岁月经初潮，经期和经量尚正常，时有两乳跳痛，经期稍加重，自以为与发育有关，未介意。1979年2月，两乳胀痛明显加重，并渐增大，下垂，超过正常发育，左乳尤甚。因未及时治之，延至7月，两乳已下垂至腰带处。建议手术切除，患者不肯。查患者发育正常，营养中等，体型较胖，情志抑郁，两乳胀大，下垂至腰带处，长约40 cm，胸围约100 cm，皮肤发凉，质软，青筋暴露，其色紫暗；饮食二便尚可；舌苔白腻，脉沉细滑。诊断为巨乳症。

证属痰湿内结，气滞血瘀。治宜燥湿化痰，理气活血。方选二陈汤加味。丹参30 g，当归24 g，云茯苓、香附各15 g，鹿角霜、清半夏、赤芍各12 g，陈皮10 g，白芥子、红花、柴胡、炮穿山甲各9 g，生甘草6 g。每日1剂，水煎服。服21剂后，乳房跳痛基本消失，外观已明显缩小，左乳较显著。上方去当归、红花、鹿角霜，加郁金12 g，青皮15 g，全瓜蒌15 g，山慈姑9 g。连服月余，乳房基本回缩至正常，跳痛及青筋消失，长度约30 cm，胸围约78 cm，惟左乳稍大于正常。为巩固疗效，更方以善其后。药用丹参、全瓜蒌各30 g，醋白芍24 g，柴胡、香附、山慈姑、云茯苓、焦白术各15 g，漏芦、炮穿山甲、炙甘草各9 g。服10剂痊愈。（河南中医，1983，5）

2. 妙法绝招解析：女性乳房肥大症，中医谓之乳悬，治疗颇难，西医多采用手术治疗。本例两乳胀大垂脐，实属怪症，医者从苔腻脉滑着眼，以为怪病多痰，痰阻而气滞血瘀，用燥湿化痰，理气活血收效，实为不易。

（三）肝失疏泄，乳络不畅（李祥云医案）

1. 病历摘要：金某，女，27岁。左侧乳房增大伴胀痛2个月。患者婚后两年未孕，每于经前两乳胀痛，心烦易怒，平时胸闷不舒，腰酸。近两个月来左侧乳房右侧乳房突然增大1倍，持续胀痛，触之则有钻心样疼痛，左手上举有牵拉痛，性情烦躁，夜寐不安，带下增多，性欲明显减退。舌尖红，苔薄，脉细。检查左侧乳房较右侧乳房明显增大，质地略硬，触无明显块物，乳头、乳晕无异常。妇科检查外阴发育正常，已婚式；阴道畅；宫颈轻糜；宫体前位略小；附件阴性。诊断为巨大乳房。

证属肝失疏泄，乳络不畅。治宜疏肝理气，散结止痛。药用白芍30 g，蒲公英15 g，生地黄12 g，川楝子、橘叶、橘核、荔枝核、山栀子、全瓜蒌、鹿角粉（冲服）、肉苁蓉各9 g，柴胡6 g。每日1剂，水煎服。服上方1周后乳房胀痛减轻，遂自行续服前方，治疗1个月乳房胀痛大减，左手上举时乳房牵拉疼痛已除，但乳房缩小不明显，触及乳房仍有疼痛，内心烦躁，带下仍多。治宜疏肝通络，化痰散结消肿。药用白术30 g，半枝莲15 g，生地黄、白芍、王不留行、穿山甲、地龙各12 g，石菖蒲、龙胆、天南星、路路通各9 g，柴胡6 g。坚持治疗1个月，乳房恢复正常大小，触及不疼痛。随访半年未复发，心情烦躁亦明显好转，性欲也恢复正常，以后又经治疗，现妊娠，一切均正常。（《李祥云治疗妇科病精华》，中国中医药出版社，2007）

2. 妙法绝招解析：乳房巨大临床少见，但乳房胀痛，心烦易怒，为肝郁不舒之征，故第一步先疏肝气为主。用川楝子、橘叶、橘核、荔枝核、柴胡疏肝理气，山栀子清肝经郁热；肝为肾

之子，补肾可养肝，肝体得养，气机调达，故用鹿角粉、肉苁蓉温补肾阳，活血消肿重用白芍，配生地黄养肝阴生肝血，止疼痛；全瓜蒌疏肝气，润肝燥，平肝逆，缓肝急之功有独擅也”（《重庆堂随笔》）；蒲公英清热解毒，消肿止痛。第二步是在肝气渐疏、疼痛止的基础上加强化痰消肿之力，方中白术、天南星、石菖蒲化痰，白术又健脾燥湿祛痰，防肝木克脾土；柴胡、龙胆疏肝清热；穿山甲、路路通、王不留行、地龙通络消肿，软坚散结；半枝莲消肿止痛，全方共奏化痰软坚，通络消肿之功，疗效满意。回顾病史，患者虽有腰酸、带多等肝肾不足之象，但就诊时须抓主要矛盾，乳房增大，按之有块，疼痛明显，考虑实证为主，而非补肝肾为主，临证证明有效。

三、文献选录

女性乳头大的原因有很多，一般有性爱中高潮乳房胀大，内分泌乳房胀大，或者是怀孕哺乳乳房胀大。好发于青春期前后及老年期，病理表现为腺管增生而无腺泡增生。保持心情的舒畅、情绪的乐观是乳房肥大的最好防御武器。心理上的治疗非常重要，乳腺增生对人体的危害莫过于心理的损害，因缺乏对此病的正确认识，不良的心理因素、过度紧张刺激、忧虑悲伤，造成神经衰弱，会加重内分泌失调，促使增生症的加重，故应解除各种不良的心理刺激。对心理承受差的人更应注意，少生气，保持情绪稳定，活泼开朗即有利增生早康复。改变饮食，防止肥胖，少吃油炸食品，动物脂肪，甜食及过多进补食品，要多吃蔬菜和水果类，多吃粗粮。黑黄豆最好，多吃核桃、黑芝麻、黑木耳、蘑菇。生活要有规律、劳逸结合，保持性生活和谐。可调节内分泌失调，保持大便通畅会减轻乳腺胀痛，可以对乳腺增生的预防起到一定作用。多运动，防止肥胖，提高免疫力。禁止滥用避孕药及含雌激素美容用品，不吃用雌激素喂的鸡、牛肉。还要注意避免人工流产，产妇多喂奶，能防患于未然。

（一）巨乳症的预防措施

1. 禁食补品：一般来讲，年龄越大，雌激素水平越低，少女体内的雌激素水平肯定比三四十岁的女性雌激素水平要高，所以，像木瓜、雪蛤、燕窝、蜂蜜、葛根等丰胸或美容的补品不能吃，里面含有太多雌激素，会引起增生类疾病，还可能会导致肥胖、长不高或性早熟等问题，即使是三四十岁的女性也不能随意食用，要在医生的指导下进行。

2. 少吃垃圾食品：炸鸡配啤酒可能已成为万千少女心中的浪漫套餐，但里面含有的雌激素很多，会加速脂肪堆积，形成肥胖或性早熟。还有快餐店里的汉堡、薯条等快餐，及搭配的可乐、雪碧、咖啡、果汁等饮料也含有雌激素，会引起内分泌失调，长期食用危害身体。

3. 多吃水果蔬菜：绿色蔬菜和新鲜水果中富含叶酸，叶酸是B族维生素的一种，为人体细胞生长和分裂所必需的物质之一。同时，多吃水果蔬菜还具有补充水分、维生素，排毒养颜，通便瘦身等功效。

4. 遗传因素：如果母亲或其他亲人有巨乳症或其他乳房疾病，那么就要格外小心女儿了，因为女儿会有很大的概率患乳房疾病。因此，要时刻注意孩子身体变化，注意提前预防，饮食均衡，并定期去医院检查。

5. 有氧运动：脂肪组织会分泌雌激素，雌激素可促使乳房肥大，所以要想预防巨乳症，还要瘦身。在均衡饮食的前提下，可以做有氧运动，促进新陈代谢，加速脂肪燃烧。

（二）巨乳症的保健方法

女性乳房有很多神经血管存在，胸部保养有助于血液通畅，对新陈代谢有绝佳的好处，适当的胸部按摩不但可以舒缓乳房的紧绷感，使乳房更加丰满，并且有效避免肌肤松弛，延缓乳房衰老，更重要的是，经常胸部按摩还能及时发现巨乳症等乳房病变，从而能够及时就医。

1. 按摩胸部：由下往上，由内往外将乳房往上提升，以双手的手温及适当的力道交替来回按摩双乳约 2 分钟。可以使用美胸的产品或是身体按摩油，滋润胸部的肌肤及增加弹性。

2. 按摩胸颈部：强化天然胸罩部分，将按摩延伸至胸部上方到颈项的部位，按摩手法仍以向上提升为主，搭配按摩油或美胸产品，上下按摩约 2 分钟，让产品完全被肌肤吸收。

3. 紧实肌肉：身体挺直，双手成合十掌姿势，左、右手施力互相推挤，吸气停止，吐气再推，约 1 分钟，能使前胸与手臂内侧肌肉变紧，有效消除腋下两侧多余的脂肪并防止副乳产生。身体挺直，嘴巴做出夸张的“一”与“O”的形状，来回做约 1 分钟，可发现由下颚至颈部的肌肉拉紧，有助于紧实前胸的皮肤与提升胸部。

4. 在做乳房保健期间，通过穴位按摩可以调理身体，如月经前乳房胀痛、痛经全可以按摩调理再结合饮食调理治好的，但是如果不理睬自己身体的这些前期的毛病将会发展成乳腺增生，乳腺瘤，乳腺癌。所以不能忽视自己的乳房问题，这也就是现在乳房疾病越来越年轻化，越来越严重化的原因。做好乳房保健也可预防乳腺增生等乳房常见疾病，可以做到早发现、早治疗。

（三）巨乳症的饮食原则

1. 海带：海带是一种大型食用藻类，不仅有美容、美发、瘦身等保健作用，还能辅助治疗巨乳症。研究发现，海带之所以具有缓解巨乳症的作用，是由于其中含有大量的碘，可促使卵巢滤泡黄体化，使内分泌失调得到调整，降低女性患巨乳症的风险。

2. 鱼类及海产品：黄鱼、甲鱼、泥鳅、带鱼、章鱼、鱿鱼、海参、牡蛎以及海带、海蒿子等，因为它们含有丰富的微量元素，有保护乳腺、抑制癌症生长的作用。

3. 蔬菜：蔬菜与主食合理搭配，不仅有利于身体健康，假如每天的饮食保证摄取足够的蔬菜，多食番茄、胡萝卜、菜花、南瓜、大蒜、洋葱、芦笋、黄瓜、丝瓜和一些绿叶蔬菜等，对维护乳房的健康很有帮助。

4. 大蒜：据最新研究发现，大蒜中含有丰富的微量元素硒，该物质具有很好的抑制乳腺癌的作用。因此，常吃大蒜，可以起到预防疾病的发生。不过需要注意的是，在吃大蒜时，最好是生吃。（肖国士摘录）

第三节 乳 泣

一、病证概述

乳泣，指妊娠期中乳汁自行流出。中医分为气虚和肝热两种：气虚型，乳房不胀，面色淡白，气短神疲，心悸头晕，手足发凉，脉多缓弱。肝热型，乳房胀痛，面色潮红，头昏胁胀，烦躁便秘，脉多弦数。乳泣是因气虚不摄，或热迫乳汁外溢所致，相当于西医所说的溢乳症。乳泣多由气虚不摄所导致。比如患者素体气血亏弱，妊娠后气血聚而养胎，故显不足。乳房属足阳明胃经，乳汁乃是气血所化，气血来源于脾胃。气虚不固，统摄无权，营阴不能内守，则乳汁随化随溢；脾胃虚弱则化源不足而成血虚，血虚则乳汁清稀；气血两虚，不荣于面，所以面色苍白；血虚则心悸头晕，眼前发黑；气虚则气短懒言，语音低微，精神倦怠；舌淡，脉细弱均为气血双虚之候。乳泣临床表现：孕妇乳溢染衣，量不多，色白或黄，质稀或稠，乳头乳房胀痛，或乳房无胀痛感。双侧乳头或单侧乳头可见乳汁自溢，一般点滴而出，轻者仅见内衣上乳头部位有乳汁印痕，乳房柔软无胀痛，或乳头触痛，乳房无肿块，无血性乳液。

二、妙法绝招解析

(一) 气血虚弱，摄纳无权（李爱芹医案）

1. 病历摘要：孙某，25岁。结婚1年，初孕4个月，双乳头自行溢出稀乳汁，淋漓不断，乳房不胀，面色淡白，气短神疲，心悸头晕，平时多汗，手足不温，脉虚细，舌淡苔少。诊断为乳泣。

证属气血虚弱，摄纳无权。治宜补气养血，佐以固摄。药用黄芪50 g，山药、党参、白术、茯苓、熟地黄、白芍各12 g，当归、芡实、五味子各10 g，甘草3 g。每日1剂，水煎服。连服3剂即愈。(浙江中西医结合杂志，2004，2)

2. 妙法绝招解析：产妇乳汁不经婴儿吸吮而自然流出体外称之为乳汁自出。而未产者乳汁自出称之为乳泣。乳汁为气血所化，而气血来源于脾胃，属阳明，阳明胃气不固，摄纳无权，则乳汁自溢。脾胃虚弱则化源不足而成血虚，血虚则乳汁清稀。气血两虚，故见面色不华，血虚则肢冷心悸头晕，气虚则自汗气短神疲。舌淡，脉虚细，均为气血双虚之候，故治宜补益气血，加以固摄。药证相应，则收效甚速。按脏腑经络分布，乳房属胃经，乳头属肝经，由于产后气血虚弱，胃气不固，血虚则乳汁量少而清稀，气虚则摄纳无权，故乳汁随化随出。或因怒气伤肝，肝亢盛疏泄太多，故不吸吮自行溢泄而出。乳泣是妊娠后胃气上逆，脾经失司，则乳汁自出，治疗选用八珍汤加减益脾胃、补气血，方中黄芪与当归配伍，能益气生血，黄芪与党参配伍增强了补气作用，对证施药，效果良好。

(二) 脾虚气弱，统摄失司（王保民医案）

1. 病历摘要：苗某，女，30岁。1年前发现右侧乳头有乳样液溢出，有时带血色，绵绵不断，有时浸湿内衣。在当地医院予抗感染治疗，效果不佳，溢液时轻时重。2个月前，在某市人民医院做溢液涂片检查示红细胞、白细胞少量，未找到癌细胞。诊断为导管扩张。就诊时患者自述四肢无力，纳谷不香，少气懒言，头晕心慌，面色少华。舌质淡，舌苔白，脉细弱。即断为乳头溢液症。

证属脾虚气弱，统摄失司。治宜健脾益气，固本摄液。药用党参、炙黄芪各20 g，白术、茯苓、当归各15 g，陈皮9 g，柴胡、炙甘草各6 g。每日1剂，水煎，分早、晚各服1次。服药1个月后，溢液停止，但稍有挤压，仍有少量淡黄色液体溢出。上方加薏苡仁15 g，又服药2个月而愈，至今未复发。(辽宁中医学院学报，2001，4)

2. 妙法绝招解析：乳头溢液之疾，乃西医之病名。中医之辨证，据患者少气懒言、四肢无力、面白无华、纳差舌淡诸症，断为脾气亏虚，故从健脾益气而收良效。

(三) 气血两虚，固摄无权（贺菊乔医案）

1. 病历摘要：刘某，女，28岁。素体虚弱，怀孕至3个月时，右侧乳头自行溢出乳汁，淋漓不断，量少色淡黄而稀，每日需换衬衣3次，乳房稍胀，伴乏力精神疲倦，头晕心悸，夜寐多梦，食欲不振，每餐100 g。曾经某医院诊治，口服逍遥散20余剂而未效，就诊时见患者形体消瘦，面色淡白，语声低微，舌质淡红苔薄白，脉细弱。

证属气血两虚，固摄无权。治宜补中益气，养血固摄。药用黄芪、海螵蛸各18 g，党参、白芍、芡实各15 g，白术、当归各12 g，酸枣仁10 g，甘草5 g。每日1剂，水煎服。服5剂后，诸症减轻。共服24剂，诸症已除，药后未再溢乳。随访半年，顺产1女婴，母女均健康。(浙江中医，1987，4)

2. 妙法绝招解析：乳泣属“乳汁自流”的范畴，指妇女在妊娠期间乳汁自行溢出，状如泣泪一般。《陈素庵妇科补解》云"乳自流者，谓之乳泣。乳汁为气血化生，妊娠后气血聚而养胎，使气虚不固，统摄无权，乳汁随化随溢。"血虚不荣，所以舌淡面白，故用黄芪、党参、白术健脾益气，当归、白芍等养血，海螵蛸、芡实等收敛固摄。

（四）脾肾两虚，固摄无权（门成福医案）

1. 病历摘要：邱某，女，26 岁。妊娠 4 个月余，近 3 日来两乳微胀，有清稀乳汁自溢。开始甚少，未予介意，后来逐渐增多，常常弄湿衣服。兼见面色㿠白，头晕心慌，腰痛，下肢酸软无力，饮食稍减，二便尚可，舌质淡白、苔薄白，脉弦滑。诊断为乳泣。

证属脾肾两虚，固摄无权。治宜益气健脾为主，补肾安胎。药用黄芪 45 g，菟丝子、山药各 30 g，党参、川续断各 24 g，白术、白芍、桑寄生、黄芩各 15 g，阿胶珠、当归各 12 g。每日 1 剂，水煎服。服 3 剂后，乳汁自溢即止。惟觉腰痛不舒，原方加补肾安胎之杜仲、补骨脂，数日而愈。随访半年，未再复发，足月顺产。母子平安。（河南中医，1985，6）

2. 妙法绝招解析：乳泣虽为乳汁自出，但发生在妊娠期间，与见于产后哺乳期间有所不同，一为胎前，一为产后，其治有所不同，妊期治疗乳泣则不忘安胎。故本例除施以健脾益气外，兼用桑寄生、川续断、黄芩等补肾安胎。

（五）气阴两虚，冲任失调（张谋善医案）

1. 病历摘要：王某，女，53 岁。经事已绝，近 3 个月来乳汁与哺儿时相仿，不吮自流，并多白带。但两乳无红肿，无块痛。诊其脉弦濡而细。

证属气阴两虚，冲任失调。治宜益气养阴，调补固涩。药用党参、黄芪、生山药、焦白术、泽泻、赤茯苓、猪苓、竹沥、半夏、海螵蛸、煅牡蛎、龙骨、山茱萸、金樱子各 10～15 g。每日 1 剂，水煎服。服 5 剂后，乳泣与带下均大见减少，但每在夜间少寐之后，翌晨即觉头胀，精神倦怠。原方去白术、泽泻、茯苓、猪苓、海螵蛸，加茯神、炒枣仁、龙齿、陈皮、白蒺藜各 10～15 g。再服 5 剂，诸症痊愈。（浙江中医药，1978，5）

2. 妙法绝招解析：老年乳汁自溢，比较少见，虽不似妊娠乳泣，其病机为脾气虚，不能统摄，故用补脾益气固摄之法，因患者白带多，故又加赤苓、猪苓、泽泻清利湿浊。

（六）肝郁气滞，冲任失调（高雨苍医案）

1. 病历摘要：刘某，女，18 岁。平素体健，月经 16 岁初潮，色红、量中等。近因工作不遂，精神抑郁，致使经前乳胀且痛，乳头有不可近衣之感，甚则乳头有水外溢。月经愆期，色鲜红量少，由于羞于告人，缠延数月未治。就诊时面色红润，乳房胀痛，两乳均有黄色液体溢出，舌苔薄质红，脉弦而数。

证属肝郁气滞，冲任失调。治宜疏肝理气，清热凉血。方选丹栀逍遥散加减。药用生地黄 15 g，牡丹皮、黑山栀、柴胡、全当归、杭白芍、白术、茯苓各 10 g，佛手、薄荷各 6 g。每日 1 剂，水煎服。服 3 剂后，乳胀得松，乳溢少而未净，经行色红、量中等，无其他不适感。故仍嘱服原方 3 剂。经净后，服逍遥丸，每次 10 g，早晚服。于下月经前 1 周，仍照原方服 5 剂后，经前无乳溢，仅觉乳胀，精神亦振，经行亦如常。故仍嘱宗前意调治 3 个月。经治 2 年余，未见反复。（江苏中医，1987，5）

2. 妙法绝招解析：乳汁为血所化生。其分泌蓄泄则与肝的藏血疏泄作用密切相关。患者起因于情志抑郁，使肝失疏泄，郁久生热，热通于乳。如《胎产心法》云肝经怒火上冲，乳胀而溢。治法宗《内经》"木郁达之"之意，故用丹栀逍遥散清热疏肝，解郁理气。并加玳玳花、佛手、川楝子，以增强疏肝理气，清热止痛之功。并加生地黄凉血而滋肾阴，使肾阴足，则水能涵木，不致上亢为害。

（七）血虚肝郁，迫乳外溢（薛玉书医案）

1. 病历摘要：朱某，女，23岁。近两年来两侧乳房作胀不舒，时感隐痛，按揉乳房有乳汁样液体溢出。初因害羞，未予医治。后因溢乳量逐渐增多，前来某医院妇科就诊，经检查生殖系统无明显异常，给予雌激素治疗，症情未减。平素善太息，少言语，头昏目眩。14岁月经初潮，经期尚准，现每月一行，量少色淡，有少量血块。两侧乳房无肿块，无压痛，稍加挤压乳头即流出乳汁样液体。舌淡红，苔薄白，脉弦细。

证属血虚肝郁，迫乳外溢。治宜养血疏肝，引乳归经。方选四物汤加味。药用麦芽20 g，熟地黄、女贞子、墨旱莲、川牛膝各12 g，炒白芍、炒当归、川芎、柴胡、制香附、黑荆芥穗各10 g。每日1剂，水煎服。服4剂后，乳房胀硬感好转，溢乳量亦见减少。现经期将至，周身乏力，心烦易怒，原方去黑荆芥穗、麦芽，加益母草12 g，牡丹皮9 g。服3剂后，月经已净3日，经量增多，无血块，经期及经后无明显不适，乳房已无胀硬感，按压乳房无乳溢，仍用初诊原方4剂巩固。1年后随访，乳溢症未发。(《古今奇证妙治揭秘》，中国中医药出版社，1996)

2. 妙法绝招解析：女子以血为主，以肝为先天。本例经少色淡，头晕目眩，肝血素虚，血虚肝体失养而无以滋肝用；肝郁则气机阻滞而使脉失疏通，血虚肝郁以致肝失藏摄而迫乳外溢。方中四物汤合二至丸养肝血，柴胡、香附疏肝理气，川牛膝引血下行，傅青主谓黑芥穗能引血归经，二药配合，行中有收，意在引乳归经。方药对证，故获佳效。

（八）肝经血热，相火偏炽（潘炎坤医案）

1. 病历摘要：刘某，女，52岁。于二十年前生一对孪生子，其后一直未育。近一年来，自觉两乳日益增大，且时时有乳儿吮乳之感，常乳汁自出，晚上较重，有时竟将被褥渍湿，日间亦可污湿衣衫。年逾半百，反有青春心理，性欲亢进。月经仍应期而至，伴见经前乳房胀疼，经色殷红量多。常心烦躁急，夜梦纷纭，时有梦交，羞与人言，五心烦热，体重日减，尚不足45 kg。他无异常。诊六脉皆弦，两尺脉大按之无力，舌边尖红，舌苔略薄黄。

证属肝经血热，相火偏炽。治宜凉肝解郁，清泻命火。方选丹栀逍遥散加味。药用茯苓、玄参各15 g，栀子12 g，柴胡、白芍、牡丹皮、白术、盐知母、盐黄柏各10 g，薄荷、甘草各6 g，人工牛黄0.5 g。每日1剂，水煎服。共服25剂，病愈。(河南中医，1983，2)

2. 妙法绝招解析：患者年逾半百，经血仍应期而至，且欲火不潜，时有梦交，实为命火偏炽，上扰心君，神不守舍而荡浮之征。溢乳者，非气虚即肝火，本案乃因肝火迫溢。本案病机正如傅青主所云："夫妇人至七七之外，天癸已竭，又不服滋阴补阳之药，如何能精满化经，一如少妇？然经不宜行而行者，乃肝不藏脾不统之故也，非经过泄而动命门之火，即气郁甚而发龙雷之炎。"其致病之由一当责之肝经郁火，一当责之命门火炽，故用丹栀逍遥散解郁凉肝，乳不受迫，溢乳可止，盐知柏、玄参、人工牛黄，意在泻相火而清心，使心神内守而荡浮、梦交之症可除矣。

（九）肝郁化热，脾虚失固（李月医案）

1. 病历摘要：王某，女，28岁。婚后3年未孕，半个月前与其爱人吵架一次，尔后便双侧乳房胀满，乳汁自出，滴之不尽，时有口苦咽干。查体见面色红润，精神旺盛，气粗形壮，双乳胀大，舌质红，苔薄黄，脉弦数而急。遂请妇科检查，未见怀孕征象。诊断为溢乳。

证属肝郁化热，脾虚失固。治宜疏肝清热，健脾固乳。方选丹栀逍遥散加减。药用柴胡20 g，当归、白芍、白术、茯苓、牡丹皮、焦栀子、生地黄、益母草各10 g，薄荷6 g。每日1剂，水煎服。服2剂后，乳汁大为减少。连服6剂而愈。(陕西中医，1981，5)

2. 妙法绝招解析：本例为未孕青年妇女，病起于恼怒吵架，情志冲动之后，由于肝失疏泄，

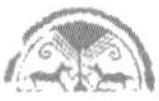

出现乳房胀满；肝火上炎，出现口苦咽干。肝火盛逼乳外溢，则乳汁自出，疏肝清热所以取效。

（十）肝郁气滞，脾湿浸淫（朱久之医案）

1. 病历摘要：王某，女，47 岁。突见右乳头上方，晕白交界处的毛窍中，渗出白色带黏水液，局部不红不肿，不痒不痛。经中西医多法治疗年余，均无效验。询其因，无因可告；问其苦，无苦可言。仅乳头长期浸湿，肉色变白，似烂非烂，如湿敷则有乳水浸淫，助腐变烂之弊；干敷又有撕裂性疼痛之苦；不敷一则湿衣，二则偶有摩擦则感刺痛。饮食精神及二便均正常。

证属肝郁气滞，脾湿浸淫。治宜疏肝解郁，健脾利温。药用黄芪 20 g，白芍、五味子各 15 g，白芷、甘草、当归各 10 g，陈皮、北柴胡各 6 g。每日 1 剂，水煎服。服 2 剂后，乳房渗水大减，可不用敷料，4 剂服完，病已痊愈。（辽宁中医杂志，1983，11）

2. 妙法绝招解析：本案表现可称奇特，临床罕见。但以中医理论分析辨识，则能揭示病机，应手取效。

三、文献选录

乳泣，病症名，在西医病名是溢乳症，指妊娠期中乳汁自行流出。其临床表现为孕妇乳溢染衣，量不多，色白或黄，质稀或稠，乳头乳房胀痛，或乳房无胀痛感。或双侧乳头或单侧乳头可见乳汁自溢，一般点滴而出，轻者仅见内衣上乳头部位有乳汁印痕，乳房柔软无胀痛，或乳头触痛，乳房无肿块，无血性乳液。有气虚和肝热两型。气虚型，乳房不胀，面色淡白，气短神疲，心悸头晕，手足发凉，脉多缓弱。肝热型，乳房胀痛，面色潮红，头昏胁胀，烦躁便秘，脉多弦数。多吃生菜、海带、鲑鱼（含骨）、沙丁鱼等，少食多餐有利于身体调节体温，多喝水或果汁也可以有效地控制体温。减少咖啡因和酒精，含咖啡因、酒精的饮料将刺激某些荷尔蒙分泌而诱发皮肤发热，饮食中应避免乳制品，酸奶、乳制品、糖、肉类，因其易造成皮肤发热。

（一）辨证论治选录

本病临床常见的有肝热化火、脾虚不固两个证型：①肝热化火证。妊娠期自觉乳汁流出，量多少不一，色黄白，质较稠，乳房胀痛或伴有热感，或兼有胎儿不长，精神抑郁，胸闷烦躁，常欲叹息，头昏头痛，口苦咽干，小便短赤，大便偏干，舌质光红，苔黄，脉象弦滑数。治宜清肝解郁，佐以回乳。方选丹栀逍遥散加减：炒当归、白芍、白术、茯苓、炒栀子、炒牡丹皮、炒柴胡、钩藤、炒麦芽、炒黄芩、广郁金。每日 1 剂，水煎分服。头痛寐差者，加入白蒺藜、黄连、夏枯草；腰背酸楚，小便较频者，加入熟地黄、桑寄生、菟丝子；小腹胀坠，神疲乏力者，加入党参、黄芪、炙升麻、紫苏梗；脘痞不舒，纳食差者，加入陈皮、佛手片、炒谷芽。②脾虚不固证。孕期自觉乳汁流出，或晨起觉衣襟湿润，有乳汁印痕，色白质稀，乳房柔软，或兼见胎儿不长，面色无华，神疲气短乏力，头晕目眩，纳谷不馨，舌质淡红，苔白，脉象细滑略缓。治宜益气固摄，佐以养胎。方选归芍六君子汤加味。药用炒当归、白芍、党参、白术、黄芪、陈皮、炙甘草、炒芡实、焦山楂、煅牡蛎各 12 g，炒麦芽适量。每日 1 剂，水煎分服。脾虚腹胀，大便不实者，加入广木香、砂仁（后下）、六神曲、炮姜；心神不宁，心慌夜寐甚差者，加入炙远志、炒枣仁；阳虚形寒，乳汁清稀偏多者，加入红参、补骨脂、鹿角霜；胸闷烦躁，情志不舒者，加入广郁金、诃子、荆芥。乳泣多由气虚不摄所导致。比如患者素体气血亏弱，妊娠后气血聚而养胎，故显不足。乳房属足阳明胃经，乳汁乃是气血所化，气血来源于脾胃。气虚不固，统摄无权，营阴不能内守，则乳汁随化随溢；脾胃虚弱则化源不足而成血虚，血虚则乳汁清稀；气血两虚，不荣于面，所以面色苍白；血虚则心悸头晕，眼前发黑；气虚则气短懒言，语音低微，精神倦怠；舌淡，脉细弱均为气血双虚之候。

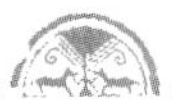

（二）经验良方选录

1. 内服方：

（1）炒麦芽 60 g，怀牛膝 15 g，生大黄 6 g，炙甘草 5 g。加水煎沸 15 分钟，过滤取液，渣再加水煎 20 分钟，滤过去渣，两次滤液兑匀，分早、晚服，每日 1 剂。主治乳泣。

（2）红糖 80 g，花椒 20 g。花椒加水 400 mL，浸泡 4 小时后煎至 250 mL，捞去花椒不用，加入红糖。于断奶当日一次服下，可连服 3 日。主治乳泣。

（3）麦芽 100 g。将麦芽洗净，晾干，置锅内干炒至焦脆，研成粉末。用开水送服，每次 25 g。主治乳泣。

（4）牛膝、茯苓各 30 g，苍术、白术、滑石各 20 g，泽泻、萹蓄、车前子（包煎）、瞿麦各 15 g。每日 1 剂，水煎，服两次。主治乳泣。

（5）焦麦芽 30 g，牛膝 9 g，红花、桃仁、泽兰、当归、赤芍各 6 g，川芎 3 g。每日 1 剂，水煎，服两次。主治乳泣。

（6）神曲、蒲公英各 60 g。每日 1 剂，水煎服，同时趁热将药渣用干净纱布包好，放在乳房上热熨，一般用 2～3 剂。主治乳泣。

（7）棕树鞘片纤维。加温开水 200 mL 浸泡，再加入白酒 5 滴，沉淀 15 分钟后，取上部清液 1 次顿服，每日 1 剂。主治乳泣。

（8）番泻叶 4 g。加开水 200 mL，浸泡 10 分钟后，分 3 次服下。用药期有轻度腹痛，便溏反应，停药后消失。主治乳泣。

（9）炒麦芽 100 g，苦丁茶 20 g，淡豆豉、神曲各 15 g，蝉蜕 10 g。每日 1 剂，水煎服。主治乳泣。

（10）三七粉 24 g，米醋 180 mL。药、醋分作 3 份，用醋冲服药末。每日 1 剂，服 3 次。主治乳泣。

（11）川牛膝 12 g，红花、赤芍、当归尾、泽兰各 10 g。每日 1 剂，水煎服。主治乳泣。

（12）淡豆豉 100 g，麦芽 50 g。水煎两次，取液混合，每日 1 剂，分 3 次服。主治乳泣。

（13）陈皮 30～40 g，柴胡 10 g。每日 1 剂，水煎服，连用 2～3 日即可。主治乳泣。

（14）莱菔子 30 g。上药打碎，加水煎两次，早晚分服。用药 1～3 日。主治乳泣。

（15）红花 6 g，赤芍、当归、川牛膝各 9 g。每日 1 剂，水煎服。主治乳泣。

2. 外治方：

（1）芒硝 200～300 g。药用冷水湿润后，均匀涂敷双侧乳房，药厚 0.25 cm，白布包扎干后喷水，保持 1 小时。主治乳泣。

（2）淡豆豉 30 g，三花酒 30 mL。将豆豉和三花酒捣成糊状，用鸡毛蘸涂于两乳上，干后再涂，保持湿润。主治乳泣。

（3）皮硝 120 g。装于布袋中，排空乳汁后，敷于乳部并扎紧，待干后更换之。主治乳泣。

3. 食疗方：

（1）桃仁 6 g，墨鱼 1 尾，去内脏，加水 400 mL 同煮至鱼熟。食鱼喝汤，每日 1 次。主治血瘀型高催乳素血症；症见月经失调，或月经提前，或月经过多，或崩漏不止，或闭经、不孕、溢乳，胸胁胀痛，烦躁易怒，经前乳房或下腹疼痛拒按，腰酸痛，经血色暗红、多血块。

（2）益母草 30 g，乌豆 60 g。入水 500 mL 同煎取汁，调红糖、黄酒。每日服 2 次。主治气滞血瘀型高催乳素血症；症见月经失调，或月经提前，或月经过多，或崩漏不止，或闭经，不孕，溢乳，胸胁胀痛，烦躁易怒，经前乳房或下腹疼痛拒按，腰酸痛，经血色暗红、多血块。

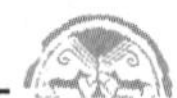

(3) 鹿角胶10 g，生姜3片，粳米100 g。加水600 mL煮稀粥食。每日1次。主治肾虚精亏型高催乳素血症；症见月经过少或稀发，或闭经、不孕，腰酸耳鸣，头晕健忘，畏寒肢冷。

(4) 黑豆100 g，苏木10 g。加水适量炖至黑豆熟透，去苏木入红糖适量溶化。每日分2次，食豆饮汤。主治肾虚血瘀型高催乳素血症；症见月经失调，或月经提前，或月经过多，或崩漏不止，或闭经，不孕溢乳，烦躁易怒，经前乳房或下腹疼痛拒按，腰膝酸痛，耳鸣头晕，经血色暗红、多血块。

(5) 鳖鱼1只（300 g以上）。入沸水锅烫死，取出后去头、爪、鳖甲、内脏，切小块。鳖块再入锅，入枸杞子30 g、熟地黄15 g，加水600 mL，文少炖熟透。每日服1次。主治肝肾阴虚型高催乳素血症；症见月经过多，或阴道出血不止，腰膝酸痛，烦躁易怒，失眠多梦，溢乳质稠，或有午后潮热，手足心热。

(6) 生山楂50 g，炒麦芽30 g；或单味炒麦芽60 g。诸味煎水代茶饮，每日1剂。主治各种溢乳症，包括高催乳素血症、产后回乳、人流后回乳等。

(7) 雄乌鸡500 g（切块），胡椒6 g，陈皮、高良姜各3 g，苹果2个，葱、醋、酱各适量。同入锅，加水没过鸡面炖熟。连汤服食，每日1～2次。主治气血虚弱型高催乳素血症；症见月经量少或闲经，或不孕，溢乳清稀色淡，面色不华，言语无力，疲倦少动。

(8) 干燥月季花10朵，烧灰存性，黄酒适量送服。主治气滞血瘀型高催乳素血症；症见月经失调，或月经提前，或月经过多，或崩漏不止，或闭经，不孕，溢乳，胸胁胀痛，烦躁易怒，经前乳房或下腹疼痛拒按，腰酸痛，经血色暗红、多血块。

(9) 黄芪30 g，当归12 g，猪瘦肉片250 g，调料适量。同入锅，加清水适量，武火煮沸后改文火煲2小时，调味食。养血调经。主治血虚气弱型高催乳素血症；症见面色苍白，眩晕心悸，月经不调，经色淡红而量少，渐至闭经，体倦气短，饮食减少。

(10) 黄精30 g，当归12 g，陈皮3 g，鲜嫩牛肉块250 g，调料适量。同入锅，加清水适量，武火煮沸后改文火煲2～3小时，调味食。健脾益气。主治气血虚弱型高催乳素血症；症见月经量少或闭经，或不孕，溢乳清稀色淡，言语无力，疲倦少动，面色萎黄，神疲乏力，心悸眩晕。

(11) 山楂30 g，红花15 g。同入白酒250 mL浸泡1周。每次饮15～30 mL，每日2次。根据酒量大小，以不醉为度，经前连用3个月。主治血瘀型高催乳素血症；症见月经失调，或月经提前、月经过多、崩漏不止、闭经、不孕、溢乳、烦躁易怒，经前乳房或下腹疼痛拒按，腰膝酸痛，耳鸣头晕，经血色暗红、多血块。

(12) 薏苡仁30 g，扁豆、山楂（去核）各15 g。加水400 mL同煮粥，加红糖适量调服。每日1次。主治痰湿阻滞型高催乳素血症；症见月经稀发、闭经、不孕、溢乳、体型肥胖、晨起痰多、恶心欲呕、食欲不振、脘腹胀闷、口腻，口不干或口干不欲饮。

(13) 党参30 g，当归20 g，鲜嫩牛肉块250 g，大枣（去核）6个。同入锅，清水适量，武火煮沸后改文火煲1～2小时，调味食。主治气血虚弱型高催乳素血症；症见月经不调，经行量少，小腹疼痛，或经闭不行，体倦乏力，食欲减少，头晕眼花，心悸失眠。亦可用治血虚头晕眼花，心悸等。

第四节　乳　衄

一、病证概述

乳衄，是指以乳窍溢出血性液体而言。多由情怀抑郁，肝气不舒，郁而化火，灼伤血络，迫血妄行，旁走横溢而发；或由于思虑伤脾，统血无权，血流胃经，溢于乳窍而成。有的乳晕部可触及豆大圆形肿物，质软，不与皮肤粘连，推之活动，如轻轻挤压肿物，即可从乳头内溢出血性或黄色液体。肿物增长速度缓慢，如果突然增大，常与出血或恶变有关。本病多因气郁、气虚、络阻血溢所致。是以乳头自血为主要表现的乳房疾病，《疡医大全》谓妇女乳房“孔窍常流鲜血，此名乳衄”。单侧或两侧乳头自行溢出血液，乳头或乳晕附近或可摸到肿块如樱桃大小，质软，挤压作痛，伴烦躁易怒、食少等症。多发于40～50岁的妇女。乳腺导管内乳头状瘤、乳头癌也常发生乳衄。

二、妙法绝招解析

（一）肝郁化火，灼伤乳络（刘爱民医案）

1. 病历摘要：李某，40岁。乳头溢血3个月，色鲜红，伴乳胀痛，性情急躁，月经量多。诊查时双乳等大，乳头无凹陷，未扪及明显包块。挤压右乳晕乳头，有紫红色血性分泌物溢出。脉弦细，舌尖红，苔薄微黄。诊断为乳衄。

证属肝郁化火，灼伤乳络。治宜疏肝理气、解郁止血。药用生地黄、茯苓、蒲公英各12 g，制香附、半枝莲、白花蛇舌草、车前子各10 g，牡丹皮、柴胡、青皮各9 g。每日1剂，水煎服。服15剂后，乳房胀痛减轻，乳头溢血减少，坚持治疗半年余，乳痛、乳头溢血消失。（中国中医急症，2005，6）

2. 妙法绝招解析：乳衄见于多种乳房疾病，有良性、恶性之分。本病如《疡医大全》所云：“妇女乳房坚肿结核，唯孔窍常流鲜血，此名乳衄，乃思虑过度，肝脾受伤，肝不藏血，脾不统血，肝火亢盛，血失所养，所以成衄也。”证属肝郁化火，迫血妄行。故用柴胡、青皮、香附、茯苓疏肝理气、解毒、散瘀、止血。从而使郁解热除，血循常道，乳衄得愈。

（二）肝郁化火，血失统藏（谢兆丰医案）

1. 病历摘要：陈某，32岁。近2个月来右乳房胀痛，连及腋下，不能触摸，经来尤甚，伴有灼热感，近时出现乳头渗出鲜血，心烦口干，月经超前量多，色红，脉弦，舌红苔黄，脉弦。诊断为乳衄。

证属肝郁化火，血失统藏。治以疏肝解郁，清热凉血。药用蒲公英15 g，柴胡、川楝子、牡丹皮、山栀子、赤芍、白芍、青皮、夏枯草、侧柏叶各10 g。每日1剂，水煎服。服5剂后，乳头渗血已止，乳房胀痛亦减轻，守原方继进10剂，诸症消失而愈。（江苏中医，1996，11）

2. 妙法绝招解析：本例属情志抑郁，灼伤阴络而成。采用疏肝解郁，清热凉血之剂，诸症消失而愈。

（三）肝郁化火，藏血失常（张炳辉医案）

1. 病历摘要：李某，42岁。5日前偶然发现右侧乳罩上有血迹，自检见血从右乳头流出，色鲜红，量较多，呈间断发作，用手挤压，血如乳汁状涌出。自觉头晕痛，头面时有烘热感，口苦，咽干，两侧乳房胀痛，面色红，性情急躁。查体右乳外上象限触及 2 cm×1 cm 肿块，质不甚硬，可活动，轻度压痛，伴见鲜血溢出。右腋下未触及淋巴结。经红外线乳腺透照仪检查：右乳外上象限见 2 cm×1 cm 雾状斑片影。脉细弦，舌质边尖红、苔薄白。诊断为乳衄。

证属肝郁化火，藏血失常。治当清肝解郁，引血归源。药用醋柴胡 24 g，云茯苓、仙鹤草、生地黄各15 g，醋香附 12 g，酒当归、橘叶、白芍各 10 g，牡丹皮、炒栀子各 9 g。每日 1 剂，水煎服。服药 3 剂后，乳衄即止，后加炮穿山甲 15 g，夏枯草 12 g，青皮 10 g。连服 15 剂，乳腺肿块消除，恢复正常。（山西中医，2003，10）

2. 妙法绝招解析：乳衄可由多种疾病引起。顾伯华《实用中医外科学》主张此症从疏肝泻火、健脾统血论治。就其主要症状和体征来看，相当于导管乳头状瘤，属乳房肿瘤之一，但有极少数可恶变。主张早期切除。按照中医理论，肝藏血，脾统血。盖乳头属肝，肝喜条达，恶抑郁，一有怫郁，则肝气不舒，久郁化火，火扰于中，肝脏受损，藏血失常，血热妄行，旁走横溢，而成乳衄。亦有肝脾不调，忧思伤脾，脾失统摄之权，血妄行而成。由此可见，乳衄之成与七情关系密切，采用丹栀逍遥散加减治疗，可收到平肝散郁，养血扶脾的效果，收效甚好。本病患者平素性急躁、好生气，服药的同时进行适当的安慰，加上耐心劝导，也是治疗本病不可缺少的重要措施之一。

（四）肝胆实火，膀胱湿热（孔宪辉医案）

1. 病历摘要：曾某，女，56 岁。素来肝旺，有高血压病史 12 年，经常头昏，头疼，目赤。半年前两乳房突然出血，其量逐渐增多。经外院用中西药治疗无效。症见头痛以两颞侧为甚，口苦，两胁肋疼痛，两乳房出血、色鲜红，大便秘结，小便色黄，带下黄白夹杂有腥味。舌边尖红，苔薄黄腻，脉弦滑数。血压 176/110 mmHg。

证属肝胆实火，膀胱湿热。治宜清泻肝胆，兼清湿热。方选龙胆泻肝汤加减。药用生地黄 15 g，龙胆 12 g，炒当归、焦山栀、泽泻、瓜蒌皮、郁金、生大黄（后下）各 10 g，木通、炒黄芩、柴胡、甘草各 6 g。每日 1 剂，水煎服。服 5 剂后，病愈未复发。（江苏中医，1988，2）

2. 妙法绝招解析：乳衄之病名，始见于《疡医大全》："妇女乳房并不坚肿结核，惟孔窍常流鲜血，此名乳衄"。多由思虑过度、肝脾受伤，疏泄失常，血失统摄所致，本例脉证合参，属肝胆湿热为患，故以龙胆泻肝汤进退为治，在短期内即获得了疗效。不过，妇女在更年期往往出现此症，且有恶变的可能，须多加注意，应及早排除肿瘤。

（五）肝气郁结，疏泄失常（刘代庚医案）

1. 病历摘要：杨某，女，19 岁。因情志不遂致月经不调 1 年余，先是错后量少，后为数月不行，近来两乳胀痛而渐大，伴胸胁胀满，心烦意乱，频频叹息。近一个半月，乳房胀甚，并不断有液体溢出，先溢清水，后溢鲜血，按挤则如涌泉喷射，自觉有乳水撑怀，排出为快之感。诊时两乳房胀大如产后哺乳之状。触之不甚痛，亦无明显结节及包块，不红不热。面色正常，面容抑郁，舌正苔薄，六脉沉郁。诊断为乳衄。

证属肝气郁结，疏泄失常。治宜疏肝解郁，宽胸利气。药用全瓜蒌45 g，生麦芽、生地黄各 15 g，柴胡、陈皮、青皮、苦杏仁、牡丹皮、郁金各 9 g，甘草 3 g，香附、肉桂适量。每日 1 剂，水煎服。服 3 剂后，乳房胀痛消失，乳衄止，食欲增加。继服 2 剂。月经来潮，乳旁无胀痛，大小完全复原，嗣后月经期、量、色均正常。（山东中医杂志，1982，2）

2. 妙法绝招解析：本例乳衄，为肝气郁结，久而化热所致。治气先解郁，治衄需止血，故方中用柴胡、青皮、陈皮、香附、郁金、麦芽等疏肝解郁，瓜蒌、苦杏仁宽胸理气并清上焦郁热，并加生地黄、牡丹皮等滋阴凉血，少佐肉桂温通经脉。主治者遣方用药有条不紊，胸有成

竹，虽不用止血之品而乳衄自止。

（六）肝郁阴伤，脾虚不摄（李颜医案）

1. 病历摘要：苗某，女，62岁。左乳溢血3个月余，在某院胸外科检查，见左乳不断有血性分泌物溢出，乳头上方触及一个1 cm×1 cm大小肿物，质中等，可活动，胀痛。乳管造影未见异常，双侧乳腺摄片未见肿块影像，乳头溢液病理检验未找到癌细胞。现左乳头溢血断续不止，所敷盖双层纱布半日内即浸透3 cm×4 cm大小血迹，左腋下胀痛，肿物有憋胀感，纳食呆少，面色萎黄，精神倦怠，心中甚为恐惧，舌淡红，苔薄白，脉细微弦。

证属肝郁阴伤，脾虚不摄。治宜疏肝养阴，健脾益气。药用党参15 g，黄芪、生地黄、麦冬各12 g，白术、茯苓、当归、柴胡、青皮、香附、郁金各10 g，甘草6 g。每日1剂，水煎服。服14剂后，左乳头仅有少许淡红色血液溢出，2日内纱布上血迹为0.7 cm×0.6 cm大小一片，乳头上方肿物已消，左肩、腋下无憋胀及痛感，进食增多，精神体力大增。惟口干口苦不减，且胸膺部时有窜痛，舌边色红、有齿痕、苔薄白，脉沉而弦。治以补脾益气，清热疏肝。药用黄芪18 g，党参15 g，白芍12 g，白术、茯苓、当归、牡丹皮、山栀子、柴胡、生麦芽各10 g，薄荷、三七粉（冲）各3 g。嘱其连服一周，当服至第3剂时，乳头即无血外溢，口干口苦、胸部窜痛已除。为巩固疗效，原方继服6剂，疾病告愈，追访3个月余未见复发。（中医杂志，1988，7）

2. 妙法绝招解析：本案亦属乳衄，病机则以脾虚不摄为主。故兼见面色萎黄，精神倦怠，然而首诊用益气固摄止血收效甚微，因尚有舌红脉弦，腋下胀痛等肝郁阴伤之症，故改用健脾益气与疏肝养阴，令脾气旺，统摄有权，木气达，肝体得养，如此气血得摄而不妄外泄，故收效过半。终以四君合丹栀逍遥散收功，补脾调肝之法，应用颇妙。

三、文献选录

乳头溢血，称为乳衄。是多种疾病中均可出现的一个症状。可见于西医所说的乳腺囊性增生病、导管扩张症、大导管乳头状瘤、乳腺癌、慢性乳腺炎和乳腺结核等，故乳衄较为复杂。须做有关的检查或手术。本病的临床表现有如下特点：①乳头溢血可发生在经期、孕期、更年期、绝经后或平时；②乳头溢血多为单侧，也有双侧的。间或可见溢血与溢黄水交替；③乳衄常伴有乳房肿块，《疡医大全》谓“乳房并不坚肿结核”是不符合临床实际的；④本病可反复发作，多因怒动肝火或劳倦过度而发作或加重。常伴月经不调或不孕，流产等。古医籍对本病较少论述。但对其机制还是清楚的。如清代顾世澄《疡医大全·乳衄门》云：“妇女乳房并不坚肿结核，惟孔窍常流鲜血，此名乳衄。乃属思虑过度．肝脾受伤，肝不藏血，脾不统血，肝火亢盛，血失统藏，所以成衄也。”依此机制，在指导辨证治疗上有现实意义。

（一）乳衄的病因病机

本病发生的病因病机，主要是肝郁化火，肝失藏血，火灼乳络，迫血妄行，或脾气虚不能统血，血溢乳窍所致。

1. 肝郁化火：乳头属肝，肝藏血．主疏泄，木气冲和，则血海安宁，血循常道。若素性忧郁或七情内伤，郁久不解或暴怒伤肝，可致肝气郁结，藏血无权，又久郁化火，火灼乳络，火热迫血妄行从乳窍流出，发为乳衄。如若肝郁不解，气滞则血瘀，或离经之血留滞乳络成瘀，瘀积成块，故可有乳房肿块；亦有气郁生痰，肝火灼津成痰，离经之瘀血与痰交结成块，积聚于乳房，发为乳房肿块者。

2. 脾胃气虚：脾胃为后天之本，气血生化之源，脾主中气，若脾胃素虚，或忧愁思虑伤脾，脾虚则统血失司，血不循道而外溢，脾胃互为表里，乳房属胃，脾虚则胃气不固，离经之血从乳窍外溢发为乳衄。亦有肝气郁结乘脾犯胃，肝脾受伤，肝不藏血，脾不统血，血不循道，妄行乳窍发为乳衄者。

（二）乳衄的检查与诊断

1. 临床表现：以乳头溢血为主要的临床表现。大多以单侧乳窍溢血，也有双侧乳窍出血者。血色有鲜红、暗红如咖啡色，或淡红如血水样几种。

2. 检查：首先是乳头溢血情况的检查，判断血是自出还是挤压乳头始出，然后要检查乳房有无肿块，肿块的位置、形状、大小、压痛、活动度及与周围组织有无粘连，按压肿块有无溢血增加，此病需请外科进一步检查，必要时要做乳腺造影、活检或手术。

3. 乳头经常有血性分泌物溢出。可在乳头根部触及肿块，可移动，不与皮肤粘连，挤压乳头时可见血性分泌物。本病多见于中老年妇女。

4. 乳头分泌物涂片做细胞学检查、乳腺导管造影，可帮助诊断。单侧或两侧乳头溢出血性液体，或患者内衣近乳头常有血迹，而无其他原因出血者，乳腺内可触及大小不等的结块，轻轻挤压可见血性液体溢出，则乳衄的诊断可成立。如欲明确导管瘤或导管癌，可通过穿刺针吸囊内液体及瘤体组织碎片，做细胞学或病理学检查，或切取活组织做组织学检查等，以助确诊。

（三）辨证论治选录

1. 肝经郁热证：乳头溢血鲜红或紫红，质稠，乳房胀痛，乳晕部或可触及结块，压之胀痛，平素性急易怒，胸闷嗳气，两胁胀闷，口苦咽干，尿黄，舌红赤或舌边尖红，苔薄黄。脉弦数。情志抑郁，肝失条达，肝气不舒，则性急易怒，两胁胀闷；郁而化火，热灼津伤，故口苦咽干，尿黄，舌红苔黄，脉弦数；肝火循经上扰于乳，血失潜藏，旁走横溢，则见衄于孔窍，色鲜红或紫红，质稠。治法以疏肝理气，清泻肝火。柴胡清肝汤（《医宗金鉴》）柴胡、生地黄、当归、赤芍、川芎、连翘、牛蒡子、黄芩、栀子、天花粉、甘草、防风。原为治肝郁化热者。全方为疏肝理气解郁，清热泻火之剂。方中加入血分药，治其血热妄溢，热迫血窜，组方缜密。血色鲜红者，加大蓟、小蓟。衄血量多者，加三七、仙鹤草。胸胁胀满者，加川楝子、郁金、延胡索。乳房肿块者，加炙穿山甲片、牡蛎、夏枯草、土贝母。

2. 脾胃气虚证：乳头内溢血淡红色，或红黄混杂之液体，质清稀，平素多思忧虑，面色㿠白，神疲乏力，心悸少寐，纳呆便溏，舌淡苔薄白，脉细缓或沉弱无力。忧思日久，或饮食劳倦，伤及脾胃，运化失职，见面色㿠白，神疲乏力，纳呆便溏，舌淡脉细无力；脾虚气弱，中州不振，统血无权，血循胃经，溢于孔窍而为衄，色淡质清稀。治法：健脾益气，摄血止衄。方选归脾汤（《校注妇人良方》）：白术、茯神、黄芪、龙眼肉、酸枣仁、人参、木香、当归、远志、甘草、生姜、大枣。原为治心脾两虚者。全方为补益之剂，健脾养心安神，脾气健，中州振，则运化、统摄复职；心血足，则心神志安；心脾两旺，虚羸自愈。临床运用常加茜草根、海螵蛸收敛止血。乳房有肿块者，加五灵脂、牡蛎、制南星、山慈姑。

3. 痰凝血瘀证：乳头反复衄血不止，色黯红，质浓稠，乳房内可触及乳核结块，压之疼痛，乳房部静脉纡曲，胸膺胀闷，舌紫黯或有瘀斑，脉沉弦或涩滞。情志所伤，气机阻滞，或脾胃受伤，水湿不运，津液不化，聚而成痰，痰凝上焦，故胸膺胀闷，气机不舒，血滞不行，痰血交并，凝于乳络，而成乳核结块；血道受阻，血不循经，外溢而衄，反复不愈。治法：行气化痰，祛瘀止衄。方选膈下逐瘀汤（《医林改错》）：当归、川芎、赤芍、桃仁、红花、枳壳、延胡索、五灵脂、牡丹皮、乌药、制香附、甘草。原治膈下血瘀气滞者。全方为理气活血化瘀之剂。气为血之帅，血为气之母，气不行则血不活，瘀不化则气难调，气药血药共用，使气血两调，各安其分。临床常加贝母、三七加强软坚散结，化瘀止血之功。

（四）名医论述选录

1. 顾伯华论述：乳头溢液的性质大多为血性或浆性。血性溢液属中医学“乳衄”范畴。中医认为肝藏血，脾统血。盖乳头属肝，肝为刚脏，性喜条达，一有抑郁，则肝气不舒，郁久生火，火扰于中，肝脏受损，藏血无权，血热妄行，旁走横溢而成乳衄；亦可因肝脾不调，忧思伤脾，脾失统摄之权，血亦妄行。顾老治疗乳头溢液以疏肝扶脾、凉血清热为基本治则。对乳头溢液并有月经不调或婚久不孕的患者，顾老认为这与冲任不调有关。在治疗时主张加入调摄冲任药物，如菟丝子、淫羊藿、锁阳、肉苁蓉等，临床实践证实，确能提高疗效。（中医杂志，1982，1）

2. 罗元恺论述：乳衄一症，即乳头溢血。是为肝气郁结，脾肾虚弱。以致肝脾不和，血失统摄所致。治宜疏肝健脾，养血固涩，以白芍、柴胡疏肝气、柔肝，淮山药健脾，何首乌、川芎养血，海螵蛸、白及固涩止血，怀牛膝引血下行，桑寄生、金樱子固肾养血。以此方加减调理，诸症渐消，月经趋于正常，身体渐复。

（五）经验良方选录

1. 内服方：

（1）白芍、夏枯草各15 g，柴胡、枳壳、香附、青皮、牡丹皮、侧柏炭、藕节炭、生甘草各10 g。脾虚者加党参、白术、茯苓等。伴血虚者加阿胶、何首乌、熟地黄等。肝火炽盛者加龙胆、山栀子、黄芩等。每日1剂，水煎2次分服，连服10日为一疗程，停药2日后继服，症状消失后再服2个疗程，以资巩固。主治乳衄。

（2）生地黄、白花蛇舌草、生侧柏叶、半枝莲、蛇莓、蛇大谷各30 g，连翘、山慈姑各15 g，龙胆、炒山栀、黄芩、牡丹皮各9 g。若肿块坚硬，加石见穿30 g，三棱15 g。局部破溃者，加蒲公英30 g，金银花15 g。乳头溢血黯红者加益母草、桃仁。溢血色淡或黄者加黄芪30 g，党参15 g，炒白术12 g。主治乳衄。

（3）黄芪、党参各15 g，丹参、薏苡仁、肉苁蓉、海蛤粉、茯苓、麦芽各12 g，白术、当归、鹿角霜各10 g，半夏、酸枣仁、炙甘草、广陈皮各5 g，木蝴蝶、炙远志、鸡内金各3 g。每日1剂，水煎，服两次。主治脾不统血所致乳衄。

（4）生牡蛎30 g，生地黄、白茅根各20 g，夏枯草15 g，茯苓、大黄炭各12 g，天花粉、川楝子、牛膝、车前子、黄芩、炒山栀、龙胆各10 g，甘草梢5 g。每日1剂，水煎，服两次，1个月为1疗程。主治湿热内蕴型乳头溢血。

（5）炙黄芪、藕节炭各18 g，山药15 g，熟地黄炭、炒党参、茯苓各12 g，酸枣仁、香附、白芍、白术、当归各10 g，炒柴胡、炒陈皮各6 g。每日1剂，水煎两次，取液混合，早晚分服。主治气血虚型乳头溢血。

（6）夏枯草、墨旱莲、女贞子各15 g，柴胡、当归、血余炭、侧柏炭各12 g，川楝子、荷叶灰、陈皮、青皮各10 g，香附6 g。每日1剂，水煎两次，取液混合，早晚分服，10剂为1疗程。主治乳头溢血。

（7）夏枯草、蒲公英各30 g，连翘、黄芩各15 g，桑叶、杭菊、牡丹皮、赤芍、白芍、艾叶、橘叶、青皮各10 g。每日1剂，水煎，分2次服。有疏肝熄风，利络清化之功。主治乳溢症、乳衄症。

（8）生石决明24 g，钩藤、侧柏炭各15 g，白芍、生地黄、麦芽各12 g，当归、牛膝、山栀子、黄芩、川楝子各10 g，生甘草3 g。每日1剂，水煎两次，取液混合，早晚分服。主治乳头溢血。

（9）茜草、藕节、紫花地丁、蒲公英、柴胡、黄芩、牡丹皮、栀子、当归、茯苓、白术、川楝子、赤芍、白芍各15 g。每日1剂，水煎，服两次，两个月为1疗程。主治肝气郁结型乳头溢血。

(10) 黄芪24 g，柏叶炭、鹿角霜、阿胶各15 g，川续断、枣仁各12 g，煅龙骨、当归、远志各10 g，红参6 g。每日1剂，水煎分2次服。有补气摄血的作用。主治乳衄。

(11) 金银花30 g，丹参、瓜蒌、连翘各20 g，知母、炮穿山甲各10 g，乳香、没药各6 g。每日1剂，水煎两次，取液混合，早晚分服，10剂为1疗程。主治乳衄、乳结肿痛。

(12) 当归、侧柏炭、制香附各9 g，青皮、柴胡、白芍、橘叶各6 g，藕节炭2个，生甘草1.5 g。每日1剂，水煎，服两次。10日为1疗程。主治乳衄。

(13) 黄芪60 g，党参30 g，茯苓20 g，当归、山茱萸、白术、藕节炭、炙甘草各10 g。每日1剂，水煎，服两次。主治中气不足型乳衄。

(14) 生地黄15 g，牡丹皮、芦荟、生山楂、龙胆、生甘草各10 g，生大黄6 g。每日1剂，水煎，服两次。主治肝经湿热型乳衄。

(15) 云南白药，每日2次，每次0.5 g。口服。主治乳衄。

(16) 小金片，每日3次，每次5片。主治乳衄。

2. 外治方：

生大黄粉30 g。以蜂蜜调成糊状外敷肿块处。主治乳衄。

3. 针灸方：

(1) 体针：①组。足三里、三阴交、合谷、太冲。②组。膻中、少泽、乳根、太溪。③组。照海、复溜、大敦、蠡沟。以上几组交替使用，重刺激，留针10分钟，每日1次，乳根穴患侧沿皮刺。主治乳衄。

(2) 耳针：在乳腺、肾、皮质下、内分泌等穴的压痛点上针刺，重刺激，留针20分钟，每日1次。主治乳衄。

4. 食疗方：

(1) 白茅根30 g，牡丹皮15 g，牛膝3 g，墨鱼200 g，精盐少许。前3味洗净纱布包裹，加水与墨鱼同炖至熟软，去药包，加精盐少许，食鱼饮汤。主治肝经郁火，肾精亏耗之乳衄。

(2) 冬桑叶、夏枯草各15 g，苦丁茶5 g。洗净煎水去渣，加冰糖适量代茶饮。主治肝经郁火之乳衄。

第五节　乳痛症

一、病证概述

乳痛症，又称单纯性乳腺上皮增生症，是乳腺结构不良症的早期病变。该病的发生、发展与卵巢内分泌状态密切相关。大量资料表明，当卵巢内分泌失调，雌激素分泌过多，而孕酮相对减少时，不仅刺激乳腺实质增生，而且使末梢导管上皮呈不规则增生，引起导管扩张和囊肿形成，也因失去孕酮对雌激素的抑制影响而导致间质结缔组织过度增生与胶原化及淋巴细胞浸润。其组织学形态镜下见末端乳管和腺泡上皮增生并脱落，使得乳管膨胀而胀痛；引起乳腺导管扩张而形成小囊肿；乳腺小叶内纤维组织增生，小叶间互相融合；小叶间质有淋巴细胞浸润。主要表现为乳房胀痛、乳房肿块，并有明显的周期性和自限性特点。月经来潮前3～4日开始出现乳腺间歇性胀痛，经后锐减，呈周期性。疼痛可为弥漫性钝痛，或为局限性刺痛。一般仅累及一侧乳房，也可同时累及两侧，而以一侧为重。疼痛大多仅限于乳房的某一部分，约50%位于外上部，20%位于中上部，痛处有压痛。疼痛有时很剧烈，并放射到肩胛部、腋部，随情绪波动，或劳累、阴雨天气等而加重。患者大多数月经期短，且量稀少，情绪稳定或心情舒畅时，症状可减轻，随喜怒而消长。疼痛发作时对外界刺激很敏感，如衣服摩擦，走路稍快或上肢活动稍猛，均可加重乳腺疼痛。乳内肿块常双侧乳腺对称发生，可分散于整个乳腺内，亦可局限于乳腺的一部分，尤以双乳外上象限多见。触诊呈结节状，大小不一，质地不硬和周围组织界限不清，可推动。肿块大小随月经变化，经前变大、变硬，经后缩小、变软。部分患者伴有乳头溢液。

二、妙法绝招解析

（一）肝郁痰凝，气血不畅（郑泳霞医案）

1. 病历摘要：黄某，36岁。患者平常性格抑郁、烦闷，乳房疼痛较剧烈，痛引肩背及双上臂，活动受限。每逢经前或心情欠佳时加重。行胸片、胸部CT、肝胆B超等多项检查未见异常，服用抗生素、止痛药等，但效果欠佳。就诊时精神疲倦，表情痛苦，纳差，失眠，大便秘结，月经延后，双乳外侧及上方可触及多个条索状包块，质中，边界欠清，活动可，触痛明显。乳腺B超示双侧乳腺纤维增生。脉弦。舌淡红，苔薄白。诊断为乳痛。

证属肝郁痰凝，气血不畅。治宜解郁消痰，调理气血。方选枳附蛎藻汤加减。药用生牡蛎30 g，海藻、郁金、丝瓜络、延胡索各15 g，枳壳、瓜蒌仁各12 g，香附、淫羊藿、乳香、没药各10 g，川楝子5 g。每日1剂，水煎，分两次服。连服7剂后，肩背部及双上臂疼痛明显减轻，活动自如，双乳胀痛缓解，睡眠改善，大便好转，但胃纳欠佳，故去川楝子，加山楂15 g，连服1个月，患者双乳无胀痛，包块明显变软缩小，胃纳佳，月经正常。继续加减用药调治1个月，患者乳痛未复发。双乳条索状包块消失，无其他不适。停药3个月后复查，一切正常。（湖南中医杂志，2001，9）

2. 妙法绝招解析：乳痛症又称乳腺单纯性增生，是临床的常见病和多发病，可发于青春期后至绝经期前的任何年龄段，尤其以未婚女性或已婚未育或已育未哺乳的性功能旺盛的女性多见。此病虽危害不大，但能使患者感到痛苦和担忧。女子乳头属肝，乳房属胃，故本病与肝胃两经密切相关。病机为肝气郁结，气血不畅，痰气互结。治疗关键是调整内分泌失调，达到止痛和软化肿块之目的。枳附蛎藻汤中，枳壳破气化瘀；香附行气止痛；牡蛎、海藻、郁金疏肝理气、消痰软坚散结、活血化瘀；佐以淫羊藿温肾通经，有类雄激素的功用。而海藻则有改善黄体功能，纠正内分泌紊乱的作用。诸药相伍，共奏理气活血、散结止痛化痰之功。

（二）肝郁气滞，络阻血瘀（毕华医案）

1. 病历摘要：沈某，32岁。月经后期量少，点滴色黑2年有余，每值经行乳房胀痛不能触衣，伴双侧乳溢液，曾服溴隐停治疗1年半，症状未改善，反增胃脘不适或胃痛。现值月经期前，双乳饱满触痛，未触及肿块，挤乳头，溢乳量多质稠。苔薄，脉小弦。诊断为乳痛症。

证属肝郁气滞，络阻血瘀。治宜疏肝行气，通络止痛。方选疏肝通络汤加减。药用生麦芽、炒麦芽各30 g，全瓜蒌20 g，青橘叶、青皮、炒川楝子、炒当归、赤芍、王不留行、川牛膝各10 g，炒柴胡、炒川芎各6 g，香附、丝瓜络各适量。每日1剂，水煎服。服5剂后，乳房胀痛消失，经量增多。原方出入共服药2个月，月经周期准时，经量增多，乳房胀痛未再发作。继用疏肝理气中药调理半年，诸恙均安。（浙江中医杂志，2004，3）

2. 妙法绝招解析：经前乳痛症以随月经周期性发作为特征，其发生常与肝经气血失调有关。因肝经循胁肋、过乳头，故有乳头属肝、乳房属胃之说，而肝藏血，主疏泄，经行时气血下注血

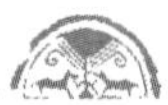

海，易使肝血不足，气偏有余；若为情志内伤，肝失条达，血行不畅，乳络失疏，“不通则痛”，致经前乳痛症发作。对本病的治疗，当疏肝行气，通络止痛，取“木郁达之”之义。故方中用柴胡、青橘叶、青皮、瓜蒌、炒川楝子、制香附、丝瓜络疏肝理气，通络止痛；炒川芎、炒当归、赤芍行血通络止痛。本方在疏肝理气的同时，兼顾活血调经，使气血通畅，则乳痛自消，且可防止血瘀痰凝乳房病的发生。

（三）肝热气郁，脉络不通（匡继林医案）

1. 病历摘要：颜某，26 岁。因不孕就诊，经详询病史，月经通调，惟每逢经前 12～15 日，两乳发胀痛。近日来又现白带淋漓，腥秽难闻，阴肿阴痒，口苦咽干。脉弦数，舌边尖红，苔黄而腻。诊断为乳痛症。

证属肝热气郁，脉络不通。治宜疏肝解郁、行气散结。方选龙胆泻肝汤加味。药用金银花、土茯苓各30 g，生地黄、车前子（另包煎）、泽泻、当归各12 g，龙胆、栀子、黄柏、木通各10 g，柴胡、甘草各6 g。每日 1 剂，水煎服。并用蛇床子、苦参各30 g，黄柏、生杏仁、白矾（研细）各15 g，川花椒12 g，雄黄（研细）10 g。用纱布包裹水煎熏洗，每日 2 次。服 3 剂后，阴肿、阴痒、白带及口苦咽干均愈。现以乳胀为主，拟宜疏肝解郁，行气散结之法治之。药用橘叶、橘核、香附（杵）各 15 g，枳壳 12 g，青皮、陈皮、延胡索（杵）、川楝子（杵）、郁金（杵）、穿山甲珠（杵）、木通、乌药各10 g，柴胡6 g。服 2 剂后，乳胀大见好转。仍宗前法去枳壳、乌药，加当归15 g，鹿角霜10 g。继服 3 剂，乳胀已基本痊愈，嘱暂停药，等下次月经来前再服善后。（本书主编，待刊）

2. 妙法绝招解析：乳痛症多发于中年妇女，以乳房疼痛或触按痛而无明显肿块为特征。故本病多因素性急躁，情志易抑郁而肝气不舒，致使肝木失条达，因肝脉布于胸胁，乳头色青属肝，若气机不畅，导致乳部脉络不通故痛生。本病以月经前期双乳胀刺疼痛为主，有的患者向腋下、肩背放射，经后则疼痛锐减或消失，少数患者可呈持续性胀痛或腋下憋胀感，乳房外形、皮色无异常，触按无肿块，仅有乳腺腺体略硬或如哺乳状乳房而压痛，腋下淋巴结不大。治则按乳癖辨证、选穴、刺法、疗程进行。

三、文献选录

乳痛症，又称单纯性乳腺上皮增生症，是乳腺结构不良症的早期病变。1922 年 Bloodgood 首先描述，1928 年 Semb 注意到此病表现为乳房疼痛并有肿块，称为单纯性腺纤维瘤病。1931 年 Beatle 称之为乳腺单纯性脱皮性上皮增生症；1948 年 Gescnickter 称之为乳痛症，一直沿用至今。该病的发生、发展与卵巢内分泌状态密切相关。大量资料表明，当卵巢内分泌失调，雌激素分泌过多，而孕酮相对减少时，不仅刺激乳腺实质增生，而且使末梢导管上皮呈不规则增生，引起导管扩张和囊肿形成，也因失去孕酮对雌激素的抑制影响而导致间质结缔组织过度增生与胶原化及淋巴细胞浸润。单纯性乳腺上皮增生症的病理特点是：乳腺增生的病变区质地坚韧，无包膜，与正常组织界限不清，切面呈灰白色小颗粒状外观。镜下见末端乳管和腺泡上皮增生并脱落，使得乳管膨胀而胀痛；引起乳腺导管扩张而形成小囊肿；乳腺小叶内纤维组织增生，小叶间互相融合；小叶间质有淋巴细胞浸润。主要表现为乳房胀痛、乳房肿块，并有明显的周期性和自限性特点。

（一）临床病症分析

1. 与月经有关：即月经来潮前 3～4 日开始出现乳腺间歇性胀痛，经后锐减，呈周期性。疼痛可为弥漫性钝痛，或为局限性刺痛。一般仅累及一侧乳房，也可同时累及两侧，而以一侧为重。疼痛大多仅限于乳房的某一部分，约50%位于外上部，20%位于中上部，痛处有压痛。疼痛有时很剧烈，并放射到肩胛部、腋部，随情绪波动，或劳累、阴雨天气等而加重。通常在月经来潮以前疼痛明显，而当月经开始以后胀痛会减轻。

2. 受情绪影响：患者大多数月经期短，且量稀少，情绪稳定或心情舒畅时，症状可减轻，随喜怒而消长。疼痛发作时对外界刺激很敏感，如衣服摩擦，走路稍快或上肢活动稍猛，均可加重乳腺疼痛。

3. 乳内肿块：常双侧乳腺对称发生，可分散于整个乳腺内，亦可局限于乳腺的一部分，尤以双乳外上象限多见。触诊呈结节状，大小不一，质地不硬和周围组织界限不清，可推动。肿块大小随月经变化，经前变大、变硬，经后缩小、变软。部分患者伴有乳头溢液。

4. 疾病的自限性和重复性：该病可不治自愈。尤其结婚后妊娠及哺乳时症状自行消失，但时有反复；绝经后能自愈。是一种与月经周期相关规律性的痛性乳腺病。

5. 慢性过程：在许多女性中持续间断发生，直至患者绝经。以乳房疼痛为主要症状。典型的乳痛症不但在触摸检查乳房时疼痛明显，即使不碰到乳房也存在持续疼痛，甚至疼痛的程度还相当厉害。

（二）发病病因分析

1. 该病的发生发展：与卵巢内分泌状态密切相关。大量资料表明，当卵巢内分泌失调，雌激素分泌过多，而孕酮相对减少时，不仅刺激乳腺实质增生，而且使末梢导管上皮呈不规则增生，引起导管扩张和囊肿形成，也因失去孕酮对雌激素的抑制影响而导致间质结缔组织过度增生与胶原化及淋巴细胞浸润。

2. 发病机制：单纯性乳腺上皮增生症的病理特点是乳腺增生的病变区质地坚韧，无包膜，与正常组织界限不清，切面呈灰白色小颗粒状外观。镜下见末端乳管和腺泡上皮增生并脱落，使得乳管膨胀而胀痛；引起乳腺导管扩张而形成小囊肿；乳腺小叶内纤维组织增生，小叶间互相融合；小叶间质有淋巴细胞浸润。

3. 诊断依据：育龄期女性与月经相关的一侧或双侧乳房周期性疼痛及肿块。查体可触及颗粒状小肿物，质地不硬。疾病发展过程中具自限性和反复性。

（三）经验良方选录

1. 茯苓30 g，白芍20 g，柴胡、半夏、海藻、昆布各15 g，三棱12 g，穿山甲10 g。肝热内盛加夏枯草、玄参、白花蛇舌草；痰湿甚加浙贝母、白芥子；胀痛甚加延胡索、丝瓜络、五灵脂；阴虚火旺加鳖甲、牡蛎；体虚加黄芪。研末，制蜜丸。每丸15 g。每日2次，每次1丸，口服。3个月为1疗程。月经期停用。主治乳痛症。

2. 穿破石20 g，香附子、白芍、郁金、穿山甲、鳖甲、王不留行各15 g，柴胡、川芎各10 g，陈皮、甘草各6 g。伴心烦、失眠加知母、合欢皮各10 g；月经不调、经色黯者加益母草15 g，生地黄20 g。每日1剂，水煎，早晚各服1次。逢月经来潮停服上方，月经结束后3日可继续服药治疗，6剂为1个疗程。主治乳痛症。

3. 牡蛎30 g，牛膝、浙贝母、白芍各15 g，黄芪、夏枯草、当归、半枝莲各12 g，柴胡、黄芩各10 g，海螵蛸、甘草各6 g。痛经加香附、五灵脂、蒲黄；失眠加酸枣仁、远志；左侧为主加青皮，右侧加郁金；乳胀痛甚加香附、枳壳；肿块甚加三棱、莪术；胸闷加瓜蒌壳。每日1剂，水煎服。15日为1疗程。主治乳痛症。

4. 生牡蛎（包）20 g，丹参、浙贝母、淫羊藿、夏枯草各15 g，柴胡、赤芍、郁金、海藻、鸡内金、玄参、乌药各10 g。随症加减。每日1剂，水煎服。用14日。并用WH270型乳腺仪，局部照射（含红外线、中药片、电刺激），每次45～60分钟，每日1次，14日为1疗程。主治乳痈症。

5. 牡蛎30 g，枳壳、瓜蒌壳、丹参、郁金各12 g，当归、白芍、柴胡、茯苓、白术、香附各10 g，薄荷、甘草各6 g。肿块大，体质较好者，去白术、茯苓、薄荷，加赤芍、丝瓜络、鹿角霜、浙贝母、穿山甲。每日1剂，水煎2次，分2次服用。主治乳痈症。

6. 延胡索、桃仁、三棱、莪术、贝母、昆布、海藻各12 g，醋柴胡、制香附、仙茅、淫羊藿、菟丝子各10 g。畏寒肢冷加鹿角片；眩晕烘热加生地黄、何首乌；肝郁不舒加郁金。每日1～2剂，水煎，分2～4次服。2周为1疗程。主治乳痈症。

7. 天葵子60 g，穿山甲、全瓜蒌、路路通各100 g，生南星20 g，菖蒲、土贝母各30 g，昆布25 g，制乳香、制没药、马钱子各10 g。加香油、广丹等。每帖含生药10 g。每次1帖，外敷患处，5日换药1次。1个月为1疗程。主治乳痈症。

8. 生龙骨、生牡蛎（均先煎）各50 g，藤梨根20 g，浙贝母、夏枯草、皂角刺、丹参各15 g，炒橘核、制香附各10 g，柴胡、丝瓜络各6 g，玫瑰花（后下）3 g。每日1剂，水煎服。禁辛辣刺激之品。15日为1疗程。月经期停用。主治乳痈症。

9. 瓜蒌、橘叶各20 g，白芍、川芎、当归、王不留行、蒲公英各15 g，桃仁、赤芍各12 g，枳壳、香附、昆布、益母草、海藻各10 g，柴胡9 g，穿山甲、甘草各6 g。每日1剂，水煎，分3次服。4周为1疗程。主治乳痈症。

10. 生首乌、菟丝子、淫羊藿、淮山药各15 g，柴胡、制香附、桃仁、白芍、郁金各10 g。畏寒肢冷加鹿角片；肝郁不舒、痛甚加延胡索。制成粗散。每日1剂，水煎服。4周为1疗程。用1个疗程后，改隔日1剂。主治乳痈症。

11. 牡蛎40g（先煎），夏枯草、穿山甲珠、山慈姑、橘核、荔枝核、香附、青皮各20g，皂角刺、漏芦、鹿角霜、海藻、昆布、柴胡、浙贝母、鳖甲各15g，乳香、没药各10g。每日1剂，水煎服。主治乳痈症。

12. 木鳖子、制草乌、枫香脂、制乳香、制没药、醋炒五灵脂、酒炒当归、地龙、香墨各15～30g，麝香0. 5 g。制成丸剂备用。每日2次，每次1.2 g，口服。20日为1疗程。主治乳痈症。

13. 柴胡20 g，白芍18 g，当归、丹参、黄芩、蒲公英各15 g，香附、半夏各12 g，川芎、制南星各10 g，夏枯草3 g。制成绿豆大蜜丸。每日3次，每次10～15粒，口服。主治乳痈症。

14. 白芍15 g，当归12 g，白术、茯苓各10 g，柴胡9 g，炙甘草3 g。肝郁化火加牡丹皮、炒栀子，血亏加熟地黄、阿胶，血滞加川芎、制香附。每日1剂，水煎服。主治乳痈症。

15. 白芍、蒲公英各15 g，莪术、浙贝母各12 g，醋炒柴胡、赤芍、青皮、昆布、海藻、夏枯草各10 g。随症加减。每日1剂，水煎服。1个月为1疗程。主治乳痈症。

16. 乳香、没药、三棱、郁金、益母草、夏枯草各15 g，柴胡、当归、香附、浙贝母、穿山甲、路路通各10 g，山茱萸6 g。每日1剂，水煎服。主治乳痈症。

17. 夏枯草30 g，白芥子、鸡内金、王不留行各25 g，香附、白芍、川芎、郁金、皂角刺各15 g，柴胡、当归各10 g。每日1剂，水煎，分3次服。主治乳痈症。

18. 丹参、赤芍、夏枯草各15 g，柴胡、青皮、姜黄、三棱、莪术、香附、当归、川芎、海藻各10 g。每日1剂，水煎服。主治乳痈症。

第六节　乳腺增生症

一、病证概述

本病多因肝气郁结，痰血凝聚于乳房所致。是以乳房出现形状、大小、数量不一的肿块为主要表现的乳房疾病。一侧或两侧乳房内扪到肿块，乳房胀痛或不痛。肿块为多发性或呈串珠状结节，质软，可推动，经前或恼怒时可增大，经后缩小。病情发展缓慢。乳腺组织摄片有助于确诊。

二、妙法绝招解析

（一）肝郁气滞，冲任失调（刘爱民医案）

1. 病历摘要：徐某，35 岁。双乳结块、疼痛半年。3 个月前因与人争吵后疼痛加重，以胀痛为主，伴腰酸，月经先后不定期。诊查时见双乳外上象限及右乳外下象限可扪及片块状结块，质韧、活动、轻度触痛，苔薄，脉弦。诊断为乳腺增生症。

证属肝郁气滞，冲任失调。治宜疏肝解郁，兼调冲任。药用当归、茯苓各 12 g，白芍、制香附、枳壳、延胡索、青皮、浙贝母、仙茅、淫羊藿各 10 g，柴胡、甘草各 9 g。每日 1 剂，水煎服。服 3 周后疼痛基本消失。原方酌加炮穿山甲珠、山慈姑、橘核、海藻、昆布、鹿角片等，坚持治疗 4 个月余，疼痛未作，结块基本消散（中国中医急症，2005，6）

2. 妙法绝招解析：乳癖的发生，与肝、胃、冲、任等经脉密切相关，乃肝郁气滞、脾失健运、痰瘀互结及冲任失调、气血瘀滞，结于乳房而致结块、疼痛。治宜疏肝解郁理气为主，兼调冲任。本例用柴胡、枳壳、青皮、制香附、延胡索疏肝理气；茯苓、浙贝母健脾化痰；仙茅、淫羊藿温肾调理冲任，使肝郁得解，冲任得调，疏泄功能恢复正常，“通则不痛”。再加入温阳化痰软坚之品，加速其结块消散。

（二）肝火偏旺，郁结成癖（李聪甫医案）

1. 病历摘要：王某，20 岁。两乳坚硬肿块，推之不移，肤色如常，初起小如梅核，未予介意，渐大如李，右硬如石，用手触按，隐隐作痛。月经将至以前，硬块变大，月经后复小。医院检查为乳腺小叶增生，如任其发展，有恶变的可能，主张手术治疗。患者不愿手术。诊查时见面容黄滞。经汛愆期，食纳不旺，胸中郁闷。脉来弦缓，舌色正常。诊断为乳腺增生症。

证属肝火偏旺，郁结成癖。治宜疏肝解郁，和血软坚。药用蒲公英、鹿角霜（先煎）各 15 g，全当归、赤芍、白蒺藜、漂昆布、净海藻各 10 g，制香附、酒青皮、山慈姑、川芎、北柴胡、川郁金各 6 g。每日 1 剂，水煎服。服 20 剂后，硬块变软，按之移动，且缩小过半，乳部已无牵胀感。服药一小时内，嘈杂恶心疲乏瞑眩，过时消失，乃脾胃中虚的反应，另拟一方，如在形气不去的情况下，间服 1～2 剂。药用党参、漂白术、云茯苓、当归身、酒白芍各 10 g，法半夏、广陈皮、炙甘草各 6 g。服 15 剂善后。（《李聪甫医案》，湖南科学技术出版社，1979）

2. 妙法绝招解析：本例相火内盛，肝火偏旺，两火相搏，炼液成块，痰浊凝聚，而成乳癖。若见乳房胀痛，则必有情志内伤，肝气郁结，经前期乳房胀痛显著者，则与肝气挟相火有关。其病以痰凝为主，痰性胶黏，故乳癖不易消散。前方连续服 30 余剂，乳中硬块消失，仅有豆大残存，无症状表现，旋即受孕。

（三）肝郁化火，痰浊凝聚（何任医案）

1. 病历摘要：黄某，35岁。两侧乳房胀痛有块样物已半载，疼痛甚，时有灼热感，右侧乳头较左侧为大，有黄色液汁外泄并能挤出。诊断为乳腺增生症。

证属肝郁化火，痰浊凝聚。治宜清热解毒，疏肝散结。药用蒲公英30 g，金银花、橘核、橘叶、连翘各12 g，皂角刺、郁金、炒赤芍、露蜂房各9 g，鹿角霜、地骨皮、生甘草各6 g。每日1剂，水煎服。服5剂后，乳房疼病已解，灼热亦除。人流适满月，今月汛行。以调经疏解为续。药用蒲公英、穞豆衣各15 g，当归、连翘、橘核、橘叶各12 g，赤芍、白芍、茺蔚子、制香附、延胡索、川楝子各9 g，郁金、川芎各6 g。服5剂后，月汛已尽，近日尚感乳房疼痛，左侧为甚，并偶有灼热，夜寐不安。药用蒲公英24 g，逍遥散15 g，橘核、橘叶各12 g，连翘、金银花、露蜂房、延胡索、赤芍、白芍各9 g，皂角刺、郁金、鹿角霜、生甘草各6 g。服7剂后，乳部疼痛已消解，疲乏感已瘥，近夜卧不能入睡。药用蒲公英、穞豆衣30 g，逍遥散（包煎）15 g，橘核、橘叶、茯神、焦枣仁、生黄芪各12 g，连翘、北沙参、党参、金银花、当归各9 g，赤芍、白芍、生甘草、鹿角霜各6 g。连服6剂而愈。（《何任医案选》，浙江科学技术出版社，1981）

2. 妙法绝招解析：乳部有块胀痛，有“乳癖”“乳疬”等名，多由肝胃不和，气滞痰郁而成，一般无灼热感。本例硬块疼痛，并有灼热感，病势有化热倾向，药用连翘饮子加减。重用蒲公英以清热解毒。复入逍遥散疏肝解郁；后加党参、黄芪、当归、白芍补益气血；酸枣仁、茯神养心安神，从而获得良效。

（四）肝气郁结，气血不调（蒲辅周医案）

1. 病历摘要：罗某，43岁。左侧乳房有结块，经针刺、梅花针治疗后痛减。两周来，左胸胁疼痛，心烦急躁，睡眠欠佳，周身不适，口干。月经将至，小腹微痛。脉浮弦、舌正无苔。诊断为乳腺增生症。

证属肝气郁结，气血不调。治宜疏肝散郁，调理气血。药用全当归、川芎、赤芍、柴胡、香附、浙贝母、青皮、陈皮、乳香、没药、羌活、防风各9 g，炙甘草、葱白（连须后下）各6 g。每日1剂，水煎服。服5剂后，左侧乳房痛减轻，昨晚头晕欲倒，睡眠不佳，多梦，心慌，耳鸣，颈强，大便不成形，每日1～2次，尿黄，月经提前，晨起指胀而痛，下肢发冷，口内酸。脉沉细，左关独弦急，舌嫩红无苔。药用熟地黄24 g，鹿角胶（烊化）9 g，炮干姜、炙甘草、白芥子各6 g，麻黄（去节）、肉桂（去皮）各3 g。每日1剂，水煎服。服5剂后，左乳房疼痛又减，肿块缩小，睡眠不佳，易醒多梦，醒时心慌，畏冷、大便仍不成形，日行2～3次，下腹微痛，月经尚未净。原方加乳香、没药各3 g。再服5剂后，乳房结块渐消，但未消尽，两侧头痛，下午昏沉，畏寒。脉沉细。治宜补血为主，兼以化结。原方加熟地黄9 g。再服5剂后，乳房硬结已消失，有时眩晕。脉迟弱，舌嫩红无苔。治宜大补气血。药用黄芪、党参、茯苓、白术、白芍、川芎、当归、熟地黄各9 g，肉桂（去皮）、远志（炒）、白芥子（炒）、炙甘草各6 g，大枣3枚，生姜3片。连服5剂后，乳房结块消失而愈。（《蒲辅周医案》，人民卫生出版社，2005）

2. 妙法绝招解析：乳疬（乳房纤维腺瘤）是乳房部的良性肿瘤之一。它的患病率仅次于乳癌，约占乳房肿瘤的10%。多发于未婚的青年女子，一般在20～30岁，尤以25岁以前为多。癌变的可能性很小，但有肉瘤变的可能。本病较难消散。一般主张手术切除。如肿瘤小，内服中药，亦有消散的可能。此治验可参。

（五）肝气郁结，气血失调（钱伯煊医案）

1. 病历摘要：麻某，女，44岁。双乳结块，疼痛作胀，经前较剧，牵及腋下，触之则痛势难忍。病延4～5年，经省肿瘤医院与浙一医院检查，乳房右侧肿块3 cm×3 cm×4 cm，左侧肿块2 cm×4 cm×2 cm，嘱其手术探查，因患者有顾虑，要求服中药。诊查：形体消瘦，食欲不振，畏寒烦热，脉弦带滑，苔薄质尚润。诊断为乳腺增生症。

证属肝气郁结，气血失调。治宜活血疏理，软坚消积。药用炙鳖甲、生牡蛎、白毛藤各30 g，生蛤壳、蒲公英、王不留行籽、宣木瓜各15 g，山海螺、当归各12 g，昆布、海藻各9 g，橘核、橘络各6 g。每日1剂，水煎服。外用紫金锭5粒，用醋化烊外涂。服药20剂后，病势减轻，食欲稍振，经汛按期，经量适中。又经以上医院复查，肿块大小如前，继服前方药加白花蛇舌草、半枝莲各12 g，越鞠丸（包）10 g。外用药同前。连服活血理气消积之剂40剂，精神已佳，乳胀疼痛亦止。再经原医院复查，乳房肿块缩小2/3。嘱其继服原方药。嗣后半年随访，服上方药5个月，肿块消。(《钱伯煊妇科医案》，人民卫生出版社，2006)

2. 妙法绝招解析：乳房肿块属中医“乳癖”，因肝气郁结、气血失调，久而成块。内服五海汤加减以消瘿，佐清热理气药，外用紫金锭以芳香行气活血。内服外敷，终使乳核消散。

（六）气郁痰阻，聚而成块（言庚孚医案）

1. 病历摘要：罗某，女，30岁。左侧乳房内可触及蚕豆大肿块五年，伴两胁肋胀痛，体瘦，服药未效，近年来，肿块逐渐增大。诊视脉弦带滑，舌质淡红，苔薄白，左乳房处可扪及2.5 cm×3.5 cm大小椭圆形肿块，表面光滑，推之能动，按后微痛。诊断为乳腺增生症。

证属气郁痰阻，聚而成块。治宜疏肝通络，化结软坚。方选疏肝软坚汤。药用夏枯草、全瓜蒌、生牡蛎、淡昆布、淡海藻各12 g，柴胡、全当归、赤芍、丝瓜络、香附、浙贝母、川芎各10 g。给服上方20剂，复查乳房肿块已摸不清，嘱其继服原方30剂而愈。(《言庚孚医疗经验集》，湖南科学技术出版社，1980)

2. 妙法绝招解析：乳房肿块，多因经气不通，痰浊内阻，聚而成块，故而得名“乳癖”，治宜疏肝解郁，通经活络，化痰软坚。方中柴胡、夏枯草疏肝解郁，瓜蒌、牡蛎、浙贝母、昆布、海藻化痰软坚；当归、赤芍、香附、丝瓜络通经活络，诸药相参，积块得软，得散，症亦愈。

（七）冲任失调，气滞血瘀（朱小南医案）

1. 病历摘要：刘某，25岁。产后4个月，双侧乳房冷痛1个月。曾经在多家中、西医院诊断为乳腺增生性病变或慢性乳腺炎，服用抗生素及疏肝理气化痰散结中药，症状时轻时重。现尚在哺乳期，乳汁量少，皮色如常，双侧乳房均可触及结块，大小不等，最大如黄豆大小，质中，光滑，活动，压痛，自觉乳内冷痛、酸痛，喜温，伴见形体消瘦，脉沉细，舌质淡、苔白。诊断为乳腺小叶增生。

证属冲任失调，气滞血瘀。治宜温中和阳，散寒通滞。方选阳和汤加减。药用黄芪30 g，夏枯草20 g，熟地黄10 g，鹿角胶（烊化）9 g，白芥子（炒研）6 g，干姜、肉桂、甘草各3 g。每日1剂，水煎服。服2剂后，冷痛明显好转，乳液增多。继服3剂，冷痛减轻，结块减小。前方去肉桂、白芥子等辛散温化诸药，继服3剂，诸症悉除。随访1年未复发。(《朱小南妇科经验选》，人民卫生出版社，1981)

2. 妙法绝招解析：乳腺小叶增生，是中青年女性乳房部常见慢性疾患，临床以乳房肿块、局部疼痛为主要特征。目前临床主要以药物治疗为主，手术治疗为辅。本病属乳癖范畴，多因肾气不足，肝失所养，肝气郁结，导致冲任失调，气滞夹血瘀而成。阳和汤中熟地黄补血和血为主；鹿角胶生精补髓为辅，取其温补之意；肉桂、干姜、白芥子通阳破结，温散寒痰为佐；甘草调和诸药。全方温补祛邪并举，且用药量轻，临证中随症加减，中病即止，则无燥热之弊，为治乳癖属虚寒、寒邪外侵之良方。

（八）肝气郁结，气滞痰凝（哈荔田医案）

1. 病历摘要：胡某，女，31岁。患者自三个月前两侧乳房起条索状肿块，有胀痛之感。于两个月前在某医院检查，诊断为乳腺增生症，虽经手术切除，然病症未愈。诊见乳部仍可扪及条索状肿块，质稍硬，边缘不甚明显，自觉胀痛，余无特殊，脉沉细，舌淡。

证属肝气郁结，气滞痰凝。方选乳癖汤。药用牡蛎、千斤拔各30 g，当归、黄芪各15 g，柴胡、白术各12 g，赤芍、两头尖、法半夏各9 g，川芎、佩兰各6 g，陈皮3 g。每日1剂，水煎服。并外敷消疮膏。共治疗40日，其间内服药酌情略作加减，服药后乳部肿块完全消失。随访1年，未见复发。（《哈荔田妇科医案医话选》，天津科学技术出版社，1982）

2. 妙法绝招解析：乳腺增生症，属中医”乳癖”范畴，其病机一般多为内伤七情、肝气郁结、气滞痰凝。治宜疏肝理气，化痰散结。如久病气血虚弱者，则治疗应以益气养营，化痰散结为主。该病治愈须用一定的时间，往往并非朝夕之事，故在治疗此病时，必须先让患者明了治疗过程，树立信心，耐心配合治疗，方可达到预期的结果。否则，虽治而易半途而废，不能得以彻底治愈。

（九）气滞血瘀，乳络不通（韩冰医案）

1. 病历摘要：袁某，女，35岁。双乳胀痛伴结节，反复发作3年余。近3年双乳胀痛伴结节，右乳为重，生气加重，诊见双乳等大，乳头无凹陷，肤色正常，右乳乳腺增厚较重，左乳较轻，右乳外上象限可触及一圆形包块约2.0 cm×2.0 cm大小，质硬，表面光滑，活动较差，边缘不清，压痛明显，伴有口苦，时太息，苔白，脉弦。红外线成像示浅静脉粗糙，如树枝状，灰影。钼靶摄片证实诊断为乳腺小叶增生症。

证属气滞血瘀，乳络不通。治宜疏肝理气，活血化瘀。药用蒲公英30 g，鳖甲、延胡索、当归各15 g，柴胡、路路通、赤芍、青皮、穿山甲各10 g。每日1剂，水煎服。服10剂后，乳房疼痛减轻，效不更方，连服50日病愈。钼靶摄片和红外线成像显示乳腺结构良好，无不良阴影。随访无复发。（《中国现代百名中医临床家丛书·韩冰》，中国中医药出版社，2007）

2. 妙法绝招解析：冲任二脉、肝经皆循行于乳房，肝藏血，主疏泄，肝为冲任之枢纽，故妇女乳房受冲任主宰、肝气调节。本例乳腺增生症为单纯性乳腺小叶增生症，乳房以疼痛和包块为主。包块和疼痛多与月经周期和生气有关。究其原因多由平素肝气不疏，气机郁结，气滞血瘀，日久郁结成块，阻滞冲任，乳络经脉阻塞不通而成，随情绪变化而消长。《外证医案汇编·乳证》云“治乳从一气字。”故在治疗上采用疏肝理气，活血通络之法而获效。本病例治疗重在疏肝理气，行瘀散结。方中柴胡、青皮疏肝理气；当归、赤芍养血活血；路路通、穿山甲活血通利血脉经络，路路通兼能行中焦气滞以宽中，穿山甲善于走窜，性专行散，能通经络达病所；蒲公英消痈散结通乳，其性苦寒，有疏肝清热之功，可以防止肝气郁久化热；鳖甲软坚散结；延胡索活血行气，解郁止痛，其辛散温通之性，能行血中气滞，理气中血滞，对一切血瘀气滞疼痛皆有良效。诸药合用，使“壅者易通，郁者易达，结者易散”，则气血流畅，乳络自通。

（十）血瘀痰阻，乳络不通（韩冰医案）

1. 病历摘要：于某，女，21岁。右乳间断性疼痛3年，发现右乳头下方包块2日。3年来右乳间断性疼痛，2日前自查发现右乳头下方有一包块，诊见双乳皮肤正常，乳头无凹陷，右乳下象限可触及条索状包块，质地稍硬，光滑，与周围皮肤粘连，伴脘闷，纳呆，舌质暗，苔白腻，脉缓。钼靶扫描诊断为右乳囊性增生症。

证属血瘀痰阻，乳络不通。治宜软坚散结，活血祛瘀。药用薏苡仁30 g，皂角刺20 g，当归15 g，鳖甲、夏枯草、海藻各15 g，赤芍、浙贝母、胆南星、青皮、山慈姑各10 g。上方加减连

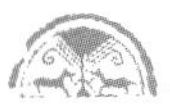

续服药3个月病愈。(《中国现代百名中医临床家丛书·韩冰》，中国中医药出版社，2007)

2. 妙法绝招解析：乳腺囊性增生症及乳腺增生瘤样变，是以乳房部位疼痛、包块为主的病证，包块形状多呈梭形、条索形、圆形或类圆形，以乳房下象限多见，瘤样变后呈圆柱形或圆形，质地坚硬。其病因多由于思虑伤脾，郁怒伤肝，气机失调，久而化热，煎熬津液成痰，痰阻乳络；或脾失健运，聚湿成痰，气滞痰阻，血运不畅，久而成瘀，痰瘀互结，阻滞冲任，乳络阻塞，而成乳癖。故在治疗上要长期服用活血化瘀、软坚散结之品，方能获效。本案乳癖之痰结时间较长，非陈皮、半夏所能及，而必选用胆南星、浙贝母、海藻、鳖甲、夏枯草等性专力宏之化痰软坚散结之品，以期直达病所；薏苡仁健脾渗湿，以消生痰之源；青皮疏肝理气，气行则痰消；当归、赤芍、皂角刺养血活血，通畅乳络。本病非一日所生，也非一时可愈，故需缓图。

(十一) 气血瘀滞，痰湿内阻 (韩冰医案)

1. 病历摘要：孟某，女，40岁。左乳房内结块、疼痛4年，加重1个月。4年前发现左乳房肿块，曾间断服乳癖消、逍遥丸等药物治疗，肿块未散，因工作情绪不畅，近1个月来疼痛加重。诊见双乳皮肤正常，乳头无凹陷，左乳外上象限可触及两个包块，约3.0 cm×2.0 cm、1.0 cm×1.0 cm大小，质地稍硬，光滑，推之可移，压痛，伴面色暗淡，精神倦怠，腰膝酸冷，手足欠温，胸闷不舒，月经后错，量少，色暗，舌质淡，苔白，脉沉细。钼靶扫描诊断为左乳囊性增生症。

证属气血瘀滞，痰湿内阻。治宜活血祛瘀，散寒通滞。药用熟地黄30 g，橘核20 g，鹿角片、皂角刺各15 g，路路通、穿山甲、青皮、白芥子各10 g，干姜6 g，肉桂5 g。每日1剂，水煎服。服14剂后，乳房疼痛减轻，经行量稍增，色转红，5日净，继守前方调治3个月病愈。随访无复发。(《中国现代百名中医临床家丛书·韩冰》，中国中医药出版社，2007)

2. 妙法绝招解析：乳腺增生早期发病多以肝郁为主，然五脏相移，穷必及肾，或先天肾气虚弱，或房劳多产伤及肾脏。肾为先天之本，冲任之根，精血互生，乙癸同源，肝之疏泄及藏血功能有赖于肾之温煦，故肾与乳房的发育及分泌密切相关。若肾虚冲任失调，则气血瘀滞，痰湿内阻，积聚于乳房、胞宫，可见乳房疼痛而结块，月事不调。本病系禀赋不足，复加情志内伤，气机郁滞，日久肾脏愈损，肾阳虚衰，痰凝血瘀寒结而成。治疗当以温通为要，在温补同时佐以理气通络、化痰活血散结之品。方中以温补为主，用血肉有情之品鹿角片，意在温肾填精，以鼓舞阳气，通利血脉；熟地黄生精补血，宗"阴中求阳"之旨，使阳气生化有源；肉桂、干姜温散寒邪而通利经脉，冰冻三尺非一日之寒，非肉桂、干姜不能托解其寒凝；白芥子辛热，通阳散滞，助姜、桂以散寒而祛皮里膜外之痰；路路通、皂角刺、穿山甲、橘核、青皮加强调理气机，活血化瘀，软坚散结之力。诸药合用，化阴凝而阳和，使肾阳得温，阴寒得散，气血得通，则诸病自愈，有补虚而不滞邪、宣通而不伤正之妙。

三、文献选录

慢性纤维增生性乳房病，是妇女常见病之一。发病的原因，与卵巢功能失调有关。本病多见于青春期或绝经期的妇女，常同时或相继在两侧乳房内发现多数大小不等的圆形硬结，分界尚清，与周围组织不粘连。患者常感乳房刺痛或胀痛，尤以月经前期较为明显，有时乳头内可以流出少量黄绿色、棕色或血性液体。根据其临床特点，属于中医学所说的"乳病""乳癖""乳核"的范围。临床辨证：①气血不足，肝郁血滞，肝胃经脉瘀阻，气血凝结而致。由于经前期冲脉气壅，滞塞不通，故乳房胀痛加重，经行则冲脉气泄故而痛减；②肝胃经脉瘀阻，久而蕴热，热伤乳络则见咖啡色（血样）分泌物流溢。肝胃经脉瘀阻，致使肝胃失和。肝气失于条达，胃气失于

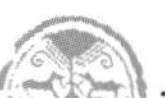

和降，则脾运失健，脾虚湿盛则乳头流黄水。

（一）名医论述选录

1. 刘奉五论述临床治疗乳腺增生：①气血不足，肝郁血滞，治以益气养血，舒郁化滞，药用当归、川芎、白芍养血活血化瘀滞，生黄芪补气益脾，黄精养阴，生黄芪配合当归气血双补，芍药合甘草缓急止痛。对于远志一药，临床多用于安神益智。《本草正义》中记载可以“用于寒凝气滞，湿痰入络，发为痈肿等症，其效最捷”。《本草从新》中也称它“善豁痰”。刘氏体会黄芪、黄精、远志三者配伍，具有益气补脾，舒郁化痰散结的作用，用于治疗乳房肿块，属于气血两虚，寒凝气滞，痰核聚结者，效果较好。若疼痛较重可以加柴胡，若有郁热可加夏枯草。②湿热伤于乳络，迫血而出，治以清热利湿，凉血为法，药用黄芩清肝热，黄连清胃热，白茅根、藕节、牡丹皮清血热以止血，川大黄清热化瘀，炒炭又能止血。黄芩、黄连、大黄为三黄汤，古代医家唐容川治疗阳明出血曾用过三黄汤，取其清阳明热而止血功效；瞿麦、萹蓄、车前子清热利湿，茯苓淡渗利湿。药后血分湿热得清，血行归经，则乳头血性分泌物自止，胀痛亦除。脾虚湿盛，肝郁不舒，治以补气健脾，除湿舒郁为法：以完带汤加减。上述三种情况同属西医的一种病，而表现的主症不同，中医辨证有异，采用不同的方法同样取效，足以说明同病又可以异治。（《刘奉五妇科经验》，人民卫生出版社，1994）

2. 夏桂成论述：乳癖者，乳中结有核块，属于乳腺增生性疾病。临床常见的有两类。一类是乳腺囊性增生病，另一类是乳腺纤维腺瘤。乳腺囊性增生病，又称慢性囊性乳腺病。常见于30～40岁之间，其症状发作常与月经周期有一定关系。因此，一般认为本病由卵巢功能失调，黄体素分泌减少，雌激素相对增高，或催乳素增高所致。夏氏认为本病虽发于乳房局部气血，实际上是与肾阴阳消长转化之不足有关，即肾虚偏阳，阳长不及，肝脾（胃）气血活动于乳房者有所失调，凝聚之痰湿与气血不运者，互相蕴结于乳络而致病。在辨治方面，应局部与整体相结合，内服与外治相结合，药治与心理疏导相结合。局部调治，虽以逍遥散为主方，但必须加入清肝软坚、化痰通络的方药，如山慈姑、夏枯草、丝瓜络、五灵脂、川郁金、漏芦、穿山甲片、土贝母、地鳖虫等药。整体治疗可按补肾调周法论治，特别要重视经间排卵后的黄体期论治，以补肾助阳为主法。同时配合外治法，将阳和解凝膏（成品）温热化开，敷贴于患处，7日一换。或选化坚膏（成品），用法同上。再结合心理疏导，解除患者思想顾虑，稳定情绪，舒畅情怀，将有助于早日病愈。此外，在经前5～7日或经期，加服枸橘李粉，每次3 g，每日服2～3次；排卵后加服鹿角片粉，每次3 g，日服3次，将有助消散乳癖，恢复黄体功能。（《中医临床妇科学》，人民卫生出版社，1994）

3. 陆德铭论述调摄冲任治疗乳腺增生症：乳腺增生症属中医“乳癖”范畴，见诸临床，多有月经前或月经期乳房疼痛加重，乳房肿块增大，月经后疼痛减轻，肿块缩小等表现。陆氏认为，乳癖之为病，与冲任二脉关系最为密切。肾气不足，冲任失调为发病之本；肝气郁结，痰瘀凝滞则为其标。故临证以调摄冲任为主治疗本病，常效如桴鼓。实验室证明，调摄冲任可调整内分泌，从根本上防治和扭转本病的发生和发展。陆氏强调治疗乳癖以温和为贵，慎用寒凉，在诸药配伍中最重温阳。常选仙茅、淫羊藿、鹿角片、肉苁蓉、锁阳等补肾助阳而调补冲任。即使阴虚寒热者，亦反对单纯使用甘寒养阴之品，主张选用性温不热，质润不燥之淫羊藿、肉苁蓉、锁阳、菟丝子等品为主，伍以养血滋阴之当归、白芍、丹参、生首乌、天冬等，以达阳生阴长，阴平阳秘之效。此外，陆氏强调气血以通为用，治疗本病常选三棱、莪术、生山楂、郁金、桃仁，并多伍用香附、柴胡等气中之血药，使肿痛消于无形。（浙江中医杂志，1994，9）

4. 班秀文论述：本病总的病机，既是瘀、痰之患，因而其治疗之法，当然离不了疏解和温化。疏解行气以化瘀，温化痰湿以消块。属肝郁气滞，滞久血瘀之变，治宜疏肝解郁，行气化瘀之法，以柴胡疏肝散加当归、丹参、夏枯草、海藻治之；属脾胃气虚，运化失常，痰湿互结之患，治宜健脾益气，温化痰湿之法，以苍附导痰丸加制附子、北黄芪、橘核治之；属肝肾亏损，阳气不足，冲任失调之变，治宜温补肝肾，调养冲任之法，以调肝汤加仙茅、菟丝子、淫羊藿、制附子治之。总之乳腺增生病，其标在乳房的肿痛，而其本则在肝、脾、肾。治之当标本并治，或从治本达到治标。在应用软坚消积药，要分寒热虚实。咸寒软坚药常用夏枯草、猫爪草、海藻、昆布之类；温化软坚药，常选用白附子、白芥子、制附子之类，药能对症，则其疗效是可以达到的。从临床观察，凡是病在初期而属于气滞血瘀引起的，病多易治；反之，病程已久而属痰结凝滞的瘀块，病多难治。(《妇科奇难病论治》，广西科学技术出版社，1989)

5. 易修珍论述：乳癖即现代医学的乳腺增生症，易氏提出冲任失调是乳癖形成的重要病机。气滞、血瘀、痰湿循经聚于乳房，从而出现乳房疼痛、肿块结节等症状。乳房和子宫通过冲任之脉相连，冲任失调后上则瘀滞痰浊凝结于乳房而发乳癖，下则经水逆乱并致疼痛，这也是乳癖形成后其症状、体征的出现或加重与月经周期关系密切，并多在月经前症状明显的原因。治疗乳癖强调调养冲任、柔肝散结为治本之法。根据临床表现分二型。冲任失调、肝阴不足型。治疗以调养冲任、养肝柔肝为主要治法，辅以理气止痛、软坚散结，方药选取一贯煎为基本方，再加上治疗乳癖的专药进行治疗。一贯煎中常以熟地黄易生地黄，配合枸杞子滋养肝肾、调固冲任；当归养血和血益血海，并能止痛；麦冬养肝胃、益肾水；沙参滋阴润燥；川楝子理气止痛。该方能调养冲任、柔肝止痛，与乳癖治疗专药相配伍，达到标本兼治的目的。冲任不足、肝郁脾虚型。以调养冲任、柔肝健脾为基本治疗法则，方剂选用逍遥散加薏苡仁为基本方剂。方中当归、芍药养肝和血、柔肝止痛；白术、茯苓、薏苡仁健运脾气、运化水湿；柴胡多用炒柴胡，取其能疏理肝气并有引药入经的功效。通过养肝柔肝、健运脾气，使冲任血海充足、经脉通畅，同时再配予行瘀散结、化癖软坚、通络止痛的乳癖治疗专药，疏通经络气血，使乳房疼痛缓解、结节肿块逐渐消散。辨证选方是治疗乳癖的基本用方，也是治疗乳癖的治本之法，而针对乳癖的疼痛症状和结节存在则需要根据患者体质的寒热虚实不同配予专病专药：天冬是易氏治疗乳癖的专药，该药具有滋阴润燥、软坚散结的作用；夏枯草能清肝散结、清热化痰，两药相配能专入肝经而化痰散结、消散乳房良性结节；当患者体质有虚寒征象时，则配予鹿角霜以温补冲任，养血温通血络而散结止痛；若为寒痰凝滞则加用白芥子以化痰通络，通过消除皮里膜外之痰湿而止痛散结；若患者乳房疼痛较甚，或病变表现以疼痛为主要表现时则用路路通、木通、柴胡、青皮理气通络止痛；若乳房结节包块明显则配予穿山甲珠、荔枝核、橘核、昆布以软坚散结。以上专药在治疗乳癖过程中取其理气行滞、化痰散结的作用，是针对乳癖病形成过程中的瘀滞、痰凝等病理产物引起乳房疼痛、结节等具体表现而设，故是消除乳癖症状的专病用药。(云南中医中药杂志，1998，5)

(二) 辨证论治选录

1. 汤一鹏治疗乳腺小叶增生分两型辨治：①肝郁痰凝型。治以疏肝解郁、化痰软坚。药用老鹳草、预知子各30 g，柴胡、白芍、茯苓各20 g，黄药子、香附各15 g，山慈姑、青皮各12 g，全蝎6 g。②冲任不调型。治以调摄冲任、消肿散结。药用蒲公英30 g，当归、熟地黄、淮山药、山茱萸各20 g，夏枯草15 g，枸杞子、菟丝子、漏芦各12 g，延胡索10 g。每日1剂，10剂为1疗程。西药组53例用丙酸睾丸酮，于每次经期前1周肌注，每次25 mg，每2日1次，3次为1疗程。结果中药组治愈18例，显效28例，有效8例，无效2例，有效率为96%。西药组治愈7例，显效12例，有效18例，无效16例，有效率为70%。两组疗效比较有显著差异($P<0.01$)。(安徽中医学院学报，1988，3)

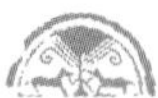

2. 顾乃强治疗乳腺小叶增生分 3 型辨治：①肝郁气滞型用Ⅰ号。柴胡、当归、白芍、香附、青皮、茯苓等。②冲任失调型用Ⅱ号。柴胡、白芍、熟地黄、当归、仙茅、淫羊藿、鹿角等。③痰瘀凝结型用Ⅲ号。柴胡、当归、桃仁、三棱、莪术、海藻、牡蛎等。根据情况亦可两种药混合使用。每日 2 次，每日 2 袋，口服。月经期停服。1 个月经周期为 1 疗程。治疗 1～6 个疗程后，治愈 59 例，显效 69 例，有效 55 例，无效 30 例，总有效率为 86%。(上海中医药杂志，1991，5)

3. 沈才栋治疗乳腺小叶增生分 3 型辨治：①肝气郁结型。药用牡蛎（先煎）30 g，川楝子 12 g，柴胡、赤芍、白芍、香附、郁金、佛手、川芎、昆布、海藻各 10 g，青皮、陈皮各 9 g。②气滞血瘀型。药用牡蛎（先煎）30 g，丹参 15 g，当归、延胡索、川楝子、赤芍、香附、莪术、乳香、没药、海藻各 10 g，木香、红花各 6 g。③痰气互结型。药用白芥子、夏枯草、天冬、瓜蒌、丝瓜络、香附、青皮、陈皮、海藻、昆布各 10 g，苍术 9 g，胆南星、天竺黄、柴胡各 6 g。上药均每日 1 剂，水煎内服，共治疗 100 例。结果临床治愈 58 例，好转 24 例，无效 18 例。(黑龙江中医药，1995，5)

4. 陈婉竺等治疗乳腺增生病分 4 型辨治：基本方药以茯苓 15 g，郁金、穿山甲、鹿角霜、橘核各 10 g，柴胡、薄荷各 6 g。肝郁气滞型加川楝子 10 g，青皮、香附各 6 g；肝郁气滞兼化热型加瓜蒌 15 g，牡丹皮、山栀子各 10 g；肝郁气滞痰结型加浙贝母 10 g，白芥子、白术各 9 g，皂角刺 6 g；肝郁气滞血瘀型加王不留行、三棱、丹参各 10 g。上药均每日 1 剂，水煎内服。共治疗 1039 例。结果痊愈 626 例，有效 372 例，无效 41 例。

5. 方剑萍等治疗乳腺增生分 4 型辨治：肝郁气滞型用逍遥散加减；肝郁气虚型用四物汤加减；气郁痰结型用夏枯草 25 g，制香附 12 g，青皮、郁金、浙贝母、橘叶各 10 g，露蜂房、山慈姑、穿山甲、柴胡各 6 g。气滞血瘀型用蒲公英 12 g，当归、赤芍、白蒺藜、昆布、海藻、鹿角霜、丹参、山楂各 10 g，制香附、穿山甲、郁金各 6 g，川芎、柴胡、青皮、山慈姑各 5 g。上药均每日 1 剂，水煎内服。治疗 100 例，结果痊愈 72 例，显效 19 例，有效 6 例，无效 3 例。(福建中医药，1994，1)

6. 夏步程治疗乳腺肿块分 3 型辨治：肝郁气滞型给予橘叶瓜蒌散合柴胡疏肝散，药用柴胡 30 g，丹参、川楝子、橘叶、王不留行、瓜蒌各 15 g，赤芍、白芍各 12 g，当归、延胡索、白蔻仁各 10 g，川芎、栀子各 6 g。肝脾不和型给予逍遥散加味，丹参 20 g，山楂核、白芍、云茯苓、白术、金钱草、山慈姑各 15 g，广木香、当归、柴胡、陈皮各 12 g，甘草 10 g；肝肾阴虚型给予一贯煎合消瘰汤：生牡蛎、天花粉、王不留行各 30 g，枸杞子、玄参、瓜蒌、夏枯草、赤芍、葛根各 15 g，当归、丝瓜络各 12 g，浙贝母 10 g。上药均每日 1 剂，水煎内服。共治疗 200 例，结果治愈 60 例，有效 120 例，无效 20 例。(中医药研究，1993，2)

7. 徐廷素治疗乳腺增生分 2 型辨治：①气郁痰凝型，立疏肝解郁、化痰散结为法，用消结汤Ⅰ号方，青皮、陈皮、柴胡、香附、半夏、昆布、海藻、丹参、延胡索、川楝子、丝瓜络、合欢皮、肉苁蓉各 10～15 g。②痰瘀凝结型，立调摄冲任，行瘀化痰，兼开郁散结为法，用消结汤Ⅱ号方，即Ⅰ号方加仙茅、淫羊藿、鹿角霜、三棱、莪术各 10～15 g。上药均每日 1 剂，水煎内服。又拟止痛消结膏外贴。共治疗 149 例，总有效率达 95.3%。(陕西中医学院学报，1991，1)

（三）临床报道选录

1. 内服药疗法：

（1）朱爱莉等用乳宁流膏治疗乳腺增生症 300 例：①肝郁气滞型用本品Ⅰ号。杭芍、郁金各 15 g，柴胡、当归、香附各 12 g，白术、陈皮、茯苓各 9 g。②冲任失调型用本品Ⅱ号。淫羊藿、海藻、昆布、生牡蛎各 30 g，仙茅、鹿角霜、夏枯草、天冬、当归、丹参、黄芪、柴胡、郁金各

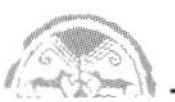

15 g，橘核、橘叶各9 g。上二方浓煎流膏，每日3次，每次20 mL（含生药约15 g）。30日为1疗程，连服2～3疗程。月经期停服。结果治愈108例，显效86例，有效84例，无效22例，有效率92.7%。（山东中医学院学报，1992，6）

（2）叶秀敏等用乳痛灵治疗乳腺增生症120例：①肝气郁结型用乳痛灵Ⅰ号（含柴胡、当归、赤芍、白芍、桃仁、红花、丹参、香附、夏枯草、连翘、川楝子、瓜蒌、陈皮、延胡索、穿山甲、半夏、海藻、昆布），每次6粒。②冲任不调型用乳痛灵Ⅱ号（含熟地黄、山药、枸杞子、山茱萸、鹿角霜、菟丝子、夏枯草、海藻、昆布、杭芍、红花），每次4粒。均每日3次。3个月为1疗程，治疗1～2疗程，结果临床治愈46例（占38.3%），显效56例（占46.7%），有效12例（占10%），无效6例（占5%），有效率95%。（天津中医，1994，3）

（3）贾玉学用解毒内消汤治疗乳腺增生症123例：药用知母、天花粉各20 g，乳香10 g，蒲公英30 g，半夏、白及、浙贝母、穿山甲、皂角刺、三棱、莪术、香附各15 g。每日1剂，早晚分服。20剂为1疗程。月经期停服，经后继服。对服汤剂不便者可将上药制成胶囊剂。肝郁气滞型加柴胡、川楝子各15 g；冲任不调型加鹿角霜15～20 g；伴有乳头溢液者加夏枯草、半枝莲等。结果痊愈71例，显效37例，有效12例，无效3例。随访1～3年，其中4例1～2年内复发，复发率3.2%，继服原方仍获愈。（辽宁中医杂志，1987，10）

（4）赵太丰用消癖饮治疗乳腺增生症116例：药用当归、白芥子各12 g，青皮、柴胡、赤芍、三棱、浙贝母各9 g，王不留行、丹参各30 g，全瓜蒌、广郁金、莪术、牡蛎各15 g。有热加黄芩9 g；大便秘结加大黄6 g；腹泻加神曲12 g；腹胀加砂仁6 g，莱菔子15 g；肿块坚硬者加昆布、海藻各12 g。每日1剂，每周5剂，间隔2日再服。结果临床治愈82例，显效14例，好转12例，无效8例，总有效率93%。（辽宁中医杂志，1988，4）

（5）饶忠然用乳腺汤治疗乳腺增生症64例：药用丹参25 g，蒲公英、鹿角霜各20 g，当归、白术、鲜橘叶、白芍各15 g，柴胡、王不留行、玳玳花、茯苓各12 g，薄荷、穿山甲、生姜、甘草各10 g。伴乳腺纤维瘤者加牡蛎30 g，夏枯草20 g；并发乳癌者加半枝莲、紫花地丁各20 g，全蝎5 g，蜈蚣2条。男性患者加补骨脂、巴戟天各15 g。女性于月经后1周开始服药，经期停服；男性可连续服药。均每日1剂，15剂为1疗程，治疗2～5疗程，痊愈44例，显效10例，好转5剂，无效5例。（江西中医药，1989，4）

（6）韩玉洁等用疏肝消核方治疗乳腺增生症627例：药用柴胡、生白芍、郁金、香附、橘核、瓜蒌皮、鹿角霜各12 g，当归、延胡索各10 g，白术9 g，炙甘草6 g。肝郁气滞型以胀痛明显者加川楝子、小青皮、麦芽；胸闷者加竹茹、枳壳；肝郁化火者加牡丹皮、山栀子、夏枯草；冲任失调型选加仙茅、巴戟天、丝瓜络、鸡血藤；腰痛者再加川续断、狗脊；痛经、闭经者再加五灵脂、生蒲黄、丹参；月经期少腹冷痛，经量少者再加益母草、红花；痰凝血瘀型选加山慈姑、浙贝母、丹参、红花；心烦急躁口苦再加牡丹皮、栀子；失眠多梦者再加首乌藤、珍珠母；乳头有溢液者加牡丹皮、生山栀、墨旱莲；肿块质地较硬者选加牡蛎、昆布、海藻、莪术。每日1剂，水煎服。3个月为1疗程。结果临床治愈43例，显效165例，有效387例，无效32例，总有效率为94.9%，少数于服药后有轻度燥感及头晕，去当归或减量即消失。（江苏中医杂志，1987，11）

（7）赵纯用疏肝消结汤治疗乳腺增生症58例：药用橘核、穿山甲各30 g，夏枯草20 g，当归、牡丹皮各15 g，白芍、延胡索、川楝子、香附各12 g，柴胡、枳壳各10 g。肝郁脾虚加白术、山药、云茯苓；气滞血瘀加红花、三棱、莪术、丹参；痰湿偏盛加半夏、胆南星、全瓜蒌；肝肾亏损加菟丝子、枸杞子、山茱萸、生地黄、熟地黄。每日1剂，水煎服。20～30日为1疗程。取耳穴肾上腺、皮质下、内分泌、肝、卵巢、乳腺穴。王不留行籽贴压，两耳交替使用，隔日 1 次，15 日为 1 疗程，疗程间隔 7 日。对照组 32 例，用乳结平片，每日 2～3 次，每次 6 片，口服。21 日为 1 疗程。治疗 3 个疗程。结果两组分别治愈 22、5 例，显效 19、6 例，好转各 15 例，无效 2、6 例，总有效率为 96.5%、81.25%。(河南中医，1995，3)

(8) 杨承岐用化癖汤治疗乳腺增生症 45 例：药用生牡蛎30 g，威灵仙、炒王不留行各15 g，白芍12 g，桃仁、桔梗、川芎、半夏、浙贝母、炒三棱、炒莪术各10 g，北柴胡6 g。痛甚加延胡索、郁金；气虚加黄芪、党参；血虚加当归、熟地黄；按之痛加金银花、漏芦。每日 1 剂，水煎服。20 日为 1 疗程，疗程间隔 5 日。治疗 3 疗程。痊愈 33 例，有效 12 例。(河北中医，1993，1)

(9) 丁学成用鹿蒲汤治疗乳腺增生症 103 例：药用王不留行、鹿角霜、蒲公英各30 g，丹参20 g，香附、法半夏、路路通各15 g，郁金、赤芍、白芍、当归各12 g，柴胡、青皮、陈皮、穿山甲、甘草各10 g。随症加减，每日 1 剂，水煎服。于经前 1 周开始，连服 5 剂，经后第 3 日开始再服 5 剂；患者连续服用 10 剂。部分患者加用丙酸睾丸酮。经 4～30 日治疗后，治愈 56 例，显效 30 例，好转 8 例，无效 9 例，总有效率为 91.2%。(贵阳中医学院学报，1989，3)

(10) 白敬申等用双赤煎剂治疗乳腺增生症 117 例：药用金银花、连翘、蒲公英各 15～30 g，炒枣仁 9～15 g，陈皮 6～12 g，赤芍、桃仁、川楝子各 3～9 g，延胡索、木香、生甘草各 3～6 g。每日 1 剂，水煎服。饮食欠佳加焦三仙；结节或条索状物消散迟缓加三棱、莪术或穿山甲、皂角刺。最少服 5 剂，最多服 18 剂。结果显效 87 例，好转 28 例，无效 2 例，总有效率为 98.3%。(中西医结合杂志，1987，11)

(11) 张鲜桃自拟疏肝解郁汤治疗乳腺增生症 171 例：药用生牡蛎、麦芽各 30 g，延胡索20 g，柴胡、白芥子、青皮、黄药子、威灵仙、香附、浙贝母各15 g，白芍12 g，甘草5 g。热重加连翘、野菊花、夏枯草；湿盛加陈皮、半夏、云茯苓；肿块加三棱、穿山甲。每日 1 剂，水煎服。结果痊愈 114 例（占 66.7%），显效 39 例（占 22.8%），有效 16 例（占 9.3%），无效 2 例（占 1.2%），总有效率为 98.8%。(陕西中医，1994，11)

(12) 马翠华自拟消癖汤治疗乳腺增生症 54 例：药用炮穿山甲15 g，柴胡、郁金、香附、当归、川芎、赤芍、三棱、莪术、丹参、浙贝母、紫花地丁、夏枯草各10 g。口干苦、烦躁易怒、乳房灼痛加蒲公英、栀子；头晕耳鸣加生地黄、枸杞子；气短加黄芪、白术；月经不调加淫羊藿、杜仲。每日 1 剂，水煎服，30 日为 1 疗程。治疗 1～2 疗程，结果治愈 20 例，显效 15 例，有效 16 例，无效 3 例，总有效率 94.4%。(广西中医药，1995，4)

(13) 彭芷美用逍遥散加味治疗乳腺增生症 107 例：药用逍遥散加王不留行、丝瓜络（或橘络）、牛膝。气滞加青皮、陈皮、橘核；血瘀加桃仁、红花、制乳香、制没药；痰结加王不留行、海蛤壳、全瓜蒌、浙贝母。每日 1 剂，水煎服。10 剂为 1 疗程。结果痊愈 83 例，好转 21 例，无效 3 例。总有效率为 97.2%。(江西中医药，1990，1)

(14) 姜兆俊用乳块消汤治疗乳腺增生症 33 例：药用瓜蒌、生牡蛎、夏枯草、昆布、海藻、丹参各15 g，柴胡、天冬、三棱、莪术、橘叶、橘核、半夏各9 g。每日 1 剂，水煎 2 次，分服。经期前乳房胀痛、肿块增大者，加淫羊藿 30 g；郁闷、胁痛、易怒者，加香附、郁金、木香各9 g；急躁者加生山栀子9 g；肿块较硬、疼痛明显者，原方生牡蛎、昆布、海藻倍量；乳房肥大下垂、体胖乏力者，加黄芪15 g，云茯苓、白术各9 g；肢冷畏寒者，加鹿角霜12 g。并辅以散结片（柴胡、生牡蛎、猫爪草、玄参、香附、白芍、郁金、橘红、红花、川芎、黄芩、当归、昆布、海藻各 2500 g，丹参 3750 g，夏枯草 5000 g，土贝母、山慈姑各 1250 g。研末压片，每片 0.3 g)。每日 3 次，每次 8～10 片。结果痊愈 14 例，显效 6 例，好转 12 例，无效 1 例，总有效

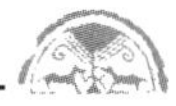

率为 97%。(山东中医学院学报，1986，1)

(15) 任菊英用消癖汤治疗乳腺增生症 42 例：药用海藻、浙贝母、夏枯草各15 g，柴胡、桃仁、红花、川芎、王不留行、皂角刺、白芍、当归、昆布各10 g。气滞型加郁金、川楝子各10 g；血瘀型去柴胡，加丹参15 g，延胡索12 g；气血两虚型当归、白芍增至20 g，加炙黄芪、熟地黄各20 g，潞党参10 g。每日 1 剂，水煎服。用药 1～3 个月。结果治愈 23 例，显效 15 例，有效 3 例，无效 1 例。(湖南中医学院学报，1990，1)

(16) 刘浩江用血府逐瘀汤加减治疗乳腺增生症 104 例：药用丹参、赤芍各 30 g，三棱、莪术各15 g，当归、桃仁、红花、枳壳、柴胡、甘草、川芎各10 g。胸闷胀痛者加川楝子、延胡索各10 g；多疑善虑加磁石、代赭石各15 g；失眠多梦者加首乌藤、合欢皮各15 g。每日 1 剂，水煎服，好转后隔日 1 剂。服药 12～45 剂后，乳块消失者 68 例，乳块缩小 1/2 以上者 27 例，无效 9 例。(天津中医，1986，5)

(17) 陈婉竺用金甲鹿角霜汤治疗乳腺增生症 1039 例：药用茯苓15 g，郁金、穿山甲、鹿角霜、橘核各10 g，柴胡、薄荷各6 g。肝郁气滞型加川楝子10 g，青皮、香附各6 g；肝郁气滞兼热型加瓜蒌15 g，牡丹皮、山栀子各10 g；肝郁气滞痰结型加浙贝母10 g，白芥子、白术各9 g，皂角刺6 g；肝郁气滞血瘀型加王不留行、三棱、丹参各10 g。每日 1 剂，水煎服。治疗乳腺增生症 1039 例，结果痊愈 626 例（占 60%），有效 372 例（占 36%），无效 41 例（占 4%）。(福建中医药，1994，1)

(18) 蔡长友等用瓜蒌乳没汤治疗乳腺增生症 700 例：药用瓜蒌30 g，当归15 g，乳香、没药、甘草各6 g。肿块明显或较大者加荔枝核、橘核、夏枯草；乳房胀痛明显者加柴胡、青皮、枳壳、木香；虚弱乏力纳差者加茯苓、党参等。每日 1 剂，水煎服。于经净后连服 20 剂为 1 疗程。同时加用维生素。经 1～2 疗程治疗，痊愈 242 例，明显好转 297 例，好转 138 例，无效 23 例，总有效率为 96.7%。认为以服药 2 疗程为宜。(陕西中医，1991，12)

(19) 龚时霞用复方乳块消治疗乳腺增生症 1500 例：药用川楝子、橘核、郁金、夏枯草、丹参、三棱、莪术各15 g，青皮、穿山甲、王不留行、土鳖虫各10 g。共研细末，装胶囊，每粒 0.3 g。每日 3 次，每次 4～6 粒，口服。3 个月为 1 疗程。经期停服。结果痊愈 830 例（占 55.3%），显效 600 例（占 40%），无效 70 例（占 4.7%），总有效率 95.3%（陕西中医，1995，12）

(20) 徐利华用消瘤汤治疗乳腺增生症 136 例：药用半枝莲，白花蛇舌草、夏枯草各30 g，牡蛎（先煎）、海藻、莪术各12 g，昆布、枳壳、橘核、山慈姑、牡丹皮各9 g，赤芍6 g。血虚加当归、熟地黄；气虚加黄芪、党参；胀痛加延胡索、郁金、柴胡；肿块质硬者加三七粉、浙贝母、鹿角片；肿块大加瓜蒌、紫花地丁；食欲减退加神曲、谷芽、麦芽、鸡内金、白术；伴腰痛加杜仲、菟丝子。每日 1 剂，水煎服。20 日为 1 疗程。症状改善后可于月经来临前 7 日服药，连服 7 剂，辅以鹿角粉 4 g 口服。结果痊愈 44 例，显效 42 例，好转 30 例，无效 20 例，总有效率 85%。(时珍国药研究，1993，2)

2. 外治疗法：

(1) 王智惠等用消核膏贴敷治疗乳腺增生症 96 例：药用甘遂、大戟各45 g，白芥子、生南星、僵蚕、半夏、三棱、莪术各 30 g，柴胡、郁金各 15 g，淫羊藿、仙茅各 10 g。加香油 500 mL浸泡，夏 3 日，冬 5 日；炸油至药枯，滤渣，再熬至药油滴水成珠时离火，加黄丹 160～230 g，边加边搅，膏成倾入水中，拔去火毒后，即可摊贴，每张重 10～15 g，加热化开，贴于患处（疼甚者可用乳香、没药、血竭适量研极细末撒于膏中间）。每张贴 7～10 日，间隔 2

日再贴第 2 张。4 张为 1 疗程，治疗 1～3 个疗程。病程长、疼痛重、肿块较硬（多为囊性增生型）者 32 例，配用柴胡、乌药、白芍、白术各 10 g，青皮、陈皮各 6 g，郁金、醋延胡索、丹参、橘核各 15 g，穿山甲、桔梗各 9 g。每日 1 剂，水煎，于月经净后 7 日服，15 剂为 1 疗程。治疗两个疗程，结果：临床治愈 53 例，显效 19 例，有效 13 例，无效 11 例，总有效率为 88.6%。（四川中医，1994，10）

（2）任应波等用乳脐散敷脐治疗乳腺增生症 692 例：药用蒲公英、木香、当归、白芷、薄荷、栀子各 30 g，紫花地丁、瓜蒌、黄芪、郁金各 18 g，麝香 1 g。研末备用。使用前先用 75% 酒精拭净脐部，待晾干后将药末 0.4 g 倾于脐部，随后用干棉球轻压按摩片刻，胶布紧贴覆盖。3 日换药 1 次，8 次为 1 疗程。一般治疗 3 个疗程。早孕、崩漏、月经过多者忌用。结果痊愈 394 例，显效 276 例，有效 17 例，无效 5 例，总有效率为 99.3%。（陕西中医药，1989，11）

（3）陈耀华等用乳痛贴治疗乳腺增生症 214 例：药用当归 200 g，白芥子 180 g，山慈姑 160 g，生川乌、细辛各 100 g，白芷 80 g，马钱子 60 g。用香油炸枯后去渣，再加樟脑 40 g，黄丹适量，收膏。洗净患处后，在合适大小的布料或柔韧的纸上涂药膏，0.2～0.3 cm 厚，贴敷患处，隔 3 日换药 1 次。10 日为 1 疗程。治疗 3～6 疗程后，近期临床治愈 126 例（占 58.9%），有效 74 例（占 34.6%），无效 14 例（占 6.5%）。（陕西中医，1993，10）

（4）杜玉堂等用中药乳罩治疗乳腺增生症 413 例：药用全蝎、地龙、檀香、玫瑰花等药碾成细末，装入小布袋，并分别置于乳罩中的各小口袋内，使戴上乳罩后，各小药袋正好对准肝俞、乳根、阿是等穴的相应位置，连续配戴 1 个月左右。结果临床近期治愈 32 例（占 7.75%），显效 79 例（占 19.13%），有效 269 例（占 65.13%），无效 33 例（占 7.99%）。（中医杂志，1987，7）

（5）何毕力格等用蒙药八味狼毒散外敷治疗乳腺增生症 50 例：药用姜黄、生草乌各 100 g，瑞香、狼毒、酸模、多叶棘豆、黄精、天冬、石菖蒲各 15 g。共研细末，过 100 目筛。取 20 g，用蛋清或陈醋调成糊状，均匀涂纱布上，厚 0.5 cm，敷患处，纱布固定，每日 1 次。9 次为 1 疗程，用 4 个疗程。结果痊愈 40 例，显效 6 例，有效、无效各 2 例。（中国民族医药杂志，1996，4）

3. 针灸疗法：

（1）周海进以灸疗乳腺增生症 52 例：本组在肿块四周及中央选 5 个灸点。配穴为阳陵泉、足三里、肝俞、太冲。先用艾条温和灸 5 个灸点 40 分钟以上，以乳腺根部热感产生、消散为宜。再灸配穴 2～3 个，以热感循经传导或达病所为佳。肿块小于 3 cm 者，直灸其中央。30 日为 1 疗程，疗程间隔 5～7 日。结果痊愈 22 例，显效、好转各 14 例，无效 2 例。（北京中医，1993，3）

（2）袁硕等用微波针灸治疗乳腺增生症 32 例：气滞痰凝型 12 例，气滞血瘀型 20 例，用 DBJ－Ⅰ型微波针灸仪，取穴Ⅰ组乳根、阳陵泉；Ⅱ组膺窗、膻中，两组交替使用。气滞痰凝型加丰隆或足三里；气滞血瘀型加血海或膈俞。每穴 20 分钟，症状减轻后每穴 15 分钟。每日或隔日 1 次，10 次为 1 疗程。结果痊愈 10 例，显效 11 例，有效 8 例，无效 3 例。（上海针灸杂志，1987，2）

（3）刘丽军等用电针治疗乳腺增生症 30 例：主穴：屋翳、膻中、合谷。配穴：肝火盛加太冲；肝肾阴虚及经后加太溪、肾俞；气血不足加足三里、脾俞；月经不调及经前加三阴交。针刺得气后，接 DM701－ⅡA 型电麻仪，连续波，电量以耐受为度，每次 20～30 分钟。经后第 6～8 日、3～15 日、22～27 日为最佳治疗时间。结果痊愈 18 例，显效 8 例，好转 3 例，无效 1 例，总有效率为 96.67%。（中国针灸，1994，6）

（4）郭诚杰等针刺治疗乳腺增生症 500 例：甲组穴，屋翳（双）、膻中、合谷（双）；乙组穴，天宗、肩井、肝俞（均双侧）。肝火盛去合谷，加太冲、侠溪；肝肾阴虚去肝俞，加太溪；

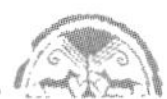

气血双虚去肝俞、合谷，加脾俞、足三里；月经不调加三阴交；胸闷加外关。用30号毫针，屋翳穴针尖呈25°向外斜刺，膻中沿皮下向下平刺，肩井穴向前平刺，天宗穴向外下方斜刺，深度均1.5寸；其他穴位可按统编教材刺法。均要求得气，虚补实泻，留针30分钟，其间行针2～3次。甲乙组穴位交替使用，每日1次。30次为1疗程，疗程间隔3～4日，一般针3～4疗程。结果住院和门诊患者总有效率分别为94.7%和94.6%。（中医杂志，1987，1）

（5）郭英民等用电针治疗乳腺增生症520例：胸组穴，屋翳（针体呈25°向外斜刺）、膻中（向下平刺）、合谷；背组穴，肩井（从后向前）、天宗（向外下方斜刺）、肝俞。肝火配太冲；肝肾阴虚去合谷，配太溪、肾俞；气血两虚配足三里、脾俞；月经不调配三阴交；乳痛甚配乳根。余穴常规针刺。得气后接G6805治疗仪，连续波，电流强度以患者能耐受为度。胸背组穴交替使用，每日1次。10次为1疗程，疗程间隔3日。经期停用。结果痊愈325例（占62.5%），显效102例（占19.6%），有效70例（占13.5%），无效23例（占4.4%），总有效率为95.6%。（针灸临床杂志，1995，10）

（四）经验良方选录

1. 内服方：

（1）丹参、海藻、昆布、夏枯草、生牡蛎各15 g，柴胡、天冬、三棱、莪术、橘叶、橘核、半夏各9 g。随症加减，肿块增大加淫羊藿30 g。肢冷畏寒加鹿角霜12 g。每日1剂，水煎，服两次，10剂为1疗程。主治乳腺增生。

（2）蒲公英30 g，天花粉、知母各20 g，香附、三棱、莪术、皂角刺、炮穿山甲、白及、半夏、川贝母各15 g，乳香10 g。乳头溢液加半枝莲、夏枯草。每日1剂，水煎，服两次，20日为1疗程，经期停服。主治乳腺增生。

（3）蒲公英30 g，金银花20 g，炮穿山甲、茯苓、土贝母各15 g，郁金、佛手、王不留行、牛膝、归尾、半夏、陈皮、青皮各10 g，木通、苦桔梗各6 g。每日1剂，水煎两次，早晚分服。20日为1疗程。主治乳腺增生。

（4）玄参、丹参、生牡蛎各30 g，当归、桃仁、红花各15 g，熟地黄、白芍各10 g，桔梗、浙贝母各9 g，柴胡、枳壳、牛膝、生甘草各6 g。每日1剂，水煎两次，取液混合，早晚分服。主治乳房囊腺增生。

（5）王不留行、丹参各30 g，牡蛎、郁金、瓜蒌、莪术各15 g，白芥子、当归各12 g，柴胡、赤芍、三棱、浙贝母、青皮各9 g。每日1剂，水煎，服两次，每周服5剂为1疗程，每疗程间隔2日。主治乳腺增生。

（6）海藻、山楂、王不留行、鹿角片、补骨脂、菟丝子、淫羊藿各30 g，巴戟天、制香附各12 g，炮穿山甲3 g。每日1剂，水煎，服两次，经前5日起，经期停服4日。3个月经周期为1疗程。主治乳腺增生。

（7）皂角刺60 g，赤芍、香附、茯苓各15 g，当归、川芎、半夏、白术、远志、紫苏叶、桔梗、青皮各10 g，浙贝母、木通、甘草各6 g。每日1剂，水煎两次，早晚分服。20剂为一疗程。主治乳腺增生。

（8）夏枯草、王不留行、郁金、香附各20 g，蒲公英、五灵脂、皂角刺、当归、赤芍、青皮各15 g，柴胡、淫羊藿各10 g。每日1剂，水煎两次，取液混合，早晚分服，10剂为1疗程。主治乳腺增生。

（9）淫羊藿、艾叶各30 g，柴胡、川贝母、川楝子各15 g，天冬12 g。每日1剂，水煎取液，浓缩成3∶1粉剂，装胶囊中，每日3次，每次服3 g，20日为1疗程。经行期停服。主治乳腺增生。

(10) 生牡蛎、丹参各30 g，玄参25 g，当归、桃仁、红花各15 g，熟地黄、白芍各10 g，桔梗、浙贝母各9 g，柴胡、枳壳、牛膝、生甘草各6 g。每日1剂，水煎，服两次。主治乳腺增生。

(11) 蒲公英30 g，当归、熟地黄、山药、山茱萸各20 g，夏枯草15 g，枸杞子、菟丝子、漏芦各12 g，延胡索10 g。每日1剂，水煎，服两次，10剂为1疗程。主治冲任不调型慢性乳腺增生。

(12) 生牡蛎30 g，夏枯草25 g，白花蛇舌草、黄芪各15 g，郁金、香附、白芍、柴胡各12 g，丹参、三棱、莪术各9 g。每日1剂，水煎，服两次，20日为1疗程。主治乳腺增生。

(13) 瓜蒌30 g，当归、赤芍、茯苓、炮穿山甲、三棱、浙贝母、香附各15 g，白术、红花、桃仁、陈皮、青皮各12 g，柴胡10 g，蜈蚣2条。每日1剂，水煎，服两次。主治乳腺增生。

(14) 黄芪20 g，丹参、鹿角霜各15 g，牡蛎、淫羊藿、延胡索、当归、没药各10 g，三棱、莪术各9 g，炮穿山甲3 g。水煎两次，早晚各服100 mL，5剂为1疗程。主治乳腺增生。

(15) 蒲公英、生牡蛎、夏枯草各30 g，天冬、天花粉、海藻、昆布、橘核各15 g，山豆根、炮穿山甲各10 g，甘草3 g。每日1剂，水煎，服两次。1个月为1疗程。主治乳腺增生。

(16) 瓦楞子、瓜蒌、生牡蛎各30 g，当归15 g，柴胡、赤芍、乌药、娑罗子各10 g，生甘草2 g，蜈蚣2条。每日1剂，水煎，餐前分服两次，20剂为1疗程。主治乳腺增生。

(17) 老鹳草、预知子各30 g，柴胡、白芍、茯苓各20 g，黄药子、制香附各15 g，山慈姑、青皮各12 g，全蝎6 g。每日1剂，水煎，服两次。主治肝郁痰凝型慢性乳腺增生。

(18) 白花蛇舌草24 g，当归、蒲公英各30 g，柴胡、天花粉、浙贝母、香附子、炮穿山甲、守宫各15 g，甘草6 g。每日1剂，水煎，服两次，15剂为1疗程。主治乳腺增生。

(19) 鳖甲、夏枯草各30 g，玄参、橘核、益母草、赤芍、白芍各15 g，郁金、陈皮、柴胡各10 g，橘络6 g。每日1剂，水煎两次，早晚分服。主治乳房囊腺增生。

(20) 丹参、赤芍、夏枯草各15 g，柴胡、青皮、姜黄、三棱、莪术、香附、当归、川芎、海藻各10 g。每日1剂，水煎服。主治乳腺小叶增生。

2. 外治方：

炮穿山甲、昆布各30 g，王不留行、赤芍、土贝母、白花蛇舌草各20 g，木鳖子、莪术各18 g，丝瓜络15 g，血竭、乳香、没药各10 g。依法制成膏药，摊布上，贴敷患处。7日换1次。1个月为1疗程，每疗程间隔3日。主治乳腺增生。

第七节　乳腺结核

一、病证概述

乳腺结核，多数为全身播散性结核感染的局部表现，少数为原发性乳房结核。最近国内报道不少，占乳腺良性疾病的1%～2%。多次妊娠与哺乳者发病率略高。当全身健康状况或免疫功能低下时，如严重的营养不良、外伤等，均易导致结核菌的感染。结核菌感染的来源为：①全身性播散性结核，如肺粟粒性结核经血液运输播散而发生乳腺结核。②由纵隔、锁骨上下淋巴结、腋窝淋巴结等结核感染，逆行侵及乳房。邻近组织、器官结核感染的直接蔓延，如肋骨、胸壁结核等。直接感染，可自乳房皮肤伤口及扩张的乳腺导管开口处直接感染。5%的病例可合并乳腺癌。其感染途径有原发和继发之分。原发性乳腺结核极为少见，临床多为继发性。

二、妙法绝招解析

（一）阴虚火旺，痰瘀互结（郦红英医案）

1. 病历摘要：强某，32岁。3个月前无意中发现乳房有两枚肿块，无疼痛，无明显增大，但伴有疲乏无力，午后潮热颧红，夜寐盗汗，纳差。症见面色苍白，形体消瘦，脉细数，舌质红，苔薄。双乳外形无异常，右乳外上象限边缘可扪及一肿块，约1 cm×0.8 cm大小，外下象限边缘也可扪及一肿块，约1.8 cm×1.5 cm大小，两肿块均质地较硬，表面光滑，可移动，无触压痛，腋窝下淋巴结未触及，左乳正常。在局麻下行右乳肿块切除，术中可见少量干酪样物质，并完整摘除两肿块进行病检，结果提示乳腺结核。故予以四联抗结核药口服并配合中医辨证治疗。

证属阴虚火旺，痰瘀互结。治宜滋阴降火，软坚散结。药用山药、猫爪草各15 g，夏枯草、全瓜蒌各12 g，生甘草、柴胡各6 g。每日1剂，水煎服。服两个月后，疲乏无力，午后潮热、颧红、盗汗等症状消失，纳食和体重均增加。复查血沉8 mm/h；PPD试验阴性。故继续采用两联抗结核和中成药内服治疗4个月，以巩固疗效。（湖南中医杂志，2002，5）

2. 妙法绝招解析：乳腺结核，多见于发展中国家，好发于20～40岁妇女，罕见于男性、老年及青春期前的女性。本病尽管少见，但随着旅游业的发展和频繁的移民活动，已成为患病率正在增高的疾病之一。临床上一般分为原发性和继发性两类。而原发性乳腺结核是由于病原菌直接由血液循环进入乳房所致，但其原发病灶一般愈合而未留痕迹，或者原发病灶很小，所以临床上往往无明确位置。本例患者就属此类。继发性乳腺结核大多是由胸壁结核（主要是肋骨结核）直接延及乳房所致，也可由结核性脓胸或肺门淋巴结结核溃破后经肋间肌侵入乳房所致。对此种疾病，应采取手术切除与抗结核药物相结合的治疗方法，而手术的主要目的在于做病理检查，明确认断，以免误诊误治。

（二）肝郁痰凝，郁久化热（欧阳恒医案）

1. 病历摘要：王某，30岁。左乳房内有多个结块多年，质硬而颇光滑，周围皮肤与肿块粘连，有两处破溃瘢痕，疼痛。全身倦怠无力，食欲不振，经前双乳房胀痛，苔薄白，脉弦细滑。诊断为乳腺结核。

证属肝郁痰凝，郁久化热。治宜理气解郁，化痰软坚。方选逍遥瓜贝散加减。药用瓜蒌18 g，牡蛎15 g，当归12 g，赤芍、柴胡、茯苓、香附、木香、浙贝母、焦白术、神曲各10 g，甘草6 g。每日1剂，水煎服。服12剂后，乳房结核疼痛消失，质软，精神好转，上方加鳖甲30 g，百部、猫爪草各10 g。服15剂后，乳房肿块基本消失，达临床治愈。（《欧阳恒临床经验集》，人民卫生出版社，2008）

2. 妙法绝招解析：乳腺结核，为结核杆菌感染引起慢性化脓性疾病。临床较少见，但缠绵难愈，本病多因素体阴虚，肝郁气滞，脾失健运，痰浊内生，胃经挟痰浊上逆乳络，郁久化热，成脓溃腐、穿破成漏，脓汁清稀，挟杂败絮，长期流脓而耗损气血，迁延难愈。本病应配合西药抗结核药物，中西药结合治疗，相得益彰，缩短治疗时间，提高疗效，促使早日获愈。

三、文献选录

乳腺结核的感染途径有原发和继发之分。原发性乳腺结核极为少见，临床多为继发性。感染途径有三：①血行感染。原发病灶多在肺、淋巴结等处。②乳房邻近组织器官，如肋骨、胸骨、

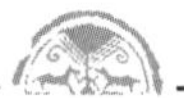

胸膜、胸腔脏器、肩关节等处的结核灶直接蔓延侵及乳腺。③来自淋巴系统感染。乳腺的淋巴系统可至腋下、颈部、胸骨区、锁骨上、锁骨下、纵隔等处，当其淋巴系统的淋巴结感染结核菌而受累后，淋巴液输出不畅，淋巴结的输入管变为输出管，含结核菌的淋巴液通过淋巴系统逆行播散至乳房。当全身健康状况或免疫功能低下时，如严重的营养不良、外伤等，均易导致结核菌的感染。结核菌感染的来源为全身性播散性结核，如肺粟粒性结核经血运播散而发生乳腺结核。由纵隔、锁骨上下淋巴结、腋窝淋巴结等结核感染，逆行侵及乳房。邻近组织、器官结核感染的直接蔓延，如肋骨、胸壁结核等。直接感染，可自乳房皮肤伤口及扩张的乳腺导管开口处直接感染。

（一）乳腺结核诊断和鉴别诊断

1. 乳腺结核的患者大多都是青年人，比乳癌的发病年龄要早 10～20 年。疾病也是慢慢地发展起来的。开始是乳房出现硬块，稍有点痛，手触上去也觉得稍有疼痛，并不发红。以后硬块中央发生坏死液化（变成稀的豆腐渣样），此时皮肤便和肿块粘连在一起，并变成紫红色，最后破溃流脓。由于淋巴结内结核病变和乳癌类似，所以有时可能误诊为乳癌。结核病变范围可大可小，小的只侵犯乳房的一部分，乳房外形没有多大改变。大的可破坏整个乳房，在乳房上破溃后形成多年也长不好的溃疡。

2. 凡中、青年女性出现乳房肿块，反复感染或脓肿形成，有自行溃破或经久不愈的窦道或伴有全身性毒血症表现，如低热、体重下降、乏力等，均应考虑有乳腺结核的可能。但文献报道正确诊断率很低，约 70%病例被误诊为乳腺癌，甚至有个别患者遭受了乳房根治术及化疗之苦。造成误诊的原因有：结节型乳腺结核，临床表现极像乳腺癌。发病年龄虽有差别，但临床表现多样，缺乏特异性。首先应予以鉴别的是乳腺癌，后者发病年龄较大，乳房肿块较硬，边界不清，乳头内陷及皮肤“橘皮样”改变多见。但仍需借助以下手段进行鉴别：

B超提示乳腺癌患者的肿块很少有中央液化的表现。细针穿刺及细胞学检查可以排除乳腺癌，部分病例可由此抽得脓液。此外还可以做脓液结核菌涂片及接种，也可做结核菌培养有助诊断。X线检查提示多数病例可发现身体他处的结核病灶，如肺结核等。乳房摄片可见边界欠清肿块伴有片状钙化，与乳腺癌的沙粒状钙化不同。病理检查是最可靠的诊断手段。术中应做冰冻切片检查，以避免患者遭受不必要的根治术。浆细胞性乳腺炎的表现也常与乳腺结核相混淆。主要依靠溃疡边缘的病理检查、窦道分泌物寻找抗酸杆菌及结核菌培养。

（二）经验良方选录

1. 陈皮、白芍、川芎、当归、生地黄、半夏、香附各 12 g，青皮、远志、茯神、贝母、紫苏叶、桔梗各 9 g，甘草、山栀子、木通各 6 g。每日 1 剂，用水 400 mL，加生姜 3 片，煎至 300 mL，空腹服。有行气活血，化痰软坚之功。主治乳腺结核早期。临床运用时常加黄芩、百部、瓜蒌等

2. 生黄芪 24 g，熟地黄 18 g，天花粉、党参、当归、茯苓、赤芍、白及各 15 g，白芷、白术各 12 g，川芎 10 g，甘草 3 g。每日 1 剂，水煎内服。主治乳腺结核溃后日久不愈，阴伤胃弱者。

3. 生黄芪 24 g，玄参、郁金、夏枯草各 20 g，瓜蒌壳 18 g，鳖甲、当归、赤芍各 15 g，柴胡、香附各 10 g，全蝎（后下）、甘草各 3 g。每日 1 剂，水煎内服。主治乳腺结核日久未化脓者。

4. 鹿角霜 25 g，夏枯草，茯苓、丹参各 20 g，路路通、王不留行、白术、白芍、当归、柴胡、薄荷、生姜各 15 g，甘草 10 g。每日 1 剂，水煎，服两次，经期停服。主治乳腺结核。

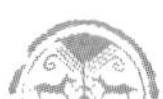

5. 云茯苓 18 g，生地黄、黄芪各15 g，夏枯草、浙贝母、党参、皂角刺各12 g，丹参、穿山甲、柴胡、法半夏、青蒿各10 g，地骨皮9 g，陈皮6 g。每日 1 剂，水煎服。主治乳腺结核。

6. 鹿角霜25 g，丹参、白术、夏枯草各20 g，柴胡、路路通、王不留行各15 g，白芍、川楝子、牡丹皮、生姜各10 g。每日 1 剂，水煎，服两次，15 剂为 1 疗程。主治乳腺结核。

7. 瓜蒌壳 18 g，当归12 g，柴胡、香附、胆南星、连翘各10 g，浙贝母（冲服）、乳香、没药各6 g，甘草3 g。每日 1 剂，水煎内服。主治乳腺结核初起，证轻形体实者。

8. 牡蛎24 g，夏枯草20 g，瓜蒌壳 18 g，丝瓜络、赤芍、白及、玄参各15 g，陈皮12 g，全蝎（研末冲服）、甘草各3 g。每日 1 剂，水煎内服。主治乳腺结核初起。

9. 当归、生甘草各15 g，没药、乳香各6 g，大瓜蒌（去皮，焙为末）1 个。上药共研粗末，每次15 g，醇酒 300 mL，煎至 100 mL，去渣，食后服。主治乳腺结核。

10. 海藻、昆布、醋煮小麦各 200 g，龙胆、浙贝母各 150 g，陈皮 100 g，炮穿山甲 70 g，蜂蜜 900 g。药研细末，炼蜜为丸，每服10 g，每日 3 次。主治乳腺结核。

11. 生黄芪、玄参、黄药子各15 g，当归、白术、白芷、炒皂角刺、白芥子、白芍各12 g。每日 1 剂，水煎服。局部硬结者，加夏枯草、丝瓜络。主治乳腺结核。

12. 全蝎 160 g，瓜蒌 25 个。瓜蒌切开口，将全蝎分装其中，放火焙存性，研为细末，每服3 g。每日 3 次，温开水下。1 个月为 1 疗程。主治乳腺结核。

13. 参三七、血竭、炙蜈蚣、炙地鳖虫、炙全蝎各等份。上药研末，装胶囊。每次服1.5 g，1 日 2 次。主治乳腺结核早期。

第八节　乳　漏

一、病证概述

乳漏，中医病名。是以疮口脓水淋漓，久不收口而成管道为主要临床表现的乳房部的漏管。本病是乳房感染性疾病的后遗症。常发生于乳房和乳晕两个部位，以前者多见，预后较好；后者常见于未婚妇女，病程较长。本病一年四季均可发生。西医病名则称为乳房瘘管和窦道。本病若能早期诊断、早期治疗，一般预后良好，但也有反复发作，难以痊愈。由于乳痈、乳发失治，脓出不畅；或切开不当，损伤乳络，乳汁从疮口溢出，以致长期流脓、溢乳；或因乳痨溃后，身体虚弱，日久不愈，形成乳房部漏管。由于乳头内缩凹陷，感染毒邪，或粉瘤化脓，疮口久不愈合而形成乳晕部漏管。

二、妙法绝招解析

（一）气血双虚，毒邪内蕴（欧阳恒医案）

1. 病历摘要：冯某，28 岁。产后 20 日，患乳腺炎，初用青霉素、链霉素无效，改服中医瓜蒌牛蒡汤治疗，仍未取效。40 日后脓成，手术切开排脓。术后患者高热不退（体温 39 ℃左右），伤口旁有结块，色红，皮薄光亮，3 日后第 2 次手术，术后从刀口流乳不止，久不愈合，乳瘘形成。左乳外下象限，伤口灰暗不泽，无红热痛之势，伤口周围硬结，脓液稀少，乳流不止，右乳外上象限也有结块，全身虽弱，尚可支持，但见面黄肌瘦，精神欠佳，脉细弱，舌苔薄白。诊断为乳漏。

证属气血双虚，毒邪内蕴。治宜补益气血，提摄乳汁。药用黄芪、麦芽、焦山楂各30 g，熟

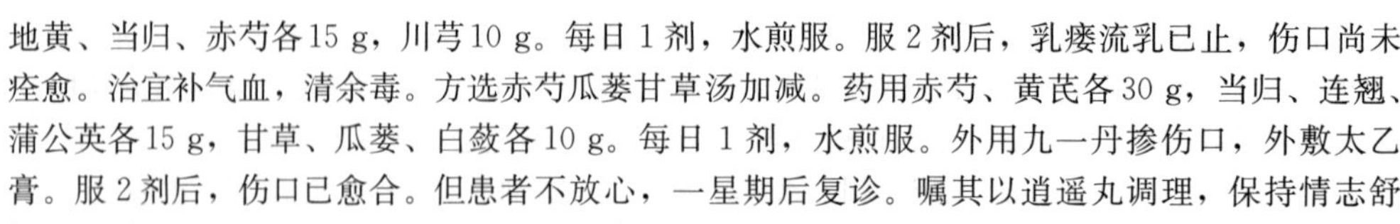

地黄、当归、赤芍各15 g，川芎10 g。每日1剂，水煎服。服2剂后，乳瘘流乳已止，伤口尚未痊愈。治宜补气血，清余毒。方选赤芍瓜蒌甘草汤加减。药用赤芍、黄芪各30 g，当归、连翘、蒲公英各15 g，甘草、瓜蒌、白蔹各10 g。每日1剂，水煎服。外用九一丹掺伤口，外敷太乙膏。服2剂后，伤口已愈合。但患者不放心，一星期后复诊。嘱其以逍遥丸调理，保持情志舒畅。(《欧阳恒临床经验集》，人民卫生出版社，2008)

2. 妙法绝招解析：乳漏是指乳痈及乳晕炎破溃或切开后，伤口长期不愈合，浸及乳管，乳汁从伤口流出，形成瘘管，称为"乳漏"或"乳瘘"。由于乳房感染未能及时控制，或产后气血亏损，耗阴伤血，正气渐衰，毒邪内蕴，伤及乳络，造成伤口难以愈合，长期流脓溢乳，形成瘘管，迁延难愈。

(二) 气血亏虚，乳络受损 (何任医案)

1. 病历摘要：俞某，31岁。半年前发现乳漏，服药10余剂未见显效，肢酸软。略形寒，心悸、烦躁、嗜睡，乳部有块如指，自感疑虑丛生，脉无力。诊断为乳漏。

证属气血亏虚，乳络受损。宜补益气血，散结敛漏。药用麦芽30 g，党参、白术、预知子各12 g，制半夏、五味子、海螵蛸、制香附各9 g，干姜、甘草、陈皮各6 g，肉桂（分两次冲）4.5 g。每日1剂，水煎服。服6剂后，乳溢已解，乳有块如指，心悸烦，面潮红，嗜睡疲乏。改用麦芽30 g，蒲公英15 g，党参、逍遥散（包煎）各12 g，五味子、白术、制香附、预知子、郁金各9 g，姜半夏、干姜、炙甘草、陈皮各6 g。服7剂后，症状基本消失。再以前方加减。药用麦芽30 g，蒲公英24 g，党参、逍遥散（包煎）各12 g，北沙参、五味子、制香附、玄参、预知子各9 g，姜半夏、干姜、陈皮各6 g，肉桂（另包冲）3 g。再服7剂善后。(《何任医案选》，浙江科学技术出版社，1981)

2. 妙法绝招解析：乳汁外溢，多见于妊娠期，本例则见于哺乳停后的两年。乳汁不收，时时流漏，脉症俱呈虚象，照理可用参桂养荣汤，但乳部有块如脂状，虚中有滞，故加麦芽、香附、预知子以疏化，又加逍遥散、郁金以散郁结，这是常治法之外的变治法。所谓："方随病为转移，药随症为出入"，都是指这类证型而言。服药半个月，疗效已见，说明方剂的配伍对症而精确。

(三) 郁怒伤肝，肝风上扰 (马鸿汉医案)

1. 病历摘要：严某，50岁。十多年前因子宫肌瘤切除子宫。半年前起患高血压病，时常头昏心慌，睡眠欠佳。3个月前，发现右乳头有黄水流出，有时为深红色血水，以手指压乳房则黄水、血水更多。但乳头及乳房外观均无红肿，亦不剧痛。诊查时摸不到肿块及小结核。脉双侧俱弦，舌苔微黄腻。

证属郁怒伤肝，肝风上扰。治宜疏肝熄风、和络清热。药用夏枯草、蒲公英各30 g，连翘、黄芩各15 g，桑叶、杭菊、牡丹皮、赤芍、白芍、艾叶、橘叶、青皮各10 g，侧柏叶适量。每日1剂，水煎服。服4剂后，血压下降（130/80 mmHg），头昏较轻，右乳头流黄水、血水减少。原方去牡丹皮，加王不留行10 g。服3剂后，右乳头流黄水、血水已基本停止，但用手挤压乳房时仍有黄水、血水流出，有时乳房有不适感。除仍服原方药外，外用野菊花60 g，煎汤热敷右乳部，每日3次。右乳头已无黄、血水流出；用手指挤压乳房，仅有少许黄水排出。因前方已见效，不需改弦易辙，仍守原法，坚持每日服药，半个月后，右乳头流水完全消除，即手指用力挤压乳房亦无点滴黄水流出。乳房亦无不适感，血压正常，即停止用药。(《中国现代名中医医案精华》第1集，北京出版社，2002)

2. 妙法绝招解析：乳头流黄水、血水，系乳腺导管疾病或为乳腺导管乳头状瘤的症状，乳

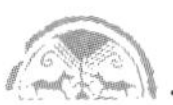

头状瘤有的很小，不易查出，有的会转变为乳部恶性疾病。尤其是流血水者，要警惕乳腺癌的发生，根据患者的情绪、症状、脉象，按中医辨证，应属肝郁化火、郁火夹湿浊流窜于足厥阴、阳明经络，络伤，故乳头流出血水。方用夏枯草、侧柏叶以疏肝解郁，而青皮、橘叶既能疏利肝气，又为乳疾要药。连翘、蒲公英、黄芩泻肝经之火，化阳明之湿。白芍、桑叶、菊花平肝熄风。牡丹皮、赤芍、艾叶和血通络。王不留行善于通乳脉。诸药合用，故获病愈。

（四）气血亏虚，乳络受损（匡继林医案）

1. 病历摘要：陈某，26岁。系初产哺乳13个月。因患左侧急性乳腺炎化脓，手术后换药2个月余，疮口仍有脓性分泌物。胃口差，大便溏泻。现左侧乳房外方见有2 cm×2 cm大小疮口，脓性分泌物稀薄而多。经清创消毒后，用探针查得从疮口向上方有9 cm深窦道一处，向乳头方向，又有3 cm窦道一处，并伴有明显的肿块，但压痛不甚。舌胖，边伴齿痕，苔薄白。诊断为乳漏。

证属气血亏虚，乳络受损。治宜补益气血，扶正排脓。方选生芪扶正汤加减。药用蒲公英30 g，生黄芪、当归、平地木、党参、羊乳根各15 g，炒苍术、炒白术各12 g，川芎、陈皮、炙甘草各6 g。每日1剂，水煎服。并按常规消毒疮口及疮缘，外用红升丹药线条。顺窦道方向插入，隔日1换。服5剂后，全身症状明显改善，窦口脓性分泌物显著减少。即改用九一丹药粉掺敷疮口，继续换药3次，疮口收敛而愈。（本书主编，待刊）

2. 妙法绝招解析：此为急性乳腺炎术后窦道。红升丹为中医外科拔毒提脓、祛腐生新的主要药物，它的主要成分为氧化汞（含汞量约92%），因此具有强烈的解毒制菌和腐蚀作用。而窦道的治疗，首先要祛腐蚀管。临床上应用红升丹药线条治疗乳房窦道亦即取其“以毒祛腐，腐以蚀管”之性。必要时根据病情配合内治法，以扶正排脓，其效尤佳。

三、文献选录

乳漏是因毒邪未尽、气血两虚导致乳房部的漏管，以疮口脓水淋漓，久不收口而成管道为主要临床表现。多发生于20～40岁妇女。根据本病的临床表现及特点，与西医病名乳房瘘管和窦道基本相同。由于乳痈、乳发失治，脓出不畅；或切开不当，损伤乳络，乳汁从疮口溢出，以致长期流脓、溢乳；或因乳痨溃后，身体虚弱，日久不愈，形成乳房部漏管。由于乳头内缩凹陷，感染毒邪，或粉瘤化脓，疮口久不愈合而形成乳晕部漏管。本病应以清热解毒为治疗原则。若溃后阴虚，宜养阴清热；若气血两虚，宜调补气血、养阴清热。

（一）乳漏的诊断依据

1. 乳房部漏管发病前有乳痈、乳发、乳痨病史，疮口经久不愈，常流出乳汁或脓血，疮面肉芽不鲜，周围皮肤潮湿浸淫。乳痨溃破成瘘者，疮口多凹陷，周围皮肤紫暗，脓水清稀或夹有败絮样物质。

2. 乳晕部漏管多发于非哺乳期的20～40岁的妇女，亦可偶见于男子，常伴有乳头内缩，并在乳头旁（乳晕部）有黄豆大小结块，质软不坚，不痛不痒，不易发现。发作时结块增大，疼痛，色红，7～10日成脓，夹有豆渣状灰白色粉质，往往不收口，或愈后在乳窍中仍有粉质外溢，反复发作，难以痊愈。

（二）辨证论治选录

临床常见的有毒邪未尽、气血两虚两个证型：①毒邪未尽证。乳房或乳晕部漏管，脓出不畅，疮口经久不愈，常流乳汁或脓血，疮周皮色紫暗；可伴潮热盗汗；舌质红，脉细数。治宜清热解毒。方选五味消毒饮加减。药用金银花、野菊花、蒲公英、紫花地丁、紫背天葵子、重楼、连翘等。②气血两虚证。创面肉芽不鲜，时流脓血乳汁，久不收口；伴有纳食不佳，体倦乏力，少气懒言；舌质淡苔薄白，脉沉细。治宜调补气血，养阴清热。方选托里消毒饮加减。药用人参、黄芪、当归、川芎、芍药、白术、茯苓、金银花、白芷、甘草等。

（三）常用外治三法

1. 敷贴法适用于乳房部漏。先用提脓祛腐药，如八二丹或七三丹药捻，外敷红油膏，脓尽改用生肌散、生肌玉红膏，均用厚棉垫加压。无效时改用扩创。

2. 手术疗法适用于浅层皮下漏，亦可用于乳晕部漏。先把球头细银质探针制成弯形，自乳晕部外口探入，由乳头穿出。探查时动作轻柔，以免造成假道，然后沿探针将漏管（包括乳头）全部切开，修剪切口两侧创缘，使其略呈蝶状，并检查漏管有无分支，如有则需一并切开，术后用八二丹纱条填塞伤口，外敷红油膏。若手术时乳晕部外口已成假性愈合，可在该处作一小切口，再用探针从切口探入从乳头穿出，挤压乳晕部可挤出灰白色脂状物，自乳孔排出，再以探针从该孔探入，从乳晕部假性愈合处穿出，然后按前述方法切开漏管。术后用七三丹油纱条填塞伤口，肉芽新鲜后改用生肌药物。

3. 挂线疗法适用于乳晕部乳漏（具体操作参照总论外治法中“挂线法”）。但乳晕部漏管，其管道通向乳窍，须将球头探针弄成弯形，方能自溃疡口探入，由乳窍穿出。

（四）经验良方选录

1. 内服方：

（1）熟地黄、焦白术、淫羊藿、枸杞子、巴戟天各15 g，炒麦芽30 g，牛膝、皂角刺各12 g，川贝母、桃仁各9 g，川芎6 g。随症加减：腰痛足跟痛加杜仲、川续断、骨碎补。口干咽燥加麦冬、知母。五心烦热加知母、生地黄，去熟地黄。有经前征兆加红花、益母草。每日1剂，水煎，服两次，20日为1疗程。主治精神药物性溢乳闭经综合征。

（2）墨旱莲15 g，当归12 g，柴胡、白芍、炒白术、茯苓、生山栀各9 g。随症加减，乳腺囊性增生加菟丝子、淫羊藿、锁阳各12 g。大导管乳头瘤加白花蛇舌草30 g，黄药子（肝病患者禁用）12 g，急性子9 g。溢乳色淡红加薏苡仁15 g，泽泻9 g。每日1剂，水煎两次，取液混合，早晚分服，15剂为1疗程。主治单纯性溢乳症。

（3）牡蛎（包煎）20 g，黄芪、莲子肉各15 g，人参、当归、五味子、白术各10 g，陈皮6 g，炙甘草5 g，升麻、柴胡各3 g。每日1剂，水煎，服两次，或作丸剂，每服10 g，每日3次。主治单纯性溢乳症。

（4）熟地黄、山药、黄芪各30 g，党参、菟丝子、女贞子各20 g，白芍、五味子各15 g，山茱萸10 g，炙甘草9 g，远志5 g。每日1剂，水煎，服两次。主治产后失血过多所致溢乳。

（5）黄芪60 g，当归、茯苓各12 g，白芍、白术各10 g，柴胡、酸枣仁各6 g，炙甘草5 g，薄荷4 g。每日1剂，水煎两次，取液混合，早晚分服。主治乳头漏管所致溢乳。

（6）生地黄、黄芪各20 g，当归、炮穿山甲、王不留行各10 g，木通6 g，青皮3 g。每日1剂，水煎两次，取液混合，早晚分服，1周为1疗程。主治乳房漏管所致溢乳。

（7）白芍、生地黄、当归、牡丹皮、山栀子、茯苓、川楝子各10 g，佛手、玳玳花各7 g，柴胡、薄荷各6 g。每日1剂，水煎两次，取液混合。早晚分服。主治漏管溢乳。

（8）牡蛎（后下）30 g，当归、白术、生地黄、茯苓、炒山栀各10 g，牡丹皮8 g，郁金、醋柴胡各6 g，炙甘草5 g。每日1剂。水煎，服两次。主治肝郁型溢乳症。

（9）生麦芽、山楂各180 g。药研细末，混匀，每日3次，每次15 g，温开水冲服。15日为1疗程。主治单纯性溢乳症。

（10）生麦芽 200 g。每日 1 剂，水煎，服两次，1 个月为 1 疗程。主治单纯性溢乳症。

2. 外用方：

（1）生石膏 30 g，香油 15 g，冰片 5 g。将石膏、冰片研制成极细粉，香油熬沸离火，搅拌兑入石膏粉冷却至 50 ℃，缓缓筛入冰片末，搅拌冷却成膏，外用，每日 2 次，用少许涂敷患处。主治乳漏。

（2）蜂蜜 3 份，硼砂 2 份。将硼砂研细，与蜂蜜调匀，隔水蒸 15～20 分钟。用时先以清洁淡盐水洗净患处，再涂以本药。有清热解毒、润疮生肌之功。主治乳漏。每次喂奶前将所搽药糊洗净。

（3）玄明粉、硼砂、辰砂、冰片各 10 g，蜂蜜 30 mL。药研极细末，加蜂蜜调和，用棉签蘸药涂擦患处，上盖纱布，每日擦 3 次，哺乳时将药抹去。主治乳漏。

（4）五味子、五倍子各等份，冰片少许，香油（生）适量。将五倍子、五味子研细，入冰片及生香油拌和如糊状，外敷于乳头患处。主治乳漏。

（5）白芷 15 g，蒲公英、苦参、硼砂、生甘草各 9 g。加水浓煎，用棉荟蘸药液温洗患处 15～20 分钟，每日 1 剂，洗两次。主治乳漏。

（6）猪油 30 g，白及 10 g。药研细末，加猪油调成膏状，每取适量涂敷患处，有渗液，流血者可干撒药末，每日 4 次。主治乳漏。

（7）荸荠 5 枚，冰片 0.3 g。将荸荠捣烂，用纱布挤汁，汁内放入冰片，调匀。涂擦患处，每日 1～2 次。主治乳漏。

（8）硼砂、雄黄各 60 g，冰片、青黛各少许。共研细末，用香油调如糊状，或用凡士林 7～8 g 调匀外搽。主治乳漏。

（9）生大黄 30 g，香油适量。将生大黄研末，与香油混合调成糊状，涂患处，每日 5 次。主治乳漏。

第九节　乳头皲裂

一、病证概述

乳头皲裂是哺乳期常见病之一。轻者仅乳头表面出现裂口，重者局部渗液渗血，日久不愈反复发作易形成小溃疡，处理不当又极易引起乳痈。特别是哺乳时往往有撕心裂肺的疼痛感觉，令患者坐卧不安，极为痛苦。发生这种情况的主要原因可能是婴儿在吸乳时咬伤乳头，或是其他损伤而引起。乳头皲裂后，当婴儿吮吸时，会觉得乳头发生锐痛，会出血、渗出，并结黄痂。检查乳头，其表面存有的小裂口或溃疡即为乳头皲裂。可为一处或多处，深浅不一，乳头的裂开处可呈环形或垂直形。皲裂处多有触痛，其内可见淡黄色浆液或血性液体渗出，乳头周围沟内常可发现糜烂。

二、妙法绝招解析

肝郁化火，乳络受损（吴恒亚医案）

1. 病历摘要：赵某，26 岁。患者生产第 1 胎已半个月，因缺乳，每至哺乳时，小儿均强力吮吸，5 日前，左乳头开始干燥出血，呈开裂样疼痛，尤以哺乳时，疼痛难忍似刀割，形体消瘦，面色萎黄，左乳头内缩，乳头皮肤破裂 3 处，其中一裂口延至乳晕，裂口上结有脂痂等。伴头昏乏力，饮食欠佳，便结溲赤，脉细弦数，舌苔黄腻。诊断为乳头皲裂。

证属肝郁化火，乳络受损。治宜清肝利湿，补益气血。方选龙胆泻肝汤加减。药用黄芪、党参、生白术各15 g，茯苓、生地黄各12 g，当归10 g，龙胆、黄芩、栀子、泽泻、甘草各6 g。每日 1 剂，水煎服。外用黄连膏涂敷，保持药物湿润。服 5 剂后，左乳头裂痛锐减，裂口明显缩小，饮食增进、夜卧安宁、大便通畅，原方加枸杞子10 g，阿胶6 g，再进 5 剂，外治涂药改为蛋黄油掺生肌散，每日 3～4 次。药毕，患者欣告痊愈。（《中医外科学教学病案精选》，湖南科学技术出版社，2000）

2. 妙法绝招解析：本案例乳头燥裂、出血、结脂痂，伴便结溲赤等，为湿热素盛，外溢乳头皮肤，加之初产妇女乳汁不足，乳头内缩，强力吮吸，而乳头皮肤柔嫩，以致发生皲裂。因乳头局部皮肤开裂延及乳晕，产生出血、流滋、结脂痂，而无红肿及脓性分泌物、丘疹、瘙痒等。故确诊为单纯性乳头破裂是无疑的。由于本病为湿热外溢乳头肌肤、小儿强力吮吸损伤等所致，因而内治以清热利湿为主，外治以清热燥湿、润肤生肌为法，故能邪祛生新、乳头裂口修复甚捷。

三、文献选录

乳头表面有大小不等的裂口和溃疡，或皮肤糜烂。有时沿着乳头基部发生裂痕很深的环状裂口，使乳头几乎从乳晕上脱落下来，哺乳时，痛不可忍，宛如刀割。裂口中分泌物干燥则结成黄色痂皮，故发生干燥性疼痛。严重时乳头可部分断裂，垂直的皲裂能使乳头分成两瓣。致病菌可由乳头皲裂处进入乳房组织内，引起急性乳腺炎等乳房疾患。因此，预防皲裂的发生是至关重要的。病变早期，婴儿含吮时，乳头部出现刀割样疼痛，随后乳头出现渗血，或有淡黄色稀薄的液体渗出，渗液干燥后在乳头表面形成结痂。如继续让婴儿吸吮，乳头表面即出现小裂口或溃疡。此时乳头红肿，哺乳时有剧烈疼痛，结痂亦可浸软，擦损而脱落，裂口随之变大。哺乳期女性乳头表面发生小裂口和溃疡，哺乳时剧痛即可确诊。

（一）治疗乳头皲裂的注意事项

1. 在哺乳后挤出少量乳汁涂在乳头和乳晕上，短暂暴露和干燥乳头，靠近窗户照射阳光最好。由于乳汁具有抑菌作用，且含有丰富蛋白质，有利于乳头皮肤的愈合。哺乳后，也可在乳头上涂薄层水状的羊毛脂，它对婴儿无害，哺乳前不必擦掉。

2. 哺乳时应先在疼痛较轻的一侧乳房开始，以减轻对另一侧乳房的吸吮力，并让乳头和一部分乳晕含吮在婴儿口内，以防乳头皮肤皲裂加剧。

3. 如果乳头疼痛剧烈或乳房肿胀，婴儿不能很好地吸吮乳头，可暂时停止哺乳 24 小时，但应将乳汁挤出，用小杯或小匙喂养婴儿。

4. 哺乳后穿戴宽松内衣和胸罩，并放正乳头罩，有利于空气流通和皮损的愈合。

5. 交替改变哺乳时的抱婴位置，以便吸吮力分散在乳头和乳晕四周。

6. 勤哺乳，以利于乳汁排空，乳晕变软，利于婴儿吸吮。

（二）乳头皲裂预防

1. 每次喂奶时间以不超过 20 分钟为好，如果乳头无限制地被浸泡在婴儿口腔中易扭伤乳头皮肤，而且婴儿口腔中也会有细菌，可通过破损的皮肤致乳房感染。喂奶完毕一定要待婴儿口腔放松乳头后，才将乳头轻轻拉出，硬拉乳头易致乳头皮肤破损。

2. 哺乳时应尽量让婴儿吸吮大部分乳晕，因为乳晕下面是乳汁集中之处。当吸吮时如压力似地将乳汁吸出，婴儿吃奶省力，也达到了保护乳头的作用，是预防乳头皲裂最有效的方法。

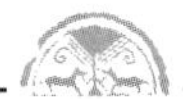

（三）临床报道选录

1. 牛忻群用白金汤治疗乳头皲裂 34 例：药用白及、白矾各 30 g，金银花 20 g。水煎 3 次，浓缩至 100 mL，用棉球蘸药液涂患处，每日约 10 次。尽量减少哺乳次数，必要时用吸乳器吸乳。10 日为 1 疗程。治疗 2 个疗程，结果治愈 27 例，有效 3 例，无效 4 例，总有效率 88.24%。(云南中医学院学报，1995，3)

2. 李生安用乳风散治疗乳头皲裂 35 例：药用制乳香、煨乌梅、制马勃各 15 g，浙贝母 12 g，三七 6 g，蜈蚣 3 条。先将马勃用文火烘干，乌梅烧灰存性，乳香研至极细无声，再将上药共研细面，混合均匀，储于瓶内备用。用时先将患处用生理盐水洗净，再用消毒棉球将药粉扑于患处，每日 1～2 次，每次约用药面 1 g，哺乳妇可增至每日 3 次，并于每次哺乳前将乳头用生理盐水洗净，避免婴儿吸入。加减：如痒甚者加霜茄子 2 g（将霜茄烧灰存性研粉）；如脓液多者可加炉甘石粉 5 g。结果痊愈 33 例（占 94%），显效 2 例（占 6%）。(中医杂志，1980，11)

3. 白昭茂用云南白药治疗乳头皲裂 1 例：某女，40 岁。乳头破裂 7 日，西医用过长效磺胺及红霉素软膏外敷两次未效。症见乳颈部约 1 cm 长的环状裂口，乳头干燥，红肿，触之痛不可忍。用常规消毒法，将云南白药撒于裂口处，敷料 1 次痊愈。(四川中医，1990，7)

（四）经验良方选录

1. 内服方：

(1) 生石膏、金银花、当归各 30 g，连翘 20 g，柴胡、牡丹皮、赤芍各 12 g，天花粉、黄芩、薄荷各 5 g。每日 1 剂，水煎，服两次。主治肝经郁热型乳头皲裂。

(2) 忍冬藤 20 g，败酱草 15 g，野菊花 12 g，蒲公英、紫花地丁各 10 g，赤芍 9 g，甘草 6 g，红花 2 g。每日 1 剂，水煎，服两次。主治乳头皲裂。

2. 外治方：

(1) 公丁香 10～20 颗。将丁香研成细末，过细箩后贮于瓶内备用。用时先以淡盐水洗净患部，拭干后用香油调涂；湿疮则撒上粉剂。每日上药 2～3 次。应注意在哺乳后上药，哺乳时应洗去药物。燥湿止痛，敛疮收口。主治乳头皲裂。凡哺乳期乳头红肿，破溃流水，干裂起疱、脱皮等均可用。丁香之大者，称为母丁香，一般的称公丁香。选用时以取较小者为佳。治疗期间要保持患部清洁，减少哺乳次数，若乳房出现红肿热痛或伴有体温升高者，不宜用此药。

(2) 黑芝麻、白芝麻各 20 g，香油少许。将黑芝麻、白芝麻以文火炒呈黄色，研细，过筛。用时视患处大小，取芝麻粉适量与香油调成糊状，涂于患处。每日 2 次，3 日后见效，1 周痊愈。流血渗液者，先用芝麻粉干撒于创面，待脓水收敛后再涂用。消炎止痛，润肤生肌。主治乳头皲裂、流血、疼痛难忍。

(3) 油菜子 100 g，生大黄末 50 g，冰片 3 g。将油菜子炒熟碾成细粉，与大黄细末、冰片混合均匀，装瓶备用。用时视患处大小，取药粉适量和香油调成糊状，涂敷患处，每日 2～3 次。如流血、渗血者，先用药粉干撒患处，待血水收敛后再涂药糊。主治乳头皲裂。

(4) 鸡蛋若干个。先将鸡蛋煮熟，取蛋黄入锅内干煎，至焦炭状。此期间蛋黄油逐渐浸出，直到蛋黄变黑变硬，去渣将油装入瓶内备用。使用时先清洁患处，然后将油涂于患处，保持干燥，每日 3～4 次。有解毒止痒，生肌敛疮之功。主治乳头皲裂。

(5) 甘草 10 g，鹿角霜 9 g，鸡蛋黄 1 个。前 2 味药研末，过 80 目筛，鸡蛋黄熬油，与药末调成糊状备用。用时先将患处常规处理清洁后涂药，每日 3～4 次，每次涂药后 2～3 小时不予哺乳。有解毒燥湿，收敛生肌之功。主治乳头皲裂性湿疹。

(6) 白及（干品）适量，捣烂研细，过 90～100 目筛装瓶备用。用时取白及粉和猪油（用微

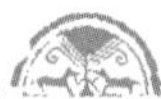

火化开）各适量调成膏状，涂于患处，每日 3～4 次。流血、渗液多者可干撒白及粉，待渗液减少后再涂膏。一般 3～5 日痊愈。主治乳头皲裂。

（7）荷花瓣不拘多少，醋 60～90 g。将荷花瓣放入醋内浸渍半小时即可。用时以盐水洗净乳头，拭干，用荷花瓣涂贴患处。每日换药 3～5 次，5～10 日痊愈。清热解毒，化瘀敛疮。主治乳头皲裂流血、疼痛难忍。

（8）青黛、制乳香各 20 g，煅石膏、煅龙骨、血竭各 15 g，黄连 10 g，冰片 5 g。共研末和匀，创面湿烂者用药粉撒敷，疮面干燥者加香油适量调和，涂敷患处，纱布包扎，每日换两次。主治乳头皲裂。

（9）生石膏 30 g，香油 15 g，冰片 5 g。将石膏、冰片研制成极细粉，香油熬沸离火，搅拌兑入石膏粉冷却至 50 ℃，缓缓筛入冰片末，搅拌冷却成膏，外用，每日 2 次，用少许涂敷患处。主治乳头皲裂。

（10）硼砂 2 份，蜂蜜 3 份。先将硼砂研成细末，再加蜂蜜调匀，放入净锅内蒸 15～20 分钟，然后装入瓶内，密封备用。治疗数例均收良效。而搽药后，每次喂奶前要用温开水洗净为宜。主治乳头皲裂。

（11）黄芪、天花粉、忍冬藤各 15 g，当归、丹参、赤芍、桔梗各 10 g，柴胡、白芷各 8 g，橘叶 6 g，乳香、没药各 5 g。连服本方 3 剂，配合外敷药（白及粉猪油调膏），3 日后皲裂愈合。主治乳头皲裂。

（12）玄明粉、硼砂、辰砂、冰片各 10 g，蜂蜜 30 mL。药研极细末，加蜂蜜调和，用棉签蘸药涂擦患处，盖上纱布，日擦 3 次，哺乳时将药抹去。主治乳头皲裂。

（13）马勃 15 g，浙贝母 12 g，制乳香、乌梅、三七各 6 g，蜈蚣 3 条。药研细末，每取适量撒敷患处，用药 2～5 日，有效率达 100%。主治乳头皲裂。

（14）白芷 15 g，蒲公英、苦参、硼砂、生甘草各 9 g。加水浓煎，用棉签蘸药液温洗患处 15～20 分钟，每日 1 剂，洗两次。主治乳头皲裂。

（15）白及 10 g，猪油 30 g。药研细末，加猪油调成膏状，每取适量涂敷患处，有渗液，流血者可干撒药末，每日 4 次。主治乳头皲裂。

（16）五倍子、五味子各 10 g，冰片 1 g。药研细末，加香油适量，调成糊状，外敷患处，每日两次，哺乳时将药洗去。主治乳头皲裂。

（17）茄子花 100 g。阴干焙焦，研成细末，加香油适量调和，涂敷患处，每日换两次。主治乳头皲裂。

（18）荸荠 6 枚，冰片 1 g。荸荠洗净捣烂，去渣取汁，加入冰片和匀，涂敷患处，每日 3 次。主治乳头皲裂。

第十节　乳房少见病

一、病证概述

本节内容包括乳头湿疹、积乳性囊肿、腋乳、乳房冷痛各 1 例。各自的临床特点从略。

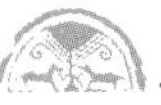

二、妙法绝招解析

(一) 乳头湿疹：肝郁化火，乳络受损（张卓之医案）

1. 病历摘要：吴某，24岁。患者产后乳汁充沛，哺乳吮吸不尽，乳汁自溢浸湿内衣。2周前，乳头、乳晕及周围皮肤，突然发生红肿、丘疹、渗出淡黄色液体，奇痒难忍而强抓，当即在附近医院注射葡萄糖酸钙等药物，病情有所改善，继而乳头开裂疼痛，小儿吸乳喂养时，乳头裂痛犹如刀割。诊时精神疲乏，面容焦虑，口苦咽干，小便短赤，夜卧欠安等。双侧乳头及乳晕多处皮肤皲裂，乳房周围皮肤可见丘疹、糜烂、脂痂等皮损。脉弦数。舌苔黄腻。诊断为乳头湿疹。

证属肝郁化火，乳络受损。治宜清肝泻火、利湿止痛。方选龙胆泻肝汤加减。药用白鲜皮、土茯苓各10 g，生地黄12 g，柴胡、黄芩、栀子、牡丹皮、车前子、地肤子、徐长卿各10 g，龙胆、甘草各6 g。每日1剂，水煎服。外用青黛散油膏涂搽，每日3～4次。服5剂后，乳头裂痛、瘙痒明显减轻，余症均为改善。药中病机，原方续进10剂，15日后追访基本痊愈。(《中医妇科疑难杂病治验集萃》，四川科学技术出版社，1995)

2. 妙法绝招解析：本案病发乳头，属足厥阴肝经所循行部位，乳头、乳晕及其周围皮肤出现红肿、丘疹、糜烂、流滋、结脂痂，乃至发生皲裂，并伴见口苦、咽干、尿赤、脉弦数，均为厥阴肝火不得疏泄，与阳明湿热互结而致。本病的发生，主要是乳汁分泌过多，浸淫乳房皮肤，出现皮肤红肿、丘疹、流滋、结脂痂、糜烂等典型湿疹症状，然后乳头、乳晕因湿烂、结痂、表皮蒸发干燥而发生皮肤皲裂，致使哺乳时小儿强力吮吸牵拉，产生刀割样疼痛。由于本病的发病机制是肝火与湿热互结于乳房皮肤，治疗以内外并重，标本兼顾，内治清肝利湿，泄热止痛，外治润燥生肌，圆机活法，方证合拍，故收效甚捷。

(二) 积乳性囊肿：肝经湿热，乳络阻滞（欧阳恒医案）

1. 病历摘要：唐某，25岁。产后2个月乳汁较多，每次哺乳婴儿吸吮不完，常感憋胀，前两日晨起后，自感胀痛，按时触及包块，饮食、二便均正常。形体略胖，双乳呈袋形，左乳外上触及3 cm×3 cm包块，质略硬，微压痛，按之有波动感，皮肤色泽无异常，身无寒热，舌、脉正常。诊断为积乳性囊肿。

证属肝经湿热，乳络阻滞。治宜疏肝通络，清热利湿。药用薏苡仁30 g，蒲公英20 g，白芍、金银花、路路通各15 g，柴胡10 g，甘草、通草各6 g。每日1剂，水煎服。嘱其每次哺乳后，用吸乳器将乳汁吸净，并每日推按左乳外上2次，每次推按20次。经服中药1剂，自感积乳包块变软缩小，第2日又服1剂，积乳包块已消失。触按左乳外上包块已消失而愈，嘱其回家后，继续按上法推按左乳外上3日，以防复发。(《欧阳恒临床经验集》，人民卫生出版社，2008)

2. 妙法绝招解析：积乳性囊肿，若为2～3 cm，病程在10日内，内服软坚散结中药，有可能消失；若在3 cm以上，一般服中药不易消失，病程在1星期内可行穿刺抽吸；若囊肿较大，病程已久，囊腔增厚，应以手术为宜；若积乳囊肿不大，病程短，或者乳腺管结构发育不良（上粗下细），常有乳汁淤积，在哺乳早期坚持用推按方法，促使腺管扩张、发育，乳汁通畅，不失为一种自我防治的好方法。

(三) 腋乳：肝郁气滞，乳液妄泣（黄水源医案）

1. 病历摘要：蔡某，女，24岁。于40日前生育第二胎。分娩后自觉双腋下肿胀有物，每于哺乳时见双腋下潮湿，初疑为汗出，未予介意。然时值秋令，症状依然，用手一挤压，竟流出乳汁，心中忡忡，急忙求诊。症见双腋窝处分别长有肿块，核桃大小，触之柔软，挤压可见乳汁从数个小孔流出，与乳头流出之乳汁对比无异。伴见头晕腰酸，胸胁胀满，肢软乏力，饮食欠佳，双乳微胀，乳汁量少，口干咽燥，舌淡红，苔微黄，脉细弦。

证属肝郁气滞，乳液妄泣。治宜养血疏肝，散结通络。方选《清太医院配方》下乳涌泉散化裁。药用炮穿山甲、王不留行各15 g，白芍、生地黄各12 g，当归、天花粉、白芷各10 g，川芎8 g，柴胡、青皮、桔梗各6 g，通草5 g，甘草3 g。每日 1 剂，水煎服。共服 12 剂，诸症悉除。（福建中医药，1991，6）

2. 妙法绝招解析：发于胎前、产后之乳泣、漏乳、溢乳，乳汁皆从乳腺而出。乳汁出于腋下，尚未见记载，罕见之至。本案因于肝气郁结，气机不畅，经脉运行受阻，乳汁不循常道而出，腋下乃厥阴肝经所过，乳汁溢出于腋下。治疗处方主治者谓取自《清太医院配方》之下乳涌泉散，方以四物汤养血行血，柴胡、青皮理气行滞，余药通络散结，收效甚捷。

（四）乳房冷痛：肝肾阳虚，气滞血瘀（王义良医案）

1. 病历摘要：张某，女，39 岁。每值经前 1 周左右即乳房寒冷胀痛，表面似鸡皮，热敷则减，经净自愈。伴胸闷烦躁，少腹冷胀，经期延后，行而不畅，色深有块，经期腰痛膝软，畏寒肢凉，平素带多清冷。曾服血府逐瘀丸、定坤丹、逍遥丸、乌鸡白凤丸罔效。现正值经前 1 周，诸症初作。舌淡暗，苔薄白，脉沉弦尺弱。

证属肝肾阳虚，气滞血瘀。治以暖肝温肾，理气化瘀。方选暖肝煎合柴胡疏肝散加减。药用柴胡、香附、枳壳、当归、吴茱萸、炒小茴香、乌药、川芎、桃仁、延胡索各15 g，青皮、沉香、巴戟天、胡芦巴各10 g。每日 1 剂，水煎服。服 3 剂后，经期将届，乳症大减，舌转淡红。现气短无力，脉虚弱。上方去青皮，加党参25 g，菟丝子20 g，续服 3 剂，乳房觉暖，疼痛消失，经来多块色暗。嘱待下次经前 1 周始服上方，连服 2 个月经经期，以资巩固。3 个月后随访，经行无恙。（上海中医药，1989，9）

2. 妙法绝招解析：乃肝脉所过。乳冷兼见少腹冷痛，畏寒肢冷，乃寒滞肝脉所致，肝肾同源，肾阳不足，畏寒肢冷，肾阳虚无以温肝，故病作。故治用暖肝温肾，调理冲任及理气化瘀之法，使气血流通，肾阳充盛，冷痛自除。

三、文献选录

经验良方选录

1. 内服方：

（1）熟地黄15 g，蒲公英12 g，白芍10 g，当归身、党参、紫河车（研末分次吞服）各9 g，茯苓 8 g，川芎 7 g，白术、炙甘草、炮穿山甲各6 g。每日 1 剂，水煎两次，取液 300 mL，分 3 次温服，1 个月为 1 疗程。主治气血虚型乳房发育过小。

（2）阿胶、鹿角胶（烊化）各 30 g，丹参、仙茅、淫羊藿、菟丝子、巴戟天、肉苁蓉各 15 g，柴胡、桔梗各6 g，当归、香附各12 g，升麻9 g。隔日 1 剂，水煎，服两次。6 个月为 1 疗程，服药期配合注射鹿茸精 2 个月。主治乳房发育过小。

（3）熟地黄、桑寄生各12 g，当归、肉苁蓉、紫河车（研末吞服）各9 g，蒲公英、炙甘草各 8 g，川芎、鹿角胶（烊化）各5 g。每日 1 剂，水煎，分两次服。两个月为 1 疗程。主治肾虚型乳房发育过小。

（4）蒲公英12 g，路路通、瓜蒌壳各9 g，佛手、麦芽、当归、藿香（后下）各 8 g，甘草 6 g，白豆蔻（后下）4 g。每日 1 剂，水煎，服两次，两个月为 1 疗程。主治脾胃虚弱型乳房发育过小。

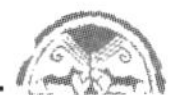

(5) 紫河车（姜酒炒）15 g，当归6 g，鸡蛋2枚。前2药用水煎，沸后打入鸡蛋，加红糖30 g，熟后食蛋饮汤，每日1剂，1个月为1疗程。主治乳房发育过小。

(6) 大贝母、白芷各等份。上药为末，每次服6 g，如有郁症，加白蒺藜；若有孕，忌用白芷。主治乳房发育过小。

(7) 紫河车粉3 g。每日3次，每次1 g，温开水下，3个月为1疗程。主治乳腺发育不全所致乳房过小。

2. 食疗方：

(1) 紫河车20 g（姜酒炒），当归6 g，粳米100 g。药用洁净纱布包，与粳米共煮成稀粥，加适量调味品，每日1剂，分两次服。1个月为1疗程。主治乳房发育过小。

(2) 紫河车15 g（姜酒炒），当归6 g，鸡蛋2枚。前2药用水煎，沸后打入鸡蛋，加红糖30 g，熟后食蛋饮汤，每日1剂，1个月为1疗程。主治乳房发育过小。

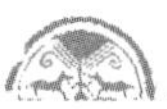

第六章　性功能障碍

女性性功能障碍，是指妇人不能或不能良好地进行、完成所期望的性活动。诸如性欲低下、性厌恶、性高潮障碍、阴道痉挛等。人类的性活动除生理本能外，受着诸多方面的支配和影响。如性知识的了解程度、夫妻双方的感情状况、身体健康状况、有无盆腔脏器的病变、性活动经历、有无性的创伤，以及文化水平、民俗习惯、生活环境和社会的、心理的、精神因素等。此外，酗酒、过劳、药物的影响，亦可造成性功能障碍。性功能障碍如果得不到及时纠正和消除，又常是性功能障碍进一步加重的因素。严重的不仅影响身心健康，亦常常是婚姻、家庭破裂的重要因素。若因生殖器的器质性原因所引起的性功能障碍、非药物治疗所能奏效者，不在本节内进行讨论。

第一节　性欲亢进

一、病证概述

有许多女性在排卵时阴道常会轻微出血，而且分泌物会有增多的现象，整个阴道充分湿润的液体正是可以帮助精子顺利游入子宫，是与卵子结合的最佳时刻。所以在排卵期的女性，经常会有种轻飘飘的、若有似无、心痒难耐的感觉，而且对于异性会有比平常更高的接纳度，对性刺激特别会产生需要，也更能产生反应，就是女性性欲亢奋。某些妇女具有强烈的、不可控制的、频繁的性要求。某些妇女生来就有较强的性耐受感，一般的性生活次数不能使其满足；正常的或性冷淡的妇女，性交时达不到高潮，因而下意识地迫切要求增加性交次数，希望最终得到性满足；有些精神病妇女，有一种不能自主地超过男性的性欲望，强烈地要求多次、反复的性生活。另外一些妇女怀疑自己的丈夫有外遇时，也会有性欲亢奋表现。

二、妙法绝招解析

（一）肝郁化火，相火妄动（李光琰医案）

1. 病历摘要：赵某，40 岁。性欲亢进半年多。始因吵架恼怒，情志不畅，渐感胸胁满闷，心烦不眠，继则性欲日益亢进，昼夜每以与其夫同床为快，每日 2～3 次交媾亦不满足。后因其夫体弱不从，则感阴中似蚁爬行，痛苦异常，欲自杀未遂。伴见面红目赤，哭笑无常，口苦咽干，白带不多，舌红苔黄厚，脉弦数。阴道分泌物涂片检查，未发现滴虫、真菌。

证属肝郁化火，相火妄动。治宜清肝泻火，镇心安神。方选龙胆泻肝汤加减。药用生地黄、龙骨、牡蛎各 30 g，白芍 20 g，黄芩、栀子、黄柏各 12 g，龙胆、柴胡、黄连各 10 g，朱砂适量。每日 1 剂，水煎服。服 3 剂后，精神好转，已能入眠。仍予原方 3 剂，欲念渐消，精神恢复，再进 12 剂痊愈。随访年余未发。（《山东中医杂志》，1982，6）

2. 妙法绝招解析：本案因恼怒伤肝，肝气郁结，化火伤阴，相火妄动所致。治疗给予清肝泻火，疏肝解郁。方用龙胆泻肝汤加减，加入黄连、龙骨、牡蛎、朱砂清心平肝，镇静安神；生地黄、白芍滋阴养血。药证合拍，故能速效。

（二）心肝火旺，肾水亏乏（乐秀珍医案）

1. 病历摘要：胡某，48岁。生育二胎，人流一次，年近半百，经水紊乱，形体消瘦，口干咽燥，脾气急躁，夜寐不安，多梦纷扰，纳谷尚香。其常感苦恼而难以启齿的是近半年来性欲特别旺盛，甚至一日内欲与丈夫交合几次，而不能自控，特来求诊，要求中医药调治。苔薄腻，舌质偏红，脉细弦数。诊断为性欲亢进。

证属心肝火旺，肾水亏乏。治宜清心平肝，滋阴补肾。药用怀山药、生地黄各12 g，知母、黄柏、牡丹皮、茯苓、山茱萸、泽泻、莲子心、枸杞子各9 g。每日1剂，水煎服。服3剂后，症状明显改善，连续服药1个月，性欲渐趋正常。（《妇科名医证治精华》，上海中医药大学出版社，1995）

2. 妙法绝招解析：性欲亢进，超乎正常，甚至欲一日与丈夫数次交媾。多见于更年期、绝经期后妇女，体质较为壮实或素体阴虚者，主要分肝旺肾亏型和肝郁化火型。本案属肝旺肾亏型，治以清肝火，滋肾阴。对于性欲亢进的患者，应保持心情愉快，有充足睡眠，这样利于治疗，促进疾病的康复。

（三）肝肾阴虚，相火妄动（徐玉兰医案）

1. 病历摘要：王某，41岁。患者性欲亢进40余日，昼夜思念，痛苦难言，腰痛腿酸，头晕目眩，耳鸣，失眠多梦，五心烦热，口干咽燥，白带夹有血丝，舌质红少苔，脉弦细。诊断为性欲亢进。

证属肝肾阴虚，相火妄动。治宜补益肝肾，滋阴降火。药用墨旱莲30 g，炒枣仁20 g，女贞子15 g，熟地黄、生地黄、山药、山茱萸各12 g，知母、黄柏、牡丹皮、茯苓、泽泻各9 g。每日1剂，水煎服。服6剂后，症状明显减轻，继进6剂，性生活正常。为巩固疗效，改用知柏地黄丸，服两周后，一切恢复如初。（《山东中医杂志》，1993，3）

2. 妙法绝招解析：本案证属肝肾阴虚，相火妄动，给予知柏地黄丸合二至丸加减，方中知柏地黄丸滋补肝肾，滋阴降火。知母、黄柏相配，共清虚热，降低性神经兴奋。知母配炒枣仁可降低大脑皮质过度兴奋，治虚烦失眠。现代药理研究表明，六味地黄汤具有滋养强壮作用，抑制异化作用亢进，降低大脑的兴奋性，调节内分泌功能，调整自主神经等功效。二至丸益肝肾，养精血，共奏补益肝肾、滋阴降火之效。

（四）痰火内盛，扰乱神明（刘昌清医案）

1. 病历摘要：张某，女，84岁。晨起生气后突然有强烈的性交要求，不达目的则在地翻滚，喧扰不宁，几经就医，皆束手无策。57岁丧偶，有便秘史20余年，无精神异常病史。生理反射正常，病理反射未引出。频繁手淫，用力提插，口发怪叫，哭闹叫骂，面红目赤，舌红苔黄，脉象弦滑。

证属痰火内盛，扰乱神明。治宜清化痰火，平抑阳亢。方选礞石滚痰丸加味。药用青礞石30 g，黄芩20 g，石菖蒲、郁金各15 g，朴硝（冲）、大黄（泡服）各10 g，沉香6 g。每日1剂，水煎，灌服。1剂大便通，诸症减；6小时后，朴硝、大黄剂量均减为6 g，再服1剂，病情痊愈，随访1年，未见复发。（福建中医药，1993，3）

2. 妙法绝招解析：本例年84岁，性生活停止近30年，突然性欲亢奋，实为怪病。前人有怪病多痰之说，本案即以痰火扰乱神明入手，用礞石滚痰丸清热豁痰而愈。

（五）心肾不交，水火不济（王福兴医案）

1. 病历摘要：李某，女，60岁。白带增多，且已高龄之人，欲念倍增，常有交媾之念。经妇科检查，未见异常。病情日趋严重，夜不能寐，每晚服用安眠药亦只蒙眬2小时许，醒后则欲念难收。初尚羞与人言，几度寻死，被人发现救起。经再三追问，才告之以实情。后发展至不避亲疏，公开要求与之交媾以快其心。日夜有两老妪看守，家人甚苦之。观患者烦躁不安，口出不逊之言，全身极度消瘦，颧及唇赤若涂丹，舌深红无苔，脉细弦而数。

证属心肾不交，水火不济。治宜滋阴降火、交通心肾。药用炒枣仁30 g，细生地黄20 g，女贞子、枣皮各12 g，盐知母、盐黄柏、粉牡丹皮、淡竹茹、泽泻各10 g，大柴胡6 g，焦山栀5 g，肉桂2 g。每日1剂，水煎服。服6剂后，诸症皆愈，惟睡眠尚欠佳。改用炒枣仁30 g，百合、首乌藤各15 g。连服1周以善其后。（山东中医学院学报，1980，1）

2. 妙法绝招解析：清代医家张璐云："小便白淫白浊，皆由劳伤于肾，故心肾不交泰，水火不升降，……故有淫浊之症。白淫者或一时放白水，孀尼多有此疾，乃郁火也。"患者20岁丧夫寡居，情怀不畅，肝郁化火，日久伤及心肾之阴，虚火内炽，心肾不交，相火妄动，心神失守，故有此症。方中用知柏、生地黄、女贞子、枣皮以滋阴降火，栀子、竹茹清胸膈以除烦，枣仁、朱砂安神定志，伍肉桂交通心肾，方证合拍，所以病愈。

三、文献选录

性欲亢进是指性欲过旺，超过正常性交欲望，出现频繁的性兴奋现象，对性行为迫切要求、性交频度增加、性交时间延长。性欲亢进的原因主要是性中枢兴奋过程增强所致，此外，躁狂症、精神病，或某些慢性疾病，精神因素，如反复看色情小说或电影、热恋、受性刺激过多也可导致性欲亢进。性欲亢进也称为性成瘾，性成瘾与药物成瘾相似，这种性成瘾状态支配她们的意识、思维和生活，导致出现每日的性成瘾活动，她们性欲亢进的程度，呈现出一种强迫性的要求，不考虑任何条件和环境，去寻找性接触。高亢的性欲使其不能正常生活，并影响了个人身心健康以及人际关系。据最新研究表明，性欲亢进也可能跟基因有关，即它的发生有生物学基础在其中。

（一）女性性欲亢进的病因分析

1. 药物、食物因素：如直接使用促性腺激素类、睾酮类药物，长期服用可以导致体内此类激素浓度升高、代谢下降的药物、食物，均可导致性欲亢进；使用可提高神经兴奋性和发欲带敏感度提高的药物，则可导致性欲亢进。

2. 大量使用性激素药物：如治疗帕金森病、精神分裂症及抑郁症药物，会引起性欲亢进症。如果老人性欲突然过强，经常出现伴有性高潮的梦境，就应该考虑可能是其他疾病的早期症状。

3. 神经系统疾病：如中风、脑外伤、血管性痴呆和癫痫等，这些病变会使大脑功能紊乱，中枢神经系统抑制功能减弱，影响大脑边缘系统和丘脑对性欲的调节，使性欲亢进。

4. 精神、心理性因素：受某些性文化的影响，过度刺激导致患者性欲失常而长期地处于亢奋状态；存在精神疾病或认知障碍，如狂躁症、精神分裂症。60%可发生性欲亢进。

5. 外在客观条件的刺激：如环境等，刺激大脑产生性兴奋。

6. 内分泌因素：如20%的甲状腺功能亢进患者可发生性欲亢进。

（二）经验良方选录

1. 内服方：

(1) 白术、白芍、玄参各15 g，茯苓、炒山栀、柴胡、当归、龙胆、天花粉各9 g，甘草、

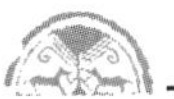

陈皮、荆芥、防风各6 g。每日1剂，水煎服，日服2次。主治女子性欲亢进。

(2) 柴胡、当归、龙胆、天花粉各6 g，白术、白芍、玄参各15 g，茯苓、炒山栀各9 g，甘草、陈皮、荆芥各3 g，防风1.5 g。每日1剂，水煎服。主治女子性欲亢进。

(3) 山药30 g，生地黄、白芍各15 g，泽泻、牡丹皮、车前子、知母各10 g，黄柏9 g。每日1剂，水煎2次，分2次服。主治女子性欲亢进。

(4) 当归、茯苓各15 g，栀子、白芍各9 g，柴胡、楝树根各6 g。每日1剂，水煎服，日服2次。主治女子性欲亢进。

2. 针灸方：

取穴：肾俞、委中、阳陵泉、阿是穴、腰阳关、志室、三阴交、太溪、命门。每次取其中3～5穴，用泻法。主治女性性欲亢进。

3. 食疗方：

芹菜（连根）120 g，精盐、味精、粳米各适量。将芹菜洗净，切成段，与粳米同放入锅内，加水适量。先用武火烧开，移文火煎熬成粥，再加味精、精盐调味。主治女性性欲亢进。

第二节　性欲低下

一、病证概述

性欲低下也称性功能减退。指的是持续地或反复地对性生活的欲望不足或完全缺乏。可分为完全性性欲低下和境遇性性欲低下。大多数完全性性欲低下者每月仅性生活一次或不足一次，但在配偶要求性生活时可被动服从；境遇性性欲低下只是在某一特定环境或某一特定性伴侣的情况下发生。性欲低下并不排除女性在被动接受性生活时达到性唤起和获得性快感的可能性。

二、妙法绝招解析

(一) 肝失条达，气血不和（班秀文医案）

1. 病历摘要：李某，28岁。3年前结婚，婚后次年分娩一女婴，女婴不幸高热气喘（据说是肺炎），抢救不及时而死。自此之后，经行错后，甚或2～3个月一行，量少，色泽暗淡，平时少腹、胸胁胀闷，经将行时又胀又痛，性功能减退，交时干涩，乳房萎缩。脉细涩，舌苔薄白，舌边有瘀点。诊断为性欲减退。

证属肝失条达，气血不和。治宜养血疏肝，调理冲任。药用合欢花60 g，鸡血藤20 g，黄精15 g，当归12 g，柴胡、白芍、枳壳、素馨花各6 g，甘草5 g。每日1剂，水煎服，连服6剂，月经来潮，经将行及经中少腹、小腹及胸胁痛大减，月经色量较上次为佳，无血块，持续4日干净。脉沉细，舌苔如初诊。疏养之法已见初效，转用温肝养血之法。药用熟地黄、党参各15 g，当归身12 g，白芍、巴戟天、山茱萸各10 g，炙甘草6 g，吴茱萸3 g。每日1剂，水煎服。每3日蒸炖鲜紫河车1个（酌加油盐、配料），分2次吃，服用紫河车则停汤药。数月来坚持遵服上方。每周服汤药5剂，鲜紫河车2个。现精神较好，性功能较佳，经行色、量正常，经中无不适，但经行错后1周。脉细缓，舌苔薄白，舌质如平。药已对证，效不更方。守上方去吴茱萸，加炙北芪15 g，艾叶6 g。并以鲜蛤蚧易紫河车，每次酌加料蒸吃1只，每3日1只。服用蛤蚧则停汤药。上方连服2个月，经行周期正常，色量均佳，乳房如常，性交舒宜，即自行停药。现已停经月余，经医院妇科检为早孕。因前天开始有头晕头痛、鼻塞流涕、发热恶寒、时欲呕吐症状，脉略浮，舌苔薄白，舌质正常。此属妊娠外感，当用养血扶正，疏解祛邪之法治之而愈。（《班秀文妇科奇难病论治》，广西科学技术出版社，1989）

2. 妙法绝招解析：凡女性性欲冷淡、厌恶男女交媾或无快感，严重者甚至出现同房疼痛或困难，以及经少、停经、乳房萎缩、阴唇干萎等症状，应排除女性器官先天性生理缺陷引起的性交障碍。由七情所伤；肝失生发：脾胃虚弱，气血不足；痰湿郁滞，气机不畅等四个方面。因此其治疗之法，有主补养的，也有扶正兼以疏解温通的。此病总的来说，均属亏损的病变，所以不要急于求成，一般要坚持3～6个月，甚至更长时间，始能见效。用药选血肉有情之品如紫河车、蛤蚧、鹿角胶填补其本源，促进其恢复。

（二）肾阳亏损，性欲减退（罗元恺医案）

1. 病历摘要：某中年妇女，由于房劳太过，自诉精神疲乏，头晕目眩，腰膝酸软，下肢及阴部寒冷，全无性欲。勉强交合，亦缺乏快感，带下清稀如水，月经紊乱无定期，时多时少，色淡质稀，小腹空坠，面色苍白无华，眼眶黯黑浮肿，脉沉细缓弱，舌淡黯苔白。诊断为性欲减退。

证属肾阳亏损，性欲减退。治宜温肾壮阳，以资调摄。药用党参30 g，熟地黄、菟丝子各20 g，枸杞子、山茱萸各15 g，蛇床子、淫羊藿、鹿角胶、当归各12 g，附子、仙茅各10 g，炙甘草9 g，肉桂粉（冲服）3 g。每日1剂，水煎服。经两个多月的调治，病体渐趋康复。（《中国现代百名中医临床家丛书·罗元恺》，中国中医药出版社，2007）

2. 妙法绝招解析：对于性欲减退的患者，应节制房事，或暂停一段时间，以资休养。行房事时需心情舒畅，双方和谐合作，事前可通过爱抚以刺激性兴奋，不宜仓促行事。身体虚弱，肾气亏损者，平时应兼用药物调治，并配合食疗，用血肉有情之品以补益精血，则效果更佳。叶天士《女科证治》云："男女和悦，彼此动情，而后行事，则阳纯阴受。"这是符合医理的，是调治性欲淡漠的主要方法。

（三）命门火衰，下元虚惫（陈家扬医案）

1. 病历摘要：倪某，女，26岁。结婚3年，夫妻感情甚佳。但婚后每于性交时，两性一接触，阴道即排出津液甚多，及至性交时全身颤抖不能忍耐，甚至意识朦胧，全无所知。性交后气息奄奄，全身瘫软，二三日不能起床。因此，避免房事。随后发展到夫妻一有拥抱、接吻，阴道即排泄大量津液，继则全身瘫软，数日不能上班工作。患者对此甚感痛苦。平时头晕，目眩，腰酸，体倦，不能耐劳。月经期准，量不多，色较淡。形体较瘦弱，面色白，舌质淡，少苔，脉象弱。

证属命门火衰，下元虚惫。治宜温补命门，固摄下元。药用生龙骨、生牡蛎各18 g，熟地黄、山药各15 g，茯苓、巴戟天、菟丝子、淫羊藿、远志、山茱萸各10 g，五味子、附片各6 g，肉桂3 g。每日1剂，水煎服。服10剂后，自觉精神体力渐增，拥抱接吻时未见排泄津液，过后也无全身瘫软现象。舌质淡红，少苔，脉缓。前方加减继服。在节日期间尚曾有一次性交，约20分钟，性欲正常，自觉满意，过后无瘫软不能起床的现象，次日尚能外出游玩。至此停服汤剂，改为丸剂以巩固疗效。（《古今奇证妙治揭秘》，中国中医药出版社，1996）

2. 妙法绝招解析：中医文献中记述男子阳痿早泄者多，言女子阴痿早泄者罕见。本例为性欲一冲动即排出分泌物，与男性早泄或见色遗精者相同，及至性交时早已阴痿，不能耐受，以至全身发抖，甚则昏愦全无所知。其病机属命火不足，下元虚惫，方用桂附八味去牡丹皮、泽泻纯补命火，淫羊藿有治阴痿不兴之功，菟丝子、巴戟天温养肾精，远志、五味子强心肾，敛阴精，以防神动于中，精泄于下，龙骨、牡蛎固涩精气。

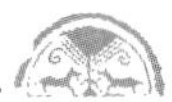

（四）命门火衰，肾阴不足（匡继林医案）

1. 病历摘要：陆某，26岁。素体偏弱，平时月经稀少，2～3日即净，面色萎黄，头晕目花，腰酸肢软，精神疲惫，性欲淡漠，同房时深感干涩不舒，小腹并感虚冷。脉弱舌淡苔白。诊断为性欲减退。

证属命门火衰，肾阴不足。治宜强壮命门，滋养肾水。方选杜仲汤加减。药用杜仲、当归、熟地黄、怀山药、生黄芪、女贞子、阿胶、鹿角胶各15 g，黄精、紫石英各12 g，补骨脂、山茱萸、炮黑姜、茜草各10 g，紫河车粉（分3次吞服）6 g。每日1剂，水煎服。服10剂，诸恙均瘥，性感业已恢复。（本书主编，待刊）

2. 妙法绝招解析：本案禀赋本虚，肾气虚弱，则任脉不通畅，冲脉不旺盛，胞宫寒冷，故感小腹虚冷，肾之真阴不足，下元亏损，精竭液少，故阴道干涩不舒，头晕目花，腰酸肢软，脉弱，均表现为肾阳虚的症状。治疗时宜用补阳配阴之法，方用杜仲、补骨脂、鹿角胶壮肾阳以兴欲；用黄精、女贞子滋肾阴而益精；用当归、熟地黄、山药、黄芪、阿胶补气养血。总起壮命门，滋肾水的作用。服杜仲汤诸恙均瘥，性感业已恢复，因本病属于亏损的病变，治之要坚持3～6个月，才能彻底治愈。

三、文献选录

中医对性欲低下有精辟的记载，“不知持满，不知御神，各快其心，逆于生乐，起居无节，故半百而衰也”。即如此。根据临床表现，该病似属中医学中“阴冷”及“女子阴痿”。《内经》有“阴痿”这一名称，亦称“阴器不用”，只不过论述重点为男子，而明代张景岳认为阴痿即男性阳事不举，故此后改称为阳痿。阴痿临床并非少见，只是女性过去受封建思想严重束缚，隐讳不语，暗受痛苦，故古籍记载甚少。

（一）性欲低下的病因分析

1. 功能性因素：①大脑皮质抑制或兴奋作用增强。女性大脑皮质抑制作用增强者比较普遍，可造成女性性欲低下或性高潮缺失；②功能性月经周期紊乱。可造成性生活障碍，例如功能性子宫出血可妨碍性生活的进行，造成性激素水平紊乱，由于缺少一定量的性激素的支持，致使性欲减退，造成一系列身体状况的紊乱，如情绪不稳定、易怒、抑郁，甚或造成下腹部疼痛（如痛经）。以上情况都可以影响性功能。

2. 器质性因素：①生殖器官局部的器质性病变。先天畸形，如先天性阴道狭窄、阴道横膈或纵隔等。外阴、阴道及子宫颈的各种急慢性损伤，造成严重的性交疼痛。阴蒂疾患造成阴蒂敏感性异常。子宫脱垂、妇科肿瘤、直肠阴道瘘等疾病均可造成严重的性交疼痛。手术创伤，某些妇科疾病如外阴癌、阴道癌手术、阴道壁修补术及因某些原因切除子宫等手术，术后阴道的缩短，瘢痕的刺激均可使性生活受到不同程度的影响。②内分泌系统疾病。内分泌系统疾病对女性性功能影响较大的主要是性腺（卵巢）、甲状腺、肾上腺、胰腺的器质性病变。雌激素低，荷尔蒙低，没有性交的欲望。③神经系统疾病。脑损伤、中风、瘫痪等神经系统病变，均可造成女性性功能障碍，主要是性高潮缺失及性欲低下甚至害怕性生活。④其他器质性病变。如心血管系统、呼吸系统、消化系统、运动系统的各种器质性病变，对性功能产生不同影响。

3. 药物因素：口服某种药物可降低性欲，如α-甲基多巴、抗组胺药、可乐定、苯妥英钠、大麻、乙醇单氧化酶抑制剂、吩噻嗪、利血平、安体舒通及抗雄激素药类等。

（二）性欲低下的中医病机

中医认为本病主要为七情所伤，与精神因素有关。此外，亦与素体虚弱或因患其他疾病而导致脏腑、经络功能失常有关。

1. 肾阳虚损：肾藏精，为先天之本，化生天癸，主生殖。化生充盛则生殖功能旺盛。若禀赋不足或不节房事，房劳多产，久病伤肾，损伤阳气，使阳气虚损，温煦失常，命门火衰而不能振奋所致性欲冷淡。

2. 肾精不足：先天不足，天癸匮乏；房劳过度，早婚多育，久病伤阴，致肾阴亏损，冲任不盛则房事不振。

3. 肝郁气滞：肝藏血，主疏泄，性喜条达，而恶抑郁。七情内伤，素体抑郁或忿怒过度，致肝气郁滞，气机失调；或男女交合，女子五欲未至，男精已泄，久之气机不畅而恶交合。

4. 心脾两虚：心主血，脾统血，脾为气血生化之源。由于思虑过度，暗耗心血，且影响脾的运化功能，脾气受损以致心脾两虚，气血不足，心神失养而发生房事不振。

5. 痰湿下注：素体肥胖，痰湿内盛，或劳逸过度，饮食不节，损伤脾气，脾失健运，痰湿内生，经气不通，脉络受阻而致性欲低下。

（三）预防和缓解性欲低下的方法

1. 保持充足的睡眠：多项研究都证实，良好、充分的睡眠是提高性能力的一个主要方法。此外，睡得好了人体各系统的反应功能也会更加灵敏。当大脑接收到性刺激后，会积极作出反馈。

2. 饮食平衡：健康的饮食习惯会改善血管状况，从而提高向生殖器官供血的能力。此外，均衡的营养能降低男性胆固醇水平，减缓动脉硬化，改善性欲低下的问题。

3. 坚持运动：良好的身体状态是性生活的重要保证，但在选择运动项目时也颇有讲究，比如骑自行车就不值得推荐。无论男女，长时间骑自行车都会严重压迫会阴部。对男性来说，可能诱发勃起功能障碍（ED）；对女性来说，可能出现会阴部麻木，对性爱的感受也会大幅下降。而像慢跑、散步等，都是不错的选择，适合大多数人。

4. 慎重使用药物：不少药物，如各种抗抑郁药、利尿剂、降胆固醇药物和消炎药，都会影响人们的性欲和性表现。患者在使用时，应该密切关注自己的性生活是否规律、令人满意，如果出现问题，应及时与医生商量，选择其他药物进行治疗，争取将药物对性能力的影响降到最低。

5. 戒烟戒酒：嗜烟嗜酒都可能麻木大脑中枢神经，对各种外界刺激的反应会明显减缓。表现在性生活上，就是对性刺激反应迟钝，或是出现其他性功能障碍，如男性的早泄、女性的性高潮推迟等。

6. 经常评估两性关系：性欲低下和夫妻关系有很大关联，比如两人缺乏沟通，也会使彼此从肉体到心灵都变得疏远。因此，建议夫妻双方要定期坐下来，好好聊聊彼此的感受，重温爱情的甜美。

7. 心理健康：精神上的创伤也会造成性欲低下，这种现象在年轻人中比较普遍。紧张、焦虑、沮丧、压力、恐惧和过去的不良性经历，都会降低人们对性爱的美好预期，甚至性欲低下，排斥性生活。

（四）辨证论治选录

1. 王琦治疗女性性欲低下分 2 型辨治：①肝郁气滞、冲任不畅。用柴胡疏肝饮或逍遥散。②脾胃虚弱、血海空虚。用补中益气丸或归脾丸。③肾阳不足，命门火衰。用右归丸。④痰湿内困、命火受遏。用苍术导赤汤或平胃散。⑤寒凝血瘀，胞脉受阻。用少腹逐瘀汤或温经汤。（中医药学报，1989，2）

2. 罗元恺治疗妇女性欲低下分 2 型辨治：①肾阳虚证，治以温肾壮阳，方选右归丸改成汤剂加味，淮山药、菟丝子、杜仲各20 g，熟地黄、山茱萸、枸杞子各15 g，当归、鹿角胶各12 g，制附子9 g，肉桂3 g。加党参30 g，淫羊藿12 g；肾阳亏损严重者，再加蛇床子、炮姜各10 g。②肾阴不足证，治以滋养肾阴，益精补髓，方选龟鹿二仙胶改成汤剂加味，枸杞子20 g，龟甲胶、鹿角胶各12 g，生晒白参10 g。加肉苁蓉、怀牛膝各20 g，熟地黄、山茱萸各15 g。（新中医，1993，2）

（五）临床报道选录

1. 刘艳巧等用益肾助阳汤治疗女性性欲低下35例：药用鹿角霜30 g，熟地黄、山药、山茱萸肉、枸杞子、女贞子、菟丝子、蛇床子、淫羊藿各15 g，黄精、龟甲胶各12 g，肉桂8 g。兼气滞加合欢皮12 g，香附、柴胡各8 g；血瘀加当归、川芎、益母草各10 g。每日1剂，水煎服。1个月为1疗程。结果显效24例，好转9例，无效2例，总有效率91.4%。（陕西中医，1993，6）

2. 石廷厂用中药治疗女性性欲低下81例：本组患者年龄21～49岁，病程3个月至9年。均治以滋肾平肝。药用急性子、仙茅、淫羊藿、巴戟天、何首乌、山药、山茱萸、枸杞子、阳起石、云茯苓、熟地黄、牡丹皮、泽泻、肉桂各10 g。肾阳虚者加鹿角胶、麦冬；肝脾两虚者加人参、白术、远志、酸枣仁、黄连，同时针灸肾俞、命门、关元、三阴交、内关、神门、百会、八髎等穴。结果临床痊愈39例，显效27例，好转10例，无效5例。（陕西中医，1987，11）

3. 王智惠等用补肾振痿汤治疗女性性欲低下164例：药用紫河车粉（吞服）1.5 g，鹿角胶（烊化）10 g，熟地黄、枸杞子、山茱萸、菟丝子、淫羊藿、女贞子、龟甲胶各12 g，香附15 g，白蒺藜20 g。阴虚加黄精、生地黄；阳虚加仙茅、紫石英；肝郁加郁金、柴胡；心慌失眠加合欢皮、酸枣仁。每日1剂，水煎服。结果显效86例，有效65例，无效13例，总有效率为92.1%。（成都中医学院学报，1994，3）

4. 郭仁旭等用壮阳生精灵治疗女性性欲低下58例：药用鹿鞭、狗肾、枸杞子、女贞子、黄精等共为细末，炼蜜为丸，每丸10 g。每日3次，每次2丸，用淡盐开水送服。20日为1疗程，一般用药2疗程。随访观察58例，有效57例（其中已生小孩及怀孕者45例），无效1例。（江西中医药，1991，1）

5. 桑海莉用千金妇宝治疗女性性欲低下120例：药用海马、紫石英、淫羊藿、鹿角胶、巴戟天、川牛膝、紫河车、枸杞子、银杏叶、人参须、白芍、玫瑰花、白蒺藜、香附、炙远志、甘草各30 g。制成片剂。每日3次，每次6片，口服。月经期不停药；对照组80例，用盐酸哌甲酯片（又名利他林），10 mg/d，1次；均口服；3个月为1疗程。结果两组分别显效76、42例，有效38、27例，无效6、11例，总有效率95%、86.25%（$P<0.01$）。（山东中医杂志，2006，6）

6. 张宽智用调肝兴宫汤治疗女性性欲低下31例：药用当归、白芍、熟地黄、枸杞子、紫河车各15 g，柴胡、川楝子、韭菜子各12 g，菟丝子、肉桂各10 g，海马（研末，分冲）1条。肝肾阴虚去韭菜子，加龟甲、黄柏；肝肾阳虚去川楝子，加制附子、白术；肝脾两虚去熟地黄，加黄芪、党参、白术。每日1剂，水煎餐后服。结果临床治愈21例，有效8例，无效2例，总有效率93.5%。（河北中医，2001，3）

7. 张超群用羊肾酒治疗女性性欲低下3例：药用羊肾（焙干）1对，淫羊藿、仙茅、枸杞子、沙苑子、生薏苡仁各30 g，白酒3000 g。将药浸泡于酒中，7日后开始服酒，量随个人酒量而定。可在睡前半小时服。一般服半个月即见效果。（四川中医，1991，5）

8. 蓝建信等用肾春丸治疗女性性欲低下14例：药用熟地黄、何首乌、紫河车、人参、鹿茸、淫羊藿、龟甲、杜仲等12味中药制成丸剂。每日2次，每次6 g。结果近期治愈11例，显效、好转、无效各1例。平均治疗时间19.2日。（四川中医，1986；11）

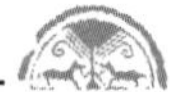

9. 何太安治愈性欲低下及性交痛 1 例：某女 25 岁。自述无性感，性交无分泌物且疼痛 2 年。伴见失眠健忘，心烦，精神压抑，疲乏无力，食欲减退，月经后延，量少，舌淡苔白，脉弦濡。妇科检查阴道分泌物极少，轻度充血。西医诊断为性功能低下，给予地西泮、谷维素、加兰他敏治疗。中医辨证为思虑忧郁伤心、肝、脾。治以疏肝解郁、补益心脾、温肾助阳。药用淫羊藿25 g，炒柴胡、当归、白芍、茯神各15 g，白术、砂仁、丹参、制附片、酸枣仁、川芎、肉桂各10 g。连服 7 剂，有一定性兴奋，性交时有少量分泌物，疼痛减轻。妇科检查阴道分泌物较前多，不充血，阴道壁光滑。原方加黄芪、党参各20 g，再服 7 剂，诸症痊愈而受孕。（四川中医，1991，12）

（六）经验良方选录

1. 内服方：

(1) 合欢花30 g，当归、生地黄、熟地黄各20 g，龙骨、牡蛎、女贞子、枸杞子各 18 g，淫羊藿、白芍各15 g，桂枝9 g，炙甘草6 g，生姜 3 片，大枣 5 枚。每日 1 剂，水煎，服 3 次。主治女子性欲低下。

(2) 生黄芪、生甘草各15 g，淫羊藿、菟丝子、制附子各12 g，人参、巴戟天、锁阳各9 g。每日 1 剂，水煎，服 3 次，服药后逐渐减少激素用量，直至不用。20 日为 1 疗程。主治女子性欲低下。

(3) 焦山楂肉、车前子（包煎）各15 g，山药、炒白术、泽泻、茯苓、枳壳各10 g，苍术、法半夏各6 g，陈皮5 g，制南星、肉桂各3 g。每日 1 剂，水煎，服两次。主治女子性欲低下。

(4) 熟地黄30 g，鹿角胶、阿胶（烊化兑服）各12 g，淫羊藿、仙茅、当归、巴戟天、麻黄、白芥子各10 g，炙甘草、炮姜、肉桂各5 g。每日 1 剂，水煎，服 3 次。主治女子性欲低下。

(5) 菟丝子 500 g，麻雀卵 500 枚。药研细末，雀卵去黄留白，搅匀后加入药末制成丸。每日 3 次，每次6 g，1 剂为 1 疗程，感冒发热，性欲旺盛者忌服。主治女子性欲低下。

(6) 茯神、肉桂各 60 g，熟地黄 31 g，白术15 g，山茱萸12 g，人参、枸杞子各 9 g，远志、巴戟天、肉苁蓉、杜仲各6 g。每日 1 剂，水煎，服 3 次。主治女子性欲低下。

(7) 菟丝子、枸杞子各 12 g，当归、鹿角片、淫羊藿、仙茅、杜仲、山茱萸各 10 g，附子 3 g，肉桂 2 g。每日 1 剂，水煎，服 3 次，20 日为 1 疗程。主治女子性欲低下。

(8) 熟地黄、何首乌、紫河车、人参、鹿茸、淫羊藿、龟甲、杜仲各 10～15 g。药研细末，炼蜜为丸，每日 2 次，每次服6 g，淡盐水下，1 剂为 1 疗程。主治女子性欲低下。

(9) 黄芪 20 g，党参 15 g，当归、茯神、炒白术、龙眼肉、柏子仁、酸枣仁各 10 g，炙远志、木香各6 g，甘草3 g。每日 1 剂，水煎，服 3 次。主治女子性欲低下。

(10) 熟地黄、炙黄芪各15 g，白术、茯苓、淫羊藿、仙茅、山药、山茱萸各12 g，牡丹皮、泽泻、肉桂、制附子各6 g。每日 1 剂，水煎，服 3 次。主治女子性欲低下。

(11) 熟地黄、山药、山茱萸、枸杞子、鹿角胶、菟丝子、杜仲、当归、肉桂、巴戟天、肉苁蓉、黄狗肾各 6～15 g。每日 1 剂，水煎，分 2 次服。主治女子性欲减退。

(12) 女贞子、墨旱莲、何首乌各 30 g，枸杞子、巴戟天各 15 g，麦冬、山茱萸各 12 g，陈皮 3 g。每日 1 剂，水煎服，服 2 次，6 日为 1 疗程。主治女子性欲低下。

(13) 黑豆 30 g，熟地黄 20 g，肉苁蓉、淫羊藿各 15 g，冰糖 150 g，白酒 750 mL。药放酒内浸泡 7 日后，每服 20 mL，每日 2 次。主治女子性欲低下。

(14) 韭菜子 25 g，淫羊藿、菟丝子各 15 g，牛鞭 1 根，蜂蜜适量。将上药焙干为末，蜜为丸，每日 3 次，每次 6 g，黄酒冲服。主治女子性欲低下。

(15) 黄芪15 g，高良姜、郁李仁、陈皮、白葵花、柴胡、升麻各9 g，干姜3 g。每日1剂，水煎，日服2次。主治女子性欲低下。

(16) 肉苁蓉、五味子、菟丝子、远志、蛇床子各30 g。将药研成粉末，每日睡前空腹服6 g，黄酒送服。主治女子性欲低下。

(17) 煅牡蛎、芍药、龙骨、炙甘草、生姜各12 g，桂心9 g，大枣12枚。每日1剂，水煎服。主治女子性欲低下。

(18) 茯苓20 g，白术、苍术、黄芪各15 g，附子12 g，党参、白芍各10 g。每日1剂，水煎，服两次。主治女子性欲低下。

(19) 人参、巴戟天、白术、杜仲、菟丝子各15 g，补骨脂9 g，肉桂3 g。每日1剂，水煎服，日服2次。主治女子性欲低下。

(20) 菟丝子、五味子、蛇床子各60 g。将药研末，蜜丸如梧桐子，每日3次，每次服6丸。主治女子性欲低下。

2. 外用方：

(1) 阳起石、蛇床子、香附子、韭菜子各30 g，土狗（去翘足煅过）7个，大枫子3 g（去壳），麝香、硫黄各3 g。将药研末，炼蜜为丸，指头大，以油纸盖护贴脐上，用绢袋子缚住。主治女子性欲低下。

(2) 蛇床子末90 g，菟丝子（取汁）150 mL。将2味药相合，外涂于阴道内，每日5次。主治女子性欲低下。

3. 食疗方：

(1) 蛇床子150 g，麻雀50只。先将麻雀杀死去毛及内脏，煮烂去骨，然后与蛇床子煎熬成膏，炼蜜为丸，每丸9 g，每日2次，每次服1～2丸，温开水送服或酒送服。主治女子性欲低下。

(2) 狗肉250 g，黑豆50 g，调以精盐、姜、五香粉及少量糖煮熟食用；或狗肉，加适量八角、小茴香、桂皮、陈皮、草果、生姜和精盐等调料同煮熟食用。主治女子性欲低下。

(3) 选肉苁蓉嫩者，刮去鳞，用酒洗，去墨汁，切薄片，同山茱萸、羊肉作羹食用；或肉苁蓉（煮熟后切片）加大米、羊肉煮粥，调味食用。主治女子性欲低下。

(4) 虾15 g，豆腐3块，加葱、姜、精盐炖熟食用；或虾肉50 g，用水泡软，锅中加油加热后，与切好的韭菜250 g同炒熟，加精盐调味食用。主治女子性欲低下。

(5) 冬虫夏草4～5枚，鸡500 g左右。共炖，待烂熟后食用；或用冬虫夏草10～15 g，鲜紫河车1个，隔水炖熟吃。主治女子性欲低下。

(6) 冬虫夏草、人参、淫羊藿各3～15 g，乌鸡1只。将药及乌鸡加水炖服，早、晚各服1次，服汤食肉。主治女子性欲低下。

(7) 枸杞子30 g，鸽子1只，去毛及内脏后放炖盅内加适量水，隔水炖熟，食肉饮汤。主治女子性欲低下。

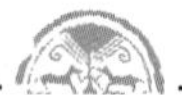

第三节　性交出血

一、病证概述

女性性交出血是指性交时或性交后，阴道或外生殖器发生出血现象，一般出血量都不很多，只有极少数可以引起大出血。本病可见于婚后任何年龄段的女性。如是新婚燕尔，女子处女膜破裂而出血者，属于正常现象，不是病态。性交出血偶尔发生，不足以影响夫妻间的正常性生活，但天长日久，交则出血，就必然影响到夫妻间的正常性生活，继续发展还可能出现性功能方面的问题。女性每当性交时或性交结束后阴道出血，不论量多量少，即可诊断为本病。

二、妙法绝招解析

（一）相火大旺，伤犯脾肾（徐大椿医案）

1. 病历摘要：某女子，年二十四，交结后出血不止，脉软虚数。诊断为性交出血。

证属相火大旺，伤犯脾肾。治宜补阴降火，益气养血。方选补阴益气煎。药用，蜜丸常服，加之节欲摄静，寻年无不自愈。（《中国女科验案精华》，学苑出版社，1998）

2. 妙法绝招解析：本案系由肝之相火使血液妄行，脾不摄血，肾主封藏的功能失常，交合后则元气愈虚，不能摄血，故精泄后血亦随之溢出。方用补阴益气煎，其补气的作用使气能摄血，达到止血的目的，还使气能生血，气旺则化生血的功能也就增强了。医者还强调了节欲摄静，患者要积极配合治疗，这样病才能彻底治愈。

（二）阴虚火动，冲任损伤（班秀文医案）

1. 病历摘要：潘某，39 岁。3 年前输卵管结扎之后，每行房性交则阴道出血，量或多或少，色红，量多时夹紫块，伴有腰脊胀痛，头晕，倦怠。经医院检查：癌细胞（—），诊为子宫颈炎。曾用中西药（药名不详）治疗，疗效不佳。脉弦细，苔薄白，舌质红。

证属阴虚火动，冲任损伤。治宜补肾滋阴，化瘀止血。药用鸡血藤、墨旱莲各 20 g，女贞子、何首乌、藕节、太子参、益母草各 15 g，茜草根 10 g。每日 1 剂，水煎服。服 15 剂后，疗效初显，但每月仍有 1～2 次交后出血，审证求因，补肾化瘀之品不足，守上方加桑寄生 15 g，狗脊、泽兰各 9 g。连服半个月，并忌房事 1 个月。观察 3 年，病不再发。（《妇科奇难病论治》，广西科学技术出版社，1989）

2. 妙法绝招解析：交结出血，在《傅青主女科》中谓之“交感出血”，是由于“经水近来之时交合，精冲血管”所引起的病变。临床病因主要有撞红损伤、阴虚火旺、肾气虚弱、初交破裂等。以上仅就临床常见者而言，交接出血的病因其实很复杂，如非礼的交合，或阴道、胞宫内生恶疾败疮，也可交合后出血。若属这种情况应积极治疗原发病。本案证属阴虚火动，冲任损伤。治疗应滋阴潜阳，适当加入活血化瘀之品，同时还要慎忌房事，这样就会收到预期的效果。

（三）气血亏虚，冲任失调（匡继林医案）

1. 病历摘要：陈某，25 岁。结婚 3 年，每逢性交，必大出血，犹如崩症。诊断为交接出血。

证属气血亏虚，冲任失调。治宜补气益血，调理冲任。方选引精止血汤，药用熟地黄、白术（土炒）各 30 g，山茱萸、红参、车前子（酒炒）各 15 g，荆芥穗（炒黑）、茯苓各 10 g，黑姜、黄柏各 6 g。每日 1 剂，水煎服。连服 36 剂而愈。夫妇极为高兴而归。（本书主编，待刊）

2. 妙法绝招解析：交结出血，究其病因多由于妇女患慢性生殖器官炎症，或重度子宫颈糜烂等引起，乃不慎房事或经期交合，触之而发。方中用人参、白术、茯苓、熟地黄、山茱萸以益气养血，滋补肝肾；用黄柏、车前子以清子宫郁热；荆芥穗、黑姜理血止血。诸药合方，具有补气填精、滋补肝肾、止血等功效。

三、文献选录

（一）性交出血病因分析

1. 女性性交出血大多数是由于生殖系统器质性疾病所引起，只有少数是由于性交时男性动作粗暴、性交不当所引起。新婚第一夜；第一次性交，由于处女膜破裂、损伤引起出血，一般出血量较少，只有少数人处女膜较厚，而男性动作又过于粗暴，可引起出血较多。

2. 老年妇女，由于性腺萎缩，分泌的性激素减少，阴道萎缩，阴道上皮变得脆弱，组织纤维化，缺乏弹性，阴道渗出液少而变得干涩，如性交时动作粗暴，强行插入，性交不当也可引起阴道损伤，血管破裂而出血。

3. 妊娠妇女，在怀孕的最初三个月和最后三个月时，性交刺激子宫颈，引起子宫剧烈收缩而出现性交出血，甚至有少数人因此而流产或早产，这要特别注意。

4. 阴道发育不良，阴道窄小或畸形，若性交时动作粗鲁，引起阴道壁或后穹隆裂伤，产生阴道性交出血。

5. 女性生殖道局部由于器质性病变常可导致性交出血。如外阴溃疡，性交时摩擦溃疡疮面引起性交疼痛和出血。阴道炎症，由于阴道上皮大量脱落、阴道黏膜充血，性交时阴茎在阴道内抽送摩擦，引起阴道黏膜损伤破裂出血。生长在女性尿道口的尿道肉阜，由于质地脆软，在性交时稍触碰即可导致出血。子宫颈糜烂，由于宫颈外口周围上皮剥脱，暴露脆弱的皮下组织，形成糜烂面，性交时受阴茎的撞击引起出血。子宫颈癌由于癌细胞浸润，使组织变得脆弱，性交时常引起接触性出血。尿道和阴道邻近，当尿道发生炎症时，性交时易受挤压损伤引起出血。

（二）辨证论治选录

1. 女性性交出血属中医“交结出血”“交感出血”范畴。临床治疗常分心脾两虚、肝火妄动、湿热下注三型：①心脾两虚。妇女交结阴道出血量少，兼有隐痛，忧郁寡欢，精神不振，失眠健忘，食少体倦，面色萎黄，舌质淡，苔薄白，脉细濡。治宜养心益脾，补气摄血。方选归脾汤加减。药用党参、黄芪、白术、龙眼肉各12 g，当归、酸枣仁、远志、茜草、仙鹤草各10 g，甘草、三七粉（分2次冲服）各6 g。水煎服，每日1剂，连服10日。②肝火妄动。女性性交时出血，颜色鲜红，情志易于激动，烦躁不安，胸胁胀闷不舒，面色潮红，月经量多，小便短赤，大便干燥，舌红，苔薄黄，脉弦数；治宜清肝泻火，平降肝阳。方选丹栀逍遥散加减。药用生牡蛎（先煎）20 g，生地黄、白芍各15 g，墨旱莲、地骨皮各12 g，牡丹皮、大黄炭、仙鹤草各10 g，山栀子、当归各6 g。每日1剂，水煎服，连服7日。③湿热下注。女性性交出血，性交时阴道或会阴疼痛，或会阴局部肿胀疼痛，口苦口渴，下肢酸困，小便频数而短赤，有时疼痛，舌红，苔黄腻，脉弦数。治宜清利肝胆湿热。方选龙胆泻肝汤加减。药用地榆炭、贯众炭、生地黄各15 g，龙胆、黄芩、车前子（布包）、茜草各10 g，柴胡、山栀子、苍术各6 g，黄柏4 g。水煎服，每日1剂，连服3～5日。

2. 女性性交出血，首先要找出导致性交出血的原因。因女性外生殖器局部器质性病变引起的性交出血，治愈局部病变，性交出血也就能痊愈。如外阴溃疡、外阴湿疹、外阴疱疹引起的性交出血，应先用抗生素消除炎症，并治愈湿疹、疱疹，性交出血自然痊愈，如阴道滴虫引起的性交出血，应先用灭滴灵治疗滴虫，滴虫治愈后性交出血自然痊愈。如因性交不当引起的性交出血，则应该夫妇共同学习性知识，相互体贴，充分合作，采取适当的性交方式和体位。女性要在精神上放松，不要紧张忧郁，消除不必要的顾虑。男性对女性进行充分的爱抚等事前准备工作，以激发女性兴奋。性交时动作要轻柔，切忌粗暴，切忌在阴道没有充分湿润前插入。绝经后的老年妇女，性交时外阴可适当涂油膏，以改善阴道的滑润和防止萎缩。要适当节制性生活，女性月经期禁止性交。40 岁以上女性性交出血应警惕生殖器恶性病变的可能。

第四节　房事晕厥

一、病证概述

房事晕厥是指性交过程中或性交结束后，突然昏厥，不省人事，四肢厥冷，或者伴发阴道痉挛，使性交不能继续下去。性晕厥男女皆有，女性多于男性，性交中出现晕厥，对身体健康并无影响，更不会有生命危险，不必过分惊慌，也不必因此回避房事，而是在有思想准备的性接触中逐渐脱敏。本病的发生，可能有两方面的原因，一是在性交时思想高度紧张、恐惧、焦虑、内疚引起的一种精神躯体性反应；另一方面在性交时由于高度兴奋和情绪改变，反射性地引起血管弛缩变化，颅内变化和严重肌肉强直的结果。总之，性交晕厥是在性交过程中过度兴奋或精神紧张，大脑皮质功能一时性障碍所致。极少数患者是在其他疾病的基础上诱发的。主要表现为性交之时或性交之后，突然出现面色苍白，大汗，昏不识人，四肢厥冷等症状。多数患者昏厥时间较短，可自行恢复，苏醒后无口眼㖞斜、肢体偏瘫等后遗症。少数严重者则厥而不复导致死亡，是房事疾病中的急症之一。

二、妙法绝招解析

（一）气血不足，肝肾亏虚（班秀文医案）

1. 病历摘要：彭某，27 岁。双方经过恋爱互相了解，婚后双方感情融洽，生活和工作均能互相照顾，但对性生活冷淡，而且惊恐交加，当男方阴茎一接触阴门，即惊恐万状，汗出淋漓，唇面发青，四肢冰冷，甚或昏厥，或不自觉地呻吟哭泣。男方善于怜香惜玉，怜其痛苦，一直未敢强行刺入阴道，3 年来均在阴道口射精，尚未享受性感愉快之乐。月经周期基本正常，量一般，色淡质黏，经将行时乳房胀痛，小便涩痛，经行时少腹、小腹胀痛，剧时膝关节亦疼。平时胃纳不振，大便秘结，2～3 日 1 次，经行时则大便通畅。脉虚细，舌苔薄白，舌质淡。诊断为房事晕厥。

证属气血不足，肝肾亏虚。治宜温肾暖宫，益气养血。药用菟丝子、淫羊藿、党参各 15 g，当归身、杭白芍、覆盆子、炒白术、女贞子、茺蔚子、巴戟天、大枣各 9 g，车前子 6 g。每日 1 剂，水煎服。连服 6 剂，1 周来，行性生活 2 次，临交时不惊恐，不汗出。药效已达，无须服药，嘱以饮食调养，以巩固疗效。自此以后，性感正常，半年后已能受孕。（《妇科奇难病论治》，广西科学技术出版社，1989）

2. 妙法绝招解析：房事晕厥，究其原因，虽然错综复杂，但总的来说是由于心、肝、肾气虚而引起。心气虚则阴血不能下达胞宫，胞宫失养，冲任气虚，则情窦不开，性感淡漠，甚则临交惊恐昏厥；肝气不足，则生发无能，魂不守舍，临事惊恐，所谓“肝虚则恐”；肾气虚则命门火衰，手足厥冷，乃“肾气虚则厥”，治疗时不应忘肾，因为肾为元气之根，应适当加入菟丝子、淫羊藿等补肾之品。

（二）肝肾不足，气血瘀阻（贾志宏医案）

1. 病历摘要：李某，女，30岁。1年来每行房事突然昏厥，近数月病情加重，遇情志不舒，恼怒惊骇亦突然昏倒，不省人事，牙关紧闭，两目闭合，手足抽搦，时而抓头捶胸，历10～20分钟方能清醒。平素头部昏蒙，常喜哭笑，失眠多梦，健忘，腰痛，脉细弦，舌质淡紫，苔薄白而润。脑电图及神经科检查均无阳性指征，虽服镇静催眠类西药，终未获效。诊断为房事晕厥。

证属肝肾不足，气血瘀阻。治宜滋补肝肾，活血散瘀。方选血府逐瘀汤合甘麦大枣汤加减。药用熟地黄、小麦、灵磁石各60 g，当归30 g，炙甘草24 g，柴胡20 g，赤芍18 g，桃仁、红花、菖蒲各15 g，枳壳、桔梗、川芎、川牛膝、防风各10 g，大枣15枚，全蝎、蜈蚣各3条。每日1剂，水煎服。连服6剂，并嘱舒情怀，戒房事。头脑清醒，腰痛减轻，睡眠佳，仅郁怒时两拇指微微搦动。续服5剂，房事或稍受刺激时亦不昏厥，舌质较前红润，脉虽沉，已有和缓之象。为巩固疗效，原方减磁石量，加龙齿，续服10剂，追访1年无再复发。（浙江中医杂志，1984，12）

2. 妙法绝招解析：房事晕厥证临床少见，其病因病机至今尚不明确。本例素体虚弱，房事晕厥初患时属精血亏虚引动肝风所致，以后每因情志不舒即发作，属气滞、血虚而瘀所致。《景岳全书·厥逆》云“气实而厥者，其形气愤然勃然，脉沉弦而滑，胸膈喘满，此气逆证也。”“血逆者，即经所云，血之与气并走于上之谓。”“俗言肝气病，无故爱生气，是血府血瘀。”本案虽症情复杂，其厥既为血虚生风所致，亦为恼怒惊骇、气血逆乱所致。故用补虚兼逐瘀方法，选用血府逐瘀汤合甘麦大枣汤加味而收效。

（三）湿盛中阻，水火不济（王足明医案）

1. 病历摘要：王某，25岁。新婚年余，每交媾后，即晕厥不知人，至半时许始可，久治无效，痛苦难言。症见身体肥胖，面黄不华，神情暖昧，自云两足四季如冰，纳食正常，体惰嗜卧，但睡不安稳。脉两尺沉小、左寸弦细而数，余皆濡滑，舌质淡，苔白滑。诊断为房事晕厥。

证属湿盛中阻，水火不济。治宜滋水通阳，交通心肾。药用茯苓15 g，半夏12 g，陈皮、通草、桂枝、草果仁各10 g，缩砂仁6 g，甘草3 g。每日1剂，水煎服。并嘱戒房事100日。连服10剂，神情轻爽，面色红润，肢体已温，脉濡滑已减，惟两尺仍迟。痰湿蠲除，亟宜滋水通阳为务。金匮肾气丸作煎剂，加重茯苓，更增白术。嘱再进10剂，诸症悉除。遂以八味丸易桂枝为桂心，加黄连为丸，嘱其续服3个月。遵法为治，百日病除，迄今3年未发。（《疑难病证中医治验》，湖南科学技术出版社，1983）

2. 妙法绝招解析：“人之一身，不外阴阳，而阴阳二字，即是水火。”故只有水火相接，阳降阴奉，水火互化，才能神旺而有持。心属火为一身之大主，肾主水寓先天元精。《内经》云“胞络者，系于肾，少阳三脉贯肾系舌本。”故水火之交在于心肾之用，神明之主，由于水火互济。本案患者阳虚湿盛，湿聚酿痰，阻其水火相交之路。阳气不通，故体倦而肢冷，阴精不奉，故多寐而不宁。每遇交媾，精耗神越，使火浮而不降，水潜而不奉。心肾不交，神不维系，身无所主，故发晕厥。急则治其标，中焦之湿应温燥，故先以二陈汤加减苦温燥湿，以治其标，缓则治其本，后以肾气丸以培其根，加黄连、桂心以交通心肾。加重茯苓恐湿邪不清。增白术是忧痰浊再生，以杜生痰之源。共达湿蠲、经通、火降之效。

（四）痰阻气机，神失内守（朱久之医案）

1. 病历摘要：王某，女，33岁。性交突发寒栗，四肢抽搐，未几而平。初病未多在意，尔后月余，又如上作。近半年来，逐次加重，因苦于言状，隐匿未医。后来无奈，经医院妇产科、神经科诊治，均未查出病因。体质仍实，精神尚可，惟食欲稍差，面色萎黄，胸膈板闷，口淡乏

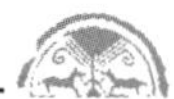

味。询其发病，始则四肢逆冷，昏昧不语，片刻继发手握难解，足伸难屈，甚则手足搔扰乱动，口闭牙紧，喉间伴有拽锯声，时而呻吟不已，常以双拳自击胸膛，如痫如狂。每次发病，不越1小时即可自安，苏后不知其状，但觉极度疲惫，少语嗜睡，胆怯易惊，形体困倦乏神，纳食大减，大便干稀不调。舌苔白厚黏腻，脉弦滑有力。

证属痰阻气机，神失内守。治宜豁痰熄风，扶脾利湿。方选导痰汤加味。药用茯苓、炙甘草、法半夏、贝母、陈皮、枳实、胆南星、白术、僵蚕、钩藤各10～15 g。每日1剂，水煎服。服5剂后，痰涎涌吐甚多，愈服愈吐，5日内约吐半脸盆之多。胸膈较畅，食欲有增。药虽中病，但性交时仍如前发。守原方加量再服5剂，其病始减，能知人事，控制能静。后改投礞石滚痰丸约2个月余，诸症递减，食欲精神大好。仍守原方加郁金、菖蒲、远志、全蝎等品出入，连服半个月。后以健脾燥湿，化痰开窍之剂调理1个月而获愈。（辽宁中医杂志，1983，1）

2. 妙法绝招解析：性交惊厥实为少见之证。依据胸膈板闷，脉滑苔腻等，断定为痰致怪症，顽痰挟风，蕴结胸膈，阻滞气机，每因性交诱发，致使气动痰升风起而为病。用导痰汤加味治愈，诚为胆识俱备，高手过人。

（五）心脾两虚，肝血不足（叶爱风医案）

1. 病历摘要：宋某，女，40岁。心悸，头晕，失眠，多梦，食欲不振，四肢无力，形体日渐消瘦已四年。曾在医院求诊，经用药后，病情无明显好转。近两个月来，每逢性交时，则突然出现不省人事，颈项及四肢强硬，两目直视，呼之不应，待片刻后，可自行清醒。月经量少，色淡，白带清稀，无腥臭味。观其面色萎黄无华，形体瘦弱，神疲少言，大便质稀，小便正常，舌淡嫩、苔薄白，脉沉细弦。

证属心脾两虚，肝血不足。治宜健脾养心，益气补血。方选归脾汤加减：熟地黄、白芍、枸杞子、党参、黄芪、当归、茯神、酸枣仁各15 g，白术、龙眼肉各10 g，甘草、木香、生姜各6 g，大枣10枚。每日1剂，水煎服。嘱其服药期间切忌房事。服4剂后，诸症好转，饮食增加。嘱其照原方续服5剂。后改用归脾丸，早晚各一丸及阿胶补血精，早晚各服15 g。随访1年，前症已失，未再复发。（湖南中医杂志，1986，1）

2. 妙法绝招解析：本例因久病，气血不足，心脾两亏，继之肝血不足，筋脉失养，所以发痉，故拟归脾汤加枸杞子、熟地黄等以健脾养心，益气补血，怪异之病，而以常法常方获效。脾气足则血之生化之源旺盛，心血足则神有所主，肝血旺则筋脉得以濡养。

三、文献选录

进行房事时，突然出现晕厥的现象，称为房事晕厥，也叫性交晕厥。常见的有精气暴脱和火旺血逆两型。其中精气暴脱型多因身体虚弱，或房劳过度，或久病初愈后同房，性交时过分激动，发生晕厥，面色苍白，冷汗淋漓、手足冰凉、呼吸微弱等。火旺血逆型多因同房之时或同房之后，突发眩晕昏倒，面色红赤，呼吸气粗，甚则衄血不止，舌红苔少，脉细数。在正常的性生活中，大部分人在性快感高潮来临之际，会有数秒短暂的意识，飘然若失的表现。然而这种表现往往不被人所察觉，因其被性快感高潮的亢奋表现所掩盖。但有个别人，尤其是女性，这种意识若失的表现特别强烈，可以突然全身出冷汗、面色苍白、意识不清，经数十秒又可自行恢复意识而清醒，身体各系统均无异常的病理改变，这种现象医学上称之为“性交昏厥症”，男女都可能发生。

（一）性交晕厥病因分析

1. 初次性交，精神过于紧张，交感神经过度兴奋，肾上腺激素分泌过多，体内儿茶酚胺水平急剧升高，使得全身小血管痉挛收缩而引起脑部暂时性缺血缺氧，以致晕厥。这种情况多见于平素体质较弱，或有严重贫血的新娘。

2. 有些新娘由于初次与男方过性生活，又缺乏这方面的常识，精神过于紧张或兴奋过度，呼吸加快而发生呼吸性碱中毒，出现头晕、胸闷、四肢发麻甚至抽搐、晕厥。

3. 有些新郎比较粗心，又过于紧张，把新娘搂抱得过紧，不慎压迫了新娘的颈动脉窦压力感受器，反射性地引起了新娘血压突然下降而晕厥。

4. 操持婚礼之际，人来人往，应酬过多，又吸烟又喝酒，事后行房，精神疲惫，对于房事的消耗难以承受而晕厥。

5. 最后一种情况是有些新娘对丈夫的精子过敏，房事中或房事后，先是皮肤瘙痒，继而头晕昏厥。

（二）性交晕厥急救措施

1. 立即停止性交：让患者的头偏向一侧，平卧于床，下肢抬高 15°，然后用拇指尖掐按人中、十宣穴，也可用氨水让其闻一闻，促使患者苏醒。如果还伴有皮肤瘙痒，在上述处理的基础上，可服些抗过敏药物，如马来酸氯苯那敏、氯雷他定等，并到医院求得医生的帮助。而对于那些经常发生房事晕厥的人，如果没有器质性病变的，则应去医院检查，听取医生的意见。

2. 平时体质虚弱的患者，在同房时精神有高度的紧张，如果出现头晕目眩、面色苍白、身体虚汗等现象时，那可能是房事晕厥的前兆。这时最好停止性交，稳定情绪，然后再喝些糖水，吃些点心。

3. 初次性交时，男方要体贴女方，性交需缓慢进行，切勿急躁鲁莽；一次不成，可多试几次，如屡次不成，则应请医生查出原因，避免女方过度紧张，从而能减少房事晕厥的发生。

4. 在性生活中万一出现了性交晕厥，一定不要慌张，应该按照以上所说的进行治疗，如果还不行，那么要及时送往医院进行抢救。以便查明原因，及时治疗。

（三）经验良方选录

1. 熟地黄、小麦、磁石各 60 g，当归 30 g，炙甘草 24 g，赤芍、白芍各 18 g，桃仁、红花、菖蒲各 15 g，枳壳、桔梗、川芎、牛膝、防风各 10 g，大枣 15 枚，全蝎、蜈蚣各 3 条。每日 1 剂，水煎两次，取液混合，分 3 次服，10 剂为 1 疗程。主治血管抑制性性交晕厥。

2. 牡蛎、党参、黄芪各 25 g，菟丝子、熟地黄各 20 g，淫羊藿 15 g，白术、当归、茯神、远志、麦冬、龙骨、酸枣仁各 10 g，生姜 5 g，琥珀（冲服）0.5 g，大枣 5 枚。每日 1 剂，水煎，服两次，10 剂为 1 疗程。主治心肝肾虚型性交惊厥。

3. 熟地黄 18 g，党参、黄芪、酸枣仁各 15 g，白芍 12 g，远志、茯神、当归各 10 g，白术、生姜各 9 g，木香、陈皮、甘草各 6 g，大枣 6 枚。每日 1 剂，水煎，服 3 次。20 日为 1 疗程。用药期间禁止性交。主治心肝血亏虚所致性交惊厥。

4. 生姜 100 g，酒 100 mL。姜洗净，捣烂取汁，加酒用武文煎 10 分钟，温后灌服。取丹田、百会、气海穴。每穴隔姜灸 3～5 壮。主治性交惊厥。突然不省人事，腹中气如肠鸣。

5. 菟丝子、淫羊藿各 15 g，当归身、白芍、覆盆子、炒白术、女贞子、大枣、茺蔚子、巴戟天各 9 g，车前子 5 g。每日 1 剂，水煎，服两次。主治肾虚型性交惊厥。

6. 紫石英 18 g，白芍 16 g，肉桂、淫羊藿、仙茅、肉苁蓉、巴戟天各 12 g，甘草 6 g。每日 1 剂，水煎，服两次。主治肾阳不足型性交惊厥。

7. 龙骨、牡蛎各 30 g，牛膝 10 g，桂枝、甘草各 6 g，大枣 5 枚，生姜 3 片。每日 1 剂，水煎，服两次。主治性交时过度兴奋所致惊厥。

8. 炙黄芪、党参、山药、黄精、肉苁蓉各15 g，锁阳、当归身各9 g，炙甘草5 g。每日1剂，水煎，服两次。主治肾虚型性交惊厥。

第五节　房事头痛

一、病证概述

房事头痛，也称性交头痛。性活动过程中由于性兴奋，头颈部肌肉痉挛，血液循环加快、血压升高，血管出现痉挛而产生痛感，假如有血管狭窄（包括先天和后天病因造成），本身使脑部血液循环不畅再加上性兴奋时血液集中于生殖系统，均可使脑部缺血引发疼痛。此外还有些生活因素也可引起性交时头痛，例如性交过频、过久、身体过度疲劳、性交环境不佳，空气不流畅，声音嘈杂使人心烦意乱，也可致头痛。其他如情绪不良、性交时体位突然改变，也可造成头痛。本病的发生既有血管因素，又有肌收缩因素。在性交的过程中，交感神经兴奋引起血压上升、心跳加快、颅压升高，同时全身骨骼肌处于高度收缩状态，这些都可使疼痛敏感结构受到刺激而产生头痛。此头痛可因手淫或性交引起，男女没有明显差别，随兴奋的增高出现双侧头部钝痛或胀痛，当达到性高潮时头痛十分剧烈，一般头痛持续半小时到一天不等。如果在达到性高潮前停止性活动，可预防或减轻头痛。良性性交头痛的治疗，可选用普萘洛尔或吲哚美辛预防发作，或选用地西泮等肌肉松弛剂。对于高血压患者和以前性交未曾出现头痛者，突然性交后出现剧烈的头痛，应考虑有脑出血的可能。青壮年在性交生活中突然出现头痛，往往有蛛网膜下腔出血的可能，要及时就医，明确诊断。

二、妙法绝招解析

（一）肝肾阴亏，水不涵木（刘合曾医案）

1. 病历摘要：王某，41岁。近1年来，每次性交时及性交后头痛，持续1～2小时缓解。近月余加重，现不但性交时头痛，且每有性欲即头痛，伴有烦躁、头昏、目干涩、胸胁满闷，善太息，失眠多梦等症，脉弦细稍数，两尺脉弱，舌质红少苔。诊断为房事头痛。

证属肝肾阴亏，水不涵木。治宜滋补肝肾，柔肝潜阳。药用佛手、白芍、玄参各15 g，决明子12 g，枸杞子、生地黄、熟地黄、山茱萸、何首乌、当归各10 g，菊花8 g，川芎6 g。每日1剂，水煎服。服3剂后，头痛若失。惟感头昏胀不适，腰酸乏力。药已中的，效不更方，再服3剂，症状基本消失，睡眠较佳，上方加炒枣仁30 g。续进3剂，巩固疗效。随诊至今未发。（《山东中医杂志》，1993，2）

2. 妙法绝招解析：《内经》云“脑为髓之海”，性交后房事头痛，多因房事过度，肾精亏耗，髓海空虚所致。肝肾同源，肾精不足，肝失所养，肝阳偏亢。治疗用滋补肝肾、柔肝潜阳之法。方用白芍、当归、熟地黄、玄参等滋肝肾之阴；决明子、菊花等泻肝火；佛手疏肝木。治疗得法，故取效迅速。

（二）肝肾阴虚，肝阳上亢（张承烈医案）

1. 病历摘要：李某，24岁。婚后半个月，每当夫妇交结时即感头痛，阴户灼热，无法忍受。曾在医院妇科检查正常，服西药地西泮、谷维素、安乃近无效。询问病史，15岁月经初潮，经期正常，外表健康，诊两脉弦数，舌红苔薄。诊断为房事头痛。

证属肝肾阴虚，肝阳上亢。治宜滋补肝肾，潜阳清火。药用生地黄12 g，白芍10 g，当归、黄芩、知母、川黄柏、柴胡、香附各6 g，生甘草3 g。每日1剂，水煎服。服15剂后，症状消失，夫妇性生活和谐，嘱停药，随访半年，未再复发。（福建中医药，1981，2）

2. 妙法绝招解析：本案证属肝肾阴虚，肝火随气上下，上升则为头痛，下趋则为阴户灼热。治用当归、白芍、熟地黄滋肝肾之阴；以黄芩、知母、黄柏而泻厥阴相火；柴胡、香附用以疏肝木，甘草缓急止痛。因辨证得当，用药准确，经治半个月，痛苦全消。

（三）阴血亏虚，相火偏亢（高树中医案）

1. 病历摘要：方某，38岁。13年前因婚姻不遂心，婚后情志怫郁，不欲交结。男方强欲交结则悲伤吵嚷哭闹，烦躁若狂，头部胀痛，阴阜灼热。在当地服中西药物5年，强合时已不哭闹，但婚后6年始不得子。随后夫妇感情渐好，但仍不欲交结，每交结则头痛难忍，心烦，阴阜灼热，询其月经正常，有胃溃疡，十二指肠溃疡病史3年。望其面色红赤，两颧较著，脉弦细数，舌质红苔薄白。诊断为房事头痛。

证属阴血亏虚，相火偏亢。治宜滋阴降火，佐以疏肝。药用生地黄24 g，当归、黄芩、知母、黄柏、柴胡、香附各12 g，甘草6 g。每1日或隔日1剂，水煎服。服12剂，症状消失，随访1年未复发。（《山东中医杂志》，1991，6）

2. 妙法绝招解析：房事头痛，因患者羞于启口，故临床少见。本案因所愿不遂，情怀失畅，肝郁化火，日久肝阴暗耗。肝厥阴经脉过阴器，头巅。交结时郁火更甚，相火妄动，火循肝经上行巅顶，故头部胀痛。方中用生地黄、当归滋肝肾阴血；黄芩、知母、黄柏泻厥阴相火；柴胡、香附疏肝解郁；甘草缓急和阴。证药合拍，故收奇效。

三、文献选录

（一）性交头痛病因分析

性交头痛的发生，与性心理、性生理、性知识、性习惯等有关，患者常有神经血管性头痛病史，因性交而诱发。根据性交头痛的临床表现，常规可分为以下三种：①血管性头痛。此型最常见，约占70%。在性交动作之前或性欲高峰期出现，速度急骤，程度强烈，局限在前额或后枕部。为爆炸性或搏动性，持续几分钟到几小时；以后转为轻微钝痛，可持续48小时左右。大约1/4患者有偏头痛的家族史。有时可伴有心悸，但很少发生呕吐，偶见精神错乱状态。若性交时头颈部处于低位状态或可避免发作。②紧张性头痛。此型头痛占性交头痛的25%左右。发生在性爱的早期，以性高潮期最重。表现为全头性或枕部的钝痛或发紧感，持续几小时至几日。③低颅压性头痛。此型少见，占5%左右。患者突然发生头痛，持续2～3周后自发性好转，再次性交又可复发。头痛多位于枕骨下，与体位有明显关系。直立位时头痛加重，并伴有恶心、呕吐。

（二）性交头痛预防方法

1. 要讲究性爱艺术：有性交头痛病史者在性生活中要注意控制感情，不要过度兴奋，要适可而止，性生活不要过频过密。

2. 养成良好卫生习惯：每日睡眠时间不宜太晚，注意劳逸结合，洗澡要放在性交前，性生活过程无特殊情况不随意起床，性交后夫妻要注意继续温存，使双方获得性满足，做到余曲同奏。

3. 必要时采用预防性用药：有偏头痛或高血压的患者，性交前半小时可内服少量止痛或降压的药物。如能注意以上各点，可减少性交中头痛与性交后头痛的发生，使夫妻过着更加和谐的性生活。

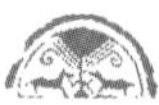

4. 创造良好心理环境：环境要幽静，注意室内要通风，还要注意性交时机选择，情绪不佳时不性交。

（三）经验良方选录

1. 内服方：

（1）蜂蜜 150 g，金银花 30 g，山楂 10 g。将山楂、金银花水煎 3～5 分钟，滤取药液，再煎 1 次滤取药液。将 2 次药液合并，加入蜂蜜调匀即成。每服 20～30 mL，每日 2～3 次。主治性交头痛。

（2）带壳生白果（即银杏）60 g。将上药捣裂入沙锅内加水 500 mL，文火煎至 300 mL，分 2 次服，本方可连煎 3 次，服 3 日。或白果仁炒干，研末，每服 5 g，大枣汤送服。主治性交头痛。

（3）白芷、白糖各 10 g。将白芷水煎取汁，加入白糖饮服。每日 1～2 剂。祛风除湿，散寒止痛。主治性交头痛，症见头痛如裹，肢体倦重，胸闷纳呆，小便不利，大便或溏，苔白腻，脉濡。

（4）龙眼壳、大枣各 50 g。每日 1 剂，水煎，2 次分服。益气和血。主治性交头痛，症见头痛绵绵，过劳则甚，多在上午发作，体倦无力，食欲不振，畏寒少气，舌胖质淡白，脉细无力。

（5）连翘、夏枯草、鲜茅根、川芎各 12 g，菊花、白芷、霜桑叶各 10 g，黄芩、薄荷、苦西茶、藁本各 6 g，细辛 3 g，荷叶 2 张。每日 1 剂，水煎服，日服 2 次。主治性交头痛。

（6）金盏银盘（全草）30～60 g，狗肝菜（全草）或大青叶 30～60 g，九里香叶 15～30 g。加水煎煮 30 分钟，药液成 100～200 mL，分 2 次服用。主治性交头痛。

（7）黄芩 60 g，川芎 30 g，白芷 15 g，荆芥 12 g，细芽茶 9 g，薄荷 5 g。将上 6 味共制细末，混匀，每服 6～9 g，用茶水送下。每日 2～3 次。主治性交头痛。

（8）生石膏 30 g，金银花、连翘、大青叶各 15 g，龙胆、黄柏、黄芩、山栀子各 10 g，黄连、薄荷叶各 6 g，每日 1 剂，水煎，分二次服。主治性交头痛。

（9）黄精、女贞子、枸杞子、熟地黄、当归、山茱萸各 10 g。水煎服或加工制成冲剂，每次 10 g，每日 3 次，温开水冲服。主治性交头痛。

（10）黄芪、人参、五味子、当归各 10 g，川芎 6 g，细辛 3 g。水煎服或研细末，制成水丸，每次 6 g，每日 3 次。主治性交头痛。

（11）生地黄 15 g，当归、白芍各 10 g，川芎、菊花、陈皮各 6 g，甘草 3 g。水煎服。每日 1 剂，2 次分服。主治性交头痛。

（12）山楂 30 g，荷叶 12 g，白菊花 10 g。水煎服。每日 1～2 剂。平肝潜阳，行气止痛。主治性交头痛。

（13）金银花、连翘、黄芩、黄柏、黄连、山栀子各 6 g，大黄 3 g。水煎服，每日 1 剂。主治性交头痛。

（14）千日红花序、菊花各 15 g，麦冬、石斛、冬桑叶各 10 g。每日 1 剂，水煎服。主治性交头痛。

（15）当归 18 g，川芎 10 g，细辛 3 g。每日 1 剂，水煎，2 次分服。主治性交头痛。

（16）川芎、茶叶各 10 g，葱白 2 根。每日 1 剂，水煎，2 次分服。主治性交头痛。

（17）白僵蚕、蚕沙、川芎各 10 g。每日 1 剂，水煎服，2 次分服。主治性交头痛。

（18）桑白皮 6 g，干姜 10 g，桂心 6 g，大枣 5 枚。加黄酒煎服。主治性交头痛。

2. 外用方：

(1) 胡椒、艾叶各等份，鸡蛋清适量。将胡椒、艾叶研为细末，用鸡蛋清调匀，敷于百会穴，外用胶布固定。每日换药1次，连用5～7日。主治性交头痛。

(2) 蓖麻仁、乳香各10 g，精盐1 g。三药混合，共捣成膏，敷太阳穴上，盖上纱布，胶布固定，每日换1次。主治性交头痛。

(3) 吴茱萸、米醋各适量。将吴茱萸研末，以米醋调敷足心涌泉穴。每日换药1次，连用7日为1个疗程。主治性交头痛。

(4) 川芎、白芷各15 g。共研细末，大葱30 g，共捣如泥外敷太阳穴，每日1次，10次为1疗程。主治性交头痛。

(5) 生石膏30 g，蚕沙15 g。共研细末，醋调匀，外敷前额太阳穴，每日1次，10次为1疗程。主治性交头痛。

(6) 麻黄（去节）、苦杏仁各10 g。共捣烂如泥，以水调匀，分贴两太阳穴。祛风散寒，止痛。主治性交头痛。

(7) 川楝子适量，加白酒少许，炒之并捣烂入布袋内包裹，趁热熨痛处，每日1～2次。主治性交头痛。

(8) 生石膏粉120 g，生栀子（研末）60 g。二药和匀，水调湿敷前额，随干随换。主治性交头痛。

(9) 白芷30 g，冰片1 g。共研细末，取少许嗃入鼻内，每日2～3次。主治性交头痛。

3. 食疗方：

(1) 鲜天麻100 g，生地黄30 g，水母鸭1只（约500 g），精盐、味精各适量。将鸭宰杀，去毛及内脏，与洗净切片之天麻、生地黄共炖至鸭料熟，加精盐、味精等调味。食肉饮汤。主治性交头痛。

(2) 菜花250 g，香菇15 g，肉汤、素油、调料各适量。将菜花、香菇洗净，用素油炒，加入肉汤、佐料，再稍煮片刻，常食，对降低血糖、血脂有显著疗效。主治性交头痛。

(3) 粳米50 g，吴茱萸2 g，生姜2片，葱白2段。将吴茱萸研为细末，用粳米先煮粥，米熟后下吴茱萸、生姜及葱白，同煮为粥。主治性交头痛。

(4) 菊花、金银花各20 g，桑叶、山楂各15 g。将上药共制粗末，分4次放入杯内，用沸水冲沏。代茶饮用。每日1剂。主治性交头痛。

(5) 粳米100 g，防风、菊花各10 g，葱白2根，红糖适量。将中间3味水煎取汁。调入粳米粥内，加入红糖调匀即成。每日1剂。主治性交头痛。

(6) 粳米100 g，荷叶30 g，藿香15 g，冰糖适量。先将藿香、荷叶水煎去渣，再入洗净的粳米煮粥，加入冰糖食用。每日1剂。主治性交头痛。

(7) 菊花、金银花各20 g，桑叶、山楂各15 g。将上药共制粗末，分4次放入杯内，用沸水冲沏。代茶饮用。每日1剂。主治性交头痛。

(8) 粳米60 g，苍耳子15 g，白糖适量。将苍耳子捣烂，加水适量滤取其汁，与白糖一同兑入粳米粥内。每日1剂。主治性交头痛。

(9) 荷叶2张，鸡蛋2只，红糖适量。先将荷叶水煎去渣，再打入鸡蛋搅匀，加入红糖即成。每日1剂，2次分服。主治性交头痛。

(10) 绿豆100 g，黄精50 g，红糖适量。先将黄精水煎去渣，再入绿豆煮汤，加入红糖即成。每日1剂，2次分服。主治性交头痛。

（11）枸杞子30 g，羊脑1个，调料适量。将羊脑洗净切块，与枸杞子一同入锅加水炖汤，调味食用。每日1剂。主治性交头痛。

（12）川芎9 g，茶叶6 g。将川芎制为粗末，与茶叶一同放入杯内，用沸水冲沏，代茶饮用。每日2剂。主治性交头痛。

（13）天麻、猪肉各适量。天麻切薄片待用；肉切片做汤，加入鲜天麻片共煮。药、汤俱食。主治性交头痛。

第六节　房事其他病变

一、病证概述

本节房事其他病变包括房事腰痛、性交发热各2例，性交呕吐、性交汗出、性交遗尿、仰卧性快感各1例。其中女性在性交中或性交后腰脊酸痛，或腰骶重胀坠痛，甚连足膝，称为房劳腰痛，也称房室事腰痛。性神经经常处于高度兴奋的状态，易致性神经的衰弱，从而影响神经介质的分泌和传导，间接地导致相关神经功能的紊乱。频繁的性交使腰肌常常处于紧张状态，久之易使腰部血液循环不良，肌肉纤维组织损伤；频繁的房事，使骨盆、腰背部、腰骶小关节过度地无规律地摩擦碰撞，导致以上部位小关节排列紊乱。或由于腺体分泌过度，导致各种微量元素及有关酶等的丢失，均可发生房劳腰痛。患者有房事过频，或有素体虚弱，大病久病之后勉强性交，主要表现为性交时或性交后。腰部酸痛或疼痛加剧。

二、妙法绝招解析

（一）性交发热

例一：肾阳不足，气滞血瘀（李延超医案）

1. 病历摘要：张某，女，26岁。结婚2年，两地生活，婚后4个月怀孕，2个月后不慎流产，后来再孕，夫妻每月同居一周左右；近4个月来每于房事后周身发热，无恶寒，体温多为38 ℃～39 ℃，伴胁肋胀痛，持续2～3日，常自服解热药而缓解，月经14日，量少色暗有血块，经前乳房胀痛，心烦易怒，平素畏寒肢冷便溏，身体虚弱，经诸医诊断不明，治疗无效，查患者舌暗红，尖有瘀斑、苔薄白，脉沉细。妇科检查：外阴阴道及双侧附件均正常，宫体后位，小于正常，活动好，血常规、血沉、胸部X线检查均无异常发现。诊断为性交发热。

证属肾阳不足，气滞血瘀。治宜补肾温阳，理气活血。药用淫羊藿、菟丝子、枸杞子、柴胡、益母草、川牛膝、鸡血藤、赤芍、白芍、泽兰、北刘寄奴各10 g。每日1剂，水煎分2次服。服3剂后，性交未再发热，为巩固疗效，继服3剂，随访1年，未再复发。（新中医，1991，1）

2. 妙法绝招解析：热有虚实，虚热则有阴虚、阳虚之分。患者平素体弱，畏寒肢冷便溏，素体阳虚，房事后肾阳更亏，虚阳浮于外，所以发热。患者舌有瘀斑，胁痛经少有块，又有气滞血瘀，故以温补肾阳与理气活血为法收效。

例二：阴虚火旺，冲任受损（申殿栋医案）

1. 病历摘要：阎某，女，26岁。结婚3年未孕，夫妇同居，婚后每次同房则发热，发热时测体温在38 ℃～39 ℃，持续12小时，不服任何药物热可自退，多次就诊，妇科检查无异常。体格中等，发育良好，月经量中等，色正常。诊脉弦细，舌质淡红，舌苔薄白。

证属阴虚火旺，冲任受损。治宜泻火养阴，调理冲任。药用蝉蜕20 g，牡丹皮、当归、玄参、何首乌各15 g，龙胆、栀子、柴胡各10 g，泽泻9 g。每日1剂，水煎服。服3剂后，性交发热即止，后又复发如故，仍按原方再进3剂痊愈，不久即怀孕。随访2年，夫妇性生活正常，生1女孩已1岁半。（山东中医杂志，1991，1）

2. 妙法绝招解析：性交发热，多由精液过敏所致。较为罕见。本例中医病机则为冲任火旺。热积胞中而致性交发热，不能摄精成孕。以龙胆合栀子清肝火以泻冲任，牡丹皮合玄参清热凉血以除胞热，蝉蜕、泽泻分别走肝肾以清余热，柴胡疏肝理气，当归、何首乌养血补阴，冲任之火得清，胞中之热得除，所以同房发热之证得解，冲任自和而成孕。

（二）性交腰痛

命火不足，中气虚弱（秦进修医案）

1. 病历摘要：王某，36岁。3年来，每于房事之后，小腹疼痛如绞，腰痛如折，要卧床休息二三日，平时无明显症状，惟夜尿甚多。由于疾病的折磨，夫妻不能行房事，带来了感情的不悦，异常痛苦。曾多方求医，病仍不减，且渐觉心慌，少气更甚。诊脉细无力，两尺尤甚，舌淡胖嫩无苔。诊断为房事腰痛。

证属命火不足，中气虚弱。治宜温肾壮腰，补脾益气。药用熟地黄、黄芪、党参、菟丝子各30 g，山药12 g，泽泻、牡丹皮、茯苓、附子、肉桂各10 g。每日1剂，水煎服。服5剂后，病情大减，已能行房事。嘱继服15剂，病告痊愈。随访14年未发作。（《古今名医临证金鉴·奇症卷》，中国中医药出版社，1999）

2. 妙法绝招解析：房事腰痛在临床上很少见到，治疗的关键是以主要病机为线索，步步深入认识疾病的本质。本例平时无恙，房事之后则发病，系房劳伤肾。再参照舌象和脉象不难看出病机之关键是肾亏，命火不足。肾气素虚，复因房事耗气损精，则肾中阴阳俱亏；腰为肾之府，府中空虚，无以温煦濡养脉络则腰痛如折；元阳不足，不能温煦腹中筋脉，络脉拘急，故腹痛如绞；气化失司，固摄无权则夜尿频作，病久累及后天中气，复以杂药乱投，徒伤胃气，使患者中气渐虚。故用肾气丸益命门之火，用菟丝子添精益髓，止腰疼，去膝冷。原方加黄芪、党参培补中气。诸药合用，功专力效，故病得以治愈。

（三）性交呕吐

肝郁脾虚，痰湿中阻（汪明忠医案）

1. 病历摘要：殷某，女，29岁。每于性交后即恶心，干呕，疲倦，纳差不适，可自行缓解，平素觉胸闷，心烦。夫妻感情和睦，性生活和谐。舌淡红，苔白稍腻，两脉缓滑。

证属肝郁脾虚，痰湿中阻。治宜疏肝运脾，化痰降胃。方选二陈汤合旋覆代赭汤化裁。赭石20 g，枳实、党参、法半夏、茯苓、党参各12 g，陈皮10 g，黄连、炙甘草各9 g，吴茱萸6 g，每日1剂，水煎服。服3剂后，诸证悉除，性交后无不适。上方加生龙骨、生牡蛎各15 g，再进6剂。随访半年，诸恙悉平。（新疆中医药，1892，2）

2. 妙法绝招解析：性交呕吐颇为少见。平素胸闷，乃素有肝郁。久郁不解，横逆犯脾失健运，痰浊中阻，所以恶心呕吐，苔腻。肝肾同源，肾虚之人，冲气不能摄敛，同房之时，情欲所至，相火妄动，冲气上逆，冲脉上系阳明胃中，胃失和降，故见是症。故以二陈汤合旋覆代赭汤，加生龙骨、生牡蛎等化痰和胃降逆，镇潜冲脉逆气，收效颇速。

（四）性交汗出

产后气虚，暗耗肾精（金道学医案）

1. 病历摘要：洪某，女，34岁。人工流产术后，一直感觉周身倦怠，精神欠佳，未予治疗。月余诸苦不减，更增与配偶交合即周身汗出，罢毕汗收，入寐盗汗又作。是夜若无房事，则虽自汗、盗汗皆无，却又心中烦乱，久难入寐。初时诸证尚轻，羞于言表，故仍未就医。至今4个月余，每合必自汗、盗汗发如前，隔房则心烦难于安寐，伴头昏、神疲、乏力，阴中常有寒冷感，带下清稀量多，月经尚调，纳可，但稍进寒凉即腹泻，节制生冷可自愈。查形体不衰，面色欠华，舌淡、苔薄白，脉细弱。X线胸片、血沉、血常规及妇检均无异常。

证属产后气虚，暗耗肾精。治宜调和阴阳，固肾止汗。方选桂枝加龙骨牡蛎汤加味。药用桂枝、白芍各12 g，煅龙骨、煅牡蛎、生黄芪各30 g，潼蒺藜、益智仁、覆盆子、鹿角霜各15 g，甘草10 g，生姜3片，大枣5枚。每日1剂，水煎服。嘱暂戒房事，勿进生冷。服5剂后，性交已无自汗。(《古今奇证妙治揭秘》，中国中医药出版社，1996)

2. 妙法绝招解析：患者因“人流”失血，房劳伤肾，精血两伤，日久阴损及阳，蛰藏失职，导致汗泄之证，以调和阴阳之方而获效。

（五）性交遗尿

肾阳亏虚，膀胱失控（陈素芝医案）

1. 病历摘要：沙某，女性，42岁。每次性生活后即有尿遗出。无尿急、尿频、尿痛。性生活正常，无腰膝酸软，头晕及耳鸣，畏寒，肢冷等症。舌质淡、苔薄白，脉沉缓。

证属肾阳亏虚，膀胱失控。治宜温补肾阳，缩泉止遗。方选右归丸合缩泉丸加减。药用熟地黄、怀山药、枸杞子、菟丝子、淫羊藿各15 g，益智仁、巴戟天、桑螵蛸各12 g，山茱萸、鹿角胶各10 g，淡附片、乌药各6 g。每日1剂，水煎服。服3剂后，效果颇佳，性生活后未出现遗尿，效不更方。继服原方7剂，以巩固疗效，并嘱平时服金匮肾气丸调治，适当节欲，以保肾中元阳。(陕西中医，1994，6)

2. 妙法绝招解析：肾藏精，司二便，患者虽无明显肾阳亏虚之见证，但根据《内经》“虚则遗尿”，遗尿则补之的理论来遣方用药，用之效如桴鼓。

（六）仰卧性快感

阴虚火旺，扰乱神明（张岐山医案）

1. 病历摘要：张某，女，45岁。10年前无明显原因出现自身仰卧性快感，即每欲发作则伸卧床上，两目闭合，两腿紧密并拢，继而全身高度兴奋，并感阴道有少量黏液溢出，其性感高于与丈夫同床之程度，全过程持续2～3分钟，完毕自感乏力，小腹隐痛，约45分钟痛止。开始多发于夜间，后白天亦作，一般每日2～3次。每欲发作则不得不找借口回家，发作完毕再回单位工作，随年龄增长，现每2～3日发作1次，因无法启齿告人又无法控制，故和领导及同事关系一直较紧张。近年来出现全身麻木而胀痛，胸闷心烦，纳呆，气短，心悸失眠，腰膝酸痛，且时时有自下而上热气蒸腾之感。曾多处求医，亦曾住院治疗，因羞于告人真情，虽服中药数百剂而无效。查体：形体消瘦，精神疲惫，两颧略红，舌质红苔薄黄，脉细数。

证属阴虚火旺，扰乱神明。治宜滋阴降火，安定神明。方选大补阴丸加味。药用熟地黄30 g，生麦芽、龟甲、知母各20 g，黄柏、炒枣仁各18 g，香橼皮15 g，甘草10 g。每日1剂，水煎服。服6剂后，性快感停止发作，其他各症亦轻，又服24剂，诸症消失，后以知柏地黄丸善后。(山东中医杂志，1991，5)

2. 妙法绝招解析：本例不属梦交，亦非鬼交。病史长，发作频繁，并发症多。病机当为欲火炽烈，相火妄动，肾精竭乏，水亏火旺，心肾不交，诸症丛生。故以大补阴丸添精泻火，加枣仁养心安神，使欲火潜降，心神得安而病愈。

第七节　梦　交

一、病证概述

梦交指女子睡梦中自感与男子性交。如梦交频繁，日久将导致患者精神萎靡、体质下降，并会引发出其他疾病。如孕期发生梦交，常会引起胎动不安。在生理上已发育成熟的未婚青年，因对异性有一种心理上的好奇感，如某女士看到一位英俊的小伙子，她认为这是自己多年梦寐以求的白马王子，能与他结成伴侣共度一生，同床共枕该多么幸福和愉快，于是大脑皮质高度兴奋。但白天只能想象，不能实现。假如这种兴奋终日久久不能平静，那么到了夜间入睡后，由于大脑皮质和脊髓中枢长时间处于兴奋状态，即会梦见与异性发生性交。这种大脑皮质电生理现象就是人们常说的“日有所思，夜有所梦”。本病多因思虑过度，相火妄动，欲念萦绕，情怀感动所致。是以入睡后梦中与男子性交为主要表现的妇人杂病，兼见头晕头痛，或精神恍惚、独语妄言、自汗等相关症状。

二、妙法绝招解析

（一）心脾不足，神失其养（哈荔田医案）

1. 病历摘要：艾某，29 岁。素体虚弱，又兼家务繁劳，夫妻关系失洽，因之每有心慌气短、夜寐不实等症。半年前，适值经期，因强力负重，导致经血大下，淋漓旬余始止，更加夜有梦交，几无虚夕，从此形神委顿，愈甚于前。形瘦神疲，面萎无华，心悸气短，夜有梦交，纳呆便溏，带下淋漓，经期不准，色淡且少，脉沉细无力，舌淡苔薄腻。

证属心脾不足，神失其养。治宜两益心脾，安神定志。药用野党参、生龙骨、生牡蛎（打）各 18 g，首乌藤 15 g，炒枣仁 12 g，炒白术、朱茯神、秦当归、龙眼肉各 9 g，九节菖蒲 6 g，广木香、炙甘草各 4.5 g。每日 1 剂，水煎服。外用蛇床子、桑螵蛸各 9 g，川黄柏、淡吴茱萸各 3 g。布包，泡水，坐浴熏洗，每日 2 次。服 6 剂后，自觉精神体力较前有加，饮食略增，白带大减，虽仍有梦交，但已减少，苔腻已退，舌质仍淡，脉见沉细。投药已获效，原方加女贞子、菟丝子各 9 g，莲须 6 g，继进 6 剂后，梦交已止，体力续加，精神已振，食寐转佳。嘱每日上午服人参归脾丸 9 g，临睡服朱砂安神丸 6 g，共服 10 日而愈，嘱注意精神调摄，增加营养。(《哈荔田妇科医案医话选》，天津科学技术出版社，1982)

2. 妙法绝招解析：女子睡梦中与人交合，甚或伴有精神恍惚，幽居不欲见人，错语善泣等精神症状者，称为梦交。欲念偏盛，情思未遂，心火亢盛，心神不守，遂生梦交；或素体虚弱，思虑过度，七情内伤，损伤心脾，血虚失养，神无所护，而病梦交。本例因劳伤心脾，抑郁伤肝，加之失血伤精，以至心神失养，肝不藏魂，而有梦交频作，其形瘦神疲，气短心慌，纳呆便溏，带下淋漓，经量较少等，皆因心脾不足，气虚精亏，治用归脾汤化裁，补心脾，定神志，使心可化赤生血，脾能取汁化血，则气血充足。血气充，神安其宅，则梦交自止。后加菟丝子、女贞子补肝益肾，肾气充则无梦交之患。

（二）心火偏旺，心神失养（乐秀珍医案）

1. 病历摘要：王某，32 岁。结婚二载未孕，其丈夫一年前去国外求学，夫妻感情笃厚，离别后日有所思，夜有所梦，梦中爱人归来，彼此交合甚欢，梦醒后感疲惫不堪，因此情常有发生，自感苦恼，且伴有口干咽燥，心烦不安，脉细弦数，左寸尤旺，苔薄、舌质偏红。诊断为梦交。

证属心火偏旺，心神失养。治宜清泻心火，滋养心血。药用柏子仁、生地黄各12 g，白芍、党参、沙参各9 g，麦冬、五味子、莲子心6 g，川黄连3 g，远志、茯苓、地骨皮、黄芩适量。并嘱其每晚入睡前两手自按神门穴10分钟。每日1剂，水煎服。服14剂后明显好转，1个月后梦交消失。(《妇科名医证治精华》，上海中医药大学出版社，1995)

2. 妙法绝招解析：梦交多因心火炽盛，上扰神明，下汲肾水，心肾不交，神不得安其所，或忧思伤脾，聚湿内蕴，心血暗耗，心神失养，以致梦中交媾，可采取药物和心理同时治疗的方法，以减少梦交的发生。本案患者之梦交，方用清心莲子饮（《太平惠民和剂局方》）加减。方中莲子心为君药，清心火之功甚佳；合麦冬清心降火；远志、茯苓养血安神；党参、沙参、地骨皮、黄芩益气养阴清热；加生地黄加强养心血之功。全方配伍精当，疗效显著。

（三）阴虚火旺，湿热积聚（李祥云医案）

1. 病历摘要：顾某，女，34岁。半年来经常梦交，初始认为是自己性欲旺盛，要求与丈夫每日性交，有时一夜2～3次，结果丈夫身体疲乏，体力不支，自己梦交非但未减轻，相反更加厉害。甚至发展到白天见到任何人，晚上都会与其发生梦交，以后发展到午睡也会有梦交发生，梦交后不断有液体从阴道内流出，无臭味，以后病情发展出现幻觉，常有男子伴随。现精神萎靡，面色萎黄，口干咽燥，大便秘结，头昏目花，带下淋漓，色淡质稀，月经不准，常提前来潮，经行5～7日净，经量较多，色淡红。舌淡，苔薄黄，脉细弦。诊断为梦交。

证属阴虚火旺，湿热积聚。治宜滋阴清热，养心泻火。药用生地黄、金樱子、山茱萸、知母、麦冬、地骨皮各12 g，黄芪、黄柏、朱茯神、炒枣仁、炙远志、石莲肉各9 g，黄连3 g，黄芩适量。每日1剂，水煎服。服5剂后，梦交明显减少，带下减，但神疲乏力。上方去石莲肉、朱茯神，加太子参30 g，女贞子12 g。又服7帖后，精神转佳，梦交几乎消失，以后又按原方治疗，服12剂。总共服药24剂后，梦交愈，白带除。(《李祥云治疗妇科病精华》，中国中医药出版社，2007)

2. 妙法绝招解析：梦交最早见于《金匮要略·血痹虚劳病脉证并始》："脉得诸芤动微紧，男子失精，女子梦交。"《寿世保元》则把梦交之由识为心气虚所致："心气不足，精神恍惚，夜梦颠倒，则与鬼交通。"本病患者初始不知，认为自己性欲旺盛，想通过性交来治愈，谁知性交越多越伤肾气，肾亏封藏失司，神不守舍，心肾不交，心神不宁，性交伤任带脉，带脉不固则带多，性交后大量流液。故治疗上应予滋阴清热，养心泻火之法。方用知母地黄汤、清心莲子汤、黄连清心汤化裁，而治愈本病。方中用黄连清心降火而安神，黄芩清心降火，以助黄连清除烦热；黄柏与知母相须为用，配合生地黄、地骨皮凉血、养阴、退热；朱茯神、炒枣仁、炙远志合用宁心安神；山茱萸、石莲肉益肾阴以治本，使肾水能滋养于心，心肾相交；金樱子酸涩止带下。全方合用共奏滋阴清热泻火，止带下之功，故症状好转。二诊伴见神疲乏力，加用太子参益气养阴。方药配伍合理，奏效显，病愈。

（四）肾阴亏损，相火亢盛（李祥云医案）

1. 病历摘要：曹某，女，34岁。孕已50日，伴有恶心呕吐，腰酸少腹隐痛，近3日来出现梦交症，如同正常性生活一样，但因腹痛腰酸，控制自己而不敢性生活，前来就诊。苔薄，尖微红，脉细。诊断为早孕梦交。

证属肾阴亏损，相火亢盛。治宜滋阴补肾，生血养胎。药用党参、黄芪、狗脊、杜仲各15 g，白术、白芍、菟丝子、生地黄、熟地黄各12 g，姜半夏、姜竹茹、黄芩各9 g，黄柏适量。每日1剂，水煎服。服4剂后，呕吐及梦交均减轻，腹痛腰酸止。上方去黄柏、生地黄，再服5

剂，梦交止，呕吐明显减轻，为巩固疗效，原方再服7剂，病愈。经随访生一男婴，母子健康，整个孕期未再出现梦交。(《李祥云治疗妇科病精华》，中国中医药出版社，2007)

2. 妙法绝招解析：梦交是指梦境中有性生活，往往醒后神疲乏力，腰酸头晕，怀孕后出现梦交者临床极为少见。本病多因肝肾不足，真水不足，相火妄动所致，又因妊娠后呕吐加剧，呕吐伤阴，加剧了肾阴之不足。故治疗应补肾养阴，清泻相火。又因呕吐再加和胃止呕之剂。方中党参、黄芪、白术、白芍、熟地黄健脾益气补血，生血以养胎元；黄芩、黄芪、黄柏清热泻火，尤以黄柏泻相火；姜半夏、姜竹茹和胃止呕。因方药对症，故收效神速，病愈。

（五）阴血亏损，神不守舍（李声明医案）

1. 病历摘要：李某，女，24岁。半年前行人工流产术，失血颇多。尔后眩晕、耳鸣、纳少、白带增多，如是约1个月后，于每夜入寐之后，即梦异性入床，有如夫妇交结之感，天明始去，夜夜如是，白昼即感神疲乏力，精神恍惚，初时不以为然，稍久则愧对人言，及至形体日渐消瘦，精神倦怠难支。症见形体消瘦，面萎无华，精神萎靡，声低息微，头晕目眩，耳鸣心悸，肢软疲惫，食少，带多而清稀，色白无臭，经期延后质稀，量甚少，色甚淡，脱发，苔薄白，唇舌淡，脉沉微细。

证属阴血亏损，神不守舍。治宜补益心脾，调理阴阳。方选《医宗金鉴》归脾汤加减与仲景桂枝加龙牡汤化裁。药用党参、黄芪、龙骨、牡蛎各30 g，白术、当归、酸枣仁各15 g，白芍、大枣、茯神各12 g，远志、桂枝、生姜、炙甘草各9 g。每日1剂，水煎服。守方随证加减，共服30剂，诸证消失。(新中医，1980，4)

2. 妙法绝招解析：《金匮要略·血痹虚劳病篇》即有“男子失精，女子梦交”之说，以后历代医家对梦交论述者甚多。女子梦交与男子遗精在病机上大同小异。本案之证，由术后出血，心脾失养，神无所附，日久则血虚及气，阴损及阳，终至阴阳气血俱虚。故拟调和阴阳、补益心脾、安神定志之法。所选桂枝加龙牡汤调阴和阳，潜阳入阴，合归脾汤补益心脾以滋后天生化之源，使阳固阴守，心血充足，神明归附，梦交即愈。

（六）肝阳上亢，相火妄动（梅九如医案）

1. 病历摘要：丁某，女，34岁。每在月经净后二三日夜间睡后出现梦交，翌日头晕眩，神疲乏力，心烦易怒，白带增多。起初每周一二次，迁延年余，逐渐增多至二三日1次，甚则连续数夜发作，间有一夜数次发作者。诊其脉弦滑有力，苔薄舌质红赤，口苦需饮，小溲黄，大便秘结。

证属肝阳上亢，相火妄动。治宜平肝潜阳，降泻相火。方选龙胆泻肝合当归龙荟丸加减，药用龙胆、黄芩、山栀、黄柏、生地黄、牡丹皮、当归、熟大黄、柴胡、芦荟、黄连各10 g。每日1剂，水煎服。服3剂后，烦热减轻，梦交减少；续服5剂，症情又有好转。再予原方减柴胡、芦荟，加白芍、穿心莲，再服5剂，梦交控制。给龙胆泻肝丸、六味地黄丸，调理两个月而愈。随访4年，未见复发。(《古今奇证妙治揭秘》，中国中医药出版社，1996)

2. 妙法绝招解析：梦交之证，大多以肾虚相火妄动，或心火炽盛，神思浮荡。本例则由肝火偏盛，相火妄动，乃实非虚，故以苦寒之药为主，泻肝肾之火而收效。

（七）肝失疏泄，郁久化火（梅九如医案）

1. 病历摘要：王某，女，38岁。情志不遂，抑郁伤肝，经常头眩，胸脘痞闷，嗳气不舒，内热口干，纳谷乏味，夜寐多梦，恙延两年未愈。半年来出现夜寐偶有梦交，初不以为意，且碍于情面，隐讳不言，及至每月发7～8次，愈发愈重。近一个月来，每一二日辄有发作，多方医治效不显。面带愁容，沉默寡言，诊其脉弦细数而有力，苔薄黄质红赤、边畔有齿痕，牙龈渗血，喜凉饮，善太息，小便黄，白带多，月经超前。

证属肝失疏泄，郁久化火。治宜清肝解郁，育阴潜阳。方选四逆散、加味乌沉汤加减，药用柴胡、枳实、白芍、甘草、乌药、沉香、黄芩、山栀子、香附、珍珠母、牡丹皮、丹参、夏枯草各10～15 g。每日1剂，水煎服。服3剂后，肝阳相火渐平，头眩胸闷亦缓，内热减轻，梦交减少。减夏枯草、香附，加生地黄、龙胆，再服5剂，诸证悉平，后以丹栀逍遥丸调理，月余而愈。随访4年，未见复发。(《古今奇证妙治揭秘》，中国中医药出版社，1996)

2. 妙法绝招解析：情志不遂，肝气郁而化火，耗伤肾阴，相火不宁，乃虚实夹杂之证，故用理气开郁，潜阳益阴，以使阴平阳秘，梦交自除。

(八) 心肾不交，相火妄动（苗学勤医案）

1. 病历摘要：谢某，女，60岁。子女代述，父亲早丧，发现其母在纺线时突然站起，口中言语不清，似迎人状，尔后关门而眠，时许方出，初日1次，或几日1次，后渐频，子女以为母劳累所致，仍未在意，然甚时1日10多次，消瘦，面色萎黄，纳食大减，且常自言自语，如见鬼状。1次其母又关门，女儿通过窗孔里视，见其母躺在床上作交媾状，大惑，叫其兄来，兄妹相视，既难于启齿问母，更难言于他人。神疲乏力，腰膝酸软，口苦，心烦，眠差多梦，下阴潮湿，分泌物多，六脉按之似无，思之再三，虽是无梦交媾，仍属女子梦交范围。

证属心肾不交，相火妄动。治宜交通心肾，平抑相火。方选黄连阿胶汤加味。药用生龙骨、生牡蛎各30 g，熟地黄24 g，山茱萸、阿胶（烊化）、茯神、生白芍各12 g，远志9 g，黄连、黄芩各6 g，肉桂3 g，鸡子黄2个为引。每日1剂，水煎服。服3剂后，除吃饭服药外，连续昏睡3日，呼之不应，然上病未再作，纳食增加，此乃心肾交泰之佳候，又守方3剂，精神明显好转，与前判若两人，自述周身舒泰。嘱其常与人语，不宜过劳，继服归脾丸，服数剂后而愈。随访2年，身体健康。(吉林中医药，1993，5)

2. 妙法绝招解析：无梦交媾，虽与梦交不同，但病机相似，皆因心肾不交。情志失调，劳神过度，或意淫于外，阴血耗于内，久之伤及肾水，相火妄动，心火亢于上，神志浮荡，而成本病。用黄连阿胶鸡子黄汤养血清心，熟地黄、山茱萸补肝肾之阴，茯神、远志、生龙骨、生牡蛎等宁心安神，镇潜浮阳，心肾交泰，相火得降，应手取效。

三、文献选录

梦交多见于青春期后至婚前期，多发生于性功能障碍者、无法进行正常性交的人，以及夫妻分居这三类人群。实际上，凡是已婚夫妻且居住一起，梦交这种非意志性的性行为就不容易产生，因为性欲求行为不必受压抑进入潜意识状态，完全可以通过性交得到宣泄。当有性的欲望和冲动，却又只能把它压抑下去时，则有可能在潜意识中显露出来，于是性的要求和冲动可在梦境中出现而发生梦交。大多数学者认为，梦交是自慰行为的一种方式，是正常的生理、心理现象，是机体自身调整过于紧张的性张力的一种心理防御机制，也是一种自我保护机制。梦交的引发机制，除性对象是虚假的以外，其余都与性交行为没有什么区别。应该说梦交并非病态，对身体不会带来损害，出现梦交者不必紧张和焦虑。

经验良方选录

1. 内服方：

(1) 龙骨、牡蛎、党参、黄芪各30 g，白术、当归、酸枣仁各15 g，茯苓、白芍、大枣各12 g，远志、桂枝、炙甘草各9 g。每日1剂，水煎，服3次。15日为1疗程。主治梦与鬼交。

(2) 生龙骨、生牡蛎各30 g，首乌藤、合欢花各25 g，珍珠母20 g，党参、黄芪、当归、茯神、远志、炒枣仁、山茱萸各15 g。每日1剂，水煎，服3次。主治心脾两虚型梦交。

(3) 丹参、山药各30 g，白芍、枳壳各12 g，桃仁、麦冬各10 g，牡丹皮9 g，炒大黄、淡竹叶各6 g，桂枝、甘草各3 g。每日1剂，水煎，服两次。主治瘀热伤阴所致梦交。

(4) 石莲心、生甘草、龙骨各15 g，柴胡12 g，茯神、山栀子、党参、黄芩各10 g，半夏5 g，生姜3片，大枣3枚。每日1剂，水煎，服两次。主治肝胆郁热型梦交。

(5) 党参15 g，茯神、炒枣仁各9 g，炒白术、炙黄芪、当归各6 g，炙甘草3 g，琥珀末(冲服) 1 g。每日1剂，水煎，服两次，6剂为1疗程。主治梦与鬼交。

(6) 生姜30 g，芍药24 g，煅牡蛎、白薇、炮附子各15 g，龙骨、炙甘草各12 g，大枣14枚。每日1剂，水煎服，日服2次。主治女子梦交。

(7) 生龙骨、生牡蛎各30 g，熟地黄24 g，山药、山茱萸各12 g，牡丹皮、泽泻、茯苓各9 g。每日1剂，水煎，服两次。主治肝血不足型梦交。

(8) 白芍、龙骨、牡蛎各18 g，桂枝15 g，炙甘草6 g，生姜3片，大枣3枚。每日1剂，水煎，服两次。主治心肾不交型梦交。

(9) 白芍60 g，人参15 g，浙贝母、香附各9 g，郁金6 g。每日1剂，水煎服，日服2次。主治女子梦交。

2. 外治方：

龙胆、知母各6 g，青黛3 g。药研细末，装入胶囊内，睡前取两粒塞入阴道中，每晚1次。主治女子梦交。

3. 食疗方：

黄柏20 g，石菖蒲18 g，鸡蛋2枚，白糖60 g。药加水浓煎，去渣取液，加入白糖、鸡蛋(打碎去壳) 煮熟后食蛋饮汤，每日1次。主治女子梦交。

第八节　白　淫

一、病证概述

本病多因情思太过，相火不宁所致。是以梦交从阴道流出白色黏液为主要表现的妇人杂病。夜间梦交从阴道流出白色或黄白色黏液，伴身热烦躁、咽干口渴、盗汗、腰酸腿软、五心烦热等症。

二、妙法绝招解析

心肾不交，相火偏旺（陈源生医案）

1. 病历摘要：陈某，24岁。18岁起白带增多，偶有所感则抖颤，特别明显地表现在两大腿交叉，紧紧靠拢而抖颤，自己完全不能控制，抖颤后即下白滑之物，并有舒服的感觉；如此每月必发1次。最近3月来愈加严重，甚或日发2～3次，抖颤时全神贯注，如呆如疾，大汗淋漓，可延3小时之外，抖颤前必然心烦意乱，或忧郁愁烦，抖颤后白物如注，状如胶，极为疲乏，但较之抖颤前即神情清爽。并于经期前后抖颤更甚，数年来屡经医治无效，视其形体消瘦，唇色无华，面带忧郁，神情不爽，寡于言语，舌边尖红，苔薄黄，烦热，口干溲黄，月经前后症状加重，经行时少腹隐痛。

证属心肾不交，相火偏旺。治宜滋肾清心，平熄相火。方选知柏地黄汤加减，药用地骨皮

30 g，生地黄、女贞子各24 g，黄柏、麦冬各15 g，泽泻、知母、茯苓、白薇各12 g，牡丹皮、莲子心各10 g。每日1剂，水煎服。另用鸡血藤膏30 g，单煎与汤剂交替服。并开导患者，务使心境开旷，善自调养，否则药难奏效。服5剂后，诸症悉减，大便通畅，饮食转佳，舌上黄苔已退，面色活润。然欲心肾交通，必得相火平熄，水火既济；前人谓“阴虚难复”者，自当守方稳图。前方加首乌藤25 g。连服5剂后，抖颤未发，各症悉除，遂停药观察，嘱其注意生活起居，善调情志，以巩固疗效。（山东中医杂志，1982，5）

2. 妙法绝招解析：白淫，古病名，出自《素问》：“思想无穷。所愿不得，意淫于外，入房太甚，宗筋弛纵，发为筋痿，乃为白淫。”关于本病病机李东垣云：“白淫盖源思想无穷，所愿不得，意淫于外……白淫如精之状，不可误作白带，过服热药。”本例多思善感，所愿未遂，郁热伤阴，相火妄动，心神不宁，致成心肾不交，疏泄无度。方用知柏地黄汤滋肝肾之阴而熄相火，加女贞子、地骨皮、白薇、莲子心、麦冬导心火下降，滋肾水，上潮于心。

三、文献选录

夜间梦交而流出白色或黄色黏液或白天耳闻目睹淫秽之事而不自止地流出黏液，与男子梦遗或滑精相似，均称妇女白淫。相当于妇女性功能异常。其病因病理，多由相火亢盛，情欲不遂，思念太过，相火亢盛而致。或心肾两虚房劳太过，心肾虚弱，精关失固，津液下流而注。

（一）古代文献选录

1.《素问·痿论》：“思想无穷，所愿不得，意淫于外，入房太甚，宗筋弛纵，发为筋痿，乃为白淫。”王冰注：“白淫，谓白物淫衍，如精之状，男子因溲而下，女子阴器中绵绵而下也。”

2.《杂病源流犀烛·五淋二浊源流》：“白淫，热郁病也，一名蛊。”宜用半苓丸、清心莲子饮等方。

（二）辨证论治选录

临床治疗白淫常分2型辨治：

1. 相火亢盛：梦交后阴道内流出黄色或淡黄色黏液，心烦急躁，口渴咽燥，目赤头痛，尿赤便艰，腰酸乏力。苔黄，舌质红，脉弦细而数。治宜清火宁心止带。药用太子参、玄参各15 g，丹参、云茯苓各12 g，五味子、远志、当归、麦冬、天冬各10 g，柏子仁、黄芩、山栀子各9 g，生甘草3 g。性欲亢盛者，去麦冬，加生地黄30 g，龙胆12 g，牡丹皮9 g；阴道黄色分泌物多者，加芡实12 g，椿皮10 g，知母、黄柏各9 g。每日1剂，水煎服。

2. 心肾两虚：无梦而阴道流出白色黏液，头晕目眩，心悸怔忡，神志恍惚，烦热盗汗，腰膝酸软。苔薄，舌淡胖。治宜清心益肾，宁神止浊。药用浮小麦、煅牡蛎（先煎）、灵磁石（先煎各30 g，煅龙骨（先煎）18 g，大枣15 g，山栀子、石莲肉各12 g，麦冬10 g，五味子、地骨皮各9 g，川黄连、肉桂（后下）、炙甘草各5 g。每日1剂，水煎服。

（三）经验良方选录

1. 内服方：

（1）金樱子15 g，生地黄、白芍、山药、女贞子各12 g，石菖蒲10 g，知母、泽泻、牡丹皮、黄柏（盐水炒）各9 g，甘草 8 g，莲须6 g。每日1剂，加水500 mL，煎成300 mL，服3次，7剂为1疗程。主治阴虚内热型白淫。

（2）制半夏、茯苓、白术、苍术、益智仁（盐炒）、陈皮各20 g，柴胡、升麻各6 g，炙甘草5 g，生姜3片。每日1剂，水煎，服3次，5剂为1疗程。主治心肝火旺型白淫。

（3）煅牡蛎、龙骨、菟丝子、桑螵蛸、煅白石脂、五味子各90 g，茯苓30 g。药研细末，炼蜜为丸，每日两次，每次9 g，口服。1个月为1疗程。主治肾阳虚衰型白淫。

（4）鹿角屑12 g。炒黄研细末，每服6 g，温酒送下。主治肝肾阴虚型白淫。

（5）磁石（先煎）30 g，柏子仁9 g，灯心草3 g。水煎服。主治白淫。

2. 外治方：

（1）白头翁、地骨皮、五倍子、益母草各30 g。药用布包，加水浓煎30分钟，趁热熨洗阴部，每次15分钟，每日3次，6日为1疗程。主治白淫。

（2）土茯苓、苦参、黄柏各15 g，枯矾12 g。药用布包，水煎40分钟，取液先熏后洗患部。每日3次，每次15分钟。5日为1疗程。主治白淫。

（3）黄柏、苦参各6 g。药焙干，研细末，装入胶囊内，睡前取2粒放入阴道中，每日1次。主治白淫。

（4）知母、胡黄连各6 g，青黛3 g。药研细末，装胶囊中，每晚睡前取两粒塞入阴道中。主治白淫。

3. 针灸方：

（1）体针：取气海、三阴交、志室、肾俞穴。针用补法。阳虚明显或病程较久者，应配合灸法。主治白淫。

（2）耳针：可取精宫、内分泌、神门、心、肾，每次取2～3穴，用轻刺激，留针3～5分钟。主治白淫。

4. 食疗方：

（1）苦参40 g，鸡蛋2枚，红糖60 g。苦参用水煎，去渣取液，再加入打碎鸡蛋与红糖，煮熟后食蛋饮汤，每日1次。6次为1疗程。主治白淫。

（2）知母40 g，黄柏15 g，鸡蛋2枚，白糖60 g。前2味加水浓煎，去渣取液，加入鸡蛋（打破去壳）再煮熟，食蛋饮汤，每日1次。主治白淫。

（3）韭菜子1000 g，糯米2000 g，水17000 mL。煮如粥，取汁6000 mL，分3～6次食。主治肾气不固型白淫。

（4）山药50 g，海蜇皮30 g，粳米50 g，煮粥食。每日1～2次。主治阴虚火旺型白淫。

（5）莲子肉、芡实各30 g，薏苡仁15 g，枸杞子10 g。共煮成羹服食。主治白淫。

第七章　女性生殖系统肿瘤

第一节　癥　瘕

一、病证概述

癥瘕是指腹内有结块，并伴有胀、满、疼痛的一种病证。男女皆有，但多见于妇女。癥瘕、积聚同病而异名。癥与积，坚硬成块，固定不移，推揉不散，疼有定处，病属血分；瘕与聚，痞满无形，聚散无常，推揉转动，痛无定处，病属气分，但每有先因气聚为瘕，日久则血瘀为癥，不能截然分开，故每每癥瘕并称。发病多因气机阻滞，瘀血内停，临床分为气滞为主，血瘀为主两种。气滞型，积块不坚，按之可移，时聚时散，或上或下，时有疼痛，并无定处，宜用《济生方》香棱丸行气导滞。血瘀型，积块坚硬，疼痛拒按，固定不移，应用《金匮要略》桂枝茯苓丸破瘀消癥。本病应注意辨明气病、血病，治疗则应结合病程新久、体质强弱全面考虑。分别采用先攻后补、先补后攻或攻补兼施等法。并应遵循“大积大聚，其可犯也，衰其大半而止”原则，不可一味峻攻猛伐而损伤元气。

妇科癥瘕涵盖了各种妇科良性肿瘤，病种较多，是妇科常见病、疑难病症。病机多因脏腑失调，气血阻滞，瘀血内结，气聚为瘕，血瘀为癥。证候以气滞、血瘀、痰湿、湿热等四型多见。临证时一定要以胞中结块为主症，至于胀满、疼痛或阴道流血等，则不必具备。同时要注意辨清病种，分清善恶，以明确预后。治疗时应根据辨证特点，以理气、活血、除湿、清热等为主，结合化瘀消癥，并合理使用虫类药。必要时还可配合外治，如保留灌肠、中药热敷法、穴位照射及针灸等。不拘于一方一法，可提高疗效。癥瘕的病程较长，病情复杂，虚实并见，治疗要处理好扶正与祛邪、化瘀与止血等关键。应按经期与非经期，攻补各有侧重。尤其对于经量过多，血海空虚者，注意止血不留瘀，即使要攻，也应攻补兼施，以免犯“虚虚之戒”。同理，癥瘕亦不可滥补，只有久病正气虚弱者才使用补法，以免犯“实实之虞”。要坚持用药，缓图其功，使邪祛正不伤，早日痊愈。

二、妙法绝招解析

（一）气虚夹湿，血瘀瘕聚（王渭川医案）

1. 病历摘要：孙某，40岁。平素脾胃弱，少腹有痞块，时聚时散。聚时扪之块状显著。历时年余，气虚乏力，时有腹痛，现经水忽停，带下色黄腥臭。脉沉迟微弦，舌润苔薄。诊断为瘕聚。

证属气虚夹湿，血瘀瘕聚。治宜益气清湿，化瘀消瘕。药用生黄芪60 g，败酱草、党参各24 g，生白芍、炒五灵脂各12 g，法半夏、九香虫、炒小茴香、炒蒲黄各9 g，桂枝、槟榔、琥珀末各6 g，吴茱萸3 g。每日1剂，水煎服。连服10剂后，精神好转，经水已来，量仍不多。

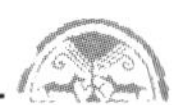

带下已减，痞块仍聚，聚时甚短，已不易扪及块状，再予香砂六君子汤合银甲丸加减续服。药用党参 18 g，金银花、连翘、生鳖甲、蒲公英各 15 g，白术 12 g，生蒲黄 9 g，砂仁、木香、琥珀末（研末分次冲服）6 g。连服 14 剂后基本痊愈。（《王渭川妇科治疗经验》，四川人民出版社，1981）

2. 妙法绝招解析：瘕积和瘕聚在中医书上往往并称。凡有形之积，坚定不移者，谓之瘕积。无形之聚，推之则散者，谓之瘕聚。本症少腹痞块，勿聚忽散，并非坚定不移，应断为瘕聚。此病不离于气血瘀滞所致。傅青主云："带下俱是湿证。"患者带下色黄，显系湿中夹热，或瘀甚化热之症。病历时年余，正气亏耗，气虚乏力，在所难免。治法为益气化瘀祛湿。初诊处方，重用参芪以固气，佐以清湿化瘀之品，复诊时仍主香砂六君子汤，并以金银花、鳖甲清热化湿，解毒凉血。扶正与攻邪并施，取得了良好的治疗效果。

（二）气血凝滞，久而不消（张锡纯医案）

1. 病历摘要：张氏妇，年近四旬，自言"五年之前因产后恶露未净，积为硬块，其大如橘，积久渐大，初在脐下，今则过脐已三四寸。其后积而渐大者，按之犹软，聚积之块，则硬如铁石，且觉其处甚凉。初犹不疼，自今年以来渐觉疼痛，从前服药若干，分毫无效，转致饮食减少，身体软弱，言之甚惧。月经以前按月通行，今虽些许通行，已不按月，且其来渐少，今已两个月未见。脉涩而无力，两尺尤弱。诊断为瘕积。

证属气血凝滞，久而不消。治宜益气养血，活血化瘀。药用生黄芪 12 g，党参、白术、当归、生山药、三棱、莪术、生鸡内金各 9 g，桃仁、红花、生水蛭、土鳖、小茴香各 6 g。每日 1 剂，水煎服。连服 4 剂后，腹已不痛，病处已不觉凉，饮食加多，脉亦略有起色，即原方去小茴香，又服 5 剂，病虽未愈，但已变软。惟上焦觉热，于方中加玄参 9 g，又连服 18 剂，其瘕积全消。（《张锡纯医话医案精选》，辽宁科学技术出版社，2012）

2. 妙法绝招解析：瘕积为妇女下腹部胞中有结块，伴有痛、胀或出血症状。本案患者因产后血室正开，余血未尽，风寒乘虚侵入，凝滞气血，久而不消而渐成癥瘕。按之硬如铁石，且觉其处甚凉，疼痛。久病不愈，正气已衰，当扶正与祛邪同施。方中黄芪、党参、白术、当归、山药益气健脾养血，扶助正气，加大量活血化瘀之药三棱、莪术、鸡内金、桃仁、红花、水蛭等以消瘕散结。药已对症，效不更方，宜守法守方。对方稍作加减又连服十余剂，其癥瘕全消。

（三）癥瘕久积，耗伤正气（张锡纯医案）

1. 病历摘要：刘某，女，25 岁，经血不行，结成癥瘕，以至月信渐闭。初结时，大如核桃，屡治不消，渐至经闭，后则癥瘕漫长。三年之后，大如覆盂，按之甚硬，渐至饮食减少，寒热往来，咳嗽吐痰，身体羸弱，以为无可医治，待时而已。其脉左右皆弦细无力，一息近六至。诊断为癥瘕。

证属癥瘕久积，耗伤正气。治宜化瘀消癥，扶正祛邪。药用生淮山药、甘枸杞子各 30 g，生怀地黄、玄参、沙参各 15 g，生黄芪、天冬、三棱、莪术、生鸡内金各 6 g。每日 1 剂，共煎汤一大盅，温服。连服 7 剂，寒热已愈，咳嗽吐痰亦大轻减，癥瘕虽未见消，但已不疼。然从前时或作疼，今则不复疼矣。其脉亦较前颇有起色，拟再治以半补虚劳、半消癥瘕之方。药用生淮山药、甘枸杞子各 30 g，生地黄 24 g，生黄芪、沙参、生白芍、天冬各 12 g，三棱、莪术、桃仁、生鸡内金各 6 g。连服 6 剂，咳嗽吐痰皆愈，身形已渐强壮，脉象又较前有力，至数复常。至此虚劳已愈，无庸再治，其癥瘕虽未见消，而较前颇软，拟再专用药消之。药用生黄芪 18 g，天花粉、生淮山药各 15 g，三棱、怀牛膝、潞党参、知母各 9 g，桃仁、生鸡内金、生水蛭（捣碎）各 6 g。连服 12 剂，其瘀血忽然下泄若干，紫黑成块，杂以脂膜，癥瘕全消，为其病积太久，恐未除根，俾日用山楂片两许，煮汁冲红糖，当茶饮之，以善其后。（《张锡纯医话医案精选》，辽宁科

学技术出版社，2012）

2. 妙法绝招解析：本例为经闭血瘀而成癥瘕，原因月经闭阻，久则瘀血阻于腹内，生成癥瘕。癥瘕久积，耗伤正气，气阴两虚，有咳嗽吐痰，寒热往来，治疗宜扶正祛邪，并行不悖。以玄参、沙参、天冬、生地黄滋养阴血；生黄芪、生淮山药、枸杞子温补益气；加用三棱、莪术、生鸡内金化癥瘕消瘀。张锡纯认为《金匮要略》下瘀血汤（大黄、桃仁、䗪虫）原为治癥瘕专方，因其太峻，人们往往以桃红、丹参平缓之剂代之。且生鸡内金消癥瘕亦甚有力。案中病机、药理皆注释畅通明白。后以山楂、红糖为茶，亦是软坚化结、消导作用的食疗方。

（四）瘀血日久，阻滞胞脉（岳美中医案）

1. 病历摘要：徐某，25 岁。结婚 5 年从未受孕，小腹内侧有一瘕块如鸭卵大，经常作痛，行经时尤甚，推之不移动。大便畅通，不似有燥屎。诊断为瘕积。

证属瘀血日久，阻滞胞脉。治宜血化瘀，消瘕化积。药用生山药 240 g，生水蛭 60 g。共为细末，每次服 10 g，开水冲服，早晚各 1 次。在服药期间，行经有黑血块，服完一料后，瘕块消失，次年即生一女。（《岳美中医案》，人民卫生出版社，2006）

2. 妙法绝招解析：《校注妇人良方》云“妇人腹中瘀血者，由月经闭积，或产后余血未尽，或风寒滞瘀，久而不消，则为积聚癥瘕。”本案少腹瘀血已成瘕块，胞脉阻滞，两精不能相合以致不孕，治宜活血化瘀消癥，方用大量水蛭破血化瘀，其力较猛。张锡纯云：“凡破血之药，多伤气分，惟水蛭味咸专入血分，于气分丝毫无损……而瘀血默消于无形，真良药也。”故倡用水蛭攻瘀，于人无损。癥瘕日久，正气必伤，以山药补脾肾，扶助正气，共为散剂，服完一料后，癥瘕便消，胞脉通畅，两精相合则受孕。

（五）气滞血瘀，积久成癥（蒲辅周医案）

1. 病历摘要：陈某，女，23 岁。月经 3 个多月未来潮，渐渐腹胀疼痛，小腹硬，手不能近，连日流血，时多时少，坠胀难受，食欲减少，某医院检查，认为是妊娠已五六个月，而患者自知非孕，与第一二次妊娠不同。观其颜青，舌色紫，扪其腹，拒按，大如箕，脉象沉弦涩。正在经期，随夫运货，拉车于旅途之中，自此月经停止，下月应至不至。蒲老指出此病实非孕也。腹大如箕非 3 个月孕形；腹胀痛而小腹坠甚，拒按而坚，亦非孕象，且连月流血而腰不痛，又不似胎漏。此必经期用力太过，兼之途中感受严寒所致。诊断为石瘕。

证属气滞血瘀，积久成癥。治宜活血化瘀，理气消癥。方选当归饮合血竭散。药用醋制鳖甲 15 g，当归、川芎、桃仁、赤芍各 9 g，槟榔、青皮、木香、莪术、三棱、大黄、吴茱萸、延胡索各 6 g，肉桂、血竭各 3 g。每日 1 剂，水煎服。服 1 剂，下掌大黑血一片，痛稍减，坠胀不减，脉仍如故。乃以原方再进，并随汤药送化癥回生丹 1 丸，次日其妹来告服药一时许，患者突然昏倒，不知人事，手足亦冷，见下衣皆湿，宽衣视之，皆为血块，大如碗者一枚，余如卵者数枚，色多瘀黑。不一会，手中自温，神志渐清。今日有恶心，不思食。昨日之药，能否再服？患者自觉小腹疼痛俱减，但觉尚有似茄子硬块未去，蒲老思之良久云：“大积大聚，衰其大半而止”，“大毒治病，十去其六”，现血海骤空，胃虚不纳，宜急扶胃气。原方易以异功散加味：党参、白术、茯苓、炙甘草、砂仁、香附、陈皮、当归、白芍各 9 g，生姜 3 片，大枣 4 枚。嘱服 2 剂。越 3 日，其妹来告患者服药后，胃口已好，睡眠亦安，已不流血，惟连下豆渣状物，今晨复下卵大硬块，色白，坚如石，弃之厕中。惜未将其送化验室分析。再以十全大补，连服 3 剂，诸症皆除，惟全身浮肿，蒲老告之曰：此虚肿也，仍以十全大补又进 3 剂，身肿消失，精神渐复，停药，以饮食调理，又一个月恢复健康，月经应期而至，一切如常。（《蒲辅周医案》，人民卫生出版社，2005）

2. 妙法绝招解析：本例为石瘕。其病正如《内经》所云：因寒气客于胞中，血瘀留止，癥瘕内生，如怀子状。月经不通，治以活血祛瘀、温经散寒之品，浓煎温服，一剂立下黑血片。再服汤药一剂送化癥回生丹即下黑血块，几乎昏厥。仍有拳大包块未去，但"衰其大半而止"，故以温补脾胃之品与之。服后正气来复，又下鸡蛋大、坚硬如石的块状物，乃以十全大补调理而愈。此案中辨证十分清楚，尤其指出其非孕为瘕的三点依据，确凿无疑。循前的缓急治法，又有条不紊，竟使一如卵大的石瘕顺利排出，读案至此，颇有叹为观止的感觉。石瘕并非一般癥瘕，今人报道不多，惟我国1980年曾报道上海从一怀孕30年未产的妇女腹中取出一成形的化石胎儿。而我国历代医案中却有几则记载，足可证明，石瘕是以化石胎儿为主的一类疾患。

（六）瘀血内阻，积久成癥（朱小南医案）

1. 病历摘要：吕某，女，36岁。月经量多，有大血块，伴腹疼，曾分娩4次，末次分娩在6年前，既往有高血压病史。外阴正常，阴道畅通，子宫颈中度糜烂，子宫体如妊娠两个月大小，质硬，双侧宫角突出，附件阴性，宫腔9 cm，经诊断性刮宫。脉和缓，两尺沉细，舌质红，舌苔白。诊断为癥瘕。

证属瘀血内阻，积久成癥。治宜活血化瘀，通经活络。方选桂枝茯苓丸加味。药用茯苓、炒桃仁、鳖甲、赤芍各12 g，牡丹皮、酒大黄、桂枝各9 g。每日1剂，水煎服，每月服12～18剂，月经量多时服血净饮，连续服用3个月，月经基本恢复正常，经按期复查，子宫无增大，妇科检查，子宫如妊娠4个月大小，无其他异常发现。(《朱小南妇科经验选》，人民卫生出版社，1981)

2. 妙法绝招解析：本例为瘀血内阻而成癥瘕，为西医诊断明确的子宫内膜增殖。子宫体已大如妊娠2个月，腹疼，月经量多，夹有大血块，显然是已成癥瘕。治疗以桂枝茯苓丸方加大黄祛瘀生新；鳖甲软坚化结。连服3个月，配合血净饮方（黄芪30 g，龙骨、牡蛎各18 g，白术15 g，生地黄、海螵蛸、川续断各12 g，茜草9 g）治产3个月善后。子宫便恢复正常大小。

（七）气阴两虚，痰气郁结（钱伯煊医案）

1. 病历摘要：苏某，女，51岁。患子宫肌瘤10个月余，月经先期，量多。近一年来，月经周期紊乱，头晕口苦，失眠便秘，舌苔薄黄腻，边有齿痕，脉细滑数，妇科检查子宫肌瘤如8周大小。诊断为癥瘕。

证属气阴两虚，痰气郁结。治宜益气养阴，化痰软坚。方选生脉散加减。药用生牡蛎15 g，土贝母、莲子肉、北沙参、茯苓、首乌藤、女贞子、昆布、海藻各12 g，麦冬9 g，五味子6 g。每日1剂，水煎服，以上法治疗14个月后，已绝经，宫体亦萎缩。(《钱伯煊医案》，人民卫生出版社，2006)

2. 妙法绝招解析：本例为痰气郁结癥瘕。因痰气郁结，阻碍气血，使月经周期紊乱，痰结生热，消耗阴血，故口苦，便秘，舌苔黄腻，治疗用生脉散益气养阴；加茯苓、首乌藤、女贞子、莲子肉养血安神；用昆布、海藻、生牡蛎、土贝母软坚化结，消瘕去瘀。用上述药物，配用龟甲、鳖甲、海螵蛸、蛤壳、海浮石等治疗西医诊断明确的子宫肌瘤，使其软化、缩小、消失乃钱老临证经验。

（八）脾肾亏虚，血结为癥（郑长松医案）

1. 病历摘要：杨某，女，25岁。两年多来，常感小腹胀痛，逐渐加重，每届经期剧痛难忍，按有积块，月经周期28～30日，经期4～5日，血量偏少，经上海、青岛及本院妇科检查，均诊断为"多发性子宫肌瘤""左侧附件炎"，决定行子宫全切术。患者因体质素弱，存有畏心，要求中药治疗。并伴神疲乏力，纳呆食少，腰背酸楚，带下量少，冬季畏寒怯冷，入夏五心烦热。形削肌羸，面色㿠白，舌质淡红，苔薄白润，脉沉细弱。妇科检查子宫40日妊娠大，不光滑，结节感，左侧附件区增厚，压痛明显。诊断为癥瘕。

证属脾肾亏虚，血结为癥。治宜健脾益肾，破瘀散结。药用生牡蛎（捣）、党参、夏枯草、当归、益母草、丹参、熟地黄各30 g，昆布、赤芍、白芍各 18 g，海藻、炒桃仁（捣）、川芎各12 g，荆三棱、红花、青皮、陈皮各9 g，莪术6 g。每日 1 剂，水煎 2 次，共取 500 mL，分两次温服。服 5 剂后，小腹胀痛，腰背酸楚俱减大半。前方尚觉合度，仍从原意增损。按前方去夏枯草；加醋香附（捣）15 g，生大黄（后下）9 g，肉桂（后下）4.5 g。再服 5 剂后，月经准时来潮，血量增多，经期无腹痛之苦，经后体倦腰酸较为明显。知血癥渐化，脾肾未复，更方以健脾益肾为主，佐以行气化瘀。药用益母草、熟地黄各30 g，菟丝子、党参、石莲子、白芍、醋香附（捣）各 18 g，当归15 g，覆盆子、牡丹皮各12 g，补骨脂9 g，川芎6 g。服 5 剂后，诸症平稳，已见起色。增助阳益精之品，以冀摄精成孕。按三诊方加淫羊藿15 g，枸杞子12 g。服 5 剂后，近来全身乏力，头晕思睡，脘腹痞满，纳少泛恶，月事逾期未行，见有“早妊”之征，停药观察。共服药 45 剂，血癥消散，摄精成孕，后顺产一男孩。（《郑长松妇科》，中国中医药出版社，2007）

2. 妙法绝招解析：本案症见平时小腹胀痛，经期痛势难堪，按有积块，血量偏少，显系气滞不行，血结为癥之候；其神疲乏力，形削肌羸，纳呆食少，腰背酸楚，带下量多，冬季畏寒怯冷，入夏五心烦热，面色皖白，舌质淡红，苔薄白润，脉沉细弱，皆脾肾亏虚之征。治按先攻后补，散中寓收之则，先以夏枯草、昆布、海藻、桃仁、红花、三棱、莪术破瘀散结；四物汤、丹参、益母草养血活血；香附、青皮、陈皮理气行滞；大黄、肉桂皆具破积散结之功，一寒一热，相得益彰；加牡蛎散中寓收；血癥消散后，用党参、石莲子、菟丝子、补骨脂、枸杞子、覆盆子、淫羊藿健脾益肾，调补冲任，以冀冲任相资，胎孕得成。

（九）气滞寒凝，血瘀癥结（郑长松医案）

1. 病历摘要：侯某，女，28 岁。近半年来，右侧腰及小腹作痛，时发时止，经前胸闷乳胀，腹痛加重，周期 30～40 日，带经 3 日，色黯量少，夹有血块。15 岁月经初潮，周期 30 日左右，经期 3～5 日，经前小腹及胸乳胀痛。结婚 4 年，未曾孕育。妇科检查诊断为“右侧卵巢囊肿”。平时头晕健忘，身倦乏力，心烦易怒，食少脘痞，小腹寒凉，白带淋漓。精神不振，面黄无泽，舌质淡红，苔薄白润，脉象沉缓，血压 95/60 mmHg。妇科检查外阴（一），宫体平滑略小，右侧穹隆触有鸡蛋大球形肿块，活动，无压痛。诊断为癥瘕。

证属气滞寒凝，血瘀癥结。治宜理气温经，化瘀软坚。药用生牡蛎（捣）、丹参各30 g，赤芍、白芍、当归各20 g，醋香附（捣）15 g，桂枝、大腹皮各12 g，乌药、炒桃仁（捣）、红花、青皮、陈皮各9 g，莪术、荆三棱各6 g。每日 1 剂，水煎 2 次，共取 500 mL，分早晚温服。嘱经期停药。服 14 剂后，食欲增进，腹胀腹痛减轻，经前胸乳胀痛大减，经后仍小腹寒凉。前方加党参20 g，吴茱萸、橘核各9 g。再服药 10 剂，经前胸闷乳胀消失，腰及小腹痛瘥，妇科检查，肿块消失。按第 1 次方去乌药、大腹皮、红花，加生黄芪、熟地黄各30 g。炼蜜为丸，每服9 g，日服 2 次。共服煎药 24 剂，即肿块消失，基本痊愈；又以中药 3 剂为丸继服，巩固疗效。（《郑长松妇科》，中国中医药出版社，2007）

2. 妙法绝招解析：患者旧有经行胸乳及小腹胀痛宿疾，其肝气郁滞可知，婚后不孕，愿不得遂，情怀失畅，故病势益进。气为血之帅，气滞则血瘀，肝气郁滞积年，阻碍阴血畅行，故月经延期，血黯量少，夹有血块；寒为阴邪，寒盛则凝，平时小腹寒凉，带下淋漓，乃寒邪内踞之象。寒凝血瘀并见，故血聚小腹，形成癥结。方中香附、青皮、陈皮、乌药、大腹皮、橘核理气行滞；吴茱萸、桂枝温经散寒；丹参、赤芍、桃仁、红花、三棱、莪术、牡蛎活血化瘀，攻坚散结；党参、黄芪、当归、熟地黄、白芍健脾益气，养血充营。

（十）脾虚气衰，血留为癥（郑长松医案）

1. 病历摘要：王某，女，43岁。近两年来，少腹左侧时有坠痛，经期加重，月事后期而少，带下量多如涕。半年前突然发现左侧少腹内有一癥块。素日纳呆食少，乏力自汗。形体瘦弱，面色苍白，舌淡苔少，脉象沉涩。妇科检查子宫颈中糜，宫体稍小、偏右；右附件（－），左附件触及囊样肿块，约6 cm×4 cm，压痛（＋）。诊断为癥瘕。

证属脾虚气衰，血留为癥。治宜益气健脾，化瘀消癥。药用生龙骨、生牡蛎（捣）、黄芪、薏苡仁各30 g，茯苓、鸡内金、党参、炒白术、赤芍各15 g，桂枝、炒桃仁（捣）、牡丹皮各9 g，荆三棱、莪术各3 g。每日1剂，水煎2次，共取500 mL，分早晚温服。连进5剂，带下渐少，少腹坠痛加重，余无进退。宗原意出入，加化瘀止痛之品。按前方去党参；加五灵脂（包）12 g。改为每晚服药1次，2日1剂。嘱经期停服。又进10剂，虽少腹仍痛，但经期未再加重，带经3日，血量稍增。知瘀血渐化，宗原意更拟下方。药用生牡蛎（捣）、黄芪、薏苡仁各30 g，赤芍、鸡内金各18 g，茯苓15 g，牡丹皮12 g，桂枝、炒桃仁各9 g，水蛭（后下）、荆三棱、莪术各6 g。又进10剂，纳谷渐馨，自汗尽止，腹痛又减，癥块明显缩小。按《内经》“大积大聚，其可犯也，衰其大半而止”之说，宗原意出入，改为丸剂，图以缓攻。按三诊方加鳖甲12 g，穿山甲9 g。取药3剂，炼蜜为丸，每丸9 g，日服3丸。治后腹痛尽止，囊样肿块未能触及，其余诸症俱消。(《郑长松妇科》，中国中医药出版社，2007)

2. 妙法绝招解析：本案素日纳呆食少，乏力自汗，知其旧有脾虚气衰之宿疾；气虚则无力运血畅行，故少腹坠痛，经期加重；瘀血日积则渐结为癥；脾虚生湿，水湿之气下陷，则带下如涕而量多；脾虚食少，则气血化生之源匮乏；气血亏虚则经少延期，形体瘦弱，面色苍白，舌淡苔少。方中桂枝茯苓丸、五灵脂、鳖甲、穿山甲、水蛭、三棱、莪术活血止痛，化瘀消癥；黄芪、薏苡仁、党参、白术补中益气，健脾运湿，养正除积；龙骨、牡蛎敛涩固下；鸡内金既健脾化食，又消散癥瘕。如《医学衷中参西录·鸡内金解》云：“无论脏腑何处有积，鸡内金皆能消之，是以男子痃癖，女子癥瘕，久久服之，皆能治愈。”实践为证，张氏用药，深得微妙。

（十一）气滞血瘀，热毒蕴结（郑长松医案）

1. 病历摘要：张某，女，29岁。自觉左少腹有块两年，始为经前即现，经后则隐，经前伴有乳胀脘闷，小腹阵痛。近半年来，肿块逐日增大，聚而不散，小腹常感胀痛不适，带下黄稠，绵绵不断，妇科诊断为“左侧输卵管炎症性肿块”。月候逐渐先期而至，量偏多有块，末次经净10日。低热缠绵，延今半个月。面黄体瘦，舌胀暗红，苔黄中剥，脉象洪数。血检：血红蛋白120 g/L，白细胞 10.1×10^9/L，中性75%，淋巴23%，酸性2%。体温38 ℃。妇科检查：外阴（－），子宫正常大小，穹隆左侧约有8 cm×6 cm×4 cm肿块，较硬，压痛明显。诊断为癥瘕。

证属气滞血瘀，热毒蕴结。治宜行气化瘀，清热解毒。药用蒲公英、紫花地丁、生石膏、金银花、败酱草、薏苡仁、生地黄各30 g，赤芍18 g，路路通、香附（捣）、牡丹皮各15 g，延胡索（捣）、川楝子（捣）各9 g。每日1剂，水煎2次，共取500 mL，分早晚温服。嘱经期停药。服5剂后，月经来临，经前身热尽退，乳胀减轻，块无增缩，腹痛依故。酌增活血化瘀，软坚消癥之品。药用蒲公英、紫花地丁、败酱草、金银花、薏苡仁各30 g，丹参、赤芍、香附（捣）、生牡蛎（捣）各18 g，当归、炒桃仁（捣）各12 g，莪术、荆三棱各9 g。服10剂，腹痛已止，块消过半，变软，压无痛感，带下转白，量仍未减。前方既合病机，仍步原意化裁，以祛余邪。药用益母草、丹参、生牡蛎（捣）、赤芍、蒲公英各30 g，当归20 g，牡丹皮、香附（捣）、各15 g，路路通、橘核（捣）各12 g，炒桃仁（捣）、莪术、荆三棱各6 g。共服35剂，诸恙悉平。

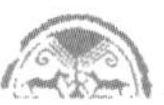

（《郑长松妇科》，中国中医药出版社，2007）

2. 妙法绝招解析：本案症见经前乳胀脘痞，小腹阵痛，并结有癥瘕，经汛即现，显系气滞血瘀之候；瘀血壅聚，蕴久化生热毒，则月经先期，低热缠绵，带下黄稠，舌胀苔黄，脉象洪数。方中生石膏、蒲公英、紫花地丁、金银花、败酱草、薏苡仁、生地黄、牡丹皮清热凉血，解毒散结；丹参、赤芍、当归、益母草、桃仁、橘核、路路通、三棱、莪术活血化瘀，通络消癥；香附、川楝子理气止痛；牡蛎可使痞者消，硬者软，且有收涩摄下之功。

（十二）气血壅滞，正虚邪实（匡继林医案）

1. 病历摘要：杨某，女，33 岁。患两侧卵巢囊肿，因不愿做手术，特来就诊。平素月经赶前错后不定，色量正常，惟觉体倦神疲，平日白带不多，近感右胁及脘腹有时疼痛，睡眠不好，脉弦弱兼滑，96 次/min，右寸力弱，舌淡苔白，语声轻微，精神不振。诊断为癥瘕。

证属气血壅滞，正虚邪实。治宜活血化瘀，攻补兼施。药用萹蓄、北刘寄奴、茯苓各 15 g，煅云母、大黄炭、牡丹皮、赤芍各 9 g，炙甘草、桂枝、桃仁泥、醋三棱、别直参各 6 g。每日 1 剂，水煎服，连服 3 剂，右胁及脘腹疼痛减轻，睡眠好转，腹泻日二三次，无腹痛。昨晚月经来潮，量正常，色较褐，周身乏力，脉弦滑，右手较细，舌淡苔白。药用萹蓄 15 g，鸡内金（炒）12 g，北刘寄奴、煅云母、醋炒大黄炭、茯苓、赤芍、白芍各 9 g，桂枝、桃仁泥、醋三棱、牡丹皮、生甘草各 6 g，别直参 3 g。另用茯苓、桂枝、桃仁泥、牡丹皮各 30 g，赤芍、白芍 18 g，真红曲 15 g，上药共为细末，蜜为丸，每丸重 3 g，每日早晚各服 1 丸。服汤药 50 余剂，同时服丸药，月经来潮后，量少色黑，夹有烂肉样物，少腹左侧有时隐痛，精神困倦，食眠尚好，脉弦滑，右寸仍少力；舌边有齿痕，苔薄白，瘀结已通，精力犹弱，宜补气健脾，调和冲任。药用桑寄生 18 g，生白芍、焦六曲各 15 g，续断 12 g，焦白术、生地黄各 9 g，炙甘草、桂枝各 6 g，白蔻仁、别直参粉（2 次分冲）各 3 g，鲜姜 3 片。连服半个月，诸症消失。经某医院检查，右侧癥瘕已消失。（本书主编，待刊）

2. 妙法绝招解析：本例为气滞血瘀生成癥瘕。已经一次手术，又患右侧卵巢囊肿，病经反复，正气不足，治疗宜扶正祛瘀，用桂枝茯苓丸方加别直参（即朝鲜人参，道地药材，质量好）养气益血，活血化瘀；加大黄、醋三棱、北刘寄奴、煅云母消瘀破坚，除癥；萹蓄配大黄，开通下窍，使瘀血从下而走，继用原方进退调理，待瘀血从月经而去后，以补气健脾、行气活血之品治疗，结果使囊肿消失。

三、文献选录

癥瘕是指腹内结块而言。“癥”是有形可征的意思，即腹有积块，固定不移，推揉不散，痛有定处；“瘕”有假物成形的意思，是腹内积块，时聚时散，推揉转动，痛无定处。此证多由寒凝，热结，情志抑郁，脏腑失和使气血乖违致病。气机阻滞则聚而为“瘕”，瘀血内停则结而为“癥”；亦有因气虚而滞，水蓄不行等因而致者。按其病变性质虽有癥、瘕之不同，但气聚日久则血瘀为癥，故仿《证治准绳》中“妇人癥瘕并属血病”之说，以化瘀散结为主，随证佐以行气导滞、运脾化湿、补气养血诸法，攻补兼施，以资调理。若遇癥瘕兼有崩漏及经来量多者，更当精心调理。徒以化瘀散结，则出血益甚；只顾固涩止血，则癥瘕愈结。应清不宜滞，温不宜燥，补中寓散，散中寓收为宜。

本病多因脏腑失和，气血痰食聚结所致。是以腹部结块，积居不移，或聚散无常为主要表现的妇人杂病。《景岳全书》云“坚硬不移者曰积，或聚或散者曰聚。”妇人腹部结块，扪之有物，肿块固定不移，有形可征，痛胀较甚而有定处为“癥”为“积”；肿块聚散无常，攻窜作胀，推之可移，痛无定处为“瘕”为“聚”。多伴有胸胁胀闷不舒，嗳气呕恶等症。妇人腹部肿块，或积居不移，或聚散无常。

（一）古代文献选录

1.《灵枢·水胀第五十七》：“肠蕈何如……寒气客于肠外，与卫气相搏，气不得荣，因有所系，癖而内著，恶气乃起，息肉乃生。其始生也，大如鸡卵，稍以益大，至其成如怀子之状，久者离岁，按之则坚，推之则移，月事以时下，此其候也。石瘕何如……石瘕生于胞中，寒气客于子门，子门闭塞，气不得通，恶血当泻不泻，衃以留止，日以益大，状如怀子，月事不以时下，皆生于女子，可导而下。”

2.《景岳全书·妇人规·血癥》：“淤血留滞作癥，唯妇人有之，其证则或由经期，或由产后，凡内伤生冷，或外受风寒，或恚怒伤肝，气逆而血留，或忧思伤脾，气虚而血滞，或积劳积弱，气弱而不行，总由血动之时，余血未净，而一有所逆，则留滞日积而渐以成癥矣。”

3.《医宗金鉴·妇科心法要诀·癥瘕积痞痃癖疝诸证门》：“凡治诸癥积，宜先审身形之壮弱，病势之缓急而治之。如人虚，则气血衰弱，不任攻伐，病势虽盛，当先扶正气，而后治其病；若形证俱实，宜先攻其病也。‘经云大积大聚，衰其大半而止’，盖恐过于攻伐，伤其气血也。”

4. 薛立斋治一妇，内热作渴，饮食少思，腹内近左初如鸡蛋，渐大四寸计，经水三月一至，肢体消瘦，齿颊似疮，脉洪数而虚，左关尤甚，经肝脾郁结之证，外贴阿魏膏，午前用补中益气汤，午后以加味归脾汤，两月许，肝火少退，脾土少健，仍与前汤送下六味地黄丸，午后又用逍遥散、归脾丸。又月余，日用芦荟丸（以大皂角、青黛、芦荟、朱砂、麝香各3 g，另以干虾蟆用皂角等分烧存性，为末30 g，入前项药，同为末，蒸饼丸如麻子大），每日二服，空腹以逍遥散下，日晡以归脾汤下，喜其慎疾，调理年余而愈。为肝郁气滞，脾虚生痰，痰气交阻，气血不通，癥瘕内生。肝郁化火，故见内热消渴、口颊生疮等热象。但病邪久居，脾气大伤，先宜扶正。内服补中益气与归脾汤，外用阿魏膏软坚消结。两个月余，脾胃渐壮，加服六味地黄丸、逍遥散方，滋阴清热，疏肝祛郁。又一月，肝气稍舒，用逍遥散、归脾汤送服芦荟丸消坚去积。芦荟丸方中青黛、芦荟清肝经郁热；皂角、干虾蟆（即蟾蜍）破结解毒、豁痰下气；麝香破瘀消癥。合之为丸，能峻攻瘀结，开痰理气。本案为一祛邪扶正同用法，其中权变，又能巧妙化裁，不拘一格。而且能充分反映出薛立斋的学术思想，善于温补脾肾，喜用补中益气、六味、八味。

5. 薛立斋治一妇，腹内一块，不时上攻，或痛作声。吞酸痞闷，月经不调，不溲不利，3年余矣。久病面色青黄，此肝脾气滞，以六君子加白芍、当归、柴胡、炒黄连、木香、吴茱萸各少许，三剂。却与归脾汤下芦荟丸，3个月余，肝脾和而诸症退，又与调中益气加茯苓、牡丹皮，中气健而经自调。此为气聚为瘕。腹内有积块，不时上攻，故知积块无固定处，又加月经不调，吞酸痞闷，显然为肝脾不和，气滞痰阻，气血不通，亦以上方权变而取效，可见薛氏之法亦为治癥瘕一大法门。

6. 柳氏妇，42岁，络血不注冲脉则经阻，气攻入络，聚而为瘕乃痛，冲脉是阳明属隶，痛升于右，胀及中脘，作呕清涎浊沫，操家烦怒，犯胃莫如肝，泻肝正救胃。用金铃子、炒延胡索、蓬莪术、青橘叶、半夏、厚朴、姜汁、茯苓。次诊，同葱白丸二钱，艾枣汤送。一为肝胃不和，气滞血瘀，癥瘕内生。固烦怒伤肝，肝郁气滞，血行不通，气血郁阻，癥瘕内生，因其无形，无定处，故曰瘕。肝气犯胃，疼从右胁牵连中脘，胃气不降，见脘胀而呕清涎浊沫。治宜疏肝活血，健胃消痰，以金铃子加莪术行气活血祛瘀，厚朴温中汤加减温胃除痰。（《女科医案选粹》）（肖国士摘录）

（二）名医论述选录

宋明志论述：①健脾益肾，治病求本。肿瘤是全身性疾病的局部表现，通常全身属虚，局部属实。虚为病之本，实为病之标。宋氏认为天癸成熟、充盛、衰减的变化，直接主宰女性一生各个阶段的生理和病理变化。虽然妇科肿瘤病种广泛，组织学分类多，其病理多为冲任逆滞，气血痰瘀凝聚，阻塞胞络，日久而成积聚。古代医籍中“石瘕”“肠覃”等就包含了妇科肿瘤的命名。妇科肿瘤患者“正虚”是因为机体的脾肾不足，直接影响“天癸”而发生的。临床所见妇科肿瘤，尤其是晚期患者，常有脾肾两虚之征象。临证应非常重视辨证施治，强调“治病必求其本”，健脾益肾法为常用的扶正培本法。现代中医研究，藏受于肾的天癸，有相当于垂体促性腺激素的功用。而中医的肾涵盖了西医学的神经、内分泌、免疫等机体调节系统。现代药理研究也证实，健脾益肾之中药有提高机体免疫功能，促进淋巴细胞转化，延长抗体存在时间的作用。常用药物有健脾益气之黄芪、党参、茯苓、白术，补益肾气之淫羊藿、仙茅、补骨脂、菟丝子、山茱萸、何首乌。②审证求因，调和冲任。临床在健脾益肾的同时必须处理好与祛邪的关系。扶正药物分别结合清热解毒、软坚散结、利湿祛痰、活血化瘀等祛邪药，临床始可获满意疗效。妇科肿瘤在病程中，临床表现各异，就是同一患者，处在不同时期，临床见症往往也不一样。这就要根据患者的临床症状、脏腑盛衰、舌脉变化进行审证求因。依据“冲为血海，任主胞胎”的理论，经多年观察、研究，认为在治疗妇女肿瘤的过程中，抓住调和冲任即可达到调整阴阳的目的。临证时善于运用二仙汤或酌情加减，根据症情选用仙茅、淫羊藿、巴戟天、知母、黄柏、紫草、鳖甲等以共奏调和冲任，燮理阴阳之功。临床把辨病与辨证结合起来，往往在确定肿瘤临床分期、细胞病理类型、分化程度后，进一步以中医的四诊、八纲辨证分型。用药上有针对性地选用抗癌性强的中草药，并以中医理论为指导辨证立法处方，常能获得满意疗效。根据药理研究，二仙汤具滋肾阴，助肾阳，固冲任之功，对下丘脑-垂体-卵巢轴系统具有整体调节作用和双向调节作用。因此，掌握调和冲任之法，即可达到“阴平阳秘，精神乃治”之目的。③祛痰化瘀，扫除病邪：妇科肿瘤目前多采用综合治疗，能手术的往往首选手术切除瘤体，以及术后化疗、放疗。但从中医角度来看，手术、放疗、化疗只是单纯解决癌瘤实体而并未彻底解决病邪的问题，以致不少患者在西医治疗后，还易复发和转移。如有些卵巢恶性肿瘤，即使经过西医手段的多次治疗，甚至进行再次肿瘤细胞减灭术，往往仍然未能控制或复发而危及患者生存。此时，以中医药来治疗就更有必要。在妇科肿瘤患者中，其痰浊瘀毒胶结，聚结于盆腔，往往是复发、转移的原因之一。故正确运用除痰祛瘀法是防复发、抗转移，从而延长晚期患者生存期的有效方法。并且认为，除痰祛瘀均属消法，易伤正气，应在扶正的前提下应用，还应根据痰瘀的轻重而有所侧重。临证常以痰证为先，选用夏枯草、象贝母、生牡蛎、生南星、昆布、蛇六谷等；若有明显的瘀血停著见症，才加入活血化瘀之品，如莪术、桃仁、泽兰、茜草、马鞭草、鬼箭羽等。且用量宜由小而大。如果正气虚弱，证情复杂，不可滥用活血峻猛之药，否则反有给肿瘤细胞扩散转移之机。中医药治疗妇科肿瘤，应坚持服药少则 3 年，多则 5 年，关键是祛邪务尽。对晚期患者以扶正培本为主，脾肾兼顾，寓攻于补，可减轻症状，维持生机，常能带瘤生存。宋氏治疗妇科肿瘤，在理论上抓住“天癸”，进而阐明了脾肾为本的整体观念；假以西医学研究“肾”所获得的认识，联系到肾对神经、内分泌、免疫网络的影响；利用现代药理学研究中药的成果，筛选针对妇科癌瘤有效的药物，在辨病治疗与辨证治疗相结合的治疗过程中，灵活运用上述三法。（江苏中医，1999，7）

（三）辨证论治选录

本类病临床常见的有气滞、血瘀、痰湿、毒热四型。

1. 气滞型：小腹有包块，积块不坚，推之可移，时聚时散，或上或下，时感疼痛，痛无定

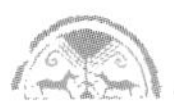

处，小腹胀满，胸闷不舒，精神抑郁，月经不调，舌红，苔薄，脉沉弦。治宜疏肝解郁，行气散结。方选香棱丸（《济生方》）。药用木香、丁香、三棱、莪术、枳壳、青皮、川楝子、小茴香。上药共研细末，面糊为丸，如梧桐子大，朱砂为衣。每日 3 次，每次 6 g。

2. 血瘀型：小腹有包块，积块坚硬，固定不移，疼痛拒按，肌肤少泽，口干不欲饮，月经延后或淋漓不断，面色晦黯，舌紫黯，苔厚而干，脉沉涩有力。治宜活血破瘀，散结消癥。方选桂枝茯苓丸（《金匮要略》）。药用桂枝、茯苓、牡丹皮、桃仁、赤芍各等份。共研细末，炼蜜为丸。每日 3 次，每次 6 g。若积块坚牢者，酌加鳖甲、穿山甲以软坚散结，化瘀消瘕；疼痛剧烈者，酌加延胡索、莪术、姜黄以行气活血止痛；小腹冷痛者，酌加小茴香、炮姜以温经散寒；月经过多，崩漏不止者，酌加三七粉、炒蒲黄、血余炭等化瘀止血。

3. 痰湿型：小腹有包块，按之不坚，或时作痛，带下量多，色白质黏稠，胸脘痞闷，时欲呕恶，经行愆期，甚或闭而不行，舌淡胖，苔白腻，脉弦滑。治宜除湿化痰，散结消癥。方选散聚汤（《妇科秘诀大全》）。药用半夏、橘皮、茯苓、当归、苦杏仁、桂心、槟榔、甘草各 6～9 g。每日 1 剂，水煎服。若脾胃虚弱，纳差神疲者，酌加党参、白术健脾益气。若兼血滞者，用三棱煎（《妇人大全良方》）。药用三棱、莪术、青橘皮、半夏、麦芽各等份。用醋 500 mL煮干，焙干为末，醋糊丸如梧桐子大。每服 30～40 丸，淡醋汤下。痰积多，姜汤下。

4. 毒热型：小腹有包块拒按，下腹及腰骶疼痛，带下量多，色黄或五色杂下，可伴经期提前或延长，经血量多，经前腹痛加重，烦躁易怒，发热口渴，便秘溲黄，舌红，苔黄腻，脉弦滑数。治宜解毒除湿，破瘀消癥。方选银花蕺菜饮（《中医妇科治疗学》）。药用赤芍、牡丹皮、丹参、三棱、莪术、皂角刺、金银花、蕺菜、土茯苓、炒荆芥、甘草各 10～15 g。每日 1 剂，水煎服。若小腹包块疼痛，兼带下量多，色黄稠如脓，或五色带杂下，臭秽难闻，疑为恶性肿瘤者，酌加半枝莲、穿心莲、白花蛇舌草、重楼以清热解毒消癥。（肖国士摘录）

（四）经验良方选录

1. 内服方：

（1）生黄芪、太子参各 30 g，薏苡仁、龙葵、白花蛇舌草各 15 g，白术、茯苓、肉苁蓉、灵芝各 12 g，鹿角片、露蜂房各 9 g。肝郁气滞型加预知子、当归、白芍各 12 g，柴胡、郁金、香附各 9 g；肝肾亏虚、冲任不调型加鸡血藤 30 g，生地黄 18 g，女贞子、墨旱莲、淫羊藿、何首乌各 15 g，当归、枸杞子各 12 g；脾失健运、气血亏虚型加谷芽、麦芽、熟地黄各 15 g，紫苏梗、当归、白芍各 12 g，陈皮、半夏、酸枣仁、远志各 9 g；肺肾亏虚、气阴不足型加生地黄 18 g，沙参、五味子、女贞子、墨旱莲各 15 g，麦冬 12 g；毒邪蕴结型加重楼、蛇六谷、鹿衔草、土茯苓各 30 g，凤尾草、石见穿各 15 g，乳香、延胡索各 9 g。均每日 1 剂，水煎服。主治癥瘕。

（2）脾虚痰湿证用炒谷芽、炒麦芽各 12 g，茯苓、姜半夏、炙鸡内金各 9 g，炒苍术、炒白术、炒枳壳各 6 g，陈皮、煨木香各 5 g，砂仁 3 g。气血两虚证用炙黄芪 30 g，当归、熟地黄、女贞子、枸杞子、补骨脂、鹿角片各 12 g。正虚邪实证用薏苡仁、半枝莲各 30 g，炙黄芪 20 g，炒党参、夏枯草各 15 g，山慈姑 12 g，炒白术、当归、赤芍、白芍各 9 g，川芎 5 g。随症加减，每日 1 剂，水煎，分 4 次服。并用小金丹，每日 2 次，每次 3 g，口服。主治癥瘕。

（3）党参、白术、茯苓各 15 g，柴胡、郁金、青皮、当归、丹参、白花蛇舌草、半枝莲、浙贝母各 12 g，砂仁、甘草各 10 g，蜈蚣 2 条。见上肢静脉回流受阻、臂丛神经及肌肉损伤等蜈蚣、茯苓增量，加薏苡仁、红花；心烦易怒、口苦甚加黄芩、栀子；焦虑失眠加炒枣仁、百合；倦怠乏力甚党参、白术增量，加黄芪；阴虚内热、潮热盗汗加生地黄、麦冬、沙参；脘腹胀满厌食加山楂、麦芽、鸡内金。主治癥瘕。

(4) 黄芪、龙葵各30 g，蛇莓20 g，白芍、茯苓、重楼各15 g，瓜蒌12 g，柴胡、郁金、当归、白术、白芷各10 g，滇三七（分冲）、甘草各5 g。痰瘀甚去白芍，加制南星、法半夏、红花（或穿山甲珠）；气血虚弱加人参、紫河车粉；疼痛加延胡索、乳香；食欲不振加焦山楂、炒麦芽；腹满加陈皮、厚朴；气喘加桑白皮、苦杏仁。每日 1 剂，水煎服。主治癥瘕。

(5) 寻骨风15 g，威灵仙、地龙、川续断各12 g，汉防己、土鳖虫各10 g。气血亏虚型加生黄芪20 g，枸杞子15 g，生白术12 g；气滞湿阻型加预知子12 g，制半夏10 g；瘀血阻滞型加莪术、炮穿山甲各10 g。每日 1 剂，水煎服；2 个月为 1 疗程。主治癥瘕。

(6) 夏枯草、三七粉、何首乌、薏苡仁、紫花地丁、莪术、淫羊藿各 60 g，黄芪、山慈姑、香橼、炒三仙各 30 g，制没药、制乳香、海龙各 15 g，人工牛黄 10 g，。共研细末，水泛为丸。每日 2 次，每次 3 g。主治癥瘕。

(7) 党参、生黄芪各 30 g，熟地黄 20 g，陈皮、当归、巴戟天、补骨脂各 15 g，茯苓、白术、制半夏、女贞子各12 g，甘草6 g。每日 1 剂，水煎服，呕吐频服；7 日为 1 疗程，用 3～10 个疗程。主治癥瘕。

(8) 生黄芪、太子参、生薏苡仁、茯苓、炒莱菔子、生山楂各15 g，炒白术、清半夏、牡丹皮、当归、藤梨根各12 g，淡竹茹、陈皮、黄连各9 g。每日 1 剂，水煎服。主治癥瘕。

(9) 生山楂20 g，白花蛇舌草、半枝莲各15 g，炙黄芪、太子参、北沙参、枸杞子、何首乌、鸡血藤、大枣、薏苡仁各6 g。每日 1 剂，水煎服，连用 6 个月为 1 个疗程。主治癥瘕。

(10) 藤梨根、猫爪草各30 g，山慈姑、菟丝子、淫羊藿各15 g，柴胡、香附、郁金各12 g。放化疗期间加和胃降逆药，长夏加健脾化湿药，春季加养血柔肝药。主治癥瘕。

(11) 漏芦15 g，天葵子、木馒头、芸薹子各30 g，八角莲、土鳖虫、白蔹、金雀花各9 g。疼痛加蜂房9 g。每日 1 剂，水煎服。主治癥瘕。

(12) 蜈蚣1.5 g，活蜗牛、露蜂房、全蝎、乳香各0.5 g，马钱子 0.1 g，以上为 1 日量。研细末，水泛为丸分 3 次口服。主治癥瘕。

2. 针灸方：

(1) 体针：①气滞血瘀证。取穴气海、气冲、三阴交、合谷。瘀血较甚者，加血海、次髎、膈俞、石门穴，腹痛甚者加地机穴。郁而化热者，加然谷、行间穴。用泻法。②痰瘀阻滞证。取穴曲骨、大赫、气海、子宫、中脘、阴陵泉。平补平泻。主治癥瘕。

(2) 耳针：取穴子宫、卵巢、肾、脑、屏间。留针 1 小时，留针期间行针 2～3 次，以加强刺激量，每日针刺 1 次，15 次为 1 疗程。主治癥瘕。

3. 外治方：

生大黄、生黄柏、白花蛇舌草各 50 g，炮穿山甲、海藻各15 g，红花、重楼、炙乳香、炙没药各10 g，冰片（研细末）6 g。未溃破加鲜鬼针草、生葱、红糖各适量，捣泥，温水调敷患处；已溃破加生蒲黄适量，撒创面，纱布固定。均每日换药 1 次；7 日为 1 疗程。主治癥瘕。

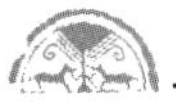

第二节　子宫肌瘤

一、病证概述

子宫肌瘤是女性生殖器官中最常见的良性肿瘤。主要由平滑肌细胞增生而形成，故又称“子宫平滑肌瘤”。本病确切的病因尚不清楚，一般认为可能与长期和过度的雌激素刺激有关。肌瘤多数生长在子宫体部，少数生长于子宫颈部。子宫体部肌瘤最常见的类型为肌壁间肌瘤（占60%～70%）；其次为浆膜下肌瘤（占20%）；再其次为黏膜下肌瘤（占10%）。子宫肌瘤一般为多发性的。它们可单一类型存在，也可两种或两种以上类型同时存在。当肌瘤增大或瘤体内发生栓塞时，易发生变性。本病多见于30～50岁妇女，据估计子宫肌瘤的发病率均为20%。中医将本病归属于“癥瘕”的范畴。主要病因病机为情志不遂，气滞血瘀；或经期产后，外邪侵袭；或气虚，血行不畅；或痰湿阻滞，或阴虚，均可导致瘀血内阻，瘀阻胞宫日久成癥。临床常见证候有气滞血瘀证、寒凝血瘀证、气虚血瘀证、痰瘀互结证、阴虚血瘀证等。本病多因寒袭胞宫，血气凝结所致。是以小腹肿块、腹痛、月经量多为主要表现，初起小腹坠胀或疼痛，月经量多，夹有瘀块，瘀块下后胀痛即可减轻。继而小腹出现包块，生长缓慢。伴小便不利，白带增多，形体消瘦，唇甲苍白，头晕心悸，小腹肿块疼痛，日渐增大，月经过多等典型表现。

二、妙法绝招解析

（一）气阴两虚，痰气郁结（钱伯煊医案）

1. 病历摘要：苏某，51岁。患子宫肌瘤已逾10年，月经先期，15日1次，5～6日干净，量多。近1年来，月经周期紊乱，先期15日，或后期50～90日，3～4日净，量多。头晕口苦，失眠便秘，脉细滑数，舌苔薄黄腻，边有齿痕，妇科检查为子宫肌瘤如孕8周大小。诊断为子宫肌瘤。

证属气阴两虚，痰气郁结。治宜益气养阴，化痰软坚。方选生脉散加减。药用生牡蛎15 g，北沙参、茯苓、首乌藤、女贞子、昆布、海藻、土贝母、莲子肉各12 g，麦冬、五味子各9 g。每日1剂，水煎服。以此方加减连服14个月后，肌瘤消失，宫体亦萎缩。(《钱伯煊妇科医案》，人民卫生出版社，2006)

2. 妙法绝招解析：子宫肌瘤，坚硬成形，病变特点是月经先期量多，或淋漓不断，以致气阴两伤，冲任不固。其治疗方法：在经前或行经期间，以补气养阴为主，兼固冲任。主要目的是调经，不使其如崩如漏；经净后以软化肌瘤为主，常用昆布、海藻、牡蛎等软坚散结药物，使肌瘤逐渐软化、缩小，甚至消失。

（二）肝胆郁热，血分瘀滞（赵绍琴医案）

1. 病历摘要：张某，41岁。多发性子宫肌瘤确诊已3年，近日做B超确定最大的一个肌瘤直约7.9 cm，月经量多，经期延长至10多日。每次月经后一身疲乏无力，夜寐梦多，面色萎黄，血红蛋白降至7 g。诊脉濡滑且数，舌红苔白。诊断为子宫肌瘤。

证属肝胆郁热，血分瘀滞。治宜清泻肝胆，活血化瘀。药用生地黄、赤芍、丹参、黄芩、荆芥炭各10 g，川楝子、柴胡、防风、三棱各6 g。每日1剂，水煎服。服7剂后，自觉舒适，夜寐安稳，烦躁减轻，月经量减少。以后每月服上方约20剂。近日B超检查，肌瘤缩小，最大者直径为6.7 cm。微觉疲乏无力，诊脉濡滑，按之力弱，舌红苔白且润，络脉瘀阻，气分不足，改用益气化瘀法。药用水红花子、黄芩各20 g，党参、丹参各15 g，赤芍、莪术、茜草、大黄各10 g。服20剂后，自觉气力有增，精神好转，近日夜梦较多。诊脉弦滑，按之濡数，舌红苔白，仍宗前法。药用黄芪20 g，丹参、赤芍、茜草、夏枯草、苏木、马鞭草、水红花子各10 g。服7剂后，B超复查，只发现一个肌瘤，直径为3.1 cm，其余肌瘤均已消失，原有乳腺增生，两乳房胀痛，药后也显著减少，诊脉濡滑，舌白苔腻，仍用前法进退。仍以上方加减，连服21剂，复查B超，肿瘤全消，月经复常，食眠均佳。(《赵绍琴临证验案精选》，中国医药科学技术出版社，2001)

2. 妙法绝招解析：本案患多发性子宫肌瘤，最大者直径7.9 cm，经过近一年的中药治疗，肌瘤渐消。其治疗过程可分为两个阶段：第一阶段即初诊用清泻肝胆与活血化瘀方药，用药后，瘤体明显缩小。此后为第二个阶段，根据患者脉象以及病情需要长期进行治疗这一情况，便改用益气活血通络方药。主用黄芪与活血化瘀药物，使气充血便行，活血而不伤正，治疗效果明显，瘤体明显缩小，直至全消。其所用的活血药物并不多，出入于丹参、茜草、赤芍、马鞭草、三棱、当归等药之间，每诊必变换数药，而治法不变。体现了治法不变而用药灵活的特点。

(三) 肾脾两虚，肝气郁结 (孔伯华医案)

1. 病历摘要：刁某，43岁。患子宫肌瘤已6年，月经量多，出血持续时间长，10多日方能净。前4日量多色红，有紫色血块。现患者腹痛腰酸，面浮肢肿，便溏溲频。脉弦，舌苔白腻质紫暗，且有瘀点。妇科检查：子宫肌瘤如孕8周大。诊断为子宫肌瘤。

证属肾脾两虚，肝气郁结。治宜健脾益肾，疏肝解郁。药用生牡蛎、生龙骨各15 g，川续断、白芍、桑寄生、女贞子、枸杞子、莲子肉、党参、茯苓、山药各12 g，制香附10 g。每日1剂，水煎服。经净后加土贝母、海螵蛸等化痰软坚之药，继续治疗。用上法治疗4个月，子宫肌瘤未见增大，临床症状明显减轻。(《中国现代名中医医案精华》第1集，北京出版社，2002)

2. 妙法绝招解析：本案子宫肌瘤已达6年之久，经行量多且10日方能净，腹痛腰酸，面浮肢肿，便溏溲频，证属肾脾两虚，肝气郁结，冲任不固，治法为健脾益肾，疏肝解郁，固摄冲任。经净后加入软坚散结的药物如海螵蛸等，使子宫肌瘤不再继续生长，月经量减少，临床症状减轻，证药合拍，效果良好。

(四) 思虑伤脾，脾不统血 (张世溶医案)

1. 病历摘要：常某，女，36岁，剧团导演。患者自1973年春起发现性交后出血。经地区、县医院妇科检查，发现子宫体较正常稍大，质硬，附件（一），诊断为子宫肌瘤。曾以中西药医治月余，效果不显，患者情绪不安，思虑重重。于同年4月6日前来求治。患者面色萎黄，神思恍惚，健忘心烦，食少体倦，腰困乏力，白带较多，月经提前，量多色淡，性交出血。脉象右弱左弦，两关不足，舌淡苔白。

证属思虑伤脾，脾不统血。治宜补血益气，健脾止血，安神定志。方选伏龙归脾汤加味。药用伏龙肝（先煎去渣，代水）60 g，炙黄芪30 g，潞党参、杜仲炭各15 g，白术、茯神、龙眼肉、炒枣仁、煨当归身、远志各10 g，木香5 g，炙甘草3 g，生姜3片，大枣7枚。每日1剂，水煎服，嘱其服药期间夫妇分居。服药3剂，其精神好转，面色转华，腰困减轻，神思安定，脉缓有力，舌红苔薄白，余症如前。方既见效，守法不变，原方再进3剂。服后诸症皆除，交结已无异常。再以归脾丸巩固疗效。3个月后怀孕，后生一女孩。随访多年，一切均好。(《千家妙方》，战士出版社，1982)

2. 妙法绝招解析：脾胃为气血生化之源，脾失健运，统血无权，血失所主，溢于脉外，故现上证。“伏龙归脾汤加味”，其伏龙肝入脾，健理中州。四君补气健脾，脾胃强健，气血自生，气能统血，为主药。当归补血汤补气生血，使气固血充，为辅药。龙眼肉、炒枣仁、远志养心安

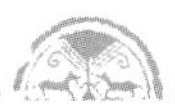

神。木香理气醒脾，使补而不滞，均为佐药。杜仲炒炭，壮腰止血。生姜、大枣调和营卫，为使药。诸药合用，则有益气健脾、补血止血、安神定志的功效，故仅用药 6 剂而疾患消除。此系因患者导演某剧，劳伤神虑损脾，脾失健运，故食少倦怠，面色萎黄，脾不统血，血溢清道，酿成此证。法当健脾益气，补血安神。

（五）肾虚寒凝，气血瘀滞（张玉芬医案）

1. 病历摘要：郭某，女，40 岁，近月来月经先期，量多，色紫有血块，经期少腹痛，腰困，少寐多梦，心烦胸闷。检查子宫前位 8 cm×7 cm，前突，活动，质中，无压痛。诊断为子宫肌瘤。

证属寒凝而气血瘀滞。治宜活血化瘀，养血益气兼软坚散结，温经通络。方选加味生化汤。药用益母草 30 g，当归 24 g，川芎、云茯苓、首乌藤各 15 g，桃仁、炒芥穗各 9 g，炙甘草、炮姜各 3 g。每日 1 剂，水煎服。子宫肌瘤有结节者可加入三棱、莪术、肉桂各 6 g。共服药 38 剂，子宫缩小为 6.5 cm×4 cm，活动好，质中，临床症状消失。（《千家妙方》，战士出版社，1982）

2. 妙法绝招解析：加味生化汤行中有补，化中有生，破而不伤正，补而不滞邪，是活血化瘀、养血益气、软坚散结、温经通络的方剂。方中当归、川芎、桃仁生血活血通经；炮姜温经通络；炙甘草调和诸药；益母草活血调经；炒芥穗引血归经。故本方临床应用于子宫肌瘤及子宫肥大症能收到一定的效果。

（六）宿瘀内结，气血衰弱（孙浩铭医案）

1. 病历摘要：王某，女，35 岁。年前妇科普查发现子宫肌瘤，B 超提示子宫肌瘤 4.3 cm×7.8 cm×6.4 cm。经每超前而至，行则量偏多，色暗有块，经前乳胀。因惧手术而求中医治疗。苔薄，边有紫点，脉细弦。

证属宿瘀内结，气血衰弱。拟活血化瘀，软坚散结，以消坚汤为主。鬼箭羽 20 g，云茯苓、夏枯草各 12 g，赤芍、牡丹皮、桃仁泥、三棱、莪术、海藻各 9 g，水蛭、桂枝各 6 g。每日 1 剂，水煎服。服 14 剂后，腰酸乏力，苔薄腻，脉细弦。再宗前法，经净后服。（《孙浩铭妇科临床经验》，福建人民出版社，1978）

2. 妙法绝招解析：患者以上方加减治疗六个月后 B 超复查，见宫内光点分布均匀，未见实质性包块或液性暗区；经量正常；年后随访未见复发。《妇科心法要诀》云“治诸癥积，宜先审身形之壮弱，病势之缓急而论之。如人虚则气血衰弱，不任攻伐，病势虽盛，当先扶正；若形证俱实，当先攻病也。”本案实证实体，尚无血崩之虑，故单攻不补，方以消坚汤、桂枝茯苓丸为主。桂枝辛散温通；牡丹皮、赤芍破瘀结，行血中瘀滞；茯苓渗湿下行；三棱、莪术逐瘀通经消积；鬼箭羽既有破瘀散结之功，又有疗崩止血之效；水蛭破血消癥，《神农本草经》云“逐恶性血、瘀血、月闭，破血瘕积聚，利水道”。本方具有消癥散结功效。部分子宫肌瘤患者往往经量偏多或妄行，该方应在经净后服，3 个月为 1 疗程。

（七）气血两亏，冲任失固（叶熙春医案）

1. 病历摘要：俞某，女，50 岁。B 超示多发性子宫肌瘤，见 2.1 cm×2.2 cm×2.5 cm、24 cm×19 cm×20 cm 大小肌瘤两个。经量卧来增多，色淡红有块，迄今 2 旬未净。曾服止血片及注射止血针均无效。腹隐痛，神疲乏力，腰酸纳差，面色少华。苔薄腻；质偏淡，边有紫点，脉细软。

证属气血两亏，冲任失固。治宜益气养血，化瘀调摄。药用仙鹤草、生蒲黄各 30 g，炒党参、炙黄芪、云茯苓、益母草、花蕊石各 12 g，五灵脂、炒白芍各 9 g，三七末（吞） 3 g。每日 1 剂，水煎服。服 4 剂后经血即止。惟感腰酸肢软，头眩纳差，脉舌如前。出血经久，气血耗

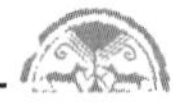

伤，兼有宿瘀，再宜益气养血；化瘀散结。药用鬼箭羽20 g，制黄精、炒党参、炙黄芪、云茯苓各12 g，赤芍、牡丹皮、桃仁、炙穿山甲片、苦参各9 g，桂枝3 g。服 10 剂而愈。(《叶熙春医案》，人民卫生出版社，1965)

2. 妙法绝招解析：患者按月经周期变化调治，经净后益气养血，化瘀消坚，经期益气化瘀，调摄冲任，随症加减。调治年许，经水间二三月一行，量减，四日净。B超复查，子宫肌瘤缩小，为 1.5 cm×1.4 cm×1.0 cm，另一消失。故子宫肌瘤的治疗应结合患者素体强弱，病邪轻重，年龄大小，随症加减。早期患者一般体质较盛，以攻为主。后期因长期出血，导致气血两亏，则可扶正化瘀，临床上常选用益气养血药，如党参、黄芪、黄精等，不宜急于求成。绝经期前后患有子宫肌瘤者，应断其经水，促使肌瘤自消，可选用苦参、寒水石、夏枯草等药平肝清热，消瘤防癌。

(八) 瘀停胞宫，结成石瘕 (孙朗川医案)

1. 病历摘要：黄某，女，28 岁。左下腹痛，月经紊乱，阴道不规则流血半年，近月来，左下腹剧痛如针扎，漏下增多，血色黑褐，夹有瘀块，腰膝酸软，疲乏无力，小便频数，经某医院妇科检查，诊断为子宫肌瘤。曾用丙酸睾丸酮及云南白药治疗，效果不佳。诊视舌质淡紫，苔薄白，脉象沉弦，左下腹扪及一鸭蛋大包块，质硬，压痛，推之不移。

证属瘀停胞宫，结成石瘕。其血不止者，其病不去故也，当下其瘀，仿《金匮》桂枝茯苓丸主之。桂枝、茯苓、牡丹皮、芍药、桃仁（去尖皮）各等份，共研细末，炼蜜为丸，如黄豆大，每日早、晚餐前各服10 g。服药一周后，流血渐止，往某妇院检查，肿块变小，腰痛消失，月经正常。后经追访，停药后病未复发。(《孙朗川妇科经验》，福建科学技术出版社，1988)

2. 妙法绝招解析：本例诊前，某医院妇科检查：外阴正常，阴道内残留少量黑褐色血性分泌物，子宫体如四个月妊娠大小，子宫探针探测宫腔，子宫腔变浅，包块略向宫内突出，有囊性感，宫体稍偏向右侧。确诊为“子宫肌瘤”(多囊性)，《内经》称之为石瘕，孙老深得仲师之训，仿《金匮》桂枝茯苓丸，用之甚效，方中桂枝温通经脉，配桃仁、牡丹皮行血逐渐，芍药和血舒筋，缓急止痛，茯苓健脾补中，渗湿下行，白蜜为丸，和缓药力，使化瘀病除而不伤正。

(九) 肝气郁结，气机阻滞 (韩冰医案)

1. 病历摘要：欧某，女，43 岁。检查时发现子宫增大，表面凹凸不平，B超探查见子宫前壁肌层、后壁肌层分别有 2.3 cm×1.2 cm、3.0 cm×1.0 cm 的稍强回声，边界清。曾以桂枝茯苓丸治疗半年无效。刻诊：胸脘痞闷，乳房与少腹作胀，大便不畅。舌苔薄白，边尖隐紫，脉沉弦。13 岁初潮，色暗红，量中，有较多小血块，腹胀，痛经 (一)。诊断为子宫肌瘤。

证属肝气郁结，气机阻滞。治宜疏肝理气，化瘀散结。药用夏枯草30 g，三棱、莪术、海藻各15 g，当归12 g，柴胡、枳壳、鳖甲、川楝子、延胡索各10 g。每日 1 剂，水煎服。服 10 剂后无明显不适。经适来潮，量较多，胸与少腹胀已减。舌淡红，苔薄白，脉弦。原方改三棱、莪术为10 g，加炒蒲黄15 g。服 7 剂后，腹胀已微，舌淡红，苔薄白，脉弦。将前方制成水丸，每服 30 粒，每日 3 次，连服 3 个月，自觉症状已除。B超复查提示：子宫大小正常，前壁肌层见一 0.6 cm×0.5 cm 略强回声，边界清，后壁肌层肌瘤消失。舌淡红，苔薄白，脉平和。继以丸药再服巩固治疗。(《中国现代百名中医临床家丛书·韩冰》，中国中医药出版社，2007)

2. 妙法绝招解析：本例患者属肝气郁结的典型证候。主症为胸闷脘痞，乳房与少腹作胀，知其病本在七情内伤，脏腑功能失常，脾肾阳虚，水湿不化，聚而成痰，气机阻滞。次症为月经较多，有小血块，大便不畅，揭示气机阻滞，痰浊与气血相搏，积而不散成癥。舌苔薄白，边尖隐紫，脉沉弦，为气郁血瘀之脉象。故其病机为肝气郁滞，瘀血内结。本例治疗谨守病机，疏肝

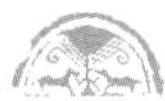

理气、化瘀散结贯穿始终。在此基础上，注重经期经量变化，酌情增减活血化瘀药量及养血止血之品，以防伤及正气。本例用药以理气化瘀兼顾的血府逐瘀汤为主方加减，辅以三棱、莪术、鳖甲、海藻、夏枯草等，增强行气活血、散结软坚之功。二诊正值经期，月经量多，兼以养血止血之药。待经净之后，继以疏肝理气、化瘀散结之药做成丸剂，丸药缓攻，不易损伤正气，且便于长期服用。

（十）气血虚弱，痰瘀阻滞（韩冰医案）

1. 病历摘要：魏某，女，30岁。月经量多伴经期延长6个月。且淋沥出血11～15日后方净。超声探查见子宫前壁肌层有3.3 cm×3.2 cm的稍强回声，边界清，且有部分突出于子宫黏膜。提示：子宫肌瘤。此次行经已4日，量仍多，且有加剧之势。色暗红，有血块，心悸气短，全身乏力。舌淡紫，苔薄白，脉沉涩细。14岁初潮，色暗红，量中，有血块，痛经（一）。诊断为子宫肌瘤。

证属气血虚弱，痰瘀阻滞。治宜补气益血，化瘀止血。药用黄芪、蒲黄炭、白术各15 g，党参、茯苓、三棱、莪术、阿胶（烊化）、茜草炭各10 g，三七（冲服）3 g。每日1剂，水煎服。服5剂后，阴道出血停止。心悸气短，全身乏力症状缓解，舌淡隐紫，苔薄白，脉沉涩细。治宜化瘀散结，兼以补气益血。药用薏苡仁30 g，三棱、莪术、鳖甲、夏枯草、海藻、白术各15 g，当归、桃仁各12 g，黄芪、党参、浙贝母各10 g。服12剂后，腹微胀，舌淡隐紫，苔薄白，脉沉涩。治宜化瘀散结，引血下行。药用夏枯草30 g，橘核、熟地黄、三棱、莪术各20 g，海藻15 g，当归12 g，川芎、赤芍各9 g。服7剂后，月经来潮，量增多。排出一大血块，乏力，嗜睡。余无不适。然后按以上方法经后以消癥为主，经前引血下行，经时顾护气血，如此反复调理5个月，月经恢复正常。B超复查提示：子宫大小正常，前壁肌层见一1.6 cm×1.5 cm大小略强回声，边界清，且未再突出于黏膜。舌淡红，苔薄白，脉平和。继以丸药再服巩固治疗。（《中国现代百名中医临床家丛书·韩冰》，中国中医药出版社，2007）

2. 妙法绝招解析：月经量明显较以往增多，且淋沥出血11～15日后方净，心悸气短，全身乏力，知其病本在正气不足，气血劳伤，脏腑虚弱，正气不足，无力运行，痰瘀阻滞而成癥；痰瘀阻滞又作为病理产物，阻滞胞脉，血不归经，而月经量多，经期延长，有血块，为其标。舌淡紫，苔薄白，脉沉涩细，为气虚血瘀之舌脉象。本例气血不足，瘀血阻滞胞脉，虚实夹杂，难分主次。若仅补气养血，则会加重气血壅滞之势，若仅化瘀消癥，则更伤及气血，故需“消补结合”，且据月经周期的变化，经后以消癥为主，经前引血下行，经时顾护气血，使气血充，癥积消。本例用药以四君子汤合血府逐瘀汤为主方加减，辅以三棱、莪术、鳖甲、海藻、夏枯草等，增加行气活血、散结软坚之功。一诊，正值经期，月经量多，故以补气益血、化瘀止血为法；二诊，经净之后，化瘀散结消癥为主，兼以补气益血；三诊，经将届期，化瘀散结，引血下行；四诊，又值经期，为防伤及气血，则补气养血，又防留邪于内，则化瘀止血。后以上法按月经周期调理数月，月经恢复正常，子宫肌瘤明显缩小。辨证明确，施法得当，效如桴鼓。

（十一）气血损伤，无力固摄（韩冰医案）

1. 病历摘要：李某，女，39岁。月经量多4年余。每次需用两包多卫生巾。B超探查见子宫前壁肌层，分别有3.3 cm×3.4 cm、3.0 cm×3.0 cm、1.0 cm×0.9 cm的稍强回声，边界清，后壁肌层分别有3.3 cm×3.3 cm、3.0 cm×3.2 cm、2.0 cm×1.9 cm、1.3 cm×1.0 cm的稍强回声，边界清，且有部分突出于子宫黏膜。提示：多发性子宫肌瘤。此次行经已4日，量仍多，且有加剧之势。色鲜红，面色苍白，心悸气短。舌淡红，少苔，脉细数。月经13岁初潮，色鲜红，量多，有小血块，痛经（一）。

证属气血损伤，无力固摄。治宜补气凉血，固涩冲任。药用生地黄、煅龙骨、煅牡蛎各30 g，墨旱莲20 g，黄芪、党参、女贞子、半枝莲、寒水石各15 g，女贞子、阿胶珠各10 g，大黄炭6 g。每日1剂。水煎服。服1剂后，阴道出血明显减少，继服第2剂，阴道出血基本停止。腹微痛，心悸气短，全身乏力症状缓解，舌淡紫，苔薄白，脉沉细涩。仍以前方出入为治。服7剂后，排出血块及膜样物较多，其后腹痛即止，血崩亦除。头晕乏力，嗜睡。余无不适。如此反复调理6个月，月经恢复正常。B超复查提示：前后壁肌层小肌瘤消失，其余肌瘤均缩小。(《中国现代百名中医临床家丛书·韩冰》，中国中医药出版社，2007)

2. 妙法绝招解析：从月经量明显较以往增多，色鲜红，面色苍白，心悸气短，知其病本在正气不足。气血损伤，无力固摄，更加虚而生热，迫血妄行而月经量多，为其标。舌淡红，少苔，脉细数，为气血虚生热之舌脉象。故初期以补气凉血、固涩冲任为主而出血停止，但二诊时阴道又有出血，有小血块，腹微痛，心悸气短，全身乏力症状缓解，舌淡紫，苔薄白，脉沉细涩，据症据舌脉诊为虚中夹瘀，但拘于首诊经验，效不更方，虽有瘀象又投两剂，使三诊时量又骤多，其况如前。遂辨证为虚热血瘀之证，予消补之法而痊愈。可见中医贵在辨证。本例虽气血不足，但有生热之象，故需"消补结合"，在补气血同时，予以清热之法。而清热药过量，易碍血行，应严格掌握剂量或稍加化瘀之药，才无补而留瘀之弊。本例用药一诊正值经期，月经量多，故以四君子汤合两地汤为主方加减而成，补气凉血，固涩冲任。由于凉血清热药量之大、药味之多，如生地黄、女贞子、墨旱莲、藕节炭等，使血止后，有留瘀之弊，且固守初诊经验，引起再次阴道大量出血。后辨为虚热血瘀之证，用和血化瘀止崩之法而获效。之后用药消补恰当结合，不仅使月经恢复正常，而且部分小肌瘤消失，大肌瘤缩小。

(十二) 湿热蕴结，与血相搏（韩冰医案）

1. 病历摘要：汤某，女，35岁。经期延长2年余。B超探查见子宫前壁肌层分别有4.3 cm×3.4 cm、3.0 cm×3.0 cm的稍强回声，边界清。提示：子宫肌瘤。此次行经已8日未止，量中等。刻诊：月经第八日，量中等，色红，质稠，舌红，苔黄腻，脉滑数。13岁初潮，色红，量多，痛经（一），带下多，质稠，色黄。

证属湿热蕴结，与血相搏。治宜清热利湿，兼化瘀血。药用水红花子30 g，丹参、半枝莲、寒水石、鳖甲、炒蒲黄各15 g，大黄炭10 g。每日1剂，水煎服。服第2剂后，阴道出血基本停止，后服其余药物无不适，舌淡红，苔薄黄，脉沉涩。治宜清热利湿，化瘀消癥。药用丹参、水红花子各30 g，半枝莲、寒水石、三棱、莪术、海藻、皂角刺各15 g，穿山甲10 g。服14剂后，出血停止，余无不适。舌淡红，苔薄白，脉平和。之后按平时清热利湿、化瘀消癥，经期清热利湿、活血止血，并据兼证加减，如此反复调理3个月，月经恢复正常。B超复查提示：前壁肌层肌瘤缩小。(《中国现代百名中医临床家丛书·韩冰》，中国中医药出版社，2007)

2. 妙法绝招解析：平时带下量多，质稠，色黄，月经色红，舌红，苔黄腻，脉滑数，均为湿热蕴结之证候，故以清热利湿为主，不忘湿热易与血相搏，兼化瘀止血。谨守病机，平时清热利湿、化瘀消癥，经期清热利湿、活血止血。水红花子清热利湿，活血化瘀，半枝莲清热解毒，寒水石清热泻火，利水消肿，三者结合，清热利湿而不留瘀，用于经行量多，经期延长，带多色黄臭秽等湿热之证。在此基础上，注重经期活血力量小于止血力量，以防伤及正气。平时化瘀消癥而不止血。故治以清热利湿，兼化瘀止血，使出血迅速停止。二诊时服药后无不适，但癥瘕仍在，舌淡红，苔薄黄，脉沉涩，余证未完全消除，急则其标，缓则治其本，故转为清热利湿、化瘀消癥，去除止血药，加重化瘀消癥药。三诊又值经期，恐化瘀消癥药伤正，使出血不止，清热利湿之药又碍血行，故在清热利湿基础上，改破血药为化瘀药，兼化瘀止血而奏效。

（十三）瘀血阻滞，经脉不通（杨准医案）

1. 病历摘要：张某，女，42岁。因下腹部持续性疼痛5个月余，曾在当地多家医院诊治未效。经B超检查发现子宫底部有一4.7 cm×11 cm×5 cm大小的低回声占位区，最后确诊为子宫肌瘤，建议住院手术治疗。患者不愿手术治疗，要求中医保守治疗。诊见形体壮实，面色晦暗，下腹积块坚硬，疼痛拒按，喜言谈易激动，常因腹痛而难以入睡，月经先后不定，经色暗，时夹血块，经前及经中小腹疼痛尤甚，痛如针刺，经期较长，常缠绵半个月左右。观其舌边尖瘀点密集，舌下络脉瘀紫，舌苔黄微腻，其脉紧而涩。诊断为子宫肌瘤。

证属瘀血阻滞，经脉不通。治宜逐瘀止痛，软坚散结。方选少腹逐瘀汤加减。药用牡蛎30 g，当归、制鳖甲、制延胡索各15 g，川芎、生蒲黄（包煎）、制没药各12 g，干姜、赤芍、小茴香、五灵脂各10 g，肉桂5 g。每日1剂，水煎，分2次服。服1剂后，半夜腹痛缓解，入睡1～2小时。服2剂后，腹痛又减，能入睡3～4小时，食纳增进，精神好转。服3剂后，顿觉腹痛全消，能酣睡至天亮。效不更方，以前方出入，共进30剂，诸症若失，B超复查未发现子宫肌瘤。随访5年，月经如常。（实用中医药杂志，2006，6）

2. 妙法绝招解析：少腹逐瘀汤，乃清代王清任为治少腹瘀血而设，其在《医林改错》中说此方治少腹积块疼痛，或有积块不疼痛，或疼痛而无积块，或少腹胀满，或经血见时，先腰酸少腹胀，或经血一月见三五次，接连不断，断而又来，其色或紫，或黑，或块，或崩漏，兼少腹疼痛……皆能治之，效不可尽述。子宫肌瘤在育龄妇女中发病率高达20%～30%，好发于30～50岁，多表现月经过多，淋漓不尽，小腹胀痛、隐痛，腰酸，困痛，多梦，乏力等。轻者长期压迫膀胱、直肠等器官，重者则可长期大量出血。其临床表现与少腹逐瘀汤证机制相同，其病位在少腹，其病因在于“瘀”。瘀血阻滞，经脉不通，不通则痛，故其以痛为主，治以逐瘀止痛，软坚散结，使瘀血去，积滞消，自然能获痊愈。

（十四）肝郁血滞，痰瘀互结（陈金荣医案）

1. 病历摘要：宋某，女，40岁。月经量多1年，近3个月以来每月2潮。9日前在某医院经B超检查，诊为子宫肌瘤。入院时我院B超检查探及子宫前壁9 cm×7 cm×6 cm之包块。症见月经先期，1个月2潮，量多有瘀块，带下量多，色黄黏稠，小腹胀痛，经前烦怒，胸乳胀痛，口干苦。舌质淡红，舌苔黄腻，脉弦滑。诊断为子宫肌瘤。

证属肝郁血滞，痰瘀互结。治宜疏肝解郁，破瘀消癥。方选化痰破瘀消癥汤化裁。药用生黄芪、败酱草、夏枯草、瓦楞子各30 g，白芍20 g，柴胡15 g，甘草12 g，浙贝母、五灵脂、三棱、香附、枳壳、昆布、海藻、莪术各10 g。每日1剂，水煎，分3次服。行经期减三棱、莪术，加仙鹤草30 g，炒蒲黄10 g；经间期加水蛭10 g。如此施治，共住院138日，服中药109剂，最后经妇检及B超复查，子宫肌瘤消失，月经恢复正常出院。（新中医，1995，6）

2. 妙法绝招解析：子宫肌瘤的形成除气滞血瘀为主要病机外，笔者宗《丹溪心法》“痰挟瘀血，遂成窠囊”的理论，认为痰瘀凝积，相互搏结，壅阻冲任，结于胞宫是形成本病的主要病机。治疗上除行经期针对月经量多进行辨证治疗外，对于经间期（非经期）的调治，采用活血化瘀，理气消痰是治疗该病的根本举措。以自拟化痰破瘀消癥汤（昆布、海藻、夏枯草、白芥子、瓦楞子、三棱、莪术、蒲黄、五灵脂、甘草）为治疗本病的基本方剂。结合辨证，气滞血瘀加柴胡、香附、卷柏、丹参；肝郁湿热加柴胡、白芍、枳壳、败酱草、马鞭草；气血两虚加人参（党参）、当归、黄芪、鸡血藤；阴寒凝滞加附片、桂枝、炮姜、小茴香，收到满意疗效。

（十五）气滞血瘀，损伤冲任（李一冰医案）

1. 病历摘要：陈某，女，41岁。月经过多，经期时间延长5个月。近半年月经量多，经期延长，经血暗红，夹有瘀块，伴有腰腹胀坠感。妇科检查：子宫增大，质地偏硬，压痛（一）。舌质暗，脉沉细缓。B超检查盆腔：提示子宫多发性肌壁间肌瘤，前壁肌瘤 3.1 cm×2.5 cm，后壁肌瘤 2.0 cm×2.2 cm。诊断为子宫多发性肌壁间肌瘤。

证属气滞血瘀，损伤冲任。治宜软坚散结，行气活血。方选桂枝茯苓丸合香棱丸加减。用茯苓30 g，桂枝、赤芍、牡丹皮、海藻、夏枯草、三棱、炒穿山甲、昆布、莪术、木香各10 g，桃仁6 g，全蝎5 g。每日 1 剂，水煎，分 2 次服。服药 1 周后，月经来潮，经血偏多，瘀块减少，腹痛减。舌质暗红，脉沉细。因正值月经第 3 日，中药改用温经活血止血法，方选失笑散加味。药用海螵蛸30 g，赤石脂、益母草各20 g，茜草根15 g，五灵脂、香附、乌药、蒲黄各10 g，甘草5 g。每日 1 剂，水煎，分 2 次服。连服 3 剂。月经干净无不适，舌脉如前，治疗仍服桂枝茯苓丸合香棱丸加减。按法内服中药治疗 2 个月后复查，B 超提示子宫体缩小，肌瘤亦见缩小。4 个月后复查，肌瘤消失。临床症状消失，月经正常。（新中医，1996，5）

2. 妙法绝招解析：活血化瘀，消癥散结，是治疗子宫肌瘤的大法。但对体质虚弱者，应配合用补益药物，以达到扶正祛邪的作用。

（十六）湿热互结，阻遏气机（李祥云医案）

1. 病历摘要：徐某，女，45 岁。因子宫肌瘤，行全子宫加一侧附件切除术，术后第二日即发热，按常规补液加抗生素治疗，治疗 3 日热度不退，仍维持在 38 ℃左右，午后又伴头痛身重，胸闷不舒，自感身热，热度略高，胃纳欠佳。因热度不退又改用其他抗生素，仍无效。查血常规正常，血沉正常，检查伤口无红肿，术后 7 日拆线，伤口Ⅰ期愈合，但热度仍不退。苔薄腻，微黄，脉细、濡、数。诊断为子宫肌瘤术后发热。

证属湿热互结，阻遏气机。治宜宣通气机，清利湿热。药用炒白术、薏苡仁、淡竹叶各12 g，苦杏仁、蔻仁、陈皮、藿香、佩兰、黄芩、半夏、通草各9 g，川厚朴6 g。每日 1 剂，水煎服。服 7 帖后，热退出院。1 个月后随访患者一切如常。（《李祥云治疗妇科病精华》，中国中医药出版社，2007）

2. 妙法绝招解析：本病患者出现术后发热，乃因手术对机体是一种损伤，手术扰乱气机，湿与热留滞体内，因而出现头痛身重、胸闷不舒、不思饮食等症。因患者不是感染所致发热，故用抗生素治疗无效。现患者胃纳欠佳，胸闷不舒，头痛身重为湿阻之征；苔薄腻，微黄，脉细，濡数为湿热之象。吴瑭在《温病条辨》云："盖肺主一身之气，气化则湿亦化也。"故本病用三仁汤加减。方中杏仁开上焦，宣通肺气；蔻仁芳香宣中焦，和畅脾胃；薏苡仁甘淡性寒，疏导下焦，渗利湿热而健脾；配半夏、川厚朴行气化湿，散结除痞；通草、淡竹叶利湿清热；藿香、佩兰健脾祛湿；白术、陈皮健脾理气调气机；黄芩清热燥湿。全方宣上畅中渗下，使气机流畅，三焦通畅，湿与热分消，故湿去热清而热退，诸症消失。

三、文献选录

子宫肌瘤是女性生殖器官中最常见的一种良性肿瘤，又称为纤维肌瘤、子宫纤维瘤。其临床表现，多数患者无症状，仅在盆腔检查或超声检查时偶被发现。如有症状则与肌瘤生长部位、速度、有无变性及有无并发症关系密切，而与肌瘤大小、数目多少关系相对较小。子宫出血，为子宫肌瘤最主要的症状，其中以周期性出血为多，可表现为月经量增多、经期延长或周期缩短。亦可表现为不具有月经周期性的不规则阴道流血。当其使子宫增大超过 3 个月妊娠子宫大小或为位于宫底部的较大浆膜下肌瘤时，常能在腹部扪到包块，清晨膀胱充盈时更为明显。包块呈实性，可活动，无压痛。肌瘤长到一定大小时，可引起周围器官压迫症状，贴近膀胱者可产生尿频、尿急；巨大宫颈肌瘤压迫膀胱可引起排尿不畅甚至尿潴留；子宫后壁肌瘤特别是峡部或宫颈后唇肌瘤可压迫直肠，引起大便不畅、排便后不适感；巨大阔韧带肌瘤可压迫输尿管，甚至引起肾盂积水。

（一）古代文献选录

《名家医著医案导读·中医妇科·刘敏如》：治疗子宫肌瘤、子宫内膜异位症，平时均以活血化瘀、软坚散结为主以治本，除了选用破血行气之力较强的莪术、三棱、王不留行、皂角刺、三七、益母草以外，常常加血肉有情之活血化瘀动物类药，如水蛭、土鳖、鳖甲等；软坚散结常用夏枯草、牡蛎等，以期达到消散癥积的目的；经期当因势利导，促进瘀血排出。子宫肌瘤者同时要防止“瘀血内停，血溢脉外”所致的出血量多、经期延长，容易导致气血虚弱，外邪侵袭，凝滞气血，又造成血瘀，形成恶性循环。

（二）名医论述选录

1. 曹继新论述：①肝脾不和为本，胞宫瘀滞为标。曹氏认为，子宫肌瘤的发病与肝、脾、胞宫关系密切。肝为血脏，主疏泄，有调理脾胃、冲任之功能，故肝、脾、胞宫的生理、病理变化，是子宫肌瘤发生和演变的关键。②治疗宗法逍遥，用药多有变通。曹氏治疗子宫肌瘤注重调肝而不忘理脾，以疏肝和脾、行气化瘀立法，根据妇女生理病理特点，用药讲究灵活变通，逍遥散是调肝和脾、行气化瘀的最佳方药，故临床常用逍遥散治疗子宫肌瘤，并把此法此方贯穿于治疗子宫肌瘤的全过程。临证时既取其“条达”“疏泄”之义，而又不拘泥于全方全药照搬，常用赤芍、白芍各12 g，当归、白术各10 g，柴胡6 g。组成调和肝脾的基本方。方中柴胡疏肝解郁，当归、赤芍、白芍补血活血养肝，白术健脾去湿。上药共用则肝脾并治，气血同调，立法全面，用药精当。在调肝和脾的基础上，行气活血化瘀亦很重要。常以上述调肝和脾药物加生山楂20 g，浙贝母、昆布、海藻各15 g，乌药、枳壳、三棱、莪术各12 g。组成治疗子宫肌瘤的方剂。经前避用峻猛的三棱、莪术，而不但能治癌肿，还用于治疗肝炎、肝肿大，对乙肝标志物有抑制作用。（湖北中医杂志，1998，1）

2. 沈仲理论述：沈氏认为“腹内肿块，腹部疼痛，崩中漏下，带下异常”是肌瘤的四大主症，均与血瘀不无关系。因此活血化瘀作为治疗手段，消瘤缩宫为目的是治疗的主导思想。平时消瘤缩宫为主。消瘤兼顾止血；经期祛瘀止血为主，止血不忘消瘤。非经期以消散肌瘤为主，应用大剂量化瘀散结消瘤缩宫之品攻伐瘀滞癥积，药用绵马贯众、海藻、半枝莲、夏枯草、水红花子、生蒲黄、花蕊石等，其中绵马贯众、海藻、半枝莲几乎每方必用，绵马贯众既能清热，又能止血，宜于血热崩漏，又确有收缩子宫的功效，《名医别录》记载其“破癥瘕”，实为治疗子宫肌瘤之佳品。海藻消痰软坚，《神农本草经》记载其“主瘿瘤结块，癥瘕坚气”，实验表明本品能促使病态之组织崩溃和溶解，促进病理产物和炎性渗出的吸收。半枝莲清热解毒，祛瘀止血，利尿消肿，有抗肿瘤作用，佐以水红花子、夏枯草之散结消瘤；蒲黄、花蕊石之化瘀消瘤；马齿苋之缩宫止血，合用具有控制肌瘤发展，缩小肌瘤和抑止出血的作用。经期量多崩冲，夹有瘀块者，以绵马贯众、蒲黄炒焦入药，酌加参三七、炒五灵脂、玉米须、鹿衔草；阳虚出血加温阳固涩之品，如炮姜炭、煅牛角鳃等；血小板减少引起崩冲者，加炒槐米、制黄精等；如心肝火旺，崩冲不止者，常伍清热犀角地黄汤（以水牛角代犀角）加紫草而屡获良效。用药特色：①不用虫药破瘀消癥。沈氏在临床中发现水蛭、虻虫、䗪虫为代表的虫类药物，虽有良好的破血逐瘀散结消瘤的作用，但都有“化瘀动血”之弊，与子宫肌瘤的主症经多崩冲、经期延长大相径庭，所以在本病治疗中断然放弃使用这些虫类药物。②利用反药配伍增强散结消瘤功效。常以海藻、甘草同用，利用两者相反之性以增强药效。李东垣谓“盖以坚积之瘤，非平和之药所能取捷，必令反夺

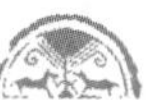

以成其功也”。《外科正宗》海藻玉壶汤治肉瘿、石瘿亦为海藻、甘草同用。可见海藻、甘草并用对一些病理肿块确能加强其消散软坚之作用。多年来治疗子宫肌瘤千余名患者，消瘤作用得以增强，未见明显副作用，此为相反以相成。(浙江中医杂志，1988，4)

3. 朱南孙论述：①首辨虚实。“实则攻之”“结者散之”，乃本病治疗之大法。依其发病年龄仍可分为虚、实两端，青壮年气血尚盛，肾气未衰，癥结胞中，正邪相搏，实证实体，宜攻为主。治以活血化瘀，消癥散结。常用生蒲黄、石见穿、皂角刺、三棱、莪术、赤芍、丹参、土茯苓、北刘寄奴、王不留行籽、青皮、山楂、重楼等；更年期前后，癥结胞中，肝火偏旺，肾水已亏，宜攻补兼施，治以清肝益肾，软坚消瘤。常用生牡蛎、夏枯草、紫草、水线草（或白花蛇舌草）、墨旱莲、女贞子、土茯苓、石见穿、生山楂等，随证加减。前五味配伍，平肝清热，消瘤防癌，是更年期合并子宫肌瘤，促其绝经、减少经量、缩短经期之良药。其中紫草，研究证实有明显的拮抗雌激素作用，久用可消瘤防癌，避孕绝经。②攻补寻机。子宫肌瘤初病属实，日久正邪相争，或崩或漏，必损正气，每每形成虚实夹杂之候。临证必须重视整体与局部的关系，攻逐肌瘤，贵在掌握时机，攻补得法，方能奏效。按月经周期：将近或时值月中，冲脉气盛，肝火始旺，乳胀烦渴，舌红脉弦，宜平肝清热，软坚散结。经前一周，恐经来妄行量多，属肝旺血热，治以清热凉血摄冲；属肝旺肾虚，治以清肝益肾涩冲；属气虚不固，又宜健脾益气，补肾固冲。凡夹瘀，均加活血化瘀药，通涩并举。经净后阴血耗损，又需养肝肾，补阴血，消癥结。依体质强弱：年壮初病者单攻不补，或先攻后补；久病体虚者，勿忘扶正，宜攻补兼施。认为正邪相争，正盛邪却，正虚则瘤易长，扶正祛邪也即消瘤也。扶正者，健脾养肝益肾也。喜用枸杞子、菟丝子、桑椹子，三子相配，平补肝肾，补而不腻，温而不燥。久崩久漏，复旧固本，常伍覆盆子、金樱子。健脾用四君子汤。莪术、白术常合用，一攻一补，消补相依。参现代医学：尊重西医西药，取其之长提高临床疗效。如子宫肌瘤患者月经周期紊乱，崩漏不止，用西药妇康片控制住出血，调整月经周期。肯定西药作用，掌握机会化瘀软坚，消癥散结，中西药并用，明显提高了临床综合疗效。对明确子宫黏膜下肌瘤、息肉样肌瘤，或特大肌瘤，出血过多以致贫血，正气虚极，不堪攻伐，而绝经尚早，消癥无望者，也建议手术摘除肌瘤。对已届更年期不愿手术的妇女，用中药后可使月经早绝，肌瘤随之缩小，体质也逐渐增强。③兼症辨治。子宫肌瘤除肿块（肌瘤）外，出血和腹痛是最常见的症状。用药应审因论治，依证择药，讲究药物配伍，尤其喜欢用药对。止血宜清养通涩：子宫肌瘤出血以经期延长、量多为特点，临床辨证以热、虚、瘀为主，施治以清热、调补（肝、脾、肾）、化瘀，以固涩冲任。属肝旺血热，宜清热凉血摄冲，用地榆、侧柏叶、椿皮、大蓟、小蓟、生地黄、炒牡丹皮、茜草；兼肾虚肝旺、冲任不固，用地榆、椿皮、侧柏叶、女贞子、墨旱莲、紫草、炒川续断、桑螵蛸、海螵蛸、黄连须、炒怀山药等；属脾肾气虚，冲任不摄者，多选参、芪、炒怀山药、山茱萸肉、覆盆子、金樱子、炒川续断、炒狗脊、桑螵蛸、海螵蛸、黄连须等；诸证兼瘀，配焦山楂炭、益母草、仙鹤草、蒲黄炭、炒五灵脂、血竭粉、三七粉、熟大黄炭、炮姜炭。其中熟大黄炭配炮姜炭，一寒一热，一走一守，涩而不滞，动而不烈，通涩并举，是瘀血内阻，崩中漏下之良药。益母草伍仙鹤草，活血止血，动静结合，是经期临近，或经行不畅，又恐经来妄行不止之佳品。④止痛需清通疏理：子宫肌瘤多无疼痛，若兼疼痛多合并炎症或子宫内膜异位症，中医辨证属热瘀交阻，冲任气滞，治宜清热化瘀，疏理冲任。一般选用蒲公英、紫花地丁、红藤、败酱草、北刘寄奴、血竭末、炙乳香、炙没药、柴胡、延胡索等；热移膀胱，小便淋涩疼痛，配金钱草、车前草；如属肾虚，则桑螵蛸合金钱草，补涩通利，标本兼顾。子宫肌瘤压迫直肠伴腹痛、便溏，配用白头翁汤、香连丸。(天津中医，1992，6)

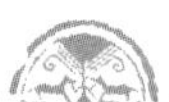

4. 班秀文论述：班氏服膺于《灵枢·水胀》篇“石瘤生于胞中，寒气客于子门，子门闭塞，气不得通，恶血当泻不泻，血衃以留止，日以益大，状如怀子，月事不以时下”之说，认为其明确指出子宫肌瘤的病因以寒为主，病机从瘀着眼的观点。盖寒为阴邪，其性收引凝滞，寒邪客于子门，冲任气血失调，经脉气血不畅通，最终形成瘀血，瘀停日久，结而成癥。当然寒有外寒、内寒之分，外寒为寒邪侵袭经脉，内寒则为阳虚不振，皆可导致经脉气血通行不利，成为子宫肌瘤的致病原因。其治疗特点可归纳为如下几点：温凉并用，以温为主：子宫肌瘤多是寒凝血瘀为患的病变，故治疗之时应以温性的药物为主。温性能升、能散、能行，有利于癥块的消散。子宫肌瘤瘀积日久，容易化热，致下焦伏火内生，故需配以凉药，既可牵制温药之性，使之无过，又能清下焦之伏火。常用方以当归芍药散出入加减，其中当归甘辛温，川芎辛温，白术苦甘温，茯苓甘淡平，白芍苦酸微寒，泽泻甘淡寒。全方以温药、阳药为主，符合温凉并用，以温为主的原则。补化并用，以化为主：子宫肌瘤既有瘀留成癥的实证，又有久病耗血伤正的虚候，形成本虚标实的疾病。因经血量多损耗气血，带下淋漓损及阴津皆可致虚。立法宜权衡虚实轻重，既要化瘀消结，又要益血扶正，做到既能活血化瘀、散结消癥，又不伤损正气，治法宜徐图缓攻，不可过用峻猛攻伐之品。用方常选桃红四物汤。以四物养血活血，用赤芍加强祛瘀行滞之力，加桃仁、红花并入血分而逐瘀行血，为补化并用，以化为主的方剂。选用辛味，配伍相宜：五味之中，辛味之药能散能行，可散癥积，行气血。故选择治疗子宫肌瘤的药物以辛味为主。如莪术辛苦温，以其辛散温通，既能破血祛瘀，又能行气止痛；泽兰苦辛微温，亦可辛散温通，有活血通经，祛瘀散结的作用。夏枯草苦辛寒，苦寒虽属阴，而辛味属阳，味辛则能散郁结而化癥，为阴中寓阳之品。此外，治疗子宫肌瘤需配用软坚药，而软坚药性味咸寒，组方注意配伍法度，即主以辛温辅以咸寒为佳，否则将会影响疗效。在咸味药中，肉苁蓉甘咸温，瓦楞子咸平，既可软坚散结，又无凝滞气血之弊，故临床喜用之。配用气药，化滞消块：治血先治气，方中要适当配用行气之品启动气机，使经脉畅通，血能随气而行，促使瘀积消散。常用如延胡索、甘松、郁金、玫瑰花、香附等。子宫肌瘤虽病在下焦，但与全身有着密切的联系。临床上辨证分为三种证型。①瘀血积结。拟软坚散结，破积消癥法。体质壮实者，用桂枝茯苓丸加莪术、北刘寄奴、猫爪草、夏枯草、土茯苓、香附、生黄芪治之；体质虚弱者，用当归芍药散加鸡血藤、牡丹皮、莪术、夏枯草、香附、益母草治之。②湿热瘀结。治宜清热燥湿，活血祛瘀。方用四妙散加凌霄花、牡丹皮、马鞭草、土茯苓、夏枯草、海藻之类。如湿热已退，癥块未消者，改用桃红四物汤加虫类药如鳖甲、穿山甲、水蛭等消癥化积。③气血两虚。宜“急则治其标”，先用补气摄血之法，以当归补血汤加人参、海螵蛸、艾叶炭治之。血止之后，正气渐复，再缓图化瘀散结之法，以少腹逐瘀汤加苏木、泽兰等温化消块。(湖北中医杂志，1994，2)

5. 梁剑波论述：子宫肌瘤以胞宫受寒邪所侵，气血凝结，脉络不畅为主因，兼夹肝气郁结和痰湿阻滞。治疗上应充分运用中医辨证论治，视邪正双方具体因素而拟方用药，往往可取得较显著疗效。临床应用以温经散寒消结，疏肝解郁除癥，破血逐瘀软坚及豁痰行凝消块为四大法则。①温经散寒消结法。适用于子宫肌瘤初起。多因经期、产后、血室正开，风寒乘虚侵入下焦，凝滞气血所致者。治宜温经散寒，养血消结。方选温经汤加减。②疏肝解郁除癥法。适用于时间较长迁延不愈的子宫肌瘤，多由郁怒伤肝，气血运行受阻，遂成癥瘕者。治宜疏肝解郁，理气除癥。方用丹栀逍遥散合香棱丸加减。③破血逐瘀软坚法。适用于肌瘤日久，久治不愈者。多由气血凝滞，邪瘀搏结而成癥积痼疾。宜软坚散结，破瘀消癥。方选蓬莪术丸加减。④豁痰行凝消块法。适用于宫瘤包块初、中阶段，脾失健运、聚湿成痰，壅阻胞络，遂成癥瘕者。治宜理气豁痰，燥湿消块。方选三棱煎合海藻玉壶汤加减。(新中医，1994，5)

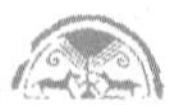

6. 龚子夫论述：龚氏辨治子宫肌瘤独具匠心，提出“脏腑气机失常，血室失养”的观点，立“补虚泻实，调理气血”的治法，验证临床，颇获良效。补火生土，温经化湿。子宫肌瘤，其病机多属脾肾气机失常。临床特点为虚实夹杂，本虚标实。脾肾气虚，阳虚之人，最易使水湿内停，壅滞经脉，致气血运行不畅。若逢经期产后，不知谨避，或房事不当，内伤正气，血室失养，使痰湿客于子宫，日久凝结成肌瘤。故脾肾阳虚为其根本。龚氏治以附子汤加味，以补火生土，温经化湿。配以活血化瘀，软坚散结之品。如醋瓦楞子、皂角刺等。气虚甚者，常在方中重用生黄芪，俾阳复气旺，血行痰消而化其瘤。验之临床，每获良效。滋水涵木，软坚散结：子宫肌瘤亦可因肝肾气机失常而成。以血虚、肝肾阴虚之人，精血不足，若遇经期产后，不知调养，房事不当，损伤血室，易使瘀血留滞子宫，日久瘀积成子宫肌瘤。方用左归丸加减，以滋水涵木，行气活血，软坚散结。此类患者，症为虚多实少，不宜滥用攻法，要根据本虚标实的程度，采取攻补兼施之法。龚氏常重用丹参、鳖甲、牡蛎等祛瘀散结而不伤正之品，对精血亏虚之子宫肌瘤有较好疗效。条达肝木，活血化瘀：肝失条达，气机失常，也可致子宫肌瘤。临床特点为实多虚少，多见性格内向之人，肝郁气滞，血运不畅，胞脉易阻，若值经期产后，保养不当，血室失养，血瘀宿滞子宫而成。龚氏多以柴胡疏肝散加减，以疏肝行气治其本，活血化瘀，软坚散结治其标。方中常重用夏枯草、昆布、牡蛎取其软坚散结，又具清肝解郁之功，对肝郁之子宫肌瘤，有较好的效果。(新中医，1994，9)

7. 夏桂成论述：子宫肌瘤多发生于中年妇女，常伴有子宫内膜增生过长。经动物实验及临床证明，它的发生与卵巢功能失调、雌激素分泌过多及长期刺激有关，故绝经后趋向萎缩。治疗一般均采用活血化瘀，消癥散积的治法，方如桂枝茯苓丸、大黄䗪虫丸、化癥回生丹等。在用药方面，有的推崇桃仁、红花、三棱、莪术；有的认为地鳖虫、水蛭、虻虫等虫类药效果更好。兼气滞的加入香附、木香、青皮、陈皮；兼痰湿的加入苍术、川厚朴、南星、枳壳；兼食积的加入山楂、生鸡内金、炒槟榔、谷芽、麦芽等。子宫肌瘤的形成与整体功能失调有关，因此，“养正则积自除”也应考虑到。从调补肾肝脾胃入手，兼用消癥化瘀，或消癥化瘀兼以调补肾肝脾胃，比较稳妥。至于临床疗效，壁间肌瘤稍好，黏膜下肌瘤较差。对于肌瘤较大，超过3个月妊娠子宫大小者，或子宫出血太多，或有压迫症状者，还应考虑手术治疗；或者试用一般中药治疗，如果不成功，甚而发展加快者，则应及早手术治疗。(《中医临床妇科》，人民卫生出版社，1994)

8. 肖承悰论述：子宫肌瘤的发生与气虚运血无力，瘀血内阻；气虚无以运化水湿。水湿内停，聚而成痰有着密切的关系，而瘀血、痰湿又可阻碍气机、损伤正气，使瘀血、痰湿更甚。终致痰瘀互结，形成癥瘕。分期论治、补消结合、标本兼顾，针对子宫肌瘤气虚血瘀，痰瘀互结的病机特点，并结合女子特有的月经生理特点，指出“分期论治、补消结合”的治疗原则。即分为经期和非经期治疗，且在不同时期“补”与“消”各有侧重，从而使标本兼治。非经期着重于消，寓补于消之中，寓消于补之上。治以活血化瘀、软坚消癥，兼以益气。自拟肌瘤内消制剂，药物组成以鬼箭羽、急性子、制鳖甲、生牡蛎等软坚散结、化瘀药物为主，其中鬼箭羽、急性子活血化瘀、软坚消癥且不峻猛；鳖甲、牡蛎入肾经，既能软坚散结，又有化痰之功；酌加黄芪补气行滞，桑寄生等补肝肾养血；牛膝活血散瘀止痛、补肾强腰，并能导诸药下行胞宫。作用于病处。全方共奏散结消癥、活血化瘀、补益气血之效，既消又补，以消为主，消而不峻，补而不滞，最终达到祛邪不伤正，消散癥积的目的。子宫肌瘤患者多伴有月经量多，或经血淋漓不断，故经期治疗以益气缩宫祛瘀止血为主。兼以软坚消癥，以补为主，补于消之上，消寓补之中。创制了相应的方药缩宫宁制剂应用于临床，取得了满意疗效。该方以黄芪、党参、太子参、南沙参等药补气摄血，且补而不燥；白术补中益气健脾和胃；枳壳破气消积化痰消痞，二药相配，取束胎丸固冲任之意，可益气缩宫止血；配以花蕊石、炒蒲黄等化瘀而止血。诸药相配，性味平和，补中有行，行中有生，瘀血去，新血得以归经，标本兼顾，气血同调。从而收到益气缩宫、祛瘀止血兼以消癥的目的。非经期以消瘤为主，经期以益气缩宫止血为主，一消一补；非经期消瘤不破血，兼以益气。既消又补；经期止血不留瘀，既补又消。充分体现了肖氏治疗子宫肌瘤组方精良，补消结合、标本同治的精神。(中医药学刊，2004，4)

9. 郑长松论述：凡癥积为病，无不由于瘀血蓄留而致，究其发病渊源，多由行经或产后，胞脉空虚，风寒之邪乘虚侵入，或饮食起居不慎，或忧思忿怒过极等，使气血内著，留滞胞宫，结而成癥。无论任何原因，内著气血，滞留胞脉，均可导致本病的发生。所以在治疗时必须以活血化瘀为先。瘀血蓄留日久，结而成癥，愈结愈坚，辅以软坚散结之剂，对克削有形癥积之效益捷，收效较单一活血化瘀更为理想。瘀血滞留是本病的关键所在，化瘀软坚是治疗本病的基本大法。在药物选择上，多选用牡蛎、鳖甲、海藻、昆布、夏枯草、黄芪、桃仁、三棱、莪术等。常用以上几味组成治疗子宫肌瘤的基本方，视病情之轻重不同而随证增损。牡蛎化痰软坚，是消癥瘕积块的有效药物，且具有敛涩之性，可兼治本病所伴发之月经过多。故凡治子宫肌瘤，均将牡蛎作为首选。鳖甲善能攻坚，故有痞滞不除者，皆宜用之。昆布、海藻皆为除痰软坚之品，况海藻专能消坚硬之病。夏枯草苦能泄降，辛能疏化，温能流通，善于宣泄肝胆木火之郁滞，而顺利气血之运行。黄芪为补气扶羸之品，于大队化瘀软坚药中用之，取养正则积自除之意，尚能制攻逐之太过。桃仁祛瘀生新，活血通络，为血瘀家之圣药。莪术治积诸气，为最要之药。凡行气破血，消积散结，皆用之。三棱主治癥瘕结块，能治一切凝结停滞有形之坚积。以上诸药以攻散为主，攻中寓补，散中寓收，为治疗子宫肌瘤所常选。在投药方法上主张用蜜丸或散剂。因为本类药物，功专力宏，虽治子宫肌瘤收效显彰，但对病变所引起的月经过多每有不利，将汤药改为丸、散服用，既不致有经量过多之虞，又便于患者长期用药。况且有些药品处理加工后直接内服更增强了药力，如鳖甲宜研末调服有显效，现今多炙片入汤药中煮之，其功效大减。总之，丸散剂在子宫肌瘤的治疗中，有许多煎剂所不及的优点，值得倡用。(辽宁中医杂志，1985，9)

（三）辨证论治选录

1. 龚子夫治疗子宫肌瘤分3型辨治：①脾肾阳虚用生黄芪、醋瓦楞子、皂角刺各20 g，党参15 g，附片、云茯苓、白术、白芍、香附、仙茅、川牛膝、当归各10 g，炙甘草3 g。②肝肾亏损用丹参、鳖甲、牡蛎各20 g，熟地黄、枸杞子、山茱萸、菟丝子各15 g，山药12 g，川牛膝、当归、知母各10 g，炙甘草6 g。③肝气郁结用牡蛎25 g，昆布20 g，夏枯草、生地黄各15 g，柴胡、青皮、白芍、枳实、香附、炙甘草、川牛膝各10 g，川芎6 g。均每日1剂，水煎服。结果：显效46例，有效41例，无效6例。(江西中医药，1993，6)

2. 罗元恺治疗子宫肌瘤分2型辨治：①气滞血瘀型。症见经期下腹胀坠疼痛，腰骶或肛门压迫感，经量过多，经血紫黯夹有较多血块，或月经延长，但仍有一定周期，兼见头晕、心悸、面黄、肌瘦，舌色黯红或有瘀斑，脉沉弦或沉弦细弱。月经期治宜化瘀止血为主，佐以酸涩软坚。方用化瘀止血软坚汤：岗稔根40 g，益母草30～40 g，何首乌30 g，生牡蛎、珍珠母各20 g，桃仁、海藻、川续断各15 g，乌梅、荆芥炭各10 g。非经期治以化瘀消癥为主，佐以益气养血。方用化瘀消癥汤：桑寄生、何首乌各30 g，生牡蛎、珍珠母、党参各20 g，桃仁、橘核、乌药、海藻各15 g，三棱、莪术、郁金各10 g。②痰湿结聚型。症见形体虚胖，疲倦乏力，腰酸，胃纳呆滞，口淡呕恶，经血淡红或清稀夹有小血块，月经淋漓延长，下腹有重坠感，舌淡胖，苔白润或白而厚腻，脉沉弦缓滑。治宜健脾益气，温化痰湿为主，佐以软坚。拟燥湿化痰散结汤：黄芪30 g，生牡蛎、珍珠母、云茯苓各20 g，白术、橘核、法半夏、乌药、桃仁、桂枝各

15 g，苍术9 g，陈皮6 g。一般3个月为1个疗程，要达到缩小肌瘤，需坚持2～3个疗程。笔者又专制“橘荔散结丸”，其方药组成：橘核、荔枝核、川续断、乌药、小茴香、川楝子、海藻、岗稔根、莪术、益母草、牡蛎、党参。观察150例子宫肌瘤患者，痊愈18例，有效111例，无效21例，总有效率80.6%。(新中医，1992，8)

3. 王兆凯治疗子宫肌瘤分3型辨治：①脾肾两虚，冲任督亏损型。症见腰酸膝冷，纳少便溏，尿急不尽，脉细或濡或滑，舌边多有紫斑。治以健脾益肾、活血化瘀。方选归脾汤、四神丸合少腹逐瘀汤加减：炙黄芪40 g，当归20 g，炒白术15 g，酸枣仁、没药、川芎各10 g，红参、吴茱萸、肉桂、炒五灵脂、炒干姜各6 g，小茴香、甘草各5 g，远志3 g。继服小金丹。②肝郁气滞，冲任督失调型。症见嗳气，胁胀胁痛，易怒多梦，少腹坠胀坠痛，经色紫黯，夹有瘀块，脉弦滑，舌边有瘀斑。治以疏肝化滞，散结消瘀。方选柴胡疏肝散、少腹逐瘀汤：醋煅磁石、益母草各30 g，郁金20 g，醋炒柴胡、川芎、枳壳、香附、青皮、莪术、三棱、路路通、炮穿山甲各10 g。诸症好转内服消结散胶囊（苏木、血竭、乳香、没药、橘核、白芥子、黄药子、参三七、地鳖虫、大贝母）。③寒凝冲任，痰血互结型。症见畏寒喜温，少腹坠胀冷痛，经来量少有块，倦怠乏力，气逆上冲，胸闷纳少，脉沉滑或沉迟滑，苔白质淡。治以祛寒温宫，化瘀散结。方选阳和汤、清痰化瘀煎、温经汤、少腹逐瘀汤加减：白术15 g，白芥子、炮姜、鹿角胶（烊化）、地龙、僵蚕、艾叶、法半夏、皂角刺各10 g，肉桂、陈胆南星、甘草各6 g，麻黄4 g。好转去麻黄、半夏、白芥子，加紫河车20 g，九香虫10 g，加服消结散胶囊。共治疗31例。结果痊愈26例，好转5例。(浙江中医杂志，1990，8)

4. 尹小青治疗子宫肌瘤分3型辨治：①血瘀兼痰型。②血瘀兼热型。③血瘀兼痰热型。用瓦楞棱莪散结汤为基本方：瓦楞子20～30 g，牡丹皮、赤芍、益母草各6～12 g，茯苓、桃仁、香附、炙鳖甲各6～10 g，三棱、莪术各5～10 g，桂枝3～6 g。结合辨证，兼痰型加牡蛎20～30 g，浙贝母10 g；兼热型加大黄、黄芩或黄柏各6～10 g；兼痰热型将上两组药各选加1～2味；气虚加党参、白术；血虚加当归、阿胶；经血过多加仙鹤草、地榆炭、海螵蛸，并减少活血化瘀药用量；血块多加茜草炭、蒲黄炭；腹痛加延胡索或失笑散；兼肝郁加青皮、陈皮、枳壳；肝郁化火见口苦咽干加柴胡、黄芩；闭经加大黄、䗪虫、穿山甲。结果40例中治愈29例。其中血瘀兼痰型16例，血瘀兼热型4例，血瘀兼痰热型9例。(北京中医，1990，3)

5. 黄缨治疗子宫肌瘤分2型辨治：①血瘀型。症见月经量多，色红，挟血块，腰腹疼痛或经期腹痛，舌质暗红，脉弦。用鳖甲、北刘寄奴各15 g，生地黄、赤芍、当归、枳实、香附各12 g，桃仁、红花、三棱、莪术各9 g，川芎6 g。痰湿重者，可加昆布、海藻以消痰软坚。②血虚型。症见月经量多色淡红，或月经淋漓不净，伴头昏、心慌、乏力、舌质淡暗，脉细弱。药用黄芪30 g，鳖甲、北刘寄奴各15 g，生地黄、赤芍、当归各12 g，党参、红花、三棱、莪术各9 g，桃仁、川芎各6 g。经期方：紫草根、丹参各15 g，阿胶、益母草各12 g，北刘寄奴、当归、生地黄、白芍、茜草、蒲黄粉各9 g。量多如注者，减少益母草等活血破血药，加赤石脂、海螵蛸。腰痛加墨旱莲、续断。共治疗62例，结果痊愈17例，好转35例，无效10例，总有效率83.9%。(甘肃中医，1994，1)

6. 郝宁、胥受天治疗子宫肌瘤按5法辨治：①活血疏肝法。本法多用于子宫肌瘤证属肝郁气滞，瘀血阻于胞宫者。其临床表现为少腹胀痛，月经不调，痛经，经前两乳房胀痛，胸闷胁肋不舒，平素性躁易怒，舌质红，舌边有瘀点，舌苔薄白，脉象弦细等。常用药有：柴胡、赤芍、白芍、郁金、青皮、香附、乌药、三棱、莪术、当归、川芎、黄药子、山慈姑、川楝子等。②活血清宫法。本法多用于子宫肌瘤证属湿热下注，瘀血阻于胞宫者。其临床表现为少腹隐痛，带下

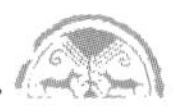

量多色黄，黏稠而有腥臭气味，伴有外阴瘙痒，倦怠乏力，口渴而不欲饮，舌质红，舌苔黄腻，脉象滑数。常用药有：苍术、黄柏、石见穿、蒲公英、川牛膝、薏苡仁、牡蛎、夏枯草、牡丹皮、马鞭草、桃仁、丹参、山慈姑、黄药子等。③活血培土法。本法多用于子宫肌瘤证属脾虚气弱，瘀血阻于胞宫者。其临床表现为月经不调，经事淋漓，少腹坠痛，头昏目眩，气短乏力，神疲倦怠，食欲不振，面色无华，大便时有溏泻，舌质淡红、苔薄白，脉细弱。常用药有：党参、黄芪、白术、当归、川芎、茯苓、土鳖虫、陈皮、三棱、莪术、川牛膝、丹参、黄药子、山慈姑等。④活血补肾法。本法多用于子宫肌瘤证属肾本不足，瘀血阻于胞宫者。其临床表现为月经先后无定期，量多如注，淋漓不净，头晕耳鸣，形寒肢冷，自汗出，腰酸腿软，夜尿频频，舌质淡红，舌苔白滑，脉沉弱。常用药有：仙茅、淫羊藿、补骨脂、杜仲、桂心、茯苓、桑寄生、巴戟天、川续断、肉苁蓉、三棱、莪术、山慈姑、黄药子、丹参等。偏于肾阴虚者，可加山茱萸、枸杞子、女贞子、熟地黄；偏于肾阳虚者，可加附子、吴茱萸。⑤活血化痰法。本法多用于子宫肌瘤证属痰湿内生，痰阻胞脉者。其临床表现为少腹隐痛，月经愆期，甚或闭经，经量较少，舌质淡红，舌苔白腻，脉象缓滑。常用药有：苍术、陈皮、半夏、陈胆南星、香附、当归、茯苓、赤芍、薏苡仁、川芎、三棱、莪术、穿山甲、桂枝、桃仁等。（中医杂志，1996，4）

（四）临床报道选录

1. 内服药疗法：

（1）曾海菊用桂枝茯苓丸为主治疗子宫肌瘤 45 例：药用茯苓、赤芍、牡蛎、当归、生山楂各15 g，海藻、昆布各12 g，桂枝 6～10 g，牡丹皮、桃仁、玄参、浙贝母、三棱、莪术各9 g，土鳖虫6 g。气虚加人参、黄芪；血虚加阿胶；肝郁加柴胡、郁金；出血多加三七粉、地榆炭。每日 1 剂，水煎服（亦可炼蜜为丸，每日 2 次，每次 1 丸，口服）。经期停服。30 日为 1 疗程。治疗 2～4 个疗程。结果治愈 12 例，好转 32 例，无效 1 例，总有效率 97.77%。（甘肃中医学院学报，1995，12）

（2）华占福用桂枝茯苓丸加味治疗子宫肌瘤 60 例：药用牡蛎 20～30 g，浙贝母、夏枯草、鳖甲各20 g，茯苓、赤芍各15 g，桂枝、桃仁、牡丹皮各10 g。偏气滞加枳壳、川楝子、青皮、柴胡、香附；偏血瘀加三棱、莪术、红花、鸡血藤、北刘寄奴；偏热加黄芩、鱼腥草、蒲公英、金银花、马齿苋；偏寒加丁香、炒艾叶、小茴香、炮姜、吴茱萸；伴肾虚腰痛加杜仲、川续断、桑寄生、狗脊、益智仁；阴道不规则下血，兼气虚加黄芪、杜仲炭、炒川续断、炒白术、焦艾叶；血热出血加炒黄芩、墨旱莲、炒地榆、苎麻根、绵马贯众炭、炒黄柏。症状急重者每日 1 剂，病情稳定、症状缓轻者两日 1 剂，水煎服。或配制成散剂，每日 2 次，每次 5 g，用开水加黄酒15 g冲服。结果痊愈 8 例，好转 47 例，无效 5 例，总有效率为 91.7%。（甘肃中医学院学报，1991，3）

（3）林浩然等用消瘤汤为主治疗子宫肌瘤 40 例：药用炮穿山甲 15 g，三棱、莪术各 12 g，牡丹皮、桃仁、茯苓、赤芍各10 g。气滞血瘀型加制香附、王不留行；月经期或出血多选用生地黄、熟地黄、生白芍、熟白芍、益母草、当归、桃仁、黑蒲黄、炒五灵脂、绵马贯众炭、参三七粉。阴虚肝旺型加白芍、麦冬、北沙参、玄参、王不留行；月经期或出血多选用生地黄、熟地黄、赤芍、白芍、桃仁、红花、阿胶、女贞子、墨旱莲、益母草、鳖甲。气血两虚血瘀型加党参、炙黄芪、鸡血藤、夏枯草、白术、桂枝；经期或出血多选用党参、炙黄芪、大枣、白术、茯苓、炒槐花、侧柏叶炭、黑地榆、参三七。年龄＞40 岁，肌瘤大于孕 2 个月之子宫、出血量多者加用丙酸睾丸素或甲基睾丸素；年龄＜40 岁者加用维生素 A。结果治愈 6 例，显效 12 例，有效 7 例，无效 15 例。（福建医药杂志，1988，1）

(4) 徐惠琴自拟消瘤方治疗子宫肌瘤 20 例：药用炙鳖甲 15 g，海藻 12 g，穿山甲、蒲黄、鬼箭羽、三棱、莪术各 10 g，水蛭、夏枯草各 9 g。经量多或淋漓不净，酌加参三七、阿胶、茜草、墨旱莲、艾叶等；痛经加制香附、延胡索、川楝子、杭白芍、炙甘草、小茴香等；心肝火旺，口舌生疮，加山栀子、牡丹皮、黄连等；带下多加海螵蛸、椿皮、扁豆花等；经量多，贫血明显加党参、黄芪、枸杞子、何首乌等。于经净后第 2 日开始服用。用 2 个月至 4 年，结果显效 12 例，有效 7 例，无效 1 例。（上海中医药杂志，1995，5）

(5) 韩惠兰等用消瘤丸治疗子宫肌瘤 118 例：药用三棱 25 g，茯苓 20 g，党参、白术、莪术、赤芍、桂枝、牛膝各 15 g。寒证或虚寒血瘀用本方加淫羊藿；热证血瘀用本方加黄柏、黄芩；气虚血瘀用本方加黄芪。均每日 1 剂，水煎服。结果痊愈 27 例，显效 33 例，有效 37 例，无效 21 例，总有效率 82.2%。（中医函授通讯，1992，1）

(6) 缪雪影用消瘤汤治疗子宫肌瘤 32 例：药用白花蛇舌草 30 g，丹参、赤芍、黄芪各 15 g，五灵脂、海藻、夏枯草、紫石英、王不留行、枳壳各 6 g，甘草、水蛭各 3 g（研末装胶囊另服）。气血两虚加党参、当归；偏热加牡丹皮、金银花；偏寒加桂枝、小茴香；气滞加青皮、柴胡、川楝子；血瘀加三棱、莪术；肾虚腰痛加桑寄生、狗脊；痰湿重加煮半夏、浙贝母；围绝经期加寒水石、青黛。每日 1 剂，水煎服。药渣热敷下腹部。60 剂为 1 疗程，经期停用。经期量多有瘀块，用祛瘀生新汤，鸡冠花 30 g，丹参、桃仁、红花、益母草、香附、炒黄芩、生蒲黄、炒蒲黄各 10 g，甘草 3 g，每日 1 剂。结果肌瘤消失 25 例，肌瘤缩小 2.5 cm 者 4 例，缩小 1.5 cm 者 2 例，无变化 1 例。（中级医刊，1994，7）

(7) 刘明武用化瘀破癥汤治疗子宫肌瘤 31 例：药用海藻 45 g，丹参、瓜蒌各 30 g，橘核、牛膝、山楂各 20 g，赤芍、蒲黄、五灵脂各 15 g，三棱、莪术、延胡索、血竭、连翘、穿山甲珠、桂枝、半夏、贝母、香附、青皮各 10 g。肝郁加柴胡 15 g；闭经加红花 10 g；月经过多加地榆炭 30 g；带下量多加菟丝子 20 g；病程 3 年以上者三棱、莪术各用 20 g。每日 1 剂，水煎服。服 15～65 剂后，均获愈。（贵阳中医学院学报，1993，1）

(8) 尹小青自拟瓦楞棱莪散结汤治疗子宫肌瘤 40 例：药用瓦楞子 20～30 g，牡丹皮、赤芍、益母草各 6～12 g，茯苓、桃仁、香附、炙鳖甲各 6～10 g，三棱、莪术各 5～10 g，桂枝 3～6 g。兼痰型加浙贝母、牡蛎；兼热型加大黄、黄芩或黄柏；气虚加党参、白术；血虚加当归、阿胶；经血过多加仙鹤草、地榆炭、海螵蛸；血块多加茜草炭、蒲黄炭；腹痛加延胡索或失笑散；肝郁加青皮、陈皮、枳壳；肝郁化火加柴胡、黄芩；闭经加大黄、䗪虫、穿山甲。每日 1 剂，水煎服。用 1 个月后，改 2 日 1 剂。治疗 1～3 个月。结果治愈 29 例，显效 9 例，好转 2 例。（北京中医，1995，3）

(9) 王道庆等用补中益气汤加减治疗子宫肌瘤 45 例：药用黄芪、昆布、龙骨、牡蛎各 30 g，党参、白术、陈皮、肉苁蓉、夏枯草、海藻各 15 g，升麻、柴胡各 10 g。下血多加地榆炭、仙鹤草、云南白药（每日 2 次，每次 0.5 g，口服）；腹痛加五灵脂，炒蒲黄；血热加生地黄、黄芩；血虚加当归身，阿胶；漏下不止或黄带绵绵加槐花、赤石脂；下血不多或治后下血已少加三棱、莪术，另加补中益气丸，每日 2 次，每次 9 g，口服。每日 1 剂，水煎服。用 20～60 剂后，治愈 20 例，显效 18 例，有效 5 例，无效 2 例，总有效率 95.5%。（浙江中医杂志，1994，1）

(10) 吴俊良等用地黄通经丸加减治疗子宫肌瘤 68 例：药用丹参 15～30 g，熟地黄 10～30 g，桃仁 9～18 g，穿山甲 9～15 g，香附 12～15 g，水蛭 6～12 g，虻虫 3～6 g。气虚加黄芪 30～60 g，党参 15～30 g；少腹痛加延胡索 9～15 g，制乳香、制没药各 9～12 g；少腹冷加桂枝 9～15 g，乌药 9～12 g；血瘀加三棱、莪术各 6～12 g；腰痛加杜仲、续断各 9～15 g；白带多加

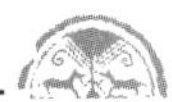

蒲公英、土茯苓各 30～60 g；月经淋漓加三七参（分冲） 6 g。结果服 40 剂后，显效 39 例，有效 28 例，无效 1 例。（浙江中医杂志，1993，7）

（11）李凤仪治疗早期子宫肌瘤 40 例：药用丹参、王不留行、生牡蛎（先煎）各 30 g，桂枝、茯苓、鳖甲（先煎）、赤芍各 15 g，三棱 10 g，地鳖虫 6 g。气虚加黄芪 30 g，党参 20 g；虚寒去赤芍，加当归、川芎各 15 g；阴虚去桂枝，加生地黄 20 g，山茱萸 15 g；痰湿加橘核 15 g，法半夏 12 g；湿热去桂枝，加浙贝母、紫花地丁各 15 g；血瘀甚加桃仁、牡丹皮、三七各 10 g。每日 1 剂，水煎服。30 日为 1 疗程。经期停用。结果：痊愈 30 例，有效 8 例，无效 2 例。（新中医，1993，10）

（12）张建伟等以疏肝化瘀法治疗子宫肌瘤 40 例：药用柴胡、当归、白术、茯苓、薄荷、赤芍、桃仁、三棱、莪术、水蛭、威灵仙、生甘草各 10～15 g。偏肾阳虚酌加黄芪、桂枝、炮姜、川续断；偏肝肾阴虚加山栀子、牡丹皮、夏枯草、枸杞子、牛膝。每日 1 剂，水煎服。3 个月为 1 疗程。结果痊愈 9 例，显效 11 例，有效 14 例，无效 6 例，总有效率为 85%。（辽宁中医杂志，1994，1）

（13）贾俊卿以理气化瘀法治疗子宫肌瘤 30 例：药用香附、王不留行、女贞子、夏枯草各 20 g，赤芍、三棱、莪术各 10 g。水煎服。每日 1 剂。20 剂为 1 疗程。辨证加减：若偏脾肾两虚，腰膝酸软，白带量多者加山药、海螵蛸各 20 g，白术、川续断各 15 g，狗脊 10 g。月经量多者去三棱、莪术，加地榆炭、生地黄炭、棕榈炭各 15 g；月经淋漓不断，舌尖瘀斑加红花 10 g，桃仁 12 g；寒凝瘀阻冲任，少腹冷痛者加肉桂 5 g，炮姜、小茴香、五灵脂各 10 g；两胁胀满，乳房胀痛加柴胡、青皮各 10 g；气虚劳累后出血量多或肿胀者加党参、黄芪各 20 g。结果经 1～2.5 疗程，B 超复查子宫超声正常 5 例，肌瘤体积明显缩小 25 例。均自觉症状消失、经期、经量正常。（医学理论与实践，1992，2）

（14）罗清华等用橘荔散结丸治疗子宫肌瘤 150 例：药用橘核、荔枝核、川续断、小茴香、乌药、川楝子、海藻、岗稔根、莪术、制首乌、党参、生牡蛎、风粟壳、益母草。每日 1 剂，水煎 6 g，分 3 次口服。月经净 3 日后开始服用，月经前 3～5 日停药。3 个月为 1 疗程。结果治愈 18 例，有效 111 例，无效 21 例，总有效率 86%。（新中医，1990，8）

（15）肖承惊等用肌瘤内消丸治疗子宫肌瘤 125 例：药用山慈姑、夏枯草、射干、海藻、生首乌、远志等。共研细末，炼蜜为丸，每丸重 9 g，每日 3 次，每次 1～2 丸，口服。经期停服。3 个月为 1 疗程。如经期血量多，可配合汤剂辨证治疗。治疗期间不服用西药。结果：治愈 11 例（占 8.8%），显效 69 例（占 55.2%），有效 37 例（占 29.6%），无效 8 例（占 6.4%），无加重者。（中国医药学报，1990，2）

（16）钟秀美以黄芪消瘤丸治疗子宫肌瘤 50 例：药用半枝莲、益母草、生牡蛎、生黄芪、三棱、莪术、赤芍、香附、延胡索、山楂、夏枯草、黄药子、黑蒲黄各等份。共研细末，炼蜜为丸。每日 2 次，每次 10 g，口服（经期停服）。25 日为 1 疗程。伴有月经先期，经量过多，经期延长或痛经者，经期加服桃红四物汤加黄芩、山栀子。结果痊愈 34 例，显效 4 例，有效、无效各 6 例。（福建中医药，1994，1）

（17）王明义等用消瘤丸治疗子宫肌瘤 93 例：药用生黄芪、醋小麦各 50 g，当归 30 g，牡丹皮、赤芍、海藻各 25 g，桂枝、昆布、桃仁、大黄各 20 g，穿山甲珠、川贝母、甘草各 15 g。研细炼蜜为丸，早晚各服 30 g。加减：气虚甚者加人参、淮山药；血虚甚者加阿胶；月经过多者加益母草；纳差者加鸡内金；腹痛甚者加五灵脂；肝郁者加柴胡、郁金；出血多者加三七粉、地榆炭。方中当归、黄芪能活血化瘀，补气生血，扶助正气；海藻、昆布软坚散结消痰利水。结果治

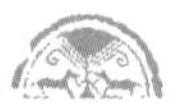

愈 42 例，好转 47 例，总有效率 95.76%。无一例发现肌瘤发展和恶化。(新中医，1992，7)

(18) 张书林等用花粉消癥汤治疗子宫肌瘤 81 例：药用天花粉 100 g，仙鹤草、生地榆、全瓜蒌、昆布各 30 g，香附、赤芍、生黄芪、防风各 20 g，当归、海藻、穿山甲、橘叶各 10 g。每日 1 剂，水煎服。白带频注加芡实、蛇床子；崩漏不止加琥珀、参三七；腹痛加乌药、九香虫；小腹胀满加莪术、木香；腰痛加巴戟天、桑寄生；小便不利加茯苓、生薏苡仁；贫血加阿胶、龙眼肉；黏膜下肌瘤加天冬、瓦楞子；浆膜下肌瘤加血竭、鳖甲。外用软坚平癥散：小茴香、生艾叶各 30 g，穿山甲 20 g，当归尾、白芷、赤芍各 10 g。共研粗末，装入长 23 cm，宽 17 cm 的净白布袋内，置小腹上，上置暖水袋，每次 30 分钟，每晚 1 次。30 日为 1 疗程。治疗 3 个疗程后，治愈 69 例，好转 7 例，无效 5 例，总有效率为 93.8%。(江苏中医，1991，5)

(19) 弭阳用三甲二虫丸治疗子宫肌瘤 60 例：药用牡蛎 15 g，炒桃仁 12 g，炙鳖甲、炙龟甲、水蛭、土鳖虫、桂枝、牡丹皮、赤芍、茯苓、知母、黄柏各 10 g，甘草 6 g。经行量多，色紫红，夹有血块去赤芍，加黄芩炭、地榆炭各 15 g，白芍 12 g，阿胶（烊化）10 g；经期或平素下腹部胀痛加五灵脂、炒蒲黄、北刘寄奴、延胡索各 10 g；带下量多、黏稠，气味臭秽加忍冬藤、土茯苓、白花蛇舌草各 15 g；经行量少，下腹部疼痛，血块触之疼痛加当归、三棱、莪术、泽兰各 10 g；经行量多，色淡质稀，心悸气短，四肢倦怠乏力，面色萎黄加黄芪 15 g，党参、炒白术各 10 g。方中桂枝、牡丹皮、赤芍、茯苓、炒桃仁为桂枝茯苓丸，有活血化瘀，缓消癥块的作用；知母、黄柏合用被认为有降低大脑皮质兴奋性的作用，对神经内分泌系统失调尤其是雌激素水平升高有抑制作用。结果治疗组疗程最短 60 日，最长 180 日。60 例中痊愈 20 例，显效 24 例，有效 6 例，总有效率 83.33%。对 5 cm 以下肌瘤尤佳。对照组 40 例，痊愈 9 例，显效 12 例，有效 8 例，总有效率 72.5%。(山东中医杂志，1996，2)

(20) 顾红用中医药治疗子宫肌瘤 35 例：全身症状不明显者，以消瘀软坚之品攻坚破积为主。药用夏枯草、生牡蛎、昆布、海藻、丹参、石见穿、莪术、白花蛇舌草、川桂枝、制香附各 10～15 g。病程较长，经量多，伴见头昏腰酸、面色无华等全身症状较差者，以消癥软坚合健脾益肾治之。药用夏枯草、生牡蛎、昆布、海藻、丹参、莪术、白花蛇舌草、石见穿、党参、黄芪、白术、川续断各 10～15 g。每日 1 剂，水煎服。上两法均头 2 煎分服，3 煎药渣汁擦洗下身。经行时，以健脾益肾化瘀为主，药用党参、黄芪、白术、墨旱莲、白芍、生地黄、炮姜炭、川续断、紫石英、参三七。结果肌瘤小于 20 mm 者 20 例，治疗 1 个月症状改善，治疗 2～3 个月肌瘤完全消失；肌瘤在 20～30 mm 者 8 例，治疗 2～3 个月肌瘤相对缩小，症状明显改善；肌瘤大于 30 mm 者 7 例，治疗 3～6 个月肌瘤控制发展，症状有所改善。(江苏中医，1992，12)

2. 灌肠疗法：

(1) 张杰等以中药灌肠为主治疗子宫肌瘤 54 例：药用桃仁、川芎、三棱、莪术、穿山甲、木通、路路通、陈皮、枳实、昆布、牡蛎各 15 g，䗪虫 12 g。肥胖痰湿者加夏枯草、法半夏各 15 g。浓煎至 100 mL 灌肠并保留 2 小时，每日 1 次，30 次为 1 疗程。经期量多时停止灌肠。口服药：①脾肾两虚型用鸡血藤 20 g，川楝子、香附、乌药、党参、黄芪、山药、熟地黄、茯苓各 15 g，白术、川续断、巴戟天各 9 g，陈皮 6 g。②气滞血瘀型用桃仁 12 g，丹参、川牛膝各 10 g，当归、川芎、赤芍、红花、陈皮各 9 g。③肝肾阴虚型用生地黄、熟地黄、山药、山茱萸、枸杞子、怀牛膝、煅龙骨、煅牡蛎、夏枯草各 15 g，女贞子、白芍各 12 g，牡丹皮、陈皮各 9 g。结果月经不调、白带量多及腰腹酸痛者基本均有效。妇检及 B 超示肌瘤消失者 30 例，肌瘤缩小一半以上者 10 例，肌瘤有所缩小者 6 例，无效 8 例。平均作保留灌肠 7～8 次。(中医杂志，1991，10)

(2) 黄缨等以消癥汤内服及保留灌肠治疗子宫肌瘤 62 例：血瘀型用北刘寄奴 15 g，生地黄、

赤芍、当归、枳实、香附各12 g，鳖甲、桃仁、红花、三棱、莪术各9 g，川芎6 g。痰湿重加昆布、海藻；血虚型用黄芪30 g，鳖甲、北刘寄奴各15 g，生地黄、赤芍、当归各12 g，党参、红花、三棱、莪术各9 g，桃仁、川芎各6 g。经期用丹参、紫草根各15 g，阿胶、益母草各12 g，当归、生地黄、白芍、茜草、北刘寄奴、蒲黄粉各9 g。血量多减少活血药，加赤石脂、海螵蛸；腰痛加墨旱莲、续断，并用消癥汤水煎液100 mL，每日1次保留灌肠，保留2小时左右。结果治愈17例，好转35例，无效10例，总有效率为83.9%。(甘肃中医，1994，1)

3. 针灸疗法：

(1) 韩少杰用体针治疗子宫肌瘤78例：取穴①关元、子宫（双）、曲骨、三阴交（双）。②气海、中极、横骨（双）、蠡沟（双）。气海、关元、中极直刺进针1.5～2寸，曲骨、横骨直刺进针0.5～0.8寸，针子宫穴取40°角斜刺进针2.5～3寸达宫体，三阴交、蠡沟进针1.5～2寸。均平补平泻手法，捻转得气，留针30分钟，行针1次。两组交替取穴，间日1次，10次为1疗程，疗程间隔3～5日。经治4个疗程后，痊愈36例，显效32例，好转9例，无效1例，总有效率为98.72%。(中国针灸，1991，5)

(2) 王丽等用体针治疗子宫肌瘤1006例：嘱患者排空膀胱，取双侧子宫穴斜刺进针0.8～1.0寸，取曲骨直刺0.6～0.8寸，3穴交替使用，配合双侧肾俞、大肠俞直刺1.5寸，双侧三阴交直刺1寸，耳穴皮质下，施平补平泻法，留针20分钟，隔日1次，10次为1疗程。针2个疗程后，异常宫体如鹅卵大未愈者，疗程间隔20日；如拳大未愈者疗程间隔40日；异常宫体如儿头大针4个疗程未愈者，疗程间隔2个月。结果痊愈711例，显效183例，好转84例，无效28例。(中国针灸，1991，3)

(3) 边琼霞用体针治疗子宫肌瘤32例：甲组取中极、气冲、次髎；乙组取大赫、三阴交。两组交替取穴。针前排空小便，腹部穴用30号1.5寸针直刺25～30 mm，捻转泻法，使针感向会阴部放射，留针25分钟；次髎穴用28号2.5寸毫针直刺入第2骶后孔，捻转提插泻法，针感向小腹部传导，得气后立即出针；三阴交平补平泻，针感向上传导，得气后留针25分钟。2日1次，10次为1疗程，治疗3～6个疗程。结果显效16例，有效10例，无效6例，总有效率81.25%。(上海针灸杂志，1992，1)

(4) 李天荣用体针治疗子宫肌瘤20例：取穴内关、照海（双），局部瘤体刺3～4针，针时先排空尿液，直刺入0.6～0.8寸，用平补平泻手法，留针15～30分钟。隔日1次，7次为1疗程。针治7～40余次，结果痊愈15例，显效3例，好转2例。(山西中医，1988，2)

(5) 宋丽娟针刺治疗子宫肌瘤30例：取穴主穴为关元、中极、归来、血海、地机、子宫穴。配穴为八髎、秩边、三阴交、阴挺、足三里。方法与手法：每日针治1次，每次选穴5～6个为一组，每组可取主穴3～4个，配穴2～3个，各组穴位轮换选取。宜采用苍龟探穴手法（一种重刺激、长时间留针的泻法），可配合温灸，经期暂停治疗。结果痊愈20例，显效6例，好转3例，总有效率96.7%。(江西中医药，1995，1)

（五）经验良方选录

1. 内服方：

(1) 王不留行100 g，夏枯草、生牡蛎、紫苏子各30 g。白带增多加山药30 g，海螵蛸、白术18 g，赤芍、鹿角霜各10 g，茜草9 g。月经淋漓不断加黄芪30 g，海螵蛸、白术各18 g，熟地黄15 g，当归、白芍各10 g，茜草9 g。下腹刺痛加赤芍12 g，桃仁10 g，牡丹皮、茯苓、桂枝各9 g，水蛭6 g。痛无定处加荔枝核、赤芍、白术、当归各10 g，柴胡、莪术各6 g。每日1剂，水煎，服两次，1个月为1疗程。主治子宫肌瘤。

(2) 生牡蛎30 g，赤芍、荔枝核、夏枯草各15 g，当归、川芎、桃仁、红花、三棱、莪术、乌药、制香附各10 g，炙甘草6 g。每日1剂，水煎，2次分服。行气活血，消癥散结。用治气滞血瘀型子宫肌瘤，症见胞中癥块，月经量多，经期延长，经色紫暗，有血块，小腹胀痛，血块下后痛减，经前乳房胀痛，情志抑郁或心烦易怒，舌质紫暗，苔薄白，脉弦涩。主治子宫肌瘤。

(3) 煅牡蛎180 g，紫丹参90 g，当归尾、桃仁、红花、三棱、莪术、黄药子、山慈姑、香附、枳壳各60 g，水蛭、土鳖虫各45 g。水煎2次，每次40分钟。取药液浓缩至5 L，静置12小时后过滤，加尼泊尔金乙酯0.5 g，苯甲酸钠5 g，制成1 L，每瓶250 mL，通蒸气灭菌20分钟，每日3次，每次20 mL，口服，1个月为1疗程。主治子宫肌瘤。

(4) 党参、炙黄芪、白术、山药、山慈姑、夏枯草、昆布各15 g，三棱、莪术、枳壳各10 g。每日1剂，水煎，2次分服。主治气虚血瘀型子宫肌瘤，症见胞中积块，月经先期量多，或淋漓不净，色淡，有血块，小腹坠痛，气短乏力，食少便溏，面色皖白，舌质淡暗，边有瘀斑，脉虚细涩。主治子宫肌瘤。

(5) 昆布30 g，生牡蛎、海藻各20 g，川续断、天葵子、生绵马贯众、夏枯草各15 g，莪术、王不留行各12 g，香附、三棱、当归、桃仁各10 g。腰酸眩晕加女贞子、墨旱莲、杜仲。月经量多加龙骨、牡蛎、海螵蛸、伏龙肝、三七粉。带下量多加薏苡仁。每日1剂，水煎，服两次。主治子宫肌瘤。

(6) 茯苓、苍术、白术、夏枯草、海藻各15 g，莪术12 g，半夏、陈皮、制香附、川芎、槟榔各10 g，木香6 g。每日1剂，水煎，2次分服。主治痰瘀互结型子宫肌瘤，症见胞中积块，小腹胀痛，带下量多，色白质稠，月经量多有块，婚久不孕，胸脘痞满，形体肥胖，舌质紫黯、苔腻，脉沉滑。

(7) 丹参、牡蛎各15 g，白芍、茯苓、桂枝各12 g，牛膝、桃仁、牡丹皮各9 g。肝郁加柴胡、香附、川楝子、青皮。出血多加樗白皮、地榆炭。白带多加白薇、椿皮。便秘加大黄、芒硝。瘀重加三七、五灵脂、蒲黄。每日1剂，水煎，服两次，1个月为1疗程。主治子宫平滑肌瘤。

(8) 黄芪30 g，茯苓20 g，山楂肉、赤芍、白芍各10 g，桂枝、牡丹皮、当归各9 g，三棱、莪术各6 g。血虚加鸡血藤、阿胶。脾虚加薏苡仁、山药。肾虚加巴戟天、川续断。出血多加益母草、海螵蛸。每日1剂，水煎两次，早晚分服。主治子宫肌瘤。

(9) 丹参、荔枝核各15～25 g，山豆根、赤芍、橘核各10～20 g，桃仁、吴茱萸各10～15 g，莪术8～15 g，香附、桂枝、山慈姑各6～12 g，三棱8～10 g。经净后7日起，每日1剂，水煎，服两次，药量由小到大，10剂为1疗程。主治子宫肌瘤。

(10) 炒麦芽、炒谷芽各15 g，莱菔子、生薏苡仁各12 g，半夏、炒枳壳、白术、茯苓、制大黄各9 g，厚朴6 g。每日1剂，水煎服。对照组41例，用砂仁粉，每日2次，每次3 g，冲服。均于术后第1日开始服药，连用3日。主治子宫肌瘤。

(11) 黄芪、生牡蛎、丹参各30 g，山慈姑、夏枯草、海藻、三棱、香附各15 g，莪术、炮穿山甲、王不留行、桃仁、桂枝各10 g，琥珀粉（冲服）3 g。经期去桂枝，加三七粉5 g（冲服）。每日1剂，水煎两次，早晚分服。主治血瘀型子宫肌瘤。

(12) 生卷柏30 g，益母草15 g，当归尾12 g，炒五灵脂、生蒲黄、没药、延胡索、红花、桃仁各10 g，三棱、莪术各8 g，川芎、肉桂、小茴香各6 g。每日1剂，水煎，服两次，1个月为1疗程。主治子宫肌瘤。

(13) 生地黄、熟地黄各20 g，白芍、当归、枸杞子、墨旱莲、女贞子各12 g，黄芩、知母、

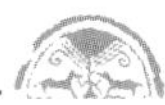

阿胶各9 g，黄柏、茅根炭、蒲黄炭各6 g。经净后4日。每日1剂，水煎两次，早晚分服。主治子宫肌瘤经血淋漓不尽。

(14) 生牡蛎30 g，桂枝、茯苓、桃仁、牡丹皮、赤芍、川续断、鳖甲、卷柏、黄芪、艾叶、青皮各10 g，黄柏6 g。药研细末，炼蜜为丸，每日3次，每次服10 g，经来时停服，两个月为1疗程。主治子宫肌瘤。

(15) 王不留行100 g，夏枯草、生牡蛎各30 g，海螵蛸20 g，丹参18 g，紫苏子、归尾各12 g，茜草10 g，三棱、莪术各6 g。每日1剂，水煎两次，早晚分服，1个月为1疗程。主治子宫肌瘤。

(16) 夏枯草、鳖甲各20 g，海藻、三棱、王不留行、香附各15 g，黄药子、桃仁、牡丹皮各12 g，莪术、牛膝各10 g。每日1剂，水煎两次，早晚分服，50日为1疗程。主治痰湿凝聚型子宫肌瘤。

(17) 党参、白术、赤芍、桂枝、莪术、牛膝各15 g，茯苓20 g，三棱25 g。寒证或虚寒血瘀用本方加淫羊藿；热证血瘀加黄芩、黄柏；气虚血瘀加黄芪。每日1剂，水煎服。主治子宫肌瘤。

(18) 红藤、半枝莲、连翘、败酱草、牡蛎、赤芍、荔枝核各24 g，五灵脂、白芷、三棱、莪术、延胡索（打）各12 g，皂角刺30 g，三七粉（冲）9 g。每日1剂，水煎服。主治子宫肌瘤。

(19) 白花蛇舌草、石见穿（黄毛耳草）、生牡蛎各30 g，菝葜24 g，两面针、制鳖甲各18 g，焦白术、太子参各12 g，莪术、三棱各9 g。每日1剂，水煎，分2次服。主治子宫肌瘤。

2. 外治方：

(1) 生半夏适量。将生半夏洗净晒干，研粉过筛，装瓶备用。子宫颈局部用药，用带尾棉球蘸半夏粉适量，紧贴患处，24小时后自行取出棉球，每周1～2次，8次为1个疗程。主治子宫肌瘤。

(2) 核桃仁、大枣各30 g，轻粉、冰片各1.5 g，雄黄3 g，珍珠1 g。药研细末，枣仁捣烂揉制为丸，重9 g，绸布包，留线10 cm，塞入阴道内，日换1次。主治子宫肌瘤。

(3) 大黄、芒硝各100 g，香附200 g。拌米醋适量，炒热后外敷下腹部，药凉为度，每日1次。主治子宫肌瘤。

3. 食疗方：

桃树根150 g，猪瘦肉150 g，精盐适量。将桃树根洗净切段，猪肉洗净切块，共入沙锅内，加水炖至肉烂，用盐调味，吃肉喝汤。每晚睡前1剂。主治子宫肌瘤。

第三节　女性内生殖器囊肿

一、病证概述

女性内生殖器囊肿，包括卵巢囊肿和子宫内膜异位囊肿。中医将本病归属于“肠覃”“癥瘕”的范畴。多因长期忧思郁怒，内伤七情，外感六淫，湿（热）毒内攻，客于胞脉。正气虚衰，邪气稽留，日久则气滞血结，或痰湿凝聚，或湿（热）毒壅滞与血相搏而致本病。临床常见证候有气滞血瘀证、痰湿凝聚证、湿热蕴毒证等。本病多因寒凝气滞，瘀血结聚所致。是以小腹肿块而月经正常为主要表现的妇人杂症。小腹一侧或两侧出现肿块，初起如鸡子，逐渐增大，推之可动，月经量及月经周期正常。可伴有形体消瘦而腹围增大，小便不利或呼吸困难等症。多发于30～40岁的妇女；小腹一侧或两侧肿块日渐增大；可推动，月经周期正常。妇科检查可见子宫一侧或两侧可触及囊性或实质性球形肿物，表面光滑可活动，子宫间界限清楚；超声检查有助于确诊。

二、妙法绝招解析

（一）血瘀凝结（丰明德医案）

1. 病历摘要：肖某，女，31岁。患者婚后曾生一男孩，嗣后8年未孕。发生月经愆期，初则腹部胀满，后则有硬块形成，曾先后到各地检查，诊为卵巢囊肿。1955年后腹部膨胀日增，形若抱瓮之状，起卧艰难，人已备后事。患者面容憔悴，毛发脱落，言语低微，羸瘦不堪，肌肤甲错，两目黯黑，昼夜腹痛，难以入睡，肘膝部均被擦伤，脉细数，望其舌少苔，舌体瘦薄，边有齿痕。触其腹大若产妇，坚硬如石，拒按，推之不移，青筋暴露，腹脐微凸，阴道如屋漏样之物流出，淋漓不断。

证属血瘀凝结。治宜破血软坚，理气行滞。方选加味化坚汤。药用蜂蜜（冲服）30 g，大黄10 g，桃仁、苦杏仁、陈皮、牡丹皮、桂枝各9 g，甘草6 g。每日1剂，水煎服，服药1剂，亦见阴道下有小量污秽之物，其气味奇臭，腹胀稍减，精神转佳，思食。原方再进1剂后，阴道排出大量污秽之物，如败絮样。三诊见其腹部较前松软，根据李梴“善治癥瘕者，调其气而破其血……衰其大半而止”之理，更服温经汤、香砂六君子汤，交替服用，服10余剂后，邪去正安。在此治疗过程中，阴道内仍排出少量的秽物泡沫，饮食日渐增加，肌肤渐转红润。后即月经恢复正常而痊愈。后又怀一胎，足月顺产一女。（《千家妙方》，战士出版社，1982）

2. 妙法绝招解析：上述病例乃血瘀凝结成块，质硬，推之不移，痛而拒按。所用加味化坚汤，系《黄氏八种》之化坚丸方化裁而来，化坚丸善治血癥气瘕。方中桃仁破血，杏仁疏肺，二药均有丰富的油脂，故能起滑利下行的作用，陈皮、桂枝辛温理气而温通血脉，佐以牡丹皮活血凉血，甘草调和诸药，加之大黄促其攻下破瘀之力。妙在醋、蜜二味，一取酸收软坚，一取蜜润滋补，这样一收一润，促进了癥块的速行，俾邪去而正不伤，所以在临床上取得满意的效果。

（二）热犯血分，凝聚少腹（吕兰凯医案）

1. 病历摘要：王某，女，32岁。患者于3日前开始少腹胀痛，近七小时来病情加重。来诊时呈急性病容，烦躁不安，呼吸急促，发热汗出。检查右下腹疼痛拒按，可扪及一肿块，呈囊性，约为7 cm×5 cm×5 cm表面光滑，活动，有触痛。小便色黄而利，大便已两日未行，舌绛苔黄，脉弦而数。诊断为卵巢囊肿并扭转。

证属热犯血分，凝聚少腹。治宜破瘀，调气，逐积。方选加味桃核承气汤。药用大黄15 g，桃仁12 g，桂枝、芒硝、水蛭各10 g，甘草6 g。每日1剂。水煎服。患者连进两剂，其少腹胀疼转轻，肿块已消过半，大便通下3次，体已不热。此上方减大黄至6 g，嘱其再进2剂，肿块全消，诸症皆除。嘱停药观察，注意调养。追访两年，患者病情未见反复，身体健康。（《千家妙方》，战士出版社，1982）

2. 妙法绝招解析：卵巢囊肿，其治不可固守一格，并有扭转者，其扭转程度也尽不相同。如上病例当属轻者，故药中病机，及时得愈。而扭转至病情更为严重者，亦往往非单纯药物所能奏效，此时尚不可忽视手术治疗的必要性。加味桃核承气汤，源自仲景桃核承气汤方，原方是为太阳病不解，随经入腑，热结膀胱，少腹急结者而设。此方加减用于胎盘滞留、子宫内膜炎、附件炎、肠梗阻等。

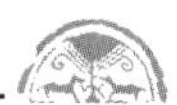

（三）宿瘀内阻，血不归经（言庚孚医案）

1. 病历摘要：例 1，金某，女，30 岁。双侧卵巢巧克力囊肿；行左侧附件切除、右侧囊肿剥出成形术后 1 年许，腹痛未除，近反加剧，右侧为甚。肛门检查：子宫右侧扪及一弹性包块，附件略增厚。B 超示右卵巢囊肿大小 5 cm×3 cm×5 cm，提示右卵巢巧克力囊肿复发，时值经行，量多如注，且杂瘀块，腹痛甚剧。苔薄质偏红，脉细略弦。

证属宿瘀内阻，血不归经。治以化瘀摄血，调经止痛。生蒲黄（包）30 g，花蕊石15 g，震灵丹、延胡索（醋炒）各12 g，炒当归、赤芍、白芍、丹参、怀牛膝、制香附、熟大黄炭、茺蔚子各9 g，血竭3 g。每日 1 剂。水煎服。服 7 剂后，经量显减，腹痛亦缓，六日净（原需十日）。惟右少腹痛减而未除，兼下黄带。肛门检查：右侧附件增厚感。苔薄质微红，脉细弦。证属宿瘀内结，湿热下注。治以化瘀散结，兼清湿热。鸭跖草、败酱草各30 g，皂角刺、莪术各12 g，炒当归、丹参、赤芍、川牛膝、制香附、炙穿山甲片、川楝子各9 g，桂枝3 g。服 14 剂后，经量恢复正常，痛经基本消除，余症均减。肛门检查：宫体活动稍差，右侧可扪及一鸽蛋大弹性包块。B超示右卵巢巧克力囊肿大小 2 cm×2 cm×3 cm，较前明显缩小。

例 2：蒋某，女，36 岁。继发痛经 12 年，原发不孕五年。每行腹痛剧烈伴腰骶部胀坠难忍，西医诊断为双侧卵巢巧克力囊肿。1996 年 4 月住院做腹腔镜结合激光手术，清除子宫内膜异位病灶，但半年后又复发。再次经后穹隆穿刺，做双侧卵巢巧克力囊肿抽吸术。术后经痛未除，亦未受孕。其间曾作 3 次人工授精，其后又做 1 次试管婴儿，均未成功。平素经期尚可，腰酸体乏。兹将届期，诸症又作，腹痛堪虞。

证属宿瘀内结，肾虚不足。姑先化瘀定痛，行血调经，后图育肾通络，清瘀散结。药用酒炒延胡索、生蒲黄（包）各12 g，炒大黄、大生地黄、川芎、赤芍、川牛膝、制香附、五灵脂、制乳香、制没药各9 g，血竭3 g。每日 1 剂。水煎服。服 10 剂（临经前三日起服）。败酱草30 g，云茯苓、淫羊藿、紫石英（先煎）、赤芍、牡丹皮各12 g，桃仁、莪术、路路通、炙穿山甲片各9 g，桂枝3 g。服 7 剂（经净后服）。药后痛经明显好转，量中，五日净，时值中期，略有带下，微感腰酸。再以育肾温煦。云茯苓、丹参、川续断、紫石英（先煎）、鹿角霜各12 g，淫羊藿、大生地黄、仙茅、淡苁蓉、巴戟天、女贞子各9 g。如法调治三个月，痛经消失，余症亦减。药既应手，再守前法调治半年后受孕。（《言庚孚医疗经验集》，湖南科学技术出版社，1980）

2. 妙法绝招解析：卵巢囊肿基本的病理变化是血瘀，其主要病理产物是瘀血。瘀阻胞宫则痛经；瘀阻胞络则不孕；瘀阻脉道则经血量多或淋漓不净。虽然卵巢囊肿的临床表现较为复杂，但在辨证施治中若能以血瘀为中心，则能起到执一驭繁、事半功倍之效。

（四）寒客肠外，久积成块（何子淮医案）

1. 病历摘要：郝某，42 岁。腹部增大已四年半。病起小便不畅，并有疼痛。一年后右下腹发现鹅蛋大肿块，近半年来增大明显，气急腹痛，不能平卧，胃纳不佳，形体消瘦，白带增多。曾做过两次剖腹探查术，前后抽出液体约 2000 mL。昨日又经手术，发现为巨大卵巢囊肿，上至横膈，下达膀胱，与胸膜、肠管、肝等脏器有广泛粘连。由于手术困难，抽出囊液后，在腹腔放置引流管。患者为巨大卵巢囊肿，手术三次均未成，气血虚脱，神倦。面色苍黄带青，脘部隐痛，腹胀满拒按，饮食难进，食后即泛恶，气促。脉微浮弦，短数，苔薄白糙，舌质淡红润少津。

证属寒客肠外，积久成块。理应用行气活血，消坚之剂，乃因连续手术，气血虚脱，急需培元生津，佐以健运。方用煅牡蛎30 g，大麦芽、辰茯神各12 g，炒川楝子、醋延胡索、石斛（另煎）、麦冬、炒枳壳各9 g，北五味子、别直参（另煎）、小青皮各6 g。每日 1 剂，水煎服。服 5

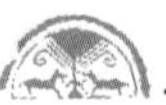

剂后，再投加味生脉散，病势转安，气促平，脘痛除，腹胀存，略进食。脉微弦，苔薄白，舌质较润。前方去别直参、石斛，改白毛藤 30 g，党参、天花粉各 9 g。服 5 剂后，诸恙好转，惟腹胀满未除，治宜行气活血消坚为主。方用炒白毛藤、大麦芽各 30 g，山楂 15 g，当归、小青皮、党参、炒枳壳、炒川楝子、醋延胡索各 9 g，广木香 6 g，肉桂末（吞）3 g。服 10 剂后腹部胀满显减，胃纳已馨，精神亦佳。前方有效，原方继服 10 剂，好转出院。(《何子淮女科经验集》，浙江科学技术出版社，1982)

2. 妙法绝招解析：卵巢囊肿是妇科常见病之一。目前治疗此病主要是靠手术切除，但遇到肿瘤与腹腔脏器广泛粘连，常使手术困难，有时甚至经多次手术，也无法彻底切除肿瘤。因此，应用中药作保守治疗：对改善患者症状，减轻患者痛苦，有一定效果。其治疗以行气、活血、消坚为原则。上述病例即是循此而施治。但在用药的掌握上，必须辨证论治。灵活应用。治疗初期，因病者气血虚脱，以生脉散加石斛，固脱生津，继用行气活血消坚之药，以消瘀块，达到治疗的目的。值得指出，处方中常用大麦芽、白毛藤、山楂，而药量又倍用，一则取其行气消坚之功，二则仿回乳之法，冀其对卵巢囊壁减少分泌，与前人治法有所不同者，其意在此也。

（五）湿热下注，阻滞胞脉（哈荔田医案）

1. 病历摘要：许某，女，32 岁。半年来少腹胀痛，触有硬块，两乳作胀，腰骶酸楚，经期超前，色紫有块。月经前后，带下最多，绵绵不已，色如茶汁，气味腥秽。伴见头晕目眩，口苦咽干，小溲赤热，偶或阴痒。婚后四载，嗣续维艰。妇科检查：子宫后倾，大小正常，左右两侧各有 5 cm×4 cm×6 cm 及 4 cm×3 cm×3 cm 之肿块，活动受限。诊为左侧卵巢囊肿，右侧输卵管积水，因拒绝手术，遂就诊于中医。苔色略黄，厚腻少津，舌质黯紫，脉沉弦略数。

证属湿热下注，阻滞胞脉。治宜清泄湿热，燥湿化痰。药用胆草泻肝片、二陈丸各 1 剂，上、下午分服。连服 7 日。另用蛇床子 12 g，石榴皮、桑螵蛸各 9 g，黄柏 6 g，吴茱萸、枯矾各 3 g。布包、泡水坐浴熏洗，每日 2 次。连服 7 剂后。带下略减，色转淡黄，头晕、目眩、口苦均较前为轻，惟小腹胀痛，坚块仍在。思之先以丸剂缓图以测之，再拟汤剂软坚散结，清热利湿，破瘀通经。药用牡蛎粉（布包）24 g，夏枯草、瞿麦各 15 g，蒲公英、昆布、海藻、冬葵子、车前子（布包）各 12 g，王不留行、山慈姑各 9 g，炒青皮、醋柴胡、穿山甲、粉牡丹皮各 6 g。另用蛇床子 12 g，石榴皮、黄柏、桑螵蛸各 9 g，吴茱萸 3 g。布包，泡水，坐浴熏洗。每日 3 次，服 6 剂后，白带大减，胁痛已除，少腹胀痛已较前减轻，惟触之坚块仍在，又加头晕泛恶。再予清肝胆，软坚结。药用夏枯草 24 g，牡蛎粉、车前子（布包）各 12 g，决明子、香附子、海藻、昆布、山慈姑、川茜草各 9 g，淡竹茹、淡黄芩、盐黄柏各 6 g。服 3 剂，外用药同前。带下已止，头晕泛恶亦除。惟仍少腹胀痛，坚块不移，腰背酸楚。再拟理气活血，化瘀软坚之剂。药用牡蛎粉（布包）20 g，山慈姑 12 g，香附子、赤芍、当归尾、桃仁泥、海藻、昆布、桑寄生各 9 g，醋柴胡、炒青皮各 6 g。服 7 剂后，嘱药后每日上午服化坚丸 1 剂，下午服消核丸 1 剂，均白水送下，连服 10 日。此后即以上法，或服汤剂，或服丸剂，行经期间则养血调经。治疗 2 个月，诸症悉已，月事如常，惟经期小腹尚感胀痛。妇科检查：左侧卵巢囊肿已缩小，右侧输卵管呈索状增粗。再以三诊方加茯苓、海金沙各 9 g，与上述丸剂交替服用，约 40 日停药。妇科复查：子宫略有后倾，两侧附件（一），小腹偶或微痛，余无不适。(《哈荔田妇科医案医话选》，天津科学技术出版社，1982)

2. 妙法绝招解析：《内经》云“任脉为病，女子带下瘕聚”。本例少腹胀痛，触之有块不移，带下量多，深黄臭秽。西医诊为“卵巢囊肿”“输卵管积水”，当属于中医“带下瘕聚”范畴。乃因湿热下注，痰瘀络阻，冲任失调所致。初诊以胆草泻肝片、二陈丸清热燥湿，俾肝气条达，气机通利，则湿热无所依存；药力虽则平平，意在为荡涤之汤剂奠定基础。故再诊遂以海藻、昆布、夏枯草、牡蛎等软坚散结；辅以穿山甲、王不留行破瘀通络；山慈姑、蒲公英、牡丹皮等清热凉血解毒；柴胡、香附、青皮等疏肝理气行血；黄芩、黄柏苦寒清热燥湿。再加车前子、冬葵子、瞿麦等，清热利水，引邪下行，诸药针对病机共奏清热利湿、疏肝理气、溃坚破积之功。四诊带下已止，湿热已清，而仍少腹胀痛不移，乃病在血分，瘀结未化。《医学汇海》云"血者，妇人行经，及产后，或伤风冷，或伤饮食，以致内瘀血搏凝滞不散，久则成块作痛。"故投以破瘀散结、理气行滞之剂，汤丸互进，缓缓图治，终获痊愈。

（六）湿热下注，痰凝络阻（姚寓晨医案）

1. 病历摘要：唐某某，女，35 岁。小腹隐痛半年余。半年来，因小腹隐痛，腰酸痛，白带量多、色黄有味，婚后 10 余年不孕，曾到医院检查诊为：右侧卵巢囊肿（约 5 cm×5 cm×6 cm）。左侧输卵管积水（约 4 cm×3 cm×3 cm）。曾嘱手术治疗，未同意，来我院就诊。平时食纳不佳，心烦易怒。舌象：舌苦白腻，舌质黯。脉象：沉弦。西医诊断：右侧卵巢囊肿，左侧输卵管积水。

证属湿热下注，痰凝络阻。治宜清热利湿，行气豁痰。药用滑石、礞石各 15 g，瞿麦、萆薢各 12 g，萹蓄、车前子、黄芩、乌药、半夏各 9 g，砂仁 6 g，木通、木香各 3 g。每日 1 剂，水煎服。服 15 剂后，自觉腰痛、腹痛减轻。按上方 6 剂量做成蜜丸，每丸 9 g，每日服 2 丸。连服 1 个月，在原医院检查称：右侧卵巢囊肿已消失，左侧输卵管积水呈索条状增厚。上方加茯苓 9 g，继服 20 剂后，另用 5 剂做成蜜丸，每丸重 9 g，每日服 2 丸，以巩固疗效。曾在原医院复查，称宫旁两侧均属阴性。一般情况良好，有时小腹偶痛，其他无不适。（《姚寓晨妇科证治选粹》，人民军医出版社，2014）

2. 妙法绝招解析：本病的发生多因寒凉伤于卫气，水湿积聚不散而致。若病程日久，寒湿热，煎熬水液，则逐渐黏稠如痰。因其病属气凝水聚，对于冲任二脉影响尚小，所以月经可以按时来潮。若寒湿蕴久化热，也可以转化为湿热型。因此，临床上可分为寒湿型和湿热型两大类。区别寒湿与湿热的辨证要点，主要依据其临床表现。一般讲，本病开始时自觉症状并不明显，多见有少腹隐痛或下坠感，或因婚后不孕而到医院检查时才被发现。偏于寒湿者，见有面色萎黄，体倦无力，喜暖喜按，白带量多（或不多），色白清稀，脉见沉细，苔薄白，舌质淡；而偏于湿热者，则见腹痛，偶有加剧，拒按，白带量多，色黄，舌苔白腻，或黄腻，脉弦滑，或滑数。根据临床经验，对于寒湿型的治疗以行气散寒，化痰散结为主；对于湿热型的治疗，则采用清热利湿，行气豁痰的法则治疗。本例属湿热下注，痰凝络阻。故用八正散加减，方中瞿麦、萹蓄、车前子、滑石、木通、黄芩清热利湿；木香、砂仁、乌药行气泻水；半夏、礞石豁痰散结。因为病情缓慢，可以做成丸药久服，取其势缓而药力持久之特性。

（七）气凝水聚，痰凝络阻（孙浩铭医案）

1. 病历摘要：张某，女，24 岁，已婚。下腹部疼痛，阵发性时作时已，有酸坠感，食欲减退，常觉疲乏，二便如常。下腹部发生疼痛，至医院诊治，曾住院 3 日，诊断为腹部肿瘤。至 1958 年 11 月下腹部疼痛又发，较前更甚，再至原医院门诊治疗 3 次，确诊为卵巢囊肿。建议手术治疗。因有顾虑，未能接受，即回家休息。腹痛未减，食欲更差，疲乏无力，白带时下量多。病情有发展趋势，因尚在哺乳期间月经未潮。体检：体温、脉搏、呼吸正常，面黄较瘦，心肺正常，腹部膨隆，右侧下腹有肿物触及，如儿头大，质硬，有轻度压痛，无移动感，肝脾未扪及，腹股沟淋巴结不肿，子宫附件摸不清，下阴部分泌物甚多。

证属气凝水聚，痰凝络阻。治宜理气消肿，化痰通络。药用山甲黄蜡丸，每日 2 次，朝夜各

3 g。连服1个月，即觉好转，腹中肿块缩小1/3。在复诊时嘱继续服用，再在原方中加入真麝香0.5%和匀，服法如前，连服2个月，腹部肿块逐渐缩小，并无任何反应，只觉日趋健康，食欲亦日有增进。乳儿18个月，月经尚未来潮，但在劳动后每感右侧下腹部稍有隐痛，是时腹部检查，确无肿块扪及，又无压痛，其他一般良好。后生一小孩，安然无恙。(《孙浩铭妇科临床经验》，福建人民出版社，1978)

2. 妙法绝招解析：穿山甲（原名鲮鲤甲），明·李时珍《本草纲目》载本品有通经络、治恶疮、消痈肿、排脓血之效。“黄蜡”（又名蜜蜡）常用作赋形药，有缓和养胃作用。为了防止刺激胃肠黏膜或招致不良后果，故选作为丸赋形之用，求其缓解，使药力达到下焦后发挥作用。麝香气味香窜，李时珍说其能“开经络，通诸窍，治积聚瘕”。因此，根据古今中医学文献，采取破血、消积、通络、化瘀之品，综合利用，以治“卵巢囊肿”，竟获良效。足证中医学值得进一步地实验和钻研。

（八）气滞血瘀，积久成癥（韩梅医案）

1. 病历摘要：黎某，女，40岁。经闭，3个月因患卵巢囊肿，在某医院做囊肿摘除术。手术顺利，但术后连续高热数日，经静脉滴注抗生素后方愈，当时即有小腹不适，溺时腰腹疼痛等症。现经闭3个月，腹中似有物压，坠重不适，便时腰腹疼痛，大便略干不畅。脉沉细弦，舌质粉红苔薄白。查体见腹部柔软，脐上一指处有压痛，腹左侧重按则觉坚实，如覆碗，按之不痛，推之不移，无明显边缘。

证属气滞血瘀，积久成癥。治宜活血化癥，疏肝通络。方选复元活血汤加减。药用牛膝15 g，生地黄、赤芍各12 g，当归、桃仁、炒枳壳、红花、柴胡、桔梗、穿山甲各10 g，甘草、川芎各6 g。每日1剂，水煎服。服至第2剂时，即见阴道出血，量少色暗淡似水，后渐量多，但经行三日即止，惟腹中不适略有缓解，但溲时腰腹掣痛不去。查腹左侧包块边缘明显，如手掌大，舌脉同前。川牛膝、苏木、生黄芪各15 g，赤芍、生地黄、红花各12 g，柴胡、当归、桃仁、炒枳壳各10 g，川芎、甘草各6 g。腰腹疼痛基本消失；大便正常，惟腹仍有不适感，四肢时感肿胀，按之无凹，肿物仍在，原方加减后续进。生黄芪30 g，川牛膝15 g，当归、桃仁、红花、三棱、莪术、生山楂、柴胡各10 g。又见经水，量较多，色暗红，夹有血块。查腹部肿块已无，脉沉细滑，舌质淡红。拟归脾汤调摄气血。生黄芪、桑寄生各30 g，党参15 g，白术、当归、龙眼肉、杜仲、生姜各10 g，广木香6 g，大枣6枚。服10剂以善后。(《名医奇方妙术·第二集》，中国医药科学技术出版社，1993，5)

2. 妙法绝招解析：复元活血汤为《医学发明》的方剂，功能活血祛瘀，疏肝通络。原方本治跌打损伤，瘀血留胁之病症。本例患者癥块起于左侧卵巢囊肿术后。癥块形成与患者术后高热而致津亏血瘀、肝气郁结有关。残血浊液，因气机阻滞而成瘀结，瘀血内阻，冲任失司而致经闭。故治疗当从活血散结，理气疏肝入手，所以选用本方。初诊、二诊以活血散结为主，疗效显著，经水虽少，然已提示络通瘀化。三诊虑其术后，体力未复，故攻补兼施，重用黄芪，以益气而率血行，用三棱、莪术、生山楂直取癥块，加大破癥之力，而收诸恙悉瘥之效，最后以归脾汤调理善后。值得注意的是，此疾本为术后血肿，西医无药物，只靠理疗和自体逐渐吸收，患者苦不可言。用中药活血散结而取速效，三棱、莪术破癥之功名不虚传。

（九）湿浊痰饮，瘀阻胞脉（李香萍医案）

1. 病历摘要：徐某，女，51岁。阴道不规则少量出血半个月。月经周期准，量中等，4日干净。舌质淡暗，舌苔薄白，脉细弦。B超示：左卵巢囊肿，大小4.9 cm×4.8 cm，子宫内膜厚0.45 cm。诊断为功能失调性子宫出血、卵巢囊肿。

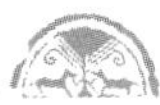

证属湿浊痰饮，瘀阻胞脉。治宜活血化瘀，软坚消癥。方选自拟莪棱消癥汤加减。药用生牡蛎（先煎）40 g，莪术、三棱、夏枯草、浙贝母、皂角刺、路路通、半枝莲、猫爪草各15 g，当归12 g，川芎、赤芍、土鳖虫、穿山甲各10 g。每日 1 剂，水煎，分早、晚各服 1 次。连服 30 剂后，B超复查示左卵巢囊肿已消失。（吉林中医药，2005，10）

2. 妙法绝招解析：中医学典籍中没有本病病名，但有类似证候的记载。如《灵枢·水胀》云“肠覃……其始生也，大如鸡卵，稍以益大，至其成，如怀子之状，久者离岁……月事以时下。”多由外感六淫，内伤七情，致湿浊痰饮瘀血阻滞胞脉，日久搏结成块。治宜活血化瘀，软坚消癥。方中选用莪术、三棱为君药者，因《医学衷中参西录》云：“三棱气味俱淡，微有辛意；莪术味微苦，气微香，亦微有辛意，性皆为化瘀血之要药，以治女子癥瘕……非猛烈而建功甚速。”配赤芍散瘀通络；当归，李东垣曾说“主癥瘕，破恶血”。川芎，《本草汇言》中云：“癥瘕结聚，血闭不行，并能治之。”土鳖虫，《本经》云“主心腹寒热，血积癥瘕，破坚，下血闭”。夏枯草、浙贝母、生牡蛎清热软坚散结。穿山甲，《医学衷中参西录》云“凡血凝血聚为病，皆能开之……并能治癥瘕积聚。”半枝莲、猫爪草清热解毒抗肿瘤。卵巢囊肿，其形酷似痈肿，其内容物酷似水潴，故方中用皂角刺、路路通搜风拔毒以消痈，利水消潴以消肿。诸药相伍，可达活血化瘀，软坚消癥之功效。

（十）脾肾阳虚，寒痰凝滞（汤龙云医案）

1. 病历摘要：赵某，女，32 岁。1 年来每次月经来潮则右下腹及腰部疼痛，甚时持续近 20 日，自觉腹部有一肿物。月经周期紊乱，经血多，色暗淡相兼，白带多，色淡无臭。思想负担重，紧张失眠。B超示右下腹有一 2.5 cm×3.5 cm 囊性物，边界清楚。意见为卵巢囊肿。患者体弱神疲，面色暗淡，四肢无力，心情压抑，不欲饮食，涎多喉痒。舌质淡，舌苔白，脉沉滑。

证属脾肾阳虚，寒痰凝滞。治宜温补脾肾，化痰解凝。药用牡蛎 50 g，党参、合欢花、薏苡仁各30 g，海藻、郁金各15 g，浙贝母、鸡内金、蛤粉（冲）、茯苓各 12 g，细辛、桂枝各 6 g，水蛭（冲）3 g。每日 1 剂，水煎，分 2 次服。服 12 剂后，疼痛减轻，肿物仍有，月经转红。停药 1 周，月经干净后，上方去桂枝、细辛，酌加半夏、远志、赤芍。服药 30 余剂，诸症痊愈。B超复查右下腹肿物消失。（陕西中医学院学报，1994，1）

2. 妙法绝招解析：患者久病，少腹肿块，根据全身证候，辨为寒痰凝滞。初诊时体质较差，故用党参、茯苓、桂枝、细辛温补脾肾；鸡内金健脾祛痰。患者神虚恐怖，故加合欢花、郁金、牡蛎、蛤粉、海藻、贝母、水蛭有镇化顽痰软坚之效。辨证切贴，标本兼顾，效如桴鼓。

（十一）气血瘀滞，积久生热（李祥云医案）

1. 病历摘要：沈某，女，40 岁。发现卵巢囊肿半个月。B超显示子宫 50 mm×54 mm×53 mm，后壁有直径 15 mm 的小肌瘤，左卵巢 11 mm×26 mm×31 mm，右卵巢 14 mm×21 mm×24 mm，其外方有 48 mm×51 mm×87 mm 的液性暗区，内有稀疏小光点，与右卵巢粘连。血液检查：CA125（单克隆抗原）、AFP（甲胎蛋白）、CEA（癌胚抗原）正常。曾行双侧卵巢巧克力囊肿剥离术，术后不孕，经中药治疗后怀孕。舌苔薄，脉细。平素月经量中，色红，夹小血块。妇科检查：外阴已婚式；宫颈光；宫体前位偏左，正常大小；附件右侧触及 7 cm×6 cm的囊块，左侧阴性。诊断为卵巢囊肿。

证属气血瘀滞，积久生热。治宜破瘀散结，清热软坚。药用红藤、败酱草、煅龙骨、煅牡蛎各30 g，党参、黄芪、淫羊藿各 15 g，肉苁蓉、夏枯草、穿山甲、皂角刺、茯苓、地鳖虫各12 g，三棱、莪术、水蛭各 9 g。每日 1 剂，水煎服。并用皂角刺、蜂房各 12 g，三棱、莪术、赤芍、苏木各 9 g。水煎取汁后灌肠。服 7 剂后，月经来潮，量中，感腰酸。苔薄，脉细。治宜活血通经。药用益母草30 g，杜仲15 g，川楝子、凌霄花各12 g，当归、桃仁、红花、附子、泽兰、泽泻、三棱、莪术各9 g，川芎、桂枝各6 g。以上方加减续治 2 个月，B超检查盆腔肿块消失。半年后随访，囊肿未再复发。(《李祥云治疗妇科病精华》，中国中医药出版社，2007)

2. 妙法绝招解析：患者卵巢囊肿类似于中医所指的“肠覃”“癥瘕”，该囊肿之形成与气滞血瘀有关，曾因巧克力囊肿进行过手术，以后又行剖宫产，两次手术气血损伤，故治疗拟益气扶正、破瘀散结为大法。又因病程日久，瘀阻化热，瘀热蕴结而为癥瘕，所以治疗除破瘀散结外，还应清解软坚。为增强疗效，配以清解化瘀之灌肠药，内外同治，相得益彰，以后又随证加减，故收效甚速。

（十二）痰瘀互结，凝集于内（李祥云医案）

1. 病历摘要：周某，女，54 岁。右侧小腹胀痛 2 年，加重 1 个月。曾因子宫肌瘤，月经量多行全子宫切除术，术后常感到右侧小腹胀痛，近来更明显，B超提示：右侧附件区有 45 mm×30 mm液性包块，阴道超声见右卵巢 52 mm×33 mm×44 mm 液区。自觉面目、下肢浮肿。舌苔薄，脉细。诊断为卵巢囊肿。

证属气血阻滞，湿瘀互结。治宜行气活血，利水消肿。药用煅龙骨、煅牡蛎、怀小麦、陈葫芦各30 g，猪苓、茯苓、何首乌、丹参、牡丹皮、赤芍、夏枯草、皂角刺各12 g，三棱、莪术各9 g，五倍子4.5 g。每日 1 剂，水煎服。并用桂枝茯苓胶囊，每日 2 次，每次 5 片。服 7 剂后，小腹隐痛，腰酸，周身乏力，浮肿无明显好转。舌质淡，苔薄，脉细。上方加党参、黄芪、红藤各30 g，大枣、生地黄、熟地黄、延胡索各12 g，木香9 g。坚持服用 3 个月，近来小腹胀痛消失，浮肿消退，B超检查均未见附件肿块。为巩固疗效，上方续服两周，随访无异常。(《李祥云治疗妇科病精华》，中国中医药出版社，2007)

2. 妙法绝招解析：妇女下腹部胞中有结块，伴有或痛，或胀，或满，称为癥瘕。一般考虑气滞、血瘀、痰湿为病。本案初诊按常法以攻为主，用桂枝茯苓丸合行气活血消癥之品，再诊时考虑患者有过手术创伤，又面目及下肢浮肿，水湿内聚，水湿与瘀血互结而为癥瘕，故治疗应行气活血消癥，利水除湿消肿。又因年纪较大，临床有乏力、舌淡气虚表现，结合张景岳“壮盛之人无积，虚人则有积”之说，在原法基础上，加用大量党参、黄芪补气补血；生地黄、熟地黄、大枣养血补血，攻补兼施。使气足血旺，气血运行畅通，癥瘕得消水肿得退，正所谓“气足养正积自消”。

（十三）胎产受损，气滞血瘀（李祥云医案）

1. 病历摘要：严某，女，30 岁。发现右侧卵巢囊肿一年余。经行后腹痛一周余，伴腰酸，带下量中，神疲乏力。B超显示子宫大小 69 mm×44 mm×50 mm，右侧见大小约 64 mm×35 mm液区，后穹隆见 35 mm×19 mm 暗区。妇科检查：外阴已婚式；阴道无异常；子宫颈光；宫体前位，大小如常；附件两侧均增厚，右侧可触及 4 cm×2.5 cm 肿块，质软。诊断为右侧卵巢囊肿。

证属胎产受损，气滞血瘀。治宜行气活血，消坚散结。药用红藤、败酱草各30 g，地鳖虫、夏枯草、穿山甲、赤芍、黄芪、香附各12 g，三棱、莪术、牡丹皮、丹参、当归各9 g。每日 1 剂，水煎服。服 7 剂后，仍觉有腹痛。舌黯，边有瘀点，苔薄白，脉弦。上方加延胡索12 g，制乳香、制没药各6 g。服上药并随证加减，治疗 2 个月，腹痛渐减轻，复查B超显示：子宫大小 58 mm×43 mm×47 mm，右侧卵巢未见囊肿。妇科检查，附件亦未触及肿块，卵巢囊肿消失。(《李祥云治疗妇科病精华》，中国中医药出版社，2007)

2. 妙法绝招解析：卵巢囊肿属中医“癥瘕”。本病患者曾多次人工流产及剖宫产，胞脉损伤，血气受损，瘀血稽留而成癥瘕，故治疗上拟用行气活血，消坚散结，佐以益气扶正之法。方中用穿山甲活血破瘀，消癥，善于走窜，性专行散，能通经络而达病所；与三棱、莪术、赤芍、牡丹皮、地鳖虫相互配伍，祛瘀力增强；夏枯草软坚散结；当归补血活血，配合香附疏肝理气调经；红藤、败酱草清热解毒，活血祛瘀止痛；制乳香、制没药相须为用，既活血止痛又行气散滞；延胡索活血行气止痛。并在众多活血化瘀药中，加用黄芪以扶正，正如张锡纯云："若治瘀血积久过坚硬者，远非数剂所能愈，必以补药佐之，方能久服无弊。"所以加用黄芪可使气血不受伤损，瘀血之化亦较速。有报道称黄芪还有促使巨噬细胞的增多，并有活跃其功能的作用，使粘连结缔组织松解，使包块易于吸收，从而药到病除。

（十四）肾气不足，气血凝滞（李祥云医案）

1. 病历摘要：王某，女，45 岁。发现左侧卵巢囊肿 5 个月，伴腹痛。行 B 超检查，见左侧附件区有 88 mm×62 mm×58 mm 液性包块，提示左侧卵巢囊肿。平素腰骶部酸痛、经行时明显，带下清稀。舌苔薄，脉细。诊断：巧克力囊肿术后复发。

证属肾气不足，气血凝滞。治宜补肾祛瘀，活血散结。药用败酱草、党参、黄芪各30 g，杜仲、淫羊藿各15 g，肉苁蓉、夏枯草、穿山甲、地鳖虫各12 g，三棱、莪术、水蛭、苏木各9 g。每日 1 剂，水煎服。服 7 剂后，头痛，自感内热，下腹隐痛，腰酸。苔薄，脉细。治宜补肾祛瘀，软坚散结。药用党参、黄芪各30 g，淫羊藿各15 g，地鳖虫、肉苁蓉、夏枯草、穿山甲、蔓荆子、海藻、昆布各12 g，三棱、莪术、水蛭、白芷、金银花、浙贝母各9 g，生甘草6 g，皂角刺、菟丝子各适量。服 14 剂，腰酸、头痛已减，无特殊不适。苔薄，脉细。以后患者经行时以桃红四物汤加减治疗，非经期基本以上法加减用药，患者坚持治疗 5 个月余，腹痛逐渐消失。B 超检查，见右卵巢 30 mm×21 mm，左卵巢 29 mm×23 mm，提示双侧附件未见明显异常。(《李祥云治疗妇科病精华》，中国中医药出版社，2007)

2. 妙法绝招解析：本病临床辨证多为气滞血瘀、痰湿内阻。今患者经常腰骶部酸痛，带下清稀，辨证为肾虚血瘀的本虚标实证。肾气不足，冲任胞脉失于濡养，冲任气血不畅，气血易停滞而为瘀阻。患者术后复发，说明正虚气滞为重，此非一般活血化瘀药能治愈，故用三棱、莪术、苏木以祛瘀，又加用虫类药地鳖虫、水蛭、穿山甲以通络破瘀，以增强破瘀散结消癥之力；又用昆布、海藻、夏枯草、皂角刺等以软坚散结；另治疗时注重"补消结合"，避免一味祛瘀攻伐，正气更加受损，加重病情，适当加入菟丝子、肉苁蓉、杜仲、淫羊藿等温养阳气之品，又加重党参、黄芪补益气血，使气壮则血流，气血流畅则癥瘕很快消失。

（十五）肾亏瘀阻，冲任受损（李祥云医案）

1. 病历摘要：李某，女，16 岁。突然腹痛，诊断为"左卵巢囊肿破裂"，病理报告提示"卵巢内膜囊肿，卵泡囊壁黄素化伴黄素囊肿破裂"。现腰酸乏力，小腹隐痛，大便干结，余无特殊不适，舌苔薄腻，脉细。诊断为子宫内膜异位囊肿。

证属肾亏瘀阻，冲任受损。治宜益气补肾，活血化瘀。药用煅瓦楞（先煎）30 g，鸡血藤15 g，穿山甲、路路通、地鳖虫、夏枯草、苏木、菟丝子、肉苁蓉、淫羊藿、巴戟天、党参各12 g，三棱、莪术、水蛭各9 g，生大黄（后下）6 g。每日 1 剂，水煎服。服 7 剂后，B 超检查发现右侧卵巢囊肿 52 mm×33 mm×41 mm，无不适症状，苔薄，脉细。治宜益气祛瘀，软坚消癥。药用党参、黄芪各 30 g，皂角刺、鸡血藤、香附，威灵仙、海藻、海带各 12 g，三棱、莪术、苏木、路路通、水蛭各9 g，穿山甲（研粉吞） 6 g，桂枝4.5 g。服 14 剂后，月经来潮，量中，夹小血块，无腰酸，无腹痛，胃脘嘈杂。苔薄，脉细。此后患者断续用药，B 超见子宫53 mm×30 mm×43 mm，左卵巢切除，右卵巢 33 mm×15 mm，未见囊肿。(《李祥云治疗妇科病

精华》，中国中医药出版社，2007）

2. 妙法绝招解析：中医认为，肾是生殖发育之物质基础，肾虚精亏，冲任失于濡养，胞宫失养而痛经。又肾亏精少，精血同源，血虚精乏，血流缓慢而瘀阻，瘀阻日久而为癥瘕，患者曾因卵巢内膜囊肿破裂而手术，冲任气血损伤，现又发现另侧卵巢内膜囊肿，故治拟补肾祛瘀法，方用自拟方内异消加减治疗，精充瘀祛，故而囊肿消失而病愈。

（十六）瘀血阻滞，血不归经（李祥云医案）

1. 病历摘要：某女（日本），28岁。一年前因腹痛去日本某医院检查诊断为左卵巢囊肿，直径大小约6 cm而行左侧附件切除术，病理报告为左侧内膜异位囊肿。现术后一年，又腹痛依然，痛经剧。又去医院检查，发现右侧又有直径5 cm大小囊肿，建议手术，患者思想有顾虑，担心手术后会再次复发，同时担心会导致不孕症，因而拒绝手术。听中医药治疗本病有很好的疗效，故而前来中国治疗。患者平时下腹微痛，经行时痛经剧，常服止痛片，平时白带略多，有时腰酸，乳胀。苔薄，脉细。妇科检查：外阴已婚式；阴道无异常；宫颈光；宫体中位，正常大小；右侧附件直径5 cm大小囊肿，左侧阴性。B超检查：子宫53 mm×48 mm×40 mm，右侧54 mm×48 mm液性暗区。诊断为子宫内膜异位囊肿。

证属瘀血阻滞，血不归经。治宜补肾祛瘀，调经止血。药用鸡血藤、淫羊藿各15 g，香附、肉苁蓉、丹参、水蛭、地鳖虫、穿山甲、夏枯草各12 g，三棱、莪术、赤芍、牡丹皮、路路通各9 g。每日1剂，水煎服。服7剂后，经期中基础体温渐升，带下较多，略有腹痛，腰骶微酸。苔薄，脉细。治宜补肾祛瘀，清解调经。药用红藤、败酱草各30 g，淫羊藿、鸡血藤各15 g，夏枯草、肉苁蓉、菟丝子、莪术、香附、牡丹皮、丹参、水蛭、穿山甲各12 g，当归9 g，川芎6 g。再服7剂，经行量多，夹小血块。苔薄，脉细。治宜理气活血，调经止痛。药用仙鹤草15 g，熟地黄、杜仲、丹参、黄芪、香附、柴胡、鸡血藤、延胡索、川楝子各12 g，白芷、赤芍、泽兰、泽泻、当归各9 g，川芎6 g。如上述根据月经周期调理用药，并随证加减。治疗3个月后，月经已无疼痛，诸恙均减，附件肿块明显缩小，又治疗3个月，患者怀孕，孕后又行中药保胎治疗。以后足月妊娠，分娩生一女孩，次年又生一男孩，母亲至今健康。（《李祥云治疗妇科病精华》，中国中医药出版社，2007）

2. 妙法绝招解析：子宫内膜异位症属中医“痛经”“癥瘕”的范畴，依其临床表现，分析病理特点，属中医所指的“离经之血”，血不归经而致瘀阻，治疗应活血祛瘀，患者手术后病理诊断为子宫内膜异位囊肿。又经行量多，且腰酸，故用补肾祛瘀法治之。病程日久，痛经为剧，非一般祛瘀药能治愈，应选用破瘀通络之虫类药，故拟内异消加减治疗；期中用活血补肾调经之药，该法尚有助卵泡发育，促进排卵的作用；经行时以月经调顺为主，故治疗用理气活血调经止痛之法。治疗期间以该3个阶段为法，并随证加减。由于治法得当，如鼓应桴，故患者很快妊娠，疗效较速。

三、文献选录

卵巢囊肿属中医癥瘕、肠覃等范畴。中医学认为其发生是由于妇女在经期或产后，或人工流产术后，忽视调养，或因七情所伤，或因六淫外邪内侵，致使肝脾等脏腑功能失调，湿浊、痰饮、瘀血阻滞胞脉，蓄积日久而成。早期多无临床症状，随着囊肿的生长，患者有所感觉，其症状与体征因囊肿的性质、大小、进展、有无继发变性、有无并发症而不同。主要表现在6方面：①下腹不适感，为患者未触及肿块前的最初症状；②腹围增粗，腹内肿物；③腹痛，一般无并发症时，极少有腹痛，如感觉剧烈腹痛，尤其突然发生者，多系囊肿蒂扭转，偶为肿体破裂、出血

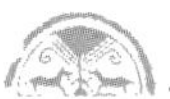

或感染；④月经紊乱，由于囊肿并不破坏正常卵巢组织，大多数不引起月经紊乱，但少数患者伴有月经紊乱、痛经等；⑤白带异常，因盆腔和（或）宫腔内炎症，导致分泌物异常，量多色黄或味秽臭；⑥少数巨大卵巢囊肿患者，可出现压迫症状，可见排尿困难、大便不畅、下肢水肿甚或呼吸困难、心悸等。

（一）本病病因病机

1. 气血津液失调是卵巢囊肿的病机关键。气血津液是构成人体和维持人体生命活动的基本物质、是脏腑生理活动的物质基础。同时它们的生成及运行又赖于脏腑的功能，因而在病理上，脏腑发生病变，可以影响到气血津液的变化；而气血津液的病变，也影响到某些脏腑的功能。因妇女以血为本，在月经、胎孕、产育、哺乳等特殊生理活动中，均易耗伤阴血，致使机体常处于阴血不足，气偏有余，气血相对失衡的状态。

2. 卵巢囊肿好发的年龄阶段，正处于女性经、孕、产、乳等生理活动最旺盛的时期，最易致肝血不足。且现代女性还要承担来自社会、工作和家庭等各方面的压力，久则导致肝郁不疏，气血失调。血与气是相互依存相互资生的关系，气为血帅，血为气母，血病可以及气，气病可以伤血。且气能生津，津血同源，气病或血病均可以影响到津液，使其运化、疏布不利为病，三者往往相互影响，故气血水的失调是卵巢囊肿发病的主要病机。

3. 卵巢囊肿是妇科临床常见病、多发病，是卵巢良性肿瘤的一种，约占卵巢肿瘤的90%，多呈囊性。卵巢囊肿可发生于任何年龄，尤其常见于生育期妇女，发病率占生育期妇女的5%。卵巢囊肿虽然自觉症状较轻，发展缓慢，早期多无症状，多在妇科检查时偶然发现，但随着囊肿的逐渐增大，患者常出现下腹胀痛、月经紊乱等症状，会影响妇女的健康和生育。约10%的卵巢囊肿会并发蒂扭转，并可在一定诱因下发生破裂、与腹膜广泛粘连、继发感染等并发症，给女性的身心健康带来很大的威胁。

4. 卵巢囊肿的发生，与长期的饮食结构不合理、环境因素、内分泌失调及家庭遗传等因素有关：①长期膳食的结构不合理、高胆固醇饮食、不良的生活习惯、心理压力过大等因素，造成体质过度酸化，人体整体的机能下降，从而发展为卵巢组织异常增生，终致卵巢囊肿。②环境因素。吸烟、电离辐射等环境因素与其发生有关。如工业发达国家的妇女，卵巢肿瘤患病率高，考虑某些化工品与卵巢肿瘤发病有关。③内分泌失调因素。卵巢虽小，但分泌性激素是其功能之一，卵巢囊肿主要发生于卵巢分泌旺盛的妇女，故认为与内分泌失调有关。④据统计，5%～7%的卵巢肿瘤患者有其家族史。

（二）发病机制与类型

1. 功能性卵巢囊肿：多随卵巢周期性变化而产生和消失，下丘脑-垂体-卵巢轴功能异常，体内内分泌失调，另外排卵使卵巢表面上皮不断损伤及修复，可以增加包涵囊肿形成的机会。

2. 非功能性卵巢囊肿：持续性排卵使卵巢上皮在损伤及修复的过程中，卵巢表面上皮细胞突变可能性增加。未产、不孕，为卵巢癌的危险因素，而多次妊娠、哺乳和口服避孕药有保护作用。同样，应用促排卵药物可增加发生卵巢肿瘤的危险性。

3. 卵巢巧克力囊肿：目前此疾病的发生有几种学说。种植学说，经血逆流，妇女在经期时子宫内膜腺上皮和间质细胞可随经血倒流，经输卵管进入腹腔，种植于卵巢和盆腔腹膜，在该处生长，淋巴及静脉播散。医源性种植，体腔上皮化生学说，免疫学说，机体免疫力低下，清除盆腔活性子宫内膜细胞能力降低，从而导致内异症的发展。

（三）本病调护概要

1. 调畅情志：中医学认为，情志异常变化会引起人体生理功能紊乱而导致疾病发生。经常参加户外活动如郊游、逛公园、听舒缓的音乐等，从而减轻精神负担，避免不良情绪，使肝气得以正常的升发疏泄，保持全身气血通畅，对卵巢囊肿的预防大有裨益。

2. 合理膳食：饮食对维持人体的健康有着非常密切的关系。合理膳食，可使脏腑功能旺盛，气血充实，远离疾病。饮食失调，影响脾胃功能，进而影响气血运行最终影响身体健康。因此建立合理的饮食习惯，也是预防卵巢囊肿的重要措施。日常生活中，女性应该多食用清淡食物，多食用瘦肉，鸡蛋，鸡肉和鱼等。勿过多地食用咸而辣的食物，不食过冷、过热、过期及变质的食物，不要食用被污染的食物，如被污染的水，农作物，家禽鱼蛋，霉变的食品等，可食用一些绿色有机食品，防止病从口入。

3. 适度锻炼：适当的运动能使周身的血液畅流不息，不致阻滞；能改善人体各系统的生理功能，保证脏腑功能的正常活动；促进人体新陈代谢，使人体保持旺盛的活力，是预防疾病，消除疲劳，恢复体力，获得健康长寿的要素。

4. 月经期及产后调护：妇女月经期间，血海由满盈转而溢泻，血室正开，胞脉空虚，同时妇女产后在生理上处于气血亏虚，正气不足，若调摄不当，外邪极易入侵。故应注意摄养、严禁房事，保持外阴及阴道的清洁；尤其注意保暖，避免受寒，忌食生冷刺激性食物，保持机体正气充足，气血通畅。

5. 充足睡眠：睡能还精，睡能养气，睡能养神，睡能健脾益胃，睡能坚骨强筋。通过睡眠使人精、气、神三宝得以保藏和补充，使五脏得以休息，阴阳得以协调，从而恢复到平衡状态。

（四）名医论述选录

1. 沈仲理论述：本病的成因，多系妇女在经期或产后忽视调摄，六淫之邪内侵，或因七情所伤，脏腑功能失调，致使湿浊、痰饮、瘀血阻滞胞脉，蓄之既久，则搏结成块，形如鸡卵。正如《诸病源候论·癥瘕候》所云："若经血未尽而合阴阳，即令妇人血脉挛急，小腹重急支满……结牢恶血不除，月水不时，或月前或月后，因生积聚，如怀胎状。"通过多年对卵巢囊肿的探索和研究，摸索出治疗本病的一些规律。认识到卵巢囊肿如仅使用汤剂攻伐，一时难以奏效，且长期服用汤剂亦很难为患者所接受。故仿仲景鳖甲煎丸、抵当丸、大黄䗪虫丸和吴瑭化癥回生丹立意，自制"卵巢囊肿丸"（方见方剂篇"卵巢囊肿"）配合汤剂服用，临床证明对消散卵巢囊肿具有良好的疗效。沈氏经过多年的临床实践，其用药特色有如下三点：不用虫类药物：所诊卵巢囊肿患者，从未使用虫类药物。由于本病与先贤多宗"痰瘀互结"立论有关。如武之望《济阴纲目》云："盖痞气之中未尝无饮，而血癥、食癥之内未尝无痰。则痰、食、血又未有不先因气病而后形病也。故消积之中，尝兼行气、消痰、消瘀之药为是。"沈氏根据"痰瘀同病"理论，在基本方中，着重应用黄药子、泽漆、夏枯草、海藻等化痰散结之品和活血化瘀之北刘寄奴、赤芍、红藤、半枝莲、败酱草相互配伍，疗效颇为满意。故无须再佐入虫类药物破瘀，以免引起经量过多，攻邪过度而伤正。尤为钦服张景岳："壮盛之人无积，虚人则有积"一语。因此，常在消痰软坚化瘀之剂中随症加入黄芪、党参、太子参、南沙参、北沙参、熟地黄、炙龟甲等品，乃"养正而积自除"之意也。相反药物的配伍：子宫肌瘤患者的治疗中普遍地应用海藻、甘草配伍，以增强消散肌瘤之力。在卵巢囊肿的治疗中也经常藻、草并用，正如《得配本草》所云："反者并用，其功益烈"。仲景甘遂半夏汤（甘遂、甘草同用）、赤丸（乌头、半夏同用）是利用相反之性药物配伍以增强药效之滥觞。近年大量医学文献证明，海藻、甘草同用对一些病理性肿块，确能增强其消散软坚作用，其机制值得今后进一步研究。抗肿瘤药物的应用：根据历代本草文献和现代中药药理研究成果，选用抗肿瘤药物作为治疗卵巢囊肿的主药，是临床用药的又一特点。如黄药子，《本草纲目》记载："消瘿解毒"，现代用于甲状腺腺瘤、消化系统肿瘤和乳

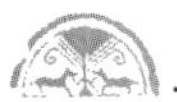

腺癌的治疗；泽漆，据《大明本草》记载能“消痰退热”，现代用于瘰疬结核、淋巴肉瘤的治疗；海藻，据《神农本草经》记载：“主瘿瘤结气”“癥瘕坚气”，具有良好的消痰软坚功效，为治疗瘿瘤之要药，现代药理又证实能使卵巢增厚之包膜软解，有促使病态组织崩溃和溶解的作用。其他，如半枝莲功能清热解毒，夏枯草清肝散结，近年广泛应用于各类癌肿的治疗。这些药物相互配伍，大大增强了软坚散结的功效。(上海中医杂志，1989，6)

2. 何子淮论述：何氏对妇科癥瘕的辨证，强调掌握以下几条原则。一应观察患者体质之壮实羸瘦，病之新起久患，辨别证之虚实；二须检触块结痛处的软硬，固定移动，辨病之在气在血；三要细询审察与其他脏腑经络的联系，辨有无其他疾患的合并症。据此确定治疗原则及立法用药。癥瘕为血结气蓄为患，血结则非攻散不破；气蓄则又非疏理不行。破血消坚，理气化滞，为癥瘕的基本治法。由于妇人经带等生理有别于男子，故何氏又主张分期施治，特别于行经期则避用攻逐之品，以防伤伐胞络。病程长，体质羸弱，特别是胎产多次，有出血史或有其他慢性病患者，更不宜骤然采用攻法，虽标实而本虚者，攻之则元气更乏，非但不能应手，反致诸症丛生。再者，使用攻伐之剂，还应时时顾及后天脾胃。脾胃不健患者，不能承受攻破快利之药，而致脾胃功能更伤，生机受到影响。故对此类疾患，往往以调理气血为治，促使气血和畅，在一定条件下，以攻散为主，既要使坚破，又不使正伤，而达到养正而不碍积，攻积又不损正。如此攻攻、养养、疏疏、理理交叉使用，使大积大聚寓消于疏理之中。在辨证论治的基础上，对败瘀聚结的包块型癥瘕和郁滞气蓄的囊胞型癥瘕（均属实证患者），何氏应用家传血竭化癥汤、血竭消聚汤及配用外敷消痞膏，临床有一定的疗效。当包块消散后，应改拟养血温煦胞络之剂以善后。(《何子淮女科经验集》，浙江科学技术出版社，1982)

3. 胥受天论述：①气滞血瘀型，治拟行气活血化瘀。附件囊肿多由外感六淫，内伤七情，致使气滞血瘀，壅滞胞脉，蓄之即久，搏结成包块。症见：少腹胀痛，触之有块，经期延迟，量少，色紫黯，经前乳房胀痛，平时带下增多，色黄气秽，伴口干，性躁易怒，舌紫黯，或有瘀点，脉弦涩。常用当归、赤芍、白芍、桃仁、红花、香附、枳壳、青皮、柴胡、黄药子、䗪虫等，气血得以通畅，瘀结得以化散，从而达到消散之目的。曾治王某，女，30 岁，已婚，1993 年 1 月 12 日初诊。半年前因人工流产行刮宫术后，月经延期，(5～7) 日/ (37～43) 日，量少，色紫黯，经前乳房胀痛，左侧少腹坠胀，经行尤甚，带下量多，色黄气秽，平素性情急躁。妇检：宫颈轻度糜烂，宫体大小正常。B 超：左侧附件见 3.9 cm×3.5 cm 液性暗区，提示左侧附件囊肿。舌红边有瘀点，脉弦细略涩。证属气滞血瘀，瘀阻胞脉。治拟行气活血化瘀，药用当归、赤芍、白芍、桃仁、红花各 10 g，柴胡 5 g，枳壳、川芎各 10 g，炮穿山甲 6 g，牡蛎 20 g，黄药子、䗪虫、牛膝各 10 g。并嘱患者用药渣趁热外敷以内外同治，加强行气活血之功。上方随症加减。连续治疗 2 个月余，B 超复查示双侧附件未见明显异常。续用中药调经，1 个月后月经恢复正常。②痰热瘀结型，治拟清热化痰散结。附件囊肿初起多因寒凝伤于卫气，水湿积聚不散，日久寒湿化热，煎熬水液为痰，痰阻气机，血行不畅，痰瘀夹杂渐成包块。症见：月经先期，经行不畅，形体肥胖，胸闷泛恶，白带多，倦怠，口干，苔黄腻，脉滑。妇检：附件包块。证属痰热瘀结，治拟清热化瘀散结。药用：苍术、白术、陈皮、半夏、南星、海藻、黄药子、山慈姑、红藤、丹参、马鞭草、甘草等清热化痰散结。根据“痰瘀同病”的理论，在上药中应用黄药子、海藻等化瘀散结之品与清热化瘀之红藤、丹参、马鞭草相配伍，并着重应用海藻、甘草，一反古人海藻、甘草不能同用之禁忌，利用两者相反之性，以增强化痰散结之力，疗效颇为满意。曾治李某，女，35 岁，已婚 2 年未孕。1995 年 8 月 27 日初诊。患者近年来月经量渐少，月经期 3 日，月经周期 40 日至 2 个月，色淡，平时自觉右侧少腹胀痛，胸闷泛恶，倦怠无力，形体肥胖，白带色黄，伴有异味，苔微黄厚腻，脉濡滑。妇检：宫颈糜烂Ⅰ度。B超示：右侧附件囊肿，见3.6 cm×4.9 cm液性暗区。证属痰湿积聚不散，日久寒湿化热，痰热水液瘀阻气机，痰瘀夹杂成块。治拟清热化痰散结。药用苍术、白术、半夏、海藻、香附、红藤、丹参、马鞭草、䗪虫、茯苓、败酱草各10 g，陈皮6 g，甘草3 g。上方化裁，连服3个月余。B超复查：附件囊肿消失。后通过月经周期分期调理半年后怀孕。附件囊肿乃妇科常见疾病，一旦确诊本病，即应及时治疗，分为非经期和经期两个阶段。非经期治疗以大剂量消痰软坚，清热化瘀之品，攻伐瘀滞癥积，即所谓“坚者削之”之意。同时，根据患者体质强弱及其伴随症状，随症加减。经期以调理冲任为主，体质弱者，扶正固本，经量多者，益气固摄或清热固经；量少者，补气生血，同时，兼顾消散化瘀，标本同治，疗效显著。（辽宁中医杂志，1997，4）

4. 肖承悰论述：肖氏对卵巢囊肿病机的见解为：卵巢囊肿为内含液体的囊性肿物，其囊肿的内容物均是病理产物，是瘀血夹痰之象，痰、瘀既是病理产物，又是致病因素，成为辨证与辨病相结合诊治疾病的根据。气血津液失调是卵巢囊肿的病机关键：卵巢囊肿好发的年龄阶段，正处于女性经、孕、产、乳等卵巢生理及生殖活动最旺盛的时期，最易致肝血不足。且现代女性还要承担来自社会、工作和家庭等各方面的压力，久则导致肝郁不疏，气机失调，易致津液留滞，聚而成痰。故气、血、水的失调是卵巢囊肿发病的主要病机。肝血不足、肝郁脾虚是致病之本：肖氏在总结前人经验的基础上，结合多年临床实践，在《金匮要略》当归芍药散基础上加味，创制了“新当归芍药散”，治疗卵巢囊肿临床疗效显著。本病的致病根本在于肝血不足、肝郁脾虚，气、血、水失调。由此而致痰瘀互结形成有形之囊肿，故提出卵巢囊肿为本虚标实之证。卵巢囊肿一病虽其标属实，但其本为虚。肝血不足、肝郁脾虚为本，气滞血瘀、痰瘀互结为标。治疗上宜祛邪与扶正并重。针对卵巢囊肿的病因病机，肖氏提出了养血柔肝、健脾利湿、活血化瘀、祛痰消瘕的治疗原则，祛邪与扶正并重，治标与治本兼顾。方用新当归芍药散，通过养血、柔肝、健脾，使瘀血能去，痰湿得化，标本兼治而使囊肿渐消。为基础方治疗本证。药物组成：白芍、赤芍、当归、白术、茯苓、泽兰、枳实、川牛膝等。方中白芍补肝血、柔肝体，使肝血充足，肝体得养，疏泄有序，为治本之品；赤芍泻肝活血，散结通络，能行血中之滞，与白芍相配，补散结合，以防白芍敛邪之弊；当归养血活血，配白芍以养肝疏肝；白术补气健脾，利湿消痰；茯苓甘淡渗湿补中，下行而利水湿，配白术可加强健脾、行湿祛痰的作用；泽兰辛散温通，活血祛瘀利水；枳实化痰消癥，破气散结；川牛膝既有补肝肾的作用，又有活血祛瘀散结之功，且能引诸药下行，是肖氏治疗妇人癥瘕的常用引经药。诸药相配，做到了肝脾两调，气、血、水同治，扶正与祛邪并重，治标与治本兼顾，共奏养血柔肝、健脾化湿、活血祛瘀、祛痰消癥之功。适应证：囊肿直径在6 cm以下。经期停服。（北京中医药大学学报，2004，1）

5. 金千里论述：卵巢囊肿属于中医“血癥”范畴。由于瘀血停留，凝结腹中，日久成疾，为有质有形之块状物。《医学汇海》云“血癥者，妇人经行，或产后，或伤风冷，或伤饮食，以致内瘀血搏，凝结不散，久则成块而作痛也，可用消瘀破血之药治之。”根据这一治疗原则，金氏以“山甲黄蜡丸”，（穿山甲：用粗砂炒至极烫，投入穿山甲片同炒至松脆为度，研成极细粉末，再用黄蜡适量溶化调和为丸，丸如绿豆大。如能加入真麝香0.5%则疗效更好。）治疗本病，取效显著，实值临床探索研究。（《中医辨治经验集萃——当代太湖地区医林聚英》，人民卫生出版社，1996）

（五）辨证论治选录

1. 黎波治疗卵巢囊肿分4型辨治：①气滞型用三棱、莪术、川楝子各15 g，枳壳、青皮各12 g，木香、丁香、小茴香各10 g。②血瘀型用茯苓25 g，桂枝、牡丹皮、赤芍各15 g，桃仁

12 g。③痰湿型用茯苓25 g，苍术、槟榔各20 g，陈皮、半夏、莪术、香附各15 g，川芎、木香各12 g，青皮10 g，甘草5 g。④湿热型用冬瓜仁 60 g，败酱草 50 g，红藤30 g，生大黄、牡丹皮、芒硝各15 g，桃仁12 g，穿山甲10 g。每日 1 剂，水煎服。并用红藤煎：红藤、金银花各60 g，连翘、紫花地丁、大黄、牡丹皮、延胡索各30 g，乳香、没药各15 g，甘草10 g。随症加减，保留灌肠。取穴：关元、气海、归来、三阴交、合谷（或肾俞、次髎、八髎、委中等穴）。针刺，先泻后补。用红藤煎加减，外敷下腹部；并用神灯照射。10 日为 1 疗程。结果治愈 53 例，显效 16 例，有效 17 例，无效 26 例。（中医药导报，2008，2）

2. 林浩然治疗卵巢囊肿分 2 型辨治：①气滞血瘀型（24 例）。小腹胀痛，积块不坚或稍硬，推之可移，面色晦暗，或胸胁不舒，或月经失调，舌质紫暗或舌边瘀点，脉沉弦或沉涩。治拟理气导滞，破血消癥。方用三棱、莪术、炮穿山甲、桃仁、赤芍、当归、川芎、制香附、白术、猪苓、牡丹皮各 10～15 g。②寒湿凝滞型（4 例）。小腹胀满，积块不坚，推之可移，时聚时散，素体羸弱，面色无华，或胸部痞闷，或月经失调，溲多畏寒，舌淡苔薄白，脉沉迟或紧。治当祛寒燥湿，破血消癥。方用苍术、桂枝、黄芪、炮穿山甲、三棱、莪术、桃仁、川芎、当归、赤芍、白术、猪苓、制香附各 10～15 g。均每日 1 剂，水煎服。所有病例均经妇科检查，于附件区域可扪及游离壁薄的囊性肿块，与子宫不相连，无压痛。配合 B 超检查，明确肿块部位、大小及性质等。肿块的直径在 6 cm 以下者为中药治疗的对象。经治疗本组 28 例中，痊愈 8 例，有效 12 例，无效 8 例。（福建中医药，1991，3）

（六）临床报道选录

1. 刘文尧用消囊肿汤治疗卵巢囊肿 60 例：药用薏苡仁20 g，海藻15 g，白芥子、夏枯草、赤芍各12 g，三棱、莪术、桃仁各10 g，胆南星、甘草各6 g。虚寒加附子、鹿角胶、炮姜；气虚加黄芪、党参、白术；血虚加熟地黄、当归、阿胶；痰湿加茯苓、苍术、土茯苓；郁热加牡丹皮、大黄、黄芩；血瘀加水蛭、丹参、泽兰；气郁加香附、郁金、橘核。每日 1 剂，水煎服。10 日为 1 疗程。结果治愈 58 例，有效 2 例。（辽宁中医杂志，1995，10）

2. 弭阳用化痰消癥汤治疗卵巢囊肿 77 例：药用海藻、昆布、夏枯草、当归、牡丹皮、赤芍、炒桃仁、香附各15 g，茯苓、穿山甲、川芎各10 g，桂枝9 g。小腹冷痛，伴经行后期、量少、色黑，加鹿角胶、清半夏、白果仁、延胡索；腰腹部坠痛，伴经行先期、量多、色紫红，加炙龟甲、川黄连、南星、郁金、生地黄；小腹胀痛拘急加炒枳壳、陈皮、川楝子；小腹胀痛可扪及包块，触之不痛、不移者，加三棱、莪术；心悸气短，四肢乏力，经行量多、色淡质稀，加黄芪、党参、炒白术、阿胶。每日 1 剂，水煎服。结果痊愈 48 例，显效 23 例，无效 6 例，总有效率为 94.79%。疗程 30～96 日。（河北中医，1994，1）

3. 刘昭坤等用桂枝茯苓丸加味治疗卵巢囊肿 98 例：药用茯苓 30～60 g，泽兰 30～45 g，桂枝 12～30 g，香附15 g，桃仁、牡丹皮、赤芍各10 g。寒甚重用桂枝，加附子；热证加蒲公英、紫花地丁；气虚加黄芪；2 个疗程无效者加三棱、莪术、炮穿山甲、水蛭。每日 1 剂，水煎服。15 日为 1 疗程。结果：痊愈 71 例，显效 19 例，有效 6 例，无效 2 例，总有效率 97.96%。（国医论坛，1995，5）

4. 杨一淡用少腹逐瘀汤加味治疗卵巢囊肿 50 例：药用延胡索、没药、当归、川芎、赤芍、五灵脂、蒲黄各10 g，小茴香、干姜、肉桂各5 g。出血时间长、经量多、头晕加女贞子、墨旱莲；气虚食少加黄芪、党参；瘀血腹痛加三七、益母草；阴虚加服六味地黄丸；囊肿消失后改用益气血补脾肾之剂。每日 1 剂，水煎服。结果痊愈 46 例，显效 4 例。（新中医，1995，8）

5. 徐萍用透脓散加味治疗卵巢囊肿 81 例：药用威灵仙 40 g，黄芪 30 g，皂角刺20 g，当归、川芎、白芥子各10 g，炮穿山甲粉（分吞）9 g。气虚甚加党参、白术；腹刺痛拒按加没药、血竭、失笑散；出血量多、有瘀块加三七粉、益母草、花蕊石；经期长加重楼、乌梅、绵马贯众；阴血亏虚加仙鹤草、阿胶；腰酸腹坠加杜仲、桑寄生、升麻。每日1剂，水煎服。1个月经周期为1疗程。用3个疗程，结果痊愈36例，好转33例，无效12例，总有效率85.18%。（现代中西医结合杂志，2000，21）

6. 林珍莲用利湿消囊汤治疗附件囊肿160例：药用煅牡蛎30 g，薏苡仁、红藤、夏枯草、石见穿各12 g，苍术、车前子、黄柏、三棱、莪术、鳖甲各10 g。腰痛甚加怀牛膝；腹痛甚加香附、没药；月经淋漓加仙鹤草；气虚月经量多去三棱、莪术，加黄芪；便秘加炒牵牛子；带下黄臭加败酱草。水煎服，月经期停用。对照组36例，用桂枝茯苓丸3粒/d，3次口服。均1个月为1疗程。用3个疗程，结果两组分别痊愈91、12例，好转53、14例，无效16、10例，总有效率90%、72.2%（$P<0.01$）。（光明中医，2000，6）

7. 朱文仙用理气利水散结汤治疗卵巢囊肿131例：药用生牡蛎、橘核各30 g，浙贝母、瞿麦各20 g，海藻、姜半夏、泽泻、北刘寄奴各15 g，枳壳、穿山甲片各10 g。气虚加党参、生黄芪、生白术；血虚加阿胶、制首乌、当归；带多色黄加红藤、川黄柏、半枝莲、椿皮；月经血块多（或舌质紫暗）加桃仁、红花、三棱、莪术。每日1剂，水煎服。20日为1疗程，用1～3个疗程。月经期停用。对照组35例，用桂枝茯苓丸（每粒含生药0.31 g），每日3次，每次3粒，口服，每月用20日。结果两组分别治愈69、6例，显效21、7例，有效各7例，无效6、15例，总有效率94.2%、57.1%（$P<0.05$）。（中国中医药科技，2001，1）

8. 许金珠用化囊汤治疗卵巢囊肿80例：药用白芥子、昆布、白茯苓各12 g，皂角刺、当归、生白芍、绞股蓝各10 g，穿山甲、路路通各6 g。阳虚加制附子、肉桂；气虚加党参、黄芪；月经量多加三七、炒蒲黄；黄带加红藤、败酱草；腹胀痛加延胡索、川楝子；B超示囊壁厚、内有光点回声加海藻、水蛭。每日1剂，水煎服。15日为1疗程。用1～2个疗程，结果：治愈55例，有效20例，无效5例，总有效率93.6%。（实用中医药杂志，2001，11）

9. 吴红玲用祛瘀散结汤治疗卵巢囊肿100例：药用黄芪、茯苓各30 g，浙贝母、赤芍、桃仁、地鳖虫、三棱、莪术、猫爪草各15 g，制半夏、桂枝各10 g，炙甘草6 g。腹痛酌加乌药、制乳香、制没药；白带量多、色黄加黄柏、椿皮；月经不调酌加制香附、淫羊藿；盆腔炎症酌加红藤、白花蛇舌草。每日1剂，水煎服。对照组50例，用桂枝茯苓丸（每粒0.3 g），每日3次，每次3粒，口服。均25日为1疗程；月经期停用。用1～3个疗程，结果两组分别治愈58、7例，显效23、14例，好转10、9例，无效9、20例，总有效率91%、60%（$P<0.01$）。（实用中医药杂志，2002，3）

10. 钟秀美等用黄芪消癥丸治疗卵巢囊肿88例：药用黄芪、丹参、半枝莲、益母草、夏枯草、黄药子、生牡蛎、三棱、莪术、赤芍、延胡索、炒蒲黄、香附、山楂各等份。研细末，炼蜜为丸，每日3次，每次10 g，口服，20日为1疗程，经期停用。治疗2～3个疗程，结果痊愈74例，有效5例，无效9例，总有效率为89.77%。（湖北中医杂志，1995，3）

11. 王自平等用内服外敷治疗卵巢囊肿120例：药用丹参、茯苓皮、车前子（包）、败酱草各30 g，皂角刺20 g，当归、穿山甲、三棱、莪术各15 g，桂枝10 g，桃仁9 g。腹痛甚加香附、延胡索、制乳香、制没药；腰痛甚加狗脊；腹痛发凉加乌药、小茴香；囊肿较大加泽泻、赤小豆；瘀血重、囊肿硬加鳖甲、鸡内金、土鳖虫、夏枯草；神疲乏力加党参、黄芪；白带黄稠加半枝莲、黄柏、金银花藤。每日1剂，水煎服。药渣用布包热敷患部，每次30分钟，每日1～2次。结果：痊愈51例，有效62例，无效7例，总有效率94.2%。并发不孕45例，怀孕41例。

（河南中医，1994，2）

12. 崔淑梅用消瘀除湿汤治疗卵巢囊肿 56 例：药用薏苡仁 30 g，桃仁、萆薢、茯苓、陈皮、泽兰各 12 g，北刘寄奴、赤芍、制没药、苍术、威灵仙、橘核各 10 g。血瘀重加三棱、莪术；小腹胀痛或经前乳房胀痛加柴胡、香附；包块坚硬、B 超示囊实性加炮穿山甲、生牡蛎。每日 1 剂，水煎服。用时取药渣加食醋适量，葱白切碎，炒热装布袋内，热敷患部 30～40 分钟，每日 2 次。1 个月经周期为 1 疗程。经期停用。治疗 1～3 疗程，结果痊愈 40 例，好转 11 例，无效 5 例，总有效率 91%。（山西中医，1994，5）

13. 叶芙蓉用化瘀汤治疗良性卵巢囊肿 132 例：药用红藤、徐长卿各 15 g，三棱、莪术、当归、枳实、柴胡、赤芍、白芍各 10 g，川芎、地龙、红花各 6 g。气虚腹坠胀加升麻、党参、黄芪；阳气虚加砂仁、三七、山楂；巧克力囊肿加血竭、水蛭、夏枯草、地鳖虫；囊性加海藻、胆南星、昆布；盆腔炎甚加半枝莲、土茯苓、败酱草；便秘加大黄、桃仁、虎杖；舌红有瘀加青礞石、知母、牡蛎。每日 1 剂，水煎服。20 日为 1 疗程。用 5 个疗程，结果治愈 105 例，好转 12 例，无效 15 例，总有效率 88.64%。（实用中医药杂志，2001，7）

14. 刘杏枝用三甲蛇藤汤治疗卵巢囊肿 228 例：药用生牡蛎、白花蛇舌草、薏苡仁各 30 g，醋柴胡、赤芍、虎杖、制鳖甲、红藤、醋三棱、醋莪术、茯苓皮各 15 g，枳实、炮穿山甲、桃仁各 12 g，甘草 3 g。子宫肌瘤加鬼箭羽、夏枯草、昆布、水红花子；盆腔积液加败酱草、泽兰；输卵管不通致不孕症加苏木、路路通、川牛膝；月经失调、出血多加茜草炭、海螵蛸、绵马贯众炭、三七粉。每日 1 剂，水煎服。25 日为 1 疗程。结果治愈 149 例，显效 53 例，无效 26 例，总有效率 88.5%。（河南中医，2003，6）

15. 周琼用疏肝健脾化痰祛瘀汤治疗卵巢囊肿 116 例：药用薏苡仁 40 g，枳实、水蛭各 10～45 g，白芍 30 g，潞党参、生三七各 15～30 g，茯苓 15 g，炒白术、地鳖虫、制穿山甲珠、当归各 10～15 g，柴胡、法半夏各 10 g。白带色黄、月经量多且色鲜（或紫）红、舌偏红、脉细弦酌加红藤、蒲公英、败酱草、龙胆、黄芩；月经前小腹痛、乳房胀痛、舌淡红、脉细酌加香附、郁金、川楝子、延胡索；月经前小腹胀痛、月经色暗红（或夹瘀块）、舌边红（或有瘀斑）酌加桃仁、红花、川芎、益母草；小腹冷痛、舌淡胖、脉沉细酌加干姜、桂枝、小茴香、炒艾叶；头晕、气短乏力、舌淡、脉细潞党参增量，加黄芪；肾虚腰痛加菟丝子、淫羊藿、杜仲、鹿角霜、熟地黄。每日 1 剂，水煎服；20 日为 1 疗程。月经期停用。用 4 个疗程，结果痊愈 64 例，显效 46 例，无效 6 例，总有效率 94.82%。（云南中医中药杂志，2003，3）

16. 来俊英用栀子辣蓼汤治疗卵巢囊肿 80 例：药用辣蓼 20 g，栀子 10 g，甘草 6 g。气虚加黄芪；盆腔炎加薏苡仁、败酱草；腹痛加香附、川楝子。水煎（或开水泡）取液，500 mL/d，分 4 次口服；2 个月为 1 疗程。对照组 80 例，月经净后 2 日开始，用血竭胶囊，每日 3 次，每次 4～6 粒，口服。1 个月为 1 疗程，用 2 个疗程；月经期停用。结果：两组分别痊愈 57、23 例，显效 23、16 例，有效 0、22 例，无效 0、19 例，总有效率 100%、76%（$P<0.05$）。（中国民族民间医药杂志，2003，3）

17. 任平等用丹苓瓦楞子汤治疗卵巢囊肿 42 例：药用当归、泽泻、丹参、茯苓各 15 g，白术、猪苓各 12 g，赤芍、桂枝、生蒲黄各 10 g。临证根据患者具体情况随证加减：正盛邪实者，可逐步加入三棱、莪术、桃仁、红花等或增加基本方中药物用量；兼有脾胃气虚，体弱多病者，加入黄芪、党参等，以扶正祛邪。初期每隔 7～14 日复诊一次，以观察服药的反应，调整药物用量；3 周后可间隔 4～5 周复诊一次。每服药 7～8 周后做一次 B 超检查，直至 B 超证实囊肿消失，终止服药。任氏等认为卵巢囊肿乃冲任失调、气血郁滞、痰湿凝聚所致，故以活血祛瘀、清利湿浊为主要治则，以活血祛瘀的当归、赤芍、牡丹皮、蒲黄、三棱、莪术伍以利湿化浊的五苓散及消痰散结的瓦楞子等组成基本方药，临床治疗收到较好的疗效。（四川中医，1991，7）

18. 徐美炎用补肾调周清利汤治疗单纯性卵巢囊肿 73 例：药用忍冬藤、鱼腥草、猫爪草、碧玉散（包）各30 g，苍术、皂角刺、威灵仙各20 g，五灵脂、蒲黄（包）、炙乳香、炙没药、知母、黄柏、山药、猪苓、茯苓各10 g，桂枝、制半夏、青皮各6 g。本组并于月经周期第 14 日开始，用经前方：本方加制附子、仙茅、淫羊藿各10 g；用至经至。第 1～13 日开始用经后方：本方加墨旱莲、女贞子、北沙参各10 g。均每日 1 剂，水煎分 3 次餐后服；1 个月经周期为 1 疗程。用 2 个疗程，结果两组分别治愈 55、7 例，显效 8、11 例，有效 4、8 例，无效 6、4 例，总有效率 89.04%、86.67%（$P<0.01$）。（南京中医药大学学报，2004，6）

19. 朱可奇用三妙汤治疗卵巢囊肿 72 例：药用鸡内金 30 g，黄柏、苍术、牛膝、车前子、制大黄各15 g，黄连、水蛭各10 g，甘草 6 g。每日 1 剂，水煎服。对照组 32 例，用桂枝茯苓丸，每日 3 次，每次6 g，口服。均 8 周为 1 疗程。禁酒，禁生冷、酸辣等品。结果两组分别治愈 56、2 例（$P<0.05$），有效 14、13 例，无效 2、17 例，总有效率 97.2%、46.9%（$P<0.05$）。（浙江中医学院学报，2005，3）

（七）经验良方选录

1. 蒲公英30 g，紫花地丁20 g，丹参、赤芍、制乳香、制没药、当归、三棱、莪术、桃仁各10 g，甘草6 g。小腹胀痛加川楝子、延胡索；带下色黄腥臭加炒椿皮、白花蛇舌草；经行量少加柴胡、益母草、泽兰叶；正气虚弱去三棱、莪术，加党参、黄芪。每日 1 剂，水煎服；15 日为 1 疗程。用 1～3 个疗程，主治卵巢囊肿。

2. 丹参30 g，浙贝母、当归各15 g，夏枯草、穿山甲、蒲黄、五灵脂、赤芍、红花、三棱、莪术各10 g，甘草6 g。带下量多，色黄加金银花、连翘、红藤，色白加苍术、法半夏、茯苓。每日 1 剂，水煎服，于月经干净（或月经周期第 7 日）开始；10 日为 1 疗程。用 2 个疗程。主治卵巢囊肿。

3. 石见穿、北刘寄奴各 150 g，半枝莲、海藻各 100 g，黄药子、三棱、天葵子、败酱草各 75 g，党参、当归、桃仁、炒牵牛子、生山楂肉各45 g，川芎、蛇床子、牡丹皮、青皮、陈皮各 30 g。药研细末，水泛为丸，每日两次，每服6 g，1 剂为 1 疗程。主治卵巢囊肿重症。

4. 熟地黄20 g，白芥子12 g，鹿角胶、桃仁、海藻各10 g，肉桂、麻黄、莪术各6 g。小腹胀痛加乌药12 g。带下量多加昆布、生牡蛎各20 g。肾阳虚加肉苁蓉15 g，附子6 g。肾阴虚加枸杞子20 g，女贞子15 g。每日 1 剂，水煎，服两次。主治卵巢囊肿。

5. 瞿麦 30 g，党参、茯苓、海藻、浙贝母各15 g，制香附、三棱、莪术各 12 g，穿山甲、皂角刺各10 g，升麻、白芥子各6 g，砂仁3 g。每日 1 剂，水煎，分 3 次服，从月经干净 2 日后开始，至经期停用。主治卵巢囊肿。

6. 丹参25 g，赤芍、橘核、荔枝核各 20 g，桃仁、枳壳、川楝子、乌药各 15 g，山慈姑、香附、桂枝各12 g，三棱10 g。经净后 7 日起，每日 1 剂，服两次，经期停服，1 个月经周期为 1 疗程。主治卵巢囊肿。

7. 炮穿山甲 60 g，当归、川芎、丹参各 30 g，牛膝、醋大黄、醋延胡索、肉桂、炒牵牛子、五灵脂、醋炒三棱、莪术各15 g，麝香0.06 g。药研细末，每日 3 次，每服9 g，愈后服成药乌鸡白凤丸巩固疗效。主治卵巢囊肿。

8. 党参、薏苡仁各20 g，牡蛎（先煎）18 g，黄芪15 g，败酱草12 g，煅鳖甲（先下）、莪术、牛膝、赤芍各10 g，香附 8 g，当归6 g，玫瑰花 4 g。每日 1 剂，水煎，服两次。20 剂为 1

疗程。主治气滞血瘀型卵巢囊肿。

9. 白花蛇舌草、半枝莲各60 g，薏苡仁30 g，昆布、桃仁、地龙、橘核各15 g，党参、莪术各12 g，土鳖虫、川楝子、小茴香各9 g，红花3 g。每日1剂，水煎，服两次。1个月为1疗程。主治多囊卵巢囊肿恶变。

10. 生牡蛎、车前子（先煎）、当归各30 g，鳖甲（先煎）、滑石（包煎）、海藻、昆布各15 g，荔枝核12 g，川楝子、延胡索各10 g。每日1剂，水煎两次，早晚分服。1个月为1疗程。主治气滞血瘀型多囊卵巢囊肿。

11. 薏苡仁、生牡蛎、生怀山药各30 g，茯苓18 g，白芍、牡丹皮、黄芪、败酱草各15 g，桂枝10 g，桃仁、炮穿山甲各9 g，大黄、甘草各6 g。每日1剂，水煎服；药渣布包，热敷患处。主治卵巢囊肿。

12. 当归20 g，水蛭、三棱、莪术、黄芪、党参、黄柏、赤芍、川芎各15 g。或加白术、山药、鸡内金、知母、天花粉各15 g。每日1剂，水煎两次，早晚分服。主治气溢血瘀型多囊卵巢囊肿。

13. 黄芪、丹参各30 g，薏苡仁、昆布、海藻各15 g，当归12 g，茯苓、青皮、郁金、香附、桃仁、赤芍、丝瓜络各10 g。每日1剂，水煎，服两次，1个月为1疗程。主治卵巢囊肿。

14. 石见穿30 g，丹参15 g，当归、玄参、小蓟各12 g，紫草、昆布、五灵脂、海藻各9 g，大黄、小茴香各6 g。每日1剂，水煎两次，早晚分服。主治气郁化热型卵巢囊肿。

15. 山慈姑15 g，莪术、吴茱萸、当归、麦冬、阿胶各9 g，赤芍、川芎、人参、桂枝、牡丹皮、半夏、生姜、红花各6 g。每日1剂，水煎，服两次。主治寒凝气滞型卵巢囊肿。

16. 马鞭草15 g，郁金、香附子、炮穿山甲、皂角刺、地鳖虫、北刘寄奴、王不留行、牡丹皮、莪术、三棱各9 g，木香6 g，陈皮5 g。每日1剂，水煎两次，早晚分服。主治卵巢囊肿。

17. 炮穿山甲100 g，水蛭60 g，三棱、莪术、白芥子各30 g，肉桂20 g。药研细末，黄蜡为丸。每日两次，每次服5 g。1个月为1疗程，每疗程间隔7日。主治卵巢囊性肿瘤。

18. 当归、赤芍、没药各12 g，川芎、延胡索、蒲黄各9 g，官桂、五灵脂各6 g，干姜、小茴香、三七各3 g。水煎，每日1剂，服两次。1个月为1疗程。主治卵巢囊肿。

19. 香附子、川楝子、海藻各15 g，当归、赤芍、昆布、半枝莲、益母草各12 g，五灵脂、木香各6 g。每日1剂，水煎两次，早晚分服。主治气郁化热型卵巢囊肿。

20. 当归20 g，山药、鸡内金、黄芪、党参、黄柏、赤芍、川芎各15 g，三棱、莪术、生水蛭各10 g。每日1剂，水煎，服两次。主治气滞血瘀型卵巢囊肿。

第四节　卵巢恶性肿瘤

一、病证概述

卵巢恶性肿瘤属广义上的卵巢肿瘤的一种，各种年龄均可患病，但以20～50岁最多见。临床上很多卵巢囊肿患者和多囊卵巢综合征患者的基本病理生理改变，长期的饮食结构和生活习惯不好、心理压力过大造成体质过度酸化，人体整体的机能下降，从而发展为卵巢组织异常增生，终致卵巢囊肿，甚至癌变。其临床表现，可见腹部肿块。中等大小的腹内肿块，如无并发症或恶变，其最大特点为可移动性，往往能自盆腔推移至腹腔。肿块一般无触痛，但如有并发症或恶变，则不仅肿块本身有压痛，甚至出现腹膜刺激症状。腹水存在常为恶变的特征，内分泌症状如多毛、声音变粗、阴蒂肥大等为男性化囊肿。其特征是腹部极度膨大、显著消瘦、痛苦的面部表情及严重的器官衰竭。

二、妙法绝招解析

（一）正气不足，余毒未尽（李祥云医案）

1. 病历摘要：葛某，女，47岁。巨大卵巢囊肿术后半年，腰酸、烘热汗出。行全子宫加双侧附件切除术，病理为“交界性浆液性乳头状囊腺瘤，局部癌变”。共化疗4次，妇科检查未见异常。平素无带下，神疲乏力，腰酸，烘热汗出，胃纳正常。舌苔薄腻，脉细弦。诊断为卵巢恶性肿瘤术后，烘然汗出。

证属正气不足，余毒未尽。治宜扶正祛邪，清热解毒。药用杜仲、土茯苓、重楼各15 g，鳖甲、茯苓、鸡血藤、香附、菟丝子、牡丹皮、丹参、赤芍、椿皮、地龙、干蟾皮、薏苡仁各12 g，当归9 g。每日1剂，水煎服。服7剂后，自觉身体较舒，无其他不适。舌苔薄腻，边有齿印，脉细。上方加龟甲（先煎）18 g，太子参15 g，藿香、佩兰各9 g，大枣5枚。后汗出已减，其他无特殊。舌苔薄，脉细。其治疗根据伴随症状加减。手足麻木，加海风藤30 g，姜黄9 g；胃纳差，苔黄腻，加谷芽、麦芽各15 g，藿香、佩兰各9 g，川厚朴6 g。连服半个月。患者生活一切正常。（《李祥云治疗妇科病精华》，中国中医药出版社，2007）

2. 妙法绝招解析：患者虽手术切除卵巢上的肿瘤病灶，但机体内仍可能残留肿瘤细胞，致癌因素仍未祛除，因此扶正祛邪为治疗大法，贯穿整个治疗过程不变。扶正以益气养血滋阴为主，提高机体免疫力。同时，本患者手术后出现更年期症状，故予菟丝子、杜仲等补肾，以期“养正积自消”。祛邪药多采用清热解毒之品，如干蟾皮、重楼、土茯苓、薏苡仁等都有抗肿瘤作用。根据现代研究发现，扶正也有抗肿瘤作用，所以扶正用药的分量要重于祛邪药。

（二）气阴两虚，脾胃失调（李祥云医案）

1. 病历摘要：罗某，女，64岁。开始无诱因的自觉左侧卧床时，右腹内发生牵拉性疼痛，当时患者未予重视。以后下腹部逐渐增大，即赴某医院行胃肠造影未见异常。至1987年4月出现明显的腹部膨隆，饮食后腹胀及呼吸困难，即去某医院就诊，腹部B超发现大量腹水，诊断为卵巢癌、子宫肌瘤。即行手术治疗。术中见右侧输卵管及卵巢与膀胱粘连遂切除子宫、双侧附件及部分大网膜。术后病理及临床诊断为：“右侧附件腺癌（Ⅲ期）”。患者曾在术前、术中、术后分别抽出淡黄色腹水2700 mL、3100 mL、4000 mL，3次腹水试样中均未找到癌细胞。术中及术后曾予5-Fu、CTX、DDP等化疗药腹腔内注射治疗，剂量不详。1987年7月以“右附件腺癌术后3个月”为主诉来我科就诊，当时主要证候有：低热，乏力，腹胀，食欲差，大便黏腻不爽，小便正常，舌淡苔黄略厚。查体一般情况较差，全身浅表淋巴结未扪及肿大，心肺正常，腹部膨隆，腹部移动性浊音（+）。

证属气阴两虚，脾胃失调。治宜益气养阴，健脾和胃。药用生黄芪60 g，焦神曲、半边莲各30 g，车前子、鳖甲各15 g，鸡内金、地骨皮、白术、茯苓各12 g，银柴胡、女贞子各9 g。每日1剂，水煎，分两次服，并加服加味西黄胶囊，每日服2次，每次服2粒。同时配合饮食疗法鲫鱼茶叶汤。服后4日小便日益增多，腹水明显减少，患者自我感觉腹胀症状改善，此后以上方为基本方加减化裁，口干加石斛15～30 g；腰痛加六味地黄丸，每日早晚各服1丸；胃痛反酸加黄连3 g。化疗时配服扶正解毒冲剂，每日早晚各服1包。腹水甚时加龙葵30 g。患者共化疗4个疗程，抽取腹水2000 mL左右。自确诊之日起，已生存4年2个月，现仍健在，时来门诊取药，继服中药治疗。（《李祥云治疗妇科病精华》，中国中医药出版社，2007）

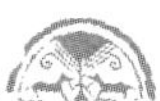

2. 妙法绝招解析：卵巢癌为妇女肿瘤中常见病之一，发病率仅次于子宫颈癌，其发病率占妇科肿瘤的23.9%。输卵管及卵巢等位于盆腔内，早期诊断较困难，就诊时大多为晚期，故治疗效果不满意。此癌多发于40～60岁，常有腹胀、腹水、压迫感，恶病质较明显，死亡率较高，病属Ⅲ级者5年生存率仅为6%。虽有手术、放疗、化疗等疗法，但这些疗法都有很大的局限性。该患者就诊时已属晚期，术后仍不断出现腹水。在首次来我院就诊时，正值术后及化疗后不久，体质虚弱，化疗后之副反应明显，腹水征（+），根据中医学理论，证属气阴两虚、脾胃失调及肝肾亏损之证，投以益气养阴，健脾和胃，滋补肝肾解毒之药，配合化疗起到了扶正培本、提高机体抵抗力、加强化疗药物疗效及减轻其副反应等作用。通过本例治验，观察到中西医结合治疗晚期肿瘤，常能取长补短，在提高患者的生存质量和延长寿命等方面起到一定的良好作用。

（三）脾阳不展，水湿内停（李祥云医案）

1. 病历摘要：马某，女，69岁，已婚。因小便频急而去妇科检查发现腹部肿块，诊断为卵巢肿瘤而住院手术。术中冰冻病理报告：诊断为克鲁根勃瘤。术中腹腔内注射放射性胶体金，以后腹腔内隔日注射噻替哌或5-FU（5-氟尿嘧啶）交替应用。拆线后腹部膨隆，腹水日益渐多，腹围由98 cm猛增至118 cm，每日抽取腹水但无效，且白细胞、血小板急剧下降，化疗无法进行，形体明显消瘦，言语无力，小便量少，食纳极差，卧床不起。苔干，质红，脉细弱。诊断为卵巢癌腹水。

证属脾阳不展，水湿内停。治宜扶正益气，活血利水。药用半枝莲30 g，茯苓、党参、黄芪各12 g，白术、白芍、三棱、丹参、泽泻各9 g，牵牛子粉（分2次冲服）3 g。每日1剂，水煎服。服3剂后，小便明显增多，但腹围仍未减，口干，自感身体较舒。治宜扶正益气，养阴利水。药用白花蛇舌草15 g，党参、黄芪、猪苓、茯苓、麦冬、天花粉各12 g，白术、白芍、泽兰、泽泻、石斛各9 g，桂枝3 g，牵牛子粉（冲服，分2次）1.5 g。服5剂后，小便畅通，腹围减少5 cm，口干减轻，患者高兴，自服中药后，西药化疗已停用。苔薄，质红，脉细。上方去天花粉，加干蟾皮、大腹皮各9 g。以后根据上方有所加减，抗癌药有半枝莲、龙葵等，扶正养血药有枸杞子、熟地黄等，牵牛子粉始终应用，治疗约1个月腹围降至98 cm，患者已能下地走动而出院。(《李祥云治疗妇科病精华》，中国中医药出版社，2007)

2. 妙法绝招解析：克鲁根勃瘤乃消化道来源的转移性卵巢癌。此患者为转移性卵巢癌晚期术化疗后出现大量腹水现象，白细胞及血小板急剧下降，患者一般情况较差。中医认为此乃大病创伤以后，累及脾气亏损，脾阳不展，导致脾失健运，水湿内停，变生臌胀，即西医学的腹水症。迁延日久，气机阻滞，脉络瘀阻，瘀停生水，加重臌胀。所以治疗上扶正益气，利水消肿，抗癌之法自始至终应用。方中党参、黄芪益气升阳；五苓散（茯苓、猪苓、白术、泽泻、桂枝）加减利水消肿；半枝莲、干蟾皮具有抗癌作用；牵牛子粉利水作用甚强，但用量宜少，以免克伐正气，肝腹水应用亦有良好效果。一诊在扶正益气、利水抗癌基础上加入三棱、丹参活血化瘀、通络；白芍养血柔肝。二诊、三诊因脾土受损，气血生化乏源，加之术后伤血伤阴，导致肝肾阴液不足，故在前治疗中加入麦冬、天花粉、石斛养阴生津。整个治疗过程祛邪兼扶正，利水不伤阴。

三、文献选录

卵巢恶性肿瘤是女性生殖器官常见的恶性肿瘤之一，发病率仅次于子宫颈癌和子宫体癌而列居第三位。但卵巢上皮癌死亡率却占各类妇科肿瘤的首位，对妇女生命造成严重威胁。由于卵巢的胚胎发育、组织解剖及内分泌功能较复杂，早期症状不典型，术前鉴别卵巢肿瘤的组织类型及良恶性相当困难。卵巢恶性肿瘤中以上皮癌最多见，其次是恶性生殖细胞肿瘤。卵巢上皮癌患者手术中发现肿瘤局限于卵巢的仅占 30%，大多数已扩散到子宫，双侧附件，大网膜及盆腔各器官，所以在早期诊断上是一大难题。

（一）名医论述选录

沈丽君论述：卵巢是肿瘤的好发器官，其肿瘤分类之多，居全身器官之首。由于卵巢肿瘤深藏于盆腔，发病初期很少有症状，但恶性肿瘤易扩散，而且目前尚无特殊的早期诊断方法，待盆腔检查发现固定肿块而确诊时，有 70%以上的患者已属晚期。近 20 年来 5 年生存率无明显改善，至今徘徊在 25%～30%。中晚期卵巢癌病情危重，全身情况呈恶病质，癌肿发展迅速、急剧，会广泛地全身转移，故治疗极为棘手。沈氏很早就从事中医中药治疗妇科恶性肿瘤的研究。根据辨证与辨病相结合的原则，从整体来认识疾病的本质。认为卵巢癌是全身属虚，局部属实的疾病，卵巢癌的发生发展是一个正虚邪实的过程，是一种消耗性疾病，所以扶正固本是其重要的治疗原则。通过扶正来维持正常细胞计数和细胞免疫，增强巨噬细胞活力，提高机体免疫功能，增强对外界恶性刺激的抵抗力，抑制癌细胞的生长，促进机体恢复，延长生命，以达到抗癌抑癌的作用。而中西医综合治疗，更有利于标本兼治，有利于提高生存率。卵巢癌属中医“癥瘕”范畴。历代文献论述癌症之成因，较为复杂，有气滞、血瘀、痰凝、毒聚等因素，日积月累才引发了卵巢癌。所以癌症是一种全身性病变，肿块是其局部表现。癥瘕的治疗，如《医宗金鉴·妇科心法要诀》云：“凡治诸癥积，宜先审身形之壮弱，病势之缓急而治之。如人虚，则气血衰弱，不任攻伐，病势虽盛，当先扶正气，而后治其病；若形证俱实，宜先攻其病也。经云：“大积大聚，衰其半而止”，恐过于攻伐，伤其气血也。”又如《医学心悟·积聚篇》详细记载分阶段论治：“治积聚者，当按初中末之三法焉。邪气初客，积聚未坚，宜直消之，而后和之；若积聚日久，邪盛正虚，法从中治，须以补泻相兼为用；若块消及半，便以末治，即停攻击之药，但和中养胃，导达经脉，俾荣卫流通，而块自消矣。更有虚人患积者，必先补其虚，理其脾，增其饮食，然后用药攻其积，斯为善治，此先补后攻之法。”《内经》则提出“坚者削之，结者散之，留者攻之，滞者导之”的原则，以攻邪为治。但卵巢癌的发生发展是一个正虚邪实的过程，有其内虚的一面，故扶正固本是其治疗的根本大法。在不同的阶段，采用不同的具体治疗方法：对初、中期有条件手术切除肿瘤者，首选手术治疗，然后补充化疗、放疗、免疫疗法及中药治疗。术前中药扶正为主，兼以软坚消癥以祛邪，为手术创造条件；术后放、化疗期间，予中药健脾和胃，扶助正气，减轻毒副反应；放、化疗间歇期，予以扶正清热解毒，软坚消癥。（上海中医药杂志，1993，12）

（二）临床报道选录

1. 化瘀丸治疗晚期卵巢癌 30 例：水蛭、虻虫、王不留行、重楼、白芷、生牡蛎、桃仁、赤芍、西红花、当归、延胡索、砂仁、生晒参、生黄芪、郁金各 10～15 g。制成丸剂，每 100 粒重 4 g，每袋6 g。每日 2 次，每次6 g，口服；用 8 周。与对照组 29 例，均用 TC 方案化疗：紫杉醇 150 mg/m^2，静滴 3 日，第 1 日；卡铂 300 mg/m^2，第 2 日。21～28 日为 1 疗程，用 2 个疗程。结果两组分别完全缓解 5、4 例，部分缓解 9、7 例，稳定 12、9 例，无效 4、9 例。（中国中医药信息杂志，2008，7）

2. 莪术蛇舌草汤治疗卵巢癌 32 例：莪术、白花蛇舌草、薏苡仁、半枝莲、黄芪各 30 g，水蛭、肉苁蓉各 15 g，地鳖虫、三棱、郁金、姜黄、薄荷各 10 g。每日 1 剂，水煎服。对照组 30 例，用复方斑蝥胶囊，每日 2 次，每日 3 粒，口服。用 1 个月，结果两组分别完全缓解 7、0 例，部分缓解 17、3 例，稳定 4、11 例，总有效率 75.0%、10.0%。（辽宁中医药大学学报，2008，8）

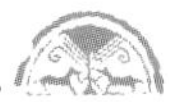

3. 增免抑瘤汤治疗卵巢癌 90 例：预知子、半枝莲各 30 g，党参、黄芪、生薏苡仁、天冬、麦冬各 12 g，白术、枸杞子、僵蚕各 9 g，陈皮、青皮各 6 g。烘热汗出加女贞子、墨旱莲、煅龙骨、牡蛎；夜寐不安加首乌藤、酸枣仁；湿阻中焦加砂仁、川厚朴。每日 1 剂，水煎服。与对照组 30 例，均用 DDP、5-Fu、CTX、ADM、VP16、PTX 等联合化疗，用>1 个疗程。不用他法。随访 2 年，结果晚期 5 年生存率两组分别 50%、33.3%（$P<0.05$）；复发转移分别 6/85、5/25 例（$P<0.05$）。1 年后生活质量评分及 CD4、CD4/CD8 值，治疗 3、12 个月后本组均高于对照组（$P<0.01$）。（辽宁中医杂志，2001，10）

4. 益气活血汤治疗晚期卵巢癌大量顽固性腹水 23 例：黄芪、太子参、泽兰、丹参、赤芍、鸡血藤各 30 g，白术、白扁豆、三棱、茯苓、大腹皮各 15 g，砂仁、甘草各 10 g。每日 1 剂，水煎频服。用 2～3 周。与对照组 19 例，均无化疗禁忌证者，腹腔穿刺抽液 3.5～4.5 L 后，用顺铂 60～70 mg，白细胞介素 40 万～80 万 U，5-氟尿嘧啶 0.75～1 g（或足叶乙苷 200 mg），加预热生理盐水 300～400 mL，腹腔灌注，2～3 日 1 次。用 2～3 次，腹水<1.5 L 后，用环磷酰胺 0.8～1.2 g，阿霉素 50～80 mg，顺铂 100～120 mg（或卡铂 400～500 mg），5-氟尿嘧啶 0.75～1 g，选 3 种，行双侧髂内动脉灌注。两组均保护肝、肾功能，支持疗法。结果两组分别治愈 7、3 例，好转 13、8 例，稳定 3、4 例。疗效、生活质量提高本组均优于对照组（$P<0.05$）。（中国中医药信息杂志，2001，9）

（三）经验良方选录

1. 内服方：

（1）生薏苡仁 30～60 g，熟附片 5～10 g，败酱草 15～30 g。水煎 3 次，取汁和匀，每日分 3 次服。药渣加青葱、精盐各 30 g，加白酒炒热，乘热布包，外熨患处，上加热水袋，使药气透入腹内。每次熨 0.5～1 小时，每日 2 次。如热象显著，口干便结者，附片减半量，加红藤 30 g，蒲公英、紫花地丁各 15 g，制大黄（后下）10 g；发热者加柴胡、黄芩各 10 g；口黏苔腻，脘闷纳呆，腹胀便溏，湿邪偏盛者，加土茯苓 30 g，虎杖 20 g，泽兰、泽泻、苍术各 10 g；血瘀重者加制莪术、三棱、失笑散各 12 g；夹痰者加生牡蛎 30 g，虎杖 20 g，海藻 15 g，制南星 10 g；包块坚硬者加炮穿山甲、王不留行各 10 g，水蛭 5 g，炙蜈蚣 2 条。主治卵巢恶性肿瘤。

（2）熟地黄 20 g，白芥子 12 g，桃仁、海藻、鹿胶（烊化）各 10 g，肉桂、麻黄、莪术各 6 g。每日 1 剂，水煎服。腹痛有下坠者加党参 20 g，黄芪 15 g，升麻 6 g；面色萎黄加当归、白芍各 12 g，阿胶（烊化）10 g；小腹刺痛加五灵脂或乳香、没药各 10 g；小腹胀痛加乌药 12 g，或三棱、莪术各 10 g；小腹寒痛加附子、艾叶各 10 g；心烦苔黄腻加薏苡仁 15 g，夏枯草、龙胆各 12 g；带下量多加生牡蛎 20 g，昆布 15 g；肾虚腰痛加川续断、桑寄生各 15 g；肾阳虚加肉苁蓉 15 g，附子 6 g；肾阴虚加枸杞子 20 g，女贞子 15 g。主治卵巢恶性肿瘤。

（3）生薏苡仁、丹参、鸡内金各 30 g，穿山甲、昆布、夏枯草、三棱各 10 g。气滞型加云茯苓 15 g，制香附、浙贝母各 10 g，柴胡 6 g；寒湿凝滞型加云茯苓 15 g，小茴香、桂枝各 10 g；湿热下注型加红藤、败酱草、蒲公英、瞿麦各 15 g，泽泻 6 g。每日 1 剂，水煎服。灌肠方：红藤、鱼腥草、生薏苡仁各 30 g，三棱、莪术、昆布各 15 g。水煎取液，药温 39 ℃～43 ℃，保留灌肠 40 分钟，每日 1 次；15～20 日为 1 疗程。月经期停用。主治卵巢恶性肿瘤。

（4）生牡蛎（先煎）、车前子（包煎）、醋当归各 30 g，海藻、昆布、鳖甲（先煎）、滑石（包煎）各 15 g，醋延胡索 10 g，肉桂、熟附子各 6 g。质地柔软甚者加泽泻 10 g；质地较硬者加乳香、没药各 6 g；素有痛经病史，经血中有血块者加益母草 15 g；腹部冷和不适者加吴茱萸、炒小茴香各 6 g；小便涩痛，带下色黄者加萹蓄 15 g。每日 1 剂，用冷水浸泡 60 分钟，文火煎 40

分钟，取汁分2次空腹服。主治卵巢恶性肿瘤。

（5）薏苡仁、败酱草各30～50 g，桃仁、泽泻各25～30 g，桂枝、茯苓、牡丹皮各15～25 g，赤芍、当归、川芎、白术各10～15 g。阳虚证桂枝增量；湿热证白术、泽泻、薏苡仁、败酱草增量，桂枝减量；血瘀证川芎、当归、桃仁、赤芍增量。每日1剂，水煎服。1个月为1疗程，月经期停用。主治卵巢恶性肿瘤。

（6）薏苡仁、败酱草各30～50 g，牡蛎30 g，莪术25 g，鳖甲、黄芪各20 g，柴胡、丹参、鸡内金各15 g，香附、赤芍、桃仁各10 g，川芎、甘草各5 g。随症加减。对照组用新当归芍药散（含芍药、当归、川芎、茯苓、白术、泽泻、泽兰、路路通）。均于月经周期第6日开始，每日1剂，水煎服；经期停用。均1个月为1疗程。主治卵巢恶性肿瘤。

（7）地龙、鳖甲、川芎、龟甲、红花、乌梅各60 g，海藻、玳瑁各40 g，海螵蛸、鸦胆子、露蜂房各30 g。药放瓦上焙干，研成细末，分成120包，另用蟾酥1 g，分剪成120小块，每次用蜂蜜3 g，加开水半杯，冲服药粉1包，蟾酥1小块，每日两次，1剂为1疗程。主治卵巢黏液性囊腺癌胸腺转移。

（8）茜草、红花子、益母草、石见穿、夏枯草、土茯苓、女贞子、鸡血藤、山药、生黄芪各30 g，荔枝核、浮小麦各20 g，党参、黄精、当归、白术、薏苡仁、北刘寄奴、桑寄生、急性子各15 g，枸杞子、重楼各10 g。每日1剂，水煎，服3次，2个月为1疗程。主治气血不足型Ⅲ期卵巢子宫内膜癌。

（9）铁树叶、薏苡仁、桃仁、白花蛇舌草各30 g，黄芪、三棱、莪术、熟地黄、炮穿山甲各15 g，香附、丹参、赤芍、炙鳖甲各12 g，枳壳、小茴香、重楼各9 g，虻虫、水蛭各6 g，木鳖子粉（吞服）0.3 g。每日1剂，水煎，分服3次，1个月为1疗程。主治卵巢癌。

（10）丹参24 g，赤芍15 g，桃仁10 g，莪术、三棱各6 g。气滞加徐长卿；湿热加蒲公英、薏苡仁；瘀甚加地鳖虫、制乳香、制没药。每日1剂，水煎服。并用桂枝茯苓胶囊，每日3次，每次4粒，口服。1个月为1疗程。月经过多经期停药。主治卵巢恶性肿瘤。

（11）半枝莲60 g，生山药、白茅根各30 g，莪术24 g，海藻、昆布各15 g，当归12 g，党参、白芍、三棱、桃仁、红花、鸡内金、鳖甲散各9 g，大黄䗪虫丸3粒。每日1剂，水煎，分3次用药汁冲服大黄䗪虫丸1粒，1个月为1疗程。主治晚期卵巢癌。

（12）柴胡、桃仁、赤芍、穿山甲珠、牡丹皮、红花、血竭、薏苡仁、牡蛎、夏枯草、制大黄、蒲公英、甘草各10～15 g。如有头昏气短，面白神疲等气血虚弱证候者配当归补血汤。每日1剂，水煎，分2次服，2周为1个疗程，月经期停服。主治卵巢恶性肿瘤。

（13）黄芪、党参各30 g，丹参、鱼腥草、当归各20 g，薏苡仁15 g，鸡血藤、三棱、莪术、延胡索、川芎、地鳖虫、僵蚕各10 g，炮穿山甲、枳壳各6 g，全蝎3 g。于月经干净后开始，隔日1剂，水煎服；20剂为1疗程。月经期停用。主治卵巢恶性肿瘤。

（14）党参、黄芪、生薏苡仁、天冬、麦冬各12 g，白术、枸杞子、僵蚕各9 g，预知子、半枝莲各30 g，陈皮、青皮各6 g。烘热汗出加女贞子、墨旱莲、煅龙骨、牡蛎；夜寐不安加首乌藤、酸枣仁；湿阻中焦加砂仁、川厚朴。每日1剂，水煎服。主治卵巢癌。

（15）当归、泽泻、瓦楞子、丹参、茯苓各15 g，白术、猪苓各12 g，赤芍、桂枝、生蒲黄各10 g。正盛邪实者可逐步加三棱、莪术、桃仁、红花等药，并加重基本方剂量；脾胃气虚者加黄芪、人参。每日1剂，水煎，早晚分服。主治卵巢恶性肿瘤。

（16）紫石英30 g，淫羊藿15～30 g，川续断15 g，当归、白芍、桃仁、三棱、莪术、菟丝子各10 g。白带多加山药、蒲公英；月经淋漓不断加地榆炭；肝郁气滞腹痛加香附、柴胡；B超

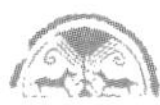

回声增强加酒大黄。每日 1 剂，水煎服。主治卵巢恶性肿瘤。

（17）薏苡仁、白花蛇舌草、铁树皮、桃仁各 30 g，炮穿山甲、鳖甲、熟地黄、莪术、黄芪各 15 g，三棱、赤芍、丹参、香附各 12 g，枳壳、小茴香、重楼各 9 g，水蛭 4.5 g。每日 1 剂，水煎，服 3 次。主治晚期卵巢癌术后阴道转移。

（18）水蛭、虻虫、王不留行、重楼、白芷、生牡蛎、桃仁、赤芍、西红花、当归、延胡索、砂仁、生晒参、生黄芪、郁金等。每 100 粒重 4 g，每袋 6 g。每日 2 次，每次 6 g，口服。主治晚期卵巢癌。

（19）薏苡仁、蒲公英、野菊花、生牡蛎各 30 g，鹿角霜、冬瓜仁、浙贝母、夏枯草各 15 g，当归、制香附各 12 g，赤芍、昆布各 10 g，柴胡 6 g。每日 1 剂，水煎，2 次分服。主治卵巢恶性肿瘤。

2. 外治方：

丹参、桃仁、赤芍、穿山甲、鸡血藤各 10 g，水蛭 6 g，共研细末，加食醋调匀成膏状，做成药饼，敷贴于少腹部，覆盖纱布，用绷带或胶布固定，并热熨 15 分钟，每 24 小时加醋适量调和 1 次。3 日换药 1 次，经期停用。3 个月为 1 疗程，治疗 1～3 个疗程。主治卵巢恶性肿瘤。

第五节　子宫内膜癌

一、病证概述

子宫内膜癌是妇女常见的生殖器恶性肿瘤。确切原因不明，与雌激素长期持续性刺激有关，而肥胖、高血压、糖尿病、月经失调、未婚未育、放射性影响等常是本病发生的高危因素，与遗传亦有关系。本病特点为生长较为缓慢，转移较晚，以直接蔓延和淋巴转移为主。88%以上为内膜腺癌，其余还有腺角化癌或棘腺癌、腺鳞癌及透明细胞癌等。子宫内膜腺瘤样增生和不典型增生可视为癌前病变。我国的发病率为 0.99%～9.9%，仅次于子宫颈癌。近年来子宫内膜癌发病率有逐渐增高的趋势。本病好发于围绝经期妇女，高峰年龄 55～65 岁。子宫内膜癌比宫颈癌预后良好。中医有关本病的论述散见于“崩漏”“带下病”“老年经断复行”“月经不调”“癥瘕”等疾病中。多由素体禀赋异常，或七情内伤，或脏腑功能失常，或年老体弱等，致抗病能力减弱，以致病邪损伤冲任、胞脉。当病邪久遏生毒或外感毒邪，毒结胞脉常可发生本病。邪毒累及冲任，冲任不固，可出现阴道出血，崩漏不止；邪毒内溃胞宫，秽液下流，而发生带下病；邪毒内蕴，瘀血阻滞，日久积而成癥瘕。初起邪毒与冲任胞脉气血相搏，正盛邪实，多为实证；日久正气虚损，瘀毒走窜，多为虚证。临床常见证候有湿毒内结证、气滞血瘀证、肝肾阴虚证及气血两亏证等。

二、妙法绝招解析

（一）湿热内盛，蕴积成毒（马龙伯医案）

1. 病历摘要：杨某，58 岁。阴道排液，量多色黄，医院确诊为内膜癌。进行手术治疗，术后放疗，3～4 个月后腿痛加重，现觉腿痛；腓骨下端明显，左腿为重，行走不便。形体羸瘦，面色苍白，声息怯弱，阴道少量排液色黄。脉沉弦而数，舌苔垢腻。诊断为子宫体癌。

证属湿热内盛，蕴积成毒。治宜清除湿毒，宣通经络。药用桑寄生、蒲公英各 30 g，败酱草、忍冬藤、金银花各 20 g，连翘、薏苡仁各 15 g，萹蓄 12 g，五加皮、生白芍、海藻、昆布各

10 g，全蝎3 g，小金丹6粒，随药吞服。每日1剂，水煎服。随症加减：入晚即感上身发热加青蒿；手足发麻加车前草；左腿夜间抽筋加伸筋草；鼻衄加藕节；头晕加夏枯草。共服药53剂，病基本痊愈，腿痛消失，阴道黄水已无。后经肿瘤医院检查，涂片镜检未见癌细胞，步履如常，身体健壮，已能上街买菜而无所苦，数年未发。（《著名中医治疗癌症方药及实例》，重庆出版社，1990）

2. 妙法绝招解析：子宫体癌又称子宫内膜腺癌，属于中医带下及癥瘕范围。50岁以上妇女，任脉已虚，太冲脉衰少，肝肾阴虚或脾盛，郁热与湿热毒邪乘虚侵入胞宫。本例则因湿热蕴积成毒，搏结肝胆，下注冲任，伤及带脉而致本病，足厥阴肝经，经腿内侧上络阴器，与肝相表里。肝经受病，日久必反于胆经，故足少阳胆经循行部位之腿痛明显。放疗后正气受损，肝胆湿毒搏结更甚，筋络血脉受困更深，故腿痛加重。治疗时，在大剂清利湿毒方剂中加入软坚消癥的药往返，使湿毒之邪得祛，经络通利，正气恢复，疾病获愈。

（二）气血亏虚，脾肾不足（庞泮池医案）

1. 病历摘要：刘某，70岁。前年因子宫内膜腺癌手术及术后化疗，并辅助使用中药治疗。去年又行腹腔化疗，化疗后反应较大，心悸耳鸣，口干乏力，口苦无味，二便正常。脉细小结代，舌苔薄，舌质红。诊断为子宫内膜腺癌。

证属气血亏虚，脾胃不足。治宜健脾益肾，扶正固本。药用预知子、半枝莲、土茯苓、白茯苓（先煎）各30 g，党参、黄芪各15 g，生薏苡仁、枸杞子各12 g，鹿角片、生白术、制半夏、紫苏梗各9 g，陈皮、砂仁（打碎，后下）各6 g。每日1剂，水煎服。服14剂后，化疗反应减，心悸平，纳食香，气短乏力，苔薄，脉细。原方去紫苏梗、鹿角片，加厚朴花6 g。再服14剂后，纳寐均安，苔薄，脉细，上方去白术、制半夏、厚朴花，加白芍15 g，制香附、当归各12 g，枳壳9 g，青皮6 g，以养血行气，巩固治疗。（《妇科名家庞泮池学术经验集》，上海中医药大学出版社，2004）

2. 妙法绝招解析：癌症术后，化疗后既需攻邪，又要扶正。通过扶正，改善机体免疫状态，抑制癌细胞生长，促进机体的恢复，延长寿命。癌症患者在术后化疗期间，身体一般都很虚弱，应以扶正为主。停用化疗后，则除以扶正为主外，还应加用祛邪之品（如清热解毒、软坚消瘕等药物）。本案患者证属气血亏虚，脾肾不足。方中以党参、黄芪、白术益气健脾；当归、白芍、枸杞子、鹿角片养血补肾；以半枝莲、预知子、土茯苓清热解毒、祛瘀消瘕，抗癌抑癌；紫苏梗、陈皮、砂仁行气健脾和胃，半夏降逆止呕，以减轻患者化疗后的反应。全方共奏扶正固本、抗癌抑癌之效。

（三）脾不统血，冲任不固（叶长青医案）

1. 病历摘要：黄某，女，78岁。患子宫内膜癌1年余，半个月前阴道出现不规则出血。近3日出血量突然增加，仅入院后24小时内，出血量就达500 mL左右，血色暗红有块，夹杂烂肉样组织和脓性分泌物，腐臭难闻，伴下腹隐痛，腰膝酸软，全身乏力，头晕目眩，心悸气短，食少纳呆，面色萎黄。舌质淡，舌苔白，脉细弱无力。体格检查：患者腹部膨隆，压痛，肿瘤已充满宫腔，并从子宫颈口突出，表面凹凸不平，可见溃疡及坏死，附有脓性分泌物。肿瘤已转移到卵巢、输卵管等盆腔组织。双侧腹股沟淋巴结肿大变硬，有的已融合成块。给予输血、补液支持治疗，卡巴克络肌内注射，纱布填塞压迫止血，仍不见好转，遂改用中药治疗。诊断为子宫内膜癌大出血。

证属脾不统血，冲任不固。治宜补脾止血，固摄冲任。药用黄芪、地榆炭、仙鹤草各30 g，生地黄炭20 g，茯苓、海螵蛸、炒酸枣仁各15 g，枸杞子、当归各12 g，人参（另炖）、白术、

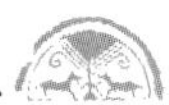

杜仲炭、阿胶（烊化）、炒栀子各10 g，木香、甘草各6 g。每日2剂，水煎服。另用云南白药1 g冲服。服3剂后，出血渐止。仍以上方加减，每日1剂，以资巩固。西药以补血药及补液支持治疗。调治10余日，身体状况好转出院调养。1年后随访，未再发生大出血。（山西中医，1997，4）

2. 妙法绝招解析：出血乃子宫内膜癌晚期临床常见症状之一，常出血量大，难于止血。本例患者病至晚期，加之年老体弱，手术治疗已不是最佳方案。但如不及时救治，出血后果可想而知。笔者体会，在单纯西医治疗效果不佳的情况下，中药治疗当是可取之法。中医学认为，冲为血海，任主胞胎，脾主统血。本例久病体虚，脾虚气弱，冲任受损，制约无权，血溢于脉外所致。故治疗当从补脾益气，固摄冲任入手，复加大剂止血塞流之品，标本兼顾。脾气健旺，冲任固摄有权，而获佳效。

三、文献选录

子宫内膜癌是发生于子宫内膜的一组上皮性恶性肿瘤，好发于围绝经期和绝经后女性。子宫内膜癌是最常见的女性生殖系统肿瘤之一，每年有接近20万的新发病例，并是导致死亡的第三位常见妇科恶性肿瘤（仅次于卵巢癌和宫颈癌）。其发病与生活方式密切相关，发病率在各地区有差异，在北美和欧洲其发生率仅次于乳腺癌、肺癌、结直肠肿瘤，高居女性生殖系统癌症的首位。在我国随着社会的发展和经济条件的改善，子宫内膜癌的发病率亦逐年升高，目前仅次于宫颈癌，居女性生殖系统恶性肿瘤的第二位。

（一）辨证论治选录

张小玲等治疗癌症化疗患者用扶正四法辨治：①益气健脾法，药用党参、黄芪、白术、茯苓、山药、炙甘草、陈皮等；②补气养血法，药用黄芪、龙眼肉、人参、枸杞子、阿胶、桑椹子、鸡血藤、何首乌、首乌藤、当归、白芍、大枣等；③养阴生津法，药用西洋参、玄参、天冬、麦冬、百合、天花粉、生地黄、玉竹、黄精、石斛等；④补肾固本法，药用淫羊藿、补骨脂、杜仲、山茱萸、菟丝子、女贞子、墨旱莲、五味子、知母等。药物剂量随病情而定。水煎，每日1剂，分2次服。共治疗26例肿瘤患者，其中子宫内膜癌12例。总有效率92%。（江苏中医，1991，12）

（二）临床报道选录

1. 杨秀文用辛开苦降法治疗肿瘤化疗引起的胃肠道反应40例：药用茯苓、法半夏各15 g，黄连、木香、砂仁、枳壳、草果各10 g，陈皮、甘草、干姜各5 g。呕吐恶心加藿香梗30 g，紫苏叶10 g；腹痛加白芍20～30 g；口干欲饮加太子参30 g，石斛15 g。每日1剂，水煎，多次少量温服，连服3～6剂。共治疗癌症40例，其中乳腺癌4例。结果有效39例，无效1例。（新中医，1993，8）

2. 周凯宏等用滋阴补肾为主治疗肿瘤化疗后白细胞减少症26例：药用山茱萸30 g，菟丝子20 g，山药、枸杞子、怀牛膝、熟地黄各15 g，龟甲、阿胶、鹿胶各6 g为基本方，加白术、砂仁、陈皮等。每日1剂，水煎，分2次服。共治疗26例，其中乳腺癌3例。结果有效25例，无效1例。（四川中医，1993，8）

3. 张海帆等癌痛宁外用治疗癌性疼痛34例：药用生大黄、川黄柏、川黄连、苏木、三七、细辛、生马钱子各20 g，冰片10 g。用75%酒精浸泡一周，涂于疼痛部位，2～4小时1次；Ⅱ～Ⅲ级疼痛用纱布蘸本品，湿敷疼痛部位，4小时1次。共治疗34例，其中乳腺癌7例。结果Ⅱ级疼痛完全缓解32例，Ⅲ级疼痛部分缓解2例。（中医外治杂志，1995，5）

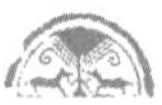

（三）经验良方选录

1. 当归尾、桃仁、红花、三棱、莪术、黄药子、山慈姑、香附、枳壳各 60 g，紫丹参 90 g，水蛭、地鳖虫各45 g，煅牡蛎 180 g。水煎 2 次，每次 40 分钟。取药液浓缩至 1～1.5 L，静置 12 小时后过滤，加尼泊尔金乙酯0.5 g，苯甲酸钠5 g，制成 1 L，每瓶 250 mL，通蒸气灭菌 20 分钟，20 mL/d，3 次口服，1 个月为 1 疗程。主治子宫内膜癌。

2. 生卷柏30 g，益母草 15 g，归尾 12 g，红花、桃仁、延胡索、没药、生蒲黄、炒灵脂各 10 g，三棱、莪术各 8 g，川芎、肉桂、小茴香各6 g。气滞偏重或在经前期，加香附、川楝子、荔枝核；血瘀偏重或在经期，加水蛭、丹参、益母草；恢复期或经后期，用八珍汤。每日 1 剂，水煎服，1 个月为 1 疗程。主治子宫内膜癌。

3. 昆布、海藻、丹参、北刘寄奴、鳖甲各15 g，当归、川芎、生地黄、白芍、桃仁、红花、三棱、莪术、土鳖虫各9 g。经期改用丹参、紫草根各15 g，阿胶、益母草各12 g，当归、生地黄、白芍、茜草、蒲黄炭、川芎各9 g。每日 1 剂，水煎服。主治子宫内膜癌。

4. 当归、泽泻、瓦楞子、丹参、茯苓各15 g，白术、猪苓各12 g，赤芍、桂枝、生蒲黄各 10 g。正盛邪实者可逐步加入三棱、莪术、桃仁、红花等药，并加重基本方用量；脾胃气虚者加黄芪、人参等。水煎服，早晚分服，每日 1 剂。主治子宫内膜癌。

5. 生牡蛎、鳖甲、龟甲、猫爪草、夏枯草、昆布、海藻各20 g，桃仁、水蛭各15 g，制大黄12 g。血瘀甚加三棱、莪术；气滞加乌药、香附；气虚加党参、黄芪；痰湿加象贝母、泽泻、车前子。每日 1 剂，水煎服。主治子宫内膜癌。

6. 熟地黄、鹿角胶、当归、菟丝子、肉桂、白芥子、麻黄、炒桃仁、三棱、莪术、海藻、陈皮、夏枯草、乳香、没药各15～30 g。制成丸剂，每日 2 次，每次6 g，口服。10 日为1疗程。主治子宫内膜癌。

7. 白花蛇舌草、半枝莲各 60 g，薏苡仁 30 g，橘核、昆布、桃仁、地龙各15 g，莪术、党参各12 g，川楝子、小茴香各9 g，红花3 g。每日 1 剂，水煎，服两次。两个月为 1 疗程。主治子宫内膜癌。

8. 柴胡6 g，当归、制香附各12 g，赤芍、昆布各10 g，鹿角霜、冬瓜仁、浙贝母、夏枯草各15 g，薏苡仁、蒲公英、野菊花、生牡蛎各30 g。每日 1 剂，水煎分服。主治子宫内膜癌。

9. 炮穿山甲100 g，生水蛭 60 g，三棱、莪术、白芥子各30 g，肉桂20 g。共研细粉，黄蜡为丸，早晚各服 4.5～6 g，1 个月为 1 疗程，疗程间隔 7 日。主治子宫内膜癌。

10. 地鳖虫、三棱、郁金、姜黄、薄荷、四味散（分冲）各10 g，莪术、白花蛇舌草、薏苡仁、半枝莲、黄芪各30 g，水蛭、肉苁蓉各15 g。每日 1 剂，水煎服。主治子宫内膜癌。

11. 黄芪、太子参、泽兰、丹参、赤芍、鸡血藤各30 g，白术、白扁豆、三棱、茯苓、大腹皮各15 g，砂仁、甘草各10 g。每日 1 剂，水煎频服；用 2～3 周。主治子宫内膜癌。

12. 地锦草、益母草、川牛膝各30 g，党参、黄芪、海螵蛸、藕节炭、败酱草各15 g，茜根炭、熟大黄、莲房炭各10 g，失笑散 18 g。主治子宫内膜癌。

13. 半枝莲、白花蛇舌草、藤梨根、薏苡仁各 30 g，天葵子、石见穿、夏枯草、三棱、莪术、山慈姑各15 g，鬼箭羽、山豆根各10 g。每日 1 剂，水煎服。主治子宫内膜癌。

14. 半夏、炒枳壳、白术、茯苓、制大黄各9 g，厚朴6 g，莱菔子、生薏苡仁各12 g，炒麦芽、炒谷芽各15 g。每日 1 剂，水煎服。主治子宫内膜癌。

15. 薏苡仁、昆布各30 g，归尾、王不留行籽、桃仁、续断各12 g，穿山甲珠、三棱、莪术、香附、牛膝各9 g。每日 1 剂，水煎服。主治子宫内膜癌。

16. 当归 24 g，川芎 15 g，炙甘草 3 g，炮姜 3 g，益母草 30 g，荆芥穗、桃仁各 9 g。每日 1 剂，水煎服。主治子宫内膜癌。

17. 龙葵 25 g，莪术 15 g，水蛭粉 3～6 g。前两味药水煎两次，取液冲服水蛭粉，1 个月为 1 疗程。主治子宫内膜癌。

第六节　子宫颈癌

一、病证概述

子宫颈癌是妇科最常见的恶性肿瘤，居女性生殖器恶性肿瘤之首位。其病因与其他器官癌一样，目前尚未完全明了，但发现与早婚、早育、多产、宫颈糜烂、包皮垢刺激、病毒感染、性激素失调及性传播疾病等有关。子宫颈癌常发于在鳞柱交界的移行带部位，约 95% 为鳞状上皮癌，腺癌仅占 4%～5%，混合癌少见。其发生和发展过程分非典型增生、原位癌、镜下早期浸润癌、浸润癌 4 个阶段。子宫颈不典型增生视为子宫颈癌前期病变。转移方式以直接蔓延最多，其次淋巴转移，血行转移少见。本病的患病率占女性恶性肿瘤的半数以上，死亡率占女性恶性肿瘤的第 1～2 位。发病年龄以 35～55 岁多见。中医将本病归属于“带下病”（五色带）、“崩漏”“癥瘕”“阴疮”等疾病范畴。多由七情内伤、早婚多产、房劳过度、不洁房事等因素，以致肝脾肾功能失调，冲任气血不和，湿热毒邪瘀结于胞宫子门，久之肉腐生疮而发生本病。临床常见证候有肝郁气滞证、湿热瘀毒证、脾肾阳虚证、肝肾阴虚证及气血两亏证等。

二、妙法绝招解析

（一）气血俱虚，元阳将竭（施今墨医案）

1. 病历摘要：赵某，46 岁。两个月前，发现阴道少量出血，无任何感觉，即往医院妇科做活体组织检查，诊断为子宫颈癌 2～3 期，骨盆组织亦受浸润，已不宜做子宫摘除术，全身症状逐渐出现无力、衰弱、消瘦、阴道分泌物增多，大便时肛门剧烈疼痛，以致大汗，痛苦异常，自此每日注射吗啡两次，以求缓解。患者因惧痛而不敢进食，每日只吃流质，配合葡萄糖、维生素、肝精等注射，如此维持一年，病情愈益加重，身体更加衰弱。就诊时呈危重病容. 形瘦骨立，气息微弱，面色苍白而浮肿，呻吟床第，呼号无力，每于痛剧难忍时，只好注射吗啡针，饮食大为减少，仅以流质维持。脉象沉细无力，舌苔光嫩而有齿印。诊断为子宫颈癌。

证属气血俱虚，元阳将竭。治宜补益气血，复元固本。药用仙鹤草 25 g，炙黄芪 20 g，淡苁蓉 15 g，当归 12 g，青皮炭、盐橘核、广陈皮炭、晚蚕沙、盐荔枝核、台党参、川楝子（醋炒）各 10 g，炒枳实、杭白芍、柴胡、绿升麻、炒枳壳、台乌药各 6 g，厚朴、炙甘草各 5 g。另用槐花、苏木各 30 g煮汤代水煎药。每日 1 剂，水煎服。服 3 剂后，痛楚有所缓解，而吗啡注射仍不能停，再以前方加减。除前方继续服用外，加开丸药以促药力。药用绵黄芪 45 g，瓦楞子、牡蛎、酒白芍、鹿角胶各 30 g，白术 25 g，台乌药、晚蚕沙、柴胡、朝鲜参、醋延胡索、酒当归 15 g，紫厚朴、莪术、京三棱各 12 g，炙甘草、小青皮各 10 g，淡吴茱萸 8 g，广木香 5 g，沉香 3 g。共研细末，炼蜜为丸，早晚各服 6 g。服汤药 3 剂后，疼痛继续减轻，两日来只在大便后注射吗啡 1 次，葡萄糖及维生素等未停，脉仍沉细，较前有力，精神已显和缓，虚羸太极，不任攻补。改用瓦楞子（海浮石 10 g同布包）25 g，木蝴蝶 15 g，白术、盐橘核、晚蚕沙（皂角子炒焦同布包）、盐荔枝核、炒地榆、醋延胡索、炒远志、川楝子（醋炒）、杭白芍各 10 g，制乳香、没

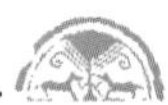

药、青皮、炒枳壳、台乌药、云茯苓、云茯神、醋柴胡、广陈皮炭、炒枳实各6 g。服药3剂后（所配丸药已开始服用），疼痛大减，自觉较前轻松舒适，已停止注射吗啡，当服完第3剂药后，觉阴道堵塞感，旋即挑出核桃大球形糜烂肉样组织1块，状如蜂房，质硬，饮食略增，可进半流食物，脉已有起色，光嫩之舌质已转红润，元气已有来复之象，调气血，扶正气，尚觉合度，再从原意治疗，调摄冲任，祛瘀生新。前方加减服半年后，再去肿瘤医院妇科检查，据述子宫颈癌已完全治愈，自此每年检查一次，迄今未发现转移病灶及复发现象，能照常操持家务，定期随访，仍健康如常。（《施今墨临床经验集》，人民卫生出版社，2006）

2. 妙法绝招解析：患者子宫颈癌疼痛难忍，气血俱虚，心力将竭，血液损耗的情况下，先调气血，冀减痛楚，服药后疼痛减轻，精神已显和缓，又提出“虚羸太极，不任攻补，气血调和，本元稳固，除旧生新”的观点，待“元气已有来复之象，调气血，扶正气，尚觉合度。再调摄冲任，祛瘀生新”，嗣后主要以丸药缓图，“于活血生新之中，注意恢复体力”，主次有度，步步高招，稳扎稳打，终得圆满。

（二）邪实正虚，湿毒内蕴（何任医案）

1. 病历摘要：黄某，61岁。少腹作胀，带下夹红，胃纳一般，惟觉倦怠。据上海中医学院病理教研组宫颈片报告：子宫颈鳞状细胞癌Ⅰ～Ⅱ级。阴道涂片找到癌细胞。诊断为子宫颈鳞状细胞癌。

证属邪实正虚，湿毒内蕴。治宜清解浊邪，兼补气血。药用仙鹤草30 g，生地黄、熟地黄、白毛藤、金银花、陈棕榈炭各15 g，半枝莲、枸杞子各12 g，酸枣仁、白芷各9 g，黄连6 g。每日1剂，水煎服。服5剂后，下红已止，带下略少，腹胀亦减，效不更方，原意再续。药用仙鹤草30 g，千金止带丸（包煎）18 g，生地黄、熟地黄、金银花、白毛藤、陈棕榈炭各15 g，半枝莲12 g，活血龙10 g，白芷9 g。以上方加减调治1年，病情稳定，偶有下部见红，然量极少，带下不多，近来血压偏高，口苦，周身骨节酸痛，再以疏理善后。（《何任医案选》，浙江科学技术出版社，1981）

2. 妙法绝招解析：本案绝经数年后复见赤带、下红等症状，根据症状和病理切片等确诊子为宫颈鳞癌无疑。患者未同意手术、放射等抗癌治疗，3年来一直服中药治疗。患者的整个治疗过程都是以扶正祛邪为主。扶助其正气，使元气渐复，以自己的抗病能力使癥瘕除，这与古人“养正积自除”的理论相吻合。同时还对症处理。患者主要是出血，故用止血药物如藕节、地榆炭、仙鹤草、十灰丸用来止血。后患者胃脘不舒，加入砂仁、白豆蔻和焦神曲等理气醒脾以助运。血压偏高，加菊花清肝而获显效。

（三）湿邪凝聚，久遏成毒（谷铭三医案）

1. 病历摘要：王某，85岁。因白带增多，检查确诊为子宫颈癌。因当时年已八旬，且心脏功能不全，医院建议保守治疗。5年来，曾服用蟾蜍汤、核桃枝煮鸡蛋等偏方，间断到中医院治疗，病情较为稳定。近来，下腹部出现坠痛感，带下恶臭加重，伴阴道出血，经用青霉素、酚磺乙胺等药物治疗症状不缓解。就诊时症见：形体消瘦，精神不振，少气懒言，卧床不起。舌暗红，边有多量紫斑，苔黄褐微腻，脉细数无力。

证属湿邪凝聚，久遏成毒，湿毒下注，损伤冲任。治宜益气养血，清热利湿，解毒散结，祛瘀止血。药用黄芪50 g，薏苡仁40 g，半枝莲、墓头回、莪术、焦山楂、绵马贯众炭各20 g，当归、茯苓、冬葵子各15 g。每日1剂，水煎，早晚分服。服前方10剂后，带下及阴道出血略有减少，仍卧床不起。依前方将焦山楂量改至35 g，加鱼腥草25 g，三七粉（冲服）3 g。依前方辨证出入，患者连续服药半年余。其间曾加服马钱子丸300 g，犀角丸20盒，阴道出血完全停

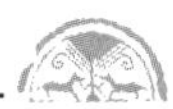

止，带下明显减少，已能下地活动。(《谷铭三治疗肿瘤经验集》，上海科学技术出版社，2002)

2. 妙法绝招解析：本案属晚期子宫颈癌，系由毒邪凝结胞宫，腐蚀溃败，损伤冲任脉络，湿毒化热下注。因此临床症状表现带下恶臭，淋漓不断，伴有阴道出血，五内皆虚则卧床不起。治宜益气养血，清热利湿，解毒散结，祛瘀止血。方中黄芪、当归益气养血以扶正，薏苡仁、冬葵子、茯苓、鱼腥草清热利湿，伍以半枝莲、莪术、墓头回、马钱子丸等解毒散结，焦山楂、三七粉祛瘀止血。患者经过中医治疗后，临床症状明显缓解，减轻了痛苦。

三、文献选录

子宫颈癌是最常见的妇科恶性肿瘤。原位癌高发年龄为30～35岁，浸润癌为45～55岁，近年来其发病有年轻化的趋势。近几十年宫颈细胞学筛查的普遍应用，使宫颈癌和癌前病变得以早期发现和治疗，宫颈癌的发病率和死亡率已有明显下降。患慢性宫颈炎者子宫颈癌发病率较高，应及早就医并重视对慢性宫颈炎的治疗。多发群体30～55岁，常见发病部位子宫颈，常见症状阴道流血，尿频，尿急，便秘，下肢肿痛，贫血，恶病质，全身衰竭。本病多属于中医的“崩漏”“五色带下”等范畴。发病率较高。病因常为七情所伤，肝郁气滞，冲任损伤，肝、脾、肾诸脏虚损为内因，外受湿热瘀毒积滞所致。症状常见阴道不规则出血和白带增多，为浆液性，米汤性或洗卤水样，有恶臭味。晚期则出血较多，腰骶部持续性疼痛，下肢放射性疼痛或有尿频，尿痛或尿血，排便困难，里急后重，黏液血便，或见贫血，消瘦，发热等症状。

(一) 子宫颈癌的病因

1. 病毒感染：高危型HPV持续感染是子宫颈癌的主要危险因素。90%以上的子宫颈癌伴有高危型HPV感染。

2. 性行为及分娩次数：多个性伴侣、初次性生活<16岁、初产年龄小、多孕多产等与子宫颈癌发生密切相关。

3. 其他生物学因素：沙眼衣原体、单纯疱疹病毒Ⅱ型、滴虫等病原体的感染在高危HPV感染导致子宫颈癌的发病过程中有协同作用。

4. 其他行为因素：吸烟作为HPV感染的协同因素可以增加子宫颈癌的患病风险。另外营养不良、卫生条件差也可影响疾病的发生。

(二) 子宫颈癌的临床表现

早期子宫颈癌常无明显症状和体征，宫颈可光滑或难与宫颈柱状上皮异位区别。颈管型患者因宫颈外观正常易漏诊或误诊。随病变发展，可出现以下表现：

1. 症状：①阴道流血。早期多为接触性出血；中晚期为不规则阴道流血。出血量根据病灶大小、侵及间质内血管情况而不同，若侵袭大血管可引起大出血。年轻患者也可表现为经期延长、经量增多；老年患者常为绝经后不规则阴道流血。一般外生型较早出现阴道出血症状，出血量多；内生型较晚出现该症状。②阴道排液。多数患者有阴道排液，液体为白色或血性，可稀薄如水样或米泔状，或有腥臭。晚期患者因癌组织坏死伴感染，可有大量米汤样或脓性恶臭白带。③晚期症状。根据癌灶累及范围出现不同的继发性症状。如尿频、尿急、便秘、下肢肿痛等；癌肿压迫或累及输尿管时，可引起输尿管梗阻、肾盂积水及尿毒症；晚期可有贫血、恶病质等全身衰竭症状。

2. 体征：原位癌及微小浸润癌可无明显肉眼病灶，子宫颈光滑或仅为柱状上皮异位。随病情发展可出现不同体征。外生型子宫颈癌可见息肉状、菜花状赘生物，常伴感染，肿瘤质脆易出血；内生型宫颈癌表现为子宫颈肥大、质硬、宫颈管膨大；晚期癌组织坏死脱落，形成溃疡或空

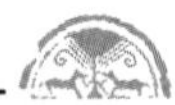

洞伴恶臭。阴道壁受累时，可见赘生物生长于阴道壁或阴道壁变硬；宫旁组织受累时，双合诊、三合诊检查可扪及宫颈旁组织增厚、结节状、质硬或形成冰冻状盆腔。

（三）名医论述选录

夏桂成论述：子宫颈癌，临床以子宫颈鳞状上皮癌为多，对于癌症的发病原因是目前重视的一个因素，已有人从子宫颈的癌细胞中发现了病毒颗粒，并在研制预防疫苗。本病与早婚早育、孕产颇多、宫颈裂伤、宫颈糜烂、包皮垢刺激、性激素失调、精神因素等有密切关系。由于历史原因，中医古代文献未能对本病有明确记载，其症状及治疗散见于崩漏、带下等门中。现代中医认为，本病系湿热蕴毒侵犯子宫胞门所致。邪之所凑，其气必虚。湿热毒邪之所以袭发于下者，首先与肝、肾、脾、胃的整体功能失调有关，与气血阴阳的失调也有联系。而且湿热蕴毒在肝、肾、脾、胃及气血阴阳的抵御下，是局限性病变。反之，则浸淫发展，扩及其他部位，导致兼肝郁，兼脾胃虚弱，兼阴虚，兼阳虚等不同的病变。本病主要表现为湿热瘀毒证，但有兼肝郁，脾虚，阴虚，阳虚者。治疗上着重内外结合。手术切除，放、化疗后亦按此辨治。子宫颈癌早期症状不明显，临床发现子宫颈癌时，多数已届中、晚期。整体上呈现肾虚肝脾失调，阴阳气血不足，局部则气血凝滞，湿热瘀结颇甚，坚肿结聚，热毒郁结，故证候特点为正虚邪实，寒热并存。治疗一面补虚扶正，调理后天之本；一面则化瘀通络，化痰软坚，除湿解毒，清利浊热，抗癌消瘤等以攻邪。对中期体质较好者，可先攻后补，或攻补兼施。对晚期体质较差者，大多宜补，或补中寓攻，配合外治，以延续生命。在辨证的前提下，结合应用抗癌的中草药，如山豆根、蜀羊泉、白花蛇舌草、龙葵、半枝莲、山慈姑、制南星、莪术、石见穿等。特别要提出的是，癌症患者在放疗、化疗之后，出现一些副反应和白细胞降低，此乃正气衰败的反映，中医治疗有特长。出现便利黏冻鲜血之直肠反应者，可以白头翁汤合香连丸缓解之；出现小便频数，尿急尿痛之膀胱反应者，可以知柏地黄汤合五苓散缓解之；出现白细胞降低，神疲乏力者，可分析为气阴虚，气阳虚，对气阴虚者可以生脉散合二甲地黄汤治之；对气阳虚者可以人参鹿茸丸合归脾丸治之，均有较好的效果，可以弥补西医治疗之不足。（《中医临床妇科学》，人民卫生出版社，1994）

（四）临床报道选录

1. 姜焱等用冰蟾消肿止痛膏治疗癌痛 40 例：予冰蟾消肿止痛膏治疗癌痛，疼痛相应的体表部位常规消毒后，用本品（含冰片、蟾酥、珍珠粉、血竭、鳖甲等）外敷，厚约 2 mm，用塑料膜及纱布覆盖，胶布固定，每次 12 小时，24 小时换药 1 次，2 次为 1 疗程。治疗 2 个疗程（用药 20～50 g）。共治疗 40 例，其中乳腺癌 5 人。结果显效（疼痛消失或疼痛等级由Ⅲ°减为Ⅱ°）10 例，有效 24 例，无效 6 例，总有效率 85％。（山东中医杂志，1995，10）

2. 王庆才用蟾雄膏外敷治疗癌性疼痛 103 例：药用大黄 100 g，乳香、没药、血竭各 50 g，蟾酥、雄黄、冰片、铅丹、皮硝各 30 g，硇砂 10 g，麝香 1 g。共研细末，用米醋或温开水或猪胆汁调成糊状，摊在油纸上（或将粉末撒在芙蓉膏药面上）贴敷患处，每日换 1 次。共治疗 103 例，其中乳腺癌 4 例。结果完全缓解 54 例，部分缓解 40 例，无效 9 例。总有效率为 91.26％。（陕西中医，1993，5）

（五）经验良方选录

1. 内服方：

（1）茯苓、莲子肉各 48 g，丹参 45 g，山药 32 g，菟丝子、炙甘草、红花各 24 g，砂仁 22 g，阿胶珠、麦冬、紫苏叶、杜仲各 20 g，川芎、香附各 18 g，人参 15 g，当归身、川贝母、白术、沙苑、蒺藜各 16 g，橘红、白芍、黄芩、厚朴、沉香各 12 g，黄芪 10 g，枳壳、生地黄、

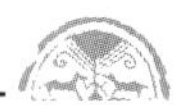

肉苁蓉各9 g，山楂肉、大腹皮、琥珀、广木香、羌活、川续断、血余炭、牛黄各7 g，炙艾叶、益母草各5 g，月季花3朵，脐带粉30 g。药研细末，炼蜜为丸，每日两次，每次服6 g，主治子宫颈癌。

（2）开口创（又名福氏星蕨）30 g，白英、杜鹃根、金花草、大青叶根、金樱子根、黄柏各15 g。随症加减：痛剧加狗骨粉100 g，皂角根、绣花针各30 g。出血加棉籽、血余炭、荷叶蒂炭、陈棕榈炭各30 g。每日1剂，水煎两次，与母鸡汤或鸡蛋汤同服，15剂为1疗程。主治子宫颈癌。

（3）忍冬藤、忍冬花、蒲公英、冬瓜子、生黄芪各20 g，白花蛇舌草、槐花各15 g，紫花地丁12 g，制乳香、没药、香附、焦山楂、焦神曲各10 g，生地黄、当归各12 g，人参2 g，血竭粉1 g，沉香粉（分次冲服）1 g。每日1剂，水煎，分两次服。主治晚期子宫颈癌肠转移。

（4）薏苡仁、赤小豆、冬瓜仁、鱼腥草各30 g，生黄芪、白及各15 g，茜草、阿胶珠、当归、党参各9 g，甘草6 g。随症加减：腹中包块加蒲黄、五灵脂。阴道出血加绵马贯众炭。腹胀加厚朴花。咯血加白及、茜草。水煎，每日1剂，服两次。主治早、中期子宫颈癌。

（5）龙胆15 g，全蝎、黄连、露蜂房各9 g，水蛭、虻虫、人指甲、黄柏、没药各6 g，白花蛇2条，海龙1条，雄黄30 g。药研细末，用金银花30 g，浓煎取液，揉制成丸，雄黄末为衣，每服3 g，每日两次。3个月为1疗程。主治糜烂型子宫颈癌。

（6）蜀羊泉18 g，仙鹤草15 g，制首乌、山药、川续断各12 g，生地黄、泽泻、桑寄生、山茱萸肉各9 g，牡丹皮、生甘草各6 g，党参、大枣各5 g。每日1剂，水煎，服两次，3个月为1疗程。主治肝肾阴虚型子宫颈癌。

（7）鲜瓦松300 g，墨旱莲100 g，蒲公英、棉籽壳各200 g，半枝莲、山楂、连翘各100 g。将前2味药加水浓煎，去渣取液再浓缩，余药研成细末，调制成丸。每日3次，每服6 g，1个月为1疗程。主治菜花型破溃子宫颈癌。

（8）蒲公英30 g，蜀羊泉18 g，预知子、虎杖各15 g，丹参、茯苓、泽泻各12 g，当归、泽兰、香附、赤芍各9 g，乌药6 g，党参5 g，茜草3 g。每日1剂，水煎，服两次。3个月为1疗程。主治气滞血瘀型子宫颈癌。

（9）白花蛇舌草、半枝莲、薏苡仁各30 g，蜀羊泉18 g，重楼、丹参、土茯苓各15 g，茜草炭、炮穿山甲各9 g，党参、大枣各5 g，茜草3 g。每日1剂，水煎，服两次，3个月为1疗程。主治湿热瘀毒型子宫颈癌。

（10）鲜半夏6 g，75%酒精0.5 mL。药与酒共捣烂，用带线纱布包，塞入子宫颈病灶处，阴道口塞1棉球，防止药液渗出，每日1次。配合用生南星60 g，每日1剂，水煎代茶频饮。1个月为1疗程。主治各期子宫颈癌。

（11）蒲公英、金银花、白花蛇舌草、土茯苓、茵陈、薏苡仁、重楼、绵马贯众各30 g，山慈姑、白芷、仙鹤草、川贝母、夏枯草、乌药、香附、陈皮各10 g。每日1剂，水煎两次，早晚分服。主治子宫颈癌。

（12）白花蛇舌草、土茯苓各30 g，重楼、半枝莲各15 g，苍术、萹蓄、赤芍各9 g，薏苡仁12 g，黄柏6 g。水煎，每日1剂，服两次。3个月为1疗程。配合外敷方药。主治湿热蕴毒型子宫颈癌。

（13）蜀羊泉18 g，黄芪、党参各15 g，白术、茯苓、鹿角霜、紫石英各12 g，当归9 g，附片6 g，大枣5 g，茜草3 g。每日1剂，水煎两次，早晚分服。主治脾肾阳虚型子宫颈癌。

（14）龙葵90 g，十大功劳、白英、白花蛇舌草、菝葜根各30 g。每日1剂，水煎两次，早晚分服，1个月为1疗程。主治手术后子宫颈癌。

2. 外治方：

(1) 硇砂、三七各15 g，生绵马贯众5 g，红升丹、冰片、腊香各2.5 g。药研末混匀（硇砂醋制），取适量加阿胶溶液制成栓剂，先用温开水冲洗阴道后，将药栓插子宫颈内，3日换药1次，再用带线棉球沾药粉塞宫颈处，隔日1次，1个月为1疗程。主治溃疡型子宫颈癌。

(2) 信石10 g，大枣10枚，冰片1 g。大枣去核，装入信石1 g，烧焙存性，与冰片研成细末，先用凡士林涂敷阴道，再将药粉撒敷宫颈口，48小时后用温开水冲净贴敷拔毒生肌膏。经期，出血时停用，心、肝、肾功能不全者忌用。主治子宫颈癌。

(3) 田螺5枚，冰片0.5 g。将田螺去盖，倒于清洁容器内10个小时，取其浅绿色溶液加冰片搅匀，冲洗阴道后，拭去坏死组织，将药糊涂敷于刨面，用带线棉球塞住宫颈，每日1次，10次为一疗程。主治子宫颈癌放疗后局部组织坏死。

(4) 明矾60 g，没药18 g，雄黄、蛇床子各12 g，钟乳石10 g，儿茶、冰片、硼砂各9 g，血竭6 g，麝香1 g。共研细末。外用涂抹每次6～9 g，每日3次。主治子宫颈癌。

(5) 生枳壳、大戟各30 g，茄根、川椒、马兰花、蛤蟆草各15 g，大黄、五倍子、苦参、瓦松、皮硝各9 g。水煎取液，先熏后洗阴道，每日1次。主治溃疡型子宫颈癌。

(6) 鲜半夏12 g。药研细末，取1半加凡士林调和，贴敷宫颈处，另1半制成棒剂，塞入子宫颈管，每日换1次。主治各期子宫颈癌。

第七节　乳腺癌

一、病证概述

乳腺癌是女性最常见的恶性肿瘤，仅次于子宫颈癌。占全身恶性肿瘤的7%～10%。乳腺癌的发生与性激素的变化有关，当雌激素含量相对增多时，就可作用于乳腺发生乳腺癌。因此更年期卵巢功能紊乱时最易发生，故好发于45～65岁妇女。未育、未哺乳的妇女乳腺癌发病率高。中医称乳腺癌为“乳岩”，临床表现：乳腺癌早期为无痛的、单发的小肿块，质硬、表面不平滑，与周围组织分界不清，在乳房内不易被推动，肿块处皮肤往往显有凹陷，肿块多发生在乳房的外上象限。若继续发展则乳房缩小、变硬、乳头抬高、内缩或肿块数月内显著增大、隆起。腋窝淋巴结肿大变硬、无压痛；起初散在，数少，尚可推动，渐渐增多，相互连接或成为硬块，并与深部组织和皮肤发生粘连。到晚期乳腺癌侵入筋膜、胸肌与之固定，乳房即不能推动，乳房皮肤可呈橘皮样外形，甚者皮肤溃破，形成溃疡，溃疡恶臭，最后发生恶病质，患者消瘦无力、贫血，发热，以至死亡。

二、妙法绝招解析

（一）脾胃失调，心血亏虚（哈荔田医案）

1. 病历摘要：嵇某，女，40岁。无意发现左乳房蚕豆大肿物，质硬，活动差，针刺活检找到癌细胞，遂行左乳腺癌根治术，术后病理为“左乳腺浸润性导管癌，部分硬癌结构，腋下淋巴结转移2/10”。术后开始行化疗，药用CTX、5-Fu、E-ADM，化疗中出现恶心呕吐，纳差食少，疲乏无力，舌淡红，苔薄黄，脉细。

证属脾胃失调，心血亏虚。治宜健脾和胃、补心养血。药用生黄芪、薏苡仁、鸡血藤各

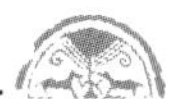

30 g，生地黄、沙参、竹茹、黄精各20 g，女贞子、枸杞子、炒栀子各15 g，白术12 g，半夏、旋覆花（包）各9 g，化疗顺利完成。术后一年半，发现右乳外上象限小结节多个，大小不一，质韧，无压痛，闭经5个月，时有小腹胀，舌尖红，苔薄，脉弦。治拟疏肝理气，化瘀散结，药用益母草30 g，土贝母、蒲公英、鳖甲各20 g，海藻、地龙、牛膝各15 g，莪术、延胡索各12 g，香附10 g，郁金、川芎、山慈姑各9 g，生甘草6 g。同时服加味逍遥丸、丹参片等。药后月经已来，但量少色暗，血块较多，且点滴不净，右乳结节考虑增生。原方加用葛根、当归、牡蛎、黄芪、丹参各10～15 g，症渐平稳。以后长期服用中药，每周3剂，药用鸡血藤、黄芪、薏苡仁、半枝莲各30 g，蒲公英、益母草各20 g，女贞子、枸杞子、莪术、山慈姑、海藻、土贝母、鳖甲各15 g，白术、陈皮、地龙、牛膝、香附、川芎各9 g。同时服西黄丸、六味地黄丸等，定期复查，患者健康生存已6年余。(《哈荔田妇科医案医话选》，天津科学技术出版社，1982)

2. 妙法绝招解析：目前放射性肺损伤的发生仍不失为本病在胸部放疗中一种不易控制的并发病。近年来西医常用抗生素、糖皮质激素、抗凝血药及抗组胺制剂等治疗，但其疗效多不理想。我们根据本病的病因、病机以及出现的主要证候进行中医辨证论治。即放射线所造成的火毒内蕴，日久损伤肺阴，脾胃失调，气血凝滞，最后造成肺组织纤维化等机制，采用清热解毒，养阴清肺，健脾和胃，活血化瘀等四大治疗法则进行辨证治疗。通过临床实践这一治疗法则是行之有效的。并以预防治疗的效果最好，即对每一患者在放疗开始之前1～2日就开始服用中药治疗，一直到放疗结束时为止。如患者已出现了放射性肺损伤后再服中药，则其疗效一般都较差。

（二）热毒炽盛，烧灼肺胃（钱伯煊医案）

1. 病历摘要：甄某，女，48岁。发现右乳房上方生一肿物，约有2 cm×3 cm大小，即行右乳腺癌根治术，术后病理“右乳腺腺癌，右腋下淋巴转移5/8”。术后18日行放射治疗，右锁骨处DT40000 cGy、胸骨旁DT4000 cGy、右腋下DT4000 cGy，放疗结束后进行了4个疗程的化疗。患者无意中发现右胸骨旁第三、四肋间有1个0.5 cm直径大小之结节，行活检证实为乳腺癌局部复发，后又发现右锁骨上有一蚕豆大小之淋巴结肿大，质硬，不活动，考虑为淋巴结转移，又行第2次放疗，右锁骨上放疗DT6000 cGy，胸骨处DT5000 cGy，胸骨旁两肺野各照射DT4000 cGy。放疗后患者出现剧烈咳嗽，干咳痰少、气短胸闷，5月初咳嗽加剧，痰少色黄，低热，行X线检查，诊断为放射性肺炎，用抗炎治疗无效。就诊时剧咳不止，干咳痰少，色黄，上楼时气喘胸闷，心慌气短，发热（体温38 ℃～38.5 ℃），右胸骨痛，口干，多汗，纳差，舌燥苔黄微腻，脉细数。

证属热毒炽盛，烧灼肺胃。治宜养阴清肺，兼顾脾胃。药用金银花、沙参、芦根、生薏苡仁、枇杷叶各30 g，百合、天冬各12 g，陈皮、焦三仙各9 g，黄连、生甘草各6 g，三七粉（另包冲服）3 g。每日1剂，水煎服。服14剂后。热退、剧咳、气短、胸闷等症明显减轻，食欲渐有好转，惟大便稍干，苔薄黄，脉细数。宗原方加全瓜蒌30 g，继服14剂后，病情进一步减轻，患者于7月下旬复查X片，见肺部之放射性肺炎已基本消失。(《钱伯煊妇科医案》，人民卫生出版社，2006)

2. 妙法绝招解析：随着我国常见恶性肿瘤的发病率日益上升，开展胸部放射治疗的机会愈来愈多，因此放射性肺炎及放射性纤维化的发生率亦在增加，近年来对一些肿瘤患者多采用放、化疗同时并用的综合疗法，故引起肺部损伤的机会更多，因此放疗时应认真掌握好放疗的总剂量、放疗的疗程、放疗野的大小以及放射线的种类等是极为重要的。在胸部放射治疗时还应根据每个患者的体质、年龄和肿瘤的类型等采取不同的放疗方案，即中医所说的“同病异治”，多能使肺部的放射性损伤发生率有所减少。

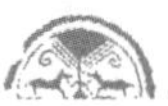

（三）气阴两虚，邪毒内盛（欧阳恒医案）

1. 病历摘要：颜某，女，41岁。右乳肿物发现1个月余，在当地医院行右乳癌根治术；病理为髓样癌。术后曾行放疗及化疗，具体用药用量不详。术后一年时，腰膝酸痛，舌偏语难，逐渐加重，经全面检查初诊为颅内、脊椎、髂骨广泛转移，又给予局部放疗及化疗，但病情反加重，卧床不起，口干舌燥，大便秘结，不思饮食，全身酸痛，站立艰难，舌偏舌萎，言语不清。转来我科时查舌红绛，苔少，脉细数。

证属气阴两虚，邪毒内盛。治宜扶正养阴，清热解毒。药用全瓜蒌、半枝莲各30 g，太子参、黄精、金银花各20 g，丹参、女贞子、枸杞子、天冬、麦冬、生地黄各15 g，玉竹12 g，西洋参（另煎）3 g。结合西药对症处理。服药二周后，诸症大减，即又予化疗，药用 DDP、CTX、ADM，同时予丙酸睾丸酮，中药续服，服药3周后疼痛减轻，言语较流畅，可下地移步行走，饮食二便好转。化疗加上中药治疗后，诸症继续减轻，疼痛消失，行走自如，舌㖞转正，X线片上显示出骨质有些修复。带药回家，药用鸡血藤、薏苡仁、半枝莲、白花蛇舌草各30 g，蒲公英、生地黄、黄芪、黄精、土贝母各20 g，海藻、山慈姑、莪术、焦三仙、女贞子、枸杞子各15 g，白术12 g。长期口服，病灶稳定，存活3年余。（《欧阳恒临床经验集》，人民卫生出版社，2008）

2. 妙法绝招解析：本例乳癌术后1年出现脑及全身广泛转移，症状多，体质差，又经放化疗，则免疫功能更差。癌未克下，反伤正气，致使病情更加恶化。遂宜先投以养阴益气，健脾和胃、清热解毒之品，待正气恢复，再中西医结合治疗，减轻症状，稳定病情，延长生存期，体现了中西医结合的优势。

（四）肝脾两伤，气郁痰凝（施汉苹医案）

1. 病历摘要：张某，31岁。未生育前左乳房外侧有两块肿物如中指头大小，不痛不痒，发觉半年左右，未予治疗。产后一周，左乳原肿物处红肿疼痛，发热，肿势逐渐增大，去某医院治疗，诊断为乳痈。服中药5剂，无效。即至某肿瘤医院住院治疗，开始诊断为炎性乳癌，术后病理报告为浸润性导管癌。经用放疗、青霉素治疗两个月，发热退而肿势未消。诊查时见左乳红肿微痛已两个月余，不发热，饮食欠佳，情志不畅。左乳外侧肿硬，皮色暗红，有12 cm×12 cm大小，按之不热，微痛。脉细数，舌苔薄黄。

证属肝脾两伤，气郁痰凝。治宜疏肝解郁，解毒活血。药用全瓜蒌30 g，蒲公英15 g，皂角刺、蜂房、当归、太子参、橘叶、乳香、没药各10 g，砂仁（后下）6 g。每日1剂，水煎服。犀黄丸每日2次。每次3 g。服7剂后。乳房肿痛减轻，胃纳好转。脉细数，舌苔薄黄。效不更方，继用原方7剂，犀黄丸继服。乳房肿物缩小四分之一，饮食好转。脉沉细缓，舌苔薄白。原方增减。药用全瓜蒌30 g，橘叶、乳香、没药、皂角刺、当归、蒲公英、赤芍、蜂房各10 g。犀黄丸继服。服7剂后，乳房肿物缩小大半，皮色仍暗红，情绪较乐观。脉沉细，舌苔薄白，继服14剂而愈。（《中国现代名中医医案精华》第1集，北京出版社，2002）

2. 妙法绝招解析：本病由于肝脾两伤、气郁痰浊内结所致。正如《外科正宗》所云："忧郁伤肝，思虑伤脾，积想在心，所愿不得志者，致经络痞涩、聚结成核。"本例由于日久化热，故乳房红肿。方用神效瓜蒌散加减。药以橘叶苦降辛散，疏肝行气，消肿散结；瓜蒌化痰行气；乳香、没药、当归、皂角刺活血化瘀消肿；蒲公英清热解毒；太子参、砂仁醒脾开胃；蜂房味苦或微甘，治疗乳癌有一定的作用。犀黄丸也是治疗本病的良药。患者术后已三年多，身体情况良好。

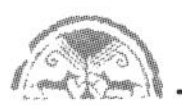

（五）肝气郁滞，凝结成毒（梁国卿医案）

1. 病历摘要：刘某，38 岁。一个月前，右乳房发胀不舒，以后从乳头流出淡红色汁液，逐渐增多，流出血液，确诊乳腺癌。因患者拒绝手术。乳房肿胀，按之尚软，微痛，内有小结节，乳头流出血液，纳谷二便尚调，体力尚好，现仍工作，脉弦，舌质红，苔薄黄。曾于肿瘤医院在右乳头溃出的血液中查见癌细胞。诊断为乳腺癌。

证属肝气郁滞，凝结成毒。治宜养血和血，理气解毒。药用熟地黄 25 g，金银花 20 g，当归、白芍、香附、天花粉、防风、甘草、蒲公英、小蓟、青皮各 15 g，川芎 10 g。每日 1 剂，水煎服。服 3 剂后，乳房胀减轻，流血亦渐减少。继服 6 剂，乳房渐小，血亦不流，乳房无胀感。坚持服用此方 3 个月，乳房内小结节及临床症状消失，随访 1 年，一切正常，继续工作。(《名老中医肿瘤验案辑按》，上海科学技术出版社，1990)

2. 妙法绝招解析：本案属中医乳岩范畴，乳头属厥阴，乳房属阳明，为肝气犯胃。妇人多郁，肝主怒而藏血，因郁怒则伤肝，而使血亦瘀，肝气郁滞即邪入血中，入于为阳，滞于阴，阴阳不调，互相凝结，发为乳岩，故治以养血柔肝、疏肝解毒之剂而愈。

（六）肝气郁滞，凝结成毒（马培之医案）

1. 病历摘要：杨某，35 岁。左乳房结肿 3 年，现已破溃，渗流血水，幸肿不坚。诊断为乳腺癌。

证属肝气郁滞，凝结成毒。治宜清肝解郁。药用金银花、蒲公英各 15 g，牡丹皮、赤芍、黑山栀子、生地黄各 9 g，甘草、连翘、大贝母各 6 g，羚羊角（久煎）3 g。每日 1 剂，水煎服。服 3 剂后，肝火较平，血亦渐减，颇有转机，仍宗原治。药用芦根 30 g，鲜生地黄（捣汁冲，渣煎）24 g，忍冬藤、浙贝母、生白芍、黑山栀子、天花粉、玄参各 9 g，侧柏叶、牡丹皮各 6 g，人中黄、参三七（磨冲）、川黄连 3 g，羚羊角（磨冲）1 g。服 3 剂后，患处腐势未定，刺痛不安，渗流血水，火郁于里，幸肿硬渐松，腐处定、痛可止，仍以羚羊犀角地黄汤加减治之。药用石膏 15 g，牡丹皮、浙贝母、赤芍、生地黄、天花粉、连翘、金银花、酒黄芩各 9 g，粉甘草 6 g，羚羊角（磨冲）3 g。服 5 剂后，患处腐肉已尽脱，惟肝火未静，痛则血出，还宜养阴凉血清肝。药用芦根 30 g，生地黄 24 g，天花粉、金银花、黄芩、牡丹皮、白芍、知母各 9 g，人中黄、浙贝母、川黄连各 6 g。并用破溃翻花出血散剂方：浙贝母 6 g，煅人中白（漂）3 g，参三七、胡黄连、琥珀、青黛各 1.5 g，冰片、牛黄、熊胆（烘干）各 0.9 g。各研细末和匀，每次服 1.5 g，开水调服。另掺药方：藕节、冰连散各 1.5 g，浙贝母 0.9 g，牛黄、琥珀各 0.3 g，各研细末和匀外掺患处。经治疗半个月而愈。(《孟河马培之医案论精要》，人民卫生出版社，2010)

2. 妙法绝招解析：古代之“岩”，即今之“癌”字，因其病变部肿块坚硬如石，高低不平，状如岩突，溃后疮口中间凹陷甚深，形如岩穴，故名。若位于乳房者，称乳岩（乳癌），为女性最常见的恶性肿瘤之一。

三、文献选录

乳腺是由皮肤、纤维组织、乳腺腺体和脂肪组成的，乳腺癌是发生在乳腺上皮组织的恶性肿瘤。乳腺癌中 99%发生在女性，男性仅占 1%。乳腺并不是维持人体生命活动的重要器官，原位乳腺癌并不致命；但由于乳腺癌细胞丧失了正常细胞的特性，细胞之间连接松散，容易脱落。癌细胞一旦脱落，游离的癌细胞可以随血液或淋巴液播散全身，形成转移，危及生命。目前乳腺癌已成为威胁女性身心健康的常见肿瘤。全球乳腺癌发病率自 20 世纪 70 年代末开始一直呈上升趋势。美国 8 名妇女中就会有 1 人患乳腺癌。中国不是乳腺癌的高发国家，但不宜乐观，近年我国乳腺癌发病率的增长速度却高出高发国家1～2个百分点。据国家癌症中心和卫生部疾病预防控制局2012年公布的2009年乳腺癌发病数据显示：全国肿瘤登记地区乳腺癌发病率位居女性恶性肿瘤的第1位，乳腺癌已成为当前社会的重大公共卫生问题。自20世纪90年代全球乳腺癌死亡率呈现出下降趋势；究其原因，一是乳腺癌筛查工作的开展，使早期病例的比例增加；二是乳腺癌综合治疗的开展，提高了疗效。乳腺癌已成为疗效最佳的实体肿瘤之一。

（一）乳腺癌的病因病机

乳腺癌的病因尚未完全清楚，研究发现乳腺癌的发病存在一定的规律性，具有乳腺癌高危因素的女性容易患乳腺癌。所谓高危因素是指与乳腺癌发病有关的各种危险因素，而大多数乳腺癌患者都具有的危险因素就称为乳腺癌的高危因素。据《中国肿瘤登记年报》显示：女性乳腺癌年龄段发病率0～24岁年龄段处较低水平，25岁后逐渐上升，50～54岁组达到高峰，55岁以后逐渐下降。乳腺癌家族史是乳腺癌发生的危险因素，所谓家族史是指一级亲属（母亲，女儿，姐妹）中有乳腺癌患者。近年发现乳腺腺体致密也成为乳腺癌的危险因素。乳腺癌的危险因素还有月经初潮早（＜12岁），绝经迟（＞55岁）；未婚，未育，晚育，未哺乳；患乳腺良性疾病未及时诊治；经医院活检（活组织检查）证实患有乳腺非典型增生；胸部接受过高剂量放射线的照射；长期服用外源性雌激素；绝经后肥胖；长期过量饮酒；以及携带与乳腺癌相关的突变基因。需要解释的是对乳腺癌的易感基因，欧美国家做了大量研究，现已知的有BRCA-1、BRCA-2，还有p53、PTEN等，与这些基因突变相关的乳腺癌称为遗传性乳腺癌，占全部乳腺癌的5%～10%。具有以上若干项高危因素的女性并不一定患乳腺癌，只能说其患乳腺癌的风险比正常人高，中国妇女乳腺癌的发病率还是低的。

（二）乳腺癌的临床表现

早期乳腺癌往往不具备典型的症状和体征，不易引起重视，常通过体检或乳腺癌筛查发现。以下为乳腺癌的典型体征。

1. 乳腺肿块：80%的乳腺癌患者以乳腺肿块首诊。患者常无意中发现乳腺肿块，多为单发，质硬，边缘不规则，表面欠光滑。大多数乳腺癌为无痛性肿块，仅少数伴有不同程度的隐痛或刺痛。

2. 乳头溢液：非妊娠期从乳头流出血液、浆液、乳汁、脓液，或停止哺乳半年以上仍有乳汁流出者，称为乳头溢液。引起乳头溢液的原因很多，常见的疾病有导管内乳头状瘤、乳腺增生、乳腺导管扩张症和乳腺癌。单侧单孔的血性溢液应进一步检查，若伴有乳腺肿块更应重视。

3. 皮肤改变：乳腺癌引起皮肤改变可出现多种体征，最常见的是肿瘤侵犯了连接乳腺皮肤和深层胸肌筋膜的Cooper韧带，使其缩短并失去弹性，牵拉相应部位的皮肤，出现“酒窝征”，即乳腺皮肤出现一个小凹陷，像小酒窝一样。若癌细胞阻塞了淋巴管，则会出现“橘皮样改变”，即乳腺皮肤出现许多小点状凹陷，就像橘子皮一样。乳腺癌晚期，癌细胞沿淋巴管、腺管或纤维组织浸润到皮内并生长，在主癌灶周围的皮肤形成散在分布的质硬结节，即所谓“皮肤卫星结节”。

4. 乳头、乳晕异常：肿瘤位于或接近乳头深部，可引起乳头回缩。肿瘤距乳头较远，乳腺内的大导管受到侵犯而短缩时，也可引起乳头回缩或抬高。乳头湿疹样癌，表现为乳头皮肤瘙痒、糜烂、破溃、结痂、脱屑、伴灼痛，以致乳头回缩。

5. 腋窝淋巴结肿：大医院收治的乳腺癌患者1/3以上有腋窝淋巴结转移。初期可出现同侧腋窝淋巴结肿大，肿大的淋巴结质硬、散在、可推动。随着病情发展，淋巴结逐渐融合，并与皮肤和周围组织粘连、固定。晚期可在锁骨上和对侧腋窝摸到转移的淋巴结。

（三）名医论述选录

1. 陆德铭论述：扶正抗癌治疗乳腺癌术后诸症。陆氏认为乳腺癌的发生与正气不足，邪毒留滞有关，强调必须早期诊断及早期综合治疗。主张早、中期乳腺癌应以手术、放疗、化疗为主，配合中药治疗；晚期乳腺癌应以中医扶正抗癌治疗为主，才能获得最佳效果。对于乳腺癌术后患者，因大病、久病、手术而致气血亏虚，更因术后常规采用化疗、放疗辅助手段，伤津耗气而致气阴两亏。故于治疗之时，常在益气养血、健脾和胃、养阴生津基础上，辨病选用抗癌药物。陆氏认为：用药如用兵，在精不在多，对癌症患者更是如此，否则会妨碍脾胃运化，破伐正气。临证每选生黄芪、党参、白术、茯苓等益气养血，健脾和胃；生地黄、天花粉、玄参、黄精、生首乌、枸杞子等养阴生津；莪术、半枝莲、白花蛇舌草、露蜂房、石见穿等抗癌祛邪。尤喜用莪术、白花蛇舌草、半枝莲抗癌，其除有直接抗癌作用外，莪术尚可改善局部微循环，消除机体高凝状态和增进免疫功能；白花蛇舌草、半枝莲有消炎作用，并可提高机体免疫功能，从而有利于癌症控制和清除病灶，预防癌症复发和转移。另外，据中医学“肾主骨”“生髓”及髓与血互化的理论，常重用性温不热，质润不燥之淫羊藿、补骨脂以补肾生血，维护正气。现代药理学研究证实此二药可促进骨髓造血功能，升高外周血象，调节内分泌，增强下丘脑-垂体-肾上腺皮质功能，有防癌作用。（浙江中医杂志，1994，9）

2. 王渭川论述：乳癌初起，形以坚核，不胀不肿，虽重按不觉痛，但坚硬如石，与其他疡证不同，不易消散。本病一以忧思愁苦，精神郁抑为主因。临床治疗，虽治以扶正祛邪，活血化瘀为主，但注重养血柔肝，开怀解郁，不可误投破气消克，及走窜之剂。如穿山甲片、皂角刺，俱不当用。且本症病势渐进多发郁火，虽四物尚嫌辛窜，何况行血破瘀。当初起病期浅，气血未亏者，宜青皮散、十六味流气饮，佐以鸡鸭睾丸，外敷红毛坠金膏；有因肝郁气滞者，宜疏肝解郁汤，如服药反复不应者，宜益气养营汤、十全大补汤、归脾汤等选用。如属脾肾阳虚者，用河间地黄饮子为主，佐草药八种；如属肝肾阴虚者，以一贯煎为主。除辨证论治外，必佐草药八种。如：蛇头一棵草、白花蛇舌草、半枝莲、无花果、石大年、隔山撬、苦荞头等，已有文献证明对抗癌有效。但是王氏在治乳癌过程中，强调最好防止溃疡，无论已经溃疡或未溃疡，红毛坠金膏为有效镇痛、缓解的外敷药方。（《王渭川妇科治疗经验》，四川人民出版社，1981）

（四）辨证论治选录

治疗晚期乳腺癌分3型辨治：①脾虚痰湿证用炒谷芽、炒麦芽各12 g，炒苍术、炒白术、炒枳壳、茯苓、姜半夏、炙鸡内金各9 g，陈皮、煨木香各6 g，砂仁3 g。②气血两虚证用炙黄芪30 g，当归、熟地黄、女贞子、枸杞子、补骨脂、鹿角片各12 g。③正虚邪实证用薏苡仁、半枝莲各30 g，炙黄芪20 g，炒党参、夏枯草各15 g，山慈姑12 g，炒白术、当归、赤芍、白芍各9 g，川芎5 g。随症加减。每日1剂，水煎，分2次服。并用小金丹，每日2次，每次3 g，口服。治疗晚期乳腺癌86例。结果存活＞3、＞5年两组分别74、63例（$P<0.05$），58、41例（$P<0.01$），死亡28、45例。（山西中医2000，6）

（五）临床报道选录

1. 内服药疗法：

（1）吴钟玖等中西医结合治疗乳腺癌50例：常规术前准备后在麻醉下施根治术。肿瘤位于乳房内侧及有淋巴结转移者术后行放疗（60Co治疗机或直线加速器8MVX—Ray）肿瘤剂量为50 GY。Ⅱ、Ⅲ期病例完成术后6个疗程的CMF方案化疗（CTX 0.6 g/m^2 MTX 40 g/m^2，5-Fu 0.5 dl连用、休息各2周为1疗程）。术后药用藤梨根、猫爪草各30 g，山慈姑、菟丝子、淫羊藿各15 g，柴胡、香附、郁金各12 g。放化疗期间加和胃降逆药，长夏加健脾化湿药，春季加养血柔肝药，每日1剂，水煎服1年以上。共治疗50例，Ⅰ期17例，Ⅱ期29例，Ⅲ期4例。结果3、5、10、15年生存率分别为80%、66%、56%、32%。(浙江中医学院学报，1993，2)

（2）周明中西医结合治疗晚期乳腺癌14例：先用CMF方案化疗，MTX 40 mg/m^2 均，5-Fu 0.6 g/m^2 均静注；CTX 0.6 g/m^2 静滴。均于第1、8日注射，休息3周，4周为1个疗程。同时服用三苯氧胺10 mg/d，每日2次，用2年。第二化疗疗程结束后即行60Co分段放疗：第一段乳腺区用2个切线野，肿瘤剂量（DT）：（40～50）Gy/（4.5～5）周，然后再用CMF方案化疗一个疗程。再在乳腺区、锁骨区、腋窝区各设一垂直野，用深部X线做第二段治疗。DT：（20～25）Gy/（2～2.5）周。治疗期间用扶正升血调元汤；女贞子20 g，党参、鸡血藤、白术、黄精各15 g，何首乌、骨碎补、麦芽各10 g。每日1剂，水煎，每周服5剂。共治疗14例。结果2个化疗疗程后肿块缩小45%1例，缩小25%6例，无变化7例。放疗后肿块全部消失13例，残留1例。1、3、5年生存率分别为85%、50%、35.7%。(中国中西医结合杂志，1995，4)

（3）黄敦用海龙汤治疗乳腺癌134例：夏枯草、三七粉、何首乌、薏苡仁、紫花地丁、白术、淫羊藿各60 g，黄芪、山慈姑、香橼、炒三仙各30 g，制乳香、制没药、海龙各15 g，人工牛黄5 g。共为细末，水泛为丸，每日2次，每次3 g。放、化疗期间给予石韦30 g，太子参、何首乌、鸡血藤、生黄芪各15 g，白术12 g，当归、知母、枸杞子、焦三仙各10 g，三七粉（包冲）3 g，大枣7枚。每日1剂，水煎服。结果5年生存119例，占88.8%，死亡15例，占11.2%。(中医杂志，1985，3)

（4）天葵芸薹饮治疗乳腺癌42例：天葵子、芸薹子、木馒头各30 g，漏芦15 g，八角莲、土鳖虫、白蔹、金雀花各9 g。疼痛加蜂房9 g。每日1剂，水煎服。结果有效25例，无效17例，总有效率为59.5%。(抗癌中草药大辞典，1994，3)

（5）蜈蚣露房汤治疗乳腺癌44例：蜈蚣1.5 g，露蜂房、活蜗牛各0.5 g，全蝎0.3 g，马钱子、乳香各0.1 g（以上为1日量）。共研细末，水泛为丸，分3次口服。结果治后存活3年以上有7例，占15.9%。另配合化疗，治疗胃癌，效果也很显著。(抗癌中草药大辞典，1994，3)

（6）没药慈姑散治疗乳腺癌134例（16例手术切除，部分患者配合化疗）：夏枯草、三七粉、何首乌、薏苡仁、紫花地丁、莪术、淫羊藿各60 g，黄芪、山慈姑、香橼、炒三仙各30 g，制没药、制乳香、海龙各15 g，人工牛黄10 g。研细末，水泛为丸，每日2次，每次3 g。结果治后5年生存率为88.8%。(抗癌中草药大辞典，1994，3)

（7）益气解毒汤治疗乳腺癌41例：白花蛇舌草、半枝莲各30 g，生山楂20 g，炙黄芪、太子参、北沙参、枸杞子、何首乌、鸡血藤、薏苡仁各15 g，大枣6 g。每日1剂，水煎服。连用6个月为1疗程。结果显效27例，有效9例，无效5例，总有效率87%，5年生存率65%。(浙江中医学院学报，1999，6)

（8）黄芪生血汤治疗乳腺癌（均为晚期。其中术后转移40例，未手术2例）42例：生黄芪、太子参、生薏苡仁、茯苓、炒莱菔子、生山楂各15 g，炒白术、清半夏、牡丹皮、当归、藤梨根各12 g，淡竹茹、陈皮、黄连各9 g。每日1剂，水煎服。并用去甲长春花碱40～50 mg，第1、8日静脉注入；顺铂60～80 mg，静滴，第2、3日；配合水化。21日为1个周期，用>2个周期。结果完全缓解2例，部分缓解20例，稳定15例，无效5例，有效率52%。白细胞下降率48%；肾功能损伤3例。(浙江中西医结合杂志，2001，2)

（9）寻骨灵仙地龙汤治疗晚期乳腺癌骨转移疼痛53例：寻骨风15 g，威灵仙、地龙、川续断各12 g，汉防己、土鳖虫各10 g。气血亏虚型加生黄芪20 g，枸杞子15 g，生白术12 g；气滞湿阻型加预知子12 g，制半夏10 g；瘀血阻滞型加莪术、炮穿山甲各10 g。每日1剂，水煎服。

2个月为1疗程。与对照组44例，均用NVB+DDP方案化疗，2个周期为1疗程。疼痛Ⅰ级用吲哚美辛25 mg)，Ⅱ级用曲马多50 mg（或可待因25 mg），每日3次（均本组用至化疗开始）；Ⅲ级用控释吗啡止痛剂30 mg，每日2次（本组用吲哚美辛25 mg，每日3次，用2周；口服。不用其他药。治疗晚期乳腺癌骨转移疼痛95例。用2个月，结果两组分别疼痛完全及部分缓解45、28例，轻微疗效及无效16、6例。疗效本组优于对照组（$P<0.05$）。（辽宁中医杂志2001，4）

（10）加味逍遥散治疗中晚期乳腺癌32例：黄芪、龙葵各30 g，蛇莓20 g，白芍、茯苓、重楼、紫杉各15 g，瓜蒌12 g，柴胡、郁金、当归、白术、白芷各10 g，滇三七（分冲）、甘草各6 g。痰瘀甚去白芍，加制南星、法半夏、红花（或穿山甲珠）；气血虚弱加人参、紫河车粉；疼痛加延胡索、乳香；食欲不振加焦山楂、炒麦芽；腹满加陈皮、厚朴；气喘加桑白皮、苦杏仁。每日1剂，水煎服。与对照组30例，均用CAF方案化疗。25～30日为1周期，2个周期为1疗程。结果两组分别部分缓解11、9例，无变化17、18例，进展4、3例，总有效率34.37%、30%。生活质量、体重、血红蛋白、血小板、肝肾功能治疗后两组比较均有显著性差异（$P<0.01$或$P<0.05$）。（湖南中医药导报，2002，6）

（11）芪参安乳汤治疗乳腺癌术后288例：生黄芪、太子参各30 g，薏苡仁、龙葵、白花蛇舌草各15 g，白术、茯苓、肉苁蓉、灵芝各12 g，鹿角片、露蜂房各9 g。肝郁气滞型加预知子、当归、白芍各12 g，柴胡、郁金、香附各9 g；肝肾亏虚、冲任不调型加鸡血藤30 g，生地黄18 g，女贞子、墨旱莲、淫羊藿、何首乌各15 g，当归、枸杞子各12 g；脾失健运、气血亏虚型加谷芽、麦芽、熟地黄各15 g，紫苏梗、当归、白芍各12 g，陈皮、半夏、酸枣仁、远志各9 g；肺肾亏虚、气阴不足型加生地黄18 g，沙参、五味子、女贞子、墨旱莲各15 g，麦冬12 g；毒邪蕴结型加重楼、蛇六谷、鹿衔草、土茯苓各30 g，凤尾草、石见穿各15 g，乳香、延胡索各9 g。随症加减。每日1剂，水煎服。常规放化疗。随访270例，结果3、5年生存率分别96.4%、90.5%。CD 3及CD 4治疗半年后，均明显改善（$P<0.05$）。（上海中医药大学学报，2002，3）

（12）六君子汤加味治疗乳腺癌27例：药用党参、生黄芪各30 g，熟地黄20 g，当归、巴戟天、补骨脂、茯苓各15 g，白术、制半夏、女贞子各12 g，陈皮、甘草各6 g。随症加减。每日1剂，水煎频服。7日为1疗程，用3～10个疗程。对照组24例，用维生素B_6，吗丁啉；血象低用利血生、维生素B_4；口服。两组均控制合并症，血象复常后，用CMF方案：环磷酰胺400～600 mg/m^2，氨甲蝶呤20～40 mg/m^2，静注；5-氟尿嘧啶400 mg/m^2，静滴；均第1日用，21日为1周期；用2～3个周期，间隔14日行乳腺切除术。结果两组分别完全缓解6、3例，部分缓解18、14例，无变化3、7例，总缓解率88.9%、70.8%（$P<0.05$）。见毒副反应分别44、46例次（$P<0.05$）。（河南中医学院学报，2004，4）

（13）蛇舌半枝莲汤治疗乳腺癌64例：白花蛇舌草、半枝莲各20 g，党参、白术、茯苓各15 g，柴胡、郁金、青皮、当归、丹参、浙贝母各12 g，砂仁、甘草各10 g，蜈蚣2条。上肢静脉回流受阻、臂丛神经及肌肉损伤等蜈蚣、茯苓增量，加薏苡仁、红花；心烦易怒、口苦甚加黄芩、栀子；焦虑失眠加炒枣仁、百合；倦怠乏力甚党参、白术增量，加黄芪；阴虚内热、潮热盗汗加生地黄、麦冬、沙参；脘腹胀满厌食加山楂、麦芽、鸡内金。手术后行化疗、放疗或二者交替；化疗结束后，雌激素受体和（或）孕激素受体阳性35例，用三苯氧胺，口服。术后（或放、化疗期间，或复发，或转移后）51例，每日1剂，水煎服。治疗乳腺癌64例。随访2～7年，结果均存活。其中复发7例，转移15例。（光明中医，2004，5）

（14）禹玉良等用复元除癌汤为主治疗乳腺癌102例：药用长白参、枸杞子、灵芝、白花蛇舌草、莪术、泽兰、胆南星、蜈蚣、桑白皮各10～15 g。白细胞减少加鸡血藤、制首乌、鹿角霜，呕吐加北山楂、法半夏、板蓝根。剂量随患者体质而定。每日 1 剂，水煎，分 2 次服。共治疗 102 例，其中乳腺癌 29 例。结果存活 20～27 年 7 例，10～19 年 13 例，4～9 年 82 例。(湖南中医杂志，1995，2)

(15) 常敏毅等用仙鹤六味汤治疗癌性疼痛 155 例：药用仙鹤草 50～80 g，单煎，与甘草、槟榔、制半夏、白毛藤、龙葵煎液合并，酌情加味。每日 1 剂，30 日后隔日 1 剂，分 2 次服。结果共治疗 155 例，其中乳腺癌 8 例。乳腺癌治疗有效率为 50%。(国医论坛，1993，2)

(16) 杨际平等用益气活血治疗乳癌术后上臂肿胀 23 例：药用黄芪、益母草各 30 g，当归、川芎、穿山甲、路路通各 15 g，桃仁、红花、地龙各 10 g。每日 1 剂，水煎，头煎口服。二煎外洗患处。1 个月为 1 疗程。共治疗 23 例，结果痊愈 10 例，好转 9 例，无效 4 例。(江苏中医，1995，10)

2. 外治方：

消瘀散结灵治疗乳房肿瘤 163 例：生大黄、生黄柏、白花蛇舌草各 50 g，藏莲、炮穿山甲、海藻各 15 g，红花、重楼、炙乳香、炙没药各 10 g，冰片 7 g。共研细末，未溃破加鲜鬼针草、生葱、红糖各适量，捣泥，温水调敷患处；已溃破加生蒲黄适量，撒创面，纱布固定。均每日换药 1 次；7 日为 1 疗程，疗程间隔 3 日。结果痊愈 74 例，显效 53 例，好转 30 例，无效 6 例。(中国民间疗法，2002，10)

(六) 经验良方选录

1. 内服方：

(1) 半边莲、水珍珠菜各 30 g，地胆头、夜香牛各 15 g，白花蛇舌草、散血丹各 12 g，半边旗、马鞍藤、兰花草、白毛藤、坡地胆、榄核莲、水刺芋、鹅不食草各 9 g。每日 1 剂，水煎，日服两次。病灶在乳头以上，另加乳香、没药各 9 g。主治乳腺癌。

(2) 牡蛎、瓜蒌、丹参、白英、野菊花、白花蛇舌草、望江南、海藻、夏枯草各 30 g，昆布、山药各 15 g，炮穿山甲、鳖甲、沙参、露蜂房、王不留行籽各 12 g，桃仁 9 g。每日 1 剂，水煎，服两次。每次配服中成药小金丹 5 粒，1 个月为 1 疗程。主治乳腺癌。

(3) 淫羊藿、莪术、紫花地丁、薏苡仁、何首乌、三七粉、夏枯草各 60 g，山慈姑、黄芪、香橼、炒三仙各 30 g，制乳香、没药、海龙各 15 g，人工牛黄 10 g。药研细末，水泛为丸，每日两次，每服 3 g。3 个月为 1 疗程。主治乳腺癌。

(4) 蒲公英、紫花地丁、瓜蒌、炮穿山甲各 20 g，当归、夏枯草、金银花、黄芪、白芷、薤白、桔梗各 9 g，远志、肉桂、天花粉、赤芍、甘草各 6 g。每日 1 剂，水煎两次，饭前两小时分服两次。主治乳腺癌。

(5) 瓜蒌 60 g，当归 30 g，夏枯草、金银花、黄芪、白芷、桔梗、薤白各 15 g，远志、蒲公英、紫花地丁、官桂各 10 g，炮穿山甲、天花粉、赤芍、甘草各 6 g。每日 1 剂，水煎，服两次，3 个月为 1 疗程。主治乳腺癌。

(6) 乳香、没药、雄黄、蟾酥各 180 g，蜗牛 60 条，蜈蚣 30 条，朱砂、血竭、珍珠各 9 g，寒水石、轻粉、胆矾各 6 g，牛黄、麝香、冰片各 3 g。药研细末，水泛为丸白芥子大，每日两次，每次服 6 g。主治乳腺癌。

(7) 石见穿、山慈姑、预知子、皂角刺各 30 g，黄芪、丹参、白术、山药、山楂、党参、赤芍、鸡血藤、陈皮、当归各 15 g，八角金盘、露蜂房各 12 g。每日 1 剂，水煎两次，早晚分服。主治痰湿蕴结型乳腺癌。

(8) 黄芪 60 g，当归、肉苁蓉各 35 g，茯苓、延胡索各 15 g，五灵脂 12 g，炮穿山甲、乳

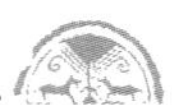

香、露蜂房、重楼、蛇蜕各9 g，三七3 g，蜈蚣2条。每日1剂，水煎，服两次。主治气滞血瘀型乳腺癌。

(9) 生牡蛎30 g，丹参、白薇、丝瓜络各15 g，当归、橘核、川续断各12 g，赤芍、白术、土鳖虫、川楝子各9 g，柴胡6 g。水煎两次，早晚分服，隔日1剂。主治乳腺癌转移。

(10) 兔耳草、了哥王根皮各50 g，40%酒精500 mL。药放酒中浸泡15日，过滤去渣，每服10 mL，每日3次。兔耳草叶100 g。晒干研末，撒敷患处，每日1次。主治乳腺癌。

(11) 半枝莲、金刚刺、白花蛇舌草各30 g，土茯苓、板蓝根各15 g，丹参12 g，红花、桃仁各9 g。每日1剂，水煎服。3个月为1疗程。主治乳房恶性肿瘤。

(12) 山慈姑、石见穿、预知子、皂角刺各30 g，丹参、赤芍、黄芪各15 g，八角金盘、露蜂房各12 g。每日1剂，水煎，服两次。主治肝郁气滞型乳腺癌。

(13) 瓜蒌50 g，当归、金银花、生黄芪各30 g，柴胡20 g，炮穿山甲、陈皮、青皮、甘草各6 g。每日1剂，水煎服两次。主治乳腺癌。

(14) 黄芪24 g，瓜蒌、牡蛎、夏枯草、蒲公英、海藻、鳖甲各16 g，柴胡、连翘各9 g。每日1剂，水煎，服两次。主治乳腺恶性肿瘤。

(15) 猕猴桃根、野葡萄根各30 g，八角金盘、生南星各3 g。每日1剂，水煎，服两次。主治乳腺癌。

2. 外治方：

(1) 雄黄、生姜各10 g。将雄黄放生姜内，放瓦上焙干，研成细末撒在伤湿膏上，贴敷患处，3日换药1次。主治肝郁气滞型乳腺癌。

(2) 蟾蜍1只。捣烂如泥，涂敷肿块处，3日换1次。主治乳腺癌。

第八章 外阴疾病与阴道疾病

第一节 阴疮、阴肿

一、病证概述

阴疮是一种与变态反应有关的非感染性的皮肤病。发病原因复杂众多，但首先患者具有过敏性体质，在许多内外因素的激发下而诱发。外在因素如寒冷、炎热、空中的尘埃、搔抓、摩擦、化妆品、肥皂等各种物理化学物质以及某些动物的蛋白等。内在因素如精神过度紧张、忧虑、失眠、疲劳等。外阴湿疹是一种迟发型变态反应，临床上较为多见。本病属于中医“湿癣”“湿毒疮”“浸淫疮”的范畴。认为急性期多由外感风湿热邪，或肝经湿热下注，稽留阴部肌肤，邪与局部气血相搏而发本病；或病久不愈，邪伤阴血，血虚化燥风生，肌肤失养，而使本病转为慢性期。临床常见证候有肝经湿热证及血虚生风证等。本病因肝脾湿热相互搏结，下注阴户，腐蚀外阴所致。是以阴户溃烂成疮，黄水淋漓甚至烂如虫蚀为主要表现的妇人杂病。《医宗金鉴》谓“妇人阴疮，名曰䘌。”初起外阴灼热瘙痒，继而溃烂，甚则脓血淋漓，肿胀疼痛，带下多而色黄或有臭味，口苦咽干，小便短赤。日久疮面坚硬，边缘不整，脓血不断，多属恶候。有阴痒、带下、消渴等病史，有外阴溃烂，灼热疼痛，黄水淋漓等典型表现。本病因脾虚湿陷，或湿热下注阴户，局部腠理闭塞所致。是以阴户漫肿作胀为主要表现的妇人杂病。

二、妙法绝招解析

（一）湿热下注，蕴结成毒（庞泮池医案）

1. 病历摘要：曾某，35岁。外感风湿热邪，咽痛，溲黄便结。经内科治疗，湿热未尽而下注。外阴部出现疱疹10余日，滋水淋漓，奇痒难忍。肛周、外阴及双侧腹股沟内侧有弥漫性疱疹，皮色潮红，部分表皮溃破，糜烂渗液。右侧腹股沟处可扪及蚕豆大小溃疡。脉滑数，舌质红，苔黄腻。诊断为阴疮。

证属湿热下注，蕴结成毒。治宜清热利湿，解毒散结。药用生地黄15 g，当归、金银花各12 g，山栀子、泽泻、木通、车前子、柴胡各10 g，黄芩、龙胆、甘草各6 g。每日1剂，水煎服。外用路路通50 g，大青叶、青蒿、土黄柏各30 g，硼砂（后兑）6 g，皮硝（后兑）3 g。煎水外洗，每日2～3次。忌鱼、虾、羊肉。服3剂后，瘙痒减轻，渗液明显好转，口渴减，二便调。内服方去当归、木通，加地肤子、白鲜皮。外用药照原方。治疗7日，病愈。（《妇科名家庞泮池学术经验集》，上海中医药大学出版社，2004）

2. 妙法绝招解析：妇女阴户生疮，甚则破溃，脓水淋漓，局部肿痛者，称为阴疮，又称“阴蚀”。本病相当于西医学的非特异性外阴溃疡、前庭大腺脓肿等疾病。本病多因湿热下注，蕴结成毒；或肝肾阴虚内热，熏灼阴户；或正气不足，不能托毒外达，蕴结阴部，肉腐成脓而成。

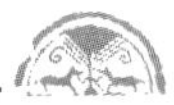

本案患者外阴疱疹滋水淋漓，奇痒难忍。肛周、外阴及双腹股沟内侧有弥漫性疱疹，皮色潮红，部分表皮溃破，糜烂渗液，舌质红，苔黄腻，脉滑数。根据脉症，显系肝经湿热下注之阴疮。治宜清热利湿，龙胆泻肝汤为治湿热下注之特效方，使用正确，收效甚速。故以龙胆泻肝汤加金银花以加强清热解毒之功，并配合清利湿热，通络止痒药外洗。如此内外合用，疗效甚佳。但本方药多寒凉，恐伤脾阳，须中病即止。

（二）湿热蕴结，下注成疮（裘笑梅医案）

1. 病历摘要：潘某，女，29岁。人工流产术后月余，近1周外阴红肿，疼痛甚剧，伴有瘙痒，自觉头晕腰痛，现正值行经期。妇检：大小阴唇红肿，小阴唇下部内侧溃疡，大阴唇内侧有针尖大点状糜烂。脉细软，苔微黄。诊断为阴疮。

证属湿热蕴结，下注成疮。治宜清热利湿，凉血愈疮。药用紫丹参15 g，炒白芍、牡丹皮、制川续断、桑寄生各10 g，赤芍、地肤子、白鲜皮各9 g，防风、荆芥穗各6 g。每日1剂，水煎服。外用蛇床子、苦参子各9 g，黄柏6 g，栀子适量。煎水外洗，每日2～3次。服4剂后，月经净，外阴瘙痒减轻，疼痛亦有好转，仍感头晕腰痛，治宗前方去丹参、白芍，加黄芩、炒绵马贯众、冰绿豆衣（包）各10 g。外洗改用紫草、黄柏各6 g，五倍子3 g。内外用药月余。外阴溃疡已基本好转，面色转红润，经前似有复发之势，嘱其每遇经前7日，按前方及外用药巩固治疗，以防复发。(《裘笑梅妇科临床经验选》，浙江科学技术出版社，1984)

2. 妙法绝招解析：阴疮多因湿热下注，蕴结成毒；或因正气虚弱，寒湿凝结而成。本案患者流产后气血未复，复感湿邪，导致外阴溃疡，伴有剧痛瘙痒，头晕腰酸，脉细软，苔微黄。治宜养血祛风，清利湿热，止痒止痛兼顾。药用丹参、白芍、防风、荆芥、桑寄生养血，祛肌表之风；地肤子、白鲜皮、绿豆衣清热利湿，祛风止痒；复加牡丹皮、黄芩、绵马贯众等药清营凉血。并配合外洗，清热化湿止痒，待湿化热清，血和风止，溃疡愈合。

（三）湿毒下注，郁结成疮（班秀文医案）

1. 病历摘要：杨某，43岁。1个多月来无明显诱因出现外阴瘙痒，时作时止，曾在医院检查，诊断为“外阴尖锐湿疣”，经局部用药后仍觉外阴痒痛。带下量少、质稀，脉细数，舌紫红，苔薄白。诊断为阴疮。

证属湿毒下注，郁结成疮。治宜化瘀利湿，清热解毒。药用土茯苓20 g，苦参15 g，当归身、白芍、白术、泽泻、槟榔、白鲜皮、夏枯草各10 g，川芎、甘草各6 g，每日1剂，水煎服。服7剂后，阴部瘙痒时作时止，时而灼痛，其痛集中在小阴唇处，每次痒痛持续5～6分钟，脉细略数，舌淡红、苔薄黄。药用土茯苓、忍冬藤、生薏苡仁、鸡血藤、连翘、千里光各20 g，车前草、丹参各15 g，槟榔10 g，甘草6 g。外用方药同上。服14剂后，阴痒已减，外阴时痛，带下如水，质稀量少，脉细缓，舌淡红，苔薄白。仍守原法加减，药用土茯苓、连翘各20 g，当归身、白芍、白术、泽泻、苍术、黄柏、白芷、槟榔各10 g，川芎6 g，甘草5 g。服7剂后，外阴瘙痒消失，白带正常，经医院复查，外阴湿疣消失。继用四妙散加土茯苓、忍冬藤、龙胆以巩固治疗。(《班秀文妇科奇难病论治》，广西科学技术出版社，1989)

2. 妙法绝招解析：尖锐湿疣发生在生殖器部位，是由人类乳头瘤病毒引起的一种表皮呈疣瘤状增生的性传播疾病。本病的发生，多由气血失和，腠理不密，加之房事不洁，感受秽浊之邪，与风邪相搏，凝聚肌肤而成；或由肝虚血燥，筋气不荣，致使湿毒下注阴部而成。本案湿邪化热，湿热成毒，蕴积于下焦，与血气相搏，郁结成疮，故见阴中生疮、肿胀疼痛，属湿毒下注之证，治宜清热化瘀利湿，杀虫止痒。在治疗中采用内治与外治相结合的方法。方用当归芍药散养血疏肝，健脾化湿；二妙、四妙清热燥湿；槟榔、苦参、忍冬藤、千里光、白鲜皮清热解毒，杀虫止痒。如此标本兼治，内外并治，疗效较佳。

（四）肝经湿热，下注阴部（班秀文医案）

1. 病历摘要：朱某，40岁。1年前无明显诱因出现尿道灼热涩痛，发作时波及外阴肿痛，小便化验无异常，肌注庆大霉素后症状可缓解，但反复发作，尤以经行前后多见。现尿道灼热，小便腥臭，溺后白浊，外阴肿痛，小腹作胀，性交则外阴痒痛加剧，夜难入寐。查见两侧阴唇肿胀，小阴唇中段色素变浅，范围约1.5 cm×1.5 cm大小。脉细，舌质淡，苔白厚腻。诊断为阴肿。

证属肝经湿热，下注阴部。治宜清热解毒，化瘀利湿。药用鸡血藤、土茯苓、忍冬藤各20 g，生薏苡仁、丹参各15 g，车前草、益母草、石韦、紫草各10 g，甘草6 g。每日1剂，水煎服。另用苦参、百部各60 g，仙鹤草30 g。水煎熏洗坐盆，每日1～2次。服30剂后，尿道灼热感消失，阴肿已瘥，但性交后局部灼热感偶作，脉细，舌淡红，苔薄白。转用健脾利湿之剂。药用茯苓、连翘各20 g，淮山药、党参、生薏苡仁、桑寄生各15 g，蚕豆花、川续断各10 g，甘草5 g。服7剂后，性交灼热感消失。妇检见小阴唇色素变浅部位已有好转，继以归芍地黄汤滋肾养阴善后。（《班秀文妇科奇难病论治》，广西科学技术出版社，1989）

2. 妙法绝招解析：女性外阴肿胀疼痛，或阴道口一侧或双侧出现囊性肿块者，称为阴肿。本病发病机制为肝经湿热，下注阴部；或寒湿凝结，痰瘀交阻而成。《景岳全书》云“妇人阴肿，大都即阴挺之类，然挺者多虚，肿者多热。”外阴、尿道位于下焦阴湿之地，其之所以灼热肿痛与湿、热、瘀有关。湿为阴邪，其性重浊黏滞，蕴久则化热生火，灼伤尿道阴部，故局部灼热肿痛不适。湿阻气机，经络不畅，故小腹作胀。依据脉症分析，证属湿瘀下注，脾肾两虚。患者目前阴肿加剧，痒痛日甚，夜难入寐，急则治标，缓则治本。故一诊采用鸡血藤、丹参养血行血；土茯苓、忍冬藤、紫草清热解毒，凉血而不伤阴；车前草、益母草、石韦利湿化瘀消滞，共奏清热解毒，利湿化瘀之功。外用百部、苦参、仙鹤草杀虫利湿，局部治疗与整体治疗相辅相成，故药后疗效卓著。由于湿瘀为标，脾肾虚为本，故二诊转用健脾利湿兼以益肾，以图其本。三诊病症基本痊愈，则滋肾养阴以善其后，固其本。分析本案，理法方药丝丝入扣，秩序井然，因而疗效显著。若因湿热下注，阻滞气机，湿瘀互结而致阴肿、阴疮者，宜在清热解毒利湿的同时兼化瘀，湿瘀并治。由于病变位于阴器，故不论病程新旧长短，均可配用外洗之药。

（五）肝经湿热，毒邪下注（刘渡舟医案）

1. 病历摘要：周某，女，30岁。患阴疮3年，两个月一发。发前常见身热心烦，口渴等症，继之阴户之侧起小指尖大之肿块、微痛，溃后则有脓水流出，小便黄，大便干，脉来弦数。某医院诊为“巴氏腺脓肿”，服消炎药，时好时发。本次阴户旁发生一肿块，尚未溃破，触之疼痛。诊断为阴疮。

证属肝经湿热，毒邪下注。治宜清热解毒，消肿散结。药用生甘草、玄参各30 g，金银花、蒲公英各15 g。每日1剂，水煎服。服5剂后阴户肿块消之大半，金银花用量增至30 g，并加龙胆泻肝丸以清利肝经湿热。服半个月病愈。半年后随访，未再复发。（《刘渡舟临证验案精选》，学苑出版社，1996）

2. 妙法绝招解析：巴氏腺脓肿即为前庭大腺炎，属中医“阴疮”之列。其特征是：初生如莲子，微痒作痛，日久焮肿，形如桃李。又因阴户周围部位肌肤疏松而易感染，故常表现为疮痈，经久不愈。患者发前常见身热心烦，口渴，小便黄，大便干，脉弦数等症，属三阴亏损，兼忧思气结，致使湿热蕴毒，循肝经下注阴部所致，本例病症正值病症初期，治疗当以清热解毒利湿为主。先行解毒清热，消肿散结，截断病势发展，以防破溃成脓，再行清利肝经湿热。初诊宗

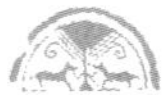

四妙勇安汤之意，以甘草配金银花清热解毒，玄参泻火解毒散结。因本证为火毒挟湿，当归气温质润，恐其助热增湿，故减当归。用药后阴户肿块消之大半，当继续清解热毒，加大金银花用量，并佐龙胆泻肝丸清利肝经湿热。本案药精力专，直中病机，因而取效迅速。

（六）风湿热毒，留注外阴（黄永源医案）

1. 病历摘要：梁某，22 岁。患者阴部反复瘙痒 1 年多，近来日益严重。用手指抓破后，因感染阴部红肿奇痒。日轻夜重，并在阴部右侧有一如桃核大之肿物，痛痒难忍，不能坐，行走摩擦痛苦更甚。经当地医院用抗生素治疗，病情尚未控制，仍觉阴部肿痛奇痒，彻夜不眠，且肿物痛连肛门，小便时刺痛，伴口干而苦、烦躁不安，小便短赤、大便 3 日未解，腹微胀痛。面红、目赤，脉滑数，舌质红，苔黄腻。诊断为阴肿。

证属风湿热毒，留注外阴。治宜清热利湿，解毒消肿。药用白头翁、土茵陈各 30 g，大黄、苦参、玄参、皂角刺各 18 g，蛇床子、黄柏各 12 g，黄连 6 g。每日 1 剂，水煎服。外用地肤子、白鲜皮、蛇床子、苦参各 30 g，荆芥、黄柏各 18 g。以上六味药煎数沸之后，倾入洗面盆，合适温度外洗患处，每日 1 次。服 8 剂后，大便已通，外阴痛痒已减，肿物渐消，病有起色，仍觉口干苦，小便黄短赤痛。治宜泻火除湿，清热利尿。药用白头翁、土茵陈、车前草、石斛各 30 g，地肤子、苦参、玄参、皂角刺各 18 g，蛇床子 12 g。服 8 剂后，痒痛大减，夜寐亦安，局部症状好转，肿物消至如花生仁大。效不更方，连服 7 剂。阴肿痛痒全消，惟腹胀痛、食欲不振、大便不畅、舌红、苔薄黄腻、脉濡数。拟健脾清热化湿剂，以巩固疗效。（《奇难杂症精选》，广东科学技术出版社，2006）

2. 妙法绝招解析：阴肿是由湿毒内侵或肝经郁热、脾虚生湿、郁而化热、湿热下注外阴所致。《妇人良方》云“妇人阴内痛痒，内热倦怠，饮食少思，此肝脾郁热，元气亏损，湿热所致。且湿热下注，为病虫生存繁殖提供有利条件，两者常互为因果”。本案阴肿为风湿热毒留注外阴而成，治疗以清热利湿、解毒消肿为中心，采用内服和外洗兼治的方法，效果比较满意。先以白头翁、土茵陈、大黄清热化湿、通泄大便；黄柏、黄连、苦参清热解毒、化湿止痒；玄参凉血解毒；蛇床子、地肤子消风而止痒；皂角刺消肿散结。并配合清祛肿毒，化湿止痒的外洗剂，内外合治。药后大便已通，邪毒外泄，外阴痛痒已减，肿物渐消，病有起色，仍觉口干苦，小便黄短赤痛。调整药物泻火除湿，清热利尿。药后病症大减，效不更方，阴肿痛痒全消，即以健脾清热化湿剂，巩固疗效。整个治疗围绕主要病机，随症加减药物，守法治疗而收功。

三、文献选录

（一）阴疮、阴肿的类别与临床表现

阴疮、阴肿是许多外阴炎症的临床表现。如非特异性外阴炎、外阴溃疡、幼女外阴炎、真菌性外阴炎、前庭大腺炎等都可致阴疮、阴肿，现将各自的临床特点简介于下：

1. 非特异性外阴炎：是指由某种特定细菌所引起的外阴炎症。引起本病的原因常常是由于阴道分泌物增多刺激外阴局部所致。如阴道、子宫颈的炎性白带或经血、产后恶露的刺激，或糖尿病患者的糖尿，尿瘘、粪瘘患者的大小便刺激，或外阴不洁，继发感染而致。常见的致病菌为葡萄球菌、大肠埃希菌、链球菌。中医将本病归于“阴肿”“阴疮”的范畴。常是由于经期、产后摄生不慎，感受湿热之邪，或脾虚湿热下注，或肝经湿热蕴蒸阴户所致。临床常见证候有肝经湿热证、阴虚血燥证等。

2. 外阴溃疡：即典型的阴疮，多由外阴炎症所致。非特异性外阴炎、单纯疱疹病毒感染、白塞病、外阴结核、梅毒、性病淋巴肉芽肿及部分早期外阴癌等病，均可伴外阴溃疡。当机体抵抗力下降时，如贫血、营养不良等时易发病。常是由于局部不洁，湿热之邪侵袭，或脾虚湿热，蕴久生虫，或肝经湿热，或感染湿毒所致。临床常见证候有湿热下注证、热毒内盛证等。

3. 真菌性外阴炎：真菌性外阴炎是由于类酵母菌引起的外阴炎症。常见的致病菌为白假丝酵母菌。多与真菌性阴道炎并存。多见于长期应用抗生素者、身体虚弱者，尤其是孕妇、糖尿病患者和接受大量雌激素治疗的患者。中医将本病归于“阴痒”“阴疮”的范畴。多是由于素体虚弱，湿热邪气，侵及外阴，日久生虫，虫蚀阴户所致。

4. 前庭大腺炎：前庭大腺又称巴氏腺，因解剖部位的特点，有利于细菌的隐存。常因性交、分娩、月经及外阴接触其他污物时，病原体侵入腺体引起感染。病原体多为葡萄球菌、大肠埃希菌、链球菌及肠球菌的混合感染，淋菌也是重要的致病菌。或房事不洁，或经期性交，热毒外侵，或过食辛辣、肥甘厚味，或七情化火，火热相煽，与气血相搏而致。本病多发生于生育期的妇女。中医将本病归于“外阴痈肿”“阴疮”的范畴。多因经期、产后摄生不慎至外阴红肿疼痛。

5. 幼女外阴炎：常是由于婴幼儿外生殖器发育未成熟，防御能力低下，复因忽视局部卫生，或阴道异物，引起阴道炎性病变。分泌物过多刺激外阴也可造成外阴炎症。中医将本病归于“阴疮”“阴痒”的范畴。多因为局部不洁，湿热毒邪乘虚侵袭所致。

6. 外阴湿疹：外阴皮肤有局限性或弥漫性的滋水淋漓的皮疹，常伴瘙痒，称为外阴湿疹。有过敏体质者应立即隔离过敏源，以免诱发湿疹。保持外阴部清洁卫生，浴具个人专用。忌食辛辣、虾蟹等发物，宜食清淡食品。凡外阴部运用药物治疗时，一旦出现瘙痒症状，即停止用药，并及时对症治疗。

（二）经验良方选录

1. 内服方：

（1）熟地黄 24 g，丹参、何首乌各 15 g，菟丝子、龟胶、牛膝、枸杞子、山药、山茱萸各 12 g。外阴皮肤干燥加玄参 15 g，天冬 12 g，知母 10 g。外阴瘙痒加白鲜皮 15 g。大便干结减菟丝子，加肉苁蓉 10 g。失眠多梦加柏子仁 12 g，酸枣仁 10 g。每日 1 剂，水煎，服两次。50 日为 1 疗程。主治阴疮阴肿。

（2）生地黄、黄芪、党参、白术、香附、牡丹皮、黄芩、柴胡、白芍、当归各 10 g，木通、山栀子、生甘草各 6 g。每日 1 剂，水煎服两次。5 剂为 1 疗程。服药 1 疗程见效，两疗程可愈。主治阴疮阴肿。

（3）滑石 30 g，金银花 20 g，生地黄、大黄、泽泻各 15 g，柴胡、当归、黄柏、木通各 12 g，黄芩、车前子、栀子各 10 g，龙胆 6 g，甘草 3 g。每日 1 剂，水煎，服两次。主治阴疮阴肿。

（4）生地黄 20 g，金银花、车前草、当归各 15 g，山栀子、柴胡、泽泻、木通、龟胶各 10 g，龙胆、炙甘草各 6 g。每日 1 剂，水煎，服两次。主治阴疮阴肿。

（5）柴胡、白术、菊花各 9 g，川芎、当归各 6 g，茯苓、栀子、甘草各 3 g。每日 1 剂，水煎，服两次。主治阴疮阴肿。

（6）茯苓 20 g，白术、苍术、黄芪各 15 g，附子 12 g，党参、白芍各 10 g。每日 1 剂，水煎，服两次。主治阴疮阴肿。

2. 外治方：

（1）黄连 50 g，生石膏、熟石膏各 250 g，黄丹 100 g，冰片 13 g。黄连加水 1500 mL 浸泡 3 日，生、熟石膏研为细末，用黄连水分蒸发阴干，加冰片、黄丹调和成桃红色，每取适量，撒敷创面，每日两次，5 次为 1 疗程。主治阴疮阴肿。

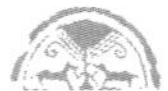

(2) 蛇床子9 g，黄柏6 g，吴茱萸3 g。药用布包，温水浸泡15分钟后，煎沸10分钟，趁热先熏后洗患处。早、晚各1次，每次10分钟，洗后用消毒纱布拭干外阴，阴道内任其自然吸收。7日为1疗程。主治阴疮阴肿。

(3) 桉树叶30 g，苦参、白芷、青蒿、艾叶、大黄各20 g，黄连10 g。加水1500 mL，浓煎15分钟，取液1000 mL，装保温瓶内用瓶口对准患处先熏15分钟，再倒入盆中冲洗10分钟，每日两次。主治阴疮阴肿。

(4) 苦参、土茯苓、重楼各90 g、黄柏、大黄各45 g，龙胆、萆薢各30 g，枯矾15 g。加水浓煎，去渣滤液，先熏后洗外阴患处，每日1剂，洗3次，每次30分钟。主治阴疮阴肿。

(5) 黄丹4.2 g，海蛤粉3 g，冰片1.2 g，液状石蜡10 g。药研细末，加石蜡调成软膏状，清洗患处后涂敷药膏覆盖纱布，胶布固定，每日换两次，5日为1疗程。主治阴疮阴肿。

(6) 炙鳖甲15 g，川芎12 g，生地黄、黄芩各10 g，当归、甘草各9 g，干漆6 g。水煎取液，用毛巾蘸药液熨洗患处，每日1剂，洗两次。主治阴疮阴肿。

(7) 珍珠15 g，炉甘石（水分蒸发）9 g，轻粉3 g，冰片2 g。药研细末加香油适量调成膏状，局部清洗后涂敷药膏，每日1次。主治阴疮阴肿。

(8) 黄柏15 g，青黛、雄黄各10 g，珍珠、儿茶各5 g，冰片1 g。药研末和匀，装入0.25胶囊中，塞入阴内，每日1次。主治阴疮阴肿。

(9) 鸡蛋3个。蛋加水煮熟，去白取黄，置铁勺中烤至出油，清洗患处，去除坏死组织后涂抹蛋黄油，每日两次。主治阴疮阴肿。

(10) 蛇床子30 g，百部15 g，苦参、鹤虱、雄黄各12 g。每日1剂，水煎两次，取液混合，分两次冲洗外阴患处。主治阴疮阴肿。

(11) 蒲公英、花椒、艾叶各15 g。水煎取液放盆中洗浴瘙痒处，每次10分钟，每日洗3次，1剂药用两日。主治阴疮阴肿。

(12) 苦参、蛇床子各30 g。水煎取液，洗浴患处，每日两次。内外用药7日可愈。主治阴疮阴肿。

第二节　外阴瘙痒

一、病证概述

妇女阴道内或外阴部瘙痒难忍，坐卧不安，伴有不同程度的带下，称阴痒。是由于妇女情志不舒，肝郁生热，郁热下注而生。亦有由于体内有湿热，注于下焦，再加外阴不洁，感染虫毒，湿热为病虫提供了有利条件，以至虫蚀阴部而作痒。前者多有带下量多，色黄有臭，口苦舌腻，脉弦滑数等症，宜用龙胆泻肝汤、当归龙荟丸之类清热利湿，泻肝止痒；后者多有白带量多，呈豆腐渣样、米泔水样或泡沫样，并且心烦、少寐，食欲不振等，宜用萆薢渗湿汤加鹤虱、芜荑等清热利湿，杀虫止痒。此外，可用外治法配合治疗，效果更好，如熏洗法，以蛇床子、苦参、鹤虱、花椒配伍煎汤外洗。老年妇女多因精血两虚，肝肾阴亏，血虚内燥，致生阴痒。见到阴部干燥，灼热瘙痒，带下量少色黄，甚则夹血脓样，宜用知柏地黄汤加味滋阴降火，调补肝肾。

二、妙法绝招解析

（一）脾虚湿盛，邪热下注（哈荔田医案）

1. 病历摘要：钱某，55岁。绝经已3年余。近两个多月来，阴部灼热瘙痒，难于忍受，以致精神烦躁，寝食不安，自用食盐水或用川椒煎水每日冲洗，洗时稍宁，继而依然灼痒难堪。妇科检查：外阴干燥萎缩，阴道有脓性分泌物。症见阴部灼痒，带浊臭秽，口苦咽干，便干溲短，脉弦数，舌质偏红，苔黄而腻。诊断为阴痒。

证属脾虚湿盛，邪热下注。治宜清热解毒，燥湿止痒。药用连翘败毒丸、二妙丸内服，每日各2次，每次各9 g。外用蒲公英15 g，蛇床子9 g，川黄柏、苦参各6 g，枯矾1.5 g。布包，泡水坐浴熏洗，洗后以紫荆皮、黄柏为细面，用香油调如糊状，摊于消毒纱布上，贴敷患处。用药一周后，阴痒轻减，已能忍受，带下量少，秽气亦除，脉弦而数，苔薄黄稍腻。湿热未尽，仍予原法，内服及外用药依前，再予一周。复诊时，痒止带除，已近痊愈。惟觉时有头晕、耳鸣、腰酸，脉弦细数，舌边红。嘱服知柏地黄丸。每日2次，每次9 g。外用药继续用1～2周而愈。(《哈荔田妇科医案医话选》，天津科学技术出版社，1982)

2. 妙法绝招解析：阴痒一症，在婴幼儿、成人及老年妇女均可发生，但绝大多数为更年期或老年妇女。中医认为本病发生与肝脾肾功能失常有关。肝脉绕阴器，又主藏血；肾藏精主生殖，开窍于二阴；脾主运化水湿。脾虚湿盛，郁久化热，湿热之邪随经注于下焦，或忧思愤怒，肝郁生热挟湿下注，湿热生虫，且为病虫生存繁殖提供有利条件，以致虫蚀作痒；或肝肾不足，精血亏损，化燥生风，阴部肌肤失养而发病。总与湿热有关，因而治疗多用清热利湿之药，以祛除致病因素，缓解临床症状。对此病除内服药外，尚须配合外用熏洗法，以改善局部血液循环和杀菌消毒的作用，使内外合治相得益彰，从而达到治愈的目的。本例阴部灼痒、烦躁咽干，便干尿短，带稠气秽，皆属阴虚肝热，湿热下注所致。急则治标，缓则治本。故先予二妙丸、连翘败毒丸内服，并配合外洗清热解毒，燥湿止痒，治其标症。待症状缓解后，再予知柏地黄丸滋阴降火，使肝木滋柔，脾土得安，自无积湿成热、湿注下焦之患，是为治本之计。

（二）肝郁气滞，湿热下注（王慎轩医案）

1. 病历摘要：李某，30岁。阴门痒痛，黄白带多，已3年。形寒怕冷，下部尤甚，头眩目花，面浮肢肿，腰酸膝痛，性情急躁，五心烦热，心悸寐少，胸闷太息，嗳气泛恶，小便黄热而不畅，面色苍黄，目下灰黯，脉弦滑数，舌苔薄白微黄腻。诊断为阴痒。

证属肝郁气滞，湿热下注。治宜清解郁热，清利湿热。药用飞滑石、车前子各15 g，焦山栀、萹蓄、瞿麦各9 g，北柴胡、木通各6 g，水灯心3 g。外用苦参片、蛇床子各15 g，生白矾6 g，煎汤熏洗下部。服5剂后，阴门痒痛已瘥，黄白带亦少，形寒怕冷已解，面浮肢肿亦轻，夜寐亦安，排尿亦畅。(《近代江南四家医案医话选》，上海科学技术文献出版社，1998)

2. 妙法绝招解析：阴痒是阴道炎的主要症状之一。风可作痒，湿可作痒，热可作痒，虚可作痒。《医宗金鉴》云“妇人阴痒，多因湿热生虫。”明确指出其病因病机特征。本例阴痒多由肝郁气滞，湿热循经下注而成，治宜疏肝解郁，清利湿热为主，方选八正散加柴胡，外用蛇床子散加苦参熏洗，内外合用，效果甚佳。

（三）肝热脾湿，下注胞宫（何任医案）

1. 病历摘要：董某，30岁。腰酸为时已久。汛事行后，阴部瘙痒而肿，带下量多，腹部有气块移动，大便较坚，两日1次，脉濡细，苔薄白。诊断为阴痒。

证属肝热脾湿，下注胞宫。治宜健脾渗湿，升阳固本。药用山药15 g，茯苓12 g，瓜蒌、川楝子、党参各9 g，炒荆芥、麻仁、甘草各6 g。每日1剂，水煎服。并用蛇床子30 g，野菊花15 g，苦参片12 g。煎汤外洗。服4剂后，腰酸好转，阴部瘙痒减轻，惟腹有下坠感，脉弦细，苔薄。以益气扶脾化湿为治。药用山药、补中益气丸（包煎）各30 g，茯苓、姜竹茹、党参各12 g，白术、火麻仁各9 g，炒枳壳6 g。服4剂后，病症均瘥。（《何任医案选》，浙江科学技术出版社，1981）

2. 妙法绝招解析：《金匮要略·妇人杂病篇》云“少阴脉滑而数者，阴中即生疮。阴中蚀烂者，狼牙汤洗之。”均指明湿热相合滞于少阴肾经而为该病。本例阴痒、带下量多、阴肿、脉濡细、苔薄白与此甚为合拍。由于肝热与脾湿相合，下注胞宫而为带下、阴痒。初投化湿健脾疏肝之剂合化湿杀虫之外洗剂治之，收效甚捷，药后诸症瘥减，末以补中益气汤健脾益气、升阳固本。另外，本案患者阴痒腰痛，但案中无专事健腰补肾之品，仅以健脾化湿，益气升阳方内服，配合外用化湿杀虫药煎洗，不但阴痒阴肿症愈，而且腰痛等病症均瘥。说明腰痛非肾虚之象，而是阴部病症表现之一。由本案体会到：一是治病应分标本缓急，当热清湿化后，即以健脾益气培本而收功；二是抓住病机治疗，本案肝热与脾湿清化之后，主要病症缓解，腰痛腹坠等兼症亦随之消失。

（四）肝血不足，湿热下注（李祥云医案）

1. 病历摘要：杨某，女，49岁。6年来每在春季自觉阴道瘙痒，白带增多，色淡黄，在医院妇检发现阴道两侧白斑。3年前因子宫肌瘤切除全子宫。平时头晕目眩，心烦不宁，烘热汗出，舌质红，苔薄黄腻，脉弦数。妇检：外阴未见白斑，呈现营养不良状，阴道顶端生长良好。白带常规化验无异常。诊断为春季阴道瘙痒症。

证属肝血不足，湿热下注。治宜泻肝清热，除湿止痒。外用蛇床子、苦参、百部、白鲜皮、蜂房各15 g，皂角刺12 g，花椒、明矾各9 g。水煎外洗。95%酒精200 mL，加补骨脂50 g，制成补骨脂酊，浸泡外用。内服龙胆泻肝丸，每日3次，每次6 g。蝎蜈胶囊，每日2次，每次5片。2周后阴痒减轻，时感烘热汗出，夜寐欠安。舌质红，苔薄黄，脉细。治宜清热养血活血，宁心安神。药用煅龙骨、煅牡蛎、首乌藤、合欢皮、淮小麦各30 g，鸡血藤15 g，地龙、海螵蛸各12 g，生茜草、当归、黄芩、黄柏、知母各9 g，黄连3 g。每日1剂，水煎服。服7剂后，阴痒明显减轻，夜寐已安，带下少。舌质淡红，苔薄黄，脉细。上方去海螵蛸、生茜草，加何首乌15 g，柏子仁、酸枣仁各9 g。连续用药2个月，诸症消失，经随访第2年春季未复发。（《李祥云治疗妇科病精华》，中国中医药出版社，2007）

2. 妙法绝招解析：肝藏血，为风木之脏，在五行时序属春，肝脉绕阴器，体阴而用阳，肝经湿热下注，损伤任带，带下量多，浸渍阴部而发痒痛。患者年届七七，冲任虚损，肝血不足，则化燥生风，风动则火动，灼血伤津则阴部或肌肤失养，可致阴痒，阴道营养不良成白斑；好发于春季，头晕目眩，心烦不宁为肝血不足之症；舌质红，苔薄黄腻，脉弦为肝经湿热之象。故而治疗先用泻肝熄风清热，除湿止痒之法，选用龙胆泻肝丸来清肝经实火，泄下焦湿热，佐以蝎蜈胶囊平肝熄风，配合外洗方蛇床子散为主加减。方中蛇床子、苦参、白鲜皮清热利湿；百部、明矾、花椒杀虫止痒；皂角刺、蜂房祛风杀虫。加用补骨脂酊外用治疗白斑，营养阴道壁，现代医学研究本品尚有抑菌杀虫及雌激素样作用。二诊阴痒已减，着重清热燥湿，用黄芩、黄柏、知母、黄连；用当归、鸡血藤、地龙养血通络；煅龙骨、煅牡蛎、海螵蛸收湿止带；佐合欢皮、淮小麦养心血，安心神。三诊阴痒已止，湿热已清，加重补血调肝养心安神之品，重在治本。在治疗全过程中，围绕病机选方用药，标本兼顾，药症相合，使缠绵难愈之阴痒得以消失。

三、文献选录

外阴瘙痒是外阴各种不同病变所引起的一种症状，但也可发生于外阴完全正常者，一般多见于中年妇女，当瘙痒加重时，患者多坐卧不安，以致影响生活和工作。常系阵发性发作，也可为持续性的，一般夜间加剧，无原因的外阴瘙痒一般仅发生在生育年龄或绝经后妇女，多波及整个外阴部，但也可能仅局限于某部或单侧外阴，但局部皮肤和黏膜外观正常，或仅有因搔抓过度而出现的抓痕。外阴阴道假丝酵母菌病、滴虫性阴道炎以外阴瘙痒、白带增多为主要症状。外阴鳞状上皮增生以外阴奇痒为主要症状，伴有外阴皮肤色素脱失。蛲虫病引起的外阴瘙痒以夜间为甚。糖尿病患者的尿糖对外阴皮肤刺激，特别是并发外阴阴道假丝酵母菌病时，外阴瘙痒特别严重，甚至难以忍受，但局部皮肤和黏膜外观正常，或仅有因搔抓过度而出现的抓痕和血痂。黄疸、维生素A缺乏、维生素B缺乏、贫血、白血病等慢性病患者出现外阴痒时，常为全身瘙痒的一部分。妊娠期肝胆内胆汁淤积也可以出现包括外阴在内的全身皮肤瘙痒。外阴瘙痒，中医称为"阴痒"。中医学认为本病的发生主要是由于肝、肾、脾功能失常。肝脉绕阴器，肝主藏血，为风木之脏；肾藏精，主生殖，开窍于二阴；脾主运化水湿。若肝经郁热，脾虚生湿，湿热蕴郁外阴，或肝肾不足，血虚生风，阴部失于濡养，而致阴痒，临床常见证型有肝经湿热、肝肾阴虚和血虚生风。中药苗药阴痒液，选用十大功劳、蛇床子、苦参、大血藤、川楝子等多味野生苗药，药性温和，直接喷涂外阴患处，可达到清热解毒、祛风燥湿、杀虫止痒之功效，轻轻一喷，直达病灶，可使药物成分得到充分吸收，从而达到治愈外阴瘙痒的目的。

（一）外阴瘙痒分类

1. 按严重程度分为轻、中、重三类。轻度者会感觉到有痒，但是对生活工作不会带来太大的影响，中度者对生活、工作带来一定的影响，严重者会影响正常的生活工作，甚至影响睡眠。出现外阴瘙痒看看有无其他症状，比如白带多有可能是阴道炎，这时候要及时去医院让医生检查一下有没有病原菌的出现，及时做出诊断和治疗。

2. 按瘙痒病因分。导致外阴瘙痒的病原很多，如蛲虫、滴虫、疥虫、真菌和细菌等。若病因明确，此病不难治愈。但是目前更多的外阴瘙痒与这些微生物无关，而是因物理、化学等因素长期刺激形成的慢性皮炎或湿疹。

3. 按患者人群分。婴幼儿外阴瘙痒、老年人外阴瘙痒等。

（二）外阴瘙痒的临床表规

1. 幼儿外阴瘙痒：是指婴幼儿时期外阴受到细菌感染而发生的一种炎症。由于婴幼儿的生理特点与成年妇女不同，因此，婴幼儿外阴炎在发生原因、疾病表现、转归和治疗等方面与成年妇女都不相同。幼儿外阴瘙痒是女婴出生后15日内，由于体内存在雌激素（在胎儿时由母体输送的），它使子宫腺体及阴道上皮受到明显的雌激素影响，阴道里会有少量的白色黏稠的分泌物流出来，有时还可以看到少量的血性分泌物流出来，这些都是正常现象，这些分泌物呈酸性，酸碱度约为4（这个时期阴道有自净作用）。由于体内雌激素逐渐被排泄干净（这段时期卵巢还不能分泌雌激素），阴道上皮失去雌激素的作用，阴道黏膜变薄，阴道分泌物明显减少，它的酸碱变为中性或碱性（在这种情况下，阴道内自净作用明显减弱）。这些就是新生儿期生理特点。幼儿外阴瘙痒，女婴在出生时，阴道没有细菌，约12小时后，阴道内就可以查到革兰阳性球菌，约3日以后，细菌群全部由阴道杆菌组成，在15日左右，阴道杆菌被分解，细菌群内可混有各种细菌。

2. 老年外阴瘙痒：可能是由于老年性阴道炎引起，老年由于卵巢功能衰竭，雌激素水平降低，阴道黏膜弹性组织减少，阴道黏膜萎缩变薄，抵抗力弱，杀灭病原菌的能力降低，加之血供不足，当受刺激或被损伤时，毛细血管容易被破坏，如果不用弱酸配方的女性护理液清洁外阴，性生活频繁，营养不良，维生素 B 缺乏等也易引起该病。

3. 前庭大腺炎和前庭大腺囊肿：前庭大腺生长在两侧大阴唇后下方，开口于阴道口、小阴唇和处女膜之间的沟内，因为解剖部位的特点，病原体易于侵入而引起炎症。如果由于炎症充血、分泌物增多使腺管开口阻塞，渗出物聚积于腺腔内就会形成向外突出的肿物——前庭大腺囊肿。患前庭大腺炎时应绝对卧床休息，注意保持外阴清洁。外阴溃疡多发生在大阴唇和小阴唇的内侧，以中、青年多见。主要表现为外阴部深浅不一的表皮破损，常反复发作，不易治愈。

4. 滴虫性阴道炎：这种阴道炎是阴道毛滴虫侵入阴道而引起的，滴虫性阴道炎典型的症状就是出现黄色、黄绿色等泡沫样白带，也有外阴瘙痒并伴有烧灼感。分泌物做镜检如能发现有呈波形运动的毛滴虫，即可确诊为滴虫性阴道炎。真菌性阴道炎现在又叫念珠菌阴道炎，真菌性阴道炎最典型的症状就是外阴瘙痒和豆腐渣样白带，患者常常因异常的外阴瘙痒而坐立不安，影响正常的生活和工作。取阴道分泌物涂片经革兰染色，镜下可找到成群革兰阳性浓染的卵圆形孢子，或可见到假菌丝与出芽细胞相连成链状或分枝状，容易辨认。

5. 外阴白色病变：亦称慢性外阴营养不良，系指一组女阴皮肤、黏膜营养障碍而致的组织变性及色素改变的疾病。以外阴干痒，出现白色斑片并逐渐表面角化、粗糙变硬乃至皲裂为主要临床表现。可分增生型、硬化苔藓型及混合型三型。以 30 岁以上妇女多见。可做活检确定病变性质，排除早期癌变。预防措施：女性外阴部常见的这几种疾病都与分泌物过多、长期刺激局部有关。

6. 外阴神经性皮炎：是以外阴顽固性皮肤瘙痒和皮肤苔藓样化为主的慢性皮肤病，又称单纯性苔藓。其病因尚未完全阐明，但与神经精神因素有明显关系，如情绪波动、精神紧张、神经衰弱等。本病的发生可能与中枢神经系统功能失调有关。本病具有反复发作、病程较长的特点，且有夏季加重、冬季缓解之趋势；身体其他部位常合并，如颈部、四肢、骶部等处。多见于绝经后妇女。中医将本病归属于“阴痒”的范畴。认为内伤情志，肝失疏泄，肝郁化火，循经内扰；或外感风热，客于肌肤；或血虚化燥生风，均可导致阴部的气血失和而发病。临床常见证候有肝郁化火证、风热蕴阻证及血虚风燥证等。本病多因湿热下注、血虚风燥所致。是以外阴及阴道瘙痒、坐卧不宁为主要表现，甚至痒痛难忍、坐卧不宁，有时可波及肛门周围，常伴胸胁痛、心烦易怒、食欲不振、不同程度的赤白带下。

7. 其他：外阴溃疡若与眼炎、口腔溃疡同时发生，称为眼、口、生殖器综合征，可能伴有高热、局部剧痛，反复发作预后不良。临床也称为白塞病。外阴尖锐湿疣是由病毒感染导致的一种小赘生物，发生于皮肤和黏膜交界处，有时可融合成菜花状。通过接触传染并反复发作。

（三）外阴瘙痒的预防措施

1. 内衣和内裤要保持清洁，内衣应柔软松宽，以棉织品为好，应避免将化纤服装贴身穿。

2. 注意调整胃肠功能，以清淡、富含维生素的新鲜蔬菜和豆制品为佳；禁忌烟、酒、辣椒、浓茶、咖啡等刺激性食品；保持大便通畅。

3. 将室内温度调为 16 ℃～20 ℃、相对湿度为 30%～40%。当相对湿度低于 20%时，室内空气过于干燥，尘土等致敏物质容易飞扬。因此应在地上洒水，有条件者可启用加湿器。

4. 皮肤敏感者不仅应适当减少活动，还要注意洗澡不宜过勤、水温不宜过高，否则皮肤表面的皮脂就会被洗掉，使皮肤更为干燥而易于瘙痒，如发生瘙痒别乱挠，以防表皮细胞发生增殖性变化，变得粗糙、肥厚，其结果是越挠越痒，形成恶性循环。

（四）外阴瘙痒的注意事项

1. 注意经期卫生，勤清洗。

2. 私处也要进行日常护理，每日清洗外阴。

3. 忌乱用、烂用药物，忌抓搔及局部摩擦。

4. 忌酒及辛辣食物，不吃海鲜及易引起过敏的药物。

5. 不穿紧身兜裆裤，内裤更须宽松、透气，并以棉制品为宜。

6. 就医检查是否有真菌或滴虫，如有应及时治疗，而不要自己应用“止痒水”治疗。

7. 久治不愈者应做血糖检查。

8. 保持外阴清洁干燥，尤其在经期、孕期、产褥期，每日用女性护理液清洗外阴，更换内裤。

9. 不穿化纤内裤、紧身裤，着棉织内衣裤。局部坐浴时注意溶液浓度、温度及时间、注意事项。

10. 外阴瘙痒者应勤剪指甲、勤洗手，不要搔抓皮肤，以防破溃感染从而继发细菌性感染。

（五）外阴瘙痒的危害

1. 遗传：临床研究表明，外阴白斑病不存在传染性，但如果女性治疗不彻底，会造成遗传或隔代遗传，将疾病传播给下一代。

2. 癌变：如外阴白斑长期得不到有效的治疗，病情严重时就会转变成癌症，即外阴癌，危及女性生命。

3. 影响夫妻生活：外阴白斑常常引起白斑表面增厚，病损处皮肤干燥失去弹性。患者阴毛稀少或脱落，阴道口狭窄，影响性生活。

4. 分娩困难：由于阴道口变得狭窄，所以对一些未生育过的女性患者来说，从阴道分娩胎儿变得十分困难，且病菌极可能在分娩过程感染胎儿，造成各种不良后果。

（六）古代文献选录

1. 薛立斋治一妇人：胸膈不利，内热作渴，饮食不甘，肢体倦怠，阴中闷痒，小便赤涩，此郁怒所致，用归脾加山栀、芎、归、芍药而愈。但内热、晡热，用逍遥散加山栀亦愈。后因劳疫发热，患处胀痛，小便仍涩，用补中益气汤加山栀子、茯苓、牡丹皮而愈。（《古今医案按》）此为肝热脾湿，蕴为湿热下注而致阴痒，郁怒伤肝，肝郁化火，脾气不足，内生湿热，故治疗归脾汤加山栀子、白芍等柔肝清热。脾湿稍化而肝经郁热未清，仍有日晡潮热，用逍遥散加山栀，郁热乃散。后因劳役伤脾，外阴肿胀，又以补中益气加清肝法治愈。

2. 徐灵胎医案治一妇人：年四十二，阴内痒痛异常，内热倦怠，饮食少思，脉软弦数，此郁怒伤损肝脾，元气下陷，湿热留恋阴中，宜用参、芪、归、术、陈皮、柴胡、炒山栀、车前子、升麻、白芍、牡丹皮、茯苓，十剂渐减，久服而痊矣。（《徐灵胎医书全集》）此为肝热脾湿，湿热下注而致。亦用清肝健脾方法取效。徐灵胎云：“阴中诸疾，皆由于肝脾两经，故治法以清火升脾气为主。”可谓点明了外阴作痒的治疗原则。（肖国士摘录）

（七）名医论述选录

哈荔田论述：阴痒一症总与湿热有关，治疗多应用清热利湿之药，以消除致病因素，缓解临床症状。对此病除内服药外，尚须配合外用熏洗法，以改善局部血液循环和杀菌消毒的作用，俾内外合治，相得益彰，从而达到治愈的目的。但因引起湿热的病机不同，临床表现也因而各异。如郁怒伤肝，肝郁化火，可导致湿热的产生；肝热脾虚，脾湿夹热，也可形成湿热；阴虚火旺，肝克脾土，也能导致湿热的形成。其中肝郁化火者，多见有阴痒难忍，烦躁易怒，胁痛便秘等症，一般带下量少，可用加味逍遥散化裁；肝热脾虚，脾湿夹热者，多见阴部奇痒或疼痛，口苦，苔腻，溲赤便秘等症状，一般带下量多，质稠气秽，可用龙胆泻肝汤加减；阴虚火旺者，多见阴部干燥，灼热瘙痒，带下量少色黄，头晕目眩，耳鸣腰酸等症，可用知柏地黄丸加减。三种情况，临床常常兼见，用药也宜互相斟酌配伍。如为肝经郁火，湿热下注，起初表现以湿热下注证候为主，故先用龙胆泻肝汤化裁；症状消退后，再以加味逍遥丸，疏肝清热，健脾和营进行调理。阴虚火旺证，初期治标，先予清热解毒，燥湿止痒为务；后期以知柏地黄丸滋阴降火善后。(《哈荔田妇科医案医话选》，天津科学技术出版社，1982)

（八）经验良方选录

1. 内服方：

(1) 党参、生地黄、熟地黄、赤芍、怀山药、茯苓各15 g，生甘草、乌梅、川芎、防风各9 g。每日1剂，水煎服。如夜间加剧，病久，皮肤干燥或粗糙，神疲乏力，面色少华，头晕耳鸣，腰酸膝软，舌淡苔薄，脉细。腰酸头晕加川续断、杜仲、枸杞子、钩藤（后下）各9 g；瘙痒失眠加磁石（先煎）、珍珠母（先煎）各30 g，首乌藤、鸡血藤各15 g，远志9 g。主治外阴瘙痒。

(2) 龙胆、山栀子、黄芩、柴胡、当归、生地黄、泽泻、车前子（包煎）、木通各9 g，生甘草6 g。每日1剂，水煎服。如夜间尤甚，带多色黄，心情暴躁易怒，溲赤便艰，口舌热疮，苔薄黄或黄糙，脉弦。心烦失眠加首乌藤、合欢皮各15 g，赤茯苓9 g；便秘加生大黄（后下）9 g。主治外阴瘙痒疼痛。

(3) 白芍、牛膝、鸡血藤、威灵仙各15 g，生地黄、牡丹皮、当归、黄芩各12 g，玄参9 g，栀子、甘草各6 g。心烦失眠加龙骨20 g，麦冬15 g。头晕加枸杞子15 g，菊花12 g。腰痛加川续断15 g，巴戟天12 g。每日1剂，水煎，服两次。主治外阴瘙痒。

(4) 白芍30 g，黄芩、蛇床子各18 g，香附、丹参、泽泻、炙甘草各15 g，白芷、龙胆、防风、车前子各12 g，荆芥10 g。每日1剂，加水煎沸15分钟，过滤取液，渣再加水煎20分钟，滤过去渣；两次滤液兑匀，分早晚两次服。主治外阴瘙痒。

(5) 白花蛇舌草、半枝莲、半边莲各30 g，当归、白芍各15 g，生地黄、荆芥、防风各12 g。每日1剂，水煎服，阴痒甚则疼痛，带下多色黄如脓或呈泡沫状，心烦少寐，口苦而腻，胸闷不适，食少小便黄，苔黄腻，脉滑数。主治外阴瘙痒。

(6) 刺蒺藜、生地黄、白术（土炒）、白薇各30 g，黄芩（酒炒）、远志（酒炒）、车前子各15 g，焦栀子、泽泻、柴胡、龙胆、姜半夏、胡芦巴、芦荟、白豆蔻、荆芥（炒焦）、牡丹皮各10 g。每日1剂，水煎服。主治外阴瘙痒。

(7) 赤芍、白芍、豨莶草、白鲜皮各15 g，生地黄、熟地黄、全当归、玄参、蛇床子各12 g，川芎、生甘草各9 g，荆芥、防风各6 g。每日1剂，水煎分2次服。第3次煎后坐浴洗，15日为1疗程。主治外阴瘙痒。

(8) 土茯苓30 g，苦参、忍冬藤、车前草各15 g，地肤子12 g，槟榔10 g，甘草6 g。每日1剂，用200 g水，浸泡30分钟，煎煮30分钟，每剂煎2次，把2次煎成的药液混合，分2次温服。主治外阴瘙痒。

(9) 当归20 g，龙胆、山栀子、黄芪、柴胡、生地黄、白芍、车前子各15 g，泽泻、木通、牛膝、川芎各15 g，生甘草10 g。每日1剂，水煎服，连用3～5日。主治外阴瘙痒。

(10) 泽泻12 g，红花、黄芩、栀子、木通、车前子、生地黄各9 g，知母、黄柏、龙胆、柴胡、生甘草各6 g，当归3 g。每日1剂，水煎，服两次。主治外阴瘙痒。

（11）滑石、白鲜皮各15 g，萆薢、生薏苡仁各12 g，知母、制苍术各10 g，黄柏、赤茯苓、牡丹皮、泽泻、通草各9 g。每日 1 剂，水煎，2 次分服。主治外阴瘙痒。

（12）鸡血藤、首乌藤、刺蒺藜各15 g，黄芪12 g，生地黄、熟地黄、麦冬、当归、赤芍、白芍、防风、苦参各10 g。每日 1 剂，水煎，分 2 次服。主治外阴瘙痒。

（13）首乌藤 30 g，刺蒺藜、白鲜皮、生地黄、生槐花各 15 g，苦参、泽泻、当归各 10 g，土鳖虫、皂角刺各6 g。每日 1 剂，水煎，分 2 次服。主治外阴瘙痒。

（14）龙胆、黄芩、胡黄连、炒白芍、木通、淡竹叶各 9 g，生山栀、生地黄各 12 g，柴胡 6 g，泽泻15 g，生甘草5 g。每日 1 剂，水煎服。主治外阴瘙痒。

（15）茴香、佩兰、车前子（布包）、川厚朴、法半夏、茯苓、苍术、白术、生地黄、淡竹叶各10 g，枳壳、黄柏各6 g。每日 1 剂，水煎服。主治外阴瘙痒。

（16）椿皮15 g，车前子（包）、土茯苓各 12 g，萆薢、白鲜皮、地肤子、泽泻、黄柏、炒栀子各10 g，苦参6 g。每日 1 剂，水煎服。主治外阴瘙痒。

（17）薏苡仁 15 g，萆薢、滑石、金钱草各 12 g，黄柏、赤茯苓、泽泻、瞿麦、绵茵陈各 10 g，牡丹皮 8 g，通草 4 g。每日 1 剂，水煎服。主治外阴瘙痒。

（18）白花蛇舌草、半枝莲、半边莲各 30 g，当归、白芍各 15 g，生地黄、荆芥、防风各 12 g。每日 1 剂，水煎，分 2 次服。主治外阴瘙痒。

（19）土茯苓、金银花各 30 g，苦参、苍术、黄柏、川牛膝各 12 g，白芷、赤芍各 10 g。每日 1 剂，水煎，分 2 次服。主治外阴瘙痒。

（20）山药 30 g，生地黄 20 g，泽泻、牡丹皮、山茱萸、茯苓、知母、黄柏各 10 g。每日 1 剂，水煎，分 2 次服。主治外阴瘙痒。

2. 外治方：

（1）丹参、大黄各 30 g，土茯苓、白鲜皮、百部、龙胆、蛇床子、白矾各 20 g。上药加 2000 g水，煮沸 15～20 分钟，去渣留液，冷至 30 ℃～40 ℃水温，用纱布搽洗外阴患处，并引药至阴道内外，洗净分泌物，每日洗 2～3 次；内服 3 g龙胆泻肝丸，每日 3 次。经内外药治疗 7 日为 1 疗程，连续治疗 1～2 疗程。清热燥湿，活血消瘀，解毒止痒。主治外阴瘙痒。

（2）蛇床子、地肤子、白鲜皮各 15 g，黄柏 10 g，秦皮 6 g，川花椒 5 g，薄荷 3 g。随症加减：慢性湿疹加苍耳子15 g。外阴破溃加徐长卿15 g。真菌性阴道炎加野菊花、葎草各 30 g。滴虫性阴道炎加铁苋菜 30 g，百部 15 g。宫颈糜烂加千里光、艾叶各 30 g。水煎取液，坐浴瘙痒处，每次 20 分钟，每日两次。10 日为 1 疗程。主治外阴瘙痒。

（3）蛇床子 30 g，黄柏、没食子各 15 g，枯矾 10 g。将前 3 味药加 2000 g 水，煎至 1000 g，过滤后加枯矾溶化即可，凡皮损呈湿烂、结痂者用纱布浸药贴敷，皮损呈红疹、干燥脱屑者局部擦洗，粗厚性皮肤损伤局部浸浴，每日 2 次，每次 10～20 分钟。7 日为 1 疗程，1 疗程不愈者可连续治疗 2～3 疗程。主治外阴瘙痒。

（4）土茯苓、明矾（烊化）30 g，金银花 15 g，白蒺藜、地肤子、蛇床子、土荆芥、百部各 20 g，黄柏 15 g，蝉蜕 10 g。将以上中药（除明矾外），用水 3000 g 煎至 2000 g，再把明矾放置盆中，以所煎的药液烊化，先熏阴部，直至水温适度后坐浴，浴后以净布擦干，每日 1 次，7 日为 1 疗程。燥湿清热止痒。主治外阴瘙痒。

（5）雄黄 30 g，苦参、薏苡仁各 25 g，蛇床子、薄荷各 20 g，黄柏、生苍术、当归各 15 g。将上药用纱布包煎，加水 2500 mL，煮沸后始得热熏，待温度适宜时坐浴，每日 1 剂，早晚各洗 1 次，7 剂为 1 疗程。若外阴部水肿严重者加土茯苓 20 g，宫颈糜烂者加蒲公英 25 g，减雄黄量为25 g。主治外阴瘙痒。

（6）苦参、透骨草、蛇床子、白鲜皮各30 g，花椒20 g，防风15 g，荆芥10 g，冰片3 g。以上前7味加适量水，煎煮至沸5分钟，去渣取汁，与冰片拌匀，倒入盆中，趁热熏蒸外阴10～20分钟，然后徐徐洗涤患处，每日早晚各1次，每日用药1剂，以愈为度。主治外阴瘙痒。

（7）蛇床子、地肤子各12 g，威灵仙、蒲公英、苦参、生大黄、川黄柏各9 g，白鲜皮、枯矾各6 g，薄荷3 g，以上前9味共研粗末，装入布袋中，加水煎煮2次，取汁混合，倒入盆中，趁热熏蒸患处，待温后坐浴，每日早晚各1次，每次熏洗20～25分钟。主治外阴瘙痒。

（8）蛇床子、白鲜皮、川黄柏、苦参各50 g，荆芥、防风、龙胆各20 g，地肤子、蒺藜、薄荷、苍耳子、蓖麻仁各10 g。以上12味加水煎煮，去渣取汁，倒入盆中，熏洗患处，每日早晚各1次，每次30分钟，5日为1疗程。清热燥湿，杀虫止痒。主治外阴瘙痒。

（9）蛇床子、白鲜皮各20 g，地肤子、百部、苦参各15 g，川花椒、川黄柏、白矾、蝉蜕、大青盐各9 g。以上10味装入布袋，放入锅中，加水煎煮30分钟，去渣取汁，倒入盆中，趁热先熏后洗患处，每日早晚各1次，每次20～25分钟。主治外阴瘙痒。

（10）苦参、生百部、蛇床子、地肤子、紫荆皮、白鲜皮各30 g，龙胆、川黄柏、川花椒、苍术、枯矾各10 g。以上11味加2000～2500 g水，煎沸10～15分钟，去渣，先熏后洗，每日1剂，早晚各熏洗1次，10日为1疗程。主治外阴瘙痒。

第三节　外阴白色病变

一、病证概述

外阴白色病变是指一组女阴皮肤、黏膜由于营养障碍所致的组织变性及色素改变的疾病。又称“慢性外阴营养不良”。其病因尚不清楚，可能与局部长期慢性刺激、内分泌紊乱、变态反应、代谢异常、神经精神等多种因素有关。根据其组织病理变化的不同分为增生型营养不良、硬化苔藓型营养不良、混合型营养不良3种类型。其中增生型和混合型伴非典型增生的病变时，有癌变的可能，故将非典型增生视为癌前期病变，而其发病率仅占外阴营养不良活组织检查的2%～3%。增生型营养不良多见于30～60岁妇女；硬化苔藓型营养不良多见于40岁左右及绝经前后妇女。中医将本病归属于“阴痒”的范畴。虚者多由房劳多产、年老久病、七情内伤等，以致肝肾亏损，精血不足，或阳气不足，而使阴器失于滋养、温煦而发本病。实者多由摄生不慎，外感湿热之邪，或肝脾失调，湿热内生，以致湿热蕴结于阴部而发病。临床常见证候有肝肾亏损证、脾肾阳虚证及湿热蕴结证等。

二、妙法绝招解析

（一）肝肾阴亏，湿热下注（哈荔田医案）

1. 病历摘要：邬某，67岁。外阴剧痒，夜间尤甚，难以入寐，迄今半年余。伴头晕目眩，干咳少痰，胶黏难咯，口苦咽干，腹胀纳少，食顷即泻，足胫浮肿，查见两下肢胫侧，各有一苔藓状皮炎，约10 cm×7 cm及8 cm×6 cm大小，询之已十余年，不时作痒，搔抓脱屑，无分泌物。妇检：大小阴唇皮肤均呈白色粗糙样改变，皮肤角化，色白，有溃疡面，肛周也有同样皮损，无分泌物。脉沉弦滑，舌苔白腻，舌质淡红。

证属肝肾阴亏，湿热下注。治宜滋阴泻火、健脾利湿。药用生地黄、玄参、生薏苡仁、地肤

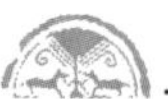

子、白鲜皮、蒲公英各15 g，北沙参、麦冬各12 g，全当归、苍术、云茯苓各9 g，龙胆、苦参各6 g。每日1剂，水煎服。外用蛇床子、紫荆皮、苦参各12 g，百部10 g，黄柏6 g。布包，泡水，坐浴熏洗。另以木鳖子适量，研成极细粉，以醋调成稀糊状，涂搽腿部皮炎。服6剂后，口苦咽干已解，阴痒较前减轻，大便转实，脉仍弦滑，舌苔薄黄，边有瘀紫，乃湿热久蕴，血瘀络滞。原方去麦冬，加赤芍、丹参各9 g。再服3剂，外用药同前。阴痒继减，饮食亦增，略感腹胀，小便色黄，再步前方化裁。药用生地黄、玄参、地肤子、蒲公英、白鲜皮、生薏苡仁各15 g，沙参12 g，当归9 g，龙胆、川黄柏、藿香梗、粉甘草各6 g，大枣5枚。服6剂后，阴痒消除，诸恙亦解。遂以六味地黄丸、二仙汤、三妙丸合方化裁，配制丸剂缓调，阴痒一直未发，妇科检查：外阴白斑基本消失，腿部皮炎亦消失。(《哈荔田妇科医案医话选》，天津科学技术出版社，1982)

2. 妙法绝招解析：肝络阴器，肾主二阴，肝肾阴虚，则二阴失养，故见皮肤粗糙，角化，色白；阴血虚弱，生风化燥，则见外阴剧痒，夜间尤甚，难以入寐；阴虚阳亢，风阳上扰清窍，故见头晕目眩口苦；木火刑金，灼伤肺津，故而干咳无痰，咽干欲饮；肝郁侮脾，脾失健运，故纳呆便溏，食已即泻；脾湿蕴热，注于下焦，故阴痒不止，下肢浮肿。本例老年阴痒、外阴白斑病由于肝肾阴虚，肝火有余，脾不健运，湿热下注所致。治宜标本兼顾，滋养肝肾以治本，泻火解毒、健脾渗湿止痒以治其标。初诊重用玄参、生地黄、北沙参、麦冬、当归等滋补肝肾固其根本；用苍术、茯苓、薏苡仁等健脾渗湿，助其运化。若精血充足，生化有源，则营卫调和，肌腠得养，外邪无所依附；再济之以龙胆、苦参、蒲公英、地肤子、白鲜皮等泻火解毒，胜湿止痒，似更臻妥当。舌边瘀紫乃湿热久蕴，血瘀络滞之象，故原方去麦冬，加丹参、赤芍活血化瘀，除旧生新，促进血循环，促进药物吸收，遂使症状得以迅速缓解。末诊以复方制丸，滋阴助阳，水火互济，续清湿热，缓调善后，不仅控制了症状，而且使白斑得以消除。值得注意的是，本例患者外阴剧痒，并覆白斑，故在内服药物治疗的同时，须配合外用清热除湿杀虫之剂熏洗，则治疗方臻完备。故一直用蛇床子、紫荆皮、苦参、百部、黄柏，坐浴熏洗，内外配合，从而取得满意疗效。

(二) 肝肾阴亏，外阴失养（黄永源医案）

1. 病历摘要：谢某，46岁。患者外阴部痛痒、变白14年。自觉外阴部瘙痒，逐渐发展到外阴皮肤干燥、变厚，经西药治疗未能控制病情，外阴逐渐萎缩。局部皮肤逐渐变白，范围迅速扩展，变白部位连及臀部，阴道分泌物极少，性生活困难。月经周期每超前3～6日不等，量中等，色鲜红有瘀块，且淋漓不尽，8～10日始净。平素急躁易怒，头晕眼花，耳鸣，手足心热，失眠梦多，心烦，口干欲饮水，大小便正常。形体瘦弱，两颧潮红，头发稀而干燥，爪甲不华，眼圈发黑，精神憔悴，脉细数无力，舌质偏红、苔少而干。外院检查记录："双小阴唇变白，大阴唇上部有1 cm×3 cm大的白色病变区。阴部白变区连及臀部，皮肤变厚、粗糙。"病理检查结果为"外阴鳞状上皮轻度角化及增生"。

证属肝肾阴亏，外阴失养。治宜滋补肝肾，理气活血。药用熟地黄、淮山药、云茯苓、炒穿山甲、三棱各18 g，山茱萸、皂角刺、牡丹皮、泽泻各12 g。每日1剂，水煎服。外用蟾蜍水，每日涂擦患部2次。服4剂后，痛痒减轻，外阴白色病变区全部呈粉色，余症同前。病有起色，守方续服，外用药同前。又进50多剂及外治后，外阴干枯好转，外阴皮肤变软，疼痛大减，阴道分泌物增加，惟觉外阴部痒，腰酸痛、口干燥。改用熟地黄、生地黄、淮山药、丹参各18 g，麦冬、牡丹皮、皂角刺、白鲜皮各15 g，山茱萸12 g。服15剂后，外阴干枯症基本好转，阴部白色病变出现了色素恢复区，病变范围逐渐缩小。嘱其服六味地黄丸以巩固疗效。随访，病情稳

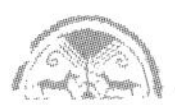

定，外阴白斑未见发展。（《奇难杂症精选》，广东科学技术出版社，2006）

2. 妙法绝招解析：外阴白斑是指女性外阴部分皮肤，局部出现色白肥厚、干燥缺少弹性的现象。此病为肝肾精血亏虚所致。肝藏血，肾藏精，精血之间有相互滋生之作用，盛则同盛，衰则同衰。如肝肾不足，精血亏虚，不能上荣头目，则头晕目眩、耳鸣；阴液不足，阴虚内热则手足心热，内热扰乱神明故心烦、失眠多梦、性情急躁；肝脉绕阴器，肝肾阴血不足，外阴失养，致外阴皮肤干燥增厚，阴血不足，血行不畅，局部失养则皮肤萎缩变白。故治宜滋养肝肾之阴，佐以理气活血。方中取六味地黄丸滋补肝肾，治病之本，以三棱、皂角刺、山药、丹参理气活血，改善局部血液循环以治其标。另用蟾蜍水解毒止痒，并刺激局部病处，加强局部血液循环。本案抓住阴血不足，外阴失养的病机关键，守法守方，内外同治，使多年顽疾终得治愈。

（三）肝经郁热，湿热下注（赵冠英医案）

1. 病历摘要：季某，52 岁。患者绝经 2 年，外阴瘙痒 2 年余，白天坐卧不安，心烦意乱，入夜尤甚，夜寐难眠，遇热加重，搔抓后流黄水，有少量黄带，秽臭气。妇检：外阴已婚经产式，大小阴唇及肛门上方皮肤均呈现白色，与正常皮肤界限清晰，阴道畅，宫颈光滑，宫体已萎缩，妇检阴性。曾经某医院诊为外阴白色病变，经西医治疗半年，疗效不佳，而求中医治疗。患者诉平素性格急躁，喜食辛辣之物及膏粱厚味，大便干，脉弦细，舌红苔薄黄腻。

证属肝经郁热，湿热下注。治宜清热养阴，燥湿止痒。药用蛇床子30 g，土茯苓、苦参、苍术各20 g，绵马贯众、白鲜皮、黄柏、威灵仙、牡丹皮、白花蛇舌草各15 g，花椒12 g。每日 1 剂，水煎。取 200 mL，先熏后洗患处，等水温适宜时，再坐浴 25 分钟，早、晚各 1 次。并嘱忌食荤腥煎炸之品。外洗 15 日后，瘙痒较前减轻，观外阴白色病变面积减少，原方去威灵仙、绵马贯众，加补骨脂、麦冬各20 g，继续外洗阴部。洗 15 剂后，外阴明显好转，大小阴唇及阴道口皮色已正常，肛门上方皮色已转深，惟阴蒂处皮肤色白，原方继用以善后。（《赵冠英验案精选》，学苑出版社，2003）

2. 妙法绝招解析：外阴部皮肤和黏膜由于营养缺乏而发生组织变性及色素改变的疾病，称外阴白色病变。本病是妇科常见的慢性疾病，以奇痒难忍、灼热疼痛，阴蒂、阴唇萎缩，甚则粘连，性交困难等为特征。外阴营养不良，其表现在皮肤黏膜，但其根在脏腑气血的虚损。肝、脾、肾三脏功能紊乱，气血生化乏源，气血不足则外阴失于濡养，血虚生风，以外阴瘙痒干燥、灼热疼痛为病之本。一旦正虚邪侵，或湿毒内蕴或肝经郁热，外阴破损，导致湿热下注，为病之标。治疗本病除内服药之外，必须重视外治法，痒甚者当先以清热燥湿止痒之剂，先熏后洗患处，再行坐浴，使药物直达病所，并忌食荤腥煎炸之品，以防助热生毒；后期则采用滋养肝肾、养血、祛风止痒、清热利湿之剂内服为治。本案患者外阴白色病变，绝经后外阴瘙痒，躁烦难眠，伴黄带臭秽，属肝经郁热，湿热下注。平素性格急躁，喜食辛辣之物及膏粱厚味，大便干，舌红苔薄黄腻，脉弦细，为素体阳盛，肝脾湿热之象。本案湿热为标，阴虚为本。法当清热养阴，燥湿止痒，治疗专以外用法，待病情缓解之后，加补骨脂、麦冬等养阴之品取效甚捷。

（四）肝肾阴虚，阴器失养（何子淮医案）

1. 病历摘要：殷某，女，25 岁，外阴痒痛 8 年。患者于 5 岁时曾患过严重的外阴炎，治疗后病情好转。1964 年外阴痒痛，经多方治疗症状未缓解。1965 年结婚，至 1967 年未孕，外阴一直痒痛不止，分泌物较少，性生活困难。月经周期正常，经期腹痛，量多有血块，外阴逐渐萎缩，局部皮肤逐渐发白。平素易急躁，头晕。舌质红。脉沉细。诊断为外阴白斑。

证属肝肾阴虚，阴器失养。治宜滋补肝肾，益气养血。药用覆盆子、菟丝子各12 g，枸杞子、车前子、五味子、当归、益母草、蒲黄、五灵脂各9 g，柴胡6 g，木香3 g。服上方 12 剂后

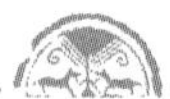

已妊娠，但不慎流产。拟以补肾益精为法，药用桑寄生、炒山药各15 g，淫羊藿、覆盆子、菟丝子各12 g，枸杞子、车前子、五味子、仙茅、牛膝各9 g。服上方5剂后，外阴干枯好转，阴道分泌物增加，外阴皮肤变软，痒痛大减，上方长服。后又怀孕，伴有腰痛、腹痛。投以黄芪、山药各15 g，焦白术、桑寄生、杜仲、川续断各12 g，党参、菟丝子、炒枣仁、五味子、藿香各9 g，炙甘草、陈皮各6 g。服本方30余剂。后剖宫产1男婴。追访：外阴干枯较产前又有好转。外阴白斑未见发展（《何子淮女科经验集》，浙江科学技术出版社，1982）

2. 妙法绝招解析：中医学对于外阴白斑无明确的记载。由于先天性肾气不足，或病后肾气亏损，肾精不足以致阴器失养。肾阴虚肝阴亦不足，肝肾阴虚，故多见有头晕、急躁等症。厥阴之脉络阴器，阴器失养，以致外阴干枯，萎缩变白。目前多采用外治法。刘氏认为本病系因肝肾阴虚所致，外治法只能治其标不能治本。而本例则采用滋补肝肾治本为法，虽收效较缓，但不易复发，疗效也比较巩固。况且本患者又伴有不孕症。故第一阶段，用五子衍宗丸合得生丹加减治疗。方中覆盆子、菟丝子、枸杞子、车前子、五味子滋补肝肾，添精补髓；柴胡、木香疏理肝气；当归、益母草养血活血；蒲黄、五灵脂补气活血。第二阶段以五子衍宗加仙茅、淫羊藿温补肾阳（临床观察能够促进性功能）；桑寄生、山药、牛膝加强补肝肾之功。阴阳双补，不但改善症状，控制外阴白斑的发展，不孕症也得以治愈。

（五）肝肾阴亏，血燥生风（王足明医案）

1. 病历摘要：何某，女，51岁。1年前开始阴痒。发病初期用淡醋水洗后痒可缓解，以后上法无效。半年前在贵阳某院诊为“外阴白色病损”。病历记录：“大小阴唇及阴蒂色素减退变白，阴蒂萎缩明显。”予可的松软膏外用症不减。经上海某医院活检报告：“外阴白斑伴鳞状间变Ⅰ级，伴慢性炎症。”建议激光照射治疗，未执行。就诊时阴痒难忍，夜间加重，带下黄少。月经延至40日来潮一次，量不多，心烦口苦，手心发热。舌瘦红，苔少，脉细。

证属肝肾阴亏，血燥生风。拟养阴润燥，祛风止痒法治。药用熟地黄、山药、石斛各15 g，山茱萸、麦冬、女贞子、墨旱莲、白蒺藜、茯苓各12 g，牡丹皮、五味子、泽泻各9 g。每周5剂煎服。并加中药熏洗坐浴，每日2次，每次15分钟。外洗方组成：补骨脂30 g，山豆根、儿茶、苦参、蛇床子、白鲜皮、乌梅、蛇蜕各20 g，川花椒15 g。上药用后2个月，阴唇脱皮3次，色素减退处渐正常，阴痒减轻明显。上方去泽泻、茯苓，加白芍、玄参、丹参各12 g，服至3个月症状完全控制，嘱再坚持用药3个月。后妇查：“大小阴唇、阴蒂色泽正常，阴蒂稍萎缩”，临床治愈。（《疑难病证中医治验》，湖南科学技术出版社，1983）

2. 妙法绝招解析：外阴白色病损属中西医治疗都很棘手的顽固性阴痒症。本病发生的根本是肝肾阴亏，血虚不荣阴器，燥而生风致痒。该例患者天癸将竭，阴血已虚，故而阴痒难忍，缠绵不愈。用麦味地黄汤加减内服并辅以外治，获滋补肝肾、养血润燥、祛风止痒之效，阴痒得治。

（六）风毒湿热，下注阴户（言庚孚医案）

1. 病历摘要：梁某，女，34岁。外阴瘙痒一年，并见阴道内白液常流，两次月经来，阴道红肿渐痛，奇痒难忍，尤以外阴右侧为著。医院查疑为“外阴白斑”，后转某医学院附属医院妇科检查：右侧大阴唇内侧可见一绿豆大小白色斑块，局部皮肤粗糙，变硬，中有微细裂纹，触之痛痒加剧，外周皮肤红肿，且见多个小水疱，未见脓性分泌物覆盖，无鳞屑脱落，阴道涂片检查：正常。外阴肿块局部取组织活检确诊为“外阴白斑症”，屡投中西药内服，外用治疗未效，既往曾行绝育手术及卵巢囊肿摘除术。其人坐卧不安，表情痛苦，脉象弦滑，舌质红，苔黄腻。

证属风毒湿热，下注阴户。治宜清肝利湿，祛风败毒，方选清肝化斑汤。药用苦参片、刺蒺藜各15 g，赤芍12 g，蛇床子、龙胆、山栀子、全当归、白鲜皮各10 g，生姜皮、生甘草各3 g。外用九里光120 g，苦参片60 g，白鲜皮、蛇床子、香艾叶各30 g，生白矾（后下）15 g。先将前五味煮开，后入白矾煮成3000 mL药水，去渣，乘热外洗阴部，每日早晚各一次，每剂煮二次。经内服清肝化斑汤，外用阴痒外洗方五日后，外阴局部红肿已逐渐消退，痒痛大减，坐卧不安，内外合治，再加黄连6 g，另煎兑服，每日2次。连投上述方药，治疗20日后，阴部瘙痒尽除，肿痛亦减，诸症悉愈，停药观察。外阴原白斑部位组织活检：报告为“外阴真皮层少量炎症细胞浸润”。结合临床，排除“外阴白斑症”。随访症未复发，身体健壮。（《言庚孚医疗经验集》，湖南科学技术出版社，1980）

2. 妙法绝招解析：本病经病理片检查，确诊为“外阴白斑症”，中医学名为“阴痒”，亦称“阴门瘙痒”，《金匮要略·妇人杂病证并治篇》提及“少阴脉滑而数者，阴中即生疮，阴中蚀疮烂者，狼牙汤洗之”。言老综合前人之经验，在长期临床实践中，提出本病多与风、热、湿、毒内伏有关，风者，百病之长，善行数变，与湿热混合，蕴积于肝，下阴户，遂成本症。临床则以阴部奇痒、痛，或生疮等为主，治疗侧重于清热解毒，祛风除湿，自制内服“清肝化斑汤”，外用“阴痒外洗方”治之本例灵验。

（七）湿热瘀滞，瘀久血亏（李祥云医案）

1. 病历摘要：黄某，女，49岁。近2个月余外阴奇痒难忍；刺痛，烧灼感，性交困难，排尿时疼痛加重，夜寐难眠，伴右下腹酸胀疼痛，停经2个月。舌偏黯红，苔薄白少腻，脉细数。妇科检查：小阴唇轻度萎缩，阴唇左上部粘连、皲裂，阴蒂与阴唇之间左侧皮肤粗糙干裂，色素减退、变白。平素月经量中，色黯红，血块少，痛经（+），诊断为外阴白色病变。

证属湿热瘀滞，瘀久血亏。治宜清热除湿，祛风止痒。药用柴胡、赤芍、鸡血藤、红藤、败酱草、土茯苓各15 g，牡丹皮、丹参、延胡索、川楝子、白鲜皮、蜂房、皂角刺各12 g，当归9 g，川芎6 g。每日1剂，水煎服。并外用蛇床子、苦参、白鲜皮各15 g，皂角刺、蜂房各12 g，野菊花9 g，薄荷3 g。煎水先熏后洗，每晚1次。服7剂后，经血量中，色黯转鲜红，夹块少，腹痛较前轻，块下则减，外阴瘙痒、烧灼感减轻，夜寐好转。舌偏红，苔薄白脉细。妇科检查：阴唇皲裂好转，活检（一）。治宜清热除湿，祛风止痒。外用蛇床子、百部、白鲜皮、地肤子各15 g，蜂房、白僵蚕各12 g，赤芍9 g。煎水熏后外洗，每晚1次。95%酒精200 mL。加补骨脂100 g，浸泡1周后外涂，每晚1次。内服蝎蜈胶囊，每日2次，每次5粒，口服。龙胆泻肝丸，每次8粒，每日3次，口服。如此治疗，并嘱患者保持外阴清洁、干燥，避免烫、搔，多吃富含维生素的蔬菜水果，经期暂停外治。3个月后随访，患者外阴瘙痒、疼痛已止，妇科检查阴唇及周围组织粘连皲裂已愈合，皮肤粗糙改善，皮肤色素渐深。（《李祥云治疗妇科病精华》，中国中医药出版社，2007）

2. 妙法绝招解析：患者年近50岁，正值围绝经期，湿热郁滞血分，阴虚血枯，阴部为肝经所过，故治疗从疏肝解郁，活血祛风着手，用调经活血之品兼清热祛风之药开路，同时用清热祛风止痒的外洗方熏洗，适用于月经失调兼外阴皮肤黏膜萎缩、粘连、皲裂的病变，内外并治。待到经血畅通，腹痛消除，内服药改用蝎蜈胶囊清热熄风，龙胆泻肝丸清热泻肝，酒精浸泡补骨脂补肾活血，适用于外阴变白、皲裂、无破溃者。诸药合用改善了外阴微循环，增强病灶局部营养，促使疾病康复。

（八）阴血不足，血虚生风（李祥云医案）

1. 病历摘要：姜某，女，48岁。两年前开始常感到外阴部瘙痒，医院检查外阴和白带常规未发现异常，血糖正常。发现外阴部皮肤黏膜颜色开始逐渐变淡，瘙痒加重，有时难以忍受。曾去某医院检查诊断为外阴白斑。近来患者感到外阴奇痒无比，经常抓破出血，自己曾用肥皂水外洗，暂时止痒，一会儿又作，心烦易怒。舌质红，苔薄，脉细弦。妇科检查：外阴两侧小阴唇均变白，右侧有小皲裂，见有抓痕血痂。诊断为外阴白斑。

证属阴血不足，血虚生风。治宜养血活血，祛风止痒。药用白鲜皮、党参、黄芪各15 g，牡丹皮、丹参、地龙、鸡血藤各12 g，当归、赤芍、僵蚕、射干各9 g，川芎6 g。每日 1 剂，水煎服。并外用补骨脂50 g，浸于95%酒精100 mL中，一周后弃渣，药液外涂患处。服7剂后，外阴瘙痒症状略有改善，平素大便干结，近日感腰酸。上方加杜仲、狗脊、何首乌各12 g。再服 7 剂，外阴瘙痒减轻，余无特殊。本病为疑难病，病程较长，难求速效，嘱持续前方再治疗 1 个月后，阴痒止，外阴白色转为红润。(《李祥云治疗妇科病精华》，中国中医药出版社，2007)

2. 妙法绝招解析：外阴白斑有增生型、萎缩型、混合型、非典型增生等。非典型增生有外阴癌变之可能。本病属中医“阴痒”范畴，但发病机制又有别于阴道炎等所致的一般性阴痒，临床多表现为虚实夹杂。本例患者年近七七天癸将绝之时，肝肾已不足，又加上月经量多，阴血不足、血虚生风化燥，外阴失于濡养，发为白斑、瘙痒。方中当归、川芎、赤芍、丹参、鸡血藤养血活血；党参、黄芪益气生血；何首乌补益精血、润肠通便；地龙、白鲜皮、僵蚕、射干祛风止痒。全方共奏养血祛风止痒之效。配合补骨脂浸液外涂，可使局部色素减退，临床应用每每奏效。

三、文献选录

本病多因阴虚湿热，使冲任气血运行失调，外阴失去滋养所致。是以外阴出现白色斑块，干萎痒痛为主要表现的妇人杂病。初起外阴局部红肿瘙痒，继则皮肤增厚、粗糙，疼痛、变白，逐渐干燥变硬，终则干裂萎缩溃破，疼痛加重，瘙痒难忍，伴有白带、黄带，甚至性交困难等。外阴皮肤变白，呈不规则散在白色斑块，干燥刺痛，甚则萎缩溃烂。外阴白斑病取白斑处组织活检可确诊。极个别患者不彻底治愈，有恶变可能。外阴白斑是外阴部的一种特殊病态，以病变处皮肤粗糙、增厚、发硬、呈不规则散在白色斑块为特征，病因不明。有人认为是慢性上皮营养障碍，其病理改变为表皮增生过程并非炎症。其主要症状是难以忍耐的奇痒。中医认为肺主宣散，输精于皮毛。即皮肤毛发的滋润荣养靠肺。局部皮肤发白、增厚、粗糙、发硬，中医称为肌肤甲错，是局部血瘀的表现。这种血瘀是由于肺热伤阴、宣散失司、不能输精于皮毛的结果。方中用泻白散清肺热，荆芥、防风、浮萍宣散肺气，用四物汤养血活血，磁石、钩藤熄风止痒。

(一) 名医论述选录

1. 夏桂成论述：外阴白斑的发生，在于年高肾衰，或先天肾气不足，或病后肾气亏损，七情及房事损伤太过，多产多育，或失血过多，致肝肾两经损伤。肾藏精，而寓阴阳，开窍于二阴。肾精不足，肾阴亏虚，天癸不充，阴器失养；肾阳不足，阳虚寒胜，则阴凝而血脉不充，外阴乏阳气之温煦和阴血之润泽，亦将干枯变色。肝脉绕阴器，心肝血少，血不足以养阴器，血燥风生，风燥淫及外阴皮肤，同样致干枯变色；肝经湿热下注，影响气血运行，肝脉失养及抑郁，必致气机不利，气滞则血瘀，加以湿热郁腐，则外阴皮肤黏膜增厚、变硬、变色等。西医在近年来，对外阴白斑病因的认识有新的突破，认为其发生原因，系黄体生成素明显低于正常人所致。中医学认为，本病主要是肝肾阴亏，冲任血虚，阴部失于充养；或复感湿热之邪，或阴虚及阳，阳虚寒凝，阴部失于温煦，以致阴部皮肤呈不同程度之白色病变，且局部皮肤变脆、干燥、粗糙、变薄或增厚，阴部萎缩、发痒、溃疡、灼热疼痛，性交困难。西医在治疗上，以往多主张手术切除，但术后复发率高。近年来通过对本病的长期随访、研究发现，其癌变率仅为2%，即使

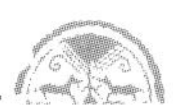

有上皮非典型增生者，也仅有一小部分发展为癌。故目前多主张采用非手术治疗。中医治疗以调理肝肾为要法。肝郁宜疏，肝虚宜养，填补肾精，温调肾阳，兼以活血化瘀，复其根本，外阴之营养充实，则病变可日渐转愈。临床证明中西医结合治疗，可以缩短疗程，提高疗效，改变局部组织细胞的营养状态，促使组织的祛旧生新，可使萎缩的组织加快恢复，细胞生长得以调整，色素代谢恢复正常。夏氏认为滋肾阴、补肾阳，有助于调节激素失调，菟丝子、肉苁蓉、淫羊藿、补骨脂、巴戟天等，无疑对减弱的肾上腺皮质功能及雌激素分泌产生良好影响。另外还发现，巴戟天、菟丝子、肉苁蓉等补肾阳药，能增加实验大白鼠的垂体和卵巢重量，又能使卵泡活跃，这对低下的生殖内分泌激素可以起到调节和增强作用，而对这些激素控制下的靶器官——外阴，起到保健和促进疾病康复作用。外治法，应针对肥厚型或混合型，运用莪术油（莪术提取挥发油），加冰片、补骨脂、淫羊藿、蛇床子、何首乌、白鲜皮、苦参各30 g。水煎后取浓缩液外用，每日2次。总的是以活血化瘀，清利湿热为主，化瘀清燥为次。上方去莪术油，加鱼肝油调敷，效果也好。但治疗后仍应继续随访，尤其对增生型营养不良而有溃疡、硬结者，更应提高警惕，以防癌变。（《中医临床妇科学》，人民卫生出版社，1994）

2. 蔡小荪论述：①治病重脾气。蔡氏根据本病系自身内分泌失调造成的局部皮肤黏膜营养不良性疾病的病因病理及外阴局部的皮肤、黏膜变化的特点，提出在治疗中要善于吸收西医学这一正确的观点，审因论治，主张治病首重脾气。因脾主肌肉，为气血生化之源，若脾虚失于健运，一则肌肤失于濡养，失久皲裂、萎缩；二则脾虚生湿，湿浊蕴积。故治疗本病要抓住根本，从健脾入手，大补脾气，脾健则肌肤得养，脾健则湿无所生，如此病源自消。同时稍佐化湿之品，此乃治疗的关键。用药以炒党参、生黄芪、炒白术、云茯苓、山药、生薏苡仁、白芷、海螵蛸、蛇床子等为主。②治本当调经。治妇人之病，当以经血为先。不论何患，调经最为基础。经、带的正常与否是一种现象，反映出妇人身体内各种性激素内分泌的正常、平衡与否。在临床上，外阴白色病变的患者，往往十之八九均有月经期、量、色、质等的变化，且本病病因复杂，在治疗时更应谋求治病求本，遣药处方着眼于更深、更早、更全。清代萧勋著《女科经纶》有云："妇人有先病而后致经不调者，有因经不调而后生诸病者，如先因病而后经不调当先治病，病去则经自调；若因经不调而后生病，当先调经，经调则病自除。"这说明了调经与治病、调经与人体阴阳平衡与否的辩证关系。月经调和，冲任调和，也就阴平阳秘，如此造成外阴白色病变的病理基础也就自然消除。然调经之法，无非从肝、肾、冲、任、气、血入手。片言只语，难道其详。调经大法可以"求因为主，适应周期，因势利导"十二字概括。③治标先止痒。本病症奇痒之甚为临床一大特点，然而又因痒之所隐晦，欲搔不能，坐立不安，难言之隐，苦不堪言。曾遇一患者因患此病久治不愈，寝食不安，神志恍惚，几欲自杀。因此治疗本病的另一要点是迅速、有效地止痒，痒止则自觉病已去大半。止痒手段有干湿两种，奏效较速。"湿"为煎剂熏洗，方以蛇床子、野菊花、蔷薇花、紫花地丁、鱼腥草、土茯苓、白花蛇舌草、细辛等组成。"干"则以蔡氏祖传"爽阴粉"（主要由川芎、白芷、细辛、防风、蛇床子、川黄柏等中药研细末组成）以薄雾状喷施患处，喷后当即有凉爽舒适之感，令患者破涕为笑。然不论干湿之剂其外治的次数疏密与症状的改善成正比。④治愈应断根。外阴白色病变一病，得之者非一朝一夕，除之者如抽丝样，故切勿被暂时瘙痒得减而中止治疗，即使经过外敷内治症状体征有所好转，也不能停止治疗，当"治病求本"，宜追穷寇。如若不然，药退病进，再治更难。每以健脾丸、二妙丸续服1个月，以断其根。（中医杂志，1997，4）

3. 班秀文论述：外阴白斑的治疗，过去多从阴痒论治。但本病除有阴痒的共同症状外，还有外阴白斑的特殊病灶，因而其治疗之法，除了清热渗湿，杀虫止痒，或温养祛风，解毒止痒之

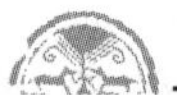

外，还要特别针对外阴白斑的消除。白为阴为寒，寒则血凝，故温经通络，活血化瘀之品在所常用。属湿热下注，蕴结阴道而化浊生虫，既用龙胆泻肝汤清热渗湿，又用苍术、佩兰温化湿邪，槟榔、苍耳草、绵马贯众杀虫止痒外，还要加用凌霄花、鸡血藤、路路通以活血通络，使气血能直达冲任而濡养阴部。证属寒湿为患，凝滞经脉，以致“气主煦之，血主活之”的功能失常，外阴得不到气血的营养，故萎缩变硬，色泽变白，治之当用温经活血，佐以熄风止痒之法，常用六君子汤加制附子、槟榔、川花椒、蛇床子之外，还要加苏木、泽兰、当归、赤芍之类以活血通络。总之，本病属顽固之症，除了审证求因，注意整体功能的调养外，还要注意局部的治疗。经常以药物煮水熏洗或外敷阴部，才能收到预期效果。但阴道性属娇嫩，凡温燥刺激之品，均非所宜，应以冲和之品为佳。常用鲜墨旱莲、鲜首乌叶、鲜火炭母叶、忍冬藤叶煎水熏洗，或洗净捣烂外敷，既能清润阴道，又能解毒止痒。(《妇科奇难病论治》，广西科学技术出版社，1989)

（二）辨证论治选录

1. 郝耀堂治疗外阴白斑分3型辨治：①肝经湿热型。方用龙胆泻肝汤加减。②肾阳虚衰型。方用右归饮加减。③肝肾阴虚型。方用杞菊地黄汤加菟丝子、川芎、黄柏、当归、补骨脂。除上述内服药外，还采用当归注射液2 mL，维生素B_{12}注射液1000 μg，2%普鲁卡因4 mL，地塞米松注射液4 mL混匀行局部封闭，每周1次。并配合中药外敷：当归、苦参、蛇床子、菟丝子、地肤子、苍耳子、白蒺藜各30 g，补骨脂、紫荆皮各20 g，淫羊藿、皂角刺各15 g。于局封第2日始，每日2次热敷病损区。结果痊愈12例，显效10例，无效1例，总有效率95.7%。其中痊愈12例中有9例复查病理，皮肤恢复正常，随访1～4年无复发。(中西医结合杂志，1989，3)

2. 王艳芳等治疗外阴白斑分3型辨治：①肝郁型。方用逍遥散加味；外洗方：茵陈、蒲公英、紫花地丁、地肤子、何首乌各25 g，冰片2.5 g。②心脾两虚型。方用归脾汤加味。外洗用当归、赤芍、何首乌各15 g。③脾肾阳虚型。药用淫羊藿、补骨脂、当归、赤芍、生地黄、何首乌、川芎、益母草。外洗用当归、赤芍、菖蒲、何首乌、淫羊藿各15 g。并根据局部情况和病理改变分为4种类型：萎缩型，涂外阴营养不良1号（25%黄体酮、鱼肝油合剂）；肥厚型，用2号（肤轻松10 g，己烯雌酚20 mg混匀）；混合型，1号及2号交替涂用；间质型：用1号，每日2次。结果痊愈53例，好转47例，无效1例，总有效率99.01%。(中西医结合杂志，1984，4)

3. 傅美玉治疗外阴白斑分3型辨治。①肝肾阴虚型。方用杞菊地黄汤化裁。外洗用淫羊藿、白花蛇舌草各50 g，蒺藜、当归、川续断、白鲜皮各25 g，硼砂15 g。②肝经湿热型。方用龙胆泻肝汤化裁。外洗用茵陈、蒲公英各50 g，地肤子、蛇床子各25 g，黄柏、黄连、紫花地丁各15 g。③气血两虚型。方用十全大补汤比裁。外洗用当归、川续断、白花蛇舌草各50 g，补骨脂25 g，防风、大青叶各15 g。另外还配用维生素B_{12}，ATP穴位注射；并根据局部病变外敷白斑1号膏：钟乳石20 g，血竭、硼砂、白芷、冰片各10 g，雄黄5 g，蛇床子、儿茶、乳香、没药各3 g，樟丹、硇砂各1 g，研细末与甘油调成。痒甚者用2号膏：胆矾、牡蛎各等量，研末与米醋调成。结果白斑全部消除者11例，面积缩小、阴痒减轻者12例，无效1例。(黑龙江中医药，1981，2)

4. 陈希炎等治疗外阴白斑分2型辨治：①外阴萎缩型。药用玄参、麦冬、何首乌、枸杞子、菟丝子、女贞子、桑椹子、牡丹皮、覆盆子、益母草。②不典型增生型。内服半枝莲、白花蛇舌草、山豆根、金银花、蒲公英、白术、重楼。外洗基本方：淫羊藿、川花椒、蛇床子、苦参、土茯苓、艾叶、荆芥、防风、黄柏、紫草。结果痊愈238例，近愈105例，好转96例，无效8例。(中华妇产科杂志，1984，4)

5. 周青梅等治疗外阴白斑分3型辨治：①增生型。药用生马钱子60 g，紫草、白芷、重楼、当归各10 g，蜈蚣5条，用香油和凡士林做成膏，再加入生蒲黄10 g，雄黄6 g，冰片3 g，麝香

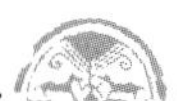

1.5 g，硇砂、硼砂各0.3 g，混合即可。②萎缩型。主药和制法同上，去硇砂、硼砂、冰片，加鹿衔草30 g，淫羊藿、仙茅各15 g。③混合型。药用马钱子、蜈蚣，制法同上，另加赤芍10 g，血竭3 g。按分型用相应软膏涂病损区，每日2～3次，3个月为1疗程。涂膏前用外洗药（地肤子30 g，苦参、蛇床子、蒲公英、紫草、黄柏各15 g，痒甚加川花椒、枯矾、鹤虱；溃疡者加五倍子、狼毒；干涩者加淫羊藿、地骨皮）。每日熏洗坐浴1次，3个月为1疗程。结果治愈4例，显效29例，有效30例。(中西医结合杂志，1988，4)

6. 吴一君等治疗外阴白斑分2型辨治：虽然发生在会阴部位，但多与肝脾肾功能失调有关。治疗观察60例患者，多表现为肝脾湿热，肝肾阴虚二型。①肝脾湿热型。药用薏苡仁、夏枯草各30 g，何首乌25 g，野菊花20 g，生地黄、紫草、白鲜皮、蒺藜、土茯苓、白芍、地骨皮、桑叶、苦参各15 g，黄柏、重楼、蝉蜕、苍术各10 g，甘草5 g。②肝肾阴虚型。药用益母草30 g，紫荆皮、地肤子各20 g，生地黄、熟地黄、制首乌、枸杞子、苦参、鸡血藤、山药各15 g，甘草5 g。两型均用外洗方：苦参、大黄、地肤子、蛇床子、大枫子、百部、乌梅、紫草皮、野菊花各30 g，蜂房15 g，儿茶10 g，冰片2 g。煎水外洗患处。均用软膏外涂患处，软膏由硫黄、重楼、黄柏、青黛、补骨脂、冰片、硼砂各20 g，研细，用白凡士林调匀外涂。结果治疗60例，总有效率为96%。(内蒙古中医药，1995，2)

（三）临床报道选录

1. 内服药疗法：

(1) 陆传宝中西医结合治疗外阴白斑57例：肝郁滞络型用马鞭草30 g，何首乌、益母草各25 g，当归、白术、白鲜皮各15 g，赤芍、茯苓各12 g，柴胡10 g，薄荷（后下） 5 g。肝经湿热型用六一散（包煎） 20 g，薏苡仁、茵陈、地肤子各15 g，苦参12 g，黄柏、防风、地龙各10 g。心脾两虚型用当归、党参、白术、黄芪、熟地黄、鸡血藤、酸枣仁各15 g，茯苓12 g，蛇床子、远志、麦冬、龙眼肉、莲子肉各10 g，木香5 g。脾肾阳虚型用淫羊藿20 g，巴戟天、威灵仙、蛇床子、何首乌、当归各15 g，赤芍12 g，白芷10 g。每日1剂，水煎服。并用千里光60 g，苦参30 g，白鲜皮、蛇床子、艾叶各15 g，生白矾（后下） 10 g。水煎取液，外洗患处；药渣布包，敷患处；每日2次。并用维生素B_1 10 mg，维生素A 5万U，每日3次，口服。增生、硬化苔藓型分别用软膏（含肤轻松10 g，己烯雌酚20 g)、25%黄体酮鱼肝油软膏，外涂患处，混合型两药交替使用，每日2次。对症处理。禁酒，禁辛辣之品。用2个月，随访半年，结果痊愈48例，显效5例，好转3例，无效1例，总有效率98.2%。(浙江中西医结合杂志，2002，10)

(2) 张炎中药综合疗法治疗外阴白斑51例：肝肾阴虚型用何首乌30 g，生地黄、熟地黄、白芍、女贞子、墨旱莲各15 g，当归、牡丹皮、山茱萸各10 g；脾肾不足型用黄芪、茯苓各30 g，党参、炒白术、桑寄生各15 g，川续断、巴戟天、淫羊藿各10 g；血瘀风燥型用生地黄、赤芍各15 g，川芎、当归、桃仁、红花、牡丹皮、僵蚕、白蒺藜各10 g，全蝎6 g。每日1剂，水煎服。痒痛甚用外洗1号方（含紫草、五倍子、苦参、蛇床子各30 g，蒲公英、大青叶各15 g，冰片3 g。每2日1剂）；外阴干涩（或愈合期）用2号方（含黄精、当归、地骨皮、生薏苡仁、淫羊藿各30 g)；水煎，熏洗患处。熏洗后，增生型用外搽1号膏（含枯矾、槟榔、硼砂等）；萎缩型用2号膏（含鹿衔草、淫羊藿、人工牛黄、冰片等）；研末，加香油调膏，外搽患处。结果痊愈20例，显效21例，好转10例。(时珍国医国药，2006，7)

(3) 刘涛中医药内服外治外阴白斑150例：炙龟甲18 g，党参15 g，白芍、苦参、土茯苓各12 g，黄柏、白僵蚕各9 g，紫河车、黄连、川楝子各6 g。每日1剂，水煎服，巩固期停用。用陈鹤虱30 g，蛇床子、威灵仙、苦参、生薏苡仁、紫草各15 g。水煎取液，外洗患处。用白斑软膏（含生龙骨、生牡蛎各9 g，玳瑁、珍珠各3 g，硫黄、青黛各2 g。研末，过120目筛，加5%凡士林），外涂患处。均每日2次。对照1、2组分别185、265例，分别用上述洗剂及膏剂。外用药渐减量至7日1次，维持0.5年。均3个月为1疗程。用1.5年，结果三组分别治愈102、21、3例，显效40、26、7例，有效8、118、122例，无效0、20、133例。（内蒙古中医药，2007，1）

（4）刘向红中医药治疗外阴白斑60例：用丹参、鸡血藤各20 g，赤芍12 g，菟丝子、当归、苦参、白鲜皮、白蒺藜各15 g，巴戟天、仙茅、淫羊藿、白芷、蝉蜕、桂枝各10 g，甘草6 g。每日1剂，水煎服。月经量多者月经期停服。并用蛇床子、苦参、马齿苋、野菊花各30 g，百部、地肤子、菟丝子、白鲜皮、荆芥、防风、生艾叶各15 g，蝉蜕10 g，血竭、硼砂各6 g，每日1剂，水煎取液，熏蒸、坐浴患处，每次20～30分钟，每日2次。用妇科微波治疗仪照射患处，功率29W，每次20分钟，每日1次。均月经期停用。结果显效（症状消失，病变皮肤复常，萎缩明显改善）48例，有效10例，无效2例。（现代中医药，2002，4）

（5）吴水仙用中药内服外熏治疗外阴白斑42例：当归、熟地黄、淫羊藿各15 g，川芎、白芍、牡丹皮、菟丝子各12 g。肾阴亏虚加党参、麦冬、女贞子、枸杞子；阳虚阴寒加巴戟天、桂枝；血虚化燥加鸡血藤、白蒺藜、何首乌；湿热下注加马鞭草、生地黄、龙胆、苏木。每日1剂，水煎分2～3次服。并用消斑方：当归、淫羊藿、白花蛇舌草各30 g，白蒺藜、补骨脂、白鲜皮、紫草各20 g，冰片（后下）6 g。每剂水煎3次取液，熏洗患处，坐浴15分钟；每日1～2次。用3～12个月，结果治愈11例，好转28例，未愈3例，总有效率93%。（江苏中医，2001，6）

（6）张葆英用消白化斑汤治疗外阴白斑157例：生地黄、熟地黄、山药各18 g，牡丹皮15 g，山茱萸、当归、补骨脂、丹参各12 g，桃仁、红花、泽泻、茯苓各9 g。血瘀型角化甚加莪术、三棱、炒穿山甲；湿热下注加连翘、白头翁、龙胆；气血两虚加黄芪、党参。每日1剂，水煎服。用重楼、透骨草、苦参、蛇床子、川芎各20 g，大黄、川花椒、地肤子各10 g。水煎取液，坐浴，每日1次。30日为1疗程。用5个疗程，结果治愈94例，显效47例，好转15例，无效1例，总有效率97.5%。（山东中医杂志，2006，3）

（7）霍杰用消斑灵胶囊口服治疗外阴白斑50例：何首乌、黄芪、丹参、苦参、刺蒺藜、重楼、白芷各10～15 g。制成胶囊备用（黑龙江中医药大学附院研制）。每日3次，每次20粒，口服；3个月为1疗程。禁酒，禁辛辣刺激之品。对照组32例，用丙酸酮凡士林软膏局部涂擦，每日3次。用3个月，结果两组分别治愈30、5例，显效11、10例，好转6、9例，无效3、8例，有效率94%、75%。（中医药学报，2005，2）

（8）王国红用四物汤合消风散加减治疗外阴白斑38例：当归、生地黄、熟地黄、白芍、浮萍各15 g，川芎、防风、荆芥、蝉蜕、牛膝各10 g。湿热下注加黄柏、苍术、苦参；血虚化燥加玄参、麦冬、钩藤；肝肾阴虚加枸杞子、山茱萸；脾肾阳虚加仙茅、淫羊藿。每日1剂，水煎服。30日为1疗程。用1～2个疗程，结果痊愈2例，显效26例，好转10例。（江西中医药，2002，1）

2. 外治疗法：

（1）张启瑞等中西医结合治疗外阴白斑78例：本组患者除3例以手术治疗（1年后复发1例）外，均治以本法。①坐浴用蛇床子、苦参各30 g，黄芪20 g，黄柏、苍术各15 g，荆芥12 g，赤芍、红花各6 g。因10例对蛇床子、苦参、赤芍过敏（皮肤出现很多小红疹），改用白鲜皮30 g，地肤子20 g，丹参6 g。硬萎型可加莪术10 g。每日1剂，水煎，每日坐浴2次，每剂可用2～4次。②坐浴后局部涂外阴药膏，增生型用1号（20%鱼肝油膏20 g，地塞米松10 g，5-Fu 1片）或氢化可的松软膏。硬萎型用2号（20%鱼肝油膏15 g，丙酸睾丸酮150 mg，有时

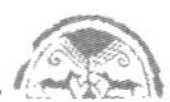

加5-Fu半片或1片)。其中8例因长期涂用本品而产生阴蒂增大等副作用，故予停用或减量。混合型两药膏交替使用。儿童硬萎者多用1号或氢化可的松，坐浴用中药量宜酌减，无效再使用外阴药膏2号，但时间要短。结果痊愈25例，近愈18例，好转28例，无效7例，总有效率91.0%。(陕西中医，1988，7)

(2) 赵玉英等用阴损膏治疗外阴白斑258例：药用苦参、蛇床子、补骨脂、防风各50 g，按渗漉法制备提取液后，浓缩至稠膏状，加鱼肝油50 g，非那根20 g，尿素100 g，洗必泰5 g，混匀备用。另用硬脂酸150 g，羊毛脂20 g，凡士林250 g，甘油63 g，三乙醇胺20 g，蒸馏水加至1000 g，将油和水分别加热至70 ℃～80 ℃时，在搅拌下将油以缓慢细流加入水中。充分搅拌均匀，凉后与上述中西药混合物置乳钵内加冰片20 g混匀，分装备用。用3%硼酸溶液清洗外阴后，涂本品，每日2次。30日为1疗程。结果痊愈109例(占42.25%)，显效66例(占25.58%)，好转73例(占28.29%)，无效10例(占3.88%)，总有效率96.12%。有效60例随访1～1.5年，均痊愈。停止治疗半年后又出现轻度瘙痒13例，治疗后瘙痒消失。(中国中西医结合杂志，1994，2)

(3) 张淑芬中西医结合治疗外阴白斑47例：药用鸡血藤30 g，菟丝子、巴戟天、女贞子、墨旱莲、当归、丹参、赤芍各15 g，防风、紫苏、蝉蜕、桂枝各9 g，生甘草6 g。外阴萎缩明显加鹿角胶、枸杞子、何首乌；角化增生明显加皂角刺、生蒲黄；久病气虚加黄芪、党参；湿热下注加土茯苓、生薏苡仁、黄柏。每日1剂，水煎服。月经量多者经期停药。并外用马齿苋30 g，当归20 g，生蒲黄、地肤子、百部各15 g，硼砂、冰片(后下)各10 g，每日1剂，水煎，熏洗坐浴15分钟，经期停药。每周用腐植酸钠注射液局部封闭2次，每次用4 mL。每次外洗后局部外敷腐敏膏3～5 g。结果痊愈5例，显效26例，好转15例，无效1例，总有效率97.9%。(中医研究，1993，2)

(4) 孟东红中西医结合治疗外阴白斑50例：用苦参、白鲜皮、黄柏各30 g，黄芩、花椒各20 g，土茯苓、蛇床子、白花蛇舌草各15 g，防风9 g。皮肤增厚酌加皂角刺、莪术；干裂酌加肉苁蓉、何首乌；瘙痒甚防风增量，加荆芥。于月经净后开始，每日1剂，水煎取液，坐浴，并清洗患处；继用维生素E软膏，外涂；每月用10日为1疗程，用1～3个月。并用维生素E，每日1次，每次100 mg，顿服。用15日。外阴痒甚加防风通圣丸，干涩加二至丸，均6 g；肝肾阴虚加知柏地黄丸9 g；每日2次口服。糖尿病控制血糖；阴道炎予常规治疗。用1～3个疗程，结果治愈20例，有效19例，无效11例，总有效率78%。(安徽中医学院学报，2003，5)

(5) 黄倍兰用中西医结合治疗外阴白斑36例：药用地肤子、蛇床子、土茯苓、黄柏、黄连、黄芩、苦参、生地黄、陈皮、川花椒各10～15 g。以痒为主增加地肤子、土茯苓、蛇床子剂量；以炎症为主增加黄柏、黄连、黄芩剂量。水煎取液坐浴，坐浴后用强的松霜和尿素软膏交替外擦患部，用维生素E口服，瘙痒停止、炎症消失后用紫草油长期外擦，直至皮肤颜色正常。结果治愈31例，好转5例(重庆医药，1991，4)

(6) 陈燕等中西医结合治疗外阴白斑30例：①丹参注射液穴位注射，取横骨、曲骨、阴阜、阿是穴消毒后，用5号注射针头于穴位处斜刺进针1～2 cm；刺后患者感酸胀沉重时，在穴位两侧分别缓慢注入药液1～2 mL，每4日1次，10次为1疗程。不愈者可继续，直至痊愈。②维生素AD胶丸，每日3次，每次1丸，维生素E 100 mg，每日3次，均口服。结果总有效率达90%。(江苏中医，1990，5)

(7) 王兰玉用苦参洗剂治疗继发性外阴白斑67例：苦参、白鲜皮各15 g，白花蛇舌草、当归、红花、枯矾、地肤子各10 g，冰片3 g。水煎取液，熏洗坐浴，每次15～20分钟。熏洗后，用复方达克宁霜1支，加丙酸睾丸酮 50 mg，维生素 AD 滴剂 5 mL，外涂患处，红外线灯照射 15 分钟。每日 2 次，20 日为1疗程，疗程间隔 10 日。用≤5 个疗程，结果痊愈 61 例，显著好转 6 例。（中医外治杂志，2001，2）

（8）赵幸中西医结合治疗外阴白斑 82 例：药用蛇床子、苦参、连翘各 30 g，当归、金银花各20 g，冰片（后下） 6 g。每日 1 剂，水煎后取药液坐浴，每日 2 次，每次 20～30 分钟。坐浴后患处涂擦 0.1%。求偶素软膏。2 周为 1 疗程。治疗期间保持外阴清洁，忌用肥皂擦洗，避免抓伤，勿食辛辣食物，衣物勤洗换。结果治愈 52 例，好转 30 例，有效率为 100%。（中西医结合杂志，1989，12）

（9）黄玲中药局部外用治疗外阴白斑 21 例：蛇床子、鸡血藤、淫羊藿、白鲜皮、土槿皮、野菊花、泽泻各10 g，艾叶5 g，花椒 4 g，冰片3 g。每日 1 剂，水煎，坐浴；纱布浸药，热敷、轻揉患处；各 10～15 分钟；每日 2 次。对照组 10 例，用复方尿素软膏涂抹患处，每日 3～4 次。均 2 周为 1 疗程。结果两组分别治愈 9、0 例，显效 5、0 例，好转各 4 例，无效 3、6 例。（江苏中医药，2005，11）

（10）张敬媛中西医结合治疗外阴白斑 108 例：药用鹿衔草、淫羊藿、蝉蜕各30 g。纱布包，煎汤约3000 mL，待水温 36 ℃～42 ℃时坐浴 15 分钟，每日 1～2 次。坐浴毕拭净外阴，用醋酸去炎松尿素软膏涂患处。15 日为 1 疗程。治疗 2～3 个疗程，结果痊愈 92 例（占 85.1%），显效 15 例（占 13.8%），无效 1 例（占 1.1%）。总有效率 98.9%。（山西中医，1994，3）

（11）杨永忠等用白斑洗浴液治疗外阴白斑 52 例：药用苦参30 g，加水 150 mL 浸泡，煎煮 15 分钟；白鲜皮、地肤子、蛇床子各 30 g，加水 150 mL，浸泡 5 分钟；两液共煎 10 分钟，过滤，浓缩至 200 mL。用本液 100 mL 加温开水 500 mL，坐浴 15 分钟，每日 2 次，15 日为 1 疗程。结果均治愈。（中国医院药学杂志，1994，4）

（12）吴新荣等用淫羊藿治疗外阴白斑 38 例：药用淫羊藿 100 g。研极细末，以鱼肝油软膏适量调匀，洗净外阴后以该药涂于患处，每日 2 次，痊愈为止。本组患者疗效显著。此药膏还适用于阴部红肿胀痛，黏膜及皮肤变白变厚失去弹性，干燥或有瘙痒灼热感，皮肤表面发生裂纹和溃疡者。（辽宁中医杂志，1991，9）

（13）祁秀兰用止痒消斑汤熏洗治疗外阴白斑 58 例：药用威灵仙20 g，当归、赤芍、牡丹皮、鸡血藤、白僵蚕、皂角刺、防风、白鲜皮、黄柏、白花蛇舌草各15 g，蝉蜕10 g。每日 1 剂，水煎过滤后熏洗外阴。根据外阴白色病变以外阴瘙痒、外阴白色病变为主，及痒症属风和治风先治血、血行风自灭的原则，拟养血祛风、活血通络、清热除湿的止痒消斑汤熏洗外阴。共治疗 58 例，结果临床治愈 53 例，好转 5 例，总疗效达到 100%。（浙江中医杂志，1996，1）

（14）李秀兰等中西医结合治疗外阴白斑 50 例：药用淫羊藿、鹿衔草、白鲜皮、地肤子、蛇床子、百部、大青叶、紫草、苦参、黄柏、白芷各15 g，水煎后先熏后洗。药膏：地塞米松粉 300 g，肤轻松 60 g，甲基睾丸素 1 g，苯甲酸6 g，樟丹 120 g，冰片 10 g，生蛤粉 60 g，蜂蜡 60 g，羊毛脂 600 g，硫代硫酸钠 2 g，花生油 200 g，调匀，与 5%氯霉素膏交替涂患处。3 个月为 1 个疗程。（河北医学院学报，1991，1）

（15）魏煊等用中药外洗方治疗外阴白斑 20 例：药用蛇床子、苦参各 30 g，土茯苓、莪术、黄柏、淫羊藿、白花蛇舌草、当归、紫草各20 g，川花椒6 g。痒甚者加白鲜皮 30 g，百部 20 g；有炎症及溃疡者去川花椒，加苍术20 g，青黛3 g。同时用淫羊藿、苦杏仁（去皮尖，研）、覆盆子各12 g，粉碎后加维生素 E、凡士林油调匀外擦患处。共治疗外阴白斑 20 例，收到满意效果。（河南中医，1995，3）

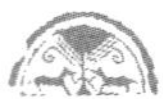

（16）张亚丽用消斑外洗方治疗外阴白斑28例：药用何首乌、生地黄、当归、赤芍、苦参、蛇床子、百部各30 g。纱布包好，放入盆内水煎煮20分钟；加雄黄、冰片各6 g，5分钟后捞出纱布包，熏洗15～20分钟。每日2次。用药4～14剂，结果痊愈15例，显效7例，有效6例。（中医外治杂志，1995，4）

（17）张若等用妇科白斑膏治疗外阴白斑55例：药用蛇床子30 g，何首乌、白鲜皮、苦参各50 g，甲基睾丸素200 mg，凡士林200 g。将患处洗净，涂本品5～8 g，2日换药1次，30日为1疗程。治疗2～3疗程。结果显效21例，有效29例，无效5例，总有效率91%。（时珍国药研究，1993，2）

3. 针灸疗法：

（1）赵晶华等采用艾灸加耳针治疗外阴白斑20例：①艾灸足三里（双）、三阴交（双），每穴10分钟；外阴局部艾卷灸20～30分钟，每日1次，10次为1疗程。②耳针，神门、外生殖器、皮质下区、内分泌区。隔日1次，两耳交替进行，10次为1疗程。若1疗程不愈，休息5～7日，再行第2疗程。结果治愈9例，显效8例，有效3例。（辽宁中医杂志，1986，2）

（2）闰润茗等用体针治疗外阴白斑50例：①针刺组，取肾俞、横骨、三阴交、蠡沟为主穴。萎缩加脾俞、血海；痒甚加阴廉、坐骨点。②穴注组，分肾俞、阴廉组和脾俞、坐骨点组，两穴交替注射，每次每穴注射丹参液1～2 mL，每日或隔日1次，10～15次为1疗程。痒甚配合中药外洗。结果临床治愈10例，显效19例，有效17例，无效4例。其中针刺组27例，有效率为96.26%，穴位注射组23例，有效率为82.74%。10例治愈者随访1～8年，尚无复发者。（中医杂志，1982，4）

（3）夏玉卿等采用电热针治疗外阴白斑55例：本组患者年龄5～72岁，病程<6个月7年。选用中蒙医研究所制造的DRI－Ⅰ型电热针机和五号电热针的组合装置，以局部取穴加曲骨、会阴及循经取穴的方法，一般间距2 cm进针一支。电热针与皮肤呈35°角或15°角刺入皮肤黏膜白斑区，进针深1.5 cm，进针5～10分钟后，测皮肤温度并控制于37 ℃～42 ℃。每次留针30～40分钟，每日或隔日1次，30次为1疗程。结果临床治愈（自觉症状消失，女阴皮肤黏膜颜色、弹性恢复正常或接近正常，病理变化恢复正常或好转，停针后半年未复发）44例，显效（症状消失，或偶发痒感，白色病区缩小并变为粉色或淡褐色，增生或萎缩明显好转，停针后仍未加重）8例，好转1例，无效2例。总有效率为96.4%。（中医杂志，1987，9）

（4）王淑贤用40%何首乌针剂局部注射或穴位封闭治疗外阴白斑29例：在病变与正常皮肤交界处0.2～0.5 cm处及上髎穴处交替注射1 mL药液，每日1次，10日为1疗程，间隔7日，3个疗程后判断疗效。结果痊愈20例，有效8例，无效1例。（中国农村医学，1986，5）

（5）吴希靖等运用GZ－Ⅱ型激光仪穴位照射治疗外阴白斑35例：取穴横骨、会阴、神门、血海。瘙痒难忍加三阴交；周身酸困加足三里；烦躁不安加行间或太冲。距离2～3 cm，每穴5分钟，每日或隔日1次，12次为1疗程。结果痊愈10例，显效13例，好转8例，无效4例，总有效率为88.57%。（中医杂志，1982，8）

（6）于兰馥等以竹红菌软膏加光疗治疗外阴白斑312例：用竹红菌提取物配制的软膏涂于患处，用可见光（波长400～500μm照射），光源可用400W高压汞灯或特制的ZGZ20－55型竹红菌光疗灯泡，每日1次，每次30～40分钟，30日为1疗程，2～3疗程总结疗效。结果痊愈55例（占17.63%）；显效163例（占52.24%）；好转85例（占27.24%）；无效9例（占2.89%），总有效率为97.11%。（中华妇产科杂志，1984，1）

（7）郝耀堂治疗外阴白斑23例：①局部封闭。当归注射液2 mL，维生素B_{12} 1000 μg，2%

普鲁卡因 4 mL，地塞米松注射液 4 mg 混匀，分别在阴蒂注入药液的 1/4 量，然后将针头转向两侧小阴唇各注药 1/4，将余 1/4 药液注入阴道后联合或肛门周围病损区。如病变范围较大，可酌情增加药量 1～2 倍，缓慢注入病损皮下。每周封闭 1 次，如皮肤黏膜有破溃者，加庆大霉素 4 万 μg。如外阴萎缩者，皮下加注丙酸睾丸酮 25～50 mg。②局封第 2 日开始外阴湿敷，用当归、苦参、蛇床子、菟丝子、地肤子、苍耳子、白蒺藜各30 g，补骨脂、紫荆皮各20 g，淫羊藿、皂角刺各15 g。煎 3 次合为 1500 mL，每日用 500 mL，分 2 次于病损区热敷，保温 30 分钟。③内服中药：肝经湿热型，用龙胆泻肝汤加减；肾阳虚衰型，用右归饮加减；肝肾阴虚型，用杞菊地黄汤加减。每周 2 剂，每剂用 2 日。结果痊愈 12 例，显效 10 例，无效 1 例，总有效率 95.7%。痊愈 12 例中 9 例随访 1～4 年无复发。(中西医结合杂志，1989，3)

（四）经验良方选录

1. 内服方：

（1）益母草、制首乌各30 g，补骨脂、肉苁蓉、黑芝麻（嚼服）各20 g，当归、鸡血藤、牛膝各15 g。每日 1 剂，头、二煎内服，三煎取液熏洗患处，1 个月为 1 疗程。用药期忌食辛辣、无鳞鱼，禁房事。主治外阴白色病损。

（2）黄芪 1 6 g，党参、当归、赤芍、射干、珍珠母各13 g，补骨脂、生地黄、麦冬、知母、泽泻、三棱、莪术、丹参各10 g，桂枝、黄柏、木香、甘草各6 g。每日 1 剂，水煎，服两次。主治气滞血瘀型外阴白斑。

（3）蛇床子、紫石英、苍术、黄柏、白鲜皮、荆芥、蒲公英、吴茱萸、赤芍、肉桂、地肤子、豨莶草、伏龙肝各适量。每日 1 剂，头、二煎内服，三煎取液洗浴患处。主治湿热下注型外阴白斑。

（4）黑芝麻20 g，生地黄 12 g，白芍、桑叶、菊花、枸杞子、制首乌、紫荆皮、白鲜皮各10 g，川芎、防风、当归各6 g，大枣 5 枚。每日 1 剂，水煎服。主治外阴白斑。

（5）生薏苡仁12 g，龙胆、生山栀、黄芩、柴胡、生地黄、车前子（包煎）、当归、赤芍、白芍、六一散（包煎）各9 g，川芎4.5 g。每日 1 剂，水煎服。主治外阴白斑。

（6）生地黄、熟地黄、何首乌、枸杞子、续断、桑寄生各12 g，白芍、牡丹皮、菟丝子、党参、益母草、紫荆皮各10 g，当归6 g。每日 1 剂，水煎服。主治外阴白斑。

（7）益母草15 g，何首乌、玄参、麦冬、女贞子、墨旱莲、牡丹皮、覆盆子各10 g。上药共研细末，每日 3 次，每次3 g，温开水送服。主治肝肾阴虚型外阴白斑。

（8）白芍、黄芪、鸡血藤各20 g，何首乌、土茯苓各15 g，地肤子、枸杞子、凌霄花各9 g，苍术、黄柏各6 g。每日 1 剂，水煎，服两次。主治脾肾气虚型外阴白斑。

（9）威灵仙、鸡血藤、牛膝、白芍各15 g，黄芩、牡丹皮、当归、生地黄各12 g，玄参7 g，栀子、甘草各6 g。每日 1 剂，水煎，服两次。主治外阴白斑。

（10）丹参、巴戟天、淫羊藿、补骨脂各12 g，当归、赤芍、紫菀、白芷、牡丹皮各 10 g，鸡血藤20 g，桂枝6 g。每日 1 剂，水煎服。主治外阴白斑。

（11）何首乌、生地黄、熟地黄、女贞子、枸杞子、桑椹、当归、白芍、丹参、地肤子、黑芝麻各适量。每日 1 剂，水煎，服两次。主治肝肾阴虚型外阴白斑。

（12）生地黄 30 g，苏木、炙鳖甲、马鞭草各15 g，龙胆9 g。上药共研细末，每日 3 次，每次3 g，温开水送服。主治肝经湿热型外阴白斑。

（13）枸杞子、黄芪、何首乌、当归、丹参各20 g，蝉蜕9 g。上药共研细末，每日 3 次，每次3 g，温开水送服。主治血虚化燥型外阴白斑。

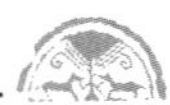

（14）石楠叶、淫羊藿各15 g，威灵仙、蛇床子各9 g。共研细末，每日3次，每次服1.5 g。主治脾肾阳虚型外阴白斑。

（15）蛇蜕、蝉蜕各250 g，蜈蚣25 g。共研细末，每服10 g，每日两次，温开水下，3个月为1疗程。主治外阴白斑。

2. 外治方：

（1）生马钱子60 g，紫草、白芷、重楼、当归各10 g，雄黄6 g，麝香1.5 g，硇砂、硼砂各0.3 g，蜈蚣10条。随症加减：增生型加生蒲黄10 g，冰片3 g。萎缩型加鹿衔草30 g，淫羊藿、仙茅各15 g，去硇砂、硼砂。混合型加赤芍10 g，血竭3 g。药研细末，加凡士林适量调成软膏，洗浴患处后涂敷药膏，每日1～3次。主治各型外阴白斑。

（2）蛇床子、苦参各30 g，土茯苓、莪术、黄柏、淫羊藿、白花蛇舌草、当归、紫草各20 g，川花椒6 g。痒甚者加白鲜皮30 g，百部20 g；有炎症及溃疡者去川花椒，加苍术20 g，青黛3 g。每日1剂水煎外洗。同时用淫羊藿、苦杏仁（去皮尖研）、覆盆子各12 g，粉碎后加维生素E、凡士林油调匀外擦患处。主治外阴白斑。

（3）炉甘石30 g，飞滑石15 g，密陀僧12 g，煅石膏、制南星、皂荚（去子筋）各9 g，枯矾、炮穿山甲各6 g。上药共为细末，用香油或凡士林调匀，消毒处理，于每次坐浴后涂擦患处，每日1～3次。主治肝经湿热型外阴白斑。

（4）地肤子30 g，黄柏、紫草、蒲公英、蛇床子、苦参各15 g。痒甚加川花椒、鹤虱、枯矾；溃疡加五倍子、狼毒；干涩加淫羊藿、地骨皮。每日1剂，水煎取液，洗浴患处。3个月为1疗程。主治各型外阴白斑。

（5）鹿衔草、淫羊藿、覆盆子、青蒿各50 g。上药加2000 g冷水，浸泡2小时，再煮沸20分钟，去渣，1剂分4次用，每日2次，每次20分钟，先熏后坐浴。主治肝肾阴虚型外阴白斑。

（6）补骨脂200 g，95%酒精200 mL。药放酒精中浸泡1周，去渣滤液，隔水文火煮沸，再浓缩成膏状，每取适量，涂敷患处，1个月为1疗程。主治湿热下注型外阴白斑。

（7）白鲜皮、威灵仙、淫羊藿、蛇床子、苦参各30 g。加水2000 mL，煮沸15分钟，先熏后洗患处，每日两次，经期停用，1个月为1疗程。主治外阴白斑。

（8）百部、地肤子、蛇床子、苦参各30 g，防风、蒲公英、紫草茸、雄黄各20 g。每日1剂，水煎取液，先熏后洗患处，3个月为1疗程。主治外阴白斑。

（9）鹿衔草30 g，益母草24 g，苦参、淫羊藿、蛇床子、三棱、莪术、荆芥、防风各15 g。水煎熏洗，每日早晚各1次。主治肝经湿热型外阴白斑。

（10）淫羊藿、川花椒、白蒺藜、莪术、苦参、黄柏、荆芥各9 g，鹿衔草、紫草各15 g，蛇床子、防风、归尾各12 g。水煎外洗。主治外阴白斑。

（11）赤芍、当归、蛇床子、地肤子、金银花、紫草、黄柏、苦参各等份。水煎取液，洗浴患处，每日两次，1个月为1疗程。主治外阴白斑。

（12）射干100 g，60%酒精500 mL。射干放酒精中浸泡7日后，取药酒涂敷患处，每日1次，每次15分钟，1个月为1疗程。主治外阴白斑。

（13）淫羊藿30 g，当归20 g，白蒺藜15 g，冰片（后下）2.5 g。煎水熏洗外阴，每日2次。主治血虚化燥型外阴白斑。

（14）连翘、苦参、蛇床子各30 g，金银花、当归各20 g，冰片（后下）6 g。水煎取液，坐浴2次，每次30分钟。主治外阴白斑。

（15）射干、透骨草、苦参各20 g，白矾、龙骨、精盐各10 g。水煎取液，坐浴患处30分

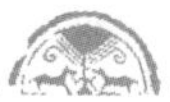

钟。每日 1 次、主治外阴白斑。

（16）鹿衔草、淫羊藿、覆盆子、艾叶、白芷各 30 g。上药香油浸泡，去渣消毒制成油膏，外涂。主治脾肾阳虚型外阴白斑。

（17）补骨脂 500 g。水煎两次，取液浓缩成浸膏 250 g，清洗患处后涂擦，隔日 1 次，1 剂为 1 疗程。主治外阴白斑。

（18）土茯苓 60 g，忍冬藤 30 g，泽兰叶 20 g。水煎，去渣取液，温洗患处，每日 3 次。主治脾肾气虚型外阴白斑。

（19）马齿苋 15 g，艾叶、川花椒、硼砂、生蒲黄（包）、当归各 9 g。水煎，外洗。主治外阴白斑。

3. 食疗方：

黄芪 30 g，红参 6 g，鸡蛋 2 枚，红糖 15 g。药用水煎两次，去渣取液浓缩至 300 mL，鸡蛋用清水煮熟去壳，放药汁中再煮，加红糖溶化，食蛋饮汤，每日 1 剂，5 剂为 1 疗程。主治外阴白斑。

第四节　阴道炎

一、病证概述

阴道炎是指阴道黏膜及黏膜下结缔组织的炎症。为妇女生殖器常见炎症之一。临床以阴道灼热疼痛、瘙痒、白带量多为主要症状。最常见有老年性阴道炎，滴虫性阴道炎及真菌性阴道炎。均属于“阴痒”“带下病”的范畴。本病的发生主要由于脾虚湿盛，肝经郁热，湿热下注；或外阴不洁，感染虫邪，虫蚀阴中而引起；亦可因年老体衰，肝肾不足，精血亏虚，血虚生风化燥而致。

二、妙法绝招解析

（一）肝经郁热，湿热下注（傅方珍医案）

1. 病历摘要：范某，53 岁。患者以往有老年性阴道炎史。近日自觉外阴灼热，分泌物增多，伴有腰酸，纳、眠差，小便短赤，大便干，两日 1 次。诊查见外阴小阴唇双侧有数块大小不等的溃疡。脉弦滑，舌红少苔。诊断为老年性阴道炎。

证属肝经郁热，湿热下注。治宜滋阴清热，健脾化湿。药用生石膏 30 g，生地黄、熟地黄、北沙参、半夏、枸杞子、女贞子、麦冬各 10 g，砂仁、黄芩、牡丹皮、紫苏梗、知母各 6 g。每日 1 剂，水煎服。外用苦参、黄芩各 10 g，生甘草 9 g。上药煎水后坐浴。青白散外敷。用以上方法治疗 5 日后，外阴疼痛明显减轻，自觉发痒，分泌物减少，食纳、睡眠均好，小便仍黄，大便正常。舌红，苔薄黄，脉小滑。外阴溃疡面明显缩小。改用生石膏 30 g，生地黄、熟地黄、沙参、麦冬、女贞子、何首乌、茯苓、陈皮各 10 g，石斛、黄芩、炙甘草、知母各 6 g。继用外洗方熏洗外阴和青白散外敷。治疗 5 日后，患者一般情况好，外阴无痛痒，分泌物不多，腰不痛，食纳、睡眠可，二便调。脉细，舌红，苔薄白。查见外阴溃疡痊愈。继服前方 4 剂，以巩固疗效。（《中国现代名中医医案精华》第 1 集，北京出版社，2002）

2. 妙法绝招解析：本例以往有老年性阴道炎史，久病不愈，故而伤阴，肝经绕阴器，肾主二阴，肝阴不足，肝火有余，淫蚀外阴，可见外阴溃疡、灼痛、小便短赤、大便秘结、舌红，此

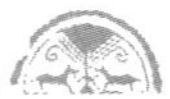

为阴虚内热之证。方选玉女煎加减内服。初诊加北沙参、枸杞子、女贞子益肾养阴，黄芩、牡丹皮清热凉血，半夏燥湿祛浊，砂仁、紫苏梗理气，意欲滋阴清热，阴水足则火自灭。再以苦参甘草汤加清热燥湿的黄芩熏洗外阴，用青白散外敷消炎生肌。患者诸症明显减轻，守法加何首乌、石斛益肝胃肾之阴，茯苓、陈皮健脾理气化湿。病症告愈，继以滋阴清热之剂内服巩固善后。

（二）肝经湿热，内灼任带（吴光烈医案）

1. 病历摘要：陈某，35 岁。患者带下绵绵不绝，色黄稠黏腥臭，阴痒难堪，伴有胸胁郁闷不舒，口苦咽干，纳呆，食后脘腹胀满，小溲短黄，便后不爽，为时已久。屡治未效，而来求治。诊其脉弦数，舌质红，苔黄。阴道分泌液涂片检查滴虫阳性。诊断为滴虫性阴道炎。

证属肝经湿热，内灼任带。治宜清热利湿，健脾化浊。药用柴胡 15 g，黄芩 12 g，黄柏、苍术、车前子、泽泻、川楝子、蛇床子各 9 g。嘱内服兼熏洗阴部，连用 6 剂后，诸症消失。阴道分泌液涂片检查阴性。继服原方 3 剂，以巩固疗效。(《吴光烈临床经验集》，厦门大学出版社，1996)

2. 妙法绝招解析：从患者带下色黄稠黏腥臭、阴痒难堪伴有胸胁郁闷不舒、口苦咽干以及脉象来看，显系肝经湿热的带证。肝主疏泄，性喜条达，湿热蕴结于肝经，使肝郁不畅、气机闭阻，故胸胁郁闷不舒。湿阻中焦，脾失健运，故见纳少，食后脘腹胀满、便后不爽。肝经湿热，脾虚气陷，内灼任带之脉，故带下黄黏而臭。湿热生虫，虫蚀阴部，故见阴痒，阴道分泌液涂片检查滴虫阳性。湿郁热伏，则口苦咽干，小便短赤。脉弦数为肝经湿热之症。此肝经湿热下注，症状单纯，吴氏以清热利湿之剂，专泄肝经湿热，治疗带下之源。方中重用柴胡疏肝解郁；以黄芩、黄柏清热燥湿；泽泻、车前子清利下焦湿热；用辛香的苍术燥湿健脾；蛇床子、川楝子燥湿杀虫止痒。全方药精力猛，内服外洗共奏疏肝解郁、清热燥湿、杀虫止痒之效，诸症迅速消失。

（三）下元亏损，封藏失职（哈荔田医案）

1. 病历摘要：冯某，女，56 岁。绝经 3 年，述白带量多，外阴灼热感，伴腰痛、烦躁、失眠多梦 1 年，曾在当地县医院治疗，口服及局部应用消炎药，效果不佳，多次复发，故来诊要求中药治疗。刻诊：舌质红少苔，脉细数。妇检见外阴正常，阴道呈老年性改变，上皮萎缩、菲薄，皱襞消失，阴道黏膜充血，宫颈及阴道壁多量淡黄色稀薄分泌物，宫体萎缩。阴道分泌物检查：滴虫、真菌阴性。诊断为老年性阴道炎。

证属下元亏损，封藏失职。治宜补肾固涩，滋阴清热。方选五子衍宗丸加味。药用枸杞子、杜仲各 15 g，海螵蛸、菟丝子各 12 g，覆盆子、车前子、芡实、金樱子、知母、生地黄各 10 g，五味子 6 g。每日 1 剂，水煎服。另用淡醋水坐浴，每日 1～2 次。服 5 剂后，白带量明显减少，外阴灼热感消失，仍睡眠欠佳、腰痛，舌淡红，少苔，脉沉细。上方加酸枣仁 45 g，狗脊 12 g，继服 6 剂，痊愈。随访 1 年无复发。(《哈荔田妇科医案医话选》，天津科学技术出版社，1982)

2. 妙法绝招解析：老年性阴道炎常见于绝经后妇女，因卵巢功能衰退，阴道局部抵抗力降低，致病菌入侵所致。中医认为患者年老肾衰，下元亏损，封藏失职，阴液滑脱而下，故白带量多、腰痛。带下日久，阴液耗损，阴虚内热，故出现外阴灼热，烦躁，失眠多梦，舌红少苔，脉细数等症。总之，患者呈现肾虚、阴虚内热之象，故治则宜益肾固涩止带，佐以滋阴清热。方中菟丝子、枸杞子、杜仲益肾滋肾；覆盆子、五味子、芡实、金樱子、海螵蛸固涩止带；车前子、知母、生地黄滋阴清热利湿。以补虚固涩为主，佐以滋阴清虚热而获捷效。

（四）肝火内盛，湿热下注（郑长松医案）

1. 病历摘要：盖某，女，38 岁。产后身热起伏，延经月余，继之带下量多，黄绿如脓，常感头痛眩晕，有时小腹胀痛，阴部灼热。近半年来，尿频、尿痛，初次持续 40 多日，刻下又溺黄量少。有 10 个月婴儿吃奶，自产后月经未行。面红目赤，舌质深红，苔黄而腻，脉弦数。妇科检查：阴道黏膜充血，触痛明显，宫颈轻度糜烂充血，左穹隆触痛（+）。阴道分泌物化验室检查数次，曾发现葡萄球菌，未找到真菌和滴虫。诊断为阴道炎。

证属肝火内盛，湿热下注。治宜平肝泻火，清热利湿。药用生龙骨、生牡蛎（捣）各30 g，滑石（包）、薏苡仁各15 g，牡丹皮、车前子（包）、泽泻各12 g，龙胆、栀子、椿皮、白果、黄芩、黄柏各9 g，木通3 g。每日1剂，水煎两次，共煎取500 mL，分两次温服。连服5剂，头痛眩晕，小腹胀痛俱减，小便正常，带下尚多，阴部灼热依故。尚觉合度，仍宗原法。改为2日1剂，每晚服药1次。并用地肤子、苦参各15 g，地骨皮、黄柏各9 g。水煎洗涤阴部，隔日1次。再进5剂，头痛眩晕渐止，小腹胀痛与阴部灼热解除，带下减少，色已转白。病去十之七，另拟丹栀逍遥散方加减，以收其功。药用生龙骨、生牡蛎（捣）各30 g，茯苓、白芍各15 g，当归、牡丹皮、黄芩各12 g，炒白术、栀子、车前子（包）各9 g，木通、生知母、生黄柏各6 g。共服药20剂，洗6剂，诸恙悉平。（《郑长松妇科》，中国中医药出版社，2007）

2. 妙法绝招解析：本案由产后营阴亏耗之际，氤氲之气乘虚而入，致身热起伏，延经月余；热邪久羁，则阴血暗耗；肝乃血之府库，其阴伤则阳亢为害；肝火上扰则头痛眩晕，面红目赤，下灼则小腹胀痛，阴部灼热；肝逆犯脾，通降失司则湿热蕴滞，故带下量多，黄绿如脓，尿频尿痛，苔黄而腻，脉象弦数。方中龙胆、牡丹皮、黄芩、栀子平肝泻火；薏苡仁、滑石、车前子、泽泻、黄柏、木通清热利湿；龙骨、牡蛎、椿皮、白果敛涩止带，配合清热除湿之品局部洗涤，收效颇捷；既虑久用苦寒之品克伐生发之气，又念其病发于营血亏耗之后，故衰其大半，适可而止，再加当归、白芍养血柔肝，加白术、茯苓健脾运湿，以冀余恙尽除，正气得复。

（五）脾肾阳虚，下元不固（郑长松医案）

1. 病历摘要：王某，女，50岁。自46岁停经后，带下清稀，淋漓不断，腰痛腿酸，不耐远行。近1年来带下增多，伴肠鸣腹泻，每日3～5次，多泻于黎明及餐后，小腹寒凉，时而作痛，夜寐梦扰，肢体倦怠。面色苍白，体胖肉松，舌淡红，苔白润，脉象沉缓，尺肤寒凉，膝下浮肿，足踝尤甚，按之凹陷，不易复起。诊断为阴道炎。

证属脾肾阳虚，下元不固。治宜温补脾肾，祛湿固下。药用煅龙骨、煅牡蛎（捣）、茯苓、赤石脂各30 g，党参、炒白术、干姜各15 g，炮附子9 g。每日1剂，水煎两次，共煎取500 mL，分两次温服。连服6剂，白带显著减少，腹痛肠鸣好转，大便每日2～3次。药既合病，酌增助火消阴之品，前方炮附子加至20 g，加肉桂（后下）6 g。再服8剂，体力渐复，带下著减，腹痛肠鸣消失，大便成形，每日1次，仍腰痛不减。知脾阳渐振，肾虚不复，宗原意侧重补肾。药用煅龙骨、煅牡蛎（捣）、茯苓各30 g，山药、党参、白术、芡实各15 g，菟丝子、川续断各12 g，补骨脂、莲须、杜仲炭、陈皮各9 g。服药6剂，小腹转温，带下渐止，腰痛腿肿递减。仍从原方，以冀巩固。共服25剂，诸苦若失。（《郑长松妇科》，中国中医药出版社，2007）

2. 妙法绝招解析：本案已逾七七而天癸竭，乃肾气早衰，冲任亏虚之候；经断后带下清稀，淋漓不断，肠鸣腹泻，小腹寒凉，腰痛腿肿，尺肤不温皆脾肾阳虚之明征；带下缠绵，泄泻久羁则气血亏虚，形体衰弱，故面色苍白，形胖肉松，夜寐梦扰，神疲体倦，舌淡红，苔薄白，脉象沉缓。方中茯苓、白术、党参、山药、陈皮、干姜健脾运湿，温振脾阳；菟丝子、补骨脂、川续断、杜仲、炮附子、肉桂温肾助阳，摄固冲任；赤石脂、龙骨、牡蛎、芡实、莲须收涩固下。

（六）脾肾俱虚，湿热下注（郑长松医案）

1. 病历摘要：任某，女，45岁。带多黄稠，腥臭难闻，阴道内隐痛不适年余，并伴腰骶疼痛，腿酸无力，有时小便赤涩。月经量多，按时来潮，食纳欠佳，形体瘦弱3年，肝功能化验及胃肠钡餐透视，均未见异常。面色萎黄，形体羸瘦，舌质红，苔微黄中腻，脉象细弦。妇科检查：阴道壁充血，有脓性分泌物，子宫正常大小，宫颈轻度糜烂充血。诊断为阴道炎。

证属脾肾俱虚，湿热下注。治宜健脾益肾，清热利湿。药用薏苡仁、藕节（切）各30 g，海螵蛸、茯苓各15 g，川续断、杜仲、生白术、白薇、桑寄生、当归、牡丹皮、白芍、黄芩各12 g，生黄柏、泽泻各9 g。每日1剂，水煎两次，共煎取500 mL，分两次温服。连服10剂，带下渐少，腰痛腿酸减轻，阴道内依然隐痛不适，经量仍多。酌增助脾固涩之品。前方加生龙骨、生牡蛎（捣）各30 g，山药18 g。改为2日1剂，每晚服药1次。并用菊花45 g，紫草12 g。文火煎取100 mL，分3次用。取纱布1尺，以药液浸透，于晚睡前纳入阴道内，次晨取出，每晚1次。服药15剂，外用药10剂，舌苔转白润，食纳渐增，带下微量，腰痛腿酸又减，阴道隐痛消失，月经基本正常。仍主原法出入，以冀巩固。按二诊内服方去黄芩、黄柏、白薇，加生地黄30 g。共服药32剂，外用药10剂，诸恙消除。(《郑长松妇科》，中国中医药出版社，2007)

2. 妙法绝招解析：本例由素日脾虚，致长期食纳不佳，身体逐日瘦弱；脾虚生湿，湿郁化热，湿热下扰则小溲赤涩，月经量多，隐痛不适；湿热流注带脉，带失约束之权，则黄带淋漓，质稠腥臭；带下日久，则阴亏肾虚，故腰骶疼痛，腿酸无力；舌质红，苔微黄中腻，脉象细弦，皆湿热之象。其证标实本虚，不任攻伐，清热必佐养阴补肾，利湿必兼健脾扶正。方中薏苡仁、茯苓、泽泻、白薇、黄芩、黄柏清热利湿；藕节、牡丹皮凉血化瘀；当归、白芍养血敛阴；龙骨、牡蛎、海螵蛸收敛固下；白术、山药、桑寄生、杜仲、川续断健脾益肾，脾健旺则运化有权，湿邪自除，肾气充则冲任得固，带脉自复。

（七）脾虚肝旺，湿热下注（郑长松医案）

1. 病历摘要：侯某，女，38岁。带下淋漓，时白时黄，腥秽难闻，已历年余。且有头晕目眩，急躁易怒，左侧小腹常感隐隐作痛，经期痛甚，月经量少。素日纳呆食少，神疲体倦。形体瘦弱，面红目赤，舌苔厚腻而黄，脉象微弦稍数。诊断为阴道炎。

证属脾虚肝旺，湿热下注。治宜泻肝清热，健脾利湿。药用生龙骨、生牡蛎（捣）、山药各30 g，车前子（包）15 g，黄芩、赤芍、白芍各15 g，泽泻、牡丹皮各12 g，黄柏、苍术、白术、柴胡、龙胆、栀子各9 g。每日1剂，水煎两次，共煎取500 mL，分两次温服。服5剂后，头晕目眩、急躁易怒显著好转，经期腹痛微感加重，血量少增，带下依故。前方去苍术、白术、黄芩。加鸡冠花30 g，芡实18 g，川楝子（捣）、苦参各9 g。服12剂后，带下止，形神旺，腹痛消失，眩晕又减，食纳亦增，舌苔变薄，面红目赤退净。按二诊方去鸡冠花、龙骨、牡蛎、栀子，加党参15 g。共服药20剂后，除偶有头晕，经量偏少外，余恙尽除。(《郑长松妇科》，中国中医药出版社，2007)

2. 妙法绝招解析：本例素有脾虚，运化迟缓，故纳呆食少；水谷生化之精微不足，则形体瘦弱，神疲体倦；脾虚湿盛反而侮肝，肝郁化热，火气上冲，则头晕目眩，眼红面赤；湿热下注则带下量多，腥秽难闻；肝郁则气滞，气机不利则血运不畅，故急躁易怒，小腹隐痛。方中山药、党参、苍术、白术、芡实、车前子健脾利湿；黄芩、黄柏、龙胆、栀子、苦参泻肝火，利湿热；赤芍、白芍、牡丹皮、柴胡、川楝子活血化瘀，理气止痛；龙骨、牡蛎、鸡冠花收敛止带。

（八）心经热盛，灼伤带脉（姚寓晨医案）

1. 病历摘要：曹某，45岁。近一年半来白带明显增多，并伴有外阴瘙痒、灼痛，甚至坐卧不安，痛苦不堪。诊查时见白带呈豆渣样，混有多量血丝，多次检查均未发现肿瘤迹象，确诊为真菌性阴道炎。用制霉菌素治疗，虽能使症状减轻，但始终未能根治。现赤带绵注，阴蚀阴痒，面赤尿黄，苔少舌红。诊断为阴道炎。

证属心经热盛，灼伤带脉。治宜清心凉血，泄热束带。药用生地黄15 g，牡丹皮12 g，人中

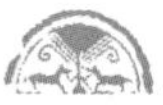

白、生山栀子、苦参片、淡竹叶、川黄连、木通、生甘草各6 g，水灯心3 g。每日1剂，水煎服。服10剂后，心烦、赤带明显减轻。为了继续治疗并防止复发，嘱将上方汤剂以十倍量加天花粉、淮山药、麦冬、全当归、血竭炼蜜为丸，连服两个月后，赤带完全消失，经多次涂片检查未发现异常。(《姚寓晨妇科证治选粹》，人民军医出版社，2014)

2. 妙法绝招解析：妇女阴道内或阴户外周围潮湿，发生瘙痒而难以忍受等症状，则称为阴痒。外阴瘙痒症并非是一种疾病，而是外阴各种不同病变或是某些全身性疾病所引起的一种症状，发痒部位常在小阴唇、阴蒂和阴唇沟，也可在会阴及肛门附近。当瘙痒严重时，患者多坐卧不安，以致影响工作及生活。一般而言，妇女阴痒的主要病因，一是肝经湿热下注，积于局部，腐蚀外阴周围皮层组织而发阴痒；二是脾湿下注，郁久化热，则湿热下注于小肠、膀胱，传到阴道内腐蚀阴道黏膜组织，则阴道内发生瘙痒。若传至外阴，则外阴发生瘙痒；三是外感寒湿，寒湿侵入阴部周围皮层，或阴道内黏膜组织，或寒湿积于中焦日久，寒湿充盈，下注于胞中，传入阴道内，腐蚀黏膜组织，则发生阴道内瘙痒，久之酿成阴道内生疮、糜烂，则发生阴内疼痛瘙痒。妇女以血为本，经水为血所化，而血来源于脏腑。而心主血，藏神，为五脏六腑之大主。《素问·五脏生成篇》指出："诸血者，皆属于心"，妇人百病皆自心生，因此，妇科疾病从心论治，在临床上具有现实意义。本案患者赤白带下，以赤带阴蚀反复发作、瘙痒灼痛难忍为主，伴有舌红面赤尿红等症，按《内经》"诸痛痒疮，皆属于心"之义，辨为心经热盛，灼伤带脉，治以黄连导赤散为主。以导赤散清心火，另用人中白、黄连、栀子、牡丹皮、灯心草加强清心之功，再用苦参清热渗湿止痒。少佐凉血散瘀之品，使心清血凉，热泄带平。本案组方重点突出，甚为精炼，故取效也显。对于阴痒从心论治，下病上取，乃获显效。

(九) 湿热互结，蕴郁下焦（言庚孚医案）

1. 病历摘要：邓某，女，40岁。月经周期正常，色红，量较多，平时带下量多色黄质稠，有轻度臭秽气味，阴道不时作痒，腰酸痛，胃纳不振，大便正常，小便色黄，脉弦有力，苔黄厚腻，舌质红。白带涂片检查：真菌（+）。诊断为真菌性阴道炎。

证属湿热互结，蕴郁下焦。治宜清热利湿、杀虫止痒。药用滑石18 g，生地黄12 g，猪苓、云茯苓、泽泻、土茯苓、龙胆、槟榔各10 g。每日1剂，水煎服。服6剂后，阴痒消失，带下量极少，胃纳转佳，脉舌如常，改用壮腰健脾杀虫之法。药用何首乌、桑寄生各15 g，潞党参、云茯苓、白术、川续断、槟榔各10 g，广陈皮3 g。服5剂以善其后。(《言庚孚医疗经验集》，湖南科学技术出版社，1980)

2. 妙法绝招解析：本例为湿热下注，又感染虫毒，内外合邪，遂生阴痒。带下黄稠秽臭，为湿热下注，经检查阴部又有感染。方用猪苓汤加味清热利湿热，加土茯苓、槟榔、龙胆杀虫止痒，清肝火，再以壮腰益肾，配杀虫止痒的槟榔煎服而愈。

(十) 肝郁化热，湿热下注（朱小南医案）

1. 病历摘要：李某，女，50岁。近一年来月经周期紊乱，近一月阴痒，有时痒痛交作难忍，水样白带量多，有味，舌红苔薄黄，脉象左关弦。取白带化验：滴虫1～2/HP。既往有更年期综合征史。患者年逾七七，脾虚不运，水湿久蕴则白带多，侵犯阴道刺痒难忍。舌红苔薄黄，左脉关弦。诊断为滴虫性阴道炎。

证属肝郁化热，湿热下注。治宜清肝化湿热。金银花20 g，云茯苓、黄柏各15 g，当归、白芍、牡丹皮、连翘、益元散各10 g，炒栀子、柴胡、荆芥穗、白术各6 g。每日1剂，水煎服。附外用煎洗方：蛇床子30 g，百部、黄柏、苦参各10 g。以上4味药装纱布袋内，水煎煮25分钟后，将纱布药袋取出，用药水洗阴部。原纱布药袋换清水再煎煮1次，再洗1次。服用3剂

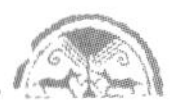

后，痒痛均减，但白带仍多，脉症如前，原方内服药再3剂，外用药再3剂。痛已止，痒减轻，白带少，内服原方加牛膝、地肤子各10 g，再服4剂。外用药再4剂，每日2次。阴道痒痛均消失，脉象弦缓，舌红苔薄。原方内服药3剂，外用药再3剂，前症完全消失。复查化验，未见滴虫。(《朱小南妇科经验选》，人民卫生出版社，1981)

2. 妙法绝招解析：本例阴痒，结合现代医学化验诊断为“滴虫性阴道炎”。其病理因素为肝经湿热下注，感染滴虫，侵犯阴道以致阴痒。以湿从热化、湿热并重是辨证要点。肝之经脉绕阴部入少腹，至于胁下期门穴，以其循行部位通过下腹胞宫、乳部，因此妇女的经、带、胎、产、前阴、乳疾均与肝经有密切关系，故以丹栀逍遥散加减化裁从肝论治，并配以外用药煎洗局部以求速效。蛇床子善治阴痒湿疹，外用能燥湿杀虫止痒；配苦参能清热燥湿，祛风杀虫；黄柏清热燥湿，消炎解毒；百部能灭虱杀虫，故用四味合包，煎水洗局部，治阴痒与带下滴虫而取得理想疗效。

(十一) 腑气郁闭，热移下焦(王有章医案)

1. 病历摘要：杨某，女，18岁。因经期洗澡，以后便行经腹疼。经期提前，量多，色紫夹块。经后带多，色黄味臭，阴中灼痛，瘙痒难忍，夜间较重。有时经前乳房发胀、刺痛，触扪时疼痛更甚。妇科诊断：滴虫性阴道炎。近半个月来口苦咽干，胸腹胀满，大便3日不解，纳差。小溲短赤，口干饮冷，舌质红，苔黄腻而干，边尖色绛，脉左手沉弦而实，右手沉实而洪。诊断为滴虫性阴道炎。

证属腑气郁闭，热移下焦。治宜攻里和表，解毒杀虫。方选大柴胡汤。药用柴胡15 g，炒枳实、生大黄、炒黄芩、法半夏、炒龙胆、杭白芍各10 g，大枣3枚，生姜7片。每日1剂，水煎服。并用蛇床子、鲜金银花叶、忍冬藤各30 g，苍耳草、土茯苓、苦参、生黄柏各20 g，水煎后熏洗外阴。服1剂后，曾腹泻3次，胀满减轻，阴痒已被控制，黄带减少，夜间可以入睡，舌苔黄腻已退，惟口苦咽干未除，胸胁仍有闷胀，脉弦已经缓和，少阳与阳明之郁热已去大半，治宜以小柴胡汤配四逆散加龙胆主之。药用柴胡12 g，法半夏、炒黄芩、北沙参、生甘草、炒枳实、生白芍、炒龙胆各10 g，生姜5片，大枣10枚。共服5剂，诸症消失，1个月后经行正常，妇科白带检查未发现滴虫，病愈。(《中医杂志》，1985，10)

2. 妙法绝招解析：本例经期感染不洁，邪毒壅于下焦，酿成湿热。湿热熏蒸，肝胆不利，故有少阳见证；热邪内聚阳明，又有阳明腑实证。即是“病少阳阳明之间”。治疗用大柴胡汤和表攻里，外用蛇床子煎剂熏洗外阴，解毒杀虫，内外合治而取效。

(十二) 肝火挟湿，邪热下移(程门雪医案)

1. 病历摘要：倪某，女，67岁。下体痛痒。腰酸，头晕。诊断为老年性阴道炎。

证属肝火挟湿，邪热下移。治宜扶正清肝，兼化湿热。药用滑石12 g，玄参、石斛、云茯苓、炒川续断、炒杜仲各9 g，泽泻、制半夏、粉萆薢各6 g，生甘草、姜川黄连、龙胆各3 g。每日1剂，水煎服。服4剂后，下体痒痛已瘥，再以原法出入。药用细石斛、生地黄各12 g，赤茯苓、炒杜仲、粉萆薢、泽泻、炒川续断各9 g，黑山栀、川黄连、甘中黄、龙胆、野蔷薇各6 g。服5剂后，下体痛痒，均见轻减。仍从原法出入，续进以治。药用石斛、生地黄、玄参、桑寄生各12 g，炒川续断、炒杜仲、麦冬、泽泻各9 g，龙胆、黑山栀子、甘中黄、野蔷薇各6 g。服4剂后，下体痛痒消失。(《程门雪医案》，上海科学技术出版社)

2. 妙法绝招解析：外阴居下焦阴湿之地，性最娇嫩，其瘙痒不适，与风、火、湿、毒诸邪有关。根据老年患者下体痛痒伴腰酸、头晕等症状，本案属阴虚之体，兼有湿热之证。肝阴不足，肝体失柔，肝阳上亢，升扰于清空，则见头晕；肝火挟湿热下移，则为阴痒。本案虚实错杂，病本在阴虚，肝肾阴虚、精血亏损、外阴失养而致阴痒；标在湿热，湿热生虫，虫蚀阴中亦致阴痒，治宜攻补兼施，标本兼顾。初诊用养阴补肾、清肝化湿清热，以后着重养阴化浊，用龙胆泻肝汤、甘草泻心汤等方，有“苦辛杂用，足胜杀虫”之意。后又加入平肝柔肝之药，而养阴之法，贯彻始终。本案老年阴痒，多见于绝经后或卵巢切除术后或卵巢功能早衰妇女，由于雌激素缺乏，阴道局部抵抗力减弱，容易感染邪毒所致的阴道炎症，称“老年性阴道炎”。绝经后的妇女约有30%发生本病。中医认为，由于年高体弱或手术损伤冲任，导致肝肾亏损，冲任虚衰，阴虚内热，任脉不固，带脉失约。《妇人大全良方》云“妇人阴痒，脏虚而虫蚀阴中，微则为痒，甚者为痛也。”《医学准绳六要》云“阴中痒……瘦人燥痒属阴虚。”中医辨证多属此类证型，治之之法可以效仿。

三、文献选录

阴道炎是妇科最常见的疾病。包括非特异性阴道炎、滴虫性阴道炎、真菌性阴道炎、老年性阴道炎、婴幼儿阴道炎等多种。现分类简介于下：

1. 非特异性阴道炎：不是由特异性病原体，如滴虫、真菌、淋球菌等所致的，而是由一般病原菌，如葡萄球菌、链球菌、大肠埃希菌、变形杆菌等引起的阴道炎，统称为非特异性阴道炎或细菌性阴道炎。常见于身体衰弱及个人卫生条件差的妇女。本病相关因素很多，如阴道创伤、阴道内异物（如子宫托，遗留棉球、纱布等）、接触具有腐蚀性的药物、使用避孕工具不当、刺激性的阴道冲洗、子宫内膜炎、宫颈炎、流产或分娩后分泌物增多、长期子宫出血、手术损伤等，致使阴道正常防御功能遭到破坏，而为病原菌的生长繁殖创造了条件。近年研究表明，除了上述各种常见的病原菌外，尚与嗜血杆菌、支原体、各种厌氧菌的感染有关。其主要病机是肝脾肾功能失调，邪气内侵，经络阻滞，带脉失约，任脉不固。临床常见证候有肝肾阴虚证、肝郁脾虚证、湿热下注证等。

2. 滴虫性阴道炎：滴虫性阴道炎由阴道毛滴虫感染引起。滴虫属厌氧的寄生原虫，对不同环境的适应力很强，不仅易寄生于阴道内，并可侵入尿道及尿道旁腺，甚至上至膀胱、输尿管及肾盂。滴虫能消耗或吞噬阴道细胞内的糖原，阻碍乳酸的形成，改变阴道酸碱度，使其防御能力降低而继发细菌感染，使病情加重。滴虫性阴道炎属性传播疾病之一，但其传播途径除由性交直接传播外，尚可通过各种不同的途径，如被污染的浴池、浴巾、游泳池、衣被器械、坐式马桶边等而间接传播。本病可见于各年龄组的女性，3%～15%的妇女阴道内有滴虫，但无炎症表现，属带虫者。但常在月经前后、妊娠期或产后等阴道pH值改变时，引起炎症发作。多由脾虚湿盛，湿热下注，或感染病虫所致。临床常见证候有湿热下注证、肝经湿热证、湿毒蕴结证等。

3. 真菌性阴道炎：真菌性阴道炎大多由白假丝酵母菌引起，少数患者（如在治疗无效或经常复发的患者中）可分离出其他假丝酵母菌及球拟酵母属菌。白假丝酵母菌是一种腐物寄生菌，平时存在于人体的皮肤、黏膜及消化道等，当机体抵抗力降低，假丝酵母菌达到相当数量时才致病，故10%～20%的正常妇女阴道中有少量真菌而无症状。当阴道内糖原增多，酸度增加，或因用药而使菌群失调，真菌迅速繁殖，则可引起炎症。本病多见于孕妇、糖尿病患者及接受雌激素或长期应用广谱抗生素及肾上腺皮激素者，其他如严重的传染性疾病、消耗性疾病及复合维生素B缺乏等，均为假丝酵母菌生长的有利环境。它属性传播疾病之一，可通过性交传染。存在于人的口腔、肠道及阴道黏膜上的假丝酵母菌可以互相感染，而一般认为与足癣无关。多由素体阴虚或久病伤阴，阴窍失养；或脾虚肝郁，湿浊下注；或感染邪毒致虫蚀阴中，湿热蕴结而致。临证常见证候有湿热蕴结证、阴虚夹湿证等。

4. 老年性阴道炎：老年性阴道炎是妇女绝经后，由于卵巢功能衰退，雌激素缺乏，阴道黏膜萎缩、变薄，上皮细胞糖原含量减少，阴道内 pH 值上升，局部抵抗力减弱，易受细菌感染而引起炎症。它不仅常见于老年妇女，类似改变也可发生于卵巢功能衰退、卵巢切除或盆腔放射治疗后的中青年妇女。故有人认为该病应称之为萎缩性阴道炎。其病机多由阴血不足，阴窍失养，或脾虚湿阻，湿热下注，任脉不固，带脉失约所致，多属虚证或本虚标实证。临床常见证候有肝肾阴虚证、湿热下注证等。

5. 婴幼儿阴道炎：常见于 1～5 岁幼女，多与外阴炎并存。因幼女外阴发育尚不成熟，雌激素缺乏，阴道上皮抵抗力弱，易于感染。常见的病原体有葡萄球菌、链球菌、大肠埃希菌及变形杆菌，滴虫、真菌及淋球菌感染者较少见，亦可见蛲虫或阴道异物引起。病原体常由患外阴、阴道炎的母亲、保育员或幼儿园儿童的衣物、浴盆、手等传播，也可由于外阴不洁、随地坐卧、粪便污染或直接接触污物引起。由于幼儿的阴道特点，感染一般不再向上蔓延。其发病机制多因正气虚弱，湿热病虫浸淫所致。

（一）名医论述选录

1. 夏桂成论述：与前人描述的带下过多相一致。滴虫性阴道炎与真菌性阴道炎均以湿热证为主，故均应用萆薢渗湿汤加减。滴虫性阴道炎，应加入蛇床子、桃叶、百部等杀虫之药；而真菌性阴道炎，应加入冰硼散、土槿皮等杀真菌之药。治疗方法上，外治有时较内服药更为重要，故必须配合外洗及阴道塞药。有些顽固不易治愈者，外治方药中尚应加入雄黄，以加强杀灭虫菌作用。进行阴道塞药时，应将药纳入阴道深部，这样才有根治之可能。老年性阴道炎实证者甚少，大多属于虚证，即使虚中夹实，即阴虚或脾虚夹有湿热者，亦应从虚论治，仅加入 1～2 味清利之品即可。老年性阴道炎，有部分与干燥综合征相联系，清利则更伤其阴，更加难治，不可不知。兹摘录《余听鸿医案》治疗阴痒的一段话：余在业师费兰泉先生处见师治一妇，年五十余，阴痒半载，服黑归脾汤大剂 30 余剂而愈……道光时，吾族中某太太，年近六旬，阴痒数月……每以利湿清热之剂，或以炙肝片夹之，其痒更甚，彻夜不寐。后延孟河北乡贾先生，即以党参四两，桂圆肉四两，煎浓汁，分申、戌、子三次服尽，即能酣寐，至明日日晡时始醒，其病霍然。”众问故？贾先生云：“高年血燥生风，诸公用利湿之品，利去一分湿，即伤其一分阴，湿愈利血愈虚，血愈虚而风愈甚，其痒岂能止息？治法无奇，惟养血而已。”当然，存在明显的湿热症状时，在滋阴健脾法中结合清利或参入清利之品，尤不可不用耳。（《中医临床妇科学》，人民卫生出版社，1994）

2. 班秀文论述：本病的治疗原则，要根据寒热虚实的不同，而采取或温或清或补或泻之法。如湿热蕴结，阴中生虫而痒者，当用清热渗湿，杀虫止痒之法，可用龙胆泻肝汤加土茯苓、苦参、白鲜皮、槟榔之类。感染邪毒为患而痒者，当有湿热与寒湿之分。属寒湿为患，则用温化燥湿，杀虫止痒之法，可仿《伤寒论》附子汤加蛇床子、苍耳草、槟榔之类治之；属湿热为患，仍用清热渗湿，杀虫止痒之法，用四妙散加土茯苓、鱼腥草、槟榔治之。老妇的阴痒，多属虚证，当“虚则补之”。属肝肾阴虚，精血亏少，不能濡养阴部而干枯瘙痒，治之当用滋肾之阴而养肝之血为主，佐以泻火止痒之法，常用麦味地黄丸，加生首乌、知母、黄柏、鱼腥草、墨旱莲之类治之；如带下夹有血丝，宜加茜根、鸡冠花、藕节之类，以清热凉血；症见阴部瘙痒，入夜痒痛加剧，带下甚少，甚或无带，阴部干涩不润，甚或脱屑破裂，属阴血亏损，化燥风动之证，治宜养血润燥为主，佐以祛风止痒之法，常用地骨皮饮，加生首乌、柏子仁、白鲜皮、防风、苍耳子之类治之。总之，老年妇人阴痒，多属阴血不足，不能濡养阴道，以致阴道失荣而引起的病变，治之当以甘润养血为主，在此基础上，佐以祛风止痒之品，则疗效可期。由于证属阴血不足，阴

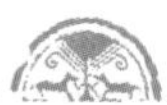

户枯涩萎缩，因而渗湿通利之品，宜慎用或不用。风药多燥，最易伤阴，应用时亦以辛润之风药为宜，如防风之辛甘微温，既能祛风化湿，又不伤阴，是血虚使用风药之佳品。少女阴部瘙痒治疗，应该根据病程的长短新旧，采取不同的治疗方法。一般来说，病程长的旧病，多是本虚标实，宜扶正祛邪为主。如阴部瘙痒不已，阴中吊痛，入夜加剧，宜用养血益气，熄风止痒之法，以当归芍药散加黄芪、防风、白鲜皮、苍耳子、蛇床子之类治之。以当归芍药散养血疏肝，健脾化湿；黄芪甘温扶正，增强抗邪能力；苍耳子、蛇床子、白鲜皮、防风祛风解毒，杀虫止痒。标本并治，则疗效可期。病程短暂的新病，阴部痛痒不已，但脉证尚无特殊者，当用祛毒熄风为主，予土槟汤。本病的治疗，以瘙痒为着眼，而痒所以发作，均与风邪、火邪、湿邪、毒秽之邪有关。肝藏血而主风，肝脉络阴器，故治之用养血柔肝，祛风解毒之剂。阴部居于下焦，属于阴湿之地，故燥湿理气之品，在所常用。由于病变主要表现在局部阴道，因而不论病程的新旧长短，均用外洗之药，如蛇床子、川花椒、土茯苓、冬青叶、鲜火炭母、枯矾之类，煎水熏洗，每日 2～3 次。内外并治，其效较捷。(《妇科奇难病论治》，广西科学技术出版社，1989)

3. 哈荔田论述：熏洗法是通过外阴皮肤及阴道黏膜局部熏洗，以达到改善局部症状，调节整体功能的一种治疗方法，通常用以治疗各种阴道炎、外阴白斑而见外阴瘙痒，带下量多等证。治真菌性阴道炎、滴虫性阴道炎、细菌性阴道炎，及糖尿病所致阴道炎，用蛇床子、黄柏、苦参、蒲公英、地肤子诸药布包泡水，坐浴熏洗，取清热利湿，止带除痒之功。若属真菌性阴道炎，上方加土槿皮，取其碱性有抑制真菌的作用；若为滴虫性阴道炎，上方加石榴皮，取其酸性有抑制滴虫的作用，临床用之有效。(新中医，1995，1)

4. 姚寓晨论述：阴痒一证，有湿浊郁火和精枯血燥之别。青壮年患者以前者为主，老年妇女以后者居多。下焦乃肝肾所司，妇人年老体衰，肝肾精血亏损，血虚生风化燥，阴部肌肤失养，则发为阴痒。若因肝经血少，津液枯竭，气不荣运，壅郁生湿，又可致虚实错杂之证。故对老妇阴痒的病机，姚氏指出注重虚损而不忘虚实夹杂。在辨证中，需明察带下量之多寡，色之异常，细审局部有无灼热之感，并参合理化检查而立论。治疗重在填补阴精，参以燥湿止痒。用药当选山茱萸肉、何首乌、炙龟甲、紫草、生薏苡仁、熟薏苡仁等品。其中，山茱萸肉配何首乌以补益精血；炙龟甲滋阴填精，与甘寒之紫草相配，又可清润下焦；生薏苡仁、熟薏苡仁同用，功能健脾渗湿。诸药相配，“柔”而无碍脾之虞，“燥”而无沉降之弊。另可配以外治药，以润肤止痒，使邪毒退去。(《近现代二十五位中医名家妇科经验》，中国中医药出版社，1998)

5. 裘笑梅论述：脾虚生湿，肝经郁热，湿热相搏，流注下焦，是外阴湿疹发生的主要原因和机制。此外，平时不注意卫生，感染病虫，虫蚀亦可引起阴痒；且湿热下注，为病虫生存繁殖提供有利条件，两者常互为因果。再则，肝肾不足，精气两亏，血虚生风化燥而致阴痒者，亦可见之。本病的治疗，根据上述病因病机，注重清热利湿，致力于调整肝、脾两脏的功能，常采取内服和外洗兼治的方法，效果比较满意。具体来说，若肝郁化火，夹脾湿下注而致者，屡用龙胆泻肝汤，甚或与当归龙荟丸化裁，佐入防风、荆芥、白鲜皮、地肤子等祛风止痒。为了增强利湿之力，配以茵陈、萆薢、土茯苓，剂量宜重。(《裘笑梅妇科临床经验选》，浙江科学技术出版社，1984)

(二) 辨证论治选录

1. 胡启芫治疗阴道炎分 4 型辨治：①湿热下注。治以清热渗湿，调和肝脾。方选丹栀逍遥散加减：椿皮 20 g，牡丹皮、生山栀、白芍、知母、白术、茯苓各 10 g，薄荷、柴胡、黄柏各 6 g。②肝经郁热。治以泻肝清热。方选龙胆泻肝汤加减：椿皮 20 g，龙胆、柴胡、泽泻、车前子、生地黄、当归、炒栀子、黄芩各 10 g，郁金、甘草、木通各 6 g。③脾虚湿重。治以健脾化痰燥湿。方选六君子汤加减：太子参、鸡冠花各 15 g，白术、苍术、茯苓、瓜蒌皮、陈皮、甘

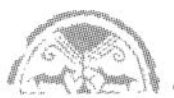

草、怀山药、芡实各10 g。④肾阴亏损。治以滋养肾阴。方选六味地黄汤加减。山药、枸杞子各15 g，生地黄、熟地黄、山茱萸、茯苓、牡丹皮、龟甲、鳖甲各10 g，泽泻5 g。以上各方，均每日1剂，水煎内服，7～10日为1个疗程。并配合苦参汤外用：苦参、土茯苓各15 g，明矾、花椒、蛇床子、黄柏各10 g。肾阴亏损去花椒，加野菊花、生大黄各10 g。水煎熏洗或阴道冲洗。共治疗阴道炎186例，痊愈179例，占96.24%；显效5例，占2.69%；无效2例，占1.07%。其中湿热下注型97例，痊愈97例；肝经郁热型29例，痊愈27例，显效2例；脾虚湿重型42例，痊愈41例，显效1例；肾阴亏损型18例，痊愈14例，显效2例，无效2例。（中国医药学报，1995，4）

2. 谢舜辉等治疗假丝酵母菌性阴道炎分三型辨治：①脾虚湿盛型。治以益气健脾，温阳补肾，除湿止带，杀虫止痒。方选完带汤加减：黄精45 g，北黄芪、淮山药、党参各30 g，苍术、白术、鹿角霜、茯苓各15 g，白鲜皮、百部各10 g，藿香、蛇床子各9 g，丁香5 g。②肝经郁热型。治以疏肝固肾，清热解毒，利湿止带，杀虫止痒。方选逍遥散合止带汤化裁：薏苡仁45 g，茵陈、虎杖、茜草、猪苓、茯苓各15 g，白鲜皮12 g，黄柏、苍术、苦参、百部各10 g，柴胡、黄连各6 g。③脾肾阳虚型。治以益气健脾，温肾壮阳，祛湿止带，杀虫止痒。方选补宫丸合内补丸化裁：黄精45 g，黄芪、党参、淮山药各30 g，茜草、鹿角霜各15 g，蛇床子、桑螵蛸、沙苑、百部各10 g，丁香、肉桂皮各5 g。每日1剂，水煎服。15日为1个疗程。治疗假丝酵母菌性阴道炎，除按辨证施治的原则服用上述诸药外，还应加用外用药，局部坐浴或擦洗，使药物直达病灶深处。共治疗假丝酵母菌性阴道炎33例，其中脾虚湿盛型10例，肝经郁热型10例，脾肾阳虚型13例。治疗结果痊愈31例（脾虚湿盛型9例，肝经郁热型10例，脾肾阳虚型12例），有效2例（脾虚湿盛型与脾肾阳虚型各1例）。总有效率100%。（上海中医药，1996，4）

（三）临床报道选录

1. 非特异性阴道炎：

(1) 张义明等用妇康灵栓治疗阴道炎180例：患者临睡前用温开水清洗外阴，用本品1粒4 g（内含蛇床子总香豆素、苦参提取物、黄柏提取物、百部提取物各50 mg，花椒提取物、枯矾各10 mg）轻轻放入阴道，每晚1次，10次为1疗程。滴虫性阴道炎于经后第4日用药，并于第2～3个月经周期再各连用5日，每个月经期停后各复查1次。其他阴道炎除行经外均可用药，并在用药后第8和14日各复查1次。治疗期间禁房事。结果痊愈137例，显效18例，有效19例，无效6例，总有效率为96.5%。本组与蛇花汤及妇炎灵两个对照组比较均有显著差异（P 均<0.05）。本品未发现毒副反应。（山东中医杂志，1992，1）

(2) 陈诚等用灭滴抗炎栓治疗阴道炎143例：用木槿皮浓缩液、苦参浓缩液（均1∶2.5）各30 mL，黄柏粉、蛇床子粉各30 g，硼酸、葡萄糖各5 g，甘油120 g，甘油明胶250 g。共制成栓剂100枚，每枚重5 g。洗净外阴，每晚纳入1枚，7日为1疗程。共治疗143例。用药2～3个疗程，痊愈127例，有效13例，无效3例，总有效率为97.9%。（中药材，1994，1）

(3) 王智慧等用解毒止痒散贴脐治疗阴道炎96例：药用苦参、黄柏、蛇床子各30 g，川花椒、白鲜皮、牡丹皮、苍术、白芷各15 g，粉碎过80目筛，装瓶备用。临用时加入冰片少许，先用生理盐水棉球擦净脐部，填入药粉5 g，上盖棉花少许（防药粉外漏），再用麝香止痛膏（孕妇忌用）或胶布盖贴封严。每2日换药1次，每晚用热水袋热熨20～30分钟，以助药物渗透。连用5次为1个疗程。2～4个疗程停药观察，3个月后随访统计疗效。注意事项：部分患者贴后脐部起红丘疹、瘙痒，为胶布过敏，可暂停药。待疹消后再贴。并忌食辛辣发物，注意阴部卫生。治疗期间不配用其他疗法。共治疗阴道炎96例，结果痊愈69例，显效10例，有效5例，

无效 12 例，总有效率 87.5%。(陕西中医，1995，6)

(4) 王素美以加味苦参散治疗阴道炎 40 例：药用苦参、土茯苓各 40 g，青黛、黄柏、蛇床子、地肤子、黄连各20 g，枯矾10 g，冰片5 g，共为细末。以新洁尔灭棉球清洗外阴及阴道，将药末适量敷之，每日 1 次。治疗结果：经上述方法治疗 3～4 次，症状消失者 28 例；治疗 5 次，症状消失者 8 例；治疗 5 次以上，症状消失者 3 例。治愈率 97.5%。(天津中医，1994，7)

(5) 杨鉴冰等用中药洁阴药垫治疗阴道炎 201 例：药用苦参、黄连、黄柏、白鲜皮、地肤子、花椒、蛇床子、百部、延胡索、明矾、冰片各 10～15 g。以上中药共为细粉，选用适量的棉絮纸、网纸制成长 20.5 cm，宽 6 cm，厚 1 cm 的携药垫，每条药垫药量为10 g。用法与疗程：所有纳入观察的病例，从进入观察之日起将洁阴垫衬敷在外阴部，每日更换 1 条，10 日为 1 个疗程。治疗结果痊愈 50 例（24.9%），显效 73 例（36.3%），有效 63 例（31.3%），无效 15 例（7.5%），总有效率达 92.5%。洁阴药垫对于阴道瘙痒、阴部灼热、赤白带下、带下腥臭等临床症状具有明显的改善作用（治疗前后积分率比较，$P<0.01$）。(陕西中医学院学报，1996，3)

(6) 曲群等用肤阴洗液治疗阴道炎 232 例：药用土茯苓、苦参、蛇床子、黄柏、赤芍、地肤子等 21 味中药组成，主要用于治疗妇科阴道炎。用 30%肤阴液冲剂阴道，每日 1～2 次，每次 15～20 分钟，10 日为 1 个疗程。每疗程结束后 3 日复查。共治疗阴道炎患者 232 例，痊愈 120 例，显效 59 例，有效 42 例，无效 11 例，痊愈率 51.7%，有效率 95.3%。(陕西中医学院学报，1996，2)

(7) 何嘉琳等以妇洁净洗剂治疗阴道炎 258 例：药用苦参、黄柏、白鲜皮、地肤子、蛇床子、鸦胆子、苍术、防风、土荆皮、甘草、金银花、百部等 15 味制成洗剂。将妇洁净洗剂加温开水稀释成 10%浓度坐浴，或稀释成 30%～50%浓度，经灌注器注入阴道深部，保持 2 分钟，每日 1～2 次，7～10 日为 1 个疗程；亦可将原药直接涂擦阴道或外阴 2 分钟以上，每日 2～3 次。主治妇女各种阴道炎中医辨证属湿热、湿毒范围者。治愈率 78.6%，总有效率 93.2%；并与妇炎灵胶囊作为对照组治疗阴道炎 30 例，治愈率 6.6%，总有效率 50%。二组治愈率、总有效率对照比较（$P<0.001$），有非常显著的差异，说明妇洁净洗剂治疗阴道炎的疗效明显优于妇炎灵胶囊。(中国中医药科技，1994，6)

(8) 周佩英等用阴可净栓治疗阴道炎 119 例：药用苦参、黄柏、蛇床子等中药提取加工制成。晚睡前用药 1 次，用药前先用 1/5000 高锰酸钾冲洗外阴后用阴可净栓 1 粒（2.5 g）塞入阴道深部。6～8 日为 1 个疗程，停药后 3～7 日复查。治疗结果：痊愈 108 例，显效 3 例，好转 5 例，无效 3 例。(福建中医药，1995，3)

(9) 倪鸿翔用苦黄胶囊口服及外用治疗阴道炎 106 例：药用苦参、土茯苓各15 g，黄芩、黄柏、黄连各10 g，三七粉3 g。按以上比例将药物培干研末，过滤消毒后装入胶囊，每粒含生药 0.4 g。嘱患者每次口服 5 粒，每日 3 次；晚上临睡前清洗阴道后，再将 2 粒药丸置于阴道深处。20 日为 1 个疗程，月经期停止外用。同时，男方等量服药。治疗结果痊愈 32 例，显效 41 例，有效 29 例，无效 4 例。(安徽中医学院学报，1995，4)

(10) 李春华用麦饭石治疗阴道炎 100 例：将颗粒状麦饭石洗净，按 1∶10 比例，加清水煮沸 5～7 分钟，冷至 30 ℃左右，擦洗阴道，每日 1 次或 2 次，症状严重者，擦洗后阴道放置该药液浸泡带尾棉球，6 小时取出。共治疗 100 例患者，有效率 100%，治愈率 90%。(山东中医杂志，1994，7)

(11) 惠荣华等用苦黄散治疗阴道炎 63 例：药用苦参、黄连、黄柏、百部、苍术各等份，研为细末混合备用。令患者取膀胱截石位，用阴道窥器扩开阴道，先以 1%新洁尔灭液冲洗阴道，

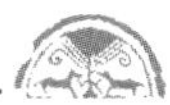

然后用灭菌棉球蘸本品涂予阴道后穹隆及两侧壁；外阴痒者，于外阴部亦涂少许药末。每日1次，7次为1疗程。结果痊愈（症状消失，白带涂片阴性，随访3个月未复发）60例，好转（症状消失，白带涂片阴性）3例。总有效率100%。（湖北中医杂志，1989，1）

（12）革姬霞外用紫草治疗阴道炎61例：药用单味紫草100 g，加水3000 mL，大火煎40分钟，滤出药渣，每次坐浴30分钟，每日1剂，每日2次。5～7日为1个疗程。结果治愈58例，治愈率为95%。（中医杂志，1996，2）

2. 真菌性阴道炎：

（1）程萍用矾黄汤外洗治疗真菌性阴道炎100例：药用明矾、大黄各30 g，地肤子15 g，茵陈10 g。每日1剂，水煎3000 mL，早晚各坐浴15～30分钟。月经期暂停治疗，再次月经后复查。用药3～15日，治愈97例，显效（症状控制，阴道分泌物涂片阴性）2例，好转（症状好转，阴道分泌物涂片阳性）1例，总有效率为99%。（江西中医药，1991，1）

（2）何国兴治疗真菌性阴道炎130例：药用苦参、土茯苓、蛇床子、生百部各30 g，白鲜皮、地肤子、土槿皮各15 g，花椒10 g，龙胆、明矾各9 g。加水2000 mL，煮沸，20～30分钟后，去渣取浓汁，涂搽外阴及阴道，早晚各1次；也可将长线缚住核桃大小消毒棉球浸药后，放入阴道深处，次晨取出，每日1次，10日为1疗程。结果痊愈117例，好转10例，无效3例，总有效率96.15%。用药9～25日。（四川中医，1986，11）

（3）李治方用霉滴洗剂治疗真菌性阴道炎260例：药用金龟莲、苦参、生百部、虎杖、乌梅、蛇床子、土茯苓、鹤虱各30 g，重楼20 g，雄黄、明矾、龙胆、花椒、黄柏各15 g。加水2000 mL，煮沸20～30分钟。涂搽外阴及阴道，早晚各1次。亦可用棉球浸药，塞入阴道，每日1次，10日为1疗程。治疗1疗程，共260例。痊愈241例，好转14例，无效5例，总有效率为98.1%，绝大多数用药4～5日瘙痒及白带明显减轻。（四川中医，1984，8）

（4）陈金凤治疗真菌性阴道炎35例：药用苍术、百部、蛇床子、黄柏、苦参、土槿皮、连翘各15 g，荆芥10 g，枯矾5 g。浓煎成250 mL药液，对已婚妇女作阴道冲洗，每日1～2次，6次为1疗程，经1～2个疗程后全部治愈。（江苏中医杂志，1985，8）

（5）李武忠用虎杖根治疗真菌性阴道炎30例：取虎杖根100 g，加水1500 mL，煎取1000 mL，过滤，待温坐浴10～15分钟，每日1次，7日为1疗程。共治疗30例，全部临床治愈。（四川中医，1986，11）

（6）徐玲莹等以青硼散外用治疗真菌性阴道炎300例：药用青黛750 g，硼砂2500 g，冰片250 g。阴道内及外阴部先用3%碳酸氢钠液冲洗，再用压舌板涂撒或吸球吹撒本品3 g；亦可用液状石蜡调本品呈油膏涂外阴部；或装胶囊，每次2粒，置阴道后穹隆部。均每日1次，7日为1疗程，一般1～2疗程。停用他药；禁性生活；每日换内裤，加热煮沸或日晒。结果：恢复正常289例，无效11例。（福建中医药，1994，5）

（7）胡达坤采用坐药法治疗真菌性阴道炎40例：药用苦参、蛇床子、鹤虱各15 g，黄连、黄柏、川花椒、枯矾各10 g，冰片3 g，共研细末，瓶贮备用。先用3%小苏打液洗净外阴及阴道，取10 cm×10 cm消毒纱布1块涂上少量凡士林，再涂上药粉，折叠成条状，晚上睡前纳入阴道中，清早取出。治疗5～20日后，痊愈37例，显效3例。（云南中医杂志，1990，6）

（8）张惠俭等应用莪术油阴道栓治疗真菌性阴道炎73例：本品系用姜科莪术的饮片中提取的莪术油（挥发油）为原料制成的栓剂，每晚睡前置入阴道深部1枚。连续用药5次后，取白带涂片镜检真菌。用药10次为1疗程。一般治疗需经1～3个疗程。结果治愈60例，显效3例，有效5例，无效5例。（辽宁中医杂志，1985，12）

(9) 朱伟民用治霉净胶囊为主配合洗、散剂治疗真菌性阴道炎 50 例：①治霉净。乌梅粉、槟榔各 30 g，大蒜头、石榴皮各 15 g，川椒 10 g。上药研末装入 0 号胶囊内，每日阴道内塞 1 粒，7 日为 1 疗程。②阴痒洗剂。蛇床子、苦参、百部、地肤子、白鲜皮各 15 g，明矾 10 g。上药加水 2000 mL，煮沸 10～15 分钟后，去渣取汁热熏，待药汁温度适宜时坐浴，引药入阴道内，每日 1 剂，洗 1～2 次。③锡类散局部用药。适用于外阴溃疡流水者。结果痊愈 48 例（其中用药 1 疗程 7 例，2 疗程 31 例，3 疗程 10 例），无效 2 例（经用药 3 个疗程仍阳性）。(江苏中医杂志，1983，6)

(10) 张风岭等用川椒粉、龙胆泻肝汤加味治疗真菌性阴道炎 250 例：药用龙胆、栀子、黄芩、木通、泽泻、当归、车前子、川花椒、苦参、白头翁、豨莶草各 10 g，重楼、白花蛇舌草各 30 g。每日 1 剂，水煎服。第 2、3 煎熏洗患处 20 分钟。用盐水棉球擦净患处，再在阴道内纳川花椒粉 3 g，2 日 1 次。对照组 60 例，用苏打水清洗患处后，用两性霉素 B 泡腾片 2 片，纳入阴道深处。均 14 日为 1 疗程。治疗 2 个疗程，结果两组分别近期治愈 180 (72%)、22 (36.67%) 例 ($P<0.01$)，有效 66 (26.4%)、30 (50%) 例，无效 4 (1.6%)、8 (13.33%) 例，有效率 98.4%、86.67%。(天津中医，1995，3)

(11) 何才姑等用灭霉汤治疗真菌性阴道炎 53 例：药用土茯苓、蛇床子、苦参、千里光、蒲公英、鹤虱、狼毒、黄柏水煎冲洗阴道；又用鹤黄栓（由鹤虱、黄连、黄柏、苦参、冰片制成）纳入阴道。结合辨证服用银藤丸（金银花藤、鳖甲、苦参、千里光、蒲公英、薏苡仁、茵陈、黄柏、红藤、琥珀）或止带丸（泡参、苍术、薏苡仁、山药、茯苓、白术、黄柏、车前子、柴胡）。10 日为 1 疗程。结果治愈 42 例，无效 11 例。(浙江中医杂志，1984，7)

(12) 邹桃生用补肾抑霉汤治疗真菌性阴道炎 36 例：药用熟地黄、山茱萸各 30 g，党参、白术、桑螵蛸各 15 g，补骨脂、淫羊藿、苦参、黄柏各 10 g，制附片 6 g。每日 1 剂，水煎服。带下色黄黏稠或脓状加黄芩、白头翁；带下滑脱不禁加芡实、金樱子；腰痛甚加杜仲、菟丝子；瘙痒甚加蛇床子、白鲜皮；体质极虚者可服鹿茸、人参。7 日为 1 疗程。外洗药：苦参、白头翁、白矾各 30 g，牡丹皮、川花椒各 15 g。每日 1 剂，水煎去渣，趁热熏洗外阴，坐浴，每日 2 次，每次 15～30 分钟。治疗期间忌性交、忌辛辣等刺激性食物。妊娠及月经期停用。结果痊愈 29 例，好转 5 例，无效 2 例。(黑龙江中医药，1990，1)

(13) 郑抗美用洁霉阴治疗真菌性阴道炎 68 例：药用苦参 20 g，白鲜皮、鱼腥草、地肤子、萹蓄各 15 g，射干、白头翁各 12 g，大黄、川楝子各 10 g。以上诸药加水 4000 mL 煮沸后用文火再煎 20 分钟，将药液倒入盆中，夫妇每人半盆，外洗、坐浴 30 分钟，每日 2 次，7 日为 1 个疗程。女方可将药液浓缩少许，每晚用系线纱布浸透浓缩液纳入阴道，早晨取出。每剂中药夫妇两人可用 1 日。外阴痒症消失后继续用药 3～4 日即可。治疗结果：7 日治愈率为 76.5%，10 日治愈率为 100%。(四川中医，1995，5)

(14) 钟礼美等用清热利湿杀虫药方治疗真菌性阴道炎 52 例：①中药液剂。即金银花、紫草、苦参、黄柏各等份，明矾、雄黄、冰片各等份。金银花等四味与明矾等三味的比值为 10∶1。前四味药水煎成含量 20%的溶液，再将后三味药研粉兑入溶液中即成。②中药散剂：药物组成和剂量同上，将所有药物混合粉碎，过 120 目筛；即成。治疗方法：甲组（中药液剂治疗组）用妇科大棉球浸湿透中药液剂（约 1.5 mL）上阴道，每日 1 次，连用 5 日。乙组（中药散剂治疗组）用中药散剂 3 g喷进阴道，每日 1 次，连用 5 日。另设对照组：用 4%苏打水洗阴道，克霉唑栓一粒塞阴道，每日 1 次，连用 7 日。治疗结果：甲组 52 例，治愈 49 例，无效 3 例，治愈率 94%；乙组 20 例，治愈 18 例，无效 2 例，治愈率 90%；对照组 30 例，治愈 21 例，无效 9 份，治愈率70%。甲、乙两组疗效近似，与对照组进行比较（$P<0.01$），差异有显著性意义。另外经药物敏感实验证实，液剂抑菌圈直径为2.8 cm——极敏，散剂抑菌圈直径为1.5 cm——高敏，说明清热利湿杀虫药方对白假丝酵母菌有较好的抑制作用。但液剂作用大于散剂。（中国中西医结合杂志，1992，3）

（15）陈红旗等用康洁尔胶囊治疗真菌性阴道炎30例：药用儿茶、冰片、雄黄、滑石等。制成康洁尔胶囊。3日1次，每次1粒，塞入阴道，7日为1个疗程（2粒），一般使用1～3个疗程。用于治疗滴虫性阴道炎30例，治愈22例（73.33%），显效5例（16.6%），有效3例（10%），总有效率100%。30例患者治疗前总积分为946，治疗后积分为102，治疗前后积分比较，$P<0.001$。（浙江中医学院学报，1995，2）

3. 滴虫性阴道炎：

（1）尹培珠用萆薢渗湿汤加减治疗滴虫性阴道炎20例：药用薏苡仁、土茯苓各20 g，泽泻、通草、滑石各15 g，川萆薢、黄柏、牡丹皮各10 g。湿热、湿毒盛加苍术、白鲜皮各15 g，鹤虱、芜荑各10 g，每日1剂，水煎服。7日为1疗程。滴虫检查转阴后，于下次月经净后再治1疗程。结果痊愈17例，好转2例，无效1例。（中国中西结合杂志，1992，4）

（2）张启华等用阴痒洗剂治疗滴虫性阴道炎110例：药用蛇床子、苦参各50 g，龙胆、枯矾各20 g，栀子、黄柏各10 g。加水2000 mL，煎至1500 mL，过滤，以药液熏洗坐浴，每次30分钟，每日1～2次。每剂用2次，7日为1疗程。治疗滴虫性阴道炎110例均愈。其中1个疗程愈者56例，2～3疗程38例，>1个月16例。（四川中医，1990，3）

（3）周玉如等治疗滴虫性阴道炎100例：药用白头翁、蛇床子各100 g，明矾10 g，制成灭滴液，500 mL瓶装。用冲洗器装本品150 mL，加温开水50 mL，自行冲洗阴道，使分泌物排出体外；或由医护人员协助窥阴用长棉签蘸本品擦洗阴道侧壁及前后穹隆部；或用本品250 mL加温开水100 mL，坐浴10～15分钟。结果治愈80例，显效10例，好转10例。（河北中医，1995，3）

（4）何国兴用灭滴洗剂治疗滴虫性阴道炎150例：药用苦参、生百部、蛇床子、地肤子、白鲜皮各20 g，石榴皮、川黄柏、紫槿皮、枯矾各15 g。上药加水2000～2500 mL，煮沸10分钟后熏洗阴道和坐浴，每次熏洗10～15分钟，每日2次，7日为1疗程。结果治愈130例，好转13例，无效7例，总有效率95.33%。（黑龙江中医药，1987，3）

（5）刘茂林等用狼牙汤治疗滴虫性阴道炎105例：药用狼牙单味药（河南中医学院生产），先将白带擦净，再用本品5 mL灌入阴道，然后用特剂带线消毒干棉球塞入阴道，保留8小时，每日1次。对照组100例用灭滴灵0.4 g睡前塞入阴道，每日1次。结果两组分别临床治愈79、43例，显效10、18例，好转9、13例，无效7、26例，总有效率93%、74%，本组疗效优于对照组（$P<0.01$）。（国医论坛，1993，5）

（6）张俊平用清阴汤治疗滴虫性及真菌性阴道炎50例：药用土茯苓50 g，苦参30 g，黄柏、当归尾各20 g，枯矾10 g，冰片9 g。滴虫性阴道炎加蛇床子15 g，生姜皮30 g，花椒10 g。真菌性阴道炎加木槿皮、白鲜皮各30 g。先将苦参、土茯苓、黄柏、归尾洗净入砂罐中，加水800 mL煎至500 mL，然后用干净口罩过滤，将冰片、枯矾溶化后兑入药汁中，可用消毒过的阴道冲洗器冲洗，亦可用50 mL或100 mL注射器吸药汁直接插入阴道内冲洗；或坐浴用纱布伸入阴道内亦可。共治疗50例，结果全部治愈。平均治疗天数为4.5日。（江西中医药，1987，4）

（7）龙锦熄等用单味芸香草治疗滴虫性阴道炎41例：药用芸香草鲜品250 g，用1500 mL清水煎后放盆内，先熏洗外阴，待水温时再擦洗外阴和阴道，一般3～4次见效。也可将本药焙干研细过筛，用纱布包成如枇杷果大，浸冷开水湿后塞入阴道深处，每夜临睡前塞1颗，连续2晚

即愈。(江苏中医，1991，1)

(8) 高慧芳等用远志栓治疗滴虫性阴道炎 225 例：药用远志细粉与医用甘油、明胶制成栓剂，每枚含远志生药0.75 g。每晚先用妇科外用Ⅱ号方（艾叶、蛇床子、苦参、枳壳各15 g，白芷9 g)，煎水熏洗外阴，然后将远志栓塞入阴道后穹隆处，每次 1 枚，至化验白带滴虫转阴为止。同时，患者配偶除同时用上方煎水熏洗外阴外，并按常规用量服用灭滴灵 1 周。结果治愈 193 例，无效 32 例，总有效率 85.8%。一般用药 3～12 次可愈。(中医杂志，1983，4)

(9) 许耀恒等用灭滴栓治疗滴虫性阴道炎 3676 例：药用蛇床子100 g，苦参 70 g，鲜桃树叶、鲜柳树叶、绵马贯众各 50 g。加水 500 mL，煎 2 次，过滤去渣，浓缩至 80 mL。用 14 个大棉球以线扎紧并留线头高压消毒后浸入药液中，每晚临睡前塞入阴道 1 个，次晨取出，连续用药 14 日。上栓前以 0.1%高猛酸钾液冲洗外阴道。结果治愈 3201 例（占 87.1%），好转 155 例（占 4.2%），无效 320 例（占 8.7%）。2 年后对治愈者随机抽样复查 80 例，结果镜检阴性 58 例（占 72.5%）；阳性 22 例（占 27.5%）。(福建中医药，1990，5)

(10) 胡卿发用猪胆汁提取物治疗滴虫性阴道炎 1452 例：患者取截石位，用窥器扩张阴道，取猪胆汁提取物 50 mg 加适量枯矾及冰片制成之栓剂放入穹隆处，仰卧半小时；也可于清洗外阴后仰卧并自行送入阴道深部。隔日 1 次，5 次为 1 疗程。用药 3～10 次后，镜检滴虫阴转者 1415 例（占 97.5%），且治前阴道分泌物涂片中大量存在的脓球、杂菌、乳酸杆菌等均消失；白带治愈率 89.6%，阴痒治愈率 83.9%；阴道充血治愈率 95.3%。本组中仅 10 余例患者有轻微而短暂的局部刺痛、灼热或分泌物增多等副反应。治疗期间严禁同房，应常清洗外阴；其丈夫须口服灭滴灵治疗。体外试验表明猪胆汁提取物有杀精子和碎解滴虫作用。(陕西中医，1988，6)

(11) 吕振和采用坐药治疗滴虫性阴道炎 9 例：药用苦参、黄柏、蛇床子、白鲜皮各 15 g，压成粉末，过筛去渣；取紫皮大蒜 1 头，捣为泥状，加冷水少许，调匀并挤出其汁，掺入药粉，用香油 150 mL 调匀，每粒 7 g，用纱布包好并用线绳捆上，留 10m 长之线头。患者睡前将蛇床子、薄荷各 3 g用沸水浸泡 1 小时，待冷后擦洗外阴，将坐药 1 粒放入阴道，线头露在阴道口外，便于清晨取出。本组 9 例，经 3～11 日治疗，均治愈。(内蒙古中医药，1987，2)

(12) 李华等治疗滴虫性阴道炎 231 例：药用苦参 60 g，蛇床子、黄柏各 30 g，牡丹皮、艾叶各15 g，加水 1500 mL 浸泡 1 小时，煎开后再煎 20 分钟，取汁 1000 mL，纱布过滤，加大蒜头 50 g（捣汁兑），白醋 15 mL（兑）。待温后清洗外阴及阴道，早晚各 1 次。并用车前子15 g或车前草30 g，白薇、苎麻根、茵陈各 15 g，水煎服。对照组 230 例，用灭滴灵每日 3 次，每次 0.2 g，口服，并用阴道栓剂。均10 日为 1 疗程，经治 1～2 个疗程。结果自觉症状消失时间本组明显短于对照组（$P<0.01$），镜检滴虫转阴时间两组比较无显著性差异（$P>0.05$）。(湖北中医杂志，1993，6)

(13) 潘月琴等中西结合治疗滴虫性阴道炎 60 例：药用蛇床子、苦参各 30 g，五倍子、白头翁、仙鹤草、黄柏、土茯苓各 15 g，乌梅 10 g，冰片（溶化后兑入） 3 g。脓性分泌物加紫花地丁、生薏苡仁各15 g，每日 1 剂，水煎取汁 500 mL，调 pH 值至 4.5，消毒备用。每晚睡前将药液加水至 1000 mL，煮沸后熏洗阴道，再坐浴 15～20 分钟。然后纳入灭滴灵 1 片。经期禁用，经后再熏洗 3～4 次，嘱其配偶配合治疗。对照组 30 例用灭滴灵，每日 3 次，每次 1～2 片，口服；晚睡前塞入阴道 1 片。结果：两组分别痊愈 54、15 例，好转 5、10 例，无效 1、5 例，总有效率 98.3%、83.3%，本组疗效优于对照组（$P<0.05$）。(中国中西医结合杂志，1993，10)

(14) 李巧玲中西药外用治疗滴虫性阴道炎 100 例：药用蛇床子、雄黄、五倍子、地肤子、苦参、黄柏各 15 g，川花椒 10 g。加水 3000 mL，熬至 2000 mL 后，先熏外阴部，待药液稍凉后坐浴 20～30 分钟。2 日 1 剂，于经净后 3～4 日应用，8 日为 1 疗程。并用灭滴灵 0.2 g，强的松 40 mg，氯霉素 40 g 共研细末，装入胶囊。每晚取胶囊 3 粒放入阴道内。对照组 50 例，予灭滴灵，每日 3 次，每次 0.2 g，口服，每晚阴道给药 0.2 g，8 日为 1 疗程。治疗 1～3 疗程后，两组分别近期治愈 98、20 例，远期治愈 2、24 例，无效 0、6 例，治愈率 100％、88％。对照组无效者改本法治疗 1 疗程痊愈。（甘肃中医，1992，4）

（15）赵敏用滴虫洗剂治疗滴虫性阴道炎 87 例：①药用黄柏、苦参各 15 g，鹤虱、川花椒、百部各 10 g。将诸药用消毒纱布松散缝包，置于脸盆中，加水适量，以淹没药袋为度，文火煎煮 20 分钟，取出药袋，待药液稍凉后，坐浴熏洗下部。每日 1 剂，连用 5 日为 1 个疗程。②灭滴灵，每次 0.2 g，每日 3 次，口服。同时每日用本药 0.2 g 研细末，上于阴道内，10 日为 1 个疗程。治疗结果：滴虫洗剂组临时治愈 85 例（97.9％），近期治愈 74 例（87.1％），远期治愈 59 例（67.8％）；灭滴灵组临时治愈 65 例（95.6％），近期治愈 42 例（61.8％），远期治愈 31 例（45.6％）。两组进行比较，其临时治愈率两组均在 95％以上，$P>0.01$，无显著性差异，但 1 个月及 3 个月后随访观察，滴虫洗剂组复发率均较灭滴灵组为低，两组近期与远期疗效经统计学处理，均 $P<0.01$。（中医药研究，1994，6）

（16）张颖用中药研细末阴道上药治疗滴虫性阴道炎 80 例：药用苦参、黄柏、百部、蛇床子各 10～15 g。烘干去杂质，研极细末和匀，过 120 目筛，消毒后贮瓶备用。用法：患者月经干净后 3～6 日，取膀胱截石位，充分暴露阴道部位，阴道及后穹隆处用 1‰新洁尔灭严密消毒，用消毒棉球蘸药粉塞入阴道后穹隆处，次日取下，连用 1 周为 1 个疗程。治疗期间禁止盆浴及性生活。治疗结果：治愈 75 例，显效 5 例，有效率 100％。（辽宁中医杂志，1996，6）

（17）李淑华以赤小豆当归散内服、苦参汤熏洗治疗滴虫性阴道炎 23 例：药用赤小豆、当归各 30 g，土茯苓 15 g，黄柏 10 g。经净后开始服，至下次经前 2～3 日止，每日 1 剂，水煎分 2 次餐前温服，此为 1 个疗程。并外用苦参、蛇床子、百部、石榴根皮各 30 g，水煎过滤取其煎液乘热熏洗会阴部，尽量使药达阴道深部，与内服药同步使用。治疗结果：痊愈 8 例，显效 12 例，有效 3 例，总有效率 100％。（内蒙古中医药，1995，1）

（18）王彦琴用滴阴灵熏洗剂治疗滴虫性阴道炎 400 例：药用蛇床子、苦参各 30 g，白头翁、仙鹤草各 15 g，乌梅 10 g。煎汤装入 500 mL 瓶内，高压消毒备用。每晚睡前备 100 mL 熏洗剂兑沸水 1000 mL，先熏外阴，待水温降至不烫手时，再用药液坐浴并清洗阴道，洗完后阴道内置入灭滴灵 1 片，同时口服灭滴灵 0.4 g，每日 3 次，丈夫同时服用灭滴灵每次 2 片，每日 3 次，另嘱其内裤、床单（小单）、洗具全部沸水煮 20 分钟，然后日晒，10 次为 1 个疗程。治疗结果：痊愈 300 例，显效 69 例，有效 11 例，无效 20 例，总有效率 95％。（北京中医，1996，2）

（19）赵纯中西医结合治疗真菌性阴道炎 78 例：药用蛇床子、苦参、土茯苓、白头翁各 30 g，白蒺藜、黄柏、明矾、决明子、川花椒各 15 g；若外阴局部搔破溃疡者，可减川花椒，加地肤子 20 g，白鲜皮 20 g。将上药加水 3000 mL，浸泡 25 分钟后煎煮，约煎 15 分钟后滤出药液（药渣可备第二次煎用，每剂药可煎洗 2 次），嘱患者先熏后洗，每次可坐浴 15～20 分钟。已婚妇女可用消毒纱布蘸洗阴道内口，或用阴道冲洗器冲洗阴道，将阴道内分泌物清除干净。每日可按此法熏洗 1～2 次。并于睡前将制霉菌素片 1 片纳入阴道，连续治疗 10～15 日为 1 个疗程。经期停用。并嘱患者注意外阴清洁，内衣内裤要进行煮沸消毒，脚盆要隔离使用，治疗期间禁止房事。另设西药对照组单纯选用制霉菌素片治疗。每次 1～2 片，每日服 3 次。外用：于每晚睡前清洗外阴后，将制霉菌素片 1～2 片纳入阴道。疗程同上。治疗结果：中西医结合组 78 例，痊愈 68 例（87.％），好转 8 例（10.3％），无效 2 例（2.5％），总有效率 97.5％；对照组 40 例，痊愈21例（52.5%），好转13例（32.5%），无效6例（15%），总有效率85%。两组疗效比较，$P<0.05$。（中医研究，1996，1）

4. 老年性阴道炎：

（1）何国兴用阴痒洗剂治疗老年性阴道炎100例：药用苦参、生百部、蛇床子、地肤子、白鲜皮、紫槿皮各30 g，龙胆、川黄柏、川花椒、苍术、枯矾各10 g。加水2000～2500 mL，煎至10～15分钟，先熏后洗，每日1剂，早晚各1次，10日为1疗程。也可用核桃大小消毒棉球缚以长线，饱吸药液，于睡前坐浴后塞入阴道并于次晨取出。治疗1疗程痊愈者85例，好转11例；治疗2疗程仍无效者4例。（陕西中医，1987，12）

（2）张予倩等用妇科消炎散治疗老年性阴道炎550例：药用樟脑40 g，冰片20 g，置乳钵中研匀共熔，加青黛100 g，混合研匀；再加硼砂、玄明粉各100 g，黄柏50 g，象皮10 g（均研细末）混匀，过120目筛。用本品2～3 g，撒于带线消毒棉球上，塞于阴道深部，12小时后取出。隔日1次，10次为1疗程。治疗1个疗程，结果痊愈519例，占94%，好转31例，占6%，总有效率100%。（中药材，1995，7）

（3）姜坤等用三黄粉治疗老年性阴道炎108例：用窥阴器扩开阴道，擦净阴道分泌物，将本品（黄芩、黄连、黄柏各等份，研细粉，紫外线照射2小时后装瓶备用）3 g，均匀置于带线干棉球上，纳入阴道中，使其接近宫颈部位，线头留于阴道口外，嘱患者24小时后自行取出。隔日1次，10次为1疗程。结果痊愈24例（占22.2%），显效60例（占55.6%），好转23例（占21.3%），无效1例（占0.9%）。用药3次至3个疗程，平均1.6个疗程；用药起效时间平均2次。（福建中医药，1993，6）

（4）代加莉用紫金锭阴道给药治疗老年性阴道炎30例：药用山慈姑、红大戟、雄黄、朱砂、千金子霜、五倍子、麝香等组成，具有清热解毒，活血消肿，辟秽化浊之效。取紫金锭，每次5片（15 g）研为细末；用窥阴器扩开阴道上药，每日1次，5日为1个疗程。临床症状与体征完全消失者，继用1～2个疗程。治疗结果：30例均治愈。时间最短者3日，最长者15日。无明显副作用。代氏强调，在局部用药取效的基础上，应继用口服药物以滋养肝肾，健脾固本。（四川中医，1992，5）

（5）龚玲等用妇安栓治疗老年性阴道炎123例：药用熟地黄、淫羊藿、白花蛇舌草、桃仁、白鲜皮各10～15 g。制成栓剂。每晚1粒；对照组30例，用己烯雌酚0.25 mg，均睡前放入阴道内，1周为1疗程。结果两组分别治愈58例（47.15%）、4例（13.33%），显效52、6例，有效13、16例，无效0、4例，总有效率100%、86.66%（$P<0.01$）。本组主要症状及体征的改善优于对照组（$P<0.01$）；本品降低阴道分泌物pH值及提高雌激素水平的作用与雌激素作用相当（$P>0.05$）。急性毒性动物试验表明，本品安全无毒。（北京中医，1994，4）

（6）郭蕾用中药膜剂治疗老年性阴道炎24例：药用生蛤粉30 g，樟丹、雄黄、儿茶各15 g，没药、乳香各9 g，冰片2.4 g，硼砂1.5 g，硇砂0.6 g。研末装胶囊。每次2粒，阴道上药隔日1次，5次为1疗程。结果痊愈14例，显效7例，好转2例，无效1例。（甘肃中医，1994，1）

（7）徐晓治疗老年性阴道炎30例：药用山茱萸、生地黄、淮山药、泽泻、牡丹皮、茯苓各10 g，蒲公英、金银花各20 g。肝肾阴虚证加知母、黄柏、枸杞子、女贞子；湿热下注证加鱼腥草、车前草、玄参。每日1剂，水煎服。外用土茯苓、野菊花、苦参、败酱草、紫花地丁各20 g，每日1剂，煎水熏洗坐浴，每次15分钟，每日2次。均10日为1疗程。治疗2～3个疗程，结果痊愈20例，显效8例，好转2例。（江西中医药，1994，6）

（8）傅珍珠治疗老年性阴道炎40例：药用土茯苓30 g，女贞子20 g，生地黄、熟地黄、椿皮、枸杞子、淮山药、地肤子各15 g，山茱萸、白芍、苍术、白术、墨旱莲、大蓟、小蓟各12 g，山栀子、黄柏各10 g。每日1剂，水煎服。并用鲜蛤蟆草500 g，加水1000 mL，取浓煎液500 mL，涂洗阴道，每日1次。用蛇床子、白鲜皮各30 g，苦参20 g，五味子15 g，黄柏、败酱草各10 g。煎汤熏洗坐浴20分钟，每日2次。结果痊愈32例，好转5例，无效3例，有效率为92.5%。(江西中医药，1994，2)

(9) 赵瑞蓉调补脾肾结合熏洗治疗老年性阴道炎30例：药用生地黄、熟地黄、山茱萸、牡丹皮、淫羊藿、制首乌、生白术、砂仁、生甘草、白鲜皮、蛇床子、萆芨各10～15 g。阴虚火旺加知母、黄柏；肾阳虚衰，不能温煦于下者加淡附片、仙茅；脾虚挟湿者加薏苡仁、白芷；带下如脓者加鱼腥草、生黄芪。熏洗方：千里光、野菊花、薄荷或艾叶、防风。用口服药二煎后入洗方作三煎，趁热熏洗外阴至水凉，每日1～2次。赵氏共治疗患者30例，其中显效占36.6%，有效占63.4%，总有效率100%。(浙江中医学院学报，1995，2)

(10) 叶静雯等用补益肝肾佐以清热止带治疗老年性阴道炎20例：药用知母、黄柏、麦冬、当归、川牛膝、椿皮、蒲公英各10～15 g。赤带加山栀子炭；便溏加砂仁、白术；阴痒严重加百部；下肢浮肿加泽泻、薏苡仁。共治疗阴道炎患者20例，其中显效12例，占60%；有效5例，占25%；无效3例，占15%。总有效率85%。(上海中医药杂志，1992，7)

(11) 张卫林等用消炎灵熏洗治疗老年性阴道炎58例：药用地榆、苦参、白鲜皮各30 g，蛇床子20 g，紫草、黄柏、龙胆各15 g，肉苁蓉10 g。使用方法：将上药备齐，加水3000 mL，煎取药液1500 mL倒入盆内，令患者坐在盆上先熏洗，等药降温后，再坐浴15分钟。每日1剂。熏洗2次，7剂为1个疗程。病情较重的患者可用药液直接冲洗阴道。治疗结果：58例患者均治愈。时间最短者4日，最长者15日。(中医外治杂志，1996，1)

(12) 张秋实用中西医结合疗法治疗老年性阴道炎54例：药用己烯雌酚5 mg，加灭滴灵4 g研末加入3 mL鱼肝油膏中，涂上阴道壁，每日1～2次，10日为1个疗程。同时，内服中药。生地黄、知母各9 g，泽泻、牡丹皮、山茱萸、山药、茯苓、黄柏、茵陈各6 g。每2日1剂，水煎分2次服，20日为1个疗程。凡症状消失者，停止局部用药，继续内服中药2个疗程，随访3年（4～8次）。治疗结果：临床治愈52例，治愈率96.3%；无效2例。其中，1例局部用药症状消失后未能坚持内服中药，半年后复发。(内蒙古中医药，1995，3)

(13) 苏肇家用针灸治疗老年性阴道炎13例：主穴：关元、中极、曲泉、太冲、阴陵泉、三阴交、肾俞。关元、中极二穴用紧按慢提补法（务求针感下抵阴部），以调补冲任。曲泉、太冲二穴，以迎随结合捻转补法，推助经气，使达病所。补肾俞以补益肾精，泻三阴交、补阴陵泉以健脾化湿，清热救阴。开始每日针治1次，连续3日，以后间日治疗1次。治疗结果：经针灸治疗后，13例患者都取得良好疗效。疗程最短者8次，最长者15次。(上海针灸杂志，1991，3)

5. 幼女阴道炎：

(1) 李亚萍等以中药双黄注射液阴道灌洗治疗幼女阴道炎30例：药用双黄注射液20 mL，(双花) 连翘、黄芩经提取精制成灭菌水溶液（每毫升相当于生药0.5 g），以2～3 mm细软橡皮导尿管通过处女膜孔注入阴道灌洗，每日1次，灌洗后嘱患儿卧床半小时。另设对照组30例，口服螺旋霉素每日3次，每次1片，阴道滴入0.25%氯霉素眼药水，每日2次。均7日为1个疗程。治疗结果：治疗组治愈18例（60%），显效9例（30%），无效3例（10%），总有效率90%；对照组治愈3例（10%），显效16例（53.33%），无效11例（36.67%），总有效率63.33%。两组疗效经统计学处理，$P<0.05$，有显著性差异，说明双黄注射液治疗幼女性阴道炎的疗效明显高于西药对照组。(中医杂志，1994，12)

（2）周梦雄等中西医结合治疗幼女外阴阴道炎64例：药用土茯苓15 g，生地黄、泽泻、当归、车前子各10 g，栀子9 g，黄芩、黄柏、神曲、柴胡、龙胆、甘草各6 g。每日1剂，取水400 mL，煎至200 mL，少量多次喂服。外治法：中药外洗方由土茯苓、黄柏、白鲜皮、蛇床子、枯矾、乌梅各20 g，花椒15 g。煎水适量坐浴或洗患处。每日1剂，煎洗2次。西药外用方由氯霉素1 g，已烯雌酚10 mg，浓鱼肝油滴剂100 mL混合后装瓶备用。中药外洗方洗后，再以上药液涂擦外阴及阴道口处，每日1次。对照组：青霉素钠80万U或氨苄青霉素0.5 g，肌注，每日2次。局部西药外用方涂擦同上，每日1次。以上各种用药均以7日为1个疗程。治疗结果：治疗组治愈43例（67%），好转16例（25%），无效5例（8%），总有效率92%；对照组治愈32例（50%），好转24例（37.5%），无效8例（12.5%），总有效率87.5%。两组比较，$P<0.05$，有显著性差异，说明中西医结合组的疗效明显优于西药组。（湖北中医杂志，1993，2）

（四）经验良方选录

1. 非特异性阴道炎：

（1）黄连、紫珠草、煅硼砂、枯矾各10 g。药研细末，制成栓剂，每用2 g，塞入阴道中。每日换1次，7次为1疗程。治非特异性阴道炎。蛇床子、苦参、黄柏、青黛各6 g，炉甘石、樟脑、雄黄、硼砂各2 g，冰片1 g。各药分研细末，混匀调和，装0.3胶囊中。每晚睡前冲洗阴道后。取药2粒塞入阴道深处。7日为1疗程。经前经后3日停用，用药期禁房事。虎杖100 g，地肤子、蛇床子、苦参各60 g，白鲜皮45 g，百部、金银花、苍术各30 g，黄柏、花椒、明矾各15 g，全蝎3 g。加水3000 mL，浓煎30分钟，去渣滤液2000 mL，用1800 mL置盆内先熏后洗，用200 mL另装，以棉球蘸药液洗涤阴道，1剂药用3日。主治非特异性阴道炎。

（2）熟地黄、山茱萸各30 g，党参、白术、桑螵蛸各15 g，补骨脂、淫羊藿、苦参、黄柏各10 g，制附片6 g。每日1剂，水煎，服两次。带下黄稠加黄芩、白头翁。带下不禁加芡实、金樱子。腰痛加杜仲、菟丝子。阴痒加蛇床子、白鲜皮。体虚加人参、鹿茸。主治非特异性阴道炎。

（3）苦参60 g，蛇床子、黄柏各30 g，苍术、薏苡仁各15 g。每日1剂，水煎1小时，去渣取液洗涤外阴和阴道。每日3次，7日为1疗程。野菊花、紫花地丁、半枝莲、蛇床子、苦参各15 g。水煎取液，先熏后洗阴道。每日1剂，用两次，10日为1疗程。主治非特异性阴道炎。

（4）枯矾、硼砂各120 g，紫草、黄连、黄芩、黄柏各60 g，冰片10 g。前3味药焙干研末，余药烘干研粉，各药和匀，先用0.1%高锰酸钾液冲洗阴道，擦干后取药粉2 g，撒布阴道内。每日1次，7日为1疗程。主治非特异性阴道炎。

（5）青盐20 g，蛇床子、苦参、百部、土大黄、苍术各15 g，川花椒、艾叶各10 g，冰片（后下）1 g。破溃者加黄柏15 g，枯矾10 g。加水500 mL，先熏后洗，每日两次。主治非特异性阴道炎。

（6）薏苡仁30 g，黄柏、苍术、芡实、茯苓、车前子、鸡冠花各15 g，龙胆、山药各12 g，白果、焦栀子、醋柴胡各10 g。每日1剂，水煎早晚2次服，15剂为1疗程。主治非特异性阴道炎。

（7）苦参、黄连、黄柏、百部、苍术各10 g。药研细末，先用1‰新洁尔灭冲洗阴道，再用棉球沾药粉2 g涂敷阴道后穹隆及两侧壁，每日1次。7次为1疗程。主治非特异性阴道炎。

（8）仙鹤草根芽500 g。洗净切碎，晒干。水煎两次，浓缩成500 mL，洗净阴道后用带线消毒棉球浸药塞入阴道，保留12小时。每日1次，7日为1疗程。主治非特异性阴道炎。

（9）石膏3 g，冰片1.2 g，黄柏、青黛、蒲黄、雄黄、龙胆、甘草、薄荷各0.3 g。药研末，混匀，每取1 g，涂布阴道内，隔日1次。3次为1疗程。主治非特异性阴道炎。

（10）薏苡仁30 g，鸡冠花、车前子、茯苓、芡实、苍术、黄柏各15 g，龙胆、山药各12 g，白果、焦山栀、醋柴胡各10 g。每日1剂，水煎，服3次。主治非特异性阴道炎。

（11）昆布150 g，青头白萝卜1000 g，猪肚皮肉250 g，花椒20粒，精盐少量。上方加水炖汤，分2次服，每日1剂，连服3剂为1疗程。主治非特异性阴道炎。

（12）黄柏20 g，玄明粉、青黛各10 g，象皮、樟脑各5 g，冰片3 g。药研细末，清洗阴道后，每用3 g撒布阴道内，隔日1次。10次为1疗程。主治非特异性阴道炎。

（13）薏苡仁20 g，白鲜皮12 g，苍术、白术、茯苓、猪苓、泽泻、萆薢、黄柏各10 g，车前子（包）、地肤子各9 g。每日1剂，水煎服。主治非特异性阴道炎。

（14）萆薢12 g，山栀、牡丹皮、车前子（包）、泽泻、黄芩各9 g，龙胆、柴胡、木通、苦参各6 g。每日1剂，水煎服。主治非特异性阴道炎。

（15）石膏15 g，柴胡、黄芩、荆芥、前胡、茯苓、升麻、桑白皮各9 g，甘草6 g。每日1剂，水煎服，日服2次。主治非特异性阴道炎。

（16）生地黄、怀山药各12 g，知母、黄柏、牡丹皮、茯苓、山茱萸、泽泻、何首乌各9 g。每日1剂，水煎服。主治非特异性阴道炎。

（17）白芍12 g，炒栀子、瓜蒌、柴胡各9 g，甘草6 g。每日1剂，水煎，日服2次。主治非特异性阴道炎。

2. 真菌性阴道炎：

（1）熟地黄、山茱萸各30 g，党参、白术、桑螵蛸各15 g，补骨脂、淫羊藿、苦参、黄柏各10 g，制附子6 g。加水煎沸15分钟，过滤取液，渣再加水煎20分钟，滤过去渣，两次滤液兑匀，分早晚两次服，每日1剂。带下色黄黏稠，或呈脓状者加黄芩、白头翁各10 g；带下滑脱不禁者加芡实、金樱子各12 g；腰痛甚加杜仲、菟丝子各10 g，瘙痒甚加蛇床子、白鲜皮各9 g；体极虚者加鹿茸、人参各6 g。主治真菌性阴道炎。

（2）苦参、蛇床子、生百部各30 g，白鲜皮、地肤子、土荆皮各15 g，花椒10 g，龙胆、白矾各9 g。每日1剂，加水2000 mL，煮沸20～30分钟后，去渣取浓汁，用纱布或棉球蘸药涂搽外阴及阴道，早晚各1次，也可用胡桃大的消毒棉球长线缚住，浸湿药液，放入阴道深处，第二日早晨拉线拖出棉球，每晚1次。主治真菌性阴道炎。

（3）金龟莲、苦参、生百部、虎杖、乌梅、蛇床子、土茯苓、鹤虱各30 g，重楼20 g，雄黄、白矾、龙胆、花椒、黄柏各15 g。加水2000 mL，煮沸20～30分钟。涂搽外阴及阴道，早晚各1次。亦可用棉球浸药，塞入阴道。每日1次，10日为1疗程。主治真菌性阴道炎。

（4）黄连、黄柏各30 g，炉甘石15 g，青黛9 g，孩儿茶3 g，乳香、没药、冰片各1.5 g，红粉0.3 g。将上药研成细末混匀。用窥阴器暴露阴道，先用0.02%呋喃西林液搽洗阴道后，用消毒棉签将药粉撒于整个阴道内，每日1次，每次3～5 g。主治真菌性阴道炎。

（5）生百部、白鲜皮、地肤子、蛇床子、土茯苓、白矾各30 g，白芷、黄柏、花椒各15 g。加水2000 mL，浸泡20分钟，煎沸30分钟，去渣滤液，先熏后洗外阴及阴道，每日两次，每次15分钟。10日为1疗程，用药期禁房事。主治真菌性阴道炎。

（6）土茯苓、苦参、蛇床子、乌梅、苦楝皮、百部、黄柏、地肤子、土槿皮、儿茶各等份。上药共为粗末，每次取40 g粗末，放入盆内，开水冲，纱布滤渣，乘热坐盆上熏，待药液不烫时，坐浴15分钟。解毒杀虫。主治真菌性阴道炎。

（7）百部、蛇床子、土茯苓、苦参各30 g，土槿皮、地肤子、白鲜皮各15 g，花椒10 g，龙胆、明矾各9 g。水煎两次，去渣滤液再浓缩，用带线棉球蘸药汁擦洗后塞入阴道，次晨取出，10日为1疗程。主治真菌性外阴及阴道炎。

(8) 苦参、白头翁、白矾各30 g，牡丹皮、赤芍、川花椒各15 g。加水煎汤去渣，趁热熏洗外阴，待适温后坐浴，每日2次，每次15～30分钟。治疗期间禁忌性交，忌辛辣煎炒刺激性食物，妊娠及月经期停用。主治真菌性阴道炎。

(9) 枯矾、去水硼砂各120 g，紫草根、黄连、黄柏、黄芩各60 g，冰片2 g。药研末混匀，先用0.1%高猛酸钾溶液冲洗阴道，再取药粉2 g，撒布阴道壁及穹隆处。每日1次。5日为1疗程。主治真菌性阴道炎。

(10) 土茯苓50 g，土槿皮、白鲜皮、苦参各30 g，黄柏、归尾各20 g，枯矾10 g，冰片9 g。加水浓煎，去渣滤液，先冲洗后坐浴外阴及阴道，每日1次，每次20分钟。主治真菌性及滴虫性阴道炎。

(11) 蛇床子、苦参、百部、大黄、苍术各15 g，川花椒、艾叶、大青盐各10 g，冰片1 g。以上前7味加水煎汤，去渣取汁加入冰片和大青盐，先熏后洗患处，每日2次。主治真菌性阴道炎。

(12) 虎杖根60 g，鹅不食草20 g。前药水煎取液，冲洗阴道，后药水煎两次，去渣取液，浓缩成1∶1粉剂，装0.3胶囊内，塞入阴道中。每日1次，7日为1疗程。主治念珠菌阴道炎。

(13) 马鞭草50 g。将上药煎煮后去渣，温液坐浴，浸泡阴道历时10分钟，同时用手指套以消毒纱布浸于阴道前后搅动，清洗阴道皱褶，每日1次，5次为1个疗程。主治真菌性阴道炎。

(14) 虎杖100 g。以上1味加1500 g水煎取1000 g药液，过滤待温，每次坐浴10～15分钟，每日1次，7次为1疗程。清热利湿，散瘀活血，通便解毒。主治真菌性阴道炎。

(15) 鸦胆子25 g。每日1剂，加水2500 mL，文火煎取500 mL，过滤后装瓶高压消毒备用。用时将药液加温冲洗阴道，每日冲洗1次，7日为1疗程。主治真菌性阴道炎。

(16) 黄柏、绵马贯众、苦参各30 g，芜荑20 g。加水浓煎，用棉签蘸药液涂搽外阴及阴道，每日2次。亦可用带线棉球蘸药液塞入阴道内，每日换药1次。主治真菌性阴道炎。

3. 滴虫性阴道炎：

(1) 山药30 g，萆薢12 g，白术、苦参、车前子各10 g，黄柏、白果仁各9 g，芡实24 g。加水煎至300 g，滤液后，再加少许水煎至100 g左右，2次药液混合，早晚分2次服下，每日1剂。同时配合外洗方（百部、蛇床子各20 g，明矾、金银花、苦楝根皮各15 g，川花椒10 g）煎汤局部熏洗，每日2次。主治滴虫性阴道炎。

(2) 萆薢、百部、苦参、野菊花、土茯苓各15 g，黄柏、赤芍、牡丹皮、绵马贯众各12 g，滑石（包）10 g，生甘草6 g。每日1剂，水煎，2次分服。清热解毒，利湿杀虫。主治湿毒型滴虫性阴道炎，症见带下量多，色黄如脓，混杂血丝，或浑浊如泔，臭秽，阴中灼热瘙痒，口干心烦，尿频涩痛，舌质红、苔黄腻，脉滑数。

(3) 熟地黄、山茱萸各30 g，党参、白术、桑螵蛸各15 g，补骨脂、淫羊藿、苦参、黄柏各10 g，制附片6 g。随症加减：带下黄稠加黄芩、白头翁。带下不禁加芡实、金樱子。腰痛加杜仲、菟丝子。阴痒加蛇床子、白鲜皮。体虚加人参、鹿茸。水煎，每日1剂，服两次。主治滴虫性阴道炎。

(4) 苦参、百部、地肤子、蛇床子各20 g，花椒15 g，生甘草9 g。随症加减：带下色黄加黄柏、萆薢各15 g。带下清稀加薏苡仁、防己各15 g。阴痒加桉叶30 g。煎水外洗。每日1剂，水煎40分钟，取药液1半内服，1半熏洗阴道，每日两次。6日为1疗程。主治滴虫性阴道炎。

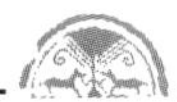

(5) 马齿苋（鲜品30 g）15 g，百部9 g。水煎服。每日1剂，2次分服。清热利湿杀虫。主治肝经湿热型滴虫性阴道炎，症见带下量多，色黄或黄绿，质稠如脓，臭秽，外阴瘙痒灼痛，心烦口苦，胸胁胀痛，尿黄便结，舌质红，苔黄腻，脉弦滑。

(6) 薏苡仁、芡实、白薇、莲子各20 g，栀子、龙胆、百部、柴胡、白术各15 g，黄芩10 g。将上药共研细粉过筛，按制丸操作手续制丸，每丸重4 g。每日3次，每次服1丸。主治滴虫性阴道炎。

(7) 灯心草、车前草、田基黄、水芹菜、水苬麻菜各30 g，甘草6 g，第2剂后加六一散1包（用开水冲服）。服药期忌食猪肉及酸物。每日1剂，水煎，服两次。主治滴虫性阴道炎。

(8) 龙胆15 g，黄芩、生地黄、苦参各12 g，车前子（包）、木通、柴胡、当归、栀子、泽泻各10 g，生甘草6 g。水煎服。每日1剂，2次分服。主治肝经湿热型滴虫性阴道炎。

(9) 蒲公英20 g，苦参、蛇床子、土茯苓各15 g。水煎，每日1剂，头、二煎内服，三煎加桃树叶200 g，取液洗涤，坐浴阴道，每晚1次。主治滴虫性阴道炎。

(10) 生地黄12 g，龙胆、栀子、黄芩、柴胡、木通、泽泻、黄柏、黄菊花各9 g，甘草3 g。每日1剂，水煎，2次分服。主治肝经湿热型滴虫性阴道炎。

(11) 滑石15 g，萆薢、薏苡仁各12 g，黄柏、赤茯苓、牡丹皮、泽泻、知母、苍术、鹤虱、吴茱萸各9 g。每日1剂，水煎服。主治滴虫性阴道炎。

(12) 苍术、白术、薏苡仁、茯苓各15 g，白鲜皮、苦参、百部各12 g，甘草6 g。每日1剂，水煎，2次分服。主治湿浊下注型滴虫性阴道炎。

(13) 蜂蜜10 mL，硼砂1 g。先将硼砂以水溶化，加入蜂蜜调匀。以棉球系线蘸药液塞入阴道，每日更换1次。消炎，杀菌。主治滴虫性阴道炎。

(14) 黄柏15 g，枯矾、雄黄各10 g，轻粉3 g。诸药共为细末，用凡士林50 g调成软膏，冲洗后涂敷患处，每日1次。主治滴虫性阴道炎。

(15) 龙胆、苦参各15 g，百部、枯矾、黄柏、川花椒各10 g。将上药水煎后，加入猪胆2个，乘热先熏后洗阴痒处。主治滴虫性阴道炎。

(16) 蛇床子60 g，苦参、桃仁、雄黄各30 g，枯矾15 g。上药制成橄榄形栓剂，放入阴道内，用药5～7日。主治滴虫性阴道炎。

(17) 蛇床子45 g，乌梅30 g。水煎熏洗后，再用蛇床子、苦参研粉，塞入阴道，每日1次，10日为1疗程。主治滴虫性阴道炎。

(18) 苍耳草、蒲公英各60 g，苦楝皮30 g，狼毒草20 g。煎汤，先熏后洗，每日2次，10日为1疗程。主治滴虫性阴道炎。

4. 老年性阴道炎：

(1) 蛇床子30 g，地肤子、白鲜皮、龙胆、苦参各15 g，川花椒、防风各12 g。以上诸药加水2000 mL，煎煮20分钟后，带渣熏洗，每日3次，每剂药可用1～2日，6日为1个疗程。主治老年性阴道炎。表现白带增多呈黄色水样或带血性。如有感染，白带可呈脓性，伴有外阴瘙痒或灼痛。妇科检查阴道壁充血或有小出血点。脓性白带可加黄柏15 g。

(2) 牡蛎（先煎）15 g，墨旱莲12 g，生地黄、熟地黄、赤芍、麦冬、知母、地骨皮、牛角鳃、女贞子各9 g，甘草6 g。每日1剂，加水煎沸15分钟，过滤取液，渣再加水煎20分钟，滤过去渣，两次滤液兑匀，分早晚两次服。主治老年性阴道炎，表现带下色黄或为赤带。头晕心悸，心烦易怒，腰酸足软，口干尿赤，舌质红，脉细。

(3) 苦参、生百部、蛇床子、地肤子、白鲜皮、紫荆皮各30 g，龙胆、川黄柏、川花椒、苍术、枯矾各10 g。每日1剂，加水2000～2500 mL，煎煮10～15分钟，先熏后洗，早晚各1次，10日为1疗程。也可用胡桃大小消毒棉球缚以长线、饱吸药液，于睡前坐浴后塞入阴道，并于次晨取出。主治老年性阴道炎。

（4）生地黄12 g，淮山药、山茱萸、泽泻、牡丹皮、茯苓、知母、黄柏各9 g。每日1剂，水煎服，主治老年性阴道炎，属肝肾不足者。表热汗出，形寒者，加仙茅、淫羊藿、巴戟天各9 g；心悸失眠者，加淮小麦30 g，炙甘草12 g，柏子仁9 g；带多不止者，加煅牡蛎（先煎）30 g，芡实12 g，莲须9 g。

（5）生地黄18 g，黄连、黄柏、归尾片、姜黄各15 g，香油180 g，黄蜡30 g。以香油浸2日，小火熬枯去渣，再煎入蜡成膏。用药前先清洁阴道分泌物，将药涂于阴道壁，每日1次，每10日为1个疗程。解毒杀虫。主治老年性阴道炎。

（6）海螵蛸、香白芷各60 g，血余炭30 g。将上诸药碾碎混合共研细末，每次服4.5 g，餐前用黄酒送服，每日3次。主治老年性阴道炎。

（7）蛇床子30 g，绵马贯众、透骨草、苦参、黄柏、淫羊藿、百部各20 g。煎汤熏洗，每日2次，10次为1疗程。解毒杀虫。主治老年性阴道炎。

（8）蛇床子60 g，生甘草30 g，淫羊藿15 g。水煎熏洗，每日2次。主治老年性阴道炎。

（9）古山龙60 g，鹿衔草30 g，淫羊藿15 g。水煎熏洗，每日2次。主治老年性阴道炎。

（10）黄柏100 g，甘草、川花椒、白芷各50 g。水煎坐浴。主治老年性阴道炎。

5. 各型通用方：

（1）虎杖根100 g，苦参、蛇床子、地肤子各60 g，白鲜皮45 g，苍术、金银花、百部各30 g，黄柏、花椒、明矾各15 g，全蝎3 g。以上12味加3000 g水，煎煮20～30分钟，去渣，趁热先熏阴部，待药液温度稍降低后用消毒纱布蘸洗外阴部10～15分钟，每日2次，每剂可用2～3日，10日为1疗程。清热解毒，燥湿散瘀。主治各种阴道炎。

（2）苦参、土茯苓、蛇床子、生百部各30 g，地肤子24 g，龙胆、紫荆皮、黄柏、花椒、苍术各15 g。以上10味加2000～3000 g水，煎煮10～15分钟，去渣，趁热先熏阴部，待药液温度稍降低后用消毒纱布蘸洗外阴部10～15分钟，每日2次，每剂可用2～3日，10日为1疗程。祛风燥湿，散瘀消肿。主治各种阴道炎。

（3）苦参、黄柏、蛇床子各30 g，川花椒、白鲜皮、牡丹皮、苍术、白芷各15 g，冰片5 g。除冰片外，粉碎过80目筛，装瓶备用。用时加少许冰片，先用生理盐水棉球擦净脐部，填入5 g药末，上盖少许棉花，再用麝香止痛膏或胶布盖贴封严。清热祛湿解毒，杀虫止痒止带。主治各种阴道炎。

（4）苦参、土茯苓各15 g，黄连、黄芩、黄柏各10 g，三七粉3 g。按以上比例将药物焙干研末，过滤消毒后装胶囊，每粒含0.4 g生药。每次口服5粒，每日3次。晚上临睡前清洗阴道后，再将2粒药丸置于阴道深处。20日为1疗程。主治各种阴道炎。

（5）金银花、白鲜皮各50 g，苦参、黄柏、蛇床子各30 g。先将上药放入沙锅内，加水适量，浸泡30分钟左右，再煮40分钟左右，去渣，用药汁先熏洗外阴部，热度适中时再进行坐浴，以不烫伤皮肤为准，每日2次，每次15分钟。主治各种阴道炎。

（6）蛇床子、苦参、黄柏、青黛各6 g，炉甘石、樟脑、雄黄、硼砂各2 g，冰片1 g。各药分研细末，混匀调和，装0.3胶囊中。每晚睡前冲洗阴道后，取药2粒塞入阴道深处。7日为1疗程。经前经后3日停用，用药期禁房事。主治各种阴道炎。

（7）枯矾、硼砂各120 g，紫草、黄连、黄芩、黄柏各60 g，冰片10 g。前3味药焙干研末，

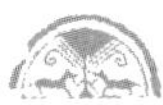

余药烘干研粉，各药和匀，先用 0.1%高锰酸钾液冲洗阴道，擦干后取药粉 2 g，撒布阴道内。每日 1 次，7 日为 1 疗程。主治各种阴道炎。

(8) 青盐 20 g，蛇床子、苦参、百部、土大黄、苍术各 15 g，川花椒、艾叶各 10 g，冰片（后下）1 g。加水 500 mL，煎取 300 mL，先熏后洗，每日两次。破溃者加黄柏 15 g，枯矾 10 g。主治各种阴道炎。

(9) 蛇床子 100 g，苦参 70 g，鲜桃树叶、鲜柳树叶、绵马贯众各 50 g。上药加 500 g 水煎 2 次，过滤去渣，浓缩至 80 g。用带线棉球浸药液每晚临睡前塞入阴道 1 个，次晨取出，连用 14 日。主治各种阴道炎。

(10) 石膏 6 g，黄柏、青黛、蒲黄、甘草、雄黄、龙胆、薄荷各 3 g，冰片 1.2 g。上药共研细末。每次用药少许扑撒阴道或外阴，隔日 1 次，3 次为 1 疗程。主治各种阴道炎。

(11) 苍术、百部、蛇床子、黄柏、苦参各 15 g，连翘、荆芥各 10 g，枯矾 5 g，以上 8 味加水浓煎取 250 g 汁，去渣，冲洗阴道，早晚各 1 次，6 日为 1 疗程。主治各种阴道炎。

(12) 野菊花、紫花地丁、半枝莲、蛇床子、苦参各 15 g。水煎取液，先熏后洗阴道。每日 1 剂，用两次，10 日为 1 疗程。主治各种阴道炎。

(13) 黄连、紫珠草、煅硼砂、枯矾各 10 g。药研细末，制成栓剂，每用 2 g，塞入阴道中。每日换 1 次，7 次为 1 疗程。主治各种阴道炎。

(14) 苦参、黄连、黄柏、百部、苍术各 10 g。药研细末，先用 1‰新洁尔灭冲洗阴道，再用棉球蘸药粉 2 g 涂敷。主治各种阴道炎。

(15) 鸦胆子 25 g。加水 2500 mL，用文火煎至 500 mL，去渣滤液，冲洗阴道，每日 1 次。7 日为 1 疗程。主治各型阴道炎。

第五节　阴　吹

一、病证概述

妇人阴道内有气体排出，簌簌有声，如转矢气，名曰阴吹。本病若无伴随症状，而无所苦者，不作病论。阴吹是妇女常见多发病，多见于 40 岁以上经产体弱的妇女，因此“难言之隐”而就诊者极少，常与其他疾病并存，需详细询问，方可察及。阴吹的发生是由津亏肠燥，腑气不通；或因气虚下陷，谷气下行；或因肝郁气滞，气机紊乱；或因痰湿中阻，谷气失循，逼走前阴而发病。临床常见证候有热盛肠燥证、阴虚津枯证、中气不足证、肝郁气滞证、痰湿中阻证等。本病因腑气不通，气机逆乱，清气失于升发而下走所致。是以气从阴户排出，如转矢气为主要表现的妇人杂病。户有气排出，簌簌有声，如转矢气，常伴大便干结、胸胁胀闷、气短乏力等症。人有气从阴户排出，如转矢气，别无所苦。若吹之太喧，兼大便干结、胸胁胀闷，则为病候。

二、妙法绝招解析

(一) 脾肾两虚，中气下陷（哈荔田医案）

1. 病历摘要：于某，38 岁。阴吹而正喧，迄已 3 月余，初不肯告人，亦不敢会客，后发作益频，数次至数十次不等，发则连续不断，声如矢气。就诊时见面色萎黄，神疲倦怠，腰酸膝软，气短声微，便溏尿频，带下清稀量多，脉沉细无力。

证属脾肾两虚，中气下陷。治宜脾肾双补，益气升提。方选补中益气汤加味。药用党参、黄芪各15 g，白术、海螵蛸、当归各9 g，陈皮、炮姜炭、升麻、软柴胡、炙甘草各6 g。每日1剂，水煎服。外用蛇床子9 g，黄柏6 g，吴茱萸3 g。布包，泡水，坐浴洗。服3剂后，阴吹即减，再服3剂而愈。守方服至20剂，并坚持外用熏洗药，带下亦止，精神体力均见恢复，以后未再犯。(《哈荔田妇科医案医话选》，天津科学技术出版社，1982)

2. 妙法绝招解析：阴吹指妇女阴道有气排出，并带有声响的一种疾病。是妇科常见病症，因患者羞于启齿，常不及时就诊。本病始见于《金匮要略·妇人杂病脉证并治篇》记载："胃气下泄，阴吹而正喧，此谷气之实也，猪膏发煎导之。"说明该病是由饮食太过，胃肠受伤，升降失司，胃中津液不足，大肠燥结不通，阳明下行之气不得从其故道，乃别走旁窍所致，方用猪膏发煎治之。对此，后世医家均有论述，治疗方法各异。此由中气下陷者多，用补中益气汤。患者除主症阴吹之外，伴有面色萎黄，神疲倦怠，腰酸膝软，气短声微，便溏尿频，脉沉细无力等症，显系脾肾两虚，中气下陷之证，脾虚运化失职，湿邪下注，故见带下清稀量多。治宗"气虚下陷大补治，升提下陷升柴添"之训，予补中益气汤大补中气，升阳举陷，加杜仲、续断滋补肝肾，用海螵蛸温涩收敛，收湿止带。并配合蛇床子、黄柏、吴茱萸祛湿化浊，坐浴熏洗治疗。药后阴吹即减，效不更方，守方服至20剂，不但阴吹病愈，而且其他症状消失，精神体力均见恢复。

（二）中气下陷，肝气郁结（裘笑梅医案）

1. 病历摘要：许某，55岁。自觉阴道排气，簌簌有声，已4年有余，形体消瘦，面色惨白，头晕目眩，两腰酸坠，下肢酸软，食欲不振，脘腹胀垂，脉沉细，舌质淡红，苔薄腻，脉沉细。

证属中气下陷，肝气郁结。治宜健脾补肾，益气升提。药用菟丝子、煨狗脊、炒鸡内金、制川续断、炒潞党参、生黄芪、煨升麻各10 g，炒枳壳、炒谷芽、炒麦芽、柴胡、炒山药各9 g。每日1剂，水煎服。服5剂后，阴吹明显减少，腰痛亦痊，再服7剂，多年顽疾痊愈。(《裘笑梅妇科临床经验选》，浙江科学技术出版社，1984)

2. 妙法绝招解析：阴吹的病因主要有中气下陷、肝气郁结、肠胃燥结、湿停中焦4个方面，其总的病机正如《医学顾问大全·妇人科》云："谷气不能上升清道，复不能循经下走后阴，阴阳乖僻，遂使阴户出声。"此案患者形体消瘦，面色㿠白，头晕目眩，腰部酸坠，脘腹胀垂等，实属脾气虚弱、中气下陷所致，苔薄腻、脉沉细为微有湿郁。由于中气下陷日久，波及肝肾，故患者有腰脊酸软等症。根据"陷者举之"的原则，方用补中益气汤化裁。去白术、陈皮、当归防其性温助热，加炒山药、炒鸡内金、炒谷芽、炒麦芽以健脾益气为法则，以菟丝子、煨狗脊、制续断补益肝肾，强健腰脊，全方主旨使清气上升，浊阴下降，升降有序，则阴吹自愈。

（三）瘀血阻滞，气道不利（张璐医案）

1. 病历摘要：一仆人之妇，经闭3个月。少腹痛贯彻心，而阴吹不已。与失笑散一服，瘀血大下，遂不复作。又治一贵妇，小产后寒热腹痛，亦病阴吹。与山楂炭、糖为丸。用伏龙肝煮水澄清。煎独参汤送9 g，一服结粪大下。再进，瘀血续行而愈。始悟猪膏发煎，实为逐瘀而设也。(《古今医案按》，中医古籍出版社，1999)

2. 妙法绝招解析：《金匮要略》云"胃气下泄，阴吹而正喧，此谷气之实也，猪膏发煎导之。"然本案例患者阴吹似与谷气盛实，胃气旁走阴道之理不符，是由瘀血所致。从其闭经，少腹痛贯彻心来看，实属瘀血阻滞，气道不利使然。故予失笑散，瘀血大下，遂不复作，效如桴鼓。产后病机可归纳为3个方面：一为津血损伤，二为瘀血内阻，三为外感六淫或饮食房劳所伤。例2患者产后病寒热腹痛，亦病阴吹。此因气血不足，复感外邪，血瘀于内导致阴阳失调，

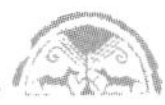

气机不利而病阴吹，治宜益气健胃，活血祛瘀。取山楂炭、糖为丸以温中健胃，消积导滞，活血行瘀。《本草便读》云“伏龙肝……具土之质，得火之性，化柔为刚，味兼辛苦。其功转入脾胃，有扶阳退阴散结除邪之意。”故以伏龙肝煮水澄清煎独参汤，而使气充血行，结散邪除，气机顺畅而阴吹自愈。由此悟出，猪膏发煎实为逐瘀而设，使之经络疏通，气血各归其道之意。

（四）脾胃气虚，气走前阴（李祥云医案）

1. 病历摘要：蔡某，女性，32岁。于3个月前行人工流产术，术后因工作忙未能休息。结果以后常常有气体从阴道内排出，初始病不重亦未重视，以后渐至增多，气出有声，无法控制，而去某西医医院就诊。经妇科检查未见异常；白带常规检查未查出滴虫、真菌，无明显异常。给予高锰酸钾粉冲洗，并给予洁尔阴泡腾片阴道给药，无好转，经人介绍来我处治疗。症见：阴道时有排气，面色不华，神疲乏力，大便秘结。舌淡，苔薄白，脉细。妇科检查：外阴经产式；阴道畅，无异常；宫颈轻糜；子宫体前倾位，正常太小，附件无异常。白带常规检查：未见异常。平素月经量中，色红，无血块，无痛经。诊断为阴吹。

证属脾胃气虚，气走前阴。治宜健脾益气，佐以通便。药用党参、全瓜蒌（切）、黄芪各12 g，陈皮、大腹皮、白术、白芍、柴胡、升麻、当归、生地黄、熟地黄、火麻仁各9 g。每日1剂，水煎服。并用蛇床子、苦参、百部各15 g，白鲜皮12 g，野菊花9 g。煎水外洗。嘱治疗期间忌房事，忌食辛辣刺激之物，适当休息，劳逸结合。服7剂后，阴吹明显减少。为巩固疗效，原方继服7剂。经净后病情又有所反复，以后又用原方治疗2周病愈，随访3个月未复发。(《李祥云治疗妇科病精华》，中国中医药出版社，2007)

2. 妙法绝招解析：阴道内时有气体排出，并有响声如矢气状，称“阴吹”。本病应与矢气相鉴别，两者均有气排出，且有声，但前者之气来自于阴中，后者之气来自于后阴，并且有矢臭。阴吹产生病因有三：脾胃气虚；内热便结，胃气下泄；痰湿下法，气随湿下。参合四诊，本病患者人流后未休息好，脾胃气虚，中气不足，运行无力，腑气不循常道，从前阴而出致阴吹。《医宗金鉴·妇科心法要诀》云“妇人阴吹者，若气血大虚，中气下陷者，宜十全大补汤加升麻、柴胡，以升提之。”故本病治疗上以补中益气汤为基础，补中益气升阳举陷。方中黄芪益气为君，党参、白术健脾益气，共收补中益气之功；陈皮、大腹皮理气；当归、白芍、熟地黄补血；升麻、柴胡升举下陷清阳；加火麻仁、全瓜蒌以润肠通便，并用清热、燥湿、解毒、止痒之蛇床子、苦参、百部、白鲜皮、野菊花等药外洗，故效速捷。

（五）阳明腑实，气走前阴（王少华医案）

1. 病历摘要：姚某，女，28岁。宿有中脘胀痛之疾，每发于急躁之后。大便干结，三五日一行，便后则腹胀痛缓解。胃纳尚可，惟近两个月来，阴中矢气频转，簌簌有声，脉沉缓，舌质红，苔白。诊断为阴吹。

证属阳明腑实，气走前阴。治宜通便泻实，气归故道。药用火麻仁15 g，海南子、苦杏仁、枳实片、锦纹大黄（后入）、焦谷芽、麦芽各9 g，川厚朴、广木香各6 g。每日1剂，水煎服。服3剂后，阴吹即止。2年后又发作1次，仍用上法治疗后，未再发。(黑龙江中医药，1986，1)

2. 妙法绝招解析：阴吹之证，仲景责之谷气实。尤在泾释云：“谷气实者，大便结不通，是以阳明下行之气，不得从其故道，而乃别走旁窍也。”是谓大便不通，阳明之气不能从后阴出，积于肠中，而另行出路。故宜通下行气，遵仲景之法，应手而愈。

（六）血虚肠燥，矢气不通（王少华医案）

1. 病历摘要：张某，女，30岁。大产四月余，大便秘结，时旬日一临圊，便后下血色鲜，肛门作痛，腹下胀痛，面色萎黄少华，脱发较多，或有心悸，眩晕，夜寐欠安。继之阴中出气有声，迄今已三个月而无休止。询得产后失血过多，口虽渴而饮水无多。舌偏红，苔薄白，脉沉而涩。诊断为阴吹。

证属血虚肠燥，矢气不通。治宜养血润燥，通肠理气。药用全瓜蒌30 g，柏子仁15 g，郁李仁、熟地黄各12 g，当归身、黑玄参、杏仁泥（去皮尖）、松子仁、广陈皮、玄明粉（冲服）各9 g。每日1剂，水煎服。服3剂后，大便已得畅通，质转软，未闻阴吹声，便血亦减。前方去杏仁、松子仁、元明粉，加远志、朱茯神各9 g，水灯心3尺。续服3剂，阴吹未再复发。（黑龙江中医药，1986，1）

2. 妙法绝招解析：本案亦因大便秘结而发阴吹，但与前例有虚实之别。产后失血量多，血虚胃肠津液失濡而致秘结。大便秘结旬日一行，谷气不得下泄，逼走前阴，发为阴吹。虚秘宜补宜润，故用五仁丸加味以润下之。

（七）脾肾气弱，阳气下陷（王少华医案）

1. 病历摘要：肖某，女，40岁。神情疲惫，面色㿠白，气短懒言，胃呆少纳，头晕，心悸，腰府酸楚，膝软乏力，阴中簌簌有声如矢气然，稍劳则剧，带下色白质稀，溲频量少，少腹胀坠，肠鸣漉漉，大便溏薄。脉象细弱，舌淡，苔白。诊断为阴吹。

证属脾肾气弱，阳气下陷。治宜补肾健脾，益气升阳。药用补骨脂、煨白果、潞党参各12 g，炙黄芪、焦白术、炙升麻、菟丝子、广陈皮各9 g，淡吴茱萸、北五味子各3 g。每日1剂，水煎服。服3剂后，阴吹已减其半，大便间日而行，先硬后溏，少腹胀坠亦有起色，神情渐振，谷食稍增，脾肾之气来复。惟带下尚盛，再参固涩之品。前方去吴茱萸，加牡蛎30 g，金毛狗脊15 g。再服3剂后，阴吹即止。（黑龙江中医药，1986，1）

2. 妙法绝招解析：本案阴吹而见大便溏薄，则非谷气实，乃由脾肾气弱，阳气下陷所致。肾司二便，肾阳亏虚，肾气不固，于是在后阴为肾泄，前阴为阴吹。肾气本虚，当益后天以补先天，故方用四神丸合补中益气汤出入而奏效。

（八）脾肾阳虚，胃气前泄（王少华医案）

1. 病历摘要：葛某，女，48岁。三年前汗出当风，邪从皮毛而入，内舍于肺，以致咳嗽频作。始则掉以轻心，未予施治，邪无从出，由咳而喘，且又新增阴吹之疾。胃纳欠馨，大便如常，稍劳则喘增，腰酸。诊脉沉细，舌淡，边有齿痕，苔白。诊断为阴吹。

证属脾肾阳虚，胃气前泄。治宜健脾温肾，和胃理气。药用熟地黄、淮山药、云茯苓各12 g，山茱萸、核桃肉10 g，冬白术9 g，北五味子、炙升麻、淡附片各6 g，肉桂3 g。每日1剂，水煎服。服5剂后，阴吹大有好转，继服5剂而愈。以后增入手太阴经药以治喘。（黑龙江中医药，1986，1）

2. 妙法绝招解析：患者年近5旬，肾气已衰，感寒入肺，时久入肾，以致肾阳不足，肾弱不司二阴，故用肾气丸加减。温补肾阳而愈。

（九）气滞血瘀，谷气前泄（龙锦焜医案）

1. 病历摘要：杨某，女，28岁。连续3次刮宫后，出现阴道时而簌簌有声，每日发作6～7次，其爱人屡有耳闻，且以手试之有风吹感。伴少腹胀闷不舒，经行腹痛腰胀，经色紫且夹块。饮食、二便、性欲皆正常。服用猪膏发煎、四物汤、六味地黄汤等方药100多剂，仍无好转。面色红润，形体壮实，语声有力，但两眼下睑黯黑，舌心及尖边有散在瘀点，脉弦。诊断为阴吹。

证属气滞血瘀，谷气前泄。治宜行气活血，调理谷道。方选王清任少腹逐瘀汤加减。药用延胡索、没药、当归、川芎、蒲黄、五灵脂、牛膝各10 g，小茴香3 g。每日1剂，水煎服。服3

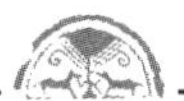

剂后，自觉少腹胀闷消失，阴道响声减少。效不更方，前后共服 15 剂，诸症尽除。随访 2 年，未见复发。（广西中医药，1987，5）

2. 妙法绝招解析：阴吹病因，近代学者论述颇多，临床以中气下陷，气血大虚，阴虚便燥比较多见。本例两眼下睑黯黑，舌心及尖边有瘀点，而断为瘀血留滞，故以少腹逐瘀汤收效，可见阴吹之治重在辨证。

（十）气血不足，胞宫受寒（武宵英医案）

1. 病历摘要：吴某，女，25 岁。月经将净，感受风寒，遂觉从阴道有冷气吹出，有声如矢气。平素经来量多，色淡。少腹隐痛，喜得温按，手足发冷，大便稀，舌质偏淡，苔薄白，脉细。诊断为阴吹。

证属气血不足，胞宫受寒。治宜益气养血，温经散寒。药用黄芪、当归各 15 g，桂枝、白芍、焦白术、炒艾叶各 9 g，吴茱萸、炮姜、炙甘草各 6 g，细辛 3 g。每日 1 剂，水煎服。服 3 剂后，阴吹即止。继以益气健脾养血调经之剂以善其后。（山西中医，1994，1）

2. 妙法绝招解析：本例病机与《金匮要略》所论谷气实相悖。患者由受阴寒之邪所袭而发病，以养血、温经散寒之法而治愈。女子以血为本，而少阴、厥阴经脉与胞宫有密切关系，故用当归、白芍，佐桂枝、艾叶、炮姜以温养胞宫，更用细辛、吴茱萸祛除少阴、厥阴之寒邪，俾胞宫得以温养，阴寒之邪得以祛除而病愈。

（十一）湿热阻滞，气机失常（刘路军医案）

1. 病历摘要：赵某，女，27 岁。剖宫产后，贪凉饮冷，渐觉前阴出气有声，如放屁然，无臭气，初则每日 2～3 次、近半个月，每日达 10 余次，其爱人及家人均言闻及。就诊时，伴头昏头重，口苦口黏，纳差，恶心，脘腹作胀，神疲乏力，大便干结，小便黄短，舌红，苔黄腻，脉细弦。诊断为阴吹。

证属湿热阻滞，气机失常。治宜清热利湿，兼理气机。方选黄连温胆汤加味。药用竹茹 15 g，枳实、法半夏、云茯苓、陈皮、厚朴、车前子、炒谷芽、麦芽各 10 g，黄连、生甘草各 5 g。每日 1 剂，水煎服。服 3 剂后，阴吹已消除，湿热诸症减轻，仍有恶心纳少，苔黄腻，继服 10 剂，诸症自愈。（江西中医药，1993，2）

2. 妙法绝招解析：本例阴吹，根据患者兼见口苦口黏，纳差、恶心，舌红苔黄腻，而辨证湿热阻滞中焦，气机升降失常。故用黄连温胆汤清利湿热，加厚朴、谷芽、麦芽等以理腑气，原则在于辨证论治。

（十二）血虚气亏，阴道失荣（俞瑜医案）

1. 病历摘要：刘某，女，17 岁。半年来，患者自觉前阴时有气流排出，哔然有声，旁人亦能闻。始每三五日作一次，继则日作多次，尤以劳累后和经净后为甚，虽强忍而依然发作。患者自以为羞，而休学在家。曾服“猪膏发煎”50 余剂，症状非但无效反益甚，且增大便滑泄、气短懒言。面色萎黄，精神不振。疲乏无力。纳差便溏，小便清长。月经 14 岁初潮，量少，色淡黯，无块。舌淡白，体胖嫩，脉细弱无力。妇科检查，外阴脂肪组织较少，处女膜完整。阴道壁及盆底组织松弛。排除前庭肛门、直肠阴道瘘。身体较为消瘦，体重 17 kg。自述素有鼻出血倾向，半年来发作频繁，且每次量较前多。

证属血虚气亏，阴道失荣。治宜补气益血，养荣升提。方选十全大补汤加味。药用炙黄芪、淮山药各 24 g，淫羊藿 12 g，紫河车、党参、当归身、炒白术、熟地黄各 12 g，杭白芍、肉桂心、云茯苓、炙甘草、制首乌各 9 g，川芎、升麻、柴胡各 6 g。每日 1 剂，水煎服。服 3 剂后，阴吹近几日未发作。纳馨便畅，夜尿减少。方既中病，无须更张，以原方续服 7 剂，精神大振，

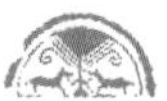

食饮如常，阴吹未再发作。（内蒙古中医药，1989，1）

2. 妙法绝招解析：张仲景《金匮要略》首载阴吹病名及其证治。“胃气下泄，阴吹而正喧此谷气之实也，猪膏发煎导之。”后世于治法多有发展，并不死板固守仲景之方。而强调因证施治。本例患者素有失血史，气血亏损，阴道无以荣养而闭合不全，前医拘泥于仲景之方，药证不合，所以不效。《医宗金鉴妇科心法要诀》云“妇人阴吹，若气血大虚，中气下陷，宜十全大补汤加升麻、柴胡以升提之。”故遵此加味而收效。

三、文献选录

阴道经常有气排出，状如放屁，自己无法控制，严重时簌簌有声，连续不断，这就是中医所说的“阴吹”。本病多指阴道壁和盆底组织松弛及一些神经官能症。常发生于身体虚弱，精神抑郁，气机不畅的经产妇。产后阴吹人群比较多，西医认为这是由于自然生产甚至人流均会引起弹性纤维断裂，萎缩，使得肌肉松弛，以至于在摩擦的过程中产生大量气体。许多患者由于感到羞耻，不敢向丈夫或医生诉说，所以就医者远较实际患者为少，因而临床上似为少见。但医学界把阴吹与阴道松弛已等同起来。阴吹这个病名，出自《金匮要略·妇人杂病脉证并治》。指阴中时有排气如矢气之状，甚或带有响声的证候。多因脾运不健，湿浊痞塞中焦，或肠胃燥热，腑气不通逼走前阴，或因痰湿停聚引起。脾运不健者，兼见胃脘痞闷，面色㿠白，气短乏力，治宜益气升清，调理脾胃，方用十全大补丸加升麻、柴胡；肠胃燥热者，兼见大便秘结不通，排气声音响亮，连续不绝，治宜润肠通便，五仁丸；痰湿者，兼见带下量多，胸脘痞满等，治宜除痰燥湿，健脾和胃，方用橘半桂苓枳姜汤加白术。

经验良方选录

1. 当归、白术各90 g，山药、杜仲各60 g，羊肉30 g，糯米500 g。药研细末，米研成粉，羊肉捣烂与药共捣成饼，晒干研为细末，炼蜜成丸，每服10 g，每日3次。主治血虚型阴吹。

2. 丹参、川续断、益母草各30 g，赤芍、乌药、当归、延胡索、小茴香各12 g，五灵脂、干姜、蒲黄（包煎）各10 g，川芎、肉桂各6 g。每日1剂，水煎，服2次。主治气滞血瘀型阴吹。

3. 党参、黄芪各30 g，当归18 g，升麻、白术、陈皮各12 g，甘草6 g。随症加减：阴虚加熟地黄。阳虚加附子、肉桂、炮姜。每日1剂，水煎，服2次，6剂为1疗程。主治阴吹。

4. 麦芽30 g，茯苓20 g，当归、白芍各15 g，柴胡、木香、香附、白术、何首乌、枸杞子、甘草各10 g，薄荷5 g，生姜3 g。每日1剂，水煎，服2次。主治肝气郁结型阴吹。

5. 山药、薏苡仁、乌梅各30 g，白芍20 g，甘草15 g，当归、党参各9 g，花椒、黄柏、桂枝、干姜各6 g，黄连、细辛各4.5 g。每日1剂，水煎，服2次。主治胃实型阴吹。

6. 黄芪、狗脊、巴戟天、菟丝子、覆盆子、白芍、白术各9 g，五味子、甘草梢各6 g，升麻、肉桂各3 g。每日1剂，水煎，服2次，6剂为1疗程。主治阴吹。

7. 土茯苓、麦冬、龙胆、鸡冠花各12 g，玄参、生地黄、当归、柴胡、黄芩、车前子（包煎）各10 g，甘草6 g。每日1剂，水煎，服2次。主治肝经湿热型阴吹。

8. 枳壳40 g，炙黄芪30 g，薏苡仁20 g，炙甘草18 g，白术12 g，红参10 g，升麻、柴胡各6 g。两日1剂，水煎，服2次。主治脾气虚弱，中气下陷型阴吹。

9. 熟地黄、山药、附片（先煎）各20 g，牡丹皮15 g，山茱萸12 g，茯苓、泽泻各10 g，肉桂（研末冲服）3 g。每日1剂，水煎，服2次。主治肾阳不足型阴吹。

10. 党参、黄芪各30 g，白术、当归各10 g，陈皮6 g，炙甘草5 g，升麻3 g。每日1剂，水

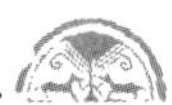

煎，服 2 次。主治脾胃气弱型阴吹。

11. 猪板油250 g，人发30 g。人发用清水洗净污垢，放猪油中同煎，发消油熔后，去渣分两次服。主治胃热肠燥型阴吹。

12. 茯苓12 g，半夏10 g，枳实9 g，陈皮6 g，桂枝、生姜各5 g。每日 1 剂，水煎，服 2 次。主治脾胃气虚型阴吹。

第六节　其他女阴病

一、病证概述

本节选录阴道发热、缩阴、女阴皮肤剧痛 3 例，其病证概述从略。

（一）阴道发热：肝经湿热，下灼阴道（范光和医案）

1. 病历摘要：曹某，女，34 岁。自觉阴道发热年余，性交后加重，时有腰部发热，月经提前，经血较多，白带黄稠而多、味臭，小便黄，舌淡红苔白腻，脉象濡数。

证属肝经湿热，下灼阴道。治宜清肝泄热，利湿化浊。方选龙胆泻肝汤加减。药用车前子(包煎)、当归、墨旱莲各15 g，炒黄柏、黄芩、柴胡、泽泻、苦参、女贞子各10 g，龙胆、生甘草、木通各6 g。每日 1 剂，水煎服。服 3 剂后，阴道发热减轻，白带少。效不更方，再服 2 剂，发热消失，性交后仍有感觉。以丹栀逍遥散调理善后而愈。(云南中医杂志，1991，3)

2. 妙法绝招解析：足厥阴肝脉绕行阴器，带多黄稠，味臭，脉濡而数，当为肝经湿火，火热下趋，所以阴道发热。龙胆泻肝汤专清肝经湿火，药证相符，所以见效捷。

（二）缩阴：寒风侵袭，经络拘急（言庚孚医案）

1. 病历摘要：魏某，女，45 岁。天气严寒，田间劳作，汗出解衣，因而受寒。归家即觉不适，晚食未进便睡，极畏寒，夜半抖颤不已，双被不温，旋现肢厥，屈伸不利，少腹拘痛，恶心欲呕，约半时许，阴阜出现紧缩，拘紧内引，小便时出，汗出如洗，自觉阴阜空洞，时有冷气冲出，不安之至。切脉细微，舌苔白润，身倦神疲，言食如常。

证属寒风侵袭，经络拘急，治宜温经祛寒，通络缓急。方选当归四逆加吴茱萸生姜汤，每日 1 剂，水煎服。服 3 剂后，遂告全安，未另服药。(《言庚孚医疗经验集》，湖南科学技术出版社，1980)

2. 妙法绝招解析：本例表现奇特而典型，当属罕见。缩阴之证男子多见，偶有妇女发病者，以乳房紧缩，少腹疼痛，烦躁欲死，十分紧急为特点，其病因为肝经虚寒所致。故以当归四逆加吴茱萸生姜汤治之。颇类三阴直中之象；又其证所患部位，与男子缩阴证同，治法谅亦无异。不过俗传妇人缩阴多指乳房缩入，至于阴阜抽搐牵引者则极为少见也。

（三）女阴皮肤剧痛：肝气郁结，中气下陷（方连法医案）

1. 病历摘要：刘某，女，21 岁。半个月来感外阴周围皮肤疼痛，但无红肿热痒，伴小腹下坠。5 日前患部疼痛加剧，呈针刺样，小腹下坠尤甚。并有胸胁胀痛、头痛、目眩、耳鸣、烦躁、纳减乏力等。检查发育营养中等，巩膜无黄染，面颊稍红、唇干。舌质淡、苔薄白，脉弦大无力。心肺肝脾无异常。妇科检查：外阴肤色正常，已婚经产式，未见子宫脱垂，附件（—）。

证属肝气郁结，中气下陷。治宜补虚升陷，疏肝解郁，方选张锡纯升肝舒郁汤加味。药用炙黄芪60 g，龙骨18 g，当归、山茱萸各12 g，生乳香、生没药、知母各10 g，川芎6 g，柴胡5 g。每日 1 剂，水煎服。服 4 剂后，诸症消失，继服逍遥散加减 3 剂，以善其后。(陕西中医，1982，4)

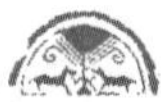

2. 妙法绝招解析：本例即中医妇科之阴痛证。早在《诸病源候论》就有记载："其风邪乘气冲击而痛者，无疮但疼痛而已。"《医宗金鉴》专列"阴痛证治"一节，认为是："由肝热伤损肝脾，湿热下注所致，宜内服逍遥散加牡丹皮、栀子；外以四物汤料合乳香捣饼，纳阴中，其痛即定。"遣方用药与之相似。

第九章　子宫疾病

第一节　子宫脱垂

一、病证概述

子宫脱垂（uterine prolapse）是指子宫从正常位置沿阴道下降，宫颈外口达坐骨棘水平以下，甚至子宫全部脱出于阴道口以外，常合并有阴道前壁和（或）后壁膨出。阴道前后壁又与膀胱、直肠相邻，因此子宫脱垂还可同时伴有膀胱尿道和直肠膨出。子宫脱垂与支持子宫的各韧带松弛及骨盆底托力减弱有关，因此多见于多产、营养不良和体力劳动的妇女，发病率为1%～4%。

二、妙法绝招解析

（一）肾气内匮，中虚气弱（何子淮医案）

1. 病历摘要：蒋某，38岁。生育三胎，最后一产未满月，上山负薪，当晚即感阴中有物作顶，次日晨起好转，未加重视，又去田间劳动，后发现阴户中有物凸出。经当地卫生院诊治，症状悉减。未得休歇，阴挺又复，几经医院手术整复，至施用丁字带，行走站立仍感重坠不适。大小便时，有鸡冠样物露出阴外。脱垂多年。诊断为阴挺。

证属肾气内匮，中虚气弱。治宜补中益气，升提固涩。方选补中益气汤加味。药用枳壳30 g，党参、炙黄芪、焦白术、熟地黄炭各15 g，刺猬皮12 g，升麻9 g，山茱萸肉、乌梅炭、柴胡各6 g，炙甘草5 g。每日1剂，水煎服。并另用枳壳60 g煎汁坐浴。经上方治疗半月余，阴中脱垂物还纳，虽仍有重垂之感，但从事轻微家务无妨。嘱续以补中益气丸每日24 g，分两次吞服，作长期巩固调理。一年后患者来杭，诉及旧疾，参加劳动后仍有物自阴中脱出，但睡后能自行纳还。(《何子淮女科经验集》，浙江科学技术出版社，1982)

2. 妙法绝招解析：子宫脱垂是经产妇的常见疾病，都是起于产后养息不慎，一旦致病则甚难复原。本证治以补中益气升提固涩，能改善症状，缓解病情，减轻痛苦，但总难以根治。特别是对病程已久，年龄较大的经产妇，疗效更不易巩固，故现代医学有主张采用手术根治的，必要时可考虑采纳。

（二）身体虚弱，胞络松弛（朱小南医案）

1. 病历摘要：毛某，35岁。产后过早起床，蹲地洗衣，突感下部垂胀，子宫脱出，后即卧时缩上，立时脱垂，腰酸带下，精神疲惫。产后阴挺已三个月。检查为子宫Ⅱ度下垂，面色苍白，腰酸膝软，脉虚弱，舌淡多苔。诊断为阴挺。

证属身体虚弱，胞络松弛。治宜补中扶正，升提固托。药用生黄芪15 g，党参，淮山药、焦白术、丹参、熟地黄各9 g，新会皮、白芍、升麻、五味子、炒枳壳各6 g。每日1剂，水煎，早晚分服。另外用熏洗方：蛇床子、炒枳壳各12 g，川黄柏、金银花、五倍子各9 g。服1周后，子宫已上升，惟步行时尚有垂坠感，腰酸肢楚。治宜固肾益气，巩固疗效。药用黄芪、杜仲、川续断、狗脊、丹参各15 g，陈皮、升麻、白术、白芍、五味子、炒枳壳各6 g。服6剂后，阴挺已愈，垂坠感消失。刻感纳食不解，略有腰酸。治宜固肾健脾。药用金樱子、狗脊、杜仲、茯苓、黄芪、丹参各12 g，白术、新会皮、白芍、炒枳壳、紫苏梗、佩兰各6 g。服1周善后（《朱小南妇科经验选》，人民卫生出版社，1981）

2. 妙法绝招解析：阴挺，民间名“落袋”。清代陆以恬《冷庐医话》记浙语名“鱼袋”。因子宫脱垂，其形状如袋，所以江浙两地的病名相似。本症宋时《妇人良方》有记载，名“阴挺下脱”。究其病因，为身体虚弱，中气不足；肾气不固，胞络松弛所致。盖脾为后天之本，气血之源，脾气虚弱，纳运不健，则中气不足；肾为先天之本，并系胞，肾气受损，胞络松弛，子宫易脱垂。产后未曾满月，过早操劳，或患咳嗽，以致腔压骤增，为引起发作的诱因。治疗以补脾肾，升提固阴为主，惯用成方为补中益气汤，该方偏于补中气，对肾虚未能兼顾，而本症患者无有不腰酸者，下垂越深则腰越酸，说明胞络与肾经有密切联系，本例治疗乃脾肾兼顾。党参、黄芪、白术、陈皮补中气，杜仲、续断、狗脊、五味子益肝肾，另用升麻以升提固托；丹参、枳壳并用，对本症亦有卓效。据近代实验，能使宫体收缩，促进子宫的血液循环，改善局部营养，从而使子宫韧带恢复韧性。至于子宫脱垂后，宫体与衣裤等摩擦，表层易致破碎而受感染，引起肿痛、糜烂和白带增多，此种症状即薛己《女科撮要》所云：“肝经湿热”。一般可服龙胆泻肝汤（《局方》：龙胆、柴胡、泽泻、车前子、木通、生地黄、当归尾、栀子、黄芩、甘草），并用熏洗方医治，候湿热症状消失，自行调养升陷。

（三）中气下陷，无力系胞（孙朗川医案）

1. 病历摘要：吴某，女，58岁。15年前第三胎分娩后，因外邪犯肺频作阵咳，症状迁延半个月，继之自觉前阴坠感，有物突出，后经调治痊愈。月余前因溃疡病出血后体力衰弱，宿疾复发，稍事劳作，即见阴中脱出如梨，伴小腹空坠，神疲肢软，少气懒言，腰酸，带下量多不臭。脉弱，舌淡红，苔薄白。诊断为阴挺。

证属中气下陷，无力系胞。治宜补中益气，益肾固摄。药用龙眼膏（分冲）30 g，党参、金樱子各24 g，芡实18 g，黄芪、枸杞子各15 g，白术、升麻各9 g，陈皮、当归、炙甘草各6 g。每日1剂，水煎，早晚分服。服3剂后，阴中脱出物已收，带下锐减，脉舌如旧。续服3剂。带下净止，少腹坠感消失，能做轻微家务，舌苔如旧，脉较有力。嘱服龙眼膏巩固疗效，避免过劳，以防复发。（《孙朗川妇科经验》，福建科学技术出版社，1988）

2. 妙法绝招解析：患者病起产后阵咳频作，经产褥期调治痊愈。现年近花甲，肾气渐衰，月前又发溃疡出血，气随血脱，宿疾复作。互参脉症，拟为气虚无力系胞。方以党参、黄芪、白术、升麻补气升提；龙眼膏、当归甘温补脾养血；枸杞子、金樱子、芡实益肾固摄止带；陈皮理气。共奏补气升提之功。复诊时治疗虽已收效，然本病症属慢性，常见过劳则发，难以断根。故嘱继服龙眼膏巩固疗效，并注意劳逸结合，以防复发。

（四）脾气下陷，无力系胞（哈荔田医案）

1. 病历摘要：刘某，28岁。于两年前二胎产后，因不善调养，满月刚过即强力持重，过度操劳，逐渐觉有物下坠于阴道之中，稍卧可自行纳入，时好时犯，也未及时就医。近半年来日渐加重，痛苦不堪。并伴见气短乏力，腰酸腹坠，小便频急，带下如注，间有阴道出血。经妇科检查，谓子宫Ⅱ度脱垂，并宫颈糜烂。因畏惧手术，改就中医治疗。面白不华，脉来虚缓，舌淡苔白。诊断为阴挺。

证属脾气下陷，无力系胞。治宜升阳举陷、益肾固脱。药用野党参、炙黄芪各18 g，金毛狗

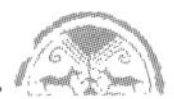

脊（去毛）、桑寄生、淮山药、炒薏苡仁各15 g，川续断、海螵蛸各12 g，绿升麻、北柴胡、炒枳壳、蕲艾炭、贯众炭各9 g。每日 1 剂，水煎，早晚分服。另用蒲公英24 g，金樱子、炒枳壳各12 g，蛇床子、黄柏、石榴皮各9 g，小茴香、乌梅、五倍子各6 g。布包，煎水，坐浴，熏洗，每日 2～3 次。并嘱卧床休息，服 6 剂后，体力精神均有恢复，阴挺亦略见内收，白带减少，下血已止。舌脉如前。再拟前方加减再进。药用党参18 g，炙黄芪、金毛狗脊（去毛）、桑寄生各15 g，金樱子、女贞子、补骨脂、海螵蛸各12 g，益智仁、炒枳壳各9 g，绿升麻、北柴胡、五味子各6 g。上方出入，治疗半个月，病情已有起色，宫体仅在下午有轻度脱下，小腹重坠消失，带下尿频仅有。谁料昨日月经来潮，诸症又复举发，惟程度已较既往为轻。正值经期，拟益气养血，补肾固冲。药用炙黄芪、野党参各15 g，全当归、炒杜仲、桑寄生、金樱子、女贞子、鹿角胶（烊化冲服）各12 g，五倍子、炒枳壳、北刘寄奴各9 g，绿升麻6 g，西红花、广木香各3 g。服 4 剂后，阴挺已内收，面色红润，脉来沉缓，惟腰酸乏力，带下尿频。仍守升阳益气，脾肾两固之法为治。药用党参、炙黄芪、炒枳壳各15 g，川续断、桑寄生、炒杜仲、女贞子、桑螵蛸各12 g，炒白术9 g，绿升麻、北柴胡各6 g。外用蛇床子、石榴皮、苏木、金樱子、五倍子各9 g，茴香、吴茱萸各6 g。布包，煎水，坐浴熏洗。服 5 剂后，子宫已收归原处，未再脱出，月事亦基本正常。精神食欲均感良好，嘱服归脾丸半个月，每日早晚各6 g，白水送下，以资巩固。（《哈荔田妇科医案医话选》，天津科学技术出版社，1982）

2. 妙法绝招解析：本病与分娩用力，气虚下陷，房事不节，湿热下注等因素有关。阴脱的发生以脾虚气弱，肾气不充为主要病因，如劳力过度，便秘强下，产中用力，湿热下注等，皆属诱因。若无脾肾气虚之素质，则虽有上述种种因素，也不致引起发病。正如张山雷云："此症虚弱者时有之，正是下元无力者所致。"对本病的治疗，每用补益脾肾之法。因脾主升提，又主肌肉，脾虚升举无力，统摄失司，肌肉失养，无力系胞；肾为冲任之本，肾虚则冲任不盛，带脉失约，下元无力，不能维系胞宫，遇有其他因素，即可导致子宫脱垂。由于盆底肌肉松弛，子宫韧带支持作用减弱，从而导致子宫脱垂。临床脾虚为主者，治宜益气升陷，兼予固肾，多用补中益气汤加味。肾虚为主者，则宜温阳补肾，补益气血，多用大补元煎化裁；湿热下注所致者，也每于健脾益肾中，兼予清利湿热。此病须着眼于虚，着手于补，以增强体质，加强盆底组织的支持作用为原则，治法关键在于掌握病机，始终不移。本案子宫Ⅱ度脱垂，腹坠腰酸，带多尿频，阴道出血，证属脾虚气陷，带脉失约。初用补中益气汤加狗脊、桑寄生、续断、山药等，健中益气，固肾涩脱；又加薏苡仁、海螵蛸利湿止带；艾叶炭、贯众炭兼予止血。药后体力精神恢复，阴挺亦略见内收，白带减少，下血已止，病情好转。故去止血药。因值经期，治宜益气养血，补肾固冲。加鹿角胶温润助阳，佐升麻升举下陷之气，深符"虚者补之""陷者举之"之旨，因得速效。再予养血调经，经止则仍本初意，继进补虚升陷之剂，遂获痊愈。其间病情虽有反复，但始终谨守病机，锲而不舍。

（五）气虚下陷，湿热下注（裘笑梅医案）

1. 病历摘要：张某，59 岁。绝经已 5 年，原有内脏下垂史，近半年，子宫脱垂较前严重，每遇疲劳，子宫脱落于阴道口外，休息与平卧后亦不易自行回纳，现用宫颈托，行走不便，带下色黄。妇检：阴部局部红肿，黄水淋漓，有并发溃疡之势。自觉腰酸腿软，小便短赤，形体消瘦，面色萎黄。脉细弦舌质偏红，苔薄。诊断为阴挺。

证属气虚下陷，湿热下注。治宜补肾托举，佐以清利。药用生黄芪、金樱子、炒杜仲各15 g，土茯苓、生地黄、熟地黄、山茱萸、苦参、淮山药各10 g，牡丹皮、升麻、柴胡、泽泻各9 g。每日 1 剂，水煎，早晚分服。外用黄柏9 g，紫苏叶6 g，煎汤乘热先熏后洗外阴部，早晚各1次。嘱其卧床休息。服5剂后，带下、腰酸：小便均明显好转，子宫脱垂，亦未出现。嘱其前方继用7日，可适当增加活动。以后用知柏地黄丸与补中益气丸交替治疗3个月，能担负一定的家务劳动。(《裘笑梅妇科临床经验选》，浙江科学技术出版社，1984)

2. 妙法绝招解析：《医宗金鉴·妇科心法要诀》云"妇人阴挺，或因胞络伤损，或因分娩用力太过，或因气虚下陷，湿热下注。"阴脱的主要病机是冲任不固，提摄无力。在治疗上通常用益气升提：补肾固托之法，但对宫体常脱出在阴道口外，引起感染发炎，出现阴部红肿热痛，黄水淋漓，并发溃疡者，轻者可在益气补肾剂中加入清热利湿药；重者应先用龙胆泻肝汤，清热泻火解毒以治其标，待炎症痊愈后，再用升提固托以治其本。患者素体中气不足，年老体虚，肾气亦衰，不能维系胞宫，带脉失约，而致子宫脱垂，宫体经常脱落于阴道外，引起感染。乃肾虚湿热所致，故用六味地黄汤合补中益气汤加外用药而获良效。

(六) 情志郁结，气虚脱陷（江化甫医案）

1. 病历摘要：张某，女，34岁。患者初感少腹坠胀，腰骶部酸痛，小便频数，阴道如有物堵。之后阴道突出一物，形如鸡冠花，行动时感到疼痛，时有渗血淋漓，病已两个月。

证属情志郁结，气虚脱陷。治宜升提解郁，除湿收涩。方选加味逍遥散。药用昆布、升麻、杭白芍各10 g，柴胡、青皮、白芷、绵马贯众各6 g。每日1剂，水煎，早晚分服。外用蛇床子、枯矾各10 g，乌梅、白芷、瓦楞子、地龙各6 g，雄黄3 g，麝香0.5 g。诸药混合，共研极细末。先用荆芥穗、鸡冠花、蛇床子各30 g，白芷、昆布各10 g，水煎，趁热熏洗患处，后撒药粉。每日早晚各熏洗两次，撒药粉两次。服5剂后，渗血即止，阴道下垂物亦逐渐消小。又按上法治疗月余，病愈。(《中医医案医话集锦》，甘肃人民出版社，1981)

2. 妙法绝招解析：阴脱的发病原因，不外是中气下陷，冲任不固；或劳力过度，损伤胞络，失于固摄所致。证之临床，主要有气虚、肾虚之分。虽然也有湿热证，但临证常见的，多为堕出后擦伤或溃烂引起黄水淋漓、阴部肿胀、发热、口渴、尿赤而痛。这些症状，很少在发病初期出现，足见湿热并不是致病的主因。其脱出程度有轻、中、重之别。轻者坠物在阴道之中，中者部分脱出，重者可完全脱出。治疗时，根据"虚者补之""陷者举之"的原则，以补气升陷为主，配合熏洗方法，则获效显著。本案阴脱加鸡冠花，行动时感到疼痛，时有渗血淋漓，证属情志郁结，感受湿热，气虚脱陷。治宜升提解郁，除湿收涩。内服加味逍遥散，配合外洗并撒药粉处理局部症状，标本兼顾，守法治疗月余而获效。

(七) 气虚下陷，不能收摄（言庚孚医案）

1. 病历摘要：郭某，女，39岁。产后，因操劳过早，导致阴内有物脱出，自觉下腹坠垂，腰部酸胀，心悸气短，神疲肢乏，劳后加重，休息则轻。延已二十余载，加剧一年，甚则阴中外脱之物不能自收，务须手托方能送回，局部烧灼样疼痛，阴道时有白液外流，曾经某医院检查，诊断为"Ⅱ度子宫脱垂、合并子宫颈炎"。屡给冲洗及上"宫托"等疗法，局部疼痛减轻，白液流出亦少，但他症未愈。诊视脉象缓细，舌质淡，苔薄白。

证属气虚下陷，不能收摄。治宗《内经》"陷者举之"之则，以益气升提为主，方选补中益气汤合枳实散。药用西党参、北黄芪各12 g，当归身、正柴胡、山楂肉各10 g，广陈皮、炙甘草各6 g，绿升麻3 g，鲜生姜3片，大枣5枚。另取枳实散12 g，开水冲服，每日二次，每次6 g。经用上述方药治疗十日，阴道内脱出之物明显回收，腰腹垂坠胀痛大减，尚能操持家务，但于解便或咳嗽时，下垂坠重胀仍著，前已见效，上述方药再治十日，阴内脱出之物，悉已回收，诸症尽愈。追访，上次治后，病愈体健，恢复日常之劳动，14年未复发。(《言庚孚医疗经验集》，湖南科学技术出版社，1980)

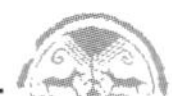

2. 妙法绝招解析：本病经某医院妇科检查，外阴部轻度水肿，阴道内有少量白色黏性分泌物，宫颈及部分宫体脱出阴道口外，借助外力可复收，宫颈轻度糜烂，色红，稍充血，诊断为Ⅱ度子宫脱垂合并子宫颈炎。中医学称为“阴挺”，又称阴脱、阴㿗、阴菌或阴痔，俗名“茄子疾。”本病多见于产后，故一般又叫“产肠不收”。如果坠于生产时的称为“盘肠产”。本例病起生产之后，过早劳力，气虚下陷，不能收摄所致，治宗《内经》“陷者举之”之则，投以补气升提方药，治之甚验，其制法是取枳实 500 g 麸炒后，焙黄、研成细末，瓶封备用，每次 6 g，开水冲服，一日二次，据言老经验，此方有通升气血，盖举胞宫之功，用治阴挺一证，与补中益气汤配合，相得益彰，收效尤著。

（八）肾气亏损，中气下陷（李祥云医案）

1. 病历摘要：肖某，女，72 岁。生育 5 胎，在生第 5 胎后因感冒未休息好，而致子宫脱垂，现已数年，有时休息后能自行回纳，现年老，一年来一直未能回纳，由于摩擦脱出之宫颈而溃破流水。舌苔薄，脉细。诊断为子宫脱垂溃疡。

证属肾气亏损，中气下陷。治宜益气升提，清解敛疮。药用黄芪 30 g，党参 15 g，熟地黄、茯苓各 12 g，升麻、柴胡、山茱萸各 9 g。每日 1 剂，水煎服。并外用黄芪、芙蓉花各 15 g，党参、五倍子、金银花各 12 g，艾叶、升麻、黄柏各 9 g，明矾 6 g，薤白 5 根。水煎，先熏后洗。洗后用纱布覆子宫溃破处，一般洗 20 分钟。经上述治疗 2 周，子宫溃疡面基本愈合，以后随访已顺利手术，伤口未出现感染，伤口愈合好。(《李祥云治疗妇科病精华》，中国中医药出版社，2007)

2. 妙法绝招解析：患者生育过多，胞脉胞络冲任脉损伤，现年事已高，冲任脉更虚，肾气亏损，摄纳失固而子宫脱垂，子宫脱于阴户之外，摩擦损伤而溃破，邪气入侵，湿热下注而流水。今用经验方“升提洗方”先熏后洗，益气升提，加用金银花、芙蓉花、黄柏清解燥湿，敛疮生肌；明矾与黄柏可燥湿收干。同时配用益气补血升提之药内服，内服与外洗方合用，增强益气升提之功，扶助正气，故收效迅捷。黄芪还能托疮生肌，溃疡疮疡每用之，且应重用，常用量 15～60 g。

（九）中气下陷，湿热内注（匡继林医案）

1. 病历摘要：张某，女，70 岁。原有阴挺，前因外感咳嗽用力而复发。妇检：子宫脱垂轻Ⅱ度。四诊合参：屡孕多产，劳累后易发，平素神疲乏力，气短言微，面色少华，动则易汗，舌淡苔薄，边有齿印，脉细软。

证属中气下陷，湿热内注。治当补中益气。药用煅牡蛎 30 g，炒党参、生黄芪、云茯苓各 12 g，炒白术、菟丝子、覆盆子、丹参各 9 g，炙升麻 6 g，荷蒂 7 只。每日 1 剂，水煎，早晚分服。并嘱卧床静养。服 7 剂后，子宫基本回复（成Ⅰ度），下腹、会阴痛胀感已消失大半，胃纳较增，自汗亦少，大便结，舌淡苔薄，脉细。方既应手，守法再进。生黄芪 15 g，炒党参、云茯苓、全瓜蒌各 12 g，炒白术、丹参、覆盆子、金樱子各 9 g，陈皮、炙升麻、柴胡各 6 g，荷蒂 7 只。嘱卧床静养。服 10 剂后，子宫下垂基本复原。自觉腰酸和会阴、下腹痛胀皆除。精神振，胃纳旺，活动自如。舌淡苔薄，脉缓。上方再进 10 剂以资巩固。(本书主编，待刊)

2. 妙法绝招解析：《类证治裁》云“妇人阴中挺出数寸，如菌如芝，因损伤胞络，或临产用力所致。以升补元气为主，补中益气汤。”或言：阴挺用补中益气汤，此乃常法，不足为谈。但是常法在处方用药、医嘱等细微之处，医者临床各有心得。一般常习用补中益气汤，但处方时多重视黄芪、升麻之升提功用。笔者以为柴胡一物不仅有轻清升散又有疏泄退热抗菌之功，因此在临床上是一味实症、虚症均可运用的药物，与升麻相配，因其升提阳气而相得益彰，使宫颈有回复之力；与参、芪为伍益气加升提，一托一提。现代药理证实，柴胡能促进平滑肌收缩；对细

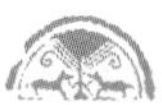

菌、病毒有良好的杀伤作用，因此，其在治疗阴挺中的作用值得重视。再者《本草求原》言荷蒂有“安胎、止崩、健脾”之功，而且还有扩张血管、增加血液循环作用，与丹参同用，有利于脱垂的子宫回复。笔者还认为阴挺患者，除用药治疗外，嘱其卧床静养十分重要，尤在病之初起，若服药不已又劳作不停，则几乎无效。总之，阴挺之治，中医内服外治均以Ⅱ度为限，Ⅲ度之症当以手术更为简捷有效，此乃中、西医各有所长，各有所宜也。

二、文献选录

（一）子宫脱垂的预防方法

1. 产前预防：分娩时，过早下迸、急产、滞产，尤其是困难的阴道手术产都有可能使子宫韧带、子宫旁组织和骨盆底肌肉与筋膜过度伸展或撕裂。产后如不注意保健，这些组织的“产伤”恢复不良，将影响子宫支托，成为日后子宫脱垂的主要因素。产后如经常仰卧，由于支持组织松弛，子宫常向后倾。子宫后倾的结果使子宫轴与阴道轴一致，为子宫脱垂创造了条件。产后如过早参加重体力劳动，或有慢性咳嗽、习惯性便秘，或长期从事蹲、站工作，迫使腹压增加，引起子宫向下移位，子宫肌下垂。多发生于晚年；或在绝经后方始加剧，这是因为年老后，雌激素水平下降，子宫支持组织萎缩和缺乏张力的缘故。同样道理，体质虚弱或先天性盆底组织发育异常的妇女，即使年轻、未婚、未孕亦可发生子宫脱垂。子宫下垂牵拉腹膜、韧带及盆底组织必然引起腰酸和下坠感，并在行走和劳累时加重。病情较重时，自觉似有块物从阴道脱出，久站、咳嗽、排便或劳动时块物更脱出，卧床休息后回缩变小。随着病情的进展，脱出块物逐渐增大，并且不再自动回缩，必须用手推纳，最后，甚至一站起来就脱在外面。脱出的块物即子宫颈，由于长期暴露在外，经常受到摩擦变肥大、易破损、感染或溃烂而分泌血性脓样液体。子宫脱垂时，使膀胱变位和尿道受压，常伴尿频、排尿困难、尿潴留或尿失禁。子宫脱垂后，由于血液循环发生障碍，子宫郁血，往往月经过多。

2. 产后预防：子宫脱垂完全可以预防。关键在于接生人员应正确处理分娩过程，及时发现和仔细修补产道与骨盆底组织的裂伤；产妇本人应注意产时和产褥期卫生。分娩时，产妇一定要做到不过早和不过度用力下迸。分娩后，应充分休息；经常改变卧姿；注意营养，体质虚弱的更要注意调理；积极进行体操运动以锻炼骨盆底肌肉及腹壁肌肉；避免过早和过度操持家务与体力劳动。产后检查时，如果发现子宫复位不佳，要遵医嘱纠正。至于患有慢性咳嗽及习惯性便秘的妇女，应积极治疗。治疗子宫脱垂的方法很多。脱垂程度轻，可采用针灸、中药外用和内服、子宫托等综合治疗。脱垂程度重，惟有手术解决。

（二）子宫脱垂病因分析

1. 分娩损伤：是子宫脱垂发病的主要原因。分娩，尤其是难产、第二产程延长或经阴道手术助产，易造成宫颈、宫颈主韧带、子宫骶韧带和盆底肌肉的损伤，若分娩后支持组织未能恢复正常，就容易发生子宫脱垂。

2. 腹压增加：产褥期产妇多喜仰卧，且易并发慢性尿潴留，子宫易成后位，子宫轴与阴道轴方向一致，遇腹压增加时，子宫即沿阴道方向下降而发生脱垂。慢性便秘及咳嗽，腹水或腹型肥胖，都可使腹压增加，促使子宫脱垂。

3. 营养不良：营养严重缺乏可导致肌肉萎缩、盆腔内筋膜松弛，失去对子宫的支持作用。因营养不良造成子宫脱垂者，常伴有胃下垂、腹壁松弛等症状。

4. 衰老：卵巢功能减退导致雌激素分泌减少，使盆底支持组织变得薄弱、松弛，易发生子宫脱垂，或是使原来的脱垂程度加重。

5. 先天发育异常：未产妇发生子宫脱垂者，系因生殖器官支持组织发育不良所致。

（三）子宫脱垂临床表现

患者自觉腹部下坠、腰酸，走路及下蹲时更明显。轻度脱垂者阴道内脱出物在平卧休息后能自行还纳，严重时脱出物不能还纳，影响行动。子宫颈因长期暴露在外而发生黏膜表面增厚、角化或发生糜烂、溃疡。患者白带增多，并有时呈脓样或带血，有的发生月经紊乱，经血过多。伴有膀胱膨出时，可出现排尿困难、尿潴留、压力性尿失禁等。子宫脱垂为子宫沿阴道向下移位，根据脱垂的程度可分为3度：

1. Ⅰ度：指宫颈外口水平低于坐骨棘水平，未达到处女膜缘，宫颈及宫体仍位于阴道内。该程度子宫脱垂无须治疗，注意休息即可恢复。

2. Ⅱ度指子宫颈已脱出阴道口之外，而子宫体或部分子宫体仍在阴道内。但因包括范围过大，轻者仅宫颈脱出阴道口外，重者可因宫颈延长，以致延长的宫颈及阴道壁全部脱出阴道口外。Ⅱ度子宫脱垂又分轻、重两型：①Ⅱ度轻型子宫颈脱出阴道口外，宫体仍在阴道内。②Ⅱ度重型宫颈与部分宫体以及阴道前壁大部或全部均脱出阴道口外。

3. Ⅲ度指整个子宫体与宫颈已脱出阴道口外。

（四）子宫脱垂栓检查与诊断

1. 检查：嘱患者不解小便，取膀胱截石位。检查时先让患者咳嗽或屏气以增加腹压，观察有无尿液自尿道口溢出，以判明是否有张力性尿失禁，然后排空膀胱，进行妇科检查。首先注意在不用力情况下，阴道壁脱垂及子宫脱垂的情况。并注意外阴情况及会阴裂伤程度。阴道窥器观察阴道壁及宫颈有无溃烂，有无子宫直肠窝疝。内诊时应注意两侧肛提肌情况，确定肛提肌裂隙宽度，宫颈位置，子宫脱出重者需要还纳子宫后检查，然后明确子宫大小，在盆腔中的位置及附件有无炎症或肿瘤。最后嘱患者运用腹压，必要时可取蹲位，使子宫脱出再进行扪诊，以确定子宫脱垂的程度。

2. 诊断：根据症状、体征和盆腔检查即可诊断。诊断时需同时判定是否合并其他周围脏器膨出及有无并发症。

（五）名医论述选录

1. 哈荔田论述：子宫脱垂的发生与分娩用力、气虚下陷、房事不节、湿热下注等因素有关。临床所见，本病的发生以脾虚气弱，肾气不充为主要病因；如劳力过度，便秘强下，产中用力，湿热下注等，皆属诱因。因此倘无脾肾气虚之素质，则虽有上述种种因素，也不致引起发病。对本病的治疗，每予脾肾兼顾之法。因脾主升提，又主肌肉，脾气虚则升举无权，统摄失司，肌肉失养，无力系胞；肾为冲任之本，肾虚则冲任不盛，带脉失约，下元无力，不能维系胞宫，遇有其他因素，即可导致子宫脱垂。此与西医学认为盆底肌肉松弛，子宫韧带支持作用减弱，易致子宫脱垂之理，或相符合。临床脾虚为主者，治宜益气升陷，兼予固肾，多用补中益气汤加味；肾虚为主者，则宜温阳补肾，兼益气血，多用大补元煎化裁；倘由湿热下注所致者，也每于健脾益肾中，兼予清利湿热。总之，此病须着眼于虚，着手于补，以增强体质，加强盆底组织的支持作用为原则。（《哈荔田妇科医案医话选》，天津科学技术出版社，1982）

2. 朱小南论述：子宫脱垂病因，为身体虚弱，中气不足；肾气不固，胞络松弛所致。盖脾为后天之本，气血之源，脾气虚弱，纳运不健，则中气不足；肾为先天之根，并系胞，肾气受损，胞络松弛，子宫易脱垂。产后未曾满月，过早操劳，或患咳嗽，以致腹压骤增，为引起发作的诱因。治疗以补脾肾，升提固脱为主，惯用成方为补中益气汤。该方偏于补中气，对肾虚未能兼顾，而本症患者无有不腰酸者，下垂越深则腰越酸，说明胞络与肾经有密切联系，治疗乃用脾肾兼顾法。党参、黄芪、白术、陈皮补中气，杜仲、续断、狗脊、五味子益肝肾，另用升麻以升陷固托。丹参、枳壳并用，对本症亦有卓效。据近代实验，能使宫体收缩，促进子宫的血液循环，改善局部营养，从而使子宫韧带恢复韧性。至于子宫脱垂后，宫体与衣裤等摩擦，表层易致破碎而受感染，引起肿痛、糜烂和白带增多，此种症状即薛己《女科撮要》所谓“肝经湿热”。一般可服龙胆泻肝汤（《太平惠民和剂局方》：龙胆、柴胡、泽泻、车前子、木通、生地黄、当归尾、栀子、黄芩、甘草），并用熏洗方医治。候湿热症状消失，自行调养升陷。（《朱小南妇科经验选》，人民卫生出版社，1981）

3. 罗元恺论述：子宫脱垂是由于分娩所伤，如难产、产程过长，临产时努力太过，或产后缺乏休养，过早操劳，尤其是肩挑负重，提、吸井水以洗涤衣物等工作，容易诱发。加以素体衰弱，脾肾气虚，冲任受损，胞络弛纵，维系无力，以致子宫不固；或子宫虚冷，失于固摄，因虚而垂，因垂而脱，总属虚证。《景岳全书・妇人规》云“妇人阴中突出如菌如芝，或挺出数寸，谓之阴挺。此或因胞络伤损，或因分娩过劳，或因郁怒下坠，或因气虚下脱。”对本病的成因，述说得比较全面。治疗原则，总以补气固肾为主。至于脱出后受衣物的摩擦，宫颈宫体溃疡损破，以致发炎感染，黄水淋漓者，乃本病继发的证候，属于标病，古书称为湿热下注，其实不属本病的原因。临床调治：本病病机为中气虚陷，下元虚冷，胞络弛纵，维系无力，子宫因而下垂，初时可见下垂Ⅰ度，继而宫颈脱出阴户外之Ⅱ度，再进而可整个宫体脱出阴道外之Ⅲ度。由于本已素体虚弱，故可伴有神疲乏力，面色黄晦无华，腰膝酸软，短气头晕，口淡纳呆，夜尿频多，大便溏薄等全身症状。舌淡红或胖嫩，苔白，脉沉细弱。一派脾肾气虚之象。治宜补气健脾固肾，佐以敛涩升提，可用大剂补中益气汤加杜仲、菟丝子、金樱子。药用党参、黄芪、金樱子各30 g，菟丝子25 g，白术、杜仲各20 g，当归、升麻各15 g，炙甘草9 g，陈皮、柴胡各6 g。若年老阴虚，加熟地黄、山茱萸各15 g。大便秘结者，去升麻、杜仲，加肉苁蓉25 g，熟地黄20 g，枳壳15 g。大便溏泻者，去当归、菟丝子，加茯苓25 g，诃子12 g，乌梅 2 枚。曾用补中益气汤加入杜仲、菟丝子、金樱子等，疗效较好。但要维持疗效，必须多卧床休息，卧时以仰卧，并稍微垫高下体为宜。卧床休息，可以减少机体气力的消耗和地心吸力的影响，下体稍高，有利于子宫之回复。除内服药外，同时助以熏洗、温针等，收效迅捷。熏洗法处方：枳壳、蛇床子各30 g，五倍子15 g，白矾12 g。煎水乘热外熏，待药液热度适可时坐下浸洗。每日 2 次，熏洗后卧床休息，Ⅰ、Ⅱ度垂脱者，宜用油剂轻轻将脱出子宫颈体推入。温针疗法：选关元、肾俞、足三里、三阴交等穴毫针刺入，点燃艾条温灼针体，以有感应为度。此外，应适当增加营养，如鸡肉、牛肉、羊肉、鸡蛋等，不宜服食寒凉瓜菜汤等。脱出子宫如已溃疡感染，黄水淋漓者，宜先改服侧柏樗皮丸（《医学入门》）：樗根皮20 g，侧柏叶、白术、白芍各15 g，黄柏12 g，香附10 g，白芷9 g，黄连6 g。溃疡愈后，仍可服上述补中益气汤加味以调治。（新中医，1993，11）

4. 夏桂成论述：子宫脱垂由于肌肉裂伤，肌纤维断裂所致者，必须手术治疗；阴道前后壁膨出的治疗效果较子宫脱垂为差，亦需手术修补；对年老体弱，肌肉松弛，早婚多产，脾肾亏虚等所致子宫脱垂，单用内服药治疗，效果不理想。夏氏认为采取综合治疗措施，防治子宫脱垂及其反复发作效果较好，特别是对子宫脱垂Ⅱ～Ⅲ度者，尤为重要。临床应用的三种系列措施是：①熏洗法，乌头、五倍子各10～20 g，醋 60 mL。先将乌头、五倍子加水 1.5 kg，煮沸后，再文火煮 10 分钟，倾入预置的陶瓮（直径 22 cm，高 26 cm）内，事先加醋 60 mL，令患者趁热坐熏，一日 2～3 次，每次约半小时。用过的药液，可继续加醋使用，连续 4 次。注意事项：如无五倍子，可用乌梅代替；高温气候，注意烫伤，严寒期注意保暖；坐瓮的高度，以患者舒适为度；药渣药液应倾入粪缸内，防止牲畜误食中毒。②针灸，在熏洗法开始后，同时进行针灸治疗，每日 1 次，针上加灸，两组穴位交替使用。第 1 组穴位是：中极，三阴交（双）；第 2 组穴位是：曲骨，足三里（双）。上同组穴位均可加入维胞、子宫等穴备用。操作方法：中极、曲骨，以三进一退的烧山火的手法；足三里平补平泻；三阴交补法。灸法：针刺得气后，在留针期间，用针尾裹艾绒灸治，三壮为度，或艾条灸，以热为度。③乌及散阴道塞药：生川乌、白及各 10 g，共研细末和匀。以纱布包川乌白及粉剂 10～15 g，做成带线纱球，于熏洗针灸后塞入阴道深部。以后每隔 7 日换药 1 次，一般用药 5 次，塞药后熏、针可继续进行。如纱球掉出，可加大纱球，或增填纱布，务使药球固定在阴道深部。注意点：妊期、经期及子宫不规则出血时，不宜塞药。一般的宫颈炎，阴道炎未见出血者，不忌阴道塞药，但需加强观察，如有不适者不宜再用。在外治同时配合内服药，可改善机体状况，利于痊愈和巩固疗效。（《中医临床妇科学》，人民卫生出版社，1994）

（六）临床报道选录

1. 内服药疗法：

（1）孙淑莲用升麻牡蛎散治疗子宫脱垂 723 例：药用牡蛎 12 g，升麻 6 g。共研末，分 2～3 次空腹服下。子宫脱垂Ⅰ度、Ⅱ度、Ⅲ度患者分别服药 1 个月、2 个月、3 个月为 1 疗程，可连服 3 个疗程。少数患者于服药 1 周后出现下腹部轻微痛感，不必停药或减量。结果痊愈 529 例，好转 156 例，无效 38 例。（浙江中医杂志，1987，8）

（2）叶克义等用升提汤治疗Ⅰ度子宫脱垂 924 例：药用枳壳、茺蔚子各 15 g，浓煎成 100 mL，加糖适量。每瓶 500 mL（含升提汤 5 剂），每日服 100 mL，1 疗程服 6 瓶（30 剂）：结果显效 602 例（65.15%），有效 173 例（18.72%），有效率 83.87%，无效 149 例。服用补中益气汤 116 例，疗程、服法与升提汤同，结果显效 11 例（9.48%），有效 52 例（44.83%），有效率 54.31%，无效 53 例。（中西医结合杂志，1984，4）

（3）李治方用升麻治疗子宫脱垂 120 例：本组病程半年至 10 年，Ⅰ度脱垂 63 例，Ⅱ度 51 例，Ⅲ度 6 例。药用升麻（研末）4 g，鸡蛋 1 个。先将鸡蛋顶端钻一黄豆大圆孔，再将药末放入蛋内搅匀，取白纸蘸水将孔盖严，蒸熟后去壳内服。早晚各 1 次，10 日为 1 疗程，疗程间隔 2 日。治疗 3 疗程。结果治愈 104 例，显效 12 例，无效 4 例。（四川中医，1986，11）

（4）田世庆用收宫散治疗子宫脱垂 73 例：本组中Ⅰ度子宫脱垂 21 例，Ⅱ度 34 例，Ⅲ度 18 例。药用白胡椒、熟附片、龙眼肉、白芍、党参各 20 g。共为细末，加红糖 60 g，分 30 包。早晚空腹服 1 包，服前先服少量黄酒或 1 小杯白酒。15 日为 1 疗程。病较重者外加熏洗药（五倍子、椿皮各 100 g）。结果治疗 1 个疗程痊愈Ⅰ度 9 例，Ⅱ度 21 例，Ⅲ度 5 例；治疗 2 个疗程痊愈Ⅰ度 2 例，Ⅱ度 13 例，Ⅲ度 6 例；治疗 3 个疗程者 7 例，除 4 例显效外，3 例无效。总有效率为 95.8%。（陕西中医，1984，1）

（5）钱天相用益肾法治疗子宫脱垂 18 例：其中Ⅰ度脱垂 10 例，病程 1 至 10 余年；Ⅱ度脱垂 8 例，病程达 3 至 10 余年。药用党参、黄芪、川续断、桑寄生、煅龙骨、煅牡蛎各 15 g，升麻、柴胡、杜仲炭、车前子、黄柏各 9 g。每日 1 剂，水煎服。外用苦参、蛇床子各 15 g，黄柏 9 g。水煎洗。Ⅰ度脱垂服药 10～30 剂，Ⅱ度脱垂服药 20～45 剂，结果均治愈。（陕西中医，1982，1）

（6）秦继章用黄芪坤草汤治疗子宫脱垂 118 例：药用黄芪、益母草、枳壳、升麻、甘草各 10～15 g。每日 1 剂，水煎服。外用苦乌丸坐药（苦矾、海螵蛸、五味子、五倍子、冰片）；益母草固脱汤（益母草、枳壳、五味子）浓煎熏洗；针灸（重灸中极穴）；胸膝卧位；丁字带等法。

结果治愈 62 例，进步 27 例，无效 6 例，效果不明 23 例。子宫复位后 1 年内免体力劳动有利巩固疗效。(浙江中医杂志，1982，10)

(7) 陈珍治用固脱汤配合三子汤熏洗治疗子宫脱垂 100 例：党参、炙黄芪各 20 g，炒枳壳 18 g，菟丝子、鹿角（先煎）、当归、熟地黄、赤石脂、川黄柏、土茯苓各 10 g，绿升麻、春柴胡各 3 g。每日 1 剂，水煎分 3 次服。并用三子汤：蛇床子 50 g，五倍子、五味子各 30 g。每日 1 剂，水煎取液，熏洗患处。每次 20 分钟，每日 2 次。对照组 50 例，用潞党参、炙黄芪各 20 g，当归、白术各 10 g，陈皮 6 g，升麻、柴胡、甘草各 3 g。每日 1 剂，水煎分 3 次服。均 15 日为 1 疗程。用 1 个疗程，结果两组分别治愈 84、31 例，好转 12、11 例，无效 4、8 例，有效率 96%、84%（$P<0.01$）。(云南中医中药杂志，2001，1)

2. 针灸疗法：

(1) 文成泰用针刺久留针治疗子宫脱垂 87 例：Ⅰ组选穴。百会、气海、维道、大赫、足三里。Ⅱ组。百会、关元、子宫、横骨、太溪。两组交替使用，每日针 1 次，7 次为 1 疗程。1 个疗程未愈者，停 3～5 日，行第 2 疗程。操作方法：针尖向耻骨联合方向呈 45°角斜刺子宫穴，维道、气海、关元、大赫、横骨穴，均直刺，以患者阴道及子宫有向上收缩感为度。以捻转补泻法为主。针腹部诸穴得气后，令患者深吸气，收小腹，医者随即将大拇指向前一推，可增强子宫上提感。一般留针 2～3 小时。对病情轻、病程短、年龄小者留针 1～2 小时。同时配合重灸百会穴。一般治疗 1 次，子宫可恢复正常位置。治疗后以子宫托固定位置。针刺前必须排尿。治疗过程中避免重体力劳动和性生活。若宫颈或宫体合并感染者，可用蛇床子、白鲜皮、苦参等熏洗，待炎症消失后再用本法治疗。结果有效率达 91.9%。(陕西中医，1985，3)

(2) 冯行松采用针刺结合提肛法治疗子宫脱垂 43 例：交替取维胞（关元旁开 6 寸，双穴）、足三里和提托（关元旁开 4 寸，双穴）、三阴交，针维胞和提托穴要两侧同时进针，针尖微斜向下向腹正中线刺，以患者自觉子宫向上收缩为佳。强刺激，得气后，属患者反复做深吸气，使肛门和子宫尽力上提，留针 15～30 分钟。每日针 1 次，提肛 2 次。结果治愈 28 例，无效 15 例，治愈率 65%。(新中医，1993，7)

(3) 钱夕伍以芒针治疗子宫脱垂 111 例：其中子宫脱垂Ⅰ度 9 例，Ⅱ度 26 例，Ⅲ度 76 例。病程 3 个月至 46 年。主穴：维道、维胞、维宫。配穴：三阴交、阴陵泉、足三里等。取仰卧位，两腿屈曲。进针后沿腹股沟向耻骨联合方向透刺，深度一般在肌层与脂肪层之间。双侧同时进针，捻转、幅度、频率由小到大，由慢到快，以患者能接受为宜。当会阴部或小腹部有明显的由下而上的抽动感后即退针。每次取 1 主穴，每日 1 次。结果痊愈 90 例（占 81.08%），显效 12 例（占 10.81%），好转 9 例（占 8.11%）。以轻、中度脱垂和病程较短者的疗效较佳。(江苏中医杂志，1983，4)

(4) 高永清等采用穴位埋线加服中药治疗子宫脱垂 80 例：主穴。足三里、三阴交、提宫（骨盆闭孔耻骨下 5 分）；配穴：子宫、关元、中闸（中极穴旁开 2 分）、长强。妇科检查还纳子宫于正常位置后，每次选 2～3 穴，常规消毒，局部皮下麻醉，用 3 号羊肠线 1～1.5 cm 行穴位埋线。15 日 1 次，用 2～3 次。埋线第 1 日起，随症加服补中益气丸、龙胆泻肝丸等。并艾灸长强穴，每日 1 次，每次 15 分钟。结果治愈 64 例，有效 13 例，无效 3 例，治愈率 80%。(中国针灸，1995，4)

(5) 欧阳智鸿采用灸百会穴治疗子宫下垂 1 例：某女，24 岁。本年前分娩时发现子宫下垂，未治。二周前人工流产术后，子宫呈Ⅱ度下垂。自觉有坠胀感，行走及劳累后加重，伴纳差、乏力，精神欠佳。服补中益气汤 1 周未效。舌淡、苔薄白、脉沉细无力。此乃中阳不举，气虚下陷，无力系胞所致。取直径 2 cm，厚 0.4 cm 之附片 1 块，上置七分长艾条，隔附片灸百会穴，每次灸 3～4 壮，至头昏胀，再卧床休息片刻，立即感到轻松。每日 1 次。10 次告愈，未见复发。（四川中医，1990，9）

（七）经验良方选录

1. 内服方：

（1）枳壳（麸炒）、鲜椿树根、油树根各 15 g，炮穿山甲、夜明砂、乳香（布包）各 10 g。加水 500 mL，煎至 120 mL；二煎加水 300 mL 取液 120 mL，两液混合，加黄酒200 mL，红糖 100 g，隔水炖 15 分钟。中午、晚睡前分服，睡前将子宫托入阴道内，每日 1 剂，10 剂为 1 疗程。主治重度子宫脱垂。

（2）泽泻12 g，黄芩、山栀子、木通、车前子、生地黄各 9 g，龙胆、柴胡、生甘草各 6 g，当归 3 g。随症加减：腹胀下坠加黄芪。子宫脱出加升麻，重用柴胡。咳嗽加苦杏仁、桔梗。便秘去木通、车前子，加大黄。每日 1 剂，水煎，服 2 次，10 日为 1 疗程。主治未婚女子宫脱垂。

（3）党参、枳壳、山药各 15 g，枸杞子、熟地黄、杜仲、当归、山茱萸各 12 g，炙甘草、鹿角霜、升麻、益智仁各 10 g。每日 1 剂，水煎，2 次分服。主治肾虚型子宫脱垂，症见子宫脱出，小腹下坠，腰背酸痛，腿软，月经不调，小便频多，头晕耳鸣，舌质淡红，脉沉细。

（4）党参、白芍、龙眼肉、附片、白胡椒各 20 g，红糖 30 g。药研细末加糖和匀，分作 30 包，每日早、晚餐前服 1 包，服前饮黄酒 1 小杯。15 日为 1 疗程，服药期忌食生冷，避免疲劳。主治子宫脱垂。

（5）赤石脂（留 15 g，2 次冲服）30 g，生姜 18 g，当归 12 g，白芍、枳壳、吴茱萸、细辛、桂枝、木通、炙甘草各 9 g，大枣 15 枚。每日 1 剂，水煎两次，早晚分服。主治Ⅲ度子宫脱垂。

（6）益母草 30 g，枳壳 20 g，黄芪 15 g，人参、当归、白术各 10 g，陈皮 6 g，炙甘草 5 g，柴胡、升麻各 3 g。每日 1 剂，水煎两次，早晚分服。主治气虚型子宫脱垂。

（7）党参、黄芪、川续断、桑寄生、煅龙骨、煅牡蛎各 15 g，黄柏、车前子、杜仲炭、柴胡、升麻各 9 g。每日 1 剂，水煎，服 2 次。主治Ⅰ、Ⅱ度子宫脱垂。

（8）菝葜 60 g，天花粉、沙参、桔梗、木香、山药、土牛膝、白前各 30 g，山茄、土大黄各 15 g。每日 1 剂，水煎，服 2 次，3 剂为 1 疗程。主治子宫脱垂。

（9）牡蛎 12 g，升麻 6 g。药研细末，分 3 次饭前空腹服，温开水下，服药期禁止重体力劳动，Ⅰ度 1 个月为 1 疗程，Ⅲ度 3 个月为 1 疗程。主治子宫脱垂。

（10）黄芪 30 g，党参、桑寄生各 15 g，白术、当归、川续断各 9 g，升麻、柴胡各 6 g。水煎服。每日 1 剂，2 次分服。主治气虚型子宫脱垂。

（11）枳壳、茺蔚子各 15 g。每日 1 剂，水煎，早晚分服。1 个月为 1 疗程，服药期避免重体力劳动。主治Ⅰ度子宫脱垂。

2. 外治方：

（1）煅白矾 180 g，桃仁、酸荔枝、蜂蜜各 30 g，五味子、雄黄各 15 g，铜绿 12 g。蜂蜜、荔枝加水煎成珠状，余药研为细末，揉制成 12 g重丸，每取 2 丸，放入子宫后穹隆处，全休 3 日。主治子宫脱垂。

（2）白及 60 g，川乌、草乌各 30 g。药研细末，每取 1.2 g，装带线布袋内，塞入阴道后穹隆处，8 小时换药 1 次。主治Ⅰ、Ⅱ期子宫脱垂。

（3）蓖麻仁 10 g。药捣烂贴敷脐下关元穴处，纱布包扎，胶布固定，每日换 1 次。主治Ⅰ、Ⅱ期子宫脱垂。

（4）苦参、五倍子各30 g，黄柏、枯矾各15 g。水煎取液，坐浴阴部，10日为1疗程。主治子宫脱垂。

3. 食疗方：

（1）枸杞叶250 g，羊肉100 g，羊肾1只，葱白2个，粳米150 g，精盐适量。将羊肉洗净切块；羊肾剖开，去筋膜，洗净切块；葱白洗净切碎；粳米淘洗干净；枸杞叶洗净。锅内加水适量，先将枸杞叶煎煮去渣，再入羊肾、羊肉、葱白、粳米煮为稀粥，加盐调食。每日1剂，2次分服。主治肾虚型子宫脱垂。

（2）黄芪30 g，白术、柴胡各15 g，粳米100 g。将前3味水煎取汁，兑入粳米粥内即成。每日1剂，2次分服。主治气虚型子宫脱垂，症见子宫脱出，小腹下坠，精神疲倦，面色不华，心悸气短，尿多或失禁，白带量多，舌质淡，脉细无力。

（3）何首乌30 g，母鸡肉300 g，精盐、姜丝、高粱酒各少许。将何首乌用清水浸泡半日，再入洗净切块的鸡肉块，上笼蒸熟，调入精盐、姜丝、高粱酒，吃肉喝汤。每日1剂，2次分服。用治子宫脱垂、脱肛。

（4）党参、北黄芪各20 g，升麻10 g，猪瘦肉100 g，调料适量。将猪肉洗净切块，与党参、北黄芪、升麻一同入锅，加水炖1小时，调味，吃肉喝汤。每日1剂。2次分服。主治气虚型子宫脱垂。

（5）黄芪20 g，炒枳壳9 g，鲫鱼1条（300 g），精盐适量。先将鲫鱼宰杀，去鳞及内脏，洗净备用。黄芪、枳壳水煎去渣，再入鲫鱼煎煮至熟。加盐调味服食，每日1剂。主治气虚型子宫脱垂。

（6）预知子、棕树根各250 g，益母草60 g，升麻10 g，母鸡1只。鸡去肠杂，切成块与药共炖，分3次食鸡饮汤，服药后卧床休息1周。未愈再服。主治子宫脱垂。

（7）升麻4 g，鸡蛋1个。将升麻研末。鸡蛋开1小孔，放入升麻搅匀，外用湿棉纸封严，蒸熟食用。每日2剂，连服10日为1个疗程。主治气虚型子宫脱垂。

（8）巴戟天20 g，猪大肠头200 g，精盐适量。将猪大肠洗净，纳入巴戟天，加水适量，上笼蒸熟，加盐调服。每日1剂，连服4～5剂。主治肾虚型子宫脱垂。

（9）去壳鲜荔枝1000 g，陈米酒1000 mL。将荔枝浸入酒内，7日后即可饮用，每服1～2汤匙，早晚各1次。益气壮阳，活血补血。主治子宫脱垂。

（10）鳝鱼300 g，调料适量。将鳝鱼宰杀，去内脏，洗净切段，与调料一同入锅，加水炖食。每日1剂。补中益气。主治气虚型子宫脱垂。

（11）金樱子20 g，粳米100 g。先将金樱子水煎去渣，再入粳米煮粥食用。每日1剂，2次分服。主治气虚型子宫脱垂。

（12）枸杞子20 g，人参3 g，粳米100 g。共煮粥食用。每日1剂，2次分服。主治肾虚型子宫脱垂。

第二节　子宫颈炎

一、病证概述

子宫颈炎是生育年龄妇女生殖道最常见的疾病。有急性和慢性之分。临床以慢性子宫颈炎为多见，占已婚妇女的半数以上。病原体多为一般化脓菌，如葡萄球菌、链球菌、大肠埃希菌及厌氧菌等，亦可是淋病奈瑟菌、结核杆菌及滴虫、真菌、病毒等。子宫颈炎临床上以带下量多为主要症状。中医将本病归属于“带下病”的范围。古医书中把子宫颈称为“子门”“产门”。急性子宫颈炎多因分娩、流产时子宫颈裂伤，或手术时器械损伤子宫颈，病原体直接感染子宫颈，也可继发于子宫内膜炎或阴道炎。本病常与尿道炎、膀胱炎、阴道炎、子宫内膜炎同时发生。中医认为急性子宫颈炎多由经期、产后摄生不慎，或妇科手术损伤，或房事不洁，以致湿毒、病虫直犯胞宫；亦可湿热下注，湿热遏久成毒，以致子门（子宫颈）气血壅滞，化腐成脓而发病。慢性子宫颈炎可由急性子宫颈炎转来，但也有的并无急性炎症过程。由于子宫颈管内膜的柱状上皮薄，抵抗力弱，而且皱襞多，一旦病原体侵入后易于潜伏，不易根治，往往转变成慢性。病理变化主要表现为子宫颈糜烂、子宫颈肥大、子宫颈息肉、子宫颈腺体囊肿、子宫颈管炎等，其中以子宫颈糜烂最常见。另外子宫颈糜烂又表现为单纯型、颗粒型、乳头型。中医认为，慢性子宫颈炎发生的主要原因是湿邪为患；主要病机为任脉不固，带脉失约，胞脉血气失和；表现为子门局部气血壅滞，邪瘀致腐，或瘀积化热等病变。临床常见证候有脾肾两虚证、湿热蕴结证。

二、妙法绝招解析

（一）脾虚湿蕴，郁久化热（陈粹吾医案）

1. 病历摘要：王某，42岁。病已年余，带下量多，色黄白相兼，且有腥臭。小便短黄，口腻纳少。舌红，苔白腻微黄，脉濡数。

证属脾虚湿蕴，郁久化热。治宜健脾利湿，清热解毒。药用炒薏苡仁18 g，金银花、蒲公英、紫花地丁各15 g，赤小豆、土茯苓各12 g，生白术、清半夏各9 g，广陈皮（盐水炒）、黄柏各6 g。每日1剂，水煎服。服6剂后，带下大减，色白不黄，腥臭亦微。原方加海螵蛸（去壳炒黄）9 g。续服3剂，以清余邪。（《陈粹吾医案选》，安徽中医学院，1979）

2. 妙法绝招解析：本例子宫颈炎带下量多，色黄白相兼，且有腥臭。按其脉症，证属湿热邪毒下注。但其成因，始则由于脾虚湿蕴，郁久化热成毒；终则伤及奇经，带脉失固，以致精微秽浊杂下而不能自止。本为脾虚，标为湿毒，治宜标本兼顾。初诊既用白术、陈皮、半夏、薏苡仁健脾和胃化湿以治其本；又用金银花、蒲公英、紫花地丁、黄柏、赤小豆、土茯苓清热解毒利湿以治其标，其中黄柏专清下焦湿热，可引诸药直达病所。药后疗效显著。带下大减，知为湿热邪毒将尽，在大量寒凉通利之药中，加用一味性温固涩之海螵蛸，以固托带脉，而防精微之下泄，既不嫌其温，亦不畏其塞，则余邪可清，正气得安。其治法步骤与方药配合，可谓精当。

（二）湿瘀内阻，肌肤失养（刘越医案）

1. 病历摘要：某女，31岁。血样带下半月余，色暗，妇科检查发现宫颈糜烂。曾行冷冻术，现上半部光滑，下半部有出血点。体瘦弱。诊断为子宫颈炎。

证属湿瘀内阻，肌肤失养。治宜除湿化瘀，清热生肌。药用藤黄、五倍子、芒硝各等份为散，敷宫颈。涂药1次，赤带即止，后每周涂一次，一个月后妇科检查，宫颈已正常。（《刘越医案医论集》，学苑出版社，2008）

2. 妙法绝招解析：带下总属带脉失约，湿浊下注。本证带下无寒热征象，而宫颈糜烂、出血点应属湿瘀内阻、肌肤失养所致。治疗当以除湿化瘀生肌。藤黄、五倍子、芒硝相伍，局部外敷，可解毒祛瘀生肌，修复子宫黏膜。湿瘀去，黏膜复，则血带自止。此法用于带下较轻者，若病情复杂，应配合辨证内服药物治疗。

（三）肾阳虚怯，湿郁瘀积（班秀文医案）

1. 病历摘要：云某，30岁。月经周期基本正常，色量一般。平时带下虽多，色白黄，质稠如涕，偶或阴痒，腰脊及胃脘、胸胁胀疼，食纳不振，肢体乏力，大便正常，小便淡黄。脉虚细，苔薄白，舌质正常。妇检见宫颈肥大，糜烂，左侧附件增厚，第4、5腰椎突出，梨状肌损伤。诊断为子宫颈炎。

证属肾阳虚怯，湿郁瘀积。治宜温肾健脾，舒筋活络。药用淮山药、党参、云茯苓各15 g，熟附子（先煎）10 g，白术、益智仁、白芍、乌药、当归、泽兰各9 g，炙甘草6 g。每日1剂，水煎服。连服3剂后，带下已少，但略有燥热之感。脉沉细，苔薄白，舌脉正常。仍守上方，去附子之辛热，加骨碎补15 g。连服3剂，腰痛减轻，脉细，苔白黄，舌尖红。恐温药过用，转用淮山药、鸡血藤、骨碎补各15 g，熟地黄、云茯苓各12 g，泽泻、牡丹皮、川续断、当归、白芍、大枣各9 g。服2剂后，腰胁疼痛减轻，带下正常，苔薄白，舌质正常。仍以温肾活血之法以固本。药用党参15 g，熟附片（先煎）10 g，白术、云茯苓、白芍、当归、川芎各9 g。连服3剂而愈。（《班秀文妇科奇难病论治》，广西科学技术出版社，1989）

2. 妙法绝招解析：肾主水，脾主湿，脾肾阳虚，以致带脉失约，则水湿下注而为带下。结合妇科检查有宫颈肥大，显系既有阳虚的一面，又有湿浊郁滞，以致胞脉瘀积的一面，故用温肾健脾之法以治本，药用熟附子、党参、茯苓、白术、益智、白芍、乌药、当归、山药等，期在恢复元阳。复用泽兰、鸡血藤、骨碎补等品，活血通络，标本同治。阳虚带下之治，当视脾肾阳虚和湿盛之程度酌情选用辛热之附子、肉桂与温补之党参、白术，且勿化火燥伤津液，酿生湿热。

三、文献选录

慢性宫颈炎，是妇科疾病中最为常见的一种疾病。经产妇女较为多见。临床主要表现为白带增多，呈乳白色或微黄色，或为黏稠状脓性，有时为血性或夹杂血丝。一般通过妇科检查不难诊断。宫颈局部多表现为子宫颈肥大、子宫颈管炎、子宫颈腺体囊肿及子宫颈鳞状上皮化生等。常因急性宫颈炎治疗不彻底，病原体隐藏于宫颈黏膜内形成慢性炎症，多见于分娩、流产或手术损伤宫颈后，病原体侵入而引起感染。慢性宫颈炎的病原体主要为葡萄球菌、链球菌、大肠埃希杆菌及厌氧菌。目前沙眼衣原体及淋病奈瑟菌感染引起的慢性宫颈炎亦日益增多。此外，一些病毒如单纯疱疹病毒也已成为常见病原体。

（一）子宫颈炎的临床表现

1. 白带增多：有时为慢性宫颈炎的惟一症状。通常为黏液或脓性黏液。有时分泌物中可带有血丝或少量血液，也可有接触性出血。由于白带的刺激可引起外阴瘙痒。

2. 疼痛：下腹或腰骶部经常出现疼痛，有时疼痛可出现在上腹部、大腿部及髋关节，每于月经期、排便或性生活时加重，尤其当炎症向后沿子宫骶韧带扩展或沿子宫阔韧带底部蔓延，形成慢性子宫旁结缔组织炎，子宫颈主韧带增粗时疼痛更甚。每触及子宫颈时，立即引起髂窝、腰骶部疼，有的患者甚至可引起恶心，影响性生活。

3. 膀胱及肠道症状：慢性子宫颈炎可通过淋巴道播散或直接蔓延波及膀胱三角区或膀胱周围的结缔组织，因而膀胱一有尿液即有便意，出现尿频或排尿困难症状，但尿液清澈，尿常规检查正常。有些病例，炎症继续蔓延或经过连接子宫颈及膀胱三角区、输尿管的淋巴径路，发生继发性尿路感染。肠道症状的出现较膀胱症状为少，有的患者在大便时感到疼痛。

4. 其他症状：有月经不调、痛经、盆腔沉重感等。

（二）名医论述选录

1. 夏桂成论述：子宫颈炎，大多属慢性病变，有相当的顽固性。一般轻度的，患者极易忽略，来门诊诊治的，多是中度以上者。中西医治疗的方法很多，近期效果较好，但不易巩固。我

们认为对本病同样要应用辨病与辨证相结合的方法，局部病变的辨证极为重要。根据局部的病变，基本上分为三型。红肿糜烂者为湿热证型；乳头状、颗粒状为血瘀证型；光红易出血者为阴虚火旺证型。治疗上首先用枯矾合剂（又名Ⅰ号方），儿茶15 g，白及、枯矾各10 g，五倍子9 g。共研细末备用。腐蚀创面2～3次，清洁糜烂面。再根据局部不同证型进行施治。乳头状和颗粒状的血瘀证型，常用含有硇砂、硼砂腐蚀作用较强的Ⅱ号粉（蛤粉30 g，章丹、雄黄各15 g，乳香、没药、儿茶各10 g，冰片2.4 g，硼砂1.5 g，硇砂0.6 g。共研细末备用）。湿热阴虚证型者，多用含有龟甲粉和钟乳石修复作用较大的Ⅲ号药粉（蛤粉30 g，钟乳石24 g，冰片、章丹、雄黄、龟甲粉各15 g，乳香、没药各6 g。共研细末备用）。湿热阴虚又兼血瘀证型者，根据三者孰重孰轻而酌情选用Ⅱ号或Ⅲ号药粉。对糜烂面腐肉少呈光红者，常在Ⅲ号药粉中加入二黄散（黄柏、黄芩各等份。共研细末备用）。如属阴虚火旺，宫颈呈光红，易出血或接触性出血者，可用收敛止血养阴的Ⅳ号粉（海螵蛸30 g，冰片18 g，雄黄、龟甲各15 g，五倍子10 g。共研细末备用），以及江苏省中医院喉科的验方养阴生肌散〔生石膏12 g，明雄黄、大冰片、青黛、甘草各6 g，龙胆、蒲黄、黄柏、薄荷各3 g，西牛黄（按症加减）。研细末备用〕。辨病之后，根据局部病变再进行辨证论治，疗效自然提高。(《中医临床妇科学》，人民卫生出版社，1994)

2. 哈荔田论述：宫颈糜烂是妇科发病率较高的一种疾病。中医治疗该病主要采用宫颈上药法。临床报道治疗该病的配方很多，其治愈率在80%～96%，但重复使用时，疗效却不尽然。提高宫颈糜烂治愈率的措施有以下三方面：其一，注意上药前消毒阴道与宫颈，可做阴道灌洗及用新洁尔灭棉球消毒宫颈。其二，注意药粉的制作，应尽量研成极细末，以减少药物对局部的不良刺激，利于药物的吸收。其三，优化中药配方。曾治1例因重度宫颈糜烂而久不受孕的妇女，以珍珠粉、枯矾、乳香、没药、蛇床子、雄黄、硼砂、儿茶、血竭、梅片、麝香等药，研成极细末，隔日喷撒宫颈1次，经治疗，患者宫颈糜烂面缩小，后受孕生1子。(新中医，1995，2)

（三）临床报道选录

1. 王忠民用温通敛涩法治疗慢性子宫颈炎129例：药用土茯苓30 g，赤石脂15 g，乌药、丹参、乌梅、黄柏、萆薢、茯苓、青皮各12 g，通草、五倍子、肉桂、炙升麻各6 g。水煎2次，取汁400 mL，分早晚2次服。加减法：小腹疼痛，喜温喜按，小便频数等虚寒偏重者，重用肉桂，加香附；四肢怠惰，纳谷欠馨，便稀带多等偏脾虚者加人参、山药；胸闷不适，太息频作，情志抑郁等肝郁偏重者加柴胡、香橼皮；带下色黄，小溲热痛，阴部瘙痒等湿热偏重者加苦参、车前子。3个月为1个疗程。其结果为，用此法治疗各型均有效，总有效率98.14%，单纯清利湿热方对照组总有效率为81.39%，$P<0.001$，有显著差异。(中国医药学报，1991，2)

2. 陈丽娟等用加味蛇胆散治疗宫颈创面出血52例：药用蛇胆川贝散60 g，青黛、明矾、蒲黄炭各30 g，黄芪20 g，加少量冰片，以上各药分别碾碎过筛后混合消毒，外阴、阴道、宫颈常规消毒后，将药粉涂布于宫颈创面，再用有尾棉球塞入阴道，每日1次，直至止血。52例经本法治疗后显效者占92.3%，好转占7.7%，半年后复查痊愈40例。(中西医结合杂志，1990，5)

3. 黄永澄用中药治疗慢性子宫颈炎62例：药用黄氏宫颈Ⅰ号粉的配方为：青黛12 g，枯矾、儿茶各6 g。意在消炎清热，燥湿收敛，生肌护膜。Ⅱ号粉的配方为：胆矾、黄柏、冰片、乌梅各6 g，轻粉3 g，主要达到祛腐消肿、清热消炎、抗过敏之效。以上2组药物均研极细末，过100目筛，分装玻璃瓶密封备用，每次上药只需0.5～1 g。临床应用时根据宫颈病变程度分类上药，重度或颗粒状、乳头状糜烂者，先给Ⅱ号粉治疗，宫颈上药3～4次后改用Ⅰ号、Ⅱ号各等量混合粉，继续上药至宫颈表面平整，充血消失，转浅表糜烂后，换Ⅰ号粉治疗。单纯浅表糜烂者，直接用Ⅰ号、Ⅱ号混合粉或Ⅰ号粉治疗。共治疗62例，结果痊愈55例，显效4例，好转

3例，有效率100%。（江苏中医，1992，11）

4. 宋次莲等用宫宁散治疗子宫颈炎200例：药用冰硼散50支（6 g/支），紫金锭25支（10片/支），维生素C 50片（0.1 g/片），磺胺咪60片（0.5 g/片），上药共研制成粉末，再与冰硼散混匀备用。在治疗过程中，结合中医辨证论治内服参苓白术散加味，以调整脏腑功能，同时局部投用粉药，每日1次，7日为1个疗程，一般需1～2个疗程。宋氏观察200例，痊愈172例，近痊愈23例，好转5例，其疗效显著。（湖南中医学院学报，1993，3）

（四）经验良方选录

1. 内服方：

（1）炒山药、海螵蛸各180 g，白术、党参、生黄芪各120 g，车前子、瞿麦、萹蓄各150 g，当归、黄柏、苍术、没药、乳香、牛膝、琥珀各90 g，柴胡、陈皮各70 g，甘草60 g，肉桂30 g。药研细末，炼蜜为丸，每用6 g，以土茯苓30 g煎汤送服，每日3次，1个月为1疗程，每疗程间隔3日。主治慢性子宫颈炎。

（2）猪苓、土茯苓、赤芍、牡丹皮、败酱草各15 g，栀子、泽泻、车前子（包）、川牛膝各10 g，生甘草6 g。水煎服。每日1剂，2次分服。主治湿热下注型宫颈炎，症见带下量多，色黄或夹血丝，质稠如脓，臭秽，阴中灼痛肿胀，小便短黄，舌质红、苔黄薄，脉滑数。

（3）党参、白术、茯苓、生薏苡仁、补骨脂、海螵蛸各15 g，巴戟天、芡实各10 g，炙甘草6 g。水煎服。每日1剂，2次分服。主治脾肾两虚型子宫颈炎，症见带下量多，色白质稀，有腥味，腰膝酸软，纳呆便溏，小腹坠痛，尿频，舌质淡，苔白滑，脉沉缓。

（4）马齿苋3500 g，甘草500 g。水煎两次，去渣取液，浓缩成300 mL，加淀粉2000 g，制成丸粒，每服2 g，每日两次。再用白花蛇舌草、了哥王各50 g。加水浓煎，先熏后洗阴道，每日1剂，洗两次，10日为1疗程。主治慢性子宫颈炎。

（5）鱼腥草、蒲公英各30 g。每日1剂，水煎，2次分服，连服7剂为1个疗程。主治慢性子宫颈炎。

（6）金银花、蒲公英各15 g。每日1剂，水煎，2次分服。主治慢性子宫颈炎。

2. 外治方：

（1）煅月石90 g，雄黄18 g，轻粉9 g，冰片6 g，麝香1 g。药研末混匀，用温开水冲洗阴道后，再用带线棉球沾药粉1 g，塞入阴道后穹隆处，每日换1次。主治轻、中度子宫颈炎。儿茶、冰片、明矾各30 g。药研细末，加香油适量，调成稀糊状，用纱布圆球浸药，塞入子宫颈处，留线在外，3日换药1次。主治慢性子宫颈炎。

（2）人参膏干粉5 g，蛤蚧粉、铅丹各2 g，儿茶0.3 g，黄连素、乳香、没药各0.2 g，冰片0.1 g。药研细末，混匀后装入胶囊中，用1‰新洁尔灭冲洗阴道后，取胶囊2粒塞入宫颈处，隔日换1次。4次为1疗程。用药期禁止性生活，孕妇忌用。主治各型子宫颈炎。

（3）明矾60 g，红丹46 g，雄黄、钟乳石各15 g，儿茶12 g，乳香、没药各9 g，血竭7.5 g，蛇床子4.2 g，硼酸1.2 g，硇砂、冰片各1 g。药研末混匀加温开水调制成1 g重药丸，每日1粒塞入宫颈处，15日换1次。主治慢性子宫颈炎。

（4）黄柏、儿茶各20 g，苦参、丹参、血竭、蛇床子、青黛各15 g，雄黄、硇砂、冰片各3 g。共研细末，用1‰高锰酸钾溶液冲洗阴道，再用带线棉球沾药粉1 g，塞入宫颈处。隔日上药1次，5次为1疗程。主治中、重度慢性子宫颈炎。

（5）鲜桉叶5000 g，淀粉300 g。药用水煎两小时去渣滤液再浓缩成糊状，待温时加入淀粉搅匀，制成直径2.5 cm椭圆形药丸300粒，每晚临睡前取药1粒，加温水少许湿润，塞入子宫颈处。隔日换1次，4次为1疗程。主治子宫颈炎。

(6) 生石膏100 g，炉甘石、硼砂各60 g，人中黄50 g，山栀子、黄柏、青黛各20 g，冰片10 g。共研极细末，过筛后装“0”号胶囊中，每晚睡前取两粒塞入阴道后穹隆。经期停用，用药期禁房事，10日为1疗程。主治慢性子宫颈炎。

(7) 硼砂、玄明粉、青黛各50 g，黄柏25 g，樟脑20 g，冰片10 g，象皮5 g。药研末混匀，高温消毒，先用温开水冲洗阴道，再用竹板将药粉送入子宫颈处，后用带线棉球塞住药粉，隔日1次，5次为1疗程。主治慢性子宫颈炎。

(8) 败酱草20 g，泽泻12 g，生地黄、黄芪、黄柏、山栀子、木通、车前子各9 g，当归、柴胡、龙胆各6 g。药研细末，用温开水冲洗阴道后，取药粉30 g，用喷粉器直接喷至子宫颈处，每日1次。主治慢性子宫颈炎。

(9) 虎杖流浸膏、枯矾、猪胆汁各20 g。枯矾研末，与胆汁混匀，烘干后共研成粉，用窥阴器扩开阴道，以1%新洁尔灭拭净阴道分泌物，再用带线棉球沾药粉塞入子宫颈处，隔日换药1次。主治慢性子宫颈炎。

(10) 地榆粉50 g，熟明矾、磺胺粉各25 g，白及100 g。前3味药混匀。白及加水浓煎，去渣取液浓缩成100 mL，加入药粉中调成糊状，每次用3～5 g涂敷宫颈处，隔日1次。主治慢性子宫颈炎。

(11) 土茯苓、煅龙骨、苦参、黄芩、黄柏、大黄各20 g，紫草10 g，冰片6 g，黄连5 g。药研细末，每取2 g，用喷粉器喷洒至宫颈处。每日1次，10次为1疗程。主治慢性子宫颈炎。

(12) 苦参200 g，蛇床子150 g，黄柏、地肤子、明矾、五倍子、土茯苓、艾叶各120 g，花椒60 g，黄连40 g。药研细末，加水浓煎，取液冲洗阴道及宫颈。主治慢性子宫颈炎。

(13) 蛇床子、枯矾各9 g，冰片1.5 g。药研细末，用消毒纱布包成圆球状以温开水冲服阴道后，将药球塞入宫颈后穹隆处，留线在外。3日换药1次。主治慢性子宫颈炎。

(14) 金银花、五倍子、甘草各10 g。药研细末。用淡盐水冲洗阴道后，再用喷粉器将药粉喷于宫颈患处，每日1次，10次为1疗程。主治急性子宫颈炎。

3. 食疗方：

鲜蘑菇60 g，薏苡仁50 g，精盐、味精各适量。将蘑菇洗净切块，加入临熟的薏苡仁粥内，再煮3～5分钟，调味食用。每日1剂。主治慢性子宫颈炎。

第三节　子宫颈糜烂

一、病证概述

宫颈糜烂是一种很常见的慢性宫颈炎症。有些患者曾提出这样的疑问：宫颈糜烂如不治疗，整个宫颈会烂掉吗？其实，宫颈糜烂并不是真正的糜烂。它是由于患慢性宫颈炎症后，子宫颈深部组织存在的炎症不易被消除，宫颈表面的鳞状上皮因发生营养障碍而脱落，剥脱面逐渐被由颈管增生而来的柱状上皮所覆盖。由于柱状上皮非常薄，可以透见下面的血管及红色的间质，使糜烂面呈红色，与周围的正常鳞状上皮有清楚的界限。临床从糜烂面的面积大小分为轻、中、重三度。从宫颈糜烂的表现又可分为三型：单纯性糜烂多见于炎症初期，糜烂面被单层柱状上皮所覆盖，表皮比较平坦光滑；炎症继续存在，使子宫颈上皮过度增生，糜烂面凹凸不平，外观呈颗粒状，为颗粒型糜烂；如果腺上皮及间质增生显著，凹凸不平现象更加明显，呈乳头状，即为乳头

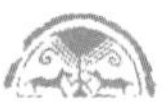

型糜烂。这三种类型可单独存在，也可交错共存。

二、妙法绝招解析

湿热蕴结，感染邪毒（班秀文医案）

1. 病历摘要：郑某，女，30岁。月经周期前后不定，量多少不一，色泽黯红而夹紫块，经将行，少腹、小腹胀痛剧烈，腰脊胀坠，经行之后则舒。平时带下量多，色泽白黄相兼，质稠腥秽，甚或如脓样，或夹血丝，性交之时常有胀痛之感。胃纳不振，大便溏薄，小便色黄。脉象濡缓，舌苔薄黄而润，舌质边尖有瘀点。经医院妇科检查：两侧附件增厚，宫颈糜烂Ⅱ度。

证属湿热蕴结于下焦，或感染邪毒，胞宫络脉受损，以致气血凝滞而导致湿瘀胶结之变。治宜清热利湿，解毒化瘀之法。仿四妙散配当归芍药散加减。药用鸡血藤、土茯苓各20 g，丹参、生薏苡仁各15 g，苍术、黄柏、杭白芍各9 g，全当归、怀牛膝、泽泻、甘草各6 g。每日1剂，水煎服。连服6剂。外用苍耳草、九里明、忍冬藤各20 g，蛇床子、绵马贯众各15 g，白鲜皮、白矾、黄柏各10 g。水煎，趁温冲洗阴道，每日1～2次。经过上方内服、外治之后，带下腥秽脓样减少。昨日月经来潮，色泽黯红，血块较上次少，少腹、小腹胀痛减轻。脉象虚弦，舌苔薄白，舌质边尖有瘀点。在经行之中，宜活血以调经。药用川杜仲15 g，当归12 g，川芎、白芍、茯苓、炒白术、益母草、川续断、炒山楂、大枣各10 g。每日1剂，水煎服，连服3剂。本次经行5日干净，色量较上个月为佳。脉象细缓，舌苔薄白，舌边尖瘀点未消。转用健脾渗湿，养血化瘀。药用鸡血藤、土茯苓各20 g，丹参、炒淮山药、芡实、炒薏苡仁、车前草、马鞭草、北黄芪各15 g，全当归、赤芍各9 g，甘草5 g。每日1剂，水煎服。连服6剂。带下量少，无脓样，无血丝。一周性交1次，已无胀痛之感。脉舌如上。药已见初效，效不更方，仍守上方再服6剂，每日1剂。胃纳正常，大便调和，精神良好。脉象缓和，舌苔薄白，舌质边尖瘀点减轻。经医院妇科检查：两侧附件压痛（＋），宫颈糜烂Ⅰ度。拟健脾益气，养血化瘀善后，缓图全功。药用北黄芪、鸡血藤、土茯苓各20 g，丹参、党参各15 g，炒白术、北刘寄奴、凌霄花各9 g，甘草5 g。每日1剂，水煎服，连服6剂善后。(《妇科奇难病论治》，广西科学技术出版社，1989)

2. 妙法绝招解析：宫颈柱状上皮异位，旧称子宫颈糜烂，是西医学的名词，根据临床症状表现，是属于中医学湿瘀带下的范畴。其致病的原因，多由七情过极，郁久化火，损伤肝脾二经，疏泄运化失常，湿热下注，湿瘀互结，损害胞宫；或由于经行产后，阴部胞脉损伤，感染邪毒，因而气滞血瘀而成。故其治疗之法，既要清热利湿，又要解毒化瘀，才能收到预期的效果。方中鸡血藤、土茯苓为必用之品。盖鸡血藤性味苦而微甘温，既能养血化瘀，又能舒筋活络；土茯苓性味甘淡平，不仅淡渗能利湿，而且有解毒祛浊之功。本病为阴部局部的疾患，治之宜徐图用药，不可操之过急，妄用过寒攻伐之品，反而导致他变。同时，在治疗过程要注意饮食的调节，禁止性生活。

三、文献选录

宫颈柱状上皮异位，旧称子宫颈糜烂，是西医学的名词，根据临床症状表现，是属于中医学湿瘀带下的范畴。其致病的原因，多由七情过极，郁久化火，损伤肝脾二经，疏泄运化失常，湿热下注，湿瘀互结，损害胞宫；或由于经行产后，阴部胞脉损伤，感染邪毒，因而气滞血瘀而成。故其治疗之法，既要清热利湿，又要解毒化瘀，才能收到预期的效果。

（一）临床报道选录

1. 李少伟用糜烂宁治疗子宫颈糜烂30例：药用白降丹、珍珠粉、熟石膏、天葵、首乌藤、

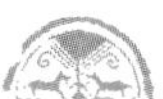

苦参。上药研制呈粉剂，将其药粉喷在宫颈糜烂面，4 日 1 次，每次0.6 g，3 次为 1 个疗程。观察 30 例，痊愈率为 93.33%，有效率为 100%。(湖南中医杂志，1991，6)

2. 侯玉珍用治糜散治疗子宫颈糜烂 200 例：药用 1 号（煅石膏20 g，乳香、没药、硼砂各 10 g，冰片6 g，银珠4 g）。2 号（乳香、没药各10 g，冰片5 g，硇砂4 g）。3 号（象皮、蛤粉、白及、炉甘石、血竭、紫草各10 g，樟丹、冰片各4 g）。以上 3 方分别碾碎过筛混匀装入大口瓶中，紫外线照射 45 分钟。用药前常规做妇检消毒，用治糜散适量上于病变部位，隔日上药 1 次。炎症好转后 3 日上药 1 次，10 次为 1 疗程。对Ⅰ度、Ⅱ度糜烂先用Ⅰ号散，待炎症好转再用Ⅱ号散，对Ⅱ度糜烂乳头型外用Ⅰ号散，炎症好转后加Ⅱ号散，再用Ⅲ号散。结果痊愈 161 例(80%)，好转 37 例（18.5%），无效 2 例（1%）。(中西医结合杂志，1988，7)

3. 周玉英用虎柏散治疗子宫颈糜烂 158 例：药用虎杖、土黄柏、川黄连、青黛、煅龙骨、牡蛎各等量，治疗时根据糜烂面的大小取上述药粉 1 g 左右阴道上药。隔日 1 次，10 日为 1 疗程。月经前后 3 日禁用，用药期间避免性生活，对糜烂时间长，糜烂面深，呈现颗粒或乳头样者，则在上药 3～4 次后针刺糜烂处至出血，以达到改善局部充血，祛腐生新，加速愈合的目的。经过 1～3 个疗程治疗后，结果痊愈 123 例，好转 32 例，无效 3 例。(四川中医，1988，2)

4. 范振胃用苦参二花散治疗子宫颈糜烂 35 例：药用Ⅰ号方：苍术、重楼各 300 g，五倍子、黄柏、蛇床子、金银花各 200 g，血竭、苦参、乳香、没药、黄连、雄黄各 100 g，冰片 80 g，青黛60 g，枯矾适量。以上药物晒干共研为末，过 120 号筛，瓶装高压灭菌，密封后备用。2 号方：在Ⅰ号方的基础上，加入牛黄、硼砂各适量。以Ⅱ度宫糜者为分界，参考其深度，深Ⅱ度以上者（含深Ⅱ度)，每日以 1∶5000 新洁尔灭液冲洗阴道后，将 2 号方药物涂于糜烂面；浅Ⅱ度以下者（含浅Ⅱ度)，隔日 1 次，阴道冲洗后，将 1 号方药物涂于糜烂面，均以 1 个月为 1 疗程(即两组上药次数分别为 30 次和 15 次)。结果治愈 20 例（57.14%)，显效 9 例（25.71%)，有效 4 例（11.43%)，无效 2 例（5.72%)，总有效率为 94.29%。(中西医结合杂志，1990，12)

5. 高桃佳等用敛疮生肌散治疗子宫颈糜烂 646 例：采用宫颈液氮冷冻 5 分钟后，局部涂敷本品（含白及、铅丹、大黄、黄柏、蒲黄、苦参等）1 g，上药 1 次，治疗后每月复查 1 次，连续观察 3 个月。对照组 321 例，单纯用液氮冷冻。治疗 1 个月后，两组分别治愈 589 例占(91.18%)、212 例（占 66.04%)；半年后复查，分别复发 45 例（占 6.97%)、43 例（占 13.4%)，两组疗效比较有显著性差异，$P<0.05$。(山西中医，1993，5)

6. 刘颖用宫糜粉治疗子宫颈糜烂 107 例：药用轻糜粉（生蛤粉150 g，龟甲粉100 g，樟丹 75 g，冰片6 g）用于宫颈轻、中度糜烂。重糜粉（樟丹50 g，雄黄30 g，冰片9 g，乳香、没药各3 g)，用于重度糜烂。治疗时采用带线棉球蘸上药粉，放置宫颈糜烂处，6 小时后自行取出棉球。每日或隔日上药 1 次。连续 5～7 次为 1 疗程。月经前后 5 日停止上药。结果治愈 79 例，好转 23 例，无效 5 例，总有效率 95%。(河北中医，1988，3)

7. 安瑛用枯矾合剂治疗子宫颈糜烂 154 例：药用枯矾、儿茶、五倍子、白及各等份，冰片小于 10 倍量。随症加减：白带量多、秽味明显者加黄柏、黄连、苦参；糜烂面较深者加蛤粉、煅石膏；宫颈充血明显，伴有小腹及阴道灼热感者加青黛。上药共研细末，过 80 目筛，密封消毒后备用。用消毒带线棉球蘸药粉贴于宫颈糜烂面，次日取出棉球，隔日冲洗换药。用药 1 周为 1 疗程，一般 2 个疗程不见好转者为无效。治疗期间禁止房事，月经期间停止治疗。结果治愈 99 例（64.2%)，显效 37 例（24.2%)，好转 8 例（5.1%)，无效 10 例（6.5%)。(上海中医药杂志，1989，5)

8. 郭玉莲用宫颈灵治疗子宫颈糜烂 298 例：将海螵蛸研成细末过筛，与等量黄连素粉混合。

取软塑料瓶1个，内径为0.2～0.3 m细塑料管1根，制成喷药器，以窥器扩开阴道，局部常规消毒后用喷药器将药粉喷在宫颈糜烂部位。隔日1次，5次为1疗程。宫颈糜烂Ⅰ度和Ⅱ度者喷药1疗程，Ⅲ度者2～3疗程。月经和妊娠期不上药，用药期间禁房事。结果总有效率为98%。6个月及1年后复查，基本痊愈者分别为295和293例。(北京中医，1991，6)

9. 伍柏娇用冰硼散治疗子宫颈糜烂58例：月经干净后3日，常规冲洗阴道，用带线的棉球蘸上本品，塞于宫颈口上，合并宫颈炎者放入宫颈管内，24小时后拉出棉球，每周3次，7～10次为1疗程。结果治愈51例，好转5例，无效2例。(中级医刊，1994，7)

10. 王永信用锡类散治疗子宫颈糜烂26例：患者取膀胱截石位，先行阴道冲洗。用生理盐水棉球轻轻擦洗糜烂面及其周围，然后用喉头喷雾器将无菌消毒的锡类散均匀喷洒在糜烂面上，以完全覆盖为度。隔日1次，10次为1疗程，疗程间隔5～7日。经1～3疗程治疗，治愈23例，好转2例，无效1例，治愈率为88.5%。(内蒙古中医药，1989，1)

11. 胡卿发用生半夏粉治疗子宫颈糜烂1347例：把生半夏洗净晒干，研粉过筛，装瓶备用。治疗时先将宫颈糜烂面分泌物擦净，用带线棉球蘸半夏粉适量，对准宫颈置入，紧贴糜烂面，线头露在阴道外，24小时后自行取出，每周上药1～2次，8次为1疗程。上药时应避免将药粉撒在阴道壁上，如不慎撒上，应立即用生理盐水棉球擦去，否则会产生灼感，甚至引起水泡。结果痊愈603例，显效384例，好转322例，无效38例，总有效率为97.18%。(中级医刊，1983，6)

12. 刘淑琴等用消糜栓治疗子宫颈糜烂542例：药用硼砂、蛇床子、川花椒、枯矾、血竭等制成栓剂。用时将栓剂放在阴道深部靠近子宫颈部位，放置时间最好在睡前，隔日1次，每次1粒，5～8日为1疗程。上药前先清洗外阴，月经前后4～5日及经期停止用药。结果治愈326例，好转184例，无效32例，总有效率为94%。(中西医结合杂志，1987，5)

13. 胡卿发等用妇康栓治疗子宫颈糜烂147例：本品是以猪胆汁提取物为主要成分制成。患者取截石位，用扩器扩张阴道，将药栓放入阴道深部，紧贴宫颈1∶3，仰卧半小时。隔日上药1次，5次为1疗程(用药前进行常规阴道冲洗，则疗效更佳)。结果痊愈113例，显效26例，好转6例，无效2例。治疗次数最少3次，最多10次，一般多在3～5次之间。(陕西新医药，1986，10)

14. 余朝清用颈炎丸治疗子宫颈糜烂153例：药用明矾60 g，红丹45 g，雄黄、钟乳石各15 g，冰片、硇砂、儿茶各10 g，没药、乳香各9 g，硼砂、血竭各7.5 g，蛇床子5 g，麝香1.2 g。制成丸重0.7～0.9 g。每15日宫颈深部上药1次，每次1丸，30日为1疗程。结果治愈115例，有效37例，无效1例，总有效率达99.34%。(四川中医，1987，11)

15. 刘晓君用驱炎净治疗子宫颈糜烂319例：药用蛇床子500 g，黄连200 g，枯矾、冰片、儿茶各100 g。洗净烘干，研末，以老蜜为丸，每丸含生药10 g。先用新洁尔灭冲洗外阴及阴道，然后局部涂2%碘酒，再将药丸置于患处，10次为1疗程。共治疗宫颈糜烂Ⅰ度116例，Ⅱ度171例、Ⅲ度32例，结果治愈率Ⅰ度为98.28%，Ⅱ度为77.19%，Ⅲ度为28.13%。(吉林中医药，1990，4)

16. 孙桂莲等治疗子宫颈糜烂327例：药用天花粉、穿心莲、苦参、血竭各6～10 g，共为细末，过100目筛，放在大盘中约3 m厚，紫外线灯下照射半小时，翻一次，再照半小时，加入冰片装胶囊备用。患者每晚洗净外阴，取本品2粒放入阴道深处，7日为1疗程。治疗期间禁房事，经期停用，经净后3日再用。结果治愈221例，好转88例，无效18例，总有效率为94.5%。(山东中医杂志，1994，11)

17. 金哲等用中医药治疗子宫颈糜烂190例：在枯矾合剂的基础上加黄柏、乳香、没药、鱼腥草等药与养阴生肌散合用。先敷用加味枯矾合剂3～4次后开始加用养阴生肌散，10次为1个

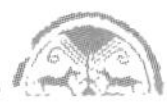

疗程，直至糜烂面由鲜红色逐渐变成粉色，并见自糜烂面边缘开始有上皮新生，糜烂面逐渐缩小，完全愈合。治疗190例，痊愈156例，好转30例，无效4例，近期治愈率82.1%，总有效率97.8%。（北京中医学院学报，1992，2）

18. 于载畿等用黄蜈散治疗宫颈糜烂970例：根据病情又将其分为四方。①对有核异质细胞者用Ⅰ号方，黄柏64%，轻粉13%，雄黄12.2%，冰片3%，麝香、蜈蚣各7%。②一般子宫颈糜烂者，取上方去麝香为Ⅱ号方。③对轻粉过敏者，Ⅰ号方去轻粉为Ⅲ号方；已出现有轻粉过敏症状如局部红肿，外用红花、透骨草、蒲公英各90 g，煎液熏洗1～2次即愈。④颗粒和乳头较大者及糜烂面与周围境界清晰者，用Ⅰ号方加减，冰片32.88%，炉甘石、硼砂各19.74%，朱砂17.74%，硇砂6.58%，麝香、珍珠粉各0.66%（即黄蜈散加减Ⅳ号方）。使用时避开月经期，将药粉局部应用于宫颈。如伴有慢性盆腔炎者，加服丹参、赤芍各15 g，三棱、桃仁、莪术各9 g，每日1剂，水煎服。结果共治970例，治愈625例，治愈率60.4%，总有效率98%。（中医杂志，1982，6）

19. 王素惠治疗子宫颈糜烂200例：药用儿茶15 g，枯矾10 g，黄柏5 g，冰片3 g；共研极细面，加适量香油或豆油，或甘油调成软膏剂，装瓶备用。用法：阴道宫颈常规消毒后，将软膏涂患处，每次1 g。如合并湿热下注的阴痒症（阴道炎、滴虫性阴道炎）采用六药汤（蛇床子50 g，百部、苦参各30 g，艾叶20 g，明矾、防风各15 g）煎汤熏洗坐浴后再如上法处理。结果痊愈183例，有效15例，无效2例，一般Ⅰ度4～6次痊愈，Ⅱ度8～10次痊愈，Ⅲ度10～16次痊愈。（辽宁中医杂志，1980，5）

20. 雷秋模等用藤黄糊剂治疗子宫颈糜烂448例：药用藤黄细粉加硼砂、冰片制成糊剂（江西制药厂产品）。先拭净宫颈表面分泌物，然后以本品涂布糜烂面，再用蘸有本品之棉球或小纱布贴敷患处，最后用棉球填塞，每1～3日上药1次，共治疗3～10次。当上药3次后，糜烂面呈灰色伪膜时停用，不要剥去伪膜再行上药，停药后伪膜能自行溶解、排出。凡患有严重心脏病、急性传染病、急性盆腔炎者为禁忌证。月经期暂缓上药。用药后有数例在几分钟内口中出现药味感，少数有轻微腹痛、头昏、纳差现象，个别阴道壁有浅小溃疡，以上副作用大多轻微，无需处理。1个月后复查。结果痊愈207例，好转221例，无效20例，总有效率为95.8%。（浙江中医杂志，1984，2）

（二）经验良方选录

1. 内服方：

（1）山药、海螵蛸各180 g，萹蓄、瞿麦、车前子各150 g，白术、党参、生黄芪各120 g，当归、黄柏、苍术、没药、乳香、牛膝、琥珀各90 g，柴胡、陈皮各70 g，甘草60 g，肉桂30 g。药研细末，炼蜜为丸。每次6 g，以土茯苓30 g煎汤送服，每日3次，每次6 g。1个月为1疗程。主治轻、中度子宫颈糜烂。

（2）商陆60 g，猪肉100 g。药与肉共煮，加盐少许，去渣，分3次食肉饮汤，每日1剂。主治轻、中度子宫颈糜烂。

2. 外治方：

（1）枯矾、硼砂各300 g，黄柏、黄芩、黄连、紫草各150 g，冰片5 g。除硼砂、枯矾、冰片外，其余各药烘干，研碎过120目筛。枯矾、硼砂研成细粉后与上药混合，再将冰片溶解于适量乙醇中，喷入药粉，混合均匀，凉干后再过筛1次，用“0”号胶囊分装即可，每粒胶囊含药0.5 g，晚间用淡盐水洗净后，取1粒胶囊塞入阴道深处，用药1周为1疗程。未愈者，间隔3日后，可进行第2疗程。主治子宫颈糜烂。

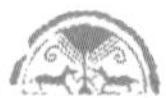

(2) 白及、五倍子、儿茶、枯矾各10 g，冰片4 g。白带量多加黄柏、黄连、苦参。糜烂较深加蛤粉、煅石膏。小腹、阴道灼热加青黛。共研细末，用温开水冲洗阴道后，再用带线棉球沾药粉塞入宫颈处，每日换1次。7次为1疗程，用药期禁房事，月经期停药。主治Ⅰ、Ⅱ、Ⅲ度子宫颈糜烂。

(3) 白矾60 g，黄丹50 g，雄黄14 g，钟乳石12 g，儿茶10 g，没药9 g，血竭6 g，硇砂、乳香、蛇床子、冰片各4 g。药研细末加香油适量，调成膏状，用温开水冲洗阴道后，以带线棉球沾药膏塞敷宫颈处。3日上药1次。10次为1疗程，经期停用。主治子宫颈糜烂。

(4) 人参干膏粉5 g，蛤蚧粉、樟丹各2 g，黄连素、乳香、没药、儿茶各0.2 g，冰片0.1 g。药研末混匀，装0.5胶囊中，用1‰新洁尔灭溶液冲洗阴道后，取胶囊2粒，塞入阴道后穹隆部。隔日1次，4次为1疗程。严禁口服。主治子宫颈糜烂。

(5) 石榴皮60 g，猪苦胆5～10个，花生油适量。将猪苦胆阴干，与石榴皮共研细末，用花生油调成糊状，装瓶备用。用前先以温开水清洗患部，搽去宫颈分泌物，再将带线的棉球蘸药塞入宫颈糜烂处。每日1次，连续使用。主治子宫颈糜烂。

(6) 黄柏、煅石膏、煅龙骨、青黛各30 g，珍珠、血竭、象皮各15 g，冰片5 g，牛黄1.5 g。药研细末经净后3日，用1‰新洁尔灭冲洗阴道后，再用橡皮洗耳球装药粉吹入宫颈处，隔日1次，10日为1疗程。主治Ⅲ度子宫颈糜烂。

(7) 黄柏64 g，轻粉13 g，雄黄12 g，蜈蚣7 g，冰片3 g，麝香0.7 g。药研末混匀，用带线棉球沾药粉1 g，塞入宫颈处。重症3日换1次，轻症1周换药1次。用药期避免房事，经期、妊娠期停用。主治子宫颈糜烂。

(8) 天南星、虎杖、枯矾、猪胆汁各10 g。枯矾研末，与胆汁混合，前2味药水煎两次，去渣滤液，浓缩成20 mL，烘干研末，清洗阴道后用带线棉球沾药粉涂敷宫颈创面。每日1次，5次为1疗程。主治重度子宫颈糜烂。

(9) 水牛角、紫草各10 g，冰片2 g。将水牛角烧灰存性和余药研末混匀，高温灭菌，用过氧化氢棉球拭净宫颈分泌物，以带线棉球沾药粉贴敷宫颈创面。每日换1次，症状缓解后隔日1次，10次为1疗程。主治子宫颈糜烂。

(10) 重楼20 g，血竭10 g，牛黄、蛇胆、蟾酥、麝香各0.1 g。药研末混匀，加紫草膏（紫草油炸过滤）制成栓剂，局部消毒后，取药栓1粒塞入宫颈创面。每日1次。5次为1疗程，每疗程间隔5日。主治中、重度子宫颈糜烂。

(11) 生半夏10 g。药焙干研末，用消毒棉球擦净宫颈分泌物后，再用带线棉球沾药粉1 g紧贴宫颈创面。3日上药1次，8次为1疗程。若不慎将药粉误擦至阴道壁，须用生理盐水棉球擦净以免起水泡。主治子宫颈糜烂。

(12) 煅龙骨30 g，儿茶、血竭、滑石、赤石脂、煅石决明、制乳香、没药各20 g，轻粉、黄丹、雄黄、冰片各10 g。药研末混合匀，冲洗后用带线棉球沾药粉1 g，填塞糜烂创面。主治轻、中、重度子宫颈糜烂。

(13) 枯矾65 g，野菊花、鱼腥草、金银花、黄柏、五倍子各50 g，海螵蛸20 g，冰片6 g。共研末混匀用温开水冲洗阴道后，再用喷粉器喷洒药粉1～3 g，隔日1次，6次为1疗程。主治中、重度子宫颈糜烂。

(14) 青黛30 g，滑石粉15 g，黄柏、蛇床子、玄明粉、马鞭草各10 g。药研细末，冷冻消毒，用生理盐水清洗阴道后，再用喷粉器喷洒药粉2 g于宫颈创面。每日1次。10次为1疗程。主治各型子宫颈糜烂。

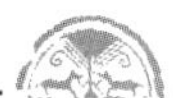

(15) 生地榆、生槐花各60 g，明矾30 g，龙骨15 g。共研细末，装0.5 g胶囊中，用1‰高锰酸钾溶液冲洗阴道后，取2粒塞入宫颈处，隔日1次，4次为1疗程。每疗程间隔5日。主治轻、中度子宫颈糜烂。

(16) 马钱子6 g，香油50 g。去皮取仁放油中炸枯后去渣滤油，加凡士林500 g调成软膏，用高锰酸钾溶液冲洗阴道后，以带线棉球沾油膏塞入宫颈处。每日1次，5次为1疗程。主治重度子宫颈糜烂。

(17) 五倍子、枯矾各20 g，甘油40 g。前2药研末，加甘油调成膏状，捏成薄饼，用温开水冲洗阴道后，贴敷药饼，再用带线棉球塞住，12小时后拉出棉球。每周敷药1次。主治子宫颈糜烂。

(18) 虎杖、土黄柏、黄连、青黛、煅龙骨、煅牡蛎各10 g。药研细末，用带线棉球沾药粉1 g，塞入宫颈处，隔日1次，3次后用针刺颗粒或乳头状溢出物，10次为1疗程。主治子宫颈糜烂。

(19) 枯矾粉5 g，滑石粉3 g，猪胆粉1 g。上药混匀加蜂蜜适量，制丸如枣核大。每晚睡前取1丸，塞入阴道深部，每日1次，3日为1疗程，每疗程间隔3日。主治中、重度子宫颈糜烂。

(20) 生蛤粉150 g，龟甲粉100 g，樟丹75 g，冰片6 g。药研末混匀，用带线棉球沾药粉塞入宫颈处，每日换1次。7次为1疗程。月经前后5日停止用药。主治轻、中度子宫颈糜烂。

第四节　子宫内膜异位症

一、病证概述

子宫内膜异位症，是指具有生长功能的子宫内膜组织，生长在子宫腔以外的部位。其病因尚不十分清楚，主要学说有子宫内膜种植、体腔上皮化生、血行及淋巴播散等，其中以种植学说最受重视。近来发现，免疫因素、卵巢排卵异常和遗传因素等，均可能参与发病。本病为激素依赖性疾病。异位的内膜在女性激素作用下，出现增生、分泌等周期性变化，从而使病灶发生充血、渗血、出血及剥脱；腹腔液中巨噬细胞增多，前列腺素水平增高；常并存高催乳素血症，催乳素水平升高等一系列病理变化，从而产生诸多症状。好发于生育年龄妇女，尤以30～40岁者多见。好发部位为卵巢和盆腔腹膜，也可见于宫颈、阴道直肠隔、腹壁切口等处，脐、肺、乳腺、四肢等远隔部位极罕见。发病率为5%～20%，近年呈上升趋势。本病多属良性病变，但却具有播散、种植、转移等类似恶性病变的行为。少数恶劣，恶变率为0.7%～1%，以卵巢内病灶恶变者居多，为内膜样癌、棘腺癌、腺癌或透明细胞癌。中医将本病归属于“痛经”“癥瘕”“不孕”“月经不调”等范畴。

二、妙法绝招解析

(一) 瘀血内阻，经脉不通（庞泮池医案）

1. 病历摘要：蒋某，27岁。痛经一年多，每次需服止痛片缓解。半个月前，因急腹症入院，剖腹探查发现左侧卵巢囊肿破裂，手术切除，并经病理证实，痛经一度痊愈；两个月后又临经腹痛。经期将临，乳房胀痛，腰酸腹胀，消瘦，面色不华。B超检查：右侧卵巢见一50 mm×36 mm圆形液性暗区，内见散在小光点，壁厚，子宫大小为62 mm×42 mm×59 mm，形态尚规则，提示右侧卵巢囊肿。脉细弦，苔薄白。诊断为子宫内膜异位症。

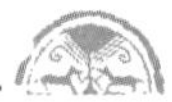

证属瘀血内阻，经脉不通。治宜活血化瘀，理气散结。药用制香附12 g，丹参10 g，郁金、当归、川芎、白芍、生地黄、熟地黄、炙鳖甲、失笑散（包）各9 g，炙乳香、炙没药、血竭末（分吞）、柴胡各6 g。每日1剂，水煎服。连服7剂后，经行，腹痛减轻，可不用止痛片，一日后经行爽，腹痛自然缓解，乳胀痛亦消失，脉细，苔薄白。面色转红润。前法有效，不予更张。经量转多时加紫石英、花蕊石止血化瘀。服7剂后，痛经痊愈。B超复查：块物已消失，子宫大小正常，未见盆腔肿块。(《中国现代名中医医案精华》第1集，北京出版社，2002)

2. 妙法绝招解析：子宫内膜组织，于子宫腔以外部位生长所引起的病变称子宫内膜异位症，为妇科常见多发病。按其临床表现属痛经、瘕积、不孕等范畴。异位内膜周期性出血，这些蓄积于局部的血，中医称为蓄血或瘀血，瘀血凝滞，日久周围组织纤维化，阻滞气血的运行，瘀久积为瘕积，导致血液离经。瘀血积聚的原因与七情所伤、寒凝胞宫冲任及素体虚弱有关。本病基本病机为瘀血内阻，经脉不通，则为痛为积。本案子宫内膜异位见于卵巢，形成囊肿，输卵管与卵巢及周围组织粘连，活动受限，因而引起痛经，经前乳房胀痛，腰酸腹胀，伴消瘦，面色不华，脉细弦，苔薄白。本病血瘀顽固，病情发展迅速，应用一般的理气活血之品常效果不显。因而以血竭入肝经，功能化瘀散结，理气止痛，加乳香、没药、失笑散以增强活血作用，且均有理气止痛之功；香附行血中之气。子宫内膜异位患者，盆腔内卵巢囊肿等有形之积聚郁久化火，故以鳖甲养阴清热，软坚散结。动静结合，易获疗效。本案治疗以活血散瘀为根本，谨守病机，以血竭鳖甲四物汤治疗而愈，值得效仿。

（二）瘀血阻络，血不归经（蔡小荪医案）

1. 病历摘要：刘某，26岁。素有痛经史，月经量多如注，3个月前，左侧卵巢巧克力囊肿切除，服西药三苯氧胺、丹那唑3个月自停。近来妇检：子宫右侧扪及一囊性肿块。B超探查显示：右侧卵巢见48 mm×37 mm低回声光团，边界清晰（内容黏稠）：子宫直肠窝见17 mm×20 mm液性暗区。兹届经期，每次月经量多，且夹瘀块；腹痛较剧，腰部酸楚。临经前乳房胀痛。脉细略弦，舌质偏红苔薄。

证属瘀血阻络，血不归经。治宜化瘀调经，佐以固摄。药用生蒲黄30 g，花蕊石15 g，狗脊、震灵丹（包煎）各12 g，炒当归、丹参、赤芍、白芍、牛膝、制香附、熟大黄炭、延胡索（醋炒）各9 g，血竭3 g。每日1剂，水煎服。连服7剂后，经量旋减，血块亦少，一周即净。腹痛显著减轻，脉弦细，苔薄白，质偏红。宿瘀内结，瘀滞成瘕。拟化瘀散结，桂枝茯苓汤加减。药用皂角刺20 g，石见穿15 g，云茯苓、赤芍、牡丹皮、莪术、海藻各12 g，川牛膝、制香附、炙穿山甲片各9 g，桂枝3 g。每日1剂，水煎服。随证加减治疗1年，痛经已除，经量显减，余症消失。B超复查：右侧卵巢囊肿28 mm，（有粘连且相互融合，较治疗前明显缩小。(《近现代二十五位名家妇科经验》，中国中医药出版社，1998)

2. 妙法绝招解析：经来过多似崩，通常治疗，自当止血塞流；惟内膜异位症之崩漏，单纯用止血法，效果不显。患者每次行经量多伴血块，腹部掣痛，逐月增剧，显系宿瘀宿积，血不归经而发崩漏，瘀滞日积而成肿块，不通则痛。根据临床症状、妇科检查及B超诊断为子宫内膜异位症无疑。势颇纠缠，难以速效。如按常规处理，则愈塞流，崩愈甚，痛更剧，故拟活血化瘀为主，佐以固摄，瘀祛则血自止。方用当归、赤芍、白芍、丹参养血活血调经；蒲黄、花蕊石、熟大黄炭、血竭、震灵丹既能化瘀又能止血；醋炒延胡索、香附炭理气止痛。诸药合用，止血而不留瘀。服后经量减少，标急暂缓，再以桂枝茯苓丸加祛瘀散结之品化瘀散结。如此守方治疗，缓收其功。

（三）血郁气滞，气血瘀阻（赵松泉医案）

1. 病历摘要：林某，31 岁。痛经多年。一般经前 3 日开始胸胁作痛，小腹坠胀，嗳气太息，经期数日，腹中拘挛疼痛，小腹较甚，连续数日，并有恶心、冷汗。每月用止痛针无效，必须俯卧，以致不能工作。痛经日渐加重，经血紫暗，有血块，血流不畅，血块排后腹痛稍减。月经中期乳胀，烦躁易怒。脉象弦滑，舌质紫暗、苔白。妇检见外阴阴道（一），子宫后位、大小正常，不活动，左侧韧带增厚，有触痛，诊断为子宫内膜异位症。

证属肝郁气滞，气血瘀阻。治宜疏肝理气，活血化瘀。药用泽兰、香附、五灵脂、当归尾、白芍各 10 g，乌药、木香、柴胡各 6 g，白芥子 5 g。每日 1 剂，水煎服。每月服 6～9 剂，另加七制香附丸每次 9 g，痛经丸每次 6 g，每日各 2 次。经服上方药 6 个月，痛经大减。停经 50 多日，妊娠试验（＋）。以后足月分娩一女孩，产后诸症已愈。（《北京市老中医经验选编》，北京出版社，1980）

2. 妙法绝招解析：本例痛经多年，伴不孕五年，属久病多瘀。每于经前三日开始胸胁作痛，小腹坠胀，嗳气太息，经期数日，腹中拘挛疼痛，则因肝郁气滞，气血瘀阻。血滞不畅，则经行后期，量少色紫暗，有血块，血块下后腹痛则减，经前乳胀。烦躁易怒，皆因肝气郁结所致。治当疏肝理气、活血化瘀。方中用柴胡、香附疏肝行气，解郁散结；香附为血中之气药，能行气，有解六郁之功，白芍养阴柔肝，二药合用，使肝木条达；用赤芍入厥阴肝经血分，泻肝火，合当归尾、泽兰、延胡索、益母草、蒲黄、五灵脂、北刘寄奴、苏木、王不留行等行血中瘀滞，以治血气闭塞之瘀痛，使通则不痛；惟治血必先理气，故用木香行三焦，利气宽中；乌药行气消胀；白芥子辛温香窜，以调气温中通络；牛膝宣导下行，走而能补，既能补肝肾又能强筋骨。诸药合用，使肝气调达，气血和畅，守法治疗，则瘀血久积渐去，冲任功能得复，故月经调畅、胞脉得养而受孕。值得指出的是，调整月经周期是治疗不孕的基本法则。本案在辨证施治的同时，根据月经周期调整给药时间，经过半年时间的治疗，不但痛经大减，而且终得怀孕生子。

（四）寒凝冲任，瘀血留滞（赵冠英医案）

1. 病历摘要：王某，28 岁。近 3 年来患有痛经，呈进行性加重，临经前几日，小腹坠痛，逐日递甚，剧则可见四肢厥冷，汗出形寒，经净则痛止。时届经行，量多如注，挟有瘀块，两侧小腹痉挛抽痛难忍，伴腰骶疼痛，肛门坠胀，少腹冷痛喜温。妇检见宫体中位，正常大小，子宫右侧扪及一肿块。超声波探查为右侧卵巢部一肿块约 3 cm×3 cm×4 cm 大小。来诊时正值临经之兆，小腹坠痛，腹痛难忍，痛剧则可见四肢厥冷，汗出形寒，脉涩而弦，舌质两边有瘀斑。诊断为子宫内膜异位症。

证属寒凝冲任，瘀血留滞。治当温经散寒，活血化瘀。方选温经汤加减。药用当归、川芎、赤芍、莪术、荔枝核、川牛膝、海藻各 15 g，牡丹皮、延胡索、半夏各 10 g，吴茱萸、桂枝各 6 g。每日 1 剂，水煎服。服 3 剂后，月经来潮，痛经较前略减，且月经干净后半个月，再服上方，每日 1 剂，直至月经来潮停服。共服 20 剂，次月痛经告减半，第 3 个月经行无恙。续服 3 个疗程，痛经完全消失，周期、经量正常。再做妇科检查：子宫中位，正常大小，原子宫右侧扪及一肿块已缩小为蚕豆大小之结节。超声波复查：右侧卵巢之包块明显缩小。痛经未再复发。（《赵冠英验案精选》，学苑出版社，2003）

2. 妙法绝招解析：根据盆腔子宫内膜异位症的特点，此病多因肝郁气滞，经行不畅，或素体气虚、肾虚，运血无力，或寒邪与血搏结，凝涩于胞脉，或孕产频多，损伤胞脉。由于经血排出不畅，气机阻滞，使胞宫离经之血，蓄积胞中，形成瘀血，进而在临床上表现为各种病症。瘀阻冲任，胞脉、胞络气血不通则痛；瘀阻胞脉，新血不得归经，则月经过多；瘀滞日久，积而成瘕；胞络阻滞，则不能摄精成孕，以致不孕。本案痛经伴形寒肢冷，腹部冷痛喜温，显示寒凝胞宫；经行量多如注，挟有瘀块，两侧小腹痉挛抽痛难忍以及子宫右侧肿块，说明瘀血阻滞；伴腰骶疼痛，肛门坠胀，少腹冷痛喜温，是下焦阳气虚弱。辨证属冲任虚寒，瘀血内阻。治用温经散寒、活血化瘀、软坚散结之法。取温经汤温补冲任，养血祛瘀，加荔枝核、海藻、莪术加强消瘀散结、破血消积之力，诸药合方，正合病机。三剂药后痛经即见减轻，效不更方。并安排每于经前半个月，服用上方，温经散寒，通经止通，消积散结，至月经来潮停服。如此治疗 3 个月，经行无恙，多年顽疾终获痊愈。

（五）瘀血阻滞，郁久发热（李祥云医案）

1. 病历摘要：陈某，女，49 岁。1 年前呈现月经淋漓不净，腹痛，经期常在 10 日以上，外院 B 超检查提示“子宫肌腺症”。近 10 日患者出现午后发热，一般在 38 ℃左右，咽干咽痛，服用抗生素及退热药后次日复发。诊断为子宫内膜异位症伴午后发热。

证属瘀血阻滞，郁久发热。治宜活血化瘀，养阴清热。药用太子参 30 g，地骨皮、香附、天花粉、麦冬、皂角刺、夏枯草各 12 g，黄芩、黄柏、知母、炒荆芥、炒防风、三棱、莪术、车前子（包煎）、羌活、独活各 9 g。每日 1 剂，水煎服。服 7 剂后，发热症状消失，按上法续治 1 周善后。发热症状未再出现。（《李祥云治疗妇科病精华》，中国中医药出版社，2007）

2. 妙法绝招解析：子宫内膜异位症之病机，系中医所指“离经之血”，瘀血阻滞不通则腹痛，瘀阻日久则滞而发热，热灼阴津则咽干咽痛，并非细菌感染发热之咽痛，故用抗生素及退热药无效。本案用活血化瘀、养阴清热法获全功。

（六）气滞血瘀，瘀结成癥（李祥云医案）

1. 病历摘要：周某，女，27 岁。痛经 9 月余。开始经行腹痛，逐月加甚，渐至经行前后均腹痛阵阵，服止痛片一二片不能止痛，总需连续服用数片才能缓解，面色灰黯。苔薄，质黯，边尖瘀点紫黑，脉沉细。肛检：子宫偏左，略小，右侧有 6 cm×5 cm×5 cm 囊性块物，与子宫粘连，表面光，活动差。超声波检查：盆腔右侧 6.5 cm×6 cm×7 dm 囊性肿块。平素月经量中，色黯，痛经频发。诊断为子宫内膜异位症，子宫内膜异位囊肿。

证属气滞血瘀，瘀结成癥。治宜理气活血，化瘀散结。药用桂枝茯苓丸，每日 3 次，每次 9 g，服药后腹痛虽减，但仍较剧，仍需服止痛片方能缓解，治宜活血化瘀，调气止痛。药用延胡索 12 g，生川大黄（后下）、当归、香附、车前子（包煎）各 9 g，没药、红花各 6 g，血竭 3 g。每日 1 剂，水煎服。服 8 剂后，月经来潮，腹痛减轻，已不需服止痛药。由于药后腹泻，以后生川大黄不后下，改成同煎。共服药 47 剂，腹痛逐渐减轻。两次月经前后均无明显腹痛，亦未服止痛药。肛检：子宫偏左，略小，右侧囊肿如旧。（《李祥云治疗妇科病精华》，中国中医药出版社，2007）

2. 妙法绝招解析：《妇科玉尺》云“至如痛经一症，乃将行经而少腹腰腿俱痛，此瘀血。当于临经时，血热气滞也，宜以通利活血药调之。”复又引张介宾云：“凡经期有气逆作痛，全滞而不虚者，须顺气。”本案例为子宫内膜异位症，右侧巧克力囊肿，经来前后，腹痛非常，证属气滞血瘀，开始用桂枝茯苓丸，以活血消癥，用药后症状虽有好转，但不显著，二诊改用血竭、没药、生大黄以活血祛瘀，气行则血行，故加用行气药延胡索、香附等以助活血祛瘀之力，故取得了显著的止痛效果。

（七）气滞血瘀，冲任失和（韩冰医案）

1. 病历摘要：肖某，女，33 岁。经期腹痛进行性加重 2 年余。2 年多前经前与家人争吵后，开始出现经期下腹胀痛，经血暗，有血块，经量无改变，自服延胡索止痛片稍减轻。此后每逢经前乳房胀痛不可触碰，烦躁易怒，经期小腹胀痛，经色暗红有血块，伴腰骶坠胀，胃脘胀，纳食不佳，近2年多来不断加重，曾间断服用桂枝茯苓胶囊，效不佳。舌暗有瘀斑，脉弦涩。妇科检查：宫颈轻度糜烂，子宫后位，大小正常，后壁下段扪及结节，触痛明显，左附件区扪及一直径4.0 cm大小包块，活动度差，轻压痛，右附件区未扪及异常。B超检查：子宫大小7.0 cm×5.0 cm×2.5 cm，肌层回声欠均，左附件区见一4.3 cm×3.5 cm大小囊性包块，右附件未满意探及。诊断为子宫内膜异位症（巧力克囊肿）。

证属气滞血瘀，冲任失和。治宜理气活血，化瘀止痛。药用炒蒲黄15 g，柴胡、当归、川芎、赤芍、桃仁、红花、枳壳、延胡索、牡丹皮、乌药、香附各10 g，沉香、甘草各6 g。每日1剂，水煎服。服21剂后，乳房胀痛较前有所减轻，因其腹痛甚而在上方加三棱、莪术各10 g，行气化瘀止痛。尔后守此方据经前、经期、经后等不同情况加减，如此调治3个月，痛经症状基本消失。(《中国现代百名中医临床家丛书·韩冰》，中国中医药出版社，2007)

2. 妙法绝招解析：患者平素性格急躁，肝气郁结不畅，正值经前气血旺盛之时，较大情绪波动导致冲任失和，气血运行不畅，经脉瘀阻。情志怫郁，肝失条达，冲任气血郁滞，经血不利，不通则痛，故经期小腹胀痛；气滞则血行不畅，经血瘀滞，故经色暗红，见血块；瘀血停滞于体内，日久渐成癥瘕，故盆腔内查见包块；舌象、脉象均为气滞血瘀之征象。治以行气活血，化瘀止痛。患者初诊为经净后第四日，治疗以疏肝理气、活血为主；二诊将逢经来，因此加重活血化瘀、行气止痛之力。方中柴胡、枳壳、延胡索行气理气，柴胡、枳壳尤对前后二阴坠胀效佳；蒲黄炒用，凉血活血止痛；当归、川芎、赤芍、桃仁、红花养血活血；沉香、乌药、香附调和气血而止痛；甘草调和诸药。

（八）寒凝血瘀，损伤冲任（韩冰医案）

1. 病历摘要：李某，女，29岁。继发不孕，经期下腹痛3年余。4年前因孕10周自然流产后行清宫术，术后阴道流血3日净，1周即恢复工作，术后49日月经复潮。此后每逢行经期间下腹疼痛，得热痛减，经血色暗，血块较多，血块排出时疼痛有所减轻，周期、经量无明显变化，伴手足冰凉，曾间断自服止痛药稍有缓解，痛经冬季尤甚。平素四肢不温。昨日月经来潮，下腹痛不可忍，伴肛门坠胀，恶心，无呕吐。舌暗苔白，脉紧。B超检查：子宫大小7.0 cm×6.3 cm×4.3 cm，肌层回声不均，双附件区未见异常。诊断为子宫内膜异位症、继发不孕。

证属寒凝血瘀，损伤冲任。治宜温经化瘀，活血止痛。药用处方：益母草30 g，当归、川芎、赤芍、白芍、延胡索、月季花各10 g，肉桂、小茴香、干姜各6 g。每日1剂，水煎服。服7剂后，月经已净。妇科检查：宫颈光滑，子宫饱满，后穹隆处扪及触痛性结节。药用薏苡仁、丹参各30 g，橘核15 g，当归、川芎、白芍、延胡索、浙贝母、青皮各10 g，肉桂、干姜各6 g。服7剂后，小腹冷痛明显减轻，后于上方加生牡蛎30 g，三棱、莪术各10 g。加重其化瘀软坚之力。(《中国现代百名中医临床家丛书·韩冰》，中国中医药出版社，2007)

2. 妙法绝招解析：此案因清宫术后，摄生不当，导致寒邪入侵，留着经脉，损伤冲任。寒凝血瘀，损伤冲任，以致离经之血停聚于体内，聚集成癥瘕。寒湿凝聚胞中、冲任，血为寒凝而运行不畅，故经期小腹冷痛；寒得热化，凝滞暂通，故腹痛得热则减；血为寒凝，则经色暗而淋沥；瘀血停滞于内，渐成癥瘕，故盆腔内查见包块；寒湿内盛，阻遏阳气，不能温煦四肢，故平素四肢不温；寒湿凝聚胞宫，不能受精成孕，故继发不孕。治以温经化瘀，活血止痛，调经助孕。初诊时正值经期，治以温经活血、化瘀止痛为主；二诊月经已净，温经之中兼以行气活血，使气血得温而畅，化瘀血而癥瘕得消；而后长守此方，并加入三棱、莪术等，增强化瘀软坚散结之力。方中肉桂、小茴香、干姜温经散寒；当归、川芎、赤芍、白芍养血活血，调和冲任；延胡

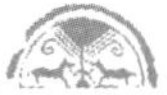

索理气止痛；月季花、益母草行气活血；经期加三棱、莪术、生牡蛎破血消癥，散盆腔包块。痛止、癥消、经调，则冲任调和，患者恢复自然受孕能力，达到最终治愈。

（九）痰湿血瘀，结于下腹（韩冰医案）

1. 病历摘要：武某，女，37岁。经期延长4年，B超发现子宫腺肌瘤1周。4年前因孕65日人工流产后出现经期延长，经色暗，有血块，月经淋沥10日方净，经期轻微下腹痛，可忍受。就诊于当地医院，诊为黄体萎缩不全，以中药止血调经3个月，治疗期间症状有所好转，停药后上症复发。经期8～13日不等，经期腹痛逐渐加重，伴头晕，困倦，纳呆，经行腹泻，自服乌鸡白凤丸无效。平素白带多。舌暗淡，苔腻，脉沉涩。妇科检查：宫颈中度糜烂，子宫如孕2个月大小，后壁突，质硬，无压痛，活动度稍差，双附件区未扪及异常。B超检查：子宫后位，9.0 cm×7.8 cm×6.9 cm大小，后壁肌层内见一4.2 cm×3.2 cm×1.8 cm大小不均质低回声团块，边界不清。诊断为子宫内膜异位症（子宫腺肌病）。

证属痰湿血瘀，结于下腹。治宜软坚散结，化痰渗湿。药用薏苡仁30 g，皂角刺15 g，三棱、莪术、穿山甲、鳖甲、海藻、昆布、浙贝母各10 g，血竭3 g。每日1剂，水煎服。服14剂后，月经来潮，6日干净，无明显腹部不适。依上方加减，连续治疗4个月，复查B超子宫团块缩小为3.5 cm×3.0 cm大小，经期控制在7日以内，经期无明显腹痛。此后改服妇痛宁颗粒1年，间断复查B超，子宫团块持续减小。（《中国现代百名中医临床家丛书·韩冰》，中国中医药出版社，2007）

2. 妙法绝招解析：本患者因房劳多产，失于调护，损伤脾肾，导致津液不能雾露布化，凝聚痰湿，与瘀血胶结不解，结于下腹，终成癥瘕。脾虚湿盛，故患者乏力，经期泄泻，带下量多。治宜软坚散结，化痰渗湿与活血化瘀并进。方中血竭、三棱、莪术、穿山甲、鳖甲、皂角刺活血化瘀，破血消癥；海藻、昆布、薏苡仁、浙贝母化痰渗湿，软坚散结。

（十）湿热内蕴，损伤冲任（韩冰医案）

1. 病历摘要：李某，女，41岁。经期小腹坠胀灼痛两年余。2年前因孕8周行人工流产，术后第五日开始出现下腹痛，自服甲硝唑、益母草膏、妇炎净胶囊等抗炎治疗症状缓解，未就诊，阴道流血淋沥10日方净。此后每逢经期出现下腹灼热疼痛，月经周期缩短为25～28日，经期延长为7～10日，经血经量较前增多（用15张卫生巾），血块多，伴腰部坠胀，自觉发热。平素带下量多色黄，下腹偶感隐痛，伴腰骶坠胀感，曾自服抗生素，效不佳。舌红苔黄，脉滑数。妇科检查：阴道畅，分泌物多，色黄，宫颈中度糜烂，子宫正常大小，后位，活动度差，轻压痛，后穹隆部扪及数个黄豆大小触痛结节，宫韧带增厚，左附件区增厚，活动度差，轻压痛。B超：子宫后位，6.7 cm×5.2 cm×3.8 cm大小，肌层回声不均，左附件区见一4.0 cm×3.7 cm大小包块，内为低回声。诊断为子宫内膜异位症（巧克力囊肿）。

证属湿热内蕴，损伤冲任。治宜清热化湿，祛瘀止痛。药用薏苡仁、败酱草、红藤、生地黄各30 g，蒲黄炭15 g，柴胡、牡丹皮、当归、赤芍、延胡索各10 g。每日1剂，水煎服。服7剂后，月经来潮，提前仅4日，持续7日基本干净，上方减蒲黄炭再服7剂，月经未见淋沥，小腹坠胀灼痛明显减轻。改服妇痛宁冲剂连续6个月后来诊，述月经期控制在8日之内，经量中等，痛经基本消失。（《中国现代百名中医临床家丛书·韩冰》，中国中医药出版社，2007）

2. 妙法绝招解析：此案因人工流产后失于调护，湿热内蕴于胞宫，导致下焦气血运行不畅，瘀血内停所致。湿热之邪盘踞胞中，经期血海气血充盛，当泄为宜，然湿热与血互结成瘀，不通则痛，故经期小腹疼痛，有灼热感；湿热日久，血瘀渐成，故盆腔内查见包块；湿热动血，故月经先期，淋沥不净；湿热损伤冲任，带脉失约，故平素带下量多色黄；湿热缠绵，故伴经期低

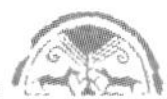

热。治以清热化瘀止痛。方中生地黄、当归、赤芍活血养血；牡丹皮清血中之热；薏苡仁、败酱草、红藤清热祛湿；柴胡、延胡索理气调血止痛；蒲黄炭化瘀止痛。全方清热解毒，化瘀调血，调经止痛。

（十一）肾阳虚衰，冲任失调（韩冰医案）

1. 病历摘要：陈某，女，32岁。经期下腹痛4年，不孕3年。于4年前开始无明显诱因出现经期下腹坠痛，可以忍受，经量较前减少，淋沥3日即净，伴腰酸，乏力，手足不温。此后月经周期延长至35～45日，经期缩短至3～4日，经量减少，经色暗淡，少量血块，经期下腹坠痛，伴头昏，易疲倦，腰酸腿软。曾服用补气养血中药，症状稍有好转。平素四肢不温，白带清稀。结婚3年未避孕，从未怀孕。舌淡苔白，脉沉细。妇科检查：宫颈光滑，子宫中位，大小正常，活动度可，无压痛，子宫后壁扪及触痛性结节。B超：子宫6.0 cm×5.3 cm×4.7 cm大小，双附件区未见异常。诊断为子宫内膜异位症、原发性不孕。

证属肾阳虚衰，冲任失调。治宜补肾益气，活血化瘀。药用菟丝子、丹参各30 g，党参、黄芪各15 g，淫羊藿、肉苁蓉、巴戟天、牛膝、当归、赤芍、三棱、莪术各10 g。每日1剂，水煎服。服7剂后，月经来潮，经量增多，4日净，疼痛减轻。前方去三棱、莪术，加益母草、紫石英各30 g，鹿角霜15 g。继服3周后，月经量明显增加，此后以上方为基础，根据经期、经后不同进行加减，半年后成功受孕。(《中国现代百名中医临床家丛书·韩冰》，中国中医药出版社，2007)

2. 妙法绝招解析：此案因素体肾阳虚衰，失于温煦，气血运行不畅，津液布化失司，冲任失于通盛而致。经水出诸肾，肾虚，封藏启闭失职，则月经时前时后；无以化为经水，则经量少；无以化精成孕，则不孕。治以补肾益气，祛瘀化癥。方中菟丝子、淫羊藿、肉苁蓉、巴戟天、牛膝补肾调经助孕；党参、黄芪益气；丹参、当归、赤芍养血活血；三棱、莪术化瘀消癥。诸药共奏补肾化瘀之效。本方针对病机，从补肾助孕及化瘀消癥两方面着手。

（十二）下焦虚寒，恶血瘀滞（李一冰医案）

1. 病历摘要：陈某，女，25岁。痛经2年余。因不完全流产清宫术后，每次月经期出现下腹疼痛，并逐月加剧，腰腹胀痛难忍，不能坚持工作。近2年无怀孕，现正值月经第2日，腹剧痛。舌质淡暗，边有瘀点，脉弦细。诊断为子宫内膜异位症。

证属下焦虚寒，恶血瘀滞。治以温经活血，化瘀止痛。方用少腹逐瘀汤加减。药用益母草20 g，赤芍15 g、当归、小茴香、蒲黄、延胡索、木香（后下）、川芎各10 g，五灵脂6 g，肉桂3 g。每日1剂，水煎，分2次服。服2剂后，经痛大减，瘀块减少，月经第5日基本干净，腹痛消失。经后改用中药保留灌肠。药用五爪龙50 g，三棱、毛冬青、莪术、穿破石各20 g，木香、桃仁、赤芍各15 g，土鳖虫、红花各10 g，细辛5 g。用水1000 mL，煎成100 mL，保留灌肠，每日1剂。连续用至下个月经周期。另月经期口服少腹逐瘀汤。经后用活血祛瘀消癥散结的中药保留灌肠。如是周期用药3个月，痛经症状消失，经量减少，月经周期正常。(新中医，1996，5)

2. 妙法绝招解析：子宫内膜异位症其发病机制主要是气滞血瘀，冲任失调所致。中药肉桂温经散寒通达下焦，延胡索、没药利气散瘀，定痛；蒲黄、五灵脂活血祛瘀，散结止痛；当归、川芎、赤芍、益母草、木香均有行气消滞，活血调经作用。现代医学证明，活血祛瘀药可以通过改善微循环从而使增生或变性的组织复原，并有调节内分泌的作用。中药灌肠更有利于子宫直肠窝结节的软化吸收。

（十三）寒湿之邪，损及冲任（陈道同医案）

1. 病历摘要：黄某，女，44岁。月经提前，经期延长10日以上，有时40日来两次月经，伴有胸胁胀满不舒，每次月经来潮，经量多，须用月经纸3～4包。随月经而腹痛逐渐加重，至痛不可忍，甚则休克，用哌替啶之类止痛药物可暂时缓解。曾用丙酸睾，避孕药一号及各种止血药物治疗病情未见有好转。曾在上海某医院作剖腹探查，发现子宫与直肠、肠系膜、大网膜相粘连，盆腔有不规则肿块，切取少量肿块组织及粘连组织送病理检查；最后确诊为子宫内膜移位症。手术时因粘连广泛而未能将子宫及其粘连组织切除而关闭腹腔。后来请求服用中药治疗。检查：体温 36.5 ℃，脉搏 64 次/min，呼吸 16 次/min，血压 110/80 mmHg，营养差，面容憔悴，脉沉细，舌苔白润，舌质淡红。妇科检查子宫后倾略大，后壁似板样坚硬，活动差，有摇举痛，附件左侧增厚，于子宫旁触及软性肿块约 3 cm×3 cm 大小，有压痛。右侧（一），后穹隆可触及硬结如枣大，质硬，触痛明显。诊断为子宫内膜异位症。

证属寒湿之邪，损及冲任。治宜温经散寒，理气止痛。方选痛经汤。药用益母草、牡丹皮各30 g，桃仁、红花、当归、巴戟天各15 g，川芎、香附、三棱各12 g，莪术、白术、北刘寄奴各10 g，广木香、制乳香、制没药、延胡索各9 g，海狗肾粉（冲服）1 g。每日 1 剂，水煎服。上方为平日服用方，若经期可加丹参30 g，牛膝15 g；若消化不良可酌加炒麦芽、焦山楂各15 g，草豆蔻12 g，建神曲10 g；经后可加白芍15 g。前后共服药 61 剂，盆腔肿块消失，月经恢复正常，亦无痛经，精神亦好，饮食增加，停药后半年随访，患者月经正常，痛经亦无复发，坚持上班工作。(《千家妙方》，战士出版社，1982)

2. 妙法绝招解析：子宫内膜异位症是临床上常见的顽固性疾病之一，此例经治疗获得痊愈，确属不易。方中所用海狗肾、白术、巴戟天以温经散寒，而且海狗肾有对抗雌性激素过盛的作用；当归、川芎、桃仁、红花、益母草、三棱、莪术、北刘寄奴以活血化瘀；广木香、香附、延胡索、制乳香、制没药以理气止痛；牡丹皮性寒，有养血凉血和控制海狗肾过热的副作用。

（十四）腑热气壅，上熏于肺（罗中秋医案）

1. 病历摘要：孙某，女，32 岁。月经闭止 2 年余，届期而咯血或衄血，周余渐止。多次 X 线摄片检查，未见异常，后经本省某医院妇科通过活检，确诊为“肺部子宫内膜异位症”。叠进中、西药治疗无效，遂来中医求治。诊见患者形体壮实，面红目赤，口苦咽干，少腹胀痛不适，大便秘结，小便短赤。舌质红，舌苔黄燥而干，脉弦数有力。诊断为肺部子宫内膜异位症。

证属腑热气壅，腑气不通，气火上熏于肺，从而使肺失清肃，血不得下行，反随气火上逆之倒经。盖肺与大肠二者经脉互为络属而构成表里关系，通大肠即所以泄肺热。治宜通腑泄热以肃肺气，俾腑气一通，肺气肃降则血得下行，吐衄自止，癸水便可行于常道。方选调胃承气汤加味。药用生大黄（后下）20 g，芒硝（兑服）12 g，桔梗10 g，黄柏、知母各9 g，桃仁、红花、甘草各6 g。每日 1 剂，水煎，分 2 次温服。服 5 剂后，大便得通，月事亦行。吐衄未作，少腹胀痛大减。舌红转淡，脉弦数势趋缓。效不更方，原方续进 5 剂，药尽，诸症见瘥。再予知柏地黄丸250 g，每次服8 g，每日 2 次，调理以巩固疗效。随访 4 年余，诸症未见复发，月经亦届期而至。(新中医，1997，5)

2. 妙法绝招解析：本案多责之肝经郁热或肺肾阴虚，灼伤血络，血随气升，迫血上逆而致吐衄。大凡治法，多以清肝润肺、凉血止血为主。然而对腑热气壅所致者，只有先通其腑气，以釜底抽薪，才能使肺复行肃降之令。故用调胃承气汤推荡肠胃，泄其郁热，畅达气机为之主。方中大黄用量独重，且生用后下是突出其通腑泄热，清肺泻火，止血凝血作用；伍知母、黄柏泻无根之肾火，滋化源之阴液；稍佐桃仁、红花以活血润燥，引血下行；掺入桔梗揭盖宣肺，改善宣发通气功能，以利清肃下降，使肺气得宣，腑气得通，则不开窍而窍自开，不通经而经自行。

（十五）气虚血瘀，冲任不固（许映荣医案）

1. 病历摘要：田某，女，37 岁。月经色紫暗，且夹血块，淋漓不断 3 个月余，经用西药和诊刮治疗均无效。妇产科建议做子宫全切，患者不愿接受手术治疗，要求中药治疗。症见贫血貌，面色萎黄，舌质红绛，舌尖有瘀点，舌下静脉曲张，脉沉细无力。诊断为子宫内膜增生症。

证属气虚血瘀，冲任不固。治宜益气养血，化瘀止血。方选补阳还五汤加减。药用黄芪50 g，益母草、党参、牛膝各30 g，赤芍15 g，当归、川芎、地榆炭、红花、桃仁、荆芥炭各10 g，以姜枣为引。每日1剂，水煎，分2次服。另以阿胶10 g，隔水炖化后，用中药汤液冲服，每日2次。服1剂后，出血暂时增多，含有血块。服3剂后，基本止血。服药5剂后，临床症状完全消失。（临沂医学专科学校学报，1998，2）

2. 妙法绝招解析：方中用大剂量黄芪、党参补气摄血，赤芍、红花、桃仁、川芎、益母草均能活血化瘀。现代药理学研究证明，大剂量益母草有强烈收缩子宫的作用，有利于排出宫内瘀血而达到止血目的。牛膝补肾，引血下行，减少子宫充血。荆芥炭、地榆炭能改善凝血机制。加服阿胶具有气血双补，化瘀止血作用。

（十六）肾阳亏损，寒凝肝脉（孙朗川医案）

1. 病历摘要：刘某，女，27岁。婚后3年不孕（男方精液检查正常），经行腹痛，屡经治疗无效。诉末次月经经量少，色黯有血块，经期6日。每次经行少腹呈阵发性剧烈抽痛，肛门有坠胀感，伴恶心呕吐，不能进食，形寒，少腹及腰骶冷痛，如置冰块，白带清稀，绵绵不断。舌质淡，舌边有瘀斑，苔白，脉沉迟而涩。B超检查：子宫5.6 cm×5.0 cm×6.5 cm，宫后方见3.7 cm×3.2 cm大小液暗区，均有细小光点。超声提示：子宫内膜异位症。

证属肾阳亏损，寒凝肝脉。治宜温阳暖肝，散寒通滞。方选加味阳和汤。药用熟地黄30 g，熟附子15 g，鹿角胶（烊化）、白芥子、穿山甲、白术、当归各12 g，五灵脂10 g，姜炭8 g，肉桂6 g，麻黄、甘草各5 g，细辛、吴茱萸各3 g。每日1剂，水煎，2次分服，禁忌生冷。药进15剂，痛经减轻，少腹与腰骶冷痛、肛门坠胀感明显好转，带下减少。药中病机，将上方熟附子减为10 g，再服15剂，形寒、少腹及腰骶冷痛全除，月经正常。更用上方3倍剂量研细末制成丸剂服，以巩固疗效。3个月后B超复查：子宫大小正常，内未见异常光团。病告痊愈。后足月顺产一女婴，母女平安。（《孙朗川妇科经验》，福建科学技术出版社，1988）

2. 妙法绝招解析：子宫内膜异位症与《金匮要略·妇人杂病脉证并治》所述“妇人之病，因虚，积冷，结气，为诸经水断绝，胞门寒伤，经络凝坚”颇为相似。因而笔者用加味阳和汤，更加熟附子、白术、吴茱萸、细辛温中散寒之力，穿山甲、五灵脂、当归以增强其活血祛瘀之功，果获良效。

（十七）血瘀气滞，发为痛经（匡继林医案）

1. 病历摘要：谭某，女，28岁，已婚。患者以往无痛经史。婚后不久呈渐进性痛经。疼痛时间以经前至经行中期为甚，腰腹和肛门坠痛难忍。剧痛时呕吐，出冷汗，不能坚持工作。月经周期基本正常。经量增多，经期延长达十多日，血块多，血块出痛减。大便溏，有时每日大便三次。婚后二年余同居未孕。曾经多个医院检查，均诊为“子宫内膜异位症”，治疗未效。查外阴阴道正常，宫颈有纳氏囊肿，白带较多，子宫体后倾，活动受限，较正常胀大，宫后壁表面可触及几粒花生米或黄豆大的硬实结节，触痛明显。左侧附件增厚，有压痛，右侧附件可触及索状物，压痛。舌淡黯，边有小瘀点，苔薄白。脉弦细数。诊断为子宫内膜异位症。

证属血瘀气滞，发为痛经。治宜活血化瘀，行气止痛。方选失笑散加味治之。药用岗稔根30 g，益母草25 g，大蓟15 g，五灵脂、茜根、九香虫、乌药各10 g，蒲黄、广木香各6 g。每日1剂，水煎服。服15剂后，痛经明显减轻。舌淡略黯，脉弦细。照上方加党参、川续断各15 g，以调理气血。服15剂后诸证明显减轻。因患者体较肥胖，痰湿稍重，拟芍药甘草汤合二

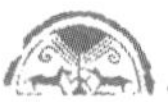

陈汤加味以调理。追踪二年，疗效巩固。(本书主编，待刊)

2. 妙法绝招解析：子宫内膜异位症是妇科常见病之一，除渐进性的剧烈痛经外，常合并月经过多、不孕症，给患者带来极大痛苦。中医古籍中虽无子宫内膜异位症的病名，但从其临床症状来看属于痛经、月经过多及癥瘕等范畴。其发病机制是气滞血瘀，阻滞胞中，恶血久积而致痛。气滞血瘀则冲任失调而月经过多并积瘀成癥。方中以失笑散、益母草等活血化瘀止痛为主药，瘀既得化，通则不痛；佐以九香虫、乌药、广木香等行气止痛，气为血之帅，气行则血行，故活血药常与行气药并用。又因血具有“寒则涩而不流，温则消而去之”的特点，结合病者的体质，故行气药选用具有温肾作用的九香虫、乌药，使之温运通达。木香善调肠胃滞气，兼治肛门坠胀，便溏不爽。大便调畅，也有利于子宫直肠陷窝结节的吸收。同时常配伍仲景之芍药甘草汤以缓急止痛。待瘀消痛止后，以扶脾养血而善其后，使气调血旺而无留瘀之弊。西医认为异位的子宫内膜在卵巢内分泌的影响下，也发生充血、渗血、出血及剥脱等月经样变化。这些变化对周围组织相当于异物刺激，能引起纤维性反应等。现代药理研究表明，活血化瘀药物可以通过改善微循环而使增生或变性的结缔组织复原，并有调整某些内分泌功能的作用。本例经用活血化瘀法为主治疗后，不但使痛除经顺，而且宫体的结节和增厚的附件也得以软化吸收。应用本法治疗数例，均获得较满意的疗效，今后有继续探讨之必要。

三、文献选录

本病多因肝郁气滞、外感寒邪或阳虚内寒，湿热稽留、气虚血滞、肾虚肝郁等病因，导致气血不和，血液离经，瘀血形成，留结于下腹，瘀阻冲任、胞宫、胞脉、胞络，以致不通则痛；瘀积日久，形成癥瘕；阻碍两精结合，导致不孕；瘀血不去，新血不得归经，可致经量增多、经期延长等。临床常见证候有气滞血瘀证、寒凝血瘀证、湿热瘀结证、气虚血瘀证、肾虚血瘀证、阳虚血瘀证等。子宫内膜侵入、生长于子宫肌层内称为子宫腺肌症。该病多发于30～50岁的经产妇，约半数患者合并子宫肌瘤，15%患者合并外在性子宫内膜异位症。确切发病率目前尚不清楚，文献报告相差悬殊。病因不十分清楚，有多次分娩、刮宫过度、人工流产或炎症造成子宫肌壁损伤；过量雌激素刺激；淋巴及血流转移；子宫肌壁手术种植等学说。子宫内病灶多为弥漫性，子宫均匀增大；有时局限于子宫某一部位肌层，使之明显增生形成子宫腺肌瘤。腺肌瘤与肌瘤不同，因其无假包膜存在，故难以剥出。中医将该病归属于“癥瘕”“痛经”“经期延长”“月经过多”等范畴。多因寒凝、气滞或气虚导致血瘀，瘀血阻滞冲任胞宫，日久成癥；阻碍经血下行则经行腹痛；瘀血阻滞，新血不得归经则经期延长、月经过多。临床常见证候有寒凝血瘀证、气滞血瘀证、气虚血瘀证等。子宫内膜组织生长在人体子宫腔以外的异常位置，并在分泌的性激素影响下出现周期性的出血、腹痛，或内膜异位处发生纤维组织增生和粘连等症状。妇科检查可扪及增大子宫，或在子宫直肠窝、子宫骶骨韧带，或宫颈后壁等处扪及一或多个硬结节，有明显触痛；如内膜异位于卵巢，还可见卵巢巧克力囊肿；异位于子宫肌层患肌腺症，出现以上症状即子宫内膜异位症（简称内异症）。如基础体温出现低温相失常，子宫内膜抗体阳性，黄体功能不健，内膜分泌欠佳，则有患者不孕。临床还发现，有内异症发生在脸部、口唇部、脐部、臀部的特殊病例，应引起重视。

(一) 名医论述选录

1. 王子瑜论述：子宫内膜异位症辨证分为气滞血瘀、寒凝血瘀、热郁瘀阻、湿热瘀结、痰瘀互结、气虚血瘀、阳虚血瘀、肾虚血瘀等8种类型。主要治法有补肾祛瘀法、化瘀通腑法、疏肝活血法、益气活血法、温经化瘀法等。

内异症患者虽然证型繁多，但总以血瘀为致病枢纽。气滞、寒凝、热郁、气虚、阳虚等均为瘀血产生的始因，但并非本病的直接致病因素。瘀血形成之后，成为有形之实邪，停留于体内，瘀阻于冲任胞宫、胞脉胞络，从而导致本病的发生。故瘀血阻滞于冲任、胞宫、胞脉、胞络，日久结块，形成癥瘕；经前、经期，血海由满盈到溢泻，气血变化急剧，但因有瘀血停留，阻碍其气血变化，瘀滞更甚，气血运行不畅，不通则痛，从而在经前、经期出现剧烈腹痛，按之益甚；瘀血阻滞冲任胞脉，气机不利，血行不畅，不能摄精成孕，故而不孕；瘀血阻滞冲任、胞宫，新血不得归经，故而妄行以致经行紊乱，经期延长，经血量多。据此，临床治疗以活血、逐瘀、消癥为其大法，取桃仁、三棱、莪术、水蛭、延胡索、木香、细辛等药制成水丸。其中桃仁、三棱、莪术、水蛭活血逐瘀消癥；延胡索、木香理气行滞，使气行则血行；细辛温经通络，盖血得热则能畅行，以增活血化瘀之效。因此，王氏认为，根据血瘀为子宫内膜异位症的主要病机，采用活血逐瘀消癥法治疗，可起到药专效高之功。（中国医药学报，1995，1）

2. 夏桂成论述：辨治本病证时，血瘀故然是主要证型，化瘀止痛也是主要治法。但血瘀之所以形成及其发展，又与肾、肝、脾、胃及心神功能的失调有关，尤其是肾阴阳为主要，因此补肾助阳也是主要治法。同时必须结合益气补阳、疏肝宁心等法的运用，才能收到良好效果。

（1）化瘀止痛的运用：内异症既然表现血瘀症状，大部分伴有痛经的主症，因此化瘀止痛法是必须运用的。内异止痛汤治疗经行腹痛，药用钩藤 15 g，紫贝齿（先煎）、续断、炒当归、赤芍、五灵脂、延胡索、苍术各 10 g，木香 6 g，肉桂（后下） 3 g，全蝎末、蜈蚣末（冲服）各 1.5 g。一般经行即服。连服 3～5 剂，经净停服。根据临床观察，该方虽有一定的止痛行经效果，但严重者不够理想，因此夏氏较多地使用助阳消癥汤，至经行时加入一定量的化瘀止痛药物，如当归、赤芍、山药、牡丹皮、茯苓、续断、鹿角片、五灵脂、石见穿、延胡索、杜仲等，要求在经前 7 日开始服药，至行经后再加入木香 6 g、益母草 15 g，止痛效果较上方为佳。

（2）补肾助阳法的运用：临床观察，内异症的瘀结与肾阳不足有着重要的关系。阳气不仅能推动气血的运行，而且有助于血瘀的吸收和融化，同时对水湿、津液、脂肪的代谢运化也有着重要的作用，故肾阳不足，不仅能使血液停滞成瘀，而且使内在水湿、脂肪代谢障碍而有所积聚。临床发现内异症患者的腹腔积水较为明显，从而也证实了阳气不足、气化不利的论点。临床曾观察 33 例内异症的基础体温（BBT），分析出内异症患者行经期 BBT 下降不快，或低温相偏高及高温相偏低、偏短、欠稳定等四种类型，并提出肾阳不足是本，血瘀凝结是标的观点，温补肾阳，提高冲任气血的通畅排泄作用，是抑制内异症发生发展的有力措施。BBT 高温相的偏短、偏低、欠稳定的几种失常类型，也有助于肾阳不足的诊断与辨治，运用补肾助阳的方法，一般首选毓鳞珠、右归丸、定坤丹及补阳消癥汤等方药，其中山药、党参、黄芪、续断、菟丝子、紫石英为基本药物。服药后 BBT 高温相得到程度不同的恢复，一般行经期均能有所控制，或缩短疼痛的发作。这说明温补肾阳在治疗中有重要意义。但是必须指出的是：补肾助阳，不能忽略结合补阴，乃阴阳互济之理。其次结合健脾，脾气肾阳紧密相关，且在前人的不少药方中补肾健脾互相为用，相得益彰，以增强温补肾阳之作用，不可忽此。

（3）益气补阳法的运用：临床观察所见，内异症患者的确存在着气虚下陷的症状，如小腹与肛门胀坠，神疲乏力，尽管这些症状是与内异之瘀结有关，但亦与气虚下陷有关。曾经有一例患者在服用较强的活血化瘀药后，小腹之坠胀更为明显，所以说明坠胀者，夹有气虚也，因此，益气补阳有助于缓解症状。李东垣的补中益气汤和张景岳的举元煎是常用的组合方。我们在经前经期时，如适当使用助阳消癥汤则加入黄芪、党参、陈皮、升麻、柴胡等品，对改善临床症状，特别是小腹肛门的坠痛有明显的作用。有一张姓患者，40 岁，患子宫内膜异位性痛经 5 年余，体

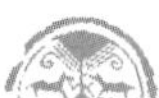

质较弱，每届经前经期及经停净时，小腹坠痛颇剧，且进行性加剧，伴有腰酸神疲，经前胸闷烦躁，乳房胀痛，行经时大便溏薄、脉细弦、舌质淡红边紫，曾经运用活血化瘀的方法，包括生化汤等治疗，效欠佳，转用香砂六君子汤、补中益气汤，小腹坠痛有所改善，但作用不大，遂嘱其测量BBT，结果BBT示高温相不稳定，且高温相偏短，故始从肾阳虚论治，进助阳消癥汤，BBT高温有所好转，但痛经未减，因此不得不在助阳消癥汤基础上再合黄芪、党参、甘草、陈皮、升麻之品。服药后，小腹及肛门坠痛明显减轻，继服3个月经周期，基本上控制了症状。但是必须指出，如果没有脾弱气虚下陷症状，就不必组合本法本方。特别是在行经期，免得影响月经之排泄。

（4）疏肝宁心法的运用：在内异症患者中兼夹心肝症状者也是较多的。虽然心肝在本病中不占主要地位，但是不能忽略其对促进本病痛症的形成和发展的一定影响，而且心肝在疼痛的感觉上有重要的意义，所谓“诸痛疮疡，皆属于心”，“痛脉多弦，弦属于肝”，“心藏神，肝藏魂”，神魂是主持精神意识活动的，且肝藏与冲脉密切相关，不仅藏血以支持血海，而且肝主疏泄有协助冲任以排泄经血之作用，肝郁气滞疏泄不利，冲任经血之排泄必然受到影响，有促进血瘀形成和发展之可能。而更为重要的是肝郁气滞将影响肾阳气化，气化不利，不仅致瘀，且对水湿、脂肪之代谢也不利，从而形成膜样性血瘀。故在补肾助阳的同时，不可忽略疏肝的重要性，越鞠丸、逍遥散或者柔肝泄肝的方药，均可组合使用，这在临床是屡见不鲜的。心与肾的交合，有着协调阴阳平衡的作用，前人曾有“欲补肾者，先宁心”之说，只有在心宁的前提下，才能保证阴阳的调复，阴阳调复，特别是阳气恢复，才能有效地控制内异症血瘀的产生和发展。所以在治疗上加入适量的宁心药，如合欢皮、莲子心、青龙齿、钩藤等。此外，心理疏导也是治疗本病不可忽视的一环。而且对心理疏导的针对性、长期性、反复性必须注意到，要有充分的思想准备，“心宁肾固，阴阳调复”，保持正常的BBT高温相图像，而且要巩固之，有条件生育者，促进孕育，保持长期的阳长，即长期的BBT高温相，延续90～100日，可获取理想的效果。（天津中医学院学报，1995，4）

3. 何嘉琳论述：本病形成的原因主要分以下两大方面：一是产育过多或宫腔手术（包括人流、剖宫产），损伤冲任及胞宫，瘀血留滞胞络、胞宫；二是经期、产后房事不节，败精浊血混为一体。又因妇科的病位大都在人身的下部，故不能忽视由邪毒侵袭留滞不去所致寒热湿瘀阻滞所致的痛经与癥瘕等，其涉及的脏腑多与肾、肝、脾有关。

（1）何氏认为异位内膜周期性出血为“离经之血”：而其依赖于人之阳气的运化。肾主藏精而寓元阳，为水火之脏，主生殖而系胞脉，与妇女之月经、胎孕关系至为密切。若肾阳不足，则运化经血乏力，经血瘀滞，日久成，故内异症之形成与肾阳虚有关。病机以肾亏血瘀为主。本病为本虚标实证，肾虚为本（即性激素失调），而出血粘连阻滞经脉造成局部癥块则是其标。本病的治疗，何氏常结合西医学的理论，用辨证与辨病相结合的方法治疗。内异症患者存在血凝、纤溶亢进，提示本病呈高凝状态。温肾药有类似内分泌激素作用，能调节性腺和肾上腺功能，并有释放皮质激素的作用。而活血化瘀药配合清湿热药能降低患者血黏度，改善内异症病灶周围的血液循环，抑制内膜的异常增生、分泌和出血，促进血肿包块的吸收。因此，补肾化瘀能使瘀阻消，胞脉通，胞宫、胞脉功能正常，疼痛消，或能有孕。

（2）何氏采用经前、经行、平时三阶段疗法：经前1周为第一阶段，用补肾温通气血法，选用鹿角片、当归、川芎、片姜黄、香附、郁金、三棱、莪术、红藤、蒲公英等。经行时为第二阶段，应防多防痛，以温经化瘀止痛法为主。药选当归、川芎、赤芍、白芍、片姜黄、三棱、莪术、失笑散、延胡索、茜根炭、海螵蛸、乳香、没药等。平时为第三阶段，应补肾、清湿、破

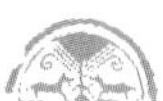

瘀、消癥法。选鹿角片、炮穿山甲、菟丝子、淫羊藿、红藤、败酱草、三棱、莪术、猫爪草、半枝莲、当归、川芎、薏苡仁、茯苓皮等。经量多有瘀块，加焦山楂炭、五灵脂、蒲黄炭；痛甚，气滞血瘀者，当化瘀止痛，加蒲黄、五灵脂、制乳香、制没药；寒湿凝滞者，温经散寒，化瘀止痛，加胡芦巴、小茴香、片姜黄等；久病脾肾阳虚便溏者，加炙黄芪、炒补骨脂、煨诃子肉、广木香等；合并盆腔炎者，选用牡丹皮、丹参、制大黄、红藤、败酱草等；混合性内异症者，选用人参、夏枯草、皂角刺、海藻、茯苓皮等；合并子宫肌瘤者，须防经量多，选加猫爪草、焦山楂炭、半枝莲、茜根炭、海螵蛸等。

（3）何氏临床常用药对治疗本病，如淫羊藿配菟丝子，补肾助阳；鹿角片配炙穿山甲片，鹿角片为血肉有情之品，补肾助阳活血，借穿山甲走窜之性，通经络而达病所；三棱配莪术，三棱破血中之气，莪术逐气中之血瘀，两相配合，是活血化瘀，理气止痛，消瘀导滞常选之品；蒲黄配五灵脂，活血化瘀止痛，乃血滞诸痛的要药；乳香配没药，活血止痛消肿，痛经首选之品，经期必用；茜根炭配海螵蛸，凉血收敛止血，用于经血过多者；半枝莲配猫爪草，清热解毒消癥，尤其适用于伴腺肌瘤或合并有子宫肌瘤者；红藤配败酱草，清热解毒，活血止痛。

（4）何氏治疗本病之法有以下几个特点：一是周期治疗，急则治标，缓则治本，经期以活血温经止痛为主，非经期以补肾化瘀消癥为主。二是攻补兼施，用于正气尚盛之内异症，除用活血化瘀止痛治疗外，还应加入补肾扶正药物。三是阴阳并举，内异症患者月经过多伴瘀血块，久治不愈，损血耗气，阴阳易虚，治疗上应“阳中求阴”或“阴中求阳”，温而不热，干姜、附子、肉桂宜少用，以免辛热劫阴；凉而不寒以免寒凝气滞。四是禁过施攻伐。内异症为本虚标实，破瘀散结应遵循“大积大聚，衰其大半而止”的原则，切忌猛攻峻伐，以免损伤正气。（安徽中医临床杂志，1999，5）

4. 李春英论述：瘀血，既是引起内异症临床症状和体征的主要因素，又是本病发生发展的病理基础。瘀血留于体内为邪实，应“血实者宜决之”，活血化瘀为本病的重要治法。但仅用此法是不够的，因为通利攻伐之品易伤精血，且本病在病变发展过程中不仅有血瘀的表现，还常见肾虚的症状。病机多为虚实错杂，其中肾虚为本，血瘀为标，治疗当标本兼顾，攻补兼施。临床常以补肾活血法贯穿治疗的始终，祛瘀则气血通畅；补肾养血，调理冲任以养胞宫。补肾药常选用巴戟天、鹿角霜、覆盆子、仙茅、淫羊藿、川续断、菟丝子、肉苁蓉、桑寄生、熟地黄等；祛瘀药常选用当归、赤芍、丹参、桃仁、红花、蒲黄、五灵脂、乳香、没药等。补肾活血的用药比例应结合月经周期的特点及患者的寒热虚实加以适当调整，临床证实，比单纯使用活血化瘀法效果为佳。治疗上除抓住内异症瘀血这一病机特点外，还应结合妇女月经周期特点进行辨证论治。一般情况下，经前冲任胞宫气血偏实，异位内膜呈增殖状态，瘀象已成，治疗以泻实为主，故采用活血化瘀、理气止痛之品，可促使瘀未成之前内消，以免形成后而难于消散；行经期异位内膜脱落出血，积于盆腔或组织内无法排出，因此盆腔组织呈明显瘀血状态，治疗仍用活血化瘀、散结消癥之品因势利导，以保证经水通畅，使邪有出路；行经后气血冲任亏虚，但异位内膜脱落出血不能及时消散吸收，故治以攻补兼施，补肾健脾，养血调肝，并配合软坚散结之品，促使癥瘕积聚渐消缓散。这样不仅痛经可除，而且月经调理正常，冲任二脉相资，胎孕自然而成。因此，内异症症情复杂，但以瘀血为主，临床运用活血化瘀法时，又当结合内异症与月经周期的特点以及患者体质的寒热虚实和病之久暂遣方用药，无不取得显著疗效。内异症之主症为痛经进行性加剧，其疼痛与一般痛经有所不同。一般痛经多为经潮时呈阵发性疼痛，使用行气活血药后经畅，腹痛减轻或消失。而本症痛经多为继发性痛经，疼痛期较长，且呈进行性加剧。其病多为经前少腹胀痛刺痛，临经时痉挛剧痛，甚则休克，经后持续掣痛坠痛，患者多呈经前恐惧感。由于瘀血结于宫腔之外，在卵巢激素的影响下，病灶周期性出血（内出血）不能循常道排出体外，经血下多，腹痛更甚，瘀久不去，越积越重，结成包块。李氏在治疗时强调既要化瘀又要散结，在遣方用药时力求精当，用药灵活。如经前多以少腹逐瘀汤和活络效灵丹化裁，药用延胡索、丹参、香附、桃仁、红花、蒲黄、五灵脂、乳香、没药、小茴香等活血理气止痛，化瘀生新；瘀血较重者可加苏木、三棱、莪术、蒲黄、五灵脂等以行气破血散结，改善微循环；痛甚者加三七粉6 g，血竭粉3 g冲服，或选用虫类药如地龙、土鳖虫、穿山甲等以搜风剔络，活血定痛，化瘀散结；伴便干或肛门坠胀而痛者加熟大黄；月经量多加三七粉、仙鹤草、鹿衔草、阿胶等；出血量多属中气下陷者，加人参、黄芪、升麻、柴胡等；瘀血阻于膀胱及周围组织引起膀胱刺激症状者，加木通、甘草梢、滑石、琥珀粉（冲服）；瘀血阻于输卵管组织，加路路通、柞木枝以增强其蠕动，松解粘连；伴痰湿者，加苍术、皂角刺、浙贝母、半夏等；伴热象者，加连翘、败酱草、川大黄、茜草、生牡蛎、地榆等；伴寒象者，加白芥子、胡芦巴、细辛、炮姜、吴茱萸等。经后选加软坚散结药，如穿山甲、鳖甲、海藻、昆布等品以加速包块的吸收，使已成之瘤由硬变软，以致最后缓散于无形之中。（北京中医，1999，5）

5. 蔡小荪论述：①子宫内膜异位症的痛经和其他瘀血性痛经不同。瘀血性痛经多咎于各种原因而引起的经血排出困难，但当瘀血畅行或块膜排出，腹痛即见减轻或消失。本症之痛经则因有功能性的子宫内膜异位子宫腔以外所致，即中医所谓“离经之血”，因而造成新血无以归经而瘀血又不得排出之势。故本症痛经的特点是：经下愈多愈痛。治疗当守“通则不痛”之原则，法拟化瘀治本为主，选方用药不能专事祛瘀通下，应采取促使其瘀血溶化内消之法，这是蔡氏独特的体会，即“消瘀”之法。②本症血崩，以通求固。临床治崩，多遵循明朝方约之提出的塞流、澄源、复旧三大方法，若遇暴崩久漏之际，则宜急取治标止血治则。本症之崩漏，乃因瘀血停滞，阻于经脉，新血不得循经所致，故治疗当谨守病机，仿“通因通用”之法，以化瘀澄清之法为主，选方用药不能纯用炭剂止血。（《近现代二十五位名家妇科经验》，中国中医药出版社，1998）

6. 韩冰论述：韩氏认为，瘀血既是原发病机的结果，又是继发病机的起因。瘀血留滞体内，必然影响局部气机的升降出入，气机郁而不达，与瘀血相互搏结，则所结之处日渐坚硬，此是其一。气机之流畅，能运行血脉，布化津液。现气血坚结壅聚，津液不能尽化雾露，结聚外渗，造成局部湿浊痰凝，又是其二。瘀血夹痰，凝聚坚结，终成癥瘕。此正《灵枢·百病始生》：“凝血蕴裹而不散，津液涩渗，著而不去，而积皆成矣”之谓。可见“瘀久夹痰，渐成癥瘕”为其基本病机特征。因而在治疗时，只有谨守病机，将活血化瘀、软坚散结等法有机结合，才能解除痰瘀凝结、胶着相依之势，使血瘀积聚有形之物，缓缓消融于无形之中。在用药上，以大剂量辛烈窜透、通阳散寒的细辛作为经期用药，临床验证未见毒性反应，且止痛效果较佳。以三棱、莪术为化瘀血要药，取其破血行气消积之功，虽大剂量使用，未见血量增多之弊。辅以丹参、桂枝、云茯苓、王不留行、路路通等药活血化瘀、软坚散结，效果满意。（天津中医，1995，6）

7. 王大增论述：本病的发病原因至今还未完全明了。有种植学说、体腔上皮化生学说、免疫因素、黄素化卵泡不破裂综合征等。其中以经血倒流的种植学说与免疫因素为主要，但不能排除综合性因素的可能。本病基本治则为理气活血，化瘀通腑，软坚消癥，而其核心则为“化瘀通腑”。同时结合其他症状，辨证加减用药。临床还采用单方验方治疗：①七厘散。内服每次1～1.5 g，每日1～2次。用黄酒或温开水送服，有活血化瘀止痛作用。②云南白药。内服每次0.5～1 g，每日1～2次。有活血止血，止痛作用。③大黄䗪虫丸。内服每次3～6 g，每日1～2次，开水送服。有破血消癥，逐瘀通经作用。（《妇科名医诊治精华》，上海中医药大学出版社，1995）

8. 李祥云论述：肾亏瘀阻的主要病证也就是子宫内膜异位症所表现的临床症状，从临床病因学分析，子宫内膜异位症的发生与人工流产有着一定的关系，人工流产可直接损伤冲、任脉，血不归经，离经之血外溢而为瘀阻，或瘀血阻滞，或瘀阻脉络，而致子宫内膜异位症的各种症状，如痛经、月经不调、不孕、盆腔肿块等。此外人工流产还可损伤气血，损伤机体而影响健康。联系现代西医学的研究来分析，目前认为子宫内膜异位症的发生与免疫防御机制下降有关，免疫功能的下降，细胞免疫及体液免疫异常，多种细胞因而被激活，这样就不能有效地消除异位内膜，使异位内膜易于种植并进一步发展成为子宫内膜异位症。此外神经内分泌功能失调亦是子宫内膜异位症的一种重要因素，首先表现为催乳素（PRL）的增高，高催乳素血症又影响 LH 与 FSH 的分泌，影响了卵巢功能，使雌、孕激素水平下降，这样就不能抑制有活性的子宫内膜，易使异位内膜种植而发生子宫内膜异位症。从上述这些学说的内容来看，子宫内膜异位症的形成都与患者的体质有关，具体来说与肾亏瘀阻有很大的关系。中医学在研究内异症之形成是不同于西医所指的几种学说，但认为内异症的病理表现就是中医所指的“瘀”，此瘀为离经之血，瘀阻脉络，不通则痛，故内异症者经常表现为疼痛，综上所述，所以确立补肾祛瘀法为其治疗大法。总结了 5 种分型，即气滞血瘀、寒凝瘀阻、瘀热阻滞、痰湿阻滞、肾亏瘀阻。经过临床观察，肾亏瘀阻是最主要的证型，临床与试验研究，用补肾祛瘀法，自拟内异消方，其方药组成是三棱、莪术、水蛭、地鳖虫、穿山甲、菟丝子、淫羊藿等，临床上观察了子宫内膜异位症患者 258 例，结果痛经的有效率为 92.64%，不孕的治愈率为 62.39%，包块的缩小率为 75.31%，临床观察子宫内膜异位症患者存在血液浓、黏、稠、聚的特点，所以对子宫内膜异位症患者进行了实验室检查，用内异消方进行用药前后的对照比较，结果治疗后血液流变学、内分泌功能、体液免疫等方面的异常指标都得到了显著的改善。（中国临床医生，2003，8）

9. 江希萍论述：①疏肝理气，活血化瘀。适用于以气滞血瘀为主证者。江氏认为子宫内膜异位症形成之初，多由情志抑郁，气机不畅，影响血液运行而致气滞血瘀，瘀血积阻下焦。治疗宜疏肝理气，活血化瘀。方用血府逐瘀汤加减。②活血化瘀，软坚散结。适用于以血瘀癥瘕为主证者。妇查可见盆腔内结节粘连，触痛明显，子宫多后倾，活动差，附件可触及包块等。基础体温多低温相偏高，高温相<12 日。治宜活血化瘀，软坚散结，桂枝茯苓丸加减。③补肝益肾，活血调经。适用于肝肾亏虚，瘀血阻滞下焦之证。妇查子宫骶韧带及子宫后壁可触及痛性结节。基础体温多低温相偏高。治宜补肝益肾，活血化瘀。方选六味地黄汤合桃红四物汤加减。④温肾益精，活血化瘀。适用于病久及肾，瘀血凝结下焦之证。妇查见宫体后位固定，可触及痛性结节。基础体温单相或高温相呈爬坡上升且持续时间短。治宜温肾益精，活血化瘀。方选金匮肾气丸合桂枝茯苓丸加减。⑤化痰利湿，散瘀消癥。适用于脾气运化不利，痰湿积聚，瘀血阻滞之证。妇查子宫后壁可触及痛性结节。基础体温多高温相短或呈慢爬坡。治宜化痰利湿，散瘀消癥。方选苍附导痰汤合桃红四物汤加减。江氏认为子宫内膜异位症所致的不孕，是较为难治的一种疾患。其主要病理变化为异位内膜随卵巢功能的变化而出现周期性出血及周围组织纤维化、粘连，以致形成结节与包块，而影响子宫、输卵管、卵巢等生殖器官的功能以致不孕。中医则认为由于脏腑功能失调，正气不足，经、产瘀血流注胞脉、胞络之中，泛溢于子宫之外，气血不畅，瘀血内阻，两精不能交合以致不孕。治疗中应在辨病的基础上加以辨证施治。因其病程较长，治疗又以活血祛瘀为主，治疗中不论采用何种治法均应注重固护正气，扶正与祛邪相结合。另外，不孕症其本在肾，因肾主生殖，胞脉系于肾，肾又为藏精之脏，肾虚精亏，冲任胞脉失养而致不孕，因此在治疗中应注意补肾调冲任。另外在治疗中可用所服方剂煎煮浓缩后保留灌肠，配合治疗，可增强疗效，缩短疗程。（江苏中医，1999，1）

10. 张丽蓉论述：子宫内膜异位症以瘀证、寒证较多，热证较少，未见单纯虚证，病程较长

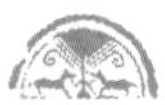

者可见虚实夹杂证。张氏认为本病的主要机制是脏腑功能失调，气血运行不畅所致。因经水为血所化，血随气行，气充血沛，气顺血和，则经行畅通，自无疼痛之患。若气滞血瘀，则使经行不畅，不通则痛。由于瘀血停滞日久，遂积而成。故本病的基本病理变化为血瘀，其基本病理产物为离经之血形成的瘀血。临床治疗以破血散结，消癥止痛为基本大法，自拟“消结汤”为主要治疗方剂。并针对患者寒、热、虚、实的不同，依气滞血瘀、寒凝血瘀、热郁血瘀、气虚血瘀四型进行加减化裁。同时配合外治法：①保留灌肠。以消结汤原方按上述辨证分型中之加减用药，将药煎至 50～100 mL，每周灌肠 2～3 次。②穴位注射。用神农注射液 2 mL，选子宫穴和次髎穴（双侧），隔日 1 次，交替使用。③上药治疗。以七厘散或血竭粉于后穹隆上药，每周 2 次。④针灸治疗。选关元、气海、中极、子宫、足三里、三阴交、太溪、肾俞、气海俞、八髎、委中、承山等交替使用。⑤贴敷治疗。以药贴敷于腹部或疼痛部位，药的组成：千年健、追地风、羌活、川花椒、白芷、乳香、没药、红花、血竭各 6 g，川续断、桑寄生、五加皮、赤芍、当归、防风、透骨草、艾叶、蛤蟆草各 12 g。总之，经过多年的临床实践，以中医药治疗子宫内膜异位症，取得了很好的疗效。对疗效的评定可分为两方面：即症状、体征完全消失或改善；减小或消除病灶，如盆腔结节、卵巢囊肿等。以上述方法治疗子宫内膜异位症，有效率达 97%以上。（天津中医，2000，2）

11. 王法昌论述：子宫内膜异位症的发病与月经周期有关，异位的子宫内膜好发于盆腔，在雌激素、孕激素的作用下，发生周期性生长、脱落、出血，血瘀于下焦，不通则痛。瘀血阻滞下焦是本病的主要病因，因此，治疗子宫内膜异位症应以化瘀为主，不可一味祛瘀通下。行经前治疗以活血祛瘀，通络止痛为主；月经后治疗以补肾祛瘀为主。多用于 30 岁以上发病者，因人工流产次数较多，导致肾气虚损，冲任胞脉空虚，气血瘀滞阻络，不通则痛。此外根据不同的伴随症状，辨证用药。如经期感受寒湿之邪，或嗜食生冷，致经行少腹冷痛，得温则舒，伴恶心呕吐，舌苔白，脉弦紧者，治宜温经散寒，活血祛瘀；素体虚弱，气血不足，症见倦怠乏力，月经量多色淡红，经行腹痛下坠，按之则舒，舌边有齿痕，舌苔薄白，脉沉弱者，治宜补气养血，佐以活血祛瘀。方宜圣愈汤加蒲黄 15 g，升麻、香附、桂枝、炒艾叶各 10 g。还可配合中药滴肛疗法：用丹参、蒲公英各 30 g，益母草、牛膝、桃仁各 15 g，红花、泽兰、黄柏各 10 g，肉桂、没药各 6 g。水煎 300 mL，过滤后，用输液管插入肛门点滴，每分钟 40 滴，药温 39 ℃～40 ℃。（山东中医杂志，1999，8）

（二）辨证论治选录

1. 周映华等治疗子宫内膜异位症分 3 型辨治：①气血不调兼血瘀者 14 例，治以调气血兼活血化瘀。用黄芪、党参、白术、炙香附、当归、川芎、赤芍、官桂、丹参、延胡索、蒲黄、三棱；②肝肾两虚兼血瘀者 5 例，治以滋养肝肾兼活血化瘀。用枸杞子、菟丝子、覆盆子、车前子、五味子、当归、川芎、赤芍、桑寄生、丹参、乳香、血竭、香附；③痰湿瘀阻兼血瘀者 5 例，治以燥湿化痰兼活血祛瘀。用陈皮、半夏、茯苓、皂角刺、白术、泽泻、浙贝母、昆布、海藻、三棱、莪术、牡丹皮。各型均随症加减。随访 6 个月至 8 年，结果痊愈 2 例，显效 8 例，有效 12 例，无效 2 例。总有效率为 91.6%。疗程均在 3 个月经周期以上。（云南中医杂志，1986，6）

2. 程萍治疗子宫内膜异位症分 2 期辨治：①月经来潮时，予蒲黄 20 g，益母草、泽兰各 15 g，当归、白芍、绵马贯众各 10 g，红花 6 g，炙甘草 5 g。偏寒加艾叶、吴茱萸、炮姜；偏热加生地黄、桑叶、黑山栀。②月经干净后，予女贞子、菟丝子、覆盆子各 15 g，当归、党参、白术、白芍、香附各 10 g，炙甘草 6 g。前者服 2 剂，后者服 4 剂，连续治疗 3 个月。治疗期间停用其他药物。结果显效 26 例，好转 10 例，无效 5 例。（江西中医药，1991，5）

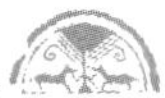

3. 印苏昆治疗子宫内膜异位症分 3 阶段辨治：①月经周期第 27～4 日，治以益气温经活血法。药用黄芪、党参各20 g，益母草15 g，杭芍、当归各12 g，桂枝、艾叶、蒲黄、五灵脂、香附各10 g，炙甘草6 g。经量多加阿胶15 g，蒲黄、艾叶炒用。②月经周期第 4～8 日，治以健脾补肾养肝活血。药用黄芪、党参各20 g，菟丝子、益母草、丹参各15 g，当归、白术、淫羊藿各12 g，墨旱莲、炙甘草各10 g。③月经周期第 8～26 日，治以活血化瘀消癥。药用黄芪20 g，当归12 g，三棱、莪术、土鳖虫、五灵脂、赤芍、王不留行、穿山甲珠、皂角刺各10 g，红花6 g。1～2 日 1 剂，水煎服。治疗 4 个月经周期以上，治愈（临床症状及肿块、结节消失，随访 2 年未复发）2 例，显效（症状基本消失，肿块明显缩小）18 例，有效（症状明显好转，肿块变软或缩小）27 例，无效 5 例。（云南中医学院学报，1991，3）

4. 孙宝珍治疗子宫内膜异位致不孕症分 3 阶段辨治：①经期腹痛用内异Ⅰ号方。延胡索、徐长卿各12 g，炒赤芍、炒白芍、茺蔚子、丹参、制香附、北刘寄奴各9 g，台乌药6 g，川芎、川桂枝各4.5 g。于经前 3～7 日及经期服。②月经过多伴腹痛用Ⅱ号方。生蒲黄、玉米须、血见愁各20 g，花蕊石12 g，炒牡丹皮、丹参、醋制香附、炒赤芍、炒白芍、大黄炭、震灵丹各9 g，三七粉（吞）3 g。于经前及经期服。③内膜异位致肿块、结节、癥瘕用Ⅲ号方。赤芍、石见穿各20 g，丹参、皂角刺、地鳖虫、炙穿山甲片、海藻各12 g，川芎、桃仁各9 g，炙没药6 g。于经净 3 日后服。同时配合辨证分型加减。上述汤剂与成药四制香附丸、越鞠丸、逍遥丸、大黄䗪虫丸、杞菊地黄丸、河车大造丸等交替使用。重度患者用孕激素周期疗法 3～6 周期。3 个月为 1 疗程，治疗 6～8 疗程后受孕 114 例（占 78%），无效 32 例（占 22%）。（上海中医药杂志，1991，3）

（三）临床报道选录

1. 金季玲用加味桂枝茯苓丸治疗子宫内膜异位症 95 例：药用夏枯草15 g，延胡索、丹参各12 g，桂枝、茯苓、桃仁、牡丹皮、芍药、三棱、莪术、川楝子各10 g，山慈姑6 g。经血量多去三棱、莪术、山慈姑、桃仁，加五灵脂、蒲黄炭、茜草、三七、海螵蛸。每日 1 剂，水煎服。结果显效 36 例，有效 43 例，无效 16 例，总有效率为 83.2%。血液流变学观察 70 例，全血黏度，红细胞压积、红细胞电泳、血浆黏度、纤维蛋白原治疗前后比较，均有显著性差异，$P<0.05$ 和 $P<0.01$，血液流变性和黏度异常得到改善。（辽宁中医杂志，1994，6）

2. 朱兰等用温经汤加减治疗子宫内膜异位症 60 例：药用当归、川芎、赤芍、桂木、莪术、干姜、人参末（另冲）、怀牛膝、鸡血藤、牡蛎、小茴香、醋鳖甲、菟丝子、炙甘草各 6～10 g。呕吐加吴茱萸；肾虚加淫羊藿；阳虚加制附子；经血淋漓不断加炒蒲黄、黑地榆；经血量多似崩、色暗夹有血块、脉细无力加川三七（研末冲服）。每日 1 剂，水煎服。结果显效（症状基本消失，盆腔包块缩小>1/2）23 例，有效 29 例，无效 8 例，总有效率 86.7%。不孕 15 例，治疗后妊娠 12 例。（福建中医药，1995，2）

3. 王祖倩等用化瘀通腑法治疗子宫内膜异位症 95 例：内异 1 号丸：用醋制生大黄、醋制炙鳖甲、琥珀。按 2∶2∶1 研粉成丸，每日 5 g，分 2 次服。经行不畅、痛剧或量多者，经期加服上药煎剂 5～7 日。气虚加补中益气丸或黄芪、党参类；脾胃虚加香砂六君丸；气血两虚加十全大补丸或归芪冲剂；肾阳虚加右归丸、苁蓉片或淫羊藿、菟丝子；肾阴虚加六味地黄丸；畏寒加肉桂、桂枝、吴茱萸、小茴香等；郁热加牡丹皮、山栀子、淡黄芩；气滞加逍遥丸或加柴胡、香附、延胡索、木香等。3 个月为 1 疗程。结果有效 63 例，显效 18 例，无效 14 例，总有效率 85.26%。（上海中医药杂志，1992，9）

4. 刘金星等用化瘀消痰、软坚散结法治疗子宫内膜异位症 46 例：药用异应胶囊（含浙贝母、山慈姑、血竭、丹参、鳖甲、薏苡仁、夏枯草各等份，每粒含生药1.25 g），每日 3 次，每次 4 粒，口服，3 个月为 1 疗程。经期不停药，酌情加用汤剂：脾虚明显用四君子汤、参苓白术散；气血虚弱用八珍汤加减；经量多或经期延长，经期用失笑散加海螵蛸、茜草炭等。用 2～3 个疗程。结果痊愈 5 例，显效 19 例，有效 18 例，无效 4 例，总有效率 91.3%。24 例随访 1 年，复发 1 例，再用本法治疗显著好转。治疗后甲皱微循环及血液流变学指标均有明显改善，($P<0.05$ 或 $P<0.01$)。(中国中西医结合杂志，1994，6)

5. 何淑英采用益气化瘀法治疗子宫内膜异位症 40 例：药用党参、黄芪、三棱：莪术各 20 g，柴胡、陈皮、路路通、延胡索、生蒲黄、熟蒲黄、赤芍、乳香、没药各 10 g，升麻 6 g。阳虚加肉桂、附片；腹抽掣痛加小茴香、川楝子；血虚加阿胶、何首乌；便秘加生大黄；月经量多加仙鹤草、黄芩炭、侧柏叶炭；腰酸加杜仲、桑寄生、肉苁蓉；有包块、巧克力囊肿加皂角刺、苏木。结果显效 33 例，有效 4 例，无效 3 例，总有效率 92.5%。(四川中医，1993，9)

6. 皇甫礼等用活血化瘀为主治疗子宫内膜异位症 42 例：药用制鳖甲、土鳖虫、蜂房、制香附、薏苡仁、北刘寄奴、杭白芍、当归、川芎、红花、桃仁各 6～12 g。气滞血瘀型加制乳香、制没药、炒柴胡、枳壳、水蛭、皂角刺；热蕴血瘀型加大黄、栀子、金银花、牡丹皮、紫花地丁、紫草；气虚血瘀型加黄芪、太子参、白术、升麻、柴胡、大枣；寒凝血瘀型加吴茱萸、桂枝、细辛、艾叶、小茴香。制成蜜丸，每丸含生药0.5 g。每日 3 次，每次 1 丸，餐后服。3 个月为 1 疗程，停服其他中西药。结果痊愈 31 例，显效 5 例，有效 4 例，无效 2 例，总有效率 85.7%。气滞血瘀型 18 例，血液流变学指标均显著改善 ($P<0.01$)。(云南中医中药杂志，1995，5)

7. 吴晓瑜用破血消瘀法治疗子宫内膜异位症 60 例：药用穿山甲、地鳖虫、牡丹皮、丹参、制香附、夏枯草各12 g，三棱、莪术、路路通、水蛭、赤芍各 9 g。气滞加川楝子、广郁金；气虚加炙黄芪、炒党参；阳虚寒凝加炮附子、川桂枝；脾胃虚弱加炒白术、淮山药；肾阳虚加仙茅、淫羊藿、胡芦巴；肾阴虚加生地黄、熟地黄、山茱萸；经行腹痛甚剧加延胡索、川楝子、失笑散；乳房胀痛加预知子、青皮、陈皮、广木香；月经过多加仙鹤草、海螵蛸、生茜草、阿胶等。部分症状严重加用药物灌肠；经行腹痛甚加耳针。月经期停服。结果痊愈 16 例，显效 10 例，有效 29 例，无效 5 例，总有效率 91.67%。(陕西中医，1993，12)

8. 司徒仪用棱莪合剂治疗子宫内膜异位症 58 例：药用丹参、赤芍、鳖甲（先煎）、浙贝母各15 g，郁金、枳壳各 12 g，鸡内金、当归各 10 g，三棱、莪术各 6 g，水蛭 4.5 g。每日 1 剂，水煎服。月经干净 2～3 日始服，至下次月经来潮，3 个月为 1 疗程。结果痊愈 2 例，显效 11 例，有效 34 例，无效 11 例，总有效率 81%。其中不孕者 15 例，妊娠 8 例。治疗前后甲皱微循环（形态、流态、襻周状态）及血液流变学（高切全血比黏度、血浆比黏度、红细胞压积）指标比较均有显著性差异，$P<0.01$ 或 $P<0.05$。(中医杂志，1995，5)

9. 来春茂用抵挡汤加减治疗子宫内膜异位症 38 例：药用水蛭、土鳖虫、桃仁、生大黄、川楝子、延胡索、滑石、车前子、木通、没药、蒲黄、五灵脂各 10～15 g。每日 1 剂，水煎分 3 次服。12 日为 1 疗程。治疗 1～6 个疗程，结果痊愈 26 例（68.4%），有效 5 例，未追踪观察 7 例，总有效率 81.6%。(云南中医杂志，1994，5)

10. 王阿丽等用活血祛瘀法治疗子宫内膜异位症 139 例：药用丹参、赤芍、三棱、莪术、延胡索各10 g，细辛 3 g。水泛为丸。每日 2 次、每次 6 g，口服。3 个月经周期为 1 疗程。治疗 1～3 疗程，结果痊愈 11 例（占 7.91%），显效 53 例（占 38.13%），有效 67 例（占 48.20%），无效 8 例（占 5.76%），总有效率为 94.24%。(北京中医药大学学报，1995，3)

11. 马敏珠用血府逐瘀汤治疗子宫内膜异位症 83 例：药用桃仁 12 g，当归、生地黄、红花、赤芍、牛膝各 9 g，枳壳、桔梗、川芎、甘草各 6 g，柴胡 3 g。寒凝血瘀加细辛、附子；气滞血瘀加川楝子、蒲黄、五灵脂；热郁血瘀加红藤、败酱草；气虚血瘀加黄芪、党参、木香；有包块加三棱、莪术；不孕加淫羊藿、仙茅、菟丝子。每日1剂，水煎服。另用红藤、皂角刺、蜂房、赤芍各12 g，三棱、莪术各10 g，桃仁6 g。水煎至50 mL保留灌肠，15分钟灌完后卧床30分钟，每日1次。结果治愈41例（其中妊娠23例），显效27例，好转10例，无效5例，总有效率94％。（上海中医药杂志，1993，2）

12. 朱文新等用活血化瘀治疗子宫内膜异位症53例：药用夏枯草20 g，蒲黄、五灵脂、红藤各15 g，丹参、牡丹皮、延胡索、桃仁、水蛭各12 g，赤芍9 g。每日1剂，水煎服。经期停用。药用紫草根20 g，白花蛇舌草、败酱草、丹参、黄柏各12 g。每晚临睡前将浓煎药汁100 mL保留灌肠，整个月经周期均用。平均疗程3.5个月。结果显效23例，有效27例，无效3例，总有效率94.2％。痛经及月经失调等症状基本缓解，卵巢囊肿缩小22个，消失16个，妊娠率45％，可能与调节血液的理化特性及调整血流动力学功能有关。（中国中西医结合杂志，1993，1）

13. 周映华用消异汤配合灌肠治疗子宫内膜异位症63例：药用蒲黄15 g，赤芍12 g，延胡索、鳖甲各10 g，莪术、当归、五灵脂、桂枝各6 g，红花4 g，川芎3 g。血寒加吴茱萸；肾阴虚加女贞子；肾阳虚加巴戟天；气虚加黄芪、黄精。每日1剂，水煎服。3个月为1疗程。配合用红花、莪术、赤芍各15 g，每日1剂，煎汁150 mL，保留灌肠，20日为1疗程。经期停用。对照组100例，用达那唑。结果两组分别近期治愈7、6例，好转54、84例，无效2、10例。随访32、44例，有效26、13例，复发6、31例，两组复发率比较有显著性差异，$P<0.01$。（云南中医杂志，1994，4）

14. 瞿结宗等用温化饮配合耳压治疗子宫内膜异位症54例：药用紫丹参、淮山药各15 g，当归、延胡索、续断各12 g，川芎、桃仁、红花、制附片、乌药各10 g，吴茱萸8 g，小茴香6 g。阳虚加淫羊藿、肉桂；阴虚加生地黄、女贞子；气虚加太子参、黄芪；经量多加参三七、茜草根。经期加服失笑散。每日1剂，水煎服。经后至经前期加服通化散10 g（含鸡血藤粉12 g，三棱粉、莪术粉、官桂粉各6 g），每日3次。取耳穴子宫、卵巢、交感等，以王不留行籽贴敷，2周1次，6次为1疗程。结果治愈25例，显效18例，有效8例，无效3例，总有效率94％。（陕西中医，1992，5）

15. 李玉麟用克痛散结汤合用达那唑治疗子宫内膜异位症48例：药用丹参、赤芍、乳香、没药、桃仁、三棱、莪术、五灵脂、蒲黄各10 g。每日1剂，于月经干净后连服20日，共用3个周期为1疗程。如症状反复，隔1个月后再用1个疗程。本组轻型7例仅用中药治疗；中型27例加用达那唑。如痛经缓解、结节软化、触痛减轻，则停用中药，且达那唑减至每日200 mg。维持1个月，再单服中药1疗程；重型患者14例服中药20日后手术治疗，术后同时服用达那唑3个月和中药1疗程。达那唑用量根据症状及副作用及时变更，切勿造成闭经。结果3型分别痊愈6、15、13例，好转1、9、1例，无效3例及半年后复发6例，均为中型患者；重型患者术前服用中药能改善症状，软化结节，缓解粘连，利于手术，术后药物治疗则有助于康复和防止复发。（陕西中医学院学报，1992，1）

16. 林永华等用中西医结合治疗子宫内膜异位症85例：气滞血瘀型予丹参、赤芍、蒲黄、五灵脂、当归、香附、三棱、莪术、延胡索各10～15 g；气虚血瘀上方加党参、黄芪。每日1剂，水煎服。于月经干净后连服10～15日，3个月为1疗程。9例加用甲基睾丸素5 mg，每日1～2次，于月经第5日开始连服20日，月总量不超过200 mL。结果痛经76例，痛止17例，减轻52例，无效7例。月经紊乱30例，正常22例，无效8例。性交痛18例，痛止5例，减轻9例，无效4例；行囊肿穿刺抽液术36例，正常14例，缩小11例，无效11例。行切除术18例，

复发3例（均行第2次手术）；不孕54例，治后足月妊娠21例，流产2例，无效31例。（浙江中医杂志，1989，4）

17. 李积敏等中西医结合治疗子宫内膜异位症57例：中药用丹参、生蒲黄各12 g，赤芍、川芎各9 g，三棱、莪术各6 g，见石穿、柞木枝、益母草、仙茅、淫羊藿、熟地黄、枸杞子、紫石英各15 g，鸡血藤10 g。气虚加党参、黄芪、升麻；阴虚加女贞子、地骨皮、地榆；盆腔肿块瘀血者加皂角刺、花蕊石、鳖甲；腹痛甚者加川楝子、乳香、没药、三七粉（吞）。每日1剂，水煎服。3个月为1疗程。西药用甲基睾丸素5 mg，每日2次，口服。耳针刺内分泌、子宫、卵巢等穴。结果治愈29例，显效13例，好转10例，无效5例，总有效率91.2%。（甘肃中医学院学报，1992，2）

18. 刘毓敏中西医结合治疗子宫内膜异位症50例：气滞血瘀型用蒲黄、五灵脂各12 g，丹参、赤芍、当归、香附、三棱、莪术、延胡索各10 g；气虚血瘀型用上方加党参、黄芪。均随症加减。并用甲基睾丸素5 mg，每日1～2次，口服，连用3个月，每个月总量＜200 mg；可用雌、孕激素同时治疗继发闭经、不孕和月经失调。对照组用丹那唑、内美通、雄激素、雌激素、孕激素联合治疗。结果两组分别痊愈38、24例，显效10、9例，有效1、8例，无效1、9例，总有效率为98%、82%，复发0、10例。（天津中医学院学报，1994，3）

19. 李祥云等用补肾祛瘀治疗子宫内膜异位症74例：药用淫羊藿、仙茅、熟地黄、山药、香附、三棱、莪术、鸡血藤、丹参各10～15 g。阳虚加附片、肉桂；阴虚加女贞子、地骨皮；气虚加黄芪、党参；血虚加当归、制首乌；经量多加仙鹤草、阿胶；腰酸甚加杜仲、桑寄生；病甚者加失笑散、炙乳香、没药；赤带加墨旱莲、茜草；有包块加皂角刺、苏木。以此方加减，每日1剂，水煎，日服2次。临床配合灌肠（用三棱、莪术、蜂房、皂角刺、赤芍等组成）、耳穴贴敷（取子宫、卵巢、交感等耳穴）。结果治愈38例，其中妊娠24例（最短治疗3个月，最长半年），占51%，总有效率达96%。肾虚血瘀证症见腰膝酸软，形寒肢冷，头晕耳鸣，口干舌绛红，眼圈发黑，腰骶酸痛，经期腹痛，性交疼痛，月经不调，舌体胖有齿印，或舌红边有瘀点，脉沉细。（上海中医药杂志，1991，7）

20. 李颖用桃核承气汤治疗盆腔子宫内膜异位症89例：药用益母草20 g，鳖甲15 g，桃仁12 g，三七粉（冲）、土鳖虫各10 g，桂枝、枳壳、芒硝各9 g，大黄、甘草各6 g。按月经周期和证型加减：气滞血瘀型加三棱、莪术、香附；热郁血瘀型加败酱草，大黄用至10 g；寒凝血瘀型桂枝易肉桂，减芒硝，加干姜、吴茱萸；肾虚血瘀型减芒硝，加杜仲、续断或女贞子。按月经周期，每次经前7～10日开始服药，服至月经第5日停止。每日1剂，水煎，分早、晚2次服用。连续服用2个周期为1个疗程。经用1～3个疗程治疗后，临床治愈31例（占34.8%），显效37例（占41.6%），有效16例（占17.9%），总有效率为94.4%。（新中医，1996，3）

（四）经验良方选录

1. 内服方：

（1）穿山甲、地鳖虫、牡丹皮、丹参、制香附、夏枯草各12 g，三棱、莪术、路路通、水蛭、赤芍各9 g。随证加减：气滞者加川楝子、广郁金以疏肝理气；气虚者加炙黄芪、炒党参以补气；有阳虚寒凝者加炮附子、川桂枝以温阳散寒；脾胃虚弱者加炒白术、淮山药以益气健脾；有肾虚者，偏肾阳虚加仙茅、淫羊藿、胡芦巴，偏肾阴虚加生地黄、熟地黄、山茱萸；腹胀不舒加制香附、大腹皮；经期腹痛甚剧者加延胡索、川楝子、失笑散；月经过多者加仙鹤草、海螵蛸、生茜草、阿胶；有湿热并见者加红藤、败酱草；伴有经期乳房胀痛者加预知子、青皮、陈皮、广木香；有瘀热互结之象者加生川大黄、生黄柏。每日1剂，水煎服。主治子宫内膜异

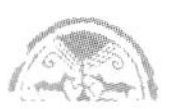

位症。

（2）黄芪、花蕊石各15 g，川芎、五灵脂（包）各12 g，酒香附、蒲黄炭、台乌药各9 g，肉桂3 g。月经后7～10日，以活血化瘀、软坚为主的方法，选用香附、三棱、莪术、昆布、海藻各12 g，桃仁、牡丹皮、当归、赤芍、王不留行籽、地鳖虫、炙鳖甲、淫羊藿、茯苓各9 g，桂枝3 g。将月经周期分为不同的阶段，有所偏重的施治用药。寒凝血瘀型加小茴香、干姜各3 g，五灵脂12 g；气滞血瘀型加逍遥丸15 g，王不留行籽、炒蒲黄、香附各12 g，乳香、没药各9 g。每日1剂，水煎服。主治子宫内膜异位症。

（3）桃仁、茯苓、牡丹皮、白芍、延胡索各10 g，川桂枝、大黄各9 g。如见畏寒肢厥，少腹冷，面色苍白，唇紫，神疲乏力，不孕者加吴茱萸6 g，党参、阿胶各15 g；月经周期短，经量多者加蒲黄炭、制香附、丹参、当归、栀子各10 g，三七粉3 g；周期短，经量少者加生蒲黄、五灵脂各20 g，三棱、莪术、牛膝、当归、柴胡各10 g；盆腔包块者加石见穿20 g，丹参、穿山甲、海藻、川芎、乳香、没药各10 g。每日1剂，水煎服。主治子宫内膜异位症。

（4）失笑散（包煎）15 g，炒当归、丹参、牛膝、赤芍、香附、延胡索各9 g，桂枝、没药各6 g，血竭3 g。随症加减：肝郁气滞加柴胡、川楝子、牡丹皮、乌药、木香。气虚加黄芪、山药。阴虚加生地黄、麦冬、女贞子，去桂枝。肾虚加杜仲、狗脊、桑寄生。寒凝加吴茱萸、炮姜、艾叶。湿热加鸭跖草、薏苡仁、红藤。带下加椿皮、白槿花、鸡冠花。经前4日起，每日1剂，水煎服。1个月经周期为1疗程。主治子宫内膜异位症。

（5）鳖甲、皂角刺、薏苡仁各15 g，莪术、穿山甲、海藻、昆布各10 g，血竭3 g。结合主证的不同，以及月经周期的变化加减。如主症痛经，于经前酌加乌药、桂枝、牛膝、路路通，通经定痛；主症月经过多，于经前及经期酌加蒲黄、花蕊石、三七化瘀止血；月经不调及不孕者，配合中药人工周期进行调治等。连续用药3个月为1个疗程。每日1剂，水煎服。主治子宫内膜异位症。

（6）生蒲黄（包煎）12～24 g，焦山楂15 g，五灵脂（包煎）、丹参、青皮各12 g，牡丹皮、三棱、莪术、北刘寄奴、川楝子、炒延胡索各9 g。气滞加枳壳、香附、桃仁；寒凝加小茴香、乌药、干姜；热郁发热加柴胡、金银花；腑气不通加生大黄、枳实；气虚加党参、黄芪、炒白术；肾虚加菟丝子、淫羊藿；出血多加茜草炭、花蕊石。每日1剂，水煎服。主治子宫内膜异位症。

（7）黄芪20 g，延胡索、当归各12 g，川芎、官桂、五灵脂各10 g，小茴香、干姜各5 g。气虚血瘀型去五灵脂，重用黄芪，加党参、升麻、木香；气滞血瘀型加枳壳、川楝子、桔梗；寒凝血瘀型加吴茱萸、艾叶、乌药；热郁血瘀型加红藤、败酱草、夏枯草；肾虚、月经失调加淫羊藿、菟丝子等。每日1剂，水煎服。主治子宫内膜异位症。

（8）蒲黄15 g，赤芍12 g，延胡索、鳖甲各10 g，莪术、当归、五灵脂、桂枝各6 g，红花、川芎各4 g。每日1剂，水煎分2次服用，3个月为1个疗程，一般用药治疗1～2个疗程以上。若兼血寒加吴茱萸；肾阳虚加女贞子；肾阴虚加巴戟天；气血虚加黄芪、黄精。每日1剂，水煎服。主治子宫内膜异位症。

（9）当归、白芍、牡丹皮、红花、香附、郁金、川楝子、莪术、乌药、延胡索各10 g，川芎5 g。腹痛甚加乳香、没药各5 g，生蒲黄10 g；经量多加陈棕榈炭、重楼各10 g；有热者加黄芩、栀子各10 g；寒者加白芥子10 g，炮姜3 g；盆腔有包块加三棱、橘核各10 g。每日1剂，水煎服。主治子宫内膜异位症。

（10）香附12 g，当归、赤芍、桃仁、红花、五灵脂、延胡索、牡丹皮、乌药、枳壳各10 g，

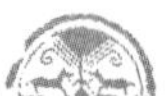

川芎6 g，甘草3 g。肝气郁结加柴胡；小腹痛有寒者去牡丹皮、枳壳，加吴茱萸、小茴香；瘀热便秘者加大黄、栀子；瘀血成块者加三棱、莪术。每日1剂，水煎服。主治子宫内膜异位症。

(11) 党参15 g，赤芍、川芎各12 g，三七粉（分次冲服）3 g。经期加琥珀粉（冲服）1 g，经后加黄精10 g，平时加三棱、莪术各10 g。第1个月，每日1剂，水煎服。后减为隔日1剂。3个月为1疗程。主治子宫内膜异位症。

(12) 益母草、蒲黄各30 g，莪术、桂枝、杭白芍各15 g，当归、川芎各10 g，细辛6 g，吴茱萸3 g。气虚加黄芪、党参各30 g；月经将至者当归、川芎、蒲黄减量。每日1剂，水煎服。主治子宫内膜异位症。

(13) 牡蛎50 g，紫苏子30 g，王不留行、熟地黄各20 g，阿胶（烊化）15 g，当归、白芍、艾叶各10 g，川芎、炙甘草各5 g。每日1剂，水煎服。主治血虚瘀结型子宫内膜异位症。

(14) 当归、白芍、牡丹皮、红花、香附、郁金、川楝子、莪术、乌药、延胡索各10 g，川芎5 g。经前5日起，每日1剂，水煎，服2次，连服10剂为1疗程。主治子宫内膜异位症。

(15) 黄芪18 g，党参、白芍、独活各10 g，桂枝、徐长卿各9 g，地鳖虫、血竭、制川乌各6 g，甘草、大枣各5 g。每日1剂，水煎服。主治子宫内膜异位症。

(16) 丹参、黄芪各24 g，漏芦、红藤各15 g，当归、赤芍各12 g，牡丹皮、桃仁、木香、香附、红花、穿山甲各10 g。每日1剂，水煎服。主治子宫内膜异位症。

(17) 白芍20 g，五灵脂、九香虫、橘核、乌药、甘草各10 g，蒲黄6 g，桂枝5 g，血竭（研粉冲服）3 g。每日1剂，水煎服。主治子宫内膜异位症。

(18) 柴胡、升麻各3 g，山羊血50 mL。每日1剂，水煎服。1个月经周期服10剂。主治子宫内膜异位症。

2. 外治方：

(1) 红藤、败酱草、白花蛇舌草、紫草根各15 g，三棱、莪术、延胡索、丹参、黄柏各9 g。经净后每日1剂，浓煎取液200 mL，浓缩成100 mL。保留灌肠，每日1次。1个月为1疗程。主治子宫内膜异位症。

(2) 鸡血藤60 g，防风、五加皮各20 g，白芷、羌活、独活、伸筋草、红花、川花椒、追地风、透骨草各15 g，乌头9 g。药用布包隔水蒸煮，热敷下腹部，每日1次。主治子宫内膜异位症。

第十章　盆腔与输卵管疾病

第一节　盆腔炎

一、病证概述

盆腔炎包括女性内生殖器官（子宫、输卵管、卵巢）、盆腔腹膜及盆腔结缔组织的炎症。炎症可局限于一个部位，也可几个部位同时发病。主要病原体为葡萄球菌、链球菌、大肠埃希菌、厌氧菌、结核杆菌，以及性传播疾病的病原体。按其发病过程和临床表现可分为急性和慢性两种。急性炎症有可能引起弥漫性腹膜炎、败血症及感染性休克等严重后果；慢性炎症久治不愈，反复发作，也给患者带来痛苦，影响身心健康。诊断盆腔炎时，除一般须了解的内容外，还需注意了解有无宫内节育器、宫腔操作史、流产史、性生活史等。对急性盆腔炎应予积极而彻底的治疗，防止炎症变为慢性。

二、妙法绝招解析

（一）瘀热互结，肉腐成脓（韩百灵医案）

1. 病历摘要：李某，年 20 岁左右，系家庭妇女。经确诊为“急性盆腔炎”。据患者述产后恶露涩少，5～6 日内点滴不下，小腹硬痛，手不可近，按之有鸡卵大包，并发高热达 39 ℃以上。曾注射各种抗生素和内服消炎化瘀药，但体温持续不降，小腹疼痛加剧，包块逐渐增大，又服活血散瘀中药数剂，亦无效果。望其面色深红，唇舌紫暗而干，苔黄燥，听其语言壮利，呼吸气促；问其现状，心烦不宁，食入即吐，口喜饮冷，大便不通，小便如茶，身有寒热，小腹刺痛，阴道不断流出污浊之血，恶臭难闻，按其小腹硬块如儿头，切其脉象弦滑而数。根据证候分析，时值炎热季节，产室寒温失宜，感受外邪，或产后感染邪毒而致恶血当下不下，蓄积胞内，热毒蕴结日久。诊断为盆腔炎。

证属瘀热互结，肉腐成脓。治宜清热解毒，破血散瘀。药用金银花 25 g，蒲公英、紫花地丁、生石膏各 20 g，乳香、没药、连翘、牡丹皮、栀子、阿胶珠各 15 g，三棱、莪术、黄柏各 10 g，大黄 5 g。每日 1 剂，水煎服。连服 3 剂后，腹痛加剧，阴道流出大量脓血，恶臭，大便泻下燥屎数枚，便尿混赤，体温下降到 37 ℃左右，口干不甚渴，饮食稍进，诊其脉弦滑而稍数。知其胞内余脓未尽，败血未除。仍以上方减生石膏，加姜黄 15 g以行恶血，又随服 2 剂，阴道流下黑紫血条血块，小腹胀痛减轻，二便以通，饮食倍增，精神如故，体温正常，脉弦细而缓。此乃气血不足之症，又拟益气补血之方善后。龟甲 20 g，当归、生地黄、白芍、怀牛膝、麦冬、山茱萸各 15 g，人参 10 g。连服 4 剂，调治 1 个月痊愈。（《百灵女科》，黑龙江人民出版社，1980）

2. 妙法绝招解析：盆腔炎包括盆腔生殖器官（子宫、输卵管、卵巢）及盆腔腹膜与子宫周围的结缔组织炎症。盆腔炎又分为急性盆腔炎和慢性盆腔炎。多因感受毒邪后，热毒与气血凝滞冲任，下注带脉所致。本案产后恶露涩少，小腹硬痛，按之有鸡卵大包，久发高热达 39 ℃以上。经西医治疗注射各种抗生素和内服消炎药，但体温持续不降，小腹疼痛加剧，包块逐渐增大，据其产后恶露不下，小腹硬痛有包块，伴高热不退，舌象脉象以及治疗经过，判断其产后寒温失宜，感染邪毒而致恶血当下不下，蓄积胞内，热毒瘀血蕴结日久，已经形成“胞宫内痈”。治当清热解毒化瘀之剂，促邪外出，方可毒去热清，瘀血得以消散。今瘀热互结，肉腐成脓，而前医仅施活血散瘀之品，邪无出路，热毒未解，瘀血难行，故疗效不佳。仿大黄牡丹皮汤加金银花、连翘、石膏、蒲公英、紫花地丁、黄柏泄热解毒；三棱、莪术、乳香、没药破血散瘀。全方药物精专，解毒破瘀力强。因而服药一剂，病情即大有转变，加姜黄以行恶血，两剂之后，瘀热已去，症状基本消失，体温正常，脉弦细而缓。考虑患者产后体弱之体，攻泄之剂中病即止，故转而益气补血，扶助正气。如此紧扣病机，攻补有序，使胞宫内痈得以速愈。

（二）气滞血瘀，湿热交蕴（颜德馨医案）

1. 病历摘要：蒋某，52 岁。始有左下腹疼痛，此后每半年左右发作 1 次，逐渐加重，后发作频繁，每发作前，白带增多，有时发热 39 ℃以上，先后住院 4 次，均以抗生素治疗控制症状而出院，此次入院前 4 日开始腹痛，肛门肿痛，小便困难，喜蹲而不喜卧，食欲差，便结。宫外孕史，施行右侧输卵管切除术，已绝经。曾流产 4 次。妇检见子宫后位，正常大小，左侧可触及 6 cm×5 cm×4 cm 大小肿块，界限不清，不活动，压痛明显。腹痛带多，反复缠绵，脉细数，舌红苔薄。诊断为慢性盆腔炎亚急性发作，左侧附件炎性肿块。

证属气滞血瘀，湿热交蕴。治宜活血化瘀，散结止痛。药用蒲公英、红藤、紫花地丁、鸭跖草各15 g，莪术、乳香、没药、三棱各9 g。每日 1 剂，水煎 2 次，第 1 煎取汁口服。第 2 煎浓煎 100 mL，加 1%普鲁卡因 10 mL，保留灌肠。外用透骨草、寻骨风各15 g，追地风12 g，防风、荆芥、当归、艾叶、白芷、高良姜、苏木、花椒各9 g。研粗末，包好，隔水蒸透，敷下腹，每日 1次。经上法治疗 16 日后，腹痛消失，一般情况好转。20 日后检查盆腔肿块已扪不到，仅感左侧附件有增厚感，无压痛，痊愈出院。半年后随访，除左侧附件稍增厚外，余无其他发现。（《中医百年百名中医临床家丛书·颜德馨》，中国中医药出版社，2002）

2. 妙法绝招解析：慢性盆腔炎、炎性肿块最易反复发作。冲任督脉同起胞宫，系于带脉，约束下焦。致病之因，多由分娩流产，手术创伤，损伤冲任，气血失调；或外感湿热，客于胞脉，留滞下焦，气血凝滞而成肿块。慢性炎症临床表现主要为气滞血瘀，恶血凝结，用活血化瘀药物结合清热解毒，颇有疗效。本案慢性盆腔炎亚急性发作，腹痛，肛门肿痛，小便困难，食欲差，便结，此属湿热瘀互结，病情较为急重。急则治标，拟以三棱、莪术、乳香、没药活血化瘀，散结止痛；以蒲公英、红藤、紫花地丁、鸭跖草清热解毒利湿。采用口服与灌肠两种途径给药，使药物直达病所，快捷取效。配以外敷药物，作用于局部包块，起到辛散活血、祛瘀止痛之效。综合清热、软坚、止痛、扶正等多法并施，疗效彰显。

（三）气滞血瘀，胞络失宣（蔡小荪医案）

1. 病历摘要：韩某，35 岁。婚后 2 年不孕。妇检右下腹触及条索状结节，压之痛。输卵管造影示，右侧输卵管阻塞。平时常感右少腹刺痛，每月经临，乳房胀痛不可忍，经行腹痛，量少色暗有块。基础体温双相欠典型。脉细，舌淡苔薄。诊断为盆腔炎。

证属气滞血瘀，胞络失宣。治宜理气化瘀，通络止痛。药用皂角刺、败酱草各 30 g，广地龙、淫羊藿、路路通各12 g，炙穿山甲片、石楠叶各9 g，柴胡、桂枝、川芎各6 g，公丁香3 g。每日 1 剂，水煎服。连服 7 剂后，经行量仍偏少，色暗有瘀块，小腹刺痛，脉涩，舌淡边有紫点。仍当疏肝理气、化瘀通络。药用生蒲黄15 g，醋炒延胡索、赤芍、桃仁泥、台乌药、紫丹

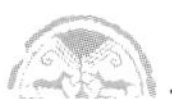

参、怀牛膝各9 g，柴胡、生大黄各6 g，桂枝3 g。服5剂后，经来顺畅，经行5日净，腹痛减轻。兹无所苦，守法再进。皂角刺30 g，路路通15 g，鬼箭羽、云茯苓各12 g，赤芍、桃仁、炙鳖甲片、牡丹皮、制香附各9 g，桂枝、川芎各6 g。守上法治疗4个月后，近作输卵管造影，右侧输卵管已通但欠畅。妇检见右侧附件增厚感，压痛已消。月经色、量均正常。自觉症状、体征基本消失。(《近现代二十五位名家妇科经验》，中国中医药出版社，1998)

2. 妙法绝招解析：从中医的角度来说，盆腔炎是由于经行、产后胞脉空虚，或平素体质虚弱，感受邪毒，客于胞中，与气血相搏，邪正相交，气血瘀滞，蕴结阻遏不行而化为瘀毒而成，也可因余邪未尽，瘀结胞中，气机不利，脉络受阻而致。根据临床症状，分急性和慢性两种。急性期常拟清热泻火、化湿祛瘀。慢性期常以理气化瘀进行治疗。本方平时服用，亦需随症加减。本案右下腹条状有形、刺痛，伴乳房胀痛，月经紫块，证以气滞血瘀为主，故以理气化瘀通络为法，佐以败酱草清热解毒。药后渐效，余热已清，以理气化瘀通络之法治疗收功。

(四) 湿热痰瘀，互结胞宫（张绮娟医案）

1. 病历摘要：李某，女，38岁。反复下腹疼痛2个月余。曾用甲硝唑、左氧氟沙星、头孢曲松等抗感染治疗10余日，腹痛虽有好转，但包块无明显变小。就诊时为经净后3日，下腹胀痛，带下色黄，伴有异味，大便秘结。舌质红，舌苔黄腻，脉弦数。妇科检查：外阴（一），阴道见黄色分泌物，宫颈中度糜烂，子宫前位，正常大小，压痛，左附件区可触及5 cm×5 cm包块，质地中，活动度可，压痛，右附件区（一）。诊断为盆腔炎性包块。

证属湿热痰瘀，互结胞宫。治宜清热解毒，散结消痈。方选薏苡附子败酱散加减。药用红藤、冬瓜仁各30 g，忍冬藤、败酱草、白花蛇舌草各20 g，蒲公英、薏苡仁各15 g，茯苓、郁李仁、炒延胡索、炒黄柏、川楝子、乌药、火麻仁各10 g，淡附子6 g。每日1剂，水煎，分2次服。7日为1个疗程。随症加减，连续服药3个疗程后，包块完全消除，自觉症状消失，妇科检查无异常。(浙江中医杂志，20006，6)

2. 妙法绝招解析：盆腔炎性包块一般有少腹疼痛，带下量多色黄，伴异味，或如脓样，发热，胸闷烦躁，舌苔黄腻而根部尤甚，舌质红，脉弦大滑数，为瘀热互结，痰阻气滞表现。薏苡附子败酱散具有清热利湿消痈，祛瘀行滞凉血之功。笔者采用薏苡附子败酱散加减，方中败酱草、红藤既有清热作用，又有散瘀之力，为君药；淡附子辛热，为佐药，寓于“结者非温不行”，但附子性热动血，故出血、发热及舌红少津、阴虚热甚者慎用；白花蛇舌草、忍冬藤、蒲公英、炒黄柏清热解毒，薏苡仁、冬瓜仁、茯苓清热利湿，共为佐使。全方合用，共奏清热解毒利湿，祛瘀行滞，散结消痈之效。

(五) 湿热蕴结，脉络闭塞（李一冰医案）

1. 病历摘要：熊某，女，32岁，第1胎产后6年未复孕，下腹胀坠。月经周期正常，平时带下偏多黄稠，下腹间有隐痛，以月经中期下腹胀痛明显。查阴道分泌物黄稠，清洁度3度，子宫颈光滑肥大，子宫体后位较固定，压痛（+）；B超盆腔检查提示右侧附件炎症性包块，5 cm×6.7 cm；盆腔造影提示双侧输卵管阻塞。舌质暗红，脉弦细。诊断为慢性盆腔炎、输卵管阻塞。

证属湿热蕴结，脉络闭塞。治宜清热化湿，活血通络。药用毛冬青、五爪龙各50 g，黄柏、蒲公英、败酱草各30 g，丹参、王不留行、三棱、莪术各20 g，香附、大黄各15 g，炒穿山甲10 g。每日1剂（月经期停药），煎水保留灌肠。连续用药3个月，复查输卵管造影术，双侧输卵管通畅，盆腔包块消失。不久怀孕，足月顺产1男婴。(新中医，1996，5)

2. 妙法绝招解析：慢性盆腔炎输卵管阻塞是继发性不孕症的主要原因，运用清热通络，活血祛瘀之中药保留灌肠能收到疗程短、疗效好的效果。

（六）气虚血瘀，湿热下注（陈罗庚医案）

1. 病历摘要：龙某，女，37岁。下腹两侧疼痛半年，呈持续性隐痛及胀痛，每遇经期或房事后加重，月经量偏多，伴有血块，带下量多，黄白相兼，无臭气味。经妇科检查，诊断为慢性盆腔炎。B超示盆腔炎症包块，大小约34 mm×46 mm，经西医抗感染治疗无效而求中医诊治。诊见面色萎黄，身倦乏力，形体稍胖。舌质偏暗，舌苔薄白微腻，脉弦细。追问病史，近3年内连续流产2次。诊断为盆腔炎症包块。

证属气虚血瘀，湿热下注。治宜益气活血，清热利湿。方选补阳还五汤加减。药用黄芪30 g，土茯苓、赤芍各20 g，川牛膝、蒲公英各15 g，莪术、三棱、地龙、桃仁各10 g，红花6 g。每日1剂，水煎，分2次服。服7剂后，疼痛减轻。效不更方，上方加太子参15 g。继服药10剂后，疼痛大减，白带量少。复查B超示炎性包块为16 mm×24 mm大小。守上方加鸡血藤、薏苡仁各20 g，再服10剂。药后疼痛消失，B超复查示炎性包块消失。后用补中益气汤加减善后，随访1年无复发。（陕西中医，2006，6）

2. 妙法绝招解析：本例患者由于频繁人工流产，导致气血虚弱，血运无力，湿热毒气乘虚而入，痹阻于经络，形成癥瘕，正合补阳还五汤因虚致瘀的病机，以补阳还五汤益气活血，酌加三棱、莪术、蒲公英、土茯苓化瘀解毒而获效。

（七）湿热内蕴，流注下焦（李祥云医案）

1. 病历摘要：赖某，女，38岁。2个月前因下腹疼痛剧烈，伴发热，体温38.5 ℃，白带量多，色黄。经某医院诊断为急性盆腔炎，盆腔包块，住院予青霉素、庆大霉素静滴治疗缓解后出院。出院后仍感下腹疼痛痛连腰骶，带下量多，黄稠，有臭味，烦躁易怒，口苦咽干，月经尚规则，已生育一胎；未放环。追问病史，曾有不洁性生活史。妇科检查：右侧附件增厚伴疼痛，左侧轻度增厚。舌质红，苔黄腻，脉细数。诊断为盆腔炎。

证属湿热内蕴，流注下焦。治宜清热利湿，解毒通络。药用红藤、败酱草、紫花地丁各30 g，鸡血藤15 g，赤芍、香附、川楝子、土茯苓、预知子、延胡索各12 g，红花、桃仁、山栀子、泽兰、泽泻、白芷、当归各9 g，川芎6 g。每日1剂，水煎服。服10剂后，下腹疼痛缓解，带下量少，淡黄，无臭味，口苦烦躁改善。舌质红，苔薄，脉细。再服7剂。下腹疼痛消失，带下正常，腰膝酸软，神疲乏力。舌质淡红，苔薄，脉细。治宜益气活血，清热解毒。药用红藤、败酱草各30 g，黄芪、鸡血藤各15 g，赤芍、党参、茯苓、白术、川楝子、香附各12 g，当归、川芎、红花、桃仁、延胡索各9 g。服7剂后，诸症消失。（《李祥云治疗妇科病精华》，中国中医药出版社，2007）

2. 妙法绝招解析：患者因不洁性生活导致邪毒乘机侵入内生殖器官及其周围结缔组织，发生盆腔炎症。中医认为这是由于湿热邪毒，乘虚侵入下焦，内蕴胞宫，损伤冲任二脉，以致胞脉不利，湿热邪毒与血凝结于下焦而发生以上诸症。经西医静滴抗生素后，湿热仍未清，热瘀交阻，阻滞气血，导致冲任、胞脉血行不畅，不通则痛，故仍感腹痛、带下量多黄稠、烦躁易怒、口苦咽干。治疗用清热利湿，解毒通络，行滞化瘀之法。本案用桃红四物汤加减，取其活血化瘀之功；红藤、败酱草、紫花地丁、土茯苓有清热解毒利湿、祛瘀止痛作用；香附、川楝子、延胡索、预知子理气止痛；泽兰、泽泻合用利湿泄热，活血祛瘀；白芷燥湿止带止痛。药后腹痛缓解。二诊再进7帖，以清余邪。三诊由于湿热基本已清，病久正虚，故清热活血治疗中加用黄芪、四君子汤益气健脾以善后而收全功。

（八）湿热瘀积，气滞血瘀（李祥云医案）

1. 病历摘要：董某，女，24岁。2个月前，因跌跤而流产，当时行清宫术，术后即感腹痛，

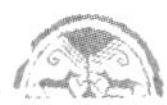

B超检查左侧附件有鸡蛋大小囊块，经过2个月的治疗后囊块缩小，因腹痛停止而停诊。近日开始经行左下腹疼痛，至今未愈，遇劳累则腹痛加剧，经行腹痛更剧，伴带下增多。末次月经量中，经色鲜红。苔薄微黄，脉细数。有胃病史。妇科检查：外阴已婚式，阴道通畅无异常，宫颈光，宫体前位，正常大小，附件左侧可触及6 cm×8 cm大小囊肿，伴压痛，右侧（—）。平素月经量中色红，有痛经史。诊断为盆腔炎。

证属湿热瘀积，气滞血瘀。治宜清热解毒，活血消癥。药用红藤、败酱草、紫花地丁、煅瓦楞子各30 g，淫羊藿15 g，夏枯草、肉苁蓉、皂角刺、穿山甲、延胡索、地鳖虫各12 g，三棱、莪术、水蛭各9 g，制乳香、制没药、小茴香各6 g。每日1剂，水煎服。并用蒲公英30 g，赤芍、露蜂房、皂角刺各12 g，三棱、莪术各9 g。浓煎150 mL灌肠，每晚1次。服10剂后，腹痛绵绵，近日因疲劳，左侧腹痛更加剧。苔薄，微黄，脉细小弦。治宜清热理气，活血消癥。药用煅螺蛳壳45 g，煅瓦楞子（先煎）、红藤各30 g，淫羊藿、党参、黄芪各15 g，胡芦巴、夏枯草、肉苁蓉、地鳖虫、穿山甲、延胡索各12 g，三棱、莪术、水蛭各9 g，制乳香、制没药各6 g。服14剂后，腹痛已愈，惟感内热。半年后随访，未见复发。（《李祥云治疗妇科病精华》，中国中医药出版社，2007）

2. 妙法绝招解析：明·方隅在《医林绳墨》中云："夫积者阴也，五脏之气，积蓄于内以成病也；聚者阳也，六腑之气聚而不散以为害也。"又云："癥瘕之症……在妇人有之，由乎气聚而血不行也。盖男子多泄，女子多闭，火既起，闭而不行，陷于小腹，是则为癥。治法之意，癥瘕之症，利气行血，调脾向导为要。"本案例由于流产后，湿热瘀阻残留，日久积而成癥，故方中用红藤、败酱草、蒲公英、紫花地丁、夏枯草、露蜂房等清热解毒，化瘀散结；三棱、莪术、赤芍、制乳香、制没药、延胡索利气行血；穿山甲、水蛭、地鳖虫活血祛瘀、走窜攻化，消瘕散结；党参、黄芪、煅瓦楞子、煅螺蛳壳健脾益气，并治胃痛；淫羊藿、肉苁蓉、胡芦巴益肾调经。如此经过2个月的治疗，癥瘕渐消除，因内热尚存，恐日后积聚再发，故再继续用药数日，而得以巩固。

（九）湿热蕴结，血瘀毒壅（郑长松医案）

1. 病历摘要：王某，女，37岁。近3个月来，阴部浊液频流，黄绿如脓，腥臭难闻，并伴发热恶寒，日晡热甚。最近7日体温在38 ℃～40 ℃，头晕倦怠，胸闷心悸，脘痞食少，便秘尿涩，小腹胀痛，腰痛如折。月经量少，周期24～26日，经前诸症加重。精神萎靡，颧红唇焦，舌赤胀大，苔厚黄腻，脉象洪数，腹下胀满，痛硬拒按。体温39.2 ℃，心率120次/min。血液常规：血红蛋白125 g/L，白细胞13.8×10^9 g/L，中性粒细胞82%，淋巴细胞18%。诊断为急性盆腔炎、盆腔脓肿。

证属湿热蕴结，血瘀毒壅。治宜清热利湿，化瘀解毒。药用蒲公英90 g，金银花、鱼腥草、薏苡仁各60 g，益母草、丹参、败酱草、白芍各30 g，炒桃仁（捣）15 g，黄芩、牡丹皮、橘核（捣）各12 g，荆三棱、莪术、生大黄（后下）各9 g。每日1剂，水煎两次，共煎取500 mL，分两次温服。服5剂后，身热退净，二便通畅，又进3剂，除头晕倦怠未见明显减轻外，他苦均去之过半。此湿热毒瘀化而未彻，宗原意以清除余邪，并加补气养血之品，助其恢复。按前方去败酱草、大黄，加生黄芪30 g，当归12 g。共服药12剂，诸恙悉平。（《郑长松妇科》，中国中医药出版社，2007）

2. 妙法绝招解析：本例由湿热蕴结，毒火内扰，损伤冲任二脉，故阴部浊液频流，黄绿如脓，腥臭难闻；热淫于外则身热不已；热邪上扰则头晕颧红；热灼伤阴则唇焦舌赤，便秘尿涩，脉象洪数；热毒壅遏则气机不利，血行不畅，故小腹胀痛，腰痛如折，月经量少，经前诸症加

重；湿热壅于胸膈则胸闷心悸；脾为湿困则脘痞食少，肢体倦怠，精神萎靡。方中蒲公英、金银花、鱼腥草、薏苡仁、败酱草、黄芩清热利湿，解毒散结；益母草、丹参、桃仁、牡丹皮、三棱、莪术、白芍、橘核活血化瘀，理气止痛；热毒内蕴，发泄无门，故加大黄釜底抽薪，撤火下降；热毒久羁，身热不已，则阴血暗耗，中气亦伤，故热退病减后加黄芪、当归益气养血，以资邪去正复。

三、文献选录

盆腔炎，是指女性盆腔生殖器官、子宫周围的结缔组织及盆腔腹膜的炎症。慢性盆腔炎症往往是急性期治疗不彻底迁延而来，其发病时间长，病情较顽固。细菌逆行感染，通过子宫、输卵管而到达盆腔。但在现实生活中，并不是所有的妇女都会患上盆腔炎，发病只是少数。这是因为女性生殖系统有自然的防御功能，在正常情况下，能抵御细菌的入侵，只有当机体的抵抗力下降，或由于其他原因使女性的自然防御功能遭到破坏时，才会导致盆腔炎的发生。

（一）盆腔炎的病因分析

1. 产后或流产后感染：分娩后产妇体质虚弱，宫颈口因有恶露流出，未及时关闭，宫腔内有胎盘的剥离面，或分娩造成产道损伤，或有胎盘、胎膜残留等，或产后过早有性生活，病原体侵入宫腔内，容易引起感染；自然流产、药物流产过程中阴道流血时间过长，或有组织物残留于宫腔内，或人工流产手术无菌操作不严格等均可以发生流产后感染。

2. 宫腔内手术操作后感染：如放置或取出宫内节育环、刮宫术、输卵管通液术、子宫输卵管造影术、宫腔镜检查、黏膜下子宫肌瘤摘除术等，由于术前有性生活或手术消毒不严格或术前适应证选择不当，手术后急性感染发作并扩散；也有的患者手术后不注意个人卫生，或术后不遵守医嘱，同样可使细菌上行感染，引起盆腔炎。

3. 邻近器官的炎症直接蔓延：最常见的是阑尾炎、腹膜炎时，由于它们与女性内生殖器官毗邻，炎症可以通过直接蔓延，引起盆腔炎症；患慢性宫颈炎时，炎症也可通过淋巴循环，引起盆腔结缔组织炎。

4. 经期卫生不良：若不注意经期卫生，使用不洁的卫生巾和护垫，经期盆浴、经期性交等均可使病原体侵入而引起炎症。

（二）盆腔炎的常见类型

1. 输卵管积水与输卵管卵巢囊肿：输卵管发炎后，伞端粘连闭锁，管壁渗出浆液性液体，潴留于管腔内形成输卵管积水；有时输卵管积脓的脓液吸收后，也可形成输卵管积水；如果同时累及卵巢则形成输卵管卵巢囊肿。

2. 输卵管炎：是盆腔炎中最为常见的；输卵管黏膜与间质因炎症破坏，使输卵管增粗、纤维化而呈条索状或进而使卵巢、输卵管与周围器官粘连，形成质硬而固定的肿块。

3. 慢性盆腔结缔组织炎：炎症蔓延到宫旁结缔组织和子宫骶韧带处最多见；局部组织增厚、变硬、向外呈扇形散开直达盆壁，子宫固定不动或被牵向患侧。

（三）盆腔炎的临床表现

1. 急性盆腔炎症：其症状是下腹痛、发热、阴道分泌物增多，腹痛为持续性，活动或性交后加重。若病情严重可有寒战、高热、头痛、食欲不振。月经期发病者可出现经量增多，经期延长，若盆腔炎包裹形成盆腔脓肿可引起局部压迫症状，压迫膀胱可出现尿频、尿痛、排尿困难；压迫直肠可出现里急后重等直肠症状。急性盆腔炎进一步发展可引起弥漫性腹膜炎、败血症、感染性休克，严重者可危及生命。

2. 慢性盆腔炎症：是由于急性盆腔炎未能彻底治疗或患者体质较差，病程迁延所致，慢性盆腔炎症的症状是下腹部坠胀，疼痛及腰骶部酸痛，常在劳累、性交后及月经前后加剧。其次是月经异常，月经不规则。病程长时部分妇女可出现精神不振、周身不适、失眠等神经衰弱症状。往往经久不愈，反复发作，导致不孕、输卵管妊娠，严重影响妇女的健康。

（四）名医论述选录

1. 罗元恺论述：急性盆腔炎，往往突然发病，症见发热（中等热或高热），恶寒或寒战，头重痛，下腹胀痛，拒按，按之有反跳痛，压痛点多在耻骨联合上缘两侧，肠鸣音减弱或消失，腰胀坠痛，带下量增多，色黄质稠有臭秽气。月经先期、量多，色深红或黯红，质稠浓。伴烦躁、口干渴、尿黄或尿痛、大便干结等症，舌红、苔黄厚腻，脉滑数而弦。治宜清热化湿，活血行气止痛，方用盆炎清热汤。外敷四黄散（大黄、黄柏、黄芩、泽兰叶各30 g，黄连15 g，冰片3 g共研细末），以开水蜂蜜各半调匀，或鸡蛋清调匀，用纱布包裹敷下腹部，每日换药1次。急性盆腔炎如没有彻底治愈，或感染炎症不重，迁延日久，便转入慢性。临床证候除经常下腹部呈钝痛外，带下增多。由于病程长，影响身体较大，因而可出现气滞血瘀证、瘀血包块证、气虚寒湿证等不同类型，须分别辨证施治。①气滞血瘀证。枳壳、延胡索、牡丹皮各12 g，香附、五灵脂、川芎、当归各10 g，甘草6 g（此用量是罗氏临床上的常用量）。加减法：平素体质燥热且经量多者，去当归，加丹参20 g。丹参味苦微寒，能活血祛瘀，清热除烦，兼有抗菌及扩张血管作用。如肝气郁结明显者，可选加郁金15 g，素馨花（后下）9 g，以疏肝止痛。大便不畅者，枳壳改为枳实15 g，或槟榔15 g，以加强行气通便作用。②瘀血包块证。如盆腔炎日久，瘀阻胞中，结成包块，发为癥瘕。常见少腹一侧或双侧疼痛，扪之有硬块，拒按，带下或白或黄，大便干结不畅，唇舌黯红，或有瘀斑点，脉沉弦。治宜化瘀散结软坚，可用桂枝茯苓丸，桂枝、桃仁、赤芍各15 g，牡丹皮12 g，莪术10 g，牡蛎、海藻，亦可用大黄䗪虫丸（大黄、生地黄、桃仁、苦杏仁、白芍、甘草、黄芩、虻虫、水蛭、蛴螬、䗪虫、干漆）。③气虚寒湿证。盆腔炎日久，耗损气血，寒从内生，症见下腹冷痛，带下清稀，面色㿠白，神疲体倦，怕冷肢寒，气短懒言，头晕目眩，口淡纳呆，大便溏薄，小便清长。舌淡，苔白，脉沉弦细弱。治宜益气温经，散寒止痛，可用《金匮要略》温经汤。党参20 g，桂枝、白芍各15 g，法半夏、麦冬各12 g，当归、阿胶（溶）、生姜、川芎各10 g，牡丹皮9 g，吴茱萸、炙甘草各6 g，下腹冷痛明显者，去牡丹皮、阿胶，加补骨脂15 g，艾叶12 g。短气懒言者，去牡丹皮，加黄芪30 g。带下清稀如水量多者，去牡丹皮、麦冬，加茯苓20 g，白术15 g，白芷6 g。嗳气纳呆者，去阿胶、牡丹皮，加佛手、藿香各10 g。夜尿多者，去牡丹皮、麦冬，加覆盆子20 g，益智仁15 g，乌药10 g。月经量少者，加熟地黄15 g，砂仁（后下）6 g。各类型慢性盆腔炎，均可用坎离砂或热敷散（成药）外敷下腹部疼痛处或脐部，用绷带固定，每日换药1次。此外，亦可用毛冬青煎液作保留灌肠，7次为1疗程，每日1次。盆腔炎中药疗效是较好的，急性期如能用大剂量清热解毒药，一般8～9日可达消炎退热作用，必要时可每日服药2剂，效力较快。慢性者以3个月经周期为1疗程，但须分型辨证用药，才易获显效，这是中医的特色，不能只辨病而不辨证。（新中医，1993，3）

2. 夏桂成论述：用补肾调周法，根据月经周期不同阶段的生理特点，结合盆腔炎瘀、滞、热、湿、虚的病理变化治疗本病。①行经期。治以疏肝理气，和营调经为主，越鞠丸合五味调经散加减。药用制苍术、制香附、牡丹皮、山楂、丹参、赤芍、五灵脂、益母草、茯苓、川续断等。湿热偏重者，加败酱草、薏苡仁、延胡索等；热象明显者，加红藤、炒黄柏、马鞭草等；血瘀明显者，加红花、延胡索、穿山甲片等。行经期经血排出，盆腔充血水肿改善。疏肝理气，和营调经方药治之，以助经血排泄，瘀血消除，减少经量，缩短经期，进一步缓解症状。对邪热偏盛，瘀血明显者，随证加入清利化瘀之品，以增强祛邪作用。②经后期。治以养血滋肾，疏肝和络为主，方宜归芍地黄汤加减。药用炒当归、赤芍、白芍、制香附、山药、山茱萸、生牡蛎、茯苓、泽泻、川续断、桑寄生、山楂等。湿浊明显者，加败酱草、薏苡仁、苏木等；热象明显者，加黄柏、败酱草、马鞭草、白花蛇舌草等；血瘀明显者，加五灵脂、延胡索、苏木、丝瓜络等。经后期经血已泄，正气伤损，腹痛等症易反复，用归芍地黄汤加减，养血滋肾，正气盛则邪气消。更配以桑寄生、香附、丝瓜络疏肝和络，有助于盆腔经络功能的正常发挥，有利于炎症的消退及输卵管功能的恢复。若邪盛者，则配以祛邪之品，标本兼治。③经间期。治以滋肾助阳，活血和络为主，方用补肾促排卵汤加减。药用当归、赤芍、白芍、山药、山茱萸、牡丹皮、茯苓、川续断、鹿角片、五灵脂、红花、川芎等。夹湿浊者，加马鞭草、薏苡仁；夹热者，加红藤、败酱草，茯苓改用土茯苓；夹血瘀者，加入制乳香、制没药、延胡索等。必要时加入全蝎、蜈蚣、地龙等虫类药搜剔通络。本期是月经周期中气血阴阳活动最激烈的阶段，在此阴阳转化期间，气血可有短暂的失调，导致盆腔炎症状加重。用补肾促排卵汤加减，燮理阴阳，活血和络，以促进排卵，达到新一阶段的阴阳平衡，阴平阳秘则体安。对于盆腔炎卵泡膜增厚，输卵管不通者，加入上述虫类血肉有情之品，可改善排卵障碍，疏通管腔。④经前期。治以养血补阳，疏肝和络为主，方用毓麟珠合逍遥散加减。药用柴胡、当归、赤芍、白芍、山药、牡丹皮、茯苓、川续断、鹿角片、紫石英、川楝子、延胡索、山楂等。夹有湿浊者，加马鞭草、薏苡仁等；夹有血热者，加红藤、败酱草、蒲公英等；夹有血瘀者，加苏木、五灵脂、穿山甲片等。经前期是阴消阳长的阶段，肝气易郁，气血壅滞，炎症活动症状明显。以毓麟珠合逍遥散加减，在补阳疏肝的同时，滋阴养血以柔肝，促进机体气血畅达，既有利于炎症消除，又有利于孕卵着床发育。补肾调周法，是夏氏所倡导的古今学术思想相结合的一种系统的治疗体系。其最基本的内容是：于行经期活血化瘀，促进重阳转阴。经后期，滋阴养血，稍佐助阳，以加强阳消阴长的过程。经间排卵期，补肾调气血，以促重阴转阳排出卵子。经前期，养血助阳，稍佐调肝，以加强阴消阳长的过程。调周法方药着重补肾阴肾阳，而又兼顾肝脾气血，活血化瘀，疏肝通络。用于慢性盆腔炎及其所致的不孕症，有助于盆腔血液的流动，经络的疏通，有助于新陈代谢的旺盛及免疫功能的增强，以达到不治炎而炎自愈之目的。对于炎症不甚严重者，夏氏则按调周法分期施治。较严重者，同时重用清热利湿化瘀方药。有粘连者，加入地龙、鸡血藤等溶解之品；积水积液者，加入桂枝茯苓丸、车前子等消利之品；形态僵硬强直者，可用炙鳖甲、牡蛎、干地黄、穿山甲、地鳖虫等滋阴软坚，化瘀通络之品；若炎症与衣原体、支原体有关者，加入白花蛇舌草、蒲公英、土茯苓等。此外，在治疗本病时还重视调理脾胃，脾胃健运则正气盛，湿浊消。同时重视心理疏导以解除心理压力，保持乐观情绪，使气血舒达，血流畅通，代谢旺盛，抗病力提高，有利于疾病的康复。（江苏中医，1999，11）

3. 王渭川论述：盆腔炎属中医学“湿热蕴结下焦”之范畴。病因为内蕴湿热，感受外邪，并与肝脾两脏有着密切关系。王氏将本病分为湿热蕴结、寒湿凝滞、肝郁气滞三种证型。①湿热蕴结证。治疗拟清热化浊，益气活血之法。选方银甲合剂合四君子汤加减。随症选用下列药物：清热化浊选用红藤、蒲公英、败酱草各 24 g，紫花地丁 15 g，茵陈 12 g，金银花、连翘、大青叶、桔梗；益气选用生黄芪 60 g，党参 24 g，鸡血藤 18 g，桑寄生、菟丝子各 15 g；活血祛瘀选用炒五灵脂 12 g，炒川楝子 9 g，穿山甲珠、生蒲黄、地鳖虫各 9 g，琥珀末（冲服或布包煎）6 g；调经选用益母草 24 g，茜草根 12 g，茺蔚子 9 g；补血选加鹿角片 24 g，鹿角胶 9～15 g；腰痛选加续断 24～60 g，杜仲 9 g；带下加椿皮 9 g；多梦加首乌藤 60 g，朱茯神 12 g。另可服银

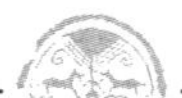

甲丸，每日早、中、晚各服3丸，用鸡血藤18 g，丹参9 g，醋炒柴胡6 g，煎汤代水送服丸药。②寒湿凝滞证。治宜温肾通阳，行气活血之法。选河间地黄饮子合银甲煎剂加减。随症可选下列药物：温肾通阳选附片（先煎2小时）24～60 g，肉苁蓉12 g，桂枝、肉桂各6 g；祛湿选苍术9 g，羌活3～6 g。其余加减同湿热蕴结证。另可服银甲丸，每日早、中、晚各服3丸。偏于湿，选用苍术、白术、炒小茴香各9 g，煎汤代水吞送丸药。③肝郁气滞证。治疗宜疏肝理气，化浊消瘀，兼固冲任。方选银甲合剂合逍遥散加减。随症可选下列药物加减：疏肝理气可选沙参、石斛、生杭芍各12 g，天麻、枸杞子各9 g，广木香、槟榔、厚朴各6 g。其余加减同湿热蕴结证、寒湿凝滞证。另可服银甲丸，每日早、中、晚各服3丸，用逍遥散煎汤代水吞送丸药。（《近现代二十五位名家妇科经验》，中国中医药出版社，1998，4）

4. 易修珍论述：盆腔炎是由于湿热邪毒侵入体内，蓄积于下焦，使气血壅滞，冲、任、带脉受损而致。多以湿热为患，并常与瘀相结，因湿而瘀甚，因瘀而湿滞，因瘀湿而化热，相互交结，耗伤正气，病情缠绵。因此，临证应根据患者体质之盛衰、病邪之进退，湿热瘀之轻重辨而治之。急性期以祛邪为主，清热利湿解毒，化瘀缓急止痛；慢性期则扶正祛邪，祛瘀通络止痛，清热除湿止带。在运用清热利湿药物方面，推崇《类证治裁》之二妙散，取苍术健脾燥湿不伤正，黄柏清热除湿不伤阴。善用白花蛇舌草、忍冬藤、土茯苓清热燥湿解毒。在慢性期治疗中，重视瘀血这个病理核心，常用当归、赤芍、川芎、牡丹皮、三七、莪术、丹参、骨碎补等活血祛瘀药物配入方剂。现代药理研究发现活血化瘀药物能改善组织循环，扩张血管，改善病灶周围血氧供应，降低毛细血管通透性而促使炎症感染过程终止。临床上也可见到极少部分盆腔炎患者，病从寒化，寒湿瘀痰为患，表现为腹痛喜暖，畏寒肢冷，带下。散寒除湿，活血化瘀，温经止痛治之，内服以当归四逆汤，或少腹逐瘀汤加减治疗。易氏根据多年的临床摸索，针对盆腔炎病易反复，迁延缠绵的特点，自创一套集中药内服、外敷、保留灌肠、静脉点滴、熏洗坐浴在内的多途径给药综合治疗方法。综合治疗中，以内服药物为基本治疗，辨证施治，并治标本。在内服药物的配伍上，时时注意扶助正气，或健脾除湿，或健脾调肝，或调养肝肾，或益气固肾，从而做到祛邪不伤正，扶正不恋邪。即使在急性期邪实正未衰时，也严格控制药量，用药有度，中病即止。因此患者服药后无邪去正衰之不适，反而表现出饮食增进，精神增强，二便调畅等正气渐充的顺象。自创妇科如意散外敷，使辛香走窜、活血化瘀的药物借酒或醋的渗透和经络的传递作用，起到行滞通络，消癥止痛，促进瘀滞排出的目的。采用中药保留灌肠，使药物从肠黏膜直接吸收直达病所，达到松解粘连的作用。中药静脉点滴为辅助治疗手段，活血化瘀，扶正祛邪。针对盆腔炎患者带下量多的特点，予妇爽散煎水熏洗外阴，以清热除湿止带。（云南中医药杂志，1999，5）

5. 肖承悰论述：肖氏认为肝郁肾虚是慢性盆腔炎的主要病因病机，治疗上，相应的治法为补肾疏肝为主，兼以清热活血散结。主要药物为：续断、牛膝、郁金、夏枯草、败酱草、赤芍、牡丹皮等。续断性苦微温，入肝、肾经，补肝肾，畅血脉，调冲任，续筋骨。又能疏通结气，皆系肝证，故建神功。据现代药理研究，夏枯草能增强肾上腺皮质及巨噬细胞吞噬功能和增加溶菌酶含量，有抗炎作用。肾上腺皮质功能旺盛有利于抗炎、抗感染，这是其“祛痰消脓”“破癥瘕”“散瘿结气”的药理基础，同时对炎症反应抑制作用较显著。败酱草清热解毒、消痈利脓、祛瘀止痛，赤芍、牡丹皮清热凉血、活血化瘀。诸药相配，标本同治，补肝肾治其本，清热利湿活血顾其标。临床发现，以补肾疏肝兼清热活血散结为法治疗慢性盆腔炎疗效显著，尤其对一些迁延日久、顽固的病例疗效更为满意，值得进一步研究以推广应用。加减：慢性盆腔炎兼症较多，往往兼夹出现。若腰痛如折，腰骶酸痛明显者加杜仲以补益肝肾。杜仲性甘温，归肝、肾经，补肝肾，强筋骨，镇痛抗菌，具有细胞免疫双向调节作用。腰酸为主又兼便秘者加肉苁蓉，补肾润便。若少腹隐隐作痛，时轻时重，久久不去者加柴胡，加强疏肝透邪作用。带下量多、色白或淡黄、质稠者加生薏苡仁、茯苓健脾祛湿。若小腹冷痛，喜温者加乌药、官桂，以暖宫祛寒。若输卵管积水及输卵管卵巢囊肿加茯苓、泽兰、马鞭草、皂角刺以利水活血消肿。若输卵管阻塞，或通而不畅加地龙、路路通、王不留行、枳实以活血通络祛痰。若疲乏无力，精神不振加党参、白术以振奋脾阳。（中国医药学报，1987，7）

6. 姚寓晨论述：慢性盆腔炎，在临床上除见“不通则痛”外，还常夹有“不荣则痛”的病理过程。①证属阳虚寒凝型。治用温阳消结法，药用生黄芪、熟地黄各 30 g，昆布、海藻各 15 g，鹿角片、川桂枝、炮姜各 10 g，皂角刺、白芥子各 6 g，麻黄 5 g，水煎服。为提高疗效，常配外敷药：透骨草 100 g，路路通 15 g，京三棱 12 g，白芷、花椒各 10 g，研成粗末，装入布袋内，水浸后隔水蒸 30 分钟，敷于下腹两侧，每次敷 20 分钟。15 日为一疗程，可连用 3 个疗程。经期及皮肤过敏者勿用。②证属湿热瘀阻型。治用活血行水法，药用生薏苡仁 45～60 g，益母草 30 g，石见穿 20 g，紫丹参 15 g，茯苓、车前子（包）各 12 g，凌霄花 10 g，琥珀末（吞）3 g。临床实践提示：活血行水法对于促进局部血液循环和炎症吸收，避免和消除组织粘连，有着相辅相成的作用。慢性盆腔炎在发病学上，热毒湿邪虽为本病主要原因，但气滞血瘀，虚实夹杂亦系其基本病理过程。在辨证上，应分清寒热两纲，抓住脾肾两脏。偏寒者立温阳消结法参以益肾，益肾多选鹿角、巴戟天，重用大熟地黄；若偏热者应活血行水法参以健脾，健脾多选芡实、茯苓，重用薏苡仁。在预防上，既要注意已病，又要注意未病，慎饮食，节房事。对人流及引产后炎症则服用自拟双花汤：鸡冠花、金银花各 15 g，当归、泽兰各 10 g。这对预防盆腔炎的发生具有其积极意义。（《近现代二十五位名家妇科经验》，中国中医药出版社，1998）

7. 班秀文论述：急性盆腔炎多由于湿热之邪，乘虚侵入下焦，内蕴胞宫，损伤冲任二脉，以致胞脉不利，湿热与血凝结于下焦而发生病变，当按湿热带下论治。用四妙散配金铃子散，加龙胆、山栀子、马鞭草、忍冬藤、车前草、土茯苓、凌霄花治之。本方以四妙散加龙胆、山栀子、马鞭草、土茯苓、车前草清热利湿，疏散邪毒；加忍冬藤、凌霄花解毒通脉，凉血化瘀；金铃子散止痛。全方有清热利湿，解毒通络，化瘀止痛之功。凡证属实热，湿热与血瘀结者，用之甚宜。慢性盆腔炎：多是由于急性盆腔炎治疗不当或治疗不及时，或迁延转化而来的。由于病久正虚，抵抗力弱，邪毒与血凝结成块，水湿不化，故带下量多，小腹绵绵而痛，或胀坠而痛，按之不减，月经将要来潮之时，则疼痛加剧，伴有腰酸腿软，全身乏力等。此属于本虚标实之证，治疗既要扶助正气，又要活血化瘀，常喜用《金匮要略》当归芍药散，加北黄芪、土茯苓、鸡血藤、泽兰、莪术、香附治之。盖当归芍药散有调和肝脾，养血健运的作用，加用鸡血藤、泽兰、莪术，以增加补血活血，行滞化瘀之力；用土茯苓配合泽泻，则不仅能利湿，而且可解毒；黄芪甘温，能扶助正气而抗邪毒；气行则血行，故加香附以行气止痛。标本兼治，每收功。（《近现代二十五位名家妇科经验》，中国中医药出版社，1998）

8. 王子瑜论述：急性盆腔炎的治疗，以清热解毒为主，活血化瘀为辅。常用金银花、连翘、红藤、牡丹皮、柴胡、枳实、赤芍、红药子、生甘草、大黄、桃仁、败酱草。如腹胀者加川楝子、木香；痛甚加乳香、没药。慢性盆腔炎，治疗以活血化瘀为主，辅以清热解毒之品。用当归、乌药、荔枝核、木香、柴胡、枳实、赤芍、桃仁、生蒲黄、没药、土茯苓、生薏苡仁。对于寒湿阻滞，血瘀凝结者，多数兼有包块形成，治宜温经散寒，燥湿化瘀消癥，促使包块软化。常用桂枝、制川乌、胡芦巴、鹿角霜、苍术、茯苓、乌药、木香、当归、桃仁。若腹冷痛甚者，方中桂枝易肉桂；胀甚者，加荔枝核；而腹部有包块者，加三棱、莪术。在本病治疗中，常又配合理气药同时使用。如木香，配合清热解毒药同用，能防止苦寒伤胃；若配合活血化瘀药使用时，能起到行气活血止痛之作用。慢性盆腔炎若兼有气虚者，常配用黄芪益气补虚。(《近现代二十五位名家妇科经验》，中国中医药出版社，1998)

9. 岑观海论述：急性盆腔炎属“癥瘕”“带下”“腹痛”“热入血室”范畴。始病常有高热恶寒，小腹拘急疼痛，带下白黄，稠而腥秽，腰骶酸痛，口苦干，尿短黄甚，或频急疼痛，便秘或溏等症。此病多因热毒内盛，瘀血内结而致。治宜清热解毒，理气活血，化瘀止痛。常用大黄、重楼、黄柏、栀子之类苦寒直折；同时配以蒲公英、金银花、败酱草、连翘、冬瓜仁、薏苡仁等清热解毒，利湿排脓；又以牡丹皮、赤芍、红花活血化瘀；川楝子、延胡索、香附理气止痛；桃仁、三棱、莪术、贝母、夏枯草破瘀散结。可根据病情轻重选用。同时善用仲景治肠痈之大黄牡丹汤治疗此病，谓其病机皆邪毒与瘀血凝滞。体现中医学异病同治的思想。(广西中医药，1990，4)

10. 徐叔民诊治经验中药保留灌肠治疗慢性盆腔炎：①慢性盆腔炎大部分均由感染后迁延而致。由于抗生素广泛使用，使细菌产生耐药性，所以用抗生素治疗慢性盆腔炎效果并不满意。中药治疗以苦寒药为主，长期服用伤脾胃功能，故不宜长期服用。针对此病属于湿热邪毒蕴结下焦，气滞血瘀，治则以清热解毒，活血化瘀为主，用中药灌肠效果较为满意。②肠道给药主要依赖药物溶于直肠分泌液中，然后透过黏膜而被吸收，吸收后药物50%～70%通过直肠中静脉、下静脉和肛管静脉绕过肝脏直接进入大循环；还有一部分药物吸收后，通过直肠上静脉经门静脉进入肝脏代谢后再循环到全身；此外，直肠淋巴系统也是直肠吸收的另一途径。据研究直肠给药比口服吸收要快，其吸收总量和生物利用度也较口服药为高，与静脉给药相似，却具有不需注射的优点，所以总有效率达97%，在临床上值得应用与推广。③通过临床观察发现，中药保留灌肠药液在直肠内保留时间越长效果越好，如能保留20小时以上者效果更佳，连续每日治疗较间断性治疗效果佳。另外，来月经时也可连续治疗，考虑来月经时盆腔充血明显，对药物吸收更为有益。有16例患者原有痛经史，来月经时继续保留灌肠，不但能治疗慢性盆腔炎，同时也治愈痛经，一举两得。(《中医辨治经验集萃——当代太湖地区医林聚英》，人民卫生出版社，1996)

（五）辨证论治选录

1. 彭光祖治疗盆腔炎分5法辨治：①清热解毒、利湿化浊法。用龙胆泻肝汤加减；②健脾益气、升阳除湿法。用补中益气汤加减；③疏肝理气、活血利湿法。用逍遥散加减；④温补脾肾、固涩止带法。用内补丸加减；⑤理气活血、祛瘀软坚法。用自拟祛瘀消坚汤（橘核、海藻、昆布、夏枯草、当归、赤芍、桃仁、川楝子、延胡索、鳖甲、牛膝、木通）治疗。(江西中医药，1988，5)

2. 赵藕善等治疗慢性盆腔炎分3型辨治：①血瘀气滞型。用活络效灵丹加减：当归、丹参、生乳香、生没药、桃仁、五灵脂、延胡索、青皮、香附、甘草。②血瘀内结型。用桂枝茯苓汤加减：桂枝、茯苓、牡丹皮、桃仁、芍药、当归、香附、三棱、莪术、炙鳖甲、甘草。③湿热蕴毒型。用银甲汤加减：金银花、炙鳖甲、蒲公英、紫花地丁、红藤、赤芍、白芍、牡丹皮、黄柏、琥珀、土茯苓、甘草。治本病多用活血药，但应慎重，防止出血不止。对局部感染发热以及血象增高炎症明显者，认为必用苦寒清热药的看法是不全面的，本病实属气血不足，寒湿内凝，可选用附子薏苡败酱散化裁治疗。气虚者用黄芪、人参、白术等甘温之品。(天津中医，1986，3)

3. 温中友等治疗慢性盆腔炎分2型辨治：①虚寒型药用艾叶、吴茱萸、白芷、黑芥穗、川楝子、苍术。血虚加当归；水湿下注加薏苡仁、车前子；带下量多，质如稀水加肉桂、菟丝子、补骨脂；带下日久，质稀如水，量多有滑脱之势加海螵蛸、煅龙骨、芡实、金樱子。②湿热型药用败酱草、椿皮、红藤、茵陈、车前子。湿重加薏苡仁；热偏重加金银花、黄连；带下夹有血液加苦参、黄柏。每日1剂，水煎服。30日为1疗程。结果：痊愈6例，显效31例，好转13例，无效2例。(黑龙江中医药，1987，6)

4. 王子瑜治疗盆腔炎分3型辨治：①血热瘀滞型：药用金银花、连翘、生薏苡仁、红藤、牡丹皮、柴胡、芡实、赤芍、红药子、桃仁各15 g，生甘草、大黄各6 g。每日2剂，症减后改日服1剂(7～10日为1疗程，经期停药。下同)，连服3个疗程。②气滞血瘀型：药用生地黄、败酱草、土茯苓、樗根皮各15 g，荔枝核12 g，当归、赤芍、乌药、制没药、生蒲黄、路路通各10 g，木香9 g，连服6个疗程。③寒湿瘀滞型：药用茯苓15 g，苍术、胡芦巴、鹿角霜各12 g，桂枝、制附子、当归、赤芍、乌药各10 g，木香6 g，连服3个疗程。结果：治愈14例，有效8例，无效1例。(中西医结合杂志，1986，4)

5. 郭维德等治疗盆腔炎分2型辨治：①湿热型药用玄参、淡竹叶、萹蓄、瞿麦、延胡索、蒲公英、败酱草、丹参、生蒲黄、五灵脂、木香、制乳香、制没药。②寒湿凝滞型药用当归、赤芍、川芎、生蒲黄、五灵脂、延胡索、川楝子、小茴香、官桂、橘核、瞿麦、荔枝核、木香、柴胡、穿山甲(或王不留行)。1个月为1疗程。一般1～3个疗程。共治疗122例，结果痊愈28例，显效51例，好转42例，无效1例，总有效率99.18%。(中西医结合杂志，1986，8)

6. 刘湘云等治疗盆腔炎分3型辨治：①湿热下注型(急性或亚急性盆腔炎)用八正散加减，败酱草、金银花、蒲公英各20 g，瞿麦、萹蓄、滑石各15 g，车前子、炒栀子、牡丹皮、川楝子各12 g，大黄10 g。②湿热瘀毒型(盆腔脓肿或包块期)用上方，其中金银花、蒲公英、败酱草剂量加倍。少腹痛甚加延胡索、桃仁、赤芍；腹痛加黄柏；脓多加薏苡仁、瓜蒌仁。③寒湿内阻型(慢性盆腔炎)上方加柴胡、荆芥穗、薏苡仁；腹痛加黄柏、龟甲；湿盛加萆薢、冬瓜子；包块坚硬加夏枯草；食欲不振加白术；无腹痛，仅有带下，质清稀，改用完带汤加减。均每日1剂，水煎服。结果：痊愈84例，有效12例，无效4例，总有效率为96%。(内蒙古中医药，1993，3)

7. 刘凤英治疗慢性盆腔炎分3型辨治：①气虚血瘀用理冲汤加减，黄芪30 g，山药、蒲公英、白花蛇舌草各15 g，知母、鸡内金各10 g，三棱、莪术各6 g，水蛭3 g。气滞血瘀用逍遥散加味：白花蛇舌草20 g，赤芍12 g，柴胡、当归、白术、茯苓、五灵脂、生蒲黄各10 g，甘草5 g。②热瘀互结用五味消毒饮加减，蒲公英30 g，赤芍20 g，金银花、野菊花各15 g，天葵子、紫花地丁、牡丹皮、大黄、皂角刺、甘草各10 g。③寒湿瘀滞用桂枝茯苓丸加味，丹参20 g，茯苓、白花蛇舌草、蒲公英各15 g，牡丹皮12 g，桂枝、赤芍、桃仁、乌药各10 g。均水煎服。并用蒲公英、白花蛇舌草各30 g，大黄、赤芍、黄柏各15 g，厚朴10 g，有包块加三棱、莪术，寒甚去黄柏，加乌药、吴茱萸。水煎浓缩至100 mL，每晚睡前保留灌肠，保留3小时以上。每日1次，10日为1疗程。经期暂停；带下脓性，量多味臭，用上药阴道缓慢灌洗。治疗1～7个疗程，结果：痊愈56例(占51.4%)，显效32例(占29.4%)，好转14例(占12.8%)，无效7例(占6.4%)，总有效为93.6%。(辽宁中医杂志，1994，11)

8. 白力力治疗慢性盆腔炎分3型辨治：①湿热下注型药用绵马贯众、红藤、虎杖、薏苡仁、败酱草、白花蛇舌草、白术、黄柏、川楝子。胃纳不佳、口淡恶心者，去败酱草、虎杖，加木香、半夏；经水淋漓不净者加生地榆、蒲黄炭；阴痒加苦参、槐花。②气滞血瘀型药用桃仁、生蒲黄、木香、五灵脂、赤芍、红藤、皂角刺、延胡索、川楝子。腹痛拒按，妇检触及包块者加三棱、莪术；夹瘀热者加制大黄、牡丹皮；下腹冷痛喜热熨者加炮姜、肉桂、小茴香。③肝肾亏损型药用荔枝核、熟地黄、白芍、海螵蛸、芡实、金樱子、茜草、墨旱莲、女贞子、山茱萸。腰痛甚者加川续断、桑寄生、杜仲；带下如水、小腹冷痛者，加鹿角霜、龙骨、牡蛎、肉桂。前两型均于经净后3日开始作保留灌肠(肝肾亏损型酌情使用)，药用绵马贯众、白花蛇舌草、败酱草、红藤、丹参、木香，制成合剂。经治10～60日后，痊愈43例，显效30例，有效19例，无效8例。近期有效率为92%。（上海中医药杂志，1989，6）

9. 王淑云等治疗盆腔炎分2型辨治：①气滞血瘀型用丹参50 g，茯苓、山楂各20 g，牡丹皮、桃仁、红花、鸡内金、当归各15 g，桂枝10 g。分3份，每日1份，水煎服。并用温经活血散（五加皮、当归、防风各12 g，千年健、白芷、羌活、独活、红花、乳香、没药各9 g，地枫皮、川花椒、艾叶各6 g，透骨草3 g，血竭1 g，共为粗末，500 g为1剂）装布袋，隔水蒸15分钟，外敷于少腹最痛处，每次30分钟，每日1次，15日换药袋。②湿热下注型用红藤50 g，败酱草30 g，蒲公英、紫花地丁、黄柏、丹参各25 g，牡丹皮、赤芍、延胡索、川楝子各15 g。每日1剂，水煎服。同时外敷止痛膏（五倍子粉50 g，醋调），2日换药1次。结果：痊愈5例，显效8例，有效20例，无效3例。（辽宁中医杂志，1993，12）

10. 沈灼华治疗慢性盆腔炎分4型辨治：①下焦湿热型用大黄牡丹皮汤合红藤汤加减，蒲公英、红藤、败酱草、牡丹皮、大黄、生薏苡仁、桃仁、泽泻、延胡索、川楝子；②肝郁气滞型用逍遥散合金铃子散加减，柴胡、全当归、白芍、制香附、青皮、陈皮、泽泻、生薏苡仁、墓头回；③气滞血瘀型用桃红四物汤加减，桃仁、红花、赤芍、白芍、红藤、延胡索、台乌药、牡丹皮、制大黄、枳实、木香；④癥瘕积聚型用膈下逐瘀汤加减：制大黄、桃仁、红花、当归尾、赤芍、白芍、川芎、地鳖虫、三棱、莪术、制乳香、制没药、炮穿山甲片、延胡索、香附、枳壳，可加用三七粉冲服。均配合红外线或TDP灯照射半小时，每日1次，10日为1疗程。结果：痊愈23例，显效28例，好转15例，无效2例，总有效率为97%。（江苏中医，1994，5）

11. 尹德军治疗慢性盆腔炎分3型辨治：①脾肾阳虚型41例，症见腰骶酸痛，下腹隐痛，白带量多质清稀，经后少腹坠痛，劳累后加重，伴面色㿠白，神疲乏力，心悸自汗，头昏耳鸣，四肢欠温，舌淡苔白滑，脉沉缓无力。②寒湿积聚型18例，症见腰骶及下腹胀痛，白带量多质稠，伴恶寒，双下肢沉重肿痛，舌质淡，苔滑厚，脉沉紧。③湿热下注型13例，症见腰骶及下腹酸痛，灼热，白带或黄，质稠量多，臭秽伴口苦，咽干，尿黄便秘，舌质红苔黄厚，脉滑数。从各型症状看，不管中医辨证属哪一型，均有腰骶痛，带下量增多的症状，腰骶属肾，脾虚则湿盛，湿邪流注下焦而成带下，所以总与脾肾有关。因此不管哪一型，均用健脾益肾汤（自拟方）。党参、黄芪、薏苡仁各30 g，芡实、蛇床子、杜仲、萆薢、败酱草、白头翁各15 g。脾肾阳虚型加淫羊藿、女贞子；寒湿积聚型加细辛、延胡索、小茴香；下焦湿热型减党参、黄芪剂量为15 g，加栀子、龙胆。每日1剂，煎汁睡前内服。共治疗72例。结果：痊愈46例，好转21例，无效5例，总有效率为93.1%。（云南中医，1991，1）

（六）临床报道选录

1. 盆腔炎：

（1）袁惠霞等用盆炎止痛二藤汤治疗盆腔炎30例：药用败酱草30 g，红藤、忍冬藤各20 g，延胡索15 g，皂角刺12 g，川楝子、没药、桃仁、赤芍、五灵脂、荔枝核、路路通、杜仲各10 g。苔黄加苍术、黄柏；低热加蒲公英；经血不畅加益母草、泽兰；小腹冷痛加艾叶、血竭；便秘加川大黄连（后下）、枳壳；经量多有血块加花蕊石、墨旱莲；月经先期加山栀子、牡丹皮、地榆炭；附件包块加炙鳖甲、三棱、莪术。每日1剂，水煎服。同时用上药水煎浓缩至150～200 mL，保留灌肠。服药3～9剂后，痊愈23例，好转7例。（陕西中医学院学报，1993，4）

（2）郭蕾用灌肠Ⅰ、Ⅱ号方治疗盆腔炎86例：急性、亚急性用Ⅰ号，丹参30 g，赤芍25 g，夏枯草、败酱草、黄芪各15 g。慢性用Ⅱ号：丹参30 g，赤芍、黄芪各25 g，桂枝20 g，夏枯草、败酱草各15 g，细辛6 g。均浓煎100 mL，温度37 ℃，保留灌肠，每晚1次。20日为1疗程，经期停用。用 3 个疗程。结果：治愈 49 例，好转 32 例，无效 5 例，总有效率为 94.2%。（辽宁中医杂志，1995，1）

（3）叶文贞等用康宁汤灌肠治疗盆腔炎 50 例：药用紫花地丁、蒲公英各 50 g，败酱草、白花蛇舌草各 30 g，苦参根 15 g。煎煮成 100 mL，加防腐剂备用。每次取药 50 mL，加开水稀释至 100 mL 保留灌肠。药温 38 ℃左右，每日 1 次，10 次为 1 疗程。结果：治愈 38 例，好转 10 例，无效 2 例。（上海中医药杂志，1987，3）

（4）施瑞兰等内外合治盆腔炎 114 例：①内治法对湿热湿毒型用金银花、连翘、红藤、败酱草、牡丹皮、赤芍、车前草、薏苡仁、延胡索、川楝子；脾虚湿滞型，用完带汤加减；肝郁脾虚型，用逍遥散加减。②外治法以外敷温水加酒将妇炎散（大黄、姜黄、败酱草、丹参、赤芍、乳香、延胡索、羌活、独活、千年健、透骨草）调成糊状敷下腹部，每日 2 次，每次 30～60 分钟。中药灌肠将红藤、败酱草、蒲公英、丹参、赤芍、延胡索、香附等以水煎至 100 mL，于睡前作保留灌肠。常用三法或二法合治。结果：中药内服外治综合治疗 94 例，痊愈 79 例，好转 15 例；中药内服外治加抗生素 20 例，治愈 15 例，好转 5 例。两组相比，$P>0.01$，无显著差异。（上海中医药杂志，1986，8）

（5）张秀英等治疗盆腔炎 512 例：急性盆腔炎 97 例，用红藤 30 g，金银花、连翘、败酱草、薏苡仁、生地黄、丹参各 15 g，延胡索 12 g，桃仁 9 g。每日 1 剂，水煎服。西药用青霉素（过敏者用红霉素）、甲硝唑。中药组 10 例仅用上述中药。西药组 40 例仅用上述西药。慢性盆腔炎 263 例。用丹参、金银花、连翘各 15 g，赤芍、延胡索各 12 g，桃仁 9 g，三棱、莪术各 6 g。气虚加党参 15 g。每日 1 剂，水煎服。西药用青霉素、甲硝唑、庆大霉素、氢化可的松等。中药组 61 例仅用上述中药。西药组 41 例仅用上述西药。结果：急性盆腔炎三组分别治愈 79、1、24 例，显效 9、3、7 例，好转 7、3、5 例，无效 2、3、4 例，有效率 97.94%、70%、90%。慢性盆腔炎三组分别治愈 194、33、21 例，显效 43、18、12 例，好转 23、7、6 例，无效 3、3、2 例，有效率 98.86%、95.08%、95.12%。本组疗效均优于西药组及中药组（$P<0.05$ 和 $P<0.01$）。（南京中医药研究，1993，6）

（6）刘如琼治疗盆腔炎 72 例：①实热型（急性期或亚急性期）：内服药用金银花、连翘、败酱草、丹参各 15 g，赤芍、乳香、没药、桃仁、川楝子、延胡索、薏苡仁各 9 g，随症加减，每日 1 剂。亚急性发作期加用中药保留灌肠，方用蒲公英、紫花地丁、鱼腥草、败酱草各 30 g，加水 200 mL，浓煎至 100 mL，待温度降至 38 ℃以下时作保留灌肠，卧床 30 分钟，每晚 1 次，10～15 次为 1 疗程。西药首选青霉素、链霉素，危重患者可加氢化可的松。②气滞血瘀型（慢性期）内服药用丹参、赤芍各 15 g，当归 12 g，乳香、没药、五灵脂、蒲黄、桃仁、延胡索各 9 g，红花 6 g，每日 1 剂。保留灌肠用柴胡、香附、北刘寄奴各 15 g，当归、白芍各 10 g，红花 3 g，方法同实热型。西药用抗生素与激素联合方法。下腹部作超短波治疗或以炒生盐拌醋热敷：少数患者用糜蛋白酶或透明质酸酶或胎盘组织液。结果：急性期、亚急性期、慢性期 11、13、48 例中分别痊愈 9、6、26 例，好转 2、7、22 例。（广西中医药，1988，3）

（7）谢炳国用《金匮》肠痈方治疗盆腔炎 44 例：急性期治以大黄牡丹皮汤加减，药用牡丹皮、桃仁各 12 g，冬瓜子、芒硝（冲）、赤芍、川楝子各 10 g，大黄 6 g；慢性者治以薏苡附子败酱散加减，基础方用败酱草 30 g，薏苡仁、鱼腥草各 20 g，生蒲黄、五灵脂各 10 g，延胡索 9 g，附子 6 g。每日 1 剂，水煎服。部分患者用蒲公英、红藤各 30 g，苍术、香附、栀子、延胡索各 15 g，川芎 12 g，神曲 9 g，煎水 100～150 mL，过滤并作保留灌肠，每日 1 次，10～15 日为 1 疗程。经治 6～54 日，痊愈 36 例，好转 4 例，无效 4 例，总有效率为 90.9%。（贵阳中医学院学

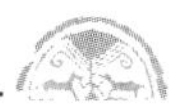

报，1988，1）

（8）阳信恩用大黄牡丹皮汤加减治疗盆腔炎53例：急性期用大黄牡丹皮汤去芒硝，加金银花、连翘、黄柏、蒲公英、生地黄、败酱草、甘草。每日1剂，水煎服；加用抗生素。慢性期用金银花、连翘、当归、丹参、桃仁、红花、败酱草、黄柏、甘草。体虚加黄芪、党参；痛剧加延胡索；盆腔肿块加三棱、莪术；白带多加芡实；流血加益母草、川续断。盆腔灼热，疤痕粘连，附件增厚或有包块者用蒲公英、紫花地丁、白花蛇舌草、败酱草、黄柏、苦参煎汁200 mL，便后温热灌肠，保留1～2小时；骶韧带粗硬，重度宫颈糜烂，白带细菌培养阳性者用大黄、蒲公英、败酱草、白花蛇舌草煎汁500 mL，低压灌洗阴道。以上中药均每日1剂，10日为1疗程，经期停用。同时用胎盘组织液，菠萝酶片，必要时加用抗生素。结果：治愈50例，好转3例。（广西中医药，1992，5）

（9）张嘉男中西医结合治疗盆腔炎205例：①急性湿热下注型用金银花、连翘、蒲公英、败酱草、皂角刺、延胡索各15 g，薏苡仁30 g，车前子、牡丹皮、川楝子、香附各10 g。热毒炽盛型用上方去车前子，金银花、败酱草倍量，加生石膏、白花蛇舌草。均每日1剂，水煎服。神昏谵语加安宫牛黄丸或紫雪丹。阳脱阴竭型用参附汤，急煎服；缓解后，再用上法。西药用抗生素及对症处理。②慢性湿热蕴结型用薏苡仁30 g，蒲公英、败酱草、夏枯草、丹参、皂角刺各15 g，山楂、川楝子、延胡索、乌药、香附各10 g；气滞血瘀型用白花蛇舌草、半枝莲、夏枯草、益母草、赤芍各15 g，炽壳、延胡索、五灵脂、蒲黄、鳖甲、柴胡各10 g，生甘草4 g；寒湿凝滞型用小茴香、当归、赤芍、炒蒲黄、五灵脂、制没药、延胡索各15 g，干姜、川芎、肉桂各6 g。均随症加减，每日1剂，水煎服。并用白花蛇舌草、苦参根、败酱草各20 g，制乳香、制没药、赤芍各15 g，黄柏10 g，每日1剂，水煎，保留灌肠，每日1次。1个月为1疗程。经期停用。用透骨草20 g，制乳香、制没药、川楝子、延胡索各15 g，细辛3 g，浓煎至120 mL，用离子导入仪，每次20分钟，10～15日为1疗程。经期或有皮肤反应。用透骨草100 g，三棱、路路通各15 g，白芷、川花椒、血竭、乳香、没药各10 g，研细末，装布袋，水浸，隔水蒸30分钟，敷患侧下腹部，每次20分钟，每日2次。1包用5次。15日为1疗程。并用西药治疗。结果：痊愈157例，显效36例，有效7例，无效5例，总有效率97.7%。（福建中医药，1995，3）

（10）张晋峰等以活血化瘀为主治疗盆腔炎300例：认为盆腔炎临床分型为湿热瘀结型，气滞血瘀型，阴虚瘀阻型。急性盆腔炎属湿热型，症见发热、恶寒，下腹痛或腰骶痛，带下色黄秽臭，月经先期、量多或淋漓不断，大便秘结，小便黄，脉弦数或弦细或滑数有力，舌质红、苔黄腻。治宜清热利湿，兼以活血化瘀。药用金银花、连翘、败酱草、蒲公英、板蓝根、黄柏、栀子、牡丹皮、土茯苓、丹参、赤芍。若血象高及发热时，同时应用抗生素；若出现脓毒血症，为邪毒传入营分，症见神昏谵语，抽搐可同时服用安宫牛黄丸。共治疗43例，结果：治愈35例，显效6例，好转2例。慢性盆腔炎属气滞血瘀型，症见小腹胀痛或刺痛或隐痛，带多，月经不调、痛经、经量多、血紫有血块，脉沉或涩、舌质暗有瘀斑，苔白。治宜理气活血祛瘀，药用当归、丹参、赤芍、鸡血藤、香附、乌药、木香、川楝子、益母草；若兼寒湿加小茴香、官桂、薏苡仁；若兼有包块加三棱、莪术、炮穿山甲珠。结果：226例中，治愈76例，显效65例，好转83例，无效2例。结核性盆腔炎属阴虚瘀阻型，症见手足心热，烦闷潮热，头晕耳鸣，腰部酸痛，少腹疼痛，经期或经后加重，月经先期量多、色红，脉细或细数，舌质红有瘀点，苔薄黄。治宜滋阴清热，活血化瘀。药用麦冬、玄参、生地黄、牡丹皮、白芍、生牡蛎、浙贝母、三棱、莪术，同时西药抗痨治疗。结果：31例中，治愈4例，显效9例，好转16例，无效2例。（中医药研究，1994，3）

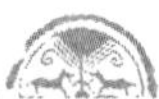

(11) 冀萍等用针灸治疗盆腔炎 144 例：主穴：关元、次髎、三阴交。湿热型（湿重于热）配带脉、下髎、阴陵泉；寒凝气滞，配肾俞、脾俞、足三里；气滞血瘀，配肝俞、血海、太冲。虚证用补法，实证用泻法。得气后控制针感达病所。针后加灸 20 分钟，每日 1 次，10 日为 1 个疗程。总有效率为 97.2%。（中医杂志，1993，11）

(12) 何玉文等用盆腔消炎片治疗盆腔炎 332 例：药用地稔、两面针、五指毛桃、穿破石、当归等。制成片剂，每日 3 次，每次 3～4 片，口服。14 日为 1 疗程，治疗 1～3 疗程。服本药期间停服其他药物。结果：治愈 100 例，有效 199 例，无效 33 例，总有效率为 90.06%。（中成药，1993，9）

2. 急性盆腔炎：

(1) 杨云霞用白头翁汤治疗急性盆腔炎 107 例。药用白头翁 30 g，秦皮 15 g，黄柏 12 g，黄连 10 g。产后恶露不净加绵马贯众炭、益母草；气虚多汗加炙黄芪、党参；体温在 39 ℃以上加金银花、蒲公英；少腹疼痛加香附、橘核；盆腔包块加穿山甲、赤芍；盆腔积液加生薏苡仁、瞿麦；食欲不振加陈皮、茯苓、砂仁；大便干加大黄。每日 1 剂，水煎服。治疗 10～20 日，结果：均痊愈。（河南中医，1994，3）

(2) 阎风兰治疗急性盆腔炎 22 例：药用连翘、金银花、红藤、败酱草各 30 g，薏苡仁、栀子、桃仁各 12 g，牡丹皮、延胡索、川楝子各 9 g，赤芍、乳香、没药、甘草各 6 g。便秘加大黄；带下秽臭加黄柏、茵陈、茯苓；有炎性包块或附件增厚，加三棱、莪术；腹痛加延胡索、香附、木香等。疗程 1～3 个月。一般服药 15～30 剂。结果：治愈 17 例，显效 4 例，无效 1 例。总有效率为 95.45%。（四川中医，1988，2）

(3) 何宗兰治疗急性盆腔炎 35 例：实热型药用黄连 10 g，黄柏、白花蛇舌草、红藤、败酱草、金银花各 30 g，牡丹皮、赤芍、川续断、桑寄生各 15 g。每日 1 剂，水煎服。或浓缩成 100 mL 保留灌肠。10 日为 1 疗程。气滞血瘀型药用金银花、败酱草各 30 g，丹参 15 g，赤芍、三棱、莪术、延胡索、川楝子各 10 g，桂皮 5 g。每日 1 剂，水煎服；用黄柏、蒲公英、白花蛇舌草各 30 g，赤芍、乳香、没药各 15 g，大黄 10 g。水煎浓缩 100 mL 保留灌肠，10 日为 1 疗程。西药根据药敏试验选择抗生素。局部疗法：炎症初期以生仙人掌捣烂加生盐敷耻骨联合上，盆腔积脓多者穿刺引流。对照组 20 例单用西药。结果：两组分别治愈 27、11 例，好转各 8 例，无效 0、1 例，疗程分别为 16.57、22 日。（河北中医，1992）

3. 慢性盆腔炎：

(1) 陈慧依用理中汤治疗慢性盆腔炎 89 例：药用黄芪、党参、白术、山药、天花粉、知母、三棱、莪术、鸡内金。湿毒内浸型予本方去天花粉、知母，加二妙散、蒲公英、败酱草、白花蛇舌草、两面针；瘀血内阻型予本方去知母、天花粉，加蒲黄、没药、王不留行，兼热加大黄炭，兼寒加小茴香、干姜、官桂；肝经湿热型予本方加白花蛇舌草、川楝子、延胡索、泽泻、大黄炭、蒲公英；肝肾两虚型予本方合二至丸，并加肉苁蓉、白花蛇舌草、穿山甲。均每日 1 剂，水煎服。10 日为 1 疗程，观察 3 个疗程。结果：治愈 75 例，好转 11 例，无效 3 例，总有效率 96.7%。（广西中医药，1990，3）

(2) 杨克文用慢盆祛瘀汤治疗慢性盆腔炎 88 例：药用薏苡仁、败酱草、红藤各 30 g，冬瓜仁 20 g，生蒲黄、五灵脂、牛膝、赤芍各 10 g。气虚加党参、黄芪；血虚加当归、熟地黄；经行胸胁疼痛、乳房胀痛加柴胡、郁金、川楝子；月经不调，经行腹痛加当归、香附、延胡索；带下量多、黄白兼见者加黄柏、苍术；带下赤白兼见者加鸡冠花、芡实；带下量多，色白质稀加干姜、肉桂、白术；少腹胀痛或冷痛加小茴香、乌药、干姜；腰骶部酸痛加川续断、桑寄生；下腹

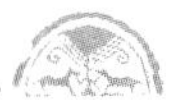

部有包块加三棱、莪术。每日 1 剂，水煎服。结果：痊愈 46 例，显效 34 例，无效 8 例，总有效率为 90.9%。(河北中医，1993，2)

(3) 邱乐霞用银甲丸治疗慢性盆腔炎 60 例：药用鳖甲 35 g，紫花地丁、蒲公英、连翘、金银花、红藤各 30 g，香附、赤芍、夏枯草、丝瓜络、当归各 15 g，穿山甲珠 12 g，川楝子（炒）、琥珀各 10 g，川芎 6 g。病程长而包块坚硬加䗪虫、水蛭各 3～5 g；体虚畏寒酌减清热解毒药，加炙黄芪 50 g，桂枝、干姜各 15 g。研末炼蜜为丸，每丸重 10 g，每日 3 次，每次 1 丸；纳差便溏者予香砂健胃丸交替服用，或用六君子汤送服本丸。结果：治愈 17 例，好转 35 例，无效 8 例，总有效率为 86.6%。(四川中医，1993，10)

(4) 顾亚萍用活血清盆汤治疗慢性盆腔炎 30 例：药用红藤、败酱草各 30 g，鸡血藤、薏苡仁各 15 g，当归、丹参、赤芍、牡丹皮、延胡索各 10 g，广木香 6 g。热毒壅盛，湿浊阻滞加蒲公英、黄柏、大黄；寒湿凝滞去红藤、败酱草，加桂枝、吴茱萸、小茴香；体虚久病，脾气虚弱加党参、黄芪、白术；炎症包块加三棱、莪术。每日 1 剂，水煎服。月经不调结合调周期治疗。结果：痊愈 11 例，好转 18 例，无效 1 例，总有效率 97%。(江苏中医，1995，9)

(5) 陈华琴等用丹赤化瘀汤治疗慢性盆腔炎 238 例：药用丹参、赤芍各 30 g，当归 20 g，香附、延胡索、泽兰各 15 g，五灵脂、牡丹皮、酒制大黄各 12 g，莪术 10 g。湿热瘀结型加龙胆、薏苡仁、黄柏、苦参；寒凝血瘀型加肉桂、茴香、续断。每日 1 剂，水煎服。服药 2～30 余剂，结果：痊愈 52 例，显效 146 例，好转 32 例，无效 8 例，总有效率 96.7%。治疗后包块消失及缩小 124 例。(山东中医杂志，1992，4)

(6) 王春儒用活血化瘀法治疗慢性盆腔炎 102 例：药用当归、丹参各 30 g，桃仁、红花、牡丹皮、赤芍、枳壳、延胡索、香附各 15 g，陈皮、甘草各 10 g，木香 5 g。腰痛加川续断、桑寄生；有包块加三棱、莪术；小腹冷加炮姜、官桂、小茴香；瘀热加金银花、连翘、鱼腥草；便秘加大黄、黄芩、黄柏；气虚加党参、黄芪。结果：痊愈 67 例，好转 28 例，无效 7 例，有效率为 93.4%。(吉林中医药，1989，6)

(7) 李华等用妇炎康治疗慢性盆腔炎 446 例：药用山药 30 g，当归、丹参、芡实、土茯苓各 25 g，赤芍、延胡索、川楝子、三棱、莪术各 15 g，香附 10 g。湿热瘀结型加黄柏、苦参各 15 g；寒凝气滞型加炮姜、茴香各 10 g。制成蜜丸，每丸 10 g，每日 3 次，每次 1 丸，口服。1 个月为 1 疗程：结果：临床痊愈 247 例，其中怀孕 10 例，占 53 例不孕者的 18.9%；好转 176 例；无效 23 例，总有效率 94.9%。(中西医结合杂志，1986，4)

(8) 刘淑化等用红藤逐瘀汤加减治疗慢性盆腔炎 78 例：药用红藤 60 g，当归 15 g，蒲黄、赤芍、延胡索、川芎各 12 g，五灵脂 9 g，制乳香、制没药各 6 g。发热加忍冬藤、蒲公英、紫花地丁各 15 g，脓性白带味重加土茯苓、败酱草各 30 g；经量多加益母草、茜草根各 15 g；下腹痛甚加丹参、香附、牛膝各 12 g；少腹冷痛、经量少加桂枝、小茴香、炮姜各 6 g，肉桂 4.5 g；心悸、怔忡加黄芪、党参各 20 g；包块加荔枝核 15 g，鸡内金 9 g；便溏有臭味加黄芪、葛根、黄芩各 12 g；大便干加酒大黄、芒硝各 6 g。每日 1 剂，水煎服。20 日为 1 疗程。治疗 1～3 疗程。总有效率为 95%，显效以上为 68%。(实用中西医结合杂志，1993，5)

(9) 尹德军用健脾益肾汤治疗慢性盆腔炎 72 例：药用党参、黄芪、薏苡仁各 30 g，芡实、蛇床子、杜仲、萆薢、败酱草、白头翁各 15 g。脾肾阳虚加淫羊藿、女贞子；寒湿积聚加细辛、延胡索、小茴香；下焦湿热参芪剂量减半，加栀子、龙胆。每日 1 剂，煎汁睡前服。结果：痊愈 46 例，好转 21 例，无效 5 例，总有效率为 93.1%。(云南中医杂志，1991，1)

(10) 陈兴华用少腹消癥汤治疗慢性盆腔炎 646 例：药用红藤、延胡索、薏苡仁各 12 g，柴胡6 g，枳实、败酱草、川楝子、桃仁、三棱、莪术各10 g，红花、甘草各3 g。体弱加黄芪、党参；便秘加大黄；无包块减三棱、莪术用量。结果：痊愈416例（占64.5%），好转207例（占32%），无效23例（占3.5%）。（湖北中医杂志，1991，5）

（11）杨锦瑞用棱莪七味散治疗慢性盆腔炎135例：药用鸡血藤50 g，山药30 g，天花粉20 g，三棱、莪术、知母各15 g，鸡内金（捣碎冲服）5 g。血瘀兼湿热加金银花40 g，黄柏、连翘各20 g；血瘀兼寒加党参、黄芪各25 g，白术20 g，肉桂10 g。结果：痊愈86例，有效45例，无效4例。（吉林中医药，1986，6）

（12）黄畸乏用少腹逐瘀汤加减治疗宫寒血瘀型慢性盆腔炎118例：药用当归、生蒲黄各9 g，没药（炒）、川芎、赤芍、五灵脂（炒）各6 g，小茴香（炒）、干姜（炒）、延胡索、官桂各3 g。胸胁、乳房胀痛加郁金、川楝子；小腹胀甚，或冷痛加香附、乌药；腰酸软乏力加川续断、桑寄生；身倦乏力，短气去五灵脂、川芎，加党参、黄芪；带下量多，色白质稀，或四肢不温，便溏，面目虚浮去五灵脂，当归少用或不用，重用干姜、官桂、加苍术、白术、茯苓、薏苡仁等；少腹胀满硬痛，按之有包块的酌加三棱、莪术等；崩漏量多有血块，或淋漓不畅，腹痛甚加用三七。每日1剂，水煎服。15日为1疗程。月经期停用。结果：近期痊愈33例，显效51例，好转28例，无效6例，总有效率为94.9%。（北京中医，1989，3）

（13）王跃廷等用止痛化瘀胶囊治疗慢性盆腔炎316例：药用黄芪、党参、白术、山药、丹参、芡实、鸡血藤、三棱、莪术、当归、全蝎、䗪虫、川楝子、蜈蚣、鱼腥草、败酱草、延胡索、肉桂、炮姜等药制成胶囊。每粒重0.3 g。每日3次，每次6粒，口服。4周为1疗程。经治1～2疗程后，治愈120例，好转172例，无效24例。药理实验证明：本品有明显的镇痛、抗渗出和抑制肉芽肿增生以及抑菌作用，且安全无毒。（上海中医药杂志，1989，3）

（14）赵翠英用妇炎净冲剂治疗慢性盆腔炎87例：药用桃仁、三棱、莪术、地鳖虫、丹参、蒲黄、红藤、蒲公英、败酱草、泽泻、荔枝核、延胡索等制成冲剂。每日3次，每次1包，饭后冲服。20日为1疗程。结果：痊愈53例，显效16例，好转16例，无效2例，总有效率为97.7%。（上海中医药杂志，1987，3）

（15）张健等用炎克宁冲剂治疗慢性盆腔炎103例：药用牡丹皮、赤芍、柴胡、金银花、连翘、延胡索、莪术等制成冲剂。每袋10 g，每日3次，每次1袋，口服。西药组87例，青霉素800万U，加生理盐水500 mL，灭滴灵250 mL，静滴，每日1次；α-糜蛋白酶5 mg肌注，隔日1次。均于经前10～14日开始，用至月经第2日为1疗程，用2～3疗程。结果：两组分别治愈59、14例，显效27、26例，有效13、28例，无效4、19例，有效率96.1%、78.1%（$P<0.01$）。（中医药信息，1995，2）

（16）董世华用败酱合剂治疗慢性盆腔炎50例：药用败酱草、夏枯草、薏苡仁各30 g，丹参20 g，赤芍、延胡索各12 g，木香10 g。水煎为500 mL，每日2次，每次50 mL，口服。15日为1疗程。行经期间停用本药，改服生化汤3～5日。经治3个疗程后，临床痊愈14例，好转33例，无效3例，总有效率94%。（山东中医杂志，1988，2）

（17）尚云用益气化瘀治带汤治疗慢性盆腔炎86例：甲组86例，药用红藤、生薏苡仁各30 g，生黄芪15～30 g，失笑散（包）15 g，桃仁、红花、牡丹皮、枳实、制大黄各10 g。每日1剂，水煎服。乙组30例用上方去黄芪，作对照治疗。结果：甲、乙组分别治愈43、7例，显效26、9例，好转16、11例，无效1、3例，总有效率为98.8%、90%。（中国医药学报，1988，2）

（18）姚石安等用妇友冲剂治疗慢性盆腔炎104例：药用生黄芪、菟丝子、三棱、红花、吴茱萸、昆布、薏苡仁制成冲剂。对照组57例，用妇乐冲剂（含红藤、赤芍、制大黄等）。均每日

2次，每次15 g，口服。2个月为1疗程。治疗期间停用其他药。治疗2个疗程。结果：两组分别痊愈62、8例，显效25、9例，好转10、14例，无效7、26例，总有效率为93.2%、54.4%，($P<0.001$)。(中国医药学报，1994，5)

(19) 徐激民治疗慢性盆腔炎131例：药用红藤、败酱草、白花蛇舌草、蒲公英各30 g，赤芍20 g，香附10 g，乳香、没药各6 g。每日1剂，用水浓煎成100～150 mL，睡前保留灌肠2小时。每日1次，10次为1疗程。结果：显效42例，有效85例，无效4例，总有效率为97%。其中继发不孕症62例，妊娠52例；原发性不孕症26例，妊娠10例。(铁道医学，1994，3)

(七) 经验良方选录

1. 盆腔炎：

(1) 桃仁（打）15 g，醋香附、牡丹皮、薏苡仁各12 g，三棱（醋炒）、莪术（醋炒）、肉桂（后下）、延胡索（酒炒、打）、淮牛膝、荔枝核（盐水炒、打）、炙甘草各6 g。腰痛加川楝子、五灵脂、蒲黄、乳香、没药，加大延胡索用量；小腹冷感、腹胀加小茴香、吴茱萸、乌药、木香，并加大肉桂、香附用量；炎性包块或附件增厚加地鳖虫、水蛭、牡蛎、虻虫，同时加大三棱、莪术、牡丹皮、桃仁用量；带下增多，重用薏苡仁。白带加苍术、白术、茯苓、冬瓜仁、车前子；黄带加茵陈、苦参、红藤、泽泻；发热加鱼腥草、败酱草、紫花地丁、黄柏，并重用牡丹皮；腰骶酸痛加川续断、杜仲、桑寄生、鸡血藤；体虚气弱加黄芪、党参、当归、黄精；便秘加大黄、枳实。每日1剂，水煎服。主治盆腔炎。

(2) 赤芍、薏苡仁各15 g，瞿麦12 g，白芍、当归、三棱、莪术、黄芩、萹蓄、川楝子、车前子各10 g，陈皮9 g，柴胡、川芎、乳香、没药、生甘草各6 g。每日1剂，水煎，服2次。并用金银花、蒲公英、黄柏、延胡索、当归各10 g，乳香6 g，按比例共为细末，过130目筛，每500 g加老蜜570 g，为丸，每丸重6 g。每日2次，每次1丸，口服。主治盆腔炎。

(3) 黄柏、败酱草、芙蓉叶各60 g，炮穿山甲45 g，生半夏、生南星、生川乌、猪牙皂、浙贝母、姜黄、黄芩、大黄各30 g，白芷15 g。药研细末，加凡士林（70%）调成膏状，每取适量，涂敷患处，纱布覆盖，胶布固定。每日换1次，10日为1疗程。主治盆腔炎。

(4) 蒲公英、益母草各30 g，茯苓12 g，桂枝9 g，甘草6 g。腹痛加延胡索。腰痛加山药、薏苡仁。高热加青蒿、牡丹皮、黄柏、连翘、金银花。每日1剂，水煎两次，早晚分服，10日为1疗程。主治盆腔炎。

(5) 毛冬青30 g，北刘寄奴、香附、柴胡各9 g，当归、白芍各5 g，红花3 g。水煎两次，去渣滤液100 mL，用导尿管插入肛门内5 cm处，注入药液，静卧15分钟，每日1次，5次1疗程。主治盆腔炎。

(6) 红藤、败酱草各30 g，当归20 g，丹参、延胡索各15 g，赤芍12 g，三棱、香附、乌药各10 g，甘草6 g。药研细末，水泛为丸，每服15 g，每日3次，口服。经净后连服12日为1疗程。主治盆腔炎。

(7) 苦参、白花蛇舌草、败酱草、蒲公英、紫花地丁各15 g，赤芍12 g，川楝子10 g。每日1剂，水煎两次，取液200 mL，浓缩至50 mL，加温开水50 mL稀释，保留灌肠。主治盆腔炎。

(8) 生黄芪30 g，丹参、薏苡仁各20 g，冬瓜仁、山药、茯苓、泽泻各15 g，桂枝、桃仁、赤芍各12 g，王不留行、路路通各10 g。每日1剂，水煎，服2次，1个月为1疗程。主治盆腔炎。

(9) 薏苡仁30 g，冬瓜子20 g，槐花10 g，大米150 g，白糖30 g。先将槐花水煎去渣，再入薏苡仁、冬瓜子仁、大米煮为稀粥，加入白糖服食。每日1剂，2次分服。主治盆腔炎。

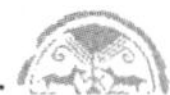

(10) 金银花、连翘、赤芍、冬瓜子、败酱草各30 g，黄芪12 g，牡丹皮、土贝母、赤小豆各9 g，皂角刺、甘草各6 g，大黄、乳香、没药各3 g。每日1剂，水煎，服2次。主治盆腔炎。

(11) 红藤30 g，绵马贯众15 g，败酱草、蒲公英、萆薢各12 g，木香10 g。每日1剂，水煎，服2次，10剂为1疗程。主治盆腔炎。

(12) 乌梅30 g，当归、党参各12 g，附片、桂枝、三棱、莪术、昆布各9 g，干姜、黄柏、川花椒各6 g，黄连、细辛各4.5 g。每日1剂，水煎，服2次。主治盆腔炎。

(13) 红藤、薏苡仁各30 g，生黄芪、失笑散（包煎）各15 g，桃仁、红花、制大黄、枳实、牡丹皮各10 g。每日1剂，水煎两次，早晚分服，20日为1疗程。主治盆腔炎。

(14) 连翘、丹参、败酱草、蒲公英、红藤各30 g，延胡索12 g，三棱、莪术各10 g。加水浓煎，去渣滤液100 mL，每晚灌肠1次。主治盆腔炎。

(15) 紫花地丁、重楼、虎杖各12 g，延胡索、川楝子、当归各10 g，川芎5 g。每日1剂。水煎两次，早晚分服，10剂为1疗程。主治盆腔炎。

(16) 鸡血藤50 g，山药30 g，天花粉20 g，三棱、莪术、知母各15 g，鸡内金5 g。每日1剂，水煎，服2次，15日为1疗程。主治盆腔炎。

(17) 夏枯草、败酱草、薏苡仁各30 g，丹参20 g，赤芍、延胡索各12 g，木香10 g。每日1剂，水煎，服2次。15剂为1疗程。主治盆腔炎。

(18) 蒲公英40 g，白花蛇舌草、黄柏各20 g，墨旱莲15 g。每日1剂，用水泡30分钟，武火煎30分钟，服2次。主治盆腔炎。

(19) 白花蛇舌草45 g，穿破石10 g。加水400 mL，浓煎取液200 mL，每日1剂，水煎，分两次服。主治盆腔炎。

(20) 败酱草60 g，山楂30 g，佛手15 g。每日1剂，水煎2次分服，连服7剂。主治盆腔炎。

2. 急性盆腔炎：

(1) 紫花地丁30 g，生地黄、蒲公英各15 g，赤芍12 g，当归、黄芩、柴胡各10 g。发热去当归，加金银花15 g，连翘10 g。腹痛加延胡索10 g，蒲黄6 g。便秘加生大黄、桃仁各10 g。带下如脓加薏苡仁20 g，鹅不食草6 g。经多色红加黄芪15 g，阿胶10 g，蒲黄炭6 g。每日1剂，水煎，服2次。15日为1疗程。主治急性盆腔炎。

(2) 金银花、野菊花、蒲公英、连翘、红藤、紫花地丁、赤芍、牡丹皮各15 g，桃仁、延胡索各10 g，生甘草6 g。每日1剂，水煎，2次分服。主治热毒炽盛型急性盆腔炎，症见高热寒战，小腹灼热疼痛拒按，带下浓稠臭秽，色黄或黄赤，口干心烦，便干尿赤，舌质红、苔黄燥，脉数。

(3) 金银花、连翘、牡丹皮、红藤、败酱草、赤芍各15 g，薏苡仁12 g，延胡索10 g，生甘草6 g。每日1剂，水煎，2次分服。主治湿热瘀结型急性盆腔炎，症见身热不甚，下腹疼痛拒按，带下量多，色黄质稠，臭秽，口干尿赤，舌质红，苔黄腻，脉滑数。

(4) 金银花、连翘、生地黄、水牛角粉（冲服）、麦冬、玄参、丹参各15 g，黄连10 g，竹叶心6 g。每日1剂，水煎，2次分服。主治热入营血型急性盆腔炎，症见高热，谵妄狂躁，斑疹隐隐，口干不欲饮，舌质红绛，苔黄燥，脉数。

(5) 红藤30 g，薏苡仁、败酱草、金银花各20 g，连翘、赤芍各15 g，黄柏12 g，牡丹皮、柴胡、枳实、川楝子各10 g，大黄（后下）8 g，桃仁6 g。每日1剂，水煎，服2次，10剂为1疗程，经期停服。主治血热瘀滞型急性、亚急性盆腔炎。

(6) 鸡血藤、蒲公英、败酱草各30 g，桃仁、赤芍各9 g。每日1剂，水煎两次，取液浓缩成80 mL，加温开水20 mL，用导尿管插入肛门14 cm处，注入药液，垫高臀部，卧床30分钟，每日1次。7次为疗程。主治急性盆腔炎。

(7) 生大黄15 g，鸡蛋5个。药研细末，分作5份，鸡蛋敲1孔洞倒出蛋清，加入大黄粉，封口煮熟. 经净后每晚睡前食1个。5日为1疗程。服药后小便有灼热感，色似浓茶，大便有鱼腥臭为有效反应。主治急性盆腔炎。

(8) 红藤30 g，蒲公英20 g，冬瓜子15 g，黄芪12 g，牛膝、五灵脂、炒赤芍、当归、桃仁、牡丹皮、生大黄、玄明粉（冲服）各10 g，桂枝、广木香各5 g。每日1剂，水煎，服2次。主治湿热内蕴型急性盆腔炎。

(9) 连翘、金银花、红藤、败酱草各30 g，薏苡仁、山栀子、桃仁各12 g，牡丹皮、延胡索、川楝子各9 g，赤芍、乳香、没药、甘草各6 g。每日1剂，水煎两次，早晚分服，15日为1疗程。主治急性盆腔炎。

(10) 红藤、沙氏鹿茸草各30 g，冬瓜子15 g，重楼、川楝子、酒炒延胡索、炒赤芍、白芍、牡丹皮、桃仁、玄明粉（后下）各10 g，生大黄6 g，生甘草5 g。每日1剂，水煎两次，早晚分服。主治急性盆腔炎。

(11) 白花蛇舌草30 g，当归、醋炒白芍各15 g，柴胡、白术、炒川芎、醋炒延胡索、醋香附、乌药、陈皮各10 g，干姜、吴茱萸各6 g。每日1剂，水煎两次，早晚分服。主治寒湿瘀滞型急性盆腔炎。

(12) 败酱草30 g，金银花、丹参、连翘各24 g，蒲公英、土茯苓各15 g，当归12 g，赤芍、黄芩、牡丹皮、车前子各10 g，甘草3 g。每日1剂，水煎，服2次。主治湿热瘀结型急性盆腔炎。

(13) 金银花、败酱草、连翘、红藤各30 g，桃仁、山栀子、薏苡仁各12 g，川楝子、延胡索、牡丹皮各9 g，赤芍、乳香、没药、甘草各3 g。每日1剂，水煎两次，早晚分服。主治急性盆腔炎。

(14) 败酱草、重楼、生石膏、蒲公英各30 g，金银花、天花粉、薏苡仁各20 g，连翘、丹参、赤芍各15 g，大黄（后下）10 g，枳壳8 g。每日1剂，水煎，服2次。主治热毒型急性盆腔炎。

(15) 蒲公英、红藤各30 g，延胡索、山栀子、香附、苍术各15 g，川芎12 g，神曲9 g。每日1剂，加水浓煎，取液100 mL，过滤待温，保留灌肠，每日1次。主治急性盆腔炎。

(16) 当归、龙胆、山栀子、黄连、黄柏、黄芩、大黄、芦荟、青黛各15 g，木香8 g，麝香1.5 g。药研细末，炼蜜为丸，每服9 g，温开水下，每日1次。主治急性盆腔炎。

(17) 生地黄15 g，柴胡、泽泻、木通、车前子、当归各9 g，龙胆、黄芩、山栀子各6 g，甘草3 g。每日1剂，水煎两次，取液200 mL，早晚分服。主治急性盆腔炎。

(18) 川楝子15 g，赤芍、桃仁、牡丹皮、茯苓、桂枝各12 g，小茴香10 g，乌药9 g。每日1剂，水煎，服2次，1个月为1疗程。主治亚急性盆腔炎。

(19) 牡丹皮、桃仁各12 g，冬瓜子、赤芍、川楝子、芒硝（冲服）各10 g，大黄6 g。每日1剂，水煎两次，早晚分服。主治急性盆腔炎。

3. 慢性盆腔炎：

(1) 熟地黄12 g，当归、白芍、香附、橘核、荔枝核、小茴香、胡芦巴、白术各9 g，川芎、木香各3 g。每日1剂，水煎，2次分服。主治寒湿瘀结型慢性盆腔炎，症见小腹一侧或两侧隐

痛发凉，喜按喜暖，腰部酸痛，经行或劳累后加重，带下清稀量多，无臭味，月经后期，有血块，畏寒肢冷，舌质淡或有瘀点，苔白腻，脉沉迟。

（2）赤芍、牡丹皮、白芍、白术各15 g，醋柴胡、香附、枳壳、没药各10 g，炙甘草6 g。每日1剂，水煎，2次分服。主治气滞血瘀型慢性盆腔炎，症见少腹胀痛，腰骶酸痛，带下量多或少，色白质黏，经前乳胀，胸胁胀痛，月经色暗，有血块，舌质暗红或边有瘀斑瘀点，苔薄白，脉弦或涩。

（3）败酱草30 g，红藤20 g，黄芩、黄柏、赤芍、当归各15 g，黄连、虎杖、香附、三棱各10 g，甘草6 g。发热加金银花、连翘各15 g。大便秘结加大黄10 g。湿重加白术15 g，苍术10 g。下腹痛剧加广木香、制没药各10 g。每日1剂，水煎，服3次。20日为1疗程。主治慢性盆腔炎。

（4）金银花、连翘、赤芍、牡丹皮、红藤、败酱草各15 g，三棱、莪术、川牛膝各10 g。每日1剂，水煎，2次分服。主治湿热蕴结型慢性盆腔炎，症见一侧或两侧小腹疼痛拒按，腰骶胀痛，带下量多色黄，质稠臭秽，月经量多，低热起伏，尿黄便艰，舌质红，苔黄腻，脉滑数。

（5）透骨草、追地风、归尾、赤芍、茜草、白芷各30 g，阿魏、乳香、没药、莪术各20 g，血竭、川花椒各15 g。药研细末，装布袋中，用清水浸湿后，隔水蒸煮30分钟，用毛巾包药袋热熨腹部痛侧15分钟，每日1次。1剂药用10日，20日为1疗程。主治慢性盆腔炎。

（6）蒲公英、丹参、败酱草、鱼腥草（后下）、薏苡仁各30 g，黄柏、山楂各15 g。每日1剂，水煎，2次分服，连服20日为1个疗程。主治慢性盆腔炎，症见发热恶寒。下腹疼痛坠胀，腰骶酸痛，白带增多，经期腹痛，食欲不振等。

（7）金银花25 g，生地黄、蒲公英、紫花地丁各15 g，赤芍12 g，浙贝母、橘核、黄芩、连翘、牛蒡子、当归各10 g，白芷、没药、枳壳、山栀子、川芎、青皮各6 g，黄连5 g。每日1剂，水煎两次，取液混合，早晚分服，服药期忌食辛辣物。主治慢性盆腔炎。

（8）白花蛇舌草20 g，重楼、茯苓各15 g，五灵脂、苍术各12 g，小茴香、桂枝、川芎、赤芍、鹿角霜、没药、生蒲黄（包煎）各10 g，广木香6 g。每日1剂，水煎，服2次，10日为1疗程。主治寒湿瘀滞型慢性盆腔炎。

（9）夏枯草、紫金牛各30 g，连翘12 g，甘草10 g，柴胡、黄芩、赤芍、苍术、象贝母各9 g，三棱、莪术、当归各6 g，黄连5 g。每日1剂，水煎，服2次，1个月为1疗程。主治气滞血瘀型慢性盆腔炎。

（10）败酱草20 g，蒲公英15 g，赤芍10 g。水煎两次去渣滤液，浓缩成150 mL，药温38 ℃时用导尿管插入肛门内18 cm处，徐注药液，每日1次。15次为1疗程，注药后侧卧15分钟。主治慢性盆腔炎。

（11）山药30 g，土茯苓、丹参、芡实各25 g，当归20 g，延胡索、川楝子、三棱、莪术、赤芍各15 g，香附10 g。药研细末，炼蜜为丸，每服10 g，每日3次，1个月为1疗程。主治慢性盆腔炎。

（12）当归、丹参、芡实、土茯苓各25 g，赤芍、延胡索、川楝子、三棱、莪术、苦参、黄柏各15 g。药研细末，炼蜜为丸，每日2次，每服10 g，温开水下，1个月为1疗程。主治湿热蕴结型慢性盆腔炎。

（13）土茯苓、败酱草各20 g，重楼、生地黄各15 g，醋炒香附、当归、乌药、生蒲黄、川楝子、丹参各10 g，广木香8 g。每日1剂，水煎，服2次，10日为1疗程。主治气滞血瘀型慢性盆腔炎。

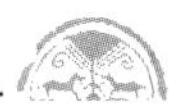

(14) 当归、生蒲黄各9 g，炒五灵脂、赤芍、川芎、炒没药各6 g，官桂、延胡索、干姜、小茴香各3 g。每日1剂，水煎两次，早晚分服。15日为1疗程，经期停用。主治宫寒血瘀型慢性盆腔炎。

(15) 丹参、大枣各30 g，金银花、连翘各15 g，当归、桃仁、延胡索、红花、牡丹皮、香附、赤芍、甘草各10 g，川芎5 g。每日1剂，水煎，服2次，15剂为1疗程。主治热毒型慢性盆腔炎。

(16) 冬瓜子24 g，败酱草18 g，蒲公英15 g，瞿麦、萆薢各12 g，车前子（布包）、赤芍、延胡索、川楝子、夏枯草各9 g。每日1剂，水煎，2次分服。主治湿热蕴结型慢性盆腔炎。

(17) 蒲公英30 g，滑石（布包）20～30 g，瞿麦10 g，粳米60 g。将前3味水煎取汁，兑入粳米粥内即成。每日1剂，水煎2次分服。主治湿热蕴结型慢性盆腔炎。

(18) 桂枝、茯苓、牡丹皮、薏苡仁、丹参各15 g，三棱、莪术、桃仁各10 g，吴茱萸6 g。每日1剂，水煎，2次分服。主治寒湿蕴结型慢性盆腔炎。

(19) 茴香15 g，丹参12 g，牡丹皮10 g，粳米60 g。将前3味水煎取汁，兑入粳米粥中即成。每日1剂，2次分服。主治湿热蕴结型慢性盆腔炎。

(20) 肉桂3 g，粳米100 g，红糖适量。将肉桂水煎取汁，与红糖一同兑入粳米粥内，稍煮即成。每日1剂。主治寒湿蕴结型慢性盆腔炎。

第二节　输卵管阻塞

一、病证概述

输卵管阻塞是人们很熟悉的疾病，也是不孕不育的重要原因之一。疏通输卵管阻塞，恢复生育功能，是患者所热切盼望的。输卵管阻塞多是炎症惹的祸。输卵管是精子、卵子结合的惟一场所，功能正常是自然受孕的必要条件之一。由于生殖系统感染增多，特别是感染源的“项目”增多，造成输卵管阻塞的患者也在日益增加。据统计，因输卵管阻塞、输卵管积水所致的不孕症，占整个不孕症人群的30%～40%。其基本原因，绝大多数为感染因素。在感染因素中，有一般的细菌感染，也有特殊的病原体感染，诸如沙眼衣原体、解脲脲原体、人型支原体、原虫等。非常可怕的是，后者感染往往是悄悄的、几乎没有明显症状，这就给早期治疗和预防带来一定的麻烦。一般来说，没有典型症状，最常见的表现是不孕，输卵管起到运送精子、摄取卵子及把受精卵运送到子宫腔的重要作用，输卵管阻塞，阻碍精子与受精卵的通行，导致不孕或宫外孕，如果是盆腔炎症造成的输卵管梗阻，可以伴有下腹疼痛、腰痛、分泌物增多、性交痛等。

二、妙法绝招解析

(一) 水亏木旺，冲任失调（沈仲圭医案）

1. 病历摘要：叶某，女，30岁。已婚多年不生育。月经周期尚准，惟经来量少，色暗，经前乳房作胀，行经小腹作痛，伴见口干苦，舌胖苔白厚，曾用中药疏肝清热及西药治疗，罔效。某医院妇科检查诊断为输卵管粘连不孕。

证属水亏木旺，冲任失调。治宜滋水涵木，调理冲任。方选逍遥散加味。药用菟丝子、枸杞子各12 g，当归、白芍、白术、茯苓、藿香、丝瓜络各9 g，木通、柴胡各6 g，薄荷3 g。每日1剂，水煎服。连投20剂后，白厚之苔已少，又于原方中加丹参、泽兰活血化瘀，继服10剂，乳

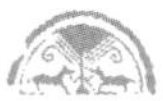

胀，口干苦均除。后经水不至，恶心疲劳，自知已受孕，但不久流产，再次受孕，4个月忽又见红，但不见流产，并见口苦尿热，小腹疼，舌尖红，为处保胎方，荆芥四物汤加茅根、藕节、川续断、桑寄生、地榆炭、阿胶。服后而安，并得孕产。（《医话医论荟要》，人民卫生出版社，1982）

2. 妙法绝招解析：本例为肝郁气滞型不孕。冲为血海，任主胞胎，冲任又隶属于肝肾。肝郁气滞，必冲任不调，气血不和。症见经来量少，色暗，两乳作胀，少腹疼痛，皆肝气郁滞之象，故以逍遥散加味。舌胖苔白厚，加藿香醒脾化浊利气机；加枸杞子、菟丝子益肝肾；丝瓜络清热凉血，宣通经络；木通清热利湿，可利九窍。两味合用，可通络脉痹阻，亦叶天士久病入络之意。继以原方加泽兰、丹参兼和血开郁，后又以荆芥四物加味保胎。

（二）胞宫虚寒，不能受精（钱伯煊医案）

1. 病历摘要：童某，女，35岁。婚后十年来孕，妇科检查：子宫后倾，大小正常，两侧附件未触及包块。诊刮提示：子宫内膜不规则成熟，激素测定轻度至中度影响；同年10月做子宫输卵管碘油造影术，提示为“两侧输卵管远端梗阻”。经用西药治疗无效，来本院中医治疗。诊查时见经汛后期，量少，色淡。经前乳胀腰酸，少腹时感不舒，畏寒怯冷，小便清长，舌质淡红，脉沉细。诊断为输卵管梗阻不孕。

证属胞宫虚寒，不能受精。治宜温肾暖宫，疏肝理气。药用紫石英20 g，淫羊藿12 g，菟丝子、越鞠丸（包煎）各10 g，仙茅、肉苁蓉、巴戟天、路路通、制香附、枸杞子各9 g，荆芥穗、防风各6 g，肉桂末3 g。每日1剂，水煎服。嘱经净后第3日服至经前，行经期去荆芥穗、防风、路路通、越鞠丸，加当归、红花、川芎、赤芍。患者连续服药近5个月，经汛按期，色、量均有好转，乳胀已止，畏寒已除，少腹已暖。以后间歇服药年余，乃生育一女。（《钱伯煊妇科医案》，人民卫生出版社，2006）

2. 妙法绝招解析：本案为肾阴不足，命门先衰，则胞宫虚寒，不能受精成胎。治用桂仙汤加味，旨在温阳暖宫，填精益肾，则冲任脉充，胞胎受荫，从而受孕。至于卵管阻塞，本方配合荆芥穗、防风、路路通3味，以达疏通之功。

（三）肾虚宫冷，月经失调（裘笑梅医案）

1. 病历摘要：李某，女，28岁。婚后与爱人同居3年未孕，月经周期不准，量少色黑，或淡红，有块，经期腹疼，第一日较甚，少腹凉，腰痛。妇科检查：子宫后倾，略小，双侧输卵管不通，脉沉细，苔白。诊断为输卵管阻塞不孕。

证属肾虚宫冷，月经失调。治宜益肾暖宫，调经化瘀。药用生地黄、熟地黄、金樱子、补骨脂、桑寄生、赤芍、白芍、当归、益母草、川芎、丹参各10 g，艾叶、炮姜、羌活、木香、香附、玫瑰花各6 g。每日1剂，水煎服。连服18剂后，腹痛减。后加重益肾暖宫助阳药如覆盆子、菟丝子、五味子及血肉有情之品紫河车，共服药54剂后，查尿妊娠反应（+），后剖宫产一男婴。（《裘笑梅妇科临床经验选》，浙江科学技术出版社，1984）

2. 妙法绝招解析：本例妇科检查为子宫发育小，输卵管不通。中医辨证多由肾虚冲任二脉失养，月经失调，其异者有兼气滞血瘀，有兼肝郁不舒，有兼肾阳不足，不能温煦子宫而致性欲减退。《内经》云“……二七而天癸至，任脉通，太冲脉盛，月事以时下，故有子。”王孟英云：“……大约两情酣畅，百脉齐到，六癸与男女之精皆至，斯入任脉而成胎耳。”沈尧封云“天癸指女精，由任脉而来，……求子全赖气血充足，虚衰即无子。”朱丹溪云“然欲得子者，必先补其精血，使无亏欠，乃可以成胎孕。”《妇人良方》云“凡欲求子，当先审夫妇有无劳伤痼疾，而依方调治，使内外和平，则有子矣。”根据以上论述，不孕基本在肾，肾主系胞宫，冲任二脉起于胞宫，冲任失养则导致月经失调均可引起不孕，只有辨证论治，酌情调理，才能实现育嗣梦。

（四）冲任瘀阻，气血不畅（韩冰医案）

1. 病历摘要：张某，女，35 岁。人流术后 3 年，未再受孕。平素两侧下腹隐痛，伴腰痛，经期及排卵期加重，带下量多黏稠，舌淡红，苔薄白，脉滑有弦象。12 岁月经初潮，量中，色红，质黏稠，经前及经期腰腹胀痛，偶服止痛药。平素带下量多，质黏，排卵期明显。配偶体健，精液常规检查正常。妇科检查：外阴已婚型，阴道通畅，分泌物色黄质黏，宫颈轻糜，子宫后位，正常大小，无压痛，双附件增厚，深压痛。B超监测排卵好，子宫、附件未见异常。输卵管检查：输卵管不通。诊断为输卵管阻塞不孕。

证属冲任瘀阻，气血不畅。治宜疏肝健脾，化瘀通络。药用丹参30 g，茯苓20 g，皂角刺、鹿角片各15 g，柴胡、当归、赤芍、白芍、延胡索、穿山甲、路路通、三棱、莪术、桂枝、苍术各10 g。每日 1 剂，水煎服。同时行中药灌肠加离子导入，药用丹参30 g，赤芍、牡丹皮、皂角刺、三棱、莪术各15 g。浓煎取 150 mL，保留灌肠，并辅以直流电离子导入治疗，每日 1 次，经期停药。服 7 剂后，带下量减，腰腹胀痛减轻，效不更方，继守前法出入。服 14 剂后，经潮 1 次，痛大减，经量较多，血块减少。腹胀不痛，腰痛缓解，惟咽部稍觉不适，带下清稀，量不多，舌淡红，脉滑有力。上方减桂枝、苍术，服至经前。并继行中药灌肠加离子导入。届期经未潮，没有在意，1 周后测尿妊娠试验阳性。嘱禁房事。于孕 50 日查 B 超，胎囊位于宫内。(《中国现代百名中医临床家丛书·韩冰》，中国中医药出版社，2007)

2. 妙法绝招解析：本例不孕病在冲任瘀阻，有碍摄精。腹痛为冲任瘀滞之征，排卵期及经前经期，气血充盛，而冲任有碍，气血欲行而不遂，相争作胀作痛。起病缘于流产后冲任受伤，气机不畅，瘀血内停，水湿不化，结聚外渗，滞留不去。少腹为肝经循行之所，宜疏其血气，令其条达。治以疏肝健脾，化瘀通络。方以四逆散加延胡索、路路通疏肝理气；茯苓、苍术健脾渗湿；鹿角片、穿山甲、丹参、三棱、莪术、桂枝化瘀通络。同时予灌肠加离子导入，法亦从化瘀通络。“外治之理即内治之理，外治之药亦即内治之药，所异者法耳。”此法可使药物在直肠吸收，并借助直流电作用，将药物导入盆腔，直达病所。腰腹胀痛减轻，带下量减，为气血渐通，水湿渐化之征，继守前法，一鼓作气。三诊，诸症大减，药中病所，瘀结乃通；咽部不适，有化燥之嫌，故去桂枝、苍术之温燥，并继守法以治。待气机畅达，血行无阻，津液气化复常，湿邪亦随之而去，冲任无碍，遂摄精成孕。

（五）肝经气郁，冲任失调（韩冰医案）

1. 病历摘要：叶某，女，30 岁。已婚多年不生育，某医院妇科检查诊为输卵管粘连，月经周期尚准，惟经来量少，色暗，经前乳房作胀，行经小腹作痛，伴见口干苦，舌胖苔白厚，某医院用中药疏肝清热及西药治疗，罔效。诊断为输卵管粘连阻塞不孕。

证属肝经气郁，冲任失调。治宜疏肝解郁，调理冲任。方选逍遥散加味。药用菟丝子、枸杞子各12 g，当归、白芍、白术、茯苓、藿香、神曲、丝瓜络各 9 g，柴胡、薄荷、木通各 6 g。每日 1 剂，水煎服。连服 20 剂，白厚之苔已少，又与原方中加丹参、泽兰活血化瘀，继服 10 剂，乳胀，口干苦均除。后经水不至，恶心疲劳，自知已受孕，但不久流产，再次受孕，4 个月忽又见红，但不见流产，并见口苦尿热，小腹疼，舌尖红，为处保胎方，荆芥四物汤加茅根、藕节、川续断、桑寄生、地榆炭、阿胶。服后而安。(《中国现代百名中医临床家丛书·韩冰》，中国中医药出版社，2007)

2. 妙法绝招解析：本例为肝郁气滞型不孕。冲为血海，任主胞胎，冲任又隶属于肝肾。肝郁气滞，必冲任不调，气血不和。症见经来量少，色暗，两乳作胀，少腹疼痛，皆肝气郁滞之象，故以逍遥散加味。舌胖苔白厚，加藿香、神曲醒脾化浊利气机；加枸杞子、菟丝子益肝肾；

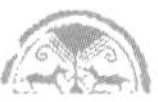

丝瓜络清热凉血，宣通经络；木通清热利湿，可利九窍。两味合用，可通络脉痹阻，亦叶天士久病入络之意。继以原方加泽兰、丹参兼和血开郁，后又以荆芥四物加味保胎。

（六）气滞血瘀，胞脉闭阻（陈国珍医案）

1. 病历摘要：王某，女，28岁。结婚4年，夫妇同居，丈夫身体健康，精液常规正常而未孕。平素月经周期30～40日，月经期3～7日，经色紫暗，经量少，夹有瘀块。经前乳房胀痛，小腹部冷痛，得热则痛缓。3个月前在外院做子宫、输卵管造影，证实双侧输卵管阻塞不通。诊见舌边紫暗，有瘀点，舌苔薄，脉弦涩。妇科检查：子宫水平位，大小正常，宫颈炎，右侧附件增厚，左侧可扪及4 cm大小实质性包块，活动度差，压痛明显。诊断为输卵管阻塞性不孕。

证属气滞血瘀，胞脉闭阻。治宜活血化瘀，调经助孕，方选活血调经助孕汤。药用红藤30 g，金银花、皂角刺各15 g，当归、赤芍、泽兰、香附、地龙各10 g，蜈蚣2条。每日1剂，水煎，分2次服。服药10剂后，患者感右侧小腹部痛，妇科检查左侧附件压痛，并扪及包块约4 cm。上方去泽兰，加蒲公英30 g，桂枝10 g。嘱服10剂，经净后服归芍地黄丸。调治3个月，月经周期正常，诸症消失而停药。服药期间避孕。又3个月后复诊，停经45日，尿妊娠试验阳性，届时足月顺产1男婴。随访母婴健康。（吉林中医药，2006，1）

2. 妙法绝招解析：输卵管阻塞或通而不畅是女性不孕症的一个主要因素，占不孕症的20％～40％。其病理为输卵管炎或输卵管结核导致输卵管增厚、粘连或积水，精子、卵子不能结合而导致不孕。根据现代医学的病理诊断，笔者认为本病当属中医“瘀血”范畴。瘀血阻于胞脉则出现炎症、粘连而闭阻，使两精难于相搏而致不孕。由于输卵管阻塞患者在临床多无特异性症状，常因多年不孕，经西医检查而被发现，因此采用中医传统辨证与输卵管局部辨病相结合的双重诊断，针对病因，根据多年临床经验，拟用活血调经助孕汤。方中当归、赤芍、泽兰、香附活血化瘀，温经止痛；皂角刺、地龙、蜈蚣破气行血，通经脉，达关窍；红藤、金银花清热解毒，祛瘀止痛；泽兰益气健脾利湿。诸药合用，共奏活血化瘀，温经通络之效。经间期至经前期服药效果更佳，此时血海中血多气盛，可使药效直达病所，因势利导而祛瘀，最终达到疏通管腔，营养组织，松解粘连的目的。

三、文献选录

（一）输卵管阻塞的原因分析

1. 炎症：慢性输卵管炎由急性输卵管炎治疗不彻底或不及时而导致，也可以是子宫内膜局部形成病灶而引起上行感染。输卵管炎还可由于输卵管周围器官或组织炎症而继发。引起慢性输卵管炎的致病菌有细菌、原虫、病毒、支原体，其中又以细菌感染最多见。由性传播者以淋病奈瑟菌传染为主。另外，幼年或青少年患结核性腹膜炎者继发结核性输卵管炎甚至结核性子宫内膜炎而致不孕，且结核性病变破坏大，多为原发性不孕，施行助孕技术成功率亦低于其他输卵管炎症者。

2. 粘连：盆腔子宫内膜异位症、卵巢子宫内膜异位症可形成腹膜粘连带，使输卵管伞端外部粘连或卵巢周围粘连，使成熟卵不能被摄入输卵管内而致不孕。

3. 性传播疾病：由于女性有多个性伴侣，性生活不检点等易损导致，多是由于淋病、非淋菌性生殖道感染治疗不彻底，炎症侵犯到输卵管，从而使输卵管出现堵塞。

4. 长期阴道出血：由于妇科肿瘤、子宫病变等原因导致月经过多、月经淋沥不尽等不规则阴道出血现象，没有治疗，继发炎症感染，导致输卵管内溃烂、堵塞。

5. 人工流产：人流手术时由于机械刺激、操作不当或流产不全等多方面原因，常常导致女

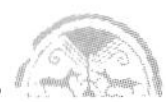

性继发各种炎症感染；随着各种致病菌的相继侵入，由子宫蔓延到盆腔、输卵管，导致输卵管发生感染，引起输卵管堵塞。

6. 不洁性生活：因不洁性生活感染各种疾病，如性传播疾病等，病症都会继发输卵管炎症，造成不同程度的输卵管堵塞。

（二）输卵管阻塞的病位分析

按梗阻部位可为输卵管近端梗阻、输卵管中段梗阻及输卵管远端梗阻 3 类

1. 输卵管近端梗阻：输卵管近端梗阻占女性输卵管疾病的 10%～25%，这主要因于结节性输卵管峡部炎，其他的原因还包括慢性盆腔炎、先天性畸形和输卵管痉挛等。结核所致的输卵管损坏可以表现为多种形式，轻者仅表现为微小的梗阻病灶，重者可能发生输卵管近端广泛的梗阻。在输卵管近端存在着生理性括约肌，管腔比较狭窄，因而该部位很可能被黏液栓阻塞。

2. 输卵管中段梗阻：输卵管结扎是女性最常见的永久性避孕方式。但是，有约 1%的女性在输卵管结扎后想通过再通恢复怀孕能力。2253 名妇女参加的研究显示，后悔情绪与年龄和婚姻状态存在明显相关。

3. 输卵管远端梗阻：输卵管远端病变占输卵管性不孕的 85%。输卵管远端阻塞的病因是盆腔炎和腹膜炎及先前的盆腹腔手术史。

（三）输卵管阻塞的临床表现

1. 腹部不适：下腹有不同程度疼痛，多为隐性不适感，腰背部及骶部酸痛、发胀、下坠感，常因劳累而加剧。由于盆腔粘连，可能有膀胱、直肠充盈痛或排空时痛，或其他膀胱直肠刺激症状，如尿频、里急后重等。

2. 月经不调：输卵管与卵巢相邻，一般输卵管的疾病并不影响卵巢的功能，对月经量的多少也没有影响，只是当炎症波及卵巢对卵巢功能造成损害时才会出现月经的异常。以月经过频、月经量过多为最常见，可能是盆腔充血及卵巢功能障碍的结果。由于慢性炎症导致子宫纤维化、子宫复旧不全或粘连所致的子宫位置异常等，均可引起月经过多。

3. 不孕症：婚后不孕，是输卵管阻塞常见症状之一。输卵管为传递精子，摄取卵子，并同时传递至子宫腔的惟一途径，如果输卵管受阻，不能正常起到传递作用，就引起女性不孕。

4. 痛经：部分女性会出现痛经。慢性妇科炎症久治不愈，引起盆腔中充血，就会导致痛经，一般表现为腹痛，等月经来潮后则停止疼痛。

5. 其他：如白带增多，性交疼痛，胃肠道功能障碍，乏力，劳动受影响或不耐久劳、精神神经症状及精神抑郁等。

（四）名医论述选录

1. 班秀文认为输卵管阻塞以活血通络，软坚散结为总原则。常选用温养通行之品，如鸡血藤、当归、川芎、桂枝、制附子、北刘寄奴、路路通、皂角刺、急性子、王不留行、穿破石、猫爪草等。由于病因病机不同，证型有别，班氏又结合辨证论治，在辨证基础上加入温养通行的药物。如属气滞血瘀型者，以柴胡疏肝散加当归、鸡血藤、北刘寄奴、郁金、青皮、急性子、夏枯草治之；气血虚弱型者，以十全大补汤加鸡血藤、肉苁蓉、路路通、小茴香治之；寒湿凝滞型者，以少腹逐瘀汤加桂枝、穿破石、王不留行、穿山甲、路路通、香附治之；湿热下注型者，以四妙散加土茯苓、马鞭草、鸡血藤、丹参、赤芍、忍冬藤、猫爪草、石菖蒲治之；痰湿郁阻型者，以苍附导痰丸加白芥子、皂角刺、浙贝母、鸡血藤、北刘寄奴、路路通、穿破石治之。(《班秀文妇科奇难病论治》，广西科学技术出版社，1989)

2. 李春华认为输卵管阻塞多为瘀血阻滞冲任胞络，致两精不能相搏，胞宫不能摄精成孕。

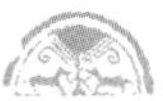

本病的治疗，目前尚无特效疗法，李氏在辨证论治的基础上善用卷柏化瘀通络。《神农本草经》谓卷柏“主五脏邪气，女子阴中寒热痛、癥瘕、血闭绝子”。故用于本病，常收桴鼓之效。如治刘某某案：婚后5年不孕，经多方求治无效，慕名前来求治。症见月经周期28～40日一行，行经2～3日，经血量少，色紫黯有小血块，经前烦躁，经期少腹胀痛不适。平素腰膝酸软，偶见赤白带下。舌质略红，脉弦细。妇检双侧附件增厚，有轻微压痛。输卵管碘油造影显示：双侧输卵管伞端梗阻。证属肝郁肾虚，冲任瘀阻，投四逆散合四物汤加卷柏。卷柏40 g，柴胡、白芍、赤芍、当归、路路通各15 g，枳壳、昆布、海藻各10 g。连续服药3个月，复查输卵管畅通，1993年6月顺产一女婴。(云南中医杂志，1996，12)

（五）辨证论治选录

1. 王忠民治疗输卵管阻塞分2期辨治：①卵泡期药用穿山甲、生牡蛎、肉桂、红花、桃仁、橘络、延胡索、牡丹皮、赤芍、党参、何首乌。自月经来潮连服12日。肝郁血阻者加青皮、沉香；痰浊壅塞者加制半夏、苍术；肾虚夹瘀者加紫河车粉、淫羊藿；湿热闭遏者加薏苡仁、黄柏等。②排卵期及黄体形成期药用菟丝子、当归、杜仲、白芍、川续断、黄精、枸杞子、山药、香附、阿胶。本方服至月经复潮。肝郁血阻者加逍遥散；痰浊壅塞者加健脾丸；肾虚夹瘀者加乌鸡白凤丸；湿热闭遏者加白带丸。结果：痊愈105例，其中经治闭经，血HGB或尿HCG阳性者77例，输卵管碘油造影检查输卵管通畅者28例，好转26例，无效14例。总有效率90.3%。(北京中医，1989，2)

2. 邵公权等以活血化瘀法治疗输卵管阻塞分3型辨治：①气虚血瘀型用炙黄芪15 g，炙升麻、党参、青皮、陈皮、赤芍、白芍、紫丹参各12 g，柴胡9 g，当归、红花、三棱、莪术各6 g。②气滞血瘀型用党参、炒白术、青皮、陈皮、制香附、川郁金、赤芍、白芍、小茴香各12 g，柴胡9 g，三棱、莪术、当归、红花各6 g。③气阴两虚伴血瘀型用炙黄芪15 g，炙升麻、柴胡、党参、炙龟甲、制香附、赤芍、白芍各12 g，熟地黄9 g，当归、红花、三棱、莪术各6 g。部分患者配合中药热敷或作理疗，对存在的妇科疾病同时进行相应治疗。经治2～21个月后，均宫内妊娠，其中32例已正常分娩。(北京中医，1991，2)

3. 王廷国等治疗输卵管阻塞分3型辨治：①湿热内蕴型用丹参30 g，败酱草、赤芍各15 g，生地黄、牡丹皮、蒲公英、紫花地丁、柴胡、郁金、黄柏、苍术各10 g。经期减丹参、赤芍。经后11～18日加路路通、王不留行、地龙、大黄。②气滞血瘀型用丹参30 g，赤芍15 g，桃仁、红花、三棱、莪术、香附、川楝子、柴胡、地龙、王不留行、路路通各10 g，大黄5 g。经期去三棱、莪术、丹参、大黄。③寒湿阻滞型用当归15 g，川芎、延胡索、小茴香、夏枯草、桂枝、地龙、穿山甲、蒲黄、没药各10 g。每日1剂，水煎服。连服3个月。结果：治愈31例，好转23例，无效10例，总有效率为84.4%。(河北中医，1995，4)

（六）临床报道选录

1. 内服药疗法：

(1) 金维新等用通管汤治疗输卵管阻塞108例：药用丹参30 g，益母草、路路通各15 g，赤芍、川芎、三棱、莪术、制乳香、制没药、桃仁、昆布、海藻、夏枯草、穿山甲、皂角刺各9 g。气虚加党参、黄芪；肝郁气滞加柴胡、青皮、陈皮；寒凝加附子、肉桂、乌药、小茴香；输卵管积水加猪苓、茯苓皮、泽兰、薏苡仁；附件炎加败酱草、蒲公英、红藤、紫花地丁；结核性者加百部、十大功劳叶；少腹痛重加延胡索、生蒲黄、炒五灵脂。每日1剂，水煎服。连服两个月为1疗程。服1～3疗程后，痊愈（已妊娠，或子宫输卵管造影或通液证实通畅者）92例（其中妊娠22例)，有效（输卵管通而欠畅）5例，无效11例，总有效率89.82%。(中国医药学报，1991，2)

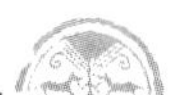

（2）刘家磊用穿山输通祛瘀汤治疗输卵管阻塞86例：药用川牛膝30 g，穿山甲、路路通各20 g，当归、川芎各15 g，桃仁、制乳香、红花、赤芍、柴胡、枳实、生地黄各10 g，肉桂、甘草各6 g，三七粉（冲服）4 g。气虚加党参15 g，黄芪30 g；实热者加牡丹皮12 g，栀子10 g；痰湿加半夏、苍术各10 g。每日或隔日1剂，水煎服。月经量多加茜草。经前服药，经期停药。治疗1～4个月。结果：输卵管通畅者78例，未通畅者8例。妊娠率为41.8%，总有效率为80.2%。（吉林中医药，1992，5）

（3）杨汝欣等用温阳疏通汤治疗输卵管阻塞82例：药用莪术30 g，桃仁、三棱、牛膝各20 g，柴胡、香附、王不留行、红花各15 g。单纯肝郁气滞者加青皮；兼寒凝加附子、肉桂；兼肾阳虚加肉苁蓉；输卵管积水加猪苓、车前子；附件炎加蒲公英、紫花地丁。每日1剂，水煎服。连服3～6个月。治愈61例，有效4例，无效17例，总有效率79.3%。其中已生育者31例，占47.7%。（中西医结合杂志，1991，3）

（4）雍半医用卵通灵治疗输卵管阻塞100例：药用丹参30 g，赤芍、桃仁、红花各20 g，酒大黄15 g，当归、川芎、香附、枳实、熟地黄、生牡蛎、昆布各12 g。病久瘀重者加王不留行25 g，穿山甲20 g；肝肾不足加淫羊藿20 g，菟丝子、覆盆子各15 g，巴戟天12 g；肝郁气滞者加郁金15 g，柴胡、青皮各12 g；体胖痰湿者加茯苓15 g，半夏12 g。于经净后3日开始服用，每日1剂，连服5日。隔2日后，再服。结果：治愈96例，好转、无效各2例。（安徽中医学院学报，1992，4）

（5）张卫平用通管方治疗输卵管阻塞40例：药用紫花地丁30 g，皂角刺、穿山甲、琥珀、川牛膝各15 g，细辛3 g。瘀血阻滞型加丹参、川楝子炭、桂枝、桃仁、延胡索、红花、赤芍；肝郁气滞型合丹栀逍遥散；痰湿加苍柏二陈汤。带下量多加煅龙骨、煅牡蛎；带下黄臭加土茯苓、鱼腥草；肝肾不足型加党参、杜仲、鹿胶；无特殊不适合桂枝茯苓丸。于经净后开始服药，每周5剂，水煎服。40剂为1疗程，治疗1～3疗程。共治疗40例，服药后两小时左右，均出现小腹部有阵发性掣痛，如服药后无腹痛出现，于月经净后3日复查。结果均治愈后怀孕。（陕西中医函授，1992，6）

（6）卞兴亚用化瘀通塞汤治疗输卵管阻塞63例：药用红藤、菟丝子各20 g，牡丹皮、穿山甲片各15 g，当归、白芍、薏苡仁、熟地黄各12 g，红花、地鳖虫、皂角刺、路路通各10 g，桃仁6 g，肉苁蓉适量。肾阳虚去牡丹皮、红藤；便溏再去桃仁，加炮附子、肉桂；肾阴虚去肉苁蓉，加女贞子、枸杞子；肝郁气滞加柴胡、月季花、玫瑰花；痰湿内阻加苍术、半夏、陈皮；热阻胞宫加连翘、重楼、黄连；湿热明显加茵陈、黄柏。于每月经净后连服15剂。治疗9个月后妊娠者45例（占71.4%）。（上海中医药杂志，1989，12）

（7）曹志光等用通任种子汤加味治疗输卵管阻塞60例：药用香附、赤芍、白芍、桃仁、红花、络石藤各9 g，丹参30 g，当归、连翘、川牛膝、王不留行、路路通各12 g，川芎、小茴香、炙甘草各6 g。每日1剂，水煎服。连服4日，停服1日。1个月为1疗程。连用1～3疗程，经期停服。结果：有效56例，无效4例，有效率为93.3%，妊娠率为53.3%。（山东中医杂志，1990，1）

（8）门玲瑞等用孕宝丹治疗输卵管阻塞126例：药用益母草20 g，当归、熟地黄、桑寄生、菟丝子、茯苓各15 g，川芎、赤芍、红花、穿山甲、女贞子、乌药、香附各10 g，莪术5 g。共为细末，炼蜜为丸，每丸10 g。每日3次，每次1丸，口服，经期停用。酌加胎盘组织液、金莲花片。经1年内的治疗，痊愈76例（占60.3%），有效（输卵管通畅，但未妊娠）30例（占24%），无效20例（占15.7%），总有效率为84.3%。（河北中医，1991，3）

(9) 王子拄用中药保留灌肠治疗输卵管阻塞 52 例：药用丹参 15 g，柴胡、黄柏、薏苡仁、蒲公英、莪术、路路通各 12 g，赤芍、青皮、陈皮、香附、皂角刺各 9 g，广木香、穿山甲各 6 g。输卵管积水加猪苓、冬葵子、大戟；输卵管结核加夏枯草、白及；子宫发育不良加茺蔚子、山茱萸、紫河车。每日 1 剂，水煎取液，保留灌肠，每晚 1 次。10 日为 1 疗程。疗程间隔 2～3 日，经期停用。结果：治愈 23 例（妊娠 19 例），有效 21 例，无效 8 例。总有效率 84.62%。（新中医，1994，4）

(10) 张鲜梅等治疗输卵管阻塞 30 例：药用水蛭、土鳖虫、三棱、莪术、当归、丹参、山药、党参、白术、薏苡仁、川楝子、陈皮各 10～15 g。伴小腹痛拒按，甚则发热恶寒，白带量多，妇科双合诊可触及附件炎性包块。基本方去党参、白术，加蒲公英、败酱草、菊花、黄柏；伴小腹刺痛，舌质紫暗有瘀斑，妇科双合诊附件有压痛或索条状感，加桃仁、赤芍、红花、南星；伴小腹冷痛，胀满，带下清冷，妇科双合诊有索条状感，加桂枝、小茴香。每日 1 剂，加水 500 mL，浓煎至 150 mL，凉至 50 ℃，排便后保留灌肠，每日 1 次。再用上药水煎，早晚各服 1 次。10 次为 1 疗程。在月经干净后 3～7 日，输卵管通液 1～2 次。治疗 2～3 个疗程后，结果：妊娠 24 例，显效 3 例，好转 2 例，无效 1 例。（山西中医，1992，1）

(11) 万如忱等治疗输卵管阻塞 100 例：药用红藤、丹参、赤芍、黄柏、败酱草、夏枯草、穿山甲、路路通、王不留行、三棱、莪术各 10～15 g。肝郁加柴胡、郁金；寒湿盛加细辛、桂枝；肾虚加川续断、桑寄生；少腹痛甚加延胡索、川楝子。每日 1 剂，浓煎至 100 mL，药温度 38 ℃～39 ℃保留灌肠，经期停用；第 2 煎分早晚 2 次口服，结果：临床治愈 73 例，有效 21 例，无效 6 例，总有效率 94%。（北京中医，1990，3）

(12) 齐玲玲等用丹甲水蛭汤治疗输卵管阻塞 30 例：药用丹参 20 g，赤芍、莪术各 15 g，穿山甲、当归、香附、桃仁、三棱、皂角刺、连翘、路路通、甘草各 10 g，水蛭 3 g，蜈蚣 1 条。经净后，每日 1 剂，水煎服。用 18～24 剂，经期停用。部分患者用土茯苓、三棱、莪术各 15 g，丹参 20 g，乳香、没药、威灵仙、皂角刺各 10 g，水煎浓缩至 100 mL，药温 38 ℃～39 ℃，保留灌肠。每日 1 剂，连用 7 日，停 3 日。或用本方药渣热敷下腹部，每次 30～40 分钟，每日 1 次。设对照组 20 例，行宫内注药（林可霉素 1.2 g，糜蛋白酶 4000 U，注射用水 30 mL）。隔日 1 次，连用 3 次。均 2 个月为 1 疗程。治疗 3 个疗程。结果：两组分别痊愈 21、11 例、好转 7、5 例，无效 2、4 例，总有效率 93.3%、80%（$P<0.05$），妊娠 10、4 例（$P<0.05$）。（山东中医杂志，1995，9）

(13) 乐秀珍用综合疗法治疗输卵管阻塞 100 例：口服中药组 29 例，药用，徐长卿 12 g，川楝子 9 g，枳壳、青皮、陈皮各 6 g。每日 1 剂，水煎服。经期停用。口服中药加灌肠组 38 例，口服方同上。灌肠药用忍冬藤 30 g，马鞭草 15 g，皂角刺 12 g，生甘草 9 g。水煎至 100 mL，用 50 mL 注射器于月经净后 3 日开始灌肠，每月 10 次。口服中药加通液组 33 例，除内服中药同上外，行输卵管通液术，每月 10 次。3 个月为 1 疗程，共治 2 个疗程。结果：三组分别受孕 6、21、15 例，未孕 23、17、18 例，受孕率分别为 20.69%、55.26%、45.45%。口服中药灌肠组疗效优于其他两组。（上海中医药杂志，1992，3）

(14) 孙友芹等用活血通络汤治疗输卵管阻塞 80 例：药用败酱草 24 g，生薏苡仁、香附、王不留行各 15 g，当归、赤芍、冬瓜仁、桃仁、延胡索各 12 g，穿山甲 10 g，川楝子、路路通各 9 g，甘草 3 g。每日 1 剂，水煎服，1 个月为 1 个疗程。腹痛明显者配合场效应治疗仪局部治疗，每疗程 10 次，每次半小时。治疗结果：临床治愈 64 例（其中怀孕者 60 例），显效 8 例，无效 8 例，总有效率为 90%。治疗时间最长者 90 日，最短者 25 日，平均 57.5 日。（河南中医，1994，4）

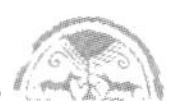

(15) 刘承云等用助孕通管汤治疗输卵管阻塞 129 例：药用丹参、紫石英各 30 g，熟地黄、皂角刺、益母草、路路通、淫羊藿各15 g，炮穿山甲 12～15 g，当归12 g，赤芍、白芍、川芎、三棱、莪术、制乳香、制没药、昆布、海藻、夏枯草、桃仁各9 g。每日 1 剂，水煎服，连用 2 个月为 1 个疗程。根据临床予以加减：如气虚加党参、黄芪；肝气郁滞加柴胡、青皮、陈皮；寒凝加附子、肉桂、乌药、小茴香；输卵管积水加猪苓、茯苓皮、泽兰、薏苡仁；附件炎症加败酱草、红藤、蒲公英、紫花地丁；结核性加百部、十大功劳叶；小腹痛重加延胡索、生蒲黄、炒五灵脂。治疗 72 例，治前均经子宫输卵管碘油造影或子宫输卵管泛影葡胺造影明确诊断为输卵管阻塞（或合并积水），以治疗后妊娠或经子宫输卵管造影证实双侧通畅或一侧通畅为痊愈，治疗 1～3 个疗程后造影通而欠畅者为有效，治疗前后无变化者为无效。结果痊愈 63 例，总治愈率为 87.5%。刘氏等评价助孕通管汤全方具有活血化瘀、软坚散结、行气通络功效，以疏通输卵管为主，兼有助排卵功能。在疗效与输卵管阻塞部位的关系分析中发现，以伞部阻塞疗效最好，占 32%；壶腹部阻塞及混合性阻塞次之，分别为 20.8%和 19.4%；峡部及间质部阻塞效果最差，分别为 11.1%和 8.3%。（山东中医杂志，1991，4）

(16) 庞保珍等用橘核丸治疗输卵管阻塞 96 例：药用橘核、海藻、昆布、川楝子、桃仁各 30 g，厚朴、木通、枳实、延胡索、桂心、木香各15 g。将上药共研细末，酒糊为小丸，每日 2 次，每次服9 g（或将丸量减 2/3 改为汤剂，水煎服，每日 1 剂）。治疗 96 例，结果：治疗时间最短者 1 个月，最长者 6 个月，受孕 36 例，虽未孕但经输卵管碘油造影证实已通畅者 25 例，输卵管未通畅但自觉症状减轻者 32 例。（山西中医，1992，4）

(17) 武政文用三棱莪术汤治疗输卵管阻塞 40 例：药用菟丝子 30 g，桃仁、生黄芪各 20 g，三棱、莪术、川芎、香附、白芍各15 g，水蛭6 g。判断标准以治疗后经输卵管通液检查已通畅或已怀孕者为治愈。结果：40 例患者中，1 个疗程治愈 12 例，其中怀孕 8 例，2 个疗程治愈 16 例，3 个疗程治愈 10 例，总治愈率达 95%。（陕西中医，1992，5）

(18) 吕春英等以补肾通络法治疗输卵管阻塞 30 例：药用当归、赤芍、淮山药、桑寄生、川续断、牛膝、丝瓜络、穿山甲片各 10～15 g。肾虚肝郁型选加柴胡、川楝子、广郁金、娑罗子；肾虚夹瘀型选加赤石脂、丹参、苏木、石见穿、三棱、莪术；肾虚夹湿型选加陈胆南星、陈皮、制苍术、制香附、制半夏；肾虚夹湿热型选加红藤、败酱草、碧玉散、黄柏、薏苡仁、省头草等；经后期加女贞子、枸杞子、干地黄、白芍、紫河车；经间期加红花、菟丝子；经前期加鹿角片、淫羊藿、巴戟天、补骨脂；行经期加泽兰叶、益母草、茜草。每日 1 剂，水煎，2 次分服，1 个月经周期为 1 疗程。结果：怀孕 13 例，输卵管复通 6 例。（新中医，1992，4）

2. 外用药疗法：

(1) 庞保珍等用通管毓麟膏治疗输卵管阻塞 116 例：药用当归、鸡血藤、淫羊藿各 60 g，川芎、赤芍、炒五灵脂、川续断各 40 g，菟丝子 30 g，延胡索、官桂、生半夏、香附、桂枝各 20 g，白芥子12 g，炒小茴香、炒干姜各10 g。用香油 2500 g 炸枯上药，去渣，兑入樟丹 1200 g；于药温 60 ℃～70 ℃时按每750 g油生蒲黄18 g，没药面12 g，兑入麝香 1 g，摊成膏药，每贴约 30 g。下腹正中痛为主贴中极穴；左、右下腹痛为主分别贴左、右归来穴。腰痛为主贴命门穴；腰骶痛为主贴腰阳关穴。10 日换贴 1 次；经前和经期必须应用。结果：痊愈 61 例，显效 22 例，好转 17 例，无效 16 例，总有效率为 86.2%。疗程 1～8 个月。（中医药学报，1991，4）

(2) 陈武斌等用消通敷脐膏治疗输卵管阻塞 115 例：取虎杖、菖蒲、王不留行各 60 g，当归、山慈姑、穿山甲、肉苁蓉各 30 g，生半夏、细辛、生附子各 15 g，生马钱子 10 g。水煎 3 次后浓缩，再加没药、乳香、琥珀各 30 g，肉桂、蟾蜍各 15 g。用时取药粉 5 g，加白酒、蜂蜜适量，麝香少许，风油精 3～4 滴，调匀成膏置于脐部，纱布外敷，胶布固定。然后用红外线灯（250 A）照射 20 分钟（灯距 30～40 m），每日用热水袋外敷脐部 1～2 小时。隔日 1 次，7 次为 1 疗程。结果：治愈 85 例，有效 18 例，4 疗程仍无效者 12 例，总有效率 89.4%。（陕西中医，1989，2）

（3）虎发光用暖宫排卵散热敷治疗输卵管阻塞 130 例：药用赤芍 130 g，透骨草、桂枝各 60 g，白芷、小茴香各 50 g，川乌、吴茱萸各 30 g，大黄 20 g。研末，置盆中，加白酒和醋各 100 g 左右，浸透拌匀，装入布袋。入蒸笼蒸透，取出用干毛巾包裹后置少腹部热敷 1 小时，温度下降时可在药袋上放一热水袋加热。以少腹微汗出为佳。每晚 1 次，每次用时可加酒、醋各适量。每袋药可用 15 日。结果：痊愈 116 例，无效 14 例。其中单纯用本品热敷 1～3 剂而愈者 100 例。（安徽中医学院学报，1993，3）

（4）庞保珍等用通管散填脐灸法治疗输卵管阻塞 89 例：先将精盐 30 g，麝香 0.1 g 分别研细末，分放待用；再将熟附子、川花椒、王不留行、木通、小茴香、乌药、延胡索、红花、川芎、五灵脂各 10 g，混合研细末备用。患者仰卧，用开水将面粉调成面条绕脐一周（内径 4～6.5 cm），将精盐末填满脐略高 1～2 cm，取黄豆大小艾炷置于盐上点燃灸之。灸 7 壮后去掉精盐，再将麝香末纳入脐中，再将药末填满脐孔，上铺生姜片，姜片上置艾炷点燃灸 14 壮。3 日灸 1 次，7 次为 1 疗程。治疗 1～8 个疗程后，妊娠 27 例，显效（输卵管通畅）42 例，有效（输卵管通而不畅）11 例，无效 9 例，总有效率为 89.9%。（贵阳中医学院学报，1991，4）

（5）石洁玉以中药保留灌肠治疗输卵管阻塞 37 例：药用红藤 1 号：红藤、紫花地丁、败酱草、蒲公英、鸭跖草、红花、延胡索、香附、王不留行籽、忍冬藤等。红藤 2 号：红藤、虎杖、败酱草、当归、丹参、路路通、地鳖虫、三棱、莪术、失笑散、皂角刺、生黄芪等。随证加减。浓煎至 80～100 mL，每晚保留灌肠 1 次，经期如常灌注。3 个月为 1 疗程。第 1 个月用 1 号方，后 2 个月用 2 号方，连用 1～2 个疗程。经治 1～2 个疗程后，怀孕 32 例，未孕 5 例。（上海中医药杂志，1992，1）

3. 综合疗法：

（1）王红波等治疗输卵管阻塞 76 例：内服自拟舒通汤，丹参、香附、白芍各 15 g，橘叶 12 g，柴胡、枳壳、川芎、乳香、没药、川楝子、路路通、桃仁、穿山甲各 10 g。每日 1 剂，水煎服。外敷消瘀散，透骨草 200 g，昆布 20 g，红藤、赤芍、牡丹皮各 15 g，槟榔 12 g，水蛭、虻虫、大黄、桂枝、附子各 10 g。将药置于布袋内，蒸透后热敷小腹，每日 1 次，每次 20～30 分钟，1 剂药连敷 5 日后更换。如兼月经不调或黄体功能不健、痛经、基础体温曲线波动或呈单相等，除上述治疗外，肾阴虚精血不足者，在经后期（周期 4～11 日）以本方加女贞子、枸杞子、墨旱莲、菟丝子、淮山药；肾阳虚加淫羊藿、仙茅、紫河车；脾肾虚加党参、山药、黄芪。结果：有效 70 例（妊娠 43 例），无效 6 例，总有效率为 92.19%。（四川中医，1993，7）

（2）黄莉萍治疗输卵管阻塞 51 例：内服药用茯苓、丹参、穿山甲各 15 g，牡丹皮、赤芍、延胡索各 12 g，桂枝、桃仁、北刘寄奴各 10 g。随症加味。每日 1 剂，水煎服。外用消癥散：透骨草、艾叶各 900 g，千年健、羌活、独活、川花椒各 320 g，当归尾、乳香、没药、赤芍、白芷、五加皮、追地风、防风各 350 g，血竭、红花各 300 g，共为细末，将 250 g粉剂置于布袋内，蒸透后热敷小腹或两侧少腹。每日 1 次，每次 15～20 分钟。每包药连续用 10 日更换。治疗 1～9 个月输卵管通，怀孕 45 例。治疗 1 年怀孕 1 例，无效 5 例。（新中医，1986，5）

（3）孙松龄治疗输卵管阻塞 87 例：内服药用，王不留行 60 g，土茯苓、丹参各 30 g，制香附 20 g，桂枝、穿山甲各 15 g，桃仁、赤芍各 12 g，随症加减。每日 1 剂，水煎服。外敷药用透

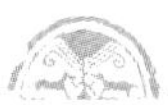

骨草、防风、归尾、艾叶、五加皮、白芷各30 g，独活、土鳖虫、赤芍各15 g，红花、川花椒各12 g，血竭、乳香、没药各6 g。研细末，将250 g粉剂装布袋蒸透，热敷小腹或少腹两侧，每日2次，每次20～30分钟。1包药用10日。经期停用上药，改服调周药；血虚用八珍汤加减；血瘀用桃红四物汤加减；肾虚精血不足用归肾汤加减。每日1剂，水煎服。每周期服3～5剂。结果：痊愈70例，有效7例，无效10例，治愈率80.46%。（河南中医，1993，1）

（4）沈万生以通补冲任法治疗输卵管阻塞32例：治法：月经净后服甲方（杭白芍30 g，海螵蛸、茜草根、制香附各15 g，路路通、王不留行、莪术、穿山甲、皂角刺各12 g，地鳖虫、川楝子各10 g，小茴香5 g）2周；排卵期后服乙方（熟地黄、紫石英各30 g，菟丝子、金樱子各15 g，山茱萸、鹿角胶、阿胶各12 g，皂角刺、路路通各10 g，蕲艾、小茴香、炮姜各5 g）2周；1个月经周期为1疗程。并取皮硝外敷下腹部，每次30分钟，每日2次。结果：28例半年内受孕；2例虽未受孕，造影证实输卵管已复通，无效2例，其中1例为多囊卵巢，1例输卵管结核治疗中断。（浙江中医杂志.1987，10）

（5）黄莉萍等治疗输卵管阻塞438例：本组均经子宫输卵管超声造影确诊为输卵管双阻。单阻及盆腔包块者，均内服消炎化癥合剂：土茯苓30 g，当归、丹参、虎杖、红藤、王不留行各15 g，延胡索、急性子各12 g。每日1剂，水煎服。3个月为1疗程。同时外敷消癥散：三棱、莪术、当归尾、艾叶各60 g，独活、防风、干漆各20 g，羌活、乳香、没药、川牛膝、土鳖虫、千年健各30 g，血竭15 g。诸药共研细末，将药粉250 g置于布袋内，蒸透后热敷小腹或两侧小腹。每日1～2次，每次20～30分钟。每袋药可连续使用10日。结果：怀孕385例，有效26例，无效25例，未复查2例，妊娠率为78.89%，总有效率为84%。（中西结合杂志，1991，11）

（6）许润三治疗输卵管阻塞115例：药用丹参30 g，穿山甲20 g，枳实、赤芍各12 g，麦冬、皂角刺、柴胡、路路通各10 g，生甘草、三七粉（分吞）各3 g。随症加减。每日1剂，经期停服。热敷方含透骨草、丹参各30 g，威灵仙、乳香、没药、当归各20 g，赤芍15 g，肉桂、红花、川乌各10 g。共轧成绿豆大颗粒，装布袋内，滴入少许白酒，蒸40分钟，待温度降至约40 ℃时敷下腹部，并用热水袋保温。每日1次，每次40～60分钟。每剂可用2日，经期停用。灌肠方含丹参、赤芍各30 g，透骨草、三棱、莪术、枳实、皂角刺、当归各15 g，乳香、没药各10 g。每晚1剂，浓煎200 mL做保留灌肠，温度约39 ℃，经期停用。门诊只用口服方，住院者3者全用。连用至月经来潮为1疗程。平均治疗4疗程后，痊愈63例，有效27例，无效25例；门诊和住院患者总有效率分别为71%和84.1%。（中医杂志，1987，9）

（7）王莉娜治疗输卵管阻塞58例：月经期用益母草15 g，月季花12 g，桃仁、三棱、当归、延胡索、赤芍、莪术各10 g，川芎、红花各6 g。每日1剂，水煎服。经行第1日连服3日。排卵期用生薏苡仁30 g，路路通、败酱草、红藤各15 g，穿山甲、三棱、皂角刺、当归、赤芍、白芍、桃仁、海螵蛸、生茜草、制香附各10 g，川芎、石菖蒲各6 g。黄体期用鹿角霜30 g，制香附、败酱草、菟丝子各12 g，熟地黄、当归、白芍、淫羊藿、肉苁蓉各10 g，桃仁、红花、川芎各6 g。后两型均随证加减。经净第3日始用①理疗用ZGL－Ⅰ型直流感应电疗机，八髎穴先敷吸水纸（浸药汤：桃仁、路路通各250 g，皂角刺、忍冬藤各400 g，浓煎成100 mL），置于阴极上，阳极置于关元穴后，通电，每次20分钟，每日1次，用10日；②不能理疗者用败酱草、红藤、忍冬藤各20 g，赤芍、延胡索、当归各15 g，艾叶、红花各10 g。纱布包蒸敷下腹部，再放热水袋。1剂用8次，每日2次，每次20～30分钟，用10日；③庆大霉素8万U，氢化可的松25 mg，加生理盐水至20 mL，宫腔给药，隔日1次。黄体功能不佳，于经行第13日用绒毛膜促性腺激素每日1次，每次2000 U，肌注，用2日。均3个月为1疗程。治疗1～6疗程。结果受

孕 40 例（68.9%），未受孕 18 例，疗效与病程有关（$P<0.05$）。（上海中医药杂志，1994，12）

（8）耿钧用通管汤治疗输卵管阻塞 58 例：药用莪术、丹参、细辛、大黄、炮穿山甲、水蛭、当归、桃仁、三棱、红花、甘草各 10～15 g。均为常规用量，每日 1 剂，水煎 3 次。取混合液 100 mL，乘温保留灌肠。2 日 1 次：余液每日 2 次分服。药渣用布包，热熨下腹部 40～60 分钟，每日 2 次。于月经净后 5 日开始用药，10 日为 1 疗程。西药用庆大霉素 8 万 U，地塞米松 10 mg，利多卡因，α-糜蛋白酶各 5 mg，山莨菪碱 1 mg，生理盐水 20 mL，于经净后 3～5 日，用宫腔导管缓慢注入宫腔，首次量不超过 10 mL，速度 1 mL/min，2 日 1 次，每月 5 次为 1 疗程。治疗期间禁止性生活。治疗 3 个疗程。结果：痊愈 39 例，有效 13 例，无效 6 例，总有效率 89.6%。（江苏中医，1994，7）

（9）林浩然等治疗输卵管阻塞 38 例：药用炮穿山甲、路路通各 15 g，蒲黄、五灵脂、桃仁、当归、赤芍、制香附各 10 g，川芎 6 g。偏寒症加小茴香 6 g，细辛、干姜各 3 g；偏热症加紫花地丁、蒲公英、败酱草各 20 g，牡丹皮 10 g；偏虚症加潞党参、黄芪各 15 g，白术 10 g；偏实症加三棱、莪术各 12 g，昆布 10 g，每日 1 剂，水煎服。并用 α-糜蛋白酶 5 mg，氢化可的松 25 mg，庆大霉素 8 万 u，加入 0.9%生理盐水 15～20 mL，于月经干净后 3 日，基础体温上升前行子宫腔灌注 15 分钟，隔日 1 次。注射液温度以室温为标准。若患者情绪紧张于灌注前肌注山莨菪碱 10 mg，以防输卵管痉挛。灌注时阻力大，下腹部疼痛较剧者应暂停或缓慢推注，避免造成输卵管破裂的危险。术后有阴道出血者，须延迟灌注以防感染。结果：输卵管通畅 27 例，无效 11 例。子宫腔灌注 4～21 次，服中药 9～62 剂。（福建中医药，1988，2）

（10）白秀梅等用管腔注药加中药灌肠治疗输卵管阻塞 46 例：在月经干净 2～3 日内行宫腔注药，将药液（生理盐水 20 mL，庆大霉素 8 万 U，地塞米松 2 mg，α-糜蛋白酶 5 mg，阿托品 0.5 mg。结核性者改庆大霉素为卡那霉素 0.5 g，通过子宫导管注入宫腔。如推注有阻力，松手后液体倒流，则适当加压缓慢推入。觉阻力太大，不能再推入，患者诉痛时，停止注药保持压力不变，停留 10～15 分钟再加压推注，如此反复，直至推注完毕。2 日 1 次，每月注 3～4 次，1 个月为 1 疗程。药用丹参、败酱草、蒲公英各 30 g，桃仁、红花各 12 g，当归、赤芍、三棱、莪术、枳实、皂角刺各 10 g。煎成 100 mL，每晚睡前保留灌肠 1 次，骶部垫热水袋。15 次休息 5 日，经期停用。同时服用抗生素。治疗期间禁止性生活。治疗 1～5 疗程。妊娠 30 例（占 65.2%），其中原发性不孕症 8 例（占 26.6%），继发性不孕症 22 例（占 73.3%）。表明本法对慢性输卵管炎症阻塞效果较好。（内蒙古中医药，1993，3）

（11）秦顺云等治疗输卵管阻塞 112 例：本组原发不孕 83 例，继发不孕 29 例。中药少腹逐瘀汤和逍遥散加减口服加睡前保留灌肠；若排卵功能障碍或黄体功能不健者服促排卵汤（补骨脂、附子、菟丝子、淫羊藿、巴戟天、内苁蓉、何首乌、金樱子、覆盆子、制香附、广木香、王不留行、通草、当归、川芎）。经期把西药消炎药稀释后直接注入骨盆底组织的深袋内，连续 7～10 日。月经净后 3 日行疏通输卵管术，隔日 1 次，排卵期停止。口服枸橼酸氯米芬与肌注 HCG。除 3 例外均 3 个周期为 1 疗程。结果：妊娠率 68.75%。（中级医刊，1989，1）

（12）郑三萍治疗输卵管阻塞 256 例：寒凝气滞血瘀型用鸡血藤、当归、附子、肉桂、菟丝子、淫羊藿、白术、白芍、泽兰、三棱、莪术、穿山甲、路路通、橘叶、炮姜。痰湿瘀滞型用贝母、苍术、白术、生牡蛎、皂角刺、昆布、夏枯草、丹参、赤芍、穿山甲、路路通。气虚血瘀型用党参、黄芪、白术、茯苓、山药、赤芍、陈皮、当归、川芎、桃仁、牡丹皮、鸡血藤、穿山甲、路路通。血虚瘀滞型用桂枝茯苓丸加熟地黄、当归、川芎、党参、黄芪等。每日 1 剂，水煎服。并用庆大霉素 8 万 U，氟美松 10 mg，盐酸山莨菪碱 1 mg，利多卡因 5 mg，加生理盐水至

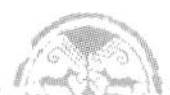

20 mL，以每分钟 5 mL 速度行宫腔灌注，每个月经周期给药 1～3 次，于排卵前隔日注入。病程长病情重者予糜蛋白酶 5 mg（或透明质酸酶 1500 U），山莨菪碱 1 mg，溶于生理盐水至 5 mL，宫腔输卵管保留灌注，注药后臀高位平卧 30 分钟。完全性阻塞 160 例，治愈 125 例（占 78.12%），好转 25 例（占 15.62%），无效 10 例（占 6.25%）。治疗不完全性阻塞 96 例，均获愈。（辽宁中医杂志，1993，9）

（13）李淑君等治疗输卵管阻塞 88 例：从月经净后第 3 日开始，每隔 2～3 日进行 1 次子宫输卵管保留通液术，至基础体温上升停用。用庆大霉素 8 万 U，玻璃酸酶 3000 U，加注射用水 20 mL，缓慢注入，压力不超过 26.6 kPa，保留 20 分钟。术后用川花椒、细辛 2∶1 为末，每次 2.5 g，生理盐水调糊放入神阙穴，艾条灸 30 分钟，每日 1 次，10 次为 1 疗程。并用汤剂（黄芪 35 g，党参、山药各 25 g，三棱、莪术、鸡内金各 15 g，白术 10 g）口服。湿热重加土茯苓、萆薢、薏苡仁、败酱草；痛经加香附、乌药、木香；输卵管积水加水蛭、皂角刺、桂枝、茯苓、车前子；肝郁夹湿加香橼、麦芽、香附、郁金、路路通；脾胃虚弱加茯苓、甘草、扁豆。结果：治愈 57 例（其中妊娠 15 例），有效 19 例，无效 12 例，总有效率为 86.36%。（中医杂志，1994，5）

（14）连方等用导管扩张术和活血祛瘀中药治疗输卵管阻塞 50 例：两组均先行输卵管扩张术。术后第 2、3 日用复方当归注射液（含当归、红花、川芎）2 mL 加生理盐水 20 mL 注入宫腔；用痛经宝散剂（含当归、红花、丹参、五灵脂、三棱、莪术、肉桂、木香、延胡索），每日 2 次，每次 10 g，口服，用 10 日。西药组 20 例，用庆大霉素 8 万 U，糜蛋白酶 1500 U，地塞米松 5 mg，加生理盐水 20 mL 注入宫腔。两组均于每个月经周期经净后 3～7 日行宫腔药物注入，治疗 3 次；并均于术后第 2 个月经周期开始过性生活，治疗后观察 3 个月。结果：两组分别妊娠 8（26.7%）、2（10%）例，矫正妊娠率 100%、50%；术后两组输卵管通畅有效率均为 94%，输卵管再粘连两组比较有显著性差异，$P<0.05$。血液流变学两组治疗后及治疗前后自身比较均有显著性差异，P 均<0.01。（中国中西医结合杂志，1994，2）

（15）邢维山采用中药针刺结合治疗输卵管阻塞 38 例：内服通管汤：生牡蛎 30 g，穿山甲、川牛膝各 15 g，当归、莪术、香附、三棱各 12 g，赤芍、川芎各 10 g，广木香 6 g，细辛 3 g。肝郁血滞加丹参、泽兰、柴胡、郁金；肝郁肾虚加淫羊藿、肉苁蓉、巴戟天、菟丝子、鸡血藤、益母草等；寒湿郁滞加附子、肉桂、炮姜、小茴香等；气虚血瘀加党参、黄芪、白术等；热结瘀阻加败酱草、蒲公英、黄柏、牡丹皮。针刺取穴：中极、关元、归来、子宫、三阴交。肝郁加行间；肾虚加肾俞；气虚加足三里。进针时大幅度捻转，边捻转边进针。腹部穴位针刺时针尖向下斜刺，进针后不提插，针深 6～10 cm，留针 10～30 分钟，隔日 1 次。结果：治愈 30 例，有效 6 例，无效 2 例。（中医药研究，1989，6）

（16）班旭升用针刺与敷药配合治疗输卵管阻塞 116 例：取穴：关元、水道、归来、地机、三阴交、太溪、太冲。手法：平补平泻；中等刺激，每穴提插、捻转 30 秒，留针 30 分钟。从经行第 1 日开始，每日 1 次，连续 15 日，休息半个月。中药外敷方用丹参 120 g，生附子、透骨草、芒硝、桂枝各 60 g，吴茱萸、小茴香各 50 g，路路通、艾叶各 30 g。用常法温热外敷，经来第 1 日至第 15 日，每晚 1 次。治疗 116 例患者：治愈 83 例，占 71.6%；显效 12 例，占 10.3%；好转 10 例，占 8.6%，无效 11 例，占 9.5%。总有效率为 90.5%。（中国针灸，1991，3）

（17）崔广渊用针灸配合中药内服治疗输卵管不通 100 例：中药用自拟通经散：红花、当归、白芷、炒川芎、醋延胡索各 45 g，炮穿山甲 30 g，三七、血竭各 15 g。共研细末，每日 2 次，每次 3 g。红糖水冲服。针刺分两组取穴。第 1 组取三阴交、血海、肾俞；第二组取肝俞、足三里、脾俞。手法取提插捻转，补虚泻实，每日 1 次，两组交替。口服散剂还可根据临床有所增减。治

疗结果：痊愈 80 例，占 80%，好转 17 例，无效 3 例。（中国针灸，1990，3）

（18）陈洪荣用中药内服加通液术治疗输卵管阻塞 92 例：药用当归、川芎、丹参、川牛膝、杭芍、连翘各 20 g，桃仁、红花、枳实、地龙、皂角刺、路路通、甘草各 12 g，炮穿山甲 10 g。每日 1 剂，水煎服，月经期第 5 日开始，用 5 日，间隔 1 日，用 20 日。月经净 3～7 日，用复方丹参注射液 6 mL，庆大霉素 16 万 U，地塞米松 5 mg，生理盐水 15 mL，行输卵管通液术。1 个月经周期为 1 疗程。对照组 39 例，月经净第 3～7 日，用庆大霉素 16 万 U，地塞米松、糜蛋白酶各 5 mg，生理盐水 20 mL，行输卵管通液术。并用妇科千金片 4 片/d，3 次口服。25 日为 1 疗程。用 3 个疗程，结果：两组分别痊愈 65、18 例，好转 17、11 例，无效各 10 例，总有效率 89.2%、74.4%（$P<0.05$）。分别妊娠 48、12 例（$P<0.05$）。（中国中医药科技，2000，5）

（19）孟安琪中西医结合治疗输卵管阻塞 50 例：药用当归、蒲黄、五灵脂、枳壳、红花、皂角刺、王不留行籽各 15 g，川芎、桃仁各 10 g，延胡索、穿山甲、香附各 20 g。随症加减。月经净后开始，每日 1 剂，水煎服；药渣装纱布袋，外敷小腹部，每次 30 分钟，每日 1 次；用 6 日。2 个月为 1 疗程。并月经净后 3～7 日，无房事及生殖道炎症者，用庆大霉素 16 万 U，普鲁卡因 2 mL，注射用水 20 mL，通过子宫输卵管造影导管，宫腔注入，5 mL/min。用 3 个疗程，结果：治愈 27 例，有效 17 例，无效 6 例。（中医药学刊，2001，5）

（20）高雪用仙方活命饮配合输卵管通液术治疗输卵管阻塞 33 例：药用金银花 21 g，当归、赤芍、皂角刺、穿山甲各 12 g，乳香、没药、白芷、贝母、防风各 9 g，天花粉、陈皮、甘草各 6 g。每日 1 剂，水煎服。用 5 日，停 2 日。月经期停用。与对照组 27 例，均用地塞米松 5 mg，庆大霉素 8 万 U，加生理盐水 20 mL。于月经净 3～5 日后，行输卵管通液术，每月 1 次；3 个月经周期为 1 疗程。结果：两组分别痊愈 17、10 例，有效 14、9 例，无效 2、8 例，总有效率 93.94%、70.37%（$P<0.05$）。血液流变学 4 项指标本组治疗前后及治疗后组间比较均有显著性差异（$P<0.01$）。（中国中医药科技，2001，5）

（七）经验良方选录

1. 内服方：

（1）当归、赤芍各 12 g，五灵脂、川芎、桃仁、香附、艾叶、小茴香各 10 g，没药 5 g，肉桂 3 g。随症加减：输卵管积水加茯苓皮、大腹皮、木通。输卵管粘连加三棱、莪术、王不留行。附件增厚有压痛加紫花地丁、蒲公英、川楝子。每日 1 剂，水煎，服 2 次。主治输卵管阻塞。

（2）橘核 60 g，穿山甲、红梅梢、海藻、土鳖虫、路路通各 30 g，苏木、鹿角胶各 15 g，柴胡、淫羊藿各 12 g，蛇床子、枳壳各 9 g，肉桂粉 1.5 g，蜈蚣 3 条。每日 1 剂，水煎，服 2 次。2 个月为 1 疗程。主治输卵管阻塞。

（3）丹参 30 g，当归、连翘、牛膝、王不留行、路路通各 12 g，香附、赤芍、白芍、桃仁、红花、络石藤各 9 g，川芎、小茴香、炙甘草各 6 g。每日 1 剂，水煎，服 2 次，服 4 剂停 1 日。1 个月为 1 疗程。主治输卵管阻塞。

（4）红藤、菟丝子各 20 g，牡丹皮、穿山甲各 15 g，当归、白芍、薏苡仁、熟地黄各 12 g，红花、地鳖虫、皂角刺、路路通各 10 g，桃仁 6 g。经来后 5 日至经将净日，每日 1 剂，水煎，服 2 次。15 剂为 1 疗程。主治输卵管阻塞。

（5）丹参、金银花、白花蛇舌草各 30 g，当归 20 g，赤芍、炮穿山甲、川楝子、三棱、连翘各 15 g，川芎、红花、桃仁、乌药各 12 g，甘草 6 g。每日 1 剂，水煎，服 2 次。1 个月为 1 疗程。主治输卵管阻塞。

（6）丹参、白芍、香附各 15 g，炮穿山甲、延胡索各 12 g，当归、苏木、路路通、海藻、海带各9 g，血竭6 g，川贝母、炙乳香、没药各4.5 g。每日1剂，水煎，服2次。20剂为1疗程。主治输卵管阻塞。

(7) 丹参、蒲公英、冬瓜仁各18 g，大黄12 g，牡丹皮、桃仁各10 g，延胡索、枳壳各8 g。每日1剂，水煎，服2次，服15剂后去大黄、枳壳，加沙参、玉竹、天花粉、扁豆各12 g。主治输卵管阻塞。

(8) 败酱草、大血藤、紫花地丁、蒲公英各20 g，土茯苓、香附子各15 g，王不留行、车前子、郁金各12 g，炮穿山甲、两头尖各10 g。每日1剂，水煎，服2次。两个月为1疗程。主治输卵管阻塞。

(9) 益母草、金樱子、鸡血藤、败酱草各30 g，金银花、大青叶、延胡索各15 g，茜草、川楝子各10 g，三七粉（分次吞服）3 g。经前10日，每日1剂，水煎，服2次。1个月经周期为1疗程。主治输卵管阻塞。

(10) 蒲公英30 g。红藤、白芍、白术各15 g，丹参、延胡索、香附各12 g，当归、泽兰、泽泻、红花各9 g，乳香、没药各5 g。每日1剂，水煎，服2次。4个月为1疗程。主治输卵管阻塞。

(11) 蒲公英30 g，当归12 g，皂角刺、白芍、穿山甲、红花、乌药、香附、陈皮、青皮各10 g，柴胡、路路通各6 g。每日1剂，水煎，服2次。两个月为1疗程。主治输卵管阻塞。

(12) 王不留行、生蒲黄、路路通、炮穿山甲各10 g，白芍、桃仁、牡丹皮、茯苓、桂枝各9 g，水蛭、橘核、香附各6 g。每日1剂，水煎，服2次，1个月为1疗程。主治输卵管阻塞。

(13) 当归、赤芍、炮穿山甲、土鳖虫、牛膝、红花、三棱、莪术各10 g，川芎5 g，肉桂3 g。经前每日1剂，水煎，服2次，经行时停药，3个月为1疗程。主治输卵管阻塞。

(14) 熟地黄、紫石英各30 g，山茱萸肉、鹿胶、阿胶各20 g，金樱子、菟丝子各15 g，炮姜、艾叶、小茴香各5 g。每日1剂，水煎，服2次，排卵后服14剂。主治输卵管阻塞。

(15) 丹参、红花、延胡索、葛根各12 g，当归、桂枝、制香附、枳壳、五灵脂（包煎）、山楂各10 g，吴茱萸、木香、陈皮各6 g。每日1剂，水煎，服2次。主治输卵管阻塞。

(16) 薏苡仁、红藤各15 g，炮穿山甲、金银花、蒲公英各10 g，桂枝、茯苓、牡丹皮、桃仁、白芍各9 g，土鳖虫6 g。每日1剂，水煎，服2次。1个月为1疗程。主治输卵管阻塞。

(17) 黄芪60 g，党参、当归、熟地黄各30 g，白芍、茯苓、桂枝、牡丹皮、桃仁各9 g，川芎6 g。每日1剂，水煎，服3次。1个月为1疗程。主治输卵管阻塞。

(18) 白芍30 g，海螵蛸、茜草、制香附各15 g，皂角刺、炮穿山甲、莪术、王不留行、路路通各10 g，小茴香5 g。每日1剂，水煎，服2次。主治输卵管阻塞。

(19) 金银花、连翘各18 g，车前子、延胡索各15 g，白芍、赤芍、何首乌、川楝子、瞿麦、萹蓄各12 g，木通3 g。每日1剂，水煎，服2次。主治输卵管阻塞。

2. 外治方：

蒲公英30 g，威灵仙、乳香、没药各20 g，赤芍、透骨草、红花、路路通、皂角刺各15 g。药用布包，加水蒸40分钟后，热敷双侧下腹，每晚30分钟，每日1次，1剂药用3次。主治输卵管阻塞。

第三节　输卵管卵巢炎（子宫附件炎）

一、病证概述

在盆腔生殖器官炎症中，输卵管炎最为常见。因卵巢邻近输卵管，故输卵管炎症时常波及卵巢，二者合并存在时称输卵管卵巢炎，亦即附件炎。附件炎可分为急性和慢性两种。急性附件炎为一化脓性病理过程。其病原菌多来自下生殖道，常发生于流产、足月分娩、月经及宫腔手术后。当细菌多、毒力强或机体抵抗力降低时，易发生本病。近年由于宫内节育器的广泛应用及性传播疾病的蔓延，急性附件炎的发病率有所提高。按照致病菌的不同种类可将急性附件炎分成两类：一类为特异性淋病奈瑟菌感染，淋菌沿宫颈黏膜、子宫内膜扩散至输卵管黏膜；另一类为非特异性化脓性细菌感染，细菌由子宫内膜通过淋巴管和血管进入子宫旁结缔组织，最后导致附件炎。急性阑尾炎亦可直接蔓延引起附件化脓感染。急性附件炎若进一步发展，可导致急性盆腔腹膜炎和急性腹膜炎。中医将本病归属于“产后发热”“热入血室”“痛经”“妇人腹痛”“癥瘕”“带下病”等病中。主要因于经期产后，胞脉空虚，因摄生不慎，或宫腔手术消毒不严，致湿、热、毒邪乘虚内侵。邪毒与气血相搏结，胞脉气血阻滞，冲任损伤。正邪交争，热毒壅盛，则邪可蔓延全身。临床常见证候有热毒壅盛证、热毒内陷证、湿热瘀结证等。

二、妙法绝招解析

（一）湿热蕴结，气滞血瘀（郑长松医案）

1. 病历摘要：吴某，女，38岁。带下量多，小腹坠痛，溺涩频急，尿意不尽月余。且有神疲体倦，腰痛沉重，口渴不欲饮，脘痞不思食，经前小腹坠痛加重而胀。形体瘦弱，舌质色赤，苔白厚腻，脉滑稍数。妇科检查：阴道分泌物增多，宫颈光滑，子宫大小正常，子宫左侧可扪及条索状物，压痛（+）。尿液检查：蛋白（+），白细胞（++），红细胞（+++）。诊断为附件炎合并泌尿系感染。

证属湿热蕴结，气滞血瘀。治宜清热利湿，行气化瘀。药用益母草、金银花、薏苡仁各30 g，连翘、牡丹皮、当归、车前子（包）、赤芍各15 g，黄芩、炒桃仁（捣）各12 g，黄柏9 g，生甘草6 g。每日1剂，水煎两次，共煎取500 mL，分两次温服。服5剂后，带下显著减少，小便基本正常，惟腹痛如故。守原意增解郁止痛之品，按原方加延胡索（捣）、川楝子（捣）、柴胡各9 g。再服18剂后，诸症消失。共服药23剂获愈。瘥后屡询，未再复发。（《郑长松妇科》，中国中医药出版社，2007）

2. 妙法绝招解析：本例由湿邪内蕴，郁而化热，故带下量多；湿热蕴结，气化不行，水道不宣，则溺涩频急，尿意不尽；脾为湿困，则健运失职，故神疲体倦，苔白厚腻，口渴不欲饮，脘痞不思食；湿困腰部，则腰痛沉重；湿热蕴结，则气机不利，血行不畅，故舌质色赤，小腹坠痛，经前加重，且有胀感。方中薏苡仁、黄芩、车前子、黄柏益脾化浊，清利下焦湿热；益母草、当归、赤芍、牡丹皮、桃仁、川楝子、延胡索、柴胡活血化瘀，理气止痛；金银花、连翘清热解毒。

（二）脾虚血亏，气滞寒凝（郑长松医案）

1. 病历摘要：牛某，女，38岁。带下淋漓，色白质稀，小腹寒凉而左侧隐痛，已历年余，并伴全身无力，纳呆食少，大便稍稀，两腿酸软。月经周期32～40日，经期4日，血色不鲜有块，经前小腹胀痛较重，面色萎黄，形体瘦弱，舌质淡红，苔薄白润，脉沉虚细。诊断为慢性附件炎。

证属脾虚血亏，气滞寒凝。治宜健脾养血，理气散寒。药用生龙骨、生牡蛎（捣）各30 g，山药、海螵蛸、熟地黄各20 g，白芍、芡实各15 g，炒白术、橘核（捣）、荔枝核（捣）、香附（捣）各12 g，川楝子（捣）、当归、小茴香（后下）各10 g，陈皮6 g，吴茱萸3 g。每日1剂，水煎两次，共煎取500 mL，分两次温服。服8剂后，诸症消失。（《郑长松妇科》，中国中医药出版社，2007）

2. 妙法绝招解析：本例由脾气虚弱，不能化水谷而输精微，致水湿之气下陷为带；脾运不健，转输失职，则脘痞纳呆，大便偏稀；纳呆食少则营血不足，故神疲体倦，面色萎黄，两腿酸软，舌淡红，苔薄白，脉沉虚细；其经期错后，血色不鲜有块，小腹隐痛而凉，经前小腹胀痛，为气滞寒凝，血行不畅之象。方中山药、白术、芡实、陈皮健脾燥湿，益肾固下；当归、熟地黄、白芍养血充营；荔枝核、橘核、川楝子、香附、小茴香、吴茱萸理气止痛，温暖下焦；龙骨、牡蛎、海螵蛸固涩止带。

三、文献选录

子宫附件炎是指输卵管和卵巢的炎症，在女性内生殖器官中，输卵管、卵巢被称为子宫附件。但输卵管、卵巢炎常常合并有宫旁结缔组织炎、盆腔腹膜炎，且在诊断时也不易区分，这样，盆腔腹膜炎、宫旁结缔组织炎，就也被划入附件炎范围。本病可能是由于女性不注意个人卫生，月经期性交或不洁性交；或者是由于进行了不严格的宫腔操作，如吸宫术、子宫输卵管碘油造影、子宫颈管治疗和消毒不严格的产科手术感染；另外，因为分娩或流产后抵抗力下降，病原体经生殖道上行感染并扩散到输卵管、卵巢，继而会影响整个盆腔，导致炎症出现。

（一）子宫附件炎的临床表现

1. 常见症状：有发热、腹痛、脉数、局部体征等。

（1）发热：发病时即出现高热39 ℃～40 ℃，可能有恶寒或寒战，随之体温呈不规则的弛张热，如炎性病灶由于粘连而被隔离，体温就可很快下降；如高热一度下降之后又复上升，提示炎症又蔓延扩展或产生化脓性病灶。脉率加速与体温呈正比，如两者不成比例可能炎症广泛播散。

（2）腹痛：一开始即局限于下腹痛，多为双侧性，少有呕吐。与阑尾炎转移性疼痛不同，此外大便时腹痛加重，有时并有尿痛，常有便秘、腹胀、大便带黏液，是结肠壁受炎性刺激的结果。

（3）脉数：急性病容颜面潮红，一般状况尚好，每分钟脉搏不超过100次，如病程迁延，有化脓病灶后一般状况变差，虚弱乏力，每分钟脉搏＞100次。出汗，面色发黄。

（4）局部体征：下腹部压痛显著，以腹股沟韧带中点上方1.5～2 cm处最为明显，严重者拒按，腹肌强直，反跳痛明显。妇科检查阴道有脓性分泌物，宫颈有不同程度红肿。双合诊宫颈举痛较剧，因腹肌紧张，盆腔情况难以查清。一般情况下子宫较固定，有剧烈触痛，两侧附件区触痛显著，不易摸清附件肿块。中医治疗本病时应分清寒热虚实的不同。

2. 分类表现：一般来讲，附件炎是致病微生物侵入生殖器官后引起输卵管、卵巢感染的常见疾病。分为急性和慢性两种。

（1）急性附件炎的症状以急性下腹痛为主，伴有发热，妇科检查时附件区有明显压痛和反跳痛，血常规化验可以见到白细胞升高，中性粒细胞比例明显升高。附件炎症状，急性附件炎如果治疗不及时或治疗不彻底，可转为慢性附件炎。口服抗生素，配合外用药物，可缓解并消除炎症。

(2) 慢性附件炎有程度不同的腹痛，慢性炎症反复发作，迁延日久，使盆腔充血，结缔组织纤维化，盆腔器官相互粘连。患者出现下腹部坠胀、疼痛及腰骶酸痛等症状，时轻时重，并伴有白带增多、腰疼、月经失调等，且往往在经期或劳累后加重。妇科检查时双侧或单侧附件区压痛，增厚感，或出现压痛性的包块，白细胞数目升高或正常。

(3) 特别值得注意的有些附件炎的症状有时会不是很明显，但是由于输卵管和卵巢相邻，发生炎症时不易区分。尤其是输卵管的慢性炎症，时间久了可导致输卵管纤维化、增粗且阻塞不通，还可与周围组织粘连。如输卵管两端闭塞，可形成输卵管积水，积水穿入到粘连于一起的卵巢中，就会形成输卵管卵巢囊肿。这是造成婚后不孕或宫外孕的主要祸端。

(二) 慢性附件炎的危害

1. 子宫附件炎初发时，只略有隐痛或不适，子宫附件炎月经来潮时症状加重，故常为人们所忽视，并视为生理周期的正常反应。此病未婚、已婚女性均可发生，一般由内外阴逆行感染所造成，临床上子宫附件炎常与盆腔炎相伴发生。子宫附件炎可使输卵管闭锁，导致不孕，诱发炎症与其他并发症，而子宫附件炎真正的灾难性后果是使卵巢无法发挥正常的生理功能。

2. 子宫不仅承担着产生卵子与精子结合，创造延续人类历史的重任，而且还承担着女性特有的雌激素、孕激素与雄性激素的分泌，支撑着女性的第二性征。使乳房充盈、挺拔，子宫充满活力。使皮肤白嫩细腻，线条柔润，魅力四射。子宫附件炎不但可使女性不孕不育，第二性征弱化消失，尚可直接造成内分泌失调，致使皮肤早衰，偷走女人的美丽。

(三) 辨证论治选录

1. 湿热下注型：治以清热利湿。方用止带方加减：取猪苓、车前子（包）、赤芍各12 g，黄柏、牛膝、牡丹皮、苍术各10 g，泽泻、茵陈各6 g。若腹痛明显，加用延胡索、川楝子各10 g，以行气止痛；若纳差便溏可改苍术为炒白术10 g，加生薏苡仁20 g，云茯苓18 g，以健脾祛湿。

2. 瘀热互结型：治以活血化瘀，清热解毒。方用当归延胡索汤加减：用败酱草20 g，当归、延胡索、酒大黄、赤芍、桃仁各15 g，香附12 g。水煎服。加减：若小腹刺痛明显，加用乳香、没药各10 g以化瘀止血；小腹胀痛明显者，加用川楝子、枳壳各10 g以行气止痛；若经量少，色暗有块，加用益母草20 g活血化瘀。若白带量多、色黄，加用茵陈15 g、泽泻12 g以清利湿热。

3. 寒湿凝滞型：治以温阳散寒，活血祛湿。方用少腹逐瘀汤加减：取云茯苓15 g，当归、赤芍各12 g，没药、艾叶、苍术、白术、泽兰、红藤各10 g，小茴香、川芎、桂枝各9 g，干姜6 g。水煎服。加减：若带下量多，色白质稀，加用肉豆蔻、白果各10 g以温肾止带。若腰酸痛明显，加川续断20 g，杜仲10 g，以益肾强腰。以上方药口服后，剩余药渣可放入布袋敷于下腹部，每次热敷 20～30 分钟。

(四) 临床报道选录

1. 内服药疗法：

(1) 谢务栋等用当归芍药散加味治疗附件炎 100 例：药用泽泻30 g，茯苓20 g，当归、白芍、川芎、白术各10 g。腹痛明显用白芍20 g，加香附、郁金、延胡索各10 g；血虚月经不调者加熟地黄15 g，桑寄生10 g；湿盛白带多加车前子15 g，薏苡仁、柴胡各10 g；腰痛者加川续断20 g，杜仲炭 15 g；脉数、身热、舌苔黄者加金银花 20 g，蒲公英 15 g，连翘、紫花地丁各10 g。每日 1 剂，水煎服。45 日为 1 疗程。对照组 20 例服麦迪霉素 0.3 g，每日 4 次。结果：两组分别痊愈 44、0 例，有效 54、17 例，无效 2、3 例。(河北中医，1992，1)

(2) 李桂贞用丹赤柴胡汤治疗慢性附件炎 87 例：药用丹参30 g，赤芍25 g，醋柴胡、鱼腥

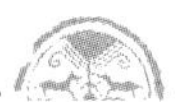

草、鸡血藤各20 g，生地黄、川芎、当归、蒲公英各15 g，白芍10 g。痛经加延胡索；输卵管增厚堵塞柴胡加量，加红花、牡丹皮；腰痛脉沉细加川续断、狗脊、龙眼肉；急性发作，外周血白细胞升高加黄芩、黄柏、金银花。每日1剂，水煎分2～3次服。30日为1疗程，治疗2个疗程。结果：治愈48例，显效28例，好转10例，无效1例，总有效率98.8%。（实用中医药杂志，1995，5）

（3）杨慧等用逍遥散治疗慢性附件炎及包块46例：药用丹参30 g，炒杭芍、茯苓、炒橘核、炒荔枝核各15 g，当归、白术、香附、延胡索各12 g，炒柴胡10 g，甘草3 g。随症加减：疼痛剧烈者加炙乳香、炙没药各6 g；腰痛甚者加桑寄生30 g，菟丝子15 g，续断12 g；有包块者加昆布、海藻各12 g，三棱、莪术、桃仁、穿山甲珠各10 g，红花6 g。带下色黄者加鸡冠花、煅海螵蛸各15 g，萆薢12 g；有热者加牡丹皮、栀子各10 g。水煎服，每日1剂。配合WS-模拟气功治疗仪，每日照射少腹部20分钟，经期停用。结果：治愈32例，好转13例，无效1例，总有效率为97.8%。（云南中医杂志，1992，2）

（4）孙继铭用解毒化瘀汤治疗慢性附件炎24例：药用土茯苓、败酱草各30 g，蒲公英20～30 g，丹参20 g，当归12 g，制乳香、制没药各6～10 g，橘核9 g。腹痛较甚者去丹参，加三棱、莪术各6 g；肾虚者加桑寄生20 g，川续断15 g，菟丝子12 g；脾虚者加山药15 g，白术12 g；白带量多者加芡实12 g，白果6 g；阳虚者加附子6～9 g，肉桂3 g；月经期间去乳香、没药、丹参，加枸杞子15 g，杜仲12 g。结果：治愈10例，好转13例，无效1例。（江苏中医，1990，12）

（5）徐德福用琥升汤治疗结扎术致附件炎30例：药用败酱草25 g，升麻、大青叶、生地黄、当归、茵陈、薏苡仁、连翘、香附（醋炒）各15 g，赤芍、五灵脂、牡丹皮各10 g，甘草梢6 g，琥珀（吞服）3 g。小腹痛甚加乌药；食差胸脘胀满加鸡内金、厚朴、砂仁；白带多加萆薢；服药期间经量多，淋漓不断去牡丹皮、赤芍，加地榆炭、三七（冲服）各3 g。每日1剂，水煎分3次，饭前1小时温服。并用灭滴灵。盆腔消炎片、当归片等口服。结果：近期临床治愈19例，显效6例，好转4例，无效1例，总有效率96.7%。（陕西中医，1993，12）

（6）赵力维用当归芍药散胶囊治疗附件炎49例：按张仲景原方剂量比例配料，制成胶囊，每粒含生药0.4 g，每日3次，每次5粒，口服。15日为1疗程，连续3个疗程。结果：痊愈34例，好转11例，无效4例，总有效率为91.8%。（湖北中医杂志，1988，4）

（7）徐荣清用妇宝冲剂治疗盆腔炎、附件炎196例：药用川续断、生地黄、忍冬藤、延胡索、麦冬、白芍等药制成冲剂。每日2次，每次30 g，口服。半个月为1疗程，一般观察1～4个疗程。结果：治愈90例（占45.9%），有效98例（占50%），无效8例（占4.1%）。一般都在服药1～2个疗程后症状改善，并逐步趋向痊愈。服药期间未发现不良反应。（中成药研究，1988，3）

（8）金志春等用化瘀胶囊治疗慢性附件炎100例：化瘀胶囊由地鳖虫、蜈蚣、全蝎各等份研末，分装，每粒0.5 g。在月经干净后开始服用，每晚1次，每次3～5粒，连服15日为1个疗程。治疗结果：痊愈78例，好转20例，无效2例。（中医杂志，1992，4）

2. 外治疗法：

（1）吴春光等治疗慢性附件炎80例：取穴两组，①归来、关元、三阴交。②子宫、中极、足三里。两组交替选用。针刺得气后，平补平泻，留针15分钟。针刺后用。DB－Ⅰ型超短波治疗机，200 W，100 mA治疗，每次15分钟，每日1次。12次为1疗程。经6～24次治疗后，痊愈48例，好转30例，无效2例，总有效率为97.5%。（针灸学报，1992，6）

（2）王富天等用双黄连粉针保留灌肠治疗慢性附件炎72例：药用双黄连粉针（金银花、连翘、黄芩提取物制成的无菌粉末）5～6支（3000～3600 mg），加入0.9%盐水200～300 mL，每日分2次保留灌肠。14日为1疗程。结果：治愈63例，好转8例，无效1例。（河南中医，1993，3）

（五）经验良方选录

1. 内服方：

（1）丹参、猫爪草各30 g，鳖甲、龟甲、生地黄各15 g，百部12 g，牡丹皮、麦冬、青蒿、白芍各9 g。压痛明显加野菊花12 g，鱼腥草9 g，金银花6 g。结核包块加夏枯草，鸡内金各15 g，海藻、昆布各12 g。月经过少加鸡血藤、丹参各30 g，枸杞子、女贞子各15 g，淫羊藿9 g。局部腹水加黄芪15 g，防己9 g，桂枝4.5 g。每日1剂，水煎两次，早晚分服，1个月为1疗程。主治慢性附件炎。

（2）红花、丹参、延胡索、枳壳、山楂、五灵脂、泽泻各12 g，当归、桂枝、制香附、地鳖虫各10 g，吴茱萸、陈皮各6 g，炮穿山甲粉（冲服）5 g。每日1剂，水煎两次，早晚分服，3个月为1疗程。主治慢性附件炎。

（3）何首乌24 g，地榆18 g，百部15 g，熟地黄14 g，枸杞子、菟丝子、赤石脂、杜仲、狗脊各12 g，桑螵蛸、藿香各9 g，砂仁3 g。每日1剂，水煎，服2次，1个月为疗程。主治慢性附件炎。

（4）鱼腥草、金银花、红藤、蒲公英各30 g，牡丹皮10 g，重楼、赤芍、龙胆各9 g，生大黄6 g，黄柏、生甘草各5 g，黄连3 g。每日1剂，水煎，服2次。主治慢性附件炎。

（5）牡蛎、鳖甲、冬瓜仁各24 g，地骨皮、地榆、百部各15 g，牡丹皮、麦冬、知母、贝母、银柴胡各9 g。每日1剂，水煎，服2次，1个月为1疗程。主治慢性附件炎。

（6）野菊花35 g。取30 g，水煎两次，早晚分服。取5 g研成细末，制成栓剂，清洗阴道后塞入宫颈处，每日换1次。20日为1疗程，经期停用。治疗慢性附件炎。

（7）千里光、冬瓜仁、黄柏各24 g，地榆18 g，薏苡仁、玄参各15 g，苍术、黄芩、赤芍、桃仁各9 g。每日1剂，水煎两次，早晚分服。主治慢性附件炎。

（8）白蔹、白及、苦杏仁、黑芝麻各10 g。每日1剂，水煎两次，早晚分服。包块大者加服西药异烟肼（常用量）。20日为1疗程。主治慢性附件炎。

（9）蜈蚣、全蝎、土鳖虫各10 g。药研细末，混匀后装胶囊中，每次2.5 g，每日两次，温开水下，10日为1疗程。主治慢性附件炎。

（10）百部、地榆、一见喜各500 g。药研细末，炼蜜为丸，每日3次，每次9 g，口服。3个月为1疗程。主治慢性附件炎。

（11）马齿苋60 g，车前草30 g。每日1剂，水煎，2次分服，连服7剂。主治慢性附件炎。

（12）益母草12 g，当归、香附各9 g。每日1剂，水煎，2次分服。主治慢性附件炎。

2. 外治方：

（1）赤芍、红藤、败酱草、蒲公英、丹参各20 g，夏枯草15 g。上方浓煎100 mL，肛门点滴，每日1～2次，15次为1疗程。主治湿热下注或瘀热互结型慢性附件炎。若有包块形成，可加三棱20 g，莪术15 g以化瘀消聚；有气虚之象时，加黄芪30 g以益气健脾；若小腹冷痛，可去败酱草、蒲公英，加用细辛3 g，桂枝10 g温经散寒。

（2）红花、丹参、当归、桂枝、茯苓、甘草、五灵脂、杜仲、蛇床子、五倍子、芡实、桑螵蛸、白芷、忍冬藤、红藤、大青叶、牡丹皮、赤芍、制大黄、川楝子、柴胡、白芍、太子参、生姜、老蒜、葱白。以生姜擦拭皮肤后，取膏药两贴分别贴于神阙穴（肚脐）、关元穴。每剂可贴3日，10剂为1疗程。主治急性或慢性附件炎。

（3）水菖蒲根250 g。装布袋中共煎，趁热先熏后洗阴部，每晚1次，1剂用两日。主治慢性附件炎。

3. 食疗方：

（1）茯苓15 g，车前子10 g，大米100 g，红糖适量。将前2味放入纱布包内与大米同时煎煮，粥熟后去药包，放入适量红糖服用。主治慢性附件炎。

（2）生山楂15 g，柴胡、当归各10 g，白糖适量。将前3味同时放入锅内煎煮，去渣取汁，服用时调入适量白糖，每日2次。主治慢性附件炎。

（3）败酱草45 g，紫草根15 g，红糖适量。将上2味放入水中煎煮，加入红糖服用。主治慢性附件炎。

第十一章　妇科常见杂病

第一节　咽异感症

一、病证概述

咽异感症属咽的功能性病变，主要指除咽痛以外的、无吞咽障碍，以各种咽部感觉异常或幻觉为主要特点的常见咽喉病。又称“癔球症”或“咽神经官能症”。临床上，某些器质性病变所致的咽感觉异常也可包括在本病中，如反流性食管炎及胃病、全身性疾病如贫血等。咽异常感觉可以是异物感（痰、树叶、硬物，等等）、堵塞感、黏着感、瘙痒感、灼热感等。

二、妙法绝招解析

（一）寒痰凝结，梗阻咽喉（蔡福养医案）

1. 病历摘要：赵某，女，45 岁。自觉咽喉不适，天突部位如物堵塞，有痰鸣声，胸满闷痛，痛引彻背，喘息不能平卧。脉沉迟。

证属寒痰凝结，梗阻咽喉。治宜温通胸阳，行气豁痰。方选瓜蒌薤白汤加味。全瓜蒌 20 g，薤白、枳实、半夏各 9 g，白酒 3 小盅（后煎）。水煎，分 2 次服。上方服 2 剂而愈。（辽宁中医杂志，1982，5）

2. 妙法绝招解析：本例病机，从胸阳不振，气痰闭阻，咽喉不利认识。治以温通胸阳，行气豁痰。全瓜蒌行气宽胸；白酒引药上行，助薤白温通胸阳，豁痰下气；枳实、半夏行气豁痰。

（二）肝肾阴虚，痰气郁结（林慧贞医案）

1. 病历摘要：李某，女，37 岁。因夫妻反目后，自觉胸闷，食管中如有物阻塞，吞吐不得，甚则进食不顺，已经 4 月余。多次食管吞钡检查均无异常。曾服半夏厚朴汤 100 剂未效。近因病后体重减轻 16 kg，自认为患食管癌无疑，故日感吞咽困难，胸中阻塞加重，伴纳食不下，心烦少寐，头晕耳鸣，腰膝酸软，神疲乏力，便秘溲赤，舌质红，苔白腻，脉弦带数。

证属肝肾阴虚，痰气郁结。治宜滋肾柔肝，清热化痰。方用滋水清肝饮合一贯煎加减。龙骨、牡蛎各 24 g，茯苓、生地黄各 18 g，沙参、枸杞子各 15 g，山茱萸、绿萼梅、白芍、郁金、合欢皮、栀子各 10 g，川贝母 6 g。每日 1 剂，水煎服。服 4 剂后，胸闷心烦症减，睡眠略增，余恙无变。拟原方加丹参 12 g。又服 4 剂后，诸症明显减轻。药中病所，仍以原意进退续服 20 余剂，诸症消失，体重增加 3 kg。为巩固疗效，交替服丹栀逍遥散和知柏地黄丸各 10 瓶以善后。（福建中医药，1991，6）

2. 妙法绝招解析：郁怒伤肝所致咽异感症，用半夏厚朴汤乃属常法。然患者素有肝火偏重，久投温燥，反致伤阴，是以痰气火郁，结滞胸中，咽喉不利。方中山茱萸、生地黄、白芍、沙参、枸杞子养阴滋肾柔肝；绿萼梅、郁金、栀子清肝调气解郁；川贝母、茯苓、龙骨、牡蛎、合

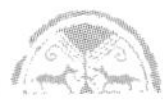

欢清热化痰，宁心安神。全方合用，共奏养阴调肝，化痰宁神之功。

（三）忧思气结，梗阻咽喉（陈良盛医案）

1. 病历摘要：詹某，女，36岁。患者因工作繁忙，心烦着急而致病，2周来咽喉梗塞感，状如桂圆核，咽之不下，吐之不出，咯唾不利。曾于某医院五官科检查咽喉及吞钡透视均未见异常，甲状腺功能正常。服西药无效，求诊于中医。既往无类似病史。检查见口腔无异常，扁桃体不大，舌质淡红，苔薄白，六脉沉弱。

证属忧思气结，梗阻咽喉。治宜破滞降逆，兼以扶正。药用槟榔15 g，乌药、党参各12 g，沉香、藿香梗、紫苏梗、桔梗各9 g。每日1剂，水煎服。服4剂而愈。（新疆中医药，1990，1）

2. 妙法绝招解析：本例病机，从忧思气结，梗阻咽喉认识。治以破滞降逆兼扶正。方中槟榔、乌药、藿香梗、紫苏梗理气行滞；沉香降气；桔梗肃肺化痰；党参益气健脾。

（四）肝郁气滞，痰浊内生（边自谦医案）

1. 病历摘要：王某，女，49岁。自述咽中有物梗塞感8个月，经多方治疗未愈。近1个月来因工作不顺心而症状加重。咽中如有棉絮，咳之不出，咽之不下，胸闷胁隐痛，失眠，多梦健忘，心中忧虑重重，太息为快。舌暗红，苔腻，脉弦滑。食管吞钡透视无异常。

证属肝郁气滞，痰浊内生。治宜疏肝解郁，行气化痰。药用威灵仙、酸枣仁各15 g，厚朴、远志、枳壳各12 g，菖蒲、佛手、法半夏、紫苏梗、陈皮、北刘寄奴、郁金各10 g，柴胡6 g。每日1剂，水煎服。连服21剂而愈。（浙江中医杂志，1992，4）

2. 妙法绝招解析：本例病机，当属肝郁气滞，痰浊内生，痰气交阻咽喉，兼血郁血虚，心神失养。方中柴胡、郁金疏肝解郁；法半夏、紫苏梗、陈皮、厚朴、佛手、枳壳行气化痰；菖蒲芳香化浊；酸枣仁、远志养心安神；威灵仙、北刘寄奴活血通络止痛。全方合用，共奏理气化痰，通络止痛，养心安神之功。

（五）气郁化热，上干咽喉（路志正医案）

1. 病历摘要：马某，女，34岁。患者性情忧郁，去年夏天大渴饮冷后即出现咽喉不适，常有白黏痰阻之，饮水稍多则恶心欲呕，经多方治疗不愈。近2个月来诸症加重，咽部不适，如有物阻，吞之不下，吐之不出，腹胀，纳呆，恶心，口干不欲饮，乏力，小便黄赤，大便不爽，舌暗红，苔黄浊腻，脉细滑。

证属气郁化热，上干咽喉。治宜芳香化浊，清泄湿热。药用茯苓15 g，茵陈、紫苏梗各12 g，苦杏仁、薏苡仁、厚朴各10 g，藿香梗、荷叶梗、法半夏、佛手各9 g。每日1剂，水煎服。服6剂后，诸症减，咽中微堵塞感，口干思饮，腹胀，纳呆，尿黄，大便调。舌红，苔薄黄微腻，脉细滑。此乃湿热未净而现阴伤之证。宗前法佐以醒脾益阴。扁豆、谷芽、麦芽各15 g，太子参、麦冬各12 g，藿香梗、荷叶梗各10 g，苦杏仁、薏苡仁、法半夏、厚朴、佛手各9 g。上方服7剂后痊愈。

又李某，女，35岁。半年前因情志刺激而出现咽部堵塞闷如物阻，渐延至胸部，曾做胃镜检查示浅表性萎缩性胃炎。患者平时急躁易怒，讲话稍多则声嘶欲呕，胃脘嘈杂不适，纳呆，二便调。舌暗红，苔薄黄腻，脉弦滑。证属痰热湿阻，胆胃失和。治宜化浊祛湿，温胆和胃。薏苡仁15 g，茯苓、茵陈、竹茹、半夏各12 g，苦杏仁、枳壳各10 g，郁金、旋覆花各9 g，紫苏叶6 g，甘草3 g。服6剂后。胸部舒畅，急躁后仍咽堵，胃脘嘈杂已除。苔薄黄，脉弦。湿浊已除，加宣肺利咽之品。枇杷叶、竹茹各12 g，桔梗、苦杏仁、牛蒡子、赤芍、枳壳各10 g，紫苏梗、旋覆花、半夏各9 g，胆南星、甘草各3 g。上方服7剂而愈。（北京中医杂志，1992，5）

2. 妙法绝招解析：前例病机，从气郁伤湿，久郁化热，上干咽喉认识。首诊治以芳香化浊，

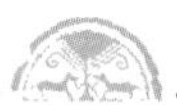

清泄湿热。方中藿香梗芳香化浊；荷叶梗、紫苏梗、佛手、厚朴、法半夏行气除痰；薏苡仁、茵陈、茯苓利湿化浊泄热；苦杏仁宣肺。二诊方中，加太子参、麦冬养阴；扁豆、谷芽、麦芽健脾。后例病机，从胆胃失和，痰热湿阻，咽喉不利认识。治以化浊祛湿，温胆和胃。方中茯苓、薏苡仁健脾化湿；枳壳行气，助半夏燥湿除痰；紫苏叶、郁金、苦杏仁、旋覆花宣肃肺气；茵陈清热利胆；竹茹和胃；甘草利咽，调和诸药。二诊方中，枳壳、紫苏梗、旋覆花行气，助半夏、胆南星除痰；苦杏仁、枇杷叶宣肃肺气；赤芍活血；竹茹和胃；牛蒡子、桔梗、甘草利咽喉。

（六）气虚痰凝，梗阻咽喉（邱美和医案）

1. 病历摘要：刘某，女，42 岁。患者不明原因作咽喉部异物梗塞感年余，前医多用半夏厚朴汤治之未效。刻下精神萎靡，面色无华，体胖纳差，嗳气泛酸或喉中多痰。舌淡胖边有齿痕，苔薄白而腻，脉细。

证属气虚痰凝，梗阻咽喉。治宜健脾利湿，顺气化痰。方选参苓白术散加减。药用赭石 20 g，党参、薏苡仁、茯苓各 15 g，厚朴、白术各 12 g，半夏、桔梗、柴胡、麦芽各 9 g，砂仁 6 g，甘草 3 g。每日 1 剂，水煎服。共服 15 剂而愈。（新中医，1992，2）

2. 妙法绝招解析：本例从脾气亏虚，痰湿内生，梗阻咽喉认识。治以健脾利湿，顺气化痰。方中党参、白术、砂仁、麦芽益气健脾；薏苡仁、茯苓健脾利湿；柴胡、厚朴行气，助半夏除痰；赭石降气；桔梗、甘草利咽。

（七）肝郁气滞，血瘀痰凝（邱美和医案）

1. 病历摘要：叶某，女，39 岁。自述两年前因进食鱼骨鲠咽，经医院取出，而鱼骨刺伤咽部发炎，经抗炎治疗而愈。但以后常感咽喉中异物梗塞，咽痛如刺，顾虑重重，伴胸闷胁胀，经期延长，淋漓不尽，色黑有块，舌边有瘀点，脉弦细。治宜行气活血，化痰利咽。方选血府逐瘀汤加减。党参、当归各 15 g，川芎、牛膝、桃仁各 12 g，枳壳、柴胡、半夏、桔梗各 9 g，红花 6 g，沉香、甘草各 5 g。每日 1 剂，水煎服。服 7 剂后症大减，去沉香后再进 4 剂而咽中异物感消失，后转调经而愈。（新中医，1992，2）

2. 妙法绝招解析：本例患者病机当属肝郁气滞，血瘀痰凝，咽喉不利。治以行气活血，化痰利咽，用血府逐瘀汤加减。方中当归、川芎、牛膝、桃仁、红花、枳壳、柴胡行气活血化瘀；半夏、桔梗、甘草化痰利咽；沉香降气以利咽；党参益气健脾以助活血、除痰。

（八）痰湿积滞，梗阻咽喉（谢强医案）

1. 病历摘要：陈某，女，58 岁。素来情怀不畅，咽梗多年，近两个月加重，如物梗喉，上下窜动，但咽食无妨，胸脘胀满，嗳气频频，纳呆厌食，苔厚腻，脉滑。食管吞钡透视无异常。

证属痰湿积滞，梗阻咽喉。治宜顺气化痰，消食化滞。方选越鞠丸加味。半夏、焦山楂各 10 g，香附、川芎、苍术、神曲、栀子、紫苏梗、党参各 6 g。每日 1 剂，水煎服。服 12 剂后，咽梗渐松，改用炒麦芽 6 g，红茶、厚朴花、佛手花各 3 g，橘络 2 g，泡水代茶饮月余而愈。（江西中医药，1986，2）

2. 妙法绝招解析：本例因肝郁犯脾，脾失健运，痰湿内生，梗阻咽喉所致。治以顺气化痰，消食化滞，用越鞠丸加味。方中越鞠丸行气解郁，化湿消滞，加紫苏梗理气祛痰，党参健脾，焦山楂消食导滞，半夏燥湿化痰。全方合用，共奏行气解郁，燥湿化痰之功。

（九）素体阳虚，寒凝痰结（杨建国医案）

1. 病历摘要：袁某，女，21 岁。自幼体弱多病，前年高考失利后忧郁而成本病。累服半夏厚朴方不效，停药后仍如旧。诊见形寒体倦，少气懒言，咽中如有物梗。舌苔白滑，脉沉迟。

证属素体阳虚，寒凝痰结。治宜温经散寒，温肾暖脾。药用附片 15 g，干姜、麻黄各 12 g，红参、细辛、白芥子、补骨脂各10 g，蜈蚣（研粉冲服）2条。每日1剂，水煎服。服3剂而愈。（浙江中医杂志，1992，3）

2. 妙法绝招解析：本例病机，从阳虚不足，寒凝痰结，咽喉不利认识。治以温经散寒，方中附片、干姜温阳驱寒；助红参以益气；细辛温经散寒；麻黄宣肺散寒；补骨脂温肾暖脾；白芥子除痰；蜈蚣搜风通络。

（十）气滞血瘀，梗阻咽喉（杨建国医案）

1. 病历摘要：白某，女，43岁。8年前因车祸丧夫，忧郁成疾，咽中如有物堵，先后以梅核气、咽炎等求治多年，时好时发。现觉咽中如有物，吞吐时干涩刺痛，心悸头晕，时有胸中刺痛，饮食欠佳，面黄唇紫。舌质暗红而光，根部有瘀点，脉细数而涩。

证属气滞血瘀，梗阻咽喉。治宜行气活血，益气养阴。药用党参30 g，麦冬20 g，桃仁、当归、枳壳、木通各15 g，青皮、赤芍各12 g，红花、生蒲黄、没药各10 g，五灵脂8 g。每日1剂，水煎服。服6剂而愈。（浙江中医杂志，1992，3）

2. 妙法绝招解析：本例病机，从肝郁气滞，瘀血内结，咽喉不利认识。方中桃仁、当归、枳壳、青皮、赤芍、红花、生蒲黄、没药、五灵脂行气活血，化瘀止痛；党参、麦冬益气养阴以扶正；木通清热通络。全方合用，共奏行气活血，益气养阴，化瘀利咽之功。

（十一）肝郁气滞，痰气上结（徐轩医案）

1. 病历摘要：王某，女，38岁。诉咽部似有物梗1个月，饮食无碍，空咽不适，咽梗随情绪变化而变化，纳差，胸闷嗳气，夜寐不宁。检查咽喉无明显异常，食道吞钡透视正常。舌苔白腻，脉细弦。

证属肝郁气滞，痰气上结。治宜燥湿化痰，行气破滞。方选半夏厚朴汤合越鞠丸加减。紫苏梗、茯苓、香附、神曲各10 g，佛手、半夏、苍术、川芎、青皮、陈皮各6 g，厚朴3 g。每日1剂，水煎服。治疗1周而愈。（南京中医学院学报，1992，1）

2. 妙法绝招解析：本例病机，从肝郁气滞，痰气上结咽喉认识。方中苍术、半夏、茯苓、陈皮燥湿化痰；川芎行气活血；青皮、佛手、紫苏梗、香附、厚朴行气破滞；神曲健脾消食。

（十二）中阳不足，气滞痰郁（林泽毅医案）

1. 病历摘要：李某，女，70岁。咽部异物感及上腹部疼痛10余年，曾诊断为梅核气及十二指肠球部溃疡，屡服中西药物效果欠佳。近日感寒及情志不遂后，上症加重。刻下：咽部球状异物感，咯之不下，吐之不出，上腹隐痛，泛酸，口冒凉气，唇舌发凉，伴乏力，大便微干，舌淡红，苔白厚腻，脉迟缓。

证属中阳不足，气滞痰郁。治宜益气温中，理气化痰。药用黄芪60 g，饴糖20 g，炙甘草、半夏各15 g，白芍、紫苏梗、海螵蛸各12 g，砂仁、火麻仁各10 g，桂枝6 g，生姜3片，大枣5枚。每日1剂，水煎服。服2剂而效，服5剂而咽部异物感消失，共服药20余剂，诸症痊愈。（四川中医，1991，9）

2. 妙法绝招解析：本例病机，从中阳不足，气滞痰郁，咽喉不利认识。用小建中汤加减。方中黄芪、桂枝、炙甘草益气温中；砂仁健脾；饴糖补中；白芍和营；紫苏梗、半夏理气化痰；海螵蛸制酸以治胃病；火麻仁润肠通便；生姜、大枣和脾胃。全方合用，共奏益气温中，理气化痰之功。

（十三）血瘀痰凝，梗阻咽喉（林贞慧医案）

1. 病历摘要：林某，女，21岁。病已2年，始因高考落榜，母亲去世，夜寐欠宁而起。胸中如物堵，吞吐不利，精神忧郁，两胁不适，脘闷纳呆，伴闭经3个月。舌质暗滞，苔微黄而腻，脉弦细数。

证属血瘀痰凝，梗阻咽喉。治宜化痰散结，活血化瘀。方选血府逐瘀汤加减。药用生地黄20 g，瓜蒌18 g，竹茹、海蛤壳各15 g，郁金、绿萼梅、泽兰、路路通各12 g，桃仁、红花各10 g，柴胡、枳壳各9 g，大黄6 g。每日1剂，水煎服。服4剂后，咽中不利已除，大便次数增多，月经未潮。原方去大黄、瓜蒌，加柏子仁、牛膝。连服5剂，诸症消失，月经来潮。续以丹栀逍遥散合甘麦大枣汤、酸枣仁汤作善后调理而愈。(福建中医药，1991，6)

2. 妙法绝招解析：本例患者病机当属气滞血瘀，痰浊内生，痰瘀互结，梗阻咽喉。方中柴胡、枳壳、郁金、绿萼梅行气解郁；竹茹清胆和胃；瓜蒌、海蛤壳化痰散结；大黄、桃仁、红花、泽兰活血化瘀，且解经闭；路路通通络以利咽喉；柏子仁养心安神；牛膝活血通经。全方合用，共奏行气解郁，活血化瘀，化痰利咽之功。

（十四）湿热蕴结，阻于咽喉（程昭寰医案）

1. 病历摘要：某患者，男，50岁。自述咽喉部堵塞感3月余，伴胸部堵闷不舒，心烦，且每于午后加重，呃逆不泛酸，口干不欲饮，便溏，舌质红，苔黄腻，脉弦滑。

证属湿热蕴结，阻于咽喉。治宜清化湿热，调气利咽。方选甘露消毒丹加减。药用滑石15 g，茵陈、藿香、苦杏仁各10 g，石菖蒲、连翘、枇杷叶、川贝母、射干各9 g，桔梗、旋覆花（包）、薄荷（后下）各3 g。每日1剂，水煎服。服7剂，自觉咽喉部偶发堵塞感，苔转为薄黄，余症悉除。复诊去菖蒲、连翘、贝母，加紫苏梗10 g，枳实6 g，沉香3 g。服7剂而病愈。(中医杂志，1988，11)

2. 妙法绝招解析：本例多属痰气交阻于咽，或伴阴虚，治疗多用半夏厚朴汤、四七汤，或兼以养阴润燥之品，但也不乏少效者。胃、咽相关，二者关系密切，如梅核气伴有脾胃症状，则宜详辨脾胃失调，从脾胃辨治。如为脾胃湿热蕴结所致者，则宜甘露消毒丹加减治疗。

（十五）肝肾阴亏，兼有血瘀（何世黄医案）

1. 病历摘要：某患者，女，54岁。中风后感咽部堵闷，语声低微，唇舌麻木，口燥而苦，咽干少津，无食欲，口中和，曾服中药200余剂，无明显效果。舌质暗红，舌面干光，脉沉弦细数。

证属肝肾阴亏，兼有血瘀。治宜养阴润燥，活血化瘀。药用茺蔚子、桃仁、红花、天花粉、佩兰、麦冬、石斛、知母、玄参、金果榄、锦灯笼、佛手花、炒麦芽各10 g。每日1剂，水煎服。服6剂后，口苦有所减轻，食欲略增，唾液亦有所增加，说话时仍觉咽部堵闷，午后感觉疲劳。仍当标本兼顾。诃子、金果榄、玄参、麦冬、佩兰、桃仁、红花、炒麦芽、知母、天花粉、香橼、锦灯笼各10 g，青黛3 g。上方服14剂后，症状明显好转，说话清晰有力，口燥、咽干、口舌麻木均大减，咽部堵塞感消失，食欲增进，精神转振，舌质由紫暗而干转为色红，仅舌心尚微糙，脉由沉弦细转为沉缓。根据脉症，显系气机通畅，阴津来复上承，药既中病，治则不变，但可去活血化瘀之药，更增滋阴生津之力。麦冬15 g，玄参12 g，炒麦芽、诃子、天花粉、金果榄、锦灯笼、陈皮、知母各10 g，青黛5 g。服14剂善后。(《中国现代名中医医案精华》第1集，北京出版社，2002)

2. 妙法绝招解析：本例由阴虚所致，常兼见唇舌麻木，舌质暗红或者瘀点，或见于中风有瘀之症后，或梅核气日久不愈，均可有瘀血阻滞，治宜养阴润燥，活血化瘀利咽。

（十六）气阴两虚，气机不畅（李祥云医案）

1. 病历摘要：龚某，女，44岁。4年来出现经后胸闷心悸，神疲乏力，夜寐欠安，腰酸，咽喉不适有异物感，吐之不出，咽之不下，气促，出虚汗。舌质淡，苔薄，脉细。诊断为经后梅

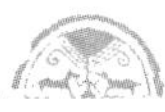

核气。

证属气阴两虚，气机不畅。治宜益气养阴，柔肝利气。药用生铁落（先煎）45 g，怀小麦、首乌藤、合欢皮各30 g，白术、白芍、女贞子、何首乌、生地黄、熟地黄、党参、黄芪、全瓜蒌、牡丹皮、丹参各12 g，麦冬9 g，枳壳6 g。每日1剂，水煎服。服14剂后，诸症明显好转，自觉喉间梅核气减轻，但乳胀，腰酸仍作，脊椎痛。苔薄，脉细。治宜理气活血，疏肝安神。药用生铁落（先煎）45 g，首乌藤、合欢皮各30 g，杜仲15 g，地龙12 g，枸杞子、菊花、绿萼梅、柴胡、羌活、独活各9 g，枳壳6 g。服5剂后，梅核气消失，本次月经今日来潮，经量较前次增多，余症均好转，又续治两个月病愈。3个月后随访未复发。(《中国中医药出版社》，2007)

2. 妙法绝招解析：月经行后，胞脉空虚，阴血不足，脉络不利，血行不畅，故见胸闷。病延日久，气阴两虚，心脉失养，故见心悸、夜寐欠安。气虚故见神疲乏力、气促、出虚汗。肾气亏虚，精血不足，故见经行量少。腰为肾之府，肾虚故见腰酸。气虚脾运不健，生湿聚痰，影响气机，气机不畅，痰气交阻，故见梅核气、乳胀。痰瘀互结，痹阻胸阳，亦可导致胸闷。因此，治疗上以全瓜蒌化痰行气，丹参活血祛瘀；白术、白芍、党参、黄芪、麦冬益气阴、调和气血，女贞子、何首乌、生地黄、熟地黄滋补肾阴，枳壳行气宽中。生铁落，《医林纂要》谓之："宁心神，泻妄火，坠涌痰。"二诊时，因诸症明显好转，另出现脊椎痛、梅核气的症状，故原方进行了适当加减。减去了益气滋肾的药味，加入了活血通络药（羌活、独活、地龙）及化痰疏肝理气药（绿萼梅、柴胡）。又因心悸、夜寐欠眠，故加用生铁落、首乌藤、合欢皮安神镇定。

（十七）心肝血虚，痰气交阻（郑长松医案）

1. 病历摘要：李某，女，39岁。近两年来，常感咽部干燥，如物堵塞，吞咽不下，咳吐不出，咳吐时有黏液随咳而出，且无咳嗽症状，饮食畅顺无阻。并伴头晕乏力，多梦易醒，胸脘满闷，嗳则少宽，经事后期，血淡量少。面色苍白，形体瘦弱，舌稍淡而瘦，苔薄白微剥，脉沉细无力。诊断为梅核气。

证属心肝血虚，痰气交阻。治宜养心滋肝，行气化痰。药用首乌藤、磁石（先煎）、珍珠母（先煎）各30 g，瓜蒌18 g，合欢皮、赭石（先煎）、白芍、茯苓各15 g，姜半夏12 g，陈皮、川厚朴、桔梗、紫苏叶各6 g。每日1剂，水煎2次，共取500 mL，分早晚温服。连进6剂，咽部较前宽松，头晕显著减轻，除咽干稍有加重外，余无进退。守原意增损，加育阴生津之品。按前方去茯苓、姜半夏，加藏青果、麦冬各9 g。再进5剂，咽干及堵塞感基本解除，睡眠时间延长，夜寐依然梦多，体力增加不著，经仍色淡量少。再以滋养心肝，补血安神为主，以冀邪去正复。药用首乌藤30 g，丹参、生地黄、熟地黄、酸枣仁各20 g，合欢皮、百合、白芍各15 g，龙眼肉、何首乌、麦冬、枸杞子各12 g，当归12 g，石菖蒲、远志各9 g。又进10剂，体力日有恢复，除近5日来头晕复发，咽部堵塞感稍有加重外，诸症平稳。再宗初诊原方出入。药用首乌藤、酸枣仁、珍珠母（先煎）各30 g，磁石（先煎）、赭石（先煎）、白芍、合欢皮、麦冬各15 g，藏青果、茯苓、姜半夏各12 g，桔梗、川厚朴、紫苏叶各9 g。又服5剂，咽部已无所苦，诸恙均减。守方继进，以期巩固。共服药40剂，炙脔若失，诸恙悉平。(《郑长松妇科》，中国中医药出版社，2007)

2. 妙法绝招解析：本案自觉咽干如堵，咽不下，吐不出，但饮食时畅顺无阻，胸脘满闷，嗳则少宽，显系气滞不畅，痰涎壅塞之候；痰涎随气升降，气滞则痰壅，故咽部结有黏痰而无咳嗽症状；心主血，肝藏血，心肝血虚则头晕乏力，多梦易醒，舌稍淡而瘦，苔薄白微剥；其经事后期，血淡量少，面色苍白，形体瘦弱，脉细无力均血虚之明征。《金匮要略·妇人杂病脉证并治》云"妇人咽中如有炙脔，半夏厚朴汤主之。"故方中以半夏厚朴汤、瓜蒌、桔梗、陈皮行气开郁，化痰宽中；首乌藤、酸枣仁、百合、何首乌、枸杞子、合欢皮、菖蒲、远志、龙眼肉养心安神，滋肝益阴；珍珠母、磁石、赭石镇心安神；当归、白芍、生地黄、熟地黄、丹参养血活血；藏青果、麦冬育阴生津。

（十八）肝胃不和，肺气失宣（郑长松医案）

1. 病历摘要：张某，女，48 岁。外感失治，咳嗽月余，继之咽中有如物堵塞感，咽不下，吐不出，每经前及感冒后加重。并伴易于烦躁，呃逆嗳气，食后脘闷腹胀，每感冒后胸闷气短，久咳难愈。经候先后不准，血量多少不等。舌尖色赤，苔白稍厚，脉象弦滑。诊断为梅核气。

证属肝胃不和，肺气失宣。治宜疏肝和胃，宣肺化痰。药用合欢皮、香附（捣）、丹参、玄参、赭石（先煎）各 15 g，旋覆花（包）、茯苓、姜半夏、柴胡、莱菔子、紫苏叶、藏青果、槟榔各 9 g，川厚朴 6 g，沉香 3 g。每日 1 剂，水煎 2 次，共取 500 mL，分早晚温服。服 6 剂后，呃逆嗳气已止，食后腹胀减轻，咽中堵塞感进退不著。宗原意出入，加行气宽中，解郁散结之品。按前方去莱菔子、槟榔、旋覆花；加瓜蒌仁、郁金各 12 g，广木香 4 g，陈皮 6 g。服 9 剂后，除月经不调外，诸恙悉除。近一周来，因感冒自觉气逆于喉，即作阵咳，吐痰黏稠，似有物堵塞咽中，吞之不下，吐之不出。仍主原法出入。药用合欢皮、赭石（先煎）、丹参、玄参各 15 g，茯苓、瓜蒌仁、苦杏仁、郁金、藏青果各 12 g，陈皮、姜半夏、桔梗、川贝母、柴胡、旋覆花（包）、紫苏叶各 9 g。服 3 剂后，取效颇捷，除偶有咳嗽外，诸苦若失。守方继进，以冀巩固。共服药 25 剂，除月经不调外，诸恙悉平。（《郑长松妇科》，中国中医药出版社，2007）

2. 妙法绝招解析：本案由外感失治，客邪恋肺，致肺气壅遏不宣，清肃之令失司，故咳嗽延经月余，及每感冒后胸闷气短，久咳难愈；其易于烦躁，经候失期，血量多少不等，皆肝郁气滞，疏泄失常之候；痰气互结，阻于咽中，则咽中如物堵塞，吞不下，吐不出；气机阻滞，胃失和降，则呃逆嗳气，食后脘闷腹胀，苔白稍厚，脉象弦滑。方中半夏厚朴汤、合欢皮行气开郁，化痰宽中；香附、郁金、柴胡、陈皮、莱菔子、槟榔、广木香疏肝和胃，消胀除满；旋覆花、赭石、沉香降逆止嗳；瓜蒌仁、杏仁、玄参、青果、川贝母、桔梗宣肺化痰，育阴止咳；丹参调理经脉。

（十九）肝郁化火，犯肺灼津（郑长松医案）

1. 病历摘要：姚某，女，38 岁。自觉咽部干燥，如物堵塞，吞之不下，吐之不出，反复发作，已逾半年，近日来又为增剧。并伴性急易怒，胸闷不舒。经事尚准。舌胀色赤，苔薄微黄，脉象弦细。诊断为梅核气。

证属肝郁化火，犯肺灼津。治宜清肝育阴，肃肺化痰。药用生地黄、玄参各 30 g，合欢皮、麦冬、白芍、沙参、天花粉各 15 g，石斛、藏青果、郁金各 12 g，牡丹皮、桔梗、旋覆花（包）、射干各 9 g。每日 1 剂，水煎 2 次，共取 500 mL，分两次温服。连进 6 剂遂愈。（《郑长松妇科》，中国中医药出版社，2007）

2. 妙法绝招解析：本案症见性急易怒，胸闷不舒，显系肝郁气滞之候；肝郁化火，灼肺伤津，则清肃失司，痰涎壅滞，故咽部干燥，如物堵塞；其舌胀尖赤，苔薄微黄，脉象弦细，均肝郁化火之象。方中合欢皮、白芍、牡丹皮、郁金清肝疏郁，以冀木达则金气自清；生地黄、玄参、沙参、石斛、天花粉、麦冬、藏青果益阴化痰，清肃肺金，意在金清则木有所制；桔梗、射干、旋覆花清肃降逆，气降则咽自宽。

三、文献选录

本病为原发性或继发性咽及咽邻近器官病变，累及咽腔或咽壁的任一组织，使咽部的感觉神

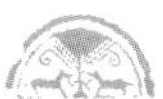

经受到刺激，诱发咽肌痉挛或强直，或吞咽功能受到影响，产生咽异感。还有全身因素，也可导致咽部异常感觉，是通过迷走神经的反射作用，引起内脏运动增强，食管蠕动增加，或环咽肌发生痉挛所致。而精神因素对于咽异感症的发生和轻重起伏，有着明显的影响。以女性居多，多发于 40～50 岁。中医称梅核气。其病机主要为气滞、痰凝、瘀血阻滞咽喉等。

（一）古代文献选录

在古代文献关于咽异感症的论述较多，有喉介、嗌中介介然、咽中如有炙脔、如梅核、梅核气等描述或称谓。《内经》最早论及本病，如《灵枢·邪气脏腑病形》："心脉……大甚为喉介"，"胆病者……嗌中介介然数唾"。汉代张仲景《金匮要略·妇人杂病脉证并治》指出："妇人咽中如有炙脔，半夏厚朴汤主之。"认为以妇人多见是本病的一个特点，其所立半夏厚朴汤一直沿用至今。隋代医家巢元方《诸病源候论》卷 39 指出："咽中如有炙肉者，此是胸膈痰结，与气相搏，逆上咽喉之间结聚，状如炙肉之脔也。"明确提出了痰气搏结的病机。宋代《太平惠民和剂局方》卷 4 最早以梅核之状形容本病，指出："四七汤，治喜怒悲思忧恐惊之气结成痰涎，状如破絮，或如梅核，在咽喉之间，咯不出，咽不下。此七情之所为也。"最早以梅核气命名本病者，可能在明代。朱崇正于嘉靖年间（公元 1552—1567）续增《仁斋直指方》于卷 5 附遗部分中，有"梅核气"论述，其谓："梅核气者，窒塞于咽喉之间，咯之不出，咽之不下，如梅核之状者是也……始因恚怒太过，积热蕴隆，乃成气痰郁结，致有斯疾耳。治宜导痰开郁，清热顺气。"以梅核形容病状，以气说明病之实质。又说："男女或有胸喉间有梅核之恙者，触事无怒，饮食勿冷。"说明本病在男子亦可得之。徐春甫辑订《古今医统大全》卷 27 云"梅核气者，似饱逆而非饱逆，似痰气窒塞于咽喉之间，咯之不出，咽之不下，如梅核之状，故俗谓之梅核气。江南之地比比云之，故从而附之。"

（二）现代病理分析

1. 本病属咽的功能性病变，某些器质性病变所致的咽感觉异常，也可参照本病辨证论治，如反流性食管炎及胃病、全身性疾病如贫血等。但中医临床报道中，除了对肿瘤、异物等以外，凡是能引起咽喉异物感的多种咽喉及其邻近部位器质性（特别是炎症性）病变的症状如咽干、咽痛、咽痒，以及咳嗽、声嘶、咽黏膜红肿、淋巴滤泡增生，甚至直接将急性外感咽喉病、慢性鼻炎与鼻窦炎症等均纳入梅核气或咽异感症的范畴，或作为其诊断依据之一，这是不准确甚至是错误的。梅核气相当于西医咽异感症。中医认为属情志致病，西医认为属咽的精神性疾病范畴。在病症学概念上，梅核气或咽异感症不是咽异物感，而是导致咽异物感的一类疾病；咽异物感不等于梅核气或咽异感症，而是可以见诸如梅核气或咽异感症及其他多种咽喉及其邻近部位器质性（特别是炎症与肿瘤）病变的一种症状。梅核气或咽异感症可以单独存在，也可与咽喉及其邻近部位的器质性病变同时存在，甚至由于患者的恐惧心理或情志原因，后者可进一步引起患者产生梅核气的典型症状，但这毕竟不是单一的梅核气或咽异感症。如果由于后者所致，则不应诊断或至少不应单纯地诊断为梅核气或咽异感症。无论是从中医病症名称规范化发展方向，还是为了更好地深入研究梅核气以及更好地探索、积累、总结梅核气的临床经验，抑或提高中医文献报道的科学性、先进性与获得公认的广泛性，都是十分必要的。因此，对梅核气或咽异感症的诊断应注意鉴别，除了应排除肿瘤外，不要将可引起咽异物感的局部器质性病变如急慢性咽炎、喉炎、扁桃体炎、茎突过长综合征、颈椎病综合征等纳入梅核气或咽异感症的范畴。对咽异物感应强调局部检查的必要性和重要性。

2. 咽异物感产生的原因较为复杂。从中医学角度看，十四经脉中，除足太阳膀胱经、督脉外，余均直接循经咽喉，五脏六腑的病变都可能通过经络从咽喉部反映出来。从西医学角度看，咽神经丛由舌咽神经和迷走神经的咽支以及颈上交感神经节发出的交感神经咽支所组成，上述这些神经支配的脏器，如心、气管、支气管、食管、胃肠、肝、脾、肾、膀胱和颈动脉的病变，也可能从咽部反映出来，临床上尤以胃的病变（如慢性胃炎、胃溃疡）引起咽异物感为多见。从局部来说，咽喉之末梢血管痉挛，或血管功能不全，血管周围可发生溢血水肿，作用于神经末梢和肌肉，可致咽喉、食管肌肉痉挛，上述局部因素以及各种综合不利因素，刺激舌咽、迷走神经末梢，传至延髓中枢，再达大脑皮质感觉中枢，形成病理性兴奋，产生异常感觉。若加之某种精神因素的刺激，放大了异常感觉症状，反过来又刺激咽神经丛，形成恶性循环。神经质者（第一信号系统占优势）在皮质弱化情况下，各种不良刺激易引起皮质的惰性兴奋性，则皮质和皮质下之自主神经中枢及其支配等功能发生一系列改变。如自主神经功能失调，可致心、气管、支气管、肺、腹腔脏器、盆腔脏器功能失调，也可直接或间接反应到咽喉部。内分泌障碍，如妇女更年期综合征，卵巢性激素减少，内分泌功能紊乱，致内环境不稳定，机体感觉阈降低，对各种刺激均敏感，因而易产生咽异物感。颈椎骨质增生，压迫咽喉食管后壁，刺激咽喉黏膜，产生充血水肿；或刺激颈交感神经节，引起自主神经功能紊乱，直接、间接影响咽喉部，产生咽异物感。不同病因所致咽异物感的神经反射原理是类似的，但疾病的性质不同，在诊断方面应尽可能予以区别。至今，中医对咽异感症尚没有一种比较全面而系统的病机认识及其证治分型方法。

3. 咽部异常感觉或内脏病变信息，均由舌咽神经、迷走神经、颈交感神经节传至延髓中枢，再达大脑皮质感觉中枢，形成病理性兴奋，产生咽部异常感觉，反过来又成为咽丛的不良刺激因素，形成恶性循环，通过异感点刺血，可以打断这一恶性循环，建立良性循环。临床上多数患者经咽部刺血后，异常感觉立即消失，迅速痊愈。现根据古代文献与现代报道，将其辨证论治规律简介如下。

（三）辨证论治选录

1. 按脏腑病机辨治：

（1）心主血脉而藏神，若心血不足，神失所养，则多疑善虑，自感喉中如物似癌，心绪不宁，尤以中年妇人多见，可用甘麦大枣汤合归脾汤之类加减。

（2）肝胆主疏泄，脾胃主运化，为气机升降枢纽。若肝气郁结，胆失疏泄，少阳经脉阻滞，气机不利，以咽喉一侧不适为主，或见胸闷不舒，默默不欲饮食，心烦，易干哕，口苦，咽干，脉弦，可用小柴胡汤主之，和解少阳，疏畅气机。方中柴胡和解少阳，疏肝解郁，如急躁易怒，失眠多梦，为中枢神经系统过度兴奋的表现，解郁之法与柴胡具镇静、安定之效用有关；黄芩清少阳之热，配半夏、生姜和胃降逆止哕，伍人参、草、枣以扶正达邪，同时姜枣相配可以调和营卫，通行津液，故邪在少阳或少阳经脉阻滞之证用之良效。

（3）若肝郁犯脾，运化失健，胃失和降，痰浊内生，与气相结，上阻咽喉，则咽中如物，吞之不下，吐之不出，以肝郁犯脾为主者，逍遥散、四逆散之类加减调之。四逆散由柴胡、枳实、白芍、炙甘草四味药物组成。方中柴胡和解少阳，使枢机运转而疏畅肝郁；白芍、甘草调和肝脾，则土木得和而气机流畅。同时，柴胡与枳实同用，可升清降浊，白芍与甘草同用，可以缓急舒挛，合而用之则枢机运转，气机流畅，肝脾得和，咽梗之症自消。

（4）以脾虚，胃失和降为主者，可用旋覆代赭石汤加减以调之，兼肝胃有寒者，酌加干姜、吴茱萸。若肝郁化火伤阴，可用一贯煎或丹栀逍遥散加减，若伴肺阴不足，酌加养阴清肺之品。

2. 按气血津液病机辨治：

（1）主要因郁所致，归于郁证范畴。郁者，气滞、痰凝、血瘀或食积气滞。治在开郁、顺气、化痰、行瘀、消食。气滞与痰凝多互兼，以气滞为主者，证多间歇，每因情志不畅而发或加

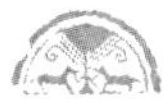

重，咽中梗塞无定位，或胸胁闷胀作痛，可用半夏厚朴汤或四逆散加减治之；半夏厚朴汤由半夏、厚朴、茯苓、生姜、紫苏叶组成。方中半夏散结除痰，厚朴降气除满，紫苏宽中散郁，茯苓健脾渗湿除痰，生姜降逆止呕。合而用之具行气开郁，降逆化痰之功。

（2）以痰凝为主者，咽中梗塞感多持续，时轻时重，虚烦不眠，惊悸不安，胸闷不舒，口苦，善太息，或痰多咳嗽，头晕呕涎，舌苔黄腻，脉弦滑。治宜化痰和胃，清热泄胆，可用温胆汤加减。本方由半夏、橘红、茯苓、炙甘草、竹茹、枳实、生姜、大枣组成。方中二陈汤化痰和胃，竹茹清热泄胆，枳实行气消结，合用则除痰热，调胃胆。痰郁化热，则见胸膈灼热感，心烦，酌加黄芩、黄连。现代有人用此方治疗自主神经功能紊乱、神经官能症、更年期综合征等。

（3）血瘀为变症，多属久病，因于气滞或痰凝，主方酌加失笑散、活络效灵丹之类，或用桃红四物汤、血府逐瘀汤之类加减。因于食积气滞者，越鞠丸加减。

（4）亦有湿浊之邪留聚，致气机阻滞，妨碍于咽，致生梅核气。症见咽梗不利，头身重，胸闷腹胀，大便黏糊不爽，或有热臭，舌苔黄腻，脉弦滑。治宜化湿清热，解毒利咽。用甘露消毒丹主之。本方由白蔻仁、藿香、茵陈、滑石、木通、石菖蒲、黄芩、连翘、射干、川贝母、薄荷等组成，方中藿香、薄荷、白蔻仁、石菖蒲芳香化浊，开泄气机；黄芩、连翘清热解毒；滑石、木通、茵陈清利湿热；川贝母、射干清咽化痰。合而用之，共奏化浊利湿，清热解毒之效。

3. 按逆气里急，冲脉为病辨治：

（1）冲脉挟咽中。冲为血海，女子以血为本。经孕胎产，数损于血，故以妇人多患。血亏则冲脉空虚，逆气里急，咽中梗不利，故《张氏医通》云“凡膈咽之间，交通之气不得降者，皆冲脉上行逆气所作也。”《血证论》亦云：“冲脉亦挟咽中。若是冲气上逆，壅于咽中而为梅核。”治当养血和冲，行气降逆，可用旋覆代赭石汤合四物汤，酌用活血通脉之品，如牛角鳃、穿山甲等。

（2）一般说来，梅核气病机证治可从上述三个方面认识，但三者之间有异有同，应互相参合。可以认为，梅核气以脏腑失调为本，气滞（或气逆）与痰凝为标，瘀血、阴虚、挟寒、挟热等为兼证、变证。在用药方面，应特别注意到行气解郁之品的应用。以上提到的多个方剂中均有疏利气机之药。朱丹溪说：“善治痰者，不治痰而治气，气顺则一身之津液亦随气而顺矣。”不单是治痰宜先治气，而治湿浊、瘀血亦当先治气。因此咽异感症的治疗，治气宜与治痰、湿、瘀兼顾。同时，应注意权衡其标本兼变，合理处方用药，并强调心理治疗，包括认真仔细地询问、检查，使患者产生信任感，同时进行耐心和善的解释、说服，使患者消除疑虑，这样才能取得较好的疗效。

4. 综合治疗，对症辨治：

除了辨证论治以外，中医对咽异感症的治疗亦可采用对症处理。如含服可减轻症状。在临床上常采用疏导疗法（或称刺血法）：以疏通经络气血。气血疏畅导达，则气滞、痰浊、瘀血自消，其异常感觉必然减轻或消失。方法：先用压舌板寻找咽部异感点，一般多在咽后正中（如滤泡），或两侧（如咽侧索），或舌根部（舌扁桃体），异感点确定后，用3～5颗较长的针灸针捆扎一团，尖部以细尼龙管或塑料管套住，留出尖端3～5 mm（不必齐整），针具消毒后，直刺咽壁有异物感的部位，以出血为度（亦可用耵聍钩，钩端长2～3 mm，稍锐利，消毒后，在舌根扁桃体处迅速左右扫动2～3下，使之微微出血，吐出血迹），即吹冰硼散、大黄散（见鼻衄）或青白散（见慢性咽炎），以清热解毒，利咽止痛。此法可立即收到异物感消失或减轻的效果，对局部炎症所致的咽异物感亦有效，必要时于3～4日后可重复一次。我们曾系统观察以此法治疗咽异感症54例（其中男29例，女25例），从即刻疗效分析，刺激后数分钟异常感觉消失者5例，减轻者

44例，无效者5例，总有效率90.6%。有的患者到处求医，效果不显或无效，而经刺激后咽不适感觉立即减轻或消失。此时我们趁机给患者做思想工作，解除种种疑虑，树立其战胜疾病和对医生的信心。再给予辨证施治方药，往往一次治愈。

（四）临床报道选录

1. 刘建基等治疗咽异感症450例：中药组方为代赭石20～30 g，枳壳15～20 g，香附、桔梗、枳实各10～15 g，旋覆花、沉香各9～12 g。西药：谷维素30～50 mg，维生素B_{12} 30 mg，甲氧氯普胺10～15 mg，马来酸氯苯那敏2 mg，地西泮1.25～2.5 mg。中成药：刺五加3片，冬凌草3片。治疗方法中西药并用。中药每日1剂，中午及夜晚10点各服1次。西药及中成药每日3次饭后服。疗程：连服1～2周，一般症状消失1周后停药。共治疗450例患者，治愈312例；有效117例，其中4例依赖药物，停药复发，再药即效，43例虽症状消减，但每因难以解除的精神因素而多次反复；无效21例，有效率为95%。（中原医刊，1992，1）

2. 李剑华等采用咽后壁黏膜下药物注射和煎服中药治疗咽异感症：取0.25%利多卡因2 mL，加维生素B_{12} 0.25 mg/mL，咽后壁局部消毒，于咽后壁两侧黏膜下作小皮丘状点状注射（不宜太深），每侧注射2～3点，每点0.3～0.5 mL，每周注射1次，一般治疗2～3次，同时给予中药：半夏、厚朴、紫苏叶各10 g，生姜3片，每日1剂，水煎服，连服1周。两法结合治疗，西药营养、调节神经，中药疏肝解郁、健脾化痰，收到满意的疗效。总有效率为94.2%。（南京中医药大学学报，1995，4）

3. 王建功等用消核汤治疗咽异感症76例：对消核汤的疗效进行分析，表明中西医结合疗法疗效明显高于西药组。一般认为咽异感症是一种心身病或精神躯体性病变，尤以恐癌患者，本身就顾虑重重，对咽部异常感觉更加精神不安，使感觉加重或“放大”。治疗方法：对照组采用精神安定药物，神经系统镇静药，抗抑郁药，抗焦虑药等。如地西泮、硝基安定、氯氮䓬、氯美扎酮片、眠尔通、谷维素、溴化新斯的明等，酌情使用1～2种。治疗组另加服消核汤：半夏、厚朴、柴胡、香附、红花、白芥子、桔梗、升麻各10 g，陈皮、甘草各6 g。每日1剂，水煎服。结果：治疗组39例，显效17例，有效14例，无效7例，加重1例。对照组37例，显效8例，有效13例，无效12例，加重4例。（医学理论与实践，1995，14）

4. 黄文柱用五花汤治疗咽异感症40例：郁金、大贝母、麦冬、酸枣仁各10 g，绿萼梅、佛手花、川厚朴花、合欢花、玫瑰花各5 g。加减变化：气郁偏甚者加沉香、紫菀；阴伤明显者加石斛、白芍。每日1剂，水煎，早晚2次分服，1周为1疗程。其主要功效为：理气解郁，宣通化痰。共治疗40例咽异感症患者，痊愈28例，好转9例，无效3例，总有效率92.5%。平均服药14剂。（陕西中医，1995，7）

5. 张剑华用白梅利咽汤治疗咽异感症54例：南沙参10 g，生白芍、百合各9 g，绿萼梅、桔梗、嫩射干各6 g，生甘草3 g。肝旺头晕目眩者加穞豆衣、白蒺藜等；肝气郁结胸闷气逆者加广郁金、佛手花、野蔷薇花、炒枳壳等；心悸失眠者加茯神、五味子、炙远志、合欢花等；痰黏喉头咯吐不爽者加牛蒡子、象贝母、地枯萝等；阴虚咽干少津者加天花粉、玄参等；脾虚湿重纳呆者去甘草，加焦白术、怀山药、神曲等。上药每日1剂，分2次煎服。理气解郁，调治肝肺，佐以利咽。共治疗54例，其中显效21例，占38.9%；有效28例，占51.8%；无效5例，占9.3%。总有效率达90.7%。（上海中医药杂志，1992，1）

6. 边自谦用菖远仙佛饮治疗梅核气43例：威灵仙15 g，川厚朴、远志、枳壳各12 g，菖蒲、佛手、半夏、苏梗、陈皮各10 g。胸闷胁胀者，加木香、青皮；胁痛者，加延胡索、川楝子；失眠多梦者，加酸枣仁、龙骨、牡蛎；忧郁不舒、叹息为快者，加郁金、柴胡；病程长或反复发作者，加泽兰、北刘寄奴。上药水煎服，每日 1 剂，水煎，2 次分服。理气、祛痰、开窍、明神。治疗 43 例，自觉症状全部消失，临床治愈，半年内未复发。服药 21 剂而愈者 1 例，12 剂而愈者 6 例，9 剂而愈者 8 例，6 剂而愈者 21 例，3 剂而愈者 7 例。半年后复发者 5 例，再服本方 3～6 剂而愈。(浙江中医杂志，1993，5)

7. 王文川用郁香四逆散治疗咽异感症 43 例：郁金、香附、白芍各 15 g，半夏、柴胡、枳实各 10 g，桔梗 8 g，甘草 3 g。阴虚火旺加玄参、知母、黄柏；气虚加党参、黄芪、白术；血虚加熟地黄、当归、阿胶；血瘀加五灵脂、蒲黄；肝气犯胃加川楝子、延胡索；肝火上炎加黄芩、龙胆。每日 1 剂，水煎，分 2 次服。共治疗 43 例，痊愈 34 例，有效 9 例，其中半年内复发 2 例，再用本方治疗仍有效。(福建中医药，1991，2)

8. 石景伟等用清利咽喉汤治疗咽异感症 50 例：生地黄、连翘各 30 g，香附、枳壳、黄芩、桔梗、麦冬各 10 g。每日 1 剂，水煎，分 2 次服。急性期加板蓝根、蒲公英各 15 g；呃逆加佛手 10 g；失眠加五味子 10 g；声哑加胖大海 10 g。治疗期间禁油腻、辛辣之品，一般 1～2 个疗程(每疗程为 7 日)，症状基本消失，再用金银花、胖大海当茶饮，可收治病除根之目的。共治疗 50 例，结果治愈 9 例，显效 24 例，有效 15 例，无效 2 例，总有效率 96%。(吉林中医药，1993，4)

9. 王忠全等用宣郁散结汤治疗咽异感症 100 例：党参 30 g，焦山楂 20 g，半夏、陈皮各 15 g，紫苏梗、厚朴各 10 g，川贝母、穿山甲珠各 6 g。每日 1 剂，水煎，分 2 次服。肝郁甚加柴胡、白芍；瘀滞明显加赤芍、地龙；夜难安寐加炙远志、龙骨；大便秘加枳实、生大黄；气虚者加黄芪；阴虚加麦冬、石斛。服药最少 3 剂，最多 9 剂，平均 6 剂。共治疗 100 例，结果：治愈 68 例，好转 30 例，无效 2 例。(云南中医中药杂志，1996，5)

10. 张再跃等用加味逍遥散治疗咽异感症 198 例：当归、炒白术、厚朴、柴胡、白芍、茯苓皮、木蝴蝶各 15 g，薄荷、炙甘草各 9 g。每日 1 剂，水煎，空腹分 2 次温服。6 剂为 1 疗程，经 1～3 个疗程治疗后，共治疗 198 例（男 86 例，女 112 例），治愈 172 例，好转 14 例，无效 12 例。(新中医，1997，8)

11. 全明洙用顺气消食化痰汤治疗咽异感症 40 例：陈皮、青皮、胆南星、半夏、紫苏子、莱菔子、柴胡、升麻、桔梗、香附子各 10 g。每日 1 剂，水煎分 2 次服。情志异常者加炒枣仁 20 g，柏子仁、龙眼肉各 10 g；饮食不洁者加神曲 40 g，鸡内金、炒麦芽各 10 g；上呼吸道感染者加金银花 20 g，板蓝根、蒲公英各 50 g。共治疗 40 例，结果：痊愈 28 例，有效 8 例，无效 4 例。(吉林中医药，1993，4)

12. 金慧鸣辨证治疗咽异感症 78 例：肝郁痰结型用云茯苓、柴胡各 12 g，半夏、厚朴、紫苏梗、生姜、郁金、陈皮、香附、夏枯草各 10 g；肝郁气滞型用白芍 15 g，柴胡、云茯苓各 12 g，枳实、香附、郁金、桔梗、紫苏叶、佛手各 10 g，甘草 6 g；化火加牡丹皮、夏枯草等。肝胃不和型用赭石（先煎）、柴胡各 15 g，合欢皮 12 g，旋覆花（包）、生姜、法半夏、香附、云茯苓、竹茹各 10 g，甘草 6 g。气滞血瘀型用桃仁、当归、柴胡各 12 g，夏枯草、枳实、桔梗、郁金、川芎、赤芍、红花、川牛膝各 10 g，甘草 6 g；心脾两虚型用黄芪 20 g，茯苓、酸枣仁各 15 g，白术、柴胡、当归各 12 g，人参、郁金、远志各 10 g，炙甘草 6 g。每日 1 剂，水煎服；10 日为 1 疗程。用 1～2 个疗程，结果；治愈 58 例，好转 16 例，无效 4 例，总有效率 94.9%。(中国中医基础医学杂志，2003，8)

13. 王之良用通天打地汤治疗梅核气 250 例：连翘 30 g，玄参、赤芍各 15 g，荆芥、防风、枳壳、桔梗、天花粉、浙贝母各 10 g，牵牛子、黄芩各 6 g，白芥子、灯心草、甘草各 3 g。咽喉痛甚加射干、海浮石。对照组 90 例，用四气汤：半夏 15 g，厚朴、紫苏梗、茯苓各 10 g，生姜

6 g。每日 1 剂，水煎服；7 日为 1 疗程。结果：两组分别显效（症状消失；咽部黏膜无充血，后壁淋巴滤泡及咽侧索红肿消失或明显减轻）85、15 例，有效 142、49 例，无效 23、26 例，总有效率 90.8%、71%（$P<0.05$）。（中国社区医生，2004，6）

14. 邱美和治某患者：女，42 岁。患者不明原因咽喉部异物梗塞感已 1 年余。前医有作咽喉炎治疗，或消炎或清热解毒，亦有按梅核气用半夏厚朴汤治疗者，或见效或停药复发，或罔效。刻诊：患者精神萎靡，面色无华，体胖纳差，嗳气泛酸。舌胖淡边有齿印，苔薄白而腻，脉细。从健脾利湿，佐以化痰顺气法治之。药用参苓白术散加减。赭石（先煎）20 g，党参、薏苡仁、茯苓各15 g，厚朴、白术各12 g，半夏、桔梗、麦芽、柴胡各9 g，砂仁（后入）6 g，甘草3 g。服药 9 剂精神转佳，饮食增，异物感减，守原方再进 6 剂病愈。（新中医，1992，2）

15. 邱美和治某患者：女，61 岁。咽喉部异物感 3 年余，屡服清热解毒之土单验方及养阴之品，也有作慢性咽炎用消炎药，均不效，自诉晨起受凉后咽喉更觉不舒，有火辣感，伴畏寒，咯痰色白，舌淡红，苔薄白，脉沉细，以温阳散寒，佐以化痰活血法治之，方选麻黄附子细辛汤加味。白术、泽泻各12 g，麻黄、附子（先煎）、半夏、川芎、桃仁、桔梗各9 g，细辛、甘草各3 g。每日 1 剂，水煎，分 2 次服。服 4 剂后症状减，咽喉火辣感消，复诊守上方去泽泻，加熟地黄15 g，增附子为15 g。再服 12 剂病痊。本病久则以阴虚为多见，但屡投养阴清热之剂不效者，当于细微处辨识是否阳虚，如虽觉咽部火辣感，但伴畏冷，舌淡红而非舌质红，脉沉细，均为阳虚而非阴虚，阳虚寒凝，痰瘀交阻于咽，治宜温阳散寒，兼以化痰活血，可选用麻黄附子细辛汤、阳和汤加减。（新中医，1992，2）

16. 洪钱江治某患者：女，21 岁，咽部如有梅核阻塞，哽哽不舒，喜咯痰，痰出后咽中觉舒，反复发作 6 年，面白神疲，易感冒，舌苔薄白，脉细。检查：咽底有颗粒结节增生，色微红，后鼻孔有黏脓涕，素体气虚，外卫不足，浊涕不化，停聚鼻窍，下留咽部而生之梅核气。治当益气固表，通窍利咽。方选苍耳子散合玉屏风散加减。药用生黄芪、辛夷、鱼腥草各15 g，炒白术12 g，防风、苍耳子、露蜂房各9 g，桔梗、生甘草各6 g，细辛3 g。每日 1 剂，水煎，分 2 次服。并配合局部滴鼻药，改善通气。服完药后症状改善，调治月余而愈。鼻与咽均为肺所主，鼻咽关系密切，互为影响，若鼻窍不利而使痰气交阻于咽，则又宜宣鼻窍顺气化痰。可选苍耳子散加减。（江苏中医，1991，5）

（五）经验良方选录

1. 赭石、牡蛎各30 g，茯苓15 g，麦冬、玄参各12 g，旋覆花、半夏、射干、佛手各9 g，桔梗6 g，生姜3 g。加水煎沸 15 分钟，过滤取液，渣再加水煎 20 分钟，滤过去渣，两次滤液兑匀，分早晚两次服，每日 1 剂，口苦，舌苔黄，脉弦数加全瓜蒌15 g，竹茹、黄芩各9 g；呕恶、痰多、胸痞脘闷加天南星9 g，白矾 1 g（冲服）；口干，舌质紫黯有瘀斑瘀点，脉涩加郁金、降香各9 g，桃仁12 g。主治梅核气。

2. 白茯苓、远志肉、白芍各10 g，绿萼梅、玫瑰花、佛手花、厚朴花、姜半夏各6 g，生甘草3 g。每日 1 剂，水煎，日服 2 次。主治七情郁结，气滞痰凝，咽异感症。

3. 芹菜1500 g，蜂蜜250 g。将芹菜捣烂取汁与蜂蜜调和，煎熬成膏，每次服 5 mL，每日数次。主治咽异感症、慢性咽炎、咽干口燥者。

4. 茯苓15 g，当归、白芍、白术、半夏各10 g，柴胡、生姜、厚朴各6 g。每日 1 剂，水煎，2 次分服。如有精神抑郁不爽者加远志10 g，菖蒲6 g；有叹息不止、胸中不舒者加瓜蒌皮15 g；有失眠多梦者加酸枣仁10 g；有急躁易怒者加生石决明30 g，夏枯草6 g。每日 1 剂，水煎服。主治梅核气。

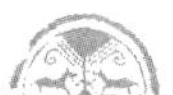

5. 半夏（砸碎）500 g，醋 2500 mL。将醋、半夏入锅内浸泡 24 小时，煮沸捞弃半夏，加入苯甲酸钠（量按药液的 0.5%加），过滤，分装 100 mL 瓶备用。每次服 10 mL，每日 1～2 次。主治咽异感症痰湿结聚，气血瘀滞者。

6. 大枣 1000 g，玄参 125 g，香橼 65 g。上药入沙锅，加水适量，文火煎，倒出大枣晾干备用。即成药枣，每日 3 次，每次服 5～7 个药枣，或不定时，随便服用，但每日不超过 30 个为宜。主治梅核气。

7. 香附子、青皮、陈皮、木香、紫苏梗各 12 g，郁金、乌药、厚朴花、制半夏、山豆根、射干各 9 g，甘草 3 g。每日 1 剂，水煎，2 次分服。主治咽异感症痰湿中阻，气痰上逆者。

8. 胖大海、青果、金银花、生地黄、玄参、麦冬、桔梗、甘草、木蝴蝶各 10 g。将上药放入茶壶中，冲入沸水，3～5 分钟后先张口吸水蒸气，再代茶频饮。每日 1 剂。主治梅核气。

9. 麦冬 15 g，南沙参、桔梗、炙紫菀、款冬花、苦杏仁、枇杷叶、百部、生甘草各 10 g，每日 1 剂，水煎服。7 剂为 1 疗程。治疗慢性咽炎、咽异感症所致刺激性咳嗽者。

10. 麦冬 20 g，生地黄、玄参各 15 g，黄芩、枇杷叶、石斛、射干各 10 g。水煎服，每日 1 剂，日服 2 次。滋阴凉血，清热利咽。主治咽异感症虚火上炎者。

11. 瓦松、蜂糖各 30 g，鸡蛋 3 枚，香油 3 g。瓦松加水 500 mL，急火煎至 300 mL，离火去渣。兑入蛋清、糖、油，搅匀。每日 1 剂，分早、中、晚呷服。主治咽异感症。

12. 丹参 35 g，瓜蒌 30 g，茯苓 15 g，紫苏叶、川厚朴各 10 g，生姜 9 片，橘叶 3 片。每日 1 剂，水煎服。主治慢性咽炎、咽异感症。

13. 薄荷 9 g，麦冬、桔梗各 6 g。上药作茶叶冲开水，频频少量含咽。每日 1 剂，水煎服。主治慢性咽炎、咽异感症。

14. 霜降季节以后，挑选粗大丝瓜藤，约在近根 30 cm 处剪断，将两个断头插入瓶中，自然流出水。此汁为天萝水，加开水服。主治咽异感症。

15. 生地黄、玄参、麦冬、藏青果、胖大海、南沙参、太子参、陈皮、薄荷各 12 g。每日 1 剂，水煎服。主治慢性咽炎、肺脾郁热型咽异感症。

16. 鲜蛇莓草 100～200 g（干品 10～50）。每日 1 剂，水煎服。分早晚服，20 日为 1 疗程。主治慢性咽炎、咽异感症。

17. 女贞子、蒲公英、墨旱莲各 30 g，合欢皮 15 g，陈皮、延胡索各 10 g。每日 1 剂，水煎服。主治慢性咽炎、咽异感症。

18. 胖大海 12 g，青果、麦冬各 10 g。每日 1 剂，水煎服. 以水代茶饮。清热利咽、养阴生津。主治慢性咽炎，口干咽燥者。

19. 紫苏梗、香附 12 g，半夏、陈皮、厚朴、乌梅各 10 g，甘草 6 g，生姜 3 片。每日 1 剂，水煎服。主治梅核气。

20. 生地黄、山药、女贞子、茯苓、泽泻、牡丹皮各 15 g。每日 1 剂，水煎服。主治咽异感症肺肾阴虚者。

21. 生地黄 60 g，麦冬 30 g。每日 3 次，水煎服。主治慢性咽炎，咽异感症咽干明显者。

第二节　痤　疮

一、病证概述

痤疮，是一种由毛囊皮脂腺引起的慢性炎症性皮肤病。好发于皮脂溢出部位。常伴有皮脂溢出，在面胸背部发生粉刺、丘疹、脓疱、结节、囊肿及瘢痕等损害。主要发生于青年男女，一般到中年后逐渐减少自愈，但化脓性痤疮或瘢痕性痤疮往往反复难愈。常见的发病因素，主要有内分泌因素，毛囊皮脂腺导管角化异常、微生物的感染、免疫学因素，另外还包括其他诸如饮食、情绪紧张、某些化学因子及药物因素。目前西医治疗原则主要以祛脂，溶解角质，杀菌消炎及调节激素水平。本病与中医文献中记载的肺风、粉刺相类似。根据临床辨证采取疏风宣肺，清热解毒；清热化湿，通腑解毒；健脾利湿，化痰软坚等方法治疗，可收良效。

二、妙法绝招解析

（一）毒热互结，蕴于肌肤（张志礼医案）

1. 病历摘要：贾某，女，18岁，入高中3年来，面部红疹日益增多，三个月前去美容院做治疗性皮肤护理后，面部红疹明显加重，有部分红疹化脓、疼痛，素日便干，心烦，经期提前、量多，面红热。查体见：面部对称性红丘疹，以面颊部为明显，多数有白色脓头，周围红晕明显，触痛，舌边尖红，苔白腻，脉弦滑数。

证属毒热互结，蕴于肌肤。治宜清热解毒，凉血散结。药用蒲公英、生地黄各30 g，金银花、连翘、紫花地丁、桑白皮、地骨皮、野菊花、牡丹皮、赤芍、瓜蒌、夏枯草各15 g，熟大黄、益母草、黄芩、栀子各10 g，羚羊角粉（冲）0.6 g。每日1剂，水煎服。服药14剂，面部脓疱全部消失，红丘疹色淡，心烦消失，但大便仍干，还有少数新起红色丘疹。前方去连翘、金银花，加玫瑰花10 g，槐花30 g，继服。面部仅见色素沉着，经量减少，大便调。（《张志礼医话验案精选》，人民军医出版社，2008）

2. 妙法绝招解析：本病患者属青春期，气血旺盛，于美容后发病，是由于毒邪内侵，搏结气血而化热，热毒炽盛，则红疹化脓。热极伤阴则出现便秘，心烦。热迫血妄行则出现月经量多，经期提前。故治重用清热解毒之蒲公英，加金银花、连翘、野菊花加强解毒之功。地骨皮、赤芍、牡丹皮清热凉血。黄芩清热祛湿，栀子清热除烦，瓜蒌润肠通便，大黄清热通便，夏枯草清热泻火，羚羊角清热解毒，用于治疗温热疾病。

（二）肺胃湿热，复感风邪（欧阳恒医案）

1. 病历摘要：施某，女，28岁，诉额面发疹粒2年多，间有痒痛感并兼。患者两年前额面部发生几粒红色疹子，抓之出血，继而逐年增多，红疹子或脓针头状脓疱周围发赤，每次进食辣椒尤显，在我院已服过丹参酮，外搽皮炎平及克痤隐酮乳膏等，时好时坏，间有痒或痛感。口干喜饮，二便尚可。查体见：颜面较为油腻，额面部红斑丘疹，杂有少许脓疱，针头状大小，部分呈萎缩性瘢痕，色素沉着，颧面部生有黑头粉刺样物，舌质红，苔薄黄，脉象弦略数。

证属肺胃湿热，复感风邪。治宜疏风清热，清胃凉血。药用桑白皮、枇杷叶、生地黄各15 g，当归12 g，玉竹、黄芩、升麻、牡丹皮各10 g，黄连3 g。每日1剂，水煎，分两次服。服7剂后，自我感觉面部油腻现象有减轻，红色疹粒尚在，未见新脓疱发生，舌脉大致同前。守方加决明子15 g，以通泄湿热之邪。再服7剂后，额面部红斑疹粒大部分消失，遗脱屑和色素沉着

斑，仍守方不变，再服10剂，额面部光亮，给予二白药膏护肤以善后。（《欧阳恒临床经验集》，人民卫生出版社，2008）

2. 妙法绝招解析：本病患者面部皮肤油腻，又每于进食辣椒之后发病尤甚，所以很明显体内存在湿热，在面部发生红色疹子大多与肺胃有关，故本病从表以疏风清热治肺，内以清胃凉血。方用清胃散加减成方，牡丹皮清热凉血，当归养血和血，升麻散火解毒，与清热之黄连相配伍使上炎之火得散，内郁之火得降，并为阳明引经之药。方中玉竹入肺胃经养阴润燥，以防热伤阴，黄芩、黄连清热燥湿，桑白皮入肺经清肺热，枇杷叶入肺胃经清肺胃热，后予决明子以通便使湿热从下而解。

（三）肾水不足，阴虚火旺（欧阳恒医案）

1. 病历摘要：狄某，女，18岁，颊面部发疹4个多月。春节前后吃火锅，发现面部长疹几粒，自行抓之出血，继而颊面部多发，红色疹粒遍布，米粒状黑色疹粒可挤出白色粉状物，局部轻痛感，在月经前剧，月经过后自行有减轻势，平时睡眠欠佳，易做梦。查体见：体型苗条，瘦身材。双侧面颊部泛现红色斑丘疹，周边有3～5个针头状脓疱，周围炎性潮红。颈背部有散在性类似皮疹，唇红，口干。舌质淡，苔薄黄。脉弦细略数。

证属肾水不足，阴虚火旺。治宜滋阴降火，清热凉血。药用生地黄、决明子、生石膏各15 g，山茱萸、茯苓、牡丹皮、泽泻、知母、黄柏、白芍、黄芩各10 g。每日1剂，水煎，分两次服。服药10剂，面颊部红斑丘疹或脓疹已经去了三分之一，无特殊不适，守方15剂。面颊部皮损消失。给予知柏地黄丸善后。（《欧阳恒临床经验集》，人民卫生出版社，2008）

2. 妙法绝招解析：本病患者正值青春期，本身体瘦，且平时睡眠欠佳易做梦，于进食火热之火锅之品而发病，所以患者系阴虚火旺体质，又因火热诱发本病，故在治疗上标本兼治，采用知柏地黄丸加减获得良效，因本病患者气血正旺，故去方中熟地黄、山药滋补之品，只用山茱萸。用泽泻、牡丹皮、茯苓以泻肾浊，去肝火、渗脾湿；知母、黄柏清虚热；石膏泻胃火；黄芩去湿热；决明子以轻泻通便除湿热。本病例也告诉我们在诊治痤疮时，虽大多与肺胃积热有关，但是不可一概而论，要明确病证再对症用药。

（四）湿热内蕴，瘀热交阻（徐宜厚医案）

1. 病历摘要：李某，女，20岁。就诊时间1997年10月3日。现病史：面部、胸部、背部广泛出现痤疮已经有5年，曾到多家医院诊治无效，面部痤疮反复化脓感染，并形成痤疮大小的瘢痕及色素沉着，思想非常之紧张。检查：患者面部、额头部见广泛的痤疮，上有脓节，有的痤疮形成瘢痕疙瘩及色素沉着，背部和上胸也有散发的痤疮，皮肤呈油性。

证属湿热内蕴，瘀热交阻。治宜清热利湿，解毒散结。药用茵陈、白花蛇舌草、虎杖、蒲公英、生石膏各30 g，金银花、夏枯草、玄参、黄芪、紫花地丁、连翘各15 g，赤芍、浙贝母、桃仁各10 g。每日1剂，水煎内服，连服14剂后，皮疹明显减少，复诊时去虎杖、紫花地丁，加莪术、石斛。连服1个月，皮损基本痊愈。（中医杂志，1998，2）

2. 妙法绝招解析：方中茵陈、白花蛇舌草、虎杖清热利湿解毒，蒲公英、夏枯草、浙贝母、玄参、黄芪、紫花地丁、连翘解毒散结，桃仁、赤芍化瘀散结，金银花、生石膏清热泻火解毒。

（五）胃肠湿热，血络不畅（中国中医科学院西苑医院皮肤科医案）

1. 病历摘要：王某，女，23岁。18岁颜面始出粉刺，未经治疗，至20岁病情加重，颜面布满大小不等脓疱，以面颊及鼻周为重，治疗1年余，未效而求治于我院皮肤科。查：面部油腻，毛孔粗大，面颊及鼻周见多数散在黑头粉刺及米粒至豌豆大小脓疱，舌淡红、苔微黄而腻。大便较干，汗不出。

证属胃肠湿热，血络不畅。治宜清热利湿，凉血消痈。方选茵陈蒿汤合五味消毒饮加减，药用马齿苋、丹参各30 g，金银花20 g，白花蛇舌草、连翘、紫花地丁、大青叶、野菊花各15 g，黄连9 g，陈皮、生大黄、生甘草各6 g。每日1剂，将上药用冷水浸泡30分钟，后诸药同煎，首煎沸后文火煎30分钟，第二煎沸后文火煎20分钟。将所得两煎药液混合。分两次温服。服用本方时忌食辛辣刺激之品。连服2周，二诊时皮损有较明显减轻，皮脂溢出缓解，后去紫花地丁、大青叶，加败酱草30 g，莪术10 g，连服3周，皮损显著减轻，皮肤油腻有较明显改善。三诊去生大黄，改丹参20 g，服用2周，皮损基本痊愈。（《皮肤病验方妙用》，科学技术文献出版社，2010）

2. 妙法绝招解析：方中金银花、连翘、紫花地丁、大青叶、野菊花、生甘草清热解毒，马齿苋、蛇舌草、黄连清热利湿，丹参凉血消痈，生大黄化瘀散结，陈皮健脾、防诸药伤脾胃，同时助诸药祛湿。现代药理研究表明，马齿苋、大黄对大多数革兰阳性菌、部分革兰阴性菌有抗菌作用，目前已知的抗菌机制为抑制菌体糖及糖代谢中间产物的氧化、脱氢、脱氨，并能抑制蛋白质和核酸的合成，同时大黄有一定的雌性激素样作用。丹参含维生素E，有雌性激素样作用，其体外抗菌试验表明，丹参提取物丹参酮具有广谱抗菌作用，对痤疮丙酸杆菌有较强的抗菌活性，尚有温和的雌激素样活性，抗雄性激素作用和抗皮脂腺分泌作用。白花蛇舌草对金黄色葡萄球菌有较强抑制作用，还有很强的抑制皮脂腺分泌的作用和抗雄性激素的作用。生甘草有抗菌、抗病毒、抗炎、抗过敏作用，同时有类似肾上腺皮质激素样作用。

（六）湿热互结，熏蒸头面（沈冬，许铣医案）

1. 病历摘要：兰某，女，24岁。面部发生丘疹粉刺3年。有黑头和脓疱，平素皮肤多油，皮疹无痒痛。月经正常，但月经前易起皮疹，以下颌为多。检查：颜面，尤其是前额有多数密集丘疹和黑头粉刺，并伴有小脓疱，周围红晕，舌红苔薄，脉数。

证属湿热互结，熏蒸头面。治宜清热解毒、活血消痈。药用白花蛇舌草、丹参、夏枯草、生石膏各20 g，益母草、黄芩、连翘、白蒺藜各15 g，龙胆、苍术各10 g。每日1剂，水煎服。服20剂后复诊，脓疱全消，丘疹消失。（临床皮肤科杂志，2000，4）

2. 妙法绝招解析：中医理论认为，痤疮的生成与肺胃湿热关系密切，凡脾胃素虚，或饮食不节损伤脾胃，均可导致运化失常；过饮茶酒，恣食油腻鱼腥之品，均可助湿化热，湿热互结，熏蒸头面，致皮脂分泌过盛，皮肤油腻发亮，复感毒邪，阻塞毛窍，使气血壅滞，外发肌肤而生成脓疱等；日久血瘀气滞，形成囊肿、结节。复方蛇草汤以清热解毒、祛湿活血为治则，理法相应，切中肯綮。方中君药白花蛇舌草清热解毒、活血消痈，为痈疡的要药；黄芩、连翘为臣药，一方面助君药清热解毒，另一方面可清肺胃湿热，消痈散结；丹参、益母草、生石膏、夏枯草、龙胆和白蒺藜，清利肝胆肺胃湿热、软坚散结、平肝疏肝、活血凉血共为佐使；苍术偏温健脾胃，反佐大量苦寒之品以防伤胃。现代药理研究表明：白花蛇舌草可增强机体免疫力，刺激网状内皮细胞增生，增强白细胞吞噬能力，有抗菌、消炎作用，并有很强的抑制皮脂腺分泌作用；黄芩、连翘都可降低毛细血管通透性，减少炎性渗出；夏枯草、龙胆亦有抗菌消炎作用；其中黄芩、龙胆和丹参对痤疮丙酸杆菌有明显抑制作用。

（七）肺热上蕴，热毒伤阴（周学志，孙风艳医案）

1. 病历摘要：李某，女，23岁。颜面生痤疮已有5年，现病史：5年多来额部、面颊部反复出现丘疹、粉刺，挤压后有皮脂样物溢出，时轻时重，缠绵不断，屡治不效。自觉瘙痒并伴油性皮脂溢出。检查：额部、面颊部、颏部见散在红丘疹，舌红苔薄，脉滑。

证属肺热上蕴，热毒伤阴。治宜养阴清热，和营活血。药用丹参30 g，金银花20 g，天花

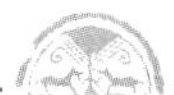

粉、白花蛇舌草各15 g，陈皮9 g，白芷、赤芍、皂角刺、穿山甲、生甘草各6 g。每日1剂，水煎服。服1周后，皮损如前，经来前加重，经后减轻，月经后期，经量少，舌苔薄，脉滑，前方加当归、益母草、淫羊藿、肉苁蓉。3周后，皮肤瘙痒已除，皮脂溢出减少。再服2个月，皮疹已消大半。又服3个月，皮损全消，无不适。(黑龙江中医药，2001，2)

2. 妙法绝招解析：方中金银花性味甘寒，最善清热解毒疗疮，前人称之谓"疮疡圣药"，故重用为君。然单用清热解毒，则气滞血瘀难消，肿结不散，又以赤芍、陈皮行气活血通络，消肿止痛，共为臣药。疮疡初起，其邪多羁留于肌肤腠理之间，更用辛散的白芷相配，通滞而散其结，使热毒从外透解；气机阻滞每可导致液聚成痰，故配用白花蛇舌草、天花粉清热化痰散结，可使脓未成即消；穿山甲、皂角刺通行经络，透脓溃坚，可使脓成即溃，均为佐药。甘草清热解毒，并调和诸药，诸药合用，共奏清热解毒，消肿溃坚，活血止痛之功。

（八）风热蕴肺，毒火上攻（沈绍功医案）

1. 病历摘要：张某，女，17岁。患者2个月前开始出现颜面肤色潮红，并见散在丘疹，1周后出现黑头丘疹，挤压后可见白色粉质物，有扩散倾向，曾在某医院门诊治疗1个月，但疗效不显，甚至出现散在脓疱，局部微肿，十分苦恼，经人介绍前来求治。刻下病见：丘疹色红，散在黑头，口渴喜饮，小便短赤，大便秘结。舌质红，苔薄黄，脉弦数。

证属风热蕴肺，毒火上攻。治宜疏风清热，凉血解毒。方选《医宗金鉴》枇杷清肺饮加减。药用败酱草、丹参、白花蛇舌草各30 g，蒲公英15 g，枇杷叶、桑白皮、桔梗、茯苓、陈皮、黄柏、牡丹皮、赤芍、当归、野菊花各10 g。每日1剂，水煎分2次服。连服7剂后，丘疹颜色略变浅，口渴减轻，小便短赤已除，但仍便干不爽，肺热渐退，前方加制大黄、全瓜蒌，通腑清肺。再服14剂，皮损逐渐恢复，口渴已止，小便已清，大便转调。每日改服1次，1个月后诸症消除，皮损恢复正常。(沈绍功验案精选，学苑出版社，2006)

2. 妙法绝招解析：痤疮是颜面、胸背等处发生的炎性丘疹，因挤之有碎米粒样白色粉质而得名，好发于青年男女，与中医学文献中记载的"肺风粉刺"相类似。《医宗金鉴·外科心法》中关于肺风粉刺的论述云："此证由肺经血热而成。每发于面鼻，起死疮，形如赤屑，破出白粉。"沈师认为此病是由于肺经有热，复感外风，瘀热伤络，熏蒸肌肤而发，在本病的发生过程中，热毒贯穿始终，因此要以清热解毒为主要法则。枇杷叶、桑白皮、桔梗宣肺疏风清热，透邪外出；败酱草、蒲公英、野菊花、黄柏、白花蛇舌草清热解毒，引热下行；茯苓、陈皮健运脾胃，利湿消肿；丹参、牡丹皮、赤芍活血凉血，通过凉血清营使瘀毒外解；由于肺与大肠相表里，当归合野菊花以及制大黄、全瓜蒌清肠通腑利于肺热的清除。

（九）肝气不舒，瘀血阻滞（沈绍功医案）

1. 病历摘要：徐某，女，24岁。痤疮反复发作7年，虽经多方治疗，仍时好时坏，心情抑郁，闷闷不乐，经病友介绍前来门诊求治。刻下症见：粉刺不愈，经前加重并出现疼痛，伴月经不调，量少腹痛，经行舌黯红，苔薄黄，脉弦涩。面部、上胸、后背多处有粉刺、结节，并有散在脓疮，色暗红间或带黑，皮肤油腻光亮。由于心情抑郁，精神压力较大，以致肝郁气滞，血行不畅，出现月经不调，量少腹痛，经行有块，其色黯红。

证属肝气不舒，瘀血阻滞。治宜疏肝解郁，活血散结。方适《医学统旨》柴胡疏肝散合《医林改错》血府逐瘀汤加减。药用丹参、败酱草、草决明、白花蛇舌草各30 g，生黄芪、生薏苡仁、生地黄各15 g，柴胡、香附、枳壳、川芎、赤芍、桃仁、红花、川楝子、延胡索各10 g。每日1剂，水煎分2次服。连服14剂后，粉刺及脓点明显减少，情绪转佳，精神转好，正值月经来潮，经量仍少，少腹隐痛。故前方加泽兰、川牛膝，加大活血之力，引血下行。再服14剂后，

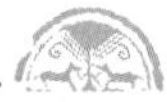

丘疹大部分消失，黯红色变浅，经期腹痛消失，已无血块，脉呈弦细。瘀血渐除，月经已净，出现疲乏之象，前方加补气及凉血消斑的仙鹤草、板蓝根。加减再服30剂，皮疹完全消退，仅留少许色素沉着。嘱患者注意调整情绪，如有反复，仍服上方。半年后随病友来门诊，未见复发。(沈绍功验案精选，学苑出版社，2006)

2. 妙法绝招解析：痤疮是毛囊与皮脂腺的慢性炎症性皮肤病，与内分泌失调及细菌感染有关。本案因月经不调，经血不畅，气血郁滞外发于肌肤而成。沈师认为痤疮不仅有肺热、瘀毒，而且肝郁气滞也是常见的病机，治疗中疏肝理气配以凉血解毒是重要治则。方中用柴胡、枳壳、香附疏肝解郁；香附、川楝子、延胡索行气止痛；桃仁、红花、丹参、川芎、赤芍活血散瘀，消肿止痛；生黄芪、仙鹤草补气托毒，增强抗病祛邪之力；生薏苡仁、白花蛇舌草利尿解毒；草决明润肠引热下行。诸药合用，疏肝解郁，化瘀排毒，切中病机，疗效较佳，7年痤疮，服药60剂，一扫而光。

（十）火热炎上，疮发面部（臧坤堂医案）

1. 病历摘要：患者，女，25岁。面部、后背常发作丘疹，或黑头粉刺，面部有较多的丘疹发病后的色素沉着及黄褐斑，伴经前乳胀、经期下腹痛、夜寐梦扰、夜尿频多，腰膝酸软。3日前无诱因面部出现较多的丘疹，伴心烦、口渴、大便秘结，舌红、苔薄黄、脉滑数。

证属火热炎上，疮发面部。治宜补肾养阴，清热解毒。药用生地黄、熟地黄、连翘各15 g，山茱萸、牡丹皮、赤芍、炒栀子、黄芩、紫草、青黛（包煎）、生大黄、淡竹叶、生甘草各10 g。每日1剂，水煎2次，饭后分服。服7剂后，未见新发丘疹，大便已通畅，心烦、口渴缓解，仍感夜寐梦扰，夜尿频多，腰膝酸软，舌质淡红、苔薄，脉滑数，仍守上法治疗。首乌藤20 g，合欢皮、生地黄、熟地黄、桑寄生各15 g，山茱萸、牡丹皮、赤芍、炒栀子、黄芩、益智仁各10 g。服7剂后，夜寐稍安，夜尿减少，仍腰膝酸软，月经已于2日前来潮，月经量少，色暗，下腹痛，舌脉如前，治宜补肾活血，调理冲任。丹参、制首乌各20 g，生地黄、熟地黄、川续断各15 g，山茱萸、牡丹皮、赤芍、泽兰、茺蔚子、黄芩、柴胡、当归各10 g。服7剂后，面部未见新的丘疹，丘疹所致色素沉着及黄褐斑明显消退，面部红润，夜寐安，夜尿次数明显减少，月经量增加，经色正常。(《臧坤堂医案医论》，学苑出版社，2004)

2. 妙法绝招解析：肺风粉刺的发病主要与肺胃积热，冲任失调有关。臧氏治疗妇女的痤疮，常遵上案治法为基本方，再按卵巢周期性变化及临床辨证给予治疗。在月经后期或黄体退化出血后，在基本方中可加生黄芪、墨旱莲、制首乌、女贞子、当归等益气血、养阴液药。在排卵期前后，依患者肾之阴阳不足情况，可酌情加用巴戟天、菟丝子、淫羊藿、龟甲、制首乌、女贞子、墨旱莲等补肝肾，促排卵，健全黄体功能药。月经将至及月经期，在基本方中加泽兰、茺蔚子、川芎、丹参等活血化瘀调经药。若患者兼见新的痤疮出现，伴心烦、口渴、便秘者，可选加清热解毒之野菊花、金银花、连翘、紫花地丁、紫草、青黛、蒲公英、栀子、制大黄；若夜寐梦扰者，加合欢皮、首乌藤；若经前乳胀，经期腹痛者，加制香附、五灵脂（包煎）、延胡索；若腰膝酸软，夜尿频多者，加益智仁、覆盆子、桑寄生。

（十一）血热风胜，疮发面部（刘云龙验案）

1. 病历摘要：李某，女，25岁。面部红疹奇痒，此起彼伏，持续不断，搔破后灼痛不堪。食辛辣酒醋等立见加剧；赴海南岛演出则病情加重；到北京后则不药自愈；逢夏天酷热则发作厉害；至冬季寒冷则自行消失。六年缠绵，百药罔效。检查：皮疹紫红，突起触手，压不褪色。大如绿豆，小如米粒，边缘清晰，独见面脸，诊为面部痤疮。舌红苔黄薄，脉弦数。

证属血热风胜，疮发面部。治宜凉血疏风，清热解毒。方选牛角地黄汤合泻心汤加减。药用

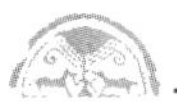

水牛角（先煎）、生地黄各30 g，赤芍、牡丹皮、黄连、黄芩、桑叶、蝉蜕各10 g，当归尾6 g。每日1剂，水煎服。服2剂后疹伏面爽，续进2剂而愈，随访未见复发。（《千家妙方》，战士出版社，1982）

2. 妙法绝招解析："诸痛痒疮，皆属于心"，心主血，其华在面。患者平时嗜食辛辣，导致血热风胜，脉络受阻，风热相搏，上干于面，而成丘疹。所以偶啖辛辣则助热化火而病势增剧；南方地热和夏令火炎，阳气外浮，同气相求故病进；北方地凉及冬令水寒，阳气内藏，不与邪搏故病退。方用水牛角、生地黄清心凉血；黄芩、黄连、牡丹皮泻火解毒；桑叶、蝉蜕疏风通络；当归尾、赤芍活血祛瘀。宗古人"治风先治血、血行风自灭"之意。合诸药为凉血解毒，活血疏风，故病得愈。此方对于"荨麻疹"与"过敏性皮炎"等只要病机相同者，用之亦能收到一定的疗效。

（十二）冲任血热，郁滞不散（杨大猷医案）

1. 病历摘要：常某，女，20岁。面颊有黑头粉刺，散在红晕，针头大之丘疹，且有油性栓子。

证属冲任血热，郁滞不散。治宜清热滋阴，凉血活血。方选黄芩清肺饮。药用川芎、当归、天赤芍、生地黄、葛根、天花粉、红花、黄芩各9 g，薄荷6 g。每日1剂，水煎服。亦可制成冲剂，当茶频饮。连服40剂而愈。另一患者面部丘疹、色沉、粉刺，皮损广泛存在，服用黄芩清肺饮冲剂，治疗3个月而愈。（《千家妙方》，战士出版社，1982）

2. 妙法绝招解析：痤疮多发生于青年男女，与内分泌有密切关系，往往数剂药物难以奏效。欲求治愈，服药需以坚持为宜。饮食亦须注意禁忌。

（十三）肝胆实火，肺胃血热（姜永珊医案）

1. 病历摘要：迟某，女，29岁。患者6个月前，因工作紧张，睡眠差，月经前3～4日，面颊两侧开始出现淡红色粉刺，月经提前，量多，色鲜红，痤疮反复发作呈周期性，曾在外院皮肤科治疗，予以甲硝唑口服，局部外用痤疮王、美容面膜治疗，病情无缓解。诊见面颊两侧新出淡红色粉刺及暗紫色痤疮，烦躁，口干苦，便秘，舌红、苔黄腻，脉弦。

证属肝胆实火，肺胃血热。治宜清泻肝火，凉血滋阴。方选龙胆泻肝汤加减。薏苡仁、白鲜皮各30 g，车前子20 g，龙胆15 g，大黄（后下）9 g，木通6 g，生甘草5 g。嘱经前1周开始服5剂，控制动物性脂肪及糖类摄入过多，忌食辛辣食物，服3个月经周期后，未再见新痤疮，月经周期、经量正常，临床治愈。（新中医，2003，9）

2. 妙法绝招解析：经前期痤疮患者，中医论证多属肝旺，湿、瘀、热并重，故予以清肝凉血、化瘀祛湿为治法。龙胆泻肝汤为泻肝胆实火，清下焦湿热之剂，临证时多用于治疗肝胆实火上扰之头痛、目赤、胁痛、口苦、耳聋，或湿热下注，症见阴肿、阴痒、小便淋浊，妇女湿热带下等，是临床常用主剂。

（十四）湿热内生，壅遏肺胃（李祥云医案）

1. 病历摘要：黄某，女，19岁。经行长痤疮3年，每于经行则面部长痤疮，反复发作，月经时尤甚，月经正常，痤疮此起彼伏，大者如黄豆，小者如绿豆大小，周围发红有一硬结，经常自己挤出一种白色粉状分泌物，有时感染会流脓液，局部疼痛，大便秘结，喜吃甜食、巧克力等。苔薄，质微红，脉细数。诊断为经行痤疮。

证属湿热内生，壅遏肺胃。治宜清热泻火，利湿解毒。药用赤小豆30 g，土茯苓15 g，牡丹皮、桑白皮、薏苡仁各12 g，龙胆、山栀子、黄芩、金银花各9 g，生大黄（后下）、生甘草各6 g，黄连3 g。每日1剂，水煎服。并用浮萍30 g，煎水外洗。如此治疗两个月，痤疮愈，面部

变平坦。(《李祥云治疗妇科病精华》，中国中医药出版社，2007)

2. 妙法绝招解析：饮食调摄不当，湿热内生，壅于肺胃，肺胃之热壅滞，郁滞肌肤，病位在上焦，故见面部痤疮累累。治疗采用黄芩、黄连、山栀子清热泻火、赤小豆、薏苡仁清热利湿；大黄通腑泄热；桑白皮清热泻肺；浮萍外洗透发斑疹，则使毛囊孔阻塞物清除。内外结合，从而达到治疗目的。

(十五) 肝火上炎，熏蒸面部 (李祥云医案)

1. 病历摘要：周某，女，20 岁。部及后背部痤疮 1 年余。开始出现少量，未重视。1995 年初开始面部痤疮明显增多，累及后背部，色红，触痛，此愈彼起，考试前后尤甚，曾用过多种美容祛痤疮的外用霜剂，效果不明显。患者平素口干口苦，大便秘结，3～4 日一解，经行烦躁、乳胀痛。舌质红，苔薄，脉细数。平素月经量偏多，色红。诊断为痤疮。

证属肝火上炎，熏蒸面部。治宜降泻肝火，清利湿热。药用赤小豆、土茯苓各 30 g，车前草 15 g，牡丹皮、丹参、萆薢、猪苓、茯苓、金银花、蜂房各 12 g，生甘草、山栀子、黄芩、黄柏、柴胡各 9 g，龙胆、生大黄（后下）各 6 g。每日 1 剂，水煎服。另用浮萍 100 g，煎汤外洗面部和背部，每晚 1 次。服 7 剂后，大便通畅，余症同前，经水将行，乳房胀痛。苔薄，脉细。治宜活血调经。药用牡丹皮、丹参、川楝子、金银花、延胡索各 12 g，桃仁、红花、当归、赤芍、山栀子各 9 g，生大黄（后下）、柴胡各 6 g。如此治疗 2 个月，患者面部痤疮明显减少，嘱患者饮食清淡，注意休息，适当锻炼，再调理 1 个月，无新生痤疮，原有痤疮颜色变淡。(《李祥云治疗妇科病精华》，中国中医药出版社，2007)

2. 妙法绝招解析：痤疮俗称“粉刺”，属皮肤病范畴。由于青春期少女好发，常求诊于妇科。明·《外科主宗·肺风粉刺酒齄》云“粉刺属肺。”清·《医宗金鉴·外科心法要诀·肺风粉刺》云“此症由肺经血热而成。”后代医家亦多从清肺热入手治疗。本患者发病开始于大学，分析原因主要是学习紧张，导致肝胆火旺，夹湿热之邪上蒸，凝于肌肤，表现为考试前后痤疮加重、口苦、便坚、舌红等。治疗以龙胆泻肝汤为基础加减。方中龙胆既能泻肝胆实火，又能清利湿热；黄芩、黄柏、山栀泻火除湿；车前草、萆薢、猪苓、茯苓利小便除湿热；生大黄通便，使湿热下泻；金银花轻宣疏散，使湿热之邪从表得透；柴胡疏肝解郁；土茯苓、生甘草、蜂房清热解毒。全方共成清肝胆湿热之功。同时，本案痤疮病因在内，表现在外，治疗时应发挥中医药内外合治的办法疗效更好。长期浮萍外洗疏肌通窍，达邪至表，与内服中药相辅相成，可以迅速取效。

(十六) 肝郁脾虚，瘀热内蕴 (韩冰医案)

1. 病历摘要：徐某，女，36 岁。不明原因面部时发小脓疱，反复发作，其发生与月经周期有明显的关系，月经前痤疮明显增多加重。面色萎黄，情志抑郁，心烦易怒，纳差，胸胁、少腹胀满窜痛，善太息。伴有乳房胀痛，痛经，月经不调。检查：前额、面颊、口周计有粉刺和丘疹百余个，小脓疱 10 个，面部油腻，有少量凹陷性小疤痕和较多继发性色素沉着，口干，大便干结，偶有便溏，舌苔薄白，脉弦。诊断为经前痤疮。

证属肝郁脾虚，瘀热内蕴。治宜疏肝健脾，清热散结。药用薏苡仁 30 g，金银花、赤芍各 15 g，栀子、牡丹皮、郁金、龙胆、黄柏各 10 g，柴胡、生甘草各 6 g。每日 1 剂，水煎服。服 5 剂后月经来潮，面部痤疮有所减轻，月经量多，色红，质较稠，夹血块，经行小腹胀痛，舌质红，苔黄腻，脉弦。考虑肝经郁热，血热互结，治宜清肝活血调经。原方加泽兰 10 g，益母草 15 g。服 5 剂后，月经已净，面部丘疹型粉刺减少 50%，脓疱减少 70%。余无不适，胃纳尚可，舌苔薄黄腻。嘱每日以玫瑰花泡水代茶饮，绿豆、薏苡仁等分煮烂后食用，经前 10 日复诊，调

治如前法。2个月后，面部痤疮未再出现，月经正常。(《中国现代百名中医临床家丛书·韩冰》，中国中医药出版社，2007)

2. 妙法绝招解析：面部痤疮的发生与肝密切相关，而女子的经、孕、产、乳更是以肝为基础。陈自明有“凡医妇人，必先调经”的经验论述，故在临证时应注重疏肝清肝，通调月经，使经水通调，气血和顺，疮疾得愈。患者经前乳房胀痛，经行腹痛，为肝郁气滞所致；肝失条达，影响脾失健运，故见纳差，大便时干时溏；脾虚湿浊内生，气滞血瘀湿阻，阻于胞宫冲任则见经行腹痛，阻于面部则见痤疮。故其证当属肝郁脾虚，瘀热内蕴。患者虽因肝经郁热而起，然其正值经前，治以温通为主，故虽清热亦不宜过于寒凉，同时经行以通为治，谨防留瘀为患，因此加以健脾除湿之品，以助化瘀祛浊，使残浊败血皆随经血而去。方中以柴胡辛温通经疏肝；牡丹皮、赤芍、郁金清热凉血，活血化瘀；龙胆、黄柏苦寒清热，解毒燥湿；金银花清热解毒，又有轻宣疏散之效，引诸药直达肌表；薏苡仁健脾除湿。患者服药后5日经血来潮，但经血色红，量多，少腹不适，肝经郁热证明显，故加重活血化瘀的力量，以使瘀热顺利排出，故加益母草、泽兰以化瘀通经。经后痤疮减轻，继续调理月余而愈。

（十七）阳热偏盛，湿毒蕴结（韩冰医案）

1. 病历摘要：钱某，女，20岁。近3年面部痤疮，皮疹大而色红，多数为丘疹，伴有脓疱和囊肿，尤以额部、两颊为著。面部油腻发亮，毛囊孔扩张。平时喜食辛辣，大便数日一行。面红，口臭，舌红，苔白厚腻，脉滑。曾用多种方法进行治疗，效果不佳，且反复发作。诊断为经前痤疮。

证属阳热偏盛，湿毒蕴结。治宜清热解毒，健脾燥湿。药用金银花、蒲公英、紫花地丁、薏苡仁、生地黄各30 g，连翘15 g，黄柏、牡丹皮、泽泻、甘草各10 g，大黄6 g。每日1剂，水煎服。服1周后痤疮减轻，大便每日1次且畅快，自觉面部发干、油腻减少。治疗1个月，面部痤疮消退，脓疱大部吸收，皮损处仅留色素沉着。继续用药2个月后，3年的顽疾痊愈，且伴随的其他症状也消失。随访2年未复发。(《中国现代百名中医临床家丛书·韩冰》，中国中医药出版社，2007)

2. 妙法绝招解析：痤疮多发于青年人，因其阳热偏盛，日久营血渐热，热毒内蕴上蒸，发于肌腠，或嗜食辛辣油腻之物，湿热内生于肠胃，熏蒸面部而发病。湿盛则颜面皮肤油腻光亮；湿邪凝结成痰，故丘疹内有白色皮质栓；痰湿蕴而化热，热盛肉腐，则有结节、化脓、疼痛；湿热阻碍气血运行，而致皮疹暗红或月经不调。方中金银花、连翘、蒲公英、紫花地丁为君，清热解毒；薏苡仁、泽泻为臣，健脾利湿；大黄、黄柏、生地黄、牡丹皮为佐，泄热解毒，燥湿化瘀，大黄引湿热下行，给邪以出路；甘草为使，调和诸药。诸药合用，共奏清热解毒，健脾燥湿，祛痘养颜，调和气血之效。

（十八）阳热偏盛，热毒上蒸（韩冰医案）

1. 病历摘要：王某，女，28岁。反复颜面痤疮9年。颜面及口周围出现散在丘疹，疹色暗红，夹有部分脓疱，脓疱色淡，头微陷，伴有身困乏力，纳呆，便稍溏，舌质淡，苔薄白，脉细滑。诊断为痤疮。

证属阳热偏盛，热毒上蒸。治宜清热解毒，祛风除湿。药用黄芪、薏苡仁各30 g，茯苓、白芷、苍术、黄连、黄柏、蛇床子各10 g，甘草6 g。每日1剂，水煎服。服7剂后患者颜面丘疹、脓疱减少，身困便溏减轻。原方再服10剂，患者丘疹趋平，脓疱消失。上方不变，继服半个月颜面丘疹完全消失。以后患者间断服用上方，痤疮未见复发。(《中国现代百名中医临床家丛书·韩冰》，中国中医药出版社，2007)

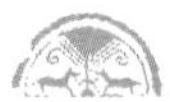

2. 妙法绝招解析：此病久耗伤脾气，脾不司职，化湿生热蕴毒，瘀毒蕴结于内，无力托出。治以健脾益气，除湿解毒。方中黄芪、茯苓、薏苡仁健脾益气化湿；苍术、黄连、黄柏、白芷、蛇床子解毒燥湿，白芷兼消肿排脓，蛇床子兼止痒。共奏健脾益气，除湿解毒之功。

三、文献选录

本病临床上常见的发病因素主要有内分泌因素、毛囊皮脂腺导管角化异常、微生物的感染、免疫学因素，另外还包括其他诸如饮食、情绪紧张、某些化学因子及药物因素。目前西医治疗原则主要以祛脂，溶解角质，杀菌消炎及调节激素水平。本病相当于中医学的"肺风粉刺"。常认为肺热熏蒸，血热蕴阻肌肤而致；或因过食辛辣油腻之品，生湿生热，结于肠内，循经上壅于面，阻于肌肤而成；或因脾气不健，运化失调、水湿内停，日久成痰、湿蕴化热，湿热挟痰，凝滞肌肤而成。中医根据临床辨证采取疏风宣肺，清热解毒；清热化湿，通腑解毒；健脾利湿，化痰软坚等方法为治则。

痤疮是一种毛囊和皮脂腺的慢性炎症，临床一些女青年常于经前面部出现痤疮，经后消退，呈周期性发作。中医认为痤疮病因病机多是肺胃血热，但经前期痤疮多与工作紧张、睡眠不足、生活不规律有关，引发月经及内分泌功能失调。皮脂腺的发育和皮脂分泌直接受雄激素的支配，雄激素分泌量的增多，可使皮脂分泌增长，淤积于毛囊内形成脂栓，影响皮脂腺分泌物排出，形成粉刺。

（一）古代文献选录

古代文献对此有较详实的认识。《外科正宗》云"肺风属肺热，粉刺、酒渣鼻、酒刺属肺经，四名同类，皆由血热郁滞不散。"《外科启玄》云"粉刺属肺，……总皆血热郁滞不散。"《外科大成》云"肺风酒刺……由肺经血热郁滞不行而生酒刺也，宜枇杷清肺饮，或用荷叶煮糊为丸，白滚水服；外用白矾末酒化涂之。"《医宗金鉴·外科心法要诀》云"肺风粉刺，此证由肺经血热而成……宜内服枇杷清肺饮，外敷颠倒散，缓缓自收功也。"

（二）辨证论治选录

1. 陈小青分4型辨治：肺热血热型用生地黄30 g，白花蛇舌草20 g，枇杷叶、桑白皮、连翘、黄柏、牡丹皮、赤芍、大黄各15 g，黄连、甘草各10 g。肠胃湿热型用滑石、薏苡仁、生地黄各30 g，蒲公英20 g，茵陈、黄柏、黄芩、赤芍各15 g，甘草、大黄、栀子各10 g。脾虚痰湿型用党参、薏苡仁、茯苓、山药各30 g，白花蛇舌草、蒲公英、丹参各20 g，白术、法半夏各15 g，炙甘草、陈皮、白芥子各10 g。气血郁滞型用生地黄、生石膏各30 g，丹参、白花蛇舌草各20 g，牡丹皮、赤芍、黄芩、枇杷叶、桑白皮各15 g，知母、甘草、莪术各10 g。每日1剂，水煎服。并用板蓝根、红花、桃仁、连翘、赤芍、生地黄、菊花、丹参各10 g。研细末，加75%酒精150 mL，浸1周，取液，外涂患处，每日3次；酒精过敏者禁用。并用金银花、木芙蓉各500 g，白附子、白芷、菊花、薄荷各250 g，甘草150 g，冰片10 g。研细末，用西瓜汁调敷患处，1～2日1次。禁煎炸及肥甘厚腻之品。15日为1疗程。用2个疗程，结果：治愈78例，好转45例，未愈11例，总有效率91.79%。（广西中医药，2004，3）

2. 张颖龙分4型辨治：肺热型用生槐花、野菊花、桑白皮各15 g，枇杷叶、黄芩、栀子、赤芍、连翘各10 g。热毒型用金银花、蒲公英、野菊花各20 g，天葵子、地丁各15 g，栀子、黄芩、桔梗各10 g，生甘草5 g。湿热型用栀子、黄芩、当归、泽泻、车前草、茵陈各10 g，柴胡12 g，木通5 g，生甘草3 g。阴虚型用玄参、麦冬、生地黄、天花粉、白花蛇舌草各30 g，桑白皮、地骨皮各15 g，玉竹、石斛、芦根、龙胆各10 g，生甘草5 g。痰瘀互结型用生牡蛎（先煎）

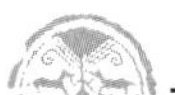

30 g，全瓜蒌、连翘各15 g，海藻、昆布、夏枯草、丹参、皂角刺、陈皮、当归各10 g，川贝母（分冲）6 g。每日1剂，水煎，分3次服；7日为1疗程，疗程间隔3日。用颠倒散（含大黄、硫黄各等份），冷茶水调敷患处，每晚1次；10日为1疗程。用2～4个疗程，结果：治愈142例，显效60例，进步5例，无效1例，总有效率为99.52%。（新疆中医药，2005，2）

3. 王奇分3型辨治：以丹参15～30 g，女贞子、墨旱莲各20 g，鱼腥草15～20 g，蒲公英15 g，甘草5～6 g为基本方。阴虚内热型加连翘、生地黄各15 g，知母、黄柏各12 g；瘀热痰结型加生地黄20 g，赤芍、郁金各15 g，红花6 g；冲任不调型加山楂20 g，郁金、白芍各15 g，柴胡12 g。每日1剂，水煎服。结果：治愈356例，显效27例，无效9例。（吉林中医药，2008，7）

（三）临床报道选录

1. 刘明用枇杷清肺饮合茵陈蒿汤加减煮散口服加外敷治疗寻常型痤疮78例：药用金银花30 g，白茅根、茵陈各15 g，白枇杷叶、桑皮、黄芩、赤芍各9 g，甘草6 g。口干加生地黄、麦冬、生石膏；便秘加苦杏仁、酒大黄、大青叶；月经前甚加香附、当归、益母草。制成粗粒，每日1剂，水煎服；药渣外敷患处，厚0.5 cm，30分钟后洗去，每晚1次。对照1组56例，仅用口服药。对照2组38例，用本方，制成面膜粉；用约1茶匙，加水调糊，外涂患处，30分钟后洗去。均每周用5日为1疗程。结果：三组分别基本痊愈65、38、25例，有效10、11、7例，无效3、7、6例，总有效率96.15%、87.49%、84.21%。停药分别复发5、4、6例。（中国中医基础医学杂志，2000，9）

2. 丁倩用消痤粉治疗面部痤疮55例：洁面；用紫外线离子喷雾10分钟。用本品（含丹参、金银花各100 g，黄芩、连翘、生薏苡仁、蒲公英、皂角刺各60 g，大黄、白芷、防风各40 g。粉碎，80 ℃灭菌2小时。过100目筛），加按摩膏，行经络按摩，离子喷雾15分钟。再用本品加蒸馏水调糊，外涂患处，行石膏倒膜25分钟，净面。每周1次。结果：基本痊愈及显效34例，好转20例，无效1例。（中医外治杂志，2000，5）

3. 王建英用健脾靓肤汤治疗脾虚湿蕴型痤疮41例：药用黄芪30 g，茯苓、白扁豆各20 g，山药、白术、炒薏苡仁各15 g，陈皮、炒谷芽、炒麦芽、桔梗、炙甘草各10 g，砂仁6 g。每日1剂，水煎服。1个月为1疗程。停用其他药。禁生冷、辛辣及油腻之品。结果：治愈32例，好转7例，未愈2例，总有效率95%。随访0.5～1年，复发4/38例。（北京中医，2001，1）

4. 李灵巧用排毒消痤饮治疗寻常型痤疮135例：药用野菊花、蒲公英各20 g，生栀子、牡丹皮、生甘草各15 g，黄芩、枇杷叶各12 g，夏枯草、浙贝母、白芷、连翘各10 g，皂角刺、防风各9 g。每日1剂，水煎分3次餐后服。对照组98例，用新癀片3片/d，3次口服。用8周，结果：两组分别临床治愈98、27例，显效15、34例，有效13、17例，无效9、20例。疗效及雌二醇水平治疗后本组均优于对照组（$P<0.05$）。（河北中医药学报，2002，2）

5. 刘峥用消痤汤治疗脓疱性痤疮35例：白花蛇舌草、虎杖、山楂各30 g，紫草、酒大黄、茵陈各15 g，野菊花、蒲公英、紫花地丁、连翘、生地黄、黄连、黄芩、黄柏、知母各10 g。每日1剂，水煎服。对照组30例，用金花消痤丸每日3次，每次6 g，口服。均14日为1疗程。结果：两组分别治愈6、3例，好转27、19例，未愈2、8例，总有效率94.28%、73.33%（$P<0.05$）。（安徽中医学院学报，2002，3）

6. 陈明用祛脂消痘汤治疗寻常性痤疮300例：药用白花蛇舌草、半枝莲、野菊花、金银花、生山楂各15 g，连翘、桑白皮、地骨皮、赤芍、黄芩、牡丹皮、皂角刺、天花粉各10 g，甘草、大黄、白芷各6 g。制成单味浓缩颗粒剂，每日1剂，分3次冲服。对照组300例，用四环素0.25 g，维生素B_2 10 mg，维生素B_6 20 mg，每日3次，口服。均10日为1疗程。用3个疗程，结果：两组分别痊愈 144、57 例，显效各 93 例，有效 45、72 例，无效 18、78 例，总有效率 91%、74.8%。（中国中医药信息杂志，2002，10）

7. 李红军中药外敷合内服治疗痤疮 186 例：药用知母 30 g，蒲公英 15 g，沙参、枇杷叶、桑白皮、当归、陈皮、连翘、菊花各 12 g，黄芩、丹参、赤芍、白芷、黄柏各 10 g，桔梗 8 g，甘草 3 g。月经不调加栀子、生地黄；便秘加大黄；皮脂腺分泌过多加地龙。每日 1 剂，水煎服。并用去油脂类洗面奶清洁面部，水蒸气熏蒸 5～10 分钟后，用粉刺散（含黄连 20 g，生大黄、百部、白花蛇舌草各 10 g，硫黄 5 g。研细末），加石灰水（用生石灰 250 g，加洁净水 500 mL，静置 1 日，去渣），调糊，外敷患处，每日 1 次。对照组 64 例，用维胺酯每日 3～4 次，每次 2 粒，口服。用顺峰痤疮王，每日 3～4 次外擦。均 7 日为 1 疗程。用 3 个疗程，结果：两组分别痊愈 136、32 例，有效 42、24 例，无效各 8 例，总有效率 95.7%、77.5%（$P<0.01$）。（中国中医药科技，2002，5）

8. 李娟用仙方活命饮加减治疗痤疮 39 例：药用金银花 25 g，黄芩、皂角刺各 12 g，防风、白芷、赤芍、桃仁、天花粉各 9 g，当归尾、陈皮、贝母、穿山甲（先煎）、甘草各 6 g。每日 1 剂，水煎服；10 日为 1 疗程。并用颠倒散洗剂（用硫黄、生大黄各 9 g，共研细末，加石灰水 100 mL），外搽患处，每日 2～3 次。结果：显效（皮损基本消退，无新疹）24 例，好转 12 例，无效 3 例，总有效率 92.31%。（北京中医，2002，6）

9. 朱春平口服痤疮汤治疗痤疮 130 例：药用薏苡仁、土茯苓各 30 g，桑白皮、地骨皮、白花蛇舌草各 15 g，黄芩、枇杷叶、野菊花、浙贝母、夏枯草、红花、桔梗各 10 g，甘草 6 g。脾气虚合玉屏风散。每日 1 剂，水煎服。结果：痊愈 93 例，显效 18 例，有效 11 例，无效 8 例，总有效率 93.8%。（甘肃中医，2003，5）

10. 赵殿宝用朱氏消炎方分级加减为主治疗寻常型痤疮 148 例：药用丹参、金银花各 30 g，夏枯草 20 g，连翘 15 g，黄芩、川黄连、牡丹皮、甘草、赤芍、重楼各 10 g。Ⅰ级加枇杷叶、生荷叶各 10 g；Ⅱ级加野菊花 15 g；Ⅲ级加消瘰丸（含浙贝母、玄参各 10 g，生牡蛎 20 g），蒲公英 30 g；Ⅳ级加消瘰丸，三棱、莪术各 10 g，熟大黄 6～10 g，聚合性为主再加生黄芪 30 g。每日 1 剂，水煎服。＞Ⅱ级并用本方水煎液，凉湿敷患处，每次 10 分钟，每晚 1 次；敷后洁面，再用氯霉素搽剂外涂。对照组 52 例，用红霉素 0.5 g，甲硝唑 0.2 g，每日 3 次口服。两组均用氯霉素搽剂，点涂患处，每日 3 次。禁辛辣及肥甘厚味之品。禁挤压及抓搔患处。结果：两组分别治愈 96、8 例，显效 32、11 例，有效 16、12 例，无效 4、21 例，总有效率 64.9%、59.6%（$P<0.01$）。（安徽中医临床杂志，2003，5）

11. 王柏婧自拟加味平痤汤配合耳轮放血治疗痤疮 56 例：药用金银花、白花蛇舌草各 20 g，焦山楂、泽泻、赤芍、丹参、牡丹皮、当归各 15 g，连翘、黄芩、紫草各 10 g。每日 1 剂，水煎服；第 3 煎取液，热敷患处，每日 1 次。对照组 30 例，用知柏地黄汤加减：知母、牡丹皮、赤芍各 10 g，黄柏、山茱萸肉、生地黄、茯苓各 15 g。每日 1 剂，水煎服；药渣用纱布包，涂擦患处，每晚 1 次。均 2 周为 1 疗程。本组并每侧耳轮用针刀划口长 0.3 cm 10～15 个，出血 10～15 滴，棉球压迫。2 周 1 次。结果：两组分别痊愈 38、15 例，显效 12、7 例，好转 5、3 例，未愈 1、5 例，总有效率 98.2%、83.3%（$P<0.05$）。（中国民族民间医药杂志，2003，5）

12. 王小艳自拟清痤汤治疗痤疮 62 例：药用蒲公英、鱼腥草各 20 g，丹参、牡丹皮各 15 g，女贞子、墨旱莲、桑椹、益母草各 12 g，甘草 3 g。风热证加桑叶、连翘各 15 g；湿热证去桑椹、益母草，加黄芩 15 g，泽泻 12 g（或黄柏 15 g，知母 12 g）；血瘀、痰凝证均去桑椹，分别加浙贝母 15 g，陈皮 12 g，莪术 10 g；冲任失调证加郁金 15 g，香附 12 g。每日 1 剂，水煎服；15 日

为 1 疗程。本组 62 例，结果：临床痊愈 48 例，显效 4 例，有效、无效各 5 例，总有效率 91.9%。(中医药学报，2003，6)

13. 丁先露用地黄养阴颗粒、复方芙蓉叶酊治疗痤疮 112 例：用地黄养阴颗粒（含大黄、生地黄、麦冬、红花、乌梅、赤芍、玄参、木贼、桑白皮、丹参）每日 2 次，每次 1 袋，口服。症甚并用复方芙蓉酊（含大黄、木芙蓉叶、重楼、海藻、白芷、白及、冰片），外擦患处，每日 2～3 次。7 日为 1 疗程。停用他法。用 3 个疗程，结果：治愈 69 例，显效 27 例，有效 14 例，无效 2 例，总有效率 98.2%。(贵阳中医学院学报，2004，2)

14. 钟绮丽用消痤方治疗寻常型痤疮 325 例：药用蒲公英、丹参、生地黄、茯苓各 30 g，金银花、白花蛇舌草各 20 g，野菊花、牡丹皮各 15 g，黄芩、桑白皮、皂角刺各 12 g，桃仁、赤芍各 10 g，生甘草 6 g。每日 1 剂，水煎服。对照组 121 例，用异维 A 酸（商品名：泰尔丝）每日 3 次，每次 10 mg，口服。两组均用痤疮水（含 3%甲硝唑，2%红霉素），外搽患处。均 4 周为 1 疗程。结果：两组分别痊愈 50、18 例，显效 183、50 例，好转 77、41 例，无效 15、12 例。疗效本组优于对照组（$P<0.05$）。随访半年，分别复发 27/50、12/18 例（$P<0.05$）。(广州中医药大学学报，2004，4)

15. 吕海鹏用平痤方配合消痤散外敷治疗聚合性痤疮 40 例：与对照组 40 例，均用平痤方：赤芍、生地黄、益母草、夏枯草、鸡骨癀、穿破石各 15 g，浙贝母 12 g，柴胡、枳壳、牡丹皮、黄芩各 10 g，甘草 4 g。脓疱甚加连翘、蒲公英、鱼腥草；结节、囊肿甚加海藻、昆布；溃脓加薏苡仁、桔梗；便秘加虎杖、何首乌；脾虚加茯苓、炒白术。每日 1 剂，水煎服。本组并用消痤散（含大黄、黄柏、黄芩、胆南星、白芷、天花粉、陈皮、姜黄、苍术等）15 g，香蕉 50 g，调糊，涂患处，保留 1 小时，每日 1 次。对照组并用必麦森凝胶，薄涂患处，每日 2 次。用 4 周，结果：两组分别治愈 17、10 例，显效 18、16 例，有效 4、11 例，无效 1、3 例。疗效本组优于对照组（$P<0.05$）。(福建中医药，2004，5)

16. 韩毅敏用消痤方治疗痤疮 72 例：药用紫花地丁、大青叶、白鲜皮、牡丹皮、生地黄、赤芍各 20 g，刺蒺藜、地肤子、白芷各 15 g，皂角刺 12 g。随症加减，2 日 1 剂，水煎分 3 次服。用 2 日后，药渣煎水，外洗患处，每日 1～2 次。6 日为 1 疗程。禁辛辣、肥甘、腥发之品，禁挤压痤疮。结果：治愈 39 例，显效 20 例，有效 10 例，无效 3 例，总有效率 95.8%。(实用中医药杂志，2009，1)

17. 章六滨用清热解毒散结汤治疗重症痤疮 112 例：药用金银花、生地黄各 25 g，蒲公英、紫花地丁、连翘各 15 g，枇杷叶、牡丹皮、昆布、海藻各 10 g。脓包重加黄芩；油脂多加薏苡仁；便秘加大黄。每日 1 剂，水煎服。对照组 48 例，用罗红霉素 150 mg，1 周后改为 75 mg，每日 2 次口服；2 周后改用维胺酯胶囊 25 mg，每日 3 次口服。两组均用氯柳酊（含氯霉素、水杨酸、酒精），每日 2 次外涂患处。均 4 周为 1 疗程。禁辛辣、生冷、甜腻之品。结果：两组分别痊愈 66、6 例，显效 22、10 例，有效 14、18 例，无效 10、14 例，总有效率 78.57%、33.3%。见副反应分别 0、27 例。(中华中医药学刊，2009，4)

18. 杭冬新用清热痤消胶囊治疗痤疮 130 例：药用黄芩、金银花、蒲公英、连翘、大黄、丹参、茯苓、牡丹皮、玄参、牛蒡子、白芷、生甘草各 10～15 g。制成胶囊，每日 3 次，每次 4～6 粒；对照组 62 例，用当归苦参丸，每日 2 次，每次 6 g；均口服；4 周为 1 疗程。禁食辛辣腥发及刺激性食物，控制脂肪及糖类食品，多食水果、蔬菜。每日洗脸 3～4 次，不用油膏类化妆品。结果：两组分别显效（皮肤损害、皮肤油腻感、自觉症状消失）44、13 例，有效 68、25 例，无效 18、24 例，总有效率 86.15%、61.29%。(河北中医药学报，2009，1)

19. 谢韶琼用标本兼顾治疗寻常型痤疮 62 例：药用清热解毒颗粒（含蒲公英、野菊花、紫花地丁、穿心莲、马齿苋）20 g，每日 2 次冲服。洁面，紫外线离子喷雾机喷面消毒 5 分钟，用粉刺挤压针将丘疹、黑头粉刺、脂栓排除，涂中药倒膜膏（含大黄、大青叶、蒲公英、金银花等。均上海市皮肤病性病医院研制），医用石膏调糊涂于面部（眼、口、鼻除外），30 分钟后剥去，洗净面部。每周 1 次。对照组 40 例，用维胺酯胶囊 50 mg，每日 2 次口服。两组均用盐酸克林霉素凝胶，每日 2 次外用。均 6 周为 1 疗程。用 1 个疗程，结果：两组分别治愈 33、13 例，显效 18、11 例，有效 9、7 例，无效 2、9 例，总有效率 96.8%、77.5%（$P<0.05$）。见副反应分别 4、14 例。（天津中医药，2009，23）

20. 陈刚用祛痤美颜汤治疗中重度痤疮 50 例：药用野菊花、白花蛇舌草各 20 g，黄芩、地骨皮、生桑皮、金银花、茵陈蒿、紫花地丁、连翘、瓜蒌皮、赤芍、玄参各 15 g，牡丹皮、僵蚕、郁金、凌霄花、甘草各 10 g。心烦失眠加酸枣仁、柏子仁；月经不调加益母草；面部囊肿、结节加生牡蛎、夏枯草；心烦加莲子心、木通；腹胀加厚朴、莱菔子；血热内蕴加白茅根、炒槐花；肝郁气滞加柴胡、川楝子；肝胆火旺加龙胆；肝阳上亢加生龙骨、珍珠母。每日 1 剂，水煎餐后服。对照组用丹参酮胶囊，每日 2 次，每次 4 粒，口服。均 14 日为 1 疗程。禁酒，禁甜、辛辣、牛羊肉等。用 2 个疗程，结果：两组分别治愈 38、22 例，显效 6、8 例，有效 4、15 例，总有效率 96%、90%。（辽宁中医药大学学报，2009，7）

（四）经验良方选录

1. 内服方：

（1）金银花 30 g，连翘、野菊花各 15 g，黄芩、川芎、当归各 12 g，桔梗、牛膝各 9 g。便秘者首剂加大黄 30 g；头晕目痛者加龙胆 12 g；胸胁痛者加柴胡 9 g；尿黄加白茅根 30 g；气虚者加党参 30 g。每日 1 剂，水煎服。主治痤疮。

（2）生枇杷叶（去毛）、霜桑叶、麦冬、天冬、黄芩、杭菊花、细生地黄、白芽根、白鲜皮、地肤子、牛蒡子、白芷、桔梗、茵陈、牡丹皮、苍耳子各 9 g。每日 1 剂，水煎服，日服 3 次，5 剂为 1 疗程。主治痤疮。

（3）菊花 20 g，夏枯草 15 g，连翘 12 g，大黄、黄连、黄芩、黄柏、知母、皂角刺、牡丹皮各 10 g。每日 1～2 剂，加水煎沸 15 分钟，滤出药液，再加水煎 20 分钟，去渣，两煎药液兑匀，分服。主治痤疮。

（4）山栀子、黄芩、大黄、益母草、皂角刺、藁本各 10 g，白花蛇舌草、赤芍、桑白皮、金银花、生山楂各 15 g，寒水石 30 g。每日 1 剂。水煎服，再煎洗患处，主治痤疮。

（5）白花蛇舌草 30 g，虎杖、生石膏、生山楂各 20 g，玄参、天冬、天花粉、赤芍各 15 g，桑白皮、白芷各 10 g。每日 1 剂，水煎服，日服 3 次。主治痤疮。

（6）生何首乌、苦参、土茯苓各 20 g，牛膝 15 g，荆芥、防风、黄芩、白芷、桔梗、浮萍、牡丹皮、皂角刺各 10 g。每日 1 剂，水煎服，每日服 2 次。主治痤疮。

（7）水牛角（先煎）、生地黄、赤芍各 30 g，牡丹皮、黄连、黄芩、桑叶、蝉蜕（去头足）各 10 g，当归尾 6 g。每日 1 剂，水煎服，每日服 3 次。主治痤疮。

（8）大生地黄 30 g，蒲公英 15 g，牡丹皮、赤芍、重楼、夏枯草、昆布、海藻、炒三棱、炒莪术各 9 g。每日 1 剂，水煎服，日服 3 次。主治囊肿性痤疮。

（9）白花蛇舌草 50 g，桑白皮 12 g，生枇杷叶、当归、生栀子、白芷、黄柏各 9 g，黄连、生甘草各 3 g。每日 1 剂，水煎服，日服 2 次。主治痤疮。

（10）薏苡仁、车前子各 12 g，茵陈、泽泻、萆薢、地肤子各 10 g，龙胆、炒栀子、黄芩各

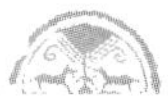

9 g，生甘草5 g。每日1剂，水煎服。主治经前面部痤疮。

(11) 黄芩60 g，桑皮25 g，当归、生地黄、牡丹皮、赤芍各15 g，桃仁、红花、茜草各10 g。每日1剂，水煎服，早晚各服1次。主治痤疮。

(12) 生石膏30 g，桑叶20 g，牡丹皮、生连翘、赤芍、黄芩、菊花各15 g，甘草10 g。每日1剂，水煎服，日服2次。主治寻常型痤疮。

(13) 地骨皮、桑白皮、枇杷叶各12 g，黄芩、连翘、牡丹皮各9 g，桔梗6 g，生甘草4.5 g。每日1剂，水煎服。主治经前面部痤疮。

(14) 合欢皮、茵陈各12 g，牡丹皮、炒栀子、赤芍、生大黄、连翘各9 g，柴胡、郁金各6 g。每日1剂，水煎服。主治经前面部痤疮。

(15) 薏苡仁30 g，蒲公英、紫花地丁各20 g。每日1剂，加水500 mL，煎至50～100 mL，每日2次，口服。主治痤疮。

(16) 川芎、当归、赤芍、生地黄、葛根、天花粉、红花、黄芩各9 g，薄荷6 g。每日1剂，水煎服，日服3次。主治痤疮。

(17) 连翘、蒲公英各30 g，木贼15 g。每日1剂，水煎服。主治经前面部痤疮。

(18) 枇杷叶、桑叶各15 g，淡竹叶10 g。每日1剂，水煎服。主治经前面部痤疮。

2. 外治方：

(1) 丝瓜水适量。当丝瓜藤处于生长旺盛时期，在离地面1 m处将茎剪断，将根部切断部分插入瓶中（勿着瓶底），以胶布护住瓶口，放置1昼夜，藤茎中有清液渗出，即为丝瓜水，每日用丝瓜水涂擦脸面。清热，润肤。主治痤疮。

(2) 黄连、黄柏、黄芩、紫荆皮、雄黄各500 g，山栀子、桑白皮、牡丹皮各400 g，蔓荆子、青黛各300 g，冰片20 g。上药除冰片外，分别烘干，研成细末，兑入冰片，和匀，装入枕芯枕头。主治肝脾湿热型面部痤疮。

(3) 桃树枝叶50 g，鲜槐树枝叶、鲜柳树枝叶各40 g，鲜樱桃枝叶30 g，鲜猪苦胆2～3个。将枝叶切碎，加水煎煮至沸，加入猪胆汁，熏洗面部。每日2～3次，每次加入猪苦胆1个。1～2个月为一疗程。主治痤疮。

(4) 朴硝480 g，野菊花240 g，花椒、枯矾各120 g。上药分作7份，每次1份，加适量水煮沸后倾入容器内先熏后洗患处。每日1～2次，每次20分钟，7日为1疗程。主治经前面部痤疮。

(5) 双侧耳背近耳轮处明显的血管1根，经揉搓使其充血。常规消毒后划破血管使自然流出或轻轻挤压出血5～10滴，消毒切口盖上敷料，1次未愈者1周后另选血管治疗。主治痤疮。

(6) 丹参、白芷、野菊花、腊梅花、金银花、月季花、大黄各9 g。上药煎水，以纱布蘸取药液热敷患处，每日2～3次，每次20分钟。主治经前面部痤疮。

(7) 枯矾10 g，硫黄、大黄各5 g，黄连、黄柏各3 g。冷开水70～100 mL，浸一昼夜。每晚睡前将药液摇匀，涂于面部。主治痤疮。

(8) 桑叶500 g，菊花400 g，薄荷200 g，蝉蜕100 g。上药分别快速烘干，共研粗末，装入枕芯枕头。主治肺经郁热型经前面部痤疮。

(9) 轻粉、黄芩、白芷、白附子、防风各3 g。上药共为末。每日洗面时多擦抹数次，临睡时也涂擦。清热解毒。主治经前面部痤疮。

(10) 大枫子、核桃仁各9 g，防风、樟脑各6 g，冰片、水银各1.5 g。将上药捣烂，用布包上，随时擦用。主治经前面部痤疮。

(11) 橙子核适量。将橙子核晒干，研为极细粉。每日睡前用水调匀，涂于面部，次晨除去。主治痤疮。

(12) 白石脂、白蔹、苦杏仁各30 g。上药共为细末，用鸡蛋清调，敷患处。主治经前面部痤疮。

(13) 白芷、白及、辛夷各6 g。共研细末，水调成糊状，敷患处。主治经前面部痤疮。

(14) 大黄、硫黄各等份。上药研为末，以凉水调敷患处。主治经前面部痤疮。

(15) 枇杷叶适量。煎汤，擦洗面部，每日 2～3 次。主治经前面部痤疮。

(16) 丝瓜适量。丝瓜取水，擦洗面部。主治经前面部痤疮。

3. 食疗方：

(1) 生石膏15 g，枇杷叶9 g，菊花6 g，粳米60 g。前 3 味加水煎后取汁，加入粳米煮粥吃。主治经前面部痤疮。

(2) 雪梨150 g，芹菜100 g，小西红柿 1 个，柠檬 1/5 个。挤汁饮用。主治经前面部痤疮。

(3) 海藻、昆布、甜杏仁各9 g。水煎取汁，加入30 g薏苡仁煮粥食。主治经前面部痤疮。

第三节　黄褐斑

一、病证概述

黄褐斑也称为肝斑，是面部黑变病的一种，是发生在颜面的色素沉着斑。俗称蝴蝶斑，是一种发生于面部的色素代谢异常、沉着性皮肤病。本病多见于中青年女性，皮损为浅褐色至深褐色，两颊对称，呈蝶形，亦可见于额、眉、颧、鼻及口周等处，边界清状。本病属于中医“面尘”“肝斑”“黧黑斑”范畴，本病多因脾虚失健，不能化生精微，气血两亏，肌肤失于荣养，湿热熏蒸而成；或因肾水不足，不能制火。虚热内蕴，郁结不散，阻于肌肤所致；或肝气郁结，郁而化火，火热灼津，津液亏损，不能养肤而致。是发生在面部呈现对称性淡褐色至深褐色斑，形状及大小不定，无自觉症状。

二、妙法绝招解析

(一) 脾虚湿郁，清阳不升（蒋新民验案）

1. 病历摘要：李某，女，38 岁，个体商户。自述面部黄褐斑 3 月余，先后在县、市级医院皮科、内分泌科诊治，效果不佳，经人介绍到余处诊治。查患者双侧面部泛发性黄褐斑、呈灰褐色较深，无瘙痒等异常感觉，面部虚浮，自觉双手，双下肢肿胀，食纳差，月经常错后，白带较多有轻微腥味、舌淡胖，脉缓。

证属脾虚湿郁，清阳不升。治宜健脾益气，芳香化湿。药用黄芪、炒薏苡仁各30 g，山药25 g，党参、白茯苓、泽兰、益母草、生山楂各20 g，白术15 g，炙升麻12 g，广藿香、柴胡各10 g，川红花5 g。每日 1 剂，水煎服。连服 5 剂。复诊面部虚浮，肢体肿胀已除，面部色斑明显浅淡，上方去藿香，续服 5 剂。后随访已愈。(中医药临床杂志，2009，5)

2. 妙法绝招解析：方中君用黄芪，并伍党参、山药、薏苡仁、茯苓、白术健脾益气、复脾胃运化之机，用升麻、柴胡升阳明少阳清阳之气，俾精气荣面，阴霾自散；益以泽兰、益母草、山楂、红花等，活血通络，疏理已滞气血，配藿香以芳香化湿，诸药合用，则斑自消而诸症愈矣。

 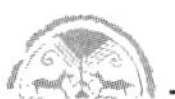

（二）湿热蕴结，蕴蒸于面（蒋新民验案）

1. 病历摘要：华某，女，33 岁，职业发型师。自述面部色斑月余，经某医院皮肤科诊为黄褐斑。查面部色斑呈深褐色，斑块密布，伴心烦，口苦黏腻，平素喜食辛辣，情绪较急躁，月经多提前数日，舌红苔黄腻，脉滑数。

证属湿热蕴结，蕴蒸于面。宜健脾利湿，清热化斑。药用黄芪、薏苡仁、丹参、土茯苓各 30 g，蚕沙（包）、赤芍、茵陈、赤茯苓各 20 g，佩兰、泽兰各 15 g，制大黄 10 g，川红花 5 g。每日 1 剂，水煎服，连服 5 剂。复诊：面部色斑明显变浅，伴见症亦明显改善，效不更方，续服 5 剂再诊，各症又减，原方略作化裁，继服 5 剂而愈，随访未复发。（中医药临床杂志，2009，5）

2. 妙法绝招解析：方选黄芪、薏苡仁、茯苓健脾益气、复脾胃运化之机，以佩兰、茵陈、蚕沙、茯苓芳香化湿浊，祛陈腐，清湿热，配赤芍、丹参、泽兰、红花活血通络，大黄清热泻火，凉血解毒，诸药合用，起到清热利湿，活血消斑的功效。

（三）痰瘀阻滞，络脉瘀滞（蒋新民验案）

1. 病例摘要：陈某，36 岁，护理工作者。面部黄褐斑已数月，中西药内服外搽均无效。查其面部色斑暗滞，面浮胖，体偏肥，常觉身体滞重，思睡，白带多，月经紊乱，或前或后，经血有块，经前小腹痛，舌淡红苔白腻，脉濡缓。

证属痰瘀阻滞，络脉瘀滞。药用黄芪、薏苡仁各 30 g，山楂 25 g，茯苓、泽兰、土茯苓、丹参、鸡血藤、益母草、法半夏、陈皮各 15 g，炙升麻 12 g，炒柴胡 10 g，川红花 5 g。每日 1 剂，水煎服。连服 10 剂。复诊面部气色转佳，斑色淡黄，原方续服 5 剂而愈。（中医药临床杂志，2009，5）

2. 妙法绝招解析：方以黄芪，加半夏、陈皮燥湿化痰，伍薏苡仁、茯苓健脾益气、复脾胃运化之机，用升麻、柴胡升阳明少阳清阳之气，使精气荣面，阴霾自散，益以丹参、泽兰、益母草、鸡血藤、山楂、红花活血通络，疏理阻滞气血，斑消而诸症愈。

（四）脾肾两虚，精血不荣（蒋新民验案）

1. 病历摘要：曾某，女，41 岁，教师。面部黄褐斑近 3 个月，经多方治疗效差。查患者形体较消瘦，精神差，面色晦暗，虚浮，斑色灰褐，常觉腰膝无力，不耐久站远行，食欲差，大便每日 2 次成形，月经量少，白带量多而稀薄，略带腥味。舌淡白苔薄，脉沉缓。

证属脾肾两虚，精血不荣。治宜健脾益气，疏通气血。药用黄芪、薏苡仁、丹参各 30 g，枸杞子、熟地黄、山药、山楂各 25 g，党参、泽兰、淫羊藿、补骨脂、巴戟天、杜仲各 20 g，白术 15 g，炙升麻 12 g，炒柴胡 10 g，红花 5 g。2 日 1 剂，水煎服，连服 10 剂后，精神气色渐佳，斑色略有淡化，续服 5 剂。再诊各证悉减，斑色更淡，嘱用成药归脾丸合金匮肾气丸，按常规量加 1/3，早晚各服 1 次。1 个月后随访已痊愈。（中医药临床杂志，2009，5）

2. 妙法绝招解析：方用黄芪、党参、山药、薏苡仁、白术健脾益气、复脾胃运化之机，与淫羊藿、补骨脂、巴戟天、杜仲、枸杞子、熟地黄补肾温脾，用升麻、柴胡升阳明少阳清阳之气，俾精气荣面，阴霾自散；益丹参、泽兰、山楂、红花活血通络，疏通气血，辨证加减而运用得宜，则斑自消而诸症愈矣。

（五）肝经郁热，冲任失调（刘爱民验案）

1. 病历摘要：患者，女，39 岁，面部出现大面积淡褐斑 3 年余。3 年前夏季外出旅游后颧部出现淡褐色斑片，逐渐扩大并增多。现面颧部、前额及唇周均可见褐色斑片，呈蝶形分布，皮损广泛，边界清；月经量少色暗伴有血块，经前及日晒后色斑加重，平时性情急躁；舌尖稍红，苔薄白，脉弦细。

证属肝经郁热，冲任失调。治宜疏肝清热，化瘀消斑。药用白芍 18 g，当归 15 g，牡丹皮、栀子、川芎、黄芩各12 g，玫瑰花、柴胡、桑叶各10 g，薄荷、甘草各6 g。每日 1 剂，水煎服。服 10 剂后，正值月经周期，经血颜色较前好转，血块减少，色斑变化不甚明显，仍守上方继服 15 剂。面部色斑明显变淡，述脾气较前好转，睡眠质量较前提高，舌尖已不红，脉见弱象，上方加炙黄芪18 g，继服 25 剂。四诊色斑大部消退，肤色转红润，舌淡红，苔薄白，脉如常，以丹栀逍遥丸继服 2 个月，巩固治疗。（中国中西医结合皮肤性病学杂志，2009，5）

2. 妙法绝招解析：川芎乃血中气药，入血分理血中之气，助白芍、当归以养血活血，兼引药上达头面；玫瑰花行气解郁，活血止痛，助川芎以行气，助柴胡以疏肝；黄芩清肺热、桑叶散风热，使肺与毛窍清肃宣通，且桑叶乃美容悦面之要品，犹有化斑之功；甘草合白芍以酸甘化阴，又可调和诸药。全方注重疏肝养血兼清郁热，共奏疏肝清热，活血消斑之功。

（六）情志不畅，肝郁气滞（刘爱民验案）

1. 病历摘要：患者，女，30 岁，面部黄褐色斑片 2 年。患者 2 年前因剖宫产后面部逐渐出现黄褐色斑片，2 年来曾先后到多家医院就诊，未有减轻。曾使用激素性质的药膏外抹，虽有短效，但停药后不仅未见疗效，反而愈加严重，且面部毛细血管可见轻度扩张。患者形容心情痛苦如锥刺刀剜。遂来诊治。现心烦易怒，情绪跌宕，经前乳房胀痛，失眠多梦，乏力；面部黄褐色斑片明显，尤以颧部为著；舌淡，苔薄黄，脉稍弦。诊断为黄褐斑。

证属情志不畅，肝郁气滞。治宜疏肝解郁，活血祛斑。药用鸡血藤30 g，黄芪20 g，炒酸枣仁18 g，当归15 g，牡丹皮、栀子、柴胡、白芍各12 g，陈皮、香附各9 g。每日 1 剂，水煎服。服 7 剂后，情绪稍有好转。睡眠转佳，但自觉腹内及胸口处时有憋闷。复查其脉，指下鼓鼓涌动，但稍加按压即现弱象。遂予原方去黄芪。服 7 剂后，憋闷症状消失，其他症状亦见减轻。效不更方，继服。1 个月后患者一脸苦闷之象前来复诊，问其缘由，述其全身症状复又加重，面部斑色亦有加深。详询病之来由，才知其中症结。2 年前因剖宫产后曾感受风寒，出现恶寒，头痛，项背疼痛。家属认为乃产后体虚，不耐风寒，便给予当归羊肉汤连服数日，虽症状缓解，但未有彻底，随之面部开始出现褐色斑片，渐行加重。药用鸡血藤 30 g，荆芥、川芎、柴胡各12 g，防风、羌活、牡丹皮各9 g，桂枝6 g。服 3 剂后患者来诊，称全身舒活，精神焕发。复用疏肝解郁方服 1 个月后症状解除，斑色渐减，随症加减荡涤余邪以竟全功。（中国中西医结合皮肤性病学杂志，2009，6）

2. 妙法绝招解析：患者剖宫产后感受风寒，家属不知其理一味进温补，虽风寒稍解，但病根未除，余孽日久阻滞气机运，气血不畅，加之患者初娩后体质属寒，幼婴哭闹易使其烦躁郁怒，故而肝郁气滞，更阻塞气血运行。气血不和无以养颜，于是面部出现黄褐斑。疏肝解郁虽切中当时病机，症状缓解，但由于患者日久气血阻滞严重，黄芪又有补气生阳，益卫固表作用，风寒痼疾未除又遇提升固表之药，邪无出路，上涌至心胸，故而出现憋闷症状。之后去除黄芪，一味地疏肝理气，初有成效，但痼疾不除气机屡疏而病必不得解。详查患者病史，提纲挈领，药到病除。患者因剖宫产后感受风寒，虽历时两年，但风寒未彻底消退，欲除黄褐斑，必先祛除风寒，用荆防败毒散加减取其温而不燥，较之麻黄汤缓和，微发其汗便可。3 剂足以祛除风寒，多则伤正。

（七）气机阻滞，痰湿互结（刘爱民验案）

1. 病历摘要：患者，女，45 岁，主诉面部黄褐色斑片 6 年。患者 6 年前面部出现黄褐色斑片。曾先后到多家医院就诊，中西药、外用药屡治无效。现症见：体胖，头晕乏力，面部黄褐色斑片明显，月经量少，睡眠不佳，纳食不香，大便时有干结；舌淡，苔腻，脉滑。诊断为黄褐斑。

证属气机阻滞，痰湿互结。治宜温肾健脾，燥湿化痰。药用薏苡仁、鸡血藤各30 g，茯苓20 g，炒酸枣仁18 g，白扁豆、砂仁（后下）各15 g，清半夏、当归各12 g，白术、陈皮各9 g。每日1剂，水煎服。服7剂后，患者自述症状减轻。继服7剂，其中略有加减但主方不变。1个月后患者来诊，发现斑色减淡，亦无发展，但患者双眼眼圈开始发黑并稍有浮肿。诉无其他不适，惟眼圈发黑令其苦恼不堪。吾师又详加追问患者病史，除了冬天素有畏寒外并无异常。在原方基础上去薏苡仁、白扁豆、砂仁，加生地黄20 g。制附子（先煎）9 g，桂枝6 g，干姜3 g。服3剂后，患者述无异常，继服10剂后黑眼圈开始消退，去干姜继服。黑眼圈渐消，黄褐斑颜色亦减退。（中国中西医结合皮肤性病学杂志，2009，6）

2. 妙法绝招解析：患者属痰湿兼肾阳虚体质，痰湿阻滞，水液运化失调，气血不和无以养颜，故而斑片萌生。先以大剂量的健脾祛湿、理气化痰药使中焦痰湿得清，气机得畅，气血调和，斑色减淡。但患者素有肾阳虚，肾主水，当中焦阻滞时，气机不畅上下无法贯通，而中焦痰湿一清则渠成水到。本脏色也显露无遗，故而才出现略带浮肿的黑眼圈。脾主运化，脾为生痰之源，治疗痰湿以健脾燥湿化痰为大法，然肾有阳虚，下焦火衰，如鼎下无火，安能造饭。故辨证施治要把握全局，辨证精准，两相兼顾，各司其职，才能效如桴鼓。

（八）情志不畅，气郁血瘀（吴淞医案）

1. 病历摘要：患者，女，33岁，面部对称性深褐色斑2年余，平素性情急躁、易怒，每行经前乳房胀痛，经行腹痛，色暗黑有血块，口渴不欲饮，以前从未接受过治疗。现症见面颧部鼻翼旁深褐色斑，对称分布，面色晦暗，口唇发紫，舌暗红有瘀斑，苔薄，脉弦涩。诊断为黄褐斑。

证属情志不畅，气郁血瘀。治宜疏肝理气，活血消斑。药用益母草15 g，桃仁12 g，当归、川芎、丹参、郁金、香附、赤芍、生地黄、柴胡、红花、枳壳、桔梗各10 g，牛膝9 g，甘草5 g。每日1剂，水煎，早晚分服。外用白芍、白芷、茯苓、僵蚕、白菊花、丹参、牡丹皮各10 g。加蛋清调成糊状，均匀涂于患处，保留20～30分钟，清水洗去，每日2次。服用14剂后，斑色部分变淡，面色较以前红润有弹性。但出现食少神疲等症状，故原方加薏苡仁30 g，白术10 g。外用药继用。服7剂后，斑色变淡，部分减退。患者急躁、易怒症状好转，上方去郁金、香附、柴胡，加白菊花、僵蚕各15 g，白及、茯苓、白芍、白芷各10 g。以加强祛斑增白的效果，冲服三七粉加强祛瘀效果。外用药继用。服14剂后，斑色明显变淡，面色较以前红润而有光泽、有弹性。四诊：吴氏认为黄褐斑患者均有肝肾不足、气血亏虚，故上方加熟地黄20 g，女贞子、墨旱莲各15 g。加强祛斑效果。外用药继用口服14剂后，面部褐色斑大部分已退。守方随症加减，连续治疗3个月，面部黄褐斑基本消除。随访半年，诸症悉除。（广西中医药，2009，2）

2. 妙法绝招解析：我国著名中医皮肤科专家陈彤云“有斑必有瘀，无瘀不成斑”。吴氏重视血瘀理论，强调治斑不离活血。她认为黄褐斑在脏乃肝肾不足，肝、脾、肾三脏功能失调，在气血则为气血亏虚，无以濡养或运行滞涩，瘀阻肌肤所致。肝、脾、肾功能失调，情志失调，阴阳失衡及各种原因均可引起气滞血瘀。气、血、精不能上荣于面而发为黄褐斑。患者平素性情急躁、易怒，每行经前乳房胀痛，提示患者肝气郁结；经行腹痛，色暗黑有血块，提示患者体内有血瘀。故用血府逐瘀汤理气活血消斑。用药半个月后，患者出现脾虚症状，原方加白术、薏苡仁健脾祛湿，促进药物吸收。三诊时患者肝郁症状好转，故去郁金、香附、柴胡，加白及、茯苓、白芍、白术、白菊花、白芷、僵蚕，以加强祛斑增白的效果，加三七粉加强化瘀效果，滋补肝肾养血药有助于黄褐斑恢复，故四诊时上方加女贞子、墨旱莲、熟地黄，加强祛斑效果。

（九）肝郁脾虚，气血郁滞（张志礼医案）

1. 病历摘要：高某，女，40 岁。近 1 年来，心情烦躁，易怒，纳食不香，胸胁胀满，喜叹息，经期不定，以错后为多，行经腹痛，有血块，时有腹胀，白带多，便干，多梦。诊查：面部色斑分布弥漫，以眼周为明显，面色无华，略带青色，色斑边界清楚，舌暗红苔白，脉弦滑。西医诊断：黄褐斑。中医诊断：黧黑斑。

证属脾虚肝郁，气血郁滞。治宜健脾疏肝，理气活血。药用丹参、茯苓、瓜蒌、野菊花各 15 g，柴胡、枳壳、郁金、香附、当归、益母草、白术、赤芍、白芍、熟大黄各 10 g。每日 1 剂，水煎服。服 14 剂后，胸胁胀满消失，便调，仍有纳食不香，腹胀，前方加厚朴、黄芩。继服 28 剂，面色明显好转，滋润而有光泽，眼部的褐斑已散至双侧眉骨外侧，色淡，行经腹痛消失，烦躁、易怒等症基本消失。嘱患者继续服用 1 个月余，以巩固疗效。(《张志礼医话验案精选》，人民军医出版社，2008)

2. 妙法绝招解析：本患者接近更年期，心烦易怒，胸胁胀满，喜叹息，经期不定，明显属于肝郁情志失调，肝属木，脾属土，木旺乘土，导致脾虚，表现为纳食不香。方用柴胡疏肝散加减以行气疏肝，活血消斑。柴胡透邪升阳以疏郁，枳壳下气破结，两药合用升降调气，当归、芍药益阴养血，郁金、香附、益母草行气活血调经，白术、茯苓健脾益气，熟大黄清热通便，瓜蒌宽胸，润肠通便。后予厚朴下气除满，黄芩清热祛湿以促进脾胃运化。

（十）冲任失调，气滞血瘀（张志礼医案）

1. 病历摘要：王某，女，38 岁。近 2 年面部对称出现黄竭色的斑片，每逢夏季明显加重，冬季减轻，素日易疲劳，易怒，腹胀，时有腹泻或便干，白带多，经前期乳房胀痛，行经腹痛，有血块。诊查：两侧颧部对称性黄竭色斑片，面色无华，眼窝略见黑青，上唇部亦可见同样皮损，舌淡微胖，边有齿痕，脉弦沉。诊断为黄竭斑。

证属冲任失调，气滞血瘀。治宜调和冲任，活血理气。药用薏苡仁 30 g，茯苓、野菊花、丹参各 15 g，白术、当归、红花、川芎、厚朴、陈皮、芡实、赤芍、白芍、香附、益母草、熟大黄各 10 g。外用硅霜，嘱少食入色素重食物。每日 1 剂，水煎服。服 14 剂后，白带明显减少，便调，每日 1 次成形。纳食香，而面色略红润，乏力减轻，巩固疗效，继服前方 28 剂。患者自觉症状明显好转，面色红润，有光泽，双侧颧部褐斑已基本消退，唇上方色斑亦明显渐淡，其他不适均已消失。临床治愈。(《张志礼医话验案精选》，人民军医出版社，2008)

2. 妙法绝招解析：本病患者除黄褐斑表现外，白带、月经、乳房均出现病症，故辨证为冲任失调，导致经络不通，气滞血瘀，方中重用薏苡仁健脾理气，白术、茯苓健脾除湿，当归补血活血，川芎疏理肝气，香附、益母草、红花调经活血，厚朴、陈皮行脾气，芡实健脾除湿止带，熟大黄通经活血，诸药合用，治病之本，方获良效。

（十一）肝肾阴虚，瘀阻脉络（欧阳恒医案）

1. 病历摘要：袁某，女，32 岁。近 3 年颜面开始出现色素斑，皮损无瘙痒，于日晒后可加重。伴口干心烦，失眠多梦，便干溲黄。诊查：双颊部可见境界清楚的淡褐色斑，呈蝶形对称分布。舌淡红少苔，脉弦细略数。诊断为黄褐斑。

证属肝肾阴虚，瘀阻脉络。治宜养阴补肾，活血祛斑。药用鸡血藤 30 g，生地黄、白芍、女贞子、牡丹皮各 20 g，麦冬、酸枣仁、益母草各 15 g，山茱萸 10 g，三七末（冲服）3 g。每日 1 剂，水煎服。并用祛斑露外搽。治疗 1 个月后复诊，色素斑面积缩小，颜色变淡。口干心烦、失眠多梦诸证皆除。继服两个月，色斑基本消退。(《中医皮肤科临床经验集》，人民卫生出版社，2008)

2. 妙法绝招解析：本病患者患病较久，久病必虚，因肝肾阴虚出现，不能上济于心出现口

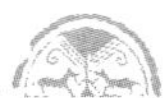

干心烦，舌红少苔脉细数属典型的舌脉象，阴液亏虚，经脉失养，导致气血运行不畅而出现血瘀，表现出面部黄褐斑。故从整体治疗，以治其本，方中用女贞子、山茱萸滋补肝肾，生地黄、白芍滋阴，牡丹皮清热凉血，鸡血藤行血补血，益母草活血调经，酸枣仁养心益肝，安神，生津。

（十二）肝气郁滞，血燥失养（欧阳恒医案）

1. 病历摘要：王某，女，35岁。颜面部黄褐色斑片2年。现病史，患者诉2年前颜面部出现黄褐色斑，无痒痛，日晒后加重。自己购买“祛斑霜”等外擦，无明显好转。平日性格内向，忧郁寡断，烦躁易怒，月经不调，经前斑色加深，乳房胀痛，纳谷不香。检查：两颧颊部可见黄褐色斑片，境界不清。舌脉象：舌质黯红，舌苔白，脉弦。诊断为黄褐斑。

证属肝气郁滞，血燥失养。治宜疏肝解郁，活血润燥。药用丹参、当归各30 g，茯苓、益母草各15 g，柴胡、白芍、牡丹皮、栀子、香附、白芷、白术、僵蚕、白及各10 g，甘草5 g。每日1剂，水煎服。外用二白药膏外擦。服14剂后，烦躁易怒，纳谷不香等症状明显减轻。嘱按前方再服1个月后，双颧颊部色斑有变淡趋向，月经正常，仍守方制成蜜丸，每丸重10 g，每日2次。服3个月后，双颧部色斑消失。乳房已不胀，月经较正常推后3～5日，无其他特殊不适，给予龟鹿二仙膏调理。(《中医皮肤科临床经验集》，人民卫生出版社，2008)

2. 妙法绝招解析：本病患者患病两年，年岁不高，平素情志不调，烦躁易怒，乳房胀痛，月经不调皆是由于肝郁气滞而致，故治疗选用丹栀逍遥散加减而成以疏肝健脾。方中用柴胡疏肝解郁，当归、白芍养血柔肝，当归芳香可行气，味甘可缓急，白术、茯苓健脾去湿使运化有权，气血有源，牡丹皮、清热凉血，香附行气调经，僵蚕通络，诸药合用，既补肝体，又助肝用，气血兼顾，立法全面，用药周到。

（十三）肝郁气滞，瘀血阻络（沈绍功医案）

1. 病历摘要：任某，女，35岁。患者半年前因精神受到刺激后，面额部出现黄褐斑片，对称如蝴蝶状，后色斑逐渐增多，累及额和眼眶周围，边缘清楚，颜色加深，曾用各种祛斑霜、口服多种维生素未效。刻下症见：颜面部黄褐斑明显，伴两胁胀痛，急躁易怒，神疲食少，经前乳胀，经行不畅，经量时多时少。舌黯红，有瘀斑，苔薄黄，脉弦涩。面额和眼眶周围出现黄褐斑片。

证属肝郁气滞，瘀血阻络。治宜疏肝解郁，活血化瘀。宗《太平惠民和剂局方》逍遥散加减。草决明、丹参各30 g，生山楂15 g，柴胡、当归、赤芍、茯苓、香附、石菖蒲、郁金、川芎、川楝子、延胡索、陈皮、益母草、薄荷各10 g。每日1剂，水煎分2次服。连服14剂后，两胁胀痛明显减轻，情绪转佳，颜面部黄褐斑变化不大。肝气得舒，饮食欠佳，前方减川楝子、延胡索，加莱菔子、焦三仙健脾和胃。再服14剂，三诊时为经行第2日，经前乳胀明显减轻，经行顺畅，经量较前增多，黄褐斑逐渐变淡，面色较润。前方续服14剂后，黄褐斑已不明显，余症消失。改为每日服1煎，嘱患者调整情绪，继续服药，巩固疗效，未见复诊。(沈绍功验案精选，学苑出版社，2006)

2. 妙法绝招解析：黄褐斑与雌激素和黄体酮分泌过多有关，表皮中色素过度沉着引起的皮肤色素增生性皮肤病。本案患者是由于情志失调，肝气郁结，气机不畅，血脉瘀滞而致，用逍遥散加减治疗甚为贴切。柴胡、郁金、香附疏肝解郁；川楝子、延胡索行气止痛；川芎、赤芍化瘀通络；丹参、益母草活血调经；茯苓、陈皮、莱菔子、焦三仙、生山楂健脾消食，增强运化之力，既能实土以御木侮，又使营血生化有源；薄荷为引经药，又能疏散郁遏之气，透达肝经郁热；莱菔子、草决明润肠通便之功明显，腑行通畅，以提高疗效。诸药合用，使肝郁得疏，经血

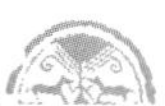

得调，瘀滞得去，褐斑得消。

（十四）水不涵木，虚火上炎（沈绍功医案）

1. 病历摘要：蔡某，女，39 岁。患者面颊、前额部起黄褐斑片，边界清楚，表面光滑，相互融合成蝴蝶状 5 年余，不痛不痒，且日渐增多，服维生素 E、外涂色斑露无效而前来就诊。刻下症见：颜面部黄褐斑明显，伴头晕耳鸣，五心烦热，腰酸腿软。舌红苔净，脉象细数。面颊、前额部出现黄褐斑片，部分呈青褐色。由于肝肾阴虚火旺，肾水不能上润肌肤，故颜面部出现黄褐斑，部分呈青褐色；肾藏精，主骨生髓，脑为髓海，肾阴亏损，不能生髓充脑，肝血不足，不能上荣于头，故头晕耳鸣，腰酸腿软；五心烦热，苔净质红，脉象细数为阴虚津亏、虚火上扰之象。其病位在肝肾。诊断为黄褐斑。

证属水不涵木，虚火上炎。治宜滋补肝肾，清降虚火。方选知柏地黄汤加减。药用丹参 30 g，生地黄、茯苓各 15 g，知母、黄柏、泽泻、黄精、牡丹皮、当归、川芎、川续断、菟丝子各 10 g。每日 1 剂，水煎分 2 次服。连服 14 剂后，头晕、五心烦热减轻，耳鸣时好时坏，腰酸腿软未除，颜面部黄褐斑变化不著。前方加枸杞子，增滋养肝阴之力；生杜仲、桑寄生阳中求阴，增强滋补肝肾之力、强健腰膝之功。再服 10 剂后，斑色开始转淡，余症减轻。效不更法，因久病入络，加生黄芪，补气行血，加强气血推动力，气行则血行。继续服药 30 剂，黄褐斑明显消退。为巩固疗效再服 14 剂，改为每日服 1 煎；嘱患者常服杞菊地黄胶囊，每日 3 次，每次 6 g。1 年后其褐斑基本消退。（沈绍功验案精选，学苑出版社，2006）

2. 妙法绝招解析：本患者是由于肝肾亏虚，阴虚火旺，肾水不能上荣，头面肌肤失濡而发为黄褐斑，用知柏地黄丸滋补肝肾，清降虚火。方中用知母、黄柏清降相火；生地黄、枸杞子、黄精滋补肝肾，用黄精易山茱萸肉，因山茱萸肉滋肾阴，而黄精补气，肝脾肾阴俱滋，功效全面；川续断、生杜仲、桑寄生、菟丝子补肾助阳，阳中求阴；川芎、当归、丹参活血行血，化瘀消斑，川芎具上升之性，能助诸药上行头面；茯苓健脾和胃，且能渗湿，脾肾同源，配泽泻淡渗利湿，加强清降虚火之功。

（十五）冲任受损，气滞血瘀（李春英医案）

1. 病历摘要：李某，女，30 岁。人流术后经闭 3 个月，伴面部褐斑加重 3 个月。患者于 1998 年 1 月 8 日孕 50 日人流，术后未同房，月经 3 个月未潮。面部色斑两年前怀孕后即起，此后未消，近期加重。就诊时心烦急躁易怒，胸胁胀闷，寐纳尚可，大便数日 1 次，溲黄。查患者脖颈、手臂皮肤白嫩，惟面色远望黧黑，近查黑褐斑几乎满面，两颧及鼻梁处色尤深。舌暗红，苔白，脉弦细。

证属冲任受损，气滞血瘀。治宜疏肝理气，养血活血。方选血府逐瘀汤。服药 9 剂后，月经来潮，持经 3 日，量中，色暗无块，经行小腹冷痛。药后矢气较多，大便畅利，面部色斑略浅，余症皆除。查舌淡红，苔薄白，脉弦细。前方去化瘀通经之丹参、益母草、香附，加鸡血藤 30 g，白蒺藜、白僵蚕各 10 g，以养血疏肝疏风。服用 10 剂后，5 月 5 日就诊，药后面部褐斑明显变浅，面部缩小，余无不适。因系经前，改少腹逐瘀汤加减，7 剂，以温经散寒，化瘀止痛。5 月 19 日就诊，诉 5 月 14 日正常行经，小腹冷痛瘥。面部褐斑色退浅，面部大缩，散见正常粉红色皮肤。继服二诊方加减 12 剂。此后又调服 1 个月，月经 3 个月如期而至，面部除两颧微见散在褐斑外，余处皆除。（光明中医，2000，15）

2. 妙法绝招解析：患者孕后气血聚以养胎而不能上荣于面，又因人流手术损伤胞宫、胞脉，使寒邪得以乘虚而入。血与寒结形成本虚标实。冲脉、任脉均起于胞中，胞宫血虚，寒凝血瘀，冲任损伤，经水阻滞不行，故致闭经、生褐斑。治疗以血府逐瘀汤疏肝理气、养血活血，并于经

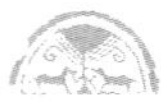

前配合少腹逐瘀汤温经散寒、化瘀生新，则瘀滞去，新血生，冷胀除，经水行，褐斑消。

（十六）肝肾阴虚，血虚血瘀（罗冠玲医案）

1. 病历摘要：王某，女，37岁，两颧出现黑褐色斑块1年，自服“维生素E”“太太口服液”等，并定期到美容院洗面、祛斑，均无疗效，反而黑斑逐渐扩大，颜色加深。诊见：面色无华，两颧片状黑褐色斑块，伴腰膝酸软，神疲乏力，心烦，失眠，耳鸣，月经提前7日，量少夹血块，舌质淡紫，少苔，舌下络脉瘀紫，脉细数。

证属肝肾阴虚，血虚血瘀。治宜滋阴补肾，活血通络。方选滋肾化瘀汤加减。药用珍珠粉、生地黄、女贞子、墨旱莲各30 g，牡丹皮、当归、赤芍、川芎、莪术、山茱萸各15 g，红花10 g，甘草6 g，蜈蚣（去头足）2条。每日1剂，用水浸泡（珍珠粉除外）30分钟，煎20分钟，每剂煎2次，将所得药液混合，冲入珍珠粉。每剂分2次温服。服用本方时，经期停服，并嘱按时睡觉，保持心情舒畅。忌食辛辣、生猛海鲜之品。连服20剂后，诸症明显减轻，面色红润，精力充沛，心烦，失眠，耳鸣消失，面部黑斑消退十之七八，余斑颜色也变浅，嘱其再服20剂后，面斑完全消退。（甘肃中医，2006，5）

2. 妙法绝招解析：罗老认为黄褐斑的主要病机为肝肾亏虚，血虚血瘀。当今妇女有的由于工作学习而熬夜，有的由于沉溺于电视、牌桌而通宵达旦，暗耗肝肾之阴，加上妇女房劳小产伤肾耗血，故肝肾亏虚，阴血不足，水衰火旺又更伤津耗血，以致血虚血瘀，结为瘀斑，肾中精气不足，肾之本色（黑色）上泛于面，故形成黧黑斑。方中当归、赤芍、川芎、生地黄养血补肝；红花、莪术活血化瘀；牡丹皮、赤芍、生地黄凉血消斑；山茱萸、女贞子、墨旱莲滋阴补肾；用蜈蚣取其通络散结以消斑，而珍珠粉在《海药本草》中明确指出“主明目，除面䵟”。全方共奏滋阴补肾，化瘀通络之效。除服用汤药之外，罗老特别强调顺应四时阴阳的养生之道，劝导患者必须保证充足夜间睡眠，改正不良生活习惯，保持心情舒畅、清淡饮食。

（十七）肝郁气滞，络脉瘀阻（陈玉华验案）

1. 病历摘要：龙某，女，35岁。面颊部逐渐出现黄褐斑1年余，近月来逐渐扩大，颜色加深，如蝶状分布于面颊，曾用各种祛斑霜、口服多种维生素未效。就诊时，面色不华，头晕神疲，经行不畅，量时多时少，乳房胀甚，情绪不安，寐差，舌暗紫，苔薄白，脉弦缓兼涩。

证属肝郁气滞，络脉瘀阻。治宜疏肝解郁，活血通络。药用丹参20 g，柴胡、当归、郁金、生地黄、何首乌各15 g，赤芍、僵蚕、牡丹皮、白芷、香附各10 g。偏气虚加黄芪；血虚重用当归，加熟地黄、黄精；阴虚加麦冬；偏肾阴虚者生地黄加重，并加枸杞子、覆盆子；偏肾阳虚者加淫羊藿、鹿角霜等；兼夹湿滞者，去牡丹皮、生地黄，酌加茯苓、薏苡仁等。每日1剂，水煎分2次服，7日为1疗程。药渣再加水3000 mL煮沸后，湿洗并湿敷患处20分钟。每日1～2次，睡前用维生素E 100 mg，挤出药油涂患处，5日做1次面部美容护理并用中药倒模。倒模中药粉：当归、牡丹皮、白附子、白及、白芷、白蔹、白僵蚕、白茯苓、白术各等份，烘干研细，过80目筛2次，每次用药粉20 g左右，用水适量加热成糊状，待温度至37 ℃左右将药糊均匀涂于面部，使之形成一层厚约0.05 cm的药模，再敷上一层厚0.5～1 cm的石膏模，约30分钟后取下。共用22剂药并外用治疗，黄褐斑消失，诸证亦消失。（新中医，1995，2）

2. 妙法绝招解析：本法是以疏肝解郁为主，辅以活血祛瘀通络之品治疗。柴胡、郁金、香附疏肝解郁，当归、丹参、赤芍、僵蚕等活血化瘀通络，诸药合用郁解瘀滞去，再加上中药熏蒸、倒模等使药力直达病所。

（十八）阴血不足，津亏血少（臧坤堂验案）

1. 病历摘要：患者，女，37岁。面部黄褐斑10年。患者自10年前产后开始面部即有黄褐

斑，以两颧部为主，近1年来逐渐增多，色加深、伴月经量少、色深红、下腹部隐痛、失眠多梦、手足心热、腰膝酸软、舌红、苔薄黄、脉细数。

证属阴血不足、津亏血少。治宜滋阴补肾，活血消斑。方选六味地黄丸加味。药用生牡蛎（先煎）30 g，首乌藤、制首乌各20 g，生龙骨（先煎）15 g，生地黄、熟地黄、山茱萸、怀山药、泽泻、牡丹皮、云茯苓、紫草、炒枣仁（打）、菟丝子、墨旱莲各10 g。每日1剂，水煎2次，饭后分服。服7剂后，月经已来2日，仍量少、下腹部隐痛、腰膝酸软依旧，失眠多梦、手足心热好转，面部黄褐斑隐退，舌脉如前。治从补肾活血，调摄冲任。药用制首乌、丹参各20 g，生地黄、熟地黄、山茱萸、云茯苓、牡丹皮、茺蔚子、泽兰、红花、柴胡、炒枣仁、菟丝子、生甘草各10 g。依以上滋阴补肾、活血消斑、调摄冲任等治疗，3个月后，面部黄褐斑逐渐消退，月经量增加，其余症状消失。（《臧坤堂医案医论》，学苑出版社，2004）

又患者，女，42岁。面部黄褐斑3年。患者3年来两颧部、额部逐渐出现黄褐色斑，颜色逐渐加深，范围也扩大，伴月经不调、经常延期、色暗有块、平时烦躁易怒、失眠多梦、胸闷、纳差、口干苦、二便正常、舌质红、苔薄黄、脉细数。肝郁气滞、气郁化火而形成面部黄褐斑，宜疏肝理气、凉血活血。药用丹参、首乌藤、制何首乌各20 g，生地黄15 g，郁金、炒栀子、牡丹皮、柴胡、当归、白术、云茯苓、赤芍、紫草、制香附各10 g，当归6 g。每日1剂，水煎2次，饭后服。服7剂后，黄褐斑无变化，但烦躁易怒、胸闷、失眠多梦、口干苦减轻，舌脉如前，继服7剂后，色斑颜色稍变浅，余症减轻，月经已来潮3日，色暗有块量少伴下腹部不适，舌脉如前，治宜疏肝理气、活血调经。制何首乌、丹参、炒枣仁、益母草各20 g，柴胡、当归、牡丹皮、香附、茺蔚子、川芎、红花、郁金各10 g。5剂。服上方3剂后，月经已净，现诸症减轻，以后按疏肝理气、凉血消斑、活血调经等治疗3个月余，面部黄褐斑基本消退，经期正常，余症消失。（《臧坤堂医案医论》，学苑出版社，2004）

2. 妙法绝招解析：黄褐斑是面部常见的色素增加性皮肤病，中医称之为"黧黑斑""蝴蝶斑"等。本病多见于中青年妇女，皮疹特点是双颧或面颊对称性的褐色斑片，形状大小不一，多数显蝴蝶状，抚之不碍手，压之不退色。本病主要是由于肝、脾、肾三脏功能失调，气血不能上荣于面所致。正如《诸病源候论》所云："面黄干者，或脏腑有痰饮，或皮肤受风邪，皆令血气不调，致生黑皯。"

（十九）肝郁血滞，血瘀夹热（杨鉴冰医案）

1. 病历摘要：斐某，女，38岁，自诉近一年来，面部出现黄褐斑，颜色逐渐加深，遍及额、颊、鼻、口周等，呈点片状，对称性发生，无鳞屑，无痒感，且每次月经前两日出现小腹疼痛，经后消失。月经量逐渐减少夹有血块，婚后生有二子，已带节育环11年。舌质暗红，有瘀点，苔薄白，脉弦涩。诊断为面部黄褐斑。

证属肝郁血滞，血瘀夹热。治宜凉血疏肝，化瘀消斑。用凉血祛斑汤加减。药用红花20 g，桃仁、丹参、赤芍、白芍、当归、白鲜皮各15 g，生地黄12 g，紫草、柴胡、香附、黄精、白芷、木蝴蝶、防风各10 g。每日1剂，水煎服。服5剂后，月经来潮，经量增多，腹痛不明显，面部黑斑已部分减退。守方续用10剂，半个月后改为丸剂，3个月后面部黑斑基本消散，后随访半年，诸症悉除。（现代中医药，2006，2）

2. 妙法绝招解析：女性面部黄褐斑作为一种色素沉着性病变虽属皮肤病范畴，但以女性患者为多。关于皮肤色泽和脏腑的生理关系，中医学早有记载，如《素问·六节藏象论篇》云"心者，其华在面"，"肺者，其华在毛，其充在皮"。《难经二十四难》亦云"手少阴气绝，则脉不通，脉不通，则血不流，血不流，是色泽去，故面黑如黧，此血先死"。《诸病源候论》云"五脏六腑十二经血，皆上于面，夫血之行俱荣表里，人或痰饮渍脏，或腠理受风，致气血不和，或涩或浊，不能荣于皮肤，故发生黑皯”。对此，晋·葛洪《肘后备急方》称之为“皮干黑黷”，明代医学家陈实功《外科正宗》则以“黧黑斑”命名。人作为一个有机的整体，五脏六腑、气血阴阳的变化，可以反映到外表上来，而人体外表器官的变化亦反映脏腑气血阴阳的变化，所以说面部黄褐斑实为肝之功能失调，导致血瘀虚热，气血不足，津液不能上荣于面而成。方中重用红花、桃仁、丹参、赤芍，使“瘀血去新血生”，兼以调经畅气血。现代药理研究发现，这些药物可增强 SOD 性，清除自由基，抗脂质过氧化，降低血浆纤维蛋白原浓度，促进细胞解聚，降低血液黏度，扩张血管，改善血流状况，调节内分泌，增加面部营养，以祛除黄褐斑。紫草、生地黄、白芍、当归既散肝之郁热又补肝之阴血，达到治本之目的；肝为风木之脏，喜调达而恶抑郁，佐以柴胡、香附调畅气机；黄精补脾益气，与柴胡相配，推陈致新，益气行血布津，同时可防风热之邪乘虚而入；再配以白芷、木蝴蝶、防风、白鲜皮祛风散结以消斑。《日华子本草》对白芷有论述：“止痛，生肌，去面肤疵斑。”有资料报道白芷、白鲜皮、柴胡、当归均可降低酪氨酸酶活性，抑制黑色素生成。白芷和当归对该酶的抑制率分别可达 35.14%及 30.63%。其次，这些药又具有引经作用，载诸药上行于颜面，直达病所。因此，在临床上着重从肝论治，抓住肝郁血滞，瘀热互结病机之关键治疗黄褐斑，则能够取得满意疗效。

三、文献选录

本病多由组织细胞间的微细循环受淤阻，细胞溶解死亡，黑色素增多形成色斑沉着所造成的。脸部的表皮层最薄，毛细血管最丰富，也最易形成色素沉着，色素沉着部位主要在表皮基底层，黑色素颗粒明显增多，较为严重者真皮层的噬黑素细胞内也有较多黑色素，与正常相比，色素细胞的数目，黑色素形成以及黑色素颗粒的活性都有不同的增长。包括怀孕后胎盘分泌雄孕激素增多、药物因素、其他一些慢性疾病如慢性肝炎、结核病等。由于有碍美观，给患者带来烦恼，甚至造成严重思想负担，影响身心健康。

（一）古代文献选录

本病中医又称为黧黑斑，肝斑。古代文献关于本病的记载首见于《太平圣惠方》。中医学认为其发病多由肾气不足，气色外犯所致，或因脾虚不能化生精微，气血亏虚，肌肤失养，或因肾水亏不能制火，血弱不能华肉，虚热内盛，郁结不散，阻于肌肤所致。临床表现为黄褐色，淡褐色斑点或弥漫性斑片，好发于前额、面颊、耳前后，以致扩展到整个面部，甚至波及颈部。中医治疗或滋阴降火、交通心肾，或健脾益气、中和气血。《外科正宗》说：黧黑斑者，水亏不能制火，血弱不能华肉，以致火燥结成黑斑，色枯不泽。朝服肾气丸以资化源，早晚以玉容丸洗面斑上，日久渐退，兼戒忧思动火劳伤事件。

（二）名医论述选录

臧坤堂认为，凡情志失调，可致肝气郁结，失于疏泄，经脉运行受阻，血不能荣于面，则生黄褐斑。也可因饮食不节，劳倦过度，致脾虚失运，气血不能荣于上；或土虚不能制水、痰饮内停、脉道阻涩、气血运行不畅、不能上荣于面，均可生黄褐斑；平时房事过度、阴虚精亏、阴虚内热、煎熬津液、津亏血少，导致血液稠黏，血液运行缓慢、涩滞不畅而致瘀滞，颜面不得荣润而成黄褐斑。如《外科正宗》云“黧黑斑者，水亏不能制火，血弱不能华肉，以致火燥结成斑黑，色枯不泽。”在治疗上多采用疏肝理气、健脾渗湿、滋阴补肾、活血调经、凉血消斑等治法。臧氏治疗妇女黄褐斑时，一般用六味地黄丸加味治疗。特别是年纪偏大的患者及年纪偏轻但流产、刮宫较多者用此法。无明显热象者，在补肾药中加补血之品，如生黄芪 30 g，当归身 6 g；

偏血热者，加丹参20 g，紫草、赤芍、广郁金各10 g；失眠者，加炒枣仁、合欢皮、首乌藤各20 g；伴腰膝酸软者加补骨脂、桑寄生各10 g；伴乳胀者加川楝子、制香附各10 g；伴痤疮者加野菊花、蒲公英、水牛角各20 g，青黛、紫草各10 g；伴夜尿频多者，加金樱子、覆盆子各10 g；同时，根据患者的月经周期及肾的阴阳偏盛的不同，分别酌加女贞子、墨旱莲、制首乌各20 g，茺蔚子、泽兰、巴戟天、淫羊藿、仙茅各10 g。同时，“肺主气，外合皮毛”，臧氏在治疗中也常加一些归于肺经的引经药如白芷等。

（三）辨证论治选录

1. 匡继林临床治疗黄褐斑分5型辨治：其中①肝气郁滞，两胁胀痛，心烦易怒，嗳气，常因情志因素诱发，经前乳房胀痛，头痛以两侧尤甚，失眠多梦，面色晦暗，舌红，两边有瘀点，脉弦。治宜疏肝解郁。②肾水（或阳）不足，头昏耳鸣，腰膝酸软，失眠多梦，五心烦热，脱发，两目干涩，健忘，月经量少，且色黑有块，面部肤色黑有典型黄褐斑，舌红，苔少，脉细无力；治宜滋养肝肾；肾阳不足以畏寒肢冷等症为主，治宜温补肾阳。③脾土亏虚，月经不调或闭经，体胖，全身困重，头昏胀痛，胸闷，脘痞，四肢发胀或下肢水肿，嗜睡，面色黧黑有瘀斑，舌淡胖，两边有齿痕，舌苔白腻，脉濡缓；治宜健脾渗湿。④痰凝，肺气不宣、脾失健运和肾气不足均可导致水液运化失常为痰为湿。痰凝而导致气血不和，无以养颜，出现面黄褐斑，临床症见舌苔滑腻，脉滑，喉中多痰等。治疗以宣肺健脾、益肾化痰为主。⑤血瘀内阻，血瘀多与肝气郁滞、肾水（阳）不足、脾土虚、痰凝兼见。因此，治疗时多在上述治法基础上佐以活血化瘀的桃红四物汤。湿热郁结可见水湿内停，与热搏结，湿重于热之证，方用茵陈五苓散。

2. 贾卫华治疗黄褐斑分3型辨治：其中肝气郁结型用牡丹皮、栀子、柴胡、白芍、当归、茯苓、炒白术、白芷、薄荷、桑叶、桑白皮、玫瑰花各10 g，甘草6 g；气滞血瘀型用柴胡、当归、生地黄、赤芍、红花、桃仁、川芎、枳壳、桔梗、怀牛膝、白芷、桑叶、桑白皮、玫瑰花各10 g，甘草6 g；肾阴虚型用山药20 g，茯苓15 g，熟地黄、山茱萸、泽泻、牡丹皮、女贞子、墨旱莲、白芷、桑叶、桑白皮、玫瑰花各10 g。每日1剂，水煎服；1个月为1疗程。禁辛辣之品，避免曝晒。用3个疗程，结果：痊愈259例，好转103例。随访1年，无复发。（河北中医，2008，9）

3. 王建明治疗黄褐斑分3型辨治：其中肝气郁结证24例。深褐略带青蓝的色素沉着，呈弥漫性分布在面颊上，日晒后色素更深。兼有情志抑郁，面部烘热，眩晕耳鸣，双目干涩，月经不调。脉象细涩，舌质挟有瘀点或瘀斑，苔褐黄。治以调气和血，补肝悦色法。方用逍遥丸，每次8粒，每日3次；按压在三阴交、足三里、太冲，取坐姿、两手拇指叠放在穴位上，身体前倾，吸气时默念“1、2、3”，用力按压穴位，呼气时默念“4、5、6”放松，反复做5～6次。1个月为1个疗程。脾气虚弱证10例。色沉黄褐，状如灰尘固着在颧部日久未洗，甚则环口黧黑。兼有肢体困怠，少气懒言。脉象濡弱，舌质淡红胖嫩有齿痕，苔薄白微腻。治以甘辛益脾，温阳化浊法。方用补中益气丸，每次8粒，每日3次；按压中脘、三阴交、足三里，取坐姿，两手拇指叠放在穴位上，身体前倾，吸气时默念“1、2、3”，用力按压穴位，呼气时默念“4、5、6”放松，反复做5～6次。1个月为1个疗程。阴虚火旺证12例。褐黑色沉，五心潮热，腰酸乏力，小便短赤，大便干结，视物不清，失眠多梦。脉象细数无力，舌质淡红，苔薄。方用杞菊地黄丸，每次8粒，每日3次；按压肾俞、太溪、涌泉，取坐姿，两手拇指叠放在穴位上，身体前倾，吸气时默念“1、2、3”，用力按压穴位，呼气时默念“4、5、6”放松，反复做5～6次。1个月为1个疗程。总有效率95.6%。（浙江中医杂志，2009，3）

4. 王茜茜治疗黄褐斑分3型辨治：其中肝郁气滞型用逍遥丸加减，柴胡、赤芍、白芍、牡丹皮、焦栀子、怀山药、当归、茯苓、白芷、白花蛇舌草、刺蒺藜、蝉蜕各10 g；脾虚湿阻型用参苓白术散加减：党参、茯苓、白术、泽泻、赤芍、姜半夏、生薏苡仁、怀山药、陈皮、滑石、炒枳壳、蝉蜕各10 g；肝肾阴亏型用知柏地黄丸加减：知母、黄柏、生地黄、枸杞子、牡丹皮、茯苓、泽泻、麦冬、怀山药、山茱萸、当归、桃仁、白术、蝉蜕各10 g；均加丹参、益母草各15 g。每日1剂，水煎服。2个月为1疗程。用1个疗程，共治疗70例，结果：治愈25例，显效34例，好转6例，无效5例，总有效率92.8%。（浙江中医药大学学报，2007，6）

5. 徐宜厚治疗黄褐斑分3型辨治：其中肝郁血滞不华型：治以调气和血，补肝悦色，方用补肝丸加味。脾虚痰湿凝聚型：治以甘辛益脾、温阳化浊，方用二陈汤、益黄散化裁。肾亏本色外露型：治以温阳补肾、润肤悦色，方用温肾散加减。共治疗23例，结果痊愈4例，显效8例，有效10例，无效1例，有效率为95.6%。（湖北中医杂志，1985，5）

（四）临床报道选录

1. 内服药疗法：

（1）陈建宏用桃红四物汤加味治疗黄褐斑50例：药用珍珠母30 g，当归18 g，生地黄、益母草各15 g，川芎、赤芍、香附、白芷各12 g，桃仁、红花各9 g，蝉蜕6 g。气血虚酌加黄芪、党参、阿胶；肝气郁滞酌加柴胡、木香、合欢皮；肝郁化火酌加牡丹皮、栀子、白菊花；肾阴不足酌加女贞子、墨旱莲、山茱萸、地骨皮。每日1剂，水煎服。对照组50例，用维生素C，每日3次，每次0.2 g，口服；3%氢醌霜外涂患处，每日2次。结果：两组分别痊愈8、6例，显效15、12例，好转20、12例，无效7、20例，总有效率86%、60%（$P<0.01$）。（湖南中医学院学报，2000，4）

（2）张琦内外合治黄褐斑60例：药用茯苓、益母草各30 g，粉葛根、黄芩、香附、郁金、三七粉（分吞）、白术、当归、党参、菟丝子各15 g，白芷、藁本、山茱萸、红花各10 g。每日1剂，水煎服。并用白附子、柿叶、丹参、白蔹、藁本各等份，研末，每袋60 g。用1袋，加开水浸泡，熏洗、热敷面部，每次15分钟，每日2次。用面膜膏（含白芷、白芍、人参、白蔹、白及各等份，研细末，过150目筛，加熔化的凡士林，搅拌成膏，浓度50%），外搽患处，保留1～2小时，每日1次。对照组30例，用维生素E 0.1 mg，维生素C 0.2 mg，每日3次口服；3%氢醌霜外搽患处，每日2次。均1个月为1疗程。用3个疗程，结果：两组分别治愈32、6例，好转23、17例，未愈5、7例，总有效率91.67%、76.67%（$P<0.01$）。（中国医药学报，2004，1）

（3）刘继刚用桂枝茯苓丸加味治疗黄褐斑40例：药用丹参、薏苡仁各30 g，白扁豆、车前草各20 g，丝瓜络、茯苓、白薇各12 g，牡丹皮、桃仁、赤芍、红花各9 g，桂枝、甘草各6 g。便秘加生大黄、炒枳壳；月经不调加川芎、益母草；更年期加淫羊藿、仙茅、山茱萸。每日1剂，水煎服。结果：痊愈10例，好转24例，无效6例，总有效率85%。（甘肃中医，2004，2）

（4）崔生海用女贞祛斑汤治疗黄褐斑86例：药用女贞子30 g，淫羊藿、当归、地黄（血热、寒分别用生、熟品）、芍药（养血、化瘀分别用白、赤芍）、白僵蚕各15 g，川芎、桃仁、红花、炒白术各10 g，白附子6 g。随症加减，每日1剂，水煎服。对照组49例，用维生素C 2 g，每日3次，口服。两组均用3%氢醌霜（陕西省米脂县医院研制），外涂患处，每日2次。均1个月为1疗程。不用他药。用2个疗程，结果：两组分别基本治愈26、5例，显效48、7例，好转10、22例，无效2、15例，总有效率86.04%、24.48%（$P<0.01$）。（浙江中西医结合杂志，2004，4）

（5）汪黔蜀用消斑汤治疗黄褐斑36例：药用珍珠母、丝瓜络各30 g，益母草、丹参各20 g，白茯苓、当归各15 g，炒柴胡、白术、白芍、薄荷、白僵蚕、白菊花各10 g，甘草6 g。面色萎

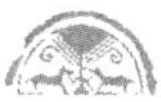

黄加黄芪、党参；月经前乳房胀痛、月经期腹痛、有血块加郁金、川芎、荔枝核；失眠、多梦茯苓易茯神，加炒枣仁。每日1剂，水煎服；30日为1疗程。防晒。禁辛辣油腻之品。结果：治愈7例，显效15例，有效9例，无效5例，总有效率86.11%。(云南中医学院学报，2004，1)

(6) 孙瑞丰用活血祛斑汤加面膜倒膜治疗黄褐斑62例：药用生地黄、益母草、茯苓各15 g，凌霄花、红花、柴胡、桃仁、当归、白芍、白术、香附各10 g，川芎6 g。每日1剂，水煎服。对照组48例，用维生素C片0.2 g，逍遥散8丸，每日3次；维生素E胶丸，每次0.1 g，每日2次；口服。两组均用面膜倒膜：清水洁面后，离子喷雾机行面部喷雾，用药物营养霜（江西省九江市中医院研制），按摩10分钟，重点按摩患处相应穴位，斑片在前额、颧颊、鼻及上唇部分别配上星、颊车、印堂与迎香、地仓；再用生石膏，加水适量，涂面，30分钟后揭去，温水清洗。结果：两组分别痊愈26、10例，显效28、21例，好转5、10例，无效3、7例，总有效率87.1%、64.6% ($P<0.05$)。(江西中医药，2004，8)

(7) 韩秀琴用滋阴补肾理气养血汤治疗黄褐斑42例：药用熟地黄、山茱萸、白术、茯苓、当归、柴胡、香附、白附子各10 g，丹参、女贞子各30 g，墨旱莲、白芍各15 g。气血亏虚、肌肤失濡加黄芪；血瘀致经血不调加益母草、泽兰；肝郁气滞甚加枳壳、陈皮；脾虚湿滞颧唇部、肢体困倦、白带多加薏苡仁、鸡冠花；湿热加黄芩、桑白皮。每日1剂，水煎服；30日为1疗程。结果：痊愈9例，显效23例，有效8例，无效2例，总有效率95.2%。(河南中医，2004，9)

(8) 潘玲用消斑汤和中药面膜治疗黄褐斑30例：药用桃仁、红花、柴胡、川芎、当归、赤芍、香附各9 g，泽兰15 g，丹参20 g，大枣10枚，生姜1片。月经期加益母草、郁金。每日1剂，水煎分3次服。清洁皮肤，喷雾5分钟，涂当归按摩膏，按摩加点穴15分钟，用药粉（含白芷、白附子、苦杏仁、桃仁、红花、当归、珍珠各等份，研末）适量，加蜂蜜调成糊状，涂面部（口、眼周除外），20分钟后清洗，涂维生素E面霜。每周1次；1个月为1疗程。本组30例，结果：基本治愈15例，显效11例，好转3例，无效1例。(中原医刊，2004，18)

(9) 兰培敏内外合治治疗黄褐斑46例：药用柴胡、香附、川芎、白僵蚕、白芷各9 g，生地黄、熟地黄、当归、茯苓、木蝴蝶、玉竹各12 g。每日1剂，水煎服。1个月为1疗程。用药液先熏蒸面部10分钟，继用药膜（含白芷、白茯苓、黄芪等量。蜂蜜调糊）外涂面部，每次30分钟，每周2次。避强烈日光，停用劣质化妆品。用3个疗程，结果：痊愈16例，显效18例，有效8例，无效4例，总有效率91.3%。(中国民间疗法，2005，7)

(10) 许文红用珍珠母祛斑合剂治疗黄褐斑110例：药用珍珠母、浙贝母、赤芍、夏枯草、茵陈蒿、红花、白芍、丝瓜络、鸡血藤、六月雪、菊花、青葙子、僵蚕、茯苓、甘草。（浙江省杭州市中医院研制）50 mL，每日2次口服。对照组55例，用维生素C 200 mg，每日3次，维生素E丸100 mg，每日1次，口服。均2个月为1疗程。结果：两组分别基本痊愈28、6例，显效41、20例，好转29、16例，无效12、13例。疗效本组优于对照组 ($P<0.05$)。(浙江中西医结合杂志，2005，9)

(11) 郭汉香用消斑汤为主治疗黄褐斑168例：药用女贞子、山茱萸、熟地黄、山药各15 g，白附子、桃仁各10 g，牡丹皮、赤芍、泽泻、当归各12 g，薏苡仁20 g。每日1剂，水煎服。对照组53例，用维生素C 0.2 g，每日3次口服。两组均用20%壬二酸霜，外涂色斑处并按摩，每日2次。均1个月为1疗程。用3个疗程，结果：两组分别基本治愈48、4例，显效53、8例，有效55、23例，无效12、18例，总有效率92.86%、66.04%。(湖南中医杂志，2006，1)

(12) 周继刚用祛斑胶囊治疗黄褐斑101例：药用当归12 g，川芎10 g，桃仁、白芍各15 g，红花、制香附各9 g，升麻8 g等。每粒1 g。（湖北省宜昌市中医院研制）每日3次，每次2粒，

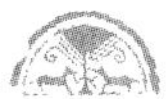

口服。对照1组50例，用维生素C 0.2 g，维生素E 50 mg；均每日3次口服。2组49例，用丝白祛斑软膏涂患处，用硬膜粉调糊做倒膜，每次30分钟；5日1次。结果：三组分别显效47、0、0例，有效51、14、22例，无效1、35、27例，中断治疗2、1、0例，总有效率97%、28%、44.9%。(中国中医基础医学杂志，2006，1)

(13) 黄小英用褐斑消汤治疗黄褐斑98例：药用白芷、制黄精、当归各15 g，生地黄、玉竹、生何首乌、乌梅各20 g，枸杞子10 g，漏蓝子6 g。随症加减，每日1剂，水煎服；7日为1疗程。用3个疗程，结果：基本治愈71例，显效15例，好转7例，无效5例，总有效率94.8%。(甘肃中医，2006，1)

(14) 郭忠用祛斑汤治疗黄褐斑43例：药用薏苡仁40 g，茵陈蒿、珍珠母（先煎）各30 g，木贼、桑白皮、天花粉各15 g，白僵蚕12 g，白芷、生白术、石菖蒲、蛇蜕、蝉蜕各10 g，红花、生甘草各6 g。月经量偏少，月经前期加怀山药、白茅根，月经后期加肉桂；五心烦热加牡丹皮、地骨皮。每日1剂，水煎分3次餐后服。禁辛辣之品，避免日晒。用3个疗程，结果：基本痊愈22例，显效12例，有效8例，无效1例，总有效率97.6%。(安徽中医学院学报，2006，6)

(15) 陈华英用中医药治疗面部黄褐斑34例：药用生地黄、当归、女贞子、枸杞子各15 g，墨旱莲、丹参各30 g，淫羊藿12 g，川芎、山茱萸、桃仁、红花、柴胡、白芷各9 g，青皮6 g。随症加减，每日1剂，水煎服。对照组18例，用太太美容口服液每日2次，每次10 mL，口服。用3个月，结果：两组分别痊愈12、3例，显效11、7例，好转8、3例，无效3、5例。痊愈者随访1年，未复发。(现代中西医结合杂志，2006，4)

(16) 李月萍用活血祛斑汤配合中药热导膜治疗黄褐斑56例：药用鸡血藤30 g，当归、川芎各12 g，赤芍、牡丹皮各10 g，生地黄15 g，红花、甘草各6 g。肝郁气滞加柴胡、白芍、香附、郁金；肝肾不足加山茱萸、熟地黄、怀山药、女贞子、枸杞子；心脾两虚加龙眼肉、党参、茯苓、酸枣仁。每日1剂，水煎服；2个月为1疗程。洁面，按摩20分钟，用药粉（含白茯苓、白芍、川芎、当归等。研细末，过80目筛），加温开水，调敷面部（避开口、鼻、眼部），纱布覆盖，用石膏导膜，每次20分钟，每周1次；8次为1疗程。结果：基本治愈29例，显效16例，好转8例，无效3例，总有效率94.6%。(山西中医，2006，4)

(17) 唐红珍自拟褪斑饮结合西药治疗黄褐斑48例：药用白芍、丹参、当归、菟丝子、生黄芪各15 g，柴胡、川楝子、白术、山茱萸各10 g，川芎、白芷各9 g，蝉蜕3 g。随症加减，每日1剂，水煎餐后服。与对照组均用维生素C 200 mg，维生素E 100 mg，每日3次口服；用3%氢醌霜，每日2次外涂患处。均15日为1疗程。用3个疗程，结果：两组分别痊愈10、3例，显效21、12例，有效12、15例，无效5、18例，总有效率89.5%、62.5%（$P<0.01$）。(广西中医药，2006，5)

(18) 邹世光用益肾化瘀饮治疗面部黄褐斑140例：药用墨旱莲、淫羊藿各30 g，菟丝子20 g，枸杞子、仙茅、制首乌、当归、生地黄、熟地黄、桑叶、赤芍、白芍、益母草、茯苓各15 g，红花、川芎、水蛭、白芷各10 g，大黄、白附子各6 g。胸胁刺痛、月经有血块加柴胡、枳壳、泽兰、栀子；腰痛膝软加炒杜仲、川续断；神疲乏力、纳差加党参、白术、焦三仙、陈皮。每日1剂，水煎服；20日为1疗程，疗程间隔10日。禁辛辣刺激及油腻之品。停用他法。用2～6个疗程，结果：痊愈44例，显效56例，好转32例，无效8例，总有效率94.2%。(湖北中医杂志，2002，7)

(19) 罗贵明用桃红四物汤加味治疗面部黄褐斑96例：药用香附20 g，白芍、生地黄、郁金各15 g，川芎、桔梗各8 g，当归12 g，桃仁、白附子、牡丹皮各10 g，红花6 g，甘草5 g。每

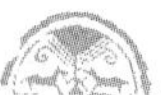

日1剂，水煎分4～6次服；16日为1疗程。用1～3个疗程，结果：均痊愈。随访3年，未复发91例。（中国民族民间医药杂志，2007，3）

2. 针灸治验选录：

（1）郭军和用针灸法治疗黄褐斑25例：针刺肾俞、肝俞、气海，平补平泻法，留针期间，针柄穿一1～3 cm的艾条温针5～10分钟，配以迎香穴及黄褐斑区中央艾炷灸3～7壮，每日1次，7次为1疗程，疗程中间休息1～3日。共治疗25例，痊愈21例，显效3例，有效1例。（中医杂志，1989，6）

（2）徐宜厚用针刺治疗黄褐斑10例：用耳穴为主，配合面部局部穴位治疗，用耳穴肾、肝、脾、内分泌，以5分毫针轻巧刺入，不宜透过耳软骨，配以体针刺激局部穴位，前额区配上星、阳白，颧颊区配颊车、四白；鼻梁配印堂、迎香；上唇配地仓。予以小幅度捻转轻刺激，留针30分钟，留针期间行针3～5次，2～3日针刺1次，15次为1疗程。共治疗10例，痊愈6例，好转4例。（中医杂志，1988，5）

（3）欧阳群等用针刺和药物穴位注射治疗黧黑斑100例：体针取大椎、曲池、血海、足三里、三阴交、风岩（耳垂下端与后发际中央连线微前5分），每日或隔日1次，10次为1疗程，用平补平泻法，不留针；耳穴取神门、交感、肾上腺、内分泌、皮质下、肺、肝、肾，每日每侧取2穴，每半小时按压针柄1次以增强刺激，留针4小时后取针；穴位注射见水针治疗。针刺和穴位注射同日进行，每疗程间隔2～3日，5～6疗程间休息15日，一般需20～25个疗程。结果治愈16例，显效39例，好转40例，无效5例。二年后随访44例，疗效巩固和继续好转者共38例，轻度复发5例，复发1例。（中医杂志，1987，12）

（4）刘强用耳压和针刺治疗黄褐斑71例：方法：耳压取穴：肝、肺、心、肾、脾、大肠、内分泌、肾上腺、皮质下。配穴：取相应病变部位，如眼、额、面颊、外鼻、口等。针刺取穴：风池、太阳、四白、合谷、关元、蠡沟、太冲、血海、地机、三阴交、足三里、尺泽。操作：将中央置有王不留行药籽的0.5 cm^2 的胶布按压于所取之耳穴上，每隔2～3日治疗1次，两耳交替贴穴，10次为1疗程，嘱患者每日按压4～5次，按压至耳郭发热或者烧灼感为止。如患者耳压治疗5次后无明显改变者，遂即改用耳压加针刺治疗，一般10余次后褐斑即可消退。疗效：71例患者中治愈28例，占39%，显效43例，占61%，无效例无，总有效率达100%。（上海针灸杂志，1989，2）

（5）夏玉卿等用耳穴刺血治疗黄褐斑283例：耳穴、热穴、疖肿、皮质下为主，配内分泌、脾、胃交替使用。用眼科15号小手术刀片，刺破表皮0.1 cm，出血后以酒精棉球擦净，用干消毒棉压迫针孔，隔日1次，每次刺一穴，15次为1疗程，不愈者可继续进行2～3疗程，疗程间隔7～10日。结果：痊愈165例，显效52例，好转24例，无效42例，总有效率为85%。（中国针灸，1984，4）

（6）施易安用耳压治疗黄褐斑80例：耳穴用肝、肾、肺、内分泌、皮质下、交感、神门、面颊，体虚者加脾、胃。每次按压王不留行籽1～2粒，隔日1次，两耳交替，10次为1疗程。结果：1疗程内基本消退者36例（45%），2疗程内基本消退者38例（47.5%），2疗程后消退不显著者6例（7.5%）。（江苏中医，1989，2）

（7）薛薇用耳压法治疗黄褐斑200例：患者大都同时患有某种妇科病，如乳疾、月经不调、痛经等，有的伴有头痛、头晕、失眠等全身症状。主穴面颊，配穴上、下肺，外鼻和大肠。耳压每2日1次，15次为1疗程。结果：治愈120例，显效72例，无效8例，总有效率为96%。（新疆中医药，1990，2）

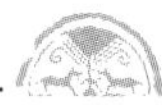

(8) 李连生等采用刺络拔罐及耳压治疗黄褐斑486例：其中刺络拔罐：取耳背部静脉用眼科手术刀点刺出血3滴；用梅花针在大椎和两个肺俞三角区内叩刺，每次选1～2个叩刺点形成15个出血点，叩刺后用2号玻璃罐闪火法拔罐，出血量小于1 mL。耳穴贴压用王不留行贴压于耳穴卵巢、子宫、神门、大肠、肝、内分泌、皮质下、肾上腺、枕、失眠点、褐斑点（颈椎与枕之中点）。每日按压3～4次，每次取6～7穴，两耳交替。均隔日1次，10次为1疗程。耳压组50例，单用上述耳压法。结果：本组与耳压组分别痊愈102、4例，显效131、9例，进步231、31例，无效22、6例。痊愈率21.0%、8.0%，总有效率95.5%、88.0%。两组痊愈率比较有显著性差异（$P<0.01$）。(中国针灸，1992，6)

(9) 崔桂珍耳穴放血治疗黄褐斑125例：耳郭背部上1/3～1/2处。穴位2：耳轮部耳尖上至耳轮结节段内侧。耳壳内侧面耳根部。取一侧耳穴2～3个，用手术刀尖划割一条长3～5 mm的切口（以皮肤出血为度，不可伤及软骨），出血3～5滴，严重者可多放一点血，然后在切口覆盖纱布。3～5日后用同样方法治另一侧耳穴，病情严重者两耳交替使用，1个月为1疗程。结果：治愈76例，显效24例，好转23例，无效2例，总有效率为98.4%。(中医药研究，1992，4)

(10) 息红治疗黄褐斑42例：耳针主穴取内分泌、皮质下、肺、心、肝、肾，月经不调加子宫、卵巢。常规消毒，用28号5分针轻刺透皮肤不穿透软骨膜为度，留针30分钟，每5分钟行针一次。患处常规消毒后，均匀涂抹维生素E，用梅花针自上至下轻轻叩打，使皮肤潮红为度。2日1次，15次为1疗程，疗程间隔1周。治疗6个月。结果：临床治愈6例，显效21例，好转12例，无效3例，总有效率为92.8%。伴有月经不调者，多数治愈或好转。疗程长效果较好。(山东中医杂志，1992，3)

(11) 刘丽用耳穴贴压配合针刺治疗女性黄褐斑50例：治疗方法以刺血拔罐，取穴肺俞、心俞、膈俞、肝俞、肾俞、脾俞，每次选3～4个穴，常规皮肤消毒后，用三棱针点刺出血2～3下，再在此部位上拔罐5～10分钟，将瘀血拔出，以上穴位均双侧取穴，交替使用，隔日1次，10次为1个疗程。耳穴贴压：取穴肺、心、内分泌、肝、脾、肾、内生殖器。操作方法：常规消毒耳部皮肤后，以王不留行置于6 mm×6 mm的胶布上，贴于耳穴并按压。嘱患者每日按压3～4次，每次2～3分钟，以耳部微热，微痛为度。每周更换1次，双耳交替，5次为1疗程。共治50例，治愈28例，显效11例，有效7例，无效4例，总有效率92.0%。(陕西中医，2009，3)

3. 外治疗法：

邹米红用中药面膜治疗黄褐斑41例：药用石膏300 g，白芷、白蔹、白及、薄荷各100 g，红花、细辛、珍珠粉各30 g。研末，用10 g，加维生素C 0.5 g，维生素E 0.2 g，热水调敷面部30分钟；3日1次。对照组40例，用氨甲环酸片0.25 g，维生素C 200 mg，维生素E 20 mg，每日3次口服。用60日，结果：两组分别痊愈17、7例，显效20、28例，好转3、4例，无效各1例，有效率90.2%、87.5%（$P<0.05$）。(南京中医药大学学报，2006，5)

（五）经验良方选录

1. 内服方：

(1) 白菊花、白僵蚕、白茯苓、白扁豆、白附子为基本方，随证加减。肝郁脾虚型，加苍术、柴胡、当归、益母草、丹参；气滞血瘀型，加香附、玫瑰花、泽兰、丹参、桃仁、红花；血虚肝旺型，加川楝子、当归、赤芍、牡丹皮、栀子、丹参、玫瑰花；肝肾阴虚型加山茱萸、熟地黄、牡丹皮、川楝子、当归、白芍、益母草、丹参；湿热下注型，加茵陈、白术、柴胡、黄柏、益母草、丹参。每日1剂，水煎服。服药30剂为1疗程。主治黄褐斑。

(2) 黑桑椹100 g，黑芝麻50 g，何首乌30 g，当归、麦冬、生地黄各20 g，蜂蜜适量。将前6味加水煎煮，每30分钟提取药液1次，反复3次，将3次药液合并，以文火熬至黏稠如膏状，加入等量的蜂蜜，拌匀再煮数沸，停火，候冷贮瓶备用。每日2～3次，每次50 mL，开水冲服。滋阴养血润燥。主治血燥所致的黄褐斑。

(3) 丹参20 g，当归、生地黄、女贞子各15 g，川芎、赤芍、白附子、白芷、阿胶、五味子各10 g，桃仁、红花各8 g，血竭3 g。气虚加黄芪；血虚重用当归；阴虚加麦冬、石斛；胁痛加柴胡、郁金；肾阳虚加淫羊藿；肾阴虚加覆盆子。每日1剂，水煎服。主治黄褐斑。

(4) 白花蛇舌草60 g，益母草、墨旱莲各30 g，夏枯草、谷精草、豨莶草各15 g，紫草12 g。每日1～2剂，水煎服。肝气郁加香附、柴胡、白芍各9～15 g；血瘀加川芎6～12 g；脾虚加白术、茯苓各9～15 g；肾虚加菟丝子、女贞子各9～18 g。主治面部黄褐斑。

(5) 丹参30 g，合欢皮25 g，赤芍20 g，白芍15 g，柴胡、当归、川芎、桃仁、生地黄、薄荷各10 g。失眠加炒枣仁；便秘加火麻仁，纳差加麦芽；面痒加蝉蜕、白芷、地肤子；舌质嫩红少苔重用生地黄。每日1剂，水煎服，15日为1疗程，经期停用。主治黄褐斑。

(6) 白花蛇舌草15～30 g，墨旱莲15～30 g，益母草10～30 g，谷精草、豨莶草各10～15 g，夏枯草6～15 g，紫草6～12 g。脾虚甚加白术、茯苓；气滞甚加香附；血瘀加川芎；肝郁加柴胡、白芍；肾虚加菟丝子、女贞子。每日1剂，水煎服。主治黄褐斑。

(7) 白鲜皮15 g，生地黄、熟地黄、当归各12 g，柴胡、香附、茯苓、川芎、白僵蚕、白术、白芷各9 g，白附子、甘草各6 g。每日1剂，水煎服。月经不调加益母草15 g。或为水丸，每日3次，每次6 g。口服，服药12剂为1疗程。主治黄褐斑。

(8) 白鲜皮15 g，生地黄、熟地黄、当归各12 g，柴胡、香附、茯苓、川芎、白僵蚕、白术、白芷各9 g，白附子、甘草各6 g。每日1剂，水煎服，日服3次。情志抑郁，渐伤肝脾，肝郁化火，火燥瘀滞。疏肝解郁，养血健脾。主治黄褐斑。

(9) 丹参30 g，合欢皮20 g，赤芍、白芍各15 g，柴胡、当归、川芎、红花、桃仁、炒枣仁、生地黄各10 g。每日1剂，加水煎沸15分钟，过滤取液，再加水煎20分钟，滤过去渣，两次药液兑匀，分2～3次。主治黄褐斑，兼有情志抑郁。

(10) 丹参60 g，益母草、毛冬青各30 g，当归15 g，桃仁、红花、泽兰、郁金、三棱各9 g。胁胀嗳气加香附、青皮、陈皮；便秘加制大黄、黄芩；全身倦怠无力加黄芪。每日1剂，水煎服。主治黄褐斑。

(11) 冬瓜仁、生薏苡仁各30 g，党参、茯苓各12 g，桃仁、制附片、淫羊藿、熟地黄各9 g，仙茅、红花各6 g，白附子、蔓荆子、细辛各3 g。每日1剂，水煎服，日服3次。主治黄褐斑。

(12) 珍珠母20 g，丝瓜络、僵蚕、白茯苓、白菊花各10 g，玫瑰花5朵，大枣10枚。每日1剂，水煎，分2次饭后服用，连服10日即可见效。主治黄褐斑。

(13) 生地黄、熟地黄各15 g，女贞子、何首乌各12 g，墨旱莲、白芍、当归各10 g，阿胶、枸杞子各9 g。每日1剂，水煎服，日服2次。主治黄褐斑。

(14) 当归12 g，益母草、泽兰、白芷各9 g，荆芥穗、羌活、川芎、柴胡、蝉蜕各6 g。每日1剂，水煎服，日服3次。主治黄褐斑。

(15) 柴胡、当归、白芍、茯苓、白术、薄荷、牡丹皮、龙胆各9 g，栀子、甘草各6 g，生姜3 g。每日1剂，水煎服。主治黄褐斑。

(16) 柴胡、薄荷、黄芩、栀子、当归、赤芍、川芎、红花、莪术、陈皮、甘草各10 g。每日1剂，水煎，分2次服。主治黄褐斑。

2. 外治方：

（1）杏仁、鸡蛋清、白酒各适量。将杏仁浸泡后去皮，捣烂如泥，加入鸡蛋清调匀，每晚睡前涂搽患处，次晨用白酒洗掉。每日 1 次，直至斑退。主治蝴蝶斑及黑褐斑。

（2）鹭鸶粪 500 g，猪油适量。将鸟粪晒干，研为细末，过筛，用猪油调匀，每晚睡前涂敷面部，次晨洗去。主治黄褐斑、老年斑及面部皮肤色素沉着。

（3）蜂蜜（以天然的未经加工者为佳）适量。将蜂蜜充分搅匀，涂于患处。每日 2 次。主治黄褐斑、面部皮肤粗糙等。

3. 食疗方：

面粉 200 g，白糖 100 g，白扁豆、白莲子、白茯苓、山药各 50 g，白菊花 15 g。将后 5 味研为细末，与面粉、白糖调匀，加水和面，制成薄饼，上笼蒸熟食用。久食有效。主治黄褐斑。

第四节　癔　症

一、病证概述

癔症的发病机制尚不完全清楚，较有影响的观点大致可归纳为两种。第一种观点认为癔症是一种原始的应激现象。所谓原始反应即人类在危机状态下所表现出的各种本能反应。包括：①兴奋性反应如狂奔、乱叫、情感暴发等精神运动性兴奋状态；②抑制性反应如昏睡、木僵、瘫痪、聋、哑、盲等；③退化反应如幼稚行为，童样痴呆等。第二种观点认为癔症是一种有目的的反应。临床实践发现癔症常常发端于困境之中或危难之时，而且癔症的发作往往能导致脱离这种环境或免除某些义务。癔症的主要运动障碍表现：可表现为动作减少，增多或异常运动。瘫痪，可表现单瘫，截瘫或偏瘫，检查不能发现神经系统损害证据；肢体震颤、抽动和肌阵挛；起立不能，步行不能；缄默症、失音症。痉挛障碍：常于情绪激动或受到暗示时突然发生，缓慢倒地呼之不应，全身僵直，肢体抖动等，无大小便失禁，大多历时数十分钟。抽搐大发作：发作前常有明显的心理诱因，抽搐发作无规律性，没有强直及阵挛期，常为腕关节、掌指关节屈曲，指骨间关节伸直，拇指内收，下肢伸直或全身僵硬，呼吸阵发性加快，脸色略潮红，无尿失禁，不咬舌，发作时瞳孔大小正常；角膜反射存在，甚至反而敏感，意识虽似不清，但可受暗示使抽搐暂停，发作后期肢体不松弛，一般发作可持续数分钟或数小时之久。各种奇特的肌张力紊乱、肌无力、舞蹈样动作，但不能证实有器质性改变。听觉障碍：多表现为突然听力丧失，电测听和听诱发电位检查正常，失声，失语，但没有声带，舌、喉部肌肉麻痹，咳嗽时发音正常，还能轻声耳语。视觉障碍：可表现为弱视、失明、管视、同心性视野缩小、单眼复视，常突然发生，也可经过治疗突然恢复正常。感觉障碍：可表现为躯体感觉缺失，过敏或异常，或特殊感觉障碍。感觉缺失范围与神经分布不一致；感觉过敏表现为皮肤局部对触摸过于敏感。

二、妙法绝招解析

（一）心阳被阻，神志难安（赵锡武验案）

1. 病历摘要：李某，女。来诊时步履艰难，必以他人背负。自述胸痛、胸闷、心悸、气短、头晕。

证属心阳被阻，神志难安。治宜强心温阳，安神定志。方选瓜蒌汤加味。药用龙骨、牡蛎、瓜蒌、薤白各 15 g，半夏 10 g，五味子、麦冬、炙甘草各 6 g。每日 1 剂。水煎服。服 5 剂后，胸痛、胸闷等症状减轻，心悸久治不效。细审之，该患者每于发病时除上述证外，尚喜悲、欲哭、嗳气、善太息，便于前方中加百合、生地黄、赭石各15 g，旋覆花10 g。服5剂后，其证渐渐消失。(《赵锡武医疗经验》，人民卫生出版社，1980)

2. 妙法绝招解析：本例为百合病，故以瓜蒌薤白半夏汤之类，久治也无效。赵老详审病情，故于前方中合以百合等药后即取效。此说明辨证施治的重要性。

（二）气郁痰阻，蒙蔽清窍（唐祖宣验案）

1. 病历摘要：张某，女，43岁。因家庭不和，忧怒悲伤，觉心中烦乱难忍，情志郁而不伸，突发失语，经服镇静药和中药化湿开窍药物无效，邀唐氏诊治。症见形体肥胖，精神郁闷，不能言语，时悲时哭，舌苔厚腻，懊侬不眠，以手摸胸，烦躁难忍，手指咽喉，梗塞难息，欲吐不出，脉滑数。

证属气郁痰阻，蒙蔽清窍。治宜理气解郁，涌吐痰湿。方选涌吐痰湿瓜蒂汤。药用瓜蒂、赤小豆、郁金各9 g。每日1剂，水煎服。服1剂后先吐痰涎碗余，后泻3次，诸症减轻，但仍不能语，由于催吐重剂，服之难受，患者拒再服用，后以多方劝解，又进一剂，仍先吐后泻，开始言语，诸证好转，后以饮食调理而愈。(《千家妙方》，战士出版社，1982)

2. 妙法绝招解析：怒伤肝，忧伤脾，肝郁不舒，不能疏泄，经脉之气阻滞，脾失健运，痰湿乃生，肝气挟痰，蒙蔽清窍，则不能言语，结于咽部则如异物梗塞，结于上脘则烦躁懊侬，欲吐不出，总有痰湿作祟，虽服化湿开窍药物而无效的原因，也就在于杯水车薪，药不胜病，不用重剂，难起大疴。《伤寒论》云“病如桂枝证，头不痛，项不强，寸脉微浮，胸中痞鞕，气上中咽喉不得息者，此为胸有寒也，当吐之，宜瓜蒂散。”故于临床于情志不舒之失语，兼有痰湿壅郁胸上者，投此方治之，屡收速效。

（三）热邪内结，上扰神明（乔保钧验案）

1. 病历摘要：赵某，女，46岁。患者述其病已8年之久，间歇发作。每次发病时心烦意乱，二目不睁，牙关紧闭，可持续10余日。尤其是精神受刺激时，发作频繁。每次发作且伴有大便秘结，多3日解1次，小便黄。曾屡服镇静药及泻下药物，未能获理想效果。检查其体质尚好，精神抑郁，智力正常，舌质边尖红，舌苔中心黄，脉沉弦有力。诊断为癔症。

证属热邪内结，上扰神明。治宜养阴清热，解除郁烦。方选养阴除热，解郁除烦加味栀子豉汤。药用淡豆豉15 g，麦冬、广郁金、石菖蒲各10 g，生栀子9 g，淡竹叶、炙甘草各6 g。每日1剂，水煎服，方中再加酒大黄10 g，炒枳实、姜厚朴各9 g。前后略作加减共用药20余剂，久病得愈。

又张某，女，50岁。患者自述病史已达10余年之久，病作时头部沉重，胸闷心烦，继之牙关紧闭，痰涎壅盛，神志不清，四肢发冷，两手紧握，大哭之后诸症缓解。往往因情志不舒而诱发，每次发病延续2小时左右。月经正常，其他无特殊，临床诊断为癔症。用加味栀子豉汤，去麦冬，加入白茯苓30 g，白扁豆20 g，毛橘红12 g，胆南星6 g，大枣3枚。进退用药30剂，病获痊愈而未再复发。(《千家妙方》，战士出版社，1982)

2. 妙法绝招解析：实热偏盛者，加大黄、枳实、厚朴；肝阳偏亢者，加生石膏、杭菊、霜桑叶、枸杞子；痰湿内盛者，加胆南星、橘红、白茯苓；阴虚内热者，加酸枣仁、生阿胶、生鸡子黄。

（四）肝郁化火，痰气交阻（余淦杰医案）

1. 病历摘要：伍某，女。其未婚夫代诉因与其经常发生口角，以后情志抑郁，闷闷不乐，寡言少欢，避人不见，一人独在卧室，太息频作。3日以后病情加剧，昼夜难眠，低声喃喃自

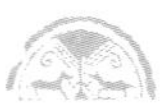

语，心烦异常，渴喜冷饮。凌晨起床，口不能言，去医院检查，诊断为癔症性失语。用暗示疗法及药物治疗，罔效。就诊时，患者不语8日，神情痴呆，表情淡漠，暗自流泪，痛苦不可言状。因不能用语言表达，便用文字叙述：口苦咽干，咽喉梗塞，胸胁窒闷，大便秘结，尿黄，脉左弦右滑，舌苔黄腻微燥。

证属肝郁化火，痰气交阻。治宜疏肝解郁，豁痰泻火，方用涤痰汤合越鞠丸化裁治疗。药用香附、郁金、大黄（后下）、川贝母各12 g，法半夏10 g，淡黄芩、栀子、柴胡各9 g，胆南星、石菖蒲、炒枳实各6 g，川芎5 g。每日1剂，水煎服。服3剂后，患者病情明显减轻，吐涎水约一大碗，顿感全身舒坦、神爽，但言语吐字不清。上方去大黄，继服3剂。患者言语清晰，诸恙已罢，仅觉头昏目眩，气短乏力，照原方去栀子、柴胡、黄芩，加党参、茯苓各15 g，麦冬、炙黄芪各12 g，远志9 g，投4剂以善其后。（《南方医话》，北京科学技术出版社，1991）

2. 妙法绝招解析：癔症性失语在临床并不少见，笔者根据辨证论治的原则，认为七情内伤是发病的主要原因，因肝主疏泄，一旦肝失条达，则情志怫郁，阻遏气机，气郁则生痰，痰气交阻而发。本患者经络循行分析，因足厥阴肝经上贯膈，布胁下，循喉咙之后，上入颃颡……故症见胸胁窒闷，咽喉梗塞，善太息等；心藏神，为五脏六腑之大主，心开窍于舌，舌乃心之苗，手少阴心之脉上挟咽喉，故出现神情痴呆，心火内郁而见口渴喜冷饮，尿短黄等。大便秘结，苔黄腻而燥，均是痰热蕴结之征，故以疏肝解郁，去痰泻火，佐以启闭开窍法而取得显效。

（五）水不涵木，肝阳上亢（徐经风医案）

1. 病历摘要：某女，17岁。因高考名落孙山，情怀不悦。突发头晕头痛，心烦失眠盗汗，忧郁不乐，喜静无语，有时半夜走出，悲伤哭泣。省精神病医院诊断为癔症。注射复方冬眠灵治疗，效果不显。诊其脉弦细，舌质淡红薄夹赤。表情淡漠，目光迟钝，语无伦次。月经周期紊乱，量多。以往无类似发作史。

证属水不涵木，肝阳上亢。治宜滋阴潜阳，安神益智，方用百合甘麦大枣汤加夏枯草。并给予暗示治疗。患者共服25剂，病情好转，症状基本消失。随访1年，未见复发，后考取某大学读书。

又龚某，女，39岁。半年前行输卵管结扎绝育术，术后情况良好。但患者对手术有顾虑。头晕头痛，心悸耳鸣，失眠，精神萎靡，纳少运迟，疲乏无力，低热常出汗，有时觉肌肉跳动，皮肤瘙痒。月经量中等，下腹微胀，妇检未发现明显异常。证属脏躁，为阴液亏损，心肝肾失于濡养，治宜滋阴潜阳，安神益智。方用百合甘麦大枣汤，每日1剂。患者共服10剂，病情显著好转，自觉症状轻微，停药随访半年，已恢复劳动力。（《长江医话》，北京科学技术出版社，1991）

2. 妙法绝招解析：妇女无故悲伤，不能自控，甚或哭笑无常，频作呵欠者，称为脏躁。首见于《金匮要略》。常发生于月经期、妊娠期、产后期和更年期。本病与癔症相类似。多因忧思过度，情怀不悦，积久伤阴，阴血亏耗，五脏失于濡养，五志化火内动，上扰心神所致。但治虚火不宜清降，而以甘润滋养为主，佐以安神定志。方用百合甘麦大枣汤，为祖传秘方。药用百合、炙甘草、麦冬、知母、生地黄、生龙齿、生牡蛎、炒酸枣仁、茯神、五味子、珍珠母、合欢皮、大枣组成。本方由《金匮要略》的甘麦大枣汤、百合知母汤、百合地黄汤三方加减组成。百合甘平，清心保肺，和百脉，补中益气，宁神益智；甘草、大枣甘润，滋补缓急，养心脾，益气调营；生地黄、麦冬、知母滋阴液，养心肾；酸枣仁、茯神养肝宁心；合欢皮解郁安神；龙齿、牡蛎、珍珠母育阴潜阳，镇惊恐，安神志；五味子益肝肾，滋阴液，复脉通心，收敛耗散之气。气阴不足加南沙参、北沙参；肝火亢极加夏枯草，全方具有滋肾养心调肝，益智安神的作用。主治各期脏躁病。一般服药5～10剂，即可见效。

（六）心气不足，肝气抑郁（李继昌验案）

1. 病历摘要：王某，女，20岁。一年来状似癫狂，手舞足蹈，或歌或笑，悲欢无度，肌肤微热，小便淋沥，大便正常，脉急数，舌干微红，此为脏躁。

证属心气不足，肝气抑郁。治宜补益心气，疏肝解郁。方选《金匮要略》甘麦大枣汤加味。药用浮小麦、大麦芽各30 g，甘草20 g，法半夏15 g，大枣4枚。每日1剂，水煎服。服3剂而愈。（《李继昌医案》，云南人民出版社，1978）

2. 妙法绝招解析：本例系脏躁，心气不足而肝气抑郁，经云“肝苦急，急食甘以缓之”，“心病者，宜食麦”，故用甘麦大枣汤加味取效。应详问病史，细审病情，寻找病源，医者必须态度诚恳，不可用“怪病皆属于痰”“久病必虚”等概而论之，方能提高疗效。

（七）肝气郁结，久郁化火（言庚孚医案）

1. 病历摘要：屈某，女，36岁。1年前进城访亲，突感胸闷不适，瞬时又觉两耳失听，不一时患者睁目直视，言语难出，两上肢置于背后，不易抽开，挺胸直立，不肯走动，在原地站立15分钟左右肌肉松弛，活动自如，诸症消失。患者诉发作时神志尚清，但自己无法控制，且惧旁人笑话，嗣后，每逢惊吓、拥挤、喧闹或情绪激动等均可发作。就诊时正遇发作。询问病史，得知10多年来时有头昏乏力，胁胀口苦，便结溲黄，喜独自静坐，默不作声，有时情绪急躁。诊查：脉弦稍数，舌质红，苔薄黄，面红目赤。

证属肝气郁结，久郁化火。治宜清肝解郁，养阴清热。方选丹栀逍遥散合四逆散。药用正柴胡、全当归、大白芍、云茯苓、炒栀子、炒白术、炒牡丹皮各10 g，炙甘草6 g。外用卧龙丹少许吹入鼻取嚏，投药5剂后，便结，溲黄，口苦，胁胀均有好转，未再发作，脉弦数，舌红，苔薄白，嘱继用原方4剂。仍未发作，脉象渐缓，舌无变化，肝郁化火，病已多年，势必阴血不足，肝气仍应疏理，营血亦当调养，养血营筋，筋脉拘急之状可缓，治宜柔肝疏肝，养阴清热。药用干百合25 g，生地黄15 g，白芍、茯苓各12 g，柴胡、川楝子、当归身、肥知母各10 g，粉甘草3 g。上方共服16剂，已2个月未复发。嘱继续停药观察。（《言庚孚医疗经验集》，湖南科学技术出版社，1980）

2. 妙法绝招解析：本例患者多年来情志不畅致使肝郁不舒，久郁化火，营血被灼，筋脉失养，表现为拘急，一身僵硬之症。但无抽搐，与痉病不同。此病本为肝血不足，标为郁火上炎，郁火未清，养血柔肝难以取效，先用丹栀逍遥散疏肝而清火，郁火渐清，当治其本。选用百合知母、百合地黄汤加柔肝疏肝之品，标本缓急不可不研。用卧龙丹取嚏以开窍，为一种急救之法。对于这种癔症，应详问病史，细审病情，寻找病源，医者必须态度诚恳，不可用“怪病皆属于痰”“久病必虚”等概而论之，方能提高疗效。

（八）阴血耗伤，心神失养（言庚孚医案）

1. 病历摘要：李某，女，52岁。精神抑郁，失眠消瘦，继而卧床不起。甚则彻底不寐，饮食锐减，便后腹痛，小便短赤，消瘦日甚。脉细如丝，舌红口干。诊断为脏躁症。

证属阴血耗伤，心神失养。治宜滋阴养血，补心安神。药用甘草45 g，北沙参、小麦各30 g，大枣24 g，生首乌、枸杞子各15 g，阿胶、白芍各9 g，蜂蜜适量。每日1剂，水煎服。授方时，安慰患者勿虑，教其亲属加强照顾。服3剂后，病已见效，夜寐即安，肠饥催食，大便遂畅，腹疼若失，仍守原方出入，服药20剂，饮食护理，紧密结合，终于恢复健康。（《言庚孚医疗经验集》，湖南科学技术出版社，1980）

2. 妙法绝招解析：本例为心肝血虚，虚火上扰，心神不安而致脏躁。因长期腹泻伤其阴津，忧思暗耗心血。阴血大伤，虚火妄动，故舌红口干，脉细如丝，心火上炎，失眠，神志不宁，以

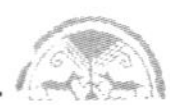

阿胶、何首乌、枸杞子、白芍滋阴养血，配甘麦大枣汤滋润五脏，养心安神。

（九）心肾两虚，肝胃不和（钱伯煊医案）

1. 病历摘要：张某，41岁。因子宫内膜异位症，行子宫全摘术，并将左侧卵巢切除。术后经常虚汗淋沥，手足浮肿，心跳失眠，悲伤欲哭，周期性发作，每在月经中，心烦懊恼，到处乱跑，烘热阵作，胸闷泛恶，纳少寐差，右胁胀痛，二便频数，脉沉细，舌苔薄黄腻。

证属心肾两虚，肝胃不和。治宜补益心肾，和调肝胃。药用淮小麦30 g，茯苓、川续断、合欢皮各12 g，麦冬、扁豆各9 g，橘皮、制香附、甘草各6 g，大枣 6 枚。每日 1 剂，水煎服。服9剂后，诸恙均见好转，睡眠亦较前安宁，二便正常，舌苔淡黄腻，脉象沉细，治以健脾，宁心，疏肝。药用淮小麦15 g，党参、茯苓、莲子肉各12 g，麦冬、竹茹各9 g，旋覆花（包）、橘皮、甘草各6 g，大枣 6 枚。服 9 剂后，诸恙均见改善，仅感心烦胸闷，头晕头痛，面浮肢肿，右胁作胀，口渴喜饮，大便偏稀，每日 1～2 次，两腿酸痛，脉细软，舌苔薄白、边有齿痕。治以健脾宁心，疏肝益肾。药用淮小麦15 g，党参、茯苓、山药各12 g，白芍、川续断、白芍各9 g，甘草、橘皮、木香各6 g，大枣 6 枚。连服 9 剂而愈。(《钱伯煊妇科医案》，人民卫生出版社，2006)

2. 妙法绝招解析：本病主要病因，在于忧虑郁结，导致肝脾受伤，心肾不交，症见悲伤欲哭，惊恐失眠，呵欠频作，甚至神志不宁，行动失常，并呈周期性发作，以疏肝和脾、宁心益肾为治疗大法，方以《金匮要略》甘麦大枣汤加味，使忧虑得解，心神得宁，则诸症悉除。本例因手术后阴气受伤，阳气偏亢，根据其症状，分析其病情，从中医理论观点来说，阴虚则阳亢，故见心悸烘热。汗为心液，心阳亢则汗自出；脾主四肢，脾弱则手足浮肿；肾司二便，肾气虚则二便频数。病由心肾两虚，肝胃不和，故采用甘麦大枣加味，以益心肾，和肝胃。治疗将及 3 个月，诸恙渐见痊愈。

（十）脏阴不足，相火内动（班秀文医案）

1. 病历摘要：王某，31岁。夜难入寐，以后逐渐加重，有时通宵不寐，心烦易躁，头痛，口苦口干，似热非热，小便黄，大便硬结。平时用补或用凉之法治之，均不能受。月经周期基本正常，经前腰胀，胸闷，小腹胀疼，烦躁加剧，经后一周带下量多，色白黄，有臭秽之气。脉弦细，苔厚黄粗，舌边有瘀点。诊断为脏躁症。

证属脏阴不足，相火内动。治宜养阴宁神，调养肝气。药用百合、浮小麦、生谷芽各20 g，生地黄15 g，知母、大枣、甘草各9 g，远志、菖蒲各3 g。每日 1 剂，水煎服。连服 11 剂。大便不干结，但小便仍黄，精神不振。脉细缓，守上方去远志、菖蒲，加首乌藤15 g。连服 5 剂。寐纳俱佳，大便正常，苔薄白。以后每月服上方 3～5 剂，观察半年，疗效巩固。(《班秀文妇科医案医话选》，人民卫生出版社，1987)

2. 妙法绝招解析：本例长期夜难入寐，小便黄，大便干结，显示阴血不足，五脏失养，故五志化火上扰神明，可见烦躁、胸闷等内火妄动之象，尤以肝为甚。肝脉络阴器而主疏泄，肝经热则疏泄太过，带下量多，色黄，有臭秽。治宜滋阴宁神，调养肝气，方中浮小麦、远志养心安神；百合、生地黄滋肺阴；大枣、甘草缓急和中；谷芽、石菖蒲疏肝气；知母清虚热。全方有滋阴清热、宁神定志之功，故能奏效。

（十一）脏阴不足，相火内动（何任医案）

1. 病历摘要：沈某，40岁。脏躁烦恚，郁闷失眠，缘于焦急，带下频，食纳滞。

证属脏阴不足，相火内动。治宜养阴宁神，调养肝气。药用淮小麦60 g，山药30 g，大枣、白术各15 g，焦枣仁12 g，白芍9 g，枳实、炙甘草各6 g，柴胡4.5 g。每日 1 剂，水煎服。服 7 剂后，郁闷已解，睡眠安好，自感舒适。以完带法为续。白术、山药各30 g，焦枣仁12 g，党

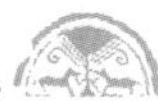

参、炒白芍、车前子各9 g，苍术、陈皮各6 g，炙甘草、柴胡、炒荆芥各4.5 g。连服5剂而愈。（《何任医案选》，浙江科学技术出版社，1981）

2. 妙法绝招解析：本案之脏躁，初诊以甘麦大枣汤合四逆散，既养心脾，又舒郁结，方中酸枣仁宁心安神；白术、山药健脾治带，诸药皆对症。故七剂而脏躁除。复诊以傅青主完带汤健脾益气，化湿止带。方中白术、山药健脾祛湿；苍术燥湿运脾，以增祛湿化浊之功；党参补中益气；白芍柔肝理脾，使木达而脾土自强；车前子利湿清热，令湿浊从小便而利；陈皮理气，既可使白术与山药补而不滞，又可行气化湿；柴胡、荆芥辛散，得白术则升发脾胃清阳，配白芍则疏肝解郁；酸枣仁宁心安神。全方寓补于散之中，寄消于升之内，使脾气健旺，肝气条达，清阳得升，湿浊得化。病得以愈。

（十二）血虚化热，扰乱神明（王足明医案）

1. 病历摘要：邓某，女，32岁。头昏冒，喜欠伸，精神恍惚，时悲时喜，自哭自笑，默默不欲饮食，心烦失眠，怔忡心悸，多梦纷纭，喜居暗室，颜面潮红，舌苔薄白，脉象弦滑。诊断为脏躁症。

证属血虚化热，扰乱神明。治宜养血安神，清热除烦。方选甘麦大枣汤含百合地黄汤加减。药用淮小麦240 g，野百合60 g，生牡蛎30 g，粉甘草18 g，炒枣仁15 g，大枣10枚。每日1剂，水煎服。服5剂见效，20剂痊愈。（《疑难病证中医治验》，湖南科学技术出版社，1983）

2. 妙法绝招解析：本例为心肝血虚型脏躁。是因肝血虚而影响心血不足，心火上炎，心神不宁，故云“子脏血虚”。治法又宗百合地黄与甘麦大枣汤合方加减，配枣仁、牡蛎养心安神，滋阴潜阳，养心缓肝。故不易方而愈。

（十三）精神离散，魂魄妄行（印会河医案）

1. 病历摘要：李某，女，30岁。因抑郁寡欢，渐至不言不笑，畏见光，多呵欠，闻声则惊恐倍增，不时悲伤痛哭，涕泪纵横，询之，患者自谓二三月来身畔常见一人跟随，日不离左右，呼之不应，驱之不退，颇以为累。诊得脉沉细而微，舌白，面色黯然。诊断为脏躁症。

证属据《金匮》妇人脏躁病谓无邪时使魂魄不安者，血气少也。血气少属于心，心气虚者，其人则畏，合目则眠，梦远行而精神离散，魂魄妄行。因之诊为妇人脏躁，以甘麦大枣为主，药用生甘草12 g，小麦30 g，大枣10枚，归身、柏子仁、茯神、远志、酸枣仁各9 g（炒），五味子3 g，肉桂1.5 g。每日1剂，水煎服。服3剂而愈。（中医杂志，1959，9）

2. 妙法绝招解析：妇人精神忧郁，烦躁不宁，哭笑无常，频作呵欠，称为“脏躁”。常可伴有胸闷、头晕、失眠等症。多发于女子青春发育期和更年期。发病多由心脾两虚，精血不足，心神失守。或肝肾阴虚，五脏失养，虚火妄动，上扰心神。亦有因肝气郁滞，积久化火，暗耗肝阴，虚火扰乱心神而生者。《金匮要略》指出治疗宜用甘麦大枣汤滋润五脏，而不宜苦寒清热，归脾汤、百合地黄汤、丹栀逍遥散皆可随证选用。本例为心血不足，心神不安，故以柏子养心丹与甘麦大枣汤合方化裁，其中肉桂一味宣通心阳，与诸养心血药配伍尤有妙用。

（十四）肝气横逆，经脉阻滞（匡继林医案）

1. 病历摘要：贺某，女，40岁。半年前，因其长女突然病故，遂精神恍惚，心悸怔忡，头晕烦躁，夜寐不宁，骨蒸潮热，或悲或喜，反复无常，欠伸频作，时而喃喃自语，时又放声嚎哭，周身疼痛，引及两胁，其痛楚难以名状。素多忧喜虑，喜叹息。查患者面容憔悴、形体消瘦，神情不能自制，手足心热，舌质偏红、少津、苔少，脉弦细而弱。曾多方求治，迄今未效。患者多忧善感、头晕、喜太息，乃肝阴虚，失其调达，风阳上扰之象；周身痛楚牵及两胁，肝气横逆经脉阻滞所致；或自语或嚎哭，或喜或悲，反复无常，精神恍惚，心悸怔忡，烦躁不宁，舌

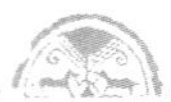

红少苔，是心血亏虚神不守舍之征；面容憔悴，形体消瘦，脉弦细而弱。

证属肝气横逆，经脉阻滞。治宜补脾养心，滋血柔肝。方选一贯煎加减。药用枸杞子12 g，北沙参、川楝子、牡丹皮、麦冬、生地黄、当归身各9 g，乌梅、瓜蒌、炙桑皮各6 g。每日1剂，水煎服。服3剂后，纳增寐安，诸证悉除，偶觉头晕。拟增疏肝扶脾之品于前方之内。酌加石决明以平肝熄风；白蒺藜养血柔肝熄上扰之阳；薏苡仁、山药甘平补脾；石斛养肺胃之阴。再进3剂，病告痊愈。并嘱其家属劝慰开导，以免再发。（本书主编，待刊）

2. 妙法绝招解析：本病多因脾阴不足，不能为胃行其津液，中焦不健，化源衰微，形体失其所养。况病程迁延半年，阴精气血殆耗较久所造成。骨蒸潮热一症，示痨瘵已现端倪。该病症状繁多，纷纭杂沓，且病热较重，殃及肝、心、脾、肾四脏，然肝气郁，脏阴亏损实为症结之所在。究其病因病证，属脏躁一病无疑。病系肝郁化火，累及中宫，上扰心神，下灼肾阴之候。《金匮要略》甘麦大枣汤为仲景治妇人脏躁之首方，意在甘润生阴，补脾养心，滋血柔肝，润肝之体，缓肝之急。但恐甘麦大枣汤力缓不能胜任四脏俱累之证，取其治脏躁之法，毅然舍其方，川楝子一味，遂其肝经调达之性，乌梅味酸，取"肝欲酸，补用酸"之意。川楝子、乌梅一开一合，相反而相成；牡丹皮凉血活血，凉而不滞，散而不燥，切中病情；瓜蒌配桑皮，有清金抑木之功；用生地黄易熟地黄，乃因中运不健，熟地黄有腻膈之嫌故去之，生地黄养阴清热，两擅其长故取之。诸药协同，共奏安神定志之功。

三、文献选录

癔症中医称"脏躁"，甘麦大枣汤为治疗的主方。《金匮要略·妇人杂病脉证并治》云"妇人脏躁，喜悲伤欲哭，像如神灵所作，数欠伸，甘麦大枣汤主之。"但常有用甘麦大枣汤少效者，脏躁非独用甘麦大枣汤。脏躁有属肝郁气逆，心脾不和者，宜用疏肝降逆，调和心脾，可选用逍遥散加减；肝气郁结，脏阴亏损之脏躁可用一贯煎；痰热时时扰心神之脏躁可用甘草定心汤加减；瘀热内阻，扰乱心神之脏躁，可用桃核承气汤加减；心虚脑瘀之脏躁，可用天王补心丹合通窍活血汤加减。若精神过度刺激，肝气抑郁，痰气交阻，或病后、产后阴血亏耗，不能濡养五脏，志火内动；干扰心神，神不守舍，可导致癔症。正如《证治准绳》云"大抵烦躁者，皆心火为病，心者君火也，火旺则金烁水亏，惟火独存。故肺肾合而为烦躁。"凡肝火上炎、灼伤心阴，治宜清肝泻火、养心安神，方用龙胆泻肝汤加减；心脾不足、气血两亏，治宜健脾益气、补心养血，方用归脾汤化裁；阴虚火炎、心肾不交，治宜育阴清热、交通心肾，方用六味地黄汤合黄连阿胶汤加减；肝气抑郁、痰气交阻，治宜解郁化痰、顺气降逆，方用半夏厚朴汤加味。

（一）古代文献选录

1. 许学士治一妇，无故悲泣不止，或谓之有祟，祈禳请祷不应。《金匮》云"妇人脏躁，喜悲伤欲哭，像如神灵所作，数欠伸，甘麦大枣汤主之。"书其方十四帖而愈。盖悲属肺，《经》云"在脏为肺，在志为悲"。又云"精气并于肺则悲"是也。此方补脾，而能治肺者，虚则补母之义者。（《中国医药汇海》）仅用甘麦大枣汤治愈脏躁，认为数欠伸，悲伤欲哭属于肺病，甘药补脾治肺，故云"虚则补其母"，于病机的解释又有新见。

2. 马元仪治吴氏妇，两寸浮数，余脉虚涩，时悲哀不能自禁，喉间窒塞，火升痰喘，此忧郁过多，肺金受病也。金病则火动痰生，火痰相搏，气凑于上，故喘促不宁，而气道不利。法当疏通肺郁，则火降痰清，而悲哀喘促之症自已。用紫菀、干葛、枳壳、桔梗、半夏曲、橘红、杏仁、紫苏子一剂而神气消，再剂而悲哀息。继以人参、广陈皮导其痰涎，肉桂、黄连以交心肾。数剂而神复脉和，以归脾汤调理而愈。（《续名医类案》）为痰火郁结，壅塞于肺，肺气不宜，而

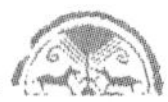

生咳喘，肺病则胸中阳气不宣，心神不安，故悲从中来，以止嗽散方加减治肺中痰热。继以甘温药物补脾生肺宁心；配肉桂、黄连交通心肾。终以归脾汤补益心脾而愈。治脏躁重在甘润五脏，临证牢记。

（二）辨证论治选录

本病除脏躁外，“百合病”“妇女咽中如炙脔”也类似本病。百合病，多系情感刺激或病后余邪留于经脉，致使经脉枯涩所致。以其有邪，故知为实，以其得之病后，故知为虚。治法虚则应补，实则应泻。实则忌补，虚则忌泻。百合病虚实交杂，既不能补，又不可泻。然而又不得不泻。补既不能用参、芪，泻又不能用硝、黄。《本草》载百合有主治邪气、腹胀、心痛、利大小便，补中益气之功效。《金匮要略》首选百合，并随其临床中所现之证，配合用之，既能补正，亦不助邪；既能攻邪，又不伤正，故可用于治疗此病。半夏厚朴汤所治的咽中炙脔，凡有上述诸证或兼有精神郁闷、悲观、恐怖等各种精神症状而无器质病变者用之皆宜。

本病临床症状繁多，甚至多个系统均能表现功能紊乱，然检查时多数难以发现阳性体征，理化检查也常无异常所见，所以治疗也无所适从，相当棘手，没有特效方法，往往只能对症处理，中医学认为，此症究其病因多为忧愁、抑郁、愤怒、思虑以后悲伤不解，所欲不遂等剧烈精神绪波动所致。因情志致病多累及于心肝两脏，从生理上看，心主神明，肝司疏泄，精神思维活动由心所辖，而身之气机疏畅则由肝所主。因此，剧烈精神情绪波动是首犯于心。正如《灵枢·口问篇》云“悲哀忧愁则心动，心动则五脏六腑皆摇。”临床所见患者往往主诉之症首先是失眠、心烦、心悸。其郁怒难伸，是肝木不能遂其条达之性，气失疏泄，因而出现胸闷、嗳气、喜怒无常或悲伤欲哭等症状。其治当宜疏肝解郁，滋阴润燥，养心安神，而从逍遥散、甘麦大枣汤、百合汤诸药组成来看，自可当之，故用之屡能收到较好的效果。自主神经功能失调，有的表现类似厚朴半夏汤所治之证。可以认为，凡有上述诸证或兼有精神郁闷、悲观、恐怖等各种精神症状而无器质病变者用之皆宜。《金匮要略》又发甘麦大枣汤，治妇女脏躁、喜悲、欲哭、数欠伸等许多症状。而药只三味，又皆平淡无奇，其所以能有此疗效，因有百合病证候。

（三）临床报道选录

1. 王志斌治某患者：女，35 岁。3 年来常觉心中烦乱，郁闷不舒，捶胸搔腮，坐立不安，时又悲哀欲哭，少寐易醒，醒后则心烦意乱难再合目，心悸怔忡，腰痛身痛，饥不欲食，甚则见饭则烦，尤厌油腻，口中发热，舌体热痛，舌淡紫，有齿印，舌尖可见瘀点，苔薄黄，脉细涩而缓。此乃脏躁，缘瘀热内阻，上扰心神，治宜攻下瘀热，方用桃核承气汤加减。药用丹参30 g，黄芪、大黄各15 g，牡丹皮、桃仁各10 g，桂枝6 g，甘草3 g，生姜3片，大枣5枚。服3剂。2年来从未如此精神舒畅，周身轻松，舌质红，有齿印，苔薄黄润，脉细弱，上方加茯苓30 g。服3剂。现仅觉心悸、身痛，近日傍晚起先觉恶寒，继之发热，至夜半后渐退，每隔 1～2 日发作 1 次，发作后次晨即觉口苦，治以上方合小柴胡汤，服3剂。药后心悸宁，寒热平，3年痼疾，终获治愈。（中医杂志，1984，4）

2. 高泳红治某患者：42 岁。近 1 个月来神志恍惚，精神忧郁，时喜时悲，难以自控，伴失眠梦扰，善忘，鼻不闻香臭，经血不畅，便秘。诊见面黧眶黯唇紫，舌暗红，苔薄黄，脉细涩。辨为心神失养，脑络瘀阻。投天王补心丹合通窍活血汤加减。药用首乌藤30 g，川芎15 g，酸枣仁、柏子仁、生地黄、玄参、麦冬、丹参、当归、赤芍、桃仁、红花各10 g，远志、辛夷、甘草各5 g。服汤剂 1 月余，诸症明显改善，后用此方改制丸剂，调治 2 月余而获痊愈。（中医杂志，1996，2）

3. 何世英治某患者：女，37 岁。素有神经衰弱，于今年初因嗔怒而心烦意乱，胸膈憋闷，觉心中烦躁不安，周身无力，并出现不自主的大哭大笑，约达半小时之久。2个月后又复发作。兹诊患者神清，表情淡漠，懒言，多太息，纳可，心肺及各项检查未见异常，舌润，尖红，苔白微腻，脉沉缓。证属肝邪气逆，心脾不和之脏躁。治宜疏肝降逆，调补心脾。药用珍珠母30 g，紫贝齿25 g，茯神12 g，菖蒲、郁金、淡竹叶、厚朴花、佛手花、玳玳花各10 g，青皮、莲心各5 g，灯心3 g。服药1周，胸膈堵闷减轻，未见哭笑失常，时有烦躁太息，精神不安，治法不变。病情继续好转，已能上班工作，惟食后腹胀，大便不畅，苔白微腻。心神虽已安定，肝郁亦渐缓解，惟湿浊中阻，滞脾乏运，清浊难分，改投祛痰理气为主。(《中国现代名中医医案精华》，北京出版社，2002)

4. 赵全铎治杨某：因精神刺激而发癔症，曾住精神病院治疗，因使用大量镇静药，而致神情痴呆抑郁，终日默默，病作则在病房中走动不休，不食不眠。余诊之，知为肝气郁结所致，嘱其家属依法令其服用加味逍遥丸，药后，精神日见好转，连服1年，精神基本恢复正常。(《医话医论荟要》，人民卫生出版社，1980)

5. 赵明锐治某患者：女，38岁。因孩子暴殇后，悲愤异常，不久即精神异常，每日下午至晚上即自言自语，哭笑不休，夜间虽能勉强入睡，但一夜之间数次惊醒，心悸不宁，躁忧不安，精神恍惚，有时独自乱跑，早上至上午的时间清醒如常人，如此2个月之久，虽经连续治疗，时好时坏，不能巩固。诊时正处患者清醒时，故能将自觉症状反映清楚。心神或清醒如常，或模模糊糊，胸下憋胀不适，口干舌燥，但不欲饮水，善太息，易激动，脉数大无力，苔白腻。证属心肝血虚，血燥肝急，兼痰热壅蒙，时扰心神所致，方用甘草泻心汤，药用炙甘草30 g，党参15 g，黄芩、半夏各10 g，干姜6 g，黄连5 g。连服3剂，证情大有好转。后宗此方加减10剂，诸症痊愈。(《经方发挥》，山西人民出版社，1982)

(四) 经验良方选录

1. 内服方：

(1) 生龙骨30 g，生地黄、熟地黄各20 g，香附、赤芍、白芍、红花各12 g、当归、川芎、桃仁各10 g，甘草6 g。随症加减：烦闷急躁加栀子、黄连。胸痞叹息加佛手、郁金。心悸失眠加茯神。肾虚腰困加川续断、桑寄生。白带多加白术、茯苓、海螵蛸。月经不下加酒大黄、生鸡内金。每日1剂，水煎，服2次，10日为1疗程。主治癔症。

(2) 麻油、芝麻、冰糖、核桃、蜂蜜各120 g，大茴香、小茴香各12 g，牛奶120 mL。先将芝麻、核桃、大茴香、小茴香研为细末，再加入麻油、冰糖、蜂蜜、牛奶置文火上炖2小时左右，使之成膏，冷后收藏备用。每服核桃大一团，每日3次，温开水送服。上方为1剂用量。主治癔症。

(3) 小麦35 g，炙甘草21 g，柴胡、生地黄、泽泻、车前子各9 g，龙胆、黄芩、山栀子、牡丹皮、木通各6 g，大枣7枚。随症加减：肝火盛加牡丹皮、山栀子各适量。心悸多梦加生牡蛎20 g，龙骨15 g。癔症性昏厥加钩藤12 g，胆南星6 g。每日1剂，水煎，服2次，5剂为1疗程。主治癔症。

(4) 赭石（先煎）40 g，大枣30 g，酸枣仁20 g，党参、生地黄各15 g，旋覆花（包）、远志、柏子仁、延胡索、炙甘草各10 g，生姜3片。将上药水煎，分早、中、晚口服。每日1剂。5剂为1个疗程。主治癔症。

(5) 丹参、龙眼肉、炒酸枣仁各15 g。每日1剂，水煎2次分服。症见心悸失眠，多梦易醒，胆怯不安，头晕健忘，食欲不振，食少腹胀，面色无华，身体消瘦，神疲体倦，舌淡边有齿痕。脉沉细弱。主治癔症。

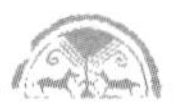

(6) 百合、小麦各30 g，莲子肉、首乌藤各15 g，大枣10 g，甘草6 g。上药以冷水浸泡半小时，加水至500 mL，煮沸20分钟，滤汁，存入暖瓶内，不分次数，欲饮水时即取此药液饮之。主治癔症。

(7) 浮小麦30 g，黄芪、党参、柏子仁、生枣仁、白芍各15 g，茯苓、甘草各12 g，茯神、当归、五味子、龙齿各10 g，远志、柴胡各6 g，大枣10枚。每日1剂，水煎，服2次。主治癔症。

(8) 生地黄、浮小麦、珍珠母、龙齿各30 g，白芍、甘草各15 g，柴胡、香附、栀子、半夏、甘松各10 g，竹茹6 g，大枣5枚。每日1剂，水煎，服2次，5剂为1疗程。主治癔症。

(9) 牛蒡子20 g，当归、山豆根各15 g，土茯苓12 g，紫苏叶、法半夏、厚朴各10 g，生甘草5 g。将上药水煎，每日1剂，分2～3次口服。1周为1个疗程。主治癔症。

(10) 浮小麦30 g，莱菔子20 g，紫苏子、何首乌各15 g，郁金、炙百合各12 g，石菖蒲、生地黄、炙甘草各10 g，大枣6枚。每日1剂，水煎分3次温服。主治癔症。

(11) 浮小麦150 g，甘草90 g，大枣10枚。随症加减：心烦欲哭者加生地黄、麦冬、阿胶、生龙骨、鸡子黄。腹痛加白芍。每日1剂，水煎，服3次。主治癔症。

(12) 龙骨、牡蛎、石菖蒲各20 g，生地黄、郁金各15 g，柴胡、香附各10 g，黄连8 g，淡竹叶6 g，羚羊角1 g。每日1剂，水煎，服2次，7日为1疗程。主治癔症。

(13) 小麦60 g，酸枣仁15 g，佛手、远志、白芍、甘草各10 g，柴胡、绿萼梅、香附各6 g，大枣9枚。每日1剂，水煎，服2次，10日为1疗程。主治癔症。

(14) 煅牡蛎、紫丹参各12 g，当归身10 g，白檀香、北五味子、酸枣仁、炙远志、玉桔梗各6 g，细砂仁3 g。每日1剂，水煎，服2次。主治癔症。

(15) 铁落20 g，大枣20枚。将大枣煮熟去核，捣为泥状，铁落研为细末，共拌匀，制成4丸，每日早晚各服2丸，连服3～5日。主治癔症。

(16) 牡蛎20 g，柏子仁、党参、浮小麦各15 g，五味子、白术、麻黄根各10 g，姜半夏6 g，大枣5枚。每日1剂，水煎，服2次。主治癔症。

(17) 龙齿24 g，熟枣仁、丹参各15 g，女贞子、麦冬、炙甘草、香附各12 g，郁金10 g，大枣4枚。每日1剂，水煎，服4次。主治癔症。

(18) 丹参30 g，钩藤15～30 g，生珍珠母20 g，夏枯草、酸枣仁各15 g，合欢皮12 g，炙甘草3 g。每日1剂，水煎，服2次。主治癔症。

(19) 浮小麦60 g，酸枣仁20 g，丹参15 g，炙甘草12 g，柏子仁、大枣各10 g，远志9 g。每日1剂，水煎，服2次。主治癔症。

(20) 生珍珠母30 g，钩藤、丹参、夏枯草各15 g，朱茯神、合欢皮各10 g。每日1剂，水煎，服2次。主治癔症。

2. 食疗方：

(1) 鲜玫瑰花50 g（干品15 g），羊心500 g，精盐50 g。将玫瑰花、精盐煎煮10分钟，候冷备用。羊心洗净，切成块状，串在竹签上，蘸玫瑰花盐水反复在炭火上炙烤，至嫩熟即可趁热分顿食用。每日或隔日1剂。主治癔症。

(2) 山药30 g，枸杞子15 g，猪脑1个。将猪脑剔去筋膜，洗净，与山药、枸杞子共置碗内，隔水蒸食。每日或隔日1剂。主治癔症。

(3) 淫羊藿100 g，威灵仙50 g，仙茅50 g，优质米酒750 mL。用米酒浸泡上药，7日后每饮25 mL，每日早晚各1次。主治癔症。

（4）百合30 g，合欢花15 g，粳米60 g。先将合欢花水煎去渣，再入洗净的百合、粳米煮粥食用。每晚1剂。主治癔症。

（5）冬虫夏草6 g，鲜紫河车250 g。将紫河车洗净切块，与虫草共置碗内，隔水蒸食。2～3每日1剂。主治癔症。

第五节　抑郁症

一、病证概述

抑郁症是女性常见的心境障碍，可由各种原因引起，以显著而持久的心境低落为主要临床特征，且心境低落与其处境不相称，严重者可出现自杀念头和行为。多数病例有反复发作的倾向，每次发作大多数可以缓解，部分可有残留症状或转为慢性。抑郁症至少有10%的患者可出现躁狂发作，此时应诊断为双相障碍。另外我们常说的抑郁症，其实是指临床上的重症抑郁症，人群中有16%的人在一生的某个时期会受其影响。患抑郁症除了付出严重的感情和社会代价之外，经济代价也是巨大的。据世界卫生组织统计，抑郁症已成为世界第四大疾患，预计到2020年，可能成为仅次于冠心病的第二大疾病。

其临床症状可表现为显著而持久的抑郁悲观，与现实环境不相称。程度较轻的患者感到闷闷不乐，无愉快感，凡事缺乏兴趣。程度重的可悲观绝望，有度日如年、生不如死之感，更年期和老年抑郁症患者可伴有烦躁不安、心神不宁、浑身燥热、潮红多汗等，而儿童和少年可以表现为易激惹，如不耐烦、为一点小事发怒。典型的抑郁心境还具有晨重夜轻节律的特点，即情绪低落在早晨较为严重，而傍晚时可有所减轻。可能会反映为大脑反应迟钝，或者记忆力、注意力减退，学习或者工作能力下降，或者犹豫不决，缺乏动力，什么也不想干，以往可以胜任的工作生活现在感到无法应付，很多患者没有节食时会伴有食欲下降或者亢进、体重减轻或者增加。几乎每日都有失眠或睡眠过多，还有一些患者会出现性欲减退，女性患者会出现月经紊乱。由于中国文化的特点，一些患者的情感症状可能并不明显，突出的会表现为各种身体的不适，以消化道症状较为常见。

二、妙法绝招解析

（一）心脾两虚，神失所养（韩冰医案）

1. 病历摘要：张某，女，29岁。产后35日，情绪低落，悲伤自语28日。足月分娩一女婴，由于头盆不称，遭遇难产，出血较多。恶露色淡红，量不多，持续20日净。产后1周出现头晕，失眠，情绪低落，无故悲伤，未予重视。产后半个月因琐事与婆母发生口角，渐致夜不成寐，精神恍惚，思维迟钝，喜怒无常，无故哭泣，喃喃自语。对婴儿漠不关心，哺乳常需家人提醒。就诊天津某医院，诊为“产褥期抑郁症”，因尚在哺乳，担心西药影响婴儿，故转求中医治疗。现郁郁寡欢，情绪低落，语音低微，时欲哭泣，尚能配合四诊。默默不欲饮食，乳汁量少质稀，身体消瘦，面色萎黄，头发枯少。患者既往无精神病史及精神病家族史，惟性格内向，多愁善感，所在工厂效益不佳，时有下岗之危。舌淡嫩，苔薄白，脉细弱。月经13岁初潮，色常，量中，无血块，无痛经。性激素及甲状腺功能检查均未见明显异常。诊断为产褥期抑郁症。

证属心脾两虚，神失所养。治宜补益心脾，养血安神。药用龙齿、珍珠母、小麦各30 g，黄芪、党参、当归、龙眼肉、生枣仁、炒枣仁各15 g，柏子仁、白术、茯神各10 g，炙甘草9 g，远志6 g，大枣10枚。每日1剂。水煎服。服7剂后，诸症减轻，情绪平稳，已能平缓叙述病情。自感能够控制悲伤情绪，哭泣次数明显减少。夜已成寐，但喂奶后入睡困难。食欲转增，乳汁似有增加。近日不时胸闷胁胀，善太息。舌淡嫩，苔薄白，脉细弱略弦。效不更方，上方加郁金10 g，合欢皮15 g，以解郁疏肝。继服7剂后，精神症状消失，情绪基本恢复正常，双目灵活，颜面略有光泽。惟觉体力不济，稍事劳作即神疲乏力，但欲睡卧。病去已过半，仍以上方出入，去龙齿、珍珠母、郁金、合欢皮，重用黄芪、党参各30 g，加陈皮10 g，砂仁6 g。再服10剂而愈。(《中国现代百名中医临床家丛书·韩冰》，中国中医药出版社，2007)

2. 妙法绝招解析：本例为产褥期抑郁症之心脾两虚，血虚气郁的典型证候。患者情志异常以情绪低落、郁郁寡欢、无故悲伤、精神恍惚为主，知其抑郁必为阴血不足，神失所养，肝木曲郁不伸所致。伴头晕失眠、乳汁缺乏，面色萎黄，身体消瘦、舌淡嫩、脉细弱等，皆为气血不足之征。患者分娩时遭遇难产，失血较多，是有血气不足在先；继与婆母吵嘴，伤于情志在后。加之患者素性内向，多愁善感，又面临下岗，心中隐曲由来已久。是故新创旧痛集结难解，发为抑郁之病。其病机为血虚肝郁，心神不宁。其肝气郁结的深层病机包括了因虚致郁及情志所伤两个方面。针对以上病机特点，本例治疗以补益心脾，养血安神，疏郁宁心为主，突出了对主证、主病的治疗。方选归脾汤合甘麦大枣汤，正合健脾养心，宁心安神之意。治疗过程中针对主证、主病，特别注意了各种安神镇静药的使用，标本同治，有效地缓解了精神症状。初诊以血虚神魂不宁为主，治疗突出养血安神；随着主病、主证的减轻，二诊肝郁之象凸显，遂在主治基础上略微疏导肝气；待气血基本平复，肝气恢复条达舒畅，从长远考虑，理当养血益气，疏调气机以养心志，调和五脏，绝其后患，杜绝复发。本例用药也很有代表性，体现了治疗情志、精神病变的用药特点。其中生、炒枣仁同用，是遵“熟用治不眠”“生用治好眠”之旨，临床体会到二者并用，能明显提高疗效，很好地促进睡眠，宁神安魂。龙齿、珍珠母二药，皆镇静安神中作用柔缓之品，虽无明显补益之功，也绝无太过伤正之弊，是本类证候常用之品。合欢皮、郁金皆疏肝药中之平剂，疏肝而无辛燥伤阴耗气之弊，用治本病最为恰当。临证若能举一反三，确能收事半功倍之效。

(二) 气郁痰阻，扰动心神（韩冰医案）

1. 病历摘要：虞某，女，31岁。产后26日，精神抑郁，烦躁不安半个月。足月顺产一男婴，生产过程顺利，出血不多，恶露持续15日净。产后1周得知新生儿先天腭裂，即心情抑郁。后因婴儿去留一事与家人意见不一，渐至彻夜不寐，心烦难耐，神怯不安，惊悸不宁，无故发怒，疑虑妄想，言语不休。就诊当地医院，诊为“产褥期抑郁症”，间服多塞平、归脾丸效不显。刻诊：精神抑郁，悲悲凄凄，时而烦躁不宁，言语絮叨，常答非所问。自述头昏脑涨，胸闷泛恶，喉中痰阻，食欲不振，大便数日一解。目前仍在哺乳，乳汁尚充足。舌尖略红，舌苔白腻，脉弦滑。月经14岁初潮，色常，量中，无血块，无痛经。

证属气郁痰阻，扰动心神。治宜解郁化痰，镇心安神。药用首乌藤30 g，合欢皮20 g，石菖蒲、茯苓各15 g，法半夏12 g，陈皮、竹茹、枳壳、郁金、柴胡各10 g，远志9 g，黄连6 g，琥珀（冲服）1.5 g。每日1剂，水煎服。服7剂后，心绪平稳，夜间能间断入睡，但时易惊醒。胸闷、烦躁显减，大便通畅。效不更方，原方去琥珀，继服10剂，诸症大减，精神症状基本消失，入睡尚可，惟夜梦较多，疲乏无力，不耐劳作，时感心中悸动。舌苔已化，脉沉略兼滑象。以健脾养心、解郁化痰、安神定志。药用党参、白术、当归、炒枣仁、首乌藤、合欢皮各15 g，半夏、陈皮、茯苓、枳壳、柏子仁各10 g，柴胡、甘草各6 g。服7剂以巩固善后。(《中国现代百名中医临床家丛书·韩冰》，中国中医药出版社，2007)

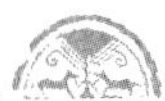

2. 妙法绝招解析：本例为产褥期抑郁症之气郁痰阻的典型证候。患者情志异常以心情抑郁，神怯不安，惊悸不宁，疑虑妄想为主，又兼有头昏脑涨，胸闷泛恶，喉中痰鸣，舌苔白腻，脉来弦滑，知其情志异常必与气郁痰阻有关。患者得知婴儿先天畸形，本已心情抑郁，又与家人产生矛盾，遂致肝气不舒，气机郁闭，津液代谢为之不利，水湿失于运化输布，聚湿成痰，痰气交阻，扰动心神，发为抑郁。故其病机为肝气郁结，痰湿阻滞，心神不宁。其烦躁不宁、舌尖红等，为肝郁化热之象。本证病机以痰气交阻为主，痰由气郁而生，又反过来阻滞气机，心神不宁是其标象。故而选方以温胆汤理气化痰为主，加柴胡以为疏肝。在此基础上，用合欢皮、郁金解郁安神，石菖蒲、远志化痰安神，首乌藤养心安神，琥珀镇心安神，共成安神之功。又据其烦躁不宁，舌尖红，另加黄连以为清心泻火平肝。三诊时其痰已化，其郁已解，是邪去正伤，心脾两虚之证，故以党参、白术、当归、炒枣仁、柏子仁、首乌藤健脾养心安神为主，佐以二陈汤加柴胡、合欢皮以解郁化痰。在治疗步骤上，初以化痰解郁、宁心安神治标为急，后以益气养血、健脾宁心治本善后。

（三）肝郁气滞，木旺克土（李祥云医案）

1. 病历摘要：胡某，女，37 岁。产后不久因精神受刺激而患抑郁症，平素精神忧郁，沉闷寡言，没有笑容，时常悲伤欲哭，1996 年起服抗抑郁药。服药后诸症缓解但也时有发作，且因经常服用抗抑郁药致胃脘不舒，胀痛纳呆，曾做胃镜检查诊断为慢性浅表性胃炎。另有月经不调史 4 年，月经周期不准，常延期而致，每次经行腹痛，经行量少不畅，色红，无血块，白带较少，色淡黄，质厚、苔薄腻，脉细。诊断为产后抑郁症。

证属肝郁气滞，木旺克土。治宜疏肝解郁，健脾养心。药用煅螺蛳壳（先煎）45 g，磁石（先煎）、珍珠母、怀小麦、煅瓦愣子（先煎）各 30 g，怀山药、白芍各 15 g，白术、川牛膝、开心果、薏苡仁、石菖蒲、天南星各 12 g，川楝子、木香、郁金、当归各 9 g，甘草 6 g，大枣 7 枚。每日 1 剂，水煎服。服 5 剂后，月经复转，未净，量中，色鲜，无血块，腹痛已减轻，胃脘仍作胀，精神忧郁，沉闷，夜寐欠安。苔薄，脉细。治宜疏肝健脾，养心安神。药用怀小麦、太子参、磁石（先煎）、首乌藤、石菖蒲、合欢皮各 30 g，怀山药 15 g，白术、开心果、全瓜蒌、赤芍各 12 g，郁金、柏子仁、酸枣仁、木香各 9 g，枳壳、甘草各 6 g，大枣 7 枚。根据上述变化，随证加减，治疗半年，已无需家人陪伴，自己来就诊，忧郁渐愈，精神振作，面有笑容，月经亦基本正常。(《李祥云治疗妇科病精华》，中国中医药出版社，2007)

2. 妙法绝招解析：产后抑郁症近似于中医指的“脏躁”，似现代医学所指的神经官能症，属中医“郁证”的范畴。中医认为是由精神因素所引起，以气机郁滞为基本病变。其症状表现为心情抑郁、情绪不宁、胸部满闷、胁肋胀痛，或易怒易哭，或咽中如有异物梗塞的一类病症。方中怀小麦养心气，和肝气为君药；甘草甘平性缓补脾益气，而养心气，缓和柔肝为臣药；大枣性温味甘为使药；再配磁石、珍珠母重镇安神；配用郁金、开心果、枳壳疏肝解郁；配怀山药、白术健脾助运，不再生痰；石菖蒲、天南星、薏苡仁化痰浊，使之不上蒙清窍；当归、牛膝活血化瘀使血液疏通；白芍、甘草养血柔肝。诊时月经已转，经行情况良好，症状减轻故调整用药，减少活血化瘀之品，加赤芍能配合郁金清心凉血。全方用药合理合度，因而病愈。

三、文献选录

（一）古代文献选录

《古今医统大全·郁证门》云“郁为七情不舒，遂成郁绪，既郁之久，变病多端。”《金匮要略》把妇人精神忧郁，烦躁不宁，哭笑无常，频作呵欠，称为脏躁。《金匮要略·妇人杂病脉证

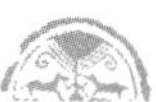

并治》云"妇人脏躁，喜悲伤欲哭，像如神灵所作，数欠伸，甘麦大枣汤主之。"本病的发生与患者体质因素有关，若素体虚弱而多忧愁思虑，积久伤心，劳倦伤脾心脾受伤，则精血化源不足；或因病后伤阴；或因产后出血，致使精血内亏，五脏失于濡养，五志之火内动，上扰心神以致郁证、脏躁。《金匮心典》云"血虚脏躁则内火扰而神不宁，悲伤欲哭有如神灵，而实为虚病。"《杂病源流犀烛·诸郁源流》云"诸郁，脏气病也，其原本于思虑过深，更兼脏气弱，故六郁之病生。"今患者因为产时气血流失，产后气血不足，百脉空虚，脏腑失养，心失所养、则神明无主，精神恍惚；肝失所养，肝气不畅，失于条达，故悲伤欲哭，《灵枢·本神》云"心藏脉，脉含神，肝藏血，血舒魄。"心主血脉，神归心，肝为气功之源，肝系魂，肝气郁结横逆犯脾，脾失运化，水湿聚而成痰，上蒙清窍，面无笑容，沉默寡言，带下质厚，所谓脾为生痰之源；肝气横逆犯胄，胃脘胀痛纳呆。另一方面产后气血虚弱，运行乏力，血流缓慢，瘀血阻滞，经行不畅，腹胀痛。所以虚、郁、痰、瘀是本病发病之特点，治疗当从心、肝、脾三脏入手，根据虚、郁、痰、瘀的特点而展开，并施以甘麦大枣汤加味治之。甘麦大枣汤是张仲景为治情志病而设的专剂，能达到养心脾，缓肝急之目的。

（二）临床报道选录

1. 小柴胡汤加减治疗抑郁症 90 例：药用党参 20 g，柴胡 15 g，茯苓 12 g，姜半夏、甘草各 10 g，生姜 6 片，大枣 6 枚。每日 1 剂，水煎服。治疗抑郁症 90 例。结果：痊愈 64 例，好转 7 例，19 例效果不明显合并西药治疗。总有效率 78.8%。（山西中医，1996，2）

2. 二仙汤加味治疗抑郁症 64 例：药用仙茅、淫羊藿、当归、巴戟天、石菖蒲、首乌藤各 12 g，知母、黄柏各 9 g。懒言少动，表情呆滞者重用石菖蒲，加郁金；心烦不眠者重用首乌藤，加炒枣仁：纳呆畏寒去黄柏、知母，加干姜；情绪极度抑郁，卧睡难以入眠者加合欢皮、茯神。每日 1 剂，水煎服。治疗抑郁症 64 例。结果：治愈 22 例，好转 38 例，无效 4 例，总有效率为 93%。（陕西中医，1988，2）

3. 甘麦大枣汤加减治疗抑郁症 40 例：药用淮小麦 30 g，酸枣仁 15 g，炙远志、制香附、柴胡、广郁金、香橼皮各 10 g，炙甘草 5～10 g，大枣 5 枚。心烦不寐、口苦便艰、舌红苔黄糙加龙胆、川黄连、枳壳、枳实；心虚胆怯、夜难入寐、舌淡胖加党参、黄芪、当归、茯苓；胸闷、纳差、痰多、舌苔白腻加茯苓、炒白术、菖蒲、竹茹。每日 1 剂，水煎服。治疗抑郁症 40 例。结果：痊愈 27 例，好转 10 例，无效 3 例，总有效率为 89.5%。（江苏中医，1994，4）

4. 疏解温胆汤治疗抑郁症 36 例：药用橘皮、半夏、枳实各 15 g，竹茹、生姜、柴胡、川芎各 10 g，细辛、甘草各 5 g。每日 1 剂，水煎，分 3 次服。30 日为 1 疗程。治疗抑郁症 36 例。结果：治愈 23 例，显效 8 例，好转 3 例，无效 2 例，总有效率 94.4%。（安徽中医临床杂志，2001，5）

5. 丹栀逍遥汤加减治疗抑郁症 34 例：药用生龙骨、生牡蛎（均先煎）、炒枣仁、浮小麦各 30 g，茯苓 20 g，白芍、当归、牡丹皮、广郁金、远志各 12 g，柴胡、炒白术、栀子、菖蒲、枳壳、炙甘草各 10 g，大枣 5 枚。每日 1 剂，水煎服。对照组 27 例，用氟西汀 20～40 mg，早晨顿服。均 6 周为 1 疗程。治疗抑郁症 34 例。用 1 个疗程，结果：两组分别显效 13、7 例，有效 16、15 例，无效各 5 例，总有效率 85.29%、81.48%。见副反应分别 0、6 例（$P<0.01$）。（中国中西医结合杂志，2001，9）

6. 舒解散治疗抑郁症 34 例：药用野百合、茯神各 20 g，淮小麦、生地黄、生龙骨、生牡蛎、珍珠母各 15 g，苦参、制香附、夏枯草、知母、合欢皮、女贞子各 12 g，羚羊角粉（另吞）0.6 g。血瘀加川芎、丹参；痰湿甚加陈皮、半夏；阴虚火旺百合增量；气虚加太子参；便秘加火麻仁或制大黄。每日 1 剂，水煎分 3 次服。取穴：心俞、肝俞、内关（双）。用手指在穴位上摩擦10秒，以皮肤红热为度，用药膏（用酒曲、红花、酸枣仁、沙棘藤按4∶1∶2∶3比例，提纯后，加氮酮，装入渗透膜），穴位贴敷，加压半分钟；48小时换药1次。对照组27例，用氟西汀20～40 mg，每晨顿服。均6周为1疗程。治疗抑郁症34例。结果：两组分别显效15、7例，有效17、13例，无效2、7例，总有效率94.12%、74.07%（$P<0.01$）。见副反应分别0、7例（$P<0.01$）。（浙江中医学院学报，2002，3）

7. 地黄百合汤治疗抑郁症85例：药用生地黄20 g，百合18 g，知母12 g，麦冬、五味子各10 g。心肺阴虚加合欢花、木香、生姜、首乌藤、大枣；肝郁阴虚加青皮、陈皮、枳实、木香；肺肾阴虚加地骨皮、何首乌、炙鳖甲；心肾不交加川黄连、肉桂、生龙骨、煅牡蛎、阿胶；痰热内扰加瓜蒌、苦杏仁、枳实、陈皮、半夏、白茯苓、胆南星、黄芩、甘草。每日1剂，水煎服。治疗抑郁症85例。结果：显效（症状消失）34例，有效39例，无效12例，总有效率85.88%。（江苏中医药，2002，7）

8. 百合宁神汤治疗抑郁症60例：药用炙百合60 g，炒枣仁、合欢花、首乌藤、丹参各30 g，当归、炙甘草各10 g。痰火内扰型加礞石、胆南星、大黄；痰湿内阻型加苍术、竹茹、旋覆花；气滞血瘀型加青皮、川楝子、桃仁；阳虚亏损型加黄芪、茯苓。每日1～2剂，水煎服。并用氯丙咪嗪每日75 mg，阿米替林100 mg，每日1次，口服。对照组用氯丙咪嗪、阿米替林每次各300 mg，口服。治疗抑郁症60例。结果：两组分别痊愈41、36例，显效12、8例，好转7、14例，无效0、2例。（湖北中医杂志，2002，8）

9. 解郁冲剂治疗抑郁症150例：药用首乌藤30 g，柴胡、酸枣仁各15 g，石菖蒲、生地黄、牡丹皮各12 g，香附、佛手、枳实、合欢皮、远志、黄连各10 g，龙胆9 g，白芥子、甘草各6 g，琥珀3 g。制成冲剂，每袋10 g，相当于生药18 g。每日3次，每次1～2袋，口服。对照组用帕罗西汀20 mg，每晨顿服。均睡眠障碍用阿普唑仑0.4～0.8 mg，每晚顿服。均8周为1疗程。治疗抑郁症150例。结果：两组分别治愈38、36例，显著进步48、49例，好转40、38例，无效24、27例，有效率84%、82%。（中医药临床杂志，2006，5）

10. 甘麦酸枣仁汤治疗抑郁症40例：药用生甘草、麦冬、炒酸枣仁、麦冬各30 g，小麦、淡竹叶、石菖蒲各10 g，灯心草5 g，大枣10枚。每日1剂，水煎服。与对照组均每日用氯丙咪嗪，分别（50±5）、（150±5）mg。均60日为1疗程。治疗抑郁症40例。结果：两组分别痊愈20、18例，显著进步17、18例，进步各3例，无效0、1例。见副反应分别13、37例。（时珍国医国药，2006，10）

11. 柴栀枣仁片治疗抑郁症35例：药用柴胡、栀子、酸枣仁各15～30 g。制成片剂备用。每片0.48 g。每日2次，每次6片，口服。对照组用盐酸氟西汀胶囊20 mg，每日顿服。均6周为1疗程。治疗抑郁症35例。结果：两组分别临床控制各1例，显效6、5例，有效17、16例，无效11、13例。善太息、胸胁胀痛本组与对照组比较均有明显改善（$P<0.05$）。（中西医结合心脑血管病杂志，2006，12）

12. 疏肝解郁饮治疗抑郁症20例：药用焦三仙各45 g，酸枣仁、瓜蒌、丹参、牡丹皮各20 g，柴胡、香附、郁金、当归、陈皮、白芍各15 g，半夏、木香、川芎各10 g。每日1剂，水煎，分2～3次服。取穴：太阳、百会、风池、人中、足三里、三阴交、太冲、合谷。针刺，接电针，留针30分钟。对照组用氟西汀20 mg，每日2次口服。均30日为1疗程。停用他药。禁生冷、辛辣之品。治疗抑郁症20例。用1个疗程，结果：两组分别痊愈8、6例，显著进步7、6例，进步3、5例，无效2、3例。（辽宁中医杂志，2007，2）

13. 菖苓解郁汤治疗抑郁症30例：药用石菖蒲、茯苓各15 g，半夏、橘皮、枳实、合欢花、厚朴各10 g，竹茹6 g。肝郁甚加香附；肝郁化火加牡丹皮；腹胀纳差加鸡内金。每日1剂，水煎服。对照组用盐酸氟西汀胶囊20～40 mg，晨顿服。治疗抑郁症30例。用6周，结果：两组分别痊愈10、11例，显著进步11、10例，进步2、3例，无效7、6例，有效率76.7%、80%。副反应评分两组比较有显著性差异（$P<0.01$）。（广西中医药，2007，5）

14. 逍遥散加减治疗抑郁症45例：药用丹参30 g，茯苓、酸枣仁各15 g，柴胡、当归、白芍、川芎、红花、栀子各12 g，白术、桃仁、青皮各9 g，甘草6 g。每日1剂，水煎服。对照组45例，用氟西汀20 mg，每日1次顿服。治疗抑郁症45例。用8周，结果：两组分别显效（汉密顿抑郁量表评分≤7分；症状消失或明显改善）28、24例，有效13、15例，总有效率91.1%、86.7%。（中医杂志，2008，1）

（三）经验良方选录

1. 抑郁症：

（1）生地黄20 g，百合18 g，知母12 g，麦冬、五味子各10 g。心肺阴虚加合欢花、木香、生姜、首乌藤、大枣；肝郁阴虚加青皮、陈皮、枳实、木香；肺肾阴虚加地骨皮、何首乌、炙鳖甲；心肾不交加川黄连、肉桂、生龙骨、煅牡蛎、阿胶；痰热内扰加瓜蒌、苦杏仁、枳实、陈皮、半夏、白茯苓、胆南星、黄芩、甘草。每日1剂，水煎服。主治抑郁症。

（2）淮小麦30 g，酸枣仁15 g，炙远志、制香附、柴胡、广郁金、香橼皮各10 g，炙甘草5～10 g，大枣5枚。心烦不寐、口苦便艰、舌红苔黄糙加龙胆、川黄连、枳壳、枳实；心虚胆怯、夜难入寐、舌淡胖加党参、黄芪、当归、茯苓；胸闷，纳差、痰多、舌苔白腻加苓、炒白术、菖蒲、茯苓、竹茹。每日1剂，水煎服。主治疗抑郁症。

（3）首乌藤50 g，郁金、炒酸枣仁各30 g，柴胡、当归、川芎、白芍、香附各15 g，枳壳10 g，琥珀粉（分冲）5 g。心烦加栀子；肝经热甚加龙胆；上焦热甚加黄芩、黄连；痰热加胆南星、瓜蒌；痰湿甚加茯苓、半夏；痰蒙清窍加石菖蒲、远志；肝风内动加天麻、珍珠母；心气虚加柏子仁。每日1剂，水煎服。30日为1疗程。主治抑郁症。

（4）野百合、茯神各20 g，淮小麦、生地黄、生龙骨、生牡蛎、珍珠母各15 g，苦参、制香附、夏枯草、知母、合欢皮、女贞子各12 g，羚羊角粉（另吞）0.6 g。血瘀加川芎、丹参；痰湿甚加陈皮、半夏；阴虚火旺百合增量；气虚加太子参；便秘加火麻仁或制大黄。每日1剂，水煎分3次服。6周为1疗程。主治抑郁症。

（5）生龙骨、生牡蛎（均先煎）、炒枣仁、浮小麦各30 g，茯苓20 g，白芍、当归、牡丹皮、广郁金、远志各12 g，柴胡、炒白术、栀子、菖蒲、枳壳、炙甘草各10 g，大枣5枚。随症加减，每日1剂，水煎服。对照组27例，用氟西汀20～40 mg，早晨顿服。均6周为1疗程。主治抑郁症。

（6）首乌藤30 g，柴胡、酸枣仁各15 g，石菖蒲、生地黄、牡丹皮各12 g，香附、佛手、枳实、合欢皮、远志、黄连各10 g，龙胆9 g，白芥子、甘草各6 g，琥珀3 g。制成冲剂，每袋10 g，相当于生药18 g。每日3次，每次1～2袋，口服。8周为1疗程。主治抑郁症。

（7）仙茅、淫羊藿、当归、巴戟天、石菖蒲、首乌藤各12 g，知母、黄柏各9 g。懒言少动，表情呆滞者重用石菖蒲，加郁金；心烦不眠者重用首乌藤，加炒枣仁：纳呆畏寒去黄柏、知母，加干姜；情绪极度抑郁，卧睡难以入眠者加合欢皮、茯神。每日1剂，水煎服。主治抑郁症。

（8）炙百合60 g，炒枣仁、合欢花、首乌藤、丹参各30 g，当归、炙甘草各10 g。痰火内扰型加礞石、胆南星、大黄；痰湿内阻型加苍术、竹茹、旋覆花；气滞血瘀型加青皮、川楝子、桃仁；阳虚亏损型加黄芪、茯苓。每日1～2剂，水煎服。主治抑郁症。

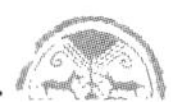

(9) 焦三仙各45 g，酸枣仁、瓜蒌、丹参、牡丹皮各20 g，柴胡、香附、郁金、当归、陈皮、白芍各15 g，半夏、木香、川芎各10 g。每日1剂，水煎，分2～3次服。30日为1疗程。停用他药。禁生冷、辛辣之品。主治抑郁症。

(10) 小麦60 g，磁石24 g，龙骨、牡蛎各15 g，柴胡、白术、白芍、茯苓、当归、枳壳、香附、远志、石菖蒲、甘草各9 g，琥珀（分冲）3 g，大枣3～5枚。随症加减。每日1剂，水煎服。主治抑郁症。

(11) 柴胡、黄芩、太子参各10 g，半夏6 g，甘草3 g，生姜3片，大枣5枚。气滞痰郁加瓜蒌皮；心脾两虚加柏子仁、茯神；阴虚火旺加牡丹皮、生地黄、白芍。每日1剂，水煎服。主治抑郁症。

(12) 石菖蒲、茯苓各15 g，半夏、橘皮、枳实、合欢花、厚朴各10 g，竹茹6 g。肝郁甚加香附；肝郁化火加牡丹皮；腹胀纳差加鸡内金。每日1剂，水煎服。主治抑郁症。

(13) 丹参30 g，茯苓、酸枣仁各15 g，柴胡、当归、白芍、川芎、红花、栀子各12 g，白术、桃仁、青皮各9 g，甘草6 g。每日1剂，水煎服。主治抑郁症。

(14) 丹参、麦冬、珍珠母、远志各30 g，合欢皮、柴胡、莲子心、半夏、焦栀子、五味子各10 g。每日2次，每次30 mL，口服。4周为1疗程。主治抑郁症。

(15) 生甘草、麦冬、炒酸枣仁、麦冬各30 g，小麦、淡竹叶、石菖蒲各10 g，灯心草5 g。大枣10枚。每日1剂，水煎服。60日为1疗程。主治抑郁症。

(16) 橘皮、半夏、枳实各15 g，竹茹、生姜、柴胡、川芎、细辛各10 g，甘草5 g。每日1剂，水煎，分3次服。30日为1疗程。主治抑郁症。

(17) 浮小麦30 g，龙齿20 g，石斛、远志、生地黄、茯神各15 g，柴胡、郁金、枳壳各12 g，甘草6 g。每日1剂，水煎服。主治抑郁症。

(18) 柴胡、栀子、酸枣仁各15～30 g。制成片剂备用。每片0.48 g。每日2次，每次6片，口服。6周为1疗程。主治抑郁症。

(19) 党参20 g，柴胡15 g，茯苓12 g，姜半夏、甘草各10 g，生姜6片，大枣6枚。每日1剂，水煎服。主治抑郁症。

(20) 蒺藜20 g，甘松、酸枣仁各15 g。制成合剂备用。每日2次，每次50 mL，口服。主治抑郁症。

2. 抑郁性神经症：

(1) 龙骨、丹参各30 g，钩藤、郁金、赤芍各15 g，天麻、柴胡、菖蒲各10 g。肝郁阳亢证加葛根、川芎、白蒺藜各15 g；肝郁瘀阻证加桃仁、红花各10 g；肝郁犯胃证加佛手、赭石各15 g，枳壳、旋覆花各10 g；肝郁犯肾证酌加何首乌、山茱萸、菟丝子各15 g，当归10 g；肝郁犯心证酌加淮小麦30 g，酸枣仁20 g，甘草、远志各10 g。每日1剂，水煎服。4周为1疗程。主治抑郁性神经症。

(2) 茯神、浮小麦、首乌藤各30 g，太子参20 g，白芍、白术、当归各15 g，柴胡、薄荷、牡丹皮、郁金各10 g。月经期第1～4日减牡丹皮、太子参、薄荷，加川芎、桃仁、益母草、绵马贯众、蒲黄、五灵脂；卵泡期减牡丹皮、薄荷，加鹿角胶、淫羊藿、野菊花、枸杞子；黄体期加栀子、女贞子、路路通、香附、漏芦。每日1剂，水煎服。对照组27例，用阿米替林。主治抑郁性神经症。

(3) 气郁化火型用解郁和胃汤：首乌藤15 g，茯苓12 g，白术、炒枣仁各10 g，柴胡、当归、白芍各9 g，牡丹皮、栀子、黄连各6 g，吴茱萸3 g。心脾两虚型用归脾安神汤：黄芪20 g，

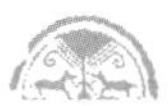

龙眼肉15 g，茯苓12 g，白术、炒枣仁各10 g，合欢花8 g，人参、远志、当归各6 g，木香、炙甘草各5 g。每日1剂，水煎服。主治抑郁性神经症。

(4) 心脾两虚型用养心汤加减：黄芪30 g，柏子仁、酸枣仁、淮小麦各15 g，红参、当归、远志、茯神、川芎、五味子各10 g，炙甘草6 g，肉桂3 g。痰气郁结型用顺气导痰汤加减：茯苓15 g，陈皮、半夏、枳实、郁金、香附、胆南星各12 g，远志、菖蒲各9 g，木香、甘草各6 g，生姜3片。每日1剂，水煎服。主治抑郁性神经症。

(5) 郁金、茯苓、野百合、石菖蒲各20 g，预知子、当归、白芍、白毛夏枯草、知母各15 g，半夏12 g，柴胡、佛手、赤芍、香附、黄芩、枳壳、陈皮、川芎、甘草、栀子、焦三仙各10 g。每日1剂，水煎，分3次服。1周为1疗程。主治抑郁性神经症。

(6) 百合、麦冬、太子参、浮小麦各30 g，生地黄、竹茹各15 g，五味子10 g，甘草6 g，大枣6枚。心烦不寐加黄连、生龙骨、生牡蛎；呕恶纳呆加陈皮、半夏；咳嗽痰黄加知母、川贝母。每日1剂，水煎服。2周为1疗程。主治抑郁性神经症。

(7) 柴胡、芍药、香附、郁金、神曲各12 g，川芎、枳壳、苍术、栀子、青皮各10 g，甘草6 g。气滞血瘀甚加丹参、桃仁；阴虚火旺加黄柏、知母、熟地黄、山茱萸；心脾两虚甚改用归脾汤。每日1剂，水煎，分3次服。主治抑郁性神经症。

(8) 百合、酸枣仁各20 g，柴胡、石菖蒲各15 g，白芍、川芎各12 g，月季花、合欢花、玫瑰花（均后下）、当归各10 g，大枣5枚。随症加减。每日1剂，水煎服。14日为1疗程。主治抑郁性神经症。

(9) 熟地黄15 g，淫羊藿、醋香附、补骨脂各12 g，柴胡、炒栀子、合欢花、石菖蒲各10 g，青皮6 g。制成合剂备用。每毫升含生药2.5 g。每日2次，每次200 mL，口服。主治抑郁性神经症。

(10) 熟地黄、沙参各30 g，麦冬20 g，白芍、半夏、茯苓各15 g，厚朴、陈皮、紫苏梗、郁金各10 g，石菖蒲、砂仁各6 g。每日1剂，水煎服。4周为1疗程。主治抑郁性神经症。

(11) 生地黄、酸枣仁各15 g，山药、知母、山茱萸各12 g，柴胡、白芍、当归、牡丹皮、茯苓、泽泻、山栀子各10 g。随症加减。每日1剂，水煎服。主治抑郁性神经症。

(12) 青皮、香附、柴胡、生龙骨、生牡蛎、珍珠母、百合、合欢皮、甘草各15～30 g。制成胶囊备用。每日3次，每次4粒。4周为1疗程。主治抑郁性神经症。

(13) 柴胡、紫苏梗、白芍、黄芩、法半夏、龙眼肉、太子参各10 g，厚朴8 g，黄连、干姜各5 g。每日1剂，水煎，分2次服。主治抑郁性神经症。

3. 老年期抑郁症：

(1) 黄芪、云茯苓、白术、丹参、益母草、郁金、川芎、杭白芍、当归、珍珠母、石菖蒲、远志、炒酸枣仁各15～30 g。制成合剂备用。每日2次，每次250 mL，口服。主治老年期抑郁症。

(2) 山药、茯苓各20 g，肉苁蓉、杜仲、白芍、郁金、石菖蒲各15 g，巴戟天、柴胡、熟地黄、山茱萸、枳壳、远志各12 g。每日1剂，水煎服。主治老年期抑郁症。

第十二章　女性不孕系列病变

凡婚后夫妇同居3年以上，未避孕而未受孕者，称“原发性不孕”，古称“全不产”。曾经生育或流产3年以上，未避孕不再受孕者，称“继发性不孕”，古称“断续”。不孕有先天性生理缺陷，古称“螺、纹、鼓、角、脉”五种，亦称“五不女”，此非药物所能医。如属病理性不孕，见肾虚、血虚、痰湿、肝郁等原因，引起冲任失调，则可随证调理，使病去而受孕。肾虚，命门火衰，不能化气行水，寒湿注于胞中，宫寒不孕，以《景岳全书》毓麟珠温肾益血，调补冲任；血虚者，或见阴血不足，冲任空虚，或因内热血枯，不能摄精，可用养阴种玉汤加减调养；痰湿阻络者，体多肥胖，痰湿内阻，气机不畅，胞络不通，多以启宫好高丸（越鞠丸方去枳壳，加陈皮、茯苓、半夏）加味化湿畅中；肝郁气滞，血行不畅，冲任不调，多用傅青主形开郁种玉激发疏肝理气，养血调经。此证治疗，与调经有密切关系，无论何种原因，多致冲任失调，月经正常，因而调理月经病对治疗不孕有很重要的意义，故古有“调经方可种子”之论。

第一节　女性不孕

一、病证概述

不孕不育作为生殖疾病，现在已经形成一个不孕不育的独立学科，不孕不育并不是一个单一疾病，而是150多种疾病的综合临床表现。很多因素都可以造成男女不孕不育，有40%的男性出现问题会导致不育，有50%的女性出现问题会导致不孕，另有10%为不明原因造成的不孕不育。不孕不育疾病时刻威胁着现代人，WHO/HRD统计显示，全球不孕不育夫妇已达6000万～8000万对。在中国不孕不育疾病也日渐高发，据统计每八对夫妻中就有一对不孕不育夫妇。不孕不育疾病已经跨越了医学范畴。正常性生活情况下，机体对生殖过程中任一环节产生自发性免疫，延迟受孕二年以上，称为免疫性不孕症。免疫性不孕症有广义与狭义之分。广义的免疫性不孕症是指机体对下丘脑-垂体-卵巢（睾丸）轴任一组织抗原产生免疫，女性可表现为无排卵、闭经，男性可表现为精子减少或精子活力降低。通常所指的免疫性不孕症是指狭义的，即不孕夫妇除存在抗精子免疫或抗透明带免疫外，其他方面均正常。

二、妙法绝招解析

（一）气血两亏，心脾不足（刘奉五医案）

1. 病历摘要：任某，35岁。患者17岁月经初潮，周期正常，经来腰腹痛，经前见有头晕，恶心呕吐，经中西医治疗后症状好转。婚后生一男孩，产后月经先后不定期，量少，色淡红，经期腰腹痛，喜暖，喜按，心慌，气短，乏力，睡眠多梦。第一胎产后已6年未孕。妇检见子宫后倾，偏小。脉细缓。舌质暗淡、苔薄白。诊断为继发性不孕症。

证属气血两亏，心脾不足。治宜益气养血，补益心脾。药用白芍、黄芪各15 g，党参、茯苓、炒白术、山药、酸枣仁各12 g，当归、益母草、龙眼肉各9 g，川芎、甘草各6 g。每日1剂，水煎服。服8剂后，加服坤顺丹20丸，月经周期正常，色正，无血块，腰腹已不痛，停闭经1个多月，妊娠免疫试验阳性。足月分娩1女孩。(《刘奉五妇科经验》，人民卫生出版社，1994)

2. 妙法绝招解析：女子不能受孕，主要是由于肾气不足，精亏血下，胞宫虚寒，阴虚血热及肝郁气滞，冲任气血失调所致。本案之不孕症，为气血两亏，心脾不足所致。第一胎产后，月经开始先后不定期，量少色淡，为产后气血两虚而致。血海空虚，胞脉失养，则经来腹痛，喜按，喜暖。心脾不足则见心慌气短，乏力多梦，脉细缓，舌暗淡，苔薄白。血海空虚，精失所养，故不可再次受孕。治拟益气养血、补益心脾之法。方用归脾汤加减。用当归、白芍、川芎养血；黄芪补气；党参、白术、茯苓、甘草、山药健脾补气；龙眼肉、酸枣仁宁心安神；益母草活血调经。纵观全方，益气血，补心脾，活血调经。后又用坤顺丹调理以充养，月经正常，腰腹痛止，故而受孕。

(二) 气滞血瘀，湿热蕴结(哈荔田医案)

1. 病历摘要：王某，32岁。婚后7年，迄未孕育。素日经期延后，量中色暗，常夹血块，经前两乳作胀，头晕泛恶。现少腹胀痛不欲按，带下色黄，黏浊臭秽，头疼，胁肋苦胀，日晡低热，脉沉弦，舌暗，苔黄略腻。诊断为原发性不孕。

证属气滞血瘀，湿热蕴结。治宜理气化瘀，清解湿毒。药用紫丹参、败酱草各15 g，山慈姑12 g，香附、三棱、莪术、赤芍、干虎杖各9 g，醋柴胡、川郁金、香白芷、嫩紫苏、制乳香、制没药、穿山甲各6 g。每日1剂，水煎服。服5剂后，胁腹胀痛轻减，带下已少，头疼泛恶已除。已获效机，原法更进。前方去紫苏、山慈姑，加当归、瓦楞子各9 g。连服6剂后，月经准期而至，色量均可，血块减少，经前亦未见乳胀、腹痛等症。拟丸剂缓调，予小金丹、逍遥丸、得生丹各18 g，每日早、中、晚白水送下，续服20日。调理10个月后即受孕。(《哈荔田妇科医案医话选》，天津科学技术出版社，1982)

2. 妙法绝招解析：本案患者经期延后，色紫夹块，经前乳胁胀痛，少腹隐痛，为气滞不畅、经脉瘀阻之象。头晕泛恶，日晡低热，带下色黄臭秽，为湿蕴化热，熏蒸胃府，清阳不开，结于下焦，损及带脉而致。证属气滞血瘀，湿热蕴结，拟理气化瘀，清解湿毒为治。方中柴胡、香附、制乳香、制没药等理气止痛，丹参、郁金、三棱、莪术、赤芍、穿山甲、瓦楞子等活血化瘀；败酱草、干虎杖、山慈姑等清热解毒，化湿止带；辅以紫苏子理气和中，月事如期而潮。复诊在原方基础上加以当归养血调经，并以丸剂缓治其本，终使受孕。

(三) 肝郁肾虚、寒气凝滞(钱伯煊医案)

1. 病历摘要：张某，30岁。结婚4年未孕，月经后期，40～50日1次，平素腰腹寒痛，经前乳房作胀。脉沉细，舌苔淡黄腻中剥。

证属肝郁肾虚，寒气凝滞。治宜疏肝益肾，温经散寒。药用当归、茯苓、狗脊、桑寄生、益母草各12 g，旋覆花(包)、牛膝各9 g，青皮、橘皮、制香附、艾叶各6 g。每日1剂，水煎服。另用艾附暖宫丸，早晚加服各1丸。服5剂后，头晕腰痛，泛恶纳差，脉沉细滑。舌苔淡黄腻尖刺，此肾虚肝旺，脾胃不和，治以疏肝益肾，健脾和胃，佐以活血调经。药用党参、茯神、山药、川续断、桑寄生各12 g，白芍、旋覆花(包)各9 g，青皮、橘皮各6 g，灯心3 g。服16剂后。月经量中等，腹痛乳胀，泛恶纳差，脉细滑，舌苔薄黄尖红。再服5剂后，月经月余未至，口淡无味，喜酸厌油，乳房作胀，舌苔薄黄，脉滑。尿妊娠试验：阳性。以后继续调理，得以正常分娩。(《钱伯煊妇科医案》，人民卫生出版社，2006)

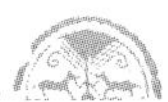

2. 妙法绝招解析：本例不孕症，症见月经后期，腰腹寒痛，属于肾阳虚而胞宫寒，经前乳胀，经期下腹胀痛，属于肝经气滞。其病因在于肝肾，由于肝郁气滞，气滞则血亦滞，又肾气虚而命门火衰，不能温养冲任，以致寒凝气滞。故治拟疏肝益肾，温经散寒为主。以后随症加减，以使肾气充盛，肝气条达，气血通畅，胞宫得暖，月经得调，故可受孕。

（四）冲任空虚，胞脉失养（孙浩铭医案）

1. 病历摘要：李某，女，32岁。婚后十三年未孕。素体虚弱，平时常感头晕目眩，心悸动，小便溏，困倦嗜卧。诊查时见形体消瘦，经事恒多后期，经量少，经色淡；面色萎黄，脉濡细，舌质淡红。诊断为原发性不孕。

证属冲任空虚，胞脉失养。治宜健脾补气，养血益精。方选养精种玉汤加减。药用大熟地黄30 g，黄芪、山茱萸、炒当归、炒白芍各15 g，党参、白术、龟甲、阿胶、鹿角胶各10 g。隔日1剂，水煎服。随证加减，治疗半年余，月经按期，经色、经量均趋正常，食欲大振，大便成形，乃于次年五月受孕。(《孙浩铭妇科临床经验》，福建人民出版社，1978)

2. 妙法绝招解析：妇人以血为本，摄精育胎最赖营血为之充养。本例平素体虚，失血伤营兼之脾胃虚弱，化源不充，致冲任空虚，胞脉失养，不能摄精成胎。方用《傅青主女科·种子篇》养精种玉汤不特补血，而纯于填精，再加阿胶、龟甲、鹿角胶等血肉有情之品，益气养血，以奏全功。

（五）气虚生湿，湿热下注（班秀文医案）

1. 病历摘要：黄某，女，24岁，婚后3年不孕，月经后期，带下黄稠量多，伴小腹及腰疼半年。妇科检查，宫颈光滑，子宫二度后倾，较正常稍小，有深压痛，两侧附件有明显压痛。经量少，色暗质薄，腹疼拒按，常头昏痛、倦乏、多梦、心烦、口渴、溲黄、便结。面色萎黄、舌尖红，有朱点，脉弦数。诊断为不孕症。

证属气虚生湿，湿热下注。治宜选用益母草、党参、生黄芪、茯苓、桑寄生、菟丝子、鸡血藤、琥珀末。每日1剂，水煎服。前后共就诊26次，随证选用五灵脂、茺蔚子、茜草、广木香、炒白芍、鹿角片、杜仲、续断、山茱萸肉，加减化裁。服药期间，月经时腰腹痛亦渐消失，带色转白，量亦减少，至同年11月，经期也未腹痛，白带正常。妇科检查：除子宫有深压痛外，余均正常，再继续服药，并加服银甲丸，继而受孕，并顺产一女婴。(《班秀文妇科医案医话选》，人民卫生出版社，1987)

2. 妙法绝招解析：本例为气虚生湿，湿热下注，故带下黄稠。湿热中阻，气机不畅，则气血运行不利，故有瘀滞之象，经量少，色暗，小腹疼。治疗宜标本同治。益气治本，则水湿不生，用升麻、党参、黄芪、茯苓补中益气；湿热不去，则气机不畅，故用金银花、连翘、红藤、蒲公英清热解毒；瘀血不去，新血不生，又以川楝子、穿山甲珠、蒲黄、益母草养血活血，久病冲任失调，再加桑寄生、菟丝子、鸡血藤补肾益精；琥珀既可利水去湿，又可活血祛瘀。守方进退，前后10个月，便怀孕生育。

（六）肾阳虚衰，宫冷不孕（谢海洲医案）

1. 病历摘要：董某，女，28岁，婚后6年未孕，经期后昏，量少色淡，少腹冷痛，手足不温，经行前后腰腿酸疼，精神萎靡，舌淡而苔白水滑，脉沉细而迟。诊断为不孕症。

证属肾阳虚衰，宫冷不孕，治宜益肾暖宫，温经散寒。方选艾附暖宫丸加减。药用熟地黄、赤芍、黄芪、桑寄生各15 g，狗脊、川续断、艾叶各12 g，香附、当归、川芎、乌药、吴茱萸各9 g，肉桂6 g，小茴香3 g。每日1剂，水煎服。另加服七制香附丸及益母草膏。服12剂后，经行量增，舌已转红，脉象转红，脉象转弦。原方加党参10 g，白芍12 g，继服6剂后，痛经已止，月经正常，舌脉渐趋平和，又服6剂，经血一直正常，次年怀孕，足月产一男婴。(《医话医论荟要》，人民卫生出版社，1982)

2. 妙法绝招解析：本例为肾阳不足，宫寒不孕。傅青主云“寒水之地，不生草木酷暑阴之渊，不长鱼龙，胞宫寒冷，何能受孕?”一派肾阳不足，寒湿内阻之象，只能以温暖入肾品治之。艾附暖宫丸12剂即见效，后即怀孕。不孕属难治之症，非朝夕所能收功。病家虽求子心切，奈医者无速成之术。故须辨证准确，有方有守，坚持治疗，自能成功。

（七）冲任失养，胞宫寒冷（张秀琴医案）

1. 病历摘要：例1：牛某，女，33岁。婚后7年与爱人同居未孕，月经周期尚准，惟量少色黑，历二日多即净，经前腹痛，经期腰疼，白带不多。形瘦，苔白，脉沉细。诊断为原发性不孕。

证属冲任失养，胞宫寒冷。治宜调养冲任，益肾暖宫。药用生地黄、熟地黄、补骨脂、淫羊藿、益智仁、菟丝子、女贞子、炮姜、艾叶、赤芍、白芍、当归、川芎、益母草各10～15 g。每日1剂，水煎服。连服21剂，病情有所好转，应加重益肾助阳药，韭菜子、覆盆子、金樱子、鹿角片等，嘱服15剂后又加理气通经药如木香、羌活，又服3剂。月经量较前已多，经色由黑变红，经量如常，经行腹疼腰疼均除，别无所苦。按上方继服10剂，共治疗3个月，服药39剂，来诊7次。查尿妊娠（+），后足月顺产一女婴。(《名医奇方秘术·第二集》，中国医药科学技术出版社，1993，5)

例2：李某，女，31岁。患者婚后7年与爱人同居未孕，月经周期错后10～20日，色紫暗，有血块，量多，历7日左右，经前少腹痛，两乳发胀，性情急躁易怒，经行时腹痛拒按，少腹发凉，无性欲甚至厌烦，腰疼。神佳，苔白舌尖舌边红，脉沉细。子宫前倾，稍小。诊断为原发性不孕。

证属气滞血瘀，胞宫寒冷。治宜理气解郁，化瘀调经。药用香附、玫瑰花、木香、乌药、川楝子、羌活、当归、赤芍、白芍、益母草、艾叶、炮姜、桑椹、补骨脂各10～15 g。每日1剂，水煎服。共服30剂，月经周期已准，偶有错后5日，量多，色如常，历6日，上述诸症均除，已有性欲，且不厌烦。尿妊娠反应（±）似妊娠，因被车撞，惊恐后腹痛，流出一物，妇科检查，不全流产。后又宗上法，按上方加减继服21剂。作B超，提示早孕，宫内可见胎囊、胎芽及胎心反射。提示活胎。后剖宫产一女婴。该患者共治疗将近5个月，中间停药2个月，先后来诊19次，共服药57剂，经行6次而孕。(《名医奇方秘术·第二集》，中国医药科学技术出版社，1993，5)

例3：李某，女，28岁。婚后与爱人同居3年未孕，月经周期不准，量少色黑，或淡红，有块，经期腹疼，第一日较甚，少腹凉，腰痛。形体中等，苔白，脉沉细。子宫后倾，略小，双侧输卵管不通，诊断原发性不孕。

证属肾虚胞宫寒冷，月经失调。治宜益肾暖宫，调经化瘀，以促孕育。药用生地黄、熟地黄、金樱子、补骨脂、桑寄生、赤芍、白芍、当归、益母草、川芎、丹参、艾叶、炮姜、羌活、木香、香附、玫瑰花各10～15 g。每日1剂，水煎服。共服药18剂，腹痛减。后加重益肾暖宫助阳药如覆盆子、菟丝子、五味子及血肉有情之品紫河车，经治5个月，先后来诊30次，经行5次，以益肾暖宫理气调经法18剂，以益肾暖宫活血化瘀输通法服36剂，共服药54剂，查尿妊娠反应（+），后剖宫产一男婴。(《名医奇方秘术·第二集》，中国医药科学技术出版社，1993，5)

2. 妙法绝招解析：以上3例均为原发性不孕，例1、例2均为婚后7年未孕，例3为婚后3年，妇科检查前二例为子宫发育小，例3为子宫发育小，输卵管不通。而以中医辨证，3例的共同点，均因肾虚冲任二脉失养，月经失调，其异者有兼气滞血瘀，有兼肝郁不舒，有兼肾阳不足，不能温煦子宫而致性欲减退。笔者根据《内经》及后世医家对不孕之理，论述说尽如，《内经》云“……二七而天癸至，任脉通，太冲脉盛，月事以时下，故有子”。王孟英按俞东扶云“……大约两情酣畅，百脉齐到，六癸与男女之精皆至，斯入任脉而成胎耳。”沈尧封云“天癸指女精，由任脉而来，……求子全赖气血充足，虚衰即无子。”朱丹溪谓：“然欲得子者，必先补其精血，使无亏欠，乃可以成胎孕。”《妇人良方》云“凡欲求子，当先审夫妇有无劳伤痼疾，而依方调治，使内外和平，则有子矣。”根据以上论述，不孕基本在肾，肾主系胞宫，冲任二脉起于胞宫，冲任失养则导致月经失调；其标如缪仲淳“主风冷乘袭子宫”，张子和主“肥盛妇人主脂膜塞宫”，朱丹溪主“冲任伏热”，陈良甫主“二三十余年全不产育者，胞中必有积血”。

（八）阳气虚衰，阴寒内盛（韩冰医案）

1. 病历摘要：夏某，女，30 岁。婚后 5 年同居未避孕不孕。素有月经不调，近 4 个月而月经未潮，形胖肢瘦，四末不温，面暗，神疲，纳少，便溏，带少，舌淡胖而润，脉沉迟，时有结代。夏季月经 2～4 个月一行，但量少色淡质稀，持续 3 日即净，平素畏寒怕冷，手足发凉，经前心悸，每至冬季则病情加重，月经闭止不行。4 年来多方求治未果。妇科检查、B 超检查均无异常。BBT 单相。配偶精液常规检查正常。诊断为不孕症。

证属阳气虚衰，阴寒内盛。治宜益气养血，补肾温督。药用紫石英 30 g，党参、鹿角霜、白术、炙甘草各 15 g，当归、熟地黄、菟丝子、淫羊藿各 12 g，黄芪、巴戟天、桂枝、杜仲各 10 g，白芍 9 g，川芎 6 g。每日 1 剂，水煎服。间服 20 剂，手足渐温，神疲、纳少均改善，带下转多，仍稍便溏。效不更方，继守前方加茯苓 30 g。测尿妊娠试验阳性，B 超检查见胎芽胎心，安胎 2 个月，并禁房事，至期生一男婴，体健。（《中国现代百名中医临床家丛书·韩冰》，中国中医药出版社，2007）

2. 妙法绝招解析：闭经随冬夏而发，乃阴阳盛衰有别。阳气虚衰，命火式微，而见阴寒内盛之证。“阴胜则阳病”，“阴盛则身寒……能夏不能冬”，秋季寒凉之气，与体内阴寒之气相感，两虚相感，乃客其形，故冬季闭经。至夏季得天时暑热相助，阳气敷布，故月经恢复。经前心经气血传于冲脉，其气血愈显不足，而见动悸不安。四末不温，面暗神疲，纳少便溏，舌淡胖而润，脉沉迟亦为脾肾阳气虚衰之征。治疗当“谨察阴阳之所在而调之”。师景岳毓麟珠之意而加重温肾助阳之力。方中八珍气血双补，温养冲任，菟丝子、杜仲补肾，又引气血入冲，鹿角霜、淫羊藿、巴戟天、紫石英、桂枝温肾助阳，兼通心阳。虽为温阳重剂，但温而不燥，温中有润。治阳虚不孕善用紫石英，取其性甘温，入心、肝经，有降逆气、暖子宫、镇心安神之功。紫石英为阳中有阴之品，功能补肾而益精血，其质重而润，能引诸药直达冲中而暖之，又能深入血分，故可通达奇脉，为温养奇经、镇逆安冲之要药。《本经》载其治“女子风寒在子宫，绝孕十年无子”。其治宫寒之不孕，为历代医家所赞许，屡经验证。紫石英尚能镇心安神，与桂枝、甘草、黄芪相配，用于本例阳虚之心悸怔忡，甚为相合。心阳植于肾阳，桂枝温通心肾确有实效；炙甘草治阳虚心悸怔忡，亦取心阳根于肾阳之意。淫羊藿温而不燥，为燮理阴阳之佳品。温阳益气不可离，如阳衰气弱，欲补命门之阳，非益气不能捷效，故入四君；肾虚者督脉必虚，《素问·骨穴论》云“督脉之为病，女子不孕”，当于补肾之中引以入督之品，鹿角霜为温督脉之主药，可温补奇经，其既能补肾阳，又能益精血，更兼温通之功，尤属必用。药证相合，似信手拈来，而颇具匠心，故能建此奇功。

（九）肝气郁滞，气血失调（何子淮医案）

1. 病历摘要：例 1，金某，女，30 岁。结婚 5 年多，未曾生育，每月经前两侧乳房胀痛，易怒，经来色褐块多，少腹胀痛，口苦，苔黄白，脉弦。诊断为原发性不孕。

证属肝气郁滞，气血失调。治宜疏肝理气，化瘀通络。药用益母草、白芍、白茯苓各12 g，牡丹皮、山栀子、当归身、川楝子、郁金、香附各10 g，柴胡6 g，甘草、薄荷各3 g。每日1剂，水煎服，服5剂后，经量已不多，仍色褐有块，乳房胀痛减轻，胸胁胀闷，苔白，脉弦。拟再疏肝活血。赤芍、白芍各12 g，柴胡、当归、橘络、牡丹皮、山栀子、香附、台乌药各10 g，红花6 g，甘草3 g。服5剂后，月经已净，乳房和胸胁胀痛已大减；仍口苦，咽干，苔薄黄，脉弦。再拟疏肝补肾。麦冬、枸杞子各15 g，杜仲12 g，柴胡、牡丹皮、山栀子、黄芩、茯苓、菟丝子、覆盆子各10 g，甘草3 g。服5剂善后。后怀孕产一男婴。

例2：结婚5年余，尚未生育，妇科检查为子宫发育欠佳，曾数次刮宫。平素与家人不和，情志不舒，易生闷气，致肝气郁结，气血失调，每次经前自觉两侧乳房胀痛，手不能碰，并有低热咽干，烦躁不安，经来色紫黯多块，苔薄黄，脉弦。

证属肝气郁滞，治宜疏肝解郁，调理冲任。药用地骨皮15 g，赤芍、白芍、茯苓各12 g，牡丹皮、山栀子、柴胡、当归、炒白术、香附、郁金各10 g，甘草3 g。每日1剂，水煎服。服5剂后，各症均有好转，但经量血块仍多，胸闷，苔白，脉弦。再拟疏肝养血，当归、赤芍各12 g，牡丹皮、山栀子、橘络、香附、覆盆子、菟丝子、茯苓各10 g，柴胡6 g。服5剂后，月经量中等，块少，乳房胀痛减轻，苔白，脉弦。宗前方加减：当归、白芍、茯苓各12 g，牡丹皮、山栀子、柴胡、香附、郁金、覆盆子、菟丝子各10 g，甘草3 g。服5剂善后。后怀孕产一女婴。(《何子淮女科经验集》，浙江科学技术出版社，1982)

2. 妙法绝招解析：妇女因思虑过度，致使肝气郁滞，引起月经不调，不易受孕。因肝之经脉络于阴部，与冲任交会，故肝经与妇女的生殖器官有密切关系，凡因思考过度，情志不遂，皆可引起肝郁气滞，收泄失常，导致气血不和，冲任失调，月经异常，而不能交精怀孕。本例的爱人经泌尿科检查精液偏少，活动不够，后来夫妻俩每周都来服药调治，半年后怀孕，前月已生一女婴。此种肝气结引起不孕，症见月经先期，临经乳房胀痛，门诊病例最多。一般中药调理后，月经来潮较正常，乳房胀痛、低热、烦躁易怒等症状有明显好转，甚至各症消失，多数患者经中药治疗，均能怀孕。

(十) 痰湿内阻，体肥不孕 (罗元恺医案)

1. 病历摘要：例1，梁某，女，32岁。结婚6年余，未曾怀孕，身体逐年发胖，心悸，行动气喘，平素痰涎多，喜呕吐，面白，纳少，每月经量少，一日即净，苔白，脉滑。

证属痰湿内阻，体肥不孕。治宜健脾化痰，佐以活血养血。药用炒神曲15 g，炒麦芽、当归、赤芍、白芍、党参、白茯苓各12 g，炒白术、陈皮、木香各10 g，砂仁5 g，甘草3 g。每日1剂，水煎服。服5剂后，心悸气喘好转，痰涎仍多，喜呕吐，经量稍增多，伴有腰酸，苔薄腻，脉滑。拟再前方加减：茯苓、赤芍各15 g，党参、橘红、姜半夏、益母草、大腹皮各12 g，枳壳、川芎、红花、苍术各10 g，路路通4个。服5剂后，月经已净，仍头晕腰酸，纳少体倦，苔白，脉濡。拟再健脾活血。党参、茯苓、鸡内金、炒谷芽、炒麦芽、当归、白芍、杜仲、川续断、覆盆子、陈皮各12 g，白术、姜半夏、川芎、菟丝子各10 g。服5剂。本病例经6个月治疗，月经恢复正常，经量增多，痰涎大减，饮食渐香，后即怀孕，翌年生一男孩。

例2：顾某，女，29岁。身体虚弱，经来量少，每次行经1～2日净，血色不红，腰腿酸楚，形瘦神疲。结婚三年多来，未曾怀孕，苔薄白，脉细弱。

证属气血两亏，治宜大补气血。药用炙黄芪20 g，党参、丹参、当归、枸杞子各15 g，覆盆子、菟丝子、川续断、杭白芍、熟地黄、杜仲各12 g，川芎、茺蔚子各10 g。每日1剂，水煎服。服5剂后，经量稍有增加，色较红；仍有头晕，心悸，腿酸软，面色晄白，苔白，脉细小。

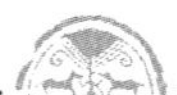

治宜补气益血。药用炙黄芪20 g，党参、当归、熟地黄、赤芍、白芍、益母草、杜仲各12 g，川芎、巴戟天、覆盆子、菟丝子各10 g，甘草3 g，服 5 剂后，月经已净，诸症均有好转，苔白，脉细，再拟补益。炙黄芪20 g，党参、炒枣仁、枸杞子、当归各15 g，白芍、茯神、覆盆子各12 g，补骨脂、川芎、菟丝子各10 g，甘草3 g。再服 5 剂。调理 3 个月即怀孕，足月生一女孩。(《罗元恺妇科经验集》，上海科学技术出版社，2005)

2. 妙法绝招解析：此种病例，临床不少，因气血亏虚，体质虚弱，不易受孕，一般治疗宜大补气血，兼温补肾阳，都能获得可喜的疗效。本型多见于肥胖妇女，因脾失运化，痰湿壅阻胞宫，影响受精，致难怀孕。妇女受孕，必气血充足，而后能养胎，如气虚则阳衰，血虚则阴衰，气血两虚则胞胎不固，虽有受孕，也容易小产。

（十一）瘀滞胞宫，痛经不孕（黄绳武医案）

1. 病历摘要：管某，女，29 岁。患者 14 岁初潮，每于经前，经期少腹胀痛，偶有针刺样痛，其痛常向腰痛部、外阴、肛门等处放射，经期尚准，经量较少（每次 30～40 mL)，色暗红有块，行而不畅，延至婚后，诸症不减，同居八载，未能受孕，并于经前，经期头昏乏力，心烦欲吐等症，经后渐以缓解，曾经某人民医院妇科检查，诊断为“原发性痛经，不孕症”。屡投镇痛剂，雌激素、睾丸素等西药治疗，效不理想。诊视面容憔悴，性情抑郁不乐，不喜言笑，脉象弦缓带涩，舌质淡红有紫点，苔薄白。

证属瘀滞胞宫，痛经不孕。治宜行气活血，化瘀通经，方用散瘀见喜汤。药用制香附、五灵脂、延胡索各10 g，春砂仁6 g，晨童便一盅（兑服）。每日 1 剂，水煎服。连进 30 剂，后行经时，色正无块，经量中等，诸症悉愈，经后受孕。足月产 1 女，后又相继生育 3 子，月事正常，诸症未发。(《黄绳武妇科经验集》，人民卫生出版社，2004)

2. 妙法绝招解析：本例患者，二七天癸至，月事以时而下，但初汛起即有痛经以及月经量、色、质等改变，延至婚后，诸症未衰，多年不孕，经西医妇科检查，排除生殖系统器质性病变，诊为“原发性痛经，不孕症”。黄氏根据“痛经”久治不愈，久痛入络，久痛必瘀之理，结合患者经前，经期少腹胀痛，并有针刺样痛，经行不畅，经色紫暗，量少，有块，脉象涩等特点，疑由气滞血瘀，壅塞胞宫所致，气血瘀滞，清阳不升，浊阴不降，则伴见经前、经期头晕乏力，心烦欲呕诸症，经后，气血暂得通畅，故诸症缓解，投以行气活血，化瘀之散瘀见喜汤，治之效得益彰，调治月余，病愈受孕。方中制香附善走血道，行血中之气，为妇产调经之要药；五灵脂、延胡索能化瘀通经以止痛，春砂仁入脾胃，醒脾以助化生气血之源，取童便一盅清肃下焦，合之则能使气顺、瘀去、痛止、调经，故而受孕。

（十二）冲任失调，寒凝血滞（刘渡舟医案）

1. 病历摘要：钱某，女，28 岁，婚后 4 年不孕。婚前即有痛经，婚后痛经反重，经期紊乱，色暗有块，腹凉肢冷，其夫检查健无病，患者妇检输卵管通，子宫大小位置正常，祈医数十，多言能治，却叠治无效。经人推荐，求治于笔者。诊其脉沉而迟，望舌质暗，边有瘀斑。

证属冲任失调，寒凝血滞。治宜调补冲任，温通血滞。方选少腹逐瘀汤。药用官桂15 g，延胡索、炒干姜各10 g，小茴香、川芎、赤芍、五灵脂、生蒲黄、没药各6 g。每日 1 剂，水煎，2 次分服。经前连服 7 剂，配合艾灸神阙穴。2 个月后怀孕，十月顺产。(《名医奇方妙术·第二集》，中国医药科学技术出版社，1993，5)

2. 妙法绝招解析：王清任的少腹逐瘀汤主治小腹积块疼痛，或疼痛无积块……。更奇者，此方种子如神，经前、经期进服 10 剂，不过 4 个月必成胎。少腹逐瘀汤温经活血，本例经行感寒，血凝冲任，以致不孕，用少腹逐瘀汤病药合拍，所以奏效。

（十三）肾虚血亏，冲任不足（郑长松医案）

1. 病历摘要：贾某，女，28岁。结婚3年未曾受孕。月经周期30～35日，经期5日，每经前4～6日腰及小腹部隐隐作痛，经期腹痛加重，并觉寒凉，经尽则诸苦自失。素日常于劳累后腰痛。眼眶下及颊部有黑褐斑，舌淡红，苔白润，脉沉无力。

证属肾虚血亏，冲任不足。治宜温肾养血，调补冲任。药用益母草30 g，当归、熟地黄各20 g，白芍、菟丝子、香附、桑寄生、川续断各15 g，炒桃仁（捣）、延胡索（捣）、炒杜仲各10 g，川芎6 g。每日1剂，水煎2次，共取500 mL，分早晚温服。嘱经前服。服5剂后，经前与经期腰腹未痛，小腹寒凉依故。宗原意酌增温助肾阳，暖煦胞宫之品。按前方去白芍、桃仁、川芎，加补骨脂、莲子、小茴香（后下）各10 g，炒艾叶5 g，肉桂（后下）3 g。改为经期服药。服5剂后，病告痊愈，相继怀孕。（《郑长松妇科》，中国中医药出版社，2007）

2. 妙法绝招解析：本案症见经前、经期及劳累后腰痛，此乃肾虚之候；肾虚精亏，则冲任不足，故婚后不孕；肾阳不足，胞宫失于温煦，则经期小腹寒凉而痛；其舌淡，苔润，脉沉无力为血虚之象；阳气不振，阴血亏虚，则血行无力而滞涩，故面颊见有黑褐斑。方中四物汤、益母草养血调经；菟丝子、桑寄生、川续断、杜仲、莲子、补骨脂益肾填精，补养冲任；小茴香、艾叶、肉桂温肾阳，暖胞宫；加理气之香附与桃仁、延胡索并用以行血中之瘀滞。

（十四）肝气郁结，脾胃阴虚（郑长松医案）

1. 病历摘要：王某，女，29岁。结婚五年，未曾怀孕。月经周期25～35日，经期4～8日，血量偏多。经前自寻烦恼，两乳发胀，经期纳少泛恶，小腹胀痛。平时口干咽燥，大便艰涩，情绪易于波动，经前诸症加重。舌质色赤，苔白乏津，脉象弦细。

证属肝气郁结，脾胃阴虚。治宜疏肝理气，培土养阴。药用生龙骨、生牡蛎（捣）、沙参、益母草各30 g，香附（捣）18 g，合欢皮、白芍、橘核、橘叶各15 g，槟榔12 g，炒枳壳、延胡索（捣）各9 g，青皮、陈皮、柴胡各6 g。每日1剂，水煎2次，共取500 mL，分早晚温服。嘱经前服。连进6剂，经前及经期诸症减轻，口干咽燥依故。此脾胃之阴未复，津液不得上承之象，守原意增养阴生津之品。按前方去青皮、陈皮、柴胡；加石斛12 g，麦冬9 g。每于经前乳胀之日起投药，坚持四个月，诸苦若失，相继怀孕。（《郑长松妇科》，中国中医药出版社，2007）

2. 妙法绝招解析：本案经前两乳发胀，自寻烦恼，经期小腹阵痛，平时情绪不稳，均肝气郁结之候；肝司血海而主疏泄，肝气郁结则疏泄失常，故经候不准，血量偏多；疏泄失常，气血不和，则冲任不能相资，故不能受精成孕；其口干咽燥，纳少泛恶，大便艰涩，舌质色赤，苔白乏津皆脾胃阴虚之象。方中香附、合欢皮、橘核、橘叶、槟榔、枳壳、青皮、陈皮、柴胡疏肝解郁，宽胸快气；沙参、石斛、白芍、麦冬上滋脾胃，下润大肠；龙骨、牡蛎收涩固血；益母草、延胡索调经助孕。

（十五）肝气郁滞，月经不调（匡继林医案）

1. 病历摘要：耿某，女，29岁。患者婚后4年未孕，月经后期，经前胸闷、烦躁、腹胀，经来腹痛、血行不畅、血色紫黯。现40日未潮，腹胀腹痛，烦躁易怒，舌红苔薄，脉沉弦。乃肝经蕴郁，木失条达，疏泄失职所致。气郁则血滞，故胸闷腹胀，乳房胀痛；郁久化热则烦躁易怒。

证属肝气郁滞，月经不调。治宜疏肝调气，和血通经。药用当归、白芍、云茯苓、枳壳、香附、牡丹皮、延胡索、泽兰、郁金、陈皮各10 g，柴胡6 g，炙甘草3 g。每日1剂，水煎服。服前方12剂，自觉心情舒畅，昨日月经来潮，色紫红，血行顺利，腹胀痛较前减轻，舌红苔薄，脉弦缓，继前方加减：益母草15 g，当归、白芍、枳壳、云茯苓、香附、牡丹皮、延胡索、川楝

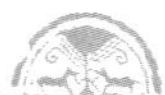

子、泽兰、陈皮、郁金各10 g，柴胡6 g，炙甘草3 g。服3剂后，月经色量正常，五日净，诸症消失，善后丸药调理，投加味逍遥丸、得生丹，常规服用。三个月经周期后，经前症状逐月减轻，月经如期来潮，诸症消失而受孕，足月顺产。(本书主编，待刊)

2. 妙法绝招解析：本例婚后4年未孕，久治未愈，已忧郁成疾。肝为“刚脏”，性喜条达舒畅，既恶抑郁，又不能过亢，所谓“刚脏”，主要体现在肝气方面，当精神受到刺激时，可引起急躁发怒，此为肝气达过，故《灵枢·本神篇》云“肝气虚则恐，实则怒”。乳部属于肝胃经，乳胀痛、易怒、脉弦是本案例辨证要点。月经不调原发不孕，乃肝经蕴郁，木失调达，肝气郁结，气机不畅所致。《血证论》云“肝属木，木气冲和调达不致遇邪，则血脉得畅，肝主疏泄，司血海，为冲脉之本。”肝气郁结，冲任功能失常，则可引起带胎产诸疾，故治当开郁，方用逍遥散随证加减。本方加郁金、延胡索、川楝子、牡丹皮等药，意在疏肝调气和血，气血通调，则不孕之症每相应而愈。

三、文献选录

女子嫁后，配偶健康，夫妇同居，未避孕2年以上而不孕者，或已有生育，停止避孕2年后不再受孕者均称“不孕”，又称“无子”“绝产”等。此证病因在于男女双方。女方不孕，除有生理缺陷之螺、纹、鼓、角、脉者外，常因血亏、血热、血瘀、宫寒、肝郁、肾虚、脾弱、痰湿等，致使气血不和冲任失调，不得摄精成孕。据临床所见，“不孕”患者常伴有经候违期，月水不利，血量失宜等经病诸候。《医学纲目》云“每见妇人之无子者，其经必或前、或后、或多、或少，或将行作痛，或行后作痛，或紫、或黑、或淡、或凝而不调，不调则气血乖争，不能成孕矣。”可见“不孕症”与“月经病”相互关联，故古代医家将调经与种子并称。治疗应以调经为先，参以养血、凉血、行气、化瘀、温经、益肾、健脾、化痰等法，去其所偏，俾气血调和，冲任相资，以冀举之成孕。

(一) 名医论述选录

1. 夏桂成论述：①重在燮理阴阳。“阴精者，乃月经周期演变及孕育的物质基础。”补养阴精，其实质是育卵养宫。充实“天癸”，以使其“至”，然后才有可能促进阴阳消长转化的月经节律变化。“滋阴，涵养阴精，提高阴精水平，需用动态的观念来指导补阴，即要依据周期中前半阴长至重的特点，不断提高补阴方药的作用。由于阴主静，治疗效果不如补阳法显著，但必须坚持，方能获得较佳疗效。”补养阴精，务必与补血相结合。血中滋阴，为妇女所常用，因此归芍地黄汤是常用方剂之一。方中加龟甲、女贞子、川续断、菟丝子为滋阴奠基汤，是夏氏制定“调周法”的基本方剂。滋阴重在燮理阴阳，此乃夏氏学习张景岳“阳中求阴”论的发展。燮理阴阳，不仅指阴中有阳，阳中有阴的互根关系，而且还包括阴阳之间消长对抗的关系。在周期的演化中，消长对抗是非常重要的。因此，滋阴结合补阳的过程中，主要是为了提高滋阴，因此只能加少量的、较平和的补阳药。如：川续断、菟丝子、覆盆子、肉苁蓉等；如加入补阳是为了抑阴，就需要加入相等量的较温燥的补阳药，如淫羊藿、仙茅、附片、肉桂等。此外，燮理阴阳又常须加人调理血气的药物，使滋养的阴精处在动态的过程中，达到阴阳协调，消长适时，恢复脏腑经络的调节功能，从而生生不息。②用药掌握时相。月经之所以有其规律性，从表面上看，是冲任气血活动的结果，但实际上是与阴阳消长转化的月经节律变化有关。夏氏具体地阐明滋阴补肾法应用的时相特点，从行经末期开始着重养血滋阴，整个经后期，到经间排卵期，均着重滋阴法的应用，目的在于培养阴中之“精”，育卵健卵，濡养子宫。要求服药后有正常的白带分泌，到经间排卵期，更需要有蛋清样拉丝样白带，古人称为绵丝带下，标志着阴精已达到重的水平。

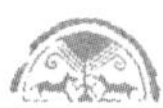

重阴必阳，精化益气，精化为阳，故又称精化期。滋阴合补阳外，必须加入调理血气的药物，以促排卵。此关键时刻，古人称为真机。当然应用滋阴法时，亦需要结合辨证，这是特殊性与普遍性、辨病与辨证相结合的方法。阴虚火旺的，除滋阴外，尚需加入清火之品；心神不宁的，加入宁心安神药物；脾胃虚弱的，加入健脾和胃之品。③重视扶植脾胃。调扶脾胃在治疗不孕症中有重要的意义。脾病多虚多寒，胃病多实多热，胃热易伤阴，用药亦须互相兼顾。夏氏常在滋阴法中加入炒白术、煨木香、砂仁、六曲等健运之。其次还要注意夹湿的情况，滋阴必助湿，燥湿又伤阴，因此六味地黄汤中的茯苓、泽泻正为此而用。脾胃病十分明显，或者用滋阴药后脾胃不能运化者，先当调治脾胃。胃以降为顺，治疗当和胃降逆，药用半夏、竹茹、紫苏梗、香附等。脾为湿土，胃为燥土，因此用药不宜过于滋腻，或辛温香燥，免碍中阳或耗散胃阴。调理脾胃的同时需注意与肝胆的关系。肝脾相关，脾虚则肝血不足，易致肝郁，肝郁可致脾壅；肝旺横逆伐脾犯胃。在治疗上也可从肝治脾，抑肝扶脾，培土疏木，使土木相安。夏氏认为此类患者即使是无显著脾虚症状者，也应参入一二味健脾药为妥，以弥补阴药大多有碍于脾运的缺点。且脾肾合治，先后天同调，容易恢复不足，更有利于阴精的恢复和滋长。（江苏中医，1992，4）

2. 裘笑梅论述：不孕的病因病机，除先天性生理缺陷（如古代文献所称的螺、纹、鼓、角、脉，即“五不女”）外，常责之肾气虚衰、气血不足、肝气郁结、痰湿阻滞等，以致冲任失调，不能受精成孕。临床治疗应从以下四方面入手。①调经种子，当重补肾：不孕的病机首当责之肾和命门的功能失调，多因禀赋素弱，先天不足，或房事不节，肾精耗伤所致，临床当分肾阴不足和命门火衰（亦即肾阳虚）两种类型而治。肾阴不足者，常治宜滋填肾阴，方用大补阴丸、左归丸等；命门火衰者，治宜温补肾阳，方用桂仙汤、养精种玉汤、升提汤、五子衍宗丸加肉桂等；②摄精育胎，贵在养血：平素体弱，或久病，失血伤营；或脾胃虚弱，化源不充，均能导致营血不足，冲任空虚，胞脉失养，以致不能摄精成孕。治宜补养气血，方用养精种玉汤加黄芪、党参以益气，是取“阳生阴长”之义；或加紫河车、阿胶、龟甲、鹿角胶等血肉有情之品；亦可选用归脾汤、八珍汤等方；③疏肝解郁调气机，冲任通达易受孕：女子肝气郁结，气滞血凝，就会引起月经异常、不孕等病变。且足厥阴肝经与女子生殖器官关系密切，若女子情志不遂，最易引起肝气郁结，疏泄失常，致冲任失常，月经不调。临床治宜疏肝理气，方用逍遥散加减，或合蒺麦散。疏肝理气的药物常用柴胡、橘核、橘络、青皮、预知子、白蒺藜、大麦芽、香附、川楝子、延胡索之类。若气滞而兼血瘀者，当加入活血化瘀之品，以疏通冲任，而利胞脉；④子宫阻塞难受精，化痰祛湿启胞门：痰湿壅滞胞宫，亦是不孕症的常见原因之一。病机多由于脾失健运，聚湿生痰，痰湿壅阻胞宫，影响受精，不能成孕；或因真阳不足，命火衰微，不能化气行水，寒湿注于胞宫，宫寒不孕。图治之法，化痰祛湿治其标，运脾温肾固其本。常用启宫丸、苍附导痰丸。肾阳虚者，合桂仙汤，或五子衍宗丸；若兼血虚，配合四物汤。在选药上，常取苍术、平地木、赤小豆、荷包草之类以燥湿利水，屡有效验。（《裘笑梅妇科临床经验选》，浙江科学技术出版社，1984）

3. 丁启后论述：“久不孕，必有瘀”，“久不孕，必治瘀”。临床常用活血四法：①行气活血法。适用于气机不畅，气血瘀阻胞脉的不孕。气滞偏重，选柴胡疏肝散、开郁种玉汤等，加丹参、北刘寄奴、郁金、延胡索；血瘀偏重，选少腹逐瘀汤，去干姜、肉桂，加丹参、桃仁、红花；化热加山栀子、牡丹皮、黄芩；乳胀有块加青皮、路路通、王不留行。②化痰活血法。适用于痰湿素重，痰瘀阻胞的不孕。选启宫丸、苍附导痰汤，加益母草、月季花、丹参、北刘寄奴、鸡血藤、香橼皮。如气虚者加白术、党参。③温经活血法。用于胞宫寒冷，寒瘀阻胞的不孕。选毓麟珠、右归丸，加鸡血藤、丹参、泽兰、乌药、怀牛膝。阳虚重加巴戟天、淫羊藿、仙茅。若

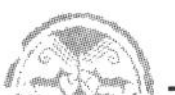

为实寒证，宜温经散寒，活血祛瘀。选艾附暖宫丸、温经汤，加泽兰、红花、生蒲黄、五灵脂、延胡索。④育阴活血法。适用于肝肾阴虚，精血不足的不孕。方选“养精种玉汤”、“左归饮”，加丹参、鸡血藤、北刘寄奴、怀牛膝。丁氏强调，不能单纯从寒、从热、从虚、从实治不孕，必重视活血祛瘀，只有“瘀去血畅，孕育可望”，确属经验之谈。“瘀”为不孕的必然病理产物，为不孕临床表现的重要特征。不孕治瘀是在重视肾气旺，肾精充的前提下提出的。如“温肾助阳，活血化瘀法”，“滋肾调肝，活血化瘀法”及“温阳化痰，活血化瘀法”，都无不在注意“温肾益精”或“滋肾填精”这一根本。只有温补肾阳，或滋养肝肾，或温化痰湿的同时活血化瘀，才能使瘀去血畅，肾精更充，肾气更旺，冲任通利，孕育可望。可以说“不孕治瘀”既重视了“补肾育胞”这一根本，又未忽略通利胞脉的治疗。它们之间既为主从，又互为因果。“不孕治瘀”常用鸡血藤、益母草、丹参、当归、郁金、川芎、延胡索、怀牛膝、月季花、赤芍、红花等，其中又以鸡血藤、丹参、益母草、怀牛膝、当归、川芎备受青睐。鸡血藤补血活血，行血调经；丹参活血祛瘀，养血凉血；怀牛膝活血通经，补益肝肾；益母草活血调经，利水消肿；川芎活血行气，祛瘀止痛；当归活血养血。丁氏“不孕治瘀”的用药特点是，作用平和，照顾气血；一药多功，祛补皆宜；忌用大辛大热，大苦大寒，免伤正气，不耗生机。（贵阳中医学院学报，1992，4）

4. 韩百灵论述：男女交媾必以聚精养神，清心寡欲，则交而孕，孕而育，孕而为子。推崇寡欲、节劳、息怒、戒酒、慎味的养生求育之道。妇女不孕的主要原因有四：一是肾气损伤，阴精不化，膏脂不生，阴阳失调；二是脾失运化，气血不生，胞脉失养；三是肝失条达，疏泄失司，胞脉失畅；四是六淫七情，损伤冲任，宿积滞留，胞脉阻塞。然而不孕的重点在于肾、脾、肝三脏，三脏息息相关，同为妊育之根本，若其中一脏功能失常，就会影响其他脏器而致不孕。对妇女不孕的证治，强调欲知其病，必先审其因；知病辨证，以治其病。寒者宜温，热者宜凉，滑者宜涩，虚者宜补，塞者宜通。根据患者体质、病因病机、症状的不同，提出 12 种证治。①阴虚不孕，治宜滋阴补肾固冲任。药用白芍、海螵蛸各 25 g，川续断、山药、桑寄生、牡蛎、龟甲各 20 g，熟地黄、杜仲、山茱萸、怀牛膝各 15 g。月经量多加炒地榆；输卵管不通加穿山甲珠、皂角刺；经闭加王不留行、通草；腰痛甚加狗脊。忌酒、姜等辛辣耗阴之品。②肾阳虚不孕，治宜温肾扶阳固冲任，方药：山药、茯苓各 20 g，白术、熟地黄、菟丝子、泽泻、巴戟天、仙茅、芡实、补骨脂、鹿角胶（烊化）各 15 g，肉桂 10 g。月经量多加炒地榆、升麻，月经量少加王不留行、通草，输卵管不通加穿山甲珠、皂角刺，基础体温单相加淫羊藿、山茱萸肉。忌生冷油腻不易消化之品。③脾阳虚不孕，治宜健脾益气化湿。药用山药 20 g。党参、白术、茯苓、陈皮、砂仁、扁豆、薏苡仁、芡实、苍术、车前子各 15 g，半夏 10 g。月经量多加炒地榆、升麻；输卵管不通加穿山甲珠、皂角刺；输卵管积血加姜黄；少腹冷痛加补骨脂；倦怠加当归、甘草。忌生冷油腻不易消化之品。④脾血虚不孕，治宜健脾滋阴生血，方药：黄芪 25 g，白芍 20 g，茯苓、白术、山药、熟地黄、当归、枸杞子、龟甲、女贞子、木瓜、阿胶各 15 g。痛经加泽兰、益母草；输卵管不通加穿山甲珠、皂角刺；输卵管积血加姜黄；月经量少或体虚甚加人参；皮肤干涩加牡丹皮。⑤肝郁气滞不孕，治宜调肝理气通络，方药：当归、枳壳、川楝子、川牛膝、炮穿山甲、瓜蒌各 15 g，王不留行、通草、皂角刺各 10 g，白芍 20 g。腰痛者加川续断、桑寄生；输卵管积血加三棱、莪术；白带清稀者加山药、芡实；烦躁多怒者加佛手、甘草；四肢麻木者加木瓜。⑥肝郁化热不孕，治宜调肝清热凉血。药用白芍 25 g，生地黄、枳壳、地骨皮、栀子、牡丹皮、夏枯草、川楝子、川牛膝、银柴胡各 15 g，甘草 10 g。输卵管不通加穿山甲珠、皂角刺；输卵管积水加黑丑、白丑、大黄；手足发热加龙胆、玄参。⑦肝肾阴虚不孕，治宜滋补肝肾，方药：熟地黄、山药、川续断、山茱萸肉、怀牛膝、炒杜仲各 15 g，桑寄生、白芍、煅牡蛎、龟甲各20 g。心悸加麦冬；眼角干涩加女贞子、枸杞子；四肢麻木加木瓜。忌酒、姜等辛辣耗阴之品。⑧肝郁肾虚不孕，治宜调肝理气补肾，药用白芍25 g，川续断、桑寄生各20 g，当归、枳壳、川楝子、川牛膝、佛手、山药各15 g，王不留行、通草、皂角刺各10 g。⑨肝郁脾虚不孕，治宜调肝理气健脾，药用白芍、山药各20 g，当归、枳壳、川楝子、白术、川牛膝、茯苓、陈皮各15 g，王不留行、通草、柴胡各10 g。腰痛加川续断、桑寄生；呕逆者加淡竹叶；白带清稀加芡实。⑩脾肾阳虚不孕，治宜温肾扶阳健脾，药用茯苓25 g，山药20 g，熟地黄、白术、泽泻、巴戟天、菟丝子、芡实、淫羊藿、补骨脂各15 g，肉桂10 g。忌食生冷油腻不易消化之品。⑪气滞血瘀不孕，治宜疏肝理气，化瘀通络，药用丹参40 g，白芍25 g，当归、茯苓、白术、郁金、牡丹皮、枳壳、川楝子、延胡索、川牛膝各15 g。输卵管不通加穿山甲珠、皂角刺；胸闷加瓜蒌。⑫痰湿阻络不孕，治宜健脾燥湿，化痰通络，药用茯苓25 g，山药20 g，苍术、白术、半夏、枳壳、川厚朴、神曲、陈皮、穿山甲珠各15 g，滑石、皂角刺各10 g。输卵管不通加通草；胸闷加瓜蒌。忌生冷油腻不易消化之品。由于不孕症的治疗疗程较长，所以韩氏主张隔日服药或经期服药。在药物治疗的同时还十分重视心理治疗，以消除患者悲观情绪，增强治愈的信心。只要辨证准确，用药得当，常可取得理想疗效。（中国医药学报，1995，4）

5. 王子瑜论述：①温肾益精，调理冲任法用于肾气亏虚不孕。药以淫羊藿、巴戟天、石楠叶温肾阳；当归、熟地黄、川芎、白芍养血调经；菟丝子、五味子、覆盆子补肾益精；并用血肉有情之品紫河车大补气血，益精助阳，现代药理研究证明紫河车具有促进子宫发育的作用。中成药可选用五子衍宗丸、河车大造丸、定坤丹。②养血调经，调补肝肾法用于血虚胞脉失养不孕。药用当归、川芎养血和血；熟地黄、山茱萸、茺蔚子补肝肾、益精血；鹿角胶、紫河车为血肉有情之品，功能养血调冲助孕。全方养血为主，兼调肝肾，使精血充足，冲任得养，自可受孕。中成药可选河车大造丸，一般月经完后服用；乌鸡白凤丸，一般月经中后期服用。③疏肝解郁，养血调冲法适用于肝郁气滞。药用柴胡、香附、娑罗子、郁金、合欢皮疏肝解郁；四物汤合丹参养血和血调冲；橘叶、橘核、路路通理气通络散结而治乳房胀痛。若乳头作痒，多为肝经郁热，可配用青皮、蒲公英。中成药常用丹栀逍遥丸、八宝坤顺丸。④温肾壮阳，化痰祛湿法用于痰湿阻滞不孕。药用淫羊藿、仙茅、鹿角霜、菟丝子、覆盆子温补肾阳以助孕；胆南星、半夏、茯苓、白术、苍术化痰健脾利湿；枳壳理气；川芎、泽兰、山楂活血调经。⑤活血化瘀，软坚散结法适用于血瘀证，多见于子宫肌瘤、卵巢遽肿等所致不孕症。常用桂枝、茯苓、桃仁、赤芍、丹参、莪术、三棱、海藻、石见穿、北刘寄奴。若子宫肌瘤，月经量多带有大血块时，方中去三棱、莪术，加三七粉、马齿苋、炒棉子；卵巢肿者，前方加猪苓、醋炒芫花各3 g；若为输卵管阻塞不通或通而不畅属血瘀者，常用当归尾、川芎、赤芍、桃仁、丹参、柞木枝、穿山甲、路路通、皂角刺、海藻、血竭、柴胡、广木香等。综合上述五法，皆以补肾气、益精血、调经、调冲任为基础，遣方用药均不离当归、白芍、菟丝子、枸杞子等。这是因为肾为先天之本，主生殖，主藏精，对人体生长发育繁育后代起着决定性作用。而受孕机制在于肾气盛，天癸至，冲任二脉功能正常，因而调经、调冲任又是治不孕之要法。当然，造成不孕的原因还有其他因素，因而，临证时尚需四诊合参，审证求因，辨证施治，方能奏效，切不可照搬照抄而贻误于人。（北京中医药大学学报，1995，1）

6. 王子瑜论述：临床治疗上着重从以下三种疾病入手治疗不孕症。①子宫内膜异位症所致不孕：子宫内膜异位症临床表现以痛经为主，但约有3/4的患者伴发不孕。情志不畅，肝气不舒，冲任气血运行不畅而致瘀血阻滞胞宫、胞脉，使两精不能结合，最终导致不孕。其临床可见腹痛拒按，经血夹血块，舌质黯，脉弦涩，内诊可扪及有形包块，或结节等。治宜祛瘀为先。宜

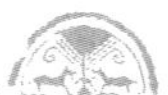

活血化瘀，软坚散结。经前或经期常用血府逐瘀汤，或四逆散合桃红四物汤，或少腹逐瘀汤加减，以急则治标；经后用四物汤合寿胎丸，以调补冲任，益肾助孕。②慢性附件炎所致不孕：慢性附件炎多见于中年妇女，临床常以继发不孕为多见，患者多有自然流产，或人工流产史。本病多因湿热内蕴，瘀阻胞脉，不通则痛。见经前腹痛拒按，月经多先期，量多色黯红，夹血块，舌红，苔黄腻，脉弦滑；经后湿热之邪未清，故仍腹痛隐隐不适，带多色黄。胞脉阻滞，两精不能结合，而致不孕。治疗上，在炎症尚未消失时，用中药治疗能改善局部血液循环，帮助炎症的吸收，常用四逆散加清热解毒利湿之品治疗。若炎症已消，但已形成输卵管阻塞者，则以活血化瘀，通络止痛为主，方选通脉活血汤加减，促输卵管通畅。据观察，在炎症尚未完全消失时治疗效果最好，但对结核性的多无效。③膜样痛经所致不孕：当子宫内膜整块排出时，子宫收缩增强或不协调收缩而引起痛经。经血中夹有大块的子宫内膜，为有形之物，可以视为瘀血，故膜样痛经多属气滞血瘀之实证。另外，膜样痛经多见于无排卵的月经周期，故患者多伴有不孕。王氏治疗此类病证，采取经前、经期活血化瘀止痛，方选膈下逐瘀汤，促使内膜破碎脱落。一般在经前3～5日开始服药，服到腹痛停止。经后，尤其是月经中期，侧重调补肝肾，帮助排卵受孕。（北京中医药大学学报，1994，1）

7. 班秀文论述：①输卵管阻塞引起的不孕，以活血通络，软坚散结为总原则。常选用温养通行之品，如鸡血藤、当归、川芎、桂枝、制附子、北刘寄奴、路路通、皂角刺、急性子、王不留行、穿破石、猫爪草等。由于病因病机不同，证型有别，班氏又结合辨证论治，在辨证基础上加入温养通行的药物。如属气滞血瘀型者，以柴胡疏肝散加当归、鸡血藤、北刘寄奴、郁金、青皮、急性子、夏枯草治之；气血虚弱型者，以十全大补汤加鸡血藤、肉苁蓉、路路通、小茴香治之；寒湿凝滞型者，以少腹逐瘀汤加桂枝、穿破石、王不留行、穿山甲、路路通、香附治之；湿热下注型者，以四妙散加土茯苓、马鞭草、鸡血藤、丹参、赤芍、忍冬藤、猫爪草、石菖蒲治之；痰湿郁阻型者，以苍附导痰丸加白芥子、皂角刺、浙贝母、鸡血藤、北刘寄奴、路路通、穿破石治之。②排卵功能障碍引起的不孕，患者阴阳消长情况各不相同，对经前经后用药无定方，要根据具体情况辨证论治，有是证而用是药。排卵不佳多与肝不生发、肾不作强有关。班氏往往从调补肝肾着眼，针对不同证情，或温肝肾之阳，或滋肝肾之阴，或益肾填精养血，使肝肾阴阳平秘，精充血足，以助排卵。③子宫肌瘤引起的不孕，患者每兼夹有血瘀，应在辨证的基础上加入活血化瘀之品。班氏常用莪术、益母草、苏木、泽兰、鸡血藤、牡丹皮、赤芍、北刘寄奴等。（广西中医药，1995，1）

8. 黄绳武论述：黄氏治疗不孕症重点在“肾”，并旁及肝脾。认为肾是五脏中惟一主生殖的脏器，因而临证治疗不但在有肾虚的症状时必须从肾论治，即便没有肾虚症状亦应兼顾到肾。又认为只有精血充足才能摄精成孕，只有氤氲之气健旺才有生身之机。因而注重阳气（即生发之气）是治疗不孕症的关键，临床倡导“温润添精”法是这种思想的具体体现。①子宫发育不良而致不孕是因先天发育欠佳，肾气不足所致。治拟“温润添精”之法，以八珍汤加枸杞子、菟丝子、川花椒、香附、鹿角霜、紫河车、淫羊藿等。取其功能养精血，温阳气，使肝、脾、肾三脏同治。其中温肾阳之淫羊藿、肉苁蓉、鹿角霜等均温而不燥，且能润而生精。②身瘦精亏血少而致不孕乃由精亏血少所致，每以《傅青主女科》中“养精种玉汤”加减治之。四物汤去川芎加山茱萸组成。四物汤本是养血活血之方，但去辛温香窜之川芎，加山茱萸肉温养精血，则成为纯养精血，肝肾同治之方。一般认为瘦人多火，而养精种玉汤偏温，这正是考虑到对不孕症患者应注重生发之阳气。如阴亏火旺者，酌加枸杞子、龟甲、牡丹皮等使其滋水之力更强，增加受孕之机。③附件炎症而致不孕从肝论治，调理气血乃为治本。一般认为炎症辨证多是气滞血瘀、热毒瘀结为主，黄氏则认为妇科病的慢性炎症用药不能过于寒凉，而应用一些具有温养流动之性的当归、川芎、鸡血藤、鹿角霜等配以活血通络之品，以利于温通经脉，有利于输卵管的通畅。（湖北中医杂志，1996，6）

9. 蔡小荪论述：输卵管结核多并发于肺结核，由于其症状不明显，故患者多因婚久不孕而行各种检查中才被发现。此时输卵管结核引起的各种病理变化早已形成，输卵管阻塞已成定局。蔡氏崇丹溪“劳瘵主乎阴虚，痰与血病”之言，认为本病的病理本质是本虚标实。标实，即是显而易见的因瘵虫引起瘀热痰互结；本虚，则是患者因消耗性疾病而造成的肾气不足、精血虚少的病变。肾精不充，冲任血虚，胎脉失养，精虚血少不足以摄精成孕，也是造成不孕的重要原因。组织的修复、逆转是一个极其复杂的过程，输卵管阻塞也绝非攻法能独胜，其间整个生殖功能的调节与改善，包括输卵管自身蠕动功能的复常，对改善结核所造成的局部病变，意义至重。因此育肾填精不失为输卵管结核引起不孕症的主要治法。临床治疗上当以辨病为主，扶正祛邪标本兼顾。扶正即填补肾精之虚，在治疗上注重培补肾气，充养精血，采用“蔡氏不孕症周期调治法”。即根据月经三期规律，进行分段治疗。月经期以和养调经为主；增殖期以育肾通络为主；排卵前与分泌期以育肾培元为主。处方用药特点：首宗“胞脉暖则受物，冷则杀物”。虽为肾精不足之证，但不一味偏取滋肾养血填精之品，而是以生地黄、熟地黄、女贞子、墨旱莲、牛膝、黄精等配淫羊藿、仙茅、巴戟天、肉苁蓉诸温肾助阳药物，立法于阳中求阴，使阴得阳升源泉不绝。二是注重选用鹿角霜、紫河车、龟甲、鳖甲等血肉有情之品，以峻补精血，且非此类药物无以补其长期亏虚之精血。祛邪即针对瘵虫引起的瘀、痰、热之结达到抑制、消除、改善局部病变的目的。常用两组药物：一组为鱼腥草、山海螺、百部、功劳叶等，诸药均有很好的抗痨杀虫作用。山海螺兼具通络之长；鱼腥草多用于肺热咳嗽，运用于本病，确有较好的抗痨祛邪通络，改善局部病变的功效，与百部相配，疗效更佳。另一组是根据病情选用理气活血、清热利湿、化痰排浊诸法。每选丹参、地龙、皂角刺、公丁香、路路通、王不留行籽、瞿麦、穿山甲等药物。因不孕症患者婚久不孕，家庭、社会及自身心理压力均较大，故肝郁气滞为其共同特点，因此疏肝理气法当兼施于各类患者，处方又应注意轻简灵动，慎用大方重剂，以免壅滞气血造成因药碍病之误。（中国中医药信息杂志，1997，11）

10. 胥受天论述：①补肾填精法，适用于肾虚型不孕症。临床辨病，卵巢功能早衰，黄体不健，子宫发育不良等病可见此型。补肾摄精是治疗不孕症的关键所在。自拟补肾求嗣汤。药用：熟地黄、枸杞子、菟丝子、巴戟天、女贞子、淡苁蓉、山茱萸、当归、茺蔚子、杜仲、桑寄生、香附等药以补肾摄精，益冲任之源，源盛则经自畅，始能受孕。在选用治疗药物时，常喜对药并用，如巴戟天、龟甲二药峻补肾精，龟甲系血肉有情之品，力能填精益资其化生之源；肉苁蓉甘温而滋润，濡养肾精而通阳气，二药合用可达到阳中求阴，阴中求阳，阴阳互补，调节性轴的功能，促进雌激素的分泌，以利排卵受孕。②疏肝通滞法，适用于肝郁型不孕。临床辨病，排卵功能障碍，黄体不健，内分泌失调，输卵管阻塞等引起的不孕症可见此症。胥氏自拟逍遥疏通汤，药用：柴胡、白芍、当归、郁金、香附、皂角刺、穿山甲、月月红、蒲公英、丹参、延胡索、预知子、路路通、王不留行等一类馨香流动之品，疏肝通滞，行气解郁，使肝木条达，气机通畅，达到郁散经调而孕成。常用对药有柴胡与香附，功在疏肝散郁，调气行血，且具通络防阻之功；路路通、王不留行功在理气通络；穿山甲、皂角刺功在行气通络，活血散结，此方用于治疗内分泌失调，输卵管阻塞，卵巢囊肿等引起的不孕症，颇有疗效。③化痰燥湿法，适用于肥胖型不孕症。临床辨病，内分泌失调、多囊卵巢综合征、溢乳、闭经综合征等病引起的不孕症可见此型。自拟提宫散，药用：党参、茯苓、苍术、半夏、陈皮、香附、升麻、柴胡、月季花、益母草、枳

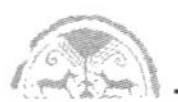

壳、山楂等，健脾燥湿，化痰浊而通血络；常用对药苍术、香附，内分泌失调肥胖型经闭者多用，功在健脾燥湿，化痰浊，理血气而通络，此方之妙，妙在开提脾阳之法，因脾为湿所困，腹部脂膜增厚胞宫被压，所以采用开提脾阳清气，清气化水为精血才能益精。④活血化瘀法，适用于瘀阻胞脉型不孕症。临床辨病，女子内生殖器炎性疾病（输卵管炎、输卵管阻塞、盆腔炎、子宫内膜炎）、卵巢囊肿、盆腔包块、子宫内膜异位、子宫肌瘤等病引起的不孕症可见此型。胥氏认为，晚婚、晚育是完全正确的，从生理上来讲，生殖系统发育完全成熟，条件具备，可是有的人对性知识缺乏，未婚先孕或已婚后受孕进行人流和药流导致继发性不孕，有过流产史的患者往往造成子宫内膜受伤，或交叉感染，导致输卵管炎，阻塞不通，或阴道炎症而致不孕。自拟祛瘀通脉汤，药用：当归、赤芍、川芎、香附、桃仁、红花、丹参、牡丹皮、乳香、没药、小茴香、沉香。常用对药：乳香、没药，治疗盆腔包块、卵巢囊肿、子宫内膜异位症，功在化瘀止痛，理气散结，通涩并用，且有止血不留瘀的特点。⑤清热利湿法，适用于湿热型不孕症。临床辨病，外生殖器炎症（真菌性阴道炎、滴虫性阴道炎、宫颈炎）、输卵管炎、盆腔炎性包块等病引起的不孕可见此症。胥氏自拟清热解毒汤。药用苍术、黄柏、土茯苓、川萆薢、石见穿、鸡冠花、墓头回、泽泻、马鞭草、车前子、甘草等，功在清热解毒，通络利水，消除输卵管积水，消除炎症，改善宫内环境，以利孕卵着床。方中土茯苓性凉，宫冷不孕者谨慎使用，如肝胆湿热甚者可加龙胆、蒲公英为宜；脾虚加茯苓、炒薏苡仁；肾虚加山药、牡蛎、芡实等。对真菌性、滴虫性阴道炎配合中药洗方。内服、外用效果尤佳。⑥人工调周法，参照月经周期用药也很重要，尤其对排卵功能障碍，或黄体不健更为重要。中药人工调周法，是以人的生育有赖于肾气-天癸-冲任之间的平衡为理论基础，以补肾为治疗基本法则，结合现代医学性轴中卵泡发育不同阶段，给予周期性用药的一种治疗方法。用于治疗因性轴功能失调的月经不调，即按中医辨证施治原则月经周期的增生期当补肾养血，促卵发育，排卵期当补肾通络促排卵，分泌期当补肾温阳促黄体成熟，月经期当活血通络。根据临床观察，本法能促使下丘脑功能恢复，进而使垂体分泌 FSH、LH 值正常，恢复卵巢功能。综上所述，不孕病机错综复杂，因此，上述诸型不是孤立存在而是互为因果。所以，治疗上要灵活运用，审因以治其本，此外，对于久婚不孕，盼子心切，终日悲观失望的患者，胥氏提倡在用药治疗的同时必须进行心理疏导，做好思想工作，解除患者思想负担，因为性轴的调节与中枢神经调节有密切关系，情志不畅，思想负担重，可引起内分泌失调，影响治疗效果。（辽宁中医杂志，2003，11）

11. 易修珍论述：易氏将胞宫脉络瘀阻不孕分为湿热瘀结与瘀阻胞宫两型论治。认为胞宫胞脉瘀阻不孕，是一个渐进性漫长的过程，根深蒂固，病程缠绵，反复投医不愈，使正气耗损。故除瘀血阻滞以外，往往有不同程度的脾肾亏虚之象。多选择在月经刚净、胞宫空虚之时，运用益气养血，补肾填精的药物，服自拟补肾益精汤 4～5 剂。并针对临床虚实夹杂，或寒热错杂证多见的情况，提倡一定要辨证准确，灵活选方用药。现代药理研究证明，活血化瘀的中药能祛瘀生新，改善末梢循环，改善盆腔微循环，使之供血良好；能促进局部吞噬细胞增多，有助于粘连组织的消散、吸收；具有抗炎、消水肿、解痉镇痛作用；可促进病变的纤维组织和结缔组织的分解吸收；还能调整女性激素的比例，改善女性内分泌环境，使输卵管、子宫以及盆腔内的瘀血阻滞疏通，月经调顺，即能受孕。①治疗后第一次月经血块较多，甚至夹有肉样组织排出（但经血多者，血反会减少），是“邪有出路”的顺象。②开始服药或外敷中药 1～2 周时，患者大多出现频频矢气，大便次数增多，肠鸣明显，或感到少腹凉气窜出，应视为“有效反应”，有利于松解盆腔粘连，消除炎症。③受孕后，较易出现胎不成实，发生堕胎小产，故需及时固元安胎，一般要保胎到妊娠 3～5 个月。（云南中医药杂志，1999，2）

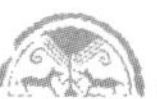

12. 李广文论述：李氏组方用药非常重视中药的配伍，形成了一些固定的药物配伍模式，如赤芍配白芍，取赤芍清热凉血，活血祛瘀，通经脉，以泻为用，药理研究证实其有消炎止痛之效；白芍以补为功，能补血敛阴，柔肝和营，且有缓急止痛的作用。两药配对应用，敛散相抑，补泻并举，有养血活血、和营止痛之效，对虚中夹瘀或久瘀致虚者用之尤宜。常用于治疗月经后期、闭经、痛经、盆腔炎、输卵管梗阻等病所致的不孕。在用量方面，治疗痛经重用白芍，取其缓急止痛之功；治疗盆腔炎、输卵管梗阻重用赤芍，取其活血祛瘀、清热止痛之效。肉桂配牡丹皮，也是李氏常用药对之一。肉桂辛甘大热，温中补阳，散寒止痛，并能温通经脉，鼓舞气血运行，宫寒不孕、月经后期、闭经、痛经等病常用之。因其大热易生火，故配用牡丹皮凉血活血，可制约肉桂燥热之性，且凉而不滞，效果较好。此外，知母配黄柏，淫羊藿配知柏，均是李氏常用的配伍药物。不孕症病程较长，病情复杂，治疗时间相对较长。李氏遣方用药特别注意顾护胃气。一方面尽量不用有异味、对胃刺激性强的药物，如乳香、没药、五灵脂、蜈蚣、败酱草、水蛭等。因服用这些药物患者常可产生恶心等不良反应，对药物产生畏惧感，心理负担增加，容易中断治疗。脾胃素虚的患者用药尤应谨慎，必用时，用量不宜大，可适当加用健脾和胃之品。另一方面，李氏采用间断服药法，即连服 3 日停 1 日，使胃得到“休息”。（新中医，1999，2）

13. 哈荔田论述：治疗不孕症，应重视肝、脾、肾三脏的调治，临床可根据主脏病变的重点不同，分为肝肾亏损、脾肾两虚、肾虚肝热、气滞血瘀、湿热瘀阻、寒湿凝滞等六种类型辨证施治。一般说来，肝肾亏损者，以滋补肝肾，养血和肝为主；脾肾两虚者，以补肾健脾，利湿通阳为主；肾虚肝热者，以滋养肾阴，清热柔肝为主；气滞血瘀者，以疏肝理气，活血化瘀为主；寒湿凝滞者，以温经散寒，理气活血为主；湿热瘀阻者，以利湿解毒，破瘀通经为主。临床在辨证正确，治病求本的同时，用药也应照顾标症，以解决现有症状，或原发疾病，这对调理月经有很大意义。在治疗过程中，既要注意辨证，也要注意病理检查，使辨证与辨病相结合，也即注意一般治疗规律的同时，也要注意个别患者的病理特点，才能提高治疗效果。通过多年的临床观察，妇女行经前及排卵期乳房胀痛不可触按者，多见有不孕症。用药体会：补肾药多用女贞子、墨旱莲、石楠叶、川续断、桑寄生、菟丝子、炒杜仲等。其中阴虚有热者，加玄参、生地黄、麦冬、五味子、青蒿、鳖甲、地骨皮等；肾阳不足，性欲衰退者，加仙茅、淫羊藿、金毛狗脊、鹿角霜等；肝血虚者，常用当归、杭芍、枸杞子、山茱萸肉、何首乌、阿胶等；肝郁气滞者，常用柴胡、香附、木香、川厚朴等。其中乳房胀痛加青皮、王不留行、穿山甲；经期腹痛用川楝子、延胡索、乳香、没药等。常用活血化瘀药，如三棱、茯苓、赤芍、泽兰、桃仁、红花、北刘寄奴、苏木、益母草等。至于输卵管不通者，当审因施治，慎投峻剂，常配以健脾益气，如党参、黄芪、山药、白术、扁豆、薏苡仁等；湿盛浮肿者，加用茯苓皮、五加皮、冬瓜皮、车前子等；体胖痰多者，加半夏、茯苓、橘皮、白术、枳壳等；湿热下注，带下量多者，常用红藤、虎杖、败酱草、山慈姑、墓头回、鸡冠花、蒲公英等；下元寒湿者，常用吴茱萸、炮姜、小茴香、橘核、荔枝核、鹿角霜等。此外，常配合丸剂治疗，如肝肾虚者，用二至丸、杞菊地黄丸等；肾气虚者，用斑龙丸等；心脾虚者，用人参归脾丸等；肝气郁滞者，用七制香附丸、逍遥丸等；月经不调用八宝坤顺丹、得生丹、妇科调经丸等；带下如脓，臭秽难闻者，用小金丹、一粒珠等。（《哈荔田妇科医案医话选》，天津科学技术出版社，1982）

（二）辨证论治选录

1. 李祥云治疗不孕症分 8 型辨治：①肾亏不足，方选毓麟珠、附桂地黄丸、五子衍宗丸、全鹿丸、龟龄集等。②脾肾亏损：用内补丸合参苓白术丸，或合归脾丸加减。③肝肾亏虚：用六味地黄丸、大补阴丸、调肝汤。④阴虚内热：用知柏地黄丸、地骨皮饮子、两地汤。⑤肝郁气

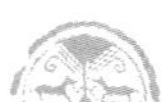

滞：用开郁种玉汤、四制香附丸、济生橘核丸。⑥瘀血阻滞：用少府逐瘀汤、血府逐瘀汤、大黄䗪虫丸、贝觇丸、桂枝茯苓丸。⑦痰湿凝滞：用启宫丸、苍附导痰丸、礞石滚痰丸。⑧寒湿凝滞：用温经汤、当归四逆汤、香桂丸、艾附暖宫丸、附子理中汤。结果：全部治愈并妊娠。治疗时间<3 个月者 127 例，4～6 个月者 76 例，7～12 个月者 37 例，>1 年者 17 例。（中医杂志，1987，10）

2. 潘财娟等治疗不孕症分 6 型辨治：①肾虚型用紫河车 120 g，熟地黄、当归、炒白芍、菟丝子、茺蔚子、益智仁各 60 g，别直参、焦冬术、淮山药、淡苁蓉、鲜兔脑、大海马、川芎各 30 g，大蛤蚧 1 对，研细末，炼蜜为丸。每日 2 次，每次 6～9 g，口服。②气血不足型：用黄芪、当归各 30 g，党参 20 g，熟地黄 15 g，川芎 10 g。另用透骨草 30 g，公鸡 1 只炖服。③肝肾阴虚型：用生地黄、丹参、益母草、月季花各 15 g，黄精、白芍各 12 g，吴茱萸、白薇、柴胡、香附各 10 g，玫瑰花 6 g。④阴虚火旺型用白芍 15 g，生地黄、玄参、地骨皮、知母各 12 g，青蒿 9 g，青皮 6 g。另加鸡血藤浸膏 50 g冲服。⑤气滞血瘀型用丹参、马鞭草各 15 g，当归、延胡索各 12 g，桃仁、红花、三棱、莪术、穿山甲、川芎、香附、川牛膝各 10 g。⑥痰湿型：用淫羊藿、补骨脂、川续断、生黄芪、淮山药、茯苓、王不留行、川芎、陈皮、姜半夏、制南星、皂角刺各 15 g，熟地黄 12 g。治疗 3 个月至 2 年后，妊娠 205 例。（浙江中医学院学报，1990，5）

4. 胥受天治疗不孕症分 5 型辨治：①肾虚型（卵巢功能失调）治以补肾填精，用补肾求嗣汤（熟地黄、当归、紫河车、菟丝子、淫羊藿、肉苁蓉、香附、益母草、黄精、茯苓）。②肝郁型（内分泌功能失调）：治以疏肝通滞，用加味逍遥汤（柴胡、赤芍、白芍、当归、路路通、香附、皂角刺、炮穿山甲、月月红、王不留行、蒲公英、丹参。③血瘀型（内生殖器炎症）治以活血祛瘀，用祛瘀活血汤（桃红四物汤加香附、丹参、生卷柏、黄药子、水蛭、益母草）。④痰浊型（内分泌失调，多囊卵巢综合征、溢乳闭经综合征）治以化痰散结，用香附导痰汤（香附、茯苓、苍术、陈皮、半夏、石菖蒲、泽泻、山楂、益母草、红花、甘草）。⑤湿热型（外生殖器炎症、附件炎、输卵管阻塞或积水）治以清热利湿，用清利解毒汤（四妙散加车前、石见穿、牡蛎、鸡冠花、墓头回、海螵蛸）。结果：妊娠 382 例，其中原发病属器质性妊娠 198/389 例，功能性 184/298 例，妊娠比例：肝郁型>肾虚型>湿热型>兼症型>血瘀型>痰浊型，年龄小，婚龄短者疗效好。（江苏中医，1994，10）

5. 刘家驹治疗不孕症分 4 型辨治：①肝肾阴虚型用生地黄、熟地黄、山药、山茱萸、桑寄生、枸杞子、川续断、当归、白芍等。心悸加五味子；四肢麻木加牛膝、木瓜；虚热加黄柏、知母。②脾肾阳虚型用附子、肉桂、菟丝子、巴戟天、熟地黄、山药、白术、茯苓、芡实。偏肾阳虚加仙茅、鹿角胶；偏脾阳虚加党参、陈皮；月经过多加炒地榆；月经过少加王不留行、川牛膝、穿山甲珠。③肝郁气滞型用当归、枳壳、白芍、川楝子、柴胡、郁金、香附、瓜蒌皮、牡丹皮等。肝郁血瘀加丹参、穿山甲珠、王不留行、桃仁、红花等；肝郁肾虚加川牛膝、川续断、桑寄生；肝郁脾虚加山药、茯苓、陈皮；输卵管不通加丹参、三棱、莪术等。④脾血虚型用当归、白芍、白术、山药、熟地黄、枸杞子、女贞子、茯苓等。月经量少或闭经加人参、阿胶等；四肢麻木加木瓜、阿胶。结果：妊娠 41 例（其中死胎 2 例），无效 3 例。（四川中医，1995，2）

6. 诸葛梅治疗不孕症分 3 型辨治：①肾虚宫寒型用党参、黄芪、当归、熟地黄、川芎、白芍、肉桂、艾叶、菟丝子、淫羊藿、紫石英、鸡血藤、泽兰等。②气滞血瘀型用柴胡、当归、香附、乌药、桃仁、红花、牡丹皮、炮穿山甲、赤芍、川牛膝。输卵管不通加延胡索、皂角刺；急性附件炎加红藤、绵马贯众；输卵管积水加桂枝、车前子、泽泻。③湿热下注型用苍术、黄柏、当归、赤芍、金银花、绵马贯众、蒲公英、牡丹皮、败酱草、北刘寄奴。经前乳胀加川楝子、制

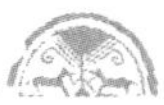

香附；经少加川牛膝；经多加黄芩、栀子、生牡蛎。感染滴虫、真菌配用外洗方（苦参、大黄、蛇床子、川花椒、黄柏、白鲜皮、白头翁、枯矾）。结果：受孕55例，症状消失、症状缓解各4例，无效1例。（安徽中医学院学报，1993，2）

7. 郭荣凯治疗不孕症分3型辨治：本组不孕年限2～3年77例，4～8年23例。①肾阳不足寒凝血瘀型36例。用仙茅、淫羊藿各12 g，巴戟天10 g，当归、蒲黄、五灵脂各9 g，赤芍、官桂、延胡索、川芎、荔枝核各6 g，干姜、茴香各3 g。每日1剂，水煎服。寒甚者加熟附子10 g。月经来潮前每日1剂，服3剂。经将净时原方去仙茅，加女贞子5 g，每日1剂，服3剂。而后服益肾暖宫丸10日。②肾虚肝郁气滞血瘀型38例。用淫羊藿、香附各12 g，巴戟天、郁金、青皮各10 g，当归、蒲黄、五灵脂各9 g，延胡索、荔枝核、赤芍、川芎各6 g。月经来潮前，服法同前。月经将净时原方减青皮、郁金、巴戟天，加女贞子20 g，枸杞子12 g，王不留行15～30 g，服3剂。随后服乙癸丸10日。③脾肾两虚痰湿瘀阻型26例。用苍术、山楂各30 g，仙茅、淫羊藿、巴戟天各12 g，胆南星、蒲黄、五灵脂、赤芍各9 g，延胡索、川芎、荔枝核各4 g。月经来潮前服法同前。月经将净时原方减仙茅、胆南星、山楂，加枸杞子12 g，海藻、牡蛎各30 g，服3剂，而后服补天丸10日。共治疗100例。经治3个月，已孕者1、2、3型各为22、20、17例，怀孕率为59%。（山西中医，1988，3）

（三）临床报道选录

1. 内服药疗法：

（1）陆培根等用助孕汤加减治疗不孕症280例：药用党参、淮山药、熟地黄、菟丝子各20 g；枸杞子、白芍、当归各15 g，覆盆子、香附、白术各10 g。肾阴虚酌加女贞子、墨旱莲、何首乌、山茱萸；肾阳虚酌加淫羊藿、仙茅、制附子、肉桂、鹿角霜、巴戟天；肝郁气滞酌加柴胡、郁金、合欢皮、路路通、橘核；肝郁化火酌加牡丹皮、山栀子、夏枯草；气滞血瘀酌加桃仁、红花、三棱、莪术、三七、蒲黄；脾虚湿盛加茯苓、薏苡仁、苍术、车前子、萆薢。无排卵者在卵泡期服上方；孕酮分泌不足者在黄体期加温阳或疏肝药；卵泡生长发育缓慢或停滞者，卵泡期重用补肾药，排卵期重用理气活血药；卵泡发育成熟但未排出者，重用理气活血通络药；子宫颈炎加蒲公英、金银花、女贞子、黄精、麦冬；子宫发育不良加茺蔚子、紫河车、紫石英、川续断。少数患者配合西药治疗。治疗3～9个月，结果：妊娠191例，无效89例，有效率68.2%。（新中医，1995，6）

（2）李国兰用补肾活血胎孕汤加减治疗不孕症624例：药用菟丝子25 g，当归18 g，肉苁蓉、蛇床子、益母草、山茱萸、补骨脂、桑寄生、泽泻、覆盆子各15 g，赤芍、泽兰各12 g，川芎、红花、丹参各10 g。每日1剂，水煎服。经期第1日开始服药，18日为1疗程，一般服2～3疗程。肾阳虚者去红花、赤芍，加鹿角霜15 g，巴戟天10 g；肾阴虚去补骨脂，加生地黄、何首乌、女贞子各12 g；脾虚去赤芍、泽兰，加党参、白术、枸杞子、鸡血藤各12 g；肝郁去肉苁蓉、补骨脂，加制香附、郁金各12 g，天花粉6 g；宫寒去泽兰、红花，加肉桂、巴戟天、乌药各10 g；血热去肉苁蓉、补骨脂，加山栀子15 g，牡丹皮10 g；瘀血去补骨脂、蛇床子，加延胡索、制土鳖虫各12 g；气滞去肉苁蓉，加莪术、槟榔各10 g，木香6 g；血虚去红花、赤芍，加枸杞子、阿胶、黄精各12 g；痰湿去补骨脂、蛇床子，加云茯苓20 g，紫石英15 g，天南星、天花粉、天竺黄各10 g。结果：治愈316例，其中1疗程治愈274例。（湖北中医杂志，1988，5）

（3）朱西园等用泽兰赞育汤治疗不孕症60例：本组患者中，原发性不孕53例，继发性不孕7例。均服用泽兰、香附、焦白术、当归、覆盆子、枸杞子各15 g，益母草30 g，蒲黄、王不留行、柴胡、菟丝子各10 g，五灵脂9 g，乌药12 g，黄芪20 g，沉香8 g。有湿热者加地骨皮、墨

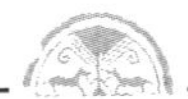

旱莲、女贞子，减沉香、乌药、香附；胞宫寒者加紫石英、细辛；下焦瘀血者加北刘寄奴、桃仁、红花；痰盛阻络者加橘红、半夏、丝瓜络、茯苓；气虚者加党参，减五灵脂。结果：治疗2～6个月受孕者57例，无效3例。（河北中医，1987，2）

（4）陈金凤等用艾附暖宫丸加减治愈原发性不孕症33例：本组患者年龄22～31岁，婚后2～10年不孕。气血两虚、胞宫寒冷、经脉不调者均用本方加减。方含香附、艾叶、当归、黄芪、吴茱萸、川芎、白芍、熟地黄、官桂、续断。寒重加干姜、小茴香、羌活、附子等；肝郁乳胀去熟地黄，加木香、川楝子、瓜蒌、橘核、枳壳；肾虚不足选加淫羊藿、仙茅、巴戟天、菟丝子等；气血不足重用熟地黄、白芍，选加何首乌、枸杞子、潼蒺藜、白术、太子参；血瘀加延胡索、丹参、牡丹皮、茺蔚子，重用川芎，去熟地黄；痰湿重者选加制半夏、陈皮、佩兰、前胡等。本组患者服药5～35剂后均妊娠。（江苏中医，1989，8）

（5）王肃季等用温经补肾活血化瘀治疗原发性不孕症15例：药用当归、丹参、赤芍、益母草、菟丝子、淫羊藿、仙鹤草各15 g，川芎、红花、柴胡各10 g，香附12 g，肉桂、甘草各6 g。肾阳虚加附子、熟地黄、细辛、桂枝、鹿角片；肾阴虚加生地黄、茯苓、山茱萸、牡丹皮、地骨皮、川续断、女贞子；气滞血瘀型加白芍、栀子、桂枝、郁金、三棱、五灵脂、蒲黄、桃仁、延胡索、穿山甲、路路通；寒凝痛经型加附子、吴茱萸、干姜、炒小茴香；痰湿内阻型加苍术、姜半夏、茯苓、薏苡仁。每日1剂，水煎服。1个月为1疗程。结果：治愈11例，好转3例，无效1例。（河北中医，1994，4）

（6）姚本娥等用复方血藤汤治疗不孕症361例：药用大血藤、小血藤、血管木、乌泡根、月季花、红花。肾虚加仙茅、菟丝子、枸杞子；肝郁加鸡血藤、女贞子、八角乌；血瘀加血竭、夏枯草、桃仁、当归；痰湿加芭蕉根、三白草、三叶青、半边莲。每日1剂，水煎服。7日为1疗程，每月3～4疗程，一般用5～8疗程。结果：妊娠生育178例（49.3%），无效183例。（湖南中医杂志，1995，5）

（7）张惠和治疗流产后继发性不孕症84例：本组患者包括慢性附件炎伴附件增厚31例，慢性附件炎输卵管积水25例，输卵管部分梗阻17例，双侧输卵管不通11例。基础方含紫丹参15～30 g，当归、茯苓、川续断各12 g，熟地黄、白术各6 g，水蛭5 g，制香附、赤芍、白芍、泽泻各9 g。瘀阻恶露不绝或输卵管不通、膜样痛经，加蒲公英、五灵脂、炮穿山甲、制乳香、制没药，于经期服5～7剂；宫寒或卵巢功能低下、排卵期腹痛明显，经少者，去水蛭，加仙茅、淫羊藿、紫河车、巴戟天、鹿角片、菟丝子，于排卵前后连服7～10剂；排卵期出血伴赤白带下，去水蛭、丹参，加蒲黄、炒阿胶珠、海螵蛸、茜草、金樱子，茯苓易土茯苓；连服5～7剂；痰湿内壅、基础体温单相，去水蛭，加生山楂、生鸡内金、制半夏、苍术、桂枝、泽兰叶，于黄体期服5～7剂；肝郁脾虚、月经不调、少腹胀痛，去水蛭，加广郁金、柴胡、佛手、娑罗子、炒谷芽、炒麦芽，于经前4日开始连服3～5剂，水煎服。每日1剂，3个月为1疗程。结果：临床治愈（症状体征消失并怀孕）37例，有效21例，好转15例，无效11例，总有效率87%。（陕西中医，1990，4）

（8）阎兆君用乾坤定生丹治疗不孕症130例：药用熟地黄15～20 g，枸杞子、菟丝子、白术、补骨脂各12 g，淫羊藿、当归、紫石英、茯神各15 g，仙茅10 g。煎取100 mL，分3次温服，4小时1次。一般月经净后14日开始，用药30日，每日1剂。经行延后1～2个月并伴剧烈痛经加桃仁、五灵脂各10 g，肉桂3～6 g；偏气滞加柴胡、香附、路路通各10 g；偏血瘀加穿山甲9 g，红花10 g，泽兰6 g。结果：痊愈116例，有效13例，无效1例。（国医论坛，1990，3）

（9）陆文生用疏肝助孕汤治疗肝郁不孕症65例：药用柴胡、郁金、青皮、赤芍、白芍、怀牛膝各9 g，制香附、制延胡索、王不留行、路路通、当归、炮穿山甲、鹿角霜各12 g。经前胸胁、乳房胀为主者，加生麦芽、蒲公英各30 g；经期小腹胀痛为主者，加泽兰15 g，丹参20 g。月经干净后第3日开始服药，每日1剂，连服7剂。结果：痊愈45例，有效17例，无效3例。（新中医，1989，8）

（10）陈沛嘉以调冲任补肝肾为主治疗不孕症201例：药用当归、熟地黄、淫羊藿、桑寄生各10 g，白芍、桑椹子、女贞子、阳起石各15 g，蛇床子5 g。宫体发育较差、基础体温呈单相及黄体不足、经行少腹冷感隐痛、性欲淡薄者加鹿角霜、肉桂、紫石英；月经超前、落后，临经乳房及小腹胀痛，经来不畅且量少色紫伴有血块者加香附、橘叶、橘核及逍遥丸（吞）；输卵管通而不畅或一侧阻塞者加穿山甲、皂角刺、路路通；形体肥胖，经少色淡甚至闭经者加苍术、白术、红花、生山楂、益母草。治疗1～3个月先后怀孕者143例。总有效率达71.7%。（浙江中医杂志，1986，2）

（11）王永强用秘方种子丸治疗不孕症893例：药用制附子、白及、北细辛、五灵脂各15 g，白蔹、山茱萸肉各15 g，石菖蒲、制香附各30 g，全当归、生晒参、炒祁术各50 g，陈莲蓬50个。共碾细末，蜜丸桐子大。主治宫寒、肾虚、血瘀之不孕。若自汗、腰酸者加鹿角胶；阴虚者去附子，加生地黄、金钗石斛；性欲淡漠者加淫羊藿；经行腹胀者加益母草；食欲不振者加枸杞子；30岁以上者加覆盆子、菟丝子。方法：先予辨证论治，以汤剂治兼夹疾，一俟症状改善，即用本品，每次20 g，于每日辰、酉时（8时、18时）糯米酒送服。治疗893例。治愈439例；其中“无子”743例，治愈354例；“断续”150例，治愈85例。总治愈率49.16%。（北京中医，1987，6）

（12）李衡友等用中药人工周期疗法治疗不孕症73例：本组包括原发性不孕67例，继发性不孕6例。①肾虚型。于经后期（经净后1～5日）服乌鸡调经丸1丸，每日2次，紫河车片5片，每日2次；排卵前期及排卵期（周期第11～16日）用菟蓉合剂为主：菟丝子、淮山药、熟地黄、枸杞子、川续断、当归、香附、肉苁蓉、淫羊藿；经期用调经活血合剂为主：当归、茺蔚子、赤芍、泽兰、茯苓、川芎、香附。②肾虚肝郁型。菟蓉合剂加合欢皮、橘核、怀牛膝，间服逍遥散加减。③肾虚夹瘀型。经后期用淮山药、熟地黄、何首乌、菟丝子、当归、川续断、肉苁蓉；排卵前期或排卵期主要用当归、赤芍、泽兰、熟地黄、茺蔚子、川芎、桃仁、红花、香附；排卵后期主要用淮山药、熟地黄、何首乌、肉苁蓉；经前期用调经活血剂为主。④肾虚宫寒型。经后期用归脾丸1丸，每日2次，紫河车片5片，每日2次；排卵前期及排卵期用熟地黄、当归、白芍、桑寄生、川续断、肉苁蓉、川芎、杜仲、炒艾叶、桂枝、牛膝、草豆蔻；经前期及经期用调经、活血合剂加桂枝、鸡血藤（如欲妊娠，经前期不用药，经期服温经汤）。结果：受孕39例，受孕率为53.4%。（上海中医药杂志，1988，4）

（13）王志俊采用人工周期治疗不孕症255例：卵泡期用促卵成熟汤，当归、白芍、何首乌、淮山药、女贞子各15 g，枸杞子、菟丝子、鸡血藤各30 g，香附10 g。排卵期用排卵摄精汤：当归、川芎、丹参、茺蔚子、路路通、芡实、覆盆子、白芍、赤芍各15 g，熟地黄25 g，泽兰、川芎、降香各6 g。黄体期用促黄孕育汤：党参、菟丝子、淮山药各20 g，当归、川续断、桑寄生、山茱萸肉各15 g，淫羊藿、肉苁蓉、赤芍、墨旱莲、素馨花各10 g。行经期用调经汤，桃仁、红花、泽兰、川芎各5 g，白芍、当归、延胡索、香附各10 g，熟地黄、益母草各15 g，五灵脂、蒲黄各6 g，黑醋15 mL（冲服）。2个月经周期为1疗程，治疗2～3疗程效不佳者，酌情选用西药协同治疗。结果：治愈（妊娠）165例（占64.7%），好转62例（占24.3%），无效28例（占11%）。（新中医，1995，5）

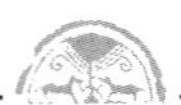

（14）韩志有用中药周期疗法治疗不孕症21例：本组患者年龄21～38岁，病程2～>3年。经后第2～3日予当归、川芎、香附、益母草、白芍各10 g，熟地黄、白术各18 g，党参20 g，炙黄芪、杜仲、菟丝子各30 g，茯苓、陈皮各15 g，甘草6 g。兼阴虚内热者酌加生地黄、地骨皮、二至丸、枸杞子、黄精。连服5～7剂。上方停用2～3日后改用当归、川芎、香附、益母草、白芍、柴胡、王不留行、陈皮各10 g，杜仲、菟丝子各30 g，牛膝15 g，枳壳、甘草各6 g；输卵管阻塞加穿山甲、水蛭、蜈蚣；兼痰湿者去白芍，加苍术、半夏；兼湿热者去白芍，加车前子、通草。连服5～7剂。经前1周或经期服用的基本方含当归、川芎、香附、益母草各10 g，陈皮15 g，甘草6 g。可视证灵活增减。经后、经前节房事，周期中间（排卵期前后1～2日）则必须同房。结果：受孕19例，未孕2例。（陕西中医，1990，6）

（15）金士美等采用月经周期疗法治疗不孕症380例：①经后期用二至归芍地黄汤或左归丸加减。女贞子、墨旱莲、当归、赤芍、白芍、紫河车、生地黄、熟地黄、川续断、菟丝子、山药、云茯苓各10 g，牡丹皮、制香附各6 g。②经间期用促排卵汤加减。紫石英（先煎）30 g，当归、赤芍、白芍、制香附、鹿角片、桃仁泥、红花、枸杞子、茺蔚子各10 g，淫羊藿15 g，川芎6 g。经前期用毓麟珠汤加减：生地黄、熟地黄、当归、赤芍、白芍、丹参、鹿角片、菟丝子、川续断、制香附、淮山药、云茯苓各10 g，淫羊藿15 g，炒柴胡6 g。经行期可暂停服药。有瘀血内阻者用生蒲黄（包）、五灵脂、茜草、制香附、台乌药、泽兰、川牛膝各10 g，益母草、生山楂各30 g，海螵蛸15 g。治疗3～6个月经周期。显效230例（占60.52%），有效90例（占23.68%），无效60例（占15.79%）。（陕西中医，1992，12）

（16）李超英用调整月经周期治疗不孕症198例：①行经期活血理气。在经前3～4日或经期连服3～5剂加味坤灵饮：当归、芍药各15 g，柴胡、牡丹皮、木香、香附、芦巴子各10 g。伴痛经加延胡索、枳壳；经行淋漓有血块加益母草、地榆炭；月经量多加茜草炭、补骨脂；经来量少以丹参易牡丹皮，加黄芪。②经后期滋阴补肾。于经净后第2日连服3～5剂补肾四物汤：熟地黄30 g，当归15 g，川芎5 g，白芍、菟丝子、肉苁蓉、芦巴子各10 g，并随症加减。③排卵前后补血温阳。于经后第11～13日连服3～5剂促排卵汤：当归、白术、鹿角胶、香附、白芍各10 g，党参、菟丝子、杜仲各15 g，熟地黄30 g。经治1～3疗程后，受孕者189例，无效9例，治愈率为95.4%。（陕西中医，1991，12）

（17）尹志保用逍遥散加味治疗肝郁不孕症80例：药用柴胡、当归、茯苓、白芍、白术各15 g，甘草、薄荷各9 g，生姜6 g。月经前乳房胀痛加生麦芽、蒲公英；月经期小腹胀痛加泽兰、丹参。月经净后3日开始，每日1剂，水煎分3次服；7日为1疗程。用≤3个疗程，结果：痊愈54例，有效22例，无效4例。（陕西中医，2001，3）

（18）郭玉刚用少腹逐瘀汤化裁治疗不孕症40例：药用小茴香、肉桂各6 g，干姜、延胡索、当归、川芎、蒲黄（包）、五灵脂、没药各9 g，赤芍12 g，丹参18 g。虚寒及寒湿凝滞前3味药增量，加附子、苍术、茯苓；血瘀加桃仁、红花、益母草；血虚加黄芪、熟地黄、阿胶；气滞加香附、乌药；月经量多色红质稠、心烦口干尿黄去前3味药，加生地黄、黄柏、牡丹皮、地骨皮；宫颈（或附件）炎加金银花、蒲公英、川楝子、车前子。月经第1日开始，每日1剂，水煎服；用7日。配合输卵管通液术。用>3个月经周期，结果：妊娠36例，无效4例。（陕西中医学院学报，2001，6）

（19）王志辉用调经种玉汤治疗妇科不孕症84例：药用香附、当归、川芎各15 g，白芍、熟地黄各10 g，陈皮、吴茱萸、牡丹皮、茯苓各6 g，生姜3 g。月经先期去吴茱萸、生姜、熟地黄，加生地黄、黄芩、焦栀子；后期去牡丹皮，加桂枝、台乌药；经期腹胀甚加台乌药、木香，

痛甚加苏木、桃仁、红花、乳香、芍药；乳房结块、胀痛加橘核、穿山甲、王不留行籽、牡蛎；小腹冷痛加紫石英、鹿角霜、小茴香；输卵管不通加皂角刺、穿山甲、路路通；卵巢囊肿加红藤、金银花、败酱草、蒲公英、连翘、丹参；幼稚子宫加紫河车、鹿角胶、淫羊藿、巴戟天。月经期每日 1 剂，水煎服；经净后，改散剂，10 g/d，2 次口服。输卵管不通、卵巢囊肿并分别用通管汤、红藤汤，保留灌肠。2 个月为 1 疗程。用≤3 个疗程，结果：妊娠 77 例，无效 7 例，总有效率 91.4%。(陕西中医，2002，11)

(20) 李庭明用温经养血滋肾种子汤治疗原发性不孕症 38 例：药用鹿角胶、阿胶（均烊化）、白术、当归、白芍、川续断、炒杜仲、山茱萸、枸杞子各 10 g，山药、茯苓、川芎、桑寄生各 15 g，党参、菟丝子各 30 g，熟地黄 20 g，制附子 8 g（先煎），肉桂 9 g（后下），炙甘草 6 g。子宫偏小加丹参；体胖加苍术、香附、陈皮、半夏、生山楂。月经来潮第 5 日开始，每日 1 剂，水煎服；用 8 日，为 1 疗程。用维生素 E 丸 100 mg/（d・3 次），用 20 日；氯米酚 50 mg/（d・次）；口服。结果：妊娠 35 例，无效 3 例，总有效率 92.1%。(陕西中医，2003，5)

2. 针灸疗法：

(1) 杨钟英以针刺治疗原发性不孕症 15 例：年龄 24～29 岁，婚后 2～5 年未孕，其中 12 例月经周期正常，2 例月经周期延长，1 例月经淋漓不尽，均曾经中西医药治疗未效。治疗在月经周期第 12 日开始针刺，连续 3 日，每日 1 次，每次留针 15 分钟。均用平补平泻手法。主穴为中极、三阴交（双）；配穴为大赫（双），以针刺部位为准。全部患者于针刺 2～3 周后均已受孕。(江西中医药，1986，5)

(2) 李万涛等以针刺治疗子宫后位不孕症 53 例：1 组取阴交、气海、关元、中极、子宫（双）、三阴交（双）。2 组取八髎（双）、肾俞（双）。于月经后第 1～3 日针 1 组穴、第 4 日针 2 组穴为 1 个疗程，连续 2 疗程。用毫针刺入 1～1.5 寸，有针感后第 5 分钟捻转 1 次，留针 20～30 分钟。结果：显效（治疗 1 个月经周期、孕后足月生产）25 例，有效（治疗 2～4 月经周期）24 例，无效（5 个月经周期不孕）4 例，总有效率 92.5%。(陕西中医，1990，4)

(3) 常群用新九针治疗不孕症 35 例：选穴，双侧秩边，用 4～6 寸毫针深刺，针感直达少腹、子宫、阴道、玉茎。用滞针手法，先轻后重或先重后轻，有胀、热、凉、勃、遗感为佳，不留针；三阴交（双），用滞针手法，针感向上传，不留针。磁圆针按揉：气海、关元、中极、曲骨、四满、气穴、大赫、横骨、子宫（女用）。手法：先任脉，后肾经、子宫穴，先左后右，由上而下，先轻后重，顺经穴旋转按揉 14 穴两分钟。月经前后各针 6～10 次（初次）。如月经超前错后，月经周期正常后，每月月经后针 6～10 次，至停经怀孕止。男性调至精子上升至 8500 万以上。6～10 次为 1 疗程。结果：针 6 次怀孕 3 例，16 次怀孕 23 例，30 次怀孕 5 例，40 次怀孕 2 例，无效 2 例（无精症、输卵管结核各 1 例）。(山西中医，1988，6)

(4) 李建新用针挑治疗女性不孕症 8 例：取穴第 1、10 腰椎旁华佗夹脊穴、秩边穴。常规消毒局麻后，用特制挑针刺入挑点，依次运针完成，手法和刺激量因人而异。酌情增加或减少挑刺点。7～10 日 1 次，9～12 次为 1 疗程，疗程间隔 1 个月。卵巢功能严重衰退者配服党参、熟地黄、当归、枸杞子、菟丝子、牛膝、何首乌、牡丹皮、红花等药物。本组均获较好疗效。(广东医学，1994，3)

(5) 李成贤等以针刺为主治疗不孕症 105 例：慢性盆腔炎、输卵管不通者，采用针刺癥积疗法：用 2.5～3.5 寸 28 号毫针，视瘕块大小匀布刺点，一般取 3～5 点，针刺顺序先内后外，初针者进针 1.5 寸，逐渐增加至 2～2.5 寸，进针后用示指弹动针柄 2～3 下，捏住针柄作环形摇动 2～3 分钟，不捻转即起针。未受孕者配合口服破瘀消癥汤：三棱、莪术、当归尾、赤芍、川芎、丹参、牡丹皮、桃仁、红花、茜草、五灵脂、生蒲黄、川牛膝、卷柏、醋大黄各 10～15 g。每日 1 剂，水煎服。经前服 8～12 剂，连服 2～3 个月。子宫发育不良者采用针刺"肝神"穴疗法为主：从剑突右侧紧靠肋缘下 3～4 分处取安神穴，每间隔 1 寸分别取疏肝和解郁穴，于疏肝穴向下斜向腹中线 1.5 寸处取胆降穴，选用 2.5～3 寸毫针快速进针猛刺过真皮，再徐徐捻进后猛刺一下即迅速出针。前 3 穴进针 2～3 寸，胆降穴进针 1.5～2 寸。未受孕者配合口服增宫助卵汤：党参、熟地黄、白术、川续断、桑螵蛸、菟丝子、枸杞子、补骨脂、酸枣仁、建莲子、五味子、当归、杭白芍、核桃肉、炙甘草。每日 1 剂，经前服 10～15 剂。结果：全部受孕。（中国针灸，1991，6）

（6）张红以药灸结合治疗肾虚不孕症 46 例：从月经周期第 5 日始，药用川花椒、细辛按 2∶1 比例研末，每次 2.5 g，以生理盐水调成糊状，填塞消毒后的脐孔，上置生姜 1 片，间接艾灸 30 分钟，以胶布封闭脐孔，次日晨取下药物，每日 1 次，连用 10 次，同时口服毓麟丹（含熟地黄、山药、山茱萸、菟丝子等）15 g，分 3 次服，自经净后开始至下次月经来潮。单纯中药组 20 例只服毓麟丹。结果：两组分别痊愈（1 年内妊娠）22、4 例，显效 13、9 例，无效 11、7 例。药灸组受孕率明显高于中药组（$P<0.05$）。灸疗神阙穴对盆腔血流图波幅有明显改变（P 均<0.01）。（中医杂志，1993，3）

（7）郭向勤以针药并用治疗不孕症 314 例：肾虚取肾俞、命门、关元、子宫、气海、中极、然谷、三阴交、血海、照海，补法。肝郁取中极、子宫、三阴交、照海、血海、太冲。痰湿取脾俞、胞宫、子宫、曲骨、商丘、丰隆、关元、中极、足三里、中脘，均泻法。经净后连针 15 日。经前均用：红花 15 g，没药 12 g，炒茴香、干姜各 6 g，赤芍、延胡索、当归、炒灵脂、生蒲黄、北刘寄奴、泽兰叶、甘草各 10 g。经期用熟地黄 20 g，当归、白芍、阿胶（烊）各 15 g，艾叶、甘草各 10 g。经后用枸杞子、菟丝子、熟地黄、王不留行各 15 g，赤芍、白芍、鸡血藤、生蒲黄、益母草、女贞子、泽兰叶各 10 g，均每日 1 剂，水煎服，3 个月为 1 疗程。结果：显效（治疗 1 疗程怀孕并生育）207 例（占 65.92%），有效 86 例（占 27.39%），无效 21 例（占 6.69%）。（中国针灸，1995，5）

（8）张文映运用推拿治疗女性不孕症 30 例：①腰背部推抚膀胱经，点按至阳、命门、阳关、长强，按揉膈俞、脾俞、肾俞、八髎穴；按压腰部两侧并分推之，再在腰骶部用擦法，以透热为度。②胸腹部用点按胸骨法，按腹中法，脐部团摩法，并按揉气户、气海、关元及子宫穴。③下肢按揉足三里、血海、三阴交。④辨证加减肾虚加按揉气穴、然谷、百会、太溪、阴谷；气血不足加点肋补气法，按揉气户、中脘；气滞血瘀加按揉肝俞、期门、章门、四满，按压气冲，点按中都、太冲、行间，拿血海、三阴交；寒湿凝滞加直擦背部膀胱经，推按髂骨内侧法，按揉三阴交、曲骨、气冲及行耻骨上横摩法；痰湿阻滞加上腹摩按法，按揉四满、中极、气冲、丰隆，横擦腰骶部，行耻骨上横摩法。于月经净后第 2 日开始，每日 1 次，10 次为 1 疗程。治疗 1～3 疗程后，受孕 27 例（90%），无效 3 例。（浙江中医杂志，1993，5）

（9）蔡渔琴以奇经穴位敷贴法治疗不孕症 3 例：取巴戟天、鹿角霜各 6 g，王不留行 5 g，公丁香、小茴香各 3 g。研为细末，醇酒调湿，做成钱币大薄饼。于经净后次日敷贴于中极、会阴、长强、命门等穴，药饼干后加酒润湿再敷，连敷 10 日为 1 疗程。敷药期间禁止性生活。同时予公丁香 5 g，小茴香、炮附片各 6 g，鹿角胶、龟甲胶各 15 g，每日 1 剂，水煎服，连用 1 周。如第 1 疗程有效（次月月经不潮）则停用外敷，内服药。共治 3 例（婚后 3～5 年未孕）均获愈，其中 1～2 疗程治疗 2 例，4 疗程治愈 1 例，皆足月顺产。（浙江中医杂志，1991，3）

3. 中西医结合疗法：

(1) 许小凤中西医结合治疗不孕症118例：肾阴虚用紫石英30 g，熟地黄、山茱萸、山药、女贞子各10 g。肾阳虚用巴戟天、续断、菟丝子各10 g。痰湿内蕴用青礞石30 g，苍术、白术、茯苓、陈皮各10 g。瘀血用当归、丹参、川芎、泽兰叶各10 g。肝郁用夏枯草15 g，赤芍、白芍、制香附、延胡索各10 g。每日1剂，水煎服。并选用雌二醇、孕酮、枸橼酸氯米芬、绒毛膜促性腺激素（HCG）、尿促性腺激素、溴隐亭、炔雌酮环丙孕酮及螺内酯等。1个月经周期为1疗程。月经期停用。用<12个疗程，结果：均获临床妊娠（BBT高温相>18日，尿HCG阳性，B超示宫内孕囊及原始心管搏动）。BBT均呈正常典型双相型。（中医杂志，2006，9）

(2) 姜作彦中西医结合治疗不孕症136例：肾虚型用熟地黄、肉苁蓉、枸杞子、当归各12 g，山药、茯苓、牛膝、山茱萸、紫河车各10 g，龟甲、白芍、杜仲、菟丝子、淫羊藿各9 g，牡丹皮6 g。于月经来潮第5日开始，用2周。盆腔炎型用牡丹皮15 g，赤芍、乳香、没药各12 g，桃仁6 g（或用丹参、生黄芪各30 g，蒲公英20 g，枳实、赤芍各12 g，柴胡、生甘草、当归各10 g，三七粉3 g）。下腹凉加官桂；腹痛加延胡索等。于月经后第3日开始，用6～10日。每日1剂，水煎服；3个月为1疗程。阴道炎型用五倍子、蛇床子、白鲜皮、石榴皮各24 g，黄柏10 g，枯矾6 g。每日1剂，水煎取液，熏洗患处；继用灭滴灵1片，纳阴道；用6日。黄体功能不全用黄体酮，肌注（或用安宫黄体酮，口服）；并用补肾健脾中药。输卵管阻塞型行输卵管介入再通术、输卵管吻合术、输卵管伞端成形术等；并用活血化瘀、散结通络中药。结果：妊娠109例。（山西中医学院学报，2007，2）

(3) 刘美清中西医结合治疗原发性不孕170例：药用当归、熟地黄、丹参各20 g，白芍、菟丝子、巴戟天、枸杞子、杜仲、鳖甲各15 g，川芎、穿山甲各10 g。不规则出血减穿山甲、鳖甲，加女贞子、墨旱莲；肥胖加法半夏、茯苓；便秘加桃仁、肉苁蓉；胸胁胀痛加柴胡、香附；心烦失眠加知母、黄柏。每日1剂，水煎服。与对照组141例，均月经第5日开始，用枸橼酸氯米芬50 mg/d，顿服，用5日；第15日，用绒毛膜促性腺激素1万U/肌注。结果：两组分别治愈122、52例，好转38、30例，未愈10、59例，总有效率94.1%、58.2%（$P<0.01$）。随访1年，分别复发35、60例（$P<0.01$）。（湖南中医杂志，2002，5）

(4) 刘涓中西医结合治疗不孕症50例：于月经周期第11日开始，用补肾活血助孕汤：茺蔚子、淮山药、枸杞子、菟丝子、覆盆子、女贞子、川续断、肉苁蓉各15 g，柴胡、赤芍、白芍、泽兰、桃仁、北刘寄奴、香附、鸡血藤各10 g。每日1剂，水煎服，用6日。与对照组30例，均于月经周期第5日开始，用枸橼酸氯米芬50 mg，每日顿服，用5日。B超示优势卵泡直径>17～18 mm后24～36小时，用绒毛膜促性腺激素10 kIU，肌注。均1个月为1疗程。结果：两组分别治愈31、12例，好转16、10例，未愈3、8例，总有效率94%、73.3%（$P<0.01$）。（光明中医，2004，5）

(四) 经验良方选录

1. 内服方：

(1) 酒炒白芍、党参、阿胶（另兑入）各12 g，当归、桂枝、牡丹皮、制半夏、麦冬各10 g，吴茱萸、川芎、生姜、甘草各6 g。输卵管不通者去党参、麦冬、白芍，加香附、荔枝核、酒制赤芍各10 g，穿山甲、桃仁各6 g；子宫发育不良者加淫羊藿、巴戟天各15 g；无排卵性月经者加菟丝子、覆盆子、桑椹子、韭菜子各15 g；子宫内膜异位症者去半夏、麦冬，加川牛膝、北刘寄奴各10 g，五灵脂、土鳖虫各6 g；原发性痛经并不孕者去党参、麦冬，加香附、五灵脂、延胡索各10 g，砂仁6 g。每日1剂，水煎服。主治女性不孕症。

(2) 金银花30 g，川续断、补骨脂、菟丝子、延胡索各20 g，香附、木香、川楝子、当归、川芎各10 g。伴肾虚（子宫及子宫颈发育不良）加鹿胎膏20 g，白术、黄芪各10 g；伴气滞血瘀者（输卵管增厚有压痛或有包块）加连翘30 g，丹参20 g，柴胡、白芍、白术各10 g，三棱、莪术各5 g；伴痰湿内阻者加茯苓、清半夏、陈皮、神曲各10 g，泽泻、枳壳各5 g。主治女性不孕症。

(3) 当归、熟地黄、赤芍、牡丹皮、枳壳各15 g，桃仁、红花、柴胡、桔梗、川芎、川牛膝各10 g。每日1剂，水煎，2次分服。主治血瘀型女性不孕症，症见月经延迟，经行不畅，色暗黑，有血块，小腹疼痛拒按，血块排下则痛减，舌质紫黯或有瘀点，脉细涩。

(4) 熟地黄、山药、山茱萸、女贞子、菟丝子、白芍、黄精各15 g。每日1剂，水煎，2次分服。滋肾填精，调经助孕。主治肾阴虚型女子性孕症，症见月经量少、色红、无血块，腰膝酸软，头晕耳鸣，口干，舌质淡、少苔，脉细数。

(5) 土炒白术15 g，云茯苓、炒白芍、当归、熟地黄各12 g，菟丝子、紫河车、丹参、制香附各10 g，人参、川芎各6 g。腰痛、小腹冷、脉沉迟加巴戟天、补骨脂、仙茅、淫羊藿。每日1剂，水煎服。主治女性不孕症。

(6) 鹿胎、紫河车、麻雀卵、熟地黄、枸杞子、菟丝子、淫羊藿、当归、白芍各10～15 g。共为细末，炼蜜为丸，每丸9 g。于月经干净后第1日服，每晚2丸，连服5日，待下一周期如法服用。主治女性不孕症。

(7) 蒲公英20 g，桃仁、茯苓、莪术各15 g，赤芍、牡丹皮各12 g，桂枝6 g，甘草3 g。水煎服。月经干净后开始服用，每日1剂，连服10～12剂为1个疗程。经前1周至经期停服。主治女性不孕症。

(8) 黄芪、党参、甘草、枳壳、海南沉香、没药、川芎、玉竹、枳实各9 g，核桃（去壳取仁）5个。用猪瘦肉汤煎药2次，取汁500 mL，早晚分服。于经净后第2日服药，用2剂。主治女性不孕症。

(9) 菟丝子、当归、白芍、陈皮、红花、郁金等。制成蜜丸，每丸重9 g。月经来潮起，每日2次，每次3丸，用生姜3片（约3 g）煎水半碗送服，服4日。3个月为1疗程。主治女性不孕症。

(10) 丹参、赤芍、泽兰、香附、乌药、当归、黄芪、茯苓、熟地黄各10～15 g。每日1剂，水煎服。并按肾阴、阳虚加用不同药物。月经周期第24～28日服。主治女性不孕症。

(11) 益母草15 g，当归、白芍各9 g，川芎、枳壳、木香、柴胡、羌活各5 g，肉桂3 g。每日1剂，水煎，2次分服，每于经前连服7剂。用治肝郁型女性不孕症。

(12) 熟地黄、菟丝子、枸杞子、党参、白术、白芍、茯苓各15 g，紫河车、鹿角霜、川花椒、当归各10 g。每日1剂，水煎，2次分服。主治肾阳虚型女性不孕症。

(13) 丹参、威灵仙、鸡血藤各30 g，仙茅20 g，云茯苓15 g，当归、醋柴胡各12 g，赤芍、桃仁、桂枝、甘草各10 g。每日1剂，水煎服。主治女性不孕症。

(14) 枸杞子15 g，益母草、生地黄、白芍各12 g，地骨皮、玄参、麦冬、青蒿、丹参各9 g。每日1剂，水煎，2次分服。主治肾阴虚型女性不孕症。

(15) 党参、茯苓、炒白术、炙甘草、当归、炒白芍、熟地黄、黄芪、陈皮各10～15 g。每日1剂，水煎服。月经周期第12～15日服。主治女性不孕症。

(16) 枸杞子、菟丝子、五味子、覆盆子、车前子、益智仁、乌药、炙龟甲各12 g。每日1剂，水煎，2次分服。主治阴阳两虚所致的女性不孕症。

(17) 茯苓、苍术、白术各15 g，陈皮、半夏、南星、枳壳、神曲各10 g。每日1剂，水煎，

2次分服。主治痰湿型女性不孕症。

(18) 白芍12 g，柴胡、当归、白术各10 g，甘草、薄荷（后下）、煨姜各6 g。每日1剂，水煎服。主治肝郁型女性不孕症。

(19) 当归、熟地黄、赤芍、丹参、川芎、泽兰、香附、红花、乌药各10 g。每日1剂，水煎服。主治女性不孕症。

2. 食疗方：

(1) 胡萝卜120 g，粳米100 g，白糖适量。将胡萝卜洗净，切成小块，备用。粳米淘洗干净，入锅煮粥，八成熟时加入胡萝卜块，再煮至粥熟，加入白糖调服。每日1剂。补肾壮阳，化滞下气。主治肝郁型女性不孕症，症见经期时先时后，经来腹痛，行而不畅，色暗，有血块，经前乳胀，心烦易怒，口干，胸胁胀满，舌质红、苔薄白，脉弦。

(2) 精羊肉750 g，淮山药、蜜枣各30 g，枸杞子15 g，冬虫夏草10 g，生姜6 g，精盐适量。将羊肉洗净切块，入沸水中汆一下，再与冬虫夏草、淮山药、蜜枣、枸杞子、生姜一同放入沙锅内，加水适量，大火烧沸后改用文火炖至烂熟，加盐调味，吃肉喝汤。每2日1剂。用治肾阳虚型女性不孕症。

(3) 莲子仁50 g，党参、黄芪、芡实、黄精各30 g，大米200 g。将前5味水煎取汁，兑入大米粥内，再稍煮即成。每日1剂，水煎，2次分服。用治痰湿型女性不孕症，症见月经延迟量少甚或经闭不行，形体肥胖，带下量多，色白质稠，口淡黏腻，舌质淡，苔白腻，脉滑。

(4) 菟丝子30～60 g，粳米100 g，白糖20 g。先将菟丝子水煎去渣，再入粳米煮为稀粥，加糖服食。每日1剂，2次分服。补肾固精，养肝明目。主治肾阳虚型女性不孕症，症见经行后期，量少、色淡、质稀，腰膝酸软，畏寒肢冷，夜尿频，舌质淡、苔白滑，脉沉细无力。

(5) 生姜、红糖各500 g。将生姜洗净，捣烂如泥，混入红糖，上笼蒸1小时，取出，晒3日，共9蒸9晒，最好在夏季三伏，每伏各蒸晒3次即成。每服1匙，每日3次，温开水冲服，每于月经期开始时连服1个月。服药期间忌房事。温中散寒，活血止痛。主治宫寒不孕。

(6) 芡实60 g，仙茅15 g，麻雀10只，大枣10枚，精盐适量。将麻雀宰杀，去毛、内脏、脚爪，洗净，仙茅用纱布包好，然后与大枣、芡实一同放入沙锅内，加水适量，大火烧沸，改用文火炖至烂熟，拣出药袋，用盐调味服食。每日1剂。用治肾阳虚型女性不孕症。

(7) 精羊肉100 g，粳米100 g，肉苁蓉15 g，精盐少许，葱白2个，生姜2片。先分别将肉苁蓉、羊肉、葱白洗净切碎。沙锅内加水适量，放入肉苁蓉煎汤去渣，再入羊肉、粳米、葱白、姜片煮为稀粥，加盐调服。每日1剂，2次分服。主治肾阳虚型女性不孕症。

(8) 淫羊藿250 g，熟地黄150 g，醇酒1250 mL。将淫羊藿、熟地黄捣碎，用纱布包好，置入酒中，密闭浸泡，勿令泄气。春夏3日，秋冬5日即可饮用。每取适量加温饮服，常令有酒力相续，但不得太醉。温肾壮阳，补血益精。主治宫寒不孕。

(9) 艾叶30 g，菟丝子15 g，川芎10 g，鹌鹑2只，调料适量。将鹌鹑宰杀，去毛及内脏，洗净切块，备用。菟丝子、艾叶、川芎水煎去渣，再入鹌鹑块炖至烂熟，调味食用。每日1剂，2次分服。主治体质虚损、妇女宫寒不孕。

(10) 陈皮20 g，鸡肉100 g，粳米100 g，精盐适量。先将陈皮水煎取汁，备用。鸡肉洗净，切成小块，与洗净的粳米同煮为粥，兑入药汁，再煮一二沸，加入精盐即成。每日1剂。主治肝郁型女性不孕症。

第二节　幼稚子宫性不孕

一、病证概述

子宫发育不良又称幼稚子宫，系副中肾管会合后短时期内即停止发育所致。子宫较正常小，有时极度首屈或后屈。宫颈呈圆锥形，相对较长，宫体与宫颈之比为1∶1或2∶3。临床从子宫的大小，大体上了解其他内分泌系统是否正常，如垂体、下丘脑、卵巢等器官是不是有问题，有无排卵障碍，有无生育的基本条件。正常情况下，女性发育成熟后，子宫理所当然具备了生育能力。倘若垂体、下丘脑、卵巢等器官发生了“故障”，子宫发育则会迟缓，而且其他第二性征也不可避免地会受到牵连，直接导致无生育能力。其临床表现主要为继发性与渐进性痛经。疼痛多位于下腹部及腰骶部，可放散至阴道、会阴、肛门或大腿部。常于经前1～2日开始，经期第1日最剧，持续至经后逐渐消退，但随月经周期而呈进行性加重，且疼痛程度与病灶大小不成正比。月经失调，以经量增多或经期延长为主，可能与内膜增生或卵巢功能失调有关。不孕，多数内膜异位患者输卵管并无阻塞，可因输卵管与其周围组织有粘连，而致蠕动受限；少数患者输卵管壁呈结节状增厚、管腔可能被阻塞；子宫位置后倾固定、卵巢功能失调等原因，74%以上患有不孕史。性交疼痛：盆腔内异位的子宫内膜常在子宫直肠窝形成结节性病灶，当性交中子宫颈碰撞及子宫上提而引起疼痛。

二、妙法绝招解析

（一）脾气虚弱，痰湿阻滞（孙龙医案）

1. 病历摘要：戚某，女，26岁。结婚5年，双方共同生活，迄今不孕，多处求治无效。曾于某医院诊为幼稚子宫。观其形体丰腴，面色㿠白无华，体倦乏力，稍动即汗出，胸闷泛恶。经行延后，量少色淡。舌质淡嫩，舌苔白腻，脉虚细无力。

证属脾气虚弱，痰湿阻滞。治宜健脾益气，化痰祛湿。方选补中益气汤化裁。药用黄芪、党参各15 g，当归、白术、磁石（先煎）、法半夏、淫羊藿各12 g，升麻、陈皮、柴胡、甘草各6 g。每日1剂，水煎，分2次服。服6剂后，精神好转，泛恶减轻，汗出减少，其他症状亦有所改善。仍遵守原方出入。药用黄芪、党参各15 g，全当归、怀山药、淫羊藿、法半夏、白术、白芍、茯苓各12 g，升麻、淫羊藿（先煎）各9 g，陈皮、柴胡、甘草各6 g。连服24剂，诸症悉除，尔后怀孕。（安徽中医临床杂志，1999，2）

2. 妙法绝招解析：叶香岩云“善治痰者，治其生痰之源，则不消痰而痰自无矣。”（《临证指南医案》）本例不孕属脾虚痰湿之证，治以《脾胃论》补中益气汤化裁，以健脾化痰。方中黄芪、党参、白术、甘草补益脾胃；法半夏、陈皮、茯苓燥湿祛痰；柴胡、升麻升阳化湿；白芍敛阴养血；又以淫羊藿交合阴阳，以磁石取土至阴之性而助其形。全方共成益气升阳，化痰和血之功，故而脾健痰湿自去，孕成矣。

（二）气血双亏，冲任失养（杨桂玉医案）

1. 病历摘要：黄某，女，27岁。结婚3年，同居未孕。月经初潮14岁，经期2日，经量少，经色淡红。腰膝酸软，腹痛喜温，纳食差，神倦怠乏，形体消瘦，小便清长。舌质淡红，舌苔薄白，脉沉细。妇科检查：外阴正常，宫颈光滑，宫体较小，两侧附件无异常，输卵管通畅。男方精液分析正常。B超示：子宫体47 mm×21 mm×15 mm，小于正常。诊断为子宫发育不良不孕。

证属气血双亏，冲任失养。治宜补气养血，调理冲任。方选血府逐瘀汤加减。药用熟地黄、炙黄芪、桃仁、红花、肉苁蓉、何首乌、焦三仙各 10～15 g。每日 1 剂，水煎，分 2 次服。服 10 剂后，纳食有增，较前有力气，原方又服 6 剂。月经于 40 日至，量较前增多，经期 3～4 日。以后又继服 42 剂，B 超示子宫体 58 mm×32 mm×41 mm。服完第 2 个疗程后，复查 B 超示宫内有圆形的光环，环内的暗区为羊水，其中还可见有节律的胎心搏动。（中国乡村医药杂志，2006，4）

2. 妙法绝招解析：单纯子宫发育不良不孕症，咎其因则为气血双亏，生化之源不足。子宫的生长发育，有赖于血液的滋养，气机的升降。乏其源，血少、子宫发育受阻。断其流，则血枯经闭。冲为血海，任主妊养。两脉皆起于胞中，“胞脉者，系于肾”。肾为先天之本，藏精气，主生殖。《素问》云“肾气盛，天癸至，任脉通，太冲脉盛，月事以时下，故有子。”“太冲脉衰少……而无子也。”女子以肝为先，肝肾同源，肝的疏泄过于不及也影响到月经的周期、经期、质及子宫发育。“冲脉秉于阳明。”“妇人经水与乳俱由脾胃所生。”脾胃为后天之本，化生之源。子宫的发育与肾气、气血、脏腑共同作用有关。血府逐瘀汤系治疗“胸中血府血瘀”诸证。笔者体会桃红四物汤，养血活血化瘀而不伤血，合四逆散行气和血，疏肝而不耗气化。临床根据其功效又随症加减，以促使子宫生长发育，并取得疗效。《妇人良方》云“血气宜行，其神自清，月经如期，血凝成孕。”

（三）胞宫虚寒，冲任失养（朱小南医案）

1. 病历摘要：涂某，女，24 岁。婚后四年，未能生育，平时自觉少腹冷感，间或隐痛不适，精神疲倦，腿软无力，经期尚准，经色淡红，经量较少，前去医院做妇科检查：宫体稍小，余无异常，屡投西药，治之不效，遂来我院门诊。诊视脉象沉细，舌质淡红，苔薄白。诊断为子宫发育不良性不孕症。

证属胞宫虚寒，冲任失养。治宜温阳散寒，调补冲任。方选温经汤主之。酒白芍、西党参、麦冬、血驴胶（另蒸兑）各 12 g，全当归、大川芎、川桂枝、粉牡丹皮、法半夏各 10 g，吴茱萸、炙甘草各 6 g，鲜生姜 3 片。嘱其于经前 10 日开始投服本方，每日 1 剂，水煎，早晚各温服 1 次，连服 10 剂，行经后停药。自遵上法治疗，先服温经汤 9 剂，于第二个月停药。经追访：诉其先后产一男二女，均健在，患者并已行输卵管结扎术，经调体康。（《朱小南妇科经验选》，人民卫生出版社，1981）

2. 妙法绝招解析：本例婚后四年未孕，有一派胞宫寒征象，朱老据此认为，由于肾虚不能化气行水，遂胞宫寒，血气凝滞，内必停痰，冲任失养，经血衰少，因而难孕。古云“血气虚者，喜温而恶寒，寒则泣不能流，温则消而去之。”仿仲景《金匮要略》之“温经汤”治之效验，方中吴茱萸、桂枝温阳散寒、暖宫除湿；当归、白芍、阿胶、麦冬滋阴补血，川芎、牡丹皮协桂枝行血祛瘀，党参、炙甘草、生姜、法半夏益气和胃，以资生血之源。合而用之，遂使胞宫暖，寒湿除，虚已补，瘀血祛，气血和，冲任调，阴阳交，故有孕。

（四）湿热郁结，气虚血滞（哈荔田医案）

1. 病历摘要：黄某，女，24 岁，婚后 3 年不孕，月经后期，带下黄稠量多，伴小腹及腰疼半年，于 1963 年 5 月 2 日来院初诊。妇科检查，宫颈光滑，子宫二度后倾，较正常小，有深压痛，两侧附件幸免有明显压痛。经量少，色暗质薄，腹疼拒按，常头昏痛、倦乏、多梦、心烦、口渴、溲黄、便结。面色萎黄、舌尖红，有朱点，脉弦数，诊断为幼稚子宫性不孕。

证属湿热郁结，气虚血滞。治宜清热化湿，益气活血，方选银甲丸合四君子汤加减。药用金银花、连翘、红藤、蒲公英、升麻、炒川楝子、炮穿山甲珠、生蒲黄、益母草、党参、生黄芪、茯苓、桑寄生、菟丝子、鸡血藤、琥珀末各 6～12 g。每日 1 剂，水煎，早晚各温服 1 次。前后共就诊 26 次，随证选用五灵脂、茺蔚子、茜草、广木香、炒白芍、鹿角片、杜仲、续断、山茱萸加减化裁。服药期间，月经时腰腹痛逐渐消失，带色转白，量亦减少，至同年 11 月，经期也未腹痛，白带正常。妇科检查：除子宫有深压痛外，余均正常，再继续服药，并加服银甲丸，输卵管通气实验，结果畅通，继而受孕，并于次年顺产一女婴。(《哈荔田妇科医案医话选》，天津科学技术出版社，1982)

2. 妙法绝招解析：本例为气虚生湿、湿热下注不孕。脾气不足，水湿不运，积湿生热，湿热下注，故带下黄稠。湿热中阻，气机不畅，则气血运行不利，故有瘀滞之象，经量少，色暗，小腹疼。治疗宜标本同治。益气治本，则水湿不生，用升麻、党参、黄芪、茯苓补中益气；湿热不去，则气机不畅，故用金银花、连翘、红藤、蒲公英清热解毒；瘀血不去，新血不生，又以川楝子、穿山甲珠、蒲黄、益母草养血活血，再加桑寄生、菟丝子、鸡血藤补肾益精；琥珀既可利水祛湿，又可活血祛瘀。守方进退，前后 10 个月，便怀孕生育。

三、文献选录

（一）幼稚性子宫的临床表现

据了解，月经迟潮伴月经稀少、痛经甚至月经不潮，常常是子宫发育不良的重要临床表现。通过了解子宫的大小，还可大体上了解其他内分泌系统是否正常，如垂体、下丘脑、卵巢等器官是不是有问题，有无排卵障碍，有无生育的基本条件。正常情况下，女性发育成熟后，子宫理所当然具备了生育能力。倘若垂体、下丘脑、卵巢等器官发生了“故障”，子宫发育则会迟缓，而且其他第二性征也不可避免地会受到牵连，直接导致无生育能力。

（二）幼稚性子宫的危害

子宫小是临床上不孕症患者的主要就诊原因之一。有的妇科医生，仅凭内诊或 B 超测量，就轻率地给患者以子宫小、不利受孕的诊断。很多女性患者，因为这些医生所做的“诊断”，背上了沉重的心理负担，认为子宫小，自己不能受孕，更有家庭因此而破裂。单纯子宫小不一定是不孕的直接原因，如果卵巢同时发育不良才会真正导致不孕。妇科专家介绍，由于子宫发育不良，不能正常储运精液和精子，无法获得精子而受孕；子宫形态和容积异常，子宫肌层发育不良，不利于孕卵着床、植入和胚胎发育，也易导致早期妊娠流产、胎盘位置异常、胎儿发育迟缓等。

由于种种因素，现代女孩的初潮时间都比较早，因此，到了青春发育期，如果发现有月经还迟迟不来，或月经稀少，同时第二性征发育迟缓，乳房不见明显隆起，阴毛稀少等现象，就要及时去医院做检查。因为，子宫发育不良不是任何年龄段都能治疗的，在发育期，一些针对性的药物是有效果的；而在非发育期，药物对子宫的生长也爱莫能助，再让子宫发育几乎是不可能的，这就需要及时发现、及早治疗。另外，除子宫发育不良外，多囊卵巢综合征、高泌乳素血症、促黄体素增高、溢乳、肥胖等都可导致初潮过晚。

子宫发育不良，主要原因是内分泌功能不良所致，特别是卵巢功能障碍引起雌、孕激素分泌不足所造成的。而卵巢功能不良除了会使子宫发育不良外，更大的不利因素是患者常常也没有排卵或者黄体功能不全，自身无法通过正常的排卵周期获得雌激素与孕激素的正常补充，使整体的内分泌处于紊乱状态。子宫发育不良不是不治之症，但需要经过长期不懈的治疗才能治愈。导致子宫发育不良的原因很多，涉及遗传、内分泌等多个方面，患者有必要进行染色体检查，看是否有遗传病。内分泌检查包括雌激素、孕激素、促黄体激素、促卵泡激素、泌乳素、雄激素等。此

外，患者的既往病史也需要告诉医生，尤其是患过腮腺炎、结核病等。

（三）辨证论治选录

单纯性子宫发育不良，主要责之于肾。这是由于肾为先天之本，元气之根，主藏精气，是人体生长、发育和生殖的根本。女性发育到一定时期，肾气旺盛，肾中天癸充实，就会有正常的经、孕、产、育的功能。临床常见的有肾气不足、脾肾阳虚、肾虚血瘀等证型。

1. 肾气不足：妇科检查见子宫发育不良，月经量少或闭经，经色暗，白带多而清稀，婚后不孕，腰膝酸软，头晕耳鸣，自汗倦怠，舌质暗淡，苔白，脉沉细弱。治应补肾调经，方用归肾丸加减。

2. 脾肾阳虚：妇科检查子宫发育不良，月经量少，色淡，婚后不孕，白带清稀，腹胀纳差，腰膝酸软，头晕耳鸣，大便稀溏，小便清长，苔薄白，脉沉迟。治应温补脾肾，益气养血，方以右归丸加减。

3. 肾虚血瘀：妇科检查子宫发育不良，行经腹痛，月经量少，色暗红或有血块，腰酸痛，眩晕耳鸣，胸胁胀闷不适，小便清长，舌质暗，边有瘀点、瘀斑，苔薄白，脉沉细而涩。方以当归地黄饮合桃红四物汤加减。

（四）临床报道选录

1. 张爱玲用中药治疗子宫发育不良不孕症 30 例：用熟地黄、当归、女贞子各 15 g，枸杞子、紫河车各 12 g，五味子、黄精各 10 g。随症加减，每日 1 剂，水煎服。其中 2 例改用河车大造丸合紫河车片治疗。半年为 1 疗程，月经期不停药。禁生冷之品。结果：痊愈 18 例，好转 8 例，无效 4 例，总有效率 87%。（中国民间疗法，2007，7）

2. 陈瑞祥用中药治疗子宫发育不良不孕症 10 例：用茺蔚子 15 g，柏子仁 12 g，当归、赤芍、白芍、紫河车、山药、熟地黄、菟丝子各 10 g，川芎、肉苁蓉各 6 g。每日 1 剂，水煎服；2 个月为 1 疗程。腹泻、感冒发热均停用。用 2～4 个疗程，随访＞3 年，结果：有效 4 例，好转、无效各 3 例。妊娠 6 例。（中原医刊，2006，7）

3. 杨鉴冰用毓宫胶囊治疗子宫发育不良不孕症 90 例：药用紫河车、紫石英、当归、菟丝子、茺蔚子、鸡血藤等制成胶囊。每粒 0.45 g，含生药 2.6 g。（陕西中医学院药物研究所研制）每日 3 次，每次 4 粒，口服，用 10 日。基础体温单项，月经周期第 5 日加枸橼酸氯米芬 50 mg/d 顿服，用 5 日。对照组用黄体酮 10 mg 肌注，用 5 日。有撤药出血第 5 日作序贯人工周期：己烯雌酚 1 mg，用 22 日；后 5 日，用安宫黄体酮 10 mg；均顿服。均 1～3 个月为 1 疗程。用 3 个疗程，结果：两组分别痊愈 44、18 例，好转 34、36 例，无效 12、36 例，总有效率 86.66%、60%（$P<0.01$）。子宫增大发育、排卵复常率治疗后两组比较均有显著性差异［$P<$（0.001～0.05）］。（上海中医药杂志，2005，6）

4. 闵静红用温经导痰种玉汤治疗子宫发育不良不孕症 46 例：药用白术、茯苓、淫羊藿各 15 g，苍术、香附、姜半夏、鹿角片（先煎）、巴戟天、川芎、泽兰、山楂各 10 g，陈皮 6 g，官桂 5 g。经停日久加川牛膝、益母草；B 超示卵巢包膜增厚加皂角刺、白芥子。对照组 32 例，用启宫丸：制半夏、苍术、香附、神曲、茯苓、川芎各 10 g，陈皮 6 g。均每日 1 剂，水煎服。月经后期、量少于经后期、经间期用；月经稀发及闭经连续用。有排卵迹象停用。结果：两组分别痊愈 38、17 例，有效 6、11 例，无效 2、4 例，总有效率 95.7%、87.5%。（湖北中医杂志，2007，12）

5. 祝焕蕊用中药联合阴道超声治疗子宫发育不良不孕症 160 例：药用当归、熟地黄、制香附、菟丝子、枸杞子、淫羊藿、女贞子、小茴香、丹参各 15 g，山药 12 g，黄芪、炙甘草各 10 g。随症加减，于月经周期第 5 日开始，每日 1 剂，水煎服，用至优势卵泡直径＞1.8 cm。用

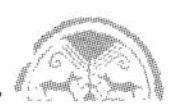

SA－5500 型超声诊断仪，探头频率 4.0 MHz，于月经周期第 11 日开始，监测子宫、子宫内膜、双侧卵巢、卵泡大小及流血情况。卵泡直径 0.8～1.2、1.2～1.4、1.4～1.9 cm 时，分别 3、2、1 日监测，至卵泡排出。多囊卵巢及卵泡发育不良，于下一月经周期第 5 日开始，用枸橼酸氯米芬 50 mg，口服；用 5 日。同时监测卵泡直径 1.8～2.4 cm 时，用绒毛膜促性腺激素 5～10 kU，肌注。本组 160 例，结果：治愈 76 例，有效 46 例，无效 38 例，总有效率 76.2%。(实用中西医结合临床，2008，4)

6. 王常丽用开郁种玉汤治疗子宫发育不良不孕症 20 例：药用香附、白术、当归、白芍、牡丹皮、茯苓、天花粉各 12 g。胸胁胀满去白术，加青皮、木香、合欢皮；失眠多梦加炒枣仁、首乌藤；乳房胀痛加王不留行、橘叶、橘核、路路通；气滞血瘀加延胡索、川芎、蒲黄、五灵脂；腰酸痛、小腹冷加川续断、杜仲、淫羊藿、巴戟天。每日 1 剂，水煎服。用 15 日，间隔 15 日，为 1 疗程。本组 20 例，用 3 个疗程，结果：妊娠 16 例，好转 4 例。(山东中医杂志，2003，4)

7. 张凤华用补肾助孕汤治疗子宫发育不良不孕症 50 例：药用女贞子 50 g，枸杞子、菟丝子、山茱萸、当归各 20 g，淫羊藿、巴戟天、杜仲、熟地黄、鹿角胶、赤芍各 15 g，紫河车（分冲）5 g。功血出血不止选加海螵蛸、茜草、地榆炭、棕榈炭、阿胶；近排卵期选加茺蔚子、赤芍、泽兰、红花、香附、牡丹皮；黄体功能不全排卵后加石斛、山药、桑寄生；肝郁加白芍、香附、青皮；痰湿加白术、茯苓、半夏、苍术、陈皮。每日 1 剂，水煎服。对照组 20 例，无排卵型功血于月经（或黄体酮撤退）出血后第 5 日，用枸橼酸氯米芬 50 mg/d，口服；黄体功能不全于月经周期第 15 日，用绒毛膜促性腺激素 1 kU/d，肌注；均用 5 日；3 个月为 1 疗程，用 2 个疗程。结果：两组分别痊愈（<半年，妊娠）26、8 例，显效 15、6 例，无效 9、6 例，总有效率 82%、70%。(中国社区医生，2004，18)

8. 刘杏枝用归芍参鹿汤治疗子宫发育不良不孕症 86 例：药用当归、赤芍、熟地黄、红花、丹参、鹿角胶（烊化）、菟丝子、醋柴胡、枸杞子、鸡血藤、苏木、川牛膝各 15 g，川芎、桃仁、巴戟天、肉苁蓉各 12 g，甘草 3 g。输卵管炎及阻塞加皂角刺、红藤、路路通；子宫肌瘤、卵巢囊肿加生牡蛎、炮穿山甲、制鳖甲；排卵障碍，阳虚加淫羊藿、仙茅、制附子，阴虚加生地黄、桑椹子、女贞子；热蕴下焦、白带量多加薏苡仁、败酱草、白花蛇舌草。每日 1 剂，水煎服；15 日为 1 疗程。结果：治愈 56 例，好转 21 例，未愈 9 例，总有效率 89.5%。(江苏中医药，2005，3)

9. 黄瑞彬用补肾排卵摄精汤治疗子宫发育不良不孕症 50 例：药用熟地黄 15 g，枸杞子、淫羊藿、杜仲、鹿角、金樱子、菟丝子、益智仁、艾叶、制香附各 10 g，山茱萸 8 g，五味子、肉桂（后下）各 5 g，煅龙骨、煅牡蛎各 30 g，石楠叶 20 g。每日 1 剂，水煎分 3 次餐后服；于月经干净后第 5 日开始，用 5 日；3 个月经周期为 1 疗程。禁房事。结果：妊娠 46 例，无效 4 例。(山西中医，2007，1)

10. 陈新家用四二五复合汤治疗子宫发育不良不孕症 35 例：药用熟地黄 15 g，当归、芍药、川芎、女贞子、墨旱莲、枸杞子、菟丝子、五味子、覆盆子、车前子各 10 g。冲任亏虚加巴戟天、鹿角胶；肝郁气滞加柴胡、郁金；湿痰壅盛加石菖蒲、半夏；寒凝血瘀加吴茱萸、红花。于月经干净后第 5 日开始，每日 1 剂，水煎，分 3 次餐前服；15 日为 1 疗程。停用西药。用>5 个疗程，结果：治愈 26 例，好转 6 例，无效 3 例，总有效率 91.4%。(中华中医药学刊，2007，2)

（五）经验良方选录

1. 内服方：

(1) 菟丝子、阿胶（烊服）各 12 g，吴茱萸、当归、熟地黄、桑寄生各 9 g，川芎、桂枝各

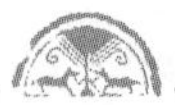

6 g，生姜 3 片，大枣 4 枚。随症加减：肾阳虚去麦冬、加淫羊藿、巴戟天、肉苁蓉、补骨脂、紫石英。肾阴虚去桂枝，吴茱萸减为6 g。肝郁去桂枝、阿胶，加郁金、柴胡、香附、川楝子、佛手，吴茱萸减量为6 g。血瘀去麦冬、阿胶用6 g，加桃仁、王不留行、延胡索、红花。每日 1 剂，水煎，服 2 次。经净后 4 剂。主治子宫发育不良不孕。

（2）黑大豆90 g，紫石英30 g，荠菜花15 g，补骨脂、菟丝子、肉苁蓉、益母草、当归各10 g，艾叶、炙甘草各3 g，鸡蛋 3 枚。药用水煎，经行时每日 1 剂，鸡蛋另煮，熟后去壳放药内同煎，分 3 次先食蛋后服药，经净后停药，3 个月经周期为 1 疗程。主治子宫发育不良不孕。

（3）炒白芍、当归各15 g，牡丹皮、栀子各10 g，白芥子6 g，醋柴胡、炒香附、醋郁金、炒黄芩、生甘草各3 g。随症加减：经量多加墨旱莲、阿胶。带下加山药。腰痛加川续断。经期 3 日，每日 1 剂，水煎，服 2 次，3 个月经周期为 1 疗程。主治子宫发育不良不孕。

（4）熟地黄、山药、茯苓各20 g，山茱萸、杜仲、枸杞子、黄芪、当归、香附、陈皮、川续断各12 g，鹿角胶8 g（分次冲服），紫河车6 g（分 2 次冲服）。水煎，每日 1 剂，服 2 次，经来时停药，3 个月为 1 疗程，服药期宜减少性生活。主治子宫发育不良不孕。

（5）益母草、丹参、葛根各30 g，川续断、炒杜仲各24 g，菟丝子、当归、制香附各15 g，牡丹皮12 g，红花、牛膝、沉香（分次吞服）各10 g。经前 7 日，每日 1 剂，水煎，服 2 次，配合注射胎盘组织液，3 个月经周期为 1 疗程。主治子宫发育不良不孕。

（6）白芍（酒炒）、当归各15 g，牡丹皮、栀子各10 g，炒白芥子6 g，延胡索（醋炒）、香附（酒炒）、郁金（醋炒）各3 g。水煎 3 次，取汁 450 mL，分 3 次服，经前 3 日，每日 1 剂，连服 3 日，3 个月经周期为 1 疗程。主治子宫发育不良不孕。

（7）熟地黄、白术、当归、枸杞子、炒杜仲各15 g，仙茅、炒韭菜子、山茱萸、肉苁蓉、巴戟天各12 g，淫羊藿、肉桂各10 g，蛇床子、制附片各6 g。经前 10 日，每日 1 剂，水煎，服 2 次。6 个月为 1 疗程。主治子宫发育不良不孕。

（8）当归30 g，川芎、白芍、熟地黄、沙苑子、益母草各15 g，川续断、杜仲、桃仁、香附、肉苁蓉各12 g，桂枝9 g，红花6 g。经前 1 周，每日 1 剂，水煎，服 2 次，连服 6 剂，3 个月经周期为 1 疗程。主治子宫发育不良不孕。

（9）乌梅30 g，鸡血藤、桑寄生各15 g，当归、白芍各12 g，桂枝、附片、香附、川楝子各 9 g，川花椒、小茴香各6 g，细辛5 g。经前 5 日起，每日 1 剂，水煎，服 2 次，2 个月经周期为 1 疗程。主治子宫发育不良不孕。

（10）熟地黄15 g，党参、茯苓、车前子、菟丝子、益母草、香附各12 g，白术、当归、金樱子、淫羊藿、补骨脂各9 g。经净后每日 1 剂，水煎，服 2 次，连服 6 剂，3 个月经周期为 1 疗程。主治子宫发育不良不孕。

（11）白芍、熟地黄、菟丝子各20 g，枸杞子15 g，炒白术、茯苓、香附、川楝子、牡丹皮、杜仲、延胡索、山茱萸各12 g，全瓜蒌10 g，川芎9 g。每日 1 剂，水煎，服 2 次。1 个月为 1 疗程。主治子宫发育不良不孕。

（12）当归18 g，白术、蛇床子、益母草、山茱萸、补骨脂、桑寄生、泽泻、覆盆子各15 g，川芎、红花、丹参各10 g，赤芍、泽兰各9 g。每日 1 剂，水煎，服 3 次。18 日为 1 疗程。主治子宫发育不良不孕。

（13）淫羊藿、仙茅、核桃肉、肉苁蓉各15 g，党参、当归、桑寄生、覆盆子各12 g。经净后每日 1 剂，水煎，服 2 次。继服成药河车大造丸两盒，经来时停药，3 个月经周期为 1 疗程。

主治子宫发育不良不孕。

（14）丹参、桑寄生各12 g，当归10 g，桂枝、茯苓、牡丹皮、白芍、桃仁、砂仁各9 g，木香6 g，水蛭（研末冲服）3 g。经前 5 日，每日 1 剂，水煎，服 2 次，3 个月经周期为 1 疗程。主治子宫发育不良不孕。

（15）女贞子、当归、鹿茸霜、紫河车、茺蔚子、紫珠、肉苁蓉、覆盆子各 500 g，紫石英100 g，珍珠25 g。药研细末，每服10 g，每日 3 次，米汤水下，3 个月为1 疗程。主治子宫发育不良不孕。

（16）菟丝子、阿胶（烊服）各 12 g，吴茱萸、党参、当归、川芎、赤芍、麦冬各 9 g，桂枝、牡丹皮、制半夏、甘草各6 g。每日 1 剂，水煎服两次。经前 5 日服 4 剂。主治子宫发育不良不孕。

（17）益母草400 g，当归60 g，阿胶50 g，山药、杜仲各30 g，川续断20 g。共研细末，炼蜜为丸，经净后每服10 g，每日 3 次，温开水下，14 日为1 疗程。主治子宫发育不良不孕。

（18）川芎30 g，香附12 g，白术、茯苓、陈皮、法半夏各10 g。经净后第 2 日，每日 1 剂，水煎，服 2 次，1 个月经周期服 6 剂。主治子宫发育不良不孕。

（19）龟甲15 g，党参12 g，川续断、当归、枸杞子、何首乌、白芍、熟地黄各 10 g。经净后第 2 日起，每日 1 剂，水煎，服 2 次。主治子宫发育不良不孕。

（20）益母草15 g，当归、赤芍、丹参各10 g，红花、香附各6 g，桂枝3 g。经净后第 2 日起，每日 1 剂，水煎，服 2 次。主治子宫发育不良不孕。

2. 外治方：

针灸取穴：关元、子宫、三阴交、足三里、天枢、中极。每穴灸 3～5 壮，每日 1 次。主治幼稚性子宫。

3. 食疗方：

（1）月季花30 g，公鸡 1 只。将鸡去毛除杂，与药共炖，经后 3 日，每日 1 剂，分两次食肉饮汤，连服 3 剂。3 个月经周期为 1 疗程。主治子宫发育不良。

（2）梧桐树根150 g，雄鸡 1 只。鸡去毛除脏，与药同炖至呈涎液状，食鸡饮汤，20 剂为 1 疗程。主治子宫发育不良。

第三节　黄体功能不全性不孕

一、病证概述

黄体功能不全性不孕是指由于黄体发育不良或过早退化，孕酮分泌不足，或子宫内膜对孕酮反应性降低而引起的分泌期子宫内膜发育迟缓或停滞，或基质和腺体发育不同步而影响孕卵着床而导致的不孕症。黄体功能的发挥有赖于肾气的充盛、阴阳的平和、气血的调达。如肾虚、肝郁、脾虚、血热、血瘀等因素均可导致黄体功能不全性不孕，而以肾虚为主。内分泌调节的异常、卵巢和黄体的自分泌-旁分泌调节异常、子宫内膜反应性降低均可导致该病。其发病机制可能为：卵泡期促性腺激素不足，颗粒细胞缺陷，雌激素对内膜启动不足；黄体期 LH 峰异常，黄体退化加快；子宫内膜异位症、卵巢周围组织炎、卵巢纤维化、卵泡未破裂综合征等均可导致黄体功能不全。

二、妙法绝招解析

（一）阴虚火旺，灼津为痰（何瑞华医案）

1. 病历摘要：陈某，女，28岁。婚后3年未孕。形体消瘦，基础体温示黄体功能不健全。15岁初潮，经期提前7～10日。就诊时适值经行第3日，量少色鲜红，无血块，伴腰酸腿软，心悸寐差，手足心灼热，口干咽燥，晨起喉间痰黏不易咳出。2年前曾患结核性胸膜炎，半年来每次经间期出血少量，色鲜红，2日而净。舌苔薄微黄，舌质红，脉细滑。诊断为黄体功能不全性不孕。

证属阴虚火旺，灼津为痰。治宜滋阴降火，化痰软坚。方选《傅青主女科》养精种玉汤加味。药用墨旱莲15 g，菟丝子、地骨皮、牡丹皮各12 g，当归、白芍、生地黄、熟地黄、山茱萸、女贞子、昆布、海藻、浙贝母、海蛤壳各10 g。每日1剂，水煎，分2次服。服14剂后，经间期未出血，月经提前5日而行，咽干、咽燥、黏痰等症状已减轻。以前方加枸杞子、肉苁蓉，治疗3个月经周期后怀孕。顺产1男婴。（河北中医，1998，5）

2. 妙法绝招解析：本例属阴血不足，冲任脉虚，阴亏血耗，津液停滞；阴虚火旺，灼津为痰，痰滞胞络，不能成孕。方中以熟地黄、山茱萸补益精血；当归、白芍养阴和血；女贞子、枸杞子、墨旱莲滋养肝肾，补益阴血；肉苁蓉益阴中之阳；浙贝母、海蛤壳养阴化痰；昆布、海藻化痰软坚；地骨皮、牡丹皮滋阴活血宁络。共奏滋肾养血，益精调冲，化痰散结以助孕育。（河北中医，1998，5）

（二）肝肾不足，冲任失养（孙杰医案）

1. 病历摘要：秦某，女，28岁。婚后3年未孕，月经先期，经血多，经色淡，形体胖，面色黄。舌质胖嫩，脉细无力。诊断为黄体功能不全性不孕症。

证属肝肾不足，冲任失养。治宜滋养肝肾，调补冲任。药用菟丝子、党参、黄芪各20 g，丹参、熟地黄各15 g，山药、茯苓、牡丹皮、山茱萸、仙茅、淫羊藿各10 g，肉桂6 g。每日1剂，水煎，分2次服，服至月经来潮。并嘱测基础体温，月经干净后再来就诊。经服上药加减调治3个月经周期，查尿妊娠免疫试验（＋），即用寿胎丸加味，保胎治疗2个月，次年顺产1女婴，母女均体健。（辽宁中医杂志，2006，3）

2. 妙法绝招解析：黄体不健是导致不孕症的重要原因。中医学认为，肾为先天之本，肾主生殖。肾藏精，肝藏血，肝血可以转化为肾精，肾精又可化为肝血。肝肾相互滋养，称肝肾同源。黄体不健患者，肝肾两虚居多，在卵泡期治宜滋补肝肾，用六味地黄汤合二至丸加菟丝子、枸杞子以肝肾同治，促使卵泡正常发育。排卵后，用补肝肾的六味地黄汤加菟丝子、枸杞子与温肾阳方二仙汤合用，使黄体得到充分发育，发挥其功能，为妊娠创造有利条件。临床证实，黄体功能不健患者，经服用补肝肾中药后，能使性腺轴功能趋于正常，改善黄体功能。因此，治疗黄体不健所致的不孕，可以从中医的肾-天癸-冲任这一生殖轴及肝肾关系确立治疗原则。

（三）气滞血瘀，肝气郁滞（钱伯煊医案）

1. 病历摘要：翁某，女，31岁。结婚5年来未孕，月经后期，量少，色黑红有血块，经期少腹胀痛颇剧，胀甚于痛，腰痛，经前乳胀，取子宫内膜检查，诊为晚期分泌期子宫膜分泌欠佳，输卵管通液通畅，舌淡黄腻苔，边尖刺，脉细。

证属气滞血瘀，肝气郁滞。治宜养血调气，活血化瘀。药用生地黄、鸡血藤各15 g，当归12 g，赤芍、白芍、桃仁、川楝子各9 g，制香附、乌药、川芎、莪术各6 g，每日1剂，水煎，2次分服。服12剂，月经延期15日来潮，2日净，量少，色黑有块，少腹胀痛颇剧，腰疼，舌

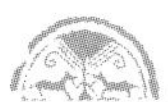

质红，边微黄尖刺，脉左沉滑，右沉弦。仍守前法。生地黄15 g，当归、川续断各12 g，桃仁、牡丹皮各9 g，三棱、川芎、莪术、制香附各6 g。服9剂后，月经逾期10日，有时乳房作胀，间有腹疼，舌苔薄腻，前半微尖刺，脉细，治法仍以养血调血。生地黄12 g，当归、白芍各9 g，川芎、制香附、黄芩、木香、旋覆花（包）、佛手、橘皮各6 g。服9剂后，查尿妊娠试验阳性，腹胀腰疼，心烦咽痛，有痰，舌苔黄干，前半微剥有刺，脉左滑，右细，现已怀孕，治以养阴益肾，清热理气。桑寄生15 g，山药、川续断各12 g，麦冬、玄参、知母、黄芩、竹茹各9 g，木香6 g，升麻3 g。服7剂善后。（《古今名医医案选评》，中国中医药出版社，1997）

2. 妙法绝招解析：本例为气滞血瘀不孕。肝气郁滞不畅，久则血行亦随之瘀阻，故见经行后期，有瘀块、少腹疼、乳房胀痛，一派气滞血瘀之症。瘀血停阻，则新血不生，又有脉细，月经量少等症。血少气滞，瘀阻胞宫是以不孕。以桃红四物加香附、川楝子等行气消滞，加莪术破血去瘀。一法已中，下法再加三棱、牡丹皮，加重活血化瘀的作用。继以平常疏肝养血之法调之。孕后再行补益肝肾，巩固胎元。此法又能开人眼界，不可拘于不孕多虚之说。

（四）肾虚血瘀，寒凝胞宫（韩冰医案）

1. 病历摘要：孙某，女，25岁。结婚2年同居未避孕未孕。痛经剧烈，常服止痛药以缓其痛，历经数年，不堪其扰，曾多方求治。因其尾骨尖偏右与肛门之间可触及一直径约2 cm包块，经期增大并疼痛，天津某医院诊断为子宫内膜异位症，建议手术。经亲属推荐，以求一试。患者形瘦颀长，肢冷，畏入空调之室，纳可，便调，带下不多。舌淡而润，脉沉弦。13岁月经初潮，经量不多，色暗淡夹块，经行肛周包块略增大而疼。平素下腹不痛，带下清稀，性交痛不明显。丈夫体健，精液常规检查正常。妇科检查：外阴已婚型，阴道通畅，分泌物不多，宫颈光滑，子宫前位，正常大小，双附件未触及异常。B超：子宫、双附件未见异常。诊断为不孕症。

证属肾虚血瘀，寒凝胞宫。治宜温其下元，通其凝滞。药用丹参、紫石英各30 g，三棱、莪术、淫羊藿、补骨脂、鹿角霜各15 g，巴戟天10 g。每日1剂，水煎服。服14剂后，手足温暖，可处空调之室，带下转多，后经调治2个月，痛经未再发作，遂停药观察。月经逾期未潮，舌淡红，脉和缓有力。测尿妊娠试验阳性。后顺产一女婴。（《中国现代百名中医临床家丛书·韩冰》，中国中医药出版社，2007）

2. 妙法绝招解析：痛经之由因寒因滞。本案盛夏肢冷畏寒，舌淡脉沉，其阳虚之至了然于心。患者痛经亦甚，可谓一分寒，一分痛。析其素体阳虚失煦，寒生于下，血为之瘀滞不行。因寒而滞，即所谓肾虚血瘀。寒凝胞宫，滞阻冲任，安能受孕？治宜温其下元，通其凝滞，正所谓“冰雪消融，春水自来”，以温肾化瘀为法，温肾为主，化瘀为辅。重以紫石英、淫羊藿、巴戟天、补骨脂、鹿角霜温其肾元；丹参、三棱、莪术善消冲中瘀血，得肾元之助，流通愈畅。元气得流通之助，元气愈旺，所以其效也速，春水随来，当即受孕。孕后胎之阳生阴长，亦煦养其母，故产后痛经缓解。

（五）脾肾阳虚，宫寒不孕（黄绳武医案）

1. 病历摘要：李某，女，32岁。结婚8年未孕，月经初潮17岁，周期50～60日，量少，色淡红或暗红，持续2～3日，月经来时小腹隐痛，腰膝酸痛，形寒肢冷，食纳欠佳，精神疲乏，小便清长，脉象细弱，舌质淡红，舌苔白薄。诊刮病理报告：月经期子宫内膜分泌不良。输卵管通气术：通畅。爱人精液检查：属正常范围。外阴阴道正常，宫颈光滑，子宫前位，核桃大小，活动质地均正常，双侧附件无异常。

证属脾肾阳虚，宫寒不孕。治宜补脾益肾，温润填精。方选毓麟珠加减。药用熟地黄15 g，白芍、香附、党参、鹿角霜、枸杞子、川续断各12 g，巴戟天、川芎、当归、白术各9 g，炙甘草、川花椒各6 g。每日1剂，水煎服。服5剂后，精神好转，食纳增加，改用育宫片治疗，每日3次，每次6片，连用育宫片5月余，月经对期，周期30日左右，量亦增多，诸症悉愈，后怀孕顺产一男婴。(《古今名医医案选评》，中国中医药出版社，1997)

2. 妙法绝招解析：本例为脾肾阳虚，宫寒不孕。月经自来量少色淡，经期后愆，腰膝酸疼，形寒肢冷，小便清长，肾虚之象。饮食欠佳，精神疲乏，脾气不足之征，以脾肾双补法治之，方用毓麟珠方（即八珍汤加菟丝子、杜仲、鹿角霜、川花椒）去茯苓之淡渗，加香附以温中；加枸杞子、川续断、巴戟天温阳补肾。5剂即中阳得运，继以育宫片补肾益精，月经得正常，即孕育生子。

三、文献选录

黄体功能不全性不孕，是指黄体的形成和退化过程发生障碍，临床上分为黄体发育不全和黄体萎缩不全两种情况。黄体期正常为12～14日，黄体发育不全的妇女，临床表现为黄体期过短（不足12日）或黄体期的天数正常而功能不足，基础体温上升不足0.5 ℃即孕酮分泌较低，所以由于黄体功能不全、黄体萎缩过早使子宫内膜提前脱落。临床表现为经前点滴出血，月经提前来潮经量多少不一。同时，育龄妇女还由于黄体功能不足，临床上，常见有早期流产、习惯性流产以及不孕等症状。由于黄体不健全不能分泌足够的孕激素，经前的子宫内膜仍停留在早期分泌阶段，而且分泌反应欠佳线体上有轻度弯曲，使得难受孕。黄体不全的妇女，因黄体不能按期萎缩退化或不完全退化持续分泌少量孕激素，使得子宫内膜不能按正常的时间剥落。临床表现为，月经周期正常，但经期延长，可达9～10日甚至更长，量不太多，基础体温双相，但在经期时才下降。

（一）卵巢的功能分析

女性特有的性腺器官——卵巢，在不孕症中有着十分重要的作用。卵巢的功能有两种，一为产生卵子，包括卵泡发育，卵子成熟后排出。另一功能即分泌女性必需的激素以维持女性的第二性征，并作用于子宫等处，周期性地来月经。正常排卵周期分3个阶段，即卵泡发育成熟、排卵、黄体形成。正常情况下，卵巢排卵前1～2日内，卵泡中的颗粒细胞便开始黄素化，排卵后，黄素化形成黄体并分泌雌、孕激素。分泌量在排卵后7～8日达高峰，然后于月经前1～2日迅速下降。如果垂体产生的促性腺激素及卵巢分泌的雌激素不足，那么卵泡发育成熟就不完善。于是，虽然卵巢能排卵，但黄体正常发育要受影响，从而出现黄体功能不足导致不孕。这主要是与内分泌失调有关。引起内分泌失调的原因，既有内因又有外因。如过度紧张，抑郁，恐惧，环境突然改变，大病久病之后，以及营养不良等因素，影响了大脑皮质对内分泌的调节，或者多次宫腔手术使子宫内膜受伤，子宫内膜对女性激素的反应不灵敏，反射性地影响内分泌的调节，这些因素，都会引发“黄体不健”。

（二）辨证论治选录

1. 中医学文献上有关黄体功能不全的临床表现，散见于月经失调、流产和不孕等篇中。本病的病因有肾阴不足、肾阳虚衰、肝经郁热等。肾阴不足则见月经先期，经量不多，色鲜红，或月经期延长，淋漓不断；肾阳虚衰则见月经后期，稀少，不孕等；肝经郁热见月经先后不定期，经量时多时少，月经持续不净。本病的治疗原则是肾阴虚宜滋补肾阴，止血调经；肾阳虚宜治肾壮阳，调理冲任；肝经郁热宜疏肝清热调经。

2. 武保乡等治疗黄体功能不全分6型辨治：①肾虚型。肾阳虚用右归饮加减；肾阴虚用左归饮加减。②肝郁型用柴胡疏肝饮加减。③肾虚肝郁型。肾阳虚肝郁用熟地黄、山药、淫羊藿、菟丝子、川续断各15 g，当归、白芍、鹿角霜各12 g，柴胡、香附、路路通、巴戟天各10 g，甘草3 g；肾阴虚肝郁用生地黄、熟地黄、女贞子、何首乌、龟甲、桑寄生、白芍各15 g，墨旱莲12 g，皂角刺、夏枯草、栀子、川楝子、牡丹皮各10 g，柴胡6 g。④气滞血瘀型用川牛膝15 g，当归、柴胡、枳壳、五灵脂、生蒲黄、王不留行、桃仁各10 g，川芎、香附、红花各6 g。⑤肾虚痰湿型用菟丝子、淫羊藿、川续断、党参、薏苡仁、茯苓各15 g，巴戟天、香附、白芥子、苍术、白术各10 g，胆南星、石菖蒲各6 g。⑥气血两虚型用菟丝子、川续断、党参、山药、熟地黄各15 g，黄芪12 g，杜仲、白术、茯苓、当归、白芍各10 g，川芎、炙甘草、紫河车（冲）各6 g。服药4个月经周期。结果：痊愈（临床症状消失，基础体温正常）42例（其中妊娠38例），好转（症状改善，基础体温好转但未正常）10例，无效6例，总有效率89.7%，妊娠率65.5%。（上海中医药杂志，1990，4）

（三）临床报道选录

1. 周惠芳用助孕汤治疗黄体功能不全性不孕不育症202例：药用淮山药、菟丝子各15 g，当归、赤芍、白芍、山茱萸、鹿角片（先煎）各10 g，醋炒柴胡6 g。基础体温呈高温相时开始，每日1剂，水煎服；3个月为1疗程，月经期停用。用1～4个疗程，结果：痊愈78例，好转113例，无效11例，总有效率94.51%。孕酮、雌二醇均明显升高（$P<0.01$），泌乳素明显下降（$P<0.01$）。（江苏中医，2001，1）

2. 孙杰用滋补肝肾法为主治疗黄体功能不全性不孕不育症66例：月经净后，用六味地黄汤合二至丸加味。药用菟丝子20 g，熟地黄15 g，茯苓12 g，山药、山茱萸、牡丹皮、枸杞子、女贞子、墨旱莲各10 g，泽泻6 g。排卵后，用六味地黄汤合二仙汤加减，山药、巴戟天各15 g，熟地黄、茯苓、牡丹皮、山茱萸、枸杞子、仙茅、淫羊藿各10 g，肉桂6 g。均肝郁型加香附、延胡索、川芎各10 g；脾虚型加党参、黄芪、白术各10 g；虚寒型加吴茱萸10 g，干姜6 g。每日1剂，水煎服，均用6日。均3个月经周期为1疗程。结果：痊愈47例，好转17例，无效2例，总有效率97%。（国医论坛，2002，1）

3. 钟伟兰用补肾为主序贯治疗黄体功能不全性不孕不育症48例：卵泡期用党参、白芍、熟地黄、菟丝子、何首乌各20 g，鹿角霜、肉苁蓉各15 g，白术、当归各12 g，淫羊藿10 g。黄体期用白芍、菟丝子各20 g，当归、肉苁蓉各15 g，枸杞子、山茱萸各12 g，柴胡、香附、白术各10 g，甘草6 g。基础体温上升18日、可能早孕用熟地黄、党参、白芍各20 g，菟丝子、桑寄生、阿胶（烊化）各15 g，白术、覆盆子各10 g。每日1剂，水煎服。3个月为1疗程。用1～3个疗程，已妊娠用至妊娠12周，结果：痊愈27例，好转18例，无效3例，总有效率93.75%。（福建中医药，2003，4）

4. 朱梅用助孕丸治疗黄体功能不全性不孕不育症133例：1、2组分别120、13例，均用本品［含醋柴胡、白芍、郁金、橘叶、熟地黄、山茱萸、巴戟天、菟丝子、石楠叶、枸杞子各10～15 g。制成丸剂备用（北京中医医院研制）］。每日2次，每次6 g，口服，于月经周期第7日开始，用15～20日。2组并用枸橼酸氯米芬50 mg，每日顿服，于月经周期第5日开始，用5日。3组30例，用阴道栓1枚（用空心胶囊内置孕酮10 mg），每日1次纳入阴道；从基础体温上升3日开始，用7日。均3个月经周期为1疗程。结果：三组分别痊愈40、9、8例，显效52、2、9例，好转22、2、11例，无效6、0、2例；分别妊娠40、9、8例，自然流产1、1、2例。（中华中医药杂志，2006，8）

5. 吴林玲用补冲丸治疗肾阳虚型黄体功能不全40例：紫河车、菟丝子、肉苁蓉、熟地黄、巴戟天、蛇床子、川芎、丹参、当归、大青盐各10～15 g。制成丸剂备用。每丸9 g（天津中医

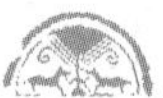

学院第一附院研制），每日 2 次，每次 1 丸，口服。BBT 高温相持续＞18 日行尿妊娠试验，妊娠者继用寿胎丸及加味，至 60 日后 B 超监测到胎心停用。对照组 30 例，于排卵日开始用烯丙雌醇 5 mg，每日 2 次口服，用 14 日，停药 7 日；如月经未潮、BBT 持续高温期，继用至妊娠 60 日胎心出现；如月经来潮，于下一月经周期排卵日重复上法。均 3 个月经周期为 1 疗程。月经期停用。结果：两组分别痊愈（妊娠）16、5 例，好转 21、14 例，无效 3、11 例，总有效率 92.5%、63.3%（$P<0.05$）。（中国中医药科技，2008，2）

6. 陈玲玲用补肾调经汤治疗黄体功能不全 32 例：药用鸡血藤 30 g，炙黄芪 18 g，党参、熟地黄、白术、茯苓、枸杞子、仙茅各 12 g，炙甘草、车前子、鹿胶（另包，烊化）各 10 g；排卵后期用疏肝促黄汤：香附 12 g，柴胡、青皮、陈皮、川楝子、紫河车各 10 g。均加当归 15 g，白芍、菟丝子、覆盆子、淫羊藿各 12 g，川芎 10 g。水煎服；2 个月为 1 疗程。用 2 个疗程，结果：痊愈 24 例，无效 8 例。（湖北中医杂志，2008，3）

7. 刘碧娟用中药治疗黄体功能不全性不孕不育症 58 例：肾阴不足用女贞子、墨旱莲、龟甲（先煎）、熟地黄、山茱萸、山药、麦冬各 15 g，枸杞子、五味子各 10 g，牡丹皮 9 g，玄参 12 g。肾阳虚衰用当归、桂枝各 9 g，熟地黄、菟丝子、鹿角霜、覆盆子、杜仲、阿胶（烊化）、淫羊藿各 15 g，山药、仙茅各 12 g，茯苓、紫河车各 10 g。于月经周期第 5 日开始，每日 1 剂，水煎服。对照组 32 例，用枸橼酸氯米芬 50 mg，于月经周期第 5 日开始，每日顿服，用 5 日。基础体温上升第 3 日开始，用黄体酮针 20 mg，每日 1 次肌注，用 12 日；并用绒毛膜促性腺激素 2.5 ku，隔日 1 次肌注，用 4 次。均 3 个月经周期为 1 疗程，疗程间隔 3 个月。用 1 年，结果：两组分别治愈 47、18 例，有效 9、10 例，无效 2、4 例。（实用中医药杂志，2007，9）

8. 顾春晓用补肾法治疗黄体不全性不孕不育症 30 例：于月经周期第 1 日，用女贞子益真胶囊（含熟地黄、女贞子、墨旱莲、川续断、菟丝子等。每粒含生药 1.65 g）每日 3 次，每次 4 粒；第 12 日，加用仙芪益真胶囊（含巴戟天、淫羊藿、黄芪、当归、枸杞子等。每粒含生药 1.09 g）每日 3 次，每次 3 粒，口服。对照组 26 例，于基础体温升高第 2 日，用绒毛膜促性腺激素 2 ku，2 日 1 次肌注；用 5 次。均 6 个月为 1 疗程。用 2～4 个疗程，结果：两组分别痊愈 9、2 例，显效 16、13 例，无效 5、11 例。（国医论坛，2008，4）

9. 苑淑肖用四物汤加味治疗黄体功能不全 30 例：药用当归 12 g，川芎 9 g，赤芍、白芍、生地黄、熟地黄各 15 g。肾阳虚酌加紫石英、仙茅、淫羊藿、菟丝子、覆盆子；肾阴虚酌加女贞子、墨旱莲、枸杞子、五味子、玄参、麦冬。每日 1 剂，水煎服；1 个月经周期为 1 疗程。月经期及妊娠停用。并用枸橼酸氯米芬、绒毛膜促性腺激素分别 6、4 例。用 3～7 个月，结果：妊娠 20 例，其中已正常分娩 15 例。（浙江中西医结合杂志，2006，6）

10. 杨慧珍用月经周期给药治疗黄体功能不全性不孕不育症 50 例：排卵前（卵泡成熟期）用丹参、赤芍、桃仁、当归、紫河车、泽兰、香附、女贞子、墨旱莲。排卵期用龟甲、熟地黄、川续断、山茱萸、菟丝子、白术。阴虚加玄参、生地黄；阳虚加黄芪、巴戟天。黄体期（排卵后）基础体温高双相的第 1～5 日，用枸橼酸氯米芬 50 mg，每日 1 次口服；卵泡期延长，则下周期的月经第 5 日用枸橼酸氯米芬 50～100 mg，每日 1 次口服，共 5 日。结果：有效（月经恢复正常、基础体温双相型、生殖激素水平有所改善）38 例，无效 12 例。观察治疗 6 个月最终妊娠 38 例。（中医药研究，1990，4）

（四）经验良方选录

1. 内服方：

（1）赤芍、白芍、生地黄、熟地黄各 15 g，当归 12 g，川芎 9 g。肾阳虚加仙茅、淫羊藿、菟丝子各15 g，紫石英10 g。肾阴虚加女贞子、枸杞子、五味子、玄参各15 g。经前每日1剂，水煎，服2次，经来孕后停药。连服20剂为1疗程。主治黄体不全性不孕。

(2) 山药30 g，熟地黄15 g，菟丝子12 g，炒白芍、当归各10 g，炒柴胡6 g。经前期偏阴虚加玄参，经后期加女贞子，接近排卵期加巴戟天、制香附。每日1剂，水煎，服2次。3个月经周期为1疗程。主治黄体不全性不孕。

(3) 当归300 g，鸡血藤200 g，赤芍、白芍、川芎、醋香附各150 g，柴胡100 g，薄荷50 g。共研细末，水泛为丸，经净后3日每服10 g，每日2次，温开水下，3个月经周期为1疗程，孕后药量减半，续服1个疗程。主治黄体不全性不孕。

(4) 苍术、香附、茯苓、法半夏各12 g，制南星、陈皮、枳壳、生姜各10 g，甘草3 g。每日1剂，水煎服，黄带加蒲公英、栀子各12 g；阴痒加蛇床子、党参各10 g。主治黄体不全性不孕。

(5) 雷丸、郁金、石见穿各20 g，百部、麦冬、槟榔、赤芍、桃仁、路路通各15 g，牡丹皮、穿山甲、皂角刺各10 g，桂枝、细辛各5 g。每周4剂，水煎服。主治黄体不全性不孕。

(6) 紫河车100 g，菟丝子、覆盆子各20 g，当归、泽兰、桃仁、陈皮各10 g。药研细末，每日两次，每次服3 g，温开水下，3个月为1疗程。主治排卵失调、黄体不全性不孕。

(7) 龟甲、鳖甲、枸杞子、白芍、熟地黄各25 g，人参、黄芪、白术、当归、茯苓、五味子各15 g，远志、甘草各10 g。每日1剂，水煎服。主治黄体不全性不孕。

(8) 熟地黄、巴戟天（盐水浸）、土炒白术各30 g，人参、生黄芪各15 g，山茱萸9 g，枸杞子6 g，柴胡3 g。每日1剂，水煎服，日服2次。主治黄体不全性不孕。

(9) 山药、阿胶各15 g，当归、川续断、枸杞子、墨旱莲、淫羊藿、肉苁蓉、菟丝子、何首乌、熟地黄各9 g。每日1剂，水煎服。主治排卵功能失调所致不孕。

(10) 女贞子20 g，沙苑子、党参、煅龙骨、煅牡蛎各15 g，鹿角霜、当归、白芍、黄柏、泽泻各10 g。每日1剂，水煎服。主治黄体不全性不孕。

(11) 紫河车、紫石英、菟丝子、枸杞子、熟地黄、淫羊藿、丹参、香附、砂仁、川牛膝各6～10 g。每日1剂，水煎服。主治黄体不全性不孕。

(12) 玄参、石斛各15 g，牡丹皮、地骨皮、粉沙参、麦冬、炒白术各10 g，五味子6 g。每日1剂，水煎，服2次。主治黄体不全性不孕。

(13) 酒炒白芍30 g，酒洗当归、土炒白术各15 g，酒炒香附、酒洗牡丹皮、茯苓（去皮）、天花粉6 g。每日1剂，水煎服。主治黄体不全性不孕。

(14) 枸杞子、菟丝子、五味子、覆盆子、车前子、益智仁、乌药、炙龟甲各12 g。水煎服，每日1剂，日服2次。主治黄体不全性不孕。

(15) 熟地黄（九蒸）30 g，当归（酒洗）、白芍（酒炒）、山茱萸（蒸熟）各15 g。水煎服，3个月有效。主治黄体不全性不孕。

(16) 菟丝子、白蒺藜、槟榔各15 g，辛夷、高良姜、香附子、当归各10 g，鹿衔草6 g，细辛3 g，每日1剂，水煎服。主治黄体不全性不孕。

2. 食疗方：

(1) 鲜猪皮300 g，大枣150 g，冰糖30 g。先将猪皮去毛洗净，加水煮烂，汤成黏稠时，再将煮烂的大枣连汤（汤不宜多）同冰糖一起投入猪皮汤内，烧开煮透即成。每剂分3日食完，每日服2次。主治黄体不全性不孕。

(2) 金樱子根、苍耳子根各30 g，白芍15 g，公兔1只。公兔宰后去肠杂切成块，与前2味药加油盐同炒至药色焦黑，加水煎熟，白芍焙干研细末，分2次用药汤冲服。主治黄体不全性不孕。

(3) 粳米100 g，冰糖10 g，人参3 g。将人参研为细末，与冰糖一同兑入粳米粥内，稍煮即成。每日1剂，早晚分食。主治黄体不全性不孕。

(4) 豆腐250 g，陈醋120 g，红糖适量。糖用陈醋溶化后煮豆腐（切碎），文火煮30分钟即成。每日2次饭前吃。主治黄体不全性不孕。

(5) 粳米100 g，黄芪60 g。先将黄芪水煎去渣，再入粳米煮粥食用。每日1剂，2次分服。主治黄体不全性不孕。

第四节　免疫性不孕

一、病证概述

免疫性不孕是指因免疫性因素而导致的不孕。免疫性不孕症占不孕症患者中的10%～30%，其中包含有抗精子抗体，抗子宫内膜抗体，抗卵子抗体等各类免疫性不孕。而临床上最多见的则为抗精子抗体产生所导致的免疫性不孕。由于女方生殖道炎症，使局部渗出增加，免疫相关细胞进入生殖道，同时生殖道黏膜渗透性改变，增强了精子抗原的吸收，且细菌病毒等感染因子又可能作为天然佐剂，增强机体对精子抗原的免疫反应，则生殖道局部及血液中出现抗精子抗体影响精子活力，干扰阻碍受精而导致不孕。生殖系统的自身抗原在两性均可激发免疫应答，导致自身免疫性不孕症，如男性抗精子免疫性不孕和女性抗透明带免疫不孕。精子抗原还可引起女性同种抗精子免疫反应，称为同种抗精子免疫不孕。不孕不育的原因错综复杂，引起不孕不育的原因有很多种，造成不孕不育的原因有女方的原因、男方的原因，还有男女双方的原因。治疗不孕不育的关键是明确不孕不育的病因，只有明确不孕不育的病因，才能对症治疗。

二、妙法绝招解析

(一) 气血虚弱，胞脉失养（侯莉娟医案）

1. 病历摘要：陈某，女，33岁。结婚3年，未采取避孕措施而未孕。检查：抗精子抗体(AsAb)、抗子宫内膜抗体（Emab）阳性。妇科检查无异常，排除遗传、内分泌疾病及生殖道畸形等因素，并排除配偶不育。曾服用西药及隔离治疗（避孕套）仍未受孕。患者平素易感冒、乏力，月经后期，经量少，经色淡，夹小血块，伴腰酸下腹坠胀感，怕冷，食欲欠佳。舌质淡，舌苔薄白，脉细。诊断为免疫性不孕。

证属气血虚弱，胞脉失养。治宜补气升阳，温肾摄精。方选补中益气汤加味。药用黄芪20 g，党参、白术、当归、淫羊藿、丹参、徐长卿、菟丝子、枸杞子、陈皮、柴胡、山药各12 g，升麻、甘草各6 g。每日1剂，水煎，分2次服。经净后，连服20日为1个疗程。服药3个疗程后，复查AsAb、Emab均转为阴性。6个月后受孕，后顺产一子，母子健康。（河北中医，2006，1）

2. 妙法绝招解析：免疫性不孕多为免疫、感染等因素产生AsAb、Emab阳性，阻碍受精及受精卵着床而致不孕，属中医学“不孕症”范畴。免疫性不孕多为本虚标实，正虚邪实。正气不足，气血虚弱，气虚无以温阳摄精、固冲任；血弱无以濡养胞脉、调冲任；而正气虚损，外邪入侵，湿瘀之邪留滞，损伤冲任胞脉，不能摄精萌胎成孕。补中益气汤，方中黄芪益气补虚；党参、白术辅助黄芪补中益气，温运健脾，且白术有安胎之功；当归、丹参养血活血，和营益阴，与黄芪合用共资生血之源，以壮后天之本；柴胡和解表里，疏通经络；升麻升阳固摄；陈皮健脾理气；山药补脾益肾养血；淫羊藿、枸杞子、菟丝子补肾益精血；徐长卿温经通络，解毒；甘草补气清热，调和诸药。诸药合用，使气血调和，任通冲盛，体健而成孕。

（二）阴虚血热，冲任失摄（郑长松医案）

1. 病历摘要：宋某，女，28岁。结婚四年，从未受孕。经候提前，常1个月两行，经期5～7日，血来量多，经期面热潮红。自13岁月经初潮起，即月经量多，先期而下，近3年来更甚于前。形体瘦弱，面色微红，苔薄白中微黄，脉弦滑而稍数。

证属阴虚血热，冲任失摄。治宜养阴凉血，摄固冲任。药用生地黄、藕节（切）各30 g，白芍、麦冬各15 g，牡丹皮、茜草根、地骨皮各12 g，阿胶（烊化）、胡黄连、黄芩各9 g。每日1剂，水煎2次，共取500 mL，分2次温服。嘱经期停药。经前服6剂，月经周期延至21日，带经7日，经行面热已解，经来依然量多。宗原意酌增敛营止血之品。按前方去地骨皮、胡黄连，加生龙骨、生牡蛎（捣）、墨旱莲各30 g。两次经前共服药11剂，今次月经周期27日，带经7日，血量基本正常。既得效机，仍宗原意出入，更拟下方，以冀冲任相资，举之成孕。药用生龙骨、生牡蛎（捣）、熟地黄、墨旱莲各30 g，山药、建莲子、白芍、女贞子各15 g，阿胶（烊化）、茺蔚子、黄芩、枸杞子各12 g。水煎2遍，共取500 mL，分2次服，每晚1次。嘱经前服。共服药22剂，诸症蠲除，相继怀孕。（《郑长松妇科》，中国中医药出版社，2007）

2. 妙法绝招解析：本案自月事初至即经行先期，血量偏多，结婚之后，更甚于前，知为素体阳盛，血热妄行；热邪久羁，阴血暗耗，则形体瘦弱，舌苔微黄，经前面热潮红，脉象弦滑稍数。方中生地黄、藕节、黄芩、地骨皮、胡黄连清热益阴，凉血固经；熟地黄、白芍、墨旱莲、女贞子、阿胶、山药、枸杞子、莲子、麦冬养血益阴，调补冲任；茺蔚子、牡丹皮、茜草根祛瘀生新；龙骨、牡蛎固涩精气。

（三）血虚血瘀，气机不畅（郑长松医案）

1. 病历摘要：于某，女，31岁。结婚八年，六年前小产6个月的死胎后，未再受孕。小产时出血较多，继之闭经3个月，复潮后经期小腹剧痛，经前两乳发胀，月经周期30～40日，经期3日，血量甚少。面色苍白，颊部有黑褐斑，舌淡苔少，脉象沉涩。

证属血虚血瘀，气机不畅。治宜养血化瘀，理气行滞。药用益母草、丹参各30 g，赤芍、香附（捣）、合欢皮各15 g，橘核、橘叶各12 g，红花、炒桃仁（捣）、延胡索（捣）、川楝子（捣）、乌药、五灵脂（包）各9 g，柴胡6 g，炒枳壳3 g。每日1剂，水煎2次，共取500 mL，分早晚2次温服。嘱经期停药。经前服6剂后，经期腹痛大减，经前乳胀渐松，血量亦增。此气滞血瘀渐解，宗原意增损，加养血益阴之品。前方去合欢皮、红花、五灵脂、乌药、川楝子；加熟地黄30 g，当归、何首乌各15 g，川芎6 g。嘱候乳胀之际投药，经至停服。经前又进5剂，月经周期32日，带经3日，血量又增，仅于经期小腹隐痛。守方继进，以期余邪尽去，得以孕育。共服药21剂，病告痊愈，再度怀孕。（《郑长松妇科》，中国中医药出版社，2007）

2. 妙法绝招解析：免疫性不孕是相对概念，是指免疫使生育力降低，暂时导致不育。不育状态能否持续取决于免疫力与生育力之间的相互作用，若免疫力强于生育力，则不孕发生，若后者强于前者则妊娠发生。不孕常有多种因素同时存在，免疫因素亦可作为不孕的惟一原因或与其他病因并存。育龄夫妇结婚后保持正常的性生活两年且没有采取避孕措施，如果没有受孕，就有可能患上了不孕症，免疫性不孕占20%，其中抗精子抗体是免疫性不孕中最常见的一种（占60%左右），抗子宫内膜抗体、抗心磷脂抗体、抗卵巢抗体的发病率也有上升趋势。本案由小产失血，致血少而涩，故先见经闭不行，月水复潮后又经行小腹剧痛；气血互依，血瘀则气机不利，故经前两乳发胀；气滞血瘀则冲任失调，故小产后未再受孕；其面色苍白，颊部有黑褐斑，舌淡苔少，脉象沉涩，皆血虚血瘀使然。方中四物汤、益母草、丹参、何首乌、桃仁、红花养血充营，化瘀调经；香附、合欢皮、橘核、橘叶、乌药、枳壳、柴胡理气行滞；金铃子散、五灵脂行气、活血、止痛；俾气顺血和，冲任通泰，则可摄精成孕。

（四）脾肾阳虚，气血双亏（郑长松医案）

1. 病历摘要：吴某，女，26 岁。结婚四年，同居未孕。自 15 岁月期初潮后，一向 1～2 个月一行，带经 5～7 日，血少色淡，经期少腹寒凉，素日带下清稀，腰骶酸痛，每逢经期腰痛加重。并伴神疲乏力，畏寒肢冷，纳呆食少。面色苍白，唇舌淡红，苔薄白润，脉沉细弱，尺肤寒凉。均经血清抗精子免疫（AsAb）检查，全部均为阳性。

证属脾肾阳虚，气血双亏。治宜健脾温肾，补气养血。药用熟地黄、莲肉、桑寄生、黄芪各 30 g，生龙骨、生牡蛎（捣）、丹参、肉苁蓉、党参、何首乌、山药、白芍、当归、炒白术各 15 g，川芎 9 g。每日 1 剂，水煎 2 次，共取 500 mL，分早晚 2 次温服。嘱经期停药。经前服 15 剂，月经周期 35 日，经期 7 日，血量见增，纳谷渐馨，仍带下不减，腰痛依故。知为脾气渐振，肾阳不复，宗原意出入，酌增温肾填精之品。前方去白芍、丹参、川芎，倍龙骨、牡蛎，加淫羊藿 30 g，菟丝子 18 g，鹿角胶（烊化）12 g，官桂（后下）6 g。又服 15 剂，月经周期 32 日，经期 7 日，血量又增，腰痛大减，带下渐止，食纳又进，体力日复。既药证合拍，仍从二诊原方继进。共服药 42 剂，遂孕。（《郑长松妇科》，中国中医药出版社，2007）

2. 妙法绝招解析：本案一向经来日迟而少，素日带下清稀，腰骶酸痛，畏寒肢冷，纳呆食少，显系脾肾阳虚之候；脾阳不振，食纳不佳，化源匮乏，不能助长体力，故神疲乏力；肾阳不足则不能温煦胞宫，故经期小腹寒凉，婚后久不孕育；其面苍白，唇舌色淡，苔薄白润，经淡量少，脉沉细弱，皆气血亏虚之象。方中淫羊藿、肉苁蓉、莲肉、桑寄生、山药、菟丝子、鹿角胶、官桂健脾温肾，调补冲任；黄芪、党参、白术、何首乌、熟地黄、当归、丹参、白芍、川芎益气健脾，滋阴养血；龙骨、牡蛎收涩固下。全面俾虚者得补，寒者得温，月事调畅，冲任相资，自能受妊矣。

三、文献选录

女性抗精子抗体的产生是由于正常精液中含有前列腺素 E 和一种糖蛋白，具有免疫抑制作用，精液沉淀素具有抗补体活性。这些免疫抑制因素在正常情况下可抑制女方免疫活性细胞针对精子抗原的免疫应答，诱导免疫耐受。若丈夫精液中免疫抑制因子的缺乏可导致女方产生抗精子抗体。夫妻双方的生殖道感染可致女方抗精子抗体的产生，可能是由于感染使局部的非特异性免疫反应加强引起的。临床研究免疫性不孕表明，男方精液中白细胞增加与女方生殖道局部和血清中抗精子抗体的发生明显相关，提示感染因子作为天然佐剂，免疫相关细胞与精子抗原共同介入女性生殖道，产生同种抗精子免疫。在生殖道黏膜破损的情况下性交，可使精子抗原通过破损的黏膜上皮屏障，进入上皮下的 T 淋巴细胞，产生抗精子抗体。异性间的肛交或口交是女性产生抗精子抗体的原因之一。另外，某些助孕技术如直接腹腔内人工授精，可导致大量精子进入腹腔，被腹腔中的巨噬细胞吞噬后，将精子抗原传递至盆腔淋巴结内的辅助性 T 淋巴细胞，从而诱发抗精子的免疫反应，使血清中出现暂时的抗精子抗体升高。

（一）免疫性不孕抗精子抗体产生的机制

1. 妇女体内独特型抗体和抗独特型抗体的网络功能紊乱，使抗精子抗体产生不断增加，以致造成免疫性不孕，造成这种网络功能紊乱之可能与遗传上固有缺陷，对精子过敏和感染有关。

2. 妇女对丈夫精子过敏。

3. 病毒和细菌感染，微生物的感染可起到一种外来抗原激发抗精子抗体之反应。这可能与微生物抗原和精子抗原有交叉免疫反应有关。

4. 生理屏障的破坏：由于外伤、感染、物理和化学等因素造成生殖道的生理屏障的破坏，导致精子大量通过淋巴系统进入血液循环，产生抗精子抗体。

5. 男方精子表面带有抗精子抗体或精浆质和量的变化，使免疫抑制因子减少，均可导致对精子产生免疫反应。

（二）免疫性不孕抗精子抗体多环节影响生殖

1. 干扰精子的代谢、活化及获能：精子必须在女性生殖道内成熟，才能够在自然条件下使卵细胞受精。抗精子抗体可以影响精子获能，影响精子和卵细胞透明带结合及精子顶体反应。

2. 干扰精子对宫颈黏液的穿透：宫颈黏液存有黏蛋白网络和免疫球蛋白结晶片段的受体，表面带有免疫球蛋白的精子，在通过宫颈黏液时，黏液和免疫球蛋白分子间相互作用，阻碍精子的通过。

3. 加速女性生殖道内精子的消除：免疫球蛋白对精子表面的附着，可以起到调理素的作用，介导表面带有免疫球蛋白受体的吞噬细胞，可清除进入生殖道黏膜面的精子，使精子数量迅速减少，以致影响受精。

4. 干扰受精：受精过程起始于精子与卵细胞表面透明带之间的识别，结合在精子头部卵细胞识别分子或邻近分子上的抗精子抗体，可以通过在空间上的阻碍作用，干扰识别过程和精子与卵细胞膜之结合。

5. 干扰受精卵的发育：精卵结合成受精卵，其表面仍可带有精子抗体，从而干扰受精卵的正常代谢和发育。

（三）免疫性不孕注意事项

1. 注意生殖器官以及外阴的卫生：如果不注意外阴的卫生的话，就会不小心导致病菌的感染和多种病症的发生。

2. 保持精神愉快的心情：如果经常是紧张、焦虑的心态的话，就会严重影响月经的正常规律和下丘脑-垂体-性腺轴的功能的破坏，从而导致不孕的发生。

3. 控制性生活的频度：因为过度频繁的性生活往往会使精子的质量下降，也会使女方的内分泌系统紊乱，导致月经不调，更不利于受孕。

4. 女性要注意经期保健，避免经期性生活：因为经期性生活除易导致女性月经量增加及加重月经期不适症状外，还可导致女性生殖系统感染及抗精子抗体产生。

（四）免疫性不孕预防方法

1. 免疫性不孕要注意防治生殖系感染：积极治疗急慢性炎症，尤其要注意彻底防治性病，杜绝性滥交和不洁性交，以防因不洁导致感染，最终造成免疫性不孕。

2. 注意性生活不要频繁：性生活过频使女性反复接触丈夫的精子、精液，对某些能产生特异性免疫反应的女性来说，这些精子、精液是一种抗原物质，容易激发体内产生抗精子抗体。

3. 禁止粗暴性交：女性朋友还要注意坚决禁止粗暴性交或经期性交，以免造成生殖系统的感染，给不孕制造机会。

4. 避免产后马上性交：女性朋友在产后应隔 2～3 个月再进行性生活，也就是等子宫创面完全愈合之后再行性交。或者在性交时，先用一段时间的避孕套，以防止精子从微小创口漏入组

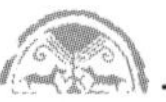

织内。

（五）免疫性不孕临床症状

1. 男性抗精子抗体的产生：精子似然是自身的抗原，但是它在青春期才会出现，会被自身的免疫系统当成排斥的对象，使得血睾屏障阻碍了精子抗体与机体免疫系统的接触，不会发生免疫反应。但如果血睾屏障发育异常或是遭到破坏，例如手术、外伤、炎症等都会造成精子外溢或是被吞噬细胞所吞噬，从而产生抗精子抗体，引发女性免疫性不孕。

2. 女性抗精子抗体的产生：正常的精液中会含有大量的前列腺素 E 和一种糖蛋白，具有免疫抑制的作用，而精液沉淀激素也具有抗补体活性。这些免疫抑制因素在正常情况下能够抑制女性的免疫细胞活性，但如果女性长期接触精子的话，就会导致产生抗体，引发不孕。

（六）免疫性不孕危害

1. 阻止精子穿过宫颈黏液：抗精子抗体可使精子凝集成团块，阻碍精子活动。精子制动抗体具有细胞毒反应，致精子死亡或影响精子活动。此外，可能对精子代谢和精子收缩蛋白功能也有一定的影响。

2. 影响精子酶的活动：抑制透明带和放射冠的分散作用，包括：①顶体蛋白酶。能促进精子穿过透明带和促进精卵融合；②精子透明质酸酶。能使卵丘（放射冠）分散。精子抗体主要是抑制透明质酸酶的活力而干扰精子的分散作用。

3. 影响胚胎发育：造成免疫不育的原因有很多种，如感染、双侧生殖道阻塞、睾丸外损伤（扭伤）、睾丸活检后、隐睾、精索静脉曲张、同性恋（肛交）等，特别要询问有无输精管结扎病史。凡能引起睾丸血睾屏障破坏、附属性腺感染、睾丸受高温影响或损伤等原因而导致精子抗体形成，都可引起免疫性不育。

（七）免疫性不孕种类

免疫性不孕分为同种免疫、局部免疫和自身免疫 3 类。

1. 同种免疫：同种免疫指男方的精子、精浆作为抗原，在女方体内产生抗体，使精子凝集或使精子失去活动力。在一般情况下，女性并不产生免疫反应，只有 15%～18%的不孕妇女体内有抗免疫性不孕精子抗体存在。在女性经期或有子宫内膜炎等疾患时，子宫内膜有损伤或者肛门性交，精子及其抗原物质才易于进入血流而激发女性的免疫反应。

2. 局部免疫：局部免疫是指有些不孕妇女的子宫颈黏膜及子宫内膜含有产生免疫球蛋白 G 和 A 的淋巴样细胞，子宫颈黏液内含有抗精子的免疫球蛋白 G、A 和 M。故子宫颈及女性生殖道对精子具有局部免疫作用。男性抗精子抗体的产生精子虽为自身抗原，但它于青春期才出现，被自身免疫系统视为“异己”。然而血睾屏障阻碍了精子抗原与机体免疫系统的接触，不会产生抗精子的免疫反应。若血睾屏障发育不完善或遭到破坏，如手术、外伤、炎症等，导致精子外溢或巨噬细胞进入生殖道吞噬消化精子细胞，其精子抗原激活免疫系统，产生抗精子抗体。抗精子抗体产生的另一个可能原因是抑制性 T 淋巴细胞数量减少或活性下降。此细胞存在于附睾和输精管的皮下组织中。正常情况下，由睾丸网及其输出管漏出的少量精子抗原可激活抑制性 T 细胞，使成熟 B 细胞识别抗原的过程变得迟钝，降低了机体对精子抗原的体液免疫反应，形成免疫耐受。当抑制性 T 细胞数量或活性下降以及精液内补充抑制性 T 细胞的因子缺乏时，可产生抗精子抗体。

3. 自身免疫：自身免疫是男性精子、精浆或女性卵子、生殖道分泌物、激素等溢出生殖道进入自身的周围组织，造成自己身体的免疫反应，在体内产生相应的抗体物质，影响精子的活力或卵泡成熟和排卵。有人研究证实，5%～9%的不育男性体内有抗精子抗体存在，其产生的原因可能是由于双侧输精管阻塞或结扎，或过去患有严重的生殖道感染所致。

（八）免疫性不孕检查项目

1. 宫颈黏液的检查：女性免疫性不孕项目的检查可以通常宫颈黏液的情况来检测，这主要是在夫妻性生活后，可以通过宫颈内的黏液与精子的成活率来看，检测精子的穿透率是怎么样的，如果精子的穿透率不达标，就是由于体内存在着一定的免疫抗体。

2. 卵巢垂体功能检查：基础体温测定（BBT）。每日清晨在静息状态下将体温表放在舌下5分钟，并将温度记入特制的表格中。以月为周期，正常妇女的基础体温在卵巢功能的影响下呈双相型。它能了解女性排卵日期、有无排卵日期和有无排卵功能障碍。

3. 宫颈黏液接触试验：宫颈黏液的检查主要是检查宫颈黏液里有没有存在着抗精子抗体，如果在排卵期内进行，那么常用的方法就是将精液与黏液的情况弄到玻璃片上，然后再放到镜内检查。

4. 生殖物的免疫学检查：免疫学的检查，这项检查主要包括体内精子抗原的检查、抗精子抗体的检查、抗子宫内膜抗体的检查，这些有针对性的检查都是可以进一步的进行体液的免疫检查。

5. 输卵管通畅术试验：检查方法有子宫输卵管碘油造影、输卵管通液和通气试验，了解输卵管是否通畅。

6. 子宫内膜病理检查：了解有无排卵或黄体功能状态的一种方法。同时又能了解宫腔大小，内外宫腔病变如结核、肌瘤等。

7. 夫妻生活后试验：排卵前夫妻生活后2小时内，每高倍视野下宫颈黏液中有力前进的精子少于5个。

8. 免疫检查：免疫检查可查到血液中AsAb，抗体会使精子凝集或可失去活动力而造成不育。

9. 宫颈黏液检查：了解有无排卵和黄体功能情况。

（九）辨证论治选录

1. 临床分肾阴虚型，肾阳虚型，湿热型3型辨治：①肾阴虚型。月经先期，量少，色红无血块，或月经尚正常，但腰腿酸软，头昏眼花，失眠，性情急躁，口干，五心烦热，午后潮热，舌质偏红，苔少，脉细数。治疗常用方：菟丝子、女贞子各20 g，赤芍、丹参、枸杞子、云茯苓、覆盆子、山药各15 g，当归、熟地黄、甘草各10 g。②肾阳虚型。月经后期，量少色淡，或月经稀发，闭经，面色晦黯，腰酸腿软，性欲淡漠，小便清长，大便不实，舌淡苔白，脉沉细或沉迟。治疗常用方：菟丝子20 g，党参、赤芍、丹参、女贞子、淫羊藿、覆盆子、白术15 g，甘草、川芎、枸杞子、当归各10 g。③湿热型。口干，口苦或口酸，月经鲜红，带下量多，色黄或黄白，质黏腻，纳食较差，倦怠乏力，喜睡眠，小便黄少，舌红，苔黄腻或厚，脉濡略数。治疗常用方：茵陈30 g，丹参、赤芍、黄芩、猪苓、山药各15 g，黄柏、党参、枸杞子、牡丹皮各10 g，黄连5 g。以上各型患者均每日服中药1剂，2个月为1个疗程。

2. 临床治疗妇女免疫性不孕分3型辨治：①湿热蕴积型。AsAb滴度（比值）较高，罹病时间较短，月经量多，且颜色较暗，或有血块，白带发黄，或伴外阴瘙痒、盆腔炎症，或有精液过敏史，身重肢怠，面红目赤，口干而渴，喜冷食，小便发黄，大便臭秽，舌苔厚腻或黄腻，脉滑或数。治疗可用清利湿热法。本法可明显缓解生殖道局部渗出，避免对精子抗原再吸收，也可避免感染因子对抗原的免疫反应，从而阻止AsAb的继续产生。②瘀血内阻型。AsAb滴度较高，罹病时间较长，月经色暗有块，经期腹痛拒按，或月经延期而潮，胸闷不舒，经期乳房胀痛，精

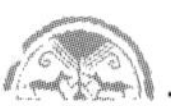

神抑郁，小腹作胀，舌质暗，或见瘀斑，脉弦紧或涩。可用活血化瘀法治疗。本法可改善症状，抗炎抑菌，清除体内 AsAb，改善生殖系统血液循环，防止生殖道黏膜粘连。③阴虚火旺型。AsAb 阳性，病程较长，月经提前，量偏少，色鲜红，头晕耳鸣，心情烦躁，睡眠不安，腰膝酸软，或见手足心热，心悸不安，口干欲饮，舌质红，苔少，脉细数。可用滋阴降火法治疗。本法可起到扶正祛邪的作用，对大量使用强的松之类药物未愈者，可减轻其副作用，有较好的治疗效果。

3. 夏桂成治疗妇女免疫性不孕分 2 型辨治：均经血清抗精子免疫（AsAb）检查，全部均为阳性。①阴虚火旺证 37 例，用滋阴抑抗汤（抗精Ⅰ号方）：钩藤15 g，炒当归、赤芍、白芍、山药、牡丹皮、生地黄各10 g，山茱萸9 g，甘草6 g。兼湿热者加败酱草、薏苡仁各15 g，碧玉散（包）10 g；兼脾胃薄弱者去当归、生地黄，加炒白术10 g，砂仁（后下）、煨木香各5 g；兼心肝郁火者加炒柴胡5 g，黑山栀、合欢皮各9 g，绿萼梅3 g。月经干净后开始服药。每日 1 剂，水煎服。至排卵后，上方加川续断、菟丝子、鹿角片（先煎）各10 g，续服 7 剂。②阳虚瘀浊证 13 例，用助阳抑抗汤（抗精Ⅱ号方）；黄芪15 g，党参、鹿角片（先煎）、丹参、赤芍、白芍、茯苓、川续断、山楂各10 g。兼湿热加败酱草、薏苡仁各15 g，五灵脂10 g；兼脾胃虚弱加炒白术10 g，砂仁、炮姜各5 g。在排卵期开始服药，每日 1 剂，水煎服，至月经来潮停服。两组服药期间均采用避孕套。共治疗 50 例。结果：AsAb 转阴 19 例，妊娠 17 例，好转 8 例，无效 6 例，总有效率为 88%。（中国医药学报，1990，6）

（十）临床报道选录

1. 赵凯用抗免Ⅰ号片治疗女性血清抗精子抗体阳性不孕 56 例：药用生牡蛎30 g，菟丝子、浙贝母各20 g，骨碎补、牡丹皮、莪术、徐长卿各15 g，生地黄、枸杞子、巴戟天、丹参各10 g，炙甘草5 g。制成片剂，每片0.4 g，含生药4 g。（江苏省徐州市中医院研制）每日 3 次，每次 10 片，口服。对照组 25 例，用强的松 5 mg，每日顿服；避孕。均 2 个月为 1 疗程。用≤3 个疗程，结果：两组分别痊愈 30、5 例（$P<0.01$），有效 23、5 例，无效 3、15 例，总有效率 94.6%、57.1%（$P<0.01$）。（四川中医，2001，4）

2. 王小尚用抑抗汤治疗女性不孕症抗精子抗体阳性 69 例：药用丹参30 g，菟丝子20 g，桃仁、黄芪、鹿角霜、赤芍各15 g，当归尾、益智仁、香附各12 g，枸杞子10 g。每日 1 剂，水煎服；30 日为1疗程。避孕至抗体转阴。用 3 个疗程，结果：抗精子抗体转阴 64 例。随访 3～6 个月，妊娠 17 例。（浙江中西医结合杂志，2002，8）

3. 姜向坤用种子转阴汤治疗不孕女性血清抗精子抗体阳性不孕 40 例：药用丹参、生地黄、黄芪各15 g，淫羊藿、当归各12 g，枸杞子、菟丝子、桃仁、黄芩、徐长卿各9 g，甘草6 g。每日 1 剂，水煎服。对照组 20 例，用泼尼松 5 mg，每日 2 次，口服。均 2 个月为 1 疗程。均停用其他药；妊娠停药。用 3 个疗程，结果：两组分别痊愈 35、11 例，有效 2、5 例，无效 3、4 例，总有效率 92.5%、80%；妊娠 16、4 例，流产 0、1 例。外周血 T 细胞亚群 3 项及红细胞表面 C3 受体、IgM、IgG 两组治疗前后自身比较均有显著性差异（$P<0.05$）。两组分别复发 2、5 例。（山东中医药大学学报，2002，4）

4. 张凤花用消炎丹治疗抗精子抗体阳性不孕 326 例：药用丹参、蒲公英各30 g，生地黄20 g，黄芩、徐长卿各15 g，黄柏、当归、赤芍、桃仁、红花、甘草各10 g。制成丹剂，（山东中医药大学附院研制）每日 3 次，每次10 g，口服。对照组 180 例，用替硝唑 4 片/d 顿服。两组均用维生素 C 0.1 g，每日 3 次；维生素 E 0.1 g，每日 1 次；泼尼松片（三二一方案），前、中、后 10 日分别每日 3、2、1 片；口服。均工具避孕。用 1～3 个疗程，结果：两组分别抗体转阴

272、122例，无效54、58例，总有效率83.43%、67.78%。妊娠分别173、53例。（山东中医杂志，2006，6）

5. 杨宏巍用消抗汤治疗女性抗精子抗体阳性不孕25例：药用党参、黄芪各20 g，女贞子、枸杞子、黄花金龟、鹿衔草、丹参、紫草各15 g，当归10 g。随症加减，每日1剂，水煎服。月经期停用。对照组25例，用强的松5 mg，每日3次口服；治疗结束后逐渐减量撤药。均1个月为1疗程。同时治疗其他妇科炎症。避孕套避孕。用3个疗程，结果：抗精子抗体转阴两组分别23、16例（其中<1年妊娠11、3例），无效2、9例。（福建中医药，2008，2）

6. 徐淑琴用知柏地黄汤加味治疗抗精子抗体阳性不孕150例：药用生地黄20 g，知母、黄柏、泽泻、山药、山茱萸、牡丹皮、茯苓各15 g，防风10 g。每日1剂，水煎服。对照组34例，用强的松片5 mg，口服。均使用工具避孕。均3个月为1疗程。用1个疗程，结果：两组抗精子抗体分别转阴110、14例（$P<0.05$），非转阴40、20例。（湖北中医杂志，2007，5）

7. 王云超用活血化瘀抗阳助孕方治疗慢性盆腔炎合并抗精子抗体阳性不孕112例：药用丹参30 g，当归12 g，黄芪15 g，知母、黄柏各10 g，三七5 g。阴虚加女贞子、墨旱莲；阳虚加淫羊藿、鹿角霜；肝郁加台乌药；卵泡期加党参、怀山药、熟地黄、白芍；排卵期加茺蔚子、路路通；黄体期加仙茅、鹿角胶、紫河车；每日1剂，水煎服，月经期停用；3个月为1个疗程，用1～2个疗程。并轻度用阿莫西林胶囊，甲硝唑片，口服；≥中度用青霉素（过敏用头孢曲松钠，或甲硝唑，或环丙沙星）静滴。用庆大霉素8万IU，地塞米松、糜蛋白酶各5 mg，加生理盐水20 mL，行输卵管通液术，轻度、≥中度分别在第1～2、3～4个月经周期用；1周后，用泼尼松片10 mg，置阴道后穹隆，每日1次。工具避孕。结果：治愈71例，有效34例，无效7例。血清抗精子抗体（AsAb）阳性治愈81例，妊娠62例。（现代中西医结合杂志，2007，27）

8. 刘瑞芬用消抗助孕汤治疗免疫性不孕26例：药用土茯苓30 g，丹参、黄芪、枸杞子、紫石英各15 g，黄柏、生地黄、赤芍、泽兰、茺蔚子各10 g。气虚加党参、白术；血虚加当归、熟地黄；血瘀加三棱、莪术；血热加金银花、野菊花、白花蛇舌草；肾虚加桑寄生、杜仲、川续断。每日1剂，水煎服。与对照组10例，均用强的松5 mg，分别每日2、3次口服。均3个月为1疗程。用1个疗程，结果：两组分别痊愈10、1例，有效11、4例，无效各5例。疗效本组优于对照组（$P<0.01$）。（中国中西医结合杂志，2002，1）

9. 王振卿用养肝滋肾汤治疗免疫性不孕492例：药用紫河车、党参、紫石英各30 g，白术、山药、淫羊藿各20 g，当归、熟地黄、菟丝子、生地黄、龟甲、徐长卿各15 g，黄柏10 g。月经净后开始，每日1剂，水煎服。并用清热解毒汤：徐长卿、黄柏、龙胆、玄参各20 g，苦参30 g，秦艽、苍术各15 g，黄连10 g。月经净后3日开始，水煎取液，坐浴，每次30分钟，每日1次。均用10日，1个月经周期为1疗程。本组492例，用2个疗程，结果：抗精子抗体、抗子宫内膜抗体分别转阴196/204、250/282例。转阴者随访3个月经周期，分别妊娠52、176例。（山东中医杂志，2002，5）

10. 吴霞用消抗助孕方治疗免疫性不孕69例：药用黄芪、丹参各15 g，当归、熟地黄、赤芍、桃仁、红花、香附、益智仁、菟丝子、枸杞子、淫羊藿各10 g，苎麻根20 g，黄柏9 g，甘草3 g。每日1剂，水煎服。与对照组均用地塞米松0.75 mg，分别每日1、2次。均2个月为1疗程。用2个疗程，结果：两组分别有效63、35例，无效6、15例，有效率91.3%、70%；妊娠40、12例（$P<0.001$）。（浙江中医杂志，2005，1）

11. 张立华用玉屏风散加味治疗免疫性不孕125例：药用黄芪30 g，白术、当归、生地黄各15 g，防风、桃仁、红花各10 g。瘀血甚加三棱、莪术；湿热加蒲公英、土茯苓；月经前乳房胀

痛、烦躁加柴胡、白芍；腰酸腿软加淫羊藿、桑寄生。每日 1 剂，水煎服；4 周为 1 疗程。血清（或宫颈黏液）抗精子抗体阳性，同房时用避孕套，排卵期除外。结果：痊愈 104 例，好转 17 例，无效 4 例，总有效率 96.8%。（山东中医杂志，2003，7）

12. 郑瑞君用抑抗汤结合西药治疗免疫性不孕 81 例：药用巴戟天、淫羊藿各 12 g，蛇床子、穿山甲各 10 g，炒当归、制何首乌、僵蚕、重楼各 15 g。肝郁火旺加柴胡、栀子、女贞子；湿热甚去何首乌，加大黄。每日 1 剂，水煎服；用 3 个月。并用泼尼松片 5 mg，维生素 C 50 mg，每日 3 次口服；用 10 日。对照 1、2 组各 23 例，分别用上述中、西药。均避免精液接触女性生殖道。结果：三组分别治愈 64、12、10 例，显效 7、3、3 例，无效 10、8、10 例。（现代中西医结合杂志，2006，6）

13. 赵薇用加减鹿菟地黄方治疗免疫性不孕 40 例：药用鹿角片、桑寄生、泽泻、生薏苡仁、红花、熟地黄、黄芪、菟丝子各 10 g，山茱萸 6 g，怀山药 20 g，牡丹皮 9 g，益母草 16 g。人工流产≥2 次并阳虚甚鹿角片增量。随症加减，于月经干净后开始，每日 1 剂，水煎服。对照组用强的松片 5 mg/d，3 次口服。均 3 个月为 1 疗程。用 2 个疗程，结果：抗精子抗体转阴率、妊娠率两组分别 95%、52.5%，40%、25%。（辽宁中医杂志，2006，5）

14. 吴爱明用清化消抗汤治疗抗精子免疫性不孕 60 例：药用红藤 30 g，蒲公英、失笑散、枸杞子、炙黄芪各 20 g，当归、三棱、穿山甲、牡丹皮、菟丝子各 10 g，赤芍、丹参各 15 g。每日 1 剂，水煎餐后服。对照组 60 例，用强的松片 5 mg，每日 3 次餐后服。均 1 个月为 1 疗程。月经期停用。用 3 个疗程，结果：两组分别治愈 31、8 例，有效 25、19 例，无效 4、33 例，有效率 93.33%、45%。（河南中医，2007，3）

15. 弭超用加味玉屏风散治疗女性免疫性不孕 129 例：药用黄芪、熟地黄、当归、菟丝子、土茯苓、白花蛇舌草、虎杖各 15 g，防风、白术各 10 g，覆盆子 20 g，败酱草 12 g，甘草 5 g。月经前胸闷、烦躁、乳房胀痛加柴胡、制香附、炒麦芽、炒枳壳、陈皮；口干咽燥、午后潮热加知母、黄柏、麦冬、山茱萸；月经后期四肢不温、腰腿酸痛加淫羊藿、杜仲；黄带黏稠、腥臭且量多加忍冬藤、芡实；经行腹痛、量多夹血块加赤芍、牡丹皮、延胡索。每日 1 剂，水煎服。用 30～60 日，结果：妊娠 86 例，显效 32 例，无效 11 例，总有效率 92.41%。（陕西中医，2004，11）

16. 陈梅中西医结合治疗肝肾阴虚型免疫性不孕 114 例：药用生地黄、女贞子各 12 g，山茱萸、山药、牡丹皮各 10 g，墨旱莲、菟丝子各 15 g，生甘草 6 g。随症加减，每日 1 剂，水煎服。并用强的松 5 mg，每日 3 次；1 周后，改每日 2 次；再 1 周后，改每日 1 次；口服。对照 1、2 组分别 35、38 例，分别用上述中、西药。均于月经干净后开始，3 周为 1 疗程。避孕套避孕。用 2～4 个疗程，结果：抗精子抗体（AsAb）转阴三组分别 39、26、14 例。<2 年妊娠分别 28、13、6 例。（江西中医药，2006，7）

17. 蔡瑞霞用固本活血汤治疗抗子宫内膜抗体免疫性不孕 31 例：药用黄芪、丹参、鱼腥草各 30 g，黄精、菟丝子各 15 g，淫羊藿、虎杖各 12 g，鹿角片、川大黄各 6 g，金银花 20 g，桃仁、三棱各 10 g。寒湿去金银花、川大黄，加天南星、细辛、徐长卿、草豆蔻；湿热去淫羊藿、鹿角片，加败酱草、薏苡仁、绵马贯众；肾阳虚加巴戟天、沉香；肾阴虚去鹿角片、川大黄，加女贞子、龟甲胶。每日 1 剂，水煎服；20 日为 1 疗程。月经期停用。用 2 个疗程，结果：显效（抗子宫内膜抗体转阴）25 例，有效 4 例，无效 2 例，总有效率 93.55%；妊娠 16 例。（中国社区医生，2005，2）

18. 李国馨用贞杞抑抗汤治疗抗精子抗体阳性不孕 16 例：药用女贞子、生地黄、白芍、山茱萸肉、丹参、黄芩各 15 g，墨旱莲、鳖甲、当归、生甘草各 10 g及枸杞子、菟丝子。排卵期加淫羊藿、续断各10 g。水煎服。与对照组12例，均用塞宁（阿司匹林缓释片）50 mg，地塞米松0.75 mg，日顿服，两药交替使用。30日为1疗程。结果：两组分别治愈5、2例，有效9、4例，无效2、6例。（江西中医药，2005，1）

19. 刘香环中西医结合治疗免疫性不孕76例：药用炒当归、山药、菟丝子、山茱萸肉、女贞子各12 g，赤芍、白芍、桑寄生、柴胡、生甘草各10 g，枸杞子、干地黄、白花蛇舌草各15 g。每日1剂，水煎服。与对照组均用地塞米松0.75 mg，纳入阴道，每晚1次。月经期停用。均3个月经周期为1疗程。用避孕套避孕。用3～6个疗程，结果：两组分别妊娠52、30例（$P<0.05$）。AsAb、Emab分别转阴74、64例，无效2、12例。（中国中西医结合杂志，2005，3）

20. 王非用息抗汤治疗妇女免疫性不孕30例：药用淮山药、鹿角片各12 g，熟地黄、山茱萸肉、龟甲、枸杞子、当归、川芎、桃仁、红花、香附、丹参、生地黄、黄柏、薏苡仁各10 g。每日1剂，水煎服。对照组用泼尼松10 mg/d顿服。均2个月为1疗程。结果：两组分别有效（抗精子抗体转阴）27、23例（$P<0.05$），无效3、7例；妊娠10、5例（$P<0.05$）。（现代中西医结合杂志，2005，7）

（十一）经验良方选录

1. 内服方：

（1）黄芪、丹参、鱼腥草各30 g，黄精、菟丝子各15 g，淫羊藿、虎杖各12 g，鹿角片、川大黄各6 g，桃仁、三棱各10 g，金银花20 g。寒湿去金银花、川大黄，加天南星、细辛、徐长卿、草豆蔻；湿热去淫羊藿、鹿角片，加败酱草、薏苡仁、绵马贯众；肾阳虚加巴戟天、沉香；肾阴虚去鹿角片、川大黄，加女贞子、龟甲胶。每日1剂，水煎服；20日为1疗程。主治女性免疫性不孕。

（2）大熟地黄、巴戟天（盐水浸）、土炒白术各30 g，柴胡、人参、生黄芪各15 g，山茱萸9 g，枸杞子6 g。每日1剂，水煎服，日服2次。主治女性免疫性不孕。

（3）当归、紫石英、菟丝子各15 g，酒白芍、小茴香、熟地黄、女贞子、金樱子、覆盆子各10 g，茺蔚子、白术各9 g，柴胡3 g。每日1剂，水煎服，每月经后服3～5剂。主治女性免疫性不孕。

（4）赤芍50 g，泽泻25 g，白术、茯苓各12 g，当归、赤芍各10 g。每日1剂，加水1500 mL，煎至600 mL，分服3次，经前连服7剂。主治女性免疫性不孕。

（5）金樱子15 g，茯苓、覆盆子、仙茅、淫羊藿各12 g，制半夏、浙贝母、炒白芍、全当归、巴戟天各10 g，制南星、橘红各6 g。每日1剂，水煎服。主治女性免疫性不孕。

（6）益母草15 g，当归、白芍各9 g，川芎、枳壳、木香、柴胡、羌活各6 g，肉桂3 g。每日1剂，水煎，2次分服，每于经前连服7剂。主治女性免疫性不孕。

（7）赤芍250 g，泽泻125 g，白术、茯苓各60 g，当归、川芎各45 g。研成细末，经净后每服10 g，每日3次，饮前黄酒下，1个月经周期为1疗程。主治女性免疫性不孕。

（8）白芍12 g，吴茱萸、当归、桂枝、阿胶、党参、半夏、牛膝各9 g，小茴香、川芎、炙甘草各6 g，炮姜3 g。每日1剂，水煎服。主治女性免疫性不孕。

（9）当归尾、桃仁、赤芍、路路通、黄芪、益母草各10 g，川芎、枳壳各6 g，红花、蒲黄（包煎）、柴胡、小茴香各5 g。每日1剂，水煎服。主治女性免疫性不孕。

（10）熟地黄、菟丝子、枸杞子、党参、白术、白芍、茯苓各15 g，紫河车、鹿角霜、川花椒、当归各10 g。每日1剂，水煎，2次分服。主治女性免疫性不孕。

（11）黄芪60 g，大熟地黄30 g，当归、山药各15 g，蒲黄、吴茱萸、炮姜各10 g，桃仁、红花、五灵脂各9 g，附子、肉桂各6 g，细辛3 g。每日1剂，水煎，2次分服。主治女性免疫性不孕。

(12) 龟甲20 g，当归、生地黄各15 g，白芍、地骨皮各12 g，黄柏、麦冬、黄芩各10 g，牡丹皮9 g，川芎6 g。每日1剂，水煎服。于每月经期服3剂，连服3个月。主治女性免疫性不孕。

(13) 白芍25 g，王不留行、牛膝各20 g，当归、通草、瓜蒌、枳壳、川楝子各15 g，青皮10 g，皂角刺、甘草各6 g。每日1剂，水煎，服2次，1个月为1疗程。主治女性免疫性不孕。

(14) 牡丹皮12 g，生地黄10 g，延胡索、生蒲黄、黄柏、茯苓、青蒿、白芍、地骨皮各9 g。经行期，每日1剂，水煎，服2次，连服5剂，3个月经周期为1疗程。主治女性免疫性不孕。

(15) 熟地黄15 g，炒白芍、全当归、甘枸杞子、山茱萸、菟丝子、覆盆子、茺蔚子、川续断、杜仲、淫羊藿、制香附各10 g，川芎6 g。每日1剂，水煎服。主治女性免疫性不孕。

(16) 当归、山药、菟丝子、山茱萸、女贞子各12 g，赤芍、白芍、桑寄生、柴胡、生甘草各10 g，枸杞子、干地黄、白花蛇舌草各15 g。每日1剂，水煎服。主治女性免疫性不孕。

(17) 白芍（酒炒）30 g，当归（酒洗）、白术（土炒）各15 g，茯苓、牡丹皮（酒洗）、酒炒香附各9 g，天花粉6 g。每日1剂，水煎，服2次，1个月为1疗程。主治女性免疫性不孕。

(18) 龟甲、鳖甲、枸杞子、白芍、熟地黄各25 g，人参、黄芪、白术、当归、茯苓、五味子各15 g，远志、甘草各10 g。每日1剂，水煎服，日服3次。主治女性免疫性不孕。

(19) 淮山药、鹿角片各12 g，熟地黄、山茱萸肉、龟甲、枸杞子、当归、川芎、桃仁、红花、香附、丹参、生地黄、黄柏、薏苡仁各10 g。每日1剂，水煎服。主治女性免疫性不孕。

(20) 蒲公英30 g，当归12 g，皂角刺、白芍、穿山甲、红花、乌药、香附、陈皮、青皮各10 g，柴胡、路路通各6 g。每日1剂，水煎，服2次。主治女性免疫性不孕。

(21) 大熟地黄、菟丝子、益母草各30 g，何首乌、枸杞子、川续断、桑寄生各24 g，玄参、麦冬各15 g，淫羊藿9 g。每日1剂，水煎，服2次。主治女性免疫性不孕。

(22) 丹参、败酱草、王不留行、车前草各20 g，茵陈蒿、蒲公英各15 g，黄柏、郁金、桃仁各12 g。每日1剂，水煎服。主治女性免疫性不孕。

(23) 菟丝子20 g，当归、桃仁各12 g，茺蔚子、熟地黄、女贞子、枸杞子各15 g，金樱子18 g。每日1剂，水煎服。主治女性免疫性不孕。

2. 饮食注意事项：

(1) 在饮食方面，西方国家有不少研究证实，食物添加剂如味精，会影响男性精子的正常功能。并且味精在人体中有累积的趋势。"邻苯二甲酸盐"还会造成男性精子数量下降，也会使女性的卵巢功能受影响，从而影响女性生育能力。它还可在指甲油、喷发剂、香水等美容产品中发现。

(2) 对于通过饮食，改变人体内的酸碱度，创造一个适宜于精子的环境，可吃一些酸性食物或富含钙、镁的食物。比如，不含盐的奶制品、牛肉、鸡蛋、牛奶以及花生、核桃、杏仁、五谷杂粮、水产品等。

(3) 过量的胡萝卜素会影响卵巢的黄体素合成，分泌减少，有的甚至会造成无月经、不排卵、月经变乱。如果大量吃胡萝卜，会造成血中胡萝卜素偏高，而出现不孕症、无月经、不排卵等异常现象。

(4) 食物添加剂也可引起不育。饮食与环境污染是不可忽视的因素。其中，食物添加剂如味精和美容产品中的化学物质“邻苯二甲酸盐”可能影响男女的生育能力。

（5）含钾、钠多的偏碱性食物包括：苏打饼干、不含奶油的点心、各种果汁、粮食中根茎类，如白薯、土豆、水果、栗子等。

（6）高脂肪食物使体重上升，也会造成女性经期紊乱，排卵不良。此外，摄取咖啡因也会降低受孕概率。

第五节　其他不孕症

一、病证概述

其他不孕症包括子宫肌瘤不孕、子宫内膜异位症不孕，输卵管炎症性不孕、排卵障碍性不孕、人工流产继发性不孕等，病证概述从略。

二、妙法绝招解析

（一）经脉不通，气滞血瘀（言庚孚医案）

1. 病历摘要：钟某，女，38岁。结婚14年，婚后同居未孕，配偶检查正常。曾予以人工授精、子宫肌瘤剔除术、输卵管通水等治疗，仍未受孕。经某医院妇科检查发现有子宫肌瘤、子宫内膜异位症、盆腔炎等。就诊时见面色暗滞，极度消沉，近半年来每逢月经来潮则腹痛，经量少，经色瘀黑，绵延10余日方净，伴出冷汗，呕吐纳呆。舌质暗红，舌苔薄白，脉弦细涩。诊断为子宫肌瘤不孕症。

证属经脉不通，气滞血瘀。治以疏肝理气，活血通经。方选血府逐瘀汤加减。药用生地黄20 g，全当归18 g，赤芍、枳壳、川牛膝、蒲黄（包煎）各15 g，延胡索12 g，柴胡、桃仁、川芎、五灵脂各10 g、红花、生甘草各6 g。每日1剂，水煎，分2次服。服7剂后，行经腹痛大减，排出较多血块。仍以上方加减，酌加丹参、郁金、三七、鸡血藤、全蝎等，行经已无腹痛，5日干净。调治4个月后怀孕，顺产1男婴，母子健康。（《言庚孚医疗经验集》，湖南科学技术出版社，1980）

2. 妙法绝招解析：本例患者婚后久治不孕，致肝气郁滞，瘀血内阻，经脉瘀塞，遂现诸症。气为血帅，血为气母，气行则血行，气滞则血瘀，故治用血府逐瘀汤加减。方中以四逆散疏肝解郁；桃红四物汤合失笑散养血活血通经。诸药合用，气行瘀化，月经调则成孕。

（二）肾虚血瘀，冲任失调（许丽绵医案）

1. 病历摘要：胡某，女，27岁，结婚1年，夫妇同居未孕，经行腹痛5年余。患者曾药物流产2次。月经规则，5日干净，经量中等，但近5年来经行腹痛。曾行子宫造影显示：双侧输卵管通而不畅。在外院经腹腔镜下行左侧卵巢巧克力囊肿切除。还进行剔除盆腔内膜异位病灶电灼术。月经量中等，夹有血块，下腹疼痛拒按，腰酸，经前乳房胀痛，烦躁，大便稀溏。舌质红，舌苔薄黄，脉弦细。检查BBT为双相。诊断为子宫内膜异位症不孕。

证属肾虚血瘀，冲任失调。治宜活血化瘀，调理冲任。药用益母草、马齿苋各30 g，枳壳、黄芪各20 g，桃仁10 g，甘草5 g。每日1剂，水煎，分2次服。服7剂，月经5日干净。妇科检查：外阴、阴道分泌物不多；宫颈光滑、细小，子宫后位，正常大小，欠活动，左后方不规则包块，约2 cm×2 cm×3 cm，质硬（似手术瘢痕），粘连不活动；宫旁组织增厚，触痛不明显。治宜补肾活血。药用丹参30 g，泽兰、枳壳、熟地黄、菟丝子、山药、续断、赤芍、土鳖虫、淫羊藿各15 g，桃仁10 g，甘草5 g。服7剂后，B超检查监测有优势卵泡，今天已排出。舌质暗红，舌苔黄，脉细。治宜补肾固冲。药用桑寄生、菟丝子、茯苓各20 g，黄芩、续断、巴戟天、制何首乌各15 g，杜仲10 g，砂仁（后下）5 g。服7剂后，月经来潮，量中等，夹血块，伴腹痛腰酸，经前乳头触痛，口干牙痛。舌质暗，舌苔薄白，脉细。检查BBT双相。药用熟地黄、菟丝子、枳壳、山药、太子参各20 g，当归、淫羊藿、柴胡、续断各15 g，川芎、莲须各10 g，甘草5 g。服14剂后，月经5日干净，纳食尚可，口干多梦。舌尖红，舌苔薄黄，脉细弦。检查BBT双相。药用桑寄生、女贞子、菟丝子、制何首乌各20 g，巴戟天、续断、黄芩、柴胡、白芍各15 g，莲须10 g，甘草5 g。服7剂后，月经逾期未至，查尿HCG阳性。以补肾益气安胎善后。（新中医，2006，5）

2. 妙法绝招解析：子宫内膜异位症是指有生长功能的子宫内膜组织在子宫被覆黏膜以外的部位生长所致的疾病，好发于生育期妇女。中医学无子宫内膜异位症病名，但根据其临床表现，本病应属“痛经”“不孕症”“癥瘕”等范畴。子宫内膜异位症，病机为瘀阻冲任，经血不循常道，离经之血蓄积于盆腔。如唐容川所说“离经之血，即是瘀血”“血不归经为血瘀”。其病因复杂，与情志失调、脏腑气血功能失常以及感邪等因素有关。情志抑郁，气滞不畅；或经行产后感受寒热，血为寒凝热灼；或房事不节，肾气受损；或脏腑虚衰，气血运行不畅；或手术创伤，冲任受损，血不归经均可致血瘀，滞留少腹，阻于胞宫、胞脉、胞络而发病。瘀血阻滞，经脉不通，不通则痛；瘀血壅于内，结成包块，发为癥瘕；瘀血恶血壅阻于冲任、胞脉胞络，阻碍两精相搏而不孕。笔者认为，血瘀是子宫内膜异位症的根本病机，故以活血化瘀为基本法则，配合行气、化痰、益气、补肾等法；瘀久成癥者，又当辅以散结消癥。以活血化瘀改善盆腔微环境、腹腔液中前列腺素、各种细胞因子及免疫功能，达到缓解子宫内膜异位症导致的疼痛和不孕，并消散异位内膜病灶。同时，活血化瘀有调节内分泌作用，从而促进卵巢功能。辨治时根据不同证候，或兼以理气行滞、软坚化痰、健脾益气、补肾温阳等，使瘀血去则血脉流畅，内膜异位症引起的症状可逐渐减轻或消除。

二、文献选录

（一）临床报道选录

1. 子宫内膜异位不孕：

（1）邢玉霞中医周期疗法治疗子宫内膜异位症不孕42例：均为肾虚血瘀证。月经后期用鸡血藤15 g，熟地黄、枸杞子、当归、丹参各12 g，山茱萸、红花、莪术、鳖甲、制香附各10 g，水蛭5 g。排卵期用路路通15 g，当归、川牛膝各12 g，川桂枝、红花、三棱、莪术、制香附各10 g，吴茱萸、䗪虫、木香各6 g。经前期用熟地黄、枸杞子、当归、淫羊藿各12 g，赤芍、白芍、桃仁、红花、仙茅、鹿角胶、莪术各10 g，柴胡、䗪虫各6 g。月经期用炒蒲黄、益母草、花蕊石、延胡索各15 g，葛根12 g，炒五灵脂（包）、当归各10 g，红花、炙乳香、炙没药各6 g，血竭、肉桂（后下）各3 g。每日1剂，水煎服。3个月为1疗程。用2～3个疗程，结果：显效（症状、体征消失；＜3年，妊娠）8例，有效12例，好转16例，无效6例，总有效率85.7%。妊娠率47.6%。（辽宁中医杂志，2003，3）

（2）李小平中药周期疗法治疗子宫内膜异位症不孕33例：药用菟丝子、肉苁蓉各25 g，巴戟天15 g，三棱、莪术、淫羊藿各10 g，水蛭6 g。经前方：三棱、莪术、香附各20 g，柴胡、延胡索各10 g，水蛭6 g，血竭3 g。经期方：三棱、莪术、延胡索各20 g，炒蒲黄、五灵脂各10 g，水蛭6 g，血竭2 g。每日1剂，水煎服；分别于月经净后用5日、经前用10日、经期用5

日。对照组 33 例，用丹那唑，每日 2 次，每次 100 mg，口服，症状未缓解，改每日 3 次。用半年，随访半年，结果：两组分别妊娠 14、6 例（$P<0.05$）。（新中医，2005，4）

（3）刘新军用促卵泡汤治疗子宫内膜异位症不孕 48 例：药用何首乌、菟丝子各 15 g，当归、熟地黄、白芍、枸杞子、女贞子、墨旱莲、山药、鹿角霜、陈皮、砂仁各 10 g。用 7 日。继用补肾活血方：菟丝子 18 g，桑寄生、白芍各 15 g，续断、丹参、香附各 12 g，三棱、莪术、当归各 10 g，淫羊藿 9 g，穿山甲、水蛭各 6 g。用半个月。每日 1 剂，水煎服，间隔 1 周，重复使用；3 个月为 1 疗程，用 2 个疗程。并用丹参 30 g，延胡索 15 g，黄芪 12 g，桃仁、三棱、莪术、香附、昆布、桂枝各 10 g，大黄 6 g。水煎，取液 300 mL，保留灌肠。行腹腔镜探查、镜下保守性手术；第 2 日开始，每日用米非司酮 12.5 mg，口服；用 3～6 个月。共治疗 48 例，结果：妊娠 29 例，症状减轻 9 例，无效 6 例，放弃治疗 4 例。（中国中医药信息杂志，2007，10）

（4）卢晓男用抗异种玉汤联合 GnRH-a 治疗重度子宫内膜异位症不孕 25 例：药用当归、蒲黄各 15 g，没药、川芎、赤芍、炒五灵脂、熟地黄、炒白芍各 10 g，炒小茴香、炒干姜、延胡索、桂枝（后下）、山茱萸各 6 g。每日 1 剂，水煎服；于月经第 1 日开始，10 日为 1 疗程，用 3 个疗程。并用促性腺激素释放激素（GnRH-a）戈舍瑞林（阿斯利康制药有限公司提供）3.6 mg，于月经第 1 日腹部皮下注射，28 日 1 次。对照 1、2 组分别用上述中、西药。均 3 个月后，行 IVF-ET（体外受精-胚胎移植）术。结果：三组分别妊娠 14、7、8 例（分别流产 1、1、2 例）。痛经评分、血清癌胚抗原 125 水平三组治疗前后自身比较均有显著性差异（$P<0.01$）；抗子宫内膜抗体（Emab）阳性转阴三组分别 12/17、3/15、3/16 例；均 B 超复查未见包块。见副反应分别 18、0、25 例。（中国中西医结合杂志，2007，11）

（5）李晶中西医结合治疗子宫内膜异位症不孕 68 例：药用白芍 20 g，当归、丹参各 15 g，赤芍、蒲黄、五灵脂、路路通、香附、王不留行各 10 g，三七、穿山甲（均分冲）、川芎各 5 g。每日 1 剂、水煎服。输卵管不通用 1～2 个月后，于月经干净第 3、5、7 日，行输卵管通液术。阴道超声示无优势卵泡，于月经周期第 5 日，用枸橼酸氯米芬 50～100 mg，每晚顿服；用 5 日，为 1 疗程，用 1～3 个疗程。卵巢巧克力囊肿直径≥3 cm，经阴道 B 超引导下穿刺抽吸囊液及病理检查，冲洗囊腔。用 1～6 个月，结果：治愈 39 例，显效 16 例，好转 8 例，无效 5 例，有效率 92.6%；妊娠 39 例。（中国基层医药，2008，5）

（6）张晓平用益元通闭汤治疗子宫内膜异位症不孕 30 例：药用黄芪、当归、川续断各 30 g，茯苓 15 g，川芎、赤芍、桂枝、泽泻、川牛膝各 10 g，人参 6 g，大黄 3 g。每日 1 剂，水煎服。对照组于月经第 2 日开始，用孕三烯酮胶囊 5 mg，每周口服。用 3 个月，结果：两组分别痊愈 8、6 例，显效 10、15 例，好转 3、2 例，无效 9、7 例，总有效率 70%、76.7%。（山西中医，2008，7）

2. 输卵管炎性不孕：

（1）李梅中西药内外合治输卵管炎性不孕 57 例：非月经期用黄芪 30 g，白花蛇舌草 25 g，茯苓、丹参、车前草、白芍各 15 g，柴胡、枳壳、当归、大腹皮各 10 g。每日 1 剂，水煎服（或制成口服液，每日 3 次，每次 15 mL，口服。盆炎散（含白花蛇舌草、蒲公英、大黄各 50 g，两面针、黄柏、赤芍各 15 g，白芷加水、蜜）调敷下腹部；并用周林频谱仪照射 30 分钟后，腹带包扎>5 小时；每日 1 次。并用白花蛇舌草、毛冬青各 30 g，败酱草、蒲公英各 20 g，两面针、枳壳、丹参各 15 g，大黄 10 g。水煎取液 200 mL，药温 39 ℃，保留灌肠，每日 1 次。均用 10 日。对照组 38 例，非月经期用胎盘组织液 4 mL 隔日 1 次肌注，维生素 E 胶囊，每日 3 次，每次 100 mg，口服。两组均月经第 1 日开始用红霉素 0.75 g（或环丙沙星注射液 0.4 g），加 5%～

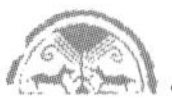

10%葡萄糖液 500 mL，静滴；用 3～5 日。月经净第 3 日开始用庆大霉素注射液 16 万 U，糜蛋白酶 8000 U，地塞米松 5 mg，生理盐水 20 mL，宫腔注射，隔日 1 次；用 2～3 次。均 2 个月经周期为 1 疗程。结果：两组分别治愈 36、14 例（$P<0.05$），有效 16、4 例，无效 5、20 例，总有效率 91.23%、47.37%（$P<0.01$）。（中国中医药信息杂志，2001，2）

（2）唐桂兰用桃红四物汤加减治疗输卵管炎性不孕 35 例：药用黄芪、穿山甲各 20 g，党参、皂角刺各 15 g，当归 12 g，桃仁、红花、赤芍、香附各 10 g，川芎 6 g。肝气郁滞型加郁金、乌药、川楝子各 10 g；痰湿型加半夏、陈皮、苍术各 10 g；寒湿型加肉桂、小茴香各 10 g；血瘀型加乳香、没药各 10 g；热盛瘀阻型加败酱草、红藤各 15 g；输卵管积水加泽兰、薏苡仁各 10 g。于月经周期第 5 日开始，每日 1 剂，水煎服，用 14 日。并用赤芍、当归各 120 g，血竭、川花椒、丹参各 60 g，香附、三棱、莪术各 30 g。共研细末，每份 0.25 kg，装布袋；蒸 15 分钟后，热敷下腹，每次 30 分钟。用红藤、蒲公英、紫花地丁、丹参各 30 g，桃仁、红花、枳实、乌药各 10 g。浓煎 100 mL，高位保留灌肠。均每日 1 次，连用 14 日，月经期停药。对照组 37 例，用庆大霉素 8 万 U，地塞米松 5 mg，α-糜蛋白酶 4000 U，2%普鲁卡因 4 mL，加生理盐水至 25～30 mL，宫腔注射，隔 3 日 1 次，每月用 3 次。均 3 个月经周期为 1 疗程，疗程间隔 1 个月。结果：两组分别治愈 21、11 例，有效 8、9 例，无效 6、17 例，总有效率 82.86%、54.05%（$P<0.01$）。（北京中医，2001，2）

（3）王迪华用中医综合疗法治疗输卵管炎症性不孕 84 例：药用黄芪 30 g，枳实、丹参各 15 g，当归、川芎、柴胡、路路通、皂角刺、木通各 10 g，甘草 6 g。输卵管积水加炙穿山甲、龙葵、车前子、泽兰、牛膝；盆腔粘连加桂枝、威灵仙、茯苓。每日 1 剂，水煎，分 3 次服。取穴：子宫、次髎（均双）。炎症甚用鱼腥草注射液，输卵管盆腔粘连用丹参注射液，穴位注射，每穴2 mL，每日 1 次；两穴交替使用。主穴：气冲、归来、冲门、大赫。配穴：足三里、三阴交、阴陵泉。每次选 2～4 穴，小幅度提插捻转，使针感至会阴部。留针 15～20 分钟。并用艾条，置艾灸盒，隔姜灸下腹部，以温热为度，每次 30 分钟。1 个月经周期为 1 疗程。均月经期停用。共治疗 84 例，结果：痊愈 46 例，显效 12 例，好转 20 例，无效 6 例。（中国临床医生，2002，5）

（4）匡继林内外合治单纯输卵管炎性不孕 60 例：药用穿破石 20 g，当归 15 g，赤芍、丹参、泽兰、香附、王不留行、路路通、茺蔚子各 10 g，三七粉、穿山甲粉、甘草各 6 g。随症加减，每日 1 剂，水煎服。并用重楼、白花蛇舌草各 30 g，红藤、败酱草、虎杖、土茯苓各 20 g，鸡血藤 15 g，木香 10 g。水煎，取浓缩液 100 mL，保留灌肠，每日 1 次。用艾叶、透骨草各 250 g，乳香、没药、当归尾、川续断、杜仲、桑寄生、五加皮各 12 g，千年健、追地风、白芷、川花椒、羌活、独活、红花、血竭各 6 g。水蒸后，热敷患处 15 分钟，每日 1 次。均于月经净后 3 日开始，用 10 日。对照组 30 例，月经期用 0.5%甲硝唑、0.2%氧氟沙星各 100 mL，静滴，每日 2 次，用 5 日；月经净后 3～6 日内，行输卵管通水术 2～3 次。均 1 个月经周期为 1 疗程。用 3 个疗程，结果：两组分别治愈 30、6 例（$P<0.05$），显效 15、5 例，有效 10、5 例，无效 5、14 例，总有效率 91.7%、53.3%（$P<0.05$）。（湖南中医学院学报，2003，2）

（5）史雪艳用助孕通管汤配合输卵管插管中药治疗输卵管炎症性不孕 46 例：药用丹参、紫石英各 30 g，熟地黄、益母草、路路通、淫羊藿、皂角刺、炮穿山甲各 15 g，当归 12 g，赤芍、白芍、川芎、昆布、海藻、夏枯草、桃仁各 9 g。气虚加党参、黄芪；输卵管积水加败酱草、红藤、蒲公英、紫花地丁；粘连加三棱、莪术、制乳香；小腹痛加延胡索、蒲公英、五灵脂。于月经净后开始，每日 1 剂，水煎服。20 日为 1 疗程。月经净后第 3、5、7 日行输卵管插管术：用地塞米松 10 mg，庆大霉素 16 万 U，粘连甚加 α-糜蛋白酶 4000，加生理盐水 40 mL，注入。并用阿莫西林0.5 g，甲硝唑0.4 g，每日 3 次，口服。结果：痊愈 36 例，好转 6 例，无效 4 例，总有效率 91.3%。（四川中医，2002，10）

(6) 程瑛用消瘀活血汤加减加输卵管通液术治疗输卵管炎症性不孕 114 例：药用蒲公英 30 g，荔枝核20 g，白芍 12 g，当归、皂角刺、穿山甲、路路通、青皮、陈皮、三棱、莪术各 9 g。每日 1 剂，水煎服。并于月经净后 3～5 日开始，用山莨菪碱 10 mL，肌注；15 分钟后，用复方丹参注射液 10 mL，加生理盐水 20 mL，宫腔注入；继用新达罗（或红霉素族抗生素），口服，用 6 日。对照组 57 例，于月经净后 3～4 日开始，用庆大霉素 8 万 U，地塞米松 5 mg，α-糜蛋白酶 4000，2%普鲁卡因 4 mL，加生理盐水至 30 mL，宫腔注入，4 日 1 次；每月用 3 次。抗生素静滴，用 7 日。均 3 个月经周期为 1 疗程。随访 1 年，结果：两组分别治愈 72、21 例（$P<0.05$），有效 32、6 例，无效 10、30 例，总有效率 91.23%、47.37%（$P<0.01$）。（中国中医药科技，2003，1）

(7) 逯蕾用输卵管介入再通术后中药保留灌肠治疗输卵管炎症性不孕 64 例：月经净后 3～7 日内，放射介入下，行输卵管再通术。术后 7 日，用红藤、败酱草、蒲公英、鸭跖草各30 g，香附、延胡索各15 g，三棱、莪术、桃仁各10 g。水煎，取浓缩液 150 mL，保留灌肠，每晚 1 次；15 日为 1 疗程。月经期停用。并用氨苄青霉素（或氧氟沙星），静滴，用 5 日。用 3～6 个疗程，结果：妊娠 33 例。（河北中医，2003，4）

(8) 姚瑞萍中西医结合治疗输卵管炎症性不孕 65 例：药用海藻、红藤各 30 g，白芍 18 g，当归、丹参各15 g，川芎、桃仁、红花、王不留行籽各12 g，赤芍、穿山甲、路路通各10 g，桂枝9 g，生甘草6 g。随症加减，每日 1 剂，水煎服。于月经周期第 1 日开始，用 16 日。与对照组 65 例，均经净后第 5 日，用庆大霉素 8 万 U，α-糜蛋白酶 4000 U，地塞米松 5 mg，加生理盐水30 mL，宫腔灌注；间隔 3 日，用上药，加生理盐水 10 mL，患侧穹隆处注射；两法交替使用，各 2 次，至输卵管通畅。3 个月为 1 疗程。结果：两组分别治愈 38、23 例，有效 17、11 例，无效 10、31 例，有效率 84.6%、52.3%（$P<0.01$）。（中原医刊，2005，6）

(9) 苏小军内外结合治疗输卵管炎症性不孕 56 例：于月经周期第 1 日开始，用茯苓 20 g，芍药15 g，桂枝、牡丹皮、桃仁、白花蛇舌草、北刘寄奴各10 g。随症加减，每日 1 剂，水煎服。经净后 2 日，用红藤、黄芩、败酱草、赤芍各 15 g，三棱、莪术、北刘寄奴、皂角刺各 10 g。每日 1 剂，水煎，取液 150 mL，保留灌肠，每日 1 次。用红花、乳香、没药、赤芍、丹参、穿破石、山柰各 100 g。研粗粉，加白酒 30 mL，80 ℃热水适量，调糊，摊纱布上，直径 20 cm，敷下腹部，胶布固定，上置热水袋，每次 1 小时；每日 1 次。15 日为 1 疗程。对照组 56 例，经期用抗生素，用 7 日；经净后 3 日，用地塞米松 5 mg，庆大霉素 8 万 U，糜蛋白酶 4000 U，加生理盐水 30 mL，宫腔注射，隔 2 日 1 次；3 个月经周期为 1 疗程。用 3 个月，结果：两组分别治愈 36、22 例，有效 12、6 例，无效 8、28 例，总有效率 85.7%、50%（$P<0.05$）。（山东中医杂志，2005，4）

(10) 弭阳用凉血败毒汤治疗女性生殖道沙眼衣原体感染不孕 158 例：药用蒲公英、败酱草各30 g，赤芍、牡丹皮、生地黄、紫花地丁、野菊花、当归、薏苡仁各15 g，炮穿山甲（先煎）、水蛭、炒桃仁各10 g，甘草5 g。随症加减，每日 1 剂，水煎服。结果：痊愈 96 例，显效 34 例，有效 17 例，无效 11 例，总有效率 93.67%。（河北中医，2007，4）

3. 排卵障碍性不孕：

(1) 姚光和采用中药人工周期法治疗无排卵型不孕症 31 例：经后期用熟地黄、当归、黄精、淮山药各15 g，炒杭芍、菟丝子、盐水炒杜仲、仙茅、淫羊藿、桑寄生各10 g。自月经周期第5日开始，每日1剂，连服5剂。排卵期用菟丝子30 g，当归15 g，仙茅、淫羊藿、醋炒柴胡、川芎、赤芍、香附、淮牛膝、淡木通各10 g。于月经周期第11日开始，每日1剂，连服3剂。经前期用紫河车60 g，菟丝子30 g，龟甲、鹿角胶、熟地黄、制何首乌各15 g，仙茅、淫羊藿、香附各10 g。于月经周期第22日开始，每日1剂，连服4剂。月经期停药。闭经者在经前期方基础上加王不留行、川芎、淮牛膝、桃仁、红花。于月经周期第5日开始口服西药枸橼酸氯米芬50 mg，每日1次，连用5日。治疗期间测基础体温，掌握排卵期行房事。结果：治愈20例（1年内受孕19例，2年内受孕1例），有效（已排卵，但2年内未受孕）7例，无效4例。（云南中医杂志，1990，1）

（2）孙跃农采用中药人工周期治疗卵巢功能性不孕症23例：经后期（卵泡期）用熟地黄、紫河车、何首乌、菟丝子、枸杞子、山茱萸、山药、党参、阿胶；排卵期用上方加鹿角片、胡芦巴、淫羊藿、潼蒺藜、丹参、川芎；经前期（分泌期）用仙茅、淫羊藿、巴戟天、菟丝子、当归、炙龟甲、枸杞子、女贞子、炙何首乌；行经期（黄体退化期）用益母草、当归、熟地黄、山楂、泽兰。每日1剂，水煎服。1个月经周期为1疗程。结果：基础体温恢复正常17例。妊娠16例。（云南中医杂志，1994，1）

（3）刘琨等治疗功能性月经失调不孕症308例：本组均排除绝对不孕及男方无生育能力者，原发性不孕234例，继发性不孕74例，不孕时间2～13年。中医辨证均为脾肾两虚。中药组（本组）用调经促孕丸（鹿茸、仙茅、淫羊藿、黄芪、茯苓、丹参、赤芍等18味药）。有月经周期者，于月经周期第5日开始服药，无月经周期者于每月第1日开始服药，每日2次，每次50粒，连服20日。西药组97例，于月经周期第5日开始口服氯底酚，每日1次，每次50 mg，连服5日。两组均3个月经周期为1疗程。结果：中药组与西药组恢复正常月经周期分别为65.27%、71.48%，排卵有效率为56.7%、57.41%，妊娠率为35.06%、37.1%，两组无明显差异；流产率分别为9.52%、30.3%，中药组明显低于西药组。（上海中医药杂志，1987，5）

（4）王会敏以中药补肾为主合氯底酚治疗排卵障碍性不孕63例：①调整月经周期：月经后期用枸杞子、菟丝子各15 g，当归、白芍各12 g，山茱萸、续断各10 g，覆盆子6 g。于周期第5日始连服7剂。排卵期用益母草、路路通、王不留行各12 g，柴胡、香附、枳壳、红花各10 g。于周期第15日开始连服5剂。经前期用菟丝子、枸杞子、覆盆子各15 g，五味子、山茱萸、巴戟天各10 g，紫河车（研吞）2 g。于周期第18日开始连服10剂。行经期用益母草15 g，红花、泽兰、五灵脂、怀牛膝、当归、川芎各10 g，蒲黄6 g。于经行第1日开始连服4剂。肾阳虚加仙茅、淫羊藿；肾阴虚加熟地黄、女贞子。②诱发排卵：氯底酚每日1次，每次50 mg。于周期第5日开始连服5日。对激素水平上升至中度以上时，肌注黄体酮20 mg，每日1次，连用3日，在撤药出血的第5日开始用氯底酚治疗。经1～6周期治疗，妊娠50例，1年内妊娠1例。（河北中医，1991，5）

（5）王雪敏用中药循期治疗排卵障碍性不孕20例：基础体温（BBT）上升前2日，特别是前3～5日（或月经周期第6～13日）用山药20 g，女贞子15 g，何首乌、生地黄、泽泻、茯苓、当归、牡丹皮、白芍各10 g，山茱萸、砂仁各6 g，鹿茸（研末，分冲）1 g；BBT上升前2日至上升后1日（或月经周期第14～16日）用山药20 g，女贞子、紫石英（先煎）各15 g，续断、肉苁蓉、菟丝子、巴戟天各10 g，川牛膝、川芎、红花各6 g，鹿茸（研末，分冲）1 g；排卵后（或月经周期>17日）用黄芪30 g，山药20 g，党参、紫石英（先煎）各15 g，菟丝子、补骨脂、覆盆子、炒白术、生地黄、续断各10 g，砂仁（后下）4 g，鹿茸（研末，分冲）1.5 g。每日1

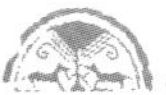

剂，水煎服。月经>35 日未至，用黄体酮 40 mg，肌注 1 次。共治疗 20 例，结果：治愈 14 例，好转 4 例，显效、无效各 1 例。（河南中医，2001，2）

（6）张晓春用归肾丸合四逆散治疗排卵障碍性不孕 59 例：经后期（月经第 5～11 日）用归肾丸加味：茯苓 15 g，熟地黄、山药、菟丝子、续断各 12 g，山茱萸、枸杞子各 10 g，甘草 6 g。经前期（第 17～28 日）上方加黄芪 15 g，巴戟天 12 g。经间期（第 12～16 日）用四逆散加味：柴胡、枳实、赤芍、桃仁、红花各 12 g，川牛膝、急性子各 10 g，甘草 6 g。随症加减，每日 1 剂，水煎服。外感时停用。结果：治愈 38 例，好转 13 例，无效 8 例，总有效率 86%。（山东中医杂志，2002，7）

（7）蔡惠颜中西医结合治疗卵巢功能障碍不孕 15 例：药用熟地黄 24 g，党参、白术、茯苓、续断各 15 g，白芍、桑寄生、菟丝子各 12 g，淫羊藿 9 g，当归身 6 g，砂仁（后下）、炙甘草各 5 g。随症加减，于月经周期第 3 日开始，每日 1 剂，水煎服。第 12～15 日，取穴：中极、关元、三阴交（双），加电针刺激 20 分钟；子宫（双），直接麦粒艾灸 7 壮；每日 1 次。并于周期第 3～7 日，用枸橼酸氯米芬（CC），每日 50 mg，口服。尿液测定 LH 峰后，34～36 小时内人工受精。对照 1 组 14 例，于月经周期第 3～7 日，用 CC，每日 50 mg，口服；卵泡未成熟，每日量每周期递增 50 mg，每日剂量≤250 mg；对照 2 组 13 例，于月经周期第 4、6、8、9 日，用尿促性腺激素 150 U，肌注；均超声波检查及尿液 LH 峰示卵泡成熟后，用人绒毛膜促性腺激素 10 kU，肌注，于 34～36 小时内人工授精。正常对照组 21 人。结果：三组分别总妊娠率 46.7%、42.9%、46%。（广州中医药大学学报，2003，1）

（8）朱玉妹中西医结合治疗排卵障碍性不孕 28 例：卵泡期（月经周期第 5～14 日）用菟丝子、党参、黄芪各 30 g，淫羊藿 20 g，制何首乌 15 g，巴戟天、熟地黄、当归、白芍、川芎、紫河车各 10 g；排卵期（月经周期第 14 日左右）用丹参、菟丝子各 30 g，当归 15 g，香附、熟地黄、桃仁、红花、赤芍、川芎各 10 g；黄体期（排卵后至月经来潮前）用菟丝子、紫石英、党参各 30 g，淮山药、黄精各 15 g，熟地黄、当归、淫羊藿、肉苁蓉各 10 g；经行期用益母草 30 g，当归、红花、川芎、桃仁、香附、月月红各 10 g。随症加减，每日 1 剂，水煎服。1 个月为 1 疗程。并于月经第 5 日用枸橼酸氯米芬 50 mg，每日顿服，用 5 日。对照 1、2 组分别 22、20 例，分别用上述中、西药。结果：三组分别妊娠 20、11、8 例，有效 5、5、2 例，无效 3、6、10 例。（上海中医药杂志，2006，1）

（9）葛小红中西医结合治疗排卵障碍性不孕 60 例：卵泡期（月经周期第 5～11 日）用菟丝子 30 g，制黄精、杜仲、墨旱莲各 20 g，生黄芪、怀山药、熟地黄、当归、枸杞子、焦白术、川续断、制狗脊各 15 g。排卵期（第 12～16 日）用丹参、生黄芪各 30 g，淫羊藿 20 g，当归、赤芍、鸡血藤各 15 g，香附、路路通各 12 g，鹿角片（先煎）、石菖蒲各 10 g，桂枝、炮穿山甲（先煎）各 6 g。黄体期（第 17 日至月经来潮）用菟丝子、生黄芪各 30 g，熟地黄、淫羊藿、肉苁蓉、当归、巴戟天各 15 g，香附、仙茅各 10 g，陈皮 6 g，紫河车粉（分吞）3 g，鹿角霜 2 g。月经期用桃红四物汤加减（无不适不用）。每日 1 剂，水煎服。与对照组 50 例，均用枸橼酸氯米芬 50 mg，每日口服；于月经期（或孕酮撤药出血）第 5 日开始，用 5 日。均 3 个月经周期为 1 疗程。结果：两组分别妊娠 25、12 例。（实用中西医结合临床，2006，2）

（10）张灵芳用促卵方治疗排卵功能障碍 100 例：紫石英 20 g，枸杞子 15 g，巴戟天 12 g，仙茅、淫羊藿、肉苁蓉、丹参各 10 g，山茱萸 9 g，紫河车、肉桂各 3 g。每日 1 剂，水煎服。20 日为 1 疗程。对照组 50 例，用枸橼酸氯米芬胶囊 50 mg，每日顿服；5 日为 1 疗程。用 3 个疗程，结果：两组分别痊愈 60、20 例，显效 21、12 例，有效各 9 例，无效 10、9 例，总有效率

90%、82%（$P<0.05$）。（实用中医药杂志，2005，1）

（11）马树秀用益精活血促孕汤治疗排卵功能障碍60例：熟地黄30 g，银杏叶、制何首乌、淫羊藿各12 g，当归、枸杞子、菟丝子、五味子、紫河车（分冲）各10 g，川芎9 g，红花6 g。痰湿加半夏、菖蒲、制南星；血瘀加桃仁、益母草；气虚加党参、黄芪；肾阳虚加巴戟天；肝气郁结加柴胡、香附、郁金。每日1剂，水煎服，用10日。1个月经周期为1疗程。对照组58例，于月经第7日用戊酸雌二醇（商品名补佳乐，每片1 mg）1片顿服。用7日。两组均于月经第5日开始，用枸橼酸氯米芬50～100 mg，口服。结果：两组分别妊娠25、14例（$P<0.05$）。Insle评分、子宫内膜厚度治疗后两组比较均有显著性差异（$P<0.01$）。（中国中西医结合杂志，2005，4）

（12）王怀玉用家传速孕金丹治疗排卵功能障碍60例：丹参、龟鹿二仙胶各12 g，制附子、淫羊藿、巴戟天各9 g，紫石英6 g，紫河车3 g，沉香1.5 g。制成蜜丸，每丸9 g，每日2次，每次1丸，排卵期每日3次，口服。对照组30例，用枸橼酸氯米芬胶囊常规剂量口服。均3个月经周期为1疗程。结果：两组分别治愈46、3例，显效6、4例，有效各6例，无效2、17例，总有效率96.7%、43.3%（$P<0.01$）。（安徽中医临床杂志，2001，1）

（13）王隆卉用益肾活血助孕法治疗排卵功能障碍40例：用枸杞子15 g，当归、核桃仁、淫羊藿、巴戟天、肉苁蓉、皂角刺各12 g，熟地黄、丹参、香附、牡丹皮各10 g。阳虚加鹿角片、阳起石；阴虚加女贞子、炙龟甲；肝郁加柴胡、郁金；痰湿郁滞加茯苓、菖蒲。于月经净开始，每日1剂，水煎服，用10～14日；3个月为1疗程。用1～3个疗程，随访1年，结果：治愈22例，好转11例，无效7例，总有效率82.5%。（辽宁中医杂志，2001，10）

（14）张建伟用二至调经方免煎剂治疗排卵障碍性不孕症28例：菟丝子15 g，女贞子、墨旱莲、枸杞子各12 g。每日1剂，冲服。与对照组25例，均用尿促性素（HMG），每日150 IU，肌注；据卵泡发育情况调节用量。均于月经周期第3日开始，用至第20日。若卵泡成熟停止治疗，当日用绒毛膜促性腺激素（HCG）8 kIU，肌注。嘱患者隔日同房1次；B超示排卵当日同房1次。除妊娠外，均3个月经周期（或3个月）为1疗程。结果：妊娠率两组分别46.43%、20%。HMG周期用药量、HCG注射日优势卵泡个数、卵泡评分及周期妊娠率两组比较均有显著性差异（$P<0.01$或$P<0.05$）。（江苏中医药，2006，1）

（15）黄兆政用补肾养血法治疗无排卵性不孕86例：药用炙龟甲15 g，当归、炒白芍、菟丝子、巴戟天、肉苁蓉、熟地黄、覆盆子、枸杞子、制香附各10 g，川芎6 g。寒甚加肉桂、熟附子、紫石英；月经量少加黄芪；B超示卵泡直径约20 mm加三棱、莪术；基础体温上升后，高温相<0.3 ℃且<12日加黄芪、党参。每日1剂，水煎服，于月经净开始，用至月经来潮。用3～12个月，结果：痊愈35例，好转29例，无效22例，总有效率74.4%。（四川中医，2002，4）

（16）陈芷玲用调经促排助孕汤治疗无排卵性不孕症32例：药用紫石英（先煎）30 g，黄芪20 g，党参15 g，当归、熟地黄、菟丝子、淫羊藿、枸杞子各12 g，川花椒、香附各10 g，肉桂（后下）3 g。随症加减，每日1剂，水煎服；月经周期第5日开始，用至排卵。用1～5个月经周期，结果：均妊娠。（实用中医药杂志，2002，4）

（17）石亚兰中西医结合治疗无排卵性不孕120例：于月经周期第5日开始，用促卵泡汤：细生地黄、菟丝子、淮山药各15 g，赤芍、白芍、全当归各12 g，枸杞子、女贞子、黄精、肉苁蓉、山茱萸肉、红花各10 g。用5日。继用促排卵汤：熟地黄15 g，川杜仲、桑寄生各12 g，山药、山茱萸、淫羊藿、仙茅、肉苁蓉、巴戟天各10 g。用7日。均肾阴虚加地骨皮、龟甲，阳虚加附子、肉桂、韭菜子；肝郁肾虚加柴胡、制香附；脾肾两虚加黄精、党参、炒白术；肥胖伴痰湿加半夏、苍术、白术、菖蒲。每日1剂，水煎服。并于月经周期第5日开始，用枸橼酸氯米芬

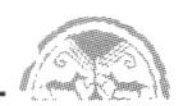

50～100 mg，用5日；再用己烯雌酚0.5 mg，用17日；均日顿服。于月经第17日开始，用黄体酮20 mg，每日1次肌注，用6日。B超示卵泡发育至18 mm，用绒毛膜促性腺激素5000 U，隔日1次肌注，用3次。均3个月经周期为1疗程。用1个疗程，结果：有效94例（其中妊娠46例），无效26例，总有效率78.3%。（江苏中医药，2003，5）

（18）崔火仙用补肾促卵助孕汤治疗无排卵性不孕症43例：药用菟丝子30 g，淫羊藿、肉苁蓉、熟地黄、枸杞子各15 g，淮山药20 g，山茱萸、香附各10 g，当归12 g，川芎6 g。肾阳虚加仙茅、巴戟天，阴虚加女贞子、墨旱莲；夹痰湿加姜半夏、化橘红、陈胆南星；肝郁加柴胡、白芍；瘀滞甚加泽兰、益母草。每日1剂，水煎服；用14日。与对照组均用枸橼酸氯米芬50 mg/d口服，用5日。均于月经（或孕酮撤药出血）第5日开始；3个月经周期为1疗程。结果：两组分别妊娠22、7例（$P<0.05$），未妊娠21、19例。（浙江中医杂志，2003，7）

（19）陆天明用益肾调经汤合针刺治疗无排卵性不孕90例：药用菟丝子20 g，怀山药、柴胡、女贞子、枸杞子、当归、北刘寄奴、木香、怀牛膝、香附各15 g，山茱萸10 g。随症加减，每日1剂，水煎服。取穴：关元、中极、血海。肾虚配肾俞、命门；气血亏虚配百会、足三里；肝郁配内关；痰湿配丰隆、三阴交；宫寒血瘀配膈俞；湿热内阻配阴陵泉。针刺，平补平泻法，留针30分钟，其间行针2～3次，每日1次。10日为1疗程，疗程间隔5～7日；月经期停用。对照组66例，西药常规促排卵治疗。用2～3个月经周期，结果：两组分别有效（症状、体征、实验室指标均明显改善）87、61例，无效3、5例，有效率96.67%、92.42%。分别妊娠57、24例（$P<0.01$）。（光明中医，2007，11）

（20）张晓金从肝肾论治无排卵性不孕44例：药用川续断18 g，白芍、菟丝子、枸杞子各15 g，柴胡、熟地黄、山茱萸、淫羊藿各12 g，枳壳10 g，炙甘草6 g。随症加减，每日1剂，水煎服，于月经周期第5日开始，用至排卵后10日。与对照组40例，均用枸橼酸氯米芬50 mg，每日口服；于月经周期第5日开始，用5日。排卵效果不佳，于第3个周期加倍。用3个周期，结果：两组分别排卵41、25例，妊娠36、9例。（中医杂志，2008，8）

（21）罗凌用补肾调冲汤治疗排卵功能障碍性不孕82例：药用菟丝子、黄精、紫石英各15 g，当归、巴戟天、肉苁蓉各10 g，川芎、五味子各6 g。于月经周期第5日开始，每日1剂，水煎服；1个月为1周期，3个月为1疗程。月经期停用。用1～2个疗程。对照组41例，用枸橼酸氯米芬100 mg，口服；于月经周期第5日开始，用5日。B超监测卵泡成熟后（卵泡直径≥18 mm），用绒毛膜促性腺激素10 kU，肌注1次。结果：两组分别排卵49、26例，显效7、4例，总有效率68.3%、73.17%；妊娠40、9例。（新中医，2008，4）

（二）经验良方选录

1. 内服方：

（1）马齿苋、黄芪、覆盆子、益母草、白术、墨旱莲各30 g，香附、炒枳壳、地鳖虫、丹参、菟丝子、赤芍各20 g，桃仁15 g，柴胡、当归各12 g，炙甘草10 g，生姜5片，大枣5枚，红糖水少许。每日1剂，水煎服。主治排卵功能障碍性不孕。

（2）菟丝子60 g，杜仲、桑寄生、紫河车各30 g，茯苓、当归、山药、何首乌、艾叶各24 g，荔枝核、枸杞子、肉苁蓉、鹿角霜、砂仁、乌药各15 g，车前子6 g。共研细末，炼蜜为丸，每服3 g，每日2次，1剂为1疗程。主治无排卵型不孕。

（3）当归300 g，鸡血藤200 g，赤芍、白芍、川芎、醋香附各150 g，柴胡100 g，薄荷50 g。共研细末，水泛为丸，经净后3日每服10 g，每日2次，温开水下，3个月经周期为1疗程，孕后药量减半，续服1疗程。主治黄体不全性不孕。

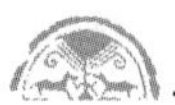

(4) 丹参12 g，桃仁、赤芍、延胡索各9～12 g，当归、红花、柴胡、川楝子各9 g，川芎、小茴香各6 g。每日1剂，头煎口服，二煎浓缩至100 mL，温热保留灌肠。主治不孕症，多为子宫内膜异位症、输卵管不通或盆腔炎有粘连者。

(5) 炒白术30 g，巴戟天12 g，党参、山药、芡实、杜仲、菟丝子各10 g，肉桂、附子各6 g。每日1剂，水煎服。主治无排卵型不孕症，怕冷，大便稀溏，腰酸乏力，面色黄白，苔薄舌胖，脉沉细，月经延期或痛经。

(6) 女贞子、山药、龟甲各15 g，熟地黄、墨旱莲、茯苓各12 g，鹿角胶、五味子、山茱萸、泽泻、牡丹皮各9 g，紫河车（研末，分次吞服）3 g。每日1剂，水煎，服2次。1个月为1疗程。主治排卵障碍不孕。

(7) 菟丝子20 g，桑寄生15 g，巴戟天、茺蔚子、炒山药各12 g，淫羊藿、当归、紫河车、鹿角霜、杜仲、山茱萸、白芍各10 g。月经期第16日开始，每日1剂，水煎服，用7日。主治排卵功能障碍性不孕。

(9) 紫石英30 g，当归、淫羊藿、牛膝、续断各15 g，菟丝子、枸杞子、香附、赤芍、白芍、牡丹皮各9 g，川芎、桂心各6 g，川花椒3 g。每日1剂，水煎，分2次服。主治卵巢功能失调性不孕。

(10) 赤砂糖30 g，丹参、益母草、川续断各12 g，牛膝、泽兰、当归各10 g，香附9 g，川芎6 g，红花、月季花各5 g，艾叶3 g。每日1剂，水煎服。主治功能性不孕。

(11) 紫河车100 g，菟丝子、覆盆子各20 g，当归、泽兰、桃仁、陈皮各10 g。共研细末，每服3 g，每日2次，温开水下，3个月为1疗程。主治排卵失调、黄体不全性不孕。

(12) 川楝子、延胡索、香附、郁金、佛手、当归、川芎、青皮各10 g，乌药、陈皮各6 g。每日1剂，水煎，2次分服，1个月为1疗程。主治肝郁气滞型无排卵性不孕。

(13) 桑寄生30 g，金樱子、何首乌各20～30 g，熟地黄、菟丝子、党参各24 g，枸杞子15 g，淫羊藿9 g，砂仁（后下）3 g。每日1剂，水煎服。主治不排卵性不孕症。

(14) 淫羊藿、王不留行、漏芦、牛膝、路路通、红花、当归、桃仁各10 g，郁金、石菖蒲各9 g，川芎6 g，肉桂5 g。每日1剂，水煎服。主治功能失调性不孕。

(15) 山药、阿胶各15 g，当归、川续断、枸杞子、墨旱莲、淫羊藿、肉苁蓉、菟丝子、何首乌、熟地黄各9 g。每日1剂，水煎服。主治排卵功能失调不孕。

2. 外治方：

(1) 透骨草、艾叶各60 g，土鳖虫、五加皮、归尾、白芷、赤芍、红花、没药、乳香、千年健各30 g，羌活、独活、川乌、防风、干漆各20 g，血竭、川花椒各15 g。共研细末，每取250 g装布袋内，蒸透后热敷小腹部，每日2次，每次20分钟，1剂药用10日。主治排卵障碍性不孕。

(2) 蒲公英30 g，威灵仙、乳香、没药各20 g，赤芍、透骨草、红花、路路通各15 g。共研细末，装布袋内，隔水蒸40分钟后，热敷下腹部（双侧）30分钟，1剂药用3日。主治排卵障碍性不孕。

(3) 蒲公英、金银花藤各30 g，厚朴、皂角刺各15 g，生大黄10 g。水煎取液100 mL，每晚临卧前作保留灌肠，1剂药用3日，经来时停药。主治功能失调性不孕。

3. 食疗方：

(1) 鹿鞭（雄鹿的外生殖器）100 g，当归25 g，枸杞子、北黄芪各15 g，生姜3片，嫩母鸡1只（不超过800 g重）。将嫩母鸡开膛，去肠及内脏，洗净，连同上述前5味放在沙锅中，加水适量煮沸后，改用小火炖至鸡烂，再将阿胶下入，待阿胶溶化后调味。食用，连续多次，效显。主治排卵障碍性不孕。

（2）鲜姜、红糖各 500 g。在三伏天制最佳。将鲜姜洗净切片，捣烂如泥，调入红糖，放锅内蒸 1 小时，取出放充足阳光下晒 3 日，然后再蒸再晒。按此法共蒸 9 次晒 9 次，即每伏蒸晒 3 次。应在月经来潮的头一日开始服，每次 1 汤匙，每日 3 次，连服 1 个月，不得间断。主治排卵障碍性不孕。

（3）精羊肉 750 g，肉苁蓉、淮山药、蜜枣各 30 g，枸杞子 15 g，生姜 6 g，精盐适量。将羊肉洗净切块，入沸水中汆一下，再与肉苁蓉、淮山药、蜜枣、枸杞子、生姜一同放入沙锅内，加水适量，大火烧沸后改用文火炖至烂熟，加盐调味，吃肉喝汤。每日 1 剂。主治排卵障碍性不孕。

（4）芡实 60 g，仙茅 15 g，麻雀 10 只，大枣 10 枚，精盐适量。将麻雀宰杀，去皮、内脏、脚爪，洗净，仙茅用纱布包好，然后与大枣、芡实一同放入沙锅内，加水适量，大火烧沸，改用文火炖至烂熟，拣出药袋，用盐调味服食。每日 1 剂。主治排卵障碍性不孕。

（5）淫羊藿 250 g，熟地黄 150 g，醇酒 1250 mL。将淫羊藿、熟地黄捣碎，用纱布包好，置入酒中，密闭浸泡，勿令泄气。春夏 3 日，秋冬 5 日即可饮用。每取适量加温饮服，常令有酒力相续，但不得太醉。主治排卵障碍性不孕。

（6）牛腿肉 250 g，丹参、当归各 20 g，甘草 3 g，调料适量。将牛肉洗净切块，丹参、当归、甘草洗净，一同放入沙锅内，加水炖至烂熟，调味，吃肉喝汤。每日 1 剂，2 次分服。主治排卵障碍性不孕。

（7）胡萝卜 120 g，粳米 100 g，白糖适量。将胡萝卜洗净，切成小块，备用。粳米淘洗干净，入锅煮粥，八成熟时加入胡萝卜块，再煮至粥熟，加入白糖调服。每日 1 剂。主治排卵障碍性不孕。

（8）鸡肉、粳米各 100 g，陈皮 20 g，精盐适量。先将陈皮水煎取汁，备用。鸡肉洗净，切成小块，与洗净的粳米同煮为粥，兑入药汁，再煮一二沸，加入精盐即成。每日 1 剂。主治排卵障碍性不孕。

（9）新大米、精盐各适量。用新大米煮粥，捞取粥面上的胶质液体（如泡状物，因其形如膏油，故名“米油”）。必须是大锅粥，米多胶液多。调以精盐食之。主治排卵障碍性不孕。

（10）大米 200 g，莲子肉 50 g，党参、黄芪、芡实、黄精各 30 g。将后 5 味水煎取汁，兑入大米粥内，再稍煮即成。每日 1 剂，2 次分服。用 10 日。主治排卵障碍性不孕。

（11）菟丝子 30～60 g，粳米 100 g，白糖 20 g。先将菟丝子水煎去渣，再入粳米煮为稀粥，加糖服食。每日 1 剂，2 次分服。主治排卵障碍性不孕。

（12）神曲 30 g，苍术、陈皮各 15 g，粳米 100 g。将前 3 味水煎取汁，兑入粳米粥内，再稍煮即成。每日 1 剂。主治排卵障碍性不孕。

第十三章　妇科综合征

第一节　经前期紧张综合征

一、病证概述

妇女在月经前期有规律地出现的一系列异常征象，称为经前期紧张征。其发病与卵巢功能失调、雌激素较孕激素相对增高、水钠潴留、自主神经系统功能紊乱、催乳素升高及某些化学物质和乙酰胆碱与组胺增加有关。该类症状周期性发作，于经前 1～2 周出现症状，经后症状消失。经前期紧张征主要表现为经行发热、头痛、口舌糜烂、乳房胀痛、泄泻、浮肿、风疹块、身痛等。中医认为本病的发生与经前机体脏腑功能失调有关。若素体虚弱，或因七情所伤、饮食起居不当、劳累过度而损伤了机体的正常气血运行，造成肝郁气滞、心脾两虚、肝肾阴虚等情况，经期来临，经血下注血海，全身阴血不足，冲脉盛实，血海满盈，如此上虚下盛，阴阳失调，故而出现一系列证候。月经过后，冲脉平复，症状即可消失。

二、妙法绝招解析

（一）肝郁气滞，血虚络阻（刘奉五医案）

1. 病历摘要：单某，女，32 岁。经前头晕，乳房胀，小腹胀已 2 年。现病史：近 2 年来，每于经前 7～10 日，即开始头晕，乳房发胀，小腹胀，手足发麻，而且极容易感冒怕冷，睡眠尚好，经后即渐恢复，每次月经前均如此。曾经妇科检查，未见异常。末次月经为 6 月 13 日。舌象：苔微黄。脉象：弦紧。诊断为经前期紧张综合征。

证属肝郁气滞，血虚络阻。治宜养血疏肝，理气通络。药用山药 15 g，络石藤、茯苓、白芍、猪苓、泽泻各 12 g，当归、黄芩、白术、路路通、黄连各 9 g，甘草、川芎、柴胡各 6g。每日 1 剂，水煎服。服 9 剂后，月经来潮。经前期未出现上述症状，近期症状改善。（《刘奉五妇科经验》，人民卫生出版社，1994）

2. 妙法绝招解析：本例属于血虚肝郁，气滞络阻，肝郁气滞，气血不畅，经络壅滞，故见乳胀及小腹胀。气郁脉络不通，筋脉失养，故见手足麻木。气郁化火上攻头目，故见头晕。又因平素血虚，营卫失和，卫外不固，故易感受外邪，而且自觉怕冷。治以养血疏肝，理气通络为法，方用逍遥散加减。方中当归、川芎、白芍养血柔肝；柴胡疏肝解郁；黄芩清热泻肝；山药、白术、茯苓、甘草健脾和胃；猪苓、泽泻健脾利湿；络石藤、路路通活血疏通经络，以调和气血。

（二）肝木郁结，阴虚火动（朱小南医案）

1. 病历摘要：周某，女，33 岁。经期尚准，惟临经时头晕胸闷，食欲不振，常易心烦，记忆力较差，经净后常有白带。据述经来时胸襟不宽，夜寐不安，情绪容易激动，易多思虑，又感头眩，脉细数，舌质绛，苔薄黄。诊断为经前期紧张综合征。

证属肝木郁结，阴虚火动。治宜疏肝解郁，养血清热。药用甘松香、生地黄、石斛、制何首乌、白芍、制香附、炒枣仁、合欢皮、枸杞子、穞豆衣、青蒿各9 g。每日1剂，水煎服。先后治疗4次，恶心时，去何首乌，加姜半夏；有带时，加椿皮、海螵蛸。历时二月余，经行心烦始告痊愈。(《朱小南妇科经验选》，人民卫生出版社，1981)

2. 妙法绝招解析：古人认为烦与躁，实有分别。烦者是胸中热而不安，多属阳；躁者是手足动而不宁，多属阴。本例患者，烦多于躁，经行时加剧，所以名经行心烦。其病机为肝木郁结，情绪不佳，常因一言一语，引起激动不安。木郁则易化火，阴虚则火动，头晕失眠，日久则克脾土，因此胃呆恶心等征象蜂起。治疗以疏肝条达，健脾和胃为主，兼有上述功效者首推甘松香，以此作为主药。《本草纲目》属芳草类，王好古谓能："理元气去郁"，为开郁的妙药；其味芳香，又能醒脾悦胃。近人以甘松香配陈皮，医治妇人脏躁，亦颇见效。复以生地黄、石斛、白芍养阴，香附的疏肝理气；合欢皮的消忿息怒，益神增智；枣仁的养心益肝，安神滋养；枸杞子的养肝益精，滋肾助气；青蒿以退虚热；而穞豆衣亦为本症的要药，本品为黑料豆之衣，性甘平，能养阴血以平肝风，又能清虚热以解烦，所以对阴虚火动的征象，颇为适应。

（三）肝失条达，郁而化火（方爱国医案）

1. 病历摘要：胡某，女，35岁。因家庭不和大怒，当即感觉一股热气扑面，致此次月经量多，色鲜红并伴发热，尔后每次经行均为高热，曾用丹栀逍遥散数剂，效果不显。现经行已1日，量多色红，发热（体温39.2 ℃），口干渴喜饮，面红目赤，心烦易怒，胸脘及两胁下胀痛，舌质红，舌苔黄，脉弦数。诊断为经前期紧张综合征。

证属肝失条达，郁而化火。治宜疏肝解郁，清热调经。方选龙胆泻肝汤加减。药用生地黄18 g，炒栀子、牡丹皮各15 g，龙胆、车前子各12 g，柴胡、泽泻、全当归、黄芩、黄柏各10 g，生甘草3 g。每日1剂，水煎服。服1剂热势渐减，3剂后诸症减轻，发热未作，后以丹栀逍遥散10余剂调治，至第二次经期，经色、经量皆正常，已无发热，诸症未作。随访半年未复发。(新中医，1989，6)

2. 妙法绝招解析：经前高热，临床少见。此案乃因经期大怒伤肝，肝失条达，郁而化火而致经期高热。始以丹栀逍遥散其效不显，乃因实火过盛，而药效不及。故以龙胆泻肝汤泻肝经实火，去木通，配牡丹皮、黄柏旨在凉血清热，使血不妄行。药证合拍，使肝火泻而诸症除，后以丹栀逍遥散既可免前方苦寒太过而伤脾胃，又可疏肝解郁，清热调经以资巩固。

（四）气滞血瘀，瘀阻经脉（丛春雨医案）

1. 病历摘要：孙某，女，28岁。月经来潮时肌肉关节疼痛半年余。两年前曾做过人工流产。半年多来月经量少，经色紫黯有小血块，经期2日，近二个月经期不足1日，有时点滴而至。月经期全身刺痛、憋胀难忍，心烦焦躁，手足心热，口干喜冷饮，小便淡黄，大便干结，而经后诸症渐平。查其舌象，舌质黯，舌边有瘀斑，苔薄，脉弦细数，左关弦数有力。诊断为经前期紧张综合征。

证属气滞血瘀，瘀阻经脉。治宜行气化瘀，通经止痛。方选凉血通经止痛汤。药用丹参30 g，生地黄、牡丹皮各15 g，桃仁、红花、醋香附、柴胡、怀牛膝各10 g，赤芍、泽兰、羌活、秦艽各9 g。并令患者每日以天冬30 g煎汤代茶，频频服之。每日1剂，水煎服。正逢月经前1周用此汤药6剂后，月经来潮，经量较前明显增多，有小血块，全身肌肉疼痛减轻，但关节仍然疼痛，而手足热轻、口干减，二便渐趋正常。查舌象同前，脉见缓，左关见弦细。脉症相参，说明厥阴气滞。血分瘀热之象大减，但病情仍未控制，须坚持治疗。嘱患者月经后暂不服用汤药，用生山楂、天冬各90 g，共研细粉，每日3次，每次6 g，白水冲服；于月经前一周开始服用凉血通经止痛汤，直至月经干净为止。约10剂汤药，连续治疗3个月，半年后随访，月经量增多，经期3日，未见全身肌肉关节疼痛。(《中医妇科临床经验选》，中国中医药出版社，1994)

2. 妙法绝招解析：经行血瘀身痛证多属寒湿之邪，然本案却在人工流产后，气滞血瘀，瘀久化热，热滞血瘀而发病，并伴口干喜冷饮、溲黄便赤之症，故拟凉血通经止痛汤以凉血化瘀，通经行滞，收到调经止痛之效果。然临床用药又先使用天冬一味煎汤代茶，频服，后用生山楂、天冬粉剂冲服。遵原方治疗3个月经周期而病愈。为何喜用天冬治疗本病？因天冬味甘微辛性凉，津液浓厚滑润，其色黄兼白，入肺以润燥热，入胃以清实热，故有生津止渴之效，而其津液浓滑之性，又可通利二便，流通血脉，畅达经络。张锡纯最为推崇天冬，他咀服天冬品尝，口得人参气味，其气夹其浓滑之津液以流行于周身，而痹之偏于半身者可除，周身之骨得深养而骨髓可健。张氏独有体会，尝云"天冬之物原外刚内柔也。而以之作药则为柔中含刚，是以痹遇其柔中之刚，则不期开而自开，骨得其柔中之刚，不惟健骨且能健髓也。"故治疗经行热瘀身痛一证反复喜用天冬之道理尽在其中。

（五）肝郁气滞，横逆犯脾（裘笑梅医案）

1. 病历摘要：吴某，女，20岁。15岁月经初期，月经先后一周不定。近年来每于经前及经期烦躁易怒，悲伤欲哭，性情孤僻，不能自制。伴心悸，失眠多梦，健忘，头项痛，面目及四肢轻度浮肿，食纳欠佳，溺黄。诊查：舌淡红有瘀点，苔微黄，脉沉细。诊断为经前期紧张综合征。

证属肝郁气滞，横逆犯脾。治宜疏肝解郁，佐以健脾。药用首乌藤30 g，云茯苓25 g，丹参15 g，郁金、佛手、白蒺藜、泽泻各12 g。每日1剂，水煎服。服5剂后，月经届期，前症又现。治以疏肝解郁，养血通经。药用首乌藤30 g，桑寄生、云茯苓各25 g，白芍、丹参、淮牛膝各15 g，郁金、合欢皮各12 g，甘草6 g。继服5剂，末次月经来潮时，前症稍减，但面目和四肢仍略浮肿，时有腹胀。舌淡红，尖有红点，苔薄白微黄，脉沉细。虽肝郁稍解，但脾伤未复，仍需疏肝健脾。药用桑寄生、首乌藤各30 g，云茯苓25 g，郁金、丹参、白术、泽泻各12 g，青皮6 g。服5剂后，经前诸症显著减轻，但睡眠仍较差。舌淡红，苔白，脉弦稍滑。仍守前法，佐以宁神之品。药用首乌藤30 g，云茯苓、百合各25 g，白芍、丹参各15 g，郁金、白术各12 g，香附10 g，甘草6 g。继服5剂，月经应期来潮，前症悉除。自觉心情舒畅，眠纳均佳，仅有面目轻浮。守前法以善其后。随访二年余，疗效巩固。(《裘笑梅妇科临床经验选》，浙江科学技术出版社，1984)

2. 妙法绝招解析：本病西医认为与自主神经功能紊乱、性激素紊乱有关。中医古籍中，则以各种兼定命名，如经期烦躁、经期头痛、经期浮肿等。从临床症状来看，其发病机制大概有三种；一是肝郁气滞，平素肝郁恚怒，情志不舒，经期阴血下注血海，肝失血养而更郁，出现烦躁易怒，经前乳胀，甚或悲伤欲哭，失眠多梦等。二是脾虚或肝气横逆犯脾，可致经前浮肿、泄泻等。三是血虚肝旺，或因肝郁化火所致，或因肾虚血少不能涵养肝木，导致阴虚肝旺，出现头痛、口糜等。本例属肝郁脾虚，故以郁金、香附、白芍、佛手疏肝解都，丹参、首乌藤养血宁心；云茯苓、白术健脾，使肝郁得解，脾土得健，心神得安，则经前烦躁失眠诸症得除。

（六）肝郁气滞，血虚络阻（哈荔田医案）

1. 病历摘要：单某，女，32岁。经前头晕，乳房胀，小腹胀已2年。现病史：近2年来，每于经前7～10日，即开始头晕，乳房发胀，小腹胀，手足发麻，而且极容易感冒怕冷，睡眠尚好，经后即渐恢复，每次月经前均如此。曾经妇科检查，未见异常。舌苔微黄。脉弦紧。诊断为经前期紧张综合征。

证属肝郁气滞，血虚络阻。治宜养血疏肝，理气通络。药用山药15 g，白芍、络石藤、茯苓、猪苓、泽泻各12 g，白术、路路通、当归、黄连、黄芩各9 g，川芎、柴胡、甘草各6 g。每日1剂，水煎服。服上方9剂，月经于今日来潮。经前期自服药后，未出现上述症状，近期症状改善。(《哈荔田妇科医案医话选》，天津科学技术出版社，1982)

2. 妙法绝招解析：本例属于血虚肝郁，气滞络阻，肝郁气滞，气血不畅，经络壅滞，故见乳胀及小腹胀。气郁脉络不通，筋脉失养，故见手足麻木。气郁化火上攻头目，故见头晕。又因平素血虚，营卫失和，卫外不固，故易感受外邪，而且自觉怕冷。治以养血疏肝，理气通络为法，方用逍遥散加减。方中当归、川芎、白芍养血柔肝；柴胡疏肝解郁；黄芩、黄连清热泻肝；山药、白术、茯苓、甘草健脾和胃；猪苓、泽泻健脾利湿；络石藤、路路通活血疏通经络，以调和气血。

三、文献选录

（一）经前期紧张综合征临证备要

1. 肝为发病枢纽，冲任失调为主要病理基础：经前期紧张综合征是由于脏腑功能失常，冲任气血阴阳失调所致的症侯群。本病与肝脏的关系甚为密切。肝为刚脏，足厥阴肝经络阴器，与冲任二脉相通，并通过冲、任、督脉与胞宫紧密相连。冲任二脉直接参与女性生殖生理活动，冲任的盛通是妇女经、孕、产、乳之根本。清代医家唐容川在《医经精义》中云："冲任本属肝经。"冲为血海，女子以血为用事，血归于肝，肝主血液的储藏与调节，肝血有余，下注冲任，使冲任满盛，变化而为月经；肝主情志，主疏泄，能疏通血脉，宣展气机，使冲任脉流通，气血畅通。因此肝血畅旺，注于冲任，则冲任脉盛；肝气疏泄条达，则冲任脉通，胞宫始能保持其正常的生理活动。故冲任二脉的盛通，不仅需要肾之煦濡，脾之长养，更有赖于肝之调和。万密斋《万氏妇人科·调经》云"肝为血海，冲任之系，冲任失守，血气妄行也。"冲任脉为病多责之于肝，如肝血亏虚，冲任失荣，血海不得盛满，或疏泄无力，气机不畅，气滞血瘀，冲任脉难以流通，冲任二脉不能通盛，则经孕诸疾由此变生。《临证指南医案》亦云"肝气厥逆，冲任皆病。"女子在生理上屡伤于血，并且经前阴血下注血海，全身阴血相对不足，使机体处于有余于气、不足于血的状态，有余于气以致肝气易郁易滞，气血瘀滞，冲任失调；不足于血，则肝血易虚，肝失血养，冲任虚损，而变生诸疾。

临床可见肝脏功能失常导致本病的诸多表现。七情郁结，或性素抑郁，或所愿不遂，或暴怒伤肝，肝失疏泄，气机失其条达冲和，经期阴血下注血海，肝血益虚，肝气更郁，肝经所过之处，气机阻滞，则可见循经之经行头痛、眩晕、乳房胀痛、胸胁作胀等；若肝气横逆犯脾，运化失职，水谷精微不化，反化为湿浊，水湿下注，则见泄泻；水湿泛溢肌肤致浮肿；聚湿成痰，痰热上蒙清窍，则精神情志异常；肝郁则气盛，气盛则日久化火上扰，则见经行发热、经行口糜、烦躁失眠；肝郁化火，灼伤血络，则见衄血等。或由于素体肝肾阴虚，或久病耗血伤津，或胎产众多，或房劳伤肾，肝肾亏虚，经行精血益感不足，阴虚水不涵木，肝木失养，肝阳上亢，上扰清窍，则经行头晕头痛，烦躁失眠；阴虚火旺，则出现经行发热，经行口糜；热灼血络，可致经行吐衄等。此皆由肝病所致。

2. 素体禀赋是发病关键，情志刺激为常见诱发因素：经行前后阳常有余、阴常不足的气血盈虚变化是妇女基本生理现象，作为本病发生的内在条件，并非人皆患病，因而素体禀赋在经前期紧张综合征的发病上，起着重要的作用。《内经》云"精神内守，病安从来。"即良好的精神状

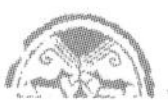

态可使阴阳调和，冲任气血流畅，从而维持脏腑功能正常，反之则易生变故。情志郁怒是本病主要发病因素。肝为刚脏，主疏泄，喜条达而恶抑郁，若情志不畅，致气机不利，肝失条达，疏泄失职，肝气横逆则可发病。女子易于怫郁，多肝郁之证，故本病多见于性格内向，或情绪抑郁，或性情急躁的女子，而性格开朗的妇女发病率较低，并且临床诸多病证中，多伴有经前烦躁易怒或抑郁等情志变化。治无定方，当以调肝为要。

3. 经前期紧张综合征由于临床表现繁多，故其治疗方法多样，治疗当以调整和改善脏腑冲任气血功能状态为主，以调肝为要。夫肝属木，舒则通畅，郁则不扬，《笔花医镜·妇科证论》云"妇女之证，审无外感内伤别证，唯有养血疏肝四字"。采取补肝之血而柔肝，解肝之郁、利肝之气而疏肝，降肝之火而平肝等方法，在疏肝的同时，注意肝"体阴而用阳"和"司冲任"的特点，加入养肝柔肝之品，以柔制刚，防止过用香燥劫伤阴血。肝气郁结又易使脾胃阻滞，影响气血生化，故见肝之病知当传脾，应先实脾。同时要注意调治心、肾、脾，并兼顾养血、清热、渗湿、化瘀等方法。脾虚者，法当健脾；肾阳虚者，温肾扶阳；肾阴虚者，滋补肾阴；阴虚阳亢者，滋阴潜阳；心脾两虚者，则宜养心益脾；血虚气弱者，宜温养血气；心火扰神者，宜清心宁神等。热当清之，但清热泻火不宜过用苦寒克伐之品，以免损伤脾胃、气血。虚则宜补，但不宜过用滋腻，防止闭门留寇。总之选方用药上要做到补而不腻，疏而不伐，温而不燥，凉而不苦，使气机升降有度，冲任气血和畅，脏腑功能协调。

4. 经前期紧张综合征临床表现多样，辨证分型及治则治法也各有不同。如对于气滞血瘀、肝气上逆之经行头痛，可用血府逐瘀汤加减治疗，加蔓荆子、白蒺藜、全蝎等药物加强通络止痛之力；属阴虚阳亢之头痛、头晕者，治宜滋补肝肾，平肝降火，可用天麻钩藤饮加减治疗；肝木侮克脾土，导致肝胃不和之经行泄泻，方用逍遥散加减治疗，可加用山楂炭、乌梅、木瓜以酸泻肝木，而非收敛之意；经行鼻衄，以通经为主，方用顺经汤加减治疗，酌加白茅根、芥穗炭、侧柏叶等凉血止血药以及益母草、牛膝引血下行；经行乳房胀痛者，用柴胡疏肝散加路路通、王不留行、橘核等药物行气活血止痛，有结节者，加青皮、蒲公英、夏枯草、鳖甲等药物，增强活血通络散结之功效；经前发热属热入血室者，治疗以小柴胡汤为主方，和解退热，加益母草活血利水，引热下行，热势较高者加青蒿，取蒿芩清胆之意；肝郁日久，积郁化热，木旺克土，脾胃运化失司，水湿不化，反聚而成痰，痰火相搏，蒙蔽清窍的经行情志异常，以清心泄肝、涤痰开窍为法，方选温胆汤加减治疗。

5. 周期发作，辅助调周：经前期紧张综合征与内科病证颇为相似，但发作具有周期性，治疗中应根据月经周期不同阶段的病机变化特点而调整用药。分为经前、经期、经后及善后调治，经前治标为主，以控制症状；经期配合通经；经后治本为主。并且在经期或经后，血海空虚之时，应配合当归、白芍等养血柔肝之品，使肝阴得养，肝气得舒，而无郁滞之虞。治疗应重视给予足够的疗程，因停药后经前症状易复发，故常用丸药缓图，巩固疗效。

6. 经前期紧张综合征与精神、体质和环境因素密切相关，由于多发生于性格内向和情绪抑郁的育龄期妇女，所以除药物治疗外，还应配合心理治疗，重视调节情志，避免情志刺激，使患者保持心情舒畅和良好的心态；慎起居，在经期应避免感寒受风；多参加有益的群体活动；积极锻炼身体，增强体质；节制房事；并要注意饮食调理，适当控制饮水量；经前、经期勿过食寒凉、辛辣之品，以免伤及机体阴阳。

7. 卵巢早衰以闭经为外在表现，以肾虚冲任失调为内在本质。临床上发现，本病大多为30岁左右的育龄期妇女，卵巢早衰患者除闭经外，还表现有肾虚冲任失调的症状，如腰膝酸软，性欲减退，阴道干涩，潮热汗出，面色晦暗，心烦抑郁，皮肤感觉异常等，符合中医肾虚冲任失调证的病机。妇女一生经、孕、产、乳屡伤其血，因肾藏精，精化血，而多有形成肾虚的病理机会。本病的发生，多因经期产后摄生不慎，或内伤其血，或外感其邪，或有生活、手术所伤，致肾气-天癸-冲任-子宫的生殖轴失衡。冲任失调是病证的特点，肾虚是发病的根本，闭经为疾病的表现形式。因此“肾虚、冲任失调”为本病的关键，“肾气-天癸-冲任-子宫生殖轴失衡”为本病的病机特征。

8. 由于肾气、天癸、冲任在解剖生理上密切相关，并形成了肾气-天癸-冲任-子宫的女性生殖轴，且与下丘脑-垂体-卵巢的生殖轴理论有相通之处，所以一旦此轴失衡，出现病理变化，对其矫正就应从源头开始，即治病求本，补肾即为根本，肾气为生殖轴的起始，在补肾的基础上调理冲任，才能矫正生殖轴失衡。众多研究发现，以补肾为主（或分别佐以调肝、扶脾、活血）治疗女性生殖轴失调所致的月经失调、不孕、更年期综合征等确有疗效。

（二）名医论述选录

1. 唐吉父论述：唐吉父在临床中，将经前期紧张综合征分为兴奋和抑制两大类型。本病是妇产科中的一种常见病、多发病，不受年龄限制，青春期、更年期女性均可出现。唐氏观察到在不孕妇女中其发病率为最高。

(1) 临床表现和症状：①精神意识方面，中医学妇科文献中虽无此病名，但都有类似症状的描述，散见于各个疾病之中。例如东汉张仲景所著《金匮要略》妇人病脉中，就有类似的记载：“女人脏躁，喜悲伤欲哭，像神灵所作，数欠伸者，甘麦大枣汤主之。”而近代医家用甘麦大枣汤治疗精神症状及心脾不足之经前期紧张综合征均得到一定的疗效。唐氏根据经前期紧张综合征所表现的症状，运用中医基本理论来分析经前期紧张综合征的发病，主要来源于肾阴不足，以致肝气横逆，肝郁气滞，积郁化火，甚至二火相并，心肝之火交炽，在此阶段如不及时控制，更进一步可转化为肝病累及心脾，陷入虚证或虚实夹杂之病症。肾为水脏，蛰藏为本，肾水既亏，则肝木失其涵养。肝之疏泄无权，气遂横逆，导致积郁化火，与心火相并，二火相结，势若燎原。特别是在经行之前，正是冲任二脉通盛之时，也是肝肾不足之候，内蕴积郁之火待机而发。一遇精神刺激，突然暴发不能抑制，到月经来潮后，积郁之气已泄，心肝之火也平，又是肾阴修复之期，一切症状也次第而暂时消失，形成周期性发作，这是实证阶段。但病情若未及时治疗，则积郁之气久必累及脾土，脾与胃相为表里，脾主运化，胃主受纳，脾胃运化失职，水谷之精微不化，泛滥为湿，聚湿酿痰，进而与心肝之火相合，痰火上蒙清窍，则表现精神失常。也有脾湿不化，在胃则纳减呕吐，夜寐不安；在脾则出现轻度水肿，大便清薄，这是发展到虚证阶段所致。②经前乳房胀痛或刺痛，或结而成块，或乳头高突，或乳晕增黑，甚至痛痒交作等症，随其月经周期而反复发作，有的甚至延及与下次周期相连。此是经前期紧张综合征另一个主要症状。用中医经络学说观点来分析，乳头属肝，乳房属胃。胀为肝气郁结，痛为肝气有余，肝郁化火则乳头痛痒，因其肝脉连及冲任，故与月经周期有关。

(2) 唐氏认为经前期紧张综合征之病机，起源于肾，发展于肝，最后累及心脾。因此经前期紧张综合征的辨证施治与肝、肾、心、脾四脏功能的调整有着密切关系，在临床上分为四个证型论治。①阴虚肝旺，肝气横逆型。肝为将军之官，性喜条达，主疏泄。如情志不遂，则肝气郁结，肝气横逆。肝连奇经，则影响冲任二脉。临床表现为月经失调，或月经先后无定期，经前情绪忧郁，思想纷纭，头晕目眩，夜寐不安，乳房作胀，经行时少腹胀痛，脉细弦而数，舌苔薄质淡。治疗当以疏肝理气而解郁结，方选逍遥散加减之。若乳房胀痛为主者加用夏枯草、蜂房。若情绪忧郁为主者，加用娑罗子、川郁金。若少腹胀痛为主者，用川楝子、延胡索。②肝气郁结，积郁化火型。肝气郁结，积郁不解，久而化火，积郁之火夹同五志之火，延及冲任二脉，热迫血行，经量增多，血去阴伤，肝失涵养，肝火更炽，故于经行之前或经行之时，郁勃之气一触即发，乳房胀大或刺痛，甚至有累累结块，间或有青筋暴露，偶而触及，痛彻心肺，脉细弦而数，舌苔薄黄而糙，质红尖绛。治拟清解郁热，壮水制火以济燎原之急。方选丹栀逍遥散合知柏地黄丸加减。若乳房胀痛为主者加夏枯草、川郁金、蜂房等。③心肝火炽，痰蒙清窍型。肝郁气滞，积久化火，肝火与心火相结，心肝之火交炽，郁久不解，木旺克土，久病势必累及脾土。脾胃相表里，脾主运化，胃主受纳，脾胃运化失司，水谷之精微不化，泛滥为痰为湿，痰火内炽，上蒙清窍，则出现情绪紧张，言多而无伦次，夜寐多梦，烦躁不安，口渴欲饮，腑行干结，甚至有类似精神分裂症的前驱症状，舌苔白糙，边尖质红，脉细弦数。治当清泻心肝之火，佐以涤痰开窍之品，仿龙胆泻肝汤，或当归龙荟丸合黄连温胆汤出入之。若大便秘结加用生大黄或礞石，使其痰热从下而夺；若心火旺则加用黄连、川贝母以清心涤痰；若痰多加用天竺黄、胆南星、白金丸以清化痰热；若清窍被蒙，语无伦次则加用石菖蒲、远志以化痰开窍。④肝病及脾，水湿潴留型。肝病及脾，脾病则水湿不能运化，散溢于肌腠皮毛之间则为遍体浮肿。泛滥于肠胃之间，则呕恶便溏。故每于月经前除出现肝举太过之症外，尚有面目及足跗浮肿，甚至遍体皆肿，脘腹膨胀，大便溏泻，或有泛泛欲恶，频频嗳气。一俟月经来潮则诸症渐减，甚至消失，脉濡大无力，舌苔薄白而质胖淡。临床治疗当以治肝先实脾，脾健则肝之濡养有赖，肝气自复，脾气自健。或肝脾同治。拟选参苓白术散合逍遥散加减之。若遍体浮肿加用猪苓、泽泻以行水消肿，若小便短少加用杠板归、车前子以利尿退肿，若乳房胀痛加用柴胡、夏枯草以疏肝开郁，化瘀软坚。(《近现代二十五位中医名家妇科经验》，中国中医药出版社，1998)

2. 班秀文论述：在月经将要来潮，或经行之中，肌肤忽起丘疹，其形大小不一，或如粟米，或点大成片，色红或紫，突出皮肤之上，触之碍手而瘙痒难忍者，称之经行痒疹。多由于肝郁化火生风，闭郁于营血之间，经将行时，相火内动，火热之邪从血络渗出肌肤所致。由于风火为患，风为阳邪而善变，故疹子骤起骤落；经行之后，火热之毒有去路，故疹痒随经行而逐渐减轻，最后消退。治疗之法，总以凉血解毒为主，常用银翘汤（金银花、连翘、淡竹叶、麦冬、生地黄、生甘草）或五味消毒饮（金银花、野菊花、蒲公英、紫花地丁、紫背天葵）治之。但妇女多以治血为主，且病发在经行之时，见红必治血，在辛凉解毒的基础上，要适当加入当归、赤芍、紫草、牡丹皮、桃仁等凉血活血之品：治痒不忘祛风，要加入秦艽、防风等辛润祛风之品，则疗效显著。由于疹子忽起忽落，肌肤又热又痒，除了药物内服凉血解毒之外，还要选用曲池、合谷、心俞、肝俞等穴位行针刺疗法，常常收到立竿见影之效。盖曲池、合谷俱属手阳明大肠经，曲池是走而不守的要穴，合谷是能升能散的穴位，二穴配用，则能清热散风，解毒止痒。三阴交为肝、脾、肾三经汇合的枢纽，是治疗血证不可少的穴位；心俞、肝俞为脏腑气血转注之处，配三阴交同用，则能宣发，能通行，可清荡血中的热毒，散风止痒而退疹。本病的治疗，贵在未病先治，不仅在经行发作之时治疗，而且要在下次经行之前，根据病者的具体情况，有针对性地治疗，一般连续3个月，才能达到根治的目的。未病先治，以针刺治疗为佳。(《班秀文妇科奇难病论治》，广西科学技术出版社，1989)

3. 沈仲理论述：一般在经前，两侧乳房胀痛，甚则结块，兼有乳头痛，或乳头作痒，经后消失，周而复始。从经络的循行，乳房属胃，乳头属肝。如因血脉不和，或肝血不足，则肝气不得疏泄下达冲任，而反上逆，故于经期前乳房胀痛，或乳头痛。治以和胃通络，疏肝理气，则其痛自除。可用逍遥散为主方加减。如见乳房肿胀甚者，加全瓜蒌、蒲公英、薜荔果、路路通之品；乳头痛，或刺痛不能近衣者，加牡丹皮、王不留行、地龙；乳头作痒者，即服龙胆泻肝丸有效。其中薜荔果即木馒头，本品酸平，有温阳补精，活血消肿和通乳的作用，故有直通乳房，消

散胀痛的特效。(《近现代二十五位中医名家妇科经验》，中国中医药出版社，1998)

4. 裘笑梅论述：经前期紧张综合征的发病机制，中医辨证有属肝气郁结者，有属肝胆火旺者，有属心脾两虚者，等等。裘氏认为，本病与肝郁气滞、木火偏亢的关系最为密切，而心血不足、神不安藏，或脾胃虚弱、运化不健者亦不少见。在治疗上，对肝郁气滞而致经前情绪沉闷，抑郁寡欢，胸闷乳胀，或腹胁胀痛者，常用逍遥散、柴胡疏肝散随证化裁；对肝郁化火而致经前烦躁易怒，甚则神志失常，舌红，脉弦数者，则以龙胆泻肝汤为主，甚或当归龙荟丸；对心脾两虚而致经行头痛，精神倦怠，失眠，心悸，纳差者，习用归脾汤化裁；若心悸、怔忡、失眠较剧，则用二齿安神汤（方见方剂篇“经前期紧张综合征”）养血宁心，重镇安神；若见哭笑无常之脏躁表现者，每取甘麦大枣汤合二齿安神汤化裁；对经前浮肿，属脾虚水停者，仿叶天士木香调胃汤，常能得心应手；经前泄泻，多系脾虚运化不健所致，用六君子汤、参苓白术散之类配合调理冲任，亦有效验。(《裘笑梅妇科临床经验选》，浙江科学技术出版社，1984)

5. 刘奉五论述：经前期紧张综合征病因尚不完全明确，往往与自主神经系统功能紊乱，性激素紊乱有关。古医书中尚无系统的阐述，一般均分散在经前吐血、经前便血、经前发热、经前身疼、经前泄泻等证之中，属于妇科经期杂病。刘氏根据临床体会，初步认为，此类证候的发生，与经前期脏腑功能失调有关，主要是肝郁气滞。肝郁乳络阻滞，则乳房发胀。肝气横逆犯脾，则可影响脾胃功能，或表现为脾虚肝旺而致泄泻，或表明为脾虚水湿不化而致浮肿。肝气久郁可以化火，或表现为肝阳上亢而致头痛，或热入血络则便血、衄血、倒经等。若脾虚失运日久，气血化生无源，也可以出现气血两虚诸证。一般在经前期发生，经前冲任脉盛，气充而血流急，多易导致经脉壅滞不通，易于诱发上述证候，而经血一来，冲任气血通调，症状自除。(《刘奉五妇科经验》，人民卫生出版社，1994)

（三）辨证论治选录

1. 徐升阳治疗经前期综合征分4型辨治：①肝郁气滞型117例（周期性乳腺病98例，经期偏头痛15例，其他有经期高血压、下肢瘀血、阴部干燥、神经官能症），治用柴胡疏肝汤加减：柴胡6～8 g，白芍12 g，当归、郁金、香附、枳壳、牛膝、青皮、橘叶、路路通各10 g。烦热躁怒加牡丹皮、栀子；乳房结核选加王不留行、瓜蒌、橘核；血压高选加菊花、钩藤、黄芩；头痛选加蔓荆子、菊花、薄荷、白芷、葛根；呕吐选加竹茹、半夏、陈皮、玫瑰花；瘙痒选加钩藤、荆芥、蝉蜕；兼梅核气加川厚朴、半夏、紫苏叶；肢端瘀血选加赤芍、牡丹皮、红花、泽兰。②内脏热炽型35例（周期性口腔炎15例，青春期痤疮7例，其他有经期荨麻疹、经期发热、代偿性月经、眼口生殖器综合征），药用生地黄、麦冬、玄参各15 g，牡丹皮、山栀子、黄芩各10 g，黄连、大黄各6～8 g。唇龈肿烂选加石膏、升麻、大青叶；目赤眦糜加菊花、龙胆、决明子；痤疮痒疹选加薄荷、荆芥、防风、赤芍、金银花、赤小豆、土茯苓；鼻衄选加茜草、侧柏叶、牛膝；便血选加槐花、地榆；寒热交作加柴胡。③阳虚少气型16例（经行腹泻8例，经行浮肿5例、经期感冒2例、慢性肾盂炎周期性发作1例），治疗：以腹泻为主者，药用党参、白术、茯苓、山药、莲子、扁豆各12 g，补骨脂、车前草、木香各10 g，炙甘草6 g。以浮肿为主者，药用黄芪、党参、白术、茯苓、车前子各12 g，泽泻、大腹皮、青木香、益母草各10 g，冬瓜皮15 g。以感冒为主者，药用黄芪、党参、白术、当归、白芍、茯苓各12 g，附子、防风各8～10 g，炙甘草6 g。形寒肢冷选加肉桂、附片、干姜、吴茱萸；腰痛选加杜仲、巴戟天、川续断；小便频数选加芡实、金樱子、益智仁、桑螵蛸；气短腹坠加升麻、柴胡。④血瘀阻络型2例（周期性精神病1例，可疑癫痫1例），药用枳实、大黄、桃仁、牡丹皮、栀子、竹茹、远志、当归、胆南星各10 g，钩藤12 g。抽搐加僵蚕、全蝎；狂躁选加川黄连、黄芩、磁石、龙齿。结

果：治愈104例，有效55例，无效11例。总有效率为93.53%。（辽宁中医杂志，1982，4）

2. 王文卿治疗经前期紧张综合征分5型辨治：①肝郁气滞、冲脉失调。治以疏肝理气，兼调冲任。用逍遥散加减，可佐以入冲、任、督脉的药物，如龟甲、丹参、巴戟天、香附、覆盆子等。②气滞血瘀。治以疏肝理气，活血祛瘀为主。用少腹逐瘀汤及逍遥散加减。③血虚肝旺、冲脉失调。治以养血平肝，宁心而调冲任。常用药有生地黄、女贞子、墨旱莲、丹参、枸杞子、香附、龟甲等。④木郁土虚或肝、脾、肾三经同病而引起冲脉的失调，在治疗上分为二个阶段，第一阶段以疏肝解郁为主；第二阶段以益气温阳为主，用四君子汤、二陈汤、五苓散及右归丸等加减。⑤阴虚肝旺、冲任不调。治以养阴平肝，用左归丸加减。结果：痊愈13例，进步9例，无效1例。（吉林中医药，1988，6）

3. 廖玎玲治疗经前期紧张综合征分2期辨治：①卵泡期用促卵泡汤。熟地黄、丹参、何首乌、茺蔚子、菟丝子、肉苁蓉各10 g。肾阴虚加女贞子、墨旱莲各10 g；肾阳虚加淫羊藿10 g，仙茅6 g。每日1剂。连服7剂。②月经后半期用补肺滋肾药，每日1剂，连服至经前1日。补肺气药选黄芪、北沙参各15 g，桔梗6 g，甘草3 g；滋肾药选黄精、桑寄生、川续断、女贞子、墨旱莲各12 g。其中偏肾阳虚者加菟丝子12 g，鹿角霜、肉苁蓉各10 g。经前浮肿加党参、茯苓、薏苡仁各12 g，车前子10 g。结果：显效18例，好转5例，无效2例，停药后无复发。溴隐亭组25例、血清PRL高值者于月经干净后服用2.5 mg，1日1次，连用至经前1日。结果：显效20例，好转5例。停药后复发15例，再用中药好转。其中10例不孕者服药后症状减轻但未孕，加中药后6例妊娠分娩，1例自然流产。（中医杂志，1990，5）

4. 郑长松治疗经前期紧张综合征经行泄泻用6法辨治：①疏肝理脾法适用于肝气郁结，脾胃虚弱之经行泄泻。治疗多用自拟疏肝理脾汤。常用药物有香附、郁金、炒白术，茯苓、延胡索、陈皮、木香、炮姜等。②益气升陷法适用于脾虚不运，中气下陷之经行泄泻。治疗以补中益气汤加减。常用药物有黄芪，党参、龙骨、牡蛎、赤石脂、白术、诃子、升麻、柴胡等。③滋养脾阴法适用于脾阴不足而致的经行泄泻。治疗以中和理阴汤加味：常用药物有山药、白扁豆、莲子、沙参、茯苓、太子参、石斛、白芍、黄精、玉竹等。④温补脾肾法适用于脾肾阳虚之经行泄泻。治疗每用附子汤增损。常选药物有炮附子、党参、黄芪、茯苓、白术、乌梅、木香、肉桂等。⑤清热利湿法适用于湿热内蕴之经行泄泻。治疗分别针对湿与热之所偏而选方，对于湿重于热者用易黄散出入，热重于湿者用二妙或三妙散加味。常用药物有薏苡仁、金银花、白芍、茯苓、黄芩、黄连等。⑥行气活血法适用于以气滞血瘀为主之经行泄泻。经行泄泻，郑氏善用桃红四物汤加减。常用药物有芍药、川芎、桃仁、红花、延胡索、山药、五灵脂等。（辽宁中医杂志，1990，4）

（四）临床报道选录

1. 冯家阳用滋肾疏肝汤治疗经前期紧张综合征135例：药用女贞子15 g，熟地黄、怀牛膝、当归、白芍、丹参、白术、茯苓、香附各10 g，广郁金6 g。每日1剂，水煎分2次服用，于经前10～12日起至月经来潮连续使用，2～3个月经周期为1个疗程。并设对照组51例服用逍遥丸。共治疗135例，结果：滋肾疏肝汤有效125例，无效10例，有效率92.6%；逍遥丸组有效22例，无效29例，有效率43.1%。用滋肾疏肝汤前后BBT（基础体温）、P（孕酮）、PRL（泌乳素）均有显著性差异；而逍遥丸组则无。（四川中医，1996，2）

2. 江海身等用护营保元袋治疗经前期紧张综合征50例：其药芯处方主要有柴胡、香附、当归、川芎、蛇床子、艾叶、小茴香等，具有疏肝解郁、益肾暖宫、养血活血、调经止痛的功效。共治疗50例。结果：痊愈13例，显效24例，有效11例，无效2例，总有效率96%。（山东中医

杂志，1996，6）

3. 邓坦立采用针刺治疗经前期紧张综合征506例：主穴：中极穴。随症配穴：头痛失眠者，加太阳、百会、神门；胃胀食欲不振者，加中脘、足三里；少腹胀痛者，加关元。平补平泻，留针30分钟，以得气为度。针刺时间的选择：多在经前3～5日内，每日一次。也有经后出现症状者，则经后针刺。六日为一疗程。月经期停针。结果：痊愈329例，好转111例，无效66例，总有效率86.9%。（中国针灸，1988，5）

4. 裴瑞琳用经前平颗粒治疗经前期紧张综合征100例：白芍、香附、柴胡、川芎、川楝子、半夏、枳壳、豆蔻、木香、甘草各等份。每日3次，每次4 g；对照组68例，用逍遥丸；每日3次，每次8丸。均于月经来潮前10日开始口服；用10日；2个月经周期为1疗程。结果：两组分别治愈28、6例，显效50、22例，有效18、28例，无效4、12例，总有效率96%、82.35%。（中国基层医药，2005，11）

5. 魏霞用经前平颗粒治疗经前期综合征80例：白芍、香附、川芎、枳壳、川楝子等。15 g/d，3次口服。对照组40例，用逍遥丸9 g/d，2次口服。均于月经前10日开始，10日为1疗程。用3个月经周期，结果：孕酮（P）于分泌期（月经周期第15～23日）、雌二醇（E_2）于增殖期（第6～14日）及分泌期本组治疗前后及前2项治疗后组间比较均有显着性差异（$P<0.01$或$P<0.05$）。（山东中医药大学学报，2006，3）

6. 陈文英辨证治疗经前期紧张综合征188例：肝郁气滞用柴胡、黑栀子各10 g，枳壳、香附、川芎各8 g，白芍18 g，夏枯草、全瓜蒌、延胡索、王不留行籽各12 g，当归6 g。心肝火旺用龙胆、车前子、生地黄各12 g，当归3 g，黄芩9 g，栀子、柴胡、胆南星各10 g，淡竹叶8 g。肝肾阴虚用山药20 g，白芍18 g，沙参、生地黄、桑寄生各15 g，麦冬、枸杞子、桑椹子各12 g，川楝子10 g，当归6 g；脾肾阳虚用薏苡仁30 g，党参、茯苓各15 g，白术、补骨脂、巴戟天各12 g，川芎8 g，桂枝、炙甘草、砂仁各6 g。随症加减，于月经前14日开始。每日1剂，水煎服；12日为1疗程。用1～3个疗程，结果：临床治愈105例，好转76例，无效7例，总有效率96.3%。（实用中医药杂志，2001，1）

7. 李伟香用解郁消胀煎治疗经前期紧张综合征400例：柴胡、生地黄、延胡索、当归、益母草、川芎、茯苓、白术各15 g，龙胆18 g，牡丹皮、远志、北刘寄奴、白芍各12 g，香附、百合花、麦芽各10 g，炙甘草6 g等。50～80 mL；对照组用安宫黄体酮4 mg，维生素B_6 20 mg；均每日2次口服，月经前14日开始，用10日，3个月经周期为1疗程。停用其他药。结果：两组分别治愈364、40例，有效30、96例，无效6、64例，总有效率98.5%、68%（$P<0.01$）。（辽宁中医杂志，2002，4）

8. 刘霞用小柴胡汤加减治疗经前期紧张综合征58例：柴胡12 g，黄芩、人参、半夏各10 g，甘草6 g。随症加减，每日1剂，水煎服，于月经来潮前7～14日开始，用至月经至；3个月经周期为1疗程。用1个疗程，结果：治愈44例，好转13例，无效1例，总有效率98.28%。（江西中医药，2007，8）

9. 刘文琼用丹栀逍遥散加减治疗经前期紧张综合征100例：当归、白芍、茯苓、炒白术、丝瓜络、牡丹皮、栀子、制香附各10 g，炒柴胡、橘叶、炙甘草各6 g。水煎服，于月经前14日开始，至月经来潮，为1疗程。对照组80例，用复方维生素B胶囊1粒（含维生素B_6 20 mg，谷维素、维生素B_1各10 mg），每日3次口服，于基础体温上升第1日开始，用12日（或经前用12日）。用3个月经周期，结果：两组分别痊愈50、0例，显效32、14例，好转16、35例，无效2、31例，总有效率98%、61.25%（$P<0.01$）。不孕者妊娠分别20/35、0/16例。（上海中医

药杂志，2008，1）

10. 佘序华用逍遥散加减治疗经前期紧张综合征 50 例：炒柴胡 15 g，当归、白芍、炒白术、钩藤、香附各 10 g，茯苓 12 g，甘草、陈皮各 6 g，青皮 8 g。随症加减，每日 1 剂，水煎服。对照组 40 例，用谷维素 25 mg，维生素 B_6 20 mg，每日 3 次口服。均于月经前 14 日开始，用至月经来潮为 1 疗程。用 3～6 个疗程，结果：两组分别治愈 25、2 例，显效 17、6 例，有效 5、17 例，无效 3、15 例，总有效率 94%、62.5%（$P<0.01$）。（广西中医学院学报，2008，2）

11. 姜向坤用舒经汤治疗经前期紧张综合征肝气上逆证 27 例：本组用本方（含柴胡、白术、白芍、茯苓、香附、郁金、川芎、茺蔚子、甘草等）。随症加减，每日 1 剂，水煎服。对照组 25 例，用逍遥丸 9 g，每日 2 次口服。均于月经前 10 日开始；10 日为 1 疗程。用 3 个月经周期，结果：两组分别痊愈 8、5 例，显效 12、6 例，有效 4、8 例，无效 3、6 例。（新中医，2009，1）

（五）经验良方选录

1. 内服方：

（1）柴胡 30 g，黄芩、半夏、生姜各 9 g，人参 6 g，炙甘草 5 g，炙大枣 4 枚。每日 1 剂，水煎，分 2 次服。乳胀加川楝子、白芍、夏枯草各 15 g；烦燥发热减半夏、人参，加牡丹皮、山栀子、生地黄各 10 g；泄泻加炒白术、薏苡仁各 15 g；水肿加茯苓、泽泻、车前子各 12 g；心悸失眠加远志、酸枣仁、当归各 10 g；恶心加竹茹、紫苏梗各 9 g；头晕加川芎、菊花各 10 g；血瘀加丹参、鸡血藤各 15 g；气虚乏力加黄芪 30 g。主治经前期紧张综合征。

（2）熟地黄 30 g，山药、何首乌、石决明、龟甲各 24 g，白芍、川续断、枸杞子各 12 g，麦冬、吴茱萸各 9 g，五味子 6 g。每日 1 剂，水煎，服 2 次，10 剂为 1 疗程。主治肝肾阴虚经前期紧张综合征。有兴奋中枢神经，促进新陈代谢，调节胃液分泌之良效。

（3）黄芪、大枣、党参、刺五加各 30 g，茯神、五味子各 15 g，酸枣仁、当归、白术各 12 g，远志、木香各 10 g。每日 1 剂，水煎服，主治经前期紧张综合征。月经来潮前，心悸失眠，健忘，面色萎黄，神疲乏力，纳少，舌淡红，苔白，脉弱等证。

（4）益母草 30 g，佛手 6 个，芹菜 250 g，鸡蛋 1 个，磁石 30 g，丹参、龙齿、紫贝齿各 15 g，制半夏 6 g，九节菖蒲 2.4 g，琥珀末 1.5 g（冲服）。每日 1 剂，水煎，服 2 次，7 剂为 1 疗程。主治经前期紧张综合征。

（5）当归、党参、赤芍、白芍、鸡血藤、柴胡、杜仲、牛膝、枸杞子、五味子、茯苓各 10 g，陈皮、川芎各 3 g。经前 5 日起，每日 1 剂，水煎，服 2 次，经净日停服。主治阴虚肝旺型经前期紧张综合征。

（6）当归、党参、赤芍、白芍、鸡血藤、柴胡、杜仲、牛膝、枸杞子、五味子、茯苓、陈皮各 10 g，川芎 3 g。经前 15 日起，每日 1 剂，水煎，服 2 次，经净日停服。主治阴虚肝旺型经前期紧张综合征。

（7）小麦 60 g，大枣 20 个，甘草 10 g。每日 1 剂，水煎，服 2 次。1 个月为 1 疗程。用法：药与蛋共煮，蛋熟后取蛋去壳，再煮 10 分钟后食蛋饮汤，每日 1 剂。主治瘀血阻滞型经前期紧张综合征。

（8）香橼皮、刺蒺藜、木贼草、白芍、无花果各 10 g，柴胡、玫瑰花、绿萼梅、青皮各 6 g，木蝴蝶、甘草各 3 g。每日 1 剂，水煎，服 2 次，7 剂为 1 疗程。主治经前期紧张综合征。

（9）白芍 15 g，当归、白术、茯苓各 9 g，薄荷、柴胡各 6 g，生姜、甘草各 3 g。每日 1 剂，水煎，服 2 次。主治肝郁气滞型经前期紧张综合征。有恢复和调整自主神经功能之良效。

（10）首乌藤、石决明各 30 g，夏枯草、生地黄各 15 g，黄芩、木通、山栀子、龙胆各 9 g，柴胡、当归各6 g。每日1剂，水煎，服2次。主治肝郁化火型经前期紧张综合征。

（11）磁石30 g，丹参、龙齿、紫贝齿各15 g，九节菖蒲、制半夏各6 g，琥珀末（冲服）3 g。每日1剂，水煎，服2次，7剂为1疗程。主治经前期紧张综合征。

（12）龟胶15 g，枸杞子9 g，陈皮6 g，红糖适量。把枸杞子煎汤，冲龟胶与红糖饮。月经前，每日1剂，共服4～5剂。滋阴补血。主治经前期紧张综合征。

（13）党参、淫羊藿、山药、茯苓、黄芪各15 g，白术、麦冬各12 g，巴戟天、五味子各10 g。每日1剂，水煎服，主治脾肾阳虚型经前期紧张综合征。

（14）白芍15 g，当归、白术、茯苓各9 g，柴胡6 g，薄荷4.5 g，生姜、甘草各3 g。水煎，每日1剂，服2次。主治肝郁气滞型经前期紧张综合征。

（15）茯苓15 g，柴胡、当归、白术、白芍各12 g，郁金、川楝子各10 g，甘草6 g。每日1剂，水煎服。主治肝郁气滞型经前期紧张综合征。

（16）黄芪、党参各30 g，制附片15 g，白术、茯苓各12 g，甘草3 g。每日1剂，水煎，服2次。7剂为1疗程。主治经前期紧张综合征。

（17）白芍、当归、益母草、山药、丹参、牡丹皮、制香附、生地黄炭、山栀炭、侧柏炭各9 g。每日1剂，水煎，服2次。主治经前期紧张综合征。

（18）龙骨15 g，酸枣仁、丹参、白薇、白芍、麦冬各9 g，黄连3 g。水煎，每日1剂，服2次，1个月为1疗程。主治经前期紧张综合征。

（19）茯苓10 g，木香、远志、炙甘草各6 g，大枣7枚，生姜3片。水煎，每日1剂，服2次。20日为1疗程。主治经前期紧张综合征。

（20）生地黄、紫草、桑寄生、生麦芽各15 g，淫羊藿、炒当归、制香附各10 g。每日1剂，水煎2次，早晚分服。主治经前期紧张综合征。

2. 食疗方：

（1）山茱萸15 g，红糖15 g，糯米50 g。将山茱萸与淘洗干净的粳米一同入锅，加500 g水，用大火烧开后转用小火熬煮成稀粥，调入红糖稍煮即成。日服1剂，空腹食用。主治经前期紧张综合征。

（2）合欢花30 g（鲜品50 g），红糖适量，粳米50 g。将合欢花、粳米洗净入锅，加入红糖和水500 g，用大火烧开，再转用小火熬煮成稀粥。每日早晚空腹温服。主治经前期紧张综合征。

（3）大米100 g，虾肉50 g，黄芪各15 g，精盐少许。先将黄芪水煎去渣，再入虾肉、大米煮为稀粥，加盐调服。每日1剂，2次分服。主治经前期紧张综合征。

（4）淡菜50 g，粳米50 g，皮蛋1个，精盐、味精各适量。将皮蛋、淡菜、粳米分别洗净，一同加水煮粥，加精盐、味精调味。每日早晚温热服用。主治经前期紧张综合征。

（5）当归50 g，羊肉500 g，精盐适量。将羊肉洗净切块，与当归一同放入沙锅内，加水炖至熟烂，用盐调味，吃肉喝汤。每日1剂，2～3次分服。主治经前期紧张综合征。

（6）银耳20 g，大枣100 g，白糖适量。将银耳用水泡发洗净，再与洗净的大枣一同入锅，加适量水，同煮成羹状，加入白糖调味即成。经常食用。主治经前期紧张综合征。

（7）浮小麦100 g，炙甘草10 g，大枣10枚。先将甘草水煎去渣，再入浮小麦、大枣煮粥食用。每日1剂，2次分服。主治经前期紧张综合征之骨蒸潮热、虚烦失眠等。

（8）芹菜250 g，益母草30 g，佛手片6 g，鸡蛋1只，精盐、味精各少许。将前4味加水煎汤，用调料服食。月经前，每日1剂，连服4～5剂。主治经前期紧张综合征。

（9）粳米60 g，酸枣仁30 g。先将酸枣仁水煎去渣，再入粳米煮粥食用。每日1剂。主治经前期紧张综合征之神疲健忘、烦渴、惊悸、盗汗、失眠多梦等。

(10) 绿茶2 g，佛手花5 g。将佛手花、绿茶一同放入茶杯中，以沸水冲泡，盖浸10分钟即成。代茶频饮，可复泡3～4次服饮。主治经前期紧张综合征。

(11) 百合30 g，大枣15 g，粳米60 g。煮粥食用。每日1剂，宜常食。润肺清心，养血安神。主治经前期紧张综合征之虚烦惊悸、神志恍惚及失眠多梦等。

(12) 粳米60 g，生地黄、制黄精各30 g。先将生地黄、黄精水煎去渣，再入粳米煮粥食用。每日1剂。主治经前期紧张综合征之身热烦躁、口渴等。

(13) 莲子（去心）50 g，龙眼肉30 g，白糖20 g。煮汤食用。每日1剂。主治经前期紧张综合征之心悸怔忡、失眠健忘、自汗盗汗等。

(14) 沙参、麦冬、枸杞子15 g，鸡蛋2只。将前3味同煎，食蛋喝汤。月经前，每日1剂，共服4～5剂。主治经前期紧张综合征。

(15) 粳米60 g，小麦15 g，玉竹9 g，大枣10枚。共同煮粥食。月经前，每日1剂，连服4～6剂。主治经前期紧张综合征。

(16) 当归15 g，香附10 g。药与蛋共煮，蛋熟后取蛋去壳，再煮10分钟后，食蛋饮汤，每日1剂。主治经前期紧张综合征。

(17) 大米60 g，麻雀（去毛）5只，葱白5条，米酒1杯，精盐适量。按常法煮粥食用，每日1剂。主治经前期紧张综合征。

(18) 羊肉150 g，栗子30 g，枸杞子20 g，精盐适量。按常法炖熟食用。每日1剂，2次分服。主治经前期紧张综合征。

第二节　围绝经期综合征

一、病证概述

围绝经期是女性一个必经的生命阶段。国际公认开始于41岁；而老年期的开始时间，发达国家规定为65岁，发展中国家则定为60岁。所以，妇女的围绝经期可达20年或20余年。在此期间，出现一系列症状，如月经不规律以至停止，性器官进行性萎缩，自主神经系统功能紊乱，以至出现精神、神经症状等，统称为围绝经期综合征。卵巢功能减退是引起临床症状的主要因素，此外还与社会、文化因素及精神因素（妇女个体性格）等有关。据统计，围绝经期妇女75%～85%将出现雌激素缺乏所引起的症状，其中10%～15%症状严重，需要治疗。本病中医称经断前后诸证，又称绝经前后诸证。是由肾气渐衰，天癸将竭，肾之阴阳平衡失调，影响到心、肝、脾脏，从而出现诸多证候。临床常见证候有阴虚内热证、精亏血枯证、阴虚血燥证、肾虚肝郁证、心肾不交证、肾阳虚证、肾阴阳俱虚证等。

二、妙法绝招解析

（一）肾气衰弱，冲任亏虚（班秀文医案）

1. 病历摘要：杨某，53岁。经行紊乱，来潮前后不定，量多少不一，色暗红夹紫块，经将行头晕头痛，心烦不安，寐纳俱差，经中肢节烦疼，平时大便干结，3～5日1次，小便浓秽气味，脉虚细迟，苔薄白，舌质淡。诊断为经绝前后诸症。

证属肾气衰弱，冲任亏虚。治宜调养肝肾，佐以化瘀。药用淮山药、玄参各15 g，麦冬

12 g，菟丝子、当归、白芍、覆盆子、党参、枸杞子、泽兰各9 g，甘草5 g。每日1剂，水煎服。连服3剂后，头晕、头痛减轻，胃纳转佳，大便两日1次，小便稠秽。药既对症，仍守上方去淮山药，加北沙参12 g，桑叶6 g。连服3剂后，诸症减轻，大便仍干结，每稍劳累则头晕痛，此为营阴未复，精血不足，以润养之剂治之。药用太子参、玄参、肉苁蓉、鸡血藤各15 g，川枸杞子、麦冬各12 g，石斛、覆盆子、泽兰、大枣各9 g，三七花3 g。连服3剂后，一切症状消失，以健脾消滞善后。药用生谷芽、淮山药各15 g，党参、白术各12 g，云茯苓、鸡内金、当归各9 g，陈皮5 g，三七花、炙甘草各3 g，连服3剂而愈。(《班秀文妇科医论医案选》，人民卫生出版社，1987)

2. 妙法绝招解析：肾气旺盛，则冲脉能充血海，任脉能主诸阴，经行依时而下。今患者超过七七之年，肾气衰弱，阴阳不和，冲任亏虚，故经行前后不定，量多少不一，色暗红而夹紫块。阴阳失调，营血不足，虚火内动，故经将行则头晕头痛，心烦不安，寐纳俱差；相火煽动于内，灼伤阴血，肢节失养，故经期肢节烦痛，平时大便干结，小便秽浊，脉为血之府，舌为心之苗，营血虚则充养失常，故脉虚细迟而舌质淡。肾气衰退、冲任亏虚之变，故治之以调养肝肾为主，在补养之中，配伍鸡血藤、三七花、泽兰活血化瘀之品，又用桑叶之甘寒，意在防止离经之血停滞经道，留瘀遗患。其中泽兰苦而微温，能疏肝气而和营血，化瘀不伤正，为调经之要药。桑叶甘寒，专长清热祛风。但此处取其“既有滋肾之阴，又有收敛之妙”。治疗全过程，着眼于肝肾冲任，平补阴阳，调和气血，补而不滞，药不偏颇，故奏全功。

（二）脾肾不足，血虚湿阻（刘奉五医案）

1. 病历摘要：祝某，46岁。1年来，月经前后全身浮肿，乏力，身痛，月经先期、量多，色淡，失眠多梦，胸闷，气短，心慌心跳，纳食不香，大便干，脉滑略数，沉取无力，舌质淡，苔白腻。诊断为经绝前后诸症。

证属脾肾不足，血虚湿阻。治宜补气养血，健脾除湿。药用黄芪、龙眼肉各15 g，当归、白术、茯苓各12 g，远志、炒枣仁、羌活、防风各6 g。每日1剂，水煎服。连服3剂后，浮肿减轻，心慌气短等其他症状也见轻。仍有大便干，上方佐以温肾润燥之品。药用鸡血藤30 g，黄芪、龙眼肉、肉苁蓉各15 g，白术、茯苓各12 g，当归、远志、火麻仁各9 g。服13剂后，诸症消失。(《刘奉五妇科经验》，人民卫生出版社，1994)

2. 妙法绝招解析：妇女在绝经前后，围绕月经紊乱出现烘热汗出，烦躁易怒，潮热面红，眩晕耳鸣，心悸失眠，腰背酸楚，面浮肢肿，皮肤蚁行感，情志不宁等症状，称为绝经前后诸症，亦称“经断前后诸症”，主要病机有肾阴虚、肾阳虚和肾阴阳俱虚。本案经期前后全身浮肿，无力、身痛是由于脾阳虚不能温化水湿，湿气阻于经络所致。脾不健运故纳食不香，大便干；脾不统血，冲行不固故月经先期，色淡量多；胸闷、气短、心悸、夜寐不安，舌淡、苔白腻，脉滑略数无力均属心血不足，气血双亏，湿邪阻络之象。治疗以归脾汤为主方，肉苁蓉、火麻仁温阳润燥。全方补气养血、温经除湿，以治其本。

（三）肝郁肾虚，气滞血瘀（傅炳炎医案）

1. 病历摘要：王某，女，46岁。阵发性阴道抽痛3月余。初于同年6月底发病，无明显诱因出现阴道阵发性抽痛，疼痛剧烈，涉及少腹外阴。难以忍受，重时伴恶心呕吐，手足不温，肢体颤抖，甚至昏厥。先后在地县各级医院诊疗，西医妇科检查外阴（一），阴道黏膜干燥，宫颈光滑，宫体前位大小正常，附件（一），宫颈活检，病理仅见炎细胞浸润，未见癌变。心电图、胸透正常。诊为围绝经期综合征，给予三合激素、柴胡加龙骨、牡蛎汤等。曾住院4次，医治无效。因发作渐频，痛苦难忍，不堪折磨，病者欲自杀三次，被人阻止，近期月经提前，色黑有

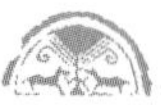

块。食少眠差，二便尚可。检查：体形瘦弱，面色晦黯，精神萎靡，表情抑郁。诊断为围绝经期综合征。

证属肝郁肾虚，气滞血瘀。治宜疏肝理气，活血化瘀。方选失笑散加减。药用丹参30 g，降香15 g，红花、川芎、赤芍各12 g，生蒲黄、五灵脂各9 g。肝郁气滞见证明显者加百合15 g，柴胡、香附各10 g；瘀血见证明显者加桃仁、淫羊藿各10 g，全蝎6 g，蜈蚣 2 条；气血双亏见证明显，兼有精神症状者，合归脾汤及甘麦大枣汤加减。每日 1 剂，水煎服。服 3 剂后病势已减，情绪安定。略作出入，再投 3 剂。痛势大减，发作渐稀，食欲略增，瘀点稍退，前方再作加减，方中加入全蝎、蜈蚣等，以加强镇痉熄风通络止痛之效。共服 8 剂后疼痛缓解，精神转佳，舌质淡红，瘀点全退。其后，又以养血安神，疏肝理气为治投药六剂，以善其后，巩固疗效。随访二年许，从事农活，未再复发。（《千家妙方》，战士出版社，1982）

2. 妙法绝招解析：围绝经期综合征，属于特殊的血分病。《金匮要略》有妇人之病，因虚，积冷，结气，为诸经水断绝……之说，认为年老肾衰、久积冷气、气血郁结为构成本病的病机。辨证可分为肾阴亏虚、肾阳亏虚、脾肾不足、肝气郁滞等型。但对其内分泌失调所致的自主神经紊乱症状，气血郁结所致的内在瘀血，辨证应予重视，除滋补肝肾，健脾宁心，疏肝理气，温肾助阳外，活血化瘀，不失为治疗本病的重要治则之一。

（四）阴阳失调，寒热夹杂（张三合医案）

1. 病历摘要：陈某，女，48 岁。上半年以来月经周期紊乱，起初 40～50 日一次，而后2～3 个月来潮一次，经量少，同时伴有阵发性面部烘热潮红，汗出心慌，头部跳痛，一般几秒即行消失，性情急躁，记忆力减退，睡眠不佳。于 1975 年 10 月 26 日初诊。检查血压 126/84 mmHg，心电图正常，妇科内诊检查：子宫较正常略小，余无明显异常。舌正常，脉细弱。诊断为围绝经期综合征。

证属阴阳失调，寒热夹杂。治宜温肾壮阳，清热凉血。方选温下清上方。药用珍珠母30 g，淫羊藿 15～20 g，紫草（后入） 15 g，当归、栀子各10 g。失眠加酸枣仁、首乌藤；头晕耳鸣加磁石、石菖蒲；多汗加浮小麦、麻黄根。每日 1 剂。水煎服。共服 6 剂，症状消除而愈。（《千家妙方》，战士出版社，1982）

2. 妙法绝招解析：选方从西医药理来说，有促进卵巢功能、抑制垂体功能、调节自主神经系统和心血管系统的作用。从中医理论来说则有温肾壮阳、清热凉血、养血平肝的功能，亦具有温下清上、平调阴阳的作用。故对于更年期所产生的病症能收以较好疗效。

（五）肾阴不足，水不涵木（李祥云医案）

1. 病历摘要：汪某，女，51 岁。头晕目眩，恶心呕吐，烦躁易怒近 1 年。因子宫肌瘤行全子宫切除（保留宫颈、部分卵巢），术后不久即有烘热汗出，音哑等症状，查 E_2 降低，曾口服雌激素，目前已停服。去年 9 月份起出现头晕，烦躁易怒烘热汗出，时有心悸、心慌，胸闷，胃纳一般，伴有恶心，呕吐食物等，夜寐不安。曾就诊于内科，查血压正常，曾服中药，养阴活血，和胃安神之剂（丹参、降香、麦冬、天冬、郁金、灵芝、墨旱莲、荷叶、苦丁茶、知母、黄柏、山茱萸、生地黄、合欢皮、决明子等）治疗数月，症状无好转，头晕反加剧。经人介绍而就诊妇科。舌红，少苔，脉弦。诊断为围绝经期综合征。

证属肾阴不足，水不涵木。治宜平肝潜阳，滋肾养阴。药用怀小麦、珍珠母、煅龙骨、煅牡蛎各30 g，怀山药15 g，罗布麻叶、女贞子、墨旱莲、天麻、钩藤、石决明、玄参、炒扁豆、茯苓各12 g，羚羊角粉（另冲） 0.3 g。每日 1 剂，水煎服。服 7 剂后，头晕明显减轻，烘热汗出减轻，腰微酸。舌红，苔薄，脉弦。上方加首乌藤 30 g，杜仲 12 g。服 14 剂后，诸症状消失。

(《李祥云治疗妇科病精华》，中国中医药出版社，2007)

2. 妙法绝招解析：患者起初就诊内科时，内科医生予滋阴清虚热，和胃安神之法，治之无效。考其辨证病机为肾阴不足，阴虚内热。但肾主藏精，肝主藏血，精血同源，相互滋生，肝肾同源，若肾阴不足，精亏不能化血，水不涵木，导致水亏肝旺，肝失柔养，肝阳上亢，即出现阴虚阳亢证候。患者头晕，烦躁易怒，即为肝阳上亢之象。虽然肾阴亏为其本，但此时肝旺明显，故治疗上不宜单纯滋肾阴，应以平肝潜阳为重，滋肾养阴为辅。方以珍珠母、羚羊角粉、罗布麻叶、天麻、钩藤、石决明平肝潜阳；女贞子、墨旱莲补益肝肾；玄参滋阴；怀小麦养心安神；首乌藤养心安神；煅龙骨、煅牡蛎重镇安神，收湿止汗；扁豆、怀山药、茯苓健脾。二诊诸证好转，仍有腰酸，加杜仲补肝肾，强筋骨。全方应用，上亢之阳得以平潜，又补肝肾，诸恙消失。以后治本，滋肾养阴，脾肾双补而收功。

（六）心肾阴虚，虚火灼津（李祥云医案）

1. 病历摘要：史某，女，47 岁。于 39 岁即绝经，至今 8 年，近年来常出现咳嗽，随季节环境变化而加剧，咳出黏液状痰，痰中夹血丝。初始在胸科医院就诊，怀疑患肿瘤，并行 CT、B 超、胃镜检查均未发现异常，服用大量化痰止咳药治疗，无好转，反加重。现来妇科就诊。现咳吐痰涎，烘热汗出，烦躁易怒，周身酸楚，腰膝酸软，头晕耳鸣，神疲乏力，胸闷腹胀，两乳作胀，夜寐欠安。舌淡红，苔薄微黄，脉细。诊断为围绝经期综合征。

证属心肾阴虚，虚火灼津。治宜补肾止咳，养心安神。药用浮小麦、生铁落（先煎）、首乌藤、合欢皮、煅龙骨（先煎）、煅牡蛎（先煎）各 30 g，太子参 15 g，荔枝核、桑白皮、生枇杷叶（去毛）、麦冬、何首乌各 12 g，炙紫菀、炙款冬花、枳壳、青果橄各 9 g。每日 1 剂，水煎服。服 7 剂后，咳嗽已减轻，仍有汗出，咳而呕吐。苔薄，脉细。上方加糯稻根须 30 g，姜半夏 9 g。服 14 剂后，症状渐缓，进而病愈。(《李祥云治疗妇科病精华》，中国中医药出版社，2007)

2. 妙法绝招解析：本病患者以咳嗽痰涎，反复治疗不愈而求诊。曾行多种检查未发现器质性病变。《素问·咳论》曰："五脏六腑皆令人咳，非独肺也。"一般情况，见到患者咳嗽，即想到肺疾，往往忽略了肾。本病患者 39 岁即绝经，前正处于更年期，且有烘热汗出，烦躁易怒，头晕耳鸣等围绝经期综合征症状，故考虑围绝经期综合征。患者肾阴虚，阴虚虚火灼津生痰，上干于肺，致肺肾阴虚，而见咳嗽、咳吐痰涎、夹血丝；阴虚内热则烘热汗出。治疗上采用金水相生法，治肺以达补肾。治拟补肾，养心，安神，止咳之法。方用浮小麦养心安神；生铁落重镇安神；何首乌滋补肾精；麦冬养阴清心除烦；煅龙骨、煅牡蛎镇静安神，收涩止汗；首乌藤、合欢皮养心安神解郁；炙紫菀、炙款冬花相须为用，化痰止咳；桑白皮、生枇杷叶清肺化痰止咳；荔枝核理气温散行滞，以除痰积；太子参益气生津，补益脾肺。全方既补肾，养心治本，又化痰止咳治标，故症状明显改善。二诊时仍有汗出，加糯稻根须加强止汗功效，病愈。

（七）肝肾不足，阴虚火旺（李祥云医案）

1. 病历摘要：任某，女，56 岁。37 岁绝经，近 3 个月来出现咳嗽，遇风即口吐大量白沫，并烘热汗出明显，烦躁易怒，心悸胸闷，阴部热感，神疲乏力，夜寐难眠，坐立不安，进食后面赤；胃纳差，大便 2 日一解。因咳嗽吐白沫，曾于上海二军大医院呼吸科就诊，查胸透、肺功能等各项检查，未发现异常，并服用中西药物治疗未愈。外院查血内分泌：FSH 56.30 mIU/mL。宫颈刮片病理未发现异常。舌质红，苔薄，脉细数。诊断为围绝经期综合征。

证属肝肾不足，阴虚火旺。治宜滋阴泻火，养心安神。药用生铁落（先煎）45 g，首乌藤、合欢皮、煅龙骨、煅牡蛎、煅瓦楞子（先煎）、怀小麦各 30 g，麦冬、何首乌各 12 g，黄芩、黄柏、知母、远志各 9 g，五味子 6 g，黄连、生大黄（后下）各 3 g，水灯心 5 扎。每日 1 剂，水煎服。服7剂药后，自觉舒服，遇风口吐白沫止，以后随证加减治疗1个月，诸恙均瘥，随访5个月再未出现吐白沫症状。(《李祥云治疗妇科病精华》，中国中医药出版社，2007)

2. 妙法绝招解析：本病患者以遇风口吐白沫为主诉而就诊，曾就诊二军大，治疗无效。且患者各项检查未发现异常，此遇风口吐白沫是一种表象，为自主神经功能紊乱的一种症状，不考虑呼吸性疾病。患者今年56岁，正值更年期，并见有烘热汗出，烦躁易怒等症，诊为“围绝经综合征”。此为阴虚火旺之征，治疗上应治本不治标，治拟滋阴降火，养心安神。方用黄芩、黄柏、知母清虚热；黄连清热去心火；怀小麦养心安神；远志宁心安神；水灯心清心除烦；生铁落重镇安神；麦冬养阴清心除烦；五味子生津敛汗，滋肾安神；煅龙骨、煅牡蛎镇静安神，收湿止汗；首乌藤、合欢皮养心安神解郁；何首乌补肝肾。全方共奏滋阴泻火、养心安神之功。诸症渐愈，咳嗽而遇风口吐白沫之症随之消失，病愈。

(八) 水不涵木，肝失柔养（李祥云医案）

1. 病历摘要：董某，女，54岁。几个月来心烦精神郁闷，欲撞墙自杀，又在家开煤气欲自杀。就诊时述：五心烦热，烘热汗出，心悸心慌，月经紊乱。家人视她为精神病，多次带她到精神卫生中心就诊，予抗抑郁药治疗无效，症状渐又加重。现患者精神郁闷，一边哭，一边述说病情。说不清楚何处不舒服，浑身无力，不能做家务，把自己视为废物，真想一头撞到墙上，一死了之。舌红，少苔，脉细弦。既往有胃溃疡病史。诊断为围绝期综合征。

证属水不涵木，肝失柔养。治宜滋阴降火，疏肝宁心。药用生铁落（先煎）45 g，首乌藤、浮小麦、煅瓦楞子（先煎）各30 g，太子参15 g，鳖甲（先煎）、麦冬、何首乌、地骨皮各12 g，知母、黄芩、黄柏、青蒿、郁金各9 g，黄连3 g。每日1剂，水煎服。并予心理安慰。服7剂后，精神好转，面带微笑，自感微热。苔薄，脉细弦。上方加煅螺蛳壳（先煎）45 g，生石膏（先煎）、姜半夏各9 g。再服7剂，以后按上方加减治疗1月余，诸症状消失，能从事家务劳动。(《李祥云治疗妇科病精华》，中国中医药出版社，2007)

2. 妙法绝招解析：本患者精神郁闷、欲自杀等为主要症状。这类患者易被误诊为精神病，很多患者曾被送到精神病院治疗。殊不知，此乃肾水不足，水不制火，虚火上扰于心，心神不宁；又水不涵木，肝失柔养，肝气郁结而致精神郁闷。故治疗上应予滋阴降火，疏肝宁心，安神之法。并予心理安慰。方用浮小麦养心安神；知母、黄柏清虚热；黄连清心降火而除烦安神；黄芩清心降火以助黄连清除烦热；青蒿、鳖甲、地骨皮退虚热以除烦；何首乌补肝肾之阴；麦冬养阴；首乌藤养心安神解郁；生铁落重镇安神；郁金疏肝行气解郁；太子参益气生津。全方既益肾水又清心火，安神，心肾相交，水火并济，又疏肝解郁，药证相符，故诸症可除。

(九) 脾肾阳虚，冲任亏损（韩冰医案）

1. 病历摘要：陈某，女，46岁。近1年月经延迟而至，2～4个月方潮一次，量少，腰酸痛，足跟痛，畏寒肢冷，下肢浮肿，乏力，气短，失眠多梦，食少，便溏，小便频数，舌质淡暗，苔薄白，脉象沉细而弱。月经12岁初潮，色常量中，无血块，无痛经。妇科盆腔超声未见明显异常。诊断为围绝经期综合征。

证属脾肾阳虚，冲任亏损。治宜补肾健脾，补益冲任。药用水红花子、桑寄生、白术、紫石英、冬瓜皮、茯苓各30 g，淫羊藿、补骨脂、鹿角霜、党参各15 g，狗脊、杜仲、牛膝、仙茅各10 g。每日1剂，水煎，分早、晚2次温服。服7剂后，腰痛，畏寒肢冷，浮肿，便溏均减，食欲增加，夜寐欠安，前方加磁石、首乌藤各30 g。再服7剂后，睡眠好转，适值月经来潮，量少，色淡暗，无腹痛。药用鸡血藤、益母草各30 g，熟地黄20 g，补骨脂、鹿角霜、白芍各15 g，当归、山茱萸、桂枝、牛膝各10 g，干姜6 g。服5剂后，月经5日净，量多于前次。药用桑寄生、水红花子、茯苓各30 g，淫羊藿、补骨脂、鹿角霜、党参、白术各15 g，仙茅、狗脊、杜仲、牛膝、五味子各10 g。取10剂，共研末，制蜜丸，每丸9 g，每次1丸，每日2次，继续服用以巩固疗效。(《中国现代百名中医临床家丛书·韩冰》，中国中医药出版社，2007)

2. 妙法绝招解析：本案患者年近七七，肾气渐虚，天癸渐绝，肾主骨生髓，腰为肾府，肾虚则骨髓、外府、心神失养，见腰痛，足跟痛，失眠多梦；肾阳虚，不能温煦肌肤，则畏寒肢冷；命门火衰，火不生土，脾失健运，则便溏食少；肾阳虚膀胱气化不利，脾阳虚不能运化水湿，水湿内停，则下肢浮肿，小便频数；肾脾阳虚，冲任不足，血海亏虚，则月经后期量少；乏力，气短，舌淡暗，苔薄白，脉象沉细而弱，是脾肾阳虚之征。治宜补肾健脾，补益冲任之法。方中淫羊藿、仙茅、补骨脂、杜仲、桑寄生、牛膝、狗脊、紫石英、鹿角霜补肾填精；督脉贯脊属肾，有总督全身阳经之作用，故加用血肉有情之品鹿角霜，以温养督脉之气；党参、白术补气健脾；水红花子、冬瓜皮、茯苓利水祛湿；磁石、首乌藤、五味子安神定志；经期可酌加当归、白芍、鸡血藤、益母草、桂枝等养血通经之品。全方脾肾双补，以治其本。

（十）肾阴不足，肝阳偏亢（韩冰医案）

1. 病历摘要：梁某，女，49岁。患者近6个月头晕头痛，耳鸣，烘热汗出，血压160/90 mmHg，五心烦热，夜寐不宁，胸闷，口苦，大便干，舌质暗红，苔少，脉弦细。心电图提示：S-T段轻度压低。月经15岁初潮，色常量中，无痛经。经前乳房胀痛。诊断为围绝经期综合征。

证属肾阴不足，肝阳偏亢。治宜养阴清热，平肝潜阳。药用茯神、生龙骨、生牡蛎各30 g，白蒺藜20 g，木瓜、桑叶、龟甲、白芍各15 g，天麻、钩藤（后下）、杜仲、牛膝各10 g。每日1剂，水煎分早、晚温服。服10剂后，症状减轻，血压135/85 mmHg，惟觉汗出，胸闷，心烦，失眠多梦。药用生龙骨、生牡蛎、茯神、丹参、生铁落、浮小麦各30 g，白蒺藜20 g，天麻、钩藤（后下）、牛膝、莲子心、甘草各6 g。服10剂后，诸症消失，遂再投10剂，以巩固疗效，并以上方配丸剂以善其后。(《中国现代百名中医临床家丛书·韩冰》，中国中医药出版社，2007)

2. 妙法绝招解析："年过四十，阴气自半"，患者肾阴不足，水不涵木，肝阳偏亢，循经上扰清窍，故见头晕头痛，耳鸣；水亏不能上制心火，扰动心神则心烦，夜寐不宁；阴不维阳，虚阳上越，则烘热汗出；舌质暗红，苔少，脉弦细，为阴虚阳亢之征。治宜滋养肝肾，平肝潜阳。方中龟甲、白芍、杜仲、牛膝滋补肝肾；"龟甲性阴走任脉"，为任脉引经药，用之以为静摄，益阴潜阳，补益任脉；天麻、钩藤、生龙骨、生牡蛎、生铁落、白蒺藜平肝潜阳；生龙骨、生牡蛎、生铁落兼有重镇安神之效；木瓜、桑叶、白芍意在柔肝，酸泻肝木；丹参、莲子心、茯神、浮小麦清心养心安神；浮小麦兼可止汗。全方共奏养阴清热，平肝潜阳之功。

（十一）心肾不交，肝郁化热（韩冰医案）

1. 病历摘要：钱某，女，51岁。绝经2年，心烦失眠加重15日。阵作烘热汗出，常感头晕耳鸣，心悸，失眠多梦，腰酸肢软，手足心热。患者素性多虑，15日前因与家人发生口角病情加重，胸闷不舒，时欲太息，烦躁易怒，甚则悲伤欲哭，彻夜难眠，纳呆，口干苦，大便秘结，舌质红，苔薄黄，脉弦细数。月经12岁初潮，色常，量中，有少许血块，无痛经。心电图、脑电图结果未见异常。诊断为绝经后综合征。

证属心肾不交，肝郁化热。治宜养阴清肝，宁心安神。药用生龙骨、生牡蛎、生铁落、丹参各30 g，白芍15 g，柴胡、郁金、石菖蒲、当归、黄连、五味子、大黄（后下）各10 g。每日1剂，水煎，分早、晚温服。并加以疏导、安慰，嘱其调畅情志。服7剂后，胸闷烦躁已除，心情稍舒，大便通畅，夜能入眠，但易惊醒，汗出，口干纳差，上方去大黄，加生山楂、浮小麦各

30 g，生地黄、百合各20 g，紫石英15 g，甘草6 g。服7剂后，诸症减轻，效不更方，服用7剂，诸症缓解。继续以前法调治月余而愈。(《中国现代百名中医临床家丛书·韩冰》，中国中医药出版社，2007)

2. 妙法绝招解析：患者年过半百，肾阴已亏，性素多虑，心营愈虚，加上情志不遂，木郁不达，郁而化火，气机逆乱而发病。本证系肾阴亏损，气郁化火，冲气上逆所致。病之本在肾，而标在心肝，为本虚标实之证。阴虚则阳亢，虚阳上越，故烘热汗出；《内经》云："阴气者，静则藏神，躁则消亡。"肾阴已亏，水不济火，心阳偏亢，心神不宁，故可见心悸不寐，悲伤欲哭；肾府、骨髓和脑髓失养，则腰酸肢软，头晕耳鸣；肝气不舒，冲任扰动，则急躁易怒，胸闷不舒，时欲太息，口干苦，大便秘结，手足心热，舌质红，苔薄黄，脉弦细数，皆为阴虚气郁化火之征。治宜养阴清肝，宁心安神。方中浮小麦、生地黄、百合、甘草益养心肾而安神明；柴胡、郁金疏肝解郁，泄热；当归、白芍养血柔肝；生龙骨、生牡蛎、紫石英、生铁落重镇潜阳，镇静安神；石菖蒲安神，化湿和胃；丹参能益冲任，清心除烦，活血化瘀，佐用大黄泄热祛实；《内经》云："心病者，宜食麦"，以甘微寒之浮小麦养阴清热，定惊除烦止汗。诸药共奏润养心肾，疏肝气，泻郁火，清心宁神之功。紫石英，味甘，性温，入心、肝经，通补冲任，降冲脉之逆，《本草便读》载："紫石英通奇脉，镇冲气上升"，并遵循"阳中求阴"之法则，使"阴得阳升而源泉不竭"。全方寒温并用，攻补兼施，和营敛阴，泄热潜阳，从而阴阳和谐，诸症自平。

（十二）阴阳俱虚，冲任失调（韩冰医案）

1. 病历摘要：邓某，女，52岁。近2年来患者乍寒乍热，时而畏寒恶风，时而烘热汗出，头晕时作，心悸烦躁，失眠多梦，腰膝酸冷，纳少便溏，健忘，口微渴，阴道干涩，夜尿频，舌质淡暗，苔薄白，脉沉细。月经13岁初潮，色常量中，有小血块，痛经（+）。心电图、血糖、尿常规检查结果未见异常。诊断为绝经后综合征。

证属阴阳俱虚，冲任失调。治宜补肾扶阳，益养冲任。药用磁石、丹参、浮小麦各30 g，熟地黄20 g，淫羊藿、白芍、麦冬各15 g，山茱萸、仙茅、盐黄柏、盐知母、巴戟天、五味子、黄连各10 g，甘草6 g。每日1剂，水煎，分早、晚温服。服10剂后，头晕消失，心悸烦躁，烘热汗出减轻，大便仍溏，纳差，少寐，前方减麦冬、熟地黄、黄柏，加麦芽炭、黄精、茯苓各30 g，白术10 g。服7剂后，饮食增加，便溏、睡眠亦好转，原方续进7剂，诸症缓解。后炼蜜为丸，调理2个月而病告痊愈。(《中国现代百名中医临床家丛书·韩冰》，中国中医药出版社，2007)

2. 妙法绝招解析：肾为先天之本，水火之脏，阴阳之宅，藏真阴而寓元阳，为五脏之根，诸脏之阴全赖肾阴以濡之，诸脏之阳全赖肾阳以温煦，阴阳互根，元阴元阳必须相对平衡，才能维持正常生理状态。妇女在经断前后，肾气渐衰，冲任亏虚，天癸将竭，阴损及阳，因而出现脏腑阴阳俱虚之寒热错杂证。阴阳不调，营卫不和，则乍寒乍热，烘热汗出；肾虚精亏，髓海虚损，脑髓失养，则头晕，健忘；肾阴不足，阳失潜藏，虚热内生，则出现口微渴，阴道干涩等阴虚内热之症；水亏则火炎，热扰心神，故心悸烦躁，失眠多梦；肾阳虚，阳气不能外达，故畏寒恶风；肾阳不足，腰府、骨髓失于温煦，则腰膝酸冷；阳气不振，不能温养脾胃，则纳少便溏；膀胱气化失司，则夜尿频；舌质淡暗，苔薄白，脉沉细，为肾阴阳俱虚之征。本案谨守病机，治以补肾扶阳，滋阴降火，调理冲任之法。方中仙茅、淫羊藿、巴戟天温补肾阳，补而不滞，温而不燥；淫羊藿《本草纲目》谓其"性温不寒，能益精气，真阳不足者宜之"，《本草求真》谓巴戟天为"补肾要剂"，《本草纲目》云"补血海"，不选用大辛大热的肉桂、附片，以免助阳生火劫阴；熟地黄、山茱萸、麦冬、黄精、白芍补肾育阴；麦冬兼制亢盛心火；知母、黄柏滋肾坚阴泻相火，且可减仙茅、淫羊藿、巴戟天之辛温；黄柏《本草经疏》谓其"是少阴肾经之要药，专治阴虚生内热诸证，功烈甚伟，非常药可比也”，傅青主曰：“黄柏清肾中之火，肾与任脉相通以相制，解肾中之火即解任脉之热矣”；知母，质润不燥，清热泻火而滋阴润燥，李东垣称其“泻无根之肾火，疗有汗之骨蒸，止虚劳之热，滋化源之阴”；浮小麦、甘草、丹参、磁石、茯苓、黄连、五味子清心养心安神；浮小麦、五味子兼可养阴生津止汗；麦芽炭、白术健脾止泻。以上各药相辅相成，辛温与苦寒共用，以调养为主，苦泄为辅，壮阳与滋阴并举，补泻兼施，具有阴阳双补，调和冲任的作用。

（十三）阳虚火衰，阴气上犯（刘渡舟医案）

1. 病历摘要：崔某，女，50 岁。其患自觉有一股气流，先从两腿内开始，沿阴股往上滚动，至少腹则腹胀，至心胸则心悸，头出冷汗，胸中憋气；精神极度紧张，有死的恐怖感。稍停，气往下行，症状随之减轻，每日可发作三四次。兼见腰酸，白带较多。患者面色青黄不泽，舌胖质嫩，苔白而润，脉弦数无力。诊断为围绝经期综合征。

证属阳虚火衰，阴气上犯。治宜助心阳，伐阴降冲。方选桂枝汤合黑锡丹。药用桂枝 15 g，白芍、生姜各 9 g，黑锡丹（另服）、炙甘草各 6 g，大枣 7 枚。每日 1 剂，水煎服，服用 5 剂，诸症尽除病得痊愈。（《千家妙方》，战士出版社，1982）

2. 妙法绝招解析：此例病症颇奇，西医诊为围绝经期综合征，其表现似为中医学之”奔豚气”，气从阴股上冲（不从少腹）为仅见之症，凡犯上之气，必因上虚所致。今心阳虚而火不旺，肾之阴得以上犯。夫阴来搏阳，虚阳被迫而与之争，故脉虽数而按则无力。弦脉属阴，阴盛则上逆。舌质胖嫩，无非阳虚之象。阴来搏阳，凡阴气所过之处则发胀，胸憋，心悸不安等象，亦勿怪其然。治拟助心阳伐阴降冲，故收取捷效。

（十四）肝火内盛，干扰心神（郑长松医案）

1. 病历摘要：胡某，女，50 岁。近 3 年来，经常头晕脑涨，面热，眼干，寐少梦多，心悸而烦，情绪不稳，无故悲泣，时而欲唱。于去年 8 月断经 12 月复行，断经前周期尚准，经来量多，复行后先期而至，刻下 10 日左右一行，量少色黑：面颊潮红，形体瘦弱，舌赤乏津，苔薄微黄，脉象细数。诊断为围绝经期综合征。

证属肝火内盛，干扰心神。治宜平肝降火，益阴潜阳。药用珍珠母（先煎）、磁石（先煎）、生龙骨、生牡蛎（捣）、生地黄、石决明（先煎）各 30 g，白芍、墨旱莲各 20 g，乌梅、桑寄生、菊花、牡丹皮各 15 g，黄芩、生栀子各 12 g。每日 1 剂，水煎 2 次，共煎取 500 mL，分 2 次温服。连进 6 剂，得以痊愈（《郑长松妇科》，中国中医药出版社，2007）。

2. 妙法绝招解析：本案由断经之前，“任脉虚、太冲脉衰少”，血燥肝急致病。肝乃风木之脏，其性主动主升，故肝火动而上扰，则头晕脑涨，两眼干涩，面热潮红；肝火内盛，干扰心神，则心悸而烦，寐少梦多，急躁易怒，情绪不稳，无故悲泣，时而欲唱；肝火下灼，迫血妄行，则经断复行，月事频至；其形体瘦弱，舌赤乏津，苔薄微黄，脉象细数均火盛伤阴之候。方中珍珠母、磁石、龙骨、牡蛎、石决明、菊花益阴潜阳，平肝降火；生地黄、墨旱莲、白芍、乌梅、桑寄生滋补肝肾，壮水强阴，以补阴而制阳；牡丹皮、黄芩、栀子凉血降火，清除营分之邪热，热除则悸安神宁。

（十五）肝肾阴虚，筋脉失养（郑长松医案）

1. 病历摘要：石某，女，50 岁。低热月余，愈后常感头晕健忘，两眼干涩，视物昏花，急躁易怒，腰及四肢酸痛，有时两手麻木。经候不准，1～3 个月一行，血量逐月减少。往日月事频繁，血来量多，于两年前治愈。舌质色赤，苔薄乏津，脉沉弦细。诊断为围绝经期综合征。

证属肝肾阴虚，筋脉失养。治宜滋补肝肾，濡养筋脉。药用生龙骨、生牡蛎（捣）、沙参、

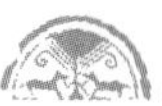

女贞子、桑枝、生地黄各30 g，白芍、桑寄生、当归、墨旱莲、何首乌各15 g，麦冬、枸杞子各12 g。每日1剂，水煎两次，共煎取500 mL，分2次温服。服15剂后，头晕眼花，急躁易怒大见好转，四肢酸痛减轻，余无进退。宗原意出入，按前方去女贞子、麦冬、枸杞子。加鸡血藤30 g，熟地黄15 g，川续断、川牛膝各12 g。共服药26剂，除偶有头晕腰痛外，余恙悉除。（《郑长松妇科》，中国中医药出版社，2007）

2. 妙法绝招解析：本案旧有失血病史，病起低热之后，显系阴血亏耗致病；肝肾阴虚，则头晕健忘，两眼干涩，视物昏花，性急易怒；阴血亏虚，则筋脉失养，故腰及四肢酸痛，有时两手麻木；年逾七七，肾气亏虚，天癸将竭，故经候失期而量少；其舌质色赤，苔薄乏津，脉沉弦细，亦肝肾阴虚之候。方中沙参、女贞子、生地黄、熟地黄、白芍、当归、墨旱莲、何首乌、枸杞子、麦冬充营养血，滋补肝肾；鸡血藤、桑枝、桑寄生、川续断、牛膝通经活络，濡养筋脉；龙骨、牡蛎敛阴潜阳。

（十六）肝郁化火，心肾不足（郑长松医案）

1. 病历摘要：马某，女，49岁。两年来，经常头晕耳鸣，寐少梦多，心悸健忘，脘痞纳呆，有时上身潮热，血压波动不稳，稍有佛意即动怒发火，夏季常感掌心发热，月经25～50日一行，带经7～10日，血量偏多。最近两个月，经至即忽然暴下，相继淋漓不断，性情更加暴躁，语言不投即啼哭不已。经多次检查，均诊断为“围绝经期综合征”。因家庭不和，素日多愁善感。面颊色赤，表情沉闷，舌质深红，苔白乏津，脉弦略数，两尺微弱。血压140/90 mmHg。诊断为围绝期综合征。

证属肝郁化火，心肾不足。治宜平抑肝火，培补心肾。药用生龙骨、生牡蛎（捣）、生地黄、首乌藤各30 g，玄参、墨旱莲、白芍、女贞子各15 g，黄芩、白菊花各12 g，远志、霜桑叶各9 g，莲子心3 g。每日1剂，水煎2次，共煎取500 mL，分2次温服。服10剂，精神转佳，夜寐渐安，今次月经周期40日，持续8日，血量大减，仍头晕耳鸣，血压130/90 mmHg。守原意增平肝降逆之品。前方加珍珠母（先煎）30 g，钩藤（后下）、生赭石（先煎）各18 g。服15剂后，情绪稳定，睡眠增多，头晕轻微，今次月经周期33日，带经6日。按二诊处方去桑叶、钩藤、黄芩。加熟地黄15 g，川牛膝9 g继服。共服药35剂，除偶有失眠外，诸苦若失，半年后断经。（《郑长松妇科》，中国中医药出版社，2007）

2. 妙法绝招解析：本案由情怀不畅，气滞肝热，致性情暴躁，易于动怒；热扰心神，则寐少梦多，心悸健忘；热扰清空，则头晕耳鸣；木横克土，则脘痞纳呆。旧有气滞热扰，又届断经之年，致肾阴不足与肾气亏虚并见。肾阴不足，则舌质深红，苔白乏津，上身及掌心发热；肾气亏虚，闭藏不固，则由月经量多至忽然暴下。方中龙骨、牡蛎、珍珠母、赭石平肝潜阳，固摄肾气；生地黄、熟地黄、白芍、玄参、女贞子、墨旱莲养血敛阴，滋补肝肾；钩藤、黄芩、桑叶、菊花、牛膝平抑肝阳；首乌藤、远志、莲子心养心安神。

（十七）肾阳衰微，脾气虚弱（郑长松医案）

1. 病历摘要：董某，女，47岁。去秋染痢疾月余，相继头晕眼花，耳鸣重听，嗜睡懒动，纳少便稀，腰痛如折，腿酸无力。去冬又尿意频数，天冷与咳嗽时小便淋漓不禁，月事不准，20～90日一行，血量涩少，似有似无，带经5～10日，经净后清涕状白带淋漓不断。精神萎靡，面色苍白，体丰松软，唇舌淡红，苔薄白润，脉沉细弱。诊断为围绝期综合征。

证属肾阳衰微，脾气虚弱。治宜温阳固肾，健脾益气。药用菟丝子、熟地黄、桑螵蛸、黄芪各30 g，淫羊藿、山药、覆盆子各20 g，益智仁、金樱子、枸杞子、补骨脂各12 g，肉桂（后下）3 g。每日1剂，水煎2次，共煎取500 mL，分2次温服。服15剂后，头晕耳鸣、腰痛腿酸、尿意频数俱减，体力有增，大便正常，仍食纳欠佳，带下淋漓。酌增补收涩之品，以资中土收益，阴精敛藏。前方加生龙骨、生牡蛎（捣）各30 g，莲子肉12 g。共服药32剂，除月经后期外，余恙悉除。（《郑长松妇科》，中国中医药出版社，2007）

2. 妙法绝招解析：本案由罹痢疾之伤，肾阳衰微，脾气虚弱。肾阳衰微，闭藏失职，则月事先后不准，经来似有似无；腰为肾之外府，肾虚则腰痛如折，腿酸无力；肾阳不足，脬气不固，则尿意频数，寒冷与咳嗽时小便淋漓不禁；肾阳不足，则带脉失约，故带下淋漓；脾气虚弱，则纳少便稀；脾虚不能运化水谷，助长体力，则嗜睡懒动；生化之源不足，精血亏虚，则精神萎靡，面色苍白，头晕眼花，耳鸣重听，舌淡红，脉细弱。方中菟丝子、熟地黄、覆盆子、益智、金樱子、枸杞子、淫羊藿、补骨脂、肉桂补肾温阳，益髓涩精；黄芪、山药、莲子肉益气补虚，健脾扶羸；龙骨、牡蛎、桑螵蛸固摄疗遗，敛涩止带。

（十八）心脾两虚，气血双亏（郑长松医案）

1. 病历摘要：褚某，女，47岁，已婚。经闭后，经常神疲体倦，夜寐不宁，胆怯易惊。近半年来，遇事心烦意乱，无故悲伤欲哭，形体日衰，头发变白，形神不爽而瘦弱，发白过半而稀疏，面色苍白，舌胀色淡，苔薄白润，脉沉细弱。诊断为围绝期综合征。

证属心脾两虚，气血双亏。治宜健脾益气，补血养心。药用浮小麦60 g，首乌藤、百合各30 g，合欢皮、白芍、生山药、龙眼肉、炙甘草各15 g，麦冬、石菖蒲、陈皮各9 g，莲子心3 g，大枣10枚。每日1剂，水煎2次，共煎取500 mL，分2次温服。服10剂后，知饥思食，精神爽快，体力增加，余无进退。守原意增养心安神之品。前方加酸枣仁15 g，远志、柏子仁各9 g。继服15剂，情绪稳定，食纳正常，仍睡眠欠佳，偶有惊惧。既得效机，守方不更。按二诊处方继服3剂。另取3剂，炼蜜为丸，朱砂为衣，每午、晚各服9 g。共服煎剂28剂，丸剂1料，诸恙悉平。（《郑长松妇科》，中国中医药出版社，2007）

2. 妙法绝招解析：本例由脾气素虚，健运失权，故饮食无味，肢体消瘦，神疲体倦；生化之源不足，则冲任亏损，肾气早衰，故未及“七七”而“天癸竭”；化源匮乏，则血无所生，血虚则头发坠落变白；心失血养，则神无所主，故夜寐不宁，胆怯易惊；血虚不能濡养五脏，则心火内动，故遇事心烦意乱，无故悲伤欲哭。方中山药、小麦、甘草、大枣、龙眼肉、麦冬、陈皮培脾益气，补血养心；首乌藤、百合、柏子仁、酸枣仁、远志养心安神；合欢皮、菖蒲、莲子心开心窍，清心火，益智宁神；白芍安脾御木，敛阴除烦。

（十九）肝郁化火，热扰阴虚（郑长松医案）

1. 病历摘要：王某，女，53岁。近一年半来，常感头晕胀痛，耳如蝉鸣，口苦咽干，烦躁多怒，寐少梦多，面部阵阵发热，有时心悸不宁，一向血压偏高。1974年底月经闭止，刻下复行半年，血来忽多忽少，时有时无。形体瘦弱，面红目赤，舌质鲜红，苔白乏津，脉弦稍数，血压160/100 mmHg。诊断为围绝期综合征。

证属肝郁化火，热扰阴虚。治宜平肝泻火，清热养阴。药用仙鹤草、茅根、生地黄、玄参、珍珠母（先煎）各30 g，白芍、石决明（先煎）各15 g，黄芩、墨旱莲各12 g，麦冬、龙胆、蒺藜、旋覆花（包）各9 g。每日1剂，水煎2次，共煎取500 mL，分2次温服。服10剂后，头晕胀痛，耳鸣面热均减，仍寐少心悸，精神烦躁。肝火渐平，心阴难复，宗前方增育阴潜阳，清心安神之品。按前方麦冬加至15 g，去龙胆、蒺藜、旋覆花，加生龙骨、生牡蛎（捣）、酸枣仁各30 g，柏子仁、栀子各9 g。煎法同前，改为每晚服1次，每日1剂。服16剂后，除偶有头晕失眠外，其他诸症消失，血压降至130/90 mmHg。守方增损，以冀巩固。按二诊处方去仙鹤草、茅根。加女贞子12 g继服。共服药35剂，诸恙蠲除，不久断经。（《郑长松妇科》，中国中医药出版

社，2007）

2. 妙法绝招解析：本案症见头晕胀痛，耳如蝉鸣，面红目赤，显系肝郁化火，热冲于上之候；热邪伤阴则口苦咽干，舌质鲜红，脉象弦数；热灼心阴，干扰心神则心悸不宁，寐少梦多，烦躁多怒；火热下灼，迫血妄行，故年逾更年期，经断复行。如《薛氏医案》中说："肝经有火，血得热而下行。"方中生地黄、玄参、墨旱莲、女贞子、茅根、仙鹤草养阴清热，凉血止血；龙胆、黄芩、石决明、珍珠母平肝泻火，重镇潜阳；栀子、麦冬、白芍清心除烦，敛阴柔肝；酸枣仁、柏子仁养心安神；旋覆花、蒺藜专制风木；龙骨、牡蛎固摄冲任。

（二十）肝郁化火，心脾不足（郑长松医案）

1. 病历摘要：窦某，女，48岁。头晕心悸，寐少梦多，思绪紊乱，情怀少欢年余。两个月前因事忧怒后，嗳气叹息，多疑多虑，进食颇少，夜不安寐，甚则彻夜不眠，神志时明时昧，精神病院诊断为"更年期抑郁症"。经候正常来往，血量递次减少，末次经尽7日，经期诸症加重。表情淡漠，舌质淡红，苔薄欠润，问其所苦尚能准确回答，脉细弦稍数。诊断为围绝期综合征。

证属肝郁化火，心脾不足。治宜平肝宁神，补脾养血。药用浮小麦60 g，生龙骨、生牡蛎（捣）、百合、珍珠母（先煎）、丹参、酸枣仁各30 g，菊花、白芍、麦冬各15 g，生甘草6 g，大枣5枚。每日1剂，水煎2次，共煎取500 mL，分2次温服。连进5剂，食纳增加，夜寐渐安，仍时明时昧，但昧少明多。既见转机，守方继服。按方服药10剂，神志转清，夜寐颇安，又按原方出入，月余后诸恙悉平。（《郑长松妇科》，中国中医药出版社，2007）

2. 妙法绝招解析：本案始见头晕心悸，寐少梦多，思绪紊乱，情怀少欢，知其素有肝郁失疏，心血不足之宿疾；又遭忧怒，伤及肝脾，脾虚纳少，营养失源，则心血益虚，故夜不安寐，舌质淡红；肝气郁结，则嗳气叹息，表情淡漠；肝气被郁，神明蔽阻，则神志时明时昧。年近"七七"，天癸将竭，故经候如期而递次减少，心脾不足，则经期病情加剧。方中甘麦大枣汤益脾和中，养心安神；龙骨、牡蛎、珍珠母、白芍、菊花平肝潜阳，镇宁心神；百合、丹参、酸枣仁、麦冬育阴益志，补心安神。

三、文献选录

女子年届"七七"则"肾气衰"，"任脉虚，太冲脉衰少，天癸竭，地道不通"，为断经之年。经断前后，月事先后不准，血量多少不一，应属常候。若见头晕目眩，耳如蝉鸣，潮热汗出，面颊色红，寐少梦多，心悸不宁，性急易怒，肢体酸痛，崩中漏下等候者，谓之"经断前后诸症"。当此之际，非诸症俱备，各有其突出症状，伴有崩中漏下者居多。如《景岳全书》云"妇人于四旬外，经期先断之年，多有渐见阻隔，经期不至者。当此之际，最宜防察。若气血和平，素无他疾，此固渐止而然，无足虑也。若素多忧郁不调之患，而见此过期阻隔，便有崩决之兆，若隔之浅者，其崩尚轻，隔的久者，其崩必甚。"此证虽临床常见，病情复杂，但其病因以冲任及内脏虚衰，气血与阴阳失调为主，其内脏病变，多见于肾。因肾为先天之本，元气之根，主藏精，故形体之盛衰，月事之至止，与肾气之亏盈息息相关。其次为肝脾两脏，因"肝司血海而主疏泄"，"冲为血海隶于阳明"。治疗应补肾气，调冲任，治理肝脾为主。

（一）围绝经期综合征临证备要

1. 病机以肾虚冲任失调为主：卵巢早衰以生殖内分泌功能失调或低下为内在本质。临床上发现，卵巢早衰患者除闭经外，还表现有肾虚冲任失调的证候，如腰膝酸软，性欲减退，阴道干涩，潮热汗出，面色晦暗，心烦抑郁等。中医学的肾气包括生殖、内分泌、神经、免疫等多系统的功能。卵巢是具有排卵和分泌甾体激素的内分泌腺，是生殖系统的重要组成部分，受神经-内

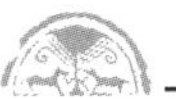

分泌-免疫网络的调节。任何一个环节发生障碍，都会导致卵巢功能失调或衰竭。而肾气、天癸、冲任功能正常则是下丘脑-垂体-卵巢轴和神经-内分泌-免疫网络发挥生理调节作用的前提。肾气充盛，冲任和调是卵巢功能正常的基础，反之，肾气虚，冲任失调，则会导致卵巢功能调节异常或卵巢功能衰竭。

治疗以补肾调冲法贯穿始终。根据多年的临床实践，确立以“补肾调冲”为治疗卵巢功能失调性疾病的基本法则。并根据卵巢早衰的病机以肾虚冲任失调为主这一特点，采用补肾调冲法治疗卵巢早衰，并确立了补肾调冲方为治疗用方。补肾调冲方平补肾气，滋阴扶阳，调理冲任，理气养血。肾为先天之本，元气之根，赵献可《医贯》云“五脏之真，唯肾为根”。肾气寓肾阴肾阳，补肾之法，既要注意滋补肾阴，又要注重温补肾阳。补肾调冲的“冲”，一是广义冲任，二是冲和之气。中医学的理论核心是“和”，即调和、平和、冲和，和即平衡，中医治病就是调整体内环境的平衡状态，以平为期，以和为目的。调冲就是调整平衡，就是调理冲和之气，使其恢复常态，进而使全身功能（包括卵巢功能）恢复正常。补肾调冲总的意义即为补肾之不足，调冲之失和。

2. 用药灵活，各有侧重：补肾调冲方由以补肾为主的菟丝子、巴戟天、黄精、熟地黄、肉苁蓉和以调理冲任为主的当归、川芎、紫石英、五味子两大部分组成。方中菟丝子性味辛、甘，平，入肾、肝、脾经，可温肾壮阳，调补冲任。菟丝子味甘能补益，入肾经，性微温则能“补肾中之阳气”（《本草经疏》），故而发挥其温肾扶阳，益精补髓，调理冲任之作用。《神农本草经》将菟丝子列为上品，言其“补不足，益气力，久服明目轻身延年”。可用于肝肾精血亏虚之早衰。《药性论》此药可“治男女虚冷，添精益髓，去腰痛膝冷”。菟丝子柔润而多液，不温不躁，补而不腻，为一味平补阴阳的药物，无论肾阳虚或肾阴虚都可应用。巴戟天味辛、甘，微温，入肾、肝经，其性柔润而不躁，为“补肾要剂”（《本草求真》），既补肾阳，又益精血。黄精甘、平，入脾、肺、肾经，能通过平补脾肺肾而填精生髓，强壮固本，治肾虚诸症。《本草纲目》谓其“补诸虚，止寒热，填精髓”，强调了黄精补肾填精的功用特点。熟地黄甘，微温，入肝、肾经，补血滋阴，益精填髓。《本草纲目》云“生精血，补五脏，内伤不足，通血脉”，故临床上常用于月经后期，经量减少，渐至闭经。《本草从新》称熟地黄“滋肾水，封填骨髓，利血脉，补益真阴”。肉苁蓉甘、咸，温，入肾、大肠经，补肾阳，益精血。《本草汇言》谓其“养命门”，“滋肾气”。肉苁蓉乃平补之剂，补而不峻，温而不热。《药性论》强调其能“益髓，悦颜色，延年”。《日华子本草》言其治“女绝阴不产”，“男子泄精”。本品还能通过补肾阳而达补督固冲之目的。当归甘、辛，温，入肝、心、脾经，功效补血调经，活血止痛。《药性论》谓其“破宿血……补诸不足，主女人瘀血腰痛”。当归既能补血，又能活血，故有和血之功效，它长于调经，用于妇女月经不调，血虚经闭。川芎味辛，性温，入肝、胆、心包经。川芎“下调经水”，为妇科要药，能活血调经。《本草汇言》谓本品“上行头目，下调经水，中开郁结，血中气药……养胎前，益产后，又癥瘕结聚，血闭不行，并能治之”。紫石英甘，微温，入肾、心、肝经，温肾助阳，暖宫助孕。《神农本草经》云“补不足，女子风寒在子宫，绝孕十年无子。”明确指出了补不足和治不孕的效用。五味子酸、甘，温，入肺、肾、心经，益气生津，补肾养心。《神农本草经》云“主益气，补不足，强阴，益男子精。”《本草备要》谓五味子“专收敛肺气而滋肾水”。

补肾药与调理冲任药相须为用，可起到滋补肝肾，调理冲任，协同调理卵巢功能的作用，而且在用药上具有补而不滞，滋而不腻，活血而不动血的特点，对患者既能补虚，又能祛实开结，使肾气盛而天癸至，继而任通冲盛，月事以时下。面浮肢肿，皮肤蚁走样感，性欲减退，或伴月经紊乱等与绝经有关的症状。这些症状往往轻重不一，参差出现，持续时间或长或短，短者仅数

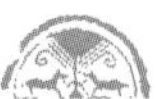

月，长者迁延数年。绝经后指绝经以后的生命阶段。绝经后期约占女性生命历程的三分之一，此期间的卵巢还在经历着不断老化的过程，直到全部被结缔组织取代，由此又引起身体发生各种变化，出现不同的症状和疾病，称为绝经后综合征。

围绝经期与绝经后综合征属于中医学“经断前后诸证”的范畴，是妇科常见病之一。历代文献关于本病的论述，则是针对其临床表现的侧重不同，以症状代替病名，散见于“脏躁”“年老血崩”“心悸”“失眠”“眩晕”“头痛”“浮肿”“郁证”等病证中。如《金匮要略·妇人杂病脉证并治》云“妇人脏躁，喜悲伤欲哭，像如神灵所作，数欠伸。”中医对本病的认识早在《内经》就有记载，《素问·上古天真论》有“女子七岁，肾气盛，齿更发长；二七天癸至，任脉通，太冲脉盛，月事以时下，故有子……七七，任脉虚，太冲脉衰少，天癸竭，地道不通，故形坏而无子也”的论述，从生理上阐明了女性生殖功能发育、成熟及衰退的全过程，在一定程度上揭示了本病的病因病机特点。

围绝经期与绝经后综合征的发病机制较复杂，妇女进入围绝经期，机体的内分泌平衡状况发生变化，主要由于卵巢功能的衰退，性激素分泌减少，尤其是雌激素水平降低过度，导致下丘脑-垂体-卵巢轴或下丘脑-垂体-肾上腺轴功能紊乱，引起神经-内分泌-免疫系统功能改变，进而全身有关系统的正常生理功能发生改变，从而导致围绝经期与绝经后综合征的发生。此外还有自由基学说等。本病发生除与机体内分泌功能状态有关外，还与个体体质、健康状态、社会环境以及精神、神经因素等密切相关，是与社会、心理等多种因素相互作用的结果。据国内外文献统计报道，在绝经前后的一段时间，90％的妇女都有轻重不等的围绝经期综合征的表现，10％～15％妇女症状较严重，以致影响正常生活及工作而被迫就医。近年来该病有发病年龄提早、发病率上升的趋势。因此从我国国情出发，充分发挥中医药治疗本病的优势并开展深入而系统的研究具有重要的现实意义。

妇女的经、带、胎、产和哺乳等生理活动，无不与冲任有关。冲任二脉的盛通乃是妇女产生月经、胎孕、产乳的先决条件和根本。《妇人良方·博济方论》云“故妇人病有三十六种，皆由冲任劳损所致。”冲任失调是导致各种妇科疾病的重要因素。冲任的生理活动并非孤立，冲任与脏腑、经络、气血有着密切的关系，脏腑与冲任互相依存、互相制约，它们共同维持着妇女的生理活动。冲任二脉虚衰失调，多源于脏腑功能虚损失调。肾为冲任之本，十二经脉之根，肾在女子生殖生理的整个过程中起着主导作用。绝经前后肾气渐衰，天癸将竭，冲任亏虚，精血不足，导致肾之阴阳平衡失调，脏腑功能紊乱而发生围绝经期与绝经后综合征。故围绝经期与绝经后综合征的病机特点为“肾虚为本，阴阳失衡，冲任失调，多脏受累”。本病本在肾，肾脏虚损，必然直接影响冲任二脉为病，冲任亏损，天癸渐竭，阴精耗伤，阴阳平衡失调；肾的阴阳平衡失调必然累及其他脏腑，导致心、肝、脾等多脏病理改变，脏腑功能失和，从而使本病呈现复杂多样性，形成虚实夹杂的病理变化。

（二）名医论述选录

1. 罗元恺论述：罗氏认为，湿邪伤人最广，极易困阻脾阳，因脾居中央，为气血生化之源。更年期妇女年过半百，肾气渐衰是属自然规律。如果脾胃健运，则可化生精血以后天养先天，在预防和治疗围绝经期综合征方面起着决定性的作用，因此脾胃功能健运是绝经前后妇女健康的保证。倘若湿邪困阻脾胃，运化失职，水湿泛滥，势必导致精血乏源，肾气更衰，围绝经期综合征由此而生。湿邪与脾胃受损可相互影响，互为因果。湿邪既是病因，又可成为病理产物，一旦停留于体内，不仅阻碍气血运行和津液的输布，同时也不断损耗人体正气；脾胃困损，生化乏源，气化功能低下，津液、精血输布运化障碍，于是水不化则蕴湿，引起各种临床见症。对此，罗氏强调治疗围绝经期综合征既要补肾调阴阳，又要注重健脾，以滋生化之源，预防水湿内生。(《罗元恺医著选》，广东科学技术出版社，1980)

2. 唐吉父论述：唐氏认为围绝经期综合征的治疗原则，立足于燮理阴阳，调和营卫，药须柔润，不宜刚燥，处方立法也须顾及脏腑阴阳的协调。二仙汤为和谐阴阳的方剂，甘麦大枣汤具缓急润燥之功，临床上常以该二方为主加减应用，对围绝经期综合征有一定的疗效。以乍寒乍热后烘热汗出为主要症状时，喜用前方合小柴胡汤加减治之，疗效较佳。方用淮小麦、珍珠母各30 g，太子参、淫羊藿、巴戟天各12 g，柴胡、黄芩、当归、白芍、川黄柏各9 g，甘草6 g。其中柴胡、黄芩、川黄柏对烘热症状的改善有较好的效果；太子参、甘草取其益气补中，达到扶正祛邪之功；配当归、白芍、淫羊藿、巴戟天、淮小麦益养心肾而安神明；珍珠母镇肝潜阳。全方配合，可获和营敛阴，泄热潜阳之效，以冀阴阳和谐，烘热自平。若肝郁气滞，郁久化火，心肝之阴内伤，阴不敛阳者，当治以疏肝解郁，育阴柔肝，养心润燥，除烦宁神，俾心肝之阴复，阴阳得和，情绪也得宁静而自安，可用前方加百合地黄汤及逍遥散出入治之。若惊怯肉瞤，或冲气上逆者，则以前方合柴胡桂枝龙牡汤加减，以和营卫，调阴阳，镇逆敛汗。若心悸怔忡，心烦失眠为主者，则前方合酸枣仁汤加减，心肝同治，神魂安于宅，则诸恙自平。(中医杂志，1987，10)

3. 柴松岩论述：妇女经历了妊娠和几十年月经之阴血损耗的过程，年届更年，原本就阴血不足，再加肾气渐衰，天癸将竭，致肾之阴液不足，不能涵养肝木和上济心火，使机体处于阴血不足而阳气"有余"的阴阳失衡的病理状态。临床除注意患者的生育史和月经史外，还应留意大便情况，二阳之病乃胃肠积热，大便燥结，耗伤阴液，致阴血更亏，亦可加重此症，即形成二阳之病引发心脾不足之证。基于上述机制，临床除躯体症状外，多有不同程度的精神、神经症状，症见烘热、汗出、头晕、不寐、易怒、易悲泣以及浮肿等，大便干或秘结，舌嫩黯或肥淡，苔黄白干，脉细滑。均是阴阳失衡，肝肾不足和心肾不交所致。临证治疗：阴阳失调，机体的肾衰病理改变已是不可逆转，它也是符合人的生命规律。而如何延缓其进程，改善阴阳失调出现的一系列精神症状，则是临床治疗的出发点。柴氏临证治疗不同于世人之法，治疗此症必须抓住阴虚之根本所在，以治病必求其本为原则，认为45岁以上的妇女，不应以有无月经或性生活能力来作为疗效标准，故不宜用温肾兴阳、过分重镇潜阳及活血通利之品。而应保存妇女已不足的阴液，以滋阴养血敛阳为主，达到调和阴阳、延缓衰老目的。临床用药不可过温、过燥、过补及过分通利，即使是脾肾阳虚浮肿的患者，也不用附子、巴戟天、仙茅等温肾兴阳之品，以免扰动肾气，更耗伤肾精。即使用温补之法，也要佐用养血滋阴之品方妥。临证以舌脉为辨证依据，更应详细了解其出血史、生育史，以判断其伤阴的程度。而更年期脉见细滑，说明以往可能有出血史和多产、多孕史，阴血损伤越重，临床症状也就越明显。根据五行相生，金生水之原理，以补肺气、滋肾阴，使阴生阳和。故用沙参、白芍、熟地黄、桑寄生、女贞子、淫羊藿、莲子心、远志等为主方，补肺益肾而不损阴。烦躁、烘热、汗出，以百合、浮小麦、莲子心、黄连、生牡蛎等补肺敛汗、清心安神缓急迫；头晕并高血压，以菊花、钩藤、枸杞子来补肾阴清肝火；大便干者以瓜蒌、枳壳、荷叶来通腑泄热；失眠者加用何首乌、阿胶珠、远志等交通心肾，养血安神。同时注意佐以调理气机，如川贝母、桔梗等，临床确已收到满意疗效。并叮嘱患者忌服羊肉、生葱、生蒜等辛辣之品，以免更加耗伤阴液。(北京中医杂志，1993，1)

4. 蔡小荪论述：①本虚在肾气，补肾同时注重调脾。蔡氏认为肾气衰退引起诸脏乃至全身功能失调是造成围绝经综合征的根本原因。病因虽然单一，但治本之法不能仅仅着眼于肾气精血的衰退，因为肾气衰退乃生理性转变的大趋势，任何治法方药终不能截断这种衰变。补益肾气固然重要，但调理脾胃也至为关键。肾气衰退最终必使其他脏腑因失先天之培育而功能失常。脾胃乃后天之本，为医者若能在疾病尚未累及脾胃之前，先安未病之地，即在发病之初就注重脾胃的调护，不仅脾胃可免肾衰之累，且脾胃健运，则谷安精生，化源不竭，气血充盈，其他脏腑灌溉不乏，可代偿其先天不足。同时也能使已衰之肾气，得后天精微的充分滋养，可有望减慢衰势，缓冲脏腑阴阳之失调，使机体在短时间内建立新的动态平衡。基于这种观点，治疗本病时，常熔调理脾胃与补肾填精于一炉，每收事半功倍之效。尤对一些兼更年期功血的患者，由于肾气衰变与大量失血形成恶性循环，致使气血阴阳极度匮乏。此时大剂补肾填精之品往往因至虚不受峻补而无功；大队收敛固涩药物又难挽暴崩久漏、气不摄血之势，故治疗颇为棘手。蔡氏在家传“养营固摄汤”基础上，适当加重补脾药物，往往 2～3 帖药后即能使经血干净。②标实在心肝，泻火勿忘理气化痰。肝为刚脏，体阴而用阳，主乎动，主乎升，乙癸同源，精血同源。因肾气衰退，肝失肾水之滋养，则刚强之性暴现，通常出现两种结局：一是因水不涵木，直接导致肝火亢盛、肝阳上亢；一是因肝失柔和条达疏泄之职，引起气机不畅，升降出入违常，致使体内水湿代谢障碍，湿聚成痰，产生气滞痰阻的病变。同时由于心失肾水上济，呈现心火偏亢，心神不宁的证候。临床上诸火（肝火、心火、痰火、郁火）、诸痰（气郁生痰、火盛炼痰）、气滞、阳亢多种病理变化互相影响、互为因果，引起一系列复杂多变的综合征，故本病属本虚标实之证，法当扶正祛邪并举。蔡氏认为此类患者就诊之初往往标实诸症颇重颇急，而患者又易多思多虑，若一诊之后症状显减，则治病信心大增；若一诊之后疗效不显，治疗往往难以奏功。故首诊疗效至为关键，初诊治疗之肯綮，在于抓住火、痰、滞三端，明审其中轻重缓急，用先治其标，后治其本之法，单刀直入，迅速有效地折其标实之势，一旦症状缓解，再增治本之品。③临证遣方用药，精简轻灵恒变有度。蔡氏治疗用药，泻火多取黄柏、知母、牡丹皮、地骨皮诸药；平肝频用生石决明、菊花、钩藤、白蒺藜之类；气滞用柴胡、青皮、郁金、木香种种；痰阻用陈皮、半夏、菖蒲、胆南星、姜竹茹等；养心安神用丹参、柏子仁、远志、水灯心、磁石；缓急用远志、淮小麦、甘草、白芍、菖蒲；健脾益气用党参、黄芪、云茯苓、白术；补益肾气用生地黄、熟地黄、巴戟天、淫羊藿、枸杞子。皆普通平常药物，随证选用 10～12 味为方，剂量轻者 4.5 g，重者 12～15 g，然取效多捷。蔡氏言：治病贵在深悟病之特性，辨证正确，用药精当切病，自能取得疗效。其中深谙药性功用十分重要，如本病泻火药的选用，虽病属心肝火旺，但终是肾水不足之虚火，故忌用大寒大苦之龙胆、山栀子、黄柏，知母既能滋阴，又能泻火，当推首选药物；次为牡丹皮、地骨皮。若火旺甚者，也可暂用川黄连、黄芩，但需中病即止，免犯虚虚之诫。凡急躁易怒，悲伤欲哭，喜怒无常，多思多虑者，每以甘麦大枣汤配石菖蒲、白芍用之。甘麦大枣配白芍柔肝养血，与甘草伍，助缓急之功，菖蒲既能豁痰开窍，又能理气活血，治心气不宁，《重庆堂随笔》言其是“舒心气，畅心神，怡心情，益心志”之妙药也。五药相得益彰，用之颇验。疏肝解郁之品，蔡氏最喜郁金，认为其性轻扬，能散郁滞，顺逆气，上行而下达，对心肺肝肾火痰郁遏不行用之最佳。夜寐难安，甚则彻夜不眠者，增琥珀末 1.2 g，于临睡前 1～2 小时吞服，有显效。（上海中医药杂志，1995，7）

5. 哈荔田论述：本病治疗，根据冲任损伤虚实的不同情况和不同脏腑，或先泻后补，或亦补亦疏，或补肝肾为主，或补脾肾为先，或两和肝脾，或心脾兼顾。后期总以补肝肾，理脾胃为善后之计。其间，变化不离准绳，灵活而有规矩，不能拘于分型定法，而应无穷之变。临床体会，用药不宜过于辛燥，甚至诛伐无过。如清热不宜过于苦寒，祛寒不宜过于辛热，活血不宜过于峻逐，理气不宜过于攻破。临床常用方药，如肝肾虚，以二至丸为基础，偏于阴虚阳亢，加桑寄生、枸杞子、桑椹、麦冬、白芍、磁朱丸、生牡蛎、钩藤、蒺藜、菊花等，滋阴潜阳，镇肝熄风；兼心阴不足，心火妄动，加浮小麦、糯稻根、五味子、粉牡丹皮、东白薇、炒枣仁、远志、

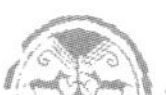

首乌藤、合欢花等养心安神，凉营泄热；兼肝火旺盛，加栀子、龙胆、柴胡、白芍、生地黄、玄参、淡竹叶、莲子心等，滋阴柔肝、泻心肝之火。偏于阳虚内寒，加炒杜仲、菟丝子、川续断、淫羊藿、白仙茅、鹿角霜等温养督脉，益火之原。脾肾虚者，选用归脾汤加减，药如党参、白术、茯苓、远志、川续断、桑寄生、炒杜仲、女贞子等；偏于脾肾阳虚，气不行水，加怀山药、金毛狗脊、鹿角霜、威灵仙、冬葵子、冬瓜皮、淫羊藿等温阳利水；若统藏失职，月经量多，淋漓不止者，加棕榈炭、炒地榆、海螵蛸、川茜草、艾叶炭、炮姜炭等温经止血；偏于脾胃气虚，升降失常，加佩兰、清半夏、竹茹、陈皮、紫厚朴等健脾和中，快气醒脾；若兼心脾不足，行血无力，加橘叶、香附、姜黄、菖蒲、丹参、鸡血藤、分心木等通络活血，理气止痛。他如养血调经、逐痹通络、利湿通淋等方法，也常依据病情间断或穿插应用。(《哈荔田妇科医案医话选》，天津科学技术出版社，1982)

6. 刘宗玉论述：刘氏将围绝经期综合征的治疗分为滋肾养血，温肾除湿，补肾化瘀三法。①滋肾养血法。妇女将届经绝之年，肾虚阴亏不能养肝。肝肾一体，精血互生，肾阴不足，不能滋养肝木上济于心火。可用左归饮加减，药物有生地黄、枸杞子、山茱萸肉、山药、白芍、女贞子等。失眠可加生龙齿、首乌藤。头晕头痛者，加桑叶、菊花、钩藤、珍珠母。心烦，加莲子心、琥珀。②温肾除湿法。经断前后，肾气衰，阳虚不能温养形体，故表现出恶寒、肢冷、腰膝酸痛。肾阳虚，上不能温煦脾土，脾失健运，湿聚成痰，痰湿中阻，清浊升降失常，故头晕身重，胸闷不欲食，湿注肠道则便溏，湿溢肌肤故浮肿；肾阳虚，在下不能温煦膀胱，膀胱气化失司，故尿频、夜尿多。若脾肾阳虚，带脉失固，可导致白带量多、清稀。方选补肾汤加减，药用淫羊藿、仙茅、山药、熟地黄、山茱萸、枸杞子、茯苓等。腰膝疼痛，加杜仲、补骨脂；浮肿，加车前子；尿频、夜尿多者，加金樱子、桑螵蛸、益智仁、台乌药等益肾固精；泄泻者，加服四神丸；白带清稀量多者，加鹿角霜、紫河车温养肾气，加白果、牡蛎收涩止带。③补肾化瘀法。经断前后，真阴亏损，肾阳虚衰。阴亏血少则脉道涩滞，肾气虚弱则无力推动血之运行，均可导致气血瘀阻之患。若瘀阻两胁，则胸闷刺痛。瘀邪阻滞，清阳不升，故头晕头痛。舌青紫或舌尖有瘀点、瘀斑，是瘀血内阻的表现。本症血瘀是标，肾虚是本。根据“治病必求其本”的原则，治疗以填补真阴、振奋阳气为主，标本兼顾。阴虚血瘀者，宜左归饮合血府逐瘀汤加减；阳虚致瘀者，宜补肾汤合血府逐瘀汤加减。根据“阴阳相互依存，相互转化”的理论和临床上常见的“阳损及阴，阴损及阳；气伤及精，精伤及气”的病理变化，用药时应注意补阴不忘助阳，补阳不忘滋阴。刘氏在处方时，常在滋阴剂中佐一二味助阳药，如菟丝子、淫羊藿、巴戟天等；在补阳剂中加滋阴之品，如枸杞子、何首乌、山药等，达到阴阳互用得以平衡之目的。（四川中医，1999，6）

7. 班秀文论述：班氏临床治疗以滋养肝肾、燮理阴阳、宁心安神、养血活络为本。其推崇清代名医唐容川“既是离经之血，虽清血鲜血，亦是瘀血”的观点，主张治兼以行血，使络通相火得以潜藏，阴能涵阳。血亏须养，精亏宜滋，喜以四物汤补养，配以鸡血藤、泽兰、益母草、丹参等化瘀通络之品，可防止离经之血停滞经隧，留瘀遗患。(广西中医药，1992，3)

8. 刘渡舟论述：此症若表现为阴寒之象者，当责之于少阴肾，以二仙汤之类治之；若表现为阳热证者，则多归之于阳明胃。刘氏尤其强调临床中以阳热证居多，因为女子以阴血为用，在35岁阳明经气便开始衰退，至更年期阳明津液渐趋枯竭，脏腑失其津液的滋润，出现阴虚阳亢，虚热上扰，心中虚烦等脏腑功能紊乱的一些临床表现。对于阳热型的围绝经期综合征，刘氏主张从阳明胃着手，采用竹皮大丸加味治疗，疗效较好。竹皮大丸为《金匮要略·妇人产后病脉证并治》篇中用于治疗产后虚热呕逆症的方剂。刘氏移此方治疗围绝经期综合征，可谓匠心独具。方中竹茹、石膏甘寒清热以保津液而除烦止渴，加玉竹养胃阴共为主药；白薇性寒，清透脏腑虚热为辅；太子参、甘草、桂枝、大枣辛甘化气，善补中气，又可反佐凉药之过。诸药合用可使虚热清，胃阴复，气血生化有源，阴阳趋于平衡，诸症自愈。（中医杂志，1990，12）

9. 夏桂成论述：本病的主要治法是补肾宁心，结合清肝健脾，实际上是调节雌二醇水平及补充钙离子包括磷等微量元素。阴虚者，滋阴清降；阳虚者，温阳宁心。如兼肝郁，治以滋阴清心，疏肝解郁；兼血瘀，治以滋阴清心，活血化瘀；兼痰浊，治以滋阴熄风，化痰燥湿。认为滋肾清心、调理子宫冲任，是本病的主要治法。前人提出："天癸既绝，治在太阴（脾）"，对调理脾胃不能忽视。六君子汤、理中汤、越鞠二陈汤（调肝胃）等，应该酌情加入到滋肾清心汤中，保护后天生化之源，才能取得较好的疗效。此外，在内服药的同时，心理治疗、气功疗法应该结合使用，特别是对更年期抑郁症，更是治疗措施中的主导方法。（《中医临床妇科学》，人民卫生出版社，1994）

10. 胥受天论述：肝郁气滞型治以疏肝理气解郁，绝经期妇女由于天癸将竭。肝肾不足，疏泄失司。极易出现乳房胀痛，胸闷胁胀。腹胀纳呆，时叹息，易怒不能自制等情况。胥氏自拟疏肝理气汤：柴胡、白芍、郁金、香附、预知子、夏枯草、合欢皮等。肝气舒，枢机运，则乳房胀痛自消，胸闷自平，肝气冲和，血脉流通，则精神振奋。肝火亢盛型治以柔肝熄风：冲脉附于肝，肝气郁结日久不解，每易气郁化火，肝火随冲气上逆，以致出现巅顶掣痛，目眩，烦躁易怒，口苦咽干，或可见月经量多，淋漓不尽，舌质红苔黄，脉弦数等症状。肝火亢盛，治应柔肝熄风，自拟柔肝降火汤治疗：桑椹子、菊花、白芍、天麻、钩藤、石决明、山栀子、黄芩、川芎、合欢皮、白蒺藜。火降气平，肝气条达，冲脉和调，则头痛自消。肝脾不和型治以疏肝健脾：肝主疏泄，脾主运化，肝气之舒畅，能够协助脾胃的消化。若木旺乘土，则出现脘腹作胀，大便溏薄，体倦乏力，面部浮肿，月经色淡、质薄等症状。肝脾不和，治应疏肝健脾，自拟疏肝健脾汤：太子参、茯苓、白术、白芍、青皮、陈皮、焦山楂、麦芽、扁豆衣、炒薏苡仁、香附、合欢皮、甘草等。肝气疏泄，脾胃气行，消化功能才能正常发挥。肝肾阴虚型治以平肝滋阴：绝经期妇女由于水不涵木，而致肝肾阴虚。症见月经周期紊乱，量或多或少，色红，时感烦热，腰膝酸软，失眠多梦，舌红苔少，脉细弦。肝肾阴虚，治应平肝清热，养阴益肾。自拟平肝滋阴汤治疗：茯神、白芍、熟地黄、枸杞子、山茱萸、女贞子、景天三七、珍珠母、牡蛎、石决明、龙骨等。肾水得以滋生，上荣于肝，血得养，则气血平和，诸证渐平。本病的治疗胥氏独辟蹊径，从肝入手，收到良好效果。肝藏血，主疏泄，喜条达，恶抑郁。胥氏认为"女子以肝为先天"，脏腑所化生气血有余者储藏于肝，下注血海而为月经。现代女性，由于生活紧张，每多心烦、抑郁，使肝疏泄失常，以致肝郁气滞，血行不畅，脉络受阻，出现月经紊乱、乳房胀痛等现象；肝郁则气盛，气盛则化火，火性炎上，肝气上逆而见头痛、目眩、烦躁易怒等诸证；肝体阴而用阳，阴血充足才能柔润养肝，肝阴不足，肝阳上亢出现眩晕、失眠、头痛；肝肾同源，肾水亏少，肝阴虚损，出现烦热、腰膝酸软、失眠多梦等症状。针对不同的病症，胥氏分别采用舒肝理气解郁、柔肝熄风、疏肝健脾、平肝滋阴的方法，运用于临床，疗效较为满意。在用药的同时，也要注意安抚患者的情绪，往往能收到事半功倍的效果。（辽宁中医杂志，2003，1）

11. 罗元恺论述：本病肾虚特点有三，一则以肾阴虚为主，证型分布的统计结果表明了这一点，此可能与经、孕、产、乳，以血为用而又数脱于血的生理特点有关。二则阴虚阳虚虽有偏颇侧重，然常同时并存，此缘于肾为水火之宅。三则此期女子阴阳极易失衡，其临床特征性表现为烘热、畏寒常相继出现，以及对药性寒温尤为敏感，此为阴虚阳虚同时并存的特点所决定。根据上述特点，在治疗上注重养阴，同时遵循"阴中求阳，阳中求阴"之则。如阴虚型者，当于大队养阴药中稍加一味淫羊藿，以得阳中求阴之效，同时在用药上注意滋阴勿寒凉，温阳忌刚燥，以免导致新的失衡。虽肾虚为发病之本，然其或因虚而滞，或因七情刺激，肝气郁结，致有诸多气血不畅之象，如舌黑、肢麻、周身痛、胸闷塞等，故方选鸡血藤且大其量，取其养血活血通络之用，或酌情选用丹参，取效甚佳。本病疗效中的心理因素是值得重视的。这一结果进一步证实，围绝经期综合征症状的产生，除有其生物学基础外，心理因素的影响十分明显，是一类典型的心身疾病。有鉴于此，治疗围绝经期综合征应特别注重心理疏导，提高患者的心理承受力。(中国医药学报，1990，2)

12. 傅方珍论述：傅氏对围绝经期综合征的治疗，除着重在致病之本"肾虚"的治疗外，也非常重视其致病诱因的治疗。因围绝经期综合征的发病多与情志有关，治病除给予辨证处方用药外，并从思想上加以开导，则药到病除，效如桴鼓。治疗时多从心、肝、脾、肾的辨证治疗为主。肝肾阴虚：由于素体阴虚，或多产房劳；或月经虽多数脱于血；或由于肾阴不足，不能滋养肝木；或情志不畅郁久化热，灼烁真阴，均可致肝肾的精血不足，则出现阴虚，阳失潜藏之证。治疗时应以滋水涵木，养血柔肝为主。傅氏对此症的治疗是在滋补肝肾的基础上佐加理气之品，使之达到养肝血，理肝气，益肾精之目的。脾肾两虚：绝经前后，肾气渐衰，全身脏腑功能逐渐衰退。如命门火衰，则火不生土，可导致脾胃升降运化失职。而脾阳不足，得不到及时治疗，也可导致肾阳的不足。所以脾虚可及肾，肾病也可及脾，治疗以温补脾肾为主。脾肾阳虚者，多用金匮肾气丸加减治之。但如有心慌，或浮肿者，善用真武汤加减；如脾阳不振而久泻者，用四逆散加薤白加减治之。肾虚是围绝经期综合征致病之根本，而情志所伤是引起本病的重要因素之一。对由于肝郁气滞而发病的患者，除了给予辨证处方用药外，并根据患者的发病诱因，做好患者的思想工作，使患者消除顾虑，树立起治病信心，心情舒畅则药到病除。若由于治疗不及时，或其他原因延误治疗，而郁久化热者，可用丹栀逍遥散加减治之。如郁久化热得不到及时治疗而伤及肝血者，此时可见血虚肝旺之证，傅氏善用一贯煎加葛根、牛膝、珍珠母等养血平肝，潜其上亢之阳。(中医函授通讯，1993，6)

（三）辨证论治选录

1. 姜坤诊治疗围绝经期综合征分 6 型辨治：①肝肾阴虚型。妇女一生操劳加之经孕胎产，耗伤阴血，每至围绝经期阶段，肾精亏虚，阴血不足，肝体受损，气郁性急，见肝肾阴虚之证。肝肾同源，精血互生，滋阴补肾是柔肝之前提，精血充盛，肝脉得养，肝气柔顺条达则肝郁之证自解。治宜养血柔肝为主，可用杞菊地黄丸合二至丸加减，酌加养血柔肝之当归、白芍、柴胡、阿胶、首乌藤等药。②肝郁脾虚型。围绝经期妇女阳明经脉空虚，厥阴风木横逆，肝之疏泄不利，木郁克土，损伤脾胃，中焦升降失调。治以疏肝健脾为主，常用逍遥散合甘麦大枣汤加减。取甘草、大枣甘润健脾，补中缓急；逍遥散与小麦配合，疏肝健脾，解郁安神。二方相须为用，实乃治疗围绝经期综合征肝郁脾虚证之妙法。③肝火炽盛型。妇人年近老境，胞宫血虚，肝脏躁急，木火上炎，扰乱神明，心无所主；或因情志不舒，五志化火，营血暗耗，心神失养，神不守舍。治以清肝凉血为主，可用滋水清肝饮合百合酸枣仁汤加减。方中六味地黄丸具有雌激素样活性，可增强卵巢功能，意在壮水制火；柴胡、山栀子、牡丹皮清泻肝火；当归、白芍、百合、酸枣仁滋阴清热，养心除烦；看似仅用柴胡一味疏肝药，却能起到事半功倍之效。④肝郁气滞型。女子阴性凝结，易于怫郁为病，气机不畅，血脉瘀阻。姜氏受《施今墨临床经验集》"围绝经期后月经闭止，所生各种症状，详辨其证多从理血着手则效"之论启发，常以调肝理气为主。方用四逆散合失笑散加减，兼佐桑叶、薄荷、细辛、白芷、菊花、防风等肃降之品，以辛开达郁，宣通疏散；再加桂枝振奋阳气，温通血脉，推动血运，促其瘀血消散，新血复生，肝气条达，气血通畅。⑤肝阳上亢型。围绝经期妇女阳明胃脉衰弱，脏腑功能失调为其主要病理表现。姜氏认为冲任二脉虚衰，天癸渐竭，则阴精亏损，阳失潜藏，肝阳上亢。治以平肝潜阳为主，方用一贯煎合百合地黄汤加减。肝宜条达柔顺，忿怒伤肝耗血，久用苦寒香燥之剂有伤阴之弊，故选一贯煎平肝益胃，滋阴养血；百合地黄汤养阴除烦，可酌加生龙骨、生牡蛎、磁石、珍珠母、石决明增强平肝潜阳之功，以冀阴阳平和，而获病愈。⑥肾虚肝寒型。中老年妇女面临家事烦心，或退休后情绪低落，失志郁怒，可导致肾虚肝寒，寒邪凝滞肝脉。治以暖肝温肾为主，可选用暖肝煎合右归丸加减，或在补阳之中配合二至丸滋补肾阴。妇人以血为用，阴精为阳气之根，阳无阴血则生化乏源。即张景岳云"善补阳者，必于阴中求阳，则阳得阴助，而生化无穷之意。"（江苏中医，1997，8）

2. 殷曼丽治疗围绝经期综合征分 4 型辨治：①肾虚型。常用淫羊藿、菟丝子、当归、知母双补阴阳。偏于阴虚者，宜用墨旱莲、熟地黄、龟甲，或六味地黄丸、知母地黄丸；偏于阳虚者，宜用山茱萸、附子、肉桂、川续断、桑寄生、杜仲等。②肝肾阴虚型。药用淫羊藿、菟丝子、当归、知母、黄柏、女贞子、墨旱莲、枸杞子、珍珠母、煅牡蛎、决明子、夏枯草、豨莶草等。③心肾不交型。可用交泰丸。如以肾阴虚为主，可用六味地黄丸加首乌藤、酸枣仁、合欢皮；以心阴虚为主者，可用天王补心丹。④脾肾不足型。药用附子、干姜、淫羊藿、菟丝子、薏苡仁、山药、莲子肉。（河南中医，1989，6）

3. 盛维等治疗围绝经期综合征分 4 型辨治：①心肾不交型。多以黄连阿胶汤加减治之。②肝肾阴虚型。多以杞菊地黄丸加减为治。③脾肾阳虚型。多以实脾饮或附子理中汤合四神丸加减治疗。④肾阴阳俱虚型。多以二仙汤合二至丸加减治之。（云南中医杂志，1989，1）

4. 谈勇等治疗围绝经期综合征分 2 型辨治：①阴虚火旺及偏阴虚证 90 例，其中 63 例予更年 1 号合剂（每 100 mL 含煅紫贝齿 20 g，生地黄、女贞子、墨旱莲、炒枣仁、朱茯苓各 12 g，合欢皮、钩藤各 10 g，紫草 9 g，莲子心 3 g），27 例服天津第三制药厂产品更年安 6 片/d3 次，连服 8 周。②阴阳两虚偏阳虚证 18 例，予更年 2 号合剂（每 100 mL 含黄芪、党参各 12 g，炒枣仁、淫羊藿、防己、仙茅、茯苓（连皮）、川续断、合欢皮各 10 g，莲子心 3 g)。1、2 号合剂均每日 100 mL，分 2～3 次服用，连用 8 周。结果：更年 1 号组烘热汗出、心烦易怒等改善显著，显效 16 例，好转 39 例，总有效率 87.3%；更年安组显效 4 例，好转 18 例，总有效率 81.5%；2 号合剂组显效 3 例，好转 11 例，总有效率为 77.8%。治疗前后外周血清雌二醇（E_2）、促卵泡激素（FSH）、黄体生成素（LH）水平比较结果，更年 1 号组 E_2 上升，FSH 下降；更年 2 号组 E_2 亦上升，但 FSH 无改善，更年 1 号组与更年安组无明显差异。对 3 组患者 77 例阴道涂片动态观察表明，治疗后激素水平有所改善。（中医杂志，1987，5）

5. 罗庆东等治疗围绝经期综合征分 4 型辨治：①肝肾阴虚型用六味地黄汤加墨旱莲、何首乌。②心脾两虚型用归脾汤加减。崩漏者加阿胶、棕榈炭。③肝失疏泄型用逍遥散加减。④脾肾阳虚型用五苓散加减。结果：治愈 40 例，好转 19 例，无效 3 例，有效率为 95.16%。（黑龙江中医药，1991，6）

6. 张大真治疗围绝经期综合征分 3 型辨治：①阴虚阳亢型。治以滋阴潜阳，镇静安神。方用更年安汤（生地黄、熟地黄各 30 g，何首乌、茯苓、玄参、麦冬各 15 g，泽泻、牡丹皮、五味子各 10 g)。②气滞血瘀型。治以活血化瘀，除烦安神。方用血府逐瘀汤（药物略）。③痰湿内阻型。治以祛湿化痰，健脾和胃。方用温胆汤加味（药物略）。以上三方运用时随症加减化裁。如汗多加浮小麦、麻黄根；心烦加栀子、淡豆豉；失眠加琥珀、首乌藤、珍珠母；痰迷心窍加南星、菖蒲等。557 例患者总有效率 97.5%。其中痊愈 18 例（占 3.2%），显效 227 例（占

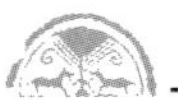

40.8%），有效298例（占53.5%），无效14例（占2.5%）。（天津中医，1994，3）

7. 李汉明治疗围绝经期综合征分4型辨治：①肝脾血虚、肝郁化热型。治以疏肝清热，健脾和血。方用丹栀逍遥散加味（牡丹皮、山栀子、柴胡、白芍、白术、茯苓、生地黄、当归、薄荷、虎杖、甘草）。②心虚肝郁、神不守舍型。治以柔肝缓急，清心安神。方用甘麦大枣汤合黄连阿胶汤加减（甘草、淮小麦、大枣、黄连、阿胶、黄芩、白芍、远志、合欢花、丹参）。③肝肾阴虚、肝阳偏亢型。治以滋补肝肾，潜阳安神。方用杞菊地黄汤加味（熟地黄、枸杞子、菊花、泽泻、山药、山茱萸、牡丹皮、茯苓、生龙骨、石决明）。肢体如蚁行者加当归、天麻。④脾肾阳虚、水湿不化型。治以温肾健脾、升阳化湿。方用金匮肾气丸加味（黑附片、肉桂、山药、山茱萸、熟地黄、牡丹皮、茯苓、泽泻、黄芪、升麻、仙茅、何首乌）。夜尿多者，加益智仁、覆盆子。共治疗围绝经期综合征75例，结果：以肝肾阴虚型治疗效果最好，治愈率77.1%，心虚肝郁型治疗效果较差，治疗率为57.1%。（湖南中医学院学报，1995，2）

8. 刘安祥等治疗围绝经期综合征分3型辨治：①肝郁化火型（26例）治以疏肝解郁，清热泻火。方用丹栀逍遥散加减（柴胡、茯苓、当归、川芎、栀子各12 g，白芍、郁金、牡丹皮各15 g，龙骨30 g，甘草3 g）。②肝肾阴虚型（33例）治以滋养肝肾，清热安神。方用知柏地黄汤加减，龙骨、石决明各30 g，生地黄20 g，山茱萸、山药、知母、枸杞子各15 g，黄柏、茯苓、牡丹皮各12 g。③心脾气虚型（21例）治以养心健脾，补益气血。方用归脾汤加减，首乌藤30 g，黄芪20 g，党参、白术、炒枣仁各15 g，茯苓、木香、龙眼肉、当归、五味子各12 g，远志9 g，炙甘草6 g。以上各型中兼痰湿者酌加半夏、陈皮、厚朴、白芷、竹茹；偏虚寒者加附子、肉桂、干姜。每日1剂，水煎服，10剂为1个疗程。治疗结果：痊愈42例（占52.5%），好转38例（占47.5%），总有效率100%。服药最少者7剂，最多者35剂，平均16.5剂。（陕西中医，1995，12）

9. 王桂生治疗围绝经期综合征分5型辨治：①肝肾不足型（21例）治以滋补肝肾，以二至丸合左归饮加减。生地黄、山药、墨旱莲各30 g，熟地黄、女贞子各20 g，山茱萸、白芍各15 g，枸杞子、茯苓各10 g。②肝郁气滞型（15例）治以疏肝解郁，以逍遥散加减。当归20 g，生地黄、熟地黄、白薇各15 g，白芍、白术、茯苓、柴胡、炙甘草各10 g。③肝脾不和型（20例）治以疏肝扶脾，以逍遥散合举元煎加减。白术、党参、茯苓、黄芪、当归各15 g，柴胡、炙甘草各10 g，升麻、桂枝各6 g。④肝阳上亢型（32例）治以平肝潜阳，以羚羊钩藤汤加减。石决明30 g、生地黄20 g，钩藤、白芍各15 g，菊花、茯神、郁金各10 g，羚羊角片（蒸兑）5 g。⑤肝郁化火型（18例）治以清肝解郁，以丹栀逍遥散合二至丸加减。墨旱莲20 g，白芍、当归、生地黄、郁金各15 g，牡丹皮、栀子、柴胡、茯苓、女贞子各10 g，各型用药均每日1剂，分2次煎服，7日为1疗程。结果：治愈69例（65.1%），显效25例（24.6%），有效9例（8.5%），无效3例（1.8%），总有效率97.2%。（光明中医，1994，5）

10. 路志正治疗围绝经期综合征分3型辨治：①芳香醒脾，燥湿行气。人体运化水湿的功能主要在于脾，脾胃是气机升降、水湿代谢的枢纽，脾阳若被湿邪所困或耗伤，则升降乖戾，气机壅滞，水湿代谢紊乱，临床表现为头面肢体浮肿，脘腹痞胀，纳呆食少，大便溏薄不爽，肢体沉重，体倦乏力，苔腻口黏等，此乃虚实夹杂之证。治疗时，应先予健脾理气利湿，待湿邪症状消失后，再滋肾养肾，调治根本，往往能获良效。常用药有白术、苍术、茯苓、砂仁、厚朴、陈皮、藿香、紫苏梗、泽泻等。②补益脾肾，温阳化湿。主要针对更年期妇女素体脾肾阳虚，复受湿邪；或脾湿日久，伤及肾阳；或湿热中阻，过用苦寒，损伤脾肾，湿从寒化而成者。肾阳虚寒，脾阳不振，水湿不化，临床可见肢体沉重，周身倦怠，颜面及下肢浮肿，脘满纳呆，心烦恶

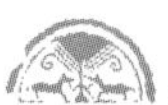

心，四肢不温，舌淡、苔白厚，脉沉滑细。治宜补益脾肾，温阳化湿。常用药有熟附子、干姜、肉桂、白术、黄芪、薏苡仁、白扁豆、茯苓、木香、陈皮等。③疏肝理气，燥湿运脾。更年期妇女由于劳累操心，情志不畅，可致肝木疏泄太过，横逆犯脾，致肝脾不和；或脾胃虚弱，肝木乘之，肝郁脾弱，脾阳不运，均导致水液泛溢，痰湿内生，而出现胸闷呕恶，情志抑郁，多思多疑，腹胀纳差，白带量多质稀，大便稀薄黏腻，纳差神疲，舌苔厚腻，脉弦细滑。治宜疏肝理气，燥湿运脾。常用药有柴胡、青皮、素馨花、香附、郁金、白芍、山药、白术、佛手、砂仁、茯苓、甘草等。（新中医，2003，7）

11. 魏宏楷治疗围绝经期综合征分4法辨治：①养肝法。适用于肾阴亏虚，肝血不足，阴不潜阳，肝阳偏旺证。治以滋肾养肝，固摄下焦。药用生地黄、茯苓、女贞子、墨旱莲、山茱萸、当归各12 g，牡丹皮、鳖甲、龟甲、阿胶、麦冬各10 g，白芍15 g。加减：若肾虚水亏，肝阳升逆，现头痛眩晕，血压升高者，可去当归、阿胶，酌加天麻、钩藤、牛膝、石决明，滋水以清眩，潜阳以熄风；耳鸣失眠较重者，当属肾水不足，虚火妄动，清窍不畅，用六味地黄汤加鹿角胶、磁石、酸枣仁、远志、菖蒲固补下焦，使虚火得以潜伏，清窍通畅。②温补脾肾法。适用于脾肾阳虚证，治以温补脾肾。药用金匮肾气丸（汤）加党参24 g，白术、山药各10 g，砂仁6 g。加减：若腰骶酸痛较重者，可加鹿角胶、菟丝子，取脾、肾、督三者同补之意；肾阳虚寒，脾阳不振，水湿不化，用真武汤加桂枝、党参、猪苓、泽泻、车前子温肾健脾以化水湿；属阳微气虚，气不摄血，可以真武汤加党参、阿胶、棕榈炭；伴五更泄泻者，可用四神丸加木香，启发脾气，温固下焦。③健脾养肝法。适用于伤于劳倦，阳明络脉空虚，厥阴风木横逆，木横土衰证。常规治疗以归脾汤补心脾之虚。但由虚致风之弊不易根除，临床既抓心脾之虚，又镇肝熄风，治以健脾益气，养肝熄风。药用：党参、白术、茯苓各15 g，陈皮、半夏各10 g，以健脾强中而补虚；白芍、防风各10 g，佐以龙骨、牡蛎各15 g，以养肝柔肝，潜阳而熄风。④清胆除烦法。适用于因郁致病，首伤气机，继损五脏证。胆为奇恒之府，具备了脏腑的各自特点。临证所见之证型，除了损伤脏腑功能之外，影响气机是其主要原因，特别是肝气的疏泄与胆的静宁有着内涵的关系。妇女生理功能衰退过程，是由阳明胃脉衰弱，尔后任脉虚少，天癸竭。阳明胃脉是气血生化之源，人体赖以生存的物质基础，随着衰老的过程，胃脉衰弱，必然导致脏腑气血的功能失调。同时，冲脉上隶阳明胃经，下连肝肾。胃为阳土，胆为阳木，由于胃土失和，机体功能的一时改变，必影响到胆木之气清静不宁，故出现绝经前后诸证。虽则虚证者甚多，但从临证表现来看，其意符合温胆汤之理，如能加减适当，疗效更为满意。如心烦易怒，头晕目眩，胸中烦热，口苦恶心，加焦栀子、黄芩、白蒺藜、菊花清热除烦；心悸失眠，烘热自汗，精神紧张，加远志、菖蒲、黄芩、酸枣仁清胆宁神；烦躁不安，加胆南星、郁金、菖蒲、磁石清痰热以镇静安神；大便干燥者，加火麻仁、郁李仁以润燥。此外，亦有肝郁化火，而用丹栀逍遥散收效者。虽说郁证多属于肝，而绝经前后诸证属血、痰、火、食、湿、郁滞者亦不少见。临床喜用越鞠丸（汤）加郁金、枳壳、青皮宣气解郁，往往获效甚捷。魏氏每在临诊之后，须告患者保持三点：①宜静养，勿性急，调饮食，适劳逸。②综合治疗，加强锻炼。③药物适量，解放思想，劝导有着十分重要的关系。（陕西中医，1990，11）

（四）临床报道选录

1. 内服药疗法：

（1）梁崇俊等用二至二仙汤治疗围绝经期综合征65例：药用女贞子、墨旱莲、知母、黄柏、仙茅、淫羊藿、巴戟天、当归。肝肾阴虚型前4味药各10 g，后4味药各5 g；肾阳虚型则反之；阴虚火旺、肝阳上亢加天麻、钩藤、石决明、生龙骨、生牡蛎、蔓荆子、菊花；口苦胁痛加龙

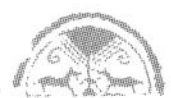

胆、柴胡、黄芩；血压高加益母草、夏枯草；五心烦热加银柴胡、地骨皮、合欢皮、浮小麦；寐差加首乌藤、柏子仁、炒枣仁或交泰丸；口干便秘加生地黄、玄参、天花粉、葛根、全瓜蒌、肉苁蓉、桃仁；乳胀痛加荔枝核、橘核、路路通、川楝子；项肩痛加葛根、赤芍、川芎、羌活、姜黄；腰、膝、足痛加补骨脂、鹿衔草、牛膝、威灵仙；有凉感加桂枝、附子；月经量多按崩漏辨治，经后蜜丸澄源固本；阴部灼痛用苦参、川花椒、艾叶、地肤子、白矾水煎或本方第三、四煎液外洗、坐浴。症状控制改煎剂为蜜丸，10 g1 丸，1 丸/d2～3 次。治疗 1 个月。结果：显效 40 例，有效 20 例，无效 5 例，总有效率 92.3%。(陕西中医，1993，6)

(2) 刘时尹用更期饮治疗围绝经期综合征 60 例：治以益肾柔肝宁心，平衡气血阴阳立法，自拟更期饮：药用生地黄15 g，紫石英、制首乌各20 g，白蒺藜、无花果、绿萼梅各6 g，淫羊藿、枸杞子、山茱萸、当归、白芍各10 g。若肝肾阴虚较著者，可选加女贞子、墨旱莲、决明子、菊花之类；心脾两虚，加浮小麦、百合、大枣、炙甘草之属；脾肾两虚，加仙茅、菟丝子、山药、党参、白术之流；肝气郁结，加柴胡、川楝子；心肾不交，加炒枣仁、茯神、五味子；气滞血瘀，加桃仁、红花、琥珀等。此外还可按症类推。本组患者服药多则 50 余剂，少则 6 剂，平均 30 剂。结果：痊愈 34 例，显效 16 例，有效 8 例，无效 2 例。(浙江中医杂志，1988，8)

(3) 武大勇用和肝丸化裁治疗围绝经期综合征 52 例：药用生白芍 15～20 g，木瓜、茵陈各 12～15 g，生麦芽15 g，连翘 6～9 g，薄荷 3～6 g，川厚朴、木香、枳壳各6 g，生甘草 6～9 g。失眠多梦加生龙骨、生牡蛎、合欢皮；眩晕、耳鸣、头痛加钩藤、菊花；心悸加百合、生铁落。每日 1 剂，水煎服。从第 8 日起加用六味地黄丸 1 丸/d，2 次口服。半个月后停用汤剂，服六味地黄丸巩固。结果：均得到有效控制，随访均平安度过更年期。(山西中医，1994，5)

(4) 刘浩江用黑逍遥散合甘麦大枣汤加减治疗围绝经期综合征 54 例：药用生地黄、丹参、小麦、大枣各30 g，柴胡5 g，当归、白芍、茯苓、白术、甘草各10 g。气虚加黄芪30 g，党参 10 g；血虚加熟地黄、熟首乌各 10 g；阴虚加沙参、麦冬各 15 g；失眠加柏子仁、酸枣仁各 10 g；纳差加神曲、山楂各10 g，麦芽、谷芽各15 g；便秘加大黄 5～10 g，汗多加防风10 g，黄芪15 g；眼睑肿加车前子、泽泻各10 g。每日 1 剂，水煎服，病情好转后隔日 1 次。结果：痊愈 35 例，好转 14 例，无效 5 例，总有效率 90.7%。(新中医，1988，9)

(5) 姬云海用当归石决明汤治疗围绝经期综合征 40 例：药用当归、石决明各20 g，白芍、茯苓、丹参、熟地黄各15 g，枸杞子12 g，砂仁、甘草各10 g，大枣 5 枚。水煎服，每日 1 剂。若心悸失眠甚者加沙参、麦冬各15 g，制首乌12 g，酸枣仁20 g，五味子10 g；自汗盗汗甚者加浮小麦20 g，麻黄根10 g；血压偏高者，加女贞子、墨旱莲、夏枯草各10 g；纳差便溏者加党参、山药各15 g，白术10 g；口渴甚者加石斛12 g。结果：治愈 24 例，好转 14 例，无效 2 例。总有效率为 95%。疗程最短 7 日，最长 30 日。(陕西中医，1993，12)

(6) 陆启滨等用更年新方治疗围绝经期综合征 120 例：药用生地黄20 g，煅紫贝齿15 g，牡丹皮、炒枣仁、朱茯苓、钩藤各10 g，莲子心3 g。每日 1 剂，水煎服，8 周为1疗程。结果：临床总有效率为 89.2%。另外本病阴虚心火旺者尿儿茶酚胺增高，阴虚肝火旺者尿 17-羟皮质类固醇增高，阴虚心肝火旺者两者均增高，经本方治疗后，在改善症状的同时，以上各项指标均有所下降。结果提示：本方可能与降低中枢儿茶酚胺水平而抑制交感-肾上腺髓质和交感-肾上腺皮质系统的过度兴奋有关。(中西医结台杂志，1991，9)

(7) 夏桂成等用更年 1 号新方治疗围绝经期综合征 120 例：药用钩藤、紫贝齿（先煎）各 15 g，淮山药、山茱萸、牡丹皮、茯苓各10 g，莲子心3 g。每日 1 剂，水煎服。对照组 20 例，用更年安 6 片/d，3 次口服。均治疗 8 周，同时进行心理疏导。结果：两组分别显效（症状消失或改善，尿 CA、17－OHCS 指标改善，停药 4 周不复发）33（27.5%）、4（20%）例，有效 74（61.7%）、13（65.0%）例，无效 13（10.8%）、3（15%）例，总有效率 89.2%、85%。两组 16 项症状改善率分别为 60.4%～93%、50%～86.7%；本组尿 NE、DA 治疗前后比较有非常显著性差异（$P<0.001$）。（中国医药学报，1995，4）

（8）李建生等用补阴更年方治疗围绝经期综合征 35 例：药用何首乌、石斛、淫羊藿、菟丝子、知母、黄柏、白芍、珍珠母、百合、酸枣仁、香附各 10～15 g。每日 1 剂，水煎服。对照组 32 例，用更年安，每日 3 次，每次 6 片，口服。治疗期间均停服其他药。均 20 日为 1 疗程。结果：两组分别痊愈 13、6 例，显效 17、10 例，有效 4、6 例，无效 1、10 例，总有效率为 97.14%、68.75%（$P<0.01$）。用药后本组血清 E_2 含量升高，FSH 水平降低，与治疗前及与对照组比较均有显著性差异，$P<0.05$。（辽宁中医杂志，1994，3）

（9）王大增等用清心平肝法治疗围绝经期综合征 214 例：全部病例随机分为 3 组：汤药组 72 例，药用龙骨 15 g，麦冬、白芍、白薇、丹参、酸枣仁各 9 g，黄连 3 g。每日 1 剂，水煎服。药片组 71 例，上方制成片剂，每日 3 次，每次 6 片，口服。对照组 71 例，服淀粉片。疗程平均 6 周。对 144 例随访结果，三组有效率依次为 91.3%、80.3%和 48.6%，汤药组和药片组与对照组疗效比较有显著性差异，$P<0.01$。36 例治疗前后血清测定表明，治疗后血清睾酮明显下降（$P<0.05$）；6 例治疗前后测定表明，治疗后尿中儿茶酚胺含量有所下降。（中医杂志，1989，1）

（10）褚秋萍等用更年糖浆治疗围绝经期综合征 52 例：观察组 40 例，药用白芍、熟地黄、何首乌、牛膝、砂仁、山茱萸、锁阳、淫羊藿、知母、覆盆子、丹参、红花各 10～15 g。制成糖浆。每日 2 次，每次 30 mL。对照组 12 例服汤剂，药用茯苓、防风、白扁豆、石斛、蔻仁、佛手、六曲、半夏、芦根各 10～15 g。每日 1 剂，水煎服。治疗 3 个月后，显效（烘热、心悸、失眠、头晕、急躁、抑郁、出汗等 7 项症状中 6～7 项消失）22 例；有效（7 项症状中 3～5 项消失）20 例；无效 10 例。更年前期组 25 例，治后雌二醇（E_2）升高，垂体促卵泡激素（FSH）值降低（$P<0.05$）；更年后期组 15 例治后 E_2 值升高，FSH 值降低，但与治前无显著差异，$P>0.05$。对照组 E_2 值降低。认为本品对更年前期患者疗效较好。（上海中医药杂志，1989，1）

（11）张文等用养血宁神丸治疗围绝经期综合征 100 例：药用当归、川芎、丹参、益母草、五味子、生地黄、茯神、合欢皮等 10 味中药。制成蜜丸，每丸重 9 g。每日 3 次，每次 1 丸，口服。对照组 30 例，服维生素 E，每日 3 次，每次 50 mg。口服。均 20 日为 1 疗程，观察 2 个疗程。结果：两组分别治愈 76、2 例，好转 22、12 例，无效 2、16 例，总有效率分别为 98%、46.7%。两组比较治疗组疗效优于对照组（$P<0.001$）。本品可明显改善临床症状，并有降低血压、改善舌象、改善心电图指标作用。一般服药 10 日即可见效。（陕西中医，1990，9）

（12）黄晔用妇女更期丸治疗围绝经期综合征 57 例：药用人参、党参、当归、白芍、柴胡、女贞子、墨旱莲、郁金、香附、菖蒲、茯苓、川芎、丹参、牡丹皮、王不留行、黄芩、陈皮、半夏、干姜、薄荷等 22 味药物。制成蜜丸，每丸重 9 g。每日 3 次，每次 1 丸，每周复诊 1 次。服本药期间停服其他有关药物。结果：显效 27 例，有效 22 例，无效 8 例，总有效率为 86%。有效者 94%，显效者 93%，均在治疗第 2 周内生效。（中药药理与临床，1991，1）

（13）王玉明等用针药并用治疗围绝经期综合征 176 例：药用钩藤、鸡血藤各 30 g，首乌藤 25 g，川牛膝 20 g，桑寄生、丹参各 15 g，杜仲、当归、川芎各 12 g，天麻 10 g，甘草 3 g。每日 1 剂，水煎服，10 剂为 1 疗程。针刺取双侧合谷、太冲、三阴交，常规消毒，用 26 号 2 寸毫针快速垂直刺入，提插捻转使产生明显酸麻胀或沿经传导等针感，留针 30 分钟。每日 1 次，10 次为 1 疗程。结果：痊愈 137 例，显效 24 例，好转 9 例，无效 6 例，总有效率 96.6%。（浙江中医

学院学报，1993，2）

（14）傅文录用二子阴阳汤治疗围绝经期综合征 40 例：药用生地黄、熟地黄、赤芍、白芍、生龙骨、生牡蛎各 15～30 g，女贞子、枸杞子各 15～21 g，仙茅、淫羊藿各 9～15 g，黄连、桂枝各 6～12 g。每日 1 剂，水煎服。加减：气虚加黄芪 15～30 g，党参 12～18 g；纳呆加焦三仙各9 g；心下动悸甚者加茯苓 15～30 g，白术 9 g～15 g；面肢浮肿加茯苓 15～30 g，香附 9～15 g；并发冠心病，有瘀血证者加丹参 30 g；月经崩漏淋漓不止者，减温热药，加墨旱莲 18～60 g。同时配合心理疗法，运用以情胜情、劝慰开导、暗示解惑、顺情放松及宁心定志、导引气功等诸法，改善焦虑抑郁心情。10～60 日为 1 个疗程。傅氏共治疗 40 例患者，经过 15～60 日的治疗，肾阴肾阳失衡、心肾不交、营卫不调等症状逐渐消失，焦虑抑郁状态解除，月经渐停。症状改善有效率为 100%。（浙江中医杂志，1993，11）

（15）马刚等用甘地汤治疗围绝经期综合征 265 例：药用熟地黄、小麦各50 g，百合、龙骨（先煎）各30 g，茯神20 g，淫羊藿、肉苁蓉各18 g，远志、甘草各9 g，大枣 5 枚。水煎 3 次，取汁 600 mL，分 3 次 1 日服完，20 剂为 1 疗程，连服 1～3 个疗程。加减：肝郁气滞者伍四逆散、逍遥散化裁；心火亢盛者加黄连、栀子；脾虚纳呆者加淮山药、焦白术、山楂、建曲等。治疗结果：痊愈 105 例，显效 128 例，有效 27 例，无效 5 例，总有效率 98%。（陕西中医，1994，5）

（16）刘长惠等用十味温胆汤治疗围绝经期综合征 56 例：①药用炒枣仁 20 g，党参、茯苓、熟地黄各12 g，制半夏、枳实、陈皮各 10 g，远志、五味子各 6 g，生姜 4 片，大枣 4 枚。水煎服，10 日为 1 个疗程。若见更年期功血症，上方加阿胶15 g，荆芥炭10 g，去熟地黄，加生地黄炭。②西医治疗：56 例患者全部口服谷维素、复合维生素 B 片、维生素 E。经期延长、经量增多者，加服妇血宁，待月经来潮时间缩短，经量减少停止服用。若出现烦躁不安、精神紧张，可短期口服地西泮 2.5 mg，每日 3 次。结果：56 例患者通过中西医结合治疗，自觉症状消失、月经周期紊乱明显改善、体力工作恢复正常者 48 例，占 85.7%；月经紊乱得到改善、自觉症状减轻者 6 例，占 10.7%；2 例无效，占 3.6%。（山东中医杂志，1994，11）

（17）余卫国用车前五苓散治疗围绝经综合征浮肿 261 例：药用车前子 10～15 g，泽泻12 g，猪苓、茯苓、白术各10 g，桂枝6 g。脾虚水泛者，加党参 10～30 g，淮山药 10～15 g；肾阳不足者，加巴戟天 10～15 g，制附片 6～10 g；脾肾两虚者，加党参 10～30 g，巴戟天 10～15 g，制附片 6～10 g；重度浮肿加牵牛子 6～10 g。服药 2 日后作疗效评判。结果：261 例患者中，浮肿完全消退 223 例，未完全消退 38 例。（安徽中医学院学报，1996，2）

（18）邢月朋等用当归六黄汤治疗围绝经期综合征烘热自汗症 29 例：药用黄芪 15～30 g，生地黄、熟地黄各 10～20 g，当归、黄芩、黄柏各 10～15 g，黄连 10～12 g。每日 1 剂，水煎服。伴腰膝酸软，加桑寄生、牛膝；伴头晕、耳鸣，加龙胆、磁石；伴怔忡健忘，加山茱萸、远志；烦躁欲哭，加甘麦大枣汤；汗出较甚，加浮小麦、生牡蛎等。共治疗 29 例患者，全部症状消失 16 例，大部分症状消失 10 例，部分症状消失 3 例，全部有效。（河北中医，1992，3）

（19）马瑞英用龙胆泻肝汤加减治疗围绝经综合征 32 例：药用生地黄 24 g，龙胆、合欢皮、当归各12 g，柴胡、泽泻各10 g，栀子、黄芩、甘草各6 g。烦躁失眠汗出，加炒枣仁30 g，生龙骨、生牡蛎各15 g。每日 1 剂，水煎服。由于本方苦寒，易伤脾胃，故服 3 剂停 2 日为 1 个疗程；再服 3 剂停 2 日，共 4 个疗程。马氏共治疗 32 例患者，显效 18 例，有效 11 例，无效 3 例，总有效率 90%。（陕西中医，1995，6）

（20）董振华等用芩连四物汤加味治疗围绝经期综合征 30 例：药用生牡蛎（先煎）30 g，生地黄 10～15 g，川芎 5～10 g，当归、黄芩、白芍、女贞子、墨旱莲、桑叶、菊花各10 g，黄连

5 g。胁痛加柴胡、川楝子；心悸加菖蒲、远志；失眠加酸枣仁、柏子仁；汗多加浮小麦、五味子；便溏加茯苓、白术。每日 1 剂，水煎服。结果：经治疗后主要症状完全消失或显著减轻者 18 例（60.0%），症状好转者 11 例（36.7%），无效者 1 例（3.3%）。（中西医结合杂志，1991，7）

2. 针灸疗法：

（1）刘喆等采用针灸治疗围绝经期综合征 25 例：治疗方法：①肝肾阴亏型：治以滋养肝肾，取穴：太溪、三阴交、肝俞、肾俞（补）、行间、神门、内关（泻）。②脾肾阳虚型：治以温补脾肾，取穴：关元、中极、肾俞、脾俞、足三里、三阴交，纳呆便溏者酌配中脘、天枢，治以补法，或针后加灸关元、肾俞、足三里。③心肾不交型：治以交通心肾，取穴：神门、内关、百会、足三里、三阴交、肾俞、太溪，治以平补平泻法。针刺各组穴位留针 20～30 分钟，隔日治疗 1 次，10 次为 1 疗程。结果：痊愈 16 例，好转 7 例，无效 2 例。（江苏中医，1992，2）

（2）慕化民用流注八穴为主治疗围绝经期综合征 87 例：本组主穴：一侧列缺、后溪、内关，对侧公孙、照海，双侧天枢穴，左右交替选用。配穴：月经不调加血海、三阴交；情绪不安加太冲、神门；心悸、怔忡、失眠加神门；头痛加印堂、百会；肌肉疼痛加风池；面部烘热加太冲、太溪；胸闷多痰加行间、丰隆；出汗加合谷、复溜。用 30 号 5 cm 长的不锈钢针，只补不泻，留针 30 分钟，行针 2～3 次。隔日 1 次，10 次为 1 疗程。治疗 3 个疗程。对照组 50 例，用更年康每日 3 次，每次 3 片，口服。治疗 2 个月。结果：两组分别痊愈 28、10 例，显效 40、14 例，有效 12、16 例，无效 7、10 例，总有效率 92%，80%。（新中医，1995，9）

（3）杨清芳用耳压治疗围绝经期综合征 31 例：取穴心、肝、肾、皮质下、交感、内分泌、子宫。心烦失眠多汗加神门、脑、肺、小肠；肠胃不适、大便秘结加脾、胃、大肠、小肠；月经紊乱加子宫、卵巢；肥胖加脾、神门、肌点、口、大肠、梁丘；心悸胸闷加交感、小肠、神门；血压偏高加神门、降压沟。双侧耳穴同时常规贴王不留行籽，3 日换 1 次，每日按压 3～5 次，每次 2～3 分钟，10 次为 1 疗程。结果：显效 11 例，好转 17 例，无效 3 例，总有效率 87%。（云南中医杂志，1993，5）

（4）石秀花等用耳穴压丸治疗围绝经期综合征 68 例：取穴：心、肝、肾、神门、内分泌、肝阳、卵巢、皮质下。常规消毒后，用王不留行橡皮膏贴敷，嘱患者每日按压 10～15 次，或于发作时按压。1～2 日 1 次，每次贴敷 3～4 个穴位，两耳交替使用，10 次为 1 疗程。结果：痊愈 52 例，好转 10 例，无效 6 例，总有效率 91.18%。（江西中医药，1995，5）

（5）吴人照等用气功治疗围绝经期综合征 17 例：做桩功结合保健功：静功练桩功；动功主要练劳宫开合、导气令和、扭腰晃膀、吊腰旋臂、前后浪动、放松抖动、静息养气、搓手收功。对照组 18 例，用维生素 E 100 mg，维生素 B_6 50 mg，酌用谷维素 20 mg，或地西泮 2.5 mg，每日 2 次，口服。均观察 1 个月。结果：两组分别显效（Kupperman 指数＜25%）5、1 例，有效 10、11 例，无效 1、3 例，失访 1、3 例。治疗后本组自主神经平衡明显改善，且优于对照组（P 均＜0.05）；本组血清 E_2 水平明显下降，LH 明显上升（P 均＜0.05）。（按摩与导引，1995，2）

（6）雷红运用针刺、艾灸治疗围绝经期综合征 30 例：效果满意。取穴Ⅰ组：中极、子宫穴；Ⅱ组：气海、膻中、双侧期门。配穴：腹胀纳差者，配建里和内关；面部烘热多汗者，配合谷和复溜；头昏、神疲、记忆力下降、睡眠差者加上印堂（位于印堂穴直上 1 寸处）、神庭及双侧本神，还可选择性运用三阴交、太溪及行间等穴。操作方法：主穴针刺得气后行平补平泻手法，同时在腹部穴位上加大灸盆一个，覆盖腹部主穴，灸盆内装两支 2 寸灸条，燃尽为止。配穴则根据穴义不同，而选用不同手法。如睡眠差者，刺上印堂以得气为度，平补平泻；木郁化火者，刺行间用泻法；滋补肝肾者，选用三阴交、太溪穴时用补法等。两组主穴轮换使用，配穴则随症加

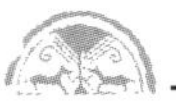

减，均留针30分钟。针刺时要求每个穴位有酸、沉、胀、痛、热或触电样感觉，针感越强，疗效越好。疗程：每日针灸治疗1次，5次为1个疗程，休息2～3日后，再行第2个疗程。治疗结果：治愈28例，占93.3%；好转2例，占6.6%；无效0例，有效率100%。（中国针灸，1996，5）

（7）石秀花等以耳穴压丸治疗围绝经期综合征68例：取穴：心、肝、肾、神门、内分泌、肝阳、卵巢、皮质下。用探针或火柴梗在穴区探寻敏感点，以75%酒精消毒后，用5 mm×5 mm见方的橡皮膏贴敷王不留行籽于敏感点上，嘱患者每日按压10～15次，或于发作时按压所贴穴位，致使局部有胀痛或热麻感觉为度。疗程：每日1次或隔日1次，每次贴敷3～4穴位，两耳交替使用，10次为1个疗程。结果：全部病例均经1～3个疗程的治疗，痊愈52例，占76.47%；好转10例，占14.72%；无效6例，占8.82%；总有效率91.18%。（江西中医药，1995，5）

（8）王玲以白芥子穴位敷贴治疗围绝经期综合征40例：用白芥子研成细泥状，置密闭瓶中备用，用时以75%酒精调理成黄豆大药丸。选穴①关元、肾穴；②肝穴、太冲；③心俞、气海；④中根、太溪；⑤三阴交、足三里。操作方法：用普通胶布剪成2 cm×2 cm大小，穴位局部皮肤用75%酒精消毒，待皮肤干燥后将白芥子泥丸置于穴位上，外用胶布贴上固定，敷贴后2～4小时局部出现灼热瘙痒感时即除去药丸及胶布，此时局部皮肤充血但无损破，每次选一组穴，依次轮替选用，隔日1次，10次为1个疗程。本组40例中，痊愈6例，显效12例，有效17例，无效5例，总有效率87.5%。（江西中医药，1996，2）

（五）经验良方选录

1. 内服方：

（1）紫石英、制首乌各20 g，生地黄15 g，白芍、当归、山茱萸、枸杞子、淫羊藿各10 g，白蒺藜、无花果、绿萼梅各6 g。每日1剂，水煎2次，早晚分服。肝肾阴虚加女贞子、墨旱莲、决明子、菊花各12 g；心脾两虚加浮小麦、百合、大枣、炙甘草各10 g；脾肾两虚加仙茅、菟丝子、山药、党参、白术各10 g。肝气郁结加柴胡、川楝子各9 g。气滞血瘀加红花、桃仁、琥珀各6 g。心肾不交加酸枣仁、茯神、五味子各10 g。主治围绝经期综合征。

（2）枸杞子、山药、熟地黄、菟丝子、淫羊藿各15 g，山茱萸12 g，鹿角胶（烊）、杜仲、覆盆子各10 g，肉桂6 g。水煎服。每日1剂，2次分服。温肾助阳。主治围绝经期综合征。症见绝经前后，腰背酸冷，精神萎靡，形寒肢冷，小便清长，夜尿频，或面目浮肿，纳呆便溏，甚者五更泄泻，或经行量多，崩中漏下，经色淡暗，舌质淡、苔薄白，脉沉细弱。

（3）熟地黄18 g，枸杞子、白芍、当归身、合欢花各12 g，柴胡、香附、甘草各9 g，川楝子8 g，沉香、路路通各6 g，川芎5 g。随症加减：腰膝酸软加杜仲、川续断各12 g。身寒肢冷加附子、肉桂各9 g。五心烦热加龟甲15 g，山茱萸9 g。头晕耳鸣加珍珠母30 g，天麻、钩藤各12 g。每日1剂，水煎2次，早晚分服。主治围绝经期综合征。

（4）山药、山茱萸、熟地黄、枸杞子各15 g，菟丝子、生首乌各20 g，当归、白芍各12 g，牡丹皮10 g，炒荆芥6 g，蝉蜕3 g。每日1剂，水煎，2次分服。主治围绝经期综合征。症见头晕耳鸣，腰膝酸软，肢体麻木、瘙痒、或有蚁行感，皮肤干燥，阴部干涩，大便干燥，舌质红、少苔，脉虚细数。

（5）生地黄、熟地黄、百合、山药、白芍各15 g，山茱萸、五味子、远志、牡丹皮、阿胶（烊）各10 g，天冬、麦冬各12 g，黄连、莲子心各6 g。每日1剂，水煎，2次分服。主治围绝经期综合征。症见头晕耳鸣，烘热汗出，心悸怔忡，失眠多梦，心烦不宁，甚者情志异常，舌尖

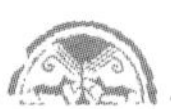

红、苔薄白，脉细数。

（6）生龙骨、生牡蛎（先下）各30 g，制鳖甲（先下）20 g，枸杞子、山药、熟地黄、茯苓、白芍、石决明各15 g，山茱萸12 g，牡丹皮、菊花各10 g。每日1剂，水煎，2次分服。主治围绝经期综合征。症见经断前后，烘热汗出，烦躁易怒，头晕头痛，腰膝酸软，双目干涩，舌质红、少苔，脉细弦数。

（7）生龙骨、生牡蛎（先下）各30 g，制首乌20 g，淫羊藿、墨旱莲、菟丝子、女贞子各15 g，仙茅、巴戟天、当归各10 g，盐知母、盐黄柏各6 g。每日1剂，水煎，2次分服。主治围绝经期综合征。症见绝经前后，头晕耳鸣，健忘，烘热汗出，汗出恶风，腰背冷痛，舌淡、苔薄，脉沉弱。

（8）当归、枸杞子、制首乌、熟地黄、山药、狗脊、菟丝子各15 g，山茱萸12 g，鹿角胶（烊）、龟板胶（烊）、川牛膝各10 g。每日1剂，水煎，2次分服。主治围绝经期综合症。症见腰膝酸软，头晕耳鸣，失眠健忘，甚则齿摇发脱，月经过早停闭，或后期量少，舌淡、苔薄，脉细弱。

（9）黄芪、首乌藤各30 g，当归、桑叶各12 g，核桃仁10 g，三七（分次冲服）6 g。随症加减：气血双虚加熟地黄、白芍。肝肾阴虚加枸杞子、牡丹皮。脾胃阳虚加附子、山药、白术。心肾不交加丹参、酸枣仁、黄柏。每日1剂，水煎，服2次，1个月为1疗程。主治围绝经期综合征。

（10）白术、党参、白芍、当归、小麦各30 g，炙黄芪、炒枣仁各20 g，煅龙骨、牡蛎各15 g，熟地黄、远志、酸枣仁各12 g，茯苓、甘草各10 g，大枣5枚。每日1剂，水煎，服2次。主治围绝经期综合征。

（11）煅龙齿（先煎）20 g，制首乌、枸杞子、生地黄各12 g，白芍、当归、女贞子、墨旱莲、白蒺藜、菟丝子、北沙参各9 g，白蔻仁（后下）3 g。每日1剂，水煎2次，早晚分服，5日为1疗程，每疗程间隔2日。主治围绝经期综合征。

（12）当归、白芍、菟丝子、黄柏、淫羊藿各80 g，生地黄、熟地黄、知母各60 g，大枣50 g，川芎、炙甘草各40 g，小麦20 g。加水浓煎，去渣取液，加适量防腐剂，每日2次，每次50 mL，口服，15日为1疗程。主治围绝经期综合征。

（13）制首乌、桑寄生各20 g，决明子、酸枣仁各15 g。水煎服。每日1剂，2次分服。平肝熄风，养血安神。主治围绝经期综合征属肝血不足、肝虚风动者，症见头晕目眩、头痛项强、抑郁不乐或烦躁不安、烘热汗出等。

（14）茯神15 g，浮小麦12 g，柴胡、郁金、白芍、当归、远志、柏子仁、熟地黄、炙甘草各10 g，大枣8枚。每日1剂，水煎，服2次，1个月为1疗程。主治围绝经期综合征。

（15）淫羊藿30 g，女贞子10 g，五味子6 g，红糖适量。每日1剂，加水浓煎，去渣取液，制成糖浆，分3次服。3个月为1疗程。主治围绝经期综合征。

（16）紫草30 g，巴戟天、白芍各18 g，淫羊藿、麦冬、五味子各15 g，当归、知母、淡竹叶各10 g。每日1剂，水煎，服2次，3个月为1疗程。主治围绝经期综合征。

（17）党参、生地黄炭、焦白术、酒炒白芍、当归、益母草、附子各9 g，肉桂、川芎、艾叶炭、泽泻各5 g，炮姜炭3 g。每日1剂，水煎，服2次。主治围绝经期综合征。

（18）珍珠母、生龙骨各30 g，生地黄、熟地黄各18 g，牡丹皮、山药、山茱萸、茯神、火麻仁、枸杞子各10 g，泽泻5 g。每日1剂，水煎，服2次。主治围绝经期综合征。

（19）丹参30 g，淫羊藿25 g，仙茅、当归、紫苏子、白薇各12 g，巴戟天、黄柏、知母各

9 g，沉香3 g。每日1剂，水煎2次，早晚分服。主治围绝经期综合征。

(20) 熟地黄18 g，淫羊藿、茯苓、白芍、菟丝子、巴戟天、当归、山药、牡丹皮、山茱萸、附子各9 g，肉桂5 g。每日1剂，水煎，服2次。主治围绝经期综合征。

2. 食疗方：

(1) 乌鸡肉200 g，制首乌20 g，黄芪15 g，大枣10枚，调料适量。将何首乌、黄芪用纱布包好，乌鸡肉洗净切块，大枣洗净，一同放入沙锅内，加水炖1小时，去药袋，调味即成。每日1剂，2次分服。主治围绝经期综合征之头晕耳鸣、烘热汗出、心悸失眠、心惊胆怯、虚弱无力等。

(2) 蚝豉100 g，发菜25 g，猪瘦肉100 g，调料适量。将蚝豉用清水浸软，洗净；发菜用清水浸软，洗净；猪肉洗净切块。一同放入沙锅内，加水炖熟，调味食用。每日1剂，2次分服。主治围绝经期综合征之烘热汗出、头晕耳鸣、惊恐不安、心悸失眠或头目眩晕、咽干口燥等。

(3) 海蜇100 g，黑芝麻50 g，米醋、精盐各适量。先将海蜇用清水反复漂洗干净，切成细丝，用冷开水再洗一遍，晾干水分，装盘备用。再将黑芝麻淘洗干净，晾干，入锅内炒至微香。候冷。撒在海蜇丝上，加盐、醋拌匀即成。每日1剂。主治围绝经期综合征。

(4) 黄芪150 g，母鸡1只（2000 g左右），生姜、料酒、精盐各适量。将母鸡宰杀，去毛及内脏，洗净斩块，放入沙锅内，加入黄芪、生姜、料酒、精盐及清水适量，大火烧沸，改用文火炖至烂熟，吃肉喝汤。每周1剂。主治围绝经期综合征之头晕耳鸣、潮热盗汗等。

(5) 乌龟1只，沙参20 g，冬虫夏草10 g，生姜3片，精盐适量。将乌龟宰杀，去皮及内脏，洗净切块，置沙锅内，加入沙参、虫草、姜片，大火烧沸，改用文火炖至烂熟，加盐调味，吃肉喝汤。每日1剂。2次分服。主治围绝经期综合征之潮热盗汗、虚烦失眠等。

(6) 蜂乳50 g，蜂蜜500 g。将蜂乳研成匀浆，与蜂蜜混匀，用干燥玻璃器皿贮存备用。每服1汤匙，饭前半小时用温开水送服，每日2次。主治围绝经期综合征之头晕心跳、食少便溏、烦躁易怒，或头目眩晕、烘热汗出、大便燥结等。

(7) 羊肉250 g，淫羊藿15 g，仙茅10 g，龙眼肉10 g，调料适量。将羊肉洗净切块，淫羊藿、仙茅用纱布包好，与龙眼肉一同放入锅内，加水炖至烂熟，拣出药袋，调味食用。每日1剂，2次分服。主治围绝经期综合征。

(8) 猪肾1对，核桃肉15 g，枸杞子12 g，山茱萸9 g，补骨脂6 g，精盐少许。将猪肾洗净剖开，剔去筋膜，切块与另4味一同入锅，加水煮汤，用盐调味，吃肉喝汤。每日1剂，2次分服。主治围绝经期综合征。

(9) 花生叶50 g，冰糖15 g。先将花生叶水煎取汁，加入冰糖令溶，代茶饮用。每日1剂。宁心安神。主治围绝经期综合征之情志失常，喜怒无度，或喃喃自语，或自忧自悲，无故哭笑，面色无华，食欲不振等。

(10) 牛奶200 mL，鹌鹑蛋2只，白糖20 g。先将牛奶煮沸，打入鹌鹑蛋，再煮片刻，加入白糖即成。每日1～2剂。主治围绝经期综合征之头晕眼花、怔忡健忘、气短懒言、失眠多梦、烘热汗出、无故忧思等。

(11) 银耳20 g，大枣100 g，白糖适量。先将银耳用清水泡发，去杂洗净，再与洗净的大枣一同入锅，加水适量，煮成羹状，加入白糖即成。每日1剂，2次分服。主治围绝经期综合征之阴虚火旺、低热、失眠等。

(12) 羊心2只，玫瑰花30 g，精盐3 g。先将玫瑰花、精盐加水煎煮10分钟，候凉备用。将羊心洗净，切成小块，用叉子叉起放在炭火上边蘸玫瑰盐水边烤，熟后食用。每日1剂。主治围绝经期综合征。

(13) 虾肉 50 g，冬虫夏草、黄芪各 10 g，大米 100 g，精盐少许。先将冬虫夏草、黄芪水煎去渣，再入虾肉、粳米煮为稀粥，加盐调服。每日 1 剂，2 次分服。主治围绝经期综合征。

(14) 浮小麦 100 g，炙甘草 10 g，大枣 10 枚。先将甘草水煎去渣，再入浮小麦、大枣煮粥食用。每日 1 剂，2 次分服。主治围绝经期综合征之骨蒸潮热、虚烦失眠、心悸等。

(15) 当归 50 g，羊肉 500 g，精盐适量。将羊肉洗净切块，与当归一同放入沙锅内，加水炖至熟烂，用盐调味，吃肉喝汤。每日 1 剂，2～3 次分服。主治围绝经期综合征。

(16) 生地黄 30 g，制黄精 30 g，粳米 60 g。先将生地黄、黄精水煎去渣，再入粳米煮粥食用。每日 1 剂。滋阴清热，益气养血。主治围绝经期综合征之身热烦躁、口渴等。

(17) 何首乌 30 g，粳米 60 g。先将何首乌水煎去渣，再入粳米煮粥食用。每日 1 剂。主治围绝经期综合征之头晕耳鸣、心悸失眠、腰膝酸软、肢体麻木等。

(18) 酸枣仁 30 g，粳米 60 g。先将酸枣仁水煎去渣，再入粳米煮粥食用。每日 1 剂。主治围绝经期综合征之神疲健忘、烦渴、惊悸、盗汗、失眠多梦等。

(19) 百合 30 g，大枣 15 g，粳米 60 g。煮粥食用。每日 1 剂，宜常食。润肺清心，养血安神。主治围绝经期综合征之虚烦惊悸、神志恍惚及失眠多梦等。

(20) 莲子（去心）50 g，龙眼肉 30 g，白糖 20 g。煮汤食用。每日 1 剂。补心健脾，养血安神。主治围绝经期综合征之心悸怔忡、失眠健忘、自汗盗汗等。

第三节　妊娠高血压综合征

一、病证概述

妊娠高血压综合征简称“妊高征”，是指妊娠第 20 周以后发生的以高血压、水肿、蛋白尿为特征的一组症候群，严重时可出现抽搐、昏迷，常并发肝、肾、心、肺与胎盘等脏器的功能衰竭，甚至造成母儿死亡。本病的发病原因目前尚未完全阐明，大致有几种学说：①子宫胎盘缺血学说；②免疫遗传学说；③前列腺素类缺乏或缺陷学说；④弥散性血管内凝血学说。其基本的病理生理为全身小动脉痉挛，引起心、脑、肝、肾等脏器缺血缺氧，而导致一系列临床症状。本病的发生与气候变化、孕妇营养状况、文化水平及家族史等有关，调查表明，35 岁以上的初孕妇及多胎妊娠者发病率明显增高。临床分为轻、中、重三度。轻度：血压增高达 130/90 mmHg 以上，或比基础血压增高 30/15 mmHg 以上，水肿，无蛋白尿或仅有少量蛋白尿。中度：血压继续升高，但不超过 160/110 mmHg，水肿、蛋白尿持续存在，24 小时尿蛋白超过 0.5 g。重度：血压≥160/110 mmHg，尿蛋白持续增多，或 24 小时尿蛋白≥5 g，伴水肿，并可出现肝、肾功能障碍及胎儿发育迟缓等。当重度“妊高征”患者出现头痛、眼花、胸闷、恶心时，称为“先兆子痫”。先兆子痫进一步发展，突然发生抽搐、昏迷，则成为“子痫”，是本综合征最严重阶段，甚至导致孕妇死亡。子痫可发生在产前、产时或产后。孕妇及胎儿的预后与“妊高征”的严重程度、治疗情况、有无并发症等密切相关；产前子痫的孕妇及胎儿，死亡率明显高于产时及产后子痫者。

二、妙法绝招解析

（一）心肝阳亢，肝风内动（钱伯煊医案）

1. 病历摘要：白某，30 岁。于妊娠 7 个月开始，下肢浮肿，8 个月时加重，近一周来浮肿更加明显，近 2 日来头痛，昨又加剧，今晨头痛剧烈，骤然昏迷，倒仆于地，四肢抽搐，两目上窜，口吐涎沫，先后发作 3 次，每次持续 1～2 分钟。血压 170/110 mmHg，浮肿（＋＋），神志半清醒，即给注射吗啡一支，服羚角琥珀散 3 g，以后逐渐清醒。现嗜睡，尚可对答问话，血压下降至 145/110 mmHg，口干喜饮，大便干燥，全身浮肿，下肢尤甚，小便量少。脉左弦滑、右细弦，舌苔黄腻中微垢。诊断为妊娠高血压综合征。

证属心肝阳亢，肝风内动。治宜镇肝熄风，清心利水。药用钩藤、桑寄生、茯苓皮、薏苡仁、桑白皮各 15 g，葛根、桔梗、玄参、猪苓、泽泻各 9 g，石菖蒲 6 g，陈胆南星 3 g。每日 1 剂，水煎服。另用羚角琥珀散 3 g，6 小时服 1 次。服 3 剂后，神志清醒，未再抽搐，自觉头晕目眩，嗜睡，血压 170/120 mmHg，下肢肿胀，大便干结，小便短赤，舌苔淡黄垢腻、边白，脉左弦数、右弦滑数，治以镇肝熄风，豁痰化湿。药用薏苡仁 15 g，茯苓皮、苦杏仁各 12 g，钩藤、天麻、制半夏、天竺黄、五加皮、大腹皮各 9 g，橘皮、陈胆南星、蝉蜕、苍术、防己各 6 g。另用羚羊角（镑片，另煎）3 g，用水 50 mL，煎至 100 mL，分 2 次服。琥珀末 3 g，分 2 次服。治疗 5 日后病愈。(《钱伯煊妇科医案》，人民卫生出版社，2006)

2. 妙法绝招解析：妊娠高血压综合征，是一组发生于妊娠 20 周以后以高血压、水肿和蛋白尿为特征的症候群，常伴头昏眼花等自觉症状，严重时可出现抽搐、昏迷，称为“子痫”。本病病因不明，其基本的病理变化是全身小动脉痉挛，使各脏器血液供应不足，特别为脑、心、肾、肝、胎盘的组织缺血缺氧而引起多脏器的病理生理改变，以致产生各种不同的临床表现及严重并发症。本病属中医“子气”“子肿”“子痫”等范畴。本例初起水湿泛滥，继后心肝阳亢，肝风内动，致子痫的发生。治以镇肝熄风，清心利水。方中钩藤熄风止痉，清热平肝；桔梗开肺气通利二便；茯苓、猪苓、泽泻、薏苡仁利水渗湿；石菖蒲开窍宁神。复诊治以镇肝熄风，豁痰化湿而愈。

（二）肝风内煽，窜行经络（何子淮医案）

1. 病历摘要：钱某，32 岁。怀孕七月余，素体肥胖，孕后过食厚腻之品，时感头晕，咯痰。忽然眩晕如立舟之中，起则欲仆，一度不省人事，苏醒后感气短心悸，肢体浮动。血压 170/120 mmHg，脉弦滑加紧促。舌质红有卷缩感。诊断为妊娠高血压综合征。

证属肝风内煽，窜行经络。治宜平肝潜阳，化痰熄风。药用鲜生地黄 60 g，决明子 30 g，夏枯草、天竺黄各 12 g，石菖蒲、川贝母、天麻、白蒺藜、钩藤各 9 g，竹沥 1 支。每日 1 剂，水煎服。服 5 剂后，诸症均有减轻。宗前方加减。药用珍珠母 30 g，生白芍、钩藤、何首乌、桑叶各 12 g，天麻、石菖蒲、黄芩、川贝母各 9 g，全蝎 6 g。服 5 剂后，神志已清，咯痰减少。养阴柔肝再进。炒玉竹 30 g，生地黄、钩藤、何首乌、麦冬、枸杞子、桑寄生、玄参、桑叶各 12 g，白蒺藜 9 g。连服 17 剂。临产母子平安。(《何子淮女科经验集》，浙江科学技术出版社，1982)

2. 妙法绝招解析：本例平素过食厚腻之品，脾胃常受湿困。妊娠后，母体负担增加，消化功能不健，致中阳不振，脾运更弱，湿痰滞于上，阴火起于下，湿痰挟虚火上冲。湿胜脾更虚，则津液凝滞而成痰。日久痰火扰心，引动肝阳，肝风内煽，窜行经络而昏迷抽搐。治拟平肝化痰熄风之法。方中竹沥清泄肝胆内热，涤痰镇惊透络；珍珠粉潜阳镇惊化痰；川贝母、天竺黄清心解郁，化痰清热，助化痰消痰之功；天麻、钩藤平肝熄风；石菖蒲芳香化痰开窍；白芍滋养阴血；鲜生地黄养阴添液。全方化痰熄风，宁神定志，使营血恢复而有所养，脾运展而水湿自去，诸症自消。

（三）肝肾不足，胎火内盛（言庚孚医案）

1. 病历摘要：龚某，女，32 岁。五年前曾生育一胎，产后因新生儿肺炎高热而夭折。继而经期愆后，行则不畅，淋漓日久；腰痛盗汗，日晡低热。经中药滋阴育肾、疏肝健脾等法调治后好转。今春一月行子宫输卵管碘油造影术，遂居经不行，至停经 43 日时，曾出血色黯，绵延旬许，伴腰酸眩晕。妊娠试验阳性，服补肾清热安胎方后漏红止。兹妊七个月，头痛眩晕，夜不安寐，面部潮热，心烦口干，下肢肿胀。查体血压 150/90 mmHg，尿蛋白（+），苔薄白，脉细弦。

证属肝肾不足，胎火内盛。治宜滋肾平肝，清热安胎。药用生石决明 30 g，茯苓皮、白芍、桑寄生各 12 g，生地黄、泽泻、大腹皮各 10 g，黄芩、钩藤、丹参、天麻、僵蚕蛹各 9 g。每日 1 剂，水煎服。服 5 剂后，孕七月半，头晕头痛略减，仍有低热口干，肢肿少寐。血压 140/80 mmHg，苔薄质红，脉细弦。再予滋水涵木，平肝降压。上方加羚羊粉（吞服）0.3 g，服 5 剂善后。(《言庚孚医疗经验集》，湖南科学技术出版社，1980)

2. 妙法绝招解析：本案以头痛眩晕为主症，属中医学“眩晕”范畴。患者平素肝肾阴虚，孕后血聚养胎，精血益虚，空窍失养，则头晕头痛。心失所养则夜不安寐；精血不足，胎火内盛，虚热上乘，则面色潮红，心烦口干；肾湿及脾，脾失健运而下肢肿胀。方用生地黄、白芍滋养肝肾，壮水制火；桑寄生、天麻、生石决明、钩藤、僵蚕蛹益肾清肝，滋水涵木，平肝潜阳；丹参行血疗风；黄芩清胎热而安胎；茯苓皮、大腹皮健脾利水以消肿。二诊时头晕头痛减，再拟滋水涵木，平肝降压。药后血压降至 120/60 mmHg，头痛、眩晕、浮肿均已瘥，尿蛋白转阴。原方续服一周，继服珍合灵片，至足月顺产一男婴。

（四）阴虚阳亢，瘀热互结（朱小南医案）

1. 病历摘要：王某，28 岁。自述妊娠 32 周时，血压增高，休息后能恢复正常，36 周后出现头晕目眩，耳鸣，面色潮红，下肢浮肿，血压 150/100 mmHg，休息后诸症不能缓解。尿蛋白（++），血常规正常，舌质红、苔薄黄，舌下静脉曲张瘀紫，脉弦滑。诊断为妊娠眩晕。

证属阴虚阳亢，瘀热互结。治宜育阴潜阳，凉血活血。方选紫草决明汤，药用紫草、石决明各 30 g，钩藤、生地黄、丹参、车前子（包煎）、牡丹皮各 15 g，菊花、枸杞子、山茱萸各 10 g。每日 1 剂，水煎服。服 7 剂后，血压降至正常范围，尿蛋白阴性，诸症缓解。效不更方，续进 7 剂，以资巩固。至足月分娩，血压未再回升。(《朱小南妇科经验选》，人民卫生出版社，1981)

2. 妙法绝招解析：妊娠高血压综合征属中医学“子晕”范畴。其病因病机主要是素体阴虚火旺，孕后阴血聚以养胎，如遇情志不遂，烦劳过度，木火升腾，煎熬津液，瘀热互结。本病与血管高度反应性、全身动脉压升高，胎盘缺氧缺血、水钠潴留，循环血容量减少、血流动力学异常及血管内凝血等生理病理变化有关。因此采用育阴潜阳，凉血活血之法最为合拍。方中生地黄、菊花、山茱萸补益肝肾，滋养阴津；钩藤、石决明平肝潜阳，镇静熄风；紫草、牡丹皮凉血活血，清理血分之热，改变血液黏稠度；丹参活血行瘀，改善血液循环；车前子利尿消肿。本方之疗效所以胜于天麻钩藤饮者，主要原因是内有补阴之品，可以涵阳，凉血活血之品，有利于清解瘀热，而天麻钩藤仅能平肝潜阳而已。

（五）脾肾不足，肝失柔养（匡继林医案）

1. 病历摘要：陈某，女，32 岁。原发不孕五年，经多方治疗曾于 1989 年受孕，至 28 周因全身浮肿、胎心消失、胎死腹中而引产。现孕七月余，下肢明显水肿，腹形膨大，心烦不宁，眩

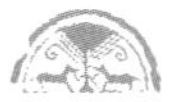

晕夜不安寐，纳谷不馨。产科检查：胎心清晰，下肢浮肿（＋＋），血压 140/90 mmHg，尿蛋白（－）。诊断为妊高征，嘱住院观察。患者情绪紧张，舌红有刺，苔薄腻，脉弦数。

证属脾肾不足，肝失柔养。治宜健脾利水，消肿熄风。药用生石决明 30 g，茯苓皮 15 g，龙齿、车前草、钩藤、桑寄生各 12 g，炒白术、大腹皮各 9 g，丹参、陈皮、木瓜各 6 g。头痛眩晕已解，下肢浮肿亦减退，血压已降至 130/80 mmHg，尿蛋白（＋）。惟感腰酸，小便短频，心烦少寐。苔薄，质红，脉弦滑。原法进上方去大腹皮，加泽泻 9 g，莲子心 3 g，服 5 剂而愈。（本书主编，待刊）

2. 妙法绝招解析：本案以下肢明显水肿为主症，属中医学“子肿”范畴。患者素体脾肾阳虚，故原发不孕五年。孕后更感不足，脾阳虚不能运化水湿，肾阳虚则上不能温煦脾阳，下不能气化膀胱，水道不利，泛溢肌肤，故孕 28 周出现全身浮肿而胎死腹中。今又孕七月余，据其下肢水肿明显、腹形膨大、眩晕巅痛，辨证为脾肾不足，肝失柔养，水泛为肿，阳亢为风，故急当健脾利水，消肿熄风。方用白术散加味。炒白术、茯苓皮、陈皮、大腹皮、木瓜、车前草、桑寄生健脾助运利水；丹参养血活血利水；生石决明、钩藤平肝熄风；龙齿镇悸安神。5 剂后肿退，血压降，拟在原方减少利水药，增宁心安神、泄热之剂。投剂后，血压逐渐平稳，已降至 110/60 mmHg，下肢浮肿基本消退，多行略感肿胀，卧床休息后即能消退。尿蛋白已转阴，夜能入寐，眩晕、头痛、心烦、溲短等恙均缓解。患者情绪稳定，精神亦振，纳谷尚佳。一个月后剖腹产一健康男婴。

（六）肾精不足，肝阳偏亢（李祥云医案）

1. 病历摘要：袭某，女，28 岁。孕 8 个月因妊高征而引产，婴儿 3 日后死亡。患者孕期全身肿胀，目肿且花，蛋白尿（＋＋），血压 190/100 mmHg，头痛，产后至今血压仍偏高，140/90 mmHg，下肢浮肿，无蛋白尿，常头昏，产后至今未避孕而未孕。外院曾诊断是 LUFS（未破卵泡黄素化综合征），用 CC（枸橼酸氯米芬）和 HCG（绒毛膜促性腺激素）治疗，疗效不显。现测基础体温提示黄体上升不良。苔薄，脉细。诊断为妊娠高血压后遗症。

证属肾精不足，肝阳偏亢。治宜补肾填精，健脾利湿。药用党参 30 g，枸杞子、鸡血藤、菟丝子、紫石英、玉米须、陈葫芦各 15 g，罗布麻叶、肉苁蓉、熟地黄、胡芦巴各 12 g，当归、红花各 9 g，桔梗 6 g，肉桂（后下）3 g。每日 1 剂，水煎服。服 14 剂后，下肢肿胀减轻，头昏。舌苔薄，脉细。药用淫羊藿、鸡血藤、玉米须、陈葫芦、党参各 15 g，猪苓、茯苓、罗布麻叶、补骨脂、夏枯草、胡芦巴、香附各 12 g，当归、川芎、红花各 9 g，桔梗 6 g。再服 14 剂后，患者小便增多，水肿渐消，血压降至正常（120/80 mmHg），头昏止。以后随证加减治疗 4 个月，基础体温逐渐正常，B 超监测有卵子排出。（《李祥云治疗妇科病精华》，中国中医药出版社，2007）

2. 妙法绝招解析：患者妊高征，产后 10 个月仍高血压、下肢浮肿、无排卵、未再妊娠，分析病情系肾精不足，肝阳上亢所致。精亏血少故头昏肢肿；治疗抓其本，补肾增精，又健脾利湿。方中桔梗开通肺气，通调水道，起到画龙点睛的作用；又加罗布麻叶平肝潜阳治头昏。药后见效，不再更弦改方，又随月经周期略加调经促排卵之味，故患者诸恙均愈，并出现了排卵。

（七）气血不足，髓海空虚（李祥云医案）

1. 病历摘要：高某，女，27 岁。停经 2 月余，伴头痛，加重 1 周。曾测尿 HCG（＋）。孕前素体虚弱，孕后常自觉头脑空痛，神疲倦怠，腰酸。近 1 周来更甚，更兼眩晕耳鸣，视物模糊，手足心热，口苦心烦，食欲不振，泛泛欲呕。复查尿 HCG（＋），B 超：早孕，单胎，见胎心搏动。舌红，苔少，脉细数无力。妇科检查：外阴已婚式；阴道畅；宫颈轻糜；宫体如孕 2 月余，附件（－）。平素月经量中，色红，无血块，无痛经。诊断为妊娠头痛。

证属气血不足，髓海空虚。治宜益气养阴，和胃安胎。药用党参、黄芪、焦杜仲各15 g，麦冬、枸杞子、南沙参、北沙参、菟丝子各12 g，炒白术、生白芍、炒黄芩、姜竹茹各9 g。每日1剂，水煎服。服7剂后，头痛趋缓，仍眩晕，诸症缓，惟眼目昏花，口苦咽干。舌红，苔薄白，脉细数。原方去麦冬、南沙参、北沙参，加白蒺藜、桑叶各9 g。再服7剂，头痛即愈。(《李祥云治疗妇科病精华》，中国中医药出版社，2007)

2. 妙法绝招解析：《内经》云“脑为髓海，其主在肾。”患者禀赋不足，肾精欠充，孕后精血聚冲任以养胎，胎血亦感不足，肾精愈亏，髓不上荣，脑海空虚，故头脑空痛。用党参、黄芪、白芍益气养血，资胎血之不足；菟丝子补肾益精，不温不燥，补而不腻，有平补阴阳之效，与杜仲共行补肾安胎之功；白术配杜仲，专治肝肾不足诸症；白术、黄芩配伍使用，清热安胎，为丹溪所称为“安胎之圣药”；加用竹茹更具健中增食，清胃热而降逆止呕以治恶阻之功；南沙参、北沙参养阴生津，清热止渴，与麦冬相须为用更增清热养阴，益气除烦之效。方取益气养阴，清热安胎之意。头痛缓后出现肾水不能涵木，阴不潜阳，肝阳渐充，上扰清空之证。改用白蒺藜取其专入肝经，辛而能散，苦而能降，与桑叶合用平降肝阳，清肝明目，与原滋养肝肾之药相伍，以治肝阴不足，使肝肾能养，肝火平息，头痛自除，诸症皆缓。全方共奏滋养肝肾，清热安胎之效。由于辨证得法，用药合理，患者二诊即愈。

三、文献选录

根据本病的主要临床表现，即水肿、高血压、抽搐、昏迷等，分属于中医“子肿”“子晕”“子痫”的范畴。子肿是指妊娠中晚期，出现肢体、面目肿胀，亦称妊娠肿胀。根据肿胀部位及程度的不同，分别有“子气”“子肿”“皱脚”“脆脚”等名称。相当于以水肿为主的轻度妊高征。子肿发生的主要病因为脾肾阳虚，或运化失司，或气化不利，水湿泛溢，或胎气壅阻，气机阻滞，水湿不化。临床常见证候有脾虚证、肾虚证、气滞证等。子晕是指妊娠中晚期，出现头目眩晕、头痛、视物昏花者，又称“子眩”“妊娠眩晕”。妊娠高血压、先兆子痫及慢性高血压合并妊娠均属子晕范畴。多为脏器本弱，孕后精血下聚养胎，致精血不足，肝失所养，肝阳上亢。临床常见证候有阴虚肝旺证、脾虚肝旺证、心肝火盛证等。子痫是指妊娠晚期或临产时或新产后，突然出现眩晕倒仆，昏不知人，四肢抽搐，双目直视，牙关紧闭，须臾即醒，醒后复发，甚至昏迷不醒者，亦称“妊娠痫证”“子冒”“妊娠风痉”“儿痉”“儿风”等。与西医学子痫相同。子痫多由子肿、子晕发展而来，由肝阳上亢、肝风内动或痰火上扰所致。临床常见证候有肝风内动证及痰火上扰证等。

（一）名医论述选录

1. 夏桂成论述：妊娠高血压综合征的辨治，主要在子痫发作前，先兆子痫是治疗本病的重要时期。由于高血压、水肿、蛋白尿是本病主要症状。因而临床治疗亦应主要针对这三个症状。(1) 妊娠水肿：又称子肿。轻度妊娠水肿对孕妇危害不大，应适当休息，注意睡眠，限制食盐摄入量；浮肿在中度以上时，应从脾、肾、气滞三个方面制水。①脾虚。浮肿加全身脾虚症状，舌质淡红，脉细弦滑，治当健脾补气、分利水湿，全生白术散合防己黄芪汤加减。②肾虚。浮肿较重，加全身肾虚症状，舌质淡红，苔白腻，脉细弦滑，治当补肾温阳，化气利水，真武汤加减。如伴有高血压或蛋白尿，则应在处方中加强利尿平肝的方药。(2) 妊娠高血压：又称子晕、子眩。妊娠高血压初起时，血压时高时低，如果注意休息和治疗，可以很快恢复正常。如果不注意治疗和休息，亦可以很快转入先兆子痫。症状除头晕高血压外，尚有失眠，口苦心烦，舌红，脉弦滑数。治当滋阴平肝，杞菊地黄汤加减。浮肿尿少者，尚须加入车前子10 g，水灯心3 g。重

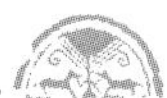

点在于养阴，定期服用。龟甲、女贞子、墨旱莲、牡蛎等是常用的药物。(3) 妊娠蛋白尿：在排除妊娠合并肾炎后，可给予利尿、降压、镇静方药。单纯的微量的尿蛋白有时自行消失，如尿蛋白量多时，则多半并发其他征象，可随症辨治。一般以清利为主，导赤四苓散加减。同时亦要加入钩藤、甘菊、决明子、石决明等降压的药物。(4) 先兆子痫：又称子冒。即上述三种症状同时并存，而且症状已日益加重，应提高警惕，随时都可进入子痫发作状态。要注意休息，这种患者有时因自觉症状不明显，所以常不愿休息。然而适当的休息和充分的睡眠在治疗上是有作用的。每周应测 2 次血压及尿蛋白，并要测量体重等。中医辨证治疗主要按阴虚肝旺、脾虚肝旺论治。因其随时都可能进入子痫状态，因而要让患者立即住院治疗。护理很重要，密切观察，避免声、光刺激，限制盐的摄入，注意血压的变化，每日测 1 次尿蛋白，必要时测 24 小时尿蛋白量，注意自觉症状的发展，记录出入量，药物治疗应给予镇静、利尿、解痉、降压及降低颅内压等药物。中西合治，西药为主。同时可用梅花针外叩颈部两侧，足心灸贴附子饼。另外加服羚羊角粉等控制或降低血压。(5) 子痫：子痫是妊娠高血压综合征的严重阶段，必须积极抢救。护理较之先兆子痫尤为重要。要把患者安放在单人房间，除避免声、光、痛等任何刺激外，还应按中医水能克火的观念，房间（包括灯光）要以白色，或深蓝如水之色进行布置，禁止火红色。保持绝对的安静，要防止患者跌到床下，防止撞伤，防止咬舌。当子痫抽搐时，可用纱布缠在压舌板上，垫在臼齿部位，以防将舌咬破；同时将头偏向一侧，以防抽搐或昏迷时，舌向后移而堵塞喉部造成窒息，亦可防止分泌物吸入气管中。要取出活动义齿，以防咽下。昏迷期中禁止饮食，药液可通过鼻饲管输入，但不准随意刺激患者，以防止因此而引起抽搐。药物治疗的目的在于控制抽搐，降低血压，利尿，恰当地处理产后情况。若子痫不能控制，或由于某种病理原因，可考虑终止妊娠。(《中医临床妇科学》，人民卫生出版社，1994)

2. 裘笑梅论述：妊娠中毒病因病理分为两个方面：一是阴血亏虚，肝风内动。因为肝为风脏，内寄相火，必赖肾水之滋养，营血之濡润，风火始宁谧不动。若平素血虚，怀孕之后，血养胎元，阴血更形不足，肝木失濡，内风暴动，故出现眩晕、抽搐等症。其二是脾运失职，水湿积滞。孕妇若脾胃素虚，妊娠之后，中阳不展，脾运益弱，以致湿滞水泛，而成腹满、浮肿等症。上述两种致病原因，往往是密切相关的，而阴血亏虚，内风升动，更是形成本病的主要因素。从先兆子痫患者分析，虽然病情尚未发展到抽搐、昏迷的严重程度，但此类患者除浮肿外，大多并见头痛眩晕等症，且舌质多呈红绛，是属阴血暗耗，内风萌动之象。此时在治疗上，必须顾及滋养阴血以熄内风，不能单纯治肿，否则可能发展为子痫。因此，无论子痫或先兆子痫，治疗上均应着重滋阴养血，平肝熄风为原则，方用牡蛎龙齿汤。(《裘笑梅妇科临床经验选》，浙江科学技术出版社，1984)

3. 何子淮论述：妊娠水肿是妊妇水、钠代谢障碍所致的疾病，属于西医妇科“妊娠中毒症”之一。本病属水液代谢疾病，其病因病机离不开脾、肺、肾三脏，而关键又在于脾。《内经》云“诸湿肿满，皆属于脾。”脾司运化，若脾虚则运化失职，水湿停积为患，水气泛滥于肌肉则肿，停留在胸腹则满。《经效产宝》云“妊娠肿满，由脏气本弱，因产重虚，土不克水，血散入四肢，遂致腹胀，手足面目皆浮肿，小便秘涩。”《诸病源候论》认为胎间有水气。子肿、子满者，此由脾胃虚弱，脏腑之间有停水，而夹以妊娠故也。傅青主又主张脾、肺两虚，认为脾虚则血少，血少则不能运血于肢体；肺衰则气馁，气馁则不能运气于皮肤。水气的形成责之于脾，根在于肾，而肺的功能障碍则属标。此外，孕妇气机升降失调或下陷不能升举，湿邪也可乘虚袭之，积成肢体肿胀。若妊娠水肿，轻者服药调治而愈，严重者也可危及生命。若妊娠先期即有脚肿气逆者，更应早期治疗，以免临产发生危险。妊娠肿胀的治疗大法，以健脾渗湿为主，佐以顺气安胎为辅。临床方药应用，可取参、术、苓、甘、怀山药等以健脾；用泽泻、大腹皮、茯苓、冬葵子、防己、生姜皮、桑白皮、冬瓜皮、赤小豆、胡芦巴等以渗湿；选紫苏梗、乌药、木香、香附、砂仁、枳壳、陈皮、降香等以顺气；配桑寄生、黄芩、白术、杜仲、黄芪、苎麻根、当归、白芍等以安胎。常用成方，如茯苓导水汤、肾着汤、泽泻汤、防己汤、全生白术散等均可酌情选用。临床又可分三型即轻型、重型、严重型论治。治疗本病虽健脾渗湿并用，顺气安胎兼顾，但渗湿、顺气与安胎是有矛盾的，必须加以注意。健脾渗湿重用白术，顺气安胎首选砂仁，此两味药渗湿、顺气，但无碍胎之弊。另外虽选用了茯苓、泽泻、防己、冬葵子等渗湿顺气之药，但均重用参、芪升阳益气，以防胎气下陷。再者，在妊娠水肿病例中，一般均为妊娠中、晚期。五六个月以上者，用一般的淡渗利水药对胎气影响不大，若妊娠初期，这类药物的应用须十分谨慎。本症除药物治疗外，护理也很重要。如饮食必须低盐，重症则卧床休息，还宜随时注意妊妇及胎儿的变化。(《何子淮女科经验集》，浙江科学技术出版社，1982)

4. 周世鹏论述：子肿一病，为孕期水聚而成。水之所聚者，在脏责之肺脾肾。肺主气，又“为水之上源”。胎孕非气不生，如肺气宣通，水道通调，下输膀胱，则肿退而胎长；反之，肺气不宣，则水道不通，易肿或胀。脾主健运，又主统血，所谓“脾为气血生化之源”，“后天之本”也。胎孕非血不荫。《素问・至真要大论》云“诸湿肿满，皆属于脾。”如脾气健运，土旺制水，土盛血生，则肿消而胎荫；反之，脾失健运，土不制水，也易肿或满。肾主藏精，又主水。《素问・水热穴论》云“肾者，胃之关也，关门不利，故聚水而从其类也……”胎孕非精不固。如肾气旺盛，阳气敷布，关门通利，则肿治而胎固；反之，肾气不足，阳气不布，关门不利，则易肿尿少。本病临床上以脾虚所致为最，次为脾肾同病，脾肺同病。纯属肾或肺而致本病者，实为少见。脾虚所致者，症见四肢、面目浮肿，面色萎黄，乏力，腹胀，纳减，舌胖苔白，边有齿印，脉濡。治疗主要以健脾助运法，基本方由全生白术散加味（方见方剂篇“妊娠高血压综合征”）。①在上症基础上症见形寒腰酸，肾阳不足，水气泛溢之脾肾同病者，宜健脾温肾法，即以基本方去大腹皮，选加炒川续断12 g，制狗脊（或菟丝子）12 g，并吞服济生肾气丸，每次5～9 g，每日3次。济生肾气丸方中附、桂、牛膝、牡丹皮等辛热活血通利之品，一般在孕期不宜浪投，故不予煎剂。方书虽有“有故无殒，也无殒也”之言，但须视病情之轻重，体质之强弱，参伍一定的药物才妥。②浮肿以下肢为甚（甚则趾间出水），胸胁胀满，脉细弦，苔薄白等肺气郁滞，水不得随气升降之脾肺同病者，宜健脾宣肺理气法，即以基本方去党参、黄芪、六神曲、大枣，加制香附12 g，宣木瓜、桑叶、桑皮、桔梗、紫苏叶、紫苏梗各9 g，本方为白术散合天仙藤散加减而成。在健脾助运法基本方中去黄芪、党参等味，选加宣升肺气诸药，如桑叶、桔梗等，以冀益脾气而不滞气，宣肺气而不耗气，俾使胎孕无损也。(上海中医药杂志，1982，2)

5. 朱小南论述：《素问・至真要大论》云“诸湿肿满，皆属于脾”，盖脾虚则湿阻。脾又主肌肉，司运化，虚则运化受阻，不能制水，水饮不化，湿淫流注肌肤，形成浮肿。复因即将足月，胎儿成长，体积膨大，逼迫胸腹，感觉气促闷胀，又紧逼直肠，导致大便频数。胎热上炎，引起内热口燥。妊娠子肿，与脾的关系最为密切，其次为肾，至于影响肺，一般是水肿盛，上逆而引起气促而已。朱氏的常用方为依照《金匮》防己黄芪汤加减。治疗用药以黄芪为君，因能补气健脾，促进运化，培土止泻，复有利水退肿之效，适合于脾胃虚弱者；其性甘温，对于湿阻者不甚相宜，所以用苍术、白术为臣，燥湿健脾，脾健则运化正常，水湿何从滞留；栀、芩、蒿能清内热，生地黄滋阴凉血，复用陈皮、冬瓜皮、防己、地骨皮、茯苓皮等利水消肿，并加入枳壳一味，以疏通气机，束胎易产，用于将产的患者，颇为合拍。子肿病属于脾阳虚弱者，在发作前每有出现预兆现象。凡是妊娠后有身体怕冷，食欲不振，大便溏薄等脾胃虚弱证候，必须重视，加以及时治疗。服用香砂六君丸等温补脾胃，使能逐渐恢复正常，水湿得以正常排泄，每可阻止疾病的发展，使以后不发生水肿症状。(《朱小南妇科经验选》，人民卫生出版社，1981)

6. 哈荔田论述：子痫一病属于阴虚阳越，气火上升的本虚标实证候，临床多见热象。若素日痰涎壅盛者，亦可兼见气火夹痰，蒙蔽清窍的表现；若风邪外袭者，尚可兼见寒热身疼的表证。因此，子痫的治疗大法首应着重养血熄风，滋阴潜阳。同时依据其兼夹因素的不同，参以辛散风邪，豁痰开窍，清热解毒，渗湿利尿的治法，并宜酌加活血化瘀通络之品，以调畅血行，舒缓筋脉。临床常选用《妇人大全良方》钩藤汤加减为基础方，药如钩藤、菊花、白蒺藜、当归、桑寄生、生地黄、麦冬、沙参、竹茹、生牡蛎、丹参、琥珀等。全方养血育阴，潜阳镇逆，用于妊娠末期常感头晕头痛，胸闷呕恶，心悸气短，肢面浮肿，卒然颠仆，抽搐项强，口吐白沫，舌红，脉弦数等症。若兼肝火上炎，见有面红目赤，烦躁呕吐，抽搐有力，目睛上视等症，选加羚羊角、生石决明、大蜈蚣、杭白芍、龙胆、炒山栀子、生龟甲等清泄肝热，滋阴潜阳；若气火夹痰，蒙蔽清窍，并见痰涎壅盛，神志不清，昏迷不醒，喉中痰鸣等症，宜加服安宫牛黄丸、竹沥水、天竺黄、菖蒲、郁金、远志等豁痰开窍；倘见心火亢盛，口苦溺赤，烦躁谵妄者，再酌加水牛角、黄连、淡竹叶、茯苓等，清心利尿；若兼见风邪外袭，肢体疼痛，身热微寒等症，酌加防风、羌活、白僵蚕等辛散风邪；产后子痫，恶露不畅，小腹胀痛者，可选加牛膝、北刘寄奴、延胡索、泽兰叶等；若脾虚不运，水湿潴留，兼见肢面浮肿，食欲不振，气促尿短等症，酌加太子参、云茯苓、冬葵子、冬瓜皮、薏苡仁等健脾益气，渗湿利尿。子痫病应用活血化瘀药的问题：子痫病的发病机制，主要为阴血不足，肝阳上亢，化火生风。《素问·生气通天论》云“阳气者，精则养神，柔则养筋。”今肝阳化风，奔逆于上，则阳气不能柔养筋脉，而致筋脉拘挛绌急，气血运行也必因而涩滞不畅。又因阴血既亏，则血液运行无力，也会导致血脉涩滞，络中血瘀。故在子痫病的发病过程中，瘀血的因素是存在的。同时由于肝气上旋，夹气血上奔于头，以致气血逆乱，冲任失调，胞宫供血不足，胎儿也将得不到充分滋养。此时若单纯熄风潜阳，而不予疏利血脉，导血下流，则逆上之气血即不能速反，《内经》云“气反则生，不反则死。”因此，“非惟胎妊骤下，将见气血涣散，母命亦难保全。”故对于子痫病的治疗，在辨证施治的基础上，针对病情，选用适当的活血化瘀药物，有利于舒缓筋脉，调畅血行，导血下流；调养冲任，不仅能达到“治风先治血，血行风自灭”，从而缓解症状之目的，且能佐助镇肝熄风之品，而有补阴益血，滋养胎儿之功。所以朱丹溪在力倡“胎前当清热养血为主，白术、黄芩为安胎之圣药”的同时，并指出“益母草活血行气，有补阴之功，胎前无滞，产后无虚，以行气中有补也”。子痫患者应用活血化瘀药物，目的只在于通经活络，畅运血行，不可峻利攻破，以损胎元。而且从中医辨证论治的原则看，通常尚需掌握以下指征：如体质较健，素性多郁，发病后见有唇青舌紫，或舌有瘀斑、瘀点，浮肿见有赤缕红丝，以及腹痛，肢体疼痛，心悸烦热，口渴不欲饮，如产后子痫则伴有恶露不畅或不下等。常用药物如丹参、琥珀、赤芍、北刘寄奴、乳香、没药、川茜草、苏木等，一般多选一二味配伍应用，并配以火麻仁、郁李仁、黑芝麻、桑椹等滋阴润便之类药物，则效果尤佳。如上述血瘀指征不甚明显，则可酌用当归、泽兰之类养血和血，一般不会出现不良反应。(《哈荔田妇科医案医话选》，天津科学技术出版社，1982)

7. 王渭川论述：子痫真正病因，至今尚未明确，各种不同的理论很多。有人认为与营养缺乏有关，有人认为与内分泌平衡障碍有关。王氏认为其中医病机可归纳为阴虚气弱，痰滞经络，肝风内动等方面。本证分轻重两种，轻证患者，几无自觉症状，或者仅有轻微头痛和全身疲劳而已，可能在足踝及小腿部，有轻度的浮肿；重证有剧烈头痛，甚至恶心呕吐，眼珠发黄，渐次抽搐昏迷，眼珠凝视一方。以后眼睑痉挛，眼珠转动或戴眼，旋即瞳孔放大，口角肌肉牵动，颜面肌肉搐搦，迅速传至上肢及躯体下肢，波及全身，共起搐搦，身体僵直，牙关上下咬动，唇环发绀，往往陷于昏迷，痰涎壅塞，甚则角弓反张。凡妊妇孕期已至六七个月之间，有搐搦发作，且有下肢浮肿，病发前曾自觉眩晕，眼花，或眼见金星闪闪，倦怠呕吐；病发后，昏迷抽搐，当疑及本证。属阴虚气弱而动内风者，钩藤散加味主之；属冒闷角弓反张，肝风内动者，羚羊角散主之；属痰滞经络，而兼气逆者，沈氏蠲饮六神汤及二陈汤加胆南星、竹沥、姜汁等主之。(《王渭川妇科治疗经验》，四川人民出版社，1981)

8. 骆安邦论述：妇人妊娠期间常见面浮肢肿，腰酸乏力，面色皖白，心悸短气，食欲不振，舌淡胖苔白，脉沉迟无力。骆老认为此乃脏气本虚，脾阳不足，因孕重虚，脾胃化源负重太过，气化功能失调，运化水湿无力，至水湿泛滥，浸渍四肢肌肉而见水肿。治当活血行气，使气机畅通；健脾益气以固运化水湿之功能，使水泛得制。可用当归芍药散加桂枝以通阳化气，配猪苓更寓五苓散利水渗湿之意。曾治患者李某某，女，23 岁，惠安人。病者禀素虚弱，诊时妊娠 4 个月，症见：面浮肢肿，膝以下为甚，伴心悸气短，下肢逆冷，腰痛乏力，食减溲少，舌淡苔白，脉沉迟而滑。黄芪 30 g，白术、茯苓、泽泻、猪苓、桂枝各 15 g，当归、川芎各 10 g，姜、枣各 3 g。服 4 剂。再诊：药后下肢颜面浮肿已消半矣，腰仍酸痛，宗前方加杜仲、川续断各 15 g以壮腰止痛，服药 4 剂后诸症消失，病告痊愈。(福建中医药，1994，4)

（二）辨证论治选录

1. 黄莉萍治疗妊高征分 2 型辨治：①肝肾阴虚型（70 例）治拟滋阴潜阳。方用一贯煎加减：石决明、生地黄、桑寄生、白芍各 15 g，丹参 12～15 g，沙参、枸杞子、麦冬各 12 g，川楝子 10 g。若血压升高，头昏、头痛甚者酌加龟甲、生牡蛎、龙齿、珍珠母各 30 g，沙苑子、钩藤各 12 g；恶心、烦热者加竹茹 12 g，栀子 10 g；水肿甚者加黑豆 15 g，车前草 12 g，黑豆衣 10 g。②脾虚肝旺型（4 例）治拟滋养肝肾，健脾利水。方用一贯煎合五皮饮加减：上方加白术 15 g，云茯苓皮、大腹皮、陈皮各 10 g。服药后如症状未见缓解，甚或加重，血压突然升高，宜亟加用止抽散，平肝熄风，清心化痰，以防止抽搐。药用地龙 30 g，天竺黄、郁金、胆南星各 12 g，琥珀、黄连各 10 g，羚羊角粉 1.5 g。诸药碾细为末，装入胶囊，每次服 15 粒（约 3 g），每日服 3～4 次。治疗结果：获显效者 47 例（占 63.5%），有效者 24 例（占 32.4%），无效者 3 例（占 4.1%），总有效率为 95.9%，本组无一例发生子痫。(中医杂志，1983，3)

2. 刘桂芬治疗妊高征分 4 型辨治：①脾肾阳虚型（18 例）治以温阳利水，真武汤合白术散加减。②气滞湿阻型（31 例）治以宣肺理气，行滞化湿，天仙藤散加减。③肝肾阴虚、肝阳上亢型（51 例）治以养血育阴、平肝潜阳，杞菊地黄丸合天麻钩藤饮加减。④肝风内动型（13 例）治以育阴潜阳、养血熄风，羚羊钩藤散加减。结果：显效 36 例，有效 58 例，总有效率 83.18%。(北京中医学院学报，1993，1)

（三）临床报道选录

1. 张雅萍等治疗妊高征 25 例：药用钩藤、牡蛎各 30 g，丹参、地龙各 25 g，玄参、山栀子各 20 g，僵蚕、麦冬各 15 g，浮肿甚加防己、桑白皮、车前子、泽泻；蛋白尿加黄芪、山药、党参、白茅根；头晕眼花加石决明、白蒺藜、白菊花；先兆子痫重用钩藤，加天麻、山羊角、黄芩(亦可加用小剂量 25%硫酸镁注射液，静滴)。每日 1 剂，水煎服。治疗 5～10 日。结果：显效(血压<130/90 mmHg，浮肿、蛋白尿及其他症状消失）15 例，好转 8 例，无效 2 例，总有效率 92%。(中医药信息，1995，1)

2. 李智芬用加味五苓散治疗妊高征 209 例：药用木瓜 30 g，茯苓、桑寄生、大腹皮各 15 g，白术 12 g，猪苓、泽泻各 9 g，桂枝 6～9 g，砂仁 6 g。每日 1 剂，水煎服。血压高，头晕目眩加

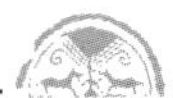

夏枯草、钩藤、石决明各15 g；头痛、视物不清、恶心欲呕加珍珠母30 g，半夏10 g，羚羊角粉（冲服）1 g。水肿消退，血压稳定后改为2日1剂，10剂为1疗程。结果：痊愈156例，有效49例，无效4例，总有效率98%，以轻、中度疗效最好。（陕西中医，1993，12）

3. 钱祖洪等用养血熄风法治疗妊高征213例：药用山羊角、钩藤、生地黄、白芍各30 g，白僵蚕、地龙各20 g，当归12 g，川芎9 g。浮肿明显加白术30 g，防己12 g；蛋白尿加鹿衔草、益母草、薏苡仁、淮山药各30 g。每日1剂。中度以上妊高征加用琥珀粉4.5 g，全蝎1.5 g，羚羊角粉0.3 g，分3次吞服；重度妊高征酌加小剂量硫酸镁，静滴给药，连用2日左右。结果：本组40.4%的患者症状和体征消失，重度和中度患者向轻度转化，转化率极显著；降压均值>10mnHg；蛋白尿下降有效率为58.1%；浮肿消退有效率为91%；产后高血压遗留率比同期西药组降低1/3；均未发生子痫。血液流变学测定表明本法可起双向调节作用，逆向转变率为83.5%。（上海中医药杂，1989，7）

4. 郭天玲等用当归芍药散治疗妊高征46例：药用当归、白芍、川芎、茯苓、白术、泽泻，按1∶4∶1∶1.5∶1∶1.5的比例配方，共为细末，装入胶囊，每粒含药粉0.5 g。每日2次，每次3 g。对照组46例用复方降压片或肼苯达嗪。结果：治疗组与对照组收缩压治疗前后自身对照均有显著差异，分别$P<0.01$和$P<0.05$，两组比较差异显著，$P<0.05$；治疗组舒张压治疗前后比较差异显著（$P<0.01$），与对照组比较差异显著，$P<0.05$；平均动脉压治疗组与对照组治疗前后自身对照差异显著，分别$P<0.01$和$P<0.05$，两组比较差异显著，$P<0.05$。出院时两组患者血压均正常。先兆子痫出现，治疗组1例，对照组2例。发现本方对控制轻、中度患者血压和预防子痫与西药降压药疗效相似，对孕妇及胎儿发育无不良影响。（中西医结合杂志，1986，12）

5. 张雅洁等用活血化瘀法为主治疗妊高征40例：临床症状以水肿为主者，服活血化瘀、理气行水之Ⅰ号方：猪苓30 g，玄参、大腹皮各20 g，丹参、赤芍、葛根各15 g；以高血压为主者，服活血化瘀、平肝潜阳、清热熄风之Ⅱ号方：玄参、钩藤（后下）、生石决明各20 g，丹参、赤芍、葛根各15 g，生牛膝10 g。以上两方药物，分别水煎煮去渣后每剂浓缩成100 mL，加入防腐剂，装瓶备用。每次服50 mL，每日2次。若水肿和高血压都很明显者，可两方交替服用。如果患者出现肝风内动，抽搐昏迷等子痫证候时，需在Ⅱ号方中加入竹沥30 g，羚羊角粉0.5～1 g，冲服。并配合西药治疗。部分患者临产时血压显著升高时，加用硫酸镁肌内注射。治疗结果：痊愈12例，好转27例，无效1例。（中医杂志，1984，5）

6. 钱晓华等用川芎嗪治疗妊高征41例：本组用川芎嗪注射液120～160 mg（24小时用量<200 mg）加入5%葡萄糖500～1000 mL/d 1次静滴；对照组34例，用硫酸镁20～25 g/d，快速静滴5 g，维持静滴15～20 g。凡舒张压大于或等于109 mmHg者可加地西泮20 mg肌注。结果：两组总有效率分别为82.9%和44.1%，本组优于对照组（$P<0.01$）。治疗后本组患者平均动脉压下降，水肿和蛋白尿减轻，血液流变性改善，与对照组比较均有显著性差异，$P<(0.05～0.001)$；但胎儿无宫缩时胎心监护阳性率和Apgar评分与对照组无明显差异。认为本品治疗本病的主要机制是扩张血管，改善肾功能和血液流变性。（中西医结合杂志，1991，9）

7. 栾峰等用脉络宁治疗妊高征46例：本组用本品含玄参、牛膝、丹参、川芎等。每支（10 mg/10 mL）30～60 mg，加5%葡萄糖液500 mL，静滴。每日1次。对照组40例，第1日用25%硫酸镁20 mL，加5%葡萄糖液80 mL，缓慢静注，然后用25%硫酸镁40 mL，加5%葡萄糖液500 mL，静滴维持，以后用维持量，每日1次。重者用25%硫酸镁10 mL，肌注，8小时1次。两组舒张压≥110 mmHg者，用地西泮20 mg，肌注。结果：两组头晕、头痛者分别27、24例，显效19、10例，有效7、8例，无效1、6例；水肿者分别42、38例，显效30、17例，有效10、2例，无效2、9例。本组症状改善率优于对照组（$P<0.05$）。两组治疗后平均动脉压较治疗前明显下降（$P<0.05\sim0.01$）。血液流变性明显改善，尤以红细胞比容明显，与对照组比较有显著性差异，$P<0.05$。（中国中西医结合杂志，1995，3）

8. 徐敏华等中西医结合治疗妊高征60例：药用山羊角、钩藤、生地黄、白芍各30 g，白僵蚕、地龙各20 g，当归12 g，川芎9 g。口干舌燥、面红目赤、大便干燥者加黄芩、制大黄各12 g，龙胆6 g；心烦少眠者，加知母、麦冬各12 g，酸枣仁9 g；胸闷有痰、胃纳减退者，加茯苓12 g，陈皮、姜半夏各9 g；舌质紫黯或红细胞比容>35%者，加丹参15 g，桃仁12 g，琥珀粉（吞服）2 g；有蛋白尿、尿频尿少者，加薏苡仁、淮山药、白茅根各30 g；浮肿明显者，加防己30 g，白术12 g。西药用：珍菊降压片2片，每日3次；地西泮2.5～5 mg，8小时1次。共治疗60例。结果：显效39例，有效18例，无效3例，有效率为95%。（上海中医药杂志，1984，3）

9. 湖北中医学院附属医院妇产科妊毒组用止抽散综合方案治疗先兆子痫100例：分甲、乙两组。甲组（45例）：①止抽散（本院方，即羚羊钩藤汤与抱龙丸化裁而成）每次3 g，每日4次吞服，3～5日为1疗程。最长者21日，最短者3日，重度者可以加到3小时1次吞服。②丹参、低分子右旋糖酐扩充血容量：红细胞比容>35%，尿比重在1.020以上者加用200%丹参20 mL加入低分子右旋糖酐500 mL静脉滴注，每日1次，3～5日为1疗程。③经一段时间治疗后，患者血压、症状不能缓解或缓解不显著，孕期已满37周者可考虑引产。乙组（55例）：中药用一贯煎加减，每日1剂，3～5日为1疗程。最长14日，最短3～4日；止抽散间断服用（血压症状不稳定时服用，每次3 g），其他2、3与甲组同。结果：除乙组有1例发生子痫外，其余99例均能控制病情的发展、母亲无死亡，胎婴儿没有因妊毒征死亡。（中西医结合杂志，1984，4）

10. 李绍荣用黄芪腹皮白术汤治疗妊娠水肿30例：药用黄芪、白术、山药、大腹皮各30 g，茯苓20 g，当归、白茅根各15 g，泽泻10 g。根据病情轻重，酌情加重黄芪、大腹皮的用量。兼肾气虚，不能化气行水者，加白芍15 g，生姜3片；兼气滞者，加香附15 g，郁金9 g；兼血虚者，加熟地黄30 g，阿胶20 g；兼胎动不安加杜仲、神曲各15 g。方中黄芪补气升阳，阳温气运则水利肿消；山药、白术对脾胃气虚、浮肿用之最良；当归为妇科良药。结果：30例患者，治愈20例，显效7例，总有效率为90%。（陕西中医，1993，6）

11. 李智芬用加味五苓散治疗妊娠高血压综合征209例：药用木瓜30 g，茯苓、桑寄生、大腹皮各15 g，白术12 g，猪苓、泽泻各9 g，桂枝6～9 g，砂仁6 g。血压高，头晕目眩者加夏枯草、钩藤、石决明各15 g；头痛、视物不清，恶心欲呕者加珍珠母30 g，半夏10 g，羚羊角粉（冲服）1 g。血压稳定后则每2～3日1剂。结果：209例中，轻度妊高征116例，痊愈100%；中度妊高征84例，有效率为97.6%；重度妊高征9例，有效率为66.6%。总有效率98%。（陕西中医，1993，12）

12. 刘端等中西医结合治疗妊高征40例：药用当归、白芍、菟丝子各9 g，厚朴、黑芥穗、炒艾叶、炙黄芪、羌活、川芎、甘草、炒枳壳、川贝母6 g，生姜3片。孕3～6个月，每月服2～3剂，孕6～9个月，每月服3～5剂。同时配合适当的西药。结果，20例无一例出现妊高征。用中西医结合方法防治妊高征比单纯西药治疗妊高征疗效好。另20例孕28周以上妊高征患者，其中10例单纯应用硫酸镁正规治疗，另10例同时应用具有健脾补肺功效的中药补中益气汤加减治疗，药用人参、白术各15 g，黄芪、当归各9 g，柴胡、甘草、陈皮、升麻各3 g。可酌情选用茯苓15～20 g控制水肿，钩藤、石决明、生龙骨、生牡蛎、丹参各20～30 g，降压、活血化瘀，白茅根、益母草各15～20 g，控制蛋白尿。每日1剂，服至体征消失。方中茯苓虽耗气，与人参、白术合用则补多于利，具健脾清肺之功效。钩藤、石决明、丹参、白茅根、益母草等加减使

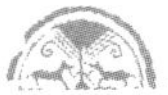

用调理肺、脾、肾三脏。结果：单纯西医治疗10例停药后4～6周，其中6例复发甚至加重，复用中西医结合治疗1周，症状基本控制，未再复发。（贵阳中医学院学报，1995，1）

13. 邹淑凤等用行水抑痫汤治疗妊高征47例：药用茯苓皮、草决明、石决明各50 g，珍珠母、白菊各20 g，大腹皮、生姜皮、陈皮各15 g。血压高浮肿亦重者，去利水药；单纯浮肿者，去平肝潜阳的药。西药选择解痉、镇静、利尿、扩容等药物，产妇入院已进入产程多使用西药，或服中药后顽固浮肿不退，高血压不降，加用西药。结果：3～6日治愈26例，7～10日治愈13例，10日治愈8例。（天津中医，1995，6）

14. 钱祖淇等应用中西医结合预测妊高征并对预测阳性的424例孕妇作预防性治疗：设空白对照组122例。西药预防组102例：服施尔康，1～2片，每日1次。中药甲组：肝肾阴虚或明显证型者服杞菊地黄丸作为预防药物，以滋阴补肾；脾肾阳虚者服肾气丸，每次6 g，每日2次，以温肾补脾。中药乙组：甲组药物加丹参片，每次3片，每日3次，包括有瘀血证者。结论：①关于预防性治疗的时间认为平均动脉压（MAP－2）在12.0～12.7 kPa者于孕24周，MAP－2≥12.8 kPa者于测定之日即开始预防性服药。②预测阳性服中药后妊高征发生率由49.2%降至14.5%，并促使异常证型的转化。③中西药均能明显降低妊高征的发生率，中药预防效果比西药更显著。④无论服中药、西药，即使发生妊高征，其严重程度较不服药轻。⑤关于活血化瘀药的预防作用，对144例孕妇在孕中期作血液流变性指标测定，其均值接近正常范围，故孕中期若无血瘀证不必加用活血药物。（上海中医药杂志，1991，1）

15. 张烨用妊高征胶囊治疗妊娠高血压综合征20例：白术、丹参各30 g，川牛膝15 g，三七、川芎、干地龙、白芍、黄芩各10 g。每日3次，每次3粒，口服。与对照组均急性发作期予镇静，解痉，降压，低流量吸氧等。均10日为1疗程，两组分别用3个（或用至分娩前）、1个疗程。正常对照组15人。结果：胎盘组织低氧诱导因子（HIF-1α）表达水平治疗后两组均明显下降（$P<0.01$），本组与正常对照组比较无显著性差异（$P>0.05$）。（中国中医急症，2006，5）

16. 殷世美用天麻钩藤饮加减治疗早期妊娠高血压综合征60例：用本方加减：桑寄生30 g，钩藤（后下）、石决明、茯苓各20 g，大腹皮15 g，天麻12 g，栀子、杜仲、黄芩、白术、陈皮、车前子（包）、泽泻各10 g。每日1剂，水煎服。用7～10日，结果：显效（血压129/80 mmHg）36例，有效20例，无效4例，总有效率93%。（山东中医杂志，2007，5）

17. 贾金平用中药消白汤治疗妊娠高血压综合征产褥期蛋白尿43例：黄芪30 g，白术、党参各20 g，当归15 g，三七、川芎、炮干姜、蝉蜕各10 g，甘草5 g。肾阳虚加桂枝、炮附子；偏热去炮干姜，加炒黄芩、地骨皮；腹胀去炮干姜，加大腹皮、厚朴、生姜；下肢肿甚加防己。每日1剂，水煎服，于产后第1日开始；7日为1疗程，用2个疗程。与对照组42例，均用25%硫酸镁20 mL（含硫酸镁15 g），加10%葡萄糖液20 mL，静注，用5～10分钟；继用25%硫酸镁60 mL，加5%葡萄糖液500 mL，静滴，滴速1～2 g/h。血压高用25%硫酸镁20 mL，2%利多卡因2 mL，分两侧臀肌深部注射，每日1～2次，每日硫酸镁用量25～30 g。结果：两组分别显效（用1个疗程，24小时尿蛋白下降≤0.5 g）11、5例，有效26、21例，总有效率86%、61.9%。（中国中西医结合杂志，2007，7）

18. 张惠敏中西医结合治疗妊娠高血压综合征68例：水牛角、钩藤（后下）、生地黄、白芍各30 g，僵蚕、地龙各20 g，当归12 g，川芎9 g。浮肿甚加防己、白术；蛋白尿加鹿衔草、益母草、薏苡仁、淮山药；症甚加羚羊角粉、全蝎、琥珀粉。每日1剂，水煎分2～3次服。与对照组40例，均西医常规治疗。结果：两组分别痊愈24、4例，好转40、24例，无效4、12例，总有效率94.1%、70%（$P<0.01$）。自然分娩49、15例（$P<0.01$），剖宫产19、25例（$P<$

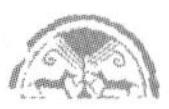

0.01)。(中国乡村医药，2002，9)

19. 张丽珍中西医结合治疗妊娠期高血压疾病68例：生地黄、生龙骨、石决明各30 g，钩藤18 g，羚羊角15 g，郁金12 g，黄连、天麻各10 g，琥珀、竹茹各9 g。昏迷酌加安宫牛黄丸。肝肾阴虚型用生白芍、黑芝麻各30 g，生龙骨、生牡蛎各24 g，菊花、夏枯草、怀牛膝、丹参、泽泻、杜仲、桑寄生各15 g，桑叶12 g，黄芩、生甘草各10 g。脾肾阳虚型用党参、炒白术各30 g，茯苓、猪苓各18 g，泽泻、大腹皮各15 g，桂枝、炒白芍各10 g，炮姜、附子各5 g，随症加减，每日1剂，水煎服。并用硫酸镁5 g，肌注；烦躁（或入产程）用地西泮10 mg，静注；继用川芎嗪注射液80～120 mg，丹参注射液10 mL，分别加葡萄糖溶液，静滴，每日1次。3日为1疗程。对照组40例，西医常规治疗。结果：两组分别痊愈42、14例，显效24、18例，有效2、8例；自然分娩37、13例。(中西医结合心脑血管病杂志，2008，6)

20. 赵素琴用八珍益母汤加减治疗妊娠高血压综合征视网膜病变41例：山药、生地黄各20 g，茯苓、当归、决明子各15 g，白术、赤芍、钩藤各12 g，红参5 g。每日1剂，水煎服；1周为1疗程。并解痉，镇静，降压，利尿，用B族维生素。用2个疗程，结果：视网膜水肿、渗出、出血灶完全吸收5例，部分吸收33例，无明显改善（或加重）3例。血压下降，视力提高(P 均<0.01)。(中国民族民间医药，2008，5)

(四) 经验良方选录

1. 内服方：

(1) 生地黄、石决明各30 g，桑寄生、白芍各15 g，丹参12～15 g，沙参、枸杞子、麦冬各12 g，川楝子10 g。每日1剂，水煎服。若服药后症状未见缓解或加重，血压突然升高者，配服止抽散，地龙30 g，天竺黄、郁金、胆南星各12 g，黄连10 g，琥珀（吞服）9 g，羚羊角粉（吞服）1.5 g。诸药碾细为末，装入胶囊，每次服3 g，日服3～4次。主治肝肾阴虚型妊娠高血压。

(2) 泽泻30 g，柴胡24 g，白术、茯苓、黄芩、清半夏（洗）、生姜各15 g，人参、猪苓、桂枝、炙甘草各10 g，炙大枣8枚。药焙干研末，炼蜜为丸，每日饭前服3次，每次服9 g，7日为1疗程。主治妊娠中毒症，改善胎盘血流不全，抗纤维蛋白溶解，活性氧生成抑制。

(3) 石决明45 g，龙齿、钩藤各15 g，川贝母、白薇各10 g，天竺黄、半夏、天麻、橘络、胆南星各5 g，石菖蒲、羚羊角各3 g。每日1剂，加水煎沸15分钟，滤出药液，再加水煎20分钟，去渣，两煎药液兑匀，分服。主治妊娠高血压综合征。

(4) 党参24 g，茯苓12 g，半夏、桑白皮、大腹皮、紫苏叶、防己各9 g，白术、炙甘草、陈皮、砂仁、白蔻仁、生姜皮各6 g。每日1剂，水煎服。主治妊娠高血压综合征。下肢浮肿加木瓜9 g；上肢肿加苦杏仁9 g；小便少加泽泻9 g。

(5) 当归18 g，生地黄15 g，杭菊花、白术、清半夏、天麻、蔓荆子、石决明、白茅根各9 g，黄芩、甘草各6 g，川芎4.5 g，钩藤3 g。每日1剂，水煎服。主治妊娠高血压综合征，昏迷、抽搐时加服至宝丹或牛黄清心丸、安宫牛黄丸。

(6) 白芍、钩藤、石决明、桑寄生各30 g，生地黄20 g，桑叶、菊花、杜仲各12 g，川贝母、甘草各10 g，羚羊角粉（冲）3 g。每日1剂，水煎服，抽搐频发加僵蚕、天麻各10 g，地龙9 g，全蝎6 g。主治妊娠高血压综合征。

(7) 当归15 g，川芎9 g，枳壳、紫苏梗各6 g，砂仁3 g。随症加减：气虚加党参、黄芪、甘草。肾虚加杜仲、川续断、桑寄生。血热加炒黄芩。寒加艾叶。每日1剂，水煎2次，取液混合，分2次服。主治妊娠高血压综合征。

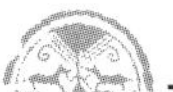

（8）黄芪、党参各30 g，熟地黄、茯苓各20 g，白芍12 g，五味子、当归、白术各10 g，川芎9 g，砂仁6 g，炙甘草3 g。每日1剂，水煎，饭前服3次，饭后服西药维生素C、亚铁丸常规量。主治妊娠高血压综合征。

（9）珍珠母、石决明各24 g，大腹皮20 g，白术、泽泻、葶苈子、茯苓皮各18 g，桑白皮15 g，苦杏仁、紫苏子、钩藤各12 g，陈皮10 g。每日1剂，水煎服，水煎两次，取液混合，分两次服。主治妊娠高血压综合征。

（10）玄参、钩藤（后下）、石决明各20 g，丹参、赤芍、葛根各15 g，土牛膝10 g。每日1剂，加水煎沸15分钟，滤出药液，再加水煎20分钟，去渣，两煎药液兑匀，分服。主治妊娠高血压综合征。

（11）丹参60 g，生地黄、茯苓、党参、赤芍各30 g，川续断、菟丝子各20 g，黄芪、藿香、黄芩、麦冬各15 g。每日1剂，水煎，服3次。主治脾肾气虚血瘀型妊娠高血压综合征。

（12）杭菊花10 g，乌龙茶（或龙井茶）3 g。以沸水冲泡服饮。每日1剂。茶不宜沏泡得太浓，浓茶易引起心跳加快，乃至失眠。晚上不宜多饮。主治妊娠高血压综合征。

（13）白芍4份，泽泻、茯苓各1.5份，当归、川芎、白术各1份。上药共研细末，装入胶囊，每粒含药末0.5 g，每日服2次，每次服3 g。主治妊娠高血压综合征。

（14）生黄芪、麦冬、酸枣仁、人参、柏子仁各10 g，茯神、川芎、制远志、当归、五味子、炙甘草各6 g，生姜3片。每日1剂，水煎服。主治妊娠高血压综合征。

（15）钩藤30 g，薏苡仁20 g，茯苓15 g，白芍、泽泻各12 g，菊花、当归、珍珠母（先煎）、钩藤、僵蚕各10 g。每日1剂，水煎服。主治妊娠高血压综合征。

（16）煅石决明30 g，桑寄生、钩藤、菊花各15 g，当归、茯苓、白芍、白术、泽泻各9 g。每日1次，水煎服。主治中度妊娠高血压综合征。

2. 食疗方：

（1）海蜇皮120 g，荸荠350 g，黑木耳10 g。海蜇皮漂洗净，荸荠洗净连皮用，黑木耳水浸泡2～3小时。以上食物加750 g水，煎至250 g，空腹服，连服7日有效。主治妊娠高血压综合征。

（2）山药150 g，大米100 g。将山药洗净，与大米共煮成粥。连续服用。滋阴养血、疏风定痫。主治妊娠高血压综合征。

（3）钩藤30 g，鲤鱼1尾（重约500 g）。加水煮熟后去药食鱼喝汤。行气活血。主治妊娠高血压综合征。

（4）芭蕉根60 g，瘦肉适量。水炖服食，每日1剂。清热利湿，活血化瘀。主治妊娠高血压综合征。

（5）钩藤30 g，猪瘦肉50 g。加水炖熟后食肉喝汤。行气活血。主治妊娠高血压综合征。

（6）黄豆芽适量。水煮3～4小时。每日温服数次。利湿清热。主治妊娠高血压综合征。

第四节　盆腔淤血综合征

一、病证概述

盆腔淤血综合征，又名卵巢静脉综合征，是近年来经盆腔静脉造影证实的一种由于慢性盆腔静脉淤血引起的病变。与多种因素有关，如盆腔静脉解剖因素、体质因素、长期从事站立工作、

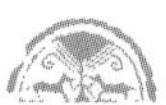

子宫后位、早婚多产、子宫肌瘤、慢性盆腔炎、某些手术因素等。各种因素长期影响，造成盆腔静脉曲张，影响血液回流，导致盆腔淤血症。根据本病临床表现，可将其分属于中医学中的“痛经”“妇人腹痛”“月经过多”“带下病”等范畴。多因先天不足、后天损伤、早婚、多产等，致肾精亏损，精血不足，冲任血海不盈，血行不畅，久之瘀血内生；或因气虚，运血无力，血行迟滞；或手术、外伤，损伤冲任胞脉，气血运行不畅；或长期体外排精，房事突然中断，导致女方气血运行紊乱，久而成瘀引起。临床常见证候有肾虚血瘀证、气虚血瘀证和瘀血内阻证等。

二、妙法绝招解析

（一）气虚瘀阻，热毒下注（孙朗川医案）

1. 病例摘要：刘某，34岁。下腹坠痛3年余，病起于人流后，腹痛缠绵，时轻时剧，甚则疼痛难忍，始终不彻，腰骶部酸痛，劳累加剧，与月经周期关系不明显，无发热，性交疼痛，不能坚持正常上班，迭经中西药治疗，疗效不显而就诊。妇科检查：阴道光滑，分泌物较多，宫颈轻糜，略着色，宫体后位，正常大小，两侧附件软、压痛，未扪及明显肿块。收入院，待月经后腹腔镜检查提示：盆腔静脉扩张，卷曲，未发现炎症及子宫内膜异位病灶。少腹两侧坠痛，腰骶酸痛，阴坠后重，甚则难以忍受，性交疼痛，久立久坐、劳累加剧，头晕目眩，面色欠华，神疲乏力。脉细软无力，舌苔薄，质黯滞、胖大、边有齿痕。诊断为盆腔淤血综合征。

证属气虚瘀阻，热毒下注。治宜益气升提，清热祛瘀。仿补中益气汤、补阳还五汤、四妙勇安汤之意加减，药用升麻、柴胡、党参、黄芪、当归、金银花、连翘、玄参、甘草、川芎、地龙、徐长卿、泽兰、泽泻、土鳖虫、失笑散各9～15 g。每日1剂，水煎服。连服7剂后，诸症明显好转，腹痛减轻，精神亦振，上方合度，故继续加减服用。经2月余治疗后，能坚持上班，但劳累后偶有发作，而断续用药。(《孙朗川妇科经验》，福建科学技术出版社，1988)

2. 妙法绝招解析：盆腔淤血综合征，是因盆腔静脉慢性淤血而引起的以下腹疼痛为主症的一种妇科特殊慢性病症。常发生于育龄期妇女，以25～40岁为多见，往往与输卵管结扎术、分娩、难产、流产、刮宫等因素有关。本病的发生与女子丰富的盆腔静脉特点密切相关，是发病的内因。本案患者证属气虚瘀阻型，故治拟益气升提、活血化瘀之法。方用补中益气汤、补阳还五汤、四妙勇安汤加减。方取补中益气汤之益气升提，配伍补阳还五汤之益气活血祛瘀及四妙勇安汤之清热解毒、活血止痛。用党参、黄芪补气建中；当归养血活血；升麻、柴胡升提中气；川芎、土鳖虫、地龙、泽兰活血祛瘀；柴胡、泽泻行气利水；金银花、连翘清热解毒。

（二）气虚血瘀，胞宫失养（韩冰医案）

1. 病历摘要：王某，女，38岁。少腹坠痛，腰骶酸痛2年余，经期、劳累加重。患者于两年半前行绝育术，术后见上述症状，曾以慢性盆腔炎经中西药治疗，症状无明显改善。现少腹坠胀疼痛，腰骶酸痛，性交痛，月经量多，色暗淡质稀，或夹血块，淋沥10余日，伴白带多，清稀。平素头晕乏力，面色少华。舌体胖大，边有齿痕、瘀点，舌苔薄白，脉细涩。痛经。妇科检查：宫颈肥大，呈紫蓝色，子宫水平位，饱满，触痛，质软，双附件区压痛明显。诊断为盆腔淤血综合征。

证属气虚血瘀，胞宫失养。治宜益气健脾，活血化瘀。药用黄芪、鸡血藤各30 g，党参、白术、丹参各15 g，当归、赤芍各10 g，川芎、甘草各6 g。每日1剂，水煎服。服14剂后，少腹坠胀、疼痛好转，月经来潮，量多，色淡红，质稀。腰腹坠痛，神疲乏力，大便溏，舌淡，苔薄，脉细弱。治宜益气固冲，化瘀止血。药用黄芪、益母草各30 g，鹿角霜15 g，炒续断、党参、炒杜仲、阿胶（烊化）各10 g，炮姜、艾叶炭各6 g，三七（冲服）3 g。服6剂后，经行7

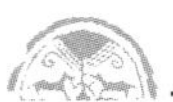

日即止，现腰腹坠痛好转，仍神疲乏力，纳可，便溏，舌质暗淡，脉细无力。治宜益气温阳，活血化瘀。黄芪、鸡血藤、丹参各30 g，橘核20 g，鹿角霜、炒续断、党参、茯苓、白术各15 g，杜仲、当归、白芍各10 g，甘草6 g。连用1个月后症状明显改善。月经期仍服二诊方，待月经干净后继以上方治疗，两个月后患者症状完全消失，随访1年无复发。(《中国现代百名中医临床家丛书·韩冰》，中国中医药出版社，2007)

2. 妙法绝招解析：患者平素从事体力劳动，兼之行输卵管结扎术后，气血不足，冲任气血虚少，术后又未能充分休息调养，使气血愈虚，气虚推动无力，使血运缓慢，瘀阻下焦，而发生本病。气血不足，冲任亦虚，胞宫失于濡养，则见小腹痛而坠胀不适；气虚推动无力，血行受阻，使下腹疼痛加剧，伴腰骶酸痛，性交痛；气虚任脉不固，带脉失约，而见白带量多，清稀；经血失于制约，故经行量多，经期延长；气血瘀阻于冲任、胞宫，故经血色暗淡质稀，或夹血块；头晕乏力，面色少华，舌暗淡胖，苔薄白，脉细无力，均为气虚征象。此例盆腔淤血综合征属气虚血瘀证，治宜益气健脾，活血化瘀。方中黄芪、党参、白术健脾益气；丹参、鸡血藤、当归、赤芍养血活血止痛；橘核行气止痛；甘草调和诸药，缓急止痛。临证腹痛甚者，加桂枝、干姜、乌药、延胡索化瘀止痛；盆腔有包块加三棱、莪术、鳖甲、半枝莲化瘀散结；腰酸不适加菟丝子、杜仲、鹿角霜补督壮腰。

（三）肾虚血瘀，冲任不固（韩冰医案）

1. 病历摘要：杨某，女，40岁。下腹腰骶疼痛1年，近3个月加重。1年前劳累后出现下腹隐痛，近3个月下腹痛加重，腰骶酸痛下坠，久站或性交后加剧，神疲体倦，头晕耳鸣，带下量多，性欲淡漠，小便频数。舌暗淡，苔薄白，脉沉细涩。月经量少，色暗夹血块，痛经。妇科检查：宫颈肥大，呈紫蓝色，子宫后位，饱满，质软，双附件区压痛。体位试验阳性。诊断为盆腔淤血综合征。

证属肾虚血瘀，冲任不固。治宜补肾益气，活血化瘀。药用黄芪、桑寄生、菟丝子、鸡血藤各30 g，党参、丹参、续断、鹿角霜各15 g，淫羊藿、肉苁蓉、赤芍、当归各10 g。每日1剂，水煎服。服14剂后，下腹痛好转，月经量少，色稍暗，无血块，无痛经。现月经已净，腰骶坠痛，头晕耳鸣，夜尿多，舌淡红，苔薄，脉沉细。原方去黄芪、肉苁蓉，加紫石英30 g，枸杞子、益智仁各10 g。服9剂，下腹腰骶疼痛，头晕耳鸣，夜尿多等症状好转，仍有腰酸，神疲体倦，舌淡红，苔白，脉沉。证属瘀血渐去，肾虚未复，治以补肾益精，养血活血。药用桑寄生、菟丝子、制首乌各30 g，丹参、续断各15 g，淫羊藿、枸杞子、鹿角胶（烊化）、白芍、当归各10 g，甘草6 g。服1个月后，症状基本消失，以肾气丸服3个月善后。随访半年未复发。(《中国现代百名中医临床家丛书·韩冰》，中国中医药出版社，2007)

2. 妙法绝招解析：此患者多次行人工流产手术，且工作性质以久立为主，使肾气受损，冲任瘀阻，而见下腹隐痛；肾虚冲任不固，而见带下量多；腰为肾之府，肾气虚损，则见腰骶酸痛下坠，久站或性交后加剧；神疲体倦，头晕耳鸣，小便频数，均为肾气亏虚之象；“气之根，肾中之真阳也；血之根，肾中之真阴也”。肾气虚，推动无力，血行迟滞，瘀血阻滞冲任、胞宫，而见月经先后不定，量少，色暗，夹血块，痛经；舌脉亦为肾虚血瘀之象。因此，肾虚血瘀是基本病机。方中淫羊藿、肉苁蓉、续断等补肾助阳；制首乌、桑寄生、菟丝子、枸杞子、鹿角霜等滋肾补肾；黄芪、党参健脾益气；丹参、赤芍、鸡血藤活血化瘀；白芍、当归补血活血止痛。本方取“善补阳者，必于阴中求阳”之意，补肾而治其本。“气为血之帅”，以黄芪、党参与活血药同用，元气推动有力，血行渐归常度，冲任、胞宫瘀滞自除。经治疗后，患者血瘀之证渐除，但肾虚日久，难以速效，故以补肾之方长期服用以善后。临证见腰膝酸软加杜仲补肾壮腰；若经血量多加炒蒲黄、益母草、茜草化瘀止血；盆腔有包块加三棱、莪术、皂角刺化瘀消癥。

（四）气滞血瘀，不通则痛（杨鉴冰医案）

1. 病历摘要：苟某，女，25岁。痛经3年。16岁月经初潮，周期尚可，经量多，经色淡质稀，经行5日干净。曾在某医院做过痔疮手术，自此出现经前小腹坠痛，疼痛难忍，痛时伴恶心呕吐，身冷汗出，经来半日痛减，经前乳房胀痛。平素性情急躁易怒，面色萎黄。舌质暗，舌苔白，脉沉细缓。诊断为盆腔淤血综合征。

证属气滞血瘀，不通则痛。治宜行气疏肝，祛瘀止痛。药用黄芪、党参各15 g，香附、柴胡、乌药、白术、当归、五灵脂、川芎、生蒲黄（包煎）各10 g，没药、半夏、乳香各9 g，砂仁（后下）、炙甘草各6 g。每日1剂，水煎，分2次服。服6剂后，月经来潮，经来腹痛明显减轻，但易发怒。舌质红，舌苔白，脉弦细。上方加逍遥丸于经前10日开始服用。服半个月后，以上症状基本消失，惟经前小腹微痛，但能忍受，性情平和。要求继用中药调理，基础体温高相维持18日，查尿HCG（+），确诊为早孕。（陕西中医，2003，5）

2. 妙法绝招解析：盆腔静脉淤血综合征是由于盆腔静脉淤血而发生的病变，其主要病理变化是盆腔静脉淤血，以下腹坠痛、低位腰痛，经行前后加重为主要症状。根据其临床表现，可分别见于中医学中的“痛经”“腹痛”“腰痛”“月经过多”“带下病”等范畴。西医学对本病尚没有特效的疗法。本病的病机要点在淤血。本例患者因手术误伤脉络，致气血失畅而发病。肝失疏泄，气血失调，气机郁滞不畅而致经前乳房胀痛，急躁易怒；经前气血壅滞不泻，则气滞血瘀甚，故少腹坠胀，疼痛加重。药用柴胡、香附、乌药以疏肝解郁，使肝气条达而胀痛止；当归、川芎、生蒲黄、五灵脂、乳香、没药活血祛瘀，使瘀血行而气血调和；辅以黄芪、党参、半夏、白术、砂仁益气健脾止呕，祛邪不忘固本。对症下药，药到病除。

三、文献选录

盆腔淤血综合征又称卵巢静脉综合征，是引起妇科盆腔疼痛的重要原因之一，盆腔淤血综合征的主要表现是范围广泛的慢性疼痛、极度的疲劳感和某些神经衰弱的症状。其中以慢性下腹部疼痛、低位腰痛、性感不快、极度的疲劳感、白带过多和痛经为最常见。因其症状涉及广泛，而患者自觉症状与客观检查常不相符合，在体征上常与慢性盆腔炎相混淆。别称卵巢静脉综合征。多发群体为生育年龄妇女。任何使盆腔静脉流出盆腔不畅或受阻的因素均可致盆腔静脉淤血。常见症状为慢性下腹部疼痛、低位腰痛、性感不快、极度的疲劳感、白带过多和痛经。

（一）盆腔淤血综合征病因分析

1. 解剖学因素：女性盆腔循环的特点，主要是静脉数量增多和构造薄弱。

2. 内外力因素：内外力因素证明能够影响盆腔血液的流速，从而改变局部血管的压力，静脉更易受其影响。如：①长期从事站立或坐着工作者、习惯于仰卧位睡眠者易于导致盆腔淤血综合征。②便秘影响直肠的静脉回流，而直肠和子宫、阴道静脉互相吻合。痔丛充血必然引起子宫阴道丛充血，故习惯性便秘易于产生盆腔淤血。③妊娠期间因大量雄、孕激素的影响，再加上增大的子宫对子宫周围静脉的压迫，可引起子宫周围静脉扩张。④子宫后倾时，卵巢丛血管随子宫体下降弯曲在骶凹的两侧，使静脉压力增高，回流受到影响，以致使静脉处于淤血状态。如再有仰卧位睡眠习惯，则久而久之便可引致盆腔淤血综合征。⑤阔韧带筋膜裂伤使得构造上薄弱，缺乏弹性，缺乏固有血管外鞘的静脉更失去支持，而形成静脉曲张，还使子宫后倒。⑥输卵管结扎术：具体形成因素并不明确，与手术的因果关系也无明确证据证实。⑦有些患者由于体质的因素，血管壁组织显著薄弱，弹力纤维少，弹性差，易于形成静脉血流淤滞和静脉曲张。即使第一次妊娠，平时不从事长时间站立或静坐工作，就可能出现下肢和（或）盆腔静脉曲张及盆腔淤血综合征。⑧长期抑郁、久病、失眠等精神影响，及经前期雌、孕激素水平波动者，也有类同盆腔淤血综合征的症状。这一类情况则可考虑为盆腔淤血综合征的加重因素。⑨临床上发现了子宫肌瘤、慢性盆腔炎（尤其是形成输卵管卵巢囊肿者）、哺乳期闭经、中重度子宫颈糜烂等患者，在做盆腔静脉造影时，有的也显示盆腔静脉淤血现象。

（二）辨证论治选录

临床常见证候有肾虚血瘀证、气虚血瘀证和瘀血内阻证等。

1. 盆腔瘀血多气虚：本病的发生多因房劳多产、劳累过度及手术等，耗伤气血而致。“气为血之帅”，“血为气之母”，气能行血，气能生血，血能化气。气虚则推动无力，血运失常，瘀阻下焦，致冲任、胞宫脉络不通，而见上述症状。因此瘀血阻滞下焦虽是本病的核心病机，但气血不足是其本质，在治疗上如果一味活血，恐正气更伤，反加重病情，应“审证求因”，本着“治病求本”的原则，辨证治疗。

2. 本虚标实须详辨：气血虚衰是罹患盆腔淤血综合征的主因，但临床亦见有小腹疼痛拒按，得热痛减，心烦易怒，畏寒肢冷等实证表现者。盆腔淤血综合征患者气血不足，易为外邪所中，即使见实证表现，也多属本虚标实。在临证治疗中要标本兼顾，虽以治本为主，但应注意补虚勿留邪。

3. 久病及肾应注意：肾为气血之根，气血久虚，必累及肾。肾为冲任之本，与胞宫相系，肾气盛，则任通冲盛，下焦气血周流如常；肾气虚，则任虚冲衰，气血运行无力，瘀阻冲任、胞宫，变生诸症。故在治疗病程较长者，常需补肾益精以生血气。

4. 预防为主要牢记：久立、久坐、多孕、多产及产伤、妇科手术等是发生本病的原因，故育龄妇女加强锻炼，劳逸结合，注意避孕，避免产伤，是减少本病发生的重要措施。

（三）临床报道选录

1. 李敬国等运用化瘀汤为主方治疗盆腔淤血综合征 66 例：药用丹参、当归各20 g，益母草、赤芍、郁金、川芎各15 g。随证加减：兼有气滞者加柴胡、桃仁、延胡索、蒲黄；热结者加牡丹皮、栀子、三七、水牛角；气虚者加用黄芪、党参；寒凝者加桂枝、香附、伏龙肝。每日 1 剂，水煎分 2～3 次口服。对照组用灭滴灵 1 g、复方丹参 6 支（12 mL）加入 5%葡萄糖液 500 mL静脉滴注，每日 1 次。两组均以 30 日为 1 个疗程评定疗效。治疗结果：治疗组 66 例中，显效 14 例（21%），改善 43 例（65%），无效 9 例（10%），总有效率 86%；对照组 60 例中，显效 6 例（10%），改善 30 例（50%），无效 24 例（40%），总有效率 60%。两组比较，治疗组优于对照组（$P<0.01$）。（中西医结合杂志，1994，10）

2. 聂轩等用桂枝茯苓丸加味治疗盆腔淤血综合征 32 例：桂枝茯苓丸改汤煎服。伴见口苦、尿赤、舌质红、苔黄、脉数者加大黄10 g；伴乳胀痛、胁痛经前加重、脉弦涩者加青皮、川厚朴花、佛手各10 g，柴胡9 g；伴见头晕、乏力、气喘、舌淡、脉迟涩者，加党参、黄芪各 30 g，熟地黄20 g，当归15 g。每日 1 剂，15 剂为 1 个疗程。共治疗 32 例，结果：痊愈 18 例（主症、乳房硬结、外阴静脉曲张消失，血液流变及甲皱微循环转为正常），显效 11 例（主症基本消失，血液流变及甲皱微循环好转），无效 3 例。总有效率为 91%。（四川中医，1991，7）

3. 黄剑美用补肾活血方结合导管介入治疗盆腔淤血综合征 36 例：山茱萸、枸杞子、菟丝子、鹿角胶、杜仲、赤芍、泽泻、茯苓、丹参各15 g，当归、川芎各10 g，熟附子、肉桂各3 g。随症加减，每日1剂，水煎服；10 日为1程，用3个疗程。并用导管介入疗法，栓塞扩张的卵巢静脉及其并行分支。对照组 32 例，单用上述汤药。结果：两组分别治愈 12、6 例，有效 19、15

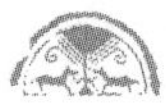

例，无效 5、11 例，总有效率 86.11%、65.62%。(中医药信息，2008，3)

4. 金振堂等用桃仁承气汤治疗盆腔淤血综合征 35 例：药用大黄 12 g，桃仁 9 g，桂枝、甘草、芒硝各 6 g。上方（除芒硝外）用水 1400 mL，煮取 450 mL，去滓入芒硝，再上文火微沸即成。饭后温服150 mL，每日 3 次。共治疗 35 例，结果：显效 23 例，有效 12 例。(安徽中医学院学报，1990，3)

5. 骆志炎用活血化瘀消炎汤治疗盆腔淤血综合征 78 例：药用败酱草 20 g，丹参、蒲公英各 15 g，皂角刺、牡丹皮各 12 g，三棱、莪术、蒲黄、苦参、炒黄芩、制香附、炒赤芍各 10 g。水煎取液 100 mL，加 2%利多卡因 5 mL，药温 38 ℃，保留灌肠。7 日为 1 疗程，用 2 个疗程。对照组 69 例，用青霉素 G 钠针 320 万 U，0.5%甲硝唑针 10 mL，静滴，每日 2 次；10 日为 1 疗程。结果：盆腔痛、白带异常、自主神经功能紊乱、经量少两组分别显效 43、19 例，38、15 例，41、12 例，10、20 例。前 3 项指标治疗后本组均优于对照组（$P<0.05$）。(浙江中西医结合杂志，2000，10)

6. 安志青用益气化瘀汤治疗盆腔淤血综合征 90 例：药用黄芪、党参各 30 g，鹿角霜 20 g，巴戟天、丹参、当归、赤芍、牡丹皮、桃仁、桂枝、枳壳各 15 g，柴胡 10 g。月经期加益母草、泽兰、牛膝；气滞加香附、青皮、郁金、莪术；寒凝加吴茱萸、桂心、小茴香；肾虚加川续断、狗脊；血热加生地黄、黄柏。每日 1 剂，水煎服。对照组 50 例，用桂枝茯苓胶囊 3 丸/d，3 次口服。均 1 个月为 1 疗程，疗程间隔 1 周。结果：两组分别痊愈 42、8 例，显效 32、19 例，有效 16、12 例，无效 0、11 例，总有效率 100%、78%（$P<0.05$）。(上海中医药杂志，2002，6)

7. 潘祥红用桃红四物汤加减治疗盆腔淤血综合征 60 例：药用延胡索、土茯苓各 15 g，蒲黄、炒五灵脂各 12 g，红花、川芎、当归、香附、枳壳、牡丹皮各 10 g，桃仁、小茴香各 6 g，干姜、肉桂各 5 g。气血两虚加党参、阿胶；白带量多、清稀加薏苡仁、白芍；腰骶酸痛甚加补骨脂、骨碎补。水煎服。药渣水煎取液 100 mL，保留灌肠，每晚 1 次。15 日为 1 疗程。结果：症状消失 58 例，好转 2 例。随访半年，复发 8 例。(中医药信息，2002，5)

8. 南振军用桃核承气汤治疗盆腔淤血综合征 38 例：药用丹参 30 g，酒大黄、延胡索各 15 g，桃仁、桂枝各 10 g，炙甘草 6 g。肾虚加川续断、狗脊、杜仲；湿热下注加椿皮、败酱草、车前子；血热加生地黄、赤芍、焦地榆。每日 1 剂，水煎服。结果：痊愈 15 例，好转 20 例，无效 3 例，总有效率 92.1%。(陕西中医学院学报，2002，2)

9. 丁玎用补气活血汤治疗盆腔淤血综合征 30 例：药用败酱草、白花蛇舌草各 30 g，黄芪、黄柏各 20 g，当归 15 g，川芎、香附各 10 g。乳房胀痛加柴胡、川楝子。每日 1 剂，水煎，分 3 次服。用 15 日，结果：均痊愈。(中国中医药信息杂志，2002，1)

（四）经验良方选录

1. 内服及外治方：

（1）透骨草、艾叶各 250 g，川续断、五加皮、桑寄生、赤芍、归尾、防风各 120 g，千年健、白芷、羌活、独活、红花、乳香、没药、丹参各 90 g，追地风、川花椒各 60 g。药研粗末用纱布袋装，每袋 500 g，隔水蒸热，用干毛巾包，热敷。主治盆腔淤血综合征。

（2）代赭石 45 g，茯苓 15 g，桂枝、赤芍各 10 g，牡丹皮、桃仁各 9 g。气虚加党参、黄芪各 15 g。血虚加熟地黄 12 g，当归 10 g。血热加生地黄、墨旱莲各 12 g。寒甚加附子 8 g。每日 1 剂，水煎 2 次，早晚分服，10 剂为疗程。主治盆腔淤血综合征。

（3）白英 15 g，鳖甲（先煎 20 分钟）、橘核、海蛤粉各 12 g，海藻、昆布、夏枯草、当归、赤芍、川楝子、延胡索、茯苓各 10 g，香附 6 g。每日 1 剂，水煎 2 次，取液混合，早晚分服，

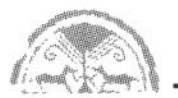

经期停药。主治盆腔淤血综合征。

（4）酒炒白芍、酒炒当归、牡丹皮各15 g，炒山栀子10 g，炒白芥子6 g，酒炒香附、醋炒郁金、酒炒黄芩、柴胡、甘草各3 g。经前3日，每日1剂，水煎，服2次，连服5剂。主治盆腔淤血综合征。

（5）白芍、山药、茯苓各15 g，熟地黄、菟丝子、柴胡、当归、延胡索、乌药、香附、砂仁各10 g，荆芥、甘草各6 g，木香3 g。每月经前3日，每日1剂，服2次，连服两日。主治盆腔淤血综合征。

（6）当归60 g，益母草45 g，藏红花30 g。先将当归切成片，然后取藏红花、益母草，再用适量的白酒浸泡. 一周过滤，全量成600 mL。每日3次内服，每次2～5 mL。主治盆腔淤血综合征。

（7）当归15 g，白芍、牛膝、党参、桂枝、甘草各10 g，川芎、牡丹皮各6 g，吴茱萸4 g。药研细末，经前7日每服3 g，每日3次，经净后停服。1个月经周期为1疗程。主治盆腔淤血综合征。

（8）丹参15 g，当归、生蒲黄、乌药各9 g，五灵脂、香附、白芍、桃仁各6 g，川芎、肉桂各3 g。药研细末，经前3日，每服10 g。每日2次，红糖水下，经后停服。主治盆腔淤血综合征。

（9）五灵脂、吴茱萸、益母草、桃仁、当归各10 g，生蒲黄、炒蒲黄、红花各9 g，川芎6 g，桂枝、细辛各3 g。经前5日起每日1剂，水煎，服2次。经净日停服。主治盆腔淤血综合征。

（10）丹参30 g，益母草20 g，生地黄15 g，当归12 g，五灵脂、延胡索、赤芍、生蒲黄各10 g，香附9 g，川芎6 g。经前5日，每日1剂，服2次，连服5日。主治盆腔淤血综合征。

（11）紫石英30 g，杭白芍、木瓜各20 g，当归、肉桂、生蒲黄各15 g，紫苏12 g，柴胡、青皮、五灵脂、川楝子、延胡索、生甘草各10 g。每日1剂，水煎服。主治盆腔淤血综合征。

（12）橘核12 g，紫石英、全当归、桑寄生、炒杜仲、丝瓜络、麦冬各9 g，肉桂、吴茱萸、川花椒、乌药、橘叶、白芍各6 g。每日1剂，水煎服，日服3次。主治盆腔淤血综合征。

（13）藁本、半夏、麦冬、广木香、赤茯苓、当归、吴茱萸各9 g，北防风、桂枝尖、牡丹皮、干姜各6 g，甘草5 g，辽细辛3 g。每日1剂，水煎服。主治盆腔淤血综合征。

（14）制香附、延胡索、益母草各15 g，白芍12 g，广木香、当归、炒五灵脂各10 g，香白芷、川芎、炙甘草各6 g。每日1剂，水煎服，日服2次。主治盆腔淤血综合征。

（15）当归、肉桂、牡丹皮、吴茱萸、麦冬、防风各9 g，细辛、制半夏、藁本、干姜、茯苓、木香、炙甘草各6 g。每日1剂，水煎服，日服2次。主治盆腔淤血综合征。

（16）川芎12 g，茶叶6 g。将上2味放入沙锅内，加水300～400 mL，煮至150～200 mL，取汁饮服。每日1～2剂，饭前温服。主治盆腔淤血综合征。

（17）桃仁9粒，郁李仁6 g，当归尾5 g，小茴香1 g，藏红花1.5 g。每日1剂，水煎取汁，代茶饮用。主治盆腔淤血综合征。

（18）川楝子30 g，延胡索、黄芩各15 g。共研细末，混匀，每服3 g，每日2次，温开水送服。主治盆腔淤血综合征。

（19）白头翁50 g，薏苡仁、黄芪、冬瓜仁各30 g。每日1剂，水煎2次，早晚分服。主治盆腔淤血综合征。

（20）制香附、白芍各18 g，川芎6 g。每日1剂，水煎服。2次分服。主治盆腔淤血综合征。

2. 食疗方：

（1）蔷薇根 50 g，七叶莲 9 g，鸡蛋 2 个，米酒少许。先将蔷薇根、七叶莲洗净，放入锅内，加水 600 mL，煎至 300 mL，去渣，放入洗净的鸡蛋，煮至鸡蛋熟后去壳再入锅煮 10 分钟，加入米酒服食。每日 1 剂，连服 3～5 剂，行经前 1 日开始服用。主治盆腔淤血综合征。

（2）益母草 30～60 g，延胡索 20 g，鸡蛋 2 个。加水同煮，待鸡蛋熟后去壳，再煮片刻，去药渣，吃蛋渴汤。经前 5～7 日，每日 1 次，服至月经来临。主治盆腔淤血综合征。

（3）玫瑰花、月季花各 9 g，红茶 3 g。将上 3 味放入杯内，用沸水冲沏，代茶饮用。每日 1 剂，连服 3～5 剂，行经前几日开始服用。主治盆腔淤血综合征。

（4）粳米 60 g，金针菜 50 g，牡丹皮 15 g。先将金针菜、牡丹皮水煎去渣，再入粳米煮粥食用。每日 1 剂。主治盆腔淤血综合征。

（5）鸡蛋 2 个，川芎 10 g。鸡蛋洗干净，同川芎加水共煮，待鸡蛋熟后，去壳，再煮 20 分钟。吃蛋饮汤。主治盆腔淤血综合征。

（6）鸡蛋 2 个，益母草 30 g。鸡蛋洗干净，同益母草加水共炖，蛋熟后去壳再煮 20 分钟。吃蛋饮汤。主治盆腔淤血综合征。

（7）大枣 20 枚，益母草 10 g，红糖 10 g。加水共炖。饮汤。每日早、晚各 1 次。主治盆腔淤血综合征。

第五节　白塞综合征

一、病证概述

白塞病又称白塞综合征。本病病因不明，可能与病毒、细菌感染、自身免疫和遗传等因素相关。它是一种全身性疾病，可以侵犯多系统器官和组织，如口、眼、外阴、皮肤、关节、血管、神经、心肺、胃肠道、肝、肾等。眼部病变常导致失明，动脉瘤破裂、胃肠道穿孔导致严重的中枢神经系统受累，可导致死亡。患者以青壮年为主。本病中医称“狐惑病”，东汉·张仲景《金匮要略·百合狐惑阴阳毒病脉证并治》篇中对本病三主症及辨证论治有详细描写记载，“狐惑之为病，状如伤寒……蚀于喉为惑，蚀于阴为狐……甘草泻心汤主之”及“目赤如鸠眼……赤小豆当归散主之”。之后，《诸病源候论》《医宗金鉴》等医籍对本病的病因、病机、治疗亦有阐述。总的认识古代医家基本一致，病因不外湿热毒气，阴虚内热，口、眼、外阴溃烂为本病“三主症”。治疗以清热解毒为主治则。至今许多医生遵此原则，辨证施治白塞病均取得较好疗效。

二、妙法绝招解析

（一）湿热蕴结，化毒伤阴（陈树森验案）

1. 病历摘要：边某，女，23 岁。下唇出现水疱，破溃后遗留一溃疡，间隔半个月后溃疡逐渐发展至右颊黏膜、舌背部，面积大，溃疡呈凹陷型，四周高起，表面有浅黄色假膜形成。继之出现会阴部溃疡，近年来疲乏无力，心悸多汗，低热，食欲不佳，先后多次住院，虽经抗感染、激素、多种维生素等长期治疗，仅已取得暂时效果，且有逐渐加重的趋势。因症状加重入院，入院后经中西医反复治疗 2 个月余，病情不见减轻，症见患者口干唇燥，上唇、双颊及右侧腭后有巨大溃疡，大便秘结，舌红苔薄，脉弦数。诊断为白塞病。

证属湿热蕴结，化毒伤阴。治宜清热泄浊，佐以养阴为主。药用生地黄 20 g，黄芩、制半夏

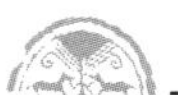

各15 g，黄柏、生甘草、知母各10 g，栀子、生大黄各9 g，黄连6 g。上方服6剂，药后无不适，大便仍干，3日前发现肛旁有一溃疡，口腔溃疡同前，原方加量再进。原方内生地黄改30 g，生大黄（后下）、生甘草各改为12 g。服8剂。同时用苦参30 g，野菊花15 g，煎汤洗下部，雄黄粉9 g，艾卷8 g，每日1支和入雄黄1 g点燃熏局部。下部溃疡经外洗、艾熏4次愈合，口咽部溃疡好转，大便仍干，余情同前。原方加生石膏30 g，天花粉15 g，生甘草改为15 g。服8剂。全部溃疡愈合，纳可、便畅、舌淡苔薄，脉细。嘱原方再服6剂后停药。（《古今名医皮肤性病科验案欣赏》，人民军医出版社，2000）

2. 妙法绝招解析：狐惑病是一种原因不明的慢性进行性复发性多组织系统损害的疾病。多见于青壮年。中医认为本病由于湿热内蕴、毒邪窜络，肝脾条达运化失司，上扰眼、口，下注阴器，经络阻隔，气血凝滞而发。本例发病已有数年，长期经用抗生素、激素、维生素治疗未能控制，病程已久，正气渐衰，兼见疲乏无力，心悸多汗，低热，食欲不佳，按照常规，应以补法为主，然陈氏认为治病必求其本，治疗期间停用激素，方中用黄连、黄芩、栀子、黄柏清解湿热蕴毒，生大黄清泄脏腑内毒，生地黄、知母养阴清热。二诊后加用外洗，药熏之法。治疗期间除药量有变动外，基本上是守方到底，在病情好转之时，增生石膏加强清热解毒之力，以收全功。本例的特点是，从症状看一派正气渐衰之象，但从便干舌红脉弦数验之，仍为实证，当舍症从脉，不能被假象所迷惑，应治病求本，选用祛邪为主，邪去则正安。

（二）阴阳失调，虚火上炎（朱仁康验案）

1. 病历摘要：王某，女，19岁。患者于3周前在两小腿内侧出现红色结节，疼痛肿胀，渐见结节增多，且伴有畏寒，发热，髋关节、膝关节及距小腿关节疼痛，胃纳不香，渴不思饮，在某医院曾就诊，诊断为结节性红斑，服药治疗未效。检查可见两小腿内侧及两大腿下端有1～3 cm大小不等结节10余个，结节略高出皮肤表面，呈紫红色，按之色退，有压痛，足踝显浮肿。初诊后曾用以清热、通络、活血之法，投药4剂。于4月29日再诊时，追问病史，得知有口腔糜烂和阴部溃疡等病症，反复发作已1年。检查见咽不红，扁桃体不大，颈、下颌及腹股沟淋巴结亦不肿大，心、肺正常，肝、脾未触及，上下齿龈黏膜潮红，可见点状和小片糜烂，间有浅在溃疡，大阴唇可见四个黄豆大及豌豆大小较深之溃疡，边缘不整，无明显红晕。表面可见坏死白膜覆盖，做涂片化验发现有革兰染色阳性球菌，未发现有杆菌存在。其脉象弦数，舌质红，苔黄腻。诊断为白塞病。

证属阴阳失调，虚火上炎。治宜寒热并用，调和阴阳。方选甘草泻心汤加减。药用生甘草、黄芩各9 g，制半夏、干姜、黄连各6 g，大枣5枚。每日1剂，水煎服。服5剂后，齿龈糜烂已减，溃疡缩小，大阴唇部4个溃疡缩小更明显，而红色结节尚无改变。而畏寒、发热症状已去，仍觉口干而思饮，大便则不干，腕关节疼痛。嘱其照上方再进，并同时口腔溃疡外用冰硼散（市售），阴部溃疡外用冰蛤散（蛤粉18 g，冰片3 g，共研细粉外用）。再进6剂汤药后，见双小腿结节趋向消退，尚有压痛，皮色黯褐，浮肿见消，口腔糜烂及阴部溃疡均得愈合，惟左颊出现一小脓疱。胃纳欠佳，二便正常。脉象弦细，舌质正常。将上方之中干姜改为生姜6 g，嘱其继续服用。又进9剂。见两小腿结节大部消退，两小腿屈侧各留一个15 cm大小结节，暗红色，稍有压痛，行走时有酸胀感。口腔及阴部未见发生溃疡，纳食转佳，服药时略有恶心。苔脉如前。嘱其再进6剂，以期巩固疗效。（《千家妙方》，战士出版社，1982）

2. 妙法绝招解析：白塞病临床主要表现为口腔溃疡、生殖器溃疡、视网膜炎及虹膜睫状体炎等，故又称眼、口、生殖器综合征。此综合征也常伴有结节性红斑、关节痛、周期性发热等，而一些患者不一定诸症具备，一般说只要具有两种以上症状，就有一定的诊断意义。本病似为

《金匮要略》所载的狐惑病，又有蚀于喉为惑，蚀于阴为狐之说，此例用以甘草泻心汤加减方治之，收效尚属理想，经验所得，证明此病初起不久，能以及时诊断明确，用以如上之方加减，药达效收；若本病已旷日时久，时常反复发作，则根治为难。上方以黄连、黄芩苦寒清化湿热，干姜、半夏辛温开通散结；并以甘草、大枣补脾和中，苦降辛通，寒热并用，上下得治也。

（三）湿热毒邪，浸淫营血（颜德馨验案）

1. 病历摘要：吉某，女，34 岁。6 年前先有口腔溃疡，继则下阴溃疡，此起彼落，反复不已。经检查诊断为白塞病。虽经中药及激素治疗，病情仍有反复。初诊：近劳累后，口腔及下阴溃疡加剧，心烦易怒，神疲乏力，胃纳不香，月经延期，混有血块，舌红苔黄腻，脉细数。诊断为白塞病。

证属湿热毒邪，浸淫营血，气血运行失常，致湿毒与瘀热互结。治宜清热解毒，凉血化瘀。药用徐长卿、重楼各 30 g，黄芩、黄柏、桃仁、红花、赤芍、金银花各 9 g，熟大黄 6 g，黄连 5 g。每日 1 剂，水煎服。服 7 剂。投清热解毒、凉血化瘀之品，口腔、下阴溃疡渐见减轻，余症亦有好转。惟中脘痞胀，食入运迟，原方加味以鼓舞中州。(《千家妙方》，战士出版社，1982)

2. 妙法绝招解析：白塞病可归属于中医“狐惑”范畴。历代多从湿热毒邪立法，如张仲景以“甘草泻心汤”治之，可谓典范。本病除与湿热毒邪有关，还与瘀血密切相关，故每于清化湿热剂中加入活血之品，疗效更佳。本例所用方药为三黄合桃红四物汤加减，黄连、黄芩、黄柏、徐长卿、重楼、金银花、熟大黄清热解毒、燥湿，配以桃仁、红花、赤芍凉血活血化瘀。复诊时，症状大减，惟有中脘痞胀，食入运迟，乃脾不健运之故，加苍术醒脾以助运化。此方除用于白塞病外，对阳明热结之糖尿病也有较好效果，可资借鉴。

（四）阴虚内热，湿浊内蕴（秦德水验案）

1. 病历摘要：林某，女，30 岁。症见其口糜烂，兼有白色脓点，两目红赤，咽喉红肿，舌强难言，腹痛拒按，身灼热，四肢疼痛，指趾间皆起疱，二阴糜烂，二便时疼痛难忍，脉微数，舌红，糜烂，苔腻白厚，并有豆渣样苔垢。诊断为白塞病。

证属阴虚内热，湿浊内蕴，日久化热，蒸于孔窍肌肤为患。治宜养阴清热解毒，兼以健脾利湿之品。药用玄参 25 g，金银花、石斛、白术、白芍各 20 g，麦冬、连翘、黄芩各 15 g，木通 10 g。每日 1 剂，水煎服。连服 8 剂，诸症痊愈。(《北方医话》，北京科学技术出版社，1988)

2. 妙法绝招解析：方中白术、木通健脾利湿；玄参、石斛、麦冬、金银花、连翘养阴解毒；白芍养血和营。诸药协同，共奏健脾利湿、养阴清热解毒之功，其效验颇佳。《金匮要略》中的狐惑病，是论述口、眼、肛门、尿道等处黏膜组织的病变，古人以取类比象法，以狐多疑惑不定来形容疾病症状，而命名为狐惑病。因其病变部位不一，又有不同的区分，即蚀于唇咽者为惑，蚀于肛门尿道为狐。《医宗金鉴·杂病心法》云“古名狐惑近名疳，狐蚀肛阴惑蚀咽”，都说明病变的不同部位。不论哪一部位发病，临床治疗均以养阴清热解毒为主。

（五）伤寒失表，经络受邪（诸葛连祥验案）

1. 病历摘要：姚某，女，36 岁。患口腔、阴道溃疡已 6 年，近 3 年已不能坚持工作，夜间疼痛须以头顶床栏来支持，无法睡眠，各种治疗皆不愈。望其口腔，见右颊内有溃疡点如豌豆大，无分泌物，亦无化脓征象，左颊之溃疡点略小，溃疡的特点是此起彼伏，溃疡在黏膜表面，未见有腐蚀至肌肉之遗瘢，但极其疼痛，口腔黏膜在饮食接触时痛增，下阴在排尿时痛增剧，夜间虽无排尿亦呈发作性剧痛，饮食尚可，营养中等，脉沉细弱，舌质红而不泽，苔薄黄。诊断为白塞病。

证属伤寒失表，经络受邪。治宜通调表里，清热解毒。方选《证治准绳》仙方活命饮，初服

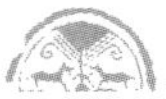

治口腔痛有效，连服5剂后又无效，下阴部疼痛则不减。细思口咽与下阴同病，与足厥阴肝经经脉、绕阴器、抵少腹，上通咽喉，则本症与经络受邪有关；且疼痛夜重在阴，属血分病，且病久在络，即与活血化瘀通调上下，用《医林改错》血府逐瘀汤连服5剂，疼痛不减。经现研究《金匮要略》论狐惑病原文，从“状如伤寒”得到启发，本来从文义上，都按证候解释，可以按病因解释，推论其病要是外邪失于表散，表气郁则里气亦郁，因之肝经邪毒不能外达而致，更以病在黏膜表层，遂先用《局方》荆防败毒散，通调表里，以疏通里气郁滞，用荆芥、防风、桔梗、甘草、川芎、茯苓、前胡、羌活、独活、柴胡各10 g；因其中气不弱，未用参。兼用生没药30 g，助其向上，向表之力，更加赤小豆30 g，偕升麻清解久郁之毒。患者服后即痛减能眠。连续服至10剂，经医院妇产科检查，其下阴溃疡已经平复，口腔溃疡也愈。前后仅治疗1个月，即上班。（《长江医话》，北京科学技术出版社，1991）

2. 妙法绝招解析：狐惑病见于《金匮要略》，“蚀于喉为惑，蚀于阴为狐”。在临证中以慢性、久病患者为多见。本例之所以取效，在于认识由伤寒失表；又认为病在黏膜表层，选用解表平剂、轻剂；又在治口咽时加用没药漱剂，治下阴时用升麻至30 g，其可升、可表、可解毒，发挥其三方面的效用，故可得疗效。

（六）湿热内蕴，气血瘀滞（黄养民验案）

1. 病历摘要：王某，女，30岁。患口腔、唇舌、阴唇溃疡，反复发作3年多，痛苦不堪，经某医院治疗无效，到我处求治，用上方给其外擦，并内服甘桔汤加土茯苓、板蓝根，1周治愈。观察4年，未见复发。又戴某，男，40岁，患舌质溃疡，唾液增多，饮食困难，龟头、阴囊有绿豆大小3粒凹陷小溃疡，溃疡表面呈灰白色，周围有红晕，兼两目红赤，心烦不安，痛苦焦虑。诊断为白塞病。

证属湿热内蕴，气血瘀滞。治宜清咽解毒，护膜生肌。采用外擦内服甘桔汤加栀子、板蓝根、土茯苓、牡丹皮，10日治愈，观察至今未见复发，说明用中医药治疗狐惑确有疗效。（《长江医话》，北京科学技术出版社，1991）

2. 妙法绝招解析：惑是湿热上攻，蚀是腐蚀形成溃疡，狐惑病与眼、口、生殖器综合征颇类似，用甘草、桔梗，清咽利喉，加板蓝根、土茯苓清热利湿解毒，栀子泻火，牡丹皮凉血，再用药外擦局部，内外结合，收效明显。狐惑病见于《金匮要略》。这是一种什么病?《千金方》认为是温毒，状如伤寒；《医宗金鉴》认为是下疳；因本病兼有狐惑不安的症状，蚀于喉为惑，蚀于阴为狐，所以称狐惑。狐惑之病机，乃心脾积热、湿热内蕴，气血瘀滞所致，壮年男、女性均有，在旧社会余曾认为系梅青下疳，常以内服清热解毒，外擦珍珠散等法治之，用于一位艺人没有效，又用《金匮要略》泻心汤、苦参汤加雄黄外熏，治疗2例，疗效仍不显。后经多年的临床探索，认为治疗狐惑病，应首先针对局部溃疡，减轻患者痛苦。把藏青果焙焦，研末，取其能止血治溃疡，清咽解毒之功，配青黛效力更显，并加清凉之冰片，护膜生肌之硼砂，用此法治3例患者，经局部外擦口腔、舌咽、外阴及龟头，收效良好。再根据患者症状，以甘草、桔梗、土茯苓、板蓝根、栀子煎水内服。经外擦、内服，治愈21例患者，随访未见复发。

（七）肝经郁热，气滞血瘀（詹宇坚验案）

1. 病历摘要：汪某，女，22岁。右眼视力突然下降伴全身皮下结节，口腔黏膜及外阴部溃疡，在某医院住院治疗，诊断为白塞病，予皮质激素等药物治疗后眼症减轻，此后又复发3次，每次发作时症状如前述，且经激素治疗视力无改善，入院时症见双眼矇，以右眼为重，舌边及外阴部溃疡，全身皮肤小丘疹样感染，毛囊根部分静脉注射处见明显针刺反应，口干口苦，二便通畅，胃纳正常，舌尖边红，脉弦细。有关节疼痛史。眼科检查：右眼视力0.1，左眼视力1.0，双眼轻度睫状体充血，房水闪光阳性，双眼底视盘充血，边界模糊，右眼视网膜水肿。双眼底荧光血管造影检查：右侧视盘荧光渗漏，左侧视盘强荧光。诊断为白塞病。

证属肝经郁热，气滞血瘀。治宜清肝泄热，理气活血。药用麦冬、金银花、玄参、土茯苓、青葙子、草决明、苦参各15 g，赤芍12 g，柴胡、郁金、牡丹皮各10 g，黄连6 g。每日1剂，水煎服。同时给予静脉点滴5%葡萄糖液250 mL+清开灵40 mL，每日1次。口服雷公藤多苷10 mg，每日3次，1周后右眼视力0.3，继续服上方1周，右眼视力提高至0.5，左眼视力1.2，检查眼底见视网膜水肿消失，视盘充血明显减轻。出院后继续门诊治疗，出院1周复诊，右眼视力1.0，左眼视力1.2。此后追踪观察半年未见复发。(《疑难病证治验精华》，广东科学技术出版社，2001)

2. 妙法绝招解析：本病以视力下降伴有全身皮肤黏膜炎症性改变为特征，可归属于中医"狐惑病"范畴。根据眼部表现又可归属于"瞳神紧小症"范围。《原机启微》云"足少阴肾为水，肾之精上为神水，手厥阴心包络为相火，火强以水，水实而自收，其病神水紧小。"《金匮要略》亦云："蚀于阴者为狐惑。"究其原因，此乃肝经郁热上壅于目，气滞血郁，目窍经脉瘀阻，目系为肝经所属，肝经循阴器，故视盘及其视网膜水肿，阴部溃疡乃肝经为病，口唇为脾之窍，舌为心之苗，心脾积热灼伤肌膜则发为口舌溃疡。其治法重点在于清解郁热，方中以黄连、柴胡、郁金清解郁热，以土茯苓、苦参祛湿解毒，赤芍、牡丹皮、麦冬、玄参、金银花养阴清热凉血，青葙子、草决明清肝明目，共奏其效。

(八) 湿热内蕴，上蒸下注(何任验案)

1. 病历摘要：姜某，女，34岁。唇及口腔出现瘰疹及溃疡，外阴部亦然。大便较艰，舌红，以经行时更甚。诊断为白塞病。

证属湿热内蕴，上蒸下注。治宜清热解毒，护膜生肌。药用忍冬花、生甘草、连翘各9 g，当归、黄芩、淡竹叶、赤芍、白芍各6 g，黄连3 g。每日1剂，水煎服。服5剂后，口唇及外阴部瘰疹及溃疡有所好转。以清解为续。忍冬花12 g，连翘、生栀子、生甘草、川黄柏各9 g，当归、赤芍、白芍、黄芩、淡竹叶各6 g，黄连3 g。服7剂。狐惑证经以甘草泻心法治疗后，溃疡未见再作，惟舌上红瘰而已。原方加减。生甘草、忍冬花各12 g，连翘、生栀子、黄芩、黄柏、薏苡仁各9 g，龙胆、黄连、当归、赤芍、白芍各6 g。服7剂。前方加珍珠粉外用。7剂。溃疡未见复发，舌上红瘰亦除。仍宗前法。金银花、生甘草各12 g，黄芩、川黄柏、生栀子、薏苡仁各9 g，泽泻、龙胆、黄连、当归、赤芍各6 g，大枣7枚。服10剂。(《中国现代名中医医案精华》，北京出版社，2002)

2. 妙法绝招解析：本例与《金匮要略》的狐惑症颇相近似，是湿热内蕴、上蒸下注的一种疾患。《金匮要略》甘草泻心汤内服；苦参汤外洗。本例内服药按照《金匮要略》方化裁，服药月余，病愈不发。甘草泻心汤亦见于《伤寒论》，方中甘草用炙，意在补虚和中；此案则用生甘草，量较大，意在清热解毒，可见炙用、生用、炮制不同，在治疗上可取得不同的疗效。

(九) 脾经湿热，上攻下注(曹生库验案)

1. 病历摘要：某患者，女。反复发作口唇、眼睑、阴部溃烂白腐、口臭，口淡，口黏，身重，溲赤，具有臭浊之味，白带多，舌淡苔腻，脉濡数。诊断为白塞病。

证属脾经湿热，上攻下注。治宜清热利湿，消疳解毒。方用清脾消疳饮。药用土茯苓30 g，生甘草、石膏、金银花、赤小豆各20 g，板蓝根、栀子、防风、藿香、黄连、当归各10 g，淡竹叶3 g。每日1剂，水煎服。服10剂即愈。(《黄河医话》，北京科学技术出版社，1994)

2. 妙法绝招解析：本病常见的有湿热、阴虚、脾虚3个证型，湿热证常见有口臭，舌苔黄腻，溲赤、脉滑数者，方用清脾消疳汤。阴虚证，常见有反复发作，舌红少苔，五心烦热，脉细数等症。治宜养阴清热，利湿消疳。药用土茯苓30 g，生甘草、金银花各20 g，生地黄、黑芝麻、沙参、麦冬各15 g，当归、白芍、枸杞子、乌梅各10 g，淡竹叶6 g。小便不利者加肉桂2 g。脾虚证，常见有反复发作，纳呆形瘦，四肢倦怠，舌淡脉濡等症。治当健脾消疳，用香砂六君子汤与清脾消疳饮加减。此外，尚可用黄连6 g，水 80 mL，煎至 40 mL，外涂患处，每日3～4 次。

（十）湿热久蕴，虚中夹实（王足明验案）

1. 病历摘要：李某，女，32 岁。患白塞综合征，经积极治疗，口腔溃疡已愈，检查：双眼干涩，外阴溃烂溢脂，瘙痒灼痛，全身有散发脓疱疮，下肢红斑累累，抓破流水；形体消瘦，面白无华，口苦纳差，小便热黄，大便干结，每次月经量多，月经来潮时，诸症有减轻，经净后旋复如故。舌质红，舌苔黄厚腻，脉细缓，妇科检查：外阴、右小阴唇、左大阴唇内侧均可见大小不等之溃烂，淋漓流水。诊断为白塞病。

证属湿热久蕴，虚中夹实。治宜调补气血，凉血解毒，清热利湿。药用赤小豆、薏苡仁各25 g，地榆炭、熟地黄炭各18 g，山药、黄芪各15 g，金银花、知母、苦参各12 g，当归、黄芩炭、车前子（包）各10 g。服 4 剂。月经未净，阴部灼痒疼痛骤失，下肢红斑隐退，全身脓疮亦有愈合之趋势，食纳稍增，但阴部溃烂如故，溲黄便结，舌苔黄，舌根稍腻，为防经后病情加重，仍服原方 4 剂。月经已净，外阴痒痛未发，周身脓疱疮已愈，阴部溃烂亦趋愈合，惟黄白带下增多，此湿热毒已有外出之机，仍守原方去知母，加萆薢12 g，加服 10 剂。诸症如失。妇科检查证实，阴部诸溃疡全部愈合，仍予上方 5 剂，出院后巩固。半年后，患者来长，告知病愈未发。(《疑难病证中医治验》，湖南科学技术出版社，1983)

2. 妙法绝招解析：本例与中医“狐惑病”相仿，兼有气血不足、虚中夹实之象。故亦用赤小豆、当归、苦参为主，加金银花、黄芩、知母、地榆、车前子、薏苡仁清热利湿，凉血解毒；而以熟地黄、山药、黄芪合当归调补气血，尤其黄芪，别具托毒排腐之功，用于此证，更是贴切；以其经血量多，故熟地黄、地榆、黄芩均炒炭用，取其血见黑则止之义。全方祛邪而不伤正，扶正而不助邪。特点是将仲景狐惑病之内服，外洗二方融合一起，再依症灵活配伍，可谓师古而不泥古。对于原因不明，治疗较棘手之白塞综合征疗效可观，提供参考。湿热蕴结，蒸腐气血，泛滥周身，则为脓疮；流注阴部，则生溃烂；热毒迫血，则月经增多。月经行时，湿热外泄，诸症减轻，病延日久，又耗气血。

（十一）清阳不升，湿浊下注（王德安验案）

1. 病历摘要：杨某，女，23 岁。一连 4 年，每年冬季发病，3 年前初得之发热恶寒，咽喉疼痛，外阴溃疡。医生不知外阴溃疡，按外感风热治疗半个月而痊。后相继两年，冬季发病时，仍按外感治疗，但较第一次疗程长。这次发病较重，症见鼻孔微红，口唇上下各一块 0.7 cm 溃疡面。望诊：两侧大阴唇肿胀，小阴唇破溃，下 1/2 缺损，表面脓苔。实验室检查：康氏反应阳性，细菌培养有大肠埃希菌生长，血、尿、便常规正常。诊断为白塞综合征。细审证情，详察舌脉，患者形瘦，面色萎黄，身倦肢懈，食少纳呆，自汗短气，便溏、口唇糜烂，小阴唇下部被蚀，无寒热，口不渴，舌淡苔白微腻，脉沉缓无力。诊断为白塞病。

证属清阳不升，湿浊下注。治宜升清降浊，益胃扶脾。方选东垣升阳益胃汤加减，药用黄芪30 g，白芍、泽泻、茯苓、甘草、党参各15 g，白术、陈皮各10 g，黄连、半夏、柴胡各6 g。每日 1 剂，水煎服。另以苦参50 g，蛇床子、蒲公英各35 g，黄柏、雄黄各25 g，木鳖子、大枫子各10 g。水煎后，先熏后洗。患者用药 7 日，口唇糜烂亦有收敛，外阴溃疡未再发展，脓苔已无，表面鲜红。按原方减黄连、半夏、柴胡，又服药两周，患者口唇糜烂已愈，外阴破溃处已长出新皮，脾虚诸症大减。患者出院时又用六君子汤加黄芪，嘱其坚持服药一两个月，以使脾健正复，免其复发之苦。患者回家后按方服药 1 个月，至今未再复发，数载痼疾，霍然而愈，医患皆慰。(《北方医话》，北京科学技术出版社，1988)

2. 妙法绝招解析：狐惑病见于《金匮要略·百合狐惑阴阳毒病脉证并治第三》，“蚀于喉为惑，蚀于阴为狐。”临床见口、咽、眼和二阴同时溃疡者多，但亦有单蚀于上或单蚀于下者，蚀于下者比蚀于上者多见且较重。治疗此病，《金匮要略》以甘草泻心汤内服，外用苦参、雄黄熏洗，但按此法用于临床，不尽有效，其关键在于辨证。本例病情复杂，且多反复。初得状如伤寒，有寒热症状者，多属湿热为患，可用甘草泻心汤，亦可用龙胆泻肝汤。两者比较，后者效果较佳，但都不能根治。患者反复发作，有默默欲眠、不欲饮食者，多属脾虚湿盛。偏于狐，则用升阳益胃汤补脾升阳除湿；偏于惑，则用参苓白术散健脾益气渗湿。湿热、脾虚两者皆可配合苦参、雄黄熏洗。其关键在从脾、从湿着眼。临床验之，效果令人满意。

（十二）湿热留恋，阴分已伤（黄柄山验案）

1. 病历摘要：申某，女。口腔溃烂已年余，时有发冷、发热，咽喉干燥，声音嘶哑，鼻孔出热气，视力减退，经水先期而至，腹痛呕吐。被诊断为维生素 B_{12} 缺乏症、感冒、月经不调等病。经对症治疗未见好转，患者逐渐出现口腔、舌尖及外阴溃烂。并伴有手足心热，时有盗汗，小溲黄赤等症。望其舌，红而少苔；切其脉，细而数。诊断为白塞病。

证属湿热留恋，阴分已伤。治宜滋阴清热，祛湿扶脾。药用生地黄、炙甘草、薏苡仁各 20 g，玄参、地骨皮、胡黄连、黄芩、槐角、半夏各 15 g，黄连 10 g，每日 1 剂，水煎服。服 5 剂后，患者的溃烂面渐小，诸症悉减，但仍有乏力，头晕，纳呆，虚烦等症，舌质红，苔少，脉细。此乃邪气已去，气阴双亏之候。上方去胡黄连、半夏，加炒麦芽 50 g，山药、党参各 25 g，神曲 20 g，茯苓 15 g。以增强补益气阴之力。嘱其服 10 剂，而后口腔、舌尖、外阴溃烂消失，诸症悉除。(《北方医话》，北京科学技术出版社，1988)

2. 妙法绝招解析：狐惑病是以口、眼、前后阴蚀烂为主症的疾病。始载于《金匮要略》，仲景提出了以甘草泻心汤内服为主的几首有效方剂，外阴蚀烂者苦参汤洗之；肛门蚀烂者，雄黄熏之。笔者在临证中，曾观察了数十例狐惑病患者，体会到狐惑病缠绵难愈，反复发作，证候变化多端，不可以一方、一药统治之。本病初期常呈湿热之证，尤以肝经湿热为多，后期往往湿从寒化而成寒湿之证，且极易损伤脾肾，出现脾肾阳虚之候。在辨证论治上，既要选方用药随证化裁，又要有攻有守，以不变应变，常得满意疗效。

（十三）劳倦伤脾，湿毒不化（廖金标验案）

1. 病历摘要：潘某，女，31 岁。口腔黏膜糜烂，有黄豆大溃疡 6 块，边缘清楚，伴有红晕，两边大阴唇黏膜分别有 1 cm×0.5 cm 和 1 cm×2 cm 溃疡各 1 块，经妇、外、内科会诊，诊断为白塞综合征。用清热利湿，凉血解毒法治疗未效，邀请中医会诊。症见面色萎黄，唇淡，腹痛绵绵而喜按，心悸，汗出，气短乏力，经期如常，但量少色淡，白带甚多色白，大便溏，小便清，脉沉弦带滑，舌质淡，舌苔白滑而润。诊断为白塞病。

证属劳倦伤脾，湿毒不化。治宜温建中气，祛除湿毒。方用小建中汤加味。药用饴糖 60 g，土茯苓 30 g，黄芪 20 g，白芍 15 g，薏苡仁、炙甘草各 10 g，桂枝 6 g，大枣 7 枚，生姜 5 片。每日 1 剂，水煎，分 2 次服。另以土茯苓、苦参、忍冬藤各 30 g。水煎 2 次，漱口并坐浴，每日 3 次；锡类散 2 支，外搽患部，每日 3 次。服 3 剂后，腹痛减。7 剂后，腹痛止。调治数月，口腔溃疡愈合，病证痊愈。(《名方治疗疑难疾病》，中国医药科学技术出版社，1993)

2. 妙法绝招解析：白塞综合征又称眼、口、生殖器综合征，简称三联症，不具备三联症亦不排除本病。本例口腔黏膜溃疡多达6处，大阴唇溃疡，无眼部损害，但仍可视为白塞综合征。患者伴见面色萎黄、腹痛绵绵、得按则减、舌淡唇淡等脾胃虚寒证候，故属脾气虚寒，湿毒内停。湿毒上犯脾窍则口腔黏膜蚀烂，下流前阴则阴部溃疡。本着虚者补之，寒者温之的治则，当用温补脾胃之法，加以利湿之品，上下分消，以小建中汤加黄芪温中补脾，健运中州以杜湿浊之源，复配土茯苓、薏苡仁解毒利湿以治其标，并用土茯苓、苦参、忍冬藤煎汤外洗，锡类散外搽，内外合治，标本并图，故调治月余，顽疾获愈。

（十四）湿热内蕴，阻于经络（顾伯华验案）

1. 病历摘要：袁某，女，32岁。10年前肘、膝、腕、踝等关节处皮肤发出红斑，伴有关节酸痛，2周后自行消退，以后即经常发作，往往和口腔黏膜、生殖器溃疡一起发作。1个月前，怕冷发热（39 ℃左右），两下肢散在红斑，其中央有黄白色脓疱，全身关节酸痛。曾注射青霉素、口服可的松和维生素B等无效。检查：体温39 ℃，心率112次/min，血沉50 mm/h，抗“O”833U。口腔颊黏膜、齿龈、舌侧面有赤豆大小溃疡，上有白腐，而肘、膝、外踝有对称之红斑，3～5 cm，灼热压痛。四肢有结节性红斑，头面、躯干散在红色疖肿，顶有白色脓疱。两眼睑糜烂发红。苔薄腻，舌红尖有刺，脉滑数。诊断为白塞病。

证属湿热内蕴，阻于经络。治宜清热利湿，祛风通络。药用金银花、连翘各15 g，薏苡仁、车前子、蚕沙（包）各12 g，黑栀子、秦艽、川黄柏、生甘草各9 g，龙胆、黄连各6 g。每日1剂，水煎服。外用青黛散撒阴部，散吹口腔。上药服3周多，溃疡全部愈合，结节性红斑无新发，但皮肤痒肿仍此愈彼起，多在臀部，关节酸痛仍有反复，血沉65 mm/h，苔薄，脉濡数。拟养阴清解通络。连翘18 g，大生地黄、蒲公英、金银花各12 g，黑玄参、肥知母、天冬、川黄柏、秦艽、丝瓜络、鸡苏散（包）各9 g。又服3周多，诸症皆除。惟血沉仍为40～50 mm/h，抗“O”625 U，基本痊愈出院。（《古今名医皮肤性病科验案欣赏》，人民军医出版社，2006）

2. 妙法绝招解析：白塞综合征与《金匮要略》中描述的“狐惑病”相类似，如说“狐惑之为病，状如伤寒，默默欲眠，目不得闭，卧起不安，蚀于喉为惑，蚀于阴为狐，不欲饮食，恶闻食臭，其面目乍赤、乍黑、乍白。蚀于上部则声喝，甘草泻心汤主之”。顾老认为本病多为心脾积热，胃火偏旺伤阴或肝胆湿热内蕴，风邪阻于经络而发。本案依据脉证，当属肝胆湿热内蕴，风邪阻于经络，治以清利湿热，祛风通络为主，选用龙胆、栀子、黄柏、黄连清利湿热为主，配以金银花、连翘清热解毒，薏苡仁、车前子利尿渗湿，使邪有出路，秦艽、蚕沙祛风通络止痛。药证相投，病告痊愈。本方虽为龙胆泻肝汤化裁方，但其用意亦是取泻心汤泻火解毒，清化湿热之宗旨，乃学仲景之法，活用仲景之方。

（十五）气血瘀阻，蒸腐成疮（李祥云医案）

1. 病历摘要：潘某，女，35岁。近6年来经常口腔溃疡，有时伴眼红痛，时好时坏。今年2月初外阴出现溃疡，曾在某西医医院住院，经抗生素及泼尼松治疗后外阴溃疡愈合出院。出院后1周外阴溃疡又作，疼痛难忍。舌质红，苔薄腻，微黄，脉数。妇科检查：右小阴唇有1 cm×1.5 cm溃疡面，色鲜红。诊断为白塞病。

证属气血瘀阻，蒸腐成疮。治宜清热解毒，凉血活血。药用生地黄、紫花地丁、蒲公英各30 g，苦参、当归各20 g，牡丹皮、赤芍各15 g，何首乌、金银花、连翘、百部、薏苡仁各12 g，生甘草6 g。每日1剂，水煎服。并用蛇床子、紫花地丁各30 g，百部、蜂房各15 g。煎水外洗，每日2次。服7剂后，外阴疼痛减轻，溃疡面缩小。舌质略红，苔薄黄。药见效机，不再更弦，原方续进14剂，患者症状悉退，随访3个月未复发。（《李祥云治疗妇科病精华》，中国中医

药出版社，2007）

2. 妙法绝招解析：本病以眼、口腔、生殖器的溃疡同时或相继反复发生为特征，可历时数月或数年，故又称眼-口-生殖器综合征。本病形成原因尚未清楚，有免疫机制下降之说，可累及心血管引起静脉炎、关节炎等。典型者诊断易，非典型者可进行非特异性皮肤过敏试验，即用生理盐水在皮内注射，注射后24小时内局部产生丘疹或小脓包，周围有炎症浸润，即为阳性，可诊断本病。本病在中医称为"狐惑病"。《金匮要略·百合狐惑阴阳毒病脉证治》中云："狐惑之为病，……蚀于喉为惑，蚀于阴为狐……蚀于上部……甘草泻心汤主之""蚀于下部则咽干，苦参汤洗之。"据本例患者脉症，考虑此次发病是由于毒邪盛；于下，侵蚀阴部，与气血相搏，郁结蒸腐为狐。本方以紫花地丁、蒲公英、金银花、连翘、生甘草清热解毒；当归、何首乌、生地黄、牡丹皮、赤芍补血凉血活血，使外阴气血流畅，溃疡疼痛缓解，促进愈合；百部、苦参、薏苡仁清热利湿；生甘草清热解毒，又能调和诸药。全方以祛邪活血为主，佐以少量补血之品，提高机体免疫力，使邪去不伤正；同时以蛇床子散加减外洗，内外合治，兼顾整体与局部，故病愈速，不易复发。

三、文献选录

白塞病分布于世界各地，最多见于地中海、中东和东南亚、东亚地区，日本发病率为万分之一，我国也是好发地区。男女比例为2.3∶1，平均发病年龄为30岁，小儿及老年人较为少见。口腔溃疡、外阴溃疡、皮肤损害和眼睛病变，已被公认为本病的四大基本症状，历来被视为诊断的主要依据。其中口腔溃疡和一般的复发性口疮极为相似，好发于唇、舌、腭、颊、齿龈部位，大小不一，小者如针尖，大者似黄豆，各溃疡互不融合，一般1～2周后可自愈，愈后不遗留瘢痕。溃疡疼痛剧烈，影响进食，并且此伏彼起，反复发作。女性外阴溃疡多见于大、小阴唇，尿道口，阴道和子宫颈，男性常见于龟头、阴茎和阴囊。这些部位溃疡较口腔溃疡大而深，愈合时间需数月之久，愈后遗留明显的瘢痕。皮肤病变扑朔迷离，形式繁多，主要表现为结节性红斑、多发性毛囊炎、疖肿、血栓性静脉炎（下肢静脉呈条索状凸起，疼痛明显，扪之质硬）等。眼睛病变甚为严重，主要是原发性虹膜睫状体炎、前房（前膜和虹膜之间的小房）积脓、视网膜脉络膜炎、巩膜炎等。眼睛损害虽然发生率不像口腔溃疡、皮肤损害那么高，但危害性却很大，部分患者常因此而失明。眼睛损害均系双侧，但可一眼先发，而后波及另一眼。

（一）临床症状分析

本病是全身性疾病，可以侵犯多种器官或系统。除以上四大基本症状外，还可出现运动系统、消化系统、血管系统、神经系统、呼吸系统、泌尿系统等特殊症状。

1. 运动系统症状：约半数患者四肢大小关节疼痛，其中膝关节是多发部位。关节症状持续1～2周消退之后，反复发作的居多。预后良好，较少发生变形和强直。有关节症状的患者，眼损害的发生率较低，病情一般较轻，而伴有结节红斑皮肤损害的最多，X线摄片无明显异常，此与类风湿关节炎完全不同。

2. 消化系统症状：以发生溃疡为主，多累及小肠上部及食管下端，常见的症状有上腹或下腹部痛胀不适、嗳气、隐痛、恶心、呕吐、吞咽困难、便秘等，个别患者可有便血、肠穿孔、腹膜炎合并症发生。

3. 血管系统症状：静脉和动脉均可发炎，部分患者因动脉瘤破裂危及生命。如发生肺动脉炎，则可发生大咯血。少数患者可侵及心肌，发生心动过缓、房室传导阻滞及心脏扩大。

4. 神经系统症状：早期以头痛、头重为主，重症者可出现偏瘫、单瘫、失语、失认、忧郁、

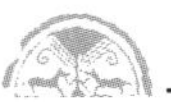

定向障碍、脑膜炎、脑干脑炎等症状。神经症状与基本症状出现的间隔时间不等，为3～8个月，迟发者1～6年。

5. 呼吸系统症状：发生率约为5%，表现为肺泡出血所致的咯血，多由肺内血管发炎所致。该病尚可发生肺间质纤维组织增生，肺功能减退，反复发作性肺炎。

6. 泌尿系统症状：过去认为很少累及肾脏，近时发现尿蛋白出现者并不少见，但预后一般良好。这些特殊症状与该病的基本病理变化——免疫复合物性血管有直接关系，其发生率虽较四大主要症状为低，但却往往给人体带来严重危害，千万不可掉以轻心。

令人困扰的是，以上症状并非同时出现，许多情况下常先出现一种症状，若干年后才出现另一症状。最多见的首发症状是口腔溃疡，但也有些患者口腔溃疡不明显，而主要表现为皮肤多发性毛囊炎，或关节肿痛，或眼睛病变，此时很难与其他疾病区分开来，不易及时作出诊断。据近年来研究结果，认为皮肤针刺反应（又称同形反应）是白塞病的一个重要体征。针刺皮肤1～2日后，在该部位会发生红斑或疖肿，即有发炎倾向，这个体征在其他疾病中是不存在的，因此对鉴别诊断极有价值。皮肤针刺反应不仅有助于早期诊断，而且可作为判定病情变化的一项指标。一般病情稳定时常呈阴性，进展时即转阳性。

（二）辨证论治选录

1. 临床常分4型论治：①肝胆湿热型。症见口眼外阴溃烂灼痛，两眼红肿，畏光羞明，视物模糊，白带腥臭，或伴发热，坐卧不宁，下肢结节红斑，关节肿痛，小便黄赤，大便秘结，舌红，苔黄腻，脉滑数。治宜清热利湿，方用龙胆泻肝汤加减，药用白花蛇舌草、蒲公英各30 g，生地黄、栀子、柴胡、泽泻各15 g，黄连、赤芍、龙胆、土茯苓、牡丹皮、甘草各10 g。②心火炽盛型。症见口腔溃烂痛甚，舌体红赤有溃疡，小便灼热疼痛，口渴，烦躁，苔黄腻，脉实数。治宜清心泻火，方用甘草泻心汤、导赤散加减，药用生地黄50 g，白花蛇舌草30 g，金银花20 g，黄芩、淡竹叶各15 g，黄连、木通、当归、川芎、生甘草各10 g。③脾肾阳虚型。症见口腔、眼、外阴溃疡，色淡平凹，延绵不敛，食少纳呆，腹胀便溏，畏寒肢冷，头晕身困重。舌胖质暗苔白滑，脉濡滑或沉。治宜温补脾肾。方用升阳益胃汤加减，药用黄芪30 g，党参20 g，茯苓、白术、柴胡、陈皮、薏苡仁各15 g，肉桂、干姜、升麻、木蝴蝶各10 g，马勃、炙甘草各6 g。④阴虚夹湿型。症见口腔、外阴发生溃疡，灼痛色淡，身倦乏力，心悸气短，五心烦热，双目干涩，失眠多梦，腰膝酸软。舌红苔少，脉细数。治宜滋阴补气，清热除湿。方用六味地黄丸和四君子汤加减，药用生地黄、茯苓各15 g，牡丹皮12 g，山药、山茱萸、泽泻、白术各10 g，五味子6 g，甘草5 g。

2. 本病为眼科较常见的难治疾病，病程迁延，反复难愈，预后较差，西医治疗主要用激素类药物，疗效不理想，且毒副作用较大。目前治疗主要以中医为主，长期服药，多可控制病情，减少复发，除内服中药外，配合中药外治，可促进溃疡愈合。如口腔溃疡可加薄荷12 g，煎汤频频漱口，或用冰硼散、锡类散涂擦患部；阴部溃疡瘙痒，可用苦参、黄柏、地肤子各12 g，煎汤熏洗，还可用菊花30 g，煎水熏洗眼部。总之内外结合，中西结合等综合治疗有助于提高临床疗效。

（三）临床报道选录

1. 孙昌茂用龙雷清肝饮治疗白塞病26例：赤芍、白芍各30 g，枸杞子、生地黄各20 g，龙胆、苦参、菊花、白柴胡、黄芩、牡丹皮、陈皮各10 g，雷公藤、甘草各5 g。属湿热毒结型者，加连翘20 g，樗树皮、苍术各15 g；属肝肾阴虚型者，去苦参、黄芩、柴胡，加制何首乌30 g，山茱萸、黄精各10 g；脾肾阳虚型者，加仙茅15 g，白术12 g，肉苁蓉10 g。每日1剂，水煎2

次，合汁分早、中、晚服，25 日为 1 个疗程，连续治疗 3 个疗程。同时配合外治法：取苦参 30 g，水煎取汁清洗阴部，每日 2 次；或用菊花 30 g，水煎取汁外洗眼睛，每日 2 次；或取青黛散频吹口腔。痊愈后，可用薏苡仁 50 g，枸杞子 10 g，粳米适量，煮粥食之。一般连服 3～6 个月。共治白塞病 26 例，属湿热毒结型 15 例，属肝肾阴虚型 6 例，属脾肾阳虚型 5 例。结果：经用本方结合辨证加味及外治法治疗后，显效（眼、口、外阴溃疡及皮肤结节等主症大部分消失，针刺反应呈阴性，病情稳定，实验室检查正常）16 例；好转（主症明显减轻，连续服药可保持病情稳定，实验室检查血沉≤25 mm/h，类风湿因子转阴，IgA≤2.6 g/L，IgG≤14.3 g/L，IgM≤1.9 g/L）8 例；无效 2 例。（新中医，1996，7）

2. 刘克欣用甘草泻心汤治疗白塞病 5 例：以甘草泻心汤加减为基本方。甘草、黄芩、黄连、半夏、知母、陈皮。急性炎症期，上方加生石膏、苦参、菊花、大黄、芒硝、生薏苡仁；前房积脓加牡丹皮；眼压增高加槟榔、白茅根、夏枯草。慢性炎症期，原方加当归、玄参、天花粉、麦冬；瞳孔小加青葙子、茺蔚子；病久不愈加枸杞子、人参、山茱萸。同时配合使用抗感染药、激素眼药及扩瞳药。结果：共观察 5 例，经长期治疗显效（眼及全身症状消退，2 年无复发）4 例，好转（自觉症状减轻延缓复发时间）1 例。（中西医结合眼科杂志，1992，3）

3. 王静波用知柏地黄汤治疗白塞病 7 例：疗程 28～139 日，平均 97 日，全部病例眼部情况及全身病变明显改善，收到了良好的效果。（中国中医眼科杂志，1992，1）

4. 王永兴用四黄合剂治疗白塞病 7 例：笔者用自制四黄合剂（黄芪、黄芩、黄连、黄柏）治疗本病 7 例，显效 2 例，有效 4 例，进步 1 例。（中西医结合眼科杂志，1991，1）

5. 张永洛治疗白塞病 1 例：病例摘要：李某，女，40 岁。双眼反复发作虹膜睫状体炎 3 年，曾用多方治疗无效。35 岁开始出现口腔溃疡及外阴小溃疡，白带增多，面部痤疮。确诊为白塞病，一直应用激素类药物治疗后，上唇汗毛增多、月经量少、色黯，曾停经 3 个月。现舌质有溃疡 5 处，双眼睑周边发红，时有棕色渗出液，伴面赤心烦，大便干结，小便短赤，舌质红，苔薄黄，脉细数。证属阴虚火旺，湿热瘀滞。予当归六黄汤加减：茵陈、车前子、蒲公英各 30 g，生地黄 20 g，当归、黄芪各 15 g，黄芩、黄连、黄柏各 10 g。服药 14 剂后，眼睑及口腔溃疡好转，白带转清。继上方调治 30 剂后，月经来潮，诸症悉除。随访 1 年，未见复发。当归六黄汤是李东垣治疗血中有热、卫气不固而自汗盗汗的良方。部分学者认为白塞病的基本病机亦是阴虚火旺、血中郁热与卫气不固。方中当归养血增液，血充则心火可制；生地黄、熟地黄入肝肾而滋肾阴。三药合用，使阴血充则水能制火；黄连清泻心火，合以黄芩、黄柏泻火以除烦，清热以坚阴；黄芪益气实卫以固表，兼固未定之阴，且可合当归、熟地黄益气养血。诸药合用，共奏滋阴泻火，固表解郁之效。（中国中西医结合杂志，1995，7）

（四）经验良方选录

1. 内服方：

（1）生地黄、生甘草各 30 g，党参、赤小豆各 20 g，丹参、法半夏、半枝莲各 15 g，川黄连 8 g，黄芩 10 g，干姜 4 g，大枣 8 枚。若心悸失眠者，加酸枣仁、柏子仁、远志、桔梗各 10 g；若视物模糊，加草决明、枸杞子、野菊花各 10 g；若口糜反复发作者，加生黄芪 20 g，鳖甲 15 g，龟甲 10 g；若发热，头痛者，加荆芥、防风、蔓荆子各 9 g；若腰膝酸软、疼痛者，加杜仲、续断、狗脊各 15 g；若月经不调者，加益母草 20 g，女贞子、覆盆子各 10 g，若大便秘结者加大黄、枳实各 10 g。将上药水煎 3 次后合并药液，分早、中、晚口服。每日 1 剂。1 个月为 1 个疗程。主治白塞病。

（2）生黄芪、生甘草各 30 g，何首乌、土茯苓、太子参、金银花各 20 g，北沙参、知母、玄参各12 g，牡丹皮、黄柏、栀子各10 g。若口渴思饮、心中烦热，口舌溃疡者，加生地黄、黄连、木通、淡竹叶各10 g；若多食易饥、发热便秘者，加生石膏（先煎）30～50 g，大黄（后下）8～10 g；若头晕、耳鸣、手足心热者，加山药、枸杞子、熟地黄各12 g；若食欲减退，精神萎靡、口内溃疡或生殖器溃疡经久不愈者，加女贞子、山茱萸、菟丝子各15 g。将上药水煎，每日1剂，分3～4次服，15剂为1个疗程。主治白塞病。

（3）白花蛇舌草、蒲公英各30 g，重楼、茯苓皮、白芍、党参各15 g，当归、丹参、玄参、栀子各10 g，炙甘草5 g。若目赤多泪者，加野菊花、黄连、蔓荆子、白蒺藜各10 g；若口腔糜烂严重者，加鲜芦根30 g，天花粉、夏枯草各15 g；若外阴溃疡者，加败酱草、忍冬藤、蜂房各20 g，若小腿结节红肿疼痛者，加川牛膝、乳香、没药、汉防己各10 g。每日1剂，水煎，分早、中、晚口服，20日为1个疗程。主治白塞病。

（4）金银花35 g，连翘、生石膏、生地黄、板蓝根、滑石各25 g，黄芩、黄柏、木通、淡竹叶、牡丹皮各15 g，黄连、大黄、甘草各10 g。每日1剂，加水煎沸15分钟，滤出药液，再加水煎20分钟，去渣，两煎药液对匀，分服。主治肝胆湿热型白塞病，口腔溃疡、生殖器溃疡，眼损伤，或有肠胃道症状，心血管损伤，静脉炎，关节炎，中枢神经系统损害，口苦咽干，心烦易怒。

（5）山药20 g，玄参、生地黄、熟地黄、党参、茯苓皮各15 g，山茱萸、菟丝子、泽泻各12 g，郁金、牡丹皮各9 g，甘草6 g。每日1剂，水煎服。主治白塞病，口腔、舌尖溃疡，结膜充血、干燥、糜烂，生殖器溃疡疼痛反复发作，下肢及臀部散在丘疹。

（6）土茯苓、赤小豆各25 g，白花蛇舌草20 g，蜂房、苦参、鹿角、板蓝根、薏苡仁各15 g，当归、滑石、黄柏各10 g，壁虎4条。每日1剂，水煎服。主治白塞病。复发性口疮是本病的最早症状，继而出现外生殖器溃疡和眼结膜、虹膜炎症。

（7）黄芪50 g，党参、茯苓各30 g，白术、石决明各20 g，黄连、陈皮、防风、地骨皮、柴胡、苦参、菊花各15 g。每日1剂，水煎服。主治白塞病，口腔、舌尖溃疡，结膜充血，干燥、糜烂、生殖器溃疡疼痛反复发作，下肢及臂散在丘疹。

（8）生甘草、生黄芪、僵蚕、茯苓皮、生地黄各30 g，柴胡、黄芩、延胡索各15 g，法半夏12 g，红花10 g，黄连8 g，炮姜、儿茶各6 g，大枣5枚，生姜3片。每日1剂，水煎服。连服2个月之后，改制丸剂，再服4～5个月。主治白塞病。

（9）黄芪、党参、当归各20 g，制附片、法半夏、白术、茯苓、三棱、莪术、红花、桃仁、赤芍、丹参各15 g，官桂、甘草各3 g。每日1剂，水煎，分2～3次口服，10剂为1个疗程。主治白塞病。

（10）黄芩15 g，黄连、生地黄各10 g，木通、淡竹叶、大黄、灯心草各5 g。每日1剂，水煎服。主治白塞病，口、眼、舌、目、肛门、生殖器糜烂生疮，时时作痛。

（11）忍冬藤、豨莶草、牡丹皮各30 g，丁公藤、青风藤、土茯苓、玄参、赤芍各15 g，广防己、苦参各10 g。每日1剂，水煎服。连服2个月。主治白塞病。

（12）黄芪30 g，白花蛇舌草、党参、金银花各15 g，熟附子、仙茅、黄连、苦参、牡丹皮、甘草各9 g，黄柏6 g，干姜3 g。每日1剂，水煎服。主治白塞病。

（13）薏苡仁、赤小豆各30 g，党参、玄参、赤芍各15 g，防己、当归、黄柏、车前子、牡丹皮、苍术、紫草、红花各10 g。每日1剂，水煎服。主治白塞病。

（14）赤小豆、土茯苓各30 g，甘草15 g，黄柏、龙胆、大黄、车前子各10 g，黄连、草果、木通各5 g。每日1剂，水煎服，主治白塞病。

2. 外治方：

(1) 青黛、青蒿、茵陈、赤小豆、牡丹皮、黄柏、苦参、土茯苓、猪苓、生地黄各10 g。水煎服，每日1剂。3个月为1个疗程。药渣外敷外阴溃疡及皮肤损害处。主治白塞病。

(2) 蛇床子、花椒、白矾各适量。水煎外洗。主治白塞病，外阴溃疡。

第六节　干燥综合征

一、病证概述

干燥综合征又称口、眼干燥和关节炎综合征，是一种侵犯唾液腺、泪腺为主的慢性系统性自身免疫性疾病。有细胞浸润而导致和进行性破坏，导致唾液和泪液分泌减少，出现口、眼干燥症状。病变主要侵犯大小唾液腺和泪腺等外泌腺。有原发性和继发性之分，原发性指的是病变仅限于以唾液腺、泪腺为主的外分泌腺萎缩，而继发性则合并有其他的结缔组织病。单纯的口眼干燥症状称原发性，伴有类风湿关节炎或其他结缔组织疾病者（如系统性红斑狼疮、系统性硬化病、皮肌炎、结节性或胆汁性肝硬化、结节性动脉炎等）为继发性。本病也常合并淋巴瘤。临床上本病90％以上为女性，30～40岁发病占大多数，本病据其临床表现属中医学“燥病”范畴。

二、妙法绝招解析

（一）脾肾阴虚，肺燥津伤（张启基医案）

1. 病历摘要：陈某，女，42岁。两膝关节酸痛，阴雨之天尤甚，时或波及肩、踝，下午有低热，体温徘徊于37.5 ℃～38.1 ℃，午后膝关节酸痛加重。实验室检查：血沉33 mm/h，类风湿因子（－）。用中西药抗风湿治疗罔效，嗣后关节酸痛波及周身，甚则步履不便。2年来自觉口干乏津，唇舌干燥，伴有牙痛，间或干咳，声音嘶哑，大便燥结难解，5～6日1次，血沉升高达88 mm/h，抗“O”正常，多方治疗仍然无效。近年来症情更重，骨节酸楚，四肢乏力，不能操劳家务琐事，面部烘热，色泛樱红，皮肤干燥，形体消瘦，颧骨显露隆凹，两目久视则昏糊欠清，口干无涎液分泌，舌面龟裂破碎，涩痛难忍，牙龈时有溃破，做滤纸条眼泪试验5分钟，右15 mm，左25 mm，角膜荧光素染色（－）。腮腺造影示分支导路减少，小叶间导管及部分小叶导管显示管腔变细，肝功能正常。曾用胸腺素、胚胎组织液、维生素E、复合维生素B等治疗，病情反复不愈，效果不彰。病经四载，初起低热，关节酸痛，继之口干，舌裂燥痛，苔燥津少，唇红皱襞，便艰难解，肢软力乏，形体干瘦，脉沉弦细，化验血沉35 mm/h。诊断为口眼干燥综合征。

证属脾肾阴虚，肺燥津伤。治宜滋阴补肾，润肺布津。药用葳蕤12 g，生地黄、天花粉、石斛、玉竹、黄精、茺蔚子、太子参、山药各10 g，荷叶5 g。经治1个月以来，舌干有所好转，肢力亦有恢复，但仍存有低热，近日稍事操劳，关节疼痛又作，舌边尖红而糙，舌裂深似刀痕，脉来弦细不数，治以润燥养阴柔络。药用葳蕤、土茯苓各15 g，太子参12 g，鹿衔草、威灵仙、玄参、黄精、生地黄、赤芍各10 g，玉竹、宣木瓜各6 g。复治3周，低热已罢，周身痹痛减轻，体力精神转振，大便较前润，口唇尚有燥感，舌红津少苔干，裂纹较前浅细，面色泛红如樱，脉来弦细，治拟滋阴和血，润燥通络。药用葳蕤15 g，北沙参、丹参各12 g，麦冬、玉竹、黄精、天花粉、石斛、威灵仙、茺蔚子各10 g，甜柿霜6 g，桃仁泥4 g。（《疑难病案讨论集》，重庆出版社，1982）

2. 妙法绝招解析：干燥综合征是现代医学之名称，属中医“燥病”的范畴。有关燥病的论述，《素问》首先提出“燥胜则干”“诸涩枯涸、干劲皱揭，皆属于燥”。叶天士曰“上燥治气，下燥治血”，具体言之在治疗上，既要本着上燥治肺，下燥治肾，保存津液的原则，又要依证分别结合清营、解毒、益气、蠲痹、化瘀、化痰诸法。诚如喻嘉言曰：“若但以润治燥，不求病情，不适病所，犹未免涉于粗疏耳。”本例治疗过程中曾围绕内燥的病因病理来阐明本病的病机，进行名医专家大讨论，结果认为，燥是主因，病位在脾与肾，同肺胃有关，即脾胃燥热兼见脾肾阴虚，肺燥津伤。立法以甘寒清润，滋阴和血，润燥生津为原则。原方去菝葜、甜柿霜、土茯苓、鹿衔草等，加用滋养肾阴之黑芝麻、何首乌、大黑豆复治1个月，明显好转，后间断用药以至痊愈。因理法切合实际，方证合拍，用药灵活，故而药效得彰。

（二）肝肾阴虚，虚火上炎（陈树森医案）

1. 病历摘要：汪某，女，43岁。眼干1年，伴间断发热、关节痛，加重1个月。时轻时重，近1年来间断发热，眼干，泪少，烧灼及异物感，伴关节痛。曾于本年6月住院检查，当时口、眼津液少，眼结膜充血，口腔多个龋齿，牙龈出血红肿，心肺正常，肝右肋下10 cm，脾20 cm，质中，各关节无红肿，类风湿因子（+），抗RNP抗体（+），球蛋白360 g/L，双眼荧光染色（+），唇腺活检有慢性炎症表现，诊断为干燥综合征。给予对症治疗。并复查抗核抗体1∶10，结合患者有多系统损害，血常规亦低，考虑合并系统性红斑狼疮。现证：病情如上述，口干咽燥，眼干泪少，烧灼及异物感，视物模糊，鼻出血，牙出血，四肢关节疼痛。舌质红苔薄，脉细数。诊断为口眼干燥综合征。

证属肝肾阴虚，虚火上炎。治宜滋养肝肾，壮水制阳。药用熟地黄、乌梅、白芍、北沙参、黄精各15 g，山茱萸12 g，枸杞子、天冬、麦冬、当归、知母、玄参各10 g，甘草、陈皮各9 g。每日1剂，水煎2遍，早、晚分服。前方初服有效，近来口干频饮不多，鼻燥、眼干、泪少、皮肤燥涩又有反复，经停2个月。诊见面色黧黑、口唇紫暗，舌红绛无苔，脉细数。乃肝肾阴虚，津无以生，致血热而冲任失调，拟方滋阴生津，凉血活血而调冲任。生地黄、赤芍、丹参各15 g，玄参、麦冬、牡丹皮、当归各12 g，知母、生山楂、天花粉、石斛各10 g，甘草、陈皮各9 g。证情同前，无明显好转，舌红苔少、脉细略数。仍以滋养肝肾，育阴生津，方选增液汤加味。生地黄、玄参各15 g，天冬、麦冬、枸杞子、玉竹、知母、菊花、北沙参各12 g，甘草10 g。上方连服3周，病势趋缓，口干鼻燥、眼干均明显减轻，关节疼痛亦减。舌质淡红而润，苔薄，脉细数。仍予原方继续服用。（《古今名医皮肤性病验案欣赏》，人民军医出版社，2006）

2. 妙法绝招解析：干燥综合征是一种慢性炎症性自身免疫性疾病。临床表现以口腔干燥、干燥性角膜结膜炎和风湿性关节炎为特征，故又称口、眼干燥和关节炎综合征，中医归属于“燥证”范畴。因肝主生血，开窍于目，肾主五液，肝肾阴虚故目干涩泪少，视物模糊，口干咽燥。肝主筋，肾主骨，肝肾阴虚，津液不能濡润筋骨故关节疼痛。治宜滋养肝肾，育阴生津，方中枸杞子、山茱萸、沙参、黄精、天冬、麦冬、玄参滋阴润燥，熟地黄、当归、白芍补益精血，乌梅生津止渴，知母清热润燥，陈皮理气使滋而不滞。诸药相伍使肾水渐充，津自内生，木得滋荣，故上述诸症得以渐减。以笔者临床经验，此类患者适当用一些太子参或党参之类气阴双补之剂，因气能生津，气能行津，气能化津，津液的存亡离不开气，可作借鉴。

（三）阴液不足，毒热内蕴（张志礼医案）

1. 病历摘要：曹某，女，54岁。患者3年前无明显诱因觉口腔干燥眼睛干涩，曾于某医院诊为“干燥综合征”，经治疗症状无缓解。近日来患者口舌干燥，进食米面需配合饮水，双眼干涩无泪，自觉乏力，大便干燥。口腔、唇、舌黏膜干燥，双眼干燥，舌红少苔，脉细数。诊断为干燥综合征。

证属阴液不足，毒热内蕴。治宜养阴益气，润燥解毒。药用生地黄、石斛、南沙参、北沙参、白花蛇舌草各30 g，玄参、天花粉、麦冬、女贞子、墨旱莲、金银花、连翘、重楼各15 g，黄芪、玉竹、白术、茯苓各10 g。每日 1 剂，水煎，早、晚分服。服 14 剂后，口眼干燥症状减轻，上方加红花10 g。再服上方 28 剂，口眼干涩症状完全缓解，临床治愈。(《古今名医皮肤性病验案欣赏》，人民军医出版社，2006)

2. 妙法绝招解析：干燥综合征属中医“燥证”范畴，它的产生与毒邪外袭密切相关。本病的病机为阴液不足，毒热内蕴。方中以大剂石斛、玄参、生地黄、沙参养阴生津；女贞子、墨旱莲、玉竹填补真阴以治其本；金银花、连翘、重楼、白花蛇舌草清热解毒以治其标；再配合黄芪、白术、茯苓以扶正祛邪。使全方祛邪而不伤正，保胃气，存津液，故收显效。

（四）肝肾阴亏，津伤化燥（张静医案）

1. 病历摘要：袁某，女，49 岁。关节疼痛 15 年，口眼鼻干燥 5 年。15 年前因居住潮湿，出现左膝疼痛，无肿胀，后出现游走性全身关节肌肉疼痛，酸困不适，且呈间歇性，无恶寒，发热，关节僵硬不适，活动不利，未作诊治。近 5 年出现口干、欲频饮，鼻腔干燥，双目干涩不适，全身肌肤甲错，继后出现牙齿变黑呈碎片状脱落。近 1～2 年服用干硬食物需水冲服，病后动则气短，日渐消瘦，体重减轻，五心烦热，大便干结、3～4 日 1 次，小便短少，双下颌、左腋下可触及肿核，舌暗红少津、有裂纹，脉细弱。眼科角膜荧光染色呈弥漫性点状着色。双侧腮腺无肿大，未做腮腺造影及下唇活检。诊断为原发性干燥综合征。

证属肝肾阴亏，津伤化燥。治宜滋养肝肾，益气生津。药用黄芪30 g，党参24 g，天冬、当归、肉苁蓉、白术各18 g，生地黄、五味子、麦冬各20 g，白芍、知母各15 g，玉竹、石斛各12 g，甘草10 g。每日 1 剂，水煎 2 遍，早、晚分服。同时静脉滴注复方丹参注射液 2 周，口干症状减轻。上方去玉竹、石斛、肉苁蓉，加菊花、羌活各20 g，枸杞子、牡丹皮各15 g，独活12 g，每日 1 剂，继服 2 周，双眼干涩减轻，关节疼痛消失，上方继服 1 个月，口眼鼻干燥症状基本消失，而改为日服中成药麦味地黄丸，3 个月后复诊症状消失而停药。(新中医，2002，1)

2. 妙法绝招解析：中医学认为，燥痹之患，其病理机制复杂多变，由阴虚体质，燥邪伤阴，津伤化燥，蕴酿成毒，缓慢积累而成，致多脏器、多系统受损。由燥而致痹，使脏腑气机失调，经络失其濡润，气血运行受限。临床可见津亏失濡、阴虚发热、燥瘀相搏或燥瘀互结的特点。故病当咎之于“虚、痹、瘀”，肺、脾、肝、肾等脏器受累为根本，属本虚标实，虽有虚实夹杂，然仍以虚为主。治疗中重视本病的双重性与复杂性，以生津增液、养阴润燥为基本治则，结合患者的具体情况，施以疏风通络、活血化瘀、健脾和胃、祛风化痰等药物。方中黄芪、党参、白术、五味子益气健脾，气充则津行；生地黄、知母、天冬、麦冬、白芍、枸杞子、菊花、当归养阴生津，津充则燥解；玉竹、石斛益胃润燥，诸药配伍，共奏益气养阴润燥之效，切合本病病机，故取得预期效果。

（五）肝气郁结，痰浊内阻（刘国英医案）

1. 病历摘要：高某，女，42 岁。1 年前感冒后出现口、眼、鼻干燥，伴干咳、咽堵，心烦急，咳嗽有痰，胸堵如窒，胃痛时作，恶心纳呆，多梦易惊，善悲欲哭，舌质暗，苔白且燥，左关脉弦，右脉弦滑。病后曾在外院以慢性咽喉炎，予以对症、抗炎等治疗未能收效。经门诊检查后以口眼干燥综合征收入院。检查：咽部有异感症，慢性咽炎；眼科结膜干燥，双眼沙眼Ⅱ度，双眼 Schirmer 试验（＋）；胃镜示轻度浅表性胃及十二指肠炎；抗“O” 1：800，血沉 80 mm/h，丙氨酸氨基转移酶 200 U，麝香草酚浊度试验 8 U，麝香草酚絮状试验（＋）；胸透示两肺纹理增重。诊断为口眼干燥综合征。

证属肝气郁结，痰浊内阻。治宜疏肝理气，降逆化痰。药用柴胡、枳壳、赤芍、白芍、茯苓、陈皮、紫苏梗、当归、郁金各10 g，甘草6 g。服药5剂后，患者咽堵症明显好转，胃痛时作，故于上方加砂仁、竹茹各10 g，又服7剂后，口眼鼻干燥症渐减，且代之以口中唾液渐增，精神好转。继服10余剂后，患者胃痛止，纳食增，咳嗽除，夜寐安，诸证基本消除。再次请口腔科会诊，口内有多量清晰液腺分泌物，复查血检及肝功能均正常，胸透肺纹理增重消失，痊愈出院。(中医杂志，1997，3)

2. 妙法绝招解析：本例为气机郁滞，津液不能上承所致。常伴有胸闷脘痞，急躁易怒，脉弦等肝气郁滞等见证，治宜疏肝，调畅气机。可选同用四逆散加味，或逍遥散加减治之。

(六) 燥甚伤阴，络脉失养（傅宗翰医案）

1. 病历摘要：李某，女，54岁。患者近半年低热缠绵，午后尤甚，体温波动在36.9 ℃～37.8 ℃，伴关节酸痛，尤以肩、膝等处明显，口干目涩，频欲漱饮，咽燥作痛，盗汗乏力，形瘦，大便干结，纳食不香，舌红露底，苔薄，脉弦。检查：浅表淋巴结多处可触及（腋下、腹股沟、左锁骨上），肝肋下2 cm，质中；血沉66 mm/h，蛋白电泳34.1%，类风湿因子（—），C3 0.75 g/L，CH50 1∶24，IgG 36 g/L，IgA 3.3 g/L，IgM 26 g/L，抗核抗体（—）；淋巴结活检示慢性炎症；腮腺造影示腺导管及其分支显影良好，但排空不良，符合干燥综合征。曾住院治疗3个月，用胸腺素、吡罗昔康、维生素E、维生素C等及中药滋阴清热润燥剂治疗少效。诊断为干燥综合征。

证属燥甚伤阴，络脉失养。治宜清燥生津，养阴濡络。药用生地黄、石斛、玄参、甜柿霜、穞豆、地骨皮、鬼箭羽、土茯苓、谷精草、丹参、红花、生甘草各10～15 g。每日1剂，水煎服。上方守治月余，低热渐平，燥象有减。但乏力明显，面白少华，舌淡苔薄，边有齿痕，脉软无力，此为燥毒渐消，气阴不复。治以益气养阴，生津濡络，药选炙黄芪、太子参、山药、葛根、石斛、大黑豆、玉竹、女贞子、丹参、菟丝子、生甘草各10～15 g。服药40余剂，诸症渐趋平稳，此后2年多，病情基本稳定，偶遇外感、过劳后，病情或有小发，再用上方化裁治疗10余日，即能缓解。(《名医奇方秘术·第一辑》，中国医药科学技术出版社，1991)

2. 妙法绝招解析：干燥综合征是一种以外分泌腺为主的全身性慢性炎症性结缔组织病。常以口干、目涩为主症，可伴见低热、关节痛等症，由于消化道腺体萎缩，可致严重营养吸收障碍。另外，严重的角膜溃疡可致角膜穿孔，失明。目前现代医学对此症尚缺乏有效治疗手段，中医学认为本病多属阴虚液亏，治疗多以养阴生津，但在临床实际观察中发现，本病并非仅此阴虚，其中亦不乏气虚、血瘀、痰阻者，治疗应辨证施治。阴虚液亏者，固当养阴生津，气虚者施以益气行津；血瘀者治用活血畅络，痰阻则应化痰流津，本例初以生地黄、石斛、柿霜养阴生津；地骨皮、玄参以滋阴清热；丹参、红花活血濡络。嗣后燥毒渐解，气阴不复之象较著，遂方转以黄芪、太子参、葛根、山药、菟丝子益气化津为主，辅以石斛、女贞子、玉竹养阴濡络，另外，本病与燥毒之邪有关，故方中配土茯苓、鬼箭羽、穞豆清燥解毒，辨证论治是中医学的精髓，本例在辨证的基础上结合辨病选药，取得了显著的效果。

(七) 肝郁气滞，阴虚化燥（蒋日益医案）

1. 病历摘要：李某，女，36岁。连续刮宫3次，近来来因惟恐再孕，以致性欲淡薄，同房时阴道干涩疼痛，不能完成性交，影响夫妻感情，至为苦恼。用过雌二醇、黄体酮及其他多种药物，均无效。诊见面容华泽，语言洪亮，形体壮健如常人，因夜班频繁，常感口苦咽干，心烦多梦，目眩，但仍能坚持工作，平日胸闷胁胀，月经周期正常，每逢经来必少腹隐痛及腰胀，平素亦感阴道干枯，此次经来两日，量少不畅，兼有少许瘀块。脉稍滑数，舌苔薄黄。诊断为干燥综合征。

证属肝郁气滞，阴虚化燥。治宜疏肝养阴，健脾和胃。方用丹栀逍遥散加味。药用川牛膝12 g，白芍、香附、当归、茯苓、延胡索各9 g，白术6 g，柴胡、薄荷（后下）、甘草各5 g。每日1剂，水煎服。连服3剂后，同房时阴道已无干涩疼痛，双方均感满意。继服上药10余剂，诸症消失，追访至今，性生活正常。（《中国现代名中医医案精华·第三辑》，北京科学技术出版社，2002）

2. 妙法绝招解析：本例以阴道干涩为主，伴见心烦多梦，咽干口苦，少腹隐痛，脉象弦滑等一系列肝郁气滞症状，故病当责之于肝。前贤治疗女科有“中年治肝”之说。盖反复胎产之后，有伤于血、血伤则肝失所养，故方选丹栀逍遥散调肝养肝、健脾和胃。药证合拍，故能速效。

（八）外邪入侵，痹阻经络（赵绍琴医案）

1. 病历摘要：赵某，女，23岁。病发半年余，一身关节入夜作痛，晨起即愈，曾查得类风湿因子（+）。口腔溃疡经常发作，此起彼伏，经某医院检查，认为属干燥综合征，心烦急躁，夜寐梦多，舌红且干，诊脉弦滑，按之沉数。诊断为干燥综合征。

证属肝胆郁热，痹阻经络。治宜清泄肝胆，通经活络。药用桑枝30 g，丝瓜络、丹参、茜草、木瓜各10 g，荆芥、防风、柴胡、黄芩、川楝子各6 g，黄连3 g。每日1剂，水煎服。服7剂后，疼痛略减，心烦稍平，夜梦亦稀，舌红且干，脉仍弦滑数，继用前法进退。丹参、茜草、木瓜、秦艽、丝瓜络、桑枝各10 g，荆芥、防风、柴胡、黄芩、川楝子各6 g。服7剂。药后疼痛续减，近日感冒，午后低热，体温37.2 ℃，一身乏力，周身酸困，胯膝关节疼痛加重，咽喉作痒欲咳，舌红苔白，脉浮滑且弦，新感外邪，治宜宣郁疏卫退热。淡豆豉、生地榆、丹参、茜草、白茅根、芦根、丝瓜络、桑枝各10 g，荆芥、防风、前胡、炒栀子各6 g。服7剂后，口腔溃疡已愈，再以疏风通络方法以止其痛。独活、威灵仙、秦艽、丝瓜络、桑枝、海风藤、络石藤各10 g，荆芥、防风、白芷各6 g。服7剂后，疼痛渐减，再以前法进退。威灵仙、大豆卷、秦艽、丝瓜络、桑枝、海风藤、络石藤各10 g，荆芥、防风、独活各6 g，炙乳香、没药各3 g。服7剂后，疼痛基本消失，原方继进7剂，以善其后。（《赵绍琴临床经验辑要》，中国医药科学技术出版社，2001）

2. 妙法绝招解析：本例患者以关节疼痛为主症，故辨为痹证。经云“风寒湿三气杂至合而为痹”。其风气盛者为行痹，寒盛为痛痹，湿盛为着痹。虽有如此分辨，但总属外邪入侵，留而未去，痹阻经络，故令疼痛，所谓不通则痛是也。今治疗以祛风胜湿通络止痛为主。因患者年纪尚轻，病程未久，故不必责求肝肾之虚而投补药。治疗中因新感发热，即先疏卫以退其热，热退复治其痹。《金匮要略》所谓“痼疾加以卒病，当先治其卒病，而后治其痼疾”之法也。

（九）阴虚肾燥，精血枯涸（熊燕，张春徐医案）

1. 病历摘要：张某，女，58岁。全身关节酸痛，低热乏力，口舌干燥，目干无泪，皮肤干燥，口渴心烦，食欲明显减退等症状。外院经给予泼尼松等药治疗，效果不明显。诊时症见口舌干燥，咀嚼吞咽困难，口臭，声音嘶哑，目干无泪，眼球涩痛，视物模糊，形体消瘦，关节肿胀疼痛，五心烦热，小便短少，大便干结，阴道干涩不适。舌质光绛而干裂，脉沉细而涩。诊断为干燥综合征。

证属阴虚肾燥，精血枯涸。治宜滋阴润燥，益气固本。方选本事黄芪汤加减。药用北沙参30 g，熟地黄、忍冬藤、生地黄、炙黄芪、蒲公英各15 g，麦冬、天冬、白芍、玄参、全瓜蒌各

12 g，甘草6 g。每日1剂，水煎，分2次服。服2剂后，口眼干燥、口臭目干、低热烦躁等症减轻，大便转顺。药已奏效，原方继服。又服药30剂，关节肿痛、咀嚼吞咽困难已基本消退，皮肤、阴道干涩大减。再以上方加减连服2个月余，症状悉除。随访2年，未见复发。（江西中医药，2004，12）

2. 妙法绝招解析：刘完素云“诸涩枯涸，干劲皲揭，皆属于燥。”认为阴虚肾燥，精血枯涸是本病产生的根源所在，故治疗应以滋阴润燥，益气养阴为大法，常选用本事黄芪汤化裁（黄芪、北沙参、生地黄、熟地黄、麦冬、天冬、五味子、白芍、甘草、蒲公英）。若眼、口、舌、皮肤、阴道干燥特甚者，加玄参、知母、石斛；便秘者，加火麻仁、瓜蒌仁、生何首乌；关节肿痛者加忍冬藤、威灵仙、木瓜；肢端紫暗、皮肤紫癜者，选加桃仁、红花等。方中炙黄芪、北沙参益气固本，养阴生津，使阳生阴长，三焦合通，津液输布；生地黄、熟地黄养血滋阴，滋肾补肝，滋其化源以润燥；麦冬、天冬养阴增液，滋肾益胃，润肺清心，补水源以清燥热；白芍、甘草滋液生津，养血柔肝，酸甘相合以化阴；蒲公英清热解毒，凉血解热以润燥。全方合用共奏滋阴润燥，益气养阴，清热解毒，扶正固本，增强机体免疫功能的作用，临床应用每获良效。

（十）阴虚津亏，热瘀互结（沈丕安医案）

1. 病历摘要：张某，女，46岁。患者诉口眼干燥3年余。诊见眼干，有异物感，口干，吞咽干性食物时需用水帮助，皮肤干燥无华，双膝关节疼痛，乏力，大便干结，2～3日1行。舌苔厚，脉细弦。未服用激素。查ANA：160（+），SSA（+），SSB（+）；WBC 3.2×10^9 L；ESR 67 mm/h；IgG 29.3 g/L。下唇腺活检病理示：淋巴细胞灶2个；Schirmer：左1 mm，右0.5 mm；角膜荧光染色：左>10点，右>10点；唾液流率0.2 mL/min（不刺激法）。诊断为干燥综合征。

证属阴虚津亏，热瘀互结。治宜养阴生津，清热化瘀。药用生地黄、生石膏、芦根、五加皮、黄芩、金雀根各30 g，郁金、牡丹皮、乌梅、炙龟甲各12 g，川芎、佛手、陈皮各6 g，甘草3 g，大枣5枚。每日1剂，水煎，分2次服。服14剂后，诉关节痛、乏力症状有所缓解，大便每日1行，嘱继用原方14剂。关节痛好转，大便每日1～2次，上方去五加皮，加决明子15 g。此后根据病情变化，以上方为基础加减，服至3月份时，诉口眼干燥症状较前有所好转，眼内异物感减轻，吞咽干性食物时不需用水帮助，并自觉精神好，体力佳，乏力感消失。（浙江中医杂志，2006，1）

2. 妙法绝招解析：本病的津液不足是由于免疫复合物沉积，血管炎导致腺体阻塞而引起的，因此只有治疗免疫复合物和血管炎才能使腺体分泌、排泄通畅。这与温热病的伤津脱液，用沙参麦冬汤在治疗上是有区别的。若仅用沙参、麦冬、石斛、天花粉、枸杞子等生津药，虽能增加唾液、泪腺分泌，但不能治疗免疫复合物沉积和血管炎的问题，仅是治标而不治本。有时生津药使用不当，提高了免疫功能反而会加重腺体阻塞而加重干燥症状，如天花粉、西洋参均属养阴生津药，虽能提高体液免疫而不宜使用。参、芪更不宜使用。传统认为舌苔厚就是湿重，但干燥综合征患者的苔厚是由于唾液分泌减少，口腔自洁功能减退引起的，以及有些患者服用皮质激素，导致舌乳头增生所致，并不是脾虚湿滞而致。对于本病的验舌，主要是看舌质，如舌质红并有大便干燥者，不论苔厚苔薄，都要用养阴生津药，而且要重用。切不可用燥湿的方法而选用那些能抑制唾液分泌的燥湿药，如苍术、厚朴、半夏、天南星。对香燥理气药，如砂仁、蔻仁、木香、乌药、香附等也应谨慎使用。而对于胃不舒服而要用和胃理气药者，则可选用佛手、枳壳、白芍、黄连、吴茱萸等来治疗。

（十一）内燥阴伤，虚火内炽（禤国维医案）

1. 病历摘要：林某，女，48岁。口、眼干燥3年余，近2个月加重。缘患者于3年前绝经时始出现口眼干燥，眼内有异物烧灼感，目赤，视物模糊，泪液少。伴口干咽燥，时有咽痛，吃干食困难。曾在外院眼科、口腔科多次就诊，查“滤纸眼泪试验”“唾液腺流量测定”等检查均异常，近2个月上症加重，乃至口腔溃疡反复发作，颌下肿大，舌尖发红干裂触痛，皮肤瘙痒干燥脱屑。渴喜冷饮，大便干结，小便黄赤。眼结合膜干燥充血，睑缘及角膜轻度糜烂，腮腺肿大，口腔颊黏膜及舌乳头黄白色溃疡。舌红少苔，脉细数。诊断为干燥综合征。

证属内燥阴伤，虚火内炽。治宜滋阴清热，生津润燥。药用乌梅、牡丹皮、生地黄各30 g，玄参、熟地黄、麦冬、石膏（先煎）、泽泻各20 g，黄柏、知母、天花粉各15 g，山茱萸10 g。每日1剂，水煎，分2次服。同时予润舒眼药水滴眼，肤必润软膏外擦皮肤，3%硼酸液漱口，四黄膏外敷腮腺。服14剂后，口眼干燥症状减轻，口腔溃疡已愈，腮腺已无肿大，舌发红症减。守上方减石膏、黄柏、知母、天花粉，加白芍30 g，沙参、太子参各20 g。服28剂后，口眼干燥症状已有明显缓解，口腔分泌物增多，舌头已无红燥。嘱服上方，间服六味地黄丸或杞菊地黄丸善后。(《中医皮肤科临证精粹》，广东人民出版社，2001)

2. 妙法绝招解析：本病临床特征是干燥，病理关键在阴虚，燥之本质在于精血下夺，血少火多，虚火内炽，真水亏败，血海枯燥，故燥疾丛生。治当养阴培元，生津润燥。口为脾之窍，涎为脾之液，脾主运化升清，若脾虚失运，津不上承，则口干涎少。脾与胃互为表里，脾为胃行其津液，胃恶燥，脾阴不足，则胃燥津凋。然“善补阴者，必于阳中求阴”，且“阴损及阳”，病程迁延日久，燥邪郁热必耗气伤阴，故此时治当健脾益气，升阳布津。患有此证者尤应慎起居、避风邪、忌辛燥，以免招罹外热燥毒，影响机体精津的生成、转化和输布，甚或灼津炼液，化燥阻络。

（十二）阴虚内热，燥结阳明（黄剑平医案）

1. 病历摘要：杨某：女性，52岁。2年前季开始，无明显原因出现口、舌、咽喉干痛，伴以性情急燥、头昏，甚则口舌生疮，大便秘结。时轻时重，2年来一直未愈。先后服用维生素B、维生素C，安眠镇静药均未生效，后改服中药牛黄解毒丸、解毒消炎丸、麻仁润肠丸、牛黄清心丸以及中药汤剂均未生效，转来我院门诊。目前上述症状不但未减，反而加重，且又发生口腔溃疡，大便结燥。观其形体偏瘦、舌质嫩红少苔少津、舌尖有豆大溃疡，脉象沉细而弦。经查体未发现其他阳性体征。诊断为干燥综合征。

证属阴虚内热，燥结阳明。治宜养阴润燥，清热润下。方选当归六黄汤加味。药用生地黄25 g，生黄芪15 g，熟地黄、当归各12 g，黄芩、酒大黄、黄柏各10 g，黄连6 g。每日1剂，水煎服。服用4剂后，口内舌、咽喉干燥等症状明显减轻。大便转为通畅。服6剂后，舌尖溃疡消失。服用8剂后，诸症状消失而愈。用上方3剂加火麻仁30 g，共为细末，炼蜜为丸，每丸重10 g，早晚各服1丸。为善后巩固疗效。(《临床验集》第二版，科学技术文献出版社，1985)

2. 妙法绝招解析：口腔中舌、咽喉、牙龈等处，它们与脏腑之间的关系，总的说来与五脏六腑均有关系。从辨证其主要证候观之，女性患者，年过50岁以上，天癸已竭，肾气已衰，形体偏瘦，出现口腔干燥这一症状已达2年之久，伴以性情急燥、头昏、口舌溃疡、大便秘结、舌红少津，脉象沉细而弦等，实为阴虚阳亢、化热化燥所致。阴虚阳亢则头晕，性情急燥；生热化燥于上，则口中干燥，甚而生疮，燥结下及阳明，则出现大便秘结诸证。故言其法，非补肾中真阴，清理上中下三焦之热，通下阳明之结难以取效。补肾之方前贤创用很多，如六味地黄汤之纯补肝肾之阴而无清热之能；杞菊地黄汤之滋阴潜降肝阳而无清理阳明之效；知柏地黄汤之滋阴潜

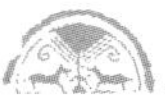

阳兼清相火与前阴之热；亦无清理阳明燥结之功，济生肾气汤滋阴潜阳兼可渗利下焦湿热，亦无清热润下之用。清热之法，三黄泻心汤虽可清理三焦之热，但无养真阴扶气血之职，故上述诸方均非所宜。只有当归六黄汤加大黄，才具有养真阴、扶气血、清理三焦热结，而治其本。当归六黄汤，为1276年《金·李杲》所撰的《兰室秘藏》方中所载，多数医家认为其有滋阴清热、固表止汗之功。治疗阴虚有火而致的盗汗发热，面赤口干，心烦唇燥，便难尿赤，舌红脉数者。故笔者移用本方加大黄、火麻仁等治疗“慢性口腔干燥症”伴以口疮大便燥结诸症。

三、文献选录

干燥综合征是一种侵犯外分泌腺体，尤以涎液腺和泪腺为主的慢性自身免疫性疾病，可同时累及其他器官造成多种多样的临床表现。在累及的器官中可以见到大量淋巴细胞的浸润，血清中可出现多种自身抗体及高球蛋白血症。本病90%以上为女性，30～40岁发病占大多数，本病据其临床表现属中医“燥证”范畴。本病并非罕见疾患，西方国家的发病率在风湿性疾病中仅次于类风湿关节炎，占第二位，有人推测每200人中就有1人患此疾病。我国同样也有较高的发病率，近年发现年轻妇女发病率有增高趋势。

本病可以单独存在，亦可出现在其他已肯定的自身免疫性疾病中，如类风湿关节炎、系统性硬化症、系统性红斑狼疮等，前者称原发性干燥综合征，后者称继发性干燥综合征。无论是前者还是后者，现代医学目前尚缺乏根治方法，主要是代替和对症治疗，目的是预防因长期造成口、眼局部的损伤和纠正脏器损害对身体的影响，重者加用糖皮质激素与免疫抑制药，但长期使用，药物的不良反应甚多，中断治疗者为数不少。故不宜等闲视之。

（一）古代文献选录

本病是一种主要累及全身外分泌腺的慢性自身免疫性疾病。以唾液腺和泪腺的症状为主，呼吸系统、消化系统、皮肤、阴道等处分泌腺亦有相应表现，还可出现腺体外的病变。血清中可出现多种自身抗体，多见于30～50岁的中年女性。中医文献中并无干燥综合征一词，但根据其发病和临床表现，当属中医“燥痹”的范畴。与本病相关的论述，可散见于各医著中，如《素问·阴阳应象大论》有“燥胜则干”的记载。刘完素《素问玄机原病式》云“诸涩枯涸，干劲皴揭，皆属于燥。”《素问·五脏生成论》有“五邪所乱……邪入于阴则痹”的论述。本病多是由于素体不足，肾阴亏损，阴虚火旺，热伤阴津，阴血亏耗，精液不足，则周身失于敷布润泽，脏腑组织失运失荣，燥邪内生，病久经脉不通则瘀阻，累及皮肤黏膜、肌肉、关节，深至脏腑而成本病。故而阴虚精亏是其根本，因虚而瘀，因热而瘀是发生本病的关键所在。其病位在口、眼、咽等清窍，亦可累及全身，与肺、脾、肝、肾关系密切，亦可累及心、胃、皮肤、肌肉、关节等部位，属本虚标实之证。

（二）临床症状分析

本病的主要表现是口腔干燥、眼睛干燥和关节疼痛，其中以口干症状最为多见。其基本特性，是身体内的一切外分泌腺体萎缩，所有外分泌液包括唾液、泪液、鼻咽分泌液、胃肠道消化液、阴道及大小阴唇内的分泌液都会严重减少。

1. 口干症状：是由于唾液分泌显著减少而造成的，与此同时由于舌黏膜得不到唾液的滋润，舌乳头萎缩，舌质变得干而红，舌苔消失，严重时舌头就像镜子一样光滑。唾液是有杀菌作用的，唾液过少，牙齿就十分容易被龋蚀。

2. 眼鼻干症状：眼干是由于泪液分泌减少所致，严重者有时可致欲哭无泪的地步。眼异物感、结膜炎、反复发生的角膜炎，是常见的症状，个别严重患者因角膜重度干燥，导致角膜溃

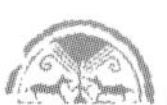

疡、斑翳、穿孔、眼球萎缩，甚至失明。鼻干是鼻腔内的分泌腺过少，则会导致萎缩性鼻炎，于是患者便会有鼻臭、鼻塞、闻不出气味的症状。

3. 关节疼痛症状：多伴有多发性游走性关节疼痛，清晨关节僵硬，活动受限，类风湿因子阳性，与一般类风湿关节炎并无不同，只是关节畸形较少发生。除去合并类风湿关节炎外，还可与系统性红斑狼疮、自身免疫性甲状腺炎、皮肌炎、系统性硬化病等多种结缔组织病重叠。

4. 阴道干燥症状：患这种病的妇女，白带消失，外阴、阴道分泌物减少，这些部位的黏膜萎缩、干燥，可影响性交。不少患者还有皮肤干燥，多屑瘙痒，有的甚至连汗液也会减少。

（三）辨证论治选录

1. 本病在临床上有阴津不足，血热瘀滞的特点，治疗应以养阴生津，清热化瘀为主。其自拟芦根润燥汤，由生地黄、生石膏、芦根、金雀根四药组成。生地黄、生石膏既能促进唾液分泌，又能调节免疫功能，故予以重用。生地黄性味甘寒，有养阴生津，凉血养血功效，主要含甾醇类、苷类和多糖类等，具有抑制免疫功能和提高激素水平，抑制血管炎，促进腺体分泌等多方面的药理作用，可用至30 g。但有少数患者服用30 g生地黄会出现大便溏薄，次数增多，腹部隐痛的情况，这即是生地黄的滑肠作用。是因其生津使泪腺、唾液腺分泌增加的同时，亦使胃液、肠液分泌增多的缘故。可用炮姜、芡实、石榴皮等固涩药来解决，或减少剂量。清热为治疗免疫性疾病的大法，重用生石膏 30～60 g，即取其清热生津之功，古方竹叶石膏汤就是用石膏治疗热退后伤津口干症状的。生地黄、生石膏同用，两药协同能增强疗效。芦根生津力强，又无石斛、天花粉等增强免疫的作用，用之尤为适宜。金雀根是一味化瘀通络药，具有免疫抑制作用，临床确有效果，又没有副反应，而且还有弱的益气强壮功效。芦根和金雀根各用30 g。四药合用，共奏养阴生津，清热化瘀之功。在临床中，还可根据其病情选用能抑制免疫、血管炎的中药，如黄芩、忍冬藤、苦参、虎杖、羊蹄根、广郁金等；以及能促进唾液腺、泪腺腺体分泌的中药，如玄参、沙参、麦冬、白茅根、知母等。另外，还要结合能提高体内激素水平的滋阴中药，如熟地黄、玄参、龟甲、制首乌等。同时，根据病情选用一些清热解毒药，以消除腮腺、唾液腺和泪腺的继发感染，如黄芩、黄连、土茯苓、大青叶等。

2. 傅彦江分 3 型论治：①肺阴不足型。用清燥救肺汤加减。麦冬 30 g，生地黄 15 g，石斛 12 g，桑叶、生石膏（先下）、阿胶（烊化）各 10 g，郁金 9 g，西洋参、甘草、苦杏仁、枇杷叶各 6 g。②阴虚湿热型。用养阴清肺汤合三仁汤加减。麦冬、薏苡仁各 30 g，生地黄、玄参各 20 g，茯苓 15 g，白芍、车前子、菊花各 10 g，厚朴 9 g，甘草、淡竹叶、苦杏仁、半夏、豆蔻各 6 g。③气阴两虚型。四君子汤合杞菊地黄丸加减：生地黄、熟地黄、茯苓各 15 g，西洋参、白术、枸杞子、菊花、山药、山茱萸、牡丹皮、泽泻、当归、白芍各 10 g，甘草 6 g。每日 1 剂，水煎服。并用菊花、生地黄各 20 g，菖蒲 15 g，决明子 10 g，蝉蜕 6 g。水煎取液，药温 36 ℃，纱布浸药液，外敷双眼，每次 10～15 分钟，每日 3 次。本组 41 例 82 眼，平均用 55 日。

3. 胡传美分 2 型论治：①气阴两虚，燥毒内滞型。用增液Ⅰ号（黄芪、黄精、生地黄、葛根、玉竹、石斛、天冬、丹参）。②气阴两虚，脉络失和型。用增液Ⅱ号（黄芪、黄精、山药、天花粉、生地黄、鸡血藤、菝葜、鹿衔草）。两方均制成合剂，每次 20 mL，每日 2 次，3 个月为 1 个疗程。

4. 日本埼玉医科大学认为：本病多属阴津亏耗，应用养阴生津或益气养阴类中药，有时会有所帮助。日本埼玉医科大学对 20 例患者用中药麦冬汤治疗，经随访观察，发现全部病例平均唾液量给药前为 7.2 mL，给药后增到 10.3 mL；一半左右的病例自觉症状改善，无变化 8 例，恶化仅 2 例。在 10 例症状改善的患者中，唾液量约增加 3 倍。这种疗效很好，远非一般药物可比。麦冬汤是我国东汉时期伟大医学家张仲景所创制。它的主要药物组成是麦冬、半夏、人参、甘草、大枣和秫米。其中，人参可用沙参或孩儿参代替。传统中医用该方治疗肺胃阴伤、气火上逆、咽喉干燥、口渴、舌尖红痛诸症。麦冬汤治疗干燥综合征的疗程宜长一些，服后无任何不良反应。雷公藤是近年来用于治疗该病的新药，效果较好，不良反应不多。

（四）临床报道选录

1. 杨少锋采用辨证与辨病相结合的原则，运用复方雷公藤制剂（薏苡仁30 g，山药、茯苓、枸杞子各20 g，黄精、牛膝各15 g，淫羊藿、雷公藤各12 g）治疗继发性干燥综合征 34 例：肝肾亏虚为主的配以杞菊地黄汤加减；脾胃虚损为主配以四君子汤或参苓白术散；脾胃阴虚明显者加玉竹、麦冬、生地黄、西洋参等养阴润燥之品；湿热者加菝葜、滑石等清热利湿之品。服药 3 个月为 1 个疗程，总有效率为 94.12%。（中国中西医结合杂志，1993，4）

2. 徐宜厚以大补地黄丸治疗干燥综合征 11 例：药用山药15 g，生地黄、熟地黄、枸杞子、山茱萸各12 g，炒黄柏、当归、白芍、肉苁蓉、玄参、天花粉、天冬、麦冬各10 g，炒知母6 g。随证加减。结果：治疗 11 例，近期痊愈 4 例，有效 7 例。（中医杂志，1990，8）

3. 姜黎平以玉女甘露汤治疗干燥综合征 21 例：药用玉竹 30 g，女贞子、山药各20 g，当归、白花蛇舌草各15 g，生晒参（另煎） 5 g。共治疗 21 例，结果：显效 8 例，有效 12 例，无效 1 例。（浙江中医学院学报，1990，3）

4. 刘薛乡用润燥六黄汤合雷公藤制剂治疗干燥综合征 20 例：药用炙黄芪 30～100 g，黄精、黄连、黄柏各30 g，生地黄、熟地黄、当归、玄参各 15～30 g，天冬、麦冬各15 g。每日 1 剂，水煎后分 2 次温服。便秘加何首乌、肉苁蓉、火麻仁；关节肿痛加秦艽、威灵仙、忍冬藤；舌尖边紫暗有瘀点，皮肤紫癜者加桃仁、红花、丹参。结果：治疗 20 例，基本痊愈 12 例，显效 6 例，有效 1 例，无效 1 例。（山东中医杂志，1993，2）

5. 洪庆祥用板蓝根汤治疗干燥综合征 12 例：药用鸭跖草 30 g，板蓝根、半枝莲各 15～30 g，大青叶 12～30 g，玄参 15 g，土茯苓、连翘各 12～15 g。便秘加火麻仁、肉苁蓉、全瓜蒌；脱发或头发枯稀，无光泽加何首乌、生地黄、女贞子；关节疼痛加桑枝、木瓜、乌梢蛇；有雷诺病加当归、桃仁、红花、鸡血藤；五心烦热或不规则低热加枸杞子、菊花、红参、麦冬。结果：治疗 12 例，显效 8 例，有效 3 例，无效 1 例。（上海中医药杂志，1995，9）

6. 王高用加减养阴清肺汤治疗肺阴不足型眼干燥症 68 例：每日 1 剂，水煎服，治疗 1 个月。全部病例随访 4 个月至 1 年。结果：显效 112 眼（82.3%），有效 22 眼（16.2%），无效 2 眼（1.5%），总有效率为 98.5%，随访总有效率为 90.77%。（中国中医眼科杂志，2003，3）

7. 顾延全用玉液汤加味治疗干燥综合征 26 例：治疗组药物有黄芪、山药、玄参、知母、麦冬、生地黄、五味子、天花粉、乌梅、鸡内金、葛根各 10～15 g。每日 1 剂，水煎服。15 日为 1 个疗程。治愈 17 例，好转 8 例，无效 1 例，有效率为 96%；对照组药物有玄参、麦冬、桔梗、甘草。每日 1 剂。结果：好转 5 例，无效 9 例，总有效率为 35.8%。（实用中医药杂志，1994，4）

8. 田月娥用加味沙参麦冬汤治疗眼干燥症 52 例：沙参、麦冬、黄芪各 30 g，玉竹、天花粉、白扁豆、黄精各 15 g，桑叶、甘草各 10 g。心烦失眠加柏子仁、炒酸枣仁；食欲不振加陈皮、白术；头晕耳鸣加菊花、枸杞子；溲赤便干加酒大黄、黄芩；郁闷嗳气加柴胡、郁金。每日 1 剂，水煎服；1 个月为 1 个疗程。结果：本组 104 只眼，用 1～3 个疗程，治愈 21 眼，好转 54 眼，无效 29 眼，总有效率为 73.65%。（北京中医药大学学报，2001，5）

9. 周秀辨证论治疗眼干燥症 80 例：①燥伤肺阴证用百合固金汤加减：生地黄、熟地黄、白芍、百合、玄参各 12 g，浙贝母、当归各 10 g，麦冬、桔梗各 9 g，生甘草 6 g。②燥伤肝阴证用补肝散、大补阴丸加减：山茱萸、鳖甲、龟甲、夏枯草、生牡蛎各15 g，丹参、熟地黄各12 g，木瓜、白芍、知母、枸杞子各10 g，黄柏6 g。随症加减，每日1剂，水煎服，30日为1个疗程。症甚用羧甲基纤维素钠滴眼液、人工泪液滴眼，每日4次；停用抗病毒、抗细菌眼液，停戴隐形眼镜。结果：治愈5例，显效46例，有效22例，无效7例。（浙江中医学院学报，2002，3）

10. 张殷建用发汗解表法治疗干燥角结膜炎30例：西河柳、浮萍、云母石、南沙参、北沙参各12 g，桂枝6 g。神疲肢软加黄芪、党参；头晕耳鸣、腰膝酸软加黄精、何首乌；眼胀痛、视物模糊加夏枯草、葛根、野木瓜。每日1剂，水煎服，1个月为1个疗程。结果：本组30例60眼，用2个疗程，治愈7眼，好转39眼，无效14眼，总有效率为76.67%。（上海中医药杂志，2000，6）

11. 谭乐娟用润目地黄汤治疗眼干燥症35例：治疗组药用熟地黄、枸杞子各15 g，黄精、麦冬、山药、茯苓、车前子、石斛、当归、生地黄、太子参、白术各10 g。每日1剂，水煎服。对照组药用润舒眼液，每日4～6次滴眼。两组中、重度患者，夜间均用抗生素眼膏。均1个月为1个疗程。结果：两组分别显效12、4例，有效19、9例，无效4、22例，总有效率为88.57%、37.14%。（湖南中医杂志，2005，5）

12. 闫玲用滋肾润目丸治疗眼干燥症30例：用熟地黄、枸杞子、当归、枇杷叶、木贼草各10～15 g。制成水丸12粒（相当于生药60 g），每日2～3次口服。对照组18例，用维生素E 100 mg/次，每日2次，鱼肝油丸2粒/次，每日3次，口服；并用羟丙基甲基纤维素右旋糖酐（泪然）1～2滴，每日3～6次滴眼。均1个月为1个疗程。结果：两组分别治愈19、2眼，好转26、20眼，未愈15、14眼，总有效率为75%、61.11%，$P<0.05$。（山东中医杂志，2005，10）

13. 吕继超用中西医结合治疗干燥性角结膜炎56例：党参、葛根各20 g，熟地黄、枸杞子、菊花、金银花各15 g，白术、生地黄、白芍、玄参、麦冬、五味子、石斛、白蒺藜、柴胡各10 g，天花粉9 g，甘草6 g。角膜溃疡较重去白术、熟地黄、枸杞子，加蒲公英、连翘、大黄；湿热证去党参、熟地黄、麦冬、五味子、枸杞子、石斛，加车前子、黄芩。每日1剂，水煎服。轻型配合维生素B_2、鱼肝油丸，口服。中、重型用2%利多卡因各0.5 mL，行上、下泪小点及泪小管外1/3处烧灼1分钟。炎症明显用阿托品点眼扩瞳。重型行泪腺造瘘术，术后常规用抗生素3～5日。均用氯霉素眼药水点眼。结果：本组56例112眼，显效43例，好转9例，有效4例。（中西医结合眼科杂志，1997，1）

14. 高萍用润目灵治疗眼干燥症57例：用本品（含鬼针草、枸杞子、菊花。水提醇沉后制成颗粒剂，每袋含生药30 g）每日1次，每次1袋。冲服。对照组用泪然（Tears Naturale Ⅱ）滴眼液点眼，每日3～6次。均1个月为1个疗程。结果：两组分别治愈23、3眼，好转59、27眼，未愈32、18眼，总有效率为71.93%、62.5%。（中国中医眼科杂志，1998，3）

15. 张殷建用宣通玄府法治疗干眼综合征疗效观察：两组各15例。本组用西河柳、浮萍、南沙参、北沙参、云母石、黄精、葛根、何首乌各12 g，淡黄芩、升麻各9 g，桂枝6 g。每日1剂，水煎服。对照组维生素A，每日2次，每次1片，口服，两组均用泪然眼液2～3滴，每日3次滴眼。7日为1个疗程，共用3个疗程。结果：两组分别治愈8、3例，$P<0.05$，显效各5例，有效各2例，对照组无效5例。（辽宁中医杂志，2005，12）

16. 杨少锋认为：雷公藤具有类固醇作用，其治疗自身免疫性疾病有较好的疗效，有抗感染及免疫调节作用，抗感染作用不依赖肾上腺皮质系统，主要是降低毛细血管通透性，抑炎症渗出及对抗炎症介质而实现的。其免疫调节作用通过抑胸腺等免疫器官而实现，并且还具有促肾上腺皮质功能而没有类固醇样不良反应。并在治疗干燥综合征方面取得较为理想的疗效。（中国中西医

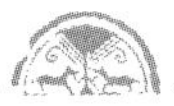

结合杂志，1993，4）

（五）经验良方选录

1. 内服方：

（1）西洋参、葛根各20 g，白术、生地黄、白芍、玄参、麦冬、五味子、石斛、白蒺藜、柴胡各10 g，熟地黄、枸杞子、菊花、金银花各15 g，天花粉9 g，甘草6 g。角膜溃疡较重减白术、枸杞子、熟地黄，加蒲公英20 g，连翘15 g，大黄6 g；舌苔厚腻、便溏、小便短赤、胸闷不适者去西洋参、熟地黄、麦冬、五味子、枸杞子、石斛，加车前子20 g，黄芩10 g。每日1剂，水煎服。主治眼干燥症。

（2）炙黄芪30～60 g，黄精30 g，生地黄、熟地黄、当归、玄参各15～30 g，天冬、麦冬各15 g，黄连、黄芩、黄柏各3～6 g。便秘者加何首乌、肉苁蓉、火麻仁；关节肿痛者加秦艽、威灵仙、忍冬藤；舌尖边紫暗，有瘀点，皮肤紫癜者加桃仁、红花、丹参。每日1剂，水煎后分2次温服。另用雷公藤片33 μg克/片，每次4片，每日3次。部分患者采用雷公藤酊剂，每次30 mL，每日3次。2个月为1疗程，2个疗程后逐渐减量，维持量为每日2片，晨8时许顿服。主治眼干燥症。

（3）黄芪30～45 g，生地黄30～60 g，太子参、石斛各30 g，五味子12 g，白术10 g，山药、葛根、麦冬、白芍、玄参各15 g。两目干涩红赤加蝉蜕、栀子、赤芍；口干唇裂加乌梅、天花粉；鼻腔干燥出血加白茅根、小蓟；四肢关节疼痛，怕风怕凉，加秦艽、土茯苓、川牛膝、淫羊藿。每日1剂，水煎服。治疗时间为3个月。主治眼干燥症。

（4）太子参、浮小麦各30 g，生地黄、天花粉、全瓜蒌、淫羊藿、大枣各15 g，石斛、菊花、枸杞子各10 g，甘草5 g。每日1剂，加水煎沸15分钟，滤出药液，再加水煎20分钟，去渣，两煎药液对匀，分服。主治口眼干燥，阴虚内热，低热，口角疼痛，大便干燥，舌红，起芒刺。

（5）太子参30 g，黄芪、墨旱莲各15 g，生地黄、熟地黄、党参、当归、山药、何首乌、黄精、穞豆衣、白术、白芍各10 g。每日1剂，水煎服。主治口眼干燥，涎腺肿大，气阴两虚，倦怠乏力，腰膝酸软，便溏，易感冒。

（6）夏枯草15 g，薏苡仁12 g，苍术、郁金、藿香、佩兰叶、黄柏各9 g，厚朴、陈皮各6 g，甘草3 g。每日1剂，水煎服。治疗口眼干燥，湿热内蕴，口苦，口臭腻，口角有白色分泌物，舌红，苔黄腻。主治干燥综合征。

（7）生地黄、玄参、玉竹、乌梅、沙参、地骨皮、白芍、知母各15 g，天冬、五味子、当归各12 g，麦冬、党参各10 g，甘草3 g。每日1剂，水煎服，日服2次。滋阴润燥，益气生津。主治角结膜干燥症。

（8）当归、生地黄、天冬、麦冬、沙参、玄参、桔梗、蒲公英、紫花地丁、党参、黄芪、金银花、连翘、白术、茯苓、甘草各10 g。每日1剂，水煎服。主治口眼干燥综合征。

（9）板蓝根30 g，桑叶、苦杏仁、荆芥、防风、僵蚕、半夏、沙参、麦冬各10 g，陈皮、桔梗、甘草各5 g。每日1剂，水煎服。主治风热型口眼干燥，涎腺肿大。

（11）天冬、生地黄各15 g，白参、玉竹、山药、山茱萸、桑叶各10 g，甘草6 g。每日1剂，水煎服。主治气阴两虚型口眼干燥综合征。

（12）黄精15 g，玉竹10 g，五味子、重楼各6 g。每日1剂，水煎服。主治气阴两虚型口眼干燥综合征。

2. 外治方：

新鲜蜂蜜 100 mL。取纯净的新鲜蜂蜜 100 mL，加入无菌蒸馏水 300 mL，配成 1∶3 的蜂蜜稀释液，装入无菌盐水瓶内，放入手提式高压无菌锅内消毒 30 分钟，取出冷却后，分装入 8 mL 氯霉素眼药瓶内，置阴凉干燥处备用。点眼，每日 6 次，每次 1 滴，主治眼干燥症。

3. 食疗方：

(1) 百合 50 g，生地黄 30 g，粳米 100 g。将生地黄洗净放入沙锅中加水煎成汁过滤，滗掉药渣，再加入百合、粳米同煮粥食之。每日早、晚食用，随量服食。主治肝肾阴虚型干燥综合征。

(2) 银耳、黑木耳各 10 g，冰糖 20 g。用水将银耳、黑木耳泡发，洗净，放入小碗中，加适量水和冰糖，置蒸锅中蒸 1 小时，即可食用，食木耳饮汤，每日 1～2 次。主治干燥综合征。

(3) 粳米 100 g，鲜桑椹 30～60 g，冰糖或蜂蜜适量。将鲜桑椹泡片刻，洗净与粳米同入沙锅中文火煮粥（忌用铁锅）。熟后加少许冰糖或蜂蜜温服，不要冷服。主治眼干燥症。

(4) 黑芝麻、粳米各适量。将黑芝麻淘洗干净，晾干后炒蒸熟，存放备用。食用时每次取用 30 g 同粳米共同煮粥食用。每日早晚食用，随量服食。主治肝肾阴虚型干燥综合征。

(5) 粳米 50 g，鸭梨 3 个。先将鸭梨洗净，切成薄片，弃去梨核，捣烂取汁。另用水如常法煮米熬粥。等粥成后兑入梨汁，调匀食之，每日 2 次。主治眼干燥症。

(6) 猪肝、铁苋菜各 30 g。将猪肝切成片，和铁苋菜一起放入锅内，加入适量的水，煎煮 20 分钟，吃猪肝、喝汤，每日 1 次，分 1～2 次吃完。主治眼干燥症。

(7) 鸡肝或猪肝 60～90 g，叶下珠 15～30 g。将肝脏切成片，和叶下珠一起放入锅内煎煮 20 分钟，吃肝喝汤，每日 1 次，分 1～2 次吃完。主治眼干燥症。

(8) 谷精草 15 g，夜明砂 10 g，鸡肝 2 具。先将鸡肝洗净，同谷精草、夜明砂放入盆中，加少量清水，隔水蒸熟，吃肝饮汁，多吃有效。主治眼干燥症。

(9) 粳米 50 g，石斛 30 g，冰糖适量。取鲜石斛加水煎半小时以上，去渣取汁，入粳米、冰糖，再加水同煮，至米开粥稠，停火温服。主治眼干燥症。

(10) 雪梨汁、甘蔗汁各 100 mL，牛奶 150 mL，稠蜂蜜 20 mL。将上述原料混合，文火加热至沸，每日早、晚各饮 1 杯。主治燥热内蕴型干燥综合征。

(11) 萝卜 500 g，蜂蜜 50 g。将萝卜洗净，切碎，放入榨汁机中绞汁，取汁加入蜂蜜，用温开水调服。主治燥热内蕴型干燥综合征。

(12) 枸杞子 15 g，菊花 10 g。经开水冲泡代茶饮用。主治眼干燥症。

第七节　席汉综合征

一、病证概述

席汉综合征多由产后大出血，尤其是伴有长时间的失血性休克，使垂体前叶组织缺氧、变性坏死，继而纤维化，最终导致垂体前叶功能减退的综合征，其发生率占产后出血及失血性休克患者的 25%左右。近几年研究显示席汉综合征的发生，并非仅与垂体前叶功能减退有关，有报道部分患者垂体前叶功能有减退征象，其中 50%显示垂体后叶功能亦有不同程度的异常。本病不仅可以发生于阴道分娩者，亦可发生于剖宫产术之后，在剖宫产率上升的今天，应引起产科医生的高度重视。由于妊娠期垂体增生肥大，需氧量增多，故此对缺氧特别敏感。分娩后垂体迅速复旧，血流量减少，其相应分泌的各种激素亦迅速下降。如分娩时发生大出血，引起失血性休克，甚或发生DIC时，交感神经反射性兴奋引起动脉痉挛甚至闭塞，使垂体动脉血液供应减少或断绝，垂体前叶组织细胞变性坏死，使垂体前叶及其所支配的靶器官所分泌的各种激素剧烈减少，导致各类激素所作用靶器官的功能过早退化并引起一系列综合征。典型表现为：在产后大出血休克后产褥期，长期衰弱乏力，最早为无乳汁分泌，然后继发闭经，即使月经恢复，也很稀少，继发不孕。性欲减退，阴道干燥，交媾困难。阴毛、腋毛脱落，头发、眉毛稀疏，乳房、生殖器萎缩，精神淡漠、嗜睡、不喜活动、反应迟钝，畏寒、无汗、皮肤干燥粗糙，纳差食少、便秘，体温偏低、脉搏缓慢、血压降低、面色苍白、贫血。多数有水肿、体重下降，少数有消瘦恶病质。

二、妙法绝招解析

（一）气血两亏，肾气虚弱（刘奉五医案）

1. 病历摘要：屠某，31岁。因产后大出血而休克，经抢救好转后，逐渐出现恶心，头晕，睡眠多梦，头发、阴毛及腋毛明显脱落，性欲降低，全身乏力，心慌，气短，食纳较差，曾用激素治疗，症状仍如前，现已闭经9个月。面色萎黄，巩膜无黄染，甲状腺不肿大，气管居中，心肺正常，腹部平软，无包块。妇检见子宫轻度萎缩，阴道分泌物少。脉细缓，舌质淡。诊断为席汉综合征。

证属气血两亏，肾气虚弱。治宜补气养血，温肾固精。药用五味子、枸杞子、淫羊藿各15 g，熟地黄12 g，当归、炒白芍、菟丝子、覆盆子、车前子、仙茅各9 g，川芎6 g。每日1剂，水煎服。服7剂后，症状稍减，仍有恶心，头晕乏力，多梦。上方熟地黄易砂仁6 g，加黄芪18 g，党参15 g。服5剂后，活动较前有力，纳食增加，惟面部发胀，头发沉，睡眠差，耳鸣。前方去川芎、砂仁，加龙眼肉15 g，远志、酸枣仁各9 g。再服5剂后，精神好转，体力增加，已不再脱发，小腹偶有下坠感，阴道分泌物增加，脉沉缓，舌淡。按原治法方药加减。淫羊藿24 g，当归、白芍、菟丝子、覆盆子各9 g，巴戟天、五味子各6 g。继服1个月。饮食正常，阴道分泌物增多，性欲增加，睡眠尚好，大便仍干。后月经来潮，第1日血色暗红，量少。第2日血色鲜红量多，行经4日，继服上方以巩固疗效。（《刘奉五妇科经验》，人民卫生出版社，1994）

2. 妙法绝招解析：本病是由于产后大出血、休克等引起腺垂体组织缺血坏死，致垂体功能减退，出现以闭经为主的一系列症状。本病属中医“血枯闭经”“虚劳”范畴。本案患者为产后大出血所致的休克，经抢救治愈后，逐渐出现典型的症状，中医辨证属气血两亏、肾气虚弱。用补气养血，温肾固精的方药治疗而愈。

（二）阴阳俱虚，气血双亏（黄永源医案）

1. 病历摘要：林某，34岁。因产时胎盘滞留致失血休克，经抢救后脱险。产后无乳，头晕，乏力，嗜睡，厌食，怕冷，耳鸣，听力下降，闭经，乳房及生殖器萎缩，性欲下降，阴毛、腋毛脱落，头发稀疏、发黄，心悸易惊，经用泼尼松、甲状腺素、己烯雌酚、黄体酮及中药补肾药等治疗，病情反复。近半年来病情更重，心悸头晕，恶心纳呆，四肢无力，生活不能自理。查见心率65次/min，血压80/60 mmHg，形体消瘦，面色苍白，精神萎靡，反应迟钝，声低气怯，毛发稀疏，肌肤甲错，双乳萎缩，下肢微肿，脉细迟，舌淡苔白滑。妇检见阴毛脱落，子宫、外阴萎缩。诊断为席汉综合征。

证属阴阳俱虚，气血双亏。治宜温补肾阴，益气养血。方选补肾培元汤。药用熟地黄18 g，黄芪15 g，熟附子、菟丝子各12 g，天麻、仙茅各10 g，紫河车粉（冲）1.5 g，蜈蚣2条。每日1剂，水煎服。服7剂后，精神好转，已有能力外出走动，余无变化。上方加白术、九节菖蒲各18 g。服7剂后，胃纳可，怕冷减轻，头晕、心悸有所减轻；余下症状亦有改善。守原方。继服上方，1个月后临床症状基本好转，月经来潮，量少、色淡，3日干净。嘱按上法连服1个月。复查各项实验室项目，结果全部恢复正常，随访1年，月经周期正常。（《奇难杂症精选》，广东科学技术出版社，2006）

2. 妙法绝招解析：本例因产后血脱气耗，精血亏虚，而伤脾肾之阳。脾肾为先后天之本。脾肾不足，可影响全身气血之调摄，致全身气血阴阳俱虚。根据“虚则补之”的原则，采用温补脾肾的温肾培元汤加减治疗。方中紫河车、熟附子、仙茅、菟丝子等均为温阳补肾之品，熟地黄养血补血，天麻养血熄风，蜈蚣通络走窜，引药直达病所。诸药并用，故能收效。

（三）阴阳亏虚，奇经失养（姚寓晨医案）

1. 病历摘要：朱某，女，36岁。三年余月经不行，来我院诊治。查询病史：结婚八载，分娩四胎，前三胎正产无恙。第四胎分娩时前置胎盘难产，导致大量出血休克，病情危急，经医院输血、补液、止血等抢救后得苏，嗣后，体力一直虚弱，病初经事量行极少，行期先后无定，渐至闭经不行，曾在某医院检查：血压84/58 mmHg，基础代谢率28%，空腹血糖60 mmol/L，葡萄糖耐量试验，示低平曲线，促肾上腺皮质激素兴奋试验，血中嗜酸性粒细胞数减少15%，阴道涂片显示雌激素水平低落。宫体后位萎缩。毛发显著脱落，西医诊断为席汉综合征。

证属阴阳亏虚，奇经失养，瘀凝气滞，冲任遏阻。治宜燮理阴阳，调气化瘀。方选二甲化瘀饮。药用炙鳖甲（先煎）45 g，炙龟甲（先煎）30 g，生地黄15 g，淫羊藿、马鞭草、紫石英各12 g，炮穿山甲（研吞）、制香附各10 g，紫河车4.5 g。每日1剂，水煎服，早晚食后分服。15剂为1疗程。前方连服5剂后，头晕腰痛渐减，面色转佳，偶有心悸，精神转振，月经虽未至，而见少量血性分泌物，苔脉同前。再与原方加太子参15 g，粉牡丹皮、京三棱各10 g。服5剂后，经已行，量少不畅，色紫黯，头昏不甚，微有腹胀腰楚肢乏，精神亦振，苔薄，舌质偏红，舌边瘀斑渐化，脉细弦，再令原方续服五剂。药后经行已畅，量较多，色转红，全身症状明显改善，检查：基础代谢率6%，葡萄糖耐量试验：注射后半小时200 mg，一个半小时以后降至正常范围，促肾上腺皮质激素试验：血中嗜酸性粒细胞数减少80%，阴道涂片示雌激素水平恢复正常，基础体温呈双相。为了巩固疗效，嘱服益母八珍丸，以缓调之。（《千家妙方》，战士出版社，1982）

2. 妙法绝招解析：二甲化瘀饮系炙鳖甲、炮穿山甲等九味药物组成，功能燮理阴阳，调气化瘀，对于产后大出血所致的席汉综合征，有显著疗效，似有调节下丘脑-垂体-肾上腺皮质系统的作用，能使月经周期重新建立。本方以15剂为一疗程，如效不显，上方可加太子参、粉牡丹皮、京三棱再服一疗程。如月经行至，症情均平，可服益母八珍丸缓调，以巩固疗效。

（四）肾阳虚损，下元不足（王文彦医案）

1. 病历摘要：盛某，女，30岁。产后下血较多，继则身体极度虚弱，自觉无力，头昏，不欲食；时有恶心。满月后，症状逐渐加重，畏寒，无汗，毛发严重脱落，尤以畏寒为甚，心中时发烦躁。前在鞍山市多次就诊，经查血压、血糖、血清离子测定等诊为席汉综合征。曾服归脾汤，人参养荣汤，十全大补汤等，均无效验可言。经检查：发育尚好，慢性消耗性病容，营养状态差，面色发白，唇干不润，舌苔黄白相兼，脉沉细无力，尤以尺脉更弱。

证属肾阳虚损，下元不足。治宜补肾壮阳。方选仙茅附桂八味汤加味。药用枸杞子、当归、熟地黄各3 g，山药、仙茅、巴戟天各25 g，黄芪20 g，附子、吴茱萸各15 g，茯苓10 g，肉桂6 g。每日1剂，水煎服。服30剂后，则畏寒、食少、无汗等症均消失，毛发脱落停止；化验检查已有显著好转，体力明显恢复，精神状态转佳。（《千家妙方》，战士出版社，1982）

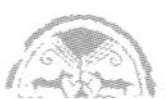

2. 妙法绝招解析：本方以”附桂八味”为基础，重加仙茅，意在补肾壮阳，治疗产后垂体功能低下所表现的一派肾阳虚损之象，收效可谓满意。

（五）气血两虚，肾气亏损（单健民医案）

1. 病历摘要：周某，女，36 岁。就诊前六个月分娩第四胎，产时大出血，曾两次血晕。产后一周即感头晕，畏寒，食欲减退，举步乏力，乳汁缺少，恶心呕吐，继后乳房萎缩，乳汁缺如，头发易脱落。经过两个月，上述诸症加重，终日蜷卧床上，性欲减退，月经闭止，在病程中则见腋毛及阴毛脱落，经当地诊所诊治无效而前来求治。患者既往身体健康，无任何特殊病史，丈夫健康，四个孩子亦健康。月经 17 岁初潮，月经周期正常。诊查所见：颜面萎黄无华，呈无欲畏寒状态，消瘦，少气懒言，头发稀少，色枯黄不泽，皮肤干燥，乳房萎缩，口唇淡白；舌质淡，苔少少津，咽卡不润，脉细弱无力，心音低，心尖区闻及Ⅱ级收缩期杂音。体温 37 ℃，血压 90/50 mmHg，腹平软，肝脾未触及，腋毛已全脱。胸部 X 线透视，心肺正常。血常规检查：红细胞 280 万/mm^3，血红蛋白 6 g，白细胞 4,000/mm^3，中性粒细胞 50%。大便检查：便内未发现寄生虫卵。尿常规检查正常。肝功能检查正常。妇产科会诊检查：外阴萎缩，阴毛稀少枯萎，阴道通畅，少有分泌物，子宫缩小，宫体后位，无压痛，附件（—）。诊断为席汉综合征。

证属气血两虚，肾气亏损。治宜温养肾阳，补益气血。方用仙草二味饮。甘草 15 g，仙茅 10 g。水煎 2 次，混合分早晚服。嘱服药 20 日，精神转好，已不畏寒，食欲增加。服药至 60 日，形体渐丰，精力充沛，毛发已停止脱落，乳房显增大，性欲恢复。血常规化验：红细胞 320 万/mm^3，血红蛋白 11 g。血压 110/78 mmHg。又服药 20 日，月经来潮，量少，色正红。颜面有轻度浮肿，此将方中之甘草用量减为 10 g，又续进 30 日，毛发新生，乳房丰满，已能从事一些家务劳动。停药随访半年，患者月经按月来潮，身体健康恢复如往，已能参加田间劳动。（《千家妙方》，战士出版社，1982）

2. 妙法绝招解析：席汉综合征又谓之垂体前叶机能减退症。该病从其由产后大出血引起继发闭经，毛发脱落，性欲降低，全身乏力等一系列虚弱症状来看，似属中医之产后气血两虚，肾气亏损的辨证范畴。其产后大出血，使气血骤然虚亏，脏腑不足，血海空虚，肾气亦因之受损。肾气损则肾精枯涸，精气阴精缺乏，肌肤及阴器失养。故见外阴萎缩，阴道分泌物亦减少，月经亦停止，形体羸弱。毛发为血之余，血少毛发则随之而落。肾阴耗伤，必然导致肾阳的衰微，肾阳衰则性欲减退，腰酸乏力，神疲懒言，肢冷畏寒等一派气血两虚，肾阴亏耗，肾阳虚衰之候。治当温养肾阳，补益气血。其方中仙茅入肾脾二经，能温补脾肾之阳，亦补命门而兴阳道。《海药本草》曰：仙茅能补暖腰脚，清安五脏，强筋骨，益筋力，填骨髓，益阳不倦；甘草，甘平入十二经，功能补脾胃不足而益中气。现代药理研究证明甘草有去氧皮质酮作用。小剂量之甘草对肾上腺皮质和垂体前叶分泌促肾上腺皮质激素（ACTH）功能有刺激作用。该方以仙茅、甘草合用，服药短时期内亦可使一般情况得以较快改善，使食欲增加，精力充沛，毛发再长，血压上升，月经来潮，性欲恢复等。此足以证明仙茅、甘草能温肾扶阳，补益气血，使之残留的有生机的垂体细胞得以气血濡养而增生；垂体前叶功能得以恢复，而诸病症消除之。

（六）产后血崩，阴阳俱虚（鹿笃浩医案）

1. 病历摘要：马某，女，38 岁。产后出血不止，经输液、止血等治疗后，直至满月血仍未止。且呕吐酸苦，嘈杂难眠，不能进食，日渐消瘦。故行子宫全切术，术后血止，人已萎顿不堪。转上海住院治疗。先后住院 7 个月余，效果不显。就诊时症见其面色㿠白而虚浮，嘈杂呕吐，不能进食，入食则尽吐之，胃脘刺痛，入眠困难。舌质红，舌苔白，脉沉细而弦。诊断为席汉综合征。

证属产后血崩，阴阳俱虚。治宜祛痰降逆，调和胆胃。方选黄连温胆汤加味。药用代赭石20 g，神曲、法半夏、云茯苓各15 g，枳实、砂仁（后下）、姜炒川厚朴、竹茹、陈皮、醋炒延胡索、建神曲各10 g，生姜3片。每日1剂，水煎，多次少量服。服3剂后疼痛、呕吐减轻，嘈杂纳少依旧，且泛酸，舌苔白。上方加薏苡仁30 g，白豆蔻（后下）10 g，生姜易高良姜6 g。继服3剂后，呕吐停止，嘈杂减轻，可进粥1碗，嘱其用清淡流质饮食。药用黄芪、枸杞子各30 g，朱茯神、炒酸枣仁各20 g，谷芽、麦芽、半夏各15 g，鸡内金、蔻仁、建曲、砂仁（后下）、竹茹各10 g，干姜3 g。服3剂后，食增眠安，胃中安和，精神较前大为好转，已无虚浮之态。症情已稳，即可改从治本，治拟健脾滋肾，补气养血。3个月后康复，并能上班工作。（湖北中医杂志，1998，3）

2. 妙法绝招解析：患者病起于产后和子宫全切术后，气阴两虚营阴大伤。阴虚生内热，势必煎熬津液出现痰火互结，致胆胃不和。复加反复输液致胃阳受困，清阳不升，浊阴不降，气机紊乱而成呕逆、嘈杂、脘痛、胃不受纳诸症。治以清胆胃之热，降胆胃之逆，升清降浊，止呕和胃。病者虽虚，然方中无一补益之品。如此则迅速切断了病程之恶性循环，为之后大补气血创造了有利条件。所选加味黄连温胆汤中，法半夏为呕家之圣药，张锡纯赞该药“力能下达，为降逆安冲之主药”；竹茹味淡，性微凉，善开胃郁，可降胃中上逆之气，使之下行；代赭石平肝降逆安冲；黄连至苦至寒，“得火之味与水之性，故能除水火相乱之病”。上药用姜汁炒，保其苦之味，去其大寒之性，免伤脾胃之阳气。如此四味实为“降浊阴”而设。枳实、陈皮、砂仁、云茯苓、建曲、生姜燥湿和胃，兴奋胃肠神经，以达“升清阳”之目的。用一味醋炒延胡索开肝郁，活血理气止痛。后在此方基础上增加蔻仁、鸡内金、薏苡仁、谷芽、麦芽等，以升清降浊，燥湿和胃。既不伤阴，又不伤阳，且能顾护机体生生之气，可谓独具匠心。如此重病，3剂症减，12剂症情稳定，食增眠安，虽在意料之外，却在医理之中。

（七）气血不足，冲任受损（孙永红医案）

1. 病历摘要：吴某，女，26岁。2年前分娩时出血过多，经住院治疗而愈。继之，月经停止，周身悉寒，极易疲劳，形体消瘦，面色苍白，头发脱落，皮肤枯萎，大小便正常。查-酮类固醇、17-羟类固醇均降低，测基础代谢低。予以人工周期治疗1年，药物一停，月经即停止。全身症状如前，毛发脱落更甚，要求服中药治疗。症见面色苍白，精神萎靡，形体消瘦，头发稀疏，形寒怕冷，小便清长，口渴喜热饮，舌质淡，苔薄白，脉沉细。诊断为席汉综合征。

证属气血不足，冲任受损。治宜气血双补，兼调冲任。方选八珍汤加减。药用阿胶30 g，黄芪20 g、党参、生地黄、熟地黄各15 g，当归、白芍、白术、川芎、茯苓、山茱萸、枸杞子各12 g，牡丹皮10 g，肉桂3 g。每日1剂，水煎，分3次服。另以硫黄0.2 g，每晚睡前口服。连服2个月，脱发停止，新发始生。原方又加阿胶（烊化）30 g继服。又服药40日后，症状渐消失，月经来潮，色量正常，面色红润，精神佳，毛发已长多，且色黑有光泽，饮食二便正常。遂停服硫黄，中药汤剂改为丸剂。以八珍丸、金匮肾气丸调理1个月，以巩固疗效。1年后受孕，产1男婴。（河南中医，2002，6）

2. 妙法绝招解析：席汉综合征，西医认为是因大出血后引起的垂体功能减退而出现的一系列内分泌功能减退综合征。中医辨证属“虚劳”范畴，产后失血过多，气随血脱，气血阴阳均受损，故以八珍汤益气养血，于补阴药中加以少量肉桂、硫黄，使阴得阳助则化生无穷。硫黄内服少量可壮命门之火，过量有毒，必须把握剂量，阿胶补血填精，诸药配合，气血阴阳双补。肾气盛，精血旺，则诸虚症状自除。

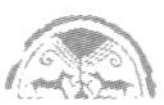

三、文献选录

这是一百多年前由席汉（Sheehan）发现的一种综合征，当产后发生大出血，休克时间过长，就可造成垂体前叶功能减退的后遗症，表现为消瘦，乏力，脱发，畏寒，闭经，乳房萎缩等，严重者可致死。临床上称之为席汉综合征。脑下垂体前叶分泌很多促激素，如促性腺激素，促甲状腺素，促肾上腺皮质激素，泌乳素，生长激素等。垂体前叶与下丘脑之间有门静脉联系，接受下丘脑分泌的神经多肽物质。产后大出血容易引起门静脉发生血栓，最终导致脑下垂体前叶发生坏死，各种促激素水平大大降低，于是发生甲状腺、肾上腺皮质、卵巢等功能减退，乃至出现前面所讲的各种症状，这是一种严重的疾病，重要的是预防产后出血，一旦产后大出血，就应及时补充循环血容量，避免休克的发生。从本病的治疗来看是比较棘手的，如果脑下垂体坏死的部分不多，还剩下较多的具有功能的腺细胞，仍可以用下丘脑分泌的神经多肽促进垂体前叶的功能。LHRH（国产药品名戈那瑞林）就是这类药物。平时一般采用药物替代疗法，即应用甲状腺素、肾上腺皮质激素、雌激素、孕激素等作为各种激素的替代，这可以控制及大大改善症状。

（一）临床病因分析

席汉综合征是因为产后大出血、休克，引起垂体缺血、坏死，以致卵巢功能减退，子宫萎缩，继发闭经，伴有毛发脱落、性欲降低、全身乏力等一系列极度衰弱的综合症状。中医认为本病多是由于产时损伤，失血过多，造成血虚失养，肾气亏损，肾主生殖功能衰退，以致任脉不通，太冲脉衰少而致闭经不行。本病的病理实质乃气血虚极，肾气亏耗，故治疗须始终围绕益肾填精，补气养血的总原则。

1. 有原发病因可查：如产后大出血、垂体肿瘤、垂体手术或放射治疗、颅脑外伤、感染或炎症（结核、梅毒、脑膜脑炎）、全身性疾病（白血病、淋巴瘤、脑动脉硬化、营养不良）以及免疫性垂体炎等。

2. 促性腺激素和泌乳素分泌不足症侯群：产后无乳，闭经，阴、腋、眉毛脱落、稀疏（男性胡须稀少）、性欲减退、消失，外生殖器萎缩，子宫、乳房萎缩（男性阳痿，睾丸、前列腺萎缩）。

3. 促甲状腺激素不足症侯群：少气懒言、表情淡漠、智力减退、动作迟缓、食欲减退、畏寒、少汗、皮肤干燥、面部虚肿苍黄，甚至出现黏液性水肿等。

4. 促肾上腺皮质激素不足症侯群：头晕、虚弱无力、恶心、呕吐、腹痛、腹泻、体重减轻、血压下降、易感染和晕厥甚至休克、昏迷等。

5. 垂体危象：如有各种应激、感染、手术、外伤、精神刺激、消化道疾病、某些药物（镇静药、麻醉药和降糖药等）均可使原发病加重而诱发危象发生。

（二）辨证论治选录

临床常见冲任失养、肾阳虚损两型。其中冲任失养型，治宜补肾固冲；调养气血。方选八珍合六味加减方。药用枸杞子15 g，党参、菟丝子各12 g，山药、茯苓、甘草、杭白芍、川芎、熟地黄、麦冬、山茱萸、淡肉苁蓉、粉牡丹皮、当归各9 g。每日 1 剂，水煎服。肾阳虚损型，治宜补肾壮阳。方选仙茅附桂八味汤加味。药用熟地黄、当归各35 g，枸杞子30 g，山药、仙茅、巴戟天各25 g，黄芪20 g，附子15 g，肉桂、吴茱萸、茯苓各10 g。每日 1 剂，水煎服。

（三）临床报道选录

1. 戴德英等用温肾填精通络法治疗席汉综合征闭经 35 例：药用黄芪、鸡血藤各20 g，熟地黄15 g，当归、泽兰叶各12 g，肉苁蓉、巴戟天、川芎、芍药、阿胶（烊冲）、鹿角片（先）各

10 g，紫河车粉（吞服）6 g。上药先浸2小时，水煎3次，共600 mL，分3次服。经上方治疗后，如觉下腹胀痛，有行经之感，可改服桃红四物汤加淫羊藿、巴戟天、益母草、香附、王不留行。如果服桃红四物汤后腹胀甚而经血不下，可再服温肾通经方。治疗席汉综合征闭经35例，治疗结果：治愈19例，好转与无效各8例。经治疗有FSH记录的31例中，有22例小于6.6 IU/L，治疗后有18例恢复正常。治疗前血HB在10 g以下的31例，10 g以上的4例，治疗后血HB 10 g以上者增至217例。有显著效果（$P<0.05$）。子宫径线变化，在B超下测量子宫径线（前后径×直径×横径），以其中两条径线接近正常值为有效。治疗前径线小于正常者30例，接近正常者5例，异常径线率为85.88%。治疗后径线小于正常者12例，异常径线率降至34.28%，接近正常径线者23例。治疗后子宫体积逐渐恢复正常。（上海中医药杂志，1991，10）

2. 董军杰用四物汤合一贯煎加减治疗席汉综合征24例：生麦芽60 g，百合、淫羊藿各30 g，当归12 g，仙茅、胡芦巴各10 g，生地黄、鹿角胶（烊化）、沙参、麦冬、枸杞子、鸡内金、川楝子、菟丝子各9 g，川芎5 g。气虚甚加人参、黄芪。每日1剂，水煎服。并用泼尼松每日3次，每次10 mg，渐减至每日2.5 mg维持；甲状腺素片，每日30 mg，渐增至每日90 mg，6周后，改每日30 mg维持；口服。4周为1疗程。用3个疗程，结果：痊愈13例，显效5例，有效、无效各3例。（陕西中医，2002，5）

（四）经验良方选录

1. 内服方：

（1）枸杞子15 g，菟丝子、党参各12 g，山药、茯苓、甘草、杭芍、川芎、熟地黄、麦冬、山茱萸、淡肉苁蓉、粉牡丹皮、当归各9 g。每日1剂，水煎服，日服2次。主治席汉综合征。

（2）熟地黄、当归各35 g，枸杞子30 g，山药、仙茅、巴戟天各25 g，黄芪20 g，附子、吴茱萸各15 g，茯苓10 g，肉桂6 g。每日1剂，水煎，日服2次。主治席汉综合征。

2. 外治方：

鳖甲、龙骨、血竭、炮附子、巴戟天、肉苁蓉、当归、穿山甲、山茱萸、胡芦巴、川芎、黄芪、肉桂、红花、延胡索、石莲子、白术、党参、熟地黄、牡丹皮、补骨脂、木鳖子、菟丝子、细辛、干姜各6 g，麝香0.6 g，香油250 g，黄丹150 g。按常规制成药膏，经净后3日起，将膏药贴敷神阙、肾俞（双侧）穴，用布带捆扎固定，至下次经来后两日去药再敷。主治席汉综合征。

3. 食疗方：

（1）精羊肉、粳米各100 g，肉苁蓉15 g，精盐少许，葱白3根，生姜3片。先分别将肉苁蓉、羊肉、葱白洗净切碎。沙锅内加水适量，放入肉苁蓉煎汤去渣，再入羊肉、粳米、葱白、姜片煮为稀粥，加盐调服。每日1剂，2次分服。温肾壮阳。主治席汉综合征。

（2）艾叶30 g，菟丝子15 g，川芎10 g，鹌鹑2只，调料适量。将鹌鹑宰杀，去毛及内脏，洗净切块，备用。菟丝子、艾叶、川芎水煎去渣，再入鹌鹑块炖至烂熟，调味食用。每日1剂，2次分服。主治席汉氏综合症。

（3）乌鸡250 g，鹿茸10 g，调料适量。将乌鸡洗净切块，与鹿茸一同放入炖盅内，加水适量，上笼蒸至熟烂，调味，吃肉喝汤。每日1剂，2次分服。主治席汉综合征。

（4）青虾250 g，韭菜100 g，食用油、黄酒、酱油、醋、姜丝、葱末、精盐、味精各适量。按常法烹制菜肴食用。每日1剂。主治席汉综合征。

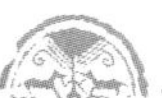

第八节　高催乳素血症（闭经-溢乳综合征）

一、病证概述

高催乳素血症是指非妊娠期与哺乳期妇女体内血清催乳素（PRL）水平增高所引起的内分泌失调的病证。临床上伴有溢乳症或闭经-溢乳综合征。其病因有垂体催乳素瘤及下丘脑或垂体其他肿瘤；某些药物的影响，如长期使用氯丙嗪、利血平、甲氧氯普胺、雌激素类及组胺类等；原发性甲状腺功能低下或肾功能不全；其他还有手术、麻醉、胸壁外伤、带状疱疹等。这些因素造成下丘脑-垂体功能障碍。下丘脑泌乳素抑制因子（PIF）合成释放减少或转运受阻，使垂体催乳素分泌增多；或促甲状腺激素释放激素升高，也可使血中泌乳素增多。高催乳素血症患者中若未发现任何原因者，称为特发性高催乳素血症。本病的病理生理主要为催乳素水平升高，通过反馈抑制下丘脑促性腺激素释放激素的分泌，致使垂体促性腺激素水平下降，从而影响卵巢功能，出现月经失调、溢乳及生殖器官萎缩等，同时对肾上腺、肝脏、胰腺等功能有不同程度的影响。中医将本病归属于“月经后期”“闭经”“乳泣”“不孕症”等疾病范畴。多由七情内伤、禀赋不足、痰湿壅滞、脾胃虚弱等因素所致。当疏泄失常，气血逆乱，或冲任胞脉气血阻滞，血海不能按时满溢；或经血化源不足，血海空虚，均可致月经后期，甚至闭经。气血逆乱，不能在下化为月经，反随冲脉之气上逆于乳房，变为乳汁；或胃气不固发为乳泣。气血不和，冲任失调，不能摄精成孕，而产生不孕。临床常见证候有肝郁气滞证、痰湿阻滞证、肝肾亏损证及脾胃气虚证等。

二、妙法绝招解析

（一）肾虚肝旺，心脾气虚（毛狄芝医案）

1. 病历摘要：蒋某，30岁。患者16岁初潮，月经后期，40～50日1次，经行前乳房胀痛，经期小腹隐痛，痛经逐年加剧。28岁结婚，夫妇同居始终未孕，丈夫检查无异常，婚后2年在外院就诊，拟子宫内膜异位症用中药及丹那唑治疗，痛经减轻，但月经失调更为严重，周期15～16日，经期4～12日，经量少，色褐。伴心烦不安，腰脊酸楚，夜寐多梦，大便干结，发育营养一般，乳房发育尚可，双侧乳房均可挤出少量乳汁，质较稠。妇科检查：外阴未见异常，阴道黏膜光，宫颈轻糜，宫体中后位，正常大小，活动度较差，两侧附件稍增厚，无明显压痛。基础体温单相。输卵管碘油造影：子宫大小形态正常，双侧输卵管通而稍欠畅，头颅蝶鞍摄片和CT检查未见异常。脉细弦，舌苔薄黄、质红。诊断为高催乳素血症，子宫内膜异位症。

证属肾虚肝旺，心脾气虚。治宜滋水涵木，调养冲任。方选知柏地黄汤合逍遥散加减。药用生麦芽50 g，生地黄、麦冬、当归、首乌藤各15 g，炙龟甲、枸杞子、知母、赤芍、白芍、泽兰叶、牛膝、卷柏各12 g，山栀子、黄芩各9 g。每日1剂，水煎服。服7剂后，月经来潮，经量比以往增多，瘀下有血块，而小腹胀痛减轻。上方加丹参15 g。嘱经后连续服药，守方不移。月经第3日，经量中等，痛经已罢，乳房已无乳汁分泌，基础体温单相。舌苔薄，质淡红，脉细弦。原方去黄芩，加炙鳖甲12 g，山茱萸9 g，川芎6 g。连续服药14剂，小腹稍有作胀，腰脊酸楚。脉细弦，舌苔薄，质淡红。生地黄、熟地黄、麦冬、白芍、山茱萸、枸杞子、淫羊藿、当归、菟丝子、怀牛膝、川续断各12 g，制香附9 g。共治疗2月余，服药60剂，开始以滋养肾阴、清泻肝火、调理冲任为治，当肝火平熄以后加重补肾活血调经，基础体温上升后着力于滋养冲任以冀受孕，一举获得成功。(《妇科名医证治精华》，上海中医药大学出版社，1995)

2. 妙法绝招解析：本病为血清催乳素（泌乳素）浓度增高的下丘脑垂体性疾病，类似于中医的“乳汁自溢”“闭经”。乳房为阳明经所属，乳头为厥阴经所属。本病引起的溢乳闭经与脾胃运化，肝气条达密切相关。当情志不遂，肝失疏泄，或郁怒伤肝，或肾水不足，肝失涵养，肝火上炎，气血随肝经之气上逆，致乳汁溢出，月经停闭不行。其次气血不足，心脾气虚，统摄无力则经闭不行，乳汁自溢。本案患者证属肾虚肝旺，治宜滋水涵木，调养冲任。方用知柏地黄汤合逍遥散加减。方中生地黄、龟甲、枸杞子、知母、麦冬等滋肾阴以涵肝木；当归、赤芍、白芍、泽兰活血调经；黄柏、牛膝降肝火，泄肝热；麦芽回乳。复诊加丹参活血化瘀。方药切合病情，疗效自然显著。

（二）肝胃郁热，结于胞络（蔡小荪医案）

1. 病历摘要：庄某，26岁。经事常闭，行则量稀，点滴即净。经阻半年，心悸烦躁，头痛口干，两乳作胀，乳汁自溢，大便艰，尿赤。苔薄质红，脉细弦。诊断为高泌乳素血症。

证属肝胃郁热，结于胞络。治宜清热通闭，活血调经。药用生麦芽30 g，鸡血藤12 g，全当归、大生地黄、白芍、怀牛膝、玉竹、炙山甲片、川郁金各10 g，生大黄（后下）、玄明粉、石菖蒲各6 g。每日1剂，水煎服。服7剂后，头痛烦躁、泌乳等恙好转，白带增多，大便亦畅，苔薄质红，脉细略弦，仍予原方增易。药用生麦芽30 g，鸡血藤12 g，炒当归、大生地黄、炙穿山甲片、制香附各10 g，石菖蒲、红花、酒炒大黄各6 g。服半个月后，月经来潮，量增且畅，色鲜有块，溢乳、头痛已除，继续服药，随症加减调治，经事按月而行。（《历代名医医案精选》，上海人民出版社，2004）

2. 妙法绝招解析：清代《王旭高医案》对本证记载：“乳房属胃，乳汁血之所化，无孩子而乳房膨胀，亦下乳汁，非余之余，乃不循其道为月水，反随肝气上入乳房变为乳汁，然则顺其气，清其火，熄其风，而使之下行。”经水与乳皆冲任之气血所化，经乳同源。若气机失调而造成冲任上逆，血无下达之路，则不化经而上逆为乳，溢乳闭经遂成。本证可选用张子和玉烛散加减以治疗。玉烛散为四物汤合调胃承气汤而成，具养血泻火、清胞络结热之功。方用四物汤养血调经，恐川芎有香燥上窜之弊，而加牛膝、郁金顺气开郁，活血调经；麦芽健脾下气，回乳消胀，有抗催乳素分泌之作用；石菖蒲辛散芳香走窜，通脑髓而利九窍，宁心安神。全方养血活血，通脑利窍，顺气通络，使乳退而经行。

（三）肝气郁结，气血怫郁（韩冰医案）

1. 病历摘要：张某，女，34岁。近2年月经3～4个月一行，近1年乳汁自出，沾湿衣襟。现月经4个月未行。平素急躁易怒，时头痛头胀，手足心热，口干而渴，纳可，二便调。舌红，苔薄白，脉弦有力。12岁初潮，色红，量中，有少许血块，痛经（+），经前乳胀。近2年月经3～4个月1次，色红，量少，有少许血块，经前乳胀，伴心烦易怒，少腹胀痛不适。挤压乳头有稀薄乳汁溢出。妇科检查未见异常。实验室检查：血催乳素（PRL）68 μg/L。诊断为高催乳素血症。

证属肝气郁结，气血怫郁。治宜疏肝泄热，引经下行。药用生麦芽60 g，丹参30 g，川牛膝、牡丹皮、白芍、生地黄、茯苓各15 g，栀子、当归、白术、柴胡、青皮、郁金各10 g，甘草6 g。每日1剂，水煎服。服7剂后，乳胀显减，口干渴、头胀痛、乳汁自溢减轻，情绪转佳，带下转多，二便调畅。舌淡红，苔薄白，脉滑有力。治宜疏肝活血，疏通冲任。药用丹参、益母草各30 g，泽兰20 g，赤芍、白芍、茯苓、川牛膝各15 g，郁金、当归、柴胡各10 g，甘草6 g。服7剂后，月经来潮，量不多，色暗红，夹小血块，少腹胀痛不舒，乳胀消失，头痛消失，情绪沉静，惟觉身倦。舌淡红，脉滑略弦。治宜养血通经为主，辅以疏肝。药用生麦芽60 g，益母草、丹参各30 g，川牛膝、赤芍、白芍、生地黄、泽兰各15 g，柴胡、桃仁、红花、当归各10 g，甘草6 g。服3剂后经量转多，5日净。无明显乳胀，惟乳头挤压时有少许溢液。舌淡红，脉滑略弦。嘱勿自挤压乳头。以上方加减治疗两个月，月经33～35日一潮，挤压乳头几无溢液，调理而愈。嘱其调整情绪，颐养精神，以免再发。(《中国现代百名中医临床家丛书·韩冰》，中国中医药出版社，2007)

2. 妙法绝招解析：此例为高催乳素血症之肝郁化热证型。经云“出入废则神机化灭，升降息则气立孤危。故非出入，则无以生长壮老已，非升降，则无以生长化收藏。”闭经而乳胀乳溢，有升无降，倒行逆施，失去化机。其因在于肝气郁结，气血怫郁不通，无由下注冲任，故见闭经；下泄无路，郁而求伸，转则横恣上逆，久而化热，则见乳胀，溢乳，头胀头痛；化热伤津，故见口干口渴；手足热，舌红，脉弦，亦为郁而有热之象。二诊，患者乳胀溢乳及头痛等症减轻，带下转多，乃升降复常之转机，治宜因势利导，引经下行。谨守病机，疏肝清热以治其本，方以丹栀逍遥散加减。在此基础上，加疏肝妙品生麦芽并投以重剂，如张锡纯云“大麦芽，能入脾胃，善消一切饮食积聚，为补助脾胃之辅佐品。虽为脾胃之药，而善疏肝气。至妇人乳汁为血所化，因其善于消化，微兼破血之性，故善回奶。”肝苦急，急食甘以缓之。方中芍药、甘草为伍，以缓肝急，且有明显降低血催乳素作用。

(四) 肝气郁结，冲任失调（韩冰医案）

1. 病历摘要：苏某，女，26岁。月经7个月未潮。因与男友分手后情怀抑郁，不能自释，沉默寡言，常不悲而泣，善太息，夜寐不安，头胀隐痛，胸胁胀闷不舒，乳房胀痛，乳汁自溢，纳食不馨，大便正常。初月经2～3个月一行，经前诸症加重，经行后症状有所缓解。至此月经闭止7个月未行，诸症加剧。舌淡红，苔薄白，脉弦略细。月经12岁初潮，色红量中，无血块，痛经（+）。实验室检查：血PRL173 μg/L。B超、头颅CT未见异常。诊断为高催乳素血症。

证属肝气郁结，冲任失调。治宜疏肝解郁，活血通经。药用生麦芽60 g，白芍、川牛膝各20 g，茺蔚子、合欢皮各15 g，当归、柴胡、路路通、郁金、石菖蒲各10 g，甘草6 g。每日1剂，水煎服。服7剂后，情绪较前好转，头、乳胀痛减轻，夜寐欠安，纳食稍多，二便如常。舌淡红，脉弦。病有转机，上方加莪术10 g，服14剂后，情绪能自控。头胀痛消失，乳稍胀，寐安，纳可，带下不多，二便调畅。挤压乳头，仍溢乳，量不多。治宜疏肝调经，引血下行。药用丹参、益母草各30 g，白芍20 g，合欢皮15 g，柴胡、当归、郁金、石菖蒲、川牛膝、月季花各10 g。服14剂后，带下转多，情绪尚可，乳稍胀，乳头溢液不易挤出。舌淡，脉弦，略带滑象。治宜化瘀调经，引血下行。药用生山楂、益母草各30 g，川牛膝20 g，北刘寄奴，泽兰、赤芍、白芍各15 g，苏木、当归各10 g，甘草6 g。服5剂后月经来潮，诸症消失。(《中国现代百名中医临床家丛书·韩冰》，中国中医药出版社，2007)

2. 妙法绝招解析：此例为高催乳素血症之肝气郁结之证。患者与男友分手，此情抑郁难抒，以致肝气郁结在胸，本应按期下注气血于冲任，却失其疏泄之职，初则月经延期，继而经闭不行；在上则气血郁滞于肝经，症见胸胁乳房胀痛，头胀痛；太息乳溢乃郁而求伸之征；郁结扰心，夜寐难安；木郁克土，纳食不馨。故治以解其郁结、疏通气机为主，气机调畅，诸症皆除，所谓“疏肝经自调”。柴胡具有疏肝调气的作用，既是气分药，又能入血分而行血中之气，以其条达之性，发其郁遏之气，又可疏肝和脾而解郁结之弊；石菖蒲、郁金、合欢皮理气解郁；郁金能活血消胀，合欢皮可解愁；加路路通疏通经络。诸药相合以用，相得益彰，效颇显著。再加麦芽健脾和胃，乃肝病实脾之意；过恃香燥，易耗气伤阴，加重肝郁，故佐归芍养血柔肝，以制其燥弊；更不忘以川牛膝、茺蔚子导血下行，引导肝疏泄其气机于正道。二诊药中病所，诸症减轻，病见转机。三诊循序渐进，侧重调冲引经。四诊带下见多，为月信之征，重剂导引而下。继循前法，巩固治疗以善其后。

（五）肝肾阴虚，冲任失调（韩冰医案）

1. 病历摘要：李某，女，30岁。月经半年未潮，神疲寐差，急躁易怒，咽干口燥，胸胁胀满，乳头痒痛，腰膝酸软，溲黄便结。舌红而暗，体瘦少津，苔薄，脉弦细略数。月经13岁初潮，色红量中，无块，无痛经，经前乳胀。闭经前近1年，月经3/（40～60）日，色红，量少，无块，经前心烦易怒，口干口渴，乳房胀痛及头痛。挤压乳头有色白而稠之乳汁溢出。妇科检查：外阴已婚型，阴道通畅，潮红，分泌物不多，宫颈光滑，子宫前位，略小，双附件未见异常。诊断为高催乳素血症。

证属肝肾阴虚，冲任失调。治宜滋肾柔肝，潜冲降逆。药用生麦芽60 g，白芍、麦冬、生龙骨、生牡蛎、紫石英各30 g，怀牛膝20 g，龟胶（烊化）、郁金各15 g，鹿角胶（烊化）、生甘草各10 g。每日1剂，水煎服。服14剂后口干渴、头乳胀痛明显减轻，身体轻松，情绪好转，仍寐差，腰膝酸软，带下不多，小便转清，但仍短少，大便易解。舌淡红而暗，脉弦细。挤压乳头仍有少许溢液。治宜滋养阴血，引经下行。药用生麦芽60 g，白芍、益母草、鸡血藤各30 g，熟地黄、怀牛膝各20 g，龟胶（烊化）、鹿角霜、郁金各15 g，当归、生甘草、巴戟天各10 g。服14剂后，情绪释然，寐安，乳胀头痛消失，少腹酸胀，带下转多。舌淡红，脉细滑。治宜养血通经。药用鸡血藤、益母草、丹参各30 g，川牛膝20 g，赤芍、白芍、熟地黄、泽兰、北刘寄奴各15 g，桃仁、红花、当归各10 g。服7剂后，月经来潮，3日净，量不多，色暗红，无块。挤压乳头已无溢液。复查血PRL16 μg/L。嘱其颐养精神，调摄情绪而愈。（《中国现代百名中医临床家丛书·韩冰》，中国中医药出版社，2007）

2. 妙法绝招解析：此例为高催乳素血症之肝肾阴虚，夹冲上逆之证。肝体阴用阳，阴血不足，水不涵木，肝木失养，难遂条达之性，故急躁易怒，胸胁胀满，乳头痒痛，脉弦；阴虚化燥，咽干口燥，溲黄便结，舌红少津，脉细而数；精亏神失所养，故见神疲；阴不潜阳，而见夜寐差；肾精不足，腰膝酸软。肾藏精，肝藏血，乙癸同源，精血互生，二者为母子之脏，肝肾之阴息息相通，肾精亏损，则肝血不足，体用失司。肝主疏泄，肾主闭藏，一开一合，血海蓄溢如期，藏泄有序。若肾虚潜藏失权，相火无制，即可见下为月经稀发、量少，渐而闭止不行，上则乳胀溢乳。故其治疗重在育其不足之阴，潜其上逆之阳。肾藏精，肝藏血，乙癸同源，精血互生，二者为母子之脏，肝肾之阴息息相通，即所谓育阴养血，补肾疏肝。在滋阴养血、柔肝益肾基础上，重投紫石英、怀牛膝潜镇其逆，并导引下行；佐以郁金、生麦芽稍事疏散，以遂其疏泄条达之性。二诊热减，阴液渐充，加重养血通经之力，转而引经趋下；三诊腹胀带多，乃冲任气血下行之兆，乘胜而追，以通经为主，从而经水渐行，升降复常。之后继补其不足，引导肝疏泄其气血于冲任而下行，遂复其常。

（六）脾肾两虚，冲任失养（许筱梅医案）

1. 病历摘要：张某，女，18岁。患者月经稀发甚则闭经，或淋漓不尽4年。月经经期5～20日，周期30日至1年，需药物止血或依赖药物人工周期行经，屡经妇科检查未能明确病因。诊见面黄体瘦，倦怠无力，纳呆少食，经常腹泻，月经已5个月未行。舌质淡，舌苔薄白，脉沉细。检查：双乳无溢乳。查血：PRL600 ng/mL，血清雌二醇（E_2）偏低，游离甲状腺素（FT4）、血清促甲状腺激素（TSH）正常；B超检查子宫附件无异常；MRI检查未发现垂体瘤。诊断为高泌乳素血症。

证属脾肾两虚，冲任失养。治宜健脾补肾，养血调经。药用黄芪30 g，熟地黄20 g，党参、

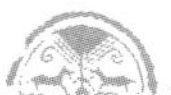

炒谷芽、茯苓、炒麦芽各15 g，菟丝子12 g，淫羊藿、当归、白芍、补骨脂、仙茅、白术各10 g。每日1剂，水煎，分2次服。前方加减调服月余，患者月事仍未行。细审辨证无误，何以无效？患者长期忧郁，致肝气不舒，气机郁结，遂守方重用白芍40 g，服6剂后症状明显改善，月经如期来潮。继续治疗3个月，复查血清PRL已正常。此后每月服中药3～5剂，巩固疗效。随访数年，现已生子，且母子健康。(新中医，2006，5)

2. 妙法绝招解析：高泌乳素血症，应归属中医“闭经”“乳泣”范畴。病机多责之虚实两端，实则肝郁气滞，痰湿阻络；虚则脾肾不足，气血两虚，或虚实夹杂而致冲任失调，经血不能下达反上溢成乳，月经停闭不行。治以调理为主，配合滋肾健脾固肾，祛痰化瘀降逆。西医学认为，引起高泌乳素血症原因较多，约1/4患者是由垂体肿瘤引起，还可为下丘脑、垂体功能障碍、甲状腺功能减退、肾功能不全及其他部位恶性肿瘤、胸壁损伤及药物作用等因素引起。治疗高泌乳素血症目的是降低泌乳素水平，恢复排卵性月经，解决不孕，维持女性正常生理。西药治疗对垂体瘤小者可用溴隐亭口服，大者则需手术治疗。白芍是一味常用中药，为毛茛科植物芍药的干燥根，《神农本草经》载其“主邪气腹痛，除血痹，破坚积、寒热疝瘕，止痛，利小便，益气”，味酸苦性微寒，归肝、脾经，具养血柔肝、敛阴、缓急止痛等功效。白芍药总苷（TGP）是白芍干燥根中提取的主要有效成分，现代药理研究表明，TGP除具有抗感染、镇痛、抗应激和免疫调节等作用之外，对下丘脑-垂体-肾上腺轴（HPAA）的内分泌功能亦有明显影响。治疗高泌乳素血症用较大剂量白芍（30～100 g），配合补肾健脾，养血调经，抑乳化痰降脂等，通过疏肝养血，调理冲任，从而起到调节下丘脑-垂体-肾上腺轴内分泌腺轴功能，抑制泌乳素过量分泌的作用，效果明显。同时发现，小剂量用白芍则不足以起到降低泌乳素、改善症状的效果，其深层次机制有待进一步探究。

（七）肾虚肝郁，冲任失调（杨鉴冰医案）

1. 病历摘要：彭某，女，37岁。诉断乳后泌乳2年。患者3年前顺产1男婴，1岁断乳至今有溢乳，产后至今月经未潮。平素性情急躁，劳累后腰腿困痛，夜眠差，大便稍干。舌质红，舌苔薄黄，脉细弦。诊断为高泌乳素血症。

证属肾虚肝郁，冲任失调。治宜补肾疏肝，敛乳。药用炒麦芽30 g，白芍、五味子各15 g，当归、鹿角霜、柴胡、山茱萸、郁金、川杜仲、枸杞子、香附、炒酸枣仁各10 g，炙甘草6 g。每日1剂，水煎，分2次服。服6剂后，泌乳症状较前明显减轻，但月经仍未潮，舌质淡，舌苔少，脉沉细。仍用上方加红花20 g，桃仁10 g。又服6剂后，月经已来潮2日，无腹痛，性情明显缓和。此后调理月余，查性激素PRL已恢复正常。(陕西中医，2003，5)

2. 妙法绝招解析：高泌乳素血症，是指各种原因所致外周血中催乳素水平的异常增高，常致患者月经紊乱、不育、多毛等症状。西医虽有降催乳素药，且疗效可靠，但存在耐药、停药后反跳现象。治疗本病应以调理肝、脾、肾三脏为基础，或侧重于补肾，或侧重于疏肝，或侧重于健脾，使脏腑功能正常达气血平和。如此治疗多例皆痊愈。本例患者当属肾精不足，难以养肝，肝失条达，疏泄失常而性情易怒；冲任失调则月事不行；气血逆乱，血不循常道而上溢于乳房，变化为乳汁而外溢。故用山茱萸、枸杞子、川杜仲、鹿角霜补肾填精；香附、郁金、柴胡行气疏肝；当归、白芍养血敛肝；炒麦芽、五味子收敛涩汁。诸药合用，使肾精足，肝气疏，则冲任自调，血乳各循常道。

三、文献选录

高泌乳素血症，又称高泌催乳素血症，是一类由多种原因引起的、以血清泌乳素升高及其相关临床表现为主的、下丘脑-垂体轴生殖内分泌紊乱综合征，是临床上常见的，可累及生殖、内分泌和神经系统的一类疾患的统称。目前，一般以血清泌乳素水平高于 1.14 mmol/L（25 μg/L）为标准，因检测方法不一，各单位的正常值参考范围略有差异。患者在临床上常可表现为闭经、泌乳、月经频发、月经稀少、不孕、性功能减退、头痛、肥胖等症状，患者可因此就诊于妇产科、生殖医学科、乳腺科、神经内科和神经外科。高泌乳素血症目前仍以药物治疗为主，手术治疗及放疗为辅，根据个体化原则进行选择治疗。流行病学目前报道的人群发病率差异较大，最常见于生育年龄女性。一般而言，约占育龄妇女的 0.4%，月经异常妇女的 5%，生殖功能异常妇女的 17%。在生理情况下，泌乳素的调控以抑制性调节占优势。任何干扰下丘脑多巴胺合成与向垂体输送以及多巴胺与其受体作用的因素均可减弱抑制性调节，而引起本病发生。

（一）高泌乳素血症的病因分析

常见病因可归纳为生理性、药理性、病理性和特发性四类。

1. 生理性：泌乳素是应激激素，呈脉冲式分泌，夜间分泌高于白天。女性月经周期的黄体期达峰值，卵泡期低水平。妊娠足月时、分娩后均显著升高。此外，在应激状况下泌乳素分泌显著增加，高蛋白饮食、运动、紧张和性交活动、哺乳、乳头刺激和睡眠障碍均可导致血清泌乳素水平升高。

2. 药理性：凡是干扰多巴胺合成、代谢、重吸收或阻断多巴胺与受体结合的药物，均可引起高泌乳素血症，但一般低于 4.55 nmol/L。常见的药物有雌激素、多巴胺受体阻断药（如抗精神病药物、镇静药、抗高血压药利血平、单胺氧化酶抑制药如苯乙肼、α-甲基多巴）、H_2 受体阻断药（如胃动力药吗丁啉、甲氧氯普胺与西咪替丁等）、抑制多巴胺代谢的药物（如阿片类制剂）等。

3. 病理性：主要见于下丘脑-垂体疾病、系统性疾病、异位泌乳素生成等原因。①下丘脑病变。如颅咽管瘤、神经胶质瘤、结节病、结核等压迫垂体柄；颅脑放射治疗后下丘脑功能受损。②垂体疾病。泌乳素型垂体微腺瘤；垂体促生长激素腺瘤、促肾上腺皮质激素腺瘤；空蝶鞍综合征、结节病、肉芽肿病、炎性病变。③系统性疾病。原发性甲状腺功能减退；慢性肾衰竭；严重肝病、肝硬化、肝性脑病；某些肿瘤如肾上腺瘤、支气管癌、卵巢囊性畸胎瘤。④神经源性。胸壁病变、带状疱疹神经炎和乳腺手术等。

4. 特发性：特发性高泌乳素血症指血清泌乳素升高，通常＜4.55 nmol/L，垂体、中枢神经和系统检查阴性，而伴有泌乳、月经稀发、闭经等症状。发病可能与泌乳素分子存在异型结构相关，病程具有自限性。

（二）高泌乳素血症的临床表现

1. 泌乳：为高泌乳素血症主要临床表现，约 2/3 患者会在非妊娠、非哺乳期出现泌乳，男性患者也可出现乳房发育和泌乳。分泌的乳汁似初乳样或水样、浆液样，黄色或白色，多数情况下分泌量不多，通常只有在挤压下才有乳汁流出，重者可自行流出。虽然泌乳与血液泌乳素水平增高有密切的关系，但是泌乳的量与泌乳素水平增高的程度无关。泌乳多见于垂体微腺瘤患者，约占 70%；非肿瘤型高泌乳素血症只有 30%会出现泌乳。

2. 月经失调与闭经：患者可表现为月经紊乱、继发闭经、性欲降低，严重者可出现生殖器萎缩、骨质疏松。当患者泌乳、月经量减少甚至闭经时，称为闭经-溢乳综合征。多囊卵巢综合征患者常常伴有高泌乳素血症，除泌乳素升高外，血液雄激素水平也升高，同时也有肥胖、多毛、痤疮和月经稀发等。

3. 不孕与不育：多数高泌乳素血症是垂体微腺瘤引起，大约 90%患者表现月经过少或闭经，

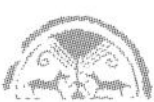

也可以表现不孕，约占70%。男性可表现为性欲减低、精子质量下降和不育。

4. 其他：垂体或颅内肿瘤性高泌乳素血症者还可有头痛、视物模糊或视野缺失、失明、复视、垂体功能低下；生长激素腺瘤所致者还可出现巨人症、肢端肥大症；促肾上腺皮质激素腺瘤所致者还可出现Cushing病；促甲状腺素瘤所致者还可出现甲亢等。

（三）高泌乳素血症的临证备要

1. 肝郁为本，疏肝调经：本病核心病机为肝气郁结，故治疗重在疏通气机，以理气为主，气机一顺，诸证迎刃而解。如清朝余听鸿《外证医案汇编》云“治乳症，不出一气字。”强调治乳病以气为主，必加理气疏络之品，使乳络疏通，气血通畅，自然壅通结散郁达，气机升降复常。临床随证选用有效气分药，柴胡、合欢皮、生麦芽、路路通、郁金之属，实为治乳病的理想药物，应予重视。但用药当制其燥弊，佐以归芍等养血柔肝之品为宜。肝为将军之官，体阴用阳。肝阴血不足，难施其用，而生郁结，所谓因病致郁。肾藏精，肝藏血，乙癸同源，精血互生，二者为母子之脏，肝肾之阴息息相通，肾精亏损，则肝血不足，体用失司。其治当求本，育阴养血，即所谓补肾疏肝。

2. 经乳之病，通达冲任：《妇人大全良方》谈及月经与乳汁关系时云：“冲任之脉，起于胞中，为经络之海……上为乳汁，下为月水。”经云“冲脉为病，逆气里急。”冲气壅滞上逆为其本，故平降冲逆实为必需之治。使气血下行，注于冲任，循其原位则愈。

3. 因势利导，升降复常：使肝疏泄有度、升降复常为治疗最终目的。此治疗目的应贯穿治疗始终，并随病情机转，逐渐加大力度。带下为无病之月信，带下转多，为月信之征，见此当一捣而下，以尽其功。本病属闭经之难治之症，必于见经之后，巩固以善后。

4. 病证结合，力求实效：辨病辨证结合，必要时查验激素水平，以明确诊断，治疗方更有的放矢。治疗该病，要吸收现代研究成果。重用生麦芽，除取其健脾助胃之功，善疏肝气外，还为回奶之佳品。肝苦急，急食甘以缓之，方中芍药、甘草为伍，以缓肝急，有明显降低血催乳素作用。

5. 调摄情绪，以防再发：本病情怀不畅为肇始，其疏导情绪与治疗当并重，病愈当防复发，勿再触犯情怀。经言必伏其所主而先其所因，此上工治未病之旨。

（四）临床报道选录

1. 白素霞中西医结合治疗高泌乳素血症32例：气滞血瘀型用当归、枳实各12 g，柴胡、栀子、白芍各10 g，青皮9 g，甘草6 g。痰湿内蕴型用茯苓15 g，香附12 g，制半夏、苍术、神曲、川芎各10 g，枳壳9 g，陈皮、胆南星各6 g。脾气亏虚型用黄芪30 g，芡实、白芍各15 g，党参、白术、茯苓各12 g，砂仁10 g，柴胡6 g，升麻5 g。肾精不足型用菟丝子30 g，熟地黄15 g，山茱萸、当归、淫羊藿各12 g，鹿角胶、紫河车、仙茅各10 g，栀子9 g，甘草6 g，人参5 g。随症加减，每日1剂，水煎服；1个月为1疗程。月经期停用。并用溴隐亭2.5 mg，每日1次，1周后改为每日2次；垂体微腺瘤用量每日3次，每次7.5 mg，血催乳素及月经复常后改用每日2.5 mg维持量，口服，排卵恢复（或妊娠后）停用；3个月为1疗程。用<半年，结果：显效29例，有效3例。有排卵29例，妊娠24例。（江西中医药，2006，5）

2. 罗雪冰用消癖汤治疗高催乳素血症216例：药用玄参、柴胡、青皮、夏枯草、猫爪草、白芍、莪术、炒麦芽、生牡蛎等16味。每日1袋（每袋200 mL），分2次餐后服。月经前期加川楝子、王不留行；经期加益母草、红花；经后期加菟丝子、淫羊藿；气虚加黄芪；血瘀加延胡索；阴虚加生地黄；心烦甚加淡竹叶；均为中药免煎颗粒冲剂。对照组65例，用溴隐亭，每日2次，每次1.25 mg，餐后服，1周后加每日5 mg。均1个月为1疗程。用3个疗程，结果：两组分别痊愈160、52例，好转45、10例，无效11、3例，总有效率94.9%、95.4%。女性激素3项（PRL、FSH、E2）指标两组治疗前后自身比较均有显著性差异（$P<0.01$ 或 $P<0.05$）。（上海中医药杂志，2004，17）

3. 雷丽用逍遥散加减治疗高泌乳素血症20例：药用麦芽60 g，山楂30 g，川续断20 g，当归、白芍、白术、枳壳、丝瓜络各15 g，香附12 g，柴胡10 g，炙甘草6 g。月经先期加生地黄，量少加黄精、菟丝子；月经稀发、闭经加牛膝、益母草、地鳖虫；头晕、头痛加钩藤、生石决明；烦躁易怒加瓜蒌、郁金；垂体微腺瘤加白花蛇舌草、三棱、莪术。每日1剂，水煎服。对照组17例，用溴隐亭，每日2次，每次1.25 mg，3日后改为2.5 mg，口服。均30日为1疗程。用1～6个疗程，结果：两组分别显效（月经复常，经前症状消失或减轻，溢乳停止，泌乳素值下降>1/2，不孕者妊娠）11、9例，有效6、5例，无效各3例。随访半年，分别复发7/17、2/14例（$P<0.05$）。（湖北中医杂志，2003，8）

4. 张帆用通经敛乳方治疗高催乳素血症30例：药用麦芽30 g，枸杞子、菟丝子、杜仲、仙茅各15 g，郁金12 g，枳壳、当归、白芍各10 g，川芎6 g。月经前期加淫羊藿、川牛膝、泽兰、茺蔚子；月经期以调经为主，后期加党参、何首乌、熟地黄、女贞子；经间期加肉苁蓉、巴戟天、赤芍；肾阳虚加附子、肉桂；肾阴虚加龟甲、石斛；痰湿甚加陈皮、法半夏、胆南星；气血两虚加黄芪、熟地黄；生殖器官萎缩加黄精、鹿角胶、紫河车粉；乳汁清稀加芡实、五味子、牡蛎。每日1剂，水煎服。1个月为1疗程。不用影响血清催乳素（PRL）药。结果：痊愈20例，有效9例，无效1例。PRL复常17例。（新中医，2001，4）

5. 耿嘉玮用疏肝降乳汤加减治疗高泌乳素血症30例：药用生麦芽50 g，钩藤、丹参、茯苓各15 g，金银花12 g，绿萼梅、泽兰、枳壳各10 g。肝郁化热型加牡丹皮12 g，炒栀子、白芍各10 g，柴胡6 g；脾虚胃热痰阻型加冬瓜子30 g，白术、黄芩、菖蒲、陈皮各10 g；肾虚肝旺型加沙参20 g，菟丝子15 g，山药、枸杞子、牡丹皮各10 g，淫羊藿6 g。随症加减，每日1剂，水煎服。1个月为1疗程。禁恼怒紧张，禁辛辣油腻之品。本组30例，用3个疗程，结果：显效（症状消失；泌乳素、月经复常）21例，有效7例，无效2例。（中国临床医生，2002，2）

6. 何贵翔用滋肾清肝颗粒治疗高催乳素血症24例：药用熟地黄、淮山药、钩藤、牡丹皮、柴胡、白芍、炒麦芽、甘草各10～15 g。制成冲剂，每克含生药2.38 g。每日3次，每次10～20 g，冲服。1个月为1疗程。对照组20例，用溴隐亭，每日2次，每次1.25 mg，餐后服。服7日后，增至每日5 mg。用3个疗程，结果：两组分别痊愈3、12例，显效8、4例，有效11、3例，无效2、1例。基础体温双相分别7、14例。血清催乳素、促黄体生成素、促卵泡生成素、雌二醇、孕酮及睾酮本组治疗前后比较均有显著性差异（$P<0.01$ 或 $P<0.05$）。（南京中医药大学学报，2005，3）

7. 应敏丽用降催汤治疗高催乳素血症38例：药用炙龟甲（先煎）30 g，当归、白芍、菟丝子各12 g，泽兰叶、柏子仁、巴戟天、怀牛膝各10 g，白术9 g，柴胡6 g。每日1剂，水煎服。对照组30例，用溴隐亭每日2次，每次1.25 mg，3～7日后增量，每日≤7.5 mg，口服。均30日为1疗程。用3个疗程，结果：两组分别近期痊愈11、9例，显效16、13例，有效各6例，无效5、2例，总有效率86.8%、93.3%。催乳素、FSH、E2两组治疗前后自身比较均有显著性差异（$P<0.01$ 或 $P<0.05$）。（湖北中医杂志，2005，6）

8. 董协栋用滋肾解郁丸治疗高泌乳素血症2180例：药用生地黄90 g，麦芽30 g，山楂、淫羊藿各15 g，菟丝子、丹参各12 g，枸杞子、巴戟天、仙茅各10 g，柴胡、枳壳、山茱萸、郁金各9 g，白芍、生甘草各6 g。每日3次，每次30粒（6.5 g，相当于生药57 g），口服。对照组

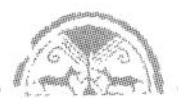

1060 例，用溴隐亭片每日 2 次，每次 0.5 片，餐中服。用 5 个月，结果：两组分别治愈 1853、879 例，显效 185、91 例，有效 41、26 例，无效 101、64 例，总有效率 95.36%、93.97%。见副反应分别 19、208 例（$P<0.01$）。（国医论坛，2002，3）

9. 罗雪冰用消癖汤治疗高泌乳素血症 366 例：药用炒麦芽 60 g，生牡蛎、海藻各 30 g，玄参、夏枯草、猫爪草、白芍、柴胡、陈皮、昆布各 15 g，莪术、半夏各 10 g。随症加减，每日 1 剂，水煎餐后服。对照组 87 例，用溴隐亭每日 1.25 mg；1 周后，加至 2.5 mg；每日 2 次，餐后服。均 1 个月为 1 疗程。用 3 个疗程，结果：两组分别痊愈 271、70 例，有效 76、12 例，无效 19、5 例，总有效率 94.8%、94.2%。痊愈者随访 1 年，分别复发 6、10 例（$P<0.01$）。（天津中医药，2007，5）

10. 吴丽芹用疏肝补肾回乳汤治疗高泌乳素血症 40 例：药用麦芽 50 g，白芍、生山楂、香附、郁金、枸杞子、菟丝子、女贞子、山药各 10 g，青皮 6 g，柴胡 5 g。每日 1 剂，水煎服。其中泌乳素≥50 ng/mL 者，与对照组均用溴隐亭。每日 1.25 mg，渐增至 2.5～7.5 mg，口服；泌乳素复常后减量。均 30 日为 1 疗程。用 1～6 个疗程，结果：两组分别治愈 30、25 例，显效 2、3 例，有效 3、6 例，无效 5、6 例，总有效率 87.5%、85%。分别妊娠 40、18 例。（山西中医，2008，3）

11. 陈晓霞用顺气汤治疗高泌乳素血症 74 例：药用焦麦芽 60 g，夏枯草、白芍、山楂、蒲公英、牡蛎各 30 g，车前子、生地黄各 20 g，当归 15 g，鳖甲、香附、乌药、川牛膝各 10 g，红花、甘草各 6 g。肾虚加龟甲、菟丝子、女贞子；气虚加党参、黄芪；挟热加牡丹皮、焦栀子。每日 1 剂，水煎服；3 个月为 1 疗程。用 1～2 个疗程，结果：治愈 48 例，好转 11 例，无效 15 例，总有效率 80%；妊娠 21/47 例。（浙江中医杂志，2005，2）

12. 杨晓翡用清肝降乳汤治疗高泌乳素血症 25 例：药用生麦芽 60 g，丹参、益母草各 30 g，茯苓、当归、白芍、女贞子、墨旱莲、川续断各 15 g，淫羊藿 12 g，泽兰、白术、香附、牡丹皮、栀子、柴胡、川牛膝、陈皮各 9 g。每日 1 剂，水煎服。1 个月为 1 疗程。禁愤怒、紧张，禁辛辣之品。用 1～3 个疗程，结果：显效（症状消失，月经复常，泌乳素<20 ng/mL）19 例，有效 4 例，无效 2 例。（江苏中医，2001，2）

13. 杨桂芹从肝肾论治高泌乳素血症 30 例：药用生麦芽 60 g，淫羊藿、怀牛膝各 30 g，枸杞子、杭白芍各 20 g，山茱萸、当归各 15 g，柴胡 10 g，醋香附、牡丹皮各 12 g，甘草 6 g。腰膝酸软加桑寄生、川续断；烦躁易怒加郁金、合欢皮；失眠加炒枣仁、首乌藤。每日 1 剂，水煎服。30 日为 1 疗程。结果：痊愈 14 例，显效 8 例，有效 5 例，无效 3 例，总有效率 90%。（河南中医药学刊，2002，1）

14. 陈晓燕用调冲任方治疗高泌乳素血症 30 例：药用沙苑子、鹿角霜、当归、熟地黄、党参、白术、白芍、阿胶、陈皮、延胡索、香附各 15～30 g。制成冲剂。每日 2 次，每次 12 g。对照组用益母草冲剂每日 3 次，每次 15 g。均口服。1 个月为 1 疗程。用 3 个疗程，结果：两组分别显效（溢乳停止，月经复常；垂体泌乳素复常）14、0 例，好转 12、6 例，无效 4、24 例，总有效率 86.7%、20%（$P<0.01$）。（上海中医药杂志，2005，10）

15. 申光辉用四逆散加减治疗高催乳素血症 100 例：药用紫河车、吴茱萸各 15 g，柴胡 12 g，枳实、白芍各 10 g，甘草 6 g。随症加减，每日 1 剂，水煎服。对照组 60 例，用溴隐亭、维生素 B_6，每日 3 次，每次各 2 片，口服。均 2 个月为 1 疗程。停用他药。用 1 个疗程，结果：两组分别治愈 80、30 例，有效 15、6 例，无效 5、24 例，总有效率 95%、60%（$P<0.05$）。（中国民族民间医药杂志，2007，2）

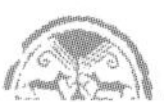

16. 张蕾用健脾利水饮治疗高催乳素血症月经失调 36 例：药用滑石 30 g，白芍 20 g，白术、苍术、半夏、柴胡、香附、当归、丹参、茯苓皮、车前子各 10 g，甘草 5 g。痤疮加生山楂；乳汁分泌加鹿角片、生麦芽、生牡蛎。月经净后开始，每日 1 剂，水煎服。20 日为 1 疗程。用 3 个疗程，结果：治愈 18 例，有效 12 例，无效 6 例，总有效率 83.33%。(光明中医，2005，1)

17. 董淑君用抑乳调经方治疗高催乳素血症 40 例：药用炒麦芽 30 g，山茱萸、黄精、川牛膝、生地黄各 15 g，炒山楂、女贞子各 12 g，枳实、川花椒、仙茅各 10 g，柴胡、香附、白芍、当归各 9 g。每日 1 剂，水煎餐后服；1 个月为 1 疗程。停用影响本病药。禁辛辣之品。用 1～3 个疗程，结果：痊愈 15 例，有效 19 例，无效 6 例，总有效率 85%。(陕西中医，2006，6)

18. 张挺用清肝散治疗高泌乳素血症 50 例：药用生麦芽 60 g，白芍 15 g，牡丹皮、栀子、当归、柴胡、云茯苓、白术各 9 g，甘草、薄荷、青皮、陈皮各 6 g。每日 1 剂，水煎服，1 个月为 1 疗程。月经期停用。用 1 个疗程，结果：痊愈 42 例，好转 6 例，无效 2 例，总有效率 96%。(现代中医药，2003，1)

19. 黄月玲用疏肝化痰敛乳汤治疗特发性高泌乳素血症 25 例：药用炒麦芽 60 g，白芍、薏苡仁各 30 g，茯苓 15 g，柴胡、法半夏各 12 g，神曲、佩兰、白术各 10 g，陈皮 5 g。随症加减，每日 1 剂，水煎服。15 日为 1 疗程。用 2 个疗程，结果：治愈 16 例，有效 8 例，无效 1 例。治愈者随访 1 年，无复发。(中国民间疗法，2006，1)

20. 郭芸用甘麦消乳汤治疗高泌乳素血症 62 例：药用小麦、生麦芽各 100 g，杭芍 30 g，生甘草、大枣、柴胡、枳壳、神曲、茯苓、郁金各 15 g，当归 12 g，胆南星 6 g。2 日 1 剂，水煎分 3 次服。结果：痊愈 26 例，有效 28 例，无效 8 例，总有效率 87.1%。(实用中西医结合临床，2008，3)

（五）经验良方选录

1. 内服方：

山楂 180 g，麦芽 120 g，鹿角胶、蒲公英各 30 g，茯苓 15 g，柴胡、当归、桂枝、陈皮、牡丹皮各 10 g。五心烦热加生地黄、熟地黄、女贞子；乳胀甚加夏枯草、桃仁、天花粉；不孕加菟丝子、杜仲。每日 1 剂，水煎服。3 个月为 1 疗程。用 1～3 个疗程。主治高泌乳素血症。

2. 食疗方：

(1) 红花 15 g、山楂 30 g同入白酒 250 mL 浸泡 1 周。饮 15～30 mL/次，2 次/d。根据酒量大小，以不醉为度，经前连用 3 个月。主治血瘀型高催乳素血症；症见月经失调，或月经提前，或月经过多，或崩漏不止，或闭经，不孕，溢乳，烦躁易怒，经前乳房或下腹疼痛拒按，腰膝酸痛，月鸣头晕，经血色暗红、多血块。

(2) 鳖鱼 1 只（300 g 以上）。入沸水锅烫死，取出后去头、爪、鳖甲、内脏，切小块。鳖块再入锅，入枸杞子 30 g、熟地黄 15 g，加水 600 mL，文少炖熟透。每日服 1 次。主治肝肾阴虚型高催乳素血症；症见月经过多，或阴道出血不止，腰膝酸痛，烦躁易怒，失眠多梦，溢乳质稠，或有午后潮热，手足心热。

(3) 黑豆 100 g，苏木 10 g。同加水适量炖至黑豆熟透，去苏木入红糖适量溶化。每日分 2 次，食豆饮汤。主治肾虚血瘀型高催乳素血症；症见月经失调，或月经提前，或月经过多，或崩漏不止，或闭经，不孕溢乳，烦躁易怒，经前乳房或下腹疼痛拒按，腰膝酸痛，耳鸣头晕，经血色暗红、多血块。

(4) 鲜嫩牛肉块 250 g，党参 30 g，当归 20 g，大枣（去核）6 枚。同入锅，清水适量，武火煮沸后改文火煲 1～2 小时，调味食。主治气血虚弱型高泌乳素血症；症见月经不调，经行量少，小腹疼痛，或经闭不行，体倦乏力，食欲减少，头晕眼花，心悸失眠。亦可用治血虚头晕眼花，心悸等。

（5）乌豆6 g，益母草30 g。加水500 mL，同煎取汁，调红糖、黄酒。每日服2次。主治气滞血瘀型高催乳素血症；症见月经失调，或月经提前，或月经过多，或崩漏不止，或闭经，不孕，溢乳，胸胁胀痛，烦躁易怒，经前乳房或下腹疼痛拒按，腰酸痛，经血色暗红、多血块。

（6）墨鱼（去内脏）1尾，桃仁6 g。加水400 mL同煮至鱼熟。食鱼喝汤，每日1次。主治血瘀型高催乳素血症；症见月经失调，或月经提前，或月经过多，或崩漏不止，或闭经，不孕，溢乳，胸胁胀痛，烦躁易怒，经前乳房或下腹疼痛拒按，腰酸痛，经血色暗红、多血块。

（7）鲜嫩牛肉块250 g，黄精30 g，当归12 g，陈皮3 g。同入锅，加清水适量，武火煮沸后改文火煲2～3小时，调味食。健脾益气。主治气血虚弱型高催乳素血症；症见月经量少或闭经，或不孕，溢乳清稀色淡，言语无力，疲倦少动，面色萎黄，神疲乏力，心悸眩晕。

（8）雄乌鸡（去毛杂，切块）500 g，胡椒6 g，陈皮、高良姜各3 g，苹果2个。同入锅，加葱、醋、酱各适量，加水没过鸡面炖熟。连汤服食，每日1～2次。主治气血虚弱型高催乳素血症；症见月经量少或闲经，或不孕，溢乳清稀色淡，面色不华，言语无力，疲倦少动。

（9）薏苡仁30 g，扁豆、山楂（去核）各15 g，加水400 mL同煮粥，加红糖适量调服。每日1次。主治痰湿阻滞型高催乳素血症；症见月经稀发或闭经，或不孕，溢乳，体形肥胖，晨起痰多，恶心欲呕，食欲不振，脘腹胀闷，口腻，口不干或口干不欲饮。

（10）干燥月季花10朵。烧灰存性，黄酒适量送服。主治气滞血瘀型高催乳素血症；症见月经失调，或月经提前，或月经过多，或崩漏不止，或闭经，不孕，溢乳，胸胁胀痛，烦躁易怒，经前乳房或下腹疼痛拒按，腰酸痛，经血色暗红、多血块。

（11）猪瘦肉片250 g，黄芪30 g，当归12 g。同入锅，加清水适量，武火煮沸后改文火煲2小时，调味后食。养血调经。主治血虚气弱型高催乳素血症；症见面色苍白，眩晕心悸，月经不调，经色淡红而量少，渐至闭经，体倦气短，饮食减少。

（12）粳米100 g。加水600 mL煮粥，半熟时入鹿角胶10 g、生姜3片，同煮稀粥食。每日1次。主治肾虚精亏型高催乳素血症；症见月经过少或稀发，或闭经，或不孕，腰酸耳鸣，头晕健忘，畏寒肢冷。

（13）生山楂50 g，炒麦芽30 g；或单味炒麦芽60 g。诸味煎水代茶饮，每日1剂。主治高催乳素血症及各种溢乳症、产后回乳、人流后回乳等。

第九节　多囊卵巢综合征

一、病证概述

多囊卵巢综合征是由于下丘脑、垂体及卵巢间的相互调节功能异常，引起月经失调、无排卵、多毛、肥胖、不孕及双侧卵巢多囊性增大等的综合征。病因尚未完全明了，可能与精神因素、雄激素水平增高及遗传因素有关。主要生理病理变化为LH持续在高水平，高峰消失，排卵障碍，双侧卵巢增大，包平，包膜增厚呈灰白色；内含多数囊性扩张的卵泡，但不能发育成熟及排卵；卵巢内间质及卵泡膜细胞增生。在LH的持续刺激下，闭锁卵泡的卵泡膜细胞黄素化，分泌多量的雄激素。子宫内膜呈增殖变化，或腺瘤型，或非典型增生过长，甚至发展为子宫内膜癌。本病好发于20～40岁的生育期妇女。

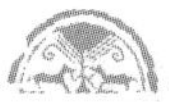

中医根据本病的临床特征，将此归属于“月经后期”“闭经”“崩漏”“不孕”“癥瘕”等疾病的范畴。多由先天禀赋不足，或后天肝肾亏损，或痰湿壅滞，或内伤七情等，以致精血亏虚，血海不充，或冲任胞脉阻滞，血海不能按时满溢，故月经后期，甚至闭经；冲任不固，则崩漏不止；冲任失调，不能摄精成孕，常发生不孕；痰湿或气滞血瘀，日久瘀血留聚而发为癥瘕。临床常见证候有肾虚证、肝肾阴虚证、痰湿阻滞证、肝郁化火证及气滞血瘀证等。

二、妙法绝招解析

（一）肾虚痰阻，经脉不调（曹玲仙医案）

1. 病历摘要：周某，32岁。结婚五年余未孕。丈夫精液常规正常。月经稀发18年，初潮即起，5～6个月一行，或须注射黄体酮后撤退，经量甚少，以往曾用四个周期氯蔗酚胺治疗无效而来就医。妇检见外阴阴毛略浓，少许布及肛门周围。阴道光，宫颈轻糜，宫体中位，正常大小，两侧附件阴性。气腹摄片提示宫体无特殊，双侧卵巢对称性增大，左卵巢3.5 cm×1 cm，相当于宫体1/3大小。右卵巢3.5 cm×3.2 cm，相当于子宫体1/2大小，阴道涂片示中层细胞为主，表层少。目前停经3月余，形体肥胖，嗜睡乏力，形寒畏冷，头晕腰酸。脉沉细，舌苔薄白、质淡胖，边有齿痕。诊断为多囊卵巢综合征。

证属肾虚痰阻，经脉不调。治宜温肾化湿，活血通经。药用熟地黄、虎杖、马鞭草各15 g，山茱萸、当归、白芍、礞石、菖蒲、川芎、香附、牛膝各10 g，熟附片6 g，肉桂3 g。每日1剂，水煎服。服6剂后，月经来潮，经量中等。继用上方加减，药用熟地黄、山茱萸、当归、白芍、礞石、菖蒲、穿山甲片、苁蓉、菟丝子、石楠叶各10 g，熟附片6 g，肉桂3 g。月经中期加桃仁、红花，经前加香附、牛膝。服1个周期，月经过期依然未行，并用益肾、活血化瘀、通经之品治疗。经来潮后续用温肾涤痰、活血调经法。经4个周期调理，月经周期1～2个月1次，经期5～7日，经量中等，其中二个周期基础体温双相，一个周期单相，一个周期双相不典型。后即妊娠，足月分娩一女婴。（《妇科名医证治精华》，上海中医药大学出版社，1995）

2. 妙法绝招解析：本病是由于下丘脑-垂体-卵巢轴功能失调，月经调节机制及性激素分泌量比例失调而引起的慢性排卵功能障碍性疾病。临床表现有月经稀发、闭经、月经失调、多毛、肥胖、不孕等症状，与中医之“月经后期”“闭经”“不孕”等有相似之处。本病主要涉及肾虚及痰湿二方面，肾虚是内因，是本病的主要因素，《景岳全书·妇人规》云“妇人因情欲房事以致经脉不调者，其病皆在肾经。”本案患者证属肾虚痰阻型。用温肾化湿、涤痰软坚、活血通经之法而获效。

（二）肝肾亏虚，气血失调（钱伯煊医案）

1. 病历摘要：王某，女，32岁。结婚四年多未孕。一向月经不调，均属后期，周期35～50日不等，量或多或少，经期少腹胀痛、腰酸。诊查时见外阴发育正常，未产式，阴毛较粗而密，阴道可容二指，宫颈光滑；子宫大小正常，平位，左侧可扪及卵巢增大如荔枝样。左乳晕有一黑毛长约4 cm，足毛较多。舌嫩红少苔，脉沉细。诊断为多囊卵巢综合征。

证属肝肾亏虚，气血失调。治宜滋阴补肾，养血调经。药用菟丝子30 g，熟地黄20 g，当归、淮牛膝、肉苁蓉、枸杞子、党参各15 g，枳壳12 g，淫羊藿、川芎各10 g。每日1剂，水煎服。连服10剂。诸症减轻。并遵西医嘱服枸橼酸氯米芬。后以上方为基础，选用乌药、香附、何首乌、川楝子、白芍等适当加减化裁，经过半年治疗，月经周期已基本恢复正常，30～35日一潮，经量中等，持续5～6日，仍嘱继续服药调治，按上方以桑椹、金樱子、黄精、女贞子等出入其间，孕后两个月，因房事曾引起少量阴道流血，按胎漏治疗，胎元得以巩固，至年底安然

产下一女婴，母女健康。(《钱伯煊妇科医案》，人民卫生出版社，2006)

2. 妙法绝招解析：本例为多囊卵巢综合征所致之不孕，采取中西医结合的药物疗法，经过7个月左右的治疗，效果比较满意。有些病单独中医或西医治疗疗效不够理想，中西医结合治疗，则可起到互相促进、增强疗效的作用，这不独本病为然。

（三）肝郁痰凝，冲任失调（李祥云医案）

1. 病历摘要：张某，女，19岁。月经初潮12岁，月经周期30日，经行量多，色黯红，血块多，无痛经。自15岁起无明显原因而出现月经量逐渐减少，月经周期延长，40多日，经期7日。经行不畅，月经第1～4日点滴而下，随后3日经量稍多。末次月经：2002年12月8日，基础体温单相，平时性情急躁，形体渐胖。舌尖红，苔薄，脉细弦。B超示：子宫左卵巢未见异常，右卵巢多个小卵泡。诊断为多囊卵巢综合征。

证属肝郁痰凝，冲任失调。治宜清肝理气，化痰活血。药用当归、川芎、山栀子、黄药子、川楝子、红花、象贝母各9 g，鸡血藤、牡丹皮、丹参、皂角刺、夏枯草各12 g，龙胆6 g。每日1剂，水煎服。服7剂后，月经届期未行，基础体温起伏。苔薄，脉细。治宜活血通经，祛瘀散结。药用桃仁、红花、赤芍、茯苓、威灵仙各9 g，鸡血藤30 g，莪术15 g，川牛膝、凌霄花、鬼箭羽、牡丹皮、丹参、皂角刺、夏枯草各12 g。再服7剂，月经来潮，经量中等，较前增多，少腹隐痛。苔薄，脉细。治宜活血散结，调理冲任。药用淫羊藿、怀山药各15 g，鸡血藤、菟丝子、生地黄、熟地黄、香附、全瓜蒌、皂角刺、天花粉各12 g，当归、象贝母、山栀子各9 g，川芎6 g。按上述不同的治疗原则进行中药人工周期治疗3个月后，月经周期恢复至30日左右，基础体温呈现双相曲线。继续用药3个周期后痊愈。随访半年月经均正常。(《李祥云治疗妇科病精华》，中国中医药出版社，2007)

2. 妙法绝招解析：月经周期错后7日以上，甚至错后3～5个月一行，经期正常者，称为“月经后期”。本患者月经周期错后10日左右，经期正常，故属于“月经后期”范畴。患者平素性情急躁，肝气郁滞；形体肥胖，“肥人多痰湿”，影响气机，血为气滞，冲任气血运行不畅，血海不能按时满溢，故见月经后期、经行不畅、量少。气滞血瘀，故经色黯，夹小血块，气机不畅，经脉壅滞，故有少腹隐痛、胸闷。对其治疗，辨证结合辨病，因患者外院拟诊为多囊卵巢综合征，故治疗时除以理气化痰、活血调经为原则外，尚注重散结消癥，选用黄药子、皂角刺、夏枯草、象贝母等药，根据周期，经后以清肝理气调经，化痰活血散结为治则，经前以活血通经，祛痰散结为主。经期则以温肾活血，调补冲任为主，可促排卵、助黄体功能。如此治疗，药见效机。

（四）脾肾阳虚，冲任失调（李祥云医案）

1. 病历摘要：刘某，女，32岁。两年来经常闭经，每用激素治疗后方行，以后用激素治疗亦不行经，曾在上海某医院腹腔造影诊断为多囊卵巢，并进行了卵巢楔形切除手术。术后一般情况良好，经水按月来潮，半年以后又不行经，行妇科检查发现另侧卵巢又增大，仍诊断为多囊卵巢。患者因多囊卵巢而引起闭经，曾进服中药活血之品，无效。苔薄，脉细。诊断为多囊卵巢综合征。

证属脾肾阳虚，冲任失调。治宜温阳益肾，活血通经。药用丹参、香附、海螵蛸、鸡血藤各15 g，淫羊藿、菟丝子各12 g，茜草、当归、川牛膝、仙茅、红花、晚蚕沙（包煎）各9 g。每日1剂，水煎服。服5剂后，经水昨日来潮，量少色黯，腹胀腰酸。苔薄，脉细。治宜益肾养血，活血调经。药用熟地黄、赤芍、白芍各12 g，桃仁、红花、当归、川芎、制香附、牛膝、川续断、泽兰、泽泻、川楝子各9 g。再服5剂后，月经5日净，刻下腰酸、乏力，胃纳可。苔薄，脉细。治宜益肾养血，调理冲任。药用淫羊藿、茯苓、党参、菟丝子各15 g，赤芍、海螵蛸、香附、大生地黄、麦冬、肉苁蓉各12 g，仙茅9 g，生茜草6 g。服14剂善后，按照上述方法调理半年，月经能按时来潮。(《李祥云治疗妇科病精华》，中国中医药出版社，2007)

2. 妙法绝招解析：肾为先天之本，肾精是生殖发育的物质基础，该患者闭经系冲任虚损所致。任脉为诸阴脉之海，冲脉为血海。肾虚不足则影响冲任，冲任失调，经水不能应期而下，故经前用仙茅、淫羊藿、菟丝子等温补肾阳之品；当归、鸡血藤养血和血；丹参、红花活血祛瘀，配用牛膝引血下行；加用海螵蛸、茜草，此为四乌贼骨-藘茹丸的主要组成，《内经》用治血枯经闭。晚蚕沙辛温散寒去血中之瘀，配以香附理气活血。整个方子可温补肾阳，鼓舞肾气，有动力之源，又以养血和血之品充溢血海，血海充盈，又有引血下行之剂；故经水应期来潮。经期则用桃红四物汤加香附、川楝子养血活血理气调经，川续断、牛膝补益肝肾。如此使血海充，任脉通而经血下。

(五) 肾虚血瘀，水湿不运(韩冰医案)

1. 病历摘要：李某，女，31岁。于3年前孕7周行人工流产术，术后月经周期经期发生异常，经期5日，月经周期1～3个月，量少，色暗，有少量血块，无腹痛，经前乳房胀痛，体重明显增加。曾自行服用桂枝茯苓丸等中成药调经，效不佳，近3年未避孕未再怀孕。现形体偏胖，失眠，腰膝酸软，畏寒肢冷，易疲劳，二便正常，舌质紫暗，苔白腻，脉沉。13岁初潮，既往月经正常。妇科检查：外阴已婚未产型，宫颈轻度糜烂，宫体前位，大小、质地、活动正常，可触及增大的双侧卵巢。B超：子宫6.4 cm×4.2 cm×3.3 cm大小，内膜厚1.0 cm，双侧卵巢增大，卵泡数增多，直径达0.7 cm以上的有10～12个。实验室检查：性激素检测LH/FSH>2。诊断为多囊卵巢综合征。

证属肾虚血瘀，水湿不运。治宜温肾助阳，活血利湿。药用菟丝子、紫石英、丹参、鸡血藤、黄精各30 g，覆盆子、女贞子、鹿角霜各15 g，补骨脂、淫羊藿、桂枝各10 g。每日1剂，水煎服。服14剂后，腰酸、肢冷等症状有所改善，月经亦来潮，量较前增加，3日净。药用菟丝子、薏苡仁、山楂、丹参、紫石英各30 g，熟地黄20 g，淫羊藿、当归、白芍、车前子(包煎)、郁金、牛膝各10 g。服30剂，月经来潮，量少，余无不适。此后按月经周期不同时期调治半年余而怀孕。(《中国现代百名中医临床家丛书·韩冰》，中国中医药出版社，2007)

2. 妙法绝招解析：本病例经B超及性激素检测诊断为多囊卵巢综合征，从中医学角度辨其脉证，证属肾虚血瘀。经水出诸肾，肾虚则月经错后，量少；肾阳虚失于温煦，则肢冷、腰酸；肾阳不足不能温煦脾阳，则易于疲劳；水湿不运，则形体渐胖。治疗上根据月经周期不同，月经前半期以补肾助阳为主，促进卵泡正常生长，月经后期以养血活血为主，兼以补肾理气。方中鹿角霜、菟丝子、补骨脂、淫羊藿温补肾阳，其中补骨脂为平补肾阴肾阳之佳品；女贞子、黄精、覆盆子补益肾精；桂枝温通经脉使经血流畅；丹参、鸡血藤活血调经；紫石英入手少阴、足厥阴经血分，暖子宫。全方共奏补肾活血之功。二诊时为经间期，减少补肾药，加入养血活血、健脾利水之品以化水湿。

(六) 阴虚内热，痰瘀互结(韩冰医案)

1. 病历摘要：赵某，女，17岁。平素月经后错，量少，现月经2月余未潮，自觉乳房胀，夜间手足发热，大便燥结，面部痤疮严重，素嗜食辛辣，舌红少苔，脉细数。13岁月经初潮，既往月经不规则，量少，色深红，有血块，偶有痛经。B超：子宫大小正常，右卵巢增大，左附件未满意探及。实验室检查：LH/FSH>2，E_2 低于正常值。诊断为多囊卵巢综合征。

证属阴虚内热，痰瘀互结。治宜滋阴清热，活血化痰。药用土茯苓、薏苡仁、益母草、鸡血藤、生山楂各30 g，龟甲12 g，牡丹皮、栀子、柴胡、浙贝母、桃仁、红花、大黄（后下）、牛膝、黄柏各10 g，莲子心、甘草各6 g。每日1剂，水煎服。服7剂后，月经未来潮，手足发热症状减轻。空腹血糖5 mmol/L。葡萄糖耐量试验示胰岛素抵抗。药用菟丝子、丹参、益母草、薏苡仁各30 g，浙贝母、龟甲、蛇床子各15 g，当归、桃仁、红花、黄柏、月季花、牛膝各10 g。服21剂后，月经来潮，量较前增多，色红，血块少，经期乳房胀明显减轻。继以上方加减调治半年而愈。(《中国现代百名中医临床家丛书·韩冰》，中国中医药出版社，2007)

2. 妙法绝招解析：青春期生殖轴功能不完善，下丘脑、垂体与卵巢间未建立周期性的反馈，常为无排卵性月经。本例为青春期多囊卵巢综合征，根据脉证，辨为阴虚内热。患者素体阴虚，加之嗜食辛辣，导致阴虚内热，炼液成痰，阻滞胞中，故月经后期；煎熬血液，渐成瘀血，瘀阻于内，血行不畅，故月经量少，有血块；阴虚内热，则易生痤疮；手足心热及舌象、脉象均为阴虚内热之征。对于青春期月经不调的患者，用药时需注意补肾药的用量应少。本例治疗以滋阴清热，活血调经为主。牡丹皮、栀子、柴胡、土茯苓、龟甲、黄柏滋阴清热；莲子心清心火，滋阴血；薏苡仁、浙贝母健脾化痰；桃仁、红花、益母草、鸡血藤、牛膝活血调经；生山楂祛瘀化痰；甘草调和诸药。二诊经葡萄糖耐量试验提示存在胰岛素抵抗，因此在上方基础上稍作加减调治。

（七）肾虚血少，痰湿内盛（韩冰医案）

1. 病历摘要：展某，女，27岁。月经后错，近2年体重逐渐增加，半年前开始，经期延长至10～18日，点滴而出，淋沥不净。现体形肥胖，常感腰痛，头晕，白带少，平素自觉乏力，困倦，舌淡胖，脉沉无力。B超：双卵巢增大，实验室检查：LH/FSH＞2，E_2、P水平低下。诊断为多囊卵巢综合征。

证属肾虚血少，痰湿内盛。治宜补肾养血，活血利湿。药用菟丝子、丹参、薏苡仁、鹿角霜、覆盆子各15 g，补骨脂、当归、白芍、桂枝、车前子（包煎）各10 g。每日1剂，水煎服。服21剂后，月经干净，自觉头晕、腰痛症状有所减轻，阴道少量出血，当日即止。药用薏苡仁、乌梅、生山楂、益母草、菟丝子各30 g，鹿角霜、桑叶、北刘寄奴各15 g，木瓜、柴胡、浙贝母、鸡内金、牛膝各10 g。再服21剂，月经未来潮，白带较前增多。药用菟丝子、生山楂、薏苡仁、丹参、紫石英各30 g，桑叶15 g，淫羊藿、当归、赤芍、车前子（包煎）、黄柏、郁金、牛膝各10 g。服14剂后，月经来潮，量较前增加，色红，少量血块，无腹痛。药用益母草30 g，熟地黄、橘核各20 g，当归、川芎、赤芍、桃仁、红花、月季花、桂枝、穿山甲、牛膝各10 g，干姜6 g。此后患者来诊依据经期不同时期，以补肾养血，活血利湿为主，随证加减，月经期量趋于正常。(《中国现代百名中医临床家丛书·韩冰》，中国中医药出版社，2007)

2. 妙法绝招解析：本例患者表现为经期延长和月经过少，综合脉证，辨为肾虚血少，痰湿内盛。经水出诸肾，肾虚则月经量少，白带少，腰痛；肾气虚失于固摄，则经血淋沥10日以上仍不净；痰饮水湿不能正常布化，停聚体内，则形体渐胖；水湿不布，清阳不升，则头晕，乏力，困倦。一诊患者值经期，月经淋沥8日仍未净，故治疗以补肾养血为主，兼以行气化湿。二诊月经已净，为经间期，治疗以活血利湿为主，兼以补肾调经。柴胡疏肝理气，气行则血行，水湿津液亦得以布化；桑叶强金制木；乌梅酸泻肝木；薏苡仁健脾化湿；浙贝母化痰；山楂、鸡内金健脾开胃；北刘寄奴活血通经；菟丝子、鹿角霜补肾；益母草活血调经，利水消肿；牛膝活血调经，补益肝肾。三诊为月经将至之时，治以补肾养血活血，使冲任充盛而经水自来。四诊时患者经量较前好转，病情趋于稳定，故予养血活血调经。

（八）火炎于上，升降失常（韩冰医案）

1. 病历摘要：白某，女.28岁。结婚2年余未孕。平素月经多延期而至，近又7个月未潮。面白形盛，上唇有少许髭须，体倦，手心灼热，口干口苦，纳可，二便调，带下量少。舌绛，苔白不润，脉滑有力。曾用西药人工周期治疗，用药经潮，停药经闭如故。亦多方服用中药，效果不理想。2001—2002年间断服用养阴清胃及活血通经中药，月经29～50日一行，持续3个月，后未坚持治疗。妇科检查：外阴已婚型，阴道通畅，充血，分泌物不多，有异味，宫颈光滑，子宫后位，正常大小，无压痛，双侧附件未触及异常。其丈夫精液常规检查正常。诊断为多囊卵巢综合征。

证属火炎于上，升降失常。治宜养阴清热，升清降浊。药用玄参、麦冬、石斛、代赭石、沙参、生白芍、丹参各30 g，生地黄、地骨皮、川牛膝各20 g，牡丹皮、车前子（包煎）、清半夏、茯苓、泽兰叶各15 g。每日1剂，水煎服。服7剂后，口无干苦，身倦亦除，少腹稍冷，带下转多。舌红，脉滑。此上热得清，阴血趋下之征，治宜活血通经。药用丹参、益母草、鸡血藤各30 g，泽兰叶20 g，北刘寄奴、牛膝各15 g，当归、桃仁、红花各10 g。服5剂后月经来潮，经量多，色紫有块，7日净。现神清气爽，带下不多，舌红，苔薄白，脉滑有力。治当滋肾育阴。药用熟地黄、黄精、何首乌、沙参、麦冬各30 g，杭白芍15 g，当归、山茱萸、枸杞子各10 g。服14剂后，带下转多，蛋清样，LH试纸监测提示排卵，基础体温由36.2 ℃升至36.7 ℃，已上升3日。现稍体倦，余无不适。治宜益气养阴固肾。药用菟丝子、桑寄生、太子参、丹参各30 g，杜仲、怀牛膝、巴戟天、鹿角霜、山药、熟地黄、麦冬各15 g，黄芩、甘草各6 g。服14剂后，月经未潮，舌淡红而润，脉滑。体温曲线高温相持续17日，今晨测尿妊娠试验弱阳性。继守前法，加桑寄生30 g，续断10 g。服7剂，嘱禁房事。复查尿妊娠试验阳性，空腹时呕恶感较明显，舌红，脉滑。上方加竹茹15 g，姜半夏、紫苏梗各10 g，服至孕3个月，无腹痛及阴道出血，B超检查示胚胎发育良好。后足月剖宫产一女婴，体健。(《中国现代百名中医临床家丛书·韩冰》，中国中医药出版社，2007)

2. 妙法绝招解析：此例乃火炎于上，升降失常之证。患者体盛手灼，口干而苦，脉滑有力，舌绛，其乃素体阳气盛，久之伤津扰胆，而见上症。带少闭经亦为奇经干涸之征。生命之机在于升降出入之间，冲气随肝气而上逆，而肺胃阴伤降之不及，故气血当降不降，不得下注冲任，月经历月不潮。本证之火热，似宜泻火之有余，而火不可泻，泻火必致伤胃，反无生气，更何以孕育？治法但补肾中之水，使水旺而火自平，补阴而无大寒之虞，泻火而有生阴之妙。继辅以平降奇经，则阴平阳秘，生机可待。肺之与肾，金水相生，上下相资，故先重以玄参、生地黄、麦冬、石斛、沙参、生白芍、牡丹皮、丹参、地骨皮滋上润下，兼清其热，佐以代赭石、清半夏降其逆，转折气机，牛膝、车前子、茯苓、泽兰叶导热引血下行。倘一诊操之过急，急于平降冲逆，则恐上热未清，阴液未复，而降之不及，欲速不达。口无干苦，舌由绛转红，此上热得清，阴液得复；少腹稍冷，带下转多，乃转降之机。机不可失，因势利导，继予活血通经，不以温通，而予清通为法，月经随即来潮。三诊经调而求嗣，谨守病机，滋水涵木，阳中求阴，重在藏守其精于下，待阴精充盛，就可摄精成孕。四诊之后，阳生阴长，以后天颐养收功。该病例之治疗，从升降之枢机着手，不急不缓，见机而行，因势利导，终使孕育。

（九）肾阳亏虚，蒸化无力（何瑞华医案）

1. 病历摘要：王某，女，25岁。婚后2年未孕，西医检查为多囊卵巢综合征可疑。16岁初潮，月经一直推迟半个月，或2～3个月1行，甚则需用黄体酮后才来潮，量少色淡。形体肥胖，面色黄白，伴腰酸腿软，性欲淡漠，小便清长。舌质淡，舌苔薄白，脉细滑尺弱。诊断为多囊卵巢综合征。

证属肾阳亏虚，蒸化无力。治宜温肾强精，温通胞脉。方选《景岳全书》毓麟珠加减。药用党参、姜半夏各15 g、熟地黄、菟丝子、杜仲各12 g，白术、茯苓、当归、川芎、紫河车、淫羊藿、鹿角片、石菖蒲各10 g，白芥子6 g，炙甘草5 g。每日1剂，水煎，分2次服。服用半个月复诊，腰酸腿软好转，适值经前期，原方去紫河车、党参、熟地黄，加香附、丹参、泽兰、赤芍。药后经行，量较前增多，色淡红，5日而净。经后续用原方2个月，月经周期调整为35～40日1行，其余症状亦好转。1991年1月受孕。由于肾虚未复，孕至2个月余，阴道少量出血，用泰山磐石散加减治疗1周，血止胎安，当年顺娩1女婴。（河北中医，1998，5）

2. 妙法绝招解析：本例肾气不足，肾阳亏虚，阳虚不能温煦胞宫，蒸化无力，不能温化痰湿，难以摄精成孕。毓麟珠中八珍汤气血双补，健脾化痰；杜仲、菟丝子、淫羊藿温肾摄精；配合血肉有情之鹿角片、紫河车以大补肾元，养血调冲，增强性功能，促排卵；香附、丹参、泽兰、赤芍于经前服用，理气活血，养血调经；石菖蒲、姜半夏、白芥子化痰散结，温通胞脉而孕。

（十）脾肾阳虚，痰湿互结（胡章如医案）

1. 病历摘要：张某，女，32岁。婚后5年，夫妇同居，丈夫体健，未避孕而未成孕。月经后期，数月甚至半年后方潮，多次测基础体温均呈单相。形体丰满。腰痛，动则汗多，大便干结。舌苔薄，脉沉。B超示：双侧卵巢呈多囊性增大。诊断为多囊卵巢综合征。

证属脾肾阳虚，痰湿互结。治宜温肾化痰，散结调冲。药用生山楂、川牛膝各30 g，胆南星、生大黄、姜半夏、泽兰各15 g，淫羊藿12 g，鹿角片、巴戟天、浙贝母、穿山甲各10 g，炙甘草5 g。每日1剂，水煎，分2次服。服7剂后，经水得转，色较前鲜，经量偏少。前方去泽兰、川牛膝，加女贞子、香附各10 g．调理4个月后，经水如期来潮，基础体温双相，第5个月怀孕，后顺产1男婴。（浙江中医学院学报，2003，1）

2. 妙法绝招解析：多囊卵巢综合征，中医辨证多属肾虚痰实型闭经。笔者采用温肾涤痰汤进行治疗，方中鹿角片、巴戟天、淫羊藿温肾助阳；生山楂、胆南星、姜半夏化痰开窍；浙贝母、穿山甲软坚散结。全方共奏温肾化痰，软坚散结之功。

（十一）痰湿阻滞，冲任失调（李晓燕医案）

1. 病历摘要：赵某，女，26岁。婚后2年未孕。近1年来月经延后，经血少，伴带下量多，神疲嗜睡，头晕头重，形体肥胖，多毛。舌质淡红，舌体胖，边有齿痕，舌苔白，脉滑。实验室检查：性激素测定LH/FSH>3，睾酮（T）120 ng/dL（正常值2～104 ng/dL）。尿妊娠免疫试验（－）。B超示：双侧卵巢均匀性增大，并可见多个大小不等的无回声区。诊断为多囊卵巢综合征。

证属痰湿阻滞，冲任失调。治宜燥湿化痰，理气行滞。方选苍附导痰丸加味。药用焦山楂15 g，当归、苍术、香附、皂角刺、枳壳各12 g，制半夏、制南星、云茯苓、川芎、陈皮各10 g。每日1剂，水煎，分2次服。服10剂后，月经来潮，于上方加益母草30 g，牛膝12 g。嘱连服5剂。月经量较前增多，精神转佳，睡眠减少，继服10剂。观察3个月经周期，月经如期而至，经量、经色正常。半年后告知，已怀孕。（陕西中医，2006，6）

2. 妙法绝招解析：多囊卵巢综合征，是因月经调节机制失常所产生的一组病症。患者表现为持续无排卵、月经稀发、闭经、不孕、多毛、肥胖等症状。中医学认为，病因素体阳虚，脾阳不振，运化失职，湿聚中焦，蕴久成痰，或饮食失节，过食膏粱厚味，损伤脾胃，痰湿内生，痰湿下注，胞脉闭阻，经水不利而致。或因肥胖之体，脂膜壅塞胞宫，胞脉受阻，经水不行，胞脉

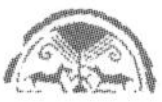

阻滞，不能摄精成孕而致不孕。苍附导痰丸燥湿化痰，理气通络，临床用于治疗本病均有疗效。

三、文献选录

多囊卵巢综合征（PCOS），是育龄妇女最常见的内分泌紊乱性疾病，是引起不排卵不孕的主要原因，占到75%。如果按照发病率统计，我国大约有5000万的妇女患有多囊卵巢综合征，患者会出现月经失调、多毛、痤疮、肥胖甚至不孕，若不积极治疗会影响女性一生，将来可能会患上糖尿病、高血压、心血管疾病、子宫内膜癌等。专家认为，改变生活方式、积极减肥、控制体重能很大度上改善疾病症状。本病对女性的影响有远期和近期之分。从近期看，造成肥胖、多毛、痤疮等，导致月经稀发、闭经；育龄期女性可能因此不排卵，不易怀孕。如果怀孕了，多囊女性易流产，且在妊娠期易有高血压、糖尿病。从长远看，多囊女性在一生中可能反复出现月经异常，同时出现子宫内膜增生过长（甚至子宫内膜癌）、代谢综合征、糖尿病、高血压的风险明显高于其他女性，所以这个疾病既对生育有影响，又有长期的健康影响，确实要受到重视。

（一）辨证论治选录

本病辨治重点在于气、痰、瘀、肾，由于多囊卵巢综合征症情复杂，治疗时往往理气、祛痰、化瘀、补肾四法兼而用之。①疏肝理气法。单用恐化燥伤阴，故寓疏肝于补肾之中。常取药对如柴胡配菟丝子，橘核配鹿角霜，香附配补骨脂等。调肝之法，诸如养血柔肝常用当归、白芍，强金制木用桑叶，酸泻肝木用乌梅、木瓜，等等，随证治之。②祛痰利湿法。多囊卵巢综合征多形体肥胖，肥胖之人多阳虚、多痰湿，阳虚重点是脾阳虚，脾失健运，水湿内停，则生痰聚湿，故治疗重点健脾祛痰利湿。常用薏苡仁、苍术、茯苓、浙贝母、皂角刺、车前子等。③活血化瘀法。气郁日久可成瘀，痰积日久可成瘀，湿蕴日久可成瘀，任何邪气积久均可成瘀，故活血化瘀法贯穿始终。常用当归、川芎、赤芍、桃仁、红花等。④补肾调冲法。肾虚及气、痰、瘀均可致冲任失调，冲任失调则月事不以时下，故月经稀发、闭经。因经水出诸肾，故虚者治疗以补肾为主，实者要兼以补肾，虚实均要调理冲任。常用补骨脂、菟丝子、山茱萸、淫羊藿、鹿角霜等补肾，用当归、川芎、紫石英等调理冲任。

（二）名医论述选录

1. 尤昭玲论述：病因病机多以肾虚为本，气血痰湿凝滞为标，认为肾虚是本病的根本病机；肾藏精，为元阴元阳之所，主生殖，“为月经之本”“经水出诸肾”。肾精不足，元阴亏虚，冲任气血乏源，无以下注胞宫，故表现为经水后期或闭经；肾阳虚弱，气化不利，又可水湿内停，或脾阳失于温煦，痰湿内生，或胞宫胞脉气血无以温运而致瘀阻经脉，气血不能下注胞宫。故表现为一系列虚实夹杂的综合症状。若表现有一侧或两侧卵巢增大，中医虽可诊为“肠覃”，但又非一般意义上的“肠覃”，从经络位置上其属于胞脉、胞络之病变，从病因病机上则主要是由于脏腑功能失常——肾虚或脾虚或肝郁，使精微不能化为气血，反生湿浊，日久化痰，冲任失畅，胞宫、胞脉、胞络之气血失调，痰湿与气血壅结所致。除此之外，患者往往还表现有形体肥胖，或下肢明显增粗而又非水肿，平时带下量多等痰湿内盛和湿邪下注之象。而肾-天癸-冲任-胞宫功能的失调是其发病之主要环节。

治疗以补肾调冲，促发排卵为主。①辨证论治以补肾调冲。本病以肾虚、冲任失调为根本病机，肾虚当根据肾阴虚、肾阳虚、肾气虚之偏重分别治以滋补肾阴，或温补肾阳，或补益肾气，使肾精充实、肾气充沛、肾的阴阳平衡，以调固冲任之本。但肾又为五脏之本，肾虚可导致他脏功能失调，他脏之病亦可影响及肾，故临床上并非只有肾虚这单一证型，往往表现为肾虚血瘀、肾虚痰阻、肾虚肝郁、脾肾两虚等虚实夹杂、标本同病之证，如表现为形体肥胖，带下量多，舌

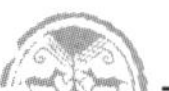

苔白腻，脉濡滑等症者，则为肾虚痰阻之证，治宜补肾健脾化痰为主；若表现为经期延后、经前乳胀，抑郁不乐者，则为肾虚肝郁之证，宜先疏肝解郁，理气行滞，再补肾调冲；若卵巢有明显增大，则又不能仅按一般“肠覃”论治。而是通过补肾活血、消癥散结、利湿通络以达消癥之效。尤氏认为，证反映的是每个患者病机的本质，在整个治疗过程中必须始终坚持辨证论治。②辨病论治以促发排卵。辨病论治，主要是根据中医关于月经周期气血变化的理论，结合现代研究对本病的认识，即本病之月经不调及不孕主要是因为卵泡发育不良，不能按时排卵，或卵泡虽有发育但不能顺利排出所致，因而失去了正常的月经周期，月经不调，也就难以受孕。在辨证论治的基础上，抓住肾主生殖这一关键环节，结合现代研究关于下丘脑-垂体-卵巢轴对月经周期的调节机制，既重视卵泡发育期、排卵期、黄体期及月经期各期的特点，同时关注各期之间的内在联系，卵泡发育期重视为卵泡的正常发育提供充足的物质基础，以使卵泡能按期按质发育成熟；排卵期则力求使经脉气血调畅，卵子能顺利排出；黄体期以维持和促进黄体功能为主，使子宫内膜由增生期充分转变为分泌期，为受孕做准备；月经期则以因势利导，让经血按时顺利排出为主。这样既抓住病的共性和期的特点，又从不同患者不同证型的角度出发论治，确立了一套病、证、期辨治相结合的立体治疗思路。

遣方用药多以证守方，因期变通：尤氏认为，该病一旦确诊，就应该根据辨证结果，坚守基本方，证型不变，基本方不变。同时结合现代药理学研究成果选用对女性生殖轴有调节作用的药物，一般情况下，肾阴虚用二地汤，肾阳（气）虚用肾气丸，肝郁型以柴胡散，痰湿型用二陈汤为基本方进行化裁，在此基础上，再根据生殖周期不同阶段加用不同的药物，如卵泡发育期用紫石英、补骨脂、锁阳、覆盆子等药，既补肾填精而不滋腻，又温运气血而不伤阴。现代研究紫石英有兴奋中枢神经、促进卵巢内分泌的作用；补骨脂和覆盆子都具有弱雌激素样作用，可抵抗高雄激素水平的影响，促进卵泡发育成熟；锁阳味甘性温，其甘润质滑之性，既温阳又益精，因此对此类药物每多选用1～2味。排卵前的治疗尤为关键，尤氏常选用地龙、路路通、九香虫等通经活络之品，以促进卵泡的排出；对于有卵巢增大者，采用桂枝茯苓丸既消癥又能通络；而对B超下显示卵泡发育较大但不能自行排出者，选用薏苡仁、泽泻等以利湿通络促使排卵往往获意外疗效。黄体期用药则当慎重，根据基础体温提示在排卵期适时指导受孕后，黄体期用药多选用温肾益精、调固冲任之味，如桑寄生、菟丝子、杜仲等，现代研究发现这类药物具有孕激素样作用，有利于使子宫内膜转变为分泌期反应，而对有受孕期望患者此期应防止使用活血化瘀、通经活络及有堕胎、碍胎之嫌的药物。如未受孕，月经期用药则要防止过分温补和寒凉，以免动血或滞血。鉴于此期用药难于把握，多数医家经期停止用药。但尤氏认为，经期为新的卵泡发育之始，此期调治得当对整个周期都很有利，抓住经期治疗时期是尤氏的又一特色。如按以上基本方法施行中药周期治疗3个月以上，仍无排卵发生者，则可考虑中西医结合治疗。在中医基本治疗思路不变的基础上，适量加用雌孕激素和枸橼酸氯米芬等以加强促排卵之力。经过以上治疗，患者多能获满意的治疗效果。（湖南中医学院学报，2003，4）

2. 褚玉霞论述：脾肾阳虚为本，气滞湿阻、痰瘀互结为标。褚氏认为痰之本水也，源于肾；痰之动湿也，主于脾。肾阳者，职司气化，主前后二阴，有调节水液的作用。阳虚气化不利，水液停聚而致成痰湿。肾阳偏虚，火不暖土，脾土更虚，不能运化水湿、通调水道，水湿内停，聚液成痰，阻塞胞脉而致不孕，脾肾阳虚是形成痰湿的重要因素。该病病因病机主要是脾肾阳虚为本，气滞湿阻、痰瘀互结为标。治疗需以补肾健脾、化痰祛瘀利湿为法，且补肾是其最关键的一步。因激发肾的功能可调节生殖功能，促使经血调顺，冲任血海盈蓄有度。同时肾的功能正常，水液代谢调畅，湿去痰化，气血和顺，又可使肾-天癸-冲任-子宫轴间的阴阳平衡，从而疾病自

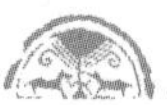

愈。现代医学证明，补肾药通过调节脑内内啡肽-5-羟色胺等递质影响（GnRH）的分泌而对生殖功能起调节作用；补肾药还能提高垂体促性腺激素水平，提高卵巢对垂体促性腺激素的反应性，从而促进初级卵泡向优势卵泡发育。

治疗以补肾健脾为主，化痰祛瘀利湿为辅，调周助孕：褚氏潜心研究本病多年，积累了丰富的临床经验。强调治疗多囊卵巢综合征应针对其病机特点，以补肾健脾治其本，化痰祛瘀利湿治其标。拟定由紫石英、紫河车、淫羊藿、熟地黄、菟丝子、白术、茯苓、陈皮、天竺黄、白芥子、丹参、香附、川牛膝组成基本方。方中以紫河车、紫石英补督脉、温肾阳，温精益髓；淫羊藿、熟地黄、菟丝子等滋肾补肾，调理冲任；白术为补气健脾之要药，使“脾健则湿无以停，痰无以生”；茯苓、陈皮、天竺黄、白芥子祛湿化痰，茯苓淡渗利湿，使湿得以温化，从小便而去，使“脾无留湿不生痰”；丹参、香附活血祛瘀、理气调经，意在疏通血脉，流动气血，使气顺血和，经自通也；川牛膝活血通经络，引诸药下行达于病所。综观全方，诸药共奏温肾健脾、化痰祛瘀利湿、理气调经助孕之功。褚氏在临床运用时注意辨证加减：若经闭日久，或见经少，舌紫黯，瘀阻较重时，应酌加虫类破血之品，如水蛭、虻虫等；若卵巢明显增大，加制鳖甲、生牡蛎、鸡内金、黄药子以软坚散结；若腰痛甚者，加杜仲、续断等；若兼见烦躁易怒、口苦咽干、大便秘结等瘀而化热，或痰郁化热之象者，加柴胡、郁金、牡丹皮、栀子、大黄；若溢乳，加炒麦芽、薄荷；多毛加玉竹、黄精。另外，褚氏具体运用中强调必须根据卵泡的生理发育的周期性变化而有选择性地加减用药。行经期（周期第1～5日），胞脉充盛，血海由满而溢，治应活血化瘀、理气调经促进经血的顺利排泄，可选加当归、川芎、桃仁、红花等活血化瘀理气之品，偏于血寒者，酌加吴茱萸、乌药、官桂等温经活血，偏于血热者酌加赤芍、生地黄、牡丹皮等凉血通经。经后期（周期第6～11日），血海空虚为阴长阳消期，宜加入女贞子、墨旱莲、白芍等滋阴养血药，与方中补肾阳药紫石英、紫河车等同用，以期收到“阳中求阴”之效。排卵期（周期第12～16日），主要是在重阴前提下，推动转化，促进卵子排出，方中酌加三棱、莪术、泽兰等活血化瘀、理气通络之品。经前期（周期第25～28日），为阳长阴消，阴消者，消中有长，其阴之所以消中有长者，是为了维持重阳的延续，可选加山茱萸、杜仲、枸杞子等，组方为阴阳并补、水火并调之剂，以期达到“阴中求阳，水中补火”之效。

身心同治，适时交会，提高疗效：褚氏治疗疾病除坚持中医的辨证论治，还始终贯彻整体观念，把患者看成一个统一的有机整体。临床观察到，多囊卵巢综合征患者在就诊时，体质肥胖、多毛、面部痤疮严重、闭经、不孕日久，故多情志不舒、心理负担极重。褚氏治疗多囊卵巢综合征。提出必须注意患者的体质、饮食、情志等多方因素，强调身心同治，提高疗效。治疗同时，褚氏首先通过自己的言行使患者放下沉重的思想包袱，树立乐观的人生观念，保持稳定的心理状态，坚持配合治疗，且嘱患者注意饮食，勿食肥甘厚腻之品，坚持参加适量的体育运动，以促进气血的流动，增强体质，减轻体重。褚氏认为适时交会在该病治疗中也起至关重要作用。古人称排卵期为“氤氲期”“的候”。此期白带呈棉丝状、性欲增强、基础体温将要上升或已上升，此时交媾易受孕。治疗期间，测基础体温、B超监测以了解卵泡发育及排卵情况，并结合观察白带性状，查尿黄体生成激素，指导在排卵期安排房事，以提高受孕率。（四川中医，2004，1）

3. 汤昆华论述：肾虚肝郁为主要病机，脾虚湿盛及阴虚火旺为两个重要病理改变。妇科疾病多离不开肾虚，肾虚有阴阳之别，PCOS患者两者均可见，但以阳虚为多，且脾肾阳虚多见，常表现为闭经、体形肥胖、腰酸乏力、经行腹痛、腹泻等脾肾阳虚之征。女子以肝为先天，育龄期妇女更以“肝气”为病最多。汤氏认为多囊卵巢综合征患者最主要的病因为肝郁，肝郁可引发其他脏器如脾、肾、心等病变，肝木乘脾伐肾，脾肾两虚，水湿内聚为主要的病理变化；肝郁化火，肝肾阴虚，或心肝火旺为又一变证，前者较为多见。有时在同一 PCOS 患者可见到阴虚火旺及阳虚湿盛同时出现，或在周期的不同时期有所偏重。同时出现的患者，上可见口干、乳胀、舌红苔黄，下可见下身怕冷、腰酸、经期腹痛、腹泻等上热下寒之证。随着月经周期不同时期的改变，阳虚水湿内盛的患者在经前期也会出现心肝火旺之症，如经前乳胀、口干便秘等，故辨证时应因人因时而异，不可单守一法。治疗特点主要有以下三点。

（1）以补肾疏肝为原则：这一治则针对肾虚肝郁的病机而设。汤氏补肾喜用血肉有情之品，如紫河车、鹿角片等，特别钟情于紫河车，几乎每方必用，认为该药大补肾之阴阳。又有类似激素样作用，对于 PCOS 患者雌激素低下的情况有改善作用。补肾又多以补阳为主，即使是经后期亦用巴戟天、菟丝子、续断等温和的补肾阳之药，这与脾肾阳虚的主要病机相符。当然，若见阴虚火旺之症即用滋阴补肾，清肝泻火之法，对证治之。疏肝用柴胡、青皮、陈皮、白芍、钩藤等，强调“缓疏”，特别反对用大量疏肝理气之品盲目疏肝。认为 PCOS 患者“肝”之功能本身就差，调节余地小，妄疏肝气易伐肝阴，引起变证，故用药方面柴胡用量少，一般为 3～4 g，防劫肝阴，白芍、钩藤等疏肝之功较缓，喜用之。

（2）以祛湿为大法：脾虚湿盛是 PCOS 的重要病理改变，故汤氏在治疗本病时运用大量的化湿、利湿药，如茯苓、薏苡仁、瞿麦、车前子等，用量较大，一般用到 20 g。患者常见肥胖、乏力、腰酸、经期腹泻、经血中夹有黏液、舌淡苔腻等水湿内停之征。从微观角度分析，PCOS 患者卵巢呈多囊性改变，卵巢增大，包膜增厚，包膜下存在多个充满卵泡液的小卵泡，间质增生。汤氏认为，此种改变为湿邪阻于卵巢局部，聚集不散所致，继而引起气血不通，排卵障碍。故常在运用大量化湿药的同时加用少量活血通络药，如五灵脂、桃仁、苦杏仁、皂角刺等，取 1～2 味用之。大量运用利湿药的用法经过临床多年验证，证明是有效的，说明这种局部认识有其合理性。化湿之法属“缓治”法，PCOS 患者来就诊时多为闭经数月，先时不用此法，先用活血通络之品使之月经来潮，再用利湿消癥法治本。清热解毒为特殊用法：汤氏喜用蒲公英、败酱草两味药，用量一般为 20 g，特别是 T、PRI 增高之患者更多用之。汤氏认为 PCOS 患者从内分泌角度看属于阴阳失调，体内阴少阳亢，常表现为 E、FSH 低下，T、PRI、LH 增高，代表“阴”的物质减少，代表“阳”的物质增高。中医认为多余之物积于体内即为“毒”，PCOS 患者即为“阳毒”积于体内，故汤氏认为清热解毒之法用之有据。从微观看，卵巢间质增生，包膜增厚，血管丰富等改变与炎性改变相似，蒲公英、败酱草两味药即可清热解毒抗炎，蒲公英又有利尿散结之功，《本草纲目》又谓其能乌须发壮筋骨，故在清热解毒的同时又能利湿补肾，这与本病的病机正好相符。败酱草《药性论》谓之“主破多年瘀血，能化脓为水”，《本草正义》谓能“清热泻结，利水消肿，破瘀排脓”，故与 PCOS 患者卵巢局部湿瘀互结的改变相符，汤氏认为其能破膜促排卵。

（3）强调以“动”制“静”：汤氏认为 PCOS 患者女性内分泌功能处于静止状态，可表现为闭经长久而无所苦，体内阴阳处于低水平平衡状态，没有阴阳定期转化的月经周期出现，故要打破这种静止状态，必用具有“动”性之药物，启动体内阴阳转化机制，形成正常的月经周期。用药上，首诊喜用大量的活血通络之品，如桃仁、苦杏仁、川芎、红花、莪术、益母草、五灵脂等，使胞脉通畅，气血运行，调动女性功能，而后再图缓治。“动”性药物的运用还体现在补肾上。喜用血肉有情之品，如紫河车、鹿角片等，认为动物药走而不守，较植物药更能打破低水平平衡静止状态。汤氏经前还喜用肉桂，肉桂性较温燥，“动”性较大，经前使用能促进阴阳转化，使月经来潮。（福建中医药，2003，6）

4. 盛玉凤论述：（1）补肾为主，根据月经周期的不同阶段，治疗上各有所重。①经后期滋补肾阴（血）而养冲任：此期经水适净，子宫内膜脱落，卵泡处于发育阶段，雌激素水平较低，基础体温为低温相。按中医辨证应属于阴的阶段。肾为经水之源，肾阴为月经来潮的物质基础，肾中真阴充实，产生“天癸”，“天癸”盛才能促使月经的按时来潮，常以滋补肾阴（血）而养冲任为主，常用药物为龟甲、阿胶、女贞子、墨旱莲、山茱萸、熟地黄、白芍、制首乌等。②经间期益肾填精而疏冲：此期子宫内膜已显著增生，卵泡渐趋成熟，雌激素水平逐渐增高。大量的雌激素能对下丘脑产生正反馈作用，使垂体释放较多的促卵泡成熟激素与大量的促黄体生成激素，促黄体生成激素则促使成熟卵泡排卵。而中医学则认为肾气盛，任脉通，太冲脉盛是卵子发育成熟、排出的基本条件。肾中之阴精需在肾中阳气的作用下逐渐充盈，才能促使卵泡发育成熟。故这期按中医辨证是由阴转入阳的过渡阶段，必须阳中求阴，以求阳施阴化，静中求动，通过补肾而使“天癸”旺盛，疏理冲任活血而使成熟卵泡得以排出。近代研究证实，补肾加活血可提高排卵率，此期常用鹿角霜、肉苁蓉、紫石英、菟丝子、补骨脂、柴胡、皂角刺、牡丹皮等。③月经前期温补肾阳而调冲任：此期成熟卵泡破裂排卵后形成黄体，黄体细胞分泌大量的孕激素和雌激素，使子宫内膜由增殖期进入分泌期，并继续增厚，基础体温呈现高相水平。此时阴已转阳，肾气旺，“天癸”充，冲任盛，为阳气活动旺盛时期，治宜温补肾阳而调冲任，盛氏常用仙茅、淫羊藿、巴戟天、鹿角霜、补骨脂等。④月经期活血化瘀而调月经：此期由于黄体从成熟转向退化，雌激素及孕激素的分泌也迅速减少，内膜失去支持而剥落出血，基础体温也急剧下降。按中医辨证为阳转入阴的阶段。治疗宜因势利导，以通为主，活血化瘀，引血下行。常用当归、川芎、赤芍、丹参、红花、茺蔚子、泽兰、川牛膝等。（2）兼顾疏肝理气、健脾利湿、化痰散结：肝藏血，司血海，肝血旺盛，血海满盈；肝气条达，肝血下注胞宫而为月经。脾胃为受纳运化水谷之处所，气血生化之源泉；同时药物也必须依赖脾胃的消化吸收才能发挥治疗作用。如果肝郁脾虚，或嗜食肥甘厚味则气滞痰凝湿聚，形体肥胖，治疗在补肾的同时，还需兼顾疏肝理气，健脾利湿，化痰散结，盛氏常用柴胡、佛手、预知子、橘核、橘络、浙贝母、海蛤壳、鸡内金、沉香曲、荷包草、地蛄蝼等。（现代中西医结合杂志，2004，11）

5. 沈自尹论述：多囊卵巢综合征应用激素的早期，患者出现阴虚内热、虚阳上浮、虚火旺盛的证候，是由于外源性激素超过生理所需剂量，促使能量代谢过旺。能否用中药在发挥激素正作用同时，又能抵制其副作用？沈氏积多年经验，常以滋阴清热之龟甲、生地黄，泻火存阴的山栀子、知母，泻火解百毒的生甘草同用，临床与实验都证实滋阴降火方药对激素的“过热”有一定拮抗作用，由此受到启示，下丘脑-垂体-卵巢轴功能失调，内源性激素不调，FSH/LH 比值增大，雄、雌激素分泌过多所致 PCOS，其临床证候、病机与外源性激素应用所引用的副反应有相似之处，循此思路与方法，应用于临床，取得一定的疗效，总有效率达 86.67%。PCOS 是因下丘脑-垂体功能紊乱，性激素分泌过多，促使能量代谢过旺，故 PCOS 患者临证虽无明显肾阴虚证侯，但体内已存在着隐潜性肾阴不足，温阳药应用又耗劫阴液，使肾阴亏损程度加重，虚阳上浮，虚火旺盛。对一些高雄激素患者采用滋阴降火法治疗后，上述症状改善，月经转为正常，排卵率达 83.33%，体重明显减轻，同时，雄激素水平恢复正常。由此可见，PCOS 患者临床上即使无肾阴虚证表现，也当从肾阴不足、痰湿郁火辨治。滋阴降火法有调节下丘脑-垂体-卵巢轴功能，对于 PCOS 的成因，西医至今尚无明确的定论，究竟起因于下丘脑-垂体-卵巢轴，还是肾上腺皮质轴，尚有争议。有人提出肾上腺皮质功能初现时，肾上腺过度分泌雄激素，可能是本综合征病因；有人提出下丘脑内多巴胺的减少与本综合征病因有关，也有人认为与 X 型染色体异常相关；还有人认为与胰岛素拮抗有内在的联系，可能是胰岛索作用，扩大 LH 刺激卵巢间质细胞，分泌大量雄激素，等等。但不论为何因所致，临床上均可见下丘脑-垂体-卵巢轴功能亢进，

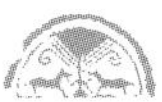

FSH/LH 比值增大，雌、雄激素分泌过多，或伴有高催乳素症，或有高胰岛素，或有类库欣综合征象，卵巢内有闭锁卵泡表现。应用滋阴降火法治疗功能亢进的 PCOS 患者，结果发现 T、E2、PRL 值大多恢复正常水平，FSH/LH 比值得纠正，B 超显示卵巢正常，从而亦提示滋阴降火方药能有效调节下丘脑-垂体-卵巢轴功能。其作用机制可能是多环节、多途径调节机制的一个综合作用，是否通过提高激素的受体，或者抵抗激素，改善高激素内环境，从而调整轴功能，还是直接调节下丘脑促性腺激素还有待进一步探索。（上海中医药杂志，1998，12）

（三）辨证论治选录

1. 施令仪等治疗多囊卵巢综合征分 5 型辨治：①肝火型。治拟清肝泻火法，方用龙胆泻肝丸、当归龙荟丸或知柏地黄丸。②气血两虚型。治以益气养血法，予归脾汤（木香、炙甘草各 15 g，党参、黄芪、白术、茯神、酸枣仁各 9 g，龙眼肉、当归各 6 g，远志 3 g，生姜 3 片，大枣 3 枚）或归芪调经汤（黄芪、当归、菟丝子各 30 g，淫羊藿 15 g，生姜 3 片，大枣 10 枚）加减。③脾肾阳虚型。治拟补益脾肾法，予附桂八味丸（熟地黄、山药、山茱萸、茯苓、牡丹皮、泽泻各 10 g，附子、肉桂各 6 g），肉苁蓉片或六子汤（黄芪 15 g，白术、附子、桂枝、枸杞子、女贞子、菟丝子、覆盆子、王不留行籽、茺蔚子各 9 g）。④痰实型。予软坚化痰方（穿山甲、皂角刺、丹参各 12 g，昆布、地龙、莪术、香附、白芥子、葶苈子各 9 g）。⑤其他对于症状较少，舌脉无明显变化，以闭经为主症的患者，因用药多样，治法更换较多，均归为此类。以 3 个月作为 1 个疗程，本组治疗 1 个疗程 30 例，2 个疗程 24 例，3 个疗程 10 例，4 个疗程 6 例。治疗结果：获Ⅰ类效果者 36 例（51.4%），其中已婚 14 例者均已怀孕；Ⅱ类者 18 例（25.7%）；Ⅲ类者 10 例（14.3%）；Ⅳ类者 6 例（8.6%）。从中医辨证五个类型的疗效来看，各型疗效基本一致，均无显著性差异。（中医杂志，1984，2）

2. 李祥云治疗多囊卵巢综合征分 4 型辨治：①肾亏痰阻型。治以补肾化痰法，药用当归、熟地黄、山药、杜仲、山茱萸、菟丝子、紫石英、淫羊藿、巴戟天、山慈姑、皂角刺、夏枯草、象贝母等。②阴亏内热型。治以养阴清热法，药用全瓜蒌、石斛、黄连、天花粉、瞿麦、麦冬、龟甲、生地黄、牛膝、车前子、益母草、知母。③肾亏瘀阻型。治以补肾祛瘀法，药用当归、熟地黄、山茱萸、淫羊藿、肉苁蓉、锁阳、胡芦巴、泽兰、三棱、莪术、夏枯草、香附、延胡索、丹参。④肝郁化火型。治以清肝泻火法，方选龙胆泻肝汤加减。结果：有效 16 例，其中 14 例已妊娠。（辽宁中医杂志，1989，1）

3. 林至君治疗多囊卵巢综合征分 2 型辨治：（1）肾阳衰惫、冲任虚寒型。①促卵泡汤：淫羊藿、仙茅、当归、淮山药、菟丝子、肉苁蓉、巴戟天、熟地黄各 15 g。经净后服 4～6 剂。②促排卵汤：当归、丹参、茺蔚子、桃仁、红花、鸡血藤、川续断各 10 g，香附 6 g，桂枝 3 g。排卵前服 4 剂。③促黄体汤：山药 15 g，阿胶、龟甲、当归、熟地黄、菟丝子、制首乌、川续断各 10 g。排卵后服 6～9 剂。④活血调经汤：当归、熟地黄、丹参、赤芍、泽兰各 10 g，川芎、制香附各 6 g。月经前服 3～5 剂。（2）肾阴不足、冲任郁热型。①促卵泡汤：茺蔚子 15 g，女贞子、墨旱莲、丹参、淮山药、熟地黄、肉苁蓉、制首乌各 10 g；经净后服 4～6 剂。②促排卵汤：薏苡仁 15 g，丹参、赤芍、泽兰、熟地黄、枸杞子各 10 g，桃仁、红花、香附各 6 g。排卵前服 4 剂。③促黄体汤：丹参、龟甲、枸杞子、女贞子、墨旱莲、熟地黄、制首乌、肉苁蓉、菟丝子各 10 g。排卵后服 6～9 剂。④活血调经汤：丹参、赤芍、泽兰、熟地黄、茯苓、茺蔚子各 10 g，当归、香附各 6 g。月经前服 3～5 剂。经 3 个人工周期治疗，结果：治愈 24 例，无效 3 例。在治愈的 24 例中，观察其受孕的年限，在半年内受孕者 15 例，7～12 个月受孕者 7 例，1～3 年受孕者 2 例。（中医杂志，1984，6）

4. 张风婵等治疗多囊卵巢综合征分期分4法辨治：①通法。是指经前期及月经期治以疏肝理气、活血通经。方用血府逐瘀汤加郁金，并配以益母草膏。②补法。是指经后期治以滋阴养血。方用六味地黄汤合二至丸加当归、何首乌、鹿角霜等化裁，或用归鹿补肾丸。③调法。是指月经中期即排卵前后，治以疏肝健脾补肾。方用丹栀逍遥散加鹿角霜、车前子等化裁。④泻法。即在月经中期至下次月经前期，治以疏肝清热泻火。方用龙胆泻肝汤或当归龙荟丸加减。（新中医，1991，1）

5. 高雅辨证论治多囊卵巢综合征分3型辨治：①痰湿型。用生山楂30 g，香附、茯苓、鸡内金、蚕沙、牛膝各15 g，苍术、陈皮、半夏、胆南星、枳实各10 g。②肾虚夹瘀型。用熟地黄、山药、茯苓、枸杞子、菟丝子、女贞子、墨旱莲各15 g，山茱萸12 g，泽泻、牡丹皮、当归、白芍、红花、桃仁各10 g。③肝经郁热型。用生地黄20 g，白术、茯苓各15 g，柴胡、白芍、当归、麦冬、玄参、牡丹皮、栀子各10 g，炙甘草6 g。随症加减，每日1剂，水煎服。3个月为1疗程。共治疗60例。结果：显效（症状减轻；月经周期复常，停药后月经规则>3个周期；基础体温双相或受孕，血中激素值、B超示卵巢均复常）30例，有效23例，无效7例。（辽宁中医杂志，2006，7）

6. 王祖倩等治疗多囊卵巢综合征分3型辨治：①肾虚型（9例）治用六子汤（黄芪15 g，白术、熟附片、桂枝、枸杞子、女贞子、菟丝子、覆盆子、王不留行籽、茺蔚子各9 g）每日1剂，水煎服。连续治疗3个月以上。②气血两虚型（24例）治用归芪调经汤（当归、炙黄芪、菟丝子各30 g，淫羊藿15 g，生姜3片，大枣10枚）每日1剂，连服3个月为1疗程。必要时可重复治疗1个疗程。结果：显效23例，有效7例，无效3例。（上海中医药杂志，1986，5）

7. 李少华治疗多囊卵巢综合征分3型辨治：①阴虚内热、热瘀交阻型。治以养阴破癥为主，用养阴破癥方：玄参、麦冬、天花粉、石斛、三棱、莪术、皂角刺、穿山甲、白芍、甘草。兼心火旺者加黄连、黄芩、远志、水灯心；便秘者加川大黄、玄明粉；兼肝火旺者加牡丹皮、山楂、郁金、川楝子；目涩加明目夜光丸。②湿聚为痰，痰滞经络型。治宜祛痰破癥为主，用祛痰破癥方。桂枝茯苓汤（丸）合二陈汤（丸），酌加贝母、胆南星、三棱、莪术、皂角刺、穿山甲。若小腹疼痛加用宝珍膏加丁桂散外贴腹部，以利直达病所。若寒湿阻滞，加熟附块、小茴香等。如闭经，加养血活血通经方：当归、丹参、益母草、牛膝、香附、延胡索。经行时亦用该方，使经血畅行。如不孕者，于月经基本正常后，改用温补肾阳方或与养阴破癥方合用：菟丝子、枸杞子、补骨脂、肉苁蓉、瞿麦、车前子、桑寄生、川续断等。本组疗程，最短者3个月，最长者12个月。服药最少50剂，最多150剂。9例经上述治疗后，月经正常，基础体温由单相转为双相，不孕者受孕。随访时间平均半年以上。（上海中医药杂志，1984，1）

8. 俞小莲等治疗多囊卵巢综合征分3型辨治：①血虚型（12例）方用四物汤合六味地黄汤。②痰湿型（11例）方用苍附导痰汤合四君子汤。③血瘀型（5例）方用桃红四物汤加减。对雌激素水平较低者。加用炔雌醇0.0125 mg，22日。经治3～6个月，总排卵率46.7%。治疗半年以上仍无效者15例，改用枸橼酸氯米芬（CC）及绒毛膜促性腺激素（HCG），好转100%，排卵78.1%，排卵后再用中药巩固。（上海医学，1981，1）

（四）临床报道选录

1. 内服药疗法：

（1）王祖倩等用龙胆泻肝汤治疗多囊卵巢综合征20例：本组病例中，18例临床表现以闭经为主，2例主要表现为无排卵型子宫出血。药用生地黄9～12 g，龙胆、炒黄芩、焦山栀、泽泻、车前子（包）、当归各9 g，木通、柴胡各6 g，生甘草3 g。每日1剂。或用龙胆泻肝丸，每日

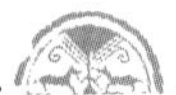

9 g，分 2 次吞服。大便秘结者酌加大黄、芒硝，或改用当归芦荟丸。行经期停服或服活血通经药物。连续治疗 3 个月以上。①月经恢复情况：本病 20 例，接受本法治疗共 83 个月，在此期间其行经 62 次，占 74.1%。其中 18 例闭经者，在服药期间都达到行经的目的，最早为服药的第 4 日行经，最长为 57 日，平均 24.3 日。2 例不规则出血，淋漓不止者，分别于服药后第 6、7 日血止。②从基础体温反映排卵恢复情况：20 例中除 2 例未测量基础体温外，根据 18 例所测 59 个月经周期的基础体温中，出现双相体温曲线 21 次，占 35.5%，其中 1 例妊娠；出现单相基础体温曲线 38 次，占 64.5%。闭经者基础体温上升的时间，最短于服药的第 5 日，最长为 140 日，平均 43.6 日，半数以上在 1 个月以内基础体温上升，无排卵型功血 2 例，基础体温上升时间分别为 26 日、100 日。（上海中医药杂志，1982，12）

（2）武保乡等治疗多囊卵巢综合征 73 例：全部患者自月经或孕酮撤退性出血的第 5 日起，每晚服氯米芬胶囊 50～100 mg，共 5 日。中药用夏枯草 15 g，皂角刺 12 g，三棱、莪术、炮穿山甲、象贝母、山慈姑各 9 g，制南星 6 g。肾虚加覆盆子、菟丝子、枸杞子各 12 g；血虚加熟地黄 20 g，当归 12 g；阴虚加玄参 15 g，栀子 9 g，龙胆 6 g；E_2 值偏低或宫颈黏液较少，加泰舒滴丸，每日 4 mg；T、PRL 值偏高加白芍、甘草各 12 g，龙胆泻肝丸 9 g。从月经周期第 9 日开始服上方，每日 1 剂。连服至基础体温上升后 2 日，宫颈黏液典型羊齿状结晶消失、椭圆体出现时，改用促黄体汤（熟地黄、当归、白芍、甘草、菟丝子、覆盆子、枸杞子、山药）。结果：显效 66 例，好转 4 例，无效 3 例，排卵率 90.4%。（湖北中医杂志，1993，1）

（3）李亚平用补肾化痰软坚汤治疗多囊卵巢综合征 30 例：药用菟丝子、覆盆子、仙茅、淫羊藿、夏枯草、熟地黄、昆布各 15 g，穿山甲（先煎）、胆南星、桃仁各 10 g。每日 1 剂，水煎服；30 日为 1 疗程。用 1～3 个疗程，结果：治愈 22 例（其中妊娠 2 例），有效 5 例，无效 3 例，总有效率 90%。（中医杂志，2001，6）

（4）张蔚莉用益坤丸治疗多囊卵巢综合征 60 例：药用鸡血藤 15 g，法半夏、菖蒲、神曲、陈皮、泽兰、蒲黄、香附各 10 g，茯苓、菟丝子、枸杞子、淫羊藿、益母草各 12 g。制成胶囊，每粒 0.4 g，每日 2 次，每次 5 粒，口服；30 日为 1 疗程。用 2～3 个疗程，结果：治愈 44 例（妊娠 7 例），有效 10 例，无效 6 例，总有效率 90%。（四川中医，2003，7）

（5）贾永谦用四物汤、五子衍宗丸合二至丸加减治疗多囊卵巢综合征 58 例：药用白芍、熟地黄、枸杞子、菟丝子、覆盆子各 15 g，当归 12 g，五味子、车前子、仙茅、川芎、淫羊藿各 10 g。经后期加浙贝母、神曲、僵蚕、胆南星；经间期选加丹参、益母草、川牛膝、路路通；排卵期加巴戟天、紫石英、鹿角霜、肉苁蓉各 15 g。行经期用丹参 30 g，当归 12 g，赤芍、川芎、桃仁、红花、香附、乌药、泽兰叶各 10 g，肉桂 6 g。每日 1 剂，水煎服。对照组 50 例，用枸橼酸氯米芬，每日 50～100 mg，顿服；月经第 5 日开始，用 5 日。结果：两组分别妊娠 32、18 例。（山西中医，2004，6）

（6）陶莉莉加减龙胆泻肝汤治疗肝经郁火型多囊卵巢综合征 25 例：药用夏枯草 20 g，龙胆、栀子、泽泻、车前子、生地黄、牡丹皮各 15 g，黄芩、当归、柴胡各 10 g。月经间期酌加丹参、穿破石、浙贝母、路路通；月经期去龙胆、栀子，加益母草、枳壳、香附。每日 1 剂，水煎服。对照组 23 例，用 Diane-35（达英-35）1 片（2 mg），每日顿服；月经来潮（或撤药性出血）第 1 日开始，用 21 日；停药后未来月经，于第 7 日重复给药。用 3 个月经周期，随访 1 个月，结果：月经异常、痤疮、基础体温单相治疗后两组均明显改善（$P<0.05$）；泌乳素、促黄体激素、游离睾酮、雄烯二酮、促黄体激素/促卵泡激素两组治疗前后自身及首项治疗后组间比较均有显著性差异（$P<0.05$）。见副反应分别 0、8 例。（中国中西医结合杂志，2006，9）

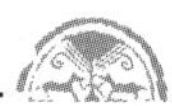

（7）卢晔用化痰通经方治疗多囊卵巢综合征31例：药用当归、丹参、川芎、石菖蒲、半夏、胆南星、夏枯草、巴戟天、续断、淫羊藿。阴虚火旺（或津液亏耗）加知母、黄柏等，合增液汤；脾虚湿盛痰阻合平胃散、二陈汤等；痰热盛加黄芩。每日1剂，水煎服；3个月为1疗程。用1～4个疗程，结果：治愈16例，显效14例，有效1例；排卵率96.7%。（天津中医药，2007，1）

（8）申巧云用补肾化瘀调经方治疗多囊卵巢综合征30例：药用紫石英、薏苡仁各30 g，淫羊藿、覆盆子、菟丝子、山茱萸、地龙、桃仁、益母草、泽泻、黄芪各10 g，红花6 g，甘草3 g。月经后加桑寄生、枸杞子、生地黄；排卵期加仙茅；卵泡增大甚加连翘、夏枯草、土贝母、路路通、泽兰、大腹皮。随症加减，每日1剂，水煎服。于月经来潮开始，用10日。对照组30例，用枸橼酸氯米芬50 mg，每日顿服。于月经周期第5日开始，用5日；效不显，第2个月用100 mg。均3个月为1疗程。用1个疗程，结果：两组分别痊愈22、19例（其中妊娠10、5例），有效5、4例，无效3、7例，总有效率90%、76.67%（$P<0.05$）。（中国中医药信息杂志，2007，2）

（9）雪萍用益肾消囊饮治疗青春期多囊卵巢综合征35例：药用菟丝子、熟地黄、白芍、白术、党参、茯苓各25 g，丹参20 g，山茱萸、淫羊藿、陈皮、当归、甘草各15 g，柴胡10 g，紫河车5 g。月经后期酌加女贞子、枸杞子、何首乌；排卵前期酌加茺蔚子、泽兰、皂角刺、香附；排卵后期酌加川续断、桑寄生、巴戟天；月经前期酌加川牛膝、桃仁、红花。每日1剂，水煎服。3个月为1疗程。月经期停用。结果：治愈15例，显效12例，有效5例，无效3例，总有效率91.4%。（中国中医药科技，2007，4）

（10）孔桂茹用清肝补肾汤治疗多囊卵巢综合征35例：药用菟丝子、桑寄生、淫羊藿、益母草各15 g，黄芩、夏枯草、金银花、泽兰各12 g，柴胡、香附各9 g，川楝子6 g。随症加减，每日1剂，水煎服，从月经周期（或撤退出血）的第5日开始，每个月用15日。3个月为1疗程。停用其他药。用1～3个疗程，结果：治愈21例，有效8例，无效6例，总有效率82.9%。有效者随访1年，闭经6例。（时珍国医国药，2007，9）

（11）王燕萍用补肾化痰活血法治疗青春期多囊卵巢综合征33例：药用薏苡仁30 g，熟地黄20 g，山茱萸、紫石英、菟丝子、枸杞子、淫羊藿、续断、当归、夏枯草各15 g，法半夏、制胆南星、皂角刺各10 g，柴胡、茺蔚子各6 g。随症加减，每日1剂，水煎服。1个月经周期为1疗程。用3个疗程，结果：月经复常27例；排卵复常25例。体重、体重指数、LH（黄体生成素）/FSH（卵泡刺激素）、LH、血清睾酮水平均明显下降，双侧卵巢卵泡数减少，卵巢体积缩小（P均<0.05）。（中国中医药信息杂志，2008，2）

（12）陈小平用补肾疏肝汤治疗肾虚肝郁型青春期多囊卵巢综合征21例：药用菟丝子20 g，补骨脂、杜仲、柴胡、王不留行、龟胶各15 g，山茱萸10 g，熟地黄、白芍、皂角刺各12 g，青皮6 g。每日1剂，水煎服。用3个月，结果：妊娠（或月经来潮，且>3个月正常行经）16例；卵巢体积、LH、FSH、LH/FSH、T值治疗前后比较均有统计学意义（$P<0.05$）。（云南中医中药杂志，2008，4）

（13）任青玲用滋阴补阳方序贯治疗多囊卵巢综合征31例：月经周期第5日（或肌注黄体酮撤药性出血第5日）开始，用滋阴方：当归、白芍、女贞子、熟地黄、山茱萸、牡丹皮、山药各10 g，陈皮6 g。月经周期第12～15日，用补阳方：菟丝子、川续断、紫河车、鹿角片、淫羊藿各10 g。用至月经来潮。每日1剂，水煎服。月经期停用4日。对照组21例，用二甲双胍片500 mg，每日3次，口服。均12周为1疗程。结果：两组分别显效（月经、激素复常。随访3个月经周期，无复发）8、0例，有效21、17例，无效2、4例。（江苏中医药，2008，3）

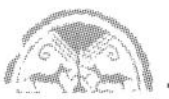

(14) 伏晓华用补肾软坚通络汤治疗多囊卵巢综合征 60 例：药用菟丝子、丹参各 20 g，仙茅、淫羊藿、熟地黄各 15 g，当归、巴戟天各 12 g，穿山甲、山慈姑、胆南星各 10 g。月经干净后加何首乌、炙龟甲；排卵前加桃仁、五灵脂；排卵后加肉苁蓉、补骨脂；月经前加香附、红花；子宫发育不良、经量少加紫河车、鹿角片；卵巢增大甚加皂角刺、海藻、浙贝母等。每日 1 剂，水煎服。月经期停用。对照组 50 例，于月经周期第 5 日开始，用枸橼酸氯米芬 50 mg，每日顿服，用 5 日；第 2 个月可用 100 mg。均 3 个月为 1 疗程。结果：两组分别痊愈 32、15 例，有效 16、13 例，无效 12、22 例，总有效率 80%、56%。（中国中医药科技，2008，3）

(15) 郑姜钦用中药调人工周期治疗多囊卵巢综合征 45 例：月经周期第 5～14 日，用黄芪、党参各 30 g，黄精、何首乌、丹参、赤芍、红藤各 15 g，淫羊藿、巴戟天、当归、苍术、皂角刺、浙贝母各 10 g。第 15～30 日，用山药、杜仲、女贞子、菟丝子、枸杞子、黄精、何首乌各 15 g，白术、续断、仙茅、柴胡、香附各 10 g，枳壳 6 g。每日 1 剂，水煎服。对照组 42 例，于月经周期第 5 日，用二甲双胍 850 mg，每日顿服；排卵（或妊娠）后停用。均 3 个月为 1 疗程。两组中有生育要求者于月经周期第 5 日用枸橼酸氯米芬 50～100 mg，用 5 日；继用雌激素 0.3 mg，用 5 日；每日顿服。第 11 日开始 B 超监测排卵，优势卵泡直径（2.0±0.5）cm，子宫内膜厚度 0.8 cm 时，用人绒毛膜促性腺激素 10 kIU，肌注。结果：两组分别治愈 12、11 例，有效 17、15 例，无效各 16 例，总有效率 64.4%、61.9%；妊娠 9/25、7/22 例。（中华中医药杂志，2008，5）

(16) 王珍萍用补肾化痰法加针灸治疗多囊卵巢综合征 25 例：药用菟丝子、川续断、巴戟天、淫羊藿、石菖蒲、半夏、胆南星、夏枯草、当归、川芎、丹参、益母草各 10～15 g。月经后期酌加二至丸、何首乌等；排卵期酌加香附、赤芍、鸡血藤等；排卵后期酌加艾叶、小茴香、桂枝等；月经前期酌加桃仁、泽兰、红花、牛膝等。水煎服。并取穴：膈俞、脾俞、肝俞、肾俞、中脘、气海、关元（均补法），子宫、大赫、归来、血海、足三里、三阴交（均平补平泻法）。针刺，关元、子宫加灸。10 分钟行针 1 次，留针 30 分钟，每日 1 次。6 次为 1 疗程，疗程间隔 1 日。用 1～3 个疗程，结果：治愈 11 例，有效 13 例，无效 1 例。（湖北中医杂志，2007，6）

(17) 况秀郁等用电针、中药治疗多囊卵巢综合征 30 例：(1) 取穴及电针方法。取关元、中极、子宫、三阴交穴。在月经第 14 日起每日电针 1 次，共 3 日。观察 1 周，若基础体温不上升，则用电针加强 1 次。来一次月经为 1 个周期。患者接受电针治疗时，均有下腹温暖感。(2) 辨证用药。①肾虚用鹿角霜、淫羊藿、黄精、熟地黄、山药、当归、补骨脂、巴戟天。②脾肾阳虚用党参、黄芪、山药、白术、茯苓、淫羊藿、山茱萸、熟地黄、菟丝子、当归。(3) 肝肾阴虚。生地黄、熟地黄、知母、黄柏、女贞子、墨旱莲、柴胡、赤芍、白芍、当归、枸杞子。结果：经电针治疗 1～3 个月，排卵率为 33.9%，加用中药 2 个月后。总排卵率达 52.5%。（上海中医药杂志，1987，3）

(18) 黄敏用中药配合按灸治疗多囊卵巢综合征 40 例：药用党参 30 g，白芍、菟丝子各 20 g，熟地黄、巴戟天、淫羊藿、女贞子、枸杞子、川续断、白术各 15 g，当归、鹿角胶（烊化）各 10 g。每日 1 剂，水煎服。于月经干净至排卵期前，取穴：三阴交、关元、子宫。用拇指指腹按摩，顺、逆时针各 50 次；继之每穴灸 15 分钟。与对照组均于月经周期第 5 日，用枸橼酸氯米芬胶囊 50 mg，每日 1 次，口服；用 5 日。月经延期（或闭经），除外怀孕，用黄体酮 20 mg，每日 1 次肌注；用 3 日。均 3 个月经周期为 1 疗程。用 1 个疗程，结果：两组分别排卵 36、26 例，性激素复常 37、27 例（P 均＜0.05）。（按摩与导引，2007，1）

(19) 刘凤云用益肾利水方治疗多囊卵巢综合征 15 例：药用黄芪 30 g，熟地黄、山茱萸、山

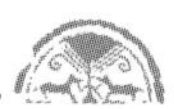

药各15 g，淫羊藿、菟丝子、人参、白术、丹参各12 g，茯苓、泽泻各10 g。水肿甚茯苓、泽泻增量，加猪苓；卵巢增大甚加活血化瘀药；妊娠加白术、续断；恶心呕吐加生姜、姜半夏。每日1剂，水煎服。5日为1疗程，用2个疗程。与对照组均纠正血容量，补充白蛋白等。停用绒毛膜促性腺激素。结果：两组分别痊愈10、4例，好转5、10例，无效0、1例。（中医杂志，2007，11）

（20）俞谨等以补肾化痰方治疗多囊卵巢综合征9例：药用熟地黄、山药、补骨脂、淫羊藿、黄精、桃仁、皂角刺、山慈姑。怕冷者加附子、肉桂。连服3个月。7例随访1年均有排卵，其中3例半年内妊娠，2例失访。（中西医结合杂志，986，4）

2. 中西医结合疗法：

（1）池丽芳中西医结合治疗多囊卵巢综合征38例：药用牛膝20 g，丹参15 g，礞石、皂角刺各12 g，生地黄、黄精、知母、炒栀子、香附、当归各10 g，大黄、黄柏各6 g，生甘草3 g。月经期加和血调气之品；基础体温上升前后酌加温肾补气和血药。每日1剂，水煎服。基础体温单相并用枸橼酸氯米芬片50 mg，每日口服；于月经周期第5日开始，用5日。对照组30例，用达英-35 1片，每日口服；于月经周期第5日开始，用21日；于下次月经来潮第5日或停药后第7日月经未潮重复使用。均1个月经周期为1疗程。用1～6个疗程，结果：两组分别痊愈24、16例，显效9、5例，有效4、5例，无效1、4例，总有效率97.6%、86.7%。（浙江中医杂志，2007，6）

（2）郭丽春中西医结合治疗多囊卵巢综合征32例：生黄芪、山药各30 g，菟丝子、麦冬、茯苓、柴胡各20 g，淫羊藿、续断、枸杞子、熟地黄、山茱萸、当归、川芎各15 g，苍术12 g，玄参、五味子、穿山甲、枳实、半夏各10 g。卵巢明显增大加生牡蛎；子宫发育不良加紫河车；阴部干涩加何首乌、女贞子。每日1剂，水煎服。与对照组31例，均用二甲双胍500 mg，每日2次餐前服。均3个月为1疗程。妊娠后停药。用2个疗程，结果：两组分别痊愈13、8例，显效16、12例，无效3、11例，总有效率90.63%、80.65%（$P<0.05$）。（广西中医药，2007，5）

（3）张灵芳中西医结合治疗多囊卵巢综合征56例：药用菟丝子15 g，生地黄、熟地黄、山茱萸、赤芍、白芍各12 g，当归9 g。痰湿加苍术、山药、法半夏、制南星、象贝母；血瘀加桂枝、桃仁、牡丹皮、香附、茯苓、丹参。每日1剂，水煎服，于月经第5日开始；用20日。与对照组59例，均用枸橼酸氯米芬50 mg，每日顿服；用5日。用3个月经周期，结果：两组分别治愈18、14例，好转各33例，无效5、12例，总有效率91.1%、79.7%（$P<0.05$）。（实用中医药杂志，2005，7）

（4）王珺用益肾健脾法联合二甲双胍治疗胰岛素抵抗多囊卵巢综合征30例：药用生地黄、熟地黄、石斛、巴戟天、山茱萸、枸杞子、鹿角胶、菟丝子各15 g，党参、白术、茯苓、山药、陈皮、当归、桃仁各10 g。每日1剂，水煎服。与对照组均用二甲双胍500 mg，每日3次；3个月后，于月经周期第5日开始，每日用枸橼酸氯米芬50 mg，用5日；均口服。结果：排卵率、空腹胰岛素、胰岛素抵抗指数、空腹血糖、体重两组治疗前后自身及前3项治疗后组间比较均有显著性差异（$P<0.01$或$P<0.05$）。随访>0.5年，两组分别妊娠5/28、1/24例；月经复常及明显改善19/28、10/24例。（四川中医，2006，9）

（5）梁瑞宁用补肾活血汤联合超声下卵泡抽吸术治疗难治性多囊卵巢综合征20例：药用菟丝子、桑寄生、丹参各20 g，淫羊藿、皂角刺各15 g，熟地黄、补骨脂、黄精、桃仁、山慈姑各10 g，甘草6 g。随症加减。于月经周期（或撤退性出血）第5日开始，每日1剂，水煎服；用14日。与对照组24例，均于月经周期（或撤退性出血）第10～12日复查B超，见双侧卵巢无直径≥8 mm卵泡，用绒毛膜促性腺激素（HCG）10 kIU，肌注；36小时后行超声下卵泡抽吸术，每侧卵巢进针 2～4 次。下次月经周期第 3 日复查，睾酮＜1.6 nmol/L，促黄体生成素/促卵泡生成素＜2，基础窦卵泡≤10 个/卵巢，行促排卵治疗。结果：两组行穿刺周期分别 42、56 个。两组促排卵治疗患者随访 3 个月，分别妊娠 8/18、7/22 例。见卵巢过度刺激综合征、卵泡未破裂黄素化综合征分别 0、1 例，1、2 例。（中国中西医结合杂志，2008，4）

（6）叶敦敏用腹腔镜卵巢打孔术结合中医周期疗法治疗痰湿型难治性多囊卵巢综合征 20 例：药用浙贝母、石菖蒲各 15 g，苍术、白术、丹参、香附各 10 g。月经期加益母草 15 g，桃仁、三七各 10 g；用 3～5 日。月经干净后，加菟丝子、茯苓各 15 g，当归、熟地黄、山茱萸各 10 g；7～10 日后，加路路通、北黄芪各 20 g，莪术 10 g，桂枝 9 g；再 3 日后，加菟丝子 15 g，当归、淫羊藿各 10 g，肉桂 6 g，用 7～10 日。2 组 10 例，在月经周期第 5 日，每日用枸橼酸氯米芬 50 mg，用 5 日；无效增量，每日≤150 mg。1、2 组与 3 组 10 例，均行腹腔镜手术。均 3 个月经周期为 1 疗程，用 2 个疗程。随访 1 年，结果：三组分别排卵 17、8、7 例；妊娠 14、4、4 例。黄体生成素、雄激素 1 组治疗前后及治疗后 1 组与 2、3 组比较均有显著性差异（$P<0.05$）。（广州中医药大学学报，2007，6）

（五）经验良方选录

1. 内服方：

（1）白芍、桑椹子、女贞子、阳起石各 15 g，桑寄生、淫羊藿、熟地黄、当归各 10 g，蛇床子 5 g。随症加减：子宫发育不全、黄体功能不全加紫石英 15 g，肉桂 6 g，鹿角霜 9 g。月经先后不定期加逍遥丸 15 g，香附、橘叶、橘核各 10 g。输卵管一侧不通加皂角刺、路路通各 15 g，穿山甲 10 g。体肥闭经加苍术、白术各 15 g，生山楂、益母草、红花各 10 g。每日 1 剂，水煎。服两次，1 个月为 1 疗程。主治多囊卵巢综合征。

（2）夏枯草、萆薢、山慈姑各 15 g，皂角刺、昆布各 12 g，穿山甲、象贝母、赤芍、延胡索各 9 g。随症加减：肾阳虚加淫羊藿 12 g，胡芦巴、鹿角霜各 9 g。肾阴虚加女贞子 15 g，熟地黄 12 g。黄体水平低下加龟甲、肉苁蓉各 12 g。每日 1 剂。水煎，服 2 次，1 个月为 1 疗程。主治多囊卵巢综合征。

（3）熟地黄、炒香附各 30 g，当归（酒洗）、川芎各 20 g，白芍（酒炒）、茯苓、牡丹皮、延胡索、陈皮各 15 g，生姜 3 片。随症加减：经期错后加官桂、炒干姜、熟艾各 10 g。月经先期加黄芩 15 g。经来之日起，每日 1 剂，水煎，空心温服，临卧前服 2 煎，连服 4 剂。主治多囊卵巢综合征。

（4）熟地黄 30 g，当归 24 g，炒香附 18 g，茯苓、川芎各 12 g，炒白芍 10 g，延胡索、牡丹皮、吴茱萸、陈皮各 9 g。随症加减：肾虚加菟丝子。肝郁加柴胡。痰湿加半夏。血瘀加益母草。经行期每日服 1 剂，水煎分 2 次服，经净药停，两个月经周期为 1 疗程。主治多囊卵巢综合征。

（5）滑石 90 g，甘草 60 g，黄芩、石膏、橘核各 30 g，炒白芍、白术、当归、山栀子、川芎、薄荷、麻黄、连翘、荆芥、防风、芒硝、酒蒸大黄各 15 g。药研细末，月经周期第 5 日起，每服 5 g，每日 2 次，温开水下，连服 5 日，3 个月经周期为 1 疗程。主治多囊卵巢综合征。

（6）菟丝子 60 g，杜仲、桑寄生、紫河车各 30 g，茯苓、当归、山药、何首乌、艾叶各 24 g，荔枝核、枸杞子、肉苁蓉、鹿角霜、砂仁、乌药各 10 g，车前子 6 g。药研细末，炼蜜为丸，每服 3 g，每日 2 次，1 剂为 1 疗程。主治多囊卵巢综合征。

（7）海藻 30 g，荔枝核、败酱草各 20 g，山慈姑、白术、茯苓、当归各 15 g，三棱、莪术、香附各 12 g，地龙、土鳖、法半夏、桂枝、甘草各 10 g，吴茱萸 6 g。每日 1 剂，水煎两次，早晚分服，3 个月为 1 疗程。主治多囊卵巢综合征。

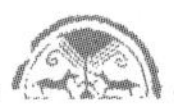

(8) 红藤、菟丝子各20 g，牡丹皮、穿山甲各15 g，熟地黄、薏苡仁、白芍、当归各12 g，红花、地鳖虫、皂角刺、路路通各10 g，桃仁6 g。经净后5日，每日1剂，水煎服，连服15剂。3个月为1疗程。主治多囊卵巢综合征。

(9) 山药、补骨脂、淫羊藿、黄精、桃仁、石菖蒲、皂角刺、山慈姑各12 g，熟地黄9 g，山茱萸、巴戟天各6 g。畏冷者加附子9 g，肉桂3 g。每日1剂，水煎，服2次，3个月为1疗程。主治痰实型多囊卵巢综合征。

(10) 夏枯草15 g，昆布、炮穿山甲、贝母、萆薢各12 g，皂角刺、赤芍、延胡索、山慈姑各9 g。经后5日起，每日1剂，水煎，服2次，连服9日。配服西药己烯雌酚0.125 g，每日1次，连服20日。主治多囊卵巢综合征。

(11) 女贞子、山药、龟甲各15 g，熟地黄、墨旱莲、茯苓各12 g，鹿角胶、五味子、山茱萸、泽泻、牡丹皮各9 g，紫河车3 g（分次吞服）。每日1剂，水煎，服2次。1个月为1疗程。主治多囊卵巢综合征。

(12) 丹参15 g，当归、赤芍、泽兰、三棱、桃仁、红花、失笑散（包煎）、牛膝、延胡索、制香附、益母草各9 g，川芎6 g。经前4日，每日1剂，水煎，服2次，连服7剂为1疗程。主治多囊卵巢综合征。

(13) 补骨脂、桂枝、菟丝子各20 g，淫羊藿、泽兰叶、干姜、五灵脂、川芎、当归各10 g，蛇床子8 g，小茴香6 g。经来之日起，每日1剂，水煎，服2次，连服15剂为1疗程。主治多囊卵巢综合征。

(14) 当归、熟地黄、山栀子各12 g，露蜂房、淫羊藿各9 g，柴胡、牡丹皮各6 g。水煎，每日1剂，服2次。另用生麦芽30 g。每日1剂，水煎代茶频饮。1个月为1疗程。主治多囊卵巢综合征。

(15) 生地黄12 g，当归、车前子、泽泻、焦山栀、炒黄芩各9 g，龙胆、柴胡各6 g，木通、生甘草各3 g。每日1剂，水煎两次，早晚分服，3个月为1疗程。主治多囊卵巢综合征。

(16) 牡丹皮12 g，生地黄10 g，延胡索、生蒲黄、黄柏、茯苓、青蒿、白芍、地骨皮各9 g。经行期每日1剂，水煎，服2次，连服5剂，3个月经周期为1疗程。主治多囊卵巢综合征。

(17) 生地黄30 g，玄参24 g，鱼腥草、紫草各15 g，天冬、天花粉、石斛各12 g，牡蛎9 g。每日1剂，水煎，服2次，2个月为1疗程。主治阴虚津伤型多囊卵巢综合征。

(18) 淫羊藿、覆盆子、菟丝子、象贝母、皂角刺、炮穿山甲、夏枯草、昆布各12 g，熟地黄、仙茅各9 g。每日1剂，水煎，服2次，1个月为1疗程。主治多囊卵巢综合征。

(19) 赤芍50 g，泽泻25 g，白术、茯苓各12 g，当归、赤芍各10 g。每日1剂，加水1500 mL，煎至600 mL，分服3次，经前连服7剂。主治多囊卵巢综合征。

2. 外治方：

透骨草、艾叶各60 g，土鳖虫、五加皮、归尾、白芷、赤芍、红花、没药、乳香、千年健各30 g，羌活、独活、川乌、防风、干漆各20 g，血竭、川花椒各15 g。药研细末，每取250 g装布袋内，蒸透后热敷小腹部，每日2次，每次20分钟，1剂药用10日。主治多囊卵巢综合征。

3. 食疗方：

(1) 丹参20 g，当归20 g，牛腿肉250 g，甘草3 g，调料适量。将牛肉洗净切块，丹参、当归、甘草洗净，一同放入沙锅内，加水炖至烂熟，调味，食肉喝汤。每日1剂，2次分服。主治多囊卵巢综合征。

(2) 鹿茸10 g，乌鸡250 g，调料适量。将乌鸡洗净切块，与鹿茸一同放入炖盅内，加水适量，上笼蒸至熟烂，调味，食肉喝汤。每日 1 剂，2 次分服。主治多囊卵巢综合征。

(3) 神曲30 g，苍术、陈皮各15 g，粳米 100 g。每日 1 剂，将前 3 味水煎取汁，兑入粳米粥内，再稍煮即成。主治多囊卵巢综合征。

(4) 青虾 250 g，韭菜 100 g，食用油、黄酒、酱油、醋、姜丝、葱末、精盐、味精各适量。按常法烹制菜肴食用。每日 1 剂。主治多囊卵巢综合征。

第十节　妇科临床少见综合征

一、病证概述

本节所录为妇科临床少见综合征，色括宫腔粘连综合征、卵泡黄素化综合征、卵泡增殖综合征、痛性皮下出血综合征各 1 例。其中宫腔粘连综合征，是由于近期妊娠子宫损伤后瘢痕所致，大约 90%的病例因刮宫所引起。通常损伤发生在足月分娩、早产、流产后 1～4 周，多量阴道出血而需刮宫时。宫腔粘连通常可致月经异常，如月经过少，严重粘连可引起闭经。若粘连封闭部分宫腔，患者可能怀孕，但易发生流产、早产、异位妊娠、胎死宫内、胎盘植入、胎盘粘连等，如完全闭锁患者可表现为不孕。宫腔粘连可分为内膜性粘连、纤维肌性粘连和结缔组织性粘连。宫腔粘连的诊断，过去多用输卵管碘油造影或 B 超，但对于一些较轻的粘连易漏诊，且不能提示粘连的坚韧度和粘连的类型。宫腔粘连的治疗多采用扩张棒扩张，扩张后放宫内节育器。但这种手术盲目且不能恢复原来的宫腔形态，且再粘连的发生率高。宫腔粘连的症状主要是月经异常和生育功能障碍。由于宫腔的形状位置变化或者其他疾病感染改变了正常月经周期中子宫内膜有规律的生长脱落，可导致子宫间质中的纤维蛋白原渗出、沉积，造成宫腔前后壁粘连。此外还有盆底松弛综合征，其他综合征病证概述从略。

二、妙法绝招解析

(一) 宫腔粘连综合征：瘀阻气滞，络道不利（乐秀珍医案）

1. 病历摘要：成某，32 岁。结婚四载未育，婚后 1 年人流 1 次。嗣后每月有周期性少腹胀痛，经行量少不畅。脉细弦，苔薄腻、质偏淡黯。基础体温双相不典型，男方精液检查正常。输卵管碘油造影：两侧输卵管通畅，宫腔略小，呈狭长形。B 超提示：子宫大小 56 mm×30 mm×42 mm，双侧卵巢大小、形态无异常。诊刮时探宫腔 6.5 cm 发现宫颈管粘连。诊刮报告：分泌期子宫内膜，基质较为致密。诊断为宫颈管粘连综合征。

证属瘀阻气滞，络道不利。治宜化瘀活血，理气通络。方选桃红四物汤加减。药用丹参、忍冬藤、红藤各15 g，徐长卿、路路通、赤芍、生地黄、熟地黄、川楝子各12 g，小茴香、桃仁、川芎各9 g，青皮、陈皮各6 g。并用丹皮酚注射液，隔日 1 次，每次 4 mL，肌内注射，经期停用。治疗 2 个月后，腹痛基本消除，经量明显增加，经转正常，随访一直正常。(《妇科名医证治精华》，上海中医药大学出版社，1995.)

2. 妙法绝招解析：宫腔粘连综合征，指患者在人工流产、中期引产或足月分娩后造成宫腔广泛粘连而引起的闭经、子宫内膜异位、继发不育和再次妊娠流产等一系列症候群，属中医“血滞闭经”“痛经”“断绪”等范畴，本例见腹胀，苔薄腻，质黯淡，脉细弦，故属于瘀阻气滞型，治拟化瘀理气、清热通络之法。方中桃仁为活血化瘀要药，红藤具清热消炎，解除粘连之功；川芎行气活血调经；生、熟地黄补血，与桃仁相伍寓桃红四物汤之意，活血化瘀；川楝子、陈皮理气行滞，又可止痛消胀，路路通可通络行滞。全方配伍精当，使气行瘀通则诸症自消。

（二）卵泡黄素化综合征：肾阳不足，气郁血瘀（李一冰医案）

1. 病历摘要：钟某，女，28 岁。结婚 3 年未孕。月经一向规则，婚后 1 年未孕，即到医院检查，男方精液常规正常。患者曾在省医院经检查内分泌性激素及 B 超连续监测卵泡 5 个月，均提示卵泡过度增长，无排卵现象，曾用枸橼酸氯米芬及大剂量的绒毛膜促性腺激素周期治疗半年均无正常排卵。月经前乳房胀痛，经血偏少，经色暗红，夹有瘀块，经期下腹时痛，夜尿频多，带下正常，现正值月经中期。舌质淡，脉沉细弦。诊断为未破裂卵泡黄素化综合征。

证属肾阳不足，气郁血瘀。治宜温肾调肝，活血通络。方选温肾丸合膈下逐瘀汤加减。药用菟丝子20 g，杜仲、益智仁、巴戟天各15 g，当归、路路通、炒穿山甲、赤芍、桃仁各10 g，五灵脂、红花、乌药各6 g。每日 1 剂，水煎，分 2 次服。另以云南白药0.5 g，每日服 2 次。连服 7 剂，在月经第 18 日排卵，B 超监测卵泡，当月经血量增，经色鲜红，腹痛消失。再服 4 剂后有排卵，月经来潮，色量正常，无乳房胀痛，无腹痛。舌质暗淡，脉弦细。以补肾调肝，行气开郁善后。方用六味地黄丸合逍遥丸。每日各 3 次，每次各6 g。连续服 6 日，B 超监测卵泡大至 2.5 cm，正常排卵。当月停经 48 日，查尿 HCG 阳性，B 超检查证实宫内妊娠，后足月顺产 1 男婴。（新中医，1996，5）

2. 妙法绝招解析：不破裂卵泡黄素化综合征，其发病机制现代医学尚不清楚。主要认为是因神经内分泌功能失调，受体不足等原因所致。所以西药用枸橼酸氯米芬、HCG 等激素治疗外，尚无十分理想的特效药。本病从中医辨证主要因肝肾失调，气滞血瘀致脉络不通，排卵障碍，故治疗以补肾，活血通络而取效。

（三）卵泡增殖综合征：脾气虚弱，肾阴亏耗（陈玲医案）

1. 病历摘要：杨某，女，18 岁。月经稀发伴肥胖 2 年余。月经 16 岁初潮，经血少，色淡红，常四肢乏力，头晕心悸，腰膝酸软，耳鸣，面颊部、下颌及颈部多毛，胡须少许，喉结增大，乳房极小，曾在某医院以枸橼酸氯米芬等药调经治疗未效。后去上海某医院诊治，组织学检查发现远离卵泡的卵巢间质中有形态学上类似泡膜细胞而含脂肪的细胞。以泼尼松等治疗 3 个月，症状无明显缓解，遂动员手术治疗，患者未同意。检查：乳房萎缩，阴蒂肥大。B 超提示子宫6.2 cm×4.0 cm×2.1 cm，尿 17-羟、17-酮无异常，睾酮 2.84 nmol/L，地塞米松抑制试验正常，肌内注射绒促性素试验睾酮显著增高。舌质红，舌苔薄白，脉沉细。诊断为卵泡增殖综合征。

证属脾气虚弱，肾阴亏耗。治宜健脾益气，滋肾填精。药用熟地黄30 g，黄芪、枸杞子、川续断、太子参、何首乌、女贞子、茯苓、桑椹子各18 g，黄精15 g，炒白术、杜仲、山茱萸各12 g，陈皮10 g。每日 1 剂，水煎，分 2 次服。服 7 剂后，乏力减轻，腰酸缓解。为解除多毛等症，加服泼尼松，每日 10 mg，分 2 次服。中药续进。先后服药 2 个月，乳房略见增大，腰膝酸软，耳鸣等症大减，惟月经仍未来潮，多毛无明显减少。观其舌质略紫，脉沉，腹部时痛，健忘，时而吐痰，胸闷脘胀，治宜活血化瘀，祛痰补肾。药用熟地黄24 g，桑椹子、丹参、何首乌各18 g，黄精、鸡血藤、北刘寄奴、益母草各15 g，炒白术、女贞子、泽兰叶、法半夏、茯苓、白芥子各12 g。服 15 剂时，月经来潮，经量极少，经色略暗，经质稀，3 日干净。上方略作加减，再进 38 剂后，月经复潮，经量较前增多，经色红，无痛，月经 4 日干净，乳房较前增大，胡须明显减少。仍宗前法治疗，先后服中药 9 个月余，停药后再以六味地黄丸、健脾丸、乌鸡白凤丸、复方丹参片服用 6 月余，月经逐渐转好，诸症基本消失。随访 7 个月，月经正常（3～5）/

(32～38)日，乳房接近正常人，男性体征消失。(贵阳中医学院学报，1997，3)

2. 妙法绝招解析：卵泡增殖综合征病因不详，治疗效果不佳。本病临床较为少见，其治法与多囊卵巢综合征迥异。本例月经迟潮，月经稀发，乳房发育不良，素体不健，且有脾肾虚弱脉症，但本征病机复杂，与脏腑、冲任、气血等因素均有一定关系，单纯从脾肾治疗尚难概全。本例之治，先抓主要矛盾，补益脾肾为主，俟脾胃健运，肾气强盛，气血充足之时，据证改法祛瘀、除痰、补肾，诸法并进，标本兼顾，故而收效。泼尼松对男性化表现者效果尚好，但单纯长期服用有一定的副作用，临床配以中药治疗，尚未发现明显的毒性。

(四)痛性皮下出血综合征：肝气郁结，瘀血停滞(陈玲医案)

1. 病历摘要：宋某，女，24岁。反复出现疼痛性紫斑10个月余。始因情志不遂，精神抑郁，生气后突然下肢多处针刺样疼痛，有烧灼、跳动感，发痒，继而出现红斑5处，呈散在性，直径为1.3～1.5 cm，某医以抗组胺药治疗效果尚佳，肿胀消失，瘀斑10余日隐退。半个月后因再次生气前征发作，伴头痛，腹痛作胀，痛甚则泄，恶心欲吐，胸闷太息，四肢疼痛，疲乏无力，纳食不香，失眠多梦，经输能量和对症处理治疗5日，症状仍无明显缓解，约2周后症状自行消除。后再因大怒前征复作，情绪波动，忧郁不安，且伴阴道出血，下肢10余处紫斑，上肢4处紫斑，血小板及凝血试验检查均无异常。某院以归脾汤加减治疗1周罔效。询知患者16岁月经来潮，月经色暗有块，痛经，烦躁易怒，无其他重大病史，无外伤史。内分泌检查及妇科检查均未发现异常。舌质暗红，苔薄白，脉沉细。拟诊为痛性皮下出血综合征。

证属肝气郁结，瘀血停滞。治宜疏肝理气，化瘀通络。药用麦芽18 g，青皮、柴胡、红花各12 g，丹参、香橼皮、益母草各12 g，佛手片、郁金、牡丹皮各10 g，三七6 g。每日1剂，水煎，分2次服。服5剂，皮下出血瘀斑转淡，胸闷缓解，精神好转，纳食渐增，睡眠改善，惟瘀斑局部发痒。再宗上方加白芍12 g，防风10 g。续进5剂后，瘀斑明显减少减轻，情绪稳定，阴道出血停止。为防复发，再以前法增损，隔日服1剂。先后服药32剂，诸症若失。随访4年，病情未见复发。(贵阳中医学院学报，1997，3)

2. 妙法绝招解析：本病又名精神性紫斑病、自体红细胞过敏综合征等，其确切病因尚不清楚。有学者认为该病与情绪因素有关，也有学者认为属自体免疫反应所致。本例证候与肝气郁结极为密切，3次发作均因于郁怒，且精神抑郁，胸闷不舒，皆属肝气郁滞不畅。肝藏血，主疏泄，肝气失调则疏泄无权，血不内藏则不循经脉，停着肌肤为患。疏肝理气为主，兼以活血化瘀。肝气疏泄复常，血循其经故而获效。根据这一经验，笔者凡遇本病便以该法治疗，均获较好疗效。

三、文献选录

(一)临床报道选录

1. 黄素化未破裂卵泡综合征：

(1)董兆笋用石英四川饮加减治疗黄素化未破裂卵泡综合征30例：药用紫石英、川续断各30 g，川牛膝、当归各15 g，淫羊藿12 g，香附、鹿角霜各10 g，枸杞子、红花、白芍各9 g，川芎、牡丹皮、肉桂各6 g，川花椒3 g。气虚甚加黄芪、人参；阳虚甚牡丹皮减量，加仙茅；肝郁甚加柴胡、生麦芽；血瘀甚加失笑散。月经净后开始，每日1剂，水煎服。用8～12日。1个月经周期为1疗程。排卵期行房事。用1～2个疗程，结果：治愈(<1年妊娠)22例，显效5例，无效3例，总有效率90%。(山东中医杂志，2002，12)

(2)刘红敏用坤宝饮治疗未破裂卵泡黄素化综合征36例：黄芪24 g，熟地黄18 g，菟丝子、当归、枸杞子、覆盆子、丹参各15 g，阿胶、羌活各9 g。并于月经第11日开始加用桂枝茯苓液：牡丹皮、赤芍、穿山甲各15 g，桂枝、茯苓、桃仁各12 g，地鳖虫10 g，皂角刺6 g，急性子3 g。每日1剂，水煎，分3次服。连用6日。3个月为1疗程。小卵泡型于月经第5日开始，用枸橼酸氯米芬50 mg，每日顿服，用5日。结果：显效（用3个月，妊娠，或B超示排卵成功）11例，有效15例，无效10例，总有效率74.9%。妊娠并分娩15例。（贵阳中医学院学报，2002，3）

（3）李爱萍用补肾活血方治疗黄素化未破裂卵泡综合征60例：紫丹参、生山楂、鸡血藤、怀山药各30 g，熟地黄24 g，山茱萸、枸杞子、当归、赤芍各10 g，川芎5 g。每日1剂，水煎服。与对照组34例，均西医常规治疗。均1个月经周期为1疗程。用1～6个疗程，结果：两组排卵率分别92.24%、26.76%；分别妊娠37、4例。（浙江中医杂志，2006，9）

2. 盆底松弛综合征：

汪俊华用益气补肾法治疗盆底松弛综合征96例：炙黄芪、火麻仁各30 g，肉苁蓉24 g，熟地黄、白术、当归、枳壳、炒杜仲、续断各15 g，鹿角胶（烊化）、山茱萸各12 g，红参（炖）10 g，炙升麻9 g，炙甘草、柴胡、紫河车（分吞）各6 g。对照组64例，用炙黄芪、火麻仁各30 g，白术、当归、枳壳各15 g，红参（炖）10 g，炙升麻9 g，炙甘草、柴胡各6 g。均每日1剂，水煎分3次服。1个月为1疗程。用2～3个疗程，结果：两组分别治愈48、28例，显效29、6例，有效15、20例，无效4、10例，总有效率96%、84%（$P<0.05$）。（中医杂志，2003，9）

第十四章　女性性传播疾病

第一节　淋　病

一、病证概述

淋病是目前发病率最高的性传播疾病。是泌尿生殖器的化脓性炎症。病原体为淋病奈瑟菌。绝大多数是通过性接触直接传染，偶可通过污染的衣裤、被褥、毛巾、浴盆、马桶圈及手等间接传染。淋菌主要侵犯泌尿生殖系统的黏膜上皮，多在尿道、宫颈等处繁殖而发病，感染可扩散到整个生殖系统，甚至从黏膜感染部位经血液引起播散性淋疾奈瑟菌感染。若急性期治疗不当，或疏忽治疗，可转化为慢性，并可引起多种并发症。淋病目前发病率为性传播疾病之首，可发生于任何年龄，主要为性活跃的中青年，在临床60%女性感染者可无明显症状。根据女性淋病的临床特点，应归属中医“淋证”“淋浊”“白浊”“带下病”的范畴。认为多由不洁性交，或摄生不慎，洗浴用具不洁等，外感湿热淫毒所致。初期者，邪毒直犯下焦，或内蕴湿热，流注下焦，复感邪毒，影响膀胱气化，而致淋浊，伤及胞宫，任带不固，发生带下。当淋病失治、误治，邪毒内伏，脏腑虚损，以致正不胜邪而病情缠绵，转为慢性。临床常见证候有下焦湿毒证、脾肾两虚证、肝肾阴虚证。

二、妙法绝招解析

（一）湿热下注，膀胱不利（范玉芹医案）

1. 病历摘要：邢某，女，24岁。症见外阴红肿宫颈充血，阴道内有脓性分泌物流出。舌质红，舌苔黄腻。脉弦数。实验室检查淋病奈瑟菌涂片阳性，淋病奈瑟菌培养结果阳性。诊断为淋病。

证属湿热下注，膀胱不利。治宜清热利湿，解毒通淋。方选八正散加味。药用茯苓25 g，金银花、萹蓄、瞿麦、滑石、山栀子、车前子各20 g，败酱草15 g，黄柏、木通各10 g，大黄9 g。每日1剂，水煎服。服2周14剂后，经查淋病奈瑟菌涂片，淋病奈瑟菌培养结果均阴性，身体恢复如常病告痊愈。（实用中医内科杂志，2005，3）

2. 妙法绝招解析：此患者为湿热之毒邪互结而流注于下焦而起，故生为阴疡。治则清热解毒，利湿通淋，滑石、木通为君药，滑石善能滑利窍道，清热渗湿，利水通淋；木通上清心火，下利湿热，使湿热之邪从小便而去；萹蓄、瞿麦、车前子，三者均为清热利水通淋之常用品；山栀子清泄三焦，通利水道，以增强君、臣药清热利水通淋之功；大黄荡涤邪热，并能使湿热从大便而去；甘草调和诸药，兼能清热、缓急止痛；黄柏、败酱草、金银花清热解毒；茯苓利水消肿、渗湿健脾。

（二）气滞血瘀，湿热下注（曹艺医案）

1. 病历摘要：廖某，女 24 岁。自诉常有不洁性交。患本病长达 4 年，虽经中西医多方治疗，仍乏效。常反复发作。症见胁腹胀痛不适，下腹尤甚。尿道口肿痛。尿频、尿急、尿痛。且血尿频发。时有少量红白相间黏稠的脓性分泌物溢出，味腥臭，已转为慢性淋病性尿道炎，并经妇检确诊为并发慢性前庭大腺炎，经期错后 15 日，色黯量少夹块，腹痛拒按，累及两乳。涂片检查可见中等量的淋病奈瑟菌；尿检示白细胞（＋＋），红细胞（＋＋），蛋白（＋）；血常规示白细胞 $10.5\times10^{9}/L$，红细胞 $3.2\times10^{12}/L$。舌黯红、苔薄略黄，脉弦涩。

证属气滞血瘀，湿热下注。治宜活血化瘀，清热利湿。内治方药用川萆薢、紫花地丁、鱼腥草各20 g，桃仁、地龙、苦杏仁、牡丹皮、赤芍各15 g，路路通、柴胡、桔梗、益母草各10 g，白豆蔻（后下）、甘草各6 g。每日 1 剂，水煎服。外治方药用苦参50 g，蛇床子、白花蛇舌草、地肤子各30 g，山豆根20 g，紫苏叶15 g，海螵蛸10 g。每日 1 剂，水煎待凉后坐浴。经内外合治 5 日，诸症大减，涂片复查未见淋病奈瑟菌，尿、血常规复常。守原方再服 5 日，行第 2 次涂片复查仍未见淋病奈瑟菌。诸症消失，病告痊愈。为善后调治，巩固疗效，继服清热养阴佐以化瘀之方 4 剂，并嘱此后杜绝不洁性交。随访 3 年，病未再发。（中国医学研究与临床，2006，5）

2. 妙法绝招解析：此患者因外受邪毒致使湿热流注于下焦而起病，又因毒邪未及时祛除，久之则伤正气，正气不足而瘀滞，不能运血，导致血液瘀滞而使此病缠绵难治，多方医治但乏效，因此治疗上不仅要清热利湿，还要理气化瘀。桃仁活血化瘀，地龙清热利湿，柴胡、牡丹皮、赤芍清热凉血，活血祛瘀，萆薢利湿去浊，祛风除痹，路路通祛风活络，利水通经，益母草、地丁、鱼腥草清热解毒，活血利水，甘草益气解毒、调和诸药。诸药合用，起到活血化瘀，通淋利湿的作用。

（三）湿热内蕴，瘀毒聚结（周永源医案）

1. 病历摘要：高某，女，29 岁。白带增多，色黄味臭，外阴瘙痒，尿道灼热疼痛，经某医院检查“宫颈糜烂，阴道多量黄色分泌物，尿道口充血水肿”。阴道分泌物涂片，细菌培养发现淋病奈瑟菌，以青霉素肌注，并口服强力霉素等，症状缓解，停药 2 周后再次加重，继肌注青霉素及口服磺胺类药物，未见明显好转，并感头晕，胸闷，恶心，睡眠差，身热，白带多，色黄秽臭，外阴痒，尿道灼痛，时下腹胀痛，大便正常，小便色黄混浊。外阴红肿、糜烂。尿常规：白细胞（＋＋＋），红细胞（＋＋）。白带涂片：淋病奈瑟菌。见痛苦病容，面色晦暗，脉细数，舌红，边有瘀点，苔黄腻。诊断为淋病。

证属湿热内蕴，瘀毒聚结。治宜清热利湿，化瘀解毒。药用败酱草、蒲公英、白花蛇舌草、土茯苓各30 g，金银花 18 g，小蓟、生地黄、青天葵各 15 g，川红花、土鳖虫各 12 g。每日 1 剂，水煎服。并用生扁柏叶60 g，银杏仁45 g，蜜糖60 g。前 2 味捣烂，加入蜜糖，冲入适量开水如糊状，每日服 1 次。服药 7 剂和外治后，症状明显缓解，睡眠可，阴痒和阴道分泌物均减少，外阴红肿糜烂已基本好转，无头晕，身热，舌红，边有瘀点，苔薄黄，脉细数。守上方加薏苡仁 30 g，服 7 剂后，阴道少量黄色分泌物，时有瘙痒，余无不适，随访至今未再复发。（《奇难杂症精选》，广东科学技术出版社，2006）

2. 妙法绝招解析：淋病是因男女交媾不洁，肝肾胞宫受毒，窜流经络关节，邪毒上逆入心经所致。女性表现为阴唇红肿糜烂等。本案证属湿热瘀毒聚结，治以清利湿毒，化瘀解毒。方中用败酱草、蒲公英等清热解毒，还加红花、土鳖虫活血化瘀，土鳖虫又有很好的利湿作用，配合薏苡仁清热利湿。外阴痒甚，可用祛风攻毒杀虫的药物如露蜂房、蝉蜕等。久病肝肾之阴受损，故治疗后期要用六味地黄丸滋养肝肾、扶正祛邪。治疗期间应嘱患者避免性接触，以免给治疗带

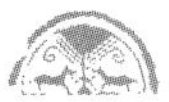

来困难。

三、文献选录

淋病是由性接触而致，也可因接触含淋病奈瑟菌的分泌物或被污染的用具而致，新生儿经过患淋病母亲的产道时，眼部被感染可引起新生儿淋菌性结膜炎；妊娠期女性患者感染可累及羊膜腔导致胎儿感染。治疗上则选用抗生素及对症等方法。属中医“淋证、淋浊”范畴。多认为因酒色过度，湿热毒盛，加之房事不洁，误染淋毒，湿热邪毒结聚下焦，流注膀胱、精室，致气化不利，清浊不分而发为本病。久淋不愈者，多因湿热耗伤正气，或劳累过度，房事不节均导致脾肾亏虚，肾虚则下元不固，脾虚则中气下陷，脂液下泄所致。中医根据临床辨证多采用清热利湿，解毒养阴，补中益气等。

（一）古代文献选录

在中医文献中对淋病早有记载。《素问・六元正纪大论》：“小便黄赤，甚作淋。”《金匮要略》：“淋之为病，小便如粟状，小腹弦急，痛引脐中。”《千金方》：“气淋之为病，溺难涩，常有余沥；石淋之为病，茎中痛，溺不得卒出；膏淋之为病，尿似膏自出；劳淋之为病，劳倦即痛，引气冲下……”《景岳全书・淋浊》：“淋之初病，则无不由热剧，无容辨矣。又有淋久不止，及痛涩皆去而膏液不已，淋如白浊者，此惟中气下陷及命门不固之证也。”

（二）名医论述选录

1. 欧阳恒认为本病是由湿热下注而起，脾肾亏虚而导致久而不愈。临床辨证分为三型论治。①湿热下注证：治宜清热利湿，化浊通淋，选用八正散去大黄，酌加土茯苓、蒲公英、鱼腥草、黄柏。尿痛者加芍药以缓急止痛；尿血者加小蓟、茅根以凉血止血。②湿热阴伤证：治宜清热利湿，解毒养阴，可选用程氏萆薢分清饮酌加墨旱莲、知母、茵陈、蛇舌草等。少腹重坠胀痛加乌药、青皮疏肝止痛；口干伤阴者，可加生地黄、白茅根以养阴清热。③脾肾亏损证：治宜健脾补肾，清解余毒，可选用无比山药丸酌加蛇舌草、墨旱莲、蒲公英。如脾虚气陷，尿后余沥不尽，会阴少腹重坠不适，可配合补中益气汤以益气升陷；肾阴亏虚，面色潮红，五心烦热，可配合知柏地黄丸以滋阴降火；肾阳虚衰，可配合右归丸以温补肾阳。

2. 黄榕康把淋病分为2型论治：急性淋病适宜服清毒利湿汤。土茯苓、蒲公英各25 g，车前草、鱼腥草、生薏苡仁、茵陈、茅根各20 g，金银花、萹蓄各15 g，黄柏12 g，大黄10 g。每日1剂，水煎，分2次服。慢性淋病宜服补肾利湿汤，药用车前草、川萆薢、金钱草、鱼腥草、败酱草、山药各20 g，山茱萸、茯苓、杜仲、女贞子各15 g，黄柏、甘草梢各10 g，每日1剂，水煎分2次服。合并前列腺炎加王不留行20 g，赤芍、穿山甲、丹参各15 g。合并盆腔炎加橘核、荔枝核各30 g，赤芍15 g，川芎12 g，丹参5 g。

（三）临床报道选录

1. 内服药疗法：

（1）宋丽丽、高霞采用泻火解毒法治疗慢性淋病30例：方选泻火解毒汤。药用土茯苓、白花蛇舌草、马齿苋、地肤子、金银花、苦参各30 g，赤芍、蒲公英各15 g，紫草10 g。气虚者加黄芪、炒白术、菟丝子各15 g；湿重者加薏苡仁、滑石各30 g，猪苓15 g；阴虚者加生地黄15 g；腰痛者加桑寄生15 g，牛膝12 g。每日1剂，煎煮30分钟，留汁500 mL，药液过滤、灭菌，装无菌袋密封备用。早晚分服，连服1个月。其药渣再煎，取煎液加白矾12 g，熏洗局部或坐浴20分钟。对照组20例采用西药：头孢三嗪（菌必治）1 g，每日1次，肌注。5日1个疗程，间隔2日，再进行下1疗程。结果：治疗组30例中，治疗后痊愈25例，无效5例，痊愈率为83.3%；对照组20例中，治疗后痊愈10例，无效10例，痊愈率为50%，差异有统计学意义（$P<0.05$）。（中医中药，2009，5）

（2）邹小红采用利湿活血法治疗慢性淋病58例：药用败酱草30 g，金银花、土茯苓、连翘各20 g，黄柏、百部、萹蓄各15 g，瞿麦、泽泻、赤芍、当归各10 g。每日1剂，水煎，分两次服，每次50 mL，7日为1疗程。对照组20例，采用大观霉素，每次2 g，每日1次，肌内注射，3次为1疗程。结果：经1疗程治疗，治疗组58例，治愈55例，无效3例，治愈率94.8%；对照组20例，治愈12例，无效8例，治愈率60%；两组疗效统计学处理有显著差异（$P<0.05$）。（遵义医学院学报，2004，2）

（3）曹雅琴采用清肝利湿法治疗慢性淋病30例：方选龙胆泻肝汤。药用车前子（包煎）10 g，泽泻、栀子、黄芩各9 g，龙胆、柴胡、生地黄、木通、甘草各6 g，当归3 g。大便干加大黄6 g；以通腑泄热；热甚加白花蛇舌草30 g，黄柏15 g以清热解毒；湿重加薏苡仁30 g以增加利湿之功；尿痛加冬葵子10 g以通淋止痛；尿血加紫草、白茅根各15 g以凉血止血；尿浊加萆薢15 g以利湿分清。每日1剂，水煎分2次服，治疗2周后，观察疗效。对照组30例，给予环丙沙星口服，每日2次，每次0.25 g。结果：治疗组治愈21例，有效5例，无效4例，总有效率86.7%，对照组治愈19例，有效8例，无效3例，总有效率90.0%，两组差异无统计学意义，但治疗组副作用明显小于对照组。（中国临床医药研究杂志，2008，2）

（4）童玉芝中西医结合治疗急性淋病40例：药用萆薢15～30 g，金银花18 g，金钱草、滑石、车前子（包）各15 g，黄柏12 g，甘草梢10 g，通草4 g，鸦胆子15粒。痛甚甘草梢增量，加石韦；尿血加三七；腰痛加川续断、桑寄生、杜仲。每日1剂，水煎服。并用头孢曲松钠1 g/d，1次肌注。用7日，结果：痊愈38例，显效、好转各1例。（河南中医，2005，4），

（5）卓清华等用中西医结合治疗女性无并发症淋病90例：药用赤小豆30 g，丹参、白花舌蛇草、萆薢各20 g，龙胆、黄柏、败酱草、黄芩、车前子各15 g，木通、牛膝、甘草各10 g。每日1剂，加水浓煎30分钟，两煎取汁100 mL，每日2次，口服。外用黄连、蒲公英、金银花各20 g，黄柏15 g，加水1000 mL，浸泡30分钟，水煎30分钟后外洗。连用7日为1个疗程。治疗结束后半个月内，在无性病接触史的前提下，治疗组治愈83例，治愈率92.22%。（山东医药，2009，45）

（6）李俊玲用猪苓汤加味治疗淋病及非淋菌性尿道炎36例：药用黄芪15 g，猪苓、茯苓、泽泻、阿胶、滑石各10 g。伴中气不足者加山药15 g，柴胡6 g；伴肾阳不足者加淫羊藿15 g，肉苁蓉10 g；伴心神不宁者加生龙骨30 g，炒枣仁15 g；尿道刺痛重者加生地黄15 g，淡竹叶6 g；舌质紫暗者加丹参10 g。每日1剂，水煎，日服2次。治疗时间8～37日，平均19日。结果：痊愈18例，显效7例，好转8例，无效3例，有效率91.7%。（河南中医学院学报，2007，6）

（7）王林江用慢淋汤治疗慢性淋病124例：药用金钱草、鱼腥草、白花蛇、蛇蜕各30 g，赤芍15 g，黄柏10 g。每日1剂，水煎服，10日为1疗程。对照组80例，用阿奇霉素2 g，每日1次肌注；3日为1疗程。结果：两组分别痊愈112、56例，无效12、24例。（内蒙古中医药，2000，4）

（8）刘桂卿中西医结合治疗慢性淋菌性尿道炎60例：药用熟地黄、枸杞子、山药、车前草各30 g，山茱萸、黄柏、萆薢各20 g，五味子、黄芩各15 g。失眠加茯神、酸枣仁；腰酸痛加川续断、桑寄生；湿甚加滑石、薏苡仁。每日1剂，水煎服；第3煎坐浴20～30分钟，每晚1次。并用米诺环素100 mg，每日2次口服，首次加倍。10日为1疗程。共治60例，用1个疗程，结果：治愈38例，好转18例，无效4例，总有效率93.3%。（贵阳中医学院学报，2000，4）

（9）陈玲用四妙汤加味治疗淋病132例：药用金银花20 g，土茯苓15 g，薏苡仁12 g，苍

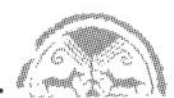

术、黄柏、牛膝、车前子（包）、萆薢、甘草梢各10 g，木通3 g。热毒炽盛加连翘、败酱草；气滞血瘀加牡丹皮、赤芍、益母草；肾阴虚加生地黄、墨旱莲；阳虚加巴戟天、淫羊藿。每日1剂，水煎服。5日为1疗程。并用苦参50 g，蛇床子、白鲜皮各30 g，地肤子、野菊花各20 g，百部10 g。每日1剂，水煎取液，坐浴并用无菌纱布擦洗阴道。结果：治愈104例，显效22例，无效6例，总有效率95.1%。(现代中西医结合杂志，2001，22)

(10) 杨明禄用八正散加味治疗淋病46例：药用金银花30 g，滑石粉、土茯苓、鱼腥草各20 g，车前子、萆薢各15 g，瞿麦、萹蓄各12 g，木通、生栀子、生大黄各10 g，甘草9 g。每日1剂，水煎服；第3煎，坐浴。6日为1疗程。结果：痊愈35例，显效9例，无效2例，总有效率95.6%。(现代中西医结合杂志，2001，21)

(11) 敖应平中西医结合治疗急性淋病196例：方选灭淋汤。药用土茯苓50 g，萆薢、鱼腥草、黄柏、黄芪各20 g，益智仁、乌药、苦参、延胡索、滑石、甘草各15 g，蜈蚣（去头、足）2条。每日1剂，水煎服。并用土茯苓、金银花各50 g，苦参20 g，白鲜皮、威灵仙、甘草各15 g。水煎取液冲洗尿道（或阴道）口，每日2次。并用氨苄青霉素注射液6 g，加5%～10%葡萄糖液500 mL，静滴（或用青霉素480万U，分两侧臀部肌注），每日1次；过敏改用红霉素注射液120万U，加5%～10%葡萄糖液500 mL，静滴，每日3次。7日为1疗程。禁房事，禁烟酒，禁刺激之品。结果：痊愈181例，好转15例。(贵阳中医学院学报，2002，2)

(12) 钟明平用八正散加减治疗淋菌性尿道炎50例：药用土茯苓、滑石各30 g，萆薢25 g，黄柏、苍术、车前子、瞿麦各15 g，萹蓄12 g，木通、大黄、甘草各10 g。恶寒、发热（或寒热往来）、口苦加柴胡、黄芩、金银花；腹胀便秘大黄增量，加枳实；湿热阻滞气机、小腹坠胀加乌药、川楝子；尿黄赤、热痛甚加龙胆、茯苓；尿血加大蓟、小蓟、白茅根；口干、舌红去大黄，加生地黄、知母。每日1剂，水煎分3次服；5日为1疗程。共治50例，结果：临床治愈37例，有效12例，无效1例，总有效率98%。(光明中医，2003，2)

2. 外治方：

(1) 王麦娣等用中西医结合治疗淋病70例：药用野菊花、紫花地丁各15 g，瞿麦、车前子、山栀子各12 g，金银花、蒲公英、萹蓄、茅根各10 g，大黄、白木通、甘草各6 g。每日1剂，加水1000 mL，文火煎取500 mL，二煎加水800 mL，煎取300 mL，混合分为早晚服之。治疗结果：全部治愈。(现代中医药，2008，2)

(2) 吴仲安用中药熏洗治疗淋病100例：药用苦参、蛇床子各20 g，金银花、黄连、黄柏、艾叶、花椒、连翘、蒲公英各10 g。水煎30分钟后，乘热先熏外洗。每日2次。100例患者中，有80名患者治疗1周后，症状减轻，继续治疗2周好转。有10名患者治疗1周后瘙痒减轻，继续治疗效果不太理想，不能彻底好转。总有效率达85.00%以上。(中医外治杂志，2006，3)

(3) 鹿志霞中西医结合治疗淋病86例：药用苦参、黄柏、百部、蒲公英、鱼腥草各30 g，土茯苓20 g，白鲜皮、川花椒各15 g。每日1剂，水煎，熏蒸外阴15分钟，并用冲洗器灌入阴道内冲洗。与对照组60例，均用头孢曲松钠2 g，静滴，每日1次；红霉素0.5 g，每日4次口服。均7～10日为1疗程。禁房事。结果：两组分别治愈72、29例，好转13、28例，无效1、3例。(湖北中医杂志，2005，10)

(4) 付秀芹用中西医结合治疗急性淋病40例：药用苦参、地肤子、蛇床子、百部各30 g，白鲜皮、千里光、马齿苋、野菊花、鹤虱各15 g。加水2000 mL浓煎20～30分钟，滤汁去渣，倒入干净盆中，熏洗外阴及坐浴30分钟。共治40例，痊愈36例(90.0%)，显效3例(7.5%)，无效1例(2.5%)，有效率为97.5%。(护理研究杂志，2006，3)

（四）经验良方选录

1. 内服方：

（1）土茯苓、鱼腥草各50 g，车前子、蒲公英各30 g，苍术、苦参、金银花、紫花地丁各20 g，牛膝、黄柏各15 g。每日 1 剂，水煎，分 2 次服。清热解毒，利湿排脓。主治急性淋病，尿急，尿频，尿痛，恶寒发热，便秘，尿道口及舟状窝充血水肿，尿道口流脓样分泌物，时有血尿，舌质红，苔黄腻，脉滑数。病情稳定后，上方可配制成蜜丸早晚各服10 g。30 日为 1 个疗程。

（2）苦参、红藤、土茯苓、败酱草各30 g，黄柏、萆薢、白头翁各15 g，赤芍、牡丹皮、木通各10 g，甘草5 g。每日 1 剂，水煎服，30 剂为 1 疗程。一段时间内应禁止性生活。清热通淋，理气健脾，益气活血。小便热痛加龙胆、栀子各9 g；血尿加生地黄、小蓟、白茅根各12 g；发热恶寒加金银花、淡竹叶、连翘各12 g；便干加大黄9 g。主治慢性淋病。

（3）虎杖50 g，王不留行30 g，北刘寄奴20 g，海金沙（包煎）、黄连、黄柏、连翘、焦山栀、甘草梢、远志、菖蒲各10 g，肉桂（后下）6 g，琥珀（冲服）4 g。每日 2 剂，水煎，分 4 次服，每次服 500 mL。剩余药渣加葱茎20 g同煎，乘热熏洗阴部 2 次，每次 15 分钟。连续治疗 3 日为 1 疗程。治疗期间，停用其他药物，禁止性生活。主治淋病。

（4）酢浆草 30～45 g，蒲公英 30 g，金钱草、败酱草、白花蛇舌草各 15～30 g，车前子（包）15 g，炒穿山甲、木通各10 g，甘草3 g。每日 1 剂，水煎服。7 日为 1 疗程。治疗期间忌房事及辛辣酒热之品。热毒炽盛加紫花地丁、金银花；肾阴虚加生地黄：气虚加黄芪；脓多加龙胆；血尿加白茅根、茜草；阴部胀痛加川楝子。主治淋病。

（5）土茯苓50 g，萆薢、鱼腥草、黄柏、黄芪各20 g，苦参、益智仁、乌药、延胡索、滑石（包煎）、甘草各15 g，蜈蚣（去头足）2 条。每日 1 剂，水煎，分 2～3 次服，7 日为 1 疗程。清热通淋，化湿祛浊。主治急性淋病，小腹胀满，尿急尿痛，小便热赤，点滴而下，尿道口刺痒，红肿，溢脓，会阴部坠胀疼痛。

（6）三白草、白花蛇舌草各50 g，蒲公英、金银花、白茅根各30 g，车前草、金钱草、鱼腥草各20 g。每日 1 剂，水煎服，7 日为 1 疗程。便秘、腹胀加生大黄、枳实各9 g；腰腹绞痛加白芍、甘草各10 g；尿血加小蓟、生地黄各12 g；伤阴重用白茅根，加生地黄、知母各10 g。主治急性淋病。

（7）虎杖、土茯苓、石韦、车前草各30 g，败酱草、丹参各24 g，川牛膝15 g，泽泻12 g，川萆薢10 g，甘草6 g。每日 1 剂，水煎，分 2 次服。20 日为 1 个疗程。主治急性淋病，尿频，尿急，尿痛，尿道口脓性分泌物，伴腰酸，腰痛，会阴部胀痛，舌红苔薄黄，脉滑数。

（8）土茯苓、鲜茅根各60 g，鱼腥草、半枝莲各30 g，栀子、萆薢、车前子各15 g，黄柏10 g，木通、大黄、甘草梢各9 g。每日 1 剂，上药加水煎取 500 mL，分早晚口服。服药期间禁房事，戒烟酒。10 日为 1 疗程。清热解毒，利湿化浊，凉血通淋。主治淋病。

（9）萆薢、虎杖、土茯苓、绵马贯众、连翘、蒲公英、黄连、半枝莲、木通、瞿麦、黄芪、茯苓、丹参、赤芍各等份。轻者每日 1 剂，重者每日 2 剂，煎水分 3～4 次服，并将最后 1 次药渣浓煎后用纱布滤出冲洗阴道 15～20 分钟，每日 1 次。7 日为 1 疗程。主治淋病。

（10）生地黄、土茯苓、金银花各 12 g，淡竹叶、木通各 10 g，栀子、甘草各 6 g。每日 1 剂，水煎，分 2 次服。20 日为 1 个疗程。主治急性淋病，始则尿道不适，继之尿频，尿急，灼热、疼痛，尿道口刺痒，红肿，溢脓，舌红，苔薄黄腻，脉滑数。

（11）金银花、败酱草、茯苓各20 g，海金沙、丹参、山豆根各15 g，芍药、绵茵陈各12 g，石韦、甘草梢各10 g。每日1剂，水煎服，10日为1疗程。大部分治疗2～3个疗程。主治慢性淋病。

(12) 土茯苓、滑石各30 g，萆薢20 g，苍术、黄柏、车前子、瞿麦各15 g，木通、萹蓄、栀子、大黄各10 g，甘草6 g。每日1剂，水煎，分3次内服。3日为1疗程。主治淋病性尿道炎。

(13) 白茅根25 g，金银花20 g，黄柏15 g，萆薢、薏苡仁各12 g，淮山药、淡竹叶、车前子、茵陈各10 g，甘草6 g，灯心3 g。将上药水煎，每日1剂，分2～3次口服。主治淋病。

(14) 苦参30 g，山豆根20 g，蛇床子、地肤子、紫苏叶各15 g，龙胆、马齿苋、苍耳子、皂角刺各10 g，黄连6 g，大枫子3 g。每日1剂，水煎，分2次服。主治淋病。

(15) 川萆薢、泽泻各20 g，龙胆、地龙、紫花地丁、山豆根、苦杏仁各15 g，桃仁、苍术各12 g，石菖蒲、桔梗各10 g，甘草6 g。每日1剂，水煎服。主治淋病。

(16) 金银花、土茯苓各45 g，蒲公英30 g，生黄芪、薏苡仁、赤小豆各20 g。每日1剂，水煎服。主治淋病。

(17) 黄芪20 g，当归、白术、栀子各15 g，琥珀4 g（冲服）。每日1剂，水煎服。主治淋病。

2. 外治方：

(1) 苦参50 g，蛇床子、地肤子、山豆根各30 g，黄连20 g，紫苏叶15 g。每日1剂，水煎待凉后，反复多次清洗外阴及阴道。7日为1疗程，总疗程为1～2疗程。主治淋病。

(2) 蛇床子、苦参、黄柏各30 g，白花蛇舌草20 g，明矾3 g。煎水冲洗外阴，每日3次。主治淋病。

(3) 鲜车前草、马齿苋、酢浆草各适量。水煎，浸洗前阴，每日1～2次。主治淋病。

3. 食疗方：

(1) 蛤蜊肉250 g，牛膝30 g，车前子、王不留行各20 g。将蛤蜊肉清洗干净，把牛膝、车前子、王不留行装入纱布袋内，一同放入沙锅内，加清水适量，用文火煎熬半小时，然后取出药袋即可。加入少许调味品，食蛤蜊肉。喝汤。每日1碗，分2次食用，连服5～7日。主治淋病，肾阴不足，湿热内蕴，小便淋漓不尽，涩痛，五心烦热。

(2) 肉苁蓉30 g，淫羊藿15 g，葱白5 g，猪小肚（猪膀胱）1个。将猪小肚清洗干净，去腥，切成块；将肉苁蓉、淫羊藿用纱布包好，把葱白切成段一同放入沙锅内，加清水适量，小火炖煮，待小肚熟烂即可。食用时加入少许精盐、味精等调料品，喝汤食肚，经常服用。主治淋病，肾气亏虚，小便频数，排尿困难，无力。

(3) 粳米50 g，淡竹叶30 g，冰糖适量。将淡竹叶洗干净，加清水500 mL，放入沙锅内煎熬约20分钟，滤去渣取汁；将粳米淘洗干净，锅内放药液。再加适量水，相和煮粥。待粥熟后加入冰糖拌匀，继续煮至熟烂黏稠为止。每日适量食用。主治淋病，症见心烦易怒，高热抽搐，小便不利，白浊。

(4) 面粉120 g，鲜榆白皮60 g，豆豉10 g，葱、精盐、香油各少许。将榆白皮洗净切碎挤汁，然后用此汁和面粉，做成小圆饼（如儿童饼干状）；再将豆豉放入锅内加水烧开，入小饼煮熟，连汤带饼盛入碗内，加入葱、精盐、香油即可。每日1次，连服数日。主治淋病，小便不畅，小腹拘急。

(5) 鲟鱼1条，冬笋、白糖、酒浆、香油、精盐、蜇皮各适量。将鱼洗净，切成骰子块大小，把冬笋洗干净、切细，先把鱼煮熟，再加入冬笋、盐、酒浆、白糖，稍煮片刻，然后放凉。

于暑天把鱼切片，用麻油、蜇皮拌吃即可。主治淋病。症见气虚体弱，食欲缺乏，消瘦，小便淋漓不尽。

(6) 玉米须30 g，灯心草、车前子各10 g，猪小肚 1 个。把玉米须、灯心草、车前子去灰，一同放入沙锅内，加清水适量煎熬，取汁再煮猪肚，猪肚须切成小块，加精盐少许调味即可。喝汤食猪小肚，连服 3～5 日。主治淋病，膀胱炎、尿道炎，泌尿系感染，小便频、急热痛。

(7) 萝卜、冬瓜各 150 g，葱白 60 g，青头鸭 1 只。将鸭杀后去毛、内脏，洗干净；萝卜、冬瓜、葱白洗干净，切细。先把鸭子煎熬至熟，入萝卜和冬瓜再煮片刻，加入葱段做成羹，用盐醋调和即可。空腹食用。主治淋病，小便涩少疼痛。

(8) 白米60 g，青小豆、火麻仁（微炒）各 30 g，生姜（切成片） 3 g。先水研火麻仁，取其汁，然后与白米、青小豆、姜共煮成粥即可。空腹食之，每次适量，每日 2 次，连服 3～5 日。主治淋病，小便不通，淋漓闭痛。

(9) 绿豆 100 g，车前子 50 g。绿豆用清水冲洗干净，车前子用新纱布包好，浸泡 20 分钟，将 2 药同入锅内加水煎熬，待豆熟烂时取出药袋。饮汤食豆，2～3 次服完，连服 3～5 日。主治淋病，尿频、尿急、尿痛。

(10) 葵菜 500 g，粳米60 g，葱白30 g。先煮葵菜，取其汁；把粳米淘干净，将葵菜汁放入粳米中，煮成粥，再加入葱段，煮熟，用少许浓豉汁调和即可。空腹服之。每日适量。主治淋病，小便涩少，阴中痛。

(11) 粳米 30～60 g，滑石粉30 g，瞿麦10 g。先将滑石粉用纱布包好，再与瞿麦同入水中煎熬，取汁去渣，加入粳米煮成稀粥即可。空腹食用，每日 1 次。主治淋病，小便不利，尿频尿急，淋漓灼痛。

(12) 粳米90 g，火麻仁60 g，冬葵子 30 g，将火麻仁和冬葵子研末，加水 2000 mL，把米淘干净，放入其中，煮成粥，然后加入葱段再煮熟即可。温热服食，每日 1 次。主治淋病，小便涩，少腹疼痛。

(13) 绿豆 50 g，橘皮15 g，火麻仁汁 30 mL。将绿豆洗干净，把橘皮洗干净切细，将 2 味放入沙锅中煮成粥，然后下火麻仁汁 30 mL。煮沸即可。空腹渐服之，并饮其汁。主治淋病。

(14) 粳米各90 g，蜂蜜60 g，生地黄汁、车前叶汁各 100 毫升。先以粳米加水 1500 g。煮成粥，次入诸药及蜂蜜，再煎 2～3 沸。分为 2 次服用，连服数日。主治淋病，小便出血渗痛。

(15) 粳米、车前草叶各60 g. 葱段30 g，把车前叶与葱洗净切碎，与粳米相和，再放入豉汁，一并煮成羹即可。空腹食之，连服 3～4 日。主治淋病，小便出血，茎中痛。

(16) 葡萄60 g，藕汁、生地黄汁、蜂蜜各 30 mL。将葡萄洗干净，与藕汁、生地黄汁、蜂蜜相和，煎如稀汤。食前服适量，每日 2 次。主治淋病，小便涩少，渗痛滴血。

(17) 小麦 250 g，通草30 g。将小麦去壳洗净，晾干，通草研末，同入沙锅内，加水适量，煮成粥，即可。每日 1 剂，分 3 次服用。主治淋病，身热腹满。

(18) 鲜牡荆全草 30～60 g，车前草 15～25 g，冰糖30 g。将前 2 味药洗干净后切细，加水煎熟，然后放入冰糖。每日 3 次口服。主治淋病，小便淋漓不尽。

(19) 鲜骨节草30 g，冬蜜25 g。将鲜骨节草洗净切细，放入蜂蜜，然后用刚烧开的水冲泡。1 次服完，每日 1 剂，连服 4～5 日。主治淋病。

(20) 高粱米 100 g，车前子 60 g。将车前子纱布包好煮汁，加入高粱米，煮成粥，稍凉即可。不拘多少，适量服食。主治淋病。

第二节　非淋菌性尿道炎

一、病证概述

非淋菌性尿道炎是指主要由沙眼衣原体和分解尿素支原体感染所引起的一种性传播疾病。亦称“非特异性尿道炎”“非特异性生殖道感染”“黏液脓性宫颈炎”。本病通过性交传播。新生儿可因母亲生殖道感染在分娩时被传染。20世纪60年代以来，非淋菌性尿道炎的发病率已超过了淋病，成为欧美各国最常见的性病之一。由于淋病奈瑟菌对衣原体感染起着激活与促进作用，所以本病常合并有淋病。本病好发于青年旺盛期，男性多于女性，但女性的损害重于男性，往往是盆腔炎、宫外孕、不孕和流产的常见原因。由于我国对该病的检测手段尚未普及，因此有关流行病学的情况还不清楚。中医根据女性非淋菌性尿道炎的临床特征，将此归属于“淋证”“尿浊”“带下病”等疾病的范畴。认为本病的发生主要是由不洁房事，湿热毒邪侵犯下焦，伤及泌尿生殖系统，病久损伤脏腑。目前，虽有多种抗生素、消炎药，因反复发作或耐药菌株的增多等原因，效果不够满意。通过多年实践逐步摸索出补肾法治疗本病，通过调整机体内部抗病能力，祛邪外出，达到治疗目的。

二、妙法绝招解析

（一）膀胱湿热，肝郁化火（张琪医案）

1. 病历摘要：石某，女，40岁。一周前自觉周身不适，恶寒发热，一日后尿频，每日10余次，尿痛，小腹坠痛，服呋喃坦啶未见好转。就诊时体温37.6℃，余症同前，尿检蛋白（±），白细胞（＋＋＋），红细胞（＋），查舌质尖红苔薄白，脉滑数。

证属膀胱湿热，肝郁化火。治宜清热利湿，泻肝通淋。药用车前子、萹蓄、瞿麦、滑石各15 g，木通、甘草各10 g，大黄（后下）6 g。每日1剂，水煎服。二剂热退，余症皆减，再服3剂诸症尽除，尿检正常，病告痊愈。（黑龙江中医药，1990，5）

2. 妙法绝招解析：《景岳全书》云“热蕴膀胱，溺赤热甚而或痛或涩者，必当专泻其火。”温热蕴结膀胱，火性急迫，又兼湿热阻遏，气化失司，故见尿频、尿痛、小腹拘急坠痛，湿热蕴蒸，则身热，舌质红苔黄腻，脉滑数亦为湿热之象。方中滑石、萹蓄、瞿麦、木通、车前子诸利水通淋之品，清利湿热；大黄泄热降火；甘草调和诸药，诸药合用，共奏清热利湿通淋之效。

（二）肝胆湿热，下移膀胱（张琪医案）

1. 病历摘要：王某，女，34岁。患胸闷脘胀，少腹坠，小便频数涩痛，尿道灼热，尿黄3日，于某医院诊为“泌尿系感染”，服用呋喃坦啶，尿痛微轻，余症同前，舌质红苔薄白，脉沉弦，尿检蛋白（±）。

证属肝胆湿热，下移膀胱。治宜清泻肝胆，利湿通淋。药用生地黄20 g，龙胆、车前子、山栀子、柴胡、泽泻各15 g，黄芩、木通、甘草各10 g。每日1剂，水煎，分两次服。服1剂后，即觉上症皆减，再服3剂，诸症皆除，尿检阴性。（黑龙江中医药，1990，5）

2. 妙法绝招解析：肝为风木之脏，内寄胆府相火，凡肝气有余，发生胆火者，症多口苦胁痛，尿血赤淋，甚则筋痿阴痛。故以龙胆、木通、栀子、黄芩纯苦泻肝为君；然火旺者阴必虚，故又臣以生地黄、甘草甘凉润燥，救肝阴以缓肝急；妙在佐以柴胡轻清疏气；使以泽泻、车前子咸润达下，引肝胆实火从小便而去。此为凉肝泻火，导赤救阴之良方。然惟肝胆实火炽盛，阴液未涸，脉弦，舌红，苔薄白者，始为恰合。

（三）肺失宣降，膀胱失司（段富津医案）

1. 病历摘要：徐某，女，43 岁。素患慢性咽炎，一年前出现小便涩痛、尿急、尿频、腰痛，经诊断为肾盂肾炎，通过治疗，症状缓解。此后时常因感冒而反复，静脉滴注抗生素效果不佳。10 日前因受凉又发，就诊时仍尿频、尿急、尿涩痛、腰痛、身微热，微咳，咽痛，舌略红苔薄白，脉数。

证属肺失宣降，膀胱失司。治宜辛凉解表，清热利湿。方用银翘散加减。药用茯苓 25 g，白花蛇舌草、金银花、瞿麦各 20 g，连翘、桔梗、淡竹叶、牛蒡子各 15 g，菊花、甘草各 10 g。每日 1 剂，水煎，分两次服。服 3 剂后，诸恙皆减轻，舌脉正常，守方继服 7 剂，以善其后。追访一年未复发。（《中国现代百名中医临床家丛书·段富津》，中国中医药出版社，2007，8）

2. 妙法绝招解析：本为素有伏火，复感外邪，肺失宣发肃降，通调水道失职，膀胱开阖失司则尿涩痛，尿急，尿频，咽痛。舌脉均为风热之象。《辨证录》云“人有春夏之间，或遇风雨之侵肤，或遇暑气迫体，上热下湿，交蒸郁闷，遂致成淋。”治以银翘散化裁，方中金银花、连翘、桔梗、菊花、淡竹叶、牛蒡子辛凉解表，宣肺清热，解毒利咽；白花蛇舌草、瞿麦、茯苓清热祛湿，利水通淋。诸药合用，外散风热，内清湿热，复肺之宣降，水道得以通调，淋证自消。唐容川曰：“上源清，则下源自清。”

三、文献选录

非淋菌性尿道炎主要由沙眼衣原体和支原体感染引起，其他病原体还有假丝酵母菌、阴道毛滴虫、单纯疱疹病毒、腺病毒、解脲支原体、大肠埃希菌及腐生葡萄球菌等。有些是由于长期使用广谱抗生素，导致菌群失调而发病。目前西医治疗主要以采用广谱抗生素疗法，并且强调要连续不间断，用药要规则、足量，彻底治疗。中医认为由多食辛热肥甘之品，或嗜酒太过，酿成湿热，下注膀胱而致；或下阴不洁，秽浊之邪侵入膀胱，酿成湿热，发而为淋；或因脾肾亏虚，中气下陷，下元不固，而致小便淋沥不已；或因恼怒伤肝，气滞不宣，气郁化火，或气火郁于下焦，影响膀胱的气化而致淋。中医根据临床辨证采取清热利湿通淋，清肝解郁，利气通淋，补肾健脾，通淋化浊等方法为治则。

（一）古代文献选录

历代文献对此有较翔实的认识。有关淋证的记载，首见于《内经》，有“淋”“淋溲”“淋满”等名称，但未做详细分类。东汉华佗所著《中藏经》根据临床表现特点不同将淋证分为 8 种，明确提出“劳淋”病名，认为其属全身疾患，“五脏不通，六腑不和，三焦痞涩，营卫耗失”皆可致病。隋朝巢元方云“劳淋者，谓劳伤肾气而生热成淋也，其状尿留茎中，数起不出，引小腹痛，小便不利，劳倦即发也。”提出了劳淋的发病机制、证候表现及劳倦即发的特点，并强调其病机关键是“肾虚膀胱热”（《诸病源候论·诸淋病候》）。后世医家多宗此说，并在其基础上又有发展。如李中梓《医宗必读·淋证篇》一书中，则将劳淋分为肾劳、脾劳、心劳三类证候。近代医家张锡纯在《医学衷中参西录》中对劳淋的分类、病因、病机等描述更为详细，对劳淋的认识更加深刻，为后人深入研究奠定了基础。

（二）辨证论治选录

现代中医药治疗本病有两大优势。一是辨证施治：针对不同患者，不同病程，不同证候，采用不同的理、法、方、药予以施治，全面解决临床上病菌清除状况与症状缓解程度不相符合的矛盾。譬如，可以运用扶正祛邪的治则，肝郁则选用柴胡、郁金、佛手、青皮、橘核、牡丹皮等；

肾气亏则用熟地黄、山茱萸、肉苁蓉等；脾虚者则用白术、茯苓等。本病病位在下焦，应多选择一些清热解毒力强，又有利湿通淋并趋于下焦的药物，如蒲公英、金钱草、车前子，病程日久者祛瘀药亦常选用。二是结合现代药理研究优选组方。如金银花、黄芩、连翘、黄柏、白芷、地肤子、大黄、板蓝根、黄连等中药抗病原微生物谱广，对导致本病的病菌亦有较高敏感性，同时具有增强机体细胞免疫调节和改善炎症过程的作用，如能根据病情进行适当选择，则可提高疗效，有学者测定了156种中草药对国际标准菌株的体外抑制效果，显示黄柏、白芷、地肤子、大黄、甘草、板蓝根、黄连、穿心莲、胡黄连、鱼腥草、苦楝皮、益母草、黄芩、墨旱莲、车前草等中药有敏感性。在用药过程中，常选用这些敏感药物，以提高疗效。

（三）名医论述选录

1. 国医大师张琪认为：本证发病期以邪实为主，正邪相搏，表现一派实证。主要是湿热、毒邪客于膀胱，气化失司，水道不利而成，故治疗必须以清利湿热解毒为原则。张老善用萹蓄、瞿麦、紫花地丁、金银花、蒲公英、茅根、白花蛇舌草除湿清热，解毒通淋。大黄为泻下药，多数医者认为无大便秘者不可用，然张老运用大黄具有独到之处，凡淋之实证应用小剂量大黄，可泄热利尿，每遇大便秘者重用大黄，通腑泄热，使大便通畅，小便通利，淋证除，经临床验证，大黄为治疗淋家实证之要药。再则重用蒲公英、茅根、白花蛇舌草对消除尿中红细胞、白细胞、菌尿有特效。淋之发病期虽以湿热、毒邪为主，但多具有兼证，互为因果，而使其证迁延难愈，故治疗除清利湿热毒邪外，又有清解少阳、清利肝胆、疏肝理气、泄热通腑等法，张老辨证细致准确，突出中医特色，结合西医检查，用药恰当，每皆愈。通过对张老经验的临床应用，张老对淋证发病期的辨证论治有其独特之处，在临证中若能辨证准确，用药得当，皆可获得药到病除之效。

2. 苗风岗认为：隋朝巢元方《诸病源候论》提出“五淋”（血淋、石淋、膏淋、劳淋、气淋)，并明确提出了淋证的病位在肾与膀胱，阐发了发病机制，“诸淋者，由肾虚而膀胱热故也”。房事过度甚或乱交，可致肾气亏损，湿热之邪外侵，或性病后饮酒过度，脾胃运化失常，湿热内生，致经络阻隔，气血瘀滞而发病，故治则应以清热解毒、燥湿杀虫、化瘀通络为主。方中重用土茯苓，配合鱼腥草、黄连、黄柏、苍术、苦参清热解毒，燥湿杀虫；萆薢、菖蒲分清泌浊，车前子、滑石清热利水，泽兰化瘀通络；甘草梢通利小便，调合诸药。众药合用则湿热得清，气血复和，经络通畅，诸症自除。（中医药研究，2001，2）

3. 游峰认为：中医治疗非淋菌性尿道炎有较好治疗作用，但支原体对抗生素的耐药情况已有报道。中药活血化瘀，利尿通淋，有利于血液循环，促使抗生素进入体内发挥杀菌或抑菌作用，缩短抗生素用药时间，减少副作用。方中龙胆泄肝经之热，而阴部为肝经所布；虎杖清热利湿，活血解毒；紫草凉血活血解毒；土茯苓、蒲公英清热解毒；地肤子、薏苡仁祛湿导浊；黄芪扶正化毒；王不留行活血通络；萆薢分清化浊；附子辛通散结。众药合用，共奏清湿去热、解除毒邪、祛淋浊之效。（山西中医，2007，1）

（四）临床报道选录

1. 闫沛海等运用健脾胜湿，利湿通淋法治疗非淋菌性尿道炎126例：方选《傅青主女科》之完带汤加减。药用苍术、陈皮、车前子各30 g，山药、白芍、黑芥穗各10 g，人参、甘草、柴胡各6 g。每日1剂，水煎，先煎取200 mL口服；第二煎加水1500 mL，煎成1000 mL溶液，趁热先熏阴部，待药液温热时再坐浴20分钟，每日1次，共10日。局部瘙痒者，加入土茯苓、白鲜皮各10 g。对照组：环丙沙星200 mg，静滴，每日1次，共10日。结果：共治126例，治愈92例，好转27例，无效7例，总有效率93.0%；对照组治愈41例，好转29例，无效28例，

总有效率71.4%。本组有效率优于对照组。(山西中医，2009，6)

2. 陈荣梅运用清热利湿浊法治疗非淋菌性尿道炎53例：方选通淋泄浊方。药用土茯苓30 g，苦参、车前子、土牛膝、泽泻、赤芍各15 g，焦黄柏、百部各10 g，木通6 g。病程日久伴腰膝酸软，神疲乏力者加淮山药30 g，黄芪20 g，桑寄生15 g；合并泌尿生殖系统感染症者加冬瓜仁30 g，败酱草、连翘、蒲公英各15 g；尿频、尿急、尿痛感明显者加滑石20 g。每日1剂，水煎分2次服。4周为1个疗程。忌辛辣肥腻食品及酒类。疗效标准治愈：临床症状全部消失，实验室检查无支原体或衣原体；显效：临床症状减轻；无效：临床症状不减轻或反而加重，实验室检查无变化。治疗结果：53例患者，治愈38例，显效15例。(云南中医中药杂志，2008，6)

3. 陈其华用加味四妙汤治疗非淋菌性尿道炎后遗症60例：方选加味四妙汤。药用黄芪、金银花各15 g，黄柏、当归各10 g，甘草5 g。每日1剂，水煎至400 mL，分2次口服。痊愈24例(40.0%)，有效33例(55.0%)，无效3例(5.0%)，总有效率95%。(中国艾滋病性病，2007，4)

4. 王万春等加味四逆散治疗淋病后及非淋菌性尿道炎后综合征40例：方选加味四逆散(自拟方)。药用土茯苓20 g，虎杖、白芍、鹿衔草各15 g，柴胡、枳壳、牡丹皮、泽泻、延胡索、川楝子、石菖蒲各10 g，远志、炙甘草各6 g。尿频、尿急症状明显者加败酱草、红藤、金钱草等；少腹疼痛明显者加川牛膝、荔枝核、橘核等；肾虚阳痿者加仙茅、淫羊藿等；精神紧张、烦躁失眠明显者加生龙骨、生牡蛎、酸枣仁、合欢皮等。每日1剂，水煎服，每日2次。20日为1个疗程。治愈22例，显效9例，好转6例，无效3例。总有效率77.5%。(辽宁中医杂志，2007，5)

5. 朱军等用解毒通淋汤配合西药治疗非淋菌性尿道炎51例：方选解毒通淋汤(自拟方)。药用蒲公英、土茯苓各25 g，金银花、萆薢、黄芪、石韦各15 g，苦参、生地黄、五味子各12 g，苍术、当归、黄柏各10 g，黄连6 g，琥珀3 g。每日1剂，水煎，分2次口服。加用盐酸米诺环素，每日2次，每次0.1 g。首次加倍。15日为1个疗程。对照组予以盐酸米诺环素片，每日2次，每次0.1 g，首次加倍。15日为1个疗程。本组痊愈38例，有效6例，无效7例，总有效率86%；对照组痊愈25例，有效8例，无效18例，总有效率64.7%。(陕西中医，2009，12)

6. 邱磷安等用五苓散联合地红霉素治疗非淋菌性尿道炎60例：药用蒲公英30 g，栀子、瞿麦、灯心草各20 g，猪苓、泽泻、茯苓各12 g，白术10 g，桂枝3 g。每日1剂，水煎，早晚分服，并口服地红霉素肠溶片0.5 g，每日3次。对照组仅口服地红霉素肠溶片0.5 g，每日3次。两组均治疗14日，本组治愈56例，无效4例，有效率为93.33%；对照组治愈49例，无效11例，有效率为81.67%。(光明中医，2009，9)

7. 赵文雁用知柏地黄汤加味治疗非淋菌性尿道炎42例：药用熟地黄、山药、茯苓各15 g，山茱萸、泽泻、牡丹皮、知母、黄柏各10 g。兼见肢冷者加巴戟天；兼见黏腻之物多者加半边莲；兼见心烦易怒，胸胁胀痛，口干苦，脉弦数，宜加柴胡、龙胆清肝泄热；兼见湿浊壅盛，宜加萆薢、石菖蒲利湿化浊祛膀胱虚寒；兼见心烦多梦甚者加栀子；口干、腰酸甚者加党参。治愈38例，占92.5%。治愈最短时间为5日。显效4例。总有效率为100%。(甘肃中医，2008，3)

8. 宣志华用程氏萆薢分清饮加减化裁治疗非淋菌性尿道炎45例：药用车前子(包) 20 g，萆薢、菖蒲、黄柏、白术、茯苓、丹参各10 g，莲子心3 g。小便黄热而痛甚者加龙胆、炒栀子各10 g，腹胀尿涩不畅者加乌药、益智仁各10 g，腰酸痛者加牛膝、杜仲各10 g。每日1剂，水煎服。克拉霉素250 mg，连服7日。对照组：克拉霉素250 mg，每日3次。连服7日。治疗组痊愈35例、有效4例、无效6例，总有效率86.17%。对照组痊愈26例、有效3例、无效16例，总有效率64.15%。两组治愈率、总有效率比较均有显著差异。(中国性科学，2009，12)

9. 纳猛等自拟脲清饮治疗非淋菌性尿道炎25例：方选自制脲清饮。药用黄芪20 g，黄芩、

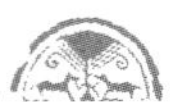

黄连、金银花、马齿苋、败酱草、瞿麦、夏枯草、王不留行草各15 g，桃仁、沉香（兑服）各6 g。每日1剂，以水600 mL，文火煎至300 mL，取200 mL，再加水300 mL，煎至200 mL，取200 mL，两液混合，沉香研末兑入药液中，每次服200 mL，每日服2次，连服10日为1疗程。共治25例，治愈7例，显效12例，无效6例，总有效率76%。（云南中医中药杂志，2007，2）

10. 杨文等运用益气化瘀、疏肝健脾法治疗非淋菌性尿道炎76例；方选淋消宁。药用黄芪30 g，穿山甲、荔枝核、香附、白术、白芍各12 g，牡丹皮9 g，甘草6 g。上药共为细末，过80目筛，装入胶囊，每粒0.5 g，每服6粒，每日3次，温开水送服. 对照组口服谷维素20 mg，维生素 B_1 20 mg，维生素 B_{12} 500 μg，多塞平50 mg，均每日3次口服。伴尿道疼痛者，加服盐酸黄酮哌酯0.2 g，每日3次。均以10日为1疗程。3个疗程后判定疗效。治疗效果：治疗组疗效明显优于对照组（$P<0.01$）。远期治疗组复发率明显低于对照组（2.119）（$P<0.01$）。治疗组中患者均未出现明显不适，对照组中大多数患者出现口干，3例出现便秘，将多塞平减量至50 mg，每日1次，后症状消失。（第四军医大学学报，2001，10）

（五）经验良方选录

1. 内服方：

（1）土茯苓、蒲公英、鱼腥草（后下）、海金沙（包煎）、车前子（包煎）各30 g，金银花、大青叶各20 g，连翘、虎杖、知母、黄柏、山栀子各15 g，牡丹皮、甘草梢各9 g。小便短赤加滑石、车前草、龙胆，尿路涩痛加金钱草、石韦、瞿麦，尿中带血加茅根、小蓟、紫珠草，分泌物多加马齿苋、萹蓄、黄连，灼热奇痒加苦参、白鲜皮、地肤子，白带量多加薏苡仁、苍术、香薷，病程较长加三棱、莪术、皂角刺，反复发作加穿山甲、地龙、僵蚕。每日1剂，水煎服。症状较剧者可每日2剂。主治淋病及非淋菌性尿道炎。

（2）黄芪15 g，猪苓、茯苓、泽泻、阿胶、滑石各10 g。每日1剂，水煎服。临证加减：伴中气不足者加山药15 g，柴胡6 g；伴肾阳不足者加淫羊藿15 g，肉苁蓉10 g；伴心神不宁者加生龙骨30 g，炒枣仁15 g；尿道刺痛重者加生地黄15 g，淡竹叶6 g；舌质紫暗者加丹参10 g。每日1剂，日服2次。主治淋病及非淋菌性尿道炎。

（3）土茯苓、泽泻各12 g，车前子、生甘草各10 g，生地黄、黄芩、栀子、萆薢各9 g，柴胡、龙胆、木通各6 g，当归5 g。每日1剂，水煎服。湿盛热轻者去黄芩、生地黄，加滑石、薏苡仁，以增利湿之功；肝胆实火较盛，去木通、车前子，加黄连以助泻火之功。主治淋病及非淋菌性尿道炎。

（4）连翘、制香附各30 g，当归、赤芍、炮穿山甲各10 g，甘草6 g。每日1剂，水煎服。畏冷发热者加荆芥、柴胡，腹胀便秘者加枳实、大黄，尿中有血者加白薇、大蓟、小蓟，腹股沟淋巴结肿痛者加金银花、败酱草。每日1剂，水煎分服。3日为1疗程。主治淋病及非淋菌性尿道炎。

（5）败酱草、土茯苓、野菊花、鱼腥草、马鞭草各30 g，萆薢、赤芍、连翘、蒲公英、白花蛇舌草各20 g，生黄芪15 g，黄柏10 g，通草6 g。每日1剂，水煎服。15日为1疗程。主治淋病及非淋菌性尿道炎。

（6）石韦、车前子、滑石、金钱草、赤小豆、白茅根各30 g，瞿麦、萹蓄各15 g，山豆根12 g，黄柏、苦参、木通、淡竹叶各9 g。每日1剂，水煎服。主治淋病及非淋菌性尿道炎。

（7）川萆薢、泽泻各20 g，龙胆、地龙、紫花地丁、山豆根、苦杏仁各15 g，桃仁、苍术各12 g，石菖蒲、桔梗各10 g，甘草6 g。每日1剂，水煎服。主治淋病及非淋菌性尿道炎。

（8）土茯苓50 g，黄柏、黄芪、萆薢、鱼腥草各20 g，益智仁、乌药、苦参、延胡索、滑石、甘草各15 g，蜈蚣2条。每日1剂，水煎服。主治淋病及非淋菌性尿道炎。

（9）蒲公英50 g，牛膝25 g，海金沙20 g，虎杖、荔枝核、盐茴香、官桂、威灵仙、萹蓄、瞿麦各15 g，仙茅10 g。每日1剂，水煎服。主治淋病及非淋菌性尿道炎。

（10）淮山药30 g，熟地黄20 g，山茱萸、萆薢各15 g，川续断、狗脊、杜仲、车前草各12 g，桑螵蛸9 g，泽泻6 g。每日1剂，水煎服。主治淋病及非淋菌性尿道炎。

（11）金钱草30 g，野菊花、紫花地丁、蒲公英各18 g，金银花、败酱草各15 g，紫背天葵10 g。每日1剂，水煎服。主治淋病及非淋菌性尿道炎。

2. 食疗方：

（1）石首鱼头、当归末各140 g。将鱼头洗净同当归末入锅内，入米醋适量，煮熟取汁。每日频频饮之。主治淋病及非淋菌性尿道炎。

（2）白米90 g，酥油30 g，浆水1000 mL。用浆水与淘干净的白米一起煮成粥，然后加入酥油即可食之。主治淋病，小便秘涩烦闷。主治淋病及非淋菌性尿道炎。

（3）大麦90 g，姜汁、蜂蜜各适量。把大麦淘洗干净，加清水煮成粥，加入姜汁、蜂蜜即可。代茶饮，每日数次。益气补中，除热下气。主治淋病及非淋菌性尿道炎。

（4）核桃肉60 g，白米30 g。将细米淘洗干净，放入核桃肉，加清水500 g，煮成粥。1次服用，连服数日。化瘀，补胃，益气。主治淋病及非淋菌性尿道炎。

（5）面粉200 g，榆白皮100 g。以水1500 mL煎榆白皮，煎取1000 mL，去渣，浸面粉做饼，煮熟。空腹食之。主治淋病及非淋菌性尿道炎。

（6）浮小麦、砂糖各适量。把浮小麦洗干净，晾干后加入童便炒后研末，和砂糖煎水。适量饮之。主治淋病及非淋菌性尿道炎。

（7）阳桃鲜叶100 g。洗净，用文火煎熬成汤。代茶饮，频频服之。主治淋病及非淋菌性尿道炎。

（8）六一散15 g，豆腐浆1碗。将六一散用煮沸豆腐浆冲服。频频服之。主治淋病及非淋菌性尿道炎。

（9）蜂蜜30 g，阳桃3～5枚。将阳桃和蜂蜜一同煎汤。每日服适量。主治淋病及非淋菌性尿道炎。

（10）薏苡仁60 g。把薏苡仁淘洗干净，煮成粥。每剂1次服完，每日2次。主治淋病及非淋菌性尿道炎。

第三节　梅　毒

一、病证概述

梅毒是由苍白密螺旋体苍白亚种感染而引起的生殖器官的淋巴结和全身病变的慢性性传染病。分先天梅毒和后天梅毒。传染源是梅毒患者及其提供的血液，传染途径主要是性行为传染，此外，也可经直接接触、间接接触、血液、胎盘及产道传染。苍白密螺旋体苍白亚种经皮肤或黏膜进入人体后经淋巴结播散至全身，造成炎症细胞浸润，除皮肤黏膜损害外，内脏、骨骼、神经系统均可受累。本病早期传染性大，但破坏性小；晚期传染性小，但破坏性大，可侵害重要器官，甚至引起死亡。梅毒在性传播疾病中患病率居第3位，其危害性仅次于艾滋病。中医称本病为杨梅疮，又称霉疮、棉花疮、翻花疮等。病因由不洁性交，或接触被污染之衣物，或禀受了父

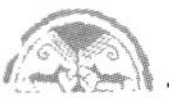

母霉疮毒气，致湿毒、热毒熏蒸肌肤，伤损筋骨、脏腑而成。临床常见证候有肺脾湿热证、肝肾湿毒证、热毒壅盛证、肝肾亏损证等。

二、妙法绝招解析

湿热下注，毒蕴下焦（费而隐医案）

1. 病历摘要：宋某，女，30 岁，患梅毒，因夫传染，阴户两侧生疮，发作时寒热交作，周身骨节皆痛，头痛目昏，面及胸腹部均起红斑，骨节处亦有。

证属湿热下注，毒蕴下焦。治以清热化湿，解毒凉血，育阴涤垢。药用土茯苓 60 g，生牡蛎、薏苡仁各 30 g，金银花、槐花芯、生龟甲各 15 g，杭白菊 12 g，生地黄、牡丹皮、赤芍、牛蒡子、炒谷芽各 10 g。服 20 余剂而愈，不数月而发。余谓深藏于阴，由肾入骨，不易断根，必久服始愈，继续服前方百余剂，果未复发。(《费而隐疑难奇症医案选评》，湖北科学技术出版社，2001)

2. 妙法绝招解析：梅毒是一种症状复杂、危害极大的性传播疾病。中医有霉疮、广疮、时疮、棉花疮、杨梅疮、猴狲疳疮等名称。一般认为感受霉疮毒气系由三种不同途径：精化染毒，气化染毒，胎传染毒。本例是通过精化染毒所致。方中用土茯苓为治梅毒专药，重用则解毒、除湿、利关节，直捣中坚。用金银花、槐花、菊花、薏苡仁、牛蒡子等清热解毒利湿，加生地黄、牡丹皮、赤芍、龟甲、牡蛎以活血化瘀，凉血透邪，益阴平肝。诸药合用，共起清热化湿、解毒凉血、育阴涤垢之效。

三、文献选录

目前未证明苍白密螺旋体苍白亚种具有内毒素或外毒素。有学者认为有两种物质可能与其致病力有关：一为位于螺旋体表面似荚膜样的粘多糖，能保护菌体免受环境中不良因素的伤害；另一为粘多糖酶，能作为细菌受体与宿主细胞膜上的透明质酸相黏附。螺旋体从破损处进入人体后，先侵入皮肤淋巴间隙，数小时内即可侵入附近淋巴结，再经 2～3 日即进入血液循环播散全身。当初期下疳发生后，机体对梅毒免疫性亦随之发生和增长，至二期发疹期达于极点，以后又稍有降低。梅毒的免疫反应极其复杂。梅毒早期出现的体液免疫和细胞免疫反应，对苍白密螺旋体苍白亚种的清除起重要作用，而在晚期出现的细胞免疫反应则引起组织损害。在感染的所有阶段，宿主均有可产生针对多种苍白密螺旋体苍白亚种多肽抗原及某些自身抗原的抗体，并成免疫复合物。中医学把本病的病因叫“霉疮毒气”，并认为霉疮毒气侵犯人体，或从肺脾而入，或从肝肾而入，循经入脉，血毒蕴盛，外溢肌肤，或滞留筋骨，或内犯脏腑，以致病情缠绵的规律与西医的梅毒发展规律是一致的。此外，中医学还把梅毒的传染途径称为“精化染毒”“气化染毒”“胎中染毒”3 种，与西医学的直接传染、间接传染、胎盘传染不谋而合。中医根据临床辨证采取清热解毒，泻火利湿；清热解毒，泻腑化浊；清除余毒，固本培元，益气养血等治则。

（一）古代文献选录

在中医古籍中梅毒属于“梅疮”“杨梅疮”范畴。对其病因病机、症状、治疗方法及预后等有较翔实记载。如《霉疮秘录・霉疮总说章》：“霉疮一证，……细考经书。古未言及，就其根源，始于午会之末，起于岭南之地，致使蔓延通国，流祸甚广。”《外科证治全书・前阴证治》：“下疳一证，属肝、肾、督三经之病。……其治不外乎内外二法。内者，由欲火猖动，不能发泄，致败精湿热留滞为患，加为逍遥散、六味地黄丸主之，外敷螵蛸散湿热即清，其疮自愈，无足虑也。外者，由妇女阴器瘀浊未净，辄与交媾，致淫精邪毒，感伤精宫，最不易愈。”

（二）名医论述选录

金明亮认为，梅毒是乘肝肾之虚，侵袭机体，湿热之邪积蓄既深，外可传皮肤肌腠，内能至营血脏腑，病程缠绵不已。并最早采用雄黄、朱砂等砷剂、汞剂治疗梅毒，创立了搜风解毒汤、化毒散等名方。笔者受其启发，以土茯苓、槐花、露蜂房、金银花、雄黄、全蝎、苍耳子等利湿祛风解毒；配以太子参、何首乌、白芍、桑寄生等调补肝肾，扶养正气药组方。蕴毒重者，以祛邪为主，正气衰者，以扶养当先，辨证论治梅毒血清抗体多年不阴转者 14 例，大获全功。可见中医药在梅毒的治疗中，特别是对潜伏期血清抵抗型梅毒患者仍有很高价值，值得深入研究。

（三）临床报道选录

1. 杨素兰等运用中药内服外洗治疗梅毒 28 例：内治方选桔梗解毒汤。药用土茯苓、黄芪各 30 g，芍药 15 g，桔梗 12 g，川芎、防风各 10 g，当归、木通、生大黄各 6 g，生甘草 5 g。或方选搜风解毒散。药用土茯苓、金银花各 30 g，薏苡仁、白鲜皮各 15 g，防风 10 g，木瓜 9 g，皂角刺 6 g。外治方选蛇床子散。药用蛇床子 15 g，百部 12 g，硫黄、雄黄、明矾、苦参各 10 g。桔梗解毒汤、搜风解毒散，均每日 1 剂，水煎，取汁 300～400 mL，分 2 次口服，交替使用，每方 6 剂为 1 疗程。蛇床子散水煎后先熏后洗，7～10 日。结果 15 个月后，治疗组 1 例转阴（有效）；对照组 1 例转阴（有效）。3 例血清固定者（无效）改服中药 2～3 个疗程，半年后血清血反应转阴。而治疗组 1 例（无效）RPR 血清学反应滴度持续在 1∶8。治疗组总有效率 96.4%。对照组总有效率 70%。（实用中医杂志，2004，1）

2. 赵晓香运用黄升丹丸治疗梅毒 40 例：药用黄升丹、雄黄、白矾、大米。将黄升丹、雄黄、白矾三味混合研成细粉，将大米蒸熟，待凉，然后搅拌成软膏状，再将三味药粉加入米饭中拌匀，搓成蚕豆大小的药丸，凉干备用。每次 20 粒，口服，每日 2 次，15 日为 1 疗程，服药期间停用一切抗生素及其他药物。用 2～3 个疗程。经过 3 个疗程后，结果：治愈（临床症状消失，血清一反应三次以上呈阴性，随访 10 年不复发。共治疗 2 个疗程）15 例（37.5%）；显效（临床症状消失，血清反应或呈弱阳性。其治疗 2 个疗程）16 例（40%），有效（临床症状较前减轻，血清反应常呈阳性。其治疗 3 个疗程）8 例（20%）；无效（实验室检查及临床症状均无改善）1 例（2.5%），总有效率为 97.2%。（浙江中医学院学报，1994，6）

3. 邹岭春用中药土茯苓治疗梅毒 98 例：药用土茯苓流浸膏，每日内服量相当于生药 60 g，或土茯苓每日 60 g水煎服，连服 15 日为 1 疗程。80 例患者治疗前及治疗一日后分别做血清康氏定量试验，阴转率 10%。特别发现对既往经驱梅治疗后始终血清固定的 21 例患者，经土茯苓治疗后有 2 例阴转，8 例下降（华氏定量试验）。认为对已经足量西药驱梅治疗而血清反应始终固定不变者，可试用土茯苓治疗。（性病麻风防治研究通讯，1959，2）

4. 山东省皮肤病防治研究所等药用土茯苓合剂治疗梅毒 58 例：药用土茯苓 180 g，金银花 60 g，甘草 30 g。每剂分 5 日煎服完，每服 5 剂为一疗程，治疗 100 例各型梅毒，经 3～6 个月的观察，据报告血清阴转率达 34%。该所并用土茯苓合剂治疗 19 例心血管梅毒，胸闷、心慌、气短、浮肿等症状 78.9%有改善，脉压平均缩小 53 mmHg（7.06 kPa），收缩压平均下降 38 mmHg（5.07 kPa）。（性病麻风防治研究通讯，1959，1）

5. 魏杨震用针灸治疗梅毒性关节炎 32 例：以大椎、肩井、曲池、阳陵泉、气海、八髎为主穴，肩颙、内关、内庭、绝骨、委中、环跳、昆仑、天应为备用穴，各穴轮换应用，出针后再灸大椎、天应等穴各 20～30 分钟，隔日 1 次，12 次为 1 疗程，休息 1 周再做下 1 疗程。经 2～3 疗程后，关节痛消失者 18 例，好转者 9 例，无效者 2 例，另 3 例结果不明，疗后康氏反应阴转者 22 例。另用针灸治疗 7 例神经梅毒引起的瘫痪症状，主要取三阳经穴位，如手阳明大肠经的曲

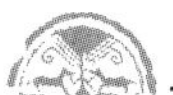

池，足阳明胃经的足三里，足太阳膀胱经的八髎，足少阳胆经的环跳、委中，督脉的大椎等，疗后麻痹瘫痪症状均有好转，治疗前康氏反应5例（＋＋），1例（＋＋＋），1例（＋），治疗后3例阴转，3例（＋），1例未复检。（江西中医药，1960，1）

（四）经验良方选录

1. 内服方：

（1）土茯苓50 g，忍冬藤20 g，牛膝、防己、独活、海桐皮、秦艽、乳香、没药各10 g。每日1剂，水煎，分2次服。2个月为1个疗程。主治Ⅱ期梅毒，毒结筋骨。症见梅疮日久，关节肿大，表面皮肤潮红，骨节疼痛，夜间尤甚，行走或有不便，肌肉瘦削，其病变多见于大关节，常呈对称性发生，X线检查常无异常发现。

（2）土茯苓60 g，白术、苍术、川芎、当归、人参、茯苓、薏苡仁、皂角刺、厚朴、防风、木瓜、木通、穿山甲、独活、金银花各6 g，甘草3 g。每日1剂，水煎分2次服。30日为1个疗程。主治晚期梅毒。症见杨梅结毒，内伤筋骨、肌肉，步履艰辛，及溃后腐烂臭败，或咽喉唇鼻破烂，气血虚弱，不能生肌收敛者。

（3）土茯苓120 g，防风、荆芥、川芎、当归、天花粉、金银花、白蒺藜、薏苡仁、威灵仙各9 g，山栀子、黄连、连翘、葛根、白芷、甘草、黄芩各6 g。每日1剂，水煎服。3个月为1个疗程。主治梅毒，发无定处，外侵皮肤，内伤筋骨，症见肌肉溃烂，筋骨疼痛。

（4）苦参、防风、何首乌各15 g，威灵仙、当归、白芷、龟甲、苍术、火麻仁、石菖蒲、黄柏、萆薢各6 g，羌活、川花椒、红花、甘草各3 g。每日1剂，水煎，分2次服。60日为1个疗程。主治梅毒，发于关节，筋骨疼痛，头胀欲破，肌肉组织溃腐等。

（5）黄芪、当归、川芎各10 g，白术、金银花、天花粉、皂角刺、泽泻、甘草各6 g。每日1剂，水煎，分2次空腹服用。2个月为1个疗程。主治梅毒下疳，日久成脓，气血不足，不得内消，或破溃不易愈合。

（6）槐花12 g，僵蚕、山蜂房、血竭各9 g，轻粉6 g，全蝎3 g，大蜈蚣1条。共为细末，以大枣120 g煮熟取肉为丸，每丸重6 g，每日早晨服1丸。服后，以生石膏200 g煎汤漱口。主治梅毒。

（7）萹蓄12 g，瞿麦、滑石、大黄各10 g，灯心草、甘草各3 g。每日1剂，水煎，分2次服。40日为1个疗程。主治梅毒早期，小便涩滞作痛，小便黄赤，大便干结，舌质红苔黄腻，脉濡数。

（8）土茯苓、马齿苋各60 g，忍冬藤、半枝莲、黄柏、滑石各30 g，萆薢、苦参各15 g，生甘草6 g。加水适量煎汤。每日1剂，连服15日为1个疗程。主治早期梅毒。

（9）土茯苓30 g，金银花20 g，青黛、薄荷各10 g，冰片少许。每日1剂，加水煎沸15分钟，滤出药液，再加水煎20分钟，去渣，两煎兑匀，分2～3次服。主治梅毒。

（10）金银花50 g，柴胡25 g，青蒿、穿山甲、皂角刺各15 g、羌活、蝉蜕、白芷各10 g，大黄、麻黄各5 g。每日1剂，加水适量煎汁，2次分服。主治晚期梅毒。

（11）血竭60 g，广木香、青木香、丁香、小儿茶各30 g，巴豆霜12 g。共为细末，以薏苡仁煮粥为丸，丸重3 g，每次1丸，每日1次。主治各期梅毒。

（12）柴胡、炒黄芩、人参、炒山栀子、半夏、龙胆（炒焦）、当归、芍药各10 g，甘草6 g。每日1剂，水煎服，日服2次。主治梅毒。

（13）土茯苓30 g，金银花、茯苓各15 g，川芎、木通、大黄、防风各10 g。每日1剂，水煎，日服2次。主治梅毒。

2. 外治方：

（1）包心白菜500 g，大青盐200 g，煅石膏100 g，硇砂10 g。取包心白菜去根洗净，切成3 cm厚的片段，将青盐末分层撒在菜体上，加盖密封腌1周，再压榨取汁，将石膏粉与硇砂放入搅匀即得，冷藏保存。外洗，每日2～3次。主治梅毒。

（2）白矾、轻粉、儿茶、杏仁各3 g。各为末，和匀，猪胆汁调涂，每日2～3次。主治梅毒。

（3）红升丹、白凡士林各10 g。混合后，外涂患处，每日1～2次。主治梅毒。

（4）蜂蜜30 g，甘草20 g。各为末，共为泥，敷患处，每日1次。主治梅毒。

3. 食疗方：

（1）枸杞叶500 g，羊肉250 g，粳米100 g，羊肾2对，葱白5茎，调料适量。先将羊肾洗净，去筋膜，切成细丁；葱白洗净切成细段；羊肉洗净切块；枸杞叶洗净，用纱布扎紧；粳米洗净；再将诸味同放沙锅内，加水适量熬粥，粥熟时加入调味品。吃羊肾、羊肉，饮米粥。每日1剂，早、晚分服，连服7～10日为1个疗程。主治晚期梅毒肾虚劳损，阳气衰败者。

（2）粳米100 g，薏苡仁30 g，萆薢10 g，冰糖适量。先将萆薢加水煎汁，再与薏苡仁、粳米同煮粥，粥熟后调入冰糖，稍煮片刻即可。每日2次，连服5～7日。主治早期梅毒。

（3）粳米50～100 g，蒲公英40～60 g（鲜品60～90 g）。先将蒲公英洗净切碎，煎取药汁去渣，入粳米同煮成稀粥。每日2～3次服食，以3～5日为1个疗程。主治早期梅毒。

第四节　尖锐湿疣

一、病证概述

尖锐湿疣是由人乳头状瘤病毒（Human papilloma virus，HPV）引起的疣状增生性皮肤病。好发于生殖器的黏膜和皮肤交界的部位。男性易发生于包皮、冠状沟和肛门附近。女性易生在阴唇的黏膜、会阴部和肛门附近。故又称生殖器疣。初起时为微小淡红色丘疹，逐渐蔓延和扩大呈菜花状疣状突出，表面多湿润，触之易出血，疣体表面易于糜烂，渗出混浊浆液，伴恶臭。主要通过性交直接传染，也可通过被污染的内裤、浴盆、浴巾、马桶圈等间接传染，新生儿可经HPV感染的产道或出生后与母亲密切接触而被传染。本病潜伏期平均为3个月。可发生癌变。好发年龄为16～35岁。中医根据本病临床表现，可归属“阴痒”“阴疮”“瘙瘊”的范畴。由房事不洁，或摄生不慎，洗浴等用具不洁，湿毒秽浊之邪侵犯阴器，浸淫蕴结阴部所致。

二、妙法绝招解析

（一）湿热邪毒，壅塞肌肤（赵淑英，卢甫医案）

1. 病历摘要：王某，女，29岁，已婚。因外阴瘙痒，灼痛，带下量多，色黄腥秽，气味难闻而来诊。追述病史半年余，近日加重。妇检：经产型外阴，于大小阴唇内侧散在乳头状赘生物，质软，病变面积直径约2 cm，表面因分泌物浸淫成黑灰色，有恶臭。阴道畅，阴道壁可见数个微小淡红色丘疹，宫颈Ⅱ度糜烂。子宫前位正常大小，双侧附件无异常，后穹隆空，诊断为尖锐湿疣。

证属湿热邪毒，壅塞肌肤。治宜清热解毒，除湿消疣。方选解毒消疣汤。药用土茯苓、白花蛇舌草、百部、苦参、黄柏各60 g，生薏苡仁、重楼、蛇床子、白鲜皮、夏枯草各30 g，赤芍、

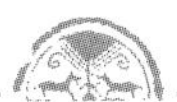

牡丹皮、冰片各10 g（冲）。上药纱布包好加水3000 mL，煎至2000 mL，取出药包，先熏后坐浴，每次30分钟，每日2次。每2日原药液再加温15分钟后使用，1剂药煎2次洗4次，10剂为1疗程。阴道内湿疣者，用第一煎之药汁200 mL煎至80 mL，先用纱布浸汁擦洗，再用带线棉球浸药汁放入阴道内，6小时取出，2周为1疗程。熏洗坐浴后加外敷双料喉风散及药棉球塞入阴道内，自觉症状消失，局部疣体减少，2个月后复查，未见疣复发。（天津中医，1998，3）

2. 妙法绝招解析：中医学认为本病乃为湿热邪毒壅塞肌肤，气血受阻，滋生毒物，治以清热解毒，除湿消疣。方中百部、苦参、重楼、白花蛇舌草清热解毒消疣，土茯苓、生薏苡仁、黄柏燥湿解毒，消肿止痛，蛇床子、白鲜皮祛湿止痒，牡丹皮、赤芍、夏枯草清热散结凉血，诸药共奏解毒祛湿杀菌消疣之功效。

（二）气血失和，湿毒内蕴（陈玲验案）

1. 病历摘要：周某，女，22岁。因外阴瘙痒、带下增多3日。承认有不洁性交史，妇检：外阴左侧小阴唇内侧及下分散有大小不等淡红色尖形丘疹，阴道畅，有少量分泌物，余正常。诊断为尖锐湿疣。

证属气血失和，湿毒内蕴。治宜清热解毒，活血化瘀。方选消疣膏加减。板蓝根、马齿苋、土茯苓、金银花、黄柏、苍术、夏枯草各50 g，桃仁、红花、香附、蜜蜂房、百部、木贼各30 g，生甘草20 g。上方药物烘干后，共研细末，蜜水各半调拌如厚糊状备用。清洁外阴后，将消疣膏敷于患处，每日2次，7日为1疗程。并嘱注意外阴卫生，保持局部干燥清洁。7日疣体自行脱落，症状消失而告痊愈，随访半年未复发。（中医外治杂志，1997，3）

2. 妙法绝招解析：消疣膏方中板蓝根、马齿苋、土茯苓、金银花清热解毒祛湿，土茯苓配金银花为解毒医疮之要药。正如《本草备要》云“土茯苓治杨梅疮毒，瘰疬疮肿。”《本草纲目》云“金银花可主一切风湿气及诸肿毒、痈疽、疥癣、杨梅诸恶疮，散热解毒。”黄柏苦寒，寒以清热，苦以燥湿，且偏入下焦；苍术苦温，燥湿健脾；二药相伍，合成清热燥湿之效。夏枯草清肝泻火，凉血散结；桃仁、红花、香附活血化瘀、理气散结；蜜蜂房、百部、木贼杀虫止痒；生甘草清热解毒，调和诸药。全方共奏清热解毒，燥湿止痒，化瘀消疣之功。现代药理研究，板蓝根、金银花有明显的抗病毒作用，将药物直接敷于患处，使之易于渗入病灶，抑制病毒生长。改善局部血循环，使疣体脱落，症状消失，故临床疗效颇良。

（三）湿毒蕴结，阻滞脉络（赵昌基验案）

1. 病历摘要：女，28岁。自述阴部皮肤瘙痒，白带增多、恶臭，肛门坠胀，伴腰痛，下腹胀痛，舌红苔黄脉弦数。妇检：大小阴唇、阴蒂及肛门周围处均有颗粒状呈灰白色数个赘生物。

证属湿毒蕴结，阻滞脉络。治宜清热解毒，祛湿化结。方选土茯苓解毒汤加减。药用土茯苓、紫花地丁、板蓝根各30 g，金银花、萆薢、马齿苋各15 g，赤芍12 g，生薏苡仁10 g，甘草6 g。每日1剂，水煎服，半个月为1个疗程，连服4个疗程。外用自拟除疣汤。药用苦参、土茯苓各50 g，蛇床子、紫花地丁、白鲜皮各30 g，黄柏15 g，煎水坐浴，每晚1次，连续4个疗程，病告痊愈。随访1年，未见复发。（《临床经验与学术研究》，中医古籍出版社，2006）

2. 妙法绝招解析：顽固性尖锐湿疣一病，中医学认为其病因病机是正气不足，肝肾亏损，气血失和，腠理不密，房事不洁感受秽浊之邪，凝聚肌肤，下注阴部而发。现代医学认为本病发生与患者机体免疫功能，特别是细胞免疫能力低下和免疫调节失常而感染病毒所致，正如《内经》所云“邪之所凑，其气必虚”，“正气内存，邪不可干”相吻合。因此在治疗上以扶正固本，调补肝肾为主，辅以除湿解毒，化瘀散结之法。临床证明，中医治疗顽固性尖锐湿疣有较好的效果，但疗程长，见效不快，今后应积极筛选有效药物，缩短疗程。

（四）湿热毒邪，蕴伏血络（叶之龙医案）

1. 病历摘要：魏某，女，26岁。诉外阴及肛门起疹，瘙痒约半月余。发病前曾有不洁性交史，随后自觉阴部瘙痒，大阴唇内侧起针尖大小淡红色丘疹，用高锰酸钾液清洗多次未愈。近来丘疹增多加大，逐渐融合叠起，并有特殊气味。检查：外阴阴唇内侧及尿道口中方可见黄豆大小赘生物数十枚。表面呈乳头样增殖，潮湿并有轻微糜烂，渗出浑浊恶臭的分泌物。肛门周围有类似皮损，呈环条状分布。舌质红苔黄厚腻，脉弦滑。诊断为尖锐湿疣。

证属湿热毒邪，蕴伏血络。治宜清利湿热，托毒排脓。药用金银花、土茯苓、金钱草各30 g，车前草、皂角刺、连翘、夏枯草各10 g。每日1剂，水煎服。外用代赭石40 g，枯矾、冰片各5 g，共研成细末，分装为每包10～20 g备用。每用1包，干扑于患处，每日2次。服10剂后，皮损消退90%以上，表面趋于干燥，无混浊恶臭分泌物，自觉微痒不适。舌质红，苔薄黄，脉弦数。守前方续服10剂，皮损全部消退，自觉症状消失而痊愈，随访2月余未见复发。(《云南中医杂志》，1988，5)

2. 妙法绝招解析：尖锐湿疣是生殖器皮肤与黏膜的一种尖锐瘤状病变。主要传播方式为性接触，女性病损见于大阴唇、小阴唇内侧、阴蒂、尿道口、阴道前庭、会阴及肛门等处。中医学认为本病的病因病机主要是气血失和，腠理失密，加之房事不洁，污浊之邪，毒入营血，复感外邪，内外相搏，内兼湿热，蕴伏血络，蕴结肌肤，湿热下注而成。本案患者证属湿热毒邪壅滞，用金钱草汤治疗。金钱草、土茯苓、金银花各30 g，车前草、皂角刺、连翘、夏枯草各10 g。主药为金钱草，除湿解毒消肿，配皂角刺托毒排脓，活血消痈。局部外用湿疹散：代赭石40 g，枯矾5 g，冰片5 g，共研成细末，分装为10～20 g一包备用。代赭石收敛止痒。枯矾止痒杀虫，冰片清热止痒消肿。总效为清热利湿解毒，止痒杀虫收敛。内外合治，配合紧密，切合病机，故获良效。

（五）湿热下注，凝聚肌肤（刘海彬医案）

1. 病历摘要：张某，女，30岁。其丈夫有性乱史，于半个月前自感外阴瘙痒不适伴脓性白带增多。妇检见外阴、大小阴唇、阴道、宫颈及肛门周围有散在乳头状疣，部分融合成菜花状团块，表面呈暗红色，质较软，顶端有角化。醋酸白试验阳性，活检病理见乳头瘤样增生、棘层上部及颗粒层有空泡化细胞及真皮乳头内毛细血管增生，白带查见滴虫及大量脓性白细胞。诊断为尖锐湿疣。

证属湿热下注，凝聚肌肤。治宜清热解毒，除湿止痒。药用金银花、板蓝根各15 g，熟地黄12 g，当归、白芍、黄柏、栀子各10 g，郁金9 g，川芎6 g。每日1剂，水煎服。外用板蓝根、苦参、黄柏、紫草、蛇床子、明矾、硼砂各10 g，食醋100 mL，用时兑水3000 mL，水煎，待药汁温冷后坐浴30分钟，每日1剂，早、晚各1次。4周为1个疗程。治疗1个疗程后，病损全部消退。随访半年未复发。(实用中医药杂志，2003，2)

2. 妙法绝招解析：尖锐湿疣是有人类乳头状瘤中的6、9、18型病毒通过细微损伤的皮肤黏膜而接种于人体，经3～5个月的潜伏期发生的性传播疾病。其复发的原因，主要有对临床及亚临床感染病灶治疗不彻底以及周围非皮损区及尿道存在着人类乳头状瘤病毒潜伏感染，宿主免疫力，尤其是外周血细胞免疫力降低。故许多复发病例的新疣在原发灶周围的2 cm处发生，甚者在远离病灶处发生，而不是在好发的原灶区再生。表面化疗剂是抗代谢药，能抑制病毒复制，局部注射疣体基底部，可抑制感染人类乳头状瘤病毒的分裂增生，使之坏死脱落，但对看不见的疣体不能彻底根除。中医认为尖锐湿疣的发生是由于气血失和，腠理不密，加之房事不洁，感受秽浊之邪，而致湿热下注，凝聚肌肤而成。故治以清热解毒除湿，和营止痒蚀疣。口服方剂中熟地

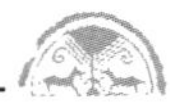

黄、当归补血养阴；白芍、川芎、郁金行气活血；黄柏、栀子清除湿热；板蓝根、金银花加强清热解毒之效。外洗方剂中板蓝根清热排毒、抗病毒；苦参、黄柏清热燥湿；紫草活血化瘀；蛇床子、白矾、硼砂燥湿杀虫、收敛保护皮肤；食醋清洁皮肤，增强方药祛病毒功效。诸药合用排出余毒，抑制复发。

（六）湿热邪毒，壅塞肌肤（赵淑英医案）

1. 病历摘要：王某，女，29 岁。因外阴瘙痒，灼痛，带下量多，色黄腥秽，气味难闻而来诊。追述病史半年余，近日加重。妇检：经产型外阴，于大小阴唇内侧散在乳头状赘生物，质软，病变面积直径约 2 cm，表面因分泌物浸淫成黑灰色，有恶臭。阴道畅，阴道壁可见数个微小淡红色丘疹，宫颈Ⅱ度糜烂。子宫前位正常大小，双侧附件无异常。诊断为尖锐湿疣。

证属湿热邪毒，壅塞肌肤。治宜清热解毒，除湿消疣。药用土茯苓、白花蛇舌草、百部、黄柏、苦参各 60 g，生薏苡仁、重楼、蛇床子、白鲜皮、夏枯草各 30 g，赤芍、牡丹皮、冰片（冲）各 10 g，上药纱布包好加水 3000 mL，煎至 2000 mL，取出药包，先熏后坐浴，每次 30 分钟，每日 2 次。熏洗坐浴加外敷双料喉风散及药棉球塞入阴道内，4 剂后自觉症状消失，局部疣体减少，2 个月后复查，未见疣复发。（天津中医，1998，3）

2. 妙法绝招解析：女性生殖器尖锐湿疣是由人乳头瘤状病毒感染的性传播疾病，主要传播方式有三种途径。①直接性接触；②间接性接触；③直接非性接触。其好发部位多在皮肤黏膜交界处，如外生殖器、肛周、会阴，偶见于口腔、腋下及趾间等，除此以外，患者均伴有滴虫和真菌感染。中医学认为，本病乃为湿热邪毒壅塞肌肤，气血受阻，滋生毒物，治以清热解毒，除湿消疣。方中百部、苦参、重楼、白花蛇舌草清热解毒消疣，土茯苓、生薏苡仁、黄柏燥湿解毒，消肿止痛，蛇床子、白鲜皮祛湿止痒，牡丹皮、赤芍、夏枯草清热散结凉血，诸药共奏解毒祛湿杀菌消疣之功效。双料喉风散为市售成药，功能清热解毒，消炎止痛。主治咽喉口腔诸症及皮肤溃烂等，外用此药增强了解毒杀菌之效。从人体组织学角度看，口腔、咽喉、阴道黏膜上皮为复层扁平上皮，将此药用于外阴病安全可靠，外阴熏洗可使局部腠理开泄，药物直达病所，有利于药物发挥治疗作用。研究证明，人体表皮最外层的角质细胞膜具有半透性膜作用，药物通过被动扩散，被角质细胞吸收，然后进入血液循环，人体以外阴、阴囊、眼睑最易吸收药物。皮肤的角质层还具有较大的储存作用和一定的运输作用，因此药物吸收后，在高血浓度峰值过后，常接着一个长达数日之久的低血浓度扩散期，故利用皮肤“吃”药的特性，对本病采用外洗喷药法以达到理想的治疗效果和最小的不良反应，故与冷冻、激光、电灼、手术法相比，更具有无痛苦，简便易行，无伤害，无瘢痕，疗效确切的优点。但注意：用药期间禁房事，忌酒及刺激性食品，保持外阴清洁，以防复发。

（七）湿热邪毒，壅塞肌肤（尚利华医案）

1. 病历摘要：患者，女，19 岁。自诉两周前肛门右侧出现散在肿物，初起时瘙痒，肿物逐渐增多增大，现肛周布满肿物，痒痛，有分泌物，味臭。查体可见肛门周围布满菜花样乳头状突起，大小约 0.2 cm×0.2 cm，灰褐色，触之易出血，诊断为肛门尖锐湿疣。

证属湿热邪毒，壅塞肌肤。治宜清热解毒，燥湿消疣。药用白花蛇舌草、板蓝根、蒲公英各 50 g，苦参、蛇床子、土茯苓、马齿苋、百部各 30 g。每日 1 剂，水煎洗坐浴，5 日后来诊，肿物部分脱落，又投此药 5 剂，5 日后全部脱落，半个月后肛门左侧又有散在肿物出现，再用此药 5 剂坐浴洗后，全部脱落，随访 3 个月未见复发。（中医药信息，1998，1）

2. 妙法绝招解析：尖锐湿疣，中医学称其为“鼠乳”“千日疮”“枯筋箭”，以性接触为主要传播途径。现代医学认为，尖锐湿疣就是人类乳头瘤状病毒（HPV）感染引起的性传播疾病之一。人类是 HPV 的惟一宿主，这种病毒经性交、肛交，接触传染物感染后，易在温暖、潮湿的部位发病。感染此病后，初期无自觉症状，病变增大后有瘙痒及压迫感。开始为大小不等的淡红色或暗红色乳头状损害，逐渐转为灰发亮、湿润圆形的小型丘疹，进而呈疣状增生，数目增多，倾向融合，根部常有蒂，表面凹凸不平，易于糜烂，触易出血，随着疣状物的增大，常易继发感染、分泌物恶臭。中医学认为本病主要是湿热邪毒壅塞肌肤，气血受阻，滋生毒物而发本病。因此，我们采用清热解毒祛湿杀虫为基本大法，选用大量清热利湿解毒蒲公英、白花蛇舌草、板蓝根、马齿苋，配以燥湿杀虫的蛇床子、百部共奏清热解毒祛湿杀虫之功效，利用熏洗坐浴之法，使药物直达病体。临床收到比较满意的疗效。临床上治疗肛门尖锐湿疣的方法虽然很多，但本法具有无伤害，无痛苦，不留瘢痕，疗效确切等优点，患者乐于接受。

三、文献选录

尖锐湿疣也称阴部疣、性病疣。中医学称其为“鼠乳”“枯筋剪”“千日疮”“疣目”等，是以性接触为主要传播途径。病因人类乳头瘤状病毒感染，此病毒易促发癌变。其好发部位在皮肤黏膜交界且温暖湿润处，如肛周、阴部、阴茎等。以该部位发生散在或集簇性垂直生长的软性乳头样、菜花样的有带增生物为主要诊断依据，此病多由湿热内蕴，肝郁血虚，气血不和，腠理不密，复因外感，湿热虫毒凝集肌肤，气血受阻，滋生毒物是本病发生的根本原因。

（一）临床报道选录

1. 朱仁山用去疣汤治疗复发性尖锐湿疣 36 例：药用夏枯草、连翘、板蓝根、白鲜皮、藿香、佩兰、薏苡仁、茯苓、白扁豆各 15 g，白术、陈皮各 10 g，甘草 9 g。湿热壅盛者加山慈姑 10 g；尿时涩痛者加白花蛇舌草 10 g；每日 1 剂，水煎 2 次分服。以上 36 例复发性尖锐湿疣患者均在治疗后 3 个月复诊，其周围皮肤、黏膜湿润区均无赘生物生长，且醋酸白试验均阴性。（实用中西医结合临床，2010，1）

2. 自拟制疣方抑制尖锐湿疣复发 62 例：药用大青叶、板蓝根各 20 g，败酱草、党参、白术、薏苡仁、夏枯草各 15 g，黄连、泽泻、紫草、穿山甲、丹参各 10 g。糜粒渗液伴恶臭加黄柏、蒲公英；疣体坚硬、会阴部刺痛加红花、莪术；反复发作加茯苓、黄芪。每日 1 剂，水煎服，用 3 周。创面愈合后，用水煎液外洗，每次 30 分钟，每日 2 次。与对照组 52 例，均用液氮棉签法冷冻治疗 1～3 次。均禁房事。随访 4 个月，结果：两组第 1、2 个月及总复发分别 8、20 例（$P<0.01$），3、10 例（$P<0.05$），16、31 例（$P<0.01$）。（陕西中医学院学报，2002，5）

3. 员熙章自拟皂甲汤治疗尖锐湿疣 200 例：药用皂角刺 15 g，穿山甲珠 12 g。湿热下注加地骨皮、白鲜皮、土茯苓、重楼、金钱草、白花蛇舌草各 15 g，苍术、黄芩各 12 g；复感秽浊毒邪加板蓝根 45 g，金银花 25 g，鱼腥草、败酱草各 15 g，夏枯草、知母各 12 g。每日 1 剂，水煎服；21 日为 1 疗程。用 1 个疗程，结果：治愈 150 例，好转 30 例，未愈 20 例。

4. 韩青松外用中药熏洗治疗尖锐湿疣 68 例：药用马齿苋 45 g，板蓝根、薏苡仁、土茯苓各 30 g，露蜂房、生甘草各 20 g，木贼、桃仁各 15 g，细辛 12 g，白鲜皮、白芷、红花各 10 g。水煎取液 2 L，熏蒸、擦洗患处。每次 20～30 分钟；每日 2 次，每剂用 3～4 日；7 日为 1 疗程。不用其他药。月经期停用。用 1～3 个疗程，结果：痊愈 66 例，显效 2 例。随访 3 个月，复发 4 例，仍用本法治愈。（黑龙江中医药，2001，5）

5. 施正华用消湿洗剂治疗肛门尖锐湿疣 50 例：药用黄柏、苦参、白蔹、蛇床子、土茯苓、狼毒、白花蛇舌草、明矾、乌梅各 10～15 g。每日 1 剂，水煎取液，熏蒸、坐浴患处，每次 20～30 分钟，每日 2 次。对照组 30 例，用 2.5%氟尿嘧啶，涂疣体及周围 2 cm，每日 4 次。均

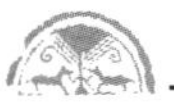

1周为1疗程。禁房事，性伴侣同时治疗。用4个疗程，结果：两组分别痊愈39、17例，好转10、9例，无效1、4例，总有效率98%、86.67%（$P<0.05$）。（南京中医药大学学报，2002，1）

6. 陈东滨自拟祛疣汤治疗复发性尖锐湿疣42例：先用多功能治疗机将疣体灼掉，疣体大用高频电刀切除。药用马齿苋、板蓝根、大青叶、生薏苡仁、生牡蛎各30 g，萆薢、紫草根各15 g，黄柏、苍术、红花、香附各12 g，炮穿山甲10 g，生甘草6 g。每日1剂，水煎服。并用板蓝根、大青叶、木贼、香附、生薏苡仁、蛇床子、鸡血藤各30 g，黄柏20 g，花椒15 g。水煎，先熏10分钟后，坐浴15分钟，每日1次。均15日为1疗程。用1～3个疗程，结果：治愈24例，有效11例，无效7例，总有效率83.33%。（广西中医药，2001，3）

7. 冯桥用消疣汤配合干扰素治疗复发性尖锐湿疣45例：药用虎杖、大黄、板蓝根、黄柏、马齿苋各30 g，大青叶、丹参各20 g，赤芍、龙胆各15 g，桃仁10 g。每日1剂，水煎，坐浴并外洗。与对照组42例，均用GX-Ⅲ型CO_2激光器除去疣体；并用干扰素肌注，隔日1次。用3周，结果：两组分别复发4、15例（$P<0.05$）。（上海中医药杂志，2001，1）

8. 张伟中药内外合治尖锐湿疣36例：肝经湿热型用生地黄、板蓝根各30 g，当归、黄芪各15 g，龙胆、焦栀子、柴胡各12 g，车前子（包）、泽泻各10 g，木通9 g，甘草6 g。热毒炽盛型用山药30 g，赤茯苓、生地黄、熟地黄各15 g，黄芩、白花蛇舌草、山茱萸各12 g，黄连、泽泻、黄柏各9 g，甘草3 g。瘀血阻滞型用大青叶、板蓝根各30 g，当归、白芍各15 g，赤芍、龙胆各12 g，桃仁、川芎各10 g，红花9 g，甘草6 g。脾虚湿浊型用扁豆、薏苡仁各30 g，党参、茯苓各15 g，白术12 g，厚朴10 g，苍术、陈皮、桂枝、猪苓、泽泻各9 g，甘草6 g。每日1剂，水煎服。并用板蓝根、木贼、香附、薏苡仁、丹参、赤茯苓各30 g，白花蛇舌草、黄柏、鸡血藤、牡蛎、地肤子各15 g，桃仁、苦参各12 g，红花10 g。水煎取液，熏洗患处10～15分钟，每日1～2次。症甚用鸦胆子仁，碾碎，加老陈醋调糊，外涂赘疣。1个月为1疗程。用2个疗程，结果：痊愈27例，显效6例，有效2例，无效1例，总有效率91.7%。痊愈者随访3个月，复发1例，仍用本法治愈。（浙江中医杂志，2002，9）

9. 眭道顺用薏苡仁甘草汤防治尖锐湿疣复发68例：分两组各34例。药用薏苡仁、马齿苋、金刚头各30 g，紫草18 g，丹参、女贞子、墨旱莲各12 g，预知子10 g，甘草6 g。对照组用麦芽、谷芽、布渣叶各30 g。均每日1剂，水煎服。4周为1疗程。两组均行微波局部除疣。结果：两组分别痊愈27、18例。血清白介素-2、外周血T淋巴细胞亚群4项（CD3、CD4、CD8、CD4/CD8）指标本组治疗前后比较均有显著性差异（$P<0.01$）。随访3个月，分别复发7、16例（$P<0.05$）。（广州中医药大学学报，2003，4）

10. 杨洪刚用中药内服、外洗治疗尖锐湿疣93例：药用大青叶、马齿苋、土茯苓、败酱草、滑石、生薏苡仁各30 g，板蓝根、连翘、车前子、红藤各20 g，黄柏、牡丹皮各15 g，菖蒲、苍术各12 g，甘草6 g。每日1剂，水煎服。并用马齿苋45 g，板蓝根30 g，木贼15 g，细辛12 g，白芷、桃仁、露蜂房、生甘草各10 g。水煎取液，熏洗患处，每次15分钟，每日1次。2周为1疗程。结果：显效75例，有效17例，无效1例，总有效率98.93%。（中医药信息，2003，3）

11. 李英用祛疣洗剂治疗尖锐湿疣两组各30例：本组用本品（含狼毒、板蓝根、红花、香附、木贼等。5倍水稀释后，擦洗患处20分钟，以表皮发红为度，每日2次。对照组用2%利多卡因局麻后，微波治疗，2周1次。均4周为1疗程。禁房事。用1个疗程，结果：两组分别痊愈16、14例，显效8、6例，有效各4例，无效2、6例，有效率93.33%、80%。痊愈者分别复发1、6例。本品主要是通过抑制表皮细胞增殖而发挥作用。（中国中西医结合皮肤性病学杂志，2008，1）

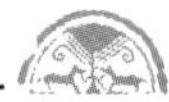

12. 史斌用化湿解毒汤治疗尖锐湿疣 150 例：药用土茯苓、生薏苡仁、大青叶各 30 g，苍术、草薢、车前草、紫草、黄柏各 10 g，龙胆 6 g，甘草 3 g。每日 1 剂，水煎服。对照组 120 例，用 5%阿昔洛韦软膏，外涂患处，每日 4 次。均 3 周为 1 疗程。禁房事。结果：两组分别痊愈 112、3 例，显效 26、3 例，有效 10、82 例，无效 2、32 例，总有效率 98.7%、73.3%（$P<0.01$）。(实用中医药杂志，2002，4)

13. 赵文杰用中药治疗尖锐湿疣 87 例：本组 46 例，药用薏苡仁 60 g，大青叶、板蓝根、马齿苋各 30 g，丹参、夏枯草各 25 g，赤芍 15 g，莪术、穿山甲各 10 g。每日 1 剂，水煎服；并用药液外擦患处。对照组 41 例，用聚肌胞针 2 mL，2 日 1 次肌注（或阿昔洛韦缓释片 1.6 g，每日 3 次口服）。均二氧化碳激光碳化治疗；半个月为 1 疗程。用 1 个疗程，结果：两组分别痊愈 40、26 例，无效 6、15 例。见副反应分别 2、4 例。(黑龙江中医药，2007，3)

14. 余逸南用扶正抗疣汤预防尖锐湿疣复发两组各 60 例：均激光局部去除疣体后第 2 日。药用生黄芪 250 g，马齿苋 200 g，土茯苓、薏苡仁、半枝莲各 150 g，墨旱莲、女贞子、重楼、黄柏、蛇床子、紫草各 100 g，山慈姑、当归尾各 80 g。水煎 3 次，取浓缩液 2.2 L，2 ℃静置 48 日，取上清液 1.8 L，浓缩至 1 L，100 ℃蒸气灭菌 30 分钟。用 50 mL，每日 2 次，口服。对照组用盐酸阿昔洛韦片 0.2 g，每日 5 次，口服；干扰素针剂 100 万 U，隔日 1 次肌注。均 20 日为 1 疗程，疗程间隔 10 日，用 2 个疗程。随访 1、3 个月，结果：两组分别治愈率 68.3%、65%，68.3%、50%；总有效率 91.7%、90%，91.7%、80%（$P<0.05$）。(实用中西医结合临床，2007，3)

15. 宫少波用托里消毒散及其汤剂预防尖锐湿疣复发两组各 30 例：（均用微波去除肉眼可见的疣体及亚临床感染的皮损）本组用本品散剂（含党参、黄芪、白术、茯苓、白芍、当归、川芎、金银花各 10 g，白芷、甘草、桔梗、皂角刺各 5 g。研细粉)，每日 2 次，每次 9 g；2 组用上药，每日 1 剂，水煎服；均餐后服。<2 个月禁房事。用 4 周，结果：两组分别痊愈 24、25 例，复发 6、5 例。(实用中西医结合临床，2007，5)

16. 张培影中西医结合治疗尖锐湿疣 82 例：本组与对照组 81 例，均手术切除疣体。术后次日，本组用紫花地丁 50 g，太子参、生薏苡仁各 30 g，黄芪、绵马贯众、大青叶、红藤、半枝莲各 20 g，女贞子、黄精、白术、板蓝根、丹参、赤芍、牡丹皮各 15 g。每日 1 剂，水煎服；20 日为 1 疗程，用 2 个疗程。对照组用熏洗 1 号（含金钱草、黄柏、虎杖、苍术、大黄、玄明粉、白矾、冰片）50 mL，局部熏蒸外洗 20 分钟，然后用浸本药液纱布，敷创面 30 分钟，每日 2 次；20 日后，改每日 1 次，再用 20 日。结果：两组分别治愈 76、64 例，复发 6、17 例。(江苏中医药，2008，10)

17. 孙育贤中西医结合治疗女性外阴尖锐湿疣 60 例：先用微波机 DMY－Ⅲ治疗仪，功率 55～57 针型治疗头，烧灼疣体至灰白色。继用二妙兰草洗剂：茯苓、黄柏、夏枯草、紫草、丹参各 20 g，重楼、苍术、泽兰各 10 g。每日 1 剂，水煎，取液 2 L，药温 30 ℃，熏洗外阴；7 日为 1 疗程。疣体消失继用 2～3 周。结果：治愈率 100%。随访 3 个月，未见复发。(中国民间疗法，2009，2)

18. 陈碧云中西医结合治疗女性生殖道尖锐湿疣 30 例：用抗病毒口服液 2 支（或功劳去火片 6 片）/d 3 次口服。或用解毒化湿汤：土茯苓、白花蛇舌草、生薏苡仁各 30 g，金钱草 20 g，金银花、连翘、生地黄、车前子各 15 g，川楝子 10 g，甘草 6 g。每日 1 剂，水煎服。用氟哌酸 0.2 g（或先锋Ⅳ 0.375 g）/d 3 次（或可乐必妥 0.2 g/d 2 次）；孕期用红霉素 0.375 g/d 3 次；口服。均用 3 日。用高锰酸钾水坐浴，每次 20 分钟，每日 2～3 次。月经净<半个月，常规消毒后，用血管钳紧贴根部钳切疣体，创面点高锰酸钾粉，即用生理盐水抹洗；出血用纱布（或棉

球）压迫；照灯15分钟。术后3日换药1次。随访3个月，结果：均治愈。（广州中医药大学学报，2001，2）

（二）经验良方选录

1. 内服方：

（1）蒲公英、金银花、黄芩、黄连各15 g，当归、白术、茯苓各10 g，川芎、熟地黄、炙甘草、牡丹皮各6 g。每日1剂，水煎，分3次服。15日为1个疗程。清热消肿，养血散瘀。主治尖锐湿疣。溃疡周围淋巴结肿胀，发炎，彼此粘连而形成鸡蛋大或更大的不规则横条状包块，俗称软下疳，横痃。横痃日久不消，溃后流出腥臭的血性脓液，数周至数月后形成瘢痕，伴身体衰弱，食欲不振诸症。

（2）薏苡仁50 g，马齿苋45 g，重楼、板蓝根、苦参、黄芪、党参、丹参、紫草、皂角刺、猪苓各15 g，白术10 g，牡丹皮9 g，田七6 g。每日1剂，水煎服，10日为1疗程。全部病例先用CO_2，激光去除复发疣体后，局部用消疣汤熏洗浸泡半小时，每日4次，10日为1疗程。主治顽固性虚性尖锐湿疣。

（3）蒲公英、车前子、金银花、菊花各20 g，泽泻15 g，黄芩、栀子、木通、龙胆、生地黄各10 g，柴胡、当归、甘草各3 g。每日1剂，水煎，分3次服。20日为1个疗程。主治尖锐湿疣，阴部出现数个红疹，迅速变为脓疮，破溃后形成溃疡，圆形或椭圆形，黄豆大小，境界清楚，边缘不规则，自觉无痛，但按压有痛感。

（4）归尾、金银花、菊花、蒲公英各20 g，泽泻、白鲜皮、连翘、牡丹皮、栀子、猪苓各10 g，穿山甲、皂角刺各9 g。每日1剂，水煎，分3次服。10日为1个疗程。主治尖锐湿疣。外阴部溃疡，或深或浅，边缘不整，疮口呈穿凿状或潜蚀性，表面及基底部覆有污秽脓液，触之易出血，伴发热，乏力，头痛等症状。

（5）人参、陈皮、白术、黄芪、茯苓、牡丹皮、当归、熟地黄各9 g，沉香、甘草各3 g。每日1剂，水煎，分2次服。15日为1个疗程。主治尖锐湿疣。疮溃未收，疮疤苍白，肉芽板滞，坚肿不消，伴神疲倦息，纳差，夜寐难安。舌淡苔薄白，脉细弱。

（6）蒲公英15 g，金银花、连翘各12 g，芦荟、牡丹皮、赤芍、萹蓄、瞿麦、生甘草各10 g。每日1剂，水煎，分2次服。2周为1个疗程。主治尖锐湿疣。患处溃疡扩大，上覆黄脓，附近淋巴结肿痛破溃，身发寒热，舌红苔黄，脉滑数。

（7）土茯苓30 g，海藻、昆布各15 g，夏枯草12 g，重楼、炮穿山甲、赤芍、牡丹皮、木通、红花各10 g，白芥子、全蝎各6 g，蜈蚣2条。每日1剂，水煎服。7日为1疗程。主治尖锐湿疣。

（8）薏苡仁90 g，土茯苓50 g，马齿苋45 g，黄芪、黄精、枸杞子、板蓝根、紫草、赤芍各30 g，重楼9 g，甘草6 g。每日1剂，水煎服，10日为1疗程。主治顽固性实证尖锐湿疣。

（9）金钱草、土茯苓、金银花各30 g，车前草、皂角刺、连翘、夏枯草各10 g。每日1剂，用水1000 mL浸泡1小时后，武火煮沸，分3次服。每10剂为1疗程。主治尖锐湿疣。

（10）白花蛇舌草、土茯苓各30 g，大黄、生地黄、金银花、连翘各15 g，穿山甲、皂角刺、黄连、升麻各12 g，甘草6 g。每日1剂，水煎服。第3煎洗患处。主治尖锐湿疣。

2. 外用方：

（1）板蓝板、苦参、土茯苓各100 g，蛇床子、木贼、川黄柏、桃仁各50 g，红花、明矾各30 g，川花椒15 g，甘草10 g。每日1剂，将上药加水1500～2000 mL，煎半小时后过滤取汁，共煎2次，合并药液浓缩至1000～1500 mL。用时，趁热先熏后洗，温度适宜时浸泡患处，每次半小时以上。也可用干净纱布蘸药液稍用力搽洗患部，早、晚各1次。7日为1个疗程。对疣体较大者，可先手术切除大块疣体，再用本方熏洗。治疗期间不另用其他任何治疗。戒房事，每日更换一次内裤（内裤用开水煮沸消毒）。尖锐湿疣脱落后再连续用药熏洗5～7日，以防止复发。主治尖锐湿疣。

（2）板蓝根、大青叶各30 g，金钱草、大黄各12 g。以上诸药水浸数小时后慢火煎熬半小时。取其汤液一半口服。另一半和药渣用以熏洗或温热敷患处，可反复加温应用2～3次。每日1剂。对疣体较大者，为加速治愈，可用激光或手术刀切刮块疣体。主治尖锐湿疣。

（3）板蓝根、地肤子各30 g，紫草、苦参、三棱、莪术各15 g，枯矾粉、玄明粉（后下）各10 g，冰片粉（后下）3 g。每日1剂，水煎取液，熏洗患处，每日2次；2周为1疗程。用1～4个疗程。主治尖锐湿疣。

（4）鸡蛋油（取煮熟鸡蛋黄1～2枚捏碎，于勺中微火烤至油出，收储备用）适量。调四味扫毒膏（煅儿茶9 g，三仙丹6 g，煅番木鳖仁5 g，冰片3 g，合为细末）外搽，每日2次，7日为1疗程。主治尖锐湿疣。

（5）代赭石40 g，枯矾、冰片各5 g，共研成细末，分装为10～20包备用。局部外用适量湿疹散，用茶水调为糊状敷于患处，或直接用湿疹散干扑于患处。每日2次，直至痊愈为止。主治尖锐湿疣。

（6）薄荷、文蛤、芒硝、大黄、当归、苦参、明矾、月石各30 g，红花10 g，木鳖子15 g，冰片（后下）6 g。每日1剂，煎汤熏洗患处15分钟，每日3次。主治尖锐湿疣。

（7）土茯苓、紫花地丁各30 g，白鲜皮15 g，百部、生大黄、苦参、绵马贯众、黄柏各12 g，蛇床子、龙葵各10 g，枯矾6 g。水煎坐浴，每日数次。主治尖锐湿疣。

（8）儿茶15 g，炒黄柏10 g，血竭3 g，冰片2 g。共研细末，撒于患处。主治尖锐湿疣。

第五节　生殖器疱疹

一、病证概述

生殖器疱疹主要是由单纯疱疹病毒（HSV）引起的一种常见的性传播疾病。HSV可分Ⅰ型和Ⅱ型，好侵犯皮肤和黏膜，HSV-Ⅰ型主要侵犯人体腰以上部位，如口腔黏膜、角膜等；HSV-Ⅱ型主要侵犯人体腰以下部位，尤其引起生殖器的感染；约有15%的生殖器疱疹是由HSV-Ⅱ型引起的。传染方式主要通过直接接触，亦可通过被污染物品而引起间接传染，新生儿可在分娩时，通过患病母亲产道而感染。孕期妇女感染HSV时，常引起流产、死胎，或先天畸形等。本病易复发，其他感染、感冒、精神紧张、疲劳、月经来潮等情况均可为复发的诱因。女性发病率高于男性，多见于青年。本病亦常伴发于其他性传播疾病。生殖器HSV感染与子宫颈癌的发生有关。本病可归属中医“热疮”“阴疮”等疾病的范畴。认为主要病因病机是由不洁房事，外感湿热毒邪，毒邪直犯阴器，熏蒸而生；或肝经湿热内蕴，流注下焦，郁遏成毒，凝聚阴器而发病。临床常见证候有热毒证和湿热证。

二、妙法绝招解析

肝郁化火，湿热下注（张志礼医案）

1. 病历摘要：某妇患阴疮，发热头痛，口干咽燥，外阴部小水疱密集成簇，痛痒交作，时

愈时作，缠绵不尽，苔薄，脉细数。

证属肝郁化火，湿热下注。治宜养肝滋肾，清热化湿。方选知柏地黄汤合萆薢渗湿汤加减。药用知母、生地黄、牡丹皮、板蓝根、蒲公英各15 g，黄柏、泽泻各12 g，白芍、虎杖、车前子各10 g，萆薢、薏苡仁、赤茯苓各9 g。每日 1 剂，水煎，每日 2 次。连服 10 剂，外阴部的小水疱逐渐消退，痛痒感减轻，继续服用上方 20 剂，症状好转。停药后观察 3 个月没有复发。(《张志礼医话验案精选》，人民军医出版社，2008)

2. 妙法绝招解析：该患者感受湿热毒邪，乘虚而入，侵犯经络，发病于肌肤。故见外阴部小水疱密集成簇，痛痒交作。方中用知母、牡丹皮滋阴清热泻火，白芍柔肝，生地黄滋肾，黄柏、车前子、泽泻清热利湿，萆薢清利湿浊，赤茯苓健脾凉血，板蓝根、虎杖、蒲公英清热解毒。共奏清热利湿解毒的功效。

三、文献选录

本病系中医学的热疮、阴疮或疳疮的范围。常认为该病发于外阴，病在下焦，与肝、脾、肾关系密切。多因房事不洁，从外感受湿热淫毒，困阻外阴皮肤黏膜和下焦经络，外阴生殖器出现水疱、糜烂、灼热刺痛。反复发作者，耗气伤阴，导致肝肾阴虚，脾虚湿困，正虚邪恶，遇劳遇热则发。中医根据临床辨证采取清肝泻火，通经利湿、清热凉血，利湿解毒、滋阴降火，清热化湿、益气养阴，扶正祛邪等治则。

（一）古代文献选录

历代文献对此有较全面的认识。该病名最早见于《神农本草经》，属于“阴疮”“阴疳”“瘙疳”之范畴。南北朝时《刘涓子鬼遗方》一书中就有“热疮”的记载和对本病的描述。《外科启玄》云“妇人阴户内有疮，名阴疳，是肝经湿热所生，久而有虫作痒，腥臊臭。或因男子交女过之，此外肝经湿热，乃感疮毒之气。”《圣济总录·热疮》云“热疮本于热盛，风气因而乘之，故特谓之热疮。盖阳盛者表热，形劳则腠疏，表热腠疏，风邪得入，相搏于皮肤之间，血脉之内，聚而不散，故蕴结为疮。赤根白头，轻者瘭浆汁出，甚者腐为脓血，热少于风则痒，热盛于风则痛则肿。”《诸病源候论》云“其脏腑虚，为风邪湿热所承，气发于脉，与津液相搏则生疮。”

（二）名医论述选录

张志礼认为生殖器疱疹是由于患者湿热内蕴，又经不洁性交后感染毒邪，湿热毒相搏蕴结于肝胆二经，循经下注二阴而发为生殖器疱疹。生殖器疱疹发作期治疗应以清热利湿解毒祛邪为主，佐与益气健脾，补肾扶正，常用药物如板蓝根、虎杖、紫草、茵陈蒿、苍术、黄柏、山药、薏苡仁等；非发作期治疗以益气健脾补肾扶正为主，佐与清热利湿解毒祛邪，常用的药物有黄芪、白术、山药、淫羊藿、熟地黄、西洋参、太子参、虎杖、茵陈蒿、茯苓、猪苓等。治疗上分为三型进行治疗。①湿热下注型：症见患处小痛、疼痛、糜烂交作，小便黄赤，大便干结，舌红苔腻，脉弦滑数。治法宜清热利湿解毒。方用龙胆泻肝汤加减。②热毒内蕴型：症见为尿道、阴唇潮红、腥臭，发热头痛，心烦口渴，小便不利，大便无力，肛门周围感觉消失，苔黄腻，脉弦数。治法宜凉血清热解毒。方用五味消毒饮，黄连解毒汤，犀角地黄汤加减。③肝肾亏虚型：症见为病情反复发作，兼见心烦少寐，腰酸头昏，食少乏味，口干咽燥，脉虚细，舌质淡。治法养肝滋肾，清热化湿。方用知柏地黄丸合萆薢渗湿汤加减。(《中国性病学》，江西科学技术出版社，1991)。

（三）辨证论治选录

檀虎亮治疗生殖器疱疹分 2 期治疗：其中发热期多属湿热毒蕴证，药用土茯苓 30 g，板蓝根

20 g，车前子、生地黄各15 g，龙胆、泽泻各12 g，炒栀子、黄芩、牡丹皮、甘草各10 g，每日1剂，水煎服，用10日。潜伏期多属气阴两亏、余邪留恋证，药用黄芪300 g，土茯苓250 g，板蓝根200 g，太子参180 g，麦冬、山药、紫草各150 g，白薇120 g。制成浓缩颗粒胶囊剂，每粒0.6 g。每日4次，每次5粒，口服；用2个月。对照组24例，用阿昔洛韦片200 mg/d，5次口服，用10日；改每日2次，用2个月。结果：两组分别治愈20、10例，有效16、12例，无效4、2例，总有效率90%、91.7%（$P=0.655$）。（山西中医，2003，2）

（四）临床报道选录

1. 杨玉峰用温胆汤加减治疗生殖器疱疹的临床研究：本组52例，药用茯苓、板蓝根、车前子（包）各30 g，枳实、竹茹、绵马贯众、牛膝各15 g，陈皮、半夏各10 g，甘草5 g。每日1剂，水煎服。与对照组40例，均用阿昔洛韦200 mg，每日5次，用7日后，改日2次，口服，共用4周。两组均用肤阴洁外洗，每日1～2次。结果：两组分别治愈13、7例，显效18、8例，有效16、10例，无效5、15例，总有效率90%、62.5%（$P<0.05$）。（河北中医药学报，2000，3）

2. 杜维祥用祛毒洗液治疗生殖器疱疹的临床观察：本组41例，药用板蓝根30 g，白花蛇舌草20 g，香附15 g，苍耳子、苍术、紫草、黄柏各12 g。水煎，取液200 mL，药温30 ℃～40 ℃，浸泡患处2分钟，自然晾干；每日3～4次。对照组30例，用3%阿昔洛韦软膏外涂患处，每日3～4次；阿昔洛韦200 mg，每日5次，口服。均6日为1疗程。用1个疗程，结果：两组分别痊愈17、7例，好转11、8例，显效7、3例，无效6、12例，总有效率85.37%、60%（$P<0.05$）。（山东中医杂志，2003，12）

3. 冯桥用知柏柴苓汤治疗复发性生殖器疱疹41例：药用薏苡仁30 g，板蓝根20 g，虎杖、土茯苓、黄芪、泽泻、赤芍各15 g，黄柏、知母、紫草各12 g，龙胆、柴胡各10 g，甘草6 g。每日1剂，水煎服。对照组15例，用阿昔洛韦200 mg，每日2次，口服；发作期每日5次，5日后改每日2次。均3个月为1疗程。结果：两组分别有效36、12例，无效5、3例，总有效率87.8%、80%。有效者随访≤3个月，分别复发16、5例。（江苏中医药，2003，1）

4. 史永俭用黄芪扶正饮治疗复发性生殖器疱疹31例：药用薏苡仁、板蓝根、马齿苋各30 g，黄芪、金银花各20 g，土茯苓、白花蛇舌草、紫草、白术、苍术、当归各15 g，黄柏、红花、甘草各10 g。每日1剂，水煎服。对照1、2组分别25、28例，均用阿昔洛韦200 mg，每日5次，口服。对照2组并用重组人干扰素α-2b 300万U，隔日1次肌注。三组均皮损处用聚维酮碘溶液，外涂。用4周，结果：均痊愈。外周血相关细胞因子（IL-4、IL-10、IL-12、IL-18）本组及对照2组治疗前后自身及治疗后两组与对照1组比较差异均有统计学意义（$P<0.01$或$P<0.05$）。随访半年，分别复发10、18、6例。见副反应分别2、2、19例。（中国中西医结合杂志，2008，3）

5. 王学军用扶正解毒汤治疗复发性生殖器疱疹32例：药用黄芪30 g，白术25 g，车前子、茵陈蒿、蒲公英各20 g，泽泻、紫草、板蓝根、虎杖各15 g，龙胆10 g。每日1剂，水煎，分3次服。对照组22例，用阿昔洛韦片200 mg，每日5次口服。均30日为1疗程。用1个疗程，结果：两组分别痊愈11、7例，显效8、5例，有效7、4例，无效各6例。疗效本组优于对照组（$P<0.05$）。随访0.5年，分别复发13、16例。（中国中西医结合皮肤性病学杂志，2007，3）

6. 晏勇用花草清毒汤治疗生殖器疱疹60例：药用金银花、蒲公英、白花蛇舌草、鱼腥草各30 g，薏苡仁、黄芪各18 g，当归15 g，党参12 g，苦参、草薢各10 g，龙胆、生甘草各6 g。每日1剂，水煎服。对照组60例，用阿昔洛韦片0.2 g，每日5次口服。均20日为1疗程。用1个疗程，结果：两组分别痊愈31、12例，显效18、20例，有效7、11例，无效4、17例，总有效

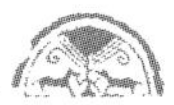

率93.33%、71.67%。痊愈者随访1.5年，分别复发1/25、5/9例。见副反应分别0、9例。（江西中医药，2007，5）

7. 谭春明用扶正解毒汤治疗复发性生殖器疱疹35例：药用板蓝根20 g，虎杖、黄芪各15 g，知母、黄柏各12 g，白术、淫羊藿各10 g，西洋参、甘草各5 g。每日1剂，水煎服。复发加紫草、蒲公英、鱼腥草。对照组10例，用无环鸟苷200 mg，每日3次；复发改每日5次，用5日；口服。均1个月为1疗程。避免再感染。用3个疗程，结果：两组分别有效34、8例，无效1、2例，总有效率97.1%、80%。分别复发21、7例。（吉林中医药，2004，7）

8. 郑毅春用抗病毒胶囊对复发性生殖器疱疹患者生存质量的影响：缓解期用抗病毒2号胶囊（含板蓝根、西洋参、黄芪、知母、黄柏、白术等。每粒0.5 g，相当于生药1.62 g），每日3次，每次4粒，口服。发作期用1号胶囊（含板蓝根、虎杖、紫草、茵陈蒿、苍术、甘草等。每粒0.5 g，相当于生药2.42 g）每日4次，每次4粒，口服。15日后，改用2号胶囊。3个月为1疗程。停用其他抗病毒药及生物制品。本组40例，用2个疗程，结果：平均复发次数、皮损平均愈合时间、生存质量治疗前后及与治疗后3个月比较均有显著性差异（$P<0.01$或$P<0.05$）。（广州中医药大学学报，2007，6）

9. 李谦自拟扶正败毒汤预防复发性生殖器疱疹两组各40例：药用黄芪、败酱草、大青叶各30 g，紫草、土茯苓、板蓝根各20 g，白术、泽泻、柴胡、女贞子、马齿苋、虎杖各15 g。每日1剂，水煎服。与对照组均用阿昔洛韦片200 mg，每日5次，口服1个月。禁酒，禁辛辣刺激性之品，禁房事。随访1年，结果：年均复发次数本组治疗前后及治疗后组间比较均有显著性差异（$P<0.01$）。（中医药临床杂，2006，1）

10. 匡继林用龙胆泻肝配方颗粒治疗湿热型生殖器疱疹三组各20例：本组用本品（含龙胆、车前子、黄芩、栀子、当归、生地黄、泽泻、木通、柴胡、甘草）1袋，每日分2次服。对照1组用龙胆泻肝汤：龙胆、车前子、黄芩各15 g，栀子、当归、生地黄、泽泻、柴胡各10 g，木通、甘草各6 g。每日1剂，水煎服。对照2组用阿昔洛韦片200 mg，每日5次，口服。用10日，结果：三组分别痊愈10、11、8例，显效8、7、8例，有效2、2、4例。随访半年，分别复发6、5、9例。见副反应分别2、1、3例。（湖南中医药大学学报，2008，6）

11. 董·萨那巴特尔中药内外合用治疗生殖器疱疹36例：药用马齿苋25 g，紫花地丁、白鲜皮各15 g，木通、黄精、侧柏叶、黄柏、赤芍各10 g，甘草8 g。痒加浮萍、防风、蝉蜕；疼痛加连翘、升麻、红花、附子；腹泻加肉桂、砂仁、茯苓；小便刺痛加车前子、泽泻、茜草、桑白皮；口腔糜烂加黄连、生地黄、黄芩；发热加柴胡、牛蒡子、荆芥、菊花；疮面渗液加五味子、白及、白芸香。每日1剂，水煎服。并用马齿苋30 g，蛇床子、苦参各20 g，苍耳子、蒺藜、地骨皮、艾叶各15 g，甘草10 g。水煎取液，外洗患处，每次10～15分钟，每日3～5次。结果：均治愈。（中国民间疗法，2002，1）

12. 王飞儿用中药加干扰素治疗女性复发性生殖器疱疹40例：方选解毒化湿方，药用马齿苋、生薏苡仁各30 g，板蓝根、丹参、重楼、连翘、灵芝、土茯苓各15 g，夏枯草10 g，柴胡6 g，甘草5 g。每日1剂，水煎服。用2个月。并用重组人干扰素α-2b注射液100万IU，隔日1次皮损内注射，局部红肿甚改肌注；用10次。禁房事。禁烟酒，禁辛辣之品。结果：未复发39例，复发1例。7例随访1年，未复发6例，复发1例。见副反应18例。（现代中西医结合杂志，2006，13）

13. 陈贯宏自拟大青叶汤加阿昔洛韦治疗复发性生殖器疱疹35例：药用薏苡仁30 g，大青叶25 g，板蓝根、土茯苓各20 g，白花蛇舌草15 g，黄柏12 g，柴胡10 g，甘草5 g。每日1剂，水煎服。与对照组35例，均用阿昔洛韦片200 mg，每日5次，口服。用15日，结果：两组分别痊愈32、25例（$P<0.05$），显效3、8例，好转0、2例。随访1年，平均每人每年复发分别1.78、3.06次（$P<0.01$）。（江西中医药，2007，2）

14. 陈昌鹏用抗病毒颗粒加阿昔洛韦治疗复发性生殖器疱疹30例：药用本品（含薏苡仁30 g，黄芪20 g，板蓝根15 g，连翘、夏枯草、土茯苓、紫草、丹参、赤芍各10 g，绵马贯众、重楼、柴胡、枳壳各6 g。每日2次，每次2袋，餐后服。与对照组30例，均用阿昔洛韦200 mg，每日5次，口服。用1个月，结果：两组分别痊愈28、22例，显效2、6例，好转0、2例。随访1年，分别平均复发1.87、3.07次。（中医杂志，2005，3）

15. 高贵云中西药联合治疗生殖器疱疹66例本组34例：用加味二妙散：苍术、黄柏、龙胆、木贼、香附各10 g，薏苡仁、赤小豆各20 g，板蓝根、马齿苋各30 g，金银花、鱼腥草、虎杖各15 g。每日1剂，水煎服；用14日。并用本方，水煎取液，熏洗会阴部，坐浴>30分钟，每晚1次，用10日。对照组32例，用左旋咪唑25 mg，每日2次口服，用7日；3%硼酸液湿敷。两组均用阿昔洛韦0.2 g，每日5次口服，用14日。禁酒，禁房事>30日；妊娠及哺乳期禁用。结果：两组分别痊愈14、8例，显效16、13例，有效4、8例，无效0、3例，总有效率88.24%、65.62%（$P<0.01$）。（湖南中医学院学报，2002，1）

16. 李钢群中西医结合治疗复发性生殖器疱疹89例：用龙胆泻肝汤加减：龙胆、大青叶、紫草各10 g，黄芩、柴胡各9 g，栀子3～12 g，板蓝根、车前子、生地黄各15 g，泽泻、当归各12 g，木通6 g。每日1剂，水煎服；10日为1疗程。局部有糜烂，外擦炉甘石洗剂。并用聚肌胞注射液，会阴及阴唇处疱疹用0.5～2 mL，局部注射；隔日1次，用3次；第7日开始，用脊髓灰质炎活疫苗糖丸1粒/d顿服，用4日。<半年复发部位皮肤瘙痒（或潮红），用聚肌胞注射液2 mL，臀部肌注，每日1次，用3日；并用上方。禁食辛辣煎炒之品。用10日，结果：疱疹均消退。72例随访<半年，无复发。（广西中医药，2000，5）

17. 李君强中西医结合治疗再发型生殖器疱疹36例：用解毒祛疱汤：生黄芪、生薏苡仁、马齿苋、板蓝根、金银花、白花蛇舌草、土茯苓各30 g，大青叶、赤芍、紫草、虎杖、重楼各15 g，孩儿茶、甘草各12 g。每日1剂，水煎服；10日为1疗程。并用阿昔洛韦0.2 g/d 5次口服；胸腺肽40 mg/d，1次肌注；阿昔洛韦软膏外涂；抗感染。禁房事、烟酒、海鲜及辛辣之品。结果：痊愈28例，显效5例，无效3例，总有效率91.6%。（中国中医药科技，2001，5）

18. 李毅中西医结合治疗复发性生殖器疱疹两组各52例：本组用加味桃红四物汤：桃仁、红花、赤芍、川芎、牛膝各10 g，当归、生地黄、虎杖、路路通、穿心莲、苦参各15 g，黄芪30 g，甘草5 g。每日1剂，水煎服。与对照组均用阿昔洛韦片200 mg/d，5次口服（治疗结束后，改每日3次，用1个月）；5%阿昔洛韦软膏，每日2次外用。尖锐湿疣先用SPZ－P4型射频电子治疗机烧灼，去疣体后，再用本法。均1周为1疗程。停用他药。用1个疗程，结果：两组分别治愈46、34例，好转6、18例。随访2年，分别复发8/49、47/49例（$P<0.01$）。（实用中医药杂志，2004，11）

19. 张彦敏中西医结合治疗生殖器疱疹36例：本组肝经湿热证（发作期）用板蓝根、薏苡仁各30 g，金银花、连翘、泽泻、虎杖、生地黄各15 g，龙胆、苦参、紫草各12 g，淡竹叶10 g，大黄9 g，木通、甘草各6 g。用10日。正虚邪恋证（非发作期）用黄芪、山药、薏苡仁各30 g，板蓝根20 g，白术、茯苓、虎杖、北刘寄奴各15 g，淫羊藿12 g，甘草6 g；用30～90日。随症加减，每日1剂，水煎服。发作期并用大青叶、板蓝根、木贼、苦参、石榴皮、枯矾各30 g。每日1剂，水煎，取液1 L，坐浴（或湿敷患处），每次10分钟，每日2次；用10日。对照组32例，用转移因子2 mL，每周2次肌注；用3周。阿昔洛韦搽剂，外用。与本组发作期均用阿昔洛韦0.2 g，每日5次口服。结果：两组分别痊愈25、8例，显效10、15例，好转1、9例，有效率97.2%、71.9%。（中国中西医结合皮肤性病学杂志，2008，1）

（五）经验良方选录

1. 内服方：

(1) 马齿苋25 g，紫花地丁、白鲜皮各15 g，木通、黄精、侧柏叶、黄柏、赤芍各10 g，甘草8 g。痒加浮萍、防风、蝉蜕；疼痛加连翘、升麻、红花、白芷；腹泻加肉桂、砂仁、茯苓；小便刺痛加车前子、泽泻、茜草、桑白皮；口腔糜烂加黄连、生地黄、黄芩；发热加柴胡、牛蒡子、荆芥、菊花；疮面渗液加五味子、白及、白芸香。每日1剂，水煎服。主治生殖器疱疹。

(2) 生栀子、黄芪、车前草、木通、生地黄、大青叶、板蓝根、金银花、连翘各15 g，龙胆、柴胡、泽泻、当归、苦参、重楼各12 g，甘草5 g。每日1剂，水煎服，可连服10～20剂。并用吗啉胍0.2 g，复方板蓝根片5片，均每日3次口服；干扰素2.5万U、利巴韦林0.1 g，混合涂患处，每日2次。用100 W灯泡烤患处，每日1次。主治生殖器疱疹。

(3) 黄芩、栀子、车前子（另包）、生地黄各12 g，牛膝10 g，龙胆、生甘草、柴胡各9 g，当归、川木通各6 g。热盛加板蓝根、金银花、蒲公英各15～30 g;，湿盛加薏苡仁30 g，老苍术、黄柏各10 g。每日1剂，水煎服。主治生殖器疱疹。

(4) 大青叶、板蓝根各35 g，龙胆9 g。肝经湿热加柴胡、生地黄、车前子、蒲公英、木通、山药、泽泻、甘草；正虚邪恋加知母、黄柏、山药、茯苓、泽泻、党参、黄芪。每日1剂，水煎服。主治生殖器疱疹。

(5) 生黄芪、生薏苡仁、马齿苋、板蓝根、金银花、白花蛇舌草、土茯苓各30 g，大青叶、赤芍、紫草、虎杖、重楼各15 g，孩儿茶、甘草各12 g。每日1剂，水煎服。主治生殖器疱疹。

(6) 金银花、蒲公英、白花蛇舌草、鱼腥草各30 g，薏苡仁、黄芪各18 g，当归15 g，党参12 g，苦参、萆薢各10 g，龙胆、生甘草各6 g。每日1剂，水煎服，每日2次。主治生殖器疱疹。

(7) 薏苡仁、板蓝根、马齿苋各30 g，黄芪、金银花各20 g，土茯苓、白花蛇舌草、紫草、白术、苍术、当归各15 g，黄柏、红花、甘草各10 g。每日1剂，水煎服。主治生殖器疱疹。

(8) 黄芪30 g，板蓝根、苦参、大青叶、绵马贯众、黄柏各15 g，柴胡12 g，苍术、牡丹皮、泽泻各10 g，甘草3 g。每日1剂，水煎，早晚餐后服，7日为1疗程。主治生殖器疱疹。

(9) 苦参、鱼腥草各30 g，黄柏、地榆、板蓝根各20 g，红花10 g，青黛（布包）6 g。每日1剂，水煎，分3次内服。药渣煎水外洗。15日为1疗程。主治生殖器疱疹。

(10) 板蓝根20 g，虎杖、黄芪各15 g，知母、黄柏各12 g，白术、淫羊藿各10 g，西洋参、甘草各5 g。复发加紫草、蒲公英、鱼腥草。每日1剂，水煎服。主治生殖器疱疹。

(11) 马齿苋、生薏苡仁各30 g，板蓝根、丹参、重楼、连翘、灵芝、土茯苓各15 g，夏枯草10 g，柴胡6 g，甘草5 g。随症加减，每日1剂，水煎服。主治生殖器疱疹。

(12) 薏苡仁30 g，板蓝根20 g，虎杖、土茯苓、黄芪、泽泻、赤芍各15 g，黄柏、知母、紫草各12 g，龙胆、柴胡各10 g，甘草6 g。每日1剂，水煎服。主治生殖器疱疹。

(13) 白花蛇舌草、土茯苓、炒薏苡仁各30 g，防己、秦艽、黄柏、川楝子各15 g，苍术、牛膝、苦参、炒麦芽各10 g。每日1剂，水煎，分早、晚服。主治生殖器疱疹。

(14) 板蓝根、马齿苋各30 g，薏苡仁、赤小豆各20 g，金银花、鱼腥草、虎杖各15 g，苍术、黄柏、龙胆、木贼、香附各10 g。每日1剂，水煎服。主治生殖器疱疹。

(15) 蒲公英、土茯苓、生薏苡仁各15 g，金银花、连翘各12 g，白鲜皮9 g，生甘草6 g，川黄连5 g。每日1剂，水煎服，连服1周。主治生殖器疱疹。

(16) 黄芪、败酱草、大青叶各30 g，紫草、土茯苓、板蓝根各20 g，白术、泽泻、柴胡、女贞子、马齿苋、虎杖各15 g。每日1剂，水煎服。主治生殖器疱疹。

(17) 黄芪30 g，白术25 g，车前子、茵陈蒿、蒲公英各20 g，泽泻、紫草、板蓝根、虎杖各15 g，龙胆10 g。每日1剂，水煎，分3次服。主治生殖器疱疹。

2. 外治方：

(1) 苦参50 g，马齿苋、蒲公英、败酱草、白花蛇舌草各30 g，龙胆25 g，蛇床子、黄柏各20 g，金银花10 g。用冷水将中药淹过药面约8 cm，浸泡1小时左右，煎20分钟，每剂煎2次，合并药液约2000 mL，趁热熏洗冷后湿敷，每日3次，每次30分钟，7日为1疗程。主治生殖器疱疹。

(2) 鸡蛋壳适量。将数个鸡蛋壳炒至黄焦（以孵过鸡仔的蛋壳为佳），研为极细末，贮瓶备用。如患处有渗出者，直接将药末撒于患处，无渗出者，则用麻油调后涂于患处。每日2次，若病性严重者，可加入孩儿茶、川黄连、冰片、板蓝根各10 g，研为细末同上药混合均匀后应用。主治生殖器疱疹。

(3) 青黛40 g，黄柏、苦参、蛇床子各30 g，黄连、大黄各15 g，枯矾10 g。将药研极细末后贮瓶备用。用时取麻油调药拌成糊膏状（无麻油可用凡士林代），疮面先用内服药渣煎水洗净，擦干后再行涂搽。每日2～3次，内裤每日1换。禁止性交及烟酒辛辣之物。主治生殖器疱疹。

(4) 板蓝根30 g，白花蛇舌草20 g，香附15 g，苍耳子、苍术、紫草、黄柏各12 g。水煎，取液200 mL，药温30 ℃～40 ℃，浸泡患处2分钟，自然晾干；每日3～4次。主治生殖器疱疹。

第六节　艾滋病

一、概述

艾滋病（AIDS）即获得性免疫缺陷综合征，是由感染人类免疫缺陷病毒（HIV）而引起的机体免疫功能障碍，继发多种病原体感染和恶性肿瘤的临床综合征。HIV侵入人体后，选择性地攻击T淋巴细胞和脑细胞、脊髓细胞、周围神经细胞，致细胞免疫缺陷，防御功能丧失，则病原微生物入侵及各种条件致病菌大量繁殖，继发各种感染；同时又失去免疫监视功能，而发生恶性肿瘤。HIV存在于人的血液、精液、汗液、泪液、乳汁及组织液中，主要通过性交、母婴垂直感染及输血和血制品传播，是一种高致死性疾病，一年病死率为50%，5年病死率达100%。

二、妙法绝招解析

感染疫毒，免疫缺陷（黄尧洲，张莅峡医案）

1. 病历摘要：Maina Omari，女，未婚，22岁，坦桑尼亚人。患者间歇性头痛、发热、咳嗽4个月，伴明显口腔灼痛，恶心欲吐，水样便1个月，经检疟原虫阴性。X光片：双肺纹理增粗。查体：形体消瘦，痛苦面容，全身皮肤散在丘疹及搔痕。口腔黏膜充血，上附凝乳状白色附着物，双肺闻及少量干性啰音，舌质淡红，苔剥脱，脉细数。实验室检查：ELISA（+），WBC

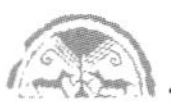

3.2×10^9 个/L，Hb 9.39/L，淋巴细胞 36%为 1552/mm^3，T3 细胞 68%为 1055.36/mm^3，T4 细胞 2%为 31.04/mm^3，T8 细胞 52%为 807.04/mm^3，T1/T3 比例为 0.0385，口腔真菌检查阳性。诊断 HIV 感染 AIDS 期，口腔真菌感染。治疗用仙鹤草芽粉［取仙鹤草的冬芽，除去棕褐色茸毛，晾晒干后，经粉碎，过筛（40 目），所得仙鹤草芽粉，按10 g装聚乙烯塑料口袋中，密封保存］用时仙鹤草芽粉 10 g，加水 150 mL，文火煎，煮沸 5 分钟，放凉后漱口，每次约 10 mL，每日 3 次。5 日后复诊，口腔凝乳状白色黏膜消失，口腔灼痛感已消失，恶心欲吐症状明显好转。（中国中医药信息杂志，1998，11）

2. 妙法绝招解析：仙鹤草芽为蔷薇科多年生草本植物龙牙草的冬芽，当年采集后，立即加工成鹤草芽粉。鹤草芽主要功效为杀虫，是驱杀绦虫的有效药物。现代药理研究证实其含酚类物质，可使绦虫体痉挛而致死，对阴道滴虫亦有效。作者将鹤草芽粉首次用于艾滋病患者口腔白假丝酵母菌感染，对 12 例患者治疗有效率达 83.3%。

三、文献选录

本病属于中医“疫病”“伏气瘟病”“虚劳”“五劳损伤”等范畴。但本病既不是单一的疫毒瘟病，也非单纯虚证，而是一种正邪相争、虚实错杂的本虚标实证。人的健康是人体自身与外界环境维持相对的动态平衡的状态，当某种因素破坏了这种平衡，而人体自身又未能调整恢复平衡，就会引起疾病。因此，中医在诊治疾病的过程中，尤为重视病因、病位以及病机。对 HIV/AIDS 这个世界性的传染病，联合国艾滋病项目规划署号召全球，尤其是发展中国家要把注意力放在传统医学，发掘草药和其他一些廉价有效的治疗方法上。

近几年来在用中医药防治本病方面积累了不少的经验。认为其发病：一是感染疫邪，邪毒直中，一为内伤，脏腑气血亏损，正气不足，致疫毒乘虚而入，影响气、血、水的代谢运行，正愈虚，邪愈盛，最终导致阴阳离绝。临床分 3 期：一为艾滋病潜伏期，常见气血亏虚证、正盛邪伏证；二为艾滋病相关综合征期，常见外感发热证、肺脾气虚证、阴虚证、阳虚证；三为完全艾滋病期，常见痰瘀阻络证、痰火内盛证、阴阳两衰证。

（一）中医治疗艾滋病的理论基础

以中医而论，本病是发现才 20 多年的一种病毒性传染病，虽然中医历代文献中尚无其名，但根据其传播方式、流行情况、发病特点、临床表现等方面来看，与中医的某些病证，如瘟疫、虚劳等有相类似之处，这种相关性，为中医药治疗本病提供了理论依据和诊治经验。中医药的治疗非常注重因人而异，这对治疗本病患者具有重要意义。辨证施治、因人而异是中医学的精髓，是中医从宏观认识人体疾病和进行治疗干预的具体手段，它既是对疾病病情、病性、病势的基础反映，又是选方用药治疗的重要环节。

艾滋病是一个临床综合征，中医证候是对它的临床特征的综合概括。不同的证型反映了不同的病理变化，需要不同的治疗，这就是辨证论治。这是中医的特色所在，这也是中医药治疗艾滋病取得疗效的关键所在。艾滋病临床表现往往有多种病理变化，呈现症状体征多样，中医对这些病理变化进行高度概括，为中医立法处方提供依据；因此治疗必然是针对证候的复方中药，通过多部位多靶点的综合效应取得疗效。中医治疗更强调整体状态的综合调治，重视疾病的证候类型及其演变规律。

（二）中医如何治疗艾滋病

中医认为，艾滋病的发生，其外因是感染温邪淫毒，损伤机体；内因是正气受损，气血亏虚。内外因互为因果，日久严重损害全身脏腑功能，造成恶性循环。治疗原则：在疾病的早期属

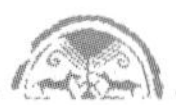

正虚邪实者，应以扶正与祛邪并用。体质尚好者以祛邪为主。单纯祛邪者少用。自20世纪90年代起，一些中国医生从临床实际出发，通过自己的诊治实践，应用中医辨证论治的理论对本病进行了治疗，比如中研1号、中研2号、中研3号、艾通冲剂、康宝、生命泉、乾坤宁、安太滋、中国1号以及红宝等，都是从中医辨证论治方面来治疗本病患者的，并且取得了一定的临床疗效，有的正在国内或国外进行深入的临床或实验研究。国家中医药管理局筛选了一些药（中研2号、艾灵颗粒、田氏免疫激发剂等）用作五省本病患者的中药救助。目前，国家中医药管理局已经批准生产的治疗本病的中药新药——唐草片，希望能给本病患者带来一些福音。近年来，经对800多种中草药进行体外筛选，发现80多种具有抗病毒性传染的作用，已有20多种中药作为科研用药进行临床观察。

（三）中药筛选和临床评价试验

主要通过3种途径：根据中医药理论和经验，从临床入手，采用古方或经验方对患者辨证施治。吸取抗HIV-1西药研究开发的成功经验，采用现代病毒学和免疫学技术，筛选中草药、复方或民间验方制剂，经动物试验验证和临床评价，现已有不少报道或试验证明，中草药和中药复方确有抑制HIV-1复制，导致感染细胞病变，抑制病毒抗原和核酸复制的作用，有的已在小鼠、猴和黑猩猩体内证明有效。从抗HIV-1的中草药中分离有效成分，并对有效化合物进行结构改造，筛选新的抗HIV-1化合物。或以有效成分组成配方，发展新的抗HIV-1天然药物。中医药治疗本病的各种并发症，如腹泻、皮肤瘙痒、发热、皮肤溃疡等有较明显的效果。中医药在退热，减轻乏力、咳嗽、腹泻等症状以及增加体重方面均有一定效果。通过中医药的综合调理，可以增强患者免疫力，改善症状，提高生存质量。中医药治病强调以人为本，整体调节。

（四）经验良方

1. 内服方：

（1）半枝莲、白花蛇舌草各20 g，滑石、茵陈各15 g，金银花、连翘、大青叶、板蓝根、牡丹皮、栀子、黄芩各10 g，石菖蒲6 g，木通、川贝母、射干、连翘、薄荷、白豆蔻、藿香各5 g。每日1剂，加水煎沸15分钟，滤出药液，再加水煎20分钟，去渣，两煎所得药液兑匀，分服。主治艾滋病。

（2）白花蛇舌草、半边莲、半枝莲、川黄连、生地黄、石见穿、忍冬藤、生牡蛎各30 g，野菊花、白英各20 g，沙参、玄参各15 g。将上药水煎，每日1剂，分2～3次口服。1个月为1疗程。主治艾滋病。

（3）生黄芪30 g，大青叶15 g，白术、麦冬各10 g，五味子、防风、柴胡各6 g，人参5 g，青黛、蝉蜕、薄荷各3 g。每日1剂，水煎服。主治艾滋病。

（4）板蓝根、半枝莲、白花蛇舌草各30 g，茜草15 g，辛夷、山豆根各12 g，苍耳子、薄荷（后下）、白芷、荆芥、防风各10 g。每日1剂，水煎服。主治艾滋病。

（5）仙鹤草60 g，生地黄、野菊花、夏枯草、丹参各30 g，苦杏仁15 g，桑叶、重楼、土贝母、山豆根、辛夷花、僵蚕各10 g。每日1剂，水煎服。主治艾滋病。

（6）葵树子、白花蛇舌草、生牡蛎各30 g，重楼、莪术各15 g，三棱、生南星、法半夏、夏枯草、佛手各10 g。每日1剂，水煎服，日服2次。主治艾滋病。

（7）白花蛇舌草、金银花、败酱草各30 g，黄芪25 g，夏枯草20 g，人参5 g。每日1剂，将上药水煎，分2～3次口服。30日为1个疗程。主治艾滋病。

（8）龙葵、金银花、白花蛇舌草各30 g，紫草、薏苡仁各25 g，生地黄、麦冬、野菊花各

20 g，山豆根、甘草各15 g。每日1剂，水煎服。主治艾滋病。

（9）黄芪60 g，党参20 g（或人参10 g），麦冬15 g，五味子10 g，菟丝子、淫羊藿、女贞子各10 g。每日1剂，水煎服。主治艾滋病。

（10）白英、野菊花、臭牡丹各30 g，白花蛇舌草20 g，三颗针、苦参、白头翁、重楼各15 g。每日1剂，水煎服，日服2次。主治艾滋病。

（11）半枝莲、白花蛇舌草、肿节风、黄芪各30 g，山慈姑15 g，苍耳子12 g，全蝎6 g，蜈蚣2条。每日1剂，水煎服。主治艾滋病。

（12）葵树子、半枝莲各30 g，桑寄生、莪术各15 g，钩藤、山慈姑各12 g，露蜂房9 g，蜈蚣3条。每日1剂，水煎服。主治艾滋病。

2. 食疗方：

（1）花生油（实耗50 g）500 g，莲子100 g，干面包末50 g，黄芪15 g，党参、白术各10 g，柴胡、升麻各5 g，猪肚1个，鸡蛋3个，酱油、白糖、胡椒粉、精盐、葱、生姜各适量。肚洗净，除去外表油脂及里膜，用粗盐、碱反复揉搓，抓匀腌1小时后，再用流动的清水漂至色白，无碱质。入沸水锅中余一下捞出，纱布包住挤干水分。黄芪、党参、白术、柴胡、升麻洗净，烘干研成细末。葱、姜切成末。莲子洗净，去皮去心。莲肉放入猪肚内，上笼蒸烂熟，取出莲肉捣碎。猪肚切片，加酱油、白糖、中药末，葱姜末、精盐、胡椒粉腌入味。鸡蛋入碗内打散，加面粉莲茸调匀。锅置中火上，下花生油烧至五成热，将拌有药末的肚片滚生面包末，蘸匀蛋面糊下锅炸，待炸至金黄色时捞出，装盘。佐餐食用。主治艾滋病体虚者。

（2）粳米100～150 g，炙黄芪30～50 g，人参3～5 g（或党参15～30 g），白糖少许。先将黄芪、人参（或党参）切成薄片，用冷水浸泡30分钟，入沙锅煎沸，后改用小火煎成浓汁。取汁后，再加冷水，如上法煎取两汁，去渣，将2次煎药液合并，分2份，于每日早、晚同粳米加水适量煮粥。粥成后，入白糖少许，稍煮即可。人参也可制成参粉，调入黄芪粥中煎煮服食。当主食，早、晚分食。主治艾滋病各期见有气虚证者。

（3）狗肉100 g，大枣30 g，黄芪、肉苁蓉各15 g，姜、葱、味精、茴香各适量。将肉苁蓉浸入黄酒中24小时，去皮切片。黄芪切片，枣去核，肉苁蓉、黄芪均装入纱布袋中。将狗肉在沸水中焯一下漂净，加上药及枣肉、姜、盐、茴香、适量清水，用旺火煮沸后移至小火煮至酥烂，弃药，加葱、味精调味即可。食肉喝汤。主治艾滋病气血虚衰，肾阳不足者。

（4）冬虫夏草10～15 g，甲鱼（500 g）1只，精盐、味精各少许。将甲鱼剖腹去头及内脏，洗净待用，把冬虫夏草纳入甲鱼腹中，置于汤锅内，加水500 mL及盐、味精，隔水置入锅中，用武火煮沸后，转用文火炖至酥烂即成。药食同吃。主治艾滋病阴血不足，肺肾两虚者。

（5）粳米100 g，阿胶（捣碎，文火炒至呈黄色，研为细末）20 g，红糖适量。将淘洗干净的粳米放入锅内，加水适量，用武火煮沸后，转用文火煮至米九成熟。加入阿胶粉、红糖，边煮边搅匀，将粥稠胶化即可。当主食，早、晚分食。主治艾滋病阴血不足或兼出血者。

（6）干蒲公英（鲜品用量60～90 g）40～60 g，粳米30～60 g，金银花20 g，连翘10 g。洗净蒲公英、金银花、连翘，切碎。煎取药汁，去渣，入粳米同煮为稀粥饮食。早、晚服食。主治艾滋病热毒蕴结而见淋巴结肿大，乳房肿痛，发热等。

（7）粳米100 g，白术30 g，猪肚1只，生姜少许。洗净猪肚，切成小块，同白术、生姜煎煮。去渣取汁，用汁同米煮粥。猪肚可取出，适当调味后即成。佐餐，早、晚餐时温食此粥。主治艾滋病。

（8）鲜苦瓜100 g，精盐1 g，香油适量。将苦瓜去瓤及籽，洗净，切成片，置碗内，加入精

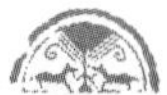

盐、香油拌匀即成。佐餐食用。主治艾滋病，发热，腹泻，乏力，神疲，心烦，淋巴结肿大等症。

（9）猪瘦肉 200 g，莲子、百合各 30 g，调料适量。各味洗净后加水适量炖熟，适当调味服用。随意食用。主治艾滋病肺肾阴虚者。

附　录

第一节　优生优育与咨询

一、遗传病

人类是由父母的生殖细胞结合成受精卵发育而成的，所以子代通过精子和卵子获得两个亲体的遗传物质。人体每个细胞有 23 对 46 条染色体；其中 22 对男女相同，为常染色体；其余 1 对称为性染色体，女性的 1 对性染色体相同，均为 X 染色体，男性的 1 对性染色体不同，一个为 X 染色体，一个为 Y 染色体。染色体是基因的携带者，基因是染色体上的遗传单位，是带有遗传单位，是带有遗传信息的 DNA，它控制着人类遗传的性状。遗传病是指父母或祖辈由于细胞内遗传物质缺陷，传给后代所致的疾病，是严重危害人体健康的常见病，它直接关系到人口素质的提高。遗传性疾病分为染色体异常疾病、单基因遗传病和多基因遗传病。

二、染色体病

染色体数目异常染色体结构异常嵌合体。染色体数目异常分为多倍体和非整倍体。数量异常中最常见的是 21-三体综合征；亦称唐氏综合征，或先天愚型。染色体结构异常多因细胞增殖时受环境、药物、病毒感染等影响，引起染色体畸变，使其结构异常，可表现为缺失、倒位、易位、插入或横裂为等臂染色体。结构异常中常见为猫叫综合征（5P-综合征），即第 5 号染色体短臂部分缺失。嵌合体指体内同时有两种或两种以上不同的细胞染色体系。大多由于受精卵在开始几次的分裂时，部分细胞发生染色体不分离现象所造成。

三、基因遗传病

基因遗传病分为单基因和多基因遗传病两类，又都有显性、隐性之分。单基因遗传病是指单一基因突变所产生的一类疾病。常染色体显性遗传病是常染色体显性遗传病患者（杂合子）与正常人婚配，子女中发病概率为 1/2，遗传与性别无关，且家族中可连续几代都有发病者。常染色体隐性遗传病，双亲均为携带者，子代中有 1/4 将发病，1/2 为携带者，1/4 为正常，遗传与性别无关，家族中无连续几代发病，近亲婚配中发病率高。X 连锁显性遗传病的基因位于 X 染色体上，有 1 个致病基因就可使病状显示，女性患者（杂合子）的子女各有 1/2 的发病机会，男性患者将致病基因传给女胎，而不传给男胎。X 连锁隐性遗传病致病基因位于 X 染色体上，为隐性。女性纯合子时才发病，杂合子表型正常，但可能将致病基因传给后代；男性患者将致病基因传给女儿，不传给儿子。

单基因遗传病常见病种有：珠蛋白生成障碍性贫血、血红蛋白病、血友病、多指症、软骨发育不全、葡萄糖 6-磷酸脱氢酶缺乏症、粘多糖沉积病、成骨不全、苯丙酮尿症、假性肥大型肌营养不良症等。多基因遗传病是由于 2 对或多对基因与环境因素相互作用的结果。每对基因无显性与隐性之分，且作用微小，但受环境因素影响，所以在这些遗传特征中往往出现累积作用。此类遗传病包括唇裂或唇腭裂、幽门狭窄、畸形足、先天性髋关节脱臼、无脑儿、脊柱裂、先天性心脏病、冠状动脉炎、高血压、精神分裂症等。多基因遗传病的特点有以下几点：危险率随家族中患病人数的增加而增加。危险率随亲代疾病的缺陷严重程度而增高。血缘关系越疏远，危险率越低。某些与性别有关的疾病，如唇腭裂好发于女性，当出现在男性时，则其子女患病危险率增加。

四、优生措施婚前咨询

男女双方均应做婚前检查，以便发现是否患遗传病、传染病及生殖系统疾病。如患遗传病要弄清疾病的类型、遗传方式，以及后代再发的危险性。根据情况采取措施，病情重者，应劝其绝育后再结婚。对患有麻风、性病等各种传染病者，应在治愈后或病情稳定、隔离期解除后再结婚。对于生殖系统疾病，根据情况对症治疗，对于生殖器畸形，能矫治者在婚前矫治，并说明对性生活及生育的影响。适龄结婚、生育有利于优生。我国婚姻法虽规定结婚年龄男不小于 22 周岁，女不小于 20 周岁，但从身体发育情况看，女青年骨骼的钙化一般要到 24～25 岁才能完成，所以妇女 25～29 岁生育为最佳年龄。禁止近亲结婚。直系血亲和三代以内旁系血亲禁止结婚，目的是为了优生。因为非近亲人群中，携带同一种致病基因的机会极少，发生常染色体隐性遗传病的概率也很小；如果近亲结婚，他们携带相同致病基因机会多，因此后代发病的概率也随之增加。男女双方均患有精神分裂症，躁狂或抑郁性精神病，或重度智力低下者，应劝阻结婚。因为他们无法对结婚这一复杂的社会行为进行正常的判断，这种婚姻属“无效婚姻”，法律不予承认。他们所生子女患同种疾病的发病率比人群发病率高 30～40 倍。对患有危害生命的严重脏器代偿功能不全者，应劝阻结婚，并说明婚育的后果。

五、孕前咨询

孕前要积极治疗全身性感染性疾病和性传播疾病。服避孕药者以停药半年后再怀孕为宜，停药期间改用工具避孕；人工流产或自然流产后至少半年以后再怀孕；足月分娩后，如需生第 2 胎者，则至少 1 年以后再怀孕。为预防弓形体病，怀孕前不要养猫。从事接触有害因素的职业者，孕前 3 个月应改换工作环境。夫妇有烟酒嗜好者，在怀孕前至少 3 个月戒烟酒。

六、产前诊断

产前诊断是预防先天异常患儿出生的一项专门技术，可了解胎儿的生长发育情况，诊断有无遗传病和先天畸形，决定是否中止妊娠，以达优生目的。具有下列情况之一的孕妇应进行产前诊断。35 岁以上的高龄孕妇。有染色体异常患儿分娩史的孕妇。有先天性代谢异常患儿分娩史者，如黑蒙性痴呆等。夫妇之一为染色体平衡易位或嵌合体者。有神经管畸形或肢体畸形患儿分娩史者。如无脑儿、脊柱裂等。妊娠早期有明显接触致畸因素、病毒感染、长期服用药物、接触 X 线和毒品等经历者。有习惯性流产、死胎史者。夫妇之一有 X 连锁遗传病家族史、X 连锁遗传病患者或基因携带者。羊水过多的孕妇。

产前诊断方法：用 B 超、胎儿镜等检查胎儿外形，了解有无畸形。测定孕妇血中的某些指标，间接诊断胎儿的某些疾病。如检查甲胎蛋白、弓形体、艾滋病病毒、梅毒等。直接检查胎儿的羊水、血和组织以诊断疾病。常用的检测方法有：羊膜腔穿刺做羊水细胞培养、羊水中甲胎蛋白测定等；胎盘穿刺取胎血检查；孕早期绒毛细胞检查。

第二节 女性保健须知

青春期是长身体，增知识的时期。从青春启动直到完成体格发育为止，身高和体重迅速增长，此时需要大量的营养物质做保证。因此，青春期是体质投资的关键时期。青少年时期不仅心理上，而且生理上都在变化，体格的迅速生长，各个组织器官也不断地发育成熟。体重每年平均增长 2.5～5.25 kg，身高每年少则长 6～8 cm，多则 10～13 cm，第二性征也悄悄地出现了。

从思维器官来说，这个时期的脑和神经基本上和成人一样，思维能力最活跃、记忆力最强、体力充沛、精力旺盛，是长身体、长知识的关键时期。如果这时我们能不失时机地抓紧体质投资，包括经常参加各项体育活动和锻炼，提高饮食中的营养，尤其是保证生长发育急需的某些营养素，如蛋白质、脂肪、糖类、维生素、矿物质和微量元素等的供应，再加上良好的教育，就能够使各方面发育良好、身体健壮、思维敏捷，并影响到一生的健康。因此，青春期的体质投资起到一本万利的作用。

一、青春期保健

青春期是少年儿童成长为青年的过渡时期。青春期在身体方面以性发育、生殖系统成熟为突出表现，故有些少女会对身体的变化，如第二性征出现、月经来潮等发生一些精神失调和不适。因此此时应注意以下几点：

1. 进行生理卫生宣教，使她们懂得什么是第二性征，为什么月经来潮，以及了解女性生殖器官的解剖、生理、病理等有关的卫生常识，从而避免因为第二性征的出现、月经来潮等生理现象而产生紧张、恐惧、焦虑等不良的情绪和心理状态，以防痛经及月经不调等疾病的发生。

2. 青春期是身心发育的重要时期，对蛋白质、热量、矿物质、维生素的需求增加，故应保证充足营养，提倡多吃肉、蛋、牛奶、蔬菜、水果等，养成良好的饮食习惯，避免偏食或过度节制饮食。

3. 进行适当的性教育，大力宣传早恋、早婚的害处，使她们能把握和珍惜青春期这一黄金阶段，努力学习，培养其自重自爱的高尚情操，避免婚前性行为。

4. 注意个人卫生，保持外阴清洁。保护乳房，不宜束胸，佩戴合适柔软的胸罩，以防乳房疾病的发生。

二、月经期保健

女性青春期是月经开始来潮的时期，自此开始，女子性成熟逐步完善，到 18 岁左右已完成得尽善尽美。月经有其一定的周期性，一般每隔 28～30 日来月经 1 次，3～5 日的阴道有规则性流血，有周期性规律，月月如此，循环不已，以后一直要持续约 30 年时间，直到近 50 岁，逐步进入绝经期，月经停止。

青春期女子月经来潮时，身体会发生一些变化：全身抵抗力下降，容易疲劳乏力；性器官和盆腔脏器的广泛性充血，常有下半身坠胀不适感觉；外阴部、阴道以及邻近的尿道、膀胱普遍抵御细菌能力下降；情绪容易激动，脾气容易变坏；胃口会下降，消化吸收的功能相应减退。由此可见，月经来潮时，应该养成良好的卫生习惯。

1. 调整情绪，保持心情的开朗和愉快，尽可能回避不愉快的事情，学会制怒、制愁和自我克制，以取得周围亲友的谅解和照顾。

2. 注意休息和活动安排，保证每日至少有 8～9 小时睡眠，要求比平时早上床休息，工作间隙和午间也应休息养神。活动安排要得体，不宜参加重体力劳动，也不宜连续长时间劳累，不接触高温和水上作业，停止剧烈体育活动和游泳，每日坚持散步、徒手操之类活动，以活络筋骨，促进血液循环。

3. 讲究饮食卫生，要吃柔软和易消化的食物，不吃过于油腻的东西，更不宜大吃大喝，多吃新鲜蔬菜和水果，多喝开水，以保持大便通畅，保证每日有 1500 mL 左右排尿量。不吃冷饮，不吃辛辣、酸、腥等刺激性强的食物，以免因刺激而引起子宫和盆腔器官的进一步充血。

4. 特别要重视性器官和外阴部的清洁卫生，及时更换月经垫，要求月经带和月经垫消毒清洁，至少月经带要在阳光下暴晒消毒。每次更换月经垫时，都要求用温水清洗外阴部。大便后正确使用便纸，以免污染外阴部，并且也要及时清洗肛门。宜采用淋浴，不宜坐浴；倘若已婚，月经期切忌性生活。

总之，月经来潮对女子来讲，是一个非常事件，必须在生活起居、衣食住行各方面加以注意，以防止发生各种妇科疾病。

三、月经期的注意事项

月经是妇女特有的生理现象。健康女子 14 岁左右初潮，49 岁左右绝经。在月经期间，由于血室开放，机体抵抗力较差，极易感邪，若此时调摄失宜，每易致病。月经期要注意以下几点：

1. 洁外阴：禁止盆浴及阴道冲洗，以免感染邪毒，病邪损伤冲任、胞脉，而发生妇科病。可以淋浴。月经垫纸要柔软、清洁，月经带及内裤要勤洗勤换，并于日光下曝晒。

2. 适寒温：经水为血所化，血得热则流畅，遇寒则凝滞。经行之际，胞脉空虚，若感受寒邪，寒凝气血，经络阻滞，常可发生痛经、闭经等；若感受热邪，热扰血海，迫血妄行，多发为月经先期、月经量多及崩漏等。因此经期应注意寒温适宜，避免冒雨、涉水、游泳，勿食生冷；尽量避免暑热损伤，少食辛烈香燥之品等。

3. 调情志：月经期经血下泄，阴血偏虚，肝气偏盛，此时情绪易于波动。若遇惊恐、忧思、郁怒，可使冲任失调，气血失和，而发生月经病。故经期应保持情绪稳定，心情舒畅，避免七情过度。

4. 适劳逸：经期不宜参加重体力劳动和剧烈运动。劳则气耗，若劳倦伤脾，脾虚气弱，统摄无权，可致月经先期、月经量多、经期延长，甚则崩漏。

5. 禁房事：经行之际，血室正开，胞宫余血未尽，严禁交合。否则邪毒入胞，与血搏结，可引起痛经、崩漏、癥瘕等。

四、新婚期保健

结婚是人生终身大事，是男女之间建立家庭的开始，身心健康直接关系到家庭的美满与幸福，同时亦关系到后代的优生。因此婚姻保健工作很重要。新婚期保健应注意以下几点：

1. 适龄婚配，切勿早婚：我国古代早就提倡晚婚晚育。如《褚氏遗书》云“合男女必当其年。男虽十六而精通，必三十而后娶，女虽十四而天癸至，必二十而嫁，皆欲阴阳气完实而交合，则交而孕，孕而育，育而为子坚壮强寿。”明确指出只有当阴阳之气完实，适龄结婚，才能孕育生产出健康的后代；若早婚多产，势必会影响妇女的身心健康，或给后代带来不良的后果。

2. 婚前检查，婚育宣教：结婚之前，男女双方应进行全面的体格检查。如发现与婚育有关

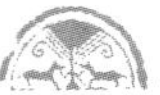

的异常情况，医生应根据具体情况进行指导和处理，如不准结婚、暂缓结婚、可以结婚但不宜生育等。进行婚前检查不仅有利于保障双方和下一代的健康，而又有利于促进下一代的优生，提高民族素质。此外，加强婚育知识的宣教和保健指导，主要通过集体上课、观看录像、电影等方法，使男女双方系统掌握性生理、性卫生保健、计划受孕、孕期保健及避孕等常识。

3. 新婚卫生及注意事项：①新婚之夜两性开始结合时，往往精神上会紧张、恐惧。此时双方应互相体贴、关怀，动作宜轻柔，忌粗暴；②结婚应尽量避开月经期，如适逢月经期应禁房事。否则不仅影响性生活，还会致经量增多，或引起感染；③婚前、婚礼不宜过度劳累，若过劳使体力下降，不仅会影响性欲及性高潮的产生，而且将会给以后的性生活质量带来永久影响；④性交后女方应及时排尿，把挤压进尿道内的细菌排出，因女性尿道直而短，加之疲劳，易患尿路感染；⑤若不欲近期生育，应注意避孕。

五、乳房保健

健美的乳房能衬托出女性的自然美，因而，姑娘们都希望自己的乳房发育得丰隆、挺拔。要使自己乳房发育得更健美，首先要了解乳房的发育和乳房组织的组成。姑娘长到 10～11 岁，月经初潮还未来临时，乳房就已在悄悄地发育了。乳房发育是青春启动的第一个信号，预示姑娘已进入青春发育期。那么，姑娘的乳房发育是受什么调节的呢?

原来，乳房的发育是受丘脑下部-垂体-卵巢轴的调节。最初在乳头下出现硬结，感到有些胀痛。有时两侧乳房硬结可因发育先后而显得大小不十分一致。此时卵泡发育还不够成熟，所以还没有月经。经过 2～3 年后，卵泡发育成熟，雌激素和孕激素分泌进一步增加，月经便来潮，这时乳房便进一步发育。雌激素促进乳腺小叶的发育，而孕激素则使乳腺导管生长。只有在雌激素和孕激素的协同作用下，并在丘脑下部和垂体功能完整的情况下，乳腺才能充分发育。一般 18 足岁时乳房发育基本成熟，22 足岁时才停止发育。

发育成熟的乳房，外形呈圆盘形、半球形或圆锥形突出。每只重 100～200 g，其中 1/3 为乳腺，其余为脂肪和结缔组织。脂肪就像海绵垫衬，布满乳腺之间，使乳房显得丰满而有弹性，充分显示出姑娘的青春美。由于乳房大小不但与乳腺的数量、胸肌的紧张性有关，而且更多地与脂肪的多少有密切关系，所以，要想使自己的乳房发育得更加丰隆、挺拔，必须从增强胸肌群的紧张性，乳腺的数量和促进脂肪在乳房蓄积等三方面来采取对策，才能达到预期的效果。

1. 营养：在生活中，姑娘们也许已经观察到，瘦的人乳房往往较小，胖的人乳房也多半较大，这是由于胖者体内脂肪多，脂肪就像海绵垫衬一般，布满乳腺之间，使乳房显得丰隆而有弹性。因此，对处于乳房发育阶段的姑娘来说，尤其要注意补充营养，要强调多吃富含蛋白质的食物，如瘦肉、牛奶、牛肉、蛋类和鸡鸭肉等，同时要保证适量的糖类和脂肪，经常食用新鲜的蔬菜和水果等。

2. 锻炼：健是美的基础。要保持乳房的健美，乳房韧带的韧性和胸部肌肉群的弹性是十分重要的。姑娘经常参加体育锻炼和运动，有利于机体内分泌的平衡，这对于保持乳房的丰满是很重要的。其次可进行一些增加胸肌群的运动，如游泳，游泳时上肢活动量大，呼吸深而有节奏，加上水的阻力，就像是胸部肌肉在进行负重练习，使胸部肌肉群的力量和弹性增加，这是使乳房健美的一种简易的方法。也可进行徒手操、俯卧撑或拉簧站立扩胸等锻炼来促使胸肌群发达，以保持乳房的挺拔。

3. 按摩：乳房按摩不仅可促进胸部肌肉群的活动，增加其张力，而且可通过皮肤直接地刺激乳腺，使乳腺发达，达到隆胸的目的。具体方法是，用自己的双手交替按摩乳房。即用右手按摩左侧乳房，左手按摩右侧乳房，先从乳房下侧逐步向上至腋下间的皮肤。因为人体的经络，如肝经、肾经和胃经等都是通过这里通向乳房的。按摩一般可在晚上睡觉前进行，也可在早晨起床前或淋浴时进行。每日按摩1～2次，每次10～15分钟，一般坚持3个月就能收效。

六、科学地锻炼身体

生命在于运动，处于发育期的青年人经常参加体育活动，锻炼身体，有助于增强肌肉的紧张性，提高心肺功能和促进发育。但是，在体育锻炼时应充分注意自己的生理特点，科学地锻炼身体。

1. 全面发展：处于生长发育期的青少年，体内各个组织器官不仅形体在增大，功能上也日趋成熟。因此，青少年锻炼身体要注意到自己形体和功能上的变化，锻炼要多样化，不仅需要速度、力量，而且也需要灵巧、耐久力和柔韧性的锻炼，以使身体各组织器官都能充分地发育。青年人，因性别、体质、爱好及原先锻炼基础的差异，因而锻炼项目应因人制宜，不能等同。

2. 循序渐进：青年人锻炼，运动量要逐渐增加，不可操之过急。如压腿运动，它不仅是一个关节的运动，而且包括膝、髋、腰椎等关节共同的活动。如果平时缺乏锻炼，急于求成，就很容易造成肌肉、韧带撕裂等损伤。因此，锻炼开始时，应给自己订个计划，循序渐进，经过一段时间的训练就可达到目标。

3. 持之以恒：锻炼身体能否达到增强体质的目的，关键在于是否能坚持下去，如果只是高兴锻炼一下，不高兴就休息3～5日，这样是没有好处的。因此，青年人锻炼身体的项目最好跟自己的兴趣爱好相结合，由被动变主动，就容易坚持下去。

4. 重视卫生：青年人要合理安排锻炼时间，劳逸结合，临睡前或饭前饭后不宜运动。女青年在经期不要参加剧烈运动。大量出汗后要注意补充水分，避免着凉，预防感冒。

七、青年女性日常四忌

1. 忌将手机挂在胸前：大部分年轻女性喜欢将手机挂在胸前，理由是：时尚、美观、方便。但这种时尚和美观却会对人的健康造成危害。

众所周知，手机是有辐射的。因此，手机的安全标准越来越受到人们的关注。专家指出，电磁波辐射的功率越大、距离越短、照射时间越长、间隔时间越短，对人体造成的损伤就越大。北方交通大学的一项研究表明，手机的电磁辐射，有一半是被人体所吸收的。根据专业部门的了解和检测表明，目前大部分手机的辐射都超标，一般超标几倍至十几倍，最高可达200多倍。正是由于手机的电磁辐射超标，一些较敏感的人便会不同程度地出现紧张、头痛、头胀、失眠、多梦、反应迟钝、四肢无力、心血管系统紊乱等现象，严重危害了人体的健康。

尽管世界各国目前对手机的电磁辐射究竟对人体有多大损害还尚无准确定论，但专家们一致认为，手机挂在胸前或放在上衣口袋里的做法是不可取的。尤其是那些心脏不好或戴心脏起搏器的人，更不应将手机挂在胸前或紧贴心脏部位。因为它不仅对心脏有影响，还会干扰起搏器的正常工作。

2. 忌将腰腿紧束：妙龄少女或风韵少妇，为了身材苗条，喜欢穿紧身衣裤，并紧束腰部；开始发胖的女性，为了让身体重新苗条起来，也喜欢用束腰与腹带来紧束腰腹部。殊不知，这种健美方法带来的很可能是对健康的损害。

从医学角度来说，腰勒得太紧或经常束腰，势必影响胸腹的呼吸，使呼吸不能正常进行；同时还会妨碍腹腔脏器的血液循环，影响胃肠蠕动，容易引起腹胀、消化不良、便秘及慢性胃炎等疾病；过分束腰对排尿功能也有影响，在大笑、喷嚏、咳嗽、行走、跳跃时，尿液会不由自主地流出，令人十分难堪。束腰使尿液自行流出的原因是，正常女子尿道与膀胱连接处的后角为90°～100°，上尿道轴与站立位垂直线之间的尿道倾斜度约为30°，这样的角度不利于尿液轻易地从膀胱溢出。束紧腰部后，会使腹内血压升高，把膀胱压向前下方，致使上述两个角度都会增大，在大笑、喷嚏、咳嗽、行走、跳跃等情况时腹压进一步升高，致使尿液自行向外流出，而长此以往还会使肾功能受到损害。

3. 忌常穿高跟鞋：穿高跟鞋是女性的最爱。现在，穿高跟鞋这种潮流不仅没有降温之感，且鞋跟之高还有不断升级的趋势。从健康角度看，高跟鞋对人体容易造成损伤。常穿高跟鞋有可能引起“高跟鞋病”。

在人体各部位中，脚被称为“第二心脏”，其健康状态可以直接影响身体机能。如果穿的鞋不合适，就会压制脚部神经，从而阻碍血液循环，造成的短期反应是足部疲劳疼痛，长期则会引起神经痛、关节炎等病症。其原因是穿高跟鞋时人体为了保持平衡，身体会向前倾，背部肌肉、腰肌、髂腰韧带、臀大肌、臀中肌、臀小肌以及大腿、小腿后面的肌肉群始终保持着收缩的紧张状态，久而久之，会产生腰痛。如果走路时不小心还容易造成脚扭伤甚至踝关节骨折。穿高跟鞋，身体重量集中在脚趾和前脚掌上，易造成足畸形，足趾长期受挤压使局部血液循环不畅，有可能发生足趾溃疡和坏死。而又尖又窄的高跟鞋，可造成脚拇趾外翻和锤状趾畸形。这些症状即是所谓的“高跟鞋病”。

对年轻少女来说；更不宜穿高跟鞋。少女时期骨盆骨质还比较柔软，容易受外力的影响而变形。常穿高跟鞋，身体前倾，腰前凸增加，臀后部加大，人体重力线前移，上身重量不再经骨盆传导到膝、小腿、踝、足而至地面，而是直接由骨盆传导到双脚。这样，会使骨盆负担加重，骨盆上口变窄，结婚后会造成分娩困难。

4. 忌常喷发胶：喷发胶因能起到固定和美化发型的作用而受到人们的青睐，但若不合理使用，或缺乏自我保健意识，也会给健康带来危害。

发胶大多含有溶剂和具有致癌作用的乳胶微粒，并以氟利昂、二氯甲烷作助喷剂。而发胶在使用过程中，有害化学物质会产生大量微细粒浮游于空气中，对眼睛、鼻腔、咽部、气管以很强的刺激，不仅能引起眼睛畏光、流泪、疼痛、充血等角膜刺激症状，还可破坏呼吸道上皮细胞和纤毛系统，使黏膜组织发生炎症和反应，削弱局部抵抗力，诱发或加重过敏性鼻炎、气管炎、咽炎和哮喘。一些发胶所含有机溶剂还具有麻醉和较强的致癌作用，长期习惯性吸入其溶剂或气体，有可能导致成瘾或引发肺癌。

因此，人们应该尽量减少使用发胶次数，缩短喷射时间；避免喷射到眼睛、鼻子、嘴唇等处；患过敏性鼻炎、哮喘和上呼吸道疾病期间不要使用；睡前要及时“卸妆”，以减少发胶在人体滞留时间。

第三节　妊娠期女性保健

一、妊娠期妇女的自我保健

妊娠期妇女的自我保健，具有特别重要的意义，这里仅就妊娠期保健问题提出几方面意见，以供参考。

（一）注意精神卫生

怀孕期间，孕妇不仅在生理上发生变化，在精神和心理上也会发生一些变化。大部分孕妇因怀孕而高兴，并为孩子的出生积极做好准备。但也有不少妇女缺乏正确认识，如有的厌恶小孩而表现精神忧郁，有的担心生畸形儿而忐忑不安，还有的对生男生女顾虑重重；有的对分娩表示恐惧害怕，有的对哺育孩子表示信心不足，也有的对孩子诞生后给生活与工作带来新的问题而发愁……这些消极的精神心理因素，能改变中枢神经系统的功能状态，可使孕妇在妊娠期不得安宁。有资料报道，精神心理状态紧张的孕妇，妊娠反应比较强烈，难产率也比较高。因此，孕妇的精神卫生是一项不可缺少的保健措施。这些措施包括：

1. 常行心理保健教育使她们正确认识妊娠与分娩是妇女的正常生理现象，不会有什么特殊的困难，消除不必要的或因道听途说而引起的思想顾虑。避免和减少环境中不良的精神刺激因素，使其情绪安定而愉快，精神饱满而轻松。

2. 积极安排好妊娠期的文化生活如逛公园、看电影等有益活动，使孕妇的精神生活感到充实。应避免看淫秽、凶杀、惊险的电视电影，避免噪声等恶性刺激。

3. 注重胎教，加强品德修养，精神宁静，性情温和，言行端正，多接触和回想愉快、美好的事物，以期外感内应，可促使胎儿的智力发育、性格端庄。

（二）注意生活劳息卫生

在妊娠期有两种错误的劳息生活态度：一种是怀孕后什么活也不干，一种是怀孕后什么活都去干。前者，不上班，不干家务，躺在床上“养肚子”，结果胎儿养得挺大，加之腹肌无力，极易发生难产；后者，怀孕后什么也不在乎，推车担担、登梯爬高，甚至用搓板顶肚子洗衣服，重活累活都干，往往诱发子宫收缩，引起流产、早产，甚至引起胎盘早剥，导致大出血。因此，孕妇应劳逸适度，掌握科学的生活规律：①不要干重活，不干弯腰活；②从事脑力劳动的孕妇，应适当参加一些体育活动，如工间操、室外散步等；③一旦确定为妊娠即应调离有毒工作岗位，农村妇女不要接触农药、化肥等；④劳作之余要注意休息，作息时间要有规律，每日睡眠时间要不少于 8～10 小时，中午最好休息 1 小时。

（三）饮食营养卫生

胎儿的生长发育全赖于孕妇气血的濡养，而气血盈亏，又直接与饮食营养及脾胃功能有关。因此妊娠期应重视饮食的调摄。饮食应富于营养、多样化且高质量，选择含有丰富蛋白质的肉类、蛋类、豆类及含有大量维生素和纤维的蔬菜、水果等。尤其在孕中期要增加含钙、铁等丰富的食物，以满足孕妇及胎儿的需要。

妊娠期，胎儿的生长、发育完全依赖于母体的供应。因此，孕妇的饮食营养调剂也是妊娠期保健的重要内容之一。在饮食保健上应做到：①在饮食上要忌生冷，不吃腐败变质的食物，防止引起胃肠道疾患。忌暴饮暴食，以防损伤脾胃。②烟酒对人体的危害是严重的，特别是对孕妇影响更甚。因此孕妇在妊娠期必须禁烟酒。尽量减少被动吸烟，以免影响胎儿生长和发育。③孕妇要少吃盐和碱性食物，防止水肿，并应注意少吃刺激性食物，如辣椒、生蒜等，应适当增加含钙和铁、锌等元素的食物。④孕妇应多吃些植物油，植物油中含有胎儿所必需的脂肪酸，是胎儿皮肤、毛发生长必不可少的营养物质，当然也要适当吃些动物油。⑤孕妇饮食要多样化，多吃些新鲜蔬菜和水果，以及富有营养的豆制品。主食应粗细粮搭配，辅食应荤素适宜。不要忌口，不要挑食和偏食。⑥孕妇应多饮白开水，少饮咖啡，不应喝茶。据报道，每日喝 8 杯以上茶或咖啡的孕妇，其胎儿易发生多指（趾）、腭裂等畸形，同时喝茶还会影响铁质的吸收，影响造血。

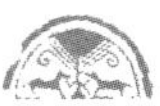

（四）起居卫生

1. 穿衣卫生：一是孕妇衣着应宽松，过紧的衣着如束胸、紧身裤等，对胎儿发育和乳房增大有压迫作用；二是孕妇衣着要讲究美，能使孕妇从心理上感到美的充实，心情愉快，有利母子健康；孕妇的衣服，特别是内衣要勤洗勤换。

2. 性生活卫生：孕妇在妊娠期性欲是降低的，丈夫应配合，节制性生活。孕妇在怀孕头 3 个月内，由于胚胎发育不久，性交易引起流产，故在此期间要禁止性生活。孕晚期（妊娠 8 个月后）性交易引起早产或产褥期感染，也应禁止性生活。在其他期间，性生活也应节制。

3. 个人卫生：妊娠期孕妇的汗腺分泌旺盛，应该经常擦洗和淋浴。孕妇洗澡最好用淋浴而忌用盆浴，以防细菌进入阴道。产前 2 个月，尤其是初产妇，应经常用温水擦洗乳头，以防哺乳时乳头破裂而引起感染。假如乳头内陷，应在擦洗时将乳头向外牵出，或用吸乳器吸出，否则会影响产后哺乳。外阴也应保持清洁，每日宜用温水擦洗。

（五）妊娠期调护

1. 妊娠之后，气血聚于冲任以养胎元，体质较平时为弱，正气暂虚，若不慎调护，虚邪贼风极易乘虚而入，尤其是某些病毒感染，不仅损及孕妇，而且可直接影响胎儿的生长发育，甚至导致流产、妊娠诸疾或先天性畸形。

2. 妊娠 7 个月后，应经常进行乳房护理，以防产后因乳头内陷、乳头皲裂等而妨碍哺乳。孕妇衣服宜宽大柔软，以舒适为度，忌胸腹束缚过紧，以免影响孕妇的呼吸、气血运行及胎儿发育。

3. 妊娠期服药应非常慎重，尤其在妊娠早期。对中药中那些有毒、大寒大热、峻攻峻下、滑利之品应慎用或禁用；对西药中的某些抗生素、激素、抗肿瘤药、利尿药等亦需忌用，以防影响胎儿或致畸。若孕妇有并发症时应及时治疗，尽量选用对胎儿无影响的药物。

4. 在孕早期，胎儿各系统器官正在分化、发育的过程中，病毒的侵袭危害更大，所以孕早期有病毒感染者常被劝说中止妊娠。孕妇应尽量避免 X 线照射，不要接触化学毒品、农药等。妊娠期应定期进行产前检查，随时了解孕妇及胎儿情况，若发现异常，应及时处理，以确保孕妇的健康及胎儿的正常发育。

二、妊娠期妇女的自我监护

妊娠期母体的新陈代谢，内分泌、心血管、生殖等系统和乳房都发生相应的变化。所以孕妇本人应该做到自我监护，及时发现问题。

（一）监护子宫底高度

腹部有耻骨上缘、肚脐及胸骨剑突 3 个标志。妊娠 1～2 个月时，在腹部还摸不到子宫的底部，妊娠 3 个月时，可在耻骨联合上缘摸到一个半圆形的隆起，妊娠 4 个月时子宫底可上升到耻骨和肚脐之间，妊娠 5 个月时可在肚脐下面两指宽处摸到子宫底，妊娠 6 个月时在脐部水平，妊娠 7 个月时到脐上 3 指宽处，妊娠 8 个月时在脐和剑突之间，妊娠 9 个月时可达剑突部，妊娠 10 个月时反而下降一些，此时，胎头已降入骨盆内，孕妇感到稍舒服些。当自己触摸判断子宫底高度时，要排空膀胱，平卧床上。如果宫底按月上升达到上述高度，一般来说胎儿大小是正常的。

（二）监测胎心音和胎动

1. 听胎心音：听胎心音可间接观察胎儿在子宫内生活得是否舒适正常，特别是对有妊娠期高血压疾病、高血压、肾病以及胎盘功能不全、宫内发育迟缓的孕妇，用这种方法判定胎儿的情况是比较可靠的。正常胎心音较快，晚期则胎心音不规则、减慢或消失。家人可将耳朵直接贴在孕妇的腹壁上，便可听到如钟表样的“嗒嗒”声。每日听 2～3 次，并记录下来以便比较。

2. 胎动的监测：胎动是妊娠 18～20 周的孕妇自我感受到的胎儿在子宫内的活动。胎动是胎儿生命力的一种表现形式，可以反映出胎儿发育的状况。妇女怀孕后 5 周，胎儿已初具人形，6 周长出肢体和脊柱，18 周时胎儿就长到 12 cm，开始伸腰踢腿地运动了，这就是所说的胎动。随着怀孕日数的增加，胎动次数越来越多，到怀孕 29～38 周时，胎动次数最多，以后稍有减少，每个胎儿运动的次数相差较大，从上午 8 时到晚上 8 时，连续 12 小时的胎动次数，多者可达 100 次，少者只有 40 次，如果经常如此都属正常范围。

3. 胎动的评估：胎动不仅是胎儿的运动，同时也是胎儿与母亲联系的信号，正常的胎动代表着胎儿安全无恙。如果胎动次数逐日减少，以至减少到 12 小时才动 10 次以下，或完全消失，往往是胎儿严重缺氧，甚至已经窒息接近死亡。80%的不活动胎儿出生后需要抢救复苏，这表明胎儿在子宫内早已受损，部分胎儿产后不良。如果胎动在 10 次/12 h 以下，即使胎心能正常听到，也可在短期内死亡。其原因与子宫内缺氧有关。常见原因有脐带扭转、脐带绕颈、隐性脐带脱垂、胎盘早期剥离、严重胎盘退行性病变、子宫破裂、胎儿畸形、严重生长迟缓、水肿、严重贫血等。如果以前胎动良好，孕妇突然感到胎动减少、不活跃甚至消失，即使胎心音正常有力，仍然是一种报警信号，必须进一步检查，决不可仅以胎心有力而误报平安。孕妇在怀孕 18 周以后应每日数一下从早上 8 时到晚上 8 时的胎动次数，连续测 12 小时的胎动比较困难，可以于早、中、晚各测一小时的胎动次数再乘以 4。如果每小时的胎动次数少于 3～5 次，即为报警信号，必须立即请医生检查。妊娠呕吐及其预防孕早期部分孕妇于晨起或饭后出现恶心、呕吐等现象，称为妊娠呕吐，多数症状较轻微，不影响身体健康及工作，为一般妊娠早期反应。但有少数孕妇呕吐剧烈，反复发作，甚至不能进食，以致产生新陈代谢及水盐代谢紊乱，称为妊娠剧吐，它不同于一般妊娠反应。

（三）按呕吐的严重程度可分为 3 种类型

1. 晨吐：孕早期最常见的一种情况，在清晨可有恶心和轻度呕吐，但不影响日常生活。

2. 中度剧吐：恶心、呕吐加重，不局限于晨间，但经对症治疗、饮食指导和适当休息后症状多可缓解。

3. 恶性呕吐：为持续性恶心呕吐，导致酸中毒、电解质平衡失调或肝功能异常，需住院治疗。

妊娠剧吐的病因尚不清楚，目前认为与内分泌因素和精神、神经因素有关。所以，孕妇应保持平静的心态，多参加一些感兴趣的活动，如听听音乐，到户外散步等；应吃些富含营养、清淡可口的食物，以便消化吸收；孕妇进餐以少食多餐为好，一般每 2～3 小时 1 次，进食后做深呼吸运动；注意适当卧床休息，保证足够睡眠。

持续妊娠剧吐的患者，由于蛋白质及糖缺乏，以致体重明显下降，热量不足，机体转而动用脂肪，脂肪氧化不全，产生酸性代谢产物而出现酮症。由于水盐（电解质）及新陈代谢紊乱，还可能出现碱中毒或酸中毒。严重者甚至可以出现贫血、黄疸，重度脱水引起肾功能损害。

对妊娠剧吐的患者应采取积极保健措施和治疗。主要是调整患者的精神状态，注意多休息，适当应用一些镇静、止吐药物，纠正脱水及缺盐等。一般需静脉滴注葡萄糖、生理盐水并根据脱水程度及电解质紊乱情况补充足够的液体，调整好电解质的比例。另外还应补充高热量合剂以解除患者饥饿状态及新陈代谢障碍。对个别控制无效或出现并发症的患者除应积极治疗外，还应及时终止妊娠。

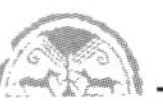

第四节　产妇的特殊保健

一、围生期保健

围生期保健，是从怀孕开始就要对孕妇、胎儿以及新生儿进行的一系列保健措施，甚至婚前保健和孕前保健都与其有关。因为婚前保健的目的，就是要了解男女双方是否适合婚配；是否有遗传性疾病，或遗传性家族史；有无其他急慢性疾病；生殖器官是否正常等。而孕前保健的目的就是要使男女双方，尤其是女方在身体、精神、心理和环境等达到最佳状态时怀孕。如对有长期接触有害物质或长期服用雌激素类避孕药的妇女，应知道必须间隔一段时间，待有害物质排出后再怀孕。

以减少高危妊娠和高危胎儿的发生。孕产期保健就是对孕妇进行一系列的检查，早期预防和治疗妊娠期并发症、合并症以及给予孕产妇在营养、生活、用药等方面的指导，使其顺利地度过孕产期；对胎儿进行各种监护及预测，以便了解胎儿生长发育的情况，及早发现异常，如遇严重先天性畸形，可及时终止妊娠，提高出生素质及防止严重残疾儿的出生；对新生儿采取各种监护措施及护理，预防和治疗新生儿常见病，降低新生儿发病率和死亡率。

如何进行围生期保健？孕期、产期、产褥期等特殊生理时期，各有特点和不同的保健要求。每一时期的保健工作质量相互关连、互相影响，不仅直接影响母亲和胎儿的健康，而且还可以影响下一时期的妊娠期保健。孕妇从怀孕、分娩至产后恢复到正常状态，前后要经历近一年的时间，这是需要医学观察和保护的最长的生理过程。妊娠期、产期、产褥期等特殊生理时期，各有特点和不同的保健要求。每一时期的保健工作质量相互关连、互相影响，不仅直接影响母亲和胎儿的健康，而且还可以影响下一时期的妊娠期保健。因此，围绕着分娩前后的科学研究，建立了围生医学。为了保证母亲、胎儿、新生儿的安全、健康和优生，从确诊妊娠起就应进行积极监护和研究，针对胎儿在围生期可能发生的问题，进行预防和治疗，称为围生保健。这种保健措施除有妇产科、儿科、妇幼保健科、麻醉科等医生参加外，还有人类生殖、内分泌、生理、病理、生化、物理、免疫学、遗传学、药理学等方面的人员协作。

国外很重视围生医学，把围生儿死亡率看作反映一个国家或一个地区的社会经济情况、生活水平、卫生工作、文化知识水平的一个重要标志。当前国内外围生期统计多数以妊娠 28 周起至产后 1 周。但从保护胎儿正常生长，降低围生期胎、婴儿死亡率和提高新生儿健康的要求，应从孕早期开始保护。孕早期保健从妊娠 3 个月左右开始，须做好初诊产妇登记工作。包括：①详细询问病史，了解孕妇健康情况，并做全面健康检查，测量骨盆径线及有关常规化验，及早发现内科疾病，并根据疾病程度决定是否适于妊娠。②通过妊娠检查了解生殖道情况、子宫大小及有无肿瘤等。③35 岁以上高龄孕妇的亲属中有遗传病或出生过先天性畸形者，做遗传咨询及必要的先天性畸形的产前检查，降低围生儿死亡率及减少先天畸形、痴呆等遗传性疾病，培养体魄健壮的下一代，提高民族素质。④积极预防环境不良因素及某些药物对胎儿生长发育的影响，并向孕妇宣传避免有害化学、物理因素及药物影响的卫生保健知识，孕晚期保健是从孕 7 个月以后定期做产前检查，纠正异常胎位，指导孕晚期卫生及新生儿出生后的各项准备，对围生期的重点对象加强管理和监护，避免早产、难产、过期产及死胎等不良情况的发生。围生期保健是贯彻预防为主，保障母体和胎儿健康及安全分娩、平安康复的重要措施，只有做好这项工作，才会实现母子健康平安、全家幸福的美好愿望。

二、产褥期保健

产褥期，是指孕妇生过孩子以后，到全身各器官（乳腺除外）逐渐恢复到正常非孕状态，这一段时期一般需 6 周左右。在此期间，要搞好产妇的日常保健。产后真元大伤，气血空虚，稍有不慎，就会引起疾病。不少产妇因缺乏保健知识或受传统观念和不良习惯的影响，有些方面过分讲究，而有的地方又疏忽大意，这些都影响了产妇身体的正常恢复。

1. 卧床休息，适量活动：分娩的剧烈运动使产妇体力消耗很大，分娩的当日应卧床休息，以消除疲劳。但并不是像有些人认为的那样，身不离床、脚不着地。这样会影响产后恶露的排出及子宫的复原。产后适当活动，有利于子宫复原，使腹肌、盆底肌恢复张力，促使机体复原、保持健康体型。一般正常分娩 24 小时后，可坐起进食及哺乳，并可下床做短时活动，以后可逐渐增加活动时间。3 日后做仰卧起坐运动，10 日后可用膝胸卧位。但应避免重体力劳动或蹲位、负重等。

2. 加强营养，合理饮食：产妇营养不仅补充孕期和分娩时的消耗，恢复身体健康，还要满足哺育婴儿的需要，故产妇饮食应营养丰富且易消化。

3. 注意个人卫生清洁：防止感染，特别注意保持会阴部清洁。月经带每日要洗换，并消毒。尽早洗澡（淋浴），更换内衣裤，并要常洗头，每日梳头，保持头发清洁，避免头部皮肤感染。要重视口腔卫生，早晚各刷牙 1 次。每日用温水洗乳房 1 次，性生活不应早于产后 2 个月。

4. 暑天要预防中暑：产后体虚多汗，对高温适应能力降低，这样易导致产妇中暑。每到盛夏，因发生严重中暑而造成产妇死亡的事例屡有发生。在不让对流风直吹产妇的前提下，要打开门窗，挂上竹帘，使房间通风。衣着要宽大，以全棉织物为佳，多吃适于消暑的饮食，如绿豆汤、番茄、西瓜等。

三、产妇的营养膳食

产妇的营养对保证产妇的身体恢复、乳汁的分泌和婴儿的需要，都是至关重要的。在这段时间里，产妇既要补充分娩时的消耗，还要适应全身各器官恢复的需要，另外还得供给婴儿乳汁，因此，产后的营养需要比妊娠时还要高。

1. 产妇的膳食安排：产后 1～2 小时可进流质或半流质等易消化的清淡饮食，以后就可进普通饮食。饮食宜多样化，主副食合理调配，选用高蛋白、低脂肪、营养丰富、易于消化的食物，产妇及哺乳妇女每日摄入的总热量不应低于 12554.4 kJ。宜少食多餐，多食新鲜蔬菜、水果和含纤维素较多的食品，并补充足够的维生素、钙剂、铁剂等，剖宫产的患者在肛门排气前可进流食，勿用奶及糖类，排气后则同前，要避免进食过硬、过冷的食物，通过合理的饮食和适当的锻炼，以维持合理的体重，避免由于过量的摄入而导致产后肥胖。

2. 产妇营养素的摄取：在产褥期间，产妇需要多种营养素，这些营养素可以从下列食物中摄取：蛋白质。瘦肉、鱼、蛋、乳和禽类如鸡、鸭等都含有大量的动物蛋白质；花生、豆类和豆类制品如豆腐等含有大量的植物蛋白质。脂肪。肉类和动物油含有动物脂肪；豆类、花生仁、核桃仁、葵花子、菜子和芝麻中含有植物脂肪。糖类。所有的谷类、白薯、土豆、栗子、莲子、藕、菱角、蜂蜜和食糖中含有大量的糖类。矿物质。油菜、菠菜、芹菜、雪里蕻、荠菜、莴苣、小白菜中含有铁和钙较多；猪肝、猪肾、鱼和豆芽菜中含磷量较高；海带、虾、鱼和紫菜含碘量较高。

3. 产妇维生素的补充：维生素 A：鱼肝油、蛋、肝、乳都含有较多的维生素 A；菠菜、荠菜、胡萝卜、韭菜、苋菜和莴苣叶中含胡萝卜素较多；胡萝卜素在人体内可以转化为维生素A。维生素B族：小米、玉米、糙大米、标准面粉、豆类、肝和蛋中都含有大量的维生素B，青菜和水果中也富含维生素B。维生素C：各种新鲜蔬菜、柑橘、橙柚、草莓、柠檬、葡萄、红果中都含有维生素C，尤其鲜枣中含量高。维生素D：鱼肝油、蛋类和乳类中含量丰富。

四、产妇的恢复与保健

产后洗浴讲科学

1. 女性产后汗腺分泌旺盛：容易大量出汗，乳房胀还要淌奶水，下身还有恶露，形成全身发黏，几种气味混在一起，身上的卫生状况很差，极容易生病，这就要求产妇比平时更需要多注意卫生，多洗澡、洗头、洗脚。从科学道理上讲，产后完全可以洗澡、洗头、洗脚。只有及时洗澡、洗头、洗脚，才可使身上清洁和促进全身血液循环，加速新陈代谢，保持汗腺孔通畅，有利于体内代谢产物由汗液排出，还可以调节自主神经，恢复体力，解除肌肉和神经疲劳。不过一定要注意产褥期的特点。

2. 产妇应当常洗澡，但产妇气血虚弱，表卫不固，抵抗力差，易受邪气侵害，所以产后洗澡应特别注意寒温得当，严防风、寒、暑、热乘虚侵入。产后洗澡应做到“冬防寒，夏防暑，春秋防风”。冬天洗澡，必须密室避风，遮围四壁，浴室宜暖；水热但不致大汗淋漓，因为汗出太多伤阴耗气，易致头昏、晕闷、恶心欲吐等，夏天浴室要空气流通，水温接近体温，宜37 ℃左右，不可贪凉用冷水，图一时之快而后患无穷。切记，产后触冷，将患月经不调、身痛等病。

3. 洗完澡后若头发未干，不可辫结，不可立即就睡，否则湿邪侵袭而致头痛等。饥饿时或饱食后均不可洗，洗后应吃点东西，以补充耗损的气血。洗浴必须淋浴，不要坐浴。洗澡时间，夏天产后3日便可以洗浴，冬天宜在产后1周以后。洗澡的次数以比正常人少为宜。

五、产妇慎防产褥感染

产褥感染是指分娩后生殖道的感染，又称产褥热。产褥感染的发病率为1%～8%，是产褥期最常见的严重并发症，是引起产妇死亡的重要原因之一。产褥感染有以下两种情况。

1. 自身感染：正常妇女或孕妇阴道内有大量细菌寄生，但多数并不致病，产后由于机体内环境的改变则可能致病。寄生在身体其他部位如呼吸道、消化道、泌尿道或皮肤的细菌，或存在于感染灶的病原菌也能经血液或经手的接触传播至生殖道引起感染，生殖道本身炎症病灶内潜伏的细菌，也可能成为产褥感染的来源。

2. 外界感染：由外界的病原菌进入产道所引起。产褥感染患者的脓液、恶露或用过的敷料、被褥都有大量的细菌，通过直接接触和间接传播引起产褥生殖道感染。当医务人员患上呼吸道疾病，可以通过飞沫将致病菌通过空气传给产妇。其他如无菌技术差、医疗器械灭菌不够或重新污染，临近预产期性交或产后卫生习惯差等因素均是外界病菌侵入阴道引起感染的原因。

六、产褥期的调摄

1. 产后气血骤虚，百脉空虚，营卫不固，抵抗力减弱，外邪极易侵袭而致病。为此，产妇更应注意着衣厚薄适宜，居室温暖，湿度适度，空气新鲜。特别是炎热盛夏，切不可厚衣密室以防产后中暑，也不可过于贪凉、赤臂露肩，吹“过堂风”，以免感冒，或患产后身痛等。

2. 产后适当下地活动，有利于恶露的排出和子宫的恢复。但不宜过早或过度操劳。过劳伤气，气虚下陷，则易罹患恶露不绝、子宫脱垂等病。因此产后充分休息静养，适量的轻微活动不仅有利于生理功能的恢复，同时也可避免产后病的发生。

3. 产褥期间，恶露排出，血室空虚，易感邪毒而致病，故此时除了注意保持外阴清洁之外，尚须严禁房事。否则既易重伤冲任、胞脉，又易使邪毒乘虚侵入而致阴道炎、盆腔炎、产后腹痛及产后血崩等病。

七、哺乳保健

母乳具有营养丰富，易于婴儿消化和吸收，且又有增进其抗病之能力等特点。而母乳喂养已得到WHO的高度重视。哺乳期的保健直接关系到母亲健康，更与婴儿健康生长密切相关，因此哺乳期应注意下列事项：

1. 产后实行母子早接触、新生儿早吸吮乳汁，以及掌握正确的喂奶技巧，是产后母乳喂养成功的关键。主张产后半小时内开始母婴的皮肤接触，尽早吸吮乳汁以及住院期间24小时母婴同室，按需喂养，不喂母乳代用品，禁止使用人工奶瓶奶头等。同时工作人员应随时提供指导。

2. 母乳为婴儿最适合之营养品，乳汁为气血所化生，气血又来源于脾胃，故只有脾胃功能正常，气血化生有源，乳汁才能充足。产妇因产血气俱伤，脏腑虚弱，脾胃运化功能较差，产后活动量小，因此饮食以富于营养、易消化为佳，如选绿叶蔬菜、豆制品、鱼、肉等含蛋白、铁的食物，但亦不宜过于肥甘、滋腻。忌生冷、辛辣之品，以免损伤脾胃，影响化源而使缺乳，或胃热蕴结酿成乳痈。

3. 乳汁的分泌与精神情志因素有密切的关系。肝喜条达，主疏泄，疏泄有度，则乳汁分泌如常。若产后情志不遂，肝失条达，疏泄失司，可引起乳汁运行受阻而缺乳。

4. 乳汁为母体气血所化，只有乳母身体强健，气血充盈，乳汁才能生化有源；反之乳汁分泌不足。劳倦过度则伤脾，房事过度则伤肾。因此哺乳期应注意劳逸结合，房事有节，保证产妇身体健康、精神充沛、气血旺盛，乳汁化源不断以哺乳婴儿。此外哺乳期用药宜谨慎，注意采取避孕措施。

5. 每次哺乳前应用温开水或淡盐水清洗乳头，以免不洁之物进入婴儿口内。乳汁充盈，乳房胀痛者，可将多余乳汁挤出排净，以免乳汁淤积而发生乳痈。若乳头皲裂，应及时处理，局部可用10%鱼肝油铋剂或消毒后的香油涂敷。皲裂严重时，应暂时停止哺乳，定期将乳汁吸出，以防乳汁淤积，易致感染。

第五节　中年女性保健

中年女性的生理、心理变化

进入中年以后，女性的机体会随年龄增长而开始衰退，生理和心理特征发生一系列变化，从而产生一系列临床表现。

（一）中年女性的生理变化

1. 月经的变化：女性在中年期最显著的变化是月经的改变，通常有三种形式：月经突然停止；月经间隔时间长，月经量逐渐减少，以至停止；月经不规则，间隔持续时间长短不一，月经量不等。当雌激素减少到不足以引起子宫内膜增生的水平而发生闭经时，妇女就进入了绝经期，同时丧失生育能力。

2. 卵巢的变化：绝经后妇女的卵巢逐渐萎缩，体积减小至育龄妇女的1/3～1/2，表面褶皱不平，质地变硬，成为一个纤维组织，因此，绝经后女性体内雄激素/雌激素的比值增高，故临床上常可见到面部多毛的现象。

3. 子宫的变化：绝经后妇女体内雌激素水平低落，子宫逐渐萎缩，重量减轻。分泌物减少，宫颈可变短、变窄甚至堵塞。但是一旦有机会重新接触雌激素和孕激素时，仍然可引起增殖、增生或分泌改变，仍然可引起子宫出血。

4. 外阴的萎缩：中年女性特别在绝经 2～3 年后外阴逐渐萎缩。首先是阴唇皮下脂肪减少，弹力降低，阴毛脱落，变稀疏，大阴唇薄平，小阴唇缩小。随之阴道口的弹性也减少、阴道口也缩小，扩张性差，前庭大腺的分泌物由少到无，这将导致性交时阴茎插入时的不适和困难。

5. 阴道黏膜的萎缩：表现为阴道黏膜上皮细胞萎缩，表层细胞脱落，余下基底层细胞不再生长，变得菲薄脆弱，易受感染产生各种阴道炎症。

6. 乳房的变化：乳房组织，尤其皮下脂肪也在逐步萎缩，使乳房下垂并失去张力，不再高耸，当然更不会有分泌功能。

7. 尿道黏膜的萎缩：尿道黏膜随着雌激素的减少逐渐萎缩、变薄，往往在尿道口呈现一圈微血管，或者尿道黏膜外翻。尿道的横纹肌张力减退，容易出现尿失禁现象，特别在咳嗽、喷嚏或腹压增高时尤为明显。

8. 中枢神经系统的变化：中枢神经系统，尤其是自主神经系统的功能，也会因多种内分泌相互的影响而出现短时或轻或重的异常变化。特别在原来自我控制能力较差，或者反应比较敏感及强烈的女性，容易产生一时难于协调的行为或感觉，严重时甚至与精神病发作难以区分。

9. 体态的变化：身材变粗，腰围线条消失，腹肌张力减弱，大腿皮下脂肪增多，面部皱纹增多，唇上下细毛也增多，以及皮肤干燥瘙痒和出现色素斑等。

10. 其他方面的变化：绝经后由于雌激素分泌减少，盆底肌肉和盆腔韧带及结缔组织的张力与弹性下降，盆底变得松弛，可能会出现子宫下垂、膀胱膨出、直肠脱垂等现象。

（二）中年女性的心理变化

中年女性的心理变化主要有以下几点：

1. 对自己估价不足：随着年龄的增加，很多女性对自己的估价反而不足。有的女性会在机会面前瞻前顾后，犹豫不决；有的会过于追求变化，而放弃有发展前途的工作。

2. 年龄恐慌感：近年来，由于年龄而产生的恐慌心理在女性中弥漫开来，特别是中年女性，她们面临即将退休或随时被老板解雇的风险，又因年过 35 岁而被众多招聘单位所排斥。随着年龄的增加，这种恐慌感也逐渐加重。

3. 心理疲劳感：中年女性对工作的新鲜感逐渐减少，不少人出现了心理疲劳感，这种来自心理的疲劳感降低了工作效率，也会削弱中年女性未来发展的竞争力。

4. 孤独寂寞感：尽管生活和工作繁忙而紧张，可是一旦停止忙碌，在夜深人静的时候，就会从内心涌出一股渴望，渴望将生活中的烦恼、幻想和情感向人倾诉。有的中年夫妻由于性格、兴趣、人生观等方面的差异，导致婚姻破裂，加上父母的逝去、子女的独立，更加重了中年女性的寂寞感。

5. 自信心不足：一些中年女性的思维定式陈旧，她们往往缺乏系统化、理论化的新知识，在当今信息时代中常感到无所适从，怀疑自己的能力和自信心。

6. 沮丧悲观感：大多数中年女性都属工薪阶层，然而经济的飞速发展，物质生活的极大丰富，往往从各个方面强烈地刺激着她们，面对经济上的拮据和各种不公正而又无可奈何的局面，很自然就产生了一种沮丧感。同时由于身体上的一些不适或疾病而产生悲观想法，表现为情绪消沉，容易激动、烦恼。

7. 紧张感：心理和情绪保持适当的紧张度是有益的，但中年女性在社会和家庭中都处于承上启下的角色。她们承受的压力较大，工作、生活节奏也较快，诸多的社会心理因素常常使她们处于某种紧张状态之中，外界的小小刺激会引起很大的情绪波动和紧张。长期持续的心理紧张容易使人疲劳，抗病力和免疫功能降低，记忆力减退，甚至引发疾病。

第六节　围绝经期保健

对许多妇女来说，绝经期的痛苦不一定是某些身体上的问题，而是绝经期的到来正好与她们动荡变化的个人生活相重合，使得她们陷于精神和躯体两方面夹击之中。为了摆脱这种夹击，安然度过人生的这一转折期，提出下列行为保健措施供您参考。

一、围绝经期的保健措施

1. 正确认识围绝经期是妇女一生中必须经过的自然生理过程，是个过渡时期。妇女要努力提高自我控制能力，对出现的一系列围绝经期表现有足够的思想准备和正确态度，消除不必要的思想顾虑，有意识地控制多种症状的发展，减轻不适反应，顺利度过围绝经期。

2. 围绝经期应尽量减少各种不利健康的社会心理、行为及环境刺激，保持稳定的生活规律。妇女要保持心情舒畅，避免工作、精神负担过重，避免过于疲劳和情绪激动、精神紧张；排除紧张、焦虑、恐惧等消极情绪，正确对待子女离开、退休、职务变换等一些现实生活的问题。注意劳逸结合，保持心态平衡，多参加一些文娱、体育活动，不要因晚上睡眠不佳白天便躺在家里睡觉。必要时，晚上入睡前可服少量镇静药。

3. 对于有明显焦虑不安、忧郁等紧张情绪的妇女在药物治疗的同时，可辅以适当的音乐疗法。音乐以旋律平和、优美、舒缓、抒情的内容为主，以协助大脑皮质功能协调平衡，改善情绪。另外，音乐疗法通过其信息作用还可消除许多不利行为。对于有些神经、精神反应过强者，可寻求心理治疗，以避免其发展为围绝经期精神病。

4. 家庭和社会应给予围绝经期妇女更多的理解、支持和关心。对围绝经期的妇女，周围人士及一些亲朋好友要能理解她们的这些行为变化属正常反应，对她们的一些无法理解的言行要能容忍和谅解。不仅如此，还要给她们更多的关心、体贴、爱护和帮助。特别在家庭里，丈夫和子女更应体贴关怀。要适当调整一下家庭生活分工，减少围绝经期妇女不必要的家务劳动，增加其精神调节方面的活动。

5. 注意月经变化，如有异常应及时检查处理。围绝经期的主要症状为月经改变，当月经过多时，要考虑贫血以及子宫内膜异常增生的可能，要及时就医诊治。若发现绝经后出血，要引起警觉，因为这往往是生殖器癌症的信号，切忌忽略或害怕求医，贻误治疗时期。

6. 定期妇科检查。围绝经期是妇科恶性肿瘤的高发时期，要每隔半年至一年做一次妇科检查，以便及早发现围绝经期常见的器质性病变，如宫颈癌（发病高峰在45～49岁）、子宫内膜癌（发病高峰为50～60岁）、卵巢癌（50～59岁）、外阴癌（50%在60岁以前有癌前病变）。许多围绝经期妇女往往不愿接受妇科检查，殊不知，放弃检查就是放弃对自己生命的保护。为了自己生活得更幸福，请自觉定期接受妇科检查。

7. 合理的饮食、良好的睡眠、清洁的饮水是围绝经期妇女最好的补品，且是最经济的补品。女性进入围绝经期后，要通过饮食调理和维生素去维持和控制体重不要升得太快，不要刻意去节食减肥，因为中年人的皮肤弹性骤减，如果缺乏那层相连的脂肪，就会令皮肤干枯松弛，更感衰老。女性每日应多饮水，吃较多新鲜水果蔬菜，饮牛奶，睡前洗个热水澡，每日保证有8小时睡眠。

二、围绝经期的情绪调节

一些围绝经期女性常产生易怒、易急躁的脾气，对一些细小的不顺心和外界刺激会做出过度、过激的反应。急躁脾气的后果使领导同事间关系失调，邻居亲友间矛盾重重，丈夫子女婆媳间难以相处，而这种关系的紧张又反过来影响围绝经期女性的情绪，往往使脾气更为急躁火暴，造成恶性循环。调节情绪是围绝经期女性保健的重要一环，可从以下几点来进行。

1. 克服消极的自我暗示：自我暗示是一种心因性症状，在女性各个年龄阶段都可发生，而在围绝经期更易发生。这类消极的自我暗示往往把一些并不严重，甚至是并不存在的情况变成心中的忐忑不安，“疑心生暗鬼”，越想越严重，越想就越怕，越怕就越紧张，越紧张就越容易上火、发脾气。因此防止“小刺激大反应”的重要一条就是克服消极的自我暗示，进行积极的自我暗示，要“静”“制怒”“莫生气”。即使自己身体不舒服或有什么疾病，也鼓励暗示自己“一定能克服和战胜”，自己的身体“一定能很快恢复”。同时也可找医生检查一下身体，当得到自己确实没有什么大问题的肯定结论后，就更增强了自己进行积极的自我暗示的信心。

2. 向信任的人倾诉：物色一个自己比较信赖，能帮助自己解决思想问题的人（领导、同事、朋友、亲属），一旦心中发生恼怒时就找他（她）去谈心，寻求解决问题的办法。容易发生急躁脾气的女性往往存在着自身的夸张，这常是她发生“小刺激大反应”情绪障碍的来源。当这位比较被信任的人把围绝经期女性对自身的夸张这种非理性思维进行分析后，常能帮助这些女性转入冷静。

3. 建立正确的情绪传导方法：情绪传导有自然传导和人工传导两种。自然传导又可分自身传导（哭、闹、笑、咬牙切齿、自伤身体等）、对人传导（打人、骂人）、对物传导（毁物、踢打小动物）、麻醉传导（性发泄、借酒浇愁、猛抽烟）等。它们都属低级传导方法，都不足取，都不是解决急躁脾气的办法。而应提倡人工传导，即通过工作、学习或通过看书、看电影、看电视、散步、听音乐、跳舞等去宣泄不良情绪，以达到消除急躁脾气的目的。

4. 树立信心：后退一步天地宽。凡事要顺其自然，更要相信许多不顺心的事过一段时间会逐步改观的，许多看似“山穷水尽疑无路”，但不久就会“柳暗花明又一村”的。

三、如何克服围绝经期心理性性障碍

进入围绝经期后，由于生理上的变化，性激素水平下降，导致生理性的性功能减退，而出现了许多心理因素的性功能障碍现象，如性淡漠、性厌烦、性心理损伤和性功能失用性衰退等。

如何克服这种因心理因素造成的“性障碍”呢？首先应该明白，围绝经期生理性性功能减退，并不是性功能的消失和中止。从生理角度来看，男女双方在围绝经期或围绝经期后仍有充分的性生活欲望，对女性来说，绝经并不影响其性生活；就男性而言，其生殖器官仍能被激起性兴奋，得到性满足。因此必须认识到，围绝经期适当合理的性生活，是正常的生理需求，能延缓生殖器官的衰老速度，有利于身体健康。如果过分抑制这种生理需求，会导致老年人的各种身心疾病。老年人合理的性生活，也是老夫妻感情交流的一种方式，其有利于晚年生活的幸福和愉快。

国内外学者经过研究认为围绝经期早期性生活以每周一次为宜，这个数字适合大多数人，但也有少数人感到过频或不满足的。绝经后的女性，卵巢功能接近消失，但仍有一定的性要求，这

时应以 10～15 日一次为宜。人类随着年龄增长，性欲下降，性交频率也相应减少。所以，一般应根据年龄、身体状况合理调整安排围绝经期的性生活频率。但性生活安排也要因人而异，一对夫妇性生活的适当频率，应以性交后次日双方都不会感到疲劳为原则。此外，对性生活也要有一个适当的节制，因为性生活的本身就是一种体力消耗，有人作过统计，性交一次，相当于爬一次五层楼的体力消耗。在兴奋时，心率可以增加到 140～180 次/min，血压可上升 20～40 mmHg，造成心脏负荷加重。所以患有高血压、冠心病等疾病的患者，更应注意性交时的身体状况，以免性交时发病、猝死。

四、围绝经期的调摄

1. 围绝经期由于肾气渐衰，冲任亏虚，天癸将竭，月经渐断，故此期阴阳极易于失调，而出现脏腑功能紊乱。临床上除了月经紊乱外，常伴有肝肾不足、心神失养的症状，如心烦易怒、胸闷、眩晕、失眠、健忘、烘热汗出、腰膝酸软、神倦乏力等一系列症状。若不了解此乃本期正常生理变化所致，常常会因此出现精神过度紧张、恐惧、忧虑或悲伤恼怒，则更使阴阳气血逆乱，脏腑功能失常，从而引发围绝经期综合征（经断前后诸证）的发生和发展。因此，除需了解这一生理特点外，尚应保持乐观情绪，胸怀开阔，调畅情志，消除紧张情绪及精神负担，避免七情过度，同时家人与同事亦应给予关心体贴和谅解，耐心帮助她通过自身的调节顺利度过这一时期。

2. 围绝经期肾气日衰，精血亏虚，此时对后天之本的脾胃功能的保护显得尤为重要。饮食要选清淡、易消化的富于营养的食物，多吃蔬菜水果，少吃含动物脂肪多的东西。不宜食辛辣香燥，肥甘厚味及生冷的食物，以免助热、生湿、蕴痰而影响脾胃消化功能。此外，饮食上亦要注意勿暴饮暴食，饥饱无度，饮食搭配要科学合理，戒烟限酒，避免偏嗜等。

3. 通过加强身体锻炼，如散步、打太极拳及气功等，促进和改善体内气血运行。定期检查以防疾病。围绝经期为女性生殖器官肿瘤的好发年龄，故应定期进行妇科检查及防癌普查，以便早期发现，早期治疗。

第七节　老年女性保健

一、老年女性的心理需求

老年女性正常的心理需求是多方面的，主要表现在以下几个方面：

1. 交往需求：多层次的交往，是老年人正常的心理需求。

2. 求助需求：老年人由于健康状况等原因，会产生求助心理。

3. 自主需求：老年人大都沉着稳重，老成大方，阅历丰富，做事自有主张。

4. 求知需求：老年人离开工作岗位后，也希望坐下来认真、系统地读书，揭开生活的新篇章。

5. 尊敬需求：老年人希望得到晚辈、学生或下级的尊敬，每当受到别人的尊敬、爱戴时，心情会十分喜悦。

6. 变化需求：变化需求是适应生理变化和社会角色变化的一种心理现象，应当适应客观现实，用积极的态度对待人生。

二、老年女性满足心理需求的途径

为了满足正常的心理需求，老年女性应做到以下几点：

1. 积极进取：要有进取的精神，确立新的生活目标，发挥在知识、经验、技能、智力及个人特长上的优势，进取向上。

2. 拓展生活空间：尽力拓展丰富多彩的生活空间，根据身体条件和性格爱好，把生活内容安排得充实些，使生活更有意义。

3. 善于自我解脱：能善于摆脱烦恼，做到清心寡欲。对于外界名利之事要善于超脱，对家庭子女之事不可操劳过度，以使自己有一份好心情。

4. 营造轻松、明快、愉悦的生活氛围：要重视人际关系，既要联系老朋友，又要善交新朋友，经常和好友聊天谈心，交流思想感情，在人际交往中取长补短，汲取生活营养，使心情舒畅。

三、老年女性要坚持健身走

健身走是适宜老年女性的和谐运动方式之一，好处是简便易行，一学就会，能减少或减轻心血管疾病和脑卒中等病症，能有效提高心肺功能，增强肌肉和骨骼强度，降低血脂和胆固醇。健身走以消耗身体多余的热能来控制体重。此外，健身走还能提高人的智能，有益心理健康。

（一）健身走的类型

1. 慢速健身走：慢速健身走，即散步。每分钟 70～90 步或者更慢些（每小时 3～4 千米）。

2. 中速健身走：中速健身走，即普通步。每分钟 90～120 步（每小时 4～4.5 千米）。

3. 快速健身走：快速健身走，即快步走。每分钟 120～140 步（每小时 5～7 千米）。健身走的速度，取决于自己的健康状况，可快可慢，或是中速行走，如身体条件可以，尽可能快速行走。

（二）健身走的要领

1. 基本要领：健身走的基本要领为走路时要昂首挺胸，眼视前方，双肩放松，直腰收腹。走路时要脚跟先着地，通过脚跟过渡到全脚掌，然后至脚尖蹬地，最后再迈动另一只脚向前。行走时要双臂前后摆动，身体稍前倾。

2. 健走规划：健身走每日 30～60 分钟，距离为 2～3 千米，每周应不少于 5 次。要在饭后休息半小时到 1 小时再进行。我国民间有“饭后百步走，活到九十九”的养生之道。然而近年国外医学研究表明，饭后静坐或卧床休息半小时再活动有益健康。其理由有两点：一是饭后食物集中胃内，需要充分的消化液和血液来帮助消化，此时适当休息，全身血液就能较多地集中到胃里，使胃能很好地消化食物；反之，则影响消化。二是胃肠消化液在食物的条件反射下才能大量分泌，如果饭后立即活动，会使胃肠蠕动加快，将没有充分消化的食物过快推入小肠，既影响了消化液的分泌，又增加了小肠的负担，食物中的营养成分得不到充分消化和吸收。世界上平均寿命最长的日本人，就有饭后静坐或小睡的习惯。

3. 健走地点：健身走的地点，应选择在公园、林间小路、河旁等环境清静、空气新鲜的地段。清晨或傍晚都是健身走的黄金时段。目前，城市许多人在公路边上活动，这种环境不是理想的健身场所，一是人来人往；二是汽车尾气排出有害气体，加之噪声较大。因此，健身走要尽量避开公路。

四、乐观地对待生活

笑是人的心理保健操。对患者来说，笑是一剂良药；对中老年人来说，笑是延年益寿的秘方。心理医学专家将每日尽量地笑，认为是三大长寿秘诀之一。

（一）生活中应笑口常开

要学会笑向老年人生，含着笑容和笑心，走向人生的第二个春天。笑向自身——从个人的喜好中可以找到笑。笑向家庭——对家庭来说，你可以笑向老伴，笑向儿孙，笑向天伦之乐。笑向社会——社会是一个广阔的天地，大院和里弄中的左邻右舍，早晚一聚，谈古论今，交流健康之道，学习烹调本事，会使你欢笑不止。笑向大自然——笑向山河，笑向树木等。有许多实例说明，这种“人老心不老”的心理，不仅是精神年轻的标志，还确实具有延缓衰老之功效。

（二）如何才能笑口常开

心理医学专家说，笑是我们每人都能获得的技术，然而笑又是一种需要人们平时加以培植的东西。那么，从哪些方面去培植笑，才能使自己的笑声越来越响呢？请参考以下建议。

1. 常与爱笑者交往：对于性格内向的人来说，常和爱说爱笑的人打成一片，他们的欢乐，就能消除缠绕在你身边的阴霾，使你能尽情地享受生活中的乐趣，进而使你学会笑，且能以一种前所未有的感情去热爱生活。

2. 练习笑的技艺：在四下无人的时候，你可以强迫自己高兴起来，吹吹口哨、哼哼歌曲，相信你真的会快乐起来。国外一位心理医生认为，“生造”的笑可以刺激横膈膜，使它像在真笑时一样颤动起来，从而引发真正的大笑。其机制就好比将车钥匙插进汽车点火器中一样，发动机一着便会转动起来。国内有人认为，无缘无故地捧腹大笑，笑着笑着，心里会真的快活起来。如果你心情抑郁不快时，不妨从改变仪表入手。先对着镜子练习微笑，尽量使肌肉放松，笑得自然，同时想些生活中曾使你快活发笑的事情。练习数次就学会轻易地、自然而然地发笑。当能自然地笑时，心情就会感到愉快。

3. 保存笑的资料：读书看报时，可以留心剪下你喜欢的卡通片和小笑话，也可以准备一个小本子，把你平时发现的幽默随时记下来。例如每日看到听到的诙谐幽默的笑话、相声、喜剧等都可记下来，而后进行加工整理，并收入幽默剪贴簿。这样，在加工整理或日后翻阅幽默剪贴簿时，就会从那滑稽而不庸俗，深刻而不尖锐的幽默中松弛绷紧的心弦。

4. 留出笑的时间：不管你怎样的忙，每日都应该为笑留出时间来，还应设法让家人、孩子每日得到一次幽默享受。例如挤出时间在孩子们的书包里，在镜子背后或家庭课桌上摆放写有笑话的小纸条或漫画画片，或有时给家人送上一首幽默的诗，这样，你家庭的上空就时常有笑声回旋。

5. 笑在最需要的时候：前边已经提到，笑，是一种我们每个人都能掌握的技巧，因为它出于天性。但是这里面也有一些东西不是天生而必须依靠人为努力的。例如，在无助的困难中尽量使自己幽默点，这样，对于你来说一切都会变得轻松的。

6. 常练“笑冥思”：国外有关专家研究的“笑冥思”适合老年体弱者练习。其方法是：取卧位或坐位均可，5 分钟伸展肢体，5 分钟笑，5 分钟冥思。练习后具有妙不可言的效果。

7. 多一点幽默：中医认为，在医治“心病”时，没有比笑声更好的药了。幽默同笑有不解之缘，能帮你消除紧张心理，改善睡眠和食欲，还能协调人际关系，给你带来和谐的生活。有句格言：“幽默是健康的源泉与标志。”当今世界不少国家，在紧张的劳动之余，创办各种新奇的幽默组织，借以消除疲劳，松弛情绪，增进健康。

第八节　女性病的特殊病机

冲任病变为女性病的特殊病机。因为冲任二脉经气之通盛和衰少与月经的来潮、闭止以及胎儿的孕育有很密切的关系。冲任二脉失调是导致经、带、胎、产诸疾的基本病理变化，故冲任辨证在妇科辨证中占有重要地位。

1. 冲任不足：冲任不足是指冲任气血阴津亏虚，血海匮乏，生殖功能衰退之证候，又称冲任虚衰证。多因禀赋不足，肾气虚弱，天癸不充，或饮食劳倦，思虑过极，损伤脾胃，气血生化不足，无以充养冲任。临床可见月经后期、月经过少、闭经、胎萎不长、不孕等病症。症见月经错后，量少，色淡质稀，小腹绵绵作痛，或经后小腹空痛，或妊娠五六个月时，子宫增大明显小于正常妊娠月份，或久不孕育，舌质淡，苔薄白，脉细弱。

2. 冲任不固：冲任不固指冲任二脉经气虚弱，不能固摄经血，致使阴道不时下血，或日久不止之证。多因气虚气陷，或肾气虚损所致。可见月经先期、月经过多、经期延长、崩漏、胎动不安、堕胎小产、滑胎等疾病。症见经血非时而下，量多如崩，或量少漏下不止，胎元不固，屡孕屡堕，面色皖白，心悸气短，小腹空坠，舌质淡，苔薄白，脉沉细无力。

3. 热伏冲任：热伏冲任是指温热邪气，伏于冲任，血海不宁，迫血妄行之证候。多缘禀赋素盛，阳气偏亢，或嗜食辛辣燥烈之物，或过用暖宫温阳之品，或六淫中暑、热之邪内侵，或肝郁日久化热所致。可引起月经先期、月经过多、经期延长、崩漏、胎漏、胎动不安等疾。症见经血量多，色紫红，质稠黏，或有血条血片，心烦不安，或妊娠漏下，小腹疼痛，舌质红，苔薄黄，脉细滑数。

4. 冲任寒证：冲任寒证系指寒凝冲任，阻碍气血运行之证。多因经期、产后，血室正开，外寒直客冲任，或经期恣食生冷，冒雨涉水，或元阳不足，冲任失养所致。可引起月经后期、月经过少、闭经、痛经、妊娠腹痛、产后腹痛、不孕等。症见经行错后，色暗夹有血块，小腹冷痛，或月经闭止，久不孕育，舌质淡，苔薄白而润，脉沉紧或沉迟。本证有实寒、虚寒之分，在不同的病症中，临床表现各有特点，应再辨析。

5. 冲任瘀阻：冲任瘀阻是指瘀血内停，阻滞冲任，血行不畅之证。多因经、产之际，余血未净，或七情内伤，气滞血结，或内伤生冷，血为寒凝，或寒邪乘虚内袭，或房事不慎，血瘀冲任。可致月经先期、月经后期、月经过少、闭经、痛经、恶露不绝、产后腹痛、癥瘕、不孕等疾患。症见月经或前、或后、或多、或少，色紫黯，多块，小腹疼痛拒按，或经水闭止，或婚久不孕，或小腹结块，有形可征，推揉不散，舌质黯，或有瘀点、瘀斑，脉涩或弦涩。

6. 冲任湿热瘀结：冲任湿热瘀结是指湿热之邪，损伤冲任，与血相搏，冲任瘀阻之证。多因经期、产时或宫腔施术，摄生不慎，不禁房帏，用品不洁，湿热之邪乘虚而入所致。可引起带下病、癥瘕、痛经、崩漏、不孕等疾病。症见带盛色黄，质稠黏，秽臭，小腹疼痛，按之痛增，或低热起伏，腰骶酸痛，崩中漏下，久不受孕，小腹肿块，推揉不移，舌质黯红，苔黄腻，脉弦数，或弦滑数。

7. 冲任寒瘀结：冲任寒瘀结是指寒湿之邪，羁留冲任，与血相结，阻痹冲任之证。多因经行、产后、小产或手术治疗，寒湿之邪乘虚内侵所致。可致月经后期、月经过少、闭经、痛经、带下病、不孕、癥瘕诸疾。症见月经错后量少色黯，或经血中夹有浊液清稀，小腹冷痛，喜热拒按，带下色白质稀，或月经闭止，久不孕育，腹中结块，或硬或软，有痰湿郁聚，舌质黯，苔薄滑，脉沉弦。

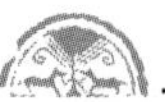

第九节　妇科临证歌诀选读

一、《医宗金鉴·妇科心法要诀》

【内容提要】

本歌诀包括调经、经闭、崩漏、带下、癥瘕、积痞、痃癖、疝诸证、生育、产后、乳证、前阴诸证、杂证十三门，每门又包括若干则，总共187则，267方，内容丰富，涉及妇科的各个领域，凡从事妇科者都应该记诵。是妇科临床上的良师益友。

【原文】

1. 调经门：

(1) 妇科总括：男妇两科同一治，所异调经与崩带，嗣育胎前并产后，前阴乳疾不相同。

(2) 天癸月经之原：先天天癸始父母，后天精血永谷生。女子二七天癸至，任通冲盛月事行。

(3) 妇人不孕之故：不子之故伤任冲，不调带下经漏崩，或因积血胞寒热，痰饮脂膜病子宫。

(4) 月经之常：月经三旬时一下，两月并月三居经，一年一至为避年，一生不至孕暗经。

(5) 月经异常：经期吐血或衄血，上溢妄行曰逆经，受孕行经曰垢胎，受孕下血漏胎名。

(6) 外因经病：天地温和经水安，寒凝热沸风荡然，邪入胞中任冲损，妇人经病本同参。

(7) 内因经病：妇人从人不专主，病多忧忿郁伤情，血之行止与顺逆，皆由一气率而行。

(8) 不内外因经病：血者水谷之精气，若伤脾胃何以生，不调液竭血枯病，舍之非道损伤成。

(9) 血色不正病因：血从阳化色正红，色变紫黑热之征，黄泔淡红湿虚化，更审瘀块黯与明。

(10) 气秽清浊病因：热化稠黏臭必秽，寒化清彻臭则腥，内溃五色有脏气，时下而多命必倾。

(11) 愆期前后多少：经来前后为愆期，前热后滞有虚实，淡少为虚不胀痛，紫多胀痛属有余。

(12) 经行发热时热：经行发热时潮热，经前血热经后虚，发热无时察客热，潮热午后审阴虚。

(13) 经行寒热身痛：经来寒热身体痛，当分荣卫与虚实，有汗不胀卫不足，无汗而胀荣有余。

(14) 经行腹痛：腹痛经后气血弱，痛在经前气血凝，气滞腹胀血滞痛，更审虚实寒热情。

(15) 经行泻吐：经行泄泻是脾虚，鸭溏清痛乃寒湿，胃弱饮伤多呕饮，食伤必痛吐其食。

(16) 错经妄行成吐衄崩：逆行吐血错行崩，热伤阴阳络妄行，血多热去当用补，血少虽虚须主清。

(17) 经水过多兼时下白带：多清浅淡虚不摄，稠黏深红热有余，兼带时下湿热秽，形清腥秽冷湿虚。

(18) 调经证治方歌：①四君子汤，异功散，六君子汤，香砂六君子汤，七味白术散，参苓白术散，归脾汤，逍遥散，八珍汤，十全大补汤，双和饮，养荣汤，理中汤。补养元气四君子，

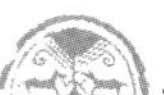

参苓术草枣生姜。异功加陈兼理气，虚痰橘半六君汤。呕吐香砂六君子，渴泻七味藿葛香。脾泻参苓白术散，薏桔山莲砂扁方。思虑伤脾损心血，归脾归芪枣远香。减参加柴归芍薄，逍遥调肝理脾方。合物八珍兼补血，芪桂十全大补汤。去参苓术双和饮，去芎加陈养荣汤。脾胃虚寒吐且泻，理中减苓加干姜。②四物汤，桂枝四物汤，麻黄四物汤，柴胡四物汤，玉烛散。妇人血病主四物，归芎白芍熟地黄。血瘀改以赤芍药，血热易用生地黄。表热有汗合桂草，表热无汗合麻黄。少阳寒热小柴并，阳明热合调胃汤。

（19）先期证治：芩连四物汤，地骨皮饮，胶艾四物汤，芩术四物汤，桃红四物汤，当归补血汤，圣愈汤，姜芩四物汤，佛手散，芎归汤。先期实热物芩连，虚热地骨皮饮丹。血多胶艾热芩术，逐瘀桃红柴块黏。血少浅淡虚不摄，当归补血归芪先。虚甚参芪圣愈补，热滞姜芩丹附延。逐瘀芎归佛手散，又名芎归效若仙。

（20）过期证治方歌：过期饮，双和饮，圣愈汤，人参养荣汤。过期血滞物桃红，附莪桂草木香通，血虚期过无胀热，双和圣愈及养荣。

（21）经行发热时热证治方歌：加味地骨皮饮，六神汤，逍遥散。经来身热有表发，内热地骨加胡连，经后六神加芪骨，逍遥理脾而清肝。

（22）经行身痛证治方歌：羌桂四物汤，黄芪建中汤。经来身痛有表发，无表四物羌桂枝。经后血多黄芪建，芪桂芍草枣姜饴。

（23）经行腹痛证治方歌：①当归建中汤，加味乌药散，琥珀散。经后腹痛当归建，经前胀痛气为殃。加味乌药汤乌缩，延草木香香附榔。血凝碍气疼过胀，本事琥珀散最良，棱莪丹桂延乌药，寄奴当归芍地黄；②大温经汤，吴茱萸汤。胞虚寒病大温经，来多期过小腹痛，归芎芍草人参桂，吴丹胶半麦门冬。不虚胞受风寒病，吴茱萸汤更加风，藁细干姜茯苓木，减去阿胶参芍芎。

（24）经行吐泻证治方歌：参苓白术散，理中汤，七味白术散，香砂六君子汤。经泻参苓白术散，鸭溏清病理中汤，肌热渴泻七味散，呕饮香砂六君汤。

（25）经行吐衄证治方歌：三黄四物汤，犀角地黄汤。经前吐衄为热壅，三黄四物大芩连，经后吐衄仍有热，犀角地黄芍牡丹。

2. 经闭门：

（1）血滞经闭：石瘕寒气客胞中，状如怀子不经行，胞闭热气迫肺咳，伤心气血不流通。

（2）血亏经闭：二阳之病发心脾，不月有不得隐曲，血枯其传为风消，息贲者死不能医。

（3）血枯经闭：脱血过淫产乳众，血枯渐少不行经，骨蒸面白两颧赤，懒食消瘦咳嗽频。

（4）经闭久嗽成劳：男劳已详心法内，女损阴血传风消，或因病后素禀弱，经闭咳嗽血风劳。

（5）妇人经断复来：妇人七七天癸竭，不断无疾血有余；已断复来审其故，邪病相干随证医。

（6）室女经来复止：室女经来复不来，若无所苦不为灾，必是避年未充足，若见虚形命可哀。

（7）师尼室寡经闭：师尼室寡异乎治，不与寻常妇人同，诊其脉弦出寸口，知其心志不遂情。

调经若不先识此，错杂病状岂能明！和肝理脾开郁气，清心随证可收功。

（8）血滞经闭证治方歌：吴茱萸汤，琥珀汤，三和汤。石瘕带表吴茱萸，攻里琥珀散最宜，胞闭三和汤四物，硝黄连薄草芩栀。

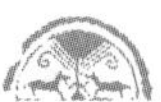

（9）血枯血亏经闭证治方歌：玉烛散，人参养荣汤，六味地黄汤，十全大补汤。胃热烁血玉烛散，失血血枯养荣汤。地黄汤治房劳损，萸药苓丹泽地良。乳众血枯经若闭，须用十全大补方。

（10）经闭久嗽成劳证治方歌：附劫劳散。月水不行蒸潮汗，食减咳嗽血风劳，劫劳散用参苓芍，归地甘芪半味胶。

（11）妇人经断复来证治方歌：芩心丸，益阴煎，十全大补汤，八珍汤，逍遥散，归脾汤。经断复来血热甚，芩心醋丸温酒吞，益阴知柏龟生地，缩砂炙草枣姜寻。血多热去伤冲任，十全大补与八珍。暴怒忧思肝脾损，逍遥归脾二药斟。

（12）室女师尼寡妇经闭证治方歌：大黄䗪虫丸，泽兰叶汤，柏子仁丸，逍遥散。室女经闭多血结，大黄䗪虫桃杏仁，虻蛭蛴螬甘草芍，干漆生地及黄芩。不足泽兰归草芍，柏子仁丸用柏仁，熟地泽兰牛卷续，相兼久服自然行。师尼寡妇逍遥散，附兰丹地郁栀芩。

（13）妇病难治：谚云妇病不易治，盖以幽居情郁疑，执拗不喜望闻问，讳疾忌医术莫施。

（14）诊看妇人须先问经期妊娠：未诊妇人女子病，先问经期与妊娠，不详误药非细事，疑似难明昧所因。

3. 崩漏门：

（1）崩漏总括：淋漓不断名为漏，忽然大下谓之崩。紫黑块痛多属热，日久行多损任冲，脾虚不摄中气陷，暴怒伤肝血妄行。临证审因须细辨，虚补瘀消热用清。

（2）崩漏证治方歌：①荆芩四物汤，胶艾四物汤，四物汤，琥珀散，八珍汤，十全大补汤，人参养荣汤，归脾汤，逍遥散。崩漏血多物胶艾，热多知柏少芩荆，漏涩香附桃红破，崩初胀痛琥珀攻。日久气血冲任损，八珍大补养荣宁。思虑伤脾归脾治，伤肝逍遥香附青。②补中益气汤，益胃升阳汤。气陷补中益气举，保元升柴归术陈，益胃升阳加芩曲，腹痛加芍嗽减参。③调经升阳除湿汤。夹水水泻不甚弱，调经升阳除湿汤，芪草升柴归苍术，羌独藁本蔓荆防。④失笑散，地榆苦酒煎。杀血心痛失笑散，蒲黄五灵脂定疼。崩血不已防滑脱，地榆苦酒煎止崩。

4. 带下门：

（1）五色带下总括：带下劳伤冲与任，邪入胞中五色分，青肝黄脾白主肺，坏血黑肾赤属心。随入五脏兼湿化，渗从补泻燥寒温，更审疮脓瘀血化，须别胞膀浊与淫。

（2）带下证治方歌：①吴茱萸汤，补中益气汤，六味地黄汤，六君子汤，归脾汤。邪入胞中吴茱萸，赤黏连栀青防栀，白主益气黑六味，黄淡六君或归脾。②加味四物汤。胞中冷痛乃寒湿，四物附子桂姜宜，臭腥兼合知柏用，久滑升柴龙牡脂。③清白散。带下湿热清白散，四物姜炭草柏椿，赤榆荆芩湿二术，滑加龙牡久合君。④导水丸，万安丸。带下有余皆湿化，少腹胀疼污水绵，导水牵滑芩军热，万安牵椒茴木寒。⑤威喜丸，固精丸。瘀化疮脓浊淫病，虚实寒热酌其宜，威喜蜡苓固精菟，韭味桑苓龙牡脂。

5. 癥瘕积痞痃疝诸证门：

（1）癥瘕积聚痞瘀血血蛊总括：五积六聚分脏腑，七癥八瘕气血凝，癥积不动有定处，瘕聚推移无定形。痞闷不宣气壅塞，未成坚块血瘀名，蓄久不散成血蛊，产后经行风冷乘。

（2）癥瘕证治方歌二附大七气汤：妇人一切癥瘕病，上下攻疼七气汤，藿香益智棱莪术，甘桔青陈肉桂香。

（3）食证治方歌：附乌药散。经行产后食生冷，脏气相搏结块形，牢固不移日渐长，开滞消积温散行。乌药散乌桃莪术，木香当归青桂心。

（4）血证治方歌：附血竭散。乘脏虚兮风冷干，饮食内与血相搏，因成血癥坚牢固，胁腹胀痛热而烦。少食多忘头汗出，血竭归芍蒲桂延。

（5）痞证治方歌：附助气丸。三焦痞满胸膈闷，气不宜通助气清，白术三棱蓬莪术，枳壳槟榔香与陈。

（6）积聚证治方歌：附开郁正元散。积聚通用正元散，苓术青陈曲麦延，香砂海粉楂甘桔，痰饮食积血气搏。

（7）瘀血血蛊证治方歌：附桃奴散。腹中瘀血未成形，面黄发热腹胀疼，产后经来风冷客，血室之内有瘀停。产后恶露失笑散，经闭瘀凝玉烛攻，血蛊桃奴豭鼠粪，延桂砂桃附五灵。

（8）痃癖疝证总括：脐旁左右一筋疼，突起如弦痃证名，僻在两肋名曰癖，高起如山疝病称，必引少腹腰胁痛，三证皆由风冷成，或作或止因寒发，痛时方见不痛平。

（9）痃癖证治方歌：附葱白散。妇人痃癖腹肋痛，风冷血气结而成，葱白四物参苓枳，桂朴姜香青莪棱，茴香曲麦苦楝子，葱盐煎服诃黄斟。

（10）疝病证治方歌：附当归散。妇人疝病气攻冲，胁腹刺痛当归芎，鳖甲吴萸桃仁芍，桂榔青木大黄蓬。

（11）治诸积大法：形虚病盛先扶正，形证俱实去病急。大积大聚衰其半，须知养正积自除。

6. 嗣育门：

（1）胎孕之原：天癸先天生身气，精血后天化成形。男子二八天癸至，属阳应日精日盈。女子二七天癸至，属阴应月血月通。男女媾精乃有子，乾道男成坤女成。

（2）男女完实：精通必待三十娶，天癸二十始适人，皆欲阴阳完实后，育子坚壮寿偏增。

（3）种子时候：男子聚精在寡欲，交接乘时不可失，须待细缊时候至，乐育难忍是真机。

（4）分男女论：精血先后分男女，或以奇偶少多分，或以子宫左右定，是皆不晓固中因。欲识此中真消息，乾道阳男坤女阴。

（5）双胎品胎：古以双胎精气盛，不成男女或兼形，阴阳变常驳气盛，事之所有理难明。

（6）辨别孕病：孕病不分须诊乳，五月之后乳房升。何以知其母子吉，身虽有病脉和平。

（7）分经养胎：分经养胎不足凭，无所专养论不经，形始未分无不具，阴阳之道渐分形。

（8）受孕分房静养：受孕分房宜静养，谨戒食味使脾安，调其喜怒防惊恐，慎厥起居避风寒。

（9）安胎母子二法：安胎之道有二法，母病胎病要详分，母病动胎但治母，子病致母审胎因。

（10）胎前用药三禁：胎前清热养血主，理脾疏气是为兼，三禁汗下利小便，随证虚实寒热看。

（11）安胎审宜调治：形瘦不宜过热品，体盛补气恐动痰，安胎芩术为要药，佐以他药任抽添。火盛倍芩痰倍术，血虚四物气四君，杜续胶艾胎不稳，气盛苏腹枳砂陈。

7. 胎前诸证门：

（1）胎前总括：妊娠胎前病恶阻，胞阻肿满气烦是，痫嗽转胞与子淋，激经胎漏胎不安。小产死胎胎不长，子瘖脏躁鬼胎连。余病当参杂证治，须知刻刻顾胎原。

（2）恶阻总括：恶心呕吐名恶阻，择食任意过期安。重者须药主胃弱，更分胎逆痰热寒。

（3）恶阻证治方歌：①保生汤，胎气阻逆惟呕吐，无他兼证保生汤，砂术香附乌陈草，量加参枳引生姜。②加味六君汤，痰饮恶阻吐痰水，烦眩加味六君汤，枇杷藿香旋缩枳，热秘芩军寒桂姜。③加味温胆汤，热阻恶食喜凉浆，心烦愦闷温胆汤，橘半茯甘与枳竹，更加芩连芦麦姜。

（4）胞阻总括：妊娠腹痛名胞阻，须审心腹少腹间。伤食心胃胎腰腹，少腹胞寒水尿难。

(5) 胞阻证治方歌：①加味平胃散，延胡四物汤。心胃痛多伤食滞，苍朴陈甘果枳曲，便秘加军倍甘草，胎动延胡四物宜。②加味胶艾四物汤，蜜硝汤。腹腰痛甚防胎堕，胶艾四物杜酒葱，外邪宜加羌独活，内热便秘蜜硝攻。③加味芎归饮，导赤散，五苓散。胞血受寒少腹疼，参吴胶艾草归芎。尿涩热甚导赤散，木通生地甘草灵。水盛阳虚五苓效，术泽肉桂茯猪苓。

(6) 子肿子气子满脆脚皱脚总括：头面四肢肿子肿，自膝至足子气名，肿胀喘满日子满，但脚肿者脆皱称。

(7) 子肿子气子满脆脚皱脚证治方歌：附茯苓导水汤。妊娠肿满与子气，水气湿邪脾肺间，水气浸胎喘难卧，湿气伤胎胀难堪。均宜茯苓导水治，香瓜槟腹四苓攒，桑砂苏陈胀加枳，腿脚防己喘葶添。

(8) 子烦证治方歌：附知母饮。孕妇时烦名子烦，胎热乘心知母痊，子芩知麦苓芪草，犀热参虚膏渴煎。

(9) 子悬胎上逼心证治方歌：附紫苏饮。胞膈胀满子悬名，喘甚由胎上逼心，紫苏饮用归芎芍，陈腹苏甘虚入参。

(10) 子痫证治方歌：附羚羊角散，钩藤汤。暴仆抽搐不识人，须臾自醒子痫名。羚羊角散防独杏，五加枣草薏苡仁，茯苓木香羚羊角，抽搐钩藤汤寄生，人参茯神归桔梗，口呐肢废中风成。

(11) 子嗽证治方歌：附枳桔二陈汤，桔梗汤，麦味地黄汤。妊娠咳嗽名子嗽，阴虚痰饮感风寒。痰饮二陈加枳桔，风寒桔梗汤可安。紫苏桔梗麻桑杏，赤苓天冬合贝前。久嗽阴虚宜清润，麦味地黄汤自痊。

(12) 转胞证治方歌：附举胎四物汤，阿胶五苓散。饮食如常烦不卧，不得小便转胞称。举胎救急丹溪法，四物升麻参术陈。服后探吐吐再服，不应阿胶入五苓。

(13) 子淋证治方歌：附加味五淋散。子淋频浊窘涩疼，五淋栀苓归芍芩，甘草再加生地泽，车前滑石木通寻。

(14) 激经胎漏尿血总括：妊娠经来名激经，胎漏下血腹不疼，若是伤胎腹必痛，尿血漏血要分明。

(15) 激经胎漏尿血证治方歌：附阿胶汤，黄芪汤，银苎酒，加味四物汤。激经无病不须治，子大能食经自停。胎漏下血多因热，四物阿胶栀侧芩。或下黄汗豆汁样，黄芪糯米苎根银。若是尿血膀胱热，四物血余共茅根。

(16) 胎不安小产堕胎总括：气血充实胎自安，冲任虚弱损胎原，暴怒房劳伤肝肾，疾病相干跌扑颠。五月成形名小产，未成形象堕胎言。无故至期数小产，须慎胎为欲火煎。

(17) 胎不安小产堕胎证治方歌：附加味圣愈汤，加味佛手散，十圣散，加味芎劳汤，益母丸，逍遥散，六味地黄丸。十全续缩减苓桂，因病伤胎十圣夸，跌扑芎劳调益母，怒劳逍遥地黄佳。胎伤腹痛血未下，圣愈汤加杜续砂，下血腹痛佛手散，胶艾杜续术芩加。

(18) 堕胎下血不止血瘀不出证治方歌：附独参汤，回生丹，益母丸。堕胎暴下血不止，面黄唇白独参汤，恶血不出凝胀痛，回生益母酌相当。

(19) 子死腹中总括：子死腹中须急下，舌青腹痛冷如冰，时久口中秽气出，寒热峻缓详斟平。

(20) 子死腹中证治方歌：附佛手散，平胃散加芒硝方。下胎缓剂佛手散，峻剂平胃加芒硝，宜热宜寒须细审，产妇虚实莫涸淆。

(21) 辨子母存亡：妊娠一切垂危候，母子存亡可预推，面赤舌青必子死，面青舌赤母垂危，

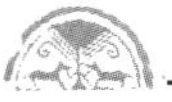

面舌俱青口吐沫，子母俱亡二命亏。

（22）胎兼癥瘕：妊娠有病当攻下，衰其大半而止之，经云有故而无殒，与病适当又何疑。

（23）胎不长证治方歌：附八珍汤，六君子汤。胎萎不长失滋养，气血不足宜八珍，脾虚胃弱六君子，谷化精微气血生。

（24）子瘖证治：子瘖声哑细无音，非谓绝然无语声，九月胎盛阻其脉，分娩之后自然通。

（25）子啼腹内钟鸣证治方歌：附黄连煎。腹内钟鸣与儿哭，子啼之证出偶然，空房鼠穴土能治，黄连煎汤亦可捐。

（26）脏躁证治方歌：附甘麦大枣汤。脏躁无故自悲伤，像若神灵大枣汤，甘草小麦与大枣，方出金匮效非常。

（27）鬼胎总括：邪思情感鬼胎生，腹大如同怀子形，岂缘鬼神能交接，自身血气结而成。

（28）肠覃石瘕证治方歌：附香棱丸。肠覃石瘕气血分，寒客肠外客子门，二证俱如怀子状，辨在经行经不行。石瘕吴萸汤最效，肠覃香棱丸若神，丁木茴香川楝子，青皮广莪与三棱。

（29）胎前母子盛衰：母盛子衰胎前病，母衰子盛产后殃，子母平和无衰盛，坦然分娩不须忙。

8. 生育门：

（1）临产：妊娠临产要安详，腹内虽疼切莫慌，舒身仰卧容胎转，静待生时不用忙。

（2）产室：产室寒温要适时，严寒酷热总非宜，夏要清凉冬要暖，病者医人俱要知。

（3）惊生：人语喧哗产母惊，心虚气怯号惊生，急须止静体嘈杂，产母心安胎自宁。

（4）试胎弄胎：月数未足腹中痛，痛定如常名试胎。临月腹痛腰不痛，或作或止名弄胎。二者均非正产候，但须宁静莫疑猜。

（5）坐草：坐草须知要及时，儿身未顺且迟迟，若教产母用力早，逼胎不正悔难追。

（6）临盆：儿身转顺顶当门，胞浆已破腹腰疼，中指跳动谷道挺，临盆用力送儿生。

（7）交骨不开：交骨不开须细审，或因不足或初胎，总宜开骨通阴气，佛手龟板妇发灰。若因不足加参妙，一服能令骨立开。

（8）盘肠生：盘肠未产肠先出，已产婴儿肠不收，顶贴蓖麻服升补，肠干润以奶酥油。

（9）难产：难产之由不一端，胎前安逸过贪眠，惊恐气怯用力早，胞破血壅血浆干。

9. 产后门：

（1）胞衣不下证治方歌：附夺命没竭散。胞衣不下因初产，用力劳乏风冷凝，下血过多产路涩，血入胞衣腹胀疼。急服夺命没竭散，勿使冲心喘满生，谕令稳婆随胎取，休惊产母莫教闻。

（2）产门不闭证治方歌：附十全大补汤。产门不闭由不足，初产因伤必肿疼，不足十全大补治，甘草汤洗肿伤平。

（3）血晕证治方歌：附清魂散，佛手散。产后血晕恶露少，面唇色赤是停瘀，恶露去多唇面白，乃属血脱不须疑。虚用清魂荆芥穗，人参芎草泽兰随，腹痛停瘀佛手散，醋漆熏法总相宜。

（4）恶露不下证治方歌：附失笑散，圣愈汤。恶露不下是何因？风冷气滞血瘀凝，若还不下因无血，面色黄白不胀疼。风冷血凝失笑散，去多圣愈补而行。

（5）恶露不绝证治方歌：附十全大补汤，佛手散。恶露不绝伤任冲，不固时时淋漓行，或因虚损血不摄，或因瘀血腹中停。审色污淡臭腥秽，虚补实攻要辨明，虚用十全加胶续，瘀宜佛手补而行。

（6）头疼证治方歌：附芎归汤，八珍汤。产后头疼面黄白，无表无里血虚疼，恶露不行兼腹痛，必因瘀血上攻冲，逐瘀芎归汤最效，虚用八珍加蔓荆。

(7) 心胃痛证治方歌：附大岩蜜汤，二陈汤，玉烛散。心痛厥逆爪青白，寒凝大岩蜜温行，四物去芎加独活，姜桂茱萸草远辛。因食恶食多呕吐，曲麦香砂入二陈，大便燥结小便赤，兼热饮冷玉烛攻。

(8) 腹痛证治方歌：附当归建中汤，失笑散，异功散，香桂散。去血过多血虚痛，去少壅瘀有余疼，伤食恶食多胀闷，寒入胞中见冷形。血虚当归建中治，瘀壅失笑有奇功，伤食异功加楂曲，胞寒香桂桂归芎。

(9) 少腹痛证治方歌：附延胡索散，五苓散，吴茱萸汤。少腹痛微名儿枕，硬痛尿利血瘀疼，尿涩淋痛蓄水证，红肿须防癀疝癃。儿枕瘀血延胡散，归芍蒲桂琥珀红，蓄水须用五苓散，溃疝吴萸温散行。

(10) 胁痛证治方歌：附延胡散，四君子汤，八珍汤。胁痛瘀滞犯肝经，左血右气要分明，血用延胡散可治，气宜四君加柴青。去血过多属虚痛，八珍加桂补其荣。

(11) 腰痛证治方歌：附佛手散，加味地黄汤。腰疼下注两股痛，风冷停瘀滞在经，佛手散加独活桂，续断牛膝桑寄生，血多三阴伤气血，地黄桂附续杜寻。

(12) 遍身疼痛证治方歌：附趁痛散，四物汤。产后身疼荣不足，若因客感表无形，趁痛散用归芪术，牛膝甘独薤桂心。血瘀面唇多紫胀，四物秦艽桃没红。

(13) 腹中块痛证治方歌：附延胡散，吴茱萸汤。产后积血块冲疼，多因新产冷风乘，急服延胡散可逐，日久不散血瘕成。更有寒疝亦作痛，吴萸温散不须攻。

(14) 筋挛证治方歌：附四物汤，八珍汤。产后筋挛鸡爪风，血亏液损复乘风。无汗养荣兼散邪，四物柴瓜桂钩藤。有汗八珍加桂枝，黄芪阿胶大补荣。

(15) 伤食呕吐证治方歌：附六君子汤，二陈汤。产后伤食心下闷，恶食嘈杂吞吐酸，六君楂曲香砂共，呕逆痰涎二陈煎。

(16) 呃逆证治方歌：附丁香豆蔻散，参附汤，茹橘饮。产后呃逆胃虚寒，丁香白蔻伏龙肝，桃仁吴萸汤冲服，不应急将参附添。热渴面红小便赤，竹茹干柿橘红煎。

(17) 气喘证治方歌：附二味参苏饮。产后气喘为危候，血脱气散参附煎，败血上攻面紫黑，二味参苏夺命痊。

(18) 浮肿证治方歌：附枳术汤，茯苓导水汤，小调中汤，小调经散。产后肿分气水血，轻浮胀满气之形，水肿喘嗽小便涩，皮如熟李血之情。气肿枳术汤最效，水肿茯苓导水灵，血肿调中归芍木，茯陈煎冲小调经。归芍珀麝辛桂没，理气调荣瘀血行。

(19) 发热总括：产后发热不一端，内伤饮食外风寒，瘀血血虚与劳力，三朝蒸乳亦当然，阴虚血脱阳外散，攻补温凉细细参。

(20) 发热证治方歌：①加味四物汤，加味异功散，生化汤。产后发热多血伤，大法四物加炮姜，头疼恶寒外感热，四物柴胡葱白良。呕吐胀闷伤食气，异功楂曲厚朴姜，脾不化食六君子，瘀血腹痛生化汤，当归川芎丹参共，桃仁红花炮干姜。②十全大补汤，八珍汤，当归补血汤，参附煎。劳力发热用十全，气血两虚八珍痊，血脱躁热补血效，虚阳外越参附煎。

(21) 寒热总括：寒热往来递更换，乍寒乍热时热寒，寒热似疟按时发，壮热憎寒热畏寒。

(22) 寒热证治方歌：附柴胡四物汤，增损四物汤，生化汤，更生散。往来寒热阴阳格，柴胡四物各半汤。荣卫不和乍寒热，归芍芎参甘草姜。

(23) 自汗头汗总括：产后阴虚阳气盛，微微自汗却无妨，头汗阴虚阳上越，周身大汗是亡阳。

(24) 自汗头汗证治方歌：附当归六黄汤，黄芪汤。虚热上蒸头汗出，治用当归六黄汤，黄芩连柏炒黑用，归芪生熟二地黄。自汗黄芪汤牡蛎，芪术苓甘麦地防，大汗不止阳外脱，大剂参附可回阳。

（25）中风证治方歌：附十全大补汤。产后中风惟大补，火气风痰未治之，十全大补为主剂，临证详参佐使宜。

（26）痉病证治方歌：附加味八珍汤。新产血虚多汗出，易中风邪痉病成，口噤项强身反折，八珍芪附桂防风。摇头气促寒不止，两手撮空莫望生。

（27）瘛疭抽搐证治方歌：附加味八珍汤。阴血去多阳气炽，筋无所养致抽搐，发热恶寒烦又渴，八珍丹地钩藤钩。抽搐无力戴眼折，大汗不止命将休。

（28）不语证治方歌：附加味八珍汤，星连二陈汤，七珍散。产后不语分虚实，痰热乘心败血冲，气血两虚神郁冒，实少虚多要辨明。虚用八珍藤菖志，痰热星连入二陈。败血冲心七珍散，芎地辛防朱蒲参。

（29）惊悸恍惚证治方歌：附茯神散，加味归脾汤。产后血虚心气弱，惊悸恍惚不安宁。养心须用茯神散，参芪地芍桂茯神，琥珀龙齿归牛膝；忧思归脾砂齿灵。

（30）妄言见鬼发狂证治方歌：附小调经散，妙香散。产后谵狂见鬼神，败血冲心小调经，心虚闷乱妙香散，二茯参芪远志辰，甘桔木麝山药末，归地煎调效若神。

（31）虚烦证治方歌：附人参当归汤，失笑散，当归补血汤。产后血虚烦短气，人参当归汤最良，参麦归芍熟地桂，瘀血冲心失笑方。去血过多烦躁甚，须用当归补血汤。

（32）发渴证治方歌：附参麦饮，加味四物汤，竹叶归芪汤。气虚津短参麦饮，血虚四物粉麦煎。渴甚竹叶归芪效，参术归芪竹叶甘。

（33）咳嗽证治方歌：附旋覆花汤，麦味地黄汤，加味佛手散。产后咳嗽感风寒，旋覆花汤荆穗前，麻杏半苓赤芍药，五味甘草枣姜煎。虚火上炎冲肺嗽，麦味地黄滋化源。瘀血入肺佛手散，加入桃红杏贝延。

（34）衄血证治方歌：附人参泽兰叶汤。产后口鼻黑而衄，胃绝肺败药难医，参兰丹膝生熟地，童便多冲冀万一。

（35）痢证总括：产后痢名产子痢，饮食生冷暑寒干。里急后重有余病，日久滑脱不足看，赤黄稠黏多是热，清彻鸭溏定属寒。寒热温清调补涩，虚实新久要详参。

（36）痢疾证治方歌：①槐连四物汤，芍药汤，真人养脏汤。热痢槐连四物效，冷热有余芍药汤，芍药芩连归木草，枳桂坠槟痛大黄。虚寒滑脱参术桂，芍药诃蔻广木香，甘草粟壳名养脏，日久十全大补良。②人参败毒散，香连丸，加味四物汤。有表痢用败毒散，羌独枳梗共柴前，参苓芎草姜葱引；暑湿成痢用香连，血渗大肠成血痢，四物胶榆余贼添。

（37）疟疾证治方歌：附加味生化汤，加味二陈汤，藿香正气汤。产后疟多因瘀血，荣卫不和热又寒，生化汤中加柴甲，痰食二陈楂朴添。外感不正正气散，陈半苓术苏朴甘，腹皮桔梗藿香芷，引加姜枣一同煎。

（38）蓐劳虚羸总括：产后失调气血虚，风寒外客内停瘀，饮食过伤兼劳怒，不足之中挟有余。寒热往来脐腹痛，懒食多眠头晕迷，骨蒸盗汗痰嗽喘，面黄肌瘦力难支，蓐劳先须调脾胃，后调荣卫补其虚。

（39）蓐劳虚羸证治方歌：附六君子汤，三合散，八珍汤，十全大补汤，养荣汤。扶脾益胃六君子，谷化精微气血强，能食渐觉精神爽。调卫和荣三合良，八珍去术小柴共，随证加减效非常。病退虚羸补气血，八珍十补养荣方。

（40）血崩证治方歌：附加味十全大补汤，加味逍遥散，佛手散，失笑散。产后亡血更血崩，

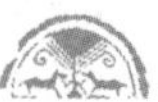

血脱气陷病非轻，十全大补胶升续，枣仁山萸姜炭寻。若因暴怒伤肝气，逍遥栀地白茅根。瘀停少腹多胀痛，佛手失笑效如神。

(41) 大便秘结总括：产后去血亡津液，胃燥肠枯大便难，饮食如常无所苦，不须妄下损真元，量其虚实通利导，血旺津回听自然。

(42) 小便淋闭方歌：附加味四物汤。产后淋闭腹胀痛，热邪挟血渗包中，四物蒲瞿桃仁膝，滑石甘草木香通。

(43) 小便频数不禁淋漓方歌：附补中益气汤，黄芪当归散，加味地黄汤。产后小便数且白，肾虚不固自遗尿。因产伤胞多淋漓，频数补中益气宜；胞伤黄芪当归治，参芪术芍草当归；不禁六味加桂附，益智螵蛸补骨脂。

(44) 大便出血方歌：附加味芩连四物汤。产后便血大肠热，四物芩连酒炒黑，地榆阿胶荆穗炒，蜜制升麻棕榈灰。脾虚不摄归脾效，气虚下陷补中宜。

(45) 败血成痈方歌：附加味生化汤。荣气不从逆肉理，败血留内发痈疽。只用生化加连翘，银花甘草乳没宜；切勿败毒施过剂，致令溃腐必难医。

(46) 产后虚实宜审：震亨产后惟大补，从正莫作不足看，二说须合形证脉，攻补虚实仔细参。

10. 乳证门：

(1) 乳汁不行证治方歌：①加味四物汤。产后血虚乳汁少，四物花粉不留行，木通猪蹄汤熬服，葱白煎汤乳房淋。②涌泉散。气脉壅塞乳胀痛，涌泉散用白丁香，王不留行天花粉，漏芦僵蚕猪蹄汤。

(2) 乳汁自涌证治方歌：附十全大补汤，菟怀散，麦芽煎。产后乳汁暴涌出，十全大补倍参芪。食少乳多欲回乳，菟怀红花归芎膝。无儿食乳乳欲断，炒麦芽汤频服宜。

(3) 乳证总括：乳房忽然红肿痛，往来寒热乳痈成。乳被儿吹因结核，坚硬不通吹乳名。初起结核不肿痛，年深内溃乳岩凶。乳头生疮名妒乳，细长垂痛乳悬称。

(4) 乳痈证治方歌：附消毒饮，益气养荣汤。乳痈初起消毒饮，青芷归柴浙贝蚕，花粉银花甘草节，寒热荆防羌独添，脓成皂刺穿山甲，溃后益气养荣煎。

(5) 吹乳证治方歌：附栝蒌散，立效散，外敷法。吹乳结核栝蒌散，乳没归甘用酒熬，更加皂刺名立效，已成脓溃未成消。外敷星夏芷皂刺，草乌为末蜜葱调。

(6) 乳岩证治方歌：附十六味流气饮，青皮甘草散，十全大补汤，八珍汤，归脾汤。乳岩郁怒损肝脾，流气饮归芍参芪，芎防苏芷枳桔草，槟榔乌朴桂通随。外熨木香生地饼，青皮甘草服无时。溃后不愈须培补，十全八珍或归脾。

(7) 妒乳乳悬证治方歌：附鹿角散，连翘散，芎归汤（佛手散）。妒乳甘草鹿角散，鸡子黄调炙敷之，连翘散防升元芍，蔹射硝黄甘杏宜。瘀血上攻乳悬证，芎归汤饮更熏鼻；不应蓖麻贴顶上，乳收即去莫迟迟。

11. 前阴诸证门：

(1) 阴肿证治方歌：附龙胆泻肝汤，补中益气汤，熏洗法，熥熨法。妇人闳痃两拗痛，玉门肿胀坠而疼，湿热龙胆泻肝治，导赤车前泽泻芩，当归栀子龙胆草。气虚下陷补中升，艾防大戟熬汤洗，枳实陈皮炒热熥。

(2) 阴痛证治方歌：附加味逍遥散，乳香四物敷法。阴中痛名小户嫁，痛极手足不能舒，内服加味逍遥散，四物乳香捣饼敷。

(3) 阴痒证治方歌：附逍遥散，龙胆泻肝汤，桃红雄黄膏。湿热生虫阴户痒，内服逍遥龙胆

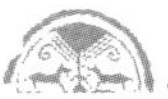

方，桃仁膏合雄黄末，鸡肝切片纳中央。

（4）阴挺证治方歌：附补中益气汤，龙胆泻肝汤，蛇床洗法，藜芦敷法。阴挺下脱即㿗疝，突物如蛇或如菌，湿热肿痛溺赤数，气虚重坠便长清。气虚补中青栀入，湿热龙胆泻肝寻，外熬蛇床乌梅洗，猪油藜芦敷自升。

（5）阴疮证治方歌：附加味四物汤，加味逍遥散，补中益气汤。蚀成疮疡浓水淋，时疼时痒若虫行，少腹胀闷溺赤涩，食少体倦晡热蒸。四物柴栀丹胆草，溃腐逍遥坠补中。

（6）阴痔证治方歌：附乌头熏法，逍遥散，龙胆泻肝汤，补中益气汤，归脾汤。阴中突肉名阴痔，或名茄子疾俗称。黄水易治白难治，乌头存性醋熬熏。内服逍遥与龙胆，补中归脾酌量行。

（7）阴冷证治方歌：附桂附地黄丸。阴冷风寒客子脏，桂附地黄丸最宜，远志干姜蛇床子，吴萸为末裹纳之。

（8）阴吹证治方歌：附膏发煎，十全大补汤。胃气下泄阴吹喧，《金匮》方用膏发煎，猪膏乱发同煎服，导从溺去法通元。气虚下陷大补治，升提下陷升柴添。

（9）交接出血证治方歌：附加味归脾汤，桂心釜墨散。交接出血伤心脾，伏龙肝末入归脾，《千金》桂心釜底墨，酒服方寸匕相宜。

12. 杂证门：

（1）热入血室方歌：①加味小柴胡汤。热入血室经适断，邪热乘虚血室潜，寒热有时如疟状，小柴胡加归地丹。②小柴胡汤。热入血室经适来，昼日明了夜谵妄，无犯胃气上二焦，热随血去自无恙。③刺期门法，清热行血汤。热入血室成结胸，下血谵语头汗出，二者皆当刺期门，随其实取泄而出。清热行血桃红丹，灵脂地草穿山赤。

（2）血分水分总括：经水先闭后病肿，任冲寒湿血壅经。先发水肿后经闭，水溢皮肤泛滥行。血分难医水易治，二者详参要辨明。

（3）血分证治方歌：附加味小调经散。血分血壅不能行，四肢浮肿病非轻，但使经通肿自散，红丹膝入小调经。

（4）水分证治方歌：附茯苓导水汤。先肿后闭名水分，停饮膀胱气不行，水消肿退经自至，茯苓导水效通神。

（5）梦与鬼交证治方歌：附加味归脾汤。独笑独悲畏见人，神虚夜梦鬼邪侵，归脾汤调辰砂珀，定志清心魂魄宁。

（6）梅核气证治方歌：附半夏厚朴汤。妇人咽中如炙，或如梅核结咽间，半夏厚朴汤最效，半朴苏茯姜引煎。

（7）血风疮证治方歌：附加味逍遥散。遍身疙瘩如丹毒，痒痛无时搔作疮，血风风湿兼血燥，加味逍遥连地方。愈后白屑肌肤强，血虚不润养荣汤。

（8）臁疮证治方歌：附桂附地黄丸。忧思郁怒肝脾损，湿热生疮长两臁，外属三阳为易治，内属三阴治每难。初起红肿败毒散，浓水淋漓补中煎，晡热阴虚宜六味，食少畏寒桂附丸。

（9）足跟痛证治方歌：附六味地黄汤，八珍汤。督脉发源肾经过，三阴虚热足跟疼，六味地黄滋真水，肿溃流脓用八珍。

二、《傅青主女科》证方歌诀

【内容提要】

本歌诀包括带下、血崩、鬼胎、涮经、种子、妊娠、小产、难产、正产、产后等共100症，

136 方。对女科各证，论述多有发明、处方平正，有独到之处，对产后诸证，以生化汤为主，迄今山西一带，生化汤应用甚广，成为产后的常规方剂，一直为医者所推崇。本歌诀有多种版本，其中以安志勋、耕夫所编为优，故选录以供记诵。

【原文】

1. 带下：附完带汤。妇人终年白物流，如涕如唾甚秽臭；脾虚肝郁湿气胜，任督病来带难束。完带白术山药炒，参芍车苍生甘草；陈皮柴胡黑荆芥，脾气健旺湿自消。

2. 青带下：附加减逍遥散。带下色青甚绿稠，原因肝经湿热留；利膀胱水解肝火，青绿两带自可瘳。青带加减逍遥散，柴胡茯苓白芍甘；陈皮茵陈炒栀子，利湿清热亦疏肝。

3. 黄带下：附易黄汤。妇人带下色发黄，任脉湿热邪气伤。补任之虚清肾火，临证当服易黄汤。易黄汤中用白果，山药芡实盐黄柏。酒炒车前能利水，补任之虚清肾火。

4. 黑带下：附利火汤。带下色黑气腥膻，腹痛小便如刀穿。胃命三焦火俱盛，火结于下未上炎。利火大黄石膏连，白术茯苓炒车前。不留寄奴栀知母，火退水进黑带减。

5. 赤骺下：附清肝止淋汤。带下色红因气陷，似血非血淋不断。肝经郁火克脾土，湿热蕴于带脉间。清肝止淋用归方，生地丹皮炒阿胶。黄柏牛膝小黑豆，酒炒香附加大枣。

6. 血崩昏暗：附固本止崩汤。妇人血崩一时临，不省人事甚昏沉。只因虚火盛动血，止崩切勿忘滋阴。固本止崩宜补阴，熟地白芍当归参。黄芪黑姜同煎服，不用止涩功亦深。

7. 年老血崩：附加减当归补血汤。老妇血崩证同前，房帏不慎使之然。必须断欲始除根，再起色欲证难痊。加减当归补血汤，归芪三七叶儿桑。四剂再入麦熟地，白术山药五味尝。

8. 少妇血崩：附固气汤。妊娠三月发血崩，多因行房不慎重。投方宜用固气汤，止血寓于补气中。固气汤中参术苓，熟地当归炒杜仲。甘草远志五味子，再加萸肉可止崩。

9. 交感出血：附引精止血汤。妇人交合宫血出，恐有血枯经血流。治法须通胞胎气，补精益气病可瘳。引精止血熟地黄，参术茯苓萸肉姜。黄柏荆芥车前子，服药还须慎帏房。

10. 郁结血崩：附平肝开郁止血汤。郁结血崩病在肝，舌干口渴呕吞酸。治宜平肝兼开郁，对症投药病可安。平肝开郁止血汤，归芍术丹生地黄。三七柴草黑芥穗，加贯众炭效更彰。

11. 闪跌血崩：附逐瘀止血汤。坠落闪挫致血崩，面痉形枯按之痛。瘀血作祟是病因，活血化瘀新血生。逐瘀止血用生地，大黄赤芍粉丹皮。归尾枳壳炙龟板，泡炒桃仁用十粒。

12. 血海太热血崩：附麦味熟地清海丸。血海太热致血崩，君相二火翕然动。肝不能藏脾难摄，滋阴降火法最灵。麦味熟地清海丸，山萸山药术芍丹。龙骨地骨干桑叶，玄参沙参石斛团。

13. 经水先期：附清经散，两地汤。经水先期量甚多，肾中太旺水与火。有余之水勿药喜，有余之火清其热。清经散用大熟地，白芍茯苓地骨皮。青蒿丹皮炒盐柏，滋水汇火损而益。经水先期量甚少，肾中水亏火来灼。治法当宜专补水，肾水充足火自消。两地汤中用生地，玄参麦冬地骨皮。阿胶白芍用酒炒，补水泻火服之宜。

14. 经水后期：附温经摄血汤。经水后期因血寒，经量多少应分辨。少属不足多有余，治宜补中合温散。温经摄血用肉桂，白术川芎用五味。柴胡续断熟地黄，加参可补元气亏。

15. 经水先后无定期：附疏肝汤。经水先后无定期，肝经郁结莫狐疑。治法宜疏肝之气，白芍当归与熟地。茯苓山药柴荆芥，数服经自不衍期。

16. 经水数月一行：附助仙丹。经水数月一行焉，此是妇人骨自仙。虽然天生仙骨者，岂无嗜欲损天然。助仙丹中茯陈煎，白芍白术菟丝连。山药杜仲与甘草，河水煎服四剂痊。

17. 年老经水复行：附安枣汤。年老经行乃为崩，肝脾藏摄力不胜。治宜大补肝脾气，气足摄血崩漏停。安老汤中参芪增，熟地术归山药明，阿荆甘附术耳炭，疏肝养脾效更宏。

18. 经水忽来忽断时疼时止：附加味四物汤。经水忽来忽断焉，疼痛发作亦如然。经行适逢风寒袭，补肝生血风自蠲。加味四物地芍先，当归川芎和牡丹。白术二胡并甘草，用之得当效可观。

19. 经水未来腹先疼痛：附通经汤。经水未来腹先痛，热极不化郁火攻。紫黑成块因怒泄，宣郁降火有奇功。通经芍归丹栀充，白芥柴胡香附雄。郁金黄芩生甘草，连服四剂经自通。

20. 行经后少腹疼痛：附调肝汤。行经之后少腹疼，气血非虚肾水空。无水润肝木克土，相争气逆痛自生。调肝山药炒阿胶，当归山萸与白芍。巴戟甘草同煎服，调平肝气此方妙。

21. 经前腹疼吐血：附顺经汤。经前腹痛吐血浆，误认火热乃荒唐。肝气不舒经逆止，治宜顺气补肾良。顺经当归熟地黄，芍丹花沙芥穗襄。一剂吐止二经顺，连服十荆永泰康。

22. 经水将来脐下疼痛：附温剂化湿汤。经水来前三五天，脐下疼痛若刀穿。经下色如黑豆汁，湿寒所致非热煎。温剂化湿宜为先，白术花苓山药连。巴戟扁豆与白果，煎服经来十日煎。

23. 经水过多：附加减四物汤。经水过多行复行，面黄体倦色不荣。病非血热有余故，血不归经此病生。加减四物地芍并，归芎白术与黑荆。山萸续断生甘草，数服血自归经程。

24. 经前泄水：附健固汤。经未来时水先行，脾虚湿盛此病成。治法不宜先治水，除湿补气法最灵。健固汤中用人参，茯苓白术薏苡仁。巴戟当用盐水浸，脾气日盛湿自运。

25. 经前大便下血：附顺经两安汤。大便下血行经前，经流大肠使之然。胞胎之系通心肾，大补其气使之安。顺经两安交心肾，归芍熟地与人参。山萸白术麦麻芥，加入巴戟可受妊。

26. 年未老经水断：附益经汤。年未七七经水断，心肝脾气都不顺。肾气不能化生成，大补肾水益精原。益经熟地沙人参，归芍白术丹枣仁。柴胡山药杜仲炭，同治心肝与脾肾。

27. 身瘦不孕：附养精种玉汤。妇人瘦弱不孕生，肝木虚燥肾水空。大补肾水滋肝木，水旺火消孕能成。养精种玉贵子生，服药节欲三月整。当归熟地白芍药，山萸四味滋肾精。

28. 胸满不思食不孕：附并提汤。胸满膈闷食不思，倦怠欲卧力难支。肾中水火二气弱，脾胃失运不妊子。并提汤中用熟地，巴戟白术人参芪。山萸柴胡枸杞子，精旺自有化生机。

29. 下部冰冷不孕：附暖胞汤或丸。妇人下部冷似冰，胞胎寒极孕难成。寒泉欲转成暖冰，须得阳春热气腾。暖胞巴戟与杜仲，参术山药芡实增。菟丝桂附补骨脂，改汤为丸亦见功。

30. 胸满少食不孕：附温土毓麟汤。膈满少食不孕症，呕泄之痛亦常生。脾胃虚寒失运化，心肾火衰当辨明。温土毓麟性偏温，巴戟白术与人参。山药神曲覆盆子，连服一月自孕成。

31. 少腹急迫不孕：附宽带汤。少腹急迫不育雏，腰脐气闭带脉束。脾胃气虚原致此，大补脾土功效殊。宽带巴戟熟地术，麦参杜仲补骨脂。苁蓉归芍莲五味，四剂少腹紧迫除。

32. 嫉妒不孕：附开郁种玉汤。妇人嫉妒心不宽，肝郁脾塞非天厌。心肾任带相沿塞，胞门闭阻受孕难。开郁种玉术芍丹，归苓香附花粉添。连服一月郁尽解，不生贵子亦木兰。

33. 肥胖不孕：附加味补中益气汤。妇人肥胖痰涎多，胞胎湿盛奈若何。泄水化痰非正治，急补脾胃莫蹉跎。加味补中益气汤，参芪柴草术苓当。升麻陈皮制半夏，痰涎尽消脾气旺。

34. 骨蒸夜热不孕：附清骨滋肾丸。骨蒸夜热似火焚，不孕一生徒雨云。口干舌燥咳吐沫，骨髓内热虚火熏。清骨滋肾用地骨，丹皮麦冬术石斛。沙参玄参五味子，久服自然肾水足。

35. 腰酸腹胀不孕：附升带汤。腰酸腹胀不孕生，任督受困疝瘕横。治宜先去疝瘕病，兼补任督法最精。升带人参沙参并，荸荠鳖甲白茯苓。肉桂神曲术半夏，日久服之孕自成。

36. 便涩腹胀足浮肿不孕：附化水种子汤。便涩腹胀足浮肿，只缘胞胎湿气满。利膀胱水壮肾大，汪洋水地变良田。化水种子巴戟天，白术茯苓共车前。人参芡实菟丝子，再加肉桂火归元。

37. 妊娠恶阻：附顺肝益气汤。怀孕之后恶阻现，恶心呕吐渴思酸。见食憎恶常欲卧，血分太燥病属肝。顺肝益气参归尝，苏子术苓熟地黄。芍麦陈砂神曲炒，连服三剂逆气降。

38. 妊娠水肿：附加减补中益气汤。妊娠五月足水肿，渐及全身延面头。脾肺气虚失运化，湿邪侵入皮下留。加减补中益气汤，参归术芪柴胡草。升麻陈皮白茯苓，连服四剂水肿消。

39. 妊娠少腹疼：附安奠丸。妊娠少腹痛非常，胎动不安食色伤。脾肾亏损身无力，急补脾肾法最良。安奠二天参地黄，白术山药扁豆襄。山萸杜仲枸杞草，脾肾健固若金汤。

40. 妊娠口干咽疼：附润燥安胎丸。妊娠三月四月间，口干咽痛胎不坚。甚则血流如经水，火动之极水亏焉。润燥安胎二地先，山萸五味麦冬添。黄芩阿胶益母草，肾经滋润胎自安。

41. 妊娠吐泻腹疼：附援土固胎汤。妊妇吐泻胎不安，腹痛难忍不可缓。多因脾胃气虚故，温补心肾是真诠。援土因胎参术药，萸桂杜仲菟丝断。炙草枸杞砂附子，脾胃气盈胞胎安。

42. 妊娠子悬胁痛：附解郁汤。妊娠忧郁致伤肝，两胁闷痛胎不安。肝气不通肝血燥，亦有名之谓之悬。解郁白芍当归先，白术茯苓山栀研。薄荷人参砂枳壳，水精四布子不悬。

43. 妊娠跌损：附救损安胎汤。妊娠跌损伤胎元，腹痛如堕宜救援。外伤为病内伤故，气血素亏是病源。救损安胎归芍吞，生地白术炙草参。苏木乳香与没药，瘀散胎安病除根。

44. 妊娠小便下血病名胎漏：附助气补漏汤。妊娠胎安腹不痛，小便时时血水淋。气虚下陷胎方漏，补气泻火法最精。助气补漏白芍参，生地益母桔黄芩。续断甘草同煎滚，二剂漏止胎可荫。

45. 妊娠子鸣：附扶气止啼汤。妊娠怀胎七八月，忽然儿在腹中鸣。腰间隐隐常作痛，母气虚甚此病生。扶气止啼人参烹，黄芪当归麦门冬。橘红甘草天花粉，肺气健旺子无声。

46. 妊娠腰腹疼、渴、汗、躁狂即子狂：附急焚安胎汤。妊娠腰腹痛难当，烦躁发狂欲饮凉。胃火太盛灼肾水，胎无水润堕须防。急焚安胎用人参，青蒿白术天花粉。生地知母白茯苓，火尽胎安定心神。

47. 妊娠中恶：附消恶安胎汤。妊娠中恶是因何，痰多遇祟起病疴。古洞幽岩休进步，阴寒庙宇亦招魔。消恶安胎用归芍，白术茯苓人参草。陈皮花粉紫苏叶沉，大补气血功效高。

48. 妊娠多怒堕胎：附利气泄火汤。妊娠堕胎是因何，只缘性急怒气多。治宜平肝利腰气，气顺火清胎自和。利气泄火参术芍，熟地当归生甘草。芡实黄芩均须炒，多服怒气可平消。

49. 行房小产：附固气填精汤。妊妇行房太颠狂，遂致小产血汪洋。火炽水涸兼气脱，固气填精法为上。固气填精熟地黄，参芪芥穗三七良。白术当归煎四荆，补气补精施妙方。

50. 跌闪小产：附参芪补气丸。闪跌小产血块流，昏晕欲绝命将休。血室损伤伤甚重，理气散瘀病可痊。参芪补气气力足，归丹生血瘀难留。红姜活血除昏晕，茯苓利水血自收。

51. 大便干结小产：附清胞汤。妊妇口渴干燥烦，舌上生疮两唇翻。便结腹疼致小产，血热灼胎是病源。清胞中火补肾元，加减四物效不凡。丹栀山药山萸肉，补中清元虚火散。

52. 畏寒腹疼小产：附黄芪补气汤。妊妇腹痛畏寒凉，小产原因气虚张。气旺胎牢气衰堕，此理精微细思量。黄芪补气生用良，二两黄芪一两当。肉桂五分同煎服，五荆全煎效非常。

53. 大怒小产：附引气归血汤。妊妇大怒血门开，其血直捣入胞胎。胞胎之系通心肾，心肾路塞胎堕哉。引气归血芍当归，术麦丹皮荆芥穗。姜炭郁金香附草，煎服气归血亦回。

54. 血虚难产：附送子丹。妊妇临产数日前，腹痛不生因何缘，胞中无血身难转，血虚难产理昭然。送子丹中黄芪先，麦归熟地川芎煎。连服二剂产即易，如同得水顺风船。

55. 交骨不开难产：附降子汤。妊妇临产胞浆开，儿到产门不下来。原因气血大亏甚，交骨黏滞不得开。降子须将气血培，人参川芎一两归。红花活血牛膝降，柞木开关响如雷。

56. 脚手先下难产：附转天汤。脚手先下难产生，原因气血两不盈。针儿手脚痛缩入，再补气血救孩婴。转天参归和川芎，牛膝升麻附子同。一剂儿身即顺转，二剂婴儿即降生。

57. 气逆难产：附舒气散。难产数日主何缘，坐草太早是根源。儿久不生产母惧，惧则气逆难转旋。舒气散中用川芎，人参当归紫苏梗。白芍牛膝陈紫胡，煎入葱白催儿生。

58. 子死产门难产：子死产门难生产，服开骨药徒枉然。大补气血方为妙，能下死子保母安。救母丹中当归先，人参川芎益母团。黑荆芥穗赤石脂，一剂子下保平安。

59. 子死腹中难产：附疗儿散。子死腹中识认难，母命煤黑命危险。母面若无烟熏气，断知子死母能安。疗儿散中参归优，牛膝鬼臼乳香俦。子死应补气与血，催生药物莫妄投。

60. 正产胞衣不下：附送胞汤，加味补中益气汤。胞衣不下因何缘，血少干枯故粘连。心烦意乱时昏晕，瘀血停留使之然。送胞汤用益母草，归芍乳香与没药。芥穗麝香宜少用，煎服胞衣离宫巢。婴儿落生五六日，胞衣为何留腹中。气虚力弱难推送，瘀血除尽免昏蒙。补中益气用参芪，当归白术草陈皮。柴胡升麻莱菔子，升清降浊奏功奇。

61. 正产气虚血晕：附补气解晕汤。妇人甫产儿初下，忽病血晕目昏花。呕恶欲吐中无主，气虚将脱莫认差。补气解晕用芪参，黑荆姜炭当归身。气血两旺心自定，四剂痊愈免危困。

62. 正产血晕不语：附独参汤。婴儿已落香盆落，产母忽晕不言语。气血双脱危急候，针刺眉心可救急。眉心出血不觉昏，人参一两速煎吞。或服当归补血汤，接续气血命能存。

63. 正产败血攻心晕狂：附安心汤。产后二三日之中，恶露不行血上攻。狂言呼叫甚奔走，血室空虚病由生。安心汤中当归芎，生地丹皮蒲黄冲。荷叶少许通七窍，少服取效多无功。

64. 正产肠下：附补气升肠饮。产妇肠下亦危症，气虚下陷收不能。升提之药宜慎用，补气气旺肠自升。补气升肠饮川芎，当归一两酒洗用。人参白术生黄芪，少佐升麻引气升。

65. 产后少腹疼：附散结定疼汤，肠宁汤。妇人产后少腹疼，甚结成块按更痛。瘀血作祟非儿枕，补逐兼行自有功。散结定疼当归芎，丹皮益母与黑荆。乳香山楂桃仁炒，一剂痛止勿多用。产后腹痛按止焉，血虚作痛不同前。血室空虚宜补血，相间补气两法全。肠宁汤中用当归，地黄阿胶参麦桂。山药续断生甘草，气血既生疼自回。

66. 产后气滞：附救脱活母汤。产后气滞病膏肓，气血双脱无主张。救脱尚须补气血，抓紧时机施妙方。救脱活母人参当，麦冬枸杞熟地黄。山萸阿胶桂芥穗，肺安喘定病复康。

67. 产后恶寒身颤：附十全大补汤。产后恶寒身震颤，发热作渴是何缘。气血两虚邪入侵，认作伤寒错决断。十全大补参芪草，术苓当归与白芍。川芎肉桂熟地黄，连服数剂奏捷效。

68. 产后恶心呕吐：附温肾止呕白术丸。产后恶心呕吐现，胃气寒因肾气寒。失血过多肾水涸，火既不生寒自现。温肾止呕白术丸，巴戟山萸熟地团。参苓炮姜橘白蔻，肾气升腾驱胃寒。

69. 产后血崩：附救败求生汤。产妇产后半同时，阴兴阳起云雨施。血崩昏晕见神鬼，此等病孽自作之。救败求生参白术，当归山药与熟地。山萸枣仁制附子，补气回阳此方奇。

70. 产后手伤胞胎淋漓不止：附完胞饮。临产接生要安祥，频频手试胎胞伤。淋漓不止痛难忍，急服药饵补救方。完胞饮中用参芪，术归川芎和白及。茯苓桃红益母草，煎猪羊胞代水剂。

71. 产后四肢浮肿：附转气汤。产后四肢皆浮肿，咳嗽吐酸两胁痛。寒热往来阴阳扞，气血大亏肾水空。转气白芍和熟地，参苓术归与芡实。山药山萸柴胡配，再加盐炒补骨脂。

72. 产后肉线出：附两收汤。产后水道出肉线，动之疼痛更增添。此乃带脉虚脱故，任督无力不能还。两收参术和山药，熟地芡实扁豆炒。杜仲山萸巴戟肉，川芎白果共煎熬。

73. 产后肝痿：附收膜汤。产后阴户一物生，其形如帕或角形。肝之血膜随血堕，病名肝痿补气灵。收膜汤中参芪用，白术白芍当归同。升麻提升量宜少，一剂即收奏奇功。

74. 产后气血两虚乳汁不下：附生乳丹。产后乳汁点滴无，厚因气血两虚乎。气血充足乳汁旺，衰弱乳汁必于枯。生乳丹中参芪通，当归麦冬苦桔梗。七孔猪蹄用两个，二剂乳汁如泉涌。

75. 产后郁结乳汁不通：附通肝生乳汤。少壮妇人乳应浓，只因羞怒乳塞壅。肝气郁结乳胀痛，舒通肝气乳自行。通肝生乳芍归冬，白术柴胡远志从。熟地通草生甘草，服后乳汁水溶溶。

76. 产后血块：附加味生化汤。治血块用生化汤，当归川芎五分姜。十粒桃仁五分草，引用黄酒童便良。加味生化归姜芎，桃仁元胡荆三棱。肉桂炙草同煎服，产后半月此方灵。

77. 产后血晕：附血晕加味生化汤，气血虚脱生化汤。产后血晕不识人，劳倦气竭神志昏。或因脱血气欲绝，痰火泛上不守神。血晕加味生化汤，归芎荆草桃仁姜。韭叶纳入有嘴瓶，滚醋冲入熏鼻腔。脉脱形脱症将绝，血崩血晕兼多汗。产后诸般危急症，加参生化最稳妥。气血虚脱生化汤，加入人参服之良。血块痛甚加肉桂，渴加麦味汗麻黄（根）。血块不痛炙黄芪，神曲麦芽医食伤。若伤肉食加楂砂，随症加减效更彰。

78. 产后厥证：附加参生化汤，滋荣益气汤。妇人生产用力多，劳倦伤脾肢冷厥。气上胸满脱去形，加参生化神自如。产后发厥块痛消，滋荣益气复神好。麦芽五味陈熟地，参芪术草归芎枣。

79. 产后气短似喘：附加参生化汤，补气养荣汤。产后血脱又劳倦，气无所持短似喘。散气化痰误人命，大补气血可获安。加参生化芎归参，炙草黑姜炒桃仁。气短似喘急投用，引加大枣效如神。补气养荣用参芪，归芎白术与陈皮。炙草黑姜熟地黄，血块不痛止方宜。

80. 产后妄言妄见：附安神生化汤，滋荣益气复神汤。产后日久气血虚，妄见妄言神无依。虚病似邪欲除之，先补其虚调其气。安神生化柏子仁，当归川芎与人参。桃仁黑姜陈皮草，茯神益智枣水吞。滋荣益气复神汤，参芪术芎麦地黄。茯神益智柏枣仁，陈草五味萸莲尝。

81. 产后伤食：附产后伤食生化汤。新产之后禁膏粱，饮食不节脾胃伤。治当扶元补气血，审伤何物调处方。产后伤食生化汤，面食神麦投之良。肉伤砂楂冷萸桂，虚甚参术亦可尝。

82. 产后忿怒：附健脾化食散气汤。产后怒气逆胸膈，血块又痛生化汤。宜去桃仁加木香，块化怒散保无殃。健脾化食散气汤，术归川芎和黑姜。人参陈皮可补气，郁怒消散气无伤。

83. 产后类疟：附滋荣养气汤，人参煎，参术膏。产后寒热往来频，应期而发汗雨淋。似疟不可作疟治，气血两虚是病因。滋荣养气术芪参，当归川芎熟地陈。麦冬炙草枣为引，有汗加入麻黄根。产后头痛身无汗，寒热往来是病源。芎归苓藿苍术半，炙草陈皮人参煎。疾有竹沥姜夏曲，弱人兼服河车丸。久疟不愈参术膏，空心汤化半酒盏。

84. 产后类伤寒二阳症：附加味生化汤。产后六七日当中，发热恶寒头亦痛。气血两虚阴阳捍，类似外感表无功。加味生化用防风，炙草羌活桃归芎。二剂头痛身仍热，再加白芷细辛葱。

85. 产后类伤寒三阴症：附养正通幽汤，润肠粥。劳倦伤脾运化慢，气血枯槁肠腑干。虚症类实宜用补，治者处方勿热偏。养正通幽肠可润，川芎当归麻桃仁。苁蓉炙草同煎服，汗多参芪麻黄根。产后大便久不通，润肠粥服最灵应。芝麻一升研成末，和米煮粥树奇功。

86. 产后类中风：附滋荣活络汤。产后口噤牙紧关，项强筋搐似疯癫。勿用治风消痰药，频服生化益血源。滋荣活络熟地黄，参芪茯神川芎防。天麻炙草荆芥穗，当归黄连陈皮羌。

87. 产后类痉：附加减生化止痉汤。产后汗多即变痉，项强身反似角弓。气息如绝难接续，加减生化连煎送。加减生化止痉好，归芎附子炙甘草。天麻人参麻黄根，桂枝羌活羚羊角。

88. 产后盗汗：附止汗散。产后睡中出盗汗，醒后汗止身疲倦。多因阴虚邪作祟，兼顾气血并收敛。产后盗汗止汗散，人参当归川黄连。熟地浮麦麻黄根，或用牡蛎小麦面。

89. 产后口渴小便不利：附生津止渴益水饮。产后口渴咽又干，小便不利是何缘。失血汗多原致此，肋脾益肺效非凡。生津止渴益水饮，麦冬归芪与人参。生地茯苓五味子，升麻炙草并葛根。

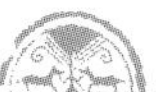

90. 产后遗尿：附八珍加升柴汤。产后气血太虚弱，频频遗尿难固摄。不可妄投收涩剂，峻补气血泉自缩。产后遗尿难约束，八珍汤加升柴胡。甚者更入熟附片，水煎温服病可除。

91. 产后出汗：附麻黄根汤。分娩之时汗淋漓，惊恐劳伤心肝脾。不可骤用敛汗剂，参加生化救危急。麻黄根汤当归参，芪术桂枝麻黄根。牡蛎粉草浮小麦，汗多服此效如神。

92. 产后患淋：附热淋汤，血淋汤。患淋石膏茅根君，瞿麦茯苓滑石参。葵子桃胶石首鱼，灯心为引奏效神。产后小便痛血淋，瞿麦葵子白茅根。车前通草鲤鱼齿，鱼齿研末水煎吞。

93. 产后便数：附桑螵蛸散。冷气入脬致便数，桑螵蛸散参芪多。鹿茸牡蛎赤石脂，研末服之泉可缩。

94. 产后泄泻：附加减生化汤，健脾利水生化汤。产后泄泻非杂症，气虚食积温邪生。湿则宜燥食消导，寒则温之热宜清。产后泄泻块未散，生化汤中再加减。川芎当归茯苓配，黑姜桃仁炙草莲。产后块除患泻症，健脾利水生化汤。归芎茯苓陈皮草，参术肉果泽泻姜。

95. 产后完谷不化：附加味生化汤，健脾参苓生化汤。产后三日块未散，劳倦伤脾运转难。或因暴食伤脾胃，完谷不化飧泻现。加味生化汤川芎，益智当归白茯苓。黑姜桃仁炙甘草，煎服数剂泄泻停。健脾参苓生化汤，归芎炙草肉果姜。白芍白术益智仁，胎前素弱此方尝。

96. 产后患痢：附加减生化汤，噤口青血丸，加味六君子丸。产后患痢治最难，清稀鸭溏定属寒。赤黄相黏定是热，寒温热清宜详参。生化汤中减黑姜，加入茯苓广木香。恶露痢疾相兼治，并行不悖法最良。产后噤口青血丸，两半莲肉木香连。和匀为丸酒送下，每服四钱三剂痊。产后久泻元气损，肛门如脱便不禁。六君子汤加木香，肉果一个姜汁吞。产后久痢色白苍，病原血虚四物养。再加人参与荆芥，连服数剂可复康。产后久痢色红赤，气虚亦服六君子。木香肉果同加入，连服数剂痢自止。

97. 产后呕逆不食：附加减生化汤，温胃丁香散，生津益液汤。加减生化芎归姜，砂仁竹叶与藿香。姜汁二匙和水煎，呕逆不食投此方。温胃丁香效更彰，人参白术并黑姜。陈皮前胡炙甘草，当归姜片丁藿香。产妇呕吐目中眩，去心去壳用石莲。茯苓丁香共研末，米饮送服保平安。生津益液用大枣，参麦茯苓炙甘草。竹叶小麦栝蒌根，大渴再加芦根妙。

98. 产后咳嗽：附安肺生化汤，加味四物汤。产后七日感风寒，咳嗽鼻塞亦恶寒。勿用麻黄柴胡汤，尚须分清火与痰。风寒咳嗽鼻声重，加味生化用最灵。归芍知母桔梗杏，痰加半夏虚参增。产后旬日感风寒，咳嗽声重亦有痰。身体虚弱难御邪，身热头痛多出汗。加参安肺生化汤，归芍人参杏仁桑。知母甘草桔梗配，半夏橘红共煎尝。加味四物归芍芎，生地知母共桔梗。紫菀冬花瓜蒌仁，甘草生姜与兜铃。

99. 产后流注：附参归生化汤。产后恶露流关节，漫肿结块痛切切。急宜葱熨治外肿，参归生化消瘀血。参归生化桂黄芪，川芎炙草香马蹄。此症当须补气血，饮食起居要适宜。

100. 产后臌胀：附补中益气汤，健脾汤，养荣生化汤。产后中风气血虚，医者误投耗散药。气不升降生臌胀，补中益气是妙着。补中益气用归芎，人参白术与茯苓。木香白芍萝卜子，臌胀消除气血行。伤食消导反生胀，病家宜服健脾汤。参苓归芎陈曲麦，大腹萸砂共煎尝。便秘误下反生胀，宜服养荣生化汤。归芍参苓陈腹皮，白芍苁蓉桃仁香。

101. 产后怔忡惊悸：附加减养荣汤，养心汤。劳倦失血心跳动，如人将捕惕然惊。症分怔忡与惊悸，调和脾胃神志宁。加减养荣用人参，归芎麦冬共茯神。黄芪元肉陈姜草，白术远志炒枣仁。心神不安须养心，参芪归芎与茯神。麦冬远志炙甘草，生姜五味柏子仁。

102. 产后骨蒸：附骨蒸保真汤，加味大造丸。骨蒸先服清骨散，柴胡前胡乌梅连。猪脊苦胆韭菜白，童便一盏共捣丸。骨蒸保真汤方好，参芪归芍当归草。知柏二冬连术芎，地骨枸杞五味枣。加味大造治骨蒸，参归枸柏连麦冬。生地石山与柴胡，河车另捣蜜丸成。

103. 产后心痛：附加味生化汤。劳伤风寒食伤冷，绵绵不止胃脘痛。用寒消积化食滞，加味生化服之宁。寒食吴萸肉桂投，面食神曲麦芽增。肉食山楂砂仁用，大便不通加苁蓉。

104. 产后遍身疼痛：附趁痛散。百节开张产后现，血脉瘀阻经络间。骨节不利腰背强，遍身疼痛动履难。趁痛散中君当归，黄芪白术甘草配。独活牛膝桑寄生，薤白生姜与肉桂。

105. 产后腰痛：附养荣壮肾汤，青娥丸。产后腰痛转侧难，养荣壮肾疼自蠲。当归防风杜仲桂，独治寄生姜续断。腰痛验方青娥丸，胡桃杜仲故纸团。壮腰补肾强筋骨，淡醋汤送效更显。

106. 产后阴痛：附祛风定痛汤，十全阴疳散。祛风定痛治阴痛，独活肉桂与川芎。当归地黄炒荆芥，大枣防风白茯苓。十全阴疳散阴疮，先熏后洗外用方。归芍川芎地榆草，日三夜四除痛痒。

107. 产后恶露：附加味补中益气汤，三消丸。恶露不行诸症生，食少羸瘦现骨蒸。五心烦热月水断，块在两胁动则鸣。加味补中益气汤，参芪芍草归枣姜。白术广皮送三消，恶露可除正不伤。三消丸中黄连君，芎栀棱莪青桃仁。山楂香附莱菔子，连服四剂恶露尽。

108. 产后乳痈：附瓜蒌散，回脉散。乳房臃肿皮色红，数日外溃出稠脓。胆胃热毒来作祟，气血壅滞生乳痈。乳痈速服瓜蒌散，当归白芷青皮甘。乳香没药金银花，水煎温服症自痊。未溃当服回脉散，山甲蛤粉共炒拌。大黄白芷乳没香，人参煎汤冲药面。

三、妇科方剂歌诀

【内容提要】

本节方剂歌诀，摘自《汤头歌诀·妇科方剂歌诀》《妇科秘方·方剂歌诀》《张氏妇科·四物汤加减法歌》，共收录临床妇科常用方剂 28 首，其中加减类方 4 首，妇科名方 24 首。可供记诵和临床选用。

【原文】

（一）加减类方

1. 胎前方歌诀（《妇科秘方》）：

胎前妙药橘甘陈，芍药川芎生地青，归腹二皮花粉壳，山楂苏梗果黄芩。
胎漏地榆牡蛎艾，腹痛玄胡香附砂。去红去白如前药，发热柴胡急急加。
小便不通泽泻木，若难大便郁槟麻。骨痛二活湿苍术，伤风干葛芷荆防。
头痛川芎荆芥用，中热还须薷藿香。子肿木通苍白卜，恶心半夏桂草果。
芪术茯苓治子虚，若还腰痛加添杜。子胀枳壳用青皮，苏梗再加莱菔子。
泄泻木通猪苓泽，苍术厚朴山药米。咳嗽有痰半夏杏，天冬五味治此症。
若无痰嗽用款冬，蒌半灯心葱姜共。痢红痢白有良方，红者芩连青木香，
枳壳槟榔加药内，三贴就去壳青榔。痢白肉桂木香米，朴通苍白药槟榔。
腰痛阵阵有良方，楂壳青姜百草霜，茱萸归尾通川滑，陈桔乌砂肉桂汤。
疟疾青果柴半茯，砂草苍朴豆槟榔。中风荆防天麻葛，此是胎前神效方。

2. 产后方歌诀（《妇科秘方》）：

产后不惟去恶血，白芷楂陈梗牛膝，干姜肉桂萸茱乌，香附灵脂玄明入。
三日外若发寒热，柴胡归尾不可缺。七日寒热小腹痛，桃仁蓬棱三味精。
十四外来是虚寒，归芎柴茯地黄尊。廿一日外腹中疼，升上降下作气论，

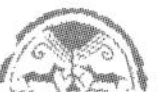

草果槟榔砂仁蔻，四味加添效如神。心腹之中一定痛，原来恶物尤未尽，速加棱术归尾桃，恶物出兮无余剩。又有气食相干症，升上降下痛难禁，果槟枳实共山楂，便是棱术亦可进。初产三至七日间，小腹状若有胎然，此是临盆进风故，破腹伤风自古传，药用荆防苏术葛，独活白芷三棱添。廿八恶血鲜血来，产后淋漓真大害，四物汤加花粉索，黄芩地榆牡蛎使，切忌葱姜乌桂萸，因有鲜血恐大溃。一月外发血虚寒，亦忌前方五味全，参术芎归茯芍药，补其血气免忧煎。咳嗽天冬味杏仁，有风而嗽慢评论，须加干葛前胡紫，桑白须加止嗽神，无风而嗽须芍药，白术芎归用茯苓。恶心半夏加些好，发热柴胡自古论，赤白淋漓只四味，地榆艾芷加牡蛎。失于调理至虚损，白术肉桂加人参，当归生地川芎芍，香附黄芪甘茯苓。三日外若瘀血虚，发狂颠倒中风形，朱砂棱术柴官尾，乌壳姜楂陈萸梗。三日外若瘀血坠，两足肿胀难进退，前方减去朱乌壳，加入桃仁芷膝通。积块棱术楂归尾，玄胡乌附木槟陈，灵脂川芎枯草果，分气分痰仔细评，气加青壳吴萸蔻，官桂干姜亦味佳；若是痰兮用星半，减去灵脂桂姜萸。骨节疼痛加羌活，头痛川芎荆芥临。二十日内发大热，必用于姜须炒黑。风证荆防苏木葛，蓬术独活芷三棱。七日以外小腹痛，有块发寒血未尽。或因内致产门伤，芷翘银花荆芥穗。伤风苏葛与防风，有痰二陈汤须定。骨痛羌活及当归，腰痛茯苓与杜仲。小便不通车前子，木通泽泻升麻境。大便枳实郁麻仁，七外不通将军应。泄泻木通猪苓泽，山药苍朴薏米仁。痢疾槟榔共木香，木通泽泻壳猪苓。疟疾柴胡青皮草，厚朴槟榔草果仁。血虚发热四物芩，伤食楂壳果蓬棱。中湿遍体多浮肿，眼目视物不转睛，荆防蓬棱茱萸术，姜桂柴卜尾桃仁，川乌草乌休多用，每帖只用二三分。中风不语血迷心，眼定不必费精神，眼珠转动稍可救，陈皮桔梗与桃仁，菖蒲归尾同乌药，门冬防风甘草辰。

3. 四物汤加减法歌（《张氏妇科》）：

四物芎归芍地黄，女科诸病是良方。调理养血医虚损，胎产无如用此汤。参术苓甘名八物，气虚血弱功最捷。十全加了桂黄芪，大补真元与精血。若对参苏号补心，心虚血少梦中惊。产后感寒能服此，不须加减效如神。下午发热本阴虚，方加知柏可痊除。骨蒸劳热柴芪鳖，知柏能兼地骨皮。妇人经水适然来，似疟汤中加小柴。妊娠月水时时下，胶艾加之止漏胎。经水过期阴血少，本方加橘与参芪。腹内积气当为痛，香附莪棱服自行。月经紫色及先期，方入芩连并牡皮。小腹瘀经兜涩痛，桃红乌附莫教迟。瘦妇血枯经涩闭，本方增入桃仁治。肥人色淡属于痰，配合二陈成一剂。经血行来太去多，芩连柴柏可同科。更加荆芥与羌活，升提其气要安和。方加芩术善安胎，胎痛砂苏郁便用。腹大异常咸水病，心胸气逆如鼓硬，鲤鱼汤煎苓术芩，减地芎加姜桔应。胎气不安胸膈胀，枳桔加之即宣畅。孕妇心烦号子烦，芩麦茯苓为依傍。芎归二味佛手名，坐草忙煎可保生。若是难产生不下，草霜白芷一同行。焦姜能治产后热，甘草大芎补阴血。汗多方内减川芎，急服参芪防气脱。产后血迷成血晕，恶露去多精神困，泽兰芎归荆参草，散号清魂能定晕。黑神减芎入桂姜，炙甘黑豆炒蒲黄。

净露下胸除腹满，酒便调服效非常，产后恶露如何少，若无别症精神好。
蓦然寒热腹中疼，还是黑神真个妙。产后惊风血不来，肚疼发热胀难挨，
柴胡指手灵脂泽，羌活红花仔细排。产后须当四物汤，但凡初产配焦姜。
产初用芍伤生气，腻膈尤嫌熟地黄。肠滑地归当应忌，汗多须把川芎去。
血虚腹痛赤芍良，加减四物先贤秘。

4. 妊娠六合汤（王海藏）妊娠伤寒：

海藏妊娠六合汤，四物为君妙义长，伤寒表虚地骨桂，表实细辛兼麻黄。
少阳柴胡黄芩入，阳明石膏知母藏，小便不利加苓泻，不眠黄芩栀子良。
风湿防风与苍术，温毒发斑升翘长，胎动血漏名胶艾，虚痞朴实颇相当。
脉沉寒厥亦桂附，便秘蓄血桃仁黄，安胎养血先为王，余因各症细参详。
后人法此治经水，过多过少别温凉，温六合汤加芩术，色黑后期连附商。
热六合汤栀连益，寒六合汤加附羌，气六合汤加陈朴，风六合汤加艽羌。
此皆经产通用剂，说与时师好审量。

（二）妇科名方

1. 胶艾汤（张仲景）胎动漏血：胶艾汤中四物先，阿胶艾叶甘草全，妇人良方单胶艾，胎动血漏腹痛全。胶艾四物加香附，方名妇宝调经专。

2. 当归散（张仲景）养血安胎：当归散益妇人妊，术芍芎归及子芩，安胎养血宜常服，产后胎前功效深。

3. 黑神散（《太平惠民和剂局方》）消瘀下胎：黑神散中熟地黄，归芍甘草桂炮姜，蒲黄黑豆童便酒，消瘀下胎痛逆忘。

4. 清魂散（严用和）产后昏晕：清魂散用泽兰叶，人参甘草川芎协，荆芥理血兼祛风，产中墙晕神魂贴。

5. 羚羊角散（许叔微）子痫：羚羊角散杏薏仁，防独芎归又茯神，酸枣木香和甘草，子痫风中可回春。

6. 当归生姜羊肉汤（张仲景）蓐劳：当归生姜羊肉汤，产后腹痛蓐劳匡，亦有加入参芪者，千金四物甘桂姜。

7. 达生散（朱丹溪）易生易产：达生紫苏大腹皮，参术甘陈归芍随，再加葱叶黄杨脑，孕妇临盆先服之。若将川芎易白术，紫苏饮子子悬宜。

8. 参术饮（朱丹溪）妊娠转胞：妊娠转胞参术饮，芎芍当归熟地黄，炙草陈皮兼半夏，气升胎举自如常。

9. 牡丹皮散（陈自明）血瘕：牡丹皮散延胡索，归尾桂心赤芍药，牛膝棱莪酒水煎，气行瘀散血瘕削。

10. 固经丸（陈自明）经多崩漏：固经丸用龟板君，黄柏樗皮香附群，黄芩芍药酒丸服，漏下崩中色黑殷。

11. 柏子仁丸（陈自明）血少经闭：柏子仁丸熟地黄，牛膝续断泽兰芳，卷柏加之通血脉，经枯血少肾肝匡。

12. 交加散（陈自明）调和气血：交加散用姜地捣，二汁交拌各自炒，姜不辛散地不寒，产后伏热此为宝。

13. 天仙藤散（陈景初）子气：天仙藤散治子气，香附陈甘乌药继，再入木瓜苏叶姜，足浮喘闷此方贵。

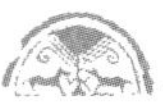

14. 白术散（王规）子肿：白术散中用四皮，姜陈苓腹五般奇，妊娠水湿肢浮胀，子肿病名此可医。

15. 竹叶汤（王肯堂）子烦：竹叶汤能治子烦，人参苓麦茯苓存，有痰竹沥宜加入，胆怯闷烦自断褥。

16. 紫菀汤（陈自明）子嗽：紫菀汤方治子嗽，天冬甘桔杏桑会，更加蜂蜜竹茹煎，孕妇咳逆此为最。

17. 失笑散（《太平惠民和剂局方》）血瘀痛：失笑蒲黄及五灵，晕平痛止积无停，山楂二两便糖入，独圣功同更守经。

18. 如圣散（王肯堂）止涩崩漏：如圣乌梅棕炭姜，三般皆煅漏崩良，升阳举经姜栀芍，加入补中益气尝。

19. 生化汤（傅青主）产后祛瘀：生化汤宜产后尝，归芎桃草炮姜良，倘因乳少猪蹄用，通草同煎亦妙方。

20. 保产无忧方（傅青主）安胎保产催生：保产无忧芎芍归，荆羌芪朴菟丝依，枳甘贝母姜蕲艾，功效称奇莫浪讥。

21. 泰山磐石饮（张景岳）安胎保产：泰山磐石八珍全，去茯加芪芩断联，再益砂仁及糯米，妇人胎动可安痊。

22. 抵当丸（张仲景）蓄血：抵当丸用桃仁黄，水蛭虻虫共合方，蓄血胞宫少腹痛，破坚非此莫相当。

23. 安胎饮子（方源待考）预防小产：安胎饮子建莲先，青苧还同糯米煎，神造汤中须蟹爪，阿胶生草保安全。

24. 固冲汤（张锡纯）血崩：固冲汤中芪术龙，牡蛎海蛸五倍同，茜草山萸棕炭芍，益气止血治血崩。

第十节　妇科常用中成药简介

妇科常用中成药临床应用简表

药　名	主　治	用　法
二益丸	经血不调，行经量少，小腹冷痛，得热则舒；或带下清稀，绵绵不断，腰酸如折等	口服。大蜜丸每次 1 丸，水丸每次 6 g，每日 2 次，温黄酒或温开水送服
十二温经丸	冲任虚寒，瘀血阻滞所致月经不调，或先或后，或多或少，经色紫黯，或有血块，小腹冷痛，四肢不温或闭经，宫寒不孕等	口服。每次 6～9 g，每日 2 次，温开水送服
女宝	月经不调，闭经，痛经，崩漏，带下，癥瘕，或产后腹痛，或久不受孕，或男子早泄滑精	口服。每次 4 粒，每日 3 次，饭前温开水送服
艾附暖宫丸	寒凝血瘀之痛经，月经后期及宫寒不孕，腰酸带下	口服。大蜜丸每次 1 丸，小蜜丸每次 9 g，每日 2～3 次，温开水送服
痛经丸	气滞或血虚寒凝所致经行腹痛，形寒畏冷，经血不调	口服。每次 1 袋，每日 1～2 次，临经时温开水送服

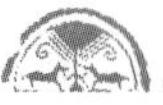

续表 1

药　名	主　治	用　法
温经丸	气虚血寒引起的经血不调，经行腹痛，血色暗淡，子宫虚冷，寒湿带下，腰膝无力等	口服。每次 1 丸，每日 2 次，温开水送服
七制香附丸	经行腹痛，或胸胁胀痛，胸闷不舒，喜叹息，多疑善虑，悲忧欲哭；或妊娠呕吐，或寒湿带下	口服。蜜丸每次 1 丸，水丸每次 6 g，每日 2 次，温开水送服
女金丹	气血两亏或寒湿客于胞中所致的月经不调，经行腹痛，带下清稀，闭经，不孕症	口服。每次 1 丸，每日 2 次，姜汤、温黄酒或温开水送服
妇珍片	月经不凋，闭经，痛经，产后腹痛等	口服。每次 4 片，每日 3 次，温开水送服
妇科养坤丸	血虚肝郁所致月经不调，经期腹痛，头痛，闭经，崩漏等	口服。每次 1～2 丸，每日 2 次，温开水送服
妇科调经片	月经不调，经期腹痛，乳房作胀	口服。每次 4 片，每日 3 次，温开水送服
妇康宁片	气血不足兼有凝滞之精经、眩晕、经血不调等症	口服。每次 4 片，每日 2～3 次，或经前 4～5 日服用。温开水送服
定坤丹	气虚血亏、肝郁不舒引起的闭经不行、月经不调、痛经、崩漏及不孕等症	口服。大蜜丸每次 1 丸，小蜜丸每次 1 g，每日 2 次，温开水送服
调经丸	气滞血瘀所致经血不调、经行腹痛、闭经或崩漏带下等	口服。每次 1 丸，每日 2～3 次，温开水送服
调经补血丸	血虚气滞引起的月经不调，腰腿酸痛，闭经、痛经、白带清稀，久不受孕	口服。每次 1 丸，每日 3 次，温开水送服
调经活血片	月经后期，月经先后不定期，闭经，痛经，伴精神抑郁，心烦易怒，善太息，经前乳房胀痛，小腹胀痛，经行不畅等	口服。每次 5 片，每日 3 次，温开水送服。小腹冷痛者，用姜汤送服
消瘀退黄丸	黄肿病，月经不调，闭经，痛经崩漏，产后腹痛，恶露不净等	口服。每次 1 丸，每日 2 次，温开水送服
八宝坤顺丸	气血亏虚、气滞不利所致月经不调、闭经、赤白带下、胎动不安、胞衣不下及产后恶露不净、腹痛，产后血晕、产后血崩	口服。每次 1 丸，每日 2 次，温开水送服
八珍益母丸	气血两虚引起的月经不调、痛经、闭经等	口服。丸剂：大蜜丸每次 1 丸，小蜜丸每次 9 g，水蜜丸每次 6 g，每日 2 次；片剂：每次 4 片，每日 2 次，温开水送服
子鹿膏	月经不调，赤白带下，宫寒不孕，伴畏寒乏力，腰腿酸疼，头晕日眩，心悸气短，神疲肢软，面色苍白等症	口服。每次 1 块，每日 1～2 次，开水冲服

续表 2

药　名	主　治	用　法
女科十珍丸	胞宫气滞所致月经不调、经闭、赤白带下、虚羸、面黄肌瘦等	口服。每次9 g，每日2次，温开水送服
乌鸡白凤丸	气血亏损、阴精不足所致的妇女月经不调，崩漏带下，男子阴精乏亏，身体羸弱等	口服。每次1丸，每日2次，温开水或温黄酒送服。未成年少女用量减半
四物益母丸	月经不调，经闭不行，经行腹痛，产后恶露不净，小腹疼痛	口服。每次9 g，每日2次，饭前温开水送服
当归丸	月经不调、经来腹痛、赤白带下	口服。每次10～20粒，每日2次，早晚温开水送服
当归养血丸	贫血，经行不爽，腰酸腹胀，赤白带下及不孕症	口服。每次20 g，每日3次，温开水送服
当归大枣冲剂	脾虚两亏所致痛经、月经不调、产后腹痛等	口服。每次1袋，每日2～3次，温开水送服
妇宝片	月经不调，崩漏，血虚痛经，经色淡、质稀，腹痛绵绵，喜温喜按，面色㿠白，头晕心悸等	口服。每次4片，每日2～3次，温开水送服
妇科养荣丸	气血两亏所致月经不调，经行腹中隐痛，崩中漏下，赤白带下，婚久不孕，伴头晕目眩，心悸失眠，耳鸣健忘，面色无华等	口服。浓缩丸每次16粒，大蜜丸每次2丸，每日2次，温开水送服
龟鹿八珍丸	素体虚弱，初潮较晚，月经不调，痛经，闭经，崩漏带下或婚久不孕等，伴腰酸膝软，头晕耳鸣，精神疲倦，面色无华等	口服。每次1丸，每日2次，温开水送服
参鹿膏	气血虚弱、肝肾亏损之月经失调、崩漏下血、赤白带下、产后恶露不净，婚久不孕等	口服。每次1块，每日1～2次，开水冲服
养荣百草丸	月经不调，痛经。量少色淡，白带淋漓，小腹冷痛，腰膝酸软，四肢清冷，面色晦暗，头晕目眩，小便清长以及胎动不安	口服。每次5 g，每日2次，早晚空腹温开水送服
大黄䗪虫丸	瘀血内停，经血不调，腹部胀痛，肌肤甲错，目眶黯黑，潮热羸瘦，癥瘕积聚等	口服。大蜜丸每次1～2丸，水蜜丸每次3 g，小蜜丸每次3～6 g，每日2次，温开水送服
乌金丸	气滞血瘀引起的胸胁刺痛，产后腹痛，恶露量少色暗，伴头晕目眩，五心烦热，面黄肌瘦	口服。每次1丸，每日1～2次，温开水送服
少腹逐瘀丸	月经不调，小腹胀痛，腰痛，白带量多；或产后恶露不下，瘀血上攻，痛不可忍，或经期腰酸腹胀，色黑紫或有瘀块等	口服。每次1丸，每日2～3次，温黄酒或温开水送服

续表 3

药 名	主 治	用 法
妇女痛经丸	气血凝滞所致小腹胀痛，经期腹痛，疼痛拒按，或胸胁刺痛	口服。每次9 g，每日2次，温开水送服
妇女通经丸	月经不通，午后低热，身热羸瘦；或经量甚少；或赤白带下；或产后腹痛，大便秘结；伴口干不欲饮，头晕目眩，心悸失眠	口服。大蜜丸每次1丸，水蜜丸每次9 g，每日2～3次，温开水送下
妇科回生丹	瘀血月经不调，经闭腹痛，癥瘕积聚、产后恶露不绝，身体羸瘦，四肢倦怠等	口服。每次1丸，每日2次，温黄酒或温开水送服
妇科通经丸	经期不准，痛经，闭经，胸膈痞闷，腰酸胀痛	口服。每次3 g，每日1次，晨起空腹小米汤或黄酒送服
调经化瘀丸	寒凝气滞血瘀引起的月经不调，经闭，痛经，癥瘕积聚等	口服。每次10粒，每日3次，温开水送服
通经甘露丸	瘀血阻滞所致经血不调，小腹胀痛，午后发热等	口服。每次1袋，每口2次，温开水或温黄酒送服
红孩儿片	妇科各类出血，如月经过多、功能性子宫出血、子宫肌瘤出血、产后血性恶露不止、盆腔炎性出血、咯血等	口服。每次4片，每日3次，温开水送服
固经丸	阴虚血热引起的月经先期，量多色紫黑，或崩漏，或淋漓不尽，或赤白带下	口服。每次6 g，每日2次，温开水送服
崩漏丸	气郁不舒、肝胃不和引起的月经过期不止，崩漏，淋漓不断	口服。每次6 g，每日2次，温开水冲服
断血流片	月经过多、功能性子宫出血、产后出血、上消化道出血、原发性血小板减少性紫癜等	口服。每次3～5片，每日3次，温开水送服。于月经将临时服用，连服5日
宫血宁胶囊	功能性子宫出血，大、小产后宫缩不良，恶露不净，宫内手术后异常分泌血性渗出，盆腔炎，子宫内膜炎及避孕所致出血	口服。每次2～3粒，每日3次，饭后温开水送服
白带片	脾虚湿阻、带脉失约、水湿下注所致的带下黏稠，色白或黄，绵绵不断，时多时少，小腹重坠，腰酸膝软，大便溏泻等	口服。每次3～4片，每日2～3次，温开水送服
妇科白带丸	带下如涕，经久不愈；或泻下稀溏；或遗精滑泄	口服。每次3 g，每日3次，温开水送服
妇科白带膏	脾虚湿盛、肝郁气滞、湿浊流注于下所致带下不止，色白如涕，腰腿酸痛；或胁肋隐痛，肠鸣泄泻，食欲不振，倦怠乏力等症	口服。每次15 g（约1汤匙），每日2次，饭后温开水送服
治带固下丸	寒湿白带，淋漓不止，腰酸腹痛，四肢倦怠	口服。每次6 g，每日2次，温开水送服

续表 4

药　名	主　治	用　法
除湿止带丸	脾虚肝郁、湿盛生热、带脉失约引起的带下量多，色白或淡黄，质稠黏或清稀如水，无臭或有腥臭，足跗肿胀，腰骶酸痛等	口服。每次 6～9 g，每日 2 次，温开水送服
调经白带丸	带下色白或淡黄，如涕如唾，伴面色萎黄，四肢乏力，精神疲倦，纳少便溏；或崩漏，色淡质薄，四肢不温，气短懒言等症	口服。每次 9 g，每日 1 次，温开水送服
治带固下丸	寒湿白带，淋漓不止，腰酸腹痛，四肢倦怠	口服。每次 6 g，每日 2 次，温开水送服
温经白带丸	月经不调，头昏眼花，腰酸胸闷，湿注带下	口服。水蜜丸每次 6～9 g，大蜜丸每次 1 丸，每日 2 次，温开水送服
千金止带丸	带下清稀，量多无臭，腰骶酸痛，小腹发凉，四肢欠温；或经前浮肿，面色㿠白，腰酸腿软	口服。每次 3～6 g，每日 2～3 次，饭后温开水送服
立止白带丸	气血不足、虚寒湿阻引起的经行腹痛，带下清稀，腰酸腿软，午后身热，体倦食少，面色萎黄或㿠白	口服。每次 6 g，每日 2 次，温开水送服
妇女白带丸	气血两亏、下焦虚损引起的白带淋漓，肚腹疼痛，四肢倦怠	口服。每次 6 g，每日 2 次，温开水送服
带症丸	赤白痢疾，带下，崩漏	口服。每次 20 粒，每日 3 次，温开水送服
调经止带丸	月经量少，淋漓不尽；或漏下不止，小腹疼痛；或带下赤白，量多，腰酸不适等	口服。每次 9 g，每日 3 次，温开水送服
调经白带丸	月经不调，白带量多，腰膝酸痛	口服。每次 9～15 g，每日 2 次，温开水送服
愈带丸	气血滞凝、子宫湿寒化热或湿热错杂引起的月经不调，崩漏，赤白带下，少腹疼痛，腰腿酸软等症	口服。每次 3～6 g，每日 2 次，温开水送服
震灵丹	用于妇女瘀血腹痛，崩漏，带下不止	口服。每次 6～9 片，每日 2 次，温开水送服
白带丸	赤白带下，淋漓不尽	口服。每次 6～9 片，每日 2 次，温开水送服
妇科千金片	白带过多，赤白相兼，腥臭瘙痒，腰膝酸软；或小腹疼痛，腰酸如折，尿频尿赤；或月经不调，量多腹痛，头晕心烦等	口服。每次 4～6 片，每日 2～3 次，温开水送服

续表 5

药　名	主　治	用　法
妇科止带片	带下赤白，或黄白如脓，黏稠腥臭，心烦潮热，小腹坠胀，腰部酸疼；或阴部瘙痒疼痛，带下色黄，量多呈泡沫状	口服。每次 5 片，每日 3 次，饭后温开水送服
治带片	湿热下注，肾虚不固所致带下色黄、量多清稀、味腥，腰酸乏力，小便不利，阴部瘙痒；或下痢秽浊腥臭，腰酸腹痛等症	口服。每次 5～8 片，每日 2～3 次，温开水送服
治带净	赤白带下	口服。每次 5 片，每日 3 次，温开水送服
千金保孕丸	胎动不安，胎漏，妊娠腰酸腹痛	口服。每次 1 丸，每日 2 次，空腹温开水送服
孕妇金花丸	孕妇头痛，眩晕，口舌生疮，咽喉红肿，暴发火眼，遍身发热，牙齿疼痛	口服。每次 1 丸，每日 2 次，温开水送服
孕妇清火丸	妊娠外感风热、妊娠三焦实热所致头痛目眩，口鼻生疮，咽喉肿痛，尿少色黄，胎动不安	口服。每次6 g，每日 2 次，温开水送服
安胎丸	妊娠胎动不安，腰及小腹部坠胀，面色萎黄，头昏目眩，饮食不思，神疲乏力，或白带过多等	口服。每次 1 丸，每日 2 次，空腹温开水送下
安胎和气丸	胎动不安，头昏目眩，精神倦怠，吐逆少食，腰酸腹痛	口服。每次9 g，每日 2 次，温开水送服
安胎益母丸	气血两虚、肝肾不足引起的妊娠胎动不安，腰膝酸软，头晕目眩，堕胎小产，或月经不调等症	口服。每次9 g，每日 2 次，早晚空腹温开水送下
当归黄精丸	气血两亏，身体虚弱，面黄肌瘦，腰腿无力，津液不足，倦怠少食，胎动不安，乳汁短少	口服。每次 1 丸，每日 2 次，温开水送服
参茸保胎丸	身体虚弱，腰膝酸痛，胎动不安，胎漏，妊娠腰痛，腹痛及不孕等症	口服。每次 15 g，每日 2 次，温开水送服
保产丸	孕妇气血两亏引起的屡经小产，胎动不安，腰腿酸痛，四肢乏力，头昏足肿，恶心呕吐，胎漏下血	口服。每次 1 丸，每日 2 次，温开水送服
保产无忧丸	气血双亏引起的屡经小产，胎动不安，腰膝酸痛，恶心呕吐，不思饮食	口服。每次 6～9 g，每日 2 次，温开水送服
保胎丸	气血两亏所致胎元不固，胎动不安，腰酸腿痛，心悸气短，咳嗽头昏，恶心呕吐，不思饮食，小腹下坠或先兆流产、阴道出血等症	口服。每次 1 丸，每日 2 次，温开水送服

续表 6

药　名	主　治	用　法
胎产金丸	气血两虚引起的胎动不安，先兆流产或屡经小产，食少倦怠，腰酸腿痛。四肢水肿，产后血晕，骨蒸潮热，自汗盗汗	口服。每次 1 丸，每日 2 次，黄酒或温开水送服
健母安胎丸	胎动不安，腰腿酸痛，少腹坠胀，滑胎，月经不调	口服。每次 1 丸，每日 3 次，饭后温开水送服
清热凉血丸	孕妇上焦火盛，头晕目眩，耳鸣耳痛，口舌生疮	口服。水丸：每次 6 g，每日 1～2 次，温开水送服。膏滋：每次 30 g，每日 2 次，温开水冲服
滋肾育胎丸	先兆流产、习惯性流产	口服。每次 5 g，每日 3 次，淡盐水或蜜糖水送服
失笑散	瘀血阻滞所致痛经，闭经，产后恶露不净，腹痛，胸痹及癥瘕积聚等症	口服。每次 6～9 g，每日 2 次，黄酒或醋冲服；或以白芍 15 g，炙艾叶 10 g 煎汤服，效果更好
生化汤丸	产后腹痛，恶露不行，或恶露不净，或癥瘕痞块，或白带增多	口服。每次 1 丸，每日 3 次，温开水或黄酒送服
归羊冲剂	久病体虚，劳损内伤，气血不足，产后虚寒腹痛，气血亏损	口服。每次 1～2 袋，每日 3 次，开水冲服
产风丸	产后腰腹疼痛，四肢酸痛，咳嗽气急	口服。每次 1 丸，每日 2 次，温开水送服
产后补丸	产后腰腹疼痛，头痛身瘦	口服。每次 15 g，每口 1～2 次，温开水送服
产后药	产后气血虚弱，风寒湿邪侵袭人体引起的手足麻痹，腰膝酸痛，遇冷加重，面色苍白或萎黄	口服。每次 30～50 mL，每口 1～2 次
补血催生丸	素体虚弱、气虚乏力所致的难产、宫缩时间短，间歇时间长，或下血量多色淡，面色㿠白，精神萎靡，神疲肢软，心悸气短	口服。每次 1 丸。温开水或红糖水送服
益母草膏 1 方	闭经，痛经，产后瘀血腹痛	口服。每次 10 g，每日 1～2 次，温开水送服
益母草膏 2 方	月经不调，经闭经少，腰酸腹痛，产后血晕，胞衣不下，血瘀发热	口服。每次 15 g，每日 2 次，温开水冲服
益母草片	产后瘀血不净，少腹疼痛及行经腹痛，拒按，面色青白，舌质紫暗，脉弦涩等	口服。每次 10 片，每日 3 次，温开水送服
黑神丸	血滞经闭，产后血晕，恶露不净，腰腹疼痛，痛经等	口服。每次 3 g，每日 2 次，黄酒或温开水送服
下乳涌泉散	气血壅滞、化乳受阻所致产后乳汁缺少，胸胁胀闷，情志抑郁，食欲不振	口服。每次 3～6 g，每日 2 次，温开水送服

续表 7

药　名	主　治	用　法
生乳灵糖浆	气血不足、乳络阻滞引起的乳汁短少，稀薄灰黄	口服。每次 100 mL，每日 2 次
生乳糖浆	气血不足，经络闭阻所致乳汁缺少，灰白稀薄	口服。每次 40 mL，每日 3 次
通乳冲剂	气血亏损，气机不畅，产后乳汁缺少或乳汁不通，乳房不胀不痛，或微有胀痛，面色少华，神疲乏力，食欲不振	口服。每次 1 袋，每日 3 次，开水冲服。
催乳丸	产后气血两亏所致乳汁不通，乳汁稀少	口服。每次 1 丸，每日 2 次，温开水送服
参茸鹿胎膏	久不成孕，月经稀少、闭经或带下白浊，腰膝酸痛；男子阳痿，遗精滑泄，下元虚冷，精冷不育，神倦乏力	口服。每次 10～15 g，每日 2 次，温开水冲服。闭经者，黄酒冲服
种子三达丸	脾肾两虚、气血不足引起的月经不调、闭经、痛经、崩漏及婚久不孕等	口服。每次 2 丸，每日 2 次，温开水送服
益仙救苦金丹	气虚、血衰或虚寒挟湿引起的月经不调，行经腹痛，宫寒带下，腰酸体倦，久不受孕等症	口服。每次 1 丸，每日 2 次，温开水送服
调经种子丸	气血两虚、阴虚内热之月经不调，或婚久不孕	口服。每次 1～2 丸，每日 2 次，温开水送服
培坤丸	妇女血亏引起的月经不调，赤白带下，小腹冷痛，消化不良，久不受孕等	口服。每次 9 g，每日 2 次，温开水送服
得生丹	月经后期，少腹胀痛，经血紫黑有块，经前胸胁及两乳胀痛不舒，头晕心烦，急躁易怒，带下，失眠，婚久不孕	口服。每次 1 丸，每日 2 次，温开水送服
暖宫孕子丸	血虚气滞、寒凝经脉所致月经不调、痛经、闭经、带下、不孕等症	口服。每次 8 粒，每日 3 次，温开水送服
乳宁片	乳房小叶增生、乳痛症	口服。每次 4～6 片，每日 3～4 次，温开水送服
乳核内消液	气滞郁凝所致的乳房结块，质韧实或囊性感，情志郁闷，心烦喜怒，伴月经紊乱；或经行乳胀等	口服。每次 1 支，每日 3 次
乳核散结片	各种乳腺疾病，乳房胀痛结块，胸胁闷痛，心烦气短，精神抑郁；或产后乳汁闭塞不通，乳房疼痛结块等	口服。每次 4 片，每日 2 次，温开水送服
乳癖消片	乳癖、乳疬、乳疾和乳痈初起，乳房肿块，形如梅李、鸡卵，或呈结节状，质硬、经前胀痛加剧。或红肿热痛，心烦易怒等	口服。每次 5～6 片，每日 3 次，温开水送下

续表 8

药　　名	主　　治	用　　法
妇宁胶囊	阴虚肝旺、心血不足引起的更年期诸证，如胸闷心悸，烦躁不安，头痛失眠，潮热汗出，精神恍惚，不思饮食，或月经失调	口服。每次 4 粒，每日 3 次，温开水送服
妇科分清丸	用于膀胱湿热，尿频涩痛，尿赤浑浊，尿道刺痛，尿路感染	口服。每次 9 g，每日 2 次，温开水送服
桂枝茯苓丸	月经不调，产后恶露不净，妊娠胎动不安、漏下不止，腹中瘕块，腹痛拒按及带下证	口服。蜜丸：每次 1 丸，每日 3 次，饭前温开水冲服。如未效，可每次服 2 丸；水丸：每次 6 粒。每日 2 次，温开水送服
金鸡冲剂	子宫附件炎、子宫内膜炎、盆腔炎、宫颈炎及预防人工流产、放节育环感染	口服。每次 1 包，每日 3 次，开水冲服。10 日为一疗程，必要时可连服 2～3 疗程
更年女宝片	妇女绝经期前后出现头晕目眩，心烦急躁，夜寐不安，腰膝酸软，口干舌燥，食欲不振；面色无华，精神疲乏等	口服。每次 4 片，每日 2～3 次，温开水送服
更年乐	更年期肝肾亏虚、耳鸣心悸，失眠多梦，自汗盗汗，烦躁易怒，多疑善感，腰酸膝软；或神疲乏力，发脱齿摇，月经不调等	口服。每次 10～15 g，每日 2～3 次
更年安	更年期阴虚阳亢引起的五心烦热，面部潮红，自汗盗汗，腰膝酸软，心悸失眠，眩晕耳鸣等	口服。每次 6 片，每日 2～3 次，温开水送服
更年康片	妇女绝经期脏躁、虚劳诸症，及带下清冷，不孕，男子阳事不举，精神疲倦，烦躁易怒，失眠多梦等	口服。每次 3 片，每日 3 次，温开水送服等
甘露膏	月经后期，量少腹痛，或血寒带下；或产后腹痛诸疾	外用。温热软化后贴于小腹部或肚脐上
附桂紫金膏	宫寒月经后期，小腹冷痛或绞痛，得热痛减，经行不畅，经色紫暗，面色青白，肢冷畏寒，腰腿无力，周身酸软等	外用。温热软化后贴于小腹部，每次 1 帖
固本膏	妇女胞宫虚寒之月经不调、不孕症及男子元阳虚损之精寒遗泄	外用。温热软化，贴于小腹部，每次 1 帖
养血调经膏	气血不足、子宫虚寒引起的经期不准，行经腹痛，宫寒带下，腰腿酸软	外用。加温软化后贴于脐腹和腰部，各 1 张
散结止痛膏	情志内伤、气滞痰凝所致的乳腺囊性增生，男性乳腺增生症	外用，贴于患处，每隔 1～2 日换药 1 次
灭滴栓	阴道及外阴瘙痒；或尿频、尿急、尿痛；或带下量多色黄，呈泡沫状，气味腥臊	外用。塞入阴道内

续表 9

药　名	主　治	用　法
妇安栓	湿热引起的阴痒带下	外用。睡前洗净阴部，将药栓塞入阴道深部，再用无菌棉球送入阴道，以防药液外流污染衣物，隔日 1 粒，连用 7 粒为 1 个疗程
妇炎平胶囊	妇女滴虫、真菌、细菌引起的阴道炎、宫颈炎、外阴炎等	外用。每次 1～2 粒，每日 1 次，塞入阴道内
苦参栓	带下色黄或赤白相兼，黏稠臭秽，阴部灼热，或瘙痒难忍，带下量多，色黄如脓，或如泡沫，或似豆渣，小便短赤等	外用。每晚 1 粒，塞入阴道深处
宫糜膏	小腹疼痛拒按，带下色黄，质稠量多，味臭腥臊	外用。敷于宫颈糜烂面
霉滴净片	真菌性、滴虫性阴道炎及一般阴道炎之白带过多	外用。每次 1 片，每日 1 次，每晚清洗阴部后将药片塞入阴道深处，12 日为 1 个疗程
注射用天花粉	胎死腹中、葡萄胎或胎坠难留	肌内注射。每次 5 mg，临用前用氯化钠注射液 2 mL 溶解

第十一节　妇科常用方剂索引

一　画

一贯煎(《续名医类案》)　沙参　麦冬　当归　生地黄　川楝子　枸杞子

一号宫糜散(《现代中西医妇科学》)　蛇床子　枯矾　蛤粉　五倍子　冰片　章丹　黄柏　儿茶

二　画

二至丸(《医方集解》)　女贞子　墨旱莲

二冬汤(《医学心悟》)　天冬　麦冬　天花粉　人参　荷叶　甘草　黄芩　知母

二陈汤(《太平惠民和剂局方》)　半夏　陈皮　茯苓　甘草

二仙汤(《中医方剂临床手册》)　仙茅　淫羊藿　巴戟天　知母　黄柏　当归

二号宫糜散(《现代中西医妇科学》)　枯矾　蛤粉　章丹　冰片　乳香　没药　硼砂　硇砂　白及

二益丸(丹)(《甘肃省药品标准》1978)　黑附子　肉桂　吴茱萸　蛇床子　肉豆蔻　砂仁　山柰　海螵蛸　橘红　木香　公丁香　母丁香　豆蔻　川花椒　细辛　白芷　甘草　朱砂　龙骨　枯矾　蛇床子

十全大补汤(《太平惠民和剂局方》)　熟地黄　当归　川芎　白芍　人参　白术　茯苓　甘草　黄芪　肉桂　大枣　生姜

七味白术散(《小儿药证直诀》)　人参　茯苓　白术　甘草　藿香叶　木香　葛根

七制香附丸(《全国中成药处方集》1964)　香附　当归　川芎　白芍　熟地黄　白术　陈皮　砂仁　黄芩

八珍汤(《正体类要》)　熟地黄　白芍　当归　川芎　党参　白术　伏苓　甘草

八珍益母丸(《景岳全书》)　当归　川芎　白芍　熟地黄　人参　白术　茯苓　甘草　益母草

八正散(《太平惠民和剂局方》)　车前子　萹蓄　瞿麦　滑石　木通　大黄　炙甘草　山栀子　灯心

八宝坤顺丸(丹)(《中华人民共和国药典》1963)　熟地黄　地黄　白芍　当归　川芎　人参　白术　茯苓　甘草　益母草　黄芩　牛膝　橘红　沉香　木香　砂仁　琥珀

八珍益母丸(片、膏)(《中华人民共和国药典》1977)　益母草　党参　白术　茯苓　甘草　当归　白芍　川芎　熟地黄

十二温经丸(《福建省药品标准》1981)　吴茱萸　当归　川芎(酒制)　白芍　阿胶珠　肉桂　党参　生姜　半夏(制)　牡丹皮　麦冬　甘草(蜜炙)

人参养荣汤(《太平惠民和剂局方》)　白芍　当归　陈皮　黄芪　肉桂　人参　白术　甘草　熟地黄　五味子　茯苓　远志

人参生化汤(《傅青主女科》)　人参　当归　川芎　桃仁　炮姜　炙甘草

三　　画

三甲复脉汤(《温病条辨》)　炙甘草　干地黄　生白芍　麦冬　阿胶　生牡蛎　生鳖甲　生龟甲

下乳涌泉散(《清太医院配方》)　当归　川芎　天花粉　白芍　生地黄　柴胡　青皮　漏芦　桔梗　通草(或木通)　白芷　穿山甲　甘草　王不留行

大营煎(《景岳全书》)　当归　熟地黄　枸杞子　炙甘草　杜仲　牛膝　肉桂

大分清饮(《景岳全书》)　茯苓　泽泻　通草　猪苓　栀子　枳壳　车前子

大黄牡丹皮汤(《金匮要略》)　大黄　牡丹皮　桃仁　冬瓜子　芒硝

大补元煎(《景岳全书》)　人参　山药　熟地黄　杜仲　当归　山茱萸　枸杞子　炙甘草

大黄䗪虫丸(《中华人民共和国药典》1985)　大黄(蒸)　土鳖虫　水蛭(砂烫)　虻虫　蛴螬　干漆(煅)　桃仁　苦杏仁　黄芩　生地黄　白芍　甘草

山豆根洗剂(《实用中医外科学》)　山豆根等

千金鲤鱼汤(《千金要方》)　鲤鱼　白术　生姜　白芍　当归　茯苓

子淋汤(《沈氏女科辑要笺正》)　生地黄　阿胶　黄芩　山栀子　木通　甘草

子鹿膏(《辽宁省药品标准》1975)　子鹿粉　益母草膏　熟地黄　鹿角胶　人参　红糖　茯苓　白术(炒)　当归　甘草　川芎　白芍(酒制)

女金丹(丸)(《中华人民共和国药典》1963)　白术　人参　茯苓　当归　川芎　白芍　白芷　白薇　藁本　没药　香附　肉桂　牡丹皮　赤石脂　延胡索　甘草

女科十珍丸(《福建省药品标准》1977)　香附(四制)　白术　当归　熟地黄　茺蔚子　党参　川芎(蒸)　茯苓　白芍　甘草(蜜炙)

女宝(《吉林省药品标准》1984)　人参　鹿茸　阿胶　砂仁　红花　银柴胡　牡丹皮　炮姜　蒲黄炭　丹参　乳鹿　青皮等

千金止带丸(《中华人民共和国药典》1984)　党参　白术(炒)　杜仲　续断　补骨脂(盐水炒)　当归　白芍　川芎　香附(醋制)　木香　砂仁　延胡索(醋制)　小茴香(盐炒)　鸡冠花　青黛　椿皮(炒)　牡蛎(煅)

千金保孕丸(丹)(《辽宁省药品标准》1980)　杜仲　菟丝子　当归　黄芩(酒制)　黄芪(制)　陈皮　艾炭　枳壳　川贝母　白术(炒焦)　干熟地黄　续断　厚朴　川芎　阿胶　白芍　砂仁　甘草(制)

下乳涌泉散(《中华人民共和国药典》1963)　穿山甲(炒烫醋)　当归　川芎　王不留行

子宫丸(锭)(《北京市药品标准》1983)　乳香(制)　没药(制)　血竭　硇砂　麝香　章丹　钟乳石　儿茶

冰片 雄黄 蛇床子 硼砂 白矾

下 锭(《北京市药品标准》1980) 蛇床子 青花椒 枯矾 硇砂 雄黄 荆芥穗 五倍子 樟脑

四 画

木通散(《古今医统大全》) 木通 黄芩 木香 槟榔 紫苏 枳壳 白术 茯苓

天仙藤散(《校注妇人良方》) 天仙藤 香附 陈皮 甘草 乌药 生姜 木瓜 紫苏叶

天王补心丹(《摄生秘剖》) 生地黄 五味子 当归 天冬 麦冬 柏子仁 酸枣仁 人参 玄参 丹参 茯苓 远志 桔梗

开脬煎(《产科发蒙》) 石韦 茯苓 车前子 冬葵子

开郁二陈汤(《万氏女科》) 制半夏 陈皮 茯苓 青皮 香附 川芎 莪术 木香 槟榔 甘草 苍术 生姜

无比山药丸(《太平惠民和剂局方》) 山药 地黄 赤石脂 巴戟天 茯苓 牛膝 山茱萸 泽泻 五味子 肉苁蓉 菟丝子 杜仲

五仁丸(《世医得效方》) 桃仁 苦杏仁 柏子仁 郁李仁 松子仁 陈皮

五虎追风散(史传恩家传方《中医杂志》) 蝉蜕 制南星 天麻 全蝎 僵蚕

五味消毒饮(《医宗金鉴》) 银花 野菊花 蒲公英 紫花地丁 紫背天葵子

五子衍宗丸(《摄生众生方》) 枸杞子 覆盆子 五味子 菟丝子 车前子

五苓散(《伤寒论》) 茯苓 猪苓 白术 泽泻 桂枝

止带方(《世补斋·不谢方》) 茯苓 猪苓 泽泻 赤芍 牡丹皮 茵陈 黄柏 栀子 牛膝 车前子

牛黄清心丸(《痘疹世医心法》) 牛黄 朱砂 生黄连 黄芩 栀子 郁金

升阳调气汤(《万氏女科》) 人参 黄芪 炙甘草 升麻 益智仁

丹栀逍遥散(《女科撮要》) 牡丹皮 栀子 当归 白芍 柴胡 白术 茯苓 薄荷 煨姜 甘草

化瘀止血方(《中医症状鉴别诊断学》) 丹参 赤芍 茜草 降香 三七粉

化瘀利湿汤(《现代中西医妇科学》) 连翘 红藤 败酱草 生薏苡仁 车前草 赤芍 牡丹皮 三棱 莪术 水蛭 荔枝核 川楝子

分清五淋丸(《中华人民共和国药典》1985年版) 木通 车前子 黄芩 茯苓 猪苓 黄柏 大黄 萹蓄 瞿麦 知母 泽泻 栀子 甘草 滑石

六味地黄丸(《小儿药证直诀》) 熟地黄 山药 山茱萸 茯苓 泽泻 牡丹皮

少腹逐瘀丸(《吉林省药品标准》1977) 当归 川芎 赤芍 蒲黄 五灵脂(醋炒) 没药(制) 小茴香(盐炒) 延胡索(醋制) 肉桂 干姜(炮)

少腹逐瘀汤(《医林改错》) 小茴香 干姜 肉桂 延胡索 没药 当归 川芎 赤芍 蒲黄 五灵脂

乌鸡白凤丸(《中华人民共和国药典》1985) 乌骨鸡 鹿角胶 制鳖甲 牡蛎(煅) 桑螵蛸 人参 黄芪 当归 白芍 香附(醋制) 天冬 甘草 生地黄 熟地黄 川芎 银柴胡 丹参 山药 芡实(炒) 鹿角霜

乌金丸(《天津市中成药规范》1978) 益母草 当归 木香 延胡索 熟地黄 白芍 川芎 香附 艾叶炭 百草霜 三棱 莪术 吴茱萸 补骨脂 茴香 蒲黄

五 画

甘露膏(《天津市中成药规范》1978) 当归 川芎 白芍 益母草 丹参 香附 泽兰 红花 茴香 延胡索 吴茱萸 艾叶 三棱 莪术 牛膝 胡椒 没药 乌药 附子 肉桂 木香 甘草

艾附暖宫丸(《天津市中成药规范》1978) 艾叶炭 吴茱萸 肉桂 黄芪 当归 白芍 川芎 地黄 香

附　续断

立止白带丸《北京市药品标准》　人参　茯苓　白术　山药　党参　当归　白芍　阿胶　川芎　肉桂　补骨脂　巴戟天　续断　山茱萸　海螵蛸　牡丹皮　黄柏　龙骨　赤石脂　牡蛎　甘草

灭滴栓(《陕西省药品标准》1985)　桃叶干浸膏

玉真散(《外科正宗》)　生白附子　生天南星　天麻　防风　白芷　羌活

玉屏风散(《丹溪心法》)　黄芪　白术　防风

左归丸(《景岳全书》)　熟地黄　山药　山茱萸肉　枸杞子　川牛膝　菟丝子　鹿角胶　龟甲胶

右归丸(《景岳全书》)　熟地黄　山药　山茱萸　枸杞子　鹿角胶　菟丝子　杜仲　当归　肉桂　制附子

龙胆泻肝汤(《太平惠民和剂局方》)龙胆　生地黄　当归　柴胡　栀子　甘草　泽泻　车前子　木通

艾附暖宫丸(《仁斋直指》)　艾叶　香附　黄芪　续断　生地黄　肉桂　当归　黄芩

四君子汤(《太平惠民和剂局方》)　人参　白术　茯苓　甘草

四物汤(《太平惠民和剂局方》)　当归　川芎　熟地黄　白芍

四神丸(《校注妇人良方》)　吴茱萸　肉豆蔻　五味子　补骨脂

四妙散(《成方便读》)　苍术　黄柏　薏苡仁　牛膝

四物益母丸(《上海市药品标准》1980)　熟地黄　当归(酒炒)　白芍(麸炒)　川芎　益母草浸膏

归脾汤(《济生方》)　白术　茯神　黄芪　龙眼肉　酸枣仁　人参　木香　当归　远志　甘草　生姜　大枣

归肾丸(《景岳全书》)　熟地黄　山药　山茱萸　茯苓　当归　枸杞子　杜仲　菟丝子

归羊冲剂(《湖南省卫生厅》1983)　当归　生姜　羊肉

生地黄饮子(《杂病源流犀烛》)　人参　黄芪　生地黄　熟地黄　石斛　天冬　麦冬　枳壳　枇杷叶　泽泻　甘草

生化汤(《傅青主女科》)　当归　川芎　桃仁　炮姜　炙甘草

生脉散(《内外伤辨惑论》)　人参　五味子　麦冬

生苡仁饮(《中医症状鉴别诊断学》)　生薏苡仁　赤小豆　泽泻　黄柏　当归　赤芍　蒲公英

生化汤丸(生化丸)(《广东省药品标准》1978)　当归　川芎　桃仁　炮姜　炙甘草

生乳灵糖浆(生乳灵、生乳汁)(《北京市药品标准》1983)　当归　地黄　炙黄芪　党参　玄参　麦冬　穿山甲(醋制)　知母

生乳糖浆(《天津市中成药规范》1978)　天花粉　马悬蹄　丝瓜络　穿山甲(醋制)　北沙参　鹿角

仙方活命饮(《校注妇人良方》)　白芷　贝母　防风　赤芍　生归尾　甘草　皂角刺　穿山甲　天花粉　乳香　没药　金银花　陈皮

失笑散(《太平惠民和剂局方》)　五灵脂　蒲黄

失笑散(断弓弦散)(《中华人民共和国药典》1977)　蒲黄　五灵脂

白术散(《全生指迷方》)　白术　茯苓　大腹皮　生姜皮　陈皮

白带丸(《中华人民共和国药典》1985)　椿皮　黄柏(酒炒)　香附(醋制)　白芍

白带片(《河北省药品标准》)　白术(麸炒)　车前子　泽泻　茯苓　椿皮　砂仁　杜仲(盐水制)　续断　陈皮　制香附　艾叶　益母草　黄芩　甘草

瓜石汤(《刘奉五妇科经验》)　瓜蒌　石斛　玄参　麦冬　生地黄　瞿麦　车前子(包)　益母草　马尾连　牛膝

半夏白术天麻汤(《医学心悟》)　半夏　白术　天麻　陈皮　茯苓　炙甘草　蔓荆子　生姜　大枣

加味乌药汤(《济阴纲目》)　乌药　砂仁　木香　延胡索　香附　甘草

加味五淋散(《医宗金鉴》)　黑栀子　赤茯苓　当归　白芍　甘草梢　车前子　生地黄　泽泻　滑石　木通　黄芩

加味四物汤(《中医妇科治疗学》)　当归　川芎　白芍　熟地黄　丹参　香附　泽兰

加减一阴煎(《景岳全书》)　生地黄　熟地黄　白芍　知母　麦冬　地骨皮　甘草

加减苁蓉菟丝子丸(《中医妇科治疗学》)　菟丝子　肉苁蓉　覆盆子　枸杞子　桑寄生　熟地黄　当归　紫河车　焦艾叶

圣愈汤(《兰室秘藏》)　人参　北黄芪　当归　川芎　熟地黄　生地黄

孕妇金花丸(丹)(《天津市中成药规范》1978)　栀子　川芎　黄芩　白芍　黄连　金银花　黄柏　当归　地黄

孕妇清炎丸(《北京市药品标准》1983)　黄芩　石斛　地黄　白芍　甘草　知母　柴胡　薄荷　白术(麸炒)

六　画

百合固金汤(《医方集解》引赵蕺庵方)　生地黄　熟地黄　麦冬　百合　玄参　桔梗　贝母　当归　白芍　甘草

地骨皮饮(《医宗金鉴》)　当归　生地黄　地骨皮　牡丹皮　白芍　川芎

芍药甘草汤(《伤寒论》)　白芍　炙甘草

托里透脓汤(《医宗金鉴》)　人参　白术　穿山甲　白芷　升麻　甘草　当归　生黄芪　皂角刺　青皮

托里消毒散(《外科正宗》)　人参　川芎　当归　白芍　白术　黄芪　甘草　茯苓　金银花　白芷　皂角刺　桔梗

当归芍药散(《金匮要略》)　当归　川芎　白芍　茯苓　白术　泽泻

当归饮子(《证治准绳》)　当归　川芎　白芍　生地黄　防风　荆芥　黄芪　甘草　白蒺藜　何首乌

当归丸(《甘肃省药品标准》1978)　当归

当归养血丸(《浙江省药品标准》1983)　地黄　当归　炙黄芪　制香附　茯苓　炒白术　炒白芍　炒杜仲　驴皮胶　牡丹皮

当归大枣冲剂(《湖南省药品标准》1982)　当归　大枣

当归黄精丸(《湖南省药品标准》1982)　当归　黄精

竹叶石膏汤(《伤寒论》)　淡竹叶　石膏　半夏　麦冬　人参　甘草　粳米

血府逐瘀汤(《医林改错》)　桃仁　红花　当归　熟地黄　赤芍　柴胡　枳壳　甘草　川牛膝　桔梗

如意金黄散(《外科正宗》)　大黄　黄柏　姜黄　白芷　天花粉　生南星　苍术　厚朴　陈皮　生甘草

安老汤(《傅青主女科》)　党参　炙黄芪　熟地黄　白术　当归　山茱萸　香附　阿胶　黑荆穗　炙甘草　木耳炭

安胎丸(《广东省药品标准》1978)　当归　白芍　白术　黄芩　川芎

安胎和气丸(《湖南省药品标准》1982)　黄芪　党参　桑寄生　茯苓　黄芩(酒炒)　陈皮　杜仲(盐水炒)　白术(麸炒)　当归　紫苏茆(去须)　砂仁

安胎益母丸(《广西药品标准》1980)　熟地黄　当归　白芍　川芎　阿胶　党参　白术　茯苓

阳和汤(《外科全生集》)　麻黄　熟地黄　白芥子　炮姜炭　甘草　肉桂　鹿角胶

防己黄芪汤(《金匮要略》)　防己　甘草　白术　黄芪

导赤散(《小儿药证直诀》)　生地黄　木通　淡竹叶　甘草梢

疗儿散(《傅青主女科》)　人参　当归　川牛膝　乳香　鬼臼

妇科回生丹(《北京市药品标准》1980)　当归　川芎　熟地黄　白芍　茯苓　人参　白术　甘草　黑大豆　山茱萸　大黄　红花　桃仁　乳香　没药　蒲黄　三棱　五灵脂　苏木　香附　木香　乌药　延胡索　良姜　陈皮　羌活　木瓜　青皮　地榆炭　米醋　怀牛膝　苍术

妇科通经丸(保坤丹)(《山东省药品标准》1975)　红花　三棱(醋炒)　莪术(醋煮)　干漆(炭)　穿山甲(醋制)　鳖甲(醋制)　巴豆(去壳，醋煮、去油)　硇砂　香附(醋炒)　木香　沉香　郁金　艾叶(炭)　大黄(醋

炒）　黄芩

妇科养坤丸(《广东省药品标准》1978)　熟地黄　生地黄　当归　川芎　白芍(酒炒)　木香　香附(酒醋制)　砂仁(炒)　郁金　延胡索(酒醋制)　杜仲(盐制)　黄芩(酒炒)　甘草

妇科调经片(妇科十味片、妇科十珍片)(《上海市药品标准》1980)　香附(酒醋拌)　延胡索(酒炒)　当归　熟地黄　川芎　赤芍　白芍　白术　大枣　甘草

妇康宁片(《天津市中成药规范》1978)　当归　白芍　艾叶炭　香附　党参　益母草　麦冬　三七

妇宝片(《辽宁省药品标准》1984)　当归　川芎　艾叶　白芍　香附(炙)　阿胶　熟地黄

妇科养荣丸(《甘肃省药品标准》1982)　黄芪　白术　茯苓　甘草　当归　川芎　白芍(酒炒)　熟地黄　阿胶　艾叶(炒)　杜仲　益母草　陈皮　砂仁　香附(醋炙)

妇女痛经丸(《中华人民共和国药典》1977)　五灵脂(醋炒)　丹参　延胡索(醋制)　蒲黄炭

妇女通经丸(《浙江省药品标准》1982)　牛膝　泽兰　熟地黄　柏子仁　续断　卷柏

妇科白带丸(《福建省药品标准》1981)　茯苓　山药　薏苡仁　粉萆薢　杜仲　续断(酒炒)　龙骨(煅)　牡蛎(煅)　芡实　赤石脂(煅)　肉豆蔻衣　椿皮　葛根　天花粉　青黛

妇科白带膏(《湖北省药品标准》1980)　白术(炒)　苍术　党参　陈皮　山药　甘草　荆芥　柴胡　车前子　白芍

妇女白带丸(《新疆维吾尔自治区药品标准》1980)　金樱子肉　山茱萸(制)　牡蛎(生)　泽泻　当归　地黄　桑螵蛸　五倍子　龙骨(煅)　螺壳(煅)　川芎　芡实(麸炒)　茯苓　白芍　莲须　车前子(盐水炒)

妇科千金片(《湖南省药品标准》1982)　党参　当归　千斤拔　金樱子根　鸡血藤　穿心莲　两面针　十大功劳叶

妇科止带片(《广东省药品标准》1982)　椿皮　黄柏　山药　茯苓　龟甲　阿胶　五味子

妇珍片(《黑龙江省药品标准》1982)　益母草　当归　川芎

妇科毛鸡酒(《广东省药品标准》1982)　千毛鸡　当归　川芎　羌活　半枫荷　白芷　厚朴　红花　干姜　党参　黄芪　山药　大枣　白芍　枸杞子　鸡脚　猪脚筋

妇宁胶囊(《浙江省药品标准》1985)　黄连　琥珀　石菖蒲　茯苓　丹参　远志　淮小麦　甘草　大枣　磁石　珍珠母

妇科分清丸(妇科五淋丸)(《中华人民共和国药典》1985)　当归　白芍　川芎　地黄　栀子　黄连　石韦　海金沙　甘草　吴木通　滑石

妇宁栓(《黑龙江省药品标准》1984)　苦参　黄柏　黄芩　莪术　儿茶　章丹

妇炎平胶囊(《广东省药品标准》1985)　蛇床子　苦参　冰片　薄荷脑等

产风丸(《广东省药品标准》1982)　川芎(制)　熟地黄　橘红　红花　紫苏　血竭　桃仁　续断　黄芩　香附(制)　琥珀　姜炭　乌药(制)　益母草(制)　赤芍　白术(制)　延胡索(制)　茯苓　当归　甘草

产后补丸(《广东省药品标准》1982)　党参　木香　香附(制)　橘红　益母草(制)　川芎(制)　血竭　沉香　赤芍　山药　白术(制)　琥珀　当归　地黄　乌药(制)　木瓜　甘草　阿胶　黄芩　延胡索(制)　紫苏　茯苓　砂仁　熟地黄　牛膝

产后药(《天津市中成药规范》1978)　红花　赤芍　肉桂　莪术(醋制)　熟地黄　当归　蒲黄　干姜　雄黑豆

红孩儿片(《上海市药品标准》1974)　红孩儿

七　画

寿胎丸(《医学衷中参西录》)　菟丝子　川续断　桑寄生　阿胶

麦味地黄丸(《医级》)　麦冬　五味子　熟地黄　山药　山茱萸　泽泻　茯苓

苍附导痰汤(丸)(《叶天士女科诊治秘方》)　苍术　香附　半夏　茯苓　陈皮　胆南星　枳壳　生姜　炙

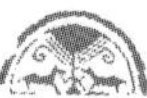

甘草　神陆

苍术除湿汤(《症因脉治》)　苍术　白术　厚朴　茯苓　陈皮　半夏　甘草

苏叶黄连汤(《温热经纬》)　黄连　紫苏叶

杞菊地黄丸(《医级》)　熟地黄　枸杞子　山药　山茱萸　茯苓　牡丹皮　泽泻　菊花

两固汤(《现代中西医妇科学》)　菟丝子　巴戟天　枸杞子　党参　山药　何首乌　杜仲　肉苁蓉　淫羊藿　锁阳　当归

两地汤(《傅青主女科》)　生地黄　玄参　白芍　麦冬　地骨皮　阿胶

扶正解毒丸(《中医治疗艾滋病》)　苦参　土茯苓　大青叶　白花蛇舌草　连翘　黄连　党参　黄芪　甘草

扶正解表汤(《现代中西医妇科学》)　金银花　连翘　大青叶　桔梗　贝母　防风　生黄芪　白术　麦冬　甘草

免怀汤(《济阴纲目》)　当归尾　赤芍　红花　牛膝

佛手散(《普济本事方》)　当归　川芎

身痛逐瘀汤(《医林改错》)　秦艽　川芎　桃仁　红花　甘草　羌活　没药　当归　五灵脂　香附　牛膝　地龙

完带汤(《傅青主女科》)　人参　白术　山药　苍术　白芍　车前子　陈皮　柴胡　荆芥穗　甘草

完胞饮(《傅青主女科》)　人参　白术　茯苓　生黄芪　当归　川芎　白及末　红花　益母草　桃仁　猪胞或羊胞

附子理中丸(《闫氏小儿方治》)　人参　白术　干姜　炙甘草　炮附子

附桂紫金膏(《天津市中成药规范》1978)　附子　肉桂　杜仲　五灵脂　防风　白芷　羌活　独活　当归　川芎　乳香　没药　木瓜　木香

补中益气汤(《脾胃论》)　党参　黄芪　白术　当归　炙甘草　陈皮　升麻　柴胡

补阳还五汤(《医林改错》)　黄芪　当归　赤芍　地龙　川芎　桃仁　红花

补气消瘀汤(《现代中西医妇科学》)　党参　太子参　南沙参　黄芪　白术　山药　三棱　莪术　枳壳　昆布　山慈姑　夏枯草

补肾祛瘀汤(《现代中西医妇科学》)　枸杞子　熟地黄　赤芍　白芍　女贞子　菟丝子　川牛膝　柴胡　当归　三棱　莪术　水蛭　苏木

补肾养血汤(《中医症状鉴别诊断学》)　仙茅　淫羊藿　紫河车　枸杞子　菟丝子　女贞子　当归　白芍　党参　香附

补天大造丸(《医学心悟》)　人参　白术　当归　酸枣仁　炙黄芪　远志　白芍　山药　枸杞子　紫河车　龟甲　鹿角　熟地黄　茯苓

补肾固冲丸(《中医学新编》)　菟丝子　续断　阿胶　鹿角霜　巴戟天　杜仲　当归　枸杞子　党参　白术　砂仁　熟地黄　大枣

补血催生丸(《广西药品标准》1982)　当归　川芎　白芍　熟地黄　党参(制)　白术　茯苓　甘草(制)　黄芪　山药　龟甲(炮制)　车前子　泽泻　冬葵子

更年安(《福建省药品标准》1985)　熟地黄　何首乌　泽泻　茯苓　五味子　珍珠母　首乌藤　浮小麦等

更年康片(《河北省药品标准》1985)　刺五加浸膏　五味子浸膏　鹿茸精(10%)等

更年女宝片(《黑龙江省药品标准》1985)　刺五加　当归　赤芍　牡丹皮

更年乐(《江苏省药品标准》1985)　人参　淫羊藿　制首乌　熟地黄　当归　白芍　核桃仁　桑椹子　川续断　补骨脂　鹿茸

龟鹿八珍丸(《广东省药品标准》1982)　龟甲胶　鹿角磁针　鹿角霜　党参(炙)　茯苓　白术(炒)　甘草(炙)　当归　川芎(酒制)　茯苓　白术(炒)　甘草(炙)　当归　川芎(酒制)　益母草(四制成炭)　熟地黄　白芍　香附(四制)　干姜

纸型止痒剂(药物卫生纸)(《黑龙江省药品标准》1983)　黄柏　白鲜皮　苦参　龙胆　荆芥　艾叶　薄荷　防风　蛇床子　冰片

肠宁汤(《傅青主女科》)　当归　熟地黄　麦冬　人参　阿胶　山药　甘草　续断　肉桂

八　画

苦参栓(《山东省药品标准》1981)　苦参

转胎方(《现代中西医妇科学》)　人参　黄芪　当归　白术　川芎　白芍　枳壳　厚朴　杜仲　炙甘草

拔毒膏(《天津市中成药规范》)　金银花　连翘　大黄　桔梗　地黄　栀子　黄柏　黄芩　赤芍　当归　川芎　白芷　白蔹　木鳖子　蓖麻子　玄参　苍术　蜈蚣　樟脑　穿山甲　没药　儿茶　乳香　红升丹　血竭　轻粉

固经汤(《医学入门》)　黄柏　白芍　龟甲　黄芩　樗根皮　香附

固经丸(《中华人民共和国药典》1985)　黄柏(盐炒)　黄芩(酒炒)　椿皮(炒)　香附(醋制)　白芍(炒)　龟甲(制)

固本膏(《河南省药品标准》1981)　乌药　白芷　木通　赤芍　大黄　续断　椿皮　川牛膝　杜仲　附子　锁阳　巴戟天　香附　肉桂　益母草　金樱子　血竭　没药　儿茶　黄丹　植物油等

知柏地黄汤(丸)(《症因脉治》)　熟地黄　山药　山茱萸　茯苓　泽泻　牡丹皮　知母　黄柏

金匮肾气丸(《金匮要略》)　附子　肉桂　熟地黄　山药　山茱萸　泽泻　茯苓　牡丹皮

金铃子散(《素问病机气宜保命集》)　延胡索　川楝子

金鸡冲剂(《中华人民共和国药典》1977)　金樱根　功劳木　鸡血藤　两面针　千斤拔　穿心莲

育胞饮(《现代中西医妇科学》)　菟丝子　女贞子　枸杞子　黄精　当归　紫河车　党参　淫羊藿　锁阳

泻心汤(《金匮要略》)　大黄　黄连　黄芩

参苓白术散(《太平惠民和剂局方》)　人参　白术　茯苓　甘草　扁豆　山药　莲子肉　桔梗　薏苡仁　砂仁

参芪白乌汤(《现代中西医妇科学》)　炙黄芪　苦杏仁　郁李仁　白蜜　生首乌　炙白术　太子参

参芪饮(《中医妇科理论与临床》)　人参　炙黄芪　炙白术　山药　荜澄茄　陈皮　炙甘草　菟丝子　当归　淫羊藿

参附汤(《校注妇人良方》)　人参　附子

参鹿膏(《吉林省药品标准》1982)　红参　白术　甘草　川芎　白芍　当归　熟地黄　阿胶　续断　菟丝子　益母草膏　鹿角胶　茯苓　红糖

参茸保胎丸(《广东省药品标准》1982)　党参　菟丝子(制)　茯苓　艾叶(制)　黄芩　白芍　甘草(炙)　桑寄生　羌活　鹿茸　川贝母　橘红　龙眼肉　香附(制)　山药　白术(制)　熟地黄　阿胶　当归　川芎(制)　续断　杜仲　砂仁

参茸鹿胎膏(《吉林省药品标准》1980)　鹿茸　鹿胎　人参　当归　川芎　红花　丹参　白芍　熟地黄　杜仲炭　益母草炭等 46 味

治带固下丸(《天津市中成药规范》1978)　椿皮(醋制)　黄柏(炭)　白芍　高良姜(炭)

治带片(《安徽省药品标准》1982)　墓头回　知母　黄柏　金樱子　芡实　白芍

治带净(《上海市药品标准》1980)　苍术　知母　金樱子　苦参　墓头回

乳核内消液(《湖南省药品标准》1985)　浙贝母　当归　赤芍　漏芦　茜草　柴胡　橘核　夏枯草　丝瓜络　郁金　甘草　香附

乳核散结片(《广东省药品标准》1985)　当归　郁金　黄芪　昆布　山慈姑　海藻　漏芦　淫羊藿　柴胡　鹿衔草

乳癖消片(《辽宁省药品标准》1984)　昆布　海藻　夏枯草　牡丹皮　赤芍　蒲公英　玄参　漏芦　天花

粉 红花 鸡血藤 三七 鹿角等

乳宁片(《浙江省药品标准》1983) 石刁柏

定坤丹(丸)(《北京市药品标准》1980) 西洋参 熟地黄 川芎 五味子 艾叶炭 佛手 柴胡 牡丹皮 地黄 白术 当归 黄芪 鹿茸 杜仲炭 陈皮 香附 琥珀 茯苓 白芍 阿胶 肉桂 续断 厚朴 延胡索 龟甲 黄芩

注射用天花粉(《上海市药品标准》1980) 鲜天花粉

九 画

荆芥活血汤(《现代中西医妇科学》) 荆芥 防风 浮萍 地肤子 当归 生地黄 赤芍 川芎 川牛膝 生甘草

荆防败毒散(《摄生众妙方》) 羌活 独活 柴胡 前胡 枳壳 茯苓 荆芥 防风 桔梗 川芎 甘草

茵陈蒿汤(《伤寒论》) 茵陈蒿 栀子 大黄

鸦胆子油(《实用中医外科学》) 鸦胆子

香砂六君子汤(《名医方论》) 人参 白术 茯苓 甘草 木香 砂仁 陈皮 半夏 生姜 大枣

保产无忧散(《傅青主女科》) 当归 川芎 白芍 生黄芪 厚朴 羌活 菟丝子 川贝母 枳壳 荆芥穗 蕲艾 生姜 甘草

保阴煎(《景岳全书》) 生地黄 熟地黄 黄芩 黄柏 川续断 白芍 山药 甘草

促排卵汤(《现代中西医妇科学》) 菟丝子 枸杞子 当归 肉桂 丹参 羌活 紫河车

保产无忧丸(《湖南省药品标准》1982) 当归(酒炒) 白芍 川芎 菟丝子(炒) 川贝母 黄芪 荆芥 厚朴(姜制) 艾叶(醋炒) 枳壳(麸炒) 羌活 甘草 生姜

保胎丸(《天津市中成药规范》1978) 当归 地黄 白芍 川芎 黄芪 白术(麸炒) 甘草 菟丝子 黄芩 砂仁 艾叶炭 羌活 荆芥穗 枳壳(麸炒) 厚朴(姜制) 川贝母

保产丸(达生丸)(《云南省药品标准》1974) 何首乌 党参 淫羊藿 黄精

胜湿丸(《女科摘要》) 苍术 白芍 滑石 炮姜 地榆 枳壳 甘草 椿根皮

顺经汤(《傅青主女科》) 当归 熟地黄 白芍 牡丹皮 茯苓 沙参 黑芥穗

独参汤(《十药神书》) 人参

独活寄生汤(《备急千金要方》) 独活 桑寄生 杜仲 牛膝 细辛 秦艽 茯苓 肉桂心 防风 川芎 人参 甘草 当归 芍药 地黄

养精种玉汤(《傅青主女科》) 当归 白芍 熟地黄 山茱萸肉

养荣壮肾汤(《傅青主女科》) 当归 防风 独活 桂心 杜仲 川续断 桑寄生 生姜

养血调经膏(《北京市药品标准》1983) 当归 丹参 白芍 川芎 人参粉 白术 茯苓 益母草 泽兰 续断 怀牛膝 木香 香附 大腹皮 陈皮 柴胡 生姜 艾把 鹿茸粉

养荣百草丸(《天津市中成药规范》1978) 白芍 桑寄生 杜仲(炭) 香附(醋制) 陈皮 当归 熟地黄 川芎 麦冬 茯苓 阿胶 黑豆 甘草

举元煎(《景岳全书》) 人参 黄芪 甘草 升麻 白术

胎元饮(《景岳全书》) 人参 当归 杜仲 白芍 熟地黄 白术 陈皮 炙甘草

胎产金丸(《天津市中成药规范》1978) 熟地黄 当归 川芎 人参 白术(麸炒) 茯苓 甘草 紫河车 肉桂 白薇 牡丹皮 鳖甲(醋制) 黄柏 青蒿 香附(醋制) 延胡索(醋制) 没药(醋制) 沉香(醋制) 五味子 益母草 艾叶炭 赤石脂(醋制) 藁本

济生肾气丸(《济生方》) 熟地黄 山茱萸 山药 茯苓 牡丹皮 泽泻 附子 桂枝 车前子 牛膝

活络效灵丹(《医学衷中参西录》) 当归 丹参 乳香 没药

宫外孕一号方(山西医学院附属第一医院) 赤芍 丹参 桃仁

宫外孕二号方(山西医学院附属第一医院)　赤芍　丹参　桃仁　三棱　莪术

宫糜膏(《辽宁省药品标准》1985)　黄柏　冰片　轻粉　雄黄　蜈蚣

宫血宁胶囊(《云南省药品标准》1984)　滇重楼根茎醇浸膏

宫颈抗癌汤(《现代中西医妇科学》，原名宫颈抗癌汤)　黄柏　茵陈　薏苡仁　土茯苓　赤芍　牡丹皮　蒲公英　半枝莲　黄药子　白花蛇舌草　败酱草　紫草

柔肝舒郁汤(《中医妇科理论与临床》)　醋柴胡　当归　白芍　玉蝴蝶　何首乌　黄精　白术　山药　炒杜仲　淫羊藿

除湿止带丸(除湿白带丸)(《四川省药品标准》1981)　党参　山药　芡实　白果仁　陈皮　荆芥(炭)　黄柏(炒)　海螵蛸　白术(麸炒)　白芍　车前子(炒)　苍术　当归　柴胡　茜草　牡蛎(煅)

带症丸(《河南省药品标准》1984)　牛羊角　蹄甲炭　白及

种子三达丸(《广西药品标准》1982)　熟地黄　当归　川芎　白芍　党参(炙)　黄芪(炙)　茯苓　白术　山药　甘草　丹参　益母草　木香　香附　延胡索　白眉　肉桂　鹿角霜　续断　芦子　阿胶　砂仁　黄芩

祛湿化瘀通淋汤(注：本书方剂)　薏苡仁　山药　萆薢　乌药　连翘　赤小豆　当归　茯苓　琥珀粉　川牛膝　甘草梢

十　画

真武汤(《伤寒论》)　茯苓　白术　白芍　生姜　附子

桂枝汤(《伤寒论》)　桂枝　白芍　生姜　大枣　甘草

桂枝茯苓丸(《金匮要略》)　桂枝　茯苓　赤芍　桃仁　牡丹皮

桂枝䗪虫汤(《中医症状鉴别诊断学》)　桂枝　䗪虫　桃仁　天花粉　赤芍　白芍

栝蒌牛蒡子汤(《医宗金鉴》)　瓜蒌子　牛蒡子　天花粉　黄芩　栀子　连翘　皂角刺　金银花　甘草　陈皮　青皮　柴胡

桃仁四物汤(《医宗金鉴》)　桃仁　红花　当归　川芎　赤芍　熟地黄

秦艽鳖甲散(《卫生宝鉴》)　秦艽　鳖甲　柴胡　地骨皮　当归　知母　乌梅　青蒿

柴胡疏肝散(《景岳全书》)　柴胡　枳壳　芍药　川芎　香附　陈皮　炙甘草

逍遥散(《太平惠民和剂局方》)　柴胡　当归　白芍　白术　茯苓　甘草　煨姜　薄荷

党参补血汤(《中医症状鉴别诊断学》)　党参　当归　白芍　熟地黄　桂心　陈皮　益母草

透脓散(《外科正宗》)　生黄芪　川芎　当归　皂角刺　穿山甲

健固汤(《傅青主女科》)　人参　茯苓　白术　巴戟天　薏苡仁

健母安胎丸(《广东省药品标准》1982)　党参(炙)　菟丝子(盐制)　香附(四制)　阿胶(炒)　白术(炮)　补骨脂　黄芩　杜仲(盐制)　陈皮　川芎　白芍　桑寄生　熟地黄　淮山药　甘草　当归　首乌(盐制)　茯苓

涌泉散(《卫生宝鉴》)　穿山甲　王不留行　川芎　当归

消风散(《外科正宗》)　荆芥　防风　当归　生地黄　苦参　苍术　蝉蜕　木通　胡麻仁　知母　煅石膏　生甘草　牛蒡子

消瘰丸(《医学心悟》)　玄参　牡蛎　贝母　夏枯草

消瘀退黄丸(《陕西省药品标准》1982)　党参　当归(酒浸)　川芎　核桃仁　大枣(去核)　皂矾　苦杏仁(去皮尖)　桃仁　红花

涤痰汤(《济生方》)　南星　半夏　枳实　茯苓　橘红　菖蒲　人参　竹茹　甘草　生姜　大枣

涤痰消癥饮(《现代中西医妇科学》)　苍术　陈皮　茯苓　胆南星　山慈姑　夏枯草　赤芍　郁金　瓦楞子　半夏　薏苡仁　海藻　厚朴

益母草膏 1 方(《中华人民共和国药典》1977)　益母草

益母草膏2方(《天津市中成药规范》1978) 益母草(鲜) 当归 川芎 白芍 地黄 红花

益母片(《贵州省药品标准》1982) 益母草 当归 川芎 炮姜

益仙救苦金丹(益坤丸) (北京市卫生局批准)熟地黄 当归 人参 黄芩 延胡索 艾叶炭 杜仲炭 红花 肉桂 白术 甘草 茯苓 山药 白芍 川芎 阿胶 益母草 续断 牡丹皮 红鸡冠花 白鸡冠花 木香 砂仁 陈皮 乳香 没药

益肾调肝汤(《中医症状鉴别诊断学》) 柴胡 当归 白芍 山茱萸 紫河车 制香附 益母草

益气消癥汤(《现代中西医妇科学》) 党参 炙黄芪 炙升麻 炙甘草 当归 赤芍 丹参 三棱 莪术 水蛭 制香附

益气摄血汤(《现代中西医妇科学》) 党参 黄芪 山茱萸肉 生蒲黄 白芍 阿胶珠 升麻炭 赤石脂 陈棕榈炭 三七粉

益气导溺汤(《中医妇科治疗学》) 党参 白术 升麻 扁豆 茯苓 桔梗 乌药 桂枝 通草

调肝汤(《傅青主女科》) 山药 阿胶 当归 白芍 山茱萸肉 巴戟天 甘草

调经丸(《中华人民共和国药典》1977年) 香附(醋制) 益母草 当归 白芍(酒炒) 川芎 熟地黄 阿胶 麦冬 白术(炒) 茯苓 甘草 陈皮 半夏 延胡索(醋制) 没药(制) 牡丹皮 川续断 小茴香 吴茱萸(制) 艾叶炭 黄芩(酒炒)

调经补血丸(《福建省药品标准》1977) 当归(酒制) 木香 续断 熟地黄(酒蒸) 白术(土炒) 益母草 香附(酒、醋、盐制) 丹参 鸡血藤稠膏

调经活血片(《上海市药品标准》1981) 木香 川芎 延胡索 当归 熟地黄 红花 乌药 白术 丹参 香附 吴茱萸 泽兰 鸡血藤 菟丝子等

调经化瘀丸(《天津市中成药规范》1978) 香附(醋制) 艾叶炭 当归 川芎 熟地黄 赤芍 桃仁 红花 三棱(醋制) 莪术(醋制) 干漆炭

调经止带丸(《福建省药品标准》1981) 熟地黄 白芍 当归 川芎 海螵蛸 赤石脂(煅) 牡蛎(煅) 椿皮 黄柏 香附 远志

调经白带丸(2方)(《广东省药品标准》1982) 党参 鱼鳔(制) 艾叶(制) 龙骨 仙茅 女贞子 泽泻 桑寄生(制) 菟丝子(制) 龟甲(制) 金樱子 续断 陈皮 北沙参 牡丹皮 白芍 芡实 何首乌(制) 木瓜 阿胶 牡蛎(煅) 茯苓 磁石(煅) 覆盆子 玉竹 淫羊藿 补骨脂 锁阳(制) 石斛 牛膝 当归 山药 木香 五味子

调经白带丸(1方)(《福建省药品标准》1981) 党参 豆腐巴 芡实 莲子 瞿麦 鳖甲 龙骨 牡蛎等

调经种子丸(《广西药品标准》1982) 熟地黄 当归 川芎 白芍 丹参 黄芪 白术 砂仁 香附(制) 郁金 延胡索(制) 木香 续断 龟甲(炒) 黄芩(酒炒) 萱草根(姜、酒制)

通窍活血汤(《医林改错》) 赤芍 川芎 桃仁 红花 老葱 麝香 生姜 大枣

通乳丹(《傅青主女科》) 人参 黄芪 当归 麦冬 通草 桔梗 猪蹄

通乳冲剂(《辽宁省药品标准》1985) 黄芪 熟地黄 通草 天花粉 党参 路路通 当归 川芎 白芍(炒) 柴胡 王不留行

通经甘露丸(《北京市药品标准》1983) 当归 红花 干漆(煅) 三棱(麸炒) 大黄(酒炒) 桃仁(去皮) 牡丹皮 怀牛膝 莪术(醋炙) 肉桂

桂枝茯苓丸(《山西省药品标准》1983) 桂枝 茯苓 牡丹皮 桃仁 白芍

十一画

理气化瘀汤(《现代中西医妇科学》) 柴胡 郁金 水蛭 紫草 穿心莲 八角莲 石见穿 王不留行 急性子 露蜂房 夏枯草 香菇

黄芪汤(《济阴纲目》) 黄芪 白术 防风 熟地黄 煅牡蛎 茯苓 麦冬 甘草 大枣

黄芪桂枝五物汤(《金匮要略》)　黄芪　芍药　桂枝　生姜　大枣

黄连阿胶汤(《伤寒论》)　黄连　黄芩　白芍　阿胶　鸡子黄

黄连解毒汤(《外台秘要》)　黄连　黄芩　黄柏　栀子

黄芪炙　艾绒(醋炙)　杜仲(盐炙)　熟地黄　阿胶(蛤粉炒)　紫苏梗　莲须　砂仁(盐炙)　白术　白芍(酒炙)　菟丝子(盐炙)　甘草　川芎　荆芥(醋炙)　香附(盐醋炙)　当归　紫苏叶　黄芩(酒炙)　续断(酒制)　党参　龙眼肉　桑寄生　茯苓

萆薢渗湿汤(《疡科心得集》)　萆薢　薏苡仁　黄柏　赤茯苓　牡丹皮　泽泻　通草　滑石

萆薢分清饮(《医学心悟》)　川萆薢　石菖蒲　茯苓　白术　黄柏　莲子心　车前子　丹参

萆薢分清丸(《丹溪心法》)　萆薢　石菖蒲　乌药　益智仁

银翘散(《温病条辨》)　连翘　金银花　苦桔梗　薄荷　淡竹叶　生甘草　荆芥穗　淡豆豉　牛蒡子

银花解毒汤(《疡科心得集》)　金银花　连翘　紫花地丁　川黄连　夏枯草　牡丹皮　赤茯苓　犀角(此药现已禁用)

银翘红酱解毒汤(《妇产科学》)　金银花　连翘　红藤　败酱草　薏苡仁　牡丹皮　栀子　赤芍　桃仁　延胡索　川楝子　乳香　没药

银翘红酱解毒汤(《妇科临床精华》)　金银花　连翘　红藤　败酱草　薏苡仁　山栀子　赤芍

银甲丸(《中医妇科学》)　金银花　连翘　升麻　红藤　蒲公英　紫花地丁　大青叶　椿根皮　茵陈　生蒲黄　琥珀　生鳖甲　桔梗

脱花煎(《景岳全书》)　当归　肉桂　川芎　牛膝　红花　车前子

麻子仁丸(《伤寒论》)　麻子仁　芍药　枳实　大黄　厚朴　苦杏仁

麻杏石甘汤(《伤寒论》)　麻黄　苦杏仁　石膏　甘草

清营汤(《温病条辨》)　犀角(此药现已禁用)　生地黄　玄参　竹叶心　麦冬　丹参　黄连　金银花　连翘

清暑益气汤(《温热经纬》)　西洋参　石斛　麦冬　黄连　淡竹叶　荷梗　知母　甘草　粳米　西瓜翠衣

清经散(《傅青主女科》)　牡丹皮　地骨皮　白芍　生地黄　青蒿　茯苓　黄柏

清金化痰汤(《统旨方》)　黄芩　山栀子　桔梗　麦冬　桑白皮　贝母　知母　瓜蒌子　橘红　茯苓　甘草

清瘟解毒汤(《中华人民共和国药典》1985 年版)　葛根　柴胡　羌活　白芷　防风　川芎　黄芩　大青叶　牛蒡子　连翘　赤芍　玄参　天花粉　桔梗　淡竹叶　甘草

清肝引经汤(《中医妇科学》1979 年版)　当归　白芍　生地黄　牡丹皮　栀子　黄芩　川楝子　茜草　白茅根　牛膝　甘草

清热安胎饮(《刘奉五妇科经验》)　山药　石莲　黄芩　川黄连(或马尾连)　椿根皮　侧柏炭　阿胶

清热调血汤(《古今医鉴》)　当归　川芎　白芍　生地黄　黄连　香附　桃仁　红花　莪术　延胡索　牡丹皮

清热固经汤(《简明中医妇科学》)　地骨皮　生地黄　龟甲　牡蛎　阿胶　栀子　地榆　黄藕节　棕榈炭　甘草

清肺解毒散结汤(《现代中西医妇科学》)　金银花　连翘　鱼腥草　薏苡仁　瓜蒌子　川贝母　沙参　生地黄　麦冬　牡丹皮　桃仁　山慈姑　白茅根　生甘草

清热利湿解毒汤(《现代中西医妇科学》)　半枝莲　龙葵　白花　蛇舌草　川楝子　车前草　土茯苓　瞿麦　败酱草　鳖甲　大腹皮　水蛭　白英

清洁散(《现代中西医妇科学》)　蒲公英　紫花地丁　重楼　黄柏　黄芩　生甘草　冰片　儿茶

清热凉血丸(膏)(《中华人民共和国药典》1977)　黄芩　生地黄

羚羊钩藤汤(《重订通俗伤寒论》)　羚羊角　钩藤　桑叶　川贝母　生地黄　菊花　白芍　茯神　竹茹　甘草

崩漏丸(《天津市中成药规范》1978) 棕榈炭 香附(醋制) 党参 莲房炭 白芍 杏仁皮炭 血余炭 茜草炭 甘草 地黄 陈皮 当归 绵马贯众炭 枳壳(焦) 牡丹皮炭 焦栀子 木香

断血流片(风轮止血片)(《中华人民共和国药典》1977) 断血流

培坤丸(《陕西省药品标准》1975) 当归 熟地黄 黄芪 白术 茯苓 芦巴子 陈皮 酸枣仁 酥油等

得生丹(《天津市成药规范》1978) 益母草 白芍 当归 川芎 木香 柴胡

十二画

趁痛散(《妇人大全良方》) 当归 黄芪 白术 炙甘草 肉桂 独活 牛膝 生姜 薤白

程氏萆薢分清饮(《医学心悟》) 萆薢 车前子 茯苓 莲心 石菖蒲 黄柏 丹参 白术

温经汤(《金匮要略》) 吴茱萸 桂枝 当归 川芎 芍药 人参 牡丹皮 阿胶 半夏 麦冬 甘草 生姜

温经汤(《校注妇人良方》) 人参 当归 白芍 肉桂 莪术 牡丹皮 甘草 牛膝 川芎

温土毓麟汤(《傅青主女科》) 巴戟 覆盆子 白术 党参 山药 神曲

温阳化瘀汤(《现代中西医妇科学》) 仙茅 淫羊藿 山药 熟地黄 肉桂 丹参 制香附 三棱 莪术 水蛭

温肾调周方(《中医症状鉴别诊断学》) 仙茅 淫羊藿 紫河车 枸杞子 女贞子 党参 当归 白芍 香附 益母草

温经丸(《天津市中成药规范》1978) 党参 黄芪 白术(麸炒) 茯苓 附子(制) 肉桂 吴茱萸(制) 沉香 郁金 厚朴(姜制)

温经白带丸(白带丸)(《福建省药品标准》1977) 鹿角霜(醋炒) 牡蛎(煅) 龙骨(煅) 莲须 黄柏(盐炒) 陈皮(制) 白术(土炒) 厚朴(姜制) 车前子(炒) 核桃肉 柴胡 茯苓 苍术(麸炒) 赤芍

滋阴止血方(《中医症状鉴别诊断学》) 生地黄 女贞子 墨旱莲 阿胶 当归 生甘草

滋阴消癥汤(注：本书方剂) 生地黄 麦冬 玄参 阿胶 白芍 赤芍 丹参 夏枯草 生牡蛎 制鳖甲

滋肾调周方(《中医症状鉴别诊断学》) 生地黄 山茱萸 山药 紫河车 女贞子 枸杞子

滋肾育胎丸(《广东省卫生厅》1983) 人参 阿胶 何首乌 鹿角霜 巴戟天 续断 杜仲 熟地黄 枸杞子 穿山甲(烫) 鹿角霜等

敦复汤(《医学衷中参西录》) 党参 山茱萸 补骨脂 乌附子 核桃仁 生山药 茯苓 生鸡内金

阑尾化瘀汤(天津南开医院经验方) 大黄 桃仁 木香 金银花 川楝子 延胡索 牡丹皮

犀角地黄汤(《备急千金要方》) 犀角(此药现已禁用) 生地黄 牡丹皮 赤芍

痛经丸(《中华人民共和国药典》1977) 益母草 茺蔚子 香附(醋制) 川芎 当归 白芍 熟地黄 丹参 延胡索(醋制) 红花 五灵脂(醋制) 山楂炭 木香 青皮 炮姜 肉桂

黑神丸(《天津市中成药规范》1964) 天麻 当归 红花 没药 百草霜 香墨 六神曲 黑附子 肉桂 吴茱萸 蛇床子 肉豆蔻 砂仁 山柰 海螵蛸 橘红 木香 公丁香 母丁香 豆蔻 川花椒 檀香 细辛 白芷 甘草 朱砂 龙骨 枯矾 蛇床子

散结止痛膏(《广东省药品标准》1985) 重楼 冰片 生川乌 夏枯草 生南星 白花蛇舌草

十三画

蓬莪术丸(《太平惠民和剂局方》) 莪术 当归 赤芍 枳壳 木香 桃仁 鳖甲 昆布 桂心 琥珀 大黄 槟榔

暖肝煎(《景岳全书》) 当归 枸杞子 小茴香 肉桂 乌药 沉香 茯苓 生姜

暖宫煎(《现代中西医妇科学》)　熟附子　肉桂　菟丝子　党参　杜仲　山药　熟地黄　紫石英　白术　煨姜

暖宫孕子丸(调经种子丸)(《甘肃省药品标准》1982)　熟地黄　当归　川芎　白芍　阿胶　杜仲　续断　黄芪　艾叶　香附

催乳丸(《胎产心法》)　当归　生地黄　川芎　白芍　生黄芪　生麦芽　木香　穿山甲　鹿角霜　漏芦　王不留行　通草

催乳丸(《天津市中成药规范》1978)　麦芽　当归　地黄　白芍　漏芦　黄芪　鹿角霜　川芎　穿山甲(醋制)　王不留行(炒)　木香　通草

解毒活血汤(《医林改错》)　连翘　葛根　柴胡　枳壳　当归　赤芍　生地黄　红花　桃仁　甘草

解毒止带汤(《百灵妇科》)　金银花　连翘　苦参　茵陈　黄柏　黄芩　白芍　椿皮　牛膝　生地黄　牡丹皮　贯众　黄连　炒地榆

解毒消癥饮(《现代中西医妇科学》)　桃仁　红花　当归　生地黄　莪术　三棱　重楼　郁金　全蝎　赤芍　槟榔

解毒消瘀汤(《现代中西医妇科学》)　半枝莲　山豆根　红藤　生地黄　牡丹皮　鬼箭羽　三棱　大青叶　黄柏　蜈蚣　全蝎　生薏苡仁　苦参

解毒清热汤(《赵炳南临床经验集》)　蒲公英　野菊花　大青叶　紫花地丁　重楼　天花粉　赤芍

解毒利湿汤(《中医症状鉴别诊断学》)　金银花　连翘　生薏苡仁　土茯苓　车前草　白鲜皮　茵陈　苦参　槐花

解毒散结汤(《现代中西医妇科学》)　野菊花　蒲公英　马齿苋　牡丹皮　紫草　三棱　莪术　大黄　半枝莲　山慈姑　重楼

解毒四物汤(《医学入门》)　黄连　黄芩　黄柏　栀子　干地黄　当归　川芎　白芍

愈带丸(《北京市药品标准》1980)　熟地黄　当归　白芍　白芍花　怀牛膝　艾叶炭　棕榈炭　蒲黄(炒)　百草霜　鸡冠花　香附(醋炒)　木香　知母　黄柏　干姜(微炒)　官桂(炒焦)　甘草(蜜炙)

十四画及以上

震灵丹(丸)(《中华人民共和国药典》1977)　赤石脂(煅)　禹粮石(煅)　朱砂　紫石英(煅)　赭石(煅)　乳香(制)　没药(制)　五灵脂(醋炒)

膈下逐瘀汤(《医林改错》)　当归　川芎　赤芍　桃仁　红花　枳壳　延胡索　五灵脂　牡丹皮　乌药　香附　甘草

霉滴净片(浙江省卫生厅批准)　雄黄(飞)　老鹳草　月石(飞)　蛇床子　玄明粉　青黛(飞)　樟脑　冰片　菟丝子　牛膝　牡蛎　黄柏　知母　车前子　首乌藤　甘草

缩泉丸(《校注妇人良方》)　益智仁　乌药　山药

毓麟珠(《景岳全书》)　人参　白术　茯苓　炙甘草　当归　川芎　白芍　熟地黄　菟丝子　杜仲　鹿角霜　川椒

增液汤(《温病条辨》)　生地黄　玄参　麦冬

增液承气汤(《温病条辨》)　玄参　麦冬　生地黄　大黄　芒硝

镇肝熄风汤(《医学衷中参西录》)　牛膝　生赭石　生龙骨　生牡蛎　生龟甲　杭芍　玄参　天冬　川楝子　生麦芽　茵陈　甘草

橘半桂苓枳姜汤(《温病条辨》)　半夏　橘红　枳实　桂枝　茯苓　生姜

橘皮竹茹汤(《济生方》)　赤茯苓　陈皮　竹茹　半夏　麦冬　枇杷叶　人参　甘草　生姜

图书在版编目（CIP）数据

中医妇科临床妙法绝招解析 / 匡继林，肖国士主编. -- 长沙:湖南科学技术出版社，2019.11
ISBN 978-7-5710-0216-9

Ⅰ. ①中… Ⅱ. ①匡… ②肖… Ⅲ. ①中医妇科学 Ⅳ. ①R271.1

中国版本图书馆 CIP 数据核字(2019)第 124839 号

中医妇科临床妙法绝招解析

主　　编：匡继林　肖国士
策划编辑：李　忠
文字编辑：杨　颖
出版发行：湖南科学技术出版社
社　　址：长沙市湘雅路 276 号
　　　　　http://www.hnstp.com
湖南科学技术出版社天猫旗舰店网址：
　　　　　http://hnkjcbs.tmall.com
邮购联系：本社直销科 0731-84375808
印　　刷：湖南凌宇纸品有限公司
　　　　　（印装质量问题请直接与本厂联系）
厂　　址：长沙市长沙县黄花镇黄花工业园
邮　　编：410137
版　　次：2019 年 11 月第 1 版
印　　次：2019 年 11 月第 1 次印刷
开　　本：710mm×1000mm　1/16
印　　张：84.75
字　　数：2270000
书　　号：ISBN 978-7-5710-0216-9
定　　价：158.00 元